Wirbelsäulenbew

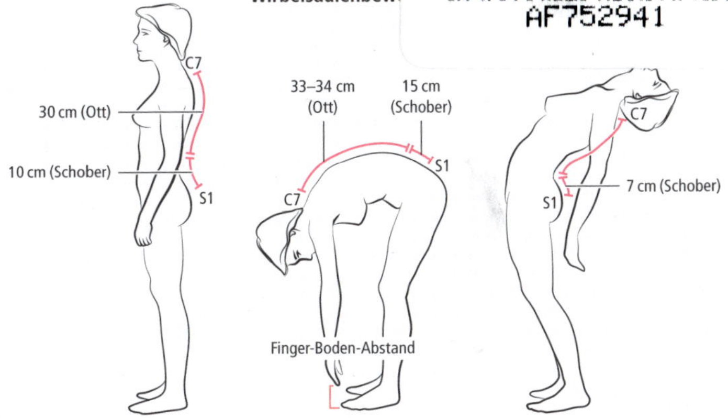

Normalwerte Kniegelenk

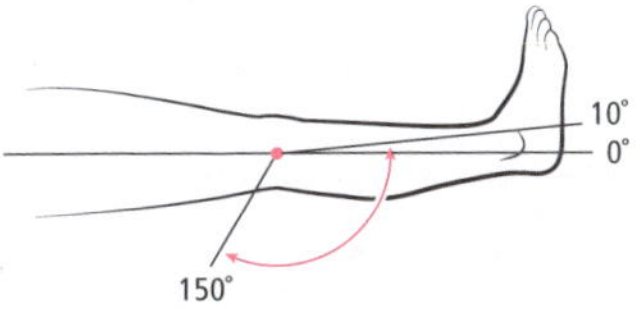

Extension – Flexion

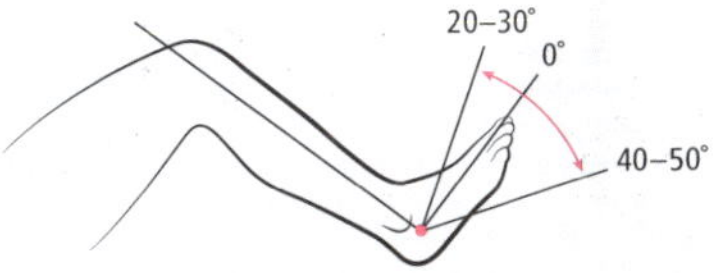

Dorsalextension – Plantarflexion

Normalwerte Hüftgelenk

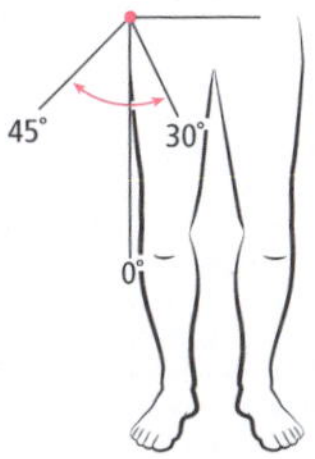

Abduktion – Adduktion

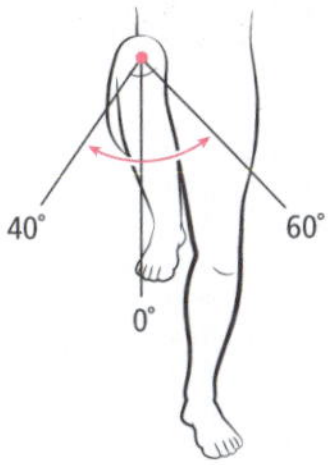

Außenrotation – Innenrotation mit 90°-Hüftflexion

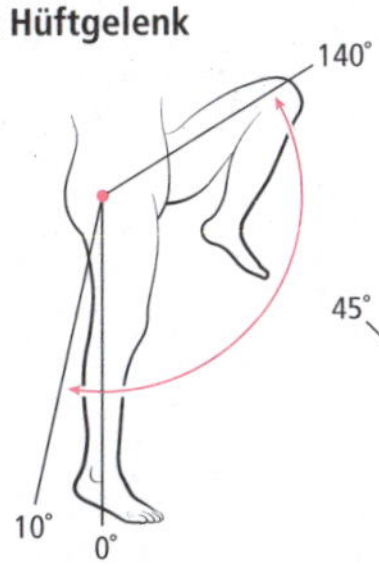

Extension – Flexion

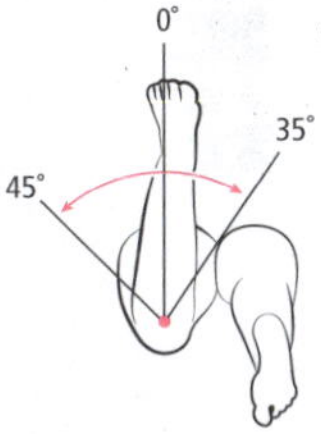

Außenrotation – Innenrotation

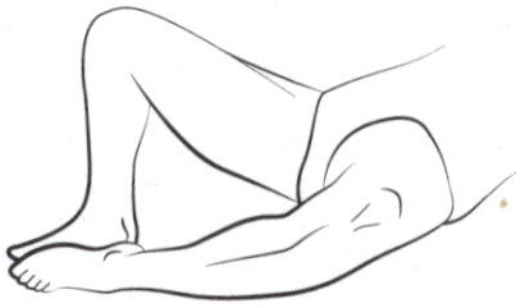

Außenrotation bei 90°-Knieflexion

Normalwerte Sprunggelenk

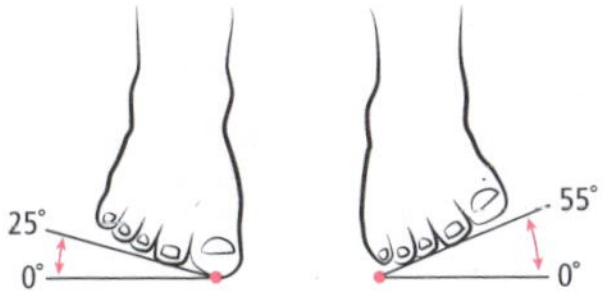

Inversion – Eversion mit Supination – Pronation

(Normalwerte nach der Neutral-Null-Methode)

HANDBUCH PHYSIOTHERAPIE

2., neu bearbeitete
und erweiterte Auflage

UMFASSEND
AKTUELL
EVIDENZBASIERT
PRAXISNAH

HANDBUCH PHYSIOTHERAPIE

2., neu bearbeitete
und erweiterte Auflage

UMFASSEND
AKTUELL
EVIDENZBASIERT
PRAXISNAH

Bernard C. Kolster
Verena Gesing
Claudia Winkelmann
Andreas Alt

K|V|M

Die Deutsche Nationalbibliothek verzeichnet diese Publikation in der Deutschen Nationalbibliografie; detaillierte bibliografische Daten sind im Internet über *http://dnb.d-nb.de* abrufbar.

Anschrift des Verlags:
KVM – Der Medizinverlag
Dr. Kolster Verlags-GmbH
Ifenpfad 2–4
12107 Berlin

Korrespondenz per E-Mail:
info@kvm-verlag.de

Zugangsdaten Onlinematerial:
Adresse:
media.kvm-verlag.de/HBPT_Onlinematerial_PDF

Benutzer:
Handbuch_Onlinematerial

Passwort:
6p2P:iJuM-t

www.kvm-medizinverlag.de

1. Auflage 2017
2. Auflage 2023

Produktionsleitung: Kathrin Fiedler
Redaktion und Lektorat: Kathrin Fiedler, Renate Mannaa und Kathrin Nagel
Layout und Satz: Gay & Sender, Bremen
Umschlaggrafiken:
fotolia.com©ksenia_bravo (Vitruvian man)
fotolia.com©palau83 (Medizinische Icons)
Gesamtproduktion:
KVM – Der Medizinverlag, Berlin
Druck: GZH d.o.o. (www.gzh.hr), Zagreb

Printed in Croatia

ISBN: 978-3-86867-647-1

Wichtige Hinweise:
Wie jede Wissenschaft sind die Physiotherapie und die Medizin ständigen Entwicklungen unterworfen. Forschung und klinische Erfahrung erweitern unsere Erkenntnisse. Soweit in diesem Werk Anwendungsempfehlungen gegeben werden, darf der Leser zwar darauf vertrauen, dass Autoren, Herausgeber und Verlag große Sorgfalt darauf verwandt haben, dass diese Angabe dem Wissensstand bei Fertigstellung des Werkes entspricht. Für Angaben zu Anwendungsformen, -techniken und -häufigkeiten sowie Dosierungsangaben kann vom Verlag jedoch keine Gewähr übernommen werden. Jede Behandlung erfolgt auf eigene Verantwortung des Benutzers.

Für die Vollständigkeit und Auswahl der aufgeführten Medikamente und Interventionen übernimmt der Verlag keine Gewähr.

Geschützte Warennamen (Warenzeichen) werden in der Regel besonders kenntlich gemacht. Aus dem Fehlen eines solchen Hinweises kann allerdings nicht geschlossen werden, dass es sich um einen freien Warennamen handelt.

Trotz sorgfältiger inhaltlicher Kontrolle übernehmen wir keine Haftung für die Inhalte externer Websites, auf die in diesem Buch verwiesen wird. Für den Inhalt der verlinkten Seiten sind ausschließlich deren Betreiber verantwortlich.

Allein aus Gründen der besseren Lesbarkeit wird in diesem Buch auf eine gleichzeitige Verwendung männlicher, weiblicher und weiterer Sprachformen verzichtet und für Berufs- und Personenbezeichnungen die grammatikalisch maskuline Form gewählt. Sämtliche Berufs- und Personenbezeichnungen gelten für alle Geschlechterformen. Dies impliziert keinesfalls eine Benachteiligung der jeweils anderen Geschlechter, sondern ist als geschlechtsneutral zu verstehen.

Perfektion durch Evolution…

Bernard C. Kolster

Vorwort zur 2. Auflage

Liebe Leserinnen, liebe Leser,
liebe Kolleginnen und Kollegen,

die harte Arbeit hat sich gelohnt! Die Neuauflage des jetzt schon zum Klassiker gewordenen „Handbuch Physiotherapie“ ist vollendet. Viele Abschnitte wurden ergänzt und erweitert. Zahlreiche neue Themen sind hinzugekommen. Evidenzen und Leitlinien in Bezug auf die physiotherapeutischen Maßnahmen wurden aktualisiert.

Die Top Ten der Neuerungen sind:

1. Online-Evidenz: stets aktuell und abrufbar durch QR-Codes
2. State of the art: physiotherapeutische Interventionen auf Grundlage aktuell verfügbarer externer Evidenz und Leitlinien
3. Komplettierung der Krankheitsbilder in der Neurologie: Kopfschmerzsyndrome (Migräne und Cluster-Kopfschmerz) mit Grundlagen, physiotherapeutischen Maßnahmen und aktuellen Evidenzen
4. Ergänzte Krankheitsbilder in der Orthopädie und Rheumatologie
5. Erweiterung klinischer Tests in der orthopädischen Physiotherapie
6. Verstärkter Praxisbezug: Einbezug von Fallbeispielen, ausführliche Anleitung für den Umgang mit Gehhilfen, Trainingsrichtlinien bei Herztransplantation/Kunstherzimplantation, Verschränkung von Forschung und Anwendung haptischer Fähigkeiten u. v. m.
7. Neu: Kapitel zum Qualitätsmanagement in der Rehabilitation (Hintergrundwissen, Reha-Therapiestandards spezieller Krankheitsbilder)
8. Erste Hilfe: lebensrettende Sofortmaßnahmen und Notfallmanagement in speziellen Situationen
9. Grundzüge des Betrieblichen Gesundheitsmanagements und Darstellung potenzieller neuer Arbeitsbereiche für Physiotherapeutinnen und Physiotherapeuten
10. Technische Orthopädie: umfassende Aktualisierung und Ergänzung zu Hilfsmitteln wie motorbetriebenen Bewegungsschienen, Stehhilfen, Bandagen und zu neuen technischen Entwicklungen wie Exoskeletten

Wie schon bei der ersten Auflage haben wir das Literaturverzeichnis „ausgelagert“. Aktuelle Quellen sind, ebenso wie Informationen zur Evidenz- und Bewertungslage, am Ende des jeweiligen Kapitels über QR-Codes online abrufbar oder insgesamt über den beim Impressum eingedruckten Zugangscode zugänglich. Zusammen ergibt sich ein aktuelles und umfassendes Referenzwerk sowohl für die Belange in Ausbildung und Studium als auch für den Praxisalltag.

Im Herausgeberteam ergab sich ein Wechsel. Anna Heller verlässt das Herausgeberteam, und wir bedanken uns für ihr großes Engagement und die zielgerichtete Zusammenarbeit während der Erstauflage. Hinzugekommen ist Andreas Alt. Er ist Physiotherapeut und Doktorand für Humanwissenschaften mit dem Schwerpunkt Physiotherapie an der Universität zu Lübeck; lebt und arbeitet in der Schweiz. Verlagsseitig geht unser großes Dankeschön an Kathrin Fiedler, die mit bewundernswerter Umsicht und Expertise die Komplexität der Neuauflage gemanagt und die Materie redaktionell und organisatorisch aufbereitet hat. Bei ihr liefen alle Fäden zusammen. Sie wurde dabei tatkräftig von Renate Mannaa unterstützt, wofür wir ihr herzlich danken. Wir danken Stephanie Gay und Bert Sender, in deren bewährten Händen der komplette Neusatz lag, sowie David Kühn für seine Begleitung und Koordination bei der Endredaktion und Drucklegung. An dieser Stelle sagen wir allen Autorinnen und Autoren DANKE für ihren Aufwand, das Engagement und die Motivation bei dieser Neuauflage.

Und last but not least: Was wäre unser Handbuch ohne die Leserschaft? Wir danken unseren Leserinnen und Lesern für ihre Hinweise und Korrekturvorschläge, die wir, soweit es uns möglich war, bei dieser Aktualisierung berücksichtigt haben. Herr Dr. Wolfgang Zeckey sei hier stellvertretend für alle Leser genannt, deren Zutun die Präzision und Aktualität der Neuauflage befördert hat. Wir laden Sie herzlich ein, uns auch weiterhin bei Wünschen und Anregungen zu kontaktieren.

Die Herausgeber
November 2022

Vorwort zur 1. Auflage

Liebe Leserin, lieber Leser,

das hier vorliegende Handbuch der Physiotherapie ist derzeit das umfangreichste Gesamtkompendium der Physiotherapie im deutschsprachigen Raum – vermutlich sogar weltweit. Wir hatten das Ziel, die gesamte Physiotherapie praxistauglich in einem Werk darzustellen. Das Fachgebiet der Physiotherapie hat sich in den letzten Jahren fundamental weiterentwickelt und sich dabei als eine nicht mehr wegzudenkende Querschnittsdisziplin innerhalb der Medizin herauskristallisiert. Kaum ein Fachbereich kommt heutzutage ohne die Integration der Physiotherapie aus. Aus der einstigen „Krankengymnastik" hat sich ein weitverzweigtes Fachgebiet der unterschiedlichsten Therapieformen zu einem der interessantesten Berufsfelder entwickelt. Dabei wurden einerseits die verschiedenen Bereiche stärker ausgebaut. Gleichzeitig existieren immer mehr Untersuchungsergebnisse zu den jeweiligen Wirksamkeiten (Evidenzen) der einzelnen physiotherapeutischen Verfahren, die entsprechend ihrer Verfügbarkeit bei der Kapitelerstellung aufgelistet wurden.

Wenn Sie schon einen Blick in dieses Buch geworfen haben, scheint es so, dass es für die über 1.700 Seiten kein Literaturverzeichnis gibt. Das hat seinen Grund im Umfang des Handbuches, trotz der sehr gerafften und komprimierten Darstellung der Inhalte. So haben wir uns im Entstehungsprozess des Werkes entschlossen, das Literaturverzeichnis auszulagern. Damit haben wir zudem optimale Bedingungen, um die Literatur zu den einzelnen Abschnitten regelmäßig zu aktualisieren. Insofern bildet dieses Handbuch den Grundstein, um die Entwicklung der Physiotherapie zu verfolgen und abzubilden.

Unsere Intention ist es, eine praxisbezogene und handlungsorientierte Darstellung der Physiotherapie zu geben. So haben wir die Physiotherapeutinnen und Physiotherapeuten in der Klinik, im Praxisalltag, in der Ausbildung oder im Studium als primäre Zielgruppe vor Augen. Aber angesichts der eingangs erwähnten Querschnittsdisziplin freuen wir uns, wenn sich auch Medizinerinnen und Mediziner der unterschiedlichsten Fachgebiete von diesem Handbuch angesprochen fühlen, mit dem Ziel, ihre Perspektive auf die Physiotherapie zu erweitern, einen Einblick in die vielfältigen Optionen zu gewinnen und damit das Verordnungsverhalten in Bezug auf physiotherapeutische Maßnahmen zu optimieren.

Von der ersten Idee zu diesem Buch bis zur Drucklegung sind mehr als zehn Jahre vergangen. Wie viele Anläufe und wie viele Bemühungen dahinter stehen, das lässt sich kaum beschreiben. Es braucht viele glückliche Begebenheiten, um solch ein Projekt zu realisieren. Zum einen ist dies ein Verlag, der den unerschütterlichen Glauben an den Erfolg hegt, der es geduldig verkraftet, dass sich der Erscheinungstermin immer wieder herausgezögert hat. Herzlichen Dank! Zum anderen wäre dieses Buch nicht denkbar gewesen, ohne die kompetente, geduldige, genaue und zielstrebige Lektorin, Frau Katrin Nagel. Frau Nagel, die schon ihre Erfahrungen bei der Pschyrembelredaktion sammeln konnte, und ihr Team (Sarah Feist, Senta Liebmann, Doris Heck, Markus Polzer, um nur einige namentlich hervorzuheben), kamen genau zur richtigen Zeit zum Projekt. Ohne sie hätten wir das Handbuch nicht über die Ziellinie gebracht. Ferner gebührt 97 (!) Autorinnen und Autoren großer Dank für ihre Beiträge. Danke für die Leistung, für die Zeit und für die Geduld, alles bis zur letztmöglichen Perfektion umzusetzen. Besonders bedanken möchten wir uns auch bei allen, die an der Umsetzung der Manuskripte beteiligt waren. Viele der Grafiken stammen aus der Feder von David Kühn, der auch ebenso unerschütterlich und gelassen die Gesamtkoordination der Herstellung dieses Werks übernahm. Die Kunst, aus rohen Texten lesbare Seiten zu generieren, beherrscht kaum ein anderer so gut wie Bert Sender. Er und seine Frau Stephanie Gay setzten schon Werke wie den Prometheus didaktisch und qualitativ hochwertig in Szene. Last, but not least hoffen wir, dass sich dieses Handbuch im Praxisalltag, in der Klinik, in der Ausbildung und auf den Schreibtischen zahlreicher Ärztinnen und Ärzte bewährt. Nichts ist von Anfang an perfekt – Perfektion erfolgt durch Evolution. So ist dieses Buch ein Anfang, die Physiotherapie umfänglich und praxisrelevant darzustellen. Wir laden jede Leserin und jeden Leser herzlich ein, uns Hinweise und Ergänzungsvorschläge zuzusenden. Je mehr Input wir bekommen, umso nutzbringender wird das Handbuch Physiotherapie.

Die Herausgeber
Dezember 2016

Herausgeberinnen und Herausgeber (➤ S. 1638)

Kolster, Bernard C. (PT, Dr. med.)
Gesing, Verena (PT, M.Sc. Phys.)
Winkelmann, Claudia (PT, Prof. Dr. rer. med.)
Alt, Andreas (PT, M.Sc.)

Autorinnen und Autoren (➤ S. 1640)

Altschuck, Natalie (Dr.)
Apelt, Sandra (Dr. rer. medic.)
Bauerfeind, Maika
Benjamin (geb. Ehlken), Nicola (M.Sc.)
Beyerlein, Claus (Dr.)
Black, Kerin
Blickensdorff, Barbara
Blohm, Dietmar (M.Sc.)
Bökel, Andrea (Dr. rer. bio. hum.)
Bracht, Petra (Dr. med.)
Brakutt, Andrea (B.Sc.)
Bucher-Dollenz, Gertrude (MAS)
Daube, Marco
De Coninck, Steven (MSc PT)
Diestmann, Jochen (Dipl. med. Päd.)
Dietrich, Sarah (M.Sc.)
Döring, Bastienne
Elzer, Matthias (Prof. Dr. med.)
Fischer, Thorsten
Friedrich, Ingo (Dr.)
Fröschen-Ludwig, Brigitte (B. A.)
Gamper, Urs Niklaus
Geidl, Wolfgang (Dr.)
Görgner, Anke (Dr. med.)
Greiff, Christine (M. M.)
Grunwald, Martin (Prof. Dr. Dipl. Psych.)
Günther, Petra (M.Sc.)
Haevernick, Kerstin (B. A. PT)
Hahn, Sarah (M.Sc.)
Halanke-Büchner, Carolin (M. A.)
Heber, Jens (B.Sc.)
Heldmann, Patrick (M.Sc.)
Hennes, Axel
Hoß (geb. Heller), Anna (B.Sc.)
Hulselmans, Marcel (B.Sc.)
Hummel, Alexandra C. (M.Sc.)
Kassner, Hans Peter
Kautz, Axel
Keifel, Friederike (B.Sc.)
Klaar, Ines
Klotz, Susanne (Prof. Dr.)
Kux, Julie (Dr.)
Kramer, Michael
Krause, Ingrid Uta
Kreutzer, Roland
Krüger, Heike (M.Sc.)
Lach, Ulrike
Lambeck, Johan (PT, BHS)
Larsen, Christian (Dr. med.)
Lepsy, Janina
Liebscher-Bracht, Roland
Liem, Torsten (BSc Ost, MSc Ost)
Lindel, Kathrin
Loidl, Verena
Loudovici-Krug, Dana
Lüderitz, Cornelia (Dipl.-Med.-Päd.)
Lühmann, Jörn (M.A.)
Marquardt, Hanne
Mauritz, Tina
Merz, Oliver (M. Sc.)
Neuenhaus, Oliver
Obermeier, Eva
Preck, Sönke
Pullwitt, Verena
Radner, Nina (Ass.jur.)
Rappaport, Caroline
Reinecke, Sarah (M.Sc.)
Robert, Michael (M.Sc. Phys.)
Roevenich, Udo
Rogalski, Christina (Prof. Dr. med.)
Schmidt, Traute
Scholz, Sabine
Schuirmann, Anna Carola
Schwappacher, Christina (B.Sc. Phys.)
Seidenspinner, Dietmar (M.Sc. Phys.)
Semrau, Jana (Dr. phil.)
Siebert, Hendrik
Signoroni, Julia
Simon-Rosin, Ulrike (Dr. rer. nat.)
Söller, Anne
Sommer, Michael
Spirgi-Gantert, Irene (B.Sc.)
Stechmann, Klaas
Steuerwald, Kerstin (B.Sc.)
Suppes, Klaus-Dieter E. † (Dipl.-Ing. Arch.)
Thiel, Christian (Prof. Dr. phil. habil.)
Thieme, Kati (Prof. Dr.)
Todt, Corinna (B.Sc.)

Uebele, Michael (Dr.)
Vogt, Ralf (M.Sc. DO)
von Boetticher, Katja (M.Sc. Phys.)
von Gilardi, Claudia
Willnow, Oliver
Wirth, Mascha
Wolf, Silke (M.Sc.)
Wolf, Udo (Prof. Dr.)
Zarrinkar, Cyrus M.
Zietz, Dörte (Prof. Dr.)

Redaktionsleitung

Fiedler, Kathrin (B.Sc.)

Inhalt

3 Konzepte und Verfahren

4 Orthopädie

9 Innere Medizin

13 Urologie und Nierenerkrankungen

14 Zahn-Mund-Kieferheilkunde

15 Seelische Störungen

18 Sportmedizin und Sportphysiotherapie

Anhang

1 Grundlagen

1

Der Schwerpunkt des Grundlagen-Kapitels liegt auf den Rahmenbedingungen und den prinzipiellen Anforderungen physiotherapeutischen Denkens und Handelns. So werden im Bereich der rechtlichen Grundlagen neben Fragen zum Anstellungsverhältnis, zur freien Mitarbeit und Selbstständigkeit auch zivilrechtliche und strafrechtliche Aspekte thematisiert, wie z. B. die Schweigepflicht, der Infektionsschutz, das Hygienemanagement und die Erste Hilfe. Hierbei werden die verschiedenen Settings berücksichtigt und spezifische Anforderungen an die PT im ambulanten und stationären Bereich sowie im Rehasport und Betrieblichen Gesundheitsmanagement skizziert. Die Arbeitsorganisation umfasst die unterschiedlichen qualitativen Anforderungen im ambulanten und stationären Setting. Hierbei werden der klinische Auftrag, die Heilmittelverordnung und das Entlassmanagement sowie die Strukturen und Abläufe thematisiert. Die entsprechenden Ausführungen sind besonders geeignet, um vor dem Praktikum eine erste Orientierung zu erhalten. Hierzu kann ebenfalls der Abschnitt Kommunikation herangezogen werden. Kommunikation ist ausgesprochen komplex, störanfällig sowie individuell und kann daher nicht als Kochrezept vermittelt werden. So werden hier hilfreiche theoretische Grundkenntnisse, die in unterschiedlichen kommunikativen Situationen praktiziert und reflektiert werden, erörtert. Vordergründig für die physiotherapeutische Arbeit sind die professionelle Kommunikation und die Achtung ethischer Aspekte wie z. B. verständnis- statt machtorientierte Sprache. Es wird zudem praxisnah auf herausfordernde Kommunikationssituationen mit speziellen Patientengruppen eingegangen. Zur Kommunikation zählt ebenso die Verständigung mit weiteren Gesundheitsberufen. Dazu ist auch das Wissen um die verschiedenen Klassifikationssysteme relevant. Neben ICD und ICF werden die DRG sowie Behandlungspfade skizziert. Behandlungspfade (engl. Clinical Pathways) spiegeln den im Team selbst entwickelten berufsgruppen- und institutionenübergreifenden Konsens bezüglich der besten Durchführung der Krankenhaus-Gesamtbehandlung bei Achtung definierter Behandlungsqualität, Berücksichtigung notwendiger und verfügbarer Ressourcen sowie Festlegung von Verantwortlichkeiten wider. Damit sollen Kosten auf Basis der DRG gesenkt und gleichzeitig die Qualität der Behandlungen verbessert werden. Im Rahmen der Professionalisierung der PT gewinnen Clinical Reasoning und evidenzbasiertes Handeln für jeden einzelnen Th. zunehmend an Bedeutung. Die Abschnitte zu diesen Themen vermitteln die relevanten Grundlagen, erläutern entsprechende Fachbegriffe und geben wertvolle Hinweise zur Integration dieser Methoden in den Praxisalltag. Die Ausführungen zu den Grundlagen wissenschaftlichen Arbeitens stellen dabei eine hilfreiche Einführung in die Wissenschaft dar. So ist das Verständnis von Wissenschaft und wissenschaftlichem Arbeiten doch die Voraussetzung für evidenzbasierte und selbstkritische PT.

1.1 Arbeitsorganisation und -abläufe

1.1.1 Arbeiten im Akutkrankenhaus

Claudia Winkelmann, Klaus-Dieter Egmund Suppes (†)

1.1.1.1 Groborientierung im Krankenhaus

Einen ersten Überblick über das Krankenhaus ermöglicht ein virtueller Rundgang auf der Homepage sowie den Websites der Klinik.
Entsprechend der Versorgungsstufe (Grundversorger, Maximalversorger usw.) und baulicher Bedingungen bestehen Unterschiede in der Anordnung der Funktionsbereiche, zu denen auch die PT zählt (➤ Abb. 1.1.1).

EBENE 2 ab 2. Obergeschoss	Bettenstationen auch mit Physiotherapieräumen, teilweise auch noch Kreißsäle
EBENE 1 1. Obergeschoss	Operationssäle, Intensivstation, IMC, Weaningstation, Chest Pain Unit, Stroke Unit, Zentralsterilisation (wenn vorhanden), Kreißsäle, Neonatologie; Raum der Stille
EBENE 0 Erdgeschoss	Eingangsbereich, Halle mit Hauptrezeption, Cafeteria, Kiosk, Sanitätsladen, Frisör; Besprechungsräume, Verwaltung (Ausgabe des Namensschildes, Dienstausweises), Aufnahmen, Ambulanzen, Diagnostik, Notaufnahme
EBENE –1 Sockel- oder Untergeschoss	falls noch zentral vorhanden: Physiotherapieräume, Apotheke, Küche, Entsorgung und automatischer Warentransport, Wäscheservice (Ausgabe und Abwurf der Dienstkleidung), Umkleidebereich und Duschen, Materialwirtschaft, Technische Abteilung (Schlüssel- und Transponderausgabe, Zugangsberechtigung)

Abb. 1.1.1 Typischer Aufbau eines Akutkrankenhauses.

Vor Ort unterstützt das Wegeleitsystem bei der Orientierung, z. B. durch:
- farbige Linien auf dem Boden,
- Abbildungen (z. B. Hund, Katze, Maus) im Kinderbereich, die jeweils für einen speziellen Bereich der Kinderklinik stehen,
- moderne, interaktive Systeme auf elektronischer Basis.

Die Station

Eine Bettenstation besteht i. d. R. aus 32 bis 36 Betten. Seltener sind Doppelstationen mit bis zu 70 Betten oder Stationen, wie in der Kinder- und Jugendpsychiatrie, mit acht bis maximal zehn Betten.

Stützpunkt: Der zentrale Anlaufpunkt für alle; hier befinden sich zumeist die Visitenwagen mit den Patientenakten, Computerarbeitsplätze, Telefone, die Patientenrufanzeige, der Personaleinsatzplan und der Patientenzimmer-/Betten-Belegungsplan. Des Weiteren lagern hier Formulare, Patienteninformationsmaterial und – soweit manuell geführt – auch die Dokumentation der Physiotherapeuten (Th.) in speziell ausgewiesenen Ordnern und Fächern.

In direkter Nähe zum Stützpunkt liegen:
- Arztzimmer,
- Ebenen- oder Stationsleitungsbüro,
- Personalaufenthaltsraum,
- Versorgungsraum,
- Arbeitsraum (rein),
- Geräteraum mit Ladestationen für Hilfsmittel.

Auf der Station oder Ebene: Zusätzlich zu den Patientenzimmern und dem Stützpunkt befinden sich typischerweise folgende Räume auf der Station bzw. Ebene (je nach Organisation des Krankenhauses abweichend):
- Patientenküche (vornehmlich in psychosomatischen, psychiatrischen und palliativen Bereichen),
- ggf. Speisenregenerationsraum mit Tablett-Transportwagen und Andockstation,
- Patientenaufenthaltsraum,
- Ebenenbad (selten noch das Stationsbad),
- Personal-Toiletten,
- Arbeitsraum (unrein).

Nur wenige Stationen verfügen über separate Räume für die PT. Patienten werden auch im Patientenzimmer, auf dem Stationsflur, im Treppenhaus, im Außengelände, in angemieteten Einrichtungen (z. B. Schwimmbad) oder in zentralen Physiotherapieräumen versorgt. Zeit zur Vorbereitung der Räume ist einzuplanen.

> Teilweise werden Räume gemeinsam mit anderen Berufsgruppen genutzt. Belegungsplanung, Zeitmanagement, Ordnung und Hygiene sind dann besonders wichtig. Um Reklamationen durch Materialabgänge vorzubeugen, sind abschließbare Materialschränke notwendig.

1.1.1.2 Integration auf Station

Organisationsmöglichkeiten:
- dezentral: PT ist der jeweiligen Klinik zugeordnet.
- zentral: Eine Physiotherapieabteilung versorgt alle Patienten der verschiedenen Kliniken und Stationen. Die Einteilung erfolgt durch die Abteilungsleitung.

> Der **erste Kontakt auf Station** sollte mit der pflegerischen und/oder ärztlichen Stationsleitung erfolgen: Kurze Anmeldung mit Hinweis auf die planmäßig zu versorgenden Patienten, Übergabe von Tagesbesonderheiten der Patienten, gegebenenfalls Information zur Abwesenheit eines Patienten aufgrund von Diagnostik oder einer weiteren Therapie (z. B. Ergotherapie, Logopädie). Die Arbeit auf Station wird ebenfalls bei der Stationsleitung mit einer kurzen Übergabe und Abmeldung beendet.

■ Auftreten auf Station

Dienstkleidung ist ein wesentliches Merkmal für alle Personen im Krankenhaus. Bestimmte Stationen fordern spezielle Bereichskleidung; Beispiele:
- Schutzkleidung bei infektiösen oder immungeschwächten Patienten.
- Sportkleidung oder Straßenkleidung als Teil des Therapiekonzepts in psychiatrischen oder psychosomatischen Bereichen und vielen Tageskliniken.

Das Namensschild wird von der Klinik vorgegeben.
Vor Betreten des Patientenzimmers ist immer anzuklopfen. Um anderen Personen auf Station zu signalisieren, dass im Patientenzimmer therapiert wird, ist ein Schild an der Tür hilfreich. Beim ersten Zusammentreffen mit dem Patienten sollte sich der Th. mit Namen und Berufsbezeichnung vorstellen. Wenn mit dem Patienten eine Therapiezeit vereinbart wird, sind neben handelsüblichen Vordrucken auch hausinterne Formulare, die weitere Informationen zur Physiotherapieabteilung oder standardisierte Übungsprogramme beinhalten können, als Terminkärtchen geeignet.

■ Geräte und Hilfsmittel

Notwendige Geräte und Hilfsmittel sind vor Therapiebeginn zu planen und zu organisieren. Nach Nutzung müssen sie hygienisch aufbereitet werden und für den nächsten Patienten zur Verfügung stehen.

> **Cave**
>
> Ausnahmen gelten für den Einsatz von Geräten bei Patienten mit Lungenerkrankungen sowie bei immungeschwächten Patienten: Geräte und Utensilien, die der Patient angepustet hat oder die eingeschleust wurden, verbleiben i. d. R. bei ihm, um das Ansteckungsrisiko zu minimieren (➤ 6.6).

■ Zusammenarbeit mit anderen Berufsgruppen

Die Zusammenarbeit mit anderen Berufsgruppen wird immer wichtiger. Es bestehen allerdings historisch gewachsene Abgrenzungen der einzelnen Berufs-

gruppen im Krankenhaus, die erst langsam abgebaut werden. Information und Kommunikation (➤ 1.2) sind daher wesentlich, z. B. in Form von aktiver Teilnahme an Visiten, interdisziplinären Teambesprechungen (Fallbesprechung), Stationsbesprechungen, Supervision, gemeinsamen Hilfsmittelvisiten.
Die Zusammenarbeit mit den Pflegenden bezieht sich auf:

- Informationsaustausch (patientenbezogen und organisatorisch),
- gemeinsame Patientenversorgung (Lagerung, Transfer, Hilfsmittelvisiten),
- Material- und Hilfsmittelbestellungen (soweit von beiden Berufsgruppen genutzt; z. B. Unterarmstützen, Rollstühle, Packungen, Bewegungsschienen),
- gemeinsame Dokumentation des Pflegeaufwandes,
- einheitliches Handling (z. B. Erarbeitung gemeinsamer Standards für den rückengerechten Transfer),
- Beschreibungen von Tätigkeiten und Prozessen in Diagnostik und Therapie (Wer macht was wann? inkl. Tätigkeitskatalog und Abkürzungsverzeichnis),
- gemeinsame Fortbildung,
- Einhaltung stationsspezifischer Vorgaben (Termine, Anordnungen, Abläufe).

1.1.1.3 Klinischer Auftrag und Dokumentation

Aus medizinischer Sicht ist der Arzt fallverantwortlich. Gleichzeitig nimmt die PT in der Arztausbildung nur einen geringen Teil ein (Ausnahme: Facharzt für physikalische und rehabilitative Medizin). Daher sollte der Th. sein Wissen zur bestmöglichen Patientenversorgung beratend einbringen. Im Gespräch mit dem Arzt sind fachliche Argumente, die auf Messergebnissen, Eingangs-, Zwischen- und Endbefunden basieren, gefragt. Neben der Visite eignen sich hierfür v. a. patientenbezogene Teambesprechungen (z. B. in der Palliativmedizin, ➤ 17) oder auch ein kollegiales Vier-Augen-Gespräch.

■ Klinischer Auftrag

Die Beauftragung der Physiotherapieabteilung zur Patientenversorgung erfolgt als klinischer Auftrag (entsprechend der Verordnung, dem Rezept in der Ambulanz) mit Festlegungen bezüglich:

- Therapiemethode,
- Therapiemittel,
- Therapieziel,
- Einzel- oder Gruppentherapie.

Übermittelt wird der klinische Auftrag

- manuell mittels spezieller, hausinterner Belege, die per Mail, Fax, Rohr- oder Hauspost an die Physiotherapieabteilung weitergeleitet oder in einem speziellen Ordner im Stützpunkt (➤ 1.1.1.1) hinterlegt werden.
- elektronisch im jeweiligen Krankenhausinformationssystem. Vorteilhaft ist dabei, dass sich der Th. vorab ausführlich über den Patienten informieren und zur Strukturierung des Tagesablaufes, z. B. geplante Abwesenheit des Patienten, rechtzeitig erkennen kann.

Zumeist nimmt der Physiotherapieleiter die Einteilung der Th. für die Stationen vor und damit auch die Verteilung der klinischen Aufträge. Üblich sind eine Morgen- und eine Mittagsbesprechung in der Physiotherapieabteilung, um die Aufträge zu verteilen sowie Besonderheiten (z. B. hohes Arbeitsaufkommen durch unvorhergesehene Zusatzaufgaben) abzustimmen.

■ Dokumentation

Anders als im ambulanten Sektor gibt es im Krankenhaus keine deutschlandweit einheitlichen Verordnungsrichtlinien und -belege. Mittlerweile sind allerdings zahlreiche Befund- und Behandlungsstandards etabliert. Diese werden zwischen ärztlicher Klinikdirektion und Physiotherapieleitung vereinbart und im Qualitätsmanagementsystem hinterlegt. Für die Dokumentation der Therapiemaßnahmen stehen hausinterne Kataloge zur Verfügung.
Nach hausinternen Regelungen dokumentiert der Th.

- manuell in speziellen Formularen oder in der Kurve (Patientenakte).
- elektronisch z. B. mittels Tablett-PC direkt im Anschluss an die Behandlungseinheit.

Einzutragen sind Befund, Messergebnisse, Therapiemaßnahmen mit Dauer und Frequenz, Ausgabe von Standard-Übungsprogrammen und Broschüren. Bei der manuellen Variante müssen auch Datum und Namenskürzel angegeben werden. Patientenaufklärung gemäß Patientenrechtegesetz, Video- und Sprachaufzeichnungen, Bildmaterial sowie patientenbezogene Gründe für Therapiewechsel, -unterbrechung oder -abbruch, die mit dem Arzt abgestimmt wurden, sind zu erfassen. Aus rechtlichen Gründen ist konkret festzuhalten, wann mit wem was vereinbart wurde.

Komplexbehandlungen im Akutkrankenhaus gemäß Operationen- und Prozedurenschlüssel (OPS) verlangen auch vom Th. eine gesonderte Dokumentation bei diesen speziellen Patientenfällen, z. B. in den Bereichen Psychiatrie, Psychosomatik, Geriatrie, Rheumatologie, Neurologie, Schmerztherapie (BfArM 2021). Das Bundesinstitut für Arzneimittel und Medizinprodukte (BfArM) gibt den Operationen- und Prozedurenschlüssel OPS im Auftrag des Bundesministeriums für Gesundheit heraus, er ist gemeinfrei. Die Anwendung erfolgt im stationären Bereich gemäß § 301 SGB V, im Bereich des ambulanten Operierens gemäß § 295 SGB V.
Die Dokumentation ist Basis zur Leistungsabrechnung, die im Krankenhaus v. a. internen statistischen Zwecken dient. Ausnahme: Spezielle Ziffern des OPS, die explizit die Durchführung von PT vorschreiben und mit einer Erlössteigerung für das Krankenhaus einhergehen können.
Teilweise fließt die Dokumentation auch in den Arztbrief ein, der bei Entlassung des Patienten geschrieben wird. So erhalten auch nachfolgende Th. (z. B. in ambulanten Praxen oder in rehabilitativen Einrichtungen) Informationen zum Therapieverlauf und zum Physiotherapiebefund. Es ist sinnvoll, dass der Th. den Patienten schon während des Aufenthalts Informationen an die Hand gibt (z. B. Eigenübungsprogramme, Informationsblätter, Adressenverzeichnis zur weiteren ambulanten Versorgung in örtlicher Nähe des Wohnortes oder fachlich geordnete, standardisierte Ergebnismessungen).

Literatur

1.1.2 Qualitätsmanagement in der Physiotherapiepraxis

Claudia von Gilardi

Qualitätsmanagement (QM) ist als anhaltender Entwicklungsprozess zu verstehen, der aus verschiedenen Faktoren (z. B. Kunden- und Mitarbeiterzufriedenheit, Orientierung an evidenzbasierter PT, Optimierung der Praxisabläufe) besteht.
Zu den Aufgaben des QM zählen:
- Qualitätsplanung,
- Qualitätslenkung,
- Qualitätsprüfung,
- Qualitätsverbesserung.

Zur methodischen und systematischen Unterstützung gibt es:
- QM-Methoden (zur Verbesserung der Arbeitsabläufe),

- QM-Werkzeuge (z. B. kontinuierlicher Verbesserungsprozess, Checklisten ➤ 1.1.2.2),
- QM-Prinzipien (z. B. Mitarbeiterführung, Verantwortung der fachlichen Leitung).

1.1.2.1 QM im Praxisalltag

Einige Physio- und Ergotherapie- sowie Logopädiepraxen haben sich freiwillig entschlossen, ihre Abläufe im Praxisalltag orientiert am bestehenden QM genau festzulegen. Dazu wird ein entsprechendes QM-Handbuch erstellt, in dem diese Abläufe genau festgehalten werden und die bindend für jeden Angestellten der Praxis bzw. des Unternehmens sind. Zertifiziert wird nach der europäischen Norm für QM-Systeme im Gesundheitswesen DIN EN 15224:2012, die auf der branchenunabhängigen Norm DIN ISO EN 9001:2008 basiert. Diese Normen kommen ursprünglich aus der Industrie und wurden in den 1990er-Jahren spezifisch für den Umgang mit Patienten bzw. für die Anwendbarkeit im Praxisalltag angepasst. Im Vordergrund stehen u. a. die angemessene Versorgung des Patienten und die Patientensicherheit, aber auch Effizienz und Wirtschaftlichkeit. Für die Abnahme, also Kontrolle der Einhaltung des QM, stehen eigens dafür zuständige Dienstleister zur Verfügung (z. B. TÜV SÜD). Im Rahmen eines Audits (intern: jährliche Überprüfung durch den eigenen QM-Beauftragten; extern: Überprüfung durch ein bevollmächtigtes Institut alle zwei Jahre) werden diese festgelegten Kriterien auf ihre Umsetzung im Alltag überprüft und eine Zertifizierung kann erfolgen. Zusätzlich kann das QM-Handbuch durch den kontinuierlichen Verbesserungsprozess nach Angaben der Beschäftigten verändert werden, wenn sich z. B. eine Regelung als nicht praxistauglich erweist.
Die praktische Umsetzung in einer PT-Praxis wird im Folgenden dargestellt.

1.1.2.1.1 Erster Kontakt und Umgang mit Heilmittelverordnung

Ein Patient bekommt von seinem Hausarzt oder Facharzt eine **Heilmittelverordnung** (➤ 1.4.5) mit Maßnahmen der physikalischen Therapie ausgestellt (➤ Abb. 1.1.2 und ➤ Abb. 1.1.3).
Th. dürfen nur nach Vorlage einer solchen Verordnung (Rezept) tätig werden (Ausnahmen: Prävention, Modellklauseln u. a.).
Der Erstkontakt erfolgt i. d. R. telefonisch oder persönlich durch den Patienten. Er wählt die Praxis seines Vertrauens oder entscheidet sich nach Suche in entsprechenden Medien (Internet, Telefonbuch etc.) für eine Praxis.
In Praxen, die dem QM angeschlossen sind, sind im QM-Handbuch alle Vorgänge genau festgelegt – von der Annahme der entsprechenden Verordnung bis zur Benutzung von Reinigungsmitteln.
Im Allgemeinen wird an der Rezeption von einer Sekretärin oder einem Th. (je nach Größe der Praxis) die Verordnung entgegengenommen und zumeist direkt auf die **richtige Ausstellung** (➤ 1.1.2.2.4) und auch auf die Höhe der gesetzlichen Zuzahlung überprüft:

- **Ausstellungsdatum:** Eine Verordnung muss innerhalb von 14 Tagen begonnen werden, außer der ausstellende Arzt hat einen speziellen Behandlungsbeginn festgelegt.
- **Heilmittel:** Im Heilmittelkatalog des G-BA (➤ 1.4.5) sind die Maßnahmen der physikalischen Therapie mit weiträumiger Indikation und Verordnungsmenge (im Regelfall: bis zu 18 Termineinheiten in akuten Fällen und bis zu 30 Termine bei chronischen Erkrankungen; außerhalb des Regelfalls: Sonderregelungen bei weiterer Notwendigkeit der Therapie) gelistet:
  1.1 Erkrankungen der Stütz- und Bewegungsorgane WS 1-2 a-g bzw. EX 1-4 a-d CS (Wirbelsäule, Extremitäten, Becken, Miss- und Fehlbildungen und Strukturschäden im Säuglings-/Kleinkind-/Kinderalter, chronifizierte Schmerzsyndrome).

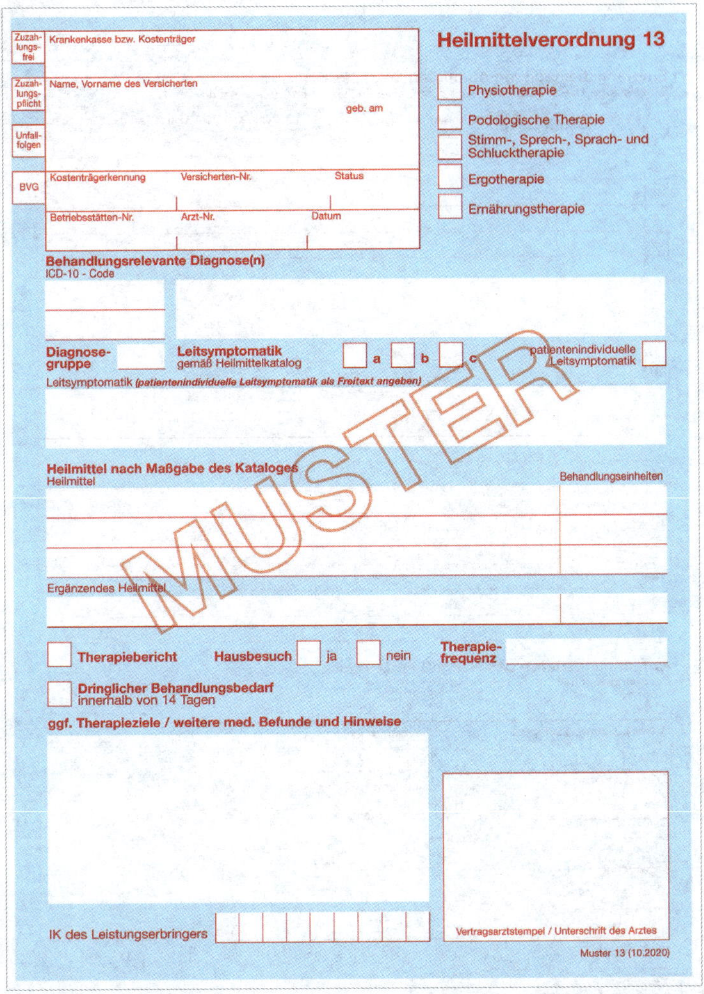

Heilmittelverordnung 13

Zuzahlungsfrei
Zuzahlungspflicht
Unfallfolgen
BVG

Krankenkasse bzw. Kostenträger

Name, Vorname des Versicherten

geb. am

Kostenträgerkennung | Versicherten-Nr. | Status

Betriebsstätten-Nr. | Arzt-Nr. | Datum

Physiotherapie

Podologische Therapie

Stimm-, Sprech-, Sprach- und Schlucktherapie

Ergotherapie

Ernährungstherapie

Behandlungsrelevante Diagnose(n)
ICD-10 - Code

Diagnosegruppe

Leitsymptomatik gemäß Heilmittelkatalog a b c

patientenindividuelle Leitsymptomatik

Leitsymptomatik (patientenindividuelle Leitsymptomatik als Freitext angeben)

Heilmittel nach Maßgabe des Kataloges
Heilmittel

Behandlungseinheiten

Ergänzendes Heilmittel

Therapiebericht

Hausbesuch ja nein

Therapiefrequenz

Dringlicher Behandlungsbedarf innerhalb von 14 Tagen

ggf. Therapieziele / weitere med. Befunde und Hinweise

IK des Leistungserbringers

Vertragsarztstempel / Unterschrift des Arztes

Muster 13 (10.2020)

MUSTER

Abb. 1.1.2 Muster Heilmittelverordnung 13 (Vorderseite) (Bundesweit gültiges Verordnungsmuster 13, Anlage 2 der Vereinbarung über Vordrucke für die vertragsärztliche Versorgung, BMV-Ä 2021).

1.2 Erkrankungen des Nervensystems ZN 1-2 a-c bzw. PN
(ZNS-Erkrankungen einschließlich des Rückenmarks bis zur Vollendung des 18. Lebensjahrs, nach Vollendung des 18. Lebensjahrs; periphere Nervenläsionen).

1.3 Störungen der inneren Organe AT 1-3 a-c bzw. GE und LY 1-3 a-b
(Störungen der Atmung mit prognostisch kurzzeitigem Behandlungsbedarf, mit prognostisch länger andauerndem Behandlungsbedarf, mit prognostisch länger andauerndem Behandlungsbedarf bei schwerwiegenden Bronchialerkrankungen; arterielle Gefäßerkrankungen, Lymphabflussstörungen mit kurzzeitigem Behandlungsbedarf, mit

Empfangsbestätigung durch den Versicherten
Ich bestätige, die im Folgenden aufgeführten Behandlungen erhalten zu haben

	Datum	Maßnahmen (erhaltene Heilmittel, ggf. auch Hausbesuche)	Leistungserbringer	Unterschrift des Versicherten
1				
2				
3				
4				
5				
6				
7				
8				
9				
10				
11				
12				
13				
14				
15				
16				
17				
18				
19				
20				

MUSTER

Abrechnungsdaten des Heilmittelerbringers
Rechnungsnummer

IK des Leistungserbringers

Belegnummer

Behandlungsabbruch
T T M M J J

Nach Rücksprache mit dem Arzt
☐ Abweichung von der Frequenz

Änderung in
☐ Gruppentherapie ☐ Einzeltherapie

Begründung

Stempel/Unterschrift des Leistungserbringers

Abb. 1.1.3 Muster Heilmittelverordnung 13 (Rückseite) (Bundesweit gültiges Verordnungsmuster 13, Anlage 2 der Vereinbarung über Vordrucke für die vertragsärztliche Versorgung, BMV-Ä 2021).

prognostisch länger andauerndem Behandlungsbedarf, chronische Lymphabflussstörungen bei bösartigen Erkrankungen).

1.4 Sonstige Erkrankungen SO 1-5 nur a
(Störungen der Dickdarmfunktion, Störungen der Ausscheidung, Schwindel unterschiedlicher Genese und Ätiologie, periphere trophische Störungen bei Erkrankungen, Prostatitis, Adnexitis).

- Am 11.04.2017 trat das Heil- und Hilfsmittelversorgungsgesetz (HHVG) (➤ 4.9.1) mit dem Ziel der Stärkung der Heil- und Hilfsmittelerbringer in Kraft (Bundesgesetzblatt 2017). Das Gesetz sieht ein Modellvorhaben hinsichtlich einer sog. Blankoverordnung vor, bei der die Verordnung des Heilmittels durch den Arzt erfolgt, Therapiemittelauswahl sowie Dauer und Frequenz der Therapie allerdings durch den Th. entschieden werden (➤ 1.4.5). Die Modellvorhaben sind bislang nicht abgeschlossen. Derzeit laufen Auswertungen und Diskussionen bereits vorliegender Studienergebnisse, die zum Teil unterschiedlich ausfallen. Angehörige einschlägiger ärztlicher Berufsverbände sind weiterhin von dem Gemeinsamen-Bundesausschuss zur Stellungnahme aufgefordert. Eine abschließende Evaluation muss aktuell noch abgewartet werden.

- Für bestimmte Therapien, z. B. Manuelle Therapie oder Manuelle Lymphdrainage, sind Zusatzqualifikationen notwendig. Beim ersten Kontakt wird auch überprüft, ob die jeweilige Einrichtung über Th. mit der geforderten Qualifikation verfügt (➤ 1.1.2.1.3).
- **Terminvergabe:** Es werden entsprechend der verordneten Therapieeinheiten Termine vereinbart (Terminplan ➤ 1.1.2.2.1). Dabei ist zu beachten, dass für die PT bei einigen Krankenkassen im Vorfeld die Genehmigung einzuholen ist.
- **Eigenanteil:** Der Eigenanteil wird erhoben und abgerechnet. Bei Eingabe der Verordnung in ein entsprechendes Computerprogramm wird die Höhe des Eigenanteils automatisch angezeigt und die Quittung kann direkt ausgedruckt werden. Ist ein solches Programm – z. B. aus Kostengründen – nicht vorhanden, wird die Höhe des Eigenanteils in einer Liste der Krankenkassen (regelmäßige Veröffentlichung und Zusendung der Liste erfolgt durch die jeweiligen Verbände an ihre Mitglieder) nachgeschlagen und die Quittierung erfolgt handschriftlich.
  Das Computerprogramm gibt die Einnahme dann an das **Kassenbuch** weiter bzw. der Eintrag erfolgt handschriftlich im Kassenbuch, in dem Ein- und Ausgaben der Praxis genau dokumentiert werden müssen.
- Exkurs: Praxen als Leistungserbringer der Heilmittel-Richtlinie des G-BA unterliegen nicht der **Umsatzsteuer.** Das ändert sich allerdings, sobald zusätzliche Einkommensquellen (z. B. Wellness-Massagen, die nicht der Prävention unterliegen) vorhanden sind. Diese zusätzlichen Angebote werden separat versteuert. Anhand der Höhe des Umsatzes im Vorjahr wird alle vier Monate eine Steuervorauszahlung fällig. Am Jahresende wird entweder vom Eigentümer selbst oder über einen Beauftragten (Steuerberater) die Jahresabrechnung vorgenommen.
- Mit Annahme der Verordnung schließen Th. und Patient einen

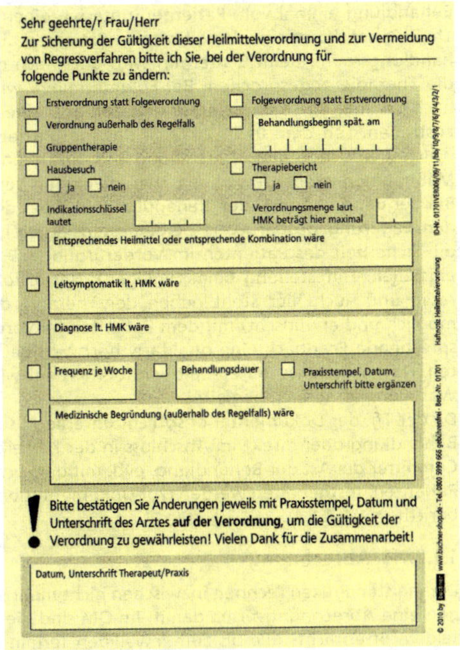

Sehr geehrte/r Frau/Herr
Zur Sicherung der Gültigkeit dieser Heilmittelverordnung und zur Vermeidung von Regressverfahren bitte ich Sie, bei der Verordnung für ______
folgende Punkte zu ändern:

☐ Erstverordnung statt Folgeverordnung
☐ Folgeverordnung statt Erstverordnung
☐ Verordnung außerhalb des Regelfalls
☐ Behandlungsbeginn spät. am
☐ Gruppentherapie
☐ Hausbesuch ☐ ja ☐ nein
☐ Therapiebericht ☐ ja ☐ nein
☐ Indikationsschlüssel lautet
☐ Verordnungsmenge laut HMK beträgt hier maximal
☐ Entsprechendes Heilmittel oder entsprechende Kombination wäre
☐ Leitsymptomatik lt. HMK wäre
☐ Diagnose lt. HMK wäre
☐ Frequenz je Woche
☐ Behandlungsdauer
☐ Praxisstempel, Datum, Unterschrift bitte ergänzen
☐ Medizinische Begründung (außerhalb des Regelfalls) wäre

! Bitte bestätigen Sie Änderungen jeweils mit Praxisstempel, Datum und Unterschrift des Arztes **auf der Verordnung**, um die Gültigkeit der Verordnung zu gewährleisten! Vielen Dank für die Zusammenarbeit!

Datum, Unterschrift Therapeut/Praxis

Abb. 1.1.4 Formular zur Kommunikation mit dem verordnenden Arzt (© www.buchner-shop.de).

Behandlungsvertrag (➤ 1.4.6) über den Zeitraum der Behandlung. Zu diesem gehört zumeist auch eine **Schweigepflichtentbindungserklärung**, die den Austausch von Informationen (z. B. zu Behandlungsverläufen) über einen Patienten innerhalb der Praxis erlaubt (➤ 1.4.7.1). Zudem beinhaltet der Behandlungsvertrag meistens auch einen Bogen zur Anmeldung, auf dem z. B. Absagezeiten angegeben sind. Eine häufige Regelung: **Terminabsage** bis 24 Stunden vor dem Termin, ansonsten liegt es im Ermessen der Praxis, den Patienten den Ausfall finanziell ausgleichen zu lassen. Es ist nicht erlaubt, der Krankenkasse die Summe in Rechnung zu stellen. Der Patient wird dann gebeten, dies vor Beginn der ersten Behandlung zur Kenntnis zu nehmen und zu unterschreiben.
Auf dem Anmeldebogen kann zudem auch die Honorarhöhe für Privatpatienten angegeben werden (➤ 1.1.2.1.3).
- Es kann immer wieder vorkommen, dass die Verordnung vom Arzt fehlerhaft ausgestellt wurde, sodass eine Abrechnung über die Krankenkassen damit für den Th. nicht möglich ist. Die Pflicht der Kontrolle liegt hier bei dem Th. (➤ 1.1.2.2.4). Um die Kommunikation mit dem Arzt im Falle einer nicht korrekt ausgestellten Verordnung zu vereinfachen, gibt es Vordrucke (Bsp. ➤ Abb. 1.1.4), die je nach Problemstellung ausgefüllt und mit der Verordnung zusammen an den Arzt zurückgeschickt werden können.

1.1.2.1.2 Ablauf einer Behandlung

Der Patient kommt zu seinem Termin in die Praxis. Folgender Ablauf könnte im QM der Praxis festgelegt sein: Zur Überbrückung der Wartezeit wird dem Patienten vom Praxispersonal (Rezeption) z. B. ein Kaffee angeboten, dabei wird sich wertschätzend nach dem Befinden des Patienten erkundigt. Die Sekretärin (oder zu einem späteren Zeitpunkt der Th.) lässt die Verordnung für die jetzige Behandlung einmal vom Patienten unterschreiben. Sobald der entsprechende Th. Zeit hat, kommt er dazu, holt den Patienten ab und begleitet ihn zum Behandlungsraum. Beim Ersttermin wird dort nach der Befunderhebung (➤ 2.1) die Therapie abgesprochen. Bei Folgeterminen wird sich nach dem Befinden nach der letzten Therapie erkundigt, um ggf. eine Änderung der Therapie anzustreben. Seit dem 01.01.2012 ist das sog. **Patientenrechtegesetz** in Kraft, welches eine lückenlose Darstellung und Aufklärung über die anzuwendenden Maßnahmen vor der jeweiligen Therapieeinheit beinhaltet.
Bei der dann beginnenden Behandlung wird der der Erkrankung entsprechenden Lagerung großer Wert beigemessen: So stehen das Wohlbefinden und die Sicherheit des Patienten im Vordergrund (z. B. Therapieliege angemessen einstellen, Hilfestellung beim Hinlegen). Nun erfolgt die entsprechende Therapie und auch hier steht neben der Therapie die Kommunikation (sofern möglich und erwünscht) mit dem Patienten im Vordergrund, um über das entsprechende Feedback eine qualitativ hochwertige Behandlung zu gewährleisten. Nach Abschluss der Einheit wird der Patient wieder in den Eingangs- bzw. Wartezimmerbereich begleitet.
Da der Th. der Dokumentationspflicht unterliegt, sollte entweder während der Behandlung oder direkt im Anschluss in der Karteikarte des Patienten oder im Computer die Art der Behandlung, evtl. mit dem entsprechenden Feedback des Patienten, festgehalten werden (zur Dokumentation und ggf. für den Therapiebericht, ➤ 1.1.2.1.4).

1.1.2.1.3 Abrechnung

Die meisten Praxen rechnen inzwischen nicht mehr selbst ab, sondern beauftragen eine Abrechnungsfirma damit. Im QM sind die Abrechnungsdaten im Vorfeld veröffentlicht. Alle bis zum jeweiligen Termin (zumeist einmal im Monat) beendeten Rezepte werden für die Abrechnung gesammelt, kopiert oder auf Datenträgern gespeichert und dann weitergeleitet.

■ **Abrechnung mit gesetzlichen Krankenkassen**

Die Bedingungen für die Abrechnung mit den gesetzlichen Krankenkassen sind abhängig vom Krankenkassen-Typ. Es wird unterschieden zwischen:

- **Primärkassen** (ehemals RVO: z. B. AOK, IKK, BKK; unterschiedliche Abrechnungssätze in Abhängigkeit vom Bundesland),
- **VdAK-Kassen** (sog. Ersatzkassen: z. B. DAK, Barmer Ersatzkasse, TK; einheitliche Sätze in den neuen und alten Bundesländern).

Gebührensatz: Das Honorar bei der Abrechnung mit einer GKV richtet sich nach den sog. **Positionen.** Je nach Position (z. B. Krankengymnastik, Manuelle Therapie) wird die erbrachte Leistung entsprechend vergütet. Ist ein Rezept nicht korrekt ausgestellt oder die Höchstzahl der Einheiten überschritten, kann es sein, dass die zuständige Kasse die Leistung – obwohl sie bereits erbracht wurde – nicht bezahlt.

Rezeptgebühr: Nach Verabschiedung der dritten Stufe der Gesundheitsreform (1997) wurde die Zuzahlung der Patienten auf 1 % angehoben. Bei weiteren Erhöhungen der einzelnen KV-Beiträge werden die Zuzahlungen der Versicherten somit entsprechend höher. Die Zuzahlung wird vom Patienten direkt an den Leistungserbringer (d. h. an die Praxis) gezahlt.

Für einige Patientengruppen gilt diese Zuzahlungsregelung nicht:

- Privatversicherte,
- Postbeamten-Krankenkasse A und B,
- Berufsgenossenschaft (bei Arbeitsunfällen),
- Angehörige der freien Heilfürsorge (z. B. Polizei),
- Sozialhilfeempfänger,
- Patienten unter dem 18. Lebensjahr.

Patienten, deren Einkommen (z. B. Rente) eine bestimmte Belastungsgrenze (2 % des um die Freibeträge reduzierten Familienbruttoeinkommens; bei chronischen Erkrankungen liegt die Grenze bei 1 %) überschreitet, werden ebenfalls von der Zuzahlungspflicht befreit. Es ist bei längerfristigem Behandlungsbedarf durchaus üblich, bei der Krankenkasse diese Grenze zu erfragen und im Vorhinein zu bezahlen, um für den Rest des Jahres befreit zu werden. Bei dieser Regelung werden alle Zuzahlungen des Patienten (z. B. auch für Medikamente) zusammen betrachtet.

Erhöhte Abrechnungsfähigkeit: Die Abrechnung bestimmter Therapien setzt eine jeweils spezielle, von den Kostenträgern anerkannte Qualifikation (mit Prüfungen) des Th. voraus:

- Therapien nach dem Bobath-Konzept (KG-ZNS nach Bobath ➤ 3.7.1, ➤ 3.7.2) oder
- nach Vojta (KG-ZNS nach Vojta ➤ 3.7.4),
- Propriozeptive Neuromuskuläre Fazilitation (KG-ZNS PNF ➤ 3.7.3),
- Manuelle Therapie (MT ➤ 3.5),
- Manuelle Lymphdrainage (➤ 3.11.5.1),
- Medizinische Trainingstherapie (MTT ➤ 3.6) und
- Krankengymnastik am Gerät (➤ 3.6).

In einzelnen Bundesländern gelten besondere Vereinbarungen zwischen den gesetzlichen Krankenversicherungen (GKV) und den Berufsverbänden, z. B. in Hamburg und Schleswig-Holstein für Sensorische Integration (➤ 3.12.2) und Psychomotorik (➤ 3.12.4).

Die Abrechnungsfähigkeit wird bei den Spitzenverbänden der Krankenkassen beantragt. Das Prozedere kann sowohl bei den Berufsverbänden als auch bei den Krankenkassen erfragt werden.

■ **Abrechnung bei Privatpatienten**

Bei Privatpatienten ist der Abrechnungsvorgang grundsätzlich anders als bei Patienten, die in einer gesetzlichen Krankenkasse versichert sind. Das Rezept ist nicht wie bei den GKV-Patienten ein festgelegtes Dokument, sondern ein

freies Formular, das vom behandelnden Arzt gestaltet wird. Auf dem Privatrezept sollten folgende Angaben vorhanden sein:
- Name, Geburtsdatum und Anschrift des Patienten,
- Datum der Verordnung,
- Diagnose,
- verordnete Therapie und Verordnungsmenge,
- Name und Anschrift des behandelnden Arztes sowie dessen Unterschrift.

Auch bei Privatpatienten sollte ein Behandlungsvertrag (➤ 1.4.6) mit dem Patienten vor Beginn der Behandlung abgeschlossen werden, in dem alle wichtigen Vereinbarungen zwischen Th. und Patient festgehalten werden sollten (z. B. Therapiezeiten, Regelung bei kurzfristigen Terminabsagen). Dazu gehört auch die Festsetzung des Behandlungshonorars, da der Satz bei privaten Krankenkassen theoretisch frei verhandelbar ist. Wichtig ist daher, dass der Patient dem Satz vorher durch den abgeschlossenen Vertrag zustimmt.
Der Th. rechnet die Behandlung von Privatpatienten direkt mit dem jeweiligen Patienten ab. Er stellt dem Patienten nach abgeschlossener Behandlung eine Rechnung aus, die dieser begleicht. Der Patient wiederum reicht die Rechnung bei seiner Krankenkasse ein und bekommt den Betrag erstattet.

> Private Krankenkassen zahlen oft aber nicht grundsätzlich mehr als die gesetzlichen Krankenkassen. Daher ist es auch möglich, dass Privatpatienten den Preis der Behandlung verhandeln. Wer wissen möchte, welche Krankenkasse welchen Satz erstattet, sollte direkt bei der Kasse nachfragen. Es besteht auch die Möglichkeit, sich nach den Sätzen der Beihilfe (Krankenfürsorge für Beamte) zu richten.

1.1.2.1.4 Dokumentation

Im Allgemeinen wird auf der Karteikarte des Patienten (Dokumentationsformulare ➤ Abb. 1.1.5, ➤ Abb. 1.1.6) grafisch und/oder schriftlich Folgendes vermerkt:
- Anschrift und persönliche Daten des Patienten,
- Daten der abgegebenen Rezepte mit dem Beschwerdebild,
- Indikationen des Patienten,
- die Anamnese (inkl. Nebenerkrankungen und evtl. Medikation) (➤ 2.1.2),
- Behandlungsziel (kurz-, mittel- und langfristig),
- Dokumentation der Therapieeinheiten.

Jede Therapie muss im Anschluss mit Datum dokumentiert werden (➤ 1.4.11). In der Regel sind dafür bestimmte Abkürzungen in der jeweiligen Praxis abgesprochen und im QM-Handbuch nachzulesen. Der Th. skizziert kurz seine Behandlung, was und ob sich durch die letzte Behandlung etwas verändert hat sowie ggf. neue Ziele und setzt sein Kürzel dahinter. Der Verlauf lässt sich über die im QM-Handbuch festgelegten Abkürzungen deutlich leichter dokumentieren. Bei einem Therapeutenwechsel wird die Übergabe durch die definierten Abkürzungen ebenfalls erleichtert.
Soweit ein **Therapiebericht** vom verordnenden Arzt gewünscht wurde (➤ 1.1.2.2.4), kann dieser aus den dokumentierten Behandlungsdaten erstellt werden (Bsp. ➤ Box).
Nach Abschluss der gesamten verordneten Einheiten kann nachvollzogen werden, ob die Ziele erreicht wurden, noch weiterer Behandlungsbedarf besteht oder eine Änderung des Heilmittels notwendig ist. Krankenkassen dürfen die Karten oder computergestützten Dokumentationen anfordern und einsehen. Bei der Aufbewahrung der Patientendaten sind verschiedenen Rechtsvorschriften und Aufbewahrungsfristen (➤ 1.4.10) zu beachten.

Therapiebericht

Herrn Prof. Dr. Muster
Musterstraße 1
11111 Musterstadt

Therapiebericht für den Patienten:
Jürgen Muster, geboren am 13.07.1942
Musterstraße 12
12121 Musterstadt

Die Behandlung wurde vom 21.05.13–22.10.13 durchgeführt.

Behandlung gemäß Verordnung: KG, MT

Stand der Therapie – aktueller Status des Patienten:
Rechte obere Extremität (nach Abriss des Tuberculum majus): Weiterhin glenohumerale Flexions 150/0/30- und Abduktionseinschränkung 150/0/20, einhergehend mit einem verminderten Joint Play sowie verschmälerten Subacromialraum mit rezidivierendem Impingement der Bizepssehne (ICF-Ebene Körperstruktur und -funktion: 7.b Körperfunktion, 7.s mit der Bewegung im Zusammenhang stehende Struktur).

Linke obere Extremität (Humerusschaft Fraktur): Eingeschränkte Innen- und Außenrotation (60/0/40) mit vermindertem Joint Play sowie erschwerte Durchführungen von Kombinationsbewegungen (ICF-Ebene Körperstruktur und -funktion: 7.b Körperfunktion, 7.s mit der Bewegung im Zusammenhang stehende Struktur).

Durch die Bewegungseinschränkungen beidseits ist es dem alleinlebenden Patienten nicht möglich, seine ADLs auszuführen, z. B. Kochen, Haushalt. Ebenso kann er aufgrund der bestehenden Bewegungseinschränkungen seinem Hobby Golfspielen nicht mehr nachgehen (ICF-Ebene Aktivität und Partizipation: 4.d Mobilität, 7.d interpersonelle Aktionen und Beziehungen, 8.d bedeutende Lebensbereiche).

Aufgrund der oben genannten noch vorhandenen Defizite wird eine Fortführung der Therapie vorgeschlagen.

Prognostische Einschätzung:
Wir empfehlen sowohl eine Weiterführung der MT zur progredienten Mobilisation des Glenohumeralgelenks bds. als auch der KG, um die erzielten Ergebnisse zu konservieren und weiter auszubauen.

Mit freundlichen Grüßen

1.1.2.2 Checklisten

Im Rahmen des QM kann es für die einzelnen Tage festgelegte Vorgänge geben, die praxisindividuell vereinbart und im QM-Handbuch festgelegt werden. Zur Qualitätssicherung beinhaltet das QM-Handbuch praxisrelevante Checklisten, die im Folgenden kurz dargestellt werden.

1.1.2.2.1 Terminplan

Im QM-Handbuch ist festgelegt, wie lange die einzelne Therapieeinheit dauern darf und wie viel Zeit für den Ersttermin genutzt werden kann (zwischen 20 und 40 Minuten). Beim Ersttermin stehen die Erstanamnese und die Befunderhebung im Vordergrund. Die entsprechenden Therapiemaßnahmen werden abgesprochen und erklärt. Im Idealfall werden Zeitpuffer zwischen den Terminen eingeplant, um Verspätungen auffangen zu können und nicht den ganzen

1

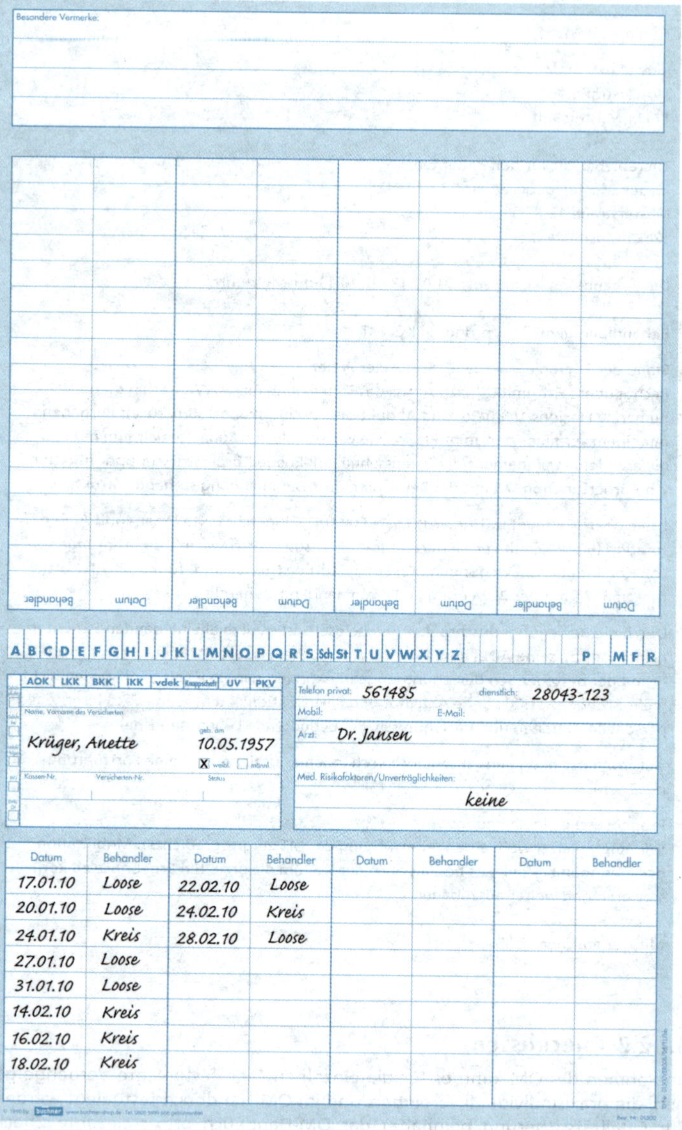
Besondere Vermerke:

Behandler	Datum	Behandler	Datum	Behandler	Datum	Behandler	Datum

A B C D E F G H I J K L M N O P Q R S Sch St T U V W X Y Z P M F R

AOK | LKK | BKK | IKK | vdek | Knappschaft | UV | PKV

Name, Vorname des Versicherten: Krüger, Anette

geb. am: 10.05.1957

☒ weibl. ☐ männl.

Kassen-Nr. Versicherten-Nr. Status

Telefon privat: 561485 dienstlich: 28043-123

Mobil: E-Mail:

Arzt: Dr. Jansen

Med. Risikofaktoren/Unverträglichkeiten: keine

Datum	Behandler	Datum	Behandler	Datum	Behandler	Datum	Behandler
17.01.10	Loose	22.02.10	Loose				
20.01.10	Loose	24.02.10	Kreis				
24.01.10	Kreis	28.02.10	Loose				
27.01.10	Loose						
31.01.10	Loose						
14.02.10	Kreis						
16.02.10	Kreis						
18.02.10	Kreis						

Abb. 1.1.5 Muster Dokumentationskarte (Vorderseite) (© www.buchner-shop.de).

Tag „mitschleppen" zu müssen. Ebenso sollten feste Zeiten für Dokumentation, Raumwechsel usw. eingeplant werden. Jeder Th. ist zudem verantwortlich für die korrekte Übertragung seiner „Dauerpatienten" (Patienten mit prognostisch länger andauerndem Behandlungsbedarf) und kontrolliert entsprechend im Voraus am Ende der vorhergehenden/zu Beginn der neuen Woche „seinen" Plan. Je nach Größe der Praxis wird für die Terminplanung entweder ein vorgedruckter Terminplaner genutzt, in den die Termine in den entsprechenden Feldern

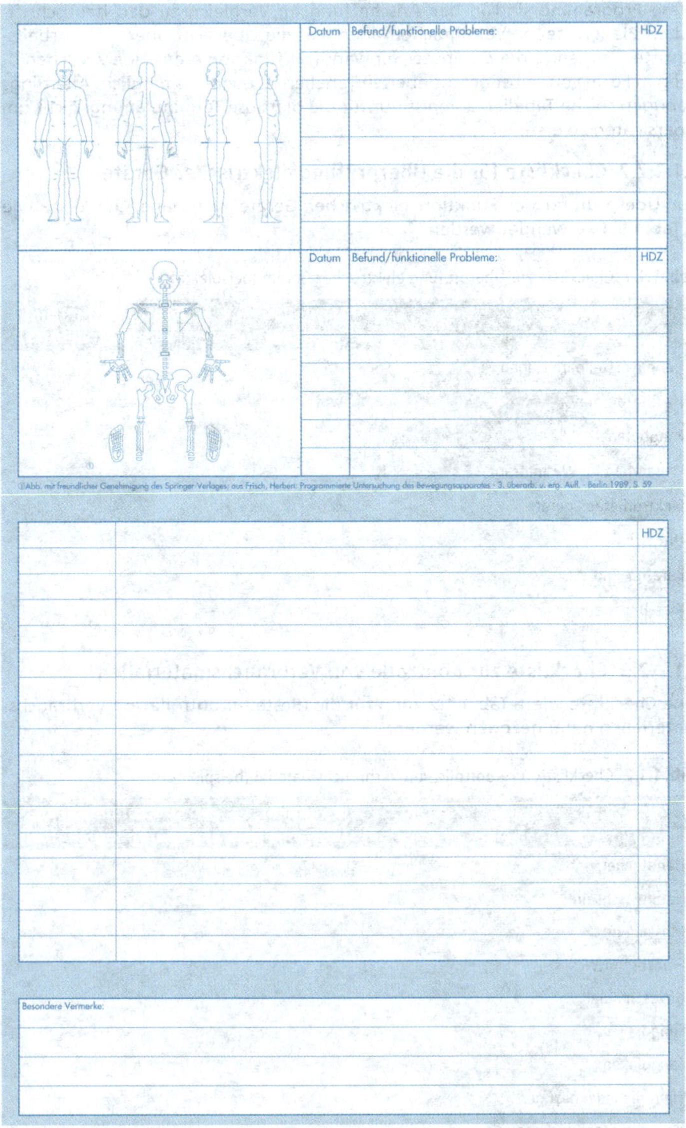
Datum | Befund/funktionelle Probleme: | HDZ

Datum | Befund/funktionelle Probleme: | HDZ

①Abb. mit freundlicher Genehmigung des Springer-Verlages; aus Frisch, Herbert: Programmierte Untersuchung des Bewegungsapparates - 3. überarb. u. erg. Aufl. - Berlin 1989, S. 59

HDZ

Besondere Vermerke:

Abb. 1.1.6 Muster Dokumentationskarte (Rückseite) (© www.buchner-shop.de).

und unter Berücksichtigung der Zeiteinheit eingetragen werden (meist mit Bleistift, um bei Absagen entsprechend korrigieren zu können).
Alternativ gibt es verschiedene Computerprogramme, in denen geplant werden kann. Je nach Version kann das Sekretariat dort schon die jeweilige Verordnung bei der Eingabe überprüfen und ggf. ändern lassen (➤ 1.1.2.1.1, ➤ 1.1.2.2.4). Außerdem können vergebene Termine direkt dem dazugehörigen Patientennamen und Rezept zugeordnet werden.

Diese Programme sind in der Anschaffung im Vergleich zu den handschriftlichen Planern teuer, vereinfachen aber v. a. die Übersicht über viele Arbeitsschritte – so lange die Computer einwandfrei funktionieren. Eine Zwischenlösung in Form von selbst geschriebenen Tabellen ist ebenfalls möglich. Allerdings genügen solche Tabellen zumeist nur für die blattlose Terminplanung, nicht um Übersichten zu erstellen.

1.1.2.2.2 Checkliste für die Überprüfung elektrischer Geräte

Zur Überprüfung der Funktion elektrischer Geräte kann eine Checkliste wie ➤ Tab. 1.1.1 verwendet werden.

Tab. 1.1.1 Checkliste zur Überprüfung elektrischer Geräte (beispielhaft).

	in Ordnung	Kontrolldatum und Therapeutenkürzel
Höhenverstellbare Liegen		
Heißluftgeräte		
Fangoofen		
Wasserbad für Wärmeträger		
Elektrotherapiegeräte		
Ultraschall		
Paraffin-Bad		
Kies-Bad		

1.1.2.2.3 Checkliste zur Kontrolle von Verbrauchsmaterialien

Eine Checkliste wie ➤ Tab. 1.1.2 kann für die (Bestell-)Kontrolle von Verbrauchsmaterialien herangezogen werden.

Tab. 1.1.2 Checkliste zur Kontrolle von Verbrauchsmaterial (beispielhaft).

	Vorhanden/ bestellt worden	Kontrolldatum und Therapeutenkürzel
Handtücher		
Handwaschseife		
Massageöl		
Franzbranntwein		
Ultraschallgel		
Fango		
Fangolaken		
Therapieliegenbezüge		
Nasenschlitzabdeckung		
Desinfektionsmittel		

1.1.2.2.4 Checkliste zur Rezeptpflege

Die angenommenen Heilmittelverordnungen (➤ Abb. 1.1.2, ➤ Abb. 1.1.3) werden auf folgende Kriterien überprüft, um Regressverfahren zu verhindern:

1. Erstverordnung (ErstVO) oder lag schon ein Rezept vor (FolgeVO)?
2. Verordnung (VO) außerhalb des Regelfalls (➤ 1.1.2.1.1, Heilmittel)? Medizinische Begründung angegeben?

3. Einzel- oder Gruppentherapie?
4. Hausbesuch ja/nein?
5. Therapiebericht ja/nein?
6. Behandlungsbeginn spätestens... (Rezeptgültigkeit: 14 Tagen oder vom Arzt definierter Beginn)?
7. Indikationsschlüssel/ICD-10-Code (➤ 1.3.1) in Zusammenhang mit der Leitsymptomatik korrekt?
8. Anzahl pro Woche ausgefüllt?
9. Stempel der verordnenden Arztpraxis und Unterschrift des Arztes vorhanden?

1.1.2.3 Hausbesuche

Ist ein Patient aufgrund körperlicher oder geistiger Einschränkung nicht in der Lage, zu seiner verordneten Therapie in die PT-Praxis zu kommen, kann der behandelnde Arzt einen sog. Hausbesuch verordnen. Oft ziehen sich gerade diese VOs über einen langen Zeitraum und v. a. für ältere Patienten, besonders für Altenheimbewohner, werden „ihre" Th. ein sehr wichtiger sozialer Bestandteil. So werden diese Behandlungstermine regelmäßig mit „Ungeduld" erwartet oder als „Highlight" eines sonst leider oft ereignislosen Alltags angesehen. Dadurch entstehen starke persönliche Bindungen vonseiten der Patienten. Daher ist es wichtig, klar die eigenen und die Grenzen des Patienten wertzuschätzen, auch wenn man über die Jahre häufig zu einem „Familienmitglied" wird.
Für Hausbesuche haben viele Th. gesonderte Rucksäcke mit Materialien (z. B. Theraband®, Keule), deren Inhalt im QM-Ordner festgelegt ist und für die jeder Th. selber verantwortlich ist. Manche Firmen verfügen über Firmenwagen, die von den Th. für die Fahrten zu den Patienten genutzt werden. In diesem Fall ist ein Fahrtenbuch zu führen, das im Firmen-PKW liegt. Fährt der Th. mit seinem eigenen Wagen zu den Hausbesuchen, beträgt das übliche Fahrtentgelt 0,30 Euro pro gefahrenen Kilometer. Der Th. führt eine Fahrtenliste. Die Auszahlung der Fahrten kann mit dem Gehalt – nicht versteuert – oder in bar gegen Unterschrift erfolgen. Versichert ist der Th. in jedem Fall über die Berufsgenossenschaft.

1.1.2.4 Gruppentherapie

In der Regel kann in der Praxis Gruppentherapie entsprechend der verordneten Therapie z. B. als Wirbelsäulengymnastik oder Schwangerschaftsgymnastik stattfinden. Der verordnende Arzt muss dazu auf der Heilmittelverordnung „Gruppentherapie" ankreuzen (➤ 1.1.2.2.4).

■ Rehabilitationssport

Der Reha-Sport stellt eine Sonderform der Gruppentherapie dar. Diese Verordnungen müssen auf gesonderten Vordrucken (Ärztliche Verordnung für Rehabilitationssport/Funktionstraining, Muster 56) erfolgen, da sie nicht in das Budget des Arztes fallen.
Um Reha-Sport anbieten zu können, benötigt die Praxis Personal mit einer entsprechenden Zusatzqualifikation, die Th. – aber auch medizinische Laien – beispielsweise beim Behinderten-Sportverband Nordrhein-Westfalen e.V. oder beim jeweiligen Landessportbund erlangen können.
Patienten können pro Jahr maximal 52 Therapieeinheiten bei orthopädischen Erkrankungen und 90 Einheiten bei inneren Erkrankungen von ihrem Arzt verordnet bekommen. Eine solche Verordnung wird von jeder gesetzlichen Krankenkasse übernommen, muss aber vor Beginn genehmigt werden.
Dem Patienten ist freigestellt, welche Einrichtung er wählt. Je nach Größe der Einrichtung muss er sich allerdings vorab für eine Gruppe, die seinem Krankheitsbild entspricht, anmelden. Dadurch wird versucht, die Teilnehmerzahl überschaubar zu halten und relativ homogene Gruppen zu bilden. Die Vergütung pro Patient liegt bei 5 Euro pro orthopädischer Einheit bzw. bei 7 Euro pro Einheit bei Herzsportgruppen. Es ist daher nachvollziehbar, dass viele Reha-

Sportvereine große Gruppen haben. Vorgeschrieben ist dabei eine Obergrenze von 15 Teilnehmern; aufgrund der normalen Fluktuation durch Urlaub, Krankheit etc. sind in der offiziellen Teilnehmerliste auch mehr erlaubt.
Herzsportgruppen müssen einen Arzt vor Ort haben und können aus max. 20 Teilnehmern bestehen.
Manche Reha-Sportvereine haben sich an Fitnessstudios angegliedert, um die bestehenden Örtlichkeiten nutzen zu können. Dann kann es sein, dass gegen ein entsprechendes Entgelt auch die Kraftgeräte genutzt werden können. Das entspricht nicht dem eigentlichen Sinn des Reha-Sports! Der Reha-Sport wurde ursprünglich ins Leben gerufen, um in der Beweglichkeit eingeschränkten Menschen in Gruppen den Spaß an der Bewegung und dem Miteinander wieder nahezubringen.

Literatur

1.1.3 Qualitätssicherung in der Rehabilitation

Katja von Boetticher

1.1.3.1 Hintergrund

Jährlich werden knapp eine Million medizinische Rehabilitationsleistungen durch die Deutsche Rentenversicherung (DRV) erbracht. Um zu gewährleisten, dass die öffentlichen Mittel zielgerecht und effizient eingesetzt werden, etablierte die DRV bereits 1993 ein Verfahren zur Qualitätssicherung (QS) in der medizinischen und beruflichen Rehabilitation. Ziel der Reha-Qualitätssicherung ist eine einheitliche Berichterstattung, die eine breite und systematische Evaluation ermöglicht und dadurch die Verbesserung der medizinischen Rehabilitationsqualität sowie Fokussierung auf evidenzbasierte therapeutische Versorgung (➤ 1.8) unterstützt. Hierfür stellt die DRV ein Kontrollinstrumentarium bereit, das die verschiedenen Qualitätsdimensionen erfasst und den Vergleich zwischen Reha-Einrichtungen ermöglicht. Das Reha-Qualitätssicherungsprogramm wird in einer begleitenden Evaluation wissenschaftlich unterstützt und fortlaufend aktualisiert. Die von der DRV publizierten Handlungsleitfäden (Deutsche Rentenversicherung 2015, 2017) sollen die Etablierung der Kontrollinstrumente unterstützen und durch ein einheitliches transparentes Vorgehen den Rahmen für Verbindlichkeit und Verlässlichkeit in der partnerschaftlichen Zusammenarbeit schaffen. Die Teilnahme am Qualitätssicherungsprogramm ist für rentenversicherungseigene Reha-Fachabteilungen und für Einrichtungen, die federführend von der Deutschen Rentenversicherung belegt sind, verpflichtend. Letztlich trägt die Reha-Qualitätssicherung zur klaren Kommunikation der Anforderung und zur Verbesserung der Versorgungsqualität durch einen qualitätsorientierten Wettbewerb bei.
Zahlreiche Kontrollinstrumente erfassen die verschiedenen Qualitätsdimensionen. So wird die Strukturqualität der Reha-Einrichtungen regelmäßig durch Fragebogen und Visitationen der Einrichtungen ermittelt, z. B. werden deren räumliche und personelle Ressourcen abgebildet. Zur einheitlichen und systematischen Bewertung der Prozess- und Ergebnisqualität wird ein Kontrollinstrumentarium angewandt, das sowohl eine einrichtungsbezogene als auch eine vergleichende Bewertung ermöglicht. Hierzu werden Qualitätspunkte (QP) anhand definierter Qualitätsindikatoren an die Reha-Einrichtung vergeben und zu erreichende Schwellenwerte festgelegt. Die erzielten QP, ihre Abweichung vom definierten Schwellenwert und Verteilung im Vergleich zu anderen Reha-Ein-

richtungen sind wichtige Kennzahlen für die Bewertung. Wird der festgelegte Schwellenwert unterschritten oder zeigen sich starke Varianzen gegenüber Vergleichskliniken, kommt es zum strukturierten Qualitätsdialog. Im Mittelpunkt steht dabei der Austausch zwischen dem Rentenversicherungsträger und der Reha-Einrichtung, um bestehende Versorgungsmängel zu besprechen und Verbesserungen in der therapeutischen Versorgung anzustoßen.

1.1.3.2 Qualitätsindikatoren

Die Qualitätspunkte werden gemäß der Prozess- und der Ergebnisqualität einer Reha-Einrichtung vergeben. Die einzelnen Qualitätsindikatoren fließen nach entsprechender Gewichtung in die Bewertung ein. Die Evaluation erfolgt anhand von **5+1 Qualitätsindikatoren:**

1. Therapeutische Versorgung nach Klassifikation therapeutischer Leistungen (KTL) (19 %)
2. Einhaltung der Reha-Therapiestandards (19 %)
3. Behandlungszufriedenheit (Patientenbefragung) (19 %)
4. Subjektiver Behandlungserfolg (Patientenbefragung) (19 %)
5. Peer-Review-Verfahren (externe Aktendurchsicht) (19 %)
6. Konsistenzpunkte (5 %)

1.1.3.2.1 Klassifikation therapeutischer Leistungen (Prozessqualität)

Die Klassifikation therapeutischer Leistungen (KTL) wird im stationären und ganztags ambulanten Setting verwendet und dient der einheitlichen Kodierung und Abrechnung therapeutischer Versorgungsleistungen in der medizinischen Rehabilitation (➤ Abb. 1.1.7). Hierzu entwickelte die DRV einen KTL-Katalog, der neben den Kodierungen auch die standardisierten Qualitätsmerkmale

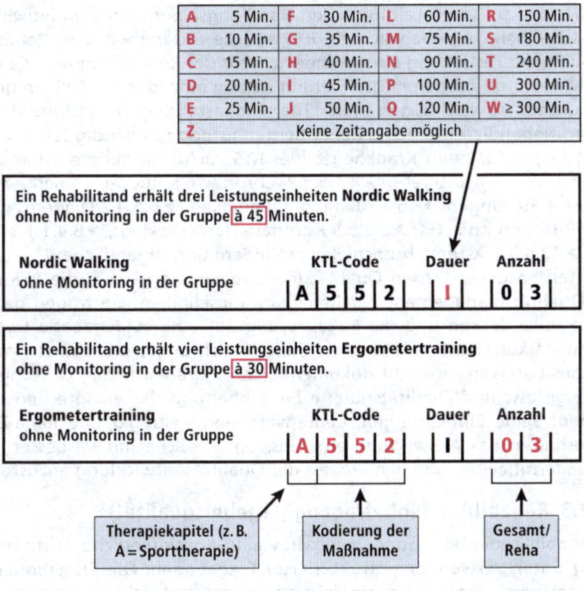

Abb. 1.1.7 Die KTL-Kodierung setzt sich aus dem Hauptcode (hier: Kapitel Sporttherapie) und der spezifischen Maßnahme (hier: Ausdauertraining ohne Monitoring in der Gruppe) zusammen. Zusätzlich werden Dauer und Anzahl der erbrachten Leistung in kodierter Form dokumentiert.

der einzelnen Leistungen aufführt. Dadurch wird die Transparenz der therapeutischen Versorgung erhöht und ein Vergleich zwischen Reha-Einrichtungen ermöglicht. Die Qualitätsmerkmale gelten als Richtlinie für die Umsetzung, z. B. werden fachliche Qualifikationen der leistungserbringenden Berufsgruppe, das Indikationsspektrum und die Mindestdauer der einzelnen Leistungen definiert. Zusätzlich geben **Zielkorridore** die Anzahl, Dauer und Art der zu erbringenden Maßnahmen und Heilmittel vor. Die Zielkorridore sollen sicherstellen, dass Maßnahmen gleichmäßig verteilt und in einem angemessenen Maß erbracht werden und gleichzeitig durch ihre Breite ausreichend Möglichkeit zur individuellen Therapiegestaltung bieten. Die Art der zu erbringenden Maßnahmen ist nicht strikt festgelegt, sondern orientiert sich an den Therapiezweigen, z. B. Sport-, Ergo- oder Ernährungstherapie. Die Zielkorridore sind fachbereichsspezifisch, z. B. sollten im Rahmen der orthopädischen Rehabilitation 14–28 Leistungsstunden erbracht werden, die sich aus 26–48 Leistungseinheiten und insgesamt 7–11 Kapiteln (Therapiezweigen) zusammensetzen. Qualitätspunkte werden entsprechend bei Einhaltung der Zielkorridore vergeben.

1.1.3.2.2 Reha-Therapiestandards (Prozessqualität)

Die Reha-Therapiestandards (RTS) definieren die Mindestanforderungen an die therapeutische Versorgung für ausgewählte Gesundheitsstörungen mit spezifischer Erstdiagnose (ICD-10-Code). Sie werden alle fünf Jahre aktualisiert und dienen dem Leistungserbringer als Rahmenvorgabe und Entscheidungshilfe für die in der Rehabilitation zu erbringenden therapeutischen Leistungen. Die RTS sind indikationsspezifisch und stellen in Form von evidenzbasierten Therapiemodulen (ETM) geeignete therapeutische Inhalte und die Mindestanforderung an Leistungsdauer und -häufigkeit dar. Allerdings müssen nicht alle Rehabilitanden den RTS entsprechend behandelt werden. Hierin besteht der wesentliche Unterschied zwischen den RTS und den medizinischen Leitlinien. Während die medizinischen Leitlinien den Handlungsalgorithmus im individuellen Fall beschreiben, beziehen sich die RTS auf die Gesamtheit aller Rehabilitanden. Durch die Festlegung eines Mindestanteils der Rehabilitanden, die gemäß der ETM versorgt werden müssen, ergibt sich im individuellen Fall ein gewisser Spielraum für Abweichungen in der Therapiegestaltung, die aufgrund von relevanten Nebendiagnosen und der Patientenhistorie notwendig sein können.
Derzeit liegen für neun Krankheitsbilder RTS vor (dazu nähere Infomationen unter ➤ 11.7.3.2 Brustkrebs, ➤ 4.1.3.3.2 Chronischer Rückenschmerz, ➤ 15.5.3 Depressive Störungen, ➤ 15.7 Alkoholabhängigkeit, ➤ 9.5.4.2 Diabetes mellitus Typ 2, Hüft- und Knie-TEP, ➤ 9.2.3.5 Koronare Herzkrankheit, ➤ 8.4.1.1.3 Schlaganfall, ➤ 12.4.3.1 Asthma bronchiale bei Kindern und Jugendlichen).
Als Verfahren des externen Qualitätsmanagements ergänzen die RTS das interne Qualitätsmanagement der Rehabilitationskliniken. Sie tragen dazu bei, Defizite aufzudecken und die Fokussierung auf eine evidenzbasierte Versorgung zu stärken. Zur Bewertung der Reha-Einrichtungen werden die im Rehabilitations-Entlassungsbericht dokumentierten therapeutischen Leistungen zusammengefasst und Qualitätspunkte bei Einhaltung der entsprechenden RTS vergeben. Beide Einrichtungen, Rentenversicherungsträger und Reha-Einrichtung, erhalten das Auswertungsergebnis, um Bereiche mit Verbesserungsbedarf zu identifizieren und den Prozess der Qualitätsentwicklung anzustoßen.

1.1.3.2.3 Rehabilitandenbefragung (Ergebnisqualität)

Die Rehabilitandenbefragung beinhaltet eine kontinuierliche Stichprobenerhebung unter Verwendung strukturierter Fragebogen. Die Fragebogen wurden unter wissenschaftlicher Begleitung (weiter-)entwickelt und sind an die verschiedenen Versorgungsbereiche Somatik, Psychosomatik, Kinder- und Jugend-Reha angepasst. Jeweils 20 Rehabilitanden einer Fachabteilung werden innerhalb von 8–12 Wochen nach Abschluss der Rehabilitation nach dem Zufallsprinzip ausgewählt und mithilfe der standardisierten Fragebogen werden die Behandlungszufriedenheit und der Behandlungserfolg aus Patientensicht erhoben. Die Rehabilitandenbefragung wird in zwei Kategorien unterteilt:

Subjektive Behandlungszufriedenheit:
- Zufriedenheit mit Leistungsangebot,
- Zufriedenheit mit Therapeuten, Therapien, Schulungen und Abläufen,
- Einschätzung des persönlichen Gesundheitszustands und der Leistungsfähigkeit, z. B. Motivation, Prognose der Wiederaufnahme und Ausübung der Erwerbstätigkeit.

Subjektiver Behandlungserfolg:
- Verbesserung des körperlichen und psychischen Zustands durch die Reha, z. B. Entlastung der Krankheitssymptome, körperliche und psychische Stärkung,
- Verbesserungen in relevanten Lebensbereichen, z. B. Leistungsfähigkeit in Beruf, Freizeit und Alltag, gesundheitsförderliches Verhalten.

Die Qualitätspunkte berechnen sich nach der durchschnittlichen Behandlungszufriedenheit und dem Behandlungserfolg. Die erzielten Ergebnisse werden sowohl dem Rentenversicherungsträger als auch der Einrichtung zurückgemeldet und fließen in die einrichtungsbezogene sowie -vergleichende Auswertung ein. Als ergänzendes Instrument zur Erfassung der Ergebnisqualität werden zusätzlich der sozialmedizinische Verlauf zwei Jahre nach Rehabilitation begutachtet und die anteilige Rückkehr bzw. der Verbleib in der Erwerbstätigkeit ausgewertet.

1.1.3.2.4 Peer-Review-Verfahren (Prozessqualität)

Das Peer-Review-Verfahren bezeichnet eine externe Aktendurchsicht. Die Qualität des Reha-Prozesses wird mithilfe standardisierter indikationsspezifischer Checklisten und Prozessmerkmale geprüft. Erfahrene Reha-Mediziner des jeweiligen Fachgebiets begutachten die beim Rentenversicherungsträger (RV-Träger) eingegangenen klinischen Entlassungsberichte und Therapiepläne stationärer und ganztägig ambulanter Rehabilitanden.
Im Peer-Review-Prozess werden verschiedene Prozessmerkmale bewertet, z. B.:
- Regelhaftigkeit der Behandlungen,
- Fallgerechte Festlegung und Vermittlung von Behandlungszielen,
- Plausibilität sozialmedizinischer Schlussfolgerungen,
- Bewertung des gesamten Reha-Prozesses.

1.1.3.2.5 Konsistenzpunkte

Abschließend können die evaluierten Reha-Einrichtungen im Rahmen der einrichtungsvergleichenden Auswertung zusätzlich Konsistenzpunkte (5 %) durch sehr gutes Abschneiden in den vorgenannten Qualitiätsindikatoren erhalten. Die Konsistenzpunkte werden an Reha-Einrichtungen vergeben, die sich in 4 von 5 Qualitätsindikatoren unter den besten 10 % aller Vergleichskliniken befinden.

1.1.3.3 Strukturierter Qualitätsdialog

Für die Qualitätsindikatoren wurden Grenz- bzw. Schwellenwerte festgelegt, um die erbrachten therapeutischen Leistungen abzubilden und die Versorgung einrichtungsbezogen und -vergleichend zu bewerten. Bei Unterschreiten dieser Schwellenwerte findet der strukturierten Qualitätsdialog statt (➤ Abb. 1.1.8), in dem auffällige Qualitätsergebnisse zwischen Reha-Einrichtungen und Rentenversicherungsträgern besprochen und ggf. Vereinbarungen getroffen werden, um innerhalb eines festgelegten Zeitraums Verbesserungen zu erzielen.

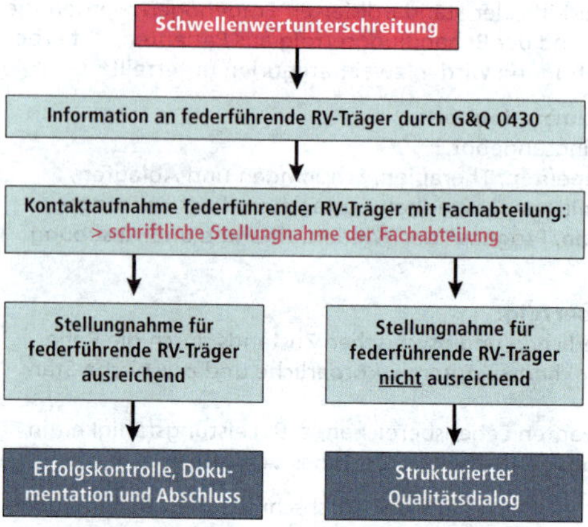

Abb. 1.1.8 Algorithmus zur Auslösung eines strukturierten Qualitätsdialogs.

Literatur

1.2 Kommunikation

Matthias Elzer

Kommunikation und Gesprächsführung können nicht wie in einer Gebrauchsanleitung oder einem Kochbuch nachgeschlagen und ausprobiert werden. Dazu sind kommunikative Situationen zu komplex und individuell. Hilfreich sind dabei theoretische Grundkenntnisse, die in den unterschiedlichen kommunikativen Situationen praktiziert und reflektiert werden.

1.2.1 Theoretische Grundlagen der Kommunikation

- Kommunikation ist der Kitt, der alle menschlichen, gesellschaftlichen und kulturellen Beziehungen zusammenhält und Handeln ermöglicht.
- Alles, was wir tun und auch nicht tun, ist Kommunikation.
- Kommunikation ist sehr störanfällig: *„Missverstehen ist das Normale. Verstehen die Ausnahme"*, sagt der Hirnforscher G. Roth (2001, S. 367).
- Kommunizieren kann zwar jeder, professionelle Kommunikation muss aber gelernt und immer wieder reflektiert werden.

1.2.1.1 Definition Kommunikation und der Bezug zur Physiotherapie

In der > Tab. 1.2.1 wird Kommunikation in sieben Schritten definiert und der Bezug zur PT beschrieben.

Tab. 1.2.1 Definition Kommunikation und Bezug zur Physiotherapie.

Aspekt	Definition	Bezug zur Physiotherapie
1. Teilhabe, Verständigung	Kommunikation kommt vom lateinischen communicare = teilen, gemeinschaftlich tun, jemanden teilhaben lassen, mitteilen.	Der Patient teilt seine Beschwerden dem Th. mit und dieser lässt den Patienten an seinem Verständnis über die Beschwerden und die Therapiemöglichkeiten teilhaben.
2. Beziehung	Kommunikation ist ein sozialer Prozess der Verständigung von Menschen, die in einer räumlich-zeitlichen Beziehung zueinander stehen.	Patient und Th. begegnen sich in definierten Rollen im gesellschaftlichen Kontext (Dienstleistung, Gesundheitswesen); sie verständigen sich auf eine räumlich und zeitlich definierte therapeutische Beziehung.
3. Zeichen, Sprache	Menschen interagieren medial miteinander, d. h., sie benutzen gesellschaftlich vereinbarte Zeichensysteme für ihren Handlungsdialog.	Patient und Th. benutzen für ihren Dialog eine gemeinsame Sprache, die beide verstehen müssen; dabei unterscheidet sich die Sprache des Patienten von der des Th. Es ergibt sich ein Handlungsdialog zwischen ihnen.
4. Manifeste und latente Ebenen	Die Interaktion hat verbale und nonverbale Anteile sowie bewusste und unbewusste Ebenen.	Patient und Th. kommunizieren über Worte (verbal) und über Körpersprache (nonverbal) im Rahmen der Therapiebeziehung. Ferner bestehen bewusste und unbewusste Erwartungen, Reaktionen und Phänomene von Übertragung und Gegenübertragung.
5. Motive: Beeinflussung, Konsens	Kommunikation ist intentional motiviert, entweder mit der Absicht der Beeinflussung oder zur Konsensbildung in einem herrschaftsfreien Diskurs.	Patient und Th. haben unterschiedliche Motive und Absichten (Intention). Beide versuchen den anderen zu beeinflussen (strategisches Handeln) oder stellen einen Konsens über das Gesundheitsproblem her; der Th. verzichtet auf sein „Herrschaftswissen" (verständnisorientiertes Handeln).
6. Gemeinsame Aktualisierung von Sinn	Im Idealfall kommt es bei den Kommunikationspartnern schrittweise, d. h. dialogisch, zur gemeinsamen Aktualisierung von Sinn.	In einem Dialog bildet sich ein gemeinsames Verständnis heraus: Der Th. versteht, warum und worunter sein Patient leidet, wie er ihm helfen und was er nicht leisten kann. Der Patient versteht durch den Th. seine Beschwerden und Krankheit besser und was der Th. ihm anbieten kann (gemeinsame Aktualisierung von Sinn).
7. Konstruktion von Wirklichkeit	Bei der gemeinsamen Aktualisierung von Sinn regen sich die Kommunikationspartner über die Zuordnung von subjektiven Bedeutungen gegenseitig zur Konstruktion von Wirklichkeit an.	Patient und Th. bringen in diesem Dialog ihre subjektive Meinungen und unterschiedliche Vorerfahrungen ein und bilden ein gemeinsames Verständnis der konkreten Beschwerden und der Therapie. Sie konstruieren jetzt die Wirklichkeit von Krankheit und Behandlung.

1.2.1.2 Drei Niveaus der Kommunikation

Professionelle Kommunikation unterscheidet sich von einer Alltagskommunikation. In ➤ Tab. 1.2.2 sind die bekannten Kommunikationsniveaus dargestellt.

Tab. 1.2.2 Kommunikationsniveaus.

1. Laien-Kommunikation	Alltagskommunikation im privaten Bereich basierend auf Lebenserfahrung, Small Talk, Konversation (oft verbunden mit Ratschlägen und Empfehlungen), Laienberatung.
2. Semiprofessionelle Kommunikation	Theoretische Grundlagen kommunikativer Kompetenzen mit praktischen Übungen durch Ausbildung und Studium.
3. Professionelle Kommunikation	Spezielle berufliche Kompetenz und Qualifikation durch zertifizierte Zusatzausbildung.

1.2.1.3 Verbale und nonverbale Kommunikation

Interaktion und Kommunikation können in weitere Ebenen unterteilt werden (➤ Abb. 1.2.1).

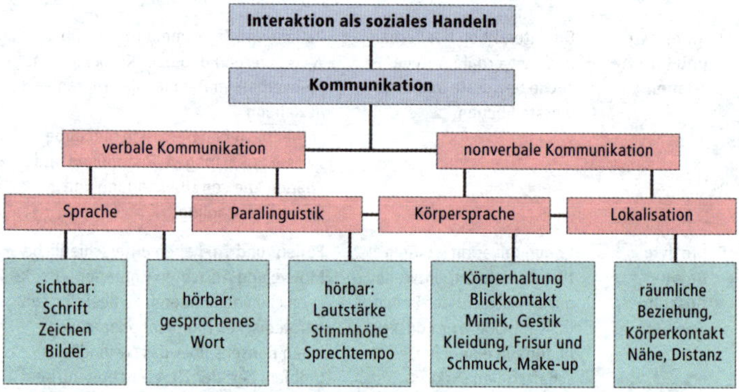

Abb. 1.2.1 Verbale und nonverbale Kommunikation (Elzer 2009, S. 58).

1.2.1.4 Körperkontakt und Distanzzonen in der Physiotherapie

In der Anthropologie und Sozialpsychologie werden verschiedene Distanzen in der Kommunikation und Interaktion zwischen zwei Menschen definiert (➤ Tab. 1.2.3).

Tab. 1.2.3 Distanzzonen nach Hall (in Graumann 1972).

Distanzzonen	Situationsbeispiele	Distanz
1. Intimdistanz	Somatische Behandlung (PT, Pflege, Medizin), körperlicher Kampf, Sexualität.	0 bis ca. 50 cm (1 Armlänge)
2. persönliche Distanz	Schutzsphäre, sich aufrichten, intensiver Blickkontakt, einseitige Vermeidung von Körperkontakt.	50–130 cm (1–2 Armlängen)
3. soziale Distanz	Ausschluss einer körperlichen Berührung, nach Möglichkeit den ganzen Körper im Blickfeld.	130–230 cm (mehr als 2 Armlängen)

4. öffentliche Distanz	Visuell und akustisch ist Kontakt möglich; Intensität nimmt dann mit der Entfernung exponentiell ab.	ab ca. 400 cm

PT findet meist in einem engen Körperkontakt zwischen Th. und Patient statt, z. B. in der Manuellen Therapie (➤ 3.5). Beide bewegen sich in der Regel in der Intimdistanz, die die Kommunikation bewusst und unbewusst beeinflusst.

1.2.1.5 Professionelle Handlungskompetenzen

Fähigkeiten (Kompetenzen) werden von Kindheit und Jugend an, aber auch durch Aus- und Weiterbildung erworben und entwickelt; sie müssen ein Leben lang gepflegt und weiter entwickelt werden (lebensbegleitendes Lernen). Eine professionelle Handlungskompetenz besteht aus vier Basiskompetenzen, die durch kommunikative Kompetenzen verbunden werden (➤ Tab. 1.2.4).

Tab. 1.2.4 Professionelle Handlungskompetenz.

Basiskompetenzen	Beschreibung und Erwerb	Bezug zur Physiotherapie
Fachkompetenz	Fachwissen: erworben durch Erziehung, Bildung, Aus- und Weiterbildung als berufliche Qualifikation; hinzu kommt die berufliche Erfahrung.	Physiotherapieausbildung, Fachweiterbildung, Hochschulstudium, mehrjährige, reflektierte Berufspraxis, Teilnahme an Kongressen und Weiterbildungen, Lektüre von Fachliteratur.
Methodenkompetenz	Erlernte spezielle Fähigkeiten und Techniken der beruflichen Qualifikation sowie des „lebensbegleitenden Lernens".	Spezielle physiotherapeutische Methoden und Techniken zur Therapie; ihre stetige Pflege durch Weiterbildung, Fachliteratur, Reflexion.
Sozialkompetenz	„Angeborene", erworbene und systematisch gelernte Fähigkeiten und Fertigkeiten im Umgang mit Menschen in unterschiedlichen sozialen Situationen; Sprachkompetenz, kommunikative Kompetenz, Performanz.	Sich in einem helfenden Beruf der Rolle und dem gesellschaftlichen Auftrag als Th. entsprechend verhalten; berücksichtigen, dass Patienten Leidende sind, die akut oder chronisch professioneller Hilfe bedürfen. Dafür erhält der Th. eine ideelle und materielle Gegenleistung.
persönliche Kompetenz	Gelungene psychosoziale Entwicklung und Lebenserfahrung über die ganze Lebensspanne, Interesse, Selbstwirksamkeit, Frustrationstoleranz, Reflexionsfähigkeit etc.	Motivation, in einem helfenden Beruf mit kranken Menschen körpernah zu arbeiten; Empathie, Nähe-/Distanz-Regulierung; Verarbeitung eigener Hilflosigkeit und Unzulänglichkeit.
kommunikative Kompetenz	Fähigkeiten, professionelles Fachwissen mit kommunikativen Methoden in einer sozial definierten Situation unmittelbar anzuwenden; die Kommunikation mit Patienten sollte verständnisorientiert im Sinne eines herrschaftsfreien Diskurses sein.	Der Kitt: Alle vier Basiskompetenzen werden mit dem Patienten individuell, je nach Alter und (Sprach-)Bildung, kommunikativ (verbal und nonverbal) in einem Behandlungsprozess auf Augenhöhe (partizipativ) angewandt.

Zur professionellen Kommunikation gehören auch ethische Aspekte wie:
- Kein Vorenthalten oder Verweigern von Kommunikation.
- Verständnisorientiert statt machtorientiert: Einfache Sprache statt „Medizinerlatein".
- Anspruch auf „Wahrheit": Fachlich kompetent sein.
- Anspruch auf „Wahrhaftigkeit": Echt und ohne andere Absichten (z. B. zusätzliche finanzielle Motive) sein.
- Anspruch auf „Richtigkeit": Anerkennung gesellschaftlicher und professioneller Normen und Werte.
- Fähigkeit, Konflikte und Missverständnisse durch Metakommunikation zu lösen.

1.2.1.6 Theorieansätze der Patientenkommunikation

Da es keine einheitliche und geschlossene Theorie der Patientenkommunikation gibt, wird auf relevantere Formen der Psychotherapie und Beratung zurückgegriffen, die die Kommunikation und Gesprächsführung von gänzlich verschiedenen Perspektiven beleuchten. Beispielsweise fokussiert die Lerntheorie die kognitiven, d. h. verstandesmäßigen Funktionen des Menschen; sie möchte etwas beibringen und verändern. Die Psychoanalyse arbeitet mit unbewussten Beziehungsanteilen, Widerständen und berücksichtigt mehr die emotionale Seite. Humanistische Konzepte, wie von Rogers (1972), setzen an der zwischenmenschlichen Beziehung an. Die Systemtheorie beschreibt strukturelle Phänomene und Störungspotenziale. Eine ausführliche Darstellung ist nachzulesen bei Elzer (2009). Für die Patientenkommunikation sind die in ➤ Tab. 1.2.5 dargestellten Aspekte von Bedeutung.

Tab. 1.2.5 Übersicht über theoretische Ansätze für die Kommunikation.

Theorien und Therapieformen	Kommunikationsrelevante Faktoren	Fokus
Psychoanalyse: Psychodynamische Therapien	Rolle des Unbewussten, die Regression durch eine Erkrankung, Prozess der Übertragung und Gegenüberragung zwischen Patient und Th., die Asymmetrie der therapeutischen Beziehung.	Unbewusste Dynamik im Patienten und in der Therapiebeziehung; Konflikte, Traumen, Emotion und Kognition.
Lerntheorie: Verhaltenstherapie, Kognitive Therapie	Änderung des Patientenverhaltens durch Konditionierung (Verstärkung, Auslöschung), Lernen und planmäßige Beeinflussung kognitiver Prozesse.	Zieleorientierung, Verhaltensänderung, Lernen, Kognition.
Humanistische Psychologie und Therapieformen	Positive Wirkung auf den Patienten im Hier und Jetzt durch die menschliche Begegnung.	Bei Rogers (1972): Akzeptanz, Kongruenz, Empathie.
Systemtheorie: Therapie bei Paaren, Familien	Kybernetisches Sender-Empfänger-Modell; Gesetzmäßigkeiten der Kommunikation: 5 Axiome und die Rolle der Metakommunikation.	Struktur, Störungen und technische Überwindung.

Exemplarisch wird die Kommunikation in ➤ Abb. 1.2.2 aus psychoanalytischer Sicht veranschaulicht.

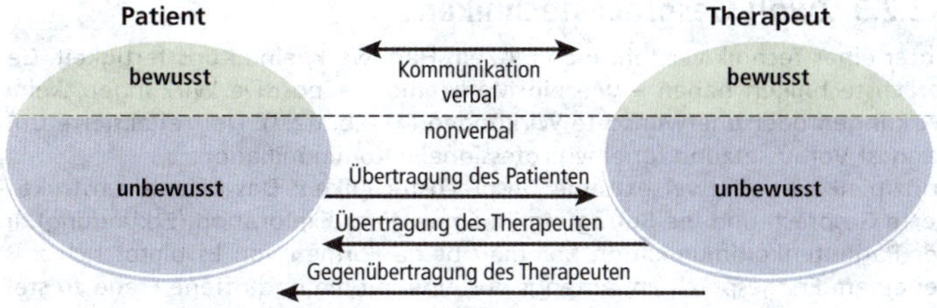

Abb. 1.2.2 Psychoanalytisches Kommunikationsmodell.

1.2.2 Praxis der Kommunikation und Gesprächsführung

1.2.2.1 Setting des Gesprächs

Unter einem Setting verstehen wir die Rahmenbedingungen, die Spielregeln, unter denen etwas stattfindet. Bezogen auf die Behandlung eines Patienten und die Kommunikation sind der Raum und die Zeit wichtige Teile des Settings. Ein klares Setting bietet dem Th. und dem Patienten Sicherheit. Es sollte vertraulich, ohne Dritte und ohne Störungen sein.

1.2.2.2 Die innere Struktur eines Gesprächs: der „Dreischritt"

Ein Untersuchungs- oder Beratungsgespräch weist natürlicherweise eine innere Struktur auf (➤ Tab. 1.2.6).

Tab. 1.2.6 Der Dreischritt eines Gesprächs.

1. Einleitung	
• Begrüßung durch Kontaktaufnahme, Handschlag, • namentliche Ansprache des Patienten (Identifizierung, Vermeidung einer Verwechselung), • namentliche Vorstellung und Nennung der Funktion des Th., • Benennung von Zweck, Dauer, Struktur des Gesprächs (z. B. erst Gespräch, dann körperliche Untersuchung bzw. Behandlung), • Einnahme einer geeigneten Sitzposition für Gespräch auf Augenhöhe.	„Worming up", Beziehungsaufbau, Vertrauen herstellen, erster Eindruck, benötigt ca. 1–2 Minuten.
2. Hauptteil	
• Durchführung des Gesprächs, • bei Erstgespräch: Anamnese, Assessment mit körperlicher Befunderhebung, Behandlungsziele gemeinsam formulieren, • physiotherapeutische Untersuchung und Behandlung, • Patienten ggf. zu Fragen anregen, • Ende des Gesprächs ankündigen (Zeitrahmen).	Das eigentliche Gespräch bzw. der Hauptzweck: die Behandlung.
3. Beendigung	
• Zusammenfassung durch den Th., ggf. den Patienten resümieren lassen, • Benennen weiterer Fragen/Probleme, • falls erforderlich: Weiteres Vorgehen ankündigen (Termine), • bedanken und sich verabschieden.	Wichtig für Fortsetzung der Behandlung; Vereinbarungen formulieren; benötigt wenige Minuten.

1.2.2.3 Zwölf Gesprächstechniken

Unter einer Technik versteht man i. A. ein Handwerk, eine Kunstfertigkeit. Gesprächstechniken haben – wie ein Medikament – positive Wirkungen, keine Wirkungen oder unerwünschte Wirkungen (➤ Tab. 1.2.7). Der reflektierte Umgang ist Voraussetzung für eine professionelle Kommunikation.
Prinzipiell gibt es zwei extreme Gesprächstechniken: Das offene, unstrukturierte Gespräch und die Befragung im Sinne einer Exploration (Erkundung). In der Patientenkommunikation kommen beide Formen vor. Es bietet sich z. B. bei einem Erstgespräch an, anfangs nur eine initiale und offene Frage zu stellen, zuzuhören und dann zunehmend halboffene und geschlossene Fragen zu stellen.
Im Folgenden werden die wichtigsten Gesprächstechniken diskutiert:

1. Fragen: Schriftliche Fragen erkennt man am Fragezeichen, mündliche Fragen an der Hebung der Stimme am Satzende. Prinzipiell sollten Fragen und andere verbale Interventionen möglichst kurz und präzise sein; ihnen kann auch eine Erklärung vorausgehen, warum wir etwas fragen. Beispiel: *„Ich sehe hier eine Narbe. Sind Sie an der Wirbelsäule operiert worden?"* Langatmige Formulierungen oder mehrere Fragen in einem Satz werden i. d. R. unvollständig beantwortet. Ein schlechtes Beispiel: *„Da Sie das erwähnt haben, will ich jetzt doch noch von Ihnen kurz wissen, wann der Schmerz im Rücken das erste Mal auftrat, wie er war, stechend oder so, und was Sie dann gemacht haben?"* Patient: *„Ich bin am Montag zum Hausarzt deswegen."* Beantwortet wird meist der letzte Punkt.

1.1 Geschlossene Fragen erlauben nur die Antworten „ja" oder „nein"; es sind „Entscheidungsfragen". Häufig angewandt unterbrechen sie den freien Dialog; der Patient wird passiv und einsilbig. Th.: *„Haben Sie schon mal einen Bandscheibenvorfall gehabt?"* Patient: *„Ja."* Es folgt die nächste Frage und damit entsteht ein Frage-Antwort-Spiel. In Notsituationen ist eine Reihe von geschlossenen Fragen angebracht.

1.2 Halboffene Fragen beginnen mit einem Fragepronomen: wer, was, wann, wie, wo, wodurch, warum etc. Man nennt sie „W-Fragen". Sie öffnen die Antwortmöglichkeit und heben auf einen bestimmt Aspekt ab: wann (Zeit), wo (Ort), wie (Art), warum (Grund) usw. Im therapeutischen Kontext sollte man die wichtige Frage nach dem Warum mit Vorsicht stellen, weil der Patient meist selbst keine Begründung nennen kann.

1.3 Offene Fragen sind keine geschlossen Fragen und keine W-Fragen. Sie haben aber am Satzende ein Fragezeichen bzw. eine Stimmhebung. Th.: *„Sie hatten vor einem Jahr einen Bandscheibenvorfall?"* Wir können diesen Fragentyp auch ohne ein Fragezeichen formulieren, indem wir eine Aufforderung zum Sprechen ausdrücken: *„Bitte erzählen Sie, wie es zur Bandscheiben-OP kam."*

2. Aktives Zuhören: Der Th. hört hier nur zu und sagt selbst kein Wort; er tut dies aber aktiv, mit allen Sinnen. Dabei reagiert er mimisch (z. B. mit fragendem Gesichtsausdruck, mit Kopfnicken), mit „Ach", „Hm!", „Hmmm" oder sonstigen Grunztönen und gestisch, körpersprachlich. Er kommuniziert mit dem Patienten nonverbal und gibt Rückmeldung (Feedback). Ein Pokerface ist kommunikationshemmend. Aktives Zuhören setzt die volle Konzentration des Th. auf seinen Patienten voraus. Dabei fallen dem Th. oft Gedanken ein, er wird kognitiv und emotional zum inneren Arbeiten angeregt. Diese Technik ist notwendig, wenn zu Beginn eines Gesprächs die initiale, zum Erzählen anregende Frage gestellt wurde: *„Erzählen Sie mir, warum Sie zu mir geschickt wurden."* Professionell ist es, den Patienten bei der Schilderung der Beschwerden und aktuellen Anamnese nicht zu unterbrechen.
Kritischer Exkurs: Empirische Studien zeigen, dass Ärzte Patienten nach 18 bis 27 Sekunden unterbrechen und dann gezielt nachfragen. Dadurch geht viel spontane Information verloren. Das bedeutet nicht, dass das Aussprechenlas-

sen der Patienten die Behandlungszeit verlängert. Ältere Studien belegen, dass ein erfahrener Arzt zu ca. 75 % durch das Gespräch mit dem Patienten auf die richtige Diagnose kommt und nur zu ca. 25 % durch körperliche Untersuchung, Labor und apparative Diagnostik.

3. Pausen und Schweigen: Pausen beunruhigen die Gesprächspartner („horror vacui") und werden als Zeitverschwendung erlebt. Das ist falsch. Schweigt der Th., wird auf den Patienten unbewusst Druck ausgeübt, zu sprechen. Umgekehrt verleitet ein schweigender Patient den Th. zu Monologen. Schweigen ist aber auch Kommunikation. Es kann angespannt oder entspannt sein, es kann durch einen Affekt (Angst, Scham) ausgelöst sein und Widerstände gegen etwas bedeuten. Es ist wichtig, dass der Th. das Schweigen versteht. Er kann die Metaebene wählen und sagen: *„Sie schweigen jetzt? Gibt es einen Grund dafür?"*

4. Paraphrasieren oder Spiegeln: Bei dieser Art von Feedback (technisch: Rückkopplung) wird dem Patienten ein verbaler Spiegel vorgehalten. Eine Paraphrase ist eine Umschreibung. Ein Satz des Patienten wird wörtlich oder leicht abgewandelt wiederholt. Der Th. signalisiert dem Patienten damit, dass er ihn verstanden hat. Zudem haben die eigenen Worte aus dem Mund des Gegenübers einen bewusst machenden Effekt. Patient: *„Nach dem Bandscheibenvorfall war Weihnachten für mich gelaufen."* Th.: *„Da war Weihnachten für Sie gelaufen."* Patient: *„Ja, genau. Das war aber gar nicht so schlecht."* Paraphrasieren sollte sparsam eingesetzt werden, um einen „Papagei-Effekt" zu vermeiden. In der Kommunikation mit Dementen ist das Paraphrasieren dagegen sehr hilfreich.

5. Sondieren: Darunter versteht man ein vorsichtiges Herantasten. Dies ist besonders hilfreich bei schwierigen Themen. Th.: *„Sie hatten 2009 einen schweren Autounfall."* Patient: *„Ja."* Schweigen. *„Sie sitzen seitdem im Rollstuhl?" „Ja." „Darf ich fragen, wie es zu dem Unfall kam?"* Pause. *„Ich bin gegen einen Brückenpfeiler gefahren." „Hm. Sind Sie selbst gefahren oder waren Sie Beifahrer?"* Pause. *„Ich war alleine im Auto." „Heißt das mit Absicht?"* Pause. *„Ja, ich wollte einfach nicht mehr."* Pause. *„Sie wollten nicht mehr leben." „Ja, es ist Scheiße gelaufen."* Pause. *„Das heißt, Sie wären lieber tot?" „Damals schon, aber heute nicht mehr, obwohl ich ein Krüppel bin."*

6. Konfrontieren: Hier wir der Patient auf ein Thema oder Affekte aufmerksam gemacht, die er vermeiden (abwehren) möchte. Starke Konfrontationen können beschämend sein, aber auch heilsam. Der Patient klagt über seine ständigen Schmerzen in gleichgültigem Ton. Der inzwischen genervte Th. sagt spontan: *„Mir kommt es so vor, als würden Sie die Schmerzen brauchen und sich darin einrichten. Ich habe nicht den Eindruck, dass Sie aktiv mitmachen."* Der Patient sagt darauf nichts mehr. Beim nächsten Termin bemerkt der Patient, der konfrontierende Satz habe ihm zu denken gegeben.

7. Klarifizieren (Klären): Dies geschieht oft mittels kurzen Zwischenfragen. Th.: „Jetzt blicke ich nicht durch: Warum wurde diese Therapie durchgeführt?" Wir bitten den Patienten um Information und Aufklärung. Es ist zudem auch eine Technik, sich eher unwissend zu geben (Understatement).

8. Kognitive oder emotionale Inhalte ansprechen: Gespräche haben kognitive und emotionale Anteile. Zumeist sind diese an den Adjektiven, Adverbien und am nonverbalen Verhalten zu erkennen. Th.: *„Wie kam es zu dem Bandscheibenvorfall?"* Patient: *„Eigentlich eine saudumme Sache kurz vor Weihnachten."* sagt der Patient und grinst. An dieser Stelle kann der Th. verschiedene Wege einschlagen:

8.1 Kognitive Inhalte: Wenn der Th. kognitive, rein sachliche Inhalte ansprechen will, kann er fragen: *„Wie ist das passiert?"* Daraufhin schildert der Patient, wie es beim Heben eines großen TV-Röhrengeräts im Rücken geknackt habe.

8.2 Emotionale Inhalte: Das gleiche Beispiel kann in eine andere Richtung angegangen werden: Th.: *„Was war so saudumm – vor Weihnachten?"* Daraufhin schildert der Patient, dass er den Trubel vor Weihnachten nervig und stressig finde und sich verletzt habe, als er wütend ein großes TV-Röhrengerät hob, das seine Frau unbedingt noch entsorgt haben wollte.

9. Nonverbales Verhalten ansprechen: Im gleichen Beispiel könnte der Th. die nonverbale, mimische Mitteilung ansprechen: *„Ihr Gesicht sagt mir, dass Sie darüber gar nicht so unglücklich waren."* Patient: *„Ha, das tat ganz schön weh! Aber Sie haben nicht unrecht. Für mich war Weihnachten mit dem ganzen Trubel gelaufen."*

10. Deuten: Das Deuten ist das Haupthandwerkszeug des Psychoanalytikers. Er deutet auf etwas, was eine unbewusste Bedeutung für den Patienten haben kann und abgewehrt wird. Es ist wie eine Hypothese, die er dem Patienten mitteilt. Der kann dann wiederum mitteilen, ob diese Interpretation einen Sinn ergibt. Unser Beispiel: nachdem der Patient sagt, dass Weihnachten für ihn gelaufen sei, sagte der Th.: *„Manchmal ist eine Krankheit auch zu was gut."* Er deutet den primären Krankheitsgewinn (➤ 1.2.3) an. Der Patient: *„Das stimmt, ich konnte der Sippschaft aus dem Weg gehen. Ich musste ja das Bett hüten – habe viel geschlafen, gelesen und ferngesehen. War sehr erholsam, trotz der Schmerzen."*

11. Resümieren: Gemeint ist die Formulierung einer Zusammenfassung oder Zwischenbilanz. Diese Technik bietet sich bei der Befunderhebung an, v. a. wenn die Schilderungen des Patienten etwas unstrukturiert sind. Ferner kann sie bei der Therapieplanung, bei der Formulierung der Therapieziele und bei Beratungsgesprächen eingesetzt werden. Lernpsychologisch bleibt das in Erinnerung, was zu Beginn und am Ende eines Vortrags oder Gesprächs gesagt wurde. Die Inhalte des wichtigen Mittel- bzw. Hauptteils gehen leider oft unter. Mit dem Resümee wird das Wichtige als Konsens für Th. und Patient festgehalten.

12. Aufforderung zum Feedback: Es ist sinnvoll, den Patienten eine Erklärung oder Information mit eigenen Worten wiederholen zu lassen. Fragen des Th. wie: *„Haben Sie das verstanden?"* beantworten Patienten meistens mit einem Ja. Ob der Patient die Information wirklich verstanden hat, erfährt der Th. erst, wenn der Patient das Gelernte selbst formuliert (➤ 1.2.1.1).

Tab. 1.2.7 Zwölf Gesprächstechniken.

Technik		Anwendung, Effekte und Hinweise
1	**Fragen**	
1.1	**Geschlossene Fragen**	Entscheidungsantworten: Ja/Nein. **Cave:** Sparsam einsetzen.
1.2	**Halboffene Fragen**	Erweiterte Antworten auf „W-Fragen": Wer, wie, was, wo, wann etc. Warum-Fragen sind schwierig zu beantworten.
1.3	**Offene Fragen**	Anregend; erweitern das Antwortspektrum. **Cave:** Kann ausufern, Patient muss dann eingegrenzt werden.
2	**Aktives Zuhören**	Verbales Feedback („hm", „ja") oder nonverbales, mimisches Feedback (z. B. Kopfnicken); signalisiert Gesprächsbereitschaft. Voraussetzung: Interesse, Bereitschaft, Fähigkeit, völlige Präsenz.
3	**Pausen und Schweigen**	Erhöhen den Druck zu sprechen. Schweigen macht Angst (z. B. bei Scham, Trauma). Aushalten, verstehen, klären.
4	**Paraphrasieren und Spiegeln**	Feedback, konfrontiert Patienten mit eigenen Aussagen. **Cave:** Sparsam, sonst „Papagei-Effekt".
5	**Sondieren**	Schrittweise Annäherung an ein Thema; austasten; sich vom Patienten führen lassen.
6	**Konfrontation**	Widersprüche oder unbewusste Inhalte ansprechen. **Cave:** Nicht kränken.

Technik		Anwendung, Effekte und Hinweise
7	**Klarifizieren**	Nachfragen, Bitte um Klärung. Wenn Unklarheit bestehen.
8	**Kognitive oder emotionale Inhalte ansprechen**	Bewusste Steuerung des Gesprächs durch das Aufgreifen kognitiver oder emotionaler Inhalte.
8.1	**Kognitive Inhalte ansprechen**	Gespräch auf sachliche, kognitive Inhalte lenken. **Cave:** Vermeidung emotionaler Gesprächsinhalte.
8.2	**Emotionale Inhalte ansprechen**	Gespräch auf emotionale Inhalte lenken. **Cave:** Emotionalisierung der Gesprächsinhalte.
9	**Nonverbales Verhalten ansprechen**	Bezug auf Körpersprache. **Cave:** Einfühlsam formulieren, nicht beschämen.
10	**Deuten**	Unbewusste Bedeutungen benennen, interpretieren; wie Hypothese handhaben. **Cave:** Nicht beschämen.
11	**Resümieren**	Zusammenfassen, festhalten.
12	**Aufforderung zum Feedback**	Patient soll mit eigenen Worten etwas wiederholen oder zusammenfassen. Verständnis überprüfen.

1.2.3 Herausforderungen in der Kommunikation

Störungen und Schwierigkeiten in der Kommunikation mit Patienten können, müssen aber nicht immer nur am Patienten liegen. Sie können ganz andere Gründe haben. Allgemein gilt es, den Patienten sprachlich „dort abzuholen, wo er ist". Zum professionellen Handeln gehört es, mit (Klein-) Kindern, Jugendlichen, Erwachsenen und Menschen im hohen Alter altersgemäß und respektvoll umzugehen und zu kommunizieren. Dabei spielt häufig das Alter des Th. ebenfalls ein Rolle: Einfühlung, berufliche Erfahrung, soziale Kompetenz des Th. und Akzeptanz des Patienten durch den Th. (➤ Tab. 1.2.5, Fokus, Rogers 1972).
Komplizierter wird es, wenn Patienten aus einem anderen Kulturkreis stammen, Sprachbarrieren bestehen (familiäre Dolmetscher) oder unterschiedliche kulturelle Normen (z. B. Körperlichkeit, Nacktheit, unterschiedliches Krankheitsverständnis) gelten.
Weitere Quellen der Kommunikationsstörungen liegen in spezifischen Krankheiten, die die „normale" Kommunikation beeinträchtigen. Dazu gehören geistige Behinderung, Störungen der Orientierung (z. B. Demenz ➤ 8, ➤ 16) und des Bewusstseins (z. B. neurologische Defizite ➤ 8) sowie seelische Störungen (z. B. Psychosen ➤ 15). Es sei auf die einzelnen Kapitel dieses Buches verwiesen.
Schwierigkeiten und Kommunikationsstörungen können auf den in ➤ Tab. 1.2.8 aufgeführten Ebenen vorliegen.

Tab. 1.2.8 Ebenen von Schwierigkeiten und Kommunikationsstörungen.

1. Ebene: Der Patient	
1.1 Persönlichkeit	Der Patient kann Charakterzüge ohne Krankheitswert aufweisen, z. B. eine ängstliche, misstrauische, depressive, narzisstische Persönlichkeit.
1.2 Regression	Krank sein ist häufig mit einer Kränkung des Selbstwertgefühls verbunden, das eine passagere psychische Regression (emotionale Rückentwicklung auf kindliches Niveau, z. B. Angst, Hilflosigkeit) bewirkt.
1.3 Komorbidität	Ca. 30 % der Bevölkerung sind an einer behandlungsbedürftigen seelischen Störung erkrankt. Diese Begleitkrankheit (z. B. Persönlichkeitsstörung, Trauma, Psychose) kann die therapeutische Beziehung erheblich beeinflussen.

1.4 Krankheitsgewinn	Den primären Krankheitsgewinn erzielt der Patienten direkt durch den Krankenstatus, da er sich aktuellen Belastungen (z. B. der Arbeit) nicht (mehr) aussetzen muss. Ein sekundärer Krankheitsgewinn besteht in einer materiellen Vergünstigung durch den Krankenstatus (z. B. Versicherungen, Krankengeld), die der Patient ungern aufgeben möchte.
1.5 Motivation und Widerstände	Eine mangelnde Motivation, fehlender Leidensdruck und psychische Widerstände stellen eine häufige Schwierigkeit in einer Behandlung dar. Als „vom Arzt geschickter Patient" sieht dieser (noch) keinen Sinn in der Behandlung oder es überwiegen passive Behandlungs- und Versorgungswünsche.
2. Ebene: Die Krankheit	
2.1 Diagnose	Viele Schwierigkeiten in der Kommunikation hängen mit dem Krankheitsbild und der jeweiligen Diagnose zusammen, z. B. Schmerzstörung, neurologisches Defizit, Herz-Kreislauf-Erkrankungen, Krebserkrankungen. Schwierig ist es auch, wenn noch keine genaue Diagnose gefunden wurde; die Krankheit braucht einen Namen.
2.2 Einschränkung im Alltag	Durch die Erkrankung ist der Patient in seinem täglichen Leben somatisch, psychisch und oft sozial eingeschränkt, was regressive psychische Prozesse auslösen kann (➤ Ebene 1.2). Er ist ggf. von fremder Hilfe abhängig.
2.3 Akut versus chronisch	Krankheitsverläufe können subakut oder akut sein und nach einer Krise (Höhe- und Wendepunkt) entweder wieder abklingen oder in einen chronischen Verlauf übergehen. Beide Verläufe können unterschiedliche Störungen auslösen.
2.4 Prognose	Die prognostische Einschätzung der Erkrankung kann die therapeutische Beziehung besonders dann belasten, wenn die Prognose unklar oder ungünstig ist.
2.5 Heilung, Linderung, Prävention	Mit der Prognose hängt die Frage zusammen, welche realistischen Ziele durch die Behandlung erreicht werden können. Diese müssen zwischen Patient und Th. von Anfang an kommuniziert und immer wieder neu abgestimmt werden.
2.6 Coping	Patienten benötigen Zeit, eine akute, rezidivierende oder chronische Erkrankung zu verarbeiten. Oft ist dieser Prozess wechselhaft und mit Trauer, Ohnmacht, Resignation, Enttäuschung oder auch Wut gegenüber Ärzten und Th. verbunden.
3. Ebene: Der Therapeut	
3.1 Persönlichkeit	Da auch Th. Menschen sind, können sie genauso wie ihre Patienten somatische und psychosoziale Störungen aufweisen. Zu Beginn der Berufswahl sollte der Th. sein Interesse und seine Motivation als Physiotherapeut erkennen. Probleme der Übertragung und Gegenübertragung zwischen Patient und Th., Regulierung von Nähe und Distanz sowie Grenzen des therapeutischen Anspruchs (Helfersyndrom) sind weitere Störquellen.
3.2 Mangel an Kompetenzen	Schwierigkeiten können beim Th. auch auf mangelhaft entwickelten fachlichen, methodischen, sozialen, persönlichen und kommunikativen Kompetenzen beruhen (➤ 1.2.1.5). Diesen Mangel an Kompetenzen sollte er durch Weiterbildungen beseitigen oder therapeutisch angehen. Im ungünstigsten Fall ist ein Wechsel der Funktion oder des Berufs erforderlich.
3.3 Persönliche Krise	In Berufsbiografien treten auch bei Th. nicht selten Krisen auf, die als Burnout-Syndrom i. S. einer Erschöpfungsdepression bezeichnet werden. Sie beginnen oft mit einer schleichenden Somatisierung und depressiven Verstimmung. Die Ursachen sind individuell und/oder institutionell und können behoben werden.

3.4 Arbeitsunzufriedenheit	Eine wesentliche Störungsquelle im Umgang mit Patienten kann die Unzufriedenheit des Th. mit der physiotherapeutischen Arbeit und ihrer Organisation sein. Arbeitsverdichtung, mangelnde Wertschätzung, ungelöste Konflikte am Arbeitsplatz schlagen auch als Störung in der Patientenbehandlung durch.
4. Ebene: Die Institution	
4.1 Mängel in der Organisation	Abteilungen und Praxen weisen regelmäßig personelle, inhaltliche und konzeptionelle Mängel auf, die – wenn sie ungelöst bleiben – die Therapiebeziehung belasten. Beispiele: hoher Krankenstand, ständig wechselnde Th., keine Entwicklungsmöglichkeiten für die Mitarbeiter.
4.2 Mängel im Management	Abteilungen und Praxen brauchen eine kompetente Leitung, die für ein klares und sicheres Behandlungssetting sorgt, die Arbeit der Mitarbeiter wertschätzt, aber auch bei Konflikten interveniert. Schlechte Personalführung und Unzufriedenheit von Mitarbeitern und Patienten hängen oft kausal zusammen.
5. Ebene: Arzt-Patient-Therapeut	
5.1 Mängel in der Interdisziplinarität	Physiotherapeutische Leistungen werden in der Regel durch Ärzte verordnet; Patienten und Th. sind von der ärztlichen Indikation abhängig. Häufig werden physiotherapeutische Leistungen aus fachlichen oder ökonomischen Gründen verweigert, obgleich eine Indikation besteht. Ebenso wird die Kommunikation über Patienten vonseiten vieler Ärzte abgelehnt, die Th. als weisungsgebundene „Heilhilfsberufler" ansehen. Mit zunehmender Akademisierung der Physiotherapie dürfte diese Störung abnehmen.
6. Ebene: Gesundheitswesen	
6.1 Heilmittel-Richtlinien	PT und Medizin bewegen sich im Rahmen gesundheitspolitischer Regelwerke: Sozialgesetzbücher und Verordnungen. PT ist zwar eine Leistung der gesetzlichen Krankenkassen, wird aber durch die immer wieder modifizierte Heilmittel-Richtlinie des Gemeinsamen Bundesausschusses (G-BA ➤ 1.4.5) festgelegt. Bsp: Hohe Zuzahlung durch die Patienten bei ohnedies niedrigen Leistungen der Krankenkassen für die PT-Behandlung.

In ➤ Tab. 1.2.9 sind Grundregeln im Umgang mit Störungen dargestellt, die universell anwendbar sind.

Tab. 1.2.9 Grundregeln im Umgang mit Kommunikationsstörungen.

1.	Störungen müssen zuerst bewusst wahrgenommen, d. h. identifiziert werden.
2.	„Störungen haben Vorrang." (Cohn 1975); erkennbare Störungen der Kommunikation und Beziehungsebene müssen ausgeräumt werden, damit eine sachliche Kommunikation weiterlaufen kann.
3.	Metakommunikation bezeichnet das Sprechen über die Kommunikation. Die Art der Kommunikation und was bei den Gesprächspartnern störend wirkt, wird zum Gegenstand der Kommunikation.
4.	Sprechen in „Ich-Botschaften" (i. S. von Selbstoffenbarungen) ist effektiver als die Verwendung von „Du-Botschaften", die wie Vorwürfe ankommen und i. d. R. zurückgewiesen werden.

Literatur

1.3 Klassifikationssysteme in der Medizin

Maika Bauerfeind, Sarah Hahn, Carolin Halanke-Büchner, Oliver Neuenhaus

In diesem Kapitel werden verschiedene Klassifikationssysteme erläutert. Es soll ein Überblick über einige der vielen Möglichkeiten der Klassifikation gegeben werden. Behandelt werden hier ICD, ICF, DRG und Behandlungspfade.
Zunächst scheinen uns Klassifikationen im Alltag weniger zu betreffen, wenn man sich jedoch näher damit beschäftigt, werden auch im Alltagsleben die verschiedensten Dinge in unterschiedliche Kategorien eingeteilt, sprich klassifiziert. Schuhe lassen sich beispielsweise in Arbeitsschuhe, Freizeitschuhe, Sportschuhe etc. einteilen. Dieses Schema wird auch in der Medizin angewandt. So werden Krankheiten, Diagnoseverfahren, Medikamente und Therapiemöglichkeiten nach unterschiedlichen Aspekten kategorisiert. Beispiele hierfür sind die Einteilungen von Krankheiten anhand ihrer Ursache, der Lokalisation oder des Stadiums.
In der Medizin haben Klassifikationen mehrere Vorteile. Sie helfen „Ordnung in das Chaos" zu bringen. Durch sie wird das Wissen geordnet, es wird eine statistische Auswertung ermöglicht und sie sorgen dafür, dass innerhalb der Medizin eine einheitliche Sprache gesprochen wird.

1.3.1 ICD

Die ICD-10-WHO ist eine internationale statistische Klassifikation von Krankheiten und verwandter Gesundheitsprobleme (engl. International Statistical Classification of Diseases and Related Health Problems, ICD). Schwerpunkt der ICD ist die Klassifizierung von Krankheiten und Todesursachen. Dabei versteht sie sich als eine deskriptive und nicht als kausale Systematik. Krankheitsbilder werden unabhängig von den Ursachen v. a. nach ihrer Hauptsymptomatik zu Gruppen zusammengefasst. Die ICD gehört zu der von der Weltgesundheitsorganisation (WHO) entwickelten „Familie" der gesundheitsbezogenen Klassifikationen (engl. Family of International Classifications, FIC).
Für Deutschland wurde eine eigene Klassifikation entwickelt, wobei die ICD-10-WHO als Grundlage diente. Die deutsche Version, **ICD-10-GM** (German Modification), dient als Basis für Endgeldsysteme (z. B. DRG-System ➤ 1.3.3) zur Abrechnung von Kosten im Gesundheitswesen. Die ICD-10-GM wird regelmäßig aktualisiert. So trat die 11. Revision (**ICD-11**) am 01. Januar 2022 in Kraft und ist seitdem grundsätzlich einsetzbar. Auch können Mortalitätsdaten gemäß ICD-11 kodiert an die WHO berichtet werden. Es ist eine flexible Übergangszeit von mindestens 5 Jahren für die Umstellung der Berichterstattung auf ICD-11 vorgesehen. Bis dahin bleibt die ICD-10 weiterhin die gültige amtliche Klassifikation für Deutschland. Die jeweils gültige Version ist auf der Website des Bundesinstitut für Arzneimittel und Medizinprodukte (BfArM) veröffentlicht.

1.3.1.1 Die Relevanz der ICD für die Physiotherapie

Als berufstätiger Th. ist es grundsätzlich vorteilhaft, sich mit den verschiedenen Klassifikationssystemen des Gesundheitssystems auszukennen, die es national (z. B. ICD-10-GM) und international (z. B. ICD-10-WHO) gibt.
Seit Juli 2014 sind alle Ärzte verpflichtet, den ICD-10-GM-Code auf therapierelevanten Heilmittelverordnungen als Diagnoseverschlüsselung anzugeben. Die Th. müssen diesen Code im Rahmen ihrer Prüfpflicht (➤ 1.1.2.2.4) kontrollieren.
Zudem ist ein umfangreiches Wissen über Verwendung, Anwendung und den Umgang mit den drei Bänden der ICD-10 auch von Vorteil, um beispielsweise mit Kollegen gesundheitsverwandter Berufsgruppen über Krankheitsgruppen oder aktuelle Gesundheitsprobleme diskutieren zu können.

Weiterhin ist die ICD-10 ein nützliches Nachschlagewerk, um einen Überblick über Symptome einer Krankheit, verwandte Erkrankungen, Differenzialdiagnosen und Komplikationen zu bekommen.
Auf den Heilmittelverordnungen, in Patientenakten oder -dokumenten befinden sich häufig nur die ICD-10-Codes, hinter denen sich die Erkrankung oder das Krankheitsbild versteckt. Ist in einem Patientendokument z. B. der Code M15.0 angegeben, kann im **systematischen Verzeichnis** (Band I) nachgeschlagen werden, welche Erkrankung sich dahinter verbirgt. Unter M15 findet man den Überbegriff Polyarthose und liest man weiter, so findet man die Subkategorie M15.0: primäre generalisierte (Osteo)Arthrose. Jetzt kann man daraus schlussfolgern, dass der Patient bereits in der Vergangenheit ärztliche Verordnungen für PT zu dieser Diagnose erhalten hat.
Falls andersherum das Krankheitsbild Polyarthrose ohne den Code gegeben ist, bietet das **alphabetische Verzeichnis** (Band III) die Möglichkeit, das entsprechende Krankheitsbild plus Code nachzuschlagen.
Insgesamt enthalten die Bände eine Vielzahl von Erkrankungen, Krankheiten, Symptomen und differenzialdiagnostischen Hinweisen mit den dazugehörigen Codes.
Eine Kenntnis im Umgang mit der ICD-10 ist auch vor dem Hintergrund der Akademisierung der PT und dem diskutierten Direktzugang für Physiotherapeuten (➤ 1.4.3) von Bedeutung.

1.3.2 ICF

Die ICF (engl. International Classification of Functioning, Disability and Health; auf Deutsch internationale Klassifikation der Funktionsfähigkeit, Behinderung und Gesundheit) dient als internationale Klassifikation der Beschreibung des Zustands eines Menschen unter Berücksichtigung der Gesamtheit an Faktoren, die neben der rein körperlichen Einschränkung mit einer gesundheitlichen Störung auftreten.
Die ICF gehört – wie die ICD – zur FIC der WHO (➤ 1.3.1). Sie beschäftigt sich mit Funktionsfähigkeit und Behinderung. Entgegen der verbreiteten Annahme, die ICF sei lediglich zur Kategorisierung von Menschen mit Behinderung gedacht, kann sie auf jeden Menschen angewandt werden, dessen Beeinträchtigung mit der Gesundheit in Verbindung steht. In der ICF wird bei jeder Beeinträchtigung der funktionalen Gesundheit (➤ 1.3.2.1) von Behinderung gesprochen. Die Einteilungs- und Bewertungskategorien der ICF sowie die Strukturierung der Anamnesebefragung anhand der ICF-Kategorien werden in ➤ 2.1.1.2 dargestellt.

> Die **vier Ebenen** (auch Komponenten, Klassifikationen oder Aspekte) der ICF, unter denen Funktionsfähigkeit, Behinderung und Gesundheit betrachtet werden, sind:
> „Körperfunktionen: Komponente b (**b**odyfunctions),
> Körperstrukturen: Komponente s (body**s**tructures),
> Aktivitäten und Partizipation: Komponente d (**d**aily activities),
> Umweltfaktoren: Komponente e (**e**nvironmental factors)" (BfArM 2022).

Beide Arten der Klassifikation, ICF und ICD-10, ergänzen sich. Sie sollten zusammen verwendet werden, um ein möglichst vollständiges Bild über die Gesundheit von einzelnen Menschen und ganzen Bevölkerungen zu erhalten. Ein Beispiel für die Auswirkungen einer Krankheit auf alle Lebensbereiche kann an einem Menschen im Rollstuhl konstruiert werden. Er ist durch seine Behinderung nicht nur körperlich eingeschränkt. Höchstwahrscheinlich ist es ihm auch nicht möglich, demselben Tagesablauf nachzugehen wie ein Gesunder. Probleme könnten sowohl in der Gestaltung des Wohnraums als auch bei der Gestaltung der Freizeit auftreten.

Die Grundlage für die ICF bildet u. a. das bio-psycho-soziale Modell (➤ 2.1.1.2, ➤ 15.2.3). Mit der ICF können Behandlungsziele entwickelt oder mögliche Behandlungsverläufe konstruiert werden, deren langfristiges Ziel die möglichst vollständige Wiedereingliederung bzw. Teilhabe am sozialen Leben darstellt. Die ICF soll die Kommunikation und den Vergleich von Daten innerhalb des Gesundheitssektors zwischen den verschiedenen Berufsgruppen, im Zeitverlauf sowie international vereinfachen, indem sie „eine gemeinsame Sprache für die Beschreibung der funktionalen Gesundheit zur Verfügung" (Schuntermann 2007, S. 81) stellt.

1.3.2.1 Funktionale Gesundheit

Grundlage der ICF neben dem bio-psycho-sozialen Modell ist die Definition der funktionalen Gesundheit und ihrer Zusammenhänge.
Eine Person gilt als funktional gesund, wenn

> *„... ihre körperlichen Funktionen (einschließlich des geistigen und seelischen Bereichs) und ihre Körperstrukturen allgemein anerkannten (statistischen) Normen entsprechen (Konzept der Körperfunktionen und -strukturen), sie all das tut oder tun kann, was von einem Menschen ohne Gesundheitsproblem (ICD) erwartet wird (Konzept der Aktivitäten), sie ihr Dasein in allen Lebensbereichen, die ihr wichtig sind, in der Weise und dem Umfang entfalten kann, wie es von einem Menschen ohne Beeinträchtigung der Körperfunktionen oder -strukturen oder der Aktivitäten erwartet wird (Konzept der Teilhabe an Lebensbereichen)."* (WHO – ICF 2005, S. 4)

Unter Berücksichtigung dieser Definition findet eine Ergänzung der rein biomedizinischen Betrachtungsweise (Grundlage der ICD-10) um zusätzliche Aspekte statt, die den Menschen als sozialen Bestandteil der Gesellschaft und Umwelt wahrnimmt. Es wird davon ausgegangen, dass die Genese eines Menschen neben dem Gesundheitsproblem an sich zusätzlich von **Kontextfaktoren** des Individuums abhängt. Diese Kontextfaktoren können sowohl personenbezogen als auch umweltbedingt sein. Ein Beispiel für einen personenbezogenen Kontextfaktor ist der Krankheitsgewinn, den ein Patient, der von seinen Angehörigen bemitleidet wird, durch seine Erkrankung erhält. Ein umweltbedingter Kontextfaktor wäre die häusliche Umgebung des Patienten, in die er nach dem Krankenhausaufenthalt entlassen wird. Kontextfaktoren können sich sowohl positiv als auch negativ auf die funktionale Gesundheit auswirken.

1.3.2.2 Anwendungsbereiche

Die ICF ist ein Konzept von Gesundheit, welches in verschiedenen Bereichen Anwendung findet. Die ICF kann dienen als:

- *„wissenschaftliches Modell, indem sie ein Konzept von Gesundheit und mit Gesundheit zusammenhängenden Fragen darstellt,*
- *interdisziplinäre Sprache, deren sich Betroffene, Fachleute und Politiker gleichermaßen bedienen können,*
- *epidemiologisches Instrument für internationale und intranationale Datenvergleiche,*
- *Kodierungssystem in der gesundheitlichen Versorgung"* (Nüchtern u. Mohrmann 2006, S. 12).

Allerdings ist die ICF mit ihren vielen Kategorien (über 1.400 Möglichkeiten der Kodierung) in ihrer „Reinform" kaum praktikabel. Zur individuellen Beurteilung eines Patienten anhand der ICF wäre ein immenser Zeitaufwand notwendig. Aus diesem Grund gab und gibt es eine Vielzahl von Projekten, die das Ziel verfolgen, die Anwendung der ICF verständlicher und einfacher zu gestalten. Ein Beispiel hierfür sind die sogenannten ICF Core Sets (➤ 1.3.2.3).
Einige Projekte haben sich zum Ziel gemacht, für spezielle Anwendungsbereiche neue Messinstrumente auf Basis der ICF zu entwickeln, da die ICF gut geeig-

net ist, um eine Standardisierung der Inhalte und Operationalisierung (= Messbarmachung) von Assessmentverfahren zu Aktivitäten und Partizipation zu leisten (Farin et al. 2008). „**Assessments** sind Verfahren, bei denen auf eine systematische Weise therapeutisch wichtige Eigenschaften und Merkmale eines Klienten entweder durch ihn selbst oder möglichst objektiv von einer anderen Person beurteilt und meistens in einem Zahlenwert zum Ausdruck gebracht werden" (Oesch et al. 2011, S. 26). Als Beispiele hierfür können der MOSES-Fragebogen und der WHODAS 2.0 genannt werden.

- **MOSES-Fragebogen** (Farin et al. 2008)
  Der MOSES-Fragebogen ist ein Fragebogen zu Mobilität, Selbstversorgung und häuslichem Leben. Er liegt in einer Patientenversion (MOSES-Patient) und in einer Behandlerversion (MOSES-Behandler) vor.
  „Die Entwicklung des MOSES-Fragebogens stellt ein Entwicklungsprojekt im Rahmen des Qualitätssicherungsprogramms der Gesetzlichen Krankenkassen in der medizinischen Rehabilitation [...] dar und wurde von den Spitzenverbänden der gesetzlichen Krankenkassen finanziell gefördert" (Farin et al. 2008, S. A247).
  Unter direktem Bezug auf die Inhalte der drei- und vierstelligen ICF-Kategorien wurden Fragebogenitems erstellt und einer umfassenden psychometrischen Prüfung unterzogen. Letztendlich bestehen beide Versionen aus 58 Items und die Bearbeitung dauert etwa 15 Minuten.
  Die Instrumente MOSES-Patient und MOSES-Behandler sind in digitaler Form (als PDF-Datei) kostenfrei über ein Anforderungsblatt auf der Webseite www.aqms.de erhältlich.
- **WHODAS 2.0**
  Der von der WHO entwickelte WHODAS 2.0 (WHO Disability Assessment Schedule 2.0) ist ein praktisches Instrument zur Messung der allgemeinen Gesundheit und Behinderung. Er basiert auf der ICF und kann u. a. als „German version" über die Webseite der WHO (www.who.int) bezogen werden.
  Der WHODAS 2.0 kann als allgemeines Messinstrument bei allen Krankheiten eingesetzt werden, einschließlich bei psychischen, neurologischen und Sucht-Erkrankungen. Er ist ein zuverlässiges Messinstrument, welches in verschiedenen Kulturen (existiert in verschiedenen Sprachen) sowohl im klinischen Setting als auch in der allgemeinen Bevölkerung angewendet werden kann (WHO 2014). Hiermit ist man in der Lage, Veränderungen nach einer Intervention darzustellen (Outcome). Der WHODAS 2.0 ist vor allem von Interesse für Mitarbeiter im Gesundheitswesen und für Forschende (Üstün et al. 2010).
  Es gibt den WHODAS 2.0 in verschiedenen Fragebogentypen. Es wird unterschieden zwischen einem „Selbstbeurteilungsfragebogen", einem „Angehörigen-Fragebogen" und einem „Interviewer-Fragebogen". Zudem gibt es längere (36 Items) und kürzere (12 Items) Versionen. Die WHO empfiehlt, sich vor dem Einsatz dieses Instruments mit dem Handbuch „Measuring Health and Disability: Manual for WHO Disability Assessment Schedule – WHODAS 2.0" (Üstün et al. 2010) vertraut zu machen. Dieses Buch enthält einen Interview-Leitfaden sowie weitere Schulungsmaterialien.

Vorteil dieser ICF-basierten Assessments ist, dass diese standardisiert sind. Somit können die Ergebnisse durch den Bezug zur ICF von allen Fachbereichen im Gesundheitswesen verstanden werden. Hierdurch wird vermieden, dass für unterschiedliche Sachverhalte dieselben Begriffe bzw. dieselben Begriffe für unterschiedliche Sachverhalte verwendet werden. Die ICF bietet also hier einen Rahmen, um interdisziplinären Missverständnissen vorzubeugen.

1.3.2.3 ICF Core Sets

Ein ICF Core Set ist eine Liste von ICF Kategorien, die die Anwendung der ICF in der Praxis erleichtert. Denn die ICF ist ein großes Klassifikationssystem mit über 1.400 Kategorien (Birkenbach et al. 2012). Durch diese Vielfalt an Kategorien wird sie für den Anwender recht unübersichtlich. Zudem benötigt man für den Alltag nur einen gewissen Teil der ICF. Die ICF Core Sets beinhalten nur Kategorien, die für eine Anwendung benötigt werden. Sie werden hierfür in Zusammenarbeit der WHO mit der ICF Research Branch, einem Kooperationspartner des WHO-Kooperationszentrums für das System Internationaler Klassifikationen (beim Bundesinstitut für Arzneimittel und Medizinprodukte, BfArM), erstellt. Beziehen lassen sich die Core Sets über die Webseite der Research Branch (www.icf-sets.org). Hier können Core Sets für eine bestimmte Gesundheitsstörung, aber auch für eine ganze Gruppe von Gesundheitsstörungen erstellt werden. Die ICF Core Sets lassen sich beliebig um zusätzliche ICF Kategorien erweitern, um sie für den Anwender passend zu machen.

1.3.3 DRG

Die „Diagnosis Related Groups" (DRG, auf Deutsch „Diagnosebezogene Fallgruppen") stellen ein Patientenklassifikationssystem im stationären Bereich dar, das 1967 an der Yale-Universität entwickelt wurde und seit den Achtzigerjahren des letzten Jahrhunderts in verschiedenen Ländern genutzt wird. 2003 wurde dieses System auch in Deutschland auf Basis der ICD-10-GM (➤ 1.3.1) und dem internationalen Verschlüsselungssystem für Operationen und Prozeduren (OPS) unter dem Namen „G-DRG" („German-Diagnosis Related Groups"), aufgrund der Gesundheitsreform im Jahr 2000 stufenweise eingeführt. Eine Abänderung des DRG-Systems war aufgrund eines anderen Vergütungssystems für Krankenhäuser in Deutschland notwendig. Bis dahin wurden deutsche Krankenhäuser retrospektiv vergütet, d. h., in Abhängigkeit des tatsächlichen Ressourcenbedarfs (Verbrauch von Medikamenten, Heil- und Hilfsmitteln etc.) wurden Leistungen rückwirkend abgerechnet. Durch die Einführung der DRG ergibt sich eine prospektive (vorausschauende) Vergütung gemäß einer festgelegten Pauschale. Ziel der DRG ist es, vergleichbare Behandlungsfälle mit ähnlichem Ressourcenverbrauch und somit ähnlicher Vergütung in eine überschaubare Anzahl von Kategorien einzuteilen. Diese Kategorien dienen allerdings nicht zur Einteilung in Behandlungsschemata, sondern bilden die Grundlagen für Abrechnungen, Budgetverteilungen und Finanzierung von Krankenhäusern.
Durch die Kodierung ergibt sich zudem die Möglichkeit, die erhobenen Daten im Rahmen der Begleitforschung auszuwerten. Ziel dieser Forschung ist es, die Auswirkungen seit Einführung der Fallpauschalen zu erfassen. Im Fokus der Datenanalyse stehen die Krankenhausstruktur, Versorgungsqualität und Verlagerungen von Leistungen. Die Durchführung der Datenanalyse wird gesetzlich im § 17b Absatz 8 des Krankenhausfinanzierungsgesetzes gefordert. Die verantwortliche Stelle ist das Institut für das Entgeltsystem im Krankenhaus (InEK).

1.3.3.1 Klassifikationskriterien der DRG

Medizinisch benötigte Daten für die Kategorisierung innerhalb der DRG sind:
- ICD-10-Code (Haupt- und Nebendiagnose bzw. Syndrome, sofern ICD-10-Code vorhanden) mit Abstufung des Schweregrades,
- durchgeführte Untersuchungen und Behandlungen sowie damit verbundener Aufwand,
- Behandlungsart (chirurgisch, medikamentös, psychologisch, etc.),
- Dauer der maschinellen Beatmung,
- Aufenthaltsdauer und Aufenthaltsart (stationär, teilstationär, ambulant).

Demographische Daten, die vom Patienten benötigt werden, sind:
- Alter,

- Geschlecht,
- Aufnahmegewicht bei Kindern unter einem Jahr.

Bei der Diagnose wird zwischen Haupt- und Nebendiagnose differenziert. Die **Hauptdiagnose,** die vom Arzt entsprechend der Befunde festgelegt wird, ist wie folgt definiert:

> *„Die Diagnose, die nach Analyse als diejenige festgestellt wurde, die hauptsächlich für die Veranlassung des stationären Krankenhausaufenthaltes des Patienten verantwortlich ist."* (Deutsche Kodierrichtlinien 2017, S. 4).

Für die **Nebendiagnose** dagegen gilt folgende Definition:

> *„Als Nebendiagnose werden Krankheiten bzw. Beschwerden definiert, die während des Krankenaufenthaltes auftreten oder zeitgleich mit der Hauptdiagnose bestanden haben."* (ebd.).

1.3.3.2 Vor- und Nachteile

*Claudia Winkelmann**

Bis zum Jahr 2003 zahlte die Solidargemeinschaft tagesbezogene Pflegesätze unabhängig vom tatsächlichen Behandlungsaufwand. Die Leistungsorientierung war im internationalen Vergleich gering und die Verweildauer sehr hoch. Das DRG-System bildet nunmehr unterschiedlichen Versorgungsaufwand als Bewertungsrelationen ab. Die Fallpauschale ist die krankheitsbezogene Vergütung der Behandlung (ohne Pflegepersonalkosten am Bett) in einer Verweildauerspanne. Mit den DRG verbesserten sich die Transparenz und Wirtschaftlichkeit der allgemeinen Krankenhausversorgung. Seit dem Jahr 2020 erfolgt die Krankenhausvergütung als Kombination von Fallpauschalen und Pflegepersonalkostenvergütung (Pflegebudget). Ebensolche Bestrebungen erfolgen aktuell durch verschiedene Berufsverbände der PT mit dem Ziel, den hohen Stellenwert der PT in der stationären Versorgung zu verdeutlichen. Der gegenwärtige Stand hat für die PT den Nachteil, dass sie quasi in der Fallpauschale enthalten ist und damit nicht „gesehen" wird. Dies führt u. a. oftmals dazu, dass die Relevanz der PT in der akutmedizinischen Versorgung einem Rechtfertigungsdruck unterliegt.

1.3.3.3 Fazit

Aufgrund der zunehmenden Komplexität von medizinischen Behandlungen und deren Fortschritt ist eine Weiterentwicklung und Anpassung der DRG zwingend erforderlich. Es muss eine verstärkte Unterscheidung der einzelnen Fallgruppen und die Anpassung der Vergütung daran erreicht werden. Zudem müssen zusätzliche Informationen Berücksichtigung finden, z. B. Pflegedokumentation sowie die Art der Aufnahme und der Entlassung (Leiner et al. 2006).

1.3.4 Behandlungspfade und Leitlinien

Dieser Abschnitt gibt einen Überblick über das Thema Behandlungspfade. Zunächst muss definiert werden, was ein Behandlungspfad ist und was ihn von einer Leitlinie unterscheidet. Des Weiteren geht es um den Entstehungsprozess eines Behandlungspfades und welchen Nutzen, aber auch welche Risiken es für das Personal – vor allem für die PT –, den Patienten und die Wirtschaftlichkeit des jeweiligen Unternehmens gibt. Das Thema der Standardisierung und Übertragung auf die ambulante PT wird abschließend diskutiert.

1.3.4.1 Definition Leitlinien

Leitlinien sind definiert als

> *„systematisch entwickelte Aussagen, die den gegenwärtigen Erkenntnisstand wiedergeben, um die Entscheidungsfindung von Ärzt*innen so-*

* Autorenschaft bezieht sich ausschließlich auf den Abschnitt 1.3.3.2

*wie Angehörige von weiteren Gesundheitsberufen und Patient*innen/ Bürger*innen für eine angemessene Versorgung bei spezifischen Gesundheitsproblemen zu unterstützen. Sie sollten auf einer systematischen Sichtung und Bewertung der Evidenz und einer Abwägung von Nutzen und Schaden alternativer Vorgehensweisen basieren."* (AWMF: https://www.awmf.org/leitlinien/awmf-regelwerk/einfuehrung.html; Stand 05.01.2022)

Leitlinien sind zudem evidenzbasiert und als Handlungsempfehlung zu verstehen, die in einem Expertenteam entwickelt wurden. Dieses System wird auch in anderen Disziplinen der Medizin (z. B. PT) angewandt. Leitlinien werden von Interessensgruppen, z. B. der Deutschen Gesellschaft für Orthopädie und orthopädischer Chirurgie e. V., entworfen und dann von Experten der AWMF (Arbeitsgemeinschaft der wissenschaftlichen medizinischen Gesellschaften e. V.) auf ihre Qualität geprüft.

1.3.4.2 Definition Behandlungspfad

Behandlungspfade zeichnen sich durch vier Merkmale aus (Lawal 2016):
- Strukturierter und multidisziplinär entwickelter Behandlungsplan,
- Leitlinienempfehlungen und aktuelle Evidenz werden auf die Rahmenbedingungen der lokalen Institutionen angepasst,
- Detaillierter Behandlungsplan mit genau definierten Handlungsschritten, die z. B. an einem Zeitplan orientiert sind,
- Dient zur Entwicklung von Standards für die Behandlung eines spezifischen Krankheitsbilds.

Behandlungspfade (engl. Clinical Pathways) sind demnach ein Instrument, Kosten (aufgrund der Vorgabe durch die DRG) zu senken und gleichzeitig die Qualität der Behandlung zu steigern. Ziel dieser Behandlungspfade ist es, so viele Untersuchungen und Behandlungen zu machen wie nötig, aber so wenige wie möglich (➤ 1.3.4.4). Dies soll dadurch garantiert werden, dass durch den Behandlungspfad standardisiert vorgegeben ist, welche Untersuchung bzw. welche Intervention an welchem Tag durchgeführt werden soll. Somit soll auch gewährleistet werden, dass Patienten, die dieses Schema aufgrund von Komplikationen nicht erfüllen können, frühzeitig entdeckt werden und weitere Schritte eingeleitet werden können (➤ 1.3.4.5.1). Hinzu kommt die standardisierte Dokumentation, die dem Personal einen besseren Überblick verschaffen soll. Diese ganzen Schritte sind definiert nach dem neusten Stand der evidenzbasierten Medizin. Behandlungspfade werden individuell für jedes Krankenhaus angefertigt und sind somit auf die jeweiligen Möglichkeiten der Einrichtung angepasst. Die Entwicklung der Behandlungspfade erfolgt dabei im interdisziplinären Team des Krankenhauses, wodurch eine ganzheitliche Optimierung der Prozesse stattfinden soll.

1.3.4.3 Unterscheidung zwischen Behandlungspfaden und Leitlinien

Ein Unterschied zwischen Leitlinien und Behandlungspfaden besteht darin, dass Leitlinien als Behandlungsempfehlungen zu sehen sind, die allgemein für ein bestimmtes Krankheitsbild gelten. Diese werden von Expertengruppen erarbeitet und gelten organisationsübergreifend. Behandlungspfade hingegen werden genau auf die jeweilige Einrichtung zugeschnitten. Es sind Konzepte, bei denen alle Berufsgruppen sowohl an der Konzeption als auch an der Umsetzung beteiligt sind. Dadurch entsteht ein komplexes System aus Diagnostik- und Behandlungsempfehlungen, genau angepasst an die jeweiligen Möglichkeiten der Einrichtung.
Ein weiterer Unterschied zu den Leitlinien besteht darin, dass Behandlungspfade den Patienten in den Behandlungsverlauf integrieren. Der Patient wird schon vorab über die einzelnen Schritte seiner Behandlung informiert und weiß

jederzeit, in welcher Phase er sich befindet und was als Nächstes passiert. Das Ziel besteht darin, den Patienten in den Verlauf der Behandlung aktiv mit einzubeziehen.
Leitlinien bilden oft die Grundlage zur Entwicklung von Behandlungspfaden, da sie die evidenzbasierte, optimale Versorgung eines Krankheitsbildes darstellen.

1.3.4.4 Ziele

Ziele eines Behandlungspfades sind i. A. sowohl die wirtschaftliche als auch die qualitative Verbesserung der Versorgung. ➤ Tab. 1.3.1 zeigt die sich daraus ergebenden Teilziele auf.

Tab. 1.3.1 Ziele eines Behandlungspfads.

Ziele	Umsetzung
Kostenersparnis	Vermeidung unnötiger Interventionen.
Reduktion der Variationen bei Behandlungen	Standardisierter Ablauf von Interventionen.
Steigerung der Patientenzufriedenheit	Transparenz; Patient wird vorab informiert, weiß über den Behandlungsverlauf Bescheid.
Effektive Nutzung der Ressourcen	Klare Struktur; jede Berufsgruppe weiß genau, wann welche Intervention nötig ist. → Zeitersparnis.
Reduktion unnötiger Maßnahmen	Nur bei Abweichung von der Norm werden zusätzlich notwendige Interventionen durchgeführt.
Verbessertes Risikomanagement	Standardisierung → Abweichungen von der Norm fallen schnell auf, sofortige Maßnahmen zur Abklärung können ergriffen werden.
Steigerung der interdisziplinären Arbeit	Konzept wird gemeinsam erstellt → öffnet den Blick für die Arbeit der anderen Berufsgruppen; Kommunikation zwischen den Berufsgruppen wird erleichtert.

1.3.4.5 Nutzen

Den Nutzen der Behandlungspfade kann man in zwei Kategorien unterteilen:
1. Nutzen für Personal/Patient,
2. wirtschaftlicher Nutzen.

1.3.4.5.1 Nutzen für Personal und Patienten

Ein Behandlungspfad gilt für ein spezifisches Krankheitsbild nicht nur für eine, sondern für alle Berufsgruppen, die an der Therapie des Krankheitsbildes beteiligt sind (➤ 1.3.4.2).
Durch die interdisziplinäre Zusammenarbeit erhalten alle Fachbereiche einen detaillierten Einblick in den Arbeitsalltag der Kollegen anderer Disziplinen.
Der Arbeitsalltag kann u. a. dadurch erleichtert werden, dass bei Fragen Ansprechpartner vorhanden sind, die mit der nötigen Kompetenz weiterhelfen können. So ist es möglich, nicht alle Fragen nur an eine Berufsgruppe richten zu müssen, sondern andere Kollegen stärker mit einzubeziehen.
Auch die Therapie selbst kann sich durch stärkere Kommunikation verändern. So kann das eigene Behandlungskonzept durch einen Einblick in die Arbeit der Kollegen spezifiziert werden, indem die Erfahrungen der anderen Disziplinen angenommen und auf die eigene Therapie übertragen werden. Daraus resultiert, dass bestimmte Therapieabläufe (z. B. Transfer Bett–Stuhl) immer auf die gleiche Weise ablaufen. Der Patient erhält dadurch eine bestimmte Struktur, die ihm anfangs Sicherheit gibt; im weiteren Verlauf kann er diese Struktur durch ständiges Wiederholen in den Alltag integrieren.

Da die Behandlungspfade bestimmte Therapieformen voraussetzen (z. B. immer PT am 1. Tag nach OP), ist es für den Th. möglich, seinen Arbeitsalltag besser zu planen und zu strukturieren. Der Patient profitiert von einem reibungslosen Ablauf, welcher ihm regelmäßige Therapien garantiert, die zeitlich kaum variieren.
Berufserfahrene Th. können ihr Wissen in die Entstehung des Behandlungspfades integrieren. So entsteht ein therapeutisches Konzept, das sowohl Wissenschaft als auch therapeutische Erfahrung miteinander kombiniert.
Berufsunerfahrene Th. erhalten durch das Konzept ein klareres Bild eines Heilungsverlaufes und sind dadurch in der Lage, mögliche Abweichungen davon besser einschätzen zu können.
Kann ein Patient die Schritte des Behandlungspfades nicht in der vorgeschriebenen Zeit durchführen, so wird dies schnell ersichtlich. Mögliche Komplikationen können somit frühzeitig erkannt und behandelt werden. Der restliche Therapieplan kann daraufhin schnellstmöglich an die neue Situation angepasst werden, um auf die individuellen Bedürfnisse der Situation einzugehen.
Ein deutlicher Nutzen für den Patienten besteht darin, dass er durch Aufklärung und Aushändigen einer Behandlungsübersicht den gesamten Behandlungsablauf nachvollziehen kann. Dadurch ist es ihm möglich, sich auf die Therapieformen vorzubereiten (z. B. angemessene Kleidung). Unsicherheiten bezogen auf das Krankheitsbild können somit reduziert werden.
Durch das Konzept haben sowohl der Patient als auch seine Angehörigen immer einen festen Ansprechpartner, an den sie sich bei Fragen wenden können.

1.3.4.5.2 Wirtschaftlicher Nutzen

Die Einführung der DRG in das deutsche Gesundheitssystem hat eine Umstellung der Versorgung der Patienten zur Folge. Liegezeiten, welche die vorgeschriebene Dauer unter- oder überschreiten, führen zu Ab- oder Zuschlägen. (➤ 1.3.3). Ärzte und Th. müssen bei der Patientenversorgung also immer das Wirtschaftlichkeitsgebot gem. § 12 SGB V beachten.
Ziel der Behandlungspfade ist, effiziente Therapie mit dem ökonomischen Nutzen i. S. des Wirtschaftlichkeitsgebots gem. § 12 SGB V zu verbinden.
Durch das vorgeschriebene und transparente Versorgungskonzept ist es allen beteiligten Professionen möglich, effektiv und effizient zusammenzuarbeiten.

1.3.4.6 Risiken

Bei all den Chancen, die ein Behandlungspfad bietet, treten auch Risiken auf, die es zu beachten gilt.
Die Erstellung eines Behandlungspfades ist ein zeit- und kostenintensives Projekt. Daher ist es wichtig, sich vorab zu überlegen, in welchem Bereich man diesen einführt und welche Mittel der Einrichtung zur Verfügung stehen. Kommt der Entschluss zur Einführung eines Behandlungspfades nur von der Klinikleitung ohne Einbeziehung der Mitarbeiter, kann das zur Folge haben, dass das Personal sich nicht mit dem Behandlungspfad identifiziert. Das kann wiederum zu Schwierigkeiten bei der Umsetzung des Behandlungspfades oder sogar zum Scheitern des Projekts führen.
Ein weiterer – und wahrscheinlich auch der umstrittenste – Kritikpunkt ist der Verlust der Individualität in der Behandlung von Patienten. Die Angst vor einer schematisierten Behandlung ohne Entscheidungsfreiheit ist groß. Dies gilt u. a. auch für die PT. Jeder Patient ist individuell und spricht auf Behandlungstechniken unterschiedlich an. Eine Standardisierung könnte dazu führen, dass bestimmte Behandlungstechniken, die wenig untersucht, aber dennoch effektiv sind, aus der Behandlung verschwinden. Die große Vielfalt an Therapiemöglichkeiten, die die PT bietet, ist einer ihrer Vorteile, stellt aber auch ein Problem in der Umsetzung von Behandlungspfaden dar. Hier ist es wichtig, einen Kompromiss zwischen Individualität und Standardisierung zu finden.

1.3.4.7 Übertragbarkeit in die ambulante Medizin/ Physiotherapie

Aktuell werden Behandlungspfade oft in Krankenhäusern und stationären Rehabilitationskliniken angewendet. Einer der Gründe hierfür ist die Notwendigkeit eines interdisziplinären Teams. In ambulanten Einrichtungen sind die einzelnen Fachrichtungen in der Regel getrennt und arbeiten nicht direkt zusammen. Des Weiteren besitzen ambulante Einrichtungen oft nicht die erforderlichen Mittel (v. a. diagnostisch, z. B. MRT, CT ➤ 2.4), um alle erforderlichen Interventionen vornehmen zu können.
Viele Krankheitsbilder werden heutzutage allerdings ambulant behandelt (z. B. die meisten diskogenen Schmerzzustände). Daher könnte eine Übertragung der Behandlungspfade auf den ambulanten Bereich eine gute Möglichkeit darstellen, kosteneffizienter, evidenz- und patientenorientierter zu arbeiten.
In einigen Einrichtungen wird schon in diese Richtung gearbeitet. Dort setzen sich Ärzte, Th. und Sportwissenschaftler verschiedener Einrichtungen zusammen, um gemeinsam ein Konzept zur Behandlung bestimmter Krankheitsbilder zu entwickeln.
Die Übertragbarkeit von Behandlungspfaden in die ambulante medizinische Versorgung ist eine interessante Frage, zu der es noch nicht viele Informationen gibt. Ob diese Art der Behandlung zu einer Verbesserung der Versorgung führt, muss in Studien noch geklärt werden.

1.3.4.8 Fazit

Die Erstellung von Behandlungspfaden ist sehr aufwendig. Daher eignen sie sich vor allem für Krankheitsbilder, die sehr häufig vorkommen.
Einer der wichtigsten Punkte bei der Erstellung eines Behandlungspfades ist die interdisziplinäre Zusammenarbeit – sowohl beim Erstellen des Pfades als auch bei dessen täglicher Umsetzung. Hier kann v. a. dem Kritikpunkt der Schematisierung von Behandlungen entgegengewirkt werden. Durch ständige Re-Evaluation und Verbesserung kann der Behandlungspfad immer weiter auf die Bedürfnisse der Patienten angepasst werden.
Studien ergaben, dass Behandlungspfade eine gute Möglichkeit darstellen, Kosteneffizienz mit qualitativ hochwertiger Therapie zu vereinen. Es wurde gezeigt, dass sich die Patientenzufriedenheit verbessert (Rotter et al. 2010), die Liegedauer verkürzt und Kosten gesenkt werden konnten (Pham 2007).

Acknowledgement

Besonderer Dank gilt Frau Natalie Altschuck, die seinerzeit nicht nur als Dozentin die Idee anregte, für dieses Handbuch ein Kapitel über Klassifikationssysteme in der Medizin zu erstellen, sondern auch darüber hinaus den gesamten Entstehungsprozess weiter begleitete und schließlich die Veröffentlichung initiierte.
Auch sollen unsere Nebenautoren Kathrin Baßler, Anna Buhre, Martje Teske, Sarah Voßmeier und Christian Weider Anerkennung finden, die gleichwertig an der Erstellung des Kapitels für die Erstauflage beteiligt waren.

Literatur

1.4 Rechtliche Grundlagen

Nina Radner

1.4.1 Überblick über rechtliche Rahmenbedingungen

Die wesentlichen Modalitäten zur Ausbildung und zum Beruf des Physiotherapeuten ergeben sich aus dem Gesetz über die Berufe in der PT (Masseur- und Physiotherapeutengesetz – MPhG) sowie aus der Ausbildungs- und Prüfungsverordnung für Physiotherapeuten (PhysTh-AprV). Daneben sind im Rahmen einer Berufstätigkeit als Physiotherapeut zahlreiche allgemeine gesetzliche Regelungen zu beachten.
Vorgaben ergeben sich beispielsweise aus dem Strafgesetzbuch (StGB) oder dem Bürgerlichen Gesetzbuch (BGB). Soweit ein Physiotherapeut als Angestellter tätig ist, finden das Arbeitsgerichtsgesetz (ArbGG) sowie die speziellen für Arbeitsverhältnisse geltenden Vorschriften, beispielsweise des Kündigungsschutzgesetzes (KSchG) oder des Teilzeit- und Befristungsgesetzes (TzBfG), Anwendung.

1.4.2 Voraussetzungen zur Berufsausübung

1.4.2.1 Erlaubnis und Ausbildung zum Physiotherapeuten

1.4.2.1.1 Berufserlaubnis

Das MPhG legt fest, dass jeder, der die Berufsbezeichnung „Physiotherapeutin" oder „Physiotherapeut" führen möchte, der Erlaubnis bedarf. Die Entscheidung über die Erteilung der Erlaubnis trifft die zuständige Behörde des Landes, in dem der Antragsteller die staatliche Prüfung bestanden hat (vgl. § 14 Abs. 1 MPhG). Dies bedeutet, dass die tatsächlich zuständige Behörde einzelfallabhängig variiert und Zuständigkeiten hier nicht abschließend aufgelistet werden können. Häufig sind Mittelbehörden zuständig, soweit in einem Bundesland solche bestehen (Regierungspräsidien, Bezirksregierungen), bestimmte Landesämter (Landesverwaltungsämter) oder – wie beispielsweise in Nordrhein-Westfalen – kommunale Behörden. Dies können der (Ober)Bürgermeister oder auf Kreisebene der Landrat sowie untere Gesundheitsbehörden, also Gesundheitsämter, sein.
Die Behörde, die die Prüfung abgenommen hat, kann hier im Einzelfall weitere Auskünfte erteilen.
Die **Erteilung dieser Erlaubnis** setzt voraus, dass eine im Regelfall dreijährige Ausbildung (➤ 1.4.2.1.2) abgeleistet und die anschließende staatliche Prüfung bestanden wurde. Darüber hinaus muss der Antragsteller die erforderliche Zuverlässigkeit zur Ausübung des Berufs besitzen sowie gesundheitlich geeignet sein. Ob diese Voraussetzungen vorliegen, ist jeweils eine Einzelfallentscheidung. Bei der Beurteilung der Frage, ob eine gesundheitliche Eignung vorliegt, wird sich die Behörde auf eine ärztliche Untersuchung oder ein medizinisches Gutachten stützen müssen. Der Bewerber kann nicht gezwungen werden, sich ärztlich untersuchen zu lassen. Andererseits kann die Behörde die Erteilung der Erlaubnis so lange zurückstellen, bis der Nachweis der gesundheitlichen Eignung erbracht ist.
Die Begründung der Unzuverlässigkeit darf die Behörde nur auf ein Verhalten des Antragstellers stützen, das gerade in Bezug auf die Ausübung des Berufs von Bedeutung ist. Hierbei ist es z. B. keine notwendige Voraussetzung, dass aufgrund strafrechtlicher Verfehlung eine rechtskräftige Verurteilung erfolgte. Grundsätzlich besteht ein Rechtsanspruch auf Erteilung der Erlaubnis.
Die **Versagung der Erlaubnis** ist ein Verwaltungsakt, also eine hoheitliche Entscheidung, der vor dem Verwaltungsgericht mit einer Anfechtungsklage angefochten werden kann.

Soweit der Antragsteller die staatliche Prüfung nicht bestanden hat oder die Behörde zu der Überzeugung gekommen ist, dass die erforderliche Zuverlässigkeit nicht gegeben ist, ist die Erlaubnis zwingend zu versagen.
Darüber hinaus kann die Behörde die Erlaubnis im Falle ihrer Rechtswidrigkeit zurücknehmen oder bei ursprünglich rechtmäßiger Erlaubnis widerrufen. Dies richtet sich nach den Verwaltungsverfahrensgesetzen der Länder, da das MPhG über die **Aufhebung der Erlaubnis** keine Regelungen enthält.
Für die Aufhebung der Erlaubnis sind drei Hauptfälle denkbar:

- Die Erlaubnis muss zurückgenommen werden, wenn bei ihrer Erteilung die staatliche Prüfung nicht bestanden oder die Ausbildung nicht abgeschlossen war. Hier hat die Behörde also keine andere Wahl, als die Erlaubnis abzuerkennen.
- Die Erlaubnis ist zu widerrufen, wenn nachträglich Umstände eintreten, aus denen sich die Unzuverlässigkeit des Antragstellers ergibt. Hier hat die Behörde einen Spielraum bei der Beurteilung der Zuverlässigkeit des Antragstellers.
- Die Erlaubnis kann widerrufen werden, wenn die gesundheitliche Eignung später entfällt. Diese Entscheidung steht ganz im Ermessen der Behörde.

Wer ohne Erlaubnis die Berufsbezeichnung „Physiotherapeutin" oder „Physiotherapeut" führt, handelt ordnungswidrig. Dies kann mit einer Geldbuße von bis zu 2.500 € geahndet werden (vgl. § 15 MPhG).

1.4.2.1.2 Ausbildung

Die Ausbildung findet an staatlich ermächtigten Fachschulen oder Hochschulen statt. Sie umfasst neben theoretischem und praktischem Unterricht eine praktische Ausbildung. Schulen, die nicht an einem Krankenhaus eingerichtet sind, haben die praktische Ausbildung an einem anderen Krankenhaus oder einer geeigneten medizinischen Einrichtung sicherzustellen.
Um mit einer Ausbildung zum Physiotherapeut anfangen zu können, muss der Bewerber in der Regel 17 Jahre alt sein. Eine Ausnahme kann genehmigt werden, wenn die Ausbildung in dem Jahr begonnen wird, in dem das 17. Lebensjahr vollendet wird und wenn die Durchführung des Lehrgangs und die Erreichung des Ausbildungsziels dadurch nicht gefährdet werden.
Weitere Voraussetzungen für die Aufnahme der Ausbildung sind die gesundheitliche Eignung und der Realschulabschluss oder eine gleichwertige Schulbildung oder eine abgeschlossene Berufsausbildung von mindestens zweijähriger Dauer.
Gemäß § 12 Abs. 1 MPhG ist eine Verkürzung der Ausbildungszeit auf 18 Monate, also die Hälfte der regulären Ausbildungszeit möglich, sofern bereits vor Beginn der Ausbildung eine staatliche Prüfung zum Masseur oder zum medizinischen Bademeister erfolgreich absolviert wurde. Die Ausbildung kann sowohl in Vollzeit als auch in Teilzeit abgeleistet werden, muss in Teilzeitform allerdings mindestens 2.100 Stunden umfassen. Die Regelung gilt auch für Masseure und medizinische Bademeister, die eine entsprechende Berufserlaubnis besitzen. Wenn diese darüber hinaus eine fünfjährige Berufserfahrung in dem Beruf nachweisen, kann sich die Ausbildungszeit weiter auf zwölf Monate (Vollzeitform) oder 1.400 Stunden (Teilzeitform) verkürzen.
Darüber hinaus ist gemäß § 12 Abs. 2 MPhG eine Reduktion der Ausbildungszeit aufgrund des Vorliegens einer artverwandten Ausbildung, z. B. als Turn- und Sportlehrer, möglich.
Daneben besteht auf Antrag die Möglichkeit, eine andere Ausbildung anzuerkennen. Dies ist allerdings nur im Umfang ihrer Gleichwertigkeit zulässig. Die für die Anrechnung zuständige Behörde prüft also, ob und in welchem Umfang die nachgewiesene andere Ausbildung geeignet ist, dieselben Fähigkeiten und Fertigkeiten zu vermitteln, die als Ausbildungsziel in § 3 MPhG festgelegt sind.
Die weiteren Modalitäten der Ausbildung sowie Ablauf und Prüfungsinhalt der staatlichen Prüfung ergeben sich aus der PhysTh-APrV.

1.4.3 Berufstätigkeit als Physiotherapeut

Die Aufgabe eines Physiotherapeuten in der Gesundheitsversorgung ist es, durch die Anwendung geeigneter Verfahren in Prävention, kurativer Medizin, Rehabilitation und im Kurwesen Hilfen zur Entwicklung, zum Erhalt oder zur Wiederherstellung aller Funktionen im somatischen und psychischen Bereich zu geben und bei nicht rückbildungsfähigen Körperbehinderungen Ersatzfunktionen zu schulen (vgl. § 8 MPhG).

Daneben ist der Beruf des Physiotherapeuten auch ein medizinischer Heilberuf, für den das **Heilpraktikergesetz** (HeilprG) Anwendung findet. Die Ausübung der Heilkunde dient zur Feststellung, Heilung oder Linderung von Krankheiten, Leiden oder Körperschäden bei Menschen, auch wenn sie im Dienste von anderen ausgeübt wird (vgl. § 1 Abs. 2 HeilprG). Seit einem Urteil des Bundesverwaltungsgerichts aus dem Jahre 2009 ist höchstrichterlich geklärt, dass Physiotherapeuten die sog. beschränkte oder sektorale Heilpraktiker-Erlaubnis beantragen können. Voraussetzung ist jedoch, dass die Beschränkung auf den Bereich der Physiotherapie (PT) deutlich wird. Trotz Erteilung dieser Erlaubnis dürfen z. B. Fußreflexzonenmassagen (➤ 3.13.5), Osteopathie (➤ 3.9.1) und Akupunktur nicht praktiziert werden. Diese Rechtslage hat das OLG Düsseldorf im September 2015 hinsichtlich der osteopathischen Tätigkeit ausdrücklich bestätigt. Das Anbieten und Bewerben osteopathischer Leistungen, z. B. auf Visitenkarten oder Flyern, durch einen Physiotherapeuten setzt eine (unbeschränkte) Heilpraktikererlaubnis nach § 1 HeilprG voraus. Dies gelte unabhängig davon, ob er selbstständig oder auf Anordnung eines Arztes tätig werde, denn die Osteopathie sei eindeutig Heilbehandlung i. S. des HeilprG. Weiter ist zur Ausübung der Tätigkeit das Bestehen einer niedergelassenen PT-Praxis erforderlich.

Der Antragsteller muss sich für die Erlaubnis einer eingeschränkten Kenntnisüberprüfung unterziehen. Die Ablegung einer umfassenden Kenntnisüberprüfung im Bereich der Ausübung der Heilkunde ist aus Gründen der Berufsfreiheit nicht gerechtfertigt. Die Prüfung muss sich daher auf solche Kenntnisse beschränken, die zur eigenverantwortlichen Anwendung der PT erforderlich und nicht bereits durch die Berufsausbildung vermittelt wurden. Das Bundesverwaltungsgericht zählt dazu in fachlicher Hinsicht die Grenzen der heilkundlichen Tätigkeit im Bereich der PT einschließlich ausreichender diagnostischer Fähigkeiten und daneben die für eine nichtärztliche Ausübung der Heilkunde notwendige Berufs- und Gesetzeskunde.

Einen sog. **Direktzugang** (engl. direct access) zur Leistungserbringung, d. h. ein Tätigwerden, ohne dass es einer ärztlichen Überweisung bzw. Verordnung bedarf, haben Physiotherapeuten nicht. Beim Konzept der beschränkten oder sektoralen Heilpraktiker-Erlaubnis werden sie als Heilpraktiker tätig. Eine physiotherapeutische Leistung kann nur nach Verordnung eines Arztes erfolgen (➤ 1.4.5).

1.4.4 Arbeitsverhältnis

Das Arbeitsverhältnis eines Physiotherapeuten kann mannigfaltig ausgestaltet sein. Er kann beispielsweise als Angestellter in einer Praxis oder einem Krankenhaus tätig sein, als freier Mitarbeiter in einem solchen Betrieb eingesetzt werden oder sich mit dem Betrieb einer eigenen Praxis selbstständig machen.

1.4.4.1 Anstellungsverhältnis

Durch die Tätigkeit bei einer freien Praxis oder einer anderen Gesundheitseinrichtung erwirbt der Physiotherapeut die Stellung als Arbeitnehmer. Arbeitnehmer ist, wer von seinem Dienstherrn persönlich abhängig ist. Eine persönliche Abhängigkeit liegt i. d. R. vor, wenn die Person weisungsgebunden arbeitet. Ferner muss sie in die Betriebsorganisation der Einrichtung eingebunden sein, z. B. durch die Bindung der Tätigkeit an einen bestimmten Arbeitsplatz oder durch den Einsatz von Betriebsmitteln des Arbeitgebers. Außerdem liegt eine persönliche Abhängigkeit vor, wenn eine Peron ihre ganze Arbeitskraft schuldet, also eine Nebentätigkeit praktisch nicht mehr ausgeübt werden kann. Weitere Indizien für das Vorliegen eines echten Anstellungsverhältnisses sind die Entlohnung durch ein festes Gehalt, das Abführen von Lohnsteuern und Sozialversicherungsleistungen durch den Arbeitgeber sowie die Lohnfortzahlung bei Urlaub und Krankheit.

Kommt es zu **Rechtsstreitigkeiten aus dem Arbeitsverhältnis** zwischen einem Arbeitgeber und seinem Arbeitnehmer, ist das Arbeitsgericht zuständig (vgl. § 2 Abs. 1 Nr. 3 ArbGG). Dies gilt für Streitigkeiten über das Bestehen oder Nichtbestehen eines Arbeitsverhältnisses, über Ansprüche aus Verhandlungen zur Eingehung eines Arbeitsverhältnisses und aus dessen Nachwirkungen, über Ansprüche aus unerlaubten Handlungen, soweit diese mit dem Arbeitsverhältnis im Zusammenhang stehen, und bei Streitigkeiten über Arbeitspapiere.

Die Zuständigkeit des Arbeitsgerichts hat für den Arbeitnehmer den Vorteil, dass die Parteien sich selbst vor Gericht vertreten können. Sie brauchen also keinen Anwalt zu beauftragen, sodass streitwertabhängige Anwaltsgebühren entfallen. Eine weitere Besonderheit bei Prozessen vor den Arbeitsgerichten besteht darin, dass jede Partei die bei ihr anfallenden Kosten selbst trägt. Verliert ein Arbeitnehmer also seinen Gerichtsprozess gegen den Arbeitgeber, muss er nur seine eigenen Kosten tragen, nicht jedoch auch noch die Kosten des Arbeitgebers. Diese Bestimmung ist zweischneidig. Sie schützt den Arbeitnehmer, wenn er den Prozess verliert. Sie benachteiligt ihn jedoch, wenn er den Prozess gewinnt, weil er in diesem Fall gleichfalls seine eigenen Kosten (z. B. Anwaltskosten oder Verdienstausfall) tragen muss, ohne diese auf den im Prozess unterliegenden Arbeitgeber abwälzen zu können.

Diese Grundsätze gelten jedoch nur in der ersten Instanz. Ab der zweiten Instanz gelten die gleichen Grundsätze wie auch in Verfahren vor den ordentlichen Gerichten. Es trägt also die jeweils unterliegende Partei die Kosten des gesamten Rechtsstreits.

Besonders praxisrelevant ist der Fall, in dem sich der Arbeitnehmer gegen eine ihm gegenüber ausgesprochene Kündigung wehren möchte (sog. **Kündigungsschutzklage**). Auch hier ist immer das Arbeitsgericht zuständig und kann mit einer Frist von drei Wochen ab Zugang der Kündigung angerufen werden. Die einzigen Ausnahmefälle bestehen, wenn nur die fehlende Schriftform oder die Nichteinhaltung der Kündigungsfrist gerügt wird. Dann ist eine Klage vor den ordentlichen Gerichten mit dem Antrag zu erheben, festzustellen, dass die Kündigung unwirksam ist.

Wenn die Praxis mehr als zehn Mitarbeiter hat und das betreffende Arbeitsverhältnis mindestens sechs Monate bestanden hat, ist bei Kündigungen durch den Arbeitgeber das KSchG anwendbar. Demnach kann der Arbeitnehmer gegen eine Kündigung vorgehen, wenn sie sozial ungerechtfertigt ist. Dies ist gemäß § 1 Abs. 2 KSchG der Fall, wenn sie nicht durch Gründe, die in der Person oder in dem Verhalten des Arbeitnehmers liegen, oder durch dringende betriebliche Erfordernisse, die einer Weiterbeschäftigung des Arbeitnehmers in diesem Betrieb entgegenstehen, bedingt ist.

Ein Grund, der in der Person des Arbeitnehmers liegt, kann beispielsweise eine lang andauernde **Krankheit** sein. Hier muss allerdings nach den durch die Arbeitsgerichte entwickelten Grundsätzen eine negative Gesundheitsprognose vorliegen. Es muss zudem feststehen, dass die aus der Krankheit resultierenden Fehlzeiten zu einer erheblichen Beeinträchtigung wirtschaftlicher oder betrieblicher Interessen des Arbeitgebers führen werden und eine Abwägung der beiderseitigen Interessen muss zugunsten des Arbeitgebers ausgehen. Bei dieser Interessenabwägung ist die Dauer des Arbeitsverhältnisses, die Krankheitsursachen, die Fehlzeiten vergleichbarer Arbeitnehmer und das Lebensalter des Arbeitnehmers zu berücksichtigen. Wichtig ist, dass alle drei Punkte kumulativ vorliegen müssen. Fehlt nur eine der genannten Voraussetzungen, ist die Kündigung sozial ungerechtfertigt.

1

Darüber hinaus sind die Grundsätze des Betrieblichen Eingliederungsmanagements (➤ 1.10) gemäß § 84 Abs. 2 Satz 1 SGB IX zur Überwindung der Arbeitsunfähigkeit eines Arbeitnehmers auch vor dem Ausspruch einer krankheitsbedingten Kündigung zu beachten. Vor der Lösung von einem Arbeitsverhältnis ist der Arbeitgeber gehalten, zunächst betriebsintern alles Erforderliche zu unternehmen, um die Gesundheit der Beschäftigten zu schützen, wiederherzustellen und zu erhalten.

Eine **verhaltensbedingte Kündigung** kommt zum Beispiel bei Verstößen gegen die arbeitsvertraglich festgelegten Pflichten in Betracht. Hier ist jedoch zwingend vor der Kündigung eine Abmahnung auszusprechen, damit der Arbeitnehmer die Chance erhält, sein Verhalten an die Vorgaben des Arbeitgebers anpassen zu können.

Eine **betriebsbedingte Kündigung** kann sowohl aus innerbetrieblichen Umständen wie Rationalisierungsmaßnahmen als auch aus außerbetrieblichen Umständen wie Auftragsmangel gerechtfertigt sein.

Bei betriebsbedingten Kündigungen hat der Arbeitgeber vorher eine Sozialauswahl durchzuführen. Die hierbei von ihm zu berücksichtigenden Kriterien ergeben sich abschließend aus § 1 Abs. 3 KSchG. Zu beachten sind die Dauer der Betriebszugehörigkeit, das Lebensalter, die Unterhaltspflichten und eine Schwerbehinderung des Arbeitnehmers.

Während der Kündigungsschutzprozess bei Gericht anhängig ist, besteht das Arbeitsverhältnis – rein rechtlich betrachtet – weiter fort. In Rechtsprechung und Literatur sind allerdings Fallkonstellationen anerkannt, in denen dem Arbeitgeber eine Möglichkeit zur **Freistellung** des Arbeitnehmers eingeräumt wird, sofern die vertragsgemäße Vergütung fortgezahlt wird. Durch eine solche Freistellung kann der tatsächliche Weiterbeschäftigungsanspruch und damit die tatsächliche Weiterarbeit beendet werden. Die Zulässigkeit einer solchen Freistellung ist im Einzelfall zu prüfen und kann hier nicht abschließend dargestellt werden.

Ist ein Arbeitnehmer in **Teilzeit** beschäftigt, gelten die besonderen Vorschriften des Teilzeit- und Befristungsgesetzes (TzBfG). In Teilzeit beschäftigte Mitarbeiter dürfen nicht ohne sachlichen Grund schlechter behandelt werden als Vollzeitkräfte. Gemäß §§ 8 und 9 TzBfG hat jeder Arbeitnehmer in Absprache mit dem Arbeitgeber einen Anspruch auf Verringerung oder Verlängerung der Arbeitszeit. Insbesondere eine Kündigung wegen der Weigerung eines Arbeitnehmers, von einem Vollzeit- in ein Teilzeitarbeitsverhältnis oder umgekehrt zu wechseln, ist unwirksam. Das Recht zur Kündigung des Arbeitsverhältnisses aus anderen Gründen bleibt natürlich unberührt. Eine Abweichung von den Vorschriften dieses Gesetzes zuungunsten des Arbeitnehmers im Arbeitsvertrag ist, abgesehen von wenigen Ausnahmen, unzulässig.

1.4.4.2 Freie Mitarbeit

Die Beschäftigung eines freien Mitarbeiters ist im Vergleich zu einem festen Anstellungsverhältnis grundlegend verschieden. Freie Mitarbeiter sind keine Arbeitnehmer im arbeitsrechtlichen Sinne. Die o. g. Grundsätze im Hinblick auf Kündigungsschutz und insbesondere auch die umfangreichen weiteren Schutzvorschriften des Arbeitsrechtes (beispielsweise im Entgeltfortzahlungsgesetz oder im Bundesurlaubsgesetz) gelten für freie Mitarbeiter nicht. Der freie Mitarbeiter ist nicht weisungsgebunden und ihm dürfen grundsätzlich auch keine Vorgaben zur Arbeitszeit gemacht werden. Das unternehmerische Risiko trägt er selbst. Die beschäftigende Praxis hat keine Steuern oder sonstige Leistungen abzuführen, vielmehr ist der frei Beschäftigte selbst steuerpflichtig und hat die Sozialversicherungsbeiträge zu leisten.

Eine freie Mitarbeit kann als Vorstufe zur Selbstständigkeit sinnvoll sein. Sie bietet sich beispielsweise für Berufsanfänger an, die noch keinen eigenen Patientenstamm und keine eigenen Praxisräume haben. Mit dem Einstieg als freier Mitarbeiter kann so das wirtschaftliche Risiko im Vergleich zur direkten Gründung einer eigenen Praxis geringer gehalten werden.

Die Abgrenzung, ob eine angestellte oder freie Tätigkeit vorliegt, ist einzelfallabhängig und mitunter nicht immer eindeutig. Maßgeblich kommt es auf die praktische Abwicklung des Vertragsverhältnisses an. Beim Abschluss eines Vertrages beispielsweise mit dem Wortlaut „Tätigkeit als freier Mitarbeiter" kann diese klare Bezeichnung ohne rechtliche Konsequenz bleiben, wenn aus der tatsächlichen Abwicklung der täglichen Arbeit des frei Beschäftigten eine Eingliederung in die Betriebsorganisation erkennbar ist.
Diese grundsätzlichen Unterschiede zwischen Angestellten und freien Mitarbeitern sollten sowohl von Arbeitssuchenden als auch von anstellenden Th. berücksichtigt werden.

1.4.4.3 Selbstständigkeit

Der Betrieb einer eigenen PT-Praxis setzt die Zulassung zur Erbringung von Heilmitteln, die als Dienstleistung abgegeben werden, voraus (vgl. § 124 SGB V). Gemäß § 124 Abs. 2 Satz 1 Nr. 1 bis 3 SGB V ist zuzulassen, wer eine entsprechende Ausbildung und die zur Führung der Berufsbezeichnung berechtigende Erlaubnis besitzt, über eine Praxisausstattung verfügt, die eine zweckmäßige und wirtschaftliche Leistungserbringung gewährleistet, und die für die Versorgung der Versicherten geltenden Vereinbarungen anerkennt. Diese Voraussetzungen müssen kumulativ vorliegen. Liegen die Voraussetzungen vor, ist die Zulassung zu erteilen. Es besteht also ein Rechtsanspruch auf Zulassung.
Die entsprechende Ausbildung und die zur Führung der Berufsbezeichnung berechtigende Erlaubnis besitzen Personen, die Physiotherapeuten sind (➤ 1.4.2.1). Für die Praxisausstattung sind die Vorgaben der Einrichtungsrichtlinien für PT-Praxen nach den gemeinsamen Empfehlungen der Spitzenverbände der Krankenkassen zu beachten. Die Ausübung einer Tätigkeit als Physiotherapeut ohne die Einrichtung von Praxisräumen, z. B. um lediglich Hausbesuche durchzuführen, ist nicht gestattet, wenn eine Behandlung von gesetzlich krankenversicherten Patienten erfolgen soll. Wenn ausschließlich eine Behandlung privat versicherter Patienten erfolgen soll, die die Leistungen selbst bei ihrer Krankenkasse abrechnen, ist dies möglich.

Hinweis zur Rechtsprechung

Die Frage, ob Physiotherapeuten, die in fremden, zugelassenen Praxen arbeiten, tatsächlich selbstständig sind oder ob nicht stattdessen ein sozialversicherungspflichtiges Angestelltenverhältnis vorliegt, hat die Sozialgerichte in Deutschland in den vergangenen Jahren immer wieder beschäftigt. Anfang des Jahres 2014 fasste das Bayrische Landessozialgericht in einem einstweiligen Rechtsschutzverfahren einen Beschluss, in dem es bei zwei freien Mitarbeitern eine sog. Scheinselbstständigkeit annahm und den Praxisinhaber zur Nachzahlung der Sozialversicherungsbeiträge verurteilte. Hauptargumente des Gerichts für die Einordnung waren, dass das wirtschaftliche Risiko allein von den Praxisinhabern getragen werde und nur sie mit den Krankenkassen abrechneten. Anhaltspunkte, die eine Typabweichung zulassen, haben die Richter nicht erkannt. Solche können wie bereits erläutert ein fehlender Anspruch auf Urlaubsentgelt oder Entgeltfortzahlung im Krankheitsfall sein (➤ 1.4.4.1).
Die bisherige ständige Rechtsprechung des Bundessozialgerichts geht zwar in die entgegengesetzte Richtung und nimmt in vergleichbaren Fällen eine Tätigkeit als freier Mitarbeiter (➤ 1.4.4.2) an, dennoch sollten Th. die Rechtslage zu diesem Thema aufmerksam beobachten. Es erscheint möglich, dass sich der Grundsatz, nach dem sich die Mitarbeit in einer fremden zugelassenen Praxis richtet, ändert.
Bei der Einstellung neuer Mitarbeiter sollte ein sog. Statusfeststellungsverfahren gem. § 7 a SGB IV eingeleitet werden. Zuständig hierfür ist die Deutsche Rentenversicherung Bund. Ein solches Verfahren gibt derzeit die größtmögliche Sicherheit hinsichtlich der Rechtsnatur der Beschäftigung.

Hinsichtlich der Gesellschaftsform einer PT-Praxis gibt es verschiedene Möglichkeiten der Gestaltung, die sich auch auf die Geschäftsführungsbefugnis, die Vertretungsmacht und die Haftung im Schadensfall auswirken. Zu beachten ist, dass in Deutschland ein Numerus Clausus der Gesellschaftsformen besteht. Das bedeutet, dass nur die gesetzlichen Gesellschaftsformen zulässig sind und grundsätzlich keine unzulässigen Mischformen gewählt werden dürfen, um beispielsweise das Haftungsrisiko für die Gesellschafter zu minimieren.

1.4.4.3.1 Einzelunternehmen

Für eine PT-Praxis kommt zunächst die Gründung eines Einzelunternehmens in Betracht. In diesem Fall ist keine Eintragung des Unternehmens ins Handelsregister erforderlich. Allein der Inhaber ist Geschäftsführer. Vorteilhaft an einer Tätigkeit als Einzelunternehmer ist, dass die Gründung mit relativ geringem finanziellem Aufwand verbunden ist. Es ist kein Mindestkapital erforderlich und die kostspielige Beauftragung eines Notars entfällt. Ein wesentlicher Nachteil dieser Rechtsform ist jedoch die unbeschränkte Haftung des Unternehmers mit seinem gesamten privaten und geschäftlichen Vermögen.
Die Gründung einer **Praxisgemeinschaft** mit einem oder mehreren anderen Einzelunternehmern ändert an der Rechtsform der Praxis nichts. Bei einer Praxisgemeinschaft werden nur die Räumlichkeiten und das Inventar gemeinsam genutzt. Im Übrigen sind die einzelnen Unternehmer unabhängig voneinander.

1.4.4.3.2 Personengesellschaft

Soll die Praxis mit mehreren Personen gegründet werden, entsteht im Gegensatz zum Einzelunternehmen eine Personengesellschaft. Diese kann eine **Gesellschaft bürgerlichen Rechts (GbR)**, auch BGB-Gesellschaft genannt, oder eine Partnerschaftsgesellschaft sein.
Wird eine GbR gegründet, ist, wie beim Einzelunternehmen, keine Eintragung ins Handelsregister zu beantragen. Die Geschäftsführung übernehmen die Gesellschafter gemeinsam. Sie haben jedoch das Recht, bei Notfallmaßnahmen ohne Zustimmung der anderen Gesellschafter zu handeln. Dies umfasst auch das Recht, Verträge im Namen der Gesellschaft abzuschließen. Ein Vorteil ist, dass die Gründung einer GbR ohne die Hinzuziehung eines Notars vollzogen werden kann. Ein nicht außer Acht zu lassender Nachteil ist auch hier die volle Haftung eines jeden Mitgesellschafters – auch mit seinem Privatvermögen.
Weitere Regelungen über die GbR können den §§ 705 ff. BGB entnommen werden.
Im Fall der Gründung einer **Partnerschaftsgesellschaft** ist das Partnerschaftsgesellschaftsgesetz (PartGG) anwendbar. Es ist eine Eintragung der Gesellschaft ins Partnerschaftsregister erforderlich. Die Partnerschaftsregister werden wie auch die Handelsregister nur bei bestimmten Amtsgerichten geführt. In einigen Bundesländern ist die Zuständigkeit für das Partnerschaftsregister an die Zuständigkeit für das Handelsregister geknüpft (z. B. in Bayern). In NRW ist zentral das Amtsgericht Essen zuständig (Seibert/Kilian, Partnerschaftsgesellschaftsgesetz, § 4; Rn. 3). Die Geschäftsführung üben alle Gesellschafter gemeinsam aus. Vorteilhaft im Falle einer Partnerschaftsgesellschaft ist, dass kein Mindestkapital eingebracht werden muss. Darüber hinaus bestehen gesetzliche Erleichterungen hinsichtlich einer Freistellung der persönlichen Haftung für Berufsfehler bei Behandlungen, die allein einer der anderen Partner durchgeführt hat, sog. Handelndenhaftung (vgl. § 8 Abs. 2 PartGG). Nachteil ist die zwingend vorgeschriebene Eintragungspflicht sowie die grundsätzlich unbeschränkte Haftung der Partner mit dem Gesellschafts- und dem Privatvermögen.

1.4.4.3.3 Kapitalgesellschaft

Daneben besteht die Möglichkeit der Begründung einer Kapitalgesellschaft in Form einer **Gesellschaft mit beschränkter Haftung (GmbH).** Eine GmbH ist ins Handelsregister einzutragen. Dies wird bei dem Amtsgericht, in dessen Bezirk die Gesellschaft ihren Sitz hat, geführt. Die Geschäftsführung überneh-

men bei einer GmbH grundsätzlich die Gesellschafter gemeinschaftlich. Andere Gestaltungsformen im Gesellschaftsvertrag sind möglich. Der Nachteil der unbeschränkten Haftung des Unternehmers bei einem Einzelunternehmen bzw. der Gesellschafter bei einer GbR oder einer Partnerschaftsgesellschaft kann mit der Wahl dieser Gesellschaftsform umgangen werden. Die Gesellschafter einer GmbH haften nicht persönlich. Für Verbindlichkeiten der Gesellschaft haftet nur die GmbH. Die Konstellation, in der die Haftung eines Gesellschafters ausnahmsweise ausgelöst werden kann, entsteht, wenn das Gesellschaftsvermögen zum Zeitpunkt der Eintragung ins Handelsregister unter dem Betrag des Stammkapitals liegt. In diesem Fall haften die Gesellschafter auf Ausgleich (vgl. § 9 des Gesetzes betreffend die Gesellschaften mit beschränkter Haftung, GmbHG). Nachteilig hervorzuheben ist jedoch, dass für eine GmbH eine Gewerbesteuer zu entrichten und eine Mindestkapitaleinlage von 25.000 Euro zu erbringen ist.
Eine nachträgliche Änderung der Rechtsform ist zwar nicht ausgeschlossen, jedoch zeitaufwendig und kostenintensiv. Unter Umständen kann sich daneben eine Veränderung der Rechtsform, die nicht selten in den Namen eines Betriebes integriert ist, störend auf den Geschäftsbetrieb auswirken. Deshalb ist es Existenzgründern anzuraten, sich bereits frühzeitig und umfassend zu informieren und dann die Rechtsformwahl zu treffen.

1.4.5 Notwendigkeit der ärztlichen Heilmittelverordnung

Das Verhältnis einer physiotherapeutischen Leistung im Verhältnis zu einer ärztlichen Leistung ergibt sich im Rahmen der gesetzlichen Krankenversicherung aus dem SGB V. Demnach können Physiotherapeuten grundsätzlich nur aufgrund der Verordnung eines zugelassenen Arztes tätig werden. § 15 Abs. 1 S. 2 SGB V legt fest, dass, sofern bei einer ärztlichen Behandlung Hilfeleistungen anderer Personen erforderlich sind, diese nur erbracht werden dürfen, wenn sie vom Arzt angeordnet und von ihm verantwortet werden. Einen sog. Direktzugang (➤ 1.4.3) zur Leistungserbringung haben Th. nicht. Die jeweils verordnungspflichtigen Heilmittel können dem jährlich aktualisierten Heilmittelkatalog entnommen werden. Der indikationsbezogene Heilmittelkatalog gem. § 92 Abs. 6 S. 1 Nr. 1 SGB V ist Bestandteil der vom Gemeinsamen Bundesausschuss (G-BA) verabschiedeten Heilmittel-Richtlinie. Die Indikation ergibt sich zum einen aus der Diagnose. Daneben muss aber auch nach einer Gesamtbetrachtung der Schädigungen und der Beeinträchtigung der Aktivitäten bei gleichzeitiger Berücksichtigung der individuellen Kontextfaktoren in Bezug auf Person und Umwelt eine Heilmittelanwendung notwendig sein. Neben der Versorgung kranker Menschen mit Heilmitteln nach dem allgemein anerkannten Stand der medizinischen Forschung, definiert die Richtlinie die Verordnungsfähigkeit und -modalitäten von Heilmitteln in der vertragsärztlichen Versorgung, die von entsprechend qualifizierten und zugelassenen Heilmittelerbringern abgegeben werden können. Die Heilmittel-Richtlinie ist als untergesetzliche Norm für Ärzte und Krankenkassen verbindlich. Der G-BA setzt sich gem. § 91 Abs. 1 S. 1 SGB V aus den Kassenärztlichen Bundesvereinigungen, der Deutschen Krankenhausgesellschaft und dem Spitzenverband Bund der Krankenkassen zusammen. Das am 11.04.2017 in Kraft getretene Gesetz zur Stärkung der Heil- und Hilfsmittelversorgung (Heil- und Hilfsmittelversorgungsgesetz – HHVG) sieht ein Modellvorhaben zur Heilmittelversorgung vor, bei welchem die Heilmittelerbringer auf der Grundlage einer vertragsärztlich festgestellten Diagnose und Indikation für eine Heilmittelbehandlung selbst die Auswahl und die Dauer der Therapie sowie die Frequenz der Behandlungseinheiten bestimmen (HHVG, Artikel 1 Änderung des SGB V, Nr. 4). Derzeit laufen Auswertungen und eine abschließende Evaluation muss aktuell noch abgewartet werden.

Für Patienten, die einer privaten Krankenversicherung angehören, gelten ähnliche Grundsätze. Laut Musterbedingungen des Verbandes der privaten Krankenversicherung müssen Heilmittel von Ärzten, Zahnärzten oder Heilpraktikern verordnet werden. Dies ist Voraussetzung für eine Kostenübernahme durch die Versicherung. Im Bereich der privaten Krankenversicherungen sind allerdings im Gegensatz zur gesetzlichen Krankenversicherung individuelle Vertragsabsprachen denkbar, in denen von diesen Grundsätzen abgewichen wird.
Generell ausgenommen von dieser Vorgabe sind rein präventive Maßnahmen. Gemäß § 20 SGB V sind dies Leistungen zur primären Prävention, d. h. solche Leistungen, die den allgemeinen Gesundheitszustand verbessern und insbesondere einen Beitrag zur Verminderung von sozial bedingter Ungleichbehandlung von Gesundheitschancen erbringen sollen. Ein Beispiel ist eine Beratung zur gesunden Haltung am Arbeitsplatz. Für Tätigkeiten, die darüber hinausgehen, also jegliche Form der Diagnose eines akuten pathologischen Zustandes, gelten die oben dargestellten Einschränkungen der physiotherapeutischen Behandlung.

Exkurs: Verordnungen im Rahmen des Entlassmanagements aus dem stationären Bereich

Claudia Winkelmann

Bislang konnten ausschließlich Vertragsärzte Heilmittelverordnungen ausstellen. Nunmehr ist dies auch den Ärzten im Krankenhaus möglich, wenn das Heilmittel unmittelbar nach der Entlassung des Patienten aus dem Krankenhaus zu dessen Erstversorgung erforderlich ist. Die Verordnung muss im Rahmen der Heilmittel-Richtlinie § 16a mit Wirkung vom 01.07.2017 erfolgen. Demgemäß gilt:

- Die Verordnung muss der Maßgabe des Heilmittelkatalogs entsprechen. Ihre Gültigkeit ist auf den Zeitraum von bis zu sieben Kalendertagen nach der Entlassung begrenzt.
- Verordnungen im Rahmen des Entlassmanagements müssen mit der Sonderkennzeichnung „Entlassmanagement" gekennzeichnet sein (➤ Abb. 1.4.1). Darüber hinaus sind das Datum der Entlassung im Feld „Datum" sowie eine „4" im Feld „Status" der Verordnung einzutragen.
- Spätestens sieben Kalendertage nach der Entlassung muss die Behandlung begonnen und
- spätestens zwölf Kalendertage nach der Entlassung abgeschlossen sein. Nicht in Anspruch genommene Behandlungseinheiten verfallen.
- Weitere Verordnungen und sonstige Regelfälle werden durch die Verordnung im Rahmen des Entlassmanagements nicht berührt.

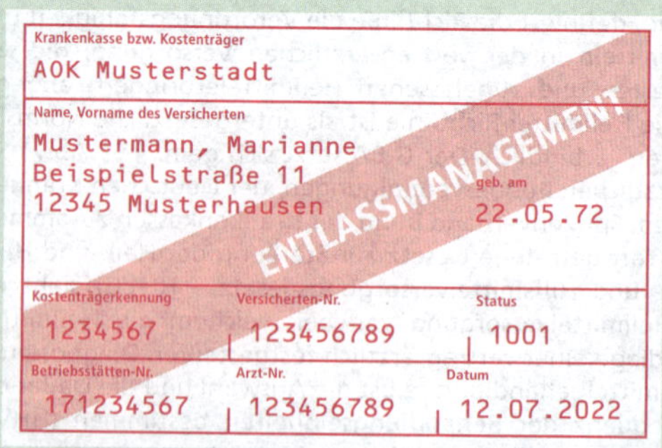

Abb. 1.4.1 Sonderkennzeichnung für das Entlassmanagement.

1.4.6 Zivilrechtliche Haftung

Der Haftungsmaßstab eines Physiotherapeuten richtet sich nach dem mit dem Patienten geschlossenen **Behandlungsvertrag.** Durch eine Gesetzesneuerung im Jahr 2013 wurde das Gesetz zur Verbesserung der Rechte von Patientinnen und Patienten (PatRG) verabschiedet und als §§ 630 a ff. in das BGB eingefügt. Dadurch wurden die Pflichten, die sich aus einem Behandlungsvertrag ergeben, erstmals ausdrücklich gesetzlich festgelegt. Und zwar wird derjenige, welcher die medizinische Behandlung eines Patienten zusagt (Behandelnder), zur Leistung der versprochenen Behandlung, der andere Teil (Patient) zur Gewährung der vereinbarten Vergütung verpflichtet, soweit nicht ein Dritter zur Zahlung verpflichtet ist (vgl. § 630 a Abs. 1 BGB).
Dritter ist in diesem Zusammenhang die Krankenversicherung des Patienten, die i. d. R. zur Zahlung verpflichtet ist.
Diese Neuregelung stellt eindeutig klar, dass der Behandlungsvertrag eine besondere Form des Dienstvertrages ist. Die §§ 630 a ff. BGB gelten auch für die Behandlung durch einen Physiotherapeuten. Das heißt, der Physiotherapeut schuldet dem Patienten die bloße Erbringung einer Tätigkeit, nämlich die physiotherapeutische Behandlung. Abzugrenzen ist dieser Vertragstyp von einem Werkvertrag gemäß § 631 BGB, wonach der Behandelnde die Erbringung eines konkreten Erfolges schuldet. Diese Unterscheidung hat auch Auswirkungen auf die vertraglichen Schadensersatzansprüche wegen der Verletzung einer Vertragspflicht. Stellt sich nach der Behandlung durch einen Physiotherapeuten keine Besserung der Beschwerden ein, liegt bei einem Behandlungsvertrag keine Pflichtverletzung vor. Bei einem Werkvertrag wäre der vertraglich geschuldete Erfolg ausgeblieben und der Physiotherapeut müsste kostenlos erneut behandeln und würde sich ggf. schadensersatzpflichtig machen.
Die im Vertrag festgelegten Regelungen gelten grundsätzlich nur zwischen den Vertragsparteien. Nur gegenüber demjenigen, dem eine Leistung zugesagt wurde, kommt eine Ausgleichspflicht in Frage, wenn diese Leistung nicht erbracht wird.
Einen Ausnahmefall stellt der sog. **Vertrag mit Schutzwirkung zugunsten Dritter** dar. Bei dieser Konstellation kann ausnahmsweise eine dritte Person in den Geltungsbereich des Vertrages einbezogen werden, wenn sie den Gefahren, die mit der Vertragsabwicklung einhergehen in gleicher Weise ausgesetzt ist wie die Vertragspartei selbst. Weitere Voraussetzungen sind, dass die dritte Person zu der Vertragspartei in einer gewissen Nähebeziehung steht, die Partei ein Interesse an der Einbeziehung hat und dass die dritte Person nicht auf anderem Wege den Ersatz des entstandenen Schadens erlangen kann. Dies kann beispielsweise zum Tragen kommen, wenn ein Patient ein Kind oder einen anderen Angehörigen mit in die Praxis bringt und dieser auf feuchtem Boden ausrutscht und sich den Arm bricht. Dem Angehörigen sind – genauso wie dem Patienten selbst – sowohl entstandene Behandlungskosten und Verdienstausfall zu erstatten sowie Schmerzensgeld zu leisten.
Hinzuweisen ist in diesem Zusammenhang darauf, dass auch für Vertragsverletzungen von in der Praxis tätigen Hilfspersonen der Physiotherapeut einzustehen hat, denn eine Hilfsperson, der er sich zur Erfüllung einer Verbindlichkeit bedient, ist Erfüllungsgehilfe im Sinne des § 278 BGB. Ihr Verschulden ist dem Physiotherapeuten in vollem Umfang zurechenbar.
Hinzuweisen ist hier besonders auf die Regelung des § 630 h BGB, wonach das Vorliegen eines Behandlungsfehlers vermutet wird, wenn sich ein allgemeines Behandlungsrisiko verwirklicht hat. Dieses muss für den Behandelnden voll beherrschbar gewesen sein und zur Verletzung des Lebens, des Körpers oder der Gesundheit des Patienten geführt haben. In dieser Beweislastumkehr kommt der Schutzzweck der neuen Regelungen, nämlich die Stärkung der Patientenrechte, klar zur Geltung.

1.4.7 Strafrechtliche Haftung

1.4.7.1 Schweigepflicht

Gem. § 203 Abs. 1 Nr. 1 StGB macht sich ein Physiotherapeut strafbar, wenn er unbefugt ein fremdes Geheimnis, namentlich ein zum persönlichen Lebensbereich gehörendes Geheimnis oder ein Betriebs- oder Geschäftsgeheimnis offenbart, das ihm als Angehörigen eines Heilberufes, der für die Berufsausübung oder die Führung der Berufsbezeichnung eine staatlich geregelte Ausbildung erfordert, anvertraut worden oder sonst bekannt geworden ist. Der zu erwartende Strafrahmen liegt zwischen einer Freiheitsstrafe bis zu einem Jahr oder einer Geldstrafe. Die Höhe der Geldstrafe wird vom Gericht unter Berücksichtigung der persönlichen und wirtschaftlichen Verhältnisse des Täters bestimmt. Zu beachten ist, dass die Straftat nur auf Antrag desjenigen verfolgt wird, der von der Verletzung der Schweigepflicht betroffen ist (vgl. §§ 205 Abs. 1 und 77 Abs. 1 StGB). Die Schweigepflicht bezieht sich auf medizinische und private Geheimnisse und besteht auch über den Zeitpunkt des Todes eines Patienten hinaus fort. Wichtig ist, dass dies nicht nur in Bezug auf Geheimnisse des Patienten selbst gilt, sondern auch in Bezug auf Geheimnisse einer dritten Person, die dem Physiotherapeuten bei einer Behandlung bekannt werden. Hier ist besondere Vorsicht walten zu lassen, da dies Personen sein können, die der Schweigepflichtige noch nicht einmal kennt (z. B. Angehörige oder Kollegen des Patienten).
In einigen Fällen kann eine Ausnahme von der Verpflichtung der Geheimhaltung bestehen. Eine Entbindung von der Schweigepflicht durch den Patienten selbst ist möglich. Darüber hinaus kann der Schweigepflichtige durch Anzeigepflichten gegenüber Behörden (z. B. einem Sozialleistungsträger) von der Schweigepflicht entbunden sein. Eine weitere Ausnahme besteht, wenn die Preisgabe des Geheimnisses zur Wahrung der Interessen des Schweigepflichtigen unumgänglich ist, z. B. wenn er eine Honorarforderung gegen den Patienten gerichtlich durchsetzen will. Dies wird insbesondere solche Geheimnisse betreffen, die sich auf den Gesundheitszustand des Patienten beziehen (z. B. über eine bei ihm angewandte Behandlungsmethode). Die Möglichkeit, die Angaben über die angewandten Methoden oder Befunde unkenntlich zu machen und so die Information über den Patienten vor einer Preisgabe zu sichern, dürfte in den meisten Fällen bestehen, da die Details über die angewandte Methode für das Gerichtsverfahren selten von Belang sein werden. Davon sollte im betreffenden Fall Gebrauch gemacht werden. Die Offenbarung eines privaten Geheimnisses wird kaum zu rechtfertigen sein.
Die Schweigepflicht gilt auch für die Personen, die durch ein besonderes rechtliches Verhältnis (zumeist durch Arbeitsvertrag) in irgendeiner Form in das Behandlungsgeschehen einbezogen sind. Sie müssen von ihrem Arbeitgeber darüber belehrt und über die Konsequenzen eines Verstoßes informiert werden.

1.4.7.2 Sonstige Haftungsfälle

Neben dem besonderen Fall der Verletzung der Schweigepflicht gegenüber einem Patienten sind die übrigen Vorschriften des StGB zu beachten. Insbesondere relevant bei der physiotherapeutischen Behandlung sind die Vorschriften zur Körperverletzung. Auch eine fahrlässig verursachte Körperverletzung ist unter Strafe gestellt (vgl. § 229 StGB). Das bedeutet, dass auch eine Behandlung, bei der der Physiotherapeut die im Verkehr erforderliche Sorgfalt außer Acht lässt, mit einer Freiheitsstrafe bis zu drei Jahren oder mit einer Geldstrafe geahndet werden kann. Maßgeblich ist, ob eine objektive Sorgfaltsplicht verletzt wurde und dies auch subjektiv für den Behandelnden erkennbar und vermeidbar war. Es kommt im Einzelfall also zum einen darauf an, was zum Behandlungszeitpunkt in der Praxis eine bewährte Behandlungsmethode ist. Zum anderen muss deren Kenntnis jedoch auch von einem durchschnittlich befähigten Physiotherapeuten erwartet werden können.

Physiotherapeuten sind also verpflichtet, sich entsprechend dem jeweiligen Wissensstand in der PT fortzubilden, um bei der Behandlung ihrer Patienten über aktuelle Entwicklungen ihres Fachgebietes informiert zu sein. Auch das Hilfspersonal ist entsprechend zu informieren und zu überwachen.

1.4.8 Patientenrechte

Neben der Einführung der §§ 630 a ff. BGB (➤ 1.4.6) wurden durch das PatRG das SGB V, die Patientenbeteiligungsverordnung, das Krankenhausfinanzierungsgesetz, die Zulassungsverordnung für Vertrags(zahn)ärzte und die Bundesärzteordnung im Sinne der Patienten geändert.
Durch die Förderung einer Fehlervermeidungskultur, die Stärkung der Verfahrensrechte bei Behandlungsfehlern, eine Stärkung der Rechte gegenüber Leistungsträgern, eine Stärkung der Patientenbeteiligung und die Schaffung umfangreicher Informationspflichten gegenüber dem Patienten konnte die Patientenrolle in wesentlichen Punkten neu strukturiert werden.

1.4.9 Individuelle Gesundheitsleistungen (IGeL)

Hierbei handelt es sich um solche ärztlichen Leistungen, die bei gesetzlich krankenversicherten Patienten nicht zum Leistungsumfang gehören, also keine vertragsärztlichen Leistungen sind. Dennoch sind diese Leistungen nachgefragt und ärztlich empfehlenswert oder zumindest vertretbar. Eine abschließende Definition oder einen abschließenden Leistungskatalog für IGeL gibt es nicht. Darunter fallen beispielsweise Vorsorgeuntersuchungen, alternative Heilverfahren oder neuartige Untersuchungs- und Behandlungsmethoden.
Diese Leistungen können nur im Rahmen einer Privatbehandlung erbracht werden, bei der mit dem Patienten vor der Behandlung ein schriftlicher Behandlungsvertrag geschlossen werden muss.
Die Abrechnung darf nur erfolgen, wenn darüber hinaus ein ausdrücklicher Hinweis erfolgt ist, dass die IGeL nicht in den Leistungskatalog der gesetzlichen Krankenversicherung fallen und die Kosten daher vom Patienten selbst zu tragen sind. Der Patient muss sich vor der Behandlung mit der Übernahme der Kosten einverstanden erklären.

1.4.10 Aufbewahrungspflichten

Patientendaten fallen in die Kategorie der Gesundheitsdaten und sind somit besonders sensible Daten im Sinne des Bundesdatenschutzgesetzes (BDSG). Nach § 35 Abs. 2 Nr. 3 des BDSG sind personenbezogene Daten zu löschen, wenn der Zweck, zu dem sie gespeichert wurden, erfüllt ist.
Nach diesem Zeitpunkt ist eine weitere Aufbewahrung nur erlaubt, wenn Aufbewahrungsfristen aus anderen Rechtsvorschriften dies erfordern. Eine solche Pflicht zur Aufbewahrung ergibt sich zum einen aus den bundesweit geltenden Rahmenempfehlungen, die zwischen den Spitzenverbänden der Krankenkassen und den maßgeblichen Spitzenorganisationen der Heilmittelerbringer geschlossen wurden.
Daneben ergeben sich Aufbewahrungspflichten aus steuerrechtlichen Regelungen der Abgabenordnung, wonach ärztliche Verordnungen sechs Jahre und physiotherapeutische Patientenakten drei Jahre aufbewahrt werden müssen.
Die Patientenakten sind dann so aufzubewahren, dass keine unberechtigten Personen Zugriff auf sie haben. Sie müssen also in abschließbaren Behältnissen und Räumlichkeiten verwahrt werden (vgl. Anlage zu § 9 BDSG). Nach Abschluss und Abrechnung der Behandlung des Patienten müssen die betreffenden Akten in gesonderten Aktenschränken, bestenfalls in gesonderten Räumlichkeiten archiviert werden.

Wenn der Zeitpunkt der Vernichtung der Akten gekommen ist, sollte dies in der Art und Weise geschehen, dass ein Wiederherstellen nach dem Stand der Technik unmöglich ist.

1.4.11 Dokumentation

Gem. § 5 des zwischen den Verbänden der Physiotherapeuten und den Krankenkassen geschlossenen Rahmenvertrages hat der Physiotherapeut für jeden behandelten Versicherten eine Verlaufsdokumentation nach Anlage 1 Ziffer 8 des Vertrages zu führen und kontinuierlich je Behandlungseinheit fortzuführen. Sie erfasst die je Behandlungseinheit im Einzelnen erbrachte Leistung, die Reaktion des Patienten und ggf. Besonderheiten bei der Durchführung der Behandlung. Sofern der behandelnde Vertragsarzt dies auf der Verordnung kenntlich macht, unterrichtet der Physiotherapeut diesen gegen Ende der Behandlungsserie über den Stand der Therapie (➤ 1.1.2.1.4).
Die Dokumentationspflicht dient der Sicherung der Qualität der Behandlungsprozesse. Auf die Dokumentation kann auch zurückgegriffen werden, um – ggf. gerichtlich – festzustellen, ob der behandelnde Physiotherapeut einen Behandlungsfehler gemacht hat oder nicht.

Literatur

1.5 Hygiene und Gesundheit

Ulrike Simon-Rosin

Gerade in der PT ist fundiertes Wissen um die praktischen Abläufe und gängigen Hygienemaßnahmen unumgänglich. Unter diesem Gesichtspunkt und dem der Anwendbarkeit, wird im Folgenden der direkte Praxisbezug erstellt. Mit konkreten Hinweisen für die praktische Arbeit hilft dieser Leitfaden, die Gesundheit des Patienten und des Th. zu schützen.

1.5.1 Grundwissen zur Keimreduktion

1.5.1.1 Reinigung

Neben der optischen Reinigung ist in medizinischen Einrichtungen die Keimarmut sehr wichtig. Grundsätzlich gilt aber: Eine Reinigung dient nicht der Keimzahlreduzierung, sondern vorrangig der optischen Sauberkeit von Oberflächen.
Die **trockene Reinigung** in Gesundheitseinrichtungen ist nicht gestattet, da eine Aufwirbelung von Schmutz und Stäuben zur besonderen Ausbreitung der Keime führen könnte.
Bei der **Feuchtreinigung** von Oberflächen werden zwar 90 % der Keime entfernt, diese verbleiben aber zum großen Teil noch lebend im Reinigungswasser oder im Lappen und können von hier weiträumig verteilt werden.

1.5.1.2 Dekontamination

Die Dekontamination ist die Entfernung von Oberflächenkeimen, ohne die Anforderungen an eine Desinfektion zu erfüllen; gebräuchlich v. a. für die Haut und gegen die Ausbreitung multiresistenter Keime (z. B. Staphylokokken). Dekontaminierende Waschlotionen haben keimentfernende Eigenschaften, jedoch keine desinfizierende Wirkung. Dekontaminationslösungen vernichten unter Laborbedingungen 99,9 % der Keime (Keimreduktion: 1.000/1).

1.5.1.3 Desinfektion

Desinfektionsmittel müssen im Test mindestens 99,99 % der Erreger (Keimreduktion: 10.000/1) auf Oberflächen abtöten. Eine Desinfektion gewährleistet keine vollständige Keimabtötung, sondern hängt von der Keimlast sowie der Konzentration und Einwirkzeit (vom Hersteller vorgeschrieben) des Desinfektionsmittels ab. Der Desinfektionsprozess beginnt unmittelbar nach dem Ausbringen des Mittels, wobei viele Desinfektionsmittel meist noch nach Trocknung wirken (sog. **Remanenz**).
Desinfektionsmittel stehen für verschiedene Anwendungsbereiche bereit, wobei moderne Desinfektionsmittel meist aus verschiedenen Wirkstoffen zusammengesetzt sind und oft gleichzeitig eine reinigende Wirkung haben.
Es können diverse Desinfektionsmittelgruppen unterschieden werden. Eine Auswahl wird im Folgenden vorgestellt.

1.5.1.3.1 Hände- bzw. Hautdesinfektion

Hautdesinfektionsmittel enthalten
- Alkohol (Konzentration: 60–80 %),
- keine Rückfetter,
- z. T. Farbstoffe (zeigen, z. B. bei einer OP, bereits desinfizierte Regionen der Haut an).

Es werden grundsätzlich zwei Arten der Händedesinfektion (➤ Tab. 1.5.1) voneinander unterschieden.

Tab. 1.5.1 Händedesinfektion.

Hygienische Händedesinfektion	Chirurgische Händedesinfektion
Fremdkeime (transiente Flora) auf der Hautoberfläche werden so weit wie möglich reduziert, um das Risiko der Übertragung und Verbreitung von Erregern zu minimieren. Eine ausführliche Anleitung zur hygienischen Händedesinfektion wird in ➤ 6.6.1 gegeben.	Fremdkeime und die natürliche Hautflora (residente Flora) werden effektiv und möglichst anhaltend reduziert, um bei OPs das Infektionsrisiko der Patienten gering zu halten.

1.5.1.3.2 Wunddesinfektion

Desinfektion von Wunden und Schleimhäuten wird als „Antisepsis" bezeichnet, wobei spezifische Mittel zur Verfügung stehen.

1.5.1.3.3 Instrumentendesinfektion

Mittel zur Instrumentendesinfektion wirken möglichst schonend auf das Instrumentarium und enthalten oft antikorrosive Stoffe. Vor der Desinfektion muss häufig eine Verdünnung des Desinfektionsmittels erfolgen.
Instrumente werden meist in Wannen mit Deckel und in gut belüfteten Räumen desinfiziert, damit die Raumluft nicht zu stark belastet wird.

1.5.1.3.4 Flächendesinfektion

Neben dem Wirkstoff sind oft Duft- und Reinigungsstoffe in den Flächendesinfektionsmitteln enthalten, so haben die Desinfektionsmittel auch reinigende Wirkung.

Cave

Wenn ein Flächendesinfektionsmittel aus Alkohol besteht, darf es nur für kleine Flächen genutzt werden, da anderenfalls die Belastung der Raumluft zu hoch wäre. Grundsätzlich ist die Materialbeständigkeit der zu desinfizierenden Fläche sicherzustellen.

1

1.5.1.4 Sterilisation

99,9999 % (Keimreduktion: 1.000.000/1) der auf einem Sterilgut befindlichen Keime werden durch ein geeignetes thermisches oder chemisches Sterilisationsverfahren abgetötet. Damit bieten Sterilisationsverfahren das breiteste Keimabtötungsspektrum.
Die Wahl eines Sterilisationsverfahrens richtet sich nach dem Material und der Nutzung des Sterilguts sowie nach der technischen Machbarkeit.
In der medizinischen Praxis werden vorrangig thermische Verfahren eingesetzt. Hierbei wird die Dampf- von der Heißluftsterilisation unterschieden. Wie bei allen Sterilisationsmaßnahmen muss vor Beginn das zu sterilisierende Gut gereinigt, meist auch desinfiziert werden, da eingeschlossene Keime (z. B. in Blutkoagula) durch die thermische Sterilisation allein nicht erreicht werden.

1.5.1.4.1 Dampfsterilisation

Die Dampfsterilisation ist die in der medizinischen Praxis am häufigsten verwendete Technik. Das Sterilgut ist bei unbeschädigter Verpackung für 24–48 Stunden steril.

- Prinzip: Erhitzter Wasserdampf wird mit Überdruck zu verpacktem Sterilgut geleitet und einen definierten Zeitraum (mindestens aber 21 Minuten) gehalten; bei einer Temperatur von 121 °C wird eine Atmosphäre Überdruck (≈ 2 bar) aufgebaut, bei 134 °C sogar zwei Atmosphären Überdruck (≈ 3 bar).
- Vorteil: Prozess lässt sich validieren; das gewährleistet Rechtssicherheit für die medizinische Einrichtung.

1.5.1.4.2 Heißluftsterilisation

- Prinzip: 180 °C und mehr umgibt das Sterilgut für mindestens zwei Stunden (in Abhängigkeit vom zu sterilisierenden Material).
- Nachteil: Prozess lässt sich nicht validieren.

1.5.1.4.3 Chemische und Strahlen-Sterilisationsverfahren

Diese Verfahren eignen sich für temperaturempfindliche Materialien. In der medizinischen Praxis werden diese Methoden selten genutzt, da sie entweder eine aufwendige Nachbereitung des Sterilgutes erfordern (Formaldehyd-Sterilisation), toxische Gase Mensch und Umwelt belasten (Ethylenoxid) oder technisch aufwendige Voraussetzungen erforderlich sind (Plasma-Sterilisation, Verfahren mit Röntgen-, UV- oder Gammastrahlen). Auch die Sterilfiltration oder die Methode des Ausglühens/Verbrennens wird selten in der Medizin angewendet. Neben den bereits genannten Nachteilen sind die Resultate all dieser Methoden zudem kaum zu validieren.

1.5.2 Arbeits- und Personalhygiene

1.5.2.1 Persönliche Hygiene

Es gilt, das richtige Maß zu finden, denn ein Zuviel schadet ebenso wie ein Zuwenig.
In medizinischen Einrichtungen nimmt die **Händereinigung** eine Schlüsselrolle ein. In erster Linie dient die Reinigung der Entfernung grober Verschmutzungen. Zu bedenken ist, dass auch Hände, die nichts berühren, verschmutzen (durch Hautschuppen, Schweiß u. Ä.). Zu folgenden Zeitpunkten ist eine Händewäsche erforderlich:

- Bei Arbeitsantritt,
- nach dem Toilettengang,
- vor und nach dem Essen,
- vor der Zubereitung und Darreichung von Lebensmitteln,

- nach optisch sichtbarer Kontamination,
- nach jeder Behandlungseinheit bzw. jedem Patienten.

Die Händedesinfektion (➤ 1.5.1.3.1) ist sicher das Mittel der Wahl in der medizinischen Praxis, die Keimzahlen zu reduzieren und ist erwiesenermaßen effektiver durch eine vorausgegangene Händewaschung. Jedoch bedeutet dies nicht zwangsläufig, dass vor jeder Händedesinfektion eine Händewaschung erfolgen muss. Dieser Ablauf ist abhängig von der Situation, der vorausgegangenen Tätigkeit und diversen anderen Punkten.
Die Fingernägel sollten kurz geschnitten und sauber sein, da sich unter den Nägeln Keime vermehren können. Zudem bergen lange Nägel eine Unfallgefahr für den Patienten. Die Benutzung von Nagellack und künstlichen Nägeln ist in der physiotherapeutischen Praxis nicht angeraten, da dies zu einem erhöhten Keimspektrum auf den Händen führen kann.
Vorbeugende Nutzung von **Hautschutzcremes** vor hautbelastenden Tätigkeiten unterstützt die Barrierefunktion der Haut. Empfohlen wird, vor manuellen Behandlungstechniken ohne Massagemittel gerbstoffhaltige Hautschutzcremes zu verwenden. Diese Produkte festigen die Hornschicht, sollten jedoch ohne Duft- und Konservierungsstoffe sein.

Das **Tragen von Handschuhen** bei Behandlungen mit wirkstoffhaltigen Produkten (z. B. mit entfettenden Substanzen oder Kortison) ist dringend angeraten, da diese Produkte sonst zu Hautirritationen, Allergien und weiteren unerwünschten Wirkungen beim Th. führen können.

Allgemein gelten für Handschuhe folgende Hinweise:
- Ungepuderte Handschuhe sind hautverträglicher als gepuderte.
- Handschuhe sollten immer auf vollständig trockene Hände gezogen werden, da es durch Feuchtigkeit im Handschuh zur Entwicklung von Ekzemen kommen kann.
- Baumwollhandschuhe unter den Schutzhandschuhen wirken dem Feuchtigkeitsstau entgegen. Sie sollten regelmäßig und bei Feuchtigkeit gewechselt werden.
- Handschuhe nur so lange wie nötig tragen.

Bei Feuchtreinigungs- und Desinfektionsarbeiten wird empfohlen, Haushaltshandschuhe zu tragen, da die verwendeten Mittel Hautreizungen und Allergien auslösen können.

Vor der Arbeit in der Praxis und am Patienten wird die Alltagskleidung gegen die **Berufsbekleidung** getauscht. Die Berufskleidung wird ausschließlich hier getragen. Sie sollte bestimmten hygienischen Ansprüchen gerecht werden, chemothermischen Waschverfahren standhalten, sauber sein, regelmäßig gewechselt werden sowie freundliche Farben zeigen.
Ein Wechsel der Berufsbekleidung sollte sofort nach Verschmutzung oder Kontamination mit infektiösem Material erfolgen. Gereinigt wird die Berufsbekleidung in der Waschmaschine, bevorzugt in einem thermisch desinfizierenden Waschverfahren (z. B. 90 °C) oder einem chemothermisch desinfizierenden Waschverfahren.
Piercings jeglicher Art liegen im eigenen Ermessen, wobei aber in medizinischen Einrichtungen Entzündungen der gepiercten Stellen ein Gesundheitsrisiko darstellen. Ansammlungen von Eitererregern können ein Hygienerisiko bedeuten und müssen unmittelbar der Wundantisepsis unterzogen werden.
Fingerringe (auch Eheringe), Ketten und Uhren an den Armen sind während der Arbeit am Patienten nicht gestattet. Diese können zu einer Erhöhung der Keimzahl im Bereich der Arme führen.
Schuhe sollten bequem und trittfest sein.

1

Die genannten Punkte zur persönlichen Hygiene im Arbeitsalltag lassen sich nicht von der individuellen Hygiene trennen. Beide dienen der Gesunderhaltung und bilden beim Menschen eine Einheit.
Neben den Grundbedürfnissen (z. B. nach ausreichend Wasser, Nahrung, Bewegung und Erholungszeit sowie Schonung bei Infektionen und Verletzungen) ist ein gesundes Körperbewusstsein für die Gesamthygiene unabdingbar.
Zu einem gesunden Körperbewusstsein gehört:

- Eigene Fähigkeiten und Kraftreserven zu kennen,
- eigene Bedürfnisse wahrzunehmen oder sich diese aktiv ins Gedächtnis zu rufen,
- Phasen der Anspannung und Entspannung einzuhalten.

Organe zeigen im Verlaufe eines Tages aktive Leistungsphasen, aber auch Phasen reduzierter Leistung (zirkadiane Rhythmik). Die essenzielle Erholungsphase ist der Schlaf.
Zusammenfassend sei bemerkt: Stress, Belastung, allgemein Beschäftigung mit Dingen des Berufes und Entspannung sollten sich die Waage halten, um ein gesundes, erfülltes und glückliches Leben führen zu können.

1.5.2.2 Gerätehygiene

Eine PT-Praxis muss bestimmte bauliche, aber auch organisatorische Voraussetzungen erfüllen. Es gelten besondere Hygieneregeln, die streng beachtet und eingehalten werden sollten.

Das Gebot höchster Reinlichkeit sollte Grundlage des natürlichen Arbeitsablaufes sein. Bei der **Reinigung und Desinfektion von Geräten und Hilfsmitteln** sind stets auch die Hinweise in den Gebrauchsanleitungen zu beachten.

Grundsätzlich gilt:

- Alle Geräte und Hilfsmittel müssen desinfizierbar sein.
- Massageöle, Kontaktgele und Cremes werden immer verschlossen aufbewahrt. Grundsätzlich sollten nur Tuben, Einzelpackungen oder Behälter mit Dosierpackungen verwendet werden. Inhalte müssen vor Anbruch steril (mit Datum versehen) sein und dürfen nur maximal vier Wochen verwendet werden.
- Alle Flächen, Geräte oder Hilfsmittel, die durch Blut, Eiter oder andere Koagulate kontaminiert wurden, sind unverzüglich zu reinigen und anschließend zu desinfizieren.

Reinigung/Desinfektion nach jedem Patienten:

- Besondere Aufmerksamkeit wird der hygienischen Aufbereitung von Inhalationsgeräten und dessen Zubehör gewidmet. Handhabungs- und Desinfektionsvorschriften des Herstellers sind penibel einzuhalten. Mundstücke sind nach jeder Benutzung zu reinigen und zu desinfizieren, wobei grundsätzlich die Verwendung von Einmalmundstücken zu empfehlen ist.
- Massagebänke und Kopfstützen sind nach jedem Patienten mit frischen Papierauflagen oder gewaschenen Baumwolllaken auszustatten.
- Patienten-Heber-Sitze müssen nach jedem Patienten desinfiziert werden.
- Die Elektroden eines Reizstromgerätes sind nach jedem Patienten zu wechseln.
- Die bei der Elektrotherapie verwendeten Schwämme sind nach jeder Behandlung gründlich zu reinigen sowie einer täglichen Desinfektion zu unterziehen.
- Die bei Eisbehandlungen verwendeten Packungen und Lollis sind nach jeder Behandlung zu reinigen und mindestens einmal täglich zu desinfizieren.
- Bei Fango-Anwendungen ist die Verwendung von Einmalpackungen vorzuziehen. Sollte dies nicht möglich sein, müssen die Fango-Packungen mit Kunststofffolie überzogen sein.

- Bei sichtbarer Kontamination oder funktioneller Beeinträchtigung müssen Fango-Packungen sofort entsorgt werden.
- Handtücher müssen nach jedem Patienten gewechselt werden.
- Bäder und Wannen müssen nach jedem Patienten desinfiziert werden. Die Einwirkzeit und die vollständige Benetzung der zu desinfizierenden Fläche sind penibel zu gewährleisten. Ablagerungen von Kalk und Schmutz müssen sofort entfernt werden.
- Druckpumpen der Unterwassermassage sollten nach Arbeitsende entleert und mit Desinfektionsmittel gespült werden.

Reinigung/Desinfektion in regelmäßigem Turnus:

- Arbeitsflächen, Behandlungsliegen, Turngeräte, Sitze und Waschbecken müssen täglich desinfiziert werden.
- Mischdüsen (Strahlregler, Siebe oder Luftsprudler) an Armaturen sind gründlich von Kalk und Biofilm zu reinigen.

1.5.2.3 Umgebungshygiene

Schwerpunkte der Umgebungshygiene sind die auf den Körper einwirkenden Faktoren, z. B. Temperatur, Licht, Lautstärke, Wasser, Strahlung, Gefahrstoffe. Dieser Zweig der Hygiene beschäftigt sich aber auch mit der Anordnung, Ausstattung und farbliche Gestaltung von Räumen und der Wirkung von Umwelteinflüssen auf den Menschen. Eine Belastung für den Körper ergibt sich aus der Summe der verschiedenen Faktoren.

Für eine PT-Praxis bedeutet dies, dass diverse Punkte mit besonderer Aufmerksamkeit betrachtet werden müssen. Aus hygienischer Sicht gebührt nicht nur den Materialien und Hilfsmitteln, die für eine abwechslungsreiche Arbeit am und mit dem Patienten benutzt werden, sondern auch der Grundausstattung besondere Sorgsamkeit.

Alle Faktoren, die zur Einhaltung der Maßgaben einer angemessenen Umgebungshygiene in der physiotherapeutischen Praxis beitragen, sind im Rahmenhygieneplan für die entsprechende Einrichtung festgeschrieben und jederzeit einsehbar.

Reinigung des Inventars:

- Grundvoraussetzung für medizinische Einrichtungen ist, dass nicht nur Wände und Fußböden fugendicht, abwaschbar und desinfizierbar sind, sondern das gesamte Inventar desinfektionsmittelbeständig ist.
- Ansteckende Keime können durch Schmierinfektionen (z. B. über Türklinken oder Telefonhörer) übertragen werden. So sollten alle baulichen Voraussetzungen (Türen, Wände, Fußböden) täglich gewischt werden.
- Einrichtungsgegenstände und dessen Zwischenräume, Heizkörper und Fensterbänke sind von allen Seiten zu reinigen.

Hygiene im Sanitärbereich:

- Grundsätzlich sollten Umkleidekabinen und Toiletten für Personal und Patienten voneinander getrennt sein.
- Dem Sanitärbereich einer Praxis sollte besondere Aufmerksamkeit zukommen. In jeden Sanitärbereich gehören zum eigentlichen Toilettenbereich ausreichend Toilettenpapier, ein Waschbecken mit warmem und kaltem Wasser, Spiegel, Seifen- und Handtuchspender (die stets gefüllt sind) sowie ein Papierkorb. Helle Farben sowie gute Beleuchtung vermitteln zusätzlich einen hygienischen und sauberen Eindruck.
- In jedem Raum (auch in den Personalräumen) der Praxis sind an exponierter und entsprechend leicht zu erreichender Stelle Spender für Händedesinfektionsmittel anzubringen.

1

- Das zu therapeutischen Zwecken verwendete Wasser für Duschen und Bäder ist auf Anordnung der zuständigen Behörde mindestens einmal jährlich auf mikrobiologische Besonderheiten und die Warmwasserversorgung auf Legionellen untersuchen zu lassen.
- Bei Verwendung von Durchlauferhitzern sollte das Wasser einmal wöchentlich aufgekocht werden.

Abfallkonzept:

- In physiotherapeutischen Einrichtungen erfolgt eine strenge Mülltrennung und Wertstoffsammlung. Der Umgang mit dem Abfall bzw. seine Entsorgung richtet sich wegen der erhöhten Infektionsgefahr nach den Richtlinien des Gesundheitsamtes. Die Entwicklung eines Abfallkonzepts ist üblich.
- Spitze und scharfe Gegenstände müssen in stich- und bruchsicheren Einwegbehältern gesammelt, verschlossen, gelagert, transportiert und entsorgt werden.
- Infektiöser Abfall muss vor der Entsorgung desinfiziert werden.
- Abfall muss unmittelbar vor Ort in reißfesten, feuchtigkeitsbeständigen und dichten Behältnissen gesammelt und ohne Umfüllen oder zusätzliche Sortierung in die Restmülltonne bzw. zu zentralen Sammelstellen befördert und entsorgt werden.
- Die Abfallentsorgung ist strengen Richtlinien unterworfen, die bei Nichteinhaltung rechtliche Konsequenzen nach sich ziehen können. Eine Zusammenfassung über den in der PT-Praxis relevanten Abfallschlüssel wird im Folgenden gegeben:
  - Papier (AS 20 01 01) und Kunststoffe (AS 20 01 39): Papier, Pappe und Restmüll aus der Praxis kann in den gängigen Mülleimern mit Tüten gesammelt und entsorgt werden, wobei die gängige Mülltrennung selbstredend zu beachten ist.
  - Anders verhält es sich bei spitzen oder scharfen medizinischen Abfällen (AS 18 01 01): Zu den spitzen oder scharfen Gegenständen zählen Kanülen, Lanzetten oder Skalpelle, Infusionssysteme und sämtliche Gegenstände, die ein vergleichbares Risiko für Stich- und Schnittverletzungen bergen. Die Entsorgung dieser Gegenstände in sicheren Behältern unterscheidet sich regional. Grundsätzlich dürfen diese Materialien nicht zwischengelagert, vorbehandelt, sortiert oder umgefüllt werden, sondern müssen nach Gebrauch direkt in Behältern, die den Abfall sicher umschließen, gesammelt werden. An diese Sammelbehälter werden besondere Ansprüche gestellt, die beim regionalen Wertstoffhof erfragt werden können.
  - Abfälle ohne Infektionsgefahr (AS 18 01 04) müssen keinen besonderen Anforderungen gerecht werden, da es sich hierbei um nichtinfektiöses Material, wie zum Beispiel Windeln, Einwegkleidung, Wund- und Gipsverbände oder Wäsche, handelt.
  - Zur Sammlung derartiger Abfälle werden sicher verschließbare, undurchsichtige und reißfeste Foliensäcke benötigt, wobei jedoch keine Vorsortierung erfolgen darf. Diese Abfälle können über die Restmülltonne entsorgt werden. Eine Verbrennung gewährleistet die Vollständigkeit der Entsorgung und den Ausschluss des Kontaktes Außenstehender mit Krankheitserregern.
  - Bei Chemikalien, bestehend aus gefährlichen Stoffen (AS 18 01 06), handelt es sich naturgemäß um als gefährlich eingestufte Abfälle. Hierzu zählen Desinfektionskonzentrate, Lösungsmittel, Laugen und Fixierlösungen. Diese werden in für den Transport vorgesehenen, verschlossenen Behältnissen und ausreichend belüfteten Räumen gelagert. Hier gelten ebenfalls regionale Unterschiede bei der Entsorgung.

- Chemikalien (AS 18 01 07), die nicht als gefährlich eingestuft werden, sind v. a. Reinigungsmittel oder Abfälle aus diagnostischen Apparaten. Diese werden in für den Transport zugelassenen, verschlossenen Behältern gelagert, wobei ebenfalls eine ausreichende Belüftung gesichert sein muss.
- Ungefährliche Arzneimittel (AS 18 01 09) bzw. Altmedikamente, wie Tabletten, Tropfen, Säfte, Infusionslösungen und Röntgenkontrastmittel, werden vor Zugriff gesichert und getrennt von anderen Medikamenten gelagert, um eine missbräuchliche Nutzung zu vermeiden. Eine Entsorgung dieser Stoffe erfolgt im Idealfall über eine Verbrennungsanlage, wobei kleinere Mengen über den Restmüll, größere Mengen über den kommunalen Wertstoffhof entsorgt werden.
- In einem Abfallentsorgungsplan sollte tabellarisch vermerkt sein, welcher Abfall wann, wohin sowie auf welche Art und Weise entsorgt werden muss. Den Abfallentsorgungsplan zusammengefasst mit dem Hygieneplan (s. u.) darzustellen und in den Praxisräumen auszuhängen, erweist sich als günstig, da diese Regeln so für alle Mitarbeiter schnell und klar zu überschauen sind.

1.5.2.4 Hygieneplan Physiotherapie-Praxis

Der Hygieneplan einer PT-Praxis setzt sich aus einzelnen, die jeweiligen Arbeitsbereiche bzw. Mittel betreffenden Anleitungen zusammen. Die Regelungen dienen sowohl dem Schutz der Patienten als auch dem in der Praxis arbeitenden Personal.
Der **Rahmenhygieneplan** regelt, wann und wie welche hygienischen Maßnahmen von wem durchzuführen sind und beinhaltet die hygienischen Hinweise und Maßgaben der diversen Arbeitsbereiche.

Ein **Hygieneplan** gibt Empfehlungen zu folgenden Bereichen:
- Allgemeine Personalhygiene (Bereichskleidung, Händedesinfektion, Händewaschung, Händepflege),
- Desinfektionsmaßnahmen (Umgang mit Desinfektionsmitteln, Desinfektion und Instrumentensterilisation),
- spezielle Hygienemaßnahmen in verschiedenen Funktionsbereichen (z. B. Abfallkonzept, Entsorgungsrichtlinien),
- Reinigungs- und Desinfektionspläne,
- Handschuhplan,
- Hautschutzplan,
- Betriebsanweisung,
- Anlagen (z. B. Bestandsverzeichnis, Risikoeinstufungen von Medizinprodukten, Gefahrstoffverzeichnis).

Hinweise und Vorlagen zur Erstellung eines Hygieneplans lassen sich auf den Internetseiten der verschiedenen Bundesländer, des Robert Koch-Institutes oder der Bundesärztekammer finden.
Für die PT-Praxis gilt der entsprechende Hygieneplan verbindlich. Entsprechende Maßnahmen müssen vorbildlich und unter genauer Abwägung des Kosten/Nutzen-Verhältnisses erfolgen. Die Einhaltung hygienischer Grundsätze in Einrichtungen des Gesundheitswesens bleibt oberstes Gebot.

Literatur

1

1.6 Häufig eingesetzte Medikamente und ihre Bedeutung in der Physiotherapie

Bernard C. Kolster

Häufig erhalten Patienten wegen Primär- oder Begleiterkrankungen unterschiedliche Medikamente. Im Folgenden werden Informationen über gängige Medikamente einschließlich ihrer möglichen Wechselwirkungen im Rahmen physiotherapeutischer Maßnahmen dargestellt. Es gehört zu den Sorgfaltspflichten des Th. (➤ 1.4.7.2), sich diesbezüglich zu informieren. Dazu gehören auch Nebenwirkungen, die durch physiotherapeutische Maßnahmen gelindert werden können. Die folgende Liste nennt einige der gebräuchlichsten Medikamente und erhebt keinen Anspruch auf Vollständigkeit. Auch die angegebenen Handelsnamen stellen nur Beispiele dar. In vielen Fällen gibt es Nachahmerprodukte (sog. Generika) auf dem Markt. Bei bestehenden Unsicherheiten hinsichtlich eines Medikaments kann der Wirkstoffname als Grundlage genommen werden.

1.6.1 Medikamente mit Wirkung auf das kardiovaskuläre System

1.6.1.1 Vasodilatatoren

Bsp.: Glyceroltrinitrat (Nitrolingual®), Isosorbiddinitrat (Isoket®), Isosorbitmononitrat (Ismoretard®), Pentaerytryltetranitrat (Pentalong®), Dihydralazin (Nepresol®), Minoxidil (Lonolox®), Nitroprussidnatrium (Nipruss®).
Indikationen: Blutdrucksenkung, Behandlung eines Schlaganfalls, Durchblutungsstörungen, Angina pectoris.
Bedeutung für die PT: Massage löst eine milde periphere Vasodilatation aus. Medikamente und Massage können sich in ihrer Wirkung gegenseitig verstärken. Dies kann z. B. zu einer orthostatischen Kreislaufreaktion wie Schwindel beim Lagewechsel (vom Liegen in den Stand) führen.

1.6.1.2 Beta-Rezeptoren-Blocker

Bsp.: Atenolol (Tenormin®), Bisoprolol (Concor®), Carvedilol (Dilatrend®), Propranolol (Dociton®), Metoprolol (Beloc-Zok®), Nebivolol (Nebilet®).
Indikationen: U. a. Angina pectoris, Hypertonie, Herzrhythmusstörungen, Migräne.
Bedeutung für die PT: Beta-Rezeptoren-Blocker können die Wirkung der Massage verstärken. Detonisierende Maßnahmen können in Kombination mit Beta-Rezeptoren-Blockern zu vorübergehendem Schwindel führen. Um den Kreislauf anzuregen, sollte der Patient für ein bis zwei Minuten die Beinmuskulatur im Wechsel an- und entspannen, bevor er von der Liege aufsteht.

1.6.1.3 Kalziumkanal-Blocker

Bsp.: Amlodipin (Novarsc®), Diltiazem (Dilzem®), Lercanidipin (Carmen®), Nifedipin (Adalat®), Nitrendipin (Bayotensin®), Verapamil (Isoptin®).
Indikationen: Hypertonie, Angina pectoris, Herzrhythmusstörungen, Herzinsuffizienz.
Nebenwirkungen: Es kann eine Obstipation auftreten.
Bedeutung für die PT: Wie bei den Beta-Rezeptoren-Blockern; eine Kolonmassage kann zusätzlich helfen, die Beschwerden der Obstipation zu lindern.

1.6.1.4 Antiarrhythmika

Bsp.: Propranolol (Dociton®), Metoprolol (Beloc-Zok®), Sotalol (Sotalex®), Amiodaron (Cordarex®), Diltiazem (Dilzem®), Verapamil (Isoptin®), Lidocain (Xylocitin-cor®), Flecainid (Tambocor®), Propafenon (Rhytmonorm®).

Anmerkung: Zahlreiche Medikamente haben antiarrhythmische Nebenwirkungen und werden deshalb auch als Antiarrhythmika eingesetzt, z. B. das Lokalanästhetikum Lidocain, verschiedene Beta-Rezeptoren-Blocker (z. B. Metoprolol) und Kalziumkanal-Blocker (Verapamil und Diltiazem).
Indikationen: Stabilisierung von Herzrhythmusstörungen.
Nebenwirkungen: Es kann zu Gelenk- und Muskelschmerzen sowie peripheren Ödemen kommen. In diesem Falle sollte der behandelnde Arzt umgehend darüber informiert werden. Des Weiteren kann Obstipation auftreten.
Bedeutung für die PT: Bei physikalischen Maßnahmen, die am liegenden Patienten verabreicht werden, kann ein kreislaufbedingtes Schwindelgefühl auftreten. Als kreislaufanregende Maßnahme sollte der Patient für ein bis zwei Minuten die Beinmuskulatur im Wechsel an- und wieder entspannen, bevor er aufsteht.

1.6.1.5 Antihypertensiva und Diuretika

1.6.1.5.1 Antihypertensiva

Bsp.: Beta-Rezeptoren-Blocker (➤ 1.6.1.2); Kalziumkanal-Blocker (➤ 1.6.1.3); ACE-Hemmer: Captopril (ACE-Hemmer-ratiopharm®), Enalapril (Xanef®), Ramipril (Delix®) u. a.; Alpha-Rezeptoren-Blocker: Prazosin (Adversuten®), Terazosin (Heitrin®).

1.6.1.5.2 Diuretika

Bsp.: Furosemid (Lasix®), Piretanid (Arelix®), Xipamid (Aquaphor®), Spironolacton (Aldactone®), Hydrochlorothiazid (Disalunil ®).
Bedeutung für die PT: Die gefäßerweiternde Wirkung detonisierender Maßnahmen (z. B. einer Massage ➤ 3.14) kann verstärkt werden. Der Patient kann sich nach der Behandlung vorübergehend schwindelig fühlen. Nach Ende der Behandlung sollte er für ein bis zwei Minuten die Beinmuskulatur im Wechsel an- und wieder entspannen, bevor er von der Liege aufsteht. Dadurch wird der Blutfluss angeregt. Die entspannende Wirkung der Massage kann eine Dosisreduktion der Medikamente erfordern. Sowohl der Patient als auch der behandelnde Arzt sollten gebeten werden, auf Zeichen möglicher Überdosierung zu achten und die Medikation bzw. Dosis entsprechend anzupassen. Die Massage verändert auch die Flüssigkeitsbewegungen im Körper. Dadurch kann die Wirkung von Diuretika vorübergehend verstärkt werden.

1.6.1.6 Herzglykoside

Bsp.: β-Acetyldigoxin (Novodigal®), Digitoxin (Digimerck®), Digoxin (Lanicor®), Methyldigoxin (Lanitop®).
Indikationen: chronische Herzinsuffizienz, Herzrhythmusstörungen.
Nebenwirkungen: Herzrhythmusstörungen.
Bedeutung für die PT: Detonisierende Maßnahmen senken normalerweise die Herzfrequenz; diese sollte daher überwacht werden. Bei einer Frequenz von weniger als 50 Schlägen pro Minute sollte die Behandlung sofort abgebrochen und der behandelnde Arzt informiert werden. Regelmäßige Anwendungen wie Massage können eine Dosisreduktion der Medikamente erfordern. Sowohl der Patient als auch der behandelnde Arzt sollten gebeten werden, auf Zeichen möglicher Überdosierung zu achten und die Medikation bzw. Dosis entsprechend anzupassen.

1.6.2 Medikamente mit Wirkung auf die Blutgerinnung

1.6.2.1 Antikoagulantien

Bsp.: subkutane Anwendung: Enoxaparin (Clexane®), Nadroparin (Fraxiparine®), Reviparin (Clivarin®), Tinzaparin (Innohep®); orale Einnahme: Dabigatranetexilat

(Pradaxa®), Rivaroxaban (Xarelto®), Apixaban (Eliquis®), Endoxaban (Lixiana®), Phenprocoumon (Marcumar®), Warfarin (Coumadin®).
Indikationen: Heparine werden u. a. zur Thromboseprophylaxe (➤ 3.1.2.2) vor und nach Operationen angewendet. Cumarine wie Marcumar® werden u. a. nach einem Schlaganfall oder Herzinfarkt zur Vorbeugung eines weiteren Ereignisses gegeben sowie bei Herzrhythmusstörungen, künstlichen Herzklappen, der Versorgung mit Stents und anderen Erkrankungen sowie Eingriffen, bei denen sich Thromben im Gefäßsystem bilden können.
Nebenwirkungen: Mit zunehmender Tagesdosis und Verlängerung der Gerinnungsparameter steigt die Blutungsgefahr an. Des Weiteren kann es bei Injektionspräparaten zu Fettgewebsnekrosen an der Einstichstelle kommen.
Bedeutung für die PT: Es dürfen keine Techniken angewendet werden, die zu Hämatomen führen können. Dazu gehören z. B. Kompressionen, Reibungen, Klopfungen und Hautrollungen (➤ 3.14.1.7). Der Th. sollte speziell nach Hämatomen suchen und den Patienten darüber informieren. Des Weiteren können Gelenkschwellungen und -schmerzen auftreten. In diesem Fall sollte der behandelnde Arzt informiert werden.

1.6.2.2 Thrombozytenaggregationshemmer

Bsp.: Acetylsalicylsäure (ASS; Aspirin®, Godamed®),Ticlopidin (Tiklyd®), Clopidogrel (Plavix®), Prasugrel (Efient®), Ticagrelor (Brilique®), Cangrelor (Kengrexal®).
Indikationen: Thrombozytenaggregationshemmer werden u. a. bei arteriellen thromboembolischen Komplikationen wie instabiler Angina pectoris oder akutem Herzinfarkt eingesetzt. Außerdem wird es nach einem Schlaganfall oder Herzinfarkt zur Vorbeugung eines weiteren Ereignisses gegeben.
Nebenwirkungen: Durch die Einnahme von Thrombozytenaggregationshemmer kann möglicherweise die Blutungsgefahr erhöht werden.
Bedeutung für die PT: Techniken wie Kompressionen, Reibungen, Klopfungen und Hautrollungen (➤ 3.14.1.7) sollten mit Vorsicht angewendet werden.

1.6.3 Medikamente mit Wirkung auf den Fettstoffwechsel

1.6.3.1 Lipidsenker

Bsp.: Fibrate: Fenofibrat (Lipidil®), Gemifibrozil (Gevilon®); Statine: Fluvastatin (Locol®), Pravastatin (Pravasin®), Rosuvastatin (Crestor®); Cholesterol-Resorptionshemmer: Ezetimib (Ezetrol®).
Indikationen: Im Rahmen einer Arteriosklerose-Therapie, Hyperlipoproteinämie.
Nebenwirkungen: Sowohl Fibrate als auch Statine können auf Muskelzellen toxisch wirken, wenn die eingenommene bzw. im Körper zirkulierende Dosis zu hoch ist (etwa bei Nierenerkrankungen). Es können Muskelschmerzen und entzündungsähnliche Symptome auftreten (**Cave:** Rhabdomyolyse).
Bedeutung für die PT: Bei Auftreten von Muskel- und Gelenkbeschwerden unter der Therapie mit Lipidsenkern ist der behandelnde Arzt zu informieren.

1.6.4 Medikamente mit Wirkung auf das gastrointestinale System

1.6.4.1 Anticholinergika, H_2-Rezeptoren-Blocker

Bsp.: Anticholinergika: Pirenzepin (Gastrozepin®); Protonenpumpen-Inhibitoren: Omeprazol (Antra MUPS®), Esomeprazol (Nexium®), Lansoprazol (Agopton®), Pantoprazol (Pantozol®), Rabeprazol (Pariet®); H_2-Rezeptoren-Blocker: Cimetidin (CIMETIDIN acis®), Ranitidin (Zantic®), Famotidin (Pepdul®).
Indikationen: Bei Magen- und Duodenalulkus sowie bei Refluxbeschwerden.

Nebenwirkungen: Es kann u. a. zu Übelkeit, Durchfall oder Verstopfung kommen. Bei Vorerkrankungen am Herzen können Rhythmusstörungen und Hypotonie auftreten.
Bedeutung für die PT: Die entspannende Wirkung detonisierender Maßnahmen kann die Effektivität der medikamentösen Therapie unterstützen. Der Patient kann sich nach der Behandlung im Liegen vorübergehend schwindelig fühlen. Nach der Behandlung sollte er für ein bis zwei Minuten die Beinmuskulatur im Wechsel an- und wieder entspannen, bevor er aufsteht. Dadurch wird der Blutfluss angeregt.

1.6.5 Hormone

1.6.5.1 Insulin

Bsp.: kurzwirkend, schneller Wirkeintritt: Normalinsulin (Berlinsulin H Normal®, Actrapid®, Huminsulin Normal®), die Insulinanaloga Insulin Glulisin (Apidra®), Insulin Lispro (Humalog®), Insulin Asparat (Novorapid®); intermediär wirkend: Isophan-Insulin (Insulin B. Braun Basal®, Protaphane®); langwirkend: Insulinanaloga Insulin Detemir (Levemir®) und Insulin Glargin (Lantus®).
Indikationen: Wenn die Bauchspeicheldrüse im Rahmen einer Erkrankung kein Insulin mehr bildet, muss das Hormon zugeführt werden. Dies ist vor allem beim (juvenilen) Typ I-Diabetes der Fall.
Nebenwirkungen: Bei Überdosierung kann es zu den Symptomen einer Unterzuckerung kommen. Zeichen dafür können sein: Heißhunger, Unruhe, Herzrasen, Schwitzen, Zittern, Verwirrtheit, Konzentrationsschwäche, Gereiztheit, Koordinationsstörungen, Bewusstlosigkeit bis hin zum hypoglykämischen Koma.
Bedeutung für die PT: Belastende Übungen, Herz-Kreislauftraining oder MTT können eine Hypoglykämie auslösen oder verstärken. Bei leichter Hypoglykämie (Bewusstsein vorhanden) hilft die sofortige orale Gabe von z. B. Traubenzucker (➤ 9.5.2.1.1 Cave-Box). Mit dem Patienten sollte im Vorfeld über eine mögliche Anpassung der Insulindosis vor der PT gesprochen werden.

1.6.5.2 Östrogene, Gestagene (Progesteron)

Bsp.: Östrogene: Estradiol (Estradot®, Estrifam®); Gestagene: Progesteron (Utrogest®), Medroxyprogesteronacetat (Depo-Clinovir®), Dydrogesteron (Duphaston®), Medrogeston (Presomen®); Östrogen-Gestagen-Kombinationen: Levonorgestrel und Estrogen (Femigoa®, Monostep®).
Indikationen: Östrogene werden substituiert, wenn Frauen während oder nach den Wechseljahren keine ausreichenden Mengen der Hormone mehr selbst bilden können. Gestagene sind Bestandteil oraler Kontrazeptiva („Minipille") und werden v. a. bei Menstruationsstörungen und Endometriose verwendet. Die hormonelle Kontrazeption („Pille") wird überwiegend mit Östrogen-Gestagen-Kombinationen durchgeführt.
Nebenwirkungen: Akne, Gewichtszunahme; für Östrogene gesteigerte Gefahr von kardiovaskulären Komplikationen wie z. B. Thrombosen, Lungenembolien, Herzinfarkte v. a. bei Raucherinnen über 35 Jahren. Die Einnahme von Hormonen kann auch zu fluktuierenden Emotionszuständen führen.
Bedeutung für die PT: Es sollten keine Techniken angewendet werden, bei denen die Gefahr einer Hämatombildung besteht. Bei der Behandlung sollte auf mögliche Zeichen einer Thrombose geachtet und diese ggf. sofort dem behandelnden Arzt gemeldet werden. Ödeme können z. B. durch Lymphdrainage (➤ 3.11.5.1) reduziert werden. Über außergewöhnlich großflächige und umfangreiche Ödeme sollte der Arzt informiert werden. Die entspannende Wirkung einer Massage kann helfen, Stress zu reduzieren und emotionale Spannungen abzubauen, und somit zum allgemeinen Wohlbefinden beitragen.

1.6.5.3 Kortikosteroide

Bsp.: Hydrocortison (Hydrocortison Hoechst®), Prednison (Decortin®), Betamethason (Celestan®), Dexamethason (Fortecortin®); inhalativ: Budesonid (Pulmicort®), Fluticason (Flutide®).
Indikationen: Intensivmedizin (z. B. Akuttherapie des anaphylaktischen Schocks), Langzeitbehandlung allergischer und rheumatischer Erkrankungen, Substitution bei Nebennierenrindeninsuffizienz; Asthma und COPD (➤ 1.6.9.5).
Nebenwirkungen: z. B. Blutzuckererhöhung („Steroiddiabetes"), Muskelschwund und -schwäche, Verdünnung der Haut mit Blutungsneigung („Kortisonhaut"), Stammfettsucht, Ödemneigung, Osteoporose, erhöhte Thromboseneigung, Immunsuppression mit erhöhter Infektanfälligkeit, Bluthochdruck, Stimmungsschwankungen; Cushing-Syndrom. Die unerwünschten Arzneimittelwirkungen (UAW) sind abhängig von der Dosis und der Therapiedauer; jedes Kortikosteroid weist dabei eine eigene Schwellendosis auf.
Bedeutung für die PT: Behandlungsserien mit detonisierenden Maßnahmen können eine Dosisreduktion der Medikamente erfordern. Generell sollten alle Techniken behutsam durchgeführt werden. Friktionen, Hautrollen und andere stark gewebedehnende Methoden sollten vermieden werden. Sowohl der Patient als auch der behandelnde Arzt sind angehalten, auf Zeichen möglicher Überdosierung zu achten und die Medikation bzw. Dosis entsprechend anzupassen.

1.6.5.4 Schilddrüsenhormone

Bsp.: Levothyroxin (Euthyrox®).
Indikationen: Schilddrüsenunterfunktion, Zustand nach Schilddrüsenentfernung, Schilddrüsenentzündung, Schilddrüsenkrebs.
Nebenwirkungen: Es können kardiale Nebenwirkungen wie Angina pectoris oder Herzrhythmusstörungen auftreten.
Bedeutung für die PT: Behandlungsserien mit detonisierenden Maßnahmen können eine Dosisreduktion der Medikamente erfordern. Sowohl der Patient als auch der behandelnde Arzt sind angehalten, auf Zeichen möglicher Überdosierung zu achten und die Medikation bzw. Dosis entsprechend anzupassen.

1.6.6 Antibakteriell, virustatisch und antimykotisch wirkende Medikamente

1.6.6.1 Antibiotika

Bsp.: **Penicilline:** Benzylpenicillin-Na (Penicillin G®, Infectocillin®), Penicillin V (Isocillin®), Ampicillin (Ampicillin ratiopharm®), Amoxicillin (Amoxi 1A Pharma®); **Cephalosporine:** Cefazolin (Cefazolin Fresenius®), Cefuroxim (Elobact®), Cefotaxim (Claforan®), Ceftriaxon (Rocephin®), Ceftazidim (Fortum®), Ceftolozan (Zerbaxa®), Cefaclor (Panoral®), Cefadroxil (Grüncef®), Cefalexin (Cefalexin-ratiopharm®); **Carbapeneme:** Imipenem (Zienam®), Meropenem (Meronem®); **Aminoglykoside:** Gentamicin (Refobacin®); **Tetracycline:** Doxycyclin (Doxy Al®); **Makrolide:** Azithromycin (Zithromax®), Erythromycin (Infectomycin®); **Lincosamide:** Clindamycin (Sobelin®); **Chinolone:** Ciprofloxacin (Ciprobay®), Ofloxacin (Tarivid®), Levofloxacin (Tavanic®); **Nitroimidazole:** Metronidazol (Arilin®, Clont®); **Co-trimoxazol:** Trimethoprim + Sulfamethoxazol (Cotrim®).

1.6.6.2 Virostatika

Bsp.: Aciclovir (Zovirax®), Ganciclovir (Cymeven®), Foscarnet (Foscavir®), Amantadin (Amantadin-Ratiopharm®), Ribavirin (Rebetol®), Zidovudin (Retrovir®).
Indikationen: Zur Bekämpfung viraler Infektionen (z. B. Herpes, Gürtelrose, Zytomegalie, Influenza-Prophylaxe, Hepatitis B, Hepatitis C, HIV).

1.6.6.3 Antimykotika

Bsp.: Amphotericin B (Ampho-Moronal®), Nystatin (Moronal®), Clotrimazol (Canesten®), Itraconazol (Sempera®), Fluconazol (Diflucan®).
Indikationen: Zur Bekämpfung von Pilzinfektionen.

Bedeutung der antiinfektiösen Therapie für die PT: Jede antiinfektiöse Therapie – ob mit Antibiotika, Virostatika oder Antimykotika – weist auf eine Einschränkung des Immunsystems hin. Bei der Therapie sollte der Patient keinem größeren Stress ausgesetzt sein. Außerdem ist darauf zu achten, dass der Patient keinen ansteckenden Krankheiten durch den Th. ausgesetzt wird (z. B. Erkältung, Grippe). Lieber sollte der Th. den Termin verschieben. Bei der Behandlung eines Patienten mit potentiell ansteckenden Erkrankungen ist generelle Vorsicht geboten und an entsprechende Desinfektionsmaßnahmen zu denken (➤ 1.5).

1.6.7 Medikamente mit Wirkung auf das Zentralnervensystem (ZNS)

1.6.7.1 Sedativa

Bsp.: Benzodiazepine: Midazolam (Dormicum®), Lormetazepam (Noctamid®), Diazepam (Valium®), Flunitrazepam (Rohypnol®); Barbiturate: Thiopental (Trapanal®).
Indikationen: Benzodiazepine werden gegen Angst- und Erregungszustände, schwere Schlafstörungen, Krampfanfälle und zur anästhesiologischen Prämedikation bzw. Narkoseeinleitung sowie zur zentralen Muskelrelaxation verwendet. Barbiturate verwendet man gegen Krampfanfälle und Schlafstörungen sowie zur Narkoseeinleitung.

1.6.7.2 Neuroleptika

Bsp.: Phenothiazinderivate: Promethazin (Atosil®); Butyrophenone: Haloperidol (Haldol®).
Indikationen: Neuroleptika sind die klassischen Medikamente zur Behandlung von Schizophrenie und anderen Psychosen. Sie wirken antipsychotisch und dämpfend.

1.6.7.3 Antidepressiva

Bsp.: trizyklische Antidepressiva: Amitriptylin (Amitriptylin-neuraxpharm®); selektive Serotoninwiederaufnahme-Hemmer: Fluoxetin; tetrazyklische Antidepressiva: Mianserin (Mianserin-neuraxpharm®); Monoaminoxidase-Hemmer (MAO-Hemmer): Moclobemid (Aurorix®).
Indikationen: Antidepressiva werden bei Depressionen, Angststörungen, Phobien und Schmerzen angewendet.

1.6.7.4 Anti-Parkinson-Medikamente

Bsp.: Levodopa: L-Dopa + Benserazid (Madopar®), L-Dopa + Carbidopa (isicom®); Dopamin-Rezeptor-Agonisten: Bromocriptin (Pravidel®); Amantadin (PK-Merz®); MAO-B-Hemmer: Selegilin; Anticholinergika: Biperiden (Akineton®).
Indikationen: Das Parkinson-Syndrom (➤ 8.4.8.1) ist eine chronisch progrediente Erkrankung, der ein Mangel des Neurotransmitters Dopamin im Gehirn zugrunde liegt. Die Symptome sind Bewegungsarmut, Steifheit und Ruhetremor. Die Medikamente bekämpfen in erster Linie die Symptome der Erkrankung, nicht jedoch deren Ursache.

Bedeutung der Einnahme von ZNS-wirksamen Medikamenten für die PT: Physiotherapeutische Maßnahmen wie Massagen bewirken unter anderem eine unspezifische Umverteilung von Neurotransmittern sowie einen stimulierenden Effekt auf das ZNS. Daher sollte der Th. sorgfältig beobachten, ob die angewendeten Maßnahmen die Wirkung der Medikamente unterstützen oder hemmen. Wenn physiotherapeutische Maßnahmen unter der Therapie mit Sedativa, Antidepressiva oder Anti-Parkinson-Medikamenten angewendet werden, ist eine enge Zusammenarbeit mit dem behandelnden Arzt notwendig, damit ggf. die Medikamentendosis neu angepasst werden kann.

1.6.8 Schmerz- und/oder entzündungshemmende Substanzen

1.6.8.1 Periphere Analgetika/nicht steroidale Antiphlogistika (NSAR)

Bsp.: schmerzstillende und fiebersenkende Wirkung: Acetylsalicylsäure (ASS; Aspirin®), Paracetamol (ben-u-ron®), Metamizol (Novalgin®); schmerzstillende und entzündungshemmende Wirkung: NSAR: Ibuprofen (Dolormin®), Diclofenac (Voltaren®).

Bedeutung für die PT: Alle Maßnahmen, bei denen Gewebe geschädigt und eine entzündliche Reaktion ausgelöst werden kann, sind zu unterlassen. Physiotherapeutische Maßnahmen können neben der Stimmung auch die Schmerzwahrnehmung verändern (➤ 3.17). V. a. bei Einnahme von ASS in höheren Dosierungen (mehr als 100 mg/Tag) steigt die Blutungsgefahr an. Es dürfen keine Techniken angewendet werden, die zu Hämatomen führen können. Dazu gehören z. B. Querfriktionen, Reibungen, Klopfungen und Hautrollungen (➤ 3.14.1.7). Der Th. sollte speziell nach Hämatomen suchen und den Patienten darüber informieren. Während einer Schmerztherapie ist die Wahrnehmung von Druck (z. B. durch Querfriktionen ➤ 3.14.1.7.6) nicht immer adäquat, auch die Schmerzempfindlichkeit ist herabgesetzt. Die Intensität der Maßnahmen sollte deshalb reduziert werden. Unter Schmerzen kann es oft zu Muskelverspannungen kommen, die als Schutzmechanismus der Ruhigstellung des betroffenen Gebietes dienen sollen, aber gleichzeitig in einem Circulus vitiosus (Teufelskreis) die Schmerzen verstärken können. Detonisierende Maßnahmen wie Massage können diese Muskelverspannungen lindern. Durch die Lockerung pathologischer Muskelverspannungen kann der eventuelle Gebrauch von Muskelrelaxanzien (v. a. Benzodiazepine ➤ 1.6.7.1) reduziert werden. Daher ist in diesem Fall eine enge Zusammenarbeit mit dem behandelnden Arzt erforderlich.

1.6.8.2 Zentral wirkende schmerzhemmende Substanzen

Bsp.: Opiate und Opioide: Morphin (MST®, Sevredol®), Hydromorphon (Jurnista®, Palladon®), Buprenorphin (Temgesic®), Pethidin (Dolantin®), Piritramid (Dipidolor®), Tramadol (Tramal®).

Indikationen: Morphin übt sowohl dämpfende als auch anregende Wirkung auf das ZNS aus. Therapeutisch macht man sich zumeist den schmerzhemmenden (analgetischen) Effekt zunutze. Darüber hinaus wirken Opiate und Opioide aber auch antitussiv.

Nebenwirkungen: Die Substanzen wirken in der Frühphase emetisch, d. h., sie führen zu Übelkeit und Erbrechen. In der Spätphase der Einnahme können sie allerdings auch antiemetisch wirken. Sie steigern den Tonus der glatten Muskulatur, was durch eine Pyloruskonstriktion zu einer verzögerten Magenentleerung und durch segmentale Einschnürungen am Darm zu einer starken Obstipation führen kann. Eine verstärkte Kontraktion der Harnblase kann einen Harnverhalt auslösen. Atemdepression und orthostatische Dysregulation sind möglich. Die Substanzen können abhängig machen.

Bedeutung für die PT: Durch die Tonusminderung der glatten Muskulatur, zu der auch die Gefäßmuskulatur gehört, leiden die Patienten öfter an Schwindel, wenn sie aus dem Liegen aufstehen. Aufgrund einer verstärkten Histaminfreisetzung werden gehäuft Rötungen der Haut beobachtet. Während einer Schmerztherapie ist die Wahrnehmung von Druck (z. B. durch Querfriktionen, ➤ 3.14.1.7.6) nicht immer adäquat, auch die Schmerzempfindlichkeit ist herabgesetzt. Die Intensität der Maßnahmen sollte deshalb reduziert werden.

1.6.9 Medikamente mit Wirkung auf den Respirationstrakt

(➤ 3.2.8.8, ➤ Tab. 3.2.11)

1.6.9.1 Antitussiva

Bsp.: Codein (Tryasol®).
Indikationen: Antitussiva hemmen das Hustenzentrum im Gehirn bzw. unterdrücken den Hustenreflex und kommen daher hauptsächlich bei Reizhusten zum Einsatz.
Nebenwirkungen: Da ein intakter Hustenreflex bei Vorliegen von Schleim in den Atemwegen lebensnotwendig ist, dürfen Antitussiva nur bei strikt unproduktivem Reizhusten ohne vermehrte Schleimproduktion angewendet werden, z. B. bei einem Bronchialkarzinom. Es handelt sich um Morphinderivate mit Abhängigkeitspotenzial (➤ 1.6.8.2). Antitussiva und Expektoranzien (➤ 1.6.9.2) sollten nicht miteinander kombiniert werden, da der produzierte Schleim nicht abgehustet werden kann.

1.6.9.2 Expektoranzien

Bsp.: N-Acetylcystein (Fluimucil®, ACC®), Bromhexin (Bisolvon®), Ambroxol (Mucosolvan®).
Indikationen: Expektoranzien dienen der Schleimlösung, d. h., sie ermöglichen das Abhusten von Schleim aus den Atemwegen, indem sie das Sekret verflüssigen. Die Therapie kann durch ausreichendes Trinken (1,5–2 l Flüssigkeit/Tag) und Anfeuchtung der Atemluft maßgeblich unterstützt werden.

1.6.9.3 Bronchospasmolytika

Bsp.: Beta-2-Sympathomimetika: Fenoterol (Berotec N®), Salbutamol (Sultanol®), Terbutalin (Bricanyl®), Formoterol (Oxis®), Salmeterol (Atmadisc®), systemische Gabe: Reproterol (Bronchospasmin®); Theophyllin (Bronchoretard®).
Indikationen: Bronchospasmolytika erweitern die glatte Muskulatur der Atemwege und sorgen für eine verbesserte Ventilation, sie finden daher z. B. im Rahmen der Therapie eines Asthma bronchiale oder einer allergischen Erkrankung Anwendung.

1.6.9.4 Antihistaminika

Bsp.: Cetirizin (Reactine®, Zyrtec®), Dimetinden (Fenistil®), Loratadin.
Indikationen: Histamin ist eine körpereigene Mediatorsubstanz, die nicht nur zu Schwellungen und Juckreiz führt, sondern auch die Bronchien verengt. Antihistaminika wirken diesen Effekten entgegen. Ein Bsp. für die Anwendung von Antihistaminika ist der Heuschnupfen.

1.6.9.5 Kortikosteroide

Bsp.: inhalativ: Budesonid (Pulmicort®), Fluticason (Flutide®).
Indikationen: Asthma, chronisch-obstruktive Lungenerkrankungen (engl. chronic obstructive pulmonary disease, COPD).
Nebenwirkungen: ➤ 1.6.5.3.

Bedeutung der Einnahme von Medikamenten mit Wirkung auf den Respirationstrakt für die PT: Insbesondere die Antihistaminika können die Schweißbildung reduzieren, deshalb sollten keine Hitzetherapien wie Fango, Rotlicht oder Heiße Rolle durchgeführt werden (➤ 3.15.2.2). Die bronchodilatierenden Beta-2-Sympathomimetika wirken außerdem nervenstimulierend, was zu Aufgeregtheit und Nervosität führen kann. Antihistaminika haben eine sedierende Wirkung, die je nach Wirkstoff auch stark ausgeprägt sein kann. Der Patient klagt möglicherweise nach der Behandlung über sehr starke Müdigkeit und Schwindel. Auch die vermehrte Gewebedurchblutung nach tonisierenden Maßnahmen wird durch Histamin vermittelt. Die Einnahme von Antihistaminika kann diesen erwünschten Effekt mindern. Die Einnahme von Codein kann zu Verstopfung führen, wobei z. B. eine Kolonbehandlung die Beschwerden lindern kann. Für die inhalative Einnahme von Kortikosteroiden gelten auch die unter ➤ 1.6.5.3 genannten UAW.

1.6.10 Medikamente, die zur Therapie von bösartigen Tumoren eingesetzt werden

1.6.10.1 Zytostatika

Zytostatika sind hochtoxische Substanzen, die zur Behandlung von Krebs verwendet werden. Zytostatika hemmen das Wachstum schnell proliferierender Zellen. Dazu gehören Krebszellen, aber auch gesunde Zellsysteme wie Haarfollikel und Darmepithelzellen. Daher können bei einer Zytostatikatherapie ernste Nebenwirkungen auftreten.

Bedeutung für die PT: Aufgrund der toxischen Medikamente sind Patienten unter Zytostatikatherapie stark geschwächt. Alle Maßnahmen sollten behutsam und in direkter Absprache und enger Zusammenarbeit mit dem behandelnden Arzt durchgeführt werden.

Literatur

1.7 Grundlagen des wissenschaftlichen Arbeitens

Hendrik Siebert

1.7.1 Einführung und Hintergrund

Wissenschaft, Hypothese und Theorie sind Begriffe, von denen die meisten Menschen eine gewisse Vorstellung haben: für die einen mögen sie abstrakter Natur sein und nur wenig mit ihrem Alltag zu tun haben. Für andere wiederum sind sie mit technologischer Innovation, medizinischem Fortschritt oder naturwissenschaftlicher Erkenntnis verbunden. Gleich, ob ein Navigationsgerät Reisende selbstständig um einen Stau herumführt, ob ein neues Medikament eine bessere Schmerzkontrolle bei rheumatoider Arthritis ermöglicht oder ob ein mathematisches Modell das Wochenendwetter bis auf das Grad genau vorhersagt. Für alle spürbar ist unser Alltag geprägt von den Ergebnissen wissenschaftlicher Anstrengung. Und auch die Physiotherapie (PT) nutzt wis-

senschaftliche Erkenntnisse, v. a. aus klinischer Forschung, für die bestmögliche Behandlung von Patienten (➤ 1.8).
Hinter all diesen wissenschaftlichen Anstrengungen stecken viele kluge Köpfe, die eine große Portion Entdeckergeist, Kreativität und Ausdauer für die Suche nach der Wahrheit oder nach guten Lösungen für ungelöste Probleme aufbringen. Es steckt aber noch etwas dahinter: etwas, das auf den ersten Blick nüchtern, trocken und gänzlich unkreativ daherkommt. Die Rede ist vom wissenschaftlichen Arbeiten. Wissenschaftliches Arbeiten bildet die essenzielle und unabdingbare Grundlage jeden wissenschaftlichen Tuns. Es ist der permanente Versuch einer Absicherung gegenüber dem, was als „unwissenschaftlich" gilt. Es dient dem Wissenschaftler und der Wissenschaft als verbindliche Handlungsgrundlage und zugleich als Instrument der Selbstdisziplinierung gegenüber der Versuchung, die intellektuellen Leistungen Dritter als die eigenen auszuweisen. Prominente Beispiele in der Vergangenheit zeigen, wie groß diese Versuchung ist und wie tief der Fall sein kann, nachdem eine wissenschaftliche Arbeit als Plagiat überführt wurde.
Was aber steckt nun hinter diesen Begriffen? Was ist wissenschaftliches Arbeiten? Was ist Wissenschaft, was Theorie und was Empirie und in welchem Verhältnis stehen sie zueinander? Der vorliegende Beitrag bietet eine erste Annäherung an die Prinzipien und Grundlagen wissenschaftlichen Arbeitens. Dabei werden zentrale Begriffe erläutert und das wissenschaftliche Arbeiten mit einem Fokus auf die quantitative Ausrichtung beobachtender Wissenschaft, wie er auch für die PT wichtig ist, vorgestellt. Für eine detailliertere Auseinandersetzung mit diesem Thema sei auf die im Beitrag verwendete einführende Literatur verwiesen.

1.7.1.1 Wissenschaft und wissenschaftliches Arbeiten

Das, was Wissenschaft macht, ist bereits in dem Begriff enthalten: „Wissenschaft schafft Wissen […]" (Berninger 2012, S. 13). Damit ist jedoch nicht das Wissen gemeint, das wir durch unsere alltäglichen Erfahrungen und Beobachtungen in der uns umgebenden Welt und deren Interpretation aneignen. Diese Alltagserfahrungen ermöglichen uns – als Individuen – zwar, Handlungsstrategien für die Lösung unserer ganz konkreten, alltäglichen Probleme zu entwickeln, anzuwenden und weiterzugeben. Und auch empirische Wissenschaft beobachtet, analysiert, interpretiert und gibt Erkenntnisse weiter (➤ 1.7.3.3.3). Anders als bei dem „in Erfahrung gebrachten" Alltagswissen ist dies aber einem methodisch reglementierten und nachvollziehbaren Vorgehen unterworfen (Voss 2010, S. 15). Dieses Vorgehen ist zielgerichtet sowie planvoll und gibt im idealen Fall Antwort auf eine Frage, die bislang unbeantwortet war. Damit weist Wissenschaft auch ein innovatives Element auf. Anders als unser individuelles Alltagswissen beansprucht wissenschaftliches Wissen aufgrund der Systematik und Struktur seiner Erzeugung eine über den Einzelfall hinausgehende Gültigkeit und trägt zur Lösung komplexer und oftmals gesellschaftlich relevanter Probleme bei (Kromrey 2009, S. 13; Berninger 2012, S. 14). Nicht zuletzt deshalb sollen wissenschaftliche Ergebnisse veröffentlicht und damit der vorhandene Wissensbestand in einem bestimmten Fachgebiet erweitert werden. Wissenschaftliches Arbeiten beschreibt sowohl das planvolle Vorgehen, durch das wissenschaftliches Wissen erzeugt wird, als auch die verschiedenen Methoden und Techniken, die zu diesem Zweck angewendet werden (Balzert et al. 2011, S. 7 f.). Das Produkt wissenschaftlichen Arbeitens ist die wissenschaftliche Arbeit in Form einer schriftlich festgehaltenen, nachvollziehbaren und vollständigen Darstellung der Ziele, Methoden und Ergebnisse. Dazu zählen u. a. Abschlussarbeiten an einer Hochschule, Forschungsberichte, Artikel in Fachzeitschriften, Vorträge auf Fachtagungen oder Buchpublikationen.

Die drei **Grundelemente wissenschaftlichen Arbeitens** sind nach Balzert et al. (2011, S. 8)

1. das Zusammentragen bereits existierender Wissensbestände durch systematische Recherche und/oder die Erzeugung neuen Wissens durch Erhebung von Daten,
2. die kritische, inhaltlich und methodisch reflektierte Auseinandersetzung mit dem zusammengetragenen Wissensbestand und/oder dem neuen Wissen sowie
3. die Anfertigung wissenschaftlicher Arbeitsprodukte (Haus- und Abschlussarbeiten, Forschungsberichte usw.) und die Anreicherung der existierenden Wissensbestände durch die Veröffentlichung neu gewonnener Erkenntnisse.

1.7.1.2 Kriterien guter Wissenschaft

Genauso wie die Qualität einer physiotherapeutischen Behandlung nicht einfach auf einer Skala gemessen werden kann, kann auch die Qualität von Wissenschaft nicht ohne Weiteres gemessen werden. Gleichwohl existieren Kriterien, die eine „gute Wissenschaft" unter Einhaltung anerkannter moralisch-ethischer Standards ausmachen (Balzert et al. 2011, S. 13). Balzert et al. (2011, S. 13 ff.) nennen zwölf Kriterien und beschreiben diese wie folgt: Wissenschaftliches Arbeiten soll frei sein von absichtlicher Täuschung oder Manipulation, z. B. durch gefälschte Daten oder unvollständiges Berichten von Ergebnissen (**Ehrlichkeit**). Um anderen Personen einen unverstellten Zugang zu den Ergebnissen zu ermöglichen, sollen die Methoden und Ergebnisse möglichst frei von persönlichen Wertungen und Meinungsäußerungen berichtet werden (**Objektivität**). Ein ganz grundlegendes Prinzip ist die **Überprüfbarkeit** wissenschaftlicher Ergebnisse und Aussagen. Damit ist zum einen die Möglichkeit der externen Kontrolle und Nachvollziehbarkeit des Erkenntnisprozesses inklusive der verwendeten Methoden und Informationsquellen durch andere Personen gemeint. Zum anderen sollen die Ergebnisse empirischer Arbeiten an der Realität überprüfbar sein (➤ 1.7.2.2). Die für Datenerhebungen verwendeten Instrumente sollen so beschaffen sein, dass sie erstens bei wiederholten Messungen unter ähnlichen bzw. gleichen Bedingungen ähnliche bzw. gleiche Messergebnisse produzieren (**Reliabilität**) und zweitens tatsächlich das messen, was gemessen werden soll (**Validität**). Der Aufbau der Argumentationslinie sowie die Schlüsse, die im Rahmen wissenschaftlichen Arbeitens gezogen werden, sollen widerspruchsfrei und folgerichtig sein (**Logik der Argumentation**). Das Kriterium der **Fairness** umfasst einen grundlegenden Stil des Umgangs zwischen Wissenschaftlern, der fremde Leistungen würdigt und offene, unterstützende und ehrliche Kommunikationsprozesse vorsieht. Wissenschaftliches Arbeiten bringt auch **Verantwortung** mit sich. Damit ist zum einen die Verantwortung für die Richtigkeit der Ergebnisse und Aussagen gemeint, die im Rahmen der wissenschaftlichen Arbeit generiert werden. Zum anderen fordert dieses Kriterium Verantwortlichkeit im Sinne einer Abschätzung des Einflusses der eigenen Ergebnisse für zukünftige Forschung und Lehre sowie deren praktische Verwertung. Die **Nachvollziehbarkeit** als eines der Generalkriterien soll durch eine umfassende, lückenlose und begründende Darstellung des methodischen Vorgehens und der argumentativ-inhaltlichen Zusammenhänge erreicht werden. Dies erfordert eine prägnante und lesefreundliche, aber dennoch vollständige und plausible Aufbereitung und Visualisierung komplexer Inhalte (**Verständlichkeit**). Zuletzt soll eine wissenschaftliche Arbeit ein gewisses Ausmaß an **Relevanz** und **Originalität** besitzen. Demnach soll eine wissenschaftliche Arbeit den Wissensbestand in einem bestimmten Fachgebiet erweitern oder, wie oben bereits beschrieben, anwendungsorientiertes Wissen und Lösungen für konkrete Praxisprobleme bereitstellen.

1.7.2 Wichtige Begriffe

1.7.2.1 Theorie und Empirie

Wichtige Elemente von Wissenschaft sind Theorie auf der einen und Empirie auf der anderen Seite. Der Begriff **Theorie** beschreibt ein System von Aussagen über empirische, d. h. in der realen Welt beobachtbare Sachverhalte, die frei von Widersprüchen miteinander in Beziehung stehen (Kromrey 2009, S. 42). Eine Theorie bildet das Grundgerüst für die Beschreibung und Erklärung der empirischen Sachverhalte und Zusammenhänge, auf die sie sich bezieht. Sie grenzt damit den Ausschnitt der Wirklichkeit, den sie beschreiben und erklären will, von anderen Ausschnitten ab (Voss 2010, S. 18). Theorien ermöglichen die Formulierung von Hypothesen (➤ 1.7.2.2).

Empirie umfasst dagegen das in der realen Welt „Erfahrbare", d. h. die Phänomene und Vorgänge, die durch systematische Beobachtung abgebildet werden können. Der Begriff „Beobachtung" ist in diesem Zusammenhang nicht auf das mit den Augen Wahrnehmbare beschränkt, sondern umfasst alle Herangehensweisen und Instrumente (z. B. Fragebogen, Winkelmesser) zur Erfassung und Messung eines interessierenden Sachverhaltes (Kromrey 2009, S. 20).

1.7.2.2 Hypothesen

Eine Hypothese ist eine Aussage über einen vermuteten Zusammenhang empirischer Sachverhalte (Berninger 2012, S. 75; Kromrey 2009, S. 42). Diese Aussage ist so formuliert, dass sie durch systematische Beobachtung überprüft werden kann. Da es viel aufwendiger (ggf. unmöglich) wäre, ihre Richtigkeit zu belegen, werden Hypothesen daraufhin geprüft, ob sie falsch sind (Falsifikation) (Voss 2010, S. 16). Dazu ein oft genanntes und einprägsames Bsp.: Lautet die Hypothese etwa „Alle Schwäne sind weiß", ist die Richtigkeit dieser Aussage nicht zu belegen, denn alle Schwäne, allerorts und jederzeit, müssten hinsichtlich der Farbe ihres Gefieders überprüft werden. Es genügt jedoch die Beobachtung eines einzigen schwarzen Schwans, um sie zu widerlegen. Erweist sich die Hypothese angesichts der gemachten Beobachtungen als nicht falsch (werden z. B. unter tausend Schwänen ausschließlich weiße beobachtet), darf der darin vermutete Sachverhalt bzw. Zusammenhang weiterhin behauptet werden. In diesem Falle haben sich die Hypothese und damit auch die Theorie, aus der sie abgeleitet wurde, empirisch bewährt und können vorläufig (bis zu ihrer Widerlegung) als wahr angesehen werden (Balzert et al. 2011, S. 24). Erweist sie sich als falsch (etwa weil ein schwarzer Schwan beobachtet wurde), müssen die Hypothese und die Theorie verworfen oder angesichts der Beobachtungen angepasst werden (Kromrey 2009, S. 32).

1.7.3 Technik und Prozess wissenschaftlichen Arbeitens

Zur Gewinnung wissenschaftlicher Erkenntnisse ist es nicht sinnvoll, munter Daten an einer beliebigen Anzahl beliebiger Personen zu erheben, diese dann irgendwie auszuwerten und zum guten Schluss noch ein wenig zu interpretieren. Diese Art des Vorgehens wäre nicht nur naiv, sondern eine Verschwendung personeller und finanzieller Ressourcen und darüber hinaus ethisch nicht vertretbar. Um den oben vorgestellten Kriterien gerecht zu werden, bedarf es eines wohlüberlegten und planvollen Vorgehens.

1.7.3.1 Die Fragestellung finden – Interesse, Machbarkeit, Originalität

Sei es die Abschlussarbeit im Rahmen einer physiotherapeutischen Weiterbildung oder eines Hochschulstudiums: Der zentrale Aspekt einer wissenschaftlichen Arbeit ist das Thema und die daraus abgeleitete Fragestellung bzw.

Hypothese(n). Mit der Fragestellung werden wichtige Entscheidungen hinsichtlich der Auswahl der Methoden getroffen. Sie ist der thematische Fokus, der sich wie ein roter Faden durch die gesamte Arbeit zieht. Gelegentlich stecken Hochschulen oder andere Bildungsträger den thematischen Rahmen ab oder geben konkrete Themen vor. Oftmals muss das Thema jedoch selbst gefunden werden. Bereits die Themenfindung sollte sehr sorgfältig betrieben werden.

Themenfindung: Von der ersten Idee bis zur finalen Fragestellung können durchaus Wochen vergehen. Um nicht bereits hier unter Zeitdruck zu geraten, ist ein möglichst frühzeitiger Beginn der Themenfindung zu empfehlen. Hinweise auf potenziell geeignete Themen können sich etwa aus Gesprächen mit Kollegen, Fortbildungsinhalten, Fachliteratur oder aus der praktischen physiotherapeutischen Arbeit ergeben. Zur Themenfindung können auch Brainstorming, die Arbeit mit Mindmaps und andere Kreativtechniken sinnvoll eingesetzt werden (z. B. Botzen 2012a, S. 19 ff.). Es bietet sich jedoch an, zunächst die eigene Interessenlage sowie Kenntnisse und Voraussetzungen zu prüfen und damit die infrage kommenden Themengebiete inhaltlich und auch methodisch einzugrenzen (Voss 2010, S. 42 f.).

Das persönliche Interesse an einem Thema ist wichtig, rechtfertigt für sich genommen jedoch noch nicht dessen Bearbeitung im Rahmen einer wissenschaftlichen Arbeit. Thema und Fragestellung sollten sich sprachlich so präzisieren lassen, dass klar wird, was genau gemeint ist (und was nicht). Zudem sollte das Vorhaben in dem vorgegebenen Zeitrahmen realistisch zu bearbeiten sein. Dazu gehört auch eine Prüfung der Zugangsmöglichkeiten zu aktueller Forschungsliteratur, der Verfügbarkeit elektronischer Recherchemöglichkeiten, statistischer Programmpakete oder von Programmen für die Literaturverwaltung. Wie oben bereits ausgeführt, sollte das Thema ein gewisses Ausmaß an Relevanz und Originalität besitzen (Voss 2010, S. 53 f.; Botzen 2012a, S. 17 f.). Nicht jede wissenschaftliche Arbeit kann bahnbrechende Erkenntnisse hervorbringen, jedoch sollten insbesondere wissenschaftliche Abschlussarbeiten über eine schlichte Reproduktion bereits vorhandenen Wissens hinausgehen. Das Thema sollte stets mit dem Betreuer der Arbeit abgestimmt sein. Ein prägnanter schriftlicher Entwurf (Exposé), der das Thema, die Fragestellung und die Hypothesen, die geplanten Methoden sowie die angestrebten Ergebnisse skizziert, kann zwischen dem Verfasser und dem Betreuer der Arbeit Klarheit und Übereinkunft über das Vorhaben herbeiführen.

Erstellen eines Arbeits- und Zeitplans: Es ist überaus sinnvoll, einen Arbeitsplan zu erstellen, der das gesamte Vorhaben in einzelne Arbeitsschritte zerlegt. Damit wird bereits eine erste Strukturierung erreicht. Dieser Arbeitsplan sollte dann um eine Zeitplanung erweitert werden.
Hierbei fallen insbesondere zwei Aspekte ins Gewicht:

- die i. d. R. begrenzte Bearbeitungszeit und
- die Tatsache, dass es erfahrungsgemäß während der Bearbeitung zu Phasen von Krankheit oder anderweitigen Verzögerungen kommt, in denen das Arbeiten nur eingeschränkt oder gar nicht möglich ist.

Die Zeitplanung sollte diese Phasen berücksichtigen, indem ausreichend zeitliche Puffer aufgenommen werden. Zudem ist es sinnvoll, auch Pausenzeiten explizit einzuplanen, die zur Regeneration unerlässlich sind. Der Arbeits- und Zeitplan gibt einen Überblick darüber, welcher Arbeitsschritt bis zu welchem Datum fertig gestellt sein sollte. Er dient damit nicht nur der Kontrolle des Arbeitsfortschritts, sondern kann auch als Motivationsquelle oder – anders formuliert – als Instrument zur Selbstdisziplinierung herangezogen werden. Hilfreiche Tipps zur Erstellung eines Arbeits- und Zeitplans finden sich z. B. bei Balzert et al. (2011, S. 315 ff.).

1.7.3.2 Wissenschaftliche Recherche – Suchen, Finden, Systematisieren

Eine Recherche nach relevanter Literatur ist eine Grundtechnik wissenschaftlichen Arbeitens und sollte stets gut vorbereitet werden. Es sollte vorab klar sein

- welche Informationen (Was?)
- in welchem Literaturbestand (Wo?)
- auf welche Art und Weise (Wie?) gesucht werden sollen (Balzert et al. 2011, S. 215 ff.).

Anhand dieser drei Fragen kann die Strategie für eine zeiteffiziente Recherche entwickelt werden. Äußerst wichtige Quellen für Literatur sind Bibliothekskataloge und elektronische Datenbanken. Beide bieten internetbasierte Zugriffsmöglichkeiten auf ihren Literaturbestand und die Anwendung differenzierter Suchtechniken. Oftmals und in starker Abhängigkeit vom Typ der wissenschaftlichen Arbeit (➤ 1.7.3.3) ist es essenziell, sowohl umfassend als auch spezifisch zu suchen. Dass dies keinen Widerspruch bedeuten muss, zeigt die Erstellung systematischer Übersichtsarbeiten (➤ 1.8.3.3.2). Es ist wichtig, sich vor der Recherche mit der Funktionsweise der jeweiligen Benutzeroberfläche vertraut zu machen. Die meisten Anbieter von Literaturdatenbanken bieten online zugängliche Benutzermanuale oder persönliche Hilfestellung bei Rechercheproblemen an.
Für Literaturarbeiten in der PT, z. B. die Erstellung einer systematischen Übersichtsarbeit, sind elektronische Datenbanken wie Medline (z. B. über PubMed), PEDro, Embase und The Cochrane Library von Bedeutung (➤ 1.8.3.2). Diese ermöglichen den Zugriff auf große Anteile der Primär- und Sekundärstudien zu einer Fragestellung. Zu den Primärstudien zählen z. B. randomisierte kontrollierte Studien (engl. randomized controlled trial, RCT), deren Ergebnisse in einer Originalarbeit berichtet werden (➤ 1.8.3.3.1). Sekundärforschung, z. B. eine systematische Übersichtsarbeit, greift auf die Ergebnisse bereits durchgeführter Studien zurück, um damit ihrerseits eine Fragestellung zu beantworten.
Mit fortschreitender Recherche wird sich der Bestand an relevanter Literatur ausweiten und recht schnell unübersichtlich werden. Spätestens zu diesem Zeitpunkt sollte die gefundene Literatur systematisch abgelegt werden. Die Ablage kann sich an thematischen Schwerpunkten, wichtigen Autoren, relevanten Studientypen und anderen Kriterien orientieren. Eine sehr wertvolle Unterstützung bieten Programme für die Literaturverwaltung, die inzwischen in einer Vielzahl kostenpflichtiger und kostenfreier Varianten zur Verfügung stehen (für einen guten Überblick s. z. B. Kolle 2012, S. 58 ff.).
Die Beschaffung von Literatur kann auf unterschiedlichen Wegen erfolgen. Oftmals wird Literatur kostenfrei in Bibliotheken ausleihbar oder im Internet herunterzuladen sein. Gelegentlich fallen Kosten für die Beschaffung z. B. von Artikeln aus Fachzeitschriften an. Hier bieten die von vielen Hochschulbibliotheken angebotenen Beschaffungsmöglichkeiten kostengünstige Alternativen gegenüber einem Direktkauf eines Artikels bei der publizierenden Fachzeitschrift. Darüber hinaus existieren Dokumentenlieferdienste, über die Literatur zeitnah gegen Zahlung einer Dienstleistungsgebühr bezogen werden kann.

1.7.3.3 Literaturarbeit, Theoriearbeit oder empirische Arbeit?

In starker Abhängigkeit von der Fragestellung (➤ 1.7.3.1) wird die Entscheidung getroffen, ob eine Literaturarbeit, eine theoretische oder empirische Arbeit erstellt werden soll.

1.7.3.3.1 Literaturarbeit

Bei einer Literaturarbeit handelt es sich um eine Auseinandersetzung mit der verfügbaren Literatur zu einem bestimmten Thema bzw. einer definierten

Fragestellung (Voss 2010, S. 6). Dabei kommt der Recherche nach wissenschaftlicher Literatur eine hohe Bedeutung zu, da der vorhandene Kenntnisstand in seiner Gesamtheit zusammengetragen und kritisch diskutiert werden soll. Beispielsweise könnte sich ein Th. für die Wirksamkeit von Muskeldehnungen auf die Alltagsfunktion und Lebensqualität von Patienten nach endoprothetischem Eingriff am Kniegelenk interessieren. Denkbar wäre hier die Erstellung einer systematischen Übersichtsarbeit (➤ 1.8.3.3.2), bei der die Ergebnisse aller verfügbaren Studien recherchiert, bewertet und im Lichte der Studienqualität interpretiert werden.

1.7.3.3.2 Theoriearbeit

Dieser Arbeitstyp erfordert eine durchdringende, kritische und reflektierte Auseinandersetzung mit einer oder mehreren Theorien (Voss 2010, S. 6 f.). So könnte etwa eine Gegenüberstellung der grundlegenden Aussagen zweier konkurrierender theoretischer Modelle über empirische Zusammenhänge einen Beitrag zur Theoriediskussion oder ggf. auch zur Angemessenheit methodischer Ansätze auf einem gesteigerten Abstraktionsniveau leisten. Die Theoriearbeit nimmt im Rahmen physiotherapeutischer wissenschaftlicher Arbeiten im Vergleich zur Literatur- bzw. empirischen Arbeit eine eher untergeordnete Rolle ein.

1.7.3.3.3 Empirische Arbeit

Bei einer empirischen Arbeit wird eine Fragestellung durch die Erhebung von Daten sowie deren Auswertung und Interpretation beantwortet (Voss 2010, S. 7). Im Rahmen physiotherapeutischer empirischer Arbeiten werden Daten zumeist an gesunden Personen oder an Patienten erhoben. Das für Datenerhebungen verfügbare Methodenrepertoire ist sehr umfassend und die Auswahl einer Methode erfordert eine plausible Begründung. Ein Th. könnte sich die Frage stellen, ob ein manuelles Assessment-Verfahren zur Unterscheidung zwischen artikulärer und muskulärer Ursache bei unklarem Schulterschmerz in einem definierten Patientenkollektiv sinnvoll angewendet werden kann. Diese Fragestellung könnte mithilfe von Daten, die an einer ausreichend großen Anzahl geeigneter Patienten (der Stichprobe) erhoben wurden, beantwortet werden. Gänzlich anders gelagert wäre eine Fragestellung, die etwa die Bedeutung physiotherapeutischer Arbeit auf intensivmedizinischen Stationen aus der Sicht von Pflegenden, Ärzten und Patienten untersucht. Offensichtlich eignen sich beide Fragestellungen für empirische Arbeiten. Offensichtlich ist aber auch, dass beide unterschiedliche Vorgehensweisen erfordern.

■ Exkurs: Quantitatives und qualitatives Vorgehen

Ein quantitatives Vorgehen hat zum Ziel, aus einer Theorie abgeleitete Hypothesen zu überprüfen. Hierfür werden stark standardisierende, kontrollierende Methoden (z. B. RCTs ➤ 1.8.3.3.1) zur Messung der interessierenden Sachverhalte an einer großen Anzahl an Personen verwendet (Voss 2010, S. 21 f.). Durch das hohe Ausmaß von Standardisierung wird u. a. versucht, die subjektiven Sichtweisen und Einflüsse der forschenden Person möglichst auszublenden. Um Beobachtungen der Analyse zugänglich zu machen, werden diese nach zuvor festgelegten Regeln in Zahlen überführt und mit statistischen Verfahren ausgewertet (Kromrey 2011, S. 191 ff.; Müllner 2005, S. 33 ff.). Mit der Hilfe dieser Verfahren wird dann entschieden, ob die Hypothese den Beobachtungen standhält. Quantitative Forschung ist v. a. hypothesentestende Forschung.

Dagegen will qualitative Forschung das Handeln von Menschen sowie den Sinn und die Bedeutungen, die diesem Handeln gegeben werden, verstehen und daraus Theorie und Hypothesen generieren (Flick 2012, S. 29 und S. 124 ff.). Es kommen i. d. R. nicht oder nur gering standardisierende Datenerhebungsmethoden zum Einsatz. Dazu zählen neben einigen anderen

- gezielte Beobachtungen von Personen in für die Forschungsfrage interessanten Situationen (Lüders 2003, S. 151 ff.),

- Interviews, bei denen Personen über ein bestimmtes Thema oder zu ihrer Lebensgeschichte weitgehend frei erzählen (Honer 2003, S. 94 ff.; Riemann 2003, S. 120 ff.).

Die so gewonnenen Daten werden audiotechnisch aufgezeichnet und verschriftet, d. h. in Texte überführt. Diese Texte bilden das analytische Material (Flick 2012, S. 107 ff.). Dabei bezieht sich die Analyse zumeist auf einzelne, konkrete Fälle, deren Analyse wiederum die Auswahl weiterer Fälle anstoßen kann. In Abgrenzung vom linearen Prozess eines quantitativen Vorgehens spricht Flick (2012, S. 124 f.) hierbei daher von einem zirkulären Prozess.

1.7.3.4 Die wissenschaftliche Arbeit schreiben – Struktur, Transparenz, Klarheit

Das Schreiben einer wissenschaftlichen Arbeit ist ein kontinuierlicher Prozess, der bereits nach der ersten differenzierten Auseinandersetzung mit der Literatur beginnt. Voraussetzung für ein gelingendes Schreiben ist eine Struktur, die Orientierung bietet und den Schreibenden von Nebenschauplätzen immer wieder in das thematische Zentrum der Arbeit zurückholt: Die Gliederung repräsentiert die formale und inhaltliche Logik einer wissenschaftlichen Arbeit. Bereits zu einem frühen Zeitpunkt sollte ein erster Gliederungsentwurf erstellt werden, der sich im Verlauf noch verfeinern wird (Voss 2010, S. 91). Art und Umfang der Gliederung hängen von der gewählten Fragestellung und dem Typ der Arbeit ab. Wesentlicher Bestandteil der Gliederung ist der Textteil, der grob in Einleitungs-, Haupt- und Schlussteil unterschieden werden kann (Botzen 2012, S. 89 ff.):

- **Einleitungsteil:** Hier wird die Fragestellung der Arbeit nachvollziehbar anhand von Literatur begründet und in einen inhaltlichen Gesamtzusammenhang eingebettet. Die angewendeten Methoden sowie Aussagen zur theoretischen oder praktischen Relevanz der angestrebten Ergebnisse können hier vorgestellt werden. Oftmals schließt die Einleitung mit einer kurzen inhaltlichen Beschreibung der nachfolgenden Kapitel. Die Einleitung sollte etwa 10 % des gesamten Umfangs der Arbeit ausmachen (Botzen 2012, S. 89).
- **Hauptteil:** Hier erfolgen eine ausführliche Darstellung des theoretischen Hintergrunds bzw. des aktuellen Wissensstands, eine vollständige Beschreibung und plausible Begründung des methodischen Vorgehens, die Darstellung, Diskussion und Interpretation der Ergebnisse sowie deren Integration in den aktuellen Wissensstand.
- **Schlussteil:** Am Ende der Arbeit wird im Rahmen des Fazits abschließend Bezug zu der im Einleitungsteil entwickelten Fragestellung hergestellt. Oft bietet es sich an, für offengebliebene oder in der Arbeit neu aufgeworfene Fragen zukünftigen Forschungsbedarf zu artikulieren.

Einleitungs- und Schlussteil bilden eine inhaltliche Klammer um den Hauptteil. Vorgaben seitens der Hochschule oder der Ausbildungsstätte für den formalen Aufbau der Arbeit sowie die Gestaltung der übrigen Bestandteile (Deckblatt, Tabellen-, Abbildungs-, Inhalts- und Literaturverzeichnis) sollten penibel berücksichtigt werden. Zudem werden oftmals Vorgaben zur Handhabung von Quellenangaben und der Zitierweise gemacht. Die Arbeit schließt mit einer Erklärung, mit der der Verfasser „an Eides statt" mit seiner Unterschrift versichert, dass er die von anderen Personen übernommenen Gedanken durch Quellenangabe kenntlich gemacht und keine anderen als die angegebenen Quellen verwendet hat.

Ebenso wichtig wie die **formal korrekte Gestaltung** der wissenschaftlichen Arbeit ist die Verwendung einer in Stil und Form angemessenen, wissenschaftlichen Sprache. Umgangssprache Formulierungen („Es war ganz klar zu erkennen, dass…") und stark wertende Aussagen („Die Daten zeigen auf erschreckende Weise…") sollten vermieden werden. Absolute Formulierungen

(„Schon immer waren die Menschen ergriffen von…") sind für eine wissenschaftliche Arbeit ebenso ungeeignet wie eine ausgeprägte Bildsprache („Ein Ozean an Möglichkeiten…") (Balzert et al. 2011, S. 241). Die verwendete Sprache sollte so treffend und einfach wie möglich, jedoch nicht schlicht sein. Dazu gehört, dass Sätze nicht mit Inhalt überfrachtet werden. Es ist zumeist besser, einen komplexen Satz in zwei kürzere und besser verständliche Sätze zu trennen (Balzert et al. 2011, S. 255). Selbstverständlich sollten die aktuellen Regeln der Rechtschreibung und Interpunktion beachtet werden. Der Autor einer wissenschaftlichen Arbeit sollte sich selbst zurücknehmen. Nur dadurch kann die notwendige kritische Distanz zwischen der Person des Autors und den dargestellten Inhalten erreicht werden.

1.7.3.5 Die Ergebnisse verbreiten – Kommunikation, Integration, Fortschritt

Zu Beginn dieses Beitrags wurde ausgeführt, dass wissenschaftliches Arbeiten kein Selbstzweck, sondern die Grundlage ist, auf der neues Wissen geschaffen wird. Im besten Falle kann eine wissenschaftliche Arbeit den Kenntnisstand eines Fachgebiets, und sei es auch nur ein wenig, bereichern. Es existieren viele Möglichkeiten, die neuen Erkenntnisse anderen Wissenschaftlern, der sog. wissenschaftlichen Gemeinde, zugänglich zu machen. Dazu zählen zum einen die Präsentation auf wissenschaftlichen Tagungen in Form eines mündlichen Vortrags oder eines aussagekräftigen Posters. Zum anderen werden wissenschaftliche Ergebnisse oft in englischsprachigen Fachzeitschriften veröffentlicht. Dadurch erreichen sie Wissenschaftler auf der ganzen Welt. Nur durch die Weitergabe des neu entstandenen Wissens, dessen Integration und Verknüpfung mit dem internationalen Kenntnisstand kann wissenschaftlicher Fortschritt entstehen.

1.7.4 Zusammenfassung

Dieser Beitrag hatte das Ziel, einen kurzen Überblick über die Grundlagen des wissenschaftlichen Arbeitens zu geben. Wichtige Begriffe wurden eingeführt und einige grundlegende Techniken und Prozessschritte des wissenschaftlichen Arbeitens skizziert. Gleichwohl kann er kein Ersatz für eine tiefergehende Auseinandersetzung mit diesem Thema sein. Er reicht daher nicht aus, den Leser in die Lage zu versetzen, ab sofort wissenschaftlich arbeiten zu können. Die Techniken und das Instrumentarium sind jedoch erlernbar. Diesen Weg zu gehen heißt, sich dem wissenschaftlichen Arbeitsstil zu verpflichten und damit die Konventionen und Standards der wissenschaftlichen Gemeinde anzuerkennen und zu vertreten. Zu diesem Weg gehört auch, Fehler zu machen und aus ihnen zu lernen. Das beständige Weiterentwickeln der eigenen Fähigkeiten und Fertigkeiten ist also Voraussetzung für Erfolg.

Literatur und Literaturempfehlungen

1.8 Evidenzbasierung in der Physiotherapie

Hendrik Siebert

1.8.1 Einführung und Hintergrund

Evidenzbasierung gilt selbst denen, die sie praktizieren möchten, als zu komplex und zu aufwendig, um sie im zeitlich eng getakteten physiotherapeutischen Klinik- oder Praxisalltag anzuwenden. In dieser Sichtweise ist Evidenzbasierung mit gleich mehreren, ganz konkreten Schwierigkeiten verbunden:

1. Sie wird in Verbindung gebracht mit Literatur zu klinischen Studien, die in englischer Sprache verfasst, mit komplizierter Statistik ausgewertet und häufig kostenpflichtig zu erhalten sind.
2. Die Rahmenbedingungen physiotherapeutischen Handelns erscheinen im Spannungsfeld zwischen Weisungsgebundenheit und Entscheidungsautonomie auf die konsequente Anwendung der Evidenzbasierung hemmend.
3. Evidenzbasierung wird mitunter als unbequem oder gar als Bedrohung wahrgenommen, weil ihre Ergebnisse die Wirksamkeit und damit die Legitimation physiotherapeutischer Verfahren infrage zu stellen vermögen.

Nicht selten resultiert daraus eine ablehnende Haltung. Es ist richtig: Evidenzbasiertes Handeln in der PT ist voraussetzungsvoll. Zum einen müssen Evidenzbasierung und die sich daraus ergebenden Konsequenzen gewollt werden: Es bedarf der Bereitschaft zur selbstkritischen Auseinandersetzung mit dem eigenen physiotherapeutischen Handeln. Dies bedeutet, eingeübte Praktiken kritisch zu betrachten, weiterzuentwickeln oder gar loszulassen. Die Übernahme einer solchermaßen kritischen Grundhaltung betrifft nicht nur den einzelnen Th. in der orthopädischen Klinik oder neurologischen Schwerpunktpraxis. In Zeiten fortschreitender Akademisierung und Professionalisierung ist die PT insgesamt herausgefordert. Zum anderen bedarf es eines grundlegenden Verständnisses der Methoden, die zur Evidenzbasierung für die Generierung von Ergebnissen anwendet werden, mit dem Ziel, diese sinnvoll in der Therapieplanung für individuelle Patienten zu nutzen. Bei Letzterem verhält es sich jedoch wie mit allen anderen Inhalten, denen Th. während ihrer Ausbildung oder ihres Studiums begegnen: sie sind erlernbar. Es existiert inzwischen ein beachtlicher Bestand an Lehrbüchern, deren Ziel die Vermittlung der grundlegenden Methoden ist. Darunter finden sich einige Titel, die sehr kompakt und am konkreten Beispiel die wichtigsten Methodenkenntnisse vermitteln. Diese richten sich jedoch oftmals an Ärzte. Die für Th. verfasste, deutschsprachige Literatur ist im Vergleich dazu überschaubar.

Der vorliegende Beitrag möchte sowohl den akademisch als auch nicht akademisch qualifizierten Lesern einen Überblick über Evidenzbasierung in der PT geben. Er legt den Schwerpunkt auf die Methode, deren Verständnis für eine Evidenzbasierte Physiotherapie (EbP) essenziell ist und möchte zu einer vertiefenden Auseinandersetzung anregen.

1.8.1.1 Was ist Evidenzbasierte Physiotherapie?

Um zu einer Definition von EbP zu gelangen, ist es sinnvoll, die Entwicklungslinie zunächst aus der Perspektive der Medizin zu betrachten, denn aus dieser Disziplin ist das Konzept ursprünglich als Evidenzbasierte Medizin (EbM) hervorgegangen. Die sicherlich bekannteste Definition von EbM hat der kanadische Mediziner David Sackett mit Kollegen in einem bedeutenden Artikel aus dem Jahre 1996 formuliert:

Evidenzbasierte Medizin ist demnach „[...] der gewissenhafte, ausdrückliche und vernünftige Gebrauch der gegenwärtig besten externen, wissenschaft-

1

lichen Evidenz für Entscheidungen in der medizinischen Versorgung individueller Patienten. Die Praxis der EBM bedeutet die Integration individueller klinischer Expertise mit der bestmöglichen externen Evidenz aus systematischer Forschung" (Sackett et al. 1996, Übersetzung in Bassler 2003, S. 13).

Der Begriff „externe Evidenz" bezeichnet die aus klinisch-epidemiologischer Forschung stammende Informationsgrundlage zur Entscheidung für oder gegen eine bestimmte medizinisch-therapeutische Maßnahme (Schrappe u. Lauterbach 2010, S. 429; DNEbM 2011). Die Definition betont, dass EbM die Lösung eines Entscheidungsproblems im Rahmen der Versorgung eines individuellen Patienten in den Fokus stellt. Für die Lösung eines solchermaßen angelegten Entscheidungsproblems soll demnach die beste (verfügbare) Informationsgrundlage aus patientenrelevanter Forschung (externe Evidenz) herangezogen werden. Zugleich wird darin herausgestellt, dass EbM mitnichten die unkritische Anwendung von Forschungsergebnissen bedeutet. Vielmehr ist es ein definitorisches Merkmal von EbM, Forschungsergebnisse im „vernünftigen" Zusammenspiel mit dem in jahrelanger Tätigkeit erworbenen Erfahrungswissen und der Kenntnis und Einschätzung der Patientensituation (interne Evidenz) zur Grundlage von Entscheidungen zu machen (Kühlein u. Forster 2007, S. 39). Die klinische Expertise der Praktiker wird damit zu einer wichtigen Säule im Rahmen evidenzbasierten Handelns. Obschon Sackett et al. (1996) in ihrem Artikel auf die Berücksichtigung der Patientenwünsche im Entscheidungsprozess hinweisen, findet sich dieses Element zunächst nicht explizit in der Definition wieder. Um zu betonen, dass der Patient, der im Mittelpunkt allen medizinisch-therapeutischen Handelns steht, an der Lösung des Entscheidungsproblems mitwirkt, wurde die Definition später um die Integration der Patientenbedürfnisse und -wünsche erweitert. EbM fordert und fördert demnach die aktive Beteiligung des individuellen Patienten an medizinisch-therapeutischen Entscheidungen (Kühlein u. Forster 2007, S. 39). Die für praktisches evidenzbasiertes Handeln typische **Dreiecksbeziehung aus externer Evidenz, interner Evidenz sowie Patientenbedürfnissen** ist in ➤ Abb. 1.8.1 dargestellt.

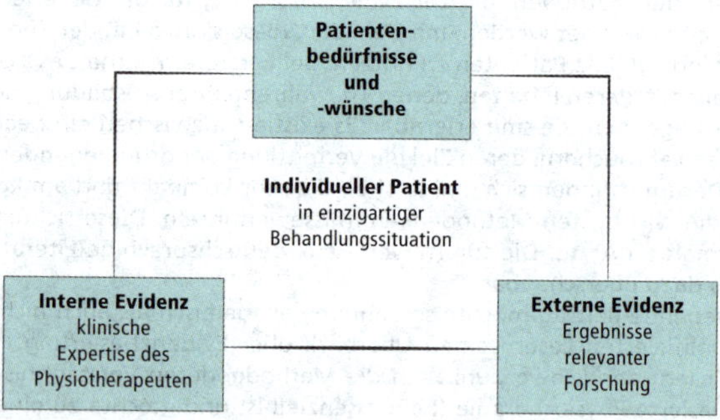

Abb. 1.8.1 Praxismodell der Evidenzbasierten Physiotherapie (in Anlehnung an Raspe 2007, S. 16).

Obschon an ärztliche Weisung gebunden, treffen auch Th. Behandlungsentscheidungen. Sie sehen sich vor die Frage gestellt, welche therapeutischen Techniken und Verfahren sie im Rahmen der ihnen begrenzt zugestandenen Handlungsautonomie in der konkreten Behandlungssituation zur optimalen Erreichung der Therapieziele anwenden können. Physiotherapeutisches Handeln, das sich im konkreten Behandlungsfall unter der Nutzung des Wissens aus patientenrelevanter Forschung, dessen Abgleich mit klinisch-praktischem Erfahrungswissen sowie unter aktiver Teilhabe des individuellen Patienten vollzieht, ist evidenzbasiertes Handeln. Vor diesem Hintergrund erscheint es möglich und sinnvoll, EbP wie folgt zu definieren (in Anlehnung an Sackett et al. 1996 sowie Herbert et al. 2005, S. 2).

Definition

Evidenzbasierte Physiotherapie (EbP) ist der vernünftige Gebrauch der gegenwärtig besten Evidenz für Entscheidungen in der physiotherapeutischen Versorgung individueller Patienten. Die Praxis der EbP bedeutet die sinnvolle Integration des Wissens aus patientenrelevanter Forschung, der klinisch-praktischen Erfahrung des Th. sowie der Bedürfnisse und Wünsche des individuellen Patienten im Rahmen einer einzigartigen Behandlungssituation.

Die Betonung der Einzigartigkeit der Behandlungssituation bei der Versorgung individueller Patienten soll dem zuweilen geäußerten Vorwurf entgegen gestellt werden, EbM bzw. evidenzbasierte Praxis sei Kochbuchversorgung (Sackett et al. 1996, Bassler 2003, S. 45).

1.8.2 Organisationen – national und international

Inzwischen haben sich international und auch national Organisationen entwickelt, die die Idee und Prinzipien der Evidenzbasierung in der Medizin und Therapie repräsentieren, die Entwicklung spezifischer Methoden vorantreiben und Trainingsprogramme für Experten und interessierte Laien anbieten.

Die bedeutendste internationale Organisation, die **Cochrane Collaboration** (benannt nach dem britischen Epidemiologen Archibald Cochrane), wurde 1993 gegründet und macht sich seitdem zur Aufgabe, externe Evidenz in Form methodisch hochwertiger systematischer Übersichtsarbeiten (➤ 1.8.3.3.2) in einer eigenen Datenbank (The Cochrane Library ➤ 1.8.3.2) bereitzustellen. Die Cochrane Collaboration ist ein Netzwerk aus Wissenschaftlern zahlreicher Fachgebiete und involviert darüber hinaus auch interessierte Laien. Die systematischen Übersichtsarbeiten werden durch derzeit 53 nach Themengebieten organisierte Arbeitsgruppen bzw. unter deren Betreuung von zumeist internationalen Autorenteams erstellt. Zwei dieser Gruppen haben ihren Sitz in Deutschland (Unikliniken in Düsseldorf, Köln). Cochrane Deutschland, das Deutsche Cochrane Zentrum, hat ihren Sitz in Freiburg.

Das **Deutsche Netzwerk Evidenzbasierte Medizin (DNEbM)** wurde im Jahre 2000 gegründet und bildet als Kompetenz- und Referenzzentrum die Evidenzbasierung für ein breites Spektrum der unterschiedlichen, an der Patientenversorgung beteiligten Akteure ab. Das DNEbM wird von der Arbeit von derzeit 14 Fachbereichen getragen, die Aspekte der Evidenzbasierung für unterschiedliche Zielgruppen (Experten, Patienten) und nach thematischem Schwerpunkt (Methodik, Ethik) aufbereiten.

Internetadressen wichtiger Organisationen

The Cochrane Collaboration: www.cochrane.org
Deutsches Cochrane Zentrum: www.cochrane.de
Deutsches Netzwerk für Evidenzbasierte Medizin: www.ebm-netzwerk.de

1.8.3 Methode Evidenzbasierter Physiotherapie

Die Praxis der EbP ist zu einem guten Teil methodenorientiert. Dabei greift die EbP einerseits auf Methoden unterschiedlicher wissenschaftlicher Disziplinen wie der Statistik oder Epidemiologie bzw. relevanter klinisch-physiotherapeutischer Forschung zurück. EbP wendet in ihrer praktischen Umsetzung andererseits selbst spezifische Techniken und Methoden an und kann daher als ein eigenes methodisches Konzept angesehen werden, mit dessen Hilfe klinisch relevante Fragestellungen in einer konkreten Entscheidungssituation beantwortet werden können. Dieses methodische Konzept lässt sich in Form von fünf aufeinanderfolgenden und teilweise ineinandergreifenden Schritten beschreiben.

Fünf-Schritt-Methode der EbP (Bassler 2003, S. 18 ff.)
1. Formulierung einer präzisen Fragestellung,
2. Suche und Auswahl relevanter Literatur,
3. Kritische Bewertung der Literatur,
4. Übertragung auf und Anwendung in der Behandlungssituation,
5. Bewertung des eigenen Vorgehens.

Das Ziel dieser Schrittfolge ist typischerweise die Lösung eines Entscheidungsproblems, d. h. einer Situation, die geprägt ist von Unsicherheit bez. der Anwendung bestimmter physiotherapeutischer Verfahren und Techniken sowie hinsichtlich ihres Nutzens für den Patienten in Abwägung mit ihren potenziellen Risiken.

1.8.3.1 Schritt 1: Formulierung einer präzisen Fragestellung

Dem ersten Schritt in dieser Folge, der Formulierung einer möglichst präzisen Fragestellung, kommt eine zentrale Rolle zu. Der Grund dafür ist einfach: EbP nutzt wissenschaftliche Erkenntnisse zur Lösung eines konkreten Entscheidungsproblems. Hierfür ist eine Suche nach relevanter Literatur in elektronischen Datenbanken erforderlich (Schritt 2 ➤ 1.8.3.2). Diese Datenbanken beinhalten die bibliografischen Angaben zu Millionen Artikeln aus mehr als 50 Jahren internationaler Forschungstätigkeit. Mit einer schwammig formulierten Fragestellung, die das Entscheidungsproblem inhaltlich nicht hinreichend abbildet, wird der Suchende in dieser Flut von Informationen schlichtweg untergehen oder aber relevante Forschungsergebnisse ggf. nicht finden können. Daher ist es sinnvoll, sich das klinische Problem sehr genau zu vergegenwärtigen, um darin die für die Formulierung einer präzisen Fragestellung wichtigen inhaltlichen Aspekte zu identifizieren. Zur Strukturierung hat sich das sog. **PIKO-Schema** etabliert, das die vier Teilkomponenten umfasst, die in einer gut formulierten Fragestellung präzisiert werden sollten (Kunz 2007, S. 89 ff.).

Die vier **Teilkomponenten des PIKO-Schemas** (Kunz 2007, S. 89 ff.):
- **„P" für Patient** (bzw. Problem): beinhaltet eine prägnante Beschreibung des Patienten oder der typischen Patientengruppe (bzw. des vorliegenden Problems), bei dem/der das Entscheidungsproblem aufgetreten ist. Dabei kommt es zunächst nicht darauf an, sämtliche Befunde oder die gesamte Situation des Patienten detailliert zu berücksichtigen. Wichtiger ist, die wesentlichen Informationen, die den Patienten oder die typische Patientengruppe (bzw. das Problem) charakterisieren, abzubilden.
- **„I" für Intervention:** beinhaltet die möglichst präzise Benennung der physiotherapeutischen Maßnahme, die an dem oben beschriebenen Patienten zur Anwendung kommen soll.
- **„K" für Komparator** (den Vergleich): umfasst die möglichst präzise Benennung der physiotherapeutischen Maßnahme, mit dem die infrage stehende Intervention verglichen werden soll.
- **„O" für Outcome** (bzw. Endpunkt): beinhaltet die Nennung eines Ziels, das durch die Anwendung der physiotherapeutischen Intervention erreicht werden soll.

In vielen Fällen können die vier PIKO-Komponenten ausgefüllt werden. Gleichwohl ist dies nicht immer möglich, etwa dann, wenn die Art des Entscheidungsproblems keinen Komparator („K"), also keine zu vergleichende Maßnahme, beinhaltet. Kritische Leser könnten an dieser Stelle einwenden, die Aufbereitung des Entscheidungsproblems mittels PIKO-Schema bedeute eine zu starke Vereinfachung der komplexen physiotherapeutischen Behandlungssituation. Richtig ist, dass die Komplexität zunächst reduziert wird, in dem die wesentlichen Aspekte des Entscheidungsproblems durch die Anwendung des PIKO-Schemas herausgefiltert und in eine sprachlich präzise und inhaltlich spezifische Fragestellung überführt werden. Spätestens jedoch bei der situationsangemessenen Anwendung der Ergebnisse treffen die gewonnenen Erkenntnisse wieder auf die volle Komplexität des konkreten Behandlungsfalls und – im Idealfall – auf die kritische Haltung eines besonnenen Th.

1.8.3.2 Schritt 2: Suche und Auswahl relevanter Literatur

In jedem medizinischen Lehrbuch findet sich der Hinweis, dass die Medizin permanenten Veränderungen unterworfen ist und die Aktualität der präsentierten Inhalte nur bis zur Erstellung der Beiträge garantiert werden kann. Angesichts der rasanten Geschwindigkeit und schieren Menge neuer wissenschaftlicher Erkenntnisse verwundert es nicht, dass medizinisches Wissen schnell veraltet. Dies betrifft durchaus auch physiotherapeutische Behandlungsprinzipien und Techniken sowie deren Indikationsbereiche. Um den aktuellen Stand der Forschung zu einer interessierenden Fragestellung zu finden, reicht daher i. d. R. weder der Blick in ein Lehrbuch, das seit einigen Jahren in der Praxisbibliothek herumsteht, noch das Befragen von Kollegen. Es wäre jedoch ein nahezu unmögliches Unterfangen und es ist auch gar nicht notwendig, stets und universell auf dem neuesten Stand des physiotherapeutischen Wissens zu sein. Wichtiger ist, dass Th. in der Lage sind, sich bei Fragestellungen, die sich in einer Behandlungssituation ergeben, aus den richtigen Quellen möglichst zeiteffizient mit den richtigen Informationen zu versorgen. Eine solche Möglichkeit bieten elektronische Literaturdatenbanken.

Datenbanken mit kostenfreier Recherchemöglichkeit (Auswahl)

Medline (PubMed): von der US-amerikanischen National Library of Medicine (NLM) gepflegte, umfassende bibliografische Datenbank; bietet einfache und fortgeschrittene Suchtechniken sowie viele Filterfunktionen; eine der wichtigsten Literaturquellen für EbP; Herzstück ist der umfassende MeSH-Schlagwortkatalog (Medical Subject Headings). PubMed, eine Oberfläche für den Zugriff auf die Medline-Inhalte, bietet Links zu vielen kostenfreien Volltextartikeln, eine (relativ) einfache Bedienung und ein gut verständliches Benutzermanual (www.pubmed.gov).

PEDro (Physiotherapie Evidenz Datenbank): unterhalten von der Universität Sidney, umfasst mehr als 50.000 Einträge zu randomisierten kontrollierten Studien (engl. randomized controlled trails, RCTs), systematischen Übersichten und Leitlinien mit Relevanz für die PT; PEDro bietet eine Qualitätsbewertung für RCTs mit einem eigenen Bewertungsinstrument (PEDro-Skala; www.pedro.org.au/german).

The Cochrane Library: umfasst die sechs Literaturdatenbanken der Cochrane Collaboration (www.cochranelibrary.com); v. a. relevant:

- die Cochrane Database of Systematic Reviews (CDSR), die unter dem Dach der Cochrane Collaboration erstellte systematische Übersichtsarbeiten (8.771, Stand 01/2022, The Cochrane Collaboration 2022) enthält,
- das Central Register of Controlled Trials (CENTRAL), das bibliografische Angaben zu kontrollierten klinischen Studien (1.850.234, Stand 01/2022, The Cochrane Collaboration 2022) umfasst.

Es empfiehlt sich, die Literatursuche nach einigen wenigen **Grundprinzipien** zu gestalten:

1. **Systematische Datenbankrecherche:** planvolles Vorgehen und korrekte technische Nutzung der Datenbanken und ihrer Suchmöglichkeiten.
2. **Verwendung standardisierter Begriffe (sog. Schlagwörter):** Dabei reicht es i. d. R. aus, für jede Teilkomponente aus dem PIKO-Schema (➤ 1.8.3.1) jeweils ein Schlagwort in die Suche aufzunehmen. Nicht die gesamte PIKO-Frage wird also in die Suchzeile der Datenbank eingetippt, sondern einzelne, englische Schlagwörter, die die Teilkomponenten der PIKO-Frage inhaltlich repräsentieren.
3. **Logische Verknüpfung der Schlagwörter** mit Kurzbefehlen (sog. Boole'sche Operatoren): Zu diesem Zweck stehen die Boole'schen Operatoren „AND" (UND) und „OR" (ODER) zur Verfügung, mit deren Hilfe die Datenbank angewiesen wird, zwei oder mehrere Schlagwörter inhaltlich miteinander zu verknüpfen. Dabei wirken sich die beiden Operatoren unterschiedlich aus: eine Verknüpfung zweier Schlagwörter mit „OR" findet alle Artikel, denen entweder das erste oder das zweite Schlagwort oder beide Schlagwörter zugewiesen wurden (Vereinigungsmenge). Die Verknüpfung zweier Schlagwörter mit „AND" findet alle Artikel, denen das erste und das zweite Schlagwort zugewiesen wurden (Schnittmenge).

Die „Übersetzung" einer typischen PIKO-Frage in eine elektronische Datenbank wird also drei oder vier Schlagwörter enthalten, die mit dem Operator „AND" verknüpft sind. Eine solchermaßen umgesetzte Datenbankrecherche findet Artikel, denen alle Schlagwörter aus der PIKO-Frage zugewiesen wurden, und die damit potenziell für deren Beantwortung relevant sind. Dieses Vorgehen beschreibt eine recht einfache Recherche. Es existieren darüber hinaus zahlreiche weitere Möglichkeiten, eine Datenbankrecherche zu gestalten. Viele Datenbanken erlauben die Anwendung fortgeschrittener Suchtechniken wie Wortstamm- oder Platzhaltersuchen (Trunkierung, Wildcards) und die Nutzung zusätzlicher Operatoren oder bestimmter Filterfunktionen (Limitationen). Diese Möglichkeiten sind von der jeweiligen Datenbank abhängig und sollten in den Benutzermanualen, die jeder Datenbankanbieter online zur Verfügung stellt, nachgelesen werden.
Zumeist erzielt eine Recherche mehrere Treffer, von denen bei Weitem nicht alle einen Beitrag für die Beantwortung der PIKO-Frage leisten. Eine Durchsicht der Artikeltitel und der Kurzzusammenfassungen (Abstracts) ermöglicht eine schnelle Auswahl relevanter Literatur. Am Ende dieser Durchsicht werden wenige (ggf. nur einer, ggf. aber auch keiner) für die Beantwortung der PIKO-Frage geeignete Artikel übrig bleiben. Diese werden zumeist in englischer Sprache verfasst und in vielen Fällen kostenfrei verfügbar sein. Die Volltexte der kostenfreien Artikel lassen sich dann i. d. R. leicht über Internetsuchmaschinen finden. Über Dokumentenlieferdienste, die von vielen Hochschulbibliotheken angeboten werden, können Kopien kostenpflichtiger Artikel für einen Bruchteil der von den Fachzeitschriften verlangten Gebühren bestellt werden.

1.8.3.3 Schritt 3: Kritische Bewertung der Literatur

Wurde die relevante Literatur ausgewählt, sollte sie einer kritischen Bewertung unterzogen werden. Zwei zentrale Kategorien dienen als Grundlage dieser Bewertung: die **Glaubwürdigkeit** und die **Relevanz der Studienergebnisse.** Studien können, auch wenn ihre Ergebnisse in Fachzeitschriften publiziert wurden, methodisch mangelhaft durchgeführt worden sein. Die Ergebnisse dieser Studien könnten dadurch deutlich von der Wahrheit abweichen und ihre Glaubwürdigkeit eingeschränkt sein. So könnte eine Studie etwa die Wirksamkeit einer physiotherapeutischen Maßnahme im Vergleich zu einer anderen Maßnahme höher einschätzen, als sie in Wirklichkeit ist. Die Wirksamkeit könnte aber auch als gering eingeschätzt werden, obwohl sie in Wirklichkeit besser ist. Dies wird dann zu einem Problem, wenn die Ergebnisse einer solchen Studie als Entscheidungshilfe in einer konkreten Behandlungssituation genutzt werden sollen. Die kritische Bewertung dient der Beurteilung, ob die Ergebnisse der Studie glaubwürdig (valide) für die Forschungsfrage sind, die der Studie zugrunde liegt. Dies wird auch als **interne Validität** bezeichnet und ist das Ausmaß, in dem die Ergebnisse aufgrund einer methodisch adäquaten Durchführung der Studie der Wahrheit entsprechen (Windeler 2007, S. 483). Die interne Validität einer Studie hängt stark davon ab, ob es Forschern gelingt, die Studienergebnisse vor systematischen Verzerrungen (sog. **Bias**) zu schützen (Kunz et al. 2009, S. 39). Die Vertrauenswürdigkeit der Ergebnisse methodisch unterschiedlich angelegter Studien kann durch die Klassifikation in Evidenzlevel (➤ 1.8.4) dargestellt werden.

Zum anderen sollte geprüft werden, ob die Studienergebnisse relevant sind, d. h., ob und in welchem Umfang sie in der konkreten Behandlungssituation, aus der die PIKO-Frage hervorgegangen ist, angewendet werden können (**externe Validität**). Neben der Fragestellung sind die Charakteristika der Studienteilnehmer, die Interventionen sowie die Zielkriterien die wesentlichen Kriterien für die Beurteilung der Relevanz (Windeler 2007, S. 484). Im Idealfall stimmen die genannten Aspekte der Studie und die interessierende PIKO-Frage sehr gut überein. Man wird sich jedoch leicht vorstellen können, dass in den meisten Fällen Studien vorliegen, deren Fragestellungen mit dem Patientenkollektiv, der Intervention, dem Komparator und den Zielkriterien aus der PIKO-Frage nicht exakt übereinstimmen. Insbesondere in diesen Fällen kommt es auf die sorgfältige und kritische Abwägung durch den Th. an, ob die Ergebnisse im konkreten Behandlungsfall angewendet werden können.

1.8.3.3.1 Randomisierte kontrollierte Studie

Im Rahmen klinischer Wirksamkeitsforschung ist die randomisierte kontrollierte Studie (engl. randomized controlled trial, RCT) die wichtigste Form wissenschaftlicher Erkenntnisgewinnung. Eine derartige Studie wird auch als Primärstudie bezeichnet, da an Studienteilnehmern eigens erhobene Daten ausgewertet werden. Die gemäß den Einschlusskriterien in die Studie aufgenommenen Personen werden als Teilnehmende bezeichnet.

Definition

Randomisierte kontrollierte Studie

„Vergleichsstudie mit zufälliger (verdeckter) Zuteilung der Teilnehmer zu Gruppen mit unterschiedlichen Interventionen und systematischer Nachbeobachtung, um Unterschiede in den Endpunkten zwischen den Gruppen zu untersuchen" (Kunz et al. 2009, S. 137).

Die zwei wesentlichen Prinzipien, die einen RCT für diesen Zweck so wertvoll machen, sind damit gekennzeichnet: **Zufall und Vergleich.**

Ein RCT nutzt das Zufallsprinzip (**Randomisierung**) für die Zuweisung der teilnehmenden Patienten i. d. R. zu zwei Gruppen, von denen eine die zu testende Intervention (Experimentalgruppe) und die andere eine andere Intervention oder keine Intervention (Vergleichs- bzw. Kontrollgruppe) zur Messung eines Effekts für relevante Zielkriterien (sog. Endpunkte) erhält. Die zufällige Gruppenzuweisung soll gewährleisten, dass Merkmale der Teilnehmenden (z. B. Alter, Geschlecht, Begleiterkrankungen), die das Studienergebnis beeinflussen könnten, in beiden Gruppen annähernd gleich verteilt sind (Schulgen u. Schmoor 2010, S. 195). Wäre die Zuweisung der Teilnehmenden nicht dem Zufall, sondern z. B. der Willkür des Studienleiters überlassen, bestünde die Gefahr, dass es – beabsichtigt oder nicht – zu einer ungleichen Verteilung dieser Merkmale kommt und eine der beiden Gruppen schon bei Studienbeginn (z. B. aufgrund höherer Komorbidität der Teilnehmenden) benachteiligt ist. In Artikeln, die die Ergebnisse von RCTs berichten, wird die Verteilung dieser Merkmale beider Gruppen nach erfolgter Randomisierung häufig in der „Table 1" in einer direkten Gegenüberstellung präsentiert. Zum Schutz vor einer willkürlichen Patientenzuweisung ist es besonders wichtig, die Personen, die über den Einschluss geeigneter Patienten in eine Studie entscheiden, in Unkenntnis über die nächste Gruppenzuweisung eines neu in die Studie aufzunehmenden Teilnehmers zu lassen, d. h. die zufällige Zuweisungsreihenfolge geheim zu halten. Die Gruppenzuweisung muss also wirklich zufällig und nicht vorhersehbar sein. Aus diesem Grund scheiden z. B. Zuweisungen der Teilnehmenden nach geradem und ungeradem Geburtsdatum oder nach dem Wochentag der stationären Aufnahme aus (Schulgen u. Schmoor 2010, S. 196). In vielen Studien wird die Zuweisungsreihenfolge daher mithilfe eines Computers von einer externen Stelle erzeugt und die Forschenden unternehmen einige Anstrengungen, den rekrutierenden Personen die zufällige Zuweisungsreihenfolge zu verheimlichen.

Verblindung: Um auch während der Studiendurchführung sicherzustellen, dass die beiden Gruppen (abgesehen von den Interventionen) dieselbe Aufmerksamkeit und Versorgung erhalten, kann das an der Studie beteiligte medizinisch-therapeutische Personal über die Gruppenzuweisung in Unkenntnis belassen (verblindet) werden. In den Fällen, in denen sie durchführbar ist, kann eine Verblindung der Gruppenzuweisung für die Teilnehmenden u. a. dann sinnvoll sein, wenn subjektive Zielkriterien, z. B. über einen von den Teilnehmenden auszufüllenden Fragebogen, erhoben werden. Mit einer Verblindung der Personen, die die Zielkriterien messen (Untersucher), soll sichergestellt werden, dass diese Personen in beiden Gruppen stets die gleiche Sorgfalt bei der Erhebung der Messwerte walten lassen.

Darüber hinaus ist es im Rahmen der **Datenauswertung** von Bedeutung, dass sämtliche Studienteilnehmende in der Gruppe ausgewertet werden, der sie zugewiesen wurden, auch dann, wenn sie tatsächlich die Intervention der anderen Gruppe erhalten oder wenn sie die Studie vorzeitig verlassen haben (intention-to-treat (ITT) Prinzip; Schulgen u. Schumacher 2010, S. 161 ff.). Gab es Teilnehmende, die die Studie abgebrochen haben, sollte deren Anzahl pro Gruppe genannt werden. Die Gründe für den Studienabbruch sollten zudem dokumentiert werden. Diese Information soll eine Einschätzung darüber ermöglichen, ob die Abbruchquoten zwischen den Gruppen stark unterschiedlich sind und ob die Abbrüche im Zusammenhang mit bestimmten Ereignissen (z. B. unerwünschte Ereignisse, Nebenwirkungen) oder Merkmalen der Teilnehmenden aufgetreten sind.

Aus den genannten Qualitätskriterien lassen sich Fragen generieren, die eine orientierende Einschätzung des Risikos für Verzerrungen von RCTs erlauben.

Fragen zur orientierenden Einschätzung des Verzerrungsrisikos von RCTs

(Jüni u. Egger 2003, S. 71; Bertelsmann et al. 2007, S. 134 ff.; Kunz et al. 2009, S. 37 ff.)

1. Wurden die Teilnehmenden den Studiengruppen wirklich zufällig zugewiesen?
2. Wurde die zufällige Gruppenzuweisung geheim gehalten?
3. Waren die Gruppen zu Beginn der Studie wirklich ähnlich?
4. Waren, falls möglich, die in die Studie involvierten Personen (Th., Patienten, Untersucher) für die Gruppenzuteilung verblindet?
5. Wurden pro Gruppe die Anzahl und Gründe für Studienabbrüche genannt?
6. Wurden die Teilnehmenden in den Gruppen ausgewertet, denen sie zugewiesen waren?

Für eine detailliertere Beurteilung des Verzerrungsrisikos von RCTs stehen unterschiedliche Bewertungsinstrumente zur Verfügung; darunter auch eine kostenfrei zugängliche deutsche Übersetzung der PEDro-Skala, die leicht im Internet zu finden ist. Trotz ihrer unbestreitbaren Vorteile kann die Durchführung von RCTs aufgrund inhaltlicher oder ethischer Gründe ausgeschlossen sein. Zudem handelt es sich um eine experimentelle Studie, in der eine nach strengen Kriterien ausgewählte Patientenstichprobe unter zum Teil recht künstlichen Bedingungen systematisch nachbeobachtet wird. Dies kann die Übertragung der Ergebnisse auf den Klinik- oder Praxisalltag einschränken.

1.8.3.3.2 Systematische Übersichtsarbeit

Der zweite überaus wichtige Studientyp ist die systematische Übersichtsarbeit (auch: systematischer Review). Bei dieser **Sekundärstudie** soll eine Fragestellung durch den Rückgriff auf bereits vorliegende Ergebnisse aus Primärstudien (z. B. RCTs ➤ 1.8.3.3.1) beantwortet werden.

Definition

Systematische Übersichtsarbeit

„Sekundärforschung, bei der die Evidenz zu einer klar formulierten Forschungsfrage zusammengefasst wird. Dazu werden explizite und systematische Methoden verwendet, um relevante Primärstudien aufzufinden, auszuwählen und zu bewerten und ihre Ergebnisse zu extrahieren, zusammenzutragen und darzustellen" (Kunz et al. 2009, S. 139).

Die Erstellung einer systematischen Übersichtsarbeit folgt einer ganz ähnlichen Vorgehensweise, wie sie für die Fünf-Schritt-Methode der EbP beschrieben wurde (➤ 1.8.3). Dabei werden diese Arbeitsschritte jedoch oftmals mit einem deutlich größeren Aufwand und höheren Anforderungen an die Einhaltung methodischer Standards durchgeführt. Um sicherzustellen, dass sämtliche Studien zu einer Fragestellung gefunden werden, wird die Literaturrecherche zumeist in zahlreichen Datenbanken und von speziell dafür geschulten Experten durchgeführt. Außerdem werden Anstrengungen unternommen, auch die Studienergebnisse zu finden, die nicht offiziell in Fachzeitschriften veröffentlicht wurden. Die Auswahl der Literatur, deren Bewertung sowie die Extraktion der Daten aus den Artikeln erfolgt durch mindestens zwei Personen, um potenziellen Fehleinschätzungen vorzubeugen. Für die Erstellung einer systematischen Übersichtsarbeit arbeiten i. d. R. mehrere Personen mit methodischer bzw. klinischer Expertise zusammen. Besonderes Augenmerk liegt dabei auf der Zusammenfassung der Studienergebnisse und ihrer Interpretation im Lichte des Verzerrungsrisikos der eingeschlossenen Primärstudien. Für die **Ergebnissynthese** (Zusammenfassung der Ergebnisse) existieren zwei unterschiedliche Optionen:

- **Qualitative Ergebnissynthese:** Die Ergebnisse werden in Textform (i. d. R. auch tabellarisch) beschrieben und zusammengefasst.
- **Quantitative Ergebnissynthese:** Die quantitative Zusammenfassung der Ergebnisse durch ein statistisches Verfahren (**Meta-Analyse**) kann sinnvoll sein, wenn die gefundenen Studien in ihren Methoden, den Teilnehmenden und den Interventionen sehr ähnlich sind. Bei einer Meta-Analyse wird aus den Effekten der Primärstudien ein nach bestimmten Kriterien gewichteter Durchschnittswert gebildet (Kunz et al. 2009, S. 57). Dieser Durchschnittswert repräsentiert den Gesamteffekt einer Intervention, der dann Informationen aus allen berücksichtigten Studien enthält (Kunz et al. 2009, S. 50). Grundsätzlich gilt, dass der Effekt einer Intervention in einer Studie umso genauer geschätzt werden kann, je größer die Anzahl der eingeschlossenen Teilnehmenden ist. Genau dort liegt einer der großen Vorteile von Meta-Analysen: Durch die Zusammenfassung der zumeist recht kleinen Patientenkollektive mehrerer Einzelstudien kann der Effekt einer Intervention oftmals viel genauer geschätzt werden (Deeks et al. 2008, S. 246).

Die Ergebnisse dieser Zusammenfassung müssen stets besonnen interpretiert werden vor dem Hintergrund der methodischen Güte der Primärstudien, die

in der Evidenzsynthese berücksichtigt wurden. Dies ist auch deshalb so wichtig, weil methodisch schlechte Studien zu Ergebnisverzerrungen führen können (➤ 1.8.3.3). Wenn etwa eine systematische Übersichtsarbeit mehrere Studien berücksichtigt, deren Ergebnisse allesamt stark verzerrt sind, muss dies im Rahmen einer sensiblen Interpretation der Ergebnisse berücksichtigt werden. Die Schlussfolgerungen können dann nur mit entsprechender Vorsicht formuliert werden.
Auch hier können Fragen formuliert werden, deren Beantwortung die orientierende Einschätzung der methodischen Qualität systematischer Übersichtsarbeiten ermöglicht.

Fragen zur orientierenden Einschätzung der methodischen Güte systematischer Übersichtsarbeiten (Greenhalgh 2003, S. 156 ff.; Bucher 2007, S. 149 ff.)

1. Ist die Fragestellung der Übersichtsarbeit präzise formuliert?
2. Wurde in den richtigen Datenbanken umfassend nach Literatur gesucht?
3. Wurden weitere Informationsquellen nach relevanter Literatur durchsucht?
4. Wurden die Literaturauswahl, die Qualitätsbewertung und die Datenextraktion von mindestens zwei Personen unabhängig voneinander durchgeführt?
5. Wurde das Verzerrungsrisiko der eingeschlossenen Primärstudien anhand geeigneter Kriterien bewertet?
6. War die Methode (qualitativ/quantitativ) für die Zusammenfassung der Ergebnisse aus den Primärstudien angemessen?
7. Sind die Schlussfolgerungen angesichts der Ergebnisse nachvollziehbar?

Diese Fragen dienen einer orientierenden Einschätzung der Frage, ob die Aussagen einer systematischen Übersichtsarbeit grundsätzlich verlässlich sind. Eine detailliertere Qualitätsbeurteilung kann mithilfe etablierter Bewertungsinstrumente vorgenommen werden. Für zwei hierfür gut geeignete Instrumente liegen deutschsprachige Übersetzungen bei Bucher (2007, S. 150) und bei Sauerland (2010, S. 481) vor. Der Wert einer systematischen Übersichtsarbeit liegt auf der Hand: Dem Th., der eine Fragestellung hat und im Rahmen einer Literatursuche eine solche Arbeit findet, die aktuell ist und methodisch sauber durchgeführt wurde, bleibt eine Menge Arbeit erspart. Denn es hat sich jemand bereits die Mühe gemacht und die verfügbaren Studien recherchiert, ihre Qualität bewertet, ihre Ergebnisse angemessen zusammengefasst und kritisch interpretiert.

1.8.3.4 Schritt 4: Anwendung in der Behandlungssituation

Nachdem eine Einschätzung der methodischen Qualität erfolgt ist, muss nun darüber entschieden werden, ob deren Ergebnisse im Behandlungsfall angewendet werden können. Hierfür ist es hilfreich, sich zu fragen, ob der zu behandelnde Patient den Studienteilnehmenden ähnelt. Unterscheiden sich die Studienteilnehmenden und der Patient hinsichtlich wichtiger Merkmale wie Alter, Geschlecht, Krankheitsstadium oder Begleiterkrankungen deutlich, ist die Übertragung der Ergebnisse in die konkrete Behandlungssituation eingeschränkt. Mit dieser Einschätzung hängt auch die Frage zusammen, ob und wie wahrscheinlich die in der Studie erzielten Behandlungseffekte bei dem individuellen Patienten überhaupt zu erwarten sind (Bassler 2003, S. 40). Wie oben dargestellt, kommt der Berücksichtigung der Patientenbedürfnisse im Rahmen der EbP eine besondere Bedeutung zu (➤ 1.8.1.1). Aus diesem Grund ist zu klären, ob die infrage kommende Intervention nicht nur aus physiotherapeutischer Perspektive sinnvoll erscheint, sondern auch einen Beitrag zur Erreichung der Therapieziele leistet, die zu Behandlungsbeginn gemeinsam mit dem Patienten festgelegt wurden. Können alle diese Fragen bejaht werden, kann die Intervention in der konkreten Behandlungssituation zur Anwendung kommen.

1.8.3.5 Schritt 5: Bewertung des eigenen Vorgehens

EbP erfordert eine kritische Haltung gegenüber dem,

- was in der PT als selbstverständlich angenommen wird,
- was Forschende in ihren Studien gemacht haben,
- was in Fachzeitschriften publiziert wurde sowie
- dem eigenen physiotherapeutischen Handeln.

Konsequenterweise findet sich diese kritische Haltung auch als Teil der Fünf-Schritt-Methode der EbP wieder (➤ 1.8.3). In diesem fünften Schritt wird das eigene Vorgehen im Sinne einer selbstkritischen Reflexion bewertet. Hier ist einerseits von Bedeutung, ob die Anwendung der vier bisherigen Schritte im Rahmen des vorliegenden Entscheidungsproblems sinnvoll und vernünftig war. Andererseits wird auch bewertet, ob diese Schritte richtig umgesetzt wurden, d. h., ob das PIKO-Schema richtig gebraucht, die Datenbankrecherche korrekt durchgeführt, die Literaturbewertung anhand angemessener Kriterien vorgenommen, die Ergebnisinterpretation besonnen und schließlich die Anwendung der physiotherapeutischen Intervention angemessen war.

1.8.4 Evidenzlevel – Klassifizierung der Evidenz

Die verfügbaren Primär- und Sekundärstudien werden oftmals in die sog. Evidenzlevel (engl. level of evidence) klassifiziert. Das Evidenzlevel repräsentiert das Ausmaß, indem die Ergebnisse einer Studie vertrauenswürdig sind. Die Vertrauenswürdigkeit ergibt sich insbesondere aus der Ergebnissicherheit, also dem Vertrauen darauf, dass das Studienergebnis der Wahrheit möglichst nahekommt und nicht aufgrund systematischer Fehler (Bias) in der Studiendurchführung stark davon abweicht (DNEbM 2011). Evidenzlevel bilden somit eine Hierarchie der Vertrauenswürdigkeit der Ergebnisse methodisch unterschiedlich angelegter Studien ab. Essenziell ist, dass die sinnvolle Verwendung einer solchen hierarchischen Klassifikation stark von der interessierenden Fragestellung abhängt: Es macht einen Unterschied, ob eine Fragestellung zur klinischen Wirksamkeit einer Intervention oder aber eine diagnostische oder prognostische Frage mithilfe der verfügbaren Evidenz beantwortet werden soll. Je nach Ausrichtung der Frage sind demnach Evidenzhierarchien erforderlich, die die unterschiedlichen Studiendesigns und ihre Glaubwürdigkeit dem jeweiligen Kontext entsprechend differenziert bewerten.

National und international sind zahlreiche Klassifizierungssysteme für die verfügbare Evidenz in Gebrauch. Viele dieser Systeme verwenden die methodische Anlage der Studie (den Studientyp), als Kriterium für deren Zuweisung zu einem Evidenzlevel. Dieses Vorgehen gründet in der Annahme, dass bestimmte Studientypen eine höhere Ergebnissicherheit erzielen als andere (➤ 1.8.3.3). ➤ Tab. 1.8.1 zeigt eines der gebräuchlichsten Klassifizierungssysteme, das der Agency for Healthcare Research and Quality (AHRQ; vormals Agency for Health Care Policy and Research, AHCPR).

Tab. 1.8.1 Evidenzhierarchie nach einer Klassifizierung der AHRQ (vormals AHCPR).

Evidenzlevel	Herkunft der Evidenz
1a	Evidenz aufgrund von Meta-Analysen randomisierter kontrollierter Studien
1b	Evidenz aufgrund mindestens einer randomisierten kontrollierten Studie
2a	Evidenz aufgrund mindestens einer gut angelegten, kontrollierten Studie ohne Randomisierung

2b	Evidenz aufgrund mindestens einer gut angelegten, quasi-experimentellen Studie
3	Evidenz aufgrund gut angelegter, nicht experimenteller deskriptiver Studien (z. B. Fall-Kontroll-Studien)
4	Evidenz aufgrund von Berichten/Meinungen von Expertenkreisen, Konsensuskonferenzen und/oder klinischer Erfahrung anerkannter Autoritäten
Quelle: AHCPR 1992, S. 100–107, Übersetzung entnommen aus Bassler 2003, S. 38.	

Weit oben in diesem System, insbesondere für klinisch-therapeutische Fragestellungen, rangiert die randomisierte kontrollierte Studie (RCT, Level 1b). Diesem Studientyp wird aufgrund einiger typischer Eigenschaften (➤ 1.8.3.3.1) eine höhere Ergebnissicherheit zugesprochen als etwa nicht randomisierten (Level 2a) oder epidemiologischen, nicht interventionellen Studien (Level 3). Das Evidenzlevel 1a bilden Meta-Analysen (➤ 1.8.3.3.2), die die Ergebnisse aus RCTs statistisch zusammenfassen. Ganz unten in der Evidenzhierarchie finden sich publizierte Expertenmeinungen, die dem Kriterium Ergebnissicherheit im hier gebrauchten Sinne kaum entsprechen können.

Andere Klassifizierungssysteme (z. B. Centre for Evidence-Based Medicine in Oxford, CEBM 2011) betonen neben dem Studiendesign stärker zusätzliche Aspekte wie die methodische Akkuratesse, mit der eine Studie durchgeführt wurde, oder die Variabilität der Ergebnisse verschiedener Studien zu derselben Fragestellung. In Deutschland nutzt einer der wesentlichen Entscheidungsträger, der Gemeinsame Bundesausschuss (G-BA) als höchstes Gremium der Selbstverwaltung im Gesundheitswesen, eine von der gezeigten etwas abweichende Klassifikation mit insgesamt fünf zum Teil untergliederten Abstufungen für die Bewertung von Evidenz zu therapeutischen Interventionen (G-BA 2021, S. 81).

Ein wichtiges Einsatzfeld von Evidenzleveln ist die Erstellung klinischer Handlungsempfehlungen, sog. Leitlinien. Leitlinien geben den praktisch an der Patientenversorgung Beteiligten (Ärzten, Psychotherapeuten, Th., Pflegenden usw.) Empfehlungen für oder gegen bestimmte Interventionen für ein definiertes Patientenkollektiv (➤ 1.3.4.1). Bei methodisch hochwertigen Leitlinien werden diese Empfehlungen oftmals durch die Angabe eines Evidenzlevels unterstützt, damit für den Praktiker sofort ersichtlich wird, wie hoch die Ergebnissicherheit der Studien war, die zur Formulierung einer Empfehlung geführt hat. Beispielhaft sei hier die Nationale Versorgungsleitlinie Asthma angeführt (BÄK, KBV, AWMF 2020), auf die kostenfrei im Internet zugegriffen werden kann (www.leitlinien.de/themen/asthma).

Die Klassifizierung leistet also eine wichtige Hilfe bei der Aufbereitung und Beurteilung der Gesamtheit der Evidenz zu einer interessierenden Fragestellung. Gleichwohl, und das sollte stets bedacht werden, ersetzt eine Evidenzhierarchie nicht den kritischen und besonnenen Umgang mit Studienergebnissen und deren Anwendung auf einen konkreten Behandlungsfall in der praktischen physiotherapeutischen Arbeit (➤ 1.8.3.3).

1.8.5 Chancen Evidenzbasierter Physiotherapie

EbP ist daher mehr als ein standardisiertes Hilfsinstrument zur Integration wissenschaftlicher Erkenntnisse in physiotherapeutische Entscheidungsprozesse. EbP ist ein „[…] umfassendes Denk- und Handlungsprinzip" (Bassler 2003, S. 13), einerseits motiviert durch Unsicherheit und andererseits durch den Wunsch, dem Patienten eine zugewandte Behandlung auf hohem Niveau angedeihen zu lassen. Und der Begriff Unsicherheit ist hier ein Ausdruck von Stärke: Der Stärke, das eigene Handeln bewusst zu hinterfragen und aus der Einsicht, dass manche Routinen einer kritischen Evaluation nicht standhalten können, Motivation für Alternativen zu gewinnen. Wie oben ausgeführt, ist EbP nicht die unkritische Anwendung wissenschaftlicher Erkenntnisse im individuellen Behandlungsfall, sondern die sinnvolle Integration einer Vielzahl von Informationen aus unterschiedlichen Quellen sowie deren Nutzung für die Unterstützung von Entscheidungen. Die aus dem Einüben und der Anwendung der EbP resultierenden Chancen für den einzelnen Th. in der Klinik oder Praxis sind also vielfältig und vielleicht wurde bei dem einen oder anderen Leser das Interesse geweckt, EbP einmal auszuprobieren oder sich vielleicht zu einem EbP-Kurs anzumelden, um sich vertieft mit diesem spannenden Konzept vertraut zu machen.

Fortbildungen

Literatur und Literaturempfehlungen

1.9 Clinical Reasoning

Oliver Merz

Unter deutschen Physiotherapeuten (Th.) ist das Bestreben, sich immer weiter zu verbessern, weit verbreitet. Es werden viele Fortbildungen besucht, um weitere Untersuchungs- und Behandlungstechniken zu erlernen. Dagegen wird die Notwendigkeit von Weiterbildungen im Bereich des Clinical Reasoning (CR) oftmals noch nicht gesehen. Durch das Erlernen von CR-Strategien werden eine verbesserte Wissensorganisation sowie eine selbstkritische, reflektierte klinische Beweisführung im Rahmen therapeutischer Interaktionen angestrebt.

Definition

Clinical Reasoning (CR) ist laut Jones (1992) ein kognitiver Prozess, der bei der Beurteilung sowie der Planung und Führung der Behandlung eines Patienten, dem sog. Management, angewandt bzw. bewusst durchlaufen wird. Dabei interagiert der Th. mit dem Patienten und anderen maßgeblich Beteiligten, z. B. Familienangehörigen (Jones u. Rivett 2004). Eine CR-Strategie ermöglicht es dem Th., die Fähigkeit zu entwickeln, seine eigene Entscheidungsfindung zu hinterfragen (Jones et al. 2002). Dieser **Prozess des Schlussfolgerns** enthält jedoch über die kognitiven Prozesse hinaus unbewusste Faktoren, z. B. die Wertvorstellungen des Th. und des Patienten, kulturelle Faktoren und die derzeitig bestehende Weltanschauung der Berufsgruppe (Hengeveld 1998).

Bereits Ende der Siebzigerjahre wurde die Wichtigkeit von CR-Prozessen und der mit ihnen verbundenen Fähig- und Fertigkeiten für die klinische Praxis erkannt (Elstein et al. 1978, Hengeveld 1998). Der Begriff „Clinical Reasoning“ wird seit Anfang der Achtzigerjahre im Bereich der PT verwendet (Hengeveld 2008a). Es werden unterschiedliche Formen von CR beschrieben, die je nach Erfordernis der gegebenen klinischen Situation eingesetzt werden können. Das klassische hypothetisch-deduktive Reasoning (s. u.) wird z. B. auch als **diagnostisches Reasoning** bezeichnet. Als **prozedurales Reasoning** wird der an die standardisierte Verfahrensweise der klinischen Praxis angepasste CR-Ablauf bezeichnet, wie er z. B. auch im Maitland®-Konzept (➤ 3.5.3) angewandt wird (Hengeveld 1998, 2008b). Weitere Beispiele sind:

- **Interaktives Reasoning:** Analyse der Kommunikation (verbal und nonverbal) zwischen Th. und Patient, einschließlich Gesprächsführungstechniken (Hengeveld 2008b).
- **Narratives Reasoning:** Der Th. berichtet z. B. von Erfahrungen mit anderen Patienten, um die Sinnhaftigkeit seiner Empfehlungen zu unterstreichen, oder er lässt sich vom Patienten dessen persönliche Erlebnisse berichten, um dessen individuelles Krankheitserleben besser erfassen zu können (Hengeveld 2011a).
- **Kollaboratives Reasoning** (Bestandteil des interaktiven Reasoning): Gemeinsame Entscheidungsfindung von Th. und Patient bez. des Behandlungsvorgehens (Hengeveld 2011a).
- **Pragmatisches Reasoning** richtet sich danach, was in der vorgegebenen Situation, wie z. B. einer begrenzten Behandlungsanzahl und -dauer, möglich bzw. machbar ist (Hengeveld 2011a).

Eine **hypothetisch-deduktive bzw. hypothesengesteuerte Vorgehensweise** im CR-Prozess findet man sowohl bei erfahrenen als auch bei unerfahrenen Klinikern. Sie umfasst das Sammeln und Auswerten von Informationen, das Aufstellen von Hypothesen bez. der Ursache und Art der Problematik sowie die Überprüfung der Hypothesen auf ihre Richtigkeit, um sie bestätigen oder verwerfen zu können. Im Laufe dieses zyklischen Prozesses kann die Natur der Problematik genau erfasst und zusammen mit dem Patienten die jeweils bestmögliche Behandlungsentscheidung getroffen werden (Jones 1992, Edwards et al. 1998). Jones und Rivett (2004) bezeichneten diesen Ablauf auch als patientenzentriertes kollaboratives CR-Modell.
Experten haben im Vergleich zum Neuling eine überlegene Wissensorganisation und verwenden eine Kombination aus der erwähnten hypothetisch-deduktiven Vorgehensweise, einer **Mustererkennung** und **Vorausüberlegungen (engl. forward reasoning)** (Jones 1992). Ein Experte kann schon durch wenige Schlüsselhinweise auf ihm bekannte Muster aufmerksam werden. Ein Patient könnte z. B. angeben, er habe das Gefühl, sein unterer Rücken breche durch und fühle sich oft müde an. Diese Angaben lassen den erfahrenen Th. schon an eine funktionelle lumbale Instabilität denken, und er wird diese Vermutung gezielt überprüfen. Die Mustererkennung funktioniert allerdings nur, wenn auch wiederkehrende Muster zu erkennen sind (Jones 1992) und ein entsprechender Wissensfundus angelegt ist.

1.9.1 Clinical Reasoning in der Physiotherapie

Um die Probleme eines Patienten zu verstehen, muss auch seine individuelle Ausprägung verstanden werden, einschließlich aller Aktivitäts- bzw. Partizipationseinschränkungen, seiner persönlichen Perspektiven und körperlichen Beeinträchtigungen (Jones u. Rivett 2004). Th. sollten deshalb nach Jones (1992) bei der Befunderhebung die erhaltenen klinischen Informationen bestimmten Hypothesen-Kategorien zuordnen, wodurch die Aufmerksamkeit bewusst auf verschiedene Aspekte einer Problematik gelenkt wird. Das hilft dem Th., die gewonnenen Informationen zu organisieren und wichtige Aspekte nicht zu übersehen.

Die folgenden vorgeschlagenen **Hypothesen-Kategorien** (Jones 1992, Jones 1995, Hengeveld 1998, Jones et al. 2002, Jones u. Rivett 2004, Hengeveld 2011b) sind nicht an ein bestimmtes physiotherapeutisches Konzept gebunden:

- Einschränkungen und Ressourcen der Aktivität sowie der Partizipation (Teilhabe): funktionelle/strukturelle Einschränkungen und/oder Behinde-

rungen (physische oder psychische Einschränkungen funktioneller Aktivitäten und ihre sozialen, beruflichen und wirtschaftlichen Konsequenzen),
- Patientenperspektive,
- pathobiologische Mechanismen (Gewebsheilungsprozesse und Schmerzmechanismen),
- körperliche Beeinträchtigungen und ihre strukturellen Ursachen (Quellen),
- beitragende Faktoren für die Entstehung und/oder Aufrechterhaltung des Problems,
- Vorsichtsmaßnahmen und Kontraindikationen bez. einer körperlichen Untersuchung und Behandlung,
- Management und Behandlung,
- Prognose.

Die Kategorie der **Aktivitäts- und Partizipationseinschränkung** bezieht sich auch auf psychosoziale Aspekte (vgl. bio-psycho-soziales Modell ➤ 1.3.2, ➤ 2.1.1.2); sie ist viel weitreichender als z. B. die Feststellung eines Streckdefizites des rechten Kniegelenks. Ein und dieselbe Einschränkung kann für einen bestimmten Menschen nur ein geringfügiges Problem darstellen, während sie für einen anderen eine Katastrophe sein kann. Beispielsweise ist eine uneingeschränkte Gehfähigkeit für einen Briefträger essenziell, während sie für einen Busfahrer keine unbedingte Voraussetzung für seine Berufsausübung darstellt. Spielt dieser Busfahrer jedoch in seiner Freizeit leidenschaftlich gerne Fußball, ist es für seine Lebensqualität durchaus wichtig, weiterhin mit seinen Freunden Fußball spielen zu können (Partizipation). Die **Patientenperspektive** in Erfahrung zu bringen, ist für eine erfolgreiche Behandlungsstrategie sehr wichtig. Hier zeigt sich, welche Tragweite eine gegebene Problematik für den Patienten hat, welche Assoziationen er damit verknüpft, welche Ängste und vielleicht auch falschen Vorstellungen (z. B. aufgrund von Fehlinformationen) er hat (➤ 15.2.3). Möglicherweise hat der Patient Angst davor, eines Tages „im Rollstuhl zu landen", weil er fälschlicherweise annimmt, dass starke Schmerzen automatisch eine dementsprechende strukturelle Rückenschädigung bedeuten. Die Betrachtung der **pathobiologischen Mechanismen** ist aufgeteilt in die zu erwartenden Gewebsheilungsprozesse und die sog. Schmerzmechanismen, deren Integration in das CR auf dem von Gifford (1998) entwickelten Mature Organism Model basiert. Gifford versuchte mit diesem Modell den grundlegenden Informationsfluss zum und vom ZNS sowie die dortige Informationsverarbeitung und -reaktion darzustellen. Er stellte diese in Form eines Kreislaufs dar, um zu zeigen, wie Umwelteindrücke das Verhalten beeinflussen und das Verhalten wiederum die Umwelterfahrungen verändert (➤ Abb. 1.9.1).

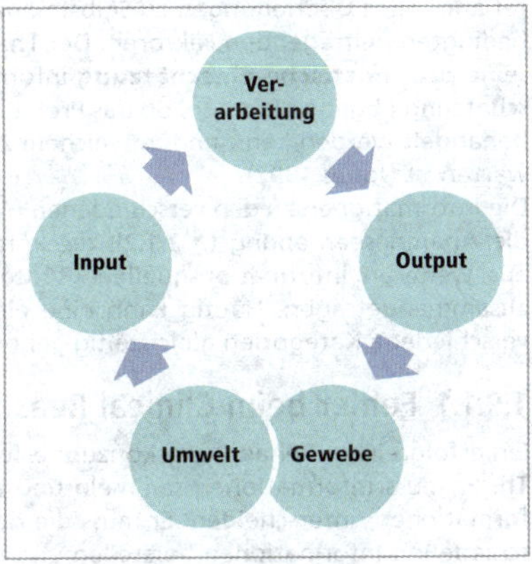

Abb. 1.9.1 Vereinfachte schematische Darstellung des Mature Organism Model (nach Gifford 1998).

Bei den Schmerzmechanismen, die sich überschneiden können, unterscheidet man zwischen nozizeptiven und peripher neurogenen Inputmechanismen, zentralen Komponenten (Verarbeitungsmechanismen) und Outputmechanismen. Die Schmerzmechanismen überschneiden sich nicht nur, auch deren Dominanz kann sich verändern. Ein zu Beginn vorherrschendes nozizeptives Schmerzproblem kann im Laufe der Zeit von zentralen Komponenten oder Outputmechanismen abgelöst werden (Stam 2011). Beispielsweise können bei einem klassischen Inversionstrauma am Sprunggelenk nach Abschluss der Gewebsheilung anhaltende Schmerzen bestehen bleiben, die sich mit einem nozizeptiven Inputmechanismus nicht mehr erklären lassen. Als **Quelle** der Symptome wird die Symptom auslösende Struktur oder der Symptom verursachende Mechanismus ermittelt. Hier werden bei einem Patienten der z. B. Schmerzen im Schulterbereich angibt, Hypothesen dazu gebildet, welche Strukturen dafür verantwortlich sein könnten (glenohumeral intraartikulär vs. extraartikulär? muskulär? HWS? viszeral? usw.). **Beitragende Faktoren** können jegliche Faktoren sein, die an der Entstehung oder Aufrechterhaltung der Problematik beteiligt sind oder sich prädisponierend auswirken. Sie können umweltbedingt, verhaltensabhängig und emotionaler Natur sowie körperlich, biomechanisch oder sozial bedingt sein. Ist z. B. vor einem Jahr der geliebte Vierbeiner einer älteren Patientin gestorben, mit dem sie bis dahin zweimal täglich Gassi gegangen war, kann der Wegfall dieses täglichen Rituals ein beitragender Faktor für die Entwicklung einer zunehmenden Gangunsicherheit der Patientin sein.

Die Kategorie **Vorsichtsmaßnahmen und Kontraindikationen** dient dazu,

- das Ausmaß der körperlichen Untersuchung festzulegen (Bsp.: Dürfen bestimmte Bewegungen durchgeführt werden? Dürfen sie endgradig durchgeführt werden? Dürfen bestimmte Symptome reproduziert werden – oder sollten sie besser nicht ausgelöst werden?),
- die Art und Intensität der Behandlung festzulegen,
- über die Notwendigkeit von Sicherheitstests zu entscheiden,
- mögliche Kontraindikationen und Red Flags (➤ 2.1.2) zu erkennen.

Die Hypothesen-Kategorie **Management** befasst sich mit der Behandlungsausrichtung. Sind körperliche Behandlungstechniken angezeigt, muss überlegt werden, welche Techniken am sinnvollsten sind und worauf sie zielen (z. B. auf die Symptomquelle oder auf beitragende Faktoren). Diese Kategorie beinhaltet aber auch Überlegungen zu Selbstmanagementstrategien und umgebungsbedingten beitragenden Faktoren. Der Th. sollte den einzelnen Patienten über seine **prognostische Einschätzung** informieren. Das heißt, er sollte eine Einschätzung abgeben können, ob das Problem des Patienten physiotherapeutisch behandelt werden kann und in welchem Zeitrahmen eine Verbesserung zu erwarten ist (Jones 1992).
Die Informationen zu den verschiedenen Hypothesen-Kategorien werden durch die Anamneseerhebung (➤ 2.1.2), die körperlichen Untersuchungen und ggf. aus weiteren Informationsquellen (Röntgenbilder, Entlassungsberichte usw.) zusammengetragen. Häufig kann eine einzelne Information Aufschluss über verschiedene Kategorien gleichzeitig geben (Jones 1992).

1.9.1.1 Fehler beim Clinical Reasoning

Ein erfolgreiches Behandlungskonzept erfordert verschiedene Fähigkeiten vom Th. Er muss Informationen sammeln und dabei wichtige von unwichtigen Informationen unterscheiden. Er muss die richtigen Verbindungen zwischen verschiedenen Informationen herstellen und die richtigen Schlüsse ziehen. Fehler können an jedem Punkt des CR-Prozesses auftreten, z. B. im Bereich der Wahrnehmung, beim Sammeln und Interpretieren von Informationen, bei der Planung und der Reflexion (Jones 1992).

Nach Jones (1992) unterlaufen selbst erfahrenen Th. **Fehler bei der klinischen Beweisführung** (Bsp.):
- Sammeln von überflüssigen Informationen,
- Überbewerten von positiven Befunden,
- Ignorieren von negativen Ergebnissen,
- Fehlinterpretationen,
- Verleugnung der Ergebnisse, die mit der favorisierten Hypothese in Konflikt stehen.

Weitere Beispiele für Fehler bei der Beweisführung (Bsp. Nickerson 1985, Jones 1992):
- Schlussfolgerungen aus vorgefassten Annahmen ziehen: Spricht z. B. ein Patient, von diffusen Knieschmerzen, wäre es falsch, automatisch anzunehmen, dass es sich auch um ein Problem innerhalb des Kniegelenks handelt. Es könnte z. B. ein vom Hüftgelenk ausstrahlender Schmerz sein; eine Abklärung ist nötig.
- Zu wenige Hypothesen bilden bzw. zu wenige Möglichkeiten für die Entstehung einer gegebenen Problematik in Betracht ziehen: Wenn man sich zu früh auf eine oder wenige Hypothesen festlegt und nur diese Richtung verfolgt, läuft man Gefahr, die richtige Ursache zu übersehen.
- Sammeln von zu wenigen Informationen: Dieser Fehler ist eng mit einer zu frühen Festlegung auf ein vermutetes Krankheitsbild verknüpft. Glaubt der Th. beispielsweise frühzeitig ein bekanntes Muster zu erkennen und hat er insgesamt vielleicht noch zu wenig Erfahrung, läuft er Gefahr, nur Informationen zu suchen und zu registrieren, die dem erwarteten Muster entsprechen.
- Fehler beim Aufklären von Zusammenhängen zwischen verschiedenen Symptombereichen: Nur weil zwei Merkmale gleichzeitig auftreten, kann noch nicht davon ausgegangen werden, dass auch ein Zusammenhang zwischen ihnen besteht. Z. B. kann man nicht automatisch von einem Zusammenhang sprechen, wenn gleichzeitig Symptombereiche im Nacken und am medialen Skapularand bestehen. Hier muss in der Anamnese abgeklärt werden, wann und unter welchen Umständen die Symptome zusammen oder einzeln auftreten bzw. unter welchen Umständen sie ausbleiben.
- Verwechslung deduktiver und induktiver Logik: Die **deduktive Logik** beinhaltet logische Schlussfolgerungen aus den beobachteten Merkmalen auf den einzelnen Fall. Die **induktive Logik** schließt vom gegebenen Einzelfall auf die Allgemeinheit bzw. generalisiert. Hat z. B. jemand ein Problem im Akromioklavikulargelenk (ACG), wird er Schwierigkeiten bei der horizontalen Flexion haben. Das ist eine deduktive Schlussfolgerung (wenn A dann B). Umgekehrt lässt sich aber nicht sagen, dass jeder der eine eingeschränkte Horizontalflexion der Schulter aufweist, auch ein ACG-Problem hat (jeder der B hat, hat auch A). Solch eine induktive Schlussfolgerung ist in diesem Fall nicht angebracht, weil noch andere Ursachen für die Einschränkung in Frage kommen können.

1.9.1.2 Clinical Reasoning verbessern

Um seine Fertigkeit im CR-Prozess zu verbessern, ist es wesentlich, von einem rein passiven Lernansatz wegzukommen und durch selbstbestimmtes Lernen Gelerntes aktiv zu organisieren und den Lernprozess zu steuern (Rivett u. Jones 2004).

Eine **Verbesserung der Fertigkeit im CR-Prozess** erfordert die grundsätzliche Bereitschaft und Fähigkeit zur ständigen Weiterentwicklung, zur Eigenreflexion und zum eigenverantwortlichen Lernen.

Durch die Verwendung von Prinzipien der Erwachsenenbildung können die Fertigkeiten gefördert werden (frei übersetzt und gekürzt nach Rivett u. Jones 2004):

- Neue Erfahrungen und klinische Konzepte mit früherem Wissen in Beziehung setzen,
- klinische Hinweise und wissenschaftliche Erkenntnisse miteinander in Beziehung setzen (Bsp. „durchlässige Mauer" im Maitland-Konzept, ➤ 3.5.3.6),
- die Logik der Reasoning-Prozesse kritisch hinterfragen,
- Entwicklung von Fertigkeiten eines lebenslangen professionellen Lernens,
- Reasoning kommunizieren und klinische Entscheidungen rechtfertigen,
- regelmäßiges Reflektieren während und nach dem Lernen oder einer klinischen Erfahrung,
- Entwicklung eines Bewusstseins für die eigenen kognitiven Prozesse (beinhaltet Selbstmonitoring, Eigenbewertung und Kontrolle, sog. Metakognition),
- Suchen und Auslösen von Feedback über die Ausführung der eigenen klinischen Tätigkeit.

Literatur

1.10 Betriebliches Gesundheitsmanagement

Claudia Winkelmann

1.10.1 Sensibilisierung

Gut ausgebildete, leistungsfähige und motivierte Beschäftigte tragen maßgeblich zum Unternehmenserfolg bei. Die Basis bilden individuelle Faktoren, das psychosoziale und das berufliche Umfeld. Es ist daher auch im Sinne der ICF (➤ 1.3.2), Unternehmen, Arbeitsplätze, Tätigkeiten und Arbeitsumgebungsfaktoren unter Berücksichtigung der Salutogenese zu gestalten. Die Realisierung kann nur gemeinsam von Personalverantwortlichen und Beschäftigten erfolgen. Es gibt vielfältige Anlässe, ein Betriebliches Gesundheitsmanagement (BGM) zu implementieren, wie z. B.:

- Vermeidung von Fehlbeanspruchung, Über- und Unterbeanspruchung von Mitarbeitenden,
- Zielgerichtete Reaktion auf Ergebnisse aus Mitarbeiterberatungen, Mitarbeitergesprächen, Mitarbeiterbefragungen,
- Umsetzung von Verbesserungsvorschlägen der Beschäftigten hinsichtlich ergonomischer Arbeitsplätze in Zusammenarbeit mit der Arbeitsmedizin und Arbeitssicherheit,
- Anfragen verschiedener Berufsgruppen an das Team der Physiotherapie, Schulungen zum rückengerechten Transfer anzubieten,
- Beitrag zur Identifikation mit dem Unternehmen durch Beteiligung der Einrichtung an regionalen Events, z. B. Stadt-Lauf,
- Angebote und Image zur Stärkung der Wettbewerbsfähigkeit, Branchenvergleich, Fachkräfterekrutierung,
- hohe Fluktuation des Personals,
- Leistungsminderung der Mitarbeitenden,
- hoher Krankenstand,
- Möglichkeit zur Wahrnehmung von Angeboten der gesetzlichen Krankenversicherungen.

1.10.2 Lenkung

Wesentlich ist ein **BGM-Kernteam oder -Leitungsteam** als Promotor und Treiber mit notwendiger Expertise, Motivation und Kontinuität. Die Zusammensetzung des Kern- oder Leitungsteams ist von Einrichtung zu Einrichtung unterschiedlich. Das Team besteht i.d.R. aus 3–5 Personen und kann verschiedene Berufsgruppen einschließen, z. B. Betriebsärztlicher Dienst, Physiotherapie und Personalbereich. Das Team muss sich auf ein Ziel verständigen, gut vernetzt, akzeptiert und innovativ sein.

Je nach Größe der Einrichtung wird ein **BGM-Lenkungsteam oder -kreis** benötigt (gem. Organigramm, z. B. Klinikgeschäftsführung, Vorstand, Dekan, BGM-Leitungsteam, Personalvertretung, Gleichstellungsbeauftragte, BGM-Beauftragte der jeweils untergeordneten Organisationseinrichtungen, Beauftragte des Betrieblichen Eingliederungsmanagements (BEM), Schlüsselpersonen und Mitarbeitende aus den jeweiligen Organisationseinheiten). Dieser Kreis stellt Verbindlichkeit her und stimmt das BGM inhaltlich mit dem Bedarf der einzelnen Bereiche ab, ggf. ist zu priorisieren und so das BGM auf allen Ebenen zu realisieren.

1.10.3 Klärung von Zuständigkeiten, Auftrag und Zielen

Im ersten Schritt müssen die Rahmenbedingungen geklärt und personelle Zuständigkeiten festgelegt werden. Es ist zu entscheiden, ob ein ganzheitliches BGM oder lediglich Einzelmaßnahmen der Betrieblichen Gesundheitsförderung (BGF) umgesetzt (BGM vs. BGF) (➤ Abb. 1.10.1) und das geplante BGM komplett durch eigene Beschäftigte (z. B. Th.) betrieben oder ein externer Anbieter eingekauft (make or buy) werden sollen.

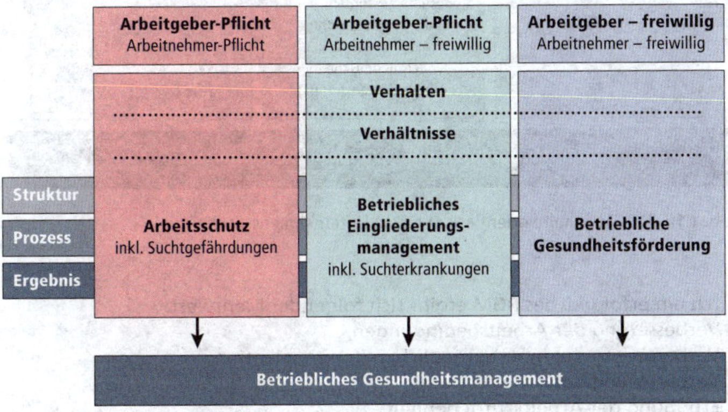

Abb. 1.10.1 Säulen des Betrieblichen Gesundheitsmanagements (nach Giesert 2012).

Das Businessplan-Konzept kann als Checkliste dienen und umfasst (vgl. Winkelmann 2009):

- Zusammenfassung,
- Idee,
- Leistungspalette,
- Marketing-Mix,
- Langfristige Perspektive,
- Betriebswirtschaftliche Analyse und Planung.

Das grundsätzliche Vorgehen bei der Implementierung des BGM kann dem PDCA-Zyklus (➤ 2.1.1.1) entsprechen. Zudem gibt die DIN SPEC 91020:2012-07 eine Orientierung.

> *„Diese Spezifikation legt Anforderungen an ein betriebliches Gesundheitsmanagement fest, die es einer Organisation ermöglichen, ihre betrieblichen Rahmenbedingungen, Strukturen und Prozesse so zu entwickeln, dass das Arbeitssystem und die Organisation gesundheitsgerecht und leistungsfördernd gestaltet und die Mitglieder der Organisation zum gesundheitsfördernden Verhalten befähigt werden" (DIN 2012, S. 6).*

Ausgangspunkt ist das **gemeinsame BGM-Verständnis** (➤ Abb. 1.10.2). Ziele und Mehrwert des BGM sind abhängig von der jeweiligen Einrichtung.

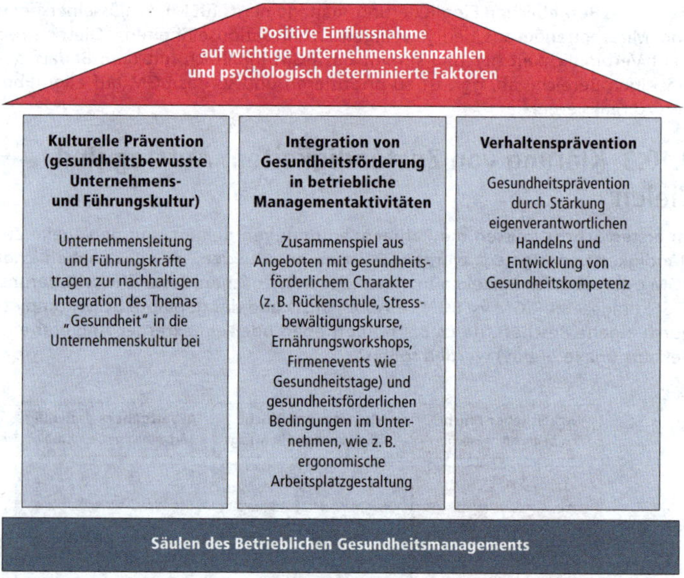

Abb. 1.10.2 BGM-Inhalte orientiert an einem Unternehmens-Fallbeispiel.

Durch ein erfolgreiches BGM ergibt sich folgender Mehrwert:
- Verbesserung der Arbeitsbedingungen,
- Verbesserung der innerbetrieblichen Kommunikation,
- Verbesserung des Arbeitsklimas,
- Erhöhung der Arbeitszufriedenheit,
- Erhöhung der Arbeitsmotivation,
- Befähigung zu gesundheitsgerechterem Verhalten,
- Verbesserung des Gesundheitszustandes und des Wohlbefindens,
- Verminderung des Absentismus und des Präsentismus (krankheits-/motivationsbedingte Einschränkungen on the job).

Bei der Finanzierung des BGM sind mit Blick auf Nachhaltigkeit u. a. die Personalkosten für das BGM-Leitungsteam, eventuelle Freistellungskosten für Beschäftigte, Sachkosten (z. B. für Marketing und Ausstattung), die laufenden Betriebskosten (z. B. für Räume) sowie die Kosten für geplante Maßnahmen zu berücksichtigen.

Seit dem 1. Januar 2008 wird die Gesundheitsförderung der Beschäftigten unbürokratisch steuerlich unterstützt. Ein Unternehmen kann 500 Euro pro Beschäftigten-Kopf und pro Jahr lohnsteuerfrei für Maßnahmen der Gesundheitsförderung investieren (vgl. Einkommensteuergesetz **(EStG)**, § 3 Nr. 34: Betriebliche Gesundheitsförderung; §§ 20 und 20b Abs. 1 i. V. mit § 20 Abs. 1 Satz 3 **SGB V**).

1.10.4 Bestandsaufnahme

Eine Ist-Analyse dient zur Bestandsaufnahme. Auf ihr basieren die konkrete BGM-Zielsetzung und Maßnahmenplanung. Die Bestandsaufnahme umfasst:

- Zahlen, Daten und Fakten (aus Risikomonitoring, Personalcontrolling, Krankheitsquote, Unternehmensreporten, Auslastungsgrad fakultativer Maßnahmen) und
- weichen Faktoren, z. B. Ergebnisse aus Beschäftigtenbefragungen wie „die Belastung ist hoch", „das Arbeitsklima könnte besser sein", der Evaluation einzelner Maßnahmen (z. B. aus Führungskräftetrainings, Suchtprävention, Hygieneschulung).

1.10.5 Maßnahmenplanung

Befragungen und deren Ergebnisdiskussionen eignen sich, Führungskräfte und Mitarbeitende aktiv für den Planungsprozess zu gewinnen. In speziellen Arbeitsgruppen können unter Moderation des BGM-Leitungsteams berufsgruppen- oder bereichsbezogene Vertiefungen vorgenommen werden (➤ Abb. 1.10.3). Auf Grundlage der Bestandsaufnahme und Ergebnisse der Arbeitsgruppen sind zunächst Handlungsfelder abzuleiten. Hierzu muss geklärt werden, wo der größte Handlungsbedarf besteht und welche Rahmenbedingungen zu berücksichtigen sind, z. B. hinsichtlich Akzeptanz, Veränderungswiderstand, finanzieller, personeller und räumlicher Ressourcen sowie bestehender interner und externer Abhängigkeiten.
Das BGM-Leitungsteam berichtet regelmäßig an den Lenkungskreis und stimmt sich mit diesem zur Umsetzung gefundener Lösungen ab.

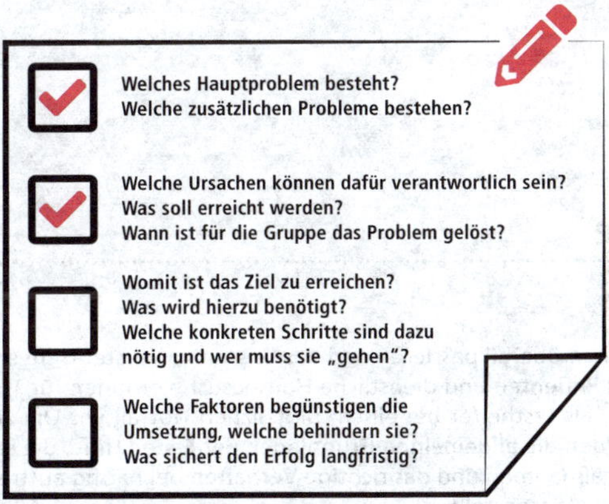

Abb. 1.10.3 Checkliste zur Identifikation des BGM-Bedarfs (Winkelmann, Suppes 2012).

Beispiele für Handlungsfelder in einem Klinikum sind:

- Unternehmenskommunikation,
- Führungskräfte – Führungskompetenz,
- Ärztlicher Dienst und PT – Arbeitsinhalte und Anforderungen, Prozesse,

- Pflegedienst und Krankentransport – Patiententransfer, Ernährung im Schichtdienst,
- Verwaltung – Büroarbeitsplatzbedingungen, Arbeitsumgebung (Großraumbüros),
- Auszubildende – neues soziales Umfeld, neuer Lebensabschnitt,
- Mitarbeitende im Labor und im OP – Equipment geprägte Arbeitsbedingungen, Ergonomie, Arbeitsschutz.

1.10.6 Maßnahmenumsetzung

BGM bezieht sich auf die Einrichtung als Gesamtheit, d. h. auch auf die Unternehmenskultur mit Verhaltens- und Verhältnisprävention. Bei der Organisation der Maßnahmenumsetzung sind zu beachten:
- Klärung von Zuständigkeiten und Verantwortlichkeiten,
- Festlegung der Zeitvorgaben, Meilensteine und Terminketten sowie
- Kontinuierliche Berichterstattung an die Lenkungsgruppe.

1.10.7 Maßnahmenevaluation

Dieser Prozessschritt dient der Nachhaltigkeit, der gezielten Einbeziehung aller Beteiligten, der Überprüfung von Effektivität und Effizienz und letztlich der Verbesserung der Arbeitsbedingungen.
Da die Themen in den einzelnen Bereichen mit dem Gesamtunternehmen zusammenhängen und oftmals ähnlich gelagert sind, sollte das BGM-Leitungsteam insbesondere Pilotprojekte auf deren Eignung für weitere Abteilungen oder sogar die gesamte Einrichtung überprüfen und eine entsprechende Empfehlung an den Lenkungskreis geben. Ausgezeichnete Multiplikatoren sind Beschäftigte, die von gelungenen Maßnahmen und von entsprechenden Erfolgen im Unternehmen berichten.
In der Praxis zeigt sich, dass Angebote, die von Mitarbeitenden für Mitarbeitende gestaltet werden oder bei deren Planung Mitarbeitende zumindest einbezogen werden, positive Auswirkungen auf die Kommunikation, das gegenseitige Verständnis für die Berufsgruppen in der Gesundheitseinrichtung, die Motivation und das Commitment haben.

Literatur

1.11 Erste Hilfe

Sarah Reinecke

Plötzliche Notfälle können überall passieren und das Leisten von Erster Hilfe erfordern. Die Arbeit mit Patienten und dienstliche Hausbesuche erhöhen für Th. die Wahrscheinlichkeit, als Ersthelfer bei einem plötzlichen Notfall vor Ort zu sein. Im Folgenden werden die allgemeinen Grundlagen der Ersten Hilfe, die lebensrettenden Sofortmaßnahmen und das richtige Verhalten bei häufig auftretenden Notfallsituationen dargestellt.

1.11.1 Rechtliche Grundlagen

Neben der moralischen Verpflichtung sieht § 323c des Strafgesetzbuches **(StGB)** vor, dass jede Person bei Unglücksfällen, gemeiner Gefahr oder Not zur Hilfe-

leistung verpflichtet ist. Die Pflicht zur Hilfeleistung besteht, sofern keine Gefahr für den Helfenden ausgeht und seine Aufsichtspflicht nicht verletzt wird. Das Unterlassen der Hilfeleistung kann zu strafrechtlichen Konsequenzen führen. Während der Behandlung eines Patienten ist eine Erste-Hilfe-Leistung bei einer dritten Person entsprechend nur möglich, wenn die Unversehrtheit des Patienten während des Hilfeleistens sichergestellt ist.
Falls die betroffene Person nicht in die Erste-Hilfe-Maßnahmen einwilligen kann, z. B. aufgrund von Bewusstlosigkeit, wird von einer mutmaßlichen Einwilligung ausgegangen. Im Rahmen der Erste-Hilfe-Leistung ist die helfende Person gesetzlich unfallversichert. Auch in Fällen, in denen die helfende Person unaufgefordert (sog. Geschäftsführung ohne Auftrag) tätig wird, kann sie nur dann schadensersatzpflichtig werden, wenn grob fahrlässig oder vorsätzlich gehandelt und dadurch weiterer Schaden verursacht wird.

In der physiotherapeutischen Praxis muss die Versorgung von Notfällen durch Erste Hilfe sichergestellt werden. Hierzu ist sowohl eine Schulung der Mitarbeitenden als auch die richtige Ausstattung notwendig. Vorgeschrieben ist die Verfügbarkeit eines Verbandkastens nach DIN 13157 sowie ein Notfall- und Erste-Hilfe-Aushang mit Handlungsanleitung in einer Notfallsituation. Der Aushang sollte gut sichtbar in der Praxis platziert sein. Der Verbandkasten ist nach Benutzung wieder DIN-gerecht aufzufüllen und das Ablaufdatum der Materialien zu beachten. Der Einsatz einer Ersten-Hilfe-Leistung wird im Verbandbuch dokumentiert. Bei dienstlichen Hausbesuchen ist sicherzustellen, dass Mitarbeitende für das Leisten Erster-Hilfe ausgerüstet sind. In Betrieben hängt die vorgeschriebene Anzahl an geschulten Ersthelfern von der Anzahl der Mitarbeitenden ab. Für Betriebe mit bis zu 20 Mitarbeitenden ist ein geschulter Ersthelfer vorgeschrieben, ab 21 Mitarbeitenden sind 10 % des Personals als Ersthelfer zu schulen. Zwar gelten Physiotherapeuten als geschulte betriebliche Ersthelfer und müssen daher keine weiteren Kurse besuchen, dennoch ist es empfehlenswert, mindestens alle zwei Jahre eine Schulung durchzuführen. Idealerweise geschieht dies als Praxistraining.

1.11.2 Hilfemaßnahmen in Notfallsituationen

1.11.2.1 Rettungskette

Die Rettungskette beschreibt den Ablauf aller Hilfeleistungen, die bei einem Notfall durchlaufen werden (➤ Abb. 1.11.1). Von entscheidender Bedeutung sind die lebensrettenden Sofortmaßnahmen, die zusammen mit dem Absetzen des Notrufs den ersten Teil der Rettungskette darstellen. Bis zum Eintreffen des Rettungsdiensts können je nach Notfallsituation weitere Hilfemaßnahmen erforderlich sein. Als Erste Hilfe werden die notwendigen Hilfeleistungen bis zur Übernahme der Versorgung durch professionelle Helfer bezeichnet.

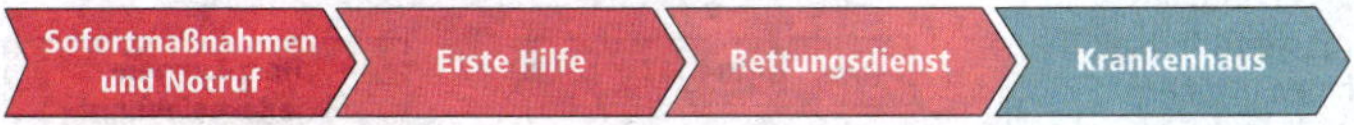

Abb. 1.11.1 Die Rettungskette beschreibt den Handlungsablauf in einer Notfallsituation.

Die **lebensrettenden Sofortmaßnahmen** werden abhängig vom Zustand des Betroffenen vor oder nach dem Notruf durchgeführt und beinhalten:

- Herz-Lungen-Wiederbelebung,
- Stabile Seitenlage,
- Stillen lebensbedrohlicher Blutungen,
- Schockbekämpfung.

Das Alarmieren des Rettungsdienstes durch die **Notrufnummer 112** (europaweit gültig) sollte unverzüglich nach Auffinden einer Notfallsituation erfolgen. Folgende Leitsätze sind beim Absetzen eines Notrufs zu beachten:

- Wo ist der Notfall?
- Was ist passiert?
- Wie viele Verletzte?
- Welche Art von Verletzungen?
- Warten auf Rückfragen

Nach Absetzen des Notrufs und bis zum Eintreffen der professionellen Helfer werden weitere Erste-Hilfe-Maßnahmen durchgeführt, wie z. B. Lagerung, Wundversorgung und Betreuung der betroffenen Person. In einer Notfallsituation gilt es als Ersthelfer stets Ruhe zu bewahren und sich einen Überblick über die Situation zu verschaffen. Zudem muss der Eigenschutz des Ersthelfers stets sichergestellt sein.

Verhalten bei Notfällen:

1. Gefahrenstelle sichern,
2. Personen aus dem Gefahrenbereich retten,
3. Lebensrettende Sofortmaßnahmen,
4. Notruf 112 wählen,
5. Erste-Hilfe-Maßnahmen bis zum Eintreffen des Rettungsdiensts.

Welche der lebensrettenden Sofortmaßnahmen und weiterführenden Erste-Hilfe-Maßnahmen erforderlich sind, hängt vom Zustand des Betroffenen ab. Der festgelegte Handlungsalgorithmus (➤ Abb. 1.11.2) beschreibt den Handlungsablauf in einer Notsituation und dient als Entscheidungshilfe, um schnellstmöglich die passenden Maßnahmen zu ergreifen.

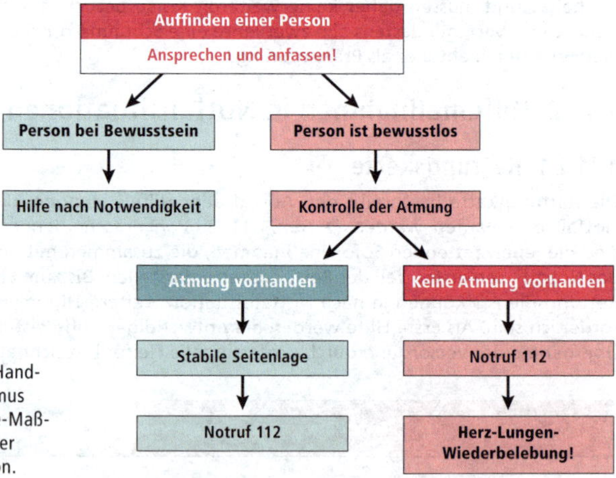

Abb. 1.11.2 Handlungsalgorithmus der Erste-Hilfe-Maßnahmen in einer Notfallsituation.

1.11.2.2 Lebensrettende Sofortmaßnahmen

1.11.2.2.1 Herz-Lungen-Wiederbelebung

Die Herz-Lungen-Wiederbelebung ist bei bewusstlosen Personen erforderlich, deren Atmung vollständig fehlt oder nicht normal ist, z. B. Schnappatmung. Zunächst muss der Notruf gewählt und anschließend die Herzdruckmassage und Atemspende im **30:2-Rhythmus** wiederholt werden (➤ Abb. 1.11.3), bis der Rettungsdienst eintrifft und die Versorgung übernimmt. Sofern weitere Perso-

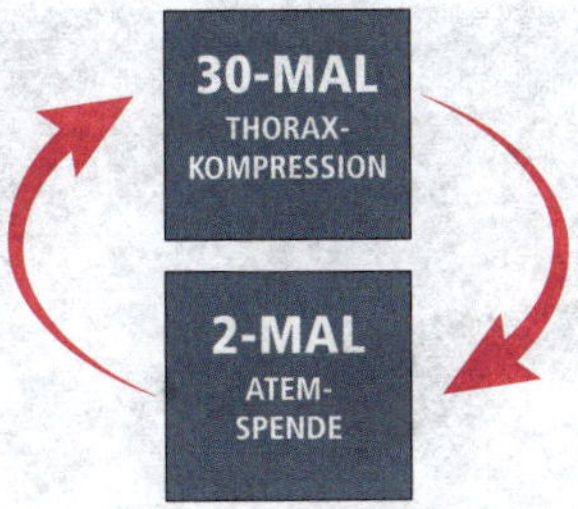

Abb. 1.11.3 Bei der Herz-Lungen-Wiederbelebung werden die Herzdruckmassage und Atemspende im 30:2-Rhythmus wiederholt, bis Lebenszeichen einsetzen oder der Rettungsdienst eintrifft.

nen in der nahen Umgebung sind, sollten diese durch direkte Ansprache und klare Anweisungen zur Mithilfe aufgefordert werden.
Falls ein Defibrillator zur Verfügung steht, wird dieser idealerweise von einer zweiten Person und die Elektroden während der fortlaufenden Herz-Lungen-Wiederbelebung angebracht. Grundsätzlich sollten Unterbrechungen der Herz-Lungen-Wiederbelebung vermieden werden. Um eine ausreichende Drucktiefe der Herzmassage zu gewährleisten, wird nach zwei Minuten ein Wechsel des Ersthelfers empfohlen, da eine rasche Ermüdung eintritt.

Durchführung:
- Vorbereitung:
  - Rückenlage auf harter Unterlage (z. B. Fußboden),
  - Entkleiden des Oberkörpers.
- Aufsuchen des Druckpunktes:
  - Mitte des Brustkorbes (ca. Höhe der Brustwarzen),
  - Handballen auf das Sternum platzieren,
  - Handballen der zweiten Hand auf die erste Hand legen.
- Herzdruckmassage:
  - 30-mal mit durchgestreckten Armen den Brustkorb komprimieren,
  - 100–120 Kompressionen pro Minute (entspricht dem Rhythmus von Liedern wie „Staying Alive" oder „Highway to Hell"),
  - Drucktiefe beträgt 5–6 cm,
  - Vollständige Entlastung nach jeder Kompression,
- Atemspende:
  - Öffnen der Atemwege durch vorsichtiges Überstrecken des Kopfes,
  - Nase mit Daumen und Zeigefinger verschließen,
  - 2-mal Mund-zu-Mund Atemspende, für den Atemstoß ca. eine Sekunde gleichmäßig Luft in den Mundraum abgeben,
  - Sichtbares Heben und Senken des Brustkorbs bei der betroffenen Person,
  - Falls keine Mund-zu-Mund Atemspende möglich ist, erfolgt die Mund-zu-Nase Atemspende. Hierfür Daumen der kaudalen Hand am Kinn des Betroffenen anlegen und den Mund geschlossen halten, um Luft über eigenen Mund in die Nase der betroffenen Person abzugeben.
- Beenden der Herz-Lungen-Wiederbelebung:
  - Einsetzen allgemeiner Lebenszeichen, z. B. selbstständige Atmung oder Bewegung,
  - Übernahme der Wiederbelebungsmaßnahmen durch den Rettungsdienst,
  - Abbruch der Wiederbelebung durch Entscheidung von ärztlichem Personal.

1.11.2.2.2 Stabile Seitenlage

Bewusstlose Personen, die eine normale Atmung aufweisen, werden in der stabilen Seitenlage gelagert (➤ Abb. 1.11.4). Die stabile Seitenlage schützt die betroffene Person vor dem Ersticken, indem die Zunge in den vorderen Mundbereich verlagert wird und Erbrochenes nicht in die Atemwege laufen kann.

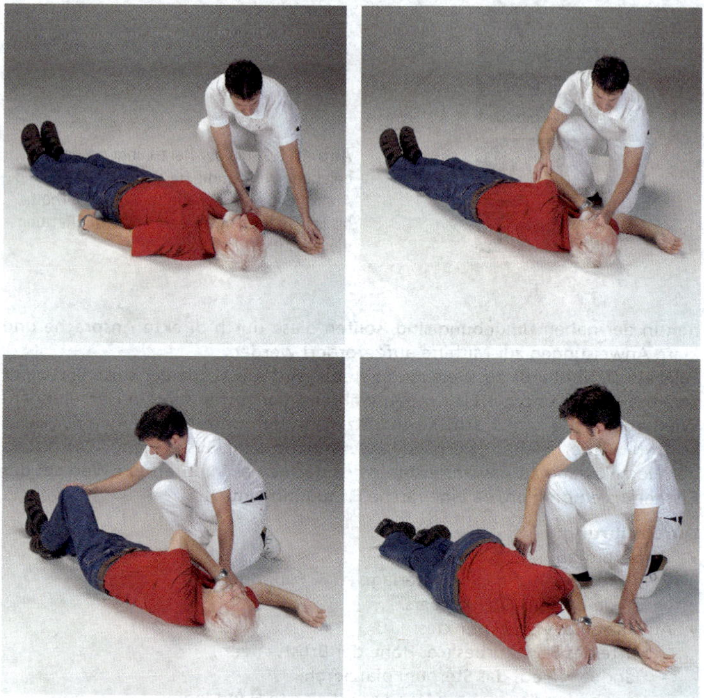

Abb. 1.11.4 Die stabile Seitenlage wird zum Schutz vor dem Ersticken bei bewusstlosen Personen durchgeführt, die eine normale Atmung aufweisen.

Wichtig ist auch nach Einnahme der stabilen Seitenlage die fortlaufende Atemkontrolle, um ein plötzliches Aussetzen der Atmung schnellstmöglich zu erkennen und erforderliche Maßnahmen einzuleiten.

Durchführung:

- Vorbereitung:
  - Ersthelfer kniet neben betroffener Person,
  - Nahen Arm der betroffenen Person angewinkelt neben den Kopf legen,
  - Gegenüberliegenden Arm der betroffenen Person vor der Brust kreuzen, die Handfläche an die Wange legen,
  - Gegenüberliegendes Bein der betroffenen Person aufstellen und festhalten.
- Drehung:
  - Betroffene Person über Griff am gegenüberliegenden Bein zu sich drehen und vorsichtig auf die Seite legen.
- Atemwege öffnen:
  - Kopf der betroffenen Person nach hinten neigen und den Mund leicht öffnen.
- Stabilisieren:
  - Überstreckte Kopfhaltung durch Positionierung der Hand stabilisieren, die an der Wange des Betroffenen liegt.
- Notruf 112 wählen.

Anschließend wird die betroffene Person für den Wärmeerhalt zugedeckt, z. B. mit einer Rettungsdecke oder Kleidungsstücken. Die Atmung der betroffenen Person muss weiterhin regelmäßig kontrolliert werden. Bei Aussetzen der Atmung muss die betroffene Person in die Rückenlage gedreht und mit der Herz-Lungen-Wiederbelebung begonnen werden.

1.11.2.2.3 Druckverband

Der Druckverband wird bei stark blutenden Wunden angelegt, um die Blutung zu stillen. Zur Reduktion der Infektionsgefahr sollte möglichst keimfreies Material bei der Wunderversorgung verwendet werden. Da bei starkem Blutverlust das Risiko eines Schocks besteht, werden nach dem Anlegen des Druckverbands die Maßnahmen zur Schockbekämpfung angewendet.

Durchführung:
- Vorbereitung:
  - Betroffene Person in liegende Position bringen,
  - Einmalhandschuhe anziehen,
  - Hochlagern der Extremität, um die Blutung zu verringern.
- Wundversorgung:
  - Wunde mit einer sterilen Wundauflage abdecken und die Wunde zunächst damit abpressen,
  - Verbandpäckchen öffnen und um die Wundauflage wickeln,
  - Geschlossenes Verbandpäckchen als Druckpolster auf den Wundbereich legen und mit Druck in den Verband einwickeln.

1.11.2.2.4 Schockbekämpfung

Als Schock wird eine Störung des Herzkreislaufs bezeichnet, wobei ein Missverhältnis zwischen dem benötigtem und dem zirkulierendem Blutvolumen besteht. Um die Durchblutung und Sauerstoffversorgung der Organe und des Gehirns zu sichern, kommt es zur Zentralisation des Blutes und einer Vasokonstriktion der peripheren Gefäße. Die Ursachen eines Schocks können vielfältig sein, z. B. Volumenmangelschock durch starke Blutung.

Symptome:
- Kalte und blasse Haut,
- Kaltschweiß,
- Zittern, Frieren,
- Schwacher Puls, erhöhte Herzfrequenz,
- Unruhe, Nervosität.

Durchführung:
- Blutstillung bei Volumenmangelschock,
- Schocklagerung: Rückenlage mit leicht erhöhten Beinen (ca. 30 cm), um den Rückfluss des Blutes zu erleichtern und die Zentralisation zu unterstützen,
- Notruf 112 wählen,
- Wärmeerhalt durch Zudecken,
- Betreuung und Beruhigung der betroffenen Person,
- Kontrolle der allgemeinen Lebenszeichen bis zum Eintreffen des Rettungsdienstes.

1.11.3 Spezielle Notfallsituationen

Nachfolgend werden die Symptomatik häufiger Notfallsituationen und die entsprechenden Erste-Hilfe-Maßnahmen beschrieben, um ein frühzeitiges Erkennen und eine optimale Versorgung zu gewährleisten. Nähere Informationen zu Notfallmaßnahmen bei einer hypoglykämischen Stoffwechselentgleisung (➤ 9.5.2.1.1) und einem epileptischen Krampfanfall (➤ 8.4.12) finden sich in den entsprechenden Kapiteln der Krankheitsbilder.

1.11.3.1 Myokardinfarkt

In Deutschland zählen Herz-Kreislauf-Erkrankungen, wie der Herzinfarkt, zu den häufigsten Todesursachen. Beim akuten Myokardinfarkt wird infolge eines Verschlusses der Koronararterien das Herzmuskelgewebe nicht ausreichend mit Sauerstoff versorgt, wodurch es letztlich zum Absterben von Myokardzellen kommt (➤ 9.2.2.1).

Symptome:
- Plötzliche starke Schmerzen und Engegefühl im Brustbereich,
- Ausstrahlende Schmerzen in den linken Arm, Rücken, Hals bis zum Kiefer, selten in den Oberbauch (typischerweise bei Frauen),
- Atemnot,
- Blasse Haut,
- Kaltschweiß,
- Übelkeit, Erbrechen,
- Angst, Verunsicherung.

Notfallmaßnahmen:
- Notruf 112 wählen,
- Oberkörper hochlagern, um Atmung zu erleichtern,
- Beengende Kleidung öffnen,
- Beruhigen der betroffenen Person,
- Anstrengung und Aufregung vermeiden,
- Frischluftzufuhr,
- Bei Eintreten eines Herz-Kreislaufstillstandes sofort mit der Herz-Lungen-Wiederbelebung beginnen.

> Insbesondere bei Frauen, älteren Personen und Diabetikern können die Symptome abgeschwächt sein und untypische Symptome auftreten.

1.11.3.2 Anaphylaktischer Schock

Im Rahmen einer allergischen Reaktion kann die Exposition gewisser Stoffe zu einer übersteigerten Immunsystemantwort führen und im weiteren Verlauf einen anaphylaktischen Schock auslösen. Zu den typischen allergenen Stoffen zählen z. B. Lebensmittel wie Nüsse, Insektengifte, Medikamente und chemische Substanzen. In der physiotherapeutischen Behandlung sind bekannte Unverträglichkeiten daher vor Anwendung von Cremes oder Ölen zu erfragen.

Symptome:
- Frühe Anzeichen: Kribbeln im Mund-, Zungen- und Lippenbereich,
- Quaddelbildung, Juckreiz,
- Schmerzen, Rötung und zunehmende Schwellung,
- Plötzliche Atemnot,
- Unruhe, Erstickungsangst.

Notfallmaßnahmen:
- Zufuhr des allergenen Stoffes unterbinden,
- Notruf 112 wählen,
- Je nach Zustand: Flachlagerung und Vermeidung abrupter Lagewechsel, ggf. bei Atemnot beengende Kleidung öffnen und Lagerung mit leicht erhöhtem Oberkörper, bei intaktem Herzkreislauf und Bewusstlosigkeit die stabile Seitenlage einnehmen,
- Nach Notfallset fragen, ggf. bei Anwendung des Gegenmittels helfen,
- Wärmeerhalt durch Zudecken,
- Beruhigung und Betreuung der betroffenen Person,
- Kontrolle der allgemeinen Lebenszeichen bis zum Eintreffen des Rettungsdienstes.

1.11.3.3 Schlaganfall

Der Schlaganfall ist eine gefäßbedingte Erkrankung, die zur Durchblutungsstörung von Hirnarealen führt (➤ 8.4.1.1). Durch einen Gefäßverschluss oder eine Blutung wird das Gehirngewebe nicht ausreichend mit Sauerstoff versorgt und geschädigt. Weltweit stellt der Schlaganfall die zweithäufigste Todesursache dar und zählt im Erwachsenenalter zu den bedeutsamsten Ursachen für die Entwicklung einer Behinderung.

Symptome:
- Plötzliche und heftige Kopfschmerzen,
- Übelkeit, Erbrechen,
- Lähmung von Gliedmaßen (typischerweise Halbseitenlähmung),
- Gesichtslähmung, gekennzeichnet durch herabhängenden Mundwinkel und einseitig geschlossenes Augenlid,
- Sehstörungen,
- Sprachstörungen, z. B. „verwaschene" Aussprache,
- Beeinträchtigung von Gedächtnis und Orientierung,
- ggf. Bewusstlosigkeit.

Mithilfe des **Face-Arm-Speech-Time (FAST)-Tests** lässt sich der Verdacht auf einen Schlaganfall überprüfen (➤ Tab. 1.11.1). Aufgrund der einfachen Durchführung kann der FAST-Test von Laien angewendet werden.

Tab. 1.11.1 Der FAST-Test ist ein Screening Instrument zur präklinischen Erfassung der typischen Schlaganfallsymptomatik.

Face	Die betroffene Person bitten, zu lächeln. Ein herabhängender Mundwinkel deutet auf einen Schlaganfall hin.
Arms	Die betroffene Person bitten, beide Arme nach vorne zu strecken und die Handflächen nach oben zu drehen. Absinken oder Drehen eines Arms deutet auf einen Schlaganfall hin.
Speech	Die betroffene Person einen einfachen Satz nachsprechen lassen. Wenn die Person dazu nicht in der Lage ist oder verwaschen spricht, deutet dies auf einen Schlaganfall hin.
Time	Notruf 112 wählen und Symptome der betroffenen Person beschreiben.

Notfallmaßnahmen:
- Notruf 112 wählen,
- Je nach Zustand: bei Bewusstlosigkeit und normaler Atmung stabile Seitenlage auf der gelähmten Körperseite, bei Bewusstsein und normaler Atmung eine bequeme Position mit leicht erhöhtem Oberkörper einnehmen und gelähmte Körperseite gepolstert lagern,
- Wärmeerhalt durch Zudecken,
- Betreuung und Beruhigung der betroffenen Person,
- Kontrolle der allgemeinen Lebenszeichen bis zum Eintreffen des Rettungsdienstes.

1.11.3.4 Verbrennungen

Starke Hitzereize können zu Verbrennungen oder Verbrühungen führen und die Haut sowie darunterliegenden Gewebeschichten verletzen. Bei der Hilfeleistung ist der Eigenschutz des Ersthelfers unbedingt zu beachten.

Symptome:
- Starke Schmerzen,

- Hautrötung, ggf. mit Blasenbildung (Verbrennung ersten und zweiten Grades),
- Grauweißliche bis schwarze Gewebeverfärbung (Verbrennung dritten Grades).

Notfallmaßnahmen:
- Kleiderbrand sofort löschen, z. B. Flammen mit Decke ersticken, mit Wasser übergießen oder Person auf dem Boden wälzen,
- Hitzequellen entfernen, z. B. Kleidung und Schmuck ausziehen,
- Festgebrannte Kleidung auf der Haut belassen, ggf. Kleidung außerhalb des Wundbereiches mit einer Schere abschneiden,
- Kleinflächige Verbrennungen sofort mit fließendem, lauwarmem Wasser für kurze Zeit kühlen (max. 10 Min.),
- Großflächige Verbrennungen nicht kühlen (Unterkühlungsrisiko),
- Wundfläche mit sterilem Tuch abdecken,
- Notruf 112 wählen,
- Wärmeerhalt durch Zudecken,
- Betreuung der betroffenen Person,
- Kontrolle der allgemeinen Lebenszeichen bis zum Eintreffen des Rettungsdiensts.

Cave

Bei Verbrennungen dürfen keine Hausmittel, wie z. B. Mehl, Öle oder Cremes, auf die Wundfläche aufgetragen werden.

1.11.3.5 Stromunfall

Unfälle mit Stromquellen sind in der Regel vermeidbar und gehen auf eine nicht fachgerechte Handhabung von elektrischen Geräten oder Stromquellen zurück. Daher steht die Prävention von Stromunfällen an erster Stelle. Der Umgang mit elektrischen Geräten sollte nur nach Herstellerhinweisen erfolgen oder durch geschultes Personal stattfinden. Bei der Hilfeleistung ist der Eigenschutz des Ersthelfers unbedingt zu beachten. Jeder Elektrounfall erfordert eine ärztliche Abklärung, da Herzrhythmusstörungen mit Todesfolge zeitverzögert auftreten können.

Symptome:
- Bei kurzzeitiger Stromeinwirkung und geringer elektrischer Spannung:
  - Atemnot,
  - Krampfgefühl in der Brust,
  - Angstzustände,
  - Herzrasen,
  - Unruhe,
  - Schweiß.
- Bei Körperdurchströmung und erhöhter elektrischer Spannung:
  - Haut- und Gewebeschäden mit Strommarken (Verbrennungen an Ein- und Austrittsstellen des elektrischen Stroms),
  - Hinweis auf Stromunfall, ggf. hält die betroffene Person den Stromleiter krampfend fest,
  - Herzrhythmusstörungen bis Herz-Kreislauf-Stillstand,
  - Bewusstseinsstörungen bis Bewusstlosigkeit,
  - Schädigung des Nervensystems kann Schmerzen, Lähmungen oder Krämpfe verursachen.

Notfallmaßnahmen:

- Unterbrechen des Stromkreises, z. B. durch Ausschalten des Gerätes oder Sicherung, betroffene Person von Stromquelle mithilfe von nichtleitenden Materialien entfernen (z. B. Kleidungsstücke, Decken),
- Atmung und Bewusstsein kontrollieren, ggf. lebensrettende Sofortmaßnahmen durchführen,
- Notruf 112 wählen,
- Wärmeerhalt durch Zudecken,
- Betreuung der betroffenen Person,
- Kontrolle der allgemeinen Lebenszeichen.

Cave

Bei Unfällen mit hoher Stromstärke (Hochspannung) einen Sicherheitsabstand von mindestens 5 Metern zur betroffenen Person einhalten und sofort den Notruf 112 wählen. Die Rettung der betroffenen Person erfolgt ausschließlich durch geschultes Fachpersonal.

Literatur

2 Physiotherapeutische Befund- und Untersuchungstechniken

2

Voraussetzung für ein erfolgreiches Clinical Reasoning (➤ 1.9) sind theoretische Kenntnisse und praktische Fertigkeiten, bezogen auf die relevanten, klinischen und apparativen Befund- und Untersuchungstechniken, Assessments und Analyseverfahren, die im nachfolgenden Kapitel übersichtlich und mit dem Bezug zum wissenschaftlichen Arbeiten vorgestellt werden. In den verschiedenen Bereichen der PT basiert die Auswahl funktioneller PT-Maßnahmen sowie deren zielorientierte Planung und Durchführung auf dem eigenständig erhobenen, physiotherapeutischen Befund. Ihm kommt damit eine zentrale Bedeutung zu. Der Th. benötigt hierzu Kenntnisse über relevante medizinische und physiotherapeutische Diagnostikverfahren. Dazu gehören auch manuelle Techniken wie das Palpieren mit den Fingerbeeren und das Explorieren mit den Händen zur Befundaufnahme, was entsprechend trainierte Tastsinnesleistungen erfordert. Darüber hinaus muss der Th. in der Lage sein, mit dem ersten Kontakt zum Patienten auf die Bedürfnisse des Patienten einzugehen, ihn zur Mitarbeit zu motivieren und seine Selbstständigkeit zu fördern, ohne den Patienten zu überfordern.

Neben der Erhebung und effizienten Auswertung sowie Interpretation der Befunddaten ist die Dokumentation entscheidend, dies insbesondere mit Blick auf die Kommunikation im interdisziplinären Team und über die verschiedenen Sektoren – ambulant und stationär – hinweg. Nicht zuletzt dient die adäquate Befunderhebung der Qualitätssicherung, Abrechnung sowie Nachweisführung, z. B. im Zusammenhang mit der Blankoverordnung, und ist damit ein wesentliches Kriterium professioneller PT.

2.1 Befunderhebung

Verena Loidl

2.1.1 Grundlagen

Jede physiotherapeutische Behandlung beginnt mit einer Befunderhebung. Eine zielgerichtete und effektive Therapie ist nur möglich, wenn zuvor alle relevanten Informationen über den Patienten und seine Erkrankung erhoben wurden. Die professionelle PT verlangt eine evidenzbasierte Therapie (➤ 1.8) mit standardisierten Outcome-Messungen. Outcomes sind in diesem Zusammenhang definierte Ergebnisse, die eine Therapie haben kann. Um die Wirksamkeit der Maßnahmen nachweisen zu können, braucht es Belege, dass dem Patienten geholfen wurde. Offizielle Stellen (z. B. Kostenträger), Rahmenempfehlungen, Gesetze (§ 135a SGB V), Ärzte, aber auch Patienten fordern wirksame Therapieinterventionen sowie überprüfbare und eindeutige Angaben über die Behandlungsergebnisse. Die professionelle PT verlangt daher eine strukturierte und systematische Befunderhebung.

Der Spitzenverband Bund der Krankenkassen (GKV-Spitzenverband) legt fest, dass jede Therapie mit dem Aufstellen eines individuellen Behandlungsplans beginnt. Dieser muss einerseits das Ergebnis der physiotherapeutischen Befunderhebung berücksichtigen und gleichzeitig die ärztliche Verordnung – mit Angabe der Indikation und des Therapieziels – einbeziehen. Die Befunddokumentation sichert die Qualität der Behandlungsprozesse und ist essentiell zur rechtlichen Absicherung des Th. (➤ 1.4).

2.1.1.1 PDCA-Zyklus

Der **P**lan-**D**o-**C**heck-**A**ct-Zyklus (PDCA-Zyklus) von E. Deming veranschaulicht den kontinuierlichen Prozess, der zur Steigerung der Behandlungs- und Ergebnisqualität verhilft (➤ Abb. 2.1.1).

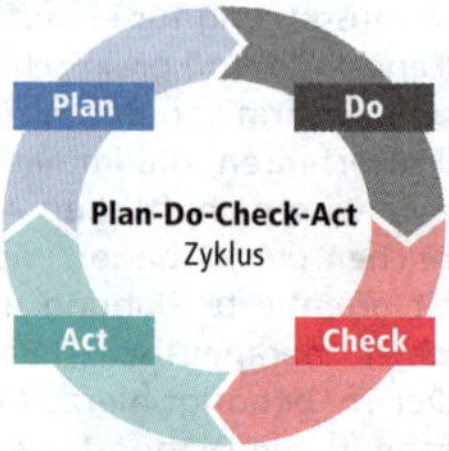

Abb. 2.1.1 PDCA-Zyklus von Edward Deming (modifiziert nach Bulsuk 2009).

Plan steht für die Analyse der Ist-Situation, d. h. die Problemerfassung des Patienten. Die Befunderhebung soll ein umfassendes, genaues Bild über die aktuellen Beschwerden oder Funktionsstörungen des Patienten liefern. Zudem werden mögliche Krankheitsursachen oder auslösende Faktoren identifiziert. Damit die Patientensicherheit gewährleistet ist, müssen Kontraindikationen ausgeschlossen werden. In Absprache mit dem Patienten und an dessen Belastbarkeit angepasst, werden Ziele vereinbart und die Therapieplanung gestaltet. Bereits in dieser Phase sollte festgelegt werden, mit welchen Messinstrumenten die gesteckten Ziele später überprüft werden. Ein Ausgangsbefund sollte vor Beginn der Therapie gemessen werden.

Do beinhaltet die eigentliche Durchführung der Intervention.

Im anschließenden **Check** werden die Behandlungsergebnisse mit geeigneten Messinstrumenten evaluiert. Dieser dritte Schritt bezieht sich auf die Planungsphase und stellt einen Vorher-Nachher-Vergleich an. Die Qualität der Überprüfung hängt davon ab, ob bereits in der Planungsphase feststand, was mit welchem Instrument gemessen werden soll. Angaben zu einem Therapieerfolg oder zu unerwünschten Effekten können getroffen werden, wenn vor Beginn der Therapie der Ausgangsbefund gemessen wurde (➤ „Plan").

Act bedeutet die Anpassung an Situationsveränderungen und eine Überarbeitung der Zielformulierung. Stimmen die vorher festgelegten Therapieziele nicht mit dem erreichten Zustand überein, so folgt eine erneute Planungsphase bis der Sollzustand erreicht wird.

Die **Erfassung des Patientenproblems** kann auf unterschiedliche Arten erfolgen:

- Eigenbeurteilung durch den Patienten (subjektiv),
- Fremdbeurteilung durch Angehörige, Fachleute (Th., Arzt),
- klinische Parameter.

Weiterhin wird die Beeinträchtigung auf mehreren Ebenen analysiert:

- Körperfunktionen und -strukturen,
- Aktivitäten,
- Partizipation.

Dahinter steht ein mehrdimensionales Erklärungsmodell für Erkrankungen: das bio-psycho-soziale Krankheitsmodell (➤ 1.3.2, ➤ 2.1.1.2), bei dem Krankheit nicht allein auf eine Funktionsstörung oder den Ausfall eines Systems (z. B. der Leber) reduziert wird. Lange Zeit galt die Annahme eines reduzierten Ursache-Wirkung-Zusammenhangs. Die Behandlung fand ausschließlich auf körperlicher Ebene statt (biomedizinisches Krankheitsmodell). Allerdings war die Behandlung vieler Erkrankungen auf diese Weise ineffektiv, weshalb der Krankheitsbegriff 1976 von Engel erweitert wurde (Engel 1976, Egger 2005). Die Krankheit des Patienten ist i. S. einer „Ent-Gesundung" zu verstehen und in eine persönliche Lebenshistorie eingebunden. Krankheit und die Krankheitsfolgen werden vor dem Hintergrund der Lebenswelt des betroffenen Patienten gesehen.

2.1.1.2 Strukturierung anhand von ICF-Kategorien

Um Krankheiten international einheitlich zu benennen, wurde die internationale statistische Klassifikation von Krankheiten und verwandter Gesundheitsprobleme (International Statistical Classification of Diseases and Related Health Problems, ICD ➤ 1.3.1) entwickelt. Diese Diagnoseliste findet dort ihre Grenzen, wo funktionale Probleme vorliegen und sich Krankheiten negativ auf das Leben

des Patienten auswirken. Ergänzend brachte die Weltgesundheitsorganisation (WHO) 2001 die Internationale Klassifikation der Funktionsfähigkeit, Behinderung und Gesundheit (International Classification of Functioning, Disability and Health, ICF ➤ 1.3.2) hervor. In ➤ Abb. 2.1.2 werden die Wechselwirkungen der verschiedenen Komponenten der Gesundheit nach dieser internationalen Klassifikation dargestellt.
Entsprechend der ICF sollte der physiotherapeutische Befund verschiedene Ka-

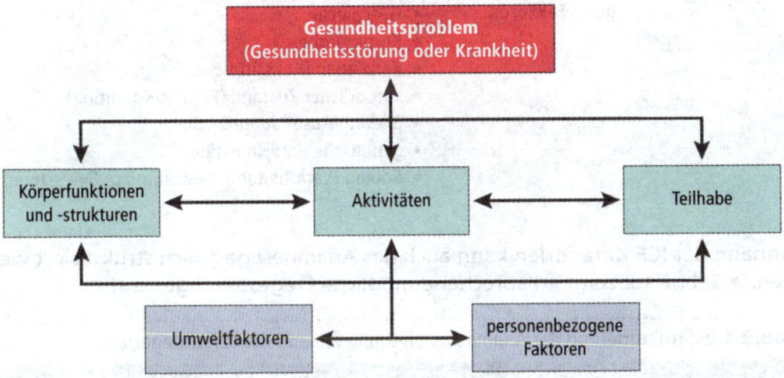

Abb. 2.1.2 Das bio-psycho-soziale Modell der ICF: Wechselwirkungen der Komponenten von Gesundheit – Körperfunktionen, Körperstrukturen, Aktivitäten, Partizipation (Teilhabe) sowie Umweltfaktoren und personenbezogene Faktoren – nach der Internationalen Klassifizierung der Funktionsfähigkeit, Behinderung und Gesundheit (ICF) (BAR 2006).

tegorien berücksichtigen (➤ Tab. 2.1.1). Nur so kann die gesundheitliche Situation und der aktuelle Zustand des Patienten individuell und ganzheitlich erfasst werden. Es gibt verschiedene an der ICF orientierte Befundbogen (➤ Link am Kapitelende).

Tab. 2.1.1 Einteilungs- und Bewertungskategorien der ICF.

	ICF-Kategorie	Kriterien
Funktionsfähigkeit Behinderung	**Körperstrukturen**	• Nervensystem, • Atmungssystem, • Verdauungs-, Stoffwechsel-, endokrines System, • Haut, Hautanhangsgebilde, • Bewegungssystem.
	Körperfunktionen	• mentale Funktionen, • Sinnesfunktionen, • Stimm-/Sprechfunktionen, • Schmerz, • neuro-muskuloskelettale Funktionen.
	Aktivitäten	• häusliches Leben, • Mobilität, • Selbstversorgung, • allgemeine Anforderungen und Aufgaben.
	Partizipation/ Teilhabe	• Kommunikation, • Lernen, Wissensanwendung, • Beziehungen, interpersonelle Interaktion, • soziales Leben.

	ICF-Kategorie	Kriterien
Kontext-faktoren	**Umweltfaktoren**	• Produkte, • Technologien (Hilfsmittel, Medikamente), • Beziehungen, Unterstützung, • Einstellungen, Werte, Überzeugungen, • Dienste, Systeme.
	personenbezogene Faktoren	• Alter, • Geschlecht, • Körpergröße, • Körperbau (Konstitution), • körperlicher Zustand (Fitness/Kondition), • Bildung/Ausbildung/Beruf, • genetische Prädisposition, • Coping (Verarbeitung, Bewältigung, Bewertung).

Anhand der ICF-Kategorien kann auch das Anamnesegespräch strukturiert werden. ➤ Tab. 2.1.2 zeigt entsprechend mögliche Fragestellungen auf.

Tab. 2.1.2 Strukturierung der Anamnesebefragung anhand der ICF-Kategorien.

	ICF-Kategorie	Fragestellung (Bsp.)
Funktionsfähigkeit Behinderung	**Körperstrukturen**	• Wo haben Sie die Beschwerden? • Wie fühlt sich der Schmerz an? • Typische W-Fragen: Was?, Wann?, Wo?, Wie?, Seit wann?, Wie lange? etc.
	Körperfunktionen	• Gibt es Tätigkeiten, die Sie nicht mehr durchführen können? • Was lindert und was verstärkt Ihre Beschwerden?
	Aktivitäten	• Welche Alltagsaktivitäten bereiten Ihnen Probleme oder sind nicht mehr durchführbar? • Können Sie sich selbstständig waschen, an- und auskleiden?
	Partizipation/ Teilhabe	• Können Sie Ihre berufliche Tätigkeit ausüben? • Können Sie Ihre gewohnten Freizeitaktivitäten weiterhin durchführen?
Kontextfaktoren	**Umweltfaktoren**	• Welche Hilfsmittel stehen Ihnen zur Verfügung? • Erhalten Sie Unterstützung von Familienangehörigen?
	personenbezogene Faktoren	• Welchen Beruf üben Sie aus oder haben Sie ausgeübt? • Haben Sie Erfahrungen im Umgang mit der Erkrankung?

2.1.1.3 Clinical Reasoning

Clinical Reasoning (CR ➤ 1.9) bezeichnet das kritische und analytische Denken, um situationsgerecht Entscheidungen auf fundiertem Wissen zu treffen. CR ist nicht nur bei der Untersuchung wichtig, sondern auch zur Beurteilung und Behandlung eines Patienten (vgl. Hagemann 2003). CR umfasst alle Denk- und Entscheidungsprozesse im gesamten Therapieverlauf. Die drei Säulen des CR sind das Fachwissen und die Berufserfahrung des Th. sowie die Datenerhebung während des Therapieprozesses. Th. behandeln nicht eine medizinische Diagnose, sondern einen Menschen. Dabei gibt es nicht die richtige universale Therapie- oder Untersuchungsstrategie. Vielmehr trifft der Th. im Behandlungsprozess ständig Entscheidungen, wobei ein Restrisiko der Unsicherheit besteht. Gutes CR erfordert komplexe Fähigkeiten und Fertigkeiten des Th. Nachfolgende Befundtechniken sollen helfen, Informationen zu erheben und sinnvoll zu interpretieren sowie systematisch und effizient Ursachen und Mechanismen zu erörtern. Nur wer sich die eigenen Denkprozesse laufend (im Prozess) und rückblickend bewusst macht, der wird den Patienten ganzheitlich erfassen, gemeinsame Entscheidungen treffen können und letztendlich die Patientenbetreuung optimieren.

2.1.2 Anamnese

Der Begriff Anamnese stammt ursprünglich aus dem Griechischen (ámnēsis) und bedeutet „Erinnerung". Häufig werden Synonyme wie klinisches Interview, Patientenbefragung oder Erstgespräch verwendet.
Hampton et al. (1975) erkannten, dass die Diagnose zu 75 % allein durch ein Anamnesegespräch gestellt werden kann. Ein ausführliches Patientengespräch bedeutet daher nicht, weniger Zeit für den Patienten zu haben. Im Gegenteil kann der geringe Mehraufwand ausschlaggebend für den Therapieerfolg sein. Zudem ist die erste Kontaktaufnahme zum Patienten für den Aufbau einer professionellen Therapeut-Patienten-Beziehung essenziell. Die Hinweise zur professionellen Kommunikation (➤ 1.2) können dem Th. dabei helfen, das Vertrauensverhältnis zwischen Patient und Th. zu stärken und das Anamnesegespräch erfolgreich und zielführend zu gestalten.

Die wichtigsten **Ziele der Anamnese** sind:
- Vertrauen schaffen und eine Beziehung zum Patienten aufbauen,
- Haupt- und Begleitprobleme des Patienten differenziert erfassen,
- Hypothesen aufstellen (➤ 1.9), die anhand von Untersuchungstechniken überprüft werden,
- klare Indikationen für konkrete Handlungsschritte erkennen,
- Kontraindikationen abklären und ggf. interdisziplinäre Abklärung veranlassen.

Bereits im Anamnesegespräch lässt sich der individuelle Versorgungsbedarf des Patienten herausfinden und eine Prognose bezüglich des Krankheitsverlaufs abschätzen. Zur Therapieplanung hat die Bertelsmann Stiftung (2007) ein **„Flaggenmodell"** empfohlen. Bestimmte anamnestische Befundkonstellationen (Flaggensymbole) sollen beim Th. besondere Aufmerksamkeit auslösen, da sich eine Komplikationsgefahr ergeben könnte (➤ Tab. 2.1.3). „Dunkelrote Flaggen" zeigen eine Notfallindikation an. Der Th. schickt den Patienten umgehend (und nicht erst nach der Therapie) zur diagnostischen Abklärung an ein notfallmedizinisches Zentrum. Fallen im Gespräch „rote Flaggen" (Red Flags) auf, sollte der Patient zur fachspezifischen Diagnostik (an einen Neurologen, Orthopäden etc.) überwiesen werden. Bislang gibt es in Deutschland keinen Direktzugang für die PT und „dunkelrote" sowie „rote Flaggen" tauchen in der Praxis daher selten auf, müssen dann aber immer ernst genommen werden. Insbesondere auch das Vorliegen „gelber Flaggen" (Yellow Flags, ➤ 3.18.2) ist zu beachten. „Gelbe Flaggen" sind psychosoziale Risikofaktoren, die eventuell auf ein erhöhtes Chronifizierungsrisiko hindeuten können. Die Identifikation von „gelben Flaggen" bestimmt die Art der Herangehensweise in der Behandlung. Die physiotherapeutische Therapie berücksichtigt in diesen Fällen die Arbeit an der Kognition und dem Verhalten des Patienten. Damit das Chronifizierungsrisiko eines Patienten eingeschätzt werden kann, wurden standardisierte

Tests entwickelt: B. Heidelberger Kurzfragebogen (HKF-R 10) (Neubauer et al. 2006), RISC-C-Fragebogen (Hasenbring et al. 1994), Örebro Musculosceletal-Screening-Pain-Questionnaire (Boersma u. Linton 2005) u. a. (➤ Link „Befundbogen" am Kapitelende).

Tab. 2.1.3 Das Flaggenmodell der Bertelsmann Stiftung (2007) – anamnestische und klinische Befundkonstellationen erfordern besondere Aufmerksamkeit vom Th. und warnen frühzeitig vor möglichen Komplikationen im Krankheitsverlauf.

Einteilung	„Dunkelrote Flaggen"	„Rote Flaggen"	„Gelbe Flaggen"
Bedarf/ Hinweis	**→ unmittelbare diagnostische Abklärung; Notfallindikation**	**→ weitere diagnostische Abklärung und Therapie**	**→ psychosoziale Risikofaktoren**
Zuordnung anamnestischer und klinischer Befundkonstellationen	Konus-/Kauda-syndrom	begleitende Grunderkrankung	pessimistische Einstellung des Patienten bez. des Krankheitsverlaufs
	Spondylodiszitis/ spinaler Abszess	höheres Alter	Schmerzvermeidungsverhalten
	Wirbelkörperfraktur mit Rückenmarksschädigung	Gewichtsverlust	depressive Verstimmung, Rückzugsverhalten
Bedarf/ Hinweis	**→ unmittelbare diagnostische Abklärung; Notfallindikation**	**→ weitere diagnostische Abklärung und Therapie**	**→ psychosoziale Risikofaktoren**
Zuordnung anamnestischer und klinischer Befundkonstellationen	Wurzelkompression mit ausgeprägter Parese	Fieber	Bevorzugung passiver Maßnahmen
		Zustand nach WS-Operation	Renten- und/oder Versicherungsansprüche
		Wurzelkompressionssyndrom	Familien-/Arbeitsplatzprobleme
		Unfallereignis (Sturzanamnese mit Frakturverdacht)	ungünstige Diagnose-/Therapieerfahrungen
			körperliche Beschwerden ohne erkennbare Krankheitsursache („Somatisierungstendenz")
			Hilf- und Hoffnungslosigkeit (Katastrophisierung ➤ 3.18.1.3)

Im Anamnesegespräch sollen möglichst viele Patienteninformationen gesammelt werden. Es bestehen verschiedene Anamneseformen, die sich aus der Art der Fragestellung und dem Problem des Patienten ergeben.
Formen der Anamnese, die nachfolgend erläutert werden:

- Eigenanamnese,
- Fremdanamnese,
- Medikamentenanamnese,
- Schmerzanamnese,
- Familienanamnese.

Viele wichtige Informationen erhält der Th. zudem aus der Patientenakte, aus apparativen Untersuchungen (➤ 2.4) und vorhandenen Zusatzbefunden.

2.1.2.1 Eigenanamnese

In der Eigenanamnese wird der Patient – Spezialist seines Leidens und seiner individuellen Lebensgeschichte – selbst befragt. Der Patient schildert die Beschwerden mit eigenen Worten. Der Th. regt die Erzählungen des Patienten an und vermittelt die Bereitschaft des aktiven Zuhörens (➤ 1.2.2.3). Zunächst werden die Beschwerden des Patienten sowie das individuelle Krankheitskonzept genauer erfragt. Offene Einstiegsfragen, wie z. B. *„Können Sie mir etwas über Ihre Beschwerden sagen?"*, geben dem Patienten Raum, sich mitzuteilen. Der Th. interpretiert das Wahrgenommene innerlich, stellt ggf. Rückfragen oder spricht nonverbale Verhaltensweisen (Gesichtsausdrücke, Körperhaltungen, Gesten etc.) an.

Im strukturierten Gespräch werden relevante Inhalte anhand von W-Fragen (wann, was, wer, wie, wo etc.) vertieft. Es ist auch wichtig, ob es weitere Ereignisse zu dem Zeitpunkt gab, als die Beschwerden zum ersten Mal auftraten. Für die Eigenanamnese stehen spezielle Patientenfragebogen zur Verfügung (Bsp.: ➤ Link „Befundbogen" am Kapitelende).

Zudem sind immer die Erwartungen des Betroffenen an die PT-Behandlung festzuhalten. Es kann sinnvoll sein, die schriftlichen Arztbefunde nach dem Erstgespräch zu lesen. Die Korrelation zwischen ärztlicher Dokumentation und der subjektiven Meinung des Patienten zur Entstehung der Beschwerden und deren Ursache kann aufschlussreich sein.

> Für einen langfristigen Therapieerfolg ist eine konkordante (lat. concordare: übereinstimmen, einig sein) Beziehung zwischen Th. und Patient entscheidend. Die Einstellung, dass der Patient Experte seines Krankseins ist, macht ihn zum Hauptakteur. Um das individuelle Krankheitskonzept zu verstehen, muss der Th. wissen, wie der Patient die eigene Erkrankung kognitiv und emotional verarbeitet, wie er seine Einschränkungen im Alltag erlebt oder welche Bewältigungsstrategien er entwickelt hat.

2.1.2.2 Fremdanamnese

In der Fremdanamnese werden Angehörige oder Dritte aus dem näheren Umfeld des Patienten zu dessen Person und Krankheitsgeschichte befragt. Angewendet wird diese Form der Anamneseerhebung, wenn der Betroffene die Fragen des Th. nur unzureichend oder gar nicht beantworten kann oder möchte (Säuglinge/Kleinkinder, Patienten mit psychischen Krankheitsgeschehen, Demenzkranke etc.). Eine außenstehende Person beurteilt die Situation mit einer gewissen Objektivität, wodurch der Th. ein umfassenderes Bild auf die psychosoziale Situation (z. B. Familien- und Arbeitssituation) des Patienten erhält.

> Die Fremdanamnese erfordert im Vorfeld immer eine **Einverständniserklärung des Patienten,** damit das Vertrauensverhältnis gewahrt bleibt.

2.1.2.3 Medikamentenanamnese

Eine Medikamentenanamnese ist auch für den Th. wichtig, um Auswirkungen von Medikamenten (➤ 1.6) auf den Therapieverlauf einschätzen zu können. Wichtig ist, welche Medikamente der Patient einnimmt sowie das Erfragen der Einnahmegewohnheiten (Dosierung, Häufigkeit, Tageszeit ➤ Tab. 2.1.4). Auch pflanzliche und nichtverschreibungspflichtige Medikamente sollten beachtet werden. Eine Medikamenteneinnahme hat immer Auswirkungen auf den Stoffwechsel, was mit herabgesetzten oder ausbleibenden Reaktionen auf den Therapiereiz einhergehen kann.

Tab. 2.1.4 Medikamenten-Verlaufsfragebogen – Der Patient sollte nach Möglichkeit alle Medikamente angeben, die er derzeit einnimmt bzw. eingenommen hat (Bsp. hier: Paracetamol).

Medikament	Art der Anwendung	Dosierung	Tageszeit	Zeitraum	Nebenwirkungen
	Tablette, Zäpfchen, Tropfen etc.	Wie oft wird das Medikament pro Tag/Woche/Monat/nach Bedarf eingenommen?	Einnahmezeitpunkt(e)?	Einnahme seit wann? Einnahme bis wann? Warum wurde das Medikament abgesetzt?	Welche Nebenwirkungen sind aufgetreten?
Paracetamol	Tablette 500 mg	3 × 1/Tag	nach den Hauptmahlzeiten	seit Dez. 2013	keine

Cave

Besondere Vorsicht gilt bei der **Einnahme von Schmerzmitteln.** Aufgrund der gedämpften Schmerzwahrnehmung müssen Nebenwirkungen ausgeschlossen werden. Anfangs wählt man lieber eine geringere Therapieintensität und passt diese im Verlauf an die Umstände an. Der Befund (v. a. bei schmerzprovozierenden Tests) kann unter Schmerzmitteleinfluss verzerrt sein.

2.1.2.4 Schmerzanamnese, Interpretation von Schmerzqualitäten

Schmerz ist ein häufiges Leitsymptom in der physiotherapeutischen Behandlung. Die International Association for the Study of Pain (IASP ➤ 3.17.1) definiert Schmerz als „ein unangenehmes Sinnes- und Gefühlserlebnis, das mit einer echten oder potentiellen Gewebeschädigung einhergeht oder wie eine solche beschrieben wird" (Bogduk u. Merskey 1994).
Die Definition zeigt, dass Schmerz ein komplexes, subjektives Symptom ist und von folgenden Aspekten bestimmt wird:

- Sensorische/körperliche Schmerzwahrnehmung,
- emotionale Schmerzbewältigung, evtl. Kompensationsstrategien,
- Dauer des Schmerzes.

Für die Therapieplanung ist eine umfassende Schmerzanalyse notwendig:

- **Entstehungsursache:** Gab es einen Auslöser? Nozizeptiver, neuropathischer Schmerz oder funktionelle Störungen als Ursache?
- **Zeitliche Aspekte:** Wann begann der Schmerz (akut: bis drei Monate; chronisch: länger als drei bis sechs Monate anhaltend)?
- **Schmerzlokalisation:** Wo schmerzt es? Ist der Schmerz ausstrahlend?
- **Schmerzcharakter/-qualität:** Wie fühlt sich der Schmerz an – einschießend, dumpf, stechend, ziehend, drückend, brennend, empfindlich bei Berührung, pochend pulsierend, kribbelnd etc.?
- **Schmerzverlauf:** Hat der Schmerz plötzlich oder schleichend begonnen? Unterliegt der Schmerz tageszeitlichen Schwankungen?
- **Schmerzintensität:** Wie stark ist der Schmerz (Einschätzung z. B. auf der Visuellen Analogskala)?
- **Schmerzverhalten:** Was sind verschlimmernde und was sind verbessernde Faktoren? Werden bestimmte Tätigkeiten oder Bewegungen vermieden?
- **Begleitsymptome:** Sind Begleitsymptome vorhanden (Schlafstörungen, Kraftlosigkeit etc.)?

- **Frühere/aktuelle Schmerztherapie:** Wurden oder werden medikamentöse und/oder nichtmedikamentöse Therapien durchgeführt? Ggf. Grund für das Abbrechen angeben.
- **Psychosoziale Aspekte:** Inwieweit beeinflusst der Schmerz das Berufs- und Freizeitleben, die Partnerschaft etc.? Geht das Schmerzgeschehen mit Ängsten, Niedergeschlagenheit einher?
- **Schmerzkonzept:** Wie ist die persönliche Einstellung zur Schmerzentstehung und -therapie? Welche Erwartungen werden an die Therapie gestellt?

Um die individuelle Schmerzwahrnehmung des Patienten abschätzen oder Veränderungen der Schmerzsymptomatik erfassen zu können, eignet sich die **Visuelle Analogskala** (VAS ➤ 2.2.3.3).
Das Vorhandensein von „gelben Flaggen" (➤ 2.1.2) sowie unphysiologisch lange Heilungszeiten lassen an ein chronisches Schmerzgeschehen denken (➤ 3.18, ➤ 15.3.2.3). Das Modell der Schmerzstadien nach Gerbershagen et al. (1994) stellt den Ablauf und den Grad der **Schmerzchronifizierung** dar (➤ Tab. 2.1.5). Der Grad der Schmerzchronifizierung hat direkte Auswirkung auf die Therapieplanung. Die Tabelle zeigt auch die möglichen Therapieansätze und -maßnahmen in Abhängigkeit von den Schmerzstadien auf.

Tab. 2.1.5 Modell der Schmerzstadien nach Gerbershagen et al. – Stellt den Ablauf und den Grad der Schmerzchronifizierung dar und erlaubt eine prognostische Einschätzung der Verschlimmerung (Gerbershagen, Korb, Nagel u. Nilges 2015); Erweiterung um Therapieansätze und Therapiemaßnahmen in Abhängigkeit von den Schmerzstadien (Streeck et al. 2016).

Dimension/ Achse	Stadium 1	Stadium 2	Stadium 3
zeitliche Aspekte (Schmerzverlauf)	zeitweiliger, zeitlich begrenzter Schmerz mit wechselnden Intensitäten	lang anhaltender, fast kontinuierlicher Schmerz mit seltenem Stärkewechsel	Dauerschmerz ohne oder mit seltenem Intensitätswechsel
räumliche Aspekte (Schmerzlokalisation)	umschriebene, zumeist zuordenbare Schmerzlokalisation; Schmerz auf eine Körperregion begrenzt (monolokulär), multilokuläres Syndrom fast nur posttraumatisch	Ausdehnung des Schmerzes auf benachbarte Körpergebiete; multilokuläres Schmerzsyndrom (70 %) mit zwei oder mehr differenzierbaren Lokalisationen mit verschiedenen Schmerzqualitäten und -intensitäten oder ein Bild mit über 40 % Körperoberfläche	Schmerzausbreitung auf entfernt liegende Areale, oft Schmerzortwechsel; monolokuläres Schmerzbild über 70 % der Körperoberfläche, multilokuläres Bild mit drei oder mehr separaten Schmerzrepräsentationen mit gleicher Schmerzqualität und fast gleicher Schmerzintensität
Medikamenteneinnahmeverhalten	zumeist angemessene Selbstmedikation oder Einnahme nach ärztlicher Verordnung	1–2 Medikamentenmissbrauchsepisoden; 1–2 Medikamentenentzugsbehandlungen; derzeit unangemessene Medikation (80 %)	langjähriger Medikamentenmissbrauch; oft 3 oder mehr Medikamentenentzugsbehandlungen, besonders Narkotika

Dimension/ Achse	Stadium 1	Stadium 2	Stadium 3
Beanspruchung der Einrichtungen des Gesundheitswesens	Aufsuchen des persönlichen Arztes, Konsultation empfohlener Spezialisten; ein schmerzbedingter Krankenhausaufenthalt; evtl. ein Aufenthalt in einem Schmerzzentrum; eine schmerzbedingte Operation	2- bis 3-maliger Wechsel des persönlichen Arztes, ziellose Konsultationen von Spezialisten, insbesondere gleicher Disziplinen; 2–3 schmerzbedingte Krankenhausaufenthalte; 1–2 Aufenthalte in Rehabilitations- oder Schmerzzentren; 2–3 schmerzbezogene operative Eingriffe	mehr als 3-maliger Wechsel des persönlichen Arztes, zielloser Arzt- und Physiotherapeutenbesuch; mehr als 3 Krankenhausaufenthalte wegen der geklagten Schmerzen; mehr als 2 Rehabilitationsmaßnahmen; mehr als 3 schmerzbezogene operative Maßnahmen
Psychosoziale Belastungsfaktoren	übliche familiäre, berufliche und psychologische Probleme; Bewältigungsmöglichkeiten werden voll eingesetzt („akute Krankenkontrolle“)	Konsequenzen der Schmerzen für die familiäre, berufliche, psychophysiologische Stabilität; Bewältigungsstrategien noch vorhanden, aber fehleingesetzt („beginnende Invalidenrolle“)	Versagen in der Familie, im Beruf und in der Gesellschaft; Bewältigungsmechanismen nicht analysierbar, nicht nachweisbar
Therapieansätze	Ambulante PT	Ambulante PT	Enge Kooperation zwischen Schmerztherapeuten und PT
Therapiemaßnahmen	Aktivierende PT, detonisierende und muskelstabilisierende Therapieverfahren	Aktivierende PT, detonisierende und muskelstabilisierende Therapieverfahren	Aktivierende PT erst nach Vorbehandlung durchführbar (Hyperalgesie sowie Allodynie des Patienten beachten), medikamentöse Behandlung, Begleitmaßnahmen, ggf. Zusatztherapien

Stadium I: Schmerz, wechselnde Intensität, angemessene Medikation, seltener Arztwechsel, stabile Bewältigungsstrategie.

Stadium II: Schmerz kontinuierlich zunehmender Ausbreitung, Multilokalisation, meist unangemessene Medikation, häufiger Arztwechsel, Störung der Bewältigungsstrategien.

Stadium III: Dauerschmerz, überall immer, nichts hilft, häufige Arztwechsel, komplette Hilflosigkeit, nur noch Notarzt ist angemessen.

Es stehen unterschiedliche Schmerzfragebogen für den Th. zur Verfügung. Bsp. sind unter Fragebogen und Assessments online abrufbar (> Link am Kapitelende).

2.1.2.5 Familienanamnese

In der Familienanamnese gibt der Patient Auskunft über den Gesundheitszustand der Familienmitglieder (Eltern, Geschwister etc.). Es wird geprüft, ob familiäre Risikokonstellationen oder genetische Prädispositionen für bestimmte Krankheiten in der Familiengeschichte vorliegen und ob diese im Zusammenhang mit den aktuellen Beschwerden des Patienten stehen.

2.1.3 Inspektion

Der Begriff Inspektion stammt aus dem Lateinischen (inspectio; in = hinein und spicere = sehen) und bedeutet „Einsicht, Betrachtung, Untersuchung".
Die Inspektion ist eine visuelle Begutachtung des Patienten. Alle optisch auffälligen Veränderungen vergleicht man mit einem anatomischen Idealbild und bewertet sie im Kontext zu den vom Patienten beschriebenen Symptomen. Es werden die indirekte (verdeckte) sowie die direkte (offene) Inspektion unterschieden.

- **Indirekte/verdeckte Inspektion:** Unterschiedliche Bewegungen oder Situationen des Patienten werden analysiert, ohne dass dieser davon erfährt. Den ersten Gesamteindruck erhebt man bei der Begrüßung und auf dem Weg in den Behandlungsraum. Weiterhin beobachtet man den individuellen Bewegungsstereotyp bei Alltagsbewegungen (Wie kleidet der Patient sich aus, wie hängt er seine Kleidung an der Garderobe auf, wie setzt oder legt er sich hin?).
- **Offene/direkte Inspektion:** Die offene Inspektion erfolgt möglichst im aufrechten Stand von dorsal, ventral und lateral. Soweit möglich ist der Patient dabei entkleidet. Wichtig ist, dass die Patientenwünsche berücksichtigt werden, z. B. wenn sich der Patient nicht vollständig entkleiden möchte. Grundsätzlich sollte die offene Inspektion immer in einem geschlossenen Raum erfolgen, um die Hemmungen des Patienten abzubauen. Ein kommentarloses „Anstarren" des Patienten schafft Unsicherheit. Deshalb erklärt der Th. die einzelnen Inspektionsschritte und deren Zweck. Selbstverständlich sind gewisse Rahmenbedingungen, wie z. B. geeignete Unterlagerung der Standfläche (Handtuch, Laken etc.) und eine angemessene Raumtemperatur einzuhalten.

Zunächst bemerkt man die spontan vom Patienten eingenommene Haltung, wie z. B. Schulterstand, Ausmaß der Beckenkippung, Fuß- und Beinachse. Der Th. achtet auf Seitendifferenzen, Achsabweichungen und angeborene oder erworbene Körperkonturveränderungen (Ausprägung des Muskelreliefs, Schwellung, Deformierung etc.). Bei der Beurteilung der Körperhaltung oder -stellung der Extremitätengelenke wird das Beobachtete in Bezug zu einer theoretischen Norm gesetzt.

> Bei jedem Menschen findet man Abweichungen von der fiktiven Normvorstellung. Das bedeutet keinesfalls, dass Pathologien vorliegen müssen. Die Kunst des Th. besteht darin, Schonhaltungen oder Fehlstellungen zu erkennen und gleichzeitig zu bewerten, ob diese in einem Zusammenhang mit dem aktuellen Patientenproblem stehen.

Etwas mühsamer wird es, die seelische und mentale Verfassung des Patienten wahrzunehmen (➤ 15.1.5). Bekanntlich haben die Psyche und die inneren Haltungen einen enormen Einfluss auf die äußere Körperhaltung sowie den Therapieverlauf. Diese Komponenten komplettieren das Gesamtbild des Patienten und liefern erste Hinweise auf die Motivation sowie die Adhärenz des Patienten. ➤ Tab. 2.1.6 fasst mögliche Teilaspekte bei der verdeckten und offenen Inspektion zusammen.

Tab. 2.1.6 Mögliche Teilaspekte bei der verdeckten und offenen Inspektion.

Verdeckte/indirekte Inspektion	Offene/direkte Inspektion
Verhaltensweisen	Statik, Form der Wirbelsäule
allgemeiner Körperzustand	Stellung der Extremitätengelenke
Gemütszustand, emotionale Verfassung	Ausprägung der Muskulatur (Hypertrophie/ Atrophie/Muskelhartspann)
Körperbau, -größe, -gewicht	Schwellung
Alter	Deformierung, Fehlstellungen
sichtbare Behinderungen, Hilfsmitteleinsatz	Symmetrie im Seitenvergleich
Bewegungen	Proportion der Körperabschnitte
sichtbare Beeinträchtigung der Atmung	Hautverfärbungen
Körpergefühl, -wahrnehmung	Narbenbildung
Adhärenz	Gefäßzeichnungen, Varizen
Motivation	funktionelle Bewegungsauffälligkeiten, Ausweichbewegungen, Schonhaltungen

2.1.4 Palpation, Test und Training der aktiven Tastsinnesleistung

2.1.4.1 Palpation

Der Begriff Palpation kommt ursprünglich aus dem Lateinischen (palpare) und bedeutet „streicheln, tasten, sanft klopfen".
Die Palpation ist eine Untersuchungstechnik, bei der manuell Körperstrukturen ertastet werden. Sie gilt als schwierigste Untersuchungsmethode. Einerseits muss man wissen, welche anatomischen Strukturen klinisch relevant sind und wo man diese palpieren kann. Andererseits setzt das „Fühlenkönnen" von Tasteindrücken sehr viel praktische Erfahrung voraus. Die taktile Wahrnehmung und Interpretation ist sehr individuell und von den gemachten Erfahrungen abhängig, was die Objektivität erschwert. Allein das praktische Üben schult die Propriorezeptoren der Fingerbeeren. Die Grifftechnik kann mit einem oder mehreren Fingern sowie mit der ganzen Handfläche ausgeführt werden. Verwendet man beide Hände, so spricht man von einer **bimanuellen Palpation.** In der Regel beginnt jede Palpation flächig und am umliegenden Gewebe des Schmerzpunktes. Bei Toleranz des Patienten führt man die Techniken punktueller durch und arbeitet sich langsam an das Schmerzzentrum heran. Die maximale Druckkraft entspricht dem Gewicht einer 50 Cent-Münze, da ansonsten die Empfindlichkeit der Tastfingerrezeptoren abnimmt (Faustregel: Daumen auf den geschlossenen Augapfel drücken, ohne dass es als schmerzhaft wahrgenommen wird).

Palpationsarten

- **Tastpalpation:** Der Patient befindet sich in Ruhelage, während der Th. leicht die relevante Struktur palpiert; z. B. Palpationskreis am Fuß.
- **Bewegungspalpation:** Die flächig aufgelegte Palpationshand prüft die translatorische Beweglichkeit, während der Patient aktiv oder passiv bewegt, z. B. Vorlauf/Rücklauf Iliosakralgelenk-Test (ISG-Test).
- **Kibler-Hautfalte:** Mit Daumen und Zeigefinger hebt man eine Hautfalte mit den subkutanen Gewebeschichten an und rollt sie parallel zur WS ab. Die Dicke der Hautfalte, der Widerstand beim Abheben und -rollen sowie die Schmerzempfindlichkeit werden beurteilt und lassen Rückschlüsse auf das subkutane Bindegewebe zu (➤ Abb. 3.14.4).

- **Bindegewebsteststrich:** Diese Palpationsart findet in der Bindegewebsmassage Anwendung (➤ 3.14.2.7.2). Mit Mittel- und Ringfinger zieht man eine Hautfalte auf der Faszie durch, bis ein Widerstand wahrgenommen wird, und kann so das subkutane Bindegewebe beurteilen.
- **Schmerz-/Druckpalpation:** Durch senkrechte Kompression/Distraktion oder parallele Scherbewegungen wird der Schmerz des Gewebes provoziert, z. B. Triggerpunkte bei hypertonem Muskelgewebe.

Mittels Tastuntersuchung nimmt man verschiedene Merkmale der jeweiligen Struktur wahr:

- Größe,
- Konsistenz,
- Elastizität,
- Mobilität,
- Trophik (Ernährungs- oder Stoffwechselzustand des Gewebes),
- Formstörungen,
- Funktionsstörungen,
- Druckschmerzhaftigkeit.

Die Palpation sollte immer im Seitenvergleich durchgeführt werden, damit man eine Referenz zur objektiven Einschätzung hat.

Aufgeführt werden **palpable Körpergewebe und -strukturen** mit ausgewählten Beurteilungskriterien (Beispiele):

- **Haut/Unterhaut:** Schweißsekretion, Oberflächentemperatur, Durchblutung, Verschieblichkeit und Abhebbarkeit der Haut (Konsistenz der Kibler-Hautfalte).
- **Muskulatur:** Tonus in Ruhe sowie bei Kontraktion, Myogelosen, Verschieblichkeit der Muskelschichten, faszialer Zug.
- **knöcherne/artikuläre Strukturen:** Knochenstruktur, Fehlstellung, Gelenkspalt, Ligamenta, Menisken, Gelenkspiel.
- **ligamentäre/kapsuläre Strukturen:** Schmerzhaftigkeit, Schwellung, Verschieblichkeit.
- **Nerven/Blutgefäße:** Druckschmerz, Gewebeverhärtungen, Pulse (Frequenz, Rhythmus, Füllung; beachte: Arterielle Blutgefäße haben eine deutliche Pulsation, venöse Gefäße sind nur bei oberflächlichem Verlauf beurteilbar).
- **Ödeme:** Beschaffenheit, Verschieblichkeit, Gewebeveränderungen.
- **Narbengewebe:** Druckempfindlichkeit, Verschieblichkeit.
- **Atmung:** Richtung, Atemtiefe, Rhythmus.

2.1.4.2 Test und Training der aktiven Tastsinnesleistung mit dem Haptik-Schwellen-Test und dem Haptik-Figuren-Trainings-Set

Claudia Winkelmann, Martin Grunwald**

Th. tasten Gewebeveränderungen, spüren das Endgefühl bei manueller Untersuchung (➤ 3.5.2) und fühlen bei neurologischen Patienten Spastikänderungen (➤ 8.2.2.1.1) (Bartrow 2015, Brokmeier 2009, Gautschi 2015, Laekeman et al. 2009, Thalhamer 2017). Hands-on-Fertigkeiten sind elementarer Bestandteil der praktischen PT (Streeck et al. 2017, Thalhamer 2017). Abweichend von anderen Berufszweigen, in denen beispielsweise die Sehfähigkeit geprüft und bei Bedarf mittels Korrekturgläsern optimiert wird, werden i. d. R. keine Test- und Trainingsverfahren zur Prüfung der aktiven Tastsinnesleistungen in der PT

* Autorenschaft bezieht sich ausschließlich auf den Abschnitt 2.1.4.2

durchgeführt (Müller et al. 2014, Winkelmann et al. 2017). Insofern ist die Implementierung haptischer Test- und Trainingssysteme Teil des Risiko- und Qualitätsmanagements (➤ 1.1.2) (Müller et al. 2022).

■ **Haptik-Schwellen-Test (HST)**

Experimentelle Studien zeigen, dass der erwachsene Mensch bei aktiver Tastbewegung mit den Fingerbeeren über entsprechend präparierten Oberflächen Unterschiede von nur einem Mikrometer (1 mm = 1000 μm) wahrnehmen kann (Louw et al. 2000 u. 2002). Zum Vergleich: Mit dem Auge können Oberflächenunterschiede nur registriert werden, wenn das Objekt mindestens 80–100 μm groß ist. Grundsätzlich ist die sensorische oder kognitive Leistungsfähigkeit individuell unterschiedlich, also auch das Tastsinnesvermögen (Müller et al. 2013). Die maximale Leistungsfähigkeit bei aktiver Tastexploration wird als „haptische Schwelle" bezeichnet. Diese kann mit einem im Haptik-Forschungslabor der Universität Leipzig entwickelten, validen Verfahren getestet werden (➤ 1.7), dem HST (Grunwald 2010, Grunwald et al. 2017, Müller et al. 2013, 2014a u. 2014b). Der HST ist sicher, schnell, wiederholbar und praxisbezogen, d. h., Th. können analog der Alltagssituation mit geöffneten Augen und in unterschiedlichen Ausgangsstellungen die Oberflächenstrukturen des Testsystems aktiv ertasten. Stufenweise wird mit speziellen Stimulus-Pads die individuelle haptische Schwelle ermittelt (➤ Abb. 2.1.3).

Jedes Pad weist eine mehrschichtige Trennschicht aus verschiedenen Materialien auf, die fest über einer Reliefstruktur aus parallel angeordneten Lisenen liegt. Durch Berührung der Trennschicht können das darunterliegende Relief und seine räumliche Lage ertastet werden. Visuelle Informationen sind ausgeschlossen. Im einfachsten Fall, dem Referenzstimulus, beträgt der Abstand 7 mm. Dieses Pad ist auf einem Testboard fixiert. Aufgabe des Th. ist es, die Relieflinien der 13 Testpads horizontal auszurichten (➤ Abb. 2.1.4). Gelingt dies, sind die Relieflinien von Test- und Referenzstimulus gleich ausgerichtet. Auf der Rückseite des Testboards wird dies anhand einer Gradeinteilung abgelesen und im Dokumentationsbogen erfasst. Durchschnittlich dauert der HST 15 bis 30 Minuten (Grunwald et al. 2017, Müller et al. 2014a). Weiterführende Informationen zum Haptik-Figuren-Test sind im online Zusatzmaterial verfügbar (➤ Link am Kapitelende).

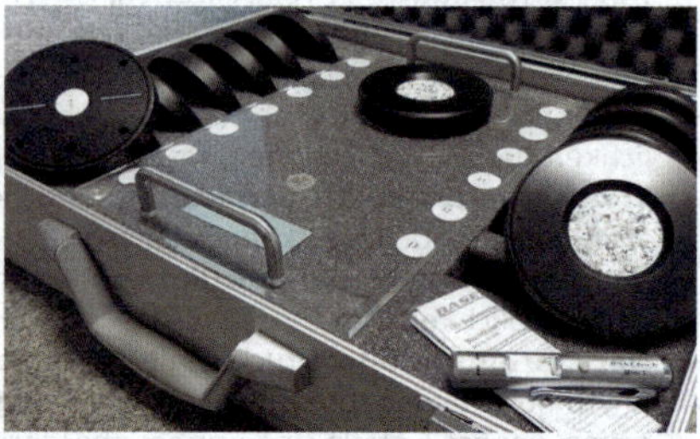

Abb. 2.1.3 Koffer mit Haptik-Schwellen-Test-System.

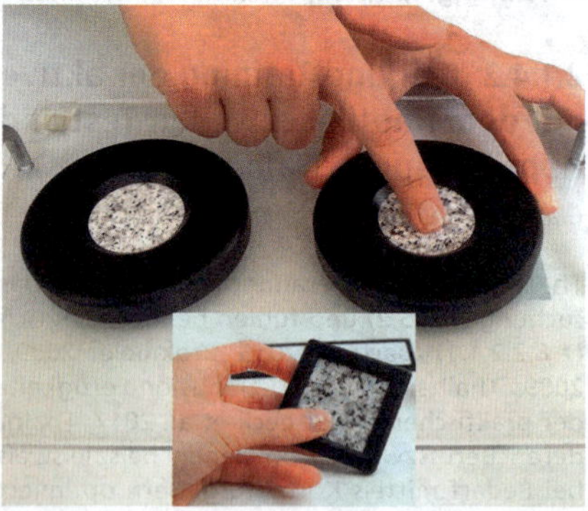

Abb. 2.1.4 Aktive Exploration mit Test- und Trainingsstimuli.

■ **Haptik-Figuren-Trainings-Set (HFTs)**

Das HFTs zur testpsychologischen Überprüfung und zum Training haptischer Leistungen setzt sich zusammen aus Haptik-Figuren-Test und Haptik-Figuren-Training (Grunwald 2010, Grunwald et al.

2017, Müller et al. 2014a). Die verwendeten Pads bestehen aus zweidimensionalen Höhenreliefs verschiedener geometrischer Figuren unterschiedlicher Komplexität (➤ Abb. 2.1.5).
Ziele des haptischen Trainings sind (Müller et al. 2022):

- haptische Schwellenwerte erhöhen,
- haptische Erkennungsleistungen verbessern.

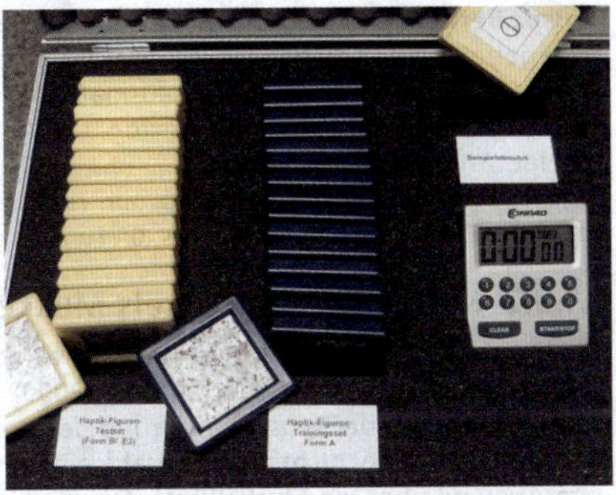

Abb. 2.1.5 Haptik-Figuren-Trainings-Set (HFTs) im Testkoffer mit Beispielstimulus.

Das Training kann vom Th. selbstständig und sollte im Hinblick auf das Konzentrationsvermögen sowie in Anlehnung an die praktische Situation mehrmals pro Woche ca. 30 bis 45 Minuten durchgeführt werden (Winkelmann et al. 2017) (➤ Abb. 2.1.4). Die Prüfung erfolgt mittels prä-Test vor Beginn und post-Test nach Abschluss der Trainingsphase (Müller et al. 2014a, Winkelmann et al. 2017).

Literatur und weiterführende Informationen

2.1.5 Funktionsprüfung

2.1.5.1 Beweglichkeit

Die Beweglichkeit (Range of Motion, ROM) wird mit einem Goniometer (Winkelmesser) gemessen. Für sehr kleine Gelenke gibt es spezielle Finger-/Zehen-Goniometer. Als Grundlage dient die **Neutral-Null-Methode (NNM)** nach Debrunner. Dabei wird die erreichte Gelenkendstellung in Bezug zu einer definierten Neutral-Null-Stellung – entspricht der normalen anatomischen Position – angegeben.
Wichtig ist, dass

- immer in derselben Ausgangsstellung gemessen wird und
- die Gegenseite mit gemessen wird.

Eine Differenzierung zwischen **aktiver und passiver Beweglichkeit** (➤ 3.6.11) ist dabei sinnvoll und muss dokumentiert werden. Die passiven Bewegungsausmaße sind im Normalfall größer als die aktiven. Neben der Quantität (ROM) kann auch auf die Qualität geachtet werden (Ausweichbewegungen, Geschwindigkeit, Schmerz, Bewegungsfluss etc.). Im Protokoll werden für jedes Gelenk und jede Bewegungsebene drei Werte angegeben: die beiden Endpositionen und die Neutralstellung. Um Missverständnisse zu vermeiden, sollte die Reihenfolge der Endpositionen angegeben werden. Liegt ein Bewegungsdefizit vor, notiert man eine Null für die entsprechende Richtung. Der mittlere Wert wird nun nicht mehr mit Null beschrieben, sondern gibt das Ausmaß des Defizites an.

> Es gibt für jedes Gelenk standardisierte Bezugspunkte, damit einheitliche Befundmessungen möglich sind (Nachschlagewerk z. B. Ryf u. Weymann 1999) (Bewegungsausmaße nach der NNM für die großen Gelenke ➤ vordere Buchklappe).

■ **Bsp.: Bestimmung des aktiven Bewegungsausmaßes für das rechte Kniegelenk**
Angegeben wird: Kniegelenk rechts aktiv: Extension/Flexion: 5°/0°/140°.
Das heißt: Das aktive Bewegungsausmaß am rechten Kniegelenk beträgt 5° für die Extension und 140° für die Flexion. Die Angabe „0°" zeigt, dass der Patient die Neutral-Null-Position erreicht.
Läge ein Extensionsdefizit von 10° am rechten Kniegelenk vor, so würde man notieren: Extension/Flexion rechts: 0°/10°/140°.

2.1.5.2 Kraftmessung mittels Muskelfunktionsprüfung (MFP)

Im klinischen und rehabilitativen Bereich wird häufig die **isotonische Muskelfunktionsprüfung** nach Janda (1994, 2000) durchgeführt. Isotonisch bedeutet hier, dass sich der Muskel aufgrund der Kontraktion verkürzt. Dabei ändert sich die Spannung nicht. Der Einsatz eines manuellen Widerstandes erlaubt eine Aussage über die Muskelkraft (bzw. -schwäche) während einer Bewegung (Froböse u. Nellessen 1998). Bei der Testdurchführung ist darauf zu achten, dass das maximale Bewegungsausmaß mit gleichbleibender Geschwindigkeit getestet wird. Dabei muss der Widerstand gegen die Bewegungsrichtung konstant bleiben.
Die Kraftgrade werden nach Janda in sechs Stufen (➤ Tab. 2.1.7) eingeteilt:

Tab. 2.1.7 Einteilung der Kraftgrade in sechs Stufen nach Janda.

Stufe 5	volles Bewegungsausmaß gegen maximalen Widerstand möglich
Stufe 4	volles Bewegungsausmaß gegen submaximalen Widerstand möglich
Stufe 3	volles Bewegungsausmaß gegen die Schwerkraft möglich
Stufe 2	volles Bewegungsausmaß unter Aufhebung der Schwerkraft möglich
Stufe 1	optisch sichtbare oder palpierbare Muskelkontraktion vorhanden
Stufe 0	keine Muskelkontraktion vorhanden, komplette Lähmung
Zusatz	S = Spastik, K = Kontraktur

Bei dieser manuellen Muskelfunktionsprüfung handelt es sich um eine subjektive Einschätzung des Untersuchers. Der angegebene Kraftgrad (➤ Tab. 2.1.7) liefert keine Aussage zur Qualität der Bewegung. Zur qualitativen Beurteilung ist es wichtig, zusätzlich darauf zu achten, wie der Patient die Bewegung ausführt. Aufmerksam sollte der Untersucher schauen, in welcher zeitlichen Beziehung die einzelnen Muskelgruppen, die an der Bewegungsausführung beteiligt sind, rekrutiert werden. Mit diesem Test lässt sich nicht die Ermüdung bei Dauerleistung beurteilen. Zudem gelten die angegebenen Kraftgrade nicht für die faziale Muskulatur, bei der im Seitenvergleich getestet und die Symmetrie beurteilt wird.

Arbeitsweisen der Muskulatur
Es gibt aus biologischer Sicht drei verschiedene Kontraktionsformen:
- **Isometrisch:** Intramuskuläre Spannungszustände des Muskels ohne Längenänderung (Gliedmaßen sind fixiert); Bsp.: Kreuzhang an den Ringen. **Cave:** Der intraartikuläre Druck, z. T. auch der Blutdruck steigen, was unbedingt bei der Anwendung berücksichtigt werden muss.
- **Isotonisch:** Längenveränderung (Verkürzung oder Dehnung) der Muskulatur ohne wesentliche Veränderung der Spannung; Bsp.: Dynamische Bewegungsabläufe (Werfen, Stoßen, Springen etc.).
- **Auxotonisch:** Sowohl Veränderung der Muskelkraft als auch der Muskellänge; Bsp.: Rudern.

2.1.5.3 Umfang

Der Umfang einer Extremität wird mit einem Maßband in Zentimetern gemessen. Umfangsmessungen dienen der Quantifizierung sowie der Verlaufskontrolle bei Patienten mit bestehenden Schwellungen (z. B. Lymphödem) oder Atrophien. Das Maßband sollte bei jeder Messung die gleiche Spannung haben und darf das Gewebe nicht einschnüren.

Für eine standardisierte Dokumentation der Umfänge legt man Messorte fest. Für die obere Extremität verwendet man meist als **Referenzlinie** den Epicondylus lateralis humeri und für die untere Extremität den lateralen Kniegelenkspalt. Herpertz (2004) empfiehlt die Messpunkte, die in ➤Tab. 2.1.8 bis 2.1.10 dargestellt sind. Je nach Befund oder Patient lassen sich die Angaben ergänzen.

> **Für zuverlässige (reliable) Messergebnisse:**
> - Bei einem Patienten immer an der gleichen Stelle und zum gleichen Tageszeitpunkt messen.
> - Alle Messungen an einem Patienten sollten vom gleichen Th. durchgeführt werden.
> - Die nichtbetroffene Extremität muss als Referenz immer mitgemessen werden.

Der **Ödemwert** ergibt sich aus: Umfang der betroffenen Extremität minus Umfang der nichtbetroffenen Extremität. Liegt ein beidseitiges Ödem vor, können die Umfangsmessungen nur im zeitlichen Verlauf bewertet werden.

Tab. 2.1.8 Dokumentation der Umfangsmessung für die untere Extremität. Messpunkte (MP) nach Herpertz (2004).

	Erstmessung		1. Kontrollmessung		Umfangsdifferenz
Datum					
Umfang [cm]	rechts	links	rechts	links	
MP 1: oberhalb der Malleolen					
MP 2: größter Umfang der Wade					
MP 3: oberhalb der Patella					
MP 4: Oberschenkelmitte					
MP 5: proximal von MP 4					

Tab. 2.1.9 Dokumentation der Umfangsmessung für die obere Extremität. Messpunkte (MP) nach Herpertz (2004).

	Erstmessung		1. Kontrollmessung		Umfangsdifferenz
Datum					
Umfang [cm]	rechts	links	rechts	links	
MP 1: proximal des Handgelenks					

	Erstmessung		1. Kontroll-messung		Umfangs-differenz
MP 2: größter Umfang des Unterarms					
MP 3: größter Umfang des Oberarms					
MP 4: evtl. weiterer MP am Oberarm					

Tab. 2.1.10 Dokumentation der Umfangsmessung für den Thorax.

	Erstmessung			1. Kontrollmessung		
Datum						
Umfang [cm]	EA max.	AA max.	Differenz	EA max.	AA max.	Differenz
MP 1: Achselhöhe						
MP 2: epigastrischer Winkel						
MP 3: Bauchnabel						

EA: Einatmung; EA max.: maximale Einatmung
AA: Ausatmung; AA max.: maximale Ausatmung
Differenz: maximale Einatmung minus maximale Ausatmung
MP: Messpunkt

2.1.5.4 Ganganalyse

Die Ganganalyse wird in ➤ Kapitel 2.3 beschrieben.

2.1.5.5 Funktionsprüfung der Wirbelsäule

Die Funktionsprüfung der Wirbelsäule wird in ➤ Kapitel 4.1.1.3 beschrieben.

2.1.5.6 Ratschow-Lagerungsprobe

Zur klinischen Überprüfung einer peripheren arteriellen Verschlusskrankheit (pAVK ➤ 9.3.2.1) dient die Ratschow-Lagerungsprobe. Wenn der Patient Schmerzen beim Gehen sowie ein Kältegefühl in den Beinen schildert und auffällige Risikofaktoren (z. B. Rauchen, Diabetes mellitus, Hypertonie, Fettstoffwechselstörungen) vorhanden sind, so sollte unbedingt die Lagerungsprobe nach Ratschow durchgeführt werden.

Cave

Die Ratschow-Lagerungsprobe darf nur bis zum pAVK-Stadium 2b nach Fontaine durchgeführt werden! Sie ist kontraindiziert, wenn eine kritische Extremitäten-Ischämie (Stadium III und IV) oder eine manifeste Herzinsuffizienz vorliegt.

Zur Testdurchführung liegt der Patient in Rückenlage. Die Beine werden senkrecht zur Decke angehoben (90° Hüftflexion). Der Patient führt über maximal zwei Minuten (oder bis zum Eintreten von Wadenschmerzen) kreisende Sprunggelenksbewegungen durch. Die Frequenz sollte dabei ca. 30 Sprunggelenksbewegungen pro Minute betragen. Liegt ein peripherer Verschluss vor, würde man in den meisten Fällen schon während der Durchführung ein Verblassen der Unterschenkel sehen. Bei Patienten, denen es nicht möglich ist, ihre Beine selbstständig zu halten, ist die Unterstützung durch den Th. erlaubt.

Nach spätestens zwei Minuten setzt sich der Patient an die Bankkante und lässt die Beine frei hängen. Dabei werden die Rötung (Hyperämiereaktion) und die Venenfüllung der Füße genau beobachtet und die Zeit gestoppt. Dabei gelten die in ➤ Tab. 2.1.11 angegebenen Richtwerte.

Setzt die Hyperämiereaktion der Füße oder die Füllung der Fußrückenvenen verzögert ein, ist die Ratschow-Lagerungsprobe positiv. Dies spricht für eine periphere arterielle Verschlusskrankheit (pAVK). Eine physiotherapeutische Verdachtsdiagnose sollte in diesem Fall immer mittels Sonografie (➤ 2.4.15) bestätigt werden.
Ein weiteres sensitives Zeichen – auch ohne Füllungszeitverlängerung – ist eine Seitendifferenz bei der Färbung der Füße.
Ebenso weisen fehlende Fußpulse oder unterschiedliche Pulsqualitäten auf eine pAVK hin.

Tab. 2.1.11 Richtwerte bis zum Eintreten einer Hyperämiereaktion und einer Venenrückfüllung bei Gesunden und Patienten mit einer arteriellen Verschlusskrankheit.

	Normale arterielle Durchblutung	Arterieller Verschluss
Hyperämiereaktion	< 5 Sekunden	20 bis 60 Sekunden
Venenrückfüllung	< 20 bis 30 Sekunden	> 60 Sekunden

Klinische Anwendung

Bislang fehlt eine eindeutige Evidenz anhand großer Studien für die Ratschow-Lagerungsprobe bei pAVK. Allein ein positiver Befund bei diesem Test führt nicht zur Diagnose pAVK. Die klinische Praxis zeigt dennoch die Nützlichkeit dieser einfachen Untersuchung (AWMF-Leitlinie der Deutschen Gesellschaft für Angiologie, Gesellschaft für Gefäßmedizin 2015, z. Z. abgelaufen). Wenn die Lagerungsprobe in Kombination mit einer Claudicatio-Anamnese, Tasten des Pulsstatus im Seitenvergleich und einer Auskultation durchgeführt wird, erkennt man dadurch über 80 % der klinisch relevanten Stenosen.

Dokumentation

Zur Dokumentation des Befunds kann ein der ➤ Tab. 2.1.12 entsprechender Befundbogen verwendet werden.

Tab. 2.1.12 Befundbogen für die Lagerungsprobe nach Ratschow bei Gefäßerkrankungen (pAVK).

Ratschow-Lagerungsprobe		Datum:
Untere Extremität	**rechts**	**links**
Frequenz der Bewegung/Minute		
Schmerz nach x Sekunden		
Hyperämiereaktion (Sekunden)		
Venenrückfüllung (Sekunden)		

2.1.6 Vom Befund zur Behandlung

Welchen Weg müssen Patient und Th. gehen, um das Ziel – ein bestmöglichstes Ergebnis für den Patienten – zu erreichen?
Am Anfang des Weges steht die exakte **Analyse des Patientenproblems** (➤ 2.1.2). Es gilt, möglichst alle Faktoren, die zur Entstehung der Beschwerden beigetragen haben, sowie die Ressourcen des Patienten zu verstehen. Sowohl

die Eigenanamnese (➤ 2.1.2.1) als auch die Fremdanamnese (➤ 2.1.2.2) stellen wichtige Arten der Informationsgewinnung im Anamneseprozess dar. Gezielte anamnestische Fragen (z. B. zur aktuellen Lebenssituation, zum Schmerz oder zum körperlichen Beschwerdebild) erfassen den individuellen Gesundheitszustand des Patienten mehrdimensional (entsprechend der ICF-Klassifizierung ➤ 2.1.1.2, ➤ 1.3.2).

An die Anamnese schließt sich der **Untersuchungsprozess** an, der in Inspektion (➤ 2.1.3), Palpation (➤ 2.1.4.1) und Funktionsprüfung (➤ 2.1.5) gegliedert wird. Neben der betroffenen Körperregion müssen benachbarte Bereiche und solche, die in Zusammenhang stehen können, mit in den Untersuchungsprozess einbezogen werden. Das Ausmaß der Untersuchung ist krankheitsspezifisch und an den individuellen Patienten anzupassen. ➤ Abb. 2.1.6 stellt den Analyseprozess von der Erfassung des Patientenproblems bis zur Formulierung des Behandlungsziels dar.

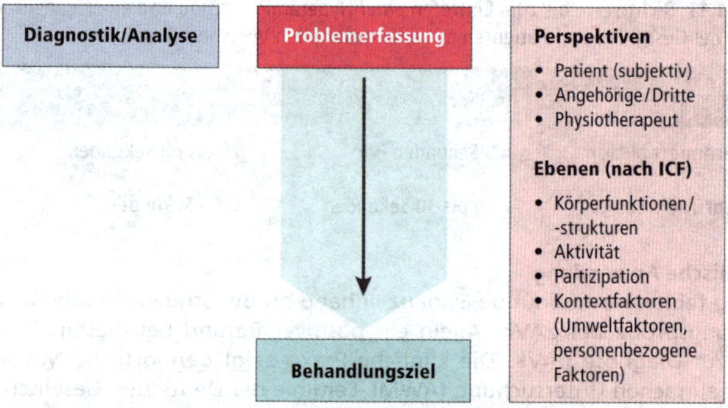

Abb. 2.1.6 Vereinfachtes Schema des Behandlungsprozesses von der Diagnose bis zur Formulierung des Behandlungsziels.

Die **Formulierung des Behandlungsziels** erfolgt gemeinsam mit dem Patienten und wird schriftlich festgehalten. Ein standardisiertes Instrument, das den Grad der Zielerreichung prüft, ist die **Goal Attainment Scaling (GAS)** (Kiresuk u. Sherman 1968). In einer partizipativen Vorgehensweise werden individuelle Patientenziele auf Aktivitäts- oder Partizipationsebene formuliert. Zunächst wird das wahrscheinlichste Zielniveau definiert, welches einen Behandlungserfolg zeigt (Skala: 0). Sowohl darüber als auch darunter werden jeweils zwei Zielniveaus mit größerem bzw. kleinerem Erfolg (Skala: +1/+2/–1/–2) definiert. Die patientenzentrierte Zielformulierung fördert die Zufriedenheit sowie die Mitarbeit des Betroffenen.

Für jedes Patientenziel werden **die fünf Zielebenen der Goal Attainment Scaling (GAS)** formuliert:

- –2: viel weniger als erwartet,
- –1: etwas weniger als erwartet,
- 0: festgelegtes Ziel,
- +1: etwas mehr als erwartet,
- +2: viel mehr als erwartet.

Die Ziele sollten möglichst konkret formuliert werden. Dabei helfen die nachfolgenden SMART-Kriterien.

Die **SMART-Kriterien:**

- **S**pezifisch: Ziele konkret, klar, präzise, schriftlich und eindeutig formulieren. Bsp.: „Bis Ende Dezember möchte Herr Meier eine Herzsportgruppe gefunden haben, an der er mindestens einmal in der Woche teilnimmt."
- **M**essbar: Ziele sollen überprüfbare Kriterien enthalten. Bsp.: „Herr Meier walkt drei- bis viermal pro Woche für jeweils eine halbe Stunde mit einer Trainingsherzfrequenz (THF) von 108 Schlägen pro Minute."; Angabe für 60 % der Herzfrequenzreserve (HRR = HF_{max} [hier: 140] – HF_{Ruhe} [hier: 60]) nach der Karvonen-Formel: THF = 60 + ([140–60] × 0,6) = 108.
- **A**ttraktiv: Ziele sollen akzeptabel, attraktiv oder motivierend sein. Bsp.: „Herr Meier möchte mit dem Enkel Fußball spielen."
- **R**ealistisch: Ziele sollen erreichbar sein (Konzentration auf überschaubare und erreichbare Meilensteine).
  Bsp.: „Herr Meier startet im kommenden Jahr bei einem Marathonlauf." – Dies würde eine subjektive Überforderung für Herrn Meier bedeuten und ist eine utopische Zielvorstellung. Eine realistische Zielformulierung könnte lauten: „Herr Meier ist nach einer Trainingsphase von einem Vierteljahr imstande, an einer geplanten Tageswanderung seiner Herzsportgruppe teilzunehmen."
- **T**erminbezogen: Zeitangabe, wann das Ziel erreicht sein soll. Bsp.: In den nächsten drei Monaten, bis zum Ende des Jahres etc.

Beispiel für eine individuelle GAS:
Ziel: Mit dem Enkel auf den Spielplatz im benachbarten Wohnviertel gehen.
Zeit: Bis in vier Wochen.
Zielebenen:

- **+2:** Kann die Wegstrecke vom Wohnhaus bis zum Spielplatz ohne Hilfsmittel zurücklegen. Auch der Rückweg nach dem Spielplatzbesuch ist selbstständig möglich.
- **+1:** Kann die Wegstrecke vom Wohnhaus bis zum Spielplatz ohne Hilfsmittel zurücklegen. Nach dem Spielplatzbesuch werden Patient und Enkel abgeholt.
- **0: Kann die Wegstrecke vom Wohnhaus bis zum Spielplatz mit Handstock zurücklegen. Nach dem Spielplatzbesuch werden Patient und Enkel abgeholt.**
- **–1:** Kann die Wegstrecke vom Wohnhaus bis zum Spielplatz mit dem Rollator zurücklegen. Nach dem Spielplatzbesuch werden Patient und Enkel abgeholt.
- **–2:** Kann die Wegstrecke vom Wohnhaus bis zum Spielplatz mit Rollator und einer Begleitperson zurücklegen. Nach dem Spielplatzbesuch werden Patient und Enkel abgeholt.

Nach Vereinbarung der Behandlungsziele folgen die **Operationalisierung** und die Auswahl der geeigneten Messinstrumente. Möchte man z. B. die Lebensqualität des Patienten verbessern, so müssen Indikatoren oder Kennzahlen (➤ 2.1.7) gesucht werden, die den theoretischen Begriff „Lebensqualität" objektiv messbar machen. Weiß man, was man messen will, so stellt sich die Frage nach dem geeigneten Messinstrument. Die Auswahl des Instruments richtet sich nach der Praktikabilität, der Bezahlbarkeit oder den Gütekriterien (Objektivität, Reliabilität, Validität).

In einer **Probebehandlung** wird der Interventionsplan umgesetzt. Anschließend wird evaluiert, ob die Behandlung einen Effekt auf das Problem gehabt hat (**Effektmessung**). Jedoch sollten bei einem Misserfolg keine vorschnellen Schlüsse gezogen werden; v. a. bei chronischen Erkrankungen kann es sein, dass der Effekt mit einer zeitlichen Verzögerung eintritt oder zuerst eine Symptomverschlechterung ausgelöst wird.

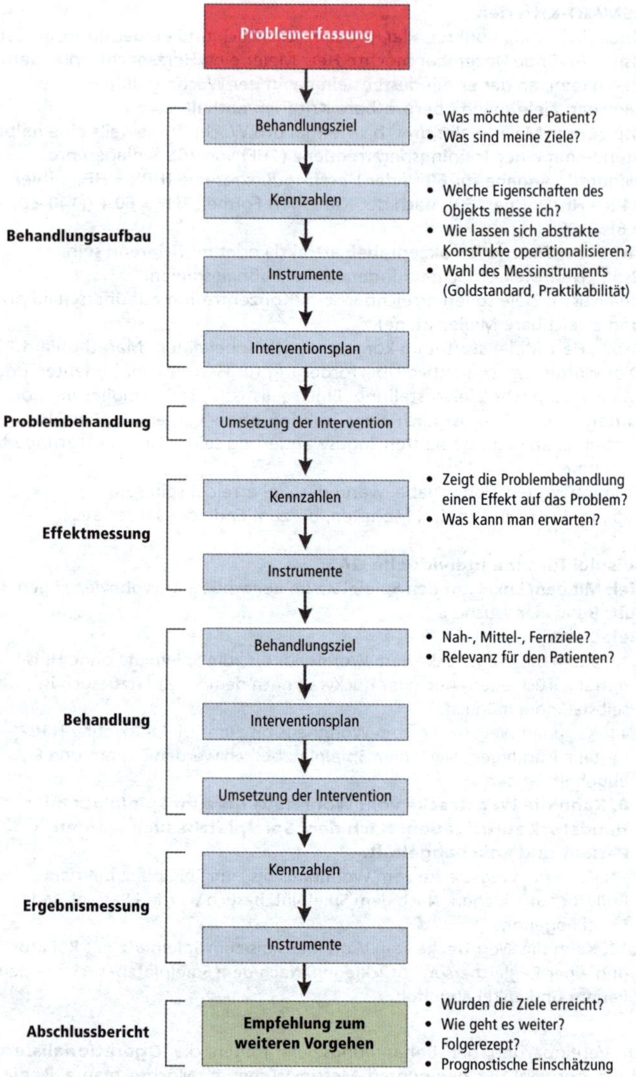

Abb. 2.1.7 Vereinfachtes Schema des Behandlungsprozesses von der Formulierung des Behandlungsziels bis zum Behandlungsende.

In einem weiteren Schritt werden die Therapieziele sowie der Behandlungsplan überarbeitet und für den Behandlungszeitraum festgelegt. Der optimale Therapierhythmus sowie ein Heimprogramm werden in Absprache mit dem Patienten ausgearbeitet. Während der **Behandlung** werden die Behandlungstechniken kontinuierlich überprüft und an den Verlauf sowie an den Zustand des Patienten angepasst. Wichtig ist, dass der Patient in das Behandlungsgeschehen eingebunden ist und seine Eigenverantwortung für den Behandlungserfolg gestärkt wird.

In der abschließenden **Ergebnismessung** hält man die messbaren Endpunkte fest und vergleicht diese mit den eingangs formulierten Therapiezielen (**Soll-Ist-Wert-Vergleich**). Der Zustand vor und nach der Interventionsmaßnahme wird mit dem gleichen Instrument erfasst, damit eine Auswertung der Therapiemaßname möglich ist. Die Ergebnisse sollen interdisziplinär kommunizierbar sein, was eine standardisierte Dokumentation (➤ 1.1.2.1.4) voraussetzt. Ein genauso wichtiges Qualitätsmerkmal ist auch, wie zufrieden der Patient ist oder wie er die Wichtigkeit der physiotherapeutischen Behandlung bezogen auf seine Situation einschätzt. Das Verhindern unerwünschter Zustände (z. B. Dekubitus, Pneumonie) ist ebenso als Behandlungserfolg zu werten.
Jeder **Behandlungsabschluss** endet mit einer Eigenreflexion und der Frage: *„Bin ich ans Ziel gekommen?"* bzw. *„Welche Störgrößen haben verhindert, dass das Behandlungsziel erreicht werden konnte?"* Nur so lässt sich die eigene Behandlungsqualität kontinuierlich verbessern (➤ 1.8, ➤ 1.9).
➤ Abb. 2.1.7 fasst die Behandlungsschritte von der Formulierung des Behandlungsziels bis zum Abschlussbericht zusammen.

2.1.7 Praktisches Beispiel Befunderhebung

Auszug aus der Anamnese von Josef W., 89 Jahre:

- Lebt im Eigenheim in einer Großstadt (gute Verkehrsanbindung) zusammen mit einer Haushälterin,
- ein Sohn, zwei Enkelkinder, die 20 km entfernt wohnen,
- aktiv im Trachtenverein,
- selbstständig bei der Körperpflege und der Nahrungsaufnahme,
- kümmert sich um den eigenen Garten,
- geht täglich auf den nahegelegenen Friedhof, um das Grab seiner verstorbenen Gattin zu pflegen,
- **fiel von einer Leiter als er den Apfelbaum beschneiden wollte,**
- **Einlieferung in die nächstgelegene Universitätsklinik mit der Diagnose Humerusschaftfraktur rechts** (Code nach ICD-10-GM (Version 2014): S42.3; Röntgenaufnahme ➤ Abb. 2.1.8),
- Nebendiagnosen: Arterielle Hypertonie.

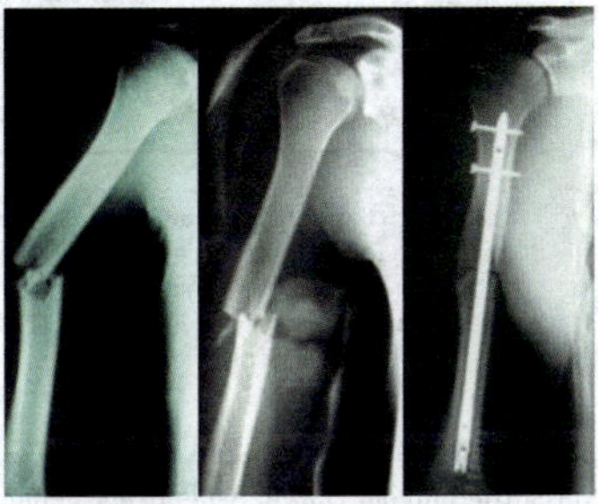

Abb. 2.1.8 Röntgenaufnahme Humerusschaftfraktur prä-OP und nach operativer Versorgung mittels Marknagel (Quelle: Gredler 2005).

2.1.7.1 Physiotherapeutischer Befund

- Der Arm ist im Gilchrist-Verband ruhiggestellt.
- Josef W. hat starke Schmerzen beim Bewegen des Arms und das Greifen fällt schwer.
- Bei der Inspektion fällt auf, dass der Arm geschwollen ist.
- Palpatorisch werden keine Durchblutungs- oder Sensibilitätsstörungen festgestellt.
- Die reflektorische Tonuserhöhung des M. biceps brachii führt zu einem leichten Extensionsdefizit im Ellenbogengelenk (Extension/Flexion: 0°/10°/140°).
- Der Patient ist im Zimmer mobil und hat tägliche frühfunktionelle Therapie verordnet bekommen.
- Er möchte gerne an den physiotherapeutischen Aktivitäten teilnehmen und freut sich auf die Entlassung nach Hause. Der Patient will seine Selbstständigkeit zurückgewinnen, äußert aber Angst vor einem erneuten Sturz (➤ 16.3.4).

- Es besteht Übungsstabilität (immer Rücksprache mit dem Operateur halten!). Keine Belastungsstabilität bis zur knöchernen Heilung (ca. sechs Wochen).
- Das erlaubte Bewegungsausmaß beträgt (bis zum Abschluss der knöchernen Heilung [ca. sechs Wochen]):
  – Schulterabduktion und -flexion: maximal 90°,
  – keine Außenrotation im Schultergelenk.

2.1.7.2 Gesundheitsproblem nach der ICF-Klassifikation

Die gesundheitliche Situation und der aktuelle Zustand des Patienten werden individuell und ganzheitlich entsprechend der ICF erfasst (➤ 2.1.1.2). Die Wechselwirkungen zwischen den Komponenten der Gesundheit nach ICF werden in ➤ Abb. 2.1.9 konkret auf den Beispielfall bezogen dargestellt.

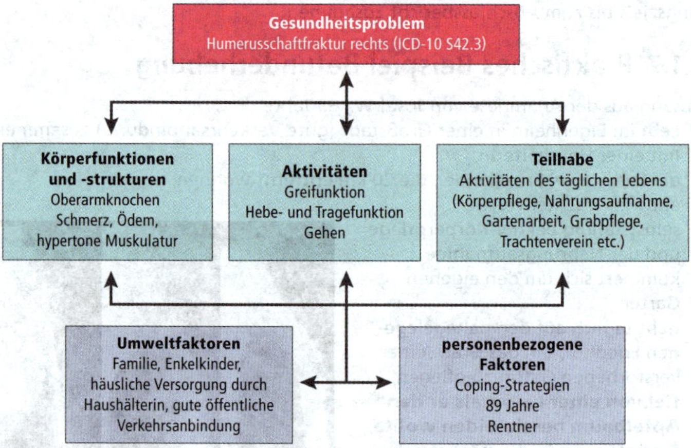

Abb. 2.1.9 Wechselwirkungen der Komponenten von Gesundheit nach der Internationalen Klassifizierung der Funktionsfähigkeit, Behinderung und Gesundheit (ICF). Fallbeispiel: Josef W., 89 Jahre, Humerusschaftfraktur rechts. Modifiziert nach dem bio-psycho-sozialen Modell der ICF (BAR 2006).

Gemeinsam mit dem Patienten formulierte Behandlungsziele:
- Mobilisation des Schulter- und Ellenbogengelenks im erlaubten Bewegungsausmaß,
- Schmerzlinderung,
- Resorptionsförderung,
- Reduktion von Funktionseinschränkungen und Vermeidung postoperativer Komplikationen (Pneumonie, Kontrakturen etc.),
- Herstellung der vollen Funktionsfähigkeit des rechten Arms bei allen Aktivitäten des täglichen Lebens (ADLs) und Wiedererlangen der Selbstständigkeit (Körperpflege, Nahrungsaufnahme, Gartenarbeit, Engagement im Trachtenverein etc.),
- Abbau der Bewegungsangst.

Kennzahlen:
- Bewegungsausmaß im Schulter-/Ellenbogengelenk,
- Schmerzempfinden des Patienten,
- Umfangsmaß obere Extremität,
- Einschränkung der Funktionsfähigkeit,

- Lebensqualität/Wohlbefinden,
- Angst.

Messinstrumente:
- Goniometer (ROM ➤ 2.1.5.1) Schulter-/Ellenbogengelenk,
- Visuelle Analogskala (VAS ➤ 2.2.3.3),
- Zentimetermaßband,
- Disabilities of Arm, Shoulder and Hand (DASH),
- World Health Organization – Five Well-Being Index (WHO-5 – Fragebogen zum Wohlbefinden),
- Falls Efficacy Scale.

Genauere Angaben zu den einzelnen Fragebogen sind unter Fragebogen und Assessments zusammengestellt und online abrufbar (➤ Link am Kapitelende).

2.1.7.3 Behandlungsplan

Bis zur sechsten postoperativen Woche funktionelle PT ohne Belastung, danach zunehmende Belastung.
Akutphase:
- Schmerzfreie Lagerung und Einstellen der Gilchrist-Schiene,
- Üben des selbstständigen An- und Ablegens der Gilchrist-Schiene,
- Frühmobilisation des Patienten (Thrombose-, Pneumonieprophylaxe, Abbau der Bewegungsangst),
- entstauende Maßnahmen/Manuelle Lymphdrainage (MLD ➤ 3.11.5.1),
- Anleitung zu Bewegungsübungen: selbstständiges Bewegen des Hand- und Ellenbogengelenks, möglichst normaler Gebrauch der Hand- und Greiffunktion,
- aktiv assistierte Bewegungsübungen: dynamische Skapula-Pattern, widerlagernde Mobilisation, geführte Übungen etc. (angepasst an das individuelle Schmerzbild sowie das Stadium der Wundheilung),
- Behandlung des M. biceps brachii mit detonisierenden Maßnahmen.

Cave

Limitierungen der Bewegungen müssen immer beim Operateur erfragt werden. Oft darf ab dem dritten postoperativen Tag die Schulterabduktion und -anteversion geführt werden (60 bis 90°). Die Außenrotation ist häufig kontraindiziert, da das Ventralgleiten des Humeruskopfs nicht erwünscht ist.

Weiterer Rehabilitationsverlauf nach knöcherner Heilung:
- Zunehmend aktive Bewegungsübungen und Erarbeiten der dynamischen Stabilisationsfähigkeit des Schultergürtels und des Glenohumeralgelenks; bei Belastungsstabilität wird langsam steigernd im geschlossenen System (Stützfunktion) sowie mit gesteigerten Widerständen geübt.

Effektmessung und weiteres Vorgehen:
- Die Kennzahlen werden vor Entlassung aus dem Krankenhaus erneut überprüft und der Behandlungsfortschritt dokumentiert.
- Die Kontaktaufnahme mit einem niedergelassenen Th. in Wohnortnähe stellt eine unmittelbare ambulante Weiterbehandlung des Patienten sicher.

Befundbogen

Fragebogen, Tests und Assessments

Literatur

2.2 Health Related Patient Reported Outcomes – Fragebogen, Skalen und Testverfahren

Patrick Heldmann

Der Weltgesundheitsorganisation (WHO 1980) zufolge ist Gesundheit nicht nur als die reine Abwesenheit von Krankheiten definiert, sondern vielmehr als das Wohlbefinden auf körperlicher, seelischer und sozialer Ebene. Daher gewinnt der Bereich der Lebensqualität bzw. der patienten-zentrierte Gesundheitsstatus eine zunehmende Bedeutung in der Ergebnismessung. Garratt et al. (2002) postulieren, dass es für eine komplette Beurteilung des Nutzens einer Intervention essenziell sei, den Effekt auf allen Ebenen des Gesundheitsstatus und der Lebensqualität der Patienten zu messen. Zu diesen Bereichen gehören das Krankheitserleben (z. B. Schmerzen, Erschöpfung und Behinderung) sowie Aspekte des individuellen physischen, emotionalen und sozialen Wohlbefindens (Sanders 1998, Fitzpatrick 1998, zitiert nach Garratt et al. 2002). Das bedeutet, dass die Veränderung einzelner klinischer Parameter (z. B. ein Röntgenbefund ➤ 2.4.14) keine abschließende Aussage über den Nutzen einer Intervention oder über eine Verbesserung des Zustands des Patienten erlaubt.
Bekanntermaßen ist für den Patienten eine Intervention nur relevant, wenn sich neben den Veränderungen der klinischen, objektiven Variablen – die gewöhnlich vom Patienten nur schwerlich wahrnehmbar sind – eine Verbesserung in Bezug auf Funktions- oder Arbeitsfähigkeit einstellt. In diesem Kontext ist es plausibel, den Menschen, also in diesem Fall den Patienten, als den schlussendlich goldenen Standard für die Beurteilung der Wirksamkeit einer Intervention zu erklären (Stucki et al. 1997). Ein Goldstandard wird in der Wissenschaft als der derzeit beste verfügbare Test angesehen.
In der Literatur werden diese Messinstrumente, die die Patientenperspektive betrachten, zur Gruppe der **Health Related Patient Reported Outcomes (HR-PRO)** gezählt. Diese Instrumente werden benutzt, um den Effekt von Interventionen auf den Gesundheitszustand der Patienten zu evaluieren. Die in diesem Kapitel vorgestellten Messinstrumente lassen sich zu der Gruppe der HR-PRO-Instrumente zählen und sind somit Instrumente, die den Gesundheitsstatus aus der spezifischen Patientenperspektive darstellen:

- Kognition: Mini Mental Status Test (MMST ➤ 2.2.3.1),
- Emotion:
  - Fear Avoidance Beliefs Questionnaire (FABQ ➤ 2.2.3.2),
  - Visuelle Analogskala (VAS ➤ 2.2.3.3)
- Verhalten: Coping Strategies Questionnaire (CSQ ➤ 2.2.3.4),
- Borg-Skala, „ratings of perceived exertion" (RPE-Skala ➤ 2.2.3.5),
- Funktionsfragebogen Hannover – Rücken (FFb-H-R ➤ 2.2.3.6),
- Knie und Osteoarthrose Outcome Score (KOOS ➤ 2.2.3.7),
- Patientenspezifische Funktionsskala (PSFS-D ➤ 2.2.3.8).

Auch die im ➤ Abschnitt 2.2.4 vorgestellten Testverfahren, die zur Evaluation von Rückenschulen herangezogen werden können, werden der Gruppe der HR-PRO-Instrumente zugeordnet:

- Start Back Screening Tool (SBST ➤ 2.2.4.1),
- Depressivität (PHQ-D ➤ 2.2.4.2),
- Back-Performance Scale (BPS, ➤ 2.2.4.3),
- Stufen der Verhaltensänderung (➤ 2.2.4.4).

Eine weitere Gruppe von Assessments wird v. a. in der Geriatrie eingesetzt. Diese Tests werden daher in ➤ Kapitel 16.2 näher beschrieben:

- Timed up and go-Test (TUG),
- Barthel-Index (BI),

- Balance and Gait,
- Geriatrisches Screening nach Lachs (SCR),
- Geriatrische Depressionsskala (GDS),
- Soziale Situation (SoS),
- Clock Completion Test (CC),
- Berg-Balance-Skala (BBS),
- Dynamic Gait Index (DGI),
- Functional Gait Assessment (FGA),
- Chedoke McMaster Stroke Assessment,
- Functional Independence Measure (FIM).

2.2.1 Einordnung der HR-PRO-Messinstrumente in die ICF

Die Besonderheit der Internationalen Klassifikation der Funktionsfähigkeit, Behinderung und Gesundheit (ICF ➤ 1.3.2) liegt in dem bio-psycho-sozialen Ansatz, wonach verschiedene Perspektiven von Gesundheit auf biologischer, individueller und sozialer Ebene betrachtet werden. Stucki (2004) postuliert weiterhin eine Anbindung aller sog. „Health-Status"-Messinstrumente an die ICF-Ebenen. Die ICF-Klassifikation strebt eine übergeordnete Sprache in der wissenschaftlichen Forschung und in der klinischen Praxis disziplinübergreifend an. Die Forderung nach einer Zuordnung aller HR-PRO-Instrumente in die Ebenen der ICF ist in dem Kontext der bio-psycho-sozialen Betrachtung von Gesundheit und Behinderung plausibel und mittlerweile weitestgehend akzeptiert (Abrams et al. 2006).

Simmen et. al. (2009) vertiefen diesen Ansatz und diskutieren in ihrer Arbeit „A concept for comprehensively measuring health, function and quality of life following orthopaedic interventions of the upper extremity" die Verwendung von Messinstrumenten, die den ICF-Leveln 1–3 zugeordnet sind.

ICF-Level

- **Level 1** stellt die Schädigungen der Körperstrukturen und Funktionen dar. Laut Simmen und Kollegen (2009) sei Level 1 mit objektiven Messverfahren wie der bildgebenden Diagnostik und aus dem therapeutischen Bereich mit beispielsweise der Messung des Bewegungsausmaßes evaluierbar.
- **Level 2** stellt die Ebene der Aktivitäten des täglichen Lebens (ADL) der betroffenen Person dar und sei mit spezifischen, patientenorientierten Fragebogen, die sich auf bestimmte Körperregionen und Funktionen beziehen, messbar (ebd.).
- Im **Level 3** werden die umfassende bio-psycho-soziale Teilhabe, die Lebensqualität und deren Einschränkungen ermittelt (ebd.).

Alle in diesem Kapitel vorgestellten Messinstrumente wurden den ICF-Leveln 1–3 in der ➤ Tab. 2.2.1 zugeordnet.

Hierbei ist erkennbar, dass sich nicht alle Fragebogen einem spezifischen ICF-Level zuordnen lassen. Die Instrumente FABQ, CSQ, KOOS, SBST und PHQ-D beinhalten Items, die alle Ebenen der ICF betrachten. Mithilfe der ICF ist es möglich, die HR-PRO-Messinstrumente ziel- und anwendungsorientiert in einen Pool von Instrumenten einzuordnen.

Tab. 2.2.1 Zuordnung der Instrumente zu den ICF-Leveln 1–3.

ICF-Level 1 Körperstrukturen und -funktionen	ICF-Level 2 Aktivitäten	ICF-Level 3 Bio-psycho-soziale Teilhabe (Partizipation)
MMST		
FABQ	FABQ	FABQ
VAS		
CSQ	CSQ	CSQ
	Borg-(RPE)-Skala	
	FFb-H-R	FFb-H-R
KOOS	KOOS	KOOS
	PSFS-D	
SBST	SBST	SBST
PHQ-D	PHQ-D	PHQ-D
BPS	BPS	
	Stufen der Verhaltensänderung	Stufen der Verhaltensänderung

2.2.2 Gütekriterien von HR-PRO-Messinstrumenten

Messinstrumente müssen bestimmte Gütekriterien erfüllen. Das gilt auch für die HR-PRO-Instrumente. Wie bei Mokkink et al. (2010b) zu lesen, werden in der Literatur vielfältige Begriffe und Definitionen für identische Kriterien benutzt. Diese Heterogenität bez. der Terminologie führe zu Verwechslungen in der Beurteilung der Gütekriterien (ebd.). Eine internationale Expertengruppe aus Psychologen, Epidemiologen, Statistikern und Klinikern, die sog. COSMIN-Initiative (engl. Consensus-based Standards for the Selection of Health Measurement Instruments), nahm sich dieses Problems an und erzielte einen Konsens bez. der Taxonomie, Terminologie und Definition der Kriterien der HR-PRO-Instrumente (Mokkink et al. 2010b). Laut der COSMIN-Initiative werden die Gütekriterien in die drei Domänen Reliabilität, Validität und Änderungssensibilität unterteilt. Änderungssensibilität wird als Übersetzung des englischen Begriffs „Responsiveness" benutzt. Wie in ➤ Abb. 2.2.1 ersichtlich, beinhaltet jede Domäne wiederum eine oder mehrere Subkategorien, die ebenfalls aus Gütekriterien oder aus Aspekten von Gütekriterien bestehen (ebd.).

In einem nächsten Schritt einigten sich die Experten auf einen Konsens bez. der **Definitionen der vorgestellten Gütekriterien:**

- Die **Reliabilität** bezeichnet zunächst, inwieweit die Messung frei von Messfehlern ist. Die Messmethode führt bei wiederholter Anwendung durch die gleiche Person (Intra-Tester) oder durch verschiedene Personen (Inter-Tester) zum gleichen Resultat (Mokkink et al. 2010b).
- Die **Validität** bedeutet, die Messmethode misst die Aspekte, die sie vorgibt zu messen (ebd.). Wie in ➤ Abb. 2.2.1 ersichtlich ist, beinhaltet die Validität mehrere Gütekriterien. Bei den ausgewählten Instrumenten in diesem Kapitel spielt häufig die Kriterienvalidität (Criterion Validity) eine Rolle. Die Kriterienvalidität bezeichnet die Übereinstimmung der Messung mit dem besten verfügbaren Test, dem Goldstandard (ebd.).
- Die **Änderungssensibilität** ist v. a. bei Ergebnismessverfahren von Bedeutung. Sie wird als die Fähigkeit eines HR-PRO-Instruments beschrieben, eine Veränderung über die Zeit innerhalb des zu messenden Konstrukts festzustellen (ebd.).

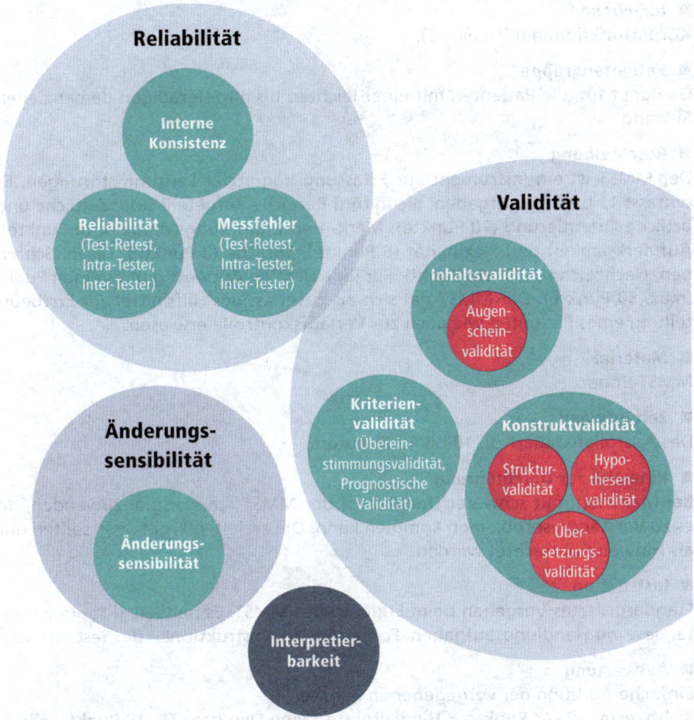

Abb. 2.2.1 Klassifikation der Gütekriterien von HR-PRO Instrumenten (nach Mokkink et al. 2010b).

Die wissenschaftlichen Gütekriterien der folgenden acht Messinstrumente wurden sorgfältig recherchiert und die Angaben wurden abhängig von den jeweils verfügbaren Daten gemacht. Es wurde aus Gründen der Übersichtlichkeit darauf geachtet, die benannten Gütekriterien jeweils auf ein Mindestmaß zu reduzieren. Sollten vertiefende Informationen zu den wissenschaftlichen Gütekriterien der jeweiligen Messinstrumente benötigt werden, so sind die unter Literatur (➤ Link am Kapitelende) angegebenen Originalarbeiten heranzuziehen. Zusätzlich zu den einschlägigen Gütekriterien wurde je nach Verfügbarkeit die **minimale klinische Veränderung** angegeben. Die minimale klinische Veränderung (engl. minimal detectable change, MDC) ist der Wert der Verbesserung, der erbracht werden muss, damit von einer tatsächlichen Veränderung gesprochen werden kann.

2.2.3 HR-PRO-Messinstrumente

Beispielhaft werden im Folgenden acht Messinstrumente aus der Gruppe der HR-PRO-Instrumente dargestellt.

2.2.3.1 Kognition: Mini Mental Status Test (MMST)

■ **Zielparameter – Was wird gemessen?**
Kognitive Leistungsfähigkeiten einschließlich Schweregradeinschätzung (zur Objektivierung).

■ **ICF-Ebene**
Körperfunktionen (ICF-Level 1).

■ **Patientengruppe**
Geeignet für alle Patienten mit einer leichten bis mittelgradigen demenziellen Störung.

■ **Beschreibung**
Der MMST ist ein Instrument zur Erfassung kognitiver Leistungsstörungen. Er umfasst 11 bzw. 12 Aufgaben, die in fünf Bereiche aufgeteilt sind: Zeitliche und örtliche Orientierung (10 Punkte), Merk- und Erinnerungsfähigkeit (6 Punkte), Aufmerksamkeit und Flexibilität (5 Punkte), Sprache (3 Punkte), Lesen, Schreiben, Nachzeichnen (je ein Punkt). Für jede richtige Antwort gibt es einen Punkt (max. 30 Punkte). Der MMST hat sich als zuverlässiges Hilfsmittel zur Erstbeurteilung eines Patienten wie auch zur Verlaufskontrolle erwiesen.

■ **Material**
MMST-Bogen.

■ **Zeitaufwand**
Das Ausfüllen dauert ca. 10 bis 15 Minuten.

■ **Hinweise zur Durchführung**
Bei Menschen mit schwerer Demenz ist der MMST schwierig anzuwenden, da es zu Verständnisproblemen kommen kann. Die erzielten Ergebnisse sollten nur als Hinweise betrachtet werden.

■ **Instruktion**
Standardisiertes Vorgehen beim Erklären des MMST. Es handelt sich um ein Interview mit Handlungsaufgaben. Folgen Sie den Instruktionen des Testmanuals.

■ **Auswertung**
Einfache Addition der vorgegebenen Punkte.
Richtwerte: 30–27 Punkte = Hinweise auf keine Demenz, 26–18 Punkte = Hinweise auf leichte Demenz, 17–10 = Hinweise auf mittelschwere Demenz, < 9 Punkte = Hinweise auf schwere Demenz. Bei der Verlaufskontrolle stärkt eine kontinuierliche Abnahme des Punktestandes von 3–4 Punkten im Jahr den Verdacht auf Demenz.

■ **Schulung**
Es sollte eine interne Anwendungsabstimmung unter den Kollegen erfolgen.

■ **Wissenschaftliche Gütekriterien**
Die Test-Retest-Reliabilität des MMST liegt bei r = 0,83. Mit dem MMST ließen sich Gruppen von Dementen, Depressiven mit kognitiven Problemen, komplex affektiv Gestörten und Normalen deutlich voneinander abgrenzen. Zur kriterienbezogenen Validität liegen zahlreiche Untersuchungen vor (Kessler et al. 2000).

■ **Bezugsquelle**
Der MMST kann z. B. als PDF-Datei heruntergeladen werden unter:
http://www.netzwerk-palliativmedizin-essen.de/media/formulare/Mini-Mental-Status-Test.pdf

■ **Literatur**
Kessler et al. 2000.

2.2.3.2 Emotion: Fear Avoidance Beliefs Questionnaire (FABQ)

■ **Zielparameter – Was wird gemessen?**
Der Einfluss von Überzeugungen und Emotionen (Angst) auf körperliche Aktivität und Arbeit bei Patienten mit lumbalen Rückenschmerzen.

■ **ICF-Ebene**
Körperfunktionen, Aktivitäten und Partizipation (ICF-Level 1, 2 und 3)

■ **Patientengruppe**
Geeignet für alle Patienten mit lumbalen Rückenschmerzen, um Angstvermeidungsverhalten frühzeitig zu erkennen.

■ **Beschreibung**
Der FABQ-D ist ein Instrument zur Erfassung des angstbedingten Vermeidungsverhaltens bez. Arbeit und physischer Aktivität. Angstbedingtes Schmerzvermeidungsverhalten muss als Risikofaktor für Chronizität und damit für langandauernde Arbeitsunfähigkeit gesehen werden (Pfingsten et al. 2000). Der FABQ erscheint Untersuchungen zufolge geeignet, um Patienten mit einem erhöhten Risiko für langandauernde Arbeitsunfähigkeit und Behinderung zu identifizieren (Fritz et al. 2001). Der FABQ besteht aus 16 Fragen. Der Patient soll zu jeder Aussage eine Zahl zwischen 0 und 6 bestimmen (0 = stimmt gar nicht, 3 = unsicher, 6 = stimmt genau). Der Zahlenwert drückt den Zusammenhang zwischen Schmerzen und körperlicher Aktivität bzw. Arbeit aus. Je höher der Score ist, desto stärker ist die angstbedingte Schmerzvermeidung.

■ **Material**
FABQ-Bogen.

■ **Zeitaufwand**
Das Ausfüllen dauert ca. fünf bis zehn Minuten.

■ **Hinweise zur Durchführung**
Keine weiteren Hinweise erforderlich.

■ **Instruktion**
Standardisiertes Vorgehen beim Erklären des FABQ. Bsp.: *„Bitte kreuzen Sie für jede Aussage eine Zahl zwischen 0 und 6 an, um anzugeben, inwieweit körperliche Betätigungen Ihren Rückenschmerz beeinflussen."*

■ **Auswertung**
Zur Auswertung untergliedert man den Fragebogen in zwei Subskalen, die getrennt voneinander bewertet werden:
- Erste Skala „Arbeit" (FABQ-W): Summe der Fragen 6, 7, 9, 10, 11, 12 und 15; max. Punktzahl = 42.
- Zweite Skala „Physische Aktivität" (FABQ-PA): Summe der Fragen: 2, 3, 4 und 5; max. Punktzahl = 24.

Je höher der Score ist, desto höher sind die Schmerzvermeidung und die negativen Emotionen bez. des Einflusses von Arbeit und Aktivität auf die Rückenschmerzen.
Die Fragen 1, 8, 13, 14 und 16 sind laut der Validitätsuntersuchungen inkonsistent, weisen Verzerrungen auf oder sind redundant und werden deshalb nicht mit bewertet. Daher ist ein maximaler Gesamtscore von 66 Punkten möglich.

■ **Schulung**
Es sollte eine interne Anwendungsabstimmung unter den Kollegen erfolgen.

■ **Wissenschaftliche Gütekriterien**
Die Test-Retest-Reliabilität der deutschen Version des FABQ ist für den Gesamtscore als gut (r = 0,87) zu bewerten (Pfingsten et al. 2000). Die interne Konsistenz des Gesamtscores sowie der beiden Subskalen ist angemessen (ebd.).

■ **Bezugsquelle**
Der FABQ-D kann z. B. als PDF-Datei heruntergeladen werden von der Website des DRK Schmerz-Zentrums Mainz (www.drk-schmerz-zentrum.de/mz/).

■ **Literatur**
Fritz et al. 2001, Pfingsten et al. 2000.

2.2.3.3 Emotion: Visuelle Analogskala (VAS)

■ **Zielparameter – Was wird gemessen?**
Schmerzwahrnehmung/Schmerzintensität.

■ **ICF-Ebene**
Körperstrukturen und -funktionen (ICF-Level 1).

■ **Patientengruppe**
Geeignet für alle Patienten mit Schmerzsymptomen, die sprachlich und kognitiv in der Lage sind, die Funktionsweise der VAS zu verstehen.

■ **Beschreibung**
Die VAS ist ein Instrument zur Erfassung der subjektiven Schmerzintensität. Sie ist geeignet, um den Verlauf der Schmerzsymptomatik zu dokumentieren und Vorher-Nachher-Vergleiche zu ermöglichen.
Die Schmerz-VAS ist definiert als eine zehn Zentimeter lange Linie, deren linkes Ende für „Schmerzfreiheit" und deren rechtes Ende für „stärkste vorstellbare Schmerzen" steht (➤ Abb. 2.2.2).

Abb. 2.2.2 Visuelle Analogskala (VAS). Beispiel.

Auf dem Instrument finden sich keine Maßeinheiten, die den Patienten beeinflussen könnten. Der Patient soll mit einem Stift die Intensität seiner Empfindung auf der Linie zwischen den beiden Punkten ankreuzen. Neuere Modelle sind als Schieber angelegt, auf deren Rückseite der Th. sofort den millimetergenauen Messwert ablesen kann (➤ Abb. 2.2.3).

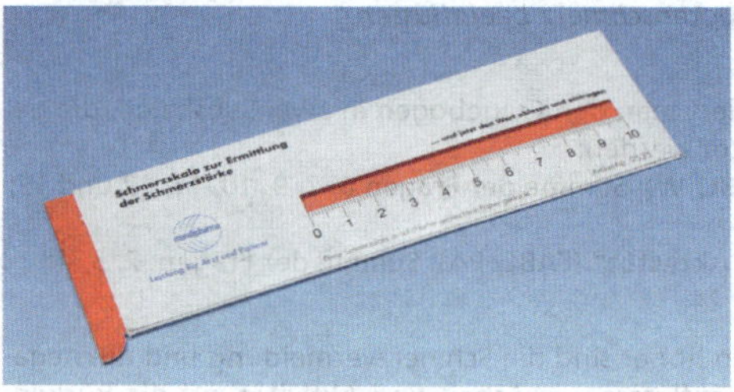

Abb. 2.2.3 Visuelle Analogskala (VAS 0–100). Beispiel Schieberegler, Rückseite. (Wolf 2012).

■ **Material**
VAS, eventuell Lineal zur Quantifizierung der Markierung.

■ **Zeitaufwand**
Ca. eine Minute bei der Erstanwendung; ca. 15 Sekunden bei VAS-vertrauten Patienten.

■ **Hinweise zur Durchführung**
Wichtig für eine korrekte Ausführung ist die Präzisierung des Schmerzbereichs (z. B. Knie) und des Bestimmungszeitpunkts (z. B. innerhalb der letzten Stunde oder im Verlauf der vergangenen 24 Stunden). Zusätzlich sollte noch dokumentiert werden, ob der Patient Analgetika (➤ 1.6.8, ➤ 2.1.2.3) einnimmt.

■ **Instruktion**
Standardisiertes Vorgehen beim Erklären der VAS und Sicherstellung, dass der Patient die Funktionsweise versteht; Bsp.: *„Bitte machen Sie eine Markierung auf der Linie, sodass die Markierung angibt, wie stark Ihre Knieschmerzen jetzt sind."*

Auswertung

Nach der Messung wertet der Th. die Patientenangabe aus, indem er mithilfe eines Lineals den exakten Wert bestimmt (manuelle Methode) bzw. den Wert von der Schieberrückseite abliest (analoge Methode). Veränderungen lassen sich in absoluten Messwerten oder als Prozentwerte ausdrücken. Laut Schomacher (2008) ist bei Einzelpatienten eine prozentuale Analyse der Auswertung mit absoluten Punktwerten vorzuziehen. Die Formel zur Berechnung der prozentualen Veränderung lautet:

$$100 \times \frac{\text{Wert}_{\text{vorher}} - \text{Wert}_{\text{nachher}}}{\text{Wert}_{\text{vorher}}}$$

Bsp.: Eine Veränderung von 6/10 zu 4/10 =

$$100 \times \frac{6-4}{6} = 33{,}3\,\%$$

(Willamson u. Hoggart et al. 2005).

Schulung

Es sollte eine interne Anwendungsabstimmung unter den Kollegen erfolgen.

Wissenschaftliche Gütekriterien

Die Validität der VAS wurde teilweise durch Korrelationen mit anderen Messinstrumenten geprüft. So fanden Gridley et al. (2001) eine gute Übereinstimmung zwischen den VAS-Werten und der im Short Form McGill Pain Questionnaire vom Patienten eingeschätzten Schmerzverbesserung. Des Weiteren scheint die VAS ein reliables und objektives Messinstrument mit hoher Sensitivität für Veränderung zu sein (Schomacher 2008).

Die minimale klinisch relevante Veränderung beträgt bei Eingangswerten unter 4/10 nur 0,5 Punkte und sollte bei Eingangswerten über 4/10 2 Punkte betragen (ebd.).

Bezugsquelle

Die Schmerz-VAS kann z. B. als PDF-Datei von folgender Website heruntergeladen werden: www.leitlinien.de/nvl/kreuzschmerz

Literatur

Gridley u. van den Dolder 2001, Schomacher 2008, Williamson u. Hoggart 2005.

2.2.3.4 Verhalten: Coping Strategies Questionnaire (CSQ)

Zielparameter – Was wird gemessen?

Zur Objektivierung von Schmerzbewältigungs- und Copingstrategien (Verhaltens- und Bewältigungsstrategien).

ICF-Ebene

Körperfunktionen, Aktivitäten und Partizipation (ICF-Level 1, 2 und 3).

Patientengruppe

Geeignet für alle Patienten mit akuten und chronischen Schmerzen. Im Mittelpunkt stehen Menschen mit Rückenschmerzen.

Beschreibung

Der CSQ ist ein Instrument zur Beurteilung von Schmerzbewältigungsstrategien. Der Th. erhält einen guten Überblick, ob der Patient primär aktive oder passive Copingstrategien zur Schmerzbewältigung verwendet. Der CSQ ist geeignet, um Vorher-Nachher-Vergleiche zu ermöglichen.

Er besteht aus 50 Fragen, die der Th. anhand von acht Skalen auswertet:

- Aufmerksamkeitsablenkung,

- Umdeuten,
- Selbstinstruktionen,
- Ignorieren,
- Beten oder Hoffen,
- Katastrophisieren,
- Aktivitätssteigerung und
- Schmerzverhalten.

Bei den Fragen 1 bis 48 kann der Patient aus sechs Antwortmöglichkeiten wählen: 0 = nie, 1 = fast nie, 2 = selten, 3 = manchmal, 4 = oft, 5 = meistens, 6 = immer, wobei die Skalen „Beten oder Hoffen" sowie „Katastrophisieren" invers skaliert werden: 0 = immer bis 6 = nie.

Bei Frage 49 „Möglichkeiten zur Schmerzkontrolle" gibt es folgende Möglichkeiten: 0 = keine, 1 = fast keine, 2 = wenig, 3 = durchschnittliche, 4 = starke, 5 = fast vollständige, 6 = vollständige.

Bei Frage 50 „Möglichkeit zur Schmerzreduktion" gibt es folgende Möglichkeiten: 0 = gar nicht, 1 = sehr wenig, 2 = wenig, 3 = mittel, 4 = stark, 5 = sehr stark, 6 = vollständig.

Die Fragen 49 und 50 werden einzeln gewertet.

■ Material
CSQ-Bogen.

■ Zeitaufwand
Das Ausfüllen dauert ca. 15 Minuten.

■ Hinweise zur Durchführung
Keine besonderen Hinweise erforderlich.

■ Instruktion
Standardisiertes Vorgehen beim Erklären des CSQ.

■ Auswertung
Zuordnung der Fragen zu den Skalen:

- Aufmerksamkeitsablenkung: 3, 10, 13, 30, 31, 43 (Aktives Coping),
- Umdeuten: 1, 4, 11, 18, 34, 46 (Aktives Coping),
- Selbstinstruktionen: 6, 8, 23, 26, 36, 37 (Aktives Coping),
- Ignorieren: 20, 22, 24, 27, 35, 40 (Aktives Coping),
- Beten oder Hoffen: 15, 17, 21, 25, 32, 41 (Passives Coping),
- Katastrophisieren: 5, 12, 14, 28, 38, 42 (Passives Coping),
- Aktivitätssteigerung: 2, 7, 39, 44, 45, 47 (Aktives Coping),
- Schmerzverhalten: 9, 16, 19, 29, 33, 48 (Aktives Coping),
- Schmerzkontrolle: 49 (Selbstwirksamkeit),
- Schmerzreduktion: 50 (Selbstwirksamkeit).

Das ungewichtete Mittel ergibt einen Score zwischen 0 = „Schmerzbewältigungsstrategie wende ich nie an" (schlechtester Score) bis 6 = „Schmerzbewältigungsstrategie wende ich immer an" (bester Score). Bsp.: Ignorieren: 20 (**5 Punkte**), 22 (**4 Punkte**), 24 (**5 Punkte**), 27 (**4 Punkte**), 35 (**4 Punkte**), 40 (**3 Punkte**) = $\frac{25}{6}$ = 4,17 = **Score 4.17**

■ Schulung
Es sollte eine interne Anwendungsabstimmung unter den Kollegen erfolgen.

■ Wissenschaftliche Gütekriterien
Die Gütekriterien des CSQ-D sind zuverlässig und valide. Die Reliabilität wurde bei 22 Patienten mit chronischen Schmerzen überprüft und erzielte hervorragende Werte. Die Validität der einzelnen Skalen wurde an 62 Patienten überprüft und zeigte akzeptable Werte. Die einzelnen Werte würden den Umfang

des vorliegenden Kapitels sprengen und sind in der Arbeit von Verra et al. (2006) nachzulesen.

■ **Bezugsquelle**
Anfragen zum CSQ-D können an den Autor der deutschen Adaption gestellt werden.

■ **Literatur**
Verra et al. 2006.

2.2.3.5 Borg-Skala, „ratings of perceived exertion" (RPE-Skala)

■ **Zielparameter – Was wird gemessen?**
Subjektives Anstrengungsempfinden.

■ **ICF- Ebene**
Aktivitäten (Selbsteinschätzung; aICF-Level 2).

■ **Patientengruppe**
Geeignet für alle Patienten zur Abschätzung des Anstrengungsempfindens in allen Situationen von Anstrengung und körperlicher Belastung.

■ **Beschreibung**
Die Borg-Skala ist ein Instrument zur Erfassung des subjektiven Anstrengungsempfindens. Es kann während einer Testsituation (z. B. Ergometertraining) oder einer Alltagsbewegung durchgeführt werden.
Die Borg-Skala ist eine Intervallskala, die von 6 bis 20 eingeteilt ist (➤ Tab. 2.2.2). Alle ungeraden Zahlenwerte sind mit Beschreibungen versehen, die linear das zunehmende Anstrengungsempfinden angeben. Die Borg-Skala wird eingesetzt, um das Anstrengungsniveau festzusetzen und um die Trainingsintensitäten in der Rehabilitation und im Sport zu bestimmen.

Tab. 2.2.2 Borg-Skala (RPE-Skala).

6	
7	sehr, sehr leicht
8	
9	sehr leicht
10	
11	ziemlich leicht
12	
13	etwas anstrengend
14	
15	anstrengend
16	
17	sehr anstrengend
18	
19	sehr, sehr anstrengend
20	

Material

Borg /RPE Skala.

Zeitaufwand

Die Durchführung dauert wenige Minuten.

Hinweise zur Durchführung

In der Praxis zeigen nur Werte von 17 oder mehr eine Erschöpfung an; Werte von 18 oder mehr werden eher von Hochleistungssportlern erreicht. Als Trainingsberatung für Bewegung zu gesundheitlichen Zwecken wird eine Intensität von „sehr leicht" (9) bis „etwas anstrengend" (13) empfohlen (Borg 2004).

Instruktion

Folgende Instruktionen sind zu Beginn des Belastungstests zu benutzen:

„Ich will Ihr Anstrengungsempfinden während der Belastung bestimmen. Das heißt, ich will feststellen, wie anstrengend für Sie die Aktivität ist. Das Anstrengungsempfinden hängt von der Beanspruchung und Ermüdung der Muskulatur ab, ferner von Atemlosigkeit (bzw. Luftnot) oder Brustschmerzen. Auf dieser Skala bedeutet

- *6 ‚überhaupt nicht anstrengend' und*
- *20 steht für eine maximale Anstrengung.*
- *9 entspricht einer ‚sehr leichten' Anstrengung – wie bei einer Normalperson das normale Gehen im eigenen Tempo.*
- *13 bedeutet ‚etwas anstrengend'; Sie können bei der Belastung aber gut weitermachen.*
- *15 ist ‚anstrengend" und ‚schwer', aber ein Fortfahren ist noch möglich.*
- *17 ist ‚sehr anstrengend'; Sie können die Belastung noch weitermachen, müssen sich aber sehr anstrengen und sind bald erschöpft.*
- *19 bedeutet ‚sehr, sehr anstrengend'; für die meisten Personen ist dies die stärkste Belastung, die sie jemals erlebt haben.*

Versuchen Sie, Ihr Anstrengungsempfinden so spontan und ehrlich wie möglich anzugeben. Versuchen Sie, die Anstrengung weder zu über- noch zu unterschätzen. Ihre eigene Empfindung von Leistung und Anstrengung ist wichtig, nicht der Vergleich zu anderen. Schauen Sie auf die Skala und die begleitenden Worte und geben Sie eine Zahl an." (Borg 2004).

Auswertung

Der Th. notiert die vom Patienten gedeutete Zahl. Die Borg-Skala hat daneben noch die Eigenschaft, dass die zugehörige Herzfrequenz unter dynamischer Belastung durch die Multiplikation mit zehn (Skalenwert x 10 = Herzfrequenz) näherungsweise bestimmt werden kann (Löllgen 2004).

Schulung

Es sollte eine interne Anwendungsabstimmung unter den Kollegen erfolgen.

Wissenschaftliche Gütekriterien

Die Test-Retest-Reliabilität wird mit einem Korrelationskoeffizienten von r = 0,91 bis 0,92 angegeben (Löllgen 2004). Die Validität der Borg-Skala ist bei Korrelation mit der Herzfrequenz mit einem Wert von r = 0,8 und darüber ausgewiesen (Borg 1998).

Bezugsquelle

Die Borg-/RPE-Skala mit Anleitung zum Gebrauch und mit Hinweisen für den Versuchsleiter kann per E-Mail bei „Borg Perception" angefordert werden: borg08271426@telia.com.

Literatur

Borg 1998, 2004, Löllgen 2004.

2.2.3.6 Funktionsfragebogen Hannover – Rückenschmerz (FFb-H-R)

■ Zielparameter – Was wird gemessen?
Erfassung der Funktionskapazität von Patienten mit Rückenschmerzen

■ ICF-Ebene
Aktivitäten und Partizipation (ICF-Level 2 und 3).

■ Patientengruppe
Geeignet für alle Patienten mit Rückenschmerzen unterschiedlicher Genese und Dauer; die Patienten sollten Deutsch verstehen und lesen können.

■ Beschreibung
Der FFb-H-R ist ein Fragebogen mit zwölf Fragen, die an alltagsspezifischen Aktivitäten orientiert sind. Mit diesem Fragebogen lässt sich die Funktionskapazität bei Alltagsaktivitäten messen, die durch Rückenbeschwerden eingeschränkt sein können. Die Fragestellungen beginnen alle mit *„Können Sie…?"* Es bestehen jeweils drei Antwortmöglichkeiten:

- „Ja." (2 Punkte),
- „Ja, aber mit Mühe." (1 Punkt),
- „Nein oder nur mit fremder Hilfe." (0 Punkte).

Bsp.: *„Können Sie sich strecken, um z. B. ein Buch von einem hohen Schrank oder Regal zu holen?"* Dabei soll die Situation der letzten 7 Tage berücksichtigt werden.

■ Material
Fragebogen FFb-H-R.

■ Zeitaufwand
Der Fragebogen kann vor der ersten bzw. nach der letzten Behandlung oder als Zwischenbefund vom Patienten ausgefüllt werden; der Zeitaufwand dafür beträgt ca. drei bis fünf Minuten.

■ Hinweise zur Durchführung
Keine weiteren Hinweise erforderlich.

■ Instruktion
Es sind keine besonderen Instruktionen erforderlich. Der Patient soll allerdings darauf hingewiesen werden, dass die Angaben wichtig für die Evaluation der Therapie sind.

■ Auswertung
Es können maximal 24 Punkte und minimal 0 Punkte erreicht werden (➤ Beschreibung). 24 Punkte (100 %) stehen für volle Funktionskapazität.

$$\text{Funktionskapazität (\%)} = \frac{\text{erreichte Punktzahl} \times 100}{2 \times \text{Anzahl der gültigen Antworten}}$$

Die durch den Bogen ermittelte Funktionskapazität lässt sich in Prozentpunkten ausdrücken:

- bei Werten unter 60 % besteht eine relevante Funktionseinschränkung,
- bei Werten um 70 % geht man von einer mäßigen Einschränkung aus und
- bei Werten zwischen 80 und 100 % wird eine normale Funktionsfähigkeit angenommen.

■ Schulung
Es sollte eine interne Anwendungsabstimmung unter den Kollegen erfolgen.

■ Wissenschaftliche Gütekriterien
Die Test-Retest-Reliabilität ist größer als r = 0,75 (Kohlmann u. Raspe 1996). Die Validität wurde durch Korrelationen mit externen Vergleichsgrößen bei metho-

disch verwandten Messinstrumenten überprüft. Es zeigten sich konstante Korrelationen von r = 0,75 und größer (ebd.).

■ **Bezugsquelle**
Der FFb-H-R steht als PDF-Datei z. B. auf der Website des DRK Schmerz-Zentrums Mainz zur Verfügung (http://www.drk-schmerz-zentrum.de/mz/pdf/downloads/FFB-H-R.PDF).

■ **Literatur**
Kohlmann u. Raspe 1994,1996.

2.2.3.7 Knie und Osteoarthrose Outcome Score (KOOS)

■ **Zielparameter – Was wird gemessen?**
Symptomatik und Funktionalität im Alltag nach Knieverletzungen oder Arthrose des Kniegelenks.

■ **ICF-Ebene**
Körperstrukturen und -funktionen, Aktivitäten und Partizipation (ICF-Level 1, 2 und 3).

■ **Patientengruppe**
Geeignet für alle Patienten nach Knieverletzungen oder mit Arthrose des Kniegelenks; die Patienten sollten Deutsch lesen können und die Funktionsweise eines Fragebogens verstanden haben.

■ **Beschreibung**
Der KOOS ist ein Instrument zur Erfassung der Kniefunktionalität. Dabei bildet das Instrument sämtliche Ebenen der ICF (Struktur und Funktion, Aktivitäten und Partizipation) in 5 Subskalen ab:

- Zu der ICF-Ebene Struktur und Funktion gibt es fünf Fragen in der Skala „Symptome", zwei Fragen in der Skala „Steifigkeit" und neun Fragen in der Skala „Schmerz",
- die ICF-Ebene Aktivitäten wird in der Skala „Aktivitäten des täglichen Lebens" mit 17 Fragen abgefragt und
- die ICF-Ebene Partizipation wird mit der Skala „Sport und Freizeit" abgedeckt.

Zusätzlich gibt es weitere vier Fragen in der Skala „Lebensqualität". Der KOOS ist geeignet, um den Verlauf der Symptomatik zu dokumentieren und Vorher-Nachher-Vergleiche zu ermöglichen.
Für jede Frage gibt es fünf Antwortmöglichkeiten. Keine Beschwerden oder Beeinträchtigungen sind mit dem Punktwert 4, die jeweils stärkste Beeinträchtigung mit 0 Punkten zu bewerten (➤ Auswertung).

■ **Material**
KOOS-Fragebogen.

■ **Zeitaufwand**
Das Ausfüllen dauert ca. zehn Minuten.

■ **Hinweise zur Durchführung**
Der Fragebogen kann vor der ersten Behandlung bzw. nach der letzten Behandlung oder in regelmäßigen Abständen während der Behandlungsperiode vom Patienten ausgefüllt werden.

■ **Instruktion**
Der Patient ist darauf hinzuweisen, dass sich die Fragen der Subskalen auf die vergangene Woche beziehen.

■ **Auswertung**
Die fünf Subskalen „Symptome", „Steifigkeit", „Schmerz", „Aktivitäten des täglichen Lebens" und „Sport und Freizeit" sind getrennt auszuwerten:

„Keine/Nie/Nicht“ = 4 Punkte,
„Selten/Schwach/Wenig“ = 3 Punkte,
„Mäßig/Einige/Manchmal“ = 2 Punkte,
„Stark/Groß/Selten“ = 1 Punkt,
„Sehr große/Starke/Immer“ = 0 Punkte.

Die erreichte Punktzahl wird für jede Subskala getrennt und in Prozent angegeben:

$$\frac{\text{Erreichte Punktzahl}}{0{,}36} = \text{X \% Beschwerdefreiheit}$$

Auf diese Weise ergibt sich aus den verschiedenen Subskalen ein Profil des Patienten.
Bsp. Subskala „Schmerz“: Ein beschwerdefreier Patient, der immer „nie“ bzw. „keine“ (Beschwerden) ankreuzt, erhält bei insgesamt neun Fragen der Subskala „Schmerz“ 36 Punkte. Die erreichte Punktzahl wird in Prozent ausgedrückt: 36 Punkte Subskala „Schmerz“ = 100 % Beschwerdefreiheit. Entsprechend bedeuten 18 Punkte 50 % Beschwerdefreiheit.

■ **Schulung**
Es sollte eine interne Anwendungsabstimmung unter den Kollegen erfolgen.

■ **Wissenschaftliche Gütekriterien**
Die wissenschaftlichen Gütekriterien wurden in über 20 internationalen Studien evaluiert. In weiteren acht Reviews wurde der KOOS mit anderen Messinstrumenten verglichen. Die Gütekriterien wurden für jede Subskala ermittelt und sind auf der Website www.koos.nu abrufbar. Die Originalversionen wurden in Schwedisch und Englisch entwickelt. Mittlerweile ist der KOOS in weitere 27 Sprachen kulturell adaptiert worden.
Die minimale klinisch relevante Veränderung bei Knieverletzungen: Subgruppe „Schmerz“ 6–6,1 Punkte, Subgruppe „Symptome“ 5–8,5 Punkte, Subgruppe „Aktivitäten des täglichen Lebens“ 7–8 Punkte, Subgruppe „Sport und Freizeit“ 5,8–12 Punkte, Subgruppe „Lebensqualität“ 7–7,2 Punkte.
Die minimale klinisch relevante Veränderung bei Kniearthrose: Subgruppe „Schmerz“ 13,4 Punkte, Subgruppe „Symptome“ 15,5 Punkte, Subgruppe „Aktivitäten des täglichen Lebens“ 15,4 Punkte, Subgruppe „Sport und Freizeit“ 19,6 Punkte, Subgruppe „Lebensqualität“ 21,1 Punkte.

■ **Bezugsquelle**
Der KOOS-D kann als PDF-Datei von der Website www.koos.nu heruntergeladen werden; dort erhalten Sie auch vertiefende Informationen zum Messinstrument.

■ **Literatur**
Roos u. Lohmander 2003, Roos u. Roos 1998, Roos u. Toksvig-Larsen 2003.

2.2.3.8 Patientenspezifische Funktionsskala (PSFS-D)

■ **Zielparameter – Was wird gemessen?**
Patientenorientiertes Messinstrument zur Erfassung der eingeschränkten Aktivitäten.

■ **ICF-Ebene**
Aktivitäten (Selbsteinschätzung; ICF-Level 2).

■ **Patientengruppe**
Die deutsche Version (PSFS-D) ist validiert und geeignet für alle Patienten mit Rückenschmerzen. Die englische Originalversion wurde außerdem noch an Patienten mit zervikalem Nervenwurzelkompressionssyndrom, Knie- und Nacken-Dysfunktionen getestet.

■ **Beschreibung**

Die PSFS ist ein Instrument zur Beschreibung des funktionellen Patientenstatus. Anstatt vorgegebene Aktivitäten zu beurteilen, können Patienten bei der PSFS ihre eigenen Aktivitätseinschränkungen als individuell relevante Einträge bestimmen. Das können tägliche Handlungen oder spezifische Arbeitsabläufe sein. Die PSFS ist ein patientenorientiertes Messinstrument, welches in einer hohen Individualität die Veränderungen der Aktivitäten des Patienten über die Zeit misst. Daher bietet sich das Instrument besonders für Vorher-Nachher-Vergleiche an.

Die Patienten werden gebeten, drei Aktivitäten zu nennen, die sie aufgrund ihres Gesundheitsproblems nicht oder nur mit Schwierigkeiten ausführen können. Anschließend sollen die Patienten ihre funktionelle Einschränkung einschätzen. Bei der Folgeuntersuchung („Follow-up") sollen die Patienten sich erneut für die gleichen Aktivitäten auf der Skala bewerten.

■ **Material**

PSFS-Bogen.

■ **Zeitaufwand**

Die Durchführung dauert im Schnitt fünf bis zehn Minuten (Sterling 2007).

■ **Hinweise zur Durchführung**

Patienten dürfen keine Aktivitäten auswählen, die sie vermeiden, da bei diesen die Wirkung nicht evaluiert werden kann. Bei der Folgeuntersuchung ist es den Patienten gestattet, sich über ihre erste Bewertung zu informieren und sie werden angehalten, unter den Gesichtspunkten ihrer aktuellen Verfassung jede Aktivität erneut zu bewerten.

■ **Instruktion**

Es werden folgende Instruktionen an den Klienten gegeben:

- In der Anamnese wird der Patient gefragt: *„Gibt es heute bestimmte Aktivitäten, die Sie nicht oder nur mit Schwierigkeiten aufgrund ihres Gesundheitsproblems ausführen können?"* Anschließend wird der Patient gebeten, jede der von ihm genannten Aktivitäten auf einer Skala von 0 bis 10 (0 = unfähig, die Aktivität auszuführen, 10 = fähig, die Aktivität auszuführen, wie vor der Verletzung) zu bewerten.
- In der Folge- oder Abschlussuntersuchung wird erneut nach den Aktivitäten gefragt: *„Als ich Sie am (Untersuchungsdatum nennen) untersuchte, hatten Sie Schwierigkeiten mit (Aktivitäten nacheinander auf der Liste vorlesen). Haben Sie heute immer noch Schwierigkeiten damit?"* (jeden Eintrag auf der Liste erneut vom Patient bewerten lassen).

■ **Auswertung**

Bei der Auswertung errechnet sich die totale Punktzahl aus der Summe der Punktzahl der Aktivitäten dividiert durch die Anzahl der Aktivitäten, z. B. erste Aktivität 3 Punkte, zweite Aktivität 4 Punkte, dritte Aktivität 5 Punkte:

$$\frac{12}{3} = 4$$

Der Patient erreicht in der ersten Untersuchung eine totale Punktzahl von 4 Punkten.

■ **Schulung**

Die Durchführung der PSFS erfordert kein besonderes Training (Sterling 2007).

■ **Wissenschaftliche Gütekriterien**

Die Änderungssensitivität wurde im Vergleich zum Oswestry Disability Index (ODI) bei Patienten mit lumbalen Rückenschmerzen überprüft. Es wurde eine hohe interne und externe Sensitivität der PSFS-D gefunden. Infolgedessen erweist sich die PSFS-D als ein praktikables und änderungssensitives Instrument

zur Einschätzung der Veränderung von funktionellen Fähigkeiten von Patienten mit lumbalen Rückenschmerzen (Heldmann 2015).
Die minimale klinisch relevante Veränderung beträgt vom Durchschnitt der Bewertungen 2 Punkte und für die Punktzahl der einzelnen Aktivität 3 Punkte (Stratford et al. 1995).

■ **Bezugsquelle**
Die PSFS-D kann als PDF-Datei beim Autor dieses Kapitels bezogen werden.

■ **Literatur**
Heldmann et al. 2015, Sterling 2007, Stratford et al.1995.

2.2.4 Testverfahren zur Evaluation von Rückenschulen

Jana Semrau

2.2.4.1 Start Back Screening Tool (SBST)

■ **Zielparameter – Was wird gemessen?**
Prognostische Indikatoren, die das Risiko für ein ungünstiges Ergebnis im Sinne des Fortbestehens von beeinträchtigenden Rückenschmerzsymptomen einschätzen und der erstmaligen Entscheidungsfindung für ein zielgruppenspezifisches Behandlungsprogramm dienen können.

■ **ICF-Ebene:**
Körperfunktionen, Aktivitäten und Partizipation (ICF-Level 1, 2 und 3).

■ **Patientengruppe**
Erwachsene Personen mit Rückenschmerzen in der Primärversorgung.

■ **Beschreibung**
Bei Personen mit Rückenschmerzen ermöglicht das Keele Start Back Screening Tool (Hill et al. 2008) die Identifikation und Einteilung von drei Risikogruppen, die ein unterschiedliches Risiko (niedriges, mittleres, hohes) für andauernde beeinträchtigende Rückenschmerzen aufweisen. Auf Basis der identifizierten Risikogruppe können zielgruppenspezifische Behandlungsprogramme eingesetzt werden. Eine erste informelle deutsche Version liegt vor (➤ Bezugsquelle) und kann kostenfrei unter Beachtung des Copyrights eingesetzt werden. Für den Einsatz bei Personen mit bereits bestehenden chronischen Rückenschmerzen ist eine englischsprachige Version des Tools online verfügbar auf der Website der Keele University (URL: https://www.keele.ac.uk/media/keeleuniversity/group/startback/).
Insgesamt besteht das Keele Start Back Screening Tool aus neun Einzelitems, von denen acht Einzelitems mit einer zweistufigen Antwortskala mit „Stimme zu“ oder „Stimme nicht zu“ und ein Einzelitem anhand einer fünfstufigen Likert-Skala bewertet werden (die neun Einzelitems sowie ihre Bewertung sind ebenfalls online einzusehen über die o. g. URL).
Das Keele Start Back Screening Tool wird sinnvollerweise vor oder spätestens zu Beginn einer Intervention eingesetzt.

■ **Material**
Einseitiger Fragebogen.

■ **Zeitaufwand**
Ca. drei bis fünf Minuten.

■ **Hinweise zur Durchführung**
Einzel- und Gruppenanwendungen sind möglich; keine besonderen Hinweise zur Durchführung erforderlich.

■ **Instruktion/Schulung**
Keine besonderen Instruktionen erforderlich.

■ Auswertung

Mit dem Keele Start Back Screening Tool werden zwei Subskalen ermittelt (Hill et al. 2008):

- **Gesamtpunktwert:** Dieser Wert reicht von 0 bis 9 und unterscheidet in einem ersten Schritt Subgruppen mit niedrigem Risiko von jenen mit mittlerem Risiko. Hierzu werden alle neun Einzelitems summiert: Personen mit einem Punktwert von 0 bis 3 werden in die Subgruppe mit niedrigem Risiko klassifiziert und Personen mit einem Punktwert von 4 bis 9 in die Subgruppe mit mittlerem Risiko.
- **Punktwert Disstress:** Dieser Wert reicht von 0 bis 5 und identifiziert in einem zweiten Schritt Subgruppen mit einem hohen Risiko. Hierzu werden die Einzelitems 5 bis 9 summiert: Personen mit einem Punktwert von 4 bis 5 werden in die Subgruppe mit hohem Risiko klassifiziert.

■ Wissenschaftliche Gütekriterien

Das Keele Start Back Screening Tool ist ein zuverlässiges und valides Messinstrument (Hill et al. 2008, 2010). Es ist sehr gut geeignet, einen chronischen Verlauf von Rückenschmerzen vorherzusagen und zwischen Personen zu unterscheiden, die ein geringeres oder höheres Risiko für die Entwicklung chronischer Rückenschmerzen aufweisen.

■ Bezugsquelle

Eine deutsche Version ist verfügbar unter URL: https://www.keele.ac.uk/media/keeleuniversity/group/startback/translations/

■ Literatur

Hill et al. 2008, 2010, 2011.

2.2.4.2 Depressivität (Gesundheitsfragebogen für Patienten, PHQ-D)

■ Zielparameter – Was wird gemessen?

Depressive Störungen und psychosoziale Funktionsfähigkeit bei Erwachsenen.

■ ICF-Ebene

Körperfunktionen, Aktivitäten und Partizipation (ICF-Level 1, 2 und 3).

■ Patientengruppe

Erwachsene Personen.

■ Beschreibung

Zur Erfassung depressiver Störungen kann das entsprechende Modul der Kurzform des Gesundheitsfragebogens PHQ-D sowohl als Screeninginstrument als auch zur Verlaufsbeurteilung eingesetzt werden (Löwe et al., 2002). Das Modul besteht aus neun Items, die über eine vierstufige Antwortskala von „überhaupt nicht" (0 Punkte), „an einzelnen Tagen" (1 Punkt), „an mehr als der Hälfte der Tage" (2 Punkte) und „beinahe jeden Tag" (3 Punkte) bewertet werden. Der Gesamtwert ergibt sich aus der Summe der Einzelwerte (Skalenbereich: 0 bis 27 Punkte; ➤ Auswertung). Ein Item bezieht sich auf suizidale Tendenzen und kann im Kontext von Rückenschulen ausgeschlossen werden. Die Kurzform des PHQ-D ist ökonomisch in der täglichen Routine einsetzbar.

Der Einsatz empfiehlt sich ebenfalls vor oder spätestens zu Beginn der Intervention. Für eine Beurteilung des Verlaufs der Symptome kann die Kurzform des PHQ-D auch zum Ende der Intervention und zu weiteren, geplanten Messzeitpunkten angewendet werden.

Bei Vorliegen einer Major Depression entspricht die Durchführung einer Rückenschule keiner adäquaten Behandlung. Hier muss zusätzlich eine ärztliche Abklärung und Einleitung einer leitliniengerechten Behandlung erfolgen.

■ Material

Einseitiger Fragebogen.

■ **Zeitaufwand**

Ca. drei bis fünf Minuten.

■ **Hinweise zur Durchführung**

Einzel- und Gruppenanwendungen sind möglich; keine besonderen Hinweise zur Durchführung erforderlich.

■ **Instruktion**

Keine besonderen Instruktionen erforderlich.

■ **Auswertung**

Es sind zwei Formen der Auswertung möglich:

- **Kontinuierliche Auswertung:** Angegebene Einzelwerte der neun bzw. acht Items werden summiert (Löwe et al. 2002). Eine Major Depression liegt vor, wenn der Punktwert 10 und höher ist. Weiterhin wird das Vorliegen einer mittleren (10 bis 14 Punkte), ausgeprägten (15 bis 19 Punkte) und schwersten (20 bis 27 Punkte) Form der Major Depression unterschieden. Liegt der Punktwert zwischen 5 und 10 ist von einer leichten depressiven Störung auszugehen. Bei einem Punktwert unter 5 liegt keine depressive Störung vor.
- **Kategoriale Auswertung:** Hier erfolgt die Einteilung in die zwei Gruppen „Major Depression" und „Andere depressive Störung" (Löwe et al. 2002). Eine Major Depression liegt vor, wenn mindestens fünf oder mehr Einzelitems mit „an mehr als der Hälfte der Tage" (2 Punkte) und mindestens das erste Einzelitem 1a („Wenig Interesse oder Freude an Ihren Tätigkeiten") oder das zweite Einzelitem 1b („Niedergeschlagenheit, Schwermut oder Hoffnungslosigkeit") enthalten sind. Wird das Einzelitem 1i („Gedanken, dass Sie lieber tot wären oder sich Leid zufügen möchten?") mit verwendet, wird dieses auch dann mitgezählt, wenn es mit „an einzelnen Tagen" (1 Punkt) beantwortet wurde. Eine andere depressive Störung liegt vor, wenn zwei bis vier Einzelitems mit „an mehr als der Hälfte der Tage" (2 Punkte) sowie mindestens das Einzelitem 1a oder das Einzelitem 1b enthalten sind. Auch hier wird das Einzelitem 1i bereits mitgezählt, wenn es mit „an einzelnen Tagen" (1 Punkt) beantwortet wurde.

Die Auswertung dauert ca. ein bis zwei Minuten.

■ **Wissenschaftliche Gütekriterien**

Die Kurzform des Gesundheitsfragebogens PHQ-D ist ein zuverlässiges und valides Messinstrument (Kroenke et al. 2001, Kroenke u. Spitzer 2002). Es ist sehr gut geeignet, um das Vorliegen einer Major Depression vorherzusagen und zwischen Personen mit einer Major Depression und Personen ohne Major Depression zu unterscheiden.

■ **Bezugsquelle**

Löwe et al. 2002 und als PDF-Datei im Internet zum Download über die Website des Netzwerks Psychosomatik Österreich (www.netzwerk-psychosomatik.at) sowie unter der URL: https://www.klinikum.uni-heidelberg.de/fileadmin/Psychosomatische_Klinik/pdf_Material/PHQ_Komplett_Fragebogen1.pdf

■ **Literatur**

Löwe et al. 2002, Kroenke et al. 2001, Kroenke u. Spitzer 2002.

2.2.4.3 Back-Performance Scale (BPS)

■ **Zielparameter – Was wird gemessen?**

Objektive Beurteilung der körperlichen Funktionsfähigkeit anhand der Wirbelsäulenbeweglichkeit in der Sagittalebene während der Durchführung von Aktivitäten des täglichen Lebens (ADL).

■ **ICF-Ebene**
Körperfunktionen und v. a. Aktivitäten (ICF-Level 1 und 2).

■ **Zielgruppe**
Erwachsene Personen mit lang andauernden Rückenschmerzen.

■ **Beschreibung**
Zur Erfassung der selbstberichteten Funktionsfähigkeit im täglichen Leben werden international vorwiegend Selbstberichtsinstrumente (z. B. FFb-H-R, ➤ 2.2.3.6) empfohlen (Dworkin et al. 2005, Ostelo et al. 2005, 2008). Jedoch wurde kritisiert, dass die mithilfe von Selbstbeurteilungsinstrumenten ermittelte körperliche Funktionsfähigkeit möglicherweise nicht die reale, objektive körperliche Funktionsfähigkeit bei der Durchführung von Aktivitäten des täglichen Lebens (ADL) repräsentiert. Vor diesem Hintergrund haben sich direkte, quantitative Messungen wie die BPS etabliert (Strand et al. 2002). Diese misst die körperliche Funktionsfähigkeit anhand der Durchführung von spezifischen Alltagsaktivitäten. Um die Aussagekraft zur Messung der körperlichen Funktionsfähigkeit zu verbessern, wurden für die BPS fünf einzelne Testverfahren miteinander kombiniert (Strand et al. 2002):

- Sockentest,
- Aufhebetest,
- Langsitztest,
- Finger-Boden-Abstand und
- Hebetest.

Zu den berichteten Vorteilen der BPS gehören die Möglichkeiten, Zusatzinformationen für die Therapiegestaltung zu gewinnen und die Durchführung dieses Testverfahrens ökonomisch in die tägliche Routine (geringer Zeit-, Material- und Personalaufwand) zu integrieren (Verra 2009, Strand et al. 2002). Der Nachteil ist, dass die gezeigte körperliche Funktionsfähigkeit während der Durchführung von Alltagsaktivitäten u. a. von motivationalen (z. B. Selbstwirksamkeit), emotionalen (z. B. bewegungsbezogene Angst) und verhaltensbezogenen (z. B. Vermeidungsverhalten) Faktoren beeinflusst werden kann, was die Aussagekraft dieses Messverfahrens ggf. einschränkt.
Insbesondere unter Berücksichtigung einer verhaltensbezogenen Ausrichtung von Bewegungsangeboten zum Aufbau eines körperlichen Lebensstils ist die Dokumentation von Veränderungen der körperlichen Funktionsfähigkeit eine empfehlenswerte Technik zur Beeinflussung motivationaler Einflussfaktoren wie Selbstwirksamkeitserfahrungen und Konsequenzerwartungen und -erfahrungen (Geidl et al. 2012, Conn et al. 2008). Dementsprechend empfiehlt sich der Einsatz der BPS zu Beginn und am Ende einer Bewegungsintervention mit entsprechender Rückmeldung der Testergebnisse an die Testperson.

■ **Material**
Tisch oder Bank (ggf. höhenverstellbar), Papier bzw. anderer leichter Gegenstand, Matte, Zollstock/Maßband, Kiste, Gegenstand mit 5 kg Gewicht (z. B. Sandsack), Stoppuhr.

■ **Zeitaufwand**
Ca. 10 bis 15 Minuten.

■ **Hinweise zur Durchführung**
Die Testperson wird vor Beginn des Testprogramms vom Testleiter über den Ablauf und die einzelnen Testverfahren anhand standardisierter Instruktionen aufgeklärt. Der Testleiter kann die Testverfahren demonstrieren und die Testperson kann sie vor dem eigentlichen Test ausprobieren. Anhand des Testprotokolls werden die erreichten Einzelwerte und der Gesamtpunktwert durch den Testleiter dokumentiert (➤ Auswertung).

■ **Instruktion**
Standardisierte Instruktionen zu den einzelnen Testverfahren sind dem Testprotokoll zu entnehmen.

■ **Auswertung**
Alle fünf Testverfahren werden einzeln anhand einer vierstufigen Antwortkategorisierung bewertet (Strand et al. 2002):
0 = „gute körperliche Leistungsfähigkeit ohne Bewegungseinschränkungen",
1 = „etwas eingeschränkte körperliche Leistungsfähigkeit",
2 = „ziemlich deutliche Einschränkung der Leistungsfähigkeit",
3 = „erhebliche Einschränkung der Leistungsfähigkeit, wenn überhaupt durchgeführt".

Der Gesamtpunktwert (Summe der Einzelwerte) reicht dementsprechend von 0 „keine Beeinträchtigung" bis 15 „erhebliche Beeinträchtigung". Die Auswertung dauert ca. ein bis zwei Minuten.

■ **Wissenschaftliche Gütekriterien**
Die BPS ist ein zuverlässiges und valides Messinstrument (Magnussen et al. 2004, Strand et al. 2002). Es ist gut geeignet, Veränderungen zu messen: Personen mit Veränderungen auf der BPS kehrten deutlich häufiger zur Arbeitstätigkeit zurück als Personen, die keine Veränderungen auf der BPS aufwiesen (Strand et al. 2002). Weiterhin ist die BPS gut geeignet, die Rückkehr an den Arbeitsplatz vorherzusagen: Personen, die mindestens eine Veränderung von 2,5 Punkten auf der BPS zeigten, konnten richtig der Gruppe der Rückkehrer zur Arbeitstätigkeit zugewiesen werden und Personen, die weniger als 2,5 Punkte Verbesserungen auf der BPS zeigten, richtig der Gruppe der nicht zur Arbeitstätigkeit zurückgekehrten Personen (ebd.).
Myklebust et al. (2007) veröffentlichten Normwerte für die BPS (ermittelt durch die Anwendung bei 150 Erwachsenen): Demnach erreichten

- 60 % einen Gesamtpunktwert von 0,
- 20 % einen Gesamtpunktwert von 1,
- 11 % einen Gesamtpunktwert von 2 und
- 9 % Gesamtpunktwerte zwischen 3 und 8.

■ **Bezugsquelle**
Oesch et al. 2011 und Strand et al. 2002.

■ **Literatur**
Conn et al. 2008, Dworkin et al. 2005, Geidl et al. 2012, Magnussen et al. 2004, Myklebust et al. 2007, Oesch et al. 2011, Ostelo u. de Vet 2005, Ostelo et al. 2008, Strand et al. 2002, Verra 2009.

2.2.4.4 Stufen der Verhaltensänderung

■ **Zielparameter**
Stufen der Veränderungsbereitschaft (Stufenalgorithmus) bez. gesundheitsförderlicher körperlicher und sportlicher Aktivität.

■ **ICF-Ebene**
Aktivitäten und Partizipation (ICF-Level 2 und 3).

■ **Zielgruppe**
Erwachsene Personen.

■ **Beschreibung**
Ein wesentliches Ziel von Rückenschulen ist der Aufbau eines körperlich-aktiven Lebensstils. Verschiedene Modelle der Gesundheitsverhaltensänderung wurden in den letzten Jahren zur Erklärung und Vorhersage von regelmäßiger körperlicher Aktivität eingesetzt (Fuchs 2007, Schwarzer 2004, Prochaska u. DiClemente 1983). Dabei hat sich eine Unterscheidung in motivationale und volitionale Sta-

dien der Verhaltensänderung etabliert. Diese beinhalten die Stadien der Absichtslosigkeit, der Absichtsbildung, der Vorbereitung sowie der Aufnahme und Aufrechterhaltung eines veränderten Gesundheitsverhaltens wie z. B. regelmäßige körperliche Aktivität (Prochaska u. DiClemente 1983). Zur Erfassung dieser Stadien werden sog. Stufenalgorithmen eingesetzt, die anhand eines definierten Zielkriteriums das jeweilige Stadium messen, in dem sich eine Person im Verhaltensänderungsprozess befindet (Lippke et al. 2009, Lippke u. Kalusche 2007). Das Zielkriterium für körperliche Aktivität wird dabei häufig in Anlehnung an die aktuellen Empfehlungen zu gesundheitsförderlicher körperlicher Aktivität des American College of Sports Medicine und der American Heart Association (Haskell et al. 2007) formuliert: z. B. *„Haben Sie sich in der letzten Zeit an mindestens 5 Tagen pro Woche 30 Minuten oder länger so bewegt, dass Sie das angestrengt hat?"*
Je nach Zielgruppe (z. B. Personen mit chronischen Krankheiten) sollte das Zielkriterium jedoch entsprechend angepasst werden: z. B. *„Haben Sie in der letzten Zeit körperliche Aktivität an 3 oder mehr Tagen pro Woche für mindestens 20 Minuten ausgeübt?"* (Lippke et al. 2009, 2005).
Es sind fünf Antwortmöglichkeiten vorgesehen, denen jeweils ein Stadium der Verhaltensänderung zugeordnet ist (➤ Auswertung). Die Kenntnis darüber, in welchem Stadium der Verhaltensänderung sich Teilnehmer befinden, liefert dem Kursleiter eine fundierte Basis für den Einsatz entsprechender Inhalte und Methoden zur systematischen Beeinflussung des Verhaltensänderungsprozesses (Geidl et al. 2012, Nigg 2013, Michie et al. 2011).

■ Material
Stufenalgorithmus als Selbstberichtsinstrument.

■ Zeitaufwand
Ca. ein bis zwei Minuten.

■ Hinweise zur Durchführung
Einzel- und Gruppenanwendungen sind möglich; keine besonderen Hinweise zur Durchführung erforderlich.

■ Instruktion
Keine besonderen Instruktionen erforderlich.

■ Auswertung
Für die Auswertung werden jeder Antwortmöglichkeit aufsteigend Punkte und das entsprechende Stadium zugeordnet:
- „Nein, und ich habe es auch nicht vor." = 1 Punkt, Absichtslosigkeit
- „Nein, aber ich denke darüber nach." = 2 Punkte, Absichtsbildung
- „Nein, aber ich habe die feste Absicht dazu." = 3 Punkte, Vorbereitung
- „Ja, aber es fällt mir sehr schwer." = 4 Punkte, Aufnahme
- „Ja, und es fällt mir leicht." = 5 Punkte, Aufrechterhaltung

In Anlehnung an das sozial-kognitive Prozessmodell gesundheitlichen Handelns (Schwarzer 2008) ist auch eine Einteilung in einen dreistufigen Verhaltensänderungsprozess möglich (Lippke u. Kalusche 2007). Dabei werden
- die Stadien „Absichtslosigkeit" und „Absichtsbildung" zum Stadium „nicht-intentional" zusammengefasst,
- das Stadium „Vorbereitung" wird zum Stadium „intentional" und
- die Stadien „Aufnahme" und „Aufrechterhaltung" werden zum Stadium „aktional" zusammengefasst.

Daraus leiten sich die Gruppen der „Non-Intenders", „Intenders" und „Actors" ab (Lippke et al. 2005). Die Frage zum aktuellen Umfang körperlicher Aktivität dient als Validierungsitem.

Wissenschaftliche Gütekriterien

Der Stufenalgorithmus ist ein zuverlässiges und valides Diagnostikinstrument zur Identifikation der Stadienzugehörigkeit (Lippke et al. 2009). Die Validität des Stufenalgorithmus *„Haben Sie sich in der letzten Zeit an mindestens 5 Tagen pro Woche 30 Minuten oder länger (oder mehr als 2,5 Stunden in der Woche) so bewegt, dass Sie das angestrengt hat?"* wurde anhand einer Befragung von 1.850 Personen überprüft (Lippke et al. 2009). Dabei zeigte sich, dass für moderate bis anstrengende körperliche Aktivität im Mittel 81 % der Personen korrekt einem der nicht aktiven Stadien und 74 % korrekt dem aktiven Stadium zugeordnet werden konnten. Wurde zusätzlich zur moderaten bis anstrengenden körperlichen Aktivität noch niedrige körperliche Aktivität mitberücksichtigt, verringerte sich der Anteil der korrekt als inaktiv klassifizierten Personen auf 58 % und der als aktiv klassifizierten Personen erhöhte sich leicht auf 83 %.

Bezugsquelle

Lippke et al. 2009 und als PDF-Datei im Internet zum Download unter: http://userpage.fu-berlin.de/%7Ehealth/hapa_assessment.pdf

Literatur

Fuchs 2007, Geidl et al. 2012, Haskell et al. 2007, Kahn et al. 2002, Lippke et al. 2005, 2009, Lippke u. Kalusche 2007, Marcus et al. 2000, Michie et al. 2011, Nigg 2013, Prochaska u. DiClemente 1983, Schwarzer 2004, 2008.

Literatur

2.3 Ganganalyse

Natalie Altschuck

Die Ganganalyse ist ein diagnostisches Werkzeug, ähnlich wie Muskeltests oder die Bewertung von Bewegungsausmaßen, mit dem Unterschied, dass die Ganganalyse den Patienten innerhalb einer Funktion, nämlich während des Gehens bewertet. Der Vorteil dieser Vorgehensweise liegt darin, den funktionellen Einsatz von Kraft, möglichen Bewegungsausmaßen und selektiver Koordination von einzelnen Körperabschnitten aufzudecken. Die Ganganalyse hat einen weiteren Vorteil: Gehen gehört zum Alltag, und Selbstständigkeit im Alltag ist nur möglich, wenn der Patient auch gehen kann. Wenn dies dem Patienten nicht möglich ist, dann kann er in seiner Aktivität und der Teilhabe am Leben eingeschränkt sein. Deswegen ist die Rehabilitation des Gehens oft ein primäres Ziel der Patienten und Th. So ist die Ganganalyse nicht nur Diagnostik, sondern hat direkt etwas mit dem Behandlungsziel zu tun (Kus et al. 2011).

Die Ganganalyse wird eingesetzt zur Befunderhebung und Therapieplanung, ist aber auch ein Instrument, um den Erfolg (oder Misserfolg) einer Therapie zu beurteilen.

In der PT-Praxis ist die Ganganalyse i. d. R. beobachtend. Das bedeutet, dass keine teuren Instrumente eingesetzt werden, wie sie z. B. innerhalb der Forschung Verwendung finden (dreidimensionale Ganganalyse), um ganz präzise Aussagen über das Gangbild des Patienten machen zu können. Oft reicht das geschulte Auge des Th., um einen adäquaten Gang-Befund zu erstellen. In Kombination mit zusätzlichen physiotherapeutischen Tests (z. B. Messung der Kraft ➤ 2.1.5.2, Bestimmung der Bewegungsausmaße ➤ 2.1.5.1) kann dann ein The-

rapieziel formuliert werden. Der Th. muss sich allerdings auch über die Nachteile bzw. die Schwierigkeiten der beobachtenden Ganganalyse bewusst sein. Durch Beobachtung wird der subjektive Eindruck des Gehens bewertet und dieser stimmt nicht immer mit den Ergebnissen von dreidimensionalen Gangmessungen überein (Stott et al. 2005). Vor allem Rotationen können mit dem Auge nur schwer beurteilt werden. Weiterhin können mehrere Th. bei einem Patienten zu verschiedenen Ergebnissen kommen, sodass die Formulierung des Hauptproblems ggf. unterschiedlich ausfallen kann. Bei komplexen Bewegungsstörungen sind zusätzlich Aussagen über die wirkenden Kräfte an den Gelenken, die erbrachte Leistung und das Timing der Muskelaktivierung unumgänglich. So wird heute in der operativen Orthopädie häufig mit **dreidimensionalen Ganganalysesystemen** gearbeitet, da neben Gelenkbewegungen (Kinematik) auch Kräfte bzw. Drehmomente und die Leistung bewertet werden können. Mithilfe dieser dreidimensionalen Ganganalysesysteme bekommt der Operateur einen objektiven Befund der Gangfunktion, welcher dann in Kombination mit weiteren diagnostischen und anamnestischen Verfahren als Operationsgrundlage dient (Narayanan 2012).
Im Folgenden wird eine kurze Einführung in die Ganganalyse gegeben. Zur weiteren Vertiefung werden die Werke von Kirsten Götz-Neumann (2006), Jaqueline Perry (1992) und James Gage et al. (1995, 2009) empfohlen (➤ Link am Kapitelende).

2.3.1 Räumliche und technische Voraussetzungen

In der PT-Praxis sind kleine technische Hilfsmittel, wie z. B. eine Stoppuhr (um die Gehgeschwindigkeit zu messen) oder eine Videokamera (bietet die Möglichkeit, dass das Video mehrfach und auch langsamer angesehen werden kann) hilfreich (Krebs et al. 1985). Ein ausreichend großer Raum von 8–10 Metern sollte für die Ganganalyse zur Verfügung stehen, damit der Patient genug Platz zum Gehen hat und seine individuelle Gehgeschwindigkeit erreichen kann. Auch ein standardisierter Analysebogen kann den Prozess während der beobachtenden Ganganalyse unterstützen. Eine Möglichkeit ist z. B. der Analysebogen der Observational Gait Instructor Group (O.G.I.G.), der im Internet heruntergeladen werden kann (z. B. von der Website http://www.gehen-verstehen.de/).

2.3.2 Normales Gehen

Um das Gangbild des Patienten beurteilen zu können, ist es wichtig zu wissen, was normal ist.
Diese Definition ist schwierig, da das Gangbild von vielen verschiedenen Faktoren abhängig ist und individuell sehr unterschiedlich sein kann. Es leuchtet ein, dass jemand der groß ist, aufgrund der längeren Beine auch schneller gehen kann als jemand mit geringerer Körpergröße. Weiterhin haben auch Emotionen Einfluss auf das Gehen. Wenn der Patient einen schweren Schicksalsschlag hinter sich hat, geht er wahrscheinlich mit gebeugter Haltung. Die Schultern hängen vorne, der Rumpf und der Kopf sind gesenkt und der Patient wird nicht so schnell und zielstrebig gehen wie eine vor Glück strotzende, frisch verliebte Person.
Autoren wie Perry haben in Studien das Gehen an vielen gesunden Menschen untersucht, um eine Aussage über das „normale" Gangbild treffen zu können (Perry 1992). Diese Angaben der Norm bieten dem Th. eine Orientierung, um Abweichungen bei Patienten festzustellen. Abweichungen, die in einem Zusammenhang zu vorhandenen Beschwerden stehen, und Abweichungen mit einem erhöhten Risiko zur späteren Entwicklung von Beschwerden (Prävention) können dann zielgerichtet therapiert werden.

„Gehen ist definiert als hoch kontrollierte, koordinierte und sich wiederholende Serie von Beinbewegungen, deren Funktion es ist, den Körper sicher

von einem Ort zum anderen zu bringen und dies mit einem Minimum an Energieaufwand" (Gage 1995, S. 1611).

Um dies zu ermöglichen, müssen bestimmte Bedingungen erfüllt sein. Wenn einer der unten genannten Punkte nicht erfüllt ist, dann ist das Gehen nicht normal, sondern inadäquat.

2.3.2.1 Bedingungen des normalen Gehens

Nach Perry (1992) und einer Erweiterung durch Gage (1995) lassen sich folgende Bedingungen für das normale Gehen ableiten:

1. Stabilität des Fußes, des Sprunggelenks und des gesamten Beins während der Standphase,
2. adäquate Fußhebung zur Erlangung von Bodenfreiheit während der Schwungphase,
3. adäquate Fußpositionierung am Ende der Schwungphase (Terminal Swing),
4. adäquate Schrittlänge,
5. Ökonomie/Energieeinsparung.

Hier wird deutlich, dass sich das Gehen in verschiedene Phasen einteilen lässt (➤ 2.3.2.2). Innerhalb der bekannten Schwung- und Standphase befindet sich eine weitere Einteilung, die es dem Th. ermöglicht, das Gangbild differenziert, strukturiert und zielgerichtet zu analysieren.

2.3.2.2 Gangphasen

Ein **Gangzyklus** besteht aus der Standphase eines Beins – dem sog. Referenzbein – und dessen Schwungphase (➤ Abb. 2.3.1). Die Standphase beginnt, wenn der Fuß den Boden berührt, und endet beim letzten Kontakt mit dem Boden. Zu Beginn der Standphase haben beide Beine Bodenkontakt. Der Körper befindet sich somit in einer doppelt unterstützten Phase. Wenn sich das kontralaterale Bein nun anhebt, kommt es zu einer Einbeinstandphase. Nachdem das kontralaterale Bein wieder den Boden berührt hat, hebt nun das Referenzbein ab und wird somit zum Schwungbein. Der Gangzyklus endet, wenn das Referenzbein wieder Bodenkontakt herstellt.

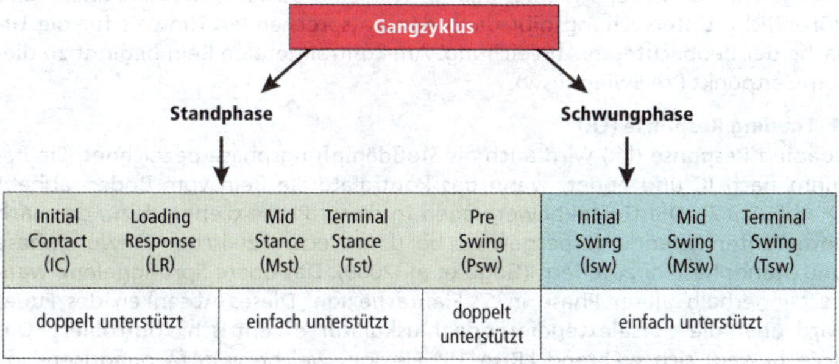

Abb. 2.3.1 Aufteilung des Gangzyklus in einzelne Phasen (modifiziert nach Götz-Neumann 2006).

Eine noch diffizilere **Einteilung der Gangphasen** wurde von Perry am Rancho Los Amigos National Rehabilitation Center (RLANC) in Los Angeles, Kalifornien entwickelt (Perry 1992). Der Gangzyklus wird in acht Phasen eingeteilt (➤ Abb. 2.3.2). Die einzelnen Phasen beschreiben eine spezifische Aufgabe innerhalb des Gangzyklus oder es finden innerhalb einer Phase wichtige Ereignisse statt, um Bedingungen des normalen Gehens erfüllen zu können (➤ 2.3.2.1).

Diese standardisierte und international angewandte Einteilung der Gangphasen dient somit der Beschreibung von möglichen Abweichungen innerhalb der einzelnen Phasen und erleichtert die Kommunikation unter Therapeuten und Ärzten.

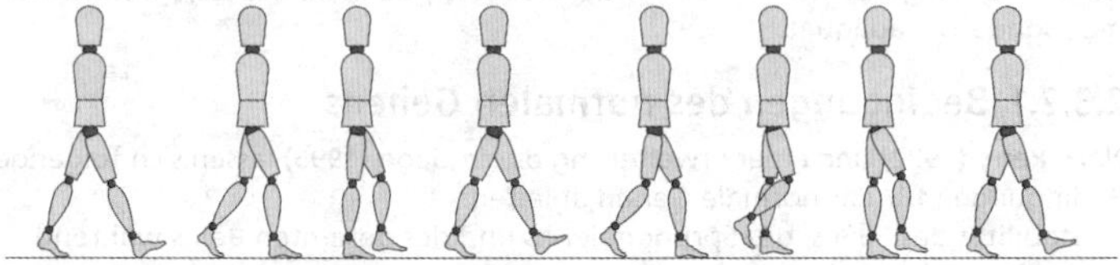

Abb. 2.3.2 Schematische Darstellung der Beinbewegungen während der einzelnen Gangphasen. Hier ist das Ende jeder Phase dargestellt. IC: Initial Contact, LR: Loading Response, Mst: Mid Stance, Tst: Terminal Stance, Psw: Pre Swing, Isw: Initial Swing, Msw: Mid Swing, Tsw: Terminal Swing (in Anlehnung an Götz-Neumann 2006).

■ Initial Contact (IC)

Initial Contact (IC) findet genau zu der Millisekunde des ersten Fußkontakts des Referenzbeins statt und definiert den Beginn des Gangzyklus (➤ Abb. 2.3.2). Das Sprunggelenk befindet sich hier normalerweise in Neutral-Null-Stellung, sodass die Ferse den Erstkontakt mit dem Boden herstellt. Das Becken ist um ca. 5° nach vorne rotiert, wodurch eine leichte Außenrotation in der Hüfte entsteht, um den Fuß in Gehrichtung zeigen zu lassen. Das Kniegelenk sollte gestreckt erscheinen (mit dreidimensionalen Messsystemen werden etwa 5° Knieflexion gemessen). Die Hüfte ist um 20° flektiert (Winkelwert bezieht sich auf den Oberschenkel in Bezug zur Vertikalen). Abweichungen können in allen Gelenken und allen Ebenen stattfinden. Die häufigsten Abweichungen während IC zeigen sich am Fuß durch einen flachen Fersenkontakt oder Vorfußkontakt. Die Ursachen hierfür können sehr unterschiedlich sein und reichen von eingeschränkter Beweglichkeit im oberen Sprunggelenk oder Schwäche der Fußheber bis hin zu Schmerz, Schwäche oder Bewegungseinschränkung des Kniegelenks bzw. der Kniemuskulatur. Nur eine ausführliche Anamnese und körperliche Untersuchung gibt dann den entsprechenden Hinweis für die Ursache der beobachteten Abweichung. Am kontralateralen Bein beginnt zu diesem Zeitpunkt Pre Swing (Psw).

■ Loading Response (LR)

Loading Response (LR) wird auch als Stoßdämpfungsphase bezeichnet. Sie beginnt nach IC und endet, wenn das kontralaterale Bein vom Boden abhebt (➤ Abb. 2.3.2). Die Gelenkbewegungen in dieser Phase dienen dazu, das nach vorne/unten fallende Körpergewicht bei dem Wechsel zwischen Schwungphase und Standphase abzufedern (Gage et al. 2009). Das obere Sprunggelenk wandert innerhalb dieser Phase in 5° Plantarflexion. Dieses Absenken des Fußes wird über die dorsalextendierende Muskulatur exzentrisch kontrolliert. Das Knie bewegt sich während LR in 15° Flexion, welche vom M. quadriceps exzentrisch kontrolliert wird. Bei einer Schwäche oder Lähmung der dorsalextendierenden Muskulatur, z. B. infolge von einer lumbalen Nervenwurzelläsion, kommt es hier zum sog. **Foot Slap,** mit einem hörbaren Aufklatschen des Fußes (Perry 1992). Bei einer Schwäche des M. quadriceps oder Schmerzen im Bereich des Kniegelenks wird die exzentrische Aktivität des M. quadriceps ggf. vermieden und die Knieflexion bleibt aus (Schmitt u. Rudolph 2007). Bei einer Kontraktur oder Spastik der Wadenmuskulatur kann in dieser Phase auch eine Hyperextension des Knies stattfinden (Sutherland u. Davids 1993). Das Hüftgelenk verbleibt in annähernd 20° Flexion. Das kontralaterale Bein befindet sich in Pre Swing (Psw).

Warum ist Stoßdämpfung wichtig?
Am Ende der Schwungphase (Terminal Swing, ➤ s. u.) befindet sich das Schwungbein etwa einen Zentimeter über dem Boden. Der nun kommende Wechsel zu IC transportiert das Körpergewicht im freien Fall auf die Ferse. Dieses Fallen wird vom Körper „abgefedert" (absorbiert). Zum einem um die Gelenke nicht zu überbeanspruchen, zum anderen um die Energie des Fallens zu nutzen.
Daher sorgen folgende Ereignisse in LR für Stoßdämpfung:

- Exzentrische Kontrolle der Sprunggelenksextensoren, um den Fuß langsam zu Boden sinken zu lassen → 5° Plantarflexion.
- Exzentrische Kontrolle der Eversion des Calcaneus durch M. tibialis posterior, um das Fußgewölbe als Stoßdämpfung zu nutzen → 5° Eversion.
- Durch die beiden o. g. Mechanismen kommt es zur Knieflexion, die exzentrisch von M. vastus medialis, lateralis und intermedius kontrolliert wird → 15° Flexion.
- Weiterlaufend kommt es zu einer Adduktion am Hüftgelenk, die von den Abduktoren exzentrisch kontrolliert wird → 5° Add.

Fehlende Stoßdämpfungsmechanismen können die Gelenke und umliegenden Strukturen belasten sowie u. U. zu Arthrose, Bandscheibenvorfällen oder Kopfschmerzen führen (Götz-Neumann 2006).

■ Mid Stance (Mst)
Mid Stance (Mst) ist eine einfach unterstütze Phase und beginnt in dem Augenblick, an dem das kontralaterale Bein den Boden verlässt. Das Sprunggelenk wandert in 5° Dorsalextension, das Knie wird wieder gestreckt und die Hüfte streckt sich nun ebenfalls. Die Aktivität des M. quadriceps und der Dorsalextensoren am Fuß lässt nach und der M. soleus übernimmt nun innerhalb dieser Phase die Hauptaktivität, um die Tibia exzentrisch zu kontrollieren, welche langsam über den stabilen Fuß nach vorne wandert. Bei fehlender Kontrolle der Tibia durch die Wadenmuskulatur (z. B. bei Kindern mit Zerebralparese) kann es zur übermäßigen Dorsalextension und atypischer Knieflexion kommen, welche die Anforderung an den M. quadriceps deutlich erhöht (Sutherland u. Davids 1993). Auch eine atypische Fersenanhebung kann bei einigen Patienten z. B. aufgrund eines erhöhten Tonus der Plantarflexoren bei Mst beobachtet werden, welche die Stabilität des Beines während der Standphase deutlich herabsetzt (erste Bedingung des normalen Gehens nicht erfüllt ➤ 2.3.2.1). Das kontralaterale Bein befindet sich während Mst zuerst in Initial Swing (Isw) und später in Mid Swing (Msw) (s. u.).

■ Terminal Stance (Tst)
Terminal Stance (Tst) beginnt, wenn die Tibia des kontralateralen Beins (Schwungbein) senkrecht zum Boden steht. Die Ferse des Standbeins wird nun langsam vom Boden abgehoben, was bedeutet, dass das ganze Körpergewicht auf dem Vorfuß des Referenzbeins lastet. Das Sprunggelenk hat seine maximale Dorsalextension von 10° erreicht. Das Knie ist gestreckt, die Hüfte scheint in etwa 20° extendiert (Gradwert bezieht sich auf den Oberschenkel in Bezug auf die Vertikale) und das Becken ist um 5° nach posterior rotiert. Der M. triceps surae erreicht hier seine Spitzenaktivität. Bei einer Schwäche dieses Muskels kann die Ferse u. U. nicht adäquat oder nur verzögert vom Boden abgehoben werden (Kerrigan et al. 1991) und das Kniegelenk kann an Stabilität verlieren, was zu einer Knieflexion führt (Sutherland u. Davids 1993). Das kontralaterale Bein befindet sich in Terminal Swing (Tsw).

> Geriatrische und neurologisch betroffene Patienten zeigen oft **Abweichungen in Tst,** was dazu führen kann, dass die dann folgenden Gangphasen beeinträchtigt werden. Die Gelenkstellungen in Tst sorgen zum einen für Muskelvordehnung und damit für Energiespeicherung (Gage 1995), zum anderen für die Möglichkeit zur späteren Nutzung der Schwerkraft.
> Wird die Hüfte oder das Knie in Tst nicht adäquat gestreckt, kann weniger Schwung für die Beinvorwärtsbewegung genutzt werden und es kann zu verminderter oder verzögerter Knieflexion in der dann folgenden Schwungphase kommen, was auch die Fußablösung vom Boden erschweren kann (zweite Bedingung des normalen Gehens nicht erfüllt ➤ 2.3.2.1) (van der Krogt et al. 2010). Eine verzögerte Fersenanhebung, die durch eine Schwäche des M. triceps surae verursacht sein kann, verringert die Schrittlänge (Götz-Neumann 2006). Weiterhin kann eine Schwäche zur verminderten Streckung von Hüft- und Kniegelenk führen, da die auftretenden Drehmomente an den Gelenken nicht von der Wadenmuskulatur gehalten werden können. Die folgende, verminderte oder verzögerte Knieflexion in der Schwungphase kann über mehrere Mechanismen (z. B. vermehrte Hüftbeugung) kompensiert werden, was allerdings dazu führt, dass aktiv mehr Energie bereitgestellt werden muss. Das bedeutet: Findet Tst nicht korrekt statt, wird u. U. mehr Energie benötigt, um ein Ziel zu erreichen (fünfte Bedingung des normalen Gehens nicht erfüllt ➤ 2.3.2.1).

■ Pre Swing (Psw)

Pre Swing (Psw) ist die Vorschwungphase, in der sich das Standbein darauf vorbereitet, zum Schwungbein zu werden. Diese Phase beginnt zum Zeitpunkt von IC des kontralateralen Beins. Somit ist es wieder eine doppelt unterstützte Phase (➤ Abb. 2.3.1). Das Sprunggelenk zeigt sich hier um 15° plantarflektiert. Das Knie bewegt sich in 40° Flexion und die Hüfte in 10° Extension (Gradwert bezieht sich auf den Oberschenkel in Bezug auf die Vertikale). Die eingeleitete Knie- und Hüftflexion kommt durch die Streckung der Hüfte und durch die Aktivität des M. gastrocnemius in Tst zustande. Findet Tst ohne Fersenanhebung, mit Kniebeugung oder mit verminderter Hüftextension statt, verringert sich die Schrittlänge und die Ausnutzung der Schwerkraft für die dann folgenden Ereignisse wird behindert. So kann es in Psw zu einer Verminderung der Kniebeugung kommen, was weiterlaufend zu einer verminderten oder verzögerten maximalen Kniebeugung in den folgenden Schwungphasen führen kann (van der Krogt et al. 2010). Die normale Kniebeugung wird größtenteils passiv über die eingeleitete Hüftbeugung durch M. adductor longus und M. gracilis sowie über die Schwerkraft und den M. popliteus (Spitzenaktivität) generiert, wobei am Ende dieser Phase auch der M. rectus femoris die Knie- und Hüftbewegung kontrolliert. Das kontralaterale Bein befindet sich zu diesem Zeitpunkt in LR.

■ Initial Swing (Isw)

Initial Swing (Isw) beginnt, wenn der Fuß den Boden verlässt. Das Sprunggelenk ist in 5° Plantarflexion. Das Knie erreicht in dieser Phase das Flexionsmaximum von etwa 60°. Die Hüfte bewegt sich jetzt in 15° Flexion. Die konzentrische Kniebeugung wird über den kurzen Kopf des M. biceps femoris sowie von M. gracilis und M. sartorius ausgeführt, wobei die letzten beiden ebenfalls bei der Hüftbeugung behilflich sind. Die Dorsalextensoren des Sprunggelenks beginnen hier ihre Aktivität, um den Fuß langsam in die Neutral-Null-Stellung zu bringen. Das kontralaterale Bein befindet sich in der ersten Hälfte der mittleren Standphase.

> Eine verminderte Kniebeugung in Psw und dann folgend in den weiteren Schwungphasen kann zum **Zehenschleifen** führen (zweite Bedingung des normalen Gehens nicht erfüllt ➤ 2.3.2.1). Oft wird hierfür der Fuß zum Schuldigen erklärt; entsprechend werden die Dorsalextensoren stimuliert und

das Sprunggelenk in Extension getapt – manchmal mit mäßigem Erfolg. Hier kann es sich lohnen, die Kniebewegung in Psw und die einzelnen Bewegungsausmaße in Tst zu bewerten und ggf. zu erarbeiten (Götz-Neumann 2006). Die Patienten zeigen verschiedene **Ausweichbewegungen,** um das Zehenschleifen während der Schwungphase zu vermeiden. Es kann eine Plantarflexion des Standbeins beobachtet werden (sog. Vaulting), um das Standbein so funktionell zu verlängern. Weiterhin können eine übermäßige Hüft- oder Knieflexion, eine Zirkumduktion des Referenzbeins sowie eine Beckenanhebung auf der Schwungbeinseite (sog. Hiking) als Ausweichmechanismen dienen. Alle diese Ausweichbewegungen erhöhen den Energieaufwand (fünfte Bedingung des normalen Gehens nicht erfüllt ➤ 2.3.2.1).

■ **Mid Swing (Msw)**

Mid Swing (Msw) beginnt, wenn der Fuß das Sprunggelenk des Standbeins überholt, und endet, wenn die Tibia senkrecht zum Boden steht. Die Hüfte erreicht hier die maximale Flexion von etwa 25°. Das Knie verringert die Flexion, indem es größtenteils passiv durch die Hüftflexion und die Schwerkraft in eine verminderte Flexion von 25° gebracht wird. Die Dorsalextensoren des oberen Sprunggelenks bewegen das Sprunggelenk in die Neutral-Null-Stellung, sodass die komplette Fußsohle nur einige Millimeter über dem Boden schwebt. Das kontralaterale Bein befindet sich am Ende der mittleren Standphase.

■ **Terminal Swing (Tsw)**

Terminal Swing (Tsw) ist die letzte Schwungphase und bereitet das Schwungbein auf die Gewichtsübernahme vor. Hier muss der Fuß nach der dritten Bedingung des normalen Gehens richtig positioniert werden. Praktisch bedeutet dies, dass das Sprunggelenk und das Knie gestreckt sein sollten. Ist dies nicht der Fall, wie z. B. bei einer verkürzten Wadenmuskulatur oder bei einer Parese der Dorsalextensoren, kommt es in IC nicht zu einem Erstkontakt mit der Ferse, sondern mit dem gesamten Fuß oder gar mit dem Vorfuß. Die Einstellung der Hüfte von 20° und einer Beckenvorwärtsrotation von 5° sorgen für eine genügend große Schrittlänge. Das kontralaterale Bein befindet sich in Tst.

Eine Kontraktur der Kniebeuger, eine Schwäche des M. quadriceps oder ein Patellahochstand können am Ende von Tsw zu einer verminderten Kniestreckung führen. Um das Bein dann näher am Boden zu positionieren, kann es zu einer atypischen Plantarflexion am Sprunggelenk und damit in IC zu einem plantigraden oder initialen Vorfußkontakt kommen.

2.3.2.2.1 Gelenkstellungen während des normalen Gehens

In ➤ Tab. 2.3.1 sind die Stellungen der einzelnen Gelenke während des normalen Gehens am Ende jeder Gangphase dargestellt.

Tab. 2.3.1 Stellungen der einzelnen Gelenke während des normalen Gehens am Ende jeder Gangphase nach J. Perry (1992).

	IC	LR	Mst	Tst	Psw	Isw	Msw	Tsw
Becken	5° ant Rot	< 5° ant Rot	0°	5° post Rot	< 5° post Rot	< 5° post Rot	0°	5° ant Rot
Hüfte	20° Flex	20° Flex	0°	20° Ext	10° Ext	15° Flex	25° Flex	20° Flex
Knie	5° Flex	15° Flex	5° Flex	5° Flex	40° Flex	60° Flex	25° Flex	5° Flex
Sprunggelenk	0°	5° Flex	5° Ext	10° Ext	15° Flex	10° Flex	0°	0°

IC: Initial Contact, LR: Loading Response, Mst: Mid Stance, Tst: Terminal Stance, Psw: Pre Swing, Isw: Initial Swing, Msw: Mid Swing, Tsw: Terminal Swing, ant: anterior, post: posterior, Rot: Rotation, Ext: Extension, Flex: Flexion.

2

2.3.3 Rocker und Energie

Während dem Übergang zwischen Tsw zu IC fällt der Patient regelrecht in Richtung Boden. Dieses Fallen des Körpers nach vorne bildet die Hauptantriebskraft für die Vorwärtsbewegung (Götz-Neumann 2006). Das Fallen wird sozusagen umgewandelt in einen Vorwärtstransport, was dem Patienten hilft, Energie einzusparen. Das Gehen muss nach der fünften Bedingung des normalen Gehens (➤ 2.3.2.1) effizient sein, d. h., Energie muss eingespart und genutzt werden. Die nach Perry benannten Rocker oder auch Kipphebel ermöglichen dies. Es gibt drei Rocker, die das Fallen durch Muskelaktivität in eine kontrollierte Vorwärtsbewegung umwandeln (Perry 1992). Die ersten beiden Rocker bremsen das fallende Körpergewicht durch exzentrische Muskelarbeit, wobei es durch die Verlängerung der Muskulatur zur Energieabsorption kommt. Der dritte Rocker beschleunigt das Bein durch konzentrische Muskelaktivität. Bei jedem Rocker verlagert sich der Drehpunkt und damit das Körpergewicht weiter nach vorne: von der Ferse über das Sprunggelenk zu den Metatarsalköpfchen (➤ Abb. 2.3.3)

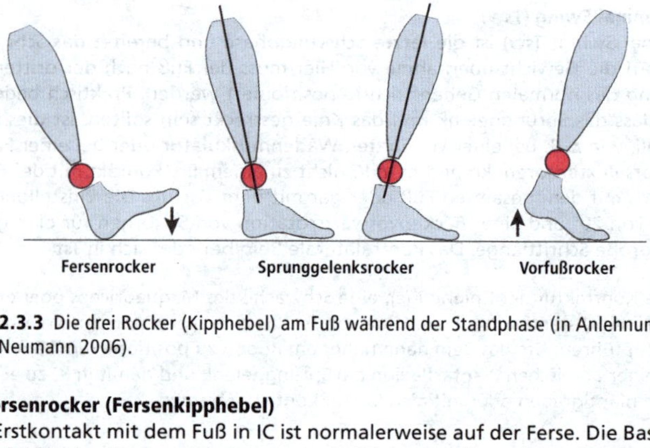

Abb. 2.3.3 Die drei Rocker (Kipphebel) am Fuß während der Standphase (in Anlehnung an Götz-Neumann 2006).

■ Fersenrocker (Fersenkipphebel)

Der Erstkontakt mit dem Fuß in IC ist normalerweise auf der Ferse. Die Basis der Ferse bildet den Drehpunkt. Der erzeugte Schwung während dem Wechsel vom Schwung- zum Standbein wird über den Fersenrocker zur Vorwärtsbewegung genutzt. Der Fuß rollt über die Ferse nach unten zum Boden, bis er kompletten Bodenkontakt und das volle Körpergewicht übernommen hat (Ende LR). Dies wird exzentrisch über die dorsalextendierende Fußmuskulatur gesteuert. Alle Abweichungen, die zu einer verminderten Fußhebung während des ersten Bodenkontakts führen, wirken sich auf den Fersenrocker aus und sorgen so für eine verminderte Nutzung von Energie. Eine Fußheberparese, Plantarflexionskontraktur oder auch verkürzte Kniebeuger können einen verminderten Fersenrocker zur Folge haben.

■ Sprunggelenksrocker (Sprunggelenkskipphebel)

Hat der komplette Fuß Bodenkontakt beginnt der Sprunggelenksrocker, er findet also während Mst statt. Der Drehpunkt ist jetzt das Sprunggelenk. Es kommt zu einer kontrollierten Dorsalextension, indem die Tibia über den fixierten Fuß nach vorne rollt und so den Vorwärtsschwung des Fersenrockers weiter fortsetzt. Die Dorsalextension wird durch den M. soleus und M. gastrocnemius gesteuert. Eine Schwäche der Wadenmuskulatur kann sich auf die Standstabilität in Mst auswirken (erste Bedingung des normalen Gehens nicht erfüllt ➤ 2.3.2.1). Es kann eine vermehrte Dorsalextension mit Knieflexion beobachtet werden oder ein sog. **Wobbeln** (kleine, schnelle Flexions-Extensions-Bewegungen im Knie) (Götz-Neumann 2006). Bei einer Spastik oder Kontraktur der Wadenmuskulatur und entsprechender Beweglichkeit im Knie kann es zur Hyperextension im Knie kommen, wobei die Vorwärtsbewegung der Tibia und damit der Sprunggelenksrocker eingeschränkt wird.

■ **Vorfußrocker (Vorfußkipphebel)**
Die kontrollierte Dorsalextension während dem Sprunggelenksrocker wird solange weitergeführt, bis die Ferse beginnt abzuheben. Der Drehpunkt zur Vorwärtsbewegung befindet sich nun auf den Köpfchen der Metatarsophalangealgelenke. Der M. triceps surae arbeitet hier mit seiner Spitzenaktivität von 80 % der Maximalkraft (Perry 1992). Dementsprechend zeigen Patienten mit einer Schwäche der Plantarflexoren einen verminderten Vorfußrocker. Patienten mit Schmerzen im Bereich der Metatarsalköpfchen vermeiden den Vorfußrocker oft solange, bis das Körpergewicht komplett vom kontralateralen Bein übernommen wurde, um den Schmerz nicht zu provozieren. Bei einer Spastik der Wadenmuskulatur oder Verkürzung der Plantarflexoren kann der Vorfußrocker verfrüht oder sogar als einziger Rocker stattfinden.
Finden die Rocker nicht oder nur unzureichend statt, kann es zur Verkürzung der Schrittlänge kommen (➤ 2.3.5). Dies bedeutet, es sind mehr Schritte nötig, um sein Ziel zu erreichen und das wiederum verbraucht mehr Energie (fünfte Bedingung des normalen Gehens nicht erfüllt ➤ 2.3.2.1).

2.3.4 Weg-Zeit-Parameter

Zu den Weg-Zeit Parametern (auch Zeit-Distanz-Parameter oder spatio-temporale Parameter) gehören:

- **Gangzyklus:** Der Zyklus beginnt bei IC des Referenzbeins und endet bei IC desselben (➤ 2.3.2.2), beschreibt also einmal die Länge der Standphase, dann die Länge der Schwungphase des Referenzbeins (in Metern).
- **Schrittlänge:** Die Schrittlänge wird als Abstand zwischen der linken und der rechten Ferse während IC definiert. Die Schrittlänge rechts wird dabei von der hinteren linken Ferse zur vorderen rechten beschrieben und umgekehrt (in Metern).
- **Gehgeschwindigkeit:** Die Gehgeschwindigkeit ist abhängig von der Schrittlänge und der Anzahl der Schritte pro Minute; vergrößert man einen dieser Parameter bei festgelegter Zeit, erhöht sich die Gehgeschwindigkeit (in Metern pro Minute). Die Gehgeschwindigkeit ist anpassungsfähig und variiert je nach Situation (Bummeln, zügiges Gehen).
- **Kadenz:** Anzahl der Einzelschritte pro Minute.

In ➤ Tab. 2.3.2 werden die Mittelwerte dieser Weg-Zeit-Parameter aufgeführt.

Tab. 2.3.2 Mittelwerte der Weg-Zeit-Parameter (spatio-temporaler Parameter) nach Götz-Neumann (2006).

Weg-Zeit-Parameter	Gangzyklus	Schrittlänge	Geschwindigkeit	Kadenz
Mittelwert	1,4 m	0,7 m	84 m/min	115 Schritte/min

2.3.5 Generierung von Schrittlänge

Die Schrittlänge trägt dazu bei, ein Ziel schneller zu erreichen. Je größer die Schrittlänge bei gleichbleibender Anzahl der Schritte ist, desto höher ist die Gehgeschwindigkeit (➤ 2.3.4). Eine verminderte Schrittlänge führt zu mehr

Energieaufwand, um ein Ziel zu erreichen, bzw. zu weniger Möglichkeiten zum Ausnutzen von Schwung oder gespeicherter Energie. Damit wären die vierte und fünfte Bedingung des normalen Gehens nicht erfüllt (➤ 2.3.2.1).
Die individuelle Schrittlänge ist abhängig von der Körpergröße, der Beinlänge und der Gehgeschwindigkeit.
Schrittlänge wird erzeugt durch:

- Vorwärtsrotation des Beckens in Tsw um 5°, entsprechend auch Rückwärtsrotation in Tst um 5°,
- Knieextension in Tsw und Tst,
- Fersenanhebung in Tst,
- Hüftextension in Tst und Hüftflexion in Tsw.

2.3.6 Rumpf- und Armbewegungen

Die Rumpfbewegungen während des Gehens kommen durch die Beckenrotation zustande. Als Reaktion auf die Becken- und Rumpfbewegung kommt es zum Armpendel, welcher immer entgegengesetzt der Beckenbewegung sein sollte. Das heißt, wenn das rechte Bein flektiert und entsprechend das Becken nach rechts vorne rotiert ist, befindet sich der linke Arm vorne, der rechte hinten. Diese entgegengesetzte Bewegung der Arme im Vergleich zu den Bein- und Beckenbewegungen wird als Kreuzgang bzw. reziproker Gang bezeichnet.

Literatur

2.4 Diagnostik in der Physiotherapie

Diagnostik in der PT beinhaltet auch den Einsatz von apparativen Verfahren. So ist eine Leistungsdiagnostik ohne Laktatmessung, Ergometrie und andere Verfahren nicht denkbar. Aber auch bildgebende Verfahren wie Röntgen, Ultraschall oder Computertomografie sind in der physikalischen Medizin als diagnostische Verfahren nicht wegzudenken. Th. sollten diese Verfahren und ihre Terminologie kennen, um sich mit anderen Berufsgruppen fachlich kompetent austauschen zu können. Daneben gibt es zahlreiche Spezialverfahren wie Biofeedback, Rasterstereografie, Fußdruckmessung u. a., die einem in der Ausbildung und im Beruf begegnen werden. Eine Auswahl der wichtigsten Verfahren mit einer entsprechenden Relevanz für die PT werden hier steckbriefartig vorgestellt.

2.4.1 Isokinetik

Christian Thiel

Die Isokinetik stellt eine meist in der medizinischen Trainingstherapie (MTT ➤ 3.6) für den Bereich der motorischen Hauptbeanspruchungsform „Kraft" genutzte Sonderform der Intervention und Diagnostik dar. Isokinetische Test- und Trainingsgeräte (z. B. von Biodex, Cybex, Contrex, Isomed, BTE, Humac Norm) sind in vielen größeren Rehabilitationskliniken und ambulanten Rehabilitationszentren vorhanden. Das in den 80er- und 90er-Jahren des 20. Jahrhunderts erhebliche Interesse an der Isokinetik (Osternig 1986, Mayer et al. 1994) hat aber in der letzten Dekade nachgelassen.
In Alltag und Sport sowie bei herkömmlichem Krafttraining und entsprechender Kraftdiagnostik kommen neben isometrischen (haltenden) und isotonischen als

häufigste Form auxotonische Kontraktionen zum Einsatz. Bei isometrischer Arbeit bleibt die Muskellänge gleich, die Muskelspannung und Kraftentwicklung verändern sich im Verlauf der Kontraktion. **Isotonik** bezeichnet die Durchführung einer dynamischen Kontraktion (Änderung der Muskellänge) mit gleicher Spannung und Kraftentwicklung über das gesamte Bewegungsausmaß hinweg, **Auxotonik** eine dynamische Kontraktion mit variierender Spannung.

Wie unterscheidet sich die Isokinetik vom üblichen Krafttraining?

- Beim **üblichen Krafttraining** kann der Trainierende die Geschwindigkeit der aus der Kontraktion resultierenden Bewegung jederzeit im Rahmen seiner konditionellen Möglichkeiten verändern. Bsp.: Beim Krafttraining mit einer Hantel hängt die muskuläre Beanspruchung von der Masse der Hantel, der gewünschten Bewegungsgeschwindigkeit, der Winkelstellung der beteiligten Gelenke und dem Winkel, in dem die Hantel gegen die Schwerkraft bewegt wird, ab.
- Bei der **isokinetischen Kontraktion** ist dagegen die Bewegungsgeschwindigkeit durch den Motor eines speziellen Trainingsgerätes vorgegeben. Es wird mit Winkelgeschwindigkeiten zwischen 30 und 240° pro Sekunde gearbeitet. Der Widerstand des Isokinetik-Geräts passt sich permanent der Kraft an, die der Patient gerade aufwendet. Diese Anpassung geschieht unabhängig davon, ob der Krafteinsatz maximal oder submaximal ist. Isokinetisches Training ermöglicht es daher, über das gesamte Bewegungsausmaß hinweg den Muskel maximal zu beanspruchen und die aufgebrachte Kraft aufzuzeichnen. Das Isokinetik-Gerät reagiert auch unmittelbar auf schmerz- oder ermüdungsbedingte Reduktion der Kraft.

2.4.1.1 Indikationen und Kontraindikationen

Indikationen und Kontraindikationen für die Isokinetik orientieren sich ebenso wie die Planung und Durchführung von Tests und Training eng an der MTT (➤ 3.6). Normalerweise können isokinetische Maximalkrafttests und hypertrophieorientierte Formen des Krafttrainings am Isokinetik-Gerät erst in der Konsolidierungs- bzw. Remodellierungsphase genutzt werden, moderates assistives Training, Continuous passive motion (CPM) und Biofeedback-Methoden (➤ 2.4.12) dagegen bereits früher (➤ 2.4.1.3).

2.4.1.2 Einsatzgebiete

Isokinetik-Geräte werden nicht nur für das Training, sondern insbesondere auch für die Diagnostik eingesetzt, wo sie u. a. zur Ermittlung von Bewegungsausmaß (ROM), Drehmoment, Arbeit und Leistung eingesetzt werden können.

> Für die **Kraftdiagnostik** wird der Patient nach der Abstimmung der Geräteeinstellung auf die individuellen Körpermaße und einem spezifischen Aufwärmen aufgefordert, die Kontraktionen über das gesamte Bewegungsausmaß „so schnell und so stark wie möglich" durchzuführen. Obwohl die Geschwindigkeit vorgegeben ist, führt diese Form der Anweisung bei Patienten zu höheren Drehmomenten als die Aufforderung, die Kontraktion nur „so stark wie möglich" auszuführen.

Ein beispielhaftes Ergebnis **isokinetischer Maximalkraftdiagnostik** zeigt ➤ Abb. 2.4.1. Das erzielte maximale Drehmoment entspricht in diesem Bsp. einer Leistung von 242 Watt. Die Leistung errechnet sich aus dem Produkt von Drehmoment (153 Nm) und Winkelgeschwindigkeit (90°/s = 1,58 rad/s). Üblicherweise werden für die Ermittlung des maximalen Drehmoments (zuverlässigster Parameter der Maximalkraft) drei bis sechs Wiederholungen bei 60 oder 90° pro Sekunde durchgeführt und das höchste erzielte Drehmoment zur Beurteilung im Seitenvergleich, im Vergleich mit dem Antagonisten und den Normwerten herangezogen.

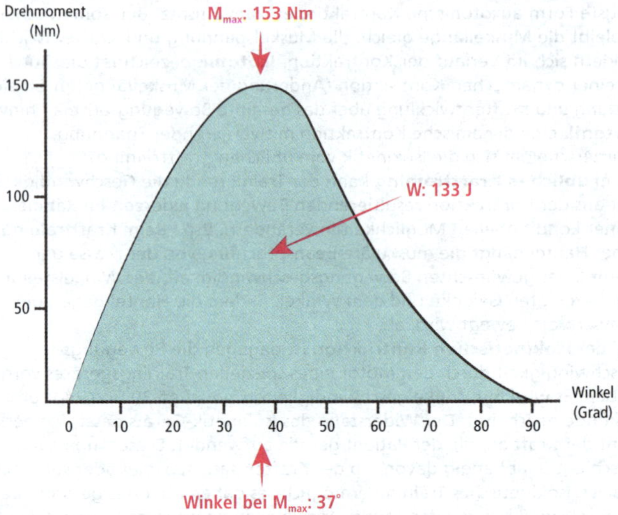

Abb. 2.4.1 Isokinetisch ermitteltes winkelabhängiges Drehmoment (konzentrische Knieflexion von 0° auf 90°, Winkelgeschwindigkeit 90°/s, Kurve stark geglättet) (in Anlehnung an Kannus 1994). M_{max}: maximales Drehmoment, W: geleistete mechanische Arbeit (Fläche unter der Kurve).

Je höher die Testgeschwindigkeit ist, desto niedriger fallen die winkelspezifischen Drehmomente aus. Die Testergebnisse sind daher nur dann miteinander (oder mit Normwerten) vergleichbar, wenn sie mit gleicher Testgeschwindigkeit und zudem an baugleichen Geräten eines Herstellers ermittelt wurden.
Zur **Ermittlung der Kraftausdauer** wird häufig die insgesamt bei einer Winkelgeschwindigkeit von 120–180°/s geleistete Arbeit bei 15 bis 25 Wiederholungen herangezogen. Ermüdungsindizes (mittleres maximales Drehmoment der ersten fünf in Relation zu den letzten fünf Wiederholungen) sind nur dann aussagekräftig, wenn der Patient tatsächlich bestimmungsgemäß von Testbeginn an mit maximalen Kontraktionen arbeitet.

2.4.1.3 Vorteile

Im Vergleich zu Training und Diagnostik mit auxotonen Kontraktionen (s. o.) bietet die Isokinetik folgende Vorteile:

- Permanente Anpassung des Widerstands an den tatsächlichen Krafteinsatz:
  - höhere Beanspruchung der Muskulatur, da der Bewegung in jeder Winkelstellung der individuell größtmögliche Widerstand entgegengebracht werden kann und
  - beim Auftreten von Schmerzen kann die Übung sofort beendet werden:
    - reduziertes Verletzungsrisiko (jedoch nicht empirisch belegt).
- Verschiedene Trainingsformen sind möglich:
  - konzentrisch – konzentrisch: Agonist und Antagonist,
  - konzentrisch – exzentrisch: Agonist,
  - exzentrisch – exzentrisch: Agonist und Antagonist,
  - assistives Training bei stark abgeschwächter Muskulatur (z. B. im Bereich der Schulter Unterstützung bei der Arbeit gegen die Schwerkraft),
  - Continuous passive motion (CPM, Mobilisation mit gleichmäßiger Bewegungsgeschwindigkeit),
  - Biofeedback (➤ 2.4.12).
- Möglichkeit der genauen Festlegung des Bewegungsausmaßes durch den Th.

- Steuerung, Kontrolle und Dokumentation des Trainings:
  - Leistungsentwicklung im Längsschnitt und
  - Veränderung des Bewegungsausmaßes und der winkelspezifischen Kraft gut nachvollziehbar.

2.4.1.4 Limitationen

Limitationen der Isokinetik:
- unspezifische Bewegungsform (bedeutendster Nachteil):
  - eingeschränkte Übertragbarkeit der Trainingseffekte und Testergebnisse auf Funktion und Leistung in Sport und Alltag,
- hohe Anschaffungskosten für Geräte,
- personeller Aufwand bei der individuellen Anpassung des Geräts an den Patienten,
- die Bestimmung der Schnellkraftleistung unterliegt einer sehr hohen Variabilität.

Hersteller isokinetischer Geräte versprechen eine objektive Erfassung funktioneller Störungen der Gelenkmechanik oder winkelspezifischer muskulärer Defizite sowie die Objektivierung schmerzbedingter Funktionseinschränkungen anhand der Analysen des winkelspezifischen Kraftverlaufs. Wenngleich in der Theorie plausibel, sind Sensitivität und Spezifität solcher Verfahren empirisch nicht ausreichend belegt.

2.4.1.5 Fazit

Eine isokinetische Kraftdiagnostik bietet aus trainingswissenschaftlicher Sicht nur in Einzelfällen Vorteile gegenüber anderen, meist spezifischeren Test- und Trainingsverfahren.
Wichtige Anwendungsfelder der Isokinetik in der MTT bleiben
- die Verlaufsdokumentation der Kraftleistungsfähigkeit (Diagnostik ➤ 3.6.9.4),
- als Trainingsintervention:
  - Continuous passive motion (CPM),
  - Biofeedback (➤ 2.4.12) und
  - assistives Training (Banzer et al. 2004).

Literatur und weiterführende Literatur

2.4.2 Ergometrie

Christina Rogalski

Durch die Ergometrie wird die körperliche Leistungsfähigkeit gemessen und beurteilt.

2.4.2.1 Messmethode

Unter kontrollierten Bedingungen wird mithilfe einer definierten mechanischen Belastung (Fahrrad-, Laufbandergometer oder Kletterstufen) reproduzierbar, vergleichbar und objektiv eine quantitative Messung der körperlichen Leistungsfähigkeit vorgenommen.

> Standardisierte Untersuchungsabläufe und kalibrierte, geeichte und gewartete Geräte sind Voraussetzung für eine valide Untersuchung.

2.4.2.2 Indikationen

- „Screening und Selektion" (Reiterer 1995, S. 35),
- „Objektivierung von subjektiven Beschwerden" (ebd.),
- Erfassung der körperlichen Belastbarkeit von Patienten,
- Effektivität von Interventionen (z. B. Schrittmacherkontrolle),
- Effektivität medikamentöser Therapie (z. B. bei KHK, Hypertonie),
- Trainings- und Fitnesskontrolle bei Sportlern,
- Kontrolle des Rehabilitationsverlaufs.

2.4.2.3 Kontraindikationen

Absolute Kontraindikationen (nach Trappe u. Löllgen 2000, S. 825):

- Akuter Myokardinfarkt,
- dekompensierte Herzinsuffizienz,
- Herzrhythmusstörungen (mit Symptomatik und/oder eingeschränkter Hämodynamik),
- akute Myo-/Perikarditis,
- schwere Aortenstenose,
- akute Aortendissektion,
- akute Lungenembolie,
- instabile Angina pectoris.

2.4.2.4 Klinische Anwendung

Die Durchführung erfolgt nach WHO-Schema, indem der Patient gegen einen definierten Widerstand antritt (60–80 Umdrehungen pro Minute). Als Eingangswiderstand werden 25 Watt beim Patienten, 50–100 Watt beim Sportler gewählt. Alle zwei Minuten wird der Widerstand um 25 Watt erhöht. Parallel dazu werden ein 12-Kanal-EKG (➤ 2.4.22), der Puls und der Blutdruck registriert. Bei Erreichen der maximalen Herzfrequenz (Berechnung: 220 – Alter in Jahren ± 10) oder der Sollleistung wird die Untersuchung beendet.

Maximale Sollleistung:
Männer: 3 Watt/kg minus 10 % pro Lebensdekade (ab dem 30. Lebensjahr).
Frauen: 2,5 Watt/kg minus 8 % pro Lebensdekade (ab dem 30. Lebensjahr).

Cave

Eine vorzeitige Beendigung der Ergometrie ist erforderlich/in Erwägung zu ziehen, wenn eines der folgenden Abbruchkriterien auftritt (nach Trappe u. Löllgen 2000, S. 826):

Absolute Abbruchkriterien:

- ST-Strecken-Senkung ≥ 3 mm oder -Hebung ≥1 mm,
- Blutdruckabfall > 10 mmHg (Vergleich zum Ausgangs-Blutdruck) mit Zeichen einer myokardialen Ischämie,
- mäßig-schwere Angina pectoris-Symptomatik,
- schwere Dyspnoe,
- Zyanose,
- ventrikuläre Tachykardie (> 30 s anhaltend),
- Erschöpfung des Patienten,
- technische Probleme.

Relative Abbruchkriterien:

- Hypertensive Fehlregulation (RR_{syst} 230–260 mmHg, RR_{diast} ≥ 115 mmHg),
- Blutdruckabfall > 10 mmHg (Vergleich zum Ausgangs-Blutdruck) ohne Zeichen einer myokardialen Ischämie,
- polymorphe Extrasystolie,
- supraventrikuläre Tachykardien,
- Bradyarrhythmien.

Literatur

2.4.3 Laktatmessung

Christina Rogalski

Unterhalb einer physiologischen Schwelle findet ein aerob-alaktazider Abbau von Glukose und Fettsäuren statt, um Energie bereitzustellen. Oberhalb dieser Schwelle bildet sich Laktat (Milchsäure), ein Stoffwechselprodukt, das entsteht, wenn der aufgenommene Sauerstoff nicht ausreicht, um den im Muskel bestehenden Energiebedarf zu decken und der anaerobe Stoffwechsel aktiviert wird. In ➤ Tab. 2.4.1 sind die Stoffwechselvorgänge bei Belastung dargestellt. Im Übergangsbereich wird wenig Laktat produziert, jedoch aus dem Muskel abtransportiert und in der Leber recycelt.

Tab. 2.4.1 Darstellung der Stoffwechselvorgänge bei Belastung.

Stoffwechselmodus	Aerob	Anaerob
Laktatkonzentration	Produktion = Abbau	Produktion > Abbau
Stoffwechselprozess	Kohlenhydrate, Fettsäuren, Eiweiße + Sauerstoff → Energie für den Muskel, Sauerstoff, Kohlendioxid	Kohlenhydrate → Laktat und Energie
Effekt	kontinuierliche Leistungsfähigkeit	kurzfristige Energiebereitstellung mit rasch nachfolgendem Leistungseinbruch

2.4.3.1 Messmethode

Ein mit Kapillarblut aus dem Ohrläppchen benetzter Teststreifen wird in ein Laktatmessgerät gelegt, das mithilfe fotometrischer Methode die Laktatkonzentration bestimmt.

Ärztliche Überwachung
Die Laktatmessung ist ein invasiver Eingriff und fordert eine ärztliche Überwachung. Eine Laktatmessung durch einen Th. in der PT-Praxis oder z. B. auf dem Sportplatz ohne Arzt in Rufweite und ohne vorherige Einweisung ist nicht erlaubt.

Verschiedene **Fehlerquellen** können zu Messungenauigkeiten führen:

- Hämolytisches Blut,
- Probeentnahme aus unzureichend gesäubertem Areal oder aus der Fingerspitze (denn Schweiß enthält viel Laktat),
- zu starkes Pressen des Gewebes bei der Blutentnahme (zu viel Gewebsflüssigkeit in der Probe),
- Bestimmung aus dem ersten Blutstropfen,
- Messungenauigkeiten des Laktatmessgeräts.

Als **Standardwerte für Laktatspiegel** gelten
- für Untrainierte: 4–6 mmol/l,
- für durchschnittlich Ausdauertrainierte: 4 mmol/l,
- für sehr gut Ausdauertrainierte: 2,5–3 mmol/l.

Zur Darstellung der tatsächlichen Energiestoffwechsellage ist die Bestimmung der individuellen anaeroben Schwelle entscheidend. Nicht unumstritten ist die Festlegung des Standardwerts für die Laktatschwelle auf 4 mmol/l.

2.4.3.2 Klinische Anwendung

Die Laktatleistungsdiagnostik wird mit der Zielsetzung durchgeführt, die Ausdauerleistungsfähigkeit des Sportlers zu bestimmen und daraus Trainingsempfehlungen abzuleiten. Für Leistungssportler ist es wichtig zu wissen, wann die Laktatschwelle überschritten wird. Durch Ausdauertraining kann der Leistungsbereich unterhalb der aerob/anaeroben Schwelle langsam angehoben werden. Die Laktatmessung erfolgt z. B. als Laktatstufentest auf dem Laufband mit nachfolgender Erstellung von Laktatleistungskurven (➤ 2.4.9).

Literatur

2.4.4 Pulsoxymetrie

Christina Rogalski

Die Pulsoxymetrie ist ein praktikables, ubiquitär einsetzbares Verfahren zur nicht invasiven, kontinuierlichen Sauerstoffmessung des arteriellen Bluts.

2.4.4.1 Messmethode

Die Messung erfolgt durch eine spektralfotometrische Oxymetrie. Hierzu wird ein Sensor in der Nähe des pulsierenden Gefäßkapillarbetts (z. B. am Finger) angebracht. Der Sensor besteht aus einer Lichtquelle, die rotes und infrarotes Licht aussendet, und einem Fotodetektor, der die Intensität des durchscheinenden Lichts für jede der beiden Wellenlängen misst und an das Pulsoxymeter weitergibt (➤ Abb. 2.4.2). Aus dem Verhältnis beider Werte zueinander berechnet das Pulsoxymeter die arterielle Sauerstoffsättigung, die auch als SpO_2 (Maximalwert 100 %) bezeichnet wird (Lambert-Beer-Gesetz).

Berechnung der arteriellen Sauerstoffsättigung (SpO_2):

$$SpO_2 = \frac{HbO_2}{HbO_2 + Hb}$$

HbO_2: Konzentration des oxygenierten Hämoglobins (mit O_2 beladenes Hämoglobin),
Hb: Konzentration des desoxygenierten Hämoglobins (Transportplätze für O_2 sind frei).

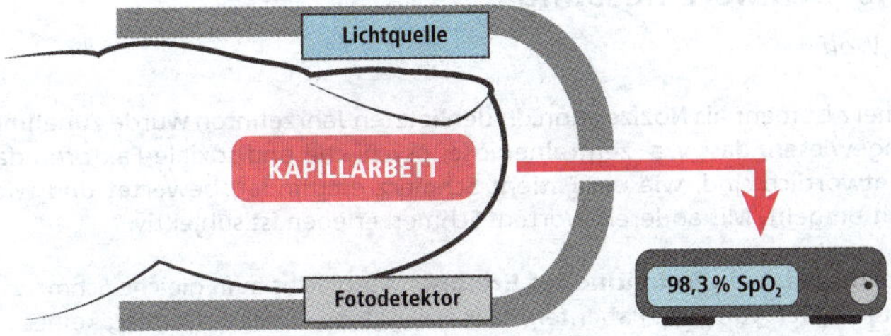

Abb. 2.4.2 Schematische Darstellung des Messprinzips der Pulsoxymetrie.

2.4.4.2 Klinische Anwendung

Die Pulsoxymetrie ist Teil des Standardmonitorings bei Patienten in der perioperativen Überwachung, auf Intensivstationen (➤ 6) oder auch beim Transport kardiorespiratorischer Risikopatienten.

> Die **Vorteile** der Pulsoxymetrie:
> - Einfaches, nicht invasives Verfahren,
> - überall einsetzbar (gilt für Geräte mit Akku),
> - kontinuierliche und schnelle Messung (5–10 Sekunden).

Das Verfahren wird eingesetzt zur:
- Hämodynamischen Überwachung,
- Erkennung von Pulsdefiziten,
- respiratorischen Verlaufskontrolle.

Die besten Messergebnisse lassen sich durch Platzierung des Sensors am Ohrläppchen erzielen. Die nächstbesten Lokalisationen sind die Fingerbeeren und danach die Zehen. In speziellen Fällen sind auch Ableitungen an Hand, Fuß, Zunge oder Nase möglich. Zur Vermeidung von Drucknekrosen sollte die Sensorplatzierung gelegentlich gewechselt werden.
Mögliche Messfehler sind in ➤Tab. 2.4.2 aufgeführt. Sollte es Zweifel über die in der Pulsoxymetrie erhaltenen Werte geben, so ist das Messergebnis durch eine In-vitro-Analyse der arteriellen Sauerstoffsättigung (SpO_2) verifizierbar.

Tab. 2.4.2 Mögliche Messfehler in der Pulsoxymetrie.

	Zu hohe Messwerte	Zu niedrige Messwerte
Fehlerquellen	• Kohlenmonoxidvergiftung.	• Methämoglobinämie, • Methylenblauvergiftung, • Nagelpilz, • Bewegungsartefakte, • dunkle Hautfarbe oder starke Pigmentierung, • Infrarotlampen oder helle Umgebungsbeleuchtung, • verringerte Kapillardurchblutung (z. B. durch Hypothermie oder Schock).

Literatur

2.4.5 Schmerzmessung

Udo Wolf

Schmerz ist mehr als Nozizeption. In den letzten Jahrzehnten wurde zunehmend nachgewiesen, dass v. a. zentralnervöse, psychische und soziale Faktoren dafür verantwortlich sind, wie ein Patient Schmerz empfindet, bewertet und wie er damit umgeht. Mit anderen Worten: Schmerzerleben ist subjektiv.

> **Schmerz ist ein individuelles Erlebnis:** Vergleicht man gleiche Schmerzintensitäten von zwei Patienten, so werden diese in der Befragung keinesfalls gleiche Schmerzerlebnisse beschreiben. Von gleichen Schmerzintensitäten kann man nicht auf einen gleichen Schweregrad der zugrunde liegenden Erkrankungen schließen.

2.4.5.1 Messmethoden

Schmerz ist ein subjektives, individuelles Erlebnis, kann aber in seiner subjektiven Ausprägung vom Patienten quantifiziert werden. Hierzu können verschiedene Schmerzskalen benutzt werden. Üblicherweise handelt es sich dabei um eine von 0 bis 100 Punkte reichende **Visuelle Analogskala** (VAS), bei der der Patient die Intensität auf einem Schieberegler auf einer zehn Zentimeter langen Linie zwischen den Extrema „kein Schmerz" und „größtmöglicher vorstellbarer Schmerz" einstellt, ohne die korrespondierenden Zahlen zu sehen. Die VAS gilt als „Health Related Patient Reported Outcome" (HR-PRO) und wird im entsprechenden Kapitel ausführlich beschrieben (➤ 2.2.3.3, ➤ Abb. 2.2.2, ➤ Abb. 2.2.3).

Weitere Möglichkeiten zur Schmerzmessung sind:

- **Numerische Skalen:**
  - Der Patient quantifiziert die Schmerzstärke verbal mit einem Wert zwischen 0 und 10 (Kröner-Herwig et al. 2017).
  - **Bei betagten Patienten** sind Werte von 1 bis 6 (entsprechend der bekannten Benotung von schulischen Leistungen) besser geeignet, wobei 0 die völlige Schmerzfreiheit beschreibt (ebd.) (Bsp. ➤ Abb. 2.4.3).
- **Bei Kindern** können die Intensitäten durch mehr oder weniger schmerzverzerrte Gesichter gemessen werden (ebd.) (Bsp. ➤ Abb. 2.4.4, ➤ Abb. 2.4.5).

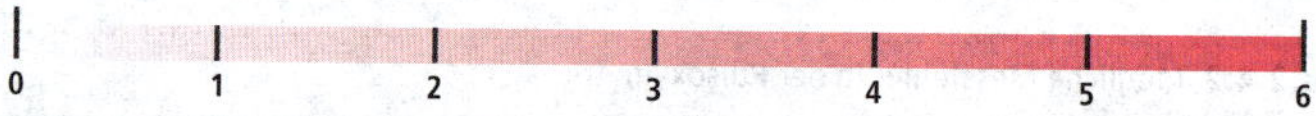

Abb. 2.4.3 Numerische Rating-Skala, NRS (0–6) (Wolf 2012).

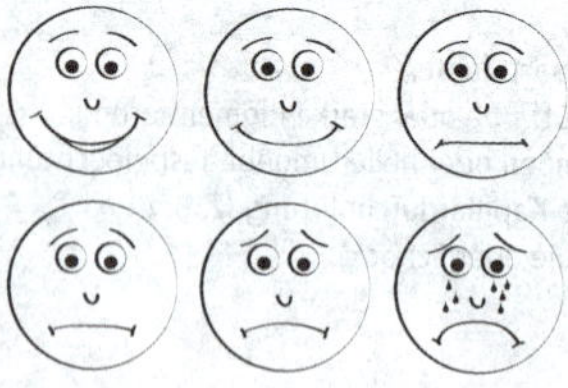

Abb. 2.4.4 Smilies zur Messung der Schmerzintensität bei Kindern (Wolf 2012).

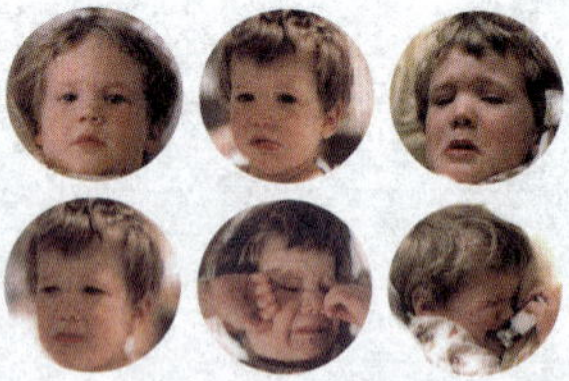

Abb. 2.4.5 Oucher (1983 entwickelt und urheberrechtlich geschützt, Judith E. Beyer, Ph.D., RN, (University of Missouri-Kansas City School of Nursing, Retired), USA).

2.4.5.2 Ergebnisinterpretation

Wie die gemessene subjektive Schmerzstärke den Patienten beeinträchtigt, geht aus den gewonnenen Werten nicht hervor. Patienten, die es gewohnt sind, sich trotz starker Schmerzen zu bewegen (z. B. bei primär chronischer Polyarthritis, PCP), sind deutlich weniger im Alltag eingeschränkt als solche, die gerade eine akute schmerzhafte Erkrankung erleben (z. B. aktivierte Hüftgelenksarthrose). Daher ist eine zusätzliche Beurteilung der Funktion erforderlich, die in Verbindung mit dem Schmerz interpretiert werden muss.
Für die Therapieplanung (➤ 3.17) ist eine umfassende Schmerzanamnese (➤ 2.1.2.4) notwendig.

Literatur

2.4.6 Spirometrie

Christina Rogalski

Das klassische Verfahren zur Lungenfunktionsprüfung (LUFU ➤ 3.2.3.7) ist die Spirometrie. Sie umfasst die Messung von Lungenvolumen und Atemstromstärke. Die Messergebnisse werden in einem Spirogramm dargestellt (Bsp. ➤ Abb. 2.4.6).

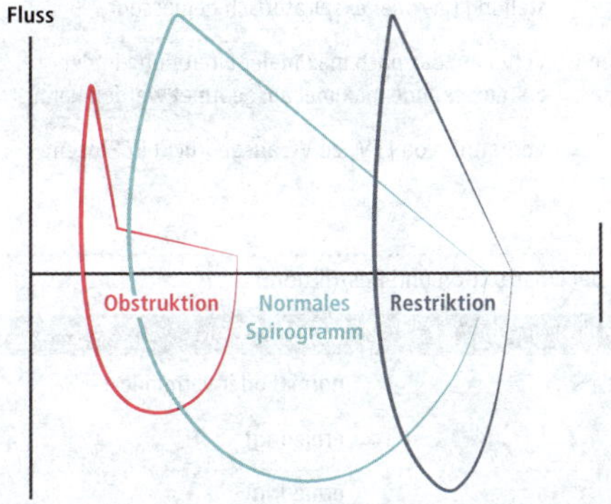

Abb. 2.4.6 Fluss-Volumen-Diagramme.

2.4.6.1 Messmethode

Die Messung erfolgt mithilfe eines Spirometers. Über ein Mundstück atmet der Patient in das Atemrohr des Spirometers ein und aus. Eine Nasenklemme verhindert dabei die Nasenatmung. Es erfolgt eine elektronische Messung der Kraft, mit der ein- und ausgeatmet wird, sowie die Bestimmung der Menge der eingeatmeten Luft (pro Zeit).
Die Messung wird mindestens zweimal wiederholt (jedoch nicht häufiger als achtmal). Reproduzierbare Spirogramme liegen vor, wenn die beiden höchsten FVC-Werte (forcierte Vitalkapazität) und die beiden höchsten FEV_1-Werte (forciertes exspiratorisches Volumen, Einsekundenkapazität) weniger als 0,15 l voneinander abweichen.

> Eine Spirometrie ist stark abhängig von der Mitarbeit des Patienten, der daher genau eingewiesen werden muss. Für eine korrekte Diagnose ist eine schnelle forcierte Ausatmung zwingend notwendig. Viele typische Fehler können in der Fluss-Volumen-Kurve (➤ Abb. 2.4.6) erkannt werden, Bsp.:
> - Hustet der Patient, ist die Ausatmungskurve nicht geradlinig, sondern deutlich gezackt.
> - Atmet der Patient nicht motiviert und lange genug aus, führt die Ausatmungskurve nicht kontinuierlich bis zur x-Achse, sondern wird zuvor abgebrochen.
> - Zögert der Patient bei der Ausatmung, ist der Anstieg in der Kurve nicht gerade und der Peak ist nach rechts versetzt.

2.4.6.2 Klinische Anwendung

Mithilfe der Spirometrie lassen sich Lungenerkrankungen diagnostizieren und deren Verlauf beurteilen. Zur Unterscheidung von obstruktiven (Atemwege sind verengt oder verlegt) und restriktiven (das Lungenvolumen ist verringert) Ventilationsstörungen sind die in ➤ Tab. 2.4.3 aufgelisteten Messgrößen die wichtigsten Parameter. ➤ Tab. 2.4.4 stellt die Konstellation der Werte bei Obstruktion und Restriktion dar.

Tab. 2.4.3 Wichtige Parameter der Spirometrie zur Unterscheidung zwischen obstruktiven und restriktiven Lungenerkrankungen.

Parameter	Intervall
Vitalkapazität (engl. vital capacity, VC)	Volumen zwischen maximaler In- und Exspirationsstellung (in- oder exspiratorisch gemessen).
Forciertes exspiratorisches Volumen (FEV_1, Einsekundenkapazität)	Volumen, das nach maximaler Einatmung in der ersten Sekunde maximal ausgeatmet werden kann.
Tiffeneau-Index (FEV_1 %, relative Einsekundenkapazität ➤ 3.2.3.6)	Verhältnis von FEV_1 zu VC ausgedrückt in Prozent.

Tab. 2.4.4 Lungenfunktionswerte bei Obstruktion und Restriktion.

Parameter	Restriktion	Obstruktion
VC	vermindert	normal oder vermindert
FEV_1	erniedrigt	erniedrigt
Tiffeneau-Index	normal	erniedrigt

Literatur

2.4.7 Gleichgewichtsmessung

Christina Rogalski

Das Körpergleichgewicht ist die Voraussetzung aller menschlichen Bewegungen und essenziell für die Mobilität und selbstständige Versorgung. Es ist vom Gleichgewichtssinn abhängig, der zur Feststellung der Körperhaltung und Orientierung im Raum dient. Verschiedene Körperfunktionen/-systeme spielen hierbei eine Rolle:

- Gleichgewichtsorgan im Innenohr,
- Kleinhirn,
- Sehbahn und andere Sinne und Reflexe.

2.4.7.1 Messmethoden

Die Gleichgewichtsfähigkeit stellt eine komplexe Leistung des Körpers dar und ist daher nicht direkt messbar. Zum einen ist aber die Erfassung über computergestützte Verfahren möglich, zum anderen kommen sportmotorische Tests zum Einsatz.

■ Sportmotorische Tests

Ein Bsp. ist der **Gleichgewichtstest nach Wydra** (GGT) (➤ Tab. 2.4.5).
In modifizierter Form liegt er auch für die Rehabilitation vor (GGT-Reha) und ist dann in drei Blöcke aufgeteilt: Prüfung des statischen und des dynamischen Gleichgewichts, letzteres unter einfachen und erschwerten Bedingungen (0 bis 3 Punkte).

Tab. 2.4.5 Einordnung der Items des Gleichgewichtstests (nach Wydra 1993).

Statisches Gleichgewicht	Dynamisches Gleichgewicht
• Einbeinstand/-schwingen (mit Drehung und geschlossenen Augen), • Achterkreisen.	• Balancieren vorwärts (mit halber Drehung) und rückwärts (mit halber/ganzer Drehung sowie mit geschlossenen Augen), • Ball prellen, • Hampelmann.

■ Computergestützte Tests

Diverse technische Methoden haben mittlerweile Einzug in die bewegungstherapeutische Praxis gefunden. Bei der **Posturografie** (Gleichgewichtsanalyse) tritt der Proband auf eine (neigbare) Messplatte, die über Sensoren Gleichgewichtsverlagerungen registriert. Ein Beispielsystem ist der S3-Körperstabilitätstest, aus dessen Messwerten der **Stabilitätsindex** berechnet wird. Der Stabilitätsindex kann Werte zwischen 1 (sehr gut) und 9 (sehr schwach) annehmen und drückt die komplexe sensomotorische Leistungsfähigkeit der Testperson aus. Normwerte für den Stabilitätsindex sind in ➤ Abb. 2.4.7 dargestellt.

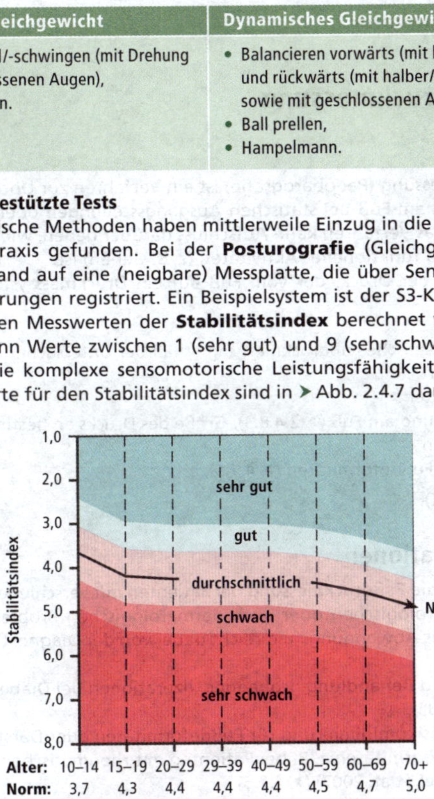

Abb. 2.4.7 Normwerte des Stabilitätsindex (nach Tilscher et al. 2007).

Cave

Die Übungen bei der Gleichgewichtsmessung können zum Gleichgewichtsverlust führen, sodass eine erhöhte Sturzgefahr besteht. Auf eine ausreichende Sicherheitsstellung sollte daher geachtet werden.

2.4.7.2 Klinische Anwendung

Die Gleichgewichtsmessung ermittelt die Fähigkeit, bei Belastung der unteren Extremität das Gleichgewicht zu regulieren (Standstabilität). Durch dieses Verfahren können sowohl die Gleichgewichts- als auch die Haltekontrolle der Muskeln analysiert und ggf. ein Hinweis auf Störungen der Koordinationsfähigkeit erhalten werden. Im Kontext der PT dient die Gleichgewichtsmessung z. B. als Kontrollinstrument für Trainings- oder Therapiefortschritte, als Messinstrument für sportmedizinische oder orthopädische Befunderhebung oder sie kommt im sportlichen Training zum Einsatz.

Literatur

2.4.8 Fußdruckmessung

Natalie Altschuck

Die Fußdruckmessung (Pedobarografie) ist ein Verfahren zur Untersuchung der Druckverteilung am Fuß bei statischen Ausgangsstellungen oder dynamischen Bewegungen. Das Verfahren kann Aufschluss darüber geben, wie die Belastung am Fuß während funktioneller Aktivitäten (z. B. Gehen) ist.
Gemessen wird der Druck, der vom Fuß auf ein Druckmesssystem (➤ 2.4.8.2) ausgeübt wird.

Durch die dynamische Fußdruckmessung erhält der Untersucher Informationen über
- Abrollverhalten,
- Druckverteilung am Fuß (➤ 2.4.8.3), Größe des Drucks an bestimmten Fußbereichen,
- bestehende Fußdeformitäten (➤ 4.7.5),

(Liu et al. 2011).

2.4.8.1 Indikationen

Eingesetzt wird die Fußdruckmessung bei Patienten mit verschiedenen muskuloskelettalen, neurologischen oder auch dermatologischen Problemen (Orlin u. McPoil 2000). Das Anwendungsfeld reicht dabei von der Diagnostik bis zur Therapie; Beispiele:
- Abklärung und Behandlung drohender Ulzerationen bei Diabetespatienten (van Schie 2005),
- Prophylaxe/Risikominimierung für Fußdeformitäten oder Darstellung bestehender Fußdeformitäten z. B. bei Patienten mit rheumatischen Erkrankungen (Schmiegel et al. 2007) (➤ 4.7.5),
- Beurteilung des Abrollvorgangs (räumlich/zeitlich) bei Patienten z. B. nach Schlaganfall (➤ 8.4.1.1),
- Als Biofeedback-System (➤ 2.4.12) in der Behandlung:

- Um dem Patienten die Druckbelastung während des Stehens oder Gehens zu verdeutlichen,
- zum Balancetraining (Gomes et al. 2013, Sharma et al. 2014).

- Bei Verwendung von Druckmesssohlen (➤ 2.4.8.2.2) bietet sich auch die Möglichkeit, die Einlagen des Patienten im Schuh zu untersuchen oder die Druckbelastung im Schuh selbst festzustellen.

2.4.8.2 Druckmesssysteme

Es existieren zwei Arten von Systemen zur Untersuchung der Druckverteilung:

- Druckmessplatte (➤ 2.4.8.2.1),
- Sohlenmesssystem (➤ 2.4.8.2.2).

Beide Systeme arbeiten mit Drucksensoren, die die einwirkende Kraft pro definierter Fläche als Druck darstellen. Berechnet wird der Druck **P** (engl. pressure) über die vertikale Kraft **F** (engl. force) geteilt durch die Fläche **a** (engl. area), auf die diese vertikale Kraft einwirkt:

$$P = \frac{F}{a} \quad \text{(N/cm}^2 \text{ oder Pascal)}$$

Es kann ausschließlich die vertikale Kraft, also die Kraft die senkrecht zwischen Körper und Untergrund wirkt, gemessen werden. Die Messung von Scherkräfte, die von anterior/posterior oder medio/lateral wirken, ist mit diesem Verfahren nicht möglich. Um alle drei Richtungen der Kraft darstellen und untersuchen zu können, benötigt man eine sog. Kraftmessplatte.

2.4.8.2.1 Druckmessplatte

Die Druckmessplatte liegt idealerweise eingelassen in einer Laufstrecke und ist für den Patienten beinahe unsichtbar, sodass dieser seine Schrittlänge nicht bewusst anpasst.

> Eine **Schrittlängeanpassung** könnte zu Veränderungen der normalen Belastungen am Fuß führen und ist daher nicht erwünscht. Aus diesem Grund wird dem Patienten nicht gesagt, wo genau sich die Druckmessplatte am Boden befindet, bzw. ihm wird nicht gesagt, dass er genau über diese Platte gehen soll.

Der Patient kann barfuß über die Platte gehen, um die Druckverteilung am Fuß zu untersuchen, oder er geht mit seinen Schuhen hinüber, um den Druck zwischen Schuh und Platte sichtbar zu machen. Die Platte muss mit dem gesamten Fuß berührt werden, um valide (gültige) Werte zu erhalten. Aufgrund der Variabilität des individuellen Gangbildes werden mehrere Schrittzyklen (➤ 2.3) und damit mehrere Durchgänge benötigt. Es wird ein Minimum von zwei bis drei Schrittzyklen über die Platte empfohlen, um im Mittel eine Aussage über die Druckverteilung geben zu können (Hughes et al. 1991, Meyers-Rice et al. 1994).

2.4.8.2.2 Druckmesssohlen

Werden die Druckmesssohlen eingesetzt, ist es möglich, die Druckverteilung im Schuh selbst, also zwischen Fuß und Schuh, zu untersuchen. Es können mehrere Gangzyklen hintereinander aufgezeichnet werden, das Problem der Schrittlängenanpassung (➤ 2.4.8.2.1) besteht bei diesem System nicht.

Ein Nachteil ist, dass sich das Sohlensystem innerhalb des Schuhs bewegen kann und so die Aussagekraft verfälscht werden könnte. Auch sollte simultan eine mit dem Sohlensystem synchronisierte Videoaufzeichnung gemacht werden, da ansonsten Beschleunigen, Bremsen, Umdrehen oder Stolpern mit in die Auswertung fließen würden, was wiederum die mittlere und maximale Druckverteilung verändert.

2

2.4.8.3 Druckverteilung am Fuß

Die Variablen, die u. a. mit dem Druckmesssystem bei dynamischen Bewegungen untersucht werden können, sind:

- Druckspitzen während einer Bewegung,
- mittlerer Druck,
- Größe der einwirkenden Kraft sowie zeitlicher/räumlicher Verlauf des Kraftangriffspunkts während einer Bewegung,
- Auftrittfläche.

Verschiedene Softwaresysteme können diese Variablen als Zahlen ausgeben oder grafisch darstellen. Bei der grafischen Darstellung ist es dem Untersucher möglich, mit einem Blick die **Druckverteilung** am Fuß zu bewerten: Bereiche mit sehr hohem Druck werden je nach System rot oder pink dargestellt, Bereiche mit weniger Druck grün, blau und schwarz (➤ Abb. 2.4.8 links). Dieses Farbschema, das zusätzlich als 3D-Spitzen-Darstellung gezeigt werden kann (➤ Abb. 2.4.8 rechts), ist auch für den Patienten verständlich und kann somit genutzt werden, um ihm die Druckbelastung oder -verteilung während einer Bewegung aufzuzeigen (Cavanagh u. Ulbrecht 1991).

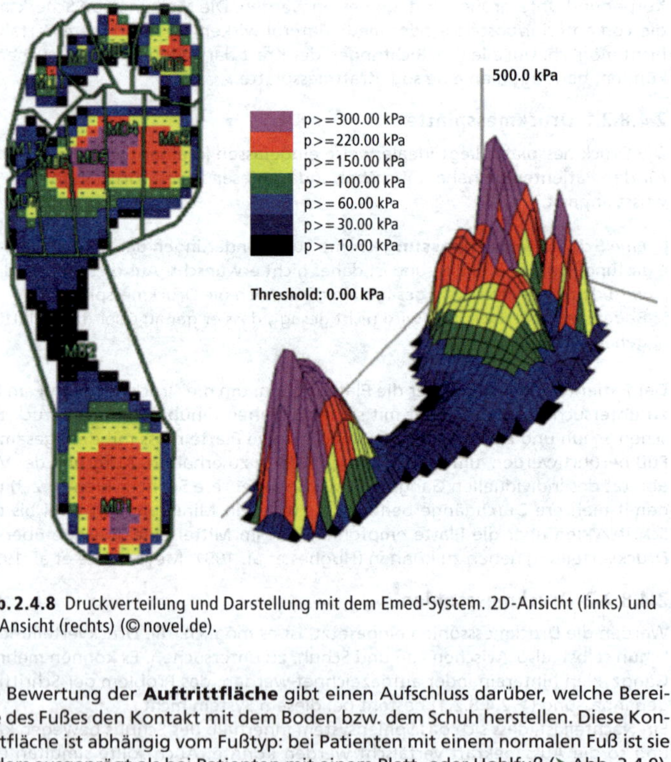

Abb. 2.4.8 Druckverteilung und Darstellung mit dem Emed-System. 2D-Ansicht (links) und 3D-Ansicht (rechts) (© novel.de).

Die Bewertung der **Auftrittfläche** gibt einen Aufschluss darüber, welche Bereiche des Fußes den Kontakt mit dem Boden bzw. dem Schuh herstellen. Diese Kontaktfläche ist abhängig vom Fußtyp: bei Patienten mit einem normalen Fuß ist sie anders ausgeprägt als bei Patienten mit einem Platt- oder Hohlfuß (➤ Abb. 2.4.9). Die ➤ Abb. 2.4.9 (links) zeigt die maximale Druckverteilung eines normalen Fußes durch den Abrollvorgang. Die Belastung ist auf der Ferse, im Bereich des mittleren und medialen Vorfußes und im Bereich der Zehen (v. a. Großzehe) am größten. Weniger Belastung findet sich im Mittelfußbereich, wobei der laterale

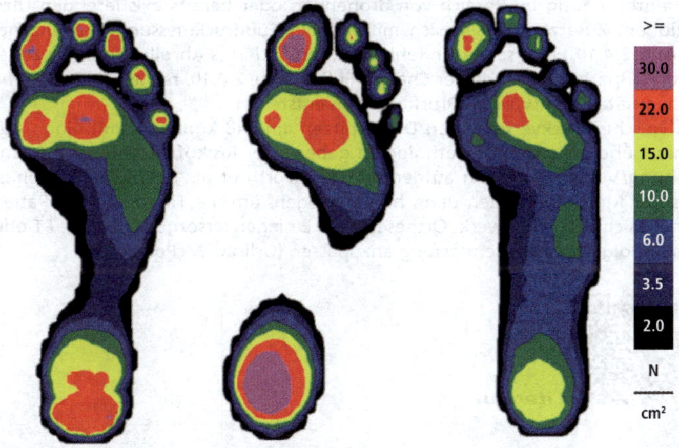

Abb. 2.4.9 Typische Verteilung des Maximaldrucks und der Auftrittsfläche während der Standphase bei verschiedenen Fußtypen. Links: Normal-Fuß, Mitte: Hohlfuß, rechts: Knickplattfuß (© novel.de).

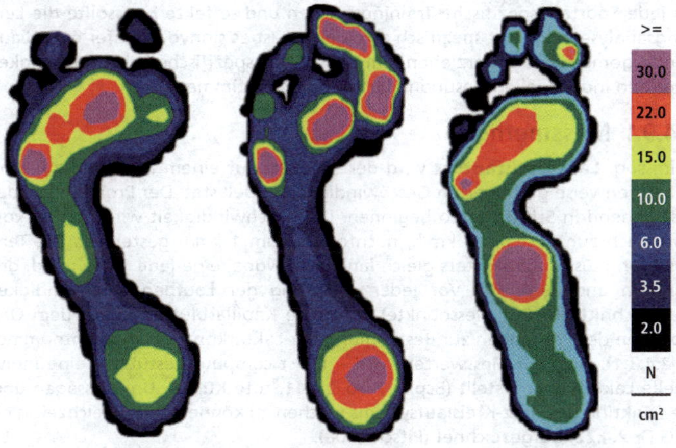

Abb. 2.4.10 Maximaler Druck während der Standphase bei Patienten mit Diabetes mellitus: Ferse häufig weniger stark belastet, hier erhöhter Druck im Bereich der Metatarsalregion (enspricht bestehender oder drohender Ulzeration). Zusätzlich dargestellte Befunde: Krallenzehen (links), Charcot-Fuß (rechts) (© novel.de).

Teil des Mittelfußes leicht belastet wird. Medial zeigt sich aufgrund des medialen Fußgewölbes keine Druckbelastung. Abhängig vom Fußtyp und der Höhe des medialen Fußgewölbes verändert sich die Druckverteilung (➤ Abb. 2.4.9, Mitte, rechts).

Die ➤ Abb. 2.4.10 zeigt die Druckverteilung während des Abrollvorgangs bei drei Patienten mit Diabetes mellitus (➤ 9.5). U. U. wird die Ferse aufgrund von Gangbildveränderungen, die z. B. durch Fußschmerzen hervorgerufen werden können, weniger stark belastet. Die Druckspitzen finden sich bei diesen

Patienten häufig im Bereich von drohenden oder bereits existierenden Ulzerationen. Zusätzlich lassen sich mithilfe der Fußdruckmessung Krallenzehen (➤ Abb. 2.4.10, links) sowie ein fehlendes/vermindertes Abrollen über die Zehen oder Fußpathologien wie der Charcot-Fuß (➤ Abb. 2.4.10, rechts) darstellen, bei dem zusätzliche atypische Druckbereiche entstehen.
Untypische Druckverteilungen/Druckspitzen am Fuß können somit einen Aufschluss über existierende Pathologien geben oder Risikofaktoren für ihre Entstehung/Verschlechterung aufdecken (Duckworth et al. 1985). Die Ergebnisse aus der Messung werden dann herangezogen, um die Therapien des Patienten hinsichtlich Schuhwerk, Orthesen oder Einlagenversorgung (➤ 4.9), PT oder notwendiger Gewichtsentlastung anzupassen (Orlin u. McPoil 2000).

Literatur

2.4.9 Ausdauertest auf dem Laufband – Laktatstufentest

Christina Rogalski

Da jede Sportart spezifische Trainingsformen und -effekte hat, sollte die Leistungsanalyse möglichst spezifisch erfolgen. So ist es sinnvoll, Läufer einer Laufbandergometrie zu unterziehen, um die sportartspezifische Leistungsfähigkeit oder den individuellen Gesundheitszustand zu bestimmen.

2.4.9.1 Messmethode

Beim sog. **Laktatstufentest** wird der Proband auf einem Laufband zunächst mit stufenweise gesteigerten Geschwindigkeiten belastet. Der Proband soll den Test gehend in Schritttempo beginnen. Die Geschwindigkeit wird hierbei kontinuierlich zunächst um 2 km/h, nachfolgend um 1 km/h gesteigert. Die Tempostufen müssen dabei stets gleich lang sein, wobei eine jede Stufe mind. drei Minuten andauern soll. Vor jeder Änderung der Laufbandgeschwindigkeit (durchschnittlich fünf Messpunkte) wird eine Kapillarblutprobe aus dem Ohrläppchen des Probanden zur Bestimmung der Laktatkonzentration entnommen (➤ 2.4.3.1). Aus den Messwerten wird – meist computergestützt – eine individuelle Laktatkurve erstellt (Bsp. ➤ Abb. 2.4.11, rote Kurve). Um Aussagen über die Funktion des Herz-Kreislaufsystems machen zu können, wird gleichzeitig ein EKG (➤ 2.4.22) aufgezeichnet (Pitsch 2008).

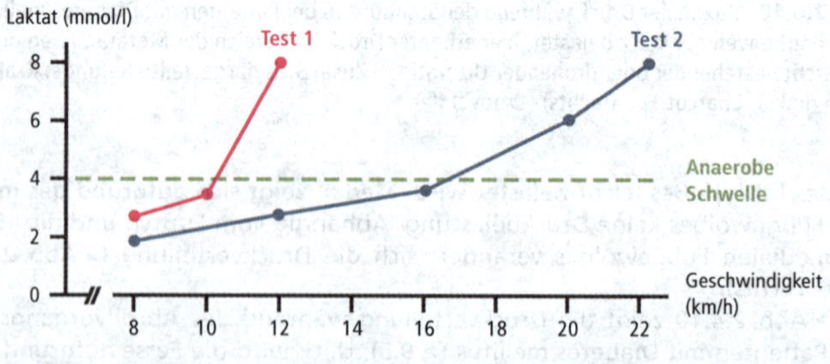

Abb. 2.4.11 Beispielhafte Laktatkurven aus Laktatstufentests. Rote Kurve: 1. Test, untrainiert. Blaue Kurve: 2. Test, nach Ausdauertraining.

Da das Ess- und Trainingsverhalten des Probanden Auswirkungen auf das Testergebnis des Laktatstufentests hat, sollten ihm im Vorfeld folgende Hinweise gegeben werden:

- Zwei Stunden vor dem Test keine Mahlzeit mehr einnehmen, allerdings ausreichend trinken.
- Am Tag vor dem Test kein hartes Training und normale Ernährung.
- Sollen zwei Tests miteinander verglichen werden, so ist ein gleichartiges Ess- und Trainingsverhalten vor beiden Tests erforderlich.

2.4.9.2 Klinische Anwendung

Für Läufer (außer Kurzstrecke) ist die Ausdauer der leistungslimitierende Faktor. Die Ausdauerarten, die in der Trainingslehre unterschieden werden, sind in ➤ Tab. 2.4.6 dargestellt.

Tab. 2.4.6 Ausdauerarten und Dauer der Beanspruchung.

Ausdauerart	Intervall
Kurzzeitausdauer	30 s–2 min
Mittelzeitausdauer	> 2–10 min
Langzeitausdauer I	> 10–35 min
Langzeitausdauer II	> 35–90 min
Langzeitausdauer III	> 90 min–6 h
Langzeitausdauer IV	> 6 h

Ziel des Läufers ist es, möglichst unterhalb der Laktatschwelle zu bleiben und sich den Einsatz anaerober Reserven allenfalls beim Schlussspurt zu leisten (➤ 3.6.8.3.1). Daher ist das Trainingsziel, das Erreichen der anaeroben Schwelle im Koordinatensystem nach rechts zu schieben (➤ Abb. 2.4.11, blaue Kurve). Allerdings ist eine Laktatmessung lediglich für Amateur- und Profisportler sinnvoll und eher weniger für Freizeitsportler geeignet.

Zur standardisierten Durchführung des Laktatleistungstests wurde eine Zertifizierung durch die Deutsche Gesellschaft für Sportmedizin und Prävention e. V. eingeführt, sodass die Auswertung durch qualifizierte Sportärzte erfolgt.

Literatur

2.4.10 Elektromyografie

Christian Thiel

Unter Elektromyografie (EMG) versteht man die Registrierung, Analyse und Darstellung von **Summenaktionspotenzialen** aktiver motorischer Einheiten mit dem Ziel, Auskunft über den zeitlichen Verlauf und das Ausmaß der Skelettmuskelaktivität zu erhalten.

2.4.10.1 Messmethode

Zur EMG werden im therapeutischen Kontext meist Oberflächenelektroden eingesetzt, sodass man ein Überlagerungssignal der einzelnen Aktionspotenziale unterschiedlicher motorischer Einheiten erhält.
Die Auswahl der zu observierenden Muskeln und die Lokalisation der Elektroden haben großen Einfluss auf das Messergebnis. Aufgrund der komplexen Interaktion von Agonisten, Synergisten und Antagonisten werden Bewegungen durch Observation eines einzelnen Muskels i. d. R. nicht korrekt abgebildet. Bipolare Ableitungen in Faserlängsrichtung des Muskels sind weniger störungsanfällig. Für die Ableitung kleiner Muskeln oder der myoelektrischen Aktivität größerer Areale bieten allerdings monopolare Ableitungen Vorteile.
Zur **Verbesserung** der Signal/Noise-Rate, zur Reduktion von Cross-Talk und zur Vermeidung von Artefakten sind bei der hochfrequenten Signalaufnahme (i. d. R. 1.000 Hz) u. a. folgende Prinzipien zu berücksichtigen:

- Rasur und Abreiben der Haut,
- Nutzung kleiner Elektroden (≤ 10 mm Durchmesser),
- Platzierung der Referenzelektrode auf Gelenken/knöchernen Bereichen,
- elektrodennahe Anbringung der Verstärker,
- Zugentlastung zuführender Leitungen.

Folgende **konfundierende Faktoren** spielen eine Rolle:

- Bewegungen der Muskulatur unter der Elektrode oder Bewegungen der Elektrode auf der Haut,
- Dicke des Unterhautfettgewebes,
- Aktivität benachbarter Muskulatur,
- Gewebetemperatur.

2.4.10.2 Datenaufbereitung und Ergebnisinterpretation

Rohe EMG-Signale (➤ Abb. 2.4.12) sind stochastischer Natur. Die Datenaufbereitung kann je nach Anwendungszweck folgende Schritte beinhalten:

- Hochpass- und Tiefpass-Filterung,
- Gleichrichtung,
- Glättung (z. B. mithilfe digitaler Filter),
- Amplitudennormalisierung (Normierung relativ zur maximalen willkürlichen Kontraktion oder zum Mittelwert über den gesamten Messvorgang),
- Normierung in Einzelzyklen und Zeitnormierung (bei variierender Zyklusdauer der Bewegung, z. B. Gehen),
- Mittelung der Signale mehrerer gleichartiger Bewegungsausführungen.

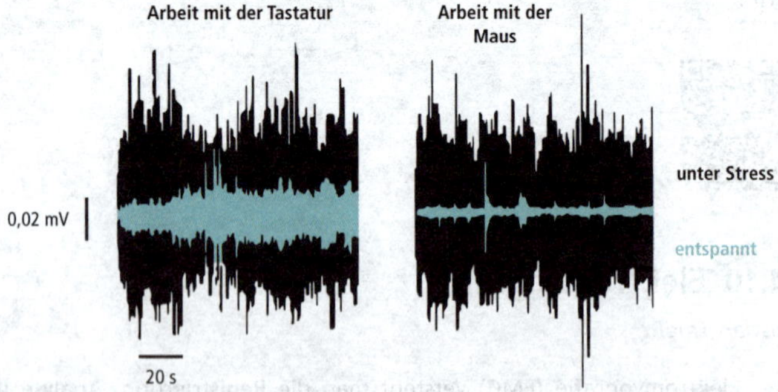

Abb. 2.4.12 Roh-EMG des dominanten M. trapezius, Pars descendens einer Patientin mit chronischen Nackenschmerzen während simulierter, standardisierter Büroarbeiten unter entspannten Bedingungen (blau) und bei Stress (schwarz) (Abbildung in Anlehnung an Bruflat et al. 2012).

Vergleiche ermittelter EMG-Amplituden (im Sinne der Stärke muskulärer Aktivierung) zwischen Muskeln und Personen sind nur innerhalb derselben Elektrodenklebung oder nach Anwendung von Normierungsverfahren gestattet. Zwischen EMG-Signal und Muskelkraft besteht kein linearer, reproduzierbarer Zusammenhang, sodass allein anhand eines EMG keine exakte Quantifizierung der erbrachten Muskelkraft möglich ist.

Vor dem Hintergrund der methodischen Komplexität der Elektromyografie sollten die psychometrischen Eigenschaften kommerziell erhältlicher und durch Laien bedienter „EMG-Automaten" kritische Beachtung finden. Eine detaillierte Methodenbeschreibung findet sich in nationalen und internationalen Standards (Pfeifer et al. 2003, Hermens 1999).

2.4.10.3 Klinische Anwendung

In der Medizinischen Trainingstherapie (MTT ➤ 3.6) unterstützt die EMG die Dokumentation von therapeutischen Interventionen, hilft Patienten, bestimmte Muskeln zu einer bestimmten Zeit zu aktivieren, erlaubt die Analyse und Optimierung von Bewegungen und schätzt muskuläre Beanspruchung oder Ermüdung ein.

Weitere klinische Anwendungsgebiete umfassen die Diagnostik von Über- oder Fehlfunktionen definierter Muskelgruppen (z. B. der Kiefermuskulatur ➤ 14), die Diagnostik von Nerven- und Muskelerkrankungen (z. T. gemeinsam mit einer Elektroneurografie) sowie die Registrierung der Muskelfunktion bei akuten Verletzungen oder degenerativen Erkrankungen des Bewegungsapparates (z. B. nach Bandscheibenvorfällen).

Die EMG gehört in der neurologischen und muskuloskelettalen Rehabilitation zu den am häufigsten eingesetzten Biofeedback-Methoden (➤ 2.4.12.3.2).

Literatur und weiterführende Literatur

2.4.11 Rasterstereografie

Verena Gesing

Die Rasterstereografie vermisst die Körperoberfläche optisch; dies geschieht berührungs-, belastungs- und strahlungsfrei. Das Gerät arbeitet nach dem Prinzip der stereo-fotogrammetrischen Oberflächenvermessung; aus dieser Messung kann nachfolgend eine Rekonstruktion der Körperoberfläche und eine dreidimensionale Rekonstruktion der Wirbelsäule erstellt werden.

2.4.11.1 Messmethode

Im Folgenden wird v. a. auf die Vermessung der Rückenoberfläche mittels Rasterstereografie eingegangen, da diese im Rahmen der PT häufig zur Anwendung kommt.

Der Rücken wird von einer Kamera aufgenommen, während er mit einem Projektor bestrahlt wird. Der Projektor projiziert ein Linienraster aus horizontal verlaufenden Linien auf den Körper. Die Oberflächenpunkte, die von einer Rasterlinie getroffen werden, werden mithilfe von **Triangulation** rekonstruiert. Dabei findet eine Messung von zwei Ausgangspunkten statt, die einen fest definierten Abstand zueinander haben. In Bezug auf diese Ausgangspunkte können dann mithilfe von Winkelmessungen weitere Punkte im Raum bestimmt werden. Auf diese Weise wird die Rückenoberfläche vermessen und eine dreidimensionale Modellrekonstruktion der Wirbelsäule erstellt. Folglich kann dank der Rasterstereografie sowohl eine Darstellung der Wirbelsäule als auch eine

Haltungsanalyse in der sagittalen, transversalen und frontalen Ebene erfolgen. Neben 3D- sind auch 4D-Analysen mittels Rasterstereographie möglich, z. B. mit dem Diers Formetric 4D®. Hierbei erfolgt die Messung über einen längeren Zeitraum, sodass Schwankungen in der Haltung erfasst und Durchschnittswerte gebildet werden können.

> Mithilfe der Rasterstereografie kann lediglich der Verlauf der Wirbelsäule in der sagittalen, transversalen und frontalen Ebene abgebildet werden. Frakturen, Tumoren usw. können mit dieser Technik nicht dargestellt werden.

Die Messung mittels Rasterstereografie ist in ➤ Abb. 2.4.13 dargestellt, das projizierte Linienraster ist zu erkennen. Die Marker können manuell an definierten Punkten (Spina iliaca posterior superior und C7) gesetzt werden. Das Gerät ist allerdings auch in der Lage, diese Punkte selbstständig zu erfassen. Auf der Abbildung erkennt man zusätzlich eine Positionsmessung der Scapulae; hier sind ebenfalls Marker an Referenzpunkten der Scapulae angebracht.

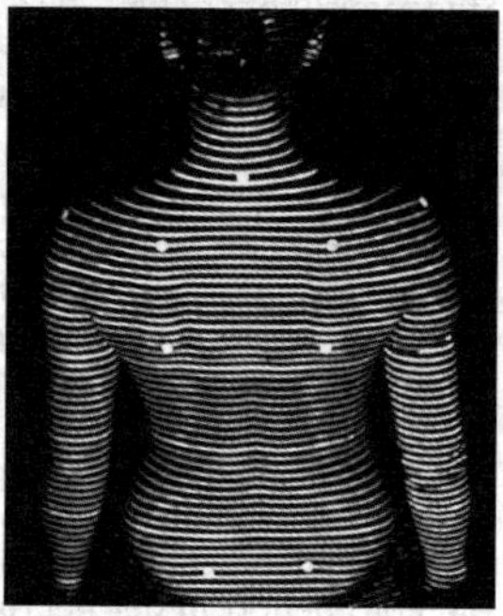

Abb. 2.4.13 Rasterstereografiemessung.

2.4.11.2 Indikationen

Die Rasterstereografie wird angewendet bei Patienten mit:

- Skoliose (Skoliose-Patienten müssen sehr oft geröntgt werden, daher ist diese strahlenfreie Methode eine schonende Alternative; ➤ 4.1.3.3.11),
- Haltungsaufälligkeiten,
- muskulären Dysbalancen,
- Rückenschmerzen,
- kraniomandibulärer Dysfunktion,
- Beinlängendifferenzen (z. B. nach Implantation einer Prothese).

2.4.11.3 Klinische Anwendung

Die Rasterstereographie ist ein valides und reliables Verfahren zur Vermessung der Körperoberfläche, das Rückschlüsse auf den Verlauf der WS zulässt (Hackenberg et al. 2003, Mohokum et al. 2010). Neben der 3D- wurde auch die 4D-Rasterstereographie wissenschaftlich untersucht und wies eine sehr gute Reliabilität auf (ICC 0.88–1.00) (Alzyoud et al. 2020). Die Rasterstereografie eignet sich, um den Therapieverlauf bei den oben genannten Indikationen darzustellen, objektiv zu kontrollieren und zu beurteilen. Bsp.:

- Wenn ein Patient mit einer BWS-Problematik aufgrund einer verstärkten Kyphose in die Behandlung kommt, kann der Grad der Kyphose mithilfe der Rasterstereografie ermittelt werden. Auch eine Verlaufskontrolle im Laufe der Behandlung ist mit dieser Technik möglich.
- Bei einem Patienten mit Beinlängendifferenz kann mithilfe der Rasterstereografie die genaue Höhe der Einlage ausgemessen werden und später auch kontrolliert werden, ob der Beinlängenausgleich mittels Schuheinlage erfolgreich war.

Literatur

2.4.12 Biofeedback

Christian Thiel

Beim Biofeedback werden dem Patienten biologische Vorgänge und Körperfunktionen, die er normalerweise nicht unmittelbar mit seinen Sinnen registrieren kann, während oder direkt nach dem therapeutischen Training zugänglich gemacht.

2.4.12.1 Biofeedback beim Ausdauertraining

Zu den am häufigsten in der Medizinischen Trainingstherapie (MTT ➤ 3.6) eingesetzten Biofeedback-Methoden beim Ausdauertraining (➤ 3.6.8) gehören die Anzeige der Herzfrequenz mithilfe von Elektroden-Brustgurt und Pulsuhr sowie Blutdruck- und Laktatmessung (➤ 2.4.3, ➤ 2.4.9). Letztere stellt einen invasiven Eingriff dar, der ärztliche Überwachung erfordert.

2.4.12.2 Biofeedback beim Krafttraining

Zum Biofeedback beim Krafttraining (➤ 3.6.9) werden v. a. Verfahren der isometrischen und isokinetischen Kraftdiagnostik genutzt.
Die ➤ Abb. 2.4.14 zeigt beispielhaft, wie ein Patient während seines Trainings (submaximale isokinetische Kontraktionen) permanent das erzeugte Drehmoment angezeigt bekommt. Als Zielkorridor ist ein Drehmoment zwischen 45 bis 65 Nm eingestellt.

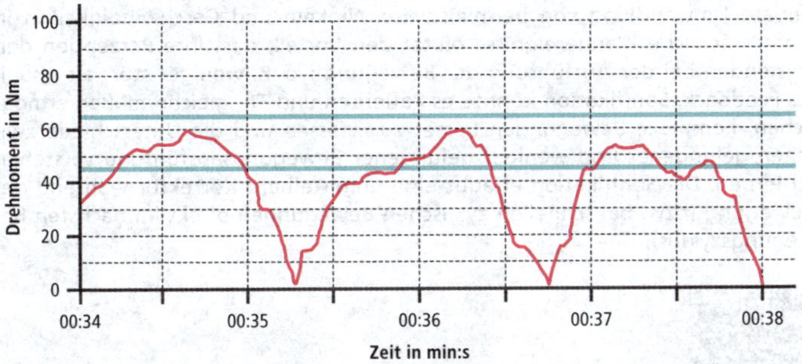

Abb. 2.4.14 Permanente Anzeige des erzeugten Drehmoments (Zielkorridor: 45 bis 65 Nm) als Biofeedback-Methode während des Krafttrainings (submaximale isokinetische Kontraktionen).

2.4.12.3 Biofeedback beim Koordinationstraining

2.4.12.3.1 Ansteuerung lokaler Stabilisatoren

Zum (Wieder-)Erlernen der Ansteuerung von Muskeln, die eine besondere Rolle bei der Gelenkstabilisierung spielen, werden Blutdruckmanschetten, Ultraschall (➤ 2.4.15) und Elektromyografie (➤ 2.4.12.3.2) als Biofeedback-Verfahren eingesetzt. So lässt sich z. B. mithilfe von Blutdruckmanschetten über die Taillierung der Bauchwand in Bauchlage die Aktivität des M. transversus abdominis quantifizieren. Auch Ausweichbewegungen im Becken in Rückenlage können so kontrolliert werden. Das Ausmaß der Kontraktion des M. transversus abdominis lässt sich auch per Ultraschall darstellen. Ultraschallmessungen unterstützen Patienten mit chronischen unspezifischen Rückenschmerzen oder eingeschränkter Beckenbodenfunktion beim Erlernen der Zielbewegungen (Giggins et al. 2013). Sie sind aber eingeschränkt reliabel, wenn es um die Diagnostik der Fähigkeit geht, einen bestimmten Muskel anzusteuern.

2.4.12.3.2 Elektromyografie (EMG)

Die EMG (➤ 2.4.10) gehört in der neurologischen und muskuloskelettalen Rehabilitation zu den am häufigsten eingesetzten Biofeedback-Methoden. Sie soll die Ansteuerung und Aktivität schwacher oder paretischer Muskulatur verbessern oder eine Reduktion des Tonus in verspannter Muskulatur erleichtern (Giggins et al. 2013).
Die wenigen verfügbaren Studien zur klinischen Effektivität des Biofeedbacks im Vergleich zu konventioneller Trainingstherapie nach Meniskusoperationen oder bei patellofemoralen Schmerzsyndromen arbeiteten bislang mit kleinen Stichproben und berichten widersprüchliche Ergebnisse. Hingegen zeigten randomisierte kontrollierte Studien bei Patienten mit unspezifischen Nackenschmerzen, dass durch EMG-Biofeedback Vitalität und Entspannungsgefühl stärker verbessert werden können als nach anderen Interventionen. Widersprüchliche Ergebnisse gibt es zu den Effekten nach Schleudertrauma (ebd.).
EMG-Biofeedback wird häufig bei Hemiplegie nach Schlaganfall eingesetzt. Wenngleich einzelne Studien einen Nutzen für Hand- und Gangfunktion berichten, sieht ein Cochrane Review keine zusätzlichen Effekte auf Bewegungsausmaß, Funktion oder Gangparameter (Woodford u. Price 2007).

2.4.12.3.3 Sonifikation

Die Sonifikation (Verklanglichung) komplexer kinematischer und/oder kinetischer Bewegungsinformationen, wie sie im Leistungssport (u. a. im Bereich des Ruderns) praktiziert wird, stellt mit Blick auf das Koordinationstraining eine vielversprechende Biofeedback-Methode dar (Schmitz et al. 2013). Die unmittelbare Umwandlung von beispielsweise Winkeln und Geschwindigkeiten in nichtsprachliche Klangereignisse bietet den Vorteil, dass ihre Perzeption den Lernenden bei der Ausführung der Bewegung i. d. R. weniger stört als visuelles Feedback. Sonifikation könnte es Patienten und Th. gleichermaßen ermöglichen, komplexe Bewegungen besser zu erfassen und die Unterschiede zwischen gelungener und weniger gelungener Bewegungsausführung verstehen zu lernen. Die Sonifikation erlaubt eine unmittelbare Korrektur während der Bewegung (bzw. bei schnellen zyklischen Bewegungen direkt im nächsten Bewegungszyklus).

Literatur und weiterführende Literatur

2.4.13 Labormedizin*

Udo Wolf

Im Rahmen der labormedizinischen Diagnostik sind für den Th. in erster Linie die Hinweise auf systemische Erkrankungen und schwere Infekte wichtig. Die Diagnose rheumatischer Erkrankungen oder entzündlicher Prozesse beeinflusst seine Auswahl der Behandlungstechniken, seine Dosierung oder die Frequenz der Behandlung. Eine hohe Blutsenkungsgeschwindigkeit (Normwerte: erster Wert < 10, zweiter Wert < 20), ein hoher CRP-(C-reaktives Protein)Wert (Normwert < 10) und eine hohe Leukozytenzahl zeigen i. d. R. Zustände an, die physiotherapeutisch nicht beeinflussbar sind und stellen ggf. eine Kontraindikation für die PT dar. Im Rahmen onkologischer Erkrankungen (➤ 10) kann aber durch

* Diese Informationen wurden in Teilen aus dem Buch „Bildatalas der Manuellen Therapie. Grundlagen und Praxis" von Udo Wolf, erschienen in der 3. Auflage 2012 im KVM-Verlag – Berlin, übernommen.

gezieltes Training darauf eingewirkt werden. Über den Trainingszustand geben u. a. die Atemvolumina, die aus Belastungstests gewonnenen Herz-Kreislaufparameter sowie die Laktatwerte (➤ 2.4.3) Auskunft und können die Steuerung sowie Überwachung der muskulären Rehabilitation erleichtern.

2.4.14 Röntgendiagnostik

Susanne Klotz

2.4.14.1 Technisches Prinzip

2.4.14.1.1 Erzeugung von Röntgenstrahlen

Röntgenstrahlen werden an einer Entladungsröhre (luftleere Röhre mit Kathode und Anode), an die eine Spannung angelegt wird, erzeugt. Bei Stromfluss werden Elektronen aus der Kathode herausgelöst, beschleunigt und von der Anode angezogen. Die Energie der Elektronen wird beim Auftreffen auf die Anode hauptsächlich in Form von Wärme und zu einem geringen Teil als Röntgenstrahlung frei, wobei zwischen Brems- und charakteristischer Strahlung unterschieden wird (Jäkel u. Karger 2017, Rieth 2011):

- **Bremsstrahlung:** Beschleunigte Elektronen treffen auf elektrische Felder der Atome im Bereich der Anode; durch die unterschiedlichen Ladungen der Teilchen (negativ geladene Elektronen treffen auf positive Protonen im Atomkern) kommt es zur Abstoßung und Abbremsung der Elektronen, die Energie in Form von Photonen abgeben.
- **Charakteristische Strahlung:** Durch auftreffende Elektronen werden Atome ionisiert (Auslösung von Elektronen), die Lücken werden durch Elektronen aus höheren Atomschalen aufgefüllt, die entstandene Energiedifferenz wird in Form von Photonenstrahlung abgegeben.

2.4.14.1.2 Verhalten von Röntgenstrahlung beim Auftreffen auf Körper

Zwei grundsätzliche Phänomene sind möglich (Hendee u. Ritenour 2002):

- Streuung: Änderung von Richtung und Energie.
- Absorption: in Abhängigkeit von der unterschiedlichen Dichte der Gewebe im Körper:
  - Hohe Dichte: Das Gewebe lässt nur wenig bis keine Röntgenstrahlung durch.
  - Geringere Dichte: Das Gewebe ist strahlendurchlässig.

2.4.14.1.3 Bildauffangsysteme

Nachdem die Röntgenstrahlung durch den Körper hindurch getreten ist, trifft sie hinter dem Körper auf ein Bildauffangsystem. Kamen früher noch lichtempfindliche Röntgenfilme zum Einsatz, ist heutzutage die digitale Radiografie üblich. Hierbei werden die analogen Signale der Röntgenstrahlung von Detektoren gemessen und mit Hilfe von Rechnersystemen in Bildsignale umgewandelt (Hünerbein 2017).

2.4.14.2 Indikationen

Nach Wunsch et al. (2006):

- Darstellung von Veränderungen im Knochen/Hartgewebe:
  - Bruchspalten,
  - degenerative Veränderungen (Arthrose, Osteoporose),
  - Knochentumoren,
  - Fehlstellungen,
  - Synthesematerial/Gelenkendoprothesen,
- Kariesnachweis,

- Brustkrebsscreening (Mammografie),
- Darstellung von inneren Organen (z. B. bei Lungenentzündung), oftmals unter Verwendung von Kontrastmitteln (z. B. Bariumsulfat).

2.4.14.3 Darstellung im Röntgenbild

- **Harte Gewebe** (Knochen, Zähne, aber auch Verkalkungen wie z. B. Fersensporn) haben eine hohe Dichte, sind somit strahlenundurchlässig und erscheinen daher im Röntgenbild weiß (Lisle 2012).
- **Weiche Gewebe** (Muskeln, Bindegewebe, Fett, Haut) haben eine geringere Dichte, lassen daher mehr Strahlung durch und sind schlecht im Röntgenbild zu erkennen (ebd.).
- **Flüssigkeiten** erscheinen als weißliche Verschattungen (z. B. Pleuraerguss) (ebd.).
- **Luft** erscheint im Röntgenbild schwarz. Daher wird z. B. die gesunde Lunge dunkel dargestellt. Auch Bruchspalten erscheinen im Röntgenbild als dunkle Linien im ansonsten hellen Knochen (ebd.).

In ➤ Tab. 2.4.7 sind die gebräuchlichsten Röntgenebenen (Strahlengänge) aufgelistet.

Tab. 2.4.7 Röntgenebenen (Nowak 2010).

Bezeichnung	Beschreibung
a. p. (anterior-posterior)	von der Körpervorderseite nach hinten
p. a. (posterior-anterior)	von der Körperrückseite nach vorne
d. v. (dorso-volar)	vom Handrücken zur Handinnenfläche
d. pl. (dorso-plantar)	vom Fußrücken zur Fußsohle
ax. (axial)	Aufnahme entlang der Längsachse des Körpers oder Körperteils
l. l. (latero-lateral)	von einer Körperseite zur gegenüberliegenden Körperseite

2.4.14.4 Beispielbilder

Arthrose

Linkes Hüftgelenk im a.p.-Strahlengang (➤ Abb. 2.4.15) und im axialen Strahlengang (➤ Abb. 2.4.16) mit typischen Abnutzungserscheinungen:

1. Verschmälerung des Gelenkspaltes (1),
2. subchondrale Sklerosierung (2),
3. Bildung von Randwülsten (3) am Pfannenrand,
4. Geröllzysten (4) sowohl im Hüftkopf als auch in der Hüftpfanne.

Fraktur

Mehrfachfraktur des linken Oberarmkopfes im a.p.-Strahlengang (➤ Abb. 2.4.17) mit zwei dunklen Frakturlinien; das Röntgenbild der gleichen Schulter im axialen Strahlengang drei Monate später (➤ Abb. 2.4.18) zeigt eine vermehrte Kallusbildung im Verlauf des Bruchspalts (Aufhellung im Röntgenbild) und zusätzlich eine leichte Einstauchung des Oberarmkopfes (Stufenbildung am medialen Rand).

Literatur

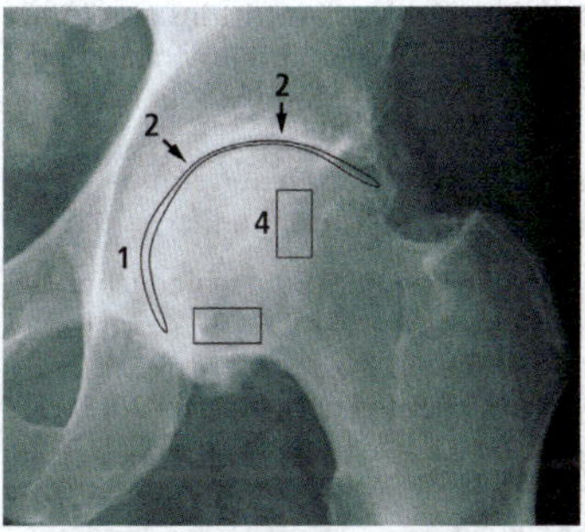

Abb. 2.4.15 Linkes Hüftgelenk mit typischen Abnutzungserscheinungen im a.p.-Strahlengang (Hildner u. Heller 2011).

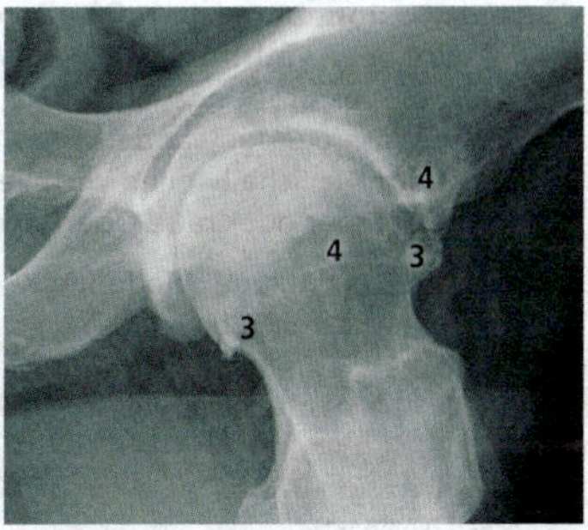

Abb. 2.4.16 Linkes Hüftgelenk mit typischen Abnutzungserscheinungen im axialen Strahlengang (Hildner u. Heller 2011).

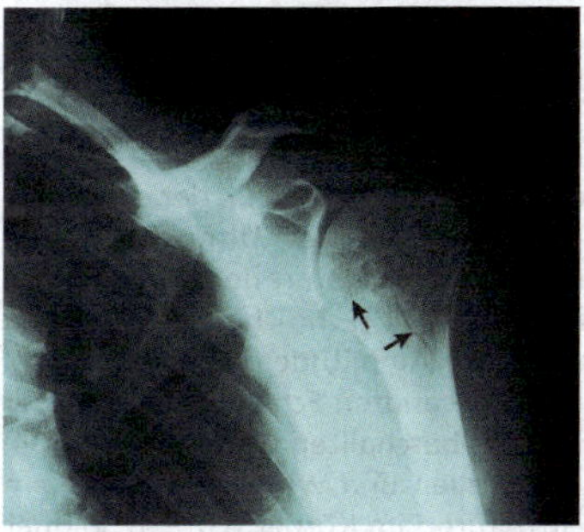

Abb. 2.4.17 Mehrfachfraktur des linken Oberarmkopfes im a.p.-Strahlengang. Die Pfeile markieren die Frakturlinien (Hildner u. Heller 2011).

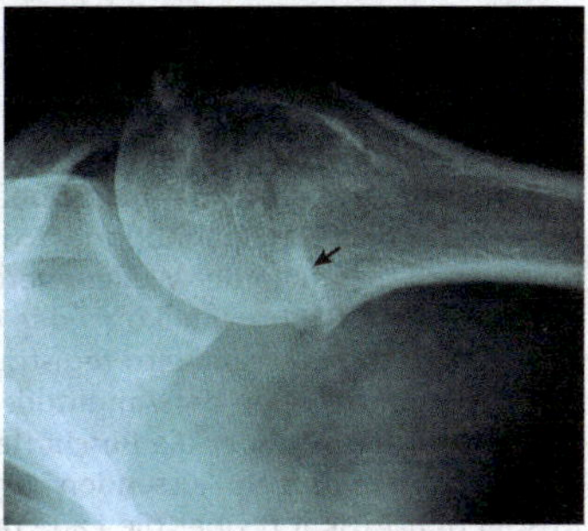

Abb. 2.4.18 Mehrfachfraktur des linken Oberarmkopfes im axialen Strahlengang drei Monate nach dem Bruch (➤ Abb. 2.4.17). Der Pfeil markiert eine Frakturlinie (Hildner u. Heller 2011).

2.4.15 Ultraschalldiagnostik (Sonografie)

Susanne Klotz

2.4.15.1 Technisches Prinzip

Als Ultraschallwellen werden Schallwellen mit einer Frequenz oberhalb von 20.000 Hz bezeichnet. Sie können durch den **inversen** oder **reziproken piezoelektrischen Effekt** erzeugt werden: An einen Kristall, der Ionen enthält, wird eine Wechselspannung mit einer hohen Frequenz angelegt. Der Kristall komprimiert und dehnt sich abwechselnd, dadurch entstehen Ultraschallwellen, die an den Empfänger übertragen werden. Diese Ausbreitung der Schallwellen wird durch Grenzflächen zwischen zwei Medien gestört. Die Art der Störung wird durch die **Impedanz** (Verhältnis von Schallgeschwindigkeit und Dichte des Mediums) begründet (Welkoborsky 2013):

- **Reflexion:** Abhängig von der Impedanz wird ein Teil der Wellen reflektiert (Einfallswinkel der Schallwellen ist gleich Ausfallswinkel); je höher der Unterschied in der Impedanz der beiden Medien ist, desto größer ist die Reflexion.

- **Transmission:** Der nicht reflektierte Teil der Schallwellen tritt ins Medium ein, wird beim Eintritt gebrochen (Winkel ungleich des Einfallswinkel) und ändert die Ausbreitungsrichtung; ein Teil der mechanischen Schallenergie wird in Wärme umgewandelt.
- **Streuung:** Die Schallwellen verteilen sich nach Auftreffen auf punktförmige Körper oder raue Oberflächen in mehrere Richtungen.

Schall breitet sich in verschiedenen Körperstrukturen mit unterschiedlicher Geschwindigkeit aus (➤ Tab. 2.4.8).

Tab. 2.4.8 Schallgeschwindigkeiten in verschiedenen Körperstrukturen (Nöldeke 2016).

Körpersubstanz	Schallgeschwindigkeit
Knochen (kompakt)	3.600 m/s
Blut	1.600 m/s
Muskelgewebe	1.568 m/s
Wasser	1.492 m/s
Fett	1.470 m/s

2.4.15.1.1 Impuls-Echo-Verfahren

Im Schallkopf des Ultraschallgeräts befindet sich ein Piezokristall, der durch Anlegen einer äußeren Spannung in Schwingung gesetzt wird. Ultraschallwellen breiten sich aus, Teile der Wellen werden an Grenzflächen reflektiert und laufen zurück zum Ultraschallkopf; der reflektierte Teil (Echo) komprimiert den Kristall. Die Kompression wird registriert und ihre Amplitude gemessen, wobei die Differenz zwischen der Amplitude der ausgesandten Schallwellen und der des Echos Auskunft über die Beschaffenheit des beschallten Gewebes gibt. Die Zeitdifferenz zwischen Aussenden der Schallwellen und Wiederauftreffen am Kristall gibt Auskunft über die Lage der Strukturen im Körper (Lutz u. Soldner 2011, Hünerbein 2017).

■ A-Modus (Amplituden-Modus)

Ein eindimensionales Verfahren (1D-Ultraschall), das zur schnellen Tiefenlokalisation eingesetzt werden kann. Der Schallkopf wird auf den zu beschallenden Körperteil aufgesetzt und nicht bewegt, der Schallimpuls wird nur entlang einer Achse abgegeben. Dieses Verfahren findet nur noch begrenzte Anwendung (z. B. zur Dickenbestimmung der Hornhaut) (ebd.).

■ B-Modus (Brightness-Modus)

Ein zweidimensionales Verfahren, bei dem durch Bewegung des Schallkopfes der Schallimpuls entlang mehrerer Achsen abgegeben wird. Bei der Bilddarstellung wird die Echointensität der verschiedenen Strukturen, die zu unterschiedlichen Amplituden führt, durch verschiedene Graustufen repräsentiert: hohe **Echogenität** (große Reflexion) wird hell dargestellt (z. B. Knochen, Gase), geringe Echogenität wird dunkel dargestellt (ebd.).

■ M-Modus (Motion-Modus)

Der Schallkopf wird auf den zu untersuchenden Körperteil aufgesetzt und nicht bewegt. Die Amplituden des Echos werden entlang einer Zeitachse aufgetragen, sodass sich Bewegungen der beschallten Strukturen darstellen lassen. Dieses Verfahren findet hauptsächlich in der Kardiologie Anwendung (z. B. Darstellung der Herzklappenbewegung).

■ Dopplereffekt und Doppler-Ultraschall

Diese Technik nutzt die Änderung der Wellenlänge (Frequenzänderung) aus, wenn sich Schallquelle und Empfänger relativ zueinander bewegen. So ist z. B. die Darstellung von Strömungsverhältnissen in Gefäßen möglich: Schallwellen treffen auf sich bewegende Blutbestandteile, werden dort teilweise reflektiert und aufgrund der Bewegung der Blutbestandteile mit Frequenzverschiebung zurückgeschickt. Aussagen über Strömungsverhältnisse und Geschwindigkeit können über eine farbcodierte Darstellung gemacht werden: rote Darstellung bei Bewegung der festen Blutbestandteile auf den Schallkopf zu, blaue Darstellung bei Bewegung vom Schallkopf weg (ebd.).

2.4.15.2 Indikationen

Ultraschall wird sowohl in der Diagnostik als auch in der Therapie eingesetzt. Ein großer Vorteil ist, dass der Patient bei dieser Technik keiner Strahlenbelastung ausgesetzt ist (Bossert u. Vogedes 2013, Lutz 2007).

■ **Diagnostik**
- Lokalisation von Strukturen,
- Durchblutungsverhältnisse, Perfusion, Funktionsdiagnostik,
- Form- und Größenbestimmung von inneren Organen,
- Darstellung von raumfordernden Prozessen (ebd.),
- Fetale Diagnostik (z. B. Früherkennung von Fehlbildungen).

■ **Therapie**

Die Ultraschalltherapie wird in ➤ Kapitel 3.16.2 beschrieben.

2.4.15.3 Beispielbilder

Ultraschall-Aufnahme eines linken Unterschenkels im B-Modus in der Transversalebene: Auf der ➤ Abb. 2.4.19 sind vom oberen Bildrand nach unten zu erkennen:
- Haut- und Unterhautschichten,
- Muskeln der Streckerloge,
- Tibia und Fibula mit Membrana interossea cruris.

Die schwarzen Bereiche hinter den Knochenstrukturen sind Schallschatten (hohe Reflexion der Schallwellen am Knochengewebe).
Ultraschall-Aufnahme eines linken Oberarmes im B-Modus in der Transversalebene (➤ Abb. 2.4.20): Dargestellt sind die Hautschichten (oberer Bildrand), Muskulatur, Leitungsbahnen und der Humerus. Hinter dem Humerus zeigt sich der Schallschatten. Zwischen Muskulatur und Leitungsbahnen kann man Fettgewebe erkennen (hell durch hohe Echogenität).

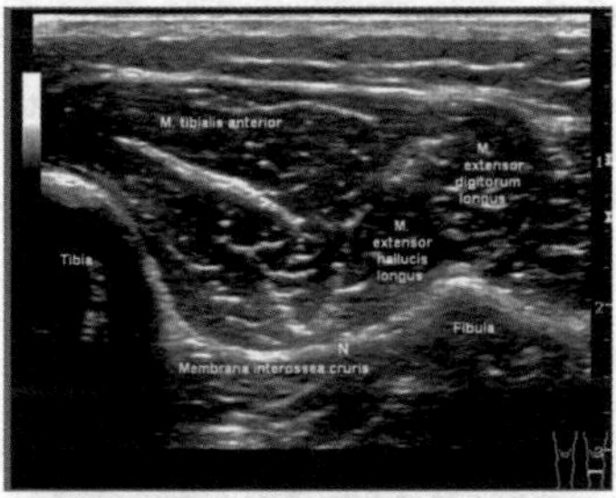

Abb. 2.4.19 Ultraschall-Aufnahme des linken Unterschenkels im B-Modus in der Transversalebene (Hustedt 2010).

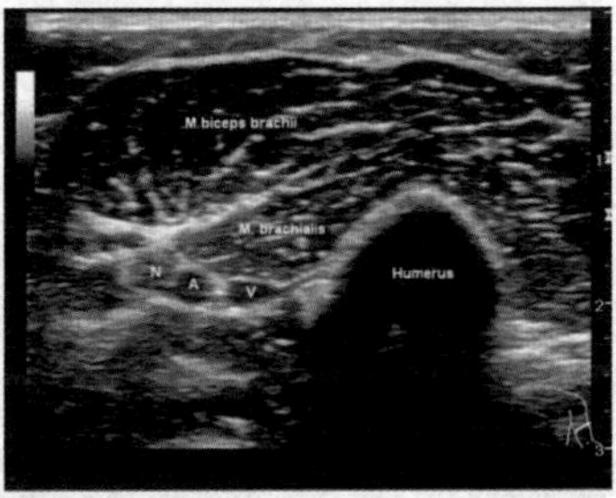

Abb. 2.4.20 Ultraschall-Aufnahme des linken Oberarmes im B-Modus in der Transversalebene (Hustedt 2010).

Literatur

2

2.4.16 Magnetresonanztomografie

Susanne Klotz

2.4.16.1 Technisches Prinzip

Die Magnetresonanztomografie (MRT), auch Kernspintomografie genannt, nutzt das Prinzip der Kernspinresonanz, welches aufgrund der magnetischen Eigenschaften von Atomen mit ungerader Anzahl von Nukleonen (Protonen und Neutronen) besteht. Beim Menschen spielt dabei v. a. das Wasserstoffatom eine große Rolle.

Atome mit ungerader Nukleonenzahl besitzen einen eigenen Bewegungsimpuls in Form einer Rotation (Kernspin). Diese Rotation kann sowohl links- als auch rechtsdrehend sein und ist ungerichtet im Raum. Bei der Drehung um die eigene Achse (links- oder rechtsgerichtet) entsteht ein magnetisches Feld um die Atome. Bei der MRT werden Körper mit Wasserstoffatomen, die aufgrund der ungeraden Nukleonenzahl Spins und eigene Magnetfelder besitzen, durch einen röhrenförmigen Magnet geschoben. Die ehemals ungerichteten Atome richten sich entsprechend ihres Drehimpulses parallel oder antiparallel zum äußeren Magnetfeld aus. Gleichzeitig werden die Protonen der Wasserstoffatome mit Energie einer spezifischen Frequenz (Lamorfrequenz) angeregt (Elmaoğlu u. Çelik 2012, Weishaupt 2014).

2.4.16.1.1 MRT-Signale

MRT-Signale entstehen passiv nach Abschalten des Magnetfeldes. Die vormals ausgerichteten Atome kehren dann aus maximaler Erregung wieder in ihre Ursprungsposition zurück – dieser Vorgang wird als **Relaxation** bezeichnet. Die dabei ausgesendete Energie wird von Empfangsspulen abgenommen und von Rechnersystemen in Bildsignale umgewandelt.

Eine Unterscheidung der einzelnen Gewebe ist durch unterschiedlich lange Relaxationszeiten möglich. Die Relaxation ist zudem je nach Raumrichtung und Stärke des äußeren Magnetfeldes unterschiedlich:

- **T1-Relaxation** bezieht sich auf die longitudinale Raumrichtung und dauert wesentlich länger bis zur Rückkehr in den Ausgangszustand (ca. 0,5–5 s).
- **T2-Relaxation** bezieht sich auf die transversale Raumrichtung und ist schon nach etwa 20–2.000 ms abgeschlossen.

Die gewählte Relaxationszeit bestimmt das Aussehen des Bildes (T1- oder T2-Gewichtung), eine Gewichtung (Kontrastdarstellung) ist auch nach Protonendichte (PD) der Gewebe möglich (Anzahl erregbarer Spins pro Volumeinheit). ➤Tab. 2.4.9 führt auf, wie die verschiedenen Körperstrukturen je nach gewählter Gewichtung auf dem MRT-Bild dargestellt werden (Reith 2011, Westbrook et al. 2011).

Tab. 2.4.9 Darstellung der verschiedenen Gewebe-/Körperstrukturen in der Magnetresonanztomografie in Abhängigkeit der gewählten Relaxationszeit oder der Protonendichte (PD) des jeweiligen Gewebes (McRobbie et al. 2006).

	T1-Gewichtung (zeigt vorwiegend Anatomie)	T2- Gewichtung (zeigt vorwiegend Pathologie)	Protonendichte-Gewichtung
Signalreich (hell)	Fett, weiße Substanz im Gehirn, Knochenmark	Flüssigkeit, Fett (grau), Vene, Knochenmark (grau)	hohe PD: Fett, Wasser, Gehirn, Muskel, Bindegewebe
Signalarm (dunkel)	Flüssigkeit (Wasser, Liquor), Knochen, graue Substanz	Muskel, Knochen, Bänder, Sehnen	niedrige PD: Knochen, Luft

2.4.16.1.2 Funktionelle MRT

Die funktionelle MRT nutzt den **BOLD-Effekt** (engl. blood oxigenation level dependent effect), der darauf beruht, dass sauerstoffreiches und sauerstoffarmes Blut unterschiedliche MRT-Signale abgeben. Mit diesem Verfahren lassen sich Aktivitäten im Gehirn über die Veränderung der Gewebedurchblutung in den jeweiligen Hirnarealen bei Aktivität darstellen (Liney 2006).

2.4.16.2 Indikationen

MRT wird v. a. genutzt zur Darstellung von

- Weichteilen,
- Strukturen des Nervensystems,
- Knorpeln und Gelenken,
- Entzündungen,
- Flüssigkeitsansammlungen,
- Neubildungen (maligne oder benigne Neoplasmen) (Lisle 2012).

Das Verfahren kommt ohne Strahlenbelastung für den Patienten aus. Allerdings ist es zur Darstellung von knöchernen Strukturen weniger geeignet als z. B. die Röntgendiagnostik (➤ 2.4.14) (Roth 2012).

Cave

Vor der MRT muss jegliches Metall (z. B. Piercings, Ringe) entfernt werden; nicht entfernbare Metallgegenstände (z. B. Endoprothesen) und elektrisch gesteuerte Hilfsmittel (z. B. Herzschrittmacher, Cochlea-Implantat) gelten bis zum Nachweis des Gegenteils als Kontraindikationen für die MRT (Roth 2012).

2.4.16.3 Beispielbilder

➤ Abb. 2.4.21 zeigt einen koronaren Schnitt durch ein männliches Becken mit T1-Gewichtung, ➤ Abb. 2.4.22 mit T2-Gewichtung: Arthrose im linken Hüftgelenk mit Randwulstbildung des Hüftkopfes (1) und Zyste am linken Pfannenrand (2).

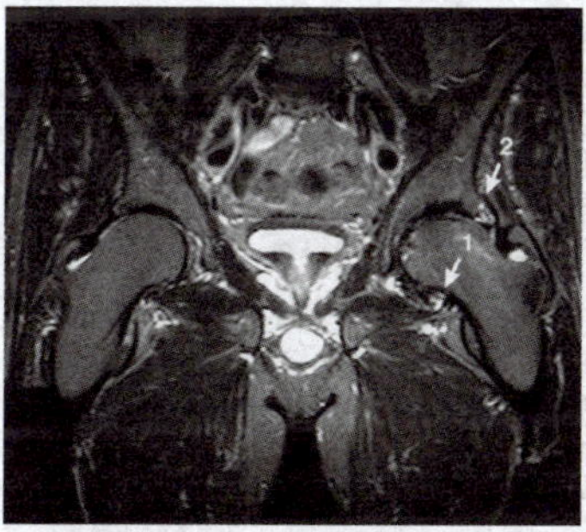

Abb. 2.4.21 MRT eines männlichen Beckens im koronaren Schnitt (T1-Gewichtung): Arthrose im linken Hüftgelenk mit Randwulstbildung des Hüftkopfes (1) und Zystenbildung am linken Pfannenrand (2) (Hildner u. Heller 2011).

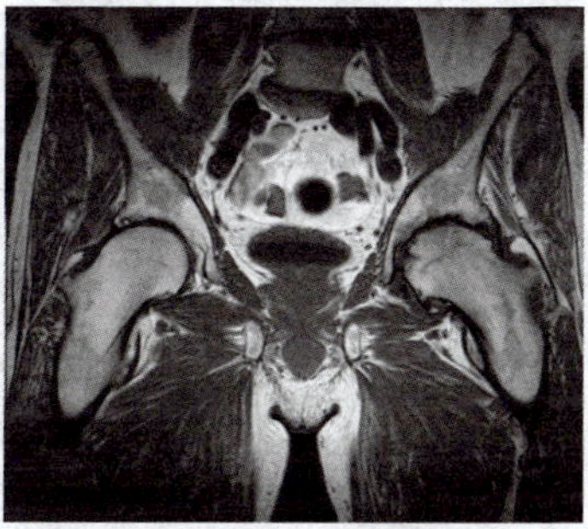

Abb. 2.4.22 MRT eines männlichen Beckens im koronaren Schnitt (T2-Gewichtung) (Hildner u. Heller 2011).

➤ Abb. 2.4.23 zeigt ein linkes Kniegelenk im Sagittalschnitt (Protonendichte-Gewichtung).

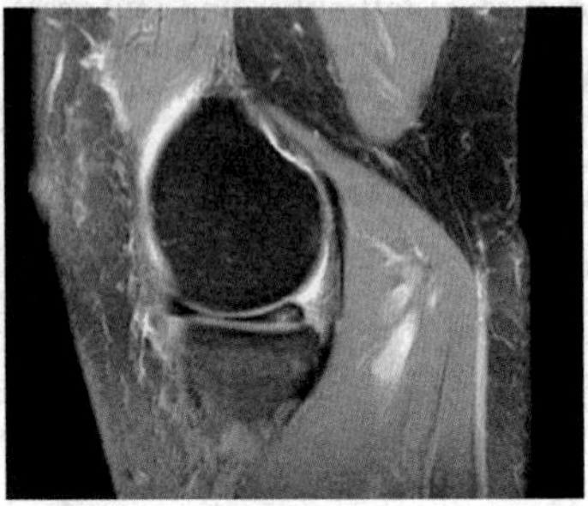

Abb. 2.4.23 MRT eines linken Kniegelenks im Sagittalschnitt (Protonendichte-Gewichtung) (Hildner u. Heller 2011).

Literatur

2.4.17 Computertomografie

Susanne Klotz

Bei der Computertomografie (CT) handelt es sich um eine spezielle Anwendung der Röntgentechnik (➤ 2.4.14) (Hünerbein 2017).

2.4.17.1 Technisches Prinzip

Die Strahlung wird von einer Röntgenröhre ausgesandt, trifft auf den Patienten und hinter dem Patienten auf den Detektor; es erfolgt die Aufnahme eines einzelnen Schnittbildes. Röntgenröhre und Detektorschirm drehen sich nach einer Aufnahme ein kleines Stück weiter um den Patienten; an der neuen Position wird ein weiteres Röntgenbild aufgenommen. (Bei manchen Gerätetypen dreht sich nur die Röntgenröhre um den feststehenden Detektorring.) Die Prozedur wird wiederholt, bis sich das Gerät um mindestens 180° gedreht hat. Mithilfe von Computersystemen werden die Einzelaufnahmen verrechnet und zu einem Gesamtbild rekonstruiert (Flohr 2011, Mettler 2006).

Spiral-CT
Der Patient wird bei dieser Variante auf einem Tisch durch das CT-Gerät gefahren, während die Röntgenröhre den Patienten umkreist. Die spiralförmige Aufnahmelinie ermöglicht mehrere Querschnitte gleichzeitig und eine lückenlose Volumendarstellung (Buzug 2008).

2.4.17.2 Indikationen

Grundsätzlich sind die Indikationen analog zur konventionellen Röntgendiagnostik (➤ 2.4.14.2), aber neben Hartgewebe ist auch eine gute Darstellung von Weichgewebe möglich (jedoch schlechter als mit der MRT).
Einsatz z. B. bei

- V. a. Frakturen,
- Tumoren,
- frischen Blutungen,

- Untersuchungen des Schädels (besondere Relevanz) (Hünerbein 2017).

2.4.17.3 Darstellung im Computertomogramm

Die Messung der räumlichen Dichte-Verteilung der einzelnen Gewebe erfolgt durch Unterteilung des Schnittbildes in Volumeneinheiten mit spezifischer Dichte (Voxel). Die Zuordnung der Voxeln zu bestimmten Grauwerten findet mithilfe der **Hounsfield-Skala** statt, die den relativen Unterschied der Absorption der Röntgenstrahlung eines Gewebes im Vergleich zu Wasser angibt (➤ Tab. 2.4.10). Jedes Gewebe erhält auf der Hounsfield-Skala entsprechend seines relativen Schwächungskoeffizienten gegenüber Röntgenstrahlung einen bestimmten CT-Wert (Singh 2012).

Je höher die Absorption von Geweben ist, desto heller erscheinen sie in der CT-Darstellung. Knochen weisen z. B. eine hohe Absorption auf und erscheinen daher weiß im Bild. Luft zeigt dagegen eine geringe Absorption und wird im Bild schwarz dargestellt (Meier 2014).

Tab. 2.4.10 Hounsfield-Skala. Unterteilung der einzelnen Gewebe/Substanzen im CT-Schnittbild nach ihrem spezifischen CT-Wert (Meier 2014).

CT-Wert	Gewebe/Substanz
0 HU	Wasser (Bezugsgröße)
–1.000 HU	Luft
–100 bis –50 HU	Fett
50 bis 1.000 HU	Weichteile
500 bis 3.000 HU	Knochen
3.000 HU	Metall
HU = Hounsfield Unit	

Die sog. **Fenstertechnik** wird eingesetzt, um bestimmte Strukturen in einem definierten Bereich hervorzuheben. Dabei werden 20 bis 30 Graustufen (die fürs menschliche Auge zu unterscheiden sind) auf den Bereich verteilt, Werte unterhalb des definierten Bereichs werden schwarz dargestellt, Werte oberhalb weiß. Bei der CT werden axiale Schnitte in der **Transversalebene** dargestellt. Bilder in der Frontal- oder Sagittalebene werden aus axialen Strahlengängen rekonstruiert (Radeleff et al. 2006).

2.4.17.4 Beispielbilder

➤ Abb. 2.4.24 zeigt einen Frontalschnitt durch den Rumpf.

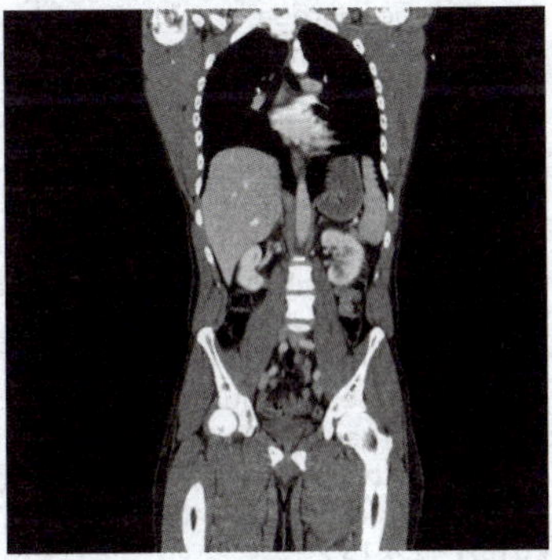

Abb. 2.4.24 Frontalschnitt durch den Rumpf: Innere Organe unauffällig, Gelenkspalt an den Hüftgelenken beidseitig verschmälert (als Zeichen der Abnutzung). Muskulatur gut abgrenzbar, grobmorphologisch unauffällig (Quelle: C. Schaller).

Ein Transversalschnitt durch den Schädel ist in ➤ Abb. 2.4.25 beispielhaft dargestellt.

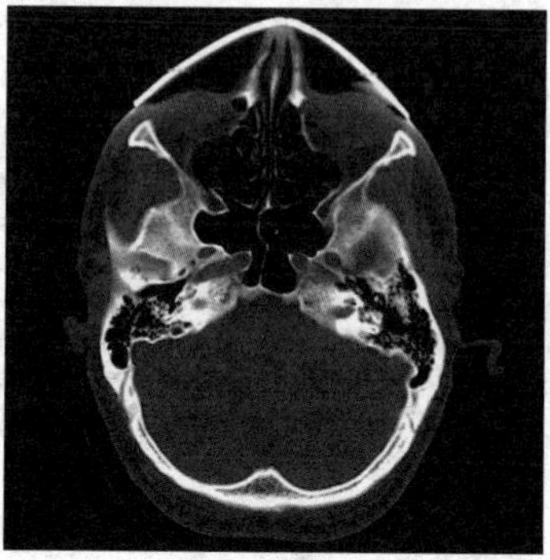

Abb. 2.4.25 Transversalschnitt durch den Schädel, Knochenfenster: Normale knöcherne Strukturen, keine Einblutung, ventral Augenschutz aufgelegt. Von ventral nach dorsal: Siebbeinzellen mit regelrechter Pneumatisation, Felsenbeine mit den Mastoidzellen (ebenfalls pneumatisiert) und Occiput. Gut erkennbar sind die Suturen zwischen Occiput und Felsenbein (Quelle: C. Schaller).

Literatur

2.4.18 Positronenemissionstomografie

Susanne Klotz

Die Positronenemissionstomografie (PET) ist ein bildgebendes Diagnostikverfahren, das die Untersuchung der Funktion eines Organs im menschlichen Körper ermöglicht. Hierzu wird dem Patienten zunächst eine radiomarkierte Substanz verabreicht und anschließend die aus dem Körper freigesetzte Strahlung (Emission) gemessen und mithilfe von Rechnersystemen in Schnittbilder beliebiger Körperebenen umgewandelt (Rausch u. Beyer 2016).

2.4.18.1 Messmethode

Für die Untersuchung wird dem Patienten ein sog. **Tracer** in geringsten Mengen injiziert, der sich dann im Körper verteilt. Ein Tracer ist eine radioaktiv markierte Substanz, die aufgrund der Radioaktivität detektiert werden kann. Für die Herstellung eines Tracers wird mithilfe eines Teilchenbeschleunigers (Zyklotron) die Massenzahl eines Atoms (Anzahl an positiv geladenen und neutralen Teilchen im Kern) verändert. Das entstandene Element wird als **Isotop** bezeichnet. Erhält das Isotop radioaktive Eigenschaften, spricht man auch von Radioisotopen (Bannwarth et al. 2013).

Die Isotope werden anschließend in Moleküle eingeschleust, die auch in ihrer natürlichen, stabilen Form im menschlichen Organismus vorkommen. Häufig verwendete Elemente sind Sauerstoff, Kohlenstoff, Stickstoff und Fluor (Schlegel 2011).

Nachdem der Tracer im Zielgewebe angelangt ist, wird er in gleicher Weise verstoffwechselt wie nichtmarkierte Moleküle (Rausch u. Beyer 2016). Eine der ersten und immer noch häufigsten Anwendungen ist die Verwendung von mit Fluor (^{18}F) **radioaktiv markierter Glukose** (F18-Desoxyglukose, FDG-PET), um Stoffwechselvorgänge zu untersuchen (Maisey 2005). Dies wird z. B. eingesetzt, um Hirnaktivitäten zu messen: Bei erhöhter Aktivität der Neuronen wird vermehrt Glukose verbraucht. Das radioaktive Fluor lagert sich entsprechend in der aktiven Hirnregion an (Rijntjes u. Weiller 2011). Neben Stoffwechselvorgängen können auch Fragestellungen zu Durchblutung oder Vorkommen von Rezeptoren oder Transportern mithilfe der PET beantwortet werden (Rausch u. Beyer 2016) (➤ 2.4.18.2).

Da Isotope instabil sind, zerfallen sie unter Freisetzung eines Positrons (Anti-Elektron e^+). Wenn nun ein Positron auf sein zugehöriges Antiteilchen (Elektron e^-) trifft, werden beide Teilchen vernichtet und es entsteht **Gammastrahlung** in Form von zwei Photonen. Diese beiden Photonen entfernen sich voneinander in einem Winkel von annähernd 180° und treffen dann fast zeitgleich auf den röhrenförmigen Detektorschirm des PET-Scanners. Das beinah zeitgleiche Auftreffen der beiden Photonen an zwei Stellen des Detektorschirms wird **Koinzidenz** genannt und ermöglicht durch Verrechnung vieler Koinzidenzen die Bestimmung des Zerfallsortes der Isotope. Entsprechende Computerprogramme rekonstruieren dann zweidimensionale Schichtbilder des Körpers (Rijntjes u. Weiller 2011).

2.4.18.2 Indikationen

Nach Maisey (2005) und Schlegel (2011) wird die PET in folgenden Fachgebieten eingesetzt:

- In der **Onkologie** (➤ 10) zur:
  - Darstellung von z. B. nicht kleinzelligem Lungenkrebs, Speiseröhren- und kolorektale Tumoren, Lymphomen,
  - Identifizierung eines Primärtumors,
  - Darstellung des Tumorstoffwechsels (hypermetabole Tumoren),
  - Einordnung des Tumors nach Stadien (Staging u. Grading),
  - Therapieverlaufskontrolle (Änderung der Tumorgröße kann erst deutlich später als die Veränderung im Tumorstoffwechsel erfolgen),
  - besseren Unterscheidung von Narbengewebe und Rezidiven.
- In der **Neurologie** (➤ 8) zur Diagnose von:
  - Parkinson (Beeinträchtigung der Metabolisierung von radioaktivem Dihydroxyphenylalanin, kurz DOPA, zu Dopamin in den Basalganglien),
  - Alzheimer-Demenz (Einschränkungen im Glukosestoffwechsel),
  - Epilepsie.
- In der **Kardiologie** (➤ 9.2) zur:
  - Darstellung der Durchblutung bei koronarer Herzkrankheit,
  - Beurteilung des Herzmuskels (Stoffwechselaktivität, Rezeptordichte).

> Neben der Darstellung von funktionellen Abläufen und der Detektion von Erkrankungen, die nicht mit Veränderung der Morphologie einhergehen, hat die PET auch den Vorteil, dass der Detektorring größer als bei der Magnetresonanztomografie (MRT ➤ 2.4.16) oder der Computertomografie (CT ➤ 2.4.17) ist. Daher ist eine PET auch oft bei Patienten, die an Klaustrophobie leiden, durchführbar. Zudem ist eine bessere Ausführung von Bewegungsaufträgen im PET-Scanner möglich.
> Große Nachteile sind die Strahlenbelastung für den Patienten und die hohen Kosten für die Untersuchung, die nur in speziellen Zentren durchgeführt werden kann (Rijntjes u. Weiller 2011).

2.4.18.3 PET/CT

Seit einigen Jahren kann die PET mit einer CT (➤ 2.4.17) kombiniert werden (PET/CT). Hierdurch wird der Nachteil, dass die äußere Erscheinungsform eines Gewebes/Organs (Morphologie) nicht beurteilbar ist und es zu Fehllokalisationen kommen kann, ausgeglichen. Mithilfe der kombinierten Anwendung PET/CT können sowohl die Anatomie des Gewebes/Organs (CT) als auch dessen Funktion (PET) in einem Untersuchungsgang bestimmt werden (Mohnike u. Lampe 2016).

Literatur

2.4.19 Knochendichtemessung

Susanne Klotz

2.4.19.1 Messmethoden

Die Knochendichtemessung (Osteodensitometrie) kann mithilfe verschiedener diagnostischer Verfahren erfolgen, wovon die duale Röntgenabsorptiometrie (DXA ➤ 2.4.19.1.1) laut Leitlinie des Dachverbandes Osteologie das Standardverfahren bei Osteoporose ist (DVO 2014). Neben der DXA stehen auch die quantitative Computertomografie (QCT ➤ 2.4.19.1.2) und die quantitative Ultraschallmessung (QUS ➤ 2.4.19.1.3) zur Verfügung. Die Ergebnisse der einzelnen Messmethoden sind aber nicht miteinander vergleichbar (Piper 2013, Zeidler u. Michel 2009).

2.4.19.1.1 Duale Röntgenabsorptiometrie/Dual-X-Ray-Absorptiometrie (DXA)

Die DXA beruht auf den Prinzipien der Röntgendiagnostik (➤ 2.4.14) und wird am proximalen Femur und/oder der Lendenwirbelsäule (LWS) durchgeführt (Piper 2013, Zeidler und Michel 2009). Auf den klassischen Röntgenaufnahmen werden Veränderungen in der Knochenstruktur allerdings erst sichtbar, wenn der Mineralgehalt des Knochens bereits um 30–50 % abgenommen hat. Bei der DXA wird die Absorption von zwei Röntgenenergien gemessen und mit Referenzwerten der Normalbevölkerung verglichen. Die Absorption der Strahlung lässt Rückschlüsse auf den Kalziumgehalt des Knochens zu (Kann 2001), wobei zwei verschiedene Strahlungsspektren mit unterschiedlicher Energie verwendet werden. Hieraus resultieren diverse Absorptionsunterschiede zwischen Knochen- und Weichteilgewebe und eine Differenzierung der einzelnen Gewebe wird möglich (Freyschmidt 2016).
Der Vergleich der Messwerte mit Referenzangaben kann zum einen mit den Mittelwerten einer jungen, gesunden Kontrollgruppe um das 30.–35. Lebensjahr (T-Score ➤ Tab. 2.4.11) und zum anderen mit den Werten einer altersgleichen Kontrollgruppe (Z-Score) erfolgen. Der Z-Score wird nur bei prämenopausalen Frauen zur Diagnostik verwendet (Birkhäuser 2013, Scholz et al. 2010).
Gemäß der WHO (1994) können drei Schweregrade bei Abnahme der Knochendichte unterschieden werden (➤ Tab. 2.4.11).

Tab. 2.4.11 Einteilung der Schweregrade verminderter Knochendichte gemäß der WHO (1994).

Diagnose	Knochendichte: T-Score
Normalbefund	bis > –1 SD
Osteopenie	–1 bis > –2,5 SD
Osteoporose (deutlich erhöhte Frakturgefahr)	≤ –2,5 SD
Manifeste Osteoporose	≤ –2,5 SD und typische Frakturen
SD: Standardabweichung	

Neben der Strahlenbelastung besteht der Nachteil, dass bei diesem zweidimensionalen Verfahren alle im Strahlengang befindlichen Strukturen Artefakte und/oder falsch hohe bzw. falsch niedrige Befunde verursachen können (Scholz et al. 2010).

2.4.19.1.2 Quantitative Computertomografie (QCT)

Die allgemeinen Prinzipien der CT werden in ➤ Kapitel 2.4.17 vorgestellt.
Bei der QCT wird die Dichte des Knochens in Masse pro Volumeneinheit (Voxel) in mg/cm³ in der LWS (vorwiegend L1 bis L4) gemessen. Die computergestützte Auswertung ermöglicht es, die Kompakta herauszurechnen und nur die Spongiosa darzustellen. Allerdings geht die QCT mit einer vergleichsweise hohen Strahlenbelastung für den Patienten einher (Freyschmidt 2016, Piper 2013).

2.4.19.1.3 Quantitative Ultraschallmessung (QUS)

Die allgemeine Ultraschalldiagnostik wird in ➤ Kapitel 2.4.15 vorgestellt.
Bei der QUS wird die Abschwächung des Schalls durch das Knochengewebe sowie die Schallgeschwindigkeit entweder am Kalkaneus oder den Fingerphalangen gemessen. Anders als bei den meisten anderen Ultraschalluntersuchungen befindet sich dabei die Schallquelle auf der einen und der Schallempfänger auf der anderen Seite des Knochens. Der Verlust an Schallenergie beim Passieren des Knochengewebes wird vom Schallempfänger registriert. Vorteil dieser Ultraschalluntersuchung zur Knochendichtemessung ist die fehlende Strahlenbelastung, allerdings können keine zusätzlichen Informationen über die Morphologie der untersuchten Strukturen gewonnen werden (Kann 2001, Zeidler u. Michel 2009).

2.4.19.2 Indikationen

Die Knochendichtemessung wird in folgenden Bereichen als Diagnostikverfahren eingesetzt (Freyschmidt 2016, Kann 2001, Scholz et al. 2010):

- Bei **Osteoporose** zur:
  - Diagnose vor der ersten Fraktur (➤ 5.1.2),
  - Abschätzung des Frakturrisikos,
  - Therapie-/Verlaufskontrolle.

Cave

Nach Frakturen sind durch Kallusbildung falsch hohe Messwerte möglich.

- Bei **Erkrankungen/Zustände, die mit Veränderungen des Knochengewebes/Mineralgehalts einhergehen können** (Bsp.):
  - Entzündliche rheumatische Erkrankungen,
  - Alkoholabusus,
  - Androgenmangel,
  - Hyperthyreose,
  - Hypercortisolismus,
  - primärer Hyperparathyreoidismus,
  - Anorexia nervosa (➤ 15.3.2.4.1).

Literatur

2.4.20 Knochenszintigrafie

Susanne Klotz

Die Szintigrafie ist ein bildgebendes Verfahren, dass mithilfe von radioaktiven Substanzen Veränderungen in der Durchblutung und Stoffwechselaktivität von Organen und Geweben darstellen kann (Freyschmidt 2016). Neben der Untersuchung von inneren Organen, wie z. B. Herz, Lunge, Schilddrüse oder Niere (Piper 2013), spielt das Verfahren auch in der Diagnostik des skelettalen Systems eine entscheidende Rolle (Freyschmidt 2016).

2.4.20.1 Messmethode

Um die Prozesse darstellen zu können, wird dem Patienten eine radioaktive Substanz (Tracer) injiziert. Die mit am häufigsten verwendeten Substanzen sind mit Technetium-99m markierbare Diphosphonate (Hach u. Freyschmidt 2005). Die Substanz verteilt sich über das venöse System und wird vom Knochengewebe aufgenommen. Etwa zwei bis sechs Stunden nach der Injektion sind ca. 50 % des Tracers vom skelettalen System absorbiert worden (Love et al. 2003), dabei ist die Aufnahme der radioaktiven Substanz (und damit auch die Intensität der abgegebenen Strahlung) proportional zur Osteoblastenaktivität der jeweiligen Region (Hardt et al. 2009).
Das instabile Isotop (Element mit gleicher Protonenzahl, aber unterschiedlicher Neutronenzahl) Technetium-99m zerfällt im Körper unter Freisetzung von Photonen in Form von Gammastrahlung (Demtröder 2017). Diese Strahlung kann außerhalb des Körpers von **Kollimatoren** (Messköpfen) einer Gammakamera detektiert werden, um dann mithilfe von Rechnersystemen in ein digitales Bild umgewandelt zu werden (Hach u. Freyschmidt 2005).
Bei der Untersuchung können drei Phasen unterschieden werden (Freyschmidt 2016, Hardt et al. 2009, Nikpoor 2009):

1. **Perfusionsphase:** Diese Phase zeigt den frühen Blutfluss etwa ein bis zwei Minuten nach der Injektion. Hierzu werden mehrere Bilder im Abstand von drei Sekunden aufgenommen.
2. **Blutpoolphase:** Nach fünf bis zehn Minuten hat sich der Tracer in den Kapillaren und der extrazellulären Flüssigkeit von Knochen und Weichteilen verteilt und ermöglicht so Aussagen über das Ausmaß der Beteiligung von Weichteilgewebe. Die ersten beiden Phasen werden auch als **dynamische Szintigrafie** bezeichnet, da hier Blutstrom und Durchblutung von Skelettabschnitten im Fokus stehen.
3. **Knochen- oder Mineralisationsphase:** Nach zwei bis sechs Stunden hat sich die Substanz im Knochen angereichert. Diese Phase wird auch als **statische Szintigrafie** bezeichnet und erlaubt Aussagen über die Osteoblastenaktivität.

2.4.20.2 Indikationen

Indikationen im muskuloskelettalen Bereich (Love et al. 2003, Mikosch 2004): Sämtliche metabolischen Knochenerkrankungen/Zustände, die mit Veränderungen des Knochenstoffwechsels einhergehen (Bsp.):

- Komplexes regionales Schmerzsyndrom (engl. complexe regional pain syndrome, CRPS ➤ 8.4.13.1),
- Paget-Krankheit,
- Tumoren und Metastasen,
- Osteomyelitis,
- Frakturen,
- hypertrophe Osteoarthropathie.

Ein **Vorteil** der Szintigrafie ist die Möglichkeit der Darstellung des gesamten Skelettsystems in einem Untersuchungsgang. Darüber hinaus ermöglicht sie die Detektion von Läsionen, die nicht oder nur schwer mit anderen radiografischen Methoden zu erkennen sind, z. B. Knochenmetastasen und bestimmte Frakturen wie die Sternumfraktur (Freyschmidt 2016, Nikpoor 2009). Wesentlicher **Nachteil** der Untersuchung ist – neben der zeitlichen Dauer von mehreren Stunden – die Strahlenbelastung.

Cave

Besonders hoch ist die Belastung bei der Knochenszintigrafie für das Urogenitalsystem, da 50 % des Tracers über die Nieren ausgeschieden werden. Daher sollte der Patient dazu angehalten werden, viel zu trinken und häufiger die Harnblase zu entleeren (Hach u. Freyschmidt 2005, Hardt et al. 2009).

Literatur

2.4.21 Single-Photon-Emissionscomputertomografie

Susanne Klotz

Die Single-Photon-Emissionscomputertomografie (SPECT, engl. single photon emission computed tomography) ist ein nuklearmedizinisches Schnittbildverfahren (Love et al. 2003).

2.4.21.1 Messmethode

Analog zur Szintigrafie (➤ 2.4.20) und der Positronenemissionstomografie (PET ➤ 2.4.18) wird dem Patienten ein radioaktiver **Tracer** injiziert, dieser zerfällt im menschlichen Körper nach einer spezifischen Zeitdauer und gibt dabei Photonen ab. Die **Kollimatoren** (Messköpfe) der Gammakamera, die um den Patienten herum angeordnet sind, registrieren die Strahlung und Rechnersysteme erzeugen ein entsprechendes Bild (Vallabhajosula 2009).

Der Vorteil der SPECT gegenüber der klassischen Szintigrafie besteht in den vielfältigen Möglichkeiten zur bildlichen Darstellung und der besseren Unterscheidung von überlappenden Strukturen. Kann bei der Szintigrafie lediglich ein zweidimensionales (planes) Bild erzeugt werden, besteht bei der SPECT die Möglichkeit zur **dreidimensionalen Rekonstruktion** und zur Generierung von Schnittbildern in der transaxialen, koronalen und sagittalen Körperebene. Dies wird ermöglicht, indem die Gammakamera während der Untersuchung abhängig von der zu untersuchenden Region bis zu 360° um den Patienten schwenkt. Währenddessen werden mehrere zweidimensionale Bilder in verschiedenen Winkeln (bis zu 128 Winkelschritte) aufgenommen. Diese können mithilfe von Rechnersystemen zusammengesetzt und dreidimensional rekonstruiert werden (Love et al. 2003, Nikpoor 2009).

Werden mehrere Kollimatoren in einer Gammakamera kombiniert (Zweikopf-/Dreikopfsysteme), verkürzt sich der zurückzulegende Weg der Kamera entsprechend auf 180° bzw. 120° und verringert damit die Anzahl an benötigten Winkelschritten. Der wesentliche Vorteil liegt in der Verkürzung der Aufnahmedauer (Hach u. Freyschmidt 2005).

Sowohl SPECT als auch PET nutzen die Emission von Gammastrahlung zur Rekonstruktion von Schnittbildern des menschlichen Körpers. Der Unterschied zwischen beiden Verfahren liegt in der Anordnung der Kollimatoren der Gammakamera. Bei der PET sind die Detektoren ringförmig um den Patienten angeordnet, um beide Photonen, die beim Zerfall eines Positrons entstehen, gleichzeitig zu erfassen (Koinzidenz ➤ 2.4.18.1). Entsprechend der Bezeichnung

Single-Photon-Emissionscomputertomografie wird bei der SPECT nur eines der beiden Photonen mithilfe der sich um den Patienten bewegenden Kollimatoren registriert (Bailey et al. 2005).

2.4.21.2 Indikationen

Indikationen einer SPECT-Aufnahme sind im Wesentlichen übereinstimmend mit denen der Szintigrafie (➤ 2.4.20.2). Durch das SPECT-Verfahren erhöhen sich aber Sensitivität und Spezifität der Szintigrafie (Hach u. Freyschmidt 2005). Anwendung findet die SPECT v. a. in der

- Onkologie (z. B. Primärtumor- und Metastasensuche) (➤ 10),
- Neurologie (z. B. zerebraler Blutfluss, Epilepsieherde ohne Veränderung der Morphologie) (➤ 8),
- Kardiologie (z. B. Perfusion, Darstellung von Kollateralen) (➤ 9.2) und
- Orthopädie (z. B. Spondylarthritis, Sakroiliitis, Osteomyelitis) (➤ 4) (Mohnike et al. 2011, Nikpoor 2009, Zeidler u. Michel 2009).

2.4.21.3 SPECT/CT

Die Kombination der SPECT mit der Computertomografie (CT ➤ 2.4.17) erlaubt die kombinierte Darstellung von Informationen über Funktion (SPECT) und Anatomie (CT), was Sensitivität und Spezifität des Untersuchungsergebnisses erhöht (Buck et al. 2008).

Literatur

2.4.22 Elektrokardiografie

Ines Klaar

Die Elektrokardiografie (EKG) ist ein nicht invasives Diagnoseverfahren zur Beurteilung der elektrischen Aktivität des Herzmuskels.

2.4.22.1 Grundlagen

Um seiner Hauptaufgabe gerecht zu werden, muss das Herz zunächst mit seinen speziellen Herzmuskelfasern elektrische Impulse bilden und diese über das gesamte Organ weiterleiten. Erst dann kann es zu einer erfolgreichen Kontraktion des Herzens und somit zur Aufrechterhaltung des Blutkreislaufs im Körper kommen. Die Spannungsänderungen, die bei dieser Erregungsbildung und -weiterleitung am Herz entstehen, lassen sich mithilfe der Elektrokardiografie an der Körperoberfläche messen und als Elektrokardiogramm aufzeichnen. Die Begriffe Elektrokardiografie und Elektrokardiogramm werden beide mit EKG abgekürzt.

■ Darstellung im EKG

Ein physiologisches EKG weist eine typische Folge von Wellen und Zacken auf, die die Erregungsbildung, Ausbreitung und Rückbildung über die Herzvorhöfe und Kammern darstellt (➤ Abb. 2.4.26). Der P-Welle folgen die Q-, die R- und die S-Zacke (QRS-Komplex) sowie die T- und die U-Welle. Treten Veränderungen in den einzelnen Abschnitten auf, können Rückschlüsse auf pathologische Veränderungen am Herz gezogen werden.

2.4.22.2 Indikationen

Ein EKG wird bei Verdacht auf Herzerkrankungen (z. B. Herzinfarkt, koronare Herzkrankheit, Herzrhythmusstörungen oder entzündliche Veränderungen des

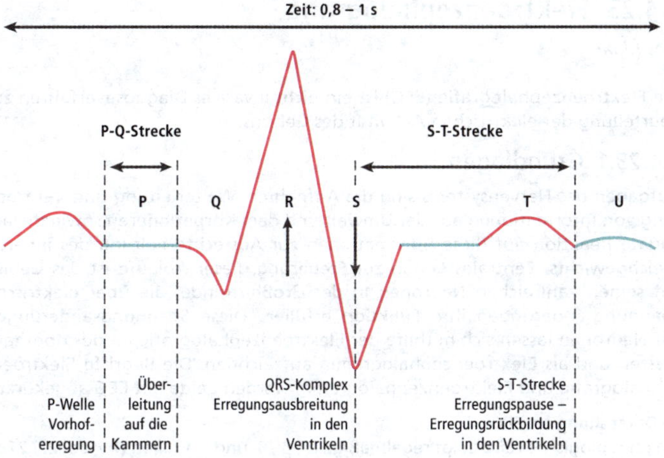

Abb. 2.4.26 Physiologisches EKG mit der typischen Folge von Wellen und Zacken (nach Schewior-Popp et al. 2012, S. 806, Abb. 32.27).

Herzmuskels) geschrieben, aber auch zur Herzschrittmacherkontrolle (➤ 9.2). Auch bei Vorsorgeuntersuchungen, prä- und intraoperativ sowie zur Überwachung von intensivpflichtigen Patienten (➤ 6) wird es routinemäßig, sowohl im ambulanten als auch stationären Bereich, eingesetzt.

2.4.22.3 Durchführung

Verantwortlichkeit: Ärzte können Pflegenden, ärztlichen Assistenzberufen oder medizinisch-technischen Assistenten (MTAs) die Durchführung übertragen. Die abschließende Befundung erfolgt jedoch durch den Arzt.
Standard: Das sog. **12-Kanal-EKG,** bei dem die elektrischen Impulse des Herzens durch sechs Brustwandableitungen nach Wilson (V1–V6), drei bipolare Extremitätenableitungen nach Einthoven (I, II, III) und drei unipolare Extremitätenableitungen nach Goldberger (aVR, aVL, aVF) erfasst werden, bildet den Standard. Zur spezifischen Diagnostik kann das EKG um sechs zusätzliche Brustwandableitungen erweitert werden.
Häufig erfolgt ein EKG im Ruhezustand des Patienten als sog. **Ruhe-EKG.** Nicht alle Herzerkrankungen lassen sich mit dem Ruhe-EKG erfassen. Symptome (z. B. Schmerzen bei einer Verengung der Herzkranzgefäße) treten meist erst unter körperlicher Belastung des Patienten auf. Dann kann ein **Belastungs-EKG** indiziert sein, dabei lassen sich mittels Fahrrad- oder Laufband-Ergometrie krankheitsspezifische Veränderungen im EKG darstellen.
Da ein EKG eine Momentaufnahme ist, zeigen sich nicht zwangsläufig Hinweise auf alle Erkrankungen. Ein **Langzeit-EKG** bietet die Möglichkeit, Daten über einen längeren Zeitraum mithilfe eines tragbaren Apparates zu registrieren. Meist findet das Langzeit-EKG über 24 Stunden statt. In diesem Rahmen lassen sich auch Phänomene abbilden, die im Tagesverlauf unregelmäßig erscheinen (z. B. Herzrhythmusstörungen).

Literatur

2.4.23 Elektroenzephalografie

Ines Klaar

Die Elektroenzephalografie (EEG) ist ein nicht invasives Diagnoseverfahren zur Beurteilung der elektrischen Aktivität des Gehirns.

2.4.23.1 Grundlagen

Aufgaben des Nervensystems sind die Aufnahme, Weiterleitung und Verarbeitung von Informationen aus der Umwelt und dem Körperinneren sowie die adäquate Reaktion auf diese Informationen zur Aufrechterhaltung des inneren Gleichgewichts. Zentrales Organ zur Steuerung dieser Abläufe ist das Gehirn mit seinen zahlreichen Neuronen in der Großhirnrinde, die über elektrische Spannungsänderungen ihre Funktion erfüllen. Diese Spannungsänderungen der Neuronen lassen sich mithilfe der Elektroenzephalografie an der Kopfhaut messen und als Elektroenzephalogramm aufzeichnen. Die Begriffe Elektroenzephalografie und Elektroenzephalogramm werden beide mit EEG abgekürzt.

■ **Darstellung im EEG**

Ein physiologisches EEG zeigt regelmäßige α-, β-, θ- und δ- Wellen (➤ Abb. 2.4.27b), je nach Bewusstseinszustand und Alter des Patienten. Veränderungen im EEG können Rückschlüsse auf pathologische Veränderungen in der Hirnrinde zulassen.

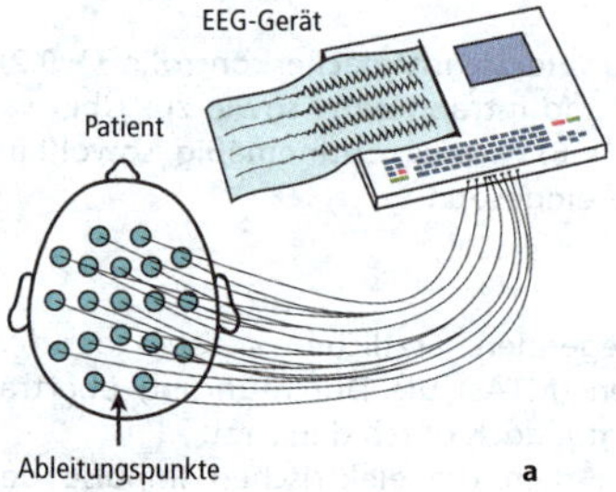

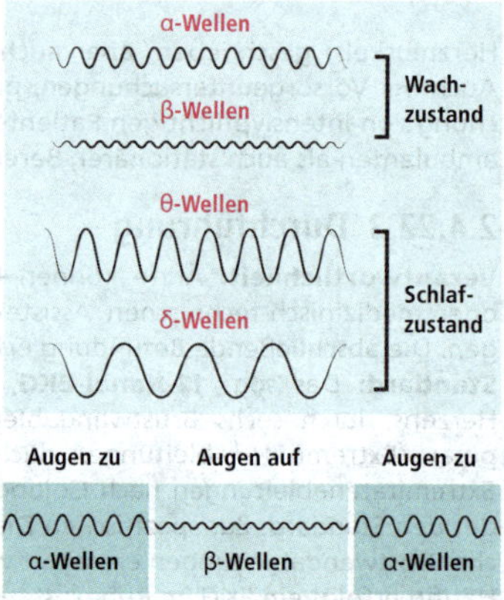

Abb. 2.4.27 EEG-Ableitungen am Patienten (**a**), EEG-Normalbefund beim Gesunden und Darstellung der typischen Wellen im EEG (**b**) (Aus: Menche, Pflege Heute, 6. Aufl. 2014 © Elsevier GmbH, Urban & Fischer, München).

2.4.23.2 Indikationen

Das EEG wird beispielsweise bei Verdacht auf einen Hirntumor, Durchblutungsstörungen des Gehirns oder Epilepsie durchgeführt (➤ 8). In der Früherkennung von Hörstörungen bei Neugeborenen erfolgt eine Sonderform des EEGs, die sog. **Hirnstammaudiometrie** (engl. brainstem evoked response audiometry, BERA).

2.4.23.3 Durchführung

Durchführungsstandard ist eine 20- bis 30-minütige Ableitung der elektrischen Potenziale des Gehirns über Elektroden auf der Kopfhaut im Ruhezustand des Patienten. Langzeit-Messungen über 24 Stunden oder im Schlaflabor sind bei bestimmten Fragestellungen sinnvoll.

Literatur

3 Konzepte und Verfahren

Basierend auf den grundlegenden Ausführungen zur PT in Kapitel 1 und 2 sowie den umfassenden diagnostischen Möglichkeiten der PT und angrenzender Fachbereiche und -gebiete enthält dieses Kapitel das therapeutische Instrumentarium der PT. Durch Neu- und Weiterentwicklungen besteht ein breites Spektrum an evidenzbasierten physiotherapeutischen Konzepten, Methoden und Therapiemitteln. Für den Patienten, insbesondere mit Blick auf die zunehmende Zahl hochbetagter, multimorbider Patienten und immer komplexere Einschränkungen, haben physiotherapeutische Behandlungsansätze einen unschätzbaren Stellenwert. Eine immer größer werdende Rolle spielt PT auch in der Prävention und Gesundheitsförderung.
Aufgrund der enormen Vielzahl an Interventionen wurde in diesem Kapitel eine Auswahl getroffen, die Bezug nimmt auf die Prävention, Kuration und Rehabilitation. So erhält der an PT interessierte Leser einen Überblick zur Indikationsbreite, Wirkungsweise, Durchführung und Bewertung der Verfahren.

3.1 Behandlungsgrundlagen in der Physiotherapie

Janina Lepsy

3.1.1 Optimale Therapiegrundlage

3.1.1.1 Rapport

Die Voraussetzung für eine erfolgreiche PT ist ein guter Rapport (französisch für Beziehung, Verbindung) zwischen Patient und Th. Diese zwischenmenschliche Beziehung beider Partner beruht auf Empathie und Vertrauen, wobei es ganz besonders die Aufgabe des Th. ist, ein empathisches Verhalten in die Behandlung einzubringen, z. B. durch:

- Vertrauen schaffen,
- Einfühlungsvermögen,
- aktives Zuhören (Zuhören in Verbindung mit befürwortender Körpersprache ➤ 1.2.2.3),
- Paraphrasieren (Spiegeln ➤ 1.2.2.3),
- Freundlichkeit.

Ist diese Basis geschaffen, besteht die optimale Grundlage für eine erfolgreiche Therapie.

3.1.1.2 Fähigkeiten des Therapeuten

Der Th. sollte grundsätzlich

- fachliche Kompetenz und Aktualität bez. der Therapieverfahren aufweisen,
- ein Bewusstsein über die eigenen Grenzen in der Therapie haben (Erzielt ein Th. bzw. die applizierte Therapie keine Fortschritte, so beweist es fachliche Kompetenz, den Patienten an einen Kollegen oder Experten einer anderen Profession zu verweisen),
- selbstreflektorisch arbeiten,
- Fort- und Weiterbildungen besuchen, um die eigenen Fähigkeiten und Fertigkeiten zu schulen,
- Kenntnisse über Diagnosen und ihre Kontraindikationen (z. B. Yellow Flags und Red Flags ➤ 2.1.2) sowie
- Kenntnisse über ein geeignetes Notfallmanagement (Erste Hilfe ➤ 1.11) haben,
- Zudem sollte der Th. über theoretische Grundkenntnisse hinsichtlich Kommunikation und Gesprächsführung (➤ 1.2) verfügen und seine Fähigkeiten auf diesem Gebiet stetig selbstreflektorisch prüfen und ausbauen.

3.1.1.3 Grundbausteine einer Therapie

- **Befund:** Ein ganzheitlicher Befund (➤ 2.1) ist die Basis für das Entwickeln des Therapieziels und -plans sowie das optimale patientenorientierte Arbeiten und Verknüpfen einzelner Therapiebausteine.
- **Dokumentation:** Eine fehlerfreie Dokumentation (➤ 1.1.2.1.4) der Therapie ermöglicht das Reflektieren des derzeitigen Therapiestandes und ein Hand-in-Hand-Arbeiten mit den Teamkollegen, auch Sektoren übergreifend (z. B. ambulant – stationär).
- **Zielformulierung:** Es ist vorteilhaft, zusammen mit dem Patienten Ziele zu formulieren und sie zeitlich zu terminieren (➤ 2.1.6). Ist dies nicht möglich, sollte die Festlegung im Team erfolgen. Wichtige Elemente sind hier:
  - Präzise und positive Zielformulierung (ohne „nicht"),
  - realistische Zielformulierung,
  - zeitliche Koordinierung der Ziele (Nah- und Fernziele, zeitliche Terminierung),
  - Gewichtung der Ziele (Welches Ziel ist von primärer Bedeutung für den Patienten, auch unter ICF-Aspekten? ➤ 1.3.2),
  - Adaptieren (Ziele reflektieren und aktualisieren),
  - Eigeninitiative des Patienten (Was ist der Patient bereit, für das Erreichen des Ziels zu tun?).
- **Grundsätzliche Techniken:** Die physiotherapeutischen Techniken lassen sich in passive, durch den Th. manuell ausgeführte und aktive Techniken, bei denen der Patient aktiv eingebunden wird, unterteilen. Passive Techniken sind hauptsächlich Bestand der Manuellen Therapie. Die manuellen Techniken orientieren sich an der Biomechanik des jeweiligen Gelenkes. Hauptsächlich wird mit Traktion oder mit Translation im Gelenk gearbeitet. Eine Traktion kann hier schmerzlindernde Wirkungen erzielen oder das Bewegungsausmaß vergrößern. Das translatorische Gleiten wird ebenfalls angewandt, um das Bewegungsausmaß zu verbessern. Dem gegenüber gestellt werden in der PT auch aktive Techniken angewandt. Hier nutzt man die Muskelaktivität der gelenkumliegenden Muskulatur. Durch sanfte statische Kontraktionen am Bewegungsende und die darauf folgende Relaxation des Muskels kommt es zur Detonisierung der Muskelfasern, was das resultierende Bewegungsausmaß begünstigt. Die häufigste und klassischste aktive Übung für einen Patienten sollte jedoch ein Eigenübungsprogramm für zu Hause darstellen, welches durch den Th. angelernt wurde.
- **Zeitmanagement:** Der Th. muss in der Lage sein, die Zeitintervalle möglichst optimal zu nutzen und ergänzende Bewegungsprogramme außerhalb des Intervalls anzuleiten.
- **Eigeninitiative:** Der Patient muss darüber aufgeklärt sein, dass ein Therapieerfolg aus der Zusammenarbeit zwischen Th. und Patient entsteht. Eine Eigeninitiative in Form von ergänzenden Maßnahmen durch Hausaufgabenprogramme (➤ 3.1.5) stellt hier einen sehr bedeutsamen Baustein dar. Gleichzeitig ist Übertreibung zu vermeiden.
- **Trainingstherapie:** Zur Wiederherstellung bzw. Verbesserung körperlicher Leistungsfähigkeit dient u. a. ein individuell angepasster Trainingsplan (➤ 3.6.3).
- **Interdisziplinäres und interprofessionelles Arbeiten:** Eine ganzheitliche Therapie beruht nicht nur auf der krankengymnastischen Einzeltherapie, sondern nutzt fachbereichsübergreifend verschiedene Therapieverfahren. Dies schließt auch Absprachen und Vernetzung mit anderen Gesundheitsfachberufen ein.

3.1.2 Prophylaxe in Pflege und Therapie

In der Patientenversorgung sind vier Formen der Prophylaxe von Bedeutung:

- Pneumonieprophylaxe (➤ 3.1.2.1),
- Thromboseprophylaxe (➤ 3.1.2.2),

- Kontrakturprophylaxe (➤ 3.1.2.3),
- Dekubitusprophylaxe (➤ 3.1.3).

3.1.2.1 Pneumonieprophylaxe

Eine Pneumonie (Lungenentzündung ➤ 9.1.4) ist meist auf den Bakterienstamm Streptococcus pneumoniae zurückzuführen, kann aber auch aufgrund von anderen Bakterien, Pilzen, Viren oder auch aufgrund von Intoxikationen entstehen. Ist ein Patient für längere Zeit nicht mobil, so besteht ein erhöhtes Risiko für eine Lungenentzündung durch die verringerte Ventilation (Belüftung) des Lungengewebes. Bei geriatrischen Patienten ist die Mortalität aufgrund einer Lungenentzündung um ein Mehrfaches erhöht. Es ist u. a. Aufgabe des Th., der Entstehung einer Pneumonie entgegenzuwirken. Durch zielgerichtete Atmungstherapie lässt sich die Atmung des Patienten vertiefen und das gesamte Lungengewebe belüften.

3.1.2.1.1 Ziele

- Vertiefung der Atmung,
- Belüftung des gesamten Lungengewebes,
- Förderung der Bauchatmung,
- Sekretolyse (➤ 3.2.8.3),
- Abhusten.

3.1.2.1.2 Techniken

- **Dosierte Lippenbremse und Ausatmen auf „ch":** Der Einatmung durch die Nase folgt eine Ausatmung bei leicht geschlossenen Lippen oder bei Formulierung von „ch" wie in „ich"; Intention: die Technik verlängert die Ausatmung und ermöglicht das vermehrte Einatmen respektive Belüften der Lunge.
- **Bauchatmung:** Die Bauchatmung (auch Zwerchfellatmung) kann aus verschiedenen Gründen eingeschränkt sein. Als Hilfestellung können die Hände des Patienten auf dessen Bauch platziert werden. Mit der Anweisung *„In die Hände atmen"* sollen die Richtung der Einatmung gelenkt und der untere Lungenbereich stärker belüftet werden.
- **Kontaktatmung und Lagerung:** Der Th. platziert seine Hände auf Bauch oder Rippenbogen des Patienten, um die Atmung zu lenken und so die Ventilation zu vertiefen. Unterstützend können Dreh- und/oder Dehnlagen wie die Mondsichellage (➤ 3.1.3.3.4) eingenommen werden, um eine Mobilisation des Thorax und Dehnung der Flanken zu erzielen. Immobile und v. a. intubierte Patienten sollten mit um 30 bis 45° erhöhtem Oberkörper gelagert werden (➤ 3.2.8.12, ➤ 6.6).
- **Sekretabtransport:** Sekret in der Lunge behindert die physiologische Atmung. Klopfungen mit der Hohlhand, Vibrationen (auch mithilfe von Geräten, z. B. VRP1®-Flutter, Triflo©, ➤ 3.2.8.13), Brummen oder auch Ausatmung auf bestimmte Buchstaben (z. B. R, S und M) setzen das Sekret in Schwingung und lösen es vom Bronchialgewebe. Die Technikwahl ermöglicht das gezielte Erreichen unterschiedlicher Tiefen des Bronchialbaumes. Auch Kombinationen mit Drainagelagerungen eignen sich. Gelöstes Sekret muss der Patient abhusten. Eine Spuckschale sollte bereitgehalten werden.

3.1.2.1.3 Evidenz-/Bewertungslage

Um größtmögliche Aktualität in der Print- und Online-Version zu gewährleisten, stehen Informationen zu aktuell vorliegenden Studien im Online-Zusatzmaterial (➤ 3.1.6 Link am Kapitelende) zur Verfügung.

3.1.2.2 Thromboseprophylaxe

Eine Thrombose beschreibt den (vollständigen oder partiellen) Verschluss eines Blutgefäßes, häufig sind die tiefen Beinvenen betroffen (Phlebothrombose ➤ 9.3.2.3). Die Gefahr einer Thrombose geht vom Loslösen des Blutgerinnsels (Thrombus) aus, das dann als Embolus über den Blutweg weitertransportiert wird, sich in der Lunge festsetzen und eine Lungenembolie verursachen kann. Postoperativ oder bei längerem Verweilen eines Patienten im Krankenhaus werden prophylaktisch Antithrombosestrümpfe (Wirksamkeit ist nicht eindeutig belegt) und Heparinspritzen (Hemmung der Blutgerinnung) eingesetzt (➤ 3.1.2.2.5).

Cave

Wird der Patient mit **Antikoagulantien** (z. B. Heparin) behandelt, dürfen keine Techniken angewendet werden, die zu Hämatomen führen können (➤ 1.6.2.1). Die Blutungsgefahr steigt durch die Medikamente an.

3.1.2.2.1 Ziele

- Reduktion der Blutviskosität,
- Erhalt des physiologischen Blutflusses.

3.1.2.2.2 Kontraindikationen

- Frischer Herzinfarkt,
- Angina pectoris,
- schwere Herzrhythmusstörungen,
- Lungenödem,
- bereits vorhandene Thrombosen,
- Herzinsuffizienz,
- Cor pulmonale,
- Entzündungen des Herzens (Endo-, Myo- und Perikarditis).

3.1.2.2.3 Umsetzung

- Gesunde Lebensführung:
  - Ggf. Senkung der Blutfettwerte inkl. Cholesterin,
  - Verzicht auf Nikotin,
  - regelmäßige körperliche Bewegung,
  - Erhalt des Normgewichts,
- Reduktion von Risikofaktoren (➤ Box):
  - Kompressionstherapie (➤ 3.1.2.2.4 Box),
  - Muskelaktivierung,
  - Transfer/Lagerung (➤ 3.1.4, 3.1.3),
  - Atmungstherapie (➤ 3.2),
  - medikamentös (z. B. Heparine vor/nach OP ➤ 1.6.2.1).

Risikofaktoren, die die Thrombosebildung begünstigen (nach R. Virchow):
- Erhöhte Gerinnungsneigung,
- Gefäßwandschäden,
- verlangsamte Blutzirkulation.

Das Einnehmen der Anti-Baby-Pille stellt ein erhöhtes Thromboserisiko, v. a. in Kombination mit den o. g. Risikofaktoren, dar.

3.1.2.2.4 Übungsprogramm

Ist der Patient nicht in der Lage, zu gehen oder Treppen zu steigen, kann durch Aktivierung der Beinmuskulatur der venöse Rückfluss angeregt werden. Ein rhythmischer Wechsel zwischen Kontraktion und Entspannung der Muskulatur wirkt auf die Gefäße ähnlich wie eine Pumpe; häufig wird der Begriff **Wadenpumpe** verwendet. Im Grunde tragen aber alle aktiven Bewegungen, die den Blutstrom in Gang bringen, zur Thromboseprophylaxe bei.

Grundsätze:

- Schnellkräftigende Übungen aller Extremitätengelenke und des Rumpfs,
- 3 Sätze à 15–50 Wiederholungen,
- Aufbau von distal nach proximal.
- Der Patient sollte diese Übungen selbstständig als Eigenübung dreimal täglich (Minimum) oder stündlich (Optimum) durchführen.

Übungsbeispiele:

- Rhythmischer Wechsel der bilateralen aktiven Dorsalextension und Plantarflexion der Füße,
- Knieflexion, dabei die Ferse über die Unterlage ziehen (einzeln und im Wechsel) bis hin zum klassischen „Fahrradfahren" mit den Beinen in RL,
- Bridging in RL (Aufstellen der Beine, dann Heben und Senken des Beckens, Treten auf der Stelle),
- Wenn möglich: Übungen mit den Beinen im Sitzen.
- Hand-, Ellenbogen- und Schultergelenke nach gleichem Muster einbeziehen, **Cave:** bei Herzpatienten nicht über 90° Elevation der Arme, denn das Training der oberen Extremität wirkt stärker auf das Herz-Kreislaufsystem.

Antithrombosestrümpfe (➤ 3.1.2.2.5) sind grundsätzlich von Kompressionsstrümpfen (➤ 3.11.5.2, ➤ 4.9.9.2.2) abzugrenzen.

3.1.2.2.5 Evidenz-/Bewertungslage

Um größtmögliche Aktualität in der Print- und Online-Version zu gewährleisten, stehen Informationen zu aktuell vorliegenden Studien im Online-Zusatzmaterial (➤ 3.1.6 Link am Kapitelende) zur Verfügung.

3.1.2.3 Kontrakturprophylaxe

Eine **Kontraktur** ist die Folge von langfristiger Immobilisation durch Bettlägerigkeit oder längere Ruhigstellung im Gipsverband/-schiene (Inaktivitätskontraktur). Dabei beginnt das gelenknahe Gewebe zu verkürzen, zu verkleben und sich zusammenzuziehen (kontrakt zu werden). Das Bewegungsausmaß ist in der Folge eingeschränkt und kann endgradig auch Schmerzen aufweisen.

3.1.2.3.1 Ziel

Ziel ist die Verhinderung von Kontrakturen (z. B. bei Komapatienten) durch passive Mobilisierung, z. B. auch durch den Einsatz motorgestützter Bett-Ergometer (MOTOmed letto® u. a.).
Um eine Inaktivitätskontraktur zu reduzieren, kann der Th. u. a. auf manuelle Mobilisationstechniken zurückgreifen. Insgesamt ist der Prozess langwierig und kann zudem schmerzhaft sein, was eine hohe Bereitschaft des Patienten zur Eigenübung nach Anleitung bedingt.

3.1.2.3.2 Techniken

Man differenziert zwischen isolierten achsengerechten und kombinierten Bewegungen. Diese können passiv, assistiv oder aktiv durchgeführt werden. Wichtig ist, dass immer das gesamte Bewegungsausmaß des Gelenks genutzt wird und in alle Freiheitsgrade bewegt wird.

- Bei den nur bei Kontraindikation der kombinierten Bewegungen durchzuführenden, **isolierten achsengerechten Bewegungen** wird mit dem größten ROM (➤ 2.1.5.1) begonnen. Beispiel Art. glenohumerale:
  1. endgradige Flexion-Extension,

2. endgradige Abduktion-Adduktion,
3. Rotation.

- Bei den **kombinierten Bewegungen** wird sich an den PNF-Diagonalen (➤ 3.7.3.1) orientiert. Der Th. kann also den Fokus auf ein Gelenk setzen und dies dreidimensional bewegen oder auch komplexe PNF-Muster einbauen, um die gesamte Extremität funktionell zu bewegen.

Entscheidend für die korrekte Technik sind der Zustand des Patienten, der Schweregrad eventuell bereits bestehender Kontrakturen und der Zeitfaktor. Unter Umständen ist es indiziert, die Kontraktur unter Narkose zu lösen.

Vertiefende Informationen zu **Mobilisationstechniken** werden in den folgenden Kapiteln gegeben:
- Manuelle Therapie (➤ 3.5),
- Funktionsanalyse und -schulung (➤ 3.8),
- Osteopathie (➤ 3.9),
- Triggerpunkttherapie (➤ 3.5.8),
- Rolfing® Strukturelle Integration (➤ 3.19.12).

3.1.2.3.3 Evidenz-/Bewertungslage

Um größtmögliche Aktualität in der Print- und Online-Version zu gewährleisten, stehen Informationen zu aktuell vorliegenden Studien im Online-Zusatzmaterial (➤ 3.1.6 Link am Kapitelende) zur Verfügung.

3.1.3 Lagerung von Patienten – Dekubitusprophylaxe

3.1.3.1 Lagerung und Umlagerung von bettlägerigen Patienten

Die Lagerung und Umlagerung betrifft hauptsächlich bettlägerige Patienten und dient auch der Dekubitusprophylaxe.

Ein **Dekubitus** (lat. decumbere, decubitum: sich niederlegen) entsteht aufgrund einer dauerhaft bestehenden Druckbelastung auf das Gewebe mit einer resultierenden zirkulatorischen Störung und einer darauf folgenden Nekrose.
Zur Bewertung der individuellen Dekubitusrisiken eines Patienten können das Pflegepersonal und auch Th. z. B. die **Braden-Skala** nutzen. Anhand dieser Skala werden sechs Einzelitems (z. B. sensomotorisches Empfindungsvermögen, Ernährung) abgefragt und so der Risikograd des Patienten ermittelt.

Im Rahmen der Dekubitusprophylaxe wird ein bettlägeriger Patient im zweistündigen Rhythmus in unterschiedliche Ausgangsstellungen (ASTE) gebracht, um schwerwiegende Zellschäden durch eine regionale Kompression zu verhindern. Der regelmäßige Positionswechsel erfolgt nach einem genauen Plan und ist auch aus rechtlichen Gründen zu dokumentieren (Bsp.):
- RL,
- Wechsel in die SL 30° rechts,
- evtl. Wechsel in die BL,
- folgender Wechsel zur SL 30° links und
- Neubeginn mit der RL.

Um den zeitlichen Rhythmus nicht zu durchbrechen oder auch interprofessionell mit der Pflege zu arbeiten, kann in der Patientenakte nachvollzogen werden, in welche Lage der Patient nach der Behandlung zu bringen ist.

Besonders gefährdete Hautstellen (Rücken, Kreuzbein, Fersen) sollten dabei möglichst entlastet sein. So werden z. B. in der SL die oben liegenden Extremitäten vor dem Körper auf Kissen gelagert. Eine Druckbelastung zwischen der unten liegenden und oben liegenden Extremität wird hierdurch aufgehoben. Die Knie- und Hüftgelenke werden dafür im 90°-Winkel flektiert. Die Dicke der Kissen bestimmt dabei die Neigung des Thorax um seine longitudinale Achse nach ventral. Die SL kann ebenfalls in eine halbe RL abgeändert werden, indem ein längliches Kissen oder eine längsgefaltete Bettdecke hinter dem Rücken des Patienten platziert wird.
Verbände, Schienen und Gipsverbände, aber auch Lagerungsmaterial müssen regelmäßig kontrolliert werden, um Druckstellen zu verhindern.

3.1.3.2 Klassische Lagerungspositionen

Klassische Lagerungspositionen sind die Rückenlage, die Seitenlage und die Bauchlage.

Die Verwendung von Unterlagerungsmaterial sollte individuell auf das Notwendigste begrenzt sein.

■ Rückenlage

In der RL liegen die Arme des Patienten ausgestreckt neben dem Rumpf. Der Kopf und die Beine können durch Kissen, Halbrollen, Handtücher u. a. unterlagert werden. Kissen unter den Schultern sind bei stark fixierten Brustwirbelsäulenkyphosen (z. B. bei Osteoporose ➤ 4.1.3.3.9) oder protrahierten Schultern nötig. Nutzt man die RL eher als ASTE zur Behandlung, ist es hilfreich, die Kniegelenke mit einer halben Rolle zu unterlagern, und so die **Hyperlordose** zu reduzieren. Patienten mit LWS-Beschwerden bevorzugen oftmals einen Lagerungswürfel. Die Beine weisen nun einen 90°-Winkel in den Hüft- und Kniegelenken auf (Stufenlagerung zur Schmerzlinderung und Entlastung im Bereich der LWS). Die Hyperlordose wird aufgehoben. Die gleiche Wirkung lässt sich durch Bein- und/oder Beckenaufhängung im Schlingentisch (➤ 3.19.4) erzielen.

■ Seitenlage

In der SL soll sich die WS parallel zur Unterlage befinden. Eine Unterlagerung des Kopfes ist zwingend notwendig, teilweise wird auch die Taille sowie das oben liegende Bein unterlagert.

■ Bauchlage

Die BL (komplette BL: 180°, inkomplette BL: ca. 135°) trägt zur Verbesserung des Gasaustauschs bei und ist daher insbesondere bei Patienten mit schwerster Oxygenierungsstörung in der intensivpflichtigen Versorgung (➤ 6) indiziert. Daneben wird u. a. die Sekretmobilisation (➤ 3.2.8.3) gefördert. Liegen Kontraindikationen vor, kann alternativ die Oberkörperhochlage (➤ 6.6) eingesetzt werden.

3.1.3.3 Dreh- und/oder Dehnlagen nach Haase

Drehlagen werden in der Therapie sehr häufig zur Entspannung (➤ 3.3.1.1, ➤ 3.3.2.3.5) und Mobilisation angewandt, und zeichnen sich aus durch:

- Einen einfachen Aufbau,
- wenige Ausweichmechanismen,
- Umsetzbarkeit von jeder Patientenklientel,
- Anwendbarkeit auch zu Hause.

Die Körperwahrnehmung des Patienten wird auf die eigene Auflagefläche des Körpers vor, während und nach Einnahme der Drehlage gelenkt.

3

Die Dreh- und/oder Dehnlagen beziehen sich auf unter Anleitung des Th. aktiv vom Patienten in Einzel- oder Gruppentherapie eingenommene Lagen, z. B. Mondsichellage (➤ 3.1.3.3.4). Lagerungen beziehen sich auf auch vom Th. vorgenommene Patientenlagerungen, z. B. auf Holzrollen oder das „Schnelle Lagern".

3.1.3.3.1 Untere Drehlage

Die untere Drehlage ist die bekannteste. Präzise durchgeführt erzielt sie eine **Mobilisation, Dehnung** und kann damit zur **Schmerzlinderung an der LWS** beitragen.

■ **Durchführung (Bsp. nach links):**

1. Der Patient beginnt liegend in der RL und spürt unter Anleitung seiner Auflagefläche zum Untergrund nach. „Welche Struktur berührt den Boden? Welche steht unter Spannung und kann nicht herabsinken?"
2. Die Beine nacheinander anstellen. Kniegelenke erreichen ca. einen Winkel von 90°.
3. Das linke Bein wird seitlich zum Boden geführt, der rechte Fuß wird auf den linken Fuß gestellt. Der linke Fuß fungiert während der gesamten Durchführung als „Fundament" für den rechten Fuß. Das rechte Bein sinkt ebenfalls nach links herunter.
   Ältere Patienten oder Patienten mit Rückenleiden benötigen ggf. ein kleines Kissen unter den Kniegelenken, um ein Hängen in der Luft zu verhindern.
4. Die Arme werden in U-Halte (in 90° Flexion neben dem Kopf) gelegt.
5. **Bewegungsinstruktion kaudal:** Das obere Knie wird in Verlängerung des Oberschenkels aus der Gelenkpfanne heraus rausgeschoben; Schub 20 Sekunden halten.
6. **Bewegungsinstruktion kranial:** Die Arme werden aus der U-Halte entfernt und stemmen mit den Oberarmen in den Untergrund. Der Kopf wird leicht abgehoben und in Verlängerung der HWS nach kranial geschoben; Schub 20 Sekunden halten.
7. Drehlage: Nun wird der Patient aufgefordert, zur Ruhe zu kommen und alles sinken zu lassen (verbale Instruktionshilfe: *„Dein Körper wird ganz schwer."*). Aktive Muskelanspannungen oder aktives Drücken Richtung Boden sind unbedingt zu vermeiden. In dieser Position soll zehn Minuten oder länger verweilt werden.
8. **Auflösen der Position:** Das linke Bein, das „Fundament", nimmt das rechte Bein passiv mit in die Streckung. Die Arme befinden sich neben dem Körper. Der Patient beendet die Übung in der klassischen RL.
9. Abschließend wird erneut die Körperwahrnehmung geschult. Die Kontaktstellen zum Boden sollten sich nun vergrößert haben.
10. Beginn mit 2. für die andere (hier rechte) Seite.

3.1.3.3.2 Brustdrehlage

Die Brustdrehlage dient der **Atemvertiefung, Mobilisation und Aufrichtung der BWS.** Der Fokus liegt auf der Reduktion einer übermäßigen Brustwirbelsäulenkyphose. Die Durchführung kann zunächst sehr schmerzhaft sein, aber diese Lage weist eine große und schnelle Wirkung auf. Ziel ist es, in der Endposition zehn Minuten oder länger zu verweilen. Eine langsame Steigerung ist sinnvoll.

■ **Durchführung (Bsp. nach links):**

1. Vorbereitendes Fokussieren der Körperwahrnehmung in RL,
2. ASTE in der SL (links).
3. Das untere Knie wird zur Brust hochgezogen und das Bein gebeugt abgelegt.
4. Das obere Bein wird mit dem Knie an die plantare Fußsohle des unteren Beines gestreckt abgelegt.

5. Der Oberkörper wird mit dem Brustbein zum Boden gedreht; der Kopf schaut in Richtung des gebeugten Knies; die Arme liegen in U-Halte neben dem Kopf.
6. Kurze Korrektur: kurz auf die Arme hochstützen, die Drehung des Schultergürtels verstärken und die vorherige Position wieder einnehmen.
7. Den Arm vor dem Gesicht nach unten neben den Rumpf legen; der Handrücken hat nun Kontakt mit der Unterlage.
8. Ggf. den Kopf nun in die andere Richtung drehen.
9. In der Endposition mindestens zehn Minuten verweilen.
10. **Auflösen der Position:** Die Arme stützen den Oberkörper langsam hoch und der Patient dreht sich zurück in die RL. Es ist vorteilhaft, wenn der rechte Arm erst etwas abwärts gezogen wird, bevor er in die Stützposition geht.
11. Abschließende Körperwahrnehmung in der RL einleiten.
12. Beginn mit 2. für die andere (hier rechte) Seite.

> Gelegentlich kommt es zu **Parästhesien im oben liegenden Arm.** Leichtes Herabziehen des Armes oder ein Ablegen des Armes neben dem Rumpf (identisch zum untenliegenden Arm) reicht oft aus, um dies zu lindern.

3.1.3.3.3 Rückendrehlage

Die Rückendrehlage ist sehr einfach einzunehmen und kann von fast jedem Patienten durchgeführt werden. Sie dient der **Dehnung und Mobilisation der LWS** und kann auch in der **Atmungstherapie** angewandt werden.

■ **Durchführung (Bsp. links, SL):**

1. Vorbereitendes Fokussieren der Körperwahrnehmung in RL,
2. ASTE SL: Die Knie werden zur Brust hoch gezogen und flektiert abgelegt.
3. Das untere Bein wird in die Länge gestreckt.
4. Der oben liegende Arm führt eine große Kreisbewegung nach oben hinten durch. Der Kopf folgt der Bewegung des Armes. Der Arm wird nun oben rechts in ca. 135° Abduktion abgelegt und liegt somit in Verlängerung vom M. pectoralis; es entsteht eine Dehnung.
5. Das gebeugte Knie muss durchgehend mit dem Boden in Kontakt stehen, um für eine optimale Fixierung des Beckens zu sorgen.
6. In der Endposition wird möglichst lange verharrt.
7. **Variationen:**
   - Bestehen Schmerzen in der Schulter, ein zu starker Dehnungsschmerz im M. pectoralis oder kommt es zu Parästhesien im Arm, reicht es meist aus den Winkel von 135° etwas zu reduzieren oder den Arm mit einem kleinen Kissen leicht zu unterlagern. Um eine optimale Wirkung zu erhalten, sollte die Unterlagerung jedoch eher gering ausfallen.
   - Hänge-/Packegriffe: Zur Anwendung der Dehnung in der Atmungstherapie können ergänzende Hänge- oder Packegriffe am Thorax durchgeführt werden. Auch für die allgemeine Mobilisation können diese Griffe von Nutzen sein.
8. **Auflösen der Position:** Der Patient entscheidet eigenständig, welcher Weg für ihn der einfachste ist, um aus der Drehlage in die RL zu gelangen.
9. Abschließende Körperwahrnehmung in der RL einleiten.
10. Derselbe Ablauf wird nun zur anderen Seite durchgeführt.

3.1.3.3.4 Mondsichellage

Die Mondsichellage (auch Mondlage oder halbmondförmige Dehnlage) erscheint in ihrem Aufbau zunächst sehr einfach. Ihre Umsetzung stellt sich für den Patienten aber oft erstaunlich schwierig dar. Ziel ist es, den Körper mit der zu dehnenden Seite in eine konvexe Position zu bringen, die bildlich einer Mondsichel ähnelt. Die Lage kann zur **Dehnung der Körperflanke und v. a.**

des Rippenbogens verwendet werden. Ergänzende Kontaktatmungen oder Hänge-/Packegriffe erzielen erhebliche Ergebnisse in der **Verbesserung der Atmungsfunktion.**

- **Durchführung (Bsp. nach links):**
  1. Die Mondsichellage beginnt in der RL.
  2. Das linke Bein wird nach links verschoben, das rechte Bein folgt der Bewegung. Das Becken muss durchgehend mit beiden Seiten Kontakt zum Boden aufweisen.
  3. Die Lage des Körpers sowie die Dehnung der unteren Rumpfstrukturen und im rechten Bein werden wahrgenommen.
  4. Vergrößerung der Seitverschiebung beider Beine, sofern das Becken weiterhin den Boden berührt; ggf. das linke Bein über das Schienbein des rechten Beines zur Fixierung ablegen.
  5. Erneute Wahrnehmung der konvexen, rechten Rumpfseite. Ist eine veränderte Wahrnehmung in der unteren BWS zu erkennen, so kann mit der oberen Extremität begonnen werden.
  6. Der rechte Arm wird kranial neben dem Kopf abgelegt. Die linke Hand umgreift das rechte Handgelenk.
  7. Seitverschiebung des gesamten Thorax nach links, der Kopf führt ebenfalls die Bewegung nach links durch.
  8. Aufbau der Mondsichellage und Verharren in der Endposition kann **bis zu 20 Minuten je Seite** dauern.
  9. **Variationen:**
     - Zur Optimierung der Atmungsfunktion können **Kontaktatmungen** am Rippenbogen der konvexen, gedehnten Seite durchgeführt werden.
     - Hänge-/Packegriffe: Zur besseren Mobilisation und zur Vertiefung der Atmung können Hänge- oder Packegriffe am Rippenbogen der konvexen, gedehnten Seite durchgeführt werden.
  10. **Auflösen der Position:** Die Arme und Beine werden im Wechsel zurück in die klassische RL gebracht. Die Arme werden neben dem Rumpf platziert.
  11. Abschließende Körperwahrnehmung in der RL einleiten.
  12. Derselbe Ablauf kann nun zur anderen Seite durchgeführt werden.

3.1.3.3.5 Evidenz-/Bewertungslage

Um größtmögliche Aktualität in der Print- und Online-Version zu gewährleisten, stehen Informationen zu aktuell vorliegenden Studien im Online-Zusatzmaterial (➤ 3.1.6 Link am Kapitelende) zur Verfügung.

3.1.4 Transfertechniken mit und am Patienten

Der Begriff Transfer bezeichnet den Prozess des Wechsels eines Patienten von Position A in Position B. Der Th. muss durch gezielte Beobachtungen entscheiden, inwiefern er sich selbst in den bevorstehenden Transfer einzubringen hat:

- **Aktiver Transfer:** Der Patient wechselt eigenständig seine Position, der Th. verweilt nur zur Sicherung in der Nähe.
- **Passiver Transfer:** Der Patient zeigt keinerlei Eigenaktivität, es ist Aufgabe des Th., eine Vertrauensbasis zu schaffen und mit maximaler Sicherung den Patienten passiv in eine andere Ausgangsstellung zu bringen. Diese Transferform ist nur zu wählen, wenn der Patient geschwächt und nicht mehr in der Lage ist, eigenständig in eine andere Position zu gelangen.
- **Assistiver Transfer:** Bei dieser am meisten angewendeten Variante greift der Th. auf die Restaktivität des Patienten zurück und erarbeitet in Kooperation mit ihm die Transfertechnik.

Es ist von großer Bedeutung, die Transfertechnik und -intensität so zu wählen, dass sich der Patient bestmöglich selbst in den Prozess einbringen kann, ohne ihn zu über- bzw. unterfordern. Eine besondere Herausforderung stellen insofern Transfers geriatrischer oder adipöser Patienten dar, die regelmäßig einen größeren Zeit- oder personellen Aufwand bedeuten. Der Transfer dient der **Aufrechterhaltung und Förderung der Selbstständigkeit** und somit einem körperlichen Trainingsprozess.

Die **Sicherheit** aller Beteiligten des Prozesses steht im Vordergrund.
Vor dem Transfer sollte die Diagnose klar sein. In einigen Fällen sind besondere **Vorsichtsmaßnahmen** zu treffen, z. B. bei Vorliegen einer:
- Totalendoprothese eines Hüftgelenks (Hüft-TEP ➤ 3.1.4.1.1, ➤ 4.5.5),
- Wirbelfraktur (➤ 3.1.4.1.2, ➤ 5.1.5.5, ➤ 5.1.5.6).

Des Weiteren sollten vor Beginn des Transfers in die senkrechte Position erst der Kreislauf und der Blutstrom angeregt werden, sofern eine Bettlägerigkeit des Patienten besteht.

3.1.4.1 Transfer aus der Rückenlage in den Sitz

Ergonomisch ist der Transfer aus der RL über die SL in die Sitzposition. (In einigen Fällen ist der Positionswechsel in die SL allerdings nur bedingt möglich oder erschwert den Prozess unnötig (➤ 3.1.4.1.1, ➤ 3.1.4.1.2).

Bsp. RL, SL rechts, Sitz: Die Beine werden nacheinander auf der Unterlage aufgestellt, der rechte Arm wird in 90° Abduktion abgelegt und der linke Arm ruht in Adduktionsstellung auf dem Unterbauch des Patienten. Nun beginnt der Patient damit, seinen Rumpf auf die Seite zu drehen. Die linke Hand bremst die Drehung nach rechts, indem sie sich auf der Unterlage abstützt. Der Th. kann den Vorgang unterstützen, indem seine kraniale Hand die kontralaterale Schulter greift und seine kaudale Hand die Bewegung an dem kontralateralen Becken führt.
Wird ein **aktiver Transfer** durch den Patienten vollzogen, kann er nun seine Unterschenkel von der Liege herunter hängen lassen und sich mithilfe des linken Armes in den Sitz stützen.
Wird ein **assistiver oder passiver Transfer** durchgeführt, ist es wichtig, dass der Th. sich immer in der Nähe des Patienten befindet und das Stürzen des Patienten nach vorne verhindert. Alleine der Stand an der Kante der Liege/des Bettes vermittelt dem Patienten ein Gefühl der Sicherheit. Die ASTE des Th. wird mit einem sicheren, breitbeinigen Stand gewählt. Seine kaudale Hand ergreift die obere Schulter des Patienten. Durch einen leichten Zug nach kaudal hebt sich der Kopf des Patienten; das verschafft dem Th. Platz, um seine kraniale Hand unter der HWS hindurch auf den Schultergürtel des Patienten zu legen. Seine kaudale Hand greift zeitgleich an die Unterschenkel, wenn diese noch nicht von der Liege herunter hängen. Mit einer Gewichtsverlagerung von dem linken auf das rechte Bein des Th. erzielt er die Aufrichtung des Patienten in den Sitz. Abschließend bleibt der Th. vor dem Patienten stehen, seine Knie sichern die Knie des Patienten. Die Höhe der Liege/des Bettes ist so einzustellen, dass die Füße des Patienten den Boden berühren.

Der Th. sollte während des Transfers durchgehend auf seine rückenschonende Haltung achten und mit entsprechenden Hebeln arbeiten.

3.1.4.1.1 Besonderheit bei Hüft-TEP

Bei SL auf der nicht betroffenen Seite würde das Hüftgelenk der operierten Seite adduziert. Um dies zu vermeiden, ist ein großes Kissen oder ein Keil zwischen die Beine zu legen. Oft ist der Transfer so noch immer sehr schmerzhaft und es bietet sich an, den direkten Transfer aus der RL in den Sitz zu nutzen. Hierbei wählt man immer den Transfer zur betroffenen Seite hin.

Bsp. Patient Z. n. Hüft-TEP rechts: Der Th. steht an der rechten Bettkante und unterstützt das betroffene Bein in der Bewegung zur Seite. Zeitgleich kann der Patient sich über den Stütz beider Arme in den Sitz aufrichten. Ggf. kann der Th. dem Patienten seine kaudale Hand reichen, die der Patient mit links ergreift. Durch eine leichte Drehung ist sehr schnell der Bettkantensitz erreicht. Mithilfe des Schenkelgangs wandert der Patient nach vorne, sodass seine Füße den Boden berühren.
Die Verwendung des **Aufrichters** sollte möglichst vermieden werden. Der Transfer soll dem Patienten Eigenständigkeit ermöglichen. Die postoperative Nachbehandlung in einem Krankenhaus erstreckt sich mittlerweile nur noch über wenige Tage bis zur Entlassung in die weiterführende, auch ambulante Behandlung. Der Patient verfügt nur selten über einen Aufrichter in seiner privaten Wohnung.

3.1.4.1.2 Besonderheit bei Wirbelfraktur

Liegt eine Wirbelfraktur (➤ 5.1.5.5, ➤ 5.1.5.6) vor, muss während des Transfers eine aktive Grundspannung gehalten werden. Um dies zu gewährleisten, wird zunächst diese Grundspannung unter Anleitung des Th. erarbeitet. Der Patient stemmt die aufgestellten Beine über die Fersen in die Unterlage. Es wird eine Muskelmantelspannung der Beine erzeugt. Zusätzlich werden die Schulterblätter nach dorsokaudal zur Wirbelsäule gezogen und der Kopf kann leicht angehoben werden. Diese Spannung, v. a. die der Rumpfmuskulatur, muss während der Drehung beibehalten werden. Idee ist, eine Drehung „en bloc", d. h. ohne gegenläufige Rotation von Becken- und Schultergürtel zu erzeugen. Wurde der Transfer in die SL bewältigt, so muss der Th., wie unter ➤ 3.1.4.1.1 beschrieben, den Schultergürtel umgreifen. Die Beine müssen in diesem Fall zeitgleich mit der Aufrichtung von der Liege/dem Bett geführt werden.

Cave

Schultergürtel und Beckengürtel sollten kaum gegeneinander verdreht werden.

3.1.4.2 Transfer aus dem Bettkantensitz auf den Stuhl

Der Fokus liegt hier auf dem passiven oder assistiven Transfer. Beide Formen sind in der Ausführung nahezu identisch. Der Th. sollte zunächst den Stuhl im rechten Winkel zum Bett und direkt neben dem Patienten ausrichten. Idealerweise passiert dies bereits vor dem Transfer an die Bettkante (➤ 3.1.4.1). Im Fall einer Hüft-TEP sollte der Transfer immer in Richtung des nicht betroffenen Beins stattfinden.

Bsp. Stuhl links vom Patienten: Der Patient legt nun beide Arme über die linke Schulter des Th. (ermöglicht dem Th. während der Durchführung einen freien Blick auf den Stuhl, die Zielposition). Der Oberkörper des Patienten wird dadurch nach ventral gekippt. Die Schulter des Th. befindet sich nahezu unter der Achsel des Patienten. Der Th. greift mit der linken Hand an die Flanke des Patienten und stabilisiert so dessen Rumpf. Durch eine Gewichtsverlagerung liftet er das Gesäß des Patienten und schiebt seine Hand unter den Tuber ischiadicum. Um den Transfer möglichst rückenschonend durchzuführen, geht der Th. mit einem stabilisierten Rücken etwas in die Hocke und verlagert sein Körpergewicht samt Patient nach dorsal. Das Gesäß des Patienten hebt sich von der Unterlage (engl. lift off), Th. und Patient befinden sich in einer Waageposition. Ist der Patient sehr geschwächt, müssen die Knie des Patienten von ventral durch die Knie des Th. gesichert werden. Das Wegknicken der Knie nach vorne muss verhindert werden. Ist keine Drehscheibe vorhanden, wird der Patient durch Gewichtsverlagerungen nach rechts und links mit dem Rücken zum Stuhl gedreht. Wenn möglich kann dann der Patient durch kleine Schritte die

Drehung unterstützen. Eine weitere Möglichkeit besteht darin, dass der Prozess des lift off mit kleinen Seitverschiebungen in Richtung des Stuhls erfolgt, bis der Patient auf dem Stuhl sitzt.

3.1.5 Prinzipien für Eigenübungen und Hausaufgabenprogramme

Zur Unterstützung des Heilungs- oder Rehabilitationsprozesses ergänzt neben den Interventionen des Th. ein Eigenübungsprogramm das Behandlungskonzept. Dieses beinhaltet Übungen, die der Patient außerhalb der Therapiezeit (stationär oder zu Hause) eigenständig durchführt. Wichtig sind hierzu die Anleitung, die Compliance und die intrinsische Motivation des Patienten.
Ein häufig vorkommendes Problem stellt die Motivationslage des Patienten für regelmäßiges Üben dar. Der Th. sollte beratend und unterstützend wirken (➤ 1.2).
Die **intrinsische Motivation** des Patienten kann gefördert werden durch

- Information (z. B. zur Wirkungsweise der Behandlungsmethode),
- therapeutische Kreativität und Vielfalt (z. B. Übungsauswahl, die unkompliziert in den beruflichen Alltag des Patienten integriert werden kann),
- Zielidentifikation und -vereinbarung (SMART-Regel, Priorisierung bei mehreren Zielen ➤ 2.1.6),
- Feedback (z. B. auch kleine Erfolge positiv herausarbeiten, ➤ 1.2),
- Verbindlichkeit (z. B. Termine einhalten, bei Therapeutenwechsel den Patienten entsprechend informieren).

Die Übungen sollten weniger defizitorientiert sein, sondern die Stärken des Patienten ausbauen (Demotivation verhindern).

■ **Anzahl:**
Maximal 3–4 Übungen.

■ **Wiederholung:**
3 × 20 Wiederholungen sind für den Patienten empfehlenswert. Die Serie sollte 3–5 × am Tag wiederholt werden.

■ **Übungsauswahl:**
Die Wahl der Übungen folgt einem konkreten Nahziel, z. B. Training der Stützkraft für eine Gehstrecke mit Unterarmgehstützen von 200 m.

Bsp. Z. n. Hüft-TEP: Kräftigung der Abduktoren und Extensoren. Dosierung und Ausweichbewegungen:
Die Übungsauswahl erfolgt vom Leichten und Bekannten hin zum Schweren und Unbekannten. Die Übungen sollten so gewählt werden, dass Ausweichbewegungen nicht auftreten. Oft ist es vorteilhaft, eine Übung in der Behandlung mit Variationen wiederholt durchzuführen und die Grundübung in das Hausaufgabenprogramm zu integrieren. Die Übung ist somit bereits bekannt, wurde vermehrt unter therapeutischer Kontrolle erlernt und kann so eigenständig durchgeführt werden. Mögliche Ausführungsfehler sollten dem Patienten bewusst gemacht werden. Im Weiteren können bestehende Übungen durch Variationen oder Kleingeräte verändert werden. Eine regelmäßige Kontrolle ist auch zur Motivation des Patienten unerlässlich.

■ **Beispiel:**
Diagnose: Z.n. Hüft-TEP.
Nahziel: Kräftigung der Hüftextensoren zur Verbesserung der Standbeinphase.
Übung: Bridging aus der RL. Zum Aufbau der Grundspannung zunächst die LWS in die Unterlage drücken und langsam das Becken Wirbel für Wirbel von der Unterlage abheben.
Steigerung:
1. Bridging auf den Fersen,

2. Bridging gegen einen Widerstand in Form eines Therabands® quer über die Spina iliaca anterior superior (SIAS),
3. Bridging wie bei 2. und ein Bein gestreckt halten.

■ **Kontraindikationen:**

Die Wahl der Übungen muss die vorliegenden Kontraindikationen der operativen Versorgung berücksichtigen. Darüber hinaus sollten mögliche Risikofaktoren berücksichtigt werden, durch die der Patient möglicherweise in die kontraindizierte Bewegung gelangen kann.

Bsp. Z. n. Hüft-TEP, Kontraindikation: Flex. > 90°, Add. über 0°, IR über 0°. Bei Übungen in der SL auf der nicht betroffenen Seite fällt die operierte Hüfte in eine Adduktions-Position. Dies muss durch ein großes Kissen verhindert werden und der Patient muss für den Mechanismus sensibilisiert sein.

Überschwellige Reize
Häufig präsentieren sich Patienten als sportlich sehr aktiv. Bei genauerer Rückfrage sprechen sie von gelegentlichen sportlichen Aktivitäten, von Alltagsbewegungen, Walking oder Fahrradfahren. Ein Patient sollte darüber aufgeklärt werden, dass der Organismus einen überschwelligen Reiz benötigt, um weitere Anpassungsmechanismen vorzunehmen (➤ 3.6.5). Um die Anpassung aufrecht zu erhalten, muss sich dieser Reiz vermehrt wiederholen (**Prinzip der Superkompensation**). Interventionen, die z. B. einmal pro Woche oder seltener stattfinden, erzielen somit nur geringfügige Anpassungen. Regelmäßige Alltagsbewegungen (Treppen steigen, mit dem Hund spazieren gehen) sind vorteilhaft für das Wohlbefinden, stellen aber ebenso keine überschwelligen Reize dar. Aktive Ausdauersportler: Joggen, Walking und Fahrradfahren steigern ihre Ausdauerleistung. Die Kräftigung der Rumpfmuskulatur, um z. B. einem Bandscheibenvorfall vorzubeugen, ist damit aber nicht abgedeckt. Spezielle Therapieprogramme zur segmentalen Stabilisation, z. B. Sling TrainingsTherapie (➤ 3.19.5), FBL (➤ 3.8.2), PNF (➤ 3.7.3) sind hier vorzuziehen.

3.1.6 Ergonomie für den Therapeuten

Im Berufsalltag des Th. hat das ergonomische Arbeiten oberste Priorität. Einige Grundsätze können hier hilfreich sein:

- **Lagerung des Patienten:** Der Patient sollte an der Liegenkante gelagert werden, um den Abstand zwischen Patient und Th. während der Behandlung gering zu halten. Dies begünstigt die Körperhaltung des Th.
- **Liegenhöhe:** Die Liegenhöhe muss an die angewandten Techniken und die Körpergröße anpassbar sein.
- **Krafteinsatz in der Behandlung:** Der Th. sollte darauf achten, dass er stets einen sicheren Stand hat und vermehrt zum Kraftaufbau die Gewichtsverlagerung oder auch z. B. Transferhilfen einsetzt. Hierdurch werden unnötige Belastungen der oberen Extremitäten und v. a. der Handgelenke vermieden.
- **Stand an der Behandlungsliege:** Ein stabiler Stand, der die Möglichkeit zu einer abwechslungsreichen Bewegung bietet, ist in der Behandlung von Vorteil. Die Ausgangsstellung des Th. sollte oft gewechselt werden. Neben der Sitz- und klassischen Standposition ist es vorteilhaft, wenn ein Knie auf der Liege oder ein Fuß erhöht auf einem Hocker/Tritt platziert wird.
- **Stress:** Jeder Th. sollte für einen stressfreien Arbeitsablauf sorgen (➤ 3.1.7.4). Hierbei gilt es z. B. auf einen ausgeglichenen Anteil von Einzel- und Gruppentherapien oder auch Interventionen mit und ohne Angehörigen sowie bestimmter Fachbereiche/Krankheitsbilder/Funktionseinschränkungen (z. B. Palliativmedizin und ambulante Reha-Sportgruppe) zu achten. Ebenso ist es wichtig, Pausen zur Regeneration zu nutzen.

- **Ernährung und Wasserhaushalt:** Eine gesunde und basische Ernährung ist generell empfehlenswert. Der Th. sollte darauf achten, im Behandlungsrhythmus eine konstante Wasserzufuhr aufrecht zu erhalten.
- **Prävention:** Sport zur Kräftigung der Muskulatur, Mobilisation und Dehnungen können zur Prävention muskuloskelettaler Funktionsstörungen beitragen und das psychische Wohlbefinden fördern.

Evidenzangaben

Literatur

3.1.7 Arbeitsplatzberatung – Ergonomie

Roland Kreutzer

Ergonomie (griech. ergon: Arbeit, nomos: Gesetz) ist die Wissenschaft, die sich mit der physiologischen und psychologischen Gestaltung der Arbeitsbedingungen befasst.

3.1.7.1 Ziele

Das Ziel der Ergonomie ist die Anpassung der realen Bedingungen des Arbeitsplatzes an die physiologischen und psychologischen Voraussetzungen und Bedürfnisse des Menschen, damit möglichst geringe körperliche und psychische Belastungen einwirken. Als Teil der Arbeitswissenschaft ist ihr Hauptanliegen der individuelle Schutz des Menschen bei der Arbeit und im Alltag. Dabei sollten sowohl der Arbeitsplatz als solcher als auch die Arbeitsabläufe beachtet werden. Gleiche Kriterien gelten übrigens für die Bereiche Schule, Haushalt und allgemeine Freizeitgestaltung.

In der Realität erfolgt die Anpassung des Arbeitsplatzes jedoch zum größten Teil an die Norm (Tischhöhe, Höhe der Arbeitsplatte etc.), d. h., der Mensch muss sich an die vorgegebenen Arbeitsplatzbedingungen anpassen. Das führt häufig dazu, dass die Strukturen des Bewegungsapparates nicht optimal belastet werden. Einseitige Belastungen oder ungünstige Körperhaltungen und Bewegungsabläufe führen zur Fehl- und Überbelastung der Gelenke, Muskeln, Bandscheibe etc. und führen zu Schmerzen und im Weiteren zu strukturellen Veränderungen. Hilfsmittel können eingesetzt werden, um Arbeitsabläufe zu optimieren (Keilkissen, ergonomische Maus etc.).

Durch eine **aktive Instruktion am Arbeitsplatz** soll der Arbeitnehmer geschult werden, seine Körperhaltung zu optimieren. Die Gewohnheitshaltungen und arbeitsplatzspezifischen Bewegungsmuster des Arbeitnehmers sollten direkt vor Ort analysiert werden. So kann ein individuelles Programm von Ausgleichsübungen erarbeitet werden, das sowohl therapeutisch sinnvoll ist, als auch eine optimale Prophylaxe darstellt.

3.1.7.2 Kriterien der Ergonomie

Die Ergonomie befasst sich mit der menschlichen Arbeit hauptsächlich unter dem Aspekt des individuellen **Gesundheitsschutzes,** d. h. Fehl- und Überbelastungen zu vermeiden und Alternativen anzubieten. Dafür sind folgende Kriterien wichtig:

- **Schädigungslosigkeit:** Dieses Kriterium zielt darauf ab, dass die Arbeit nicht zu Gesundheitsschäden (z. B. Arbeitsunfälle, unökonomische Körperbelastungen oder psychische Belastungen) führt.
- **Ausführbarkeit:** Die Arbeit sollte unter Beachtung der individuellen Konstitution (Körpermaße, Belastbarkeit usw.) erledigt werden können. Bsp.: eine korrekte Abstimmung von Stuhl- und Tischhöhen auf die Körpermaße.
- **Erträglichkeit:** Die Arbeitsbelastung sollte so angemessen sein, dass der berufliche Alltag auch langfristig keine Schädigungen (Berufskrankheiten oder arbeitsbedingte Erkrankungen) verursacht.
- **Beeinträchtigungsfreiheit:** Die Durchführung der Arbeit sollte die Psyche sowie das Wohlbefinden und damit die Gesundheit langfristig nicht beeinträchtigen. Bsp.: Überforderung, Unterforderung, Monotonie oder soziale Isolation können zu psychischen Beeinträchtigungen führen.

„Die Art und Weise, wie eine Gesellschaft die Arbeit und die Arbeitsbedingungen organisiert, sollte eine Quelle der Gesundheit und nicht der Krankheit sein." (WHO-Charta von Ottawa 1986 zitiert nach Haubl 2012, S. 66).

3.1.7.3 Praktische Anwendung

Wohl am häufigsten findet die Arbeitsplatzberatung (➤ 1.10) oder ergonomische Gestaltung am Schreibtischarbeitsplatz statt. Die zunehmend sitzende und im Sitzen arbeitende Gesellschaft führt viele Probleme mit sich. Eine schlechte Körperhaltung am Arbeitsplatz und monotone Tätigkeiten über einen längeren Zeitraum führen zu Überbelastungen, die z. B. zu Rückenschmerz, Schulter-/Nackenproblemen und Kopfschmerz führen können. Das Umfeld sollte so gestaltet werden, dass möglichst wenig negative Einflüsse wirken, dadurch die Belastung bei der Arbeit gemindert wird und die Leistungsmöglichkeiten des Einzelnen am Arbeitsplatz verbessert werden.
Exemplarisch wird im Folgenden auf verschiedene Aspekte der Ergonomie für den Bildschirmarbeitsplatz eingegangen. Einzelne Punkte sind natürlich auch auf andere Arbeitsplätze zu übertragen. Bei der Gestaltung von Bildschirmarbeitsplätzen befasst sich die Ergonomie mit den Arbeitsmitteln, der Arbeitsumgebung und der korrekten Anordnung der Bestandteile des Arbeitsplatzes.

3.1.7.3.1 Ergonomische Richtlinien für Elemente am Bildschirmarbeitsplatz

■ Arbeitstisch

Der Arbeitstisch sollte eine höhenverstellbare Tischplatte haben (68–82 cm), damit die Tischhöhe individuell an die Körpergröße des Arbeitnehmers angepasst werden kann. Zudem sollte er mindestens 90 cm tief und 160 cm breit sein, sodass die Tastatur, der Bildschirm und weitere Arbeitsmaterialien gleichmäßig auf dem Tisch verteilt werden können (➤ Abb. 3.1.1). Günstig ist ein verstellbarer Neigungswinkel oder eine variabel einzustellende Schreibtischunterlage. Zu beachten ist, dass die Beinfreiheit unter dem Tisch nicht von Rollcontainern etc. behindert wird. Die Beinfreiheit sollte mindestens 70 cm in der Breite und 80 cm in der Tiefe sein, um die Beinachsen gut einstellen zu können.
Die Tischfläche sollte matt und farblich neutral sein, sodass eine geringere Reflexion entsteht. Glasplatten sehen zwar elegant aus, jedoch reflektieren sie zu sehr das Licht, sodass Blendungen entstehen können. Das Material der Tischoberfläche sollte sich nicht kalt anfühlen (Glas oder Metalloberflächen). Solche Platten entziehen dem Körper zu viel Wärme, was reflektorisch zu Verspannungen der Muskulatur führt (um Wärme zu produzieren).
Eine Alternative zum Arbeitstisch ist das **Stehpult.** Optimal für einen Schreibarbeitsplatz wäre es, zwischen den beiden Alternativen variieren zu können.

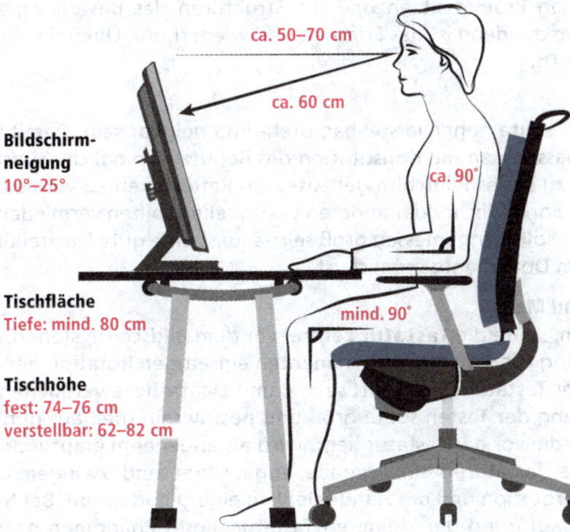

Abb. 3.1.1 Beispielhafter Computerarbeitsplatz mit ergonomischer Anordnung.

■ Stuhl

Ein Bürostuhl sollte **Rollen** haben, damit ein dynamischer Einsatz am Arbeitsplatz möglich ist. Die Rollen sollten dem Bodenbelag angepasst sein (weiche Rollen auf hartem Boden, harte Rollen auf weichem Boden), damit neben der Dynamik eine gewisse Standfestigkeit und Stabilität gewährleistet ist. Zu instabile Stühle oder solche, die leicht wegrollen, müssen aktiv stabilisiert werden, was wiederum zu Verspannungen führen kann. Somit ist es auch nur bedingt günstig, auf einem Ball o. Ä. längerfristig zu sitzen. Kurzfristig sind labile Sitze schön, da sie die Aktivität anregen, mittel- oder langfristig wird es jedoch sehr anstrengend und es ist günstiger, wenn man sich auch mal anlehnen kann.
Eine **Mittelsäulenfederung** macht das Sitzen bequemer und dynamischer und dämpft Stöße und Stauchungen der Wirbelsäule beim Hinsetzen ab.
Der Stuhl sollte **höhenverstellbar** sein, um ihn auf die Unterschenkellänge anpassen zu können.
Für die **Sitzfläche** ist ein rutschfester und luftdurchlässiger Sitzbezug empfehlenswert. Günstig ist eine leicht abgerundete Vorderkante, die mechanischen Druck auf die Beingefäße und Nerven vermeidet. Auch eine kippbare Sitzfläche ist hilfreich, um verschiedene Sitzvarianten einnehmen zu können.
Die **Rückenlehne** sollte eine lumbale Stütze haben, um die Wirbelsäule adäquat zu unterstützen. Sie sollte nach hinten neigbar und stufenlos feststellbar sein. Dadurch können wiederum verschiedene Sitzhaltungen eingenommen werden. Zur Einstellung einer variablen **Sitztiefe** ist es günstig, wenn sich die Rückenlehne nach hinten und vorne verstellen lässt. Das betrifft kleinere Menschen, die relativ kurze Oberschenkel haben.
Die **Armlehnen** sollten höhenverstellbar und nach hinten abzulassen sein. Armlehnen helfen, um das Armgewicht zwischendurch mal abgeben zu können, denn ein permanentes Halten der Arme führt zu Verspannungen im Schulter-Nacken-Bereich. Recht lange Armlehnen sind bei der Bildschirmarbeit ungünstig, da man den Stuhl damit nicht nah an den Tisch fahren kann.

■ Sitzhaltung

Die **aktive aufrechte Haltung** ist das wichtigste Kriterium. Ein Stuhl kann diese gut unterstützen, ist aber keine Garantie dafür, dass die aufrechte Haltung wirklich eingenommen wird. Auch auf einem noch so guten und teuren

Stuhl kann man krumm sitzen und die Strukturen des Bewegungsapparates schädigen. Entscheidend ist das Erlernen und wiederholte Üben der Sitzhaltung mit und ohne Th.

■ **Bildschirm**
Der Bildschirm sollte höhenverstellbar, dreh- und neigbar sein. Damit wird eine optimale Anpassung an die Konstitution des Benutzers möglich. Günstig ist ein mattes, nicht zu helles Bildschirmgehäuse, um Reflexionen zu vermeiden. Spiegelungen von Sonnenlicht oder anderen Lichtquellen sollten vermieden werden. Der Bildschirm sollte angemessen groß sein, sodass eine gute Darstellung der zu bearbeitenden Dokumente möglich ist.

■ **Tastatur und Maus**
Wenn möglich, sollte die **Tastatur** zentral vor dem Bildschirm stehen. Eine seitliche Versetzung führt zu einer permanenten einseitigen Rotation der HWS. Die Oberfläche der Tastatur sollte matt sein, damit Lichtreflexe vermieden werden. Die Beschriftung der Tasten sollte groß und positiv sein (hell auf dunkel). Eine Handauflage, die vor der Tastatur liegt, wird als angenehm empfunden.
Herkömmliche Tastaturen sind gerade angeordnet und zwingen damit die Arme in Innenrotation und das Handgelenk in eine Ulnaduktion. Bei Notebooks verstärkt sich aufgrund der kleineren Tastatur dieses Phänomen noch. Bei ergonomisch geformten Tastaturen besteht das Tastenfeld aus zwei Teilen, die so angeordnet sind, dass die Unterarme mit den Händen gerade Linie bilden. Werden die beiden Anteile etwas auseinander geschoben, kann die Innenrotation ebenfalls aufgehoben werden. Das Arbeiten an einer solchen Tastatur ist jedoch gewöhnungsbedürftig.
Die **Maus** sollte bei beruflicher Tätigkeit am Computer zeitweise von rechts nach links gewechselt werden, um Überlastungen der Unterarm- und Daumenmuskulatur zu vermeiden. Ebenso kann eine Vertikalmaus eingesetzt werden, die eine Neutralstellung zwischen Pronation und Supination ermöglicht.

■ **Raumklima**
Zur direkten Umgebung und Beeinflussung des Arbeitsplatzes zählen
- Raumtemperatur,
- Licht (s. u.),
- Geräuschkulisse und
- der Raum an sich.

Die Raumtemperatur sollte zwischen 20 und 24° betragen. Dabei sollte beachtet werden, dass viele elektrische Geräte im Raum die Temperatur erhöhen.
Bei Klimaanlagen darf der Luftzug nicht zu stark sein (max. 0,1–0,15 m/s). Ein direkter Luftzug auf der Haut sorgt dafür, dass die hautnahe isolierende Luftschicht permanent weggepustet wird. Die Muskulatur spannt sich mehr an, um Wärme nach zu produzieren, es kommt zu Verspannungen. Zur besseren Konzentration sollte auch darauf geachtet werden, dass stets für genügend Frischluft gesorgt ist.
Lärm ist ein nicht zu unterschätzender Stressfaktor. Er kann von außen (Baustelle, Hauptverkehrsstraße usw.) oder von Geräten am Arbeitsplatz (Telefon, Drucker) ausgehen. Ab 90–120 dB muss mit Schäden des Gehörs gerechnet werden.

■ **Beleuchtung**
Die Beleuchtung des Arbeitsplatzes spielt eine große Rolle, denn ein zu dunkler Raum macht schnell müde und überfordert die Augen. Zu helles oder zu grelles Licht bedeutet ebenso eine Überlastung für das optische System.
Für Schreibarbeiten sollte die **Beleuchtungsstärke** zwischen 300 und 500 LUX betragen (DIN EN 12464-1). LUX (lx) ist das Maß der Lichtintensität. Wieviel LUX benötigt werden, ist abhängig von der Art der Arbeit. Für den Blick auf die Tastatur ist eine hohe Beleuchtungsstärke erforderlich (je kleiner die zu erkennenden Details, desto höher die Beleuchtungsstärke), für das Lesen am Bild-

schirm sollte die Beleuchtungsstärke geringer sein (zur Verbesserung des Kontrasts). Tageslicht ist großen Schwankungen unterworfen (direkt am Fenster bis zu 10.000 lx), daher ist es nicht günstig den Computerarbeitsplatz nah am Fenster einzurichten.
Bei der generellen Beleuchtung von Innenräumen können zwei Arten von **Blendung** (Leuchtdichte) auftreten, die vermieden werden sollten:

- physiologische Blendung: Störung des Sehvermögens durch Überbelichtung,
- psychologische Blendung: grelles Licht (z. B. Halogenlampen, Neonlicht etc.).

Die **Leuchtdichte** wird in Candela (cd/m^2) angegeben. So hat eine Glühlampe ca. 100.000 cd/m^2, eine Halogenlampe hingegen ca. 2,2 Mio. cd/m^2. Durch diese hohe Leuchtdichte entsteht eine große physiologische und psychologische Blendung. Diese Blendung bedeutet Stress für die Augen und erzeugt ein unangenehmes Gefühl.

Um **Blendungen und Überbelichtung zu vermeiden,** sollte:

- der Bildschirmarbeitsplatz nach Möglichkeit nicht nah am Fenster eingerichtet werden,
- die Hauptblickrichtung parallel zur Fensterfront verlaufen,
- Tageslicht durch künstliche Beleuchtung ergänzt werden, um Lichtschwankungen auszugleichen bzw. zu vermeiden.

■ Visuelle Wahrnehmung

Neben der Gestaltung des Arbeitsplatzes, sollte sich der Arbeitnehmer natürlich intensiv mit seinem eigenen Körper befassen. Eine aufrechte Körperhaltung, ein angemessener Ausgleich zu den beruflichen Belastungen und regelmäßiger Sport sollten die körperliche Leistungsfähigkeit sicherstellen.
Die **Sehstärke** wird oft zu wenig beachtet:

- Mit zunehmenden Alter nimmt die Sehstärke ab,
- mit zunehmender Leuchtdichte steigt sie an.
- Die Sehschärfe steigt proportional mit dem Kontrast an.

Eine schlecht eingestellte Brille und die damit verbundene, schlecht angepasste Sehstärke können zu Kopfschmerzen, Konzentrationsschwäche etc. führen.
Wie der gesamte Bewegungsapparat wird auch das Auge von Muskeln bewegt. Das Auge macht beim Lesen Sprünge, wobei der Blick nach jedem Sprung mehrere Buchstaben bis ein oder zwei Wörter umfasst und fixiert. Deshalb ist es ungünstig, wenn das Bild wackelt oder flackert. Oftmals machen sich geringfügige, bisher unbemerkte Sehfehler erst bei der Bildschirmarbeit bemerkbar. Es entstehen häufig Ermüdungserscheinungen wie Augenbrennen und -tränen, Blendgefühl, Lichtunverträglichkeit und Kopfschmerzen. Eine Korrekturbrille oder Kontaktlinsen schaffen Erleichterung.

3.1.7.4 Arbeitspsychologische Aspekte

In der heutigen Zeit nehmen Leistungsdruck und Anforderungen am Arbeitsplatz immer mehr zu. Gerade Disstress-Faktoren sorgen für immer mehr Krankheitstage und komplette Arbeitsausfälle, daher sollten diese Aspekte nicht unberücksichtigt bleiben.

3.1.7.4.1 Eustress

- Eustress beschreibt positiv empfundenen Stress. Er ist gut und förderlich für den Arbeitsprozess.
- Der Körper befindet sich in einer Ausnahmesituation, es wird Adrenalin und Kortisol ausgeschüttet.
- Nach der Arbeit sollten eine Ruhephase und ausreichend Schlaf folgen. Dadurch kommt es zur Drosselung des Kortisolspiegels, das normale Gleichgewicht stellt sich wieder ein.

3.1.7.4.2 Disstress

- Disstress beschreibt ein dauerhaftes Ungleichgewicht zwischen Stress und Ruhe, die Stresstage dauern zu lange an.
- Es kommt zum Überschuss an Kortisol, das nicht abgebaut werden kann.
- Der Kortisolüberschuss führt zu Schlafstörungen, „Muskulatur-Verspannungen", Magenproblemen usw. Es besteht die Gefahr eines Burnout-Syndroms (➤ 15.3.1.3.3).

Ursachen für Disstress (Bsp.)

- Arbeitsunzufriedenheit,
- Über- oder Unterforderung,
- schlechte Bezahlung,
- mangelnde Aufstiegsmöglichkeiten,
- Zeitdruck,
- Angst vor Entlassung,
- psychosoziale Stressfaktoren (Mobbing).

3.1.7.5 Evidenz-/Bewertungslage

Um größtmögliche Aktualität in der Print- und Online-Version zu gewährleisten, ist die verfügbare Evidenz zur Wirksamkeit ergonomischer Maßnahmen am Arbeitsplatz im Online-Zusatzmaterial zusammengestellt (➤ QR-Code).

Evidenzangaben

Literatur

3.1.8 Gangrehabilitation und Gangschule

Natalie Altschuck

3.1.8.1 Gangrehabilitation

Die Vergrößerung der Gehstrecke, die Normalisierung von pathologischen Gangmustern oder die Schulung im Umgang mit Gehhilfen sind häufige physiotherapeutische Ziele bei Patienten mit z. B. neurologischen oder orthopädischen Beeinträchtigungen (➤ 4, ➤ 8). Gangrehabilitation und Gangschule sind somit wichtige Elemente physiotherapeutischer Behandlungskonzepte.

3.1.8.1.1 Abweichung und Hauptabweichung – was muss behandelt werden?

Die Ganganalyse, welche Voraussetzung zur Behandlungsplanung ist, wird in ➤ Kapitel 2.3 beschrieben. Nicht jede der mit der Ganganalyse identifizierten Abweichung muss behandelt werden. Der Th. sollte vorab differenzieren zwischen einer primären Gangabweichung – also der Hauptabweichung – und sekundären Abweichungen (Kompensation, um den Körper trotz primärer Abweichung zum Ziel zu bringen). Eine Behandlung der Kompensationen wird nicht den gewünschten therapeutischen Effekt bringen, solange die Hauptabweichung nicht beseitigt wird.

Die einzelnen Ereignisse (Winkelangaben) zum Ende jeder Gangphase (➤ 2.3.2.2.1) sowie die Rockerfunktionen (➤ 2.3.3) sollten zur Identifizierung der Hauptabweichung überprüft werden. Eine Hauptabweichung liegt dann vor, wenn die Ereignisse vermindert, übermäßig oder in einem falschen Timing stattfinden, z. B. maximale Knieflexion in Mid Swing (Götz-Neumann 2006).
Um sekundäre Kompensationen von der Hauptabweichung zu unterscheiden, sind zusätzliche physiotherapeutische Tests nötig, z. B. Bewegungsausmaße (➤ 2.1.5.1), Muskelfunktionstest (➤ 2.1.5.2), manualtherapeutische Tests, Sensibilität und ggf. eine Schmerzmessung (➤ 2.4.5).
Behandelt wird vom Th. die Ursache der Hauptabweichung.

3.1.8.1.2 Ursachen für Gangabweichungen

Es gibt viele Ursachen, die Abweichungen während des Gehens auslösen können. Das Rancho Los Amigos National Rehabilitation Center (RLANRC) hat diese in vier große Kategorien zusammengefasst:

- Geschädigte motorische Kontrolle und/oder Muskelschwäche,
- abnormale Gelenkbewegungsausmaße,
- Sensibilitätsstörungen, Störungen der Propriozeption,
- Schmerz.

Um die genaue Ursache der identifizierten Hauptabweichung herauszufinden, sollten u. a. die o. g. physiotherapeutischen Tests, die Anamnese (➤ 2.1.2) sowie ärztliche und radiologische Befunde herangezogen werden.

3.1.8.1.3 Grundsätze der Gangrehabilitation

Eine der meist genutzten physiotherapeutischen Ansätze zur Verbesserung des Gehens ist das sog. **overground gait training.** In diesem Verfahren wird das Gehen direkt trainiert, oft in Kombination mit sog. **pre gait activities,** z. B. Gewichtsverlagerung, Aufstehen/Hinsetzen oder Gleichgewichtstraining (States et al. 2009). Das Gehen wird mit dem Patienten auf der Ebene trainiert, aber auch Gehen über Hindernisse oder auf der Treppe sind wesentliche Bestandteile. Der Th. unterstützt den Patienten dabei taktil und verbal, um vorab diagnostizierte Einschränkungen oder Gangabweichungen direkt mit dem Patienten zu bearbeiten. Auch funktionelle Kräftigungsübungen der unteren Extremitäten bei vorhandener Schwäche oder ein Koordinationstraining zur Erarbeitung der einzelnen Gangphasen sind Bestandteile der Gangrehabilitation. Bei einem Krafttraining sollten die unterschiedlichen, während dem Gehen vorkommenden Arbeitsweisen der Muskulatur integriert werden (konzentrisch/exzentrisch) sowie die unterschiedlich schnellarbeitenden und ermüdungsresistenten Muskelfasern (genauer: die motorischen Einheiten) berücksichtigt werden (fast fatigable, fast fatigue-resistant, slow).
Innerhalb der neurologischen Rehabilitation kommen heute immer häufiger Laufbänder und Gangroboter zum Einsatz (➤ 3.7.7). Der Nutzen dieser Systeme liegt in der Aktivitätsorientierung innerhalb der Behandlung und der größeren Anzahl an möglichen Wiederholungen von Gangzyklen. Da je nach Schwere der Erkrankung oder der Einschränkung des Patienten mehrere Th. nötig sind, um das Gehen sicher und ohne Unfallrisiken zu trainieren, bieten Laufbänder und roboterunterstützte Gangtrainer die Möglichkeit zur Gewichtsentlastung über Aufhängesysteme. Die Gewichtsentlastung kann an die Bedürfnisse des Patienten adaptiert und die Intensität der Therapie z. B. über Geschwindigkeitsregulierung angepasst werden (Lewek et al. 2009, Hornby et al. 2008).

Die Prinzipien des motorischen Lernens (➤ 3.1.9.3) finden in der PT immer mehr an Beachtung und sollten auch in der Gangrehabilitation Anwendung finden. Die Hauptpunkte motorischer Lernstrategien sind: Funktionsorientierung, Wiederholung, Intensität, Variabilität und Feedback (Esquenazi u. Packel 2012). Im Kontext der Gangrehabilitation kann dies so verstanden werden:

Trainiert werden sollte das Gehen mit
- einer hohen Frequenz an Wiederholungen der einzelnen Übungen,
- einer hohen Frequenz an Stunden pro Woche (ggf. Hausaufgabenprogramm),
- Steigerung der patientenangepassten Intensität,
- variablen Übungen bzw. variablen Möglichkeiten zur Zielerreichung,
- Feedback durch den Th. (extrinsisches Feedback), aber auch mit Feedback in Form von sensorischen Reizen aus der Umwelt (intrinsisches Feedback; der Patient sollte selbst „spüren", ob er sein Ziel erreicht hat und wo ggf. der Fehler lag – „trial and error").

Da das Gehen normalerweise automatisiert abläuft, kann es sinnvoll sein, den Patienten während des Gehens andere, zusätzliche Aktivitäten ausführen zu lassen. Bei diesem **dual task-Training,** das häufig bei Patienten mit Parkinson, Multiple Sklerose oder innerhalb der Geriatrie Anwendung findet, wird der Patient z. B. aufgefordert rückwärts zu zählen oder ein volles Wasserglas zu tragen (Allali et al. 2014, Montero-Odasso et al. 2009, Yogev et al. 2005). Diese Art des Gangtrainings greift alltägliche Situationen des Patienten auf, da häufig simultan zum Gehen andere Aufgaben erledigt werden (z. B. Gespräche führen, Kopfrotation vor dem Überqueren einer Straße oder unabhängige Armaktivitäten wie beim Geschirrtragen).
Auch spielt die Motivation des Patienten eine große Rolle. Der Th. sollte dem Patienten die Möglichkeit geben, seine Ziele für die Therapie selbst zu bestimmen oder zumindest sollte ein teilweiser Konsens zwischen den Th.- und Patientenzielen erarbeitet werden. Hier ist Goal Attainment Scaling (GAS ➤ 2.1.6) ein geeignetes Verfahren (Kiresuk u. Sherman 1968, Krasny-Pacini et al. 2013). Arbeiten an den Zielen des Patienten erhöht dessen Motivation und Compliance; die Therapie kann so u. U. bessere Ergebnisse erzielen (Hard u. Evans 2006, Sivaraman 2003, Webb u. Glueckauf 1994).
Die zugrunde liegenden Ursachen der Gangproblematiken bei Patienten in der physiotherapeutischen Praxis sind sehr unterschiedlich (z. B. orthopädische, neurologisch erworbene oder angeborene Defizite). Daher kann hier nicht eine bestimmte Strategie genannt werden, die bei allen Patienten eine Verbesserung hervorruft. Wahrscheinlich ist aber, dass, wenn der Gang verbessert werden soll, dieser auch direkt trainiert werden muss (Eng u. Tang 2007). Das bedeutet, dass ausschließlich Übungen in Rückenlage oder in der Statik nicht sinnvoll sind. Häufig können die Patienten die in statischen oder nicht funktionellen Ausgangsstellungen erlernten Fertigkeiten nicht auf das Gehen übertragen (Esquenazi u. Packel 2012). Eine Kombination aus overground gait training mit zusätzlichem Laufbandtraining, Übungen zur funktionellen Kräftigung und Gleichgewichtstraining (falls Defizite in diesen Bereichen vorhanden sind) mit hoher Frequenz und Intensität könnte für viele Patienten sinnvoll sein. Auch der mögliche Nutzen von Orthesen oder Gehhilfen sollte vom Th. bedacht werden.

3.1.8.2 Gangschule mit Gehhilfen

Die Auswahl einer geeigneten Gehhilfe (➤ 4.9) richtet sich nach den individuellen Bedürfnissen und dem Befund des Patienten. Gehhilfen werden eingesetzt, wenn der Patient ein Bein teilweise oder komplett entlasten muss (aufgrund von Schmerzen, muskulärer Schwäche oder zur Entlastung von Strukturen, z. B. unmittelbar nach chirurgischen Eingriffen; ➤ 5.1.2.6) oder wenn er eine Unterstützung braucht, um das Gleichgewicht während des Gehens halten zu können. Zur Entlastung der Beine wird das Körpergewicht von den Gehhilfen auf die Arme übertragen und das Gleichgewicht kann durch die Vergrößerung der Unterstützungsfläche besser gehalten werden. Voraussetzungen dafür, dass der Patient sicher mit einer bestimmten Gehhilfe gehen kann, sind Kognition, ausreichend Kraft in den Armen, Gleichgewichtsfähigkeit (je nach Art der Gehhilfe), keine Seheinschränkungen und Ausdauerfähigkeit. Ist einer die-

ser Faktoren schwer betroffen, kann es für einen Patienten ggf. auch mit einem Hilfsmittel unmöglich sein zu gehen (van Hook 2003).
Die am häufigsten verwendeten Gehhilfen sind: Gehstöcke, Unterarmgehstützen, der Gehbock und Rollatoren.

Einstellung der Gehhilfen am Patienten
Um Gehhilfen korrekt anwenden zu können, müssen diese für den Patienten individuell eingestellt werden. Grundsätzlich sollte die Einstellung immer in dem Schuhwerk erfolgen, das der Patient zum Gehen nutzen wird.
Als erste Orientierung für die Einstellung der Gehhilfenhöhe dient der Trochanter major femoris. Bei der Einstellung der individuellen Griffhöhe sollten Gehstützen und Gehstöcke etwa 12 cm vor dem Patienten und 5 cm seitlich von ihm stehen. Die individuelle Griffhöhe wird dann bei allen Gehhilfen so eingestellt, dass der Patient eine Ellenbogenflexion von etwa 15–30° zeigt (van Hook et al. 2003).
Die Unterarmhalterung der Gehstützen sollte sich im proximalen Drittel des Unterarms befinden – etwa 3 cm unterhalb des Ellenbogens.

3.1.8.2.1 Gangmuster mit Gehhilfen

■ **Gehstock**

Mit dem Gehstock sind zwei verschiedene Gangmuster möglich, der 2-Punkte- und der 3-Punkte-Gang. Verwendet wird der Gehstock grundsätzlich auf der nicht betroffenen Seite. Zum einen kann so das reziproke Gangmuster aufrecht erhalten bleiben, zum anderen ist die Unterstützungsfläche während des Stands auf dem betroffenen Bein größer, was sich positiv auf den Gleichgewichtserhalt auswirkt. Das Bein kann beim Gebrauch eines Gehstocks bis zu etwa 20 % entlastet werden (Beckers u. Deckers 1997).

3-Punkte-Gang: Der 3-Punkte-Gang bietet insgesamt eine größere Unterstützungsfläche als das freie Gehen und der 2-Punkte-Gang, da immer mindestens mit zwei Punkten Bodenkontakt hergestellt wird. Dieses Gangmuster eignet sich daher für Patienten, die zusätzlich zu einer benötigten leichten Entlastung des betroffenen Beins eine leichte Gangunsicherheit zeigen.
Ablauf: 1. Gehstock, 2. betroffenes Bein (auf Höhe Gehstock), 3. nicht betroffenes Bein überholt um eine Schrittlänge (➤ Abb. 3.1.2).

2-Punkte-Gang: Während des 2-Punkte-Gangs hat der Patient teilweise nur mit dem nicht betroffenen Bein Bodenkontakt, d. h., der Patient braucht eine gewisse Standstabilität.
Ablauf: 1. Gehstock und betroffenes Bein (gleiche Höhe), 2. nicht betroffenes Bein überholt um eine Schrittlänge (➤ Abb. 3.1.3).

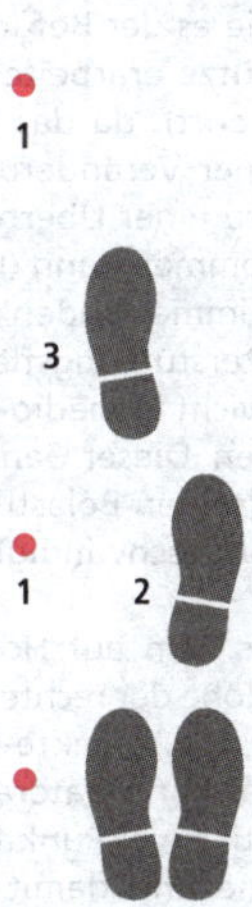

Abb. 3.1.2 3-Punkte-Gang mit Gehstock. 1: Gehstock, 2: betroffenes Bein (auf Höhe des Gehstocks), 3: nicht betroffenes Bein.

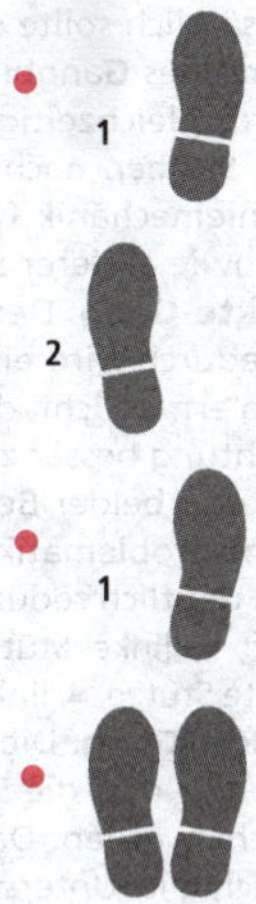

Abb. 3.1.3 2-Punkte-Gang mit Gehstock. 1: Gehstock und betroffenes Bein (gleiche Höhe), 2: nicht betroffenes Bein.

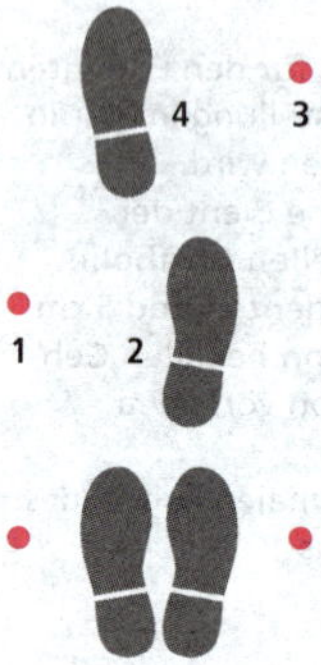

Abb. 3.1.4 4-Punkte-Gang mit Gehstützen. 1: linke Stütze, 2: rechtes Bein (auf Höhe der linken Stütze), 3: rechte Stütze, 4: linkes Bein (auf Höhe der rechten Stütze).

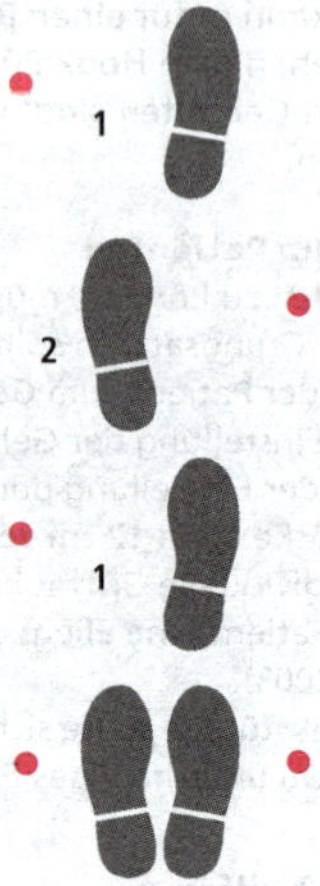

Abb. 3.1.5 2-Punkte-Gang mit Gehstützen. 1: linke Stütze und rechtes Bein (gleiche Höhe), 2: rechte Stütze und linkes Bein (gleiche Höhe).

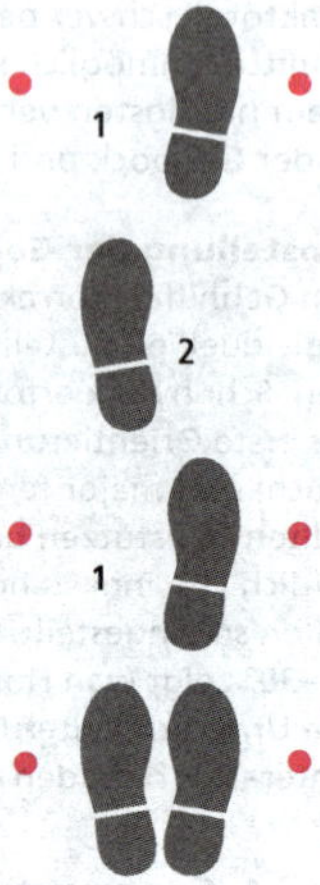

Abb. 3.1.6 3-Punkte-Gang mit Gehstützen. 1: beide Stützen gleichzeitig mit dem betroffenen Bein, 2: nicht betroffenes Bein.

■ **Gehstützen**

Es gibt fünf verschiedene Arten mit Unterarmgehstützen zu gehen (Faruqui u. Jaeblon 2010, Li et al. 2001). Sie unterscheiden sich biomechanisch hinsichtlich der Entlastungsmöglichkeit für das betroffene Bein, der Größe der Unterstützungsfläche und der möglichen Ganggeschwindigkeit.

Grundsätzlich sollte so schnell, wie es der Befund des Patienten zulässt, ein alternierendes Gangbild mit der Stütze erarbeitet werden (rechtes Bein und linker Arm gleichzeitig und umgekehrt), da das Gehen mit simultanem Einsatz beider Stützen nach vorne zu einer Veränderung der Rumpf-, Becken-, Hüft- und Kniemechanik führt und es zu einer Überbelastung der nicht betroffenen Seite sowie anderer Strukturen kommen kann (Li et al. 2001).

4-Punkte-Gang: Der Patient hat immer Bodenkontakt mit mindestens 3 Punkten. Dadurch wird eine große Unterstützungsfläche geschaffen, die es dem Patienten ermöglicht, das Gleichgewicht in medio-lateraler und anterior-posteriorer Richtung besser zu kontrollieren. Dieser Gang eignet sich zur geringfügigen Entlastung beider Beine, zur langsamen Belastungssteigerung oder bei Gleichgewichtsproblematiken. Die Ganggeschwindigkeit ist gegenüber dem freien Gehen deutlich reduziert.

Ablauf: 1. linke Stütze, 2. rechtes Bein auf Höhe der linken Stütze absetzen, 3. rechte Stütze, 4. linkes Bein auf Höhe der rechten Stütze absetzen (➤ Abb. 3.1.4).

2-Punkte-Gang: Die Ausführung des 2-Punkte-Gangs ähnelt der des 4-Punkte-Gangs, nur dass die Stütze und das kontralaterale Bein gleichzeitig nach vorne gebracht werden. Da teilweise nur zwei Punkte Bodenkontakt haben, verringert sich die Unterstützungsfläche und damit auch die mit den Gehstützen extern hergestellte Stabilität. Für den Patienten bedeutet dies, dass er das Gleichgewicht besser kontrollieren muss. Auch der 2-Punkte-Gang ist nur zur geringfügigen Entlastung der Beine gedacht. Die Geschwindigkeit erhöht sich im Vergleich zum 4-Punkte-Gang. Der 2-Punkte-Gang ist dem 4-Punkte-Gang grundsätzlich vorzuziehen, da er eher mit dem normalen Gangmuster zu vergleichen ist und so von den meisten Patienten auch besser erlernt werden kann.

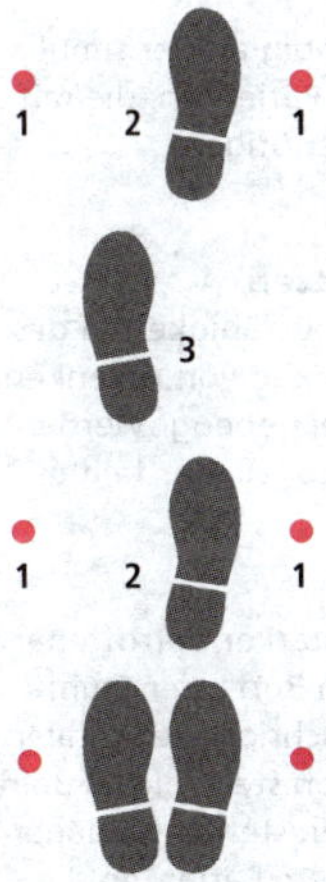

Abb. 3.1.7 3-Punkte-Gang mit Gehstützen bei fehlender Stabilität des nicht betroffenen Beins. 1: beide Stützen gleichzeitig, 2: betroffenes Bein (auf Höhe der Stützen), 3: nicht betroffenes Bein.

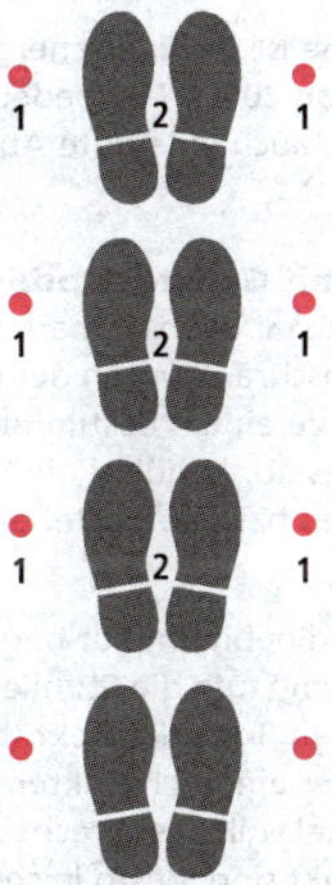

Abb. 3.1.8 Zuschwunggang mit Gehstützen. 1: beide Stützen gleichzeitig, 2: beide Beine (auf Höhe der Stützen).

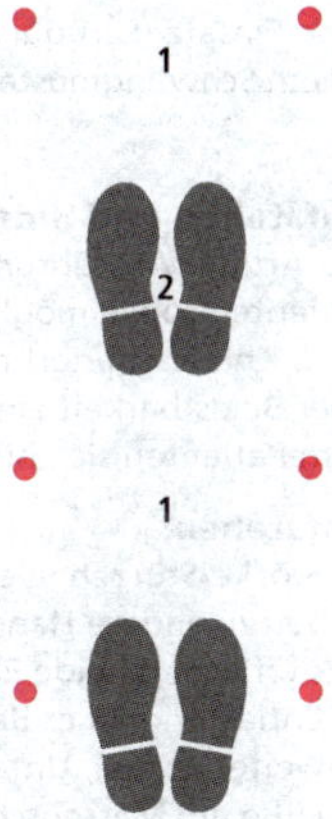

Abb. 3.1.9 Durchschwunggang mit Gehstützen. 1: beide Stützen gleichzeitig, 2: beide Beine (vor die Stützen).

Ablauf: 1. linke Stütze und rechtes Bein auf gleicher Höhe, 2. rechte Stütze und linkes Bein auf gleicher Höhe (➤ Abb. 3.1.5).

3-Punkte-Gang: Die Unterstützungsfläche ist im Vergleich zum 2-Punkte-Gang nochmals kleiner. Dieses Gangmuster eignet sich v. a. dann, wenn eines der Beine stark oder sogar komplett entlastet werden muss. Das Gewicht wird hierbei über die Arme abgenommen, die entsprechend kräftig sein müssen.

Ablauf: 1. beide Stützen gleichzeitig mit dem betroffenen Bein nach vorne, 2. nicht betroffenes Bein überholt um eine Schrittlänge das andere Bein (➤ Abb. 3.1.6).

Alternativer Ablauf: Bei fehlender Stabilität des nicht betroffenen Beins kann das betroffene Bein erst nach Absetzen der Stützen dazwischen gestellt werden (➤ Abb. 3.1.7).

Zuschwunggang (Swing to): Der Zuschwunggang (und auch der Durchschwunggang s. u.) wird eingesetzt, wenn der Patient seine Beine nicht alternierend bewegen darf/kann oder wenn die Muskulatur beider Beine sehr schwach ist. Die Stabilität ist in medio-lateraler Richtung durch die Stützen im Vergleich zum freien Gehen erhöht (beim Zuschwunggang im Gehbock findet eine weitere Erhöhung der Stabilität statt, s. u.). Der Patient muss die Fähigkeit besitzen, sein Gewicht komplett über Arme und Stützen zu tragen, und er benötigt Stabilität im freien Zweibeinstand, um die Stützen vor den Körper führen zu können.

Ablauf: 1. beide Stützen gleichzeitig nach vorne, 2. Bein(e) schwingen bis auf die Höhe der Stützen (➤ Abb. 3.1.8).

Durchschwunggang (Swing through): Der Durchschwunggang erfordert mehr Kraft und mehr Gleichgewichtskontrolle als der Zuschwunggang, da sich die Schrittlänge vergrößert und der Patient sein Gewicht noch länger auf den Armen und den Stützen tragen muss. Mit diesem Muster kann die höchste Ganggeschwindigkeit erreicht werden.

Ablauf: 1. beide Stützen gleichzeitig nach vorne, 2. Bein(e) schwingen vor die Stützen (➤ Abb. 3.1.9).

Der reziproke Einsatz der Beine ist weniger energieaufwendig als der simultane Einsatz (Faruqui u. Jaeblon 2010). Das bedeutet, dass Patienten, die mit einem Schwungmuster gehen, auch eine gute Ausdauer benötigen.

Aufstehen und Hinsetzen mit Gehstock oder Gehstützen
Die Art der Ausführung hängt stark von vorhanden Leistungsfähigkeiten des Patienten sowie möglicher Einschränkungen der Beweglichkeit von Gelenken (z. B. Knie kann/darf nicht bis zu einem bestimmten Winkel gebeugt werden) oder Belastbarkeit eines Beines ab. Je höher ein Stuhl, desto leichter fällt es dem Patienten sich hinzusetzen bzw. aufzustehen.

Aufstehen:

1. Stöcke/Stützen in eine Hand nehmen (auf betroffener/stärker betroffener Seite), andere Hand hält zum Stütz die Stuhllehne (auch Bett oder Stuhlsitzfläche); beide Füße haben Bodenkontakt (bei vorgeschriebener totaler Entlastung eines Beines oder eingeschränkter Knieflexion steht dieses Bein weiter vorne), Unterschenkel sollte senkrecht zum Boden stehen (je näher Füße am Massenschwerpunkt sind, desto leichter fällt dem Patienten die Gewichtsübernahme),
2. der Schwerpunkt wird über Oberkörperflexion nach vorne in Richtung der Füße gebracht,
3. über den Armstütz (Lehne, Gehhilfe) sowie über die Kraft der Bein(e) wird das Gesäß angehoben,
4. der Oberkörper richtet sich anschließend auf,
5. wenn der Patient sicher frei steht, können Stöcke und Stützen in beide Hände verteilt werden.

Hinsetzen:

1. Patient steht an Stuhl/Bett; das Gesäß oder die Beine sollten aus Sicherheitsgründen leichten Kontakt mit der Sitzmöglichkeit haben,
2. Stöcke/Stützen in eine Hand nehmen (auf betroffener/stärker betroffener Seite), andere Hand hält zum Stütz die Stuhllehne (auch Bett oder Stuhlsitzfläche); Füße stehen parallel auf dem Boden (bei vorgeschriebener totaler Entlastung eines Beines oder eingeschränkter Knieflexion steht dieses Bein weiter vorne),
3. über den Armstütz (Lehne, Gehhilfe) sowie über die Kraft der Bein(e) wird das Gesäß langsam in Richtung Sitzgelegenheit gebracht,
4. wenn der Patient sicher sitzt, können Gehhilfen und Lehne losgelassen werden.

■ Gehbock

Der Gehbock (Gehgestell) lässt keine Variationsmöglichkeit mit den Armen zu; er wird mit beiden Armen angehoben und bis zu einer Armlänge vor den Füßen abgestellt. Der Einsatz der Beine kann aber variiert werden. Die Unterstützungsfläche und damit der Gleichgewichtserhalt ist im Vergleich zu den o. g. Gehilfen deutlich erhöht (Beckers u. Deckers 1997). Falls ein Bein des Patienten teilweise entlastet werden muss, sollte zuerst das zu entlastende Bein nach vorne gebracht werden und dann unter Zuhilfenahme der Arme das andere Bein.

Ablauf: 1. Gehbock nach vorne, 2. zu entlastendes Bein, 3. anderes Bein auf Höhe des ersten.

Zuschwunggang: Wenn der Patient ein Bein komplett oder beide Beine teilweise entlasten muss, bietet der Gehbock die Möglichkeit, dass das Körpergewicht über die Arme abgenommen werden kann. Der Patient muss einen Zuschwunggang ausführen, d. h., der Gehbock wird nach vorne gesetzt und der Patient schwingt zwischen das Gestell. Die Stabilität in medio-lateraler Rich-

tung ist im Vergleich zum freien Gehen und auch zum Zuschwunggang mit Gehstützen erhöht, s. o.).
Ablauf: 1. Gehbock nach vorne, 2. beide Beine gleichzeitig dazwischen (wenn nur ein Bein belastet werden kann, wird das zweite trotzdem gleichzeitig mit nach vorne gebracht).

Rollator

Ein Rollator lässt keine großen Variationsmöglichkeiten hinsichtlich der Gangmuster zu. Der Armeinsatz während des Gehens beschränkt sich auf das Festhalten der Griffe. Der Patient muss immer mit mindestens einem Bein Bodenkontakt haben, da der Rollator nicht zur kompletten Gewichtsabnahme geeignet ist, sondern v. a. zum Erhalt des Gleichgewichts beiträgt. Der Vorteil im Vergleich zum Gehbock liegt darin, nicht nur einen Anstellschritt durchführen zu können, sondern die Beine (mit gleicher Schrittlänge) überholen zu lassen. Das ermöglicht ein gleichmäßiges Bewegungsausmaß und eine symmetrischere Belastung der Hüftgelenke.

3.1.8.2.2 Treppengehen mit Gehhilfen

Das Treppengehen mit Gehhilfen ist nur mit Stützen oder Stöcken möglich. Die Gangmuster auf der Treppe sind abhängig von der Laufrichtung (hinauf oder hinunter) und ggf. von der Nutzung eines Treppengeländers. Wenn ein Geländer zur Verfügung steht, sollte dies auch genutzt werden, da ein Geländer mehr Stabilität liefert als eine Stütze oder ein Stock.

Treppen hinaufgehen

- Ablauf mit Geländer: Der Patient steht vor der Treppe und hält sich am Geländer fest. Die Gehhilfe auf der Seite des Geländers wird mit der anderen Hand gegriffen. Das nicht betroffene Bein wird eine Stufe nach oben gesetzt. Dabei soll der Patient sein Körpergewicht auf Geländer und Gehstütze verteilen, um das betroffene Bein zu entlasten. Das nicht betroffene Bein übernimmt nun die Belastung und das andere Bein sowie die Stütze bzw. der Stock können ebenfalls auf die erste Stufe gestellt werden. Dieser Ablauf wird für jede einzelne Stufe wiederholt.
- Ablauf ohne Geländer: Der Patient steht vor der Treppe. Das nicht betroffene Bein wird eine Stufe nach oben gestellt, wobei das Körpergewicht auf beide Stützen oder den Stock verteilt wird. Nachdem das obere Bein das Gewicht komplett übernommen hat, können das betroffene Bein und die Gehilfe ebenfalls auf diese Stufe gesetzt werden. Dieser Ablauf wird für jede einzelne Stufe wiederholt.

> Damit man immer weiß, welches Bein zuerst die Treppe hoch oder runter geht, kann eine Eselsbrücke helfen: Mit der Gesundheit (gesundes Bein) geht es bergauf, mit der Krankheit (erkranktes Bein) bergab.

Treppen hinabgehen

- Ablauf mit Geländer: Der Patient steht an der Treppe und hält sich mit einer Hand am Geländer fest. Die zweite Gehhilfe muss entsprechend mit der anderen Hand gehalten werden. Das betroffene Bein und die Gehilfe werden zuerst eine Stufe runter gesetzt. Bei der Gewichtsübernahme wird die Belastung auf das Geländer und die Gehhilfe übertragen. Das nicht betroffene Bein wird nun auf derselben Stufe abgestellt. Dieser Ablauf wird für jede einzelne Stufe wiederholt.
- Ablauf ohne Geländer: Der Patient steht an der Treppe. Das betroffene Bein und die Stütze bzw. der Stock werden gleichzeitig eine Stufe weiter nach unten gestellt. Das Gewicht wird dann über die Gehhilfen abgenommen, während das andere Bein des Patienten ebenfalls auf dieser Stufe abgestellt wird. Dieser Ablauf wird für jede einzelne Stufe wiederholt.

3.1.8.3 Evidenz-/Bewertungslage

Um größtmögliche Aktualität in der Print- und Online-Version zu gewährleisten, sind die verfügbare Evidenz zur Wirksamkeit von Gangschulung und weitere Informationen zum Thema online zusammengestellt (➤ QR-Code).

Evidenzangaben

Literatur

3.1.9 Motorisches Lernen

Dörte Zietz

Unter motorischem Lernen versteht man das Aneignen und/oder Modifizieren von Bewegung (Shumway-Cook u. Woollacott 2012). Dabei liegt der Fokus auf dem Verstehen, wie Bewegung erlernt und angepasst wird. Wahrnehmung, Kognition und Bewegungsausführung müssen dafür zusammenspielen (ebd.).
Th. sind die Bewegungsexperten. Sie müssen sich deshalb damit auskennen, wie sie ihren Patienten beibringen,

- neue Bewegungen zu lernen,
- verlorengegangene Bewegungen wiederzuerlernen und
- Bewegungen an neue Anforderungen anzupassen.

Die Prinzipien des motorischen Lernens (➤ 3.1.9.3) dienen dafür als „Stellschrauben" in der Therapie, über die Bewegungen bzw. Bewegungsabläufe vereinfacht, erschwert, in einen anderen Kontext versetzt oder in den Alltag transferiert werden können. Dabei spielt es keine Rolle, welches Therapiekonzept am Patienten angewendet wird.

3.1.9.1 Theoretische Hintergründe

Motorisches Lernen ist ein Prozess, bei dem eine Bewegung neu erlernt oder nach einer Läsion wiedererlernt wird (Shumway-Cook u. Woollacott 2012). Dabei resultiert das Lernen aus Übung und Erfahrung. Es kann daher nicht direkt überprüft, sondern nur vom beobachtbaren Bewegungsverhalten abgeleitet werden. Lernen resultiert in **bleibenden Verhaltensänderungen,** weshalb eine kurzfristige Veränderung nicht als Lernen, sondern als Performanz zu interpretieren ist (Schmidt u. Lee 2005).

Bsp. Performanz vs. Lernen
Ein Patient ist nach einem Schlaganfall gehfähig, hyperextendiert jedoch das betroffene Bein während der Standphase. In der Therapie wird an der Kniekontrolle während der Standphase gearbeitet. Am Ende der Therapieeinheit kann der Patient durch den Therapieraum gehen, ohne dass das betroffene Bein hyperextendiert. Am gleichen Tag beobachtet der Th., wie der Patient nach Feierabend im Park der Rehabilitationsklinik spazieren geht. Dabei hyperextendiert er das Knie. Der Th. weiß somit, dass die Kniekontrolle in der Therapie als Performanz stattfindet. Der Patient hat die Kniekontrolle bisher nicht gelernt, er kann sie noch nicht in seinen Alltag integrieren. Patient und

Th. üben weiterhin fleißig an der aktiven Kniekontrolle während der Standphase. Am Ende des Rehabilitationsaufenthaltes sieht der Th. den Patienten zufällig zum Mittagessen und nachmittags im Park spazieren gehen. In beiden Situationen geht der Patient ohne Überstreckung des betroffenen Kniegelenks. Der Patient hat die Kniekontrolle in der Standphase gelernt und kann diese in seinem Alltag in verschiedenen Kontexten und zu verschiedenen Zeitpunkten anwenden.

Im Langzeitgedächtnis kann zwischen explizitem (bzw. deklarativem) und implizitem (bzw. nicht deklarativem) Wissen unterschieden werden (Kandel et al. 2013). Unter **explizitem Wissen** werden Fakten und Ereignisse zusammengefasst, die ein Mensch bewusst abrufen und benennen kann, z. B. wann er geboren wurde oder wer Albert Einstein war. Unter **implizitem Wissen** wird u. a. das automatische Abrufen von motorischen Fähigkeiten oder Fertigkeiten verstanden, wie z. B. Fahrrad fahren oder Schnürsenkel binden. Die dazu notwendigen Bewegungen können auch nach langer Zeit ohne Training erneut abgerufen werden (ebd.).
Wenn eine neue Bewegung erlernt wird, erhält der Mensch über seine Sinne eine Rückmeldung, wie die Bewegung durchgeführt wurde und ob das Bewegungsziel erreicht wurde. Mit Zunahme der Wiederholungen und durch Korrektur von Fehlern in der Bewegungsausführung bildet sich über sensorische Rückkopplungsmechanismen eine **Bewegungsregel** heraus, die diese Bewegung charakterisiert. Diese Regel kann dann auf nicht geübte Situationen übertragen werden. Z. B. muss jeder Mensch lernen, dass er seinen Körperschwerpunkt nach vorn verlagern muss, bevor er sein Gesäß abheben und von einer Sitzgelegenheit aufstehen kann. Durch viele tausend Wiederholungen bildet sich die entsprechende Bewegungsregel heraus, wird automatisiert und als implizites Wissen abgespeichert. Der Mensch ist in der Lage, von allen Sitzgelegenheiten aufzustehen, ohne dass er dies vorher üben müsste: vom hohen Barhocker, vom Autositz, vom tiefen, weichen Sofa (➤ 2.1.4.2).

3.1.9.2 Voraussetzungen für motorisches Lernen

Um Bewegungen zu erlernen, bedarf es einiger Voraussetzungen, wie z. B.

- ein sensorisches System zur Reizaufnahme,
- das ZNS zur Reizverarbeitung und Bewegungsplanung,
- ein System zur Bewegungsausführung,
- die entsprechende Kognition, um Anforderungen an eine Bewegung bewusst zu verarbeiten und zu berücksichtigen (Shumway-Cook u. Woollacott 2012).

Diese Voraussetzungen sollen im Folgenden am Bsp. eines Patienten dargestellt werden, der nach dem Einsatz einer Hüft-TEP (➤ 4.5.5) das Treppensteigen wiedererlernen soll. Es muss erwähnt werden, dass sich das motorische Lernen verändert, wenn es Läsionen in den daran beteiligten Strukturen gibt.

3.1.9.2.1 Sensorisches System

Sensorische Informationen (über Hirnnerven wahrgenommene Reize) und sensible Informationen (aus der Peripherie aufgenommene chemische, physikalische und thermische Reize) sind notwendig, damit der Mensch sich in seiner Umgebung orientieren, bewegen und Objekte manipulieren kann. Das sensorische System eines Menschen nimmt Reize aus der Umwelt und dem Körper (z. B. visuelle, vestibuläre und propriozeptive Informationen) auf und leitet diese an das ZNS weiter. Der Patient schaut sich die Treppe an (visuelle Information), um abschätzen zu können, wo sich die erste Stufe im Raum befindet und wie hoch diese Stufe ist. Dazu neigt er den Kopf leicht nach vorn, dabei werden vestibuläre und propriozeptive Informationen über die Stellung und Bewegung des Kopfes im Raum sowie propriozeptive Informationen über die Stellung von Kopf, Rumpf, Armen und Beinen zueinander erfasst.

3.1.9.2.2 Informationsverarbeitung und Bewegungsplanung im Zentralnervensystem

Das ZNS, bestehend aus Gehirn und Rückenmark, verarbeitet die sensiblen und sensorischen Reize und muss dann berechnen,

- wie hoch der Fuß hochgehoben werden muss, um beim Treppensteigen nicht an einer Stufe hängenzubleiben.
- wieviel Muskelkraft vonnöten ist, um den Körper auf die nächsthöhere Stufe zu heben.
- wie die Körperhaltung sein muss, damit der Patient nicht nach vorn oder nach hinten auf der Treppe stürzt.

Zusätzlich wird der Th. dem Patienten noch Anweisungen geben, wie dieser die Treppe hochgehen soll, z. B. dass er mit dem nicht operierten Bein den ersten Schritt macht und wie er die Gehstützen einsetzen muss. Auch diese Anweisungen müssen im ZNS verarbeitet und in die Tat umgesetzt werden.

3.1.9.2.3 Ausführendes System

Zum ausführenden System gehören neben den Gehirnarealen, die die Bewegung planen, auch motorische Nerven, die Bewegungsimpulse weiterleiten, und die Muskulatur, die die Bewegung letztendlich ausführt. Dazu muss klar sein, mit welcher Geschwindigkeit, in welchem Bewegungsausmaß und mit welcher Kraft sowie in welcher zeitlichen Reihenfolge die Muskulatur arbeiten muss, damit der Patient z. B. erfolgreich den Fuß auf die erste Treppenstufe stellt. Während der Bewegung erhält das ZNS permanent Informationen über die Bewegungsausführung (➤ 3.1.9.3.2) und kann Abweichungen in der Bewegungsausführung erkennen und korrigieren. Z. B. können die Hüftflexoren vermehrt aktiviert werden, um einen Sturz zu verhindern, wenn die Fußspitze beim Hochheben des Beines an die Treppenstufe stößt.

3.1.9.3 Prinzipien des motorischen Lernens

3.1.9.3.1 Übungsumfang

Auch wenn es Ausnahmen gibt, folgt das Erlernen einer neuen Bewegung i. A. einem gewissen Muster, dem „power law of practice" (➤ Abb. 3.1.10) (Snoddy 1926, Newell et al. 2001). Die Kurve zeigt, dass zu Übungsbeginn die Ausführung der neuen Bewegung fehlerbehaftet ist und lange dauert. Mit zunehmendem Training jedoch verringern sich die Fehlerrate und die benötigte Zeit, bis es nur noch wenig Verbesserungspotenzial gibt. Z. B. soll ein Kind Zähneputzen lernen: Auf Grund der sich erst entwickelnden Feinmotorik der Hände sind die Putzbewegungen mit drei Jahren sehr unkoordiniert und langsam. Durch täg-

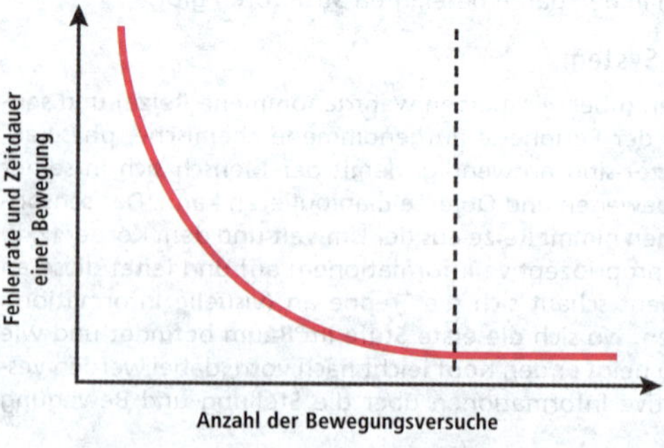

Abb. 3.1.10 Power law of practice: Fehlerrate und Zeitdauer einer neuen Bewegung reduzieren sich durch häufiges Üben, bis zu einem bestimmten Zeitpunkt (gestrichelte Linie), ab dem weiteres Üben der Bewegung nur sehr minimale Verbesserungen bringt.

liche, jahrelange Übung lernt das Kind, die Putzbewegungen schneller und koordinierter auszuführen und auch alle Zahnflächen zu erreichen, sowohl auf der linken als auch auf der rechten Gebissseite. Erst wenn das Kind schreiben kann, ist es auch in der Lage, sich so geschickt und so schnell wie ein Erwachsener die Zähne zu putzen (Wetzel 1995). Das weitere Verbesserungspotenzial ist nun sehr minimal.

3.1.9.3.2 Feedback

Wenn Menschen Bewegung neu erlernen oder adaptieren, erhalten sie während der Bewegung und nach Bewegungsende eine Rückmeldung (Feedback ➤ 3.6.10.4.3) über die durchgeführte Bewegung. Dieses Feedback kann extrinsisch oder intrinsisch sein (Shumway-Cook u. Woollacott 2012).

Extrinsisches Feedback bedeutet, dass der Lernende Rückmeldung aus seiner Umgebung erhält. Als Bsp. sei ein Patient nach Schlaganfall genannt, der mit der betroffenen Hand ein auf dem Tisch liegenden Schlüsselbund greifen soll. Extrinsisches Feedback gibt in diesem Fall der Th., der z. B. dem Patienten manuell hilft, seine Hand zu öffnen, um den Schlüsselbund zu greifen, oder dem Patienten verbal bestätigt, dass er den Schlüsselbund gegriffen hat.

Intrinsisches Feedback bedeutet, dass der Lernende Rückmeldung über eine Bewegung durch das eigene sensorische System erhält. Der Patient nach Schlaganfall greift den besagten Schlüsselbund und weiß, dass er den Schlüsselbund tatsächlich gegriffen hat, weil er z. B.

- dessen Gewicht in der Hand spürt.
- hört, wie die Schlüssel beim Hochheben klappern.
- sieht, dass der Schlüsselbund in seiner Hand liegt.
- die Kühle der Schlüssel in seiner Hand spürt.

Beim Bewegungslernen ist das Umschalten von extrinsischem auf intrinsisches Feedback sehr wichtig, um eine Bewegung oder Handlung in den Alltag übertragen zu können. Wann und wie dieses erfolgt, hängt von der Bewegungsaufgabe, vom Patienten und dessen Leistungsstand ab. Die Aufgabe des Th. ist es, den Patienten entsprechend anzuleiten und sein Feedback zurückzunehmen.

3.1.9.3.3 Übungsbedingungen

Ein Th. hat viele Möglichkeiten, die Anforderungen an den Patienten zu steigern oder zu mindern, um dem Patienten zu ermöglichen, Bewegungen neu zu erlernen bzw. an die neuen Umstände nach einer Gesundheitsstörung anzupassen. Shumway-Cook und Woollacott (2012) beschreiben die folgenden Einflussfaktoren für das Erlernen von neuen Bewegungen.

■ Länge von Übungs- und Pausenzeiten

Die Länge der Übungszeit kann größer, kleiner oder gleich der Pausenzeit sein. Die Gestaltung der Übungs- und Pausenzeiten ist abhängig vom Trainingszustand des Patienten, seiner Belastbarkeit, der auszuführenden Bewegung und dem Therapieziel. Es ist zu beachten, dass es bei längerer Übungs- als Pausenzeit zu Ermüdungserscheinungen kommen kann, die ein gewisses Verletzungsrisiko in sich bergen.

■ Variabilität in der Bewegungsausführung

Die Ausführung einer Bewegung kann entweder auf immer die gleiche Art erfolgen oder variiert werden. So kann ein Patient z. B. üben, immer wieder vom gleichen Stuhl in der gleichen Art und Weise aufzustehen. Oder er übt das Aufstehen von Sitzgelegenheiten, die unterschiedlich hoch, mit oder ohne Arm- und Rückenlehne ausgestattet, weich oder hart gepolstert sind. Studien zeigen, dass es sinnvoll ist, Bewegungen variabel zu üben, wenn diese im Alltag auch variabel ausgeführt werden sollen (z. B. Aufstehen von unterschiedlichen Sitzgelegenheiten). Bewegungsabläufe, die nur wenig variabel sind (z. B. Zähneputzen), sind sinnvoll immer auf die gleiche Art zu beüben (Schmidt u. Lee 2005).

■ Üben von ganzen Bewegungen oder Teilabschnitten

Der Th. kann entweder eine ganze Bewegung (z. B. das Aufstehen von einem Stuhl) üben lassen oder er kann die Bewegung in Teilabschnitte unterteilen, die dann einzeln geübt werden.

Das „Aufstehen von einem Stuhl" kann z. B. unterteilt werden in:

- „Nachvornrutschen" mit dem Gesäß,
- Verlagerung des Körperschwerpunktes nach vorn,
- Gewichtsübernahme auf beide Füße mit Abheben des Gesäßes vom Stuhl,
- Hochstemmen des Körpers in den Stand,
- Aufrichten des Rumpfs und Finden des Gleichgewichts im Stehen.

Dabei sollten die Teilabschnitte zielführend und nachfolgend als Gesamtbewegung geübt werden.

■ Transfer von Leistungen auf eine neue Aufgabe oder in eine neue Umgebung

Der Transfer einer neu erlernten Bewegung in den Alltag eines Patienten ist eine der größten Herausforderungen für den Th. Es ist bekannt, dass die Bewegung umso eher in den Alltag übernommen wird, je ähnlicher ein Bewegungsablauf im Kontext einer Rehabilitationseinrichtung dem Ablauf im häuslichen Umfeld des Patienten ist (Schmidt u. Lee 2005).

■ Mentale Durchführung der Aufgabe

Das mentale Durchführen einer Aufgabe bedeutet, dass sich eine Person den genauen Ablauf einer Bewegung vorstellt, bevor sie diese Bewegung aktiv durchführt. Schon vor langer Zeit hat sich gezeigt, dass die Vorstellung einer Bewegung einen positiven Effekt auf die anschließende Durchführung der Bewegung hat (Ulich 1967). Erste Studien mit Patienten nach Schlaganfall weisen darauf hin, dass sich die Hand- und Armfunktion mit mentalem Training besser erholt als ohne mentales Training (Gentili et al. 2006, Page et al. 2007).

■ Anleitung der Bewegung oder Ausprobieren lassen

Th. leiten ihre Patienten häufig verbal und taktil durch einen neuen Bewegungsablauf, z. B. machen sie auf Fehler aufmerksam oder erklären, wie die Bewegung genau aussehen soll. Dies ist zunächst wichtig, damit die Bewegung erlernt werden kann. Um eine Bewegung jedoch später erneut abrufen und auf ungeübte Situationen übertragen zu können, ist es notwendig, den Patienten Fehler machen und korrigieren zu lassen (Schmidt u. Lee 2005).

Eine Ausnahme sind Patienten mit einer Apraxie, da sie Fehler im Bewegungs- und Handlungsablauf selbst nicht erkennen und korrigieren können (Goldenberg u. Hagmann 1998).

3.1.9.4 Beispiele für motorisches Lernen in der PT-Praxis

3.1.9.4.1 Physiotherapeut

Genau genommen hat ein Th. mit der praktischen Ausbildung einen 3-jährigen Kurs in motorischem Lernen absolviert. Er hat z. B. gelernt, wie er seine Hände bei einer Massage miteinander koordinieren muss, um Muskelknetungen durchzuführen. Er hat weiterhin gelernt, wieviel Kraft er dabei aufwenden darf und wie schnell er Muskelknetungen ausführt.

In der MT (➤ 3.5) hat er gelernt, wo sich seine Hände befinden müssen und in welche Richtung sich eine Hand mit wieviel Kraft und mit welcher Geschwindigkeit bewegen muss, um z. B. ein Gelenk zu mobilisieren; darüber hinaus, wieviel Kraft er einsetzen muss, um eine Traktion des Grades 1 oder 3 auszuführen. Auch das Handling eines Patienten muss vom Th. motorisch gelernt werden. So hat der Th. z. B. gelernt, bei einem Patienten mit Hemiparese nach Schlaganfall beim Aufstehen vom Stuhl mit einer Hand die Gewichtsverlagerung auf das betroffene Bein zu erleichtern, während er gleichzeitig mit der anderen Hand hilft, die Aufrichtung im Rumpf zu erreichen. Der Th. hat gelernt, in welche

Richtung er schieben, ziehen oder Druck ausüben kann, um dem Patienten eine möglichst normale Aufstehbewegung zu ermöglichen.

3.1.9.4.2 Patient in der Chirurgie

Ein Patient nach Weber-C-Fraktur (➤ 5.1.5.20.2) darf postoperativ mobilisiert werden, aber den operierten Fuß nur mit 20 kg teilbelasten (➤ 5.1.2.6). In der Therapie muss der Patient also lernen, wieviel „20 kg Teilbelastung" sind, um selbstständig mit Unterarmgehstützen mobil zu sein. Der Patient darf sein Körpergewicht nur so weit auf das operierte Bein verlagern, dass die 20 kg nicht überschritten werden. Das restliche Gewicht muss mithilfe der Armstützen abgefangen werden. Der Patient kann z. B. über eine Waage (extrinsisches Feedback ➤ 3.1.9.3.2) kontrollieren, wieviel Gewicht er tatsächlich auf das operierte Bein bringt, und entsprechend be- oder entlasten, um die 20 kg nicht zu überschreiten. Dann muss er sich dieses Gefühl merken, um es anschließend bei jedem Schritt reproduzieren zu können. Der Patient muss also das Ausmaß der Körperschwerpunktverlagerung mit der Höhe der Gewichtsübernahme auf sein operiertes Bein in Zusammenhang bringen (intrinsisches Feedback). Der Th. wird zu Beginn häufiger kontrollieren, ob die 20 kg Teilbelastung eingehalten werden, später wird eine gelegentliche Kontrolle ausreichen.

3.1.9.4.3 Patient in der Orthopädie

Ein Patient mit Rückenschmerzen soll lernen, Lasten rückenschonend vom Boden aufzuheben. Hier muss der Patient zunächst lernen, die LWS zu stabilisieren (➤ 4.1.2) und das Hochheben der Last über die Hüft- und Kniegelenke zu erreichen. Der Th. demonstriert die rückenschonende Bewegung und lässt den Patienten diese nachmachen. Dabei könnte der Patient seine Bewegung z. B. in einem Spiegel beobachten (extrinsisches Feedback ➤ 3.1.9.3.2) und gleichzeitig lernen, wie sich die Bewegung anfühlt: Welche Körperabschnitte müssen stabilisiert werden und in welchen Gelenken findet wieviel Bewegung statt (intrinsisches Feedback)? Damit der Patient das rückenschonende Heben von Lasten auch in den Alltag überträgt, wird auch mit alltagsrelevanten Gegenständen geübt, wie z. B. einer Getränkekiste oder einem Wäschekorb.

3.1.9.4.4 Patient in der Neurologie

Ein Patient mit Hemiparese nach Schlaganfall (➤ 8.4.1.1) möchte wieder selbstständig vom Stuhl aufstehen können. Dazu muss er u. a. wiedererlernen, seinen Körperschwerpunkt ausreichend nach vorn zu verlagern, um sein Gesäß abheben zu können. Dabei würde ihm auch helfen, beide Füße mindestens unter die Kniegelenke nach hinten zu stellen. Zu Beginn des Trainings wird der Th. ihm sagen müssen, ob die Füße „richtig stehen" und ob die Vorlage des Oberkörpers ausreichend ist, bevor er das Gesäß anhebt (extrinsisches Feedback ➤ 3.1.9.3.2). Der Patient muss lernen, die Position der Füße zu spüren sowie die erforderliche Bewegung des Oberkörpers im Raum zu fühlen und mit dem ausgeführten Bewegungsausmaß in Zusammenhang zu bringen, um sich dann erfolgreich vom Stuhl zu erheben (intrinsisches Feedback). Der Th. muss im Verlauf des Trainings darauf achten, sein externes Feedback zurückzunehmen und den Patienten auf internes Feedback umschalten zu lassen, damit er auch zu Hause erfolgreich und sicher von einem Stuhl aufstehen kann.

3.1.9.4.5 Patient in der Inneren Medizin

Ein Patient mit COPD (➤ 9.1.2) und Überblähung der Lunge soll die Lippenbremse erlernen, um durch eine Erhöhung des intrabronchialen Drucks einen Kollaps der Bronchiolen während der Ausatmung zu vermeiden. Dabei muss der Patient lernen, die Lippen locker aufeinander liegen zu lassen und gegen diesen leichten Widerstand auszuatmen. Die Herausforderung für den Th. besteht darin, zu erreichen, dass der Patient die Lippenbremse bei Alltagsaktivitäten, die mit einer Erhöhung des auf die Atemwege wirkenden extrabronchialen Drucks einhergehen, automatisch einsetzt. Daher muss der Th. entsprechende Aktivitäten beim Patienten identifizieren und die Lippenbremse ganz gezielt und wiederholt bei diesen Aktivitäten üben lassen, um diese zu automatisieren.

Literatur

3.2 Atmungstherapie

Friederike Keifel

Physiotherapie zur Beeinflussung der Atmung betrachtet heutzutage den Patienten unter den Gesichtspunkten des bio-psycho-sozialen Modells (➤ 1.3.2, ➤ 2.1.1.2), um primär die Oxygenierung zu verbessern und die Atmung zu erleichtern. Physiotherapeutische Atmungstherapie beinhaltet im engeren Sinne die klassischen Therapiemittel:

- Sekretlösende Techniken (➤ 3.2.8.3),
- Hustentechniken (➤ 3.2.8.4),
- Inhalationstherapie (➤ 3.2.8.8),
- Hydrotherapie (➤ 3.2.8.9),
- Massagen (➤ 3.2.8.10).

Im Hinblick auf die Partizipation und das Aktivitätsniveau des Patienten ist es jedoch auch wesentlich, die kardiopulmonale Leistungsfähigkeit zu verbessern. Bei der Auswahl der Interventionen müssen das Krankheitsbild und das Krankheitsstadium des Lungenpatienten berücksichtigt werden, um die Therapie ggf. in modifizierter Form durchzuführen. Im Praxisalltag wird die Atmungstherapie i. d. R. als adjuvante Therapie eingesetzt, deshalb sind für die interdisziplinäre Zusammenarbeit umfassende Kenntnisse über die Optionen der mitbehandelnden Fachdisziplinen obligat.

3.2.1 Physiologie der Atmung

3.2.1.1 Atmungssystem

Das Atmungssystem besteht aus den oberen und unteren Atemwegen. Die **oberen Atemwege** setzen sich aus den Nasenhöhlen sowie dem oberen und mittleren Teil des Pharynx zusammen. Zu den **unteren Atemwegen** werden die Trachea, Stammbronchien und der Bronchialbaum, an dessen Ende sich die Alveolen befinden, gezählt. Der Gasaustausch findet in den stark verzweigten Alveolen über eine Diffusion statt. Die ausgeprägte Verzweigung des Bronchialbaums erhöht die Fläche für den Gasaustausch um ein Vielfaches. Gleichzeitig nimmt jedoch die Luftströmungsgeschwindigkeit mit jeder Teilungsgeneration des Bronchialbaums ab. Dies ist klinisch relevant für die Entfernung von Schleim und Fremdkörpern. Denn große Fremdkörper (> 2 µm Durchmesser) können nur bis in die oberen Atemwege vordringen, mittlere bis in die Bronchien und sehr kleine Fremdkörper (< 0,2 µm Durchmesser) erreichen die Alveolen. Verbunden sind beide Atemwege durch die Larynx. Die Aufgabe des Respirationstrakts ist es, Sauerstoff (O_2) aufzunehmen und Kohlendioxid (CO_2) sowie Wasserstoff (H_2), die durch den Metabolismus entstehen, abzugeben (sog. **äußere Atmung** ➤ Box). Diese Funktion wird durch Chemorezeptoren überwacht und reguliert. Die Rezeptoren messen den Partialdruck von O_2 (pO_2) und CO_2 (pCO_2) sowie die H^+-Konzentration (pH) in Blut und Liquor.

Der Vorgang der Atmung kann unterteilt werden in

- die **äußere Atmung** (Austausch von O_2 und CO_2 zwischen der Atemluft und dem Blut des Lungenkreislaufes),
- die **innere Atmung** (Gasaustausch zwischen dem Kapillarblut des Körperkreislaufes und dem Gewebe) und
- die **intrazelluläre Atmung** (biochemische Oxidationsvorgänge in den Zellmitochondrien).

Die **Alveolen** sind mit einer dünnen Zelltapete ausgekleidet, den **Pneumozyten.** Während die Typ-1-Pneumozyten ein wichtiger Bestandteil der Blut-Gas-Schranke sind, bilden die Typ-2-Pneumozyten das Surfactant, das die Oberflächenspannung herabsetzt und die Dehnbarkeit der Lunge begünstigt. Surfactantmangel führt zu einem kaum oder nicht mehr belüfteten Lungenabschnitt und in der Folge zu einem funktionellen Kurzschluss der Durchblutung.

3.2.1.2 Atemmechanik

Da die Lunge über keine eigenen Muskeln verfügt, erfolgt die Atmung indirekt. Durch eine Erweiterung des Brustraums wird das Lungenvolumen vergrößert, dadurch kann Luft in die Lungen eingesaugt werden. Durch die Verkleinerung des Brustraums wird die Luft wieder herausgepresst. Für eine suffiziente Atmung ist es wichtig, dass sich die Pleurablätter gegeneinander verschieben lassen. Die Pleura visceralis liegt der Lungenoberfläche an, die Pleura parietalis den Rippen. Dazwischen liegt der Pleuraspalt. Dringt Luft in diesen Spalt ein, fällt die Lunge auf der betroffenen Seite zusammen und es entsteht ein Pneumothorax. Die Atembewegung wird vom Atemzentrum, der **Medulla oblongata,** gesteuert. Sie erhält Informationen über verschiedene chemische (pO_2, pCO_2, pH-Wert) und nicht chemische Atemantriebe (Skelettmuskulatur, Lungendehnung, Emotionen usw.). Sobald sich der CO_2-Gehalt im Blut erhöht, erfolgt eine Meldung an das Atemzentrum, das wiederum über den N. phrenicus den Impuls an das Diaphragma und die Mm. intercostales zur Kontraktion gibt.

3.2.1.2.1 Inspiration

Bei der Ruheatmung leitet das Zwerchfell (Diaphragma) den Atemzug ein, dann folgt der Thorax, indem er sich vergrößert (➤ Box). Dabei entsteht ein **Unterdruck in der Pleurahöhle.** Die Lunge weitet sich und es kann Luft in die Lungen einströmen. Der dabei entstehende Sogmechanismus im intrathorakalen Raum fördert den venösen Rückstrom des Blutes zum Herzen. Somit wird das Herz-Kreislaufsystem entlastet und die Gefahr einer Thrombose bzw. Embolie (➤ 3.1.2.2) reduziert. Die primären **Inspirationsmuskeln** (➤ Tab. 3.2.1) übernehmen in Ruhe die gesamte alveoläre Ventilation. Sie arbeiten während der Inspiration (Einatmung) konzentrisch und bei der Exspiration (Ausatmung) exzentrisch. Die sekundären inspiratorischen Atemhilfsmuskeln (➤ Tab. 3.2.1) werden bei erhöhtem Sauerstoffbedarf (z. B. Sport, Lachen, Husten) eingesetzt. So kann bei einer forcierten Inspiration durch Erweiterung der Atemwege und durch ein erhöhtes Druckgefälle zwischen Atmosphäre und Alveolarraum die Atemstromstärke gesteigert werden.

Tab. 3.2.1 Unterteilung der Inspirationsmuskeln (van Gestel 2014).

Primäre Inspirationsmuskeln	Sekundäre Inspirationsmuskeln
• Diaphragma, • Mm. intercostales interni und parasternales, • M. scalenus anterior, • M. scalenus medius, • M. scalenus posterior, • Mm. levatores costarum.	• M. sternocleidomastoideus, • Mm. intercostales externi, • M. pectoralis major, • M. pectoralis minor, • M. serratus posterior superior, • M. serratus anterior (bei aufgestützten Armen), • M. trapezius descendens.

Eine **sagittale Thoraxerweiterung** entsteht bei der Bewegung des kostosternalen Abschnitts nach kranial-ventral.
Eine Thoraxerweiterung in **transversaler Richtung** resultiert aus der Bewegung der unteren Rippen nach lateral-kranial.
Das **Zwerchfell** (Diaphragma) ist für die abdominale Atmung wichtig. Bei der Inspiration kontrahiert es und senkt sich nach kaudal ab. Dadurch kann sich der untere Lungenabschnitt gut entfalten und er wird gut ventiliert. Zusätzlich werden die Baucheingeweide komprimiert und der intraabdominale Druck erhöht sich. Dabei verschwindet die typische Kuppelform des Zwerchfells.

3.2.1.2.2 Exspiration

Die Exspiration (Ausatmung) geschieht in Ruhe passiv, alleine durch die Wirkung elastischer Rückstellkräfte von Thorax, Abdomen, Zwerchfell und Lungenparenchym. Die Lunge zieht sich ihrer Elastizität folgend zusammen und die Luft kann ausströmen. Der Alveolardruck und die Atemstromstärke werden positiv, der intrapleurale Druck und das Lungenvolumen erreichen wieder ihre Ausgangswerte. Am Ende der Ausatmung gibt es eine kurze post-exspiratorische Pause, damit sich die Inspirationsmuskeln erholen können, bevor erneut die Inspiration (➤ 3.2.1.2.1) beginnt.
Wird die **exspiratorische Atemhilfsmuskulatur** (➤ Tab. 3.2.2) eingesetzt spricht man von einer forcierten Exspiration. Der zusätzliche Einsatz der Atemmuskulatur bewirkt eine dynamische Kompression der Atemwege, dadurch erhöht sich der Atemwegswiderstand. Dies führt jedoch – anders als bei der Inspiration – nicht zu einer Erhöhung der Atemstromstärke.

Tab. 3.2.2 Unterteilung der Expirationsmuskeln (van Gestel 2014).

Primäre Exspirationsmuskeln	Sekundäre Exspirationsmuskeln
• Mm. intercostales interni (posturale Stabilität).	• M. rectus abdominis, • M. transversus abdominis, • Mm. obliquus externus et internus abdominis, • M. erector spinae, • M. transversus thoracis, • M. quadratus lumborum, • M. serratus posterior inferior, • Mm. subcostales, • M. latissimus dorsi (bei aufgestützten Armen).

Durch eine unvollständige Ausatmung verschiebt sich die Atemruhelage in das **inspiratorische Reservevolumen** (IRV ➤ 3.2.1.3.1). Dadurch steigt die funktionelle Residualkapazität (FRK) auf Kosten der Vitalkapazität an (➤ 3.2.1.3.2). Die Folge ist ein Airtrapping (➤ Box) und im weiteren Verlauf kommt es zu einer chronischen Hyperinflation (CHI, chronischer Überblähungszustand) der gesamten Atemorgane und zu einem erhöhten **intrinsischen PEEP** (engl. positive end-expiratory pressure).
Bei Patienten mit chronisch-obstruktiver Lungenerkrankung (engl. chronic obstructive pulmonary disease, COPD ➤ 9.1.2) ist die Ausatmung beeinträchtigt. Sie müssen deshalb verstärkt ihre Atemmuskulatur einsetzen, um die unvollständige Exspiration zu überwinden, bevor ein inspiratorischer Atemgasfluss stattfinden kann.

Airtrapping: Bei forciertem Einsatz der Exspirationsmuskulatur wird der intrapleurale Druck positiv und übersteigt den Druck in den Atemwegen. Die Luftwege proximal des Sekrets werden zusammengepresst. Bei tracheobronchialer Instabilität kann das Bronchialsystem kollabieren. Die Luft wird distal des Passagehindernisses zurückgehalten. Die Alveolen weiten sich, da die Luft nicht abgeatmet werden kann, man bezeichnet dies als Airtrapping (Überblähung).

Kennzeichen einer chronischen Überblähung (CHI):
- Fassthorax,
- verkürzte primäre und sekundäre Atemmuskulatur,
- abgeflachtes Zwerchfell.

3.2.1.3 Atemgrößen

Ein **Atemzyklus** besteht aus einer Ein- und Ausatmung. Ihr Zeitverhältnis liegt bei 1 : 2. Während der Ein- und Ausatmung können verschiedene **Drücke** gemessen werden:

- **Intrapleuraler Druck** (auch intrathorakaler Druck; Unterdruck zwischen den Pleurablättern),
- **transpulmonaler Druck** (Druckdifferenz zwischen Alveolarraum und Pleuraspalt),
- **Alveolardruck** (auch intrapulmonaler Druck; Druck in den Alveolen),
- **Druck am Mund** (Atmosphärendruck).

Die Drücke geben einen Aufschluss darüber, wie hoch die geleistete „Arbeit" bei der Atmung ist. Die **Atemarbeit** dient zur Überwindung der elastischen Kräfte der Lunge und der Strömungswiderstände in den Atemwegen.

■ Einatmung

Bei der Einatmung weitet sich die Thoraxwand, der intrapleurale Druck wird negativer und dadurch wird der transpulmonale Druck größer. In der Folge kommt es zu einer Zunahme des Lungenvolumens und zu einem kurzzeitigen negativen Alveolardruck gegenüber dem Druck am Mund. Es strömt solange Luft in die Lungen ein, bis der Alveolardruck sich dem Druck am Mund wieder angeglichen hat. Die **Atemstromstärke** ist proportional zum Alveolardruck. Zusätzlich wird sie durch die Größe des Atemwegswiderstandes bestimmt. Steigern lässt sich die Atemstromstärke durch eine forcierte Inspiration, da es durch das Druckgefälle (Mund – Alveolarraum) zu einer Erweiterung der Atemwege kommt. Am Ende der Einatmung erreicht der intrapleurale Druck seinen größten negativen Wert.

■ Ausatmung

Bei der Ausatmung in Ruhe kommt es zu einem positiven Alveolardruck. Die Atemluft strömt aus, d. h., die Atemstromstärke ist positiv. Der intrapleurale Druck und das Lungenvolumen erreichen ihre Ausgangswerte wieder. Bei einer forcierten Ausatmung werden die Atemhilfsmuskeln eingesetzt, um eine dynamische Kompression der Atemwege zu erzielen. Dies führt zu einer Erhöhung des Atemwegswiderstands ohne nennenswerte Steigerung der Atemstromstärke. Beim Anheben von schweren Gewichten und bei der Defäkation kann durch Anspannung der Exspirationsmuskulatur ein hoher intrathorakaler und intraabdominaler Druck aufgebaut werden.

Strömungswiderstände
- Beim Gesunden gilt: Je stärker die Atmung wird, desto größer werden die Strömungswiderstände.
- Bei Patienten mit verengten Atemwegen (z. B. durch Asthma bronchiale, einen Tumor oder Surfactantmangel) sind die Strömungswiderstände bereits in Ruhe erhöht.

Strömungsgeschwindigkeit
- Eine geringe Strömungsgeschwindigkeit während der Einatmung verbessert die Ventilation.
- Eine geringe Strömungsgeschwindigkeit während der Ausatmung verringert den Atemwegswiderstand.
- Eine erhöhte Strömungsgeschwindigkeit während der Ausatmung verbessert die mukoziliäre Clearance.

3

3.2.1.3.1 Lungenvolumina

Unter Lungenvolumina werden folgende Parameter verstanden:
- **Atemzugvolumen (AZV):** Volumen, das mit jedem Atemzug ein- und ausgeatmet wird (in Ruhe ca. 0,5 l).
- **Inspiratorisches Reservevolumen (IRV):** Volumen, das über den normalen Atemzug hinaus maximal eingeatmet werden kann.
- **Exspiratorisches Reservevolumen (ERV):** Volumen, das über die normale Atemruhelage hinaus maximal ausgeatmet werden kann.

3.2.1.3.2 Lungenkapazitäten

Lungenkapazitäten sind Parameter, die sich aus bestimmten einzelnen Lungenvolumina zusammensetzen:
- **Totalkapazität (TLC):** Engl. total lung capacity; maximales Lungenvolumen.
- **Vitalkapazität (VC):** Engl. vital capacity; Summe von Atemzugvolumen, IRV und ERV.
- **Residualvolumen (RV):** Differenz zwischen TLC und VC; beschreibt das Luftvolumen, das sich nach maximaler Ausatmung noch in der Lunge befindet.
- **Funktionelle Residualkapazität (FRK):** Summe von ERV und RV; beschreibt das Luftvolumen, das sich am Ende der normalen Ausatmung noch in der Lunge befindet.

3.2.1.3.3 Statische und dynamische Atemgrößen

Als **statische Atemgrößen** werden solche Parameter bezeichnet, die sich nicht auf eine bestimmte Messzeit beziehen. Dazu gehören
- Atemzugvolumen (AZV),
- inspiratorisches Reservevolumen (IRV),
- exspiratorisches Reservevolumen (ERV),
- Vitalkapazität (VC),
- funktionelle Residualkapazität (FRK),

die im Abschnitt ➤ 3.2.1.3.1 und ➤ 3.2.1.3.2 dargestellt sind.

Dynamische Größen sind zeitbezogene Parameter:
- **Einsekundenausatmungskapazität (ESK):** Die Menge Atemluft, die man nach tiefster Einatmung in der ersten Sekunde maximal ausatmet.
- **Atemminutenvolumen (AMV):** AZV mal Atemfrequenz (➤ Box).
- **Atemgrenzwert:** Der Patient atmet während zehn Sekunden so stark, tief und schnell wie möglich ein und aus; das bewegte Gasvolumen wird dann auf eine Minute hochgerechnet. Der Atemgrenzwert ist bei allen Ventilationsstörungen erniedrigt.

Ventilation

Das **Atemminutenvolumen** (AMV) setzt sich zu ⅓ aus der Totraumventilation (➤ 3.2.1.3.4) und zu ⅔ aus der alveolären Ventilation zusammen.
Ob eine Hypo- oder Hyperventilation vorliegt, wird klinisch anhand des pO_2-Wertes bestimmt und nie alleine aufgrund der Atemtiefe oder der Atemfrequenz. Es gilt:
- Bei einer **schnellen, flachen Atmung** (Atemfrequenz ↑) reduziert sich der Gasaustausch im alveolären Bereich, da der Patient den Totraum stärker belüftet. Dies kann zu einer Hypoventilation und zu einer Hypoxämie (Abfall des Sauerstoff-Partialdrucks ➤ 3.2.1.4) führen.
- **Tiefe Atemzüge mit einer geringen Atemfrequenz** dagegen vergrößern die alveoläre Ventilation und sollten deshalb bei der Therapie bevorzugt werden.

Hypoventilation
- Ursachen: Respiratorische Insuffizienz, Lähmung des Atemzentrums, reduzierte Diffusionskapazität, Ventilations-Perfusionsstörung.

- Symptome:
  - Akute Hypoventilation: Dyspnoe, Zyanose, Angstgefühl, Tachykardie, Verwirrtheitszustände, zunehmende Bewusstseinstrübung (hyperkapnisches Syndrom).
  - Chronische Hypoventilation: Gedächtnis- und Persönlichkeitsstörung, Schläfrigkeit, Koordinationsstörung, Kopfschmerzen, Tremor.
- Maßnahmen:
  - Akute Hypoventilation: Beatmung.
  - Chronische Hypoventilation: medikamentöse antiobstruktive Behandlung, O_2-Insufflation, PT.
- Folge: Es entsteht immer eine respiratorische Azidose.

Hyperventilation
- Ursache: Hypoxie, Anämie, Schock, Angst, emotionale Erregung, falsch eingestellte Respiratorbeatmung (➤ 6.4).
- Symptome:
  - Akute Hyperventilation: Verwirrtheitszustände, Angina-pectoris-ähnliche Beschwerden, Durchblutungsstörung der Extremitäten, Schwindel, selten zerebrale Anfälle.
  - **Hyperventilationstetanie:** Periorales Kribbeln, Kloßgefühl, Schwindel, Pfötchenstellung der Hände, Panik, Zittern, Krämpfe.
  - Chronische Hyperventilation: diskrete Symptome wie Belastungsdyspnoe, Angina-pectoris-ähnliche Beschwerden, Atemnot.
- Maßnahmen:
  - Akute Hyperventilation: beruhigender Zuspruch, ggf. Gabe von Benzodiazepinen (➤ 1.6.7.1).
  - Chronische Hyperventilation: Psychotherapie, Atmungstherapie (Tütenrückatmung).
- Folge: Es entsteht immer eine respiratorische Alkalose.

3.2.1.3.4 Totraum

Der Totraum ist wichtig für die Reinigung, Erwärmung und Anfeuchtung der Einatemluft. Dies muss bei der künstlichen Beatmung (➤ 6.4) beachtet werden. Das Gasvolumen der Lunge setzt sich zum einen aus dem anatomischen Totraum und zum anderen aus der alveolären Ventilation zusammen. Der anatomische Totraum erstreckt sich vom Mund bis zur 16. Teilung des Bronchialbaums und wird als **Konduktionszone** (Luftleitung) bezeichnet. Diese Konduktionszone fasst beim Erwachsenen 120–150 ml. In dieser Zone findet kein Gasaustausch statt, sondern lediglich eine Konduktion. Die Strömungsgeschwindigkeit der Luft ist in diesem Bereich der Bronchien hoch, was die Entfernung von Schleim und Fremdkörpern aus den Bronchien begünstigt.
Der funktionelle Totraum ist die Summe aus dem anatomischen und dem sog. alveolären Totraum. Als alveolärer Totraum werden die Gebiete des Alveolarraums bezeichnet, die aufgrund von Erkrankungen zwar belüftet werden, aber nicht zum Gasaustausch beitragen können. Bei Patienten mit Lungenerkrankungen (z. B. Emphysem) kann der funktionelle Totraum somit große Werte aufzeigen (150–170 ml).
Ab der 17. Teilungsgeneration nimmt die Strömungsgeschwindigkeit ab, sodass der Stoffaustausch nur noch durch Gasdiffusion erfolgt, d. h., der eigentliche Gasaustausch zwischen Lungenkapillarblut und Alveolarluft (O_2 wird ins Blut aufgenommen und CO_2 abgegeben ➤ 3.2.1.4) findet im Alveolarraum statt. Dieser Raum wird als **Respirationszone** bezeichnet und fasst beim Erwachsenen ca. 3–4 l. So trägt nur ein Teil des AMV zum Austausch bei der alveolären Ventilation bei; nur die Luft, die bis zu den Lungenbläschen gelangt, dient dem Gasaustausch.

3

3.2.1.4 Gasaustausch

Ohne Sauerstoff (O_2) ist der Mensch nicht lebensfähig, der Körper kann O_2 aber auch nicht speichern. Das bedeutet, dass O_2 ständig über die Einatmung aufgenommen werden muss. Nur mithilfe von O_2 kann der Organismus verschiedene Nahrungsstoffe (Lipide, Aminosäuren und Kohlenhydrate) durch oxidative Prozesse vollständig abbauen. Je stärker die metabolische Aktivität ist, desto besser wird O_2 aus der Hämoglobinverbindung freigesetzt. Beim oxidativen Abbau von Nahrungsstoffen wird letztlich in den Zellmitochondrien Energie in Form von Adenosintriphosphat (ATP) gewonnen. ATP steht dem Körper für anabole Vorgänge und Arbeit (z. B. Muskelarbeit) zur Verfügung.
Das Kohlendioxid (CO_2), das bei katabolen Vorgängen entsteht, wird über die Ausatmung abgegeben. Die produzierte CO_2-Menge ist von der Stoffwechselaktivität abhängig.
Nach dem Diffusionsgesetz kann ein signifikanter **Gasaustausch** von O_2 und CO_2 nur zwischen Lungenkapillarblut und Alveolarraum stattfinden. Unter dem Einfluss des jeweiligen Partialdrucks, wandern die Gase vom Ort des höheren Drucks zum Ort des niedrigeren Drucks. Durch die oxidative Phosphorylierung wird O_2 verbraucht, CO_2 gebildet und die H^+-Konzentration steigt an (pH ↓).
Da sich bei schwerer körperlicher Arbeit und bei intensivem Sport der Sauerstoffbedarf erhöht, bedingt dies auch eine Erhöhung des Herzzeitvolumens. Die Strömungsgeschwindigkeit des Blutes steigt an. Dadurch verkürzt sich die Kontaktzeit zwischen Blut und Alveolarraum, d. h., es strömt mehr Blut an der Alveole vorbei. Die O_2-Aufnahme ist proportional zur Lungendurchblutung erhöht. Der Gasaustausch ist beim Gesunden somit perfusionslimitiert. Die starke Abhängigkeit des Gasaustausches von der Lungendurchblutung bedingt z. B. bei einer Herzinsuffizienz eine Einschränkung in der Sauerstoffaufnahme; je nach Schwere der Herzinsuffizienz kann dies zu einer **Dyspnoe** (➤ 3.2.2, ➤ 3.2.5.1) führen. Besteht eine ausgeprägte Ventilations-Perfusionsstörung, d. h. liegt eine geringe O_2-Sättigung vor, führt dies zu einer bläulichen Verfärbung der Schleimhäute und Haut des Patienten, die man als **Zyanose** (➤ 3.2.5.2) bezeichnet.

Belüftungs-Durchblutungsverhältnis
Das Belüftungs-Durchblutungsverhältnis liegt beim Gesunden durchschnittlich bei 4 l alveoläre Belüftung zu 5 l Lungendurchblutung.
Ist die Lunge geschädigt, kann eine Verteilungsstörung auftreten:
- Beim **funktionellen Totraum** werden die Lungenbläschen nicht mehr durchblutet, aber noch belüftet; ohne Durchblutung kann aber kein Gasaustausch erfolgen (➤ 3.2.1.3.4).
- Bei einer teilweisen Verlegung der Lungenbläschen können diese nicht mehr belüftet, aber noch durchblutet werden. Das Blut kann in diesem Areal weder CO_2 abgeben noch O_2 aufnehmen; man spricht von einem **Kurzschluss (Shunt).**
- **Verdickte Alveolargefäße** vergrößern den Diffusionsweg zwischen Kapillarblut und Alveolen, das Blut kann dadurch nicht genügend Sauerstoff aufnehmen. Die O_2-Aufnahme und die CO_2-Abgabe kann nur durch eine erhöhte Durchblutung gesteigert werden und nicht durch eine verbesserte Diffusion.

3.2.2 Pathologische Atmung

Eine pathologische Atmung lässt Rückschlüsse auf bestimmte Erkrankungen zu. Dabei treten typische Veränderungen von Atemrhythmus und -tiefe auf (nach Behrends et al. 2021):

■ **Dyspnoe**

Es handelt sich um eine erschwerte Atmung mit dem subjektiven Gefühl von Atemnot. Der Patient ist kurzatmig, er hat das Gefühl mehr atmen zu müssen, als er kann (➤ 3.2.5.1).

■ **Kussmaul-Atmung**

Die Atmung ist vertieft und verlangsamt. Um den niedrigen pH-Wert zu korrigieren, versucht der Körper, mehr CO_2 abzuatmen. Auslöser: Metabolische Azidose (➤ 9.5.2.1.1), diabetisches und urämisches Koma.

■ **Cheyne-Stokes-Atmung**

Kennzeichnend ist eine periodisch-schwankende Atemtiefe, die mit flachen Atemzügen beginnt, die dann zunehmend tiefer werden und anschließend wieder abflachen. Phasen mit Apnoen (Unterbrechungen der Atmung) treten zwischen Phasen mit vertiefter Atmung auf. Auslöser: Vergiftungen, O_2-Mangel, Herz-Kreislaufstörungen.

■ **Biot-Atmung**

Die Atmung ist bei dieser periodischen Atmungsstörung unregelmäßig und es treten deutliche apnoeische Phasen auf. Eine eindeutige Abgrenzung von der Cheyne-Stokes-Atmung ist nicht möglich. Auslöser: Z. B. Hirnschädigungen, erhöhter Hirndruck.

■ **Schlaf-Apnoe-Syndrom (SAS)**

Diese Funktionsstörung, bei der es im Schlaf wiederholt zu Atempausen von mindestens zehn Sekunden kommt, führt bei den Patienten zu einer chronischen Müdigkeit und erhöht ihr Hypertonie-Risiko. Auslöser: Z. B. Kollaps der Schlundmuskulatur (bedingt durch einen nachlassenden Muskeltonus während des Schlafs), verminderte Erregbarkeit der Chemorezeptoren, chronische Lungenerkrankung.

3.2.3 Untersuchung der Lunge

Die Ergebnisse der nachfolgenden Untersuchungen werden in einem speziellen Befundbogen dokumentiert (➤ 9.1.1).

3.2.3.1 Perkussion

Perkussion bezeichnet das Beklopfen des Brustkorbs, mit dem sich das darunter liegende Gewebe in Schwingungen versetzten lässt. Aus den daraus resultierenden Schallqualitäten lassen sich diagnostische Hinweise ableiten (➤ Tab. 3.2.3). Ergänzend zur klassischen Perkussion kann diese zusätzlich mit einem Stethoskop durchgeführt werden. So ist eine feinere Differenzierung des Perkussionsergebnisses möglich.

Tab. 3.2.3 Schallqualitäten und diagnostische Relevanz.

Schallqualitäten	Diagnostik
• hohler Ton/sonor	• gesunde Lunge
• lauter, tiefer Klopfschall/hypersonor	• Emphysem, Asthma bronchiale, Pneumothorax usw.
• gedämpfter Klopfschall	• Aszites, Pleuraerguss, Pneumonie usw.
• hohler, paukenähnlicher Klang	• Hohlräume

Evidenz-/Bewertungslage: ➤ Link am Kapitelende.

3.2.3.2 Atemfrequenz

Je nach Atemfrequenz wird die Atmung in die drei Stufen Eupnoe, Tachypnoe und Bradypnoe unterteilt (➤ Tab. 3.2.4) (Schmidt 2012).

Tab. 3.2.4 Atemfrequenzen.

Atmung	Definition	Atemzüge
Eupnoe	normale Atmung	Beim Erwachsenen beträgt die Ruheatmung ca. 8–20 Atemzüge pro Minute.
Tachypnoe	beschleunigte Atmung	Physiologisch bei körperlicher Arbeit und bei psychischer Erregung.
		Pathologisch > 20 Atemzüge pro Minute.
Bradypnoe	verlangsamte Atmung	< 8 Atemzüge pro Minute.

3.2.3.3 Auskultation

Bei der Auskultation werden mit einem Stethoskop, das an der Thoraxwand angelegt wird, alle hörbaren Geräusche erfasst und klassifiziert (➤ Tab. 3.2.5).
Diskontinuierliche Nebengeräusche sind Rasselgeräusche, Krepitationen (Crackles) und Pleurareiben. Sie sind von sehr kurzer Dauer 5–20 ms, treten explosiv in schneller Reihenfolge auf und sind vorwiegend in der Inspirationsphase zu hören.
Kontinuierliche Nebengeräusche erscheinen als Giemen (Pfeifen), Stridor und Brummen (Wheezes). Sie dauern 250 ms lang, es sind ein oder mehrere Töne hörbar und sie treten sowohl in der Inspirations- als auch Exspirationsphase auf.
Je nach **Frequenz** weisen die Nebengeräusche auf Beeinträchtigung in unterschiedlichen Abschnitten der Atemwege hin:

- Niederfrequente Nebengeräusche: Zentrale Atemwege,
- mittelfrequente Nebengeräusche: Mittlere Atemwege,
- hochfrequente Nebengeräusche: Periphere Atemwege.

Tab. 3.2.5 Typische Auskultationsbefunde.

Atemgeräusche	Diagnostik
Giemen (Pfeifen) während der Inspiration	Verengung oder Verlegung der oberen Atemwege.
Giemen (Pfeifen) in der Ausatmungsphase	Obstruktive Lungenerkrankungen, Asthma bronchiale, Lungenemphysem.
Rasselgeräusche	Verlegung der Atemwege durch Schleim oder einen Fremdkörper bei Bronchitis, Pneumonie oder Aspiration.
brodelndes Atemgeräusch	Lungenödem.
Brummen (Wheezes)	Obstruktive Atemwegserkrankungen, Lungenemphysem.

Evidenz-/Bewertungslage: ➤ Link am Kapitelende.

3.2.3.4 Sputum

Das Sekret ist generell ein notwendiges Absonderungsprodukt der Bronchialschleimhäute, denn damit können Keime, Staub und andere Partikel aus den Atemwegen abtransportiert werden. Abgesehen von geringen Mengen von glasigem Schleim, gilt das Bronchialsekret immer als ein pathologisches Symptom einer Lungenerkrankung. Mithilfe der Farbe und der Konsistenz des abgehusteten Bronchialsekrets kann man Rückschlüsse auf eine bestehende Atemwegserkrankung ziehen (➤ Tab. 3.2.6).

Tab. 3.2.6 Sputumbeurteilung.

Farbe/Konsistenz des Sputums	Diagnostik
eitrig, gelb-grünlich	bakterielle Infektion
glasig-zäh, fadenziehend	Asthma bronchiale, nicht exazerbierte COPD
schleimig, zäh, glasig	akute Bronchitis
Schleimig, weiß, eitrig	chronische Bronchitis
rotbraun	Pneumonie
dünnflüssig-schaumig	Lungenödem
eitrig, flüssig-schaumig	Bronchiektasen

3.2.3.5 Blutgasanalyse

Die Blutgasanalyse (BGA) gibt Aufschluss über den Sauerstoffpartialdruck (pO_2), den Kohlendioxidpartialdruck (pCO_2), die Pufferkapazität (Bicarbonat, auch HCO_3) und den pH-Wert im arteriellen Blut; Normwerte sind in der ➤ Tabelle im Anhang angegeben.
Die BGA zeigt somit die Leistungsfähigkeit des Gasaustausches (➤ 3.2.1.4) an und lässt eine Aussage über den Säure-Basen-Haushalt zu. Dadurch kann das Ausmaß der respiratorischen Insuffizienz bestimmt werden.

pH-Wert-Änderungen im Blut:
- Bei einer **Alkalose** nimmt die H^+-Konzentration im Blut ab, der pH-Wert steigt.
- Bei einer **Azidose** steigt die H^+-Konzentration im Blut an, der pH-Wert sinkt.

Evidenz-/Bewertungslage: ➤ Link am Kapitelende.

3.2.3.6 Tiffeneau-Test und Bronchospasmolysetest

Der **Tiffeneau-Test** wird zur Diagnostik von obstruktiven Lungenerkrankungen eingesetzt, um die Höhe des Atemwegswiderstands zu messen. Der Patient atmet maximal ein und dann so schnell und tief wie möglich aus. Das Volumen, das in der ersten Sekunde ausgeatmet wird, ist der Wert der absoluten Einsekundenkapazität (FEV_1 ➤ 2.4.6.2). Die relative Einsekundenkapazität ($rFEV_1$, FEV_1 %, auch Tiffeneau-Index genannt) gibt den Bezug zur Vitalkapazität (VC ➤ 3.2.1.3.2) an, sie liegt normalerweise bei 80 %.
Zur Abklärung einer reversiblen Obstruktion (Verengung der Atemwege), wird der Tiffeneau-Test nach der Inhalation eines Bronchodilatators wiederholt; dieses Verfahren nennt man Bronchospasmolysetest.

3.2.3.7 Spirometrie

Mithilfe der Spirometrie (➤ 2.4.6) können die statischen und dynamischen Atemgrößen (➤ 3.2.1.3.3) quantitativ ermittelt werden. Diese Untersuchung wird auch als **kleine LUFU** (Lungenfunktionsuntersuchung) bezeichnet. Mit ihr lassen sich relativ sicher obstruktive Ventilationsstörungen erkennen und deren Verlauf beurteilen.
Die maximale Sauerstoffaufnahme (VO_{2max}) ist eine wichtige Messgröße zur Bestimmung der körperlichen Leistungsfähigkeit, denn sie definiert das Limit des kardiopulmonalen Systems. Das Messverfahren wurde von der European Respiratory Society standardisiert. Es ist allerdings sehr von der Mitarbeit des Patienten abhängig.

Durch einen spiroergometrischen Belastungstest (Laufband, Fahrradergometer ➤ 2.4.2) kann geklärt werden, ob eine Belastungsdyspnoe primär kardial oder pulmonal bedingt ist.

3.2.3.8 Ganzkörperplethysmografie

Dieses Verfahren wird auch als **große LUFU** (Lungenfunktionsuntersuchung) bezeichnet. Damit kann der Atemwegswiderstand bei einer obstruktiven Ventilationsstörung exakt bestimmt werden. Ist dieser Wert größer als 0,35 kPa s/l, wird er als pathologisch bewertet.
Zur Bestimmung von restriktiven Ventilationsstörungen wird die große LUFU benötigt. Der Patient befindet sich in einer luftdicht verschlossenen Kammer, dem Plethysmograf. Dabei werden während der Ruheatmung die Änderungen des Kammerinnendrucks und der Atemstromstärke aufgezeichnet.

Evidenz-/Bewertungslage: ➤ Link am Kapitelende.

3.2.3.9 Bildgebende Verfahren

■ **Konventionelle Röntgenaufnahme**
Mit diesem Verfahren lassen sich Rückschlüsse auf die Art, die Lokalisation und das Ausmaß der Erkrankung bestimmen (➤ 2.4.14). Röntgenaufnahmen sind jedoch nicht in jedem Fall erforderlich, z. B. ist eine Röntgenuntersuchung bei Erkrankung der oberen Atemwege nicht indiziert, aber bei Tumoren, Pleuraerguss und bei unspezifischen Thoraxschmerzen. Ein weiteres Anwendungsgebiet ist die Verlaufsdokumentation bei Pneumonie oder, wenn sich die Symptomatik ändert, bei chronisch-obstruktiven Atemwegserkrankungen, Asthma bronchiale und bei Intensivpatienten.

■ **Sonografie**
Zum Nachweis von Pleuraergüssen und zur Durchführung von Pleurapunktionen (➤ 2.4.15).

■ **Computertomografie (CT) und Magnetresonanztomografie (MRT)**
Verfahren zur Diagnostik und zur Stadienbestimmung (Staging) bei Raumforderungen (CT ➤ 2.4.17, MRT ➤ 2.4.16).

■ **Angiografie**
Mithilfe einer CT-Angiografie der Lungengefäße lässt sich eine Lungenembolie darstellen.

■ **Bronchoskopie**
Mittels eines flexiblen Bronchoskops kann man direkt in den Bronchus vordringen, um eine Biopsie zu entnehmen; zur Abklärung eines Lungentumors, Einengung der Atemwege und Atelektasen eingesetzt.

3.2.4 Störungen der Lungenfunktion

Lungenerkrankungen treten auf, wenn eine oder mehrere Teilfunktionen der Lunge gestört sind. Der gestörten Teilfunktion entsprechend werden sie in Perfusions-, Diffusions- und Ventilationsstörungen eingeteilt (➤ Tab. 3.2.7).
Für das Ventilations-Perfusions-Verhältnis beim gesunden, aufrecht stehenden Menschen gilt:
- Der pO_2 ist in den apikalen Lungenbereichen höher als in den basalen.
- Die Belüftung ist im apikalen Lungenbereich besser (durch die Vordehnung der Lunge) als im basalen Lungenbereich (größere Compliance des Lungenabschnitts).
- Die Durchblutung ist im basalen Lungenbereich besser als im apikalen.

Tab. 3.2.7 Übersicht Lungenfunktionsstörungen.

Lungenfunktionsstörung	betroffene Teilfunktion	Störungen	Folgen
Perfusionsstörung (➤ 3.2.5.4)	Durchblutung	Gute Belüftung, aber geringe Durchblutung der Alveolen.	Durchblutungsstörungen im betroffenen Lungenabschnitt: Es kann wenig CO_2 in die Alveolen abgegeben und wenig O_2 ins Blut aufgenommen werden → alveolärer Totraum entsteht (➤ 3.2.1.3.4).
Ventilationsstörung (➤ 3.2.5.6)	Belüftung	Gute Durchblutung, aber kaum belüftete Alveolen.	Während pCO_2 steigt, sinkt pO_2; eingeschränkte alveoläre Ventilation, Einsatz der Atemhilfsmuskulatur bei Ruheatmung, Ruhedyspnoe (➤ 3.2.5.1), gestörter Atemzyklus (➤ 3.2.1.3), Atemstillstand, ggf. Zyanose (➤ 3.2.5.2). Hypoxämie und Hyperkapnie (➤ 3.2.5.5 Box), funktioneller Rechts-Links-Shunt.
Diffusionsstörung (➤ 3.2.5.5)	Gasaustausch (➤ 3.2.1.4)	Dynamisches Gleichgewicht von Ventilation und Perfusion ist gestört.	Einschränkung des Gasaustausches: pO_2 sinkt, pCO_2 zunächst unverändert; alveoläre Ventilation ist erhalten. Hypoxämie, zentrale Zyanose (➤ 3.2.5.2), Dyspnoe (anfangs nur bei Belastung, später Ruhedyspnoe; ➤ 3.2.5.1).

3.2.5 Pulmonale Leitsymptome

3.2.5.1 Dyspnoe

Dyspnoe (erschwerte Atmung) kann sowohl in Ruhe als auch bei Belastung auftreten. Der Patient hat dabei das subjektive Empfinden, nicht genug Luft zu bekommen und steigert deshalb seine Atemarbeit (➤ 3.2.2). Ursächlich ist ein verringerter Sauerstoffgehalt im Blut (Hypoxämie). Das Ausmaß der Beeinträchtigung wird auf Grundlage der MRC Dyspnoea Scale (➤ 3.2.9.4.3) in fünf Stufen eingeteilt (➤ Tab. 3.2.8).

Tab. 3.2.8 Beschreibung von Grad und Ausmaß der Dyspnoe (Bestall 1999).

Grad	Definition
0 – keine	Keine Atemnot bei raschem Gehen in der Ebene oder leichter Steigung.
1 – mild	Gestört durch Atemnot bei raschem Gehen in der Ebene oder bei leichter Steigung.
2 – mäßig	Muss wegen Atemnot langsamer gehen als Personen der gleichen Altersgruppe oder muss bei normalem Schritttempo ebenerdig zum Atemholen pausieren.
3 – schwer	Stoppt wegen Atemnot nach Gehen von 100 m oder weniger Minuten in der Ebene.
4 – sehr schwer	Zu starke Atemnot, um das Haus zu verlassen; Atemnot beim An- und Auskleiden.

3

3.2.5.2 Zyanose

Die zentrale Zyanose tritt bei einer verminderten arteriellen Sauerstoffsättigung auf. Die Ursache liegt in einer Ventilations-Perfusions-Störung oder in einer arteriovenösen Anastomose. Es kommt zu einer bläulichen Verfärbung der Haut und der Schleimhäute. Die Differenzierung zur peripheren Zyanose erfolgt über die Zunge. Bei der zentralen Zyanose ist die Zunge bläulich verfärbt, bei der peripheren Zyanose nicht.

3.2.5.3 Husten und Auswurf

Husten ist ein physiologischer Schutzmechanismus. Man unterscheidet grundsätzlich zwischen:

- **Reizhusten** (auch trockener Husten genannt): Beim unproduktiven Reizhusten wird kein Bronchialsekret abgehustet. Diese Hustenform tritt auf bei Atelektasen, Lungenembolien, Fibrosen, Tumoren und Bronchitis. Reizhusten wird ausgelöst, wenn Fremdkörper in die Atemwege eingedrungen sind.
- **Produktiver Husten:** Bei dieser Hustenform wird Schleim abgehustet. Produktiver Husten kann akut und chronisch auftreten. Ursachen: Erkältung, Pneumonie, COPD, Asthma, allergische Erkrankungen.

Cave

Ist der Auswurf mit Blut durchsetzt, sollte dies unbedingt ärztlich untersucht werden. Als Ursache kommen neben Bronchitis, Pneumonie oder Bronchiektasen auch lebensbedrohliche Erkrankungen wie Bronchialkarzinom oder Tuberkulose vor.
Aufgrund der Entzündungsreaktion wird die Bronchialschleimhaut aufgelockert, verstärkt durchblutet und empfindlicher für Schädigung. So kann es durch starken Husten – aber auch spontan – zu Verletzungen der Bronchialschleimhaut kommen, aus denen es blutet (sog. Bluthusten, Hämoptyse).

Des Weiteren lässt sich Husten anhand seiner Dauer klassifizieren (> Tab. 3.2.9).

Tab. 3.2.9 Klassifizierung von Hustenformen.

Husten	Symptomatik	Diagnostik (Bsp.)
Akuter Husten	zunächst trockener, später produktiver Husten	akute Bronchitis
	trockener oder produktiver Husten	Pneumonie
	akuter Reizhusten	Pleuritis
	plötzlicher Reizhusten	Lungenembolie
	trockener Reizhusten	Fremdkörperaspiration, Inhalation von Reizgasen und Stäuben
Anfallsweise auftretender Husten	vorwiegend trockener Husten	Asthma bronchiale
Chronischer Husten	trockener Reizhusten	chronische Rhinitis (allergische Rhinitis)
	produktiver Husten	COPD und chronische Bronchitis, Bronchiektasen, Mukoviszidose, Tumoren
	hartnäckiger trockener oder produktiver Husten, auch Hämoptyse	Bronchialkarzinom, Tuberkulose
	trockener nächtlicher Husten	chronische Linksherzinsuffizienz

3.2.5.4 Perfusionsstörung

Die Durchblutung der Lunge ist an die Atmung angepasst. Bei einem Gefäßverschluss wird die Durchblutung eingeschränkt oder ganz unterbrochen. Es kommt zu einem Missverhältnis von Durchblutung und Belüftung des betroffenen Lungensegments. Die Folge ist eine Vergrößerung des Totraums (funktioneller Totraum ➤ 3.2.1.3.4). Zudem belasten Perfusionsstörungen das rechte Herz, sodass daraus ein Cor pulmonale (➤ 3.2.6.2) entstehen kann. Liegt die Störung im venösen Abfluss, so kommt es zu einer Linksherzinsuffizienz.
Perfusionsstörungen treten auf bei: Lungenembolie, Lungenfibrose, Lungenemphysem.

3.2.5.5 Diffusionsstörung

Der Gasaustausch von O_2 und CO_2 ist ein passiver Vorgang (➤ 3.2.1.4), der durch Diffusion möglich ist. Er findet zwischen Lungenkapillarblut und Alveolarraum statt. Ist die Diffusion gestört, kommt es zu einer Gasaustauschstörung, die wiederum zu einer Störung der Lungenfunktion führt. Da CO_2 besser diffundieren kann als O_2, kommt es zunächst zu einer Hypoxämie (Abfall des pO_2 ➤ 3.2.1.4) und verzögert zu einer Hyperkapnie (➤ Box)
Es gibt drei **Ursachen** für eine Störung:

- Verlängerter Austauschweg, der durch eine Verdickung der Alveolarmembran entsteht (z. B. Lungenfibrose),
- Zugrundegehen von Alveolen, d. h., die Austauschfläche verkleinert sich (z. B. bei Pneumonie, Lungenemphysem),
- verkürzte Kontaktstrecke (z. B. nach Lungenresektion); durchschnittlich hält eine Lungenkapillare über die Alveolarmembran Kontakt zu drei Alveolen. Entlang dieser Kontaktstrecke erfolgt der Gasaustausch.

Hyperkapnie: Anstieg des arteriellen CO_2-Partialdrucks über 45 mmHg.
Hypokapnie: Abfall des pCO_2 unter 35 mmHg.

3.2.5.6 Ventilationsstörungen

Diese Störungen treten auf, wenn die Lunge oder einzelne Lungensegmente schlecht oder gar nicht mehr belüftet sind; sie werden in zwei Gruppen klassifiziert: obstruktive und restriktive Ventilationsstörungen. Eine weitere Einteilung erfolgt in „akut" und „chronisch", da sich je nach Krankheitsphase die Therapieschwerpunkte verändern.

3.2.5.6.1 Obstruktive Ventilationsstörungen

Diese Störungen sind bedingt durch einen hohen Tonus der Bronchialmuskulatur, Hypersekretion und Verlust der Elastizität der Atemwege (d. h. erniedrigte Compliance); es kommt zu einer Verengung der Atemwege (z. B. Mukoviszidose, Bronchitis, COPD, Asthma bronchiale).
Während der akuten Phase können Anfälle mit starker Atemnot auftreten, die bei dem Patienten Erstickungsängste auslösen können, z. B. beim Asthma bronchiale. Chronische obstruktive Ventilationsstörungen sind gekennzeichnet durch eine Entzündung der Atemwege und durch Husten.
Der Behandlungsschwerpunkt liegt in der akuten Phase auf der Vermittlung von atemerleichternden Stellungen (➤ 3.2.8.7) sowie dem Erlernen der Lippenbremse (➤ 3.1.2.1.2). Im chronischen Verlauf steht insbesondere die Sekretmobilisation im Vordergrund (➤ 3.2.8.3).

3.2.5.6.2 Restriktive Ventilationsstörungen

Als restriktive Ventilationsstörungen werden alle Erkrankungen bezeichnet, bei denen das blähungsfähige Lungenvolumen vermindert ist (z. B. Lungenfibrose, Pneumonie, Atelektasen). Die **Ursachen** können sein:

- Verminderte Compliance des Lungengewebes (verminderte Lungenelastizität),
- Innervationsstörung der Atemmuskulatur,
- Entzündung des Lungengewebes.

Restriktive Ventilationsstörungen können reversibel aber auch irreversibel sein. Chronifiziert die Störung, kommt es nachfolgend zu einer Entzündung der Alveolarwand und zur Bildung von Narbengewebe (**Fibrose**).
Bei akuten Erkrankungen liegt der Behandlungsschwerpunkt auf der Verbesserung der Ventilation und Perfusion, dies wird erreicht durch eine dosierte Behandlungsintensität, Umlagerungen und vertiefte Einatmungstechniken (➤ 3.1.2.1.2). Beim chronischen Krankheitsverlauf werden die Widerstände an Haut und Muskulatur herabgesetzt und die Thoraxbeweglichkeit verbessert.

3.2.6 Komplikationen bei Lungenerkrankungen

3.2.6.1 Respiratorische Insuffizienz

Eine respiratorische Insuffizienz liegt vor, wenn die Effizienz der Atmung so weit reduziert ist, dass sich die Blutgaswerte verändern. Anhand des veränderten pCO_2-Werts erfolgt die Einteilung in eine respiratorische Partialinsuffizienz oder eine respiratorische Globalinsuffizienz (➤ Tab. 3.2.10).

Tab. 3.2.10 Unterscheidungskriterien respiratorischer Partialinsuffizienz und respiratorischer Globalinsuffizienz.

	Respiratorische Partialinsuffizienz	Respiratorische Globalinsuffizienz
Labor	Hypoxämie (pO_2 ↓), pCO_2 ist normwertig oder ↓ durch eine kompensatorisch wirkende Hyperventilation; im weiteren Verlauf kommt es zu einer Hypoventilation aufgrund der erhöhten Atemarbeit.	Hypoxämie (pO_2 ↓), Hyperkapnie (pCO_2 ↑); der zentrale Atemantrieb fällt dadurch aus, während der periphere Atemantrieb durch den O_2-Mangel noch wirksam ist; respiratorische Azidose (CO_2 ↑, H^+ ↑, pH↓).
Symptome	Dyspnoe, Tachykardie, evtl. zentrale Zyanose, evtl. Verwirrtheit und Bewusstseinsstörungen, evtl. Trommelschlegelfinger.	Symptome der respiratorischen Partialinsuffizienz und Kopfschmerzen, Schwindel, Schwitzen.
Therapie	O_2-Therapie über eine Nasenbrille oder Gesichtsmaske.	O_2-Gabe nur unter BGA-Kontrolle, um den Patienten nicht in Lebensgefahr zu bringen.

3.2.6.2 Cor pulmonale

Cor pulmonale bezeichnet eine kardiale Veränderung (insbesondere Rechtsherzinsuffizienz), die infolge einer pulmonalen Hypertonie, bedingt durch eine pulmonale Erkrankung, verursacht wurde (➤ 3.2.5.4).
Aufgrund der Rechtsherzbelastung staut sich das Blut vor dem rechten Ventrikel in den Körperkreislauf zurück und führt so zu gestauten Halsvenen, Ödemen und damit verbunden zu einer Gewichtszunahme. Tagsüber nehmen die Flüssigkeitseinlagerungen zu und nachts führt dies zur **Nykturie** (vermehrte nächtliche Miktion). Weitere Folgen sind Pleuraergüsse, Stauungsleber, Stauungsgastritis und Stauungsnieren.
Ein akutes Cor pulmonale ist die Folge einer Lungenembolie, ein chronisches Cor pulmonale entsteht durch Lungenerkrankungen (z. B. durch Asthma bronchiale, COPD, Lungenfibrose und kleine rezidivierende Lungenembolien) (➤ 3.2.5.6). Durch den allmählichen Druckanstieg kann sich der rechte Ventrikel anpassen, indem er hypertrophiert.

3.2.7 Indikationen und Kontraindikationen der Atmungstherapie

3.2.7.1 Indikationen

- Obstruktive Ventilationsstörungen (z. B. Mukoviszidose, Bronchitis, COPD, Bronchiektasen, Asthma bronchiale, Emphysem) (➤ 3.2.5.6.1),
- restriktive Ventilationsstörungen (z. B. Lungenfibrose, Pneumonie, Atelektasen, Pleuraergüsse, Pleuraschwarten) (➤ 3.2.5.6.2),
- Thorax- und Bauchchirurgie (z. B. bei Tumoren, Herz-, Lungen-, Darmchirurgie),
- neurologische Erkrankungen (z. B. Atemmuskellähmung, Querschnittlähmung, Muskeldystrophie, Multiple Sklerose),
- orthopädische Erkrankungen (z. B. Thoraxdeformitäten, Ankylose, Skoliose),
- Traumen im Thorax- und Abdominalbereich (z. B. Rippenfraktur, Stich- und Schnittverletzungen).

3.2.7.2 Kontraindikationen

Kontraindikationen für die Anwendung der Atmungstherapie gibt es keine. Allerdings muss der Einsatz einiger Techniken bei einzelnen Grunderkrankungen überdacht oder modifiziert werden, um den Patienten nicht zusätzlich zu schwächen.
Das Training der In- und Exspirationsmuskulatur (➤ 3.2.1.2.1, ➤ 3.2.1.2.2), und der Muskulatur der oberen Extremitäten sollte individuell dosiert werden, um eine Überlastung zu vermeiden. Komorbiditäten und ggf. der Grad der COPD beeinflussen das Training. So profitieren Patienten, die durch ihre Komorbiditäten eingeschränkt sind, von Wassergymnastik. Patienten mit einer schweren COPD (d. h. Belastbarkeit < 5 min) profitieren dagegen eher von einem Intervalltraining, da sie kein hoch intensives Training absolvieren können. Auch sollten geringere Trainingseinheiten durchgeführt werden (Gloeckl et al. 2013, Hill et al. 2013, Lee u. Holland 2014).
Tritt bei einem Patient mit Asthma ein übungsinduzierter Bronchiospasmus auf, sollte dieser Patient vorab inhalieren und ein Aufwärmprogramm absolvieren (Holland et al. 2013) (➤ 9.1.3.2).
Zu beachten ist auch, dass die Regenerationszeit gegenüber einem Gesunden verzögert ist. Im schlimmsten Fall könnte durch eine Überbeanspruchung ein Atemnotanfall ausgelöst werden.
Raucher mit einer **koronaren Herzerkrankung** sollten nur bis zu einer ischämie- und kardialsymptomfreien Belastbarkeit trainiert werden.
Bei Patienten mit **Osteoporose** muss das Training, insbesondere das Krafttraining, angepasst werden, z. B. durch geführte Übungen mit einem Trainingsgerät. Aufgrund einer **regelmäßigen Kortisoneinnahme** kommt es zu einer progressiven Muskelschwäche (➤ 1.6.5.3), der durch eine Intensitätsanpassung entgegengewirkt werden kann. Thoraxkompressionen und Stretches sollten nicht angewendet werden, um den Patienten nicht zusätzlich zu verletzen.

3.2.8 Physiotherapeutische Interventionen

In diesem Abschnitt werden die gebräuchlichsten physiotherapeutischen Maßnahmen in der Atmungstherapie beschrieben. Die Zusammenstellung erhebt jedoch keinen Anspruch auf Vollständigkeit.
Die Behandlung des Patienten und die Auswahl der Interventionen sollten sich immer primär am aktuellen Befund und der aktuellen Symptomatik des Patienten orientierten.

3.2.8.1 Training der thorakalen und abdominalen Atmung

Die thorakale und abdominale Atmung kann in unterschiedlichen Ausgangsstellungen trainiert werden. Bei der Ruheatmung soll der Patient langsam und tief atmen, damit alle primären Atemmuskeln gleichmäßig beansprucht werden. Dadurch kommt es zu einer Synchronisierung der thorakalen und abdominalen Atmung.

Zu Behandlungsbeginn sollte eine **Analyse des Atemmusters** in Bezug auf die Atemfrequenz, die Atemtiefe und das Verhältnis von abdominaler zu thorakaler Atmung erfolgen. Um dem Patienten sein Atemmuster bewusst zu machen und um ein neues Atemmuster zu erlernen, ist die **Kontaktatmung** (➤ 3.1.2.1.2) mit taktilen Führungswiderständen hilfreich.

Ziele sind:

- Die Automatisierung des neuen Atemmusters und die Übernahme in den Alltag,
- die Verbesserung der Atemkoordination,
- die Ökonomisierung der Atmung sowie
- die Verbesserung der Wahrnehmungs- und Entspannungsfähigkeit (➤ 3.3.2.1).

3.2.8.1.1 Verbesserung der Inspiration

Mit den folgenden Übungen kann eine Verbesserung der Einatmung erreicht werden:

- Schnüffelnd und sehr langsam über die Nase einatmen,
- bei geschlossenem Mund durch die Nase gähnend einatmen (bewirkt ein Absinken des bronchialen Strömungswiderstandes),
- Wegatmen einer Hautfalte,
- „leises Atmen",
- Stretch am Ende der Ausatmung (bewirkt eine verstärkte Einatmung),
- zur Betonung der Einatmung: manueller Widerstand durch den Th., gegen den der Patient anatmen kann,
- zur Limitation der Einatmung: manueller Widerstand durch den Th., den der Patient nicht überwinden kann,
- ADL-Training in verschiedenen Ausgangsstellungen, um eine Automatisierung des neuen Atemmusters zu erreichen.

3.2.8.1.2 Verbesserung der Exspiration

Mit den folgenden Übungen kann eine Verbesserung der Ausatmung erreicht werden:

- Lippenbremse zur Weitstellung der Atemwege (➤ 3.1.9.4.5),
- gedachte Kerzenflamme anblasen, sodass diese flackert (oder ein Tuch anblasen, einen Spiegel anhauchen),
- Ausatmen auf Vokale wie „aah", „ooh" oder „uuh",
- Ausatmen auf Konsonanten wie „fff", „sss", „schsch" oder „mmm" (bremst die Ausatmung und bewirkt nachfolgend eine vertiefte Einatmung),
- Zur Unterstützung der Atemhilfsmuskulatur: manuelle Kompression durch den Th. am Thorax und/oder Abdomen während der Ausatmung (Ausführung in Kombination mit der Lippenbremse).
- ADL-Training in verschiedenen Ausgangsstellungen, um eine Automatisierung des neuen Atemmusters zu erreichen.

> Die **sternale Atmung und Flankenatmung** sind relativ oberflächlich, sodass diese alleine nicht ausreichen, um die Lunge optimal zu belüften.

Cave

Bei Patienten mit schwerer COPD (engl. chronic obstructive pulmonary disease; chronisch-obstruktive Lungenerkrankung) kann sich die forcierte abdominale Atmung negativ auswirken, da sie die Dyspnoe und den Atemwiderstand verstärkt.

3.2.8.2 Inspirationsmuskeltraining bei Patienten mit COPD

Die Inspirationsmuskelschwäche ist ein unterschätzter Teilfaktor der typischen Belastungsdyspnoe und muskulären Belastungsintoleranz bei chronisch-obstruktiver Lungenerkrankung (Halle et al. 2008). Sie ist durch die Veränderung der Thoraxform und durch die Stellung des Zwerchfells bedingt (Tiefstand und Abflachung des Zwerchfells). Ursächlich hierfür ist wiederum die chronische Überblähung der Lunge (➤ 3.2.1.2.2) und eine ungünstige Längen-Kraft-Relation des Zwerchfells. Zusätzlich begünstigen das erhöhte Residualvolumen und die verkürzte Inspirationsmuskulatur eine verminderte Spannungsentwicklung des Zwerchfells, dadurch kommt es zu einer Herabsetzung der inspiratorischen Druckentwicklung. Das bedeutet, dass bei Patienten mit COPD (➤ 9.1.2) der maximal erreichbare Inspirationsdruck (PI_{max}) häufig vermindert ist.

Evidenz-/Bewertungslage: ➤ Link am Kapitelende.

3.2.8.3 Sekretlösende Techniken

- **Erhöhte Flüssigkeitszufuhr:** Dem Patienten wird die Empfehlung gegeben, viel Wasser oder Tee zu trinken, um die Entfernung des meist zähflüssigen Sekrets zu verbessern. Dieser Empfehlung liegt die Meinung zugrunde, dass durch Erhöhung des Sekretvolumens (durch Sekretolytika) und Herabsetzung der Viskosität (durch Mukolytika) die bronchiale Reinigung (Schleim und inhalierte Fremdpartikel) erleichtert wird. Kardos et al. (2019) stellten jedoch fest, dass die Erhöhung der Flüssigkeitszufuhr bei normalem Hydratationszustand nicht zu einer Vermehrung des Sekretvolumens führt. Im Tierversuch zeigte sich auch, dass eine Hyperhydration die Clearance – durch ein Mukosaödem bedingt – verringert.
- **EDIC** (franz. Exercice à Débit Inspiratoire Contrôlé) kommt zur Anwendung, wenn der Schleim im Alveolarbereich (Peripherie) festsitzt. Diese Sekretolysetechnik wurde von G. Postiaux entwickelt. Die betroffene Lunge wird supralateral gelagert (in SL oben). Über eine tiefe und langsame Inspiration mit PIP (post-inspiratorische Pause) wird die Luft hinter das Sekret gebracht. Die Thoraxdehnung wird manuell durch den Th. verstärkt; anschließend wird das Sekret abgehustet.
- **ELTGOL** (franz. Exspiration Lente Totale Glotte Ouverte en Decubitus Lateral) wurde – wie EDIC – von G. Postiaux entwickelt – basierend auf der Erkenntnis, dass infralateral gelagerte Lungenareale (in SL das untere Lungenareal) besser mit Sauerstoff versorgt werden. ELTGOL wird angewendet, wenn sich das Sekret im mittleren Atemwegsbereich, d. h. in den Bronchien, staut. Während der Exspiration bewegt der Th. das Abdomen des Patienten in dorsokraniale Richtung.
- Über eine **forcierte Exspiration** (Husten) wird das Sekret aus dem zentralen Atemwegsbereich eliminiert.
- **Zischlaute** („ß-ß-ß" oder „sch-sch-sch"), **Verschlusslaute** („p-p-p" oder „k-k-k") und **Brummen** („mmh") bewirken eine Vibration im Brustkorb, sodass sich der Schleim löst.
- **Klopfungen und Vibrationen** mit einem Vibraxgerät werden vom Patienten als angenehm und entspannend empfunden.
- Bei der **klassischen Bronchialdrainage** nach J. Chevaillier und A. Webber wird der Patient so gelagert, dass das betroffene Bronchiensegment in Richtung Schwerkraft zu liegen kommt (Bsp.: Bronchialsegment 6: Der Patient wird in BL gelagert; Bronchialsegment 9: Lagerung des Patienten in SL mit maximaler Declive), dann werden Klopfungen während der Ausatmung durchgeführt.

Evidenz-/Bewertungslage: ➤ Link am Kapitelende.

3

Selbstreinigungsmechanismus des Respirationstrakts: Mithilfe des Bronchialschleims werden Keime, Staub und andere Partikel aus den Atemwegen abtransportiert. Der Sekrettransport erfolgt durch die **Zilienbewegung** von den Alveolen zu den Bronchien. Anschließend wird das Sekret in Richtung Mund transportiert. Der Selbstreinigungsmechanismus wird begünstigt durch die Zilienaktivität und durch das **Surfactant** (von den Pneumozyten gebildete oberflächenaktive Substanz).
Bei großen Schleimmengen und bei Entzündungen kann die mukoziliäre Clearance beeinträchtigt sein, die Folge ist ein Sekretstau.

Der **Reinigungsmechanismus** erfolgt in vier Stufen:
1. Sekretolyse,
2. Sekretmobilisation,
3. Sekrettransport,
4. Sekretelimination.

3.2.8.4 Hustentechniken

Husten ist ein physiologischer Reflex. Die effektive **Hustenclearance** beginnt mit einer Inspiration, um Luft hinter das obstruierende Sekret zu bekommen. Darauf folgt eine forcierte Exspiration bei verschlossener Stimmritze. Durch die Kontraktion der Exspirationsmuskulatur erhöht sich der pleurale Druck, die Glottis öffnet sich und es kommt zu einem schnellen, explosionsartigen Ausströmen der Luft aus der Lunge (Strömungsgeschwindigkeiten von 360–500 l/min). Das Sekret wird dadurch aus dem zentralen Bronchialsystem befördert (Expektoration).
Die **Effektivität des Hustenreflexes** hängt von folgenden anatomischen Verhältnissen ab:
- Atemwegsobstruktion,
- Bronchialkollaps,
- statische Volumina,
- Atemmuskel- und Kehlkopffunktion,
- Menge und Fließeigenschaften des Sputums.

Beim **produktiven Husten** wird eine Sekretproduktion von 30 ml (entsprechend zwei Esslöffeln) und mehr in 24 Stunden angegeben.
Eine ineffektive Hustenclearance führt häufig zur Sekretretention, die für einen quälenden Husten verantwortlich ist.

Evidenz-/Bewertungslage: ➤ Link am Kapitelende.

■ Besonderheiten bei Patienten mit COPD

Bei COPD-Patienten mit instabilen Atemwegen würde der „normale Husten" ein **Airtrapping** (➤ 3.2.1.2.2 Box) fördern. Auch häufiges und starkes Pressen während der forcierten Exspiration hätte einen Tracheobronchialkollaps zur Folge. Folgende Hustentechniken sind für die Sekretelimination deshalb besser geeignet:
- **Huffing:** Hauchen mit offener Glottis; so wird eine exzessive Erhöhung des intrathorakalen Drucks vermieden. Mit dieser Hustentechnik werden die zentralen und mittleren Atemwege gereinigt.
- **Kaskadenhusten:** Der Patient atmet ein und während einer Ausatmungsphase hustet der Patient drei- bis viermal aus.
- **Assistiver Husten:** Der Th. komprimiert den Brustkorb des Patienten bei der Ausatmung und unterstützt so den Husten.

3.2.8.5 Ausdauertraining/Hypertrophietraining

Angewendet werden gymnastische Übungen mit oder ohne Gerät (Seile, Reifen, Theraband®, Schwungtuch usw.), MTT (➤ 3.6) sowie Arm-, Skapula- und Pelvis-

pattern aus dem PNF-Programm (➤ 3.7.3). Die Bewegungen sollen langsam und ohne Pressatmung ausgeführt werden. Der Trainingseffekt setzt bei dem dekonditionierten Muskel an.
Halle et al. (2008) empfehlen ein **Ausdauertraining** mit hoher Intensität (75–80 % der maximalen Belastbarkeit). Dadurch kommt es zu einer besseren Sauerstoffaufnahme und zu einer höheren Leistungsfähigkeit, was mit der Zunahme der Mitochondrien und dem damit verbunden Anstieg der oxidativen Enzyme erklärt wird. Das Ziel eines Ausdauertrainings ist die Verbesserung der körperlichen Leistungsfähigkeit und der Lebensqualität.
Auch Patienten mit schwerer COPD profitieren von dieser Trainingsintensität, wobei allerdings für diese Patienten oft eine Belastungsintensität von 10–25 Watt schon der maximalen Belastungsstärke entspricht. Alternativ bietet sich ein Intervalltraining an.
Laut Halle und Kollegen ist ein **Krafttraining** für die oberen und unteren Extremitäten sinnvoll, um den Alltag besser bewältigen zu können. Das Training sollte auf große Muskelgruppen ausgerichtet sein, um den katabolen Stoffwechsel zu beeinflussen, da dies zu signifikanten Änderungen im peripheren Metabolismus führt. Das Ziel des Krafttrainings ist die Steigerung der Muskelmasse und Muskelkraft, der Leistungsfähigkeit und der Lebensqualität.
Eine **Kombination aus Kraft- und Ausdauertraining** bewirkt eine hohe Beanspruchung der Muskulatur bei geringer kardiopulmonaler Belastung.
Folgende Muskeln sollten insbesondere gekräftigt werden:

- Rückenmuskulatur (v. a. der BWS-Bereich),
- obere Extremitäten (z. B. Außenrotatoren des Schultergelenks, Schulterblattadduktoren und -depressoren),
- Bauchmuskulatur,
- untere Extremitäten (z. B. M. quadriceps, M. gastrocnemius).

Kataboler Stoffwechsel: Dissimilation, Abbaustoffwechsel.
Anaboler Stoffwechsel: Assimilation, Aufbaustoffwechsel.

Fehlernährung und Bewegungsarmut führt zu einem progredienten Verlust an Muskelmasse und zu einem veränderten Katabolismus. Besonders stark zeigt sich die **Inaktivitätsinsuffizienz** bei den großen Muskelgruppen, z. B. bei M. quadriceps und M. gastrocnemius. Die Folge ist eine Muskelatrophie mit Veränderung der Muskelfaserzusammensetzung (vermehrt leicht ermüdbare Typ 2-Fasern anstatt ausdauernde Typ 1-Fasern) sowie einer konsekutiven Reduzierung des Faserdurchmessers und der Kapillardichte. Zugleich nimmt die Mitochondrienzahl ab, d. h., es kommt zu einem Verlust von oxidativen Enzymen. In der weiteren Folge zeigen sich ein primär anaerober Stoffwechsel und ein früher und steiler Laktatanstieg bereits bei geringer Belastung. Verschiebt sich der **Säure-Base-Haushalt** des Patienten in Richtung Azidose, so steigert sich der Atemantrieb. Der Patient befindet sich dann in einer fortwährenden Abwärtsspirale seines Aktivitätsniveaus. So lässt sich die sich ständig verringernde körperliche Belastbarkeit eines COPD-Patienten erklären.

Evidenz-/Bewertungslage: ➤ Link am Kapitelende.

3.2.8.6 Thoraxmobilität

Aktive Bewegungen von Rumpf und Extremitäten aus unterschiedlichen Ausgangsstellungen sowie Mobilisationstechniken, z. B. aus der Manuellen Therapie (➤ 3.5), können an BWS, Rippen und Skapula angewendet werden. Sie wirken sich weiterlaufend auf Rippenhebung und -senkung aus.
Dehntechniken werden zur Tonusregulierung der Atemmuskulatur eingesetzt. Dehnlagen und Lagerung nach Haase (z. B. Mondsichellage ➤ 3.1.3.3.4, Drehdehnlagen, Rollenlagerung, Rückwärtsabhängen) und modifizierte Dehnstellungen aus dem Hatha-Yoga (➤ 3.3.3) und FBL nach Klein-Vogelbach (➤ 3.8.2),

wie der Fisch, die Kobra oder der Vogel in BL oder Stand, dienen nicht nur der Verbesserung der Beweglichkeit, sondern bewirken auch eine Sekretolyse und begünstigen den Sekretabtransport.

> Eine gute Beweglichkeit der WS und der Rippen erleichtert die Atmung dadurch, dass der Lunge eine bessere Compliance (Lungenelastizität ➤ 3.2.5.6) ermöglicht wird.

Evidenz-/Bewertungslage: ➤ Link am Kapitelende.

3.2.8.7 Edukation

Die Atmung erleichternde Stellungen sind ein wichtiger Bestandteil im Krankheitsmanagement. Durch die Einnahme bestimmter Positionen wird dem Patienten die Atemarbeit bei Luftnot erleichtert. Solche Stellungen sind z. B. der Kutschersitz, Abstützen mit den Händen auf einem Tisch oder den eigenen Oberschenkeln (im Stand oder im Sitz), und die SL mit erhöhtem Oberkörper, mit einem Arm nach vorne abgestützt.
Ebenso sind spezielle **Schulungsprogramme** für Patienten in jedem Krankheitsstadium ein wichtiger Therapieschwerpunkt. Sie verbessern die Lebensqualität und die Selbstkontrolle der Erkrankung, zudem verringert sich dadurch die Zahl der erneuten Verschlimmerungen (Exazerbationen).

3.2.8.8 Inhalationstherapie

Bei der Inhalationstherapie ist es entscheidend, in welchem Lungenabschnitt die Inhalation wirksam werden soll. Zur Behandlung der oberen Luftwege sind grobdisperse Inhalate (12 µm) ausreichend. Sollen jedoch die Bronchiolen oder gar die Alveolen erreicht werden, sind Tröpfchengrößen von 1 bis max. 3 µm erforderlich (➤ 3.2.1.1).
Bei den **Inhalationsgeräten** werden daher zwei Gruppen unterschieden:

- Verdampfungsapparate und Sprays (erreichen nur die oberen Bereiche des Respirationstrakts),
- Aerosolgeräte (erreichen den unteren Respirationstrakt).

Ziele der Inhalationstherapie sind Sekretolyse und Spasmolyse sowie Befeuchtung und Abschwellung der Bronchialschleimhaut.
Über die Einatmung werden Medikamente (z. B. Bronchospasmolytika, Kortikosteroide ➤ Tab. 3.2.11, ➤ 1.6.9), Salzlösungen sowie ätherische Öle in den Respirationstrakt inhaliert.

Tab. 3.2.11 Auswahl typischer Inhalationsarzneimittel bei Erkrankungen der Lunge (nach Wolf 2013).

Wirkstoffgruppe	Wirkstoff	Handelsnamen (Bsp.)	Wirkweise
Antiallergika (Mastzellstabilisatoren)	Cromoglicinsäure bzw. Natriumcromoglicat	Intal®	Mastzellstabilisierung, dadurch verringerte Freisetzung von Entzündungsmediatoren; nur prophylaktische Wirkung, akut nicht wirksam.
Bronchospasmolytika (Beta-2-Sympathomimetika)	Fenoterol	Berotec N®	Starke Bronchodilatation durch Tonusminderung an glatter Bronchialmuskulatur; protektiv gegen bronchokonstriktorische Reize und bei allen Arten von Bronchospasmen wirksam.
	Salbutamol	Sultanol®	
	Terbutalin	Bricanyl®	
	Formoterol	Oxis®	
	Salmeterol	Atmadisc®	

Wirkstoffgruppe	Wirkstoff	Handelsnamen (Bsp.)	Wirkweise
Anticholinergika	Ipratropiumbromid	Atrovent®	Hemmung der vagusvermittelten Reflexbronchokonstriktion, z. B. nach Kaltluft oder Rauch; nicht immer ist die Beteiligung des Parasympathikus relevant – Wirkung mittels Spirometrie prüfen.
	Tiotropiumbromid	Spiriva®	
Kortikosteroide	Beclometason	Ventolair®	Antiinflammatorische und immunsuppressive Wirkung, Unterdrückung von asthmatischen und allergischen Reaktionen, Verminderung der Schleimproduktion, der bronchialen Überempfindlichkeit und von Schleimhautödemen; bei inhalativer Gabe sind die systemischen Effekte nicht so stark ausgeprägt.
	Budesonid	Pulmicort®	
	Fluticason	Flutide®	

Evidenz-/Bewertungslage: ➤ Link am Kapitelende.

3.2.8.9 Hydrotherapie

Kaltwasser-Anwendungen wie Abreibungen (➤ 3.15.4) und Güsse (➤ 3.15.3.1) bewirken zunächst eine Gefäßkontraktion und dann eine Vasodilatation. Die Kälteanwendung führt zudem zu einer vertieften Inspiration. Kneippsche Güsse beruhen auf dem Prinzip des Einschleichens mit einem an sich starken Reiz. Abreibungen zählen zu den milden Formen der hydrotherapeutischen Maßnahmen. Sie werden bevorzugt morgens verabreicht. In der Atmungstherapie kommen Oberguss, Rückenguss, Oberkörperabreibung und Oberkörperwaschungen zur Anwendung. Kurz applizierte **Wärmeanwendungen** führen ebenfalls zu eine vertiefte Atmung und steigern die Durchblutung. Bsp.: Die Heiße Rolle (➤ 3.15.3.3) erlaubt eine Dosierung von milden bis heißen Wärmegraden und somit eine Anpassung an die individuelle Verträglichkeit des Patienten. Brustwickel können ebenfalls angewendet werden.

3.2.8.10 Massagen

Vorwiegend angewendet werden Grifftechniken aus der klassischen Massagetherapie (➤ 3.14.1), z. B. Ausstreichungen und Fingerzirkelungen, Hautrollungen, Packegriffe, Vibrationen und Klopfungen. Weitere Massagetechniken, die zum Einsatz kommen, sind die Funktionsmassage (➤ 3.14.1.7.6) und die Reflexzonenmassage, die Bindegewebsmassage nach Dicke und Teirich-Leube (➤ 3.14.2), die Reflexzonenmassage am Fuß nach Marquardt (➤ 3.13.5) und auch die Segmentmassage von Dalicho und Gläser.

Die Massagetechniken wirken sich insbesondere auf den Muskeltonus aus und fördern die Durchblutung, sie dämpfen die Sympathikusaktivität und aktivieren den Parasympathikus. Die Techniken werden angewendet, um einen Normotonus in Haut- und Bindegewebe und der Muskulatur zu erzielen.

Wechselwirkungen von Muskulatur und Atmung

Ausgeprägte Veränderungen der Thoraxform (z. B. BWS-Kyphose) können zu schmerzhaften muskulären Dysbalancen und myofaszialen Reizsyndromen führen.

Ebenso können chronische Atemwegserkrankungen über Reflexzonen, z. B. Myotome und Head-Zonen (➤ 3.14.2.2.1), Einfluss auf die Rumpfmuskulatur nehmen. Zusätzlich führt die chronische Entzündung zu einer vegetativen

Dysbalance im betroffenen Segment, es kommt zu einer Veränderung des pH-Wertes und Entzündungsmediatoren werden ins Gewebe freigesetzt. Daraus resultieren Verspannungen, Verhärtungen und eine verminderte muskuläre Leistungsfähigkeit.

3.2.8.11 Entspannungsverfahren

Autogenes Training (➤ 3.3.2.1) nach Schultz ist ein kognitives Entspannungsverfahren. Progressive Muskelentspannung nach Jacobson (➤ 3.3.2.5) ist eine sensorische Entspannungsmethode. Ein weiteres Entspannungsverfahren ist die Lösungstherapie nach Schaarschuch-Haase (➤ 3.3.2.3). Dieses Verfahren wird eingesetzt, um eine verbesserte Entspannungs- und Körperwahrnehmungsfähigkeit zu erzielen.

3.2.8.12 Lagerungen

Konventionelle Lagerungen mit regelmäßigen Umlagerungen werden bei allen immobilen Patienten nicht nur zur Dekubitusprophylaxe (➤ 3.1.3) durchgeführt, sondern auch um den pulmonalen Gasaustausch zu verbessern. Denn die Körperlage hat einen entscheidenden Einfluss auf die Lungenfunktion, die Zwerchfellaktivität und die Compliance (Elastizität) der Lunge. Bei beatmeten Patienten spielt die Lagerungstherapie deshalb noch eine entscheidendere Rolle. Sie wird angewendet zur Prophylaxe und Behandlung von pulmonalen Funktionsstörungen.
Verschiedene Formen der Lagerung kommen **auf der Intensivstation** zur Anwendung:

- Oberkörperhochlagerung (➤ 6.6),
- Seitenlagerung (SL),
- Bauchlagerung (BL),
- intermittierende oder kontinuierliche laterale Rotation (KLRT) um die Längsachse des Patienten.

Aufgrund der **Schwerkraftwirkung** wird der unten liegende Lungenflügel besser durchblutet, der oben liegende Lungenflügel wird besser belüftet.

Evidenz-/Bewertungslage: ➤ Link am Kapitelende.

3.2.8.13 Hilfsmittel zur Atmungstherapie

Die Auswahl des Hilfsmittels (auch Atemtrainer, apparative Atemhilfen) orientiert sich am Krankheitsbild und daran, welcher Teil der Atmung verbessert werden soll:

- Zur Verbesserung der **Einatmung** werden **SMI-Trainer** (engl. sustained maximal inspiration) eingesetzt.
- Soll die **Ausatmung** verbessert werden, kommen **PEP-Trainer** (engl. positive expiratory pressure) zum Einsatz.

Die Atemtrainer werden als unterstützend in der PT eingesetzt. Sie dienen zur Stabilisierung der Lungenfunktion, Sekretmobilisierung und Vermeidung von Atelektasen (➤ Box). Die Patienten sollen lernen, die Geräte selbstständig anzuwenden, um ihre Atemmuskeln zu trainieren. Vor der Auswahl sollten folgende Überlegungen stattfinden:

- Ist der Patient in der Lage, selbstständig den Atemtrainer zu benutzen?
- Ist der Patient kognitiv in der Lage, die Anweisungen zu verstehen und umzusetzen?
- Besitzt der Patient die notwendige Compliance?
- Besitzt der Patient eine ausreichende Atemmuskelkraft?

Atelektase
Als Atelektase wird ein nicht entfalteter oder kollabierter Alveolarraum der Lunge bezeichnet, d. h., dieses Lungenareal wird nicht belüftet. Die Folge ist eine ödematöse Entzündung und eine Fibrosierung.

In ➤ Tab. 3.2.12 ist die Wirkung von SMI-Trainer und PEP-Trainer im direkten Vergleich dargestellt.

Tab. 3.2.12 Darstellung der Wirkung der Atmungstherapiegeräte.

	SMI-Trainer	PEP-Trainer
Wirkung	• Gleichmäßige Gasverteilung in der Lunge, • Atemvertiefung, • Mucusmobilisierung.	• Tonussenkung der Bronchialmuskulatur, • Herabsetzen der Viskoelastizität des Bronchialsekrets, • Lösen und Abtransport des Sekrets, • Vermeiden eines Alveolarkollaps, • Eröffnen von Atelektasen.

Evidenz-/Bewertungslage: ➤ Link am Kapitelende.

■ Mediflo duo©

Mediflo duo© ist ein Kombinationsgerät: Durch Umstecken des Schlauches kann das Gerät für die Ein- bzw. Ausatmung genutzt werden. ASTE für das Training mit diesem Gerät ist die sitzende Position.

■ VRP1®-Flutter

Die VRP1®-Flutter ist ein PEP-Trainer. Bei der Ausatmung erhöht sich der Druck in den Bronchien, sodass ein Bronchialkollaps verhindert wird. Der Patient sitzt vor einem Tisch und stützt sich mit den Ellenbogen auf der Tischplatte ab. Über die Nase atmet der Patient ein, hält den Atem zwei bis drei Sekunden an und atmet dann langsam über das Mundstück aus. Dieses Ein- und Ausatmen wird einige Male wiederholt. Dabei entsteht ein positiver Druck, der die Metallkugel im Gerät bewegt. Dies führt zu einer Vibration in den Atemwegen. Es ist ein klopfendes Vibrieren im Brustkorb spürbar, der Schleim löst sich dadurch von der Bronchialwand ab. Um ein anstrengendes Abhusten zu vermeiden, wird die Hustentechnik Huffing (➤ 3.2.8.4) angewendet.

■ RC-Cornet®

RC-Cornet® ist ein PEP-Trainer, der lageunabhängig benutzt werden kann. Nach einer vertieften Einatmung wird ohne zu pressen durch den RC-Cornet® ausgeatmet. Wird genügend Druck bei der Ausatmung aufgebaut, kann die Ausatemluft durch den abgeknickten Ventilschlauch entweichen. Dabei kommt dieser in Schwingung und bewirkt, dass sich der Schleim in den Bronchien löst.

■ PEP-Maske

Der Patient atmet durch die PEP-Maske aus, mit der Tiefe und Frequenz, die für ihn angenehm ist; der Ausatemwiderstand wird individuell bestimmt. Der Patient führt das Training aufrecht sitzend aus. Dabei wird ein positiver Ausatemdruck erzeugt, der einem Bronchialkollaps entgegenwirkt. Das Training mit der PEP-Maske bewirkt somit ein Eröffnen von Atelektasen, ein Lösen und den Abtransport von Sekret und vermeidet einen Tracheobronchialkollaps.

■ Triflo II©

Der Patient trainiert in sitzender Position. Er atmet über das Gerät, das drei Bälle in drei Röhren beinhaltet, lange und tief ein. Durch den Einatemstrom steigen die Bälle an. Dabei soll mindestens ein Ball angehoben und ca. zwei bis drei Sekunden oben gehalten werden. Ein zu schnelles Einatmen kann verhindert werden, indem die Anweisung befolgt wird, dass ein Ball unten bleiben soll. Die Ausatmung erfolgt nicht über das Gerät.

Es kommt zu einer gleichmäßigen Gasverteilung in der Lunge, zu einer Vertiefung der Atmung und zur Mucusmobilisierung. Zwischen den einzelnen Atemzügen sollte der Patient eine Pause einlegen. Zum Ende der Übung wird der Schleim über Huffing (➤ 3.2.8.4) abgehustet.

■ **Voldyne©**

Dieser Atemtrainer ist vergleichbar mit einem Spirometer (➤ 2.4.6). Mit ihm kann man das Volumen und den Flow messen. Der Patient soll sechs- bis maximal achtmal langsam atmen und lange endexspiratorische Pausen einlegen, um eine Hyperventilation zu vermeiden. Dadurch wird eine gleichmäßige Gasverteilung in den Lungen erreicht und die Atmung vertieft.

■ **Threshold® IMT**

Bei der Einatmung über das Mundstück muss ein Federventil geöffnet werden, dadurch wird der Inspirationsmuskulatur ein Widerstand entgegengesetzt. Vor Trainingsbeginn setzt sich der Patient eine Nasenklemme auf die Nase.
Der Trainingswiderstand wird über einen Kontrollknopf individuell eingestellt, er entspricht etwa 30 % des maximal aufgebrachten Einatemdrucks des Patienten. So kann die Kraft und Ausdauer der Inspirationsmuskulatur trainiert werden. Der Patient darf sich beim Training ermüden, aber nicht erschöpfen.

3.2.9 Assessments

In diesem Abschnitt werden die am häufigsten verwendeten physiotherapeutischen Tests beschrieben. Sie werden zur Befunderhebung, als Verlaufskontrolle und zur Erfolgskontrolle durchgeführt. Klinische Messungen dienen der Evaluation, sie zeigen, ob die Erwartungen des Patienten und die Therapieziele erreicht wurden. Die Auswahl der hier aufgeführten Testverfahren orientiert sich an der Praktikabilität im Klinik- und Praxisalltag (u. a. Oesch et al. 2007, Büsching et al. 2009).
Bei allen Testverfahren spielen die Motivation und die Tagesform des Patienten eine wichtige Rolle.

3.2.9.1 Messung der Körperfunktion

3.2.9.1.1 Peak Expiratory Flow

Mit dem Peak-Flow-Meter wird der Luftstrom gemessen, der in möglichst kurzer Zeit ausgeatmet wird. Die Messung erfolgt dreimal nacheinander, der höchste Wert wird protokolliert. Beim Gesunden liegt der Peak Flow zwischen 400 und 700 l/min. Patienten mit Atemwegserkrankungen können durch eine regelmäßige Messung frühzeitig eine Verschlechterung erkennen.
Die Messung erfolgt morgens direkt nach dem Aufstehen. Der Patient atmet nacheinander dreimal in das Gerät ein, der höchste Wert wird notiert. Abends vor dem Schlafengehen erfolgt eine weitere Messung wie morgens. Inhaliert der Patient Beta-2-Sympathomimetika, dann führt er die Messung zunächst vor der Inhalation und dann nochmals 15 Minuten danach durch (Wirknachweis).
Eine bronchiale Instabilität liegt dann vor, wenn es zu einer Differenz von 20 % zwischen den Werten von morgens und abends kommt.

Evidenz-/Bewertungslage: ➤ Link am Kapitelende.

3.2.9.1.2 Pulsoxymetrie

Die Pulsoxymetrie (➤ 2.4.4), eine nicht invasive Messmethode für die arterielle Sauerstoffsättigung, gehört in der Klinik zum Standardmonitoring bei Patienten mit Atemwegserkrankungen. Die Messung erfolgt kontinuierlich über einen Fotosensor.

Evidenz-/Bewertungslage: ➤ Link am Kapitelende.

3.2.9.1.3 Ausdehnung des Brustkorbs bei maximaler Inspiration und Exspiration

Nach De Troyer (1997) verkürzen sich die Inspirationsmuskulatur und das Zwerchfell bei COPD-Patienten durch die ständige Überblähung der Lungen (➤ 3.2.1.2.2 Box). Die Messung der Thoraxmobilität erfolgt bei der tiefsten Einatmung und der tiefsten Ausatmung. Es gibt verschiedene Methoden, die Thoraxausdehnung zu messen. Mögliche Bezugspunkte für die Messung ist ventral der Processus xiphoideus und dorsal der BWK 10.

Evidenz-/Bewertungslage: ➤ Link am Kapitelende.

3.2.9.1.4 Asymmetrie der Thoraxbewegung

Beim Gesunden heben sich die Rippen symmetrisch um die Drehachse der Rippenwirbelgelenke an. Die kranialen Rippen heben sich nach ventral und die unteren Rippen nach lateral an. Der Th. legt seine Hände beim liegenden Patienten ventrolateral am Thorax an und palpiert die Thoraxbewegung.

Evidenz-/Bewertungslage: ➤ Link am Kapitelende.

3.2.9.1.5 Hoover's Sign

Hoover beschrieb 1920 dieses Phänomen, das bei COPD-Patienten mit erhöhter Obstruktion (Verengung der Atemwege) und Airtrapping (➤ 3.2.1.2.2 Box) auftritt. Die Fasern des Zwerchfells ordnen sich aufgrund der chronischen Überblähung von einer radialen in eine axiale Ausrichtung an. Das Zwerchfell ist abgeflacht und das Centrum tendineum steht tief. Somit zieht das Zwerchfell die unteren Rippen bei Inspiration nach innen. Daraus resultiert eine gewisse Funktionsänderung des Zwerchfells, von einem Inspirationsmuskel zu einem nicht funktionsfähigen Exspirationsmuskel. Um die Atembewegung zu erspüren, legt der Th. seine Hände am unteren lateralen Thorax des Patienten an und palpiert die Thoraxbewegung.

Evidenz-/Bewertungslage: ➤ Link am Kapitelende.

3.2.9.2 Messung der Thoraxbeweglichkeit

3.2.9.2.1 Hydrogoniometer

Mithilfe eines Hydrogoniometers (engl. inclinometer) kann die Beweglichkeit der WS gemessen werden. Gemessen werden das Ausmaß von Flexion- und Extension, die Lateralflexion und die Rotationsbewegung. Auf der Skala mit 360°-Einteilung kann das Bewegungsausmaß abgelesen werden.

Evidenz-/Bewertungslage: ➤ Link am Kapitelende.

3.2.9.3 Messung der Leistungsfähigkeit

3.2.9.3.1 6-Minuten-Gehtest (6MGT)

1963 entwickelte Blake einen Gehtest, um die körperliche Leistungsfähigkeit zu messen. Cooper orientierte sich daran und konzipierte 1968 zunächst einen 12-Minuten-Feldtest. Da Patienten mit Atemwegserkrankungen nicht immer in der Lage sind, diesen Test zu absolvieren, wurde er auf sechs Minuten reduziert. Anhand der in sechs Minuten zurückgelegten Gehstrecke kann die körperliche Leistungsfähigkeit des Patienten beurteilt werden (➤ 3.7.7.8.2). Eine kürzere Testdauer kann lediglich das Gehtempo beurteilen und nicht die körperliche Leistungsfähigkeit.

Evidenz-/Bewertungslage: ➤ Link am Kapitelende.

3.2.9.3.2 Messung der Muskelkraft

Patienten mit Atemwegserkrankungen zeigen oft eine geringe Belastungsfähigkeit, infolgedessen kommt es zur Kraftminderung und zu muskulären Dysbalancen. Die Muskelkraftmessung nach der manuellen Muskelfunktionsprüfung (MFP ➤ 2.1.5.2) ist zu unspezifisch, um kleine Unterschiede ab einem Kraftwert von 3 zu ermitteln. Objektiver sind quantitative Muskeltests (QMT), die die Kraft mittels eines speziellen Kraftmessgeräts (Hand-held-Dynamometer) messen. Mit diesem Gerät können die Zugkraft (QMT-Z) und die Druckkraft (QMT-D) des Patienten gemessen werden.

Evidenz-/Bewertungslage: ➤ Link am Kapitelende.

3.2.9.4 Messung zur Ermittlung der Atemnot

3.2.9.4.1 Dyspnoe-Intensität

Bei diesem Test wird die subjektive Einschätzung des Patienten in Bezug auf seine Dyspnoe (➤ 3.2.2, ➤ 3.2.5.1) gemessen. Die Messung erfolgt mit Skalen, wobei bei der numerischen Einschätzungsskala (numerische Rating-Skala, NRS) Zahlenwerte von 0 bis 10 oder von 0 bis 100 vorgegeben sind, während die Visuelle Analog Skala (VAS) nur aus einer Linie ohne Wertangaben besteht. Die Eckpunkte der VAS sind in diesem Fall „keine Atemnot" und „stärkste Atemnot, die ich mir vorstellen kann" (vgl. Messung der Schmerz-Intensität ➤ 2.2.3.3).

Evidenz-/Bewertungslage: ➤ Link am Kapitelende.

3.2.9.4.2 Borg-Skala

Die 1970 veröffentlichte Borg-/RPE-Skala (engl. rating of perceived exertion) misst die empfundene Anstrengung bei einer körperlichen Belastung (➤ 2.2.3.5). 1980 präsentierte Borg eine weitere Skala, die Borg-CR-10-Skala (category ratio scale). Damit wird die Intensität von verschiedenen Empfindungen gemessen, z. B. von Dyspnoe, Anstrengung, Muskelermüdung.

Evidenz-/Bewertungslage: ➤ Link am Kapitelende.

3.2.9.4.3 Medical Research Council (MRC) Dyspnoe Skala

1959 veröffentlichte Fletcher einen Fragebogen zur Erforschung der chronischen Bronchitis. Daraus resultiert die MRC-Skala (➤ 3.2.5.1), die zur Messung von Atemnot bei körperlicher Anstrengung dient. Damit lassen sich Rückschlüsse auf mögliche Aktivitäten ziehen. Die modifizierte Skala ist im Bode-Index, einem Score zur Einteilung der COPD nach Schweregrad, integriert.

Evidenz-/Bewertungslage: ➤ Link am Kapitelende.

3.2.9.5 Messung der Lebensqualität

> Die Lebensqualität wird – besonders bei chronischen Erkrankungen – durch die **Adherence** (Mitarbeit des Patienten) und die Fähigkeit des Patienten, seine Erkrankung positiv zu beeinflussen, bestimmt. Adherence und Selbstwirksamkeit (engl. self-efficacy) gelten daher als wichtige Ressourcen für ein gesundheitsgerechtes Verhalten (Wippert u. Beckmann 2009).

3.2.9.5.1 Generelle Selbstwirksamkeitserwartung (GSE)

1979 wurde dieser Fragebogen von Schwarzer und Jerusalem entwickelt. Er basiert auf dem von Bandura entwickelten Konzept der Selbstwirksamkeitsüberzeugung. Zunächst bestand der Fragebogen aus 20 Fragen, er wurde jedoch 1981 auf zehn Fragen reduziert. Patienten, die in diesem Test einen hohen Wert erreichen, sind davon überzeugt, dass sie eine konkrete schwierige Situation aus eigener Kraft erfolgreich meistern werden.

Evidenz-/Bewertungslage: ➤ Link am Kapitelende.

3.2.9.5.2 Asthma Quality of Life Questionnaire (AQLQ-M)

Er wurde von Marks und Kollegen (1992) entwickelt. Der Fragebogen beinhaltet 20 Fragen, die der Patient selbstständig ausfüllt. Es gibt vier Domänen: Atemnot, Stimmung, soziale Beeinträchtigung und Beachtung von Gesundheitsfragen. Ein hoher Wert zeigt eine starke Einschränkung der Lebensqualität.

Evidenz-/Bewertungslage: ➤ Link am Kapitelende.

3.2.9.5.3 St. George's Respiratory Questionnaire (SGRQ)

Der Fragebogen wurde 1991 von Jones und Quirk für Asthma und COPD-Patienten entwickelt. Er besteht aus 50 Fragen, die in drei Domänen aufgeteilt wurden: Symptome (Frequenz, Schweregrad), körperliche Aktivitäten (die durch die Atemnot limitiert werden) und Auswirkungen (Beeinträchtigung des Sozialverhaltens, psychische Störungen aufgrund der Atemwegserkrankung).

Evidenz-/Bewertungslage: ➤ Link am Kapitelende.

3.2.9.5.4 Chronic Respiratory Questionnaire (CRQ)

Mit diesem Fragebogen (lizenziert; ggf. Nutzungsvertrag nötig) wird die krankheitsspezifische Lebensqualität von COPD-Patienten erfasst. Die deutsche Version besteht aus 20 Items mit den vier Kategorien: Atemnot, Erschöpfung, Stimmungslage und Krankheitsbewältigung.

Evidenz-/Bewertungslage: ➤ Link am Kapitelende.

3.2.10 Befund

Für die physiotherapeutische Befunderhebung stehen in der Atmungstherapie spezielle Befundbogen zur Verfügung (➤ 9.1.1), in denen neben den allgemeinen personenbezogenen Angaben und der Anamnese (➤ 2.1.2) auch spezifische Parameter und entsprechende Diagnostik berücksichtigt werden.

3.2.11 Evidenz-/Bewertungslage

Um größtmögliche Aktualität in der Print- und Online-Version zu gewährleisten, stehen Informationen zu aktuell vorliegenden Studien im Online-Zusatzmaterial (➤ QR-Code) zur Verfügung.

Evidenzangaben

Kontaktadressen

Literatur

3.3 Entspannungstherapie

3.3.1 Entspannungstherapie – Grundlagen

Claudia Winkelmann, Sarah Dietrich, Mascha Wirth

Es existiert heute ein breites Spektrum an Freizeitaktivitäten, die individuell der Erholung und Entspannung dienen, z. B. Sport, Musik hören, Lesen. Neben diesen unsystematischen Entspannungsverfahren sind systematische Entspannungsverfahren und -techniken verfügbar (Krampen 2013). Ein wesentlicher Unterschied besteht darin, dass im Rahmen der systematischen Entspannungsmethoden eine Wahrnehmungsschulung bez. Spannung und Entspannung erfolgt. Beim Training werden pädagogische und psychologische Techniken genutzt. Der Patient muss an sich selbst und mit sich selbst üben (Fritzsche et al. 2003).
Ziel aller systematischen Entspannungsverfahren ist das möglichst schnelle, effiziente und zuverlässige Erreichen einer Entspannungsreaktion (Krampen 2013). In diesem Kapitel wird eine Auswahl systematischer Verfahren in alphabetischer Reihenfolge vorgestellt (➤ 3.3.2).

3.3.1.1 Entspannung

Entspannung ist ein **neuronaler Prozess,** der mithilfe der Geschwindigkeit der Gehirnströmung gemessen werden kann. Aber auch Widerstandsmesser können die Gewebsspannung bestimmen und so ein Indikator für den aktuellen Zustand sein. Puls und Atemfrequenz werden während und nach einer Entspannung niedriger.
Für die Entspannung sind die folgenden Wellen bedeutsam (EEG ➤ 2.4.23):

- β-Wellen: Hellwach, aufmerksam; normaler Zustand während des Tages. Eine Einflussnahme auf Intelligenz, Aufmerksamkeit, Wachsamkeit, Stimmung usw. ist möglich.
- α-Wellen: Wach, aber tief entspannt; Zustand früh morgens, vor dem Einschlafen oder während Tagträumen.
- θ-Wellen: Leichter Schlaf oder tiefe Entspannung.
- δ-Wellen: Typisch für tiefen, traumlosen Schlaf; komplette Ausschaltung des Bewusstseins. Der Zustand ist zur Behandlung von Migräne, Fibromyalgie, chronischen Schmerzen usw. geeignet (Bischofberger 2009, Fedrigotti 2011).

3.3.1.2 Indikationen für Entspannungstherapie

Die hier beschriebenen Entspannungsverfahren sind grundsätzlich für alle Patienten geeignet, wenn bei der Auswahl die relativen Kontraindikationen beachtet werden (➤ 3.3.1.3). Besonders werden Entspannungsverfahren für Patienten in der Inneren Medizin (➤ 9) sowie für Schmerz- (➤ 3.17, ➤ 3.18) und Palliativpatienten (➤ 17) empfohlen (Jungnitsch 1992). Auch bei Menschen, die unter Angst, Anspannung oder anhaltenden Stressreaktionen leiden, ist das Anwenden von ausgewählten Entspannungstechniken indiziert (Linner 2002).
Für die Vermittlung des Autogenen Trainings (AT ➤ 3.3.2.1) wird eine Altersuntergrenze von acht bis zehn Jahren, bei der Progressiven Muskelrelaxation (PMR ➤ 3.3.2.5) von vier Jahren empfohlen (Timmer u. Wortelkamp 2009).
Der Einsatz von Entspannungsverfahren hat im Handlungsfeld „Stress" in der Primärprävention einen hohen Stellenwert (Walter et al. 2012).

3.3.1.3 Relative Kontraindikationen für Entspannungstherapie

Der Patient sollte in der Lage sein, dem Th. zu vertrauen. Er wird vor Beginn darüber aufgeklärt, dass er als Patient die Übung jederzeit beenden darf, was er auch umsetzen können muss. Um ein Eigenübungsprogramm und somit den Entspannungserfolg sichern zu können, muss sich der Patient den Ablauf merken, diesen abrufen und selbstbestimmt ausführen können. Insofern sind stärkere kognitive Einschränkungen (z. B. im Rahmen demenzieller Prozesse, bei Psychosen mit progredientem Verlauf) zu berücksichtigen. Bei demenziellen Erkrankungen können Verfahren wie die klassische Massage (➤ 3.14.1) geeignet sein. Liegt eine schizophrene oder schizoaffektive Psychose vor, ist zu beachten, dass durch das Fokussieren auf innere Prozesse auch eine wahnhafte Verarbeitung bzw. paranoide Interpretation des Geschehens folgen kann (s. u.). Hier können Entspannungsverfahren nur sehr eingeschränkt empfohlen werden. In jedem Fall sind aber solche Techniken kontraindiziert, die imaginative und suggestive Elemente (z. B. AT) enthalten (D'Amelio 2009). Durch die mit den Entspannungsverfahren verbundene Isolierung äußerer Reize kann es initial zu einem Hyperarousal (Übererregbarkeit) kommen, was alleine oder in Verbindung mit der Sorge, die Kontrolle zu verlieren (Heide u. Borkovec 1983), Angst induzieren kann. Bei Patienten mit einer verstärkten und von Befürchtungen geleiteten Selbstbeobachtung, wie z. B. bei hypochondrisch geprägter Selbstwahrnehmung (➤ 15.3.2.2) und der damit verbundenen Fehlinterpretation körperlicher Vorgänge, kann sich die Symptomatik durch das Fokussieren auf innere Vorgänge verstärken. Besteht eine Ateminsuffizienz, so kann diese durch die Verringerung der Atemfrequenz bei der Entspannung verstärkt werden, was sich z. B. in Erstickungsangst äußern kann. Gleiches gilt bei Vorliegen von Herzfunktionsstörungen im Hinblick auf die Beeinflussung der Herzfrequenz (z. B. im AT). Bei beiden Funktionsstörungen bietet sich u. a. die Fantasiereise (➤ 3.3.2.2) an (D'Amelio 2009). Bei der posttraumatischen Belastungsstörung (PTBS) können Entspannungsverfahren, die ohne körperliche Bewegung durchgeführt werden (z. B. AT, PMR), Flashbacks und Anfälle (Absencen mit Kontraktionen) auslösen. Hier können z. B. Yoga (➤ 3.3.3) und/oder Qi Gong eingesetzt werden.

3.3.1.4 Untersuchungsalgorithmus

Vor und nach einer Entspannung in der Therapie eignen sich folgende Messungen:
- Vitalparameter,
- ausgewählte Messparameter der Atmungstherapie (Bsp. ➤ 3.2.3),
- Schmerzskala (VAS) (➤ 2.2.3.3),
- allgemeines Befinden mithilfe der Borg-Skala (➤ 2.2.3.5).

3.3.1.5 Behandlungsprinzipien

Entspannungstherapie darf im Rahmen der PT angewendet werden, soweit keine Kontraindikationen (➤ 3.3.1.3) vorliegen. Sie kann im Rahmen der Krankengymnastik durchgeführt werden bzw. als Technik in die Behandlung einfließen. Im Zweifelsfall ist Rücksprache mit dem Arzt zu führen.
Optimal ist ein ungestörter, belüfteter und ausreichend großer Raum. Letzteres gilt v. a. bei aktiven Entspannungsverfahren, wie AT, PMR oder Yoga (➤ 3.3.3). Therapeutische Entspannungsverfahren lassen sich aber prinzipiell auch im Mehrbettzimmer auf der Station durchführen.

> Wichtig ist die **intrinsische Motivation des Patienten** zur Mitarbeit: Entspannung ist ein Angebot und kann nicht erzwungen werden.

3.3.2 Systematische Entspannungsverfahren

Claudia Winkelmann, Sarah Dietrich, Mascha Wirth

3.3.2.1 Autogenes Training

Das Autogene Training (AT, auch konzentrative Selbstentspannung, Selbsthypnose oder Eigensuggestion) wurde von J. H. Schultz (Psychiater und Neurologe) zwischen 1910 und 1920 entwickelt (Werner 2000). Die parasympathische Reak-

tion erfolgt bei diesem Verfahren v. a. durch Ruhigstellen des Körpers in Verbindung mit Autosuggestion durch formelhafte Vorsätze, die der Klient oder Patient imaginieren soll (D'Amelio 2009, Timmer u. Wortelkamp 2009).
Grundlage für die Entwicklung des AT bildeten frühere Entdeckungen von Oskar Vogt (1870–1959, Neurowissenschaftler). In Studien zur Hypnose hatte er beobachtet, dass gebildete und kritische Menschen in der Lage sind, sich durch Umschaltung des Vegetativums in einen hypnotischen Zustand zu versetzen. Auch Schultz ging von Hypnose aus. Seine Patienten berichteten ihm häufig von Schwere- und Wärmeerlebnissen in allen Gliedmaßen und einem Gefühl der Ruhigstellung von Herz und Atmung (Kraft 2014).

3.3.2.1.1 Wirkprinzip

AT wirkt über die Beeinflussung des vegetativen Nervensystems, die durch einen Th. eingeleitet, z. B. durch die Lösungstherapie (➤ 3.3.2.3) oder durch Fantasiereisen (➤ 3.3.2.2), aber auch durch den Patienten selbstständig erlernt und durchgeführt werden kann.
Es kommt zu einer Reihe von Veränderungen und Effekten (D'Amelio 2009):

- **Neuromuskuläre Veränderungen:**
  - Abnahme des Tonus der Skelettmuskulatur,
  - Veränderung der Reflextätigkeit.
- **Kardiovaskuläre Veränderungen:**
  - Periphere Gefäßerweiterung (Vasodilatation, speziell in den Hautarealen),
  - Verlangsamung des Pulsschlags,
  - Senkung des arteriellen Blutdrucks.
- **Respiratorische Veränderungen:**
  - Senkung der Atemfrequenz und -tiefe,
  - Gleichmäßigkeit der einzelnen Atemzyklen,
  - Reduktion des Sauerstoffverbrauchs.
- **Veränderungen im Bereich der Körperoberfläche:**
  - Anstieg der Hautleitfähigkeit,
  - Anstieg der Hauttemperatur.
- **Zentralnervöse Veränderungen/Veränderungen in der hirnelektrischen Aktivität** (➤ 3.3.1.1):
  - Synchronisierte α-Wellen,
  - vermehrte θ-Aktivität im EEG (➤ 2.4.23).
- **Veränderung des Körperbewusstseins:**
  - Verbesserung des Körpergefühls,
  - Verbesserung der Eigenwahrnehmung.
- **Förderung des psychischen Wohlbefindens:**
  - Positive Beeinflussung psychosomatischer Beschwerden.

3.3.2.1.2 Behandlungsprinzipien

Das AT wird v. a. in Kleingruppen durch ausgebildete Ärzte oder Psychologen gelehrt (Kraft 2014). Sechs bis zehn Sitzungen sind notwendig, um die Grundübungen zu erlernen und danach selbstständig durchführen zu können (Brenner 2015). Die Übungen in der Gruppe haben den Vorteil, dass sie zur Kontrolle, Anleitung und zum Gedankenaustausch dienen (Linner 2002).
Die Übungen der Grundstufe (Unterstufe) des AT (➤ 3.3.2.1.3) können entweder im Sitzen oder Liegen ausgeführt werden. Für Anfänger ist zunächst das Üben in einer sitzenden Position zu empfehlen. Wichtig ist, bei allen Übungen auf eine bequeme Körperhaltung zu achten (Krampen 2013).
Eine traditionelle Haltung im AT ist die **Droschkenkutscherhaltung (auch Kutschersitz).** Sie gewährt eine optimale Entspannung der Muskulatur. Der Übende sitzt dabei auf einem Hocker (möglichst ohne Armlehnen) und stützt sich mit den Unterarmen auf den leicht abduzierten Oberschenkeln ab. Üblich ist aber auch die Verwendung von komfortablen, adaptierbaren Sesseln mit

Armlehnen. Wenn die Entspannungsroutine im Sitzen beherrscht wird, kann das AT auch im Liegen ausgeführt werden (Krampen 2013).
Nachdem die Übungen der Grundstufe erlernt und einwandfrei beherrscht werden, können sich Übungen der Oberstufe anschließen (➤ 3.3.2.1.3). Das Erlernen der Oberstufe wird in sieben Einheiten vermittelt und ermöglicht dem Teilnehmer, sich in einem meditativen Zustand in Bilder oder Situationen hineinzuversetzen (Heinz 2011).

3.3.2.1.3 Übungsprogramm

Grundstufen-Übungen

Die Grundstufe des AT gliedert sich in eine Formel der Ruhetönung und sechs Übungsschritte, die Anfänger nacheinander einüben und die auf eine psychophysiologische Veränderung relevanter Körperparameter abzielen. Der Inhalt der **Formeln** betont nicht eine aktive und zielgerichtete Reaktion der Patienten, sondern eine passive, auf den Zufall ausgerichtete Einstellung gegenüber der körperlichen Reaktion (Pipam 2007). Der Th. wählt allein oder gemeinsam mit dem Patienten aus, welche Varianten eingeübt werden sollen. Es wird solange bei einer Übung verweilt, bis sich der gewünschte Effekt deutlich einstellt. Daraufhin wird diese Übungsgruppe durch einen Merksatz abgeschlossen (z. B. bei der Wärmeübung: *„Alle Glieder sind strömend warm."*) und es kann die nächste Übungsgruppe nach diesem Muster beginnen.
Empfohlen wird, täglich drei- bis viermal zu üben.
Entscheidend ist das Automatisieren und Üben formelhafter Vorsätze (Schultz et al. 2004):
Einleitend: Ruhetönung

„Ich bin vollkommen ruhig." oder
„Die Ruhe wird immer tiefer." oder
„Ruhe."

1. Muskelentspannung/Schwereübung
   „Der rechte (linke) Arm ist ganz schwer.",
   „Beide Arme sind ganz schwer.",
   „Die Beine sind ganz schwer.",
   „Alle Glieder sind ganz schwer."
2. Gefäßentspannung/Wärmeübung
   „Der rechte (linke) Arm ist ganz warm.",
   „Beide Arme sind strömend warm.",
   „Auch die Beine sind warm.",
   „Alle Glieder sind strömend warm."
3. Herzregulierung/Herzübung
   „Herz schlägt ganz ruhig und kräftig." oder
   „Herz schlägt ruhig und regelmäßig." oder
   „Herz schlägt ruhig, rhythmisch und regelmäßig."
4. Einstellung der Atmung/Atmungsübung
   „Die Atmung ist ganz ruhig und regelmäßig." oder
   „Es atmet mich." oder
   „Es atmet in mir." oder
   „Jeder Atemzug vertieft die Ruhe."
5. Regulierung der Bauchorgane/Sonnengeflechtübung
   „Sonnengeflecht (Leib) strömend warm."
6. Einstellung des Kopfgebiets/Stirnkühlübung
   „Stirn angenehm kühl." oder
   „Stirn ein wenig kühl." und
   „Unterkiefer und Zunge sind ganz schwer."

Nach der Phase der Einübung wird jede Formel zweimal wiederholt, darauf folgt eine drei- bis fünfminütige Sprechpause. Die Übungsfolge wird durch das

Zurücknehmen von Muskelentspannung, z. B. durch intensives Rekeln, festes Anspannen der Fäuste und/oder Öffnen der Augen beendet (Linner 2002).
Nach dem Erlernen bzw. der Generalisierung der Entspannungsreaktion lassen sich die Übungsschritte der Grundstufe durch folgende Autosuggestionen gestalten (Schultz et al. 2004):

- *„Schwere."* oder *„Arme und Beine sind schwer."*
- *„Wärme."* oder *„Arme und Beine sind warm."*
- *„Herz schlägt ruhig, kräftig, regelmäßig."* oder *„Herz schlägt ruhig, rhythmisch, regelmäßig."*
- *„Die Atmung ist ganz ruhig – es atmet mich."* oder *„Jeder Atemzug vertieft die Ruhe."*
- *„Der Leib ist strömend warm."*
- *„Die Stirn ist angenehm kühl."*
- *„Unterkiefer und Zunge sind ganz schwer."*

Nach einer mehrmonatigen Übungsphase können die Übungen der Grundstufe wie folgt zusammengefasst und damit weiter verkürzt werden (Thomas 1989): *„Alle Glieder sind schwer und warm... Herz und Atmung ruhig und gleichmäßig... Leib warm, Stirn kühl."*
Das Beenden der Übungseinheit erfolgt weiterhin wie oben beschrieben durch das Zurücknehmen von Muskelentspannung.

Oberstufen-Übungen

Um einen entspannten Zustand zu erreichen, sollen zunächst die Übungen der Grundstufe ausgeführt werden. Anschließend werden die Oberstufen-Übungen in der hier genannten Reihenfolge durchgeführt. In jeder Einheit sollte dabei ca. vier Minuten verblieben werden.

1. Farberlebnisse
   „Vor meinem inneren Auge entwickelt sich eine Farbe."
   – Kann ergänzt werden durch:
   „Die Farbe wird immer klarer.",
   „Die Farbe steht deutlich vor mir.",
   „Es ist meine Farbe."
   – Beenden der Einheit durch:
   „Die Farbe zieht sich zurück.",
   „Die Farbe ist verschwunden."
2. Wahrnehmen konkreter Gegenstände
   „Vor meinem inneren Auge entwickelt sich ein blühender Baum. Das Bild wird deutlicher. Der blühende Baum steht ganz deutlich vor mir."
   – Beenden der Einheit durch:
   „Das Bild zieht sich zurück.",
   „Das Bild ist verschwunden. Arme fest, tief Luft holen, Augen auf!"
3. Betrachtung ideeller Werte
   „Vor meinem inneren Auge entwickelt sich ein Bild: Ich sehe und erlebe Ehrlichkeit/Harmonie/Glück/Liebe."
   – Beenden der Einheit analog zur zweiten.
4. Charakterbildung
   „Vor meinem inneren Auge entwickelt sich ein Spiegel. Ich sehe mich in diesem Spiegel so, wie ich wirklich bin."
   – Beenden der Einheit analog zur zweiten.
5. Weg auf dem Meeresgrund
   „Vor meinem inneren Auge entwickelt sich ein Bild. Ich sehe mich am Ufer des Meeres. Ich gehe ganz ruhig und gelassen, Schritt für Schritt, immer weiter und immer tiefer hinunter zum Meeresgrund."
   – Beenden der Einheit durch:
   „Ich löse mich allmählich von meinem Bild und kehre allmählich zurück zum Ufer des Meeres. Arme fest, tief Luft holen, Augen auf!"

6. Weg auf die Bergeshöhe
   „Vor meinem inneren Auge entwickelt sich ein Bild. Ich sehe vor mir einen hohen Berg. Ich steige ruhig und gelassen, Schritt für Schritt, höher und höher den Berg hinauf."
   – Beenden der Einheit durch:
   „Ich löse mich allmählich von meinem Bild und kehre allmählich zurück zum Fuße des Berges. Arme fest, tief Luft holen, Augen auf!"
7. Individuelle Bilder mit persönlichen Zielsetzungen
   In diesem Schritt können die Teilnehmer individuell nach ihren Vorstellungen Bilder erzeugen.
   – Beenden der Einheit durch:
   „Das Bild zieht sich zurück." und
   „Das Bild ist verschwunden. Arme fest, tief Luft holen, Augen auf!"

Cave

Sollten in der siebten Einheit negative und belastende Bilder erscheinen, so ist die Einheit sofort durch die entsprechende Rücknahmeformel zu beenden (Fräntzel 2015).

3.3.2.1.4 Eigenübungsprogramm

Der Patient wiederholt den oben dargestellten Ablauf täglich mehrmals eigenständig zu Hause und/oder am Arbeitsplatz (Werner 2000). Nur durch die eigene Motivation zum regelmäßigen Üben können sich die unter ➤ 3.3.2.1.1 beschriebenen Veränderungen zuverlässig einstellen. Initial kann es helfen, AT in einer Gruppe unter fachlicher Anleitung zu erlernen. Wahlweise kann auch auf im Handel erhältliche audiovisuelle Medien zurückgegriffen werden.

3.3.2.2 Fantasiereisen

Die Fantasie ist ein wichtiger Bestandteil des Bewusstseins. Sie befähigt, eigene Sinneseindrücke sowie Bewusstseins- und Erlebnisinhalte so zu kombinieren, dass neue eigene Vorstellungsbilder entstehen. Das Bewusstsein wird erweitert und neue Strategien zur Konfliktbewältigung können entstehen. Die Fantasiereise kann auch mit anderen Verfahren, z. B. einer AT-Sitzung (➤ 3.3.2.1) kombiniert werden.

3.3.2.2.1 Wirkprinzip

Imaginative Verfahren sind geeignet, das allgemeine Erleben von Ruhe durch spezifische reaktivierte Erfahrungen mit positiven Inhalten zu ergänzen. Dabei wird auf subjektiv gespeicherte Erfahrungen zurückgegriffen (z. B. *„Der Sand ist angenehm warm und du möchtest ihn unter deinen Füßen spüren."*) und auf diese Weise auf das psychophysische Spannungsniveau eingewirkt (Werner 2000).

3.3.2.2.2 Behandlungsprinzipien

Ruhetönungen und -formeln, die Fantasiereisen einleiten können:
- *„Du liegst/sitzt ganz schwer und entspannt auf der Unterlage/Bett/Boden/Sessel/Liege."*
- *„Du fühlst deinen Körper ganz intensiv."*
- *„Du bist ganz schwer, ruhig und gelöst."*
- *„Deine Hände und Arme sind ganz schwer."*
- *„Dein Nacken und deine Schultern sind ganz schwer."*
- *„Deine Füße und Beine sind schwer."*
- *„Dein Gesicht ist ganz gelöst und entspannt."*
- *„Du lässt los."*
- *„Du gibst alle Spannung ab, weg von dir."*
- *„Du bist ganz ruhig und entspannt."*

Danach schließt sich die Reise an. Die Geschichte (Bsp. ➤ 3.3.2.2.3 Box) sollte langsam vorgelesen werden, damit der Patient genügend Zeit hat, seine Erfahrungen und Erinnerungen abzurufen. Dazwischen können wieder die o. g. Ruhetönungen und -formeln eingebunden werden.

Zu beachten ist das Zurückkommen nach der Reise. Dabei soll die Reise wohlwollend-freundlich ausklingen und der Patient wieder ins Hier und Jetzt kommen:

- Tief durchatmen,
- Fäuste anspannen, Arme recken und strecken,
- räkeln, gähnen, strecken, recken.

3.3.2.2.3 Übungsprogramm

Die Fantasiereise „Strand" wird hier als Bsp. für eine Person aufgeführt, bei mehreren Patienten/Klienten oder hinsichtlich der Anrede sind sprachliche Anpassungen vorzunehmen.

Strand

(Ausgangsstellung RL) Stelle dir vor, du bist unterwegs. Du gehst einen langen Sandstrand entlang. Der Sand ist angenehm warm und du möchtest ihn unter deinen Füßen spüren. Daher ziehst du deine Schuhe aus. Du spürst den Sand warm unter und zwischen deinen Zehen, schaust in den blauen Himmel. Die Sonne scheint warm. Die Möwen spielen im Wind. Nach einer Weile wirst du müde. Leg' dich ganz bequem hin. Lass' deine Arme und Beine lang werden, atme tief durch die Nase ein und den Mund aus. Lass' deine Arme und Schultern ganz schwer werden. Spüre wie der Sand deinen Körper warm und weich einhüllt. Spüre die Wärme an deinem Rücken, deinem Gesäß und stelle dir vor, wie der warme Sand deine Beine sanft umhüllt und du etwas tiefer in den Sand sinkst.

Wenn deine Augen noch nicht geschlossen sind, dann schließ' jetzt sanft deine Augen. Lausche dem Meer, dem Rauschen der Wellen.

Dir ist ganz wohlig warm. Die Sonne scheint warm auf deine Haut, von unten wärmt dich der Sand. Du fühlst dich wohl, kannst entspannen und atmest tief ein und aus. Dein Atem geht „ein und aus", wie die Wellen „auf und ab" gehen. Vielleicht spürst du den Wind, eine Brise, die dich sanft streichelt. Sand und Sonne wärmen dich. Es ist ein schöner Tag.

In deiner Vorstellung greifst du in den Sand und lässt den warmen Sand langsam durch deine Hand rieseln. Du hast Zeit und spielst mit dem Sand in deiner Hand.

Stelle dir vor, du öffnest deine Augen und schaust in den blauen Himmel. Alles ist hell, die Sonne strahlt, keine Wolke ist am Himmel. Neben dir das Meer, das weiter rauscht; kleine Wellen, die sanft ans Ufer schlagen. Vielleicht hörst du sogar die Möwen, die im Wind schweben und sich unterhalten. Spüre die Wärme des Sandes, auf dem du immer noch liegst. Genieße es, Zeit zu haben, die Wärme um dich herum zu spüren und die frische Luft zu atmen – voller Meergeruch, etwas nach Fisch und doch ganz frisch und warm.

Rückholphase: Spüre die Sonne, wie sie deine Haut streichelt. Du fühlst dich ganz wohl und entspannt. Atme noch einmal ganz bewusst tief durch. Reck' und streck' dich, beweg' dich und wenn du magst, komm' in der Seitenlage noch einmal kurz zum Liegen, bevor du deine Augen öffnest und wieder im Hier und Jetzt bist.

3

3.3.2.3 Lösungs- und Atemtherapie nach Schaarschuch und Haase

Bereits in den 1920er-Jahren entwickelte A. Schaarschuch die Lösungs- und Atemtherapie, die in den 1970er-Jahren von H. Haase weiterentwickelt wurde. Durch die Regulation des Muskeltonus soll ein ausgewogenes Zusammenspiel von synergistischen und antagonistischen Muskelgruppen gefördert werden (Schaarschuch 1962). Die Lösungstherapie ist eine Körperwahrnehmungstherapie und beinhaltet verschiedene Strategien, die der Wahrnehmung des Körpers und der Atmung, der Einübung ökonomischer Bewegungsabläufe und der Förderung einer psychischen Ausgeglichenheit dienen. Der Patient soll ganzheitlich erfasst werden (Haase et al. 1985).

3.3.2.3.1 Wirkprinzip

Der Th. setzt spezielle Griffe und Grifftechniken, die z. T. auch in der klassischen Massagetherapie (➤ 3.14.1) verwendet werden, sowie sanfte, rhythmische Bewegungen ein. Als weitere Variante kann der Patient auch aktiv unter Anleitung des Th. Bewegungen ausführen. Beide Herangehensweisen werden stets in Kombination mit Atemtechniken (➤ 3.2.8) ausgeführt.
Erzielt werden dadurch:

- Eine aufmerksame Wachheit, die zu größerer Körperwahrnehmung führt,
- ein deutlicheres Körperbild bzw. Körperraumbild,
- Effekte des Parasympathikus durch Senkung des Sympathikotonus,
- die Senkung der Atemfrequenz (➤ 3.2.3.2).

Im Vordergrund stehen die Schulung und Wahrnehmung der Atmung sowie die Entwicklung und Schulung des Körpergefühls zur Harmonisierung aller Körperfunktionen.
Die **Behandlungsziele** sind vielfältig:

- Einstellung eines optimalen Muskeltonus,
- Verbesserung der peripheren Durchblutung,
- Vermittlung und Aneignung von ökonomischen Bewegungsabläufen,
- Verbesserung der Körperwahrnehmung,
- Vermittlung eines realistischen Körperbildes,
- Förderung der psychischen Ausgeglichenheit und Schmerzfreiheit.

Letztlich soll auf physischer und psychischer Ebene ein entspannter Zustand erreicht werden (Ehrenberg 1985).

3.3.2.3.2 Indikationen

Die Indikationen ergeben sich aus dem beschriebenen Wirkprinzip (➤ 3.3.2.3.1). Lösungs- und Atemtherapie nach Schaarschuch und Haase kann angewendet werden zur Behandlung von:

- Muskulären Dysbalancen,
- Schmerzzuständen (auch durch Arthrose bedingte Schmerzen),
- Störungen der Atmungsfunktion.

Allgemein kann sie zur Verbesserung der Körperwahrnehmung eingesetzt werden und dient daher auch der Primärprävention in den Handlungsfeldern „Bewegung" oder „Stress".

3.3.2.3.3 Kontraindikationen

Patienten mit akutem Befund im Behandlungsgebiet dürfen nicht behandelt werden. Des Weiteren gelten die Kontraindikationen für Entspannungstherapie (➤ 3.3.1.3).

3.3.2.3.4 Behandlungsprinzipien

- Grundsätzlich sollte die Behandlung in einer wohltemperierten Umgebung erfolgen.
- Die Kleidung des Patienten sollte bequem sein.
- Dem Patienten sollte grundsätzlich das Gefühl vermittelt werden, dass er entspannen kann. Er soll sich sicher z. B. bei den Abhebeproben (➤ 3.3.2.3.5) gehalten und geführt fühlen. Das Bewegungsausmaß ist nicht entscheidend, sondern jede Bewegung wird individuell soweit ausgeführt, wie der Patient noch entspannen und sich ohne eigene Mithilfe führen lassen kann. Es ist an der Körperseite zu beginnen, die der Patient am besten entspannen kann („positive approach", Patientenmeinung erfragen).
- Zuerst muss eine Körperhälfte vollständig behandelt sein, anschließend mit der zweiten beginnen.
- Die Kopfregion ist immer zuletzt zu behandeln.
- Jede Bewegung ist nur einmal auszuführen.
- Der Th. führt das Abheben, Bewegen und Ablegen betont langsam aus.
- Dem Patienten sollte die Abnahme seiner Muskelspannung deutlich werden.
- Die Tastarbeit in verschiedenen Lagerungen ist auch in der Gruppe möglich. Der Patient kann Lagerungen nach umfassender Anleitung selbst durchführen.

3.3.2.3.5 Übungsprogramme

■ Abhebeproben nach Schaarschuch und Haase

Die Abhebeproben (ASTE jeweils RL) werden während einer Einzeltherapie durchgeführt. Der Th. führt die Bewegungen nach folgendem Algorithmus aus (Haase 1985):

Arm:

- Unterarm anbeugen, anheben und wieder ablegen.
- Skapula fixieren und Arm in die Anteversion auf 90° bringen, weiter beugen bis die Fingerspitzen das Schultergelenk berühren, ablegen und ausstreichen.
- Gleicher Ablauf seitwärts für die Abduktion.
- Eine Hand greift flächig am Handgelenk, die andere am Oberarm, den Arm in Abduktion anheben bis die Finger locker zum Sternum zeigen.
- Ellenbogen ziehharmonikaartig in die Extension ziehen und fünf Atemzüge halten, der Schwere des Arms nachgeben und ihn ablegen.
- Den ganzen Arm bis über die Fingerspitzen ausstreichen.
- Nun schiebt die untere Hand zwischen WS und Skapula, die obere Hand wird gespreizt neben dem Sternum abgelegt, vier bis fünf Atemzüge des Patienten Druck ausüben, danach die Hände flächig ausstreichend zum Humeruskopf führen.

Bein:

- Mit einer Hand flächig an der Achillessehne und mit der anderen im unteren Drittel des Oberschenkels (OS) fassen, Bein etwas anheben, in die Abduktion führen und ablegen.
- Bewegung langsam wiederholen und in die Flexion des Knies führen (bis ca. 45°).
- Bein zurückführen und wieder ablegen.
- Th. steht in Kniehöhe des Patienten mit dem Gesicht zu den Füßen des Patienten, beide Hände fassen oberhalb des Kniegelenks, das Bein langsam anheben, bis der Fuß ca. in Höhe des Knies vom gestreckten Bein ankommt.
- Fuß gegen das andere Knie stellen.
- Beide Hände stützen OS und Unterschenkel (US) des gebeugten Beins, Bein langsam in Abduktion und Außenrotation senken, in ASTE zurückführen.

- Aus dieser Position OS festhalten.
- Mit sanfter Traktion US nach oben in Streckung bringen (**Cave:** OS nicht absenken oder stauchen).
- Gestrecktes Bein wieder ablegen.

LWS:
- Beide Hände schräg und flächig unter die Gluteen über das Kreuzbein bis zur WS schieben.
- Fingerkuppen hochstellen und vier bis fünf Atemzüge des Patienten warten, dann langsam Finger senken.
- Hände fächerförmig mit leichtem Nachdruck Richtung Trochanter major herausziehen.
- Noch einmal das Bein: gesamtes Bein gestreckt haben, kurz oben halten und ablegen, gesamtes Bein von oben über den Fuß und die Zehen ausstreichen.
- Genauso mit der zweiten Seite verfahren.

Kopf:
- Th. steht oder sitzt hinter dem Kopf des Patienten.
- Hände vom Hals zum Hinterhaupt gleiten lassen.
- Kopf fassen, kurz ohne Traktion anheben, die Schwere abnehmen und den Kopf mittig ausrichten.
- Am Scheitel beginnend über die Haare ausstreichen.

■ **Dreh- und/oder Dehnlagen nach Haase**

➤ 3.1.3.3

■ **Dreh-Dehnlagen nach Schaarschuch und Haase**

Der Behandlungsablauf, bei dem auch durch gezielten Einsatz der Rotation eine Dehnung erreicht werden soll, lässt sich in vier Phasen unterteilen:

1. In der ersten Phase liegt der Patient in RL und erspürt seine Auflagefläche. Mit der Anweisung sich sinken zu lassen, kann der Patient angespannte Muskelgruppen lockerlassen und bekommt eine größere Kontaktfläche. Der Abschluss erfolgt z. B. mit der Frage *„Wie liegen Sie jetzt auf?"* Dabei soll der Patient nicht antworten, sondern für sich seine Kontaktfläche erspüren.
2. Nach Phase 1 wird z. B. die **Rückendrehlage** aus der SL entwickelt. Das untenliegende Bein ist gestreckt, das obenliegende gebeugt, sodass das Knie auf dem Boden aufliegt. Der untere Arm liegt ca. in 120° Flexion. Im Anschluss wird der obenliegende Arm in einem Bogen über den Kopf bewegt, bis es zu einer weiterlaufenden Bewegung im Oberkörper kommt und der Schultergürtel aufgedreht ist. Kann der Arm nicht abgelegt werden, so ist dieser zu unterlagern. Das obenliegende Knie sollte den Kontakt zur Unterlage halten können. Die Dehnung beginnt über den Hebel Becken/Bein in Richtung der Oberschenkellängsachse und wird über den Hebel Schulter/Arm in Richtung Oberarmlängsachse fortgesetzt. Wichtig dabei ist, die Dehnung mehrfach zu wiederholen und in der Ausatmung bewusst zu lösen.
3. Die Lösung der Dreh-Dehnlage beginnt mit der bewussten Entspannung der Arme, des Schultergürtels und des Kopfs, zum Schluss werden Beine und Becken entspannt.
4. Die letzte Phase beinhaltet ein Nachspüren in RL. Hier kann der Th. Fragen zur Körperwahrnehmung stellen, die vom Patienten nicht beantwortet werden müssen, z. B.: *„Liegt eine Körperhälfte höher oder tiefer auf?"*, *„Spüren Sie einen Unterschied zwischen der Atmung auf der rechten und der linken Körperseite?"* (Rutte u. Sturm 2003).

3

3.3.2.3.6 Eigenübungsprogramm

Die Abhebeproben (➤ 3.3.2.3.5) sind nicht als Eigenübungsprogramm geeignet. Die Dreh- und/oder Dehnlagen (➤ 3.3.2.3.5) können nach Schulung vom Patienten selbstständig durchgeführt werden.

3.3.2.4 Mindfulness-based stress reduction

1979 entwickelte J. Kabat-Zinn (Molekularbiologe) das Programm Mindfulness-based stress reduction (MBSR). Inhalt ist ein intensives Training der Achtsamkeit. Im Deutschen ist diese Methode als „Stressbewältigung durch Achtsamkeit nach Kabat-Zinn" bekannt (Lehrhaupt 2011).
Im sog. MBSR-Programm wird Schritt für Schritt erlernt, wie durch Meditationen, Atmungs- und Yogaübungen Achtsamkeit und Entspannung erhöht und auf diese Weise z. B. Stress und Schmerzen reduziert werden können.

3.3.2.4.1 Wirkprinzip

Durch Konzentration und Bewusstheit sinken i. d. R. Blutdruck, Atemfrequenz und Erregung des vegetativen Nervensystems. Größere Gelassenheit und gezielte Beeinflussung des eigenen Zustands sollen den psychischen Abstand vom Alltag, z. B. auch in schwierigen Gesprächssituationen, erhöhen.

3.3.2.4.2 Behandlungsprinzipien

■ **Bodyscan**

Eine grundlegende Übung im MBSR ist der Bodyscan, eine angeleitete Reise durch den Körper. Diese hat das Ziel, die Körperwahrnehmung und die Fähigkeit, Vorgänge im Inneren zu beobachten ohne aktiv einzugreifen, zu fördern. Es wird empfohlen, sich ca. 45 Minuten Zeit für diese Übungen zu nehmen (Hoos-Leistner u. Balk 2008).
Im Folgenden werden die einzelnen Phasen in direkter Sprache formuliert, d. h. in der Form, in der der Anleitende diese Übung direkt vermitteln würde. Dabei sollten die Formulierungen ggf. individuell für den Patienten/Klienten angepasst werden.

Einleitungsphase mit Momentaufnahme: Die Einleitung soll die ausschließliche Konzentration auf Psyche und Physis ermöglichen. Der Übende beobachtet seine Atmung, das Auf und Ab der Bauchdecke, das Ein- und Ausatmen durch die Nase und erspürt, wie und wo sein Körper die Auflagefläche in RL berührt. Es dauert etwa 1–2 Minuten, bis der Übende mit seiner Aufmerksamkeit im Körper angekommen ist. Dieses „Angekommensein" ist eine Momentaufnahme der Befindlichkeit vor der eigentlichen Übung. Sie dient zum späteren Vergleich mit der Momentaufnahme am Ende der Übung (s. u.).

Durch-den-Körper-kämmen: Stellen Sie sich vor, dass Sie im wohlig-warmen Sand liegen, der sich an Ihren Körper schmiegt, die Poren öffnet und Sie ermutigt, breiter und schwerer zu werden.
Das Ein- und Ausatmen läuft tief und natürlich, und Ihr Atem nimmt, ganz unbeeinflusst von Ihnen, den vollständigen Raum ein.
Richten Sie Ihre Aufmerksamkeit auf Ihren rechten Fuß und fühlen Sie, wie die Ferse den Boden berührt. Wandern Sie mit Ihrer Aufmerksamkeit durch den rechten Fuß bis in die Zehenspitzen und spüren Sie, wie der Fuß durchblutet wird. Ihr rechter Fuß ist warm und schwer. Wenn Sie den Fuß nicht fühlen können, peilen Sie ihn an. Das rechte Fußgelenk öffnet sich. Sie spüren, ob der Unterschenkel den Boden berührt und wie der Oberschenkel aufliegt. Fuß- und Kniegelenk sind offen, ebenso das Hüftgelenk. Sie spüren das rechte Bein warm und schwer auf dem Boden liegen, denn es überlässt sein ganzes Gewicht der Erde und hängt geradezu aus dem rechten Hüftgelenk heraus. Dadurch öffnet sich auch Ihre rechte Leistengegend.

Ihre Aufmerksamkeit wandert nun zu Ihrem linken Fuß und Sie fühlen, wie die Ferse den Boden berührt. Wandern Sie mit Ihrer Aufmerksamkeit durch den linken Fuß bis in die Zehenspitzen und spüren Sie, wie der Fuß durchblutet wird. Ihr linker Fuß ist warm und schwer. Das linke Fußgelenk öffnet sich. Sie spüren, ob der Unterschenkel den Boden berührt und wie der Oberschenkel aufliegt. Fuß- und Kniegelenk sind offen, ebenso das Hüftgelenk. Sie spüren das linke Bein warm und schwer auf dem Boden liegen, denn es überlässt sein ganzes Gewicht der Erde und hängt geradezu aus dem linken Hüftgelenk heraus. Dadurch öffnet sich auch Ihre linke Leistengegend.

Sie spüren nun beide Beine aus dem Becken heraushängen. Das Becken ruht wie eine große Schale auf der Erde, der Beckenboden lässt los, der Unterbauch wird weich, es entsteht noch mehr Raum im Leistenbereich. In der gesamten Beckenschale können sich Ihre Organe nun ausdehnen.

Nun fühlen Sie, wie sich Ihre Bauchdecke weich im Auf und Ab des Atems bewegt, sich ausdehnt und zusammenzieht.

Geben Sie keiner Empfindung eine Bedeutung, bewerten Sie nicht.

Danach erkunden Sie den unteren Rückenbereich. Wo empfinden Sie Druck am Kreuzbein? Wo berührt die Lendenwirbelsäule die Unterlage und wo nicht? Wie breit liegt der untere Rücken auf?

Wandern Sie weiter den Rücken hoch, durch die Brustwirbelsäule. Welche Wirbel haben Kontakt mit der Unterlage, welche nicht?

Fühlen Sie den Abstand zwischen beiden Schulterblättern? Wie breit liegen die Schultern auf? Lassen Sie die Schultern noch breiter, noch schwerer aufliegen und spüren Sie den Brustkorb, den Raum, der zwischen den Rippen beim Atmen entsteht, das Heben und Senken der Brustbeinspitze.

Bleiben Sie mit der Aufmerksamkeit beim Ein und Aus des Atems. Verfolgen Sie den ganzen Atemweg von den Nasenlöchern über den Rachen und die Luftröhre bis tief in die Lungen und den Bauch. Wo können Sie in Ihrem Rumpf in diesem Moment die Atembewegung am einfachsten und deutlichsten spüren? Weder beim Angenehmen noch beim Unangenehmen verweilen.

Jetzt wandern Sie mit Ihrer Aufmerksamkeit zu Ihrem rechten Arm, der mit all seinem Gewicht aus dem Schulterdach heraushängt. Sie spüren, wo der Ober- und der Unterarm die Unterlage berühren, wie die rechte Hand aufliegt. Ellenbogen und Handgelenk machen sich weit. Sie erspüren die einzelnen Finger nacheinander bis in die Fingerspitzen: den rechten Daumen, den rechten Zeigefinger, den rechten Mittelfinger, den rechten Ringfinger und den rechten kleinen Finger.

Dann wechseln Sie zum linken Arm und spüren, wie er mit all seinem Gewicht aus dem Schulterdach heraushängt. Sie spüren, wo der Ober- und der Unterarm die Unterlage berühren, wie die linke Hand aufliegt. Ellenbogen und Handgelenk machen sich weit. Sie erspüren die einzelnen Finger nacheinander bis in die Fingerspitzen: den linken Daumen, den linken Zeigefinger, den linken Mittelfinger, den linken Ringfinger und den linken kleinen Finger. Spüren Sie wieder bis in die Spitzen der einzelnen Finger.

Wandern Sie weiter mit Ihrer Aufmerksamkeit zu Ihrem Kopf. Spüren Sie seine Auflagefläche. Wandern Sie dann mit der Aufmerksamkeit nach vorne in den Bereich, wo Ihr Kiefer ist, und lassen Sie das Kiefergelenk sinken, sodass sich die Lippen etwas öffnen. Fühlen Sie, wie die Zunge sich breit im Mund ausdehnt und wo sie die Zahnreihe berührt.

Nehmen Sie Ihren ganzen Körper in Ihre Aufmerksamkeit. Spüren Sie sich von den Zehenspitzen bis in die Haarspitzen, von vorne und von hinten. Alle Gliedmaßen hängen, Rumpf und Kopf vertrauen sich ganz und gar der Unterlage an. Ihr Körper ist im Moment tief gelöst.

Noch einmal in umgekehrter Richtung durch den Körper kämmen:

Sie spüren den ganzen Kopfraum und lassen noch einmal Kiefergelenk und Schädeldach los.

Sie spüren, wie breit die Schultern aufliegen, wie der rechte Arm hängt und wo er die Unterlage berührt. Dann spüren Sie, wie der linke Arm hängt und wo er die Unterlage berührt.
Sie fühlen den Rücken aufliegen, dabei wandern Sie Wirbel um Wirbel abwärts – beginnend in der Halswirbelsäule. Sie fühlen den Abstand zwischen den Schulterblättern, wandern weiter abwärts – von der Halswirbelsäue weiter abwärts bis ins Kreuzbein. Sie spüren, wie das Kreuzbein in die Unterlage drückt. Sie lassen das Steißbein hängen und fühlen, wie der Beckenboden weich wird.
Danach streifen Sie über die Vorderseite des Körpers. Sie spüren die Rippenbewegung, das Brustbein, das Dehnen und das Zusammenziehen des Zwerchfells. Sie lassen den Bauch los und öffnen Ihre Leistengegend.
Manchmal spüren Sie gar nichts, manchmal ganz viel.
Das linke Bein hängt schwer aus dem Hüftgelenk. Sie fühlen den Oberschenkel und den Unterschenkel. Sie nehmen wahr, wo die linke Ferse aufliegt und wie in allen Zehen das Leben pulsiert.
Ebenso für das rechte Bein, es hängt schwer aus dem Hüftgelenk. Sie fühlen den Oberschenkel und den Unterschenkel. Sie nehmen wahr, wo die rechte Ferse aufliegt und wie in allen Zehen das Leben pulsiert. Wie fühlt sich der rechte Fuß an?
Halten Sie erneut Ihren ganzen Körper in Ihrer Aufmerksamkeit – von den Haarbis zu den Zehenspitzen – und erfreuen Sie sich daran, dass all Ihre Organe nun Ihre Arbeit machen, ohne dass Sie etwas dafür tun müssen. Sie können sich auf Ihren Atemwellen ausruhen. Wie auf einer Luftmatratze wogen Sie im Auf und Ab des Atemflusses. Im Kommen und Gehen, im Ausdehnen und Zusammenziehen, überlassen Sie sich dem Rhythmus des Lebens.

Momentaufnahme am Ende: Schließen Sie die Übungseinheit ab mit einer „inneren Momentaufnahme" und vergleichen Sie Ihre Aufnahmen vom Anfang und vom Ende miteinander. Vielleicht ist Ihnen beim Durchkämmen des Körpers etwas aufgefallen, das Sie nicht vergessen möchten. Machen Sie sich jetzt eine innere Notiz davon. Lassen Sie sich Zeit beim Aufstehen. Rekeln und strecken Sie sich genüsslich und richten Sie sich über die Seite des Körpers langsam auf – mit Pausen zwischendrin – damit Ihr Kreislauf sich darauf einrichten kann (Harrer 2014, Hoos-Leistner u. Balk 2008).

■ **Weiterführende Übungen aus dem MBSR-Programm**

- Versuchen Sie jede Stunde einmal achtsam zu sein. Stellen Sie sich die Fragen: *„Was geschieht jetzt hier, in diesem Augenblick?", „Von welchen Antrieben werde ich jetzt hier, in diesem Augenblick, gesteuert?"* (Lehrhaupt 2011).
- Verankern Sie Ihr Bewusstsein während des Tages so oft wie möglich im Atem. Kehren Sie immer wieder zu Ihrem Atemrhythmus zurück.
- Versuchen Sie eine Woche jedes schöne, angenehme Ereignis bewusst zu erleben. Achten Sie dabei auf körperliche Reaktionen.

3.3.2.4.3 Eigenübungsprogramm

Der Patient wiederholt den dargestellten Ablauf täglich mehrmals eigenständig. Nur durch intrinsische Motivation zum regelmäßigen Üben können sich die unter ➤ 3.3.2.4.1 beschriebenen Veränderungen zuverlässig einstellen. Initial kann es helfen, das MBSR-Programm unter fachlicher Anleitung zu erlernen.

3.3.2.5 Progressive Muskelrelaxation

Die Progressive Muskelrelaxation (PMR) wurde von E. Jacobson (amerikanischer Arzt und Physiologe) entwickelt, der dieses Verfahren erstmals 1929 beschrieb. Er beobachtete, dass Unruhe, Angst und psychische Belastung, auch durch Arbeit, i. d. R. mit einer Anspannung der Muskulatur einhergehen. In der Konsequenz ist ein Zustand von innerer Ruhe und Entspannung deutlich mit einer Abnahme des Muskeltonus kombiniert (Timmer u. Wortelkamp 2009).

3.3.2.5.1 Wirkprinzip

Die PMR induziert eine allgemeine Entspannungsreaktion mittels systematischer Anspannung und unmittelbar darauffolgender Entspannung verschiedener Muskelgruppen, verbunden mit der Wahrnehmung („Spüren") des Unterschiedes zwischen An- und Entspannung.
Vermittelt wird die Fertigkeit, den Unterschied von muskulärer Anspannung und bewusster muskulärer Entspannung differenziert und unmittelbar wahrzunehmen. Es stellt sich ein generalisiertes Entspannungsgefühl des ganzen Körpers ein. Eine vegetative Umschaltung äußert sich im Erleben von Schwere und Wärme. Die Atmung vertieft sich, wird gleichmäßig und die Herzfrequenz sinkt.

3.3.2.5.2 Behandlungsprinzipien

Zu unterscheiden sind **drei Phasen der Muskelentspannung:**

1. **Aufmerksamkeit auf die betreffende Körperregion lenken:** Die erste wichtige Phase jeder Übung besteht darin, bewusst die Aufmerksamkeit auf die als nächstes einbezogene Muskelgruppe zu richten. Eventuell hilft es, die Körperregion kurz zu bewegen, um die Muskelgruppe intensiver zu spüren und von anderen Körperbereichen abzugrenzen.
2. **Anspannen:** Die Anspannung der Muskeln dient der Wahrnehmung, wie sich diese Muskeln im angespannten Zustand anfühlen. Dazu ist es nicht notwendig, die Muskeln mit der maximalen Kraft anzuspannen, vielmehr soll der Unterschied zwischen An- und Entspannung erspürt werden.
3. **Entspannen:** Nach der Anspannungsphase erfolgt die Entspannung der Muskelgruppe. Die Entspannungsphase ist bis zu fünfmal länger als die Phase der Anspannung. Hintergrund ist, dass der Übende ausreichend Zeit haben soll, die Entspannung intensiv nachzuspüren: Wie fühlt sich die Muskelgruppe im gelockerten Zustand an? Lässt sie sich vielleicht noch weiter lösen?

> Um die Aufforderung zur wechselnden An- und Entspannung kognitiv zu verankern, werden bei den Übungen sog. **Signalwörter** verwendet:
> - Die Aufforderung zur Anspannung wird stets mit dem Wort „jetzt" verbunden.
> - Das Wort „lösen" gibt das Signal zum Entspannen.
>
> Ziel ist es, diese Signalwörter so einzuüben, dass die Reaktion – An-/Entspannung der Muskulatur – sicher erfolgt.

PMR kann in verschiedenen **Körperhaltungen** durchgeführt werden, anfangs empfiehlt sich die sitzende Position.
Regelmäßiges Üben (täglich mindestens einmal) ist die Voraussetzung zum Erlernen der PMR.

3.3.2.5.3 Übungsprogramme

Im Folgenden werden drei aufeinander aufbauende Übungsprogramme zur muskulären Entspannung vorgestellt. Zu diesen Programmen stehen online verschiedene mp3-Versionen und ausführliche Anleitungen zum Download zur Verfügung (Kerl-Wienecke 2009).

■ Übersicht Programm 1 – Langprogramm

Der Einsteiger beginnt mit dem Langprogramm, bei dem alle großen Muskelgruppen nacheinander selektiv angespannt und entspannt werden. Dieses Programm dauert ungefähr 45 Minuten. Jede der 20 aufeinanderfolgenden Übungen zielt auf eine einzelne Muskelgruppe und wird dreimal hintereinander durchgeführt.

Einstimmung,
1. rechte Hand, rechter Unterarm,
2. rechter Oberarm,
3. linke Hand, linker Unterarm,
4. linker Oberarm,
5. Stirn,
6. Augen,
7. Nase,
8. Mund,
9. Kiefermuskeln,
10. Hals und Nacken,
11. Schultern,
12. Rücken,
13. Bauch,
14. Gesäß,
15. rechter Oberschenkel,
16. rechter Unterschenkel,
17. rechter Fuß,
18. linker Oberschenkel,
19. linker Unterschenkel,
20. linker Fuß,

Abschluss und Zurückholen.

■ Übersicht Programm 2

Das zweite Programm ist wesentlich kürzer als das erste. Es besteht aus sieben Übungen, in denen jeweils mehrere Muskelgruppen gemeinsam aktiviert werden. Dieses Programm dauert ungefähr 13 Minuten.

Einstimmung,
1. rechter Arm,
2. linker Arm,
3. Gesicht,
4. Hals und Nacken,
5. Oberkörper,
6. rechtes Bein,
7. linkes Bein,

Abschluss und Zurückholen.

■ Übersicht Programm 3

Wenn das zweite Programm beherrscht wird, kann das dritte Programm durchgeführt werden. Dieses besteht aus vier Übungen mit einem Zeitbedarf von insgesamt zehn Minuten.

Einstimmung,
1. Arme und Hände,
2. Gesicht und Schultern,
3. Oberkörper,
4. Beine und Füße,

Abschluss und Zurückholen.

3.3.2.5.4 Eigenübungsprogramm

Der Patient wiederholt den dargestellten Ablauf (➤ 3.3.2.5.3) täglich mindestens einmal selbstständig. Nur durch intrinsische Motivation zum regelmäßigen Üben können sich die unter ➤ 3.3.2.5.1 beschriebenen Veränderungen zuverlässig einstellen. Initial kann es sinnvoll sein, die PMR in einer Gruppe unter fachlicher Anleitung zu erlernen. Wahlweise kann auch auf im Handel erhältliche audiovisuelle Medien zurückgegriffen werden.

3.3.2.6 Evidenz-/Bewertungslage

Um größtmögliche Aktualität in der Print- und Online-Version zu gewährleisten, stehen Informationen zu aktuell vorliegenden Studien im Online-Zusatzmaterial (➤ QR-Code) zur Verfügung.

Evidenzangaben

Literatur

3.3.3 Yoga

Eva Obermeier

3.3.3.1 Bedeutung und Geschichte

Der Begriff Yoga bedeutet weit mehr als eine Reihe wirksamer Körper-, Atem- und Meditationstechniken. Yoga bezeichnet das Erreichen einer bestimmten Qualität des Geistes, einen Weg der spirituellen Entwicklung, der zu innerer Freiheit und Frieden führt. Hierzu dienen die Yogatechniken, Körper- und Atemübungen, über die sich erste Hinweise bereits in sehr alten hinduistischen Texten wie den Veden und Upanishaden finden. Die Körperhaltungen (**Asanas** ➤ 3.3.3.4) sind durch die Nachahmung beobachteter Formen und Gestalten der Natur, wie z. B. der Tiere, die vielen Asanas ihren Namen geben, entstanden. Im Laufe der Zeit haben die Übenden festgestellt, dass die Asanas positive Wirkungen auf Körper und Geist haben, das Wohlbefinden fördern und Beschwerden lindern können.

Seit ca. 2.500 v. Chr. entwickelte sich das **Hatha-Yoga,** das bis heute in der westlichen Welt am häufigsten praktizierte Yoga. Hatha-Yoga kann als die Mutter aller Sport- oder Bewegungsarten bezeichnet werden; hier steht die Gesundheit des Menschen an erster Stelle – neben spirituellen Aspekten –, was die enge Beziehung zur PT begründet.

Hatha bedeutet Kraft, Stärke, Anstrengung; in der esoterischen Übersetzung steht Ha für „Sonne" und Tha für „Mond".
Yoga bedeutet Vereinigung.

Der indische Weise und Gelehrte Patanjali legte ca. 400 n. Chr. erstmals den Weg des Hatha-Yoga in den Yoga-Sutren schriftlich nieder. Bis heute sind diese Sutren unverändert wegweisend für Yogalehrende und -übende. Hatha-Yoga ist nicht allein die körperliche Ertüchtigung, sondern soll Hilfe für die spirituelle Entwicklung bieten. Patanjali weist explizit in seinen Sutren darauf hin, dass Yoga nicht an eine bestimmte Religion gebunden ist. Vielmehr soll Yoga als Geisteshaltung verstanden werden, die zu einem „befreiten" Geisteszustand (Erleuchtung) führt. Um diesen Geisteszustand zu erreichen, beschreibt Patanjali Yoga als einen achtstufigen Pfad.

Die 8 Stufen des Hatha-Yoga

1. **Yama:** Die Regeln für die Haltung im Umgang mit der Umgebung und der Umwelt: nicht lügen, nicht stehlen, nicht töten.
2. **Niyama:** Die Disziplin im Umgang mit sich selbst: Sauberkeit, Keuschheit, Enthaltsamkeit.
3. **Asana:** Die Praxis der Körperübungen.
4. **Pranayama:** Die Praxis der Atemübungen.
5. **Pratyahara:** Das Nach-innen-Richten der Sinne und die Kontrolle über die Sinne.
6. **Dharana:** Die Konzentration, die Aufmerksamkeit unseres Geistes in eine bestimmte Richtung, auf ein bestimmtes Objekt zu lenken.
7. **Dhyana:** Die Meditation, d. h. die Fähigkeit, unseren Geist kontinuierlich in einer bestimmten Richtung verweilen zu lassen.
8. **Samadhi:** Erleuchtung, das vollkommene Verstehen.

3.3.3.1.1 Traditionelles Yoga

In Indien ist Yoga bis weit ins 19. Jahrhundert ausschließlich von Männern, sog. Sadhus, praktiziert worden. Die Sadhus entsagen allem Weltlichen und allem Besitz, geben ihre Familien auf und leben ausschließlich von Spenden. Mythen besagen, dass Yoga übersinnliche Kräfte verleihen und zur Unsterblichkeit führen könne. Genährt wurden diese Mythen durch Yogis, die sich als Beweis für diese Kräfte lebend begraben ließen, um nach Tagen oder Wochen wieder „zum Leben" erweckt zu werden. Die Praxis des Yoga diente damals hauptsächlich der spirituellen Erfahrung mit dem Ziel der Erleuchtung.

3.3.3.1.2 Modernes Yoga

Es ist eine Entwicklung des 20. und 21. Jahrhunderts, dass Yoga im Westen vornehmlich von Frauen praktiziert und mehrheitlich gelehrt wird. In Indien war Frauen das Praktizieren des Yoga verboten, obgleich in den alten Schriften nie ein Unterschied zwischen den Geschlechtern gemacht wurde. Anfang des 20. Jahrhunderts hob der Yogalehrer und Guru Krishnamacharya dieses Verbot auf.

Der indische Yogameister und Lehrer Jagannath Gune (1883–1966) war der Erste, der die Wirkung des Yoga in seinem Ashram in Bombay 1924 wissenschaftlich untersuchte und nachweisen konnte. Seine Studien waren richtungsweisend für die Verbreitung des Yoga in der westlichen Welt, durch sie wurden die Mythen und Geheimnisse um Yoga enttarnt und aufgeklärt, ja sogar erklärt. Seit den 1950er-Jahren verbreitete sich Yoga durch Prominente, die Yoga praktizierten, wie den weltbekannten Dirigenten und Geiger Yehudi Menuhin und Indra Devi, die erste westliche Yogalehrerin.

Modernes Yoga ist eine Antwort auf zivilisationsbedingte Beschwerden und Krankheiten der industrialisierten Welt. Durch regelmäßige Yoga-Praxis können diese gelindert und sogar geheilt werden, wie wissenschaftliche Studien belegen. Yoga hat erwiesenermaßen positive entspannende, krankheitsvorbeugende und kräftigende Wirkungen und findet daher heute zunehmend größeren Zulauf.

3.3.3.1.3 Moderne Stile des Hatha-Yoga

Hatha-Yoga beinhaltet eine weite Bandbreite von Yogapositionen, den Asanas, kombiniert mit Atemtechniken (Pranayama) und Meditation. Die Intention des Hatha-Yoga ist, Verspannungen und Blockaden zu lösen, um Körper und Geist zu stärken. Die Yogapraktizierenden lernen, ihren ganzen Körper und dessen

Energieflüsse wahrzunehmen sowie die sonst unbewussten Vorgänge der Ein- und Ausatmung zu kontrollieren. Fokussierung, Konzentration und Nach-innen-Richten der Wahrnehmung werden im Yoga gefordert und gefördert. Spirituelle Aspekte treten in den modernen Interpretationen des Hatha-Yoga in den Hintergrund. Dabei sind viele der Stile des modernen Hatha-Yoga aufgrund ihrer Körperorientierung besonders geeignet, im physiotherapeutischen Sinn eingesetzt zu werden. Aus dem breit gefächerten Angebot der modernen Yogastile können unterschiedliche Personenkreise nach individuellen Vorlieben und spezifischen Bedürfnissen „ihr" Yoga auswählen.

- **Acro-Yoga:** Der Stil wurde 2004 von Jenny Saur-Klein und Jason Nehmer in den USA gegründet und ist eine Kombination aus Paar-Yoga, Akrobatik und Thai-Massage.
- **Anusara-Yoga:** Die Eckpfeiler dieses 1997 von John Friend gegründeten Stils sind die Asanas und die Philosophie. Anusara-Yoga basiert auf dem Iyengar-Yoga (s. u.), ist gekoppelt mit hinduistischer Spiritualität und der Philosophie des Tantra-Yoga (Yoga der sexuellen Vereinigung als spiritueller Erfahrung und Weg zur Erleuchtung).
- **Ashtanga-Yoga:** Die heutige Form dieses dynamischen Stils wurde von dem einstigen Schüler Krishnamacharyas, Patthabi Jois (1915–2009), geschaffen. Kennzeichnend sind die acht nach Schwierigkeitsgraden gestaffelten, festgelegten Übungssequenzen.
- **Bikram-Yoga:** Der Begründer Bikram Choudhdry (geb. 1946) hat diesen Stil mit seinen 26 Positionen und zwei Atemübungen patentieren lassen. Die Idee hierbei ist, durch Erwärmung des Übungsraums auf 38 °C den Körper durch die Ausführung der Asanas zum Schwitzen zu bringen, um so eine Entspannung in den Muskeln und Gelenken herbeizuführen.
- **Iyengar-Yoga:** Benannt nach dem indischen Yogameister B. K. S. Iyengar (geb. 1918), ist Iyengar-Yoga für die modernen Formen des Hatha-Yoga wohl der wichtigste Stil. Verantwortlich hierfür ist das 1966 erstmals erschienene Werk Iyengars „Licht auf Yoga. Das grundlegende Lehrbuch des Hatha-Yoga" (➤ Literatur). Das statisch ausgerichtete Iyengar-Yoga ist heute weltweit verbreitet. Kennzeichnend ist die präzise, anatomisch orientierte Ausführung der Positionen mit Unterstützung von Hilfsmitteln wie Gurten, Klötzen, Bänken etc. Iyengar gibt für alle Asanas und Pranayama-Übungen medizinische Indikationen und Kontraindikationen an; dieser Stil lässt sich therapeutisch einsetzen.
- **Jivamukti-Yoga:** Die Begründer dieses Yogastils sind Sharon Gannon und David Life (ca. in den frühen 1990er-Jahren). Es handelt sich um eine Kombination aus körperlichen, dynamischen, spirituellen und psychologischen Aspekten mit einer veganen Lebensweise und ist nach einem bestimmten Yogastundenthema ausgerichtet.
- **Kundalini-Yoga:** Der Fokus dieses spirituell ausgerichteten Stils liegt auf der Atmung, dem Singen von Mantras und der Meditation. Spezielle Übungen werden zur Unterstützung der geistigen Konzentration in vielen Wiederholungen ausgeführt.
- **OrthoYoga:** Gegründet 2019 von Eva Obermeier (eingetragene Marke).
- Der Stil ist ein orthopädisches Yoga und kombiniert klassisches Hatha-Yoga und Faszien-Yoga unter physiotherapeutischen Aspekten.
- **Sivananda-Yoga:** Dieser von Swami Sivananda (1887–1963), der als Guru der modernen Gurus gilt, begründete Stil ist gekennzeichnet durch die sanfte Übungsform der Positionen und der Atemtechniken sowie die spirituelle Ausrichtung und die Konzentration auf eine angemessene Lebensform (Vegetarismus, fröhliche und freundliche Ausstrahlung).
- **Viniyoga:** Gegründet von T. Krichnamacharya (1888–1989) und weiterentwickelt von dessen Sohn T. K. V. Desikachar, zeichnet sich dieser Stil durch eine sanfte, therapeutisch ausgerichtete Übungsform aus.

- **Vinyasa-(Flow-)Yoga und Power-Yoga:** Diese dynamische und fließende Übungsform basiert auf der Aneinanderreihung der Asanas mit gezieltem Einsatz der Atmung, die vom Ashtanga-Yoga (s. o.) beeinflusst ist.
- **Yin-Yoga:** Begründet von Sarah Powers und Paulie Zink ca. ab 2000. Die Idee ist, die Gemeinsamkeiten der traditionellen chinesischen Medizin (TCM) und der Feinstoffphysiologie (Faszien) bei den Yogaübungen zu kombinieren. Es ist ein eher ruhiger, passiver Yogastil.

3.3.3.2 Grundregeln des Yoga

In letzter Zeit wurde in den Medien wiederholt auf Gefahren und Risiken des Yogaübens aufmerksam gemacht. Es wurden Fallbeispiele angeführt, in denen Yogapraktizierende sich verletzten oder sogar ernsthaft erkrankten. Sicherlich ist es jederzeit möglich, sich bei Bewegung zu verletzen. Aufgrund der anspruchsvollen und wirkungsmächtigen Übungen ist es beim Yoga zweifellos äußerst wichtig, dass Übende und Lehrende aufmerksam und verantwortungsbewusst sind und handeln. Yoga sollte zum Erlernen unter Anleitung eines qualifizierten Lehrers praktiziert werden. Die Übenden sollten sich stets ihrer Grenzen bewusst sein und diesen Beachtung schenken.

Grundsätzlich sollten Lehrende und Übende einen Kanon an Grundregeln kennen, respektieren und möglichst auch einhalten. Das Bewusstsein dieser teils traditionellen Regeln fördert die Sicherheit beim Yoga direkt und indirekt durch die Erhöhung der Aufmerksamkeit für das Yoga.

Grundregeln für Yogaübende

- Nüchtern üben – oder zumindest nie mit vollem Magen.
- Blase und Darm vor der Praxis entleeren.
- Nie unter Einfluss von Drogen üben.
- Sauberer Körper, saubere Kleidung.
- Keine oder nur eingeschränkte Praxis (keine Umkehrhaltungen) während der Menstruation.
- Saubere Umgebung, keine Zugluft, nicht in der direkten Sonne üben.
- Den aktuellen individuellen körperlichen, mentalen und emotionalen Zustand berücksichtigen.
- Üben mit der inneren Haltung der Geduld und des Respekts.
- Regelmäßig, am besten täglich, üben; selbst, wenn es kurz ist.

Grundregeln für Yogalehrer

- Das Ziel der Yogastunde festlegen, jedoch die aktuelle Verfassung der Übenden reflektieren und entsprechend den Inhalt der Stunde modifizieren.
- Kenntnis der Wirkungen und Kontraindikationen der geplanten Asanas und Pranayama-Übungen.
- Die Sequenzierung so gestalten, dass die Körperpartien, die angesprochen werden sollen, gezielt aufgewärmt werden, und für die zuvor stark beanspruchten Körperpartien ausgleichende Asanas einbinden.
- Individuell abstimmen, welche Ausweichbewegungen akzeptiert und welche korrigiert werden sollen.
- Ausreichende Schlussentspannung.
- Stets Krankheiten und individuelle medizinische Befunde der Übenden erfragen und berücksichtigen.
- Insbesondere Schmerzen (pathologisch, physiologisch) vor, während und/oder nach der Yogastunde beachten und bewerten.
- Respektvolle, zugewandte Haltung gegenüber den Übenden.

3.3.3.3 Wirkprinzipien des Yoga

Die regelmäßige, korrekte Yoga-Praxis hat weitreichende und wohltuende Wirkungen auf Körper und Geist. Traditionell wird diese Wirkungsweise der Asanas, Kriyas und Mudras, des Pranayama und der Meditation auf ein Mensch-/Körperbild bezogen, in dem Nadis, Chakren und Bandhas zentral sind.

3.3.3.3.1 Prana (Energie)

■ **Nadis (Energiekanäle)**

Ähnlich wie Akupunktur, Shiatsu oder Tai Chi wirkt Yoga über Energiekanäle. Im Yoga heißen diese Kanäle Nadis, die sie durchlaufende Energie wird Prana genannt. Die drei wichtigsten Energiekanäle (insgesamt gibt es 72.000 Nadis) sind Ida, Pingala und Shushuma. Sie entspringen am unteren Ende der Wirbelsäule. Ida und Pingala laufen spiralförmig entlang der WS hoch, bis sie sich am jeweils entgegengesetzten Nasenflügel treffen. Susuma wandert direkt gerade die WS hoch.

■ **Chakren (körpereigene Energiezentren)**

An den Kreuzungspunkten der Nadis entlang der WS befinden sich die sog. Chakren, die Energiezentren des Körpers. Aus medizinischer Sicht lassen sich die Chakren den Hormondrüsen zuordnen. Es gibt acht Haupt-Chakren, diesen werden bestimmte Funktionen, Wirkungen, Aufgaben und Farben zugeordnet.

■ **Bandha (Haltegriff/Verschluss)**

Bandha bezeichnet eine Körperhaltung, in der gewisse Organe, Muskeln und/oder Körperteile gehalten, zusammengezogen und kontrolliert werden. Der Nutzen der Bandhas besteht darin, die Energie (Prana), die während des Yogaübens durch den Körper fließt bzw. durch die Nadis geleitet wird, zu konzentrieren und unter Verschluss zu halten. Damit soll ein Energieverlust verhindert werden. Es gibt drei Bandhas:

- Jalandhara Bandha (den Kinn-Verschluss),
- Uddiyana Bandha (den Bauchmuskel-Verschluss),
- Mula Bandha (den Beckenboden-Verschluss).

Physiologisch lassen sich die Bandhas horizontalen Bindegewebsstrukturen zuordnen: Kehlkopf, Zwerchfell, Beckenboden.

3.3.3.3.2 Yoga-Techniken

■ **Asanas (Körperhaltungen)**

Das moderne Hatha-Yoga kennt zahlreiche Asanas, die verschiedenen Gruppen zugeordnet sind. Beispielhaft werden einige der Asanas unter ➤ 3.3.3.4 vorgestellt.

■ **Kriyas (körperliche Reinigungstechniken)**

Die Kriyas regen die Ausscheidungssysteme des Körpers auf verschiedene Art und Weise an und unterstützen diese in ihrer Funktion. Den Kriyas wird darüber hinaus spirituelle Wirkung zugeschrieben. Zu den Reinigungstechniken zählen z. B. Nauli (wellenartiges „Bauchrollen" durch wechselnde Kontraktionen der Bauchmuskulatur), Reinigung der Zunge, Reinigung des Enddarms durch Einläufe und bestimmte Atemtechniken (Pranayama s. u.).

■ **Mudras (Das, was Freude bringt)**

Mudras sind symbolische Hand- und Fingergesten, denen eine positive Wirkung auf den Organismus und den Geist zugeschrieben wird. Ein oft praktiziertes Beispiel ist Jnana-Mudra, bei dem die Spitzen von Zeigefinger und Daumen aneinandergelegt werden, die anderen Finger sind gestreckt. Die Geste symbolisiert Erkenntnis durch die Vereinigung von individueller und universaler Seele.

■ **Pranayama**

Prana: Leben, Energie; Yama: Kraft, Stärke. Der im Alltag meist unbewusste Atem wird in der Yoga-Praxis bewusst gemacht und gelenkt. Während der dynamischen Asana-Praxis werden Atem und Bewegung synchronisiert. In statischen Asanas werden die Atemphasen verlängert und betont. Liegt der Schwerpunkt beim Pranayama auf der Einatmung, wirkt diese Atemtechnik anregend für Körper und Geist. Liegt der Schwerpunkt auf der Ausatmung, werden Körper, Gehirn und Nerven beruhigt. Liegt der Schwerpunkt hingegen auf dem Luftanhalten, soll der Drang zum Weiteratmen kontrolliert werden. Durch diesen „Zwang" werden alle Sinnesorgane, Triebe, Gelüste und negative Gefühle unter Kontrolle gebracht. So wird das Gefühl der „inneren Stille" gefördert. Häufig praktizierte Pranayama-Techniken sind:

- **Ujjai Pranayama:** Durch sanften Verschluss der Stimmritze entsteht ein hörbarer Atemlaut. Durch das Atemgeräusch („Meeresrauschen") werden die Konzentration und Aufmerksamkeit der Übenden geschult, geistige Klarheit und emotionale Balance gefördert. Das Zwerchfell wird durch den Atemwiderstand aufgrund der Verengung der Stimmritze gekräftigt und das Atemvolumen so im Lauf der Zeit vergrößert.
- **Nadi Shodana Pranayama:** Das rechte und/oder linke Nasenloch werden mit dem Daumen sowie dem kleinen und dem Ringfinger einer Hand wechselweise bei der Ein- und Ausatmung verschlossen. Die Atemphasen werden auf diese Weise vertieft und verlängert. Diese Atemtechnik zählt zu den Reinigungstechniken (Kriya s. o.) im Yoga, sie bewirkt Ausgeglichenheit in der Aktivität der Gehirnhälften, der Energiefluss im Körper wird gefördert, emotionale Ausgeglichenheit herbeigeführt und Stress effizient reduziert.

■ **Meditation (Loslassen des Geistes)**

Meditation ist die tiefe Konzentration auf einen Gegenstand (z. B. die Atmung, ein Mantra oder die Chakren) in einem Prozess des inneren Loslassens. Wissenschaftliche Untersuchungen der Gehirnströme während und nach der Meditation haben gezeigt, dass die Meditation eine Tiefenentspannung ermöglicht, die Aufmerksamkeit, Bewusstsein und Konzentrationsfähigkeit im Alltag verbessert. Während der Meditation werden Endorphine freigesetzt, die Hirnströme und -wellen in Richtung Alpha-Wellen verändern, die einen wachen, entspannten Zustand kennzeichnen. Gleichzeitig verlangsamt sich der Stoffwechsel, der Blutdruck sinkt, die Atmung wird tiefer und die Herzfrequenz herabgesetzt. Die Annahme, Meditation sei eine Technik zur Lösung von persönlichen Problemen, ist allerdings nicht richtig. Es gibt zahlreiche Meditationstechniken, z. B. Gong-Meditation, Geh-Meditation, Transzendentale Meditation, Mantra-, Zen- oder Klang-Meditation, die individuell nach persönlichen Vorlieben praktiziert werden können.

3.3.3.3.3 Medizinische Wirkungen des Yoga

Das medizinische Wirkprinzip beruht v. a. auf der Aktivierung des Parasympathikus:

- Entspannung der Skelettmuskulatur,
- Abnahme der Herzfrequenz,
- Vertiefung der Atmung und damit Zunahme der Vitalkapazität,
- Antrieb des Immunsystems,
- Relativierung stressbedingter Symptome.

Weitere Effekte sind:

- Entspannung hypertoner Muskulatur,
- Mobilisation des Bewegungsapparats,
- Kräftigung und Stabilisierung hypotoner Muskulatur,
- Verbesserung der Durchblutung und des Lymphabflusses,
- Reinigung und Entgiftung des Körpers durch die Weiterleitung der Körperflüssigkeiten über die Gefäße und Lymphsysteme zu den großen Zentralgefäßen und den Entgiftungsorganen wie Leber und Niere.

3

Um von diesem Yoga-Wirkspektrum zu profitieren, ist dauerhaftes Üben nötig.

Yoga kann beruhigend, anregend, erdend oder revitalisierend wirken. Dies hängt von der Art der Asanas, der Sequenzierung in der Übungseinheit und der Intensität und Dauer der Haltungen ab. Zusammengefasst lässt sich die Wirkungsweise des Yoga als entspannend oder aktivierend, regenerierend, schmerzlindernd, kräftigend, vitalisierend und verjüngend beschreiben.
Die einzelnen Effekte werden nachfolgend genauer beschrieben.

■ **Anatomische, physiologische und biomechanische Aspekte**
Beim Üben der Asanas werden Muskeln und Gelenke gedehnt, mobilisiert, stabilisiert und gekräftigt und damit die Koordinationsfähigkeit und die Körperwahrnehmung der Übenden geschult.

■ **Wirkungen auf die Skelettmuskulatur und die Gelenke**
In der Yoga-Praxis finden sich drei grundlegende Methoden der Muskeldehnung:

- **Dynamisches Dehnen:** Bestimmte Bewegungen oder Bewegungsabläufe werden mehrfach wiederholt, z. B. beim Sonnengruß (➤ 3.3.3.4.9); die Dehnung wird mit jeder Wiederholung vertieft.
- **Passives (statisches) Dehnen:** Das Dehnen erfolgt hierbei mit der Unterstützung von Körpergewicht, Schwerkraft und dem Zusammenspiel von Synergist und Antagonist. Der Einsatz von Hilfsmitteln wie einem Klotz, Gurt oder Polster ist hierbei häufig sinnvoll.
- **Unterstütztes (isometrisches) Dehnen:** Die Technik entspricht dem Dehnungsprinzip des PNF aus der PT (➤ 3.7.3). Der Muskel, der gedehnt werden soll, wird beim Dehnen kontrahiert. Die Lösung der Kontraktion führt zu einer tiefen Entspannung des gedehnten Muskels.

In der **Mobilisation** werden Gelenke angesprochen, die in ihrem physiologischen Bewegungsradius eingeschränkt sind. In den Asanas werden die Gelenke in unterschiedliche Lagen, Positionen und Stellungen gebracht und so mit Unterstützung der Schwerkraft mobilisiert. Der gezielte Einsatz der Atmung sowie die Unterstützung durch Hilfsmittel können den positiven Effekt verstärken.
Bei der **Stabilisation/Kräftigung** werden Positionen eingenommen, in denen mit der eigenen Muskelkraft gegen die Schwerkraft gezielt „Schwachstellen" gekräftigt und stabilisiert werden, um dadurch tiefe Muskelpartien zu fördern, die in herkömmlichen Sportarten vernachlässigt werden.
Durch eine **korrekte anatomische und physiologische Ausrichtung der Gelenke und der Wirbelsäule** in den Asanas werden Fehlstellungen/Fehlhaltungen korrigiert, Bewegungseinschränken mobilisiert und die dazu erforderliche stabilisierende Muskulatur in den physiologischen Gelenkstellungen gekräftigt. Dieses Training bewirkt, dass der Körper automatisch im Alltag in eine aufgerichtete Körperhaltung „erzogen" wird.
Relevant sind diese Techniken u. a. bei den Krankheitsbildern Skoliose, Arthrose und Osteoporose sowie bei Haltungsschäden oder Fehlhaltungen.

■ **Wirkungen auf das kardiovaskuläre System und die Atmung**
Herzschlag- und Atemfrequenz können durch dynamische Übungsabfolgen wie z. B. den Sonnengruß (➤ 3.3.3.4.9) erhöht werden, so wird die Vitalkapazität verbessert. Durch beruhigende, lang gehaltene (statische) Asanas kann der Blutdruck gesenkt und der Herzschlag verlangsamt werden.

■ **Wirkungen für die Stressabwehr und Stressbewältigung**
Durch einen gezielten Wechsel zwischen Anspannung und Entspannung in den Asanas und beim Pranayama wird der Abbau der negativen Biochemie (Adrenalin und Kortisol) im Körper gefördert. Durch die verbesserte Durchblutung

werden Organe und Hormondrüsen stärker mit Sauerstoff versorgt und die Körperwahrnehmung und Atmungsschulung trainiert.
Diese Wirkungen können hilfreich sein bei z. B. Burnout-Syndrom, Bluthochdruck, Rückenbeschwerden, Verspannungen, Kopfschmerzen, Migräne, Herz-Kreislauf-Erkrankungen, Depressionen, Verdauungsproblemen, Schwächung des Immunsystems (z. B. häufige Erkältungen), Konzentrationsschwierigkeiten, Abusus von Tabak, Medikamenten, Alkohol oder sonstigen Drogen.

■ **Wirkungen auf das Nervensystem**
Oftmals wirkt Yoga besser und nachhaltiger kräftigend auf die Gesamtkonstitution als herkömmliche Sportarten, da im Yoga die Fähigkeit zum Entspannen trainiert wird. Die Stimmung wird aufgehellt und die Konzentrationsfähigkeit verbessert.
Diese Wirkungen können z. B. bei Karpaltunnelsyndrom, Epicondylitis, Ischialgie, Prolaps, Protrusio und Aufmerksamkeitsdefizit-Hyperaktivitätsstörung (ADHS) relevant sein.

■ **Wirkungen auf den Verdauungstrakt**
Durch spezielle Yoga-Asanas können die Verdauung und der Stoffwechsel gezielt angeregt und reguliert werden. Positive Wirkungen sind bei Diabetes, erhöhtem Cholesterinspiegel, Gallenblasenbeschwerden, diversen Lebererkrankungen und zur Unterstützung der Nierenfunktion nachgewiesen worden.

■ **Wirkungen auf das Hormonsystem**
Die Übungspraxis des Yoga kann den Hormonspiegel weder erhöhen noch senken. Die regelmäßige Praxis ermöglicht allerdings Körper und Geist, Hormonschwankungen leichter auszugleichen und insbesondere bei Schwankungen des Hormonspiegels ein Gleichgewicht zu bewahren.
Dies kann z. B. hilfreich sein bei klimakteriumsbedingten Beschwerden, Schilddrüsenerkrankungen, Störungen der Nebennierenfunktion oder gynäkologisch bei Beckenbodeninsuffizienz, Blasenentzündungen, Menstruationsbeschwerden, Schwangerschaft (zur Erleichterung der entstehenden Beschwerden und zur Vorbereitung für die Geburt).

■ **Wirkungen auf das Immunsystem**
Wissenschaftliche Studien belegen, dass Yoga bei Krebspatienten positiv auf das Allgemeinbefinden wirkt. Krebstherapien (Bestrahlung, Chemotherapie, Hormontherapien) werden besser vertragen und Schwächezustände sowie ein Mangel an Energie vermindert. Die Leistungsfähigkeit nimmt signifikant zu, das Schlafverhalten wird verbessert, Stressbelastungen und depressive Symptome werden reduziert.

■ **Wirkungen auf die Faszien**
Faszien werden von der Wissenschaft mittlerweile als eigenständiges Sinnesorgan betrachtet, auf die Yoga positiv einwirkt. Im Allgemeinen werden beim Üben der Yogapositionen die Faszien komprimiert, damit sie sich im Anschluss wieder mit neuer Flüssigkeit vollsaugen können. Der Stoffwechsel kommt dadurch in Schwung und der Fitness- und Beweglichkeitseffekt stellt sich ein.

3.3.3.4 Asanas

Die zahlreichen Asanas des modernen Hatha-Yoga lassen sich in verschiedene Typen gruppieren. Unterschieden werden liegende, stehende, vorwärts- und rückwärtsbeugende, armgestützte, drehende, umkehrende und ruhende, regenerierende Körperstellungen.
Beispielhaft werden hier jeweils einige Asanas der diversen Typen vorgestellt und erwünschte Wirkungen sowie Gegenanzeigen skizziert. Hierbei ist zu berücksichtigen, dass bezüglich der Indikationen und Kontraindikationen der Asanas keine grundsätzlichen Aussagen getroffen werden können. Vielmehr ist für die Wirkung der Asanas der individuelle (Ist-)Zustand des Übenden ausschlag-

gebend, insbesondere Art und Schwere einer eventuellen Vorerkrankung sind von Bedeutung. Ein erfahrener, fachkompetenter Yogalehrer ist in der Lage, die Asanas auf die individuelle Verfassung und die gewünschte Wirkung hin zu modifizieren. Jede Asana hat Variationen mit oder ohne Hilfsmittel, die ein therapeutisches Üben ermöglichen.

3.3.3.4.1 Liegende Haltung

Supta Padangustasana (Beindehnung im Liegen) (➤ Abb. 3.3.1)
Wirkungen: Dehnung der rückseitigen Beinmuskulatur, wohltuend bei diversen Rückenbeschwerden.
Kontraindikationen: Zerrungen, Muskelfaserrisse, Ischialgie.

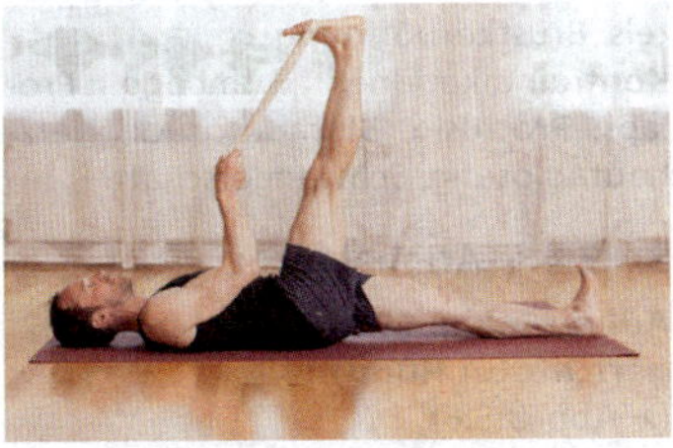

Abb. 3.3.1 Supta Padangustasana (Beindehnung im Liegen).

3.3.3.4.2 Standpositionen

Tadasana (Berghaltung), Trikonasana (Dreieck), Utthita Parsvakonasana (gestreckte Winkelhaltung), Uttanasana (stehende Vorbeuge)
(Trikonasana ➤ Abb. 3.3.2 und Parivritta Trikonasana ➤ Abb. 3.3.3)
Wirkungen: Kräftigung der gesamten Bein- und Fußmuskulatur, Stabilisierung der WS, Dehnung der rückseitigen Beinmuskulatur.
Kontraindikationen: Schwere Herz-Kreislauf-Erkrankungen.

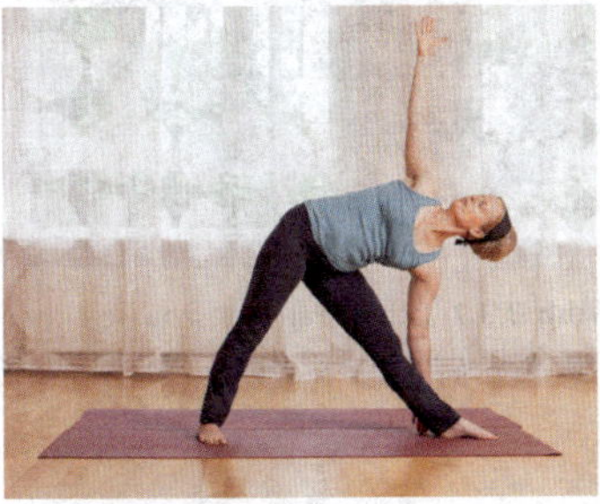

Abb. 3.3.2 Trikonasana (Dreieck).

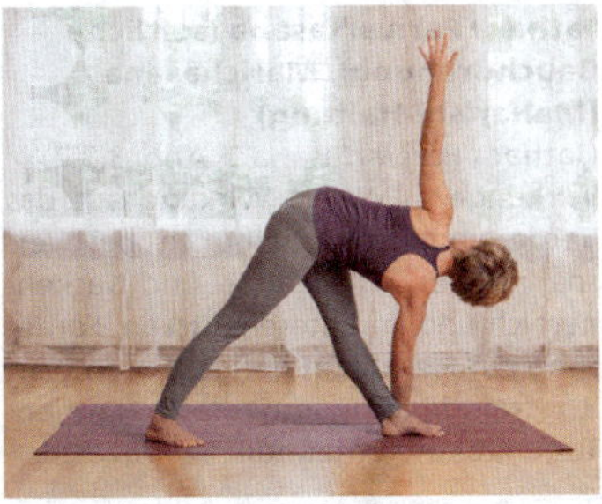

Abb. 3.3.3 Parivritta Trikonasana (gedrehtes Dreieck).

3.3.3.4.3 Vorwärtsbeugen

Paschimottanasana (Vorbeuge im Sitzen) (➤ Abb. 3.3.4)
Wirkungen: Dehnung der gesamten rückseitigen Muskulatur, emotional beruhigend.
Kontraindikationen: Muskelverletzungen der rückseitigen Muskulatur, Hernien, Lumbago, Ischialgie, Protrusio, Prolaps der LWS.

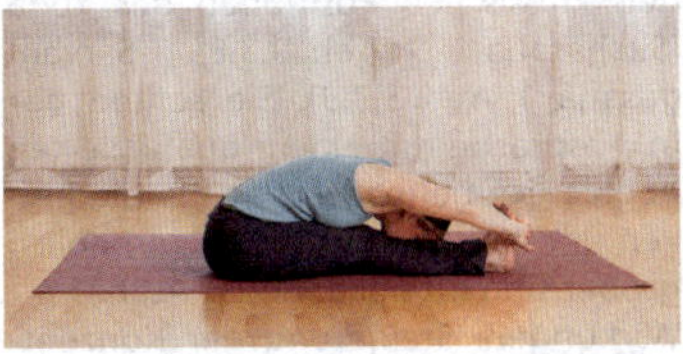

Abb. 3.3.4 Paschimottanasana (Vorbeuge im Sitzen).

3

3.3.3.4.4 Rückwärtsbeugen

Bhujangasana (kleine und große Kobra), Dhanurasana (Bogen), Shalambasana (Heuschrecke)
(Shalambasana ➤ Abb. 3.3.5)
Wirkungen: Verbesserung der Beweglichkeit der WS und des Schultergürtels, Brustkorböffnung.
Kontraindikationen: Lumbago, Prolaps, Protrusio, Bluthochdruck, Netzhautablösung, Schwangerschaft.

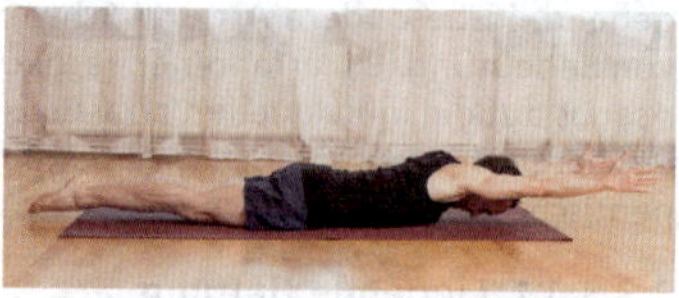

Abb. 3.3.5 Shalambasana (Heuschrecke).

3.3.3.4.5 Armbalancen

Adho Mukha Svanasana (abwärtsgerichteter Hund)
(➤ Abb. 3.3.6)
Wirkungen: Kräftigung der Schulter- und Armmuskulatur, Förderung der Beweglichkeit der Handgelenke, Förderung der Flexibilität der WS, Stabilisierung der WS.
Kontraindikationen: Frakturen, Bursitis, Traumata von Schulter-, Ellenbogen-, Handgelenken.

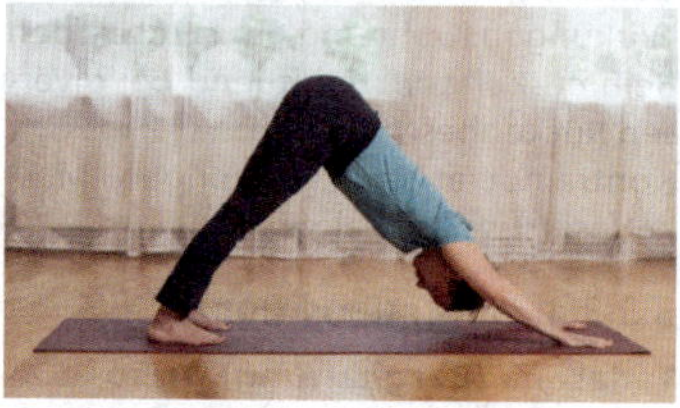

Abb. 3.3.6 Adho Mukha Svanasana (abwärtsgerichteter Hund).

3.3.3.4.6 Drehungen

Jathara Parivartasana (seitliche Bauchdrehung), Marichasana (Maharishi-Haltung)
(Jathara Parivartasana ➤ Abb. 3.3.7)
Wirkungen: Positive Wirkung auf das Verdauungssystem, hilfreich bei Verspannungen im Schulter- und Nackenbereich und im unteren Rücken, Förderung der Flexibilität der gesamten WS.
Kontraindikationen: Prolaps, Hernien, Tumor, akute entzündliche Prozesse.

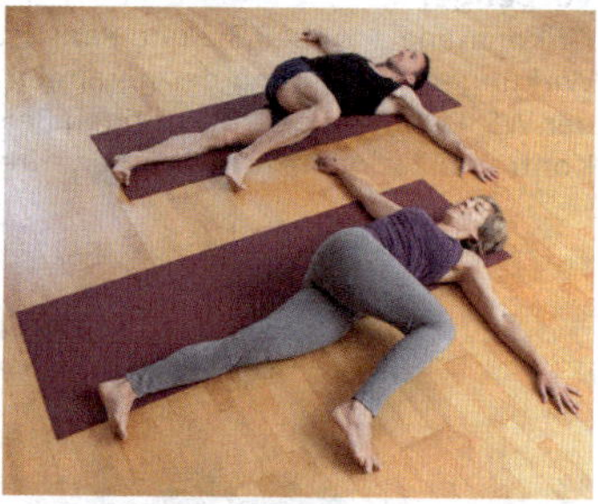

Abb. 3.3.7 Jathara Parivartasana (seitliche Bauchdrehung).

3.3.3.4.7 Umkehrhaltungen

Halasana (Pflug), Sirshasana (Kopfstand), Sarvangasana (Schulterstand/Kerze)
Diese Umkehrhaltungen zählen zu den klassischen Positionen des Yoga (Sirshasana ➤ Abb. 3.3.8, Sarvangasana ➤ Abb. 3.3.9). Sie sollten nur in Absprache mit einem qualifizierten Yogalehrer geübt werden, da die Risiken und Kontraindikationen erheblich größer sind als bei anderen Asanas.
Wirkungen: Steigerung der Konzentration, Anregung der Schilddrüse, regenerierend, förderlich bei niedrigem Blutdruck.
Kontraindikationen: Spondylolisthesis, Prolaps, Protrusio, diverse Augener-

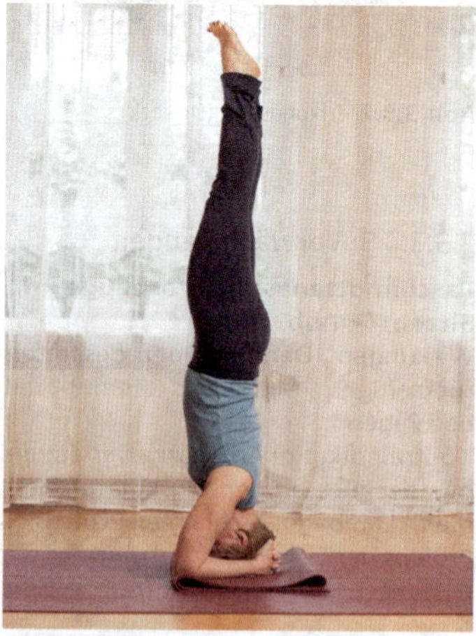

Abb. 3.3.8 Sirshasana (Kopfstand).

krankungen, Erkrankungen des Gehörs, akute entzündliche Prozesse, Bluthochdruck, Menstruation.

3.3.3.4.8 Regenerierende Haltungen

Savasana (Totenstellung)
(➤ Abb. 3.3.10)
Wirkungen: Tiefenentspannung, sensible Körperwahrnehmung.
Kontraindikationen: Keine.

3.3.3.4.9 Surya Namaskar

(Klassischer) Sonnengruß
Wirkungen: Verbesserung der Ausdauerleistung und der Vitalkapazität, Förderung der Beweglichkeit des gesamten Körpers.
Kontraindikationen: Schwere Herzerkrankungen, Traumata, Lumbago, Ischialgie, akuter Prolaps, eingeschränkt bei Bluthochdruck, Netzhautablösung.

Abfolge:
1. Tadasana (Berghaltung),
2. Urdhvahastasana (Bergposition mit Händen nach oben),
3. Uttanasana (stehende Vorbeuge),
4. Anjaneyasana (Ausfallschritt),
5. Adho Mukha Svanasana (abwärtsgerichteter Hund),
6. Plank Pose/High Chaturanga (schiefe Ebene),
7. Urdhva Mukha Svanasana (aufwärtsgerichteter Hund),
8. Adho Mukha Svanasana (abwärtsgerichteter Hund),
9. Anjaneyasana (Ausfallschritt),
10. Uttanasana (stehende Vorbeuge),
11. Tadasana (Berghaltung).

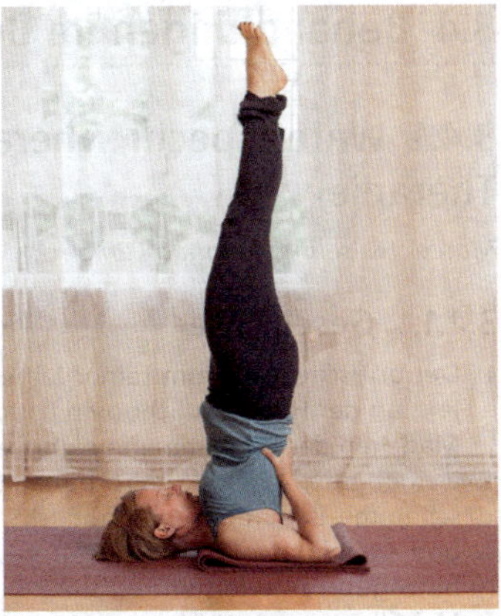

Abb. 3.3.9 Sarvangasana (Schulterstand/Kerze).

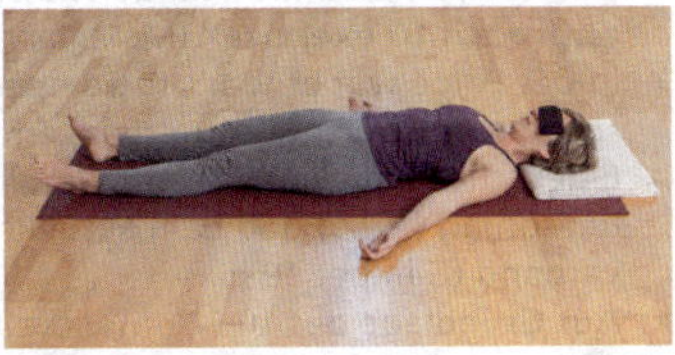

Abb. 3.3.10 Savasana (Totenstellung).

3.3.3.5 Evidenz-/Bewertungslage

Um größtmögliche Aktualität in der Print- und Online-Version zu gewährleisten, stehen Informationen zu aktuell vorliegenden Studien im Online-Zusatzmaterial (➤ QR-Code) zur Verfügung.

Evidenzangaben

Literatur und weiterführende Literatur

3.4 Behandlungen im Bewegungsbad

3.4.1 Water Specific Therapy (WST, wasserspezifische Therapie)

3

Marcel Hulselmans, Johan Lambeck

3.4.1.1 Geschichte

- Der britische Schwimmtrainer James McMillan startete 1950 mit einem Projekt an der Halliwick School in London, bei dem körperlich behinderten Mädchen das Schwimmen gelehrt wurde. Dem Projekt lag ein hierarchisch aufgebautes 10 Punkte-Programm (10 PP ➤ Tab. 3.4.1) zugrunde, das Menschen mit Behinderung ermöglicht, Sicherheit im Wasser (Gleichgewicht und Atemkontrolle) zu erarbeiten und eine selbstständige Schwimmfortbewegung zu erlernen.
- McMillan wurde 1974 zum Leiter eines Wassertherapieprojekts nach Bad Ragaz (Schweiz) berufen, um aus dem 10 PP ein Konzept für eine Bewegungstherapie im Wasser für Erwachsene mit muskuloskelettalen und neurologischen Erkrankungen zu entwickeln: Es entstanden die **„logic approach to exercise"** (McMillan 1977).
- In der Folge war es v. a. Urs Gamper, der in Valens (Schweiz) die wasserspezifische Bewegungstherapie entwickelte, die die hydromechanischen Eigenschaften des Wassers in Verbindung mit der Biomechanik, dem Clinical Reasoning (➤ 1.9) und dem aktuellen wissenschaftlichen Erkenntnisstand verband (Gamper 1995).
- Auf Grundlage des 10 PP entwickelten sich zwei Organisationen mit verschiedenen Zielsetzungen:
  - Die **International Halliwick Association (IHA)** mit der Zielsetzung das 10 PP weiterzuentwickeln, um Menschen mit einer Behinderung zum unabhängigen Bewegen im Wasser und zum Schwimmen zu führen.
  - Die **International Aquatic Therapy Faculty (IATF)** mit der Zielsetzung, durch Erkrankung oder einen Unfall entstandene Störungen der Körperfunktion und/oder Körperstruktur bewegungstherapeutisch so zu beeinflussen, dass der Aktivitätszustand und die Partizipation in der Gesellschaft verbessert und somit ein Zugewinn an Lebensqualität erreicht werden.

Tab. 3.4.1 Vergleich: 10 Punkte-Programm nach McMillan und der WST.

	10 PP nach McMillan	10 PP der WST
Punkt 1	geistige Anpassung	geistige Anpassung und Loslösen
Punkt 2	Loslösen	sagittale Rotationskontrolle
Punkt 3	vertikale Rotationskontrolle	transversale Rotationskontrolle
Punkt 4	laterale Rotationskontrolle	longitudinale Rotationskontrolle
Punkt 5	kombinierte Rotationskontrolle	kombinierte Rotationskontrolle
Punkt 6	geistige Umkehr	geistige Umkehr
Punkt 7	Gleichgewicht in Ruhe	Gleichgewicht in Ruhe
Punkt 8	Gleiten mit Turbulenzen	Gleiten mit Turbulenzen
Punkt 9	einfache Fortbewegung	einfache Fortbewegung
Punkt 10	elementare Schwimmbewegung	elementare Schwimmbewegung

■ Entwicklung der Water Specific Therapy (WST)

Die WSTN-Richtung baut auf der Grundlage einer medizinischen Diagnose auf. Es werden die aus dem medizinischen Schaden resultierenden Defizite analysiert und interpretiert. Zugrunde liegen somit klinische Entscheidungsmuster, die sich an der aktuellen wissenschaftlichen Evidenz orientieren und die Elemente von Bewegung und Wasser zum Zweck der Verbesserung der Funktionsfähigkeit vereinen. Die Elemente der Halliwick-Rotationskontrollen, der Atemkontrolle und des Loslösens sind Grundlagen sensomotorischer Kontrollen und werden in dieser Form der Therapie berücksichtigt. Dazu wurde das ursprünglich von McMillan entwickelte 10 PP in den ersten fünf Punkten leicht modifiziert (➤ Tab. 3.4.1). Punkte 1 und 2 wurden zusammengelegt, da sie stets gemeinsam zu betrachten sind. Insbesondere wurden die Rotationen nach den Bewegungsachsen definiert, um die sie stattfinden. Daher spricht man heute von **sagittaler, transversaler und longitudinaler Rotationskontrolle.**

> Die WSTN-Therapieform kann nur von Th. mit einer Ausbildung in einem therapeutischen Gesundheitsberuf erlernt und ausgeübt werden. Diese Bewegungstherapie wird als **Water Specific Therapy** (WST, wasserspezifische Therapie) bezeichnet (gelegentlich auch noch als Halliwick® Aquatic Therapy, HAT).

3.4.1.2 Wirkprinzipien

3.4.1.2.1 Wirkprinzip der Immersion

Taucht ein Körper ins Wasser ein (**Immersion**), kommt es automatisch zu physiologischen Reaktionen im Körper, die abhängig von Eintauchtiefe und Temperatur sind. Diese Effekte wirken sich auf Herzfrequenz, Blutdruck, Hormonhaushalt und Muskelsystem aus: U. a. werden die vom Herz zu leistende Arbeit und die Atemarbeit erhöht, wohingegen Blutdruck, Herzfrequenz und Muskeltonus sinken. Dafür verantwortlich sind der hydrostatische Druck, der Auftrieb und die Wärmeleitfähigkeit des Wassers.

Bsp.: Ein Eintauchen bis zum Hals bewirkt eine Zunahme der kardiorespiratorischen Arbeit und kann als trainingswirksamer Reiz genutzt werden. Die dabei entstehende Herzkreislauf-Belastung ist vergleichbar mit der Belastung, die durch Hinsetzen aus der Rückenlage auftritt (Agostoni et al. 1966, Becker 2009, Choukroun u. Varene 1990, Hong et al. 1969). Der Wasserdruck zentralisiert das Blut, was die Durchblutung des tiefer liegenden Gewebes fördert; Ödeme werden reduziert.

3.4.1.2.2 Wirkprinzip der Water Specific Therapy

Die WST ist eine **aktive Bewegungstherapie,** die muskulär sowohl auf segmentaler Ebene als auch allgemein in den großen Muskelketten erfolgt. Ziel ist stets die Kontrolle einer Bewegung mittels isotonisch-konzentrischer und/oder exzentrischer Muskelkontraktion. Im Falle einer angestrebten Bewegungsverhinderung bzw. Stabilisation einer Position wird die Kontrolle durch isometrische oder Co-Kontraktion erreicht.

Eine belastungsspezifische Anpassung des Schwierigkeitsgrads der motorischen Kontrolle ist durch mehr offene Ketten (schwieriger) oder mehr geschlossene Ketten (leichter) möglich. Zudem kann eine Anpassung durch die Entscheidung erfolgen, ob die Bewegung im Sinne einer reaktiven Antwort auf einen Reiz oder als aktive Bewegung mit entsprechenden motorischen Pre-Settings durchgeführt werden soll.

Generelle **Besonderheiten beim Bewegen in Wasser:**

- Sofern die Bewegungen langsam und in Richtung der Auftriebskraft erfolgen, benötigen sie bis zu einer Winkelgeschwindigkeit von 60° pro Sekunde weniger Kraft als an Land.
- Bei höheren Geschwindigkeiten steigt der Kraftaufwand und übersteigt denjenigen von identischen Landübungen.
- Das Wasser kann somit assistiv oder resistiv genutzt werden (➤ 3.4.1.8).
- Im Wasser reduzieren sich propriozeptive Reize proportional zur Eintauchtiefe.
- Über Bewegungen im Wasser wird das exterozeptive System (Hautrezeptoren, Innenohr und Augen) vermehrt sensibilisiert.
- Die Bewegungen verändern somit den afferenten Input des ZNS, was das motorische Lernen beeinflussen könnte (Sato et al. 2003).

Durch Adaptation der Wassertiefe erfährt der Körper eine scheinbare Gewichtsveränderung. Dieses Prinzip ermöglicht, dass Belastungen von Körpersystemen zielgenau adaptiert und Aktivitäten ohne gesundheitsgefährdende Belastungen durchgeführt werden können. Besonders in der Orthopädie und Rheumatologie nutzt man diese Möglichkeiten, um Körperfunktionen zu einem frühen Zeitpunkt der Rehabilitation zu verbessern. Zusätzliche Reize (fazilitierend oder erschwerend), die die Gleichgewichtslage stören, verlangen Anpassungen im Sinne einer aufgabenorientierten Therapie, die wiederum neue motorische Antworten provozieren.
Zudem finden in der WST generelle physiotherapeutische Behandlungs- und trainingsphysiologische Prinzipien Anwendung (➤ 3.6.5), wie repetitive Bewegungen mit mobilisierenden oder entspannenden Reizen.

■ Metazentrischer Effekt und motorische Reaktion

Die **Auftriebskraft** lässt sich in ➤ Abb. 3.4.1 im Volumenmittelpunkt des verdrängten Wassers als „Auftriebspunkt" (A), die **Schwerkraft** als „Schwerpunkt" (S) im Massenmittelpunkt schematisch darstellen. Befindet sich der Körper im tiefen Wasser im Gleichgewicht, liegt A senkrecht über S.
Sobald sich der Mensch bewegt und z. B. seinen linken Arm abduziert (➤ Abb. 3.4.2) verschieben sich A und S im Verhältnis zueinander. Es entsteht ein Kräftepaar mit einem Drehmoment (**metazentrischer Effekt**). Das Drehmoment erzeugt eine Störung der Gleichgewichtslage als sagittale Rotation des Körpers. Spontan erfolgt eine **Gegenreaktion,** um den Kopf über Wasser zu halten: Der Kopf wird nach rechts geneigt, die rechte Körperseite verkürzt, der rechte Arm wird leicht abduziert und im rechten Bein wird das laterale, im linken das mediale Kompartiment aktiviert (➤ Abb. 3.4.3).
Der Umfang der lateralflektorischen Gegenbewegung von HWS und Rumpf ist abhängig vom Ausmaß des metazentrischen Effekts. Die reaktive Bewegung auf den metazentrischen Effekt kann gezielt zur Mobilisation oder Kräftigung genutzt werden. Ist das Ziel die Mobilisation, kann sowohl das Zulassen der durch den metazentrischen Effekt bewirkten Primärbewegung als auch die aktive Gegenreaktion dazu genutzt werden.

3.4.1.3 Indikationen

Als Indikationen kommen alle Schädigungen von Strukturen und Funktionen des Bewegungssystems und daraus resultierende Einschränkungen von Aktivitäten und Partizipation in Betracht, die aufgrund der wasserspezifischen Effekte (➤ 3.4.1.8) erfolgreicher mit der WST im Wasser behandelt werden können, als dies auf dem Trockenen möglich wäre.

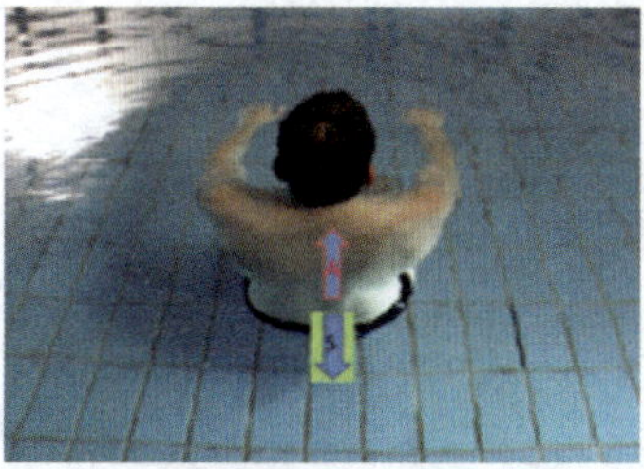

Abb. 3.4.1 Auftriebskraft und Schwerkraft in einer senkrechten Linie. A: Auftriebspunkt, S: Schwerpunkt.

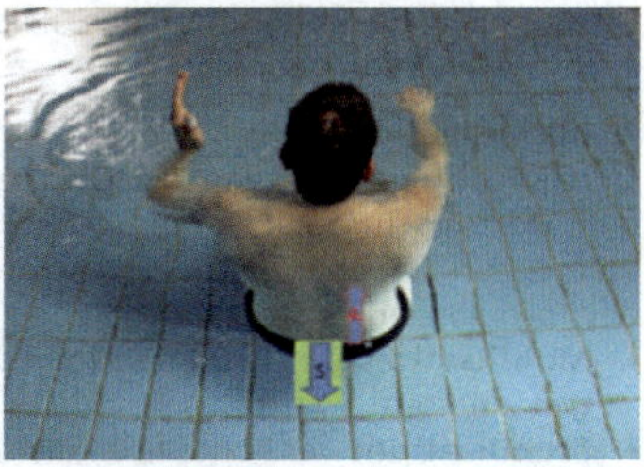

Abb. 3.4.2 Die linke Hand wird aus dem Wasser gehoben, der Arm leicht abduziert. Schwerpunkt (S) und Auftriebspunkt (A) verschieben sich im Verhältnis zueinander und erzeugen ein Drehmoment.

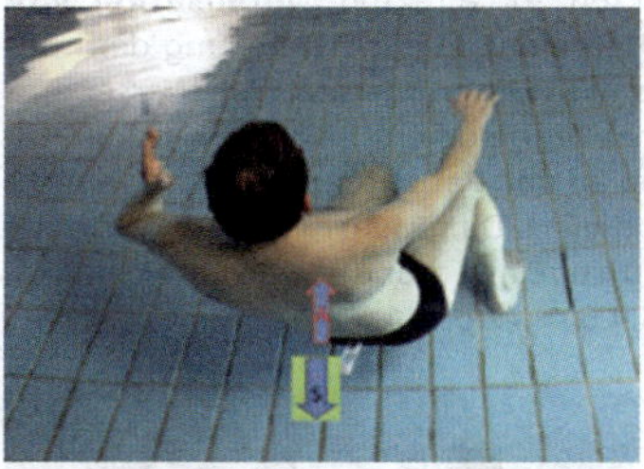

Abb. 3.4.3 Die reaktive Anspannung der rechtsseitigen Nacken- und Rumpfmuskeln sowie eine leichte Abduktion des rechten Armes erfolgen, um die weitere Rotation um die sagittale Hüftgelenksachse links zu verhindern.

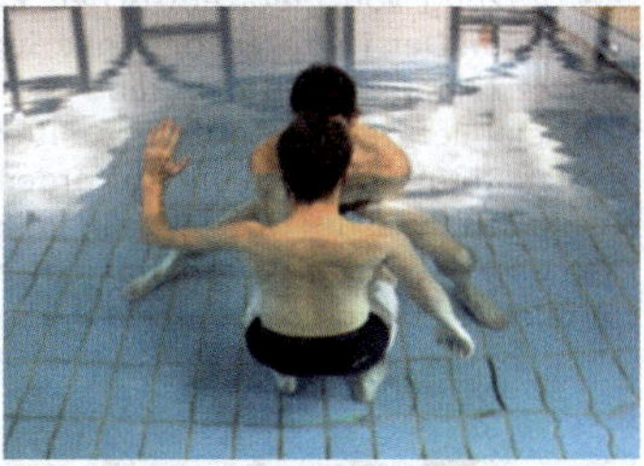

Abb. 3.4.4 Der Patient erhält den Auftrag, die nicht betroffene Hand aus dem Wasser zu heben und trotz des metazentrischen Effekts (= Rotation des Rumpfes nach links) in der sitzenden Position zu verbleiben.

3.4.1.4 Kontraindikationen

Kontraindikationen für die WST sind alle Umstände, die gegen einen Aufenthalt in tiefem Wasser sprechen (sog. aquatische „rote Fahnen" ➤ Box) (➤ 2.1.2) und die aktive, den Organismus kardiopulmonal belastende Übungstherapien verbieten (z. B. instabile akute Frakturen oder Herzinfarkt vor weniger als sechs Wochen).

3.4.1.5 Übungsbeispiele

■ **Übungsbeispiel 1**

Die oben beschriebene Übung zur Kräftigung der Bein- und Armmuskulatur als **reaktive Therapieform:** Der Patient soll die Stellung der Beine nicht verändern, während er die Armbewegung links ausführt. Soll ein therapeutischer Effekt auf die Schulterbewegung oder Aktivierung der rechten Schulter gelegt werden, muss die kompensatorische Bewegung der Wirbelsäule verhindert werden (z. B. soll der Kopf nicht nach rechts geneigt werden). Erreicht das sagittale Drehmoment einen kritischen Punkt, ist über die Aktivierung des rechten Arms in Abduktion die Gleichgewichtslage zu erhalten. Auf diese Weise können auch neurologische Patienten behandelt werden. Die reaktiven Bewegungen werden dann auf die betroffene Körperregion fokussiert (➤ Abb. 3.4.4). Da sich der Rumpf nicht verändern darf, muss die rechtsseitige Rumpfmuskulatur isometrisch stabilisiert werden. Dasselbe gilt wiederum für die Beinkompartimente.

Da dies nicht zur Stabilisation der Gleichgewichtslage ausreicht, wird der rechte Arm in Abduktion gebracht.

■ **Übungsbeispiel 2**

Durch **Turbulenzen** kann die Gleichgewichtslage therapeutisch gestört werden. Dort wo Turbulenzen entstehen, verringert sich der Wasserdruck im Verhältnis zur Umgebung, und der Körper oder Teile davon werden in Richtung der Turbulenzen gezogen. Es ergeben sich zwei Übungsvarianten:

- **Mobilisation:** Der Patient soll die durch Turbulenzen initiierten Bewegungen zulassen.
- **Stabilisation:** Der Patient soll die durch Turbulenzen initiierten Bewegungen verhindern.

Turbulenzen können auch als fazilitierender oder erschwerender Effekt i. S. der Muskelaktivierung und für den richtigen Gebrauch physiologischer motorischer Muster eingesetzt werden.

■ **Übungsbeispiel 3**

Die Nutzung von metazentrischen Effekten zur direkten **Mobilisation von Gelenken:** Der Th. fixiert das linke Schultergelenk in der Endstellung der horizontalen Abduktion. Durch Heben des rechten Unterarms aus dem Wasser entsteht ein metazentrischer Effekt mit einem Drehmoment im Sinne der longitudinalen Rotation. Durch die Aufforderung an den Patienten, die Rotation nicht zuzulassen, wird der M. pectoralis links aktiviert. Danach erfolgt die postisometrische Relaxation, das Drehmoment wird zugelassen und die Schulter in horizontaler Abduktion mobilisiert (➤ Abb. 3.4.5, ➤ Abb. 3.4.6).

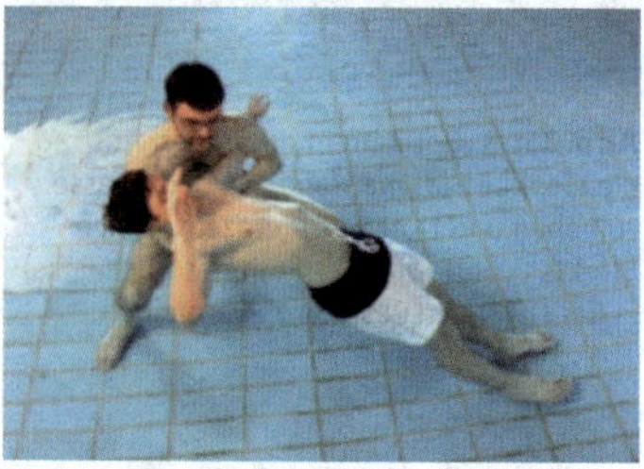

Abb. 3.4.5 Das linke Glenohumeralgelenk soll in horizontaler Abduktion mobilisiert werden. Durch Anheben des rechten Unterarms aus dem Wasser, entsteht ein metazentrischer Effekt mit longitudinaler Rotationskomponente, mit dessen Hilfe das Gelenk aktiv mobilisiert wird.

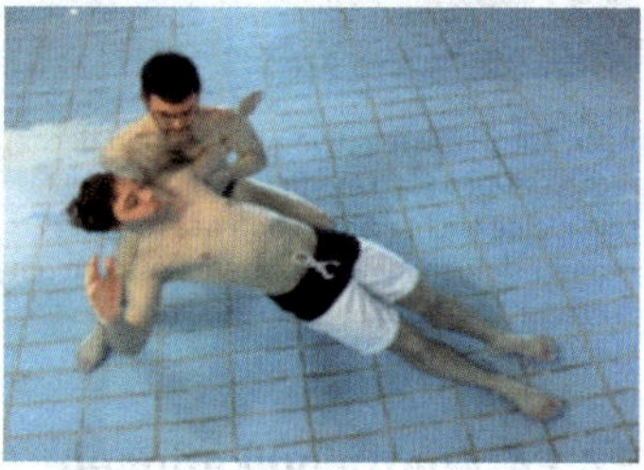

Abb. 3.4.6 Als Folge des metazentrischen Effekts dreht der Körper vom fixierten Oberarm weg. Die ventralen Strukturen im Bereich des linken Schultergelenks verlängern sich.

3.4.1.6 Assessments

Da das Ziel der WST letztendlich das Verbessern von Funktionen, Aktivitäten und Partizipation auf dem Trockenen ist, können relevante und valide „Land"-Assessments zur Kontrolle der Therapieeffekte genutzt werden; Bsp. die Berg-Balance-Skala als Assessment für das Gleichgewicht (➤ 16.2.2).
Außerdem wird in der WST das WST-ICF-Assessment genutzt (online verfügbar über: www.halliwick.net/de/nachrichten). Darin werden motorische Leistungen aus dem WST-10 PP (➤ Tab. 3.4.1) in einem Schema mit den zugehörigen ICF-Aktivitäten gekoppelt. Das Assessment basiert auf dem Water Orientation Test Alyn 2 (WOTA 2) und ist v. a. an das Kapitel „Mobilität" und die Komponenten „Aktivitäten und Partizipation" der ICF (➤ 1.3.2) angelehnt. Gütekriterien sind aktuell noch nicht verfügbar.

3.4.1.7 Hilfsmittel und Wassertiefe

Die Wassertiefe ist für die Gewichtsbelastung sowie die Art und Weise, wie der Körper die Gleichgewichtslage stabilisiert, bedeutend.
Bis zu einer Wassertiefe zwischen BWK 11 und 8 reicht das verbliebene Gewicht auf den Füßen für die schwerkraftdominierte Motorik aus. Die Motorik der Hüften und der Beine versucht, das Körpergleichgewicht zu erhalten.
Reicht das Wasserniveau höher, überwiegt der Auftrieb. Dann bestimmen Arm- und Kopfbewegungen das Körpergleichgewicht.

> **Möglichkeiten zur Kompensation des Auftriebs:** Schränkt die Bauweise des Bades die Nutzung der indizierten Wassertiefen ein, kann mit Gewichtsmanschetten und -westen ein erhöhter Auftrieb bzw. mit Auftriebskörper ein reduzierter Auftrieb kompensiert werden.

Auftriebskörper wirken immer wie metazentrische Effekte (➤ 3.4.1.2.2), da sie Drehmomente bewirken. Werden Auftriebskörper an der Wasseroberfläche benutzt, können sie helfen, ein fehlendes Gleichgewicht zu kompensieren (z. B. bei Patienten, die sich sonst an stabilen Punkten festhalten müssten).
Aufgabenbezogene Therapien sind durch den Einsatz verschiedener Gegenstände (z. B. Bälle, Ballone, Stufen, Hürden, Ringe) möglich, Doppel- oder Mehrfachaufgaben ebenfalls.

3.4.1.8 Wasserspezifische Interventionen

Die WST nutzt die mechanischen Kräfte im Wasser:

- Wassertiefe (Auftrieb),
- metazentrische Effekte (Drehmomente),
- Turbulenzen (Widerstand oder Fazilitator),
- Wellen (Widerstand oder unerwartete Störung des Gleichgewichts),
- Strömung (sensorischer Input),
- manuelle Fixpunkte durch den Th. (Halt).

Zur Sicherung des Gleichgewichts nutzt der Körper Fixpunkte. Im Wasser sind diese nur bedingt, in der freien Schwebelage gar nicht mehr vorhanden. Wird ein Patient durch den Th. am Körper berührt, sucht dieser automatisch Halt an diesem Berührungspunkt. Bei Immersionen oberhalb BWK 8 bis 11 ist dieser Effekt deutlich verstärkt. Eine Veränderung des Berührungspunktes verändert die aktivierten Muskelketten.

3.4.1.9 Zielsetzung

Hinsichtlich der therapeutischen Zielsetzung wird sich in der WST an den folgenden, in den der ICF-Klassifikation gelisteten Körperfunktionen und Aktivitäten orientiert (Übersetzung der ICF der WHO durch das Deutsche Institut für Medizinische Dokumentation und Information, DIMDI 2012):

- Kapitel Körperfunktionen, Kapitel 7: Neuromuskuloskelettale und bewegungsbezogene Funktionen;
- Kapitel Aktivitäten und Partizipation, Kapitel 4: Mobilität.

Beispiele

Das Behandlungsziel kann bei einem hemiplegischen Patienten, der Probleme mit seiner Rumpfstabilität im Sitzen hat (➤ Abb. 3.4.4, hypotone rechte Rumpfseite), gemäß ICF-Klassifikation der Aktivitäten und Partizipation, Kapitel 4 (Domäne d4153) lauten: „in sitzender Position verbleiben".
Bei einem Patienten mit einem eingeschränkten Schultergelenk links, zwei Monate nach Schultertrauma (➤ Abb. 3.4.5, ➤ Abb. 3.4.6) können die Behandlungsziele gemäß ICF-Klassifikation der Funktionen, Kapitel 7 lauten: Vergrößerung

der „Beweglichkeit mehrerer Gelenke" (Domäne b7101) und Reduktion des „Tonus der Muskeln einer einzelnen Extremität" (Domäne b7351).

3.4.1.10 Evidenz-/Bewertungslage

Um größtmögliche Aktualität in der Print- und Online-Version zu gewährleisten, können aktuell vorliegenden Studien zur Wirksamkeit der WST im Online-Zusatzmaterial (➤ QR-Code) abgerufen werden.

Evidenzangaben

Kontaktadressen

Literatur

3.4.2 Bad Ragazer Ringmethode

Urs N. Gamper

3.4.2.1 Geschichte

- Die Bad Ragazer Ringmethode wurde in den 1960er-Jahren im medizinischen Zentrum der Thermalbäder in Bad Ragaz (Schweiz) und dem alten Bad Pfäfers in der Taminaschlucht entwickelt.
- Der damalige medizinische Direktor, Dr. med. **Wilhelm M. Zinn,** gilt als Vater der Rehabilitation im deutschsprachigen Raum. Er suchte nach Methoden, mit denen man das Thermalwasser effizient zur Verbesserung der Funktionsfähigkeit bei behinderten Menschen nutzen konnte.
- Besonders die Erkenntnisse aus dem Konzept der Propriozeptiven Neuromuskulären Fazilitation (PNF ➤ 3.7.3) von Kabat (1952) sowie von Knott und Voss (1968) zeigten, wie man mit resistiven, dreidimensionalen Bewegungsmustern optimale Therapieergebnisse erzielen kann. Der Einsatz von Widerständen nahm in der PT an Bedeutung zu und es wurde versucht, manuelle Widerstände und den Widerstand des Wassers gleichzeitig zu nutzen. Die Patienten wurden vornehmlich in RL behandelt, gelagert mit Auftriebskörpern. Die Bad Ragazer Ringmethode entstand, obwohl die dreidimensionale Anwendung der Widerstände noch unzureichend befriedigte (Boyle 1981, Davis 1971).

3.4.2.2 Therapiekonzept

Die Bad Ragazer Ringmethode ist eine widerstandsbasierte Bewegungstherapie, bei der Patienten auf dem Rücken liegend, mit Auftriebskörpern um den Nacken, das Becken und (je nach Muster) beide oder ein Sprunggelenk, mit definierten Bewegungsmustern behandelt werden.

Es gibt **26 Bewegungsmuster,** die folgendermaßen aufgeteilt sind:
- 6 Rumpfmuster,
- 2 Armmuster,
- 12 bilateral-symmetrische Beinmuster,
- 6 bilateral-reziproke Beinmuster.

Es ist eine Eins-zu-eins-Therapieform: Der Th. setzt individuelle, auf den Patienten angepasste Widerstände, gegen die sich der Patient bewegt. Das Tempo der Bewegung entscheidet, wie viel externer Widerstand zusätzlich vom Wasser ausgeht. Die Widerstände werden über die Extremitäten und in wenigen Fällen direkt am Rumpf gesetzt. Durch die Wahl der Hebelarmlänge wird der Schwierigkeitsgrad variiert. Bei der Wahl der Wiederstände, der Anzahl der Repetitionen und Serien finden die **allgemeinen Prinzipien der Trainingsphysiologie** Anwendung:
- Hohe Belastung: Wenig Repetitionen und Serien bei langen Serienpausen.
- Niedrige Belastung: Hohe Repetitionen mehrere Serien und kurze Pausen.

Angelehnt an das PNF-Konzept (➤ 3.7.3), sind die definierten Muster in den meisten Fällen dreidimensional und verlaufen in den Körperdiagonalen. Die Ringe unterstützen den Patienten, das Gleichgewicht zu stabilisieren und sollten daher nur wenig mit Luft gefüllt sein.

Die **Gleichgewichtslage** ist abhängig von den Widerständen des Th. Sind die Widerstände nicht auf den Patienten angepasst, entstehen Drehmomente, die die Gleichgewichtslage stören. Darüber kann der Th. die Qualität seiner Therapie kontrollieren.

3.4.2.3 Indikationen

Die Bad Ragazer Ringmethode wird bei muskuloskelettalen und neurologischen Erkrankungen sowohl im konservativen als auch im postoperativen Bereich eingesetzt. Einige Techniken können auch bei Kindern angewendet werden. Da die Bad Ragazer Ringmethode die Ebene der Körperfunktionen behandelt, wird sie i. d. R. mit wasserspezifischer Therapie, die aktivitätsorientiert arbeitet, kombiniert. Die Bad Ragazer Ringmethode eignet sich besonders für schwache Patienten mit einem niedrigen Aktivitätszustand.

Da der Th. die Widerstände setzt, sind seine Stabilität und Kraft die limitierenden Faktoren.

Die Wassertiefe ist für ein gutes Gelingen der Methode ebenfalls von Bedeutung. Eine Immersion des Th. bis höchstens zum BWK 9 ist empfohlen. Die Bad Ragazer Ringmethode eignet sich besonders in der frühen Phase der Rehabilitation.

3.4.2.4 Kontraindikationen

Als Kontraindikationen gelten alle Umstände, die gegen einen Aufenthalt in tiefem Wasser sprechen (sog. aquatische „rote Fahnen" ➤ 3.4.1.4).

3.4.2.5 Techniken

Neben den Mustern (➤ 3.4.2.2), welche die Aktivierung der Muskelketten definieren, bedient man sich bei der Bad Ragazer Ringmethode verschiedener Techniken. Letztere bestimmen die Art der Muskelkontraktionen, die Aktivierungen und sind **die eigentlichen Therapiemaßnahmen.** Je feiner die Techniken ausgeübt werden, desto gezielter wird auf das funktionelle Defizit des Patienten eingewirkt. Im Wasser sind die im PNF-Konzept verwendeten Techniken (➤ 3.7.3.6) nur teilweise anwendbar. Auch sind nicht alle im Wasser an-

3

Cave

Aquatische „rote" Fahnen: Umstände, die gegen einen Aufenthalt in tiefem Wasser sprechen (Auswahl):
- Größere offene Wunden, die nicht adäquat mit einem wasserfesten Verbandfilm abzukleben sind,
- Infektionen,
- nicht stabile Frakturen/Luxationen,
- externe Fixationsgerüste in den Knochen,
- Trauma in den letzten 48 Stunden,
- Kardiomyopathien innerhalb der letzten 6 Wochen und/oder Kardiomyopathien der Klasse 4 (NYHA-Klassifikation) oder der Klasse 3, wenn das Schlagvolumen sich nicht um mindestens 30 % zum Ruhevolumen steigern kann,
- Bradykardien mit drohenden atrioventrikulären Herzrhythmusstörungen (AV-Block nach Wenkebach oder Mobitz Typ I),
- nicht regulier-/vermeidbare Stuhlinkontinenz,
- Allergien (auf das jeweilige Beckenwasser),
- Widerwillen/Panik des Patienten,
- nicht behandelter Harnwegsinfekt,
- transurethaler Katheter,
- liegende Infusionsanschlüsse,
- nicht adäquat verschließbare/abklebbare Trachealkanüle,
- Medikamentenpflaster zur transdermalen Medikamentengabe.

wendbaren Techniken bei jedem Muster anzuwenden. Eine besondere Herausforderung für den Th. sind die bilateral-reziproken Beinmuster, bei denen eine Extremität immer isometrisch stabilisierend arbeitet, während die andere die entsprechenden Techniken durchführt.

Folgende Techniken kommen zur Anwendung:
- Rhythmische Bewegungseinleitung,
- antagonistische Bewegungsumkehr,
- Kombination isotonischer Kontraktionen,
- Halten – Entspannen,
- Anspannen – Entspannen,
- repetitive Kontraktionen,
- rhythmische Stabilisation,
- betonte Bewegungsfolge.

Innerhalb der Techniken kommt das Prinzip des Fine-tunings zur Anwendung. **Fine-tuning** in diesem Konzept bedeutet, dass minderbelastbare Körperstrukturen durch niederschwellige Reize an höhere Belastungen herangeführt werden. Die niederschwelligen Reize werden so gesetzt, dass sie die Homöostase im Gewebe stören und den Organismus zu Adaptationsreaktionen zwingen. Die Regeln der Trainingsphysiologie begleiten die Methode (➤ 3.4.2.2). Anstatt mit einer Belastung von z. B. 5 kg bei 12 Repetitionen wird mit einer Belastung von 2 kg bei 30 Repetitionen gearbeitet. Bei den Fine-tuning-Aktivitäten betragen die Belastungen i. d. R. zwischen 20 und 40 % der Maximalkraft.

3.4.2.6 Therapieziele

Die allgemeinen Therapieziele sind:
- Förderung motorischer Kontrolle,
- Förderung der Gelenkmobilität,
- Förderung der dynamischen Stabilität,
- Förderung der Geschicklichkeit und Koordination,
- Muskelentspannung und Tonusnormalisierung,
- Schmerzmodulation.

3.4.2.7 Beispiel-Muster

➤ Abb. 3.4.7 zeigt die Endstellung des folgenden bilateral-reziproken Beinmusters: Linkes Bein Flexion-Adduktion-Außenrotation gestreckt isometrisch, rechtes Bein Extension-Adduktion-Außenrotation mit Kniebeugung isotonisch.
In ➤ Abb. 3.4.8 ist das folgende Rumpfmuster dargestellt: Flexion-Rotation-Lateralflexion, Einwirkung über obere Extremität gestreckt. Die Abbildung zeigt die Endstellung des Musters.

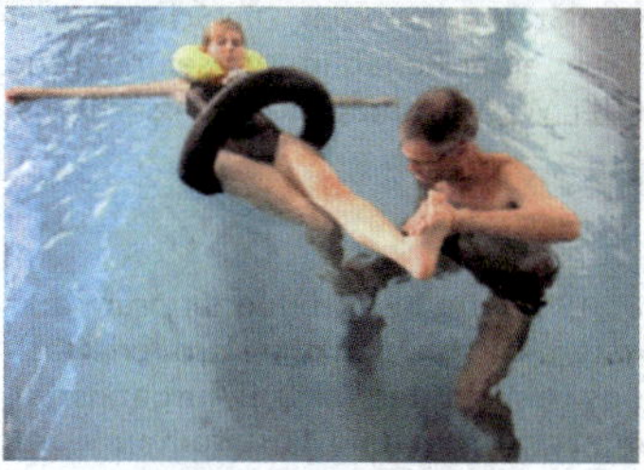

Abb. 3.4.7 Bilateral-reziprokes Beinmuster (Endstellung).

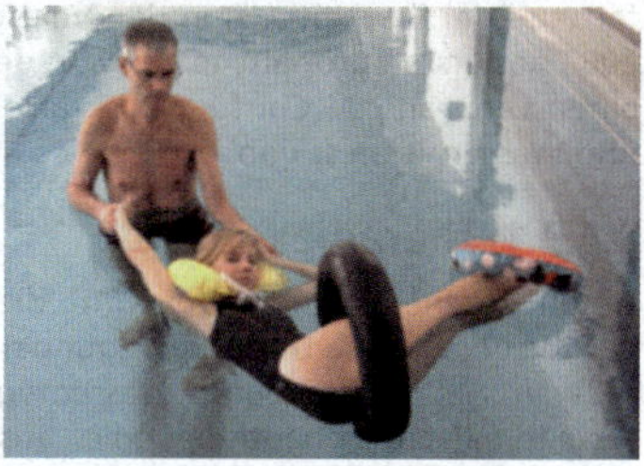

Abb. 3.4.8 Rumpfmuster (Endstellung).

3.4.2.8 Lehre und Entwicklung

Die Bad Ragazer Ringmethode ist vor allem in den angelsächsischen Ländern verbreitet. Es gibt eine Vielzahl von Anbietern unterschiedlichster Qualität. Der Verein **International Aquatic Therapy Faculty (IATF)** hat die Methode in den vergangenen Jahren weiter entwickelt und bildet weltweit Lehrer aus, die die Methode unter einheitlichen Qualitätsstandards lehren. Das **Bad Ragaz Ringmethod Network (BRRMN)** ist eine Unterorganisation von IATF. Sie sorgt für die Entwicklung der Methode und deren weltweite Verbreitung.

3.4.2.9 Evidenz-/Bewertungslage

Um größtmögliche Aktualität in der Print- und Online-Version zu gewährleisten, stehen aktuell vorliegende Studien zur Bad Ragazer Ringmethode im Online-Zusatzmaterial (➤ QR-Code) zur Verfügung.

Evidenzangaben

Literatur

3.4.3 Clinical Ai Chi

Johan Lambeck, Marcel Hulselmans

Clinical Ai Chi (kurz: Ai Chi) ist eine Kombination aus Tai-Chi Chuan und Qi-Gong im Wasser. Es wurde ab 1996 von Jun Konno entwickelt. Der Japaner ist Watsu (Wasser Shiatsu) Lecturer und entwickelte Ai Chi als Einführung zum Watsu, um seine Kunden sachte mit der Körpernähe der Watsu-Therapie vertraut zu machen. Ab 2000 wurde Ai Chi aufgrund seiner Effekte und seiner einfachen Erlernbarkeit v. a. in den Vereinigten Staaten populär. Die Schweiz war 2006 das erste europäische Land, in dem es in einer Rehabilitationseinrichtung einen Lehrgang Ai Chi für Fachkräfte in der Wassertherapie, in Wasserfitness und Wasserwellness gab.

3.4.3.1 Therapiekonzept

Ai Chi ist eine aktive Übungsform, die aus 19 kontinuierlich und langsam ausgeführten, weiträumigen Bewegungen besteht. Sie werden ohne großen Kraftaufwand im schultertiefen Wasser, vorzugsweise in der Tai-Chi Ausgangsstellung mit leicht gebeugtem Knie, ausgeführt. Wasser und Luft sollten warm genug sein, um eine aktive Entspannung zu ermöglichen. Im Allgemeinen wird Musik als Untermalung für den kontinuierlich flüssigen Rhythmus der Bewegungen und die Atemfrequenz genutzt. Durch das Ein- und Ausatmen variiert der Auftrieb im Wasser ständig, was kleine Bewegungen verursacht. Sie können als Basis für eine willkürliche Bewegung dienen. Ai Chi enthält wichtige Elemente für das Üben des Gleichgewichts und zur Sturzprävention (z. B. permanente Verlagerung des Körperschwerpunkts ohne Abstützen durch die Arme und allmähliche Verkleinerung der Stützfläche ➤ 3.4.3.2).
Als aktive Entspannungstechnik spielen bei Ai Chi die Haltungskontrolle und das Atmen eine wichtige Rolle. Die Bewegungselemente folgen einer bestimmten Reihenfolge, abhängig vom angestrebten Ziel. Eine Übungseinheit beginnt i. d. R. mit der Konzentration auf die Atmung, gefolgt von Bewegungen der oberen Extremitäten, der Aktivierung des Rumpfes und Bewegungen der unteren Extremitäten sowie dem koordinierten Bewegen des gesamten Körpers (Bommer u. Lambeck 2011). Während einer Einheit wird die Unterstützungsfläche der Füße allmählich verringert, von einem breiten Stand auf beiden Beinen bis zum Stand auf einem Bein, und mit vertiefter Atmung (14 bis 16 Atemzüge pro Minute) kombiniert. Das Gleichgewicht wird also immer stärker gefordert. Die 19 Bewegungselemente des Ai Chi folgen fließend aufeinander.

> Um bestimmte Effekte zu erreichen, ist es nicht notwendig, die gesamten Bewegungen einer Ai Chi-Sequenz auszuführen. Wird z. B. ausschließlich eine muskuläre Entspannung angestrebt, sind die Bewegungselemente am Anfang der Sequenz ausreichend. Soll das Gleichgewicht geschult werden, sind die Elemente am Ende wichtiger.

Je nachdem, was erreicht werden soll, werden verschiedene Sequenzen verwendet, die hinsichtlich der Auswahl der Bewegungselemente, ihrer Reihenfolge und der Anzahl an Wiederholungen in der Fachliteratur beschrieben sind (Bayraktar et al. 2013, Castro-Sanchéz et al. 2012, Noh et al. 2008). Der Th. wählt aus diesen Sequenzmustern und -bausteinen das zur Zielsetzung Passende aus.

3.4.3.2 Ziele des Ai Chi-Sturzpräventionsprogramms

Stürze stellen eine der Komplikationen geriatrischer Patienten dar, die zu einer Zunahme der Behinderung sowie der Morbidität führen (➤ 16.3.4). Tai-Chi wird als Übungstherapie erfolgreich eingesetzt, um das Gleichgewicht zu verbessern und das Sturzrisiko zu verringern. Ai Chi hat diese Effekte ebenfalls. Das Wasser als „Übungsraum" bietet darüber hinaus den Vorteil, dass verletzungs- und angstfrei geübt werden kann. Droht keine Gefahr zu stürzen, fühlt sich der Patient sicherer und die Bewegungen können größer werden (➤ Abb. 3.4.9, ➤ Abb. 3.4.10). Dies ist relevant für die Bewegungstherapie, da die Kontrolle

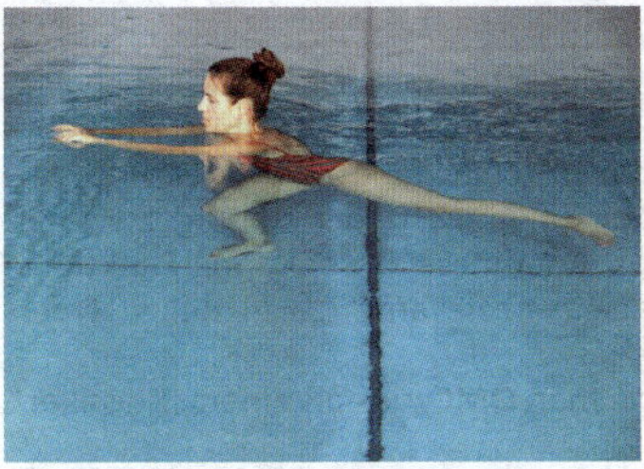

Abb. 3.4.9 Ausholende Reichbewegung bis zum Ende der Bewegungsgrenze im Ai Chi-Sturzpräventionsprogramm.

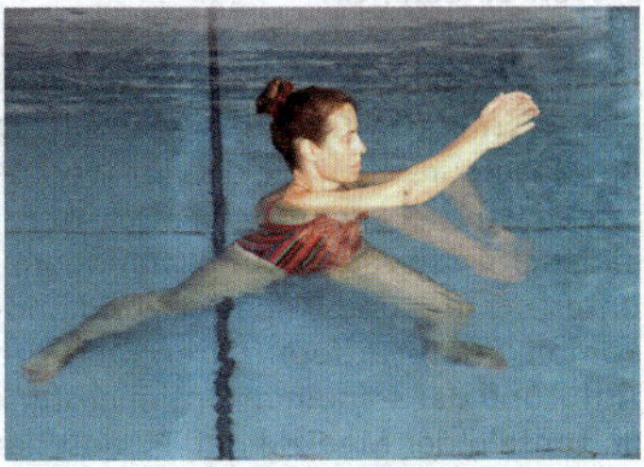

Abb. 3.4.10 Ausholende Reichbewegung mit einem metazentrischen Effekt im Ai Chi-Sturzpräventionsprogramm.

Da für langsame Bewegungen und die Haltungskontrolle in der beschriebenen Wassertiefe nur ein Viertel der dafür an Land benötigten Kraft notwendig ist, können auch Menschen mit geringer Muskelkraft, die sich auf festem Boden nur schwer bewegen können, Ai Chi-Bewegungen ausführen. Der geringere Kraftaufwand wiederum, der für Bewegungen und Koordination benötigt wird, fördert den entspannenden Effekt von Ai Chi.

über weit ausholende Reichbewegungen ohne Gleichgewichtsverlust essenziell für eine sichere Ausführung von Aktivitäten des täglichen Lebens ist (z. B. einen Teller aus dem Küchenschrank nehmen, eine Jacke anziehen, im Supermarkt Esswaren aus dem Regal heben). Dementsprechend wurde Ai Chi angepasst und wichtige Elemente aus der Sturzprophylaxe integriert. Bsp.: Während des ganzen Programms gibt es wiederholt Verlagerungen des Körperschwerpunkts oder am Ende einer Bewegung wird die Position zwei bis drei Sekunden gehalten.

3.4.3.3 Evidenz-/Bewertungslage

Um größtmögliche Aktualität in der Print- und Online-Version zu gewährleisten, stehen Informationen zu aktuell vorliegenden Studien im Online-Zusatzmaterial (➤ QR-Code) zur Verfügung.

Evidenzangaben

Literatur

3.5 Manuelle Therapie

3.5.1 Orthopädische Medizin Cyriax

Steven de Coninck

In diesem Kapitel werden die Grundlagen der modernen Orthopädischen Medizin Cyriax (OMCyriax) dargestellt. Objektives klinisches Denken steht dabei im Mittelpunkt, mit Fokus auf wesentliche Untersuchungsmethoden und wissenschaftliche Evolutionen. Der Arzt oder Th. muss dabei ständig zwischen einerseits relevanten Informationen (aus Anamnese, Inspektion, Funktionsuntersuchung und Palpation) und andererseits irrelevanter „artifizieller Hyperkomplikation" differenzieren.
Aufgrund der ständigen Optimierung kann man OMCyriax als einen „Klassiker" im Umfeld der Medizin und PT ansehen.

3.5.1.1 Behandlungsstrategie

Zu Beginn ist eine passende Arbeitsdiagnose zu stellen. Erst danach sind entsprechende Behandlungstechniken anzuwenden. Die Therapie soll auf die Diagnose zugeschnitten sein. Deswegen haben sachliches, klinisches Denken, das objektive Erkennen und Interpretieren von klinischen Bildern absolute Priorität: Um welches Problem geht es?

- Bursitis?
- Arthritis?
- freie Gelenkkörper?
- Tendinitis/Tendinose?
- Bandverrenkung?
- innere Gelenkstörung?
- Dysfunktionssyndrom?

Eine Antwort auf wichtige klinische Fragen zu finden, ist der Schwerpunkt in der OMCyriax. Eine relevante Diagnose ermöglicht eine bessere „to the point"-Behandlung.
Ist die Diagnose gestellt, wird im nächsten Schritt die Behandlungsstrategie festgelegt.
OMCyriax bietet zwar effiziente Therapiemaßnahmen, ist aber kein exklusiv autonomes Konzept. Bestimmte Pathologien reagieren sehr gut auf sog. Cyriax-Techniken (➤ 3.5.1.2), aber auch symbiotische Kombinationsmöglichkeiten mit anderen Techniken sind möglicherweise wichtig.
Ein System, das z. B. im WS-Bereich wirksam ist, muss nicht zwangsläufig den gleichen Erfolg bei der Behandlung von Extremitäten haben und vice versa. Entsprechend unterscheidet sich bei OMCyriax das Untersuchungs- und Behandlungskonzept für Pathologien der Extremitäten deutlich von dem Konzept zur Untersuchung und Behandlung der WS.
Diagnosen für Pathologien der Extremitäten können teilweise sehr spezifisch sein (z. B. Supraspinatus tendinosis, tenoperiostal sowie Tennisellenbogen Typ III und Psoas Bursitis). Es gibt allerdings auch eher unspezifische (z. B. innere Gelenkstörung in Knie oder Hüfte). In Bezug auf die WS sind die Diagnosen in den meisten Fällen unspezifisch. Diagnostische Spezifizität in Bezug auf die LWS ist eher Illusion: eine sog. Blockierung L4–L5, wobei ein Wirbelkörper in schwacher Linksrotation fixiert ist und zudem eine anteriore Translationskomponente besteht, ist das beste Bsp. von „artifizieller Hyperkomplikation". Es gibt oft einen großen Unterschied zwischen dem, was der Th. bei der Palpation wirklich spüren kann, und dem was er denkt zu fühlen.
Typisch für OMCyriax ist die intensive Zusammenarbeit zwischen Arzt und Th.: Beide tragen sowohl eine diagnostische als auch eine therapeutische Verantwortung. Bestimmte Pathologien reagieren allerdings besser auf spezifische

Infiltrationstechniken (z. B. Bursitiden), andere wiederum werden effizienter vom Th. behandelt (z. B. Tendinosen, innere Gelenkstörungen der WS).

3.5.1.2 Techniken

Innerhalb OMCyriax werden folgende Techniken angewendet:

- Durch Th.:
  - Tiefe Quermassage (Optimierung der Narbenbildung bei Sehnen-, Band- und Muskelläsionen, anwendbar in der Entzündungs-, Proliferations- und Remodellierungsphase ➤ 3.6.7.1),
  - Mobilisations-, Manipulations- und Traktionstechniken,
  - periphere und WS-Manipulation,
  - Selbstbehandlungs- oder prophylaktische Strategien.
- Durch Ärzte:
  - Spezifische Infiltrations- und Injektionstechniken,
  - Manipulationen.

Im Laufe der Zeit haben die Behandlungstechniken einen Wandel erfahren. Einige Techniken, die OMCyriax ursprünglich vorgeschlagen hat, werden heute nicht mehr ausgeführt, weil andere Techniken praktisch optimiert wurden. Es gibt eine Reihe von Anpassungen, wobei bestimmte Techniken nicht nur therapeutenfreundlicher, sondern auch patientenfreundlicher geworden sind. Einzelne Techniken (z. B. HWS-Manipulationen unter Traktion) sehen vielleicht antiquiert, unspezifisch und grob aus, aber es besteht ein großer Kontrast zwischen einerseits der Perzeption (ohne gute praktische Kenntnisse bez. Ausführung, Indikationen etc.) und andererseits der Realität.

3.5.1.3 Indikationen

Indikationen sind sehr unterschiedlich. So wird OMCyriax z. B. angewendet zur

- Reduzierung von inneren Gelenkstörungen in der WS und den Extremitäten,
- Optimierung der Narbenbildung bei Sehnen-, Muskel- und Bandläsionen,
- Infiltrationsbehandlung bei z. B. akuten Bursitiden oder bestimmte Arthritiden.

3.5.1.4 Kontraindikationen

Das Vorhandensein von Red Flags (➤ 2.1.2) oder inhärenten Unwahrscheinlichkeiten aus Anamnese und Funktionsuntersuchung stellen Kontraindikationen für die jeweilige Behandlung dar. Für z. B. Manipulation gibt es andere Kontraindikationen als für Querfriktionen, die Interpretation der Untersuchungsergebnisse ist situationsabhängig.

3.5.1.5 Behandlungsprinzipien

Behandlungstechniken können nur Erfolg haben, wenn

- eine korrekte Arbeitsdiagnose vorliegt,
- Untersuchungs- und Behandlungstechniken korrekt ausgeführt werden,
- spezifische Indikationen (➤ 3.5.1.3) und Kontraindikationen (➤ 3.5.1.4) respektiert werden (Bsp.: Nicht jeder LWS-Patient wird manipuliert.),
- im Behandlungsprotokoll konsequent das Check-Recheck-Prinzip (➤ Box) eingehalten wird.

Check-Recheck-Prinzip: Um die Therapieeffekte eindeutig den einzelnen ausgewählten Techniken zuordnen zu können, sieht OMCyriax, z. B. im Bereich der WS, die Ausführung von zeitgleich nur einer Manipulation vor, deren Effekt sofort durch eine objektive Kontrolle bewertet wird. So ist der Th. in der Lage zu beurteilen, in welche Richtung sich die Situation entwickelt und kann seine Strategie ggf. sinnvoll anpassen; auch Placeboeffekte können so einigermaßen vermieden werden.

3.5.1.6 Klinisches Denken: Beispiel Schulter

Die European Teaching Group of Orthopaedic Medicine (ETGOM) hat neun standardisierte Untersuchungsformulare entwickelt (6 Extremitäten, 3 WS), die **Cyriax Assessment Forms.**

Die ausführliche diagnostische Interpretation ist im Buch „Clinical Reasoning in Modern Orthopaedic Medicine, a practical guide by using a standardized assessment form" beschrieben (De Coninck 2012).

Beispielhaft zeigen die ➤Tab. 3.5.1–3.5.7 das Untersuchungsformular für die Schulter.

Tab. 3.5.1 Abschnitt 2a: Spezifische Anamnese.

Worunter leiden Sie hauptsächlich: Schmerz – Parästhesien – Bewegungseinschränkung – Hypermobilität – Schwäche
Schmerz Wann hat er begonnen: Wie hat er begonnen: • spontan • durch Überbeanspruchung • durch Verletzung Beschreiben Sie:
Können Sie auf der betroffenen Seite liegen: Schlafstellung:
Wie können Sie den Schmerz beeinflussen (besser und/oder schlimmer): Entwicklung seit Beginn: besser – schlimmer – unverändert

Entwicklung	Beginn →	Entwicklung →	jetzt
Wo spüren Sie den Schmerz: Reicht der Schmerz • bis zum Ellenbogen? • über den Ellenbogen hinaus?	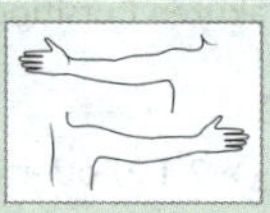	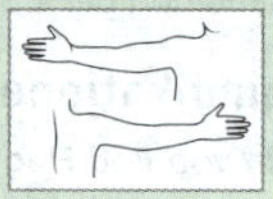	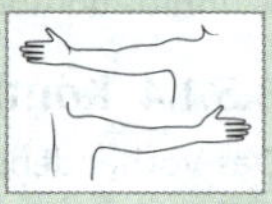
Schmerzqualität: VAS 0–10 konstant – intermittierend Schmerzstiche – in Ruhe tagsüber – nachts während – nach Aktivität			
Parästhesien: • wo: • wann: konstant – intermittierend in Ruhe tagsüber – nachts bei Aktivität (welche?)			
Einschränkung ROM:			
Hypermobilität:			
Schwäche:			

3

Tab. 3.5.2 Abschnitt 2b: Allgemeine Anamnese.

Beschreibung der typischen Beanspruchung während beruflicher oder Freizeit-Aktivitäten:	
Arbeitsunfähig: seit:	Vorherige Behandlungen: wann: welche Art von Behandlung: Ergebnisse:
Sind andere Gelenke betroffen: welche:	Bildgebende Verfahren: Ergebnisse:
Wiederholtes Auftreten: wann: wie lange: wie oft: Ursache:	Medikation: welche: Chirurgische Eingriffe:

Tab. 3.5.3 Abschnitt 3: Inspektion.

Parallele Schulterstellung:	Deformität: Sternoklavikulargelenk – Klavikula – Akromioklavikulargelenk links – rechts
Farbliche Veränderungen der Haut: wo:	Atrophien: wo:
Schwellung: lokal – diffus wo:	Stellung des Schulterblatts: kaudal/lateral – Scapulae alatae – sonstige links – rechts

Tab. 3.5.4 Abschnitt 4: Grundlegende funktionelle Untersuchung.

Variablen: Schmerz (wo und wann), ROM (normal, eingeschränkt, übermäßig; in welchem Maß), Endgefühl (normal, Muskelspasmus, härter) und Schwäche

nicht schmerzhaft/eingeschränkt: – schmerzhaft/eingeschränkt: +
leicht schmerzhaft/eingeschränkt: +/– sehr schmerzhaft/eingeschränkt: ++

	Schmerz	ROM	Endgefühl	Schwäche
Vortest Schmerz in Ruhe				
Aktive bilaterale Elevation				
Passive Elevation				
Schmerzhafter Bogen: nach oben – nach unten – nach vorn Arm in Außenrotation Arm in Innenrotation				
Passive glenohumerale Abduktion				
Passive Außenrotation				
Passive Innenrotation schmerzhafter Bogen + oder –				
Abduktion gegen Widerstand				
Adduktion gegen Widerstand				

Außenrotation gegen Widerstand			
Innenrotation gegen Widerstand			
Flexion im Ellenbogengelenk gegen Widerstand			
Extension im Ellenbogengelenk gegen Widerstand			
Bemerkungen:			

Tab. 3.5.5 Abschnitt 5: Zusätzliche funktionelle Untersuchung.

Es müssen nicht unbedingt alle Tests durchgeführt werden; die Variablen werden in Klammern angegeben. Folgende Notation wird benutzt: „+" = Test ist positiv, „−" = Test ist negativ.	
Passive horizontale Adduktion (Schmerz)	Adduktion der Skapula gegen Widerstand (Schwäche)
Passive Außenrotation aus 90° Abduktion (Schmerz)	Bewegung nach vorn gegen Widerstand, aus 90° Abduktion (Schmerz)
Passive Außenrotation aus 90° Abduktion (ROM)	Bewegung nach hinten gegen Widerstand, aus 90° Abduktion (Schmerz)
Apprehensions-Test auf anteriore Instabilität (ROM)	Horizontale Adduktion gegen Widerstand (Schmerz)
Apprehensions-Test auf posteriore Instabilität (ROM)	Flexion im Schultergelenk gegen Widerstand (Schmerz)
Mit beiden Armen gegen die Wand drücken (Schmerz)	Adduktion gegen Widerstand mit um 90° flektiertem Ellenbogen (Schmerz)
Mit beiden Armen gegen die Wand drücken: Scapulae alatae (Schwäche)	
Bemerkung: Gibt es unterschiedliche Reaktionen auf Widerstandstests der grundlegenden Untersuchung, je nachdem, ob sie im Stehen oder im Liegen durchgeführt wurden?	

Tab. 3.5.6 Abschnitt 6: Palpation.

Schmerz (gering – mäßig – schwer): wo:	Sensorisches Defizit: wo:

Tab. 3.5.7 Abschnitt 7: Schlussfolgerungen.

Läsion: lokal – übertragen (HWS?)
Läsion einer inerten Struktur; welcher:
Läsion einer kontraktilen Struktur; welcher:
Lokalisierende Zeichen:
Diagnose:
unentschieden

3.5.1.7 Evidenz-/Bewertungslage

Für aktuelle Literatur in Bezug auf orthopädische Medizin im Allgemeinen und spezifische Referenzen (Diagnose und Behandlung von spezifischen Pathologien) sind die Website www.cyriax.eu sowie die ETGOM-Präsentationen und -Publikationen empfohlen.

Literaturüberblick zur Wirkung der Querfriktion

Literatur

3.5.2 Orthopädische Manuelle Therapie

Udo Wolf

Die Orthopädische Manuelle Therapie (OMT) wird durch einen internationalen Ausbildungsstandard der International Federation of Orthopaedic Manipulative Therapists (IFOMT) definiert. In Deutschland erfüllen diesen Standard die Kurse

- der Arbeitsgemeinschaft für Manuelle Therapie (AGMT) im Deutschen Verband für Physiotherapie (ZVK) e. V.,
- des Deutschen Verbandes für Manuelle Therapie (DVMT; Maitland® Konzept ➤ 3.5.3),
- der Deutschen Gesellschaft für Orthopädische Manuelle Therapie (DGOMT; Kaltenborn-Evjenth-Konzept, s. u.) und
- der Deutschen Fachgruppe für Orthopädisch Manipulative/Manuelle Therapie (DFOMT).

Die Verbände sind über einen gemeinsamen Dachverband, die Deutsche Föderative Arbeitsgemeinschaft für Manuelle Therapie (DFAMT), Mitglied in der IFOMT.
Die OMT ist ein von der World Confederation for Physical Therapy (WCPT) und der WHO anerkanntes physiotherapeutisches Verfahren.
Dieses Kapitel beschreibt exemplarisch das **Kaltenborn-Evjenth-Konzept** sowie weitere manualtherapeutische Techniken.

3.5.2.1 Indikationen

Prinzipiell alle reversiblen Bewegungseinschränkungen am Bewegungssystem.

3.5.2.2 Kontraindikationen

- **Allgemein:** Entzündliche Prozesse (z. B. Spondylitis), destruierende Prozesse (z. B. metastasierendes Mammakarzinom), Traumen mit Verletzungen anatomischer Strukturen (z. B. Fraktur), ausgeprägte Osteoporose (z. B. beim Cushing-Syndrom), ausgeprägte degenerative Veränderungen (z. B. Ankylose).
- **KI für die Behandlung der WS:** Erkrankungen der A. vertebralis (für HWS-Behandlung), Antikoagulation (z. B. Heparin, aber auch Langzeiteinnahme von Acetylsalicylsäure), Zeichen zentraler Schädigung (Rückenmarkszeichen, z. B. Hyperreflexie), Zeichen peripherer Nervenschädigung (z. B. Reflexausfälle).
- **KI für die Behandlung der Kopfgelenke:** Fortgeschrittene rheumatische Erkrankungen, Trisomie 21, Langzeittherapie mit Kortison, häufige Entzündungen im Hals-Nasen-Ohren-Bereich bei Kindern (Grisel-Syndrom).

3.5.2.3 Ziele

Auffinden und Behandeln von Dysfunktionen (Schmerz, Hypo- oder Hypermobilität und Weichteilaffektionen) am Bewegungssystem mit dem Ziel des Erhalts oder der Wiederherstellung normaler Funktionen im „Gelenk" und allen funktionell sowie strukturell damit verbundenen Geweben.

3.5.2.4 Grundlagen der Biomechanik

3.5.2.4.1 Ebenen und Achsen

Neben den in der Humanmedizin gebräuchlichen Bezeichnungen für Ebenen und Achsen zur Beschreibung und Messung von Bewegungen im Raum führt die OMT den Begriff der **Behandlungsebene** ein. Diese schneidet die Verbindungslinie zwischen dem Berührungspunkt zweier Gelenkpartner und deren Rotationsachse bei einer Bewegung rechtwinklig. Sie liegt auf dem konkaven Gelenkpartner.

3.5.2.4.2 Gelenkstellungen

- **Nullstellung:** Definierte Position für jedes Gelenk, aus der die Messung nach der Neutral-Null-Methode nach Debrunner vorgenommen wird (➤ 2.1.5.1, ➤ vordere Buchklappe). Bsp. Schulter: Der Arm ist parallel zum Rumpf, der Daumen zeigt nach vorn.
- **Ruhestellung** (engl. maximally loose-packed position): Muskulatur und Kapsel sind maximal entspannt, die Gelenkpartner haben geringstmöglichen Kontakt. Optimale Stellung für Test und (Schmerz-)Behandlung. Bsp. Schulter: 55° Abd., 30° horizontale Add.
- **Aktuelle Ruhestellung:** An eine pathologische Situation angepasste Ruhestellung; Ausgangsstellung für Test und (Schmerz-)Behandlung.
- **Verriegelte Stellung** (engl. close-packed position): Weichteile und Kapsel sind maximal gestrafft, die Gelenkpartner haben den größtmöglichen Kontakt. Bsp. Schulter: max. Schulterabduktion und -außenrotation.

3.5.2.4.3 Gelenkbewegungen

In der Biomechanik werden zwei Arten der Gelenkbewegungen unterschieden: anguläre Gelenkbewegungen (Rotationen) und Translationen.

■ Anguläre Gelenkbewegungen (Rotationen)

Die angulären Bewegungen umfassen alle aktiven und passiven Bewegungen im Raum, die sich um Achsen innerhalb oder außerhalb des Körpers vollziehen (**Osteokinematik**). Der Winkel zwischen zwei mit einem Gelenk verbundenen Knochen verändert sich.

Die angulären Bewegungen werden nach der anatomischen Nomenklatur bezeichnet mit

- Flexion (Flex.),
- Extension (Ext.),
- Abduktion (Abd.),
- Adduktion (Add.),
- Innenrotation (IR) und
- Außenrotation (AR).

Es vollziehen sich im Gelenk Roll- und Gleitbewegungen (**Arthrokinematik**):

- **Rollen** bewirkt eine Verlagerung der Bewegungsachse (➤ Abb. 3.5.1a). Die Kontaktfläche beider Gelenkpartner verändert sich während der gesamten Bewegung. Es haben dabei fortlaufend andere Gelenkflächenabschnitte miteinander Kontakt. Bsp.: Ein Autoreifen rollt über die Straße.
- **Gleiten** vollzieht sich nicht um eine Bewegungsachse; die Kontaktfläche eines Gelenkpartners bleibt an derselben Stelle, kommt aber ständig mit

neuen Abschnitten des anderen Gelenkpartners in Berührung (➤ Abb. 3.5.1b). Bsp.: Bremsen auf glatter Straße.
- **Rollgleiten:** Bei allen Gelenkbewegungen findet eine Kombination aus Rollen und Gleiten statt, die Rollgleiten genannt wird (➤ Abb. 3.5.1c).

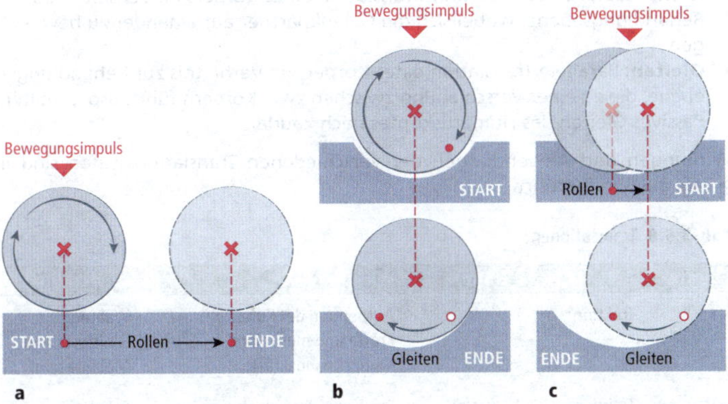

Abb. 3.5.1 Roll- und Gleitbewegungen im Gelenk. **a:** Rollen, **b:** Gleiten, **c:** Rollgleiten.

Das Rollen vollzieht sich immer in die gleiche Richtung, in die sich der Knochen bewegt. Das Gleiten geschieht am konkaven Gelenkpartner ebenfalls in dieselbe, am konvexen Gelenkpartner jedoch in die der Knochenbewegung entgegengesetzte Richtung (**Konvex-Konkav-Regel** nach Kaltenborn), da die Rotationsachse im konvexen Gelenkpartner liegt. Bsp.: Am Kniegelenk findet bei Beugung ein Rollen und Gleiten des konkaven Tibiakopfes nach hinten statt. Am Schultergelenk dagegen findet bei seitlicher Armhebung ein Rollen des konvexen Humeruskopfes nach oben mit gleichzeitigem Gleiten nach unten statt.

An Gelenken mit relativ viel Kongruenz überwiegt das Gleiten (z. B. Hüftgelenk), an Gelenken mit wenig Kongruenz das Rollen (z. B. Kniegelenk).

Translationen

Als Translation bezeichnet wird eine passive Verschiebung eines Körpers, die sich in einer Ebene, parallel zu einer Achse, vollzieht. Dabei beschreiben alle Anteile der sich bewegenden Körperabschnitte gradlinige Bewegungen (➤ Abb. 3.5.2). Der Winkel zwischen zwei mit einem Gelenk verbundenen Knochen bleibt konstant. Die Translationen werden mit Traktion, Kompression und

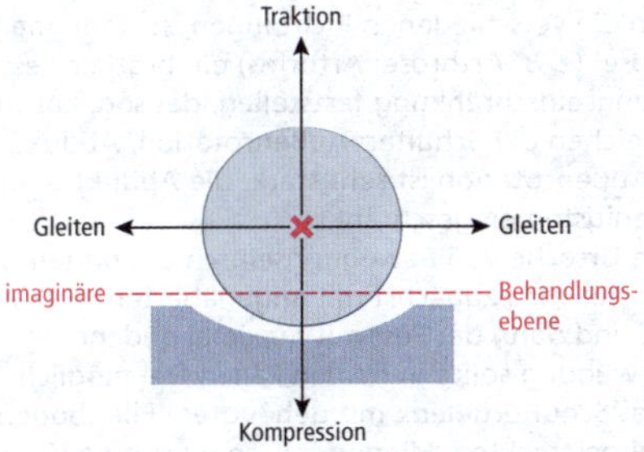

Abb. 3.5.2 Translatorische Bewegungen.

3

Gleiten bezeichnet und als **Gelenkspiel** zusammengefasst; Einteilung des Gelenkspiels:

- **Traktion:** Rechtwinklige Translation eines Körpers im Verhältnis zur Behandlungsebene, die zur Separation zwischen Körpern führt. Bsp. Schulter: passiver Zug am Oberarm nach lateral.
- **Kompression:** Rechtwinklige Translation eines Körpers im Verhältnis zur Behandlungsebene, wobei sich die Gelenkpartner auf einander zu bewegen.
- **Gleiten:** Parallele Translation eines Körpers im Verhältnis zur Behandlungsebene, die zu einer Verschiebung zwischen zwei Körpern führt. Bsp. Schulter: Passives Gleiten des Humeruskopfes nach kaudal.

Wirkungen und Anwendungen der verschiedenen Translationsstufen sind in ➤ Tab. 3.5.8 aufgeführt.

Tab. 3.5.8 Translationen.

Stufe	Art	Name	Wirkung	Anwendung
I	Traktion	Lösen	Aufhebung der Kohäsionskräfte und muskulärer Kompressionskräfte	Während Gleittests und Mobilisation
II	Traktion und Gleiten	Straffen	Straffung der gelenkumgebenden Weichteile	Schmerzbehandlung
III	Traktion und Gleiten	Dehnen	Dehnung der Weichteile im kollagenen Belastungsbereich	Mobilisationsbehandlung

3.5.2.5 Grundlagen der Untersuchung

Bei aktiven und passiven Gelenkbewegungen werden die nachfolgenden Kriterien untersucht.

3.5.2.5.1 Bewegungsausmaß (Quantität der Bewegung)

- **Messen der aktiven und passiven angulären Bewegungen** (Rotationen ➤ 3.5.2.4.3): Mit dem Winkelmesser (Goniometer) werden Bewegungseinschränkungen und vergrößertes Bewegungsausmaß festgestellt und gemessen (➤ 2.1.5.1). (Qualitative Komponente: Während der aktiven Bewegungsprüfung wird die Bewegungsausführung beobachtet und v. a. auf Abweichungen vom normalen Bewegungsablauf geachtet; bei der passiven Bewegungsprüfung werden Widerstände sowie Krepitationen o. Ä. erspürt.)
- Kann an einem Gelenk kein Goniometer angelegt werden oder ist das Bewegungsausmaß aufgrund der anatomischen Gegebenheiten sehr klein, wird die Beweglichkeit manuell geprüft und palpiert; dabei wird das Ausmaß abgeschätzt und nach der in ➤ Tab. 3.5.9 angegebenen Skala eingeteilt.
- **Kapsuläres Zeichen:** Vergleicht man an einem Gelenk das Ausmaß der Bewegungseinschränkungen in die verschiedenen Richtungen, so kann man bei Affektionen der Gelenkkapsel (z. B. Arthrose, Arthritis) ein bestimmtes Verteilungsmuster der Bewegungseinschränkung feststellen, das sog. kapsuläre Zeichen. Bsp. kapsuläres Zeichen der Schulter: Außenrotation, Abduktion, Innenrotation; d. h., die Außenrotation ist sehr stark, die Abduktion ist stark, die Innenrotation am wenigsten eingeschränkt.
- **Muskelverkürzungen** können Ursache von Bewegungseinschränkungen sein. Befunderhebung: Das Gelenk wird zunächst mit angenäherter Muskulatur in eine Richtung getestet und dann der Test mit maximal gedehnter Muskulatur wiederholt. Die Bewegung sollte in beiden Fällen frei möglich sein. Bsp. Schulter: Lässt sich das Schultergelenk mit gebeugtem Ellenbogen voll extendieren, nicht aber bei gestrecktem Ellenbogen, so muss eine Ver-

kürzung des M. biceps vorliegen. **Bei passiven Translationen:** Während der Testung des Gelenkspiels zwischen den Gelenkpartnern wird das Bewegungsausmaß palpiert; zur Einteilung ebenfalls die Skala in ➤ Tab. 3.5.9 benutzen.

Tab. 3.5.9 Manuelle Prüfung des Bewegungsausmaßes (Einstufungsskala).

Hypomobilität	0 1 2	Keine Beweglichkeit, Ankylose, sehr eingeschränkte Beweglichkeit, wenig eingeschränkte Beweglichkeit.
Normal	3	Normale Beweglichkeit.
Hypermobilität	4 5 6	Etwas hypermobil, ohne Schmerz, hypermobil mit Schmerz, völlig instabil.

3.5.2.5.2 Qualität der Bewegung

Bei der Untersuchung der passiven Bewegungen spannen sich vom Bewegungsbeginn an zunehmend die Weichteile. Der Th. spürt kurz vor dem Bewegungsende einen deutlichen Widerstand („erster Stopp"). Danach lässt sich das Gelenk passiv noch um einen Betrag weiterbewegen bis zum „letzten Stopp".

■ **Qualität nach dem „ersten Stopp"**

Auf dem Weg vom „ersten" zum „letzten Stopp" spürt man das sog. Endgefühl. Es gibt **drei physiologische Endgefühle,** die für jede Bewegungsrichtung an jedem Gelenk typisch sind:

- **Weich-elastisch:** Bei einer passiven Bewegung wird zwischen den beiden knöchernen Gelenkpartnern die Muskulatur komprimiert und die Bewegung hierdurch gestoppt; Bsp.: Kniebeugung bei kräftiger Muskulatur.
- **Fest-elastisch:** Bei einer passiven Bewegung wird diese durch eine zunehmende Spannung der Gelenkkapsel gestoppt; Bsp.: Außenrotation der Schulter.
- **Hart-elastisch:** Eine passive Bewegung wird durch den knöchernen Kontakt zweier Gelenkpartner gestoppt; Bsp.: Extension des Ellenbogens.

Folgende Befunde werden als pathologisch bezeichnet:

- Endgefühl vor dem zu erwartenden Bewegungsende (z. B. nach 60° Knieflexion),
- Endgefühl entspricht nicht der zu erwartenden Qualität (z. B. kein Endgefühl, da die Bewegung wegen Schmerzen nicht zu Ende geführt werden kann).

■ **Schmerzbogen (engl. painful arc)**

In begrenzten Bereichen der Bewegungsamplitude können Schmerzen mit entsprechenden Ausweichbewegungen auftreten, die bei Weiterbewegen an einem bestimmten Punkt wieder verschwinden. Dies spricht für die Einklemmung sensiblen Weichteilgewebes während der Bewegung. Bsp. Schulter: Einklemmung der entzündlich verdickten Bursa subacromialis unter dem Akromion zwischen 60° und 120° Abd.

3.5.2.5.3 Funktionszustand der Muskulatur

- Krafttest zur Erhebung des Muskelstatus (➤ 3.6.9.4),
- Untersuchung der Muskellänge (Kontrakturen) (➤ 3.5.2.5.1),
- Widerstandstests zur Lokalisation von Muskel- und Sehnenläsionen: Unter isometrischen Bedingungen soll der betreffende Muskel gegen Widerstand kontrahieren (➤ 2.1.5.2 Box). Kann ein dabei auftretender Kontraktionsschmerz nicht eindeutig einem Muskel zugeordnet werden, so gibt es folgende Möglichkeiten zur weiteren Differenzierung:

3

- Weitere Funktion am selben Gelenk testen. Bsp.: Bei schmerzhafter Knieflexion spricht eine zusätzlich bestehende schmerzhafte Außenrotation für die Beteiligung des M. biceps femoris.
- Weitere Funktion an einem benachbarten Gelenk testen. Bsp.: Bei schmerzhafter Schulterflexion spricht eine zusätzlich bestehende schmerzhafte Ellenbogenflexion für den M. biceps.
- Hemmung der Synergisten durch Anspannung der Antagonisten. Bsp.: Isometrische Anspannung der Fingergelenkbeuger, dann isolierte Testung der einzelnen Handgelenkextensoren (Differenzierung Finger- und Handgelenkstrecker).

3.5.2.5.4 Provokationstests

Anspannung aus Vordehnung; der betreffende Muskel wird durch Einstellung entgegen seiner aktiven Funktion vorgedehnt und dann kontrahiert. Ist der Schmerz in dieser Einstellung am deutlichsten provozierbar, so kann der Muskel als Schmerzursache angesehen werden.

3.5.2.5.5 Palpation

Am entspannten Muskel werden schmerzhafte Veränderungen palpiert (➤ 2.1.4.1).

3.5.2.6 Untersuchungstechniken

Neben der allgemeine Befunderhebung (Anamnese ➤ 2.1.2) und der Inspektion (➤ 2.1.3) werden die im Folgenden beschriebenen Untersuchungen durchgeführt.

3.5.2.6.1 Schmerzanamnese

In der MT wird besonderer Wert auf die Schmerzanamnese (➤ 2.1.2.4) gelegt.

- **Schmerzlokalisation:** Was schmerzt? Der Patient beschreibt das Ausbreitungsgebiet des Schmerzes. Extrasegmentaler oder segmentaler Schmerz muss differenziert und einem oder mehreren Segmenten bzw. dem Versorgungsgebiet peripherer Nerven zugeordnet werden.
- **Schmerzdauer:** Wann tritt der Schmerz auf, seit wann besteht er? Akuter oder chronischer Schmerz? Bestehen zeitliche Rhythmen? Bsp.:
  - Zu bestimmten Uhrzeiten bewegungsunabhängiger Schmerz: Inneres Organ (z. B. morgens zwischen 3 und 4 Uhr: Leber/Gallenblasenstörung).
  - Nachts: Der Patient wacht nachts von Schmerzen auf (z. B. Gelenkinstabilität oder Tumor).
  - Morgens: Schmerz bei den ersten Bewegungen (Anlaufschmerz, z. B. Arthrose).
  - Tagsüber bei Bewegungen: Hypomobilität oder ausgeprägte Gelenkinstabilität.
- **Schmerzcharakter:** Wie ist der Schmerz? Heller, stechender Schmerz (A-Delta-Fasern) als Hinweis auf ein akutes Krankheitsgeschehen; dumpfer, bohrender Schmerz (C-Fasern) eher als Ausdruck eines chronischen Krankheitsgeschehens.
- **Schmerzverstärkung:** Wodurch kann der Schmerz ausgelöst oder gelindert werden? Die Beschreibung von Bewegungen oder Positionen kann genutzt werden, um dann während der Funktionsprüfung durch spezifische Schmerzprovokations- und Schmerzlinderungstests (➤ 3.5.2.6.2), die betroffene Struktur zu identifizieren.
- **Allgemeinbefinden:** Womit ist der Schmerz verbunden? Hat der Patient weitere Symptome, die er selbst nicht in Zusammenhang mit der Erkrankung beschrieben hat (z. B. starker Gewichtsverlust als Verdachtsmoment für einen Tumor)?

3.5.2.6.2 Funktionsprüfung – Untersuchungsaufbau

Die Reihenfolge der im Folgenden beschriebenen Funktionstests ist zugleich eine Empfehlung für den Untersuchungsaufbau.

■ **Aktive und passive anguläre Beweglichkeitsprüfung**

- Ziel: Feststellung des Bewegungsausmaßes in der betroffenen Region.
- Ausführung: Zunächst werden die im jeweiligen Gelenk möglichen einfachen (sog. anatomischen) Bewegungen wie Flexion, Extension, Abduktion, Adduktion, Innenrotation, Außenrotation durchgeführt; dabei werden die aus der Anamnese als schmerzhaft bekannten Bewegungen zuletzt getestet. Der Patient bewegt aktiv – so weit er kann – in die angegebene Richtung und verharrt am Bewegungsende, von dort aus wird passiv durch den Th. weiter bis zum Bewegungsende bewegt. Anschließend wird die gesamte Bewegung nochmals durch den Th. passiv durchgeführt und das Endgefühl beurteilt. An den Extremitätengelenken und an der WS werden zusammengesetzte Bewegungen geprüft (Bsp.: Ellenbogenflexion mit gleichzeitiger Supination). Während der einfachen und der zusammengesetzten Bewegungen evtl. mit einem Finger zwischen zwei Dornfortsätzen oder am Gelenkspalt palpieren.

■ **Schmerzprovokations- und Schmerzlinderungstests**

Unspezifische Schmerzprovokation:

- Ziel: Lokalisation der schmerzauslösenden Region.
- Ausführung: Beginn in Neutralstellung; der Patient bewegt sich bis kurz vor Auftreten des Schmerzes in die schmerzhafte Bewegungsrichtung. Dann bewegt er selektiv eine Region weiter in die schmerzprovozierende Richtung, wobei der Th. die Nachbarregionen neutral oder in Gegenrichtung hält oder in die entgegengesetzte Richtung bewegt.
- Bsp. Schmerz zwischen den Schulterblättern bei Beugung: Der Schmerz kann durch die Flexion der HWS oder der BWS ausgelöst worden sein. Der Patient wird durch den Th. thorakal in Extension gehalten, dann soll er aktiv den Kopf nach vorn neigen. Tritt der Schmerz wiederum auf, so muss er in der HWS ausgelöst worden sein.

Unspezifische Schmerzlinderung:

- Ziel: Bestätigung der als Schmerzquelle identifizierten Region.
- Ausführung: Beginn in schmerzhafter Stellung; dann bewegt der Patient selektiv eine Region aus der schmerzprovozierenden Richtung heraus, wobei die Nachbarregionen möglichst nicht oder aber weiter in die schmerzhafte Richtung bewegt werden.
- Bsp. Schmerz zwischen den Schulterblättern bei Beugung: Der Patient beugt aktiv so weit, bis er den Schmerz gerade auslöst. Dann fixiert der Th. die BWS in Flexion und der Patient streckt den Nacken. Verschwindet der Schmerz, so wurde er von der HWS ausgelöst. Lässt er sich auf diese Weise nicht beeinflussen, so kann der Patient mit flektiertem Nacken die BWS strecken. Schmerzlinderung bei diesem Test spricht für die BWS als Schmerzauslöser.

Spezifische Schmerzprovokation:

- Ziel: Feststellung des Gelenks, in dem die Schmerzen ihre Ursache haben.
- Ausführung: Einstellung der Region kurz vor der schmerzhaften Position; dann wird das betreffende Gelenk isoliert in die schmerzprovozierende Richtung bewegt. Gleichzeitig bewegen sich die benachbarten Gelenke in die Gegenrichtung (Entlastung).
- Bsp. tiefer Rückenschmerz bei Flexion im Stand: Der Patient beugt sich so weit nach vorn, wie es gerade noch schmerzfrei möglich ist. Der Schmerz kann durch die dabei entstehende Flexion der LWS, durch das „Nicken" des Kreuzbeines nach vorn (Nutation) oder durch die Beugung des Hüftgelenks entstanden sein. Lässt sich der Schmerz durch passives Drehen des Os ilium nach ventral (Iliumextension) provozieren, so muss der Schmerz seinen

Ursprung im Hüftgelenk haben, da sich das Iliosakralgelenk und die LWS aus der schmerzprovozierenden Richtung heraus bewegen. Schmerz beim passiven Bewegen der Kreuzbelnbasls nach ventral bestätigt das Iliosakralgelenk als Schmerzquelle. Wird L5 vom Th. nach ventral/kranial über den Dornfortsatz geschoben (Flexion) und entsteht dabei der typische Schmerz, so muss er im Segment L5/S1 ausgelöst worden sein, da die darüber liegenden Segmente in Richtung Extension bewegt wurden.

Spezifische Schmerzlinderung:
- Ziel: Bestätigung des als Schmerzquelle identifizierten Gelenks.
- Ausführung: Das Gelenk wird in gerade schon schmerzhafter Position eingestellt; der Th. bewegt es entgegen der schmerzhaften Richtung, gleichzeitig bewegen sich die anderen Gelenke weiter in die schmerzhafte Position (besonders WS) oder werden neutral gehalten.
- Bsp. tiefer Rückenschmerz bei Flexion im Stand: Der Schmerz kann durch die dabei entstehende Flexion der LWS, durch das „Nicken" des Kreuzbeines nach vorn unten (Nutation) oder durch die Beugung des Hüftgelenks entstanden sein. Der Patient beugt sich so weit nach vorn, bis er den Schmerz gerade auslöst. Dann bewegt der Th. das Ilium nach dorsal. Dabei wird das Hüftgelenk in Richtung Extension bewegt (schmerzfreie Bewegungsrichtung), die Nutation im Iliosakralgelenk jedoch verstärkt sich, da die LWS sich weiter in Flexion bewegt. Lässt sich der Schmerz dabei lindern oder verschwindet er, so kann er nur von der Hüfte ausgegangen sein. Schmerzlinderung bei Druck nach ventral auf die Spitze des Kreuzbeins bestätigt eine Störung im Iliosakralgelenk. Wird die Basis des Kreuzbeins nach vorn geschoben und kommt es dadurch zu einer Schmerzlinderung, so ist das Segment L5/S1 als Schmerzauslöser bestätigt.

■ Passive translatorische Untersuchung des Gelenkspiels
- Ziel: Feststellung einer Hypo- oder Hypermobilität; dazu werden während der schmerzhaften Bewegung passiv Traktion und Gleiten getestet.
- Ausführung: Beginn in Neutralstellung; dann wird die translatorische Beweglichkeit des Gelenks/Segments erst in Ruhestellung, dann zunehmend in Zielstellung getestet. Die Gelenkpartner werden entweder parallel zueinander (Gleiten nach medial, lateral, dorsal oder ventral) oder rechtwinklig zueinander (Traktion oder Kompression) oder in Form schneller Wechselbewegungen mit kleinem Bewegungsausschlag durch den Th. in zwei entgegengesetzte Richtungen (engl. small amplitude movements, SAM) bewegt. Die Quantifizierung des Gelenkspiels erfolgt durch Seitenvergleich (v. a. bei Extremitätengelenken) oder durch Vergleich mit benachbarten Gelenken (v. a. WS).
- Bsp. Flexion im oberen Kopfgelenk ist schmerzhaft: Bei dieser Bewegung gleiten die Occiputkondylen nach dorsal. Der hintere Atlasbogen wird zwischen Daumen und abgespreiztem Zeigefinger des Th. von dorsal fixiert und zunächst auf der einen, dann auf der anderen Seite das Occiput nach dorsal geschoben.

■ Strukturdiagnostik
Ziel: Unterscheidung zwischen Muskel, Gelenk und Nervengewebe als Auslöser für die gefundene Funktionsstörung.

Muskel: Befunde, die auf eine Beteiligung der Muskulatur hinweisen:
- Distales Weiterbewegen bei von proximal angenähertem Muskel ist möglich (bei zweigelenkigen Muskeln).
- Weiterbewegung nach isometrischer Anspannung ist möglich.
- Bewegung ist aktiv in eine und passiv in die entgegengesetzte Richtung schmerzhaft.
- Endgefühl ist eher weich-elastisch.
- Widerstandstests (in mittlerer Annäherung) und Provokationstests (in max. Dehnstellung) können positiv sein.

Bsp. verkürzter M. extensor carpi radialis brevis: Bei eingeschränkter Volarflexion und Ulnarduktion kann das Handgelenk bei Ellenbogenflexion weiter bewegt werden als bei Extension; Bewegungserweiterung nach mehrmaligem isometrischen Anspannen in Dorsalextension und Radialduktion. Die Anspannung in diese Richtung ist, sowohl aus Mittelstellung als auch aus Dehnung, schmerzhaft, ebenso die Dehnung in die Gegenrichtung. Das Endgefühl ist weich-elastisch.

Gelenk/Kapsel: Folgende Befunde sprechen für eine Beteiligung der Kapsel und Kapselbänder:
- Annäherung des Muskels bewirkt keine Vergrößerung des Bewegungsausmaßes.
- Keine Weiterbewegung nach isometrischer Anspannung.
- Endgefühl ist fest-elastisch.
- Aktive und passive Bewegungen sind in die gleiche Richtung schmerzhaft.

Gelenk/Knochen: Folgende Befunde sprechen für eine pathologische Veränderung der knöchernen Strukturen am Gelenk:
- Veränderung der Muskelspannung hat keinen nennenswerten Einfluss auf das Bewegungsausmaß.
- Die einer isometrischen Anspannung folgende Entspannung hat keinen Einfluss auf die Bewegungsamplitude.
- Endgefühl ist hart-elastisch.
- Beschwerden/Einschränkung bei aktivem und passivem Bewegen in dieselbe Richtung.

Nerv: Folgende Befunde sprechen für eine Beteiligung des Nervensystems:
- Plötzlich einschießender Schmerz bei Dehnung des Nervs und/oder der Dura.
- Verringerung des Bewegungsausmaßes am untersuchten Gelenk bei Vorspannung des Nervs und/oder der Dura über andere, frei bewegliche Gelenke.
- Druckdolenz (Ringing-Bell-Phänomen) im Verlauf des Nervs mit Ausstrahlung.

Bsp. N. medianus: Der Ellenbogen lässt sich bei Lateralflexion der HWS zur betroffenen Seite weiter extendieren als bei Lateralflexion zur Gegenseite. Palpation des N. medianus löst einschießende, ausstrahlende Schmerzen aus.

Palpation

Schmerzbefunde bei der Palpation (➤ 2.1.4) dienen im Zusammenspiel mit weiteren Befundtechniken zur Bestätigung des erhobenen Befundes. Der charakteristische Schmerz soll durch Palpation der betroffenen Struktur auslösbar sein. Ferner lassen sich Lage, Größe, Schwellung, Konsistenz, Temperatur, Feuchtigkeit, Tonus, Trophik und Verschieblichkeit der Gewebeschichten beurteilen. Die Palpation wird außerdem zur Kontrolle des Bewegungsablaufes benutzt.

Zusatzuntersuchungen

- **Neurologische Untersuchungen:** Geprüft werden Kennmuskeln und Reflexe, Sensibilität, Motorik (Tonus, Klonus etc.), Koordination und Hirnnerven (➤ 8.2).
- **Physiotherapeutische Zusatzuntersuchungen:** Ausführung spezieller Stabilitäts- und Meniskustests, wenn sich die Notwendigkeit aus der vorangegangenen Untersuchung ergibt. Bsp.: Schmerzhafte Knieflexion mit federndem Endgefühl lässt einen Meniskustest sinnvoll erscheinen; dann aus BL prüfen, ob am 90° flektierten Knie Rotation unter Kompression schmerzhaft ist (Apley-Grinding-Test).
- **Ärztliche Zusatzuntersuchungen:** Befunde im Rahmen der labortechnischen, apparativen und invasiven Diagnostik (➤ 2.4) sollten bekannt sein, ggf. erfragt werden.

3

3.5.2.7 Probebehandlung

- Ziel: Überprüfung der Arbeitsdiagnose anhand der Reaktion auf die erste Behandlung.
- Anwendung: Bei Hypomobilität zunächst Weichteiltechniken und leicht dosierte Mobilisationstechniken, bei Hypermobilität Weichteiltechniken, Traktion zur Schmerzlinderung und vorsichtige Stabilisation.
- Der Patient wird nach der ersten und zu Beginn der zweiten Behandlung befragt (Beschwerdeänderung?). Es werden Kontrolltests ausgeführt (z. B. Lasègue-Zeichen). Hat die Probebehandlung keine Veränderung der Beschwerden bewirkt, so muss eine neue Untersuchung durchgeführt werden.

3.5.2.8 Grundlagen der Behandlung

3.5.2.8.1 Ausgangsstellungen

- Der **Th.** sollte dicht am Patienten stehen und sich mit geradem Rücken stabilisieren (➤ 3.1.6). Er sollte Gurte benutzen, um den Patienten zu fixieren und/oder das Gewicht des zu behandelnden Körperabschnitts teilweise abzunehmen. An den eigenen Gelenken (v. a. Hand- und Daumensattelgelenk) sollten endgradige Einstellungen vermieden werden.
- Der **Patient** befindet sich in schmerzfreier Ausgangsstellung, dicht am Th. Er sollte möglichst so gelagert werden, dass der Th. sein eigenes Körpergewicht mit einsetzen kann, die aufzubringende Kraft also in Richtung der Schwerkraft wirkt (z. B. Gleitmobilisation der Tibia nach ventral aus BL des Patienten).

3.5.2.8.2 Grifftechnik

Der Griff des Th. darf nicht schmerzhaft sein, deshalb sollten die Hände möglichst flächig angelegt und gepolsterte Stellen (z. B. Daumenballen) benutzt werden.

- Die **fixierende** Hand umgreift den zu fixierenden Gelenkpartner oder hält ihn auf der Unterlage fest. Fixationshilfen wie Sandsäcke, Keile und Gurte können verwendet werden.
- Die **mobilisierende** Hand fasst den zu mobilisierenden Gelenkpartner. Ist dies schmerzhaft, so sollten Polster untergelegt werden.
- Beide Hände sollten so dicht wie möglich am Gelenk liegen. In manchen Fällen kann die Fixation mit Gurten ausreichend sein, sodass beide Hände zur Mobilisation verwendet werden können oder eine Hand die „Bewegung" palpiert.

3.5.2.8.3 Behandlungsrichtung

Alle translatorischen Behandlungen werden entweder rechtwinklig zur Behandlungsebene ausgeführt (Traktion) oder parallel dazu (Gleiten). Die Richtung des Gleitens ergibt sich aus der Konvex-Konkav-Regel (➤ 3.5.2.4.3).

3.5.2.8.4 Behandlungsaufbau

Reihenfolge für die einzelnen Maßnahmen während einer Behandlung (Bsp.):

- Eigenübungen demonstrieren lassen,
- Kurztest (Schmerzprovokation, Gelenkspiel),
- schmerzlindernde und/oder entspannende Behandlung,
- translatorischer Test (besser/schlechter?),
- koordinatives Training, stabilisierende Übungen,
- translatorischer Test (besser/schlechter?),
- Mobilisation kombiniert mit aktiven Bewegungsübungen,
- translatorischer Test (besser/schlechter?),
- Eigenübungen einüben,
- MTT (➤ 3.6) kurz anleiten, dann den Patienten selbstständig trainieren lassen.

Wenn eine **manipulative Behandlung** indiziert ist, sollte dies direkt zu Beginn der Sitzung durchgeführt werden. Der Patient muss zustimmen (Patientenrechtegesetz ➤ 1.4.6).
Der **Behandlungsplan** sollte mit jeder Sitzung aktualisiert werden; er ist direkt abhängig vom aktuellen Befund.

3.5.2.9 Behandlungstechniken

3.5.2.9.1 Behandlung akuter Schmerzzustände oder Beschwerdebilder

Ziel: Minderung der nozizeptiven Aktivität (z. B. Ruhigstellung, Lagerung) und Aktivierung von Mechanorezeptoren (Bewegen im schmerzfreien Bereich, Bewegen von anderen Gelenken im selben Segment) zur Schmerzhemmung auf spinaler und subkortikaler Ebene, Senkung der sympathischen Reflexaktivität zur Sicherung der physiologischen Heilungsprozesse; Reduzierung der Abwehrspannung am betroffenen Gelenk, um eine spezifische Untersuchung zu ermöglichen und die Voraussetzungen für mobilisierende oder stabilisierende Behandlung zu schaffen.

■ **Ausführung (Patient passiv)**
- **Dreidimensionale Traktion:** Gelenk wird in aktueller Ruhestellung eingestellt; intermittierende Traktion unter Beibehaltung der Stellung innerhalb Stufe II (Straffen ➤ Tab. 3.5.8).
- **Oszillationen:** Gelenk wird in aktueller Ruhestellung eingestellt; kleine schnelle translatorische Bewegungen (z. B. medial-lateral) innerhalb Stufe II (vor erstem Stopp).
- **Weichteiltechniken:** Aktivierung von Mechanorezeptoren durch bestimmte Techniken zur Schmerzhemmung und zur Verbesserung der Zirkulation im Gewebe.
- **Sympathikusdämpfung:** Schmerzloses anguläres oder translatorisches Bewegen von Gelenken oder mechanische Behandlung von Geweben im sympathischen Ursprungsgebiet (BWS) der betroffenen Struktur.
- Thermo- (➤ 3.15) und Hydrotherapie (➤ 3.15.3) sowie Elektrotherapie (➤ 3.16.1).

3.5.2.9.2 Behandlung chronischer Schmerzzustände oder Beschwerdebilder

Ziel: Bei Weichteilaffektionen werden die Aktualisierung des (Mikro-)Traumas und damit das Auslösen einer erneuten Entzündungsreaktion angestrebt, um nachfolgend eine bestmögliche Ausheilung mit mechanisch gut belastbarem Gewebe zu erreichen. Bei fortgeschrittener Degeneration mit Veränderungen der anatomischen Situation (Spondylolisthesis, Koxarthrose etc.) ist das Ziel, die pathogene Belastungssituation zu reduzieren (z. B. durch Haltungsschulung, Mobilisation der BWS, Stabilisation der LWS, Dehnung der Hüftbeuger bei Spondylolisthesis L5/S1).

■ **Ausführung (Behandlung von Weichteilaffektionen; Patient passiv)**
- **Querfriktionen** einmalig mit relativ hoher Intensität über 15–20 Minuten; ab der nächsten Behandlung für zwei bis drei Minuten.
- **Weichteilmanipulation:** dosierte kurze Dehnung der max. kontrahierten (Muskeln) oder gedehnten (Bänder, Kapsel) Struktur zur Lösung von Adhäsionen.

Zur Ausführung der Behandlung chronischer Schmerzzustände/Beschwerdebilder ist das **OMT 2-Examen** erforderlich.

3.5.2.9.3 Entspannende Behandlung

Ziel: Behebung von Bewegungseinschränkungen, die nach Verletzungen oder Entzündungen auftreten und durch Verspannung der kontraktilen Elemente in Bändern, Sehnen und Kapseln (Myofibroblasten) sowie Muskeln entstanden sind. Mobilisierende Behandlung (➤ 3.5.2.9.5) ist hier nicht indiziert.

Ausführung
- Intermittierende dreidimensionale Traktion,
- Oszillationen,
- Weichteiltechniken im schmerzfreien Bereich der Bewegungsamplitude,
- Sympathikusdämpfung.

3.5.2.9.4 Gewebespezifische funktionelle Maßnahmen

Ziel: Erhaltung oder Verbesserung der funktionellen mechanischen Eigenschaften im Heilungsprozess (während der Proliferationsphase, nach der ersten Woche) oder der normalen Erneuerung des Gewebes (Turnover).

Ausführung
- Isometrische, isotonische und isokinetische Kontraktionen in konzentrischer und exzentrischer Form (für Muskelgewebe),
- Zugreiz durch Quer- und Längsdehnung, anguläres Bewegen (für Band-, Sehnen- und Muskelgewebe),
- dosierte intermittierende Gelenkkompression (für Knorpelgewebe) bei beginnendem oder leichtem Knorpelschaden,
- limitierte Rotation und Flexion im schmerzfreien Bewegungsbereich (Bandscheibe) nach Ablauf der Entzündungsreaktion,
- Ausgangsstellungen für axiale Belastung mit Körpergewicht (für Knochengewebe) oder spezielle Übungen (z. B. Trampolin).

3.5.2.9.5 Mobilisierende Behandlung

Ziel: Erhaltung vorhandener, Verzögerung schwindender und Wiederherstellung eingeschränkter Beweglichkeit.

Ausführung
- **Muskeldehnung (nach Evjenth):** Das Gelenk wird entgegen der aktiven Muskelfunktion eingestellt. Bei zweigelenkigen Muskeln wird über das größere bzw. schmerzfreie Gelenk Vorspannung aufgenommen und gehalten. Bereits vor dem Bewegungsende sollte der Patient mehrfach isometrisch halten (Erwärmung), erst nach erreichter Entspannung wird weiter in die Dehnung bewegt; am Bewegungsende halten und dann den Patienten weiter in die Dehnungsrichtung bewegen lassen (Stimulation der Antagonisten).
- **Gelenkmobilisation (nach Kaltenborn):** Gelenk wird submaximal in die eingeschränkte Richtung eingestellt, mithilfe dreidimensionaler Traktion oder durch translatorisches Gleiten (nach Konvex-Konkav-Regel) wird in Stufe III gegangen und dort gehalten oder oszilliert.
- **Gelenkmanipulation:** Obligatorische Sicherheitstests sollten sorgfältig durchgeführt werden (Anamnese, aktuelles Röntgenbild ärztlich beurteilen lassen, Stabilitätstests, A. vertebralis-Test, Sensibilitäts-, Kraft- und Reflexprüfung, Probebehandlung mit Mobilisation, ärztliche Verordnung). Das Gelenk wird bis Stufe II in die eingeschränkte Richtung eingestellt und dann in Traktionsrichtung ein schneller Impuls mit kleinstem Bewegungsweg gegeben. Auf gleiche Weise kann in die freie oder in die eingeschränkte Gleitrichtung behandelt werden.
  - OMT 2-Examen erforderlich.
- **Lösung verklebter Bänder, Recessus (nach Cyriax):** Querfriktionen bei eingestellter Dehnung, endgradiges anguläres Bewegen, Manipulation.
  - OMT 2-Examen erforderlich. Der Patient muss zustimmen (Patientenrechtegesetz ➤ 1.4.6).

- **Lösung verklebter Bursen (nach Pfund):** Einstellung kurz vor der schmerzprovozierenden Stellung, dann werden die Blätter der Bursen über einen möglichen Hebel mit schnellen Impulsen parallel gegeneinander verschoben. Bsp. Bursa subacromialis: Die Schulter wird in gerade noch schmerzfreie Abduktion gebracht, in dieser Stellung wird der Humerus mit kleinen Impulsen nach lateral (rechtwinklig zur Behandlungsebene) behandelt.
- **Lösung verklebter Nerven (nach Maitland, Elvey, Butler, Gifford):** Der Nerv wird in allen von ihm überspannten Gelenken in gerade noch schmerzfreier Dehnung eingestellt und dann von proximal entspannt. Mithilfe wiederholter, kleiner Bewegungen des distalen oder proximalen Gelenks wird in einen leichten Dehnschmerz hinein bewegt und so gegen seine Unterlage oder Hüllstrukturen verschoben. Bsp. Nervenwurzel L5: Der Patient steht mit gestreckten Knien vor der Behandlungsbank und beugt sich so weit nach vorne, dass er gerade ein leichtes Ziehen spürt. Er stützt sich in dieser Stellung an der Bank ab. Dann wird eine Nackenextension und eine leichte Lateralflexion in der LWS zur betroffenen Seite eingestellt, um den Nerv von proximal zu entspannen. Mit kleinen Impulsen bewegt der Th. am Querfortsatz von L5 den Wirbel in Rotation.

3.5.2.9.6 Stabilisierende Behandlung

Ziel: Koordinierte Muskelführung zur Stabilisation überbeweglicher oder stark belasteter Gelenke.

Ausführung

- Solange Muskulatur und/oder passiver Halteapparat insuffizient sind: von außen stabilisieren (Tape, Korsett, Gurt, Orthese).
- Manuelle Stimulation zur Fazilitation der betreffenden Muskulatur durch Anwendung von Rotationen und translatorischen Bewegungen am Gelenk, die der Patient aktiv verhindern soll (isometrische Anspannung).
- Zunächst in Ruhestellung, dann weiter in instabile Richtung oder Luxationsposition, zuletzt in diesen Positionen üben.
- Anfangs mit kleinstem Hebel arbeiten, dann Hebel verlängern.
- Erst große Unterstützungsfläche wählen, dann schrittweise abbauen.
- Zunächst stabile Unterlage, dann labile wählen.
- Anfangs statisch, dann dynamisch (konzentrisch und exzentrisch) unter Anwendung der Prinzipien der Trainingstherapie (➤ 3.6.5) arbeiten.
- Zuerst in Positionen, dann während einfachen Positionswechseln, dann in alltags- oder arbeits- bzw. sportspezifischen Bewegungsabläufen üben.
- Gezieltes Krafttraining im Rahmen der MTT (➤ 3.6.9).

3.5.2.10 Evidenz-/Bewertungslage

Um größtmögliche Aktualität in der Print- und Online-Version zu gewährleisten, stehen Informationen zu aktuell vorliegenden Studien im Online-Zusatzmaterial (➤ QR-Code) zur Verfügung.

Evidenzangaben

Literatur

3.5.3 Maitland® Konzept

Oliver Merz

3.5.3.1 Geschichte

- Das Maitland® Konzept ist nach dem australischen Th. Geoffrey D. Maitland (1924–2010) benannt.
- Schon in den ersten Jahren seiner physiotherapeutischen Tätigkeit erkannte er, dass eine effektive Behandlung von einer sehr genauen Untersuchung und einer fortlaufenden Beurteilung der angewandten Techniken abhängt.
- 1960 tauschte sich Maitland in Großbritannien und den USA mit in der MT erfahrenen Ärzten und Th. aus. Danach formulierte er einige seiner Ideen, die später als Maitland® Konzept bekannt werden sollten (Blake 2008).
- Maitland war Mitbegründer der IFOMT (International Federation of Orthopaedic Manual Therapists).
- Das von ihm entwickelte Behandlungskonzept wird heute von der IMTA (International Maitland Teachers Association) weiterentwickelt und verbreitet.

3.5.3.2 Wirkprinzip

Die IMTA schreibt dazu auf ihrer Homepage (www.imta.ch):

> *„Das Maitland® Konzept ist ein Konzept der Manuellen Therapie zur Befundaufnahme und Behandlung von Funktionsstörungen im Gelenk-, Muskel-, und Nervensystem. Die Anwendungen der Techniken im Maitland® Konzept basieren auf dem Clinical Reasoning unter Einbezug der ICF (International Classification of Functioning, Disability and Health). Die Besonderheit des Konzeptes liegt in der Verknüpfung der individuellen und angepassten Befunderhebung und Behandlung des Patienten mit den klinischen Erfahrungen des Therapeuten und den neuesten wissenschaftlichen Erkenntnissen. Neben den passiven Gelenkmobilisationen und -manipulationen an den Extremitäten und der Wirbelsäule, werden neurodynamische Techniken, Muskeldehnungen, stabilisierende Übungen und individuell adaptierte Heimprogramme eingesetzt."* (IMTA 2015, Stand: 11.03.2022)

Das Maitland® Konzept erfordert:

> *„Aufgeschlossenheit, geistige Beweglichkeit und Disziplin in Verbindung mit einem logischen und methodischen Vorgehen bei der Beurteilung von Ursache und Wirkung"* (Maitland et al. 2008, S. 16).

3.5.3.3 Indikationen

Das Maitland® Konzept wird bei Funktionsstörungen des Bewegungssystems eingesetzt.

Spezielle Indikationen: Im Maitland® Konzept wird im Zusammenhang mit dem Clinical Reasoning vom Erkennen klinischer Muster gesprochen. Dabei verfügen besonders Experten über einen großen Fundus ihnen bekannter Muster (➤ 1.9).

Bsp. für klinische Muster (Westerhuis u. Wiesner 2011):

- Akut blockierter Nacken,
- zervikogener Kopfschmerz,
- lumbales diskogenes Syndrom,
- patellofemorales Schmerzsyndrom,
- Dysregulation des autonomen Nervensystems,
- intraartikuläre Bewegungsdysfunktion (Arthrose).

3

3.5.3.4 Kontraindikationen

Es gibt einige Störungen organischer Natur, die Beschwerden im Bereich der WS verursachen (➤ Tab. 3.5.10). Es ist Aufgabe des Arztes, mögliche organische Erkrankungen zu erkennen bzw. vor der Verordnung einer physiotherapeutischen Behandlung auszuschließen. Trotzdem ist es möglich, dass sich erst im Laufe der physiotherapeutischen Behandlung herausstellt, dass die vorliegenden Beschwerden nicht auf eine Funktionsstörung des Bewegungsapparates zurückzuführen sind. Zum Beispiel kann sich der Schmerz als bewegungsunabhängig herausstellen und/oder die Patientenangaben geben Hinweise auf eine ernsthafte Erkrankung. In diesen Fällen sollte der Th. den Patienten selbstverständlich wieder an den behandelnden Arzt verweisen.

Tab. 3.5.10 Erkrankungen, die Schmerzen im Bereich der WS auslösen können (Brewerton 2008, S. 18).

WS-Segment	Erkrankungen
HWS	• Maligne Lymphadenopathie, • Pancoast-Tumor, • Arteria-vertebralis-Syndrom, • Subarachnoidalblutung (SAB), • koronare Herzkrankheit (KHK), • Polymyalgia rheumatica.
Thorax	• Bronchogenes Karzinom, • andere Lungenerkrankungen, • koronare Herzkrankheit (KHK), • Aortenaneurysma, • massive Herzvergrößerung, • Hiatushernie, • Gallenblasenerkrankung, • Herpes zoster.
LWS	• Peptisches Ulkus, • Nierenerkrankungen, • Pankreaskarzinom, • Obstruktion der Aorta oder der Beckenarterien, • Karzinom des Kolons, Rektums oder des Beckenbereichs, • Endometriose, • Multiple Sklerose, • Rückenmarkstumor.

Bei den Kontraindikationen wird zwischen Mobilisation und Manipulation unterschieden. Der Unterschied zwischen diesen Behandlungstechniken wird unter Techniken (➤ 3.5.3.8) erläutert.

KI für Mobilisation und Manipulation (Brewerton 2008):

- Erkrankung des Rückenmarks oder Cauda equina (einschließlich Kompressionsauswirkungen auf diesen Bereich).

KI für Manipulation der HWS (ebd.):

- Rheumatoide Arthritis,
- Spondylitis ankylosans (Bechterew-Krankheit),
- vertebrobasiläre Insuffizienz (VBI).

KI für Manipulation (ebd.):

- Schwangerschaft,
- Spondylolisthesis (im betroffenen Segment),
- Osteoporose (**Cave:** Auch die Behandlung mit Kortikosteroiden [➤ 1.6.5.3] als potenzieller Auslöser für Osteoporose gilt als KI.).

Ein höheres Alter an sich ist keine Kontraindikation für eine manipulative Behandlung. Gerade bei älteren Menschen werden oft die besten Ergebnisse erreicht (Brewerton 2008). Patienten, deren Symptome hauptsächlich psychisch bedingt sind, können von einer physiotherapeutischen Behandlung profitieren, diese ist jedoch kein Ersatz für eine angemessene psychologische Hilfe (ebd.).

3.5.3.5 Untersuchungsalgorithmus

3.5.3.5.1 Anamnese

- **Hauptproblem des Patienten** erfassen: Steht z. B. Schmerz im Vordergrund oder eher eine Bewegungseinschränkung? Gibt es Hinweise auf Instabilität, Schwäche, Funktionsverlust?
- **Körpertabelle (Bodychart):** Symptombereiche werden eingezeichnet, die Stärke der Symptome bestimmt (z. B. über VAS ➤ 2.2.3.3) und deren Qualität beschrieben (z. B. „oberflächlich ziehender Schmerz"). Zusammenhänge werden aufgezeigt, relative Kontraindikationen und Vorsichtssituationen erfasst.
- **24-Stunden-Verhalten:** Welche Aktivitäten/Positionen verstärken, welche reduzieren die Symptome? Wie ist der Tagesverlauf?
- Bestimmen der **Stärke** und **Irritierbarkeit** der Symptome:
  - Ein Symptom wird als stark klassifiziert, wenn aufgrund der Symptomstärke die Aktivität abgebrochen werden muss.
  - Ein Symptom wird als irritierbar klassifiziert, wenn schon eine wenig belastende Aktivität aufgrund des Symptoms abgebrochen werden muss und das Symptom danach lange anhält.
- **Geschichte:** Die aktuelle Geschichte und Vorgeschichte können Aufschluss über den Verlauf einer Problematik, mögliche Auslöser und Quellen geben.
- **Spezielle Fragen:** Zielen hauptsächlich darauf, mögliche Kontraindikationen und/oder notwendige Vorsichtsmaßnahmen zu erfassen (z. B. Fragen bez. des allgemeinen Gesundheitszustands, auffälliger Gewichtsabnahme, Medikamenteneinnahme und bisherigen medizinischen Befunden).

Aufgrund dieser Anamneseinformationen muss dem Th. vor der folgenden körperlichen Untersuchung (➤ 3.5.3.5.2) klar sein, wie belastend und umfassend diese ausfallen soll und darf.

3.5.3.5.2 Funktionsuntersuchung

- Aktuelle Symptome,
- Inspektion,
- funktionelle Demonstration: Manchmal kann der Patient eine schmerzauslösende Aktivität aus seinem Alltag vormachen, das kann wertvolle Hinweise auf die möglichen Mechanismen und beteiligten Strukturen geben.
- Planung neu überdenken: Gibt es Hinweise, die schon in eine bestimmte Richtung zeigen und damit eine Priorität der zuerst zu untersuchenden Strukturen oder Funktionen vorgeben?
- Aktive Bewegungen,
- wenn die Symptome für die Befunderhebung noch nicht ausreichend reproduziert werden können (Bsp.):
  - Verwendung von Überdruck für die aktiven Bewegungen,
  - aktive Bewegungen in verschiedenen Ausgangsstellungen,
  - Einsatz von Gewichten, Wiederholungen, Geschwindigkeit,
  - isometrische Tests (in Neutral-Null-Position und funktioneller Ausgangsstellung).
- Zusätzliche Tests: neurologische Untersuchung, Muskellänge und -funktion, Instabilitäts- und vaskuläre Tests,
- Palpation,
- passive physiologische Bewegungen (einschließlich Differenzierungstests),

- neurodynamische Tests,
- passive Zusatzbewegungen einschließlich Wiederbefund,
- erste Behandlung,
- Screening-Tests für andere Gelenke,
- Instruktion für den Patienten.

3.5.3.6 Die „durchlässige Mauer"

Die physiotherapeutische Diagnosestellung erfolgt durch einen Denkprozess in zwei Kategorien, der mit dem Bild einer durchlässigen Mauer (engl. brick wall) anschaulich gemacht wird (➤ Tab. 3.5.11). Durch die Verwendung der „durchlässigen Mauer" werden theoretisches Wissen und die klinische Präsentation in eine angemessene Beziehung zueinander gesetzt (Maitland et al. 2008). Dabei ist es wichtig, keine der beiden Seiten aus den Augen zu verlieren. Maitland selbst drückte es so aus: „Weder das Wissen (welches falsch sein kann) noch ein Mangel an Wissen darf die Sicht auf die klinischen Befunde versperren" (Maitland et al. 2008, S. 15).

Tab. 3.5.11 Die „durchlässige Mauer" (nach Maitland et al. 2008).

Theoretischer Hintergrund		Beschwerdebild des individuellen Patienten
Diagnose (aktueller medizinischer Wissensstand, Fakten und Hypothesen)	⟷	Anamnese und Symptomatik

3.5.3.7 Behandlungsprinzipien

> *„Die **manualtherapeutische Behandlung** kann in vier Abschnitte gegliedert werden: Untersuchung des Patienten, Denkweise und Planung, Behandlungstechniken und Beurteilung"* (Maitland et al. 2008, S. 4).

So wichtig die korrekte Durchführung der Untersuchungs- und Behandlungstechniken ist, spielen sie im Maitland® Konzept eine eher untergeordnete Rolle. Für die Therapie hat die ständige **analytische Beurteilung des aktuellen Untersuchungs- und Behandlungsstandes** eine weit wichtigere Bedeutung (Maitland et al. 2008). Vom Th. wird jedoch eine gewisse Improvisationsfähigkeit erwartet, die über die Standardausführung von Grundtechniken hinausgeht. Ebenso die Fähigkeit, Techniken zu den funktionellen Störungen in Beziehung zu setzen. Zur Verständigung und zur Dokumentation wird die Ausführung der jeweiligen Technik (unter Verwendung spezieller Zeichen, ➤ 3.5.3.11) kurz und übersichtlich schriftlich fixiert.

Im Maitland® Konzept wird sehr viel Wert auf **kommunikative Kompetenzen** des Th. gelegt (➤ 1.2). Dazu gehört eine angemessene Wortwahl, die dogmatische Aussagen vermeidet. Ebenso wichtig ist es, dass der Th. in der Lage ist, dem Patienten zuzuhören und ihm dabei offen und nicht wertend zu begegnen.

Besonderheiten dieses Konzepts bei der körperlichen Untersuchung sind u. a. (Maitland et al. 2008):

- Die sog. **Funktionelle Demonstration,** mit der funktionelle Bewegungen des Patienten bezeichnet werden, die seine Beschwerden auslösen. Ein Patient kann z. B. angeben, dass er immer dann seine Schulterbeschwerden bekommt, wenn er auf der linken Schreibtischseite die unterste Schublade aufzieht. Diesen Bewegungsablauf lässt der Th. sich vorführen. Treten bei dieser Vorführung bzw. Demonstration die besagten Symptome auf, kann das sehr aufschlussreich für die diagnostische Analyse sein. Einzelne Bewegungskomponenten können dabei isoliert hinzugefügt oder weggenommen werden, um zwischen den infrage kommenden Strukturen zu differenzieren.

- **Kombinationsbewegungen** werden eingesetzt, um Symptome zu reproduzieren. Es kann z. B. vorkommen, dass eine isolierte Extension der LWS die Beschwerden des Patienten nicht auslöst, dagegen eine Kombination aus Extension und Lateralflexion schon.
- **Differenzierungstests** werden verwendet, um mögliche Symptomquellen weiter strukturell zuzuordnen. Das Grundprinzip der Differenzierungstests bleibt dabei jeweils gleich. Sind bei einer Bewegung mehrere Komponenten beteiligt, wird die Gesamtbewegung so variiert, dass dabei der Stress auf einzelne Komponenten jeweils verstärkt oder verringert wird. So kann das Ausmaß der Beteiligung einer Komponente mit dem anderer Komponenten verglichen und eingeschätzt werden. Bsp.: Ein Patient gibt an, beim Autofahren immer dann Nackenschmerzen zu bekommen, wenn er sich beim Schulterblick nach links dreht. Der Schmerz ist von der Lokalisation her nicht eindeutig der HWS oder der BWS zuzuordnen. Lässt sich der Schmerz bei der Funktionellen Demonstration reproduzieren, kann differenziert werden, indem der Stress auf die HWS verstärkt oder verringert wird. Das geschieht in diesem Bsp. dadurch, dass der Th. am Bewegungsende die HWS in Richtung Linksrotation etwas weiterführt und dabei eine weiterlaufende Bewegung der BWS über einen Druck von ventral gegen die rechte Schulter verhindert. Verstärken sich dadurch die Symptome, weist dies auf die HWS als Symptomquelle hin. Lassen die Symptome wieder nach, wenn die weitergeführte HWS-Rotation wieder zurückgenommen wird und gleichzeitig die Linksrotation der BWS noch gehalten wird, weist dies ebenfalls auf die HWS hin. In der Folge wird der Stress auf die BWS verstärkt oder verringert mit der entsprechenden Interpretation der Symptomreaktion. Entscheidend ist, jeweils nur eine Komponente zu verändern.

> **Voraussetzung für Differenzierungstests** ist, dass sich überhaupt ein Schmerz reproduzieren lässt. Die Symptome sollten jedoch nicht zu stark oder anhaltend ausgelöst werden. Weist die Anamnese schon darauf hin, dass mit heftigen und/oder anhaltenden Symptomreaktionen zu rechnen ist, sollte auf diese Art der Differenzierung verzichtet werden.

3.5.3.8 Techniken

Passive Mobilisationen (engl. passive joint mobilizations, PJMs) sind Bewegungen, die vom Th. am Patienten ausgeführt werden. Der Patient ist dabei also passiv. Das können sowohl physiologische Bewegungen als auch Zusatzbewegungen sein. Die physiologischen Bewegungen könnten prinzipiell vom Patienten auch selbst durchgeführt werden (z. B. eine Beugung im Kniegelenk), die Zusatzbewegungen kann er aktiv nicht willentlich isoliert durchführen (z. B. eine transversal ausgerichtete Gleitbewegung im Kniegelenk) (Maitland et al. 2008). Als passive Mobilisation werden Techniken bezeichnet, die – v. a. hinsichtlich der Geschwindigkeit – so durchgeführt werden, dass der Patient sie jederzeit unterbrechen bzw. verhindern kann. Sie können unterschiedliche Zielsetzungen haben, z. B. zur Schmerzlinderung oder zur Erweiterung des Bewegungsmaßes eingesetzt werden. Die Mobilisationen können oszillierend (schnell oder langsam) oder als angehaltene Dehnung erfolgen. Zusätzlich können sie unter Distraktion oder Kompression durchgeführt werden.
Dagegen wird in Deutschland im Bereich der MT der Begriff **Manipulation** für Techniken verwendet, die so schnell ausgeführt werden, dass der Patient nicht in der Lage ist, sie zu unterbrechen. Sie ist praktisch schon beendet, bevor der Patient reagieren kann. Diese Bewegungen werden vorsichtig durchgeführt und haben immer ein kleines Bewegungsausmaß.

> Hauptsächlich im englischsprachigen Raum werden die Begriffe Mobilisation und Manipulation auch synonym verwendet. Der Begriff Manipulation kann also auch i. S. einer allgemeinen Mobilisation benutzt werden, was zu Verwechslungen führen kann.

Die passiven Behandlungstechniken werden nach ihren **Bewegungsgraden** unterschieden. Sie werden mit römischen Zahlen von I bis IV für Mobilisation und V für Manipulation beziffert (Jeangros u. Bucher-Dollenz 2008):

- Grad I: Bewegung mit kleiner Amplitude zu Beginn des Bewegungsausmaßes ohne Widerstand,
- Grad II: Bewegung mit großer Amplitude ohne Widerstand,
- Grad III: Bewegung mit großer Amplitude in den Widerstand gegen Ende des Bewegungsausmaßes,
- Grad IV: Bewegung mit kleiner Amplitude in den Widerstand gegen Ende des Bewegungsausmaßes,
- Grad V: Manipulation.

Die Bestimmung der Bewegungsgrade spielt für die Zielsetzung der jeweiligen Behandlung eine wichtige Rolle und ist Bestandteil der Technikauswahl. Darüber hinaus dienen die Bewegungsgrade zur Dokumentation (➤ 3.5.3.11) und Kommunikation zwischen den Th.

3.5.3.9 Eigenübungsprogramm

Es ist eine wichtige Zielsetzung dieses Konzepts, eine effektive Selbstmanagement-Strategie mit dem Patienten und für den Patienten zu erreichen. Dazu gehört ein individuell zugeschnittenes Eigenübungsprogramm, das gezielt die in der Untersuchung und Behandlung gefundenen Problemstellungen ansteuert.

3.5.3.10 Erfolgsparameter

Im Maitland® Konzept wird ein patientenzentrierter Ansatz betont, d. h., über physiologische Ziele hinaus (z. B. Kraftzuwachs, Beweglichkeitserweiterung, Schmerzreduktion) stehen persönliche Bedürfnisse des Patienten im Vordergrund. Bsp.: Ein Patient formuliert Wünsche wie z. B. *„Ich möchte gerne wieder eine Fahrradtour machen können."* oder *„Ich möchte wieder mit meinen Freunden eine Wanderung machen können."* (Teilhabe am psychosozialen Umfeld, ICF) oder *„Ich muss wieder in das Führerhaus meines LKW einsteigen können."* Dabei können natürlich auch vom Th. messbare Erfolgsparameter wie Kraftzuwachs oder Bewegungserweiterung einbezogen werden. Allgemein ausgedrückt, zielt die Behandlung darauf, dem Patienten die Funktionsfähigkeit bei Alltagstätigkeiten und die Teilhabe an seinem psychosozialen Umfeld (ICF) zu ermöglichen (Welling 2008).

■ Wiederbefundung

Die klinische Beweisführung spielt eine wichtige Rolle (➤ 1.9). Nach jeder Behandlungstechnik werden die wichtigsten klinischen Tests bez. der Hauptproblematik durchgeführt und mit den vorherigen Ergebnissen verglichen (Wiederbefundung). Wenn der Th. dabei reliable und valide Messungsverfahren einsetzt, kann er dabei auch „klinische Evidenz" erbringen (Hengeveld 2008).

3.5.3.11 Dokumentation

Die Dokumentation spielt im Maitland® Konzept eine wichtige Rolle. Sowohl die Untersuchung als auch der Behandlungsverlauf werden mithilfe spezieller, zeitsparender Zeichen und Abkürzungen dokumentiert.

Bsp.: Der Manualtherapeut behandelt im Bereich des zweiten Halswirbels mit einer von posterior nach anterior ausgerichteten linksseitigen unilateralen Zusatzbewegung mit einer kleinen Amplitude am Bewegungsende zwei Minuten lang. Der Patient, dessen HWS sich dabei noch in einer Rechtsrotation von 30° befindet, verspürt anfangs leichte Schmerzen, die dann im Verlauf der Technikdurchführung nachlassen. Die Beschreibung im Maitland® Konzept würde für dieses Bsp. so aussehen:

30°↻ ⮣ C5 °IV^{+++} $\overline{\text{cp}}$↘2'

Hervorzuheben ist im Maitland® Konzept auch die Verwendung eines **Bewegungsdiagramms** (➤ Abb. 3.5.3) in der Analyse körperlicher Befunde. Mit diesem Diagramm lassen sich das Bewegungsausmaß, das Schmerzverhalten und evtl. vorkommende Muskelspasmen einer passiv durchgeführten Bewegung auf einen Blick erfassen.

Kurve R1–R2 (R = engl. resistance): R1 steht für die Wahrnehmung des ersten Widerstands während der Bewegungsbahn. R2 steht für den Widerstand am Bewegungsende, der die Bewegung limitiert. Das Ende der Kurve wird mit R' bezeichnet, wenn der Widerstand nicht der limitierende Faktor ist. Der Verlauf der Kurve stellt dar, wie der zunehmende Widerstand gespürt wird. Steigt die Kurve steil an, bedeutet das, dass der Widerstand schnell deutlich zunimmt. Hat die Kurve einen flachen Verlauf, nimmt der Widerstand nur langsam zu.

Kurve P1–P' (P = engl. pain): Der Verlauf von der ersten Schmerzwahrnehmung (P1) bis zum gefühlten Schmerz am Bewegungsende. Ist der Schmerz der limitierende Faktor, wird P' als P2 angeben. Stellt der Schmerz nicht den limitierenden Faktor dar, wird er am Bewegungsende als P' angeführt. Je höher P' sitzt, desto stärker der Schmerz.

Strecke A–B: Sie stellt das physiologische Bewegungsausmaß, das normalerweise zur Verfügung steht, dar. Menschen sind unterschiedlich beweglich. Der Endpunkt entspricht eher einer „Endzone" (Darstellung in ➤ Abb. 3.5.3 als Balken). Die **Bereiche A–C und B–D** stellen den Raum zur Verfügung, um den Schmerz- und Widerstandsverlauf darstellen zu können.

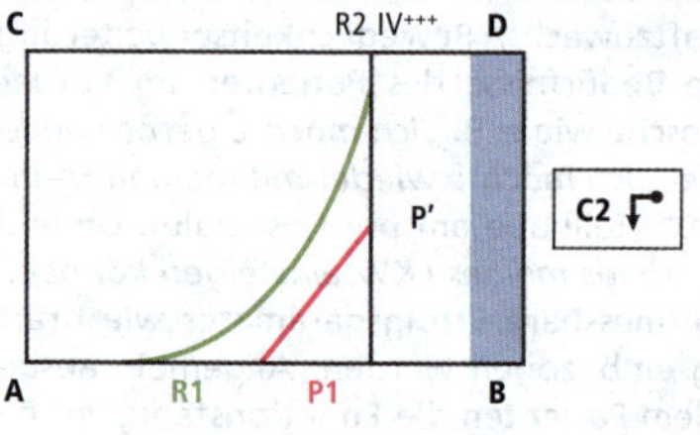

Abb. 3.5.3 Bsp. eines Bewegungsdiagramms (im Maitland® Konzept) einer passiv durchgeführten unilateralen Zusatzbewegung (Bewegungsgrad IV mit max. Verstärkung) auf HWK 2 (C2). R1–R2: Widerstandsverlauf, R2: Bewegungslimit, P1–P': Schmerzverlauf, A–B: Strecke vom Ausgangspunkt bis zum Ende der normalen durchschnittlichen passiven Beweglichkeit.

3.5.3.12 Evidenz-/Bewertungslage

Um größtmögliche Aktualität in der Print- und Online-Version zu gewährleisten, stehen Informationen zu aktuell vorliegenden Studien im Online-Zusatzmaterial (➤ QR-Code) zur Verfügung.

Evidenzangaben

Literatur

3.5.4 Neurodynamik

Gertrude Bucher-Dollenz

Der Begriff Neurodynamik umfasst die biomechanischen und physiologischen Reaktionen des Nervensystems im Zusammenhang mit Bewegung (Shacklock 1995). Mithilfe der neurodynamischen Tests können die neuralen Strukturen manuell untersucht werden. Getestet wird einerseits die Anpassungsfähigkeit des Nervensystems an Bewegungen, andererseits aber auch die Mechanosensitivität. Die neurodynamische Behandlung beinhaltet sowohl aktive und passive neurale Mobilisationen als auch Patientenaufklärung sowie Anleitungen für Selbstmanagementstrategien. Neurodynamische Techniken sind ein wichtiger, nicht mehr wegzudenkender Teil des Managements von neuromuskuloskelettalen Problemen.

3.5.4.1 Geschichte

- Die manuelle Untersuchung und Behandlung der neuralen Strukturen im Rahmen der PT basiert v. a. auf den Arbeiten von Grieve (1970), Elvey (1979), Maitland (1979), Butler (1987, 1989, 1991, 2000), Butler u. Gifford (1989) und Shacklock (1995, 2005).
- Inspiriert durch die Arbeit von Breig (1978) gingen Butler u. Gifford davon aus, dass eine veränderte Spannung des Nervensystems mitverantwortlich für eine abnormale Mechanosensitivität der neuralen Strukturen ist (Butler 1987, Butler u. Gifford 1989).
- Shacklock erkannte, dass nicht nur neuromechanische, sondern auch neurophysiologische Aspekte des Nervensystems wichtige Komponenten bei der Entstehung von Schmerzen und Bewegungseinschränkungen sind. Durch seinen 1995 veröffentlichten Artikel prägte er den Begriff „Neurodynamik" (Shacklock 1995).

Zunächst wurden die neurodynamischen Tests v. a. zur Diagnostik und als Parameter für den Wiederbefund eingesetzt, später auch als Behandlungstechniken. Direkte neurale Mobilisationstechniken (➤ 3.5.4.7) wie Tensioners und ab den 1990er-Jahren auch Sliders erhielten durch die Bücher von Butler (1991, 1998, 2000) immer mehr Aufmerksamkeit in der PT. Heute sind die direkten neuralen Mobilisationen (Slider und Tensioner) neben den indirekten neuralen Mobilisationen (via Gelenk, Muskel, Faszie, Viszera) wichtige Bestandteile der modernen MT.

Neuere Ansätze in der Neurodynamik beruhen auf dem Wissen, dass die neurodynamischen Tests im gewissen Maße auch die Sensitivität und die zentrale Repräsentation des jeweiligen Körperabschnitts im Zentralnervensystem (ZNS) testen und beeinflussen (Butler 2000).

3.5.4.2 Neurodynamik als Untersuchungstechnik

Neurodynamische Tests untersuchen die mechanische und physiologische Anpassungsfähigkeit des Nervensystems bei Bewegung sowie dessen Mechanosensitivität. Die neuralen Strukturen werden durch Verlängerung des Nervenbettes getestet. Deshalb ist die Neurodynamik direkt abhängig von der Beweglichkeit und Sensitivität ihrer mechanischen Berührungsfläche. Als mechanische Berührungsfläche wird das Gewebe (z. B. Knochen, Muskel, Faszie) oder Material (z. B. Metall) bezeichnet, das an das Nervensystem angrenzt und sich unabhängig davon bewegen kann (Butler 1998).

Das Nervensystem besteht aus Bindegewebe, Blutgefäßen und leitendem Gewebe. Es kann sich an Bewegungen durch Verlängerung oder Verkürzung anpassen. Die Bewegungsrichtung und das Bewegungsausmaß werden durch die Lage des Nervensystems in Bezug zu seiner Gelenkachse bestimmt. So werden z. B. bei Ellenbogenextension der N. medianus und der N. radialis im Ellenbogenbereich verlängert, während der N. ulnaris in diesem Bereich angenähert wird. Auf dieser Erkenntnis basierend wurden die neurodynamischen Tests für die unterschiedlichen peripheren Nerven entwickelt. Die Anpassung der neuralen Strukturen an Bewegungen erfolgt durch ein Entfalten, Gleiten (longitudinal und transversal) und Spannen. Bei einer Verlängerung des Nervenbetts gleitet der Nerv gegen seine Umgebung (extraneural) und die intraneurale Spannung nimmt zu. Das Gleiten findet zuerst in dem Nervenabschnitt statt, der in der unmittelbaren Umgebung des bewegten Gelenks liegt, und erst nachfolgend in entfernteren Abschnitten. Ähnlich verhält sich das Ausmaß der Spannung: Sie ist am größten im Bereich des bewegten Gelenks und am geringsten in entfernten Bereichen. Bewegung und Spannung werden sowohl nach proximal als auch nach distal weitergeleitet (Dilley et al. 2003, McLellan u. Swash 1976, Walsh et al. 2007, Wright et al. 2001).

Wird das Nervensystem bei asymptomatischen, gesunden Probanden bis zu seinem Bewegungslimit getestet, gibt es einen normalen Respons. Für die meisten neurodynamischen Tests wurden Normativstudien durchgeführt und das normale Bewegungsausmaß sowie die normalen Symptome dokumentiert (Boyd 2012, Boyd u. Villa 2012, Boyd et al. 2009, Butler 1998, Lohkamp u. Small 2011, Shacklock 2005). Für die Beurteilung der neurodynamischen Tests ist es essenziell, diese Normwerte zu kennen.

Ein neurodynamischer Test wird als positiv beurteilt, wenn

- die Symptome des Patienten reproduziert werden oder
- vergleichbare Zeichen (Symptome, Bewegungsausmaß oder Widerstände, die von der Norm abweichen oder einen Rechts-Links-Unterschied aufweisen) ausgelöst werden und
- die strukturelle Differenzierung die Symptome (➤ Box) verändert.

> Das **Prinzip der strukturellen Differenzierung** basiert darauf, dass das Nervensystem ein Kontinuum ist. Neurale Strukturen können von nicht neuralen Strukturen (Gelenken, Muskeln usw.) differenziert werden, indem die neurale Spannung verstärkt oder verringert wird. Dabei wird die strukturell differenzierende Bewegung mindestens ein Gelenk vom Symptombereich entfernt durchgeführt.

3.5.4.3 Neurodynamik als Behandlungstechnik

Die Wirkung der neurodynamischen Behandlung basiert auf den neurophysiologischen und mechanischen Effekten der Bewegung auf das Nervensystem.

Neurophysiologische Effekte:

- Verbesserung der Durchblutung und der physiologischen Wundheilung,
- Förderung des extraneuralen und intraneuralen Ödemabtransports,
- Aktivierung des axonalen Transportsystems,
- Desensibilisierung der abnormal impulsgenerierenden Stellen (AIGS),
- Aktivierung der Mechano- und Propriorezeptoren,
- zentrale Desensibilisierung,
- Veränderung der Repräsentation des entsprechenden Körperteils im sensorischen Kortex,
- Förderung des psychischen Wohlbefindens.

Mechanische Effekte:

- Verbesserung der Beweglichkeit,
- intra- und extraneurales Gleiten,
- manuelle Dekompression neuraler Strukturen,
- Aufhebung ungünstiger mechanischer Kräfte,
- Vorbeugen/Lösen von Vernarbungen.

3.5.4.4 Indikationen

Neurodynamische Tests und Behandlungstechniken sind Bestandteile einer umfassenden physiotherapeutischen Untersuchung und Behandlung. Sie werden v. a. bei neuromuskuloskelettalen Problemen, die mit Schmerzen und/oder Bewegungseinschränkungen einhergehen, verwendet. Ein kontinuierliches Clinical Reasoning (➤ 1.9) und kritisches Denken bilden die Basis für die Integration der Neurodynamik in das Patientenmanagement. Die Verwendung der Neurodynamik ist indiziert, wenn der klinische Verdacht auf eine neurale Beteiligung besteht oder eine neurale Beteiligung klinisch ausgeschlossen werden soll. Klinische Hinweise für eine neuronale Beteiligung liefern die subjektive Beschreibung der Symptome durch den Patienten und die physischen Untersuchungsbefunde nach kritischer Analyse. Vorsichtssituationen und relative Kontraindikationen (➤ 3.5.4.5) müssen dabei beachtet werden.
Indikationen für neurale Mobilisationen sind relevante physische Dysfunktionen des Nervensystems (positiver neurodynamischer Test) mit dominant periphereurogenem Schmerzmechanismus in einem subakuten oder stabilen Stadium.

3.5.4.5 Kontraindikationen

Für die Anwendung der neurodynamischen Tests und Behandlungstechniken gelten folgende Vorsichtssituationen und relative Kontraindikationen.

Vorsichtssituationen:
- Irritierbare Zustände,
- akute Nervenwurzelreizung,
- starke Nachtschmerzen mit fehlender Diagnose,
- kürzlich aufgetretene neurologische Ausfälle,
- metabolische Erkrankungen (z. B. Diabetes mellitus),
- starke strukturelle Veränderungen der mechanischen Grenzfläche (z. B. ein akuter großer Bandscheibenvorfall),
- Tethered-Cord-Syndrom (Rückenmarksverwachsungssyndrom).

Relative Kontraindikationen:
- Akut entzündliche Prozesse,
- akut entzündliche demyelinisierende neurologische Erkrankungen (z. B. Multiple Sklerose, Guillain-Barré-Syndrom),
- akute Rückenmarkszeichen,
- maligne Gewebeveränderungen,
- Progredienz neurologischer Ausfälle.

3.5.4.6 Untersuchungsalgorithmen

Die neurodynamischen Tests sind Bestandteil der umfassenden klinischen Untersuchung (➤ 2.1); Bsp. für die Integration der Neurodynamik:

1. Aktuelle Symptome,
2. Inspektion (➤ 2.1.3),
3. funktionelle Demonstration und Symptom-Modifizierung/-Differenzierung,
4. Planung neu überdenken,
5. aktive Bewegungen,
6. Tests, soweit angebracht: Aktive Bewegungen mit Überdruck, wiederholte Bewegungen, schnelle Bewegungen,
7. zusätzliche Tests: Instabilitätstests, muskuläre Tests (Kraft, Ausdauer, Koordination, Länge) (➤ 2.1.5, ➤ 3.6.9.4),
8. neurologische Untersuchung,
9. neurodynamische Untersuchung,
10. Palpation (Weichteile, ligamentäre und knöcherne Strukturen) (➤ 2.1.4.1),
11. Nervenpalpation,
12. passive Bewegungen der Gelenke (physiologische Bewegungen, Zusatzbewegungen).

Die neurodynamischen Tests bestehen aus einer Reihe von **Basistests** (➤ Tab. 3.5.12).

Tab. 3.5.12 Neurodynamische Basistests.

Neurodynamischer Test	Durchführungsanweisung
Passive Nackenflexion (PNF)	Aus der RL die HWS beugen.
Straight leg raise (SLR)	Aus der RL das gestreckte Bein passiv heben.
Prone knee bend (PKB)	Aus der BL das Kniegelenk beugen.
Slump Test	Im Sitz Rumpfflexion, Sakrum vertikal im Raum einstellen, HWS-Flexion, Knieextension, evtl. noch Fußdorsalflexion.
ULNT 1	Schulterabduktion, Finger-/Handextension, Daumenextension und -abduktion, Unterarmsupination, Schulteraußenrotation und Ellenbogenextension.
ULNT 2a	Schultergürteldepression, Ellenbogenextension, Schulteraußenrotation, Unterarmsupination, Finger-/Handextension, Daumenextension und -abduktion, Schulterabduktion,
ULNT 2b	Schultergürteldepression, Ellenbogenextension, Schulterinnenrotation, Unterarmpronation, Finger-/Handflexion, Daumenadduktion und -flexion, Schulterabduktion.
ULNT 3	Finger-/Handextension, Daumenextension und -abduktion, Unterarmpronation, Ellenbogenflexion, Schulteraußenrotation, Schultergürteldepression, Schulterabduktion.
ULNT: Upper Limb Neurodynamic Test	

Die Basistests (➤ Tab. 3.5.12) können je nach klinischer Präsentation individuell angepasst werden, dabei können folgende Komponenten geändert werden:

- Testreihenfolge, um einen bestimmten Abschnitt des Nervensystems mehr oder weniger mechanisch zu belasten,
- Bewegungsausmaß der einzelnen Testkomponenten (mit oder ohne Symptome),
- sensibilisierende Bewegungen (Bewegungen, die die neurale Spannung zusätzlich verstärken oder vermindern) zur strukturellen Differenzierung,
- andere neurodynamische Tests entsprechend dem Verlauf der jeweiligen peripheren Nerven.

Richtlinien zur Durchführung neurodynamischer Tests

- Ausgangsstellung standardisieren.
- Dem Patienten vorab erklären, was gemacht wird und was von ihm erwartet wird.
- Die Gelenkbeweglichkeit der einzelnen Komponenten vorher überprüfen.
- Beurteilt und zueinander in Bezug gesetzt (Bewegungsdiagramm im Maitland® Konzept ➤ 3.5.3.11) werden
  - das Verhalten der Symptome und des Widerstands,
  - das Auftreten eines Schutzspasmus,
  - das Bewegungsausmaß.
- Auf neurale Ausweichbewegungen in entfernteren Bereichen sollte geachtet werden (z. B. HWS-Extension bei SLR).

Die **kritische Analyse der Befunde** bildet die Basis für die Auswahl der neuralen Mobilisation als Behandlungstechnik. Eine wichtige Frage ist: „Passen die einzelnen Faktoren zusammen und deuten sie auf eine neurale Problematik hin?"
Zentrale Sensibilisierungsprozesse können zu falsch positiven Befunden führen und die Beurteilung erschweren.

3.5.4.7 Behandlungsprinzipien

Das Nervensystem kann direkt oder indirekt mobilisiert werden:

- **Indirekt** erfolgt die neurale Behandlung über die mechanische Berührungsfläche (z. B. Gelenkbehandlungen oder Weichteiltechniken). Sie finden Verwendung, wenn das Problem vorwiegend durch die mechanische Berührungsfläche verursacht wird.
- **Direkte** neurale Mobilisationen werden in Sliders (Gleittechniken/Gliders) und Tensioners (Spannungstechniken) sowie Nervenpalpationstechniken unterteilt. Sie werden verwendet, wenn das Problem neural dominant ist und die mechanische Berührungsfläche bereits behandelt wurde oder nicht behandelt werden kann.

Welche der drei Techniken (➤ 3.5.4.8) bei der direkten neuralen Mobilisation eingesetzt wird, hängt von der Indikation ab:

- **Sliders** werden eingesetzt bei dominant schmerzhaft eingeschränkten Bewegungen und immer, wenn das neurale Gleiten verbessert werden soll.
- **Tensioners** finden Anwendung bei stabilen endgradigen, nicht so stark schmerzhaften Problemen.
- **Nervenpalpationstechniken** werden als Massagetechniken bei allen Problemen eingesetzt, bei denen die Gewebeverschieblichkeit, die Durchblutung und der Ödemabtransport verbessert werden soll. Nervenpalpationstechniken dienen auch zur Desensibilisierung von AIGS.

■ Dosierung

1–3 Sätze à 10 Wiederholungen oder ca. 20–30 Sekunden; die Anzahl der Sequenzen kann bei Bedarf bis zu einigen Minuten erhöht werden. Ständige Wiederbewertung gibt Hinweise über die Wirkung der Technik und lenkt die Dosierung.

■ Durchführung Sliders und Tensioners

Als Grundprinzipien für die Durchführung gelten:

- Begonnen wird mit einer neuralen Komponente, die so entfernt wie notwendig und so nahe wie möglich liegt (bezogen auf die Quelle der Symptome). Bsp.: Bei einer C7-Radikulopathie mit einem positiven ULNT 1 kann das Segment C6/7 die Quelle der Symptome sein. Entfernte Behandlungskomponenten wären in diesem Fall Handgelenk und Ellenbogen oder die Einbeziehung der anderen Seite. Nahe Komponenten wären HWS-Lateralflexion/-Rotation und Schultergürteldepression/-elevation.
- Sliders und Tensioners können aktiv, passiv oder assistiv durchgeführt werden. Meist wird mit passiven Techniken begonnen; sie haben den Vorteil der besseren Dosierbarkeit und der muskulären Entspannung. Aus technischen Gründen kann der Th. jedoch nicht immer beide Komponenten des Sliders oder Tensioners ausführen. Der Patient übernimmt dann eine Komponente aktiv oder es wird nur eine Komponente verwendet.

3.5.4.8 Techniken

Sliders (Gleittechniken/Gliders): Eine Komponente des neurodynamischen Tests wird entspannt (d. h., das Nervenbett wird angenähert), während gleichzeitig eine zweite Komponente gespannt wird (d. h., das Nervenbett wird verlängert), ➤ Abb. 3.5.4 zeigt ein Bsp. Ein Slider wird mit wenig neuraler Spannung durchgeführt, die Amplitude der Bewegungen ist groß und es sollten zu Beginn keine Symptome dabei ausgelöst werden.

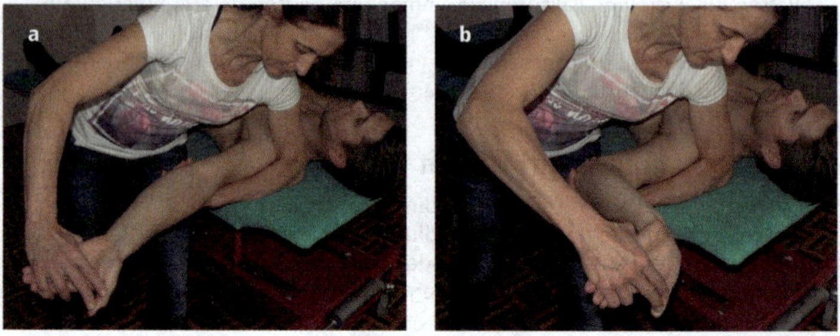

Abb. 3.5.4 ULNT 1: Slider des N. medianus im Unterarm mit **a:** Ellenbogenextension und Handgelenksflexion, **b:** Ellenbogenflexion und Handgelenksextension.

Tensioners (Spannungstechniken): Zwei Komponenten des neurodynamischen Tests werden gleichzeitig unter Spannung gebracht (➤ Abb. 3.5.5), das Nervenbett wird mit zwei Komponenten verlängert. Die Bewegung erfolgt in die neurale Spannung gegen das Ende des vorhandenen Bewegungsausmaßes, die Amplitude der Bewegung ist klein. Symptome, die dabei auftreten, sollten abhängig von der Bewegung sein (bei mehr Spannung mehr Symptome) und während der Behandlung idealerweise weniger werden. Tensioners sind aggressiver als Sliders und können leichter zu Irritationen führen. Sliders und Tensioners können je nach Patientenproblem auch nur mit einer Komponente ausgeführt werden.

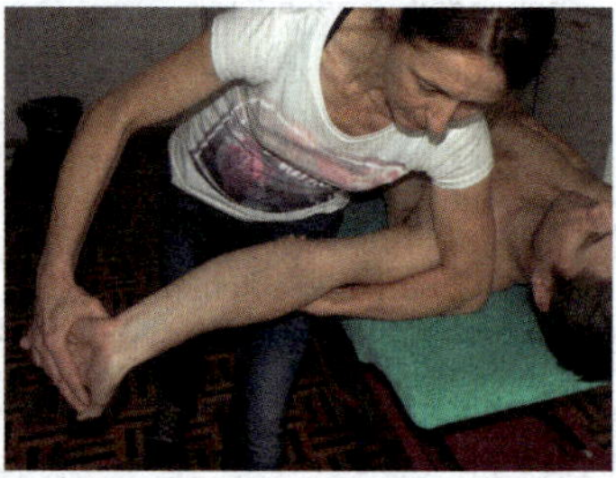

Abb. 3.5.5 ULTN 1: Tensioner des N. medianus im Unterarm mit Ellenbogenextension und gleichzeitiger Handgelenksextension.

Nervenpalpationstechniken sind Massagetechniken wie Ausstreichen, Friktionen und transversale Bewegungen. Bei oberflächlich liegenden Nerven werden sie direkt und bei tief liegenden Nerven indirekt über das umliegende Gewebe angewendet.

3.5.4.9 Evidenz-/Bewertungslage

Um größtmögliche Aktualität in der Print- und Online-Version zu gewährleisten, stehen Informationen zu aktuell vorliegenden Studien im Online-Zusatzmaterial (➤ QR-Code) zur Verfügung.

Evidenzangaben

Literatur

Weiterführende Literatur und Weiterbildung

3.5.5 McKenzie-Methode – Mechanische Diagnose und Therapie

Hans Peter Kassner

3.5.5.1 Geschichte

Das McKenzie-Konzept entstand in den 1960er-Jahren. Der Neuseeländer Robin McKenzie (1931–2013) entdeckte durch einen Zufall, dass sich Symptome und Schmerzen der Wirbelsäule rasch und nachhaltig durch wiederholte Bewegungen bzw. Lagerungstechniken verändern ließen. McKenzie begann, Symptome systematisch zu analysieren, entdeckte typische, mechanische Muster und entwickelte in den folgenden Jahren einen Untersuchungs- und Behandlungsalgorithmus, mit dessen Hilfe der Patient seine Symptome mit möglichst wenig therapeutischer Intervention selbst mit repetierten spezifischen Bewegungen behandeln kann. Das Konzept wird heute auch als **Mechanische Diagnose und Therapie (MDT)** bezeichnet.

Das McKenzie Institute International (MII) mit Sitz in Neuseeland und zahlreiche nationale Institute (z. B. das McKenzie-Institut Deutschland-Schweiz-Österreich) verfolgen heute die Forschung und Evidenz auf dem Gebiet von Wirbelsäulen- sowie Extremitätenerkrankungen und vermitteln die Erkenntnisse weiter. Die Reliabilität des McKenzie-Konzepts, d. h. die Zuverlässigkeit der Untersuchungsmethode, ist mittlerweile wissenschaftlich belegt (Online-Zusatzinformation zur Evidenz ➤ Link am Kapitelende). Nicht zuletzt deswegen wird das Konzept inzwischen weltweit in vielen Ländern nach internationalen Standards gelehrt. Die bei wirbelsäulenbedingten Beschwerden bewährte Vorgehensweise, mittels wiederholter Bewegungen Symptomveränderungen zu erzielen, wurde in den letzten Jahren vermehrt auch auf Extremitätengelenke übertragen (➤ 3.5.5.6.2) und wissenschaftlich evaluiert.

3.5.5.2 Wirkprinzip

MDT basiert auf der Beobachtung, dass wiederholte, endgradige Bewegungen der Wirbelsäule rasche und bleibende Veränderungen der Symptome bewirken können. Dieses Phänomen ist nicht immer zweifelsfrei einer bestimmten anatomischen Struktur zuzuordnen. Zwar belegten Fennell et al. (1996), dass wiederholte Flexionsbewegungen in der Bandscheibe eine Bewegung des Nucleus pulposus nach dorsal bewirken können und dass umgekehrt Extension eine Ventralbewegung des Nucleus pulposus verursachen kann, dennoch richten sich Diagnostik und Therapie von MDT nicht nach anatomischen Theorien, sondern vielmehr nach objektiv nachvollziehbaren Symptomveränderungen, die durch wiederholte Bewegungen hervorgerufen werden. Aina et al. (2004) zeigten in einem Studienreview, dass eine **Zentralisation des Schmerzes,** d. h. die Abnahme distaler Schmerzen und deren Verlagerung hin nach proximal (➤ Abb. 3.5.6), einen wichtigen prognostischen Faktor für eine schnelle Genesung darstellt (Online-Zusatzinformation zur Evidenz ➤ Link am Kapitelende).

Diese und andere Symptomveränderungen werden in der Untersuchung genutzt, um herauszufinden, ob der Patient eine **directional preference** (DP) aufweist, d. h. eine Bewegungsrichtung, mit deren Hilfe er seine Symptome verbessern oder beseitigen kann. Eine DP liegt vor, wenn eine repetierte Bewegungsrichtung den Schmerz zentralisiert, reduziert oder eliminiert, während die Gegenrichtung zur Verstärkung oder **Peripheralisation** (Ausdehnung des Schmerzes von der WS in Richtung Gesäß und Bein) des ausstrahlenden Schmerzes führt.

Allerdings können verschiedene Faktoren (z. B. Degeneration der Bandscheibe) den hydrostatischen Mechanismus und somit die mechanischen Eigenschaften des Nucleus pulposus innerhalb des Anulus fibrosus beeinflussen. Zudem können wiederholte Bewegungen nicht nur am Diskus, sondern an sämtlichen

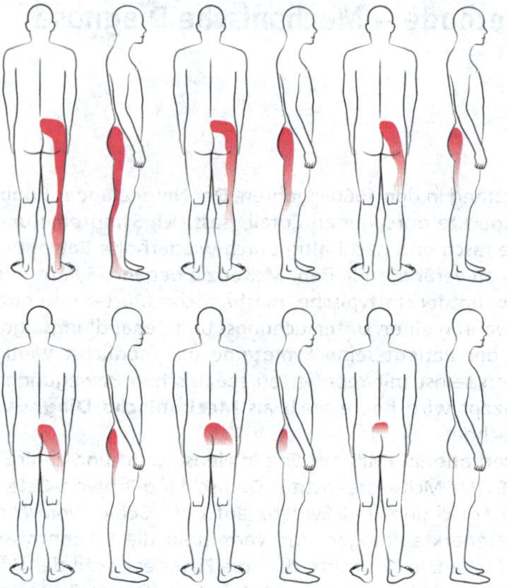

Abb. 3.5.6 Zentralisation: Schrittweise Reduktion und Eliminierung distaler Schmerzen, Schmerzverlagerung nach proximal (nach McKenzie u. May 2003, S. 168).

Strukturen mechanische Veränderungen bewirken. Ebenso haben Bewegungen auch Auswirkungen auf neurophysiologischer Ebene, z. B. durch veränderte kortikale Aktivität. Das Diskusmodell dient daher zwar als mögliches mechanisches Denkmodell, soll aber keine pathoanatomische Strukturdiagnose darstellen.

85 % der LWS-Beschwerden sind unspezifischer Natur, d. h., sie können weder klinisch noch radiologisch einer eindeutigen anatomischen Struktur zugeordnet werden. Häufig weisen bildgebende Verfahren (z. B. Röntgen oder MRT) falsch positive oder falsch negative Befunde auf. Der Algorithmus der MDT-Untersuchung (➤ 3.5.5.5) dient dazu, zuverlässige, nachvollziehbare Subgruppen zu bilden und somit zu bestimmen, welche Patienten von einer mechanischen Therapie profitieren und welche Patienten weitere Diagnostik oder nicht mechanische Therapie (Injektionen etc.) benötigen.

Auch bei den Extremitäten gibt es klinische Subgruppen, welche bei wiederholten Bewegungstests eine bevorzugte Bewegungsrichtung oder andere Symptomantworten aufweisen. An diesem Phänomen sind eine Vielzahl von Strukturen (Muskeln, Sehnen, Bänder, Gelenkkapseln, Bursen etc.) beteiligt. Daher kann es bei den Extremitäten ebenso wenig zweifelsfrei mit einer spezifischen anatomischen Struktur in Verbindung gebracht werden wie an der Wirbelsäule. Dennoch ist auch hier eine zuverlässige Subgruppenbildung aufgrund der Symptomveränderung möglich (May u. Ross 2009). Hieraus leitet sich dann die therapeutische Belastungsstrategie ab.

3.5.5.3 Indikationen

- Muskuloskelettale Beschwerden am Bewegungsapparat, die mit Schmerz und/oder Bewegungseinschränkungen einhergehen (Derangements),
- Gewebsverkürzungen artikulärer oder kontraktiler Strukturen (Dysfunktionen),
- mechanisch bedingte Wirbelsäulenbeschwerden.

Spezielle Indikationen

Da es sich bei MDT um ein klinisches Diagnosekonzept handelt, gibt es eine Vielzahl an medizinischen (ärztlichen) Diagnosen, die trotz identischer Symptome bei zwei verschiedenen Patienten mechanisch unterschiedlich ausfallen können. So können die Beschwerden eines Patienten mit Lumboischialgie und Nervenwurzelkompression mechanisch reduzierbar sein, ein anderer mit der gleichen medizinischen Diagnose kann mechanisch nicht reagieren. Dies ist i. d. R. in 3–5 Sitzungen herauszufinden. Daher seien im Folgenden nur einige häufig vorkommende medizinische Diagnosen als Indikationsbeispiele genannt. Über die Erfolgsaussichten und die Behandlungsstrategie entscheidet die Subgruppierung nach der MDT-Untersuchung (➤ 3.5.5.5). Indikationsbeispiele:

- Lumboischialgie,
- Zervikobrachialgie,
- LWS/HWS/BWS-Syndrom mit lokalen Schmerzen,
- Radikulopathie (falls mechanisch beeinflussbar),
- Diskusprotrusionen,
- Gelenkstörungen der Extremitäten (z. B. Impingement-Syndrom),
- Tendopathien (z. B. Achillodynie).

3.5.5.4 Kontraindikationen

Sog. „Red-Flag"-Fragen im Befund (➤ 2.1.2) ergeben Hinweise auf Erkrankungen, bei denen die Applikation mechanischer Therapie, insbesondere der Progressionsschritte (➤ 3.5.5.6), kontraindiziert ist.
Hierzu gehören:

- V. a. Tumoren/Metastasen (v. a. bei entsprechender Vorgeschichte),
- V. a. Frakturen,
- Kaudasyndrom,
- Rückenmarkszeichen (z. B. Klonus, Blasen- oder Mastdarmstörungen, pathologische Reflexe, Spastik),
- Infektionen,
- entzündliche Erkrankungen (rheumatoide Arthritis, Spondylitis ankylosans),
- Gangstörungen, nicht dermatombezogene Sensibilitätsstörungen, Tonusveränderungen oder unerwarteter Gewichtsverlust.

Cave

Patienten, die mit Symptomen eines der o. g. Krankheitsbilder zur Behandlung kommen, sollten umgehend an entsprechende Spezialisten verwiesen werden.

Bei bekannter Osteoporose sind Mobilisations- und Manipulationstechniken kontraindiziert, jedoch kann eine eingeschränkte mechanische Untersuchung mit wiederholten Bewegungen durchgeführt werden.
Mechanischer Schmerz unterscheidet sich grundlegend von „chemischem" Schmerz. Letzterer tritt bei Entzündungen, Infektionen oder in der Akutphase nach Traumen auf. Die nozizeptive Afferenz wird dabei durch Entzündungsmediatoren (Histamine, Serotonin, Prostaglandine etc.) im Gewebe ausgelöst. Eine mechanische Therapie ist hier kontraindiziert. Klinische Hinweise hierfür sind konstanter Schmerz, nächtliche Schmerzen und Angaben des Patienten, keine Position finden zu können, die den Schmerz lindert oder reduziert.

3.5.5.5 Untersuchungsalgorithmen

Mechanischer Schmerz ist – im Vergleich zum „chemischen" Schmerz (➤ 3.5.5.4) – oft intermittierend. Der nozizeptive Mechanismus beruht auf der Reizung mechanosensitiver Rezeptoren. Strukturen, die gedehnt, komprimiert, verschoben oder eingeklemmt werden, lösen bei Überschreitung einer bestimmten Reizschwelle den Schmerz aus, nach Beendigung des mechanischen Reizes verschwindet auch der Schmerz.
Liegt eine mechanische Schmerzursache vor, so klassifiziert das MDT-Behandlungskonzept in drei **mechanische Syndrome** (➤ Box):

- Haltungssyndrom,
- Dysfunktionssyndrom,
- Derangementsyndrom

oder Pathologien außerhalb der Syndrome (➤ 3.5.5.6.1).
Die drei mechanischen Syndrome zeichnen sich durch jeweils spezifische, zuverlässig nachvollziehbare (reliable) Symptomantworten aus, woraus dann auch die Therapiestrategie resultiert (➤ 3.5.5.6).
Demgegenüber stehen natürlich Pathologien außerhalb dieser Syndrome, die oft weitere diagnostische Abklärung (bildgebende Verfahren ➤ 2.4) und/oder medizinisches Management (z. B. Injektionen) verlangen.

Haltungssyndrom
Gesundes Gewebe wird über einen längeren Zeitraum abnormer Belastung ausgesetzt und reagiert darauf mit lokalem Schmerz. Bsp.: Rückenschmerz nach langem Sitzen ohne Bewegungseinschränkung; Schmerz klingt ab, sobald die statische Belastung beendet wird.

Dysfunktionssyndrom
Durch Verletzungen, Vernarbungen oder Nichtgebrauch verkürzte Strukturen kommen bei einer bestimmten Bewegung oder Position unter Stress und verursachen dabei immer den charakteristischen, ausschließlich lokalen Schmerz. Bsp.: Nach langer Ruhigstellung durch ein Korsett kann sich ein Patient nicht mehr bücken; Beugen provoziert den charakteristischen Schmerz, verschlechtert ihn aber nicht durch wiederholte Durchführung.

Derangementsyndrom
Das Derangement ist ein Syndrom, dessen klinische Präsentation mit einer mechanischen Blockierung des betroffenen Gelenks einhergeht. Directional preference (DP ➤ 3.5.5.2) ist ein wesentliches Merkmal des Derangementsyndroms. Bei Derangements an der WS kann das Zentralisationsphänomen auftreten.

In der **Anamnese** (➤ 2.1.2) werden die Symptome der aktuellen Episode notiert. Anschließend wird eruiert, ob die Beschwerden mechanischer Natur sind. Lassen sich die Beschwerden einem der drei mechanischen Syndrome zuordnen, wird geprüft, ob in der Schilderung des Schmerzverhaltens Hinweise auf eine bevorzugte Bewegungsrichtung (DP ➤ 3.5.5.2) existieren. Dies wird im „Besser-Schlechter-Teil" des Anamnesebogens notiert (➤ 3.5.5.12). Zudem findet ein Screening auf Red-Flag-Pathologien statt (➤ 3.5.5.4) und auch Fragen nach der Medikation sind dem Patienten zu stellen (➤ 1.6, ➤ 2.1.2.3).
Nach der Anamnese sollte der Th. in der Lage sein, zu beurteilen, ob der Patient weitere Diagnostik benötigt. Auch können aufgrund des geschilderten Schmerzverhaltens häufig bestimmte Ursachen ein- oder bereits ausgeschlossen werden, z. B. kann bei intermittierenden lokalen Rückenschmerzen keine Nervenwurzelpathologie vorliegen.
Die provisorischen mechanischen Diagnosemöglichkeiten werden nun im zweiten Teil, der **mechanischen Untersuchung,** eingegrenzt (➤ Abb. 3.5.7). Die Eingrenzung erfolgt über wiederholte endgradige Bewegungen in verschiedene Richtungen und die daraus resultierenden Symptomveränderungen, die dann zu einer **provisorischen Klassifizierung** führen. Den Großteil aller mechanischen Rückenbeschwerden bildet die Subgruppe Derangementsyndrom, bei der schnelle Symptomveränderungen bewirkt werden können.
Es stehen ausführliche Befundbogen zur Verfügung, die über die Website des McKenzie-Instituts Deutschland-Schweiz-Österreich abgerufen werden können (www.mckenzie.de).

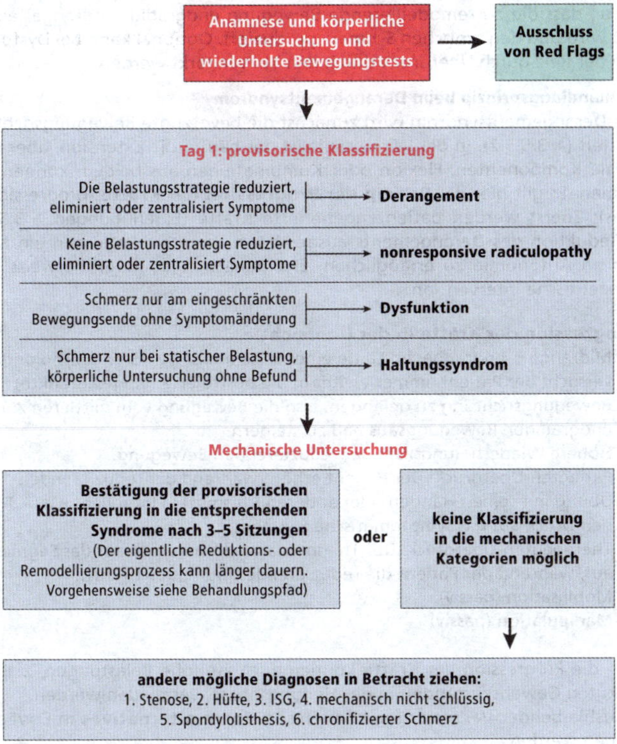

Abb. 3.5.7 Klassifizierungsalgorithmus, exemplarisch für die Lendenwirbelsäule (nach McKenzie 2003, S. 147).

3.5.5.6 Behandlungsprinzipien

Aus der Klassifizierung des MDT-Behandlungskonzepts (➤ 3.5.5.5) ergeben sich die folgenden Behandlungsprinzipien:

■ **Behandlungsprinzip beim Haltungssyndrom**

Beim Haltungssyndrom steht die Patientenschulung im Vordergrund. Da (noch) keine Struktur geschädigt oder derangiert ist, besteht kein Behandlungsbedarf im eigentlichen Sinne. Jedoch gilt es, die Wahrnehmung des Patienten für seine Haltung zu schulen, ihm sein Haltungsmuster zu verdeutlichen, ihm die potenziellen Gefahren für das Gewebe bei langen statischen Belastungen zu erklären und mit dem Patienten Alternativen für dessen Alltag zu erarbeiten (Aktivitäten des täglichen Lebens, ADL).

■ **Behandlungsprinzip beim Dysfunktionssyndrom**

Liegt eine Dysfunktion (schmerzhafte Gewebsverkürzungen) vor, so besteht das Behandlungsprogramm aus dem sog. Remodellieren des Gewebes. Verkürzte Strukturen können nur dann nachhaltig verändert werden, wenn eine regelmäßig wiederholte Dehnung als Eigenübung (➤ 3.5.5.9) appliziert wird. Bsp.: Ein Patient mit einer Flexionsdysfunktion der LWS muss sich über mehrere Wochen/Monate mehrfach am Tag so weit beugen, dass seine typischen Symptome produziert werden. Ein Patient mit einer Einschränkung der Ellenbogenextension nach Ruhigstellung im Gips muss die Extension mehrfach täglich üben. Wichtig ist v. a., dass die zu remodellierende Bewegung endgradig (endrange) ausgeführt wird und den typischen Schmerz produziert. Optional kann bei Dysfunktionen der Reiz durch Überdruck durch den Th. verstärkt werden.

Behandlungsprinzip beim Derangementsyndrom

Beim Derangementsyndrom wird zunächst die bevorzugte Bewegungsrichtung ermittelt (➤ 3.5.5.2). In der Wirbelsäule ist das häufig die Extension, aber auch laterale Komponenten, Flexion oder Kombinationen aus beidem können vorkommen. Es gilt hier das **Prinzip der Progression der Kräfte** (progression of forces): Zuerst werden patientengenerierte Kräfte (Eigenübungen ➤ 3.5.5.9) zur Reduktion des Derangements ausgeschöpft, um dem Patienten ein Maximum an Autonomie zu ermöglichen. Erst danach folgt möglicherweise eine therapeutische Intervention.

Progression der Kräfte in der Übersicht:

1. Midrange → endrange: Im Laufe einer Serie (meist 10–15 Wiederholungen) versucht der Patient, immer weiter in die obstruierte (eingeschränkte) Bewegungsrichtung zu gelangen, also die Bewegung vom mittleren zum endgradigen Bewegungsausmaß zu steigern.
2. Höhere Wiederholungszahl der reduzierenden Bewegung.
3. Patienten-Überdruck: Der Patient erhöht während der reduzierenden Übung mit seinen Händen oder anderen Hilfsmitteln (Stuhllehne o. Ä.) den Druck auf das symptomatische Segment.
4. Therapeuten-Überdruck: Der Th. übt manuell Überdruck auf das Segment aus, während der Patient die reduzierende Übung durchführt.
5. Mobilisation (passiv).
6. Manipulation (passiv).

Durch die Progression der Kräfte können auch zu hohe Belastungen, z. B. bei subakuten Gewebszuständen in der Heilungsphase, vermieden werden.
Bei ausbleibender Verbesserung können sog. **force alternatives** in Erwägung gezogen werden:

- Andere Bewegungsrichtung: Reagiert ein Patient nicht oder mit Verschlechterung der Symptome, benötigt er manchmal laterale Bewegungen, um das Derangement zu reduzieren.
- Veränderte Ausgangsstellung: loaded vs. unloaded; Bsp. im Falle der Extension: Rückwärtsbeugen der Wirbelsäule im Stand vs. Hochdrücken des Oberkörpers in BL.

Um für die Progression der Kräfte eine Art „Navigationssystem" zu haben, gilt das sog. **Ampelprinzip:**

- **Grün:** Die Symptome reduzieren, zentralisieren oder eliminieren sich durch die angewendete Übung: Es ist keine weitere Änderung/therapeutische Maßnahme nötig, weiter so.
- **Gelb:** Durch die angewendete Übung oder Technik tritt keine nachhaltige Symptomveränderung ein: mehr Druck, andere Ausgangsstellung oder andere Bewegungsrichtung (force alternatives).
- **Rot:** Bei bleibender Verschlechterung oder Peripheralisation der Symptome: stopp! Änderung der Behandlungsrichtung oder weniger Druck.

3.5.5.6.1 Krankheitsbilder außerhalb der drei mechanischen Syndrome

Krankheitsbilder, die sich ihrem mechanischen Verhalten nach nicht in die drei Syndrome klassifizieren lassen, sind z. B. Spinalkanalstenosen, mechanisch nicht beeinflussbare Radikulopathien, mechanisch nicht schlüssige Präsentationen (kein reproduzierbares oder vorhersagbares Symptommuster), Spondylolisthesis.

Die Behandlung dieser Krankheitsbilder liegt außerhalb des Bereichs von MDT. Hier wären Kräftigung, medizinische Trainingstherapie und andere Maßnahmen indiziert. Häufig benötigen diese Erkrankungen jedoch auch Behandlungen oder Managementansätze, die nicht in den Bereich der PT fallen (z. B. Injektionen, operative Eingriffe bei massiven Bandscheibenvorfällen mit nicht beeinflussbarer Radikulopathie, weitere apparative Diagnostik). Betroffene Patienten sollten an die entsprechenden Fachrichtungen verwiesen werden (➤ 3.5.5.4).

3.5.5.6.2 Extremitäten

Die Vorgehensweise an den Extremitätengelenken ähnelt der an der Wirbelsäule. Aufgrund der Vielzahl an Strukturen, die bei einer Bewegung mitwirken, ist es oft nicht zweifelsfrei möglich, die Beschwerden einer bestimmten Struktur zuzuordnen. Daher wird mittels wiederholter Bewegungen die Symptomantwort ermittelt und ggf. mechanisch behandelt, also bei Derangements (obstruiertes Gelenk) die reduzierende (bevorzugte) Bewegungsrichtung geübt, bei Dysfunktionen die remodellierende Bewegung. Zusätzlich wird bei Dysfunktionen noch unterschieden, ob es sich um artikuläre oder kontraktile Strukturen handelt. Das Haltungssyndrom (prolongierte Überdehnung von gesundem Gewebe) existiert zwar auch an den Extremitäten, jedoch wird kaum ein Patient deswegen therapeutische Hilfe suchen. Bsp.: Man liegt im Schlaf auf einem endgradig flektierten Handgelenk, morgens schmerzt dieses, der Schmerz klingt aber schnell wieder ab. Natürlich gibt es auch an den Extremitäten Erscheinungen außerhalb der MDT-Syndrome, z. B. heilendes Gewebe, entzündliche Zustände, Zustände nach Operationen.

3.5.5.7 Techniken

Die Applikation der rein passiven therapeutischen Mobilisations- bzw. Manipulationstechniken richtet sich nach den Symptomen. Es gilt das „Ampelprinzip" (➤ 3.5.5.6), d. h., es sollte nur so viel Druck appliziert werden, wie wirklich nötig ist. Sollte der gewünschte Effekt bei aktiven Bewegungen ausbleiben, so wird das zu mobilisierende Segment aufgrund der Symptomantwort ermittelt und nicht primär durch Palpation der segmentalen Beweglichkeit, wie es in anderen Konzepten der manuellen Medizin üblich ist. Die zu mobilisierende Bewegungsrichtung (z. B. Rotationsmobilisation) leitet sich aus den Symptomveränderungen ab, die bereits während der aktiven, repetierten Testbewegungen im Laufe der Befunderhebung (➤ 3.5.5.5) aufgetreten sind. Vor einer passiven Mobilisation sollten sämtliche aktiven Progressionen ausgeschöpft worden sein (Progression der Kräfte ➤ 3.5.5.6).

3.5.5.8 Hilfsmittel

Es gibt eine Reihe von Hilfsmitteln für die McKenzie-Methode mit unterschiedlichen Zielsetzungen. Die Eigenübungen der Patienten erfolgen i. d. R. ohne Hilfsmittel, damit der Patient in der Lage ist, sein Programm im Alltag oft genug durchzuführen (➤ 3.5.5.9). Jedoch empfiehlt sich die Verwendung einer Lendenrolle zur Einhaltung einer aufrechten Sitzhaltung mit lordosierter LWS. Insbesondere bei Patienten mit vorwiegend sitzender Tätigkeit ist die korrekte Sitzhaltung oft eine essenzielle Voraussetzung für den Therapieerfolg, denn nur so kann die Verbesserung der Symptome erhalten werden und das Gewebe der betroffenen Strukturen heilen.

Bei Patienten, deren Beschwerden vorwiegend nachts bzw. im Liegen auftreten, kann eine Nachtrolle Abhilfe schaffen, die um den Rumpf geschnallt werden kann. Entsprechend gibt es für HWS-Beschwerden auch eine Nackenrolle.

Ein weiteres, häufig verwendetes Hilfsmittel sind die Patienten-Handbücher „Behandle deinen Rücken selbst" und „Behandle deinen Nacken selbst". Die Informationen, die der Patient für seine Selbstbehandlung benötigt, werden darin für Laien gut verständlich dargestellt. Oft sind Patienten nicht in der Lage, die

Informationsflut der Th. und Ärzte während einer Behandlungssitzung aufzunehmen; so entstehen oft Missverständnisse oder Unsicherheiten. In den Patienten-Handbüchern sind die Zusammenhänge erläutert und die Übungen abgebildet. Es wird erläutert, wie sich die Symptome durch die Übungen verändern sollten. Zudem werden auch Warnhinweise gegeben, welche Veränderungen nicht eintreten sollten. Die Wirksamkeit solcher Bücher wurde in einer Studie belegt (Udermann et al. 2004). Mittlerweile gibt es entsprechende Patienten-Handbücher ebenso für Schulter- und Kniebeschwerden (Stand 2022). In Deutschland sind die Hilfsmittel z. B. online über folgende Website erhältlich: www.mckenzie-shop.de.

3.5.5.9 Eigenübungen

Die Forschung hat in den letzten Jahren auch vermehrt die bio-psycho-sozialen Aspekte von Rücken- und Extremitätenbeschwerden unter die Lupe genommen und festgestellt, wie wichtig ein patientenzentrierter Managementansatz ist. Eigenübungen bilden das Fundament der McKenzie-Methode. Patienten-Handbücher mit entsprechenden Übungsanleitungen stehen zur Verfügung (➤ 3.5.5.8). Vorrangiges Ziel ist es, nur so viele therapeutische Interventionen zu unternehmen, wie unbedingt nötig sind, um die Beschwerden zu verbessern (durch reduzierende Bewegung beim Derangement) oder das Gewebe zu konditionieren (Remodellierung bei Dysfunktionen). Sollte ein Patient gemäß der Progression der Kräfte (➤ 3.5.5.6) passive Techniken benötigen, so ist darauf zu achten, so schnell wie möglich wieder auf die aktiven Übungen zurückzugreifen. Dem Patienten wird dadurch die Eigenverantwortlichkeit für seine Genesung bewusst gemacht und eine Therapeutenabhängigkeit wird vermieden. Dies ist v. a. deshalb wichtig, weil Rücken- und Nackenschmerzen häufig rezidivierender Natur sind und der Patient im Falle einer Wiederkehr der Symptome frühzeitig aktiv reagieren können sollte. Die entsprechende Übung muss v. a. in der Anfangsphase häufig, d. h. etwa alle zwei Stunden, in Serien von ca. zehn Wiederholungen endgradig durchgeführt werden. Im Sinne einer guten Compliance wird daher auf aufwendige Therapiegeräte (Gymnastikball etc.) verzichtet. So kann der Patient auch in seinem Arbeitsalltag regelmäßig an seinem Problem arbeiten.

3.5.5.10 Patientenaufklärung

Ein weiterer wichtiger Pfeiler der McKenzie-Methode ist die Aufklärung des Patienten. Er muss genau über das erwünschte Symptomverhalten (Schmerzzentralisation bzw. bei Dysfunktionen lokale Schmerzprovokation) bei Durchführung der Übungen instruiert werden. Mitunter ist es hilfreich, auch die Biomechanik zu erläutern. Ebenso sollte der Zusammenhang zwischen Haltung und Schmerz aufgezeigt werden. Dies ist v. a. zur Rezidivprophylaxe eine unabdingbare Voraussetzung. Ein Patient sollte nach einer erfolgreichen Behandlungsserie imstande sein, erneut auftretende Symptome selbst zu behandeln.

3.5.5.11 Erfolgsparameter

In den Behandlungssitzungen werden sowohl die subjektiven Angaben des Patienten als auch die objektiven, messbaren Parameter abgefragt und mit den Angaben verglichen, die in der initialen Behandlungssitzung auf dem Befundformular notiert wurden (➤ 3.5.5.12).

Subjektive Erfolgsparameter:
- Globale, subjektive Verringerung der Beschwerden (in Prozent),
- Veränderung der Schmerzlokalisation (➤ 3.5.5.2),
- Verringerung der Schmerzintensität (VAS ➤ 2.2.3.3),
- verringerte Häufigkeit des Auftretens von Schmerzen,
- Übergang von konstanten zu intermittierenden Schmerzen,
- reduzierter Schmerzmittelkonsum,

- Veränderungen im Besser-Schlechter-Teil des Befunds (z. B. Sitzen länger möglich, längere Gehstrecke möglich),
- funktionelle Baselines (z. B. Wiederaufnahme sportlicher Aktivitäten, Arbeitsfähigkeit).

Objektive Erfolgsparameter:
- Verbesserung in der Beweglichkeit,
- Wandel von Schmerzen während einer Testbewegung (pain during movement) hin zu Schmerz am Ende der Bewegung (endrange pain),
- Änderung der neurologischen Symptome (z. B. mehr Kraft, weniger Parästhesien),
- Veränderungen in der Schonhaltung (weniger Deformität),
- weniger seitliche Deviation (Abweichung von der Bewegungsachse) während einer Testbewegung.

Stellt sich eine deutliche Verbesserung ein, so wird der Behandlungspfad unverändert fortgeführt. Zusätzliche therapeutische Maßnahmen sind lediglich bei Stagnation oder Verschlechterung nötig. Oberstes Gebot ist immer die Unabhängigkeit des Patienten (➤ 3.5.5.6).

3.5.5.12 Dokumentation

Beim initialen Befund (Befundbogen ➤ Link am Kapitelende) werden neben den Patientendaten (Name, Alter, Beruf etc.) in einer Skizze zunächst die Symptome der aktuellen Episode vermerkt. Es wird auch notiert, ob die Symptome konstant oder intermittierend sind. Zudem wird die Schmerzintensität dokumentiert (z. B. mittels VAS ➤ 2.2.3.3).

Im sog. **Besser-Schlechter-Teil** wird das mechanische Verhalten erfragt. Hierbei soll ermittelt werden, ob bestimmte Bewegungsrichtungen im Alltag Schmerzen verursachen und ob es Richtungen gibt, die sich eher günstig auswirken. Bsp.: Ein Patient gibt an, bei längerem Sitzen und bei beugenden Tätigkeiten vermehrt Schmerzen zu verspüren, beim Gehen aber Linderung zu erfahren. Dieses Schmerzmuster kann ein Hinweis darauf sein, dass dieser Patient von Extension (Gehen = lumbale, midrange Extension) als therapeutische Richtung profitieren könnte.

Die weiteren Ergebnisse der Anamnese (➤ 3.5.5.5) werden ebenfalls im Befundbogen dokumentiert.

In der mechanischen Untersuchung wird ggf. der Effekt der Haltungskorrektur notiert. Die Ergebnisse neurologischer Untersuchungen hinsichtlich Kraft, Reflexen, Nervendehnzeichen und Sensibilität werden ebenfalls hier dokumentiert. Außerdem wird die Beweglichkeit der Wirbelsäule bewertet (liegen Einschränkungen vor oder nicht?). Nachfolgend wird der Effekt wiederholter Bewegungen notiert. Die zu testenden Bewegungsrichtungen leiten sich dabei aus der Schilderung des Patienten im subjektiven Teil des Befundbogens ab. Aufgrund der sich ergebenden Veränderungen im Schmerzverhalten wird nun eine therapeutische Richtung festgelegt und der Patient provisorisch klassifiziert und mit einem Eigenübungsprogramm entlassen.

Während der folgenden Behandlungen sollten die Erfolgsparameter (➤ 3.5.5.11) abgefragt und Veränderungen notiert werden. Zudem wird jedes Mal erneut die Beweglichkeit überprüft. Der Patient muss seine Eigenübung demonstrieren. Sollten weitere Progressionen oder „force alternatives" nötig sein, so wird der Effekt dieser Bewegungen oder Techniken ebenfalls notiert. Auf diese Weise bleibt nachvollziehbar, wie der Patient auf welche Strategie reagiert hat, und der Th. muss nicht immer wieder sämtliche Bewegungen erneut testen.

> Ein geschulter McKenzie-Th. kann mithilfe des Befundbogens (➤ Link am Kapitelende) meist in relativ kurzer Zeit (ca. 15 Minuten) ohne umständliche Schreibarbeit ein umfassendes Bild des Problems seines Patienten dokumentieren.

3.5.5.13 Evidenz-/Bewertungslage

Um größtmögliche Aktualität in der Print- und Online-Version zu gewährleisten, stehen Informationen zu aktuell vorliegenden Studien im Online-Zusatzmaterial (➤ QR-Code) zur Verfügung.

Befundbogen und Evidenzangaben

Literatur

3.5.6 Mulligan-Konzept©

Claus Beyerlein

Das Mulligan-Konzept© ist ein Konzept innerhalb der MT, dessen Kernmethode die **„Mobilisation with Movement"** (MWM, Mobilisation mit Bewegung) ist. Hierbei wird eine passiv gehaltene Zusatzbewegung (z. B. Traktion oder Gleiten) mit einer aktiven Bewegung seitens des Th. kombiniert (➤ 3.5.6.6).

3.5.6.1 Geschichte

- Das Mulligan-Konzept© wurde von Brian Mulligan (Th., Neuseeland) in den 1980er-Jahren entwickelt.
- Mulligan selbst wurde beeinflusst von Manualtherapeuten wie Maitland, McKenzie, Elvey und v. a. Kaltenborn und sah seine Techniken zunächst nur als Modifikation „alter", bereits etablierter Techniken an. Erst im Laufe der Jahre entwickelte sich ein international anerkanntes, eigenständiges Behandlungskonzept für Patienten mit muskuloskelettalen Beschwerden.

3.5.6.2 Wirkprinzip

Seit einigen Jahren ist ein Paradigmenwechsel innerhalb der MT zu erkennen. Das ist auch dem wissenschaftlichen Fortschritt zu verdanken. In Studien wurde z. B. gezeigt, dass rein passive Behandlungsansätze bei Patienten mit chronischen Rückenschmerzen eher kontraproduktiv sind. Das Mulligan-Konzept© fördert die aktive Beteiligung des Patienten von Anfang an. Im Folgenden werden mögliche Erklärungsansätze für die Wirksamkeit dargestellt.

3.5.6.2.1 Biomechanische Erklärung

Mulligans Erklärungsansatz für die Wirksamkeit seiner Techniken beruht auf dem Vorhandensein eines Positionsfehlers (engl. positional fault), verursacht durch ein Trauma oder eine längere Immobilität des Gelenks (Hubbard u. Hertel 2008, Hubbard et al. 2006). Er geht in seiner Theorie davon aus, dass die beiden miteinander konkurrierenden Gelenkpartner nicht optimal zueinander stehen. Aufgrund der minimalen Fehlstellung lässt sich dieser Befund äußerst selten durch eine apparative Diagnostik nachweisen. Die Störung der Gelenkmechanik führt letztendlich zu bewegungsabhängigen Schmerzen, wovon auch gelenkumgebende Strukturen wie Bänder und die Muskulatur betroffen sein können. Ziel der MWM ist eine Beeinflussung des Positionsfehlers und damit eine Verbesserung der Funktion und der bewegungsabhängigen Schmerzen (Mulligan 2010).

3.5.6.2.2 Neurophysiologische Erklärung

Die schnelle schmerzsenkende Wirkung der Techniken lässt sich in erster Linie durch einen mechanischen Effekt erklären (Beseitigung des Positionsfehlers ➤ 3.5.6.2.1). Studien deuten allerdings darauf hin, dass der hypoalgetische Effekt von MWM spezifisch ist und aus diesem Grund nur bei Patienten mit einer Schmerzsymptomatik auftritt. Der schmerzsenkende Effekt scheint nicht opioid zu sein und auf mehreren Ebenen wie dem motorischen und sympathischen Nervensystem zu wirken. MWM scheint genauso wie andere manualtherapeutische Techniken eine Aktivierung der absteigenden inhibitorischen Bahnen des ZNS zu bewirken, was eine Beeinflussung der Schmerzsymptomatik zur Folge hat. Bei chronischen Schmerzpatienten kommt es zu negativen Veränderungen der kortikalen Repräsentationsfelder im Gehirn (Schmerzgedächtnis). Es wird davon ausgegangen, dass eine schmerzfreie Mobilisation auch Auswirkungen auf kortikaler Ebene hat bzw. dass es zu einer positiven Reorganisation des Kortex (engl. cortical mapping) kommen kann. Insbesondere bei der Frage zum Zusammenhang von MWM und Gehirnaktivität sowie den Unterschieden der jeweiligen Mobilisationstechniken, gibt es noch Forschungsbedarf (Hing et al. 2009, Vicenzino et al. 2007, 2011).

3.5.6.2.3 Psychologische Erklärung

Neben den primär mechanischen Effekten und den Effekten auf neurophysiologischer Ebene spielen weitere Faktoren eine Rolle. Eine rasch erzeugte Schmerzfreiheit der Therapie hat nicht nur einen günstigen und ggf. kürzeren Rehabilitationsverlauf zur Folge, sondern erhöht auch das Zutrauen des Patienten in die Therapieform und damit die Compliance. Das Potenzial „Schmerzfreiheit" erlaubt es, den Schmerzkreislauf des Patienten zügig zu unterbrechen und das Angst-Vermeidungsverhalten des Patienten abzubauen. Dies wiederum verhindert eine mögliche Chronifizierung der Schmerzen. Wenn MWM im akuten Stadium indiziert ist, lässt sich so eine stetige Belastungssteigerung erzielen. Die Unterstützung durch effektive klinische Studien und die Tatsache, dass die Techniken nur dann angewendet werden, wenn sie schmerzfrei durchführbar sind, weckt bei vielen Patienten zusätzlich eine positive Erwartungshaltung, die förderlich für den weiteren Therapieverlauf ist.

3.5.6.3 Indikationen

Die Indikationen für die Anwendung von MWM unterscheiden sich nicht von den Indikationen innerhalb der MT. Die Techniken werden bei bewegungsabhängigen Schmerzen und/oder Bewegungseinschränkungen eingesetzt. Patienten mit mechanischen Funktionsstörungen reagieren am besten auf MWM. Allgemein lässt sich sagen: Wenn der PILL-Effekt (➤ 3.5.6.6) eintritt, ist MWM für die Therapie gut geeignet.

3.5.6.4 Kontraindikationen

Die Existenz von roten Flaggen (Red Flags ➤ 2.1.2) stellt die Hauptkontraindikation für die Anwendung von MWM bei Patienten mit muskuloskelettalen Beschwerden dar. Das Vorhandensein von roten Flaggen wird bereits in der Anamnese oder durch spezielle Screeningbogen erfragt. Unter Kontraindikationen für MT fallen u. a.

- Tumoren,
- nicht versorgte Frakturen (insbesondere offene),
- systemische Erkrankungen,
- Instabilitäten,
- akute Entzündungen,
- ggf. rheumatische Erkrankungen.

Generell müssen Schmerzen/Beschwerden des Patienten, die sich nicht beeinflussen lassen, zunächst differenzialdiagnostisch abgeklärt werden.

3.5.6.5 Untersuchungsalgorithmen

Im Mulligan-Konzept© existiert kein eigenständiges Untersuchungsschema, vielmehr wird auf bereits bestehende Befundschemata aus der physiotherapeutischen Ausbildung bzw. Fort- und Weiterbildung zurückgegriffen (➤ 2.1).
Wichtige Fragen, die der Th. vor der Behandlung beantworten sollte, sind:

- Kann eine Gefährdung des Patienten durch die Behandlung ausgeschlossen werden (Red Flags ➤ 2.1.2)? Sollte der Patient für weitere Untersuchungen zum Arzt verwiesen werden?
- Gibt es eine funktionelle Aktivität/Belastung, die die Symptomatik des Patienten auslöst? Kann ich die Symptome des Patienten mechanisch beeinflussen?
- Wie irritierbar sind die Beschwerden des Patienten? Von der Irritierbarkeit der Beschwerden hängt die Intensität der Behandlung und die Dosierung ab (➤ 3.5.6.6.3, ➤ 3.5.6.6.4).

Eine gründliche allgemeine und spezifische Untersuchung ist zwingende Voraussetzung vor der Anwendung aller Mulligan-Techniken. Diagnostik und Therapie sind im Mulligan-Konzept© eng miteinander verbunden und gehen quasi nahtlos ineinander über. Findet ein Th. in der Untersuchung eine geeignete Behandlungsrichtung und die richtige Intensität (Voraussetzung Schmerzfreiheit, ➤ 3.5.6.6.3), dann ergibt sich daraus gleichzeitig auch die Therapie.

3.5.6.6 Behandlungsprinzipien

Alleinstellungsmerkmal des Mulligan-Konzepts© ist die Kombination einer passiven Mobilisation mit einer aktiven Bewegung (Mobilisation mit Bewegung). Charakteristisch für das Konzept ist zudem die schmerzfreie Durchführung der Techniken.

PILL
Das Akronym PILL steht für den Effekt, den eine MWM haben soll, ähnlich einer „Schmerzpille", die der Arzt dem Patienten verschreibt.
Dabei stehen die Anfangsbuchstaben für

P: pain free (schmerzfrei),
I: instant change/result (sofortige[s] Veränderung/Ergebnis),
LL: long lasting (lang anhaltend).

Die beiden zentralen Prinzipien und weitere wichtige Behandlungsgrundlagen des Konzepts werden im Folgenden näher erläutert.

3.5.6.6.1 Mobilisation with Movement

Bei dem charakteristischen Behandlungsprinzip „Mobilisation mit Bewegung" (Mobilisation with Movement, MWM) ist weder die gehaltene Mobilisation noch die Bewegung besonders, allerdings die Kombination beider Modalitäten (➤ 3.5.6.7).

3.5.6.6.2 Schmerzfreiheit und Behandlungsrichtung

Schmerzfreiheit ist eines der wichtigsten Prinzipien im Mulligan-Konzept©. Laut Mulligan sind die Techniken dann indiziert, wenn der PILL-Effekt eintritt (➤ 3.5.6.3). In Bezug auf die Behandlungsrichtung der Zusatzbewegung orientiert sich der Th. an den Symptomen/der Klinik des Patienten. Die „richtige" Zusatzbewegung hängt also von der Schmerzfreiheit des Patienten ab. Bei mechanischen Dysfunktionen ist meist nur eine Bewegungsrichtung schmerzfrei. Während der Patient in die eingeschränkte Richtung bewegt, achtet der Th. auf eine schmerzfreie Durchführung der Technik während der Bewegung.

3.5.6.6.3 Intensität

Die Frage, wie stark eine Technik ausgeführt wird, lässt sich nicht pauschal beantworten. Die Intensität orientiert sich im Wesentlichen an der Irritierbarkeit der Beschwerden des Patienten und richtet sich danach, ob sich der Patient in einem akuten oder chronischen Stadium befindet. Der Th. sollte nach dem Grundsatz „so wenig wie möglich, so viel wie nötig" verfahren. Bsp.: Bei Patienten mit großem Druckschmerz über den Weichteilen, kann der Th. einen Schwamm als Polsterung verwenden.

3.5.6.6.4 Dosierung

Die Anzahl der Wiederholungen während der Therapie und die Empfehlungen für das Heimprogramm (➤ 3.5.6.8) können – wie die Intensität – nicht pauschal „rezeptiert" werden und richten sich nach der Schmerzsymptomatik des Patienten. Bsp.: Bei einem Patienten mit einem chronischen Beschwerdebild können vermutlich mehr Wiederholungen durchgeführt werden als bei einem Patienten mit akuter Schmerzsymptomatik. Auch wenn es sich primär um eine starke Hypomobilität mit wenig Schmerzen handelt, sind mehr Wiederholungen möglich.
Als allgemeine Richtlinie werden an den Extremitäten in der ersten Behandlung 3 × 10 Wiederholungen durchgeführt, in der oberen HWS und in der LWS lediglich 3–6 Wiederholungen (Mulligan 2010).

3.5.6.6.5 Funktionalität

Die meisten Techniken im Mulligan-Konzept© werden in einer gewichtstragenden Position durchgeführt, also in der funktionellen Belastungshaltung des Patienten (häufig im Stand, im Sitzen oder beim Gehen). Verbesserungen, die in einer alltagsnahen Belastungshaltung erzielt werden, bleiben häufig länger erhalten. Der Patient sollte in der Ausgangsstellung behandelt werden, in der die Beschwerden auftreten. Damit wird das Mulligan-Konzept© den Anforderungen der International Classification of Functioning, Disability and Health (ICF ➤ 1.3.2) gerecht.

3.5.6.7 Techniken

(Bessler u. Beyerlein 2015)

■ MWM

Mobilisation with Movement (MWM) beschreibt nicht nur die Hauptmethode des Mulligan-Konzepts©, sondern ist auch die Technik, die an peripheren Gelenken angewandt wird. Bei der MWM wird eine gehaltene Zusatzbewegung im Gelenk (z. B. Traktion, Gleiten oder Rotation) (➤ 3.5.2.4.3) mit der aktiven Bewegung des Patienten in die eingeschränkte Richtung kombiniert (Bsp. ➤ Abb. 3.5.8, ➤ Abb. 3.5.9, ➤ Abb. 3.5.10).

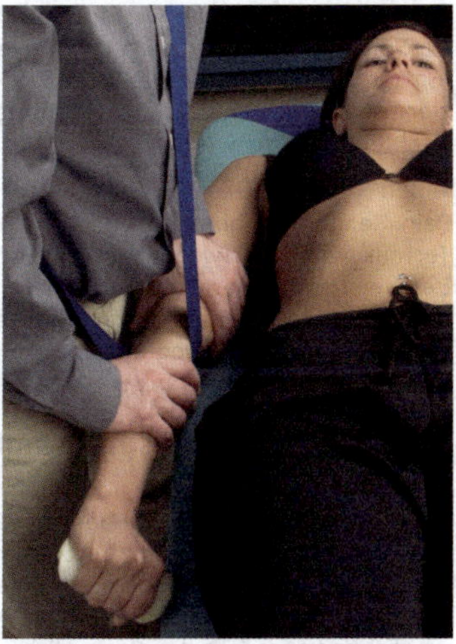

Abb. 3.5.8 MWM Ellenbogen bei Epicondylopathie radialis humeri: Gleiten lateral.

■ SNAG

Sustained Natural Apophyseal Glide (SNAG, gehaltenes natürliches Facettengelenkgleiten): Es handelt sich um eine Mobilisationstechnik an den Facettengelenken der WS, bei der ein passiv translatorisches Gleiten mit einer aktiven Bewegung des Patienten

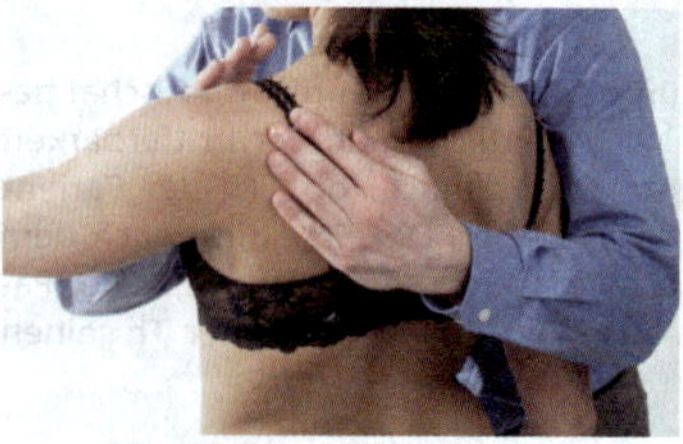

Abb. 3.5.9 MWM Schultergelenk: Gleiten postero-lateral.

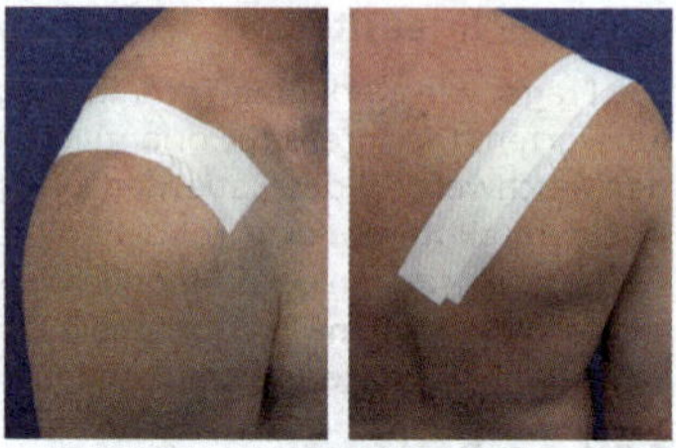

Abb. 3.5.10 Tape an der Schulter.

kombiniert wird (➤ Abb. 3.5.11). Sie wird zur Behandlung von bewegungsabhängigen Schmerzen und/oder Bewegungseinschränkungen der WS eingesetzt. SNAGs können in der HWS, BWS und LWS durchgeführt werden.

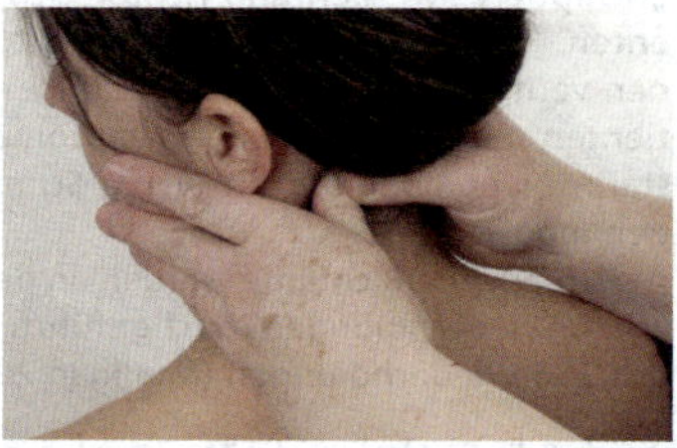

Abb. 3.5.11 Behandlung mit SNAG C1/2 links.

- **NAG / Reverse NAG**

Natural Apophyseal Glide (NAG, natürliches Facettengelenkgleiten): Im Gegensatz zum SNAG ist diese Technik nicht gehalten. Es handelt sich um eine passive, oszillierende Mobilisationstechnik für die (untere) HWS und obere BWS. Diese Technik ist unspezifischer als ein SNAG und wird bei Schmerzen und/oder Bewegungseinschränkungen in diesem Bereich eingesetzt. Die entgegengesetzte Gleitrichtung nennt sich Reverse NAG.

- **SMWAM / SMWLM**

SMWAM ist die Abkürzung für Spinal Mobilisation with Arm Movement und bezeichnet eine passive Mobilisation an der Wirbelsäule (HWS/BWS) bei gleichzeitig aktiver Armbewegung. Indiziert ist die Technik bei schmerzhafter Armbewegung und vorliegender Dysfunktion der WS. Dementsprechend steht SMWLM für Spinal Mobilisation with Leg Movement und bezeichnet eine passive Mobilisation an der Wirbelsäule (LWS) bei gleichzeitig aktiver Beinbewegung. Indiziert ist die Technik bei eingeschränktem SLR (gestreckte Beinhebung) und ausstrahlenden Beschwerden bis zum Unterschenkel/Fuß.

- **PRP**

Pain Release Phenomenon (PRP, „Schmerz reduzierendes Phänomen"): Diese Technik wird überwiegend zur Therapie von chronischen muskuloskelettalen Beschwerden eingesetzt. Die Schmerzreduktion soll durch den Einsatz eines dosierten und tolerierbaren Schmerzreizes erreicht werden. Die Technik wird auch bei Patienten mit bewegungsunabhängigen Schmerzen und bei Patienten mit Ruheschmerzen angewendet.

3.5.6.8 Eigenübungsprogramm

Es wurde bereits erwähnt, dass rein passive Behandlungsformen langfristig nicht effektiv sind, insbesondere bei Patienten mit chronischen Beschwerden. Das Heimprogramm nimmt aus diesem Grund im Mulligan-Konzept© einen hohen Stellenwert ein. Ziel der Eigenübungen (sog. Self-SNAGs bzw. Self-MWMs) ist es, die in der Therapie erreichten Verbesserungen in Bezug auf Schmerz/Beweglichkeit zwischen den Behandlungseinheiten und sogar langfristig zu erhalten (Mulligan 2006). Eigenübungen sind in einem modernen Patientenmanagement essenziell. Sie bewirken, dass der Patient einen aktiven Part in seinem

Genesungsprozess übernimmt. Außerdem korreliert der Effekt eines Heimprogramms mit der Compliance des Patienten. Ein Bsp. aus dem Mulligan-Konzept© sind die sog. Self-SNAGs für eingeschränkte Rotation der HWS (➤ Abb. 3.5.12). Dieses Heimprogramm ist nicht nur für den Patienten einfach anwendbar, sondern dessen klinische Effektivität konnte auch in einer Studie von Hall et al. (2007) nachgewiesen werden. In einer Versuchsgruppe mit Kopfschmerzen verbesserte sich die Symptomatik um 54 % durch die Self-SNAGs im Vergleich zu 5 % in der Plazebogruppe.

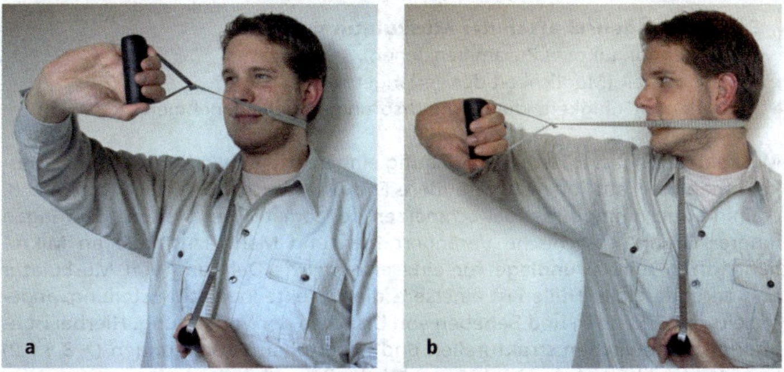

Abb. 3.5.12 Self-SNAG C1/2 mit Gurt. Der Gurt wird auf Höhe von C1 platziert. Über den Gurt wird ein horizontaler Zug auf C1 ausgeübt (**a**), gleichzeitig dreht der Patient den Kopf aktiv in die eingeschränkte Richtung (**b**).

3.5.6.9 Evidenz-/Bewertungslage

Um größtmögliche Aktualität in der Print- und Online-Version zu gewährleisten, stehen Informationen zu aktuell vorliegenden Studien im Online-Zusatzmaterial (➤ QR-Code) zur Verfügung.

Evidenz und Forschung

Weiterbildung

Literatur und weiterführende Literatur

3.5.7 Muskeldehnung*

Kathrin Lindel

3.5.7.1 Grundlagen

Die quergestreifte Skelettmuskulatur nimmt mit ca. 430 Muskeln fast die Hälfte des gesamten Körpergewichts ein. Ihre Aufgaben sind v. a. die Sicherung der Körperhaltung und das Ermöglichen von Bewegung.

Die **Haupteigenschaften der Muskulatur** sind:
- Kontraktion (aktives Zusammenziehen),
- Dehnbarkeit (Möglichkeit der Verlängerung),
- Elastizität (Fähigkeit, wieder die Ursprungslänge anzunehmen).

Muskeldehnung ist in der PT eine häufig eingesetzte Behandlungstechnik. Muskeln reagieren auf innere und äußere Einflüsse. Solche Einflüsse können z. B. Training oder Immobilisation, Schmerzen des somatischen Systems, Störungen innerer Organe, psychische Veränderungen und Mangelzustände an Mikronährstoffen sein. Grundlage für eine erfolgreiche Dehnung von Muskulatur und deren faszialer Hüllen ist einerseits die korrekte Indikationsstellung, andererseits das Erkennen und Beheben von Ursachen der Verkürzung. Hierbei ist es unerlässlich, zwischen strukturellen und hypertonen Verkürzungen (➤ 3.5.7.2) zu unterscheiden, da dies höchste praktische Relevanz hat.

■ Aufbau der Skelettmuskulatur

Die einzelnen Muskelfasern werden von bindegewebigen Septen, dem **Endomysium,** umhüllt. Mehrere dieser Fasern bilden ein Muskelfaserbündel, einen sog. Faszikel. Dieser Faszikel wird vom **Perimysium** umgeben. Viele verschiedene Faszikel stellen den Muskel dar, der wiederum von einer bindegewebigen Hülle, dem **Epimysium,** umgeben wird. Dem Epimysium schließt sich die äußere Muskelfaszie an; häufig findet sich zwischen beiden Schichten Fettgewebe. All diese bindegewebigen Anteile des Muskelbauches stehen untereinander spinnennetzartig in Verbindung. Sie bestehen aus ungeformtem Bindegewebe, das sehr gut durchblutet und innerviert ist. Es enthält Matrix und Zellen. Die **Matrix** enthält Fasern, Grundsubstanz und Vernetzungsproteine. Die hier vorkommenden Fasern sind vorwiegend kollagene Fasern (Typ I, III, V und VI) sowie einige elastische Fasern (van den Berg 2010). Die **Grundsubstanz** besteht aus Proteoglykanen und Glykosaminoglykanen. Sie bindet sich an Wasser, dadurch verbindet sie Zellen und Fasern und hält sie dabei gleichzeitig auf Abstand. Vernetzungsproteine verbinden das Bindegewebe mit der Basalmembran und verbinden dadurch Muskel- und Bindegewebe miteinander. Die Zellen der Bindegewebsanteile sind Fibroblasten. Die bindegewebigen Anteile zählen nach alter Lehrmeinung zu den nicht kontraktilen Elementen des Muskelbauches. In der jüngsten Vergangenheit wurde nachgewiesen, dass Faszien auch **Myofibroblasten** enthalten (Schleip et al. 2014). Somit sind fasziale Strukturen möglicherweise nicht nur eine rein passive Struktur, sondern haben die Möglichkeit, sich aktiv zusammenzuziehen. Myofibroblasten sind schon lange aus der Wundheilung bekannt, sie sorgen bis zur Heilung für eine Kontraktion des Wundgebietes. **Faszikel** bestehen aus ca. 10–20 einzelnen **Muskelfasern,** den kleinsten strukturellen Einheiten des Muskels. Eine Faser ist eine lange, zylindrische Muskelzelle mit unzähligen Zellkernen. Diese Kerne befinden sich direkt unterhalb der Zellmembran, dem **Sarkolemm,** in der Grundsubstanz, dem **Sarkoplasma.** Das Sarkolemm ist eine erregbare bindegewebige Membran, die die Muskelzelle umgibt (➤ Abb. 3.5.13). Durch die Basalmembran wird das Sarkolemm vom Endomysium abgegrenzt.

---

* Dieses Kapitel ist in Teilen ein Auszug aus dem Buch „Muskeldehnung" von Kathrin Lindel, erschienen 2011 im Springer-Verlag, Heidelberg.

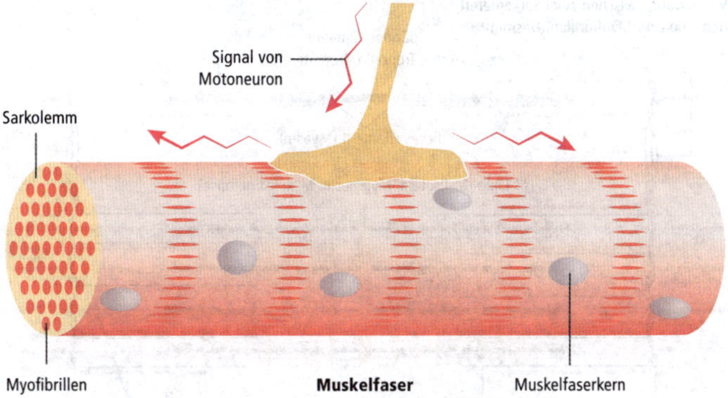

Abb. 3.5.13 Schematische Darstellung der Innervation einer Muskelfaser (Lindel 2011).

Die Dicke der Muskelfasern ist abhängig von ihrer funktionellen Beanspruchung. Sie reicht von 10–100 µm. So kommen im Bereich großer Muskeln eher dickere und in kleineren Muskeln eher dünnere Fasern vor. Auch deren Länge variiert, sie kann zwischen 1–30 cm betragen. Die längsten Muskelfasern des Menschen finden sich im M. sartorius.

Mikroskopisch betrachtet besteht jede Muskelfaser aus vielen **Myofibrillen** (➤ Abb. 3.5.13). Diese liegen im Sarkoplasma. Hier befinden sich zwei proteinhaltige **Myofilamente,** die dicken **Myosinfilamente** und die dünnen **Aktinfilamente,** die neben Aktin zusätzlich auch Troponin, Tropomyosin und Nebulin beinhalten.

Die einzelnen Myofibrillen weisen aufgrund der Anordnung ihrer Myofilamente eine Querstreifung auf (➤ Abb. 3.5.14). Die Aktinfilamente sind an der sog. **Z-Linie** angeheftet, mit der sie den **I-Streifen** bilden. Diese sind isotrop, d. h. wenig lichtbrechend, und erscheinen dadurch mikroskopisch betrachtet heller. Zwischen den Aktinfilamenten liegen in regelmäßigem Arrangement die dicken Myosinfilamente, dieser Bereich wird als **A-Streifen** bezeichnet. Sie sind anisotrop, d. h. stark lichtbrechend, und erscheinen damit unter dem Mikroskop dunkler. Durch diesen Aufbau entsteht die typische Querstreifung der Skelettmuskulatur. Ein einzelnes **Sarkomer** wird von zwei halben I-Streifen und einem A-Streifen gebildet (das entspricht der Strecke zwischen zwei Z-Linien). Es ist ca. 2 µm kurz. Eine Myofibrille besteht aus der Aneinanderreihung mehrerer tausend Sarkomere.

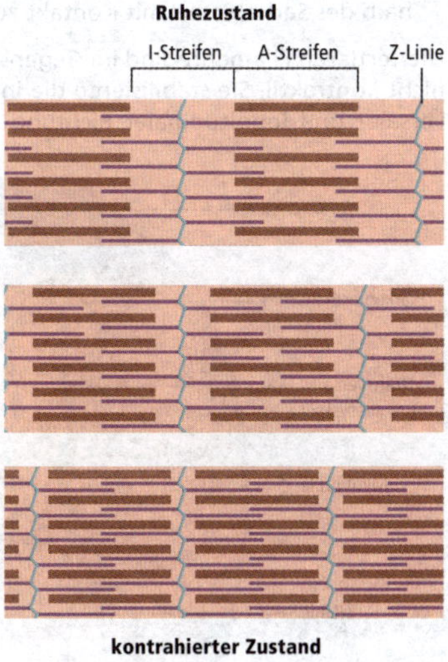

Abb. 3.5.14 Sarkomere mit Aktin- und Myosinfilamenten (Lindel 2011).

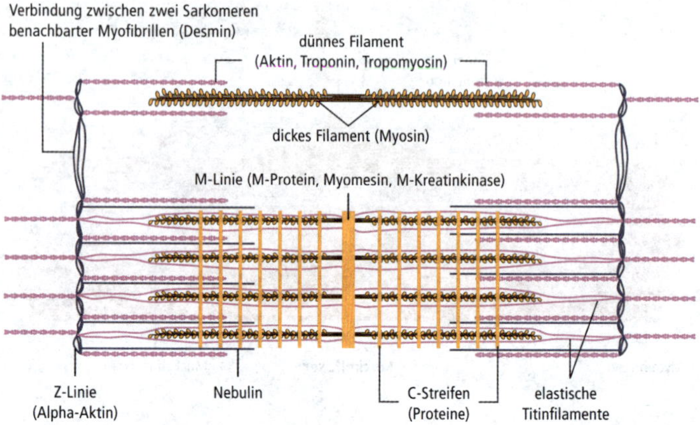

Abb. 3.5.15 Kontraktile und tertiäre Filamente eines Sarkomers (van den Berg 2001).

Innerhalb der Muskelfaser gibt es neben den Aktin- und Myosinfilamenten verschiedene sog. **„tertiäre" Filamente** (➤ Abb. 3.5.15):

- Die **intermediären Filamente** verlaufen in Längsrichtung und im Bereich der Z-Linie ringförmig durch das Sarkomer, haben Kontakt zum Sarkolemm und den benachbarten Fibrillen.
- Die **Nebulinfilamente** verlaufen parallel zu den Aktinfilamenten.
- Die **Titinfilamente** verlaufen zwischen den Z-Linien, haben Verbindungen zu den freien Enden der Myosinfilamente und ziehen parallel zu ihnen; jeweils sechs Titinfilamente sind einem Myosinfilament zugeordnet.
- Kurze **filamentöse und globuläre Proteine** verlaufen inner- und außerhalb des Sarkolemms mit Kontakt zu den Faserhüllen und Sehnen.

Die tertiären Filamente sind im Gegensatz zu den Aktin- und Myosinfilamenten nicht kontraktil. Sie stabilisieren die innere Struktur der Muskelfasern in transversaler und longitudinaler Richtung. Insbesondere den Titinfilamenten wird

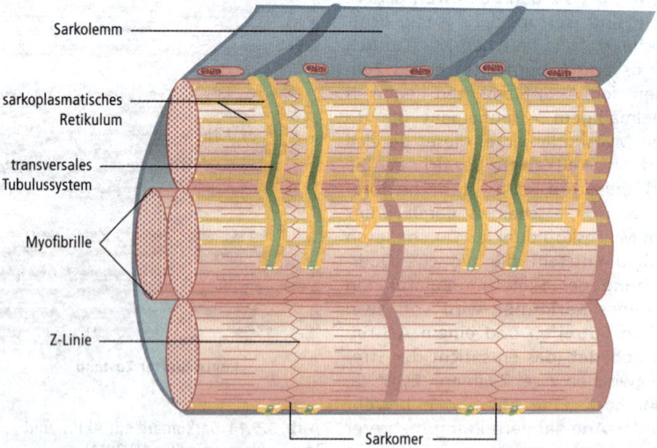

Abb. 3.5.16 Sarkoplasmatisches Retikulum (Lindel 2011).

die Aufgabe zugeschrieben, nach einer Dehnung die Ruhelänge des Sarkomers wieder herzustellen, indem es die Myosinfilamente in Richtung Z-Linie zieht. Dem endoplasmatischen Retikulum entspricht im Muskel das **sarkoplasmatische Retikulum.** Es umgibt die Myofibrillen in Form eines longitudinalen Systems mit unzähligen Zisternen, die jeweils am Ende und am Anfang eines Sarkomers, im Bereich der Z-Linien, angeordnet sind. Das sarkoplasmatische Retikulum ist für die Bereitstellung und den Abtransport von Kalzium-Ionen verantwortlich. Um eine gleichmäßige Kontraktion sicherzustellen, wird es von einem **transversalen Tubulussystem** (T-Tubuli) unterstützt (> Abb. 3.5.16).

3.5.7.2 Strukturelle Verkürzung und Hypertonus

3.5.7.2.1 Strukturelle Verkürzung

Physiologische Belastungen in Form von Kontraktion und Verlängerung sind wichtige formative Reize für die kontraktilen und nicht kontraktilen Elemente des Muskels. Finden diese durch einseitige Beanspruchung oder Immobilisation nicht regelmäßig statt, kommt es zu Veränderungen. Die Synthese v. a. von Grundsubstanz, aber auch der kollagenen Fasern verringert sich. Durch den Verlust an Grundsubstanz nähern sich die kollagenen Fasern des ungeformten Bindegewebes an. So bilden sich als Vorstufe zur strukturellen Verkürzung zunächst wasserlösliche **Crosslinks** (Wasserstoffbrücken) zwischen den kollagenen Fasern. Besteht der Zustand weiter, entstehen nach etwa sechs bis acht Wochen zwischen den Fasern Schwefelbrücken (Disulfatbrücken) als weitere Querverbindungen, die sog. **pathologischen Crosslinks.** Durch diese Disulfatbrücken geht die Dehnfähigkeit des Muskels verloren (> Abb. 3.5.17). Des Weiteren ändert sich die Zusammensetzung der Grundsubstanz hinsichtlich ihrer Proteineigenschaften. Dies hat ebenfalls einen Einfluss auf die Dehnfähigkeit, denn die zähe Grundsubstanz verliert ihre physiologische Eigenschaft, bei Bewegung in einen flüssigeren Zustand überzugehen. Durch die fehlenden Reize nimmt auch die Produktion von kollagenen Fasern ab. Die noch produzierten kollagenen Fasern können sich nicht richtig anordnen und wandeln sich nicht in das spezifisch benötigte Kollagen um. Die Belastbarkeit und Bewegungsreichweite des Gewebes nimmt ab, das Verletzungsrisiko steigt. Dabei entstehen nach Ansicht einiger Autoren (z. B. Cunnings u. Tillmann 1992) auch Crosslink-Verbindungen zwischen neu synthetisierten und bestehenden kollagenen Fasern.

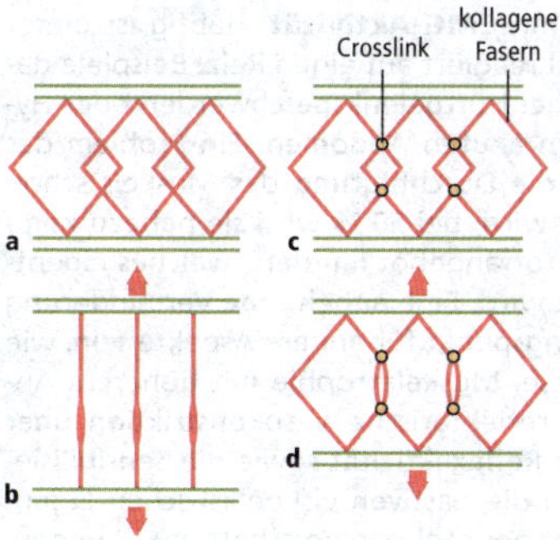

Abb. 3.5.17 Schematische Darstellung der Verformbarkeit des Bindegewebes; **a:** entspannter physiologischer Zustand, **b:** gedehnter physiologischer Zustand, **c:** entspannter Zustand mit pathologischen Crosslinks, **d:** gedehnter Zustand mit pathologischen Crosslinks (modifiziert nach van den Berg 2010).

Ist ein Muskel längere Zeit in angenäherter Position, nimmt die Anzahl der hintereinanderliegenden **Sarkomere** und damit die Faserlänge ab (u. a. Williams u. Goldspink 1978, Williams 1990). Dies findet nicht nur bei einer gewünschten Immobilisation wie nach Frakturen statt (> 3.5.7.3.2), sondern auch bei einseitigen Haltungs- und Bewegungsmustern. Sollte der Muskel gleichzeitig atrophie-

ren, wird die Spannung des Bindegewebes noch weiter herabgesetzt und die Entstehung neuer Crosslinks begünstigt. Zusätzlich kann es zu Adhäsionen mit Grenzgeweben kommen (z. B. Knochen, Gelenkkapseln, neuralen Strukturen, benachbarten Faszien und der Haut). Bei all diesen Vorgängen spielt der zeitliche Faktor eine wichtige Rolle. Je mehr Zeit ein Muskel in angenäherter Position verbringt, desto ausgeprägter sind diese Veränderungen. Traumatische Ereignisse verstärken und beschleunigen den Prozess ebenfalls. Auch die dadurch bedingte Abschwächung der antagonistischen Muskulatur begünstigt dies, da der Arbeitssektor der Muskulatur zum verkürzten Muskel hin verlagert und das ROM immer weniger genutzt wird.
Der Begriff Kontraktur wird in der Fachliteratur und im physiotherapeutischen Sprachgebrauch unterschiedlich benutzt. Er wird für strukturelle Verkürzungen ebenso gebraucht wie für reflektorischen Hypertonus. Manche Autoren sprechen auch von irreversiblen Zuständen. Es bleibt jedoch unklar, wodurch die Kontrakturen jeweils histologisch gekennzeichnet sind. Daher sind die Begriffe strukturelle Verkürzung bzw. aktiver oder passiver Hypertonus weniger irreführend.

3.5.7.2.2 Hypertonus

Muskeltonus wird vielfach als unwillkürlicher Spannungszustand beschrieben, eine ständig vorhandene Ruhespannung durch Aktivität der kontraktilen Elemente. Dieser Tonus ist über Reflexe gesteuert und demnach an Innervation gekoppelt. Dem gegenüber stehen verschiedene Untersuchungen, die gezeigt haben, dass in Ruhe keine EMG-Aktivität vorhanden ist. Muskeltonus ist demnach einerseits ein aktiver neurophysiologischer und damit kontraktiler Zustand, andererseits eine passive Eigenschaft des Gewebes. Selbstverständlich gibt es Interaktionen zwischen aktivem und passivem Muskeltonus. Sie sind v. a. für die Halteregulation wichtig und werden im Dehnungs-Verkürzungs-Zyklus, dem Verhältnis zwischen Muskellänge und -spannung deutlich (Laube u. Müller 2002). Um geeignete Behandlungsmaßnahmen und deren Dosierung festzulegen, ist es wichtig, aktiven von passivem Hypertonus zu unterscheiden.
Der aktive Muskeltonus ist an Aktionspotenziale gekoppelt, die eine Kontraktion auslösen. Der normale aktive Tonus muss in der Lage sein, jederzeit antigravitatorisch zu wirken und gleichzeitig Bewegung zuzulassen. Dadurch werden Körperhaltung und -stellung gesichert (**Stützmotorik**) und Ziele erreicht (**Zielmotorik**).
Aktiver Hypertonus ist eine gesteigerte Kontraktion der Aktin- und Myosinmoleküle unter Spaltung von ATP, d. h. mit **EMG-Aktivität.** Häufig ist dieser Zustand reflektorisch bedingt, der Muskel reagiert auf einen Reiz. Beispiele dafür sind Hypertonus des M. psoas major bei Hüftgelenksbeschwerden oder Hypertonus der Bauchmuskulatur bei einem akuten Abdomen. Ein Problem des aktiven Hypertonus besteht darin, dass die Durchblutung des Muskels schon ab ca. 30 % der Maximalkraft gedrosselt wird, bei 50 % wird sie nahezu komplett unterdrückt. Damit wird das Sauerstoffangebot limitiert, welches eigentlich in dieser Situation vermehrt benötigt wird. Eine anhaltende Verminderung der Durchblutung kann wiederum Ausgangspunkt für andere Aspekte sein, wie z. B. eine gesenkte Grundsubstanzsynthese, Muskelatrophie mit höherem Anteil an unstrukturiertem Bindegewebe, reflektorische Vasokonstriktion über eine vermehrte dauerhafte sympathische Reflexaktivität sowie die Sensibilisierung von Nozizeptoren. Dadurch werden die passiven viskoelastischen Eigenschaften herabgesetzt. Dies wiederum hat neurophysiologische Auswirkungen, denn die Adaption des aktiven Muskeltonus wird über eine eingeschränkte Funktion der Gammaschleife erschwert (Hollerwöger 1999).
Die Grenzen zum **passiven Muskeltonus** sind somit fließend. Dieser wird von den viskoelastischen Eigenschaften bestimmt. Sind nach einer Kontraktion durch einen Mangel an ATP die Kalzium-Ionen noch immer intrazellulär, d. h. noch nicht ins sarkoplasmatische Retikulum zurückgepumpt worden, verhin-

dert dies die Entspannung der Myosinköpfe. Die Querbrückenverbindungen befinden sich dadurch in einem Kontraktionszustand, jedoch ohne EMG-Aktivität. Dabei spielt die Anzahl der geschlossenen Kreuzbrückenverbindungen zwischen Aktin und Myosin im relaxierten Muskel bei Dehnungen eine Rolle. Physiologisch beträgt sie ca. 2 % (sog. Rückstellkraft). Die Durchblutung hat also einen entscheidenden Einfluss auf den Tonus. Aus einer Ischämie resultiert ein ATP-Mangel, und dieser verhindert das Lösen der Kreuzbrücken. Bei dadurch entstehenden lokalen Kontrakturen in den Muskelfasern wird auch von **Triggerpunkten** oder **Myogelosen** gesprochen.

Auch andere Mechanismen können den Tonus erhöhen. So spielt im normalen funktionellen Bewegungsradius und bei optimaler Muskellänge das intramuskuläre Bindegewebe für den passiven Tonus kaum eine Rolle. Im Fall einer strukturellen Verkürzung, eines atrophierten oder trainierten Muskels sowie auch im Alter trägt es allerdings deutlich zur passiven Spannungserhöhung beim Dehnungsversuch bei.

Im Zusammenhang mit Muskeltonus taucht in der Literatur immer wieder das elastische Strukturprotein **Titin** (➤ 3.5.7.1) auf. Es ist neben Aktin und Myosin eine weitere Eiweißkette im Inneren des Sarkomers. Titin schlängelt sich um die Myosinfilamente und stabilisiert diese während einer Kontraktion zwischen zwei Z-Linien (➤ Abb. 3.5.15), mit denen es Verbindung hat. Es soll die Ruhespannung eines Sarkomers maßgeblich beeinflussen (Wiemann et al. 1999), zudem scheint es die Verkürzungsgeschwindigkeit zu beeinflussen. Jeweils sechs Titinfilamente sind einem Myosinfilament zugeordnet. Wahrscheinlich korreliert die Ruhespannung mit der Anzahl der parallel geschalteten Titinfilamente. Das bedeutet, dass die Ruhespannung bei Hypertrophie zunimmt. Die Zunahme der Ruhespannung darf jedoch keineswegs mit einer strukturellen Verkürzung bzw. mangelnder Dehnfähigkeit gleichgesetzt werden. Eher kennzeichnet sie den Dehnungsgrad, in dem der Muskel sein Kraftmaximum entfalten kann. Ende der 1970er-Jahre entdeckt, wird den Titinfilamenten seit Anfang der 1990er-Jahren eine Bedeutung im Dehnungsbereich zugeschrieben (u. a. Fürst 1999, Wang et al. 1993, Wiemann 1991, Wiemann et al. 1999). Titin soll demnach die Verlängerung eines Sarkomers über eine bestimmte Grenze verhindern und zwar bevor die bindegewebigen Anteile unter Dehnungsspannung kommen (Herzog 2014, Herzog et al. 2012). Dies ist unter den Bedingungen eines physiologisch dehnbaren Muskels denkbar und sinnvoll, damit eine Überlappung der Aktin- und Myosinfilamente gewährleistet bleibt. Dabei wird jedoch nicht beachtet, dass es bei einer tatsächlichen strukturellen Verkürzung zu einer Abnahme der Anzahl der hintereinanderliegenden Sarkomere und pathologischen Crosslinks im Bindegewebe kommt (van den Berg 2001, 2010).

Kurzfristige passive Tonusveränderungen gehen eher auf die Eigenschaft der **Thixotropie** zurück (Laube u. Müller 2002). Der Zustand der flüssigen Bindegewebsanteile ändert sich unter mechanischer Beanspruchung von zäh zu flüssig. Daraus resultiert ein verminderter Tonus (bzw. eine verminderte Steifigkeit), der jedoch schnell wieder zunimmt, wenn der Reiz entfällt.

Eine Tonusveränderung kann auch mit einer verminderten Spannung einhergehen. Dieser Zustand wird **Hypotonus** genannt. Er entsteht häufig als Reaktion auf den Hypertonus der Antagonisten, um Schmerzen und schädigende Bewegungen zu limitieren. Eine andere Form des Hypotonus tritt bei neurologischen Schädigungen des ZNS auf. Ihre stärkste Form zeigt sich in der **Atonie** (Lähmung) mit fehlenden Reflexen direkt nach einer Traumatisierung durch Schock des Nervensystems (z. B. spinaler Schock). Eine andere Ursache kann eine Denervation der Muskulatur sein, ausgelöst durch periphere Nervenläsionen oder bestimmte Schädigungen des Rückenmarks.

Auch **Spastizität** ist eine Tonusveränderung, die jedoch durch eine aktive Tonuserhöhung i. S. einer gesteigerten Reflexaktivität gekennzeichnet ist. Sie tritt bei supraspinalen Läsionen oder Unterbrechung der absteigenden Bahnen auf.

3

Zusammenfassung: Strukturelle Verkürzung und Hypertonus
Es wird grundsätzlich zwischen einer funktionellen und einer anatomischen Muskellänge unterschieden. Die anatomische Muskellänge entspricht dabei der sog. Dehnfähigkeit (Verlängerung der Distanz zwischen Ursprung und Ansatz).
Als Vorstufe einer strukturellen Verkürzung bilden sich anfänglich zusätzliche Querverbindungen zwischen den durch Flüssigkeitsverlust angenäherten kollagenen Fasern (wasserlösliche Crosslinks, H^+-Brücken). Die Zeitspanne bis zur strukturellen Verkürzung ist abhängig davon, ob das Gewebe traumatisiert war oder nicht.
Die **strukturelle Verkürzung** eines Muskels ist durch zwei Hauptkriterien gekennzeichnet:

1. Verkürzung der bindegewebigen Anteile, durch Abnahme aller Matrixkomponenten im Bindegewebe (Verlust an Grundsubstanz und an kollagenen Fasern) und Änderung hinsichtlich ihrer Zusammensetzung sowie einer schlechteren Ausrichtung und Organisation des neu synthetisierten Materials durch fehlende physiologische Belastungsreize. Dadurch entstehen bindegewebige Verkürzungen mit pathologischen Crosslinks. Das Endgefühl ist daher fest-elastisch.
2. Zusätzlich kommt es zu einer Abnahme der Anzahl hintereinanderliegender Sarkomere.

Eine **hypertone Längenminderung** ist gekennzeichnet durch ein weichelastisches Endgefühl. Ihre hauptsächlichen Einflussgrößen sind bei

- aktivem Hypertonus v. a. die aktiv geschlossenen Kreuzbrückenverbindungen (EMG-Aktivität),
- passivem Hypertonus hauptsächlich die passiv geschlossenen Kreuzbrückenverbindungen durch noch intrazellulär befindliche Kalzium-Ionen (keine EMG-Aktivität).

Bei längerem Bestehen können sowohl der aktive als auch der passive Hypertonus in eine strukturelle Verkürzung übergehen.
Inwieweit Myofibroblasten den Tonus beeinflussen, ist abschließend noch nicht geklärt. Vermutlich erhöhen sie durch ihre Anzahl und Kontraktion den passiven Muskeltonus.

Andere Ursachen für Bewegungseinschränkungen

- **Kapsuloligamentäre Strukturen:** Sie müssen vor der Behandlung einer Muskelverkürzung mobilisiert werden, weil es bei Hypomobilität ansonsten zu starken Belastungen des Gelenkknorpels aufgrund von Kompression kommt. Bei einer Muskeldehnung würden in diesem Fall zudem die Kapsel- und Bandstrukturen einem extremen Zugreiz ausgesetzt.
- **Kapselfalten:** Adhäsionen in Form von Lipidverklebungen, z. B. im Recessus axillaris oder Recessus suprapatellaris nach Verletzungen und Immobilisation.
- **Sehnenscheiden:** Adhäsionen durch Entzündungsreaktionen und Fibrinverklebungen.

Vor Muskeldehnungen muss differenzialdiagnostisch auch an folgende Strukturen gedacht werden:

- Neurale Strukturen,
- Muskelkater (➤ 3.5.7.3.4),
- knöcherne Strukturen (z. B. anatomische Varianten, Osteophyten oder Exostosen),
- Narben in Haut, subkutanem Gewebe, Kapseln, Bändern sowie Sehnen,
- angrenzende Faszien,
- Menisken und Disken (Irritationen z. B. durch Einklemmung),
- Störungen des Lymphsystems (Stauung),
- Lähmungen (v. a. als langfristige Folge),
- viszerale Strukturen.

3.5.7.3 Dehneffekte und Wirkmechanismen

Welche Strukturen bei Muskeldehnung beeinflusst werden, ist noch weitgehend ungeklärt. Es existieren unterschiedliche Hypothesen, deren wissenschaftliche Untermauerung jedoch fehlt. Entscheidend ist das funktionelle Outcome für den Patienten und damit v. a. die Verbesserung einer eingeschränkten Beweglichkeit. Die Vergrößerung des Bewegungsradius nach Muskeldehnungen ist wissenschaftlich nachgewiesen (z. B. Bandy u. Iron 1994, de Weijer et al. 2003, Guissard u. Duchateau 2004, Herzog u. Leonard 2005, Riley u. van Dyke 2012, Wiemann 1991, Woods et al. 2007, Wydra et al. 1991).

Ein Problem der Grundlagenforschung ist, dass Ergebnisse aus Tierexperimenten oder Reagenzglasstudien nur schwer auf den lebenden menschlichen Organismus oder dessen Pathologie übertragen werden können. Des Weiteren werden in wissenschaftlichen Studien größtenteils fest definierte Bevölkerungsgruppen (z. B. Sportler) sowie bestimmte Muskelgruppen (häufig ischiocrurale Muskulatur, d. h. hohe neurale Komponente) untersucht. Zudem sind die Designs und Fragestellungen dieser Arbeiten sehr unterschiedlich und es bleibt offen, ob es sich bei den gedehnten Muskeln um strukturelle Verkürzungen oder Hypertonus handelt.

Muskeldehnungen zugeschriebene Effekte sind:
- Vergrößerung der Beweglichkeit (ROM ➤ 2.1.5.1),
- Vorbeugung von Verletzungen,
- Steigerung der Muskelleistung,
- Erhöhung der Flexibilität,
- Herabsetzung des Muskeltonus,
- Prophylaxe von Kontrakturen nach Krafttraining,
- Verminderung von Muskelungleichgewichten,
- Reduzierung von Muskelverkürzungen,
- Vermeidung bzw. Beeinflussung von Muskelkater,
- Regenerationsförderung nach dem Training.

Ein normaler, nicht kontrahierter Muskel setzt einer Dehnung zunächst keinen Widerstand entgegen. Am Ende der Bewegung steigt der Widerstand stark an. Je größer das Ausmaß einer strukturellen Verkürzung ist, desto eher taucht auf dem Bewegungsweg ein Widerstand auf.

3.5.7.3.1 Wirkungen auf das Bindegewebe

Durch die Annäherung und unorganisierte Ausrichtung der kollagenen Fasern des Endo-, Peri- und Epimysiums sowie der daran angrenzenden Faszien verlieren diese bindegewebigen Strukturen ihre wichtige viskoelastische Eigenschaft, der Muskel verkürzt strukturell. Verantwortlich dafür sind die **pathologischen Crosslinks** (➤ 3.5.7.2.1). Eine Dehnung hat das Ziel, diese zu beseitigen. Durch regelmäßige Längenbeanspruchung können pathologische Crosslinks aufgebrochen werden. Notwendig dafür ist das Enzym **Kollagenase**, das von Fibroblasten freigesetzt wird. Kollagenase macht das kollagene Netzwerk verformbarer. Die neu synthetisierten Fasern können sich funktioneller anordnen und der Grundsubstanzgehalt (Flüssigkeitsgehalt) der Matrix wird erhöht. Des Weiteren wird die Zusammensetzung der Matrix hin zu mehr mobilitätsfördernden Eigenschaften geändert. Die Reizdauer für das Freisetzen von Kollagenase beträgt dabei ca. drei Minuten (Carano u. Siciliani 1996). Voraussetzung dafür sind die aufgehobene Aktivität der Muskelfasern und Schmerzfreiheit während der Dehnung. Schmerzen verursachen eine sofortige Kontraktion des Muskels und damit erhöhte EMG-Potenziale. Anhaltende Dehnungen provozieren dann Verletzungen, wahrscheinlich im Bereich der Z-Linien mit einer nachfolgenden Hypertrophie. Extreme, schädigende Reize verhindern die Freisetzung von Kollagenase in den Fibroblasten. Diese werden dann vielmehr angeregt, Kollagen zu bilden, was zu einer Verstärkung der Bewegungseinschränkung führt.

Der Wirkmechanismus hinsichtlich des Bindegewebes ist in der Literatur umstritten (z. B. Chalmers 2004, Magnusson et al. 1996a, b, Wiemann et al. 1999). Als Ursache für ein vergrößertes Bewegungsausmaß wird v. a. eine veränderte Nozizeption, d. h. die zunehmende Toleranz gegenüber Dehnungsreizen, genannt. Als Gründe werden zudem das Strukturprotein Titin (➤ 3.5.7.3.2), eine Reduzierung des aktiven Tonus sowie eine Zunahme der in Reihe geschalteten Sarkomere aufgeführt. Auch Zahnd (2005) präferiert die Hypothese einer gesteigerten Dehnungstoleranz als Grund für ein vergrößertes ROM. Er stützt dies durch seine Beobachtung, dass ein vergrößertes Bewegungsausmaß nach Dehnung im Endbereich der Bewegung von einer erhöhten Spannung begleitet wird. Bei echtem Längenzuwachs sollte diese Spannung laut seiner Aussage hingegen gleich sein. Wodurch die Dehnungstoleranz gesteigert wird, ist dabei nicht vollständig geklärt. Laut Zahnd (2005) ist sie die Erklärung für einen lindernden Effekt von Dehnungen bei müden und empfindlichen Muskeln von Patienten und Sportlern. Bei kurzfristigen, einmaligen Dehnungen ist dies wahrscheinlich auch die Erklärung für das für kurze Zeit verbesserte ROM. Strukturelle Adaptationen des Bindegewebes entstehen jedoch erst bei wiederholten, regelmäßigen Dehnreizen (z. B. Freiwald 2000) und bei Nutzung des gewonnenen Bewegungsausmaßes.

Gegen das Argument, die bindegewebigen Komponenten kämen erst ab 170 % der Ruhelänge unter Spannung, wobei man in vivo überhaupt nur 140 % erreiche (z. B. Magid u. Law 1985, Wiemann et al. 1999), spricht, dass zum einen die Untersuchungen an Tieren und im Reagenzglas nicht ohne Weiteres auf den lebenden Menschen übertragen werden können. Zum anderen wirft es die Frage auf, wie sich die Situation in der Pathologie, bei einer Muskelverkürzung mit bindegewebigen, pathologischen Crosslinks, darstellt. Die Faserhüllen sollen nach Fürst (1999), Wiemann et al. (1999) u. a. erst in extremen Dehnstellungen auf Spannung kommen. Dies ist aber bei einem strukturell verkürzten Muskel nicht so, sie kommen in diesem Fall eher auf Dehnung. Dafür spricht auch das für bindegewebige Strukturen typische fest-elastische Endgefühl.

Nach neuen Erkenntnissen haben Dehnungen auch einen direkten Einfluss auf die Myofibroblasten, die sich in den bindegewebigen **faszialen Hüllen** befinden. Die Reaktion besteht in der Regulation der Aktivität dieser kontraktionsfähigen Zellen, sodass die Mobilität der Faszien zunimmt. (Langevin et al. 2013, Schleip et al. 2014)

Da die Sehnen der Muskulatur aus geformtem Bindegewebe bestehen, haben Crosslinks hier kaum einen Einfluss auf die Elastizität. Der Effekt von Dehnungen beruht daher vermutlich eher auf einer verbesserten Verschieblichkeit der kollagenen Fasern. Sehnen sind aufgrund ihres Aufbaus und ihrer Funktion nur minimal dehnbar. Sehnenscheiden hingegen können bei Verklebungen deutlich von Dehnungen profitieren.

Als Vorstufe einer strukturellen Verkürzung bilden sich zunächst zusätzliche **wasserlösliche Crosslinks** (meist H^+-Brücken). Sie sind durch einfache endgradige Bewegungen ohne großen Gewebswiderstand leicht zu lösen. Möglicherweise sind diese wasserlöslichen Crosslinks die Erklärung für den schnellen, mobilisierenden Effekt von Dehnungen bei nicht schmerzbedingten muskulären Bewegungseinschränkungen (van den Berg 2010).

Die sofortige bewegungsverbessernde Wirkung einer Dehnung kann auch aus den thixotropen Eigenschaften des Bindegewebes abgeleitet werden (➤ 3.5.7.2.2).

Eine Dehnung führt möglicherweise auch zu dem Phänomen „Stress-Relaxation". Durch eine andauernde Zugbelastung wird das Gewebe allmählich länger und verformbarer. Lässt die Dehnung nach und wird die neutrale Gelenkposition eingenommen, ist ein Dehnungsrückstand messbar, der sich nur langsam zurückbildet. Diese Eigenschaft des Bindegewebes wird auch „creeping" (Kriechen) genannt. Dieses Phänomen setzt erst bei langen Dehnreizen ein (nach ca. 16 Stunden; van den Berg 2010). Diese Zeiten übersteigen die physiotherapeutische Behandlungszeit bei Weitem, daher ist das Phänomen wahrscheinlich eher bei der Verlängerung von Muskeln in Schienen und Orthesen relevant.

3.5.7.3.2 Wirkung auf die Sarkomere

Bisher konnte in Tierversuchen nachgewiesen werden, dass nach ca. vierwöchiger Immobilisation in angenäherter Stellung tatsächlich die Anzahl der hintereinanderliegenden Sarkomere abnimmt (Tabary et al. 1972). Studien an Patienten mit Orthesen bestätigen dies (Castelain 1991 in Schomacher 2005). Dieser Pathomechanismus führt zu einer Verminderung der Faserlänge und damit zu einer anatomischen Längenminderung. Bei einer Immobilisation in einer gedehnten Position des Muskels kommt es umgekehrt zu einer Zunahme der in Reihe geschalteten Sarkomere sowie zu einer Verlängerung und Zunahme der bindegewebigen Anteile. Durch eine Muskeldehnung erhöht sich ebenfalls die Anzahl der hintereinandergeschalteten Sarkomere, der Muskel wird wieder länger (u. a. Boakes et al. 2007, Freiwald et al. 1999, Goldspink et al. 1974, Goldspink 1992, Williams 1990, Williams u. Goldspink 1978).
Ob und inwieweit das an den Z-Linien befestigte Strukturprotein Titin (➤ 3.5.7.1, ➤ Abb. 3.5.15) eine Rolle für die Elastizität des Muskels spielt, ist noch unklar (Myhre u. Pilgrim 2014). In einem Muskel mit normaler Länge soll es für die Ruhespannung verantwortlich sein und somit eine Dehnung des Sarkomers verhindern. Dies ist denkbar und sinnvoll, damit die Überlappung der Aktin- und Myosinfilamente gewährleistet bleibt (➤ Abb. 3.5.14). Durch eine Dehnung des Titinfilaments würde diese notwendige Voraussetzung für eine Kontraktion beeinträchtigt. Deshalb wird die Hypothese der Dehnung von Titin nicht vertreten (Schmidt 1995, Schönthaler et al. 1998, Wiemann et al. 1999). Einige Autoren stellen nach dieser Erkenntnis jedoch die Frage, ob ein Muskel dann überhaupt durch Dehnung verlängert werden kann (z. B. Takahashi et al. 2012, Wiemann et al. 1999). Unter der Voraussetzung, dass die Anzahl der Sarkomere verringert und der Muskel durch seine bindegewebigen Anteile verkürzt ist, also eine strukturelle Verkürzung vorliegt, ist eine Dehnung des Muskels aber durchaus denkbar. Auch bei hypertonen Längenminderungen stellt Titin kein Gegenargument zu einem Dehnungserfolg dar, da es auch dabei nicht das Ziel ist, die Sarkomere über diese Grenze zu verlängern.

3.5.7.3.3 Schmerzhemmung und Sympathikussenkung

Vor allem hypertone Längenminderungen entstehen oft reflektorisch als Folge von Schmerzen. Durch Anspannung und Verlängerung des Muskels werden schnell leitende, dick myelinisierte Nervenfasern (z. B. A-Beta-Fasern) stimuliert. Nach dem von Melzack u. Wall (1965, 1996) beschriebenen Modell des **Gate-Control-Mechanismus** werden dadurch Schmerzen, die über langsame, unmyelinisierte Schmerzfasern (C-Fasern) zum Rückenmark geleitet werden, auf spinaler Ebene gehemmt. Der Schmerz wird nicht mehr wahrgenommen, da die Schmerzimpulse nicht weiter über den Thalamus zum Großhirn gelangen. Dieser Vorgang wird als **präsynaptische Hemmung** bezeichnet. Zusätzlich blockieren absteigende Bahnen aus dem Hirnstamm, dem Mittelhirn und dem Kortex die Schmerzweiterleitung (➤ Abb. 3.5.18).

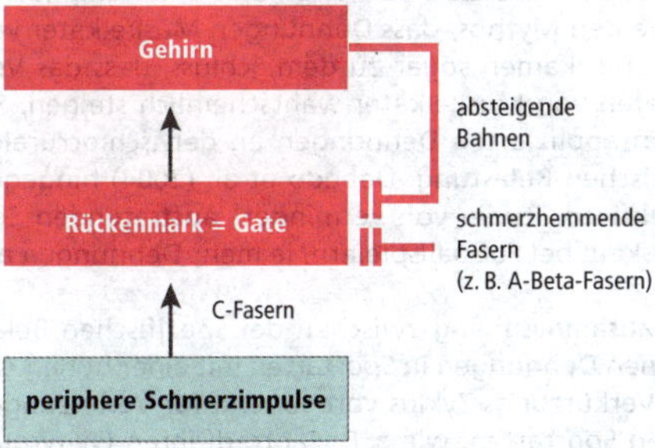

Abb. 3.5.18 Hemmung des Schmerzes nach der Gate-Control-Theorie (Lindel 2011).

Die Schmerzhemmung führt zu einer Inhibierung der Alpha-Gamma-Kopplung sowie einer **Herabsetzung der sympathischen Reflexaktivität.** Sato und Schmidt (1973) stellten fest, dass Reize über dicke Fasern eine kurzfristige Aktivitätssteigerung, nach Beendigung des Reizes jedoch eine signifikante Aktivitätssenkung des Sympathikus bewirken. Dies sind v. a. Reize auf A-Beta- oder A-Gamma-Fasern, die z. B. über Druck und Berührung der Haut oder Bewegung des Gelenkes sowie in Muskeln durch Druck und Dehnung stimuliert werden. Reize dünner, unmyelinisierter Fasern hingegen steigern die Reflexaktivität. Zu beachten ist, dass während der Behandlung keine Schmerzen auftreten sollten. Eine Ausnahme stellen hierbei die dick myelinisierten A-Delta-Fasern dar, die einen scharfen, stechenden Schmerz vermitteln. Dieser senkt die Aktivität des Sympathikus und darf daher unter der Voraussetzung während der Behandlung auftreten, dass er sofort nach dem Einwirken des Reizes verschwindet. Effektiver ist jedoch eine Stimulation der o. g. Fasern. Eine verminderte sympathische Reflexaktivität äußert sich u. a. in einer Erhöhung der Reizschwelle der peripheren Nozizeptoren, einer Verbesserung der Durchblutung sowie einer damit verbundenen Zunahme der Belastbarkeit des Gewebes. Außerdem kommt es zu einer Reduktion der Gamma-Motoneuronenaktivität mit Verminderung des Muskeltonus sowie einer Senkung der Konzentration von Schmerzmediatoren.

3.5.7.3.4 Muskelkater und Verletzungsprophylaxe

Die Hauptmerkmale von **Muskelkater** (engl. delayed onset of muscle soreness, DOMS) sind

- Zerreißungen an den Z-Linien,
- partielle Auflösung der Sarkomerstruktur in einzelnen Myofibrillen.

Dadurch kommt es zu einer Entzündungsreaktion mit Ödembildung und Schmerzen. Ob zusätzlich eine Stoffwechselkomponente für Muskelkater verantwortlich ist, ist nicht geklärt.

DOMS tritt insbesondere nach sehr hohen (oft exzentrischen) und ungewohnten Beanspruchungen der Muskulatur auf. Die Beschwerden können sich nach einigen Stunden präsentieren und erreichen ihren Höhepunkt nach ein bis drei Tagen. DOMS äußert sich in Schmerzen, Kraftlosigkeit, Druckdolenz und Festigkeit der betroffenen Muskeln. Die strukturellen Schäden heilen vollständig aus.

Schmerzlinderung kann erfahrungsgemäß erreicht werden durch:

- Vorsichtiges Dehnen (strukturbildender, formativer Reiz auf das verletzte Gewebe [Freiwald 2000]),
- Ruhigstellung und
- Wärmeanwendungen.

Es konnte wissenschaftlich nicht belegt werden, ob Dehnungen nach Auftreten von Muskelkater diesen vermindern (Herbert et al. 2011, Torres et al. 2012). Ein Einfluss von Muskeldehnungen hinsichtlich einer Vermeidung von DOMS wurde in der Literatur mehrfach diskutiert. Auch hier muss sowohl die Methodik der einzelnen Studien als auch die Übertragbarkeit auf Patienten in der Rehabilitation hinterfragt werden. Die Studie von Wiemann und Kamphöfner (1995) war eine der ersten, die den Mythos, dass Dehnungen Muskelkater verhindern, widerlegte. Die Autoren kamen sogar zu dem Schluss, dass das Verletzungsrisiko und das Auftreten von Muskelkater wahrscheinlich steigen. Sie untersuchten den Einfluss von applizierten Dehnungen an der ischiocruralen Muskulatur vor einer exzentrischen Belastung. Dabedo et al. (2004) hingegen berichteten in einer retrospektiven Studie von vermindert auftretenden Zerrungen der ischiocruralen Muskeln bei Fußballspielern, je mehr Dehnungen angewandt wurden.

Möglicherweise existiert ein Zusammenhang zwischen der spezifischen Belastung und Dehnungen. So können Dehnungen in Sportarten mit einer hohen Anforderung an den Dehnungs-Verkürzungs-Zyklus vorbeugend für Verletzungen sein, im Gegensatz zu anderen Sportarten, wie z. B. Fahrradfahren (Witvrouw

et al. 2004). Dies kann auch auf alltagsspezifische Anforderungen übertragen werden.
Dehnungen können bei unsachgemäßer Ausführung (zu starker Reiz) selbst zu Zerreißungen an den Z-Linien führen. Statische Dehnungen (➤ 3.5.7.4.2) verursachen dabei laut Smith et al. (1993) mehr Muskelkater als dynamische Dehnungen (➤ 3.5.7.4.1). Beide erhöhten den Kreatinkinasespiegel, der für Muskelschädigungen kennzeichnend ist. Da nach statischem Dehnen erhöhte Reaktionszeiten und eine verringerte Gleichgewichtsfähigkeit festgestellt wurden (Behm et al. 2004), könnte es – vor sportlichen Aktivitäten ausgeführt – möglicherweise Verletzungen begünstigen. Dehnungen sind in der physiotherapeutischen Rehabilitation jedoch nur ein Teilaspekt der Therapie und als alleinige Maßnahme eine Rarität.
Es gibt in anderen Literaturarbeiten und experimentellen Studien wiederum Hinweise darauf, dass eine verminderte Muskelflexibilität mit dem gehäuften Auftreten von Verletzungen korreliert. Sie unterstützen die These, dass Muskeldehnungen zur **Verletzungsprophylaxe** eingesetzt werden können (z. B. Lysens et al. 1989, Safran et al. 1989, Smith 1994). Andere Autoren stellten hingegen keinen Zusammenhang fest (Blair et al. 1987, Herbert u. Gabriel 2002, Macera et al. 1989, Shrier 1999, 2004).
Eine Literaturübersicht von Kräutler (2003) sucht in 38 ausgewählten Studien aus den Jahren 1981 bis 2001 eine Beziehung zwischen Muskeldehnungen und Verletzungsprävention. Elf Arbeiten stärken die Hypothese, dass Stretching die Verletzungshäufigkeit reduziert, bzw. finden einen Zusammenhang zwischen veränderter Flexibilität (überwiegend muskuläre Hypoflexibilität) und vermehrt auftretenden Verletzungen. Die Autoren von 21 Artikeln hingegen gehen davon aus, dass Stretching keinen Effekt für die Verletzungsprävention hat. Sechs Arbeiten beinhalten keine eindeutige Aussage. Die Literaturstudien von Zahnd (2005), Weldon und Hill (2003) sowie Yeung und Young (2001) präsentieren ähnliche Ergebnisse, die die Schwierigkeit einer Aussage zu diesem Thema und ihrer Übertragbarkeit auf die Patienten verdeutlichen.

In der PT-Praxis geht es zunächst um die Wiederherstellung einer physiologischen Beweglichkeit. Die Dehnung schafft damit die Voraussetzung für eine zentrierte Führung von Gelenken, die ihrerseits das Risiko von Verletzungen mindern kann.

3.5.7.3.5 Muskelleistung und Regeneration

Zahnd (2005) stellt nach einer Literatursichtung fest, dass die methodische Qualität der Studien zwar meistens gut ist, die untersuchten Gruppen allerdings zu klein und die Maßnahmen nie einheitlich sind, was eine Vergleichbarkeit und Schlussfolgerung kaum zulässt. Er hält fest, dass Aktivitäten, die viel Kraft erfordern und auf Dehnungs-Verkürzungs-Zyklen aufbauen, aus einem vorherigen Stretching keinen Nutzen ziehen (ebd.), da es eine verminderte Leistung bewirkt. Dies wird von anderen Autoren bestätigt (u. a. Hennig u. Podzielny 1994, Power et al. 2004). Dehnungen als Aufwärmtraining bieten sich auch nach den Untersuchungen von Freiwald (2000) sowie Wiemann und Klee (2000) nicht an, da sie die Leistung mindern und das Verletzungsrisiko anheben. Insbesondere vor maximalen und explosiven Belastungen soll entweder ganz darauf verzichtet werden, weil eine optimale Kraftübertragung sowie intramuskuläre Koordination nicht gewährleistet seien, oder es sollten nur hochdynamische ballistische Dehnungen ausgeführt werden. Auch Bergert und Hillebrecht (2003) betonen, dass sich dynamisches Dehnen nicht negativ auf die Schnellkraftleistung auswirke. Wiemann (1991) stellt nach statischem Dehnen keine Maximalkraftverminderung fest, auf die er nach Abklingen der kurzfristigen Dehnwirkung testete. Bei weiblichen Probanden fand er sogar einen Anstieg der Maximalkraft (Dehnen als formativer Reiz für die Muskulatur). Für Sportarten

mit höheren Anforderungen an die Beweglichkeit werden sportartspezifische Dehnungen empfohlen. Diese sind, wie in der Rehabilitation von Patienten, den alltäglichen Anforderungen an Kraft und Beweglichkeit in Abhängigkeit von genetischen und möglicherweise auch erworbenen Dispositionen anzupassen. Muskeldehnungen können bei richtiger Indikationsstellung und in Kombination mit anderen Maßnahmen dazu beitragen, das Gleichgewicht im neuro-artho-muskulären System i. S. einer Zentrierung der Gelenke wiederherzustellen. In diesem Fall werden sie dazu beisteuern, dass Muskeln wieder ökonomisch ihre regelrechten Aufgaben erfüllen können.
Nach kraftausdauerndem Training soll erst nach einer Latenzzeit von mehr als einer Stunde gedehnt werden. Als Grundlage für seine Empfehlung führt Freiwald (2000) die wahrscheinlich verminderte Durchblutungssituation durch Kompression der Kapillaren beim statischen Dehnen an. Sofortige Maßnahmen zur Regeneration nach kraftausdauerndem und laktazidem (unter Bildung von Laktat ➤ 2.4.3) Training sind v. a. eine ausreichende Flüssigkeitszufuhr, ein Ausgleich von Mineralien, Vitaminen und Aminosäuren, eine optimale Durchblutung des Muskels und sog. „Auslaufen" bzw. „Ausradeln".

3.5.7.3.6 Neurophysiologische Aspekte

Im Zusammenhang mit Dehnungen ist die Steuerung der Muskulatur nicht außer Acht zu lassen. Das erklärte Ziel während der Dehnphase ist es, die neuronale Aktivierung so gering wie möglich zu halten. Schnell ausgeführte Dehnungen bieten sich daher keinesfalls an, denn dadurch werden monosynaptische Eigenreflexe über die Muskelspindeln ausgelöst und über die reziproke Hemmung eher die Antagonisten entspannt. Aus diesem Grund werden Dehnungen langsam ausgeführt.
Eine isometrische Kontraktion des zu dehnenden Muskels aktiviert die Golgi-Sehnenorgane. Ihre schnellen Ib-Afferenzen initiieren eine Inhibition der Alpha-Motoneuronen, es kommt zur sog. **autogenen Hemmung** (Kahle et al. 1991). Zusätzlich wirkt die **rekurrente Hemmung** über die sog. Renshaw-Zellen. Da der Schwellenwert der Sehnenorgane höher liegt als der der Muskelspindeln, ist auch deshalb eine kräftige Kontraktion zu empfehlen. Die nun folgende Dehnung aktiviert wieder die Ib-Afferenzen und entspannt den Muskel weiter.
Möglicherweise wird auch die **Empfindlichkeit der Muskelspindel** herabgesetzt. Es gibt Hinweise darauf, dass mit zunehmender Willkürkontraktion die Größe des Dehnungsreflexes abnimmt, weil die Reizschwelle durch die Aktivierung sowohl der extra- als auch der intrafusalen Muskelfasern sinkt. Des Weiteren wird die Alpha-Gamma-Kopplung auch durch die Befindlichkeit der behandelten Person und damit durch kortikale sowie subkortikale Einflüsse gesteuert (Wolff et al. 1996) (➤ 3.5.7.3.8). Mehrere Untersuchungen (u. a. Hutton 1994) beschreiben, dass nach einer isometrischen Willkürkontraktion die Reflexaktivität sinkt und sich die Aktin-Myosin-Brücken derart relaxieren, dass auf sie keine nennenswerte Dehnung mehr einwirken kann.
Ein weiterer Aspekt ist auf die passiven **viskoelastischen Eigenschaften des Bindegewebes** zurückzuführen. Es wird bei einer Kontraktion in gedehnter Stellung vorgespannt. Denkbar ist, dass es nach einer Anspannung schon minimal verlängert und somit besser auf die nachfolgende Dehnung vorbereitet ist. Nicht auszuschließen ist, dass Muskeldehnungen auch Einfluss auf den axonalen Transport der in muskulären Strukturen bzw. ihrer näheren Umgebung liegenden Nerven nehmen. Diese könnten durch den tonussenkenden und drainierenden Effekt entlastet sowie besser durchblutet werden, was wiederum die Muskelfunktion normalisiert (abgeleitet von Zusman 2002).

3.5.7.3.7 Durchblutung

Muskeln müssen vor ihrer Dehnung erwärmt werden. Dies kann durch applizierte Wärme oder Aktivität geschehen. Untersuchungen zeigen, dass das

Bindegewebe erst bei höheren Temperaturen mit Verlängerung reagiert (van den Berg 2001). Die Erwärmung ist außerdem wichtig, um Verletzungen bei der Dehnung zu vermeiden. Ein aufgewärmter Muskel kann zudem seine Aktivität senken.
Die Muskulatur ist wie schon erwähnt aufgrund ihres Aufbaus und ihrer Funktion sehr stark von einer guten Vaskularisation und damit der Bereitstellung sowie dem Abtransport von Nährstoffen abhängig. Sind diese Bereiche durch erhöhte Spannungszustände gestört, kommt es zu Beeinträchtigungen. Insgesamt kommt es durch Dehnungen mit wiederholter isometrischer Vorspannung sowie letztendlich durch die Tonusregulation zu einer Steigerung der lokalen Durchblutung sowie des Stoffwechsels (➤ 3.5.7.3.3). Dadurch werden der Regenerationsprozess und die Produktion von Matrix unterstützt. Da der **Grundsubstanzgehalt der Matrix** für den Abstand der kollagenen Fasern verantwortlich ist, resultiert daraus eine Verbesserung der Viskoelastizität. Je mehr Elastizität zur Verfügung steht, desto eher können auch die sensiblen Messorgane des Muskels in Bezug auf den **aktiven Tonus** wieder ihre regelrechte Aufgabe erfüllen und diesen normalisieren. Ein verbesserter lymphatischer Abfluss sorgt zudem für eine drainierende Wirkung.
Bei hypertonen Längenminderungen bewirkt eine Verbesserung der Durchblutung mit Bereitstellung von ATP außerdem den Abtransport der Kalzium-Ionen in das sarkoplasmatische Retikulum. Dadurch können die Myosinköpfe entspannen und der **passive Tonus** nimmt ab (➤ Abb. 3.5.19).

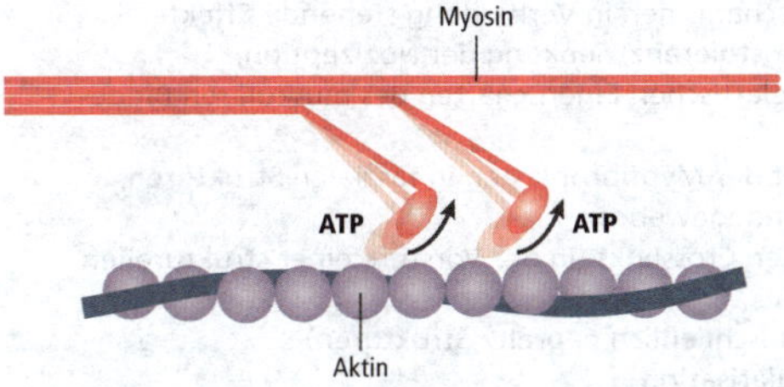

Abb. 3.5.19 Phase 3 des Ankuppel-Entkuppel-Prozesses: ATP löst die Bindung von Myosin und Aktin (Entkuppeln) (Lindel 2011).

3.5.7.3.8 Wohlbefinden

Ein nicht zu unterschätzender Effekt von Muskeldehnung ist eine Steigerung des Wohlbefindens. Durch die **Wirkung auf das limbische System** entsteht ein Gefühl der emotionalen Entspannung. Das limbische System beeinflusst den Hypothalamus und senkt dadurch die Ausschüttung der Stresshormone Kortisol und Adrenalin. Weiterhin nimmt es über die Formatio reticularis Einfluss auf die Aktivität der Gamma-Motoneuronen. Eine Entspannung vermindert damit die Aktivität des Sympathikus sowie den Muskeltonus, verbessert die Synthese der Matrixbestandteile und stabilisiert das Immunsystem. Gleichzeitig werden Endorphine und Serotonin ausgeschüttet, die ebenfalls das Wohlbefinden steigern. Umgekehrt kann emotionaler Stress den Muskeltonus erhöhen, z. B. den der Kaumuskulatur.
Wichtig ist, den Patienten über die zu applizierende Maßnahme zu informieren, da sie sonst als ängstigend empfunden werden kann. Außerdem ist das Empfinden darüber, was angenehm ist, individuell sehr unterschiedlich. Deshalb muss eine Therapie genauso individuell ausgewählt wie dosiert werden.

3.5.7.3.9 Energetische Wirkung

Neben den genannten Aspekten müssen auch energetische Wirkmechanismen in Betracht gezogen werden. Stellvertretend dafür sei das Meridiansystem aus der Akupunkturlehre genannt. Muskeln mit ihren Faszien liegen selbstverständlich auch auf diesen Leitbahnen, in denen Energie fließt. Möglicherweise beeinflussen Muskeldehnungen diesen energetischen Fluss und können so verschiedene Körperfunktionen regulieren. Dieser Weg muss auch als Entstehungsmechanismus für einen erhöhten Tonus in Betracht gezogen werden. Interessanterweise stimmen Akupunkturpunkte in mehr als 70 % mit den bekannten muskulären Triggerpunkten überein.

Zusammenfassung: Wirkmechanismen und Dehneffekte
Eine Zunahme des Bewegungsausmaßes durch Muskeldehnung ist wissenschaftlich belegt.

1. Wirkmechanismen bei **strukturellen Muskelverkürzungen:**
   - Aufspaltung pathologischer Crosslinks in den bindegewebigen Anteilen, Veränderung und Erhöhung des Grundsubstanzgehaltes sowie funktionelle Ausrichtung des neu synthetisierten Kollagenmaterials.
   - Zunahme der Anzahl der hintereinandergeschalteten Sarkomere (Verlängerung der Muskelfasern).
2. Wirkmechanismen bei **hypertonen muskulären Längenminderungen:**
   - Aktiver Hypertonus: Aufheben der aktiv geschlossenen Kreuzbrückenverbindungen und Senkung der Reflexaktivität.
   - Passiver Hypertonus: Lösen der passiv geschlossenen Kreuzbrückenverbindungen durch Förderung des Abtransports der intrazellulär befindlichen Kalzium-Ionen in das sarkoplasmatische Retikulum (Bereitstellung von ATP).

Weitere, mit o. g. Wirkmechanismen in Verbindung stehende Effekte:

- Steigerung der Dehnungstoleranz, Senkung der Nozizeption,
- Verbesserung der viskoelastischen Eigenschaften des muskulären Bindegewebes,
- Regulation der Aktivität der Myofibroblasten in faszialen Strukturen,
- Stress-Relaxation des Bindegewebes,
- Lösen von wasserlöslichen Crosslinks (in der Vorstufe einer strukturellen Verkürzung),
- Drainierender Effekt (einschließlich neuraler Strukturen),
- Verbesserung der Vaskularisation,
- Steigerung des Wohlbefindens,
- Schmerzhemmung über den Gate-Control-Mechanismus und Senkung der sympathischen Reflexaktivität, dadurch weitere Effekte wie Verbesserung der Durchblutung und Matrixsynthese sowie damit verbundene Zunahme der Belastbarkeit des Gewebes,
- Prophylaxe von Verletzungen,
- Vermeiden von Verkürzungen nach einseitigen Beanspruchungen,
- Beitrag zur Schaffung einer zentrierten Führung der Gelenke,
- Unterstützung der Regeneration,
- Energetische Effekte.

Fazit: Strukturell verkürzte Muskeln müssen endgradig gedehnt werden. Dabei stehen v. a. Aufspaltung pathologischer Crosslinks, Verbesserung der Grundsubstanzsynthese und Zunahme der Muskelfaserlänge im Fokus. Hypertone Muskeln können mit vielen Maßnahmen behandelt werden, so z. B. durch Massage (➤ 3.14), Wärmeanwendungen (➤ 3.15.2.2), statisches und dynamisches Dehnen (➤ 3.5.7.4) oder postisometrische Relaxationstechniken (➤ 3.5.7.4.2). Beim aktiven Hypertonus steht die Senkung der Aktivität, beim passiven Hypertonus die Durchblutungsverbesserung im Vordergrund. Erfolgreich können diese Maßnahmen nur sein, wenn durch gezielte manualtherapeutische Differenzialdiagnostik die richtige Indikation gestellt wird sowie ursächliche Mechanismen erkannt und behandelt werden (Lindel 2011).

3.5.7.4 Dehnmethoden

In der Fachliteratur wird eine sehr große Anzahl unterschiedlicher Dehnmethoden beschrieben. Variationen in den Bezeichnungen sowie Kombinationen einzelner Techniken untereinander erschweren den Überblick zusätzlich. Arbeitshypothesen fehlen oftmals oder sind nach dem heutigen Wissensstand nicht nachvollziehbar. Außerdem sind die Angaben zu Parametern wie Behandlungsintensität, Dauer, Anzahl von Wiederholungen und Häufigkeit fehlend und/oder uneinheitlich.

Grundsätzlich lässt sich Eigendehnung von Fremddehnung abgrenzen:

- **Eigendehnung** (sog. Autostretching): Patient/Sportler führt die Technik selbstständig aus.
- **Fremddehnung:** Die Technik wird durch einen Th./Partner oder ein technisches Hilfsmittel ausgeführt. Wesentliche Voraussetzung für diese Art der Behandlung ist eine gute Kommunikation zwischen Patient und Th., um Intensität und Dauer der Dehnung zu regulieren.

Die nachfolgend aufgeführten Dehnmethoden können sowohl als Autostretching als auch als Fremddehnung durchgeführt werden. Ausnahmen stellen lediglich die Sonderformen dar, die aus Gründen der Durchführbarkeit in den meisten Fällen von einem Th. initiiert werden.

Des Weiteren wird **dynamisches und statisches Dehnen** voneinander unterschieden (➤ Abb. 3.5.20).

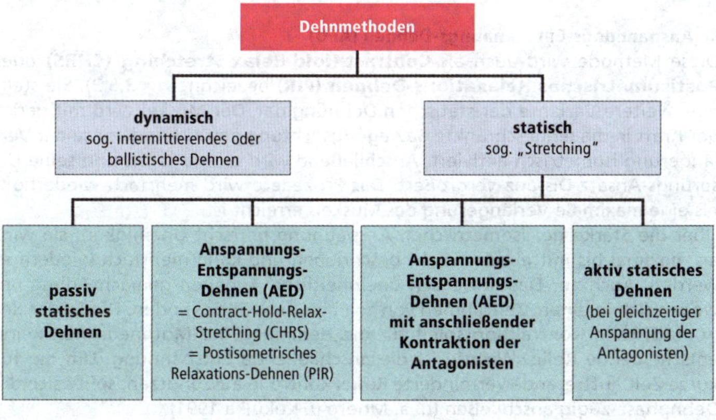

Abb. 3.5.20 Dehnmethoden (Lindel 2011).

3.5.7.4.1 Dynamisches Dehnen

Dynamisches Dehnen (auch ballistisches oder intermittierendes Dehnen) ist durch wiederholte, rhythmische Bewegungen oder wippendes Nachfedern am Bewegungsende gekennzeichnet. Vor einigen Jahren kontrovers diskutiert, erfährt es heute durchaus wieder seine Berechtigung. Der Vorwurf, dass Verletzungen provoziert werden und die Effektivität durch das Auslösen eines Dehnungsreflexes aufgehoben wird, konnte wissenschaftlich nicht belegt werden. Nachgewiesen sind auch für diese Methode der Dehnung Verbesserungen der Beweglichkeit (z. B. Wiemann u. Hahn 1997, Wydra et al. 1991). Bei strukturellen Verkürzungen ist jedoch vorstellbar, dass gerade die bindegewebigen Anteile nicht ausreichend lange einer Längenbeanspruchung ausgesetzt sind, um sich anpassen zu können.

Insbesondere im Sportbereich ist diese Art der Dehnung entsprechend den spezifischen Belastungen oft sinnvoll, z. B. als Vorbereitung für schnellkraftorientierte Sportarten oder in Wurfdisziplinen. Befürworter unterstreichen das gleichzeitige Training der intermuskulären Koordination und die verbesserte Durchblutungssituation. Im therapeutischen Einsatz ist es allerdings oft schwierig, die richtige Dosierung zu finden, um Verletzungen zu vermeiden.

3.5.7.4.2 Statisches Dehnen (Stretching)

■ **Passiv statisches Dehnen**

Der Muskel wird langsam und kontrolliert in eine maximale Dehnposition gebracht und in dieser Stellung längere Zeit gehalten. Die Angaben über die Dauer variieren zwischen fünf Sekunden und zwei Minuten, empfohlen werden 15–90 Sekunden. Ebenso ungenau sind die Aussagen über die Anzahl der Wiederholungen, die Angaben schwanken zwischen 3- und 10-mal. Beim passiv statischen Dehnen soll der Eigenreflex des gedehnten Muskels durch die Aktivierung der Golgi-Sehnenorgane gehemmt werden. Dieser Mechanismus wird autogene Hemmung genannt (➤ 3.5.7.3.6).

> **Sonderform:**
> **Dehnung in speziellen Orthesen oder in Gipsschienen:** Die Schienen werden stundenweise oder sogar wochenlang getragen und sind v. a. aus der neurologischen Rehabilitation (insbesondere bei strukturellen Verkürzungen) bekannt.

■ **Anspannungs-Entspannungs-Dehnen (AED)**

Diese Methode wird auch als **Contract-Hold-Relax-Stretching (CHRS)** oder **Postisometrisches Relaxations-Dehnen (PIR)** bezeichnet (➤ 3.5.2). Sie stellt eine weitere Variante der statischen Dehnung dar. Der Muskel wird mit geringer Kraft in die eingeschränkte Bewegungsrichtung geführt und vor seiner Verlängerung isometrisch aktiviert. Anschließend wird er entspannt und seine Ursprungs-Ansatz-Distanz vergrößert. Das Prozedere wird mehrfach wiederholt, bis eine maximale Verlängerung des Muskels erreicht ist.

Über die Stärke der isometrischen Anspannung herrscht Uneinigkeit, sie wird als maximal bis mittel oder leicht beschrieben und kann mehrfach wiederholt werden. Auch zur Dauer werden uneinheitliche Angaben gemacht, diese bewegen sich in einem Zeitrahmen von zwei bis max. 30 Sekunden. Die Dauer der isometrischen Kontraktion spielt für die Hemmung der Motoneuronen keine entscheidende Rolle. Wichtig ist die anschließende Entspannung. Um die für kurze Zeit auftretende verminderte Reflexkontrolle auszunutzen, sollte sich die Dehnphase zügig anschließen (u. a. Moore u. Kukulka 1991).

Mehrere Autoren (z. B. Etnyre et al. 1990, Guissard et al. 1988, Hainaut u. Duchateau 1989) geben die Zeitspanne der maximalen Hemmung mit 0,1–1 Sekunde an, nach 10 bis max. 25 Sekunden sei sie vollständig beendet. Zusätzlich erfolgt durch die isometrische Vorspannung eine Spannungserhöhung in der Sehne, was zur autogenen Hemmung führt. Ab welcher Spannung diese einsetzt, ist nicht geklärt. Betrachtet man jedoch den Schwellenwert der Golgi-Rezeptoren, ist dafür wahrscheinlich eine starke oder maximale Kontraktion erforderlich. Des Weiteren soll die Empfindlichkeit der Muskelspindeln herabgesetzt werden, je stärker eine Kontraktion ist. Dies spricht ebenfalls für eine starke isometrische Anspannung.

Kritiker (u. a. Brokmeier 1999, Freiwald 2000, Hutton 1994) konstatieren hingegen, dass die Zeitdauer der Hemmung zu kurz ist, um die limitierte Muskelaktivität für die Dehnung auszunutzen. Außerdem soll sie von einer erhöhten Erregbarkeit abgelöst werden. Dagegen spricht neben oben Genanntem, dass die zügig anschließende Dehnphase zusätzlich Ib-Afferenzen der Golgi-Organe auslöst und dadurch eine verminderte EMG-Aktivität i. S. der autogenen Hemmung zu erwarten ist.

Die isometrische Vorspannung kann zusätzlich dazu führen, dass die bindegewebigen Anteile des Muskels durch die kontraktilen Elemente i. S. des Creeping-Phänomens (➤ 3.5.7.3.1) verlängert werden und so der Dehnung weniger Widerstand entgegen setzen (Griffiths 1991, Ullrich u. Gollhofer 1994).

■ Anspannungs-Entspannungs-Dehnen mit anschließender Kontraktion der Antagonisten

(➤ Abb. 3.5.21) Die isometrisch vorgeschaltete Kontraktion des zu dehnenden Muskels wird bei dieser Methode maximal ausgeführt, um die autogene Hemmung und die Herabsetzung der Empfindlichkeit der Spindeln zu unterstützen. Physiologisch folgt auch hier der Anspannung eine Phase der verminderten Aktivierung der Motoneuronen. Die Dehnphase selbst dauert ca. 15 Sekunden bis zwei Minuten und wird zwei- bis viermal wiederholt. Es wird eine maximale Verlängerung der Ursprung-Ansatz-Distanz angestrebt.

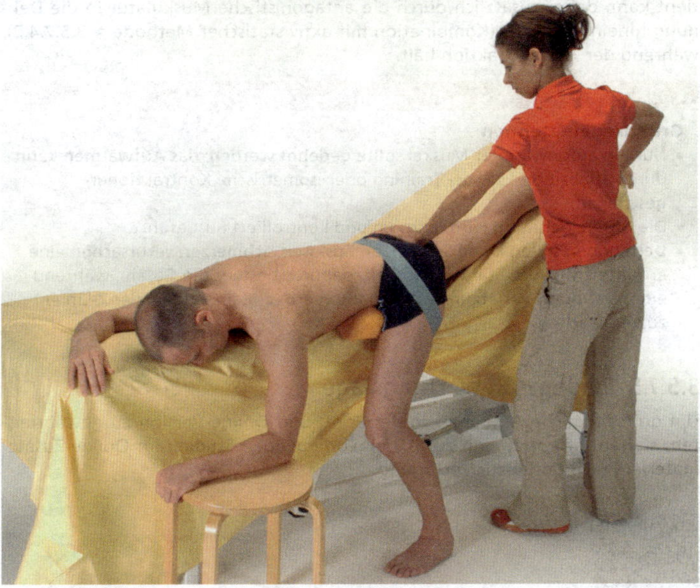

Abb. 3.5.21 Dehnung des M. psoas major nach der Methode AED mit anschließender Kontraktion der Antagonisten (Lindel 2011).

Im Unterschied zum AED erfolgt bei dieser Methode am Ende der Dehnung eine maximale, dynamische Anspannung der Antagonisten. Sie nutzt damit zusätzlich das Prinzip der reziproken Hemmung und kontrolliert zudem aktiv das durch die Dehnung gewonnene Bewegungsausmaß.

■ Aktiv statisches Dehnen (Dehnung bei gleichzeitiger Anspannung der Antagonisten)

Das aktiv statische Dehnen wird nach Einnehmen der Dehnposition durch die Kontraktion der Antagonisten initiiert. Diese Methode bedient sich dadurch ebenfalls der reziproken Hemmung und zwar in der Dehnphase selbst. Fraglich ist jedoch, ob die Kraft der Antagonisten – gerade bei einer strukturellen Verkürzung des Agonisten – ausreichend ist und tatsächlich eine Dehnung bewirken kann. Diese Dehnungsart wird häufig mit der AED-Technik kombiniert.

Die drei letztgenannten Dehntechniken werden auch unter dem Begriff **„neurophysiologisches Dehnen"** beschrieben.

3.5.7.4.3 Sonderformen der Dehnung

■ Querdehnung

Die Querdehnung wird in der PT-Praxis überwiegend als Fremddehnung angewandt. Nach dem Einnehmen einer Dehnposition, evtl. nach An- und Entspannung, wird der Muskel manuell quer zum Faserverlauf mobilisiert und damit verlängert.

■ Dehnung mit Traktion

Die Dehnung mit Traktion kann mit der AED-Technik (➤ 3.5.7.4.2) verbunden werden. Der Entspannung folgt eine Traktion der Gelenkflächen, die zu einer Verlängerung des Muskels führt. Die Traktion wird im rechten Winkel zur Behandlungsebene appliziert, die auf dem konkaven Gelenkpartner liegt. Der Patient kann dabei zusätzlich durch die antagonistische Muskulatur in die Dehnung hinein bewegen (Kombination mit aktiv statischer Methode ➤ 3.5.7.4.2), während der Th. die Traktion hält.

Cave

Grundregeln Dehnen

- Nur ein aufgewärmter Muskel sollte gedehnt werden; das Aufwärmen kann durch applizierte Wärme, Training oder isometrische Kontraktionen geschehen.
- Die Muskeldehnung wird langsam und kontrolliert ausgeführt.
- Dehnungen sollen keine Schmerzen auslösen. Schmerzen verursachen eine erhöhte EMG-Aktivität des Muskels, dadurch besteht die Gefahr, während einer Dehnung Verletzungen der Sarkomere (v. a. im Bereich der Z-Linien) zu verursachen.

3.5.7.5 Evidenz-/Bewertungslage

Um größtmögliche Aktualität in der Print- und Online-Version zu gewährleisten, stehen Informationen zu aktuell vorliegenden Studien im Online-Zusatzmaterial (➤ QR-Code) zur Verfügung.

Evidenzangaben

Literatur

3.5.8 Triggerpunkttherapie

Klaas Stechmann

Die Bezeichnung Triggerpunkt stammt aus dem Englischen (trigger = Auslöser). Ein myofaszialer Triggerpunkt ist eine deutlich irritierte, lokal begrenzte Stelle innerhalb eines Hartspannstrangs der Skelettmuskulatur. Dieser Punkt ruft bei Reizung spezifische Symptome hervor, wie ausstrahlenden, übertragenen Schmerz, vegetative Dysfunktionen oder eine herabgesetzte Muskelkoordination.
Die Pioniere der Triggerpunkttherapie waren Travell und Simons (USA), die ebenfalls den Begriff des „myofaszialen Schmerzes" prägten. In der Literatur finden sich auch ältere Beschreibungen zu schmerzhaften muskulären Zuständen – allerdings waren Travell und Simons die Ersten, die ein umfangreiches Lehrwerk zusammenstellten. Ihre Bücher geben ihre klinischen Erfahrungen wieder und basieren auf wissenschaftlichen Untersuchungen.

3.5.8.1 Wirkprinzip

Travell und Simons sahen Faszie und Muskel als untrennbare Einheit an, weswegen sie den Terminus des **myofaszialen Schmerzsyndroms** einführten.
Muskeln und Faszien als Ursache von Schmerzen wurden allerdings sehr lange Zeit ignoriert und dementsprechend wenig erforscht. Auch wenn sich der Stand der Forschung deutlich geändert hat, gelten Triggerpunkte noch immer als die am häufigsten übersehene und missverstandene Ursache für muskuloskelettale Beschwerden (Mense u. Gerwin 2010). Auch über die Beteiligung der Faszien an Schmerzsyndromen herrscht noch weitestgehend Unklarheit (Schleip et al. 2005, 2006, Stecco et al. 2013). Einer der Gründe für die häufige Fehldiagnose ist der übertragene Schmerz (➤ 3.5.8.1.3): Triggerpunkte produzieren Schmerzen, die bisweilen in weit entfernte Körperregionen ausstrahlen oder übertragen werden. Schmerzursache und Ort der tatsächlichen Schmerzwahrnehmung liegen dann weit voneinander entfernt. Die Schmerzursache ist somit schwer zu erfassen.

3.5.8.1.1 Entstehung von Triggerpunkten

Triggerpunkte können als **peripheres und primäres Schmerzgeschehen** auftreten. Mögliche Ursachen können dann sein:

- Repetitive Überlastung eines Muskels (v. a. exzentrische Kontraktion),
- akute Überlastung (Sport, Trauma),
- chronische Fehlhaltung,
- Überdehnung,
- direktes Eindrücken der Muskulatur (z. B. durch Stoß/Schlag oder Einschnürung durch enge Kleidung/Tragetaschen),
- ungünstige Lagerung,
- Kälte/witterungsbedingte Einflüsse.

Zudem können Triggerpunkte **komorbid** auf Grundlage anderer Geschehen entstehen, z. B. bei:

- Disstress (➤ 3.1.7.4.2),
- Osteoarthritis,
- Radikulopathien,
- viszeralem Krankheitsgeschehen,
- Erkrankungen des ZNS (Spastik).

3.5.8.1.2 Pathophysiologie

Die weitgehend akzeptierte, sog. **integrierte Triggerpunkthypothese** zur Entstehung von Triggerpunkten beruht auf einer Energiekrise im betroffenen Muskel. Zusammenfassend wird davon ausgegangen, dass eine abnormale Entladung der motorischen Endplatte zu einer **lokalen, hypoxischen Energiekrise** führt. Diese ruft autonome sensorische Reflexbogen hervor, die durch periphere und zentrale Sensibilisierungsprozesse aufrecht erhalten werden (Fernández-de-Las-Peñas u. Dommerholt 2014). Histologisch kommt es zu einer dauerhaften Kontraktion der Aktin- und Myosinfilamente (➤ 3.5.7.1). Dieser sog. **Rigorkomplex** stellt das Zentrum des Triggerpunkts dar. Sekundär entstehen um den Komplex ödematöse Verquellungen und bindegewebige Anlagerungen, die zu der häufig palpierbaren **Myogelose** führen können. Im Zentrum eines myogelotisch veränderten Triggerpunkts konnte pathophysiologisch eine ausgeprägte Hypoxie in Form eines reduzierten Sauerstoffpartialdrucks nachgewiesen werden (Brückle et al. 1990). Shah und Kollegen (2005, 2008) konnten in myofaszialen Triggerpunkten intramuskulär eine signifikant erhöhte Konzentration von Schmerz- und Entzündungsmediatoren (CGRP, Substanz P, Bradykinin, Serotonin, Noradrenalin usw.) gegenüber Referenzgewebe nachweisen. Während früher die peripheren Mechanismen zur Triggerpunktpathologie betont wurden, wird aktuell den zentralen Vorgängen vermehrt Bedeutung beigemessen (ebd.).

3.5.8.1.3 Übertragener Schmerz

Triggerpunkte können übertragenen Schmerz (referred pain ➤ 14.1.3.3.5) im gesamten Körper auslösen. Jedem Triggerpunkt wird ein bestimmtes **Ausstrahlungsgebiet** (pain pattern) zugeschrieben, das direkt um den Triggerpunkt lokalisiert sein, aber auch in weiter entfernte Körperregionen übertragen werden kann (➤ Abb. 3.5.22–Abb. 3.5.24). Dieses Muster ist reproduzierbar. Der übertragene Schmerz wird keineswegs nur als eine Art Muskelschmerz vom Patienten wahrgenommen, sondern kann eine Vielzahl von Symptomen auslösen und

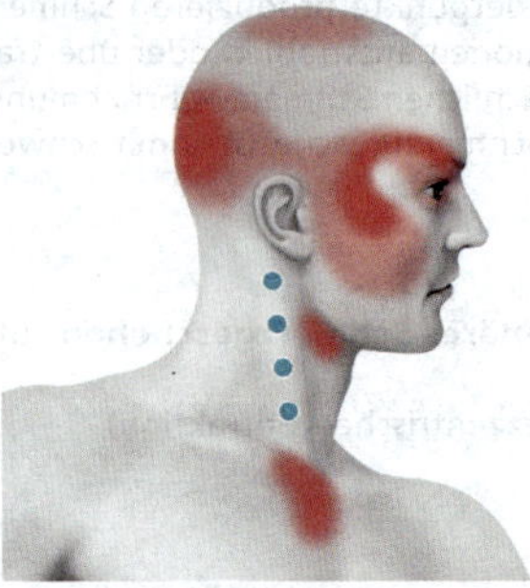

Abb. 3.5.22 Triggerpunkte im M. sternocleidomastoideus und übertragener Schmerz.

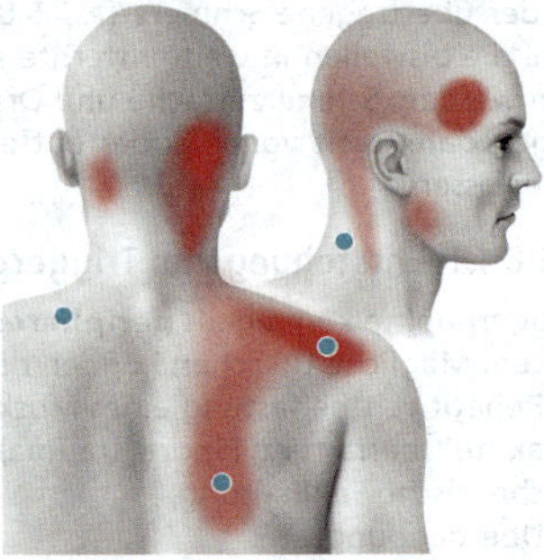

Abb. 3.5.23 Triggerpunkte im M. trapezius, Pars descendens und übertragener Schmerz.

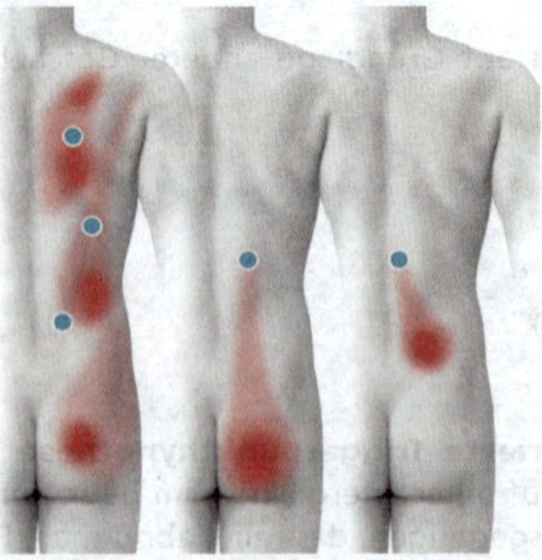

Abb. 3.5.24 Triggerpunkte in der lumbalen paravertebralen Muskulatur und übertragener Schmerz.

imitieren. Dazu können z. B. Schwindel, Zahnschmerzen, Sehstörungen, Koordinationsstörungen, Krämpfe, Parästhesien und auch Übelkeit zählen.
Es wird davon ausgegangen, dass zentrale Sensibilisierungsmechanismen für den übertragenen Schmerz verantwortlich sind, die wiederum durch periphere Sensibilisierung induziert werden. Zusätzlich sollen der Sympathikus und eine dysfunktionale absteigende Schmerzhemmung bei der Schmerzübertragung eine Rolle spielen (Arendt-Nielsen u. Svensson 2001, Arendt-Nielsen et al. 2008).
Besteht ein Triggerpunkt unbehandelt über einen längeren Zeitraum, breitet sich der myofasziale Schmerz häufig aus. Dies geschieht durch die Bildung von sog. **Satelliten-Triggerpunkten,** die im Gebiet des übertragenen Schmerzes neu entstehen.

3.5.8.1.4 Aktive und latente Triggerpunkte

Triggerpunkte können in Bezug auf ihre pathologische Wirkung in aktiv oder latent unterteilt werden:

- **Aktive Triggerpunkte** verursachen die dem Patienten bekannten Symptome auch ohne Druckpalpation.
- **Latente Triggerpunkte** rufen nur auf Druck ausstrahlenden Schmerz hervor, der dem Betroffenen nicht bekannt ist. Diese Triggerpunkte finden sich auch bei asymptomatischen Personen, für den M. trapezius Pars descendens werden z. B. Werte von 23–30 % angegeben (Grieve et al. 2013). Auch wenn latente Triggerpunkte keinen Schmerz auslösen, ist von ihnen bekannt, dass sie Symptome wie Muskelschwäche, Krämpfe und veränderte Koordination hervorrufen können (Fernández-de-Las-Peñas u. Dommerholt 2014).

Triggerpunkte können von einem aktiven Status in einen latenten übergehen und umgekehrt. Das Ziel der Triggerpunkttherapie ist es, aktive Triggerpunkte so zu behandeln, dass kein Schmerzpotenzial mehr von ihnen ausgeht.

3.5.8.2 Indikationen

Myofasziale Schmerzen und die damit verbundenen Triggerpunkte spielen eine große Rolle bei muskuloskelettalen Beschwerden. Deswegen sind sie v. a. im Handlungsfeld der PT nahezu unumgänglich. Viele Autoren sehen in Triggerpunkten eine der Hauptursachen für Schmerzen (Dejung 2009, Travell u. Simons 2014). Studien mit Prävalenzangaben finden sich v. a. zu Kopfschmerzen und Unterarmschmerzen (➤ Tab. 3.5.13, ➤ Tab. 3.5.14), die von der hohen klinischen Relevanz zeugen.

Tab. 3.5.13 Aktuelle Studien mit eindeutigen Prävalenzangaben.

Krankheitsbild	Häufigkeit der aktiven Triggerpunkte, die bekannten Schmerz auslösen	Anzahl der Probanden (n)	Quelle
Spannungskopfschmerz	16–20 % im M. trapezius, Pars descendens, M. temporalis, M. sternocleidomastoideus	25 (plus Kontrollgruppe)	Fernández-de-Las-Peñas et al. 2006
Spannungskopfschmerz (G44.2)	77 % im M. temporalis	30 (plus Kontrollgruppe)	Fernández-de-Las-Peñas et al. 2007
Spannungskopfschmerz bei Kindern (G44.2)	80 % subokzipitale Mm. 70 % M. temporalis 28 % M. obliquus superior	50 (plus Kontrollgruppe)	Fernández-de-Las-Peñas et al. 2011
Kraniomandibuläre Dysfunktion (K07.6, ➤ 14.1)	43 % werden als myofaszial eingestuft	255	Ucar et al. 2013

3

Krankheitsbild	Häufigkeit der aktiven Triggerpunkte, die bekannten Schmerz auslösen	Anzahl der Probanden (n)	Quelle
Epicondylitis radialis humeri (M77.1)	25–70 % in dorsaler Unterarmmuskulatur	20 (plus Kontrollgruppe)	Fernández-Carnero et al. 2007
Epicondylitis radialis humeri (M77.1)	32–96 % in dorsaler Unterarmmuskulatur	25 (plus Kontrollgruppe)	Fernández-Carnero et al. 2008
urogenitale Schmerzen bei Frauen	85 % im Beckenboden	Expertenmeinung	Peters u. Carrico 2006
mechanischer Nackenschmerz	40 % M. trapezius, Pars descendens 15 % M. levator scapulae	15	Muñoz-Muñoz et al. 2012
posttraumatische Belastungsstörung und Depression	58–83 % in Kiefer- und/oder Nackenmuskulatur	101	Vidaković et al. 2012

Tab. 3.5.14 Prävalenzangaben bei selektierten Patientengruppen (übernommen von Fleckenstein 2009).

Patientenpopulation	Prävalenz aktiver Triggerpunkte, die für Schmerzen verantwortlich sind	Anzahl der Probanden (n)	Quelle
Internistische Praxis	30 % der Schmerzpatienten	54	Skootsky 1989
Schmerzzentrum	74 %	96	Gerwin 1995
Spezialisiertes Schmerzzentrum	85 %	283	Fishbain 1986
Zahnklinik für Kopf- und Gesichtsschmerz	55 %	164	Friction 1985
Orthopädische Klinik	21 %	97	Fröhlich 1995

Im Grunde stellt jeder Schmerz, der durch Triggerpunkte ausgelöst oder beeinflusst wird, eine Indikation für eine Triggerpunktintervention dar. Wie bereits erwähnt, werden Triggerpunkte als Schmerzursache häufig unterschätzt. Gerade deswegen besteht bei Schmerzsyndromen, die bisher nicht klar zuzuordnen waren, der Verdacht auf einen myofaszialen Schmerz.
Gautschi (2010) unterscheidet bei myofaszialen Schmerzen zwischen einem primären und einem sekundären Syndrom:

- Bei einem **primären myofaszialen Syndrom** ist der Muskel betroffen und der Ort der Schmerzentstehung.
- Beim **sekundären myofaszialen Syndrom** führen extramuskuläre Dysfunktionen (Gelenke, Viszera, Psyche) zu einer Aktivierung von Triggerpunkten.

Nervenstränge passieren in ihrem Verlauf häufig einzelne Muskeln und Muskelgruppen. Tonusveränderungen sowie bindegewebige Alterationen des Muskels können diese dann mechanisch irritieren, weswegen auch bei neuralen Entrapments eine Triggerpunkttherapie angezeigt sein kann.

■ **Spezielle Indikationen**

- Myofasziale Schmerzen,
- Kraniomandibuläre Dysfunktion, Kopfschmerz,
- WS-Syndrome,
- Schulter-, Hand- und Fingerschmerzen,
- Epikondylitis,
- Schmerzen in Knie, Hüfte, Fuß,
- unspezifischer Rückenschmerz,
- neurale Entrapments,
- Restriktionen der myofaszialen Strukturen,
- nicht zuzuordnende Symptome (z. B. Schwäche, Krämpfe, Parästhesien).

Auch bei spezifischen Schmerzen können Triggerpunkte für das Schmerzgeschehen mitverantwortlich sein. Aktive Triggerpunkte, die den bekannten Schmerz reproduzieren, fanden sich bei bis zu 52 % der von zervikaler Radikulopathie betroffenen Patienten. Damit konnten Sari et al. (2012) zeigen, dass selbst bei einer verifizierten Schädigung nicht muskulärer Strukturen, die Triggerpunkttherapie einen großen Nutzen darstellen könnte.
Einige der häufigsten Triggerpunkte bei myofaszialen Schmerzen sind in ➤ Tab. 3.5.15 aufgelistet.

Tab. 3.5.15 Auswahl der häufigsten Triggerpunkte bei myofaszialen Schmerzen nach Körperregionen.

Betroffener Muskel	Übertragener Schmerz
Kopfschmerzen	
M. trapezius, Pars descendens (➤ Abb. 3.5.23)	Nacken, Hinterkopf, Schläfe
M. sternocleidomastoideus (➤ Abb. 3.5.22)	Augen, Stirn, Nebenhöhlen, Hinterkopf, ggf. Schwindel
M. temporalis	Schläfe, Kiefer, Zähne
HWS-Nackenschmerzen	
M. trapezius, Pars descendens (➤ Abb. 3.5.23), transversa und ascendens	Nacken, Hinterkopf, Schläfe, interskapular
M. levator scapulae	Skapula, BWS bis Occiput
M. erector spinae zervikal	Kopf, Nacken, HWS
Schulter-Armschmerzen	
M. infraspinatus	Skapularand, M. deltoideus, gesamter Arm bis in den kleinen Finger
M. supraspinatus	ähnlich M. infraspinatus, eher dorsale Seite, nicht bis in den Finger
M. subscapularis	Skapulabereich, eher medial in den gesamten Arm, Handgelenk
Rückenschmerzen (unterer Rücken)	
M. erector spinae lumbal (➤ Abb. 3.5.24)	lokal, kurze Strecken nach oben und unten ausstrahlend
M. iliopsoas	LWS, Leiste, ventraler Oberschenkel
M. quadratus lumborum	LWS, Gesäß, lateraler Oberschenkel

Betroffener Muskel	Übertragener Schmerz
Knieschmerzen	
M. quadriceps femoris	Patella, ventraler und seitlicher Oberschenkel
Mm. semimembranosus und semitendinosus	dorsaler Oberschenkel und Kniekehle
M. popliteus	Kniekehle

3.5.8.3 Kontraindikationen und Vorsichtsmaßnahmen

Da die manuelle Triggerpunkttherapie mit z. T. starken Therapiereizen arbeitet, sollte jeder Patient vor Therapiebeginn unbedingt über die dadurch ggf. entstehenden (Behandlungs-)Schmerzen und Nachwirkungen aufgeklärt werden. Das behandelte Gebiet kann einige Tage druckempfindlich sein, auch ein Gefühl von Muskelkater kann ausgelöst werden.

Cave

Der Patient sollte vor Therapiebeginn mündlich, im Zweifelsfall schriftlich, über Hämatome als potenzielle Folge der Drucktechniken aufgeklärt werden, da diese rechtlich als Körperverletzung zu betrachten sind. Die Intensität ist also den Bedürfnissen des Patienten anzupassen.

Bei folgenden Krankheitsbildern ist eine Behandlung kontraindiziert bzw. Vorsicht geboten:

- Offene Verletzungen, instabile Frakturen, Weichteiltraumata im zu behandelnden Gebiet,
- Osteoporose (v. a. im Thoraxbereich),
- Blutgerinnungsstörungen durch Krankheiten oder Medikamente (➤ 1.6.2),
- Neoplasien,
- mangelnde Compliance oder nicht tolerierbare Schmerzen seitens des Patienten.

3.5.8.4 Untersuchungsalgorithmen

3.5.8.4.1 Anamnese

Zunächst interessiert hier den Th. v. a., wo der Patient seinen Schmerz empfindet (➤ 2.1.2.4). Daraus kann er u. U. schon auf infrage kommende Schmerzübertragungsmuster schließen.
Bekannte Muskelüberanstrengungen oder Traumata in der Vergangenheit können ebenfalls auf die Muskulatur als Schmerzursache hindeuten. Bewegungen, die den bekannten Schmerz auslösen, sind genauso von Interesse wie Verhaltensweisen, die die Beschwerden verbessern oder verschlechtern.

3.5.8.4.2 Inspektion

Abweichungen der Körperhaltung können bereits Hinweise auf mögliche, mit Triggerpunkten infiltrierte Muskeln geben. Je nach betroffenem Gebiet können bei der Inspektion (➤ 2.1.3) auffallen:

- Position des Kopfs,
- Schulterhochstand,
- Skoliose,
- Rundrücken,
- Hohlkreuz,
- Beckenschiefstand,
- Fußstellung.

Weiterhin können Asymmetrien im Muskelrelief und muskuläre Hyper- oder Atrophien auf myofaszialen Schmerz und Dysfunktionen hinweisen.

Abweichungen von der idealen Haltung finden sich auch häufig bei völlig gesunden Individuen. Es ist die Aufgabe des Th., die Asymmetrien im Kontext der Beschwerden zu sehen und zu bewerten.

3.5.8.4.3 Körperliche Untersuchung

■ Bewegungstests
Zu Beginn der körperlichen Untersuchung bietet es sich an, den Patienten nach schmerzauslösenden Bewegungen zu befragen und ihn diese ausführen zu lassen. Hat ein Patient z. B. Schmerzen bei Innenrotation der Schulter könnte dies ein Hinweis auf Triggerpunkte der Agonisten (z. B. M. subscapularis) oder Antagonisten (z. B. M. infraspinatus) sein. Zudem eignen sich die schmerzauslösenden Bewegungen auch für den Wiederbefund am Ende der Behandlung (➤ 3.5.8.9).
Das **Bewegungsausmaß der betroffenen Gelenke** sollte erst aktiv und dann passiv überprüft werden:

- Schmerzen bei aktiver Bewegung lassen auf Triggerpunkte in den betreffenden Agonisten schließen.
- Bei passivem Bewegungsschmerz stehen eher die gedehnten Muskeln als ursächlich in Verdacht.

Anschließend werden sämtliche infrage kommenden Muskeln des betroffenen Gebiets in Dehnposition gebracht. Zusätzlich kann am Ende der Dehnung ein isometrischer Widerstand als Krafttest angewendet werden. Treten hierbei Schmerzen auf, ist dies ein erster Hinweis auf mögliche Triggerpunkte in den gedehnten Muskelgruppen, was durch den nächsten Untersuchungsschritt verifiziert werden sollte.

■ Palpation
Die in der Literatur (Travell u. Simons 2014, Dejung 2009) angegebenen Untersuchungskriterien beinhalten i. d. R.:

- Muskulärer Hypertonus,
- Hartspannstrang mit einem maximal empfindlichen Punkt,
- Reproduktion der bekannten Symptome des Patienten durch Druck auf den Triggerpunkt (Druck > 10 s),
- lokale Zuckungsreaktion mit einem Zurückschnappen des Hartspannstrangs bei Palpation (eher selten zu finden),
- Schmerzreproduktion bei Dehnung des Muskels.

Die infrage kommenden Muskeln werden quer zum Faserverlauf palpiert, um Hartspannstränge zu finden. In dessen Verlauf findet sich eine maximal empfindliche Zone, welche auch häufig bindegewebig verquollen ist. Werden per Druckprovokation ein ausstrahlender Schmerz und/oder weitere Symptome ausgelöst, hat man einen Triggerpunkt gefunden. Wichtig ist, dass der Palpationsdruck auf dem Triggerpunkt länger gehalten wird (10–15 s), da der übertragene Schmerz auch erst mit Verzögerung auftreten kann. Gerade bei chronischen Beschwerden liegen häufig mehrere Triggerpunkte vor, die dann sowohl im selben Muskel als auch in benachbarten Muskeln und/oder in den Antagonisten gefunden werden können. In vielen Lehrbüchern werden die häufigsten Triggerpunktlokalisationen auf Grafiken mit Kreuzen markiert (Bsp. ➤ Abb. 3.5.22). Die Diagnose von Triggerpunkten geschieht allerdings aufgrund einer sorgfältigen Palpation (➤ 2.1.4.1), nicht anhand vorgegebener Bilder.

Zusammengefasst eignet sich folgendes Vorgehen für die klinische Praxis:
- „Wo tut es weh?",
- Inspektion des Patienten/des betroffenen Gebiets,
- Erfassen/Ausführen der schmerzauslösenden Bewegungen,
- Bewegungstests,
- Palpation,
- Probebehandlung.

3.5.8.4.4 Differenzialdiagnostik

Triggerpunkte können auch bei strukturellen Diagnosen am Schmerzgeschehen beteiligt sein (➤ 3.5.8.2) und somit erfolgreich behandelt werden. Für den behandelnden Th. sind dennoch bei Therapiestillstand oder Exazerbation der Symptomatik einige Differenzialdiagnosen zu beachten. Im Zweifel sollte eine weitere ärztliche Diagnostik eingeleitet werden.
- Fibromyalgie: Das Fibromyalgiesyndrom ist grundsätzlich nicht mit myofaszialem Schmerz gleichzusetzen. Allerdings können beide Pathologien gleichzeitig vorliegen.
- Neurologische Erkrankungen: Der ausstrahlende Charakter bei Radikulopathien kann zu Verwechslung mit Triggerpunkten führen.
- Muskelerkrankungen (traumatisch, endokrin, metabolisch, degenerativ),
- Gelenkerkrankungen (z. B. aktive/inaktive Arthrose, Arthritis, sog. Blockierungen ➤ 7),
- entzündliche Gelenkerkrankungen (Erkrankungen des rheumatischen Formenkreises),
- viszerale Erkrankungen (Infekte und innere Erkrankungen) können zu Myalgien führen.

3.5.8.5 Behandlungsprinzipien

Die Therapie leitet sich aus dem Wissen um die Pathologie der myofaszialen Triggerpunkte (➤ 3.5.8.1.2) ab.
- Tonussenkung,
- Desensibilisierung des Triggerpunkts (damit dieser keinen Schmerz mehr produziert),
- Verbesserung der lokalen Sauerstoffversorgung,
- Abtransport der Entzündungsmediatoren,
- Beheben faszialer Veränderungen (lokal, intra- und intermuskulär).

Während Travell und Simons (2014) in ihrer ärztlichen Behandlung seit den 1960er-Jahren größtenteils Injektionen und physikalische Maßnahmen beschrieben, entwickelte sich seit den 1980er-Jahren eine gründliche, intensive, manuell ausgeführte myofasziale Triggerpunkttherapie (sog. Swiss Approach, begründet durch Dejung 1988). Diese Techniken ermöglichen auch bei chronischen Schmerzen und bereits vorhandenen faszialen Adhäsionen ein erfolgreiches Vorgehen. Dafür werden nicht nur die lokalen Triggerpunkte behandelt, sondern der gesamte myofasziale Komplex.

3.5.8.6 Techniken

3.5.8.6.1 Direkte Techniken

Mit direkten Techniken wird unmittelbar der pathophysiologische Triggerpunktkomplex behandelt. Präziser Druck und ausreichende Intensität sind hierbei erforderlich. Bisher finden sich kaum Studien, die Aussagen zur optimalen Druckstärke des Th. zulassen. Die Druckstärke sollte hoch genug sein, um die bekannten Symptome zu reproduzieren, jedoch auch individuell an den Patienten angepasst werden. Hierfür ist eine gute Kommunikation (➤ 1.2) zwischen

Th. und Patient nötig, damit auf Forderungen wie „mehr", „weniger" oder „Stopp!" adäquat eingegangen werden kann.

■ Ischämische Kompression

Der Th. übt punktgenauen Druck auf den Triggerpunkt aus (Bsp. ➤ Abb. 3.5.25). Der Druck kann für 30–60 Sekunden gehalten werden. Patient und Th. nehmen häufig einen Release in Form von Spannungsreduktion oder Nachlassen des Schmerzes wahr. Diese Technik zielt darauf ab, den Tonus des Muskels zu reduzieren, den Rigorkomplex aufzudehnen und eine reaktive Hyperämisierung herbeizuführen.

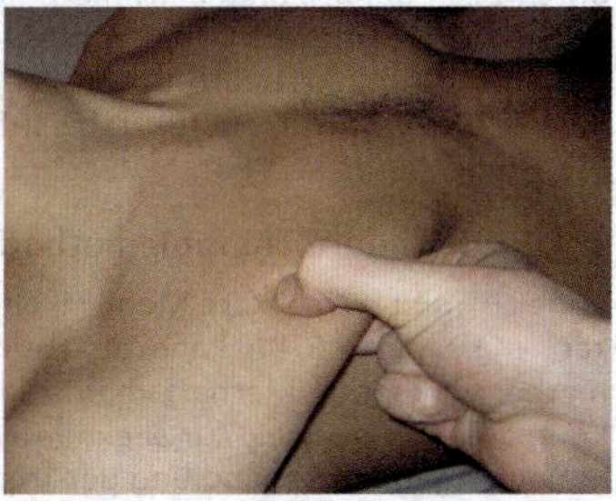

Abb. 3.5.25 Ischämische Kompression am M. pectoralis major mit Zangengriff.

■ Lokale Friktion

Während Druck auf den Triggerpunkt appliziert wird, wird eine schnelle Friktion mit den Faustknöcheln oder Ellenbogen auf dem Triggerpunktbereich ausgeführt. Es ist darauf zu achten, dass man nicht vom richtigen Punkt abrutscht. Die Technik wird ausgeführt, bis der Schmerz deutlich nachgelassen hat und der behandelte Bereich spürbar weicher geworden ist.

3.5.8.6.2 Indirekte Techniken

Mit indirekten Techniken werden bindegewebige Strukturen des betroffenen Bereichs behandelt. Dejung integrierte in den 1980er-Jahren manuelle Techniken aus dem Konzept „Rolfing® Strukturelle Integration" (➤ 3.19.12) in die manuelle Triggerpunkttherapie. Um diese ganzheitlicher und wirksamer zu gestalten, soll die gesamte Faszie des Muskels bzw. die intermuskulären Faszien gedehnt werden. Die Techniken werden sehr langsam und intensiv ausgeführt. Während früher die Ansicht vorherrschte, dass die Wirksamkeit dieser Faszientechniken auf einer irreversiblen Dehnung der Kollagene beruht, weiß man heute, dass der Spannungszustand der Faszie wesentlich vom autonomen Nervensystem anhängig ist.

■ Manuelle Fasziendehnung

Die Muskelfaszie soll in ihrem gesamten Verlauf gedehnt werden. Hierfür wird der betroffene Muskel in Vorspannung gebracht und langsam im kompletten Verlauf manuell ausgestrichen (➤ Abb. 3.5.26). Der Druck kann je nach betroffener Region mit dem Handballen, den Faustknöcheln, dem Ellenbogen oder auch mit den Fingern ausgeübt werden. Diese Technik ist intensiv und kann für den Patienten mit (Wohl-)Schmerz verbunden sein. Massageöl o. Ä. wird i. d. R. nicht verwendet, da sonst der nötige Tiefenkontakt verloren gehen würde. Die Technik wird mehrfach ausgeführt (3–6 Wiederholungen).

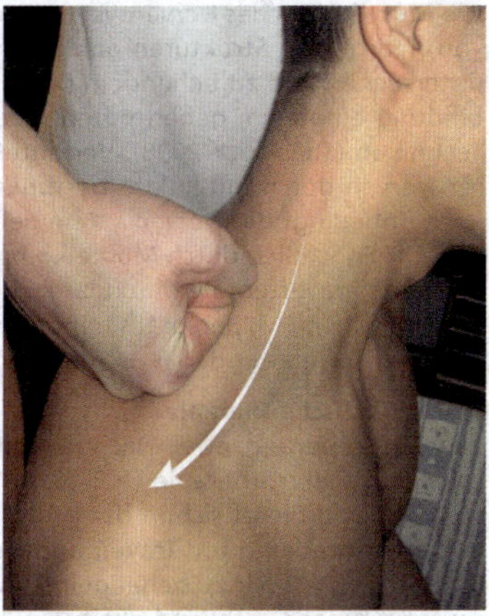

Abb. 3.5.26 Langsame und kräftige Dehnung der betroffenen Muskelfaszie im gesamten Verlauf durch die Haut.

■ **Lösen von intermuskulären Faszienschichten**
Ziel ist es, die Adhäsionen der bindegewebigen Gleitschichten zu lösen, die sich durch Bewegungsmangel, Schmerz- und Entzündungszustände aufgebaut haben. Mit den Fingern, Daumen oder ganzen Händen wird der betroffene Bereich gegriffen. Zusätzlich übt der Patient aktive Bewegungen aus (pinch and move). Dies wird durchgeführt, bis sich die Beweglichkeit verschiedener Schichten wieder verbessert hat.

3.5.8.6.3 Andere Therapiemethoden

In der PT gibt es mehrere Möglichkeiten zur Behandlung myofaszialer Schmerzen. Massage (➤ 3.14) kann als zusätzliche Technik angewandt werden. Die hierbei wirkenden Mechanismen sind Hyperämisierung, Adhäsiolyse und Senkung des Muskeltonus. Zur alleinigen Anwendung fehlt bei der Massage jedoch die punktgenaue Behandlung der Triggerpunkte.

■ **Muskel-Energie-Techniken**
Muskel-Energie-Techniken (MET ➤ 3.9.5) werden von verschiedenen Autoren zur Behandlung von myofaszialen Schmerzen hervorgehoben (Travell u. Simons 2000, Lewitt 2006, Chaitow 2008). Hierbei werden vom Patienten ausgeführte isometrische Muskelspannungen (➤ 2.1.5.2 Box) gegen einen präzise gerichteten Widerstand des Th. genutzt, um das Bewegungsausmaß zu erweitern und Schmerzen zu reduzieren. Bekannt ist v. a. die Methode der **postisometrischen Relaxation (PIR)** nach Lewitt (2006) (➤ 3.9.5.7.2):
- Muskel in Vordehnung bringen,
- Th. gibt leichten Widerstand gegen isometrische Kontraktion des Patienten (ca. 20 % der Maximalkraft),
- für 5–10 s halten,
- Spannung loslassen und Dehnen,
- 2–3 Wiederholungen bei jeweils neu eingestellter Vorspannung.

■ **Manuelle Therapie**
Zur Behebung von Gelenkdysfunktionen kann es nötig und hilfreich sein, manuelle Mobilisationstechniken durchzuführen. Insbesondere zur Erweiterung des Bewegungsausmaßes sollte sich nicht alleine auf die Weichteilbehandlung konzentriert werden.

■ **Neurodynamik**
Die Mobilisation des Nervensystems stellt eine Methode dar, um die Beteiligung von neuronalen Strukturen am Schmerzgeschehen auf mechanische Weise zu untersuchen und zu behandeln (➤ 3.5.4). Da Muskel und Nerv häufig eine Verbindung eingehen, geben potenzielle Engstellen Anlass für neurodynamische Techniken (Shacklock 2008). Vermutet man die mechanische Reizung peripherer Nerven durch muskuläre Dysfunktionen, sollte neben den Triggerpunkten auch unbedingt das Nervensystem behandelt werden.
Bsp. für Engstellen durch Muskelkompression:
- Tiefe paravertebrale Muskulatur direkt auf die Nervenwurzel,
- Mm. scaleni, M. pectoralis minor auf den Plexus brachialis,
- M. piriformis auf den N. ischiadicus.

■ **Physikalische Therapie**
Zur Detonisierung oder Nachbehandlung eignen sich Wärme/Kälte (➤ 3.15) oder ggf. Elektrotherapie (➤ 3.16.1). Wärme hat muskeldetonisierende Eigenschaften und bietet sich in der PT-Praxis in Form von Heißer Rolle, Fango oder Wärmebestrahlung an. Travell und Simons (1998) beschreiben das „Spray und Stretch“, wobei der zu behandelnde Muskel in Vordehnung gebracht wird, worauf mit einer Geschwindigkeit von 10 cm/s mehrfach Eisspray appliziert wird (➤ 3.15.4).

3.5.8.6.4 Aktive Übungen

■ **Dehnung**

Dehnung (➤ 3.5.7) stellt einen festen Bestandteil in der Triggerpunkttherapie dar und sollte unbedingt auch vom Patienten selber ausgeführt werden (➤ 3.5.8.8). Bei Dehnung sind folgende Wirkungen relevant:

- Detonisierung,
- Erweiterung des Bewegungsausmaßes (Muskelfilamente und Bindegewebe),
- Selbstverantwortung des Patienten,
- erhöhte Schmerztoleranz des Patienten.

Myers (2010) beschrieb die Zusammenhänge von Muskelketten durch den gesamten Körper als **anatomische Züge** (engl. anatomy trains). Unser Körper arbeitet nicht in einzelnen, anatomisch getrennten Strukturen, sondern in übergreifenden Funktionseinheiten. Daher kann ein Dehnreiz, der den gesamten Körper betrifft, sinnvoll sein. In dem der Patient die Zusammenhänge in seinem Körper nachspüren kann, wird ihm mehr Körpergefühl vermittelt.

■ **Koordinationsübungen**

Zur sensomotorischen (Re-)Integration der betroffenen Bereiche sollten bei Fortschreiten des Therapieprozesses auch koordinative Übungen genutzt werden. Patienten, die Probleme der oberen Extremität durch Computerarbeit (Unterarme in Pronation) entwickelt haben, könnten z. B. als Ausgleich Jonglieren üben. Dies bringt die Unterarme in Supinationsstellung und schult die Hand-Auge-Koordination.

■ **Haltungs- und Ergonomieschulung**

Monotone Haltungs- und Bewegungsweisen in Beruf und Freizeit wirken bei myofaszialem Schmerz prädisponierend und aufrechterhaltend. Damit Verbesserungsvorschläge vom Patienten angenommen werden, sollten diese praxisnah und einfach umzusetzen sein. Neben Alltagsübungen zur Körperhaltung und zum Bewegungsverhalten kann dazu auch eine Verbesserung oder Neuausrichtung des Arbeitsplatzes (Stuhl, Schreibtisch, technische Geräte ➤ 3.1.7.3) nötig sein.

3.5.8.6.5 Behandlungsbeispiel

Triggerpunkte im M. trapezius, Pars descendens: Ein Patient gibt Schmerzen an, die vom Nacken in den Kopf hochziehen. Er leidet auch unter Nackenverspannungen, die v. a. bei seiner Schreibtischarbeit deutlich schlimmer werden, wobei diese auf der rechten Seite deutlicher sind als links. Während der Inspektion fällt ein Schulterhochstand rechts auf. Die Dehntests provozieren den bekannten Schmerz leicht bei Lateralflexion der HWS links sowie wenn zusätzlich noch eine Rechtsrotation eingestellt wird. Bei der Palpation finden sich zwei Triggerpunkte im M. trapezius, Pars descendens (➤ Abb. 3.5.23), die auf Druck deutlich den bekannten Schmerz auslösen.

Behandlungsoptionen:

- Ischämische Kompression bis zum Release (zwei Wiederholungen; ➤ 3.5.8.6.1),
- tiefe Friktion, indem der Patient zusätzlich leichte Rotationsbewegungen macht,
- manuelle Fasziendehnung mehrfach beidseitig,
- Faszientrenntechnik zwischen M. trapezius, Pars descendens und M. levator scapulae,
- PIR (➤ 3.5.8.6.3) am M. trapezius beidseitig,
- Befundüberprüfung,
- ggf. manuelle Mobilisation des zervikothorakalen Übergangs,
- aktive Übungen zur Dehnung, Kräftigung, Haltungsschulung.

3.5.8.7 Hilfsmittel

Um die Hände des Th. zu entlasten, können Druckstäbchen oder ähnliche Massagewerkzeuge verwendet werden. Der Nachteil an Hilfsmitteln ist das fehlende Gefühl für den Triggerpunkt und dessen Release. Massagecreme oder -öle sollten nur Benutzung finden, wenn der Patient unter zu trockener Haut leidet. Die von Travell und Simons bevorzugte Methode des „Spray und Stretch" setzt Eisspray zur Kryotherapie (➤ 3.15.4) voraus.

3.5.8.8 Eigenübungsprogramm

Patienten sollten dazu angeleitet werden, ihren Schmerz selber „managen" zu können. Das Gefühl, sich selbst helfen zu können, ist gerade für chronische Schmerzpatienten eine wichtige Erfahrung. Indem man Muskeln als Schmerzquelle identifiziert, kann man dem Patienten vor Augen führen, dass „nur" die Muskulatur für sein Leiden verantwortlich ist. Muskeln – als bewegliches und hervorragend mit Stoffwechselfunktionen ausgestattetes Organ – haben großes Potenzial zur Regeneration. Versteht der Patient diesen Sachverhalt, kann er sich besser aus seiner passiven Rolle begeben und einer weiteren Chronifizierung vorbeugen. Mechanisch-strukturelle Beschreibungen (Arthrose, „Gelenkverschleiß", Bandscheibenvorfall) lassen den Patienten eher hilflos und abhängig erscheinen. Praktisch kann das Selbstmanagement dadurch erfolgen, dass der Patient selbst direkte Drucktechniken durchführt (per Hand oder Druck durch einen Tennisball/eine Faszienrolle). Zusätzlich sollte er bez. lokaler und globaler Dehnübungen geschult werden, um täglich die betroffenen Muskeln behandeln zu können. Im Therapieprozess ist es besonders wichtig, die auslösenden und aufrechterhaltenden Faktoren zu identifizieren, damit diese in Zukunft vermieden werden können. Dies sollte mit dem Patienten zusammen genauestens evaluiert werden, um ein Rezidiv zu vermeiden.

Typische **auslösende oder perpetuierende Faktoren** können sein:
- Unphysiologische Arbeitshaltung,
- falsches Training,
- wiederholte Verletzungen beim Sport.

Dem Patienten stehende folgende Eigenübungen zur Verfügung:
- Direkte Drucktechniken (manuell oder mit Hilfsmitteln),
- Dehnung einzelner Muskeln und in Muskelketten (➤ 3.5.7),
- Haltungskorrektur,
- Ergonomie (➤ 3.1.7),
- Koordinationsübungen,
- Anwendung von Wärme/Kälte (➤ 3.15).

3.5.8.9 Erfolgsparameter

Ein wichtiges Werkzeug im Clinical Reasoning-Prozess (➤ 1.9) ist der Wiederbefund. Direkt im Anschluss an die erste Probebehandlung werden die in der Untersuchung gefundenen schmerzhaften Bewegungen oder Einschränkungen erneut getestet. Tritt der Schmerz nun später oder mit geringerer Intensität auf, kann man hieran festmachen, ob die Therapie bereits einen Erfolg hatte. In der Mehrheit der Triggerpunktbehandlungen (v. a. bei akuten Fällen) sollte dies im Anschluss an die erste Behandlung der Fall sein. Eine unmittelbar einsetzende Besserung ist einerseits eine Bestätigung für die Hypothese des Th. (myofaszialer Schmerz, richtige Triggerpunkte wurden identifiziert), andererseits bestätigt sie dem Patienten, dass der Th. richtig vorgeht und die – teilweise schmerzhafte – Behandlung gerechtfertigt ist. Tritt nach ein bis drei Behandlungen keinerlei Besserung auf, sollte die Hypothese noch einmal überdacht werden bzw. nach möglicherweise übersehenen Triggerpunkten gesucht werden.

Der Erfolg der Techniken wird v. a. an der Symptomverbesserung des Patienten gemessen. Bei Folgebehandlungen lohnt es sich häufig, genauer nachzufragen und sämtliche Bewegungen erneut zu testen. Manche Patienten geben auf Nachfrage keine Verbesserung an, da sie immer noch Schmerzen verspüren. Tritt dieser Schmerz jedoch später oder seltener auf oder hat er sich in seiner Qualität verändert, ist dies für den Th. bereits ein erster Erfolg. Bestehen nach erfolgreicher Therapie noch latente Triggerpunkte, brauchen diese nicht weiter behandelt zu werden. Dem Patienten ist zu erklären, dass latente Triggerpunkte auch bei völlig Gesunden häufig zu finden sind.

3.5.8.10 Dokumentation

Die Dokumentation hilft dem Th., strukturiert vorzugehen und wichtige Punkte im Therapieverlauf nicht zu vergessen.
In Bezug auf die Triggerpunkte sollten folgende Punkte dokumentiert werden:

- Welche(r) Muskel(n) ist/sind betroffen?
- Welche Triggerpunkte/Wie viele?
- Schmerzen wobei?
- Was macht es besser/schlechter?
- Patient wurde aufgeklärt,
- Medikamenten-Einnahme (v. a. blutverdünnende Mittel ➤ 1.6.2),
- eingesetzte Techniken.

Für Folgebehandlung(en):

- Nachwirkungen (blaue Flecke, Muskelkater, Druckschmerzhaftigkeit),
- Besserung/Verschlechterung/unverändert?

3.5.8.11 Evidenz-/Bewertungslage

Um größtmögliche Aktualität in der Print- und Online-Version zu gewährleisten, stehen Informationen zu aktuell vorliegenden Studien im Online-Zusatzmaterial (➤ QR-Code) zur Verfügung.

Evidenzangaben

Literatur

3.6 Medizinische Trainingstherapie

Christian Thiel

3

Das vorliegende Kapitel konzentriert sich insbesondere auf allgemeine Grundsätze der Planung und Durchführung der Medizinischen Trainingstherapie (MTT) aus sportwissenschaftlicher Sicht. Der Begriff „MTT" wird am ehesten im Sinne nachstehender Definitionen ohne Beschränkung auf bestimmte Krankheitsbilder verwendet:

> *„MTT ist die Anwendung von körperlichem Training bei (noch) Gesunden oder Patienten im Rahmen einer medizinischen präventiven oder kurativen Behandlung, auf ärztliche Empfehlung und Verordnung, mit klaren Indikationen, zur Erreichung von definierten Therapiezielen. MTT ist also eine Fortsetzung der medizinischen Therapie mit anderen Mitteln."* (Haber 2006, S. 1).

> *„Unter der Medizinischen Trainingstherapie (MTT) versteht man eine ganzheitliche, multimodale Vorgehensweise, die bereits mit der Befunderhebung/Diagnostik beginnt und sich in allen Abschnitten der Therapie widerspiegelt. Alle motorischen Eigenschaften wie die Kraftleistungsfähigkeit, die Flexibilität, die Ausdauer, die Koordination und die psychologischen Aspekte finden darin Berücksichtigung und sind gemeinsam auf einen erfolgreichen Therapieverlauf ausgerichtet."* (Froböse u. Wilke 2002, S. 293).

Der Begriff „Medizinische Trainingstherapie" wird meist im Zusammenhang mit muskuloskelettalen Erkrankungen verwendet. Allerdings werden in vielen anderen Bereichen der bewegungsbezogenen medizinischen Intervention Mittel der MTT eingesetzt, ohne dass dies „MTT" genannt wird.
Die Heilmittelrichtlinien des Gemeinsamen Bundesausschusses (G-BA) definieren die Leistungsposition „Gerätegestützte Krankengymnastik" (KG-Gerät oder KGG), welche zur Abrechnung der MTT genutzt wird.

MTT auf einen Blick

- Gerätegestütztes und freies körperliches Training zur Therapie insbesondere orthopädischer und traumatologischer Erkrankungen und Schadensbilder sowie zu deren Rehabilitation oder im Rahmen des Patienten-Managements.
- Durchführung nach ärztlicher Verordnung durch speziell ausgebildete Th. und Sportwissenschaftler.
- Aktive, individuelle Behandlungsform mit mehreren Personen auf der Trainingsfläche, häufig im Anschluss an physiotherapeutische Frühintervention; Abgrenzung zur manuellen Therapie (➤ 3.5): Patient arbeitet selber.
- Belastungsgestaltung und -dosierung in Abhängigkeit der Wundheilungsphasen (➤ 3.6.7).
- Mehrdimensionale Wirkungen auf motorischer, psychischer, kognitiver und affektiver Ebene reichen von strukturellen und funktionellen Anpassungen im Bereich des aktiven und passiven Bewegungsapparats über die Befähigung zur selbstständigen Durchführung von Trainingsübungen bis hin zur Förderung salutogener Potenziale.
- Therapie in ambulanten, teilstationären und stationären Einrichtungen nach Vorgabe räumlicher, personeller und apparativer Voraussetzungen durch Kostenträger (Krankenkassen, Berufsgenossenschaften, Rentenversicherungsträger).
- Komplex und interdisziplinär (Anatomie, Physiologie, Trainingswissenschaft, Biomechanik, Bewegungswissenschaft, Pädagogik, Psychologie).

Die MTT ist ein bedeutender Bestandteil

- der ambulanten Rehabilitation bei muskuloskelettalen Erkrankungen nach den Empfehlungen der Bundesarbeitsgemeinschaft für Rehabilitation (BAR; gemeinsame Repräsentanz der Verbände der Rehabilitationsträger, der Bundesagentur für Arbeit, der Bundesländer, der Spitzenverbände der Sozialpartner sowie der Kassenärztlichen Bundesvereinigung zur Förderung und Koordinierung der Rehabilitation und Teilhabe behinderter Menschen),
- der erweiterten ambulanten Physiotherapie (EAP) als Therapie von Berufskrankheiten oder Unfallverletzungen mit Störungen ganzer Funktionsketten,
- der Anschlussheilbehandlung (AHB) und der intensivierten Reha-Nachsorge (IRENA),
- der stationären Rehabilitation,
- von Disease-Management-Programmen (DMP),
- der Primärprävention (u. a. im Rahmen von Bonusprogrammen und Programmen für Selbstzahler).

Die Anforderungen der Kostenträger hinsichtlich räumlicher, personeller und apparativer Ausstattung sind im Internet öffentlich zugänglich, z. B. die Rahmenempfehlungen zur ambulanten Rehabilitation bei muskuloskelettalen Erkrankungen der BAR (2005). Die **Abrechnungsfähigkeit** von Leistungen durch „nichtärztliches Fachpersonal" (neben Th. auch Masseure, medizinische Bademeister, Sportlehrer und Sportwissenschaftler) ist an Voraussetzungen gebunden, die nicht einheitlich von den Kostenträgern definiert sind. Neben einer abgeschlossenen Berufsausbildung respektive Studium werden i. d. R. die Nachweise über zusätzliche Qualifikation und spezifische Berufserfahrung verlangt. MTT-Fortbildungen für Th., die einen etwas höheren Stundenumfang als die 40-stündigen KGG-Fortbildungen aufweisen, werden auch von Berufsgenossenschaften anerkannt.

3.6.1 Ziele der MTT

Orientiert an der internationalen Klassifikation der Funktionsfähigkeit, Behinderung und Gesundheit (engl. International Classification of Functioning, Disability and Health, ICF ➤ 1.3.2) beziehen sich die Ziele der MTT auf:

- Physische Funktionen,
- psychophysische und soziale Ressourcen,
- Aktivitäten und Partizipation.

Die Wiederherstellung oder Verbesserung physischer Funktionen, insbesondere der neuromuskuloskelettalen Struktur und Funktion, beinhaltet neben Schmerzfreiheit auch eine optimale Ausprägung von Kraft, Beweglichkeit, Ausdauer und Koordination. Psychophysische und soziale Ressourcen umfassen indikationsspezifische Merkmale wie physisches Wohl-/Missbefinden, Emotionen/Affekte, psychische Stabilität, übergreifende Ressourcen sowie spezifische Determinanten körperlich-sportlicher Aktivität, also Handlungseigenschaften und Bewertungsdispositionen (Fähigkeiten zur selbstständigen Planung und Steuerung von Training und alltäglicher körperlicher Aktivität, Wissen über krankheitsangepasste Bewegungsangebote). Unter „Aktivitäten und Partizipation" werden u. a. die an Verletzung oder Schadensbild angepasste Bewältigung von Alltagsaktivitäten (tägliche Routine durchführen, Arbeiten im Haushalt erledigen) sowie soziale Integration und soziale Kompetenz subsumiert (Pfeifer et al. 2010).

3.6.2 Indikationen und Kontraindikationen

3.6.2.1 Indikationen

Zu den klassischen Indikationen der MTT gehören operativ und konservativ versorgte Verletzungen, Degeneration, Immobilisation und schmerzhafte Zustände des Bewegungsapparates:

- Traumatische und ermüdungsbedingte Verletzungen des Bewegungsapparates (darunter Frakturen, Luxationen, Sehnen- und Bandrupturen, Nervenläsionen),
- entzündungs- und stoffwechselbedingte muskuloskelettale Krankheiten (z. B. rheumatische Gelenk- und Wirbelsäulenkrankheiten, Knochenstoffwechselkrankheiten, weichteilrheumatische Krankheiten),
- degenerative muskuloskelettale Krankheiten (z. B. Arthrosen der peripheren Gelenke und bandscheibenbedingte Erkrankungen),
- angeborene oder erworbene Krankheiten durch Fehlbildung, Fehlstatik oder Dysfunktion der Bewegungsorgane, insbesondere Muskelerkrankungen,
- Erkrankungen des Bewegungsapparates mit unklarer Genese (z. B. chronische unspezifische Rückenschmerzen).

Darüber hinaus spielt die MTT bei der Rehabilitation oder dem Management u. a. neurologischer, kardiologischer, onkologischer und metabolischer Erkrankungen sowie bei der Prävention und Therapie der Sarkopenie und in der Sturzprophylaxe eine wichtige Rolle. Im Freizeit- und Leistungssport hat zudem die Bedeutung sensomotorischer und neuromuskulärer Verletzungsprävention, die wesentliche Elemente aus der MTT nutzt, stark zugenommen.

3.6.2.2 Kontraindikationen

Die Klärung des Vorliegens relativer und absoluter Kontraindikationen und die Planung und Überwachung der Trainingstherapie obliegt dem Arzt. Fachgesellschaften haben Evidenz- und Best-Practice-basierte Empfehlungen und Leitlinien zur Prüfung gesundheitlicher Voraussetzungen zur Durchführung körperlichen Trainings publiziert (Deutsche Gesellschaft für Sportmedizin und Prävention 2007, Gibbons et al. 2002). Zu den relativen und absoluten Kontraindikationen gehören (Deutsche Gesellschaft für Sportmedizin und Prävention 2007, Landessportbund Nordrhein-Westfalen 2007, Seidenspinner 2005, Thompson et al. 2010, Warburton et al. 2011):

- Frische Verletzungen des Bewegungsapparates (Muskelfaserriss, Bänderriss, Frakturen),
- Zustand unmittelbar nach Operation,
- offene Wunden und Wundheilungsstörungen,
- akute, mit Fieber verbundene schwere Infektionskrankheiten, fieberhafte Entzündungen und systemische Erkrankungen (darunter grippaler Infekt, Entzündungen der Bronchien, Blase, Zahnwurzeln und Kieferhöhle sowie Tropenkrankheiten wie Malaria),
- akute allergische Erkrankungen (z. B. akuter Asthmaanfall),
- rheumatoide Arthritis im akuten Schub,
- akute neurologische Kompressionssyndrome mit Sensibilitätsstörung und Ausfallerscheinungen,
- Einnahme von Antibiotika,
- schwerwiegende Stoffwechselkrankheiten (schlecht eingestellter Diabetes mellitus, Hyperthyreose),
- stark fortgeschrittene Arteriosklerose (insbesondere Zerebralsklerose),
- akute kardiale Dekompensation, frischer Myokardinfarkt, instabile Angina pectoris, schwerwiegende Klappenerkrankungen, Aortenstenose und -aneurisma,
- nicht kontrollierbare Herzrhythmusstörungen, AV-Block III. Grades,
- akute Thrombose, Venenthrombose, ventrikuläres Aneurisma, hypertrophe Kardiomyopathie, aktive Myokarditis,
- chronische Hypertonie (WHO-Stadium III), unkontrollierte Hypertonie (systolisch > 200 mmHg oder diastolisch > 120 mmHg), Formen der sekundären Hypertonie.

Cave

Treten während des körperlichen Trainings Übelkeit, Schwindel, Ohnmachtsattacken oder Schmerzen und Engegefühl im Brustbereich auf, ist das Training unverzüglich zu beenden und der Arzt hinzuzuziehen.

Bei der Gestaltung des Trainings müssen zudem Schmerzen und Reizzustände des Bewegungsapparates durch eine verlangsamte oder negative Progression berücksichtigt werden.

Insbesondere bei älteren und multimorbiden Patienten kann es trotz ärztlicher Indikationsstellung sinnvoll sein, therapeutenseitig vor Aufnahme des Trainings zu klären, welche Risiken bestehen und welche Trainingsformen abhängig von Gesundheit und Leistungsfähigkeit durchgeführt werden können. Einfache Screening-Instrumente wie der Physical Activity Readiness Questionnaire-Plus (PAR-Q+) können zur Risikostratifikation und Einschätzung der Notwendigkeit weiterer ärztlicher Untersuchungen eingesetzt werden (Bredin et al. 2013). Deutschsprachige Fragebogen in Anlehnung an den PAR-Q stehen online zur Verfügung, z. B. auf der Website des Deutschen Olympischen Sportbundes unter Service/Download-Center/Gesundheit und Prävention (www.dosb.de).

3.6.3 Planung der Trainingstherapie

Die Planung der Trainingstherapie berücksichtigt
1. die Differenz zwischen der aktuellen Funktions- und Leistungsfähigkeit sowie den alltäglichen Anforderungen an Funktion und Leistung und
2. die zielgruppenspezifische Einschätzung des zeitlichen Verlaufs von Heilungs- und Adaptationsprozessen.

Die Planung umfasst in Anlehnung an Diemer und Sutor (2011):
- **Sollwert-Bestimmung:** An welche alltäglichen Belastungen und Bewegungsmuster soll der Patient herangeführt werden?
- **Istwert-Bestimmung:** Anamnese und Funktionsuntersuchung (Wundheilungsphase, Zustand verletzter Gewebe, Pathophysiologie), motorische Tests und Leistungsdiagnostik.
- **Mittel-/langfristige Planung von Trainingsinhalten (Übersicht):** Soll-Ist-Analyse unter Berücksichtigung ärztlicher Vorgaben, der Reha-Phase und des bisherigen Verlaufs; zu Beginn Übungen eng an der Wundheilung orientiert (➤ 3.6.7), Wiederherstellung grundlegender motorischer Fähigkeiten (unspezifisch).
- **Kurzfristige Planung (einzelne Trainingsinhalte):** Reihung der Trainingsinhalte innerhalb einer Trainingseinheit:
  - Spezifisches und unspezifisches Aufwärmen (i. d. R. zehn Minuten oder mehr),
  - Stretching (wahlweise erst nach dem Ausdauertraining),
  - Koordination und Schnelligkeit,
  - Kräftigungstraining (zuerst anspruchsvolle, mehrgelenkige Übungen, dann einfache, eingelenkige Übungen),
  - Ausdauertraining,
  - Stretching (soweit noch nicht früher durchgeführt).

  Hinweis: Einige Trainingsreize stören sich gegenseitig (langes, intensives Stretching vor Schnelligkeits-/Krafttraining; Kraft- und Ausdauertraining im zeitlichen Zusammenhang), sodass sie möglichst nicht in der gleichen Trainingseinheit gesetzt werden sollten (➤ 3.6.5).
- **Wahl von Umfang und Intensität** anhand der Ergebnisse von individuellen Tests und Diagnoseverfahren für Funktion und Leistungsfähigkeit, der zu erwartenden sowie der realen unmittelbaren und mittelbaren individuellen Response auf die Trainingsreize sowie auf Basis publizierter Empfehlungen

zu indikations- und zielgruppenspezifischen Interventionen und der Erfahrungen des Th.

- **Monitoring und Dokumentation** der durchgeführten Trainingseinheiten, der Response des Organismus (falls nötig inklusive Wohlbefinden, Schmerz- und Anstrengungsempfinden), der testbasiert ermittelten oder anhand der Trainingsbelastungen ableitbaren Funktions- und Leistungsfähigkeit und des Gesundheitszustands unter besonderer Berücksichtigung der Indikation.

3.6.4 Belastungssteuerung in der MTT

Die Steuerung der Belastung beruht auf der Analyse der komplexen und dynamischen Beziehungen zwischen der bewegungstherapeutischen Intervention und ihren unmittelbar und verzögert auftretenden Effekten.

Belastung ist die entscheidende Steuergröße des Trainings, deren Dosierung die Adäquanz des Reizes zur Leistungserhaltung oder -steigerung sichert. Der Begriff Belastung beschreibt im engeren Sinne körperliche Arbeit, die bei äußerlich vergleichbarer Anforderung zu individuell unterschiedlichen psychischen und physischen Beanspruchungen von Klienten und Patienten führt (Martin et al. 2001). Zur Steuerung von Belastungen in der MTT müssen neben Beanspruchungen der Bindegewebe des aktiven und passiven Bewegungsapparats auch kardiorespiratorische, metabolische, vegetative und weitere Beanspruchungen berücksichtigt werden.

> Initial wird das Training nach der verletzten oder am wenigsten funktionsfähigen Struktur ausgerichtet, im Verlauf des Trainings an den am langsamsten adaptierenden Strukturen.

Wenngleich mechanische Belastung eine wichtige Belastungskomponente darstellt, lässt sie sich in der MTT ebenso wie die Belastbarkeit des heilenden Gewebes nur schwer abschätzen. Etwas besser lässt sich die **Beanspruchung** abschätzen, beispielsweise anhand des Spannungsgefühls und der Schmerzen beim Training sowie anhand der verzögerten Response des Gewebes (z. B. Schwellung, Temperaturveränderung oder Zunahme der Schmerzen).

3.6.5 Allgemeine Trainingsprinzipien

Trainingsprinzipien haben einen richtungsweisenden, praktisch orientierten Charakter und beruhen auf Erfahrungen und plausiblen Annahmen aus dem Leistungssport (Trainingslehre) (Steinhöfer 2008, Martin et al. 2001).

Wirksamer Belastungsreiz: Reizumfang und -intensität müssen „überschwellig" dosiert werden, damit sie zur Adaptation führen können. Die Reizschwellen der verschiedenen Gewebe und Organe unterscheiden sich.

Progressive Belastungssteigerung: Belastungskomponenten sollten schrittweise dem Verlauf der Gewebeheilung und der zunehmenden Leistungsfähigkeit angepasst werden.

Variation der Trainingsbelastung: Die Variation der Darbietungsform von Trainingsreizen (Inhalte und Methoden) verspricht insbesondere bei längerem Therapie- oder Rehabilitationsverlauf Vorteile für Reizwirksamkeit, Motivation und Übertragbarkeit der Trainingseffekte.

Optimale Gestaltung von Belastung und Erholung: Erst ein ausreichend langer Zeitraum für die Erholung sichert die Anpassung. Zur Erholung benötigte Zeiträume unterscheiden sich in Abhängigkeit vom Reizprofil und dem betroffenen Gewebe/Organ.

Wiederholung und Kontinuität: Wiederholung gleicher oder ähnlicher Reize führt zur Adaptation; ähnliche Reize müssen zeitlich und inhaltlich aufeinander abgestimmt sein, Variationen müssen dosiert erfolgen. Mit fortschreitender Trainingsdauer kann es sinnvoll sein, unspezifische Trainingsreize zur Erhaltung konditioneller Grundlagen zu setzen.

Periodisierung und Zyklisierung: Anstatt alle konditionellen und koordinativen Fähigkeiten gleichzeitig zu entwickeln, empfiehlt sich die phasenweise Schwerpunktsetzung bestimmter Trainingsinhalte. Sofern häufig (z. B. täglich) trainiert wird, sollten Phasen reduzierter Trainingsdosis in zyklischen Abständen geplant werden (z. B. alle drei bis vier Wochen für eine Woche).
Individualität und Altersgemäßheit: Zielsetzung und Inhalte des Trainings müssen gesundheits-, geschlechts- und altersspezifische Besonderheiten und Adaptabilität sowie individuelle Fähigkeiten und Neigungen berücksichtigen.
Zunehmende Spezialisierung: Gering Trainierte benötigen grundlegende konditionelle und koordinative (d. h. unspezifische) Reize, um Anpassungserscheinungen hervorzurufen; mit zunehmendem Trainingsverlauf erfolgt eine stärkere Orientierung an Alltags- oder Sportanforderungen.
Regulierende Wechselwirkung einzelner Trainingselemente: Unterschiedliche Formen der Trainingsintervention bedingen sich gegenseitig. Krafttraining und Ausdauertraining, Kraft und Beweglichkeit, Koordinations- und Konditionstraining sowie allgemeine und spezielle Trainingsinhalte können aufeinander aufbauen, sich im Falle eines zeitgleichen Trainings aber auch stören (➤ 3.6.3).

> Die Trainingsprinzipien sind mit Beobachtungen aus der MTT-Trainingspraxis und mit Studien zu physiologischen Grundlagen kompatibel, aber nur zum Teil empirisch fundiert. Es fehlen daher Informationen zur optimalen quantitativen und qualitativen Ausgestaltung.

Inwieweit die Trainingsprinzipien adäquat berücksichtigt werden können, wird im Versorgungsalltag ganz wesentlich durch organisatorische Rahmenbedingungen (z. B. Dauer der Behandlung oder Möglichkeit, Bereitschaft und Fähigkeit der Patienten, Heimtraining durchzuführen) beeinflusst.

3.6.6 Wirkungen von Bewegungsreizen auf Gewebe

Menschliches Bindegewebe wird permanent mit einer vom Gewebetyp abhängigen Geschwindigkeit auf- und abgebaut (Turnover). Vermittelt über mechanische, chemische, thermische und piezoelektrische Reize beeinflusst Bewegung in spezifischer Form die Rate der Auf- und Abbauprozesse (Quantität), aber auch die Qualität des Gewebes. Folgende Belastungskonfigurationen erscheinen besonders geeignet, die Erhaltung oder Adaptation unterschiedlicher Gewebetypen auszulösen (van den Berg 2011, Diemer u. Sutor 2011, Seidenspinner 2005):

- **Knorpel:** Moderate, intermittierende Druck-/Scherbelastungen; Kraftausdauertraining, Training mit häufigem Wechsel zwischen Belastung und Pause (kein statisches Training); Knorpel reagiert auf diese Reize nicht wie ein Muskel mit einer Zunahme des Querschnitts, ist aber stärker druckbelastbar.
- **Sehnen:** Zugbelastungen, exzentrisches Training (nachgebende Muskelarbeit ➤ 3.6.9 Box); submaximale, zyklisch wiederkehrende Reize; der Sehnenquerschnitt wird beibehalten oder erhöht, Veränderungen der Matrix sind nachweisbar und Zugbelastbarkeit, Steifigkeit sowie Hystereserate werden verbessert (u. a. bessere Kraftübertragung).
- **Ligamente:** Moderate körperliche Aktivität mit moderatem Bewegungsausmaß (Range of Motion, ROM ➤ 2.1.5.1) im Gelenk (Vermeidung von Belastungen im Endbereich ligamentärer ROM); Erhalt oder Erhöhung der Kollagenmasse und molekularen Struktur sowie Erhalt oder Erhöhung der Belastbarkeit.
- **Knochen:** Druck (gewichtstragende Belastungen, Krafttraining), Stoßbelastungen (Sprünge); Erhalt oder Erhöhung der Knochenmasse und der Frakturschwelle; strukturelle Adaptation entgegen der Hauptbeanspruchungsrichtung.

- **Muskel bzw. neuromuskuläres System:** Zunahme des Querschnitts, erhöhte Rekrutierung und Frequenzierung, erhöhte aerobe Enzymkapazität, verbesserte Koordination; s. a. motorische Hauptbeanspruchungsformen: Ausdauer (➤ 3.6.8), Kraft (➤ 3.6.9), Koordination (➤ 3.6.10).

3

3.6.7 Orientierung des Trainings an der Gewebeheilung

Neben der Grunderkrankung oder Verletzung und deren Heilungsverlauf sind in der MTT häufig die strukturellen und quantitativen Folgen von Immobilisation auf die Bindegewebstypen des menschlichen Bewegungssystems zu beachten (van den Berg 2011, Diemer u. Sutor 2011). Körperliche Immobilisation wirkt i. d. R. in die entgegengesetzte Richtung wie die geschilderten Bewegungsreize (➤ 3.6.6). Jedoch erfolgt die Reduktion der Belastbarkeit und Funktionsfähigkeit des Gewebes rascher. Gewebe mit einer geringen Turnover-Rate (Knorpel, Gelenkkapseln, Ligamente und Bänder) kann daher, selbst wenn es von einer Verletzung oder Degeneration nicht betroffen ist, nach langer Immobilisation die Progression erheblich verzögern.

3.6.7.1 Anpassung der Trainingsintervention an die Phasen der Wundheilung

In der MTT verbreitete Schemata der Einteilung der Gewebeheilung in Phasen weisen Gemeinsamkeiten und Unterschiede hinsichtlich Benennung, Dauer und empfohlenen Interventionen auf (van den Berg 2011, Diemer u. Sutor 2011, Seidenspinner 2005).
Wenngleich der Phasenbegriff suggeriert, dass es sich um serielle, klar getrennte physiologische Vorgänge handelt, kommt es real zu fließenden Übergängen und deutlichen Überlagerungen der Phasen, z. B. ist die der Proliferationsphase zugeschriebene Matrixsynthese bereits in der Entzündungsphase zu beobachten. Die MTT setzt außerhalb der betroffenen Struktur u. U. bereits in der Entzündungsphase ein, unmittelbar an der betroffenen Struktur in der Proliferationsphase. Nachfolgend werden Schemata der Anpassung von Trainingsinhalten an die Wundheilungsphasen vorgestellt.

3.6.7.1.1 Entzündungsphase

■ **Physiologie**
- Entzündung, Schwellung und Hyperthermie als physiologische Reaktion (verbesserter An-/Abtransport),
- Reinigung des Wundgebietes von Eindringlingen und Zelltrümmern (sekundäre Verletzung),
- erhöhte Schmerzsensibilität,
- 1.–5. Tag (Seidenspinner 2005).

■ **Intervention**
- Funktionelle Immobilisation (ggf. Tape/Schiene),
- Automobilisation im schmerzfreien Bereich,
- lokal kein Kraft-/Ausdauer-/Koordinationstraining,
- Patientenaufklärung (Ernährungsempfehlungen, Genussmittelkonsum, Stressvermeidung etc.),
- physikalische Therapie (Ultraschall, Elektrotherapie) (Seidenspinner 2005),
- Beurteilung der Stärke der Entzündungsreaktion (Diemer u. Sutor 2011):
  - Normaler Heilungsverlauf: Kontrolle, nicht zwingend Behandlung der Entzündung; physikalische Therapie nicht notwendig; Kraft-/Ausdauer-/Koordinationstraining in entfernten Regionen möglich.
  - Überschießende Entzündung: Kälteanwendungen und Medikamente; Training auch in nicht betroffenen Regionen kontraindiziert.

3.6.7.1.2 Proliferationsphase

■ **Physiologie**
- Quantitative Phase,
- Vorläuferzellen wandern ein, proliferieren und synthetisieren als Bindegewebszellen neue, unspezifische Matrix (z. T. parallel zur Entzündungsphase),
- Kollagenfasern Typ 3 mit verminderter Stabilität (15–20 % des gesunden Gewebes) und ungeordneter Faserausrichtung,
- Wundkontraktion,
- 6.–21. Tag (Seidenspinner 2005).
- Klinisches Assessment (Diemer u. Sutor 2011): Die Proliferationsphase ist erreicht, wenn
  - kein Dauerschmerz in Ruhe, kein Nachtschmerz mehr existieren und
  - eine reduzierte Temperaturdifferenz zwischen betroffener/nicht betroffener Seite vorliegt.

■ **Intervention nach Seidenspinner (2005)**
- Elektrostimulation,
- neuronale Aktivierung durch aktive isometrische, konzentrische und exzentrische Übungen und dreidimensionale Bewegungsmuster gegen den Widerstand des Th.

■ **Intervention nach Diemer und Sutor (2011)**
- (Auto-)Mobilisation über den Tag verteilt,
- nur schmerzfreie Dehnung (Bindegewebsausrichtung), Kompression,
- Training der lokalen aeroben und der allgemeinen aeroben Ausdauer,
- Koordinationstraining: Training lokaler Stabilisatoren, statische und langsame dynamische (gut kontrollierbare) Übungen, bei denen Feedback möglich ist (Closed-Loop ➤ 3.6.10.4.3),
- lokal i. d. R. kein Krafttraining (hohe mechanische Belastung, anaerob-laktazider Stoffwechsel).

3.6.7.1.3 Konsolidierungsphase
(Seidenspinner 2005)

■ **Physiologie**
- Qualitätsverbesserung des Gewebes, gesteigerte Belastbarkeit,
- Abnahme der Durchblutung,
- 22.–60. Tag.

■ **Intervention**
- Stärker belastende Übungsformen erlaubt,
- zunächst lokales, „sehr leichtes" Muskelausdauertraining bei < 30 % des Einwiederholungsmaximums (1RM ➤ Box),
- Später „etwas anstrengendes", danach „anstrengendes" Krafttraining mit 30–70 % des 1RM (Ziel: Hypertrophie, Steigerung der Maximalkraft).

Definition

Das **Einwiederholungsmaximum** (engl. one repetition maximum, 1RM) gibt den maximalen Widerstand an, der bei einer beliebigen Kraftübung einmal mit sauberer Technik konzentrisch und exzentrisch bewegt werden kann.

Bei der Einteilung der Phasen nach Diemer und Sutor (2011) geht die Proliferationsphase direkt in die Remodellierungsphase über. Insbesondere im Bereich des Krafttrainings sind aber die Trainingsziele in der Konsolidierungsphase nach Seidenspinner (2005) mit denen in der frühen Remodellierungsphase nach Diemer und Sutor hinreichend vergleichbar, sodass die therapeutische Relevanz dieser unterschiedlichen Einteilung zunächst überschaubar bleibt.

3.6.7.1.4 Remodellierungsphase

■ **Physiologie**

- Qualitative Phase,
- Kollagenumbau (Differenzierung von Typ 3 in Typ 1 und 2),
- Bildung von crosslinks (Querbrücken im Bindegewebe) erhöht die Stabilität,
- Ausrichtung der Faserstruktur in Richtung der einwirkenden Kräfte,
- Dauer:
  - Ab dem 61. Tag, Dauer 3–12 Monate (Seidenspinner 2005),
  - fließender Übergang von Proliferations- zu Remodellierungsphase; Dauer der Remodellierungsphase i. d. R. mindestens ein Jahr (Diemer u. Sutor 2011)
- Klinisches Assessment (Diemer u. Sutor 2011): Test, ob Remodellierungsphase erreicht ist:
  - Funktionelle Tests, die abhängig von Verletzung/Schaden eingesetzt werden,
  - Beispiel Inversionstrauma am Sprunggelenk: Bewegungsausmaß < 10° Differenz im Seitenvergleich, keine Schwellung nach Belastung.

■ **Intervention nach Diemer und Sutor (2011)**

- Intensive Mobilisation und Dehnung (Bindegewebsverlängerung, Dehnschmerz erlaubt),
- Krafttraining mit steigender Intensität (Progression: Kraftausdauer, Hypertrophie, intramuskuläre Koordination, Schnellkraft, Reaktivkraft),
- alle Formen des Ausdauertrainings (inkl. wettkampfspezifischer Formen),
- alle Formen des Koordinationstrainings (inkl. schnellen Bewegungen, die Antizipation erfordern, sog. Open-Loop ➤ 3.6.10.4.4).

■ **Intervention nach Seidenspinner (2005)**

- Sportart-, berufs- und/oder alltagsspezifisches Training zur Vorbereitung der Wiedereingliederung,
- „sehr anstrengendes" Krafttraining mit 70–100 % des 1RM.

Variationen im Ablauf der Gewebeheilung: Der individuelle zeitliche Ablauf der Gewebeheilung variiert abhängig von den betroffenen Gewebetypen, dem Operationsverfahren und der Schwere der Schädigung/Degeneration, Vor- und Begleiterkrankungen (z. B. Stoffwechselerkrankungen), Art und Dauer der Immobilisation sowie genetischen Faktoren.
Vor diesem Hintergrund erscheint es unverzichtbar, die individuell getestete Funktions- oder Leistungsfähigkeit als eines von mehreren Kriterien für die Progression zu nutzen. In der Versorgungspraxis kann sich der Th. insbesondere nach Operationen häufig auf ärztliche Vorgaben hinsichtlich der Progression stützen. Die Progression wird ohnehin mit dem behandelnden Arzt und weiteren beteiligten Gesundheitsprofessionen abgestimmt.
Für einige Krankheitsbilder kann das Wundheilungsschema naturgemäß nicht ohne Anpassung angewendet werden. Bei der konservativen Behandlung der Koxarthrose entfällt z. B. die Proliferationsphase und bei der Behandlung von zentralisierbaren Bandscheibenproblemen nach McKenzie sprechen Diemer und Sutor (2011) von Reduktionsphase (Automobilisation in Zentralisationsrichtung), Stabilisationsphase (Funktionswiederherstellung, Kraft-/Ausdauertraining) und Präventionsphase (alle Interventionen freigegeben).

3.6.7.1.5 Beispiel: Trainingstherapie nach konservativ versorgter fibulotalarer Bandruptur

Am Bsp. der Trainingstherapie nach konservativ versorgter fibulotalarer Bandruptur lässt sich nach Diemer und Sutor (2011) die zeit- und kriteriengeleitete Progression demonstrieren.

■ **Entzündungsphase**

Ziele:

- Patientenmanagement, Schmerzlinderung, Mitbehandlung von Begleitverletzungen.

Inhalte:

- Funktionelle Immobilisation in schmerzfreier Position (Dorsalextension oder Neutral Null), lokal kein Training (nur nicht betroffene Gelenke, Oberkörper, nicht betroffene Seite).

Übergang zur nächsten Phase:

- Kein Dauerschmerz in Ruhe,
- Figure-of-eight-Seitendifferenz nur noch 0,5–1,0 cm (Messung der Schwellung mit Maßband-Achtertour um das Sprunggelenk),
- Temperaturdifferenz im Seitenvergleich < 2 °C.

■ **Proliferationsphase**

Ziele:

- Bewegungserweiterung und Wiederherstellung, Bindegewebsstrukturierung, Verbesserung der Koordination.

Inhalte:

- Bewegungserweiterung im spannungs-/schmerzfreien Raum (50–200 Wiederholungen in alle Richtungen),
- Krafttraining nicht lokal, sondern nur in nichtbetroffenen Gelenken,
- lokale aerobe Muskelausdauer mit Theraband®, Seilzug, Gewichtsmanschette in alle Richtungen, ohne Ermüdung; Bewegungsausmaß und Belastung angepasst (Schmerzfreiheit),
- Aktivierung von Muskeln in spannungsfreien Ausgangsstellungen, z. B. zehn Serien à 3–5 × 10 Sekunden statisches Training für Mm. tibialis anterior, peronei, gastrocnemius und tibialis posterior,
- beidbeiniges, später einbeiniges Balancetraining in sicherer Neutralstellung oder Dorsalextension,
- langsames, kontrolliertes Training der Alltagsfunktionen, die gemäß Funktionsscore Probleme machen (Funktionsscore: z. B. Foot and Ankle Disability Index Score, FADI [Martin et al. 1999]).

Übergang zur nächsten Phase:

- I. d. R. ab der dritten Woche nach Trauma,
- ROM < 10 % Differenz, keine rezidivierende Schwellneigung nach Belastung, geringe Seitendifferenz beim Star-Excursion-Balance-Test (Gribble et al. 2012).

■ **Remodellierungsphase**

Hinweis: Der Patient sollte nun bei und nach Belastung schmerzfrei sein, die Stabilität des Gewebes ist aber noch reduziert.

Ziele:

- Wiederherstellung der Sport- und Alltagsfähigkeit.

Inhalte:

- Beweglichkeit bei Bedarf; Defizite dürfen bis zur Schmerzgrenze und im weiteren Verlauf u. U. darüber hinaus bearbeitet werden.
- Alle Kraft- und Ausdauertrainingsinhalte möglich, auf adäquate Steigerung der Belastungsparameter achten,
- Balancetraining und Alltagsbewegungen in unterschiedlichen Ausgangspositionen,
- Hinzunahme von Koordinationsübungen mit hohen antizipatorischen Anforderungen (Open-Loop, Feedforward-Mechanismen): Landungen nach Sprüngen, Lauf-ABC, schnelle Bewegungsprogramme.

Behandlungsprotokolle, wie das in diesem Bsp. Vorgestellte, geben wichtige Anhaltspunkte zur Progression und nennen Behandlungsschwerpunkte, die erlaubte Belastungsintensität und das Bewegungsausmaß sowie Beispiele für Übungen (Brotzman et al. 2011, Diemer u. Sutor 2010, 2011, Froböse 2010,

Haber 2006, Seidenspinner 2005, Voight et al. 2007). Sie sind jedoch nicht auf jeden Patienten übertragbar. Die Progression innerhalb der Phasen erfolgt gemäß der allgemeinen Trainingsprinzipien (➤ 3.6.5) und unter Berücksichtigung trainingswissenschaftlicher Erkenntnisse zu den nachfolgend ausführlicher behandelten motorischen Hauptbeanspruchungsformen Ausdauer (➤ 3.6.8), Kraft (➤ 3.6.9), Koordination (➤ 3.6.10) und Beweglichkeit (➤ 3.6.11).

3.6.8 Ausdauertraining

Definition

Ausdauer ist die motorische Fähigkeit des Organismus, eine gegebene Leistung über einen längeren Zeitraum ohne Ermüdung aufrechterhalten zu können. Die Wiedererlangung, Steigerung oder Erhaltung der aeroben Fitness kann wesentlich zu Selbstständigkeit und Teilhabe beitragen und ist wichtige Grundlage für andere Formen der Trainingsintervention. Bei Personen mit kardialen, pulmonalen oder metabolischen Erkrankungen sowie bei Hochbetagten hängt die Ausdauerleistungsfähigkeit eng mit Morbidität und Mortalität zusammen.

Wiederholtes Training führt zu Anpassungserscheinungen (Adaptationen) der an der Energiebereitstellung beteiligten lokalen und peripheren Organ- und Signalsysteme und zu einer besseren Ausdauerleistungsfähigkeit. Ausdauertraining ist ein bedeutender Bestandteil der Prävention und Therapie u. a. kardialer, vaskulärer und metabolischer Zivilisationserkrankungen.
Ausdauertraining kann häufig so gestaltet werden, dass es mit geringen mechanischen Belastungen für die betroffene Region einhergeht. Es ist daher in vielen Fällen schon in der Proliferationsphase (➤ 3.6.7.1.2) einsetzbar.

3.6.8.1 Erscheinungsformen der Ausdauer

Erscheinungsformen der Ausdauer lassen sich u. a. anhand folgender Kriterien charakterisieren:

- **Form der Belastung:**
  - Gleichförmig (Dauerlauf),
  - intermittierend (Intervalltraining mit regelmäßigem Wechsel zwischen Belastung und Erholung),
  - unstrukturiert (Spielformen).
- **Anteil aktivierter Muskulatur:**
  - Allgemeine Ausdauer mit Beteiligung von mehr als 1/6 bis 1/3 der Gesamtmuskelmasse (z. B. Fahrradfahren, Rudern, Schwimmen, Gehen, Joggen),
  - lokale Ausdauer mit Beteiligung von weniger als 1/3 bis 1/6 der Gesamtmuskelmasse (z. B. Bewegungen nur im Fuß-, Knie-, Hand- oder Ellenbogengelenk einer Körperseite).
- **Energiebereitstellung:**
  - Vorwiegend aerobe Energiebereitstellung – Verbrennung von Kohlenhydraten und Fetten mit überwiegender Beteiligung von Sauerstoff (bei längeren Belastungen moderater Intensität),
  - vorwiegend anaerobe Energiebereitstellung – Verbrennung von Kohlenhydraten überwiegend ohne Beteiligung von Sauerstoff (bei kürzeren Belastungen hoher Intensität).
- **Spezifität der Belastung:**
  - Grundlagenausdauer ohne Bezug zu einer Sportart oder Alltagsaktivität,
  - spezielle Ausdauer, deren Gestaltung sich an den Anforderungen einer bestimmten Sportart oder Alltagssituation orientiert.

In der MTT sind v. a. die lokale dynamische Ausdauer sowie die allgemeine aerobe dynamische Grundlagenausdauer von Bedeutung. Wenngleich ein fließender Übergang besteht, lässt sich die Unterscheidung zwischen lokaler und allgemeiner Ausdauer sinnvoll anhand der unmittelbaren Wirkung auf das Herz-

Kreislaufsystem abschätzen. Bei einem lokalen Ausdauertraining sollten sich die Herzfrequenz und die Atmung nur unwesentlich erhöhen (Herzfrequenz bei unter 20 % der Herzfrequenzreserve). Eine Unterscheidung zum Kraftausdauertraining ist über die Intensität möglich. Diese beträgt beim lokalen Ausdauertraining weniger als 15–25 % des 1RM, das Anstrengungsempfinden im belasteten Muskel auf der Borg-Skala ist „leicht" (11) (➤ 2.2.3.5). Es sind drei bis fünf Serien von 40–50 Wiederholungen mit einer kurzen Pause von 30–60 Sekunden möglich.

3.6.8.2 Effekte von Ausdauerbelastungen

Aerobe körperliche Aktivität und Ausdauertraining haben neben unmittelbaren Effekten auch chronische Trainingseffekte; in ➤ Tab. 3.6.1 ist eine Auswahl der Effekte dargestellt.

Tab. 3.6.1 Effekte von aerober körperlicher Aktivität und Ausdauertraining (Mujika 2012, Thompson et al. 2010).

Lokale aerobe Ausdauer	Allgemeine aerobe Ausdauer
Unmittelbare Effekte von Ausdauerbelastungen (Auswahl)	
• Lokale Durchblutungssteigerung (Sauerstoff-/Nährstoffversorgung, Abtransport von Stoffwechselendprodukten; Temperaturerhöhung; höhere Turnover-Rate). • Reizsetzung für lokale Bindegewebsstrukturen. • Schmerzhemmung. • Insgesamt Förderung der Wundheilung.	Zusätzlich zu den lokalen Effekten (arbeitende Muskulatur): • Steigerung von Herzfrequenz, Sauerstoffaufnahme/Energieumsatz und Blutdruck. • U. a. Veränderung hormoneller Regulation, Insulin- und Glukosestoffwechsel, sympathovagaler Balance.
Chronische Ausdauertrainingseffekte (Auswahl)	
• Verbesserung von Kapillarisierung, Myoglobingehalt, Mitochondrienzahl und -größe, Phosphat- und Glykogenspeichern, Enzymkapazität: Höhere lokale Ausdauerleistungsfähigkeit und bessere Erholungsfähigkeit der Muskulatur nach muskulären Belastungen.	Zusätzlich zu den lokalen Effekten (arbeitende Muskulatur): • Verbesserung der Leistung und Ökonomie des Herz-Kreislaufsystems und Verbesserung des Fettstoffwechsels → höhere allgemeine Ausdauerleistungsfähigkeit und bessere allgemeine Erholungsfähigkeit. • Zudem u. a. Erhaltung oder Verbesserung des Blutdrucks, der Fließeigenschaften des Blutes und der Gesundheit der Gefäßwände, des Zucker- und Insulinstoffwechsels, der Infektanfälligkeit, der sympathovagalen Balance. • Risikoreduktion des Auftretens von Zivilisationserkrankungen wie Diabetes mellitus Typ 2, koronarer Herzkrankheit, Schlaganfall und Adipositas sowie von Brust- und Darmkrebs und Depressionen. • Bei gewichtstragendem Ausdauertraining Verbesserung der Knochendichte, Senkung des Osteoporoserisikos.

3.6.8.3 Belastungsintensität und -umfang beim aeroben dynamischen Ausdauertraining

3.6.8.3.1 Ausdauertrainingsbereiche

Die Einteilung von Ausdauertrainingsbereichen orientiert sich an der Energiebereitstellung. Im Leistungsbereich unterhalb der aeroben Schwelle (erster Anstieg der Blutlaktatkonzentration bei einer Ausdauerleistungsdiagnostik ➤ 2.4.9) wird die Energie fast ausschließlich aerob bereitgestellt. Zwischen der aeroben und der anaeroben Schwelle wird Energie vorwiegend aerob und z. T.

anaerob bereitgestellt. Oberhalb der anaeroben Schwelle (Bereich des maximalen Laktat-Steady-State, an dem sich Laktatbildung und -abbau im Gleichgewicht befinden ➤ 2.4.9) übersteigt die Laktatproduktion die Laktatelimination, sodass die Laktatkonzentration im Blut kontinuierlich ansteigt; der Anteil anaerober Energiebereitstellung nimmt weiter zu. Den Laktatschwellen können ventilatorische Schwellen zugeordnet werden. Die (erste) ventilatorische Schwelle liegt etwa im Bereich der aeroben Laktatschwelle, der respiratorische Kompensationspunkt (zweite ventilatorische Schwelle) etwa im Bereich der anaeroben Laktatschwelle (Beneke et al. 2011, Thompson et al. 2010).
Für ein Regenerationstraining werden Belastungen unterhalb der aeroben Schwelle, für ein Grundlagenausdauertraining Belastungen im aerob-anaeroben Übergangsbereich zwischen der aeroben Schwelle und der individuellen anaeroben Schwelle (IAS) und für ein intensives Ausdauertraining und Intervalltraining Belastungen an oder über der IAS genutzt (Beneke et al. 2011, Mezzani et al. 2012).

3.6.8.3.2 Festlegung der Belastungsintensität relativ zur maximalen Leistung

Die mindestens notwendige Beanspruchung zur Verbesserung der Ausdauerleistungsfähigkeit liegt bei untrainierten Erwachsenen bei etwa 40 % der Sauerstoffaufnahmereserve (VO_2R) (Thompson et al. 2010) oder der maximalen aeroben Leistungsfähigkeit, bei leistungsschwachen Personen bei 30 % VO_2R. Das bedeutet, wenn sich ein Patient bei einer Leistungsdiagnostik oder beim Belastungs-EKG tatsächlich ausbelastet (was nicht immer der Fall ist) und maximal 150 Watt geleistet hat, dann sollte er mit mindestens 0,4 × 150 = 60 Watt trainieren. Ein moderates Ausdauertraining wird mit 40–60 %, ein intensives Ausdauertraining mit 60–75 % der maximalen aeroben Kapazität durchgeführt.

3.6.8.3.3 Effekte moderater versus hoher Intensität

Der **Energieumsatz** (Produkt aus Intensität und kumuliertem Umfang) stellt i. d. R. die wichtigste Stellgröße für die Größe der Trainingseffekte dar (Thiel et al. 2012). Daraus ergibt sich, dass intensivere Belastungen bei gleicher Trainingszeit deutlich größere Effekte versprechen. Allerdings gelten moderate Belastungen grundsätzlich als kardial und muskuloskelettal weniger risikoreich und sind deshalb zumindest zu Beginn eines Trainings oder bei wenig belastbaren Patienten zu präferieren.

> Werden ein intensives Training und ein moderates Training so durchgeführt, dass jeweils der gleiche Energieumsatz resultiert (z. B. 2 h Joggen mit 8 km/h und 5 h Walking mit 4 km/h), erzielt man mit der intensiven Beanspruchung einen etwas größeren Ausdauertrainingseffekt (Thompson et al. 2010).
> Ob zur Erreichung gesundheitsbezogener Endpunkte moderate oder intensive Belastungen effektiver sind, kann nicht pauschal beantwortet werden. Es hängt von Krankheitsbild, Alter, Leistungsfähigkeit, Dauer des bisherigen Trainings, organisatorischen Rahmenbedingungen und weiteren individuellen Umständen ab (Thiel et al. 2012).

3.6.8.3.4 Karvonen-Formel

Die Karvonen-Formel bietet eine einfache, gegenüber der Leistungsdiagnostik aber weniger präzise Möglichkeit zur Steuerung der Ausdauertrainingsintensität (Thompson et al. 2010). Sie berücksichtigt die individuelle Herzfrequenzreserve (engl. heart rate reserve, HRR), also den Bereich zwischen Ruhepuls und Maximalpuls.

Trainingsherzfrequenz = Ruheherzfrequenz + gewünschte Intensität × HRR

Aufgrund erheblicher Zwischenpersonenunterschiede sollte die maximale Herzfrequenz nicht geschätzt, sondern im Rahmen einer ärztlich überwachten Ergometrie (➤ 2.4.2) tatsächlich individuell ermittelt werden. Die Intensität für ein moderates Grundlagenausdauertraining wird mit 40–60 % HRR, für ein intensives Training über 60 % HRR angegeben (Mezzani et al. 2012). Die Herzfrequenz variiert bei gleicher relativer Belastung zwischen Personen ganz erheblich, und innerhalb der gleichen Person begrenzt (Thompson et al. 2010).

3.6.8.3.5 Anstrengungsempfinden

Der menschliche Organismus verfügt über leistungsfähige Feedforward- und Feedback-Mechanismen zur intuitiven und bewussten Belastungssteuerung. Sie zeigen sich u. a. als Anstrengungsempfinden und Ermüdung (Feedback) sowie in der erfahrungsbasierten Einschätzung, wie lange die aktuelle Belastung noch durchgehalten werden kann (Feedforward). Ohne diese „Ausdauer-Sensomotorik" wäre die Durchführung körperlich-sportlicher Aktivität für den Menschen nicht möglich. Die Wahrnehmung von Anstrengung befähigt im Prinzip auch untrainierte Personen zur Steuerung der Belastungsintensität (Mezzani et al. 2012, Parfitt et al. 2012). Das Anstrengungsempfinden wird mithilfe der RPE-Skala (engl. rating of perceived exertion, Borg-Skala) (Borg 2004) von 6 (überhaupt nicht anstrengend) bis 20 (maximale Anstrengung) gemessen (➤ 2.2.3.5). Das Anstrengungsempfinden kann mithilfe von Biofeedback-Methoden (➤ 2.4.12) trainiert werden.

3.6.8.3.6 Zusammenfassung: Belastungsintensität

➤ Tab. 3.6.2 stellt unterschiedliche Bezugspunkte zur Steuerung aeroben dynamischen Ausdauertrainings in der MTT dar. Welche der Bezugspunkte oder deren Kombination am besten geeignet sind, hängt von Population, Rahmenbedingungen und individuellen Erwägungen ab. Die Übereinstimmung zwischen den Verfahren variiert in Abhängigkeit von Leistungsfähigkeit, Medikation, Gesundheitszustand, äußerer Umgebung und weiteren Faktoren.

Tab. 3.6.2 Steuerung der Intensität dynamischen Ausdauertrainings (Thompson et al. 2010, Mezzani et al. 2012).

	Leistung an der aeroben und zur anaeroben Schwelle	Maximale aerobe Leistung	Herzfrequenzreserve (HRR) (Karvonen-Formel)	Anstrengungsempfinden (rating of perceived exertion, RPE)
	Geschwindigkeit (km/h) oder Leistung (Watt)	Geschwindigkeit (km/h) oder Leistung (Watt)	Schläge/min	Borg-Skala (6–20)
leichtes/regeneratives Dauertraining; Aufwärmen, Cooldown	unterhalb der aeroben Schwelle	30–40 %	30–40 % HRR	Borg 11 („leicht")
moderates Dauertraining	oberhalb der aeroben Schwelle	40–60 %	40–60 % HRR	Borg 13 („etwas anstrengend")
intensives Dauertraining	knapp unterhalb und im Bereich der anaeroben Schwelle	60–75 %	60–75 % HRR	Borg 15 („anstrengend)
Intervall-training	an oder über der anaeroben Schwelle	75–95 % (Belastung) und 20–60 % (Pause)	75–95 % HRR (einschränkt nutzbar)	Borg 13 („etwas anstrengend") bis 17 („sehr anstrengend")

Die Intensität des Intervalltrainings hängt wesentlich vom Belastungs-Pausen-Verhältnis und der Gestaltung der Pausen ab. Ein sehr intensives, mittlerweile unter bestimmten Voraussetzungen (z. B. ärztliche Überwachung) auch bei kardialen Patienten eingesetztes Intervalltraining besteht aus drei bis sechs Intervallen von vier Minuten Dauer bei einer Intensität von 80–90 % der maximalen aeroben Leistung, mit dreiminütigen aktiven Pausen bei 40 % der maximalen aeroben Leistung (Rognmo et al. 2004).

3.6.8.3.7 Belastungsumfang

Ziel eines Ausdauertrainings in der MTT für Patienten können zunächst zwei bis drei Ausdauertrainingseinheiten mit einer Dauer von mehr als 30 Minuten pro Woche (angeleitet durch den Th. oder – sofern ärztlich freigegeben – als Heimtraining) sein. Dieser Umfang würde insbesondere nach längerer Immobilisation oder bei niedriger Leistungsfähigkeit erhebliche Trainingseffekte induzieren. Zur optimalen Gestaltung des Ausdauertrainingsumfangs fehlen aber allgemeingültige, auf einer empirischen oder zumindest physiologischen Rationale gründende Empfehlungen. Der gewählte Umfang des Ausdauertrainings hängt häufig von zeitlichen Ressourcen des Klienten und vom Trainingsumfang anderer motorischer Hauptbeanspruchungsformen ab.
Für ein risikoarmes, an die individuelle Leistungsfähigkeit angepasstes Training wird zu Beginn der Therapie oder Rehabilitation häufig intervallförmig gearbeitet und ein sehr niedriger Belastungsumfang gewählt (Mezzani et al. 2012). Unter Berücksichtigung der Reaktion auf die Belastung wird die Dauer der Pausen sukzessive reduziert, bis ein kontinuierliches Training möglich ist, und der Umfang gesteigert.

3.6.9 Krafttraining

Definition

Kraft ist die Fähigkeit des neuromuskulären Systems,

- Widerstände zu überwinden (konzentrische Kontraktion: Muskel verkürzt sich bei der Kontraktion. Beispiel: Ein Gewicht gegen die Schwerkraft anheben),
- sie zu halten (isometrische Kontraktion: Muskellänge bleibt während der Kontraktion weitgehend unverändert. Beispiel: Ein Gewicht gegen die Schwerkraft in gleicher Position halten) oder
- ihnen entgegenzuwirken (exzentrische Kontraktion: Muskel verlängert sich bei der Kontraktion. Beispiel: Ein Gewicht kontrolliert mit der Schwerkraft nach unten bewegen).

Dazu gehört, das eigene Körpergewicht zu tragen und zu beschleunigen, funktionelle Körperhaltungen einzunehmen sowie Gegenstände zu heben und zu bewegen. Kraft tritt im Alltag und in den meisten Sportarten nicht in Reinform, sondern in Kombination mit anderen motorischen Hauptbeanspruchungsformen als Mischform auf.

In der MTT geht es i. d. R. nicht um die maximale Ausprägung spezieller Kraftfähigkeiten, sondern um die Wiederherstellung oder Verbesserung des verletzungs- oder immobilisationsbedingt eingeschränkten Kraftniveaus. Krafttraining soll eine freie, zügige, kontrollierte und sichere Ausführung alltäglicher, beruflicher oder sportlicher Bewegungen ermöglichen und dazu beitragen, dass diese Bewegungen auch bei häufiger Durchführung den Bewegungsapparat möglichst wenig belasten. Krafttraining an der betroffenen Struktur ist in der MTT erst in der Konsolidierungs- bzw. Remodellierungsphase (➤ 3.6.7.1) indiziert.

3.6.9.1 Dimensionsanalyse der Kraft

Die **Maximalkraft** ist die zentrale Basisgröße für die Beschreibung individueller Kraftvoraussetzungen. Sie stellt die höchstmögliche Kraft dar, die das neuromuskuläre System bei maximaler willkürlicher Kontraktion auszuüben vermag, und beeinflusst wesentlich die Ausprägung von Schnellkraft und Kraftausdauer.

> Die auf das Körpergewicht bezogene Maximalkraft (z. B. Handkraft, Kniestrecker) hat bei Senioren prädiktiven Wert für Selbstständigkeit, Morbidität und Mortalität.

Schnellkraft ist die Fähigkeit, einen möglichst hohen Kraftstoß in der zur Verfügung stehenden Zeit zu produzieren (z. B. beim Sprung oder Richtungswechsel im Sport oder beim Schutzschritt zum Vermeiden eines Sturzes nach Stolpern).

Kraftausdauer ist die Fähigkeit, eine möglichst große Impulssumme in einem definierten Zeitraum gegen höhere Lasten (> 30–50 % der Maximalkraft) zu produzieren. Sie wird neben der Maximalkraft durch die Ermüdungswiderstandsfähigkeit bestimmt (Güllich u. Schmidtbleicher 1999).

Die Leistungsfähigkeit im Dehnungs-Verkürzungs-Zyklus (DVZ; reaktive Bewegungen) ist weniger stark von der Maximalkraft abhängig. Als **Reaktivkraft** bezeichnet man „die Fähigkeit des Organismus aus einer abbremsenden (exzentrischen) Bewegung heraus in kürzester Zeit einen möglichst hohen konzentrischen Kraftstoß realisieren zu können" (Schmidtbleicher u. Gollhofer 1985, S. 271). Die Dehnung eines voraktivierten Muskels führt über neuronale und elastische Mechanismen zu einer Leistungspotenzierung in der konzentrischen Phase, z. B. beim Laufen.

3.6.9.2 Methoden und Anpassungserscheinungen des Krafttrainings

Die für ein effektives Krafttraining notwendigen relativen Intensitäten unterscheiden sich nur unwesentlich zwischen unterschiedlichen Zielgruppen. Bei Untrainierten lässt sich der größte Kraftzuwachs mit etwas niedrigeren Intensitäten (60 % 1RM) erzielen als bei Trainierten (80 % 1RM) (Rhea et al. 2003) (➤ 3.6.9.3.1). Hingegen hängt der für eine Verbesserungen der Kraft notwendige Trainingsumfang maßgeblich vom Leistungsniveau ab (Peterson et al. 2005). Trainierte benötigen ein Mehrfaches des Trainingsvolumens Untrainierter, um ihre Leistung zu steigern.

➤ Tab. 3.6.3 zeigt gängige Methoden des Krafttrainings in der MTT und die mit diesen Methoden zu erzielenden Anpassungserscheinungen (Diemer u. Sutor 2011, Güllich u. Schmidtbleicher 1999, Hohmann et al. 2010, Seidenspinner 2005). Die Reihung der Methoden in der Tabelle entspricht der Reihung, wie sie im Verlauf eines mehrere Monate dauernden Trainings empfohlen wird. Die hier genannten Intensitäten gelten auch für Senioren (Mayer et al. 2011).

Eine in den letzten Jahren zunehmend diskutierte Trainingsform ist das **ischämische Krafttraining**. Dieses Training mit niedrigen Widerständen bei vaskularer Okklusion durch eine Manschette induziert kurzfristig ähnliche Verbesserungen von Muskelkraft und -querschnitt wie ein Training mit hohen Lasten. Dies könnte für Patienten mit Kontraindikationen für hohe mechanische Belastungen nützlich sein. Vor einem routinemäßigen Einsatz im Feld müssen jedoch langfristige Trainingseffekte und mögliche Nebenwirkungen besser untersucht werden (Wernbom et al. 2008). Zudem gibt es Vermutungen, dass bereits die durch den Gefäßverschluss bei moderatem Krafttraining auftretende relative Ischämie zu einer erheblichen Potenzierung des Trainingseffekts führen könnte, ohne dass eine Manschette zur Unterbindung der lokalen Blutzufuhr nötig ist.

3

Tab. 3.6.3 Krafttraining: Methoden und Adaptationen.

Methode	Intensität [% 1RM]	Wiederholungen	Serien	Serienpause [min]	Tempo [Sekunden konzentrische – isometrische – exzentrische Arbeit]	Trainingsdauer [Wochen]	Schwerpunkt der Adaptation
Unvollständige Ermüdung	30–50%	10–15	2–3	2	langsam 2–0–2	1–3	Intermuskuläre Koordination, Erlernen der Bewegung.
Kraftausdauermethoden	40–70%	15–25	1–4	0,5–2	langsam bis zügig 1–0–1, 2–0–2	4–8	Enzymatische Anpassungen, energetische und neuronale Ermüdungsresistenz.
Submaximale Kontraktionen	65–80%	8–15	1–4	2–3	langsam bis zügig 1–0–1, 3–0–1	6–16	Hypertrophie, Maximalkraft.
Maximale Kontraktionen	85–95%	1–5	3–5	4–5	zügig bis explosiv 1–0–1	4–8	Intramuskuläre Koordination (Ausnutzung des Muskelpotenzials), Maximalkraft.
Sprünge	—	5–10	2–5	5–10	alle 5–15 Sekunden 1 Sprung	4–8	Reflexaktivität, Muskel-Sehnen-Elastizität, Reaktivkraft.

1RM = one repetition maximum, Einwiederholungsmaximum (➤ 3.6.7.1.3).

3.6.9.3 Hinweise für Planung und Durchführung von Krafttraining

Zwischen Krafttrainingseinheiten für die gleiche Muskelgruppe sollte 48 Stunden, bei reaktivem Training 72 Stunden Pause liegen. Ausdauerreize für die gleiche Muskelgruppe in zeitlicher Nähe, insbesondere nach dem Krafttraining, überlagern den Krafttrainingseffekt. Ein sachgemäß ausgeführtes Training mit submaximalen Kontraktionen (Hypertrophietraining) führt nach frühestens sechs Wochen zu einer Vergrößerung des Muskelquerschnitts. Es beeinträchtigt allerdings (ebenso wie andere Krafttrainingsformen) die neuromuskuläre Leistungsfähigkeit für mehrere Tage und Wochen (Güllich u. Schmidtbleicher 1999). Neuronale Adaptationen, wie z. B. eine erhöhte Rekrutierung motorischer Einheiten und eine erhöhte Feuerungsrate (Frequenzierung), erfordern spezifische

Trainingsreize mit maximaler Intensität im vollständig erholten Zustand. Ein solches Training zur Verbesserung der intramuskulären Koordination sollte daher zeitlich deutlich getrennt begonnen werden, z. B. im Anschluss an eine Regenerationswoche. Schnellkraftmethoden, Mischmethoden (Pyramiden etc.) und alltags-/sportartspezifisches Krafttraining werden in der Praxis häufig so konzipiert (Training im ermüdeten Zustand, kurze Pausen, Herbeiführung muskulärer Ermüdung), dass sie selbst dann muskuläre Anpassungen induzieren, wenn eigentlich neuronale Anpassungen erwünscht sind (ebd.).

3.6.9.3.1 Bestimmung der Belastungsintensität

Referenzmethode zur Bestimmung der Belastungsintensität ist die Berechnung des Trainingsgewichts relativ zum Einwiederholungsmaximum (1RM ➤ 3.6.7.1.3, ➤ Tab. 3.6.3), also des Gewichts, welches bei maximaler willkürlicher Anstrengung einmal exzentrisch und konzentrisch bewegt werden kann. Die Ermittlung des 1RM ist zum Zeitpunkt der Aufnahme des Krafttrainings in der MTT u. a. aufgrund der hohen mechanischen Belastung und der häufig fehlenden Trainingserfahrung noch nicht praktikabel. Anhand von Tabellen (z. B. Holten-Kurve) oder mithilfe von Formeln lässt sich das 1RM grob berechnen. Abhängig von Trainingszustand, genetischen Faktoren und gewählter Trainingsübung liegen das 5RM bei 85–90 %, das 10RM bei 70–80 %, das 15RM bei 60–70 % und das 20RM bei 50–65 % des 1RM.

In der Praxis wird die Intensität meist anhand der vorgegebenen Wiederholungszahlen gesteuert. Dazu wird iterativ das Gewicht identifiziert, mit dem die gewünschte Wiederholungszahl gerade noch bei sehr großer Anstrengung (Borg 16–18) (➤ 2.2.3.5) realisiert werden kann. Die Beobachtung der Bewegungsqualität und die Abfrage des Anstrengungsempfindens helfen bei der Bemessung der Trainingslast.

> **Bestimmung der Belastungsintensität (Beispiel):** Für ein Hypertrophietraining wird gemäß ➤ Tab. 3.6.3 (submaximale Kontraktionen) eine Wiederholungszahl von 8–15 Wiederholungen angestrebt. Ausgehend von einem sehr niedrigen Widerstand und unter Berücksichtigung des Anstrengungsempfindens des Patienten steigert der Th. das Gewicht, bis dieses mit erheblicher Anstrengung (Borg 17, „sehr anstrengend"), aber bei sauberer Ausführung der Übung zwölfmal bewegt werden kann.

Zu einem späteren Zeitpunkt im Trainingsprozess, an dem bereits eine Adaptation stattgefunden hat und maximale Kontraktionen durchgeführt werden dürfen, sollte nach Möglichkeit das 1RM ermittelt werden.

3.6.9.3.2 Übungsauswahl

Krafttrainingsübungen sollten nach Möglichkeit generell über das gesamte schmerzfreie Bewegungsausmaß ausgeführt werden.

Kriterien einer adäquaten Übungsausführung sind

- erkennbare Umsetzung
  - des Bewegungsrhythmus und
  - einer gleichbleibenden Bewegungsgeschwindigkeit über das gesamte Bewegungsausmaß (Ausnahmen: Schnellkraft und Reaktivkrafttraining),
- Stabilisation nicht beteiligter Gelenke (keine Ausweichbewegungen).

Kriterien für die Übungsauswahl sind u. a.

- **Dosierbarkeit der Belastung und Monitoring des Trainingsfortschritts**
  - Geräte, Freihanteln und Seilzüge ermöglichen, anders als z. B. Therabänder®, die Belastung der letzten Trainingseinheit genau zu reproduzieren und sie bei Bedarf (Leistungssteigerung, Schmerzen) in kleinen Stufen anzupassen.

- **Übertragbarkeit auf Alltags-/Sportartbedingungen**
  - Ausgangsposition und Winkelstellungen lassen sich meist variieren; sofern schmerzfrei und sicher durchführbar, sind spezifische Trainingsformen zu bevorzugen.
  - Für Koxarthrose-Patienten bietet ein Seilzug, an dem liegend oder stehend trainiert werden kann, Vorteile gegenüber geführten Geräten, die ein Training der Abduktoren im Sitzen (90° Beugung in Knie- und Hüftgelenk) vorsehen, da im Alltag (z. B. Gehen) die Stabilisation durch die Abduktoren bei weitgehender Hüft- und Kniestreckung erfolgt.
  - Für einen Tennisspieler, der seine Aufschlagbewegung aus einer Extension der WS heraus durchführen muss, wäre in den späteren Therapiephasen zur Stärkung der Bauchmuskulatur eine Flexionsbewegung aus der Extension heraus den klassischen Crunches in Rückenlage mit 90° Beugung in Knie- und Hüftgelenk als Ausgangsstellung vorzuziehen.
- **Freiheitsgrade und koordinativer Anspruch**
  - Ein Training am Seilzug – noch mehr mit Freihanteln oder Langhanteln – ist i. d. R. schwieriger zu erlernen, bietet aber in vielen Fällen ein spezifischeres, koordinativ anspruchsvolleres und zeitlich effizienteres Training ganzer Muskelgruppen als geführte Übungen an Geräten.
  - Trainingsmittel wie Sling, Pezzibälle und instabile Unterlagen bieten vielfältige Möglichkeiten, das koordinative Anforderungsprofil einer Kraftübung zu modifizieren.
- **Schmerzfreiheit bei und nach der Übungsausführung**
  - Hat der Patient Schmerzen bei einer Übung, können Variationen der Ausgangsstellung und Bewegungswinkel oder Alternativübungen Abhilfe schaffen.
  - Bei Patienten mit patellofemoralem Schmerzsyndrom kann es z. B. möglich sein, dass Knieextensionsübungen in der offenen Kette Schmerzen provozieren, während Übungen in der Beinpresse schmerzfrei durchführbar sind.
- **Sicherheit**
  - Geführte Geräte geben insbesondere Anfängern ein Gefühl der Sicherheit und lassen sich häufig so einstellen, dass Risiken minimiert werden. Adäquate Einweisung und Unterstützung, Platzverhältnisse und Trainingsmittel vorausgesetzt, stellen Frei- und Langhanteltraining aber ebenfalls eine sichere Option dar.
  - Wie stark die Rate unerwünschter muskuloskelettaler Ereignisse in Abhängigkeit von Setting, Übungsform und Trainingserfahrung variiert, ist unzureichend untersucht.
- **Kosten und Verfügbarkeit**
  - Sobald Patienten nach Einschätzung des Arztes und des Th. in der Lage sind, selbstständig zu trainieren, ermöglichen Therabänder®, Expander, leichte Hanteln und Übungen gegen das eigene Körpergewicht ein Heimtraining.
- **Kardiorespiratorische Beanspruchung**
  - Bei älteren und wenig belastbaren Patienten führen mehrgelenkige Übungen, bei denen eine große Muskelmasse aktiv ist (z. B. die beidbeinige Kniebeuge) zu einer erheblichen Beanspruchung des Kreislaufs. Zudem müssen Patienten mit kardialen Risiken mit Blick auf den Blutdruck in der Lage sein, die Übung ohne Pressatmung durchzuführen.

Innerhalb einer Trainingseinheit werden nach dem Aufwärmen zunächst Hauptübungen (mehrere Gelenke beteiligt, viele Freiheitsgrade, koordinativ anspruchsvoll) und dann Nebenübungen (geführt an Geräten) durchgeführt. Diese Reihenfolge kann bei gutem Trainingszustand bewusst umgekehrt werden.

■ **Exzentrisches Training**

Bei vielen alltäglichen Bewegungen (z. B. Treppen hinabgehen) spielen exzentrische Belastungen eine Rolle. Ein exzentrisches Training hat in energetischer Hinsicht bei der Arbeit mit kardial nur gering belastbaren Patienten den Vorteil, dass es das Herz-Kreislaufsystem weniger belastet als ein konzentrisches Training mit dem gleichen Widerstand (vier- bis fünfmal geringerer energetischer Aufwand) (Isner-Horobeti et al. 2013). Exzentrisches Training wird zunehmend als Intervention bei Tendinopathien, z. B. der Achillessehne, eingesetzt (ebd.). Eine Betonung der exzentrischen Muskelarbeit führt zu einem stärkeren Stimulus für die Proteinsynthese. Ein exzentrisches Training mit supramaximalen Belastungen (höher als das 1RM, z. B. an der Beinpresse: konzentrischer Teil der Bewegung wird beidbeinig, exzentrischer Teil beidbeinig durchgeführt) kann aber erst nach sehr sorgfältiger Vorbereitung im Therapieprozess eingesetzt werden.

■ **Sprungtraining**

Unter den **vertikalen Sprungformen** spielen insbesondere

- Squat Jump (rein konzentrische Bewegung aus normierter Ausgangsstellung mit 90° flektiertem Knie),
- Counter Movement Jump (Sprung mit Ausholbewegung: langsamer DVZ) und
- Drop Jump (Niedersprung von einem Kasten mit möglichst kurzer Bodenkontaktzeit: schneller DVZ)

eine Rolle (Güllich u. Schmidtbleicher 1999).

Zu den **horizontalen Sprungformen** gehören u. a.

- Laufsprünge,
- multidirektionale einbeinige Sprünge in unmittelbarer Folge oder mit rascher Stabilisation nach der Landung.

Vertikale und horizontale Sprungformen werden von einem Teil der Patienten und Sportler unterschiedlich gut toleriert. Horizontale Sprungformen sind für einige Sport- und Alltagssituationen sehr bedeutsam, z. B. für Richtungswechsel und Agilität oder bei einem Abfangschritt nach Stolpern zur Vermeidung eines Sturzes.

3.6.9.3.3 Dosierung

Therapeutische Trainingseinheiten enthalten je nach Dauer und Schwerpunktsetzung (Kraft, Beweglichkeit, Koordination) zwischen drei und zehn unterschiedliche Kraftübungen. Jede Übung kann mit einem oder mehreren Sätzen durchgeführt werden. Solange der Muskel wirklich erschöpft wird, kommt es durch ein Ein-Satz-Training in den ersten Wochen eines neu aufgenommenen Krafttrainings durchaus zu einem Kraftzuwachs. Die Anzahl der Sätze sollte aber nach einigen Wochen Training (spätestens nach zwei bis drei Monaten) mit zunehmendem Leistungsniveau gesteigert werden.
Falls organisatorische Rahmenbedingungen die Trainingszeit begrenzen, kann bereits mit einer Trainingseinheit pro Woche insbesondere bei wenig trainierten Muskelgruppen ein überschaubarer Trainingseffekt erzielt werden. Dies gilt allerdings nur für einen begrenzten Zeitraum. Für die MTT empfohlen werden aufgrund der günstigen Relation zwischen Trainingsaufwand und -effekt zwei Einheiten die Woche. Zur Konservierung des Kraftleistungsniveaus ist ein geringerer Trainingsumfang notwendig als zur Verbesserung. Dazu reicht i. d. R. ein einmal wöchentlich durchgeführtes Krafttraining aus.

3.6.9.4 Kraftdiagnostik

Die **Ermittlung des 10- oder 15-Wiederholungsmaximums** (später des 1RM ➤ 3.6.9.3.1) stellt ein reliables und valides Mittel der Kraftdiagnostik und Verlaufskontrolle dar (Schlumberger u. Schmidtbleicher 2000).

3

Isometrische Krafttests, z. B. unter Verwendung von Dehnmessstreifen, geben den Kraft-Zeit-Verlauf einer isometrischen Muskelkontraktion wieder und erlauben die reliable und valide Ermittlung des Kraftanstiegs (der Rekrutierungsgeschwindigkeit) und der isometrischen Maximalkraft. Isometrische Krafttests haben den Nachteil, dass ein einzelner Test immer nur in einem bestimmten Winkel durchgeführt werden kann (ebd.).
Motorische Tests, welche die isometrische Kraftausdauer registrieren (Beispiel für eine Testaufgabe für Rückenstrecker und ischiocrurale Muskulatur in Bauchlage: Beine sind bis zur Hüfte fixiert; der ungestützte Oberkörper soll möglichst lange in der Horizontalen gehalten werden) erfordern einen geringen apparativen Aufwand und sind leicht in großen Gruppen durchführbar, jedoch eingeschränkt reliabel und von geringem prädiktiven Wert (Oesch u. Hilfiker 2011).
Squat Jump, Counter Movement Jump und Drop Jump spielen nicht nur im Training (➤ 3.6.9.3.2), sondern auch für die Diagnostik der Schnell- und Reaktivkraftdiagnostik in der Remodellierungsphase (➤ 3.6.7.1.4) eine wichtige Rolle (Schlumberger u. Schmidtbleicher 2000). Auch horizontale Sprungtests finden in der MTT häufig Anwendung (Diemer u. Sutor 2011).
Isokinetische Kraftdiagnostik und isokinetisches Training werden in ➤ Kapitel 2.4.1 behandelt, **kraftbezogene Biofeedback-Methoden** in ➤ Kapitel 2.4.12.
Kriterien für die Rückkehr zum vollumfänglichen sportartspezifischen Training beziehen sich häufig auf die **Kraft- oder Schnellkraftdiagnostik.** Ein häufig genanntes Kriterium ist eine Kraftdifferenz im Seitenvergleich von weniger als 10–20 % (Brotzman et al. 2011, Diemer u. Sutor 2011, Voight et al. 2007). Sind die Ergebnisse von Krafttests vor der Verletzung/Operation nicht bekannt, muss allerdings berücksichtigt werden, dass auch beim Gesunden Kraftdifferenzen auftreten (dominante Hand, Sprungbein etc.).

3.6.10 Koordinationstraining

Definition

Koordination lässt sich als die Fähigkeit betrachten, Bewegungen aufgabengerecht und zielorientiert zu steuern, sodass Bewegungsprobleme gelöst werden können.
Das Zusammenwirken von Sinnesorganen, Nervensystem und Bewegungsapparat kann unmittelbar durch eine Verletzung oder Operation (z. B. Schädigung von Rezeptoren oder Nerven), aufgrund langer Immobilisation, schmerzbedingter Störungen und/oder durch fehlendes Training beeinträchtigt sein. Koordinationstraining ermöglicht es Patienten, Bewegungsaufgaben überhaupt erst zu lösen, oder Bewegungen sicherer, ökonomischer und/oder schneller durchführen zu können.

Im Vergleich zum Kraft- und Ausdauertraining stellt das Training koordinativer Fähigkeiten ein breiteres und komplexeres Handlungsfeld dar. In der Praxis lassen sich Kraft- und Koordinationstraining nicht immer klar abgrenzen. Sprünge lassen sich z. B. beiden motorischen Hauptbeanspruchungsformen zuordnen. Viele Übungen beanspruchen und verbessern sowohl Kraft als auch Koordination.
Koordinationstraining wird in der MTT nur z. T. neurophysiologisch fundiert und selten systematisch betrieben. Die Vor- und Nachteile unterschiedlicher Vorgehensweisen der Gestaltung und Dosierung von Koordinationstraining mit Patienten sind unzureichend untersucht, sodass man momentan eher von Best-Practice- als von Best-Evidence-Ansätzen sprechen kann.

3.6.10.1 Hinweise für Planung und Durchführung von Koordinationstraining

3.6.10.1.1 Planung eines Koordinationstrainings

Bei der Planung eines Koordinationstrainings sollten folgende Fragen Berücksichtigung finden:

- Wie sind die individuellen koordinativen Fähigkeiten momentan ausgeprägt bzw. welche Ausprägung ist zu erwarten?
- Wie sieht das koordinative Anforderungsprofil der Zielbewegungen in Sport und Alltag aus?
  - Was sind die typischen Handlungssituationen und Bewegungsaufgaben?
- Wie ist die Differenz zwischen Fähigkeiten und Anforderungsprofil ausgeprägt?
  - Ist eine verbesserte Koordination nötig, um bestimmte Bewegungsaufgaben überhaupt erfolgreich lösen zu können?
  - Verspricht die Veränderung von Bewegungsabläufen oder Haltungen ein geringeres Rezidivrisiko, andere gesundheitliche Vorteile oder eine sicherere und ökonomischere Durchführung von Bewegungen?
- Wie lassen sich koordinative Anforderungen von Trainingsübungen unter Berücksichtigung der Wundheilung (➤ 3.6.7) zielgerichtet gestalten und verändern?

3.6.10.1.2 Durchführung eines Koordinationstrainings

Folgende **Best-Practice-Prinzipien für die praktische Umsetzung** koordinativen Trainings haben sich bewährt:

- Aspekt der Sicherheit beachten, z. B. Balancetraining an Sprossenwand/ Gehbarren durchführen, Sicherung durch Th.:
  - Was passiert, wenn die Übung nicht erfolgreich beherrscht wird oder der Patient die Übung aufgrund von Ermüdung plötzlich abbricht?
- Vielseitige, variable, kreative Herangehensweise wählen.
- Qualität, nicht Quantität der Übungsausführung in den Vordergrund stellen:
  - Im Zweifelsfall eine Übung vorzeitig beenden, falls die Konzentration nicht mehr ausreicht.
- Feedback auf unterschiedlichen Kanälen ermöglichen, z. B. verbal, mithilfe von Spiegeln, Videos oder zusätzlichen taktilen Informationen.
- Individuellen Schwierigkeitsgrad so wählen, dass Aufgaben weder durchgängig erfolgreich gelöst werden können, noch dass der Patient durchgängig an der Aufgabe scheitert.
- Fehler sind ein wichtiger Teil des motorischen Lernprozesses.
- Dosierte Korrektur (maximal zwei Aspekte):
  - Nur das wesentliche Problem korrigieren,
  - falls Umsetzung überhaupt nicht gelingt, auf eine leichtere Übungsvariante oder eine speziell das jeweilige Lernproblem aufgreifende, vorbereitende Übung zurückgreifen.

Bei der **Vermittlung komplexer Bewegungen** bieten sich folgende Möglichkeiten:

- **Ganzheitliches Bewegungslernen:** Bewegung wird als Ganzes demonstriert oder erklärt, und als Ganzes durchgeführt,
  - ggf. mit Reduktion der Komplexität einzelner Bewegungselemente,
  - ggf. Nutzung verwandter, weniger komplexer Bewegung und graduelle Annäherung an die Endhandlung.
- **Zergliederungsmethode:** In einer methodischen Übungsreihe werden zunächst einzelne Teilbewegungen/Bewegungselemente geübt und später zusammengesetzt.

3.6.10.2 Koordinative Fähigkeiten

Das Modell der koordinativen Fähigkeiten unterscheidet:

- **Kopplungsfähigkeit:** Fähigkeit, einzelne Bewegungselemente oder Bewegungen einzelner Körperabschnitte zu einer zielgerichteten, flüssigen, sicheren und ökonomischen Gesamtbewegung zu verbinden; insbesondere erforderlich für komplexe Bewegungen sowie Dualtask- und Multitask-Aufgaben.
- **Differenzierungsfähigkeit:** Fähigkeit zur Feinabstimmung von Bewegungs(teil-)abläufen auf das intendierte Bewegungsziel und relevante Umweltbedingungen; dies beinhaltet z. B. beim Werfen eines Balls die Dosierung der Kraft (und damit der Geschwindigkeit).
- **Gleichgewichtsfähigkeit:** Fähigkeit, den Körper im Gleichgewicht zu halten oder während bzw. nach einer Bewegung rasch das Gleichgewicht wiederherzustellen; die Gleichgewichtsfähigkeit hängt von der Integration kinästhetischer, vestibulärer und visueller Informationen ab und wird durch Ausschalten einer oder mehrerer dieser Afferenzen beeinträchtigt.
- **Orientierungsfähigkeit:** Fähigkeit, die eigene Position und die Position von Objekten in einem Aktionsfeld räumlich und zeitlich richtig einschätzen zu können; geteilte Aufmerksamkeit oder das Fehlen optischer, akustischer und kinästhetischer Informationen können die Orientierungsfähigkeit beeinträchtigen.
- **Rhythmisierungsfähigkeit:** Fähigkeit, zyklische und nicht zyklische Bewegungen in einem angemessenen Rhythmus durchführen und diesen Rhythmus variieren zu können (z. B. beim Gehen) sowie einen vorgegebenen Rhythmus zu erfassen und motorisch umzusetzen (z. B. beim Tanzen).
- **Reaktionsfähigkeit:** Fähigkeit, bei erwarteter oder unerwarteter Situationsänderung auf Basis einer schnellen Reizverarbeitung rasch eine adäquate Bewegungshandlung auszuwählen und zu initiieren.
- **Umstellungsfähigkeit:** Fähigkeit, Bewegungsprogramme unmittelbar während der Ausführung an veränderte räumliche, zeitliche oder kraftbezogene Erfordernisse anzupassen.
- **Antizipationsfähigkeit:** Fähigkeit, Situationen erfahrungsbasiert zu erkennen und frühzeitig eine darauf abgestimmte motorische Antwort einzuleiten; Bewegungen im Open-Loop-Modus (➤ 3.6.10.4.4) erfordern Antizipationsfähigkeit.

3.6.10.3 Koordinatives Anforderungsprofil von Bewegungsaufgaben

Das Modell des koordinativen Anforderungsprofils (Neumaier 2006) bezieht sich auf die Leistungsanforderungen motorischer Aufgabenstellungen. Ein Th. kann durch die systematische Variation von Bewegungsaufgaben mithilfe eines Mischpultes, des **Koordinations-Anforderungs-Reglers** (KAR) (ebd.), unterschiedliche koordinative Informationsanforderungen und Druckbedingungen kreieren (➤ Abb. 3.6.1). Die Regler sind nicht beliebig verschiebbar, sondern bedingen sich gegenseitig. Um z. B. die vestibulären und kinästhetischen (propriozeptiven) Informationsanforderungen und insgesamt die Gleichgewichtsanforderung zu erhöhen, könnte man eine statische Balanceübung mit geschlossenen Augen und auf einer instabilen Unterlage durchführen lassen.

Die **Regler für die Druckbedingungen** lassen sich nach Neumaier (2006) fünf Hauptbereichen zuordnen:

- **Präzisionsdruck** mit Blick auf die Bewegungsgenauigkeit (Verlauf oder Ergebnis),
- **Zeitdruck** durch eine limitierte Bewegungszeit und/oder eine mindestens zu erreichende Bewegungsgeschwindigkeit,

- **Komplexitätsdruck** durch die simultane und/oder sukzessive Koordination grob- und feinmotorischer Teilbewegungen unterschiedlicher Muskeln,
- **Situationsdruck** durch die Komplexität und Variabilität der für die Lösung der Bewegungsaufgabe einzubeziehenden situativen Komponenten und Umgebungsvariablen,
- **Belastungsdruck** durch physische oder psychische Belastung.

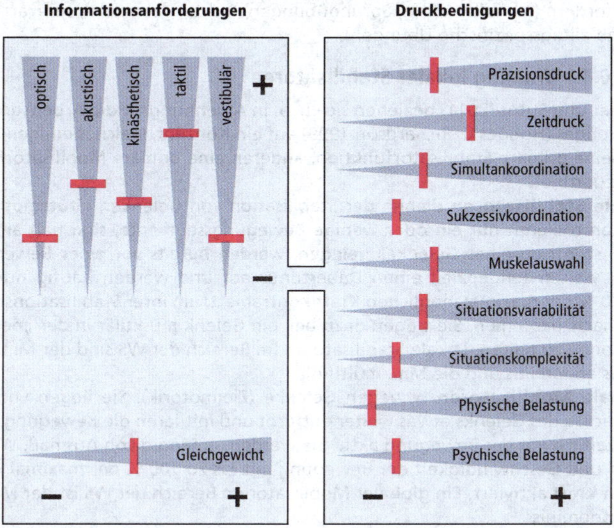

Abb. 3.6.1 Koordinations-Anforderungs-Regler (KAR) (nach Neumaier 2006, S. 134).

Veränderungen der Druckbedingungen lassen sich über Veränderungen des Bewegungsziels und der Ausführungsbedingungen erreichen, z. B. beim Gehen oder Laufen:

- Präzisions- und Zeitdruck durch Gehen/Laufen auf einer Linie mit vorgegebener Geschwindigkeit,
- Erhöhung der Komplexität und Variabilität der Situation durch Übersteigen von Hindernissen, Richtungswechsel und Dualtask-Aufgaben,
- physische Belastung durch vorangegangenes Ausdauer- oder Krafttraining, d. h. Geh- oder Lauftraining im ermüdeten Zustand (sofern indiziert).

> Das Modell der koordinativen Fähigkeiten und der KAR bieten hilfreiche Ansatzpunkte für die praktische Umsetzung von Koordinationstraining in der MTT, beiden fehlt aber die empirische Basis.

3.6.10.4 Progression des Koordinationstrainings

Für eine Orientierung des Koordinationstrainings an die Wundheilungsphasen (➤ 3.6.7.1) unterscheiden Diemer und Sutor (2011) drei Stufen, die ineinander übergreifen:

1. Zu Beginn der Proliferationsphase werden sog. lokale Gelenkstabilisatoren (➤ 3.6.10.4.1) und die Verbesserung der kinästhetischen Fähigkeiten (Fähig-

keit zur propriozeptiven Wahrnehmung von Gelenkwinkeln, Bewegungen und Kräften) trainiert.
2. Zu einem späteren Zeitpunkt in der Proliferationsphase kommt Balancetraining zur Verbesserung von Feedback-Mechanismen hinzu (statische Stabilität), noch später die kontrollierte (teils verlangsamte) Durchführung von Alltags- und Sportbewegungen (dynamische Stabilität).
3. In der Remodellierungsphase werden schnellere und belastendere Bewegungen trainiert, die Feedforward-Mechanismen der Bewegungskontrolle erfordern (schnelle Würfe, Sprungübungen, Richtungswechsel, sportart- und alltagsspezifische Übungen).

3.6.10.4.1 Training lokaler Stabilisatoren

Diemer und Sutor (2011) beziehen sich u. a. in Anlehnung an die Arbeitsgruppe um Hodges (Hodges u. Richardson 1999) auf ein Konzept, welches einigen Muskeln eine primäre Stabilisatorfunktion, anderen eine primäre Mobilisatorfunktion zuordnet.

Lokale Stabilisatoren dienen der Stabilisation von Gelenken (Stützmotorik). Sie kontrollieren nur ein oder wenige Bewegungssegmente, sind nah am Rotationszentrum eines Gelenkes gelegen, werden bereits vor einer Bewegung aktiv, weisen tendenziell einen Dauertonus auf und werden häufig nur mit 10–20 % der maximal möglichen Kraft kontrahiert, um ihrer Stabilisationsfunktion nachzukommen. Sie tragen dazu bei, ein Gelenk muskulär in der „neutralen Zone" zu halten. Lokale Stabilisatoren im Bereich der WS sind der M. transversus abdominis und die Mm. multifidi.

Globale Mobilisatoren bewegen Gelenke (Zielmotorik). Sie liegen von der Drehachse des Gelenks etwas weiter entfernt und initiieren die Bewegung, sind also zeitlich mit der Bewegung aktiv. Sie werden abhängig von Ausmaß, Widerstand und Geschwindigkeit der Bewegung mit bis zu 100 % der maximal möglichen Kraft aktiviert. Ein globaler Mobilisator im Bereich der WS ist der M. rectus abdominis.

Untersuchungen zufolge weist ein Teil der Rückenschmerzpatienten eine Abschwächung der lokalen Stabilisatoren und eine verspätete Rekrutierung bei Alltagsbewegungen wie der Abduktion des gestreckten Armes auf (Hodges u. Richardson 1999).

Bsp.: Ein Training zur Verbesserung segmentaler Kontrolle in der Proliferationsphase bei Rückenschmerzpatienten könnte folgende drei Stufen beinhalten:
1. Isolierte lokale segmentale Kontrolle: Isometrische Aktivierung des M. transversus abdominis für 10 × 10 Sekunden. Ansteuerung und Kontrolle des M. transversus abdominis lassen sich in unterschiedlichen Positionen (RL, Vierfüßlerstand, Stehen) üben.
2. Bewusste segmentale Kontrolle bei (Kräftigungs-)Übungen: Vor dem Heben eines Gegenstandes soll der M. transversus abdominis isometrisch aktiviert werden, die Aktivierung wird bewusst während der gesamten Übung beibehalten.
3. Automatisierte segmentale Kontrolle: Der Patient sollte nun in der Lage sein, unbewusst den M. transversus abdominis zu aktivieren, z. B. bei Übungen am Seilzug im Stand auf instabiler Unterlage. Eine regelmäßige Kontrolle sollte zumindest taktil oder optisch, noch besser mithilfe von EMG (➤ 2.4.10) oder Ultraschall (➤ 2.4.15) erfolgen.

Die Effekte des segmentalen Stabilisationstrainings bei Rückenschmerzen sind vergleichbar mit den Effekten anderer physiotherapeutischer Interventionen. Das Training sollte daher als eine von mehreren Optionen der Intervention betrachtet werden.

> In der Praxis der MTT werden in der Proliferationsphase nicht nur lokale Stabilisatoren, sondern alle für die angestrebte Funktion relevanten Muskelgruppen isometrisch aktiviert (➤ 2.1.5.2 Box). Ein Bsp. ist die Aktivierung des M. vastus medialis des M. quadriceps femoris nach operativ behandeltem Kreuzbandriss durch dosierte isometrische Kontraktionen für 10 × 4 × 2 Sekunden.

3.6.10.4.2 Kinästhesie

Zur Schulung der Kinästhesie (Tiefensensibilität: Lage-, Bewegungs- und Kraftsinn) werden u. a. Gelenkwinkel-Reproduktionsübungen (z. B. Mirroring: Mit geschlossenen Augen einen am Unterschenkel fixierten Laserpointer auf einen definierten Punkt richten) und Übungen an isometrischen oder isokinetischen Dynamometern (z. B. Kraft in einem vorgegebenen Bereich halten) eingesetzt.

3.6.10.4.3 Training von Feedback-Mechanismen

Ein einfaches Modell der Strategien motorischer Kontrolle unterscheidet Closed-Loop- und Open-Loop-Mechanismen (Adams 1971). Bewegungen, die durch Closed-Loop-Mechanismen gesteuert werden, können über das Training von Feedback-Mechanismen verbessert werden. Zur Verbesserung von Bewegungen, die Open-Loop-Mechanismen unterliegen, werden Feedforward-Mechanismen (➤ 3.6.10.4.4) trainiert.

> Der Begriff **Closed-Loop** bezeichnet einen geschlossenen Regelkreis der Bewegungskontrolle bei Bewegungen, die mindestens 200 ms Zeit für Bewegungskorrekturen lassen.
> Diese Übungen sind bereits in der Proliferationsphase möglich, weil während der Ausführung der Bewegung permanent Eckpunkte der intendierten mit der realen Bewegung verglichen werden und falls nötig korrigiert werden können. Beispielsweise hat der Übende bei einer adäquat gewählten Balanceübung ausreichend Zeit, auf destabilisierende Reize zu reagieren. Droht ein Gleichgewichtsverlust (d. h., die vertikale Projektion des Körperschwerpunktes bewegt sich auf die Grenze der Unterstützungsfläche zu), melden dies sensorische Afferenzen an das zentrale Nervensystem. Es kommt zu einer Gegenbewegung und das Gleichgewicht bleibt erhalten.

Beim Training der Feedback-Mechanismen (Closed-Loop) nach Diemer und Sutor (2011) geht es zunächst um **statische Stabilität.** Dies ist die Fähigkeit, Beinachse, Fußgewölbe, Schulter oder Rumpf in einer Ausgangsstellung wie Sitz, Vierfüßlerstand, Zweibein- oder Einbeinstand stabil zu halten. Durch die Wahl der Unterlage (stabil, instabil, mobil etc.) oder Veränderungen des Visus (geschlossene Augen) können v. a. die Anforderungen an das kinästhetische System, durch Störmanöver (Kopf bewegen, motorische Zusatzaufgaben) die Anforderungen an das vestibuläre System gesteigert werden.
Der nächste Schritt zur Verbesserung der Feedback-Mechanismen beinhaltet Übungen zur Verbesserung der **dynamischen Stabilität.** Ziel ist, ausgewählte Bewegungen aus dem Alltag oder Sport unter kontrollierten Bedingungen sauber und ökonomisch durchführen (stabilisieren) zu können. Neben Alltagsbewegungen (z. B. Gehen, Treppensteigen, Heben und Bewegen von Gegenständen, Anziehen) und Elementen aus dem Sport (z. B. Schuss- und Wurfbewegungen in Zeitlupe) können dabei auch Übungen mit geringen Widerständen (< 20 % des 1RM) eingesetzt werden.

3

3.6.10.4.4 Training von Feedforward-Mechanismen

Der Begriff **Open-Loop** bezeichnet einen offenen Regelkreis der Bewegungskontrolle bei Bewegungen, die weniger als 200 ms Zeit für Bewegungskorrekturen lassen.
Diese Übungen sind erst in der Remodellierungsphase möglich, weil zur sicheren und ökonomischen Durchführung der Bewegung eine muskuläre Voraktivierung unabdingbar ist (Feedforward) und/oder weil die Bewegung so schnell erfolgt, dass sie während ihrer Durchführung nur noch eingeschränkt verändert oder gestoppt werden kann. Beispielsweise muss der Patient bei einem Tiefsprung aus 60 cm Höhe oder beim Fangen eines schnell geworfenen Medizinballs (3 kg) seine Muskulatur antizipatorisch vorspannen, damit er sicher landen bzw. fangen kann. Auch ein Sprint oder ein Speerwurf mit Anlauf zählen zu den Bewegungen, die z. T. im Open-Loop-Modus ablaufen.

Beim Training der Feedforward-Mechanismen werden nur solche Alltags- und Sportbewegungen trainiert, die für den individuellen Patienten von hoher Relevanz sind. Dazu können vielfältige Variationen von Sprüngen und Tiefsprüngen (➤ 3.6.9.3.2), Lauf-ABC, Sprints, Richtungswechsel und ebenso Schüsse, Schläge, Hiebe und Würfe gehören.
Wie andere Modelle des motorischen Lernens und der Steuerung von Bewegung ist das Closed-Loop/Open-Loop-Konzept Gegenstand kritischer Betrachtung. Eine Kritik ist, dass sich bei vielen Alltagsbewegungen Open-Loop und Closed-Loop Mechanismen nur schwer unterscheiden lassen.

3.6.10.4.5 Übersicht: Progression des Koordinationstrainings und Testverfahren

In der ➤ Tab. 3.6.4 werden Progression und Diagnostik der Koordination nach Diemer und Sutor (2011) zusammengefasst.

Tab. 3.6.4 Koordination: Progression und Diagnostik (Diemer u. Sutor 2011).

Stufe A: Lokale Gelenkstabilisatoren und Tiefensensibilität			
Aktivierung lokaler Stabilisatoren (➤ 3.6.10.4.1)	1. bewusste isolierte Aktivierung,	2. bewusste Aktivierung vor und während einer Bewegung,	3. automatisierte Aktivierung vor und während einer Bewegung.
Test/Feedback	Neuronale Ansteuerung 10 × 10 Sekunden möglich oder neuronale Ansteuerung während einer Bewegung möglich; Kontrolle taktil, visuell, drucksensorisch, mit EMG (➤ 2.4.10) oder mithilfe von Ultraschall (➤ 2.4.15) (Diemer u. Sutor 2011).		
Kinästhesie (Tiefensensibilität; ➤ 3.6.10.4.2)	Vorgegebene Gelenkwinkelstellungen aktiv oder passiv reproduzieren, (langsame) Bewegungsgeschwindigkeiten erkennen und reproduzieren.		
Test/Feedback	Reproduktion von Gelenkwinkelstellungen (Mirroring) mit Laserpointer oder Inklinometer (Diemer u. Sutor 2011, Schädler et al. 2012)	Messung von Bewegung mithilfe von am Körper fixierten Beschleunigungssensoren (Akzelerometrie) (Banzer et al. 2004)	

Stufe B: Feedback-Mechanismen	
Sensomotorisches Training (➤ 3.6.10.4.3)	
Stufe B1	Statische Stabilität; Ziel: Ausgangsstellung stabil halten.
Sensorisches System	Balanceübungen auf instabilem Untergrund und/oder mit geschlossenen Augen.
Vestibuläres System	Balanceübungen mit zusätzlichen Kopfbewegungen, motorischen Zusatzaufgaben.
Test/Feedback	Romberg-Test (Schädler et al. 2012), gerätegestützte Posturografie (Kraftmessplatte) (Banzer et al. 2004).
Stufe B2	Dynamische Stabilität bei kontrollierten Alltags- und Sportbewegungen; Ziel: Bewegungen stabilisieren.
Tests	Functional-Reach-Test (Schädler et al. 2012), Timed-up-and-go-Test (Oesch u. Hilfiker 2011), Star-Excursion-Balance-Test (Gribble et al. 2012).
Stufe C: Feedforward-Mechanismen	
Feedforward (➤ 3.6.10.4.4)	Schnelle und belastende Bewegungen, die einer antizipatorischen Aktivierung der Muskulatur bedürfen.
Test/Feedback	Jump-and-Reach-Test (Diemer u. Sutor 2011), Squat-Jump, Counter-Movement-Jump, Drop-Jump auf Kontaktmessplatte oder Kraftmessplatte (Schlumberger u. Schmidtbleicher 2000), Zweibein- und Einbeinweitsprung, Einbeinsprungtest (Diemer u. Sutor 2011), sportartspezifische Tests, z. B. Präzision/Geschwindigkeit/Weite bei Würfen/Schüssen.

3.6.10.5 Quantifizierung von Merkmalen der Bewegung und der muskulären Aktivierung

Während die Dynamometrie (gerätegestützte Kraftdiagnostik, vgl. ➤ 3.6.9.4) der Beschreibung äußerer Kräfte einer Bewegung dient, gehört die Ermittlung von Position, Geschwindigkeit und Beschleunigung von Punkten und Körpern im Raum (ohne Betrachtung der Ursachen) zum Bereich der **Kinemetrie.** Zu den kinematischen Bewegungsmerkmalen gehören z. B. Bewegungsrhythmus, Bewegungsfluss, Bewegungsgenauigkeit und Bewegungsumfang.
Eine Analyse solcher Weg-Zeit-Merkmale gestatten u. a. Beschleunigungsaufnehmer (Akzelerometer), Ultraschall-Systeme und elektrooptische Passiv- und Aktivmarkersysteme (Banzer et al. 2004).
Für die EMG zur Beobachtung muskulärer Aktivierung wird auf ➤ Kapitel 2.4.10 verwiesen.

3.6.11 Beweglichkeitstraining

Mithilfe eines Goniometers kann Beweglichkeit gemessen und das maximale Bewegungsausmaß eines Gelenks in Grad angegeben werden (➤ 2.1.5.1). Objektivität, Reliabilität und Validität der **Goniometrie** sind allerdings eingeschränkt (Oesch u. Hilfiker 2011).

Definition

Beweglichkeit ist die Fähigkeit des Muskel-Gelenk-Systems, Bewegungen mit einer großen Amplitude (Bewegungsausmaß) durchführen zu können. Eine normal ausgeprägte Beweglichkeit ist Voraussetzung für die sichere und ökonomische Durchführung von Alltags- und Sportaktivitäten.
Die Beweglichkeit kann nach Traumata, Operationen oder Immobilisation deutlich eingeschränkt sein. Sie hängt ab von

- neuronalen Faktoren (Zusammenspiel erregender und hemmender Prozesse),
- myogenen Faktoren (aktiver und passiver Muskeldehnungswiderstand),
- Gelenkfaktoren (anatomische Strukturen der Knochen, Gelenkkapseln und Bandapparat),
- den Widerständen der Haut und des subkutanen Bindegewebes sowie dem Reibungswiderstand.

Zudem beeinflussen Alter, Geschlecht, Temperatur, Tageszeit, physische Ermüdung und Psyche die Beweglichkeit.

Aktive Beweglichkeit ist der größtmögliche, durch eigene Muskelkraft erreichbare Bewegungsumfang. Die (größere) **passive Beweglichkeit** bezeichnet das maximale Bewegungsausmaß, das mithilfe äußerer Kräfte (z. B. Partner oder Schwerkraft) erzielt werden kann.
In frühen Wundheilungsphasen (➤ 3.6.7.1) werden Automobilisationstechniken eingesetzt. In der Remodellierungsphase bzw. Konsolidierungsphase werden v. a. Dehntechniken genutzt.
Es gibt unterschiedliche Empfehlungen zur Dosierung von Dehnungen. Häufig empfohlen werden 3 × 20 Sekunden statische Dehnung (➤ 3.6.11.1.1).

3.6.11.1 Dehntechniken

3.6.11.1.1 Passives statisches Stretching

Es wird eine schmerzfreie Dehnstellung eingenommen. Die Dehnung wird mit 1–4 Wiederholungen jeweils für eine Dauer von ca. 8–60 Sekunden gehalten.

3.6.11.1.2 PNF-Dehntechniken

Propriozeptive Neuromuskuläre Fazilitation (PNF ➤ 3.7.3), Dehnen unter Ausnutzung von Reflexmechanismen:

- **Anspannungs-Entspannungs-Dehnen oder Hold-Relax-Stretch:** Anspannung, Entspannung und Dehnen, z. B. indem man den gleichen Muskel für 2–10 Sekunden gegen einen Widerstand (des Th., der eigenen Hand, eines Geräts) isometrisch anspannt, bevor man ihn passiv-statisch dehnt.
- **Antagonist Contract-Relax-Methode (AC):** Bei der AC-Methode wird der Gegenspieler des gedehnten Muskels (Antagonist) während der Dehnung angespannt.

3.6.11.1.3 Ballistisches oder dynamisches Stretching

Der Muskel wird aus einer leichten Vordehnung durch kleine oder größere rhythmisch federnde Bewegungen (Wippen) immer nur für kurze Zeit in eine stärkere Dehnposition gebracht. In 1–5 Serien wird jeweils etwa 10- bis 30-mal nachgefedert. Adäquate dynamische Dehnungsimpulse lösen entgegen früheren Vermutungen keine Muskelkontraktionen durch Eigenreflexe aus, die der Dehnung entgegenwirken (Kallerud u. Gleeson 2013).

3.6.11.1.4 Progressiv-intermittierendes Beweglichkeitstraining

Der Muskel wird in eine Dehnposition gebracht und dort für 1–3 Sekunden isometrisch angespannt. Im Anschluss kann das betreffende Körperglied in eine stärkere Dehnposition bewegt werden. Es erfolgen 2–6 weitere Kontraktionen, jeweils gefolgt von einer Verstärkung der Dehnung.

3.6.11.2 Effekte des Einsatzes von Dehntechniken

Einige, aber nicht alle Untersuchungen finden nach einmaliger ebenso wie nach wiederholter Anwendung der o. g. PNF-Methoden (➤ 3.6.11.1.2) eine größere Verbesserung des Bewegungsausmaßes als nach statischem oder dynamischem Dehnen. Die Unterschiede sind z. T. in der Wirksamkeit der Methoden nur gering. Adäquat ausgeführtes dynamisches Dehnen verbessert die Beweglichkeit, ohne das Verletzungsrisiko zu erhöhen (Kallerud u. Gleeson 2013). Trotzdem erscheint es in der MTT geboten, dynamische Techniken erst zu einem späteren Zeitpunkt einzusetzen als statische Techniken.

> Mit Blick auf die Wiederherstellung der alltäglichen und sportlichen Funktions- und Leistungsfähigkeit ist in der MTT keine maximale, sondern eine optimale Beweglichkeit anzustreben. Auf dem jetzigen Wissensstand kann man daher durchaus empfehlen, auf Dehnen zu verzichten, wenn eine normale Beweglichkeit vorliegt oder diese im Therapieverlauf erreicht wird.

3.6.11.2.1 Stretching zur Verletzungsprävention

Wenngleich der Durchführung statischer Dehnübungen vor dem Sport eine verletzungsprophylaktische Wirkung zugeschrieben wird, fehlen wissenschaftliche Belege für die generelle Wirksamkeit (McHugh u. Cosgrave 2010). Überzeugende Evidenz gibt es nur für die Wirksamkeit multimodaler Aufwärmprogramme, bei denen Stretching eine unter mehreren Interventionen darstellt.
Es gibt Hinweise, aber keine konsistenten Belege dafür, dass Stretching das Auftreten muskulärer Verletzungen reduzieren kann. Ein Großteil der Muskelverletzungen tritt während exzentrischer Belastung, beim stark ermüdeten Muskel und/oder bei ungenügend trainierten Sportlern innerhalb des normalen Bewegungsausmaßes auf. Dehnen kann zudem Mikroverletzungen hervorrufen. Davon unabhängig kann es eine analgetische Wirkung haben. Somit erscheint es zunächst nicht plausibel, dass eine Erhöhung des Bewegungsausmaßes das Auftreten von Muskelverletzungen verhindern könnte.
Ebenfalls nur wenige empirische Hinweise gibt es für die plausible Annahme, dass sowohl eine extrem eingeschränkte als auch eine extrem hohe Beweglichkeit das Verletzungsrisiko und das Risiko chronisch-degenerativer Schäden erhöhen können.

3.6.11.2.2 Stretching und Muskelkater

Dehnen reduziert den mit ungewohnten exzentrischen Belastungen verbundenen Muskelkater nicht, oder nur minimal (Herbert et al. 2011).

3.6.11.2.3 Stretching und Leistungsfähigkeit

Für Sportarten wie Bodenturnen, in denen die maximale Beweglichkeit eine besondere Bedeutung hat, ist eine Verbesserung der Leistungsfähigkeit durch vorheriges Dehnen unstrittig. In Sportarten mit vorwiegend schnellkräftigen Bewegungen zeigte sich unmittelbar nach längerem, intensivem Stretching der unteren Extremität (> 20 Sekunden) ein Leistungsverlust von bis zu 30 %. Maximalkraft, Explosivkraft, Reaktivkraft und Vertikalsprungleistung sind nach statischer Dehnung (➤ 3.6.11.1.1) oder nach PNF-Dehnung (➤ 3.6.11.1.2) vermindert (Kallerud u. Gleeson 2013, Simic et al. 2013). Dynamisches Dehnen (➤ 3.6.11.1.3) scheint eher in der Lage, die Beweglichkeit zu erhöhen, ohne Kraft und Schnellkraft zu beeinträchtigen (Kallerud u. Gleeson 2013).
Solange die Beweglichkeit im normalen Rahmen bleibt, hat über einen längeren Zeitraum regelmäßig betriebenes statisches Stretching aber keinen Einfluss auf die Leistungsfähigkeit in Schnellkraftsportarten oder führt sogar zu Verbes-

serungen der Kraft und Schnellkraft. Für einige Ausdauersportarten gibt es dagegen Hinweise, dass bereits eine gute Beweglichkeit die Bewegungsökonomie beeinträchtigt. Langstreckenläufer der Spitzenklasse, die besonders beweglich sind, benötigen im Vergleich zu weniger flexiblen Läufern mehr Energie pro Kilometer.

3.6.11.2.4 Stretching zur Beseitigung eines „muskulären Ungleichgewichts"

Das Konzept der „muskulären Dysbalance" (Ungleichgewicht zwischen Agonisten und Antagonisten) ist theoretisch und empirisch nicht gut fundiert. Unabhängig davon ist aus wissenschaftlicher Sicht fraglich, ob Stretching dazu beitragen kann, das „muskuläre Gleichgewicht" wiederherzustellen.
Klare Evidenz gibt es aber dafür, dass sich abgeschwächte Muskulatur kräftigen lässt. Krafttraining führt zur Veränderung des Muskeltonus und Zunahme der Muskelmasse.

3.6.12 Evidenz-/Bewertungslage

Um größtmögliche Aktualität in der Print- und Online-Version zu gewährleisten, stehen die verfügbare Evidenz zur Wirksamkeit von den Trainingsmethoden der MTT sowie Leitlinien und Empfehlungen von Fachgesellschaften im Online-Zusatzmaterial (➤ QR-Code) zur Verfügung.

Evidenzangaben

Literatur

3.7 Neurophysiologische Behandlungsverfahren

3.7.1 Bobath-Konzept für Säuglinge, Kinder und Jugendliche

Anne Söller

Das Ehepaar Berta und Karel Bobath entwickelte in den 1940er-Jahren ein ganzheitliches Therapiekonzept, mit dem Säuglinge, Kinder, Jugendliche und Erwachsene (➤ 3.7.2) mit einer Bewegungsstörung behandelt werden können. Es wurde weltweit zur Grundlage einer neurophysiologischen Bewegungstherapie im medizinischen Bereich.
Eine Kooperation mit dem Arzt ist hierbei genauso erforderlich wie die Zusammenarbeit mit Ergotherapeuten, Logopäden, Psychologen, Erziehern und Lehrern.
Das Konzept ist alltags- und lebenspraktisch orientiert, im Dialog mit dem heranwachsenden Kind in seinem sozialen Umfeld: im Elternhaus, im Kindergarten, in der Schule sowie auch in der Therapiepraxis. Es integriert neben der Verbesserung der Bewegungsentwicklung eines Kindes seine Wahrnehmung, Intelligenz, Sprache sowie seine emotionale und soziale Entwicklung.

Fundiertes Wissen über die Komplexität von Entwicklung und Entwicklungsstörungen sowie über Bewegung und deren (neurologische) Störungen ist Voraussetzung für das vielfältige, differenzierte und kreative Gestalten des Therapieprozesses. Es werden spezifische Methoden, Strategien und Techniken eingesetzt, die dem Patienten eigenständige, weitgehend variable Problemlösungen für seine Handlungsziele ermöglichen und sich günstig auf die Qualität von Haltung und Bewegung auswirken.

Befunderhebung (➤ 3.7.1.4) und Behandlungsplanung (➤ 3.7.1.5) stehen in stets zu aktualisierender Wechselbeziehung.

3.7.1.1 Ziel

Das Ziel des Bobath-Konzepts (entsprechend der ICF ➤ 1.3.2) liegt darin, dass das Kind Aufgaben und Handlungen zu bewältigen lernt, die seinen unmittelbaren Lebensbereich betreffen. Für den Th. gehören dazu, die Eigenregulationsmöglichkeiten des Kindes zu aktivieren und zu stärken, besonders in Bezug auf

- die körperliche Ebene (Bewegungsverhalten),
- die Handlungsebene (Selbstständigkeit),
- die Partizipationsebene (Teilhabe, Einbeziehung bei allen das Zusammenleben betreffenden Ereignissen und Entscheidungsprozessen).

3.7.1.2 Ganzheitliches Therapieprinzip

Die Ganzheitlichkeit des Bobath-Konzepts beinhaltet die Beratung und Anleitung der Bezugspersonen, das Vorbeugen und Behandeln von Kontrakturen sowie die Hilfsmittelversorgung (➤ 3.7.1.7). Alle Lernzugänge des Menschen mit seinen verschiedenen Ebenen werden in die Therapie einbezogen: die körperliche, emotionale, kognitive und sensorische Ebene, die sog. **KEKS-Ebenen** (➤ Box, ➤ Abb. 3.7.1).

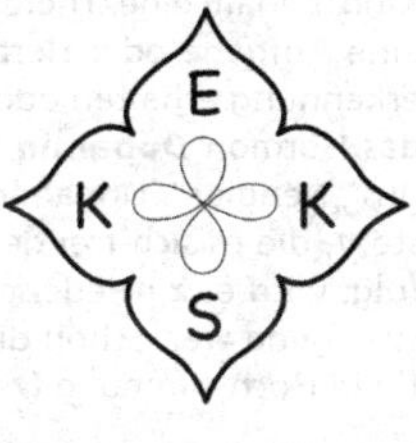

Abb. 3.7.1 Das KEKS-Logo. Körperlich-motorische, emotional-soziale, kognitive und sensorisch-integrative Ebene.

> **Die KEKS-Ebenen**
>
> **K**örperlich-motorische Ebene: Haltung, Beweglichkeit, Balance, feinmotorische Geschicklichkeit
> - Erreichbar durch: Stehen und Gehen auf beiden Fußsohlen, Abstützen mit dem Handwurzelstütz, Klettern, Roller-, Dreirad-, Fahrradfahren, Malen, Schreiben, Schrauben, Schneiden.
>
> **E**motional-soziale Ebene: Ausdruck von Mitgefühl, Wut, Freude, Trauer, Interaktion, Kreativität, Verhalten
> - Erreichbar durch: Trösten, Zärtlichkeit, Liebe, Geduld, Lob, Mut zusprechen, gemeinsam lachen, Planen von Aktivitäten, Rollenspiele.
>
> **K**ognitive Ebene: Aufmerksamkeit, Neugier, Konzentration, Sprache
> - Erreichbar durch: Neugier wecken, Aufmerksamkeit und Konzentration auf eine Sache lenken, Fragen stellen, Pläne erstellen, Vorlesen, Untersuchen, Experimentieren, Rollen spielen, Singen und Reimen.
>
> **S**ensorisch-integrative Ebene: Vernetzung aller fünf Sinnesorgane (Augen, Ohren, Mund, Nase, Haut)
> - Erreichbar durch: Anregung verschiedener Sinne gleichzeitig (Sehen und Malen, Hören und Sprechen, Schmecken und Riechen, Erfühlen, Berühren und Ringen, Schaukeln).

Die heutigen Erkenntnisse über das Lernen bestätigen dieses Prinzip. Das Gehirn erstellt ein vernetztes Gesamtbild der Eindrücke eines Geschehens und speichert es als Erfahrung ab. Erhält eine der vier Ebenen starke Impulse, werden auch die anderen Ebenen aktiv und verknüpfen sich miteinander. Später

reicht es aus, nur eine Ebene zu stimulieren, z. B. den Duft von Lebkuchengewürzen zu riechen, um sich an das eigene Keksbacken zu erinnern. Dazu gehörten das Stehen am Tisch, das Ausrollen des Teiges mit beiden Händen, das Ausstechen von Formen, das vorsichtige Auflegen aufs Backblech, die heißen, fertigen Kekse mit ihrem Duft und Geschmack sowie alle Gefühle, die sich mit diesen Handlungen verknüpft haben. Durch diese ganzheitliche Sicht- und Behandlungsweise nutzt das Bobath-Konzept die Plastizität des Gehirns, indem gesunde Hirnteile Aufgaben übernehmen, für die sie eigentlich nicht vorgesehen waren, und damit Schädigungen an anderen Hirnteilen kompensieren.
Am besten kann ein Kind in vielen alltäglichen Handlungen seine körperlichen, geistigen sowie sensorischen Erlebnisse schulen und mit Freude erleben. Sowohl die Speicherung als auch das Behalten von Zusammenhängen werden komplexer und vielfältiger.
War für ein Kind z. B. eine therapeutische Begegnung mit angenehmen Gefühlen verbunden, gibt es große Chancen, dass sie gespeichert wird und die dort erlebten Bewegungen später auch allein ausgeführt werden können. Ein Kind behält eine Therapiesituation nur dann positiv in Erinnerung, wenn es eine Aufgabe oder Herausforderung bewältigt, Befriedigung empfunden, Anerkennung erhalten oder sich als Teil einer Gemeinschaft erlebt hat. Dabei wird das Hormon **Dopamin** freigesetzt, das lernende Gehirn schaltet auf den Modus „Neugier". Dopamin fließt auch, wenn das Kind vor einer Herausforderung steht, die es sich frei gewählt hat. Führt seine intensive Beschäftigung zum Erfolg, wird es zufriedener und glücklicher sein – auch wenn das, was es tat, anstrengend war. Schon die Tatsache, sich ein Ziel zu setzen, bringt ein Kind häufig in Hochstimmung (➤ Fallbeispiel 1).

Fallbeispiel 1: Betty (6) darf Kekse backen.

Therapeutische Ziele:
- die Konzentration des Mädchens auf die Betätigung zu lenken,
- ihre Ausdauer zu verlängern,
- ihre Auge-Hand-Koordination zu verbessern,
- den Muskeltonus zu erhöhen,
- Mengen erfassen und zuordnen zu lernen.

Der Th. hat das Plätzchenbacken auf mehrere Tage verteilt: Am ersten Tag wird der Teig im Stehen am Tisch hergestellt. Am zweiten Tag darf Betty den Teig ausrollen, Formen ausstechen und die Plätzchen in den Ofen schieben sowie sie probieren. Am dritten Tag verziert Betty die fertigen Plätzchen, am vierten werden die Plätzchen hübsch verpackt, mit dem Namen des Empfängers beschriftet und stolz verschenkt.

Bei Stress kommt es zur Ausschüttung des Hormons **Kortisol,** wodurch Blockaden und Widerstände entstehen können und „nichts mehr geht". So kann jede Erfahrung im Leben eines Kindes es innerlich stärken oder schwächen (➤ Fallbeispiel 2).

Fallbeispiel 2: Susi soll lernen, ihre Schuhe alleine anzuziehen. Das Mädchen sitzt auf dem Stuhl und kämpft mit ihrem Gleichgewicht. Ihre Angst, runter zu fallen, verstärkt den Muskeltonus im ganzen Körper, die Finger verkrampfen sich, sie bringt den Schuh nicht über den Fuß. Der Frust über ihre Unfähigkeit und Hilflosigkeit lässt sie entmutigt aufgeben. Erst dann greift die Bezugsperson ein, Susi ist nun aber nicht mehr bereit, beim Schuhe anziehen mitzuhelfen.

3.7.1.3 Indikationen

Das Bobath-Konzept hilft v. a. Säuglingen und Kindern, bei denen es vor, während oder nach der Geburt zu einer Schädigung im ZNS gekommen ist und die das Bild einer frühkindlichen infantilen Zerebralparese (IZP ➤ 12.4.1.1) zeigen. Häufig gibt es bei der IZP Mischformen, bei denen Begleitsymptome auftreten wie Seh-, Hör- und Sensibilitätsstörungen, Sprachentwicklungsverzögerungen, Wahrnehmungsverarbeitungsstörungen, Intelligenzminderung, Verhaltensauffälligkeiten oder Anfallsleiden, die eine vollständige Teilhabe am Alltagsleben eines Kindes einschränken bzw. verhindern.

Das Bobath-Konzept findet auch Anwendung bei Kindern mit sensomotorischen Störungen und neurologischen sowie neuromuskulären Erkrankungen, deren Ursache sich nicht finden lässt. Zeigt ein Kind z. B. eine Tastabwehrreaktion an den Händen, den Fußsohlen oder im Mundbereich oder weist es einen zu hohen oder zu niedrigen Muskeltonus auf, kann dies – ohne Therapie – seine kontinuierliche Entwicklung verzögern oder sogar verhindern.

3.7.1.4 Befunderhebung

Die beste Möglichkeit, ein Kind zu erreichen und einen Dialog zu beginnen, bietet der **„offene Kanal"** eines Kindes mit der Frage: „Was kann das Kind, was macht es neugierig, was motiviert es am meisten?" Der „offene Kanal" wird als **intrinsische Motivation** bezeichnet und gilt für Aktivitäten, die aus eigenem, innerem Antrieb heraus getan werden. Er bildet den Zugang zu dem Bereich, in dem ein Mensch besonders interessiert, offen und ansprechbar ist.

Die durch das intrinsische Handeln entstehenden positiven Gefühle sind für das Kind die größte Belohnung, die es aus seinem Tun ziehen kann. Der Th. sollte das Kind deshalb dazu ermuntern, innerhalb eines Angebots eine Auswahl zu treffen und die Art seiner Tätigkeit bei der Behandlung mitzubestimmen.

Jede Beobachtung eines Kindes, die zur Dokumentation führen soll, verlangt vom Th. die Entscheidung, ob er im Erstkontakt zunächst die Defizite oder die Fähigkeiten eines Kindes beobachten will. Beides gleichzeitig wahrzunehmen, ist dem Gehirn nicht möglich. Aus diesem Anlass versucht der Th. beim Erstbefund möglichst unvoreingenommen nach den Fähigkeiten und Stärken des Kindes zu schauen und unterstützt es an der Stelle, wo es Hilfe braucht. Dadurch fasst das Kind Vertrauen zum Th. und kommt gerne wieder.

Auf diese Weise gehen Befund und Therapie ineinander über und werden zum Behandlungsbefund. In den altersentsprechenden Befundbogen (s. u.) wird auch beschrieben, wie das Kind die Hilfe angenommen und für sich umgesetzt hat (➤ Fallbeispiel 3).

Fallbeispiel 3: Andy (5) liegt am Boden, kann sich nicht alleine hinsetzen, möchte aber mit seinem Smartphone ein Foto schießen. Dabei verkrampfen sich seine Finger und es gelingt ihm nicht. Bevor er frustriert aufgibt, bringt ihn der Th. in eine sichere Sitzposition, in der er guten Fußsohlenkontakt hat und sich mit seinen Armen abstützen kann. Der Muskeltonus normalisiert sich in der aufrechten Haltung, seine Arme und Hände entspannen sich. Andy ist jetzt in der Lage, nicht nur die Kamera zu halten, sondern auch feinmotorisch den kleinen Auslöseknopf zu bedienen. Andy ist glücklich und (intrinsisch) motiviert, noch mehr Fotos zu machen, wobei er lernt, sich im Sitzen selbst zu halten und zu bewegen, was er sich vorher nicht zugetraut hat. Er konzentriert sich, kann mithilfe seiner Augen sein Gleichgewicht besser kontrollieren und sich selbst in einer neuen Weise wahrnehmen. Im Gehirn finden neue Handlungs-Verknüpfungen statt, sodass er in Zukunft seine Erfahrungen für ähnliche Aufgaben abrufen wird.

Auf diese Weise wird während jeder Bobath-Befunderhebung behandelt und während jeder Behandlung der Befund ergänzt und angepasst. Der Schwerpunkt des Behandlungsbefunds liegt stärker auf dem Behandlungsergebnis als ausschließlich auf einem Testergebnis.

3

■ **Befundbogen nach Bobath (BBB)**

Die Befundbogen nach Bobath (BBB) (Söller 2007) (Befundbogen ➤ Link am Kapitelende) enthalten Fragen aus allen vier Bereichen der KEKS-Ebenen (➤ 3.7.1.2), sodass Ärzte, Physio-, Ergotherapeuten und Logopäden sie für ihre Befunderhebung verwenden können. Die BBB dokumentieren die Fähigkeiten eines Kindes, seine Hauptprobleme, die aktuellen Therapieziele sowie den Therapieverlauf. Mangelhafte Qualität bzw. die Unfähigkeit für eine Funktion kristallisieren sich heraus, während das Kind aktiv ist. Bei der Befunderhebung wird der Th. z. B. beobachten, ob ein zu niedriger oder zu hoher Muskeltonus die Bewegungen oder Tätigkeiten des Kindes behindert, ob eine Seite stärker betroffen ist als die andere, ob Tastabwehrreaktionen an Händen oder Fußsohlen verhindern, dass das Kind stützen, greifen, sich aufrichten oder stehen kann und anderes mehr. Hauptprobleme des Kindes werden nicht nur aufgezählt, sondern im Befundbogen genau beschrieben. Bei Bedarf können weitere Untersuchungen durch andere Fachleute Diagnostik und Ursachenfindung vervollständigen.

Die fünf BBB (➤ Link am Kapitelende) sind als **Eingangsbefund** mit fließendem Übergang in die Therapie geeignet. Als **Verlaufsbefund** können dieselben Bogen farblich gekennzeichnet ergänzt werden. Und als Abschlussbefund geben sie Sicherheit bei den Fragen: Braucht das Kind noch Therapie oder Handling? Und wenn ja, in welchen Bereichen? So lassen sich Ziele und Therapieerfolg kontinuierlich vergleichen und beurteilen. Für die Zusammenarbeit mit Ärzten, weiteren Th. und Pädagogen eignen sich v. a. der „Kurzbefund für Säugling und Kleinkind" sowie der „Kurzbefund für das Schulkind mit einer Behinderung" (➤ Link am Kapitelende) als Zusammenfassung von Fähigkeiten und Störungen des Kindes. Da die Bogen auch Ziele und Verlauf der Behandlung dokumentieren, besteht die Möglichkeit für alle Bezugspersonen, sich ein umfassendes Bild vom Kind mit seinen Möglichkeiten und Problemen zu machen. Alle BBB lassen neben wichtigen Einzelheiten ein klares Bild des ganzen Menschen entstehen, wie er sich verhält, bewegt und sein Leben bewältigt.

Die **Skalierungen der Befundbogen nach Bobath (BBB)** geben Aussage zur Frage: „Was kann das Kind?"

4 = aus eigenem inneren Antrieb heraus
3 = ansatzweise, die Qualität reicht nicht aus
2 = mit therapeutischer Intervention
1 = mit therapeutischer Intervention ansatzweise
0 = gar nicht

Der Th. erklärt unter „Bemerkungen", warum er sich für die jeweilige Einstufung entschieden hat. Kann ein Kind das, was in den BBB gefragt wird gar nicht oder nur unzureichend bewältigen, sollte nach der Ursache geforscht werden und in Absprache mit dem Arzt eine Bobath-Therapie erfolgen.

Für die normale Entwicklung gelten Meilensteine, aber nur 87 % aller Kinder durchlaufen die klassische Abfolge: Drehen – Robben – Krabbeln – Aufstehen. 13 % lassen z. B. das Krabbeln aus. Deshalb wird in den BBB nicht nach Meilensteinen, sondern nach **Grenzsteinen** gefragt. Diese sind als Orientierung für notwendige Entwicklungen zu verstehen, die das Kind erreicht und in sein Leben integriert haben muss, wenn die nächsten Entwicklungsschritte problemlos gelingen sollen. Für jedes Kind, das einen der Grenzsteine nicht erfüllt, kann eben dieser Grenzstein zum Behandlungsziel werden.

Im **BBB 1** geht es um die Kompetenzen des Säuglings in den ersten Lebenstagen nach der Geburt. Obwohl jedes Kind von Anfang an eigene individuelle Reaktionen zeigt, gibt es frühe Zeichen, die bei allen Neugeborenen gleich sind. Neben den Vitalfunktionen wie Atmen, Suchen, Saugen, Schlucken, Verdauen lassen sich sichere Zeichen beobachten, die auf einen normalen Muskeltonus und auf die Fähigkeit einer gesunden Reifung des Nervensystems schließen las-

sen. Mithilfe des BBB 1 ist es möglich, schon früh eine „normale Entwicklung" von einer Fehlentwicklung abzugrenzen.
Im **BBB 2** geht es um die Fähigkeiten des Säuglings am Ende des 3. Lebensmonats, die er bei einer ungestörten Entwicklung erreicht haben sollte.
Der **BBB 3** beinhaltet die Grenzsteine der Entwicklung am Ende des 1. Lebensjahres (oft schon früher). Hat ein Baby die Aktivitätsmuster der ersten drei Lebensmonate entwickelt, wird es sich aus der erreichten Symmetrie durch Rotationsbewegungen aus ihr heraus bewegen und in die Fortbewegung kommen. Mit der körperlich-motorischen Entwicklung gehen die Entwicklungen auf den anderen drei KEKS-Ebenen Hand in Hand. Die Qualität und die Variationen im kindlichen Spiel zeigen den Grad der Vernetzung aller KEKS-Ebenen.
Im **BBB 4** wird nach den Grenzsteinen der Entwicklung am Ende des 3. Lebensjahres gefragt. In diesem Alter (meist schon früher) hat ein Kind eine Koordinationsleistung erreicht, die es ihm ermöglicht, in den Jahren bis zum Schuleintritt seine Bewegungsplanungen in Spiel- und Handlungssituationen selbstständig umzusetzen, zu verfeinern und zu erweitern. Es ist – bei ausreichendem Angebot – von sich aus bereit, zu forschen, zu entdecken und zu lernen.
Der **BBB 5** beschreibt Kompetenzen, Grenzen und Qualität der Ausführungen des Vorschulkindes und wird zur Befunderhebung bei Kindern genutzt, die erst zu diesem Zeitpunkt auffällig werden. Zusätzlich zu den KEKS-Ebenen wird nach Selbstständigkeit, Kommunikation, Konzentration und Ausdauer des Kindes gefragt.
Der **„Kurzbefund für Säugling und Kleinkind"** kann eingesetzt werden, nachdem der Th. ein oder zwei BBB (je nach Alter des Kindes) ausgefüllt hat. Er gibt einen kurzen, zusammenfassenden Überblick über den momentanen Entwicklungsstand des Kindes.
Der **„Kurzbefund für das Schulkind mit einer Behinderung"** beschreibt die Vitalfunktionen bei schwerstmehrfachbehinderten Kindern. Dazu zählen die Atmung, die Nahrungsaufnahme und die Verdauung, der Schlaf-Wach-Rhythmus, der eigene innere Antrieb ebenso wie sensomotorische Funktionskreise. Die Fragen zur Alltagsbewältigung sollen Auskunft darüber geben, wie das Kind Probleme z. B. in den Bereichen Nahrung, Kleidung, Toilette, Fortbewegung und Kommunikation löst. So können über den Befund Aussagen zu seinen derzeitigen körperlichen und geistigen Möglichkeiten, seiner Selbstständigkeit bzw. seiner Abhängigkeit, seiner emotional-sozialen Kompetenz, seinen Interessen und Neigungen getroffen werden. Der Th. konzentriert sich auf ein bis drei Hauptprobleme des Kindes. Bei der Festlegung therapeutischer Ziele gilt es, zentrale Botschaften zu formulieren: knapp, einfach, positiv. Von diesen lassen sich kurz- und langfristige Ziele ableiten, die den Therapieverlauf für eine festgesetzte Zeit bestimmen. Abschließend werden therapeutische Konsequenzen für die Zukunft zusammengefasst in Abstimmung und Kooperation mit allen Bezugspersonen.

■ Regeln der ersten Befunderhebung

Die sieben Regeln der ersten Befunderhebung:

1. Lassen Sie das Kind am Ort der Vertrautheit/Sicherheit.
2. Denken Sie laut: „Das Kind kann …".
3. Finden Sie den „offenen Kanal", die größte Fähigkeit des Kindes heraus.
4. Beobachten Sie das Kind in verschiedenen Positionen, mit altersentsprechendem Material- und Kletterangebot, damit es die Möglichkeit bekommt, zu zeigen, was es kann und wo es vielleicht Hilfe braucht.
5. Benennen Sie die derzeitigen Hauptprobleme des Kindes (max. 3).
6. Legen Sie sich gemeinsam mit dem Kind, den Eltern und allen weiteren Bezugspersonen auf Ziele fest (max. 3).
7. Übertragen Sie therapeutische Vorgehensweisen sofort in das tägliche Leben, indem Sie Eltern, Erzieher, Lehrer und andere Bezugspersonen informieren und auf Wunsch anleiten.

Zu Regel 1: In der Praxis oder beim Hausbesuch bleibt das Kind zunächst an einem Ort, an dem es sich sicher fühlt, z. B. auf dem Schoß der Mutter. Der Th. wird das Kind einfach nur wahrnehmen, ohne selbst aktiv zu werden oder es zum Spielen anzuregen.
Zu Regel 2: Beginnend am Kopf wird der Th. beschreiben, welche Fähigkeiten das Kind spontan, aus eigenem inneren Antrieb heraus zeigt (in Anlehnung an den altersentsprechenden Befundbogen ➤ Link am Kapitelende). Spricht er laut aus, was er sieht, entspannt und erfreut es sowohl das Kind als auch die Bezugsperson und bezieht beide in die Beobachtung mit ein.
Zu Regel 3: Der „offene Kanal" (s. o.) des Kindes wird deutlich, wenn das Kind mit Wachheit und Dialogbereitschaft antwortet. Es ist der Ort, wo Interesse, Motivation, Talente und besondere Fähigkeiten angesiedelt sind. Der Th. beobachtet, wie das Kind am deutlichsten kommuniziert, über welche Sinne es am besten zu erreichen ist (z. B. Augen, Ohren) und ob es auf eine sanfte Berührung über die Haut oder kräftigen Druck mit Aufmerksamkeit und Neugier reagiert.
Zu Regel 4: Es genügt nicht, ein Kind, das nur auf dem Rücken liegen kann, ausschließlich in dieser Position zu beobachten, wenn seine Aufmerksamkeit und seine Handlungen in der aufrechten Position viel besser sind. Zum Beispiel reagieren Kopf, Hände und Arme im Sitzen anders als im Liegen. Füße reagieren im Stand anders als im Sitzen usw. In verschiedenen Haltungen und Bewegungen, in die sich das Kind selbst – oder mithilfe des Th. – gegen die Schwerkraft bringt, kann der Th. den Muskeltonus beschreiben, Einschränkungen erkennen, Schwierigkeiten, Ängste und Auffälligkeiten aufzählen sowie die Motivation und das geistige Verständnis des Kindes von Handlungen und Zusammenhängen in der Therapie nutzen.
Zu Regel 5: Mit Hauptproblemen ist die Beschreibung von problematischen Zusammenhängen mit Auswirkungen auf andere Bereiche bezogen auf Bewegungsqualität, Wahrnehmung, Konzentration und Verhalten gemeint.
Zu Regel 6: Für den Th. werden sich bei der Befunderhebung über die Hauptprobleme Ziele herauskristallisieren. Diese werden für eine festgesetzte Zeit angestrebt.
Es sollte eine Tätigkeit oder Handlung aus dem Alltag des Kindes sein, die sich verbessern soll und in Kooperation mit allen Bezugspersonen abgeglichen wird.
Zu Regel 7: Schon am Ende der ersten Befunderhebung sollte es möglich sein, mindestens eine sinnvolle, gelungene Situation der Bezugsperson zu übertragen. Nur durch Wiederholung eines neuen Haltungs- und Bewegungsmusters kann das Kind dieses automatisieren.
Der Th. wird auch Hilfsmittel (➤ 3.7.1.7) und die Gestaltung des Umfeldes mit z. B. Polstern oder Spielgeräten (➤ Fallbeispiel 4) in seine Empfehlungen an die Bezugspersonen mit einbeziehen.

Fallbeispiel 4: Camilla (3) hat eine Athetose und kann sich deshalb aus der BL nicht alleine aufrichten. Sie kann weder krabbeln, noch alleine sitzen oder stehen.
Gemeinsames Ziel: Verbesserung der Eigenwahrnehmung über tiefensensorische Erfahrungen von Händen und Füßen; mehr Standfestigkeit und ein Gefühl für die Aufrichtung, das Stehen und Gehen entwickeln.
Ihr „offener Kanal" ist die emotional-soziale Ebene. Durch Bewegungen im Sand mit Handwurzelstütz und Fußsohlenkontakt (➤ 3.7.1.5.3) kann Camilla ihre Hände und Füße – und darüber ihren eigenen Körper – besser wahrnehmen (➤ Abb. 3.7.2a). Danach gelingen ihr die ersten Schritte auf dem Sand (➤ Abb. 3.7.2b).

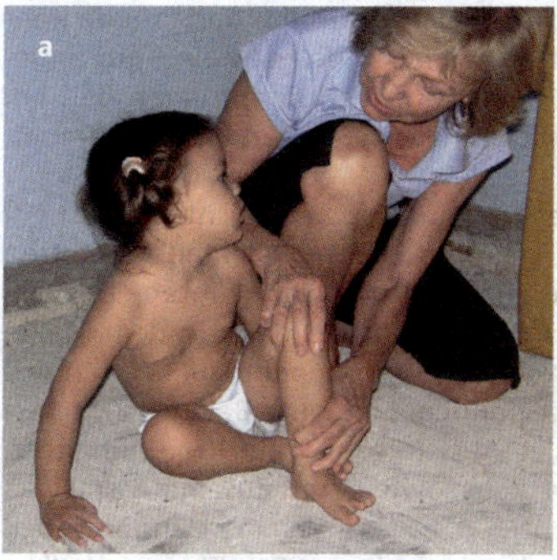

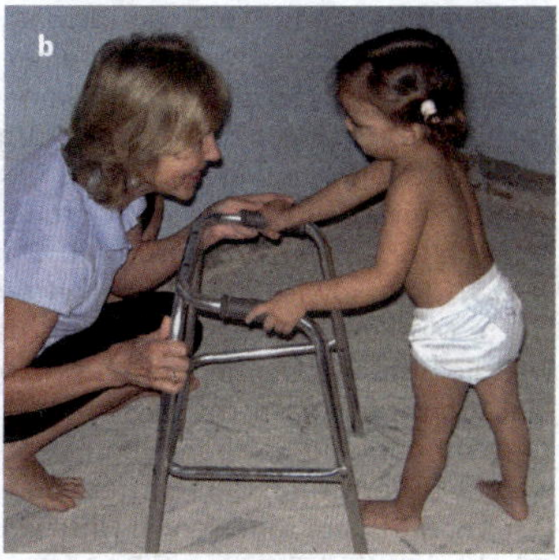

Abb. 3.7.2 Tiefensensorische Erfahrungen von Händen und Füßen im Sand. **a:** Bewegungen im Sand mit Handwurzelstütz und Fußsohlenkontakt, **b:** Stehen und erste Schritte.

3.7.1.5 Behandlungsprinzipien

3.7.1.5.1 Behandlung des Kindes

Die Erkenntnis der Vernetzung der KEKS-Ebenen (➤ 3.7.1.2) nutzen die Th. im Bobath-Konzept ebenso wie das Wissen, dass an einer Handlung stets alle Hirnabschnitte beteiligt werden sollen. Ein Kind lernt am effektivsten, wenn es seine Bewegungen, seine Sinneseindrücke, sein Verstehen und sein Verhalten in sinnvollen Handlungen nutzt und in seinen normalen Alltag integriert. Durch Vernetzung der Ebenen und Anpassung an sich verändernde Situationen kann das Kind aus seinen Fehlern lernen und eigene Handlungsstrategien entwickeln. Die Kommunikationsmöglichkeiten werden erweitert, seine Aufmerksamkeit und Neugier geweckt, seine Sinne angeregt sowie Haltung und Bewegung sicherer, variationsreicher und differenzierter. Ziel der Therapie ist immer die größtmögliche Selbststeuerung und Autonomie des Kindes.

3.7.1.5.2 Bedeutung des Muskeltonus in der Behandlung

Die Regulation des Muskeltonus übernimmt in der Behandlung eine Schlüsselfunktion für sensomotorische Aktivitäten in Haltung, Bewegung und Fingerfertigkeit, für Eigenwahrnehmung sowie Wohlgefühl und damit für größtmögliche Selbstständigkeit des Kindes.

Als **Muskeltonus** wird der dynamische Spannungszustand im Muskel bezeichnet, der Haltung sowie Bewegung ermöglicht und erhält. Die Tonusverhältnisse in der Muskulatur eines Körpers haben den größten Einfluss auf die Beweglichkeit eines Kindes, ebenso auf seine Haltung, seine emotionale und geistige Entwicklung sowie auf die Qualität seiner sensorischen Erfahrungen. Agonistische und antagonistische Muskulatur stehen in einer harmonischen Wechselbeziehung zueinander. Gelingt dies nicht, bezeichnet man den Muskeltonus als hypoton, hyperton, fluktuierend oder ataktisch. Kinder mit einer IZP (➤ 12.4.1.1) leiden unter einer Muskelkoordinationsstörung. Bei der Zerebralparese ist die Diskrepanz zwischen dem Grundtonus des Muskels (Tonus während einer Ruhephase) und dem Muskeltonus in Aktivität (bei Bewegung, Erregung, äußeren Reizen) die Hauptursache dafür, dass eine Bewegung oder Handlung nicht ausgeführt werden kann. Deshalb spielt die Beschreibung der Koordinationsstörung in der Befunderhebung eine wichtige Rolle. Ein Muskel, der sich nicht selbst reguliert, ist immer ein Warnzeichen für eine drohende oder bereits gestörte neurologische Entwicklung.

Aber auch die emotional-soziale Ebene hat Einfluss auf den Muskeltonus. Jede Form von seelischer Anspannung, Erregung, Angst führt zur Dysregulation und erschwert eine positive Beeinflussung. Lob, Erfolg, Vertrauen und Freude können tonusaufbauend wirken. In einer Atmosphäre, in der sich ein Kind angenommen und unterstützt fühlt, können Angst und Verkrampfungen bei ihm nachlassen. Es findet zur inneren Ausgeglichenheit, die sich in einem harmonischen Muskeltonus widerspiegelt.

In der Therapie rückt die Aktivierung der antagonistischen (nicht spastischen) Muskulatur in den Vordergrund. Dazu gehören die Dorsalextensionsketten (➤ 3.7.1.5.3) sowie alle Muskelketten, die zur Aufrichtung führen. Das gestörte Muskelungleichgewicht wird dadurch normalisiert, denn in dem Maße, wie die bisher wenig genutzten Antagonisten an Kraft zunehmen, können sich die Agonisten (spastische Muskulatur) entspannen. Eine gute Balance zwischen Anspannung und Entspannung hat positive Auswirkungen auf Kreislauf, Stoffwechsel, Wachstum, Gehirn, Herz und Muskeln sowie deren Zusammenspiel.

Der Th. gibt dem Kind so viel Hilfe wie nötig, d. h., er löst seine Hände wieder, sobald das Kind Teile einer Bewegung selbst übernimmt. Der Th. manipuliert so wenig wie möglich, damit selbstregulierende Veränderungen im Prozess der motorischen Kontrolle nicht verhindert werden.

Im Bobath-Konzept werden die Zentren des Körpers, von denen aus der Haltetonus mit den Händen, bzw. mit dem Körper des Th. beeinflusst und physiologische Bewegungsmuster angebahnt werden, **Schlüsselpunkte** (SP) genannt. Von hier aus kann der Th. das Kind zu größter Aktivität anregen. Es gibt proximale und distale SP:

- Proximale SP befinden sich an Sternum, Schulter und Becken.
- Distale SP sind z. B. Hände und Füße.

Sie dienen der Verbesserung der Bewegungsabläufe, der Körperwahrnehmung und der Verhältnisse des Muskeltonus.

Dort, wo die Hände des Th. liegen, findet die geringste Aktivität statt. Möchte der Th. z. B. mehr Beweglichkeit im Rumpf des Kindes erreichen, dann wird er distale SP wählen und das Kind an seinen Händen hin und her bewegen. Möchte er hingegen Aktivität in den Armen und Händen des Kindes auslösen, wird er einen proximalen SP wählen und vom Sternum aus das Kind aus der Mitte heraus bewegen.

Stimulation bedeutet aber nicht nur Reiz-Antwort, sondern ist immer eine sehr komplexe Interaktion. Berührt ein Th. das Kind, kann er es physisch und emotional beeinflussen. Berührung eignet sich als Wahrnehmungsschulung für Kinder, die sich ihres Körpers nicht bewusst sind und deshalb Angst vor Berührungen zeigen. Sanfte Berührungen auf der Haut können entspannend wirken, wenn das Kind sie mag. Deutliche, kräftige Berührungen (Druck) können die Aufmerksamkeit des Kindes und seine Eigenwahrnehmung fördern. Durch Berührung wird die Oberflächen- und Tiefensensibilität stimuliert, die dem Kind äußere, sicht- und fühlbare Körpergrenzen bewusst macht.

Unterschieden wird zwischen Stimulation zur Unterstützung

- der Vitalfunktionen (Atmung, Verdauung, Nahrungsaufnahme),
- des Körperbewusstseins (Körper in Kontakt mit einer Unterlage, Körper im Raum) und
- der Körperorganisation in Raum und Zeit (durch Rhythmus).

3.7.1.5.3 Generalschlüssel in der Therapie

Das Bobath-Konzept sieht vor, dass die Hilfe für Kinder mit einer Behinderung so gestaltet werden soll, dass sie in der Lage sind, ein möglichst selbstständiges und selbstbestimmtes Leben zu führen. Um dieses hohe Ziel erreichen zu können, sind auch bestimmte körperliche Fähigkeiten notwendig, die es in der Behandlung zu erwerben gilt. Dazu zählt in erster Linie die körperliche Aufrichtung, die das Sitzen und Stehen ermöglicht und Voraussetzung für Betätigungen mit den Händen ist:

- **Handwurzelstütz (HWSt):** Schlüssel für die Aufrichtung von Kopf und Rumpf des Kindes (➤ Abb. 3.7.3).
- **Deutlicher Fersen-Fußsohlenkontakt:** Schlüssel für den Impuls für die Aufrichtung bis zum Stand.

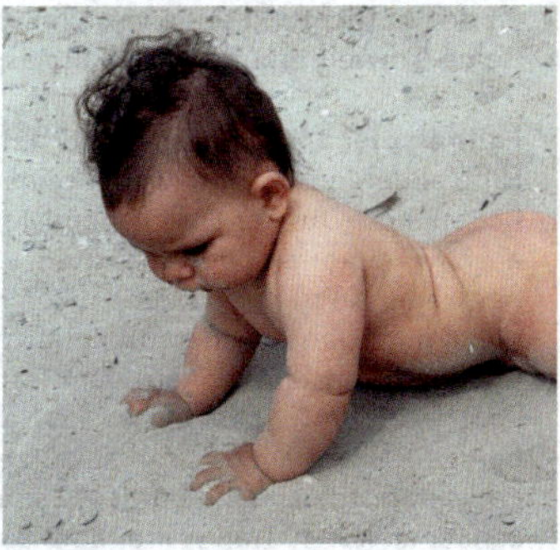

Abb. 3.7.3 Handwurzelstütz (Ulmen u. Bielke 2008).

Der HWSt und der Druck auf die Fußsohlen (beginnend an den Fersen) arbeiten wie zwei Generalschlüssel, die in jede Therapie gehören. Durch den informativen Reiz der tieferliegenden Rezeptoren entsteht automatisch ein Druck, der über Muskeln, Sehnen, Gelenke und Knochen die Dorsalextensionskette des ganzen Armes bzw. Beines aktiviert und einen Impuls zur Aufrichtung von den Füßen bis zum Kopf auslöst. Zu erkennen ist dies an der kleinen Falte, die sich über dem Hand- bzw. Fußgelenk bildet.
Alle sensorischen Erfahrungen an Fingern und Händen werden im Gehirn miteinander verknüpft und fördern die Intelligenzentwicklung. Die Tastorgane Hand, Fuß und Mund gehören zusammen und beeinflussen sich gegenseitig.

■ **Anwendung des Handwurzelstützes**

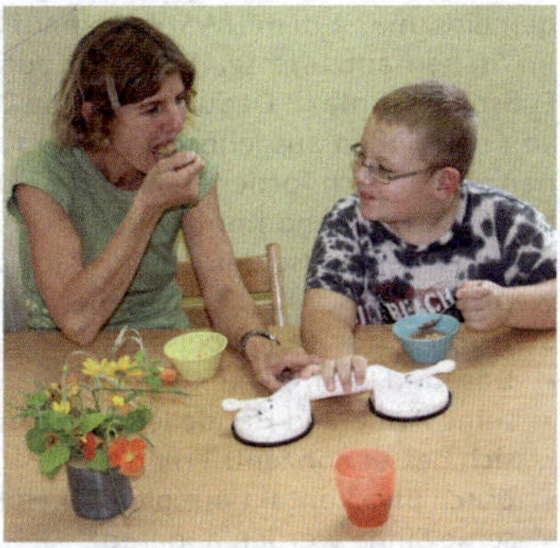

Abb. 3.7.4 Griff ermöglicht den Handwurzelstütz und aktiviert darüber die Dorsalextensionskette, die zur Aufrichtung führt.

Von Geburt an sollte Kindern mit einem hypo- bzw. hypertonen Muskeltonus oder einer Tastabwehrreaktion an den Händen der Kontakt des Handballens am Körper der Mutter oder in BL auf einer festen Unterlage ermöglicht werden. Später kann dies auch im Sitzen oder Stehen geschehen, indem die Hände des Kindes etwas schieben, sich an einem Griff aufrichten (➤ Abb. 3.7.4) oder eine sinnvolle Handlung vollziehen. Reine Funktionsübungen werden dadurch überflüssig. Über die taktil-propriozeptiven Informationen über die Handwurzeln und über die Haut der ganzen Hand verbessert sich die Wahrnehmung des Kindes und die Muskeln der Dorsalextensionskette kräftigen sich, sodass es lernt, sich mit seinen Händen abzustützen und Gegenstände zu ergreifen (Ulmen u. Bielke 2008).
Bei einem älteren Kind sorgt der Th. bei allen Transferbewegungen dafür, dass es immer eine Möglichkeit zum Abstützen und Greifen mit den Händen nach vorn erhält (➤ Fallbeispiel 5). Bei Beschäftigungen bekommt das Kind Gelegenheiten zu schieben oder sich mit einer Hand an einem Griff zu stabilisieren, während die andere Hand tätig ist. So können sich die Hände zu einem verlässlichen Werkzeug im Leben eines Kindes entwickeln. Ein gut entwickelter HWSt führt zu einer **Kopf-Rumpf-Körper-Aufrichtung mit weiteren positiven Auswirkungen** auf die KEKS-Ebenen (➤ 3.7.1.2). Das Kind kann

- sich insgesamt besser wahrnehmen,
- sich sicher abstützen, wenn es fällt,
- mit seinen Fingern sensorische Erfahrungen machen,
- seine Feinmotorik verbessern,
- Augen und Hände koordinieren,

- in der Aufrichtung seine visuelle Kommunikation erweitern,
- seine Umwelt erkunden (➤ Fallbeispiel 5).

Fallbeispiel 5: Alex (3) mit einer Tetraparese war total abhängig von der Hilfe anderer. Er konnte weder seinen Kopf und Oberkörper in der Mitte halten, noch auf der Erde liegend vorwärts robben oder krabbeln. Er konnte auch nicht greifen oder festhalten, was man ihm in die Hand gab, und daher weder selbst essen oder trinken noch spielen. Der Th. fand den „offenen Kanal" von Alex heraus: Er hatte Freude an jeder Bewegung, die andere mit ihm veranstalteten (auf dem Trampolin springen, die Rutsche herunter rutschen). Der Th. passte Alex ein Haverich-Fahrrad an, auf dem er sich mit beiden Händen am Lenkrad abstützen konnte, während die Füße auf den Pedalen festgeschnallt wurden. Zunächst gelang es Alex nur, eine Hand am Lenker zu lassen. Nun war er aber auf dem Hof in Augenhöhe mit den anderen Kindern, die zu ihm kamen und ihn hin und her schoben. Er freute sich auf die tägliche Fortbewegung und die neuen Eindrücke und lernte es sehr bald, selbst mit beiden Händen zu lenken. Das hatte weitere positive Auswirkungen auf das selbstständige Essen, Sitzen, und Spielen sowie seine geistige Entwicklung.

■ Anwendung des Fersen-Fußsohlenkontakts

Die Füße bilden die Basis für die Aufrichtung im Sitzen sowie im Stehen und Gehen. Sie steuern die Körperhaltung, die Bewegung und die Muskelspannung, gemeinsam mit dem HWSt bis hinauf zum Kopf. Der Impuls, sich im Sitzen und im Stehen aufzurichten, entsteht automatisch durch einen deutlichen Fersen-Fußsohlenkontakt. Dadurch wird die Dorsalextensionskette ausgelöst (s. o.). Die von den Füßen ausgehenden Bewegungsimpulse lösen Gleichgewichtsreaktionen aus, die sich fortleiten über die Hüften, den Rumpf, die Schultern, die Arme bis in die Hals- und Kopfregion. Propriozeptive und taktile Informationen werden von den Fußsohlen zum Gehirn geleitet und verbessern die Körpereigenwahrnehmung. Alle KEKS-Ebenen (➤ 3.7.1.2) profitieren von einem **mobilen Sitz und Stand** (➤ Fallbeispiel 6).

- Das Kind kann seine Körpermitte finden,
- seine Arme und Hände leichter benutzen,
- sich besser konzentrieren,
- durch Blickkontakt auf gleicher Höhe mit anderen kommunizieren,
- seine Sinne werden angeregt,
- es fühlt sich selbst bewusst.

Fallbeispiel 6: Julia hatte bei ihrer Geburt eine Hirnblutung 3. Grades erlitten und lag die ersten zwei Lebensjahre mit einer schweren Behinderung überwiegend in ihrem Bettchen oder im Arm ihrer Mutter. Ihre körperliche Eigenwahrnehmung war so gering, dass sie bei jedem „Bewegt werden" mit pathologischen Reaktionen reagierte und schrie. Ein Th. fand heraus, wie er Julia über ihren „offenen Kanal" erreichen konnte: Sie liebte es, wenn ihre Mutter ihr Kinderlieder vorsang, und lachte, wenn es ihr Lieblingslied war. Er einigte sich mit der Mutter darauf, dass Julia ab jetzt tagsüber nur noch auf ihrem Reitsitz, in Schrittstellung stehend (mit leichter Rotation) vorgesungen bekommt. Julia nahm die Veränderung schnell an: Sie spürte den Druck auf die Fußsohlen und richtete sich darüber bis zur HWS auf. Gleichzeitig stützte sie sich mit beiden Händen an einem Griff im Handwurzelstütz ab und versuchte – täglich besser – ihren Kopf zu halten, um in die Augen und auf den Mund ihrer Mutter zu blicken. Sehr bald erweiterte die Mutter ihr Repertoire und las Kinderbücher vor, indem sie vor ihr hin und her spazierte. Julia verfolgte sie mit ihren Augen, drehte dabei den Kopf und ihren Körper, ihr Stehen wurde immer sicherer. Nach wenigen Wochen plapperte Julia Textstellen mit. Nach einem Jahr konnte sie lange Texte auswendig sprechen, sich – mit einer Hand am Griff – selbstständig Brot in den Mund schieben und sich außerhalb der Stehhilfe im Stehen halten. Nach einem weiteren Jahr begann sie, in kleinen Schritten ihre Umgebung zu erkunden.

Die Körpereigenwahrnehmung ermöglicht dem Kind, ein sog. Körperschema zu entwickeln. Neben dem vestibulären System sowie der visuellen Wahrnehmung trägt die taktile Wahrnehmung über die gesamte Oberfläche der Haut ebenso zur Entwicklung des Körperschemas bei.

Ein Kind kann das Stehen weder im Liegen noch im Sitzen, sondern ausschließlich im Stehen lernen, weil es ein Gefühl für das Stehen erwerben muss. Deshalb sollte das Kind alle Ziele, die es im Stehen erreichen kann, auch im Stehen ausführen.

Der Th. hebt dazu z. B. den Vorfuß des Kindes an, bringt die Ferse auf den Boden, dann die Außenkante des Fußes und zuletzt die ganze Fußsohle. Dabei zeigen die Zehen nach vorn. Das Kind kann zunächst mit gebeugten Knien auf dem Schoß des Th. sitzen, der die Oberschenkel und die Hüftgelenke minimal vor die Fußgelenke verlagert, sodass sich der Rumpf aktiv aufrichtet. Steht das Kind bereits, wird der Th. zuerst die eine und dann die andere Ferse in dieser Weise belasten, um langsam das Kind auf die ganze Fußsohle zu stellen. Das Stehen ist mobil, wenn die Knie locker sind und wenn das Kind sein Körpergewicht von links nach rechts verlagern kann. Befinden sich Fuß-, Hüft-, Schulter- und Kopfgelenke wie im Lot übereinander, strengt das Stehen am wenigsten an.

Als Stehhilfen haben sich der Flexistand, der Reitsitz und mobile Stehständer bewährt. Füße, die zur Verformung neigen, sollten während des Stehens durch Fußorthesen (➤ 4.9.2.3.5) gestützt werden (Söller 2014).

Die sieben Regeln zur Behandlung von Kindern

1. Nutzen Sie den „offenen Kanal" des Kindes (➤ 3.7.1.4).
2. Stärken Sie die sensorisch-integrative Ebene des Kindes (➤ 3.7.1.2, ➤ 3.7.1.5.3).
3. Geben Sie den Füßen festen Halt (➤ 3.7.1.5.3).
4. Geben Sie den Händen Stütz- und Betätigungsmöglichkeiten (➤ 3.7.1.5.3).
5. Lassen Sie das Kind aus seiner Körpermitte heraus rotieren.
6. Schaffen Sie die Voraussetzung dafür, dass das Kind aufmerksam, konzentriert und bewusst kommunizieren und handeln lernt (➤ 3.7.1.2).
7. Übertragen Sie neue Erfahrungen aus der Therapie in das tägliche Umfeld des Kindes (➤ 3.7.1.6).

3.7.1.6 Handling im Bobath-Konzept

B. Bobath hat schon früh ihre Therapie mit den Handhabungen der Eltern verbunden und diese Handling genannt. Eltern berühren, füttern, wickeln, baden, kleiden und bewegen ihr Baby von Geburt an. Doch wie sie das tun, ist für das Kind von entscheidender Bedeutung. Reize, die es dabei erfährt, können das Baby einerseits in seiner Entwicklung fördern, andererseits aber sogar schaden. Das richtige Handling bewirkt, dass das Baby angstfrei die vielen Eindrücke verarbeitet, aktiv der Bewegung folgt und sich anpasst (➤ Fallbeispiel 7).

Fallbeispiel 7: Hochnehmen: Nachdem der Th. das Baby angelächelt und angesprochen hat, dreht er es mit seiner einen Hand auf die Seite und rollt es mit der zweiten Hand in dem Tempo auf seine Haltehand, wie es für beide stimmig ist (➤ Abb. 3.7.5a). Der Th. sollte auf die Reaktion des Babys warten, damit es den Kopf heben, einstellen und aktiv mitnehmen kann, um sich

3

dann mit der Hand abzustützen (➤ Abb. 3.7.5b). Dann führt er das Kind langsam zu seinem Körper, indem er es in seine Armbeuge legt, in eine aufrechte Position bringt oder es über die Schulter legt. So wird es neugierig umherschauen und dabei lernen, seinen Kopf zu halten.
In ähnlicher Weise werden die Eltern durch den Th. angeleitet, ihr Kind zu tragen, an- und auszuziehen, zu wickeln und zu baden.

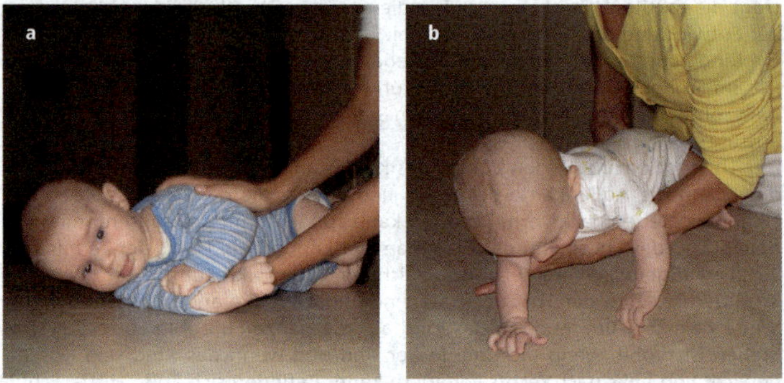

Abb. 3.7.5 Handling – Hochnehmen. **a:** Rollen des Säuglings auf die Haltehand mit Abheben des Kopfs, **b:** Reaktion des Säuglings (Kopfhaltung, Abstützen mit der Hand).

Beim Stillen und Füttern wird besonderer Wert auf eine angenehme, ruhige Atmosphäre, auf Blickkontakt sowie auf Haut- und Körperkontakt zwischen Eltern und Baby gelegt. Benutzt das Kind eine Hand- oder Körperseite weniger als die andere, wird darauf geachtet, dass es den Blick häufiger zu seiner weniger aktiven Seite wendet. Eltern erhalten Tipps für eine altersentsprechende Nahrungskonsistenz und wie sie diese mit einem Löffel in einer aufrechten Position verabreichen können. Zur Verknüpfung verschiedener Sinne bei der Nahrungsaufnahme werden die Hände des Babys an das Trinkgefäß und an das Essen herangeführt, sodass es gleichzeitig schauen, riechen, schmecken und fühlen kann.
Besonders für Eltern mit einem zu früh geborenen oder entwicklungsverzögerten Kind kann das Handling den Eltern im täglichen Umgang mit ihrem Baby mehr Sicherheit geben, die Beziehung zwischen Kind und Eltern stärken und dem Kind mehr Eigenaktivität ermöglichen.

■ **Handling für Kinder in der Familie und in Einrichtungen**
Zur Umsetzung der Therapieziele im Alltag des Kindes gibt der Th. den Bezugspersonen Anregungen, wie sie das ihnen anvertraute Kind an „ganz normale Tätigkeiten", die das Kind alleine nicht schaffen würde, heranführen können (➤ 3.7.1.2, ➤ 3.7.1.4). Im häuslichen, später auch im schulischen Bereich kann es sich Fähigkeiten aneignen, die es braucht, um selbstständiger und unabhängiger zu werden (z. B. An- und Ausziehen, Klettern, Schreiben ➤ Fallbeispiel 8). Das Gehirn verknüpft Reize und Anregungen mit allen KEKS-Ebenen (➤ 3.7.1.2). Ein Kind möchte sich als Teil der Familie empfinden, es möchte ernst genommen werden, dazu gehören und gebraucht werden. Gemeinsam mit Eltern, Erziehern und Lehrern wird der Th. Ziele setzen, um dem Kind zu helfen, spezielle Schwierigkeiten in einem bestimmten Bereich leichter und selbstverständlicher zu überwinden (Söller 2014) (➤ Fallbeispiel 9).

Fallbeispiel 8: Eltern und Lehrer sehen das Hauptproblem von Maik (8) in seiner Konzentrationsschwäche sowie seiner mangelnden Ausdauer. Die Th. findet heraus, dass die Ursache dafür u. a. in einem hypotonen Muskeltonus und der somit unterentwickelten Eigenwahrnehmung sowie dem fehlenden Selbstwertgefühl des Kindes liegt.

Diese können durch folgende Therapieziele verbessert werden:

- Förderung der intrinsischen Motivation über Maiks „offenen Kanal": Rhythmus und Musik,
- Verbesserung der Eigenwahrnehmung,
- Aufbau des Muskeltonus über die Fußsohlen (barfuß, im Stand), über den HWSt und festes Zugreifen (➤ 3.7.1.5.3).

Praktische Umsetzung zu Hause und in der Schule:

- Schlagzeugunterricht,
- Rhythmus- und Körperspiele, Klatschen, Stampfen usw.,
- Matschen mit Sand, Kneten, Sägen,
- Hängen an einer Reckstange oder Sprossenwand, Klettern, Balancieren,
- Fahrrad- und Rollerfahren,
- Jonglieren mit Tüchern, Zirkus spielen,
- Trampolinspringen,
- steter Wechsel zwischen Stehen am Tisch und mobilem Sitz (Ball) bei den Hausaufgaben/in der Schule, eine Hand stabilisiert sich an einem Griff auf dem Tisch, die andere schreibt,
- ruhige Atmosphäre schaffen (z. B. Vorlesen und Kuscheln vor dem Einschlafen).

Fallbeispiel 9: Julian (8) hat eine Diparese.

„Offener Kanal": Technisches Interesse an Haushaltsmaschinen und an allem, was Papa macht.

Gemeinsame Ziele:

- Mehr Sicherheit im Stehen und Gehen erlangen,
- die Dorsalextensionsketten von Händen und Füßen stärken (➤ 3.7.1.5.3),
- selbstständig Handlung planen und durchführen,
- Ausdauer und Konzentration verbessern.

Umsetzung der Ziele: Rasenmähen mit Papa.

- Vorbereiten des Rasenmähers,
- kräftiges und gezieltes Schieben des Rasenmähers,
- schauen, ob der Behälter schon voll Gras ist,
- das Gras in eine Schubkarre schütten,
- gemeinsam die Schubkarre in den Container leeren,
- den ganzen Rasen auf diese Weise fertig mähen,
- stolz das Ergebnis betrachten und sich gemeinsam freuen.

3.7.1.7 Hilfsmittel

Hilfsmittel sind immer dann sinnvoll, wenn sie eine Handlung ermöglichen, erleichtern, verbessern und regulieren oder eine Fähigkeit unterstützen.

Jedes Hilfsmittel muss individuell für die momentanen Bedürfnissen und Notwendigkeiten des Kindes angepasst werden. Bei der Überlegung, welches Hilfsmittel für das jeweilige Kind am sinnvollsten ist, muss der Th. sich die Frage stellen, welche Funktion verbessert und was genau erreicht werden soll (z. B. Stehhilfe, damit das Kind sich beispielsweise die Hände waschen, malen und sich besser konzentrieren kann). Hilfsmittel können zu neuen Haltungs- und Bewegungsmustern beitragen. Gezielt angewandt, schaltet sich durch sie eine Kette von Selbstregulierungsmechanismen ein, die Einfluss auf alle KEKS-Ebenen (➤ 3.7.1.2) nehmen.

Ziel und Begründung einer Versorgung mit einem Hilfsmittel ist grundsätzlich die Hilfe zur Selbsthilfe, Selbstversorgung und größtmögliche Eigenaktivität. Geräte sollen einen Lernvorgang ermöglichen und dem Einüben von Fähigkeiten dienen. Sobald das Kind Teile der Funktion selbst übernehmen kann, sollen die Hilfsmittel nach und nach wieder reduziert bzw. verändert und angepasst werden.

Hilfsmittel werden eingesetzt zur Unterstützung von

- Aufmerksamkeit, Konzentration und Kommunikation,
- Fortbewegung,
- Selbstversorgung und Funktionen,
- Vermeidung von Folgeschäden,
- Entspannungs- und Schlafsituationen,
- Spiel und Bewegung,
- Pflegeerleichterung und Unterstützung in der häuslichen Versorgung.

3.7.1.8 Einstellung des Therapeuten

Die Grundeinstellung des Th. während der Behandlung ist stets wohlwollend, denn jedes Kind wünscht sich, angenommen und wertgeschätzt zu werden. Begegnet er Eltern und Kind mit Akzeptanz und Respekt, kann eine Atmosphäre des Vertrauens entstehen, die sich positiv auf den Therapieverlauf auswirken kann. Der Th. arbeitet nicht am, sondern mit dem Kind. Er versteht und nutzt die Sprache des Körpers und achtet dabei auch auf nonverbale Signale (z. B.: Wie verhält sich das Kind, wenn es Unmut äußert oder sich wohlfühlt? Zeigt es Angstreaktionen, die bei taktilen und vestibulären Überempfindlichkeiten entstehen können?). Jedes Detail hilft dem Th., ein vollständiges Bild zu erhalten.

Während der Behandlung wartet der Th. geduldig auf die Reaktion des Kindes und fördert seine Sammlungsfähigkeit (Zentriertheit), Körperwahrnehmung und sein Wohlbefinden. Das Kind fördern beinhaltet auch, seine Potenziale zu entdecken, es bei der Entfaltung dieser Potenziale zu unterstützen und sie zu steigern, es dabei aber weder zu über- noch zu unterfordern.

Der Th. geht möglichst nicht über den Willen des Kindes hinweg (lässt es z. B. nicht schreien). Er versteht sich vielmehr als Begleiter des Kindes, muntert es auf, ermutigt und bestätigt es. Denn das Kind selbst ist der „Bewirker" seiner Fortschritte.

Eine gute Lösung für das Kind entsteht in Kooperation mit der Familie und anderen Berufsgruppen. Der Th. sollte daher in der Zusammenarbeit einfühlend und überzeugend sein.

3.7.1.9 Evidenz-/Bewertungslage

Um größtmögliche Aktualität in der Print- und Online-Version zu gewährleisten, stehen Informationen zu aktuell vorliegenden Studien im Online-Zusatzmaterial (➤ QR-Code) zur Verfügung.

Evidenzangaben

Literatur

Befundbogen

3.7.2 Bobath-Konzept für Erwachsene

Traute Schmidt

Das von Berta und Karel Bobath in den 1940er-Jahren entwickelte Konzept (➤ 3.7.1) dient zur Befunderhebung und Behandlung von Menschen mit neurologischen Erkrankungen. Weiterentwickelt wurde und wird das Bobath-Konzept durch die in der International Bobath Instructors Training Association (IBITA) organisierten Bobath-Instruktoren. Eine Integration neuer wissenschaftlicher und therapeutischer Erkenntnisse ist so gewährleistet.

> Das Bobath-Konzept ist ein inklusiver und individueller Therapieansatz, der für Menschen mit neurologischer Pathophysiologie die Erholung von Bewegung und Potenzial optimieren möchte (Vaughan-Graham et al. 2019).

Das Konzept basiert auf den gegenwärtigen Bewegungs- und Neurowissenschaften. Es bietet eine Struktur für die Analyse von funktionellen Bewegungen und basiert auf dem Verständnis, dass neurologische Pathologien einen Menschen als Ganzes beeinträchtigen.
Der Fokus der Intervention liegt in der Erholung typischer Bewegungen und in der Minimierung von atypischen und kompensatorischen Bewegungen. Dabei wird berücksichtigt, dass Bewegungsprobleme eines Menschen durch die Lebenserfahrung vor und nach einer neurologischen Läsion beeinflusst sind. Das Konzept betont einen 24-stündigen multidisziplinären Ansatz, um Aktivitäten und Partizipation zu fördern (Vaughan-Graham et al. 2019).
B. Bobath stellte fest, dass sich der Tonus der gelähmten Seite durch Bewegung ändert. Es entstand der Gedanke, dass eine Lähmung, die durch eine Schädigung des ZNS entstanden ist, veränderbar ist, also auch ein geschädigtes Gehirn „lernen" kann (Neuroplastizität).
Ziel des Bobath-Konzepts ist es, mit dem betroffenen Menschen in und mit seiner Umwelt eine bestmögliche Teilhabe am Leben zu erreichen. Zu jedem Zeitpunkt der Erkrankung werden die Ziele, die – wenn möglich – mit dem Betroffenen zusammen erarbeitet werden, auf der Ebene der ADLs formuliert (z. B. Transfer Bett – Rollstuhl oder Einkaufengehen mit einem Rollator ➤ Fallbeispiel 1). Dies bedingt, dass der Betroffene als Individuum in seiner Umwelt gesehen wird und die Therapie ein ständiger Prozess von Befund und Behandlung ist.

> **Fallbeispiel 1:** Frau S. (90) lebt in einem Pflegeheim. Sie hatte einen Schlaganfall mit Hemiparese links und leidet zunehmend an Demenz. Sie ist Witwe, hat eine Tochter, einen Sohn und vier erwachsene Enkel. Sie bekommt regelmäßig Besuch und freut sich v. a. darauf, mit ihrer Tochter einmal die Woche auf den Friedhof zu gehen, um das Grab ihres Mannes zu besuchen. Frau S. ist zeitweise mit Gehstock und einer Begleitperson innerhalb des Hauses mobil, isst und trinkt in der Gesellschaft der anderen Heimbewohner selbstständig. Sie ist kontinent, beim Toilettengang aber nicht selbstständig und benötigt Hilfe beim Waschen und Anziehen.
> Es gibt zwei mögliche Zielsetzungen und Arbeitsfelder:
> - Mobilität,
> - Waschen, Anziehen und Toilettengang.
>
> Frau S. wird nicht wieder ganz selbstständig werden und leidet auch nicht unter der Hilfestellung des Pflegepersonals, würde aber die Besuche auf dem Friedhof vermissen. Daher liegt die Zielformulierung hier im Bereich der Mobilität. Ein weiterer positiver Aspekt einer verstärkten Mobilität ist, dass die Toilettengänge mit Frau S. für das Pflegepersonal weniger anstrengend werden. Die Tochter sollte in die Therapie integriert werden, damit sie die Mobilität ihrer Mutter nutzen kann und bei einer Verschlechterung die nötige Hilfe bekommt, um ihre Mutter weiter transferieren zu können.

3

3.7.2.1 Theoretische Annahmen

Ganzheitliches Therapieprinzip

Für die Koppelung von Partizipation, Aktivität und zugrundeliegendem Impairment dient als Grundlage das bio-psycho-soziale Modell der WHO (➤ 1.3.2, ➤ 2.1.1.2). Dies bedeutet in der Praxis einen Befund auf allen Ebenen, der eine Analyse einer aktuell alltagsrelevanten Aktivität (z. B. das Aufstehen von einem Stuhl mit Lehne und mithilfe eines Stocks in der Hand) einschließt.
Abschluss dieser Analyse bildet die Hypothesenbildung und Beurteilung bez. des Potenzials und der Einschränkungen auf der Ebene der Körperstruktur und der Umweltfaktoren (ICF ➤ 1.3.2). So können gemeinsam mit dem Patienten realistische Ziele formuliert werden. Die Behandlung verfolgt die Zielerreichung und wird durch Messmethoden (➤ 1.9) evaluiert.

Organisation menschlichen Verhaltens und motorischer Kontrolle

Die Interaktion von Individuum, Aufgabe und Umwelt (➤ Abb. 3.7.6) beeinflusst die motorische Kontrolle.

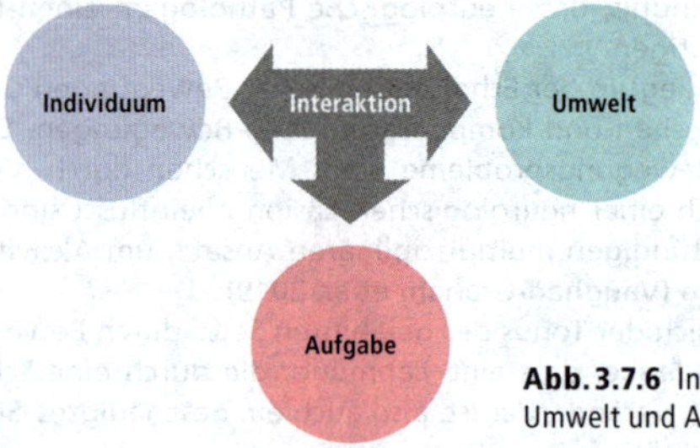

Abb. 3.7.6 Interaktion zwischen Individuum, Umwelt und Aktivität.

Ein für das Bobath-Konzept wichtiges Modell der motorischen Kontrolle ist die Systemtheorie (Mulder u. Hochstenbach 2001, Mayston 1999, Massion 1994, zitiert nach VeBID 2013, S. 2 f.). Das Systemmodell ist nichthierarchisch, organisiert sich selbst und wird durch einen multisensorischen Input angetrieben. Zwischen motorischen, kognitiven und perzeptiven Prozessen bestehen Wechselwirkungen (➤ Abb. 3.7.7). Der Status quo des betreffenden Organismus und der Umgebungskontext bestimmen den Output. Dies bedeutet für die Praxis, dass die Gestaltung der Situation der betroffenen Person entweder helfen kann, zu agieren, oder im Gegenteil dazu, das Agieren erschweren kann.

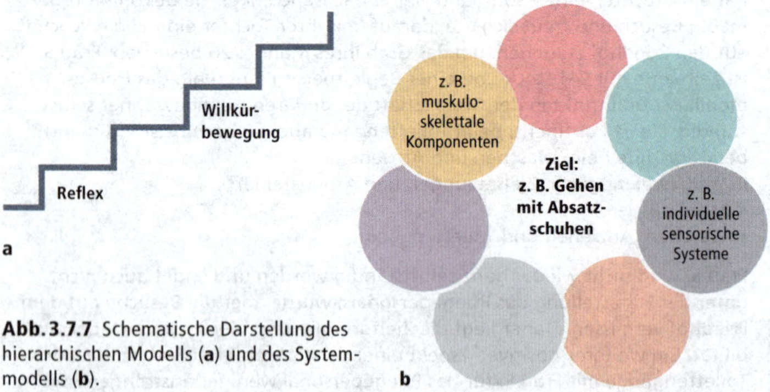

Abb. 3.7.7 Schematische Darstellung des hierarchischen Modells (**a**) und des Systemmodells (**b**).

Der Th. ist demnach gefordert, gemeinsam mit dem Patienten Situationen zu schaffen, in denen der Patient agieren und reagieren kann (➤ Fallbeispiel 2).

Fallbeispiel 2: Frau B. (Hemiparese rechts aufgrund eines Schlaganfalls vor drei Jahren) arbeitet Teilzeit als Kindergärtnerin und fährt Auto. Eines Abends wollte sie mit Abendgarderobe und Absatzschuhen in die Oper gehen. Auf den Schuhen mit Absatz fühlte sie sich unsicher und knickte mit dem rechten Fuß beim Gehen um. Die Analyse ergab eine mangelnde reziproke Innervation des rechten Beins sowie einen hypotonen Rumpf. In der Therapie konnte schnell das Stehen und Gehen auf den Schuhen erarbeitet werden. Die Bewegungen waren zwar sicher, sahen allerdings merkwürdig aus, da in der Therapie in kurzer Hose statt im engen Rock geübt wurde, was sich wiederum auf die Bewegungsausführung auswirkte.

■ **Folgen von Verletzungen und Dysfunktionen**

Durch eine Schädigung des ZNS kommt es zu primären Dysfunktionen unterschiedlicher Ausprägung. Folgende Bereiche können betroffen sein (➤ 3.7.1.2):

- Motorische Kontrolle,
- Sensorik,
- Perzeption,
- Kognition,
- Emotion.

Bei Verlust der dynamischen Stabilität setzt der Betroffene zur Bewältigung von Aufgaben **Kompensationsstrategien** (➤ 3.7.2.2.5) ein, die zu einem **sekundären Impairment** im NS selbst oder im Zielgewebe führen können (➤ Fallbeispiel 3).

Ziel ist es, den Patienten derart zu unterstützen, dass er verlorene Fähigkeiten wiedererlangen und schädliche Kompensationen vermeiden kann. Dafür ist eine enge, stets zu aktualisierende Wechselbeziehung zwischen Befundung und Behandlung nötig. Zur Festigung des Erlernten wird mit dem Patienten ein Eigentrainingsprogramm erarbeitet, das ebenfalls regelmäßig dem aktuellen Stand angepasst werden muss.

Fallbeispiel 3: Frau L. (Hemiparese links, Subarachnoidalblutung vor zehn Jahren) ist Fußgängerin mit Gehstock und Fußheberschiene links. Ihr Ziel ist es, ohne Schiene gehen zu können. Vor zehn Jahren zeigten sich im Befund eine schlaffe Parese links, Neglect links und Sensibilitätsstörungen links. Heute können folgende sekundäre Impairments befundet werden: Bewegungseinschränkung des Sprunggelenks und der Hüfte links, Arthrose des linken Knies aufgrund der Hyperextension im Gang, Atrophie der Muskulatur und eine eingeschränkte kardiopulmonale Belastbarkeit.

■ **Regeneration**

Die Regeneration wird von vielen Faktoren beeinflusst. In den ersten Tagen nach dem Ereignis/der Verletzung ist das Handling entscheidend.

- Veränderungen im ZNS, selbst weit entfernt von der Läsion (innerhalb von Sekunden),
- Lagerung und Handhabung durch Pflegepersonal (Veränderungen innerhalb von Tagen),
- Art der Bewegungsversuche des Patienten (Veränderungen innerhalb von Tagen).

■ **Neurale und muskuläre Plastizität**

Unter der neuralen und muskulären Plastizität versteht man die adaptiven Fähigkeiten dieser Strukturen (➤ 3.7.1.2). Diese sind abhängig von der Art der Schädigung, der Stimulation (afferenter Input, Wiederholungen) sowie inneren und äußeren Faktoren. Es können positive und negative Veränderungen hervorgerufen werden. Die Behandlung muss daher ständig dem aktuellen Stand des Patienten angepasst und die Wirksamkeit überprüft werden.

3

■ **Motorisches Lernen**

Unter motorischem Lernen (➤ 3.1.9) versteht man das Aneignen und/oder Modifizieren von Bewegung. Für das (Wieder)Erlernen von Bewegungen gelten einige grundsätzliche Prinzipien (➤ 3.1.9.3), z. B. hinsichtlich des Übungsumfangs und des Feedbacks (ex- und intrinsisch). Das Feedback des Th. muss für den Patienten in jedem Fall verständlich und nachvollziehbar sein. Dabei muss der Th. berücksichtigen, dass der Betroffene eingeschränkte Feedbackmechanismen haben kann (➤ Fallbeispiel 4).

Fallbeispiel 4: Zum Störungsbild von Herrn M. gehört ein visueller Neglect nach links. Dies führt dazu, dass er die linke Raumhälfte visuell nicht wahrnimmt. Der Th. bemerkt, dass Herr M. Gefahr läuft, mit seinem Rollstuhl links in die Wand zu fahren, und spricht ihn darauf an. Herr M. kann die Bedeutung seiner Worte allerdings nicht teilen, weil er die Wand nicht wahrnimmt. Erst als er in die Wand fährt und er die Erschütterung seines Körpers bemerkt, kann Herr M. die Worte des Th. mit Inhalt füllen. Daraus entsteht bei ihm das Bedürfnis, das Problem zu lösen, und somit die Möglichkeit zu lernen. Ein ständiges, beschützendes Eingreifen des Th./einer Bezugsperson würde Herr M. dagegen vermutlich als „nörgelnd" und nicht als helfend oder zusammenarbeitend empfinden.

3.7.2.2 Behandlungsgrundlagen und -prinzipien

3.7.2.2.1 Clinical Reasoning und Bewegungsanalyse

Sinnvolle therapeutische Entscheidungen können nur getroffen werden, wenn einerseits eine Wechselbeziehung zwischen Befundung und Behandlung besteht, die ständig der aktuellen Entwicklung angepasst wird, und andererseits Ziele auf der Ebene der Aktivitäten (Ebene der ADLs) gemeinsam mit dem Patienten formuliert werden (Befundbogen ➤ Link am Kapitelende) (weiterführende Informationen zur Befundung können z. B. auf der Website der Interessengemeinschaft Physiotherapie Neurorehabilitation eingesehen werden, URL: http://www.igptr.ch/cms/igpnr/).

Die Angehörigen und Pflegenden werden in diesen Prozess ebenfalls integriert (Clinical Reasoning ➤ 1.9). Im Arbeitsalltag ist es sinnvoll, hierfür eine Strukturierungshilfe mit den wesentlichen Punkten im Kopf zu haben (➤ Abb. 3.7.8). Diese Strukturierungshilfen werden immer individuell mit Bezug zum Ziel erstellt und sind daher nur für den jeweiligen Patienten gültig (➤ Fallbeispiele 5 und 6).

Zur Verbesserung der Ausführung auf der Ebene der Partizipation (ICF) kann es notwendig sein, Hilfsmittel einzusetzen oder anzupassen (➤ Fallbeispiel 6). Auch eine Teilbehandlung auf der Ebene des Impairments kann wichtig sein, um Fortschritte im Bereich der ADLs zu ermöglichen (➤ Fallbeispiel 5). Wichtig ist in jedem Fall, in jede Behandlung aufgabenorientierte Aktivitäten zu integrieren, um die motorische Kontrolle zu verbessern (➤ 3.7.2.2.2).

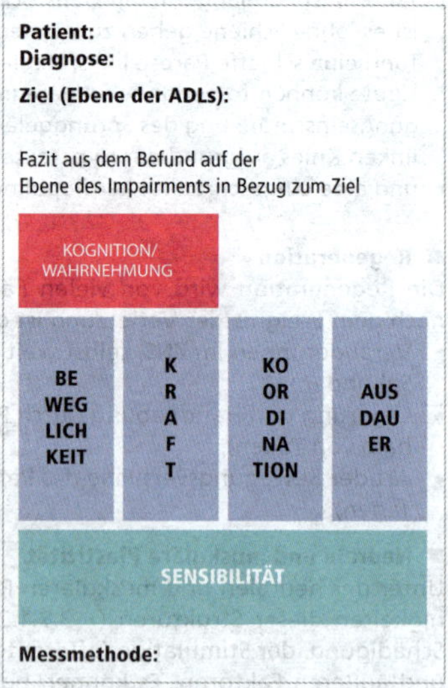

Abb. 3.7.8 Strukturierungshilfe im Bobath-Konzept.

Die Fallbeispiele 5 und 6 zeigen, dass bei gleicher Grunderkrankung und gleicher Zielsetzung aufgrund der unterschiedlichen individuellen Schwierigkeiten auf den verschiedenen Ebenen, die sich in der Bewegungsanalyse zeigen, durchaus ein unterschiedlicher Behandlungsplan erstellt werden muss.

Fallbeispiel 5: Herr M. (zerebrovaskulärer Insult [CVI] mit Hemiparese links) möchte den Transfer vom WC in den Rollstuhl ohne körperliche Hilfe seiner Frau meistern können. Bei der Bewegungsanalyse zeigt sich u. a. folgende Schwierigkeit: Der Fuß des betroffenen Beins kann von ihm nicht auf dem Boden platziert werden, um Gewicht zu übernehmen, er rutscht nach vorne weg. Dabei ist der Oberkörper von Herrn M. zur anderen Seite geneigt. Er hält sich mit seiner gesunden Hand an der Haltestange fest. Beim assistiven Bewegen des Beins fallen ein erhöhter Tonus sowie eine endgradige Bewegungseinschränkung der Hüfte und des Fußes auf. Der Rumpf ist hypoton. Die Überprüfung der Sensibilität zeigt eine Einschränkung in der Oberflächen- und Tiefensensibilität (➤ Abb. 3.7.9). Die Behandlungen von Herrn M. finden bei ihm zu Hause statt. Beim Hausbesuch trifft man Herrn M. gewöhnlich im Bett an.
Behandlungsplan: Nutzung der Bewegungsübergänge zur Tonusregulation, Arbeiten im Stand zur Verbesserung der posturalen Kontrolle, Rasieren im Bad im Stand vor dem Spiegel.

Fallbeispiel 6: Herr N. (CVI mit Hemiparese links) möchte ebenfalls den Transfer vom WC in den Rollstuhl ohne körperliche Hilfe seiner Frau meistern können. Die Bewegungsanalyse ergibt sowohl eine mangelnde Hüftflexion als auch eine mangelnde Rumpfextension. Ein kraftvolles Aufstehen ist daher nicht möglich (➤ Abb. 3.7.10). Herr N. hat vor drei Monaten ein künstliches Hüftgelenk auf seiner betroffenen Seite bekommen. Er wird im Hausbesuch behandelt.
Behandlungsplan zusätzlich zu den Maßnahmen zur Verbesserung der Beweglichkeit und der motorischen Kontrolle: Organisieren und Erproben einer WC-Sitzerhöhung.

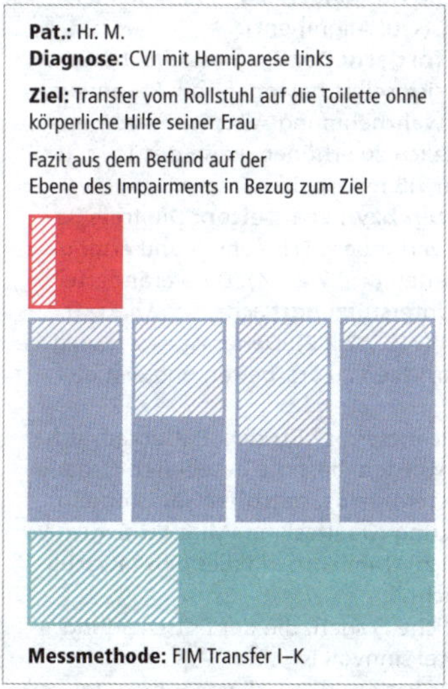

Abb. 3.7.9 Strukturierungshilfe im Bobath-Konzept: Fallbeispiel Herr M.

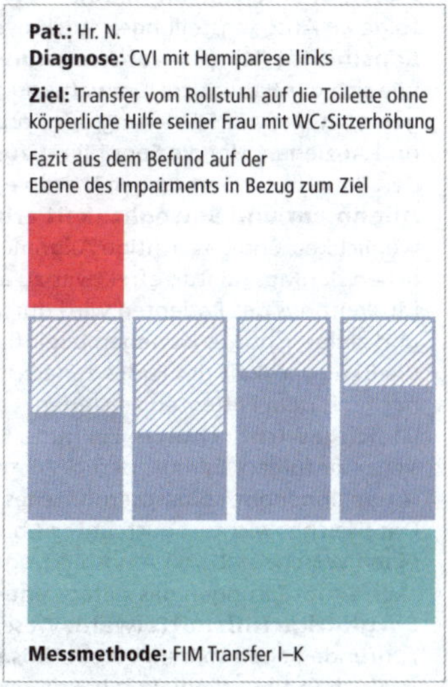

Abb. 3.7.10 Strukturierungshilfe im Bobath-Konzept: Fallbeispiel Herr N.

Behandlungsprinzipien im Bobath-Konzept (Überblick)

Individuelle Betrachtungsweise: Der Betroffene ist nicht als Patient mit einer Diagnose und Symptomen zu betrachten, sondern in seiner Gesamtheit als Person in dieser Welt, in seiner Familie, im Beruf und im sozialen Umfeld (➤ 3.7.2.1).
Einbezug der betroffenen Seite: Dieses (älteste) Behandlungsprinzip des Bobath-Konzepts ist die logische Konsequenz aus der Erkenntnis von B. Bobath, dass sich der Tonus der gelähmten Seite durch Bewegung ändert (➤ 3.7.2).
Keine Schmerzen auslösen: Traumatisierende Schmerzen müssen in der Behandlung vermieden werden. Der sog. „Wohltuschmerz" ist ausgenommen.
Sicherheit geben, Angst abbauen: Durch die Gestaltung der Umwelt und aktives Handeln kann der Patient lernen, seinem Körper wieder zu vertrauen (z. B. erste Schritte in der Nähe einer Wand, statt im freien Raum) (➤ 3.7.2.1).
Interesse und Spaß an der Bewegung fördern: Die meisten Betroffenen sind sehr motiviert, wenn der Th. für sie adäquate Aufgaben findet.
Überanstrengung vermeiden: Durch Überanstrengung verliert der Patient u. U. die Kraft, den Anforderungen seines – für ihn oft anstrengenden – Alltags gerecht zu werden.
Frühestmöglicher Therapiebeginn: Durch Stroke Units (Schlaganfall ➤ 8.4.1.1) wird ein frühestmöglicher Beginn der Therapie ermöglicht. In der Behandlung eines neurologischen Patienten muss berücksichtigt werden, dass mehrere Wiederholungen stattfinden müssen, damit der Patient lernen kann. Damit verbunden ist ein hoher Zeitaufwand, der kalkuliert werden muss. Orientierungsgrundlage sind Alltagsbewegungen (z. B. Anziehen der Strümpfe), ADLs müssen begleitet werden, im ambulanten Setting ist z. B. auch die eigenhändige Unterschrift des Patienten ein wichtiger Baustein.
Muskeltonus regulieren: Anpassungen des Muskeltonus sind für Bewegungsausführungen und Handlungen essenziell (➤ 3.7.1.5.2). Beeinflussung durch zielgerichtetes Bewegen: → Integration einzelner Behandlungssequenzen in einen sinnvollen Handlungsablauf/ADLs; Beeinflussung durch Schwerkraft und Unterstützungsfläche: → Welche Ausgangsstellung bzw. Reihenfolge an Ausgangstellungen ist sinnvoll? (s. u. Alignment)
Sensibilität (Körperwahrnehmung) fördern: Der Th. muss einschätzen, wie sich der Patient zur Umwelt und zu sich selbst bewegen soll. Besonders geeignet sind zur Förderung der Körperwahrnehmung ADLs wie Waschen und Anziehen. Um die Sensibilität zusätzlich zu erhöhen, kann der Th. z. B. den Patienten während der Therapie barfuß mitarbeiten lassen.
Alignment und Beweglichkeit erhalten bzw. erarbeiten: Die freie Beweglichkeit und das richtige Alignment verhindern Schmerzen und ermöglichen der Muskulatur, effektiver zu arbeiten (➤ 3.7.2.2.4). Der veränderte Muskeltonus des Patienten wird durch Unterstützungsfläche, Schwerkraft und zielgerichtetes Bewegen beeinflusst (➤ 3.7.2.2.2). Daher ist es sinnvoll, die Beweglichkeit des Fußes zunächst im Sitzen zu erarbeiten und erst danach mit dem Patienten zu stehen.
Gleichgewicht schulen: Ein gutes Gleichgewicht hilft dem Patienten, sich sicher zu fühlen. Es muss berücksichtigt werden, dass die beteiligten Organe (Auge, Innenohr, somatosensorisches System) selbst betroffen sein können. Das Gleichgewicht ist auch unter Ablenkung (Dualtasking, Multitasking; z. B. einen Wäschekorb von A nach B tragen) zu trainieren, da dies den tatsächlichen Anforderungen des Alltags entspricht.
Sorgfältige Hilfsmittelwahl: Wesentliche Fragen, die der Entscheidung zugrunde liegen sollten, ob ein Hilfsmittel sinnvoll ist, sind:

- Welche Selbstständigkeit bekommt der Patient durch dieses Hilfsmittel und kann er es selbständig benutzen?

- Ist der Angehörige in der Lage und willens, das Hilfsmittel zu benutzen, wenn es der Patient nicht selber kann?
- Wie lange wird der Patient auf das Hilfsmittel angewiesen sein?

Eigentraining: Durch regelmäßiges Eigentraining übernimmt der Patient nicht nur Eigenverantwortung, sondern trägt zur Erhaltung der in der Therapie erarbeiteten Fortschritte bei. Ein Eigentraining ist in den Bereichen Beweglichkeit, Geschicklichkeit und Sensibilität sinnvoll.
Angehörigenberatung und -anleitung: So individuell wie die Behandlung des Patienten selbst ist auch die Arbeit mit den Angehörigen. Ein zentraler Punkt ist die Unterstützung der Angehörigen, für sich das richtige Maß an Unterstützung des betroffenen Familienmitglieds und Zeit für sich selber zu finden.
Teamarbeit: Für eine erfolgreiche Rehabilitation in der Klinik oder zu Hause ist die Arbeit im interdisziplinären Team ein wesentlicher Baustein.

3.7.2.2.2 Posturale Kontrolle und aufgabenorientierte Bewegung

Posturale Kontrolle (➤ 3.7.2.1) ist die Grundlage für selektive Bewegungsmuster und eben diese selektiven Bewegungsmuster bedingen die posturale Kontrolle (➤ Abb. 3.7.11). Für motorisches Lernen (➤ 3.1.9) sind die mit diesem Kreislauf verbundenen Feedbackmöglichkeiten (Schwerkraft, Gelingen oder Scheitern bei einer Aufgabe, Feedback durch den Th.) notwendig.
Mithilfe des Th. und einer Veränderung der Umwelt/Umgebung ist es für die meisten Patienten schnell möglich zu stehen, um dann in dieser Position aufgabenorientierte Bewegungen auszuführen. Bsp.: Herr M. (➤ Fallbeispiel 5) rasiert sich im Bad vor dem Spiegel an das Waschbecken gelehnt – mit Unterstützung vom Th. an Rumpf und Hüfte. Die Handlung des Rasierens ermöglicht es ihm, einen „Bewegungsplan" aufzustellen, der sich wiederum positiv auf den Haltungshintergrund auswirkt.

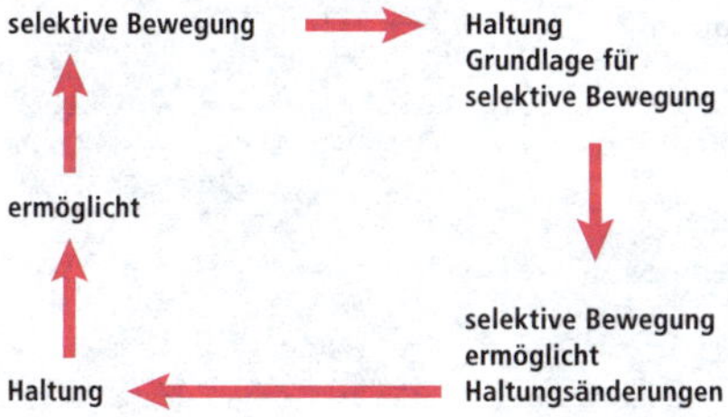

Abb. 3.7.11 Zusammenhang zwischen posturaler Kontrolle und selektiven Bewegungsmustern.

3.7.2.2.3 Fazilitation

Fazilitation ist eine Bobathtechnik. Sie ist ein aktiver Prozess und beeinflusst sensorische Information durch die therapeutische Handhabung, Gestaltung der Umgebung und durch verbale Hinweise. Mithilfe der Fazilitation unterstützt der Th. den Patienten, seine motorische Kontrolle und Handlungskompetenz wiederzuerlangen. Hierbei muss sich der Th. bewusst sein, dass er den Patienten im Lernen unterstützt, die Fazilitation also ständig den wachsenden Fähigkeiten des Patienten angepasst und auch zum richtigen Zeitpunkt wieder beendet werden muss.
Erfolgreiche Fazilitation kann Aktivität ermöglichen, Reaktionen erfordern und erfolgen lassen, die Bewegungsqualität verändern und die Bewegungsquantität erhöhen.

3.7.2.2.4 Aktiver Muskeltonus

Bei der Befundung wird der Muskeltonus sowohl unter passiven als auch unter aktiven Umständen beurteilt. Ein veränderter Tonus kann zu einer veränderten Ruhelänge des Muskels führen und damit zu Bewegungseinschränkungen (➤ 3.7.1.5.2). Die Erhaltung der Beweglichkeit und des Alignments sind zur Erreichung funktioneller Bewegungsmuster wichtig. Daher sollte mit dem Patienten – wenn möglich – ein Eigenübungsprogramm mit Schwerpunkt „Beweglichkeitserhaltung" erarbeitet werden.

3.7.2.2.5 Kompensationsstrategien

Durch die Schädigung des ZNS kommt es zur Entwicklung von Kompensationsstrategien, um Aufgaben im Alltag bewältigen zu können. Zu den Aufgaben des Th. gehört es, sich diese Strategien genau anzuschauen und zu überprüfen, ob es alternative Strategien gibt, mit denen der Betroffene sein Potenzial besser nutzen könnte. Diese in der Therapie erarbeiteten Strategien müssen gemeinsam mit dem Betroffenen in seinen Alltag umgesetzt werden.

3.7.2.2.6 Ergebnisbeurteilung

Jede Anwendung muss sich am Rehabilitationserfolg messen lassen. Eine umfassende Übersicht zu entsprechenden Assessments sowie Hilfestellung dazu sind z. B. bei Schädler et al. (2012) zu finden.
Die Ergebnisbeurteilung auf allen drei Funktionsebenen (ICF) wird von der International Bobath Instructors Training Association (IBITA) als notwendig bezeichnet. Beschreibende Verlaufsdokumentationen und (Fall)Studien (➤ 3.7.2.3) können dem Th. helfen, seine praktische Erfahrung zu systematisieren und den Prozess des Clinical Reasoning (➤ 1.9) zu optimieren.

3.7.2.3 Evidenz-/Bewertungslage

Um größtmögliche Aktualität in der Print- und Online-Version zu gewährleisten, stehen Informationen zu aktuell vorliegenden Studien im Online-Zusatzmaterial (➤ QR-Code) zur Verfügung.

Evidenzangaben

Befundbogen

Literatur

3.7.3 Propriozeptive Neuromuskuläre Fazilitation

Corinna Todt

Propriozeptive Neuromuskuläre Fazilitation (PNF) ist ein ganzheitliches Behandlungskonzept, das von Th. eingesetzt wird, um die Bewegungen des Patienten zu ökonomisieren. Das Ziel dabei ist, das Zusammenspiel von Rezeptoren (Propriozeptoren), Muskeln und Nerven (neuromuskulär) durch funktionsspezifische Reize zu erleichtern und zu fördern (Fazilitation). Der Th. orientiert sich an den Fähigkeiten des Patienten und hilft ihm, v. a. bei chronischen Krankheiten, die Selbstständigkeit zu erhalten.

Das PNF-Konzept wurde zwischen 1946 bis 1951 von H. Kabat (Neurophysiologe) und M. Knott (Th.) in Kalifornien empirisch entwickelt. Grundlage dafür waren die damals bekannten neurophysiologischen Forschungsergebnisse von u. a. Sherrington, Pavlow und Hellebrandt. Ursprünglich wurde es v. a. bei Patienten mit Poliomyelitis angewandt, bald wurde auch der Nutzen für andere Patienten mit verändertem Bewegungsverhalten erkannt. Seitdem wurde das Behandlungskonzept weiterentwickelt und angepasst.

3.7.3.1 Patterns

Bei jeder Bewegung werden vom Gehirn gespeicherte dreidimensionale Bewegungsmuster aktiviert. Sind diese nicht mehr vollständig abrufbar (z. B. nach einem Schlaganfall), können sie durch den Einsatz von PNF reaktiviert und für den Alltag nutzbar gemacht werden (z. B. Aufstehen von einem Stuhl, ein Glas Wasser trinken).

In der praktischen Anwendung führt der Th. mit dem Patienten ein **dreidimensionales physiologisches Bewegungsmuster** (ein sog. Pattern) an einem Körperteil aus. Diese provozierten Bewegungsmuster laufen dreidimensional in Muskelketten ab und sind definiert. Sie werden im Folgenden beschrieben.

3.7.3.1.1 Patterns an den Extremitäten

An den Extremitäten bestehen die Patterns immer aus drei **proximalen Komponenten** (➤ Abb. 3.7.12):

- Flexion (Flex.) oder Extension (Ext.),
- Adduktion (Add.) oder Abduktion (Abd.),
- Außenrotation (AR) oder Innenrotation (IR).

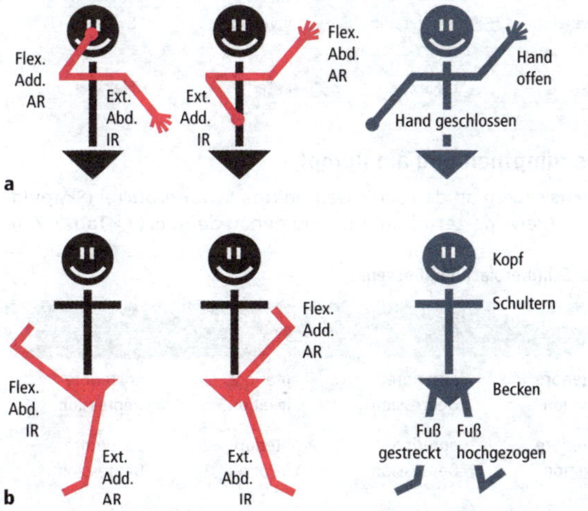

Abb. 3.7.12 Patterns, diagonale Linien und Bezeichnungen. **a:** Arme, **b:** Beine.

Die Patterns werden entsprechend der proximalen Komponenten bezeichnet. Zusätzlich beinhalten sie noch **distale Komponenten an den Gelenken** (➤ Tab. 3.7.1, ➤ Tab. 3.7.2). Dabei kann das Ellenbogen- bzw. Kniegelenk gebeugt oder gestreckt werden.

Tab. 3.7.1 Extremitätenpatterns: Arme.

Gelenk	Diagonale 1		Diagonale 2	
Schultergelenk	Flex. Abd. AR	Ext. Add. IR	Flex. Add. AR	Ext. Abd. IR
Schulterblatt	posteriore Elevation	anteriore Depression	anteriore Elevation	posteriore Depression
Ellenbogen	Flex. oder Ext.	Flex. oder Ext.	Flex. oder Ext.	Flex. oder Ext.
Unterarm	Supination	Pronation	Supination	Pronation
Handgelenk	Dorsalextension Radialabduktion	Palmarflexion Ulnarabduktion	Palmarflexion Radialabduktion	Dorsalextension Ulnarabduktion
Finger	Ext.	Flex.	Flex.	Ext.
Daumen	Ext. Abd.	Flex. Add.	Flex. Add./Opposition	Ext. Abd.

Tab. 3.7.2 Extremitätenpatterns: Beine.

Gelenk	Diagonale 1		Diagonale 2	
Hüftgelenk	Flex. Abd. IR	Ext. Add. AR	Flex. Add. AR	Ext. Abd. IR
Becken	posteriore Elevation	anteriore Depression	anteriore Elevation	posteriore Depression
Kniegelenk	Flex. oder Ext.	Flex. oder Ext.	Flex. oder Ext.	Flex. oder Ext.
oberes Sprunggelenk	Dorsalextension	Plantarflexion	Dorsalextension	Plantarflexion
unteres Sprunggelenk	Eversion	Inversion	Inversion	Eversion
Zehen	Ext.	Flex.	Ext.	Flex.

3.7.3.1.2 Patterns rumpfnah und am Rumpf

Rumpfnahe Patterns setzen an den Schlüsselpunkten Schultergürtel (Skapulapatterns) und Becken (Pelvispatterns) an und sind genau definiert (➤ Tab. 3.7.3).

Tab. 3.7.3 Patterns an Schulterblatt und Becken.

Gelenkpositionen	Diagonale 1		Diagonale 2	
Schulterblatt	posteriore Elevation	anteriore Depression	anteriore Elevation	posteriore Depression
Becken	posteriore Elevation	anteriore Depression	anteriore Elevation	posteriore Depression

Die **Rumpfpatterns** „Chopping" und „Lifting" sind Kombinationen der bilateral asymmetrisch ausgeführten Patterns der Arme (➤ 3.7.3.5.4) mit Patterns des Kopfes. Sie provozieren eine Bewegung des Rumpfes in Flexion bzw. Extension.

- **„Chopping"** besteht aus dem asymmetrischen Extensionsmuster der Arme mit Flexion des Kopfes, Rumpfflexion und -rotationsbewegung. Es fazilitiert Bewegungen wie Aufsetzen von RL in den Sitz, Bücken im Sitz oder Stand sowie Rollen von RL in die SL.
- **„Lifting"** besteht aus dem asymmetrischen Flexionsmuster der Arme mit Extensionspattern des Kopfes, Rumpfextension und -rotationsbewegung. Es fazilitiert Greifen nach oben, Aufrichten aus einer gebeugten Stellung und Rollen auf den Rücken.

3.7.3.2 Heilmittelkatalog

PNF fällt im Heilmittelkatalog unter den Punkt KG ZNS und kann als vorrangiges Heilmittel verordnet werden zur Behandlung von Erkrankungen des ZNS/Rückenmarks nach Vollendung des 18. Lebensjahrs. Krankheiten können beispielsweise sein: Multiple Sklerose, Morbus Parkinson, Schädelhirnverletzungen u. a.

3.7.3.3 Indikationen

Das Behandlungskonzept PNF lässt sich in der Therapie vielseitig einsetzen. Am häufigsten eingesetzt wird PNF:

- In der Rehabilitation von neurologischen Erkrankungen wie
  - Schlaganfall,
  - Ataxien,
  - Multiple Sklerose,
  - Chorea,
  - Parkinson-Syndrom,
  - amyotrophische Lateralsklerose,
  - Schwindel,
- bei Schmerzpatienten/chronischem Rückenschmerz,
- nach Traumen oder Operationen des Bewegungsapparats,
- bei idiopathischer Skoliose,
- bei Sportlern.

3.7.3.4 Kontraindikationen

Da es sich um ein Konzept mit vielen verschiedenen Behandlungsmöglichkeiten handelt, gibt es keine absoluten Kontraindikationen für PNF, allerdings für einzelne Techniken (➤ 3.7.3.6) bzw. für einzelne Krankheitsbilder.

3.7.3.5 Behandlungsprinzipien

3.7.3.5.1 Reize

Die Reize, durch die die Bewegungsmuster ausgelöst werden, können verschiedener Arten sein:

- verbaler Stimulus: Kommandos des Th.,
- visueller Stimulus: Anschauen der durchgeführten Bewegungen,
- taktiler Stimulus: Griffhaltung des Th., Spüren einer Unterlage,
- propriozeptive Reize (Reize auf die Muskulatur): Vordehnung und Stretch,
- Gelenkreize: Approximation und Traktion.

Die Antwort des Patienten auf diese Reize kann verstärkt werden, indem der Th. die Reize kombiniert (summiert). Diese **Summation** kann zeitlich oder räumlich erfolgen:

- Eine zeitliche Summation (engl. temporal summation) ist durch Wiederholen des Kommandos oder durch wiederholten Stretch möglich.

- Eine räumliche Summation (engl. spatial summation) kann durch Setzen von Reizen an verschiedenen Körperstellen gleichzeitig und den Einsatz unterschiedlicher Reize erzielt werden.

Approximation

Durch Kompression, die der Th. zusätzlich an einer Extremität oder am Rumpf gibt, kann er die Stabilität in der Extremität erhöhen und die Gewichtsübernahme (z. B. im Stand) verbessern. Die Approximation kann schnell oder langsam gegeben werden.

Traktion

Bei der Traktion kommt es zu einer Separation der Gelenkflächen und einem Zugreiz, der die dynamische Kontraktion gegen die Schwerkraft erleichtert.

Vordehnung (Stretchstimulus)

Bei der Vordehnung kommt es zu einer passiven Verlängerung der Muskulatur in einem Bewegungsmuster. Die Vordehnung kann gut zur Vorbereitung einer Bewegung eingesetzt werden (➤ 3.7.3.6.2). Sie soll die Muskulatur des Patienten zu einer kräftigeren Aktivität anregen.

Grifftechniken und Körperarbeit des Therapeuten

Grundsätzlich hat der Th. beide Hände am Körper des Patienten. Die distale Hand an den Extremitäten befindet sich im lumbrikalen Griff (➤ Abb. 3.7.13).
Der Th. steht so, dass er dem Widerstand des Patienten mit seinem Körpergewicht entgegenarbeiten kann. Th. und Patient werden eine Einheit und bewegen sich gemeinsam. Dabei soll der Th. durch die Position und Bewegung seines Körpers die Bewegungen des Patienten fördern und nicht behindern. Der Widerstand für den Patienten durch den Th. folgt dem gleichen Prinzip. Er sollte dem Patienten angepasst sein, damit es nicht zu unerwünschten kompensatorischen Bewegungen kommt. Dabei erfolgt der Widerstand immer entgegen der Bewegungsrichtung des Patienten. Er kann auch mit Geräten erzeugt werden (z. B. Seilzüge, elastische Bänder).

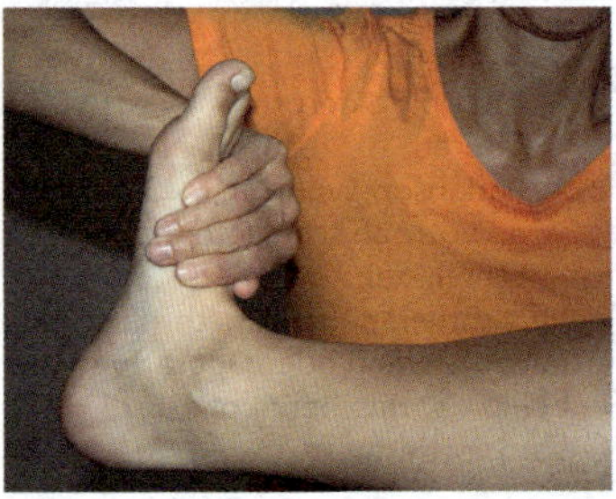

Abb. 3.7.13 Lumbrikaler Griff.

3.7.3.5.2 Bewegungsabfolge

Zumeist wird die Bewegungsabfolge von distal nach proximal gewählt, es kann aber auch bewusst von dieser Reihenfolge abgewichen werden. Es ist auch möglich, einzelne Elemente des Patterns besonders zu betonen (engl. timing for emphasis).
Spannung in Muskeln kann sich auf andere Körperbereiche bzw. Muskeln ausdehnen. Dieses Überfließen der Aktivität in andere Körperabschnitte wird **Irradiation** genannt. Bei einer **indirekten Therapie** (z. B. wenn sich der Patient auf der betroffenen Seite nicht aktiv bewegen darf oder kann) nutzt der Th. das Prinzip der Irradiation. Er arbeitet nicht direkt an der betroffenen Extremität, sondern nur indirekt über eine nichtbetroffene Extremität (oder Körperteil).

3.7.3.5.3 Ausgangsstellungen

Für die Ausführung der Patterns sind unterschiedlichste Ausgangsstellungen geeignet, je nachdem, welchen Schwerpunkt der Th. in der Therapie setzt. Typische Ausgangsstellungen sind z. B. Sitz, RL, SL sowie Stand, Halbstand oder Vierfüßlerstand (Bsp.: ➤ Abb. 3.7.14).

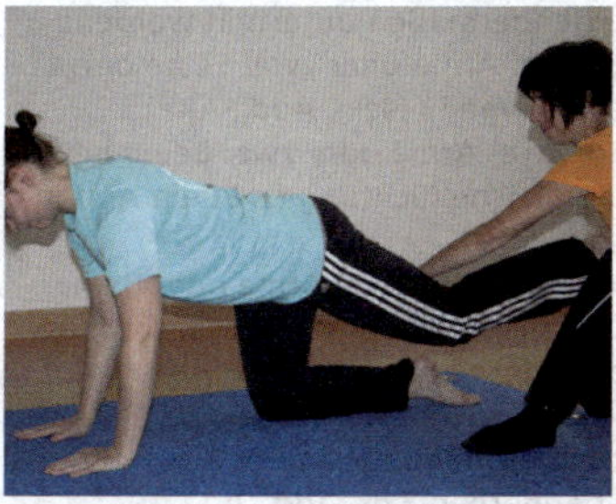

Abb. 3.7.14 Ausgangsstellung „Vierfüßlerstand".

> Es kann u. U. hilfreich sein, den Patienten vor der Ausführung der Techniken erst mithilfe von Lagerungsmaterial in eine schmerzfreie Ausgangsstellung zu bringen. Bsp.: Nach einer Hüft-TEP wird der Patient so gelagert, dass das betroffene Bein zuoberst auf einem Quader in der Neutralstellung zu liegen kommt, bevor man mit Pelvispatterns beginnt.

■ **Mattenprogramm**

Eine Vielzahl von Übungen und Varianten lassen sich auch auf der Matte einsetzen. Dort sind Ausgangsstellungen möglich, die auf der Bank nicht immer gut auszuführen sind (z. B. der Langsitz). Sehr gut lassen sich Übergänge von einer Ausgangsstellung in die andere trainieren (z. B. Drehen von RL in die SL, Transfer von RL in den Sitz). Damit kann verstärkt funktionell geübt werden. Zusätzlich fühlt sich der Patient oftmals auf der Matte sicherer als auf der Bank.

3.7.3.5.4 Ausführungsmöglichkeiten der Patterns

Grundsätzlich kann zwischen unilateraler Ausführung (ein Arm oder ein Bein des Patienten bewegt sich) und **bilateraler Ausführung** (zwei Arme, zwei Beine oder die Kombination von einem Arm und einem Bein bewegen sich) unterschieden werden (➤ Abb. 3.7.15).

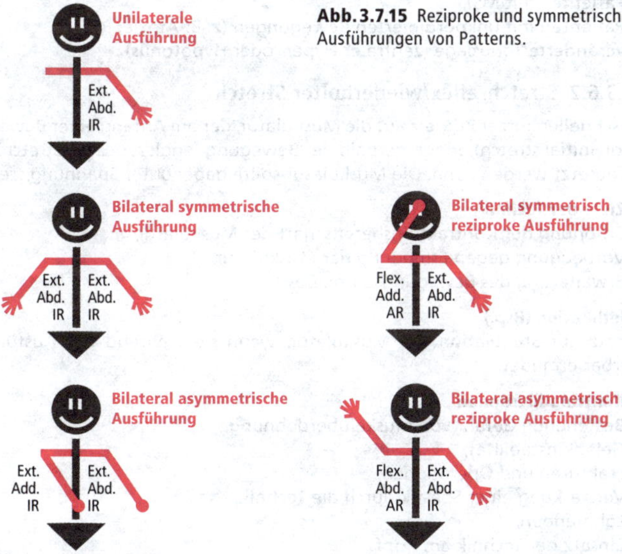

Abb. 3.7.15 Reziproke und symmetrische Ausführungen von Patterns.

Die bilaterale Ausführung kann zudem folgendermaßen unterteilt werden:

- **Bilateral symmetrische Ausführung:** Zwei Arme oder zwei Beine bewegen sich in demselben Pattern (z. B. beide Arme in Flex., Add., AR).
- **Bilateral asymmetrische Ausführung:** Zwei Arme oder zwei Beine bewegen sich in verschiedenen Patterns in die gleiche Richtung (z. B. ein Arm in Ext., Add., IR und der andere in Ext., Abd., IR).
- **Bilateral symmetrische reziproke Ausführung:** Zwei Arme oder Beine bewegen sich in demselben Pattern, aber in entgegengesetzter Richtung (z. B. ein Arm in Flex., Add., AR und der andere in Ext., Abd., IR).
- **Bilateral asymmetrisch reziproke Ausführung:** Zwei Arme oder Beine bewegen sich in verschiedenen Patterns in entgegengesetzter Richtung (z. B. ein Arm in Flex., Add., AR und der andere in Ext., Add., IR).

3.7.3.6 Techniken im PNF-Konzept:

Dem Th. steht eine Vielzahl an Techniken (s. u.) zur Verfügung, die er patientenorientiert auswählen kann. Angaben zur Evidenz einzelner Techniken ➤ Link am Kapitelende.

3.7.3.6.1 Rhythmische Bewegungseinleitung (Rhythmic Initiation)

Der Th. führt zunächst das Pattern am Patienten passiv aus, dann wird es mit dem Patienten zusammen ausgeführt (assistiv). Wenn der Patient mit der Bewegung vertraut ist, wird die Bewegung gegen den Widerstand des Th. (resistiv) ausgeführt. Der Th. kann den Patienten das Muster auch alleine ausführen lassen, um zu überprüfen, ob alle Bewegungskomponenten schon erlernt sind (engl. replication).

■ **Ziele der Technik**

- Erlernen einer neuen Bewegung,
- Verbesserung des Bewegungsgefühls und der Koordination,
- Normalisierung des Muskeltonus,
- Kräftigung.

■ **Indikationen (Bsp.)**

- Patienten, die Schwierigkeiten haben, die Bewegung auszuführen (z. B. Patienten mit MS),
- Patienten mit unkoordinierten Bewegungen (z. B. Ataxie, Rigor),
- veränderte Tonuslage (zentraler Hyper- oder Hypotonus).

3.7.3.6.2 Stretchreflex/wiederholter Stretch

Ein schneller kurzer Zugreiz auf die Muskulatur, der am Anfang einer Bewegung (engl. initial stretch) oder innerhalb der Bewegung (engl. repeated stretch) vom Th. gesetzt werden kann. Die Muskulatur sollte dabei unter Spannung stehen.

■ **Ziele der Technik**

- Erhöhung der Kontraktionsbereitschaft der Muskulatur,
- Vorbeugung gegen Ermüdung der Muskulatur,
- Erweiterung des Bewegungsausmaßes.

■ **Indikation (Bsp.)**

Einsatz zur Stimulation der Muskulatur, wenn sie während der Ausführung spürbar ermüdet.

■ **Kontraindikationen**

- Bestehende Gefahr von Muskelüberdehnung,
- Gelenkinstabilität,
- Frakturen und Operationen,
- Verstärkung einer Spastik durch die Technik,
- Lähmungen,
- Einsatz der Technik am Kopf.

3.7.3.6.3 Agonistische Umkehr/Kombination isotonischer Muskelarbeit

Bei der agonistischen Umkehr (engl. reversal of agonists)/Kombination isotonischer Muskelarbeit (engl. combination of isotonics) provoziert der Th. eine Kombination aus konzentrischer, exzentrischer und isometrischer Muskelarbeit in einem Pattern ohne zwischenzeitliche Entspannung.

Ziele der Technik
- Verbesserung der aktiven Bewegungskontrolle,
- Verbesserung der Koordination,
- funktionelles Training,
- Kräftigung der Muskulatur,
- Steigerung der Ausdauer.

Indikationen (Bsp.)
Diese Technik wird eingesetzt
- zur Kräftigung der Muskulatur nach Verletzung einer Extremität,
- zum Training des Rumpfes für Alltagsbelastungen (z. B. Bücken).

3.7.3.6.4 Antagonistische Umkehr/dynamische Umkehr

Bei der antagonistische Umkehr (engl. reversal of antagonists)/dynamische Umkehr (engl. dynamic reversal) führt der Patient eine Bewegungsabfolge eines Patterns aus und wechselt dann ohne Entspannung in die Gegenbewegung (Wechsel zwischen agonistischer und antagonistischer Muskelaktivität).

Ziele der Technik
- Erweiterung des aktiven Bewegungsausmaßes,
- Steigerung der Muskelkraft,
- Förderung der Bewegungsabfolge,
- Steigerung der Ausdauer,
- Verbesserung der Koordination.

Indikationen (Bsp.)
Diese Technik wird eingesetzt
- zur Kräftigung der Muskulatur nach Verletzungen einer Extremität,
- zur Verbesserung alltagsrelevanter Bewegungen (z. B. eine Tasse aus dem Schrank holen),
- bei muskulären Dysbalancen.

> Bei operierten Patienten und Patienten mit Frakturen muss vor der Anwendung jeglicher Technik, die gegen einen Widerstand erfolgen, mit dem behandelnden Arzt abgeklärt werden, ob ein Widerstand erlaubt ist.

3.7.3.6.5 Stabilisierende Umkehr

Bei der stabilisierenden Umkehr (engl. stabilizing reversal) arbeitet der Patient statisch in einem Pattern, hält gegen den Widerstand des Th. seinen Rumpf und die Extremität stabil. Zudem lässt er an der Extremität distal nur eine sehr kleine Bewegung zu.

Ziele der Technik
- Verbesserung der Stabilität am Rumpf und rumpfnah,
- Verbesserung des Gleichgewichts/der posturalen Kontrolle,
- Stärkung der Muskelkraft.

Indikationen (Bsp.)
- Instabilitäten einer Extremität (z. B. nach Luxationen),
- Instabilitäten des Rumpfes (z. B. nach Schlaganfall),
- Rückenschmerzen (verursacht durch Instabilitäten des Rumpfes).

> Bei der stabilisierenden Umkehr ist es für den Patienten hilfreich, wenn der Th. **Kommandos** einsetzt, z. B. *„Bleiben Sie hier!", „Lassen Sie sich von mir nicht wegdrücken!", „Den Widerstand halten!"*.

3.7.3.6.6 Rhythmische Stabilisation

Der Patient arbeitet bei der rhythmischen Stabilisation (engl. rhythmic stabilization) gleichbleibend oder alternierend statisch gegen den Widerstand des Th. Dabei soll es möglichst zu keiner sichtbaren Bewegung kommen.

■ **Ziele der Technik**
- Verbesserung der Stabilität im Rumpf oder in den Gelenken,
- Stärkung der Muskelkraft,
- Verbesserung der Bewegungsmöglichkeiten,
- Schmerzlinderung.

■ **Indikationen (Bsp.)**
Diese Technik wird eingesetzt
- zur Verbesserung der Standstabilität und der Balance,
- zur Verbesserung der Stabilität eines Gelenks (z. B. nach einer Luxation),
- zur Verbesserung der Stabilität im Sitz oder Stand bei Ataxien.

> Die rhythmische Stabilisation, kombiniert mit einer Approximation oder auch Traktion (➤ 3.7.3.5.1), kann die Stabilität zusätzlich erhöhen.

3.7.3.6.7 Anspannen/Entspannen (engl. contract relax)

Durch den Widerstand des Th. kommt es zu einer isotonischen Muskelkontraktion (➤ 2.1.5.2 Box) einer verkürzten Muskelgruppe. Anschließend soll der Patient diese Muskelgruppe entspannen und weiter in die eingeschränkte Richtung bewegen (**direkte Technik**). Die Technik „Anspannen/Entspannen" entspricht im Prinzip der postisometrischen Relaxation (➤ 3.9.5.7.2) mit dem Unterschied, dass sie im PNF-Pattern durchgeführt wird.

■ **Ziele der Technik**
- Verbesserung des aktiven Bewegungsausmaßes,
- Verbesserung der Dehnfähigkeit von Muskeln.

■ **Indikationen (Bsp.)**
- Durch Arthrose muskulär eingeschränktes Bewegungsausmaß,
- Bewegungseinschränkungen nach einem Schlaganfall.

■ **Kontraindikationen**
- Schmerzen.

> Sollte die Technik aufgrund von Schmerzen nicht möglich sein, kann auch der **indirekte Weg** dieser Technik (Antagonist-Contract-Relax-Methode [AC]) gewählt werden. Dabei werden die Antagonisten der verkürzten Muskelgruppe angespannt (bzw. dazugehöriges Pattern); entspricht dem Prinzip der reziproken Innervation.

3.7.3.6.8 Halten/Entspannen (engl. hold relax)

Am schmerzfreien Ende des eingeschränkten Bewegungsausmaßes gibt der Th. langsam zunehmend einen Widerstand (mind. 5–8 s). Dabei kommt es zu einer statischen Muskelkontraktion einer verkürzten Muskelgruppe. Anschließend entspannt der Patient diese Muskelgruppe und bewegt weiter in die eingeschränkte Richtung.

■ **Ziele der Technik**
- Verbesserung des Bewegungsausmaßes/Dehnung von Muskeln,
- Schmerzlinderung.

■ **Indikationen (Bsp.)**
Die Technik kommt zu Einsatz bei einem muskulär eingeschränkten Bewegungsausmaß
- durch Arthrose,
- nach Verletzungen der Extremitäten.

Bei Patienten mit Schmerzen (z. B. nach Operationen am Bewegungsapparat) ist die Technik „hold relax" der Technik „contract relax" vorzuziehen.

3.7.3.7 Gangschule

Ziel der Gangschule ist es, sowohl die Standphasen als auch die Schwungphasen des Gehens zu ökonomisieren. Sie wird in ➤ Kapitel 3.1.8 beschrieben. Als Therapie werden dazu die Patterns und Techniken aus PNF eingesetzt.

3.7.3.8 Befunderhebung im PNF-Behandlungskonzept

Die Befunderhebung erfolgt im Rahmen der üblichen physiotherapeutischen Befundaufnahme (➤ 2.1).

3.7.3.9 Therapeutische Ziele

- Erhöhung der Bewegungsmöglichkeiten/Mobilisierung von Reserven,
- Erhöhung der Beweglichkeit (ROM ➤ 2.1.5.1) einzelner Gelenke/Beweglichkeit ganz allgemein,
- Reduktion von Subluxationstendenzen nach Schlaganfall und einseitiger Hemiparese,
- Erhalt/Verbesserung der Selbstständigkeit,
- Erhöhung der allgemeinen Aktivität,
- Reduktion von Schmerzen,
- Verbesserung der Partizipationsmöglichkeiten,
- Erreichen einer erhöhten Stabilität im Rumpf/Core Stabilität,
- Verbesserung der Bewegungskoordination,
- Erhöhung von Ausdauer/Kraft der Muskeln,
- Erhöhung der Gangsicherheit und -geschwindigkeit/Verringerung des Sturzrisikos,
- Hemmung von pathologischen oder unökonomischen Bewegungsmustern,
- Bahnen von möglichst physiologischen Kompensationsbewegungen,
- Prophylaxe gegen Schäden beim sportlichen Training.

3.7.3.10 Evidenz-/Bewertungslage

Um größtmögliche Aktualität in der Print- und Online-Version zu gewährleisten, stehen Informationen zu vorliegenden Studien im Online-Zusatzmaterial (➤ QR-Code) zur Verfügung.

Evidenzangaben

Literatur und weiterführende Literatur

3.7.4 Vojta-Therapie

Dana Loudovici-Krug

Die Vojta-Therapie dient der Behandlung von neurologischen Störungen und Erkrankungen v. a. bei Kindern, aber auch bei Erwachsenen.

3.7.4.1 Geschichte

- Die Entwicklung der Vojta-Therapie als Behandlungsmethode geht zurück auf die Beobachtungen von V. Vojta (Neurologe, Pädiater), der in den 1950er-Jahren als Konsiliararzt zerebralparetische Kinder und Jugendliche medizinisch versorgte.
- Während seiner Tätigkeit konnte er wechselnde Spannungsphänomene der Muskulatur je nach Ausgangsstellung sowie externer Beeinflussung erkennen. Dabei stellte er fest, dass sich der Tonus der Muskulatur durch Haltung bzw. Bewegung des gesamten Körpers verändert. Zu hohe Spannung (Hypertonus) und zu niedrige Spannung (Hypotonus) konnte er – zuerst noch ungezielt – regulieren. Die Bewegungsantworten auf die Stimulation waren sowohl global (den gesamten Körper betreffend) als auch reziprok (wechselseitig, bezogen auf die Ausgangslage).

3.7.4.2 Reflexlokomotion

Vojta stellte die Hypothese auf, dass das globale Muster von Haltung und Bewegung vorgegeben (d. h. angeboren) ist. Das Bewegungsverhalten (von Vojta als **Lokomotion** bezeichnet) läuft in bestimmten aufeinander aufbauenden Entwicklungsschritten ab. Diese motorische Reihenfolge verlangt, dass die Therapie bei dem aktuellen Entwicklungsstand des Patienten ansetzt. Gesunde Säuglinge gelangen ungefähr innerhalb ihrer ersten 18 Lebensmonate von der passiven RL zum aufrechten Gang. Daran orientiert sich der Th., um das Bewegungs- und Haltungsniveau des Patienten einzuschätzen. Grundsätzlich gilt: Auf das Stützen folgt das Greifen und auf das Stehen das Gehen.

Die **menschliche Fortbewegung** besteht aus folgenden vier Teilaspekten, die immer erfüllt sein müssen und durch die Reflexlokomotion ausgelöst werden (Vojta u. Peters 2007):
- Gewichtsverlagerung,
- Aufrichtung,
- Gleichgewichtssteuerung,
- koordinierte Körperhaltungsveränderung.

Die **Koordinationskomplexe,** die in der Vojta-Therapie zur Reflexlokomotion genutzt werden, sind das Reflexkriechen (RK ➤ 3.7.4.7.1) und das Reflexumdrehen (RU ➤ 3.7.4.7.2). Beide Koordinationskomplexe sind globale, reziproke Bewegungsmuster, die in der Therapie reproduziert werden und schließlich die notwendige Aktivität auslösen. Es handelt sich um therapeutisch bedingte Bewegungsformen, die zwar nicht in der physiologischen Motorik vorkommen, jedoch die erforderlichen Muskelspiele entstehen lassen.

3.7.4.3 Wirkprinzip

Die Vojta-Therapie hat das positive Einwirken auf die motorische Entwicklung bzw. Situation zum Ziel. Es soll die Voraussetzung geschaffen werden, dass der Patient eigene motorische Fähigkeiten entdeckt und die darauffolgende bzw. fehlende Entwicklungsstufe erreicht.
Die Reflexlokomotion (➤ 3.7.4.2) hat Einfluss auf die persistierenden primitiven Reflexe, indem diese überwunden und letztlich abgebaut werden. Dies sorgt für die Verbesserung der motorischen Fähigkeiten des Patienten. Die Behand-

lung nach Vojta ist nicht aktiv, sondern wirkt über die **Reflexologie,** d. h. die Stimulierung von Auslösezonen.

Es wird davon ausgegangen, dass physiologische Bewegungs- und Haltungsmuster angeboren sind. Werden nun aber aufgrund von Störungen oder Erkrankungen Ersatzmuster ausgebildet, wird das bestehende System in seiner Entwicklung behindert, Pathologien werden fixiert. An dieser Stelle können die physiologischen Muster über die Vojta-Methode aktiviert werden. Der Patient lernt in diesem Sinn nichts Neues, wird aber reflexogen zur Idealmotorik geführt:

- Idealmotorische Bewegung und Haltung,
- physiologische Stellung aller Gelenke (WS und Extremitäten),
- verbesserte Fein- und Spontanmotorik,
- normotone Muskelspannung.

Außerdem ist während der Vojta-Therapie eine vegetative Regulation zu beobachten, Bsp.:

- Durchblutungsanregung,
- Regulierung des Schlaf-Wach-Rhythmus,
- Appetitanregung und Regulierung der Verdauung,
- Verbesserung der Atmung,
- Regulierung der Schweißsekretion.

3.7.4.4 Indikationen

Alle neurologischen (zentral oder peripher) bzw. neuromuskulären Erkrankungen stellen eine Indikation zur Behandlung nach Vojta dar.

Bsp. in der Pädiatrie

- Zentrale Koordinationsstörung (bis hin zur infantilen Zerebralparese ➤ 12.4.1.1),
- Spina bifida,
- Torticollis,
- Armplexusparese (z. B. durch Geburtstrauma).

Bsp. in der Therapie Erwachsener

- Querschnittlähmung,
- Hirntrauma,
- Poliomyelitis,
- Skoliose.

3.7.4.5 Kontraindikationen

- Erhöhte Körpertemperatur/Fieber,
- akute Erkrankungen (z. B. Hirnblutung),
- entzündliche Prozesse,
- epileptische Anfälle,
- Einnahme bestimmter Medikamente (Antikonvulsiva, Steroide, adrenocorticotropes Hormon [ACTH]),
- vorausgehende Impfung mit Lebendimpfstoffen,
- metastasierende Tumoren,
- Myasthenia gravis,
- Marfan-Syndrom (nach dem 8. Lebensjahr),
- schwerste mentale Beeinträchtigungen,
- bestehende Schwangerschaft (Orth 2005, v. Aufschnaiter 2005).

3.7.4.6 Untersuchungsalgorithmus

Der physiotherapeutische Befund wurde von Vojta in drei Aspekte untergliedert, die erst in ihrer Gesamtheit eine Interpretation des Ist-Zustandes erlauben und die Entscheidung für eine adäquate Therapie ermöglichen. Die Beurteilung umfasst folgende Teilgebiete:

1. Spontanmotorik,
2. Reflexologie,
3. Lagereaktionen.

Spontanmotorik: Die Beurteilung der Spontanmotorik erfolgt ohne Berührung. Der Th. setzt verschiedene Reize, um die darauffolgende Reaktion zu beobachten. Er kann auf diese Weise herausfinden, was das Kind bzw. der Patient kann/erreicht hat

- motorisch,
- sensorisch,
- vegetativ.

Zusätzlich sollte auf die Sprache, die Atmung, die Haut, die Beweglichkeit bzw. Kontrakturen und das sozioemotionale Verhalten geachtet werden.

Reflexologie: Die frühkindlichen Reflexe bzw. Reaktionen sind nur in bestimmten Waltezeiten physiologisch auszulösen und zu beobachten (➤ Tab. 3.7.4). Bestehen sie weit über den beschriebenen Zeitraum hinaus, sind sie als pathologisch zu werten. Weitere Reflexe sind in ➤ Kapitel 12.1.2 beschrieben.

Tab. 3.7.4 Frühkindliche Reflexe und ihr physiologisches Vorkommen (v. Aufschnaiter 2005, Orth 2005).

Frühkindlicher Reflex	Physiologische Waltezeit
RAF (reflex acustico-facialis)	ab 10. Tag bis Lebensende
ROF (reflex optico-facialis)	nach dem 3. Monat
Saugreflex	0–3 Monate
Suchreflex (Rooting-Reflex)	0–3 Monate
Puppenaugenphänomen (vestibulookularer Reflex)	0–4 Wochen
Handwurzelreflex	in jedem Alter pathologisch
suprapupischer Streckreflex	0–4 Wochen
Muskeleigenreflexe (z. B. Patellarsehnenreflex [PSR])	bis Lebensende
Reaktionen (z. B. Gehautomatismus)	0–4 Wochen

Lagereaktionen: Um eine Bewegungsstörung bei Säuglingen zu diagnostizieren, nutzen Mediziner die verschiedenen Lagereflexe, da diese Aufschluss über die Koordination des ZNS und somit auch über den motorischen Entwicklungsstand geben. Vojta hat die Lagereaktionen modifiziert, für die Untersuchung standardisiert und eine weitere nach ihm benannte Lagereaktion ergänzt:

- Traktions-Reaktion,
- Landau-Reaktion,
- axillare Hängereaktion,
- Seitkippreaktion nach Vojta,
- horizontale Seithängereaktion nach Collis,
- vertikale Hängereaktion nach Peiper und Isbert,
- vertikale Hängereaktion nach Collis.

Da diese sieben Lagereaktionen Teil der ärztlichen Diagnostik sind, sollen sie hier nicht näher beschrieben werden.

3.7.4.7 Behandlungsprinzip

Die Ausgangsstellungen wurden von Vojta beschrieben. Voraussetzung ist immer die Einnahme bestimmter Gelenkpositionen der Extremitäten und des Kopfs. Dadurch lassen sich die Auslösezonen der Extremitäten sowie des Rumpfs in eine Gesichtsseite (GS) und eine Hinterhauptsseite (HHS) aufteilen. Bsp.: Als „Gesichtsarm" wird die obere Extemität bezeichnet, die in Blickrichtung des Patienten liegt. Analog dazu ist das „Hinterhauptsbein" die untere Extremität, von welcher der Kopf des Patienten abgewendet liegt.
Auf die Auslösezonen wird ein Druck bzw. Dehnungsreiz ausgeübt. Dieser ist primär senkrecht zur Hautoberfläche zu setzen, kann aber im Verlauf der Therapie je nach Bewegungsantwort variiert werden. Er dient somit der Führung oder wird als Widerstand genutzt, den es zu überwinden gilt.
Obwohl die Ausgangsstellungen und bestimmte Auslösezonen definiert sind, liegt es immer im Ermessen des Th. sowie an der Reaktion des Patienten, mit welcher Intensität welcher Druck wann eingesetzt wird. Die Zonen können sowohl einzeln als auch kombiniert zum Einsatz kommen. Wichtig ist das Erreichen der gewünschten Aktivität. Das gleichzeitige Aktivieren verschiedener Auslösezonen führt zur Intensivierung des Reizes durch räumliche und zeitliche Summation. Ausweichbewegungen sind jederzeit möglich und sollten unterbrochen sowie korrigiert werden.

Zur Pädiatrie: Die Therapie sollte möglichst frühzeitig beginnen, um eine Festigung von falschen Haltungsmustern und Bewegungsabläufen zu verhindern. Des Weiteren kommt den Eltern eine wichtige Rolle zu, denn die Behandlung wird optimiert, wenn sie mehrmals täglich durchgeführt wird. Daher sind eine adäquate Anleitung sowie ein kooperierender Umgang zwischen Th. und den Eltern unabdingbar.

3.7.4.7.1 Reflexkriechen

Das primäre Ziel des Reflexkriechens (RK) ist es, das Aufrichten sowie das Abstützen als motorische Fähigkeit zu aktivieren. Weiterhin werden über das reziproke Muster Schrittbewegungen sowohl von der oberen als auch von der unteren Extremität stimuliert. Durch dieses Ganzkörpermuster kann zusätzlich eine verbesserte Kontraktilität der Atem-, Bauch-, Beckenboden- und Schließmuskulatur erreicht werden. Schließlich zielt das RK auch auf eine Optimierung von Schluck- und Augenbewegungen ab.
Das RK ist prinzipiell ein Bewegungskonstrukt. Jedoch zeigt ein gesunder Säugling anfänglich in BL ein Bewegungsverhalten, welches dem RK ähnelt. Sobald der Säugling das „Krabbeln" entdeckt, ist das Bewegungsmuster des „Kriechens" nicht mehr in der natürlichen Motorik zu sehen.

■ **Teilmuster/-bewegungen des RK**

- Aufrichtung des Rumpfs,
- Bewegung des Rumpfs in Richtung Stütz (Ellenbogen- bzw. Kniegelenk),
- Voraussetzung: WS-Extension sowie intersegmentale Rotation,
- Anheben des Rumpfs in Richtung des stützenden Ellenbogens,
- Stützphase → Standphase → Beugephase → Relaxationsphase (analog zum Schrittzyklus, sowohl an den Armen als auch an den Beinen),
- Fortbewegung ist reziprok (kreuzkoordiniert) → der Kopf überquert dabei die Mittellinie.

■ **Ausgangsstellung und Auslösezonen**

In ➤ Abb. 3.7.16 ist die Ausgangsstellung des Reflexkriechens in BL bildlich dargestellt, die Auslösezonen sind markiert. Zudem sind die Ausgangsstellung in ➤ Tab. 3.7.5 und die Auslösezonen in ➤ Tab. 3.7.6 beschrieben.

3

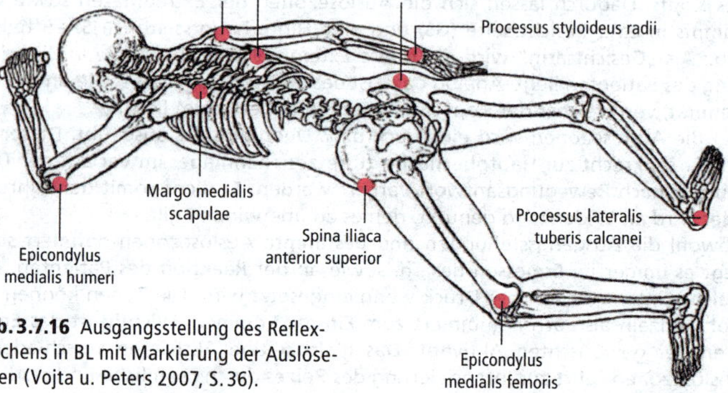

Abb. 3.7.16 Ausgangsstellung des Reflexkriechens in BL mit Markierung der Auslösezonen (Vojta u. Peters 2007, S. 36).

Tab. 3.7.5 Ausgangsstellung des Reflexkriechens in Bauchlage.

Körperteil	Beschreibung der Ausgangsstellung
Kopf	• HWS: passiv gestreckt, 30° Rotation
Gesichtsarm	• Schultergelenk: 125–130° Flex., 30° Abd. • Epicondylus medialis humeri: liegt auf • Ellenbogen: 45° Flex. • Hand: Gegenstand umgreifen lassen, um Handaktivität optimal vorzubereiten • → Ziel: Abduktion der Metacarpalia sowie Radialduktion
Gesichtsbein bei Säuglingen/Kleinkindern	• Hüftgelenk: 30–40° Flex., 60° Abd., 40° AR • Kniegelenk: 40° Flex. • Fußgelenk: freiliegend
Gesichtsbein bei Erwachsenen	• in Ext., Add., IR des Hüftgelenkes liegend
Hinterhauptsarm	• Ellenbogen und Schultergelenk: 0° • Hand: freiliegend
Hinterhauptsbein bei Säuglingen/Kleinkindern	• Winkelstellung entsprechend Gesichtsbein • Condylus medialis femoris: liegt auf
Hinterhauptsbein bei Erwachsenen	• geringere Becken- und Beinmobilität zu erwarten

Tab. 3.7.6 Auslösezonen des Reflexkriechens in Bauchlage.

Gesichtsseite (GS)	Hinterhauptsseite (HHS)
Epicondylus medialis humeri	Processus styloideus radii
Margo medialis scapulae	Akromion
Spina iliaca anterior superior	unterhalb des Skapulawinkels, am Rand des M. erector trunci, ca. 7. und 8. Rippe
Epicondylus medialis femoris	Aponeurose des M. gluteus medius
	Processus lateralis tuberis calcanei

■ **Gesichtsarm und Schultergürtel**

- Stützfunktion des Rumpfs,
- Bewegung Kopf und Rumpf über Schultergelenk: seitlich, nach vorn und oben,
- Stützpunkt: Ellenbogen,
- Ergreifen eines Gegenstands in Dorsalextension und Radialduktion des Handgelenks → keine Belastung der Hand,
- Gesichtsarm in Stütz-/Standphase.

3.7.4.7.2 Reflexumdrehen

Das Reflexumdrehen (RU) verläuft in zwei Phasen (s. u.). Aktiviert werden soll der Übergang von RL in SL. Schließlich endet das RU mit dem einsetzenden Krabbeln des Patienten. Das Fortbewegungskonstrukt ist zum Ende des zweiten Trimenons und weiterhin im 8./9. Monat entwicklungsphysiologisch zu beobachten. Neben der motorischen Aktivität des Rumpfs und der Extremitäten hat das RU positive Wirkungen auf das Schlucken, die Atmung und die Augenkoordination. Die Auslösezonen sind in ➤ Tab. 3.7.7 aufgeführt.

Tab. 3.7.7 Reflexumdrehen – Auslösezonen.

Auslösezonen 1. Phase	
Brustzone	zwischen 7. und 8. Rippe, auf der Mamillarlinie
weitere Auslösezonen aus dem Reflexkriechen (➤ 3.7.4.7.1)	HHS: Akromion, Epicondylus medialis humeri GS: Spina iliaca anterior superior, Processus styloideus radii, Epicondylus medialis femoris
Auslösezonen 2. Phase	
Rumpf	Brustzone (obenliegend) 5. bis 7. Rippenzwischenraum (oben- oder untenliegend)
zusätzlich obenliegende Seite	Spina iliaca anterior superior, M. gluteus medius, Margo medialis scapulae, Akromion

■ **1. Phase**

- Beginn in RL mit Extension der Extremitäten,
- Nutzen der Brustzone, um Drehung in die SL auszulösen,
- Führung des Kopfs durch entsprechenden Widerstand.

Teilmuster bzw. -bewegungen des RU (1. Phase):

- WS-Extension,
- Flexion der unteren Extremität, Halten der Position.

■ **2. Phase**

- Beginn in SL,
- Stützfunktion des untenliegenden Arms sowie Beins,
- Bewegung nach vorn/oben (gegen die Schwerkraft),
- Gewichtsverlagerung der oberen Extremität auf die untenliegende Hand.

Teilmuster bzw. -bewegungen des RU (2. Phase):

- Reziproke Flexions- sowie Extensionsbewegung der oberen und unteren Extremität,
- Steigerung der Stützfunktion bez. der untenliegenden Seite: von der Schulter zur Hand, vom Becken zum Fuß,
- WS-Extension,
- Haltefunktion des Kopfs.

3.7.4.8 Evidenz-/Bewertungslage

Um größtmögliche Aktualität in der Print- und Online-Version zu gewährleisten, stehen Informationen zu aktuell vorliegenden Studien im Online-Zusatzmaterial (➤ QR-Code) zur Verfügung.

Evidenzangaben

Literatur

3.7.5 E.-Technik® – Hanke-Konzept

Susanne Klotz

Das Hanke-Konzept ist eine neurophysiologische Behandlungsmethode mit entwicklungskinesiologischen Grundlagen (Entwicklungskinesiologie, E.-Technik®). Es nutzt die angeborenen komplexen Bewegungsmuster „Kriechen" und „Drehen" aus. Diese Muster können durch sensomotorische Funktionsstörungen verändert sein und werden durch die Anwendung des Hanke-Konzepts wieder zur Norm zurückgeführt (Billen-Mertes u. Billen 2014, Piso 2004).

3.7.5.1 Geschichte

- Ende der 1960er-Jahre behandelten Václav Vojta (Neurologe) und Peter Hanke (Krankengymnast) gemeinsam Kinder mit infantiler Zerebralparese (➤ 12.4.1.1) mittels Reflexkriechen und Reflexumdrehen (➤ 3.7.4.7.1, ➤ 3.7.4.7.2).
- Hanke begann, die Therapiemuster Vojtas aus der Säuglingsbehandlung auch bei älteren Kindern und Erwachsenen anzuwenden, und adaptierte sie auf die Alltagsmotorik.
- Ab den 1970er-Jahren weiteten er und seine Schüler die Behandlung auf orthopädische und internistische Krankheitsbilder aus (Götz 2005).

3.7.5.2 Indikationen

- Neurologie (z. B. zerebrale und periphere Paresen/Plegien, Atrophien/Dystrophien, Ataxien, Querschnittssyndrom, Multiple Sklerose),
- Chirurgie/Traumatologie (z. B. Frakturen, Kapsel-Band-Verletzungen, Amputationen),
- Orthopädie (z. B. Steuerungsdefekte mit muskulären Dysbalancen, Skoliose, Osteoporose, Arthrose mit/ohne Gelenkersatz, Bandscheibenvorfälle),
- Innere Medizin (z. B. Atemwegserkrankungen, Herz-Kreislauf-Erkrankungen, Beschwerden aus dem rheumatischen Formenkreis),
- Gynäkologie (z. B. Beschwerden post partum, Stressinkontinenz),
- Craniomandibuläre Dysfunktion, Tinnitus (Billen-Mertes u. Billen 2014, Götz 2005).

3.7.5.3 Kontraindikationen

- Akute Entzündungen,
- onkologische Erkrankungen (Billen-Mertes u. Billen 2014).

3.7.5.4 Therapieziele

- Umprogrammierung von sensomotorischen Funktionsstörungen,
- Anbahnung von differenzierten Muskelaktivitäten,
- Verbesserung von Koordination und Innervation,
- Ausgleich von Muskel-Dysbalancen,
- exzentrische Dehnung verkürzter Strukturen,
- Verbesserung von Gelenkfunktionen durch Ökonomisierung der Muskelarbeit und Abnahme gelenkblockierender Afferenzen,
- positiver Einfluss auf Schmerzzustände (Lindenau 2012).

3.7.5.5 Behandlungsprinzipien

Die E.-Technik® reaktiviert die angeborenen motorischen Basismuster Drehen und Kriechen. Diese globalen motorischen Muster sind im ZNS abgespeichert und können unabhängig vom Lebensalter abgerufen werden. Da die motorischen Aktivitäten über bestimmte Körperlagen und Reize ausgelöst werden können, wird auch von der **Reflexfortbewegung** gesprochen. Es werden zwei Fortbewegungskomplexe unterschieden:

- Das **Reflexkriechen** wird in BL durchgeführt (➤ 3.7.4.7.1). Es erfolgt nicht spontan in der motorischen Entwicklung, sondern ist eine reflektorisch ausgelöste, künstliche Fortbewegung. Obwohl kein Vorwärtskommen erreicht wird, kommt es zur Aktivierung des Rumpfes und zur Bewegung der Extremitäten in gekreuzter Koordination mit Stütze auf die distalen Extremitätenenden.
- Das **Reflexumdrehen** ist ein Bewegungsmuster von RL über SL in BL (➤ 3.7.4.7.2) und entspricht dem spontanen Drehvorgang eines Kindes im 6. Lebensmonat vom Rücken auf den Bauch und in den Krabbelgang.

Die abgespeicherten Bewegungsmuster besitzen festgeschriebene kinesiologische Inhalte, die als Soll-Wert bezeichnet werden. Über afferente Bahnen wird der aktuelle Zustand des Patienten, der Ist-Wert, an die Steuerungszentrale geleitet und ein **Soll-Ist-Wert-Abgleich** durchgeführt. Über efferente Bahnen werden dann die notwendigen Korrekturimpulse zurückgegeben. Der Ist-Wert wird an die Soll-Vorgabe angepasst. Der Th. unterstützt und lenkt diese Bahnung mithilfe von Führungskontakten und Druckreizen, sog. **Aktionsverstärkern,** die Muskeldehnungspotenziale auslösen.
Neben RL und BL können mithilfe des **Tilttables,** einem kippbaren Behandlungstisch, auch die fließenden Übergänge zwischen der horizontalen und der vertikalen Lage therapeutisch genutzt werden. Der Tilttable ermöglicht den Einsatz von Stand- und Gangmustern und erlaubt gleichzeitig die dosierte Anpassung der Schwerkraft durch eine eingebaute Waage (z. B. bei postoperativer Teilbelastung) (Lindenau 2012, Vojta u. Peters 2007, Piso 2004).

3.7.5.6 Evidenz-/Bewertungslage

Um größtmögliche Aktualität in der Print- und Online-Version zu gewährleisten, stehen Informationen zu aktuell vorliegenden Studien im Online-Zusatzmaterial (➤ QR-Code) zur Verfügung.

Evidenzangaben

Literatur

3.7.6 Constraint-Induced Movement Therapy/ Forced-Use-Therapie

Kerstin Haevernick, Heike Krüger

Die Constraint-Induced Movement Therapy (CIMT), auch Constraint-Induced Therapy (CIT), steht für das Hand-Armtraining mit Restriktion.
Im deutschen Sprachraum sind zudem die Begriffe Taubsche Therapie und Forced-Use-Therapie (engl. force-use therapy, FUT) bekannt und werden synonym verwendet. Diese Begriffe beinhalten zusätzlich das Training für die unteren Extremitäten und andere Modifizierungen.

3.7.6.1 Geschichte

- Prof. Dr. Edward Taub (Psychologe, USA) begann in den 1970er-Jahren mit Untersuchungen zum **verhaltensinduzierten Training** an Affen. Den Tieren wurde die Afferenz (sensible Bahn) eines Vorderbeins durchtrennt, in der Folge vernachlässigten die Tiere das Vorderbein oder setzten es nicht mehr aktiv ein. Der nächste Schritt der Forschergruppe war es nun herauszufinden, wie die Affen zum Gebrauch der deafferenzierten Extremität „gezwungen" werden können (Taub 1977).
- Amerikanische Forscher veröffentlichten im Jahr 1989 die erste Studie, in der die Wirksamkeit dieses an Affen untersuchten Prinzips des intensiven Trainings auch bei Schlaganfallpatienten gezeigt werden konnte (Wolf et al. 1989); daraus entwickelte sich die CIMT. Seither wird das Konzept von vielen Gruppen auf der Welt wissenschaftlich untersucht und ist z. T. fester Bestandteil der klinischen Praxis geworden.

3.7.6.2 Erlernter Nichtgebrauch

Taub entwickelte für Schlaganfallpatienten die Theorie des erlernten Nichtgebrauchs (engl. learned nonuse) (> Abb. 3.7.17) (Taub u. Uswatte 2003).
Nach einem Schlaganfall kommt es im Gehirn zu einem **kortikalen Schock** (Diaschisis), dessen Dauer bei Affen ca. sechs Monate beträgt, beim Menschen jedoch noch nicht nachgewiesen werden konnte (Taub 1977). In dieser Zeit erscheint z. B. die Funktion der Hand-Armmotorik weit mehr eingeschränkt zu

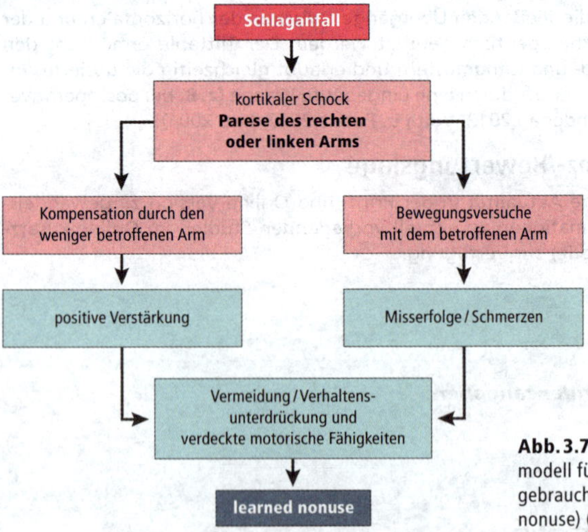

Abb. 3.7.17 Erklärungsmodell für den Nichtgebrauch (engl. learned nonuse) (Bauder et al. 2001).

sein, als die untergegangenen Nervenzellen vermuten lassen. Es kommt bei Bewegungsversuchen der betroffenen Hand zu Misserfolgen, die weitere Versuche immer unwahrscheinlicher machen und auf Dauer zu einer Verhaltensunterdrückung führen. Es wird angenommen, dass sich das Gehirn von dem kortikalen Schock erholt, die betroffene Seite könnte wieder mehr in den Alltag integriert werden, aber der Gebrauch wurde verlernt.

3.7.6.3 Indikationen

In den meisten Studien wurde die Therapie bei Patienten nach einem Schlaganfall (➤ 8.4.1.1) durchgeführt. Aber auch bei anderen Grunderkrankungen, die eine Halbseitensymptomatik zeigen, kann die CIMT angewendet werden. Gerade wenn zu erkennen ist, dass die Patienten eine Extremität vernachlässigen, obwohl der Einsatz im Alltag möglich wäre, dann ist diese Therapie indiziert.

3.7.6.3.1 Zeitpunkt und Behandlungsdauer

Die CIMT wird bei Schlaganfallpatienten klassischerweise im chronischen Stadium durchgeführt, d. h., der Schlaganfall sollte mindestens sechs Monate zurückliegen. Grund dafür ist der kortikale Schock (➤ 3.7.6.2): Im akuten Stadium ist er am stärksten, nimmt dann im Verlauf zwar ab, persistiert jedoch, wenn das Gehirn nicht gefördert wird. Zudem kann er sich auch verstärken, wenn nicht adäquate bzw. zu starke Reize angeboten werden. Deshalb würde eine intensive CIMT bei akuten Schlaganfallpatienten zu viel Stress für das Gehirn bedeuten.

Taub et al. (1993) sowie Miltner et al. (1999) haben in Studien gezeigt, dass auch viele Jahre nach einer Hirnschädigung noch immer eine Verhaltensänderung durch funktionelle Übungen in Kombination mit einer Restriktion möglich ist.

Die Therapie findet an 12 aufeinanderfolgenden Tagen statt. An fünf Tagen pro Woche erfolgt die Behandlung, am Wochenende dazwischen führen die Patienten selbstständig bewusst und intensiv Aktivitäten im Alltag mit dem betroffenen Arm aus. Die Therapiezeit pro Behandlungstag beträgt sechs Stunden.

In den letzten Jahren wurde die CIMT auch im subakuten Stadium eingesetzt, allerdings wurde die Therapie dann modifiziert: kürzere Behandlungszeit pro Tag, dafür insgesamt eine längere Behandlungsdauer (Nijland et al. 2011).

3.7.6.3.2 Einschlusskriterien

Die Patienten sollten über ein Mindestmaß an **motorischen Fähigkeiten in der betroffenen oberen Extremität** verfügen, da sonst nicht in Kombination mit der Restriktion der nicht betroffenen Seite gearbeitet werden kann. Diese Voraussetzungen sind nach Taub (Bauder et al. 2001):

- Dorsalextension im Handgelenk ca. 20° (Unterarm ist auf Stuhllehne abgelegt; von dieser entspannten, hängenden Position 20° Extension),
- Extension in den Fingergrundgelenken ca. 10°,
- Daumenabduktion ca. 10°,
- Schulterflexion ca. 20°.

Falls die Patienten diese motorischen Voraussetzungen nicht erfüllen, könnte eventuell die modifizierte Form der FUT durchgeführt werden (➤ 3.7.6.9).

Für die Behandlung der **betroffenen unteren Extremität** gelten eigene Einschlusskriterien (➤ 3.7.6.9).

Zudem muss **Sprachverständnis** vorhanden sein und die Patienten sollten **keine ausgeprägten neuropsychologischen Störungen** haben (z. B. Gedächtnis- oder Aufmerksamkeitsstörungen).

Da die CIMT eine aktive Therapie ist, die viel Mitarbeit (➤ 3.7.6.6.1, ➤ 3.7.6.6.4) und Durchhaltevermögen des Patienten erfordert, ist die **intrinsische Motivation** eine weitere wichtige Voraussetzung für die Durchführung der Therapie.

3.7.6.4 Kontraindikationen

Für diese Therapie gibt es keine Kontraindikationen. Die Voraussetzung zur Durchführung ist aber, dass die Einschlusskriterien (➤ 3.7.6.3.2) erfüllt werden. Bei der Behandlung der unteren Extremitäten ist darauf zu achten, dass die Patienten ausreichend belastbar sind und der Blutdruck gut eingestellt ist. Außerdem können starke Schmerzen eine Kontraindikation sein, was aber individuell, mit dem Patienten gemeinsam abgeklärt werden muss. Dafür findet eine **Voruntersuchung** zum Einschluss der Patienten statt.

3.7.6.5 Hilfsmittel

Als Hilfsmittel wird bei der CIMT zur Ruhigstellung der nichtbetroffenen Seite eine Schiene o. Ä. benötigt (➤ 3.7.6.6.2). Als Arbeitsmaterialien können Gegenstände aus dem Alltag des Patienten oder z. B. auch Kinderspielzeug zum Trainieren der Feinmotorik verwendet werden.

3.7.6.6 Behandlungspfad

Die CIMT beinhaltet keine bestimmte Behandlungstechnik, sondern besteht aus vier Therapieinhalten, die zusammen ein gezieltes Behandlungskonzept ergeben:
- Kognitive Vorbereitung,
- Bewegungsrestriktion,
- Shapingtechniken,
- motorisches Training (ziel- und alltagsorientierte Übungen).

3.7.6.6.1 Kognitive Vorbereitung

Ziel der kognitiven Vorbereitung ist es, dem Patienten die einzelnen Therapieinhalte nachvollziehbar zu erläutern, die Motivation zur aktiven Mitarbeit an der Therapie aufzubauen und realistische Zielvorstellungen zu erarbeiten.
Damit die Patienten zu Beginn der Behandlung genau wissen, welche Aufgaben auf sie zukommen, wird am ersten Tag der Therapie ein **Behandlungsvertrag** abgeschlossen.
Individuell werden mit dem Patienten besprochen,
- welche Tätigkeiten morgens und abends mit der betroffenen Hand ausgeführt werden sollten,
- wie viele Stunden die Schiene täglich getragen werden sollte,
- welche Aktivitäten ohne Schiene durchgeführt werden dürfen (z. B. Tätigkeiten, die die Sicherheit des Patienten gefährden, oder solche, bei denen die Schiene mit Wasser in Berührung kommt).

Auch die Ziele des Patienten (➤ 3.7.6.6.4) werden hier schriftlich festgelegt. Durch den Vertrag erhalten die Patienten mehr Eigenverantwortung. Er steigert die Motivation der Patienten, mitzuarbeiten, hat aber keine rechtlichen Konsequenzen.

3.7.6.6.2 Restriktion

Die Restriktion/Ruhigstellung der nicht betroffenen Extremität ist ein wesentlicher Bestandteil dieser Therapie. Für die Immobilisierung können unterschiedliche Hilfsmittel eingesetzt werden (z. B. eine Schiene, ein Handschuh, Armschlingen ➤ Abb. 3.7.18). Die Restriktion sollte zu 90 % der Wachzeit durchgeführt werden.
Wichtig ist, dass die Patienten selbstständig in der Lage sind, diese Hilfs-

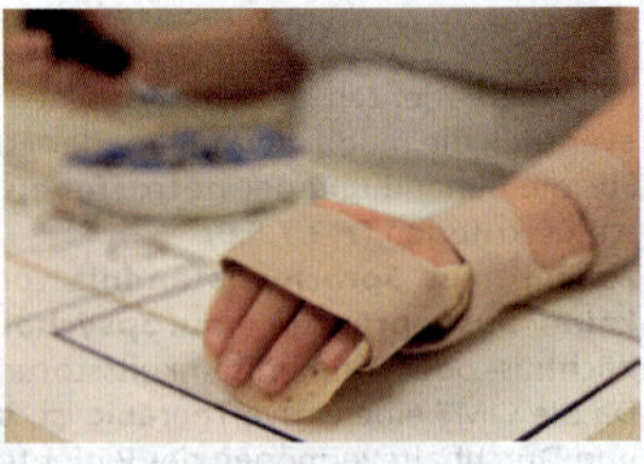

Abb. 3.7.18 Schiene zur Restriktion der nicht betroffenen Hand (Foto: C. Ketels, UKE).

mittel an- und abzulegen. Das muss am ersten Tag ausprobiert und überprüft werden.
In den letzten Jahren wurde die Notwendigkeit der Restriktion kritisch diskutiert und hinterfragt. 2009 untersuchte man zwei Gruppen, die zwei Wochen lang drei Stunden täglich nach den Prinzipien der CIMT trainierten. Die eine Gruppe trug an der weniger betroffenen Hand einen Handschuh, die andere Gruppe übte ohne Handschuh. Es konnte kein Unterschied zwischen beiden Gruppen nachgewiesen werden (Brogårdh et al. 2009).
Bei der modifizierten FUT für die untere Extremität wird auf die Restriktion des besseren Beins verzichtet (➤ 3.7.6.9).

3.7.6.6.3 Shaping

Das Shaping (engl. to shape = anpassen, gestalten, formen) ist ein weiterer wichtiger Bestandteil der Therapie. Es beinhaltet sowohl das Anpassen der Übungen an die individuelle obere Leistungsgrenze als auch das zeitnahe positive Feedback durch den Th. Ist eine Bewegung noch zu schwierig, kann diese durch die Auswahl verschiedener Übungen erarbeitet werden. Es wird vom Leichten zum Schweren, vom Einfachen zum Komplexen sowie in Teilbewegungen geübt.

3.7.6.6.4 Ziel- und alltagsorientierte Übungen

Es gibt die Theorie, dass das Gehirn plastische Veränderungen bildet (Liepert et al. 2000), wenn die Übungsauswahl aufgabenspezifisch und sinngebend ist. Das bedeutet, dass die Übungen einen hohen Alltagsbezug haben müssen (z. B. aus einem Glas trinken, Haare kämmen, Kartoffeln schälen). Die realistischen individuellen Ziele bilden dabei die Grundlage zur Erarbeitung der richtigen Übungen.

■ Zielerreichungsskala

Über die eigens für CIMT/FUT modifizierte Zielerreichungsskala (Bauder et al. 2001, Margraf u. Schneider 1990) erarbeiten Th. und Übender (evtl. plus Begleitperson) die o. g. realistischen Ziele.
Es gilt den Ist- und Soll-Zustand genau zu formulieren, da nach Beendigung der Therapie die Zielerreichung von allen Beteiligten überprüft und benotet wird.
Durch die Festlegung der Ziele soll eine **intrinsische Motivation** erreicht werden (d. h. das Bestreben, etwas zu tun, weil es eine Herausforderung darstellt). Das Ziel sollte so ausgewählt werden, dass es in den zwei Wochen erreicht werden kann. Für die weitere Motivation zu Hause kann dann ein neues oder erweitertes Ziel gewählt werden.

■ Repetitive Übungen/Übungsaufbau

Um die Reorganisation im Gehirn zu unterstützen, ist es wichtig, die Übungen repetitiv (lat. repetition = Wiederholung), also mit einer hohen Wiederholungszahl durchzuführen (Bauder et al. 2001). In der Praxis ist während des Übens, z. B. 100-mal dieselbe Bewegung (Bsp. ➤ Abb. 3.7.19, ➤ Abb. 3.7.20), eine Ver-

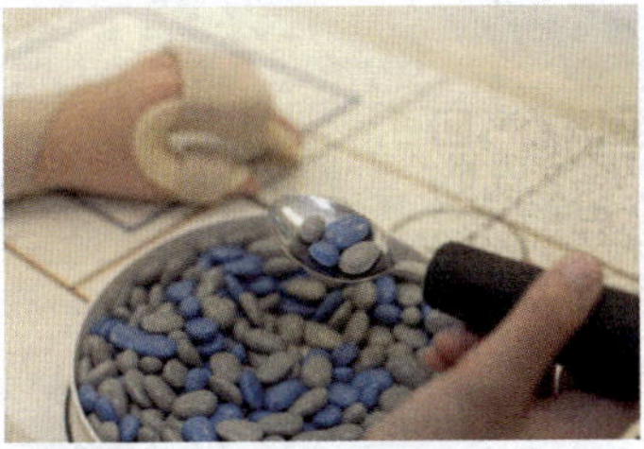

Abb. 3.7.19 Erarbeiten von Alltagsfunktionen (Foto: C. Ketels, UKE).

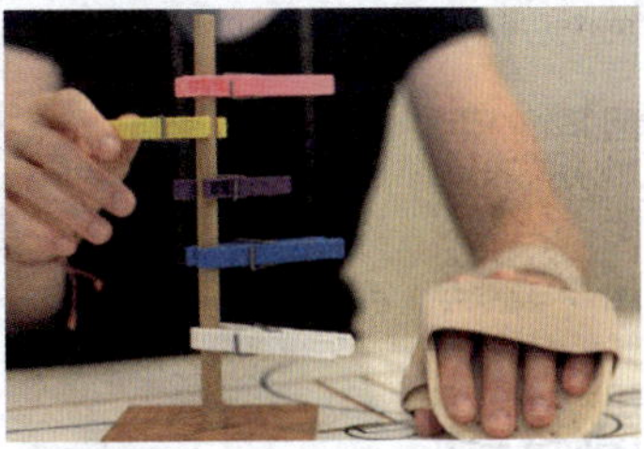

Abb. 3.7.20 Erarbeiten feinmotorischer Tätigkeiten (Foto: C. Ketels, UKE).

besserung in der Motorik zu beobachten. Trotz der zunehmenden Anstrengung durch das häufige Wiederholen werden die Bewegungen koordinierter.
Jede Übung wird genau gemessen und dokumentiert. Dabei wird entweder eine bestimmte Anzahl oder eine bestimmte Zeit vorgegeben und die entsprechenden Veränderungen schriftlich festgehalten. Auch die Qualität der Übungen wird nach einer entsprechenden Skala bewertet (ebd.). Dadurch kann der Therapieerfolg objektiv festgehalten werden. Das ist nicht nur für den Th., sondern besonders für den Patienten eine wichtige Rückmeldung. Jede Übung wird 10-mal hintereinander durchgeführt und nach zwei bis drei Tagen erneut wiederholt.

3.7.6.7 Eigenübungsprogramm

Zusätzlich zu den sechs Stunden Trainingszeit pro Tag werden die Patienten immer wieder daran erinnert, ihren betroffenen Arm im Alltag einzusetzen. Sie erhalten eine Übersichtsliste mit verschiedenen Alltagsaktivitäten (wie z. B. Lichtschalter betätigen, Türen öffnen, Schublade öffnen, Glas anheben, etwas tragen, Besteck benutzen). In dieser Liste wird täglich dokumentiert, ob die entsprechenden Aktivitäten ausgeführt wurden. Diese Übersicht dient zur Überprüfung, sie ist aber auch eine gute Gedächtnisstütze für den Patienten, an diese Tätigkeiten im Alltag zu denken und sie mit der betroffenen Hand auszuführen.
Am letzten Behandlungstag erhalten die Patienten Hausaufgaben für die Zeit bis zur Nachtestung (nach sechs Monaten) und auch darüber hinaus.
Das sind ca. zehn funktionelle Übungen aus dem Trainingsprogramm der letzten beiden Wochen. Aus dieser Auswahl sollten täglich zwei bis drei Übungen selbstständig durchgeführt werden. Bei diesen Aufgaben findet keine Zeitmessung mehr statt.

3.7.6.8 Testung

Zur Kontrolle des Therapieerfolges werden am ersten und am letzten Tag sowie sechs Monate nach der Therapie folgende Tests durchgeführt:

- Motor Activity Log (MAL),
- Wolf Motor Function Test (WMFT),
- Nine Hole Peg Test (NHPT),
- Frenchay Arm Test (FAT),
- Gelenkmessung (ROM ➤ 2.1.5.1),
- Spastikbeurteilung (Ashworth-Skala).

Beschreibungen zu den einzelnen Tests können online eingesehen werden (➤ Weiterführende Informationen zur Testung, Link am Kapitelende).

3.7.6.9 Evidenz-/Bewertungslage

Um größtmögliche Aktualität in der Print- und Online-Version zu gewährleisten, stehen Informationen zu aktuell vorliegenden Studien im Online-Zusatzmaterial (➤ QR-Code) zur Verfügung.

Evidenzangaben

Literatur

Weiterführende Informationen zur Testung

3.7.7 Laufbandtherapie

Christina Schwappacher

Eines der Hauptziele in der neurologischen Rehabilitation ist das Wiedererlangen der Gehfähigkeit (Gangrehabilitation ➤ 3.1.8.1). Bei dem Erreichen dieses Ziels hat die Laufbandtherapie (Lokomotionstherapie) in den letzten Jahrzehnten einen festen Platz eingenommen. Der aufrechte Gang wird bei dieser Form des aufgabenspezifischen, repetitiven Trainings so intensiv wie möglich geübt. Dabei bewegt sich der in einem modifizierten Fallschirmgurt gesicherte Patient auf einem motorbetriebenen Laufband fort. Währenddessen kann sich der Th. auf Aufgaben wie das Setzen des paretischen Beins oder die Fazilitation des Rumpfes konzentrieren. Durch die zusätzliche Möglichkeit der Gewichtsentlastung können bereits schwerer betroffene Patienten in einer frühen Rehabilitationsphase behandelt werden. Daher ist die Laufbandtherapie eine hervorragende Ergänzung zur konventionellen PT.
Eine Weiterentwicklung der Laufbandtherapie stellt der Einsatz von elektromechanischen Gangtrainern dar (➤ 3.7.7.7).

3.7.7.1 Wirkprinzip

Die Ursprünge der Laufbandtherapie liegen in tierexperimentellen Versuchen, die zeigen, dass Katzen nach einer kompletten Durchtrennung des Rückenmarks durch Laufbandtherapie in der Lage sind, das gesamte Gewicht auf die Hinterbeine zu übernehmen (Lovely et al. 1986). Dies lässt sich vermutlich durch Zentren auf supraspinaler und spinaler Ebene erklären. In den sog. zentralen Rhythmusgeneratoren (engl. central pattern generator, CPG) auf Rückenmarksebene ist ein spinaler Schreitzyklus als motorisches Programm abgespeichert. Diese spinale Lokomotion ist der Grund dafür, dass Patienten mit Rückenmarksverletzungen fähig sind, Teile eines Schreitzyklus durchzuführen. Somit kann die Laufbandtherapie als eine Art Forced-Use-Therapie (➤ 3.7.6) der unteren Extremität angesehen werden. Es entstand der Leitsatz: „Wer gehen lernen möchte, muss gehen." (Asanuma u. Keller 1991, Hesse 2007).

Regeln der spinalen Lokomotion: Zur Aktivierung der reflexartigen motorischen Programme kommt es auf die richtige Stellung der Gelenke an. Dabei kommt der Gewichtsverlagerung, der vollen Hüftextension und der Knieextension in der Standbeinphase besondere Bedeutung zu, um im kontralateralen Bein ein Beugemuster zu fördern.

Bei der Laufbandtherapie werden im Vergleich zur konventionellen PT innerhalb einer Behandlungseinheit deutlich mehr Gangzyklen (➤ 2.3.2.2) durchgeführt (800–1.000 Schritte im Vergleich zu 100 Schritten) (Hesse 1998). Durch diese hohen Wiederholungszahlen wird das Gehen automatisiert und das motorische Lernen gefördert sowie die Ausdauer trainiert.

Allgemeine Wirkung der Laufbandtherapie:
- Förderung von posturaler Kontrolle und Tonusregulation durch hohe Ausgangsstellung,
- Förderung von Plastizität und motorischem Lernen,
- Anregung des Herz-Kreislaufsystems,
- Aufbau von Muskelkraft (v. a. in der unteren Extremität),
- Prophylaxe von Dekubitus, Pneumonie, Kontrakturen und Thrombose (➤ 3.1.2, ➤ 3.1.3),
- positive Effekte auf die Psyche.

In der Gegenüberstellung des Gehens auf dem Laufband zum normalen Gehen (➤ 2.3.2) auf ebenem Untergrund gibt es nur geringe Unterschiede, die sich in einer niedrigeren Extensoren- und Innenrotatorenaktivität des Standbeins sowie weniger Abdruck in der terminalen Standbeinphase (Terminal Stance, Tst ➤ 2.3.2.2) auf dem Laufband zeigen (Hesse et al. 2000).

3.7.7.2 Indikationen

Die Laufbandtherapie ist in der neurologischen Rehabilitation ein häufig eingesetztes Mittel, um das Gehen zu verbessern. Allerdings müssen die Patienten neben einer entsprechenden Motivation und Compliance (Bereitschaft des Patienten, im therapeutischen Prozess den Anweisungen zu folgen) bestimmte **Grundvoraussetzungen** erfüllen:

- Ausreichende Kopf- und Rumpfkontrolle; der Patient muss an der Bettkante kurz frei sitzen können.
- Kardiovaskuläre Belastbarkeit; der Patient sollte mind. fünf Minuten in aufrechter Position verbringen können (z. B. im Stehtrainer oder -bett).
- Es sollten keine belastungsinstabilen Frakturen (z. B. WS-Frakturen bei Patienten mit Querschnittlähmung) vorliegen.
- Motorisch sollte zumindest die Stützfähigkeit eines Armes vorhanden sein sowie die Möglichkeit bestehen, das Körpergewicht mithilfe des Th. auf das betroffene Bein zu verlagern.

■ Spezielle Indikationen

Die Laufbandtherapie kommt häufig bei folgenden Erkrankungen zum Einsatz:

- Parkinson-Syndrom (➤ 3.7.7.5.2),
- Multiple Sklerose (➤ 3.7.7.5.3),
- Schlaganfall (➤ 3.7.7.5.4),
- Querschnittlähmung (➤ 3.7.7.5.5),
- Schädelhirntrauma (➤ 3.7.7.5.6).

3.7.7.3 Kontraindikationen

Von der Laufbandtherapie sollte abgesehen werden bei:

- Zu geringer kardiovaskulärer Belastbarkeit,
- schweren Kontrakturen (z. B. Hüftbeugekontrakturen),
- offenen Wunden an den Füßen oder Kontaktstellen des Gurtes.

Störungen wie Neglect, Pusher-Symptomatik, Aphasie oder Apraxie stellen keine Kontraindikationen dar. Jedoch sollte ein Mindestmaß an Instruktionsverständnis, sei es auf nonverbaler Ebene, vorhanden sein.

3.7.7.4 Behandlungsprinzipien

Eines der Hauptprinzipien der Laufbandtherapie ist, dass der Patient so viel wie möglich aktiv machen soll. Diese **Eigenaktivität** kann durch folgende veränderbare Parameter beeinflusst werden:

- Gewichtsentlastung mithilfe des Fallschirmgurts,
- Geschwindigkeit des Laufbands,
- Neigung des Laufbands.

Um den Patienten die Möglichkeit der **Gewichtsentlastung** zu bieten oder auch um Sicherheit zu geben, empfiehlt es sich, immer den Fallschirmgurt anzulegen. Durch die Sicherung im Gurt können unzureichende Gleichgewichtsreaktionen ausgeglichen und mögliche Paresen kompensiert werden. Die Entlastung sollte jedoch maximal 30 % des Körpergewichtes betragen, da es sonst zu einer zu geringen Aktivierung der gewichtstragenden Muskulatur (z. B. M. erector spinae oder M. gluteus medius) und der Muskulatur der terminalen Standbeinphase (v. a. M. gastrocnemius medialis ➤ 2.3.2.2) kommt. Im Verlauf des Trainings sollte die Gewichtsentlastung so schnell wie möglich reduziert werden.
Die **Startgeschwindigkeit** sollte mindestens 0,25 m/s betragen.

Um Trainingseffekte zu erzielen, eignet sich ein tägliches Training über drei Wochen mit einer reinen **Laufzeit** von 15 bis 20 Minuten.

Cave

Abbruchkriterien für das Laufbandtraining:
- Aktivierte Arthrosen,
- Entwicklung von offenen Stellen an den Füßen oder an den Kontaktstellen des Gurtes während des Trainings,
- Thrombosen,
- Überforderung/zu große Angst,
- epileptische Anfälle,
- orthostatische Dysregulation.

Die **Ziele der Laufbandtherapie** sind vielfältig. Einerseits ist es wichtig, ein möglichst optimales Gangbild mit adäquater Rumpfaktivität zu erreichen, andererseits können alltagsrelevante Ziele wie die Erhöhung der Gehgeschwindigkeit und die Verbesserung der kardiovaskulären Belastbarkeit im Vordergrund stehen (s. u.). So wird teilweise auch der Begriff Laufbandtraining verwendet, der verdeutlicht, dass der Schwerpunkt auf einem gezielten Training zur Leistungssteigerung liegt.

Soll v. a. die **Gangqualität** verbessert werden, wird häufig darüber diskutiert, ob es sinnvoll ist, als Vorbereitung für die Laufbandtherapie, die posturale Kontrolle zu erarbeiten oder die Gewichtsverlagerung zu üben. Jedoch zeigen Studien wie von Hesse (2007), dass durch die Therapie nach dem Bobath-Konzept (➤ 3.7.1, ➤ 3.7.2) im Vergleich zur Laufbandtherapie keine Verbesserung der Gangqualität erreicht werden kann.

Zu einem späteren Zeitpunkt oder bei weniger stark betroffenen Patienten treten Parameter wie die **Ganggeschwindigkeit** und die **kardiovaskuläre Belastbarkeit** in den Vordergrund des Trainings. Sie sind von besonderer Bedeutung für die Aktivitäten des täglichen Lebens. Hier ist es wichtig, eine **trainingswirksame Herzfrequenz** zu erreichen. Dazu müssen die Patienten von ärztlicher Seite her als belastungsstabil eingestuft sein (z. B. Abklärung der Belastbarkeit durch ein EKG ➤ 2.4.22). V. a. bei der Einnahme von Beta-Rezeptoren-Blockern (➤ 1.6.1.2) sollte vorher ärztliche Rücksprache gehalten werden, da die maximale Herzfrequenz niedriger liegt.

Die trainingswirksame Herzfrequenz (HF) wird vorher am Fahrradergometer bestimmt:

$$\text{trainingswirksame HF} = (HF_{max} - HF_{Ruhe}) \times 0{,}6 + HF_{Ruhe}$$

Es kann auch die Faustregel „trainingswirksame HF = 180 Schläge/Minute – Lebensalter" zur Berechnung verwendet werden.

Um die optimale Herzfrequenz für das Laufbandtraining zu erreichen, bietet sich eher die Veränderung der Steigung als die der Geschwindigkeit an, da bei einer zu hohen Geschwindigkeit die Gangqualität leidet.

Zum Trainingsablauf eignet sich ein **Intervalltraining** mit einem Wechsel zwischen langsameren Erholungsphasen und zwei- bis dreiminütigen Belastungsphasen, die im Laufe der Zeit gesteigert werden. Auch bei dieser Trainingsart sollte man den Gurt zur Sicherheit nutzen.

3.7.7.5 Techniken

3.7.7.5.1 Allgemeine Technik

Das Laufband muss bei geringen Geschwindigkeiten stufenlos verstellbar sein sowie höhenverstellbare seitliche Geländer besitzen.

Werden überwiegend schwerer betroffene Patienten behandelt, die Hilfe bei der Bein- oder Fußführung benötigen, empfiehlt sich der Einsatz eines Lauf-

bands, dessen Aufbau in der Höhe zu verstellen ist oder seitliche Sitzgelegenheiten für den Th. bietet.
Der **optimale Sitz des Fallschirmgurts** ist sehr wichtig, da der Patient mit einem einschneidenden Gurt nicht gut gehen kann. Zum Anziehen des Gurtes kann der Patient sitzen oder stehen, bei Schwerstbetroffenen kann dies auch im Liegen geschehen. Dabei wird der Gurt zuerst wie eine Jacke angezogen. Anschließend werden Brust- und Bauchschnalle befestigt. Erst danach werden die Beinschlaufen befestigt. Liegt der Patient, muss er dabei zur Seite rollen, sitzt er, muss er sich auf den Armen ein wenig hochstützen. Die Beinschlaufen sollten so festgestellt sein, dass noch zwei Finger zwischen den Gurt und das Bein passen.

> Zur Überprüfung, ob der Gurt gut sitzt, greift der Th. im Stehen vor oder hinter dem Patienten unter die Schultergurte und zieht diese zu sich ran. Dies sollte maximal zwei bis drei Zentimeter möglich sein. Um den optimalen Sitz zu erreichen, ist es am besten, den Gurt im Stehen anzulegen.

Der Weg auf das Laufband kann entweder eigenständig oder mithilfe eines Rollstuhls (über Rampe/Schienensystem) bewältigt werden. Um das nötige Vertrauen in das System zu erlangen, kann der Patient nach der Sicherung auf dem Laufband zunächst im Gurt sitzen.
Die **Beeinflussung des Schwierigkeitsgrads** kann durch folgende Parameter verändert werden:

- Gewichtsentlastung,
- Geschwindigkeit,
- Laufbandneigung,
- Variation der Schrittlänge,
- Laufdauer,
- Gehrichtung (Rückwärts-, Seitwärtsgehen),
- Übersteigen virtueller Hindernisse,
- Starten/Stoppen.

So kann die geforderte Leistung immer an den aktuellen Leistungsstand des Patienten angepasst werden (shaping).
Durch dieses repetitive, aber gleichzeitig variierende Training werden die Prinzipien des motorischen Lernens (➤ 3.1.9.3) erfüllt.

3.7.7.5.2 Laufbandtherapie bei Parkinson-Syndrom

Bei Patienten mit Parkinson-Syndrom (➤ 8.4.8.1) stehen Probleme wie die Starthemmung, der nach vorne gebeugte Rumpf, die verkürzte Schrittlänge, Schwierigkeiten beim Drehen und die daraus resultierende erhöhte Sturzgefahr im Vordergrund. Um eine ausreichende Aufrichtung zu erreichen, empfiehlt sich das Anlegen eines elastischen Bandes dorsal der Hüfte. Es ist auch möglich, den Patienten bergab gehen zu lassen oder die Aufrichtung durch eine senkrechte Haltestange vor dem Patienten zu unterstützen. Mithilfe eines Metronoms kann der Th. dem Patienten einen Gangrhythmus vorgeben (auditorischer cue). Wenn die Patienten jedoch deutliche, kognitive Einschränkungen aufweisen, kann die rhythmische Stimulation zur Doppelaufgabe werden und die Patienten überfordern sowie das Sturzrisiko erhöhen. Mehr als 50 % der Parkinson Patienten haben Schwierigkeiten sich zu drehen, was u. a. zu vermehrten Stürzen führt. Ein erhöhtes Sturzrisiko liegt vor, wenn für die Durchführung des Step-Quick-Turn-Test (SQT) mehr als 2,29 s benötigt werden (Cheng et al. 2016). Therapeutisch sinnvoll sind hier Gangvariationen bez. Ganggeschwindigkeit und -richtung (vorwärts, rückwärts, seitwärts). Außerdem sollte speziell das Starten, Stoppen und Drehen geübt werden.

3.7.7.5.3 Laufbandtherapie bei Multiple Sklerose

Bei Multiple Sklerose (MS ➤ 8.4.1.2) sind verschiedene Verlaufsformen zu unterscheiden. Der Beginn der Erkrankung ist meist durch einen schubförmigen

Verlauf gekennzeichnet, wobei 65 % der Fälle in einen sekundär progredienten, d. h. einen fortschreitenden Verlauf übergehen. Die Symptomvielfalt reicht von Sensibilitätsstörungen, erhöhter Tonuslage, Gangstörungen, Ataxie, kognitiven Störungen und Blasenfunktionsstörungen bis zu extremer Erschöpfung (Fatigue). Nicht umsonst wird MS auch als die „Erkrankung der 1.000 Gesichter" bezeichnet (DMSG 2015). Die Laufbandtherapie ist daher gerade bei diesem Krankheitsbild sehr komplex.
Lange Zeit wurde Patienten mit MS geraten, sich körperlich zu schonen, um den Verlauf der Erkrankung positiv zu beeinflussen. Dies ist heute nicht mehr so, da Studien zeigen, dass ein moderates körperliches Training positive Effekte hat (van den Berg et al. 2006, Bol 2010, Dettmers et al. 2009).
Vor der Laufbandtherapie muss eine gründliche Medikamentenanamnese (➤ 2.1.2.3) erfolgen. Bei MS werden gegen die Spastik häufig Medikamente eingesetzt, die als Nebenwirkungen Muskelschwäche und Müdigkeit erzeugen können. Durch das Gehen auf dem Laufband kann die Spastik positiv beeinflusst werden. Eventuell können so unter ärztlicher Absprache Medikamente reduziert werden (Hesse 2007).
Der Effekt von unterschiedlichem Aufmerksamkeitsfokus bei der Laufbandtherapie zeigt, dass ein externer Fokus signifikant bessere Ergebnisse für die Schrittlänge und Geschwindigkeit liefert als ein interner Fokus oder kein Fokus (Shafizadeh et al. 2013).
Das Bergabgehen scheint sinnvoller für MS Patienten zu sein. So zeigen negative Steigungen (bis zu –10 %) signifikante Verbesserungen der Fatigue, der Balance und der Quadricepskraft. Dies unterstützt die These, exzentrisches Training bei MS Patienten anzuwenden (Samaei et al. 2016).

3.7.7.5.4 Laufbandtherapie nach Schlaganfall

Das Gehen von Schlaganfallpatienten (➤ 8.4.1.1) ist v. a. durch ein asymmetrisches Gangbild mit einer verkürzten Standbeinphase und einer verlängerten Schwungbeinphase auf der betroffenen Seite gekennzeichnet.
Wichtige Aspekte zur Optimierung des Gangbildes sind der initiale Fersenkontakt in der Standbeinphase sowie die Hüftextension, die dadurch erreicht wird, dass man den Fuß möglichst lange auf dem Laufband hält. Dabei kommt es ebenfalls zu einer Dehnung der Plantarflexoren. Alternativ kann die Hüftextension durch einen zweiten Th. unterstützt werden, indem dieser hinter dem Patienten steht und um die Beckenschaufeln greift. So kann auch die Gewichtsverlagerung fazilitiert werden. Eine weitere Möglichkeit für die Hüftextension bietet ein elastisches Band hinter dem Becken. Für genügend Kniestabilität kann durch den Einsatz von Fußheberschienen (➤ 3.7.7.6) oder durch Schulterkontakt des Th. in der Kniekehle (Schutz vor Hyperextension) gesorgt werden. Besondere Beachtung gilt dem paretischen Arm, der – wenn möglich – nicht fixiert werden sollte.
Die Faziliation des Schritts durch den Th., um die Gangparameter zu verändern, ist nach dem Review von de Almeida et al. (2015) ineffektiv (geringe Evidenz), während Rückwärtsgehen mit Hüftfaziliation und konventionelle PT eine geringe Evidenz für positive Veränderungen der Gangparameter zeigen.
Neben konventioneller PT sollte möglichst früh im Rehabilitationsverlauf mit der Laufbandtherapie begonnen werden, optimalerweise in den ersten vier Wochen nach dem Ereignis. Innerhalb dieses Zeitfensters sind die Chancen, die Gehfähigkeit wiederzuerlangen, am größten.
Am meisten profitieren gehfähige Patienten (FAC > 3) mit einer Ganggeschwindigkeit von 0,4 m/s in den ersten drei Monaten nach dem Schlaganfall von der Laufbandtherapie und können anhaltende Erfolge erzielen (Dean et al. 2014, Mehrholz et al. 2014).
Eine interessante Erkenntnis kann aus der Studie von Scheidtmann et al. (1999) gezogen werden: Die Reihenfolge der Therapien hat Einfluss auf den Behandlungserfolg. Demnach ist es effektiver, erst nach einer PT-Behandlung auf das

Laufband zu gehen, im Vergleich zur umgekehrten Reihenfolge. Liegt das Ziel bei gehfähigen Patienten in der Erhöhung der Ganggeschwindigkeit, ist ein systematischer Aufbau des Laufbandtrainings bez. Geschwindigkeit und Gewichtsentlastung effektiver als unspezifisches Laufbandtraining (Bruggemann u. Christman 2008). Dazu kann die maximale Geschwindigkeit mithilfe des 10-Meter-Gehtests (➤ 3.7.7.8.2) am Boden ermittelt werden (Pohl et al. 2002). Die Hälfte dieser Geschwindigkeit dient als Startgeschwindigkeit für das Laufbandtraining. Sie wird nachfolgend in kurzen Belastungsphasen (etwa zwei Minuten) bis zu einer Geschwindigkeit erhöht, die der Patient noch zehn Sekunden gut halten kann. Nach einer Erholungsphase mit niedriger Geschwindigkeit erhöht sich das Tempo in jeder weiteren Belastungsphase um 10 %. Dabei scheinen sich schnelle Ganggeschwindigkeiten eher für Patienten mit einer maximalen Eingangsgeschwindigkeit von > 0,55 m/s zu eignen (Bleckert et al. 2006). Es zeigt sich, dass bei höheren Bandgeschwindigkeiten (selbstgewählte Geschwindigkeit plus 50 %) die selektive Aktivität der Antigravitationsmuskeln (z. B. M. gastrocnemius, M. rectus femoris und M. erector spinae) zunimmt und das Gehen effizienter wird. Schnelles Gehen (1,2–1,3 m/s) zeigt ebenfalls bessere Effekte bei dem TUG Test, 10-Meter-Gehtest, 6-Minuten-Gehtest und der Schrittlänge (Lee 2015). Bei Steigungen bis 10 % zeigt sich eine Verbesserung der Gangsymmetrie hinsichtlich der Schrittlänge und der Verlängerung der Standbeinphase auf dem betroffenen Bein sowie der Ganggeschwindigkeit (Hesse et al. 2006, Gama et al. 2015).
Störungen wie ein Neglect und eine Pusher-Symptomatik können ebenfalls positiv durch die Laufbandtherapie beeinflusst werden (aber ➤ 3.7.7.3) (Jasper-Seeländer 2001).

> Prognostisch günstige Faktoren für das **Wiedererlangen der Gehfähigkeit** innerhalb von sechs Monaten nach einem Schlaganfall (nach Veerbeek et al. 2014):
> - Rumpfstabilität im Sitz (Trunc Control Test),
> - Muskelfunktion des paretischen Beins (Motricity Index oder Fugl Meyer Assessment Stadium 3 oder höher),
> - initiale ADL-Fähigkeiten (Barthel-Index ➤ 16.2.1),
> - Alter < 70 Jahren,
> - keine homonyme Hemianopsie (gleichseitiger Gesichtsfeldausfall beider Augen),
> - Kontinenz (Barthel-Index),
> - Gehfähigkeit und ADL-Fähigkeiten vor dem Schlaganfall (Barthel-Index und Functional Ambulation Category).

3.7.7.5.5 Laufbandtherapie bei Querschnittlähmung

Es konnte gezeigt werden, dass während komplexeren Bewegungsabläufen, wie bei der Laufbandtherapie, deutlich mehr Muskelaktivität entsteht als bei selektiven Gelenkbewegungen und dass eine Reduktion der Spastik durch die Therapie ermöglicht wird (Adams u. Hicks 2011, Maegele et al. 2003). Die Spastik stellt somit keine Kontraindikation dar. Das Gegenteil ist der Fall, so konnten die größten Verbesserungen der Willkürmotorik bei Patienten erreicht werden, deren Antispastikmedikation deutlich reduziert wurde (Müller 2002). Gerade bei Patienten mit inkompletter Querschnittlähmung ist es wichtig, möglichst früh mit dem Gangtraining zu starten, um die besten Ergebnisse zu erreichen (Yang u. Musselman 2012).
Bei diesen Patienten sind Sensibilitätsstörungen zu beachten. Häufig bemerken die Patienten z. B. das Drücken eines Schuhes nicht, das Schmerzempfinden ist reduziert. Der Einsatz eines Spiegels kann hilfreich sein, v. a. wenn Tiefensensibilitätsstörungen vorliegen. Es ist allerdings auch möglich, dass der Einsatz den Patienten frustriert oder irritiert. Das Ziel bei Patienten mit kompletter Quer-

schnittlähmung liegt nicht im Erreichen einer alltagsrelevanten Gehfähigkeit, sondern eher in der Einflussnahme auf Tonuslage und Kontrakturen sowie der Förderung von Blasen-/Mastdarmaktivität und der psychischen Stabilisierung. Dabei lässt sich die Schreitbewegung am besten aus einer Schrittstellung heraus initialisieren.

3.7.7.5.6 Laufbandtherapie bei Schädelhirntrauma

Bei Patienten mit Schädelhirntrauma (SHT ➤ 8.4.2.1) liegt bei der Laufbandtherapie der Schwerpunkt ähnlich wie bei Patienten mit Schlaganfall (➤ 3.7.7.5.4) oder Querschnittlähmung (➤ 3.7.7.5.5). Bereits bei Patienten, die noch im apallischen Durchgangssyndrom sind, kann mit der Laufbandtherapie gestartet werden (Kroll 2003). Da es sich meist eher um jüngere Patienten handelt, stehen kardiovaskuläre Einschränkungen nicht im Vordergrund (Hesse 2007).
Eine bessere Gehfähigkeit erreichen v. a. Patienten mit erworbener Hirnschädigung, bei denen das Ereignis weniger als ein Jahr zurückliegt. Die Therapiedauer sollte mindestens vier Wochen betragen (Herterich et al. 2000).
Durch die intensive Stimulation während der Laufbandtherapie kommt es zu weiteren positiven Effekten wie der Tonusregulation und Verbesserung der Rumpfaufrichtung. Die Patienten werden aufmerksamer und erlangen schneller aktive Beweglichkeit zurück (Herterich et al. 2002, Kroll 2003).

3.7.7.6 Hilfsmittel

Der Gebrauch von **Fußheberschienen** als Unterstützung zur Laufbandtherapie muss kritisch betrachtet werden.
Während frühere Studien wie Hesse et al. (1999) teils positive Effekte beschrieben, wurde dies in RCTs nicht belegt. Daher konnte die Effektivität von Fußheberschienen nicht eindeutig gezeigt werden (van Peppen et al. 2004a, 2004b).
Neuere Review wie von Tyson et al. (2013a) zeigen, dass Fußheberschienen bei Schlaganfall Patienten positiven Einfluss auf den Energieaufwand beim Gehen, die Sprunggelenkskinematik und Kniegelenkskinematik während der Standbeinphase, allerdings nicht während der Schwungbeinphase, haben. Zur Beeinflussung der Spastik und der Muskelaktivität gibt es nur unzureichende Daten. Darüber hinaus können signifikante Effekte auf die Gehfähigkeit und die Balance (Gewichtsverteilung) gezeigt werden (Tyson et al. 2013b). Auch die Ganggeschwindigkeit und Kadenz können positiv beeinflusst werden (Guerra et al. 2014). Allerdings sind nur Kurzzeiteffekte beschrieben und es fehlen Daten zu Langzeiteffekten.
Die Leitlinie der Royal Dutch Society for Physical Therapy (niederländisch: Koninklijk Nederlands Genootschap voor Fysiotherapie, KNGF) von 2014 empfiehlt das gezielte Erproben von Fußheberschienen in Zusammenarbeit von PT und Orthopädiemechanik bei Schlaganfallpatienten mit einer klaren Fußheberschwäche in der Schwungbeinphase (Veerbeek et al. 2014).
Aus der praktischen Arbeit heraus sollte man aber auch nach dem Abdruck in der terminalen Standbeinphase schauen, da viele Patienten hier Probleme haben, die kinetische Energie für die Schwungbeinphase zu erzeugen.
Die Gangschule mit Gehhilfen wird in ➤ Kapitel 3.1.8.2 beschrieben. Mithilfe eines **Gehstocks** können hemiparetische Patienten beim Gehen eine größere Schrittlänge sowie eine verringerte Schrittfrequenz und Spurbreite verzeichnen. Des Weiteren verbessert der Gehstock den Gang, indem er zu einer reibungslosen Verlagerung des Körpermittelpunkts auf die Extremitäten führt sowie eine Hilfe für das Abdrücken in der Vorschwungphase darstellt (Kuan et al. 1999).
Klebestreifen auf dem Laufband können die Schrittlängenkontrolle erleichtern, was sich gerade bei Patienten mit Parkinson-Syndrom als sinnvoll erweisen kann.

Bei Schlaganfallpatienten kann durch **elastisches Taping** zumindest temporär die Balance und Ganggeschwindigkeit besser werden (Choi et al. 2016, Bae et al. 2015, Yazici et al. 2015).
Während Kalron und Bar-Sela (2013) in ihrem Review nur eine Studie zum Thema Kinesio-Taping® und Neurologie auswerten konnten und dabei keinen Effekt sehen, zeigt der Review von Grampurohit et al. (2015) bei Schlaganfallpatienten unschlüssige Evidenz für Taping bzgl. Schmerzintensität, ROM, Muskeltonus, Kraft und Funktion. Weitere Forschung auf diesem Gebiet ist notwendig, v. a. um Langzeiteffekte zu erforschen.

3.7.7.7 Elektromechanische Gangtrainer

Eine Weiterentwicklung der Laufbandtherapie stellt der Einsatz von elektromechanischen Gangtrainern dar. Bei dem roboter-unterstützten Gangtraining werden die Beine des Patienten mit mechanischer Unterstützung geführt. Dabei können zwei Arten von Geräten unterschieden werden:

- **Endeffektorgeräte** mit zwei Fußplatten, über die der Patient von distal her bewegt wird.
- **Exoskelettsysteme,** bei denen sich der Patient in einer dem Beinskelett nachempfundenen Orthese befindet, die die Hüftgelenke und Kniegelenke des Patienten aktiv bewegt.

Insgesamt bieten elektromechanische Gangtrainer im Vergleich zur Laufbandtherapie den Vorteil des geringeren Personalaufwands, da die Füße nicht mehr durch den Th. gesetzt werden müssen. Daher lässt sich auch ein längeres und intensiveres Training erzielen.
Zusätzliche Therapieeffekte werden v. a. bei subakuten Schlaganfallpatienten und Querschnittpatienten erreicht (Schwartz und Meiner 2015).
Der Einsatz von elektromechanischen Gangtrainern empfiehlt sich v. a. bei nicht gehfähigen Patienten (Functional Ambulation Categories, FAC < 3). So zeigen sich bei Schlaganfallpatienten höhere Ganggeschwindigkeiten, bessere Sitz- und Stehbalance sowie Gehfähigkeit und ADL-Fähigkeiten im Vergleich zu konventioneller Therapie oder Gangtraining auf dem Boden (Veerbeek et al. 2014). Es zeigt sich die Tendenz, dass die Patienten eher eine selbstständige Gehfähigkeit erreichen, wenn sie mit Endeffektorgeräten trainieren (Hesse et al. 2008). Es besteht limitierte Evidenz für den Einsatz bei Parkinson, MS und SHT (Tefertiller et al. 2011), da hier die Therapieeffekte meist vergleichbar mit denen der Laufbandtherapie oder dem Gangtraining am Boden sind (➤ 3.7.7.10 Link am Kapitelende).

3.7.7.8 Erfolgsparameter

Zu Beginn sollte wie bei allen anderen Behandlungsmethoden ein ausführlicher Befund (➤ 2.1) erhoben werden. Die Erfolgsparameter sind:

- Rumpfstabilität (Trunc Control Test),
- Ganggeschwindigkeit (10-Meter-Gehtest, 6-Minuten-Gehtest),
- Spastizität (modifizierte Tardieu Skala),
- Muskelkraft (Motricity Index, Muskelfunktionstest nach Janda),
- Gleichgewicht (Berg Balance Scale),
- Mobilität (u. a. Functional Ambulation Category),
- kardiovaskuläre Belastbarkeit (6-Minuten-Gehtest).

Auf die zu verwendenden Assessments wird im Weiteren nur kurz eingegangen. Als weiterführende Literatur wird Schädler et al. (2009) empfohlen (➤ Literatur).

3.7.7.8.1 Rumpfstabilität

Um die Rumpfstabilität als Voraussetzung für die Laufbandtherapie zu testen, eignet sich der Trunc Control Test. Dabei werden Transfers vom Liegen zum Sitzen sowie die Sitzbalance beurteilt. Der Test kann in der Frühphase der Rehabilitation angewendet werden und gibt Auskunft über die prognostische Gehfähigkeit.

3.7.7.8.2 Ganggeschwindigkeit

■ 10-Meter-Gehtest

Der Test eignet sich zur Bestimmung der Geschwindigkeit, der Schrittlänge und der Kadenz. Bei der Durchführung dieses Tests wird eine Gangstrecke von ca. 14 Meter benötigt, damit der Patient jeweils zwei Meter zur Beschleunigung und Entschleunigung nutzen kann. Dabei sollte notiert werden, welche Hilfsmittel verwendet werden und ob der Patient die maximale oder selbstgewählte Geschwindigkeit geht. Die normale Gehgeschwindigkeit hängt von Faktoren wie dem Alter, dem Geschlecht und der Muskelkraft ab.

Normwerte (nach Schädler 2009):
- Selbstgewählte Geschwindigkeit: 4,5–5,3 km/h
- Max. Geschwindigkeit: 6,3–9,11 km/h

Als Referenzwert kann die Geschwindigkeit (v), die Kadenz (KAD) und die Schrittlänge (SL) errechnet werden.
Bsp.-Berechnung bei 13 Sekunden und 26 Schritten:

$$v = \frac{10\text{ m}}{13\text{ s}} = 0{,}77\text{ m/s} = 46{,}2\text{ m/min}$$

$$\text{KAD} = \frac{26\text{ Schritte}}{13\text{ s}} = 2\text{ Schritte/s} = 120\text{ Schritte/min}$$

$$\text{SL} = \frac{46{,}2\text{ m/min}}{\left(\frac{120\text{ Schritte/min}}{2}\right)} = 0{,}77\text{ m}$$

■ 6-Minuten-Gehtest

Bei dem 6-Minuten-Gehtest (6MGT) wird die Strecke ermittelt, die ein Patient innerhalb von sechs Minuten auf ebener Strecke zurücklegen kann. Die Gehstrecke, die der Patient in seinem eigenen Tempo bewältigt, wird dazu am besten in ovaler Form abgesteckt. Pausen sind erlaubt bzw. wenn der Patient zu erschöpft ist, wird der Test abgebrochen. Es ist ein zuverlässiger Test für neurologische Patienten (bei Parkinson-Syndrom, Multiple Sklerose, Querschnittlähmungen und nach Schlaganfällen).

Vorhersageformel für Männer zwischen 40 und 80 Jahren
(nach Wirz 2006):

6MGT in Metern = (7,57 × Größe in Zentimetern) – (5,02 × Alter in Jahren) – (1,76 × Gewicht in Kilogramm) – 309 m

Den Mindestwert bei Männern erhält man durch zusätzliche Subtraktion von 153 m.

Vorhersageformel für Frauen zwischen 40 und 80 Jahren
(nach Wirz 2006):

6MGT in Metern = (2,11 × Größe in Zentimetern) – (5,78 × Alter in Jahren) – (2,29 × Gewicht in Kilogramm) + 667 m

Den Mindestwert bei Frauen erhält man durch zusätzliche Subtraktion von 139 m.

Bei Patienten mit Parkinson-Syndrom scheint sich der 6MGT eher zu eignen, da diese Patientengruppe auf kurzer Strecke meist normale Werte erreicht. Bei Querschnittpatienten scheint es keinen Unterschied im Gangtempo zwischen einer kurzen und einer langen Gehstrecke zu geben, daher eignet sich rein aus zeittechnischen Gründen hier eher der 10-Meter-Gehtest (s. o.). Beide Gehtests sind sowohl als Befundparameter als auch zur Verlaufs- und Erfolgskontrolle geeignet.

3.7.7.8.3 Spastizität

Für die Messung der Spastizität gibt es keine zuverlässigen Messmethoden. Darüber hinaus besteht wenig Zusammenhang zwischen der Stärke der Spastik und den Aktivitätsveränderungen. Es ist daher sinnvoller, das Aktivitätsniveau zu objektivieren. Möchte man dennoch die Spastik als Befundparameter heranziehen, eignet sich die modifizierte Tardieu Skala eher als die modifizierte Ashworth Skala, da diese empfindlicher Veränderungen misst und gute Übereinstimmungen mit EMG-Messungen (➤ 2.4.10) bei Muskeldehnung zeigt. Bei der Messung ist auf ein standardisiertes Verfahren mit gleicher Ausgangsstellung, gleicher Tageszeit, gleicher Medikamenteneinnahme und möglichst gleicher Tagesform zu achten.

3.7.7.8.4 Muskelkraft

Die Muskelkraft kann durch den Motricity Index oder durch den Muskelfunktionstest nach Janda (➤ 2.1.5.2) getestet werden. Dabei können verschiedene Kraftgrade unterschieden werden.

3.7.7.8.5 Gleichgewicht

Für die Gleichgewichtstestung liefert die Berg Balance Scale die besten Ergebnisse. Durchführung und Bewertung werden in ➤ Kapitel 16.2.2 beschrieben.

3.7.7.8.6 Mobilität

Bei allen neurologischen Erkrankungen kann der Functional Ambulation Categories (FAC) eingesetzt werden. Dieser Test bewertet die erforderliche Hilfe beim Gehen. Vorteile sind die einfache Durchführung sowie der geringe Zeitaufwand. Allerdings sind die Informationen zur Gehfähigkeit wenig detailliert, wodurch es schwierig ist, kleine Veränderungen darzustellen. In Kombination mit dem 10-Meter-Gehtest oder dem 6-Minuten-Gehtest erhält man relevante Daten zu Qualität und Quantität des Gehens.

■ **Parkinson-Syndrom**

Um spezifische Gangprobleme wie das Freezing messen zu können, eignet sich der Freezing of Gait Questionnaire. Er kann in der Erstbefundung und als Ergebnisparameter verwendet werden. Allerdings werden nur wenig provozierende Situationen, z. B. enge Durchgänge, getestet.

■ **Multiple Sklerose**

Ein für MS spezifisches Testverfahren stellt der Six Spot Step Test dar. Dieser beansprucht neben der Gehfähigkeit auch die Motorik der unteren Extremität und das Gleichgewicht. Als Vorteil wird im Vergleich zum 10-Meter-Gehtest angegeben, dass nicht nur die Geschwindigkeit gemessen, sondern auch das Gleichgewicht getestet wird. Allerdings wird nur die Zeit für die Durchführung des Tests gemessen. Trotzdem korreliert er mit funktionellen Assessments wie Expanded Disability Status Scale (EDSS) und Multiple Sclerosis Impact Scale (MSIS).

■ **Schlaganfall**

Zur Bewertung der Mobilität kann das an Patienten mit vorausgegangenem Schlaganfall entwickelte Chedoke McMaster Stroke Assessment (➤ 16.2.2) verwendet werden. Hier werden Transfers sowie die Steh- und Gehfähigkeit beurteilt.

Querschnittlähmung

Die Gehfähigkeit kann mithilfe des Walking Index for Spinal Cord Injury II geprüft werden. Dieser Test ähnelt der FAC (s. o.), da er die notwendige Hilfe beim Gehen sowie die Gangstrecke erfasst.

Um detailliertere Informationen über den Verlauf zu erfassen, sollte auch hier zusätzlich eine Messung der Gehgeschwindigkeit, z. B. durch den 10-Meter-Gehtest, erfolgen.

Ein weiteres sinnvolles Assessment stellt die Standard Neurological Classification of Spinal Cord Injury der American Spinal Injury Association (ASIA) dar. Dabei wird die Oberflächensensibilität der Dermatome (Abbildung ➤ hintere Buchklappe) auf Berührung (Ästhesie) und Schmerzempfinden (Algesie) getestet. Gerade die Algesie ist ein prognostischer Faktor für das Wiedererlangen der Gehfähigkeit bei Patienten mit Querschnittlähmung. Das Vorhandensein des Schmerzempfindens scheint eine signifikante Bedeutung für die Kraftentwicklung und Gehfähigkeit zu haben, selbst wenn in diesen Segmenten keine Muskelfunktion vorhanden ist. Diese Testung ist jedoch frühestens 72 Stunden nach dem Querschnittereignis aussagekräftig.

3.7.7.9 Dokumentation

Wichtige Grunddaten sind die aktuelle Steh- und Gehfähigkeit, Kontrakturen und der Muskelkraftstatus. Dadurch kann die Stärke der Parese und die evtl. notwendige Hilfe durch einen zusätzlichen Th. eingeschätzt werden. Darüber hinaus ist es wichtig, zu dokumentieren, ob der Patient Medikamente (z. B. gegen eine Spastik) einnimmt und in welchen Mengen (➤ 2.1.2.3). Sollte sich die medikamentöse Therapie unter der Laufbandtherapie ändern, ist auch dies zu vermerken.

Während jeder Einheit der Laufbandtherapie sollten folgende Parameter dokumentiert werden:

- Gehstrecke,
- Geschwindigkeit,
- Steigung,
- Hilfsmittelgebrauch,
- Gewichtsentlastung,
- Pausenanzahl und -zeit.

3.7.7.10 Evidenz-/Bewertungslage

Um größtmögliche Aktualität in der Print- und Online-Version zu gewährleisten, werden detaillierte Informationen zur Evidenz der Laufbandtherapie im Online-Zusatzmaterial (➤ QR-Code) vorgestellt. Zum Laufbandtraining bei spezifischen Indikationen finden Sie zudem Informationen zu einzelnen Studien hier:

- Parkinson-Syndrom (➤ 3.7.7.5.2),
- Multiple Sklerose (➤ 3.7.7.5.3),
- Schlaganfall (➤ 3.7.7.5.4),
- Querschnittlähmung (➤ 3.7.7.5.5),
- Schädelhirntrauma (➤ 3.7.7.5.6).

Evidenzangaben

Literatur

3.7.8 Neurophysiotherapie

Michael Sommer

3.7.8.1 Hintergrund

Die Weiterbildung Neurophysiotherapie wurde 2013 entwickelt und kam dem Wunsch vieler Ärzte und Th. nach, eine evidenzbasierte, patientenorientierte, technik- und methodenübergreifende Form der Neurorehabilitation anzubieten und die externe Evidenz mit der individuellen Erfahrung des Th. zu vereinen. Dabei versucht die Neurophysiotherapie in ihrer Sprache und in der Auswahl der Techniken konzeptungebunden zu sein, um die interprofessionelle Kommunikation und interdisziplinäre Zusammenarbeit zu erleichtern (Böhle et al. 2011). Unter Berücksichtigung von ethischen sowie gesundheitsökonomischen Gesichtspunkten, liegt der besondere Fokus bei der Auswahl der Techniken auf der aktuellen Evidenzlage und den Leitlinien-Empfehlungen (Haus 2016). Entsprechend kommen in der Neurophysiotherapie verschiedene EbP-Techniken zum Einsatz, z. B. die Spiegeltherapie (➤ 15.3.2.3.2) oder Constraint-Induced-Movement Therapy (➤ 3.7.6) (Ringleb et al. 2021). Ein weiterer Grundpfeiler der Neurophysiotherapie stellt das patientenzentrierte Verständnis von Therapie und Rehabilitation dar, sodass nicht das Krankheitsbild an erster Stelle steht, sondern der Patient selbst (Fries et al. 2007). Ziel der Neurophysiotherapie ist die Verbesserung der Selbstversorgung. Um dieses Ziel zu erreichen, wird in erster Linie die allgemeine Situation des Patienten in seinem sozialen Umfeld sowie die bestehenden Symptomkomplexe berücksichtigt, die sich durch die ICF (➤ 1.3.2) beschreiben lassen (Thieme et al. 2016). Nähere Informationen zu den Weiterbildungsinhalten stehen online zur Verfügung und können via QR-Code abgerufen werden (➤ Link am Kapitelende).

3.7.8.2 Behandlungsprinzipien

Da die Neurophysiotherapie sich nicht einer einzelnen Methode oder eines Konzeptes bedient, ist es schwierig, vordefinierte Behandlungsprinzipien zu benennen. Am besten lassen sich die Behandlungsprinzipien unter den Begriffen „evidenzbasiert", „patientenorientiert" und „methoden- und konzeptübergreifend" zusammenfassen (Thieme et al. 2016). Die Neurophysiotherapie orientiert sich an den individuellen Problemen des Patienten und den Symptomkomplexen, die zur Einschränkung der Teilhabe führen (Pott 2017). Ziel ist es, eine bestmögliche und individuell auf den Patienten zugeschnittene Therapie zu gestalten (Huber 2017). Die Verbesserung der Funktionseinschränkungen des Patienten steht hierbei stets im Vordergrund. Beispielsweise schränken bei neurologischen Krankheitsbildern häufig Defizite beim Gehen, Sitzen und der Körperhaltung ihre Teilhabe am Leben ein (Veerbeek et al. 2018), sodass sich überwiegend Therapiemaßnahmen zur Verbesserung der Lokomotion und posturalen Kontrolle sowie Interventionen zur Verbesserung der Selbstversorgung der Patienten im Behandlungsplan finden (Huber 2017). Um patientenzentriert an diesen Defiziten zu arbeiten, bedient sich die Neurophysiotherapie an der bestverfügbaren Evidenz und aktuellen Leitlinien-Empfehlungen (Tiebel u. Pott 2019). So können z. B. Störungen der posturalen Kontrolle, die sich in einer eingeschränkten Balance im Sitzen, Stehen und in der Lokomotion niederschlagen, erkannt und gemessen und eine für den Patienten passende Therapie ausgewählt werden (Huber 2014). Die Auswahl der Techniken wird stets dem aktuellen Stand der Wissenschaft angepasst. Daneben sieht sich die Neurophysiotherapie als interprofessioneller Teil der Neurorehabilitation und legt in diesem Zuge Wert auf eine Kommunikation, die interprofessionell verständlich ist und somit eine interdisziplinäre Zusammenarbeit erleichtert, z. B. mit Ärzten oder Ergotherapeuten (Thieme et al. 2016).

3.7.8.3 Indikationen

Prinzipiell zählen alle zentral- oder peripher-neurologischen bzw. neuromuskuläre Erkrankungen (➤ 8.4) zu den Indikationen für die Neurophysiotherapie. Bsp.:

- Schlaganfall (➤ 8.4.1.1),
- Multiple Sklerose (➤ 8.4.1.2),
- Parkinson-Syndrom (➤ 8.4.8.1),
- Neurogeriatrie und Demenz (➤ 15.5.1.1),
- Upper Motor Neuron Syndrome (➤ 8.2.2.1),
- Schwindel (➤ 8.4.1.4).

3.7.8.4 Kontraindikationen

Da es sich bei der Neurophysiotherapie um einen konzeptübergreifenden Ansatz handelt, sollte keine PT bei Erkrankungen erfolgen, bei denen eine absolute Kontraindikation für körperliche Aktivität (Red Flags ➤ 2.1.2) besteht.

3.7.8.5 Untersuchungsalgorithmus

- **Anamnese:** Mit Augenmerk auf den Funktionseinschränkungen wird die individuelle Problematik der Patienten nach ICF-Kriterien erfasst. Dabei berichtet der Patient seine individuellen Probleme im Alltag (Thieme et al. 2016).
- **Klinische Testung:** In der klinischen Funktionsprüfung werden Störungen der posturalen Kontrolle im Sitzen, Stehen und in der Lokomotion sowie Störungen der oberen Extremität erhoben (Huber 2014, Thieme 2016). Hierzu dient ein neurologischer Befund mit Testung des Gleichgewichts, der Feinmotorik und Koordinationsfähigkeit (➤ 8.2). Zusätzlich werden mithilfe von Assessments bestehende Funktionseinschränkungen gezielt untersucht und gemessen (➤ 3.7.8.8) (Thomas et al. 2016).

3.7.8.6 Techniken

Die Neurophysiotherapie bedient sich einzelner Techniken aus verschiedenen Konzepten der Neurorehabilitation. So finden sich z. B. Techniken zur Verbesserung der Alltagsaktivitäten wie das „Shaping" aus der Constraint-Induced-Movement Therapy (➤ 3.7.6.6.3) wieder, die darauf ausgerichtet sind, durch die Erarbeitung von kleinen Teilzielen ein übergeordnetes motorisches Gesamtziel zu erreichen (Kwakkel et al. 2015). Ebenso werden Techniken aus der Spiegeltherapie angewendet (➤ 15.3.2.3.2), die zum Ziel haben, die betroffenen Extremitäten über die zentrale Wahrnehmung und Bewegung wieder in das eigene Körperschema zu integrieren (Thieme et al. 2018). Darüber hinaus können die Prinzipien des motorischen Lernens zur Aneignung und/oder Modifizierung von Bewegungen (➤ 3.1.9) (Krakauer et al. 2006), Techniken aus der geräte- bzw. robotergestützten Therapie (➤ 3.7.7) (Calabró et al. 2021) sowie Prinzipien und Techniken aus dem aufgabenorientierten Training (➤ 8.3) (Rensink et al. 2009) in der Neurophysiotherapie Anwendung finden.

3.7.8.7 Hilfsmittel

Hilfsmittel werden eingesetzt, um Fortschritte im Bereich der ADLs zu erzielen. Der Einsatz von Hilfsmitteln sollte stets mit einer aufgabenorientierten Aktivität kombiniert werden, um die motorische Kontrolle zu verbessern. Dabei sind sie grundsätzlich als Hilfe zur Selbsthilfe zu sehen und sollten dem Einüben von neuen Fähigkeiten dienen und fortlaufend an das Aktivitätsniveau des Patienten angepasst werden (Rudd et al. 2017). In der Neurophysiotherapie werden verschiedene Hilfsmittel für den Heimgebrauch oder in der Therapie genutzt, z. B.:

- Rollstühle (➤ 4.9.8),
- Geh- und Stehhilfen (➤ 4.9.4, ➤ 4.9.5),
- Gangtrainer (➤ 3.7.7.7),

- Laufband (➤ 3.7.7),
- Orthesen (➤ 4.9.2),
- Exoskelette (➤ 4.9.3.6),
- Virtual Reality-Geräte.

3.7.8.8 Erfolgsparameter

Zu Beginn jeder Behandlung wird ein physiotherapeutischer Befund erstellt. Anhand der Symptomatik und der Therapieziele, die gemeinsam mit dem Patienten auf Grundlage der ICF-Ebenen festzulegen sind, werden geeignete Assessments durchgeführt (Tiebel u. Pott 2019). Die Assessments ermöglichen eine objektive Messung der Symptomschwere bzw. der Einschränkung bei Aktivitäten des alltäglichen Lebens. Anhand dieser Assessments werden Therapieerfolge in regelmäßigen zeitlichen Abständen überprüft und dokumentiert (➤ 8.2.1) (Thomas et al. 2016). Folgende Assessments stellen eine beispielhafte Auswahl dar, die zur objektiven Beurteilung des Therapieerfolgs eingesetzt werden können:

- Sensorik: Nottingham Sensory Assessment,
- Spastizität: Modifizierte Tardieu-Skala (➤ 3.7.7.8.3),
- Apraxie der oberen Extremität: Test for Upper Limb Apraxie,
- Ataxie: Scale for the Assessment and Rating of Ataxia,
- Muskelkraft: Muskelfunktionstest nach Janda (➤ 2.1.5.2),
- Rumpfstabilität: Trunc Control Test (➤ 3.7.7.8.1),
- Gleichgewicht: Berg Balance Scale (➤ 16.2.2),
- Ganggeschwindigkeit: 10-Meter-Gehtest (➤ 3.7.7.8.2),
- Gehleistung: 6-Minuten-Gehtest (➤ 3.2.9.3.1),
- Mobilität: Functional Ambulation Category (➤ 3.7.7.8.6),
- Grobgeschicklichkeit der oberen Extremität: Box-and-Block-Test (BBT),
- Feingeschicklichkeit der oberen Extremität: Nine-Hole-Peg-Test,
- Armfunktion: Action Research Arm Test (ARAT),
- Selbstständigkeit/ADLs: Functional Independence Measure (FIM) (➤ 16.2.2),
- Mobilität, Lebensqualität, Ressourcen im Alltag: Stroke Impact Scale,
- ADLs: Frenchay Activities Index,
- Lebensqualität (HRQoL): European Quality of Life-5 Dimensions (EQ-5D).

3.7.8.9 Dokumentation

Grundlage der Dokumentation bildet der physiotherapeutische Befund, der sich an den ICF-Ebenen orientiert. Dieser sollte Auskunft über aktuelle Symptomatik und wahrgenommene Probleme, Behandlungsplan und -ziel geben (Tiebel u. Pott 2019). Geeignete Assessments werden ausgewählt, um die Symptomatik und eingeschränkten Aktivitäten darzustellen. Die Assessments werden im Therapieverlauf regelmäßig durchgeführt und dienen zur objektiven Erfassung des Therapieerfolges (Thomas et al. 2016). Zur langfristigen Dokumentation und weiteren Objektivierung können darüber hinaus Videoaufnahmen verwendet werden.

Weiterführende Informationen

Literatur

3.8 Funktionsanalyse und -schulung

3.8.1 Brügger-Therapie

Roland Kreutzer

3.8.1.1 Geschichte

Die Brügger-Therapie geht auf das Forschungs- und Schaffenswerk von Alois Brügger (Neurologe und Psychiater, Schweiz) zurück:

- **Funktionskrankheiten des Bewegungssystems:** Brügger erkannte, dass viele Schmerzen des Bewegungssystems nicht primär auf strukturelle, degenerative oder entzündliche Veränderungen zurückzuführen, sondern oftmals funktionell begründet sind. Die reflektorisch ausgelösten, schmerzhaften Funktionsstörungen im Bereich des arthromuskulären Systems stellen Schutzmechanismen dar, die vom ZNS organisiert werden. Sie können über einen längeren Zeitraum zu strukturellen Veränderungen führen, da durch Fehlbelastungen pathophysiologische Bildungsreize auf Strukturen des Bewegungsapparats einwirken.
- **Reflektorische Tendomyose:** Brügger beobachtete, dass es Muskelschmerzen gibt, die nur während der Ausführung bestimmter Bewegungen oder in bestimmten Körperhaltungen auftreten. Die reflektorisch auftretende Schmerzhaftigkeit bestimmter Muskelfunktionsgruppen ist also an eine Funktion gebunden (Brügger 1958) (➤ 3.8.1.2.1). Er erkannte, dass die menschliche Motorik derart organisiert ist, dass sich die Gelenke nicht durch die Aktion von Einzelmuskeln bewegen, sondern vom Gehirn ausschließlich **Bewegungsprogramme** (auch Bewegungsmuster) durchgeführt werden (➤ 3.8.1.2).
- **Als nozizeptiver somatomotorischer Blockierungseffekt** bezeichnete Brügger Schutzmechanismen, die gewährleisten, dass der Mensch trotz vorhandener Störfaktoren handlungsfähig bleibt (➤ 3.8.1.2).
- Brügger beschäftigte sich intensiv damit, wie die Haltung des Menschen aus funktionell-anatomischer Sicht aufgebaut ist, um eine optimale Belastung der Strukturen zu gewährleisten. In diesem Zusammenhang erkannte er, dass es eine determinierte Wechselbeziehung zwischen dem Rumpf (WS-Bewegungen) und den Extremitäten gibt. Die bildliche Darstellung dieser gegenseitigen Beeinflussung erfolgte im **Zahnradmodell** (➤ 3.8.1.2.2, ➤ Abb. 3.8.1). Die Aussage, dass Bewegungen ausschließlich in Form von Bewegungsprogrammen (s. o.) ablaufen, die das gesamte Bewegungssystem betreffen, wird durch dieses Modell unterstrichen.

3.8.1.2 Wirkprinzip

Haltung und Bewegung werden durch Programme gesteuert. Diese Haltungs- und Bewegungsprogramme schließen isolierte Aktivitäten eines einzelnen Muskels aus. Für die Durchführung z. B. der Schulter-Innenrotation wird nicht der M. pectoralis isoliert angesteuert, sondern alle an der Bewegung beteiligten Muskeln. Die Rotationsfähigkeit des Schultergelenks ist wiederum abhängig von der Stellung des Schultergürtels und der Streckfähigkeit der BWS (Bewegungsprogramm). Somit sind bei einer Störung einer dieser Funktionen immer alle beteiligten Muskeln und die Nebenfunktionen betroffen.

> Das Gehirn kennt keine Muskeln, es kennt nur Bewegungen (Brügger 2000). Ein isoliertes Training eines Muskels ist für das Gehirn daher nicht möglich. Bei allen aktiven Bewegungen werden immer globale Haltungs- und Bewegungsprogramme aktiviert.

Durch Störfaktoren (SF) werden zentralnervös Schutzmechanismen ausgelöst. Es werden folgende SF unterschieden:

- Persistierende SF: Muskelkontrakturen, muskuläre Überlastungsödeme, Narben usw.
- Transitorische SF: Fehlbelastungen des arthromuskulären Systems durch z. B. Fehlhaltung, Kleidung, Möbel.

Unter dem Einfluss von SF kommt es zu einer erhöhten nozizeptiven Afferenz, die zur Modifikation der physiologischen Haltungs- und Bewegungsprogramme bis hin zur Blockierung von Bewegungen führt.
Diese unbewusst organisierten Schutzmechanismen wurden von Brügger (1962) als **nozizeptiver somatomotorischer Blockierungseffekt (NSB)** bezeichnet (➤ 3.8.1.1). Der NSB ist als supraspinal arbeitendes System zu verstehen, das beschriebene reflektorische Zustandsveränderungen der Muskulatur (Tendomyosen ➤ 3.8.1.2.1) organisiert. Er löst demnach veränderte, z. T. schmerzhafte Haltungs- und Bewegungsprogramme bis hin zu reflektorisch bedingter Kraftlosigkeit aus (Blockierungseffekt). Häufig treten die Schmerzen nicht im Bereich der Störungsursache, sondern am Ort des wirksamsten Schutzes auf (➤ 3.8.1.5).

3.8.1.2.1 Tendomyosen

Unter Tendomyosen werden zentralgesteuerte reflektorische Tonusveränderungen der Muskulatur verstanden. Sie sind weder zwangsläufig mit Schmerzen verbunden, noch haben sie eine zufällige Ausbreitung. Tendomyosen werden vom ZNS zum Schutz vor drohender oder fortschreitender Schädigung des Organismus über Bewegungsprogramme systematisch über den gesamten Bewegungsapparat ausgelöst (NSB s. o.).

- Muskeln, deren Aktivierung die ausgelöste Nozizeptorenaktivität senkt, werden **hyperton tendomyotisch** geschaltet. Sie realisieren ihren Schutz durch Tonuserhöhung (➤ Tab. 3.8.1).
- Muskeln, deren Aktivierung die Nozizeptorenaktivität erhöht, werden **hypoton tendomyotisch** geschaltet. Sie realisieren ihren Schutz durch Tonussenkung (➤ Tab. 3.8.1), ihre Aktivierung wird reflektorisch gehemmt.

Tab. 3.8.1 Eigenschaften der Tendomyosen (modifiziert nach Brügger 1980).

Hypertone Tendomyosen	Hypotone Tendomyosen
• Schutz durch Tonuserhöhung, • bei Tonussenkung oder bei exzentrischer Kontraktion evtl. schmerzhaft, • subjektives Gefühl der schmerzhaft muskulären Steifigkeit, Verspannungsgefühl, • Infrastruktur zentralnervös erhöht.	• Schutz durch Tonussenkung, • bei Tonuserhöhung oder bei konzentrischer und exzentrischer Kontraktion evtl. schmerzhaft, • subjektives Gefühl der schmerzhaft muskulären Müdigkeit, Schwächegefühl, • Infrastruktur zentralnervös verringert.

Bsp.: Bei einer Bursitis subacromialis kommt es beim Heben des Arms zu einer erhöhten Nozizeptorenaktivität, die durch die Kompression des Schleimbeutels ausgelöst wird. Die Schulteradduktoren werden hyperton tendomyotisch, die Schulterabduktoren entsprechend hypoton tendomyotisch geschaltet, um die Nozizeptorenaktivität zu senken. Die Schutzreaktionen für einen SF bleiben nicht lokal begrenzt, sondern beziehen – aufgrund der gekoppelten Bewegungen (Zahnradmodell ➤ 3.8.1.2.2) – entfernte Körperabschnitte mit ein. So werden in diesem Bsp. alle Muskeln, die das Bewegungsprogramm der Armelevation unterstützen, hypoton tendomyotisch geschaltet (dorsale Schultergürtelmuskulatur, Rumpfextensoren, Rumpflateralflexoren der Gegenseite). Alle Muskeln, die die Armelevation durch Tonuserhöhung bremsen, werden hyperton geschaltet (Rumpfflexoren, Rumpflateralflexoren rechts). Somit können die sichtbaren Ausweichbewegungen nicht nur am Störungsort, sondern auch entfernt beobachtet werden. Alle Bewegungsabschnitte des Körpers, die durch Koppelung der Bewegungen nach dem Globalitätsprinzip zusammenarbeiten, werden in das Schonmuster involviert.

Beim Vorhandensein von SF verlassen die Haltungs- und Bewegungsprogramme ihre neurophysiologische Bewegungsebene. Sie weichen auf eine nozizeptiv akzeptierte pathophysiologische Bewegungsebene aus (Brügger 1993).

3.8.1.2.2 Aufrechte Körperhaltung und Zahnradmodell

Um eine optimale Belastung der Strukturen und ökonomische Durchführung der Bewegungsprogramme zu gewährleisten, ist eine dynamische, aufrechte Körperhaltung notwendig. Abweichungen in verschiedene Bewegungsprogramme der Belastungshaltung (BH), die von Brügger aufgrund der Annäherung von Sternum und Symphyse als **sternosymphysale Belastungshaltung (SSBH)** bezeichnet werden, führen zu einer Fehlbeanspruchung der Strukturen. Die aufrechte Körperhaltung impliziert eine harmonische thorakolumbale Lordose. Sie ist gleichmäßig, ausgewogen und ohne kompensatorische Bewegungsabschnitte. Die Primärbewegungen (PB) „Beckenkippung" und „Thoraxhebung" leiten die thorakolumbale Lordose ein. Da diese beiden PB und die Stellung des Kopfes funktionell eine Einheit bilden, werden in der aufrechten Haltung die HWS gleichmäßig gestreckt und die oberen Kopfgelenke inkliniert. Die Bewegungszusammenhänge zwischen Becken, Thorax und Kopf sind determiniert und werden als **Zahnradmodell** bezeichnet (➤ Abb. 3.8.1).

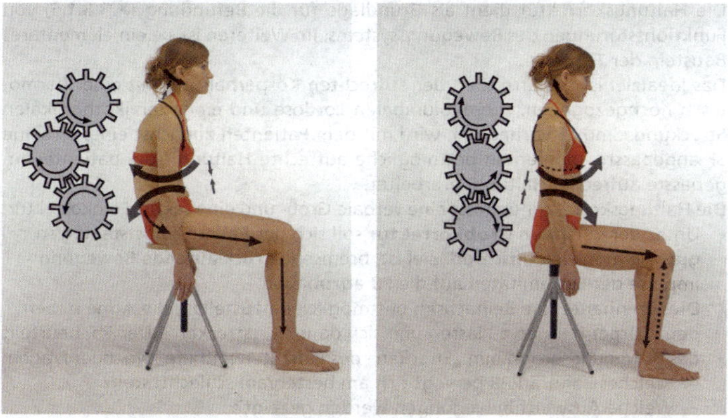

Abb. 3.8.1 Zahnradmodell nach Brügger (modifiziert nach Rock u. Petak-Krueger 2000).

Die PB lösen auslaufende Bewegungsimpulse auf die Extremitäten aus (Rock 1993):

- Die PB „Beckenkippung" leitet nach kaudal auslaufende Bewegungsimpulse auf die untere Extremität ein. Es entsteht u. a. eine Hüftflexion, -abduktion und -außenrotation. Daraus ergibt sich die physiologische Einstellung der Fuß-Beinachsen.
- Die PB „Thoraxhebung" leitet auslaufende Bewegungsimpulse auf den Schultergürtel und die Arme ein. Der Schultergürtel gleitet in die Retroposition, die Schulterblätter in die Depression und Adduktion, die Arme bewegen sich in die Schulteraußenrotation.

Auslaufende Bewegungsimpulse können fördernd oder bremsend sein. Die Thoraxhebung ermöglicht z. B. eine optimale Schultergürtel-Retroposition. Eine mangelnde Thoraxhebung behindert eine endgradige Schulterflexion.
Umgekehrt wirken von den Extremitäten **rücklaufende Bewegungsimpulse** auf die PB ein. Diese rücklaufenden Bewegungsimpulse können ebenfalls fördernd oder bremsend sein. So erleichtert z. B. die Schulteraußenrotation die Thoraxhebung, während die Schulter-Innenrotation die Thoraxhebung bremst.
Funktionsstörungen im Bereich der WS, die mit Schmerzen und eingeschränkter Beweglichkeit (z. B. in die Extension) einhergehen, können ihre Ursache am Rumpf haben (kontrakte Rumpfflexoren, hypomobile Bewegungsabschnitte, blockierte Gelenke usw.). Ebenso können die Ursachen/SF im Bereich der Extremitäten liegen (z. B. kontrakte Schulterinnenrotatoren). Diese wirken sich über bremsende rücklaufende Bewegungsimpulse hemmend auf die PB der Thoraxhebung aus. Ist die Thoraxhebung beeinträchtigt, so werden die weiterlaufenden Bewegungen der PB „Beckenkippung" und der Inklination ebenfalls gebremst.

> **Primär-, auslaufende und rücklaufende Bewegungen** stehen in einer gesetzmäßigen Abhängigkeit zueinander. Die Tatsache der Verkopplung und gegenseitigen Beeinflussung von Körperstamm und Extremitäten stellt somit die Basis für die Diagnostik und Therapie der Funktionskrankheiten dar. Nur unter Berücksichtigung dieser Tatsache ist es möglich, alle SF zu diagnostizieren und zu therapieren.

3.8.1.2.3 Haltungskorrektur

Die Haltungskorrektur dient als Grundlage für die Befundung (➤ 3.8.1.5) von Funktionsstörungen des Bewegungssystems. Im Weiteren ist sie ein elementarer Baustein der Therapie.
Das Idealziel ist das Erreichen der aufrechten Körperhaltung mit einer harmonisch hochgezogenen, thorakolumbalen Lordose und einer zervikothorakalen Streckung. Sind SF vorhanden, wird mit dem Patienten zunächst eine, an seine SF angepasste, momentan bestmögliche aufrechte Haltung (sog. patientenangepasste aufrechte Haltung) erarbeitet.
Die Haltungskorrektur umfasst eine verbale Grob- und eine taktile Feinkorrektur:

- Unter der **verbalen Grobkorrektur** soll sich der Patient selbstständig so gut wie möglich aufrichten. Ziel ist, bremsende rücklaufende Bewegungsimpulse der Extremitäten auf die PB abzubauen.
  Dies beinhaltet, die Beinachsen bestmöglich einzustellen, die Arme neben dem Körper hängen zu lassen und sich dann zu „strecken". Der Th. beurteilt das Bewegungsprogramm „Strecken" des Patienten mithilfe folgender Fragen:
  - Welches Zahnrad/PB bewegt sich am besten/am schlechtesten?
  - Welche Ausweichbewegungen werden gezeigt?
  - Welche funktionellen Rückschlusse auf mögliche SF (Kontrakturen) können gezogen werden?
- Die **taktile Feinkorrektur** erfolgt über die PB, über die momentan die harmonischste, bestmögliche thorakolumbale Lordose und zervikothorakale Streckung erlangt wird. Da häufig über die schlechteste PB die beste Korrektur erreicht wird, wird im Rahmen der taktilen Feinkorrektur dort begonnen. Die Haltungskorrektur über die anderen PB wird ebenfalls getestet.

3.8.1.3 Indikationen

Sämtliche Funktionsstörungen des Bewegungssystems, die mit Schmerzen einhergehen, stellen eine Indikation für die Brügger-Therapie dar.
Des Weiteren sind Schwerpunkte im Bereich der Neurologie (nervale Engpasssyndrome, Bsp.: ➤ 8.4.10.4.3), der Inneren Medizin (Atmungstherapie ➤ 3.2, ➤ 9.1), der HNO (Tinitus) und der postoperativen Rehabilitation zu setzen.

3.8.1.4 Kontraindikationen

Alle Erkrankungen, bei denen generell keine PT-Behandlung erfolgen darf, sind kontraindiziert.

3.8.1.5 Untersuchungsalgorithmus

In der Schulmedizin wird aufgrund subjektiver und objektiver Befunde eine Diagnose gestellt, die das Krankheitsbild beschreibt. Mit der Benennung des Krankheitsbildes wird i. d. R. auch die Krankheitsursache verbunden. Schmerzort und Schmerzursache werden gleichgestellt, bei der Suche nach der Störungsursache wird somit auf den Schmerzort fokussiert. Meist werden strukturelle Störungen als kausale Faktoren vermutet. Häufig korreliert jedoch der Befund bildgebender Verfahren (z. B. MRT, CT, Röntgen ➤ 2.4) nicht mit den beschriebenen Symptomen, sodass weitere Ursachen (z. B. muskuläre SF) analysiert werden müssen. In der Regel liegen mehrere SF (multifokale SF) vor.
Funktionelle Störungen des Bewegungssystems lösen Schutzreaktionen und somit Schmerzen aus, die entfernt der Störungsursache lokalisiert sein können (➤ 3.8.1.2):

- **SF vor Ort:** Schmerzauslösende SF sind „schmerzortnah" lokalisiert. Bsp.: Kontrakturen der Fingerflexoren können durch hypoton tendomyotisch geschaltete Fingerextensoren oder Dorsalextensoren der Hand geschützt werden. Der Patient verspürt in dem Fall bei der Ansteuerung dieser Funktionen einen Kontraktionsschmerz (funktioneller lateraler Ellenbogenschmerz).
- **SF entfernt:** SF im Bereich der Schulter, des Rumpfs oder der unteren Extremität involvieren über ein Schutzprogramm des NSB (➤ 3.8.1.2) z. B. die Finger- und Handmuskulatur entweder über eine Muskelschlinge oder über das Bewegungsprogramm der Belastungshaltung in die Schutzreaktion. Die ursächlichen SF liegen in diesem Bsp. ellenbogenfern.

> In der Brügger-Therapie werden die Symptome des Patienten beschrieben, deren Lokalisation jedoch nicht zwingend mit der Krankheitsursache gleichgesetzt werden können.

Zudem können SF, aber auch Schutzreaktionen auf Dauer zu strukturellen Störungen führen, da es zu Fehl- oder Überbelastungen kommt. Jede Beschwerdesymptomatik erfordert somit eine ganzheitliche Diagnose und Behandlung, um sowohl funktionellen als auch strukturellen Störungen entgegenwirken zu können (Fallbeispiel ➤ 3.8.1.8).
Ziel der Befundung ist das Erkennen und Behandeln von SF (z. B. Kontrakturen, muskulären Überlastungsödemen, Narben) als Auslöser der Nozizeption und von schmerzhaften Schutzreaktionen. Die Interpretation des Befundes führt zur Formulierung einer Arbeitshypothese (➤ 3.8.1.5.4), welche den Ort und die Art der vermuteten SF festlegt.
Jede Maßnahme der Therapie wird mittels geeigneter Funktionstests (➤ 3.8.1.5.5) evaluiert, die gestellte Arbeitshypothese wird somit verifiziert oder falsifiziert (➤ 3.8.1.5.4).

3.8.1.5.1 Anamnese

In der Anamnese (➤ 2.1.2) berichtet der Patient über seine alltagsspezifischen Haltungs- und Bewegungsprogramme (Sitz, Stand, in Bewegung). Sind diese monoton und ohne entsprechenden Ausgleich, geben sie Hinweise darauf, welche Funktionen überdurchschnittlich stark und häufig angesteuert werden. Aus diesen sog. **Funktionsüberwiegen** resultieren möglicherweise muskuläre Kontrakturen. Tritt der Schmerz bei bestimmten Bewegungen auf (Aktionsschmerz), so gibt dies einen Hinweis auf eine hypotone Tendomyose (➤ 3.8.1.2.1) der ausführenden Muskelfunktionsgruppe.

> Zur optimalen Analyse des Alltagsverhaltens sollten häufig vorkommende Alltagsaktivitäten vom Patienten demonstriert werden.

3

3.8.1.5.2 Inspektion

Im Inspektionsbefund (➤ 2.1.3) werden sowohl transitorische als auch persistierende SF (➤ 3.8.1.2) ermittelt.

3.8.1.5.3 Funktionsbefund

Der Funktionsbefund beinhaltet die Analyse der habituellen und korrigierten Haltungsprogramme des Patienten.
Zunächst wird die „normale" Alltagshaltung des Patienten beurteilt. Dabei wird analysiert, wie stark die gezeigte Haltung von der neurophysiologischen Norm der aufrechten Körperhaltung (➤ 3.8.1.2.2) abweicht. Beurteilt wird der „Grad" der Belastungshaltung. Diese Informationen zeigen, welche Bewegungsprogramme der Patient gerne und häufig durchführt. Diese Programme sind für den Patienten „normal" und geben dem Th. Hinweise auf SF (Rumpf/Extremitäten). Informationen aus der Anamnese (z. B. berufliche Tätigkeit, Sport ➤ 3.8.1.5.1) geben Hinweise, ob die habituellen Bewegungsprogramme eher ausgeglichen oder noch verstärkt werden.
Die Befundung der korrigierten Haltung wird nach Durchführung der Haltungskorrektur (➤ 3.8.1.2.3) erstellt.
Im Bereich des Rumpfs werden die Rumpffunktionen (Flexion/mangelnde Extension, Lateralflexion, Rotation und Shift) beurteilt. Im Bereich der Extremitäten werden die Gelenkstellungen systematisch bez. ihrer Abweichungen von der Mittelstellung beurteilt.
Abweichungen von der Norm geben Hinweise auf muskuläre Kontrakturen und möglicherweise auf Überlastungsödeme (Obolenskaja-Goljanitzki-Effekt, OGE).

> Es empfiehlt sich, eine Beurteilung von proximal nach distal durchzuführen, da Abweichungen proximal eine Fehlstellung distal vortäuschen können. So kann z. B. eine Schultergürtelprotraktion eine Schulterinnenrotation und eine Unterarmpronation vortäuschen.

3.8.1.5.4 Arbeitshypothese

In der Arbeitshypothese werden die Einzelbestandteile der bisherigen Befundung zusammengefasst und ein konkreter Behandlungsplan erstellt. Die Arbeitshypothese legt fest, welche SF Auslöser der Nozizeption und somit der reflektorischen Schmerzen sind und in welcher Reihenfolge die vermutlichen SF behandelt werden.
Die Behandlung jedes SF wird mit einem Funktionstest (FT ➤ 3.8.1.5.5) evaluiert. Ist der Funktionstest positiv, ist die Arbeitshypothese verifiziert und die nächste SF wird behandelt. Ist der Funktionstest negativ, so wird die Arbeitshypothese falsifiziert. Sie muss korrigiert werden.

3.8.1.5.5 Funktionstests

Zur Evaluation der therapeutischen Maßnahmen werden unterschiedliche Funktionstests durchgeführt. Die Auswahl richtet sich nach der Konstitution und dem Beschwerdebild des Patienten. Mögliche Funktionstests sind u. a.:
- TH5-Wippen (s. u.),
- Kopfrotation,
- Armelevation,
- Schmerztests.

Ein negativer Funktionstest falsifiziert die Arbeitshypothese (➤ 3.8.1.5.4, ➤ Abb. 3.8.2). Die Interpretation des Testergebnisses (➤ Tab. 3.8.2) bildet die Grundlage für die Suche neuer Behandlungsmöglichkeiten.

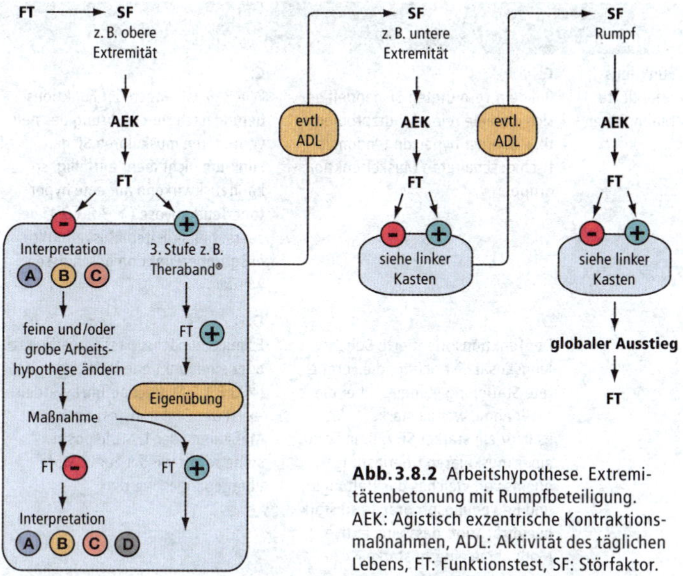

Abb. 3.8.2 Arbeitshypothese. Extremitätenbetonung mit Rumpfbeteiligung. AEK: Agistisch exzentrische Kontraktionsmaßnahmen, ADL: Aktivität des täglichen Lebens, FT: Funktionstest, SF: Störfaktor.

Tab. 3.8.2 Interpretation negativer Funktionstests nach funktionsorientierten und globalen Maßnahmen.

Art der Maßnahme	Interpretation	Weitere mögliche Behandlungswege
Funktionsorientierte Maßnahmen	**A:** Falscher Behandlungsansatz, da sehr komplexe oder an Rumpf und Extremitäten gleichmäßig und gleich stark verteilte SF vorliegen.	**A:** Es wird eine neue Arbeitshypothese erstellt (→ Rumpf und Extremitäten sind gleichermaßen betroffen). → Es wird mit einer globalen Maßnahme (➤ 3.8.1.6.2) weitergearbeitet.
	B: Der funktionsorientierte Behandlungsansatz ist zwar richtig, aber die Staffelung der SF stimmte nicht. Es wurde am richtigen Ort, jedoch zum falschen Zeitpunkt therapiert. Bei dem behandelten SF handelt es sich um einen SF mit Schutzfunktion eines anderen SF. Dies ist auch der Fall, wenn ein Funktionstest besser ausfällt und ein anderer eine Verschlechterung zeigt.	**B:** Für welchen anderen SF kann die behandelte Muskelfunktionsgruppe/Funktion einen Schutz gewährleisten? → Die feine Arbeitshypothese wird entsprechend der neu vermuteten Staffelung der SF geändert. → Ggf. wird auch die grobe Arbeitshypothese geändert. → Sind nach der Behandlung des neu vermuteten SF die Funktionstests positiv, so wird (bei noch auffälligem Funktionsbefund) die vorhergehende Muskelfunktionsgruppe/Funktion (welche ein negatives Ergebnis hervorbrachte) erneut behandelt.

3

Art der Maßnahme	Interpretation	Weitere mögliche Behandlungswege
Funktions-orientierte Maßnahmen	**C:** Bei dem vermuteten SF handelt es sich um eine reine Schutzproblematik i. S. einer hyperton tendomyotisch geschalteten Muskelfunktionsgruppe.	**C:** Wie B → Ist jedoch der Funktionsbefund nach Durchführung des neu vermuteten muskulären SF der Funktion nicht mehr auffällig, so kann rückwirkend auf eine hypertone Tendomyose (➤ 3.8.1.2.1) der zuerst behandelten Muskelfunktionsgruppe/Funktion geschlossen werden.
	D: Der funktionsorientierte Behandlungsansatz ist richtig, die vermutete Staffelung stimmte, aber die Maßnahme war zu stark. Es liegt ein starker SF z. B. in Form eines muskulären Überlastungsödems vor, welches das Haltungs- und Bewegungsprogramm so stark beeinträchtigt, dass eine aktive Maßnahme eine zu starke Nozizeption hervorruft.	**D:** Es muss zunächst passiv gearbeitet oder eine funktionelle Schüttelung (➤ 3.8.1.6.1) durchgeführt werden. → Ist der Funktionstest nach der Maßnahme der 1. Stufe positiv, sollte sofort wieder zur 2. Stufe übergegangen werden.

■ **Funktionstest TH5-Wippen**

ASTE Patient: Patientenangepasste aufrechte Haltung (AH) im Sitz, die Arme hängen seitlich am Körper.

ASTE Th.: Stand seitlich/hinter dem Patienten.

Griff: Der ventrale Arm (Punctum fixum) fixiert mit Schulter und Handballen die Schultern des Patienten. Das Sternum bleibt dabei frei.

- Phase 1 (Test der WS-Steifigkeit): Die dorsale Hand (Punctum mobile) befindet sich flächig auf den Dornfortsätzen der WS, zunächst im Bereich von T5/T7 auf der mittleren BWS (➤ Abb. 3.8.3), dann auf der unteren BWS, der mittleren LWS und abschließend der unteren LWS.
- Phase 2 (Test der Beckenkippung): Hierfür wird die dorsale Hand auf das Sakrum positioniert.
- Phase 3 (Test der Schultergürtel-Retroposition): Die dorsale Hand befindet sich wieder in Höhe T5/T7.

Durchführung Phase 1: Der Th. arbeitet sich in drei Schüben mit der dorsalen Hand weich bis an das Ende der WS-Beweglichkeit der jeweiligen Region hinein. Er gibt einen rhythmisch extendierenden Bewegungsimpuls bei T5/T7 nach ventral/kranial (➤ Abb. 3.8.3), in der unteren BWS und mittleren LWS nach ventral und in der unteren LWS nach ventral/kaudal. Beim ersten Schub nimmt der Patient den Impuls auf und schwingt zurück. Das zweite Mal legt der Th. für den Schub einen längeren Weg zurück. Der dritte Schub geht bis an das Ende der Extensionsfähigkeit in der jeweiligen Region.

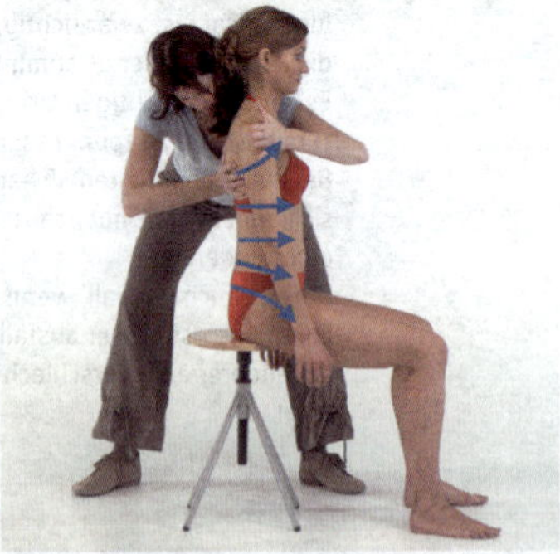

Abb. 3.8.3 Funktionstest „TH5-Wippen". ASTE und Durchführung.

Durchführung Phase 2: Das Becken wird via Sakrum i. S. der Beckenkippung nach ventral/kaudal bewegt (➤ Abb. 3.8.3). Die Beckenkippung wird zweimal endgradig getestet.

Durchführung Phase 3: Der Thorax wird nach vorne oben bewegt, während gleichzeitig der Schultergürtel durch eine Rumpflateralflexion des Th. gleichmäßig nach dorsal/kaudal in die Schultergürtel-Retroposition gezogen wird. Die Beweglichkeit wird ein- bis zweimal endgradig getestet.

3.8.1.6 Behandlungsprinzipien

Das Ziel der Therapie besteht darin, SF am gesamten Bewegungsapparat zu reduzieren und somit die Gesamtnozizeption zu senken. Reflektorisch ausgelöste Schutzmechanismen sind dann nicht mehr notwendig, die hyperton- und hypoton geschaltete Muskulatur „normalisiert" sich wieder und die Schmerzhaftigkeiten des Patienten lassen nach oder verschwinden.

3.8.1.6.1 Funktionsorientierte Maßnahmen

Beim funktionsorientierten Therapieansatz werden SF durch Maßnahmen behoben, die eine Muskelfunktionsgruppe betreffen. Die daraus resultierende Reduktion der Nozizeptorenaktivität führt reaktiv zur Umwandlung pathophysiologischer Haltungs- und Bewegungsprogramme in neurophysiologische (**reaktives Umprogrammieren**). Hierzu zählen folgende Maßnahmen:

- Agistisch exzentrische Kontraktionsmaßnahmen (s. u.),
- funktionsorientierte Theraband®-Übungen (➤ 3.8.1.7.1),
- funktionelle Schüttelungen,
- passive Maßnahmen (Heiße Rolle ➤ 3.15.3.3) in Kombination mit leichter Quermassage, Ultraschall, Narbenbehandlung u. Ä.),
- funktionelle Tapes (➤ 3.13.2).

Funktionsorientierte Therapiemaßnahmen sollten im Laufe der Therapie zunehmend durch globale Maßnahmen (➤ 3.8.1.6.2) ersetzt werden.

■ **Agistisch exzentrische Kontraktionsmaßnahmen (AEK)**

Der Patient befindet sich in patientenangepasster aufrechter Haltung (➤ 3.8.1.2.2). Er bewegt zunächst aktiv, ohne Widerstand aus dem Funktionsüberwiegen (➤ 3.8.1.5.1) heraus, soweit es schmerzfrei und ohne Ausweichbewegung möglich ist. Anschließend drückt der Th. den Patienten in sein Funktionsüberwiegen (Annäherung der kontrakten Muskulatur) hinein. Dabei bremst der Patient die Bewegung in das Funktionsüberwiegen ab (Agisten arbeiten dabei exzentrisch).

Wirkungsprinzip: Durch die zielgerichtete Ansteuerung der Agisten (Aktivierung der Alpha- und Gamma-Motoneuronen) kommt es über eine reziproke antagonistische Hemmung („disynaptische Vorwärtshemmung" über ein inhibierendes Ia-Interneuron) zur Senkung des Tonus der funktionellen Antagonisten, d. h. der kontrakten Muskulatur. Als positive Reaktion ist eine Zunahme der Verlängerungsfähigkeit der kontrakten Muskulatur zu beobachten. Gleichzeitig kommt es durch die Auflösung der hypotonen Tendomyose (➤ 3.8.1.2.1) der Agisten zu einer reflektorisch bedingten Kraftsteigerung dieser Muskulatur.

3.8.1.6.2 Globale Maßnahmen

Beim globalen Therapieansatz werden SF durch globale, mehrere Muskelfunktionsgruppen betreffende Maßnahmen behoben. Ziel ist es, durch die bewusste Ansteuerung von globalen Bewegungen einen direkten Zugriff auf die Modifikation der Haltungs- und Bewegungsprogramme zu nehmen. Dadurch setzen sich neurophysiologische Haltungs- und Bewegungsprogramme gegenüber den durch SF erworbenen pathophysiologischen Bewegungsprogrammen durch. Hierzu gehören folgende Maßnahmen:

- Globale Theraband®-Übungen (➤ 3.8.1.7.1),
- Brügger-Grundübungen (➤ 3.8.1.7.2),
- Kompensationsübungen,
- Lagerung in aufrechter Haltung,
- ADL-Übung,
- Brügger-Walking.

3.8.1.7 Eigenübungsprogramm

3.8.1.7.1 Theraband®-Übungen

Der Patient befindet sich in patientenangepasster aufrechter Haltung. Um einen funktionellen Einsatz zu gewährleisten, sollte das Theraband® zur Fixation breitflächig und nicht einschnürend gewickelt werden (➤ Box). Ein Festhalten des Therabandes® sollte vermieden werden, da es durch die Kontraktion der Finger-Flexoren zu bremsenden rücklaufenden Bewegungsimpulsen (➤ 3.8.1.2.2) kommt.

> Bei der **Standard-Handwickelung** sollten die Finger möglichst „frei" bleiben. Ist diese Wickelung unangenehm, kann das Band statt um die Handfläche um die Handgelenke gewickelt und dort fixiert werden. Das Theraband® wird über die Handfläche gelegt, wobei das Band zwischen Daumen und Zeigefinger über den Handrücken nach unten läuft (➤ Abb. 3.8.4a) Finger und Hände bewegen sich über das Band zum Körper und unter dem Band durch, weg vom Körper, sodass das Band um die Handfläche gewickelt und damit fixiert ist. Die Finger werden gestreckt und gespreizt (➤ Abb. 3.8.4b).
> Das Theraband® wird so gewickelt, dass die Zugrichtung in das Funktionsüberwiegen (Annäherung der kontrakten Muskulatur) geht. Bei der Ausführung der Theraband®-Übung arbeiten die agistischen Muskelfunktionsgruppen dynamisch – auf dem Hinweg konzentrisch, auf dem Rückweg exzentrisch – gegen den Widerstand des Bandes aus dem Funktionsüberwiegen heraus.

a b

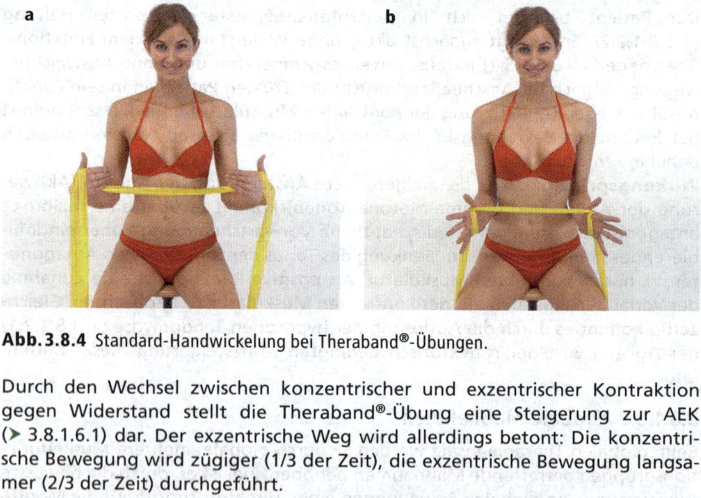

Abb. 3.8.4 Standard-Handwickelung bei Theraband®-Übungen.

Durch den Wechsel zwischen konzentrischer und exzentrischer Kontraktion gegen Widerstand stellt die Theraband®-Übung eine Steigerung zur AEK (➤ 3.8.1.6.1) dar. Der exzentrische Weg wird allerdings betont: Die konzentrische Bewegung wird zügiger (1/3 der Zeit), die exzentrische Bewegung langsamer (2/3 der Zeit) durchgeführt.

Wirkungsprinzip: Wie bei der AEK kommt es durch die Ansteuerung der Agisten (konzentrisch und exzentrisch) über die reziproke antagonistische Hemmung zur Senkung des Tonus der kontrakten Muskulatur. Funktionelle Kontrakturen werden abgebaut. Eine Kraftzunahme ist zu verzeichnen, da die hypoton tendomyotisch geschaltete Muskulatur ihren normalen Tonus zurück erlangt.

Der funktionelle Synergismus der Muskulatur verbessert sich. Die Wiederholungszahl je Übung richtet sich nach funktionellen Parametern. Eine Übungseinheit wird beendet, wenn folgende Parameter auftreten:

- Schmerz,
- Ausweichbewegungen,
- Rigor,
- Verringerung des Bewegungsausmaßes.

■ Globale Theraband®-Übungen

Im Gegensatz zu funktionsorientierten werden bei globalen Theraband®-Übungen mehrere Muskelfunktionsgruppen dynamisch beübt und das globale Bewegungsprogramm geschult. Die Durchführung und Wirkungsweise entspricht den funktionsorientierten Theraband®-Übungen.

3.8.1.7.2 Brügger-Grundübungen

Brügger-Grundübungen (BGÜ) (Brügger 1996) sind globale Maßnahmen (➤ 3.8.1.6.2). Sie können in Intensität, Geschwindigkeit sowie Bewegungsausmaß jeweils abgestuft und im Stand oder ggf. auch im Sitz durchgeführt werden.

Durchführung: Die BGÜ beginnt jeweils im Programm der Fehlhaltung (im Funktionsüberwiegen) und endet im Programm der aufrechten Haltung (➤ 3.8.1.2.2). Das Bewegungsprogramm der aufrechten Haltung wird betont, d. h. aus dem Funktionsüberwiegen/der Kontraktur heraus.

Die Übungen sollten langsam und sorgfältig durchgeführt werden. Bei den BGÜ wird das Ende jeder Bewegungsrichtung noch einmal wiederholt. Dabei sollte dieses „Nachziehen“ nicht schnell oder federnd durchgeführt werden. Vielmehr sollte die Bewegung harmonisch und kontrolliert geschehen, wodurch die Verlängerungsfähigkeit der Muskulatur gefördert wird (Zimmermann 2000). Die Wiederholungszahl pro Übung richtet sich nach den gleichen funktionellen Parametern wie bei den Theraband®-Übungen (➤ 3.8.1.7.1).

Wirkungsprinzip: BGÜ knüpfen am pathophysiologischen, meist flexorischen Haltungs- und Bewegungsprogramm an und überführen dieses Prioritätsprogramm in das neurophysiologische Haltungs- und Bewegungsprogramm der aufrechten Haltung (reaktives Umprogrammieren).

Bestehende Kontrakturen werden global gelöst. Des Weiteren werden die Gelenke in allen Ebenen durchbewegt, wodurch die Beweglichkeit erhalten und gefördert wird.

3.8.1.8 Fallbeispiel – Rückenschmerz, Schmerzen zwischen den Schulterblättern

■ Klinisches Erscheinungsbild

Patienten geben oft diffuse Schmerzen im Bereich des Rückens in verschiedensten Stellungen und Bewegungen (Flexion, Extension, Rotation), aber auch in Ruhe an. Die Beschwerden lokalisieren sich thorakal, lumbal und nicht selten in Verbindung mit ISG-Beschwerden. Neben den Schmerzen empfinden die Patienten häufig eine Kraftlosigkeit, die sich v. a. bei langem Sitzen, Stehen oder bückenden Aktivitäten bemerkbar macht.

■ Schulmedizinische Diagnostik

Neben der Funktionsprüfung werden bei Patienten mit akuten oder chronischen Rückenschmerzen i. d. R. bildgebende Verfahren (Röntgen, CT, MRT ➤ 2.4) durchgeführt, um evtl. strukturelle Veränderungen (Frakturen, Fehlbildungen, Spondylarthrosen, Osteochondrosen, Spondylolithesis, degenerative Veränderung der Bandscheibe/Bandscheibenvorfall etc.) zu erkennen. Sind degenerative Veränderungen ausgeschlossen, werden häufig Faktoren wie Überbelastung, muskulärer Hartspann, muskuläre Dysbalancen oder Schwäche der Rücken- und Bauchmuskulatur o. Ä. für die Schmerzen verantwortlich gemacht. Schmerzort und Schmerzursache werden somit topographisch gleichgesetzt.

■ **Funktionelle Diagnostik**

Funktionell werden Rückenschmerzen ohne einen ursächlichen Bezug auf lokale Strukturen betrachtet. Schmerz ist die bewusste Wahrnehmung der zeitlich und örtlich summierten Nozizeptorenaktivität. Die Summation der Nozizeption ergibt sich durch das Vorhandensein multipler SF im Bereich des Rumpfs und der Extremitäten. Zusätzlich wird die Nozizeption durch die in der BH vorhandenen Biegespannungen, Scherkräfte und eingeengten Körperhöhlen erhöht. Bestehen die SF mit den ausgelösten Schutzreaktionen über einen längeren Zeitraum, können sich sekundär strukturelle Veränderungen entwickeln. In der Regel sind zunächst muskuläre SF und Fehlbelastungen des Bewegungssystems Ursachen für Rückenschmerzen. Das effektivste Therapieergebnis kann erreicht werden, wenn noch keine Strukturveränderungen vorhanden sind.

■ **Funktionelle Betrachtung**

Schmerzen zwischen den Schulterblättern/thorakale Schmerzen: Durch BH oder durch monotone Aktivität der Schultergürtelprotraktoren und Schulteradduktoren/-innenrotatoren im Beruf, beim Sport, Hobby und bei den Alltagsaktivitäten kommt es zu funktionellen Kontrakturen und muskulären Überlastungsödemen (OGE) in den aufgeführten Muskelfunktionsgruppen (SF vor Ort). Die dorsale Muskulatur, die Skapuladepressoren/-adduktoren und WS-Extensoren werden reflektorisch hypoton tendomyotisch geschaltet. Streckt sich der Patient oder hebt die Arme, so wird die Muskulatur angesteuert, die den Schultergürtel in die Retroposition zieht und stabilisiert. Der Patient verspürt einen Kontraktionsschmerz der hypoton tendomyotisch geschalteten Muskulatur. Liegen funktionelle Kontrakturen oder andere SF im Bereich der oberen oder unteren Extremitäten oder des Rumpfs vor (SF entfernt), so können die Schultergürtelprotraktoren und Schulteradduktoren/-innenrotatoren zum Schutz hyperton tendomyotisch, entsprechend die dorsale Muskulatur hypoton tendomyotisch geschaltet werden. Der Patient verspürt die gleiche Schmerzsymptomatik.
Reaktion des Körpers auf persistierenden SF: Bestehen die SF im Bereich des Rumpfs/entfernt über einen längeren Zeitraum, so kann es zu Veränderungen der Strukturen (Bandscheibenvorfall etc.) kommen.

■ **Befundung**

Multifokale SF des Bewegungsapparats können die in ➤ Tab. 3.8.3 aufgeführten Befunde auslösen, die im Rahmen der Diagnostik erfasst werden.

Tab. 3.8.3 Mögliche Befunde bei multifokalen SF des Bewegungsapparats.

Anamnese	• Haltungs- und Bewegungsschmerz bei aktiven Rumpfextensoren, -rotatoren, -lateralflexoren beim langen Sitzen und Stehen, beim Heben und Tragen. • Bewegungseinschränkung und Kraftlosigkeit.
Inspektionsbefund	• SF vor Ort: Muskuläre Überlastungsödeme der Schulterprotraktoren, -adduktoren, -innenrotatoren und im Bereich der Rumpfflexoren, -rotatoren, -lateralflexoren. • SF entfernt: Muskuläre Überlastungsödeme im Bereich der oberen und unteren Extremität (die arthro-tendo-myotische Reaktion (ATMR) wird über die Schultergürtel- und Rumpffunktionen organisiert).
Funktionsbefund	• Beckenaufrichtung und Thoraxsenkung mit Schultergürtelprotraktoren, Rumpfrotatoren, -lateralflexoren. • Schulterinnenrotatoren mit -abduktoren oder -adduktoren, weitere Abweichungen der gleichseitig oberen Extremität, am Rumpf und der unteren Extremität.
Funktionstests	• TH5-Wippen: Eingeschränkte Beckenkippung und Thoraxhebung, verminderte Schultergürtel-Retroposition. • Armelevation, Schulteraußenrotation: Einschränkung auf beiden Seiten.

Therapie

In der Therapie werden SF im Bereich des Rumpfs (vor Ort) und an den Extremitäten (entfernt) abgebaut, um die Gesamtnozizeption zu senken. Biomechanische Fehlbelastungen werden reduziert und die Strukturen physiologisch belastet.

Die Behandlung hat folgende Schwerpunkte:

- Lagerung als Eigentherapie und vorbereitende Maßnahme. Sie wird patientenangepasst mit Wärmeträgern auf den jeweiligen Kontrakturen und muskulären Überlastungsödemen (Schulterprotraktoren, -innenrotatoren, Rumpfflexoren, -rotatoren und -lateralflexoren) durchgeführt,
- Erarbeitung der patientenangepassten AH im Sitz und Stand,
- Beseitigung der SF vor Ort (Schulterprotraktoren, -innenrotatoren, Rumpfflexoren, -rotatoren und -lateralflexoren) und entfernt (der oberen und unteren Extremität) entsprechend der Arbeitshypothese (➤ 3.8.1.5.4) und des 3-Stufen-Modells (passive Maßnahmen, aktive Maßnahmen, Theraband®-Übungen) unter Berücksichtigung der Staffelung der SF mit funktionsorientierten oder globalen Maßnahmen.
- Besonders intensiv sollte im Rahmen der ADLs auf die Erarbeitung der Primärbewegungen der Rumpfdynamik mit stabilisiertem Oberkörper und der Schultergürtelkontrolle geachtet werden.
- Arbeitsplatzberatung und Kompensationsübungen, um nicht zu beeinflussenden Funktionsüberwiegen im Beruf und Alltag entgegenzuwirken.

3.8.1.9 Evidenz-/Bewertungslage

Um größtmögliche Aktualität in der Print- und Online-Version zu gewährleisten, stehen Informationen zu aktuell vorliegenden Studien im Online-Zusatzmaterial (➤ QR-Code) zur Verfügung.

Evidenzangaben

Literatur

3.8.2 FBL Functional Kinetics

Irene Spirgi-Gantert

3.8.2.1 Elemente des Therapiekonzepts

Das Therapiekonzept „FBL Functional Kinetics" (kurz FBL; vormals Funktionelle Bewegungslehre) ist von Susanne Klein-Vogelbach (1909–1996) entwickelt und in mehreren Büchern beschrieben worden. Ab 1996 sind die Inhalte von ehemaligen Schülern und Weggefährten laufend weiterentwickelt und an neue Erkenntnisse aus der Bewegungswissenschaft angepasst und ergänzt worden. Neu sind die Inhalte in 2 Bänden zusammengefasst: „Untersuchen und Behandeln" und „Hands on – Hands off" (Spiri-Gantert et al. 2022).

Klein-Vogelbach – ausgebildet in Schauspiel und Tanz sowie rhythmischer Gymnastik – war fasziniert von der Schönheit und der Ökonomie der normalen Bewegung, was die Entwicklung der Funktionellen Bewegungslehre entscheidend prägte.

3

> Ein wesentliches Merkmal der FBL ist, dass sich das Leitbild am Bewegungsverhalten des Gesunden und nicht an der Pathologie orientiert. Die Funktionsstörungen und/oder strukturelle Probleme liefern die nötigen Hintergrundinformationen bez. der Belastbarkeit des Patienten.

In der Arbeit mit Patienten und Schülern entwickelte Klein-Vogelbach ein Therapiekonzept mit folgenden Elementen:

- **Beobachtungskriterien für die Beurteilung normaler Bewegung:** Um Bewegung besser beobachten, beurteilen und verstehen zu können, definierte Klein-Vogelbach eine Vielzahl von Beobachtungskriterien und der hypothetischen Norm, die dem Th. das Beobachten und Beurteilen erleichtern. Nur wer das normale Bewegungsverhalten kennt und versteht, kann Abweichungen davon erkennen und beurteilen, ob es sich bei den Abweichungen um reversible oder irreversible Störungen handelt. Bei reversiblen Störungen ist das Ziel die Wiederherstellung des Normalzustands, bei irreversiblen Störungen ist das Ziel das Finden des optimalen Kompromisses.
- **Untersuchung (funktioneller Status):** Die Untersuchung basiert auf dem hypothetisch deduktiven Modell des Clinical Reasoning (Edwards 2004). Dabei geht es darum, den Menschen als Ganzes im Kontext mit seiner Umwelt zu erfassen. Ausgangspunkt für die Diagnostik in der FBL sind die Alltagskompetenzen des Patienten. Einschränkungen des Bewegungsverhaltens in den Alltagsaktivitäten leiten den Th. sowohl in der Untersuchung als auch in der Behandlung.
- **Behandlungstechniken:** Ein verbal-/manipulativ-didaktisches Konzept, um die Gelenke zu mobilisieren, die Muskulatur zu bearbeiten und gleichzeitig die Wahrnehmung des Patienten zu schulen (> 3.8.2.6).
- **Therapeutische Übungen:** mit und ohne Ball (> 3.8.2.7).

Die Inhalte der FBL werden von ehemaligen Schülern und Weggefährten von Klein-Vogelbach laufend weiter entwickelt und an neue Erkenntnisse aus der Bewegungswissenschaft angepasst.

3.8.2.2 Wirkprinzip

Das Wirkprinzip beruht auf der Schulung der Wahrnehmung und der Verbesserung der Bewegungsökonomie. Dabei orientiert sich der Th. an den Ressourcen des Patienten. Wichtig ist, dass der Patient sich seiner unökonomischen Bewegungen und/oder Kompensationsmechanismen bewusst wird, um diese abbauen oder ggf. optimieren zu können. Nur wenn er selber wahrnimmt und versteht, was unökonomisch ist in seinem Bewegungsverhalten, kann er es auch verändern. Jeder Kompensationsmechanismus/jede Abweichung in der Haltung, selbst wenn sie noch so ungünstig ist, wird früher oder später als normal empfunden. Die Rehabilitation kann dann Erfolg haben, wenn es dem Th. gelingt, beim Patienten die Bewegungslust und die Freude an der Bewegung zu wecken (> 3.8.2.2.2). Wird der Patient dagegen nur auf seine Defizite aufmerksam gemacht, erfährt er Bewegung als mühsam, findet sich selbst unfähig und verliert die Motivation.

Die Herausforderung für den Th. besteht darin, herauszufinden, bei welchen Bewegungsabläufen der Patient gefordert, aber nicht überfordert ist. So muss er i. S. des Clinical Reasoning (> 1.9) permanent eva-

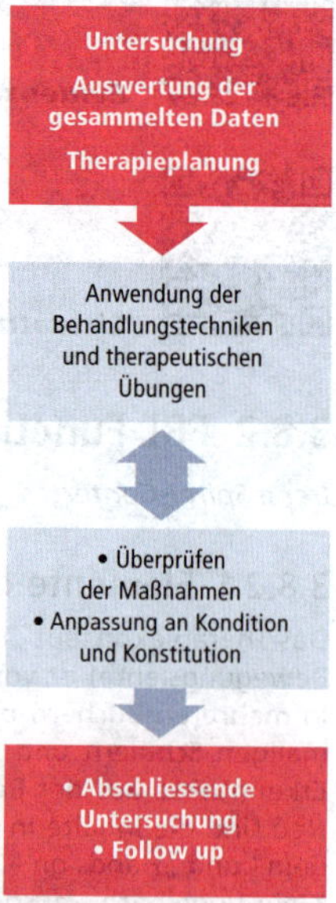

Abb. 3.8.5 FBL Functional Kinetics. Therapeutisches Vorgehen.

luieren, ob das Ziel erreicht worden ist. Erst danach wird der nächste Schritt geplant (➤ Abb. 3.8.5).
Zentral für das Gelingen eines gewünschten Bewegungsablaufs ist die Anpassung der Belastung an Konstitution und Kondition des Patienten. Hierzu hat Klein-Vogelbach sich intensiv mit der Bewegung im Raum und der daraus resultierenden Belastung auseinandergesetzt.

3.8.2.2.1 Auseinandersetzung mit der Schwerkraft

Haltung und Bewegung sind eine permanente Auseinandersetzung mit der Schwerkraft. Sie bestimmt, wann und wo welche Muskulatur arbeitet, je nach Ausgangsstellung im Raum und je nach Kontaktstellen des Individuums mit der Umwelt.
Das System des in sich beweglichen Körpers kann mit einer Kette verglichen werden, deren einzelne Glieder entweder gegeneinander bewegt oder gehalten, also stabilisiert werden müssen. Die sichernde Muskelaktivität wird in der FBL „dynamische Stabilisation" genannt. Damit die Muskulatur die Gelenke dynamisch stabilisieren kann, muss sie die Fähigkeit haben,

- auf von innen oder außen kommende Kräfte zu reagieren,
- die Gelenkflächen optimal zueinander einstellen zu können,
- eine Kontraktion über längere Zeit zu halten.

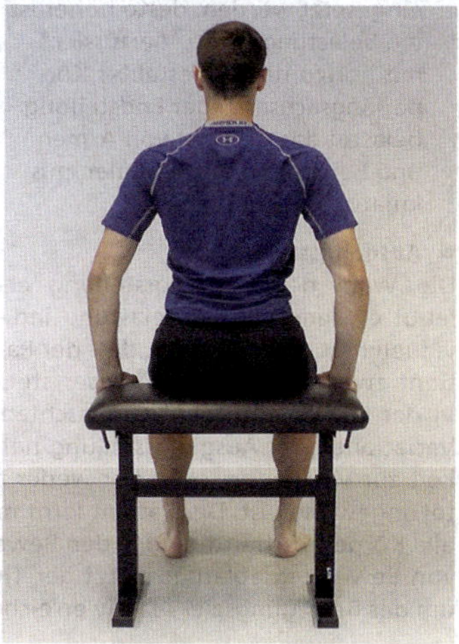

Abb. 3.8.6 Seitliches Abstützen im Sitz zur Aktivierung der Schulterblatt-Depressoren bei gleichzeitiger Entlastung der der Lendenwirbelsäule und des M. trapezius, Pars descendens.

Muskulatur wird immer aktiviert, sobald Veränderungen der Gleichgewichtslage einzelner Körperabschnitte registriert werden. Diese Veränderungen treten auf bei Stellungsänderungen im Raum, bei Bewegungen oder bei Veränderung der Belastung.
Mithilfe der Beobachtungskriterien lassen sich muskuläre Aktivitäten auch aus der Position des Körpers im Raum und aus seinem Kontakt mit der Umwelt ableiten. Dies nutzt der Th., um bestimmte Muskelgruppen zu aktivieren oder zu entlasten, z. B. beim seitlichen Abstützen (➤ Abb. 3.8.6).

Hubbelastung

> In der Belastung wird unterschieden, ob die Muskulatur Gewichte hebt (positive Hubbelastung), Gewichte bremsend herunterlässt (negative Hubbelastung) oder Gewichte horizontal bewegt (hubfreie Bewegung).

In der Auseinandersetzung mit der Schwerkraft unterscheidet man in der FBL zwischen:

- **Hubfreie Bewegung:** Die Gewichte werden auf einer horizontalen Ebene verschoben. Es werden keine Gewichte gehoben oder bremsend heruntergelassen. Ist der Reibungswiderstand annähernd gleich Null, spricht man von hubfreier Bewegung.
- **Hubarme Bewegung:** Die Hubbelastung wird reduziert, indem Teilgewichte abgegeben werden (z. B. an den Th. oder die Unterlage), mit verkürzten Lastarmen gearbeitet wird oder die Bewegungsebene nicht vertikal

steht. Bsp.: Wird die Übung „der Vierfüßler" im Stehen mit Abstützen an der Wand ausgeführt, ist die Belastung bedeutend kleiner, als wenn die Körperlängsachse horizontal eingestellt wird (➤ Abb. 3.8.7).

- **Hubvolle Bewegung:** Die Bewegungsachsen stehen horizontal, Gewichte werden gehoben oder bremsend nach unten gelassen. Je horizontaler die Gewichte (Hebel) eingesetzt werden, desto höher ist die Belastung. Bsp: „Vierfüssler" mit horizontal eingestellter Körperlängsachse. In der Endstellung belastet das Gewicht von Armen und Beinen die Wirbelsäulenmuskulatur maximal.

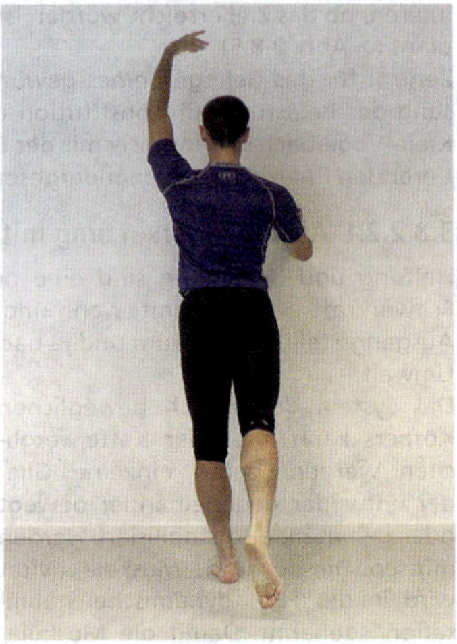

Abb. 3.8.7 Hubarme Variante des Vierfüßlers, Körperlängsachse in leichter Vorneigung.

■ **Ausgangsstellung**

Die Wahl der Ausgangsstellung erlaubt es dem Th., die Belastung individuell derart anzupassen, dass der Patient zwar gefordert wird, aber stets in der Lage bleibt, den gewünschten Bewegungsauftrag auszuführen. Durch Variationen der Ausgangsstellung hat der Th. eine Vielfalt an Übungsmöglichkeit zur Verfügung, sodass er weder auf Maschinen noch auf andere Hilfsmittel angewiesen ist. Der Patient lernt mit seinem Körper als Ganzes umzugehen, alle Körperabschnitte sind in den Bewegungsablauf einbezogen. In der Planung von Bewegungsabläufen nutzt der Th. v. a. die Gleichgewichtsreaktionen aus, um das Bewegungsziel reaktiv erreichen zu können.

3.8.2.2.2 Reaktives Üben

Zentral im Konzept der FBL ist das reaktive Üben, d. h., das Ziel wird i. S. einer Gleichgewichtsreaktion erreicht und nicht bewusst vermittelt. Dadurch ist die Intensität der geleisteten Muskelaktivität nur so hoch wie unbedingt notwendig, man erreicht das Ziel mit **ökonomischer Aktivität** (➤ Box). Hyperaktivität, Angst und Blockaden können so umgangen werden. Der Patient erlebt Bewegung als etwas Spielerisches und entwickelt Freude an Bewegung.

Definition

Ökonomische Aktivität (Bewegungsökonomie): Es handelt sich dann um ökonomische Aktivität, wenn bei einer beliebigen Haltung oder Bewegung die Intensität der geleisteten Muskelarbeit weder zu hoch noch zu niedrig ist, um das gewünschte Erscheinungsbild hervorzurufen.

Um Bewegung reaktiv auslösen zu können, nutzt der Th. die Gleichgewichtsreaktionen des Körpers aus. Diese sind planbar. Man unterscheidet generell zwischen zwei Arten von Bewegungsabläufen:

- **Standortverändernde Bewegungsabläufe:** Die Unterstützungsfläche verändert sich permanent, i. d. R. zum Bewegungsziel hin. Beim Gehen wird die Unterstützungsfläche permanent an die Verlagerung des Schwerpunkts nach vorn angepasst.
- **Standortkonstante Bewegungsabläufe:** Die Unterstützungsfläche oder Teile davon werden beibehalten. Werden Gewichte vertikal verschoben, löst das nur geringe Gleichgewichtsreaktionen aus. Horizontale Gewichtsver-

schiebungen jedoch lösen sofort das Einsetzen von Gegengewichten oder Gegenaktivität aus. So lösen z. B. die seitlichen Bewegungen von Arm und Brustkorb in der Übung „der Klavierspieler" sofort eine Gleichgewichtsreaktion aus.

Ein geeignetes Mittel, um Bewegung reaktiv hervorrufen zu können, ist der Ball. Durch gezielte Rollung des Balls können Aktivitäten oder Bewegungen i. S. einer Gleichgewichtsreaktion hervorgerufen werden. Der Patient konzentriert sich auf die Rollrichtung des Balls (externer Fokus) und auf gewisse Bedingungen, die er einhalten muss, um das Lernziel zu erreichen, z. B. in der Übung „die Waage" (Spirgi-Gantert et al. 2016) (➤ Abb. 3.8.8).

Auch eine große Anzahl der therapeutischen Übungen mit und ohne Ball (Spirgi-Gantert et al. 2018) (➤ 3.8.2.7) nutzen das Prinzip des reaktiven Übens.

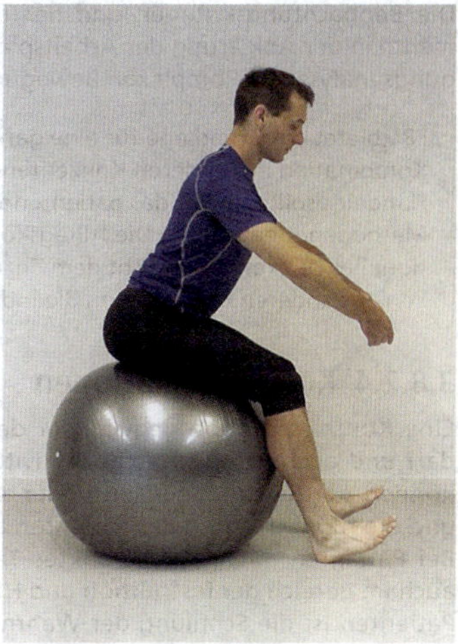

Abb. 3.8.8 „Die Waage", reaktive Vorneigung des Rumpfs als Antwort auf die Rollung des Balls nach hinten.

3.8.2.3 Indikationen

Grundsätzlich werden die Behandlungstechniken und die therapeutischen Übungen sowohl in der Rehabilitation als auch in der Prävention bei allen Altersstufen angewendet. Sie eignen sich zur Wiederherstellung der Bewegungsökonomie wie auch zum Erhalt der Beweglichkeit, Kraft und Geschicklichkeit. Die vielen Anpassungsmöglichkeiten an Kondition und Konstitution ermöglichen die Anwendung der Techniken oder auch einzelner Übungen bereits in einer Frühphase der Behandlung, da immer kinästhetische Reize gesetzt werden und der Patient von Anfang an aktiv mit dabei ist.

Hauptanwendungsgebiet für FBL sind Funktionsstörungen im muskuloskelettalen Bereich, v. a. im Bereich der Chirurgie (➤ 5), Rheumatologie (➤ 7) und Orthopädie (➤ 4). Das Therapiekonzept wird z. B. eingesetzt:

- Zur Beeinflussung von Schmerzen im Bereich der WS oder der Extremitäten,
- bei degenerativen Erkrankungen des Bewegungsapparates zur Erhaltung bzw. Verbesserung der Beweglichkeit, Geschicklichkeit und Kraft,
- zur Beeinflussung von Gehstörungen,
- zu konservativen Behandlungen von Rückenproblemen oder Arthrosen,
- zur Haltungsschulung,
- als funktionelles Aufbautraining nach Verletzungen,
- bei berufsbedingten Überlastungsbeschwerden (z. B. bei Musikern),
- postoperativ nach Osteosynthesen oder Alloarthroplastiken.

Die FBL hat auch ihren Platz in der Neurologie (➤ 8), zur Förderung der Koordination, des Gleichgewichts, der Fortbewegung (Gehen, Treppe steigen etc.) sowie bei Lageveränderungen. Sie enthält auch Elemente der Atmungstherapie (➤ 3.2).

Die FBL kann gut mit anderen Behandlungskonzepten, wie z. B. Bobath (➤ 3.7.1, ➤ 3.7.2), Vojta (➤ 3.7.4) und PNF (➤ 3.7.3) im Bereich der Neurologie und Pädiatrie (➤ 12), kombiniert werden.

Zunehmend wird das Konzept aber auch in der Prävention, der Ergonomie und in der Rückenschule (➤ 3.10) eingesetzt. Neu wurde das Kurskonzept „Movesmart" entwickelt, welches 2020 von der Zentralen Prüfstelle Prävention zertifiziert worden ist.

Die Beobachtungskriterien und der funktionelle Status sind wertvolle Instrumente in der Abklärung der Arbeitsplatzgestaltung (➤ 3.1.7) sowie in der Bewegungsanalyse von komplexen Bewegungen (z. B. bei Musikern oder Sportlern).

FBL bietet die Grundlage für eine ganzheitliche, funktionelle Behandlung in Kombination mit anderen Konzepten. Im Vordergrund des therapeutischen Handelns sollte immer das patientenorientierte Arbeiten stehen und nicht die Methodenorientierung. Die Alltagskompetenz des Patienten hat Priorität. Funktionelles Denken ermöglicht dem Th. das Anpassen von Übungen und Techniken aus anderen Bereichen an die individuellen Bedürfnisse des Patienten.

3.8.2.4 Kontraindikationen

Eine Kontraindikation liegt immer dann vor, wenn gar nicht bewegt werden darf und auch keine statische Aktivität der Muskulatur erlaubt ist. Ansonsten können die Bewegungen und/oder Aktivitäten beliebig an die Belastbarkeit und die Möglichkeiten des Patienten angepasst werden.
Bei Patienten mit eingeschränkter Tiefensensibilität sind mehr Anpassungen auch im Bereich der Instruktion und Hilfestellungen nötig, aber genau für diese Patienten ist die Schulung der Wahrnehmung und die Förderung der Propriozeption unabdingbar.

3.8.2.5 Untersuchungsalgorithmen

Anamnese und Untersuchung folgen nicht einem chronologisch definierten Ablauf, sondern basieren auf dem hypothetisch-deduktiven Modell des Clinical Reasoning. In der orientierenden Untersuchung erfasst der Th. die für den Patienten problematischen Handlungen, wie z. B. Gehen, Bücken, langes Sitzen. Er stellt eine erste Hypothese auf, die er mit der Untersuchung des Bewegungsverhaltens auf Ebene der Aktivität bestätigt oder verwirft. Mithilfe einzelner therapeutischer Übungen testet er Bewegungseffizienz (ökonomische Aktivität) und Koordination. Spezifische Untersuchungen auf Ebene der Struktur beinhalten die Beurteilung der Konstitution, Statik und der aktiven und passiven Beweglichkeit (Suppé 2014).

3.8.2.5.1 Konstitution

Bei der Untersuchung der Konstitution werden die Längen, Breiten und Tiefen beurteilt. Es wird geprüft, welchen Einfluss sie auf das Bewegungsverhalten haben (➤ Abb. 3.8.9a–c). Generell bedeuten längere Hebel mehr Gewicht und verändern das Bewegungsverhalten (z. B. beim Bücken).

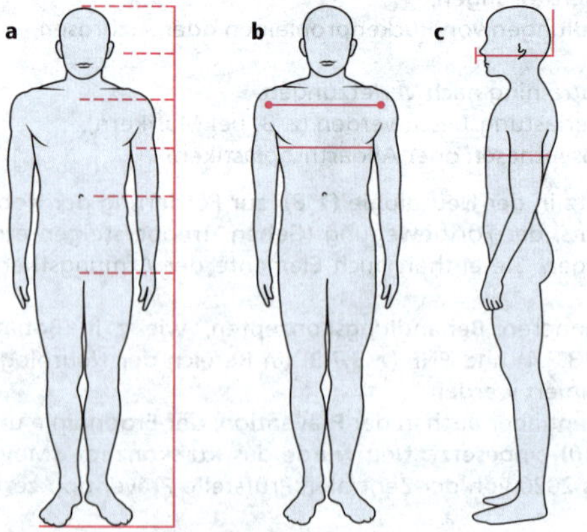

Abb. 3.8.9 Konstitution: Längen, Breiten, Tiefen (in Anlehnung an Klein-Vogelbach et al. 2000).

Bsp.: Je nach Verhältnis von Oberlänge (Rumpf) zu Unterlänge (Beine) bzw. Verhältnis von Oberschenkel zu Unterschenkel verändert sich der sog. **Bücktypus.** Abhängig von Schmerzen, Kraft und Beweglichkeit kann so ermittelt werden, ob dem Patienten eher der horizontale oder der vertikale Bücktypus zu empfehlen ist (➤ Abb. 3.8.10a–c).

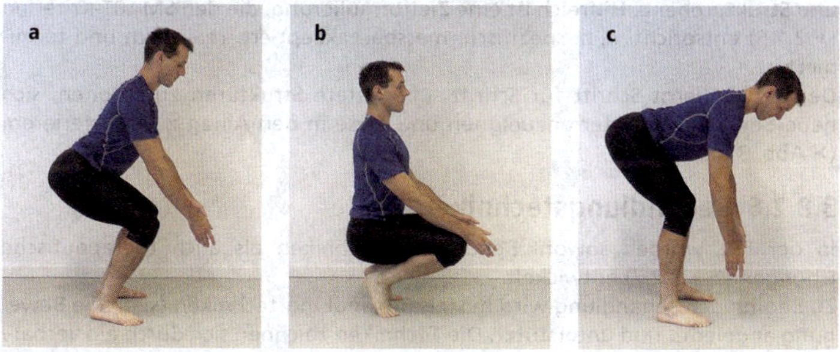

Abb. 3.8.10 Bückverhalten. **a:** neutraler Bücktypus, **b:** vertikaler Bücktypus, **c:** horizontaler Bücktypus.

3.8.2.5.2 Statik

Bei der Untersuchung der Statik wird geprüft, wie die einzelnen Gelenkpartner zueinander stehen oder inwiefern sie von der Nullstellung (➤ vordere Buchklappe) abweichen. Bei der Überprüfung der Beine ist v. a. wichtig, ob die Belastungslinie vom Hüftgelenk durch Mitte Knie und Sprunggelenk läuft, oder ob es Abweichungen in den Frontal-/Transversalebenen gibt. Im Weiteren wird überprüft, ob sich Becken, Brustkorb und Kopf in eine gemeinsame Achse einordnen lassen.
Abweichungen bedeuten i. d. R. Verschiebungen von Gewichten. Es kommt zu Abscherbelastungen auf die passiven Strukturen und die Muskulatur reagiert mit fallverhindernder Aktivität. Es ist Aufgabe des Th. zu erkennen, welche Gewichte wo einen reaktiven Hypertonus erzeugen. Sind die statischen Abweichungen reversibel, reicht ein entsprechendes Muskeltraining. Sind die Abweichungen dagegen irreversibel (z. B. bei strukturellen Veränderungen), müssen dem Patienten Entlastungsstellungen gezeigt werden (Spirgi-Gantert et al. 2018). Oft liegt eine Mischung von beidem vor und der Abbau eines Fehlverhaltens braucht Zeit. So erlernt der Patient, durch die Beeinflussung des Bewegungsverhaltens die überbeanspruchten Strukturen in seinem Alltag zu entlasten.

3.8.2.5.3 Beweglichkeit

Primär wird die aktive Beweglichkeit untersucht (➤ 2.1.5.1). Bei Bedarf wird diese mit Tests zur Untersuchung der passiven Beweglichkeit ergänzt.

3.8.2.5.4 Bewegungsverhalten

Bei der Beobachtung des Bewegungsverhaltens und berufsspezifischen Tätigkeiten beurteilt der Th. die Qualität der Bewegung. Wird das Bewegungsziel auf ökonomischem Weg erreicht oder kommt es zu Kompensationsmechanismen in den benachbarten Gelenken? Diese sind dem Patienten oft nicht bewusst, solange er das Ziel erreicht. Kompensationsmechanismen sind aber oft unökonomisch und bedürfen der Abklärung durch den Th. Er muss entscheiden, inwiefern sie notwendig sind, um z. B. eine beschädigte Struktur zu schonen, oder ob sie eine unnötige Gewohnheit geworden sind. Man beobachtet z. B. häufig, dass Patienten nach Funktionsstörungen im Bereich der Unterextremitäten noch hinken, auch wenn die Funktionsstörung längst behoben ist. Hinken wird zur Gewohnheit. Der Patient muss sich dessen erst bewusst werden, bevor er solche „Hinkmechanismen" abbauen kann.

3

3.8.2.5.5 Arbeitshypothese – Strategieplanung

Die gesammelten Daten werden in einen logischen Zusammenhang mit den Aussagen der Anamnese gebracht. Der Th. formuliert die physiotherapeutische Diagnose aufgrund der gesammelten Befunde. Gemeinsam mit dem Patienten formuliert er die Therapieziele und auf Aktivitäts-, Partizipations-, Funktions- und Strukturebene. Hilfreich ist eine Zielformulierung, die den SMART-Kriterien (➤ 2.1.6) entspricht, d. h. spezifisch, messbar, akzeptiert, realistisch und terminiert ist.

Der Patient lernt Schritt für Schritt, überlastete Strukturen zu schonen, sich neue Bewegungsmuster anzueignen und diese in den Alltag zu transferieren. (➤ Abb. 3.8.5).

3.8.2.6 Behandlungstechniken

In der FBL wurden sowohl Behandlungstechniken als auch therapeutische Übungen (➤ 3.8.2.7) entwickelt.

Zu Beginn der Behandlung wird mittels Behandlungstechniken (s. u.) die Bewegung angeleitet und unterstützt. Die Techniken zeichnen sich durch ein verbal-/manipulativ-didaktisches Vorgehen aus. Folgende **Voraussetzungen für das Bewegungslernen** werden genutzt:

- Die Konzentration des Patienten richtet sich auf die Bewegung einzelner Körperabschnitte.
- Die Ausgangsstellung stellt keine Anforderung an den Patienten, sein Gleichgewicht beizubehalten.
- Der Patient gibt die Gewichte seines Körpers an die Unterlage oder an den Th. ab.
- Die Bewegungen sind vorwiegend hubfrei und hubarm.

Der Th. nutzt folgende Möglichkeiten, um den motorischen Lernprozess des Patienten optimal zu fördern:

- Verbale Instruktion (Metapher ➤ Box),
- Vermittlung des Bewegungsziels,
- nonverbale Instruktion bzw. manipulative Hilfen,
- Bewegungsvorstellung,
- Wiederholen der Bewegung,
- Motivation des Patienten, wenn dieser erfährt, dass etwas leicht geht und machbar ist,
- Feedback (intrinsisch und extrinsisch).

Behandlungstechniken der FBL (Mohr et al. 2015):

- **Die hubfreie Mobilisation:** Diese Technik beruht auf dem Prinzip der hubfreien Bewegung (➤ 3.8.2.2.1) und setzt sich aus kleinen alternierenden Hin- und Herbewegungen zusammen, die vom Patienten mit einer niedrigen muskulären Intensität durchgeführt werden. Ziel ist es, die Belastung auf artikuläre und periartikuläre Strukturen in Bezug auf bestimmte Bewegungskomponenten zu reduzieren. Bewegungen, die der Patient durch Schmerz und/oder Belastung unterdrückt, werden so wieder ermöglicht. Der Patient kann diese Mobilisation erlernen und so sein Bewegungsverhalten positiv beeinflussen.
- **Die widerlagernde Mobilisation:** Bei dieser Technik wird eine weiterlaufende Bewegung durch eine Gegenbewegung begrenzt. Der Patient wird angeleitet, einzelne Bewegungsniveaus selektiv zu bewegen, ohne dass Ausweichbewegungen entstehen. So lernt der Patient, endgradige Bewegungstoleranzen auszuschöpfen.
- **Die mobilisierende Massage:** Muskeln und umliegende Gewebeschichten eines Gelenks werden bearbeitet, um die Qualität der Bewegung und die Verschieblichkeit des Gewebes zu beeinflussen. Der Spannungszustand der Muskulatur und die inter- und intramuskuläre Koordination werden verbessert.

Verwendung von Metaphern: Klein-Vogelbach bediente sich schon in den 1970er- und 1980er-Jahren einer sehr bildhaften Sprache. Die Erkenntnisse der letzten Jahre aus dem motorischen Lernen (➤ 3.1.9) bestätigen ihren Zugang zur Bewegungsinstruktion: Mithilfe von Metaphern kann das Bewegungsbild viel besser geprägt werden, der Patient erinnert sich hinterher auch daran, wenn er die Übung im Selbsttraining ausführt.

3.8.2.7 Therapeutische Übungen

Die therapeutischen Übungen sind an den Patienten angepasste Modellübungen, die dazu dienen, die verschiedenen Funktionen der Körperabschnitte im Alltag wieder aufbauen bzw. das Bewegungsverhalten wieder ökonomischer zu gestalten.
In der FBL wird der Körper entsprechend der Funktionen im Alltag in fünf **Körperabschnitte** (KA) eingeteilt:

- KA Beine,
- KA Becken,
- KA Brustkorb,
- KA Arme,
- KA Kopf.

Grundsätzlich zielen die Übungen darauf ab, die Funktion dieser KA im Alltag (➤ Tab. 3.8.4) sowie deren Zusammenspiel wieder herzustellen. Dazu gibt es Übungen sowohl zur Mobilisation und dynamischen Stabilisation einzelner KA als auch für alle KA zusammen.

Tab. 3.8.4 Einteilung der fünf Körperabschnitte in der FBL mit ihren jeweiligen Aufgaben im Alltag und Behandlungsschwerpunkten.

Körper-abschnitt	Aufgabe im Alltag	Behandlungsschwerpunkte
KA Beine	**Spiel- und Stützfunktion:** Unterbau für den Rumpf im Stand, Fortbewegung.	• Mobilisation der Gelenke, • Beinachsenbelastungstraining, • Gangschulung.
KA Becken (Becken und die 5 LWK)	**Potenzielle Beweglichkeit:** Das Becken überträgt beim Gehen die Beinbewegungen auf die WS und balanciert im Stehen auf den Hüftköpfen, dies erfordert eine hohe Bewegungsbereitschaft der Muskulatur. Im Sitzen balanciert das Becken auf den Sitzbeinknochen und ist potenziell beweglich.	• Mobilisation der Hüftgelenke und der LWS, • Training der segmentalen Stabilisation, • Training der tiefen Bauch- und Beckenbodenmuskulatur.
KA Brustkorb	**Dynamische Stabilisation:** Der Brustkorb bildet das Zentrum, koordiniert die aus der Peripherie ankommenden Bewegungen. Die Aktivitäten der BWS-Stabilisatoren ändern sich ständig.	• Segmentale Stabilisation der BWS, • Aufbau der dynamischen Stabilisation, • Verbesserung der Ausdauer der BWS-Stabilisatoren.
KA Arme (inkl. Schultergürtel)	**Spiel- und Stützfunktion:** Alltagsaktivitäten (z. B. Greifen, handwerkliche Tätigkeiten), Feinmotorik (z. B. Schreiben, Musizieren).	• Mobilisation der Gelenke, • Training der Schultergürtelmuskulatur zur Verankerung des Arms am Brustkorb, • Training der Schultergelenksmuskulatur (Rotatorenmanschette), • Geschicklichkeitstraining für die Hände (intrinsische und extrinsische Muskulatur).

Körper-abschnitt	Aufgabe im Alltag	Behandlungsschwerpunkte
KA Kopf (Kopf und die 7 HWK)	**Potenzielle Beweglichkeit:** Sitz der Sinne und der Orientierung.	• Feinmobilisation der Gelenke, • mobilisierende Massage der Schultergürtel- und Nackenmuskulatur, • segmentale Stabilisation, • Aktivierung der Halsmuskulatur.

3.8.2.8 Selektives Muskeltraining

Unter selektivem Muskeltraining versteht die FBL weniger die Selektion bestimmter Muskeln/Muskelgruppen, sondern viel mehr die Art und Weise, wie eine bestimmte Muskelgruppe trainiert bzw. beansprucht werden soll. Die Entscheidung liegt beim Th.

Folgende **Selektionskriterien** stehen zur Verfügung:

- Soll die Muskulatur hubfrei, hubarm oder hubvoll belastet werden?
- Soll die Muskulatur positive oder negative Hubarbeit leisten?
- Soll die Muskulatur mit körpereigenen oder körperfremden Gewichten belastet werden?
- In welcher Verbindung soll der Körper mit der Umwelt stehen?
- Soll die Muskulatur stabilisierend oder mobilisierend eingesetzt werden?
- Soll die Muskulatur durch die Vorstellung von imaginären Zügen oder Widerständen aktiviert werden?
- Sollen mehrgelenkige Muskeln über den überbrückten Gelenken längenstabil arbeiten oder sollen sie konzentrisch oder exzentrisch arbeiten?

3.8.2.9 Erfolgsparameter

- Schmerzreduktion,
- Tonusregulation,
- Verbesserung der Propriozeption,
- Steigerung der intermuskulären Koordination,
- Verbesserung der Geschicklichkeit und Ausdauer der Muskulatur,
- Verbesserung der Wechselwirkung von dynamischer Stabilisation und potentieller Beweglichkeit zwischen den einzelnen Körperabschnitten,
- Verbesserung von Alltagsaktivitäten (z. B. signifikante Verlängerung der Gehstrecke),
- subjektives Empfinden des Patienten, dass er die Alltagsaktivitäten wieder besser meistern kann.

3.8.2.10 Evidenz-/Bewertungslage

Um größtmögliche Aktualität in der Print- und Online-Version zu gewährleisten, stehen Informationen zu aktuell vorliegenden Studien im Online-Zusatzmaterial (➤ QR-Code) zur Verfügung.

Evidenzangaben

Literatur

3.9 Osteopathie und osteopathische Behandlungstechniken

3.9.1 Osteopathie

Torsten Liem, Ralf Vogt

3.9.1.1 Geschichte

- Andrew Taylor Still (1828–1917; Arzt, USA) begründete die Osteopathie im letzten Drittel des 19. Jahrhunderts. Die Grundlage der Entwicklung des ganzheitlichen, alternativmedizinischen Behandlungskonzepts, das ausschließlich mit den Händen erfolgt, bildeten Stills Kenntnisse über die Wechselwirkungen der Organsysteme sowie seine Sichtweise der Heilung, die möglichst in Einklang mit den körpereigenen homöostatischen Kräften erfolgen sollte.
- In den Gründerjahren wurden zum allergrößten Teil infektiöse Erkrankungen osteopathisch-manuell behandelt (➤ 3.9.1.4). Dies wird kurz nach der Begründung der Osteopathie in der ersten, von Still dokumentierten, osteopathischen Behandlung von 17 Fällen einer epidemischen Durchfallerkrankung deutlich (McConnell 1934, Still 1908).
- 1892 gründete Still die „American School of Osteopathy". Fortan entwickelte sich die Osteopathie ständig weiter. So gaben beispielsweise J. M. Littlejohn und W. G. Sutherland (➤ 3.9.3.1) der Lehre eine Vielzahl neuer Impulse.
- Die amerikanischen Osteopathen erreichten in langen Auseinandersetzungen die gesetzliche Anerkennung ihres Berufs und die Gleichstellung mit den Medizinern.

3.9.1.2 Konzepte und Modelle

Osteopathische Techniken (➤ 3.9.1.7) sind nach Still ein Werkzeug auf der Basis intensiver anatomisch-physiologischer Studien sowie konzeptioneller und philosophischer osteopathischer Modelle.

Grundlagen:

- **Einheit des Organismus;** kann nach Liem (2013b) als entwicklungsdynamische und holarchische (physikalisch, biologisch, emotionale, mentale usw.) Einheit verstanden werden.
- **Strukturell-funktionelle Wechselwirkungen.**

Obwohl bez. der Osteopathie ähnliches medizinisches und philosophisches Gedankengut bereits vor Still existierte, hat letztlich er diese Strömungen zusammengefasst und in seine auf Palpation basierende Konzepte integriert.

3.9.1.2.1 Osteopathische Modelle

Es gibt mehrere Modelle, auf denen eine osteopathische Behandlung basieren kann. Je nach Osteopath ist die Gewichtung der einzelnen Modelle in der Praxis unterschiedlich, i. d. R. werden aber Elemente aus vielen Modellen in der osteopathischen Diagnostik und Behandlung genutzt.

- **Biomechanisches Modell:** Beurteilung der Gelenk- und Gewebefunktionen; lokal, regional und global (Liem u. Dobler 2009, Klein u. Sommerfeld 2007).
- **Neurologisches Modell:** Beurteilung der Neurophysiologie und -mechanik, nervaler Engpässe (inkl. Hirnnerven), motorischer Reaktionen sowie des autonomen Nervensystems, des Schmerzes und der Schmerzempfindung (Barral u. Croibier 2005, Korr 1947, 1979a u. b, Liem 2013b, Petterson u. Wurster 2002).

3

- **Respiratorisch-zirkulatorisches Modell:** Beurteilung arterieller, lymphatischer und venöser Effizienz, der Engpässe sowie der respiratorischen Effizienz nach Barral (2013) (Barral u. Mercier 2002, Zink 1970, 1973, 1977, Zink u. Lawson 1979).
- **Viszerales Modell:** Beurteilung viszeraler Einschränkungen in Bezug auf die eigene Funktion und im Kontext der faszialen, ligamentären, vaskulären und neurologischen Beziehung zum Bewegungsapparat und kranialen System (Barral u. Mercier 2002, Finet u. Williame 2000, Liem et al. 2013, Stone 1996).
- **Fasziales Modell:** Beurteilung und Behandlung faszialer Strukturen (Debroux 2004, Liem et al. 2016, Paoletti 2001, Schleip et al. 2012, Stark 2008).
- **Modelle inhärenter Bewegungen im Körper:** Beurteilung körpereigener Geweberhythmizitäten (Liem 2013b, 2009, Magoun 1976, Sutherland 1998).
- **Fluide Modelle:** Beurteilung der Dynamiken des Liquor cerebrospinalis (Liem 2009, 2013b, Sutherland 1998).
- **Entwicklungsdynamische bzw. morphodynamische Modelle:** Beurteilung des Gewebeausdrucks in Relation zu seiner Entwicklung. Auch wenn der Mensch phylogenetisch bereits eine hohe Entwicklungsebene erreicht hat, durchläuft er ontogenetisch gewissermaßen alle Entwicklungsebenen. Somit kann auf jeder Ebene eine Störung entstehen. Osteopathie in diesem Sinne könnte versuchen, diese Störungen zu identifizieren und mittels palpatorischer Ansätze zu behandeln bzw. zu integrieren (Heede 2012, Liem 2013b).
- **Energetisches Modell:** Beurteilung verschiedener energetischer Systeme (z. B. Polaritäten, Körperfelder) (Becker 2007, Daraillans 2009, Fulford u. Stone 1996, Liem 2013b).
- **Körper-Geist-Seele-Modell:** Der Patient wird in seiner Eigenschaft als Ganzheit sowie als Teil anderer Ganzheiten erfasst. In der Befundaufnahme (➤ 3.9.1.6) werden folgende Ebenen des Patienten gleichermaßen berücksichtigt (Liem 2013b):
  - Subjektive Ebene (umfasst die innere Ich-Wahrnehmung und Intention des Patienten, d. h. seine Erfahrungswelt),
  - intersubjektive Ebene (umfasst die kulturellen Aspekte/Familienkonstellation),
  - objektive Ebene des Patienten (Dysfunktionen mit messbaren Parametern sowie kollektive interobjektive Aspekte biosozialer Systeme).

Die Ebenen werden in Beziehung zur interaktiven Einheit des Organismus sowie zu den dynamischen Funktions-Strukturwechselbeziehungen und den evolutionären holarchischen Entwicklungsebenen (➤ Box) gestellt (ebd.).

> **Holarchische Entwicklungsebenen:** Jede Stufe der Regulation hält auf eigene, spezifische Art und Weise die Integrität aufrecht. Jede höhere Stufe umfasst und integriert die niedrigere. Dies wird am Bsp. des inhibitorischen Vermögens von höheren neuralen Stufen gegenüber niedrigeren bzw. von phylogenetisch jüngeren Strukturen gegenüber älteren deutlich.

3.9.1.2.2 Das Konzept der somatischen Dysfunktion

Das Educational Council on Osteopathic Principles (ECOP) und die American Association of Colleges of Osteopathic Medicine (AACOM) (2004) definieren eine somatische Dysfunktion als beeinträchtigte oder geänderte Funktion von miteinander in Beziehung stehenden Komponenten des muskuloskelettalen Systems (skelettale, gelenkige und myofasziale Strukturen sowie die dazugehörigen vaskulären, lymphatischen und neuralen Elemente). Somatische Dysfunktionen sind mit osteopathisch-manipulativen Techniken behandelbar.

Die **Positions- und Motilitäts-Aspekte** können am besten durch die Verwendung von mindestens einem der folgenden drei **Parameter** beschrieben werden:

- Die durch Palpation festgestellte Position eines Körperteils in Bezug auf angrenzende, definierte Strukturen,
- die freiere Beweglichkeitsrichtung,
- die eingeschränktere Bewegungsrichtung.

Folgende weitergehende Erklärungsmodelle einer somatischen Dysfunktion wurden diskutiert (Liem 2013b):

- Veränderungen in der Erregbarkeit peripherer Rezeptoren und Nervenfasern,
- Veränderungen im spinalen Reflexbogen,
- Modelle der Homöostase, Allostase und Salutogenese (Flatscher u. Liem 2011, Liem 2013b) (➤ Box),
- Veränderungen in biophotonen Feldern (Lichtemission biologischer Systeme, verantwortlich für die interzelluläre Kommunikation sowie für die Kommunikation zwischen Organen und Organsystemen [Popp 1984]),
- Veränderungen elektromagnetischer Felder,
- Veränderungen flüssigkristalliner Strukturen,
- Veränderungen im Bindegewebe-, Matrix- oder Kontinuum-Bewusstsein,
- Veränderungen im Bindegewebe im Anschluss an Entzündungsprozesse,
- abnorme Spannungen in zellulären Tensegrity-Strukturen (Tensegrity ist ein Kunstwort für ein Gebilde, das aus unter Spannung stehenden Einheiten besteht, die von Kompressionselementen zusammengehalten werden. Auf einer höheren Ebene erzeugen Knochen, Bänder und Muskeln im Körper Tensegrity-Strukturen [Liem 2013b]),
- Veränderungen inter- und intraossaler, muskulärer, faszialer sowie weiterer bindegewebiger und viszeraler Strukturen,
- Beeinträchtigung der Neuroendokrinoimmunologie (Allostasemodell) bzw. der Psychoneuroimmunologie,
- mechanische Beeinträchtigungen (z. B. Blockaden, Spasmen, Verkürzungen),
- hydraulische Beeinträchtigungen/multiple Einflüsse auf Fluida im Körper, verminderte oder eingeschränkte Drainage und Zirkulation (interstitiell, venolymphatisch, arteriell, Hirn- und Rückenmarksflüssigkeit),
- polyrhythmische Wechselwirkungen,
- emotionale, mentale, spirituelle Wechselwirkungen.

Eine somatische Dysfunktion im erweiterten Sinne bezieht sich auf jedes Körpergewebe und umfasst ebenso viszerale oder kraniale Strukturen. Außerdem zeigt jede somatische Dysfunktion nicht nur physiologische Repräsentationen, sondern ebenso Erlebnis- sowie Bewusstseinsrepräsentationen und kann auch von sozialen sowie kulturellen Einflüssen geprägt sein.

Allostase: Beschreibung für den Prozess der Veränderung innerer und mentaler Zustände, mit dem auf die Anforderungen der Umwelt reagiert wird, um die gesamte funktionelle Integrität zu wahren.
Homöostase: Die Homöostase kennzeichnet das physiologische Streben mittels interner regelnder Prozesse nach Einhaltung eines Gleichgewichtszustands, der für die Lebenserhaltung und Funktion eines Organismus oder eines Organs notwendig ist.
Salutogenese: Der Salutogeneseansatz nach Antonovsky (1997) untersucht, wodurch sich Menschen in Richtung Gesundheit entwickeln und sich Ressourcen gesunder Fähigkeiten erschließen (Flatscher u. Liem 2011).

3

3.9.1.3 Wirkprinzip

Der freie Fluss in arteriellen, venösen und lymphatischen Gefäßen war nach Still vorrangig. Eine Flussbehinderung sowie eine Einschränkung der nervalen Funktion oder der Neuromechanik sind nach Still mögliche Erklärungen für die Beeinträchtigung der physiologischen Funktionen und der nachfolgenden Auslösung pathologischer Prozesse.

Viele Wirkprinzipien der Osteopathie sind zwar als logische Hypothesen vorhanden, aber nur z. T. wissenschaftlich untersucht (➤ 3.9.1.11).

Nach einem Grundsatz Stills sollte der Osteopath auf Grundlage von Anatomie und Physiologie des menschlichen Körpers die Selbstregulation unterstützen. Dies soll durch Auflösung bzw. Integration von somatischen Dysfunktionen (➤ 3.9.1.2.2) sowie durch weitere manuelle Ansätze zur Stärkung der Homöodynamik erreicht werden. Dazu werden z. B. Prinzipien der Salutogenese nach Antonovsky (➤ 3.9.1.2.2 Box), der Systemtheorie (von Bertalanffy 1948, Klein u. Sommerfeld 2007), der Gelenkmechanik aber auch neurophysiologische und neuromechanische Reflexmechanismen genutzt (Liem 2013b).

Die Wirkung einer osteopathischen Behandlung basiert je nach angesprochenem System und eingesetzter Technik auf zahlreichen möglichen Mechanismen. Darstellung und Diskussion dieser Wirkungen sind an dieser Stelle nur sehr begrenzt möglich.

Bei der Anwendung osteopathischer Prinzipien auf das parietale System stehen die Strukturen des Stütz-und Bewegungsapparats im Vordergrund. Die somatische Dysfunktion (➤ 3.9.1.2.2) drückt sich dabei als Verlust von Mobilität oder Vitalität eines Gewebes aus.

Bei **direkten Ansätzen** wird versucht, die Mobilität durch Manipulation (gegen die Barriere gerichtete mechanische Einwirkung) wiederherzustellen und – gemäß biomechanisch validierter Modelle – die eingeschränkte Bewegungsrichtung zu befreien. Eine Auswahl der dazu eingesetzten direkten Techniken wird unter ➤ 3.9.1.7.1 vorgestellt.

Dagegen wird bei **indirekten Ansätzen** versucht, meist durch Annäherung in die freie Richtung, im Gewebe die neurologischen Schutzmechanismen abzubauen, damit die Korrektur anschließend aus dem Gewebe selbst erfolgen kann. Beispiele für die hierfür verwendeten Techniken sind unter ➤ 3.9.1.7.2 genannt.

Sehr häufig werden auch beide Prinzipien kombiniert eingesetzt (z. B. Balanced Ligamentous Tension oder andere Faszientechniken).

In der Anwendung auf die Organe oder auf kraniosakrale Strukturen werden die osteopathischen Prinzipien modifiziert eingesetzt. Bei der Behandlung von Organen wird zusätzlich auch unter Einbeziehung des vegetativen und enterischen Nervensystems (z. B. über Tensionstechniken) sowie der Motilität (Eigenbewegung der Organe) behandelt. Bei kranialen Ansätzen kann auch über fluiddynamische (Stillpoint, V-Spread etc.) und neurofasziale Mechanismen behandelt werden. Zusätzlich können regressive Ansätze, d. h. die Entwicklungsdynamik bzw. Morphodynamik von Geweben und Organen, therapeutisch berücksichtigt werden (Liem 2013b). Auch psychologische Einflüsse sind Bestandteil osteopathischer Behandlung (Gibbons u. Tehan 2004, Ledermann 2006, 2009, Liem 2013b).

3.9.1.4 Indikationen

Eine Indikation für osteopathische Behandlung liegt eigentlich bei jeder funktionalen Störung im Organismus vor, bei der die Struktur nicht derart stark geschädigt wurde, dass die Selbstreparaturmechanismen des Körpers nicht angesprochen werden können. Dabei ist es an sich unerheblich, ob die Störung ihren Ursprung tatsächlich in der gestörten Region hat, da osteopathisch die Steuerfunktionen des gesamten Körpersystems wieder in Regulation gebracht werden sollen.

Die Indikationen osteopathischer Behandlungen sind ebenso wie die osteopathischen Manipulationstechniken entsprechend ihrer historischen Entstehung und Philosophie nicht auf den Bewegungsapparat beschränkt.

■ **Spezielle Indikationen**

- Chronische Schmerzen im Stütz- und Bewegungsapparat,
- chronische Erschöpfung,
- frische strukturelle Traumen (Ausnahme: Frakturen und Einblutungen, ➤ 3.9.1.5), da hier bereits Minuten später indirekt behandelt werden kann,
- Kopfschmerzen, Migräne,
- ischämische Schmerzen (Ausnahme: akuter Gefäßverschluss),
- funktionelle Störungen der Organsysteme (z. B. Verdauungsbeschwerden, Herz- und/oder Atembeschwerden),
- Entwicklungsstörungen des Kindes.

3.9.1.5 Kontraindikationen

Da die Osteopathie zahlreiche Behandlungsansätze umfasst, ist es in diesem Rahmen nicht möglich für alle Ansätze Kontraindikationen anzugeben.

■ **Indirekte Techniken/funktionale Techniken**

Für indirekte Techniken bzw. funktionale Techniken gibt es fast nur relative Kontraindikationen, Bsp.: Insuffizienz der A. vertebralis → Bewegungen in Richtung Extension, Seitneigung und Rotation der HWS sollten vermieden werden.

■ **Muskel-Energie-Techniken**

Für Muskel-Energie-Techniken (MET) gelten die im ➤ Kapitel 3.9.5.4 aufgeführten Kontraindikationen.

■ **Manipulationen**

Absolute Kontraindikationen für Manipulation sind zahlreich (Gibbons u. Tehan 2004), Bsp.:

- Erkrankungen der Knochen, die zu einer „Schwächung" führen:
  - Tumoren,
  - Metastasen,
  - Infektionen,
  - metabolische, kongenitale, iatrogene oder entzündliche Ursachen,
  - Traumen,
  - Frakturen.
- Neurologische Erkrankungen:
  - Rückenmarkskompression,
  - zervikale Myelopathien,
  - Kaudasyndrom,
  - Nervenwurzelkompression mit neurologischem Defizit,
  - bestimmte vaskuläre Erkrankungen (z. B. Insuffizienz der A. vertebralis),
  - Aortenaneurysma.

Relative Kontraindikationen (Auswahl):

- Nebenwirkungen/Komplikationen von/bei vorausgegangenen Behandlungen,
- zahlreiche Erkrankungen des Bewegungsapparats (z. B. Diskusprolaps/-protrusion, Spondylosis deformans, Spondylolisthesis),
- bestimmte vaskuläre Erkrankungen (z. B. Arteriosklerose, arterielle Hypertonie),
- bestimmte psychische Erkrankungen (z. B. Hysterie, Neurosen, Psychosen sowie Schwindel),
- Schwangerschaft,
- systemische Infektionen,
- Antikoagulation (➤ 1.6.2.1).

■ **Viszerale Manipulation**

Absolute Kontraindikationen (Liem et al. 2013):
- Akutes Abdomen,
- fieberhafte Erkrankungen,
- akute Infektionskrankheiten,
- akute entzündliche Organerkrankungen,
- Thrombose,
- Nierenkolik,
- Magenblutung,
- Ileus,
- behandlungspflichtige Tuberkulose.

Relative Kontraindikationen (ebd.):
- Kardiovaskuläre Störungen,
- Nieren-/Gallensteine ohne akute Symptomatik,
- Menstruation,
- Karzinom ohne akute Symptomatik.

■ **Kraniale Manipulation**

Bei der kranialen Manipulation gibt es im Gegensatz zu strukturellen Techniken weniger Kontraindikationen (vgl. Liem 2013a, Resch u. Liem 2004), für einige Techniken (z. B. CV4-Technik) wurden jedoch Kontraindikationen erwähnt (Liem 2013a), z. B.:
- Gefahr von Hirnblutungen, akuter Schlaganfall, Aneurysmen,
- maligner Hochdruck,
- Schädelbasisfrakturen, Kopfverletzungen (v. a. Frakturen des Os occipitale),
- Schwangerschaften ab dem 7. Monat, da unter Umständen die Wehen ausgelöst werden können (relative Kontraindikation).

3.9.1.6 Untersuchungsalgorithmus

Jede osteopathische Diagnostik umfasst eine Vielzahl von Befunderhebungen. Ihre Interpretation erfolgt auf der Basis osteopathischer Prinzipien, d. h. einem profunden Wissen der Wechselwirkungen zwischen Funktion und Struktur des Organismus sowie deren Entwicklungsdynamiken. Sie umfasst immer auch ein unmittelbares und empathisches Erfahren der Beziehungsgefüge emotionaler und mentaler Aspekte sowie des Umfelds des Patienten im dynamischen Gewebeausdruck im Patienten.

Die osteopathische Untersuchung wird jeweils sowohl im Stehen und Sitzen als auch im Liegen durchgeführt, weil sich die palpatorischen Befunde in den verschiedenen Positionen unterscheiden können. Als Erstes wird i. d. R. der Bereich der größten Spannung lokalisiert. Eine Änderung in diesem Bereich soll eine Neuorganisierung des Körpers unterstützen (Liem u. Dobler 2009). Es können jedoch auch die Zonen größter Vitalität lokalisiert werden.

Gliederung der osteopathischen Untersuchung (Liem u. Dobler 2009):
1. **Anamnese:** Allgemeine und spezielle Informationen des Patienten, systemische und organbezogene Zeichen, Familienanamnese, Wohlbefinden, psychosozialer Status etc. (➤ 2.1.2).
2. **Globale osteopathische Untersuchung:** Diese Untersuchung wird in mehreren Positionen durchgeführt, um ein möglichst umfassendes Bild des Läsionsmusters (Ausprägungen und Auswirkungen der osteopatischen Läsionen auf z. B. faszialer, muskuloskelettaler oder psychologischer Ebene) in seiner Totalität zu erhalten.
3. **Lokale osteopathische Untersuchung:** Qualitative und quantitative Parameter eines Läsionsmusters werden untersucht und der Zustand des jeweiligen Gewebes befundet. Dies umfasst z. B. auch die Palpation einer spezifischen Struktur (z. B. knöchernes Gelenk, intraossale Struktur, Ligament, Nerv, Gefäß, Organbereich, Sutur) sowie ihre Beziehung zu ihrer Umgebung

und zum Gesamtorganismus. Palpatorische Merkmale sind z. B. Schwäche, Schmerzhaftigkeit, asymmetrische Haltung, Bewegungseinschränkung und veränderte Gewebestruktur (Liem 2013b).

4. **Medizinische Untersuchung:** Organbezogene Palpation, Perkussion, Provokationstests, Messung von Puls und Blutdruck, Auskultation, neurologische und orthopädische Untersuchungen u. a.

Cave

Vor Manipulationen die nötigen Sicherheitstests durchführen (➤ 3.9.1.5). Dies sind Tests, die vor einer Manipulation v. a. eine mögliche Schädigung neurovaskulärer Strukturen oder strukturelle Instabilitäten durch die Manipulation vermeiden helfen sollen. Zu diesen Tests gehört z. B. der Sicherheitstest der A. vertebralis durch Extension, Lateralflexion und Rotation der HWS auf der Gegenseite der Dysfunktion (auch als De Kleyn-Test bekannt), um die ausreichende Durchblutung auf der Dysfunktionsseite zu prüfen. Kommt es innerhalb von 20–30 Sekunden nicht zu spezifischen Symptomen einer Mangeldurchblutung (z. B. Kopfschmerz, Schwindel, Übelkeit oder Nystagmus) wird angenommen, dass die Manipulation nicht gefährdend ist (Gross et al. 1996). Auch Sicherheitstests sollten aber die Kriterien der Validität und Sensitivität erfüllen, was bei vielen Sicherheitstests z. Z. diskutiert wird (Eder u. Udvardi 2004).

Nach der **Analyse** (Untersuchungsschritte 1–4) wird eine **Synthese** aufgestellt. Diese ermöglicht auch die Entscheidung, ob eine osteopathische Behandlung indiziert oder zuvor eine Überweisung zwecks weiterer Untersuchungen (Arzt, Labor, bildgebende Verfahren usw.) nötig ist.
Eine umfassendere, detaillierte Darstellung der Untersuchungsroutinen ist in der osteopathischen Fachliteratur nachzulesen (➤ Literatur, Weiterführende Informationen ➤ Link am Kapitelende).

3.9.1.7 Techniken

Für Still standen die Techniken nicht im Vordergrund, sondern das Vermögen des Osteopathen auf der Basis profunder palpatorischer Fähigkeiten, eigene Vorgehensweisen zu entwickeln, je nach Notwendigkeit (➤ Abb. 3.9.1). Die aufmerksame Palpation des gesamten Körperzustands ist die Voraussetzung für die Anwendung osteopathischer manipulativer Techniken.
Kein Gewebe existiert getrennt vom Gesamtorganismus. Unabdingbare Voraussetzung für die osteopathische Behandlung sind demnach fundierte Kenntnisse aller Gewebe und Organe sowie ihrer strukturell-funktionellen Interaktionen und die Kompetenz der palpatorischen Annäherung und Differenzierung der verschiedenen Gewebe, ihrer Qualitäten, Dynamiken und Wechselbeziehungen.

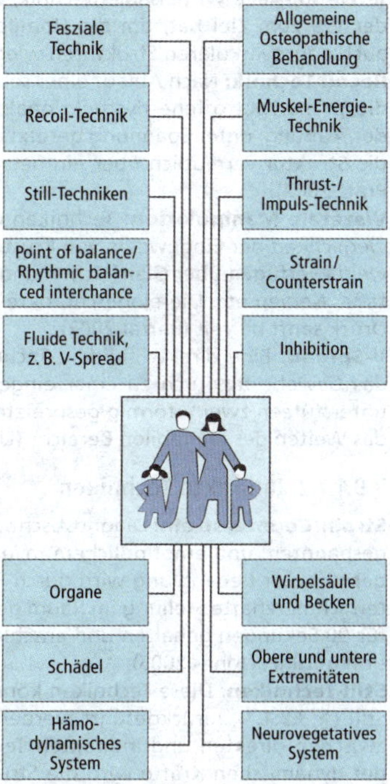

Abb. 3.9.1 Übersichtsdiagramm Osteopathie (Osteopathie Schule Deutschland 2013).

Das Repertoire der osteopathischen Techniken gliedert sich in direkte und indirekte Techniken (➤ 3.9.1.7.2), die je nach zu behandelndem Gewebe unterschiedlich angewendet werden (z. B. viele fasziale Techniken). Allerdings haben viele Techniken Anteile indirekter als auch direkter Ansätze, weshalb die Unterteilung nicht strikt ist. Im Folgenden wird eine Auswahl aus den bekannteren osteopathischen Techniken vorgestellt.

3.9.1.7.1 Direkte Techniken

Manipulationen/Thrust-Techniken: Die Mobilitätsparameter des betroffenen Gelenks stehen bei diesen Techniken im Mittelpunkt. Ausgehend von der Art der Einschränkung wird mit hoher Geschwindigkeit und kleiner Bewegungsamplitude (engl. high velocity-low amplitude, HVLA) ein oder beide Gelenkpartner in die eingeschränkte Richtung mit einem Impuls korrigiert (Liem u. Dobler 2009). Im Gegensatz zur Chiropraktik werden weniger Positionsänderungen sondern vielmehr Bewegungseinschränkungen behandelt.
Muskel-Energie-Techniken (MET): Die Korrektur des Gelenks erfolgt über die beteiligte Muskulatur. Die MET werden in ➤ Kapitel 3.9.5 beschrieben.
Allgemeine Osteopathische Behandlung (AOB): Bei der AOB (engl. General Osteopathic Treatment, GOT) arbeitet der Osteopath diagnostisch und therapeutisch mit zirkumduktorischen, rhythmischen Gelenkbewegungen und Weichteilbehandlungen. Unter anderem soll über neurophysiologische Mechanismen die Beweglichkeit, aber auch die Durchblutung und Drainage der betroffenen Region verbessert werden. Dabei kann sich der Patient meist leichter entspannen (Liem u. Dobler 2009).
Specific Adjustment Technique (SAT): Eine häufig in Großbritannien eingesetzte spezielle Wirbelsäulentechnik, die jeweils immer nur ein Facettengelenk der WS zum Ziel hat, um die Homöostase (➤ 3.9.1.2.2 Box) aller beteiligten, auch neurovaskulären Strukturen wieder herzustellen (ebd.).
Recoil-Technik: Nach Ablauf eines sehr umfangreichen Diagnose-Schemas wird die primär betroffene dysfunktionale Struktur, teilweise unter Zuhilfenahme der Atmung, unter Spannung gesetzt. Beim plötzlichen Loslassen korrigiert sich die Struktur vermutlich über ein neuromuskuläres Reflexmuster (Chauffour u. Pratt 2002).
Viszerale Manipulation: Techniken der Mobilisation bei eingeschränkter Beweglichkeit der Eingeweide von Brustraum, Abdomen und Becken; auch Eingeweide verfügen über Gleitflächen und einen haltenden Bandapparat sowie Gefäße, Nerven etc. Die eingeschränkte Richtung wird über manuellen Zug oder Druck sanft befreit (Barral 2002).
V-Spread: Eine direkte fluidale Technik, bei der ein Flüssigkeitsimpuls durch das Gewebe hindurch zu einer eingeschränkten Struktur initiiert wird. Meist unterstützen zwei V-förmig gespreizte Finger des Osteopathen an der Struktur das Weiten des immobilen Bereichs (Liem 2010, 2013a).

3.9.1.7.2 Indirekte Techniken

Strain/Counterstrain: Diagnostisch wird ein sog. **Tenderpoint** (Region mit angespanntem und empfindlichem myofaszialen Gewebe (Liem u. Dobler 2009)) geprüft. Zur Behandlung wird durch Positionieren des Gelenks die am wenigsten schmerzhafte Stellung im Raum gesucht. In dieser Position wird die Struktur für 90 Sekunden gehalten und anschließend passiv wieder in eine Neutralposition geführt (Jones 2005).
Still-Techniken: Diese Techniken können auf den Osteopathie-Begründer A. T. Still (➤ 3.9.1.1) zurückgeführt werden und zeigen, dass eine strikte Trennung zwischen direkten und indirekten Techniken nicht existiert. Je nach Erspüren der dynamischen Kräfte wird die Struktur (z. B. die Schulter) direkt oder indirekt bewegt oder es wird kombiniert vorgegangen, in dem eine Übertreibung der Bewegungseinschränkung ausgeführt wird (Fossum 2016).
Zusammengefasst folgen die Still-Techniken folgenden Prinzipien (ebd.):

- **Übertreibung der Läsion:**
  - Übertreibung der Dysfunktion durch Positionierung am federnden Ende der physiologischen Barriere entgegengesetzt zur restriktiven Barriere in allen drei Raumebenen,
  - Hinzufügen von Kompression/Traktion als Vektor durch die zu behandelnde Dysfunktion,
  - Positionierung der Dysfunktion durch Umkehrung der übertriebenen Vektoren gegen die einschränkende Barriere und zurück, indem Kompression/Traktion wie einen Hebel eingesetzt werden, kombiniert mit der Gewebeantwort,
  - zwei bis dreimal durch den vollen Bewegungsumfang bewegen.
- **Indirekte Bewegung der Struktur** (d. h. in die freie Richtung):
  - Positionierung der Dysfunktion am Punkt der größten Gewebefreiheit in der Richtung gegenüber der einschränkenden Barriere (engl. point of balanced ligamentous tension), die Spannungen der betroffenen Gewebe sollen in alle Richtungen gleich sein.
  - Einsatz jeder angemessenen aktivierenden Kraft zur Behandlung:
    - Hinzufügen von Kompression/Traktion, sanfte Bewegung zur oder gegen die Einschränkung,
    - Balance-and-hold: Verfeinerung die Positionierung, Halten des Gewebes an dem Punkt bis zur Entspannung,
    - Atmungs- und Haltungskooperation: Einbezug von Atmung und Haltung, um die Positionierung zu verbessern und die Dysfunktion zu lösen.
- **Direkte Bewegung der Struktur** (d. h. gegen die Barriere):
  - Positionierung der Dysfunktion in die Einschränkung,
  - Einsatz jeder angemessener aktivierender Kraft zur Behandlung:
    - Ausnutzen der Haltung, inklusive der posturalen Kooperation des Patienten,
    - Positionierung am Punkt der maximalen Spannung,
    - Hinzufügen von Kompression/Traktion, Warten auf die Entspannung,
    - Positionierung am federnden Ende der restriktiven Barriere, Ausnutzen des sanften Federns, der natürlichen Elastizität und der Rückstellkräfte des Gewebes zur Behandlung.
    - Folgen der Positionierung an der einschränkenden Barriere, Hinzufügen von Kompression/Traktion, sanftes Bewegen des Gelenks und des Gewebe-Komplexes durch das gesamte Bewegungsausmaß.

Balanced Ligamentous Tension (BLT): Eine auf den Gründer des kranialen Konzepts, W. G. Sutherland (➤ 3.9.3.1), zurückgehende Technik, bei der der Osteopath den Gewebespannungen folgt und durch Annäherung der Gewebe den Punkt im Raum findet, an dem Spannungsgleichgewicht in den myofaszialen Strukturen herrscht (point of balance). Das Gewebe wird an diesem Punkt gehalten und ein Autoregulationsprozess abgewartet, der die Dysfunktion des Gewebes korrigiert (Speece et al. 2003).
Stillpoint-Technik: Eine fluidale Technik, bei der der fluidalen Expansion und Retraktion des Gewebes sanft in die freie Richtung gefolgt wird. Der Gegenausdruck wird sanft verhindert, bis das Gewebe zeitweilig keinerlei fluidalen Ausdruck zeigt (Stillpunkt). In dieser Phase erfolgt eine Autokorrektur des Gewebes (Becker 2007, Liem 2013a).

3.9.1.8 Eigenübungsprogramm

Es existiert kein geschlossenes Eigenübungsprogramm für die Osteopathie. Jedoch gibt es mehrere Ansätze auf der Basis osteopathischer Prinzipien (z. B. Brazzo 2004, Fulford u. Stone 1996, Liem et al. 2013) oder die Anwendung anderer Übungsprogramme, z. B. Autogenes Training (➤ 3.3.2.1), progressive Muskelentspannung nach Jacobsen (➤ 3.3.2.5) oder Feldenkrais (➤ 3.12.3).

3.9.1.9 Erfolgsparameter

- Konnte der Patient sein Behandlungsziel erreichen? (subjektiv Patient)
- Konnte der Osteopath sein Behandlungsziel erreichen? (subjektiv Osteopath)
- Konnten die Parameter, die zur Bezeichnung der somatischen Dysfunktion führten (➤ 3.9.1.2.2), minimiert oder ganz beseitigt werden? (objektiv)

3.9.1.10 Dokumentation

Allgemeine Dokumentation der Befundergebnisse und des Behandlungsverlaufs (➤ 1.1.2.1.4), dazu gehören ggf. auch Kopien von radiologischen, labortechnischen oder fachärztlichen Voruntersuchungen.
Zuvor angestellte Hypothesen werden meist im Behandlungsverlauf auf ihre Richtigkeit überprüft und mit dokumentiert.

3.9.1.11 Evidenz-/Bewertungslage

Um größtmögliche Aktualität in der Print- und Online-Version zu gewährleisten, stehen Informationen zu aktuell vorliegenden Studien im Online-Zusatzmaterial (➤ QR-Code) zur Verfügung.

Weiterführende Informationen

Evidenzangaben

Literatur

3.9.2 Fasziendistorsionsmodell

Thorsten Fischer

Das Fasziendistorsionsmodell (FDM, Typaldos-Methode) ist eine medizinische Sichtweise zur Behandlung von Beschwerden.

3.9.2.1 Geschichte

- Das FDM wurde erstmalig 1991 von Stephen Typaldos (Arzt und Osteopath, USA) beschrieben.
- Eine Patientin beschrieb Typaldos, dass sie vom mittleren Rücken bis zum Hinterkopf eine Festigkeit verspüre, und bat ihn, diese mit starkem Druck abzufahren. Nach der erfolgreichen Behandlung begann Typaldos zu beobachten, wie Patienten ihre Beschwerden gestisch und verbal ausdrücken. In den folgenden Jahren konnte er sechs verschiedene Arten differenzieren und entwickelte theoretische Hintergründe.
- Typaldos ging von Verdrehungen (Distorsionen) des Bindegewebes (der Faszien) aus. Er ordnete den sechs unterschiedlichen Arten, Beschwerden aus-

zudrücken, jeweils einzelne Distorsionen zu (➤ 3.9.2.2). Zu jeder Distorsion entwickelte er spezifische Handgriffe (➤ 3.9.2.7) oder empfahl andere medizinische Interventionen (z. B. Chirurgie, Prothesen, Laserbehandlungen, Anästhesie).

3.9.2.2 Wirkprinzip

Menschen drücken innere Vorgänge nicht ausschließlich verbal, sondern auch durch Gestik aus. Gestik wirkt nicht nur unterstützend für Sprache, sie besitzt einen eigenen Kommunikationscharakter (➤ 1.2). Dieses Prinzip macht sich das Fasziendistorsionsmodell zunutze, indem es Gesten direkt in Handgriffe umsetzt. Wobei anthropologisch zu hinterfragen ist, ob die Gesten nicht Rudimente einer ehemaligen Selbstbehandlung sind.
Die Verdrehungen (Distorsionen) der Faszien verursachen Beschwerden und Funktionsbeeinträchtigungen (z. B. Schmerzen, Koordinationsschwierigkeiten, Kribbeln, Taubheit, funktionelle und strukturelle Probleme der Organe, Bewegungseinschränkungen und äußerlich wahrnehmbare Veränderungen der Körperform), die der Patient durch Gesten ausdrückt.
Die manuellen Handgriffe oder chirurgischen Interventionen dienen dazu, die Fasziendistorsionen in dem vom Patienten angegebenen Kraftvektoren zu beseitigen. Nach dem Fasziendistorsionsmodell gibt es sechs Fasziendistorsionen (➤ Tab. 3.9.1).

Tab. 3.9.1 Die sechs Fasziendistorsionen des Fasziendistorsionsmodells nach Typaldos.

Fasziendistorsion	Abkürzung (engl. Nomenklatur)	Hintergrund
Triggerband	TB	Verdrehungen der bandartigen Faszie
Kontinuum Distorsion	CD	Störung in der Übergangszone zwischen unterschiedlichen Geweben
hernierter Triggerpunkt	HTP	Heraustreten und Einklemmung von Gewebeteilen am Rumpf
Zylinderdistorsion	CyD	Überlappungen der oberflächlichen zylindrisch angeordneten Faszien
Faltdistorsion (Entfaltung/ Einfaltung)	FD (uFD/rFD)	Verdrehungen der dreidimensionalen Faltfaszien an Gelenken, zwischen intermuskulären Septen und den interossären Membranen (Membranen am Unterschenkel und Unteram, die jeweils Schienbein und Wadenbein bzw. Elle und Speiche verbinden)
tektonische Fixation	TF	Verlust der Gleitfähigkeit einer Faszienfläche mit verminderter Quantität und Qualität der Synovialflüssigkeit

3.9.2.3 Indikationen

Nicht nur Beschwerden wie Schmerzproblematiken, Bewegungseinschränkungen oder periphere Wahrnehmungsstörungen, die gestisch und verbal von Betroffenen ausgedrückt werden können, sind nach dem Fasziendistorsionsmodell behandelbar. Durch die theoretischen Hintergründe können zudem Problematiken wie Tinnitus, Beschwerden nach Schlaganfällen oder Schwindel behandelt werden.
Typaldos beschrieb in seinem Buch „Clinical and Theoretical Application of the Fascial Distortion Model Within the Practice of Medicine and Surgery“, dass er

sich die größten Erfolge des Fasziendistorsionsmodells im Bereich der Kardiologie verspreche. Zudem gibt es in der letzten Ausgabe seines Buches Kapitel zu möglichen künftigen Behandlungen von u. a. neurologischen Erkrankungen, Epilepsie, Schlaganfallfolgen, Spinalstenosen, Nierensteinschmerzen.

Spezielle Indikationen

Häufige Bsp.:
- frozen shoulder,
- Rückenschmerzen,
- Nackenschmerzen,
- Knieschmerzen,
- Knöchelschmerzen.

3.9.2.4 Kontraindikationen

- Hauterkrankungen,
- offene Wunden,
- Tumorerkrankungen,
- Phlebitis (Venenentzündung),
- infektiöse Arthritis,
- vaskuläre Erkrankungen,
- Arteriosklerose,
- Aneurysma.

3.9.2.5 Untersuchungsalgorithmus

Typaldos erkannte, dass in der Anamnese – neben der Gestik und den verbalen subjektiven Beschreibungen – der auslösende Mechanismus der Beschwerden entscheidend ist, um die therapeutische Kraftrichtung spezifischer auf das Gewebe zu bringen. Auch objektiven Befunden wie bildgebenden Verfahren und visueller Diagnostik maß er eine wichtige Rolle in der Anamnese (➤ 2.1.2) bei.

Erstgespräch

Im Erstgespräch drückt der Patient seine Beschwerden primär gestisch aus (Bodylanguage). Daneben werden die Beschwerden in Art und Qualität sowie zeitlichem Auftreten beschrieben (subjektive Beschreibungen). Auf Nachfrage können z. T. Art und Richtung der Kräfte, die zu den Beschwerden geführt haben, herausgefunden werden (Mechanismus der Distorsion) (➤ 3.9.2.11).

Klinische Tests

In klinischen Tests werden Körperregionen und Funktionseinschränkungen untersucht, die vom Patienten im Erstgespräch angegeben werden. Auch hier kommt es zu gestischen Hinweisen und subjektiven Beschreibungen. Daneben werden in der klinischen Untersuchung v. a. objektive Befunde erhoben. Mit Palpation (➤ 2.1.4.1), Inspektion (➤ 2.1.3) und der Zuhilfenahme von bildgebenden Verfahren (➤ 2.4) können die Fasziendistorsionen spezifiziert werden.

3.9.2.6 Behandlungsprinzipien

Hinweise für den Therapeuten

- Schmerzhafte Techniken zuerst.
- Die Behandlung von Zylinderdistorsionen erfolgt in einer Therapiesitzung zuletzt.
- Keine Impulstechniken für 24 Stunden in der Region, wo eine Kontinuum Distorsion mit der Daumendrucktechnik behandelt wurde.
- Bei Triggerbändern muss bei der Daumentechnik mit viel Druck und ausschließlich der Eckkante der Phalanx distalis des Daumens behandelt werden, um die bandartige Faszie zu korrigieren.

Hinweise an den Patienten

- Gute Aufklärung über mögliche schmerzhafte Handgriffe vor der Behandlung.
- Gute Aufklärung über mögliche Behandlungsfolgen (z. B. muskelkaterartige Beschwerden, Hautrötungen/Hämatome und verstärktes Auftreten von Beschwerden).
- Kontraindikationen für Inversionstherapie abklären.

3.9.2.7 Techniken

Nach dem FDM können unterschiedliche Techniken zur Behandlung der sechs Fasziendistorsionen eingesetzt werden (➤ Tab. 3.9.2).

Tab. 3.9.2 Behandlungstechniken für die sechs Fasziendistorsionen.

Fasziendistorsion	Technik
Triggerband	• Ausdrehen der Verdrehungen, • Lösen von möglichen Adhäsionen mit dem Daumen.
Kontinuum Distorsion	• Starke Daumendrucktechnik, • Injektion von Kortison, • chirurgische Knochenverlängerungen, • Stoßwellentherapie, • Impulstechniken (invertierter Subtyp).
hernierter Triggerpunkt	• Starke Daumendrucktechnik, um das Gewebe wieder zurückzuschieben.
Zylinderdistorsion	• Entdrehen der Spiralwindungen mit Pinch-Techniken (engl. pinching: Greifen einer Hautfalte), Schröpfverfahren (Hautbehandlung durch Plastik- oder Glasaufsätze mit Unterdruck) oder durch großflächiges Abfahren, Auseinanderziehen oder Zusammenschieben der oberflächlichen Zylinderfaszie.
Faltdistorsion	• Entdrehen der dreidimensionalen Faltfaszien durch Traktions-, Kompressionsimpulse oder Inversion.
tektonische Fixation	• Impulstechniken ohne Traktion oder Kompression zum Lösen der Gleitflächen, • Pumptechniken zur Beeinflussung der Synovialflüssigkeit.

3.9.2.8 Hilfsmittel

Je nach Fasziendistorsion können verschiedene Hilfsmittel zum Einsatz kommen (➤ Tab. 3.9.3).

Tab. 3.9.3 Hilfsmittel für die Behandlung nach dem Fasziendistorsionsmodell.

Fasziendistorsion	Hilfsmittel	Erläuterung
hernierter Triggerpunkt	• Klopfmassagegerät.	• Elektrisches Massagegerät, das statt mit Vibrations- mit Klopfimpulsen arbeitet.
Zylinderdistorsion	• Schröpfgläser, • Nadelmatte (Implikator), • Kamm, Igelball, • Kiwi extractor, • Klammer, • Fingerringe.	• Kiwi extractor: Saugglocke mit Skala, die bei Geburten oder Operationen zum Einsatz kommt.

3

Fasziendistorsion	Hilfsmittel	Erläuterung
Faltdistorsion	• Inversionstisch, • Invertrac®, • Peanutball.	• Inversionstisch: Spezieller Therapietisch, an dem der Patient an den Füssen befestigt entgegen der Schwerkraft bewegt wird. • Invertrac®: Inversionstisch, bei dem der Patient in sitzender Position kopfüber gedreht wird. • Peanutball: Therapeutischer Gummiball mit einer Einkerbung in der Mitte, die ihm ein erdnussartiges Aussehen verleiht.
tektonische Fixation	• Pümpel (Saugglocke), • Wärmeapplikationen.	

3.9.2.9 Eigenübungsprogramm

Die Behandlung nach dem Fasziendistorsionsmodell kann in Form von Eigenübungen unterstützt werden. Dabei eignen sich je nach Fasziendistorsion unterschiedliche Techniken und Hilfsmittel (➤ Tab. 3.9.4).

Tab. 3.9.4 Techniken zur Eigenübung nach dem Fasziendistorsionsmodell.

Fasziendistorsion	Technik
Triggerband	• Eisanwendungen (➤ 3.15.4) nach der Behandlung von Adhäsionen, • Dehnung, • viel Bewegung.
Kontinuum Distorsion	• Dehnung, • Bewegung, • Druck mit einer Murmel auf die betroffene Stelle.
hernierter Triggerpunkt	• Wärmeanwendung mit anschließendem Druck durch Golfball, Pümpelstil, Klopfmassagegerät.
Zylinderdistorsion	• Vermeidung von Wärmeapplikationen, • Bewegung.
Faltdistorsion	• Bei Entfaltungen: Klettern, Aushängen, Inversion, • bei Einfaltungen: Reiten, Trampolinspringen, Hüpfen, • bei kombinierten Ein- und Entfaltungen der unteren Extremität: Gehen oder Laufen in unebenem Gelände.
tektonische Fixation	• Viel Bewegung, • Wärmeapplikationen.

3.9.2.10 Erfolgsparameter

Das FDM unterteilt die Behandlungserfolge in subjektiv und objektiv:

- Beschwerden wie Schmerzen oder Kribbeln können vom Behandler von außen ohne Hinweise des Patienten nicht wahrgenommen werden. Deshalb sind hier subjektive Beschreibungen der Patienten ausschlaggebend.
- Bewegungseinschränkungen, Schwellungen oder unharmonische Bewegungsabläufe können von außen wahrgenommen und somit objektiv beurteilt werden (➤ 3.9.2.11).

3.9.2.11 Dokumentation

Bodylanguage: Zur Dokumentation der einzelnen Distorsionen werden die in ➤ Tab. 3.9.1 aufgeführten Abkürzungen verwendet; zusätzlich die Abkürzung „SCHTP" für supraclaviculärer hernierter Triggerpunkt.

Subjektive Beschreibungen:
- Beschwerdequalitäten,
- zeitliches Auftreten,
- Bilder der Patienten.

Mechanismus der Entstehung:
- Art und Richtung der auslösenden Kräfte.

Objektive Befunde:
- Bewegungseinschränkungen (in cm),
- Schwellungen,
- unharmonische Bewegungsabläufe.

3.9.2.12 Evidenz-/Bewertungslage

Um größtmögliche Aktualität in der Print- und Online-Version zu gewährleisten, steht die aktuell vorliegende Evidenz zur Wirksamkeit des FDM sowie zur Güte der Befunderhebung im Online-Zusatzmaterial (➤ QR-Code) zur Verfügung.

Evidenzangaben

Literatur und weiterführende Literatur

3.9.3 Kraniosakrale Therapie bei Erwachsenen

Klaas Stechmann

Der Begriff „kraniosakral" setzt sich aus den Wörtern Kranium (Schädel) und Sakrum (Kreuzbein) zusammen. Die kraniosakrale Therapie ist eine Behandlungsmethode, die darauf abzielt, Störungen des Organismus durch manuelle Interventionen am kraniosakralen System zu beeinflussen. Im Zentrum der Behandlung stehen v. a. Schädel, WS und Kreuzbein sowie deren ganzheitlicher Bezug zu allen Organsystemen.
Die kraniosakrale Therapie wird allgemein als Teilgebiet der Osteopathie betrachtet.

3.9.3.1 Geschichte

■ **Primär respiratorischer Mechanismus**
- In den 1930er-Jahren wurde die kraniosakrale Therapie von William Garner Sutherland (1873–1954) entwickelt. Sutherland, direkter Schüler von Andrew Taylor Still (➤ 3.9.1.1), war schon als Student fasziniert von der Form des Schädels und seinen suturalen Verbindungen. Durch systematische Untersuchungen und verschiedenste Experimente prüfte er die Beeinflussbarkeit des Schädels. Er nahm eine sehr subtile Bewegung des Schädels wahr, ein zyklisches Ausdehnen und Zusammenziehen. Dieses Phänomen

wurde von ihm als **primär respiratorischer Mechanismus (PRM)** bezeichnet (➤ 3.9.3.2.1). Es bestehen auch andere Bezeichnungen, z. B. **kraniosakraler Rhythmus** sowie Abgrenzungen einzelner Rhythmen innerhalb des PRM. Die unterschiedlichen Begriffe und Rhythmen werden hier synonym verwendet.
- Sutherland stieß mit seiner „Osteopathy in the Cranial Field" genannten Methode vorerst auf breite Ablehnung in der osteopathischen Gemeinde. Seine Thesen wurden jedoch zunehmend populärer und schließlich in die klassische osteopathische Lehre integriert. Dadurch entstand die heute gängige **Dreiteilung der Osteopathie** in
  - parietale,
  - viszerale und
  - kraniosakrale Osteopathie.

Weiterentwicklungen
- Nach Sutherlands Ableben entwickelte sich die kraniosakrale Osteopathie in verschiedene Richtungen. Während einige Schüler, z. B. Magoun (1976), eher strukturelle Ansätze verfolgten, entstanden zunehmend auch vitalistische und energetische Ansätze.
- John Upledger erforschte die Biomechanik des Schädels und die mögliche Physiologie des PRM. Er war einer der Ersten, der die kraniosakrale Therapie als von der klassischen Osteopathie losgelöstes Therapiesystem betrachtete und es auch lehrte. Dadurch vollzog sich der Wandel von kraniosakraler Osteopathie zur kraniosakralen Therapie. Heute sind Fortbildungsveranstaltungen auf der ganzen Welt verbreitet.

Kontroverse

Im Verlauf der Geschichte sah sich die Idee der kraniosakralen Therapie und insbesondere das Konzept des PRM sehr häufig Kritik gegenüber (Hartmann 2006, Hartmann u. Norton 2002, Supp 2007). Viele kontroverse Diskussionen wurden v. a. im Zuge der Evidenzbasierung (➤ 1.8) über die kraniosakrale Therapie und ihre postulierten Wirkmechanismen geführt. Der Todesfall eines Säuglings in den Niederlanden, der in Zusammenhang mit einer kraniosakralen Therapie gebracht wurde, heizte die Diskussion zusätzlich an (von Piekartz 2010).

3.9.3.2 Wirkprinzip

3.9.3.2.1 Primär respiratorischer Mechanismus

Zentrales Element ist das Phänomen des PRM, ein ureigener Rhythmus, der seinen Entstehungsort im vierten Ventrikel hat, sich jedoch im ganzen Körper ausbreitet. Diese rhythmische Pulsation ist autonom und tritt unabhängig von Atembewegungen oder Herz-Kreislaufaktivitäten auf.

Zusammensetzung des Begriffs des primär respiratorischen Mechanismus (PRM):
- Primär: Sutherland sah diesen Zyklus allen anderen Funktionen des Kreislaufs vorangestellt, weswegen er ihn „primär" nannte.
- Respiratorisch: Der PRM läuft zweiphasig, ähnlich wie die Lungenatmung. Sutherland nannte die Bewegungen „Inspiration" (Ausdehnung) und „Exspiration" (Zusammenziehen).
- Mechanismus: Am PRM sind viele Strukturen und Prozesse beteiligt, die als ein Ganzes agieren und so den gesamten Stoffwechsel vorantreiben.

Die **Inspirationsphase** wird mit folgenden Bewegungen assoziiert (➤ Abb. 3.9.2):
- Expansion (allgemeine volumetrische Ausdehnung des Kraniums),
- das Kranium wird breiter und flacher, die Schädelknochen seitlich der Mittellinie gehen in Außenrotation.
- Aufrichtung der WS, das Sakrum geht in Flexion (Kontranutation).

Bewegungen in der **Exspirationsphase** (➤ Abb. 3.9.3):

- Kontraktion (Zurückziehen des Kraniums),
- das Kranium wird schmaler und höher, die Schädelknochen seitlich der Mittellinie gehen in Innenrotation.
- Die WS sinkt zusammen, das Sakrum geht in Extension (Nutation).

Folgende **Prinzipien zur Entstehung des PRM** wurden von Sutherland 1939 postuliert:

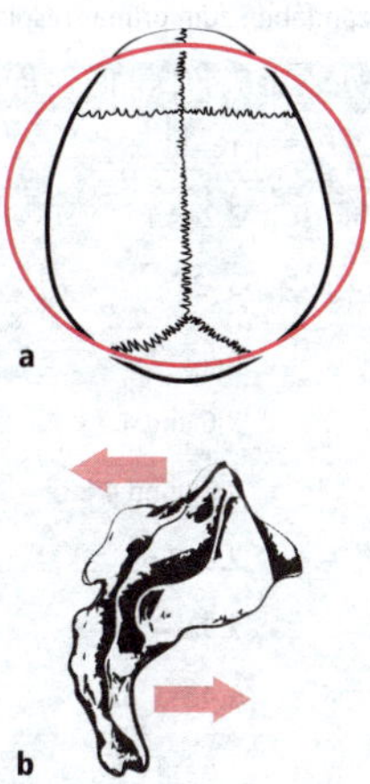

Abb. 3.9.2 Mit der Inspirationsphase assoziierte Bewegungen des Kraniums (**a**) und des Sakrums (**b**).

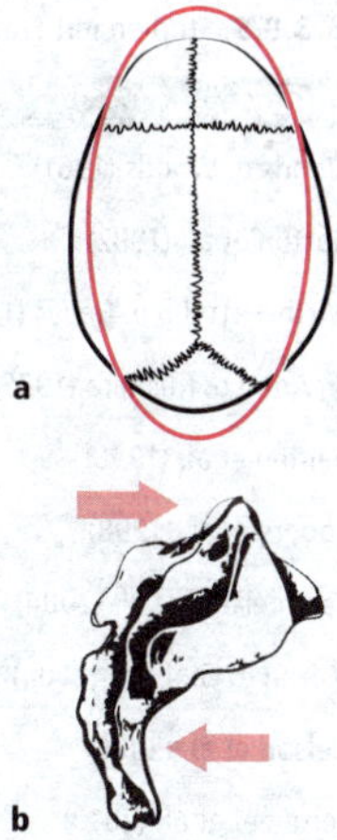

Abb. 3.9.3 Mit der Exspirationsphase assoziierte Bewegungen des Kraniums (**a**) und des Sakrums (**b**).

- Eine unabhängige, dem **Rückenmark und Gehirn innewohnende Motilität:** Die Motilität bezeichnet das autonome Vermögen eines Organs, seine Form zu verändern. Auf das ZNS bezogen, bedeutet diese eine Verformung, genauer ein Auf- und Einrollen der Großhirnhemisphären.
- Die **Beweglichkeit der Hirn- und Rückenmarkshäute:** Die Membranen des ZNS (Dura mater, Pia mater, Arachnoidea mater sowie Falx cerebri et cerebelli und Tentorium cerebelli) bestehen aus Bindegewebe. Insbesondere die äußeren Membranen sind äußerst zugfest und haften an vielen Stellen des Schädels an. Durch die intrakraniellen Membranen (Falx und Tentorium) werden die Schädelknochen in der horizontalen und vertikalen Ebene unter Spannung gesetzt und in ihrer Form unterstützt. Schon Sutherland nannte diesen sich gegenseitig regulierenden Aufbau eine reziproke Spannungsmembran (1939). Die Membranen übertragen die Spannungsveränderungen auf die einzelnen Schädelknochen und veranlassen so deren Beweglichkeit.
- Die **Beweglichkeit der einzelnen Schädelknochen:** Es besteht eine interossäre Beweglichkeit (eine gelenkähnliche „Bewegung“ in den Suturen) sowie eine intraossäre Mobilität. Dabei kommt es zu einer morphologischen Verformung der einzelnen Knochen. Die 22 Knochen des Schädels bewegen sich gleichzeitig und – bedingt durch ihre Struktur – nach einem biomechanischen Muster.
- Die **Fluktuation des Liquor cerebrospinalis:** Liquor cerebrospinalis befindet sich im ZNS v. a. in den Ventrikeln und dem Subarachnoidalraum. Der schwankende Druck des Liquors erzeugt die palpierbare Expansion und Kontraktion des PRM.
- Die **unwillkürliche Beweglichkeit zwischen Os sacrum und Os ilium:** Das Sakrum wird ebenfalls vom PRM beeinflusst. Die Dura mater ist an S2 angehaftet und leitet die Bewegungen des Kraniums zum Sakrum weiter.

■ Frequenz des primär respiratorischen Mechanismus

Die Frequenz des PRM wird in Lehrbüchern mit 6–14 biphasischen Zyklen pro Minute beschrieben (Liem 2010). Während Sutherland keinerlei Angaben zur Frequenz festlegte, wurden in Studien ähnliche Werte quantifiziert (➤ Tab. 3.9.5).

3

Tab. 3.9.5 Studien mit Frequenzangaben zum primär respiratorischen Mechanismus.

Studie	Zyklen pro Minute	Teilnehmer (n)
Woods u. Woods (1961)	10–14	62
Norton et al. (1992)	3.2–4.1	24
Wirth-Pattullo u. Hayes (1994)	3–9	12
McAdoo u. Kuchera (1995)	6.63–9.37	128
Hanten et al. (1998)	3.6 und 4.2	40
Rogers et al. (1998)	3.28 und 4.83	28
Sommerfeld et al. (2004)	2.3–3.6	49
Moran u. Gibbons (2004)	2.92–4.17	11
Nelson et al. (2006)	2.46–6.62	44
Sergueef et al. (2010)	2.43–11.33	727

3.9.3.2.2 Forschungsstand

■ Studienlage zum PRM

Die Physiologie des PRM ist nach aktuellem Wissensstand nicht genau geklärt bzw. die bloße Existenz konnte bisher nicht nachgewiesen werden.
Im Laufe der Geschichte der kraniosakralen Therapie wurden mehrere physiologische oder biomechanische Modelle herangezogen, um den PRM zu erklären. Dies sind z. B. die „Hypothese der zerebralen Motilität“ (Sutherland 1939), das „Druckausgleich-Modell“, welches als ein halbgeschlossenes hydraulisches System bezeichnet wurde (Upledger u. Vredgewood 2009), das „Gewebedruck-Modell“ (Norton 1991) oder die „Entrainment-Hypothese“ (McPartland 1997). Neuere Studien legen den Schluss nahe, dass der PRM mit dem nachweisbaren und messbaren physiologischen Prozess der **Traube-Hering-Mayer-Oszillation** zu erklären ist (Nelson et al. 2001, 2004, 2006). Diese vasomotorische Schwankung des arteriellen Blutdrucks ist am ganzen Körper sowie im Liquor nachgewiesen worden und besitzt eine Frequenz von 6–10 Zyklen pro Minute. Sergueef et al. (2002) konnten sogar nachweisen, dass kraniosakrale Techniken die Traube-Hering-Mayer-Oszillation signifikant verändern. Dies könnte auf eine Koppelung mit dem autonomen Nervensystem zurückzuführen sein. Auch eine Untersuchung der Liquorzirkulation per ultraschneller Magnetresonanzenzephalographie (Kiviniemi et al. 2016) konnte verschiedene Pulsationstypen detektieren. Hier zeigten sich langsame Rhythmen, welche unabhängig von der schnelleren Atmung und der arteriellen Pulsation messbar waren. Mit einer Frequenz von 1,2–45 Pulsationen pro Minute ist diese ebenfalls dem vasomotorischen System zuzuordnen.

■ Beweglichkeit des Schädels

Die immer noch weit verbreitete Auffassung, dass der Schädel frühzeitig zu einer fest verschlossenen, immobilen Kapsel verknöchert, wurde durch etliche Studien widerlegt (Seimetz et al. 2012). Hier waren es v. a. Forschungserkenntnisse aus der Neuro- und Gesichtschirurgie sowie der Kieferorthopädie, die seit den 1990er-Jahren gehäuft publiziert wurden. Folglich ist anzunehmen, dass der Schädel ein dynamisches Konstrukt darstellt, das auf Einwirkungen reagiert und sich somit – teilweise bis ins hohe Alter – verändern lässt. Auch ist der Terminus der „Bewegung“ in Bezug auf die Suturen etwas irreführend, da eher von einer Spannungsanpassung auszugehen ist. Seimetz und Kollegen (2012) vermuten in ihrem systematischen Review zur Schädelbeweglichkeit, dass die in der kraniosakralen Osteopathie angewandten Kräfte ausreichen, um Bewegungen zwischen den Suturen zu ermöglichen. Wurde lange Zeit überhaupt eine mögliche Beweglichkeit der Schädelknochen ignoriert, so gibt es bereits weitere, nicht osteopathische manuelle Therapieverfahren, die durch therapeutische Impulse Einfluss auf das Kranium nehmen, jedoch ohne den PRM zu berücksichtigen (von Piekartz 2000, 2005).

„Aufgrund der derzeitigen anatomischen neurobiologischen Evidenz und klinisch hochwertiger Studien in Orthodontie, plastischer und maxillofazialer Chirurgie lässt sich festhalten, dass das Kranium ein dynamisches System darstellt, das sich ständig an seine Umgebung anpasst, wobei Suturen und kraniale Dura eine wichtige Rolle spielen." (von Piekartz 2008, S. 2)

■ **Einfluss kraniosakraler Techniken auf das Gehirn**

In radiologischen Studien konnte eine Bewegungsreaktion i. S. einer messbaren Verformung durch externe Kräfte am Kranium nachgewiesen werden (Oleski et al. 2002). Außerdem wies Pick (1994) in einer Einzelfall MRT-Studie eine Verlagerung des Corpus callosum und anderer Strukturen um bis zu fünf Millimeter nach einer kraniosakralen Intervention nach.

Die aktuelle Evidenz- und Bewertungslage zur kraniosakralen Therapie ist unter ➤ 3.9.3.10 dargestellt. Für eine ausführliche Diskussion aktueller und relevanter Studien sei zudem auf Liem (2010) verwiesen.

3.9.3.3 Indikationen

Das primäre Aktionsfeld der kraniosakralen Therapie ist der Schädel, weswegen Symptome in diesem Bereich zu den häufigsten Indikationen zählen. Über die Behandlung der Schädelknochen sowie der Dura lassen sich Strukturen des ZNS beeinflussen, die wiederum endokrine, psychische und vegetative Prozesse in Gang setzen können. Dies erklärt die möglichen Indikationen und Wirksamkeit bei viszeralen Problemen (z. B. Asthma), psychischen Störungen (Depression, ADHS) oder systemischen Prozessen (z. B. Fieber, Infektionen). Des Weiteren ziehen durch die zahlreichen Foramina der Schädelbasis wichtige neurovaskuläre Strukturen, die irritiert werden können.

> Der Einsatz kraniosakraler Techniken erfolgt i. d. R. nicht auf Grundlage eines indizierten Krankheitsbildes, sondern anhand einer sorgfältigen Diagnostik. Von daher sind uneingeschränkte Indikationen kritisch zu betrachten.

■ **Spezielle Indikationen**

- Kopfschmerzen,
- Infektionen der Nebenhöhlen (J32.-) und Gehörgänge (H66.-),
- Tinnitus (H93.1) und Schwindel (H81.3),
- kraniomandibuläre Dysfunktion (K07.6) (CMD ➤ 14.1),
- Hyperaktivität bei Kindern (F90.-).

Weitere potentielle Indikationen sind Schmerzsyndrome, Fibromyalgie, komplexes regionales Schmerzsyndrom Typ 1 (CRPS I, Sudeck-Syndrom [M89.-]), infantile Zerebralparese (G80.-) (➤ 12.4.1.1), degenerative ZNS-Erkrankungen, endokrine Erkrankungen.

3.9.3.4 Kontraindikationen

Bei der Frage nach Kontraindikationen sollten generelle Überlegungen getroffen werden:

- Ist der Patient für die Art der Behandlung zugänglich?
- Besteht eine ausreichende schulmedizinische Abklärung der Symptome?
- Sollten weitere Untersuchungen angefordert werden?
- Benötigt der Patient v. a. eine aktive Therapie (im Rehabilitationsprozess oder bei Zustand nach Schleudertrauma)?

Bei der breitgefächerten Indikationsliste besteht die Gefahr, dass (über-)motivierte Th. versuchen, jegliche Krankheitsbilder durch kraniosakrale Techniken zu beeinflussen.

Als **absolute Kontraindikationen** sind zu betrachten:
- Offene oder schwere Kopfverletzungen,
- akute Entzündungen (z. B. Meningitis [G03.-]),
- Schädelfrakturen (S02.-),
- Hirntumoren,
- intrakranielle Blutungen sowie erhöhter Druck,
- intrakranielle Aneurysmen (I67.1-) (i. d. R. nur durch apparative Diagnostik auffindbar, häufig als Zufallsbefund diagnostiziert),
- generell Krankheitsbilder, die eine notfallmedizinische Abklärung benötigen.

Als wichtigste **Red Flags,** die bei Kopfschmerzen zu beachten sind, nennen Sobri et al. (2003):
- Stauungspapille (Ödem des N. opticus [H47.1]),
- Benommenheit, Verwirrung, Bewusstseinseintrübung, eingeschränktes Erinnerungsvermögen,
- Paralyse,
- asymmetrische Pupillenreaktion,
- progressive neurologische Symptome oder Veränderung des Visus.

Des Weiteren bestehen **relative Kontraindikationen,** die erhöhte Vorsichtsmaßnahmen und ausreichende Erfahrung seitens des Behandelnden fordern:
- Multiple Sklerose (MS [G35.-], mögliche Auslösung eines akuten Schubs),
- Epilepsie (G40.-) (mögliche Auslösung eines Anfalls),
- schwere psychische Störungen wie Schizophrenie (F20.-),
- Suizidgefährdete bei starker Depression (F32.2),
- Borderline-Persönlichkeitsstörung (F21) (➤ 15.4.2.4.1).

In Studien, die Behandlungen an MS und Patienten mit Depression dokumentierten, wurden jedoch keinerlei Nebenwirkungen beobachtet (➤ 3.9.3.10).

3.9.3.5 Befunderhebung

Die Untersuchung durch den Kraniosakral-Th. soll zu einer handlungsorientieren Therapiehypothese führen, in deren Fokus die Bestandteile des kraniosakralen Systems in all seinen Ausprägungen stehen.

3.9.3.5.1 Anamnese

Bei der Aufnahme der Fallgeschichte (➤ 2.1.2) interessieren hier auch weiter zurückliegende Ereignisse wie Komplikationen rund um die Geburt, Störungen der kindlichen Entwicklung in Form von häufigen oder intensiven Infekten/Traumata. Zur speziellen Eingrenzung der Symptomatik eigenen sich die klassischen W-Fragen, bezogen auf die jeweiligen Organsysteme. Die psychosoziale Verfassung ist ebenfalls zu berücksichtigen, genauso wie die Suche nach auslösenden und perpetuierenden Faktoren.

3.9.3.5.2 Inspektion

Durch die Inspektion (➤ 2.1.3) lässt sich ein Gesamteindruck des Patienten gewinnen. Wie ist seine Haltung, sein Bewegungsverhalten, gibt es auffällige Asymmetrien? Im Speziellen kann auch der Schädel auf Besonderheiten und Abweichungen inspiziert werden. Insbesondere beim Gesichtsschädel lassen sich diese schnell identifizieren (Höhe der Augen, Ohren, Jochbeine, Position des Kinns usw.). Hierbei ist zu beachten, dass die Form des Schädels ein breites Maß an physiologischen Variationen aufweist. Auffälligkeiten müssen nicht pathologisch sein.

3.9.3.5.3 Palpation

In der kraniosakralen Therapie wird der Palpation (➤ 2.1.4.1) bei Weitem der größte Wert beigemessen (Magoun 1976). Das zentrale Element des PRM lässt sich bisher nur durch Palpation messen, analysieren und beurteilen. Upledger (2004) vertritt die Ansicht, den Patienten erst mittels Palpation zu untersuchen und dann zu befragen. Dadurch soll verhindert werden, dass der Th. nur das finden will, was er aus der Anamnese erfahren hat.
Palpation bedeutet nicht nur, Gewebe zu berühren, sondern vielmehr die erfassten Körperstrukturen zu bewerten und vor dem inneren Auge zu visualisieren. Wichtig ist auch die innere und äußere Haltung des Th. Dieser sollte sich auf den Patienten einlassen können, aufnahmefähig und mit sich im Einklang sein. Eine entspannte, aufrechte Haltung des Th. ist förderlich.

■ Praxis der Palpation

Die Pulsation des PRM (➤ 3.9.3.2.1) ist wie eine sehr subtile Ausdehnung und Kontraktion zu spüren. Aus diesem Grund sollte die Berührung sehr sanft und ohne zusätzlichen Druck erfolgen. Es ist sinnvoll, sich vorbereitend auf die Rhythmen des Herzschlags und der Lungenatmung zu konzentrieren, denn auch diese sind am Schädel zu spüren. Nach einiger Zeit versucht man, diese wieder auszublenden, und öffnet sich für weitere Empfindungen, die den Händen entgegenkommen. Was so einfach klingt, gestaltet sich in der Praxis jedoch teilweise schwierig: Einige Th. spüren den PRM bereits nach sehr kurzer Zeit, andere benötigen mehrere Jahre. Es gibt eine Vielzahl an Faktoren, die die Wahrnehmung des PRM stören können. Neben äußeren Störfaktoren spielt auch hier v. a. die innere Haltung eine große Rolle. Hierzu wird auf den Abschnitt „Theorie zur inneren Haltung des Therapeuten" (s. u.) sowie auf verschiedene Lehrwerke verwiesen (Liem 2010, Magoun 1976, Upledger u. Vredefoord 2009).
Praktisch bestehen die unterschiedlichsten Möglichkeiten, dem PRM zu folgen:

- **Schädeldachhaltung nach Sutherland:** Bei dieser Art der Palpation kann man den Schädel als Ganzes wahrnehmen und gleichzeitig den detaillierten Bewegungen einzelner Knochen folgen. Die Zeigefinger berühren das Os sphenoidale, die Mittel- und Ringfinger das Os temporale, die Kleinfinger das Os occipitale. Die Daumen können als Fixpunkte dienen oder das Os frontale palpieren. Beurteilt wird die Amplitude, Stärke, Frequenz des PRM sowie das Verhalten der einzelnen Knochen während der Inspiration und Exspiration.
- **Palpation am Stirnbein:** Die Finger beider Hände liegen flächig auf dem Os frontale und beurteilen dessen Bewegung (➤ Abb. 3.9.4).
- **Palpation am Hinterhaupt und Stirnbein:** Eine Hand befindet sich unter dem Occiput, ohne dieses einzuengen, während die andere sanft auf das Os frontale gelegt wird. Dadurch lässt sich erfassen, wie sich beide Knochen während Inspiration und Exspiration verhalten (➤ Abb. 3.9.5).

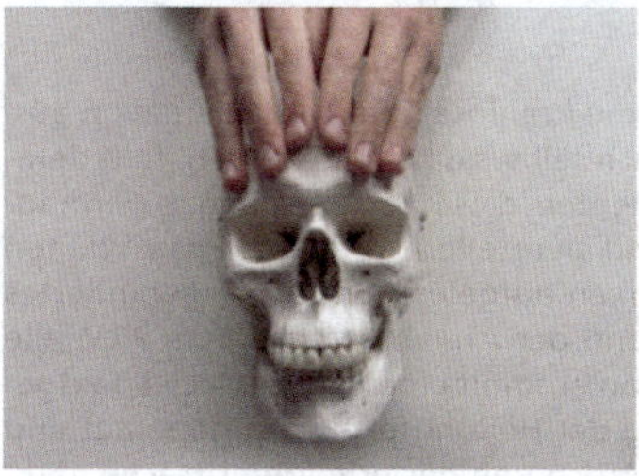

Abb. 3.9.4 Palpation am Stirnbein zur Wahrnehmung des PRM. Die Finger beider Hände werden flächig auf dem Os frontale platziert, ohne zusätzlichen Druck auszuüben.

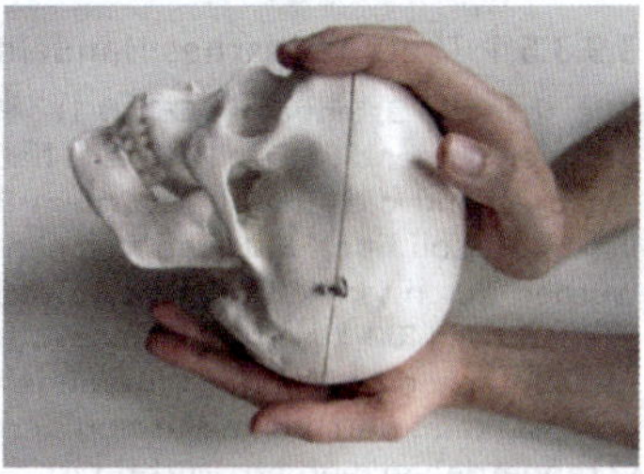

Abb. 3.9.5 Palpation am Hinterhaupt und Stirnbein zur Wahrnehmung des PRM. Die Hände liegen sich gegenüber auf dem Os frontale und Os occipitale.

- **Palpation am Rest des Körpers:** Der PRM kann am ganzen Körper wahrgenommen werden. Sinnvolle Stationen sind die Füße, Oberschenkel, das Becken und die Schultern. Dabei wird immer im Seitenvergleich palpiert, um etwaige Abweichungen beurteilen zu können.

Theorie zur inneren Haltung des Therapeuten (Liem 2010)

- **Kontaktaufnahme:** Dies geschieht sanft, indem die Finger oder Hände an den zu palpierenden Bereich gelegt werden. Dabei werden schnelle und unachtsame Bewegungen vermieden.
- **Fokussierung der Aufmerksamkeit:** Der Th. lenkt seine Aufmerksamkeit weg von seiner eigenen Frontalregion in den Brustbereich. Dies soll vermeiden, dass sich der Th. dem Patienten „verkopft" und mit zu viel Absicht nähert.
- **Wahrnehmung und Wahrnehmungsverstärkung:** Unter den Händen befinden sich die verschiedensten Strukturen, die unterschiedliche Qualitäten und Bewegungen zeigen. Am Kopf ist es möglich, Bewegungen der Extremitäten, die Lungenatmung und – mit zunehmender Wahrnehmungsschulung – den PRM zu spüren. Der Th. kann diese einzelnen Phänomene wahrnehmen und das Empfinden verstärken.
- **Visualisierung der Struktur:** Durch präzise anatomische Kenntnisse visualisiert der Th. die identifizierten Strukturen und erlangt dadurch ein detailliertes Bild vor seinem inneren Auge.
- **Interpretation des Wahrgenommenen:** Die bisher erlangten Kenntnisse werden erst jetzt analysiert und interpretiert (mit dem Normalzustand verglichen).

Beurteilung der Palpation

In dem palpierten Bereich wird der PRM auf seine Symmetrie (rechts-links, kranial-kaudal), Amplitude, Frequenz und das Endgefühl untersucht. Das Endgefühl bezeichnet das Auslaufen der Inspirations- und Exspirationsphase. Dies kann sanft (gummiartig) ineinander übergehen oder hart (knöchern) stoppen. Bei den darunter befindlichen anatomischen Strukturen wird darauf geachtet, ob ein natürliches Disengagement (voneinander lösen) und/oder eine natürliche Kompression möglich ist. Die Benennung von Dysfunktionen erfolgt anhand der freien Bewegungsrichtung. Bsp.: Bewegt sich ein Os temporale in Außenrotation, aber nicht in Innenrotation, so wird es als Dysfunktion in Außenrotation benannt.

Bei den Schädelknochen wird die feine Beweglichkeit (bzw. eher die Compliance in Form einer Reaktion auf Bewegungsimpulse) getestet. Dafür gibt der Th. einen leichten Impuls in die zu testende Richtung und beurteilt das Anfangs- und Endgefühl, die Qualität und das Ausmaß der „Bewegung".

3.9.3.6 Behandlungsmethoden

3.9.3.6.1 Therapeutisches Handeln

Wie auch die Osteopathie (➤ 3.9.1) geht die kraniosakrale Therapie davon aus, dass der Körper das volle Potenzial hat, sich selbst zu heilen. Dem Th. fällt dementsprechend die Aufgabe zu, dem Patienten diese Selbstheilung zu ermöglichen. Er soll den PRM wahrnehmen und beurteilen. Spürbare Restriktionen werden durch sanfte Mobilisationstechniken aufgelöst, um ein ungehindertes Fließen des PRM zu ermöglichen. Aufgrund der Annahme, dass dem PRM alle metabolischen Funktionen unterliegen und er somit eine Art „zentraler Taktgeber" ist, kann durch eine Harmonisierung der Heilungsprozess unterstützt und vorangetrieben werden. Wichtig ist das Aufspüren der primären Ursache, d. h. einer ursprünglichen Läsion, die alle weiteren Symptome in einer Folgekette ausgelöst hat und unterhält.

> Generell werden die Mobilisationstechniken nur mit sehr wenig Druck ausgeübt. Als Richtlinie können Impulse von 5–20 g angesehen werden (Upledger 2004). Zum Vergleich: Eine 20 Cent-Münze wiegt ca. 6 Gramm.

Die kraniosakrale Therapie kann als zusätzliche und bisweilen auch als primäre Behandlung eingesetzt werden.
Die **Integration in die PT-Praxis** stellt jedoch eine Herausforderung dar. Kraniosakrale Therapie ist kein Bestandteil des Heilmittelkatalogs. Th. und Patient benötigen Zeit und Ruhe. Zudem sind die kaum spürbaren Mobilisationstechniken nicht immer das, was sich der Patient unter einer PT-Behandlung vorstellt.

3.9.3.6.2 Balanced Tension

Das Prinzip der „Balanced Tension" findet sich in der gesamten Osteopathie. In Form der **Balanced Ligamentous Tension** oder auch **Balanced Membranous Tension,** wird z. B. ein Schädelknochen durch Palpation in eine Position gebracht, in der ein maximaler Spannungsausgleich stattfindet. Dies beschreibt einen Zustand von größtmöglicher Neutralität, bei dem äußere Stressfaktoren möglichst gering sind. In dieser Position gehalten, ist es die Aufgabe des Gewebes, durch den zyklischen Wechsel von Inspiration und Exspiration die Dysfunktion zu beheben und ein physiologisches Gleichgewicht wiederherzustellen. Ein Gefühl von Wärme oder volumetrischer Ausdehnung der Struktur zeigt einen therapeutischen Erfolg an.
Zur Umsetzung der Balanced Tension stehen dem Th. verschiedene Möglichkeiten zur Verfügung (Liem 2010, Mitha 2010):

- **Direkte Technik:** Hierbei wird direkter Druck in die Richtung der Blockade ausgeübt.
- **Übertreibung:** Es wird ein Impuls in die freie Bewegungsrichtung, in der weniger Spannung auftritt, gesetzt. Hierbei wird allerdings über den neutralen Zustand eines „Point of Balance" hinausgegangen.
- **Disengagement:** Die Gelenkflächen werden unter leichte Traktion gebracht, um eine Grundspannung auf die Membranen zu bringen.
- **Kompression:** Die Dysfunktion wird verstärkt, indem die Suturen sanft komprimiert werden.

3.9.3.7 Techniken

Sofern nicht anders erwähnt, befindet sich der Patient in RL. Sämtlicher Kontakt sollte sanft und großflächig erfolgen. Außerdem ist auf eine exakte Positionierung der Finger zu achten, damit keine Suturen blockiert werden, die eigentlich gelöst werden sollen. Die hier beschriebenen Techniken sind an das von Upledger und Vreedevoogd (2009) beschriebene 10-Schritte-Protokoll angelehnt.

3.9.3.7.1 Ruhepunkt setzen mittels CV4-Technik

Die Induktion eines Ruhepunktes bedeutet, den PRM kurzfristig zu stoppen, um den Flüssigkeitsaustausch im gesamten Organismus zu verbessern. Dies geschieht über eine leichte Erhöhung des intrakraniellen Drucks, indem mit beiden Daumenballen eine Kompression des vierten Ventrikels (sog. CV4-Technik) herbeigeführt wird. Der Effekt der CV4-Technik ist häufig in Studien untersucht worden und reduziert nachweislich Schlafstörungen bei MS-Patienten und Spannungskopfschmerz (➤ 3.9.3.10).
Ausführung: Die Hände werden mit den Handflächen nach oben ineinandergelegt. Die Daumenballen berühren beidseits die Kondylen des Os occipitale. Es ist darauf zu achten, dass die Sutura occipitomastoidea dabei nicht komprimiert wird. Die Daumen verstärken die Verschmälerung des Os occipitale während der Exspirationsbewegung über mehrere Zyklen. Dies wird solange weitergeführt, bis der PRM für einige Sekunden bis Minuten aussetzt (Ruhe- oder Still-

punkt). Anschließend werden die neu auftretenden Bewegungen in Inspiration wieder zugelassen und beurteilt.

3.9.3.7.2 Lösen transversaler Diaphragmen

Transversale Diaphragmen spielen eine wichtige Rolle in der kraniosakralen Therapie. Ihnen werden Stabilisations-, Schutz-, Stoßdämpferfunktionen zugeschrieben. Besonders die myofaszialen Diaphragmen haben auch noch Stoffwechselfunktionen und sind durch ihre faszialen Komponenten wichtig für das Lymph- und Immunsystem. Die wichtigsten transversalen Myofaszienschichten sind der Beckenboden, das Zwerchfell und der zervikothorakale Übergang inklusive Rippen (s. u.). Weiterhin gehören zu den transversalen Ebenen die Plantaraponeurose, die Knie, das Atlantookzipitalgelenk sowie die intrakranialen Membranen von Tentorium cerebelli und Diaphragma sellae.
Das therapeutische Lösen des Beckenbodens, des Zwerchfells und des zervikothorakalen Übergangs wird anhand der **Unwinding-Methode** erläutert: Bei dieser Technik werden die Hände des Th. ventral und dorsal der jeweiligen Strukturen mittig auf dem Patienten platziert. Die Hände nehmen Kontakt zum Gewebe auf und üben sanften Druck aus. Der Th. achtet auf Bewegungsimpulse des Diaphragmas und folgt diesen, bis eine Grenze zu spüren ist. Diese Position wird gehalten, bis sich die Spannung auflöst.
Beckenboden: Der Th. platziert eine Hand unter dem Sakrum des Patienten, die andere Hand liegt auf dem Unterbauch, wobei die Handkante das Os pubis berührt. Die obere Hand übt leichten Druck nach posterior aus, Ausführung der Unwinding-Technik (s. o.).
Zwerchfell: Die untere Hand befindet sich quer unter dem lumbothorakalen Übergang, während die andere Hand auf dem epigastrischen Winkel platziert wird, Ausführung der Unwinding-Technik (s. o.).
Zervikothorakaler Übergang und Apertura thoracis superior: Die untere Hand befindet sich quer unter dem zervikothorakalen Übergang, während die obere Hand auf dem oberen Brustkorb (Manubrium sterni, Rippenknorpel, Schlüsselbeine) platziert wird, Ausführung der Unwinding-Technik (s. o.).

3.9.3.7.3 Behandlung einzelner Schädelknochen – Entspannung intrakranieller Duren

Die Falx cerebri verläuft intrakraniell in der Sagittalebene von der Crista galli bis hin zur Protuberantia occipitalis interna. Das horizontal verlaufende Tentorium cerebelli ist an der Crista occipitalis sowie am Foramen magnum aufgehängt. Mit den folgenden Techniken werden die Spannungen des Duralsystems über deren Aufhängungen an den Schädelknochen behandelt. Indem auf bestimmte Strukturen Druck oder Zug ausgeübt wird, gelingt eine Annäherung bzw. Dehnung der Duren.

■ Os frontale abheben/spreizen

Mittel- und Zeigefinger beider Hände ruhen seitlich der Mittellinie auf dem Os frontale. Ring- und Kleinfinger werden beidseitig an den Processus zygomaticus gelegt.
Die Hände des Th. folgen den Bewegungen des PRM. Um das Os frontale abzuheben, üben Ring- und Kleinfinger erst Druck nach medial aus und heben es dann leicht nach anterior ab. Während der Inspiration folgen die Hände den Bewegungen des Os frontale. Das darauf folgende Abheben dehnt die Falx cerebri sagittal und entspannt das Tentorium cerebelli. Nach den Prinzipien der Balanced Tension (➤ 3.9.3.6.2) werden erst alle Bewegungen des Os frontale zugelassen und abschließend der „Point of Balance" gesucht. Bevor die Hände vom Knochen gelöst werden, sollte man dem PRM zwei bis drei Zyklen passiv folgen. Das am Os frontale beschriebene Prozedere der Kompression, gefolgt von Lift und Balanced Tension wird bei den folgenden Knochen entsprechend wiederholt.

■ **Os parietale abheben/spreizen**
Die Daumen sind überkreuzt und liegen seitlich der Sutura coronalis auf dem Os parietale, während die restlichen Finger das Os parietale nahe des Übergangs zum Os temporale berühren. Um die Ossa parietale zu spreizen, geben beide Daumen Druck nach außen-unten (> Abb. 3.9.6).
Zur Abhebetechnik wird der Daumenkontakt gelöst, während die restlichen Finger das Os parietale nach kranial abheben.

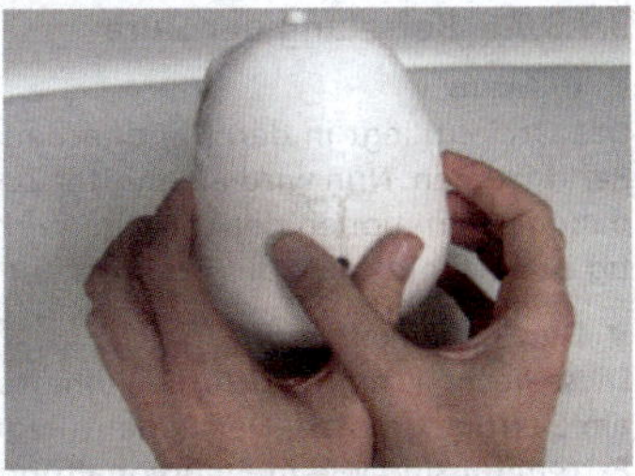

Abb. 3.9.6 Handposition zum Spreizen des Os parietale.

■ **Sphenobasilare Kompression/ Dekompression**
Beide Daumen werden direkt auf den Keilbeinflügeln, hinter dem seitlichen Augenrand positioniert. Zur Kompression üben die Daumen einen Zug nach posterior aus, zur Dekompression dementsprechend nach anterior.

■ **Os temporale Innenrotation**
Beide Daumenballen liegen den Processus mastoidea an und üben Druck nach medial und posterior aus (> Abb. 3.9.7). Hierbei wird das Tentorium cerebelli angenähert und so entspannt.

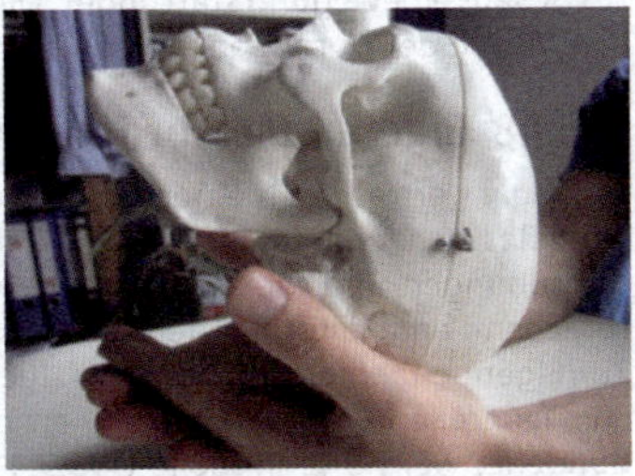

Abb. 3.9.7 Innenrotation der Ossa temporalia.

■ **Ohrzug**
Beide Daumen liegen am äußeren Gehörgang, Zeige- und Mittelfinger fassen das Ohr von hinten. Jetzt wird ein vorsichtiger Zug nach lateral-posterior-kranial ausgeübt.

3.9.3.7.4 Befreiung des Sakrums

Die distale Hand befindet sich unter dem Sakrum, die Finger zeigen nach kranial. Der Unterarm der proximalen Hand wird quer über das Becken gelegt, das jeweils die Hand und die Innenseite des Unterarms beide SIAS berühren (> Abb. 3.9.8). Die SIAS werden nun auf beiden Seiten nach medial gedrückt, während die untere Hand den Bewegungen des Sakrums folgt.

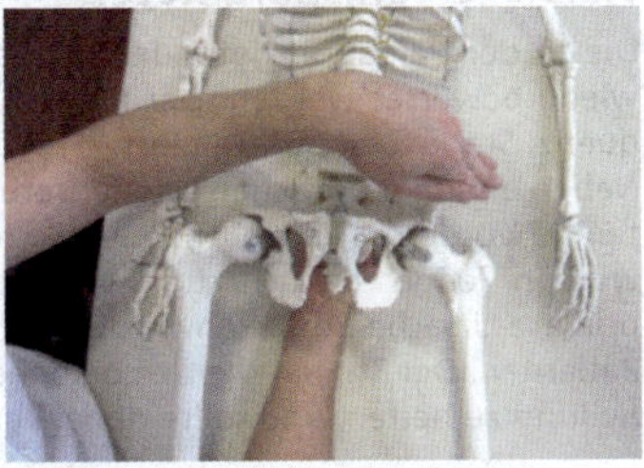

Abb. 3.9.8 Lagerung des Patienten und Handhaltung zur Befreiung des Sakrums.

3.9.3.7.5 Occiput-Atlas-Release

Die Handflächen werden beidseitig unter das Occiput gelegt. Ring-, Zeige- und Mittelfinger sind rechtwinklig aufgestellt und palpieren die subokzipitale Muskulatur und den darunter befindlichen Atlasbogen. Es wird kein zusätzlicher Druck ausgeübt, die Schwerkraft des Kopfes reicht aus, um einen Release herbeizuführen. Anschließend können Occiput und Atlas noch etwas weiter voneinander getrennt werden, indem die Zeigefinger C2 fixieren, die Mittelfinger auf dem Atlas bleiben und Ring- und Kleinfinger das Occiput leicht nach kranial ziehen.

3.9.3.7.6 Befreiung der Dura

■ **Durazug**

Das Occiput liegt in den Handflächen des Th., wobei die Finger den untersten Rand fixieren. Nun wird ein sanfter Zug nach kranial ausgeübt. Der Th. versucht dabei, Restriktionen der Dura im Wirbelkanal zu erspüren und zu lösen. Wichtig ist auch hier, dass die Zugkraft nur minimal angesetzt wird.

■ **Dura-Schaukel**

Diese Technik macht sich die Anheftung der Dura am Foramen magnum und am Sakrum zunutze. Der Patient liegt auf der Seite, der Kopf und die untere Extremität sind wie in Embryohaltung angebeugt. Der Th. sitzt hinter dem Patienten, eine Hand am Kopf, die andere am Sakrum. Nun wird von beiden Seiten Zug ausgeübt, bis eine Entspannung wahrzunehmen ist. Anschließend folgt man mit beiden Händen synchron dem PRM an Kopf und Sakrum, sodass eine Art Schaukelbewegung stattfindet. Die Technik ist beendet, wenn kein weiteres Nachlassen der Duralspannung zu merken ist.

3.9.3.8 Eigenübungsprogramm

Upledger vertrat die Meinung, dass Patienten (sowie u. U. deren Eltern) zu einer Selbstbehandlung angeleitet werden sollten. Diese können einfache Palpationsübungen und Mobilisationstechniken selbst ausführen, nachdem sie entsprechend angeleitet wurden (Landeweer 2010).
Zur Eigenbehandlung mit der CV4-Technik (➤ 3.9.3.7.1) bei Schlaflosigkeit oder zur generellen Entspannung eignen sich zwei in einen Strumpf zusammengebundene, weiche Tennisbälle (➤ 3.9.4.6). Diese werden unter das Os occipitale ungefähr auf Höhe der Ohröffnung platziert und für 15–20 Minuten dort belassen. Das ganze Gewicht des Schädels soll auf den beiden Bällen ruhen.

3.9.3.9 Erfolgsparameter

Die in der Palpation gefundenen Restriktionen sollten nach der Behandlung wiederbewertet werden. Der PRM wird nach den Maßstäben Symmetrie, Frequenz, Stärke usw. re-evaluiert.
Neben der palpatorischen Wiederbefundung steht die Symptomatik des Patienten im Vordergrund. Sollten die Beschwerden durch die Behandlung gelindert werden, jedoch danach zügig wieder auftauchen, ist mit Sicherheit nicht die primäre Ursache der Beschwerden gefunden worden. Ziel ist die Genesung des Patienten. Der Th. hat die bescheidene Aufgabe, dem Patienten bei der Selbstheilung zu helfen, und sollte dabei keineswegs zu invasiv vorgehen.

3.9.3.10 Evidenz-/Bewertungslage

Um größtmögliche Aktualität in der Print- und Online-Version zu gewährleisten, steht ein Überblick aktueller Studien zur Validität und Wirksamkeit der Kraniosakralen Therapie bei Erwachsenen im Online-Zusatzmaterial zur Verfügung (➤ QR-Code).

Evidenzangaben

Literatur

3.9.4 Kraniosakrale Therapie bei Säuglingen und (Klein-)Kindern bis zum 6. Lebensjahr

Claudia von Gilardi

Die kraniosakrale Therapie bei Säuglingen und (Klein-)Kindern ist eine sehr weiche und einfühlsame Therapie, die auf den Ergebnissen von Sutherlands Experimenten in den 1930er-Jahren (➤ 3.9.3.1) beruht. Kernpunkt war die Idee eines **primär respiratorischen Mechanismus (PRM),** ein zyklisches Ausdehnen und Zusammenziehen des Schädels.

Cave

Die in diesem Kapitel dargestellten Techniken sollten nur von Th. ausgeführt werden, die die entsprechenden Fort- und Weiterbildungen sowie Erfahrungen haben.

3.9.4.1 Wirkprinzip

Der Th. ertastet und beeinflusst v. a. den **PRM** (➤ 3.9.3.2.1) **und Gewebespannungen.** Ziel ist die Entspannung folgender Strukturen:

- Extradurale Faszien (d. h. transversale Restriktionen/Körperquerstrukturen, z. B. Beckenboden, Diaphragma, zervikothorakaler Einlass),
- intrakranielle Duren (➤ 3.9.3.7.3):
  - Falx cerebri,
  - Tentorium cerebelli,
- Gesichtsschädel.

3.9.4.2 Indikationen

Mit der Geburt assoziierte Indikationen

- Geburt als solche bei Vorliegen entsprechender Befunde,
- Geburtstrauma (z. B. durch eine Saugglocke),
- Trauma am Schädel/HWS,
- Einsatz des Kristeller-Handgriffs unter der Geburt (Verfahren zur Verstärkung des Drucks auf proximale Körperanteile des Ungeborenen, um die Geburt voranzutreiben).

Spezielle Indikationen

In ➤ Tab. 3.9.6 sind spezielle Indikationen mit Ursachen und Behandlungsansätzen aufgeführt.

Tab. 3.9.6 Spezielle Indikationen für die kraniosakrale Therapie bei Säuglingen und (Klein-) Kindern bis zum 6. Lebensjahr (Beispiele).

Indikation	Mögliche Ursache	Behandlungsansatz
Atemprobleme/ wiederkehrende Infektionen	Verschiebung des zervikothorakalen Einlasses und des Occiputs	Lösen des zervikothorakalen Einlasses und des Occiputs
Autismus	nicht ausreichend erforscht	Erleichterung durch Behandlung der Ossa temporalia
Ermüdungsschielen	Spannung an der Fissura orbitalis superior	Lösen der Spannungen im Schädel (ggf. spezifisch an der Fissur)
fehlende/unvollständige Reflexe	Einengung des Foramen magnum	Lösen der Kopfgelenke
Hyperaktivität	Kompression einer/beider Kondylen	Dekompression bzw. Ausgleich

Indikation	Mögliche Ursache	Behandlungsansatz
Hyperaktivität in Kombination mit Lernschwierigkeiten	Verschlebung des Atlas-Occiput-Übergangs, der Ossa temporalia oder des Iliosakralgelenks	Lösen der entsprechenden Gelenkfehlstellung/-en
Kaiserschnitt	Veränderte biochemische und strukturell-funktionale Prozesse analog der Spontangeburt	Nachvollziehen der Kompression auf den Kopf während der Geburt und der Drehungen durch den Geburtskanal
Kopfgelenk-induzierte Symmetriestörung (sog. KISS-Syndrom)	Kaiserschnitt, Geburtskomplikationen, zu enger Geburtskanal	Lösen der Kopfgelenke
schlechter Saugreflex	Einengung des Canalis nervi hypoglossi/N. hypoglossus, Verschiebung des Pflugscharbeins (Vomer)	Rhythmisieren des Gesichtsschädels
Schiefhals	kraniale/spinale Wurzeln des N. accessorius	Dekompression der Kondylen, des C0/C1
Spasmus	Kompression auf das Foramen magnum	Dekompression
Sichelfuß	Kompression auf das Foramen magnum (Spinalwurzeln des N. accessorius)	Dekompression
sichtbare Schädeldeformitäten	Geburtskomplikationen, z. B. Saugglockengeburten, lange Geburten	Rhythmisieren des PRM und dadurch Ausgleich der Schädelnähte
„Spuckkinder"	Problematiken am Foramen jugulare (Irritation des N. vagus) oder Einengung des Magendurchtritts durch das Zwerchfell	Lösen der eingeschränkten Körperquerstruktur
verspätetes Sprechen	kraniale/spinale Wurzeln des N. accessorius	Dekompression der Kondylen
wiederkehrende Mittelohrentzündungen	eustachische Röhre	Erleichterung durch Behandlung der Ossa temporalia

3.9.4.3 Kontraindikationen

- Unklare Gesundheitslage des Säuglings/Kindes (ggf. ist eine ärztliche Konsultation notwendig),
- offene oder schwere Kopfverletzungen/Schädelfrakturen,
- akute Meningitis,
- schwere Kindererkrankungen (z. B. Epiglottitis),
- Hirntumoren.

Relative Kontraindikation

- Epilepsie.

3.9.4.4 Untersuchungsalgorithmus

Jede Behandlung beginnt mit:

1. Anamnese (➤ 2.1.2) mit Augenmerk auf Verhaltensauffälligkeiten des Säuglings/Kindes, Geburtskomplikationen und Schädeldeformitäten in der Inspektion (➤ 2.1.3),

2. Test frühkindlicher Reflexe (z. B. asymmetrischer tonischer Nackenreflex, ATNR) (➤ 12.1.2), ggf. Auslösen des Reflexes,
3. Palpation des PRM (➤ 3.9.3.5.3).

3.9.4.5 Behandlungsgrundsätze und -aufbau

Cave

Bei der Behandlung von Säuglingen und (Klein-)Kindern bis 6 Jahre werden Variationen der kraniosakralen Therapie eingesetzt. Basis ist das von Upledger und Vredevoogd beschriebene 10-Schritte-Protokoll (➤ 3.9.3.7). Dabei werden allerdings einige Umkehrungen und Griffmodulationen genutzt, um der geringeren Körpergröße und Sensibilität der Patienten gerecht zu werden.
Bis zum 6. Lebensjahr erfolgt ausschließlich eine direkte Behandlung in die Einschränkung hinein und stets in Form der Dekompression (also ein direktes Aufheben der Spannung).
Insbesondere beim Säugling ist die Occiput-Atlas-Region sehr empfindlich. Der Haltetonus fehlt. Der Aufbau von „Druck" durch eine Kompression muss vermieden werden, bis zum 6. Lebensjahr sind daher Occiput-Atlas-Release (➤ 3.9.3.7.5), CV4-Technik (➤ 3.9.3.7.1) und Behandlung des Os zygomatikum kontraindiziert.

■ **Möglicher Behandlungsaufbau**

Vorbereitung:
Nach der Befundung folgt der Übergang in ein abgeändertes 10-Schritte-Protokoll nach Upledger und Vredevoogd (➤ 3.9.3.7).
Der Säugling wird – abhängig von seiner Agilität – in BL auf dem Bauch von Mutter/Vater gelagert. Es empfiehlt sich, auch bei Änderung der ASTE den Körperkontakt zwischen Säugling und Mutter/Vater nicht zu unterbrechen, um dem zu behandelnden Kind möglichst viel Ruhe und Sicherheit zu geben. Wenn möglich sollte zeitnah nach dem Stillen behandelt werden, da Säuglinge dann häufig einschlafen und die Behandlung innerhalb der Schlafphase durchgeführt werden kann.
Kleinkinder werden – je nach Aufgeschlossenheit des Kindes – ebenfalls in Körpernähe von Mutter/Vater behandelt.

Durchführung:
1. Der Th. fühlt sich in den PRM des Säuglings ein und untersucht ihn hinsichtlich Ablauf, Qualität und Amplitude am Kopf (➤ 3.9.4.4). Flexion/Extension des Os frontale/Occiput und der Ossa parietale; Parameter:
   - Bewegen sich beide Anteile gleichweit,
   - gleichstark,
   - gleichmäßig?
2. Bei Bedarf und Hinweisen auf eine Restriktion können distale Körperanteile (Schultern, Becken und Beine) zum Vergleich herangezogen werden. Dort wird dann ebenfalls der PRM auf o. g. Parameter untersucht.
3. Der gefühlte PRM kann bereits nach der Palpation (➤ 3.9.3.5.3) begleitet und bei Befund ausgeglichen werden.
4. Abheben des Os frontale und Os sphenoidale (**Cave:** Nicht die Augen bedecken), Dekompression der Ossa parietale.
5. Untersuchung der Bewegung von Vomer und Os zygomaticum, dabei erfolgen die Überprüfung des Saugreflexes und die Rhythmisierung der Schädelbasis.
6. Lösen von C0/C1.
7. Überprüfung des Sakrums:
   - Mobilisation des Duralschlauchs,
   - bei Bedarf Unwinding-Methode (➤ 3.9.3.7.2).

8. **Palpation der unteren Extremität** auf einen rhythmischen Ablauf des PRM und Öffnen der Körperquerstrukturen/transversalen Restriktionen von distal nach kranial:
   - Untere Extremität, Becken, lumbothorakaler Rippenbogen, Schlüsselbeine, Schultern, zervikothorakaler Einlass,
   - v. a. im Zwerchfelldurchtritt können zusätzliche Spannungen auftreten, die mit einer Verengung der Speiseröhre einhergehen können. Eine Entspannung in diesem Bereich kann dem Baby somit u. U. die Nahrungsaufnahme erleichtern.

3.9.4.6 Hilfsmittel

Bei älteren Kindern (ab dem 6. Lebensjahr) kann genau wie bei Erwachsenen ein sog. Stillpoint-Inducer genutzt werden. Dieser kann auch aus zwei gebrauchten (also weichen) Tennisbällen und Socken selber hergestellt werden: Die Tennisbälle werden im ersten Socken bis in den „Fuß" eng aneinander geschoben, der Socken wird fest verknotet. Der zweite Socken wird entgegengesetzt darüber gezogen und ebenfalls fest verknotet. Die Bälle dürfen sich nicht bewegen können. Jetzt legt man sich auf einer harte Unterlage mit der kranialen Basis auf die Bälle. Durch die Kompression des 4. Ventrikels entstehen eine Tiefenentspannung und häufig das Gefühl einer größeren Harmonie von Körper, Geist und Seele. Sollte der Druck bei sehr verspannter Nackenmuskulatur zu unangenehm sein, kann der Nacken z. B. mit einem warmen Körnerkissen unterlagert werden.

3.9.4.7 Eigenübungsprogramm

Eltern können entsprechende Techniken erlernen, z. B. einen Stillpoint (Ruhepunkt, Unterbrechung des PRM ➤ 3.9.3.7.1) selber zu setzen. Am Einfachsten ist ein Stillpoint an der kranialen Basis über das Komprimieren des 4. Ventrikels (CV4 ➤ 3.9.4.6), am Sakrum, an den Beckenkämmen und den Füßen zu setzen. Der Th. leitet dabei in der Praxis das erste Mal an und kontrolliert dann die erlernte Technik. Der Th. muss berücksichtigen, dass durch die i. d. R. fehlende professionelle Distanz der Eltern die Eigenübung eher schwer umsetzbar ist.

3.9.4.8 Erfolgsparameter

Es gibt keine in RCTs belegten Erfolgsparameter für die kraniosakrale Therapie. Allerdings existieren subjektive Einschätzungen der Eltern und ggf. des behandelten Kindes. Eltern erkennen Erfolge leichter, wenn ihnen bewusst ist, dass ihr Kind in seiner Entwicklung eingeschränkt ist. Viel hängt auch davon ab, wie Eltern seitens ihres Kinderarztes aufgeklärt worden sind und ob sie bereits Erfahrungen mit der Therapie haben oder Erfahrungsberichte kennen.

3.9.4.9 Evidenz-/Bewertungslage

Um größtmögliche Aktualität in der Print- und Online-Version zu gewährleisten, stehen Informationen zu aktuell vorliegenden Studien im Online-Zusatzmaterial (➤ QR-Code) zur Verfügung.

Evidenzangaben

Literatur und weiterführende Literatur

3.9.5 Muskel-Energie-Techniken

Klaas Stechmann

Bei den Muskel-Energie-Techniken (engl. Muscle Energy Techniques, MET) handelt es sich um einen ursprünglich osteopathischen Behandlungsansatz. Der Patient führt Muskelspannungen gegen einen präzisen Widerstand des Th. aus, um muskuloskelettale Funktionsstörungen zu behandeln und Schmerzen zu reduzieren.

3.9.5.1 Geschichte

- Als Begründer der MET wird Fred L. Mitchell sen. (1909–1974; Osteopath, USA) angesehen. Er entwickelte MET nicht als eine Ansammlung von Techniken, sondern als ein strukturiertes Modell, das Dysfunktionen aus einem festgelegten Blickwinkel definiert und auch behandelt. Mitchell sen. gab sein Therapiekonzept an seinen Sohn F. L. Mitchell jr. und andere Osteopathen der zweiten Generation weiter, die es zunehmend weiterentwickelten.
- Wie bei vielen anderen innovativen Ideen, begegnete die osteopathische Gemeinde den MET mit Skepsis. Das erste Handbuch von Mitchell jr. erschien 1979, woraufhin osteopathische Ausbildungsstätten in den 1980er-Jahren zunehmend MET in die Ausbildung integrierten.
- Daneben prägte Karel Lewit in Europa den Begriff der postisometrischen Relaxation (PIR ➤ 3.9.5.7.2) (Lewit 2006), welche sehr ähnliche Prinzipien aufweist, sich aber unabhängig vom osteopathischen Ansatz der MET entwickelte.
- Auch einzelne Techniken der Propriozeptiven Neuromuskulären Fazilitation (PNF ➤ 3.7.3) ähneln den MET.
- In Deutschland sind MET sehr weit verbreitet, da sie im Rahmen der PT-Grundausbildung, der Manuellen Therapie und Osteopathie gelehrt und eingesetzt werden.

3.9.5.2 Wirkprinzip

Bei den MET wird die bewusst und kontrolliert eingesetzte Muskelkraft genutzt, um:

- Gelenke zu mobilisieren,
- hypertone Muskeln zu detonisieren,
- Muskeln und Faszien zu dehnen,
- die lokale Durchblutung zu fördern,
- die neuromuskuläre Koordination auszugleichen,
- den venösen und lymphatischen Rückfluss zu fördern,
- geschwächte Muskeln zu kräftigen.

Wie bei den meisten manuellen Therapiemethoden sind die physiologischen Wirkprinzipien noch unklar. Als Erklärungsversuche wurden verkürzte segmentale Muskeln, Veränderungen im Bindegewebe („Creep-Effekt"), postisometrische Relaxation, verbesserte motorische Kontrolle, erhöhter Austausch der Synovialflüssigkeit oder zentrale Schmerzhemmung herangezogen (Fryer 2000). Aktuelle Untersuchungen legen nahe, dass Prozesse sowohl im zentralen als auch im peripheren Nervensystem einen Einfluss haben. Dabei wird vermutet, dass das System der absteigenden Hemmung ebenso eine Rolle spielt wie die lokale Drainage von Entzündungsmediatoren (Fryer u. Fossum 2010). Nach der Anwendung der MET konnte eine reduzierte Erregbarkeit von Motoneuronen im Kortex und auf spinaler Ebene nachgewiesen werden (Fryer u. Pearce 2013).

3.9.5.3 Indikationen

Heute werden MET am ganzen Körper angewendet, Mitchell sen. beschränkte sich allerdings in seiner Anfangsphase auf das Becken und die Region des Iliosakralgelenks (ISG). Viele klassische Lehrbücher stellen auch die WS in den Vordergrund (Chaitow 2008, Mitchell u. Mitchell 2004a, 2004b, 2005). Die Auswahl und Anwendung der MET basiert jedoch immer auf einer gründlichen Untersuchung (➤ 3.9.5.5).

■ **Spezielle Indikationen**

MET werden typischerweise bei folgenden Befunden eingesetzt (Greenman 2012, Mitchell u. Mitchell 2004a):

- Dysfunktional erscheinende Segmente,
- auffällige Druckschmerzhaftigkeit,
- eingeschränkte passive Beweglichkeit,
- anormale Gewebebeschaffenheit.

In der Literatur finden sich jedoch Empfehlungen und Angaben zu Krankheitsbildern, bei denen Erfahrungswerte oder Evidenzen vorliegen. Hierzu zählen:

- Rückenschmerz im Lumbalbereich (M54.96) (Day u. Nitz 2012, Franke et al. 2015),
- myofasziales Schmerzsyndrom (Lewit 2006),
- Epikondylitis (M77.1) (Küçükşen et al. 2013).

Die Anwendbarkeit der MET zur Eliminierung von myofaszialen Triggerpunkten (➤ 3.5.8.6.3) wird von verschiedenen Autoren besonders hervorgehoben (Chaitow 2008, Lewit 2006).

3.9.5.4 Kontraindikationen und Vorsichtsmaßnahmen

Durch ihre Spezifität und individuelle Anpassbarkeit bestehen nur wenige Kontraindikationen zur sanften Mobilisation. Bei osteoporotischen Prozessen sollte generell Vorsicht gelten.

Bei Vorliegen einer primären Osteoporose (im Alter, postmenopausal, idiopathisch) sowie bei Verdacht auf folgende Erkrankungen sollte der Th. vorsichtig vorgehen:

- Tumoren oder Metastasen der Knochen,
- Osteogenesis imperfecta (Glasknochenkrankheit),
- Langzeiteinnahme von Kortison (➤ 1.6.5.3) oder Zytostatika (➤ 1.6.10.1),
- rheumatoide Arthritis.

Neben den Kontraindikationen bestehen vielmehr Schwierigkeiten in der Anwendung. So kann es für Patienten aufgrund von Schmerzen oder eingeschränkter Koordinationsfähigkeit sehr schwierig sein, die Muskelanspannung präzise durchzuführen.

Als **Nebenwirkungen** sind Muskelkater und ein später auftretendes Steifigkeitsgefühl zu nennen. Diese Nachwirkungen können aber mit einem adäquaten Therapiereiz kontrolliert werden.

3.9.5.5 Untersuchungsalgorithmen

3.9.5.5.1 Gelenkstellung

Hauptaspekt der Befunderhebung (➤ 2.1) der MET ist die Beurteilung der Gelenkstellungen und -bewegungen (Mitchell 2004a). Über bestimmte knöcherne Orientierungspunkte wird die Gelenkstellung in Ruhe und in Bewegung analysiert. Aus Abweichungen lassen sich laut Mitchell auch Rückschlüsse auf Dysfunktionen der Gelenke und der myofaszialen Komponenten ziehen. Die Palpation (➤ 2.1.4.1) ist hierbei wichtig, um die knöchernen Strukturen während der Bewegung auf Abweichungen zu beurteilen. Die Palpationsfähigkeiten des Th. werden weiterhin auch eingesetzt, um die Gewebespannung in locker und fest zu unterscheiden (Chaitow 2008). Mitchell (2005) entwarf ein Modell des Beckens (sog. pelvi-sakrales Modell), bei dem er mehrere Achsen festgelegte, anhand derer sich Fehlstellungen strukturiert beschreiben und behandeln lassen (➤ 3.9.5.10).

Einige Bsp. zur Beurteilung der Beckendysfunktionen nach Mitchell (2005):

- Palpation der SIPS zur Beurteilung der Beckenstellung,
- Flexionstest im Stehen zur Beurteilung der Beweglichkeit des Iliums (➤ Abb. 3.9.9),
- Flexionstest im Sitzen zur Beurteilung der Beweglichkeit des Sakrums.

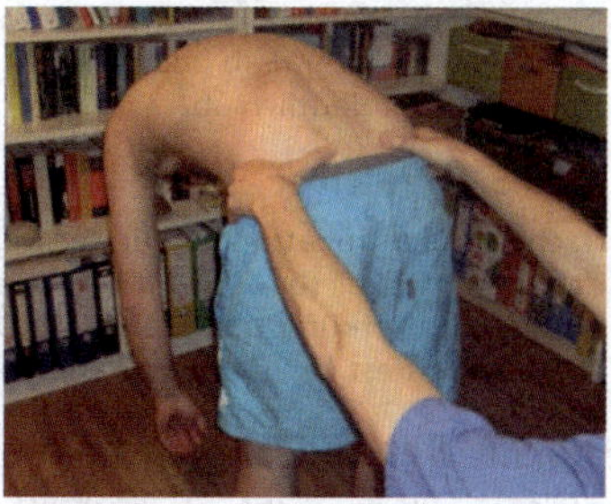

Abb. 3.9.9 Flexionstest im Stehen zur Beurteilung der Iliumbewegung. Beide Daumen palpieren die Position der SIPS während der Rumpfbeuge.

3.9.5.5.2 Der Begriff der Barriere in den MET

Ein wichtiger Teil der Befunderhebung sowie der Behandlung (➤ 3.9.5.7) ist das Auffinden der physiologischen Barriere, die die Position für die erste Intervention anzeigt. Die physiologische Barriere findet sich am Ende des aktiven Bewegungsausmaßes (s. u.) (Meert 2012). Bei passiver Bewegung ist dies das erste Anzeichen von Widerstand.

Der Begriff „Barrierephänomen" wird häufig im Zusammenhang mit MET verwendet, ist aber nicht allgemeinhin in der Medizin akzeptiert. Lewit (2006) betont, dass nicht nur Gelenke von einer Barriere betroffen sein können, sondern auch Verschiebeschichten bei Weichteilen (z. B. der Muskulatur). Er unterscheidet folgende Barrieren:

- **Anatomische Barriere:** Diese Barriere korreliert mit dem Ende einer Bewegung durch knöcherne und ligamentäre Strukturen. Wird sie überschritten, kommt es zu Frakturen, Rissen oder Distorsionen.
- **Physiologische Barriere:** Leichte, federnde Barriere, die bei der Untersuchung als erster minimaler Widerstand wahrgenommen wird; auch als Ende des aktiven Bewegungsausmaßes zu verstehen (Meert 2012).
- **Elastische Barriere:** Bezeichnet das Ende des passiven Bewegungsausmaßes, das etwas höher als das aktive Bewegungsausmaß ist.
- **Pathologische Barriere:** Wird als ein harter, nicht federnder Anschlag wahrgenommen, der die Bewegung eines Gelenks einschränkt.

3.9.5.5.3 Beurteilung von Muskelverkürzungen

Eine asymmetrische Körperhaltung und Gelenkdysfunktionen können im Zusammenhang mit Muskelverkürzungen stehen. Diese sind als reversibel zu verstehen.

■ **Bsp.: Untersuchung der Hüftflexoren (Chaitow 2008)**

Der Patient befindet sich in RL auf der Behandlungsbank, das Gesäß so nahe wie möglich am Ende der Liege. Das nicht zu untersuchende Bein wird in Hüfte und Knie gebeugt und vom Patienten fixiert oder am Bankende abgestellt. Das zu untersuchende Bein hängt über das Ende der Liege und wird beurteilt:

- Kommt der Oberschenkel flach zum Liegen, ist eine Verkürzung des M. iliopsoas unwahrscheinlich. Hebt er sich von der Liege ab, deutet dies eher auf eine Verkürzung hin.
- Ein Winkel von 10° Extension im Hüftgelenk sollte möglich sein.
- Ist das Kniegelenk nicht in einem annähernd rechten Winkel zum Oberschenkel, so könnte dies auf eine Verkürzung des M. rectus femoris hinweisen (ggf. auch auf den M. tensor fasciae latae). Der Th. kann zur Überprüfung Druck auf das distale Drittel des Oberschenkels ausüben.
  - Bei einer Verkürzung des M. rectus femoris würde sich das Kniegelenk augenblicklich strecken.

- Ist hingegen der M. tensor fasciae latae verkürzt, weicht der Oberschenkel nach lateral ab und der Tractus iliotibialis zeichnet sich am Oberschenkel deutlich ab.

3.9.5.5.4 Krafttest

Nach der Identifikation verkürzter Muskeln empfehlen sich Krafttests, um den richtigen Muskel für eine MET-Intervention auszuwählen. Das ist i. d. R. jener Muskel, der verkürzt und kräftig ist. Dies lässt sich durch einen einfachen Muskelfunktionstest (➤ 2.1.5.2) in Seitenvergleich testen (Chaitow 2008).

3.9.5.6 Behandlungsprinzipien

Die Behandlung ergibt sich durch die bei Untersuchung festgestellten Befunde (➤ 3.9.5.5). Prinzipiell werden Muskelspannungen aus bestimmten Positionen eingesetzt, um dysfunktionale Gelenke zu mobilisieren und Spannungen auszugleichen. Ziel ist es, den Organismus wieder in eine funktionelle Balance zu bringen. Die Insertionsstellen der Muskeln am Knochen bestimmen, in welche Richtung das Gelenk mobilisiert wird, z. B. mobilisiert der an der Spina iliaca anterior inferior ansetzende M. rectus femoris bei Kontraktion das Ilium nach anterior. Laut Goodridge und Kuchera (1997) sind gute Behandlungsergebnisse neben der korrekten Befunderhebung vom richtigen Kraftaufwand und der richtigen Lokalisation abhängig. Deswegen gelten folgende **Behandlungsgrundsätze:**

- Keine Schmerzen verursachen,
- leichte Kontraktionskraft verwenden (20–30 % der Maximalkraft),
- keine übertriebene Dehnung.

Es besteht eine deutliche Ähnlichkeit der beiden Konzepte MET und PIR (➤ 3.9.5.7.2). Unterschiede bestehen in der Befunderhebung. Die PIR kann global an Muskeln benutzt werden, um Barrieren an Gelenken und Weichteilen zu mobilisieren (➤ 3.9.5.5.2), während den MET das klinische Modell von Mitchell (2004a) (➤ 3.9.5.5.1) zugrunde liegt.

Lewit betonte die Nutzung der Atmung, um Widerstände und die Relaxationsphase zu unterstützen. Diese sog. **respiratorische Synkinese** wird mit der Muskelspannung kombiniert: In der Spannungsphase wird eingeatmet und beim Lösen ausgeatmet.

Die **Ausführung der Techniken** kann je nach therapeutischem Ziel variieren. Insbesondere die Behandlungsparameter (➤ Box) Dauer, Stärke und Richtung der Muskelkontraktionsphase werden unterschiedlich gehandhabt, ebenso wie die Relaxationsphase und die Anzahl der Wiederholungen. Zur Kräftigung ist eine größere Muskelspannung erforderlich (z. B. PNF ➤ 3.7.3). Bei einer Erweiterung des Bewegungsausmaßes hat der Th. die Möglichkeit, den Patienten sowohl in Richtung der eingeschränkten Bewegung anspannen zu lassen als auch entgegengesetzt der Einschränkung. Während die Kontraktion in der klassisch-osteopathischen Anwendung isometrisch (➤ 2.1.5.2 Box) erfolgt, kann sie auch isotonisch-konzentrisch oder isotonisch-exzentrisch sein.

Behandlungsparameter:

- Dauer der Kontraktion,
- Stärke der Kontraktion,
- Richtung der Kontraktion,
- Art der Kontraktion,
- Relaxationsphase,
- Wiederholungszahl,
- zusätzliche Faktoren (Atmung, passives Zurückführen).

3.9.5.7 Techniken

3.9.5.7.1 Klassische isometrische MET

Die klassischen isometrischen MET zielen darauf ab, die in der Untersuchung gefundenen Dysfunktionen zu beheben. Grundschema der Behandlung:

- Das Gelenk wird an die physiologische Barriere gebracht.
- Isometrische Anspannung erfolgt für 3–7 Sekunden.
- Der Patient spannt entgegengesetzt der Bewegungseinschränkung gegen den Widerstand des Th. an.
- 3–5 Wiederholungen mit neuer Einstellung der physiologischen Barriere (Greenman 2012).

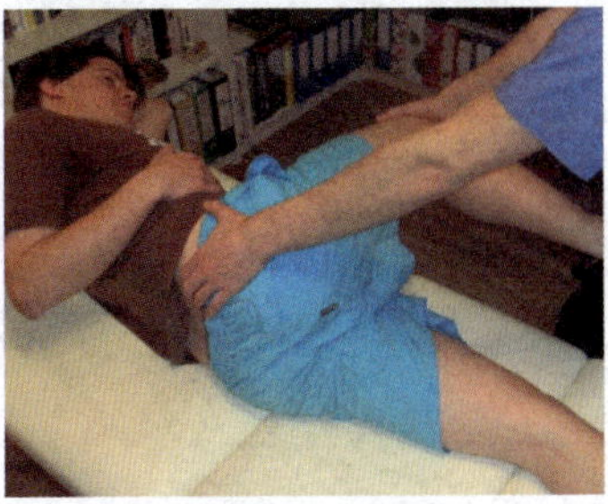

Abb. 3.9.10 MET zur Mobilisation des Os ilium nach posterior.

■ Behandlungsbeispiel MET bei Ilium anterior

Die Muskelkraft der ischiocruralen Muskulatur (die am Tuber ischiadicum inseriert) wird ausgenutzt, um das Ilium nach posterior zu mobilisieren.

- Der Patient liegt in SL, das zu behandelnde Becken liegt oben, der Patient hat Knie und Hüfte gebeugt.
- Der Th. steht vor dem Patienten und lässt ihn den Fuß an seinem Becken abstützen (➤ Abb. 3.9.10).
- Die patientennahe Hand des Th. palpiert den Sulcus zwischen Ilium und Sakrum, um dortige Bewegungen wahrnehmen zu können. Die andere Hand unterstützt das angebeugte Bein.
- Technikausführung:
  - Das Bein wird bis zur ersten Barriere passiv angebeugt. Zur Vorbereitung spannt der Patient jeweils zweimal Richtung Decke und Boden gegen Widerstand des Th.
  - Zur Mobilisation des Iliums drückt der Patient isometrisch in Richtung des Th. gegen dessen Widerstand. Nach 3–7 Sekunden löst der Patient den Widerstand, woraufhin der Th. eine neue Barriere sucht.
- Der ganze Vorgang wird drei- bis fünfmal wiederholt, bis keine neue Barriere zu finden ist.
- Abschließend wird das Bein absolut passiv zurückgelagert.

3.9.5.7.2 Postisometrische Relaxation nach Lewit (2006)

Die Postisometrische Relaxation (PIR) kann bei einer schmerzhaft eingeschränkten Beweglichkeit oder Hypertonus eingesetzt werden. Grundschema der Behandlung:

- Der hypertone Muskel wird bis kurz vor die Schmerzgrenze oder entsprechende Barriere in Position gebracht.
- Behutsame Kontraktion mit 10–20 % der verfügbaren Kraft des Muskels für 5–10 Sekunden gegen Widerstand des Th. Der Patient kann zur Unterstützung einatmen.
- Nach der Anspannung atmet der Patient aus und entspannt vollständig.
- Danach führt der Th. den Muskel an seine neue Grenze, ohne diesen explizit zu dehnen.
- Dieses Vorgehen wird zwei- bis dreimal wiederholt, jedes Mal wird eine neue Barriere eingestellt.

■ Behandlungsbeispiel M. rectus femoris bei schmerzhaft eingeschränkter Knieflexion

- Der Patient befindet sich in BL.

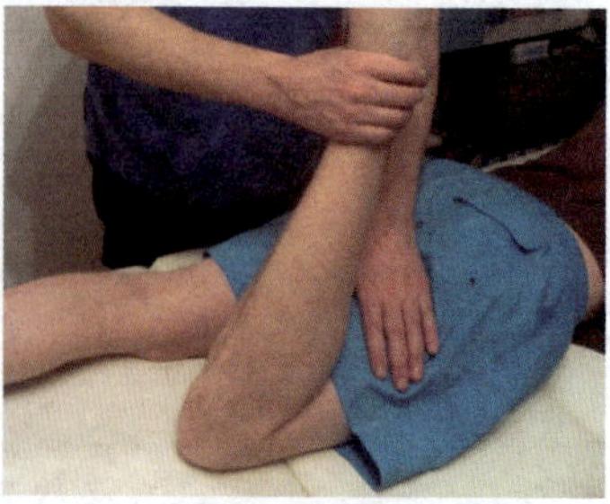

Abb. 3.9.11 Behandlungsbeispiel M. rectus femoris bei schmerzhaft eingeschränkter Knieflexion.

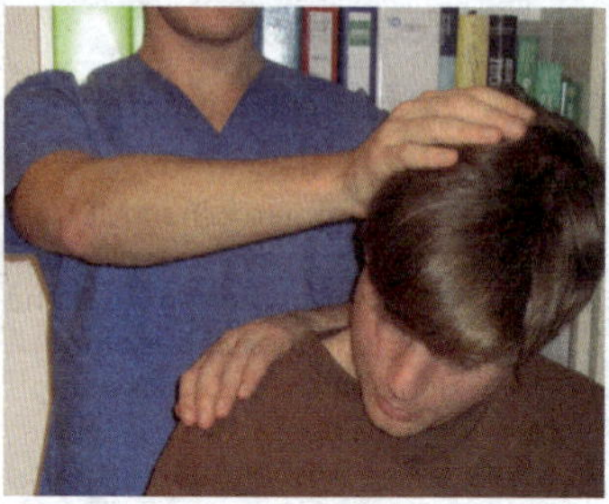

Abb. 3.9.12 Behandlungsbeispiel myofaszialer Schmerz bei Triggerpunkten im M. trapezius descendens rechts.

- Das zu behandelnde Bein wird bis kurz vor die Schmerzgrenze gebeugt (➤ Abb. 3.9.11).
- Kontraktion gegen den Widerstand des Th. für 8 Sekunden.
- Kurze Entspannungsphase, während der der Patient den Muskel vollständig entspannt.
- Aufsuchen einer neuen Barriere und zweimalige Wiederholung der Technik.

■ **Behandlungsbeispiel myofaszialer Schmerz bei Triggerpunkten im M. trapezius descendens rechts**

- Der Patient sitzt aufrecht an der Bankkante.
- Einstellung der HWS in Flexion, Lateralflexion links und Rotation rechts.
- Der Th. fixiert den Kopf und die rechte Schulter (➤ Abb. 3.9.12).
- Kontraktion, indem der Patient aufgefordert wird, sein rechtes Ohr zur rechten Schulter hin anzuspannen, ohne dass eine Bewegung stattfindet.
- Kurze Entspannungsphase, während der der Patient den Muskel vollständig entspannt.
- Aufsuchen einer neuen Barriere und Wiederholung der Technik.

3.9.5.7.3 Häufige Fehler bei der Anwendung

Die MET sind spezifische Techniken, die eine genaue Einstellung und wohldosierte Kraftrichtung brauchen, um ihre Wirkung entfalten zu können. Bei den teilweise recht aufwendigen Ausführungen gibt es viele potentielle Fehlerquellen bei unsauberer Ausführung seitens des Th. oder Patienten. Häufige Fehler bei der Anwendung der MET:

- Vom Th.:
  - Unverhältnismäßiger Widerstand,
  - unsaubere Einstellung der Gelenke und Muskeln,
  - ungenügende Aufklärung des Patienten.
- Vom Patienten:
  - Zu kräftige Kontraktion,
  - zu kurze/zu lange Kontraktion oder abrupter Beginn/abruptes Beenden,
  - unvollständige Entspannung nach der Kontraktion,
  - Kontraktion in die falsche Richtung.

> Der Th. sollte auf eine exakte Einstellung und Körpermechanik achten. Außerdem muss der Patient genau instruiert werden, wann er wie stark und in welche Richtung anspannen soll.

3.9.5.8 Eigenübungsprogramm

Neben der Durchführung von Dehnungen können viele MET auch vom Patienten alleine durchgeführt werden. Er nutzt dazu ähnliche Ausgangsstellungen wie in der Therapie und kann gegen die Schwerkraft oder gegen einen geringen Widerstand anspannen.

3.9.5.9 Erfolgsparameter

Während der Behandlung wird vor jeder Wiederholung die physiologische Barriere von neuem aufgesucht, sodass das Bewegungsausmaß kontinuierlich gesteigert wird. Nach der Durchführung der Techniken sollten die Beschwerden und gefundenen Dysfunktionen des Patienten re-evaluiert werden. Folgende Parameter sind dazu geeignet:

- Schmerzlinderung,
- Erweiterung des Bewegungsausmaßes,
- Funktionsverbesserung,
- geringere Ausprägung der palpierbaren Dysfunktionen im Wiederbefund.

3.9.5.10 Evidenz-/Bewertungslage

Es liegen wissenschaftliche Untersuchungen vor, in denen sowohl die einzelnen Befundtechniken als auch die Wirksamkeit der Therapiemethode evaluiert wurden. Um größtmögliche Aktualität in der Print- und Online-Version zu gewährleisten, stehen Informationen zu den einzelnen Studien im Online-Zusatzmaterial (➤ QR-Code) zur Verfügung.

Evidenzangaben

Literatur

3.10 Rückenschule

Jana Semrau, Wolfgang Geidl

3.10.1 Geschichte

- Als Begründerin der klassischen Rückenschule gilt M. Zachrisson-Forssell (Th., Schweden) (Zachrisson-Forssell 1980, 1981) mit dem 1969 entwickelten Konzept der Schwedischen Rückenschule.
- Kritisiert wurde an klassischen Rückenschulkonzepten v. a. die starke Fokussierung auf krankhafte Prozesse an der WS als Auslöser von Rückenschmerzen, verbunden mit der Vermittlung rückengerechter Verhaltensweisen zum Schutz der WS sowie die fehlende Adressierung bio-psycho-sozialer Risikofaktoren (Lühmann et al. 1998, Pfeifer 2007).
- 2003 erfolgte die Überarbeitung des Leitfadens Prävention (GKV 2010) zur Umsetzung von §§ 20 und 20a Sozialgesetzbuch V (SGB) vom 21. Juni 2000, in welchem Voraussetzungen und Leistungen der Krankenkassen zur Primär- und Sekundärprävention angepasst wurden. Damit ging auch eine

Veränderung der Anforderungen an Rückenschulen einher (➤ 3.10.7, ➤ 3.10.8).
- Mittlerweile liegen in Deutschland mit dem bewegungs- und verhaltensbezogenen Konzept zur Förderung der Rückengesundheit (Pfeifer 2007) und dem Konzept „Neue Rückenschule“ **standardisierte Rückenschulkonzepte** (Flothow et al. 2011) sowie ein **einheitliches Curriculum zur Ausbildung von Rückenschullehrerinnen und -lehrern** vor, das auf der Internetseite der Konföderation der deutschen Rückenschulen (KddR) heruntergeladen werden kann (www.kddr.de). Des Weiteren ist mit dem „Curriculum Rückenschule“ (➤ 3.10.9) ein manualisiertes und evaluiertes standardisiertes Rückenschulkonzept für die orthopädische Rehabilitation frei verfügbar (Meng et al. 2009, 2011).
- In der **Nationalen Versorgungsleitlinie** (NVL) wird Rückenschule als „ein ganzheitliches, aktives Rückenprogramm zur Vorbeugung von Rückenschmerzen im Rahmen unspezifischer Wirbelsäulenerkrankungen“ (NVL 2010, S. 82) definiert, in welchem körperliches Training mit edukativen Inhalten kombiniert wird. Der Einsatz von Rückenschulen wird aktuell nur empfohlen, wenn diese auf dem bio-psycho-sozialen Modell (➤ 1.3.2, ➤ 2.1.1.2) basieren.

3.10.2 Wirkprinzip

Moderne Rückenschulen mit einem bio-psycho-sozialen Ansatz gehen davon aus, dass die Entstehung und Chronifizierung von Rückenschmerzen (➤ 3.18.1) multikausal bedingt ist und durch eine komplexe Interaktion von einer Vielzahl biologischer, psychologischer und sozialer Faktoren bestimmt wird (Waddell 1987, 2004). Dementsprechend werden die für die Entstehung und Chronifizierung von Rückenschmerzen relevanten Risikofaktoren (Balagué et al. 2012, Chou u. Shekelle 2010, Dunn et al. 2013, Pincus et al. 2002) sowie damit verbundene körperliche und psychologische Wirkmechanismen beeinflusst (Kempf 2010, Linton u. Shaw 2011, Meng et al. 2009, Pfeifer 2007, Verbunt et al. 2003).

3.10.2.1 Potenzielle körperliche Wirkmechanismen

Grundlegend ist die Annahme des Vorhandenseins einer körperlichen Dekonditionierung bei Personen mit chronifizierenden Rückenschmerzen. Demzufolge reduziert körperliches Training Symptome einer körperlichen Dekonditionierung und damit auch Schmerz und Beeinträchtigung (Linton u. van Tulder 2001) durch:
- Verbesserung der kardiovaskulären Leistungsfähigkeit,
- Reduktion gestörter Funktionen der lumbalen Rumpfmuskulatur und Verbesserung der muskulären Stabilisation der WS,
- Verbesserung der Durchblutung bzw. Stoffwechselversorgung von Bandscheiben, Muskulatur und Gelenken der WS; damit gehen eine reduzierte Überlastung und verbesserte Regeneration einher.

Hierbei handelt sich um Annahmen, die jedoch i. S. eines kausalen Wirkmechanismus körperlicher Trainingsprogramme zur Reduktion von Schmerz oder Verbesserung der Funktionsbeeinträchtigung derzeit nicht durch Studien endgültig belegt werden können (➤ 3.10.3).

3.10.2.2 Potenzielle psychologische Wirkmechanismen

Insbesondere kognitiv-behaviorale Chronifizierungsmodelle (➤ 3.18.1.3) haben in den letzten Jahren zu einer inhaltlichen Weiterentwicklung von Rückenschulen beigetragen (Hasenbring u. Verbunt 2010, Leeuw et al. 2007, Linton u. Shaw 2011, Pfingsten 2011, Pincus et al. 2010, Vlaeyen u. Linton 2000). Dazu gehören u. a. das
- Angst-Vermeidungsmodell (Leeuw et al. 2007) und das
- Avoidance-Endurance-Modell (Hasenbring u. Verbunt 2010).

Diese Modelle bilden die Basis für das übergeordnete Ziel der Vermittlung von Handlungskompetenzen zur Bewältigung von Rückenschmerzen (Pfeifer 2007). Exemplarische Grundannahmen dieser beiden kognitiv-behavioralen Modelle sind online verfügbar (➤ Link am Kapitelende).

Yellow Flags sind psychosoziale Risikofaktoren, die ein erhöhtes Risiko für eine Chronifizierung des Rückenschmerzes anzeigen können (Kendall et al. 1997) (Flaggenmodell ➤ 2.1.2) und u. a. in kognitiv-behavioralen Modellen beschrieben werden. Für die Vorhersage andauernder und stark beeinträchtigender Rückenschmerzen haben sich u. a. folgende Yellow Flags als bedeutsam erwiesen (Chou u. Shekelle 2010, Pincus et al. 2002):

- Ungünstiger Stress (Disstress ➤ 3.1.7.4.2),
- depressive Stimmung,
- negative Schmerzbewältigungsstrategien (z. B. Vermeidungsverhalten).

> Die heterogene und widersprüchliche Datenlage zu Entstehung, Prognose und Verlauf von Rückenschmerzen erschwert die Ableitung kausaler Wirkmechanismen von Rückenschulen. Der zugrunde liegende kausale Wirkmechanismus ist bei einer Vielzahl von Behandlungen, so auch bei Rückenschulen, weitgehend offen (Balagué et al. 2012).

3.10.3 Bedeutende Belege zum Rückenschmerz

Strukturelle Veränderungen der WS

- Degenerative Veränderungen der WS (z. B. Degeneration der Bandscheiben, Spondylosen, Veränderungen von Deckenplatten und angrenzenden WK, Schmorl-Knorpelknötchen) werden häufig berichtet (Boos et al. 1995, Cheung et al. 2009, de Schepper et al. 2010, Hart et al. 1995, Modic et al. 1988, Muraki et al. 2009, Sakai et al. 2009, Takatalo et al. 2009, Weishaupt et al. 1998).
- Diagnostizierte strukturelle Veränderungen ermöglichen oft keine
  - kausale Zuordnung von Rückenschmerzen,
  - Vorhersage der Entwicklung beeinträchtigender Rückenschmerzen,
  - Ableitung und Vorhersage der Wirksamkeit von Therapiestrategien (Endean et al. 2011, Hancock et al. 2007).

Dekonditionierung und körperliche Aktivität

- Ob körperliche Dekonditionierung als Ursache oder infolge von Rückenschmerzen auftritt, ist nicht belegt (Verbunt et al. 2010).
- Körperliche Dekonditionierung bei Personen mit chronischen Rückenschmerzen im Vergleich zu Personen ohne Rückenschmerzen ist bisher nicht bestätigt (Smeets et al. 2006).
- Eine geringere körperliche Aktivität bei Personen mit Rückenschmerzen im Vergleich zu Personen ohne Rückenschmerzen ist nicht belegt (Lin et al. 2011, van Weering et al. 2009).
- Nur bei Personen mit chronischen Rückenschmerzen und hoher Beeinträchtigung zeigte sich ein moderater Zusammenhang mit verringerter körperlicher Aktivität (Lin et al. 2011).
- Sowohl ein sitzender Lebensstil als auch ein sehr hohes Ausmaß an intensiver körperlicher Aktivität erhöhen das Risiko chronischer Rückenschmerzen (Heneweer et al. 2009).

Objektive körperliche Belastungen am Arbeitsplatz

- Lange Tradition als ursächliche Risikofaktoren für Rückenschmerzen haben mechanische Faktoren (z. B. Bücken, schweres Heben/Tragen, Ziehen, Schieben, langes Stehen/Gehen/Sitzen, vorgeneigte Körperhaltung und Drehbewegungen).

- Keiner dieser Faktoren wurde als unabhängiger kausaler Risikofaktor von Rückenschmerzen nachgewiesen (Roffey et al. 2010a, 2010b, 2010c, 2010d, 2010e, Wai et al. 2010a, 2010b, 2010c).

3.10.4 Ressourcenorientierter Ansatz

Aktuelle Erkenntnisse zu Prognose und Verlauf von Rückenschmerzen legen nahe, Rückenschmerzen nicht nur als individuelles Ereignis, sondern als ein lebensbegleitendes Phänomen zu betrachten (Dunn et al. 2013), von dem bereits Kinder und Jugendliche betroffen sind (Calvo-Muñoz et al. 2013, Jeffries et al. 2007). Darüber hinaus stehen ein erhöhtes Risiko für chronifizierende Rückenschmerzen und ein schlechter allgemeiner Gesundheitszustand im Zusammenhang (Chou u. Shekelle 2010, Dunn et al. 2013).

Neben der Adressierung bio-psycho-sozialer Risikofaktoren orientieren sich moderne Rückenschulkonzepte (Pfeifer 2007) an einem bio-psycho-sozialen und ressourcenorientierten Verständnis von Gesundheit (WHO 1986), wie es auch der Internationalen Klassifikation der Funktionsfähigkeit, Behinderung und Gesundheit (ICF) zugrunde liegt (DIMDI 2005) (➤ 1.3.2). Sie richten ihren Fokus damit auf die Ansteuerung von Kernzielen des Gesundheitssports (Bös u. Brehm 2006) und die Förderung der bewegungsbezogenen Gesundheitskompetenz (Sudeck u. Pfeifer 2013).

Kernziele des Gesundheitssports (Bös u. Brehm 2006) umfassen die Förderung von physischen und psychischen Gesundheitsressourcen, die Verminderung von Risikofaktoren, die Bewältigung von Beschwerden und Missbefinden, den Aufbau von Bindung an gesundheitssportliche Aktivität sowie die Schaffung bewegungsförderlicher Verhältnisse.
Bewegungsbezogene Gesundheitskompetenz beinhaltet jene Teilkompetenzen, wie sie in ➤ Tab. 3.10.1 dargestellt sind (Sudeck u. Pfeifer 2013), die die Entwicklung und dauerhafte Umsetzung eines körperlich-aktiven Lebensstils begünstigen.

Tab. 3.10.1 Teilkompetenzen der bewegungsbezogenen Gesundheitskompetenz (Sudeck u. Pfeifer 2013).

Teilkompetenz	Exemplarische Merkmale
Bewegungskompetenz	Ausgeprägte gesundheitsbezogene Fitness, vielfältige motorische Fertigkeiten, gute Körper- und Bewegungswahrnehmung.
Steuerungskompetenz	Körper- und bewegungsbezogenes Wissen für eine gesundheitswirksame Gestaltung der körperlichen Aktivität und Steuerung der Belastung.
Selbstregulationskompetenz	Spezifische motivationale, emotionale und volitionale Fähigkeiten zur regelmäßigen Durchführung angemessener körperlicher Aktivität im täglichen Leben.

Moderne Rückenschulangebote, die auf die Förderung der bewegungsbezogenen Gesundheitskompetenz ausgerichtet sind, schaffen die Voraussetzung, um
- gesundheitswirksame Effekte körperlicher bzw. sportlicher Aktivität zu verstetigen,
- Bewältigung wiederkehrender und/oder chronifizierender Rückenschmerzepisoden zu unterstützen,
- Beeinträchtigungen im Bereich von Aktivität und Partizipation zu mildern (Sudeck u. Pfeifer 2013).

3.10.5 Indikationen

Entsprechend ihrer übergeordneten Ausrichtung auf die Entwicklung der bewegungsbezogenen Gesundheitskompetenz, die Förderung der Rückengesundheit und Prävention chronischer Verläufe von Rückenschmerzen bei Erwachsenen gelten für Rückenschulen folgende Einschlusskriterien (Pfeifer 2007):

- Körperlich-inaktiver Lebensstil mit weniger als 60 Minuten körperlicher Aktivität pro Woche,
- mehrere Episoden von Rückenschmerzen im vergangenen Jahr,
- selbstbewertetes erhöhtes Risiko, wieder Rückenschmerz zu erleben,
- Vorliegen von Risikofaktoren, die eine Chronifizierung von Rückenschmerz, begünstigen (Yellow Flags ➤ 3.10.2.2).

■ Spezielle Indikationen

Der überwiegende Teil von Rückenschmerzen ist mit ca. 85 % den nichtspezifischen Rückenschmerzen zuzuordnen (Airaksinen et al. 2006, Deyo et al. 1992, Henschke et al. 2009, NVL 2010). Diese stellen kein eigenständig definiertes Krankheitsbild dar. Häufig verwendete Klassifizierungen der unterschiedlichen Symptome des nicht spezifischen Rückenschmerzes anhand der Internationalen statistischen Klassifikation der Krankheiten und verwandter Gesundheitsprobleme (ICD-10-GM 2014) umfassen:

- Sonstige Bandscheibenschäden (M51.2–M51.9),
- sonstige näher bezeichnete Krankheiten der Wirbelsäule und des Rückens (M53.8) sowie nicht näher bezeichnete Krankheit der Wirbelsäule und des Rückens (M53.9),
- Lumboischialgie (M54.4), Kreuzschmerz (M54.5), Schmerzen im Bereich der Brustwirbelsäule (M54.6) sowie sonstige und nicht näher bezeichnete Rückenschmerzen (M54.8, M54.9).

3.10.6 Kontraindikationen

Als Kontraindikationen für die Teilnahme an einer Rückenschule gelten Red Flags (NVL 2010), die Symptome für eine spezifische Ursache umfassen und dringenden ärztlichen Handlungsbedarf implizieren (Flaggenmodell ➤ 2.1.2). Diese lassen sich den folgenden vier Krankheitsgruppen zuordnen:

- Fraktur,
- Tumor,
- Infektion,
- Radikulopathien bzw. Neuropathien.

Weitere Ausschlusskriterien sind (Kempf 2011, Müller 2011):

- Zustand nach Operationen an der WS bis zu einem Jahr, wenn Komplikationen aufgetreten sind,
- Vorliegen ernsthafter psychiatrischer Erkrankungen,
- Vorliegen internistischer Erkrankungen,
- stark eingeschränkter Gesundheitszustand, der eine aktive Teilnahme am Bewegungsprogramm von mindestens 30 Minuten Dauer verhindert.

> Die Verbreitung (Prävalenz) spezifischer Rückenschmerzen wird insgesamt auf weniger als 15 % geschätzt (Deyo et al. 1992, Henschke et al. 2009, 2013, Williams et al. 2013). Einzelne Red Flags (➤ 2.1.2) weisen nur eine geringe Vorhersagekraft für das tatsächliche Vorliegen einer spezifischen Ursache auf (Balagué et al. 2012, Henschke et al. 2009, NVL 2010). Es müssen daher mehrere Red Flags in Kombination im Rahmen der ärztlichen Diagnostik beurteilt werden.

3

3.10.7 Behandlungsprinzipien

Basierend auf den oben (➤ 3.10.2) geschilderten Wirkprinzipien zeichnen sich wirksame Rückenschulkonzepte u. a. durch folgende inhaltliche und methodische Merkmale aus (Hofmann et al. 2012, Pfeifer 2007):

- Spezifische Beschreibung der Zielgruppe und entsprechende Zielsetzungen,
- individuell erstelltes Bewegungs- oder Trainingsprogramm unter Berücksichtigung individueller Vorlieben der Teilnehmenden,
- Fokus auf Verbesserung der bewegungsbezogenen Gesundheitskompetenz und veränderten Umgang mit Rückenschmerz, nicht auf Schmerzfreiheit,
- systematische Förderung von Bewegungsfreude und positive Bewegungserfahrungen,
- Schulung von Körperwahrnehmung und Beanspruchungsempfinden,
- Verbesserung von Bewegungs- und Steuerungskompetenzen zur eigenständigen Durchführung körperlicher Aktivität unter Verwendung objektiver (z. B. Pulsmesser) und subjektiver Methoden (z. B. Borg-Skala ➤ 2.2.3.5),
- Vermittlung eines positiven Funktionsbildes des Rückens mit Darstellung der beeindruckenden Funktionen, Aufgaben und der hohen Belastbarkeit,
- Wissensvermittlung zu
  - relevanten Risikofaktoren für die Entstehung und Aufrechterhaltung von Rückenschmerzen,
  - positiven physischen und psychischen Wirkungen körperlicher Aktivität auf die Gesundheit,
- Erläuterung der Bedeutung
  - ungünstiger (z. B. Katastrophisierung, Angst-Vermeidungsüberzeugungen ➤ 3.18.1.3) und günstiger schmerzbezogener Gedanken (z. B. schmerzbezogene Selbstwirksamkeit i. S. des Vertrauens in eigene Fähigkeiten bestimmte Aufgaben/Situationen trotz des Vorhandenseins von Schmerzen ausführen zu können) sowie damit im Zusammenhang stehender
  - ungünstiger (z. B. Angst-Vermeidungs-/Durchhalteverhalten) oder günstiger Strategien der Schmerzbewältigung (z. B. Bewegung als Genuss, Stimmungsmanagement durch Bewegung, Ablenkung durch Bewegung),
- Einsatz aktiver Strategien zur muskulären Stabilisation der WS sowie Lockerungsübungen oder Ausgleichsbewegungen zu einseitigen Körperhaltungen,
- sinnvolle Kombination edukativer und bewegungsbezogener Inhalte unter Berücksichtigung didaktisch-methodischer Prinzipien der Erwachsenenbildung,
- gezielter Einsatz verhaltensbezogener Techniken (Geidl et al. 2012) zur Förderung der Bindung an körperliche Aktivität (z. B. Feedback geben, Planungstechniken),
- Abstimmung der Ziele, Inhalte und Methoden der Rückenschule auf andere Behandlungsbausteine innerhalb eines interdisziplinären Rehabilitationsprogrammes i. S. eines konsistenten Vorgehens und Zusammenarbeit aller beteiligten Professionen.

■ Bewegungskonzepte für Kinder

Kinder sind eine besondere Zielgruppe in der Prävention von Rückenschmerzen (Dunn et al. 2013). Sie profitieren v. a. von Konzepten, die sich auf eine adressatengerechte Förderung der bewegungsbezogenen Gesundheitskompetenz richten. Entsprechende Bewegungskonzepte für Kinder werden im ➤ Kapitel 12.5 dargestellt.

■ Kursaufbau

Zur Umsetzung der Behandlungsprinzipien ist ein zielgruppenspezifischer und zielorientierter modularer Kursaufbau empfehlenswert (Flothow et al. 2011, Kempf 2010, Meng et al. 2009, Pfeifer 2007). Folgende Qualitätskriterien der Prozessqualität sollten erfüllt werden (GKV 2010):

- Gruppengröße: max. 15 Personen,
- der Gruppengröße angemessene Räumlichkeiten,
- Mindestumfang: acht Einheiten à 45 Minuten in acht Wochen; Maximalumfang: zwölf Einheiten à 90 Minuten in zwölf Wochen.

3.10.8 Materialien

- Schriftliches Kursleitermanual,
- Teilnehmerunterlagen,
- weitere Medien und Materialien wie Beamer, Laptop, Flipchart, Whiteboard, Moderatorenkoffer, WS-Modell, Sportgeräte (z. B. Matten, Bälle, Bänder, Stäbe, Seile, Igelbälle), Musik und Sitzgelegenheiten.

Mit den in Deutschland publizierten Kursprogrammen (Flothow et al. 2011, Kempf 2010, Meng et al. 2009, Pfeifer 2007) liegen umfangreiche Manuale mit entsprechenden Medien und Materialien für Teilnehmende und Lehrende vor (z. B. Teilnehmerkarten, Arbeitsblätter).

3.10.9 Eigenübungsprogramm

Ein zentrales, übergeordnetes Ziel der modernen Rückenschule ist die Hinführung zu einem körperlich-aktiven Lebensstil (Pfeifer 2007) und der damit verbundene Aufbau bewegungsbezogener Gesundheitskompetenz (Sudeck u. Pfeifer 2013). Die Basis für ein eigenständig durchführbares Bewegungsprogramm bilden:

- Die individuellen Präferenzen und Vorlieben der Person (Hayden et al. 2005, van Middelkoop et al. 2010),
- die Berücksichtigung individueller Leistungsvoraussetzungen bzw. Leistungsfähigkeit,
- die schrittweise Hinführung zu gesundheitsförderlicher Aktivität unter Berücksichtigung gesundheitswirksamer Empfehlungen zur Belastungsgestaltung.

Der Aufbau bewegungsbezogener Gesundheitskompetenz (Sudeck u. Pfeifer 2013) mit der Ansteuerung der Teilkompetenzen erfordert u. a. die Vermittlung von

- motorischen Fertigkeiten für eigenständig durchführbare gesundheitsförderliche Aktivitäten (z. B. Walking, Kräftigungsübungen),
- positiven Bewegungserfahrungen und bewegungsbezogenen Selbstwirksamkeitserfahrungen,
- Wissen zu Gesundheitseffekten der körperlichen bzw. sportlichen Aktivität (z. B. Effekte auf Organismus, Stimmung und Wohlbefinden),
- Wissen zur Planung und Durchführung gesundheitsförderlicher Aktivität,
- selbstregulativen Techniken zur regelmäßigen Durchführung (z. B. Planungstechniken, Selbstbeobachtung).

Weitere Materialien und Hinweise zur Umsetzung finden sich u. a. bei Geidl et al. (2012), Göhner u. Fuchs (2007), Meng et al. (2009), Pfeifer (2007). Frei verfügbare Stundenbilder, Medien und Materialien finden sich auf der Internetseite der Deutschen Rentenversicherung Bund (www.deutsche-rentenversicherung.de; Stichwort: Curriculum Rückenschule) und unter www.forschung-patientenorientierung.de (Stichwort: integrative Patientenschulung Trainermanual).

3.10.10 Erfolgsparameter

Die Auswahl und Festlegung der Zielparameter orientiert sich an der vorher definierten Zielgruppe und den festgelegten Zielsetzungen (➤ 3.10.7). Die international am häufigsten berichteten primären Zielparameter (Heymans et al. 2004) sind:

- Subjektiv berichtete Funktionsfähigkeit,
- Schmerzintensität,
- Arbeitsunfähigkeitstage aufgrund von Rückenschmerz oder Rückkehr an den Arbeitsplatz,
- selbsteingeschätzte Verbesserung des allgemeinen Gesundheitszustands; Anteil der Teilnehmenden, die eine Genesung berichten, oder selbsteingeschätzte Verbesserung von rückenschmerzbezogenen Symptomen.

Als primäre oder sekundäre Zielparameter finden sich weiterhin (Buchmann et al. 2011, Heymans et al. 2004):

- Gesundheitsbezogene Lebensqualität,
- körperliche Aktivität,
- Inanspruchnahme medizinischer Dienstleistungen (z. B. Arztbesuche),
- Medikamentenkonsum,
- schmerzbezogene Kognitionen (z. B. suppressive Gedanken, Angst-Vermeidungsüberzeugungen, Katastrophisierung ➤ 3.18.1.3),
- Determinanten der körperlichen Aktivität (z. B. Bewegungsfreude, Stufen der Verhaltensänderung),
- psychische Gesundheit (z. B. Depressivität, Ängstlichkeit, Disstress ➤ 3.1.7.4.2),
- physische Parameter (z. B. Kraftfähigkeiten, WS-Beweglichkeit)

Ausgewählte Erhebungsverfahren finden sich im ➤ Kapitel 2.2.4.

3.10.11 Dokumentation

Teilnahme

Für eine Kostenerstattung nach § 20 SGB V sind folgende Dokumente einzureichen (GKV 2010):

- Dokumentation der regelmäßigen Teilnahme (mind. 80 %),
- Antrag auf Bezuschussung des Versicherten bei der jeweiligen Krankenkasse,
- eine durch den Anbieter ausgestellte Teilnahmebescheinigung.

Entsprechende Vorlagen finden sich im Leitfaden Prävention (ebd.).

Dokumentation der Wirksamkeit

Ein standardisiertes, ökonomisches und in der Routine praktikabel anwendbares Inventarium zur Evaluation der Wirksamkeit liegt von der Arbeitsgemeinschaft der Spitzenverbände der Krankenkassen vor (GKV 2008). Es kann bei der Gesellschaft für sozialwissenschaftliche Forschung in der Medizin (GESOMED) abgerufen werden (www.gesomed.de/). Es bietet die Bewertung aller nach § 20 und 20a SGB V geförderten Kursangebote (Bewegungs-, Ernährungs- und Stressreduktionskurse) und umfasst die Erhebungszeitpunkte Beginn, Ende, 6- und 12-Monats-Follow-Up.

Zur Erfassung von rückenschmerzbezogenen Zielparametern ist der ergänzende Einsatz weiterer Erhebungsinstrumente (➤ 2.2.4) erforderlich (Buchmann et al. 2011, Hänsel u. Baumgärtner 2010).

3.10.12 Evidenz-/Bewertungslage

Um größtmögliche Aktualität in der Print- und Online-Version zu gewährleisten, stehen Informationen zu aktuell vorliegenden Studien im Online-Zusatzmaterial (➤ QR-Code) zur Verfügung.

Weiterführende Informationen zu kognitiv-behavioralen Modellen

Evidenz zu Rückenschulen und weiterführende Informationen

Literatur

3.11 Physikalische Ödemtherapie

Jochen Diestmann

3.11.1 Geschichte

- Die physikalische Ödemtherapie hat ihren Ursprung in den 1930er-Jahren in der Arbeit von Emil Vodder (Philologe, Dänemark), der als Masseur Kinder behandelte, die unter dem Krankheitsbild „Lymphatismus" litten.
- Unter Federführung der von ihm mitgegründeten „Gesellschaft für manuelle Lymphdrainage nach Dr. Vodder" (seit 1976 „Deutsche Gesellschaft für Lymphologie") entwickelte Dr. Vodder vornehmlich in Zusammenarbeit mit Dr. med. J. Asdonk, Prof. E. Kuhnke und Ch. Asdonk-Bartezko ein Unterrichtskonzept für einen vierwöchigen Lehrgang sowie Ausbildungsrichtlinien für die Ausbildung von Fachlehrern für die physikalische Ödemtherapie.
- 1972 eröffnete Dr. Asdonk die weltweit erste Fachklinik zur Behandlung von Ödemerkrankungen.
- 1973 führte er den Begriff „physikalische Ödemtherapie" für die Kombination aus Manueller Lymphdrainage nach Vodder, Ödemgriffen nach Asdonk-Bartezko, Kompressionstherapie und einer schmerzfreien Entstauungsgymnastik (Intervalltraining) ein.
- Nachdem ihre Wirksamkeit durch Dr. med. Asdonk sowie Prof. E. Kuhnke (Nachweis der Entödematisierung durch CT-Aufnahmen) und in wissenschaftlichen, praktischen Jahrestagungen der „Gesellschaft für manuelle Lymphdrainage nach Dr. Vodder" nachgewiesen wurde, erlangte die physikalische Ödemtherapie 1974 die Kassenabrechnungsfähigkeit.
- Die Therapie wurde später von einigen Schulen auch als „**komplexe physikalische Entstauungstherapie** (KPE)" bezeichnet.

3.11.2 Physiologische Grundlagen

Den Körper des Menschen durchziehen zwei Gefäßsysteme (Blutgefäßsystem, Lymphsystem), die, wenn auch unterschiedliche Aufgaben wahrnehmend, miteinander in Beziehung stehen. Während dem Blutkreislauf primär die Versorgung des Gewebes zufällt, hat das Lymphsystem die Aufgabe einerseits überschüssige Gewebsflüssigkeit und andererseits z. B. Fette, fettlösliche Vitamine aus dem Darmbereich aufzunehmen (**Drainagefunktion**) und diese dem Blutkreislauf zuzuführen. Während des Transports wird die Lymphe in den Lymphknoten gefiltert.

Die anatomischen Strukturen und die Funktionen des Lymphsystems zeigen gegenüber dem Blutkreislauf deutliche Unterschiede. So ist das Lymphsystem nicht als geschlossenes Kreislaufsystem angelegt, vielmehr beginnt es blind im Gewebe in Form von Lymphkapillaren (➤ 3.11.2.1.1), die netzförmig miteinander verbunden sind. Die großen Lymphgefäße münden kurz vor dem Herzen in das Venensystem ein. Eine zentrale Pumpe, wie es das Herz für den Blutkreislauf darstellt, findet sich beim Lymphsystem nicht. Die größeren Lymphgefäße besitzen eine Muskelmanschette (➤ 3.11.2.1.2), die über eine autonome Rhythmik verfügt.

Die **Lymphströmung** ist träge und von zirkulationsfördernden Kräften der Umgebung abhängig.

3.11.2.1 Lymphgefäße

Die Lymphgefäße werden aus anatomischen und funktionellen Gründen in verschiedene Lymphgefäßabschnitte unterteilt:

- Lymphkapillare (initiales Lymphgefäß),
- Präkollektor,
- Kollektor.

3.11.2.1.1 Lymphkapillaren

Die Lymphkapillaren stellen den Beginn des Lymphsystems dar und werden daher auch als initiale Lymphgefäße bezeichnet. Ihre Funktion besteht in der Aufnahme der Gewebsflüssigkeit und insbesondere der darin enthaltenen Makromoleküle (➤ Abb. 3.11.1).

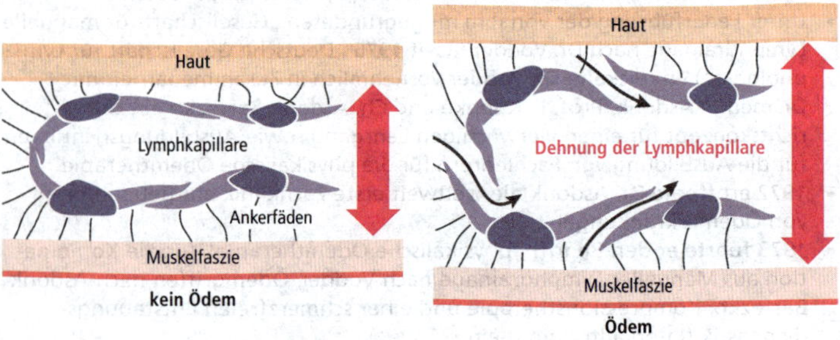

Abb. 3.11.1 Aufbau der Lymphkapillare. Aufnahme der Gewebsflüssigkeit (nach Herpertz 2004).

Dieser Vorgang wird dadurch begünstigt, dass eine Lymphkapillare über Ankerfilamente mit dem umliegenden Gewebe verbunden ist. Jede Dehnung des umliegenden Gewebes (z. B. durch Flüssigkeitsansammlungen im Interstitium oder durch manuelle Verformung des Gewebes) wird über diese Ankerfilamente auf die Lymphkapillare übertragen. Durch ihre Dehnung entsteht in der Lymphkapillare ein Unterdruck. Die Eintrittsklappen öffnen sich dadurch so weit, dass neben den kleinmolekularen Bestandteilen der Gewebsflüssigkeit auch Makromoleküle, sog. **obligate lymphpflichtige Last** (z. B. Eiweiße, Fette), aufgenommen werden.
Die aufgenommene Flüssigkeit wird als **Lymphe,** der Vorgang selbst als Lymphbildung bezeichnet.

Durch die Dehnung des Gewebes, z. B. durch manuelle Verformung, werden die Lymphkapillaren zur Aufnahme der Gewebsflüssigkeit aktiviert.

3.11.2.1.2 Lymphkollektoren

Präkollektoren stellen sowohl anatomisch als auch funktionell das Bindeglied zwischen Lymphkapillaren (➤ 3.11.2.1.1) und Kollektoren dar. Sie können einer-

seits Gewebsflüssigkeit aufnehmen (Kapazität geringer als bei Lymphkapillaren), anderseits können sie aktiv Lymphe transportieren, da sie glatte Muskulatur besitzen (weniger ausgeprägt als bei Kollektoren).
Kollektoren nehmen die Lymphe der Präkollektoren auf. Sie sind die eigentlichen Transportgefäße für die Lymphe. Kollektoren weisen Richtungsklappen an den Gefäßinnenwänden auf und besitzen eine gut ausgebildete Muskelmanschette aus glatter Muskulatur. Der Abschnitt zwischen zwei Richtungsklappen wird als **Lymphangion** bezeichnet. Da die Lymphangionen in der Lage sind, sich einzeln zu kontrahieren und durch ihr Aussehen an ein primitives Herz erinnern, werden sie auch als Mikrolymphherzen bezeichnet. Das Lymphsystem verfügt demnach nicht über ein großes Herz wie das Kreislaufsystem, sondern über ca. 10.000 Mikroherzen.

Der adäquate Reiz für die Kontraktion der glatten Muskulatur, die die Lymphgefäße manschettenförmig umgibt, ist der **Dehnreiz.** Man unterscheidet drei Arten der Dehnung:
- Längsdehnung,
- Fülldehnung,
- Querdehnung.

Mit **kreisförmig durchgeführten Grifftechniken** werden alle drei Arten der Dehnung angesprochen. Die kreisförmige Druckzunahme muss sich dabei der Klappenrichtung und somit der anatomisch begründeten Lymphströmungsrichtung anpassen.

3.11.2.2 Lymphknoten

Lymphknoten (> Abb. 3.11.2) gehören neben Milz, Tonsillen und Thymus zu den lymphatischen Organen. Sie sind im Verlauf der Lymphgefäße zwischengeschaltet und filtern den Inhalt der Lymphe. Bei diesem Vorgang werden körperschädigende Bestandteile (z. B. Bakterien und Metastasen) herausgefiltert und vernichtet. Die meisten Lymphknoten befinden sich im Abdominal-, Thorakal- und Zervikal-Bereich. Die Gesamtzahl der Lymphknoten liegt bei 600–700. Sie dienen als Abwehrorgane sowie als Bildungs- und Differenzierungsorte der Lymphozyten.

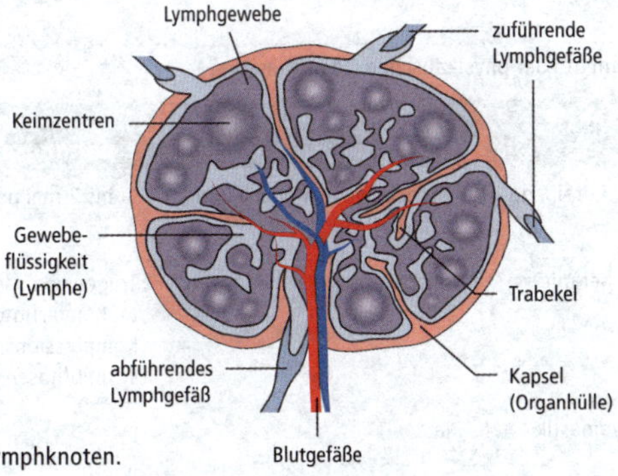

Abb. 3.11.2 Lymphknoten.

Wegen des erhöhten Strömungswiderstands in den Lymphknoten, werden auf Lymphknoten stationäre Grifftechniken in Form von **stehenden Kreisen** durchgeführt.

3.11.3 Indikationen

- Lymphödem,
- Phlebödem,
- Lipödem,
- idiopathisches Ödem,
- traumatisches Ödem,
- vaso-vegetatives Ödem,
- Inaktivitätsödem,
- chronisch-entzündliches Ödem.

3.11.4 Kontraindikationen

- Akute bakterielle und virale Entzündungen,
- dekompensierte Herzinsuffizienz,
- akute Venenthrombosen im Ödemgebiet,
- akute Ekzeme im Ödemgebiet,
- akute Thrombophlebitiden im Ödemgebiet.

Weitere relative Kontraindikationen müssen vom Arzt durch eine Untersuchung geklärt werden. Hierbei unterzieht der Arzt Behandlungsart und Körperregion einer genauen Prüfung.

3.11.5 Maßnahmen der physikalischen Ödemtherapie

Die physikalische Ödemtherapie wurde für die Behandlung von Ödemen entwickelt, die nicht durch andere Maßnahmen (z. B. medikamentös, diätetisch) therapierbar sind. Die manuelle Lymphdrainage ist ein wichtiger Teil der physikalischen Ödemtherapie, kann aber ohne weitere therapeutische Maßnahmen nicht ihre volle Wirksamkeit erreichen (➤ Tab. 3.11.1).

Phasen der physikalischen Ödemtherapie: Während der Anwendung der physikalische Ödemtherapie kommt es zunächst zur einer Abnahme des Ödemvolumens (Entstauungsphase). Ist nach einiger Zeit keine weitere Ödemverminderung zu erreichen, zielt die Therapie darauf ab, das erreichte Volumen zu halten (Erhaltungsphase).

Tab. 3.11.1 Elemente der physikalischen Ödemtherapie.

Therapeutische Maßnahme	Einsatz in der Entstauungsphase	Einsatz in der Erhaltungsphase
Manuelle Lymphdrainage (➤ 3.11.5.1)	täglich (wenn möglich und erforderlich)	1- bis 2-mal pro Woche
Kompressionstherapie (➤ 3.11.5.2)	mit Kompressionsbandagen	Tragen von speziell nach Maß gefertigten Kompressionsstrümpfen/-strumpfhosen
Entstauungsgymnastik (➤ 3.11.5.2)	ja	ja
gravitative Maßnahmen (Hochlagerung)	ja	ja
Hautpflege	bei Bedarf	bei Bedarf

3.11.5.1 Manuelle Lymphdrainage

Unter manueller Lymphdrainage versteht man manuelles Abdrainieren (Ab- und Weiterführen) der Gewebsflüssigkeit über Gewebsspalten bzw. Lymphgefäße. Das Prinzip beruht auf einer bestimmten **Grifftechnik:** Rhythmisch kreisende, pumpende Griffe (➤ 3.11.5.1.2) durch flaches Auflegen der Finger bzw. Hände bei fein dosiertem Druck nach einer dem entsprechenden Krankheitsbild festgelegten Reihenfolge.
Im Gegensatz zur klassischen Massage wirkt die manuelle Lymphdrainage nicht auf die Muskulatur, sondern hauptsächlich auf die Lymphgefäße der Haut. Die Grifftechniken werden so durchgeführt, dass es nicht zu einer Hyperämie kommt.
Neben der entstauenden Wirkung hat die manuelle Lymphdrainage auch eine beruhigende, sympathikusdämpfende Wirkung. Des Weiteren wird ihr eine schmerzdämpfende Wirkung zugeschrieben.

3.11.5.1.1 Befunderhebung bei der manuellen Lymphdrainage

Die Voraussetzung für die gezielte Ödembehandlung ist die Befunderhebung. Sie umfasst die Befragung zum Krankheitsbild und die Rekonstruktion des Krankheitsverlaufs (Anamnese ➤ 2.1.2).
Wichtige Schwerpunkte sind:

- Ursachen und Zeiten der Ödematisierung,
- Entwicklung des Ödems, Geschwindigkeit der Entwicklung,
- Schmerzen sowie Art und Zeitpunkt ihres Auftretens,
- weitere Erkrankungen.

Es folgt die Inspektion (➤ 2.1.3) mit Betrachtung und Beobachtung der Oberfläche, der Form sowie der möglichen Narben und Bewegungen. Es schließt sich die Palpation (➤ 2.1.4.1) an: Betasten und Befühlen der verschiedensten Gewebestrukturen von der Oberfläche der Haut über den epifaszialen Raum wie Gefäße, Schwellungen oder Fett bis zum intra- bzw. subfaszialen Raum, den Muskeln, Gelenken, Bändern und Knochen. Der nächste Blickpunkt richtet sich auf den Hautfaltenvergleich der betroffenen Rumpfpartien.

3.11.5.1.2 Grifftechniken der manuellen Lymphdrainage

Die manuelle Lymphdrainage ist eine Sonderform der Massage (➤ 3.14). Ihre Grifftechnik zeichnet sich dadurch aus, dass dabei das Gewebe nie über seine Elastizität hinaus verformt wird. Mithilfe der manuellen Lymphdrainage sollen die Lymphgefäße dazu angeregt werden, überschüssige Gewebsflüssigkeit abzutransportieren. Um dies zu erreichen, wird mit sanftem Druck das Unterhautgewebe massiert.
Hierfür stehen verschiedene Griffe zur Verfügung (Beschreibungen s. u.):

- Stehende Kreise,
- Schöpfgriffe,
- Drehgriffe,
- Quergriffe,
- Ödemgriffe.

Durch permanente Wiederholung der Griffe einer Behandlung wird eine verstärkte Aktivität der Lymphgefäße angeregt, die zu einer anhaltenden Steigerung des Lymphabflusses führt. Durch regelmäßige manuelle Lymphdrainage wird zudem die Neubildung von gebrauchsfähigen Umgehungswegen in der Haut angeregt.

■ Stehende Kreise
Die Finger werden flach auf die Haut gelegt, dabei wird die Haut kreisförmig verschoben, entweder stehend, auf der gleichen Stelle, oder fortschreitend. Diese Griffe finden Anwendung bei der Behandlung des Halses, des Gesichts und der Lymphknoten.

■ **Schöpfgriff**

Der Schöpfgriff (➤ Abb. 3.11.3) wird hauptsächlich bei der manuellen Lymphdrainage an Extremitäten angewendet. Durch das rotierende Handgelenk kommt es zu einer korkenzieherartigen Bewegung der Hand-Handgelenk-Einheit. Hand und Daumen führen eine kreisförmige Bewegung auf einander zu aus. Der Druckaufbau erfolgt nach proximal.

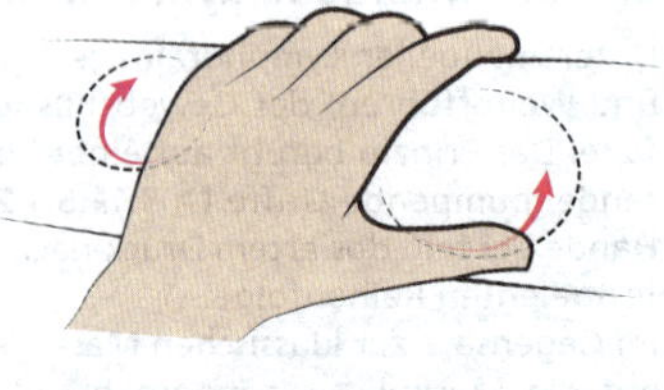

Abb. 3.11.3 Schöpfgriff. Gegensinniger Daumen-Hand-Kreis.

■ **Drehgriff**

Der Drehgriff (➤ Abb. 3.11.4) findet an großflächigen Körpergebieten Anwendung. Er setzt sich aus verschiedenen Bewegungsabläufen zusammen. Dabei wird die Hand zunächst flächig, ohne Druck aufgelegt.
Anschließend erfolgt über die Kleinfingerseite und den Daumen ein langsamer Druckaufbau in Behandlungsrichtung. Die Hand und der Daumen bewegen sich hierbei kreisförmig in die gleiche Richtung.

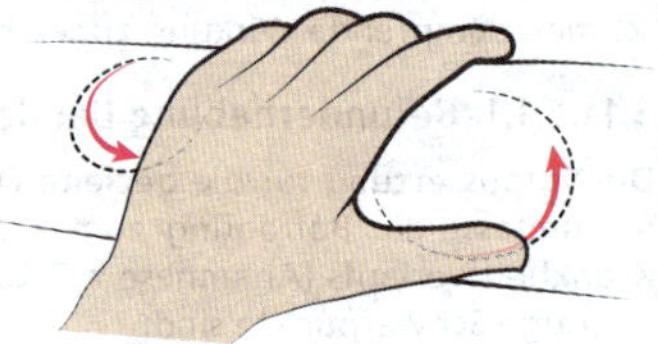

Abb. 3.11.4 Drehgriff. Gleichsinniger Daumen-Hand-Kreis.

■ **Quergriff**

Beim Quergriff liegen die Hände im rechten Winkel zum Verlauf der Lymphgefäße. Mit der distalen Hand wird ein Schöpfgriff (s. o.), mit der proximalen Hand ein stehender Kreis (s. o.) durchgeführt. Die Druckphase entspricht der Strömungsrichtung der Lymphgefäße.

■ **Ödemgriffe**

Je nach Gewebsbefund werden die Grundgrifftechniken durch Ödemgriffe ergänzt. Diese werden kräfiger, langsamer und mit häufigeren Wiederholungen durchgeführt.

- Ödemverschiebegriffe,
- Fibroselockerungsgriffe.

3.11.5.2 Kompressionstherapie

Die Kompressionstherapie ist ein wesentlicher Bestandteil der physikalischen Ödemtherapie. Beim Anlegen eines Verbandes kommt es zu einer Erhöhung des Gewebedrucks in allen von der Kompression erfassten Gewebebereichen epi- und subfaszial. Damit beeinflusst man das Verhältnis von Filtration und Reabsorption im Bereich der Endstrombahn. Wissenschaftliche Untersuchungen haben gezeigt, dass bei der richtigen Anlage des Verbands die arteriellen Gefäße nur gering eingeengt werden. Das Blutvolumen im Bereich des Venensystems wird kleiner, das Lumen der Venen enger und die Strömungsgeschwindigkeit nimmt zu. Man spricht auch von der Thromboseprophylaxe (➤ 3.1.2.2). Der Transport von Lymphe wird unter Kompressionsverbänden verbessert.
In der Kompressionstherapie unterscheidet man zwei Phasen (➤ Tab. 3.11.1):

- In der **ersten Phase,** wenn das Ödemvolumen durch die physikalische Ödemtherapie reduzierbar ist, wird mit täglich neu angelegten Kompressionsbandagen (s. u.), die der Patient 24 Stunden trägt, gearbeitet.
- In der zweiten Phase, der **Erhaltungsphase,** kommen die maßgeschneiderten Kompressionsstrümpfe (s. u.) zur Anwendung. Bei Bedarf kann noch zusätzlich mit Bandagen komprimiert werden.

Lymphologische Kompressionsbandage

Für die Kompressionsbandage werden unterschiedliche Bindentypen verwendet (➤ 4.9.9.2.1). In der Ödemtherapie sind Kurzzugbinden und Langzugbinden von Bedeutung. Die Kurzzugbinden erzeugen durch ihre Widerlagerfunktion für die arbeitende Muskulatur einen Arbeitsdruck, während die Langzugbinden einen permanenten Ruhedruck erzeugen. Vor der eigentlichen Bandagierung erfolgt eine Unterpolsterung, um Druckspitzen, Querrillen und Abschnürungen zu vermeiden. Bandagen können sich Veränderungen des Ödemvolumens anpassen.

Kompressionsstrümpfe

Maßangefertigte Kompressionsstrümpfe/-strumpfhosen (➤ 4.9.9.2.2) werden mit unterschiedlichen Kompressionsklassen in der Erhaltungsphase der Ödemtherapie eingesetzt. Sie vermeiden eine Rückbildung des Ödems und wirken sich günstig auf den venösen Rückfluss aus. Eine Ödemreduzierung ist durch eine alleinige Kompressionsbestrumpfung nicht möglich (➤ Entstauungsgymnastik).
Anders als die Kompressionsbandagen können sie sich Ödemvolumenveränderungen nicht anpassen. In der Erhaltungsphase, in der sich die Ödemvolumina nicht mehr ändern, erfolgt die Kompressionstherapie dann aber v. a. durch die Kompressionsbestrumpfung, da sie im Alltag für den Patienten leichter anzulegen ist.

Entstauungsgymnastik

Die volle Wirkung der Kompressionsbandage/-bestrumpfung wird erst im Zusammenhang mit der Bewegung erreicht. Durch die Kompressionsbandage werden zusätzlich die Venen und Lymphgefäße in der Haut aktiviert, da die Bandage ein Widerlager für die sich bei der Kontraktion verdickende Muskulatur bildet. Somit wird ein Abtransport der entsprechenden Flüssigkeit beschleunigt und die Entstauung der betroffenen Gewebe gewährleistet. Bei der Kompression ist darauf zu achten, dass die Beweglichkeit der Gelenke gewährleistet bleibt. Die Übungen entsprechen denen der Venengymnastik.
Entstauende Bewegungsübungen sind Bestandteil jeder Phase der physikalischen Ödemtherapie.

3.11.6 Behandlungspfad

3.11.6.1 Grundsätzliche Überlegungen

Grundlage für jeden Behandlungsaufbau sind die anatomischen Verhältnisse des Lymphsystems in der zu behandelnden Region. Des Weiteren muss geklärt sein, warum es zu einem Ödem kam. Von entscheidender Bedeutung für den Behandlungsablauf ist hierbei, ob nur vereinzelte Lymphgefäße oder größere Lymphgefäßbündel, evtl. sogar Lymphknoten geschädigt sind. Nach der manuellen Lymphdrainage (➤ 3.11.5.1) muss eine Kompression (➤ 3.11.5.2) in Form einer Kompressionsbandage oder -bestrumpfung erfolgen, um ein Nachfließen der Flüssigkeit in das durch die Drainage entstaute, weich gewordene Gewebe zu verhindern.
Für eine effektive Therapie sind folgende Gesichtspunkte zu berücksichtigen:

- Lage der Lymphknoten,
- Verlauf der Lymphgefäße,
- Verlauf der Wasserscheiden,
- Schädigungsgrad des Lymphsystems/Ausprägungsgrad der Barrieren,
- Ödeme ohne Schädigung des Lymphsystems,
- Ödeme mit Schädigung von großen Lymphgefäßen/Lymphknoten,
- Lage der lymphatischen Umgehungswege.

3.11.6.2 Ursachen der Ödembildung

Es gibt keine Erkrankung „Ödem", es handelt sich vielmehr um ein Symptom bei einer Reihe von Erkrankungen. Um die verschiedenen mit Ödemen einhergehenden Krankheitsbilder zu verstehen, muss man deren pathophysiologische Grundlage kennen.

> Ein Ödem entsteht, wenn der Zustrom ins Gewebe den Abstrom aus dem Gewebe übertrifft, die Filtration demnach nicht durch die Reabsorption und den Lymphabfluss kompensiert wird (Filtrationsüberschuss).

■ **Hochvolumeninsuffizienz des Lymphsystems**

Die maximale Transportkapazität eines intakten Lymphsystems wird überschritten. In diesen Fällen kommt es zu einem Ödem, obwohl das Lymphsystem intakt ist und maximal arbeitet.

Ein intaktes Lymphsystem hat eine Transportkapazität von maximal 20–30 l Lymphe pro Tag. Vergleicht man dies mit der normalen lymphpflichtigen Last von 2–3 l Lymphe pro Tag, wird deutlich, dass eine hohe physiologische Reservekapazität vorhanden ist. Dies erklärt auch das relativ seltene Auftreten von Ödemen.

■ **Niedrigvolumeninsuffizienz des Lymphsystems**

Von Niedrigvolumeninsuffizienz des Lymphsystems spricht man, wenn ein geschädigtes oder minderentwickeltes Lymphsystem überfordert wird.

Ein geschädigtes/minderentwickeltes Lymphsystem hat eine geringere Transportkapazität, sodass es auch schon bei einem relativ geringen Filtrationsüberschuss zu einer Überforderung des Lymphsystems kommen kann. Entstehende Ödeme werden als **Lymphödeme** (➤ 9.3.2.4) bezeichnet:

- **Primäre Lymphödeme** entstehen, wenn ein, aufgrund einer embryonalen Fehlentwicklung, minderentwickeltes Lymphsystem überfordert wird.
- **Sekundäre Lymphödeme** entstehen, wenn die Transportkapazität eines geschädigten Lymphsystems überschritten wird (z. B. nach Krebsoperationen).

3.11.6.3 Therapieansätze

> Die Kompressionstherapie/Entstauungsgymnastik ist unverzichtbar, aber nicht alleiniger Teil der Ödemtherapie, da die Gewebseiweiße nicht in die Blut- und Lymphgefäße gepresst werden können, sondern nur durch die Aktivität der Lymphgefäße aus dem Gewebe abtransportiert werden.

Bei eiweißarmen Ödemen liegt eine physiologische Konzentration der Gewebseiweiße vor. Da es sich bei diesen Ödemen um eine fakultative lymphpflichtige Last handelt, werden sie nicht mit manueller Lymphdrainage therapiert, sondern – je nach Ursache – diätetisch, medikamentös oder auch mit Kompressionstherapie und Entstauungsgymnastik.

Bei eiweißreichen Ödemen handelt es sich um obligate lymphpflichtige Last. Den Behandlungsschwerpunkt bildet hier manuelle Lymphdrainage, da durch sie gezielt die Aktivität des Lymphsystems und somit der Eiweißabtransport angeregt werden.

Besonders wichtig ist die manuelle Lymphdrainage bei der Therapie von Lymphödemen (➤ 9.3.3), da diese ohne Therapie progredient verlaufen.

Bei einem geschädigten Lymphsystem werden die lymphatischen Umgehungswege besonders gefördert. Ein weiterer Schwerpunkt der Behandlung liegt in der Lockerung von Narbengewebe (durch Operationen, Radiotherapie entstanden). Dies ist eine wichtige Voraussetzung für die angestrebte Regeneration der Lymphgefäße.

3.11.6.3.1 Behandlung von Ödemen im Bereich der oberen Extremität mit geringer Schädigung des Lymphsystems

Ödemformen:

- Traumatische Ödeme,
- postoperative Ödeme,

- entzündliche Ödeme (abakteriell),
- Lipödem.

Behandlungsablauf:
- Die Behandlung richtet sich nach den anatomischen Gegebenheiten des Lymphsystems.

Besonderheiten im Bereich der Verletzung/Entzündung:
- Die proximal der Schadstelle liegenden Lymphknoten werden mit stehenden Kreisen aktiviert.
- Die Druck- und Arbeitsrichtung der Griffe ist stets nach proximal gerichtet.
- Es wird nie in Richtung Wunde drainiert.
- Die proximal des verletzten Gewebes liegenden Lymphknoten werden zwischendurch immer wieder angeregt.
- Bei proximalen Traumatisierungen (z. B. subcapitale Humerusfraktur) wird die distale Armregion nur dann mit manueller Lymphdrainage behandelt, wenn sich durch die Schonhaltung des Arms Ödeme entwickelt haben.

3.11.6.3.2 Behandlung von Ödemen im Bereich der oberen Extremität mit massiver Minderentwicklung/Schädigung des Lymphsystems

Ödemformen:
- Primäre Armlymphödeme,
- sekundäre Armlymphödeme.

Sekundäre Armlymphödeme entstehen meist als Folge einer Brustkrebstherapie. Durch die Operation und Bestrahlung der axillären Lymphknoten kommt es zu einer lymphatischen Abflussstörung.

Behandlungsablauf:
- Primäres Armlymphödem:
  - Zunächst das lymphatische Abflussgebiet, Hals, nicht operierte Brust- und Rückenseite vorbehandeln.
  - Der Behandlungsablauf im Armbereich richtet sich nach den anatomischen Gegebenheiten.
- Sekundäres Armlymphödem:
  - Zunächst das lymphatische Abflussgebiet, Hals, nicht operierte Brust- und Rückenseite vorbehandeln.
  - Besonders die Oberarmbehandlung wird abgeändert: Hier wird von medial zu den lateralen Lymphgefäßen gearbeitet (➤ Abb. 3.11.5).

3.11.6.3.3 Behandlung von Ödemen im Bereich der unteren Extremität mit geringer Schädigung des Lymphsystems

Ödemformen:
Zusätzlich zu den unter ➤ 3.11.6.3.1 genannten:
- Inaktivitätsödeme,
- Phlebödeme.

Cave

Bei Inaktivitätsödemen muss die ergänzende Kompressionstherapie mehrmals täglich kontrolliert werden, da die Patienten manchmal unter Sensibilitätsstörungen leiden. Infolgedessen wird ein zu hoher Druck der Kompression nicht ausreichend wahrgenommen. Druckulzerationen können die Folge sein.

Behandlungsablauf:
- Die Behandlung richtet sich nach den anatomischen Gegebenheiten des Lymphsystems.

3

- Besonders intensiv werden die Regionen behandelt, die proximal des traumatisierten Gewebes liegen.

Im Bereich der Verletzung/Entzündung gelten die in der Box unter ➤ 3.11.6.3.1 aufgeführten Besonderheiten. Bei proximalen Traumatisierungen (z. B. Oberschenkelhalsfraktur) wird die distale Beinregion nur dann mit manueller Lymphdrainage behandelt, wenn sich durch die Schonhaltung des Beins (fehlende Muskelpumpe) Ödeme entwickelt haben.

3.11.6.3.4 Behandlung von Ödemen im Bereich der unteren Extremität mit massiver Minderentwicklung/Schädigung des Lymphsystems

Ödemformen:
- primäre Beinlymphödeme,
- sekundäre Beinlymphödeme (➤ 3.11.6.2).

Sekundäre Beinlymphödeme entstehen meist als Folge einer Krebserkrankung im Urogenital-/Darmbereich sowie den damit verbundenen operativen bzw. radiotherapeutischen Maßnahmen. Durch die Operation und Bestrahlung der inguinalen und der Bauchlymphknoten kommt es zu einer lymphatischen Abflussstörung.

Behandlungsaufbau:
- Primäres Beinlymphödem:
  - Zunächst das lymphatische Abflussgebiet, Hals, Bauch-/Lendenbereich vorbehandeln.
  - Der Behandlungsablauf im Beinbereich richtet sich nach den anatomischen Gegebenheiten.
- Sekundäres Beinlymphödem:
  - Zunächst das lymphatische Abflussgebiet, Hals, Bauch-/Lendenbereich in abgewandelter Form vorbehandeln.
  - Da die Lymphgefäße des Beins normalerweise über die nun geschädigten inguinalen/abdominalen Lymphknoten drainieren, muss besonders die axilloinguinale Anastomose gefördert werden.
  - Die Oberschenkelbehandlung wird derart abgeändert, dass die Grifftechniken von medial nach lateral durchgeführt werden (➤ Abb. 3.11.6).

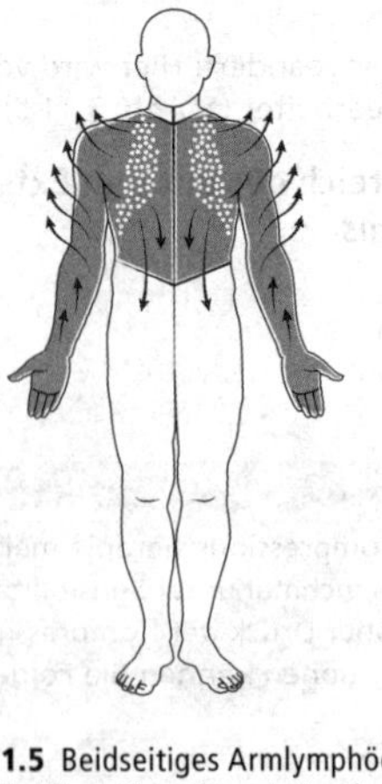

Abb. 3.11.5 Beidseitiges Armlymphödem nach beidseitiger Mastektomie (nach Bringezu u. Schreiner 2000).

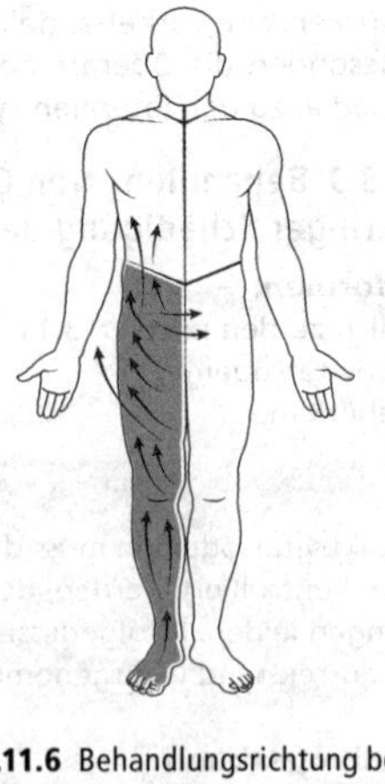

Abb. 3.11.6 Behandlungsrichtung beim sekundären Beinlymphödem (nach Bringezu u. Schreiner 2000).

3.11.7 Evidenz-/Bewertungslage

Um größtmögliche Aktualität in der Print- und Online-Version zu gewährleisten, können Informationen zu aktuell vorliegenden Studien zur Wirksamkeit der Physikalischen Ödemtherapie im Online-Zusatzmaterial (➤ QR-Code) nachgelesen werden.

Evidenzangaben

Literatur und weiterführende Literatur

3.12 Sensomotorische Therapiekonzepte

3.12.1 Basale Stimulation

Julia Signoroni

3.12.1.1 Geschichte

- Der Ansatz der Basalen Stimulation wurde 1975 von Prof. Dr. A. Fröhlich entwickelt. Grundannahme ist, dass Kinder mit schwersten Wahrnehmungsstörungen Reize wahrnehmen, jedoch einer elementaren, gezielten und systematischen Stimulation bedürfen.
- Ch. Bienstein und A. Fröhlich übertrugen in den 1980er-Jahren das Konzept der Basalen Stimulation auf Erwachsene mit schweren Wahrnehmungsstörungen. Das Klientel der Basalen Stimulation sind Menschen, deren Fähigkeiten in den Bereichen Aktivität und Kommunikation gestört sind, wie z. B. beatmete, immobile oder traumatisierte Patienten (weitere Anwendungsgebiete ➤ 3.12.1.3).
- Zusammengefasst lässt sich Basale Stimulation als ein „ganzheitliches, wachstums- und entwicklungsorientiertes Konzept" bezeichnen (Nydahl u. Bartoszek 2003).

3.12.1.2 Grundannahmen der Basalen Stimulation

Das Konzept basiert auf einer umfassenden, intensiven und ganzheitlichen Förderung. Es zielt darauf ab, dass Menschen mit schweren oder schwersten Behinderungen sich und ihren Körper wahrnehmen und spüren können.
Über ein sensorisches Angebot werden laut Bienstein u. Fröhlich (2003) die in ➤ Abb. 3.12.1 dargestellten Ziele angestrebt.

Die früh im Mutterleib gesammelten sensorischen Erfahrungen stellen die Grundlage für das vorliegende Konzept dar. Die Förderung von Menschen mit schwersten Behinderungen erfolgt unter dem Aspekt der Basalen Stimulation im vestibulären und taktilen System sowie über die somatische Anregung. Auch die anderen Sinnessysteme können mit einbezogen werden (Fröhlich 1999).
Nach Bienstein (1994) und Fröhlich (1998) ermöglicht **Habituation,** dass Menschen ständig vorhandene Möglichkeiten zur Eigenbewegung haben und der Körper so als Ganzes wahrgenommen wird. Gleichzeitig passt sich die Wahr-

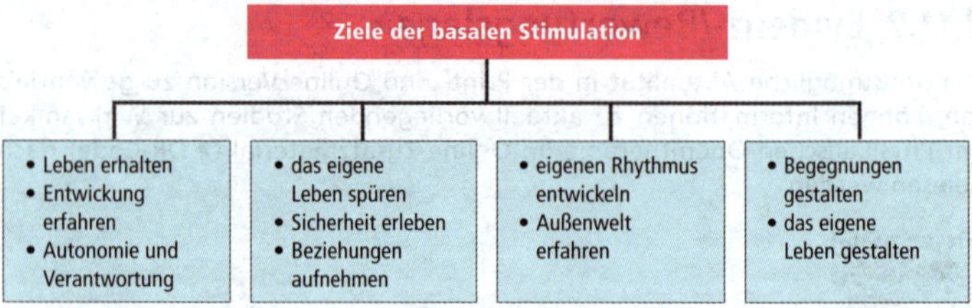

Abb. 3.12.1 Ziele der Basalen Stimulation (nach Bienstein u. Fröhlich 2003).

nehmung an die Gegebenheiten der Umwelt an, sodass der Mensch angemessen auf reizarme oder reizüberflutende Situationen reagieren kann (Bienstein u. Fröhlich 2012).
Relevante Ursachen für Wahrnehmungsstörungen bei Menschen mit schweren/schwersten Behinderungen können u. a. sein (Nydahl u. Bartoszek 2003):

- Reduzierte Kommunikation,
- Wachkoma,
- über- oder unterfordernde sowie veränderte Umwelt.

In jeder Therapie ist eine ausgewogene Patienten-Therapeuten-Beziehung die Basis für einen gelungenen Therapieprozess. Wachkomapatienten oder Menschen mit anderen schwersten Behinderungen sind besonders auf fremde Hilfe angewiesen. Aufgrund dieses Abhängigkeitsverhältnisses muss der Th. auf die Signale, die der Patient sendet, achten und diese deuten lernen, um eine positive Patienten-Therapeuten-Beziehung aufzubauen (ebd.). In der Interaktion vermittelt der Th. dem Patienten Sicherheit durch Berührung. Berührungen mit ihren unterschiedlichen Qualitäten lösen unterschiedliche Gefühle aus. Unter dem Aspekt der Basalen Stimulation sollen Berührungen klar, eindeutig und großflächig durchgeführt und an jeden Patienten angepasst werden.
Für den Aufbau der Kommunikation (➤ 1.2) ist es wichtig, dass der Th. sein Tun neben der verbalen Ankündigung durch Initialberührungen unterstreicht. Initialberührungen sind sowohl ein individuelles Begrüßungs- als auch individuelles Verabschiedungsritual bei (Wach-)Komapatienten.
Die Durchführung der Basalen Stimulation erfolgt immer im Bereich des Wahrnehmungszentrums. So wird z. B. bei der Ganzkörperwaschung von zentral nach peripher gearbeitet, wobei das Tempo an das Wahrnehmungstempo des Patienten angepasst wird. Auch die Reihenfolge erfolgt individuell, i. d. R. wird zentral begonnen und symmetrisch gearbeitet. Die einmal vom Patienten akzeptierte Reihenfolge wird bei allen anderen Aktivitäten beibehalten – eine Veränderung der Wahrnehmungsfähigkeit rechtfertigt eine Ausnahme (Nydahl u. Bartoszek 2003).

3.12.1.3 Indikationen

Indikationen können nach Nydahl und Bartoszek (2003) sein:

- Alzheimer-Krankheit,
- Schlaganfall,
- Hemiplegie,
- hypoxischer Hirnschaden,
- Frühgeborene,
- apallisches Syndrom (Wachkoma),
- Schädigung nach Schädel-Hirn-Trauma,
- Bewusstlosigkeit,
- schwere körperliche oder geistige Behinderung.

3

3.12.1.4 Kontraindikationen

Kontraindiziert ist das Konzept der Basalen Stimulation für Menschen, die desorientiert sind, einen erhöhten Hirndruck oder aktuell einen erhöhten Blutdruck haben. Ebenfalls kontraindiziert ist es auch für psychisch erkrankte Menschen, die eine akute Psychose des schizophrenen Formenkreis aufweisen (Schanze 2007).

3.12.1.5 Konzeptaufbau

Im Folgenden wird eine Übersicht über den Konzeptaufbau gegeben. Die sensorische Verarbeitung der einzelnen Wahrnehmungsbereiche wird unter „Sensorische Integration" (➤ 3.12.2) ausführlich dargestellt.

3.12.1.5.1 Vestibuläre Anregung

Die vestibuläre Anregung vermittelt dem Patienten vertraute Bewegungserfahrungen, z. B. Raum-Lage-Veränderungen und Drehung. Dabei ist darauf zu achten, dass der Patient ein angemessenes Erfahrungsangebot erhält, ohne dass er überstimuliert wird. Entsprechendes gilt in der sensorischen Integrationstherapie (➤ 3.12.2).

Die bevorzugten Materialien bei Kindern sind z. B. Schaukel, Hängematte, Tonne oder Trampolin. Bei erwachsenen Menschen mit Behinderungen wird das vestibuläre Angebot i. d. R. über das Umlagern oder durch Veränderung der Betteinstellung gemacht (Fröhlich 1999).

3.12.1.5.2 Somatische Anregung

Die Förderung im Bereich der somatischen Anregung gibt dem Patienten die Möglichkeit, den Körper als Ganzes zu erfahren. Dabei gelten drei Grundprinzipien (Fröhlich 1999):

- Das **erste Grundprinzip** basiert auf der Symmetrie, sodass sowohl die betroffene als auch die gesunde Körperseite einbezogen werden.
- Im **zweiten Grundprinzip** geht es darum, dass der Patient mit seinem Körper Spannung und Entspannung erfährt. Dies geschieht über die manuelle Anregung durch den Th.
- Durch das zweite Grundprinzip wird das **dritte Grundprinzip,** die Rhythmisierung, angebahnt. Viele Menschen mit schweren/schwersten Behinderungen sind in ihrer Atmung beeinträchtigt. Durch Atemunterstützung, wie z. B. das ruhige Einatmen und die Verlängerung der Ausatemphasen, soll eine Gleichmäßigkeit der Atmung erreicht werden.

3.12.1.5.3 Taktile Anregung

Die taktile Anregung ermöglicht eine Förderung im Bereich des Körperschemas. Nach Fröhlich (1999) hat sich die taktile Anregung in Anlehnung an die Babymassage nach Leboyer bewährt. Die Bewegungen werden langsam und intensiv durchgeführt. Da Menschen mit schweren/schwersten Behinderungen oft liegen, ist es wichtig, dass der Rücken ebenfalls mit einbezogen wird.

Weitere taktile Anregungsmöglichkeiten sind z. B. die Berührung mit unterschiedlichen Tüchern (Seidentuch, Frotteetuch etc.) oder die Ganzkörperwaschung. Wie bei allen Sinnessystemen muss auch hier auf eine eventuell vorhandene taktile Defensivität geachtet werden (Fröhlich 1999).

3.12.1.6 Basale Stimulation in der Grundversorgung

In der alltäglichen Grundversorgung hat jeder Mensch seine bevorzugte Reihenfolge. Diese gewohnte Reihenfolge vermittelt uns ein Gefühl von Sicherheit. Diese Sicherheit benötigen auch Menschen, die auf fremde Unterstützung in diesem Bereich angewiesen sind.

Die **Waschabfolge** sollte möglichst täglich und in der gleichen Reihenfolge durchgeführt werden. Waschhandschuhe bieten dem Patienten die Möglich-

keit, die Hand und den Stoff zu spüren, sodass die Angst vor der Berührung vermieden werden kann. Das Wasser sollte eine für den Patienten angenehme Temperatur haben. Das Händewaschen erfolgt gemeinsam, ebenso das Abtrocknen. Auf diese Weise kann die Basale Stimulation in alltäglichen Situationen durchgeführt und integriert werden. Diese Vorgehensweise ermöglicht dem Patienten nicht nur sensorische Sinneserfahrungen, sondern vermittelt auch ein Gefühl von Sicherheit und bietet Kommunikation mit dem behandelnden Th. und/oder Angehörigen (Fröhlich 1999).
Beim **An- und Ausziehen** gilt ebenfalls, dass eine für den Patienten sinnvolle Reihenfolge eingehalten wird.

> Um die **Basale Stimulation in alltägliche Situationen** zu integrieren, ist es wichtig, dass die Berührungen klar sind und lang genug anhalten, damit der wahrnehmungsbeeinträchtigte Patient die sensorischen Stimuli aufnehmen und verarbeiten kann (Fröhlich 1999).

3.12.1.6.1 Sitz- und Lagerungshilfen

Menschen mit schwersten Behinderungen haben sehr häufig nicht die Möglichkeit, sich selbstständig hinzusetzen oder die Lageposition aktiv zu verändern. Sie sind auf die Lagerung durch das Pflegepersonal oder durch den Th. angewiesen (➤ 3.1.3).
Neben dem Präventionsaspekt (z. B. Dekubitusprophylaxe, Vorbeugung gegen Deformitäten) bietet die Lagerung auch Basale Stimuli. Oftmals bietet die Lagerung die einzige Möglichkeit, dass der Raum und somit auch die Körperstellung zum Raum (räumliche Beziehungen) verändert werden kann. Lagerung vermittelt dem Patienten Sicherheit, Stabilität und eine Verbesserung der Atemaktivität (Fröhlich 1999). Sie kann außer im Bett auch im Rollstuhl erfolgen. Es ist darauf zu achten, dass genügend Variationsmöglichkeiten vorhanden sind, sodass Lage und Haltung verändert werden können (ebd.).

3.12.1.6.2 Essen und Trinken

Die häufig vorliegenden Beeinträchtigungen im Bereich der Motorik und der Propriozeption können zu Beeinträchtigungen bei der Nahrungsaufnahme und dem Trinken führen. Ein Problem in diesem Bereich stellt die Gefahr der Aspiration dar. Das Konzept der Basalen Stimulation unterstützt die vorhandenen Grundfähigkeiten der Nahrungsaufnahme.
Damit die Nahrungsaufnahme und das Trinken als positiv erlebt werden können, ist es notwendig, den Patienten in eine symmetrische Grundposition zu bringen. Es ist darauf zu achten, dass die Sitzposition stabil und nicht reflexeinschränkend ist. Der Kopf des Patienten wird in die stabile Mittelstellung gebracht, die mit einer taktilen Stimulation einhergeht (Fröhlich 1999).

3.12.1.7 Behandlungsziele

Bienstein und Fröhlich (2003) haben die Behandlungsziele als zentrale Ziele formuliert, die in bestimmter Reihenfolge erarbeitet werden sollten (➤ Abb. 3.12.1). Sie kann von Patient zu Patient variieren, sich überschneiden oder verändern.

3.12.1.8 Evidenz-/Bewertungslage

Um größtmögliche Aktualität in der Print- und Online-Version zu gewährleisten, stehen Informationen zu aktuell vorliegenden Studien im Online-Zusatzmaterial (➤ QR-Code) zur Verfügung.

Evidenzangaben

Literatur

3.12.2 Sensorische Integration

Julia Signoroni

3.12.2.1 Geschichte

- Der Ansatz der Sensorischen Integration (SI) wurde von Jean Ayres (Ergotherapeutin) mit dem Ziel entwickelt, Kindern mit Störungen der Wahrnehmung, des Lernvermögens und des Verhaltens zu helfen.
- Sie ging davon aus, dass es wichtig ist, die Zusammenhänge der Wahrnehmungsverarbeitung aller Sinnesfunktionen zu verstehen, nicht nur die der auditiven und visuellen Sinnesreize (Ayres 2002).

Definition

Sensorische Integration ist

„...ein neurologischer Prozess, der Sinneseindrücke aus dem eigenen Körper und aus der Umwelt organisiert und es uns somit ermöglicht, den Körper effektiv in der Umwelt einzusetzen" (Ayres 1972, S. 11, zitiert nach Bundy et al. 2007, S. 4 f.).

- Damit der Körper effektiv in seiner Umwelt eingesetzt werden kann, ist es notwendig, dass die unterschiedlichsten Sinneseindrücke interpretiert, verknüpft und verarbeitet werden. Dem Gehirn fällt die Aufgabe zu, diese Informationen zu integrieren.

3.12.2.2 Theoretische Grundlagen der Sensorischen Integration

3.12.2.2.1 Fünf Grundannahmen der Sensorischen Integration

Ausgehend von neuronalen und verhaltenstheoretischen Hintergründen basiert die SI auf den in ➤ Abb. 3.12.2 dargestellten fünf Grundannahmen:

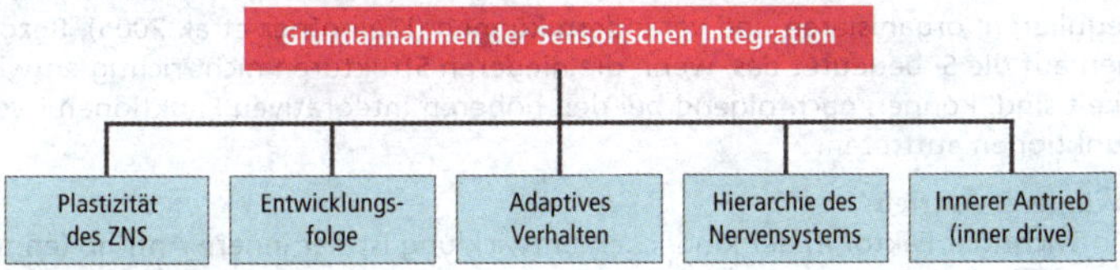

Abb. 3.12.2 Schematische Darstellung der Grundannahmen der SI.

■ **Plastizität des zentralen Nervensystems**

Die neuronale Plastizität beschreibt Veränderungen neuronaler Strukturen, die die Aufgabe haben, die Funktionen des Nervensystems bis ins hohe Alter zu erhalten, anzupassen und zu erweitern (Goldberg 2002).

Die sensorisch-integrative Entwicklung des Gehirns im Alter von drei bis sieben Jahren stellt nach Ayres (2002) eine kritische Phase dar. Die Strukturen und Funktionen festigen sich mit zunehmendem Alter durch die Interaktion zwischen Person und Umwelt. Kinder sammeln in diesen Lebensjahren wichtige Sinneserfahrungen, indem sie mit ihrer Umwelt interagieren. Können Kinder in den kritischen Entwicklungsphasen nicht angemessen mit und innerhalb ihrer Umwelt agieren, kann dadurch die gesamte Entwicklung und Leistungsfähigkeit beeinträchtigt sein. Dies betrifft auch Kinder, die älter als sieben Jahre sind, und kann auch noch Erwachsene betreffen (ebd.).

In Interventionen nach dem SI-Konzept ermöglicht der Th. dem Kind einen kontrollierten sensorischen Input. Der kontrollierte Input erfolgt v. a. im vestibulären, propriozeptiven sowie taktilen Bereich und zielt auf Veränderungen im ZNS ab, was wiederum Leistungs- und Verhaltensänderungen nach sich ziehen soll.

Entwicklungsfolge

Entsprechend der kindlichen Entwicklung läuft der sensorisch-integrative Prozess ab. Die Stufen in der kindlichen Entwicklung sind gekennzeichnet durch motorische, sensorische und emotionale Erfahrungen und Fortschritte. Diese Fortschritte sind zugleich „Voraussetzung für die Entwicklung reiferer und komplexerer Verhaltensweisen" (Bundy et al. 2007, S. 12). Dysfunktionen in den basalen Systemen unterbrechen die Weiterentwicklung der sensorisch-integrativen Funktionen und beeinträchtigen die physiologische Entwicklung.

Adaptives Verhalten

Die sensorische Integrationstheorie geht davon aus, dass „anpassendes Verhalten die sensorische Integration fördert" (Bundy et al. 2007, S. 13).
Das adaptive Verhalten ist beobachtbar, absichtsvoll, zielgerichtet und zeigt, inwieweit sich das Kind an seine Umwelt und andere Anforderungen anpasst. Adaptives Verhalten ermöglicht weiterhin, Neues zu lernen. Es geht darum, dass die Anforderungen an die gewünschte Betätigung bewältigt werden können (➤ 3.12.2.2.2).

Hierarchie des Nervensystems

„Höhere integrative Funktionen entwickeln sich aus Funktionen niederer Strukturen." (Bundy et al. 2007, S. 12). Die Reifung der niederen Strukturen erfolgt vor der Reifung der höheren Strukturen. Damit höhere integrative Funktionen sich voll entwickeln können, sind sie von der vollständigen Ausreifung der niederen Strukturen und deren sensorischen Erfahrungen abhängig.
Diese hierarchische Sichtweise schließt eine holistische Sichtweise nicht aus. Vielmehr werden Person und ZNS als offenes System betrachtet. Offene Systeme sind gekennzeichnet von dynamischen und sich selbstorganisierenden Wesen (Kielhofner 2008), die sich selbst durch ihre Interaktion mit der Umwelt regulieren, organisieren und verändern können (Kielhofner et al. 2005). Bezogen auf die SI bedeutet das, wenn die niederen Strukturen nicht richtig entwickelt sind, können nachfolgend bei den höheren integrativen Funktionen Dysfunktionen auftreten.

Innerer Antrieb

Ein wichtiger Faktor in der kindlichen Entwicklung ist der innere Antrieb (engl. inner drive), den die Kinder benötigen, um neue Sinneserfahrungen zu machen und diese dann zu integrieren. Kinder, die eine sensorisch-integrative Dysfunktion aufzeigen, haben oft wenig Motivation, um sich in ihrer Umwelt aktiv zu betätigen. Dadurch können sie keine ausreichenden sensorischen Erfahrungen sammeln, die für die Entwicklung der höheren integrativen Strukturen nötig sind. Eine Steigerung des inneren Antriebs zeigt sich darin, dass Kinder sich aktiv für sie bedeutungsvolle Betätigungen in ihrer Umwelt suchen und das Gefühl haben, diese Betätigungsherausforderung meistern zu können. Dadurch steigert sich das Selbstvertrauen in die eigenen Fähigkeiten. Die gesteigerte Zufriedenheit führt nachfolgend dazu, dass „die Selbstaktualisierung und die sensorische Integration gefördert wird" (Bundy et al. 2007, S. 13).

3.12.2.2.2 Selbstaktualisierungsprozess

Um eine Verbindung zwischen SI und Betätigung darzustellen, entwickelten Fisher und Murray 1991 den Spiralprozess der Selbstaktualisierung (zitiert nach Bundy et al. 2007, S. 16). Es handelt sich um ein theoretisches Modell der SI, das neben dem Verhalten auch neurobiologische und neuronale Muster berücksichtigt.

Der Spiralprozess (Verweis auf Bundy et al. 2007, S. 16), bestehend aus zwei Schleifen, beinhaltet das Verhalten, das von Kielhofners „Model of Human Occupation" (MOHO) abgeleitet wurde, und die SI-Theorie und damit die sensorisch-integrativen Funktionen (Wahrnehmung).
Der Spiralprozess basiert auf dem **inneren Antrieb** (s. o.), der benötigt wird, um **sensorische Reize** aufzunehmen (Intake). Auf das Intake folgt der Prozess der SI, d. h., die Reize werden gefiltert, geordnet und moduliert, sodass eine angemessene Reaktion auf die sensorische Reizaufnahme erfolgen kann.

Reizquellen für die Aufnahme sensorischer Reize

- **Produktionsfeedback:** Rückmeldung des Körpers, wie sich eine Bewegung anfühlt; vermittelt ein Gefühl von Sicherheit/Unsicherheit und basiert auf Erfahrungen, die bei früheren Betätigungsausführungen gemacht wurden (Bundy et al. 2007).
- **Ergebnisfeedback:** Rückmeldung der Umwelt darüber, wie effektiv und wirksam die Aktivität in Bezug auf die Bedürfnisse ausgeführt wurde (ebd.).
- **Umwelt:** Wie in der offenen Systemtheorie beschrieben, beeinflussen sich Person und Umwelt gegenseitig. Umwelten ermöglichen nicht nur die Betätigungsausführung, sondern beeinflussen und fordern auch bestimmte Verhaltensweisen (Kielhofner 2008).

Produktions- und Ergebnisfeedback zusammen sorgen dafür, dass sensorische Empfindungen integriert werden, und führen zur **Organisation und Planung von Aktivitäten.** Durch die **adaptive Interaktion** wird dafür gesorgt, dass die Person die sinnvolle Aktivität auch ausführen und sensorisch-integrative Erfahrungen sammeln kann. Um adaptive Interaktion zu ermöglichen, wird das Wissen über die Betätigung (Was ist zu tun?) und die Handlungsplanung (Wie wird es getan?) benötigt. Die Handlungsplanung ist abhängig vom Körperschema und entwickelt sich aus früheren Erfahrungen und dem Ergebnisfeedback (Bundy et al. 2007).
Mit jeder neu erlernten Aktivität bilden sich **neuronale Muster,** auf die immer wieder zurückgegriffen werden kann. Der Spiralprozess wird bei jeder Betätigung wieder durchlaufen, auch bei uns bereits bekannten Reizen. Mit jedem Rückgriff auf das neuronale Muster ist der Mensch in der Lage, neue und komplexere Handlungen zu planen und auszuführen. Neuronale Muster sind das Ergebnis, das sich aus dem Planungsprozess des Produktions- und Ergebnisfeedbacks ergibt. Sie stellen somit u. a. eine Basis für die Planung von Handlungen und daraus folgend für das Erlernen neuer Fertigkeiten dar.
Bundy und Murray zeigen im Bereich des weißen Spiralprozesses die Kernaussage der Ergotherapie auf: „Jeder Mensch hat ein angeborenes, intrinsisches Bedürfnis sich zu betätigen." (Bundy et al. 2007, S. 17)
Fisher und Murray (1991) sehen die SI **im Kontext der Occupational Science** (Handlungs- und Betätigungswissenschaft) (zitiert nach Bundy et al. 2007, S. 18). In der SI geht es darum, dass bedeutungsvolle Betätigung in der Art ermöglicht wird, dass die Person die sensorischen Reize (vorwiegend propriozeptiv, vestibulär und taktil) angemessen filtern, zuordnen und integrieren kann. Dadurch erfährt sie das Gefühl von Sicherheit und erhält den Eindruck, die Umwelt unter Kontrolle zu haben. Das wiederum führt dazu, dass sie sich im nächsten Schritt aktiv eine Betätigung sucht, die sie ausführen möchte. Durch diesen inneren Antrieb wächst der Wille, sich zu betätigen; das Selbstvertrauen in die eigenen Fähigkeiten, die Selbststeuerung und die Zufriedenheit nehmen zu. In Bezug auf die Occupational Science wird das grundlegende Bedürfnis, sich zu betätigen, erfüllt.

3.12.2.3 Neurophysiologische Grundlagen der Sensorischen Integration

Ayres ging davon aus, dass das propriozeptive, das vestibuläre und das taktile System eine Grundlage für die visuelle Wahrnehmung bilden und legte den Schwerpunkt auf diese drei Basissinne (Bundy et al. 2007):

- Propriozeption (➤ 3.12.2.3.1),
- Vestibularium (➤ 3.12.2.3.2) und
- Taktilität (➤ 3.12.2.3.3).

Mögliche sensorische Verarbeitungsstörungen werden unter ➤ 3.12.2.5 dargestellt.

3.12.2.3.1 Propriozeptives System

Nach Kandel et al. (2000) vermittelt das propriozeptive System Informationen über Beschleunigung, Kraft, Sequenzierung, Tempo und Gelenkpositionen des Körpers. Weiterhin hat es eine hemmende Wirkung auf das taktile und das vestibuläre System.
Vermittelt werden die Sinneseindrücke durch Muskeln, Sehnen und Sensoren mit folgenden Qualitäten:

- **Stellungssinn:** dient als Basis der Haltungssicherheit und vermittelt die Stellung sowie Lage der einzelnen Glieder zueinander. Die Innervation erfolgt durch Gelenk- und Muskelrezeptoren (Schaefgen 2007).
- **Bewegungssinn:** vermittelt Richtung und Geschwindigkeit einer Bewegung. Rezeptoren sind Gelenkrezeptoren und Muskelspindel (ebd.).
- **Kraftsinn:** vermittelt das Ausmaß der Muskelkraft, um Bewegungen ausführen zu können. Rezeptoren sind Muskelspindel und Golgi-Sehnenorgane (ebd.).

Propriozeptive Reizverarbeitung

Die Verarbeitung der somatosensorischen Information (➤ Abb. 3.12.3) erfolgt über die Mechano- und Dehnungsrezeptoren, aktiviert durch die Meissner- und Vater-Pacini-Körperchen sowie durch Haarfollikel und Muskelspindeln (Schäffler u. Schmidt 1999). Die Weiterführung erfolgt im Lemniscus medialis der Hinterstrangbahn (engl. dorsal column medial lemniscus, DCML) und im anterolateralen System. Das DCML-System leitet u. a. propriozeptive Reize und

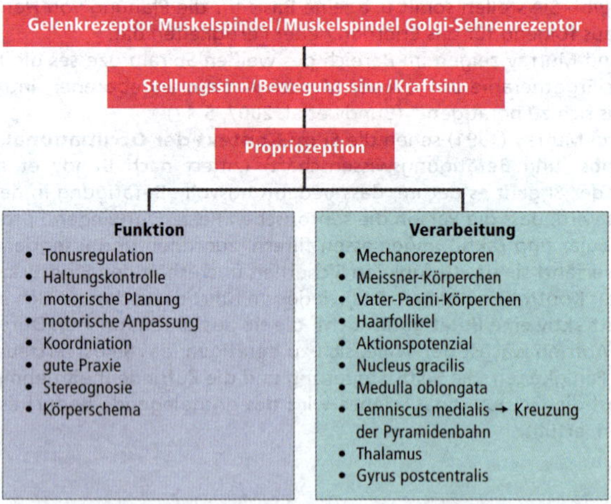

Abb. 3.12.3 Schematische Darstellung des propriozeptiven Systems.

transportiert die Informationen über Position sowie Gelenkstellung des Körpers und der Gliedmaßen (Lane 2007). Meissner- und Vater-Pacini-Körperchen sowie Haarfollikel sind schnell adaptierend und stellen ihre Aktivierung ein, sobald der Stimulus abbricht.
Die Weiterleitung des propriozeptiven Inputs erfolgt im dorsalen Wurzelganglion, geht zum Nucleus gracilis (2. Neuron), kreuzt im Lemniscus medialis zur Gegenseite und endet im Gyrus postcentralis (Faller u. Schünke 2004).
Die Umschaltung der Willkürmotorik und damit die bewusste Deutung erfolgt über die Efferenz, die Umschaltung für die unwillkürliche Motorik (z. B. automatisierte Bewegungsabläufe) erfolgt extrapyramidal (ebd.).

■ Funktionen des propriozeptiven Systems

Das propriozeptive System wird benötigt, um Fähigkeiten wie Anpassung des Muskeltonus, Haltungskontrolle, motorische Planung, motorische Anpassung, Koordination, gute Praxie, Stereognosie, Körperschema und einen fließenden Bewegungsablauf entwickeln zu können (Schaefgen 2007) (➤ Abb. 3.12.3).

■ Propriozeptive Dysfunktionen

Treten Dysfunktionen im propriozeptiven System auf, erhalten Kinder grundsätzlich zu wenig Rückmeldung über ihren Körper. Sie benötigen stärkere Reize, um sich spüren und ihre Körperkonturen wahrnehmen zu können; die Reizverarbeitung ist verlängert. Damit gehen mangelnde Tonusregulation, Haltungsstörungen, unzureichende Kraftdosierung und schlechter Stellungssinn einher. Die Bewegungsplanung erfolgt oft mangelhaft.
Durch die mangelnde Hemmung des propriozeptiven Systems wird vermehrt eine Übererregung der anderen Sinne beobachtet (Schaefgen 2007). Im Alltag sind die Kinder u. a. daran zu erkennen, dass sie sich aufgrund der niedrigen Tonusregulation lieber anlehnen, sich abstützen oder ständig in Bewegung sind, um sich spüren zu können.

3.12.2.3.2 Vestibuläres System

Das paarig angelegte vestibuläre System befindet sich im Pars petrosa des Innenohrs und besteht aus drei Bogengängen und dem Otolithenorgan (➤ Abb. 3.12.4):

- **Die dreigängigen Bogengänge** geben dem Körper Informationen über die Bewegung des Kopfes im Raum. Sie erfüllen eine dynamische Funktion, zu der dynamische Bewegungen wie Kopfnicken/-schütteln und die seitliche Kopfdrehung zählen (Lane 2007).
  Am Ende der Bogengänge befindet sich die Crista ampullaris mit der Cupula. Die Cupula besteht aus einer gallertartigen Substanz, die im Epithel endet und deren Kanäle mit Endolymphe gefüllt sind (Behrends et al. 2010). Streift die Endolymphe über die Sinneshaare, werden diese abgeknickt und es kommt zur Auslösung des vestibulären Reizes (Faller u. Schünke 2004, Schaefgen 2007).
- **Das Otolithenorgan** besteht aus dem sackähnlichen Utriculus und dem Sacculus mit den dazugehörigen Sinnesfeldern, der Macula utriculi und der Macula sacculi (Faller u. Schünke 2004).
  Die Haarzellen des Otolithenorgans enden in der otolithischen Membran, die mit kleinen Kristallsteinchen angereichert ist (Behrends et. al. 2010).

Die Macula utriculi erfasst die Wahrnehmung der Linearbeschleunigung, die Macula sacculi erfasst die Wahrnehmung der Vertikalbeschleunigung (Faller u. Schünke 2004). Sacculus und Utriculus zusammen haben eine statische Funktion (Schaefgen 2007).

■ Vestibuläre Reizverarbeitung

Die vestibulären Rezeptoren werden durch afferente Nervenfasern innerviert und die Informationen an das ZNS übertragen. Die Informationsweiterleitung erfolgt u. a. durch afferente Fasern, die in den Kernen des N. vestibularis enden (Lane 2007). Die ipsi- und kontralateral verlaufenden Kerne des N. vestibularis

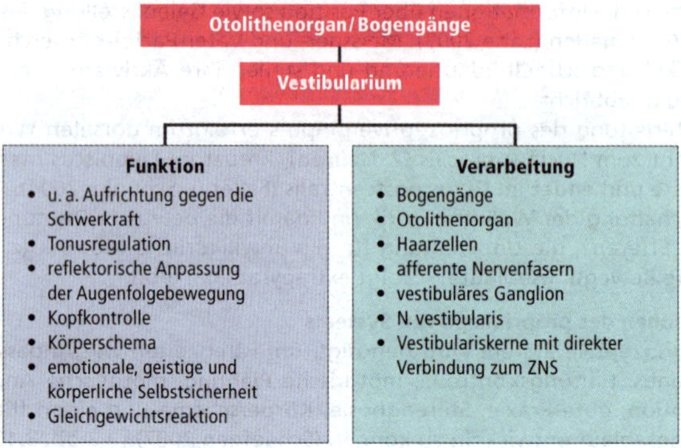

Abb. 3.12.4 Schematische Darstellung des vestibulären Systems.

bestimmen die Bewegungsrichtung, indem sie die Reize aus dem Otolithenorgan und dem rechten Bogengang vergleichen (ebd.).
Die Bogengänge und das Otolithenorgan zusammen ermöglichen die Aufrichtung gegen die Schwerkraft sowie das Halten des Gleichgewichts (ebd.).
Die Vestibulariskerne haben eine direkte Verbindung zu Gebieten im ZNS; v. a. Kleinhirn, okulomotorische Kerne, Rückenmark, Formatio reticularis, Thalamus und Kortex spielen eine große Rolle bei der SI und deren Dysfunktionen (ebd.).

■ Funktionen des vestibulären Systems

Die Funktionen des vestibulären Systems sind (➤ Abb. 3.12.4):

- Aufrichtung gegen die Schwerkraft,
- Tonusregulation,
- reflektorische Anpassung der Augenfolgebewegung und daraus folgend:
  - Entwicklung der Raumorientierung,
  - Kontrolle über Kopfbewegungen und Kopfhaltung,
- in Kooperation mit dem propriozeptiven System (Schaefgen 2007):
  - Entwicklung des Körperschemas,
  - Aufbau emotionaler, körperlicher und geistiger Selbstsicherheit,
  - Gleichgewichtsregulation.

■ Vestibuläre Dysfunktionen

Dysfunktionen in der **vestibulären Diskrimination** zeigen sich in Beeinträchtigungen der Tonusregulation, der Stell- und Stützreaktionen sowie erschwerten Augenfolgebewegungen (Schaefgen 2007).
Dysfunktionen in der **vestibulären Modulation** werden eingeteilt in Hyper- und Hypomodulation:

- Kinder mit einer Modulationsstörung im Sinne einer **Hypersensibilität (Defensivität)** zeigen eine Überempfindlichkeit gegenüber Gravitationskräften. Sie nehmen vestibuläre Reize zu stark wahr und erfahren dadurch Unsicherheit und Angst. Sie lehnen es ab, bewegt zu werden (z. B. durch Hochheben) und sich selbst zu bewegen. Sie vermeiden Betätigungen wie Klettern, Fahrrad fahren oder Schaukeln. Die Kinder verhalten sich vorsichtig, kontrolliert, spielen bodennah, vermeiden den Kopf aus dem Lot zu bewegen und sind übermäßig ängstlich (Schaefgen 2007).
- Bei einer Modulationsstörung im Sinne einer **Hyposensibilität (Dormanz)** zeigen die Kinder einen Bewegungshunger, der sie daran hindert Gefahren richtig einzuschätzen. Im Alltag führt diese Waghalsigkeit u. a. zu Stürzen. Die Bewegungen werden undifferenziert wahrgenommen, was zu einer vermehrten Reizsuche führt; die Verarbeitung dieser Reize jedoch ist mangelhaft. Die Bewegungen erfolgen hastig und ungenau.

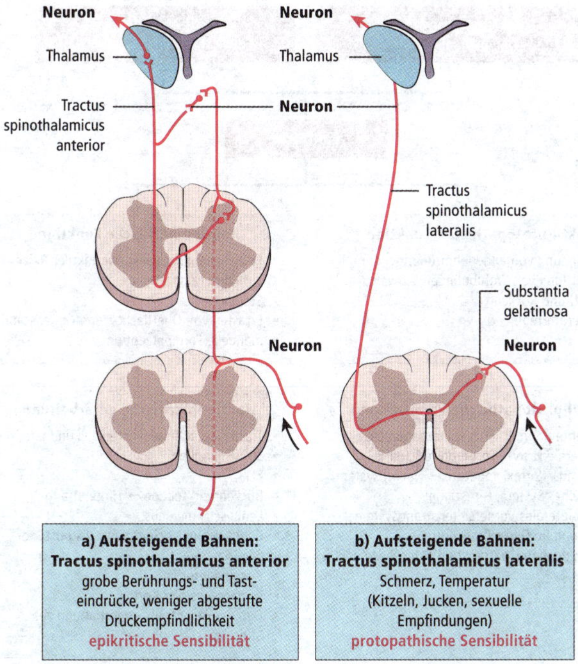

Abb. 3.12.5 Verlauf der Bahn der epikritischen (**a**) und protopathischen (**b**) Sensibilität (Aus: Putz, Pabst, Sobotta Lernkarten. Spielend durch die Anatomie, 4. Auflage 2006 © Elsevier GmbH, Urban & Fischer, München).

3.12.2.3.3 Taktiles System

Das taktile Sinnessystem unterscheidet in der Theorie der SI zwischen zwei Systemen (➤ Abb. 3.12.5, ➤ Abb. 3.12.6):

- Das **taktil-protopathische System** ist bereits im Embryonalstadium entwickelt und das ontogenetisch ältere System. Die Reizweiterleitung erfolgt über das anterolaterale Vorderseitenstrangsystem. Die Verbindung der Formatio reticularis zum limbischen System zeigt, dass das taktil-protopathische System an der emotionalen Bewertung taktiler Reize beteiligt ist (Formatio reticularis, s. u.) (Haus 2005). Es dient dem Wohlbefinden in der eigenen Haut und übt eine Schutzfunktion gegenüber unerwarteten Berührungen aus. Die Reizempfindung ist unbestimmt, wenig lokalisierbar und wenig abgegrenzt.
- Das **taktil-epikritische System** ist phylogenetisch das jüngere System und bildet sich erst vollständig im Verlauf der kindlichen Entwicklung durch den Gebrauch aus. Es ermöglicht, dass Menschen Reize am Körper lokalisieren und Gegenstände ertasten (Stereognosie) können (Schaefgen 2007). Die epikritische Reizverarbeitung vermittelt, gegenüber der protopathischen Reizverarbeitung, eine klarere, abgegrenzte und bewusste Reizwahrnehmung. Das taktil-epikritische System ist verantwortlich für die mechanische Empfindung von Druck, Berührung und Vibration (Haus 2005). Die Reizweiterleitung erfolgt über die Hinterstrangbahn (ebd.).

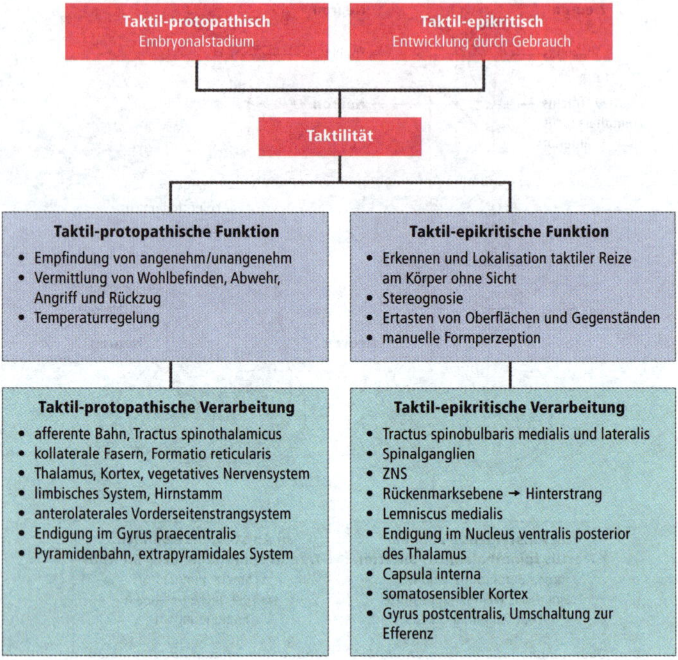

Abb. 3.12.6 Schematische Darstellung des taktilen Systems.

■ Taktil-protopathisches System

Das taktile System nimmt in der SI eine Schlüsselrolle ein. Es hat Wirkungen auf alle anderen Systeme. Es bedarf täglicher und lebenslanger Anregung in Form von angenehm empfundenen Reizen (Schaefgen 2007). Als größtes Sinnesorgan kommt der Haut sowohl eine Kontaktfunktion als auch eine Schutzfunktion zu. Vorgeburtlich erfolgt der taktile Input durch das Fruchtwasser und die Gebärmutterwand (ebd.). Die Kontaktfunktion wird nachgeburtlich durch täglichen Körperkontakt (z. B. Kuscheln, Wickeln, Eincremen) oder durch Selbstberührung benötigt. Außerdem stellt sie eine grundlegende Funktion beim Bonding dar und dient dem Beziehungsaufbau bzw. auch dem Erhalt sozialer Kontakte (Bundy et al. 2007, Schaefgen 2007).

■ Taktile Reizverarbeitung

- **Die taktil-protopathische Reizweiterleitung** erfolgt über das spinothalamische System (afferente Bahn). Die aufsteigenden Impulse enden z. T. in der Formatio reticularis (FR) oder entsenden kollaterale Fasern zur FR (➤ Abb. 3.12.5b). Erfolgt eine direkte Verbindung zur FR haben Berührungen einen Einfluss auf den Wachheitsgrad und das Wohlbefinden des Menschen (Annunciato 2007). Die Verarbeitung taktil-protopathischer Reize erfolgt über das anterolaterale Vorderseitenstrangsystem (Tractus spinothalamicus anterior und lateralis), das die Reize auf die FR, das limbische System und den Hypothalamus projiziert. Die direkte Verbindung zwischen dem Tractus spinotectalis und dem Nucleus ventralis posterior lateralis sorgt dafür, dass Sinneseindrücke aus dem Vorderseiten- und Hinterseitenstrangsystem (Propriozeption und epikritisches System) zusammenlaufen und der

3

Informationsaustausch des taktil-epikritischen und des taktil-protopathischen Systems stattfinden kann.

- **Die Reizverarbeitung des taktil-epikritischen Systems** (lemniskales System ➤ Abb. 3.12.5a) erfolgt mit der propriozeptiven Bahn im Tractus spinobulbaris medialis und lateralis (Schaefgen 2007). Als Lemniscus medialis enden alle Fasern der epikritischen Bahn, gemeinsam mit der protopathischen Bahn, im Nucleus ventralis posterior des Thalamus. Die Umschaltung zur Efferenz findet am hinteren Schenkel der Capsula interna statt. Die Reizprojektion erfolgt auf den primär somatosensiblen Kortex des Gyrus postcentralis (Trepel 2004).

Formatio reticularis

Die FR ist ein netzförmiger Komplex aus grauer Substanz, der den Zwischenraum der Hirnnerven ausfüllt. Sämtliche Nervenfasern müssen durch die FR, wodurch ersichtlich wird, dass die FR bei der SI eine zentrale Rolle spielt. Durch die langen dendritischen Verzweigungen und die langen Axone projizieren die Nervenfasern zu den höheren und niedrigeren ZNS-Ebenen (Smith Roley et al. 2004).
Funktionen sind u. a.:

- Aktivierung der gesamten Großhirnrinde, angemessene Wahrnehmung sensorischer Informationen,
- Regulation sensorischer Reize, Ausfilterung irrelevanter Reize und die Regulierung von Schlaf, Wachheit und Erregungszustand (Annunciato 2007).

Die Regulation findet über das aufsteigende retikuläre Aktivierungssystem (ARAS) statt. Durch afferente Bahnen aus dem Hinterhorn des Rückenmarks und von den Hirnnervenkernen ist es möglich, dass sensible sensorische Reize die FR erreichen (Trepel 2004). Das Erregungsniveau wird durch den sensorischen Input variiert.
Bezogen auf das taktile System lösen Berührungs- und Schmerzinformationen Angst aus und warnen vor Gefahr. Die FR stimuliert die Gehirnaktivität, der Wachheitsgrad wird erhöht, sodass die höheren Ebenen angeregt werden und der Mensch schnell auf Gefahr oder Angst reagieren kann (Roley et al. 2004). Eine hemmende Wirkung auf die FR und damit eine reduzierende Erregbarkeit der FR, löst das DCML-System aus (engl. dorsal column medial lemniscus) (➤ 3.12.2.3.1). Die DCML-Bahnen verlaufen auf direktem Weg durch die FR und senden Reizsignale zum Thalamus und somatosensorischen Kortex (Smith Roley et al. 2004).

Funktionen des taktilen Systems

Dem taktil-epikritischen und dem taktil-protopathischen System kommen unterschiedliche Funktionen zu (➤ Tab. 3.12.1, ➤ Abb. 3.12.6).

Tab. 3.12.1 Funktionen des taktilen Systems.

Taktil-protopathisches System	Taktil-epikritisches System (Oberflächensensibilität, Differenzierung 4. bis 5. Lebensjahr)
• Wohlbefinden, • Angriff, • Abwehr/Rückzug, • Temperaturregulation.	• Erkennen und Lokalisation des Reizes am eigenen Körper ohne Sicht, • Stereognosie, • Ertasten von Oberflächen u. Gegenständen, • Manuelle Formperzeption.

Die protopathische Modulation besteht darin, taktile Reize als angenehm/unangenehm zu empfinden, und es steuert das Wohlsein/Unwohlsein des Menschen (Schaefgen 2007).

■ **Taktile Dysfunktionen**

Im Bereich der **taktilen Diskrimination** (taktil-epikritisch) zeigen sich die Beeinträchtigungen darin, dass Berührung oder Schmerz oft mangelhaft lokalisiert werden. Dadurch kommt es zu einer diffusen Körperwahrnehmung. Im Alltag sind die Kinder v. a. daran zu erkennen, dass die Kleidung verrutscht ist, ohne dass sie es merken. Schmerzen werden aufgrund der mangelnden Lokalisation nicht/schlecht wahrgenommen. Die Stereognosie ist durch die mangelnde Tastfunktion herabgesetzt. Dies zeigt sich im Alltag v. a. beim Halten von Stiften oder Besteck.

Aus der taktilen Diskrimination ergeben sich Folgeprobleme in der visuellen Wahrnehmung und damit in der Formwahrnehmung und der Entwicklung des Körperschemas.

Taktile Dysfunktionen im Bereich der **taktilen Modulation** (taktil-protopathisch) zeigen sich im Alltag z. B. dadurch, dass kühle, glatte Materialien vorgezogen werden. Feuchte, flauschige oder klebrige Materialien werden vermieden, die Handinnenflächen sind meist mit dem Ärmel des Pullovers verdeckt, oder die Hände werden ganz in den Hosentaschen versteckt. In Räumen sitzen oder stehen die Kinder oft mit dem Rücken zur Wand (visuelle Kontrolle über das Geschehen) und spielen eher für sich alleine, da sie die Nähe zu anderen Menschen nicht ertragen können. Durch die Beeinträchtigung im Zulassen der Nähe suchen sie aktiven Körperkontakt nur zu Menschen, die ihnen sehr vertraut sind. Nach außen hin wirken die Kinder aggressiv und ablehnend und sind verbal oft sehr geschickt, um ihre Sicherheit nicht aufgeben zu müssen.

Vordergründig zeigen sich Verhaltensprobleme und Beeinträchtigungen in der zwischenmenschlichen Interaktion.

3.12.2.4 Sensorische Modulation

In der SI wird die sensorische Modulation in zwei Bereiche unterteilt:

3.12.2.4.1 Modulation auf neurophysiologischer Ebene

In diesem Bereich ist die SI nicht direkt beobachtbar. Es geht darum, dass das ZNS ein Spektrum an Aufgaben hat, wenn es sensorische Reize (Input) verarbeitet (Bundy et al. 2007).

Die **Neuromodulation** stellt die Verarbeitung und Wirkung hemmender und anregender Inputs innerhalb des ZNS dar.

Viele Faktoren wirken auf die Modulation ein, dabei ist das Grundmuster immer gleich:

- Inputs wirken hemmend oder anregend.
- Inputs sind stark, schwach, schnell oder langsam.

Das Ergebnis der o. g. Faktoren und die wesentlichen Merkmale der Synapsen entscheidet darüber, was das ZNS von der Peripherie an Informationen erhält und was es damit macht (Bundy et al. 2007).

3.12.2.4.2 Modulation auf der Verhaltensebene

Die Modulation auf der Verhaltensebene wurde von Ayres (1979) definiert als der „[…] Prozess, bei dem die Aktivität erhöht oder reduziert wird, um die Aktivität in Harmonie mit allen Funktionen des Nervensystems zu halten" (zitiert nach Bundy et al. 2007, S. 182). D. h., dass der Mensch von Geburt an dazu in der Lage ist, relevante von irrelevanten Reizen zu unterscheiden und die irrelevanten Reize auszublenden, damit eine angemessene Interaktion in der Umwelt möglich ist. Nach der Geburt ist diese Fähigkeit vorerst grob vorhanden und entwickelt sich mit sensorisch-integrativen Erfahrungen weiter aus (Bundy et al. 2007).

Auf der Verhaltensebene ist die sensorische Modulation beobachtbar in Form von Reizsuche oder Reizvermeidung mit entsprechenden emotionalen Reaktionen (ebd.).

3.12.2.5 Sensorische Verarbeitungsstörungen

Innerhalb der sensorischen Verarbeitungsstörungen werden zwei Hauptformen unterschieden, die unterschiedlich in Erscheinung treten können (➤ Abb. 3.12.7):

- **Diskriminationsstörung** (Praxiestörung),
- **Modulationsstörung** (Empfindungsstörung).

In diesen beiden Hauptformen wird nochmals zwischen **Dormanz** (Hyposensibilität) und **Defensivität** (Hypersensibilität) unterschieden.

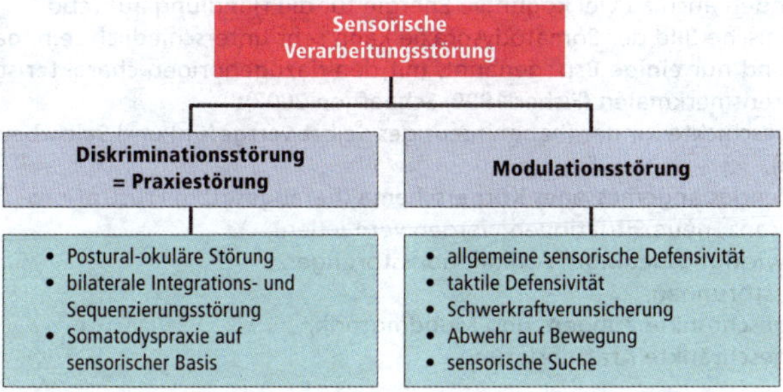

Abb. 3.12.7 Schematische Darstellung sensorischer Verarbeitungsstörungen.

3.12.2.5.1 Diskriminationsstörungen

■ Postural-okuläre Störung

Bei der postural-okulären Störung handelt es sich um eine **labile Haltungsdyspraxie** (Schaefgen 2007). Sie ist gekennzeichnet durch eine verlangsamte vestibuläre und propriozeptive Reizverarbeitung. Die Kopfkontrolle wird mit Verzögerung erreicht. Weitere Haltungsschwierigkeiten zeigen sich z. B. in einem bestehenden Zwischenfersensitz, da der Muskeltonus nicht ausreichend reguliert werden kann. Das Spielen in der Tiefhocke oder das Klettern ist beeinträchtigt bzw. kann nicht ausreichend ausgeführt werden.

Kinder mit einer postural-okulären Störung fallen dadurch auf, dass sie eine geringe Kraftdosierung haben. Dies wiederum zeigt sich darin, dass sie nicht gerne laufen, beim Ball werfen/fangen ungeschickt wirken (u. a. verlangsamte Augenfolgebewegungen) und ihnen die Stifthaltung sowie das Malen und Hantieren mit Werkzeugen/Besteck schwerfällt. Sie erscheinen allgemein langsam und bewegen sich nicht gerne.

In der Befundung zeigt sich u. a. ein niedriger Muskeltonus, Ablehnung der BL, verlangsamte Gleichgewichtsreaktionen sowie verlangsamte motorisch anpassende Reaktionen (Schaefgen 2007).

Bundy et al. (2007) zählen die postural-okuläre Störung zur Basis der bilateralen Integrations- und Sequenzierungsstörung und der Somatodyspraxie (s. u.).

■ Bilaterale Integrations- und Sequenzierungsstörung

Die bilaterale Integrations- und Sequenzierungsstörung (BISS) zeigt sich in Beeinträchtigungen von Bewegungen, die von Feedforward-Mechanismen abhängig sind (z. B. das Werfen/Fangen eines Balls) (➤ 3.6.10.4.4).

Das motorische Muster wird zeitlich verzögert ausgeführt, der Handlungsablauf in der richtigen Reihenfolge ist erschwert. Die Mittellinienkreuzung wird vermieden (Bundy et al. 2007).

Durch den beeinträchtigten Handlungsablauf eines motorischen Musters kommt es u. a. zu Merkfähigkeitsstörungen und Ordnungsproblemen (Schaefgen 2007).

■ **Somatodyspraxie auf sensorischer Basis**

Bei der Somatodyspraxie auf sensorischer Basis handelt es sich um eine Handlungsplanungsstörung. Diese äußert sich v. a. in Feedback, primär jedoch in Feedforward abhängigen Bewegungen (Bundy et al. 2007).

Neben der motorischen Koordination bzw. motorischen Anpassung fällt es dyspraktischen Kindern schwer, überhaupt ein Handlungskonzept zu erstellen (Fisher et al. 1999).

Kinder mit einer Somatodyspraxie fehlt nicht nur die Fähigkeit, die bei speziellen Handlungen erlernte Vorgehensweise auf andere zu transferieren, sondern sie wenden auch zu viel kognitive Energie für die Handlung auf (ebd.).

Das klinische Bild der Somatodyspraxie kann sehr unterschiedlich sein; nachfolgend sind nur einige Bsp. genannt, mit den dazugehörigen charakteristischen Verhaltensmerkmalen (Fisher 1999, Schaefgen 2007):

- Ungeschickte Kinder (haben niedriges Selbstwertgefühl und Selbstbewusstsein),
- fehlendes angemessenes Körperschema (herabgesetzte Frustrationstoleranz, neue Situationen werden vermieden),
- entwicklungsbedingte Artikulationsstörungen,
- Lernstörungen,
- eingeschränkte Zungen- und Mundmotorik,
- eingeschränkte Kraftdosierung.

Die Probleme der Somatodyspraxie fallen in den ersten Lebensjahren darin auf, dass Alltagshandlungen erst spät erlernt werden und die Kinder langsam sind. Motorische Fähigkeiten werden im vorgegebenen Zeitraum erlernt, d. h., motorische Meilensteine werden erreicht.

Mit Schulbeginn treten u. a. Probleme bei folgenden Alltagshandlungen auf:

- Knöpfe zumachen,
- Schneiden, Malen, Kleben,
- Spielen an Spielplatzgeräten (Die Kinder wissen nicht, was sie mit den Geräten machen können bzw. wie man sie benutzt.),
- Erlernen spielerischer Fertigkeiten (z. B. Fahrradfahren, Seilhüpfen oder Ballspielen fällt schwer).

Die sportlichen und spielerischen Fähigkeiten sind häufig schwach ausgebildet, was sich u. a. in der Ungeschicklichkeit der Kinder zeigt. Dadurch werden diese Kinder oft gehänselt. Das führt dazu, dass sie von Spielen aller Art ausgeschlossen werden und sie sich immer mehr isolieren.

Dyspraktische Kinder wiederholen das ihnen Bekannte und meiden neue Situationen. Aufgrund des wiederholten Scheiterns in alltäglichen und altersentsprechenden Betätigungen entwickeln sie eine herabgesetzte Frustrationstoleranz. Es wundert also nicht, dass dyspraktische Kinder ein geringes Selbstbewusstsein sowie ein geringes Selbstwertgefühl haben (Fisher et al. 1999).

Die Ursachen sind in erster Linie auf taktile und propriozeptive Diskriminationsdefizite in der Verarbeitung auf subkortikaler Ebene zurückzuführen. In manchen Fällen kann jedoch auch das vestibuläre System betroffen sein (ebd.).

3.12.2.5.2 Modulationsstörungen

■ **Allgemeine sensorische Defensivität**

Die allgemeine sensorische Defensivität ist die häufigste Form der Modulationsstörung. Es können ein oder mehrere Sinnessysteme betroffen sein.

Durch die Reizüberflutung kommt es zu einem abwehrenden Verhalten. Dies kann sich äußern in

- einer **Fluchtreaktion** (z. B. Aktivitätssteigerung, Blicksenkung, Verbalisierung wie z. B. babyhafte Sprache oder Äußerungen wie *„Das ist blöd/langweilig."*),
- einer **Angstreaktion** (Weinen, Äußerungen wie z. B. *„Ich kann das nicht."*, *„Ich bin zu blöd dazu."*) oder

- einer **Kampfreaktion** (Aggressionen gegen andere oder sich selbst, Verweigerung gegenüber Aktivitätsanforderungen, Äußerungen wie z. B. *„Das mache ich nicht."*)

(Bundy et al. 2007).

Taktile Defensivität

Die taktile Defensivität tritt auf, wenn das diskriminative DCML-System das anterolaterale System nicht ausreichend hemmen kann. Dadurch werden z. B. leichte Berührungen als sehr unangenehm empfunden und es kommt zu abwehrenden emotionalen Reaktionen.

Die Auswirkungen der taktilen Defensivität zeigen sich im Alltag z. B. darin, dass die Kinder nicht gerne im Sand spielen, nur bestimmte Nahrungsmittel und bestimmte Kleidungsstücke akzeptieren. Nägel schneiden, Gesicht waschen, Eincremen sowie Berührungen allgemein werden vermieden. Die Nähe von Personen löst bei taktil defensiven Kindern Stressreaktionen aus, da die Formatio reticularis sensitiv auf Adrenalin reagiert. Die Angstreaktionen führen dazu, dass das taktil-protopathische System (entspricht dem Schutzsystem) vorherrscht. Dieser Schutzmechanismus führt dazu, dass taktil defensive Kinder Spielsituationen kontrollieren möchten, um sich eventuellen taktilen Reizen rechtzeitig entziehen zu können. Unter Gleichaltrigen kann es schnell dazu führen, dass die Kinder eine Außenseiterrolle einnehmen.

Allgemein setzt sich die taktile Defensivität aus taktilem Abwehrverhalten, hoher Ablenkbarkeit und erhöhten Aktivierungsniveau zusammen (Bundy et al. 2007).

Schwerkraftverunsicherung

Ausschlaggebend für die Schwerkraftunsicherheit ist eine Modulationsstörung im vestibulären-propriozeptiven System (➤ 3.12.2.3.1, ➤ 3.12.2.3.2). Vermutet wird nach Fisher (1991) eine herabgesetzte Modulation in dem für Schwerkraftwahrnehmung verantwortlichen Otolithenorgan (Fisher 1991, zitiert nach Bundy et al. 2007, S. 134).

Kinder mit einer Schwerkraftunsicherheit vermeiden Bewegungen und Aktivitäten, bei denen der Kopf aus dem Lot genommen werden muss. Dazu zählt z. B. Schaukeln, da der Körper und die Kopfpositionen verändert werden müssen, zusätzlich haben die Füße keinen Bodenkontakt. Betätigungen, bei denen Kopf- und/oder Körperpositionen verändert werden müssen, lösen eine Angstreaktion aus. Das kann wiederum dazu führen, dass sich unangemessene emotionale Reaktionen manifestieren (Bundy et al. 2007).

Abwehr auf Bewegung

Angenommen wird, dass bei der Abwehr auf Bewegung die Bogengänge (➤ 3.12.2.3.2) aktiviert werden. Die Aktivierung führt dazu, dass Symptome wie Übelkeit, Erbrechen oder Schwindel nach Beschleunigung auftreten. Hinzukommt, dass visuelle, vestibuläre und propriozeptive Informationen unzureichend verarbeitet werden. Die Symptome können sich auch Stunden später manifestieren, wenn das Kind Schwierigkeiten hat, den sensorischen Input zu interpretieren (Bundy et al. 2007).

Vestibuläre Modulationsstörungen können Auswirkungen auf das Betätigungsverhalten der Kinder haben, da sie viele Betätigungsausführungen vermeiden. Sie meiden Motorik- sowie Rangelspiele und wirken ängstlich und/oder aggressiv. Beim Haarewaschen den Kopf in den Nacken zu legen, Kniereiterspiele u. a. werden vermieden (Schaefgen 2007). Aufgrund dieses für die Kinder notwendige, kontrollierende Verhalten geraten sie leicht in die Außenseiterrolle (Bundy et al. 2007). Die altersentsprechende Partizipation ist gefährdet.

Sensorische Suche

Unterschieden werden bei der sensorischen Suche zwei Bereiche:

- Sensorische Suche mit Hypersensibilität (Defensivität),
- sensorische Suche mit Hyposensibilität (Dormanz).

Bei der sensorischen Suche ist die Hemmung oder Erregung der Neurotransmitter gestört, wobei die afferente Sinneswahrnehmung das sensorische Intake reguliert (Bundy et al. 2007). Dormanz und Defensivität können in beiden Formen gemeinsam oder einzeln auftreten.

Sensorische Suche mit Hypersensibilität (Defensivität): Verursacht wird die sensorische Reizregulation mit Hypersensibilität durch mangelnde Hemmung. Durch die ungehemmte Reizaufnahme kommt es zur Überlastung und Desorganisation sowie zur Abwehr weiterer sensorischer Reize. Um sich vor der Reizüberflutung zu schützen, kommt es zur Verweigerung. Alltägliche Beobachtungen zeigen Reaktionen wie Rückzug, Vermeidung, Angst, Abwehr und/oder Kampf/Fluchtreaktion (Schaefgen 2007).

Sensorische Suche mit Hyposensibilität (Dormanz): Während die Defensivität mit einer mangelnden Hemmung einhergeht, geht die Dormanz mit einer zu starken Hemmung einher. D. h., die Erregung ist zu niedrig, um eine angemessene sensorische Antwort zu erhalten. Damit die starke neuronale Hemmung überwunden werden kann, suchen die Kinder vermehrt sensorischen Input, können diesen jedoch nicht ausreichend modulieren. Im Alltag zeigt sich das Bild der Dormanz häufig in einer verringerten Ansprechbarkeit, Verträumtheit oder Abgelenktheit, die auch autistische Formenzüge annehmen kann. Weiterhin zeigt sich, dass die Kinder mit einer Dormanz Rangelspiele mit viel Drücken und Ziehen bevorzugen (Stimulierung des propriozeptiven Systems) (Schaefgen 2007).

3.12.2.6 Indikationen

Die sensorische Verarbeitungsstörung wird weder in der ICD-10 (➤ 1.3.1) noch im DSM-IV (Diagnostic and Statistical Manual of Mental Disorders) klassifiziert. Auch die deutsche Gesellschaft für Neuropädiatrie, für Sozialpädiatrie und Jugendmedizin sowie die Gesellschaft für Kinder- und Jugendpsychiatrie führen die sensorische Verarbeitungsstörungen nicht auf (Borchardt et al. 2005). Lediglich die ICD-10 bietet unter F80 und F90 bedeutende Teilaspekte „… für die Entstehung bestimmter Störungen" (Borchardt et al. 2005, S. 44). Laut Borchardt (2005) sind sensorische Verarbeitungsstörungen am häufigsten unter F82 (umschriebene Entwicklungsstörungen der motorischen Funktionen, UEMF) und F90 (Verhaltens- und emotionale Störungen mit Beginn in der Kindheit und Jugend) zu finden.

Die deutsche Gesellschaft für Neuropädiatrie stellt den SI-Ansatz bei umschriebenen Entwicklungsstörungen der motorischen Funktionen (F82) aufgrund der ungenügenden Evidenz infrage (➤ 3.12.2.11). Hinzu kommt, dass Kinder mit UEMF von kognitiven Ansätzen (z. B. Cognitive Orientation to Daily Occupational Performance, CO-OP) profitieren. Die Gründe dafür sind, dass bei UEMF u. a. Probleme in der Efferenzkopie (Parietallappen und Tractus corticospinalis) sowie Schwierigkeiten in der Durchlässigkeit des posterioren Thalamus vorliegen (Trepel 2011, Knagge 2012).

Mit Einführung der ICF/ICF-CY und des bio-psycho-sozialen Modells (➤ 1.3.2, ➤ 2.1.1.2) lassen sich die Wechselwirkungen des Gesundheitsproblems im Rahmen der Kontextfaktoren beschreiben. Durch den multiaxialen Aufbau können sensorische Beeinträchtigungen und deren Auswirkungen auf den Alltag des Kindes ganzheitlich betrachtet werden, sodass alltagsnahe Therapieziele abgeleitet, formuliert und die Partizipation ermöglicht werden kann und sollte.

3.12.2.7 Kontraindikationen

In der Literatur sind keine Kontraindikationen beschrieben.

3.12.2.8 Befunderhebung – Assessments

3.12.2.8.1 Sensory Integration and Praxis Test (SIPT)

Entwickelt wurde der standardisierte, validierte SIPT für Kinder im Alter von 4 Jahren bis zu 8 Jahren und 11 Monaten. In insgesamt 17 Subtests wird die tak-

tile, vestibuläre und propriozeptive Reizverarbeitung überprüft. Weiter werden praktische Fähigkeiten, Form- und Raumwahrnehmung, visuomotorische und konstruktive Fähigkeiten überprüft.
Die 17 Subtests werden in vier Gruppen unterteilt (Bundy et al. 2007):
- Taktile, vestibuläre und propriozeptive Reizverarbeitung,
- Form- und Raumwahrnehmung (inkl. visuomotorischer Koordination),
- Praxie,
- bilaterale Integration und Sequenzierung.

Der Objektivitätskoeffizient liegt zwischen 0,94 und 0,99. Dabei ist zu beachten, dass alle teilnehmenden Th. eine umfassende Fortbildung in der Testdurchführung durchlaufen haben. Der Test-Retest-Reliabilitätskoeffizient liegt bei 0,49 (ebd.).

3.12.2.8.2 Klinische Beobachtungen zur Sensorischen Integration

Die klinischen Beobachtungen wurden für Deutschland in Anlehnung an Antje Price entwickelt. Die Befundung eignet sich für Kinder zwischen 5–11 Jahren, wobei Wahrnehmungsbeeinträchtigungen über diese Altersgruppe hinaus zu sehen sind. Überprüft werden die drei Basissinne (vestibulär, taktil und propriozeptiv) im Bereich der Diskrimination. Die Modulation in den jeweiligen Sinnen muss beobachtet und dokumentiert werden. Hierfür eignet sich z. B. der Fragebogen zur Wahrnehmungsentwicklung (➤ 3.12.2.8.4).
Die Diskrimination kann in den folgenden Bereichen überprüft werden:

„[...] Aufgabenverständnis und motorische Planung
Mitbewegungen, Symmetrie, Seitendifferenz
Schwerkraftsicherheit → Kopfeinstellung, Gleichgewichtsreaktionen
Kraftdosierung und Metrik
Muskeltonus
Rotation und Dissoziation
posturale Kontrolle und Kokontraktion“ (Schaefgen 2007, S. 161).

Laut Schaefgen und Brune liegt seit 2006 eine normierte Fassung der klinischen Beobachtungen vor; diese mehrfach überarbeitete Version basiert auf einer Forschungsstudie der Universität Leipzig unter C. Ettrich (Schaefgen u. Brune 2006, zitiert nach Schaefgen 2007).

3.12.2.8.3 Movement Assessment Battery Child - 2 (MABC-2)

Der MABC-2, ein normierter Motoriktest für Kinder und Jugendliche von 3 Jahren bis zu 16 Jahren und 11 Monaten, überprüft die motorische Leistungsfähigkeit in den Bereichen
- Handgeschicklichkeit (HG),
- Ballfertigkeiten (BF, Bsp. ➤ 12.2.6.1),
- Balance (BL).

Es werden drei Altersstufen unterschieden: für Kinder und Jugendliche von 3–6 Jahren, 7–10 Jahren und 11–16 Jahren. Die Subtests sind den Altersgruppen entsprechend angepasst (Petermann 2008).
Die Testgütekriterien des MABC-2 sind erfüllt. Die Objektivität ist durch die ausführlich beschriebene und bebilderte Instruktion und Auswertung gewährleistet.
Die Gesellschaft für motorische Entwicklungsstörungen (UEMF) e. V. gibt zudem auf ihrer Website (www.uemf-gesellschaft.de) folgende Einschätzungen zur Reliabilität und Validität des MABC-2:

„Die Reliabilitäten des Verfahrens für Testwiederholungen liegen im Wertebereich von 0.73 und 0.92 (Chow, Chan, Chain & Lau, 2002), die Zuverlässigkeit der Beobachterübereinstimmungen beträgt in etwa 0.95 (Chow & Henderson, 2003).“ (UEMF 2015)

„Es liegen verschiedene Validitätsstudien vor, die im Manual zur Movement ABC-2 publiziert wurden (Petermann, 2011):
- *Inhaltsvalidität*
- *Konstrukt- und Kriteriumsvalidität*
- *Nationale und internationale klinische Validierungsstudien (Sprachstörungen, ADHS, Autistische Störungen, Adipositas, motorische Entwicklungsstörungen, Lernstörungen, Intelligenzminderung)"* (UEMF 2015)

3.12.2.8.4 Fragebogen zur Wahrnehmungsentwicklung (WN-FBG)

Entwickelt wurde der WN-FBG 1998 von der Gesellschaft sensorischer Integration Österreich. Der nicht standardisierte Fragebogen basiert auf Parhams „Evaluation of Sensory Processing" (4. Aufl.).
Geeignet ist der Fragebogen für Kinder von 3–10 Jahren. Eltern können ihre Kinder in Alltagssituationen beobachten und beurteilen. Die Antwortskala reicht von „nie" über „selten", „manchmal" und „oft" bis zu „immer".
Ausgewertet wird der Fragebogen anhand einer Auswertungsschablone. Die Beeinträchtigungen können in einem Diagramm eingetragen und so veranschaulicht werden (Bundy et al. 2007).

3.12.2.8.5 Canadian Occupational Performance Measure a kids (COPM $^{a\ kids}$)

Wie bei jedem Therapieansatz in der Ergotherapie sollen die Therapieziele konkret, betätigungsorientiert, alltagsbezogen und terminiert formuliert werden. Um diese Kriterien auch beim sensorischen Integrationsansatz zu gewährleisten, eignet sich z. B. das COPM $^{a\ kids}$ (adaptierte Version). Es ist ein klientenzentriertes und betätigungsorientiertes Messinstrument, das die Eigenwahrnehmung von Grundschulkindern im Alter von 6–10 Jahren über einen bestimmten Zeitraum misst (Gede et al. 2007). Befragt werden sowohl Kinder als auch ihre Eltern. Durch diese breit gefächerte Sichtweise auf die Betätigungsbedürfnisse der Kinder ist eine klientenzentrierte Sichtweise gegeben (ebd.).
Das COPM $^{a\ kids}$ umfasst die Handlungsgebiete Produktivität, Freizeit sowie Selbstversorgung und schließt Rollen und Rollenerwartungen mit ein. Eingesetzt wird das COPM $^{a\ kids}$, um die Betätigungsbedürfnisse der Kinder zu verstehen, Ziele zu formulieren und zu evaluieren. Das COPM $^{a\ kids}$ bietet die Möglichkeit, die weitere Behandlung strukturiert zu planen.
Die Anwendung erfolgt in fünf Schritten (Gede et al. 2007):
1. Benennung der Probleme in der Betätigungsdurchführung (in den Bereichen Produktivität, Freizeit, Selbstversorgung),
2. Wichtigkeit der Probleme in der Betätigungsdurchführung einstufen (Skala 1–10),
3. Einstufung der Performance und Zufriedenheit (Skala 1–10),
4. Arbeiten an der Zielsetzung,
5. Performance und Zufriedenheit erneut bewerten.

Eine Möglichkeit, den Kindern den Tagesablauf visualisiert darzustellen, bieten die **Kids activity cards.** Die Bildkarten, die jeweils eine Betätigung darstellen, können parallel zu dem COPM $^{a\ kids}$ eingesetzt werden.

3.12.2.9 Ergänzende Maßnahmen zur Sensorischen Integrationstherapie

3.12.2.9.1 Die Wilbarger-Methode (Summationstechnik)

Die Wilbarger-Methode wurde vordergründig für Klienten mit einer sensorischen Defensivität entwickelt und sollte nur zusätzlich zur Behandlung eingesetzt werden und nicht isoliert.

Mithilfe einer speziellen chirurgischen Bürste werden tiefe Druckreize auf Armen, Händen, Rücken, Beinen und Füßen vermittelt. Kopf, Gesicht, Magen, Bauch und die Leistengegend werden ausgelassen.
Die Borsten werden so aufgesetzt, dass sie weder reiben, kratzen noch kitzeln. Nach dem Bürstendurchgang erfolgt die Gelenkskompression in den Gelenken am Rumpf, an den Armen und den Beinen. Aufgrund der mehrfach nötigen Wiederholung sollte die Bürsten- und Gelenktechnik alle eineinhalb bis zwei Stunden durchgeführt werden. Der individuelle Tagesablauf des Kindes und der Eltern ist zu berücksichtigen, die Durchführungshäufigkeit ist dementsprechend anzupassen.
Angewendet werden sollte diese Methode nicht bei Kindern unter zwei Monaten. Um die Bürstentechnik und die Gelenkkompression korrekt ausführen zu können, müssen Fortbildungen in den Bereichen SI und Wilbarger-Methode durchgeführt werden, da sich eine unsachgemäße Anwendung negativ auf den Therapieprozess auswirken kann. Weiterhin ist zu beachten, dass sich die Behandlung der sensorischen Defensivität nicht nur auf die Wilbarger-Methode beschränkt (Bundy et al. 2007).

3.12.2.9.2 Sensorische Diät

Die sensorischen Diät bietet über sensorische Aktivitäten und Umweltmodifikation dem Kind die Möglichkeit, ein bestimmtes sensorisches Angebot zu erhalten. D. h., es werden einige sensorische Reize reduziert, während andere verstärkt werden, sodass eine Ausgewogenheit in der gesamten Reizwahrnehmung angebahnt werden kann (Bundy et al. 2007, Schaefgen 2007). Welche Reize genau modifiziert werden, ist von Klient zu Klient unterschiedlich. Gemeinsam mit dem Kind und den Eltern werden die Betätigungen rausgesucht, die schwierig sind. So kann es z. B. sein, dass vermehrt propriozeptive Reize oder Druck mit in den Tagesablauf eingeplant und durchgeführt werden, während Fernsehgucken reduziert wird (Schaefgen 2007).
Die Umweltfaktoren werden so modifiziert, dass möglichst wenig Stress bei dem Kind ausgelöst wird. Das kann in Form von einem veränderten Ablauf oder in Form einer Vorankündigung der Betätigung sein. Wichtig hierbei ist, dass der Schweregrad an die Fähigkeiten und Beeinträchtigungen des Kindes angepasst wird. Die Eltern sollten gut darüber informiert werden, wie sie bestimmte Reizquellen ausschalten oder verändern können, wie sie vermeiden die Kinder unter Stress zu setzen und wie eine Routine in der Betätigungsausführung erreicht werden kann (Bundy et al. 2007).
Th. sollten eine Fortbildung im Bereich der SI absolvieren.

3.12.2.10 Behandlungsprinzipien

Parham stellte 2007 und 2009 grundlegende Merkmale für die Behandlung der sensorischen Integrationstherapie vor.
Für eine erfolgreiche Behandlung bedarf es in der sensorischen Integrationstherapie einer ausgewogenen Klienten-Therapeuten-Beziehung. Der Th. nimmt die Rolle des Unterstützers ein, um dem Kind eine sinnvolle Reaktion auf sensorische Reize zu ermöglichen. Das Reizangebot soll sinnvoll und in für Kinder bedeutungsvollen Betätigungen angeboten werden. Bei der Betätigungsausführung wird der Erregungszustand beobachtet. Durch Umweltveränderungen/-adaption und/oder durch sensorische Strategien kann der Th. eingreifen, um dem Kind das Sammeln von positiven Sinneserfahrungen zu ermöglichen.
Zusammenfassend lässt sich sagen, dass der Th. den Raum/die Umgebung stellt, sodass das Kind sich erfolgreich betätigen kann. Die sensorische Integrationstherapie ist kein Übungsprogramm (Österreichische Gesellschaft für Sensorische Integration 2012).
Ziel ist es, den Kindern – über für sie bedeutungsvolle Betätigungen – Handlungskompetenzen zu vermitteln, damit sie im Alltag adäquat partizipieren können.

3.12.2.11 Evidenz-/Bewertungslage

Um größtmögliche Aktualität in der Print- und Online-Version zu gewährleisten, sind Informationen zu vorliegenden wissenschaftlichen Untersuchungen über die Therapieeffekte der sensorischen Integration sowie Hinweise zur Befunderhebung im Online-Zusatzmaterial (➤ QR-Code) zusammengefasst.

Evidenzangaben

Übersicht über den Ansatz der Sensorischen Integration (Grafik)

Literatur und weiterführende Literatur

3.12.3 Feldenkrais-Methode

Caroline Rappaport

3.12.3.1 Geschichte

- Dr. Moshe Feldenkrais (Ingenieur, promovierter Physiker, Judolehrer) begründete und entwickelte diese Methode, als er durch eine alte Knieverletzung nicht mehr laufen konnte.
- Feldenkrais bezeichnete seine Methode nicht als Therapie, sondern als Lernprozess, mit dessen Hilfe der Mensch seine Möglichkeiten auf physischer und psychischer Ebene erkennen und erweitern kann. Der Lernprozess gründet dabei nicht auf dem Einüben und Wiederholen bestimmter Übungsabfolgen, sondern auf dem Aufspüren der eigenen Bewegungs- und Verhaltensmuster, wodurch eine neue und effektivere Organisation ermöglicht wird.
- Die Feldenkrais-Methode ist heute im Hufeland-Verzeichnis der anerkannten Naturheilweisen gelistet.

3.12.3.2 Wirkprinzip

Die Feldenkrais-Methode hat mit der PT durchaus Überschneidungsbereiche, sie geht aber von einem anderen Gedankenmodell aus.
Im Gegensatz zur PT und zur medizinischen Herangehensweise liegt der Fokus nicht auf der Diagnosestellung und der Behandlung von Problemen, sondern auf einem Lernprozess hin zu mehr Eigenwahrnehmung und dem Erkennen von Wahlmöglichkeiten. Man spricht daher auch von „Lehrer" und „Student" und nicht von „Therapeut" und „Patient".
Viele körperliche Probleme entstehen durch ungünstige Gewohnheiten, Stressmuster oder Traumen, die das Gleichgewicht im Zusammenspiel der Muskeln beeinträchtigen. Einige Muskelgruppen arbeiten zu viel und andere zu wenig. Die Arbeit der Muskeln wird durch das Nervensystem gesteuert und genau da setzt die Feldenkrais-Methode an: Man arbeitet, ähnlich wie bei der Bahnung

nach Bobath (➤ 3.7.1, ➤ 3.7.2), über die Steuerungs- und Feedback-Mechanismen des Nervensystems.
Mit der Ausdauer und dem Forschergeist, die ihn auszeichneten, beschäftigte sich M. Feldenkrais intensiv mit der Frage, wie menschliches Lernen stattfindet. Er stand im Austausch mit bedeutenden Wissenschaftlern seiner Zeit und befasste sich mit den Erkenntnissen der Entwicklungsphysiologie und -psychologie, Neurophysiologie, Anthropologie und Kybernetik. Durch sein Wissen als Ingenieur und Physiker sowie seine Erfahrungen als Judomeister wusste er um die Zusammenhänge von Krafteinsatz und Wirkung, von Hebelgesetzen und Steuerungsprozessen.
Feldenkrais entdeckte, dass somatisches Lernen – wie bei der Entwicklung des Säuglings – auf einem Erproben, Verwerfen und erneutem Erproben verschiedener Alternativen beruht. Erfolgreiche Bewegungsmuster werden im Gehirn neuronal verknüpft, abgespeichert und forthin benutzt.
Diese Muster begleiten uns erfolgreich durch das Leben. Kommt es durch ein Trauma oder z. B. durch jahrelange einseitige Belastung zu Problemen, kann auf den wirksamen Lernmechanismus zurückgegriffen werden. Dem Nervensystem können so alternative Bewegungsmuster angeboten werden.
Zunächst muss das eigene Bewegungsmuster mit den dazugehörenden Einschränkungen wahrgenommen werden, um dann mit Bewegungsalternativen zu experimentieren, die störungsfreier und ökonomischer zum Ziel führen.
Um das neu Erlernte dauerhaft zu integrieren, muss es allerdings mit einer Funktion verknüpft sein, denn organisches Lernen findet immer in Hinblick auf eine Funktion statt. Bsp.: Das Baby will etwas ergreifen, daher lernt es, sich in eine Richtung fortzubewegen.

Bewegungsvorstellung
M. Feldenkrais postulierte, dass das Bild, das von einer Bewegung besteht, die Qualität dieser Bewegung bestimmt.
Bereits die Bewegungsvorstellung führt zur Muskelaktivierung, die für die Bewegungsausführung benötigt wird. Dies wird durch die Hirnforschung bestätigt und findet z. B. Anwendung im sog. mentalen Training bei Leistungssportlern.

3.12.3.3 Einzelarbeit und Gruppenarbeit

Die Feldenkrais-Methode wird auf zwei Arten gelehrt:
- Einzelarbeit: Funktionale Integration (➤ 3.12.3.3.1),
- Gruppenarbeit: Bewusstheit durch Bewegung (➤ 3.12.3.3.2).

3.12.3.3.1 Funktionale Integration

Der Student liegt in bequemer Kleidung auf einer breiten Behandlungsbank und wird mit sanften, nicht invasiven Berührungen bewegt. Der Lehrer lässt den Studenten über das Feedback seiner Hände die eigenen Bewegungsmuster, deren Möglichkeiten und Einschränkungen erspüren.
Der Lehrer bietet, meist nonverbal, neue oder auch bekannte, aber nicht mehr benutzte Bewegungsmuster an, die dem Studenten oft völlig überraschende Freiheitsgrade in seiner Bewegung eröffnen.
Diese neuen Möglichkeiten führen zu einem veränderten Körpergefühl. Der Student fühlt sich leichter, größer, lebendiger, reaktionsschneller und in seinen Seitendifferenzen harmonisiert.
Ein wesentlicher Bestandteil der Stunde ist die Integration des Erlernten in der Aufrichtung.
Die neuen Bewegungsmöglichkeiten sollen als Teil einer Alltagsfunktion erkannt und benutzt werden.
Bsp.: Der Lehrer arbeitet mit einem Studenten in Seitenlage an der Rotation der Brustwirbelsegmente. Belässt er es dabei, dass die Wirbel sich nach der Stunde

leichter verschieben lassen, ist der Nutzen relativ kurzzeitig. Findet der Student jedoch mithilfe des Lehrers heraus, dass er nun leichter drehen und z. B. wieder problemlos einparken kann, oder dass sein Tennisaufschlag viel kraftvoller ist, so wird er diese neue Bewegungsmöglichkeit in seinen alltäglichen Gewohnheiten benutzen und dauerhaft integrieren.

3.12.3.3.2 Bewusstheit durch Bewegung

In der Gruppe probieren die Studenten im Liegen, Sitzen oder Stehen bestimmte Bewegungsabläufe aus.
Es wird mit Bewegungsübergängen experimentiert, z. B. von der Rücken- zur Seitenlage oder vom Liegen zum Sitzen oder Stehen. Auch Sehen, Atmung oder Sequenzen, die sich nur in der Vorstellung abspielen, können Thema der Stunde sein.
Mithilfe von Fragen wird die **Eigenwahrnehmung** geschult:

- Wie führe ich eine bestimmte Bewegung aus?
- Wie verlagert sich mein Gewicht?
- Wohin orientiert sich mein Kopf?
- Welche Muskeln beteiligen sich?
- Wo sind meine Einschränkungen, meine Grenzen?

Oft wird auch eine Bewegungsaufgabe gestellt, deren Ausführung zunächst unmöglich scheint. Im Laufe der Stunde werden Bewegungsmöglichkeiten entdeckt, die die Ausführung nicht nur möglich, sondern sogar leicht und elegant werden lassen.
Jeder Student erfährt, dass er wesentlich mehr Wahlmöglichkeiten hat, als er bisher verwendete. Die verschiedenen Muskelgruppen arbeiten besser zusammen, das Muskelgleichgewicht harmonisiert, das Körperbild vervollständigt und die Reaktionsschnelligkeit erhöht sich.
Am Ende der Stunde machen die Studenten die oft verblüffende Feststellung, dass sich ihr Körpergefühl bedeutend verändert hat. Neue ungewohnte Bewegungsmuster erweitern das individuelle Repertoire.
Die Bewegungen sind geschmeidiger, leichter und effizienter. Die Atmung hat sich verändert und oftmals auch die Stimmung.
Eine Lektion „Bewusstheit durch Bewegung" dauert i. d. R. 60 Minuten.

Wechselspiel zwischen Ausprobieren und Wahrnehmen
In der Unterrichtsstunde kommt es sehr auf das Wechselspiel zwischen Ausprobieren in der Bewegung und Wahrnehmen der Veränderungen in der Ruhe an. Ein bloßes Aneinanderreihen der Übungsabläufe hat i. d. R. nicht den gewünschten Effekt.

Der Lehrer muss die ökonomischen Bewegungsabläufe und sinnvollen Zusammenhänge in sein eigenes System integriert haben, bevor er sie unterrichten kann. Daher ist es wichtig, dass der Lehrer sich mit sich selbst und seinen Mustern auseinandergesetzt hat (➤ 3.12.3.5).

3.12.3.4 Indikationen und Anwendungsmöglichkeiten

Die Feldenkrais-Methode lässt sich überall dort einsetzen, wo der Mensch seine Fähigkeiten und seine Handlungen optimieren möchte. In der Kunst, der Pädagogik, der Psychologie, im Sport und nicht zuletzt im sozialen Umgang miteinander – die Anwendungsmöglichkeiten sind unbegrenzt.
Da die Methode darauf abzielt menschliches Potenzial zu entwickeln, können Indikationen im herkömmlichen Sinne nicht benannt werden. Auch gibt es für die Anwendung der Feldenkrais-Methode **keine Kontraindikationen.**
Das Spektrum der Anwendungsmöglichkeiten im medizinischen Bereich reicht vom Schädel-Hirn-Trauma-Patienten auf der Intensivstation, für den es eine erhebliche Verbesserung seiner Situation darstellt, wenn er lernt, durch minimale

Bewegungen seine Bedürfnisse mitzuteilen, bis hin zum Leistungssportler, der mithilfe der Feldenkrais-Methode seinen Schraubensalto oder seine persönliche Bestzeit verbessern möchte. Auch Schmerzpatienten mit orthopädischen Problemen wie Bandscheibenvorfällen und Beckenschiefständen profitieren von der Methode. ➤Tab. 3.12.2 gibt eine Auswahl medizinischer Indikationen und möglicher Vorgehensweisen nach der Feldenkrais-Methode.

Tab. 3.12.2 Indikationen und Vorgehensweisen nach der Feldenkrais-Methode (Auswahl).

Fachgebiet	Indikationen	Mögliche Vorgehensweise
Orthopädie	• WS-Syndrome, • Skoliosen, • Arthrosen, • Rehabilitation nach Operationen.	• Betrachtung der Probleme im Gesamtzusammenhang, • Aufspüren des Zusammenhangs zwischen Abnutzung und einseitiger Belastung, • Wiederherstellung des Muskelgleichgewichts, • Anbieten von alternativen Bewegungsmustern.
Traumatologie	• Rehabilitation nach Unfällen.	• Integration des verletzten Körperteils in das gesamte System, • Auflösung des persistierenden Schonmusters nach zurückliegenden Traumen.
Neurologie	• Multiple Sklerose, • Parkinson-Syndrom, • Schlaganfall, • Schädel-Hirn-Trauma, • zentrale und periphere Lähmungen, • Spastik, • Querschnittlähmung.	• Erweiterung des Körperbilds, • Optimierung der persönlichen Ressourcen, • differenzierte Selbstwahrnehmung ermöglicht eine Veränderung im sensorischen Feedback und dadurch eine Regulierung der Muskelaktivität durch das Gehirn.
Pädiatrie	• Entwicklungsverzögerung, • Fehlstellungen, • Asymmetrien, • neurologische Diagnosen, • ADHS.	• Anerkennen und Unterstützen der vorhandenen Bewegungsmöglichkeiten, • Unterstützung der sensomotorischen Entwicklung in spielerischer Atmosphäre, • Einbeziehung und Anleitung der Eltern.
Stressprävention	• Burnout-Syndrom, • Psychosomatik, • Herz-Kreislaufprobleme.	• Wahrnehmung der eigenen Stressmuster, • Harmonisierung des Muskeltonus und der Atmung.
Senioren	• Sturzprävention, • Osteoporoseprävention, • Erhalt der Mobilität.	• Mobilisation der Gelenke, Gleichgewichts-und Koordinationsübungen, • Erfahren der Stabilität der Knochen, • Erweiterung des eingeschränkten Selbstbilds.
Schwangerschaft/ Rückbildung	• Rückenschmerzen, • Atemblockaden, • Beckenbodendysfunktion.	• Kennenlernen der Anatomie und Funktion des Beckens, • Erspüren der Atemräume und -möglichkeiten, • funktionale Rückbildung, • Beckenbodentraining bei Inkontinenz, • rückenschonendes Handling mit dem Baby.

3.12.3.5 Ausbildung

Die Ausbildung zum Feldenkraislehrer ist eine eigenständige Berufsausbildung und wird von einem Gremium anerkannter Trainer nach internationalen Richtlinien geregelt. Sie beinhaltet mindestens 160 Ausbildungstage (800 Unterrichtseinheiten), verteilt auf drei bis fünf Jahre.
Ein wichtiges Merkmal ist die Betonung der Eigenwahrnehmung und das selbstbestimmte Lernen. Die Auszubildenden setzten sich intensiv mit ihren eigenen Bewegungs- und Verhaltensmustern auseinander. Kontinuierliches Selbststudium und Selbstreflexion sind überaus wichtige Prozesse, da die künftigen Lehrer nur das vermitteln können, was sie selbst verinnerlicht haben.
Eine abgeschlossene Berufsausbildung, ein Mindestalter von 25 Jahren und Selbsterfahrung in der Feldenkrais-Methode sind Voraussetzung.
Feldenkraisausbildungen gibt es in Europa, Israel, Nordamerika und Australien. Weitere Auskünfte erteilt der Deutsche Feldenkraisverband (Website: www.feldenkrais.de; weiterführende Informationen ➤ Link am Kapitelende).

3.12.3.6 Evidenz-/Bewertungslage

Um größtmögliche Aktualität in der Print- und Online-Version zu gewährleisten, stehen Informationen zu aktuell vorliegenden Studien im Online-Zusatzmaterial (➤ QR-Code) zur Verfügung.

Evidenzangaben

Weiterführende Informationen

Literatur

3.12.4 Psychomotorik

Julia Signoroni

3.12.4.1 Geschichte

- Das heutige pädagogisch-therapeutische Konzept der Psychomotorik, basierend auf einer humanistischen Sichtweise, wurde in den 1950er-Jahren durch E. J. Kiphard entwickelt.
- In Zusammenarbeit mit dem Kinderpsychiater H. Hünnekens entdeckte Kiphard, dass sich Bewegungsangebote positiv auf die emotionale Entwicklung von verhaltensauffälligen Kindern auswirkten (Aktionskreis Psychomotorik 2015).
- Unterstützt wurde seine Arbeit von führenden Entwicklungsdiagnostikern, wie z. B. Ayres, Flehming, Frostig, Hünnekens und Schilling (Stiftung E. J. Kiphard 2017).

Definition

Psychomotorik: Der Aktionskreis Psychomotorik beschreibt Psychomotorik als enge und wechselseitige Verbindung von psychischen Prozessen und Bewegung, was die Wahrnehmung des eigenen Körpers durch spielerisches Verhalten in den Mittelpunkt der Psychomotorik stellt (Aktionskreis Psychomotorik 2015).
Zimmer definiert das Konzept Psychomotorik als ein „... pädagogisch-therapeutisches Konzept, das die Wechselwirkung psychischer und motorischer Prozesse nutzt" (Zimmer 1999, S. 21).
Eine einheitliche Definition für Psychomotorik existiert nicht.

3.12.4.2 Diagnostik

Betrachtet man die kognitive Lernentwicklung nach Piaget, so zeigt sich, dass Kinder zunächst über die sensomotorische Phase lernen (d. h. über motorische Aktivität), bis sie im Laufe der Entwicklung die formale Operationsphase (Jugendalter) erreichen (Montada 1998).
Treten in den unterschiedlichen Entwicklungsstufen Beeinträchtigungen wie z. B. motorische Koordinationsstörungen und/oder hyperkinetische Störungen mit Beeinträchtigungen im Sozialverhalten auf, kann die psychische Stabilität beeinträchtigt sein.
Aus diesem Grund ist es sinnvoll, dass neben der organischen und motorischen Diagnostik auch eine Psycho-, Verhaltens-, Interaktions-, Intelligenz- und Leistungsdiagnostik erfolgen, da enge Zusammenhänge zwischen der psychischen sowie der motorischen Entwicklung bestehen und sie sich gegenseitig beeinflussen (Karch u. Kienle 2012). So können z. B. leichtere Koordinationsstörungen im Alltag des Kindes dazu führen, dass es von gleichaltrigen Kindern gehänselt oder von (motorischen) Spielen ausgeschlossen wird, weil es zu langsam und/oder zu ungeschickt ist. Die betroffenen Kinder reagieren in solchen Situationen entweder mit Rückzug oder mit aggressivem Verhalten. In beiden Fällen sind die Entwicklung von Sozialkompetenzen und die Entwicklung eines positiven Selbstkonzepts beeinträchtigt. Ein erstes Ziel der Therapie ist somit häufig, das Kind aus diesem negativen Kreislauf herauszuholen (Karch u. Kienle 2012).

3.12.4.3 Indikationen

Eine Indikation besteht nach Karch und Kienle (2012), wenn in der Diagnostik (➤ 3.12.4.2) in zwei oder mehr Bereichen auffällige Werte erreicht werden.
Bsp. nach Karch und Kienle (2012) mit ICD-Code (ICD-10-GM 2017):

- Hyperkinetische Störung des Sozialverhaltens (F90.1),
- Störung des Sozialverhaltens bei vorhandenen sozialen Bindungen (F91.2),
- Störung des Sozialverhaltens mit oppositionellem, aufsässigem Verhalten (F91.3),
- emotionale Störungen des Kindesalters (F93),
- umschriebene Entwicklungsstörung der motorischen Funktionen (F82).

3.12.4.4 Ziele und Inhalte

Die Psychomotorik bildet eine wichtige Grundlage für die Organisation von Lernprozessen und dient der ganzheitlichen Persönlichkeitsentwicklung des Kindes (Universitätsklinikum Frankfurt 2015, Zimmer 1999).
Durch das Medium Bewegung und die damit verknüpften Bewegungserfahrungen, soll das Vertrauen in die eigenen (motorischen, emotionalen und kognitiven) Fähigkeiten aufgebaut und stabilisiert werden (Zimmer 1999). Weiterhin hat die Bewegung zum Ziel,

„... die Eigentätigkeit des Kindes zu fördern, es zum selbständigen Handeln anzuregen, durch Erfahrungen in der Gruppe zu einer Erweiterung seiner

Handlungskompetenz und Kommunikationsfähigkeit beizutragen" (Zimmer 1999, S. 22).

Inhaltlich lässt sich die Psychomotorik in drei Bereiche gliedern:

„Körper-Erfahrungen/Selbst-Erfahrungen, z. B. Wahrnehmung und Erleben des eigenen Körpers [...];
Material-Erfahrungen, z. B. Auseinandersetzung mit den räumlichen und dinglichen Gegebenheiten der Umwelt [...];
Sozial-Erfahrungen, z. B. mit andern über Bewegung kommunizieren [...]" (Zimmer 1999, S. 23).

3.12.4.5 Einsatzbereich der psychomotorischen Förderung

Die Einsatzbereiche des psychomotorischen Konzepts sind sehr vielfältig und reichen von Frühförderung, Kindergärten/Vorschulen, bewegungsorientierter Schule über Vereine, heilpädagogischen Einrichtungen bis hin zu kinder- und jugendpsychiatrischen Einrichtungen sowie Praxen für Ergotherapie und PT (Zimmer 1999).

Neben den Arbeitsfeldern Pädiatrie sowie Kinder- und Jugendpsychiatrie wird der Ansatz auch im Bereich von Erwachsenen eingesetzt, z. B. in der Psychiatrie und Geriatrie (Universitätsklinikum Frankfurt 2015).

In den o. g. Bereichen wird die Methode als präventive und rehabilitative Maßnahme eingesetzt (ebd.).

Im Rahmen der ambulanten Ergotherapie kann eine psychomotorische Therapie über die Krankenkassen abgerechnet werden, wenn eine Heilmittelverordnung Ergotherapie über eine psychisch-funktionelle Gruppentherapie vorliegt (Karch u. Kienle 2012).

3.12.4.6 Voraussetzungen und Rahmenbedingungen für die praktische Umsetzung

Neben einer qualifizierten Fort-/Ausbildung im Bereich Psychomotorik (Karch u. Kienle 2012) werden für die praktische Umsetzung folgende Rahmenbedingungen benötigt (Zimmer 1999):

- Ausreichend großer Raum (von 40 m^2 bis hin zur Turnhalle), auch Außenspielraum möglich (z. B. Spielplatz, Wald),
- Spielgeräte zum Bauen und Transportieren,
- Spielgeräte für das Gleichgewicht (z. B. Schaukel),
- Spielgeräte zum Klettern, Hangeln, Springen,
- Spielgeräte, die nur als Team genutzt werden können (z. B. Federball),
- Rutschen etc.,
- Spielgeräte für die ganze Gruppe (z. B. Fallschirm/Schwungtuch).

Die psychomotorischen Übungsstunden erfolgen regelmäßig einmal wöchentlich für ca. 45–60 Minuten. Die durchschnittliche Förderunterstützung wird mit sechs bis zwölf Monaten angegeben. Die Gesamtdauer ist abhängig von den Schwierigkeiten des Kindes (Zimmer 1999).

Die vier Handlungsschritte der praktischen Umsetzung

Die praktische Umsetzung der psychomotorischen Förderung erfolgt in vier Schritten:

1. Einstiegsspiele,
2. themenspezifische Spiel- und Bewegungsangebote,
3. Miteinanderspielen,
4. zur Ruhe kommen.

Die **Einstiegsphase** bietet den Kindern die Möglichkeit, sich mit dem Gerät/Spielmaterial, der Spielsituation und mit sich selbst auseinanderzusetzen. Dem Bewegungsdrang kann frei nachgegangen werden. Das Einhalten von

Gruppenregeln und die Erledigung einer gemeinsamen Aufgabe erfolgen zu einem späteren Zeitpunkt (Zimmer 1999).

Eine komplexere Spielhandlung kann mit **themenspezifischen Spiel- und Bewegungsangeboten** ermöglicht werden. Die Themen ergeben sich i. d. R. durch die individuelle Gruppe und bieten den Kindern die Möglichkeit, unterschiedliche Rollen und/oder Positionen einzunehmen, die sie mit ihrer individuellen Fantasie ausfüllen können. Für diesen Teil des psychomotorischen Angebots ist eine ausreichende Zeitplanung notwendig, um einen Handlungsspielraum zu ermöglichen, in dem die Kinder ihre kreativen Ideen entwickeln und einbringen können (ebd.).

Die dritte Phase des psychomotorischen Angebots besteht aus dem **Miteinanderspielen.** Einfache Spielregeln, die für alle teilnehmenden Kinder verständlich und nachvollziehbar sind, werden eingeführt und besprochen. Die Aufgabenstellung und der Einsatz der Spielgeräte sollen so erfolgen, dass sie nur als Gruppe ausgeführt werden können. Das Miteinanderspielen bietet die Möglichkeit, Sozialkompetenzen zu üben (z. B. Toleranz, Umgang mit Misserfolg, auf andere Kinder zugehen) (Zimmer 1999, Universitätsklinikum Frankfurt 2015).

Im Rahmen der psychomotorischen Förderung ist es wichtig, dass Kinder verschiedene Erfahrungen sammeln. In die Abschlussphase des psychomotorischen Angebots werden **Entspannungsübungen** eingebaut, damit die Kinder zur Ruhe kommen können. Die Kinder können so die praktische Erfahrung sammeln, wie sich Anspannung, Entspannung/Ruhe und Bewegung anfühlen (Zimmer 1999).

Aufgrund der vielfältigen Einsatzgebiete des psychomotorischen Förderkonzepts (➤ 3.12.4.5) wird an dieser Stelle auf konkrete Spielbeschreibungen verzichtet. Eine große Auswahl an Spielbeschreibungen bietet z. B. das Handbuch der Psychomotorik von Zimmer (➤ Literatur).

Weitere wichtige Bestandteile der psychomotorischen Therapie sind die Elternarbeit und die Arbeit in anderen sozialen Kontexten (z. B. Kindergarten oder Schule). Nur so können Verhaltensveränderungen im Alltag des Kindes angeregt, erweitert und gefestigt werden.

3.12.4.7 Evidenz-/Bewertungslage

Im Bereich der Psychomotorik gibt es nur wenige Studien, wodurch die Effektivität dieser Therapiemethode nicht eindeutig wissenschaftlich belegt werden kann. Um größtmögliche Aktualität in der Print- und Online-Version zu gewährleisten, sind Informationen zu den vorliegenden Untersuchungen im Online-Zusatzmaterial zusammengefasst (➤ QR-Code).

Evidenzangaben

Literatur

3.12.5 F. M. Alexander-Technik

Kerin Black, Barbara Blickensdorff, Sabine Scholz

Die F. M. Alexander-Technik (kurz: Alexander-Technik) ist ein Weg, um besser mit sich selbst in den unterschiedlichsten Tätigkeiten und Lebenssituationen umzugehen. Sie ermöglicht es, sich freier und in Balance zu bewegen, konstruktiv mit Stress umzugehen, natürlicher zu atmen und zu sprechen, klarer zu denken, Tätigkeiten besser und wirksamer auszuüben sowie den täglichen Aufgaben und Aktivitäten mit mehr Leichtigkeit, Beweglichkeit und Gelassenheit nachzugehen.
Sie kann unabhängig vom Alter und den persönlichen Voraussetzungen erlernt sowie lebenslang bei allen Tätigkeiten im Arbeitsalltag und in der Freizeit angewendet werden.

3.12.5.1 Wirkprinzip

In der Alexander-Technik lernt der Teilnehmer, bei allem was er tut zu überlegen und zu spüren, wie er es tut. Dies ermöglicht ihm, hinderliche Angewohnheiten zu identifizieren, die ihm vielleicht bislang gar nicht bewusst waren, weil sie sich inzwischen vertraut, bekannt und „richtig" anfühlen. Er lernt v. a., wie er diese störenden Angewohnheiten stoppen und unterlassen kann.
Mit dieser Fähigkeit des Unterlassens und Überlegens erwächst die Möglichkeit zu wählen. Der Lernende kann sich dafür entscheiden, zu stoppen, um vernünftige und effektive Handlungsstrategien zu überlegen, mit denen er seine Tätigkeiten und Aufgaben sinnvoller sowie mit weniger Aufwand ausführen kann. Und er kann sich entscheiden, sich in der Praxis an diesen selbstgewählten Maßgaben zu orientieren. Das gibt ihm die Fähigkeit, sogar unter großen Anforderungen koordinierte Bewegungen, einen freien Atem sowie einen angemessenen und angenehmen Muskeltonus beizubehalten.

■ Die F. M. Alexander-Technik im Kontext medizinischer Behandlung

Die Alexander-Technik ist eine Methode zur Veränderung von Verhaltens- und Bewegungsmustern und setzt dazu bei den ursächlichen Denkgewohnheiten an.
Der Teilnehmer lernt einen wohlkoordinierten Umgang mit sich selbst, wodurch Verspannungen und Schmerzen, soweit sie durch schlechten Selbstgebrauch entstanden sind, erfahrungsgemäß nachlassen oder aufhören.
Auch im Umgang mit psychischen Problemen kann die Alexander-Technik anwendbar sein. Die Möglichkeit, Verantwortung für sich selbst zu übernehmen, wird zu Bewusstsein gebracht. Zugleich werden Aufmerksamkeit, Selbstwahrnehmung und Körpersensibilität geschult.
Bislang wurde in Studien (➤ 3.12.5.3) u. a. festgestellt, dass die Alexander-Technik dazu beiträgt, Rückenschmerzen zu verringern, den Blutdruck zu normalisieren, mit Stress besser umzugehen, die Atmung zu erleichtern, den Muskeltonus und die Statur in Balance zu bringen sowie Bewegungen ökonomischer zu gestalten.
Gezielt eingesetzt werden kann die Alexander-Technik bei Störungen, die in den Bereich der Orthopädie fallen (wie Rücken-, Schulter-, Nackenbeschwerden oder Tennisellenbogen ➤ 4), wenn diese Störungen durch Bewegungsmuster verursacht werden, die der Physiologie des Körpers entgegenstehen.
Schmerzbedingt entwickeln viele Menschen Schonhaltungen und Kompensationsstrategien. Mithilfe der Alexander-Technik können solche schädigenden Tendenzen erkannt und ein bestmöglicher Umgang mit sich selbst im Rahmen der Grunderkrankung erarbeitet werden. Dies gilt sowohl für Zustände nach Unfällen, die mit Verletzungen an Knochen oder Muskeln einhergegangen sind (➤ 5), als auch für eine angeborene Verkrümmung der WS oder Hüftgelenks-

fehlbildungen. Auch hier sind häufig sekundäre Fehlhaltungen und Überanstrengung zu beobachten.

Bei vielen Symptomen wie Rückenbeschwerden und Kopfschmerzen handelt es sich um funktionelle Störungen (psychovegetative Erkrankungen ➤ 3.18). Hier bietet sich die Alexander-Technik als Unterstützung der medizinischen Behandlung an, da die Arbeit an Wahrnehmungsgewohnheiten sowie Denk- und Bewegungsmustern eine positive Auswirkung auf das psychische Befinden haben kann.

Ein weiterer Anwendungsbereich der Alexander-Technik sind psychosomatische Erkrankungen (➤ 15.3), die mit Körperbildstörungen einhergehen, wie Magersucht, Bulimie, chronisches Übergewicht oder Neurodermitis. Hier kann die Alexander-Technik zu einem der Realität entsprechenden Körperbild hinführen.

Sowohl beim gesunden als auch beim körperlich oder seelisch erkrankten Menschen kann die Alexander-Technik zu einer Verbesserung des Gesamtzustandes führen. Sie kann daher sowohl prophylaktisch als auch begleitend und ergänzend zu einer medizinischen Behandlung eingesetzt werden.

3.12.5.2 Zielgruppen

Von der Alexander-Technik profitieren können v. a. Menschen, die

- unter Beschwerden leiden, die aus Fehlhaltungen und Störungen des Bewegungsapparats resultieren (z. B. Rücken-, Schulter-, Kopfschmerzen, Verspannungen oder Kreislaufstörungen),
- Stress abbauen möchten,
- im Prozess ihrer persönlichen Entwicklung Unterstützung suchen,
- professionell oder intensiv mit ihrem Körper arbeiten (z. B. Tänzer, Musiker, Schauspieler oder Sportler),
- sich in der Öffentlichkeit darstellen und dabei auf einen guten Körpergebrauch sowie eine gut funktionierende Stimme angewiesen sind (z. B. Manager, Politiker oder Lehrer),
- mit körperlichen Belastungen im Beruf besser umgehen möchten (z. B. Zahnärzte, Krankenschwestern, Pfleger oder Menschen, die viel am Bildschirm arbeiten),
- zur Lösung psychosomatischer Störungen (➤ 15) einen körperorientierten Zugang suchen.

Zudem kann die Alexander-Technik von Schwangeren, die ihre Bewegungen den geänderten Umständen (Gewichtszunahme, Änderung des Schwerpunkts) anpassen müssen, gezielt eingesetzt werden.

3.12.5.3 Evidenz-/Bewertungslage

Um größtmögliche Aktualität in der Print- und Online-Version zu gewährleisten, stehen Informationen zu aktuell vorliegenden Studien im Online-Zusatzmaterial (➤ QR-Code) zur Verfügung.

Evidenzangaben

Literatur

3

3.13 Manuelle Verfahren aus der Alternativmedizin

3.13.1 Applied Kinesiology

Marco Daube

Definition

Applied Kinesiology

„Die AK ist eine hauptsächlich diagnostische Methode, mit der durch Testung einzelner Muskeln und ihrer Stärkeänderung durch Reize und therapeutische Maßnahmen verschiedenster Art Aussagen über funktionelle Zusammenhänge bzw. Störungen möglich sind." (Gerz 2001, S. X)

3.13.1.1 Geschichte

- Begründet wurde die Applied Kinesiology (AK) von George J. Goodheart jr., D.C. (Chiropraktiker, USA), der in den 1960er-Jahren herausfand, „dass sich die Stärke eines Muskels sofort ändert, wenn therapeutisch relevante Punkte am Körper behandelt oder auch nur berührt werden" (Gerz 2003, S. 1). Im Laufe der Zeit konnte er den allermeisten Muskeln bestimmte Organe, Meridiane, Mineralstoffe usw. zuordnen (➤ Tab. 3.13.1).
- Nach Goodheart stellt das **Dreieck der Gesundheit** (Triad of Health) die Basis jeder Erkrankung dar. Danach liegt die Ursache für eine Erkrankung in einer Störung im strukturellen, chemischen und/oder mentalen Bereich. Aus diesem Grund integrierte Goodheart sehr viele Therapieansätze in die AK (➤ Abb. 3.13.1).
- Als relevant für o. g. Störungen beschrieb Goodheart ursprünglich fünf körperliche Systeme, die „fünf Faktoren des Foramen intervertebrale":
  - Nervensystem,
  - lymphatisches System,
  - vaskuläres System,
  - kraniosakrales System,
  - Meridiansystem.

  Spätere Ergänzungen:
  - System der Grundregulation nach Pischinger,
  - Hormonsystem,
  - psychisch-geistige Zusammenhänge.
- 1974 gründete Goodheart das **International College of Applied Kinesiology** (ICAK). Im ICAK-D sind Ärzte, Zahnärzte, Heilpraktiker und Th. gemeinsam organisiert (weitere Informationen, z. B. zur Ausbildung, über die Homepage: www.icak-d.de).
- Abzugrenzen von der AK sind die vielen Kinesiologie- und „Touch for Health"-Kurse, die für Laien gedacht sind.

3.13.1.2 Grundlagen

Goodheart war der Meinung, dass Störungen (➤ 3.13.1.1) aufgrund von ungleichen Spannungsverhältnissen zwischen Agonisten und Antagonisten entstehen können. Ziel der AK ist es daher, Muskeln in ein ausgeglichenes Spannungsverhältnis zu bringen, sodass die gestörte Struktur (Knochen, Wirbel, Becken) wieder im Gleichgewicht stehen kann. Die Ursachen für schmerzhafte und verkrampfte Muskulatur liegen oft nicht im betroffenen Muskel (Agonist), sondern können auch aufgrund einer Schwäche des Antagonisten entstehen. Die

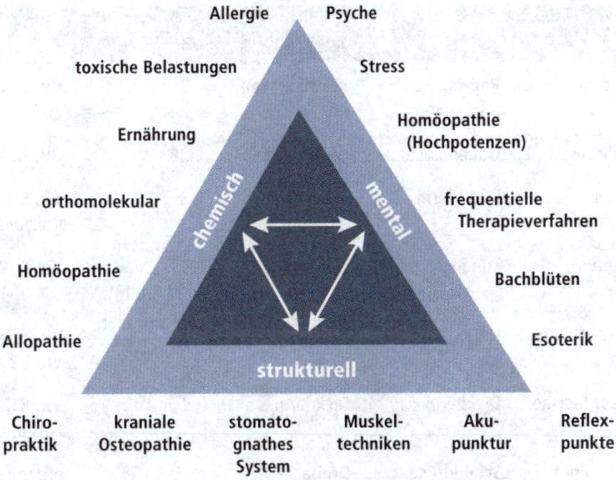

Abb. 3.13.1 Dreieck der Gesundheit (Triad of Health) (Gerz 2001, S. 3).

Schwäche eines Muskels wiederum kann sehr viele Ursachen haben, die man mithilfe der AK herausfinden (➤ 3.13.1.6) und beheben kann (➤ 3.13.1.7). Goodheart und weitere Mitglieder des ICAK fanden heraus, dass es Beziehungen zwischen Muskeln, Meridianen, Nährstoffen, Reflexpunkten usw. gibt. Eine Auswahl dieser **Muskel-Meridian-Organ-Beziehungen** ist in ➤ Tab. 3.13.1 dargestellt.

Tab. 3.13.1 Muskel-Meridian-Organ-Beziehung (Auswahl) (Gerz 2001, Brutscher et al. 2001).

Muskel	Organ	Meridian	Sedationspunkt	Nährstoffe
Adduktoren	Reproduktionsorgane	Kreislauf/Sex	7	Vit. E
M. deltoideus	Lunge	Lunge	5	Vit. C, Wasser
M. gluteus maximus	Reproduktionsorgane	Kreislauf/Sex	7	Vit. E, Niacin, Zink
ischiocrurale Muskulatur	Rektum	Dickdarm	2	Kalzium, Vit. E
M. iliopsoas	Niere	Niere	1	Wasser, Vit. A
M. infraspinatus	Thymus	Dreifacherwärmer	10	Thymuspräparate
M. latissimus	Pankreas	Milz/Pankreas	5	Vit. A, Vit. F
M. lavator scapulae	Nebenschilddrüse	Lunge	5	Organextrakt
M. pectoralis major, Pars clavicularis	Magen	Magen	45	Zink, Vit. B
M. pectoralis major, Pars sternocostalis	Leber	Leber	2	Vit. A, Vit. B3, Cholin

Muskel	Organ	Meridian	Sedationspunkt	Nährstoffe
M. piriformis	Reproduktionsorgane	Kreislauf/Sex	7	Vit. E, Vit. A, Zink
M. popliteus	Gallenblase	Gallenblase	38	Vit. A, Vit. F
M. rectus femoris	Dünndarm	Dünndarm	8	Vit. B-Komplex, Kalzium
M. serratus anterior	Lunge	Lunge	5	Vit. C, Wasser
M. subscapularis	Herz	Herz	7	Vit. E, Vit. B2, Vit. B3
M. tensor fasciae latae	Dickdarm	Dickdarm	2	Vit. B12, Folsäure
M. teres minor	Schilddrüse	Dreifacherwärmer	10	organisches Jod, Tyrosin
M. trapezius, Pars descendens	Auge, Ohr	Niere	1	Vit. A, Vit. B, Vit. F

3.13.1.3 Indikationen

Die AK ist primär eine diagnostische Methode, die in fast allen medizinischen Bereichen eingesetzt werden kann, um effektive, zielführende Therapieansätze zu finden. Im physiotherapeutischen Bereich wird die AK z. B. eingesetzt

- zur Auswahl geeigneter Behandlungsmaßnahmen (passiv/aktiv) und Applikationsorte (➤ 3.13.1.6.1),
- zur Untersuchung von Narben (➤ 3.13.1.6.2),
- zum Auffinden von Gelenkblockaden (➤ 3.13.1.6.3),
- zur Festlegung der Mobilisationsrichtung von Gelenken (➤ 3.13.1.6.3),
- zur Auswahl der Behandlungstechnik bei muskulären Problemen (➤ 3.13.1.6.4),
- zur Ermittlung relevanter Reflexpunkte (➤ 3.13.1.6.5),
- zur Testung auf kraniale Läsionen (➤ 3.13.1.6.6),
- zur Überprüfung, ob eine auf- oder absteigende Muskelkette beteiligt ist und ob es dadurch zu einer negativen Beeinflussung kommt (➤ 3.13.1.6.7),
- zur Festlegung von Beginn und Wiederholungen beim Muskeltraining,
- zur Festlegung von Tapeform, -farbe und Anlagetechnik beim elastischen Taping (➤ 3.13.2),
- zur Abklärung/Überprüfung der eingesetzten Hilfsmittel (z. B. Schuheinlagen ➤ 3.13.1.6.9, ➤ 4.9.2.3.5),
- zur Abklärung einer kraniomandibuläre Dysfunktion (CMD ➤ 14.1),
- zur Evaluation des Behandlungserfolgs.

3.13.1.4 Kontraindikationen

Kontraindikationen gibt es nur in sehr wenigen speziellen Situationen:

- Der dynamische Challenge (➤ 3.13.1.5.3) darf den normotonen Indikatormuskel nicht hyperton machen.
- Der Challenge an der WS darf nicht in mehrere Richtungen positiv sein (v. a. Fraktur oder Metastase).
- Ein frisch verletzter Muskel darf nicht direkt getestet werden (Ausweichen auf Indikatormuskel und Therapielokalisation ➤ 3.13.1.5.3).
- Bei einem viszeralen Challenge darf nur eine Richtung positiv sein.

3.13.1.5 Untersuchungsalgorithmus

Bei den hier gezeigten Untersuchungsmöglichkeiten stehen exemplarisch die manuellen Techniken im Vordergrund, da sie für den Th. von besonderem Interesse sind. Trotzdem sollte der Th. möglichst ganzheitlich untersuchen und bei entsprechenden Befunden an Ärzte, Zahnärzte, Psychologen oder Heilpraktiker verweisen. Da hier nicht alle Punkte und Zusammenhänge dargestellt werden können, wird ergänzend auf weiterführende Literatur (➤ Link am Kapitelende) verwiesen. Prinzipiell sollen durch die Untersuchung die wichtigsten Störfelder für den Körper (z. B. Blockierungen, kraniale Läsionen, falsche Atemmuster, Amalgambelastungen, Nahrungsmittelunverträglichkeiten) aufgedeckt werden.

Untersuchungsablauf:

- Anamnese (➤ 3.13.1.5.1, ➤ 2.1.2),
- Inspektion (➤ 2.1.3),
- AK-Muskeltestung (➤ 3.13.1.5.2), nachfolgend spezifischere Screenings (Therapielokalisation und Challenge ➤ 3.13.1.5.3),
- orthopädische Standard-Tests (z. B. Vorlauftest, Spine-Test),
- Palpation (➤ 2.1.4.1).

> Die Palpation sollte erst nach der AK-Muskeltestung erfolgen, da durch die Palpation die Muskelbefunde verändert werden können. Häufig ist der AK-Muskeltest gleichzeitig auch ein orthopädischer Test, da auch die Beweglichkeit (ROM ➤ 2.1.5.1) eines Gelenks überprüft wird.

3.13.1.5.1 Anamnese

Ergänzend zur grundsätzlichen Anamnese (➤ 2.1.2) sollten gezielte Fragen bez. (weiterer) potenzieller Störfelder gestellt werden. Der Th. sollte z. B. folgende Bereiche abklären:

- Zusammenhang zwischen Symptomen und Nahrungsaufnahme (Auftreten vor, nach, während des Essens),
- Ernährungs- und Trinkgewohnheiten (ggf. Ernährungsprotokoll über mehrere Tage erfragen),
- Allergien/Nahrungsmittelunverträglichkeiten,
- Verdauungsrhythmus/Blähungen,
- Vorliegen von Narben,
- Zeitpunkt des Auftretens der Symptome (ggf. „Organuhr" aus der TCM berücksichtigen, da jedes Organ eine Maximalzeit hat),
- Zähne und Zahnfüllmaterial (Amalgam, Kunststoffe, Keramik, wurzelbehandelte Zähne, Zahnlücken, Narben),
- Kieferprobleme (z. B. Knirschen ➤ 14.1.1),
- Allgemeinzustand und Infektanfälligkeit, Stressbelastung (Disstress/Eustress ➤ 3.1.7.4).

3.13.1.5.2 AK-Muskeltestung

Dem Muskeltest kommt in der AK eine große Bedeutung zu, da sich alle weiteren Schritte darauf aufbauen. Der Test orientiert sich an den Muskelkrafttests von Kendall und Kendall.

Der Th. sollte anhand der Anamnese (s. o.) und der Inspektion (➤ 2.1.3) gezielt Muskelpaare zum Testen auswählen und überprüfen, ob sie normoton, hypoton oder hyperton sind (➤ Box).

> - **Hypotoner Muskel:** Der Patient kann den Testmuskel nicht ausreichend kontrahieren, um dem Widerstand des Th. standzuhalten.
> - **Normotoner Muskel:** Der Muskel ist stark genug, um dem Testdruck standzuhalten, wird aber nach einer sedierenden Maßnahme kurzfristig schwach.
> - **Hypertoner Muskel:** Der Muskel ist stark genug, um dem Testdruck standzuhalten, und reagiert nicht auf sedierende Maßnahmen.

Folgende Prinzipien bzw. Kriterien dienen bei der Testung zur generellen Orientierung:

- Testung der im schmerzhaften oder eingeschränkten Bereich liegenden Muskeln (z. B. bei Schulterschmerzen die Schultermuskeln),
- Erfassen der im Verlauf des betroffenen Bereichs liegenden Meridiane und Testung der zugeordneten Muskeln,
- Einsatz v. a. von lokalen Muskeltests bei lokalen Problemen (➤ 3.13.1.6.4),
- v. a. systemisches Vorgehen bei systemischen Problemen,
- Testung stets im Seitenvergleich,
- Sedierung der Muskeln (s. u.) zum Ausschluss eines Hypertonus,

> Mithilfe des AK-Muskeltests wird die Reaktion des Körpers auf einen Testreiz überprüft. Auf diese Weise lassen sich alle drei Seiten des „Dreiecks der Gesundheit" (➤ Abb. 3.13.1) ganz gezielt untersuchen.

Durchführung: Die Muskeltestung erfolgt in einer definierten und reproduzierbaren Position, wobei möglichst nur der zu testenden Muskel isometrisch beansprucht werden sollte. Der Kontakt des Th. sollte weich und flächig sein. Der Patient wird aufgefordert, mit max. Kraft bei langsamem Kraftanstieg (ca. 2 s) gegen den Widerstand des Th. zu drücken. Am Kraftmaximum des Patienten übt der Th. einen kurzen und geringfügigen Zusatzdruck aus. Geprüft wird, ob der Patient diesem Überdruck standhalten kann.

■ Sedierung des Muskels

Zur Unterscheidung, ob ein Muskel normoton oder hyperton ist (➤ Box), kann der Testmuskel kurzfristig inhibiert werden. Zwei häufig verwendete Möglichkeiten:

- **Spindelzell-Technik:** Die Muskelfasern des Muskelbauchs werden mehrmals kurz hintereinander, relativ intensiv zusammengeschoben, sodass sich der Muskel verkürzt. Die Hände des Th. liegen dabei auf dem Muskelbauch und bewegen sich aufeinander zu. Der Muskel wird dadurch etwa zehn Sekunden lang geschwächt.
- **Schwächung über einen Sedationspunkt:** Der Th. berührt während des Muskeltests einen definierten Akupunkturpunkt des zugeordneten Meridians auf der zu testenden Seite (➤ Tab. 3.13.1).

3.13.1.5.3 Screenings

Im Anschluss an die AK-Muskeltestung kann der Th. mittels verschiedener Screenings differenziert weiter untersuchen. Er provoziert mithilfe von Therapielokalisation und Challenge (s. u.) den Körper und überprüft, ob sich der AK-Muskeltestbefund (➤ 3.13.1.5.2) im Vergleich zur Ausgangstestung ändert. Sind Challenge oder Therapielokalisation positiv, ist der untersuchte Bereich an der Störung ursächlich beteiligt.

> Unter einem **Indikatormuskel** versteht man einen Muskel, der nicht selbst mit der Erkrankung/dem muskulären Problem assoziiert ist und möglichst entfernt vom Ort der Störung liegt. Idealerweise ist er normoton. Er dient als neutraler Muskel für die Beurteilung der Körperreaktion auf eine Therapielokalisation oder Challenge.

■ Therapielokalisation

Die Therapielokalisation (TL) ist eine der wichtigsten Diagnosemethoden in der AK, da sie Auskunft über die Lage einer Störung geben kann. Über die Art der Störung sagt die TL allerdings nichts aus (➤ Challenge).

„Ändert sich die Stärke bzw. der Tonus eines Testmuskels, wenn der Patient eine beliebige Stelle am Körper berührt, nennt man das eine positive Therapielokalisation" (Gerz 2001, S. 62).

Es gilt:
- Jede „verdächtige Stelle" am Körper kann mittels TL getestet werden.
- TL, die den Testmuskel normoton machen, wirken sich positiv auf den Körper aus (häufig Reflexzonen, Subluxationen, Akupunkturpunkte oder Triggerpunkte).
- TL, die einen Muskel schwächen oder hyperton machen, weisen darauf hin, dass diese Bereiche weiter untersucht werden müssen. Meist handelt es sich um verletzte, überlastete oder fehlgestellte Strukturen, Herde, Narben.

Mögliche Reaktionen auf eine TL:
- Ausgehend von einem schwachen Muskel (w) kann durch eine TL der Muskel
  - schwach bleiben → negative TL,
  - normoton werden → positive TL,
  - hyperton werden → positive TL.
- Ausgehend von einem normotonen Muskel (n) kann durch eine TL der Muskel
  - schwach werden → positive TL,
  - normoton bleiben → negative TL,
  - hyperton werden → positive TL.
- Ausgehend von einem hypertonen Muskel (h) kann durch eine TL der Muskel
  - schwach werden → positive TL,
  - normoton werden → positive TL,
  - hyperton bleiben → negative TL.

Bsp.: Der Patient hat einen schwachen M. latissimus dorsi. Durch eine Berührung der Muskelursprünge wird der Testmuskel beim erneuten Testen stark (positive TL). Sehr wahrscheinlich handelt es sich daher um eine Läsion am Sehnen-Knochenübergang, die mit harten Friktionen behandelt werden sollte (➤ 3.13.1.6.4 Ursprung/Ansatz).

Challenge

Der Challenge (CH; Provokation, Herausforderung) ist die wichtigste Diagnosemethode in der AK, da er eine Aussage über die Art der Störung und somit über die optimale Therapie für den Patienten ermöglicht.

> *"In der AK bedeutet Challenge die Testung eines oder mehrerer Muskeln während oder unmittelbar nach einer gezielten Provokation oder Testexposition. Beim Challenge wird der Patient einem strukturellen, chemischen oder mentalen Testreiz ausgesetzt."* (Gerz 2001, S. 54)

Es gilt:
- Die Reaktionsmöglichkeiten der Muskulatur sind beim CH analog denen bei der TL (➤ Box oben).
- Ausgehend von der klinischen Fragestellung werden die für den Patienten passenden, sinnvollen Untersuchungsreize ausgewählt.
- Gerz spricht von einem **Superchallenge,** wenn ein hypertoner Muskel durch einen CH schwach wird.

Es werden drei **Challengeformen** unterschieden:
- **Strukturelle/mechanische Challengeformen:**
  - **Gehaltener/statischer CH:** Die Position einer oder mehrerer Strukturen wird gegenüber der Ausgangslage verändert. Die veränderte Position wird während der erneuten Durchführung eines AK-Muskeltests (➤ 3.13.1.5.2) gehalten.
  - **Dynamischer CH:** Bei diesem „mechanischen Challenge werden eine oder mehrere Strukturen unmittelbar vor oder während des AK-Muskeltest aktiv oder passiv" (Gerz 2001, S. 5) bewegt, allerdings ohne in der Position zu verweilen.

- **Chemischer/physikalischer CH:** Der Muskel wird während oder unmittelbar im Anschluss an einen chemischen oder physikalischen Testreiz getestet. Als Testreize kommen in Frage:
  - Hautkontakt: homöopathische Mittel und Bachblüten,
  - oral: Heilmittel (Nahrungsergänzungsmittel, Phytotherapeutika), Nahrungsmittel, Zahnmaterial,
  - nasal: u. a. Raumluftproben.
- **Mental-emotionaler CH:** Als Testreiz dienen bestimmte Vorstellungen oder Bilder:
  - Situationen, die den Patienten belasten oder die Stress hervorrufen,
  - Erinnerungen an Trauma.

Durchführungsbeispiel: Eine beidseitige Schwäche der ischiocruralen Muskulatur ist mit einer Fehlstellung des Sakrums assoziiert. Stellt der Th. bei der AK-Muskeltestung (➤ 3.13.1.5.2) fest, dass die ischiocrurale Muskulatur beidseitig schwach ist, legt er eine Hand auf das Sakrum und verschiebt es in verschiedene Richtungen (Flexion, Extension, Lateralflexion, Torsion). In jeder neuen Position wird verweilt und ein erneuter Muskeltest durchgeführt, bis die Richtung gefunden ist, die den schwachen Muskel maximal stärkt. Auf diese Weise können die optimale Richtung zur Mobilisation des Sakrums gefunden und schwierige Sakrumstörungen behandelt werden, da alle Verdrehungen korrigiert werden.

3.13.1.6 Diagnostische Techniken

Mithilfe der AK lassen sich schnell und individuell für jeden Patienten die passenden Behandlungsmaßnahmen finden, was ein effektives und gezieltes Arbeiten möglich macht. Im Folgenden werden exemplarisch einige Einsatzgebiete aufgeführt.

3.13.1.6.1 Ermittlung von geeigneten physikalischen Behandlungsmaßnahmen

Zur Ermittlung einer adäquaten passiven Maßnahme – Elektrotherapie (➤ 3.16.1), Ultraschall (➤ 3.16.2), Lasertherapie (➤ 3.16.3.5), Wärme-/Kälteanwendungen (➤ 3.15.2) – und der geeigneten Anlagepunkte werden diese Maßnahmen testweise eingesetzt. Folgende Reaktionen zeigen sich bei geeigneten Maßnahmen:

- Durch die probatorische Behandlung wird ein schwacher (und schmerzhafter) oder hypertoner Muskel mind. 30 Sekunden normoton.
- Durch die probatorische Behandlung wird der positive CH/die TL mind. 30 Sekunden aufgehoben.

Besonders bei Wärme- und Kältebehandlungen können auch gute Therapieerfolge erreicht werden, wenn nicht nur lokal am betroffenen Punkt, sondern auch in den Bereichen des Dreifacherwärmers (➤ Box) oder an der Fußsohle anlegt wird.

Lage des Dreifacherwärmers:
- Obere Anteil: auf dem Brustbein,
- mittlerer Anteil: zwischen Sternumspitze und Bauchnabel,
- unterer Anteil: unterhalb des Bauchnabels.

3.13.1.6.2 Untersuchung von Narben

Narben gehören zu den übergeordneten Störfeldern, da selbst sehr kleine Narben die gesamte bindegewebige Grundregulation stark irritieren können. Sie sollten deshalb bei positiver Testung intensiv behandelt werden. Neben der

Verklebung des Gewebes (mechanisch) und psychischen Traumen können v. a. auch energetische Störungen den Körper negativ beeinflussen.

Gezielte Untersuchung einer Narbe mithilfe der AK:
- Berührung der Narbe (TL).
- Streichtest: Mit einem Wattestäbchen wird über die Narbe gestrichen.
- Quetschtest: Die Narbe wird in alle möglichen Richtungen gedrückt, gezogen, gehoben.
- Psychischer CH (➤ 3.13.1.5.3): Erinnerung an das Trauma.

Unmittelbar danach testet der Th., welche **Therapiemaßnahme** die positive TL/den positiven CH wieder aufhebt:
- Auftragen einer energetische oder lokalanästhetisch wirkenden Narbencreme direkt auf die Narbe (➤ 3.13.1.8),
- manuelle Mobilisationen der Narbe (z. T. sehr tief),
- physikalische Therapien (Wärme, Kälte, Elektrotherapie oder Ultraschall ➤ 3.15, ➤ 3.16),
- Schröpfen,
- Phytotherapeutika,
- Bachblüten,
- homöopathische Mittel,
- Farbtherapien.

3.13.1.6.3 Diagnostik bei Gelenkstörungen

Bei Gelenkstörungen kann mithilfe der AK das blockierte Gelenke und die geeignete Mobilisationsrichtung ermittelt werden.

■ Subluxation

Die Subluxation ist eine segmentale Fehlstellung der Gelenkpartner mit eingeschränktem Gelenkspiel. Die Palpation (➤ 2.1.4.1) zeigt einen muskulären Hartspann und eine Fehlstellung des Wirbels. Zum Auffinden der Subluxation bieten sich zwei Möglichkeiten:
- Ein starker Indikatormuskel (➤ 3.13.1.5.3) wird durch eine TL zu dem betroffenen Wirbel schwach. Anschließend wird mithilfe eines dynamischen CH geprüft, in welche Richtung der Wirbel mobilisiert werden sollte.
- Bei einem schwachen AK-Testmuskel wird eine TL zur WS getestet. Es wird die Stelle ermittelt, die den Muskel stärkt. Häufig liegt der betroffene Wirbel in Höhe der nervalen Versorgung.

> Bei Fixation und Subluxation wird die Behandlungsrichtung gewählt, die den Indikatormuskel am meisten schwächt (Reboundphänomen).

■ Fixation

Die Fixation ist eine Bewegungseinschränkung zwischen zwei oder mehreren Gelenken ohne knöcherne Fehlstellung, die durch eine TL mit Bewegung des Fixationsgebiets therapeutisch diagnostiziert werden kann. Bilaterale Schwächen (➤ 3.13.1.7.2) können auch mit einer einfachen TL aufgefunden werden. Im Anschluss wird über einen dynamischen CH die eingeschränkte Richtung gesucht.

■ Gelenkstörungen an den Extremitäten

Bei der Behandlung von Gelenkstörungen an den Extremitäten wird die richtige Therapierichtung mithilfe eines gehaltenen CH ermittelt:
- Bei schwachem Ausgangstestmuskel wird die Position des Gelenks gesucht, die den Muskel stärkt. Dazu werden die beiden Gelenkpartner in verschiedene Positionen gehalten, bis der richtige Vektor gefunden wurde. Zur Therapie erfolgt die Mobilisation ebenfalls in die Richtung, die den Muskel stärkt.

- Bei starkem Ausgangsmuskel wird die Position des Gelenks gesucht, die den Muskel maximal schwächt (➤ Vorgehen s. o.). Zur Therapie erfolgt die Mobilisation in die den Muskel schwächende Richtung.

3.13.1.6.4 Ermittlung geeigneter Muskeltechniken

Geht aus der Anamnese (➤ 3.13.1.5.1) hervor, dass ein lokales strukturelles Problem vorliegt, sollte der Muskel intensiv untersucht werden. Goodheart integrierte viele Muskeltechniken in die AK und optimierte ihren Einsatz, z. B.:

- **Ursprung/Ansatz:**
  - Muskelabschwächung durch eine Mikroverletzung am Sehnen-Knochenübergang,
  - schmerzhafte Knötchen am Ursprung oder Ansatz des Muskels,
  - positive TL am Ursprung oder Ansatz des Muskels.
  - **Therapie:** Harte Friktionen für 30–60 Sekunden oder Infiltration.
- **Triggerpunkte** (➤ 3.5.8):
  - Schwacher Testmuskel oder
  - Muskelabschwächung im AK-Muskeltest (➤ 3.13.1.5.2) durch vorherige Dehnung,
  - positive TL möglich (punktuelle Stelle),
  - typische Ausstrahlung durch einen Druck auf eine definierte Stelle im Muskel (➤ 3.5.8.1).
  - **Therapie:** Fester Druck bis zum Verschwinden der Ausstrahlung oder bis der Schmerz nicht mehr weiter abnimmt. Zusätzlich: Infiltrationen, Akupunktur oder Ultraschall.
- **Strain/Counterstrain** (➤ 3.9.1.7.2):
  - Starker AK-Testmuskel, der aber nach einer übermaximalen Kontraktion in bestmöglicher Annäherung des Muskels im erneuten Test schwach wird,
  - keine TL,
  - keine Schmerzausstrahlung,
  - Hauptauslöser: Rückkehr aus langanhaltender statischer Haltung.
  - **Therapie:** Der Th. sucht sich den Tenderpoint (➤ 3.9.1.7.2) im Muskel und sucht dann durch passives Bewegen eine Position, die zu einer maximalen Schmerzreduktion führt. Anschließend dehnt er während der passenden Atemphasen die Spindelzellen (Auseinanderziehen der Muskelfasern; 5- bis 7-malige Wiederholung):
    - Ventral liegende Muskeln: Dehnung der Spindelzellen während der Einatmung,
    - dorsale Muskeln: Dehnung der Spindelzellen während der Ausatmung.

    Danach bringt der Th. den Muskel zurück in die Ruhelage.
- **Faszien:**
  - Der starke AK-Testmuskel lässt sich durch eine Dehnung kurzfristig schwächen.
  - Keine primäre TL,
  - Verklebung und/oder Verkürzung der Faszie.
  - **Therapie:** Tiefes und festes Ausstreichen der Faszie in eine Richtung oder Eisanwendung (➤ 3.15.4) mit anschließender Dehnung.

3.13.1.6.5 Ermittlung relevanter Reflexpunkte

Nach Goodheart können viele schwache Muskeln durch die Behandlung von Reflexpunkten (➤ 3.13.5) gestärkt werden.

■ Neurolymphatische Reflexpunkte

Die neurolymphathischen Reflexpunkte (NL-Punkte) wurden von Chapman (Osteopath, USA) gefunden, wobei er zwischen den einzelnen Punkten eine Verbindung zu bestimmten Organen feststellte. Goodheart konnte die Organzuordnung auch auf die jeweils zugehörigen Muskeln übertragen.

- Die Reflexpunkte haben eine positive TL,
- sind druckschmerzhaft und aufgequollen,
- liegen ventral, dorsal und am Körper verteilt, meist bilateral.
- Durch ihre Behandlung wird die lymphatische Aktivität des zugehörigen Organs verbessert.

Therapie: Durch die kräftige Massage der Reflexpunkte über ca. 30 Sekunden sollte idealerweise eine Schmerzreduktion eintreten. Alternativ können die Punkte auch mit Softlaser, energetischer Creme oder Neuraltherapie behandelt werden. Dreiviertel der schwachen Muskeln werden durch die Behandlung stark.
Sind mehr als fünf NL-Punkte schmerzhaft, liegt wahrscheinlich eine **generelle lymphatische Störung** vor, die adäquat behandelt werden sollte (z. B. mit manueller Lymphdrainage ➤ 3.11.5.1).

■ Neurovaskuläre Reflexpunkte

Bennett (Chiropraktiker) konnte nachweisen, dass durch die Behandlung von bestimmten Punkten die Blutversorgung in den zugehörigen Organen verbessert wird. Diese sog. neurovaskulären Reflexpunkte (NV-Punkte) wurden von Goodheart in die AK integriert.

- Eine positive TL zu einem NV-Punkt indiziert die Behandlung.
- NV-Punkte sind energetisch spürbar (s. u.), allerdings nicht schmerzhaft.
- Die meisten NV-Punkte liegen am Kopf:
- Große Bedeutung haben die NV-Punkte des Magens (emotional neurovaskulärer Punkt, ENV), die paarig auf der Stirn liegen. Sie sind typischerweise bei allen Stresspatienten betroffen und werden auch bei allen psychisch-emotionalen Fragestellungen als TL-Therapiepunkte eingesetzt.

Therapie: Der Th. nimmt mit zwei bis drei Fingerkuppen Kontakt zum dem NV-Punkt auf. Anschließend verschiebt er sanft das Gewebe in verschiedene Richtungen, bis er den Vektor gefunden hat, wo eine leichte Pulsation unter den Fingern zu spüren ist. Idealerweise sollte ein seitengleiches, synchrones Pulsieren mit einer Frequenz von 70–74 Schlägen/Minute entstehen (energetische Behandlung). Diese Pulsation sollte für 20–30 Sekunden gehalten werden.

3.13.1.6.6 Testung auf kraniale Läsionen

Goodheart erkannte, dass mithilfe eines einfachen Atemscreenings bestimmte „Schädelfehler" bzw. kraniale Läsionen aufgefunden werden können. Wird ein schwacher AK-Testmuskel durch einen respiratorischen CH stark, weist dies auf die in ➤ Tab. 3.13.2 exemplarisch aufgeführten kranialen Läsionen hin.

Tab. 3.13.2 Testung auf kraniale Läsionen mithilfe eines Atemscreenings bei schwachem AK-Testmuskel (nach Goodheart, Auswahl) (Baier-Wolf u. Kienle 2003, S. 22).

Respiratorischer Challenge	Zugrundeliegende kraniale Läsion
normale Einatmung	inspiration assist fault
normale Ausatmung	exspiration assist fault
halbe Einatmung	temporal bulge
halbe Ausatmung	parietal descent
max. Einatmung	sphenobasilärer inspiration assist fault
max. Ausatmung	sphenobasilärer expiration assist fault

Ausgehend von einem starken Muskel ändert sich die zugeordnete Läsionsart.

3

3.13.1.6.7 Untersuchung auf- und absteigender Muskelketten

Sind nach Behandlung des Patienten in RL die Befunde aufgehoben (alle Muskeln stark und kein positiver CH), sollte in veränderter Position weiter untersucht werden. Treten in der neuen ASTE erneut Muskelschwäche oder ein positiver Challenge auf, schließen sich entsprechende Folgeuntersuchungen an:

- Sitz → Untersuchung von WS und/oder Becken,
- Stand → Untersuchung von Hüfte, Knien und/oder Füßen (häufig: Subluxationen von Fußwurzelknochen),
- Gang → reaktive Muskelmuster möglich.

3.13.1.6.8 Nahrungsmitteltestung

Der Verzicht auf unverträgliche Nahrungsmittel entlastet das gesamte System des Patienten, wodurch z. T. sehr gute Behandlungserfolge möglich sind. Zur Testung sollte der Patient die Nahrungsmittel in den Mund nehmen. Ein starker Indikatormuskel (➤ 3.13.1.5.3) wird durch ein unverträgliches Nahrungsmittel schwach und/oder hyperton.

Neben Grundnahrungsmitteln sollten alle Nahrungsmittel getestet werden, die der Patient häufig isst. Basistest (➤ 3.13.1.8):

- Alle Getreidesorten (z. B. Weizen, Roggen, Dinkel),
- Milchprodukte (v. a. auch Laktose),
- Nachtschattengewächse (z. B. Tomaten, Paprika, Kartoffeln),
- Histamin (Nosoden ➤ 3.13.1.8),
- Fruktose,
- Kaffee/Getränke.

Zur Unterstützung einer langfristigen, erfolgreichen Umstellung der Ernährung sind Patientenberatung und alternative Nahrungsmittelangebote unabdingbar.

3.13.1.6.9 Überprüfung von Schuheinlagen

Zur Überprüfung, ob Schuheinlagen (➤ 4.9.2.3.5) sinnvoll und passend für den Patienten sind, ist der M. latissimus dorsi ein sehr guter AK-Testmuskel, da er direkten Kontakt zum Becken hat und gut im Stehen getestet werden kann.

Zur Testung des M. latissimus dorsi steht der Patient aufrecht mit angezogen Schuhen, aber ohne Einlagen. Ist der Testmuskel schwach, wird mit den Einlagen in den Schuhen erneut getestet. Nur wenn der Testmuskel durch die Einlagen stark wird, ist das Tragen der Einlagen zu empfehlen.

Es kann auch vorkommen, dass durch die Einlagen ein starker M. latissimus dorsi schwach wird. In dem Fall wäre das Tragen der Einlagen kontraproduktiv.

3.13.1.7 Behandlungstechniken

Behandlungsziel ist es, dass alle Muskeln normoton (➤ 3.13.1.5.2) werden und möglichst nicht auf Provokationen durch TL oder CH (➤ 3.13.1.5.3) reagieren.

3.13.1.7.1 Behandlung eines schwachen Muskels

Wurden bei der AK-Muskeltestung (➤ 3.13.1.5.2) ein oder mehrere schwache und/oder schmerzhafte Muskeln gefunden, sollten für eine effektive Behandlung mind. drei stärkende Maßnahmen gefunden und angewendet werden (➤ 3.13.1.6). Anschließend wird der anfangs schwache Muskel erneut getestet. Dieser sollte durch die Behandlung normoton geworden sein und idealerweise auch bis zur nächsten Behandlung normoton bleiben. Ist dies nicht der Fall, muss der Th. erneut untersuchen, welche Maßnahme den Muskel stärkt, und dementsprechend behandeln.

3.13.1.7.2 Behandlung von bilateralen Muskelschwächen

Eine bilaterale Schwäche liegt vor, wenn der gleiche Muskel rechts und links schwach ist, also das Muskelpaar. Goodheart und andere Mitglieder von ICAK fanden in den Jahren heraus, dass die bilateralen Schwächen neben kranialen Läsionen und internistischen Störungen v. a. mit Fixationen an der WS assoziiert sind. Durch eine TL (➤ 3.13.1.5.3) zur assoziierten Fixation (➤ Tab. 3.13.3) muss mindestens ein Muskel stark werden.

Tab. 3.13.3 Bilaterale Muskelschwächen und assoziierte Fixationen (Auswahl).

Bilaterale Muskelschwäche	Fixation
M. iliopsoas	Occiput – C1
M. gluteus maximus	obere HWS
M. popliteus	untere HWS
M. deltoideus	zervikothorakler Übergang
M. teres major	Obere BWS
M. trapezius, Pars inferior	Untere BWS
Nackenextensoren als Gruppe	LWS
ischiocrurale Muskulatur	sacrum inspiration/exspiration assist
Nackenextensoren in Rotation	gleichseitiges Iliosakralgelenk
Nackenflexoren	Sutura coronalis
M. rectus abdominis	Sutura sagittalis

3.13.1.8 Hilfsmittel

- Testsätze für Ernährung, orthomolekulare Medizin, Phytotherapie, Organpräparate,
- Blöcke für die Blocklagerung bei CAT-Fehlern (Beckenblockierungen, Category 1–3),
- Nosoden (z. B. Silberamalgam, Mercurius, Histamin),
- Narbencremes,
- Nadeln, Magnet- oder Sesampflaster o. ä. zur Stimulation von Akupunkturpunkten,
- Softlaser zur Behandlung von Narben und Akupunkturpunkten,
- Aqualizer (mit Wasser gefüllte flexible Schiene zur Entlastung des Kiefergelenks).

3.13.1.9 Evidenz-/Bewertungslage

Die AK ist durch sehr genaue, langjährige Beobachtungen von Patienten und ihren Reaktionen auf gezielte Reize entstanden. Zukünftig sind Studien mit hoher methodischer Qualität notwendig, um repräsentative Aussagen über die Eignung von AK als diagnostische Methode (➤ 3.13.1.3) zu belegen.

Literatur und weiterführende Literatur

3.13.2 Elastisches Taping

Anna Hoß

3.13.2.1 Geschichte

- Das elastische Taping (Synonyme: Senso-Taping®, Kinesio-Taping®, Medi-Taping®, K-Taping® u. a.) basiert auf den Erkenntnissen von Dr. Kenzo Kase (Arzt und Chiropraktiker, Japan).
- Er bezeichnete diese Form des Tapens als **kinesiologisches Taping.** In dieser Bezeichnung steckt das Wort „Kinesis“, das aus dem Griechischen stammt und „Bewegung“ bedeutet.
- Kase war überzeugt, dass über das größte Reflexorgan des Körpers, die Haut, die gesamte Muskulatur, Faszien, Sehnen, Kapseln und Bänder sowie Nerven, Blut- und Lymphgefäße und weitere Strukturen beeinflusst werden können. Über diesen globalen Wirkmechanismus werden direkt über die Haut die Selbstheilungsmechanismen des Körpers aktiviert (➤ 3.13.2.2.2).

3.13.2.2 Wirkprinzip

3.13.2.2.1 Eigenschaften des elastischen Tapes

- Dicke und Gewicht des Tapes sind den Eigenschaften der menschlichen Haut angeglichen.
- Das Material besteht aus Baumwolle, Elastan, Acrylpolymeren und Ethylacetat.
- Der Acrylkleber ist in Sinuswellen aufgetragen.
- Eine Dehnung des Materials ist in Längsrichtung möglich, während eine Dehnung in Querrichtung nur geringfügig möglich ist.
- Das Tape ist atmungsaktiv, wasserresistent und antiallergisch; Wirkstoffe sind nicht enthalten.

3.13.2.2.2 Wirkungen

Das Wirkprinzip basiert darauf, dass über die Haut, unser größtes Reflexorgan, die körpereigenen Heilungsmechanismen mobilisiert werden. So soll die volle Funktionsfähigkeit des Bewegungsapparates wiederhergestellt bzw. erhalten und ein störungsfreier Energiefluss gewährleistet werden. Folgende Wirkungen werden erzielt:

- Regulation des Muskeltonus,
- reflektorische Stabilisation der Gelenkstrukturen, Anregung des Gelenkstoffwechsels,
- Durchblutungsförderung,
- Verbesserung der Propriozeption und damit auch der Stütz- und Zielmotorik,
- Verbesserung der Koordination und Herstellen einer physiologischen Belastung des Bewegungsapparats,
- Entstauung des Gewebes und Abtransport von Stoffwechselendprodukten,
- Vergrößerung des Zirkulationsraumes, Druckminderung und Entlastung des Gewebes durch den anhebenden Hauteffekt (Lifting-Effekt, ➤ Box),
- Förderung der physiologischen Wundheilung, schnellerer Abbau von Entzündungsmediatoren,
- reflektorische Schmerzlinderung durch Aktivierung der Mechanorezeptoren der Haut und Dämpfung der Schmerzrezeptoren (Nozizeptoren),
- Förderung des psychischen Wohlbefindens,
- Beseitigung von Energieblockaden im Meridiansystem, Gewährleistung der energetischen Balance der Meridiane.

> **Lifting-Effekt:** Die Anhebung der Haut bewirkt einen vergrößerten Zirkulationsraum im subkutanen Gewebe im Bereich der oberflächlichen Lymphgefäße.

3.13.2.2.3 Bausteine des Wirkprinzips

■ **Farbenlehre**

Mittlerweile sind elastische Tapes in einer Vielzahl von Farben und Mustern erhältlich. Allerdings beschränken sich die klassischen Farben des elastischen Tapes auf Cyan/Blau und Magenta/Rot.

Cyan/Blau entspricht in der traditionellen chinesischen Medizin (TCM) dem Yin und steht für das Element „Wasser", das Ruhe und Kühle bedeutet. Blau findet v. a. bei akuten Schmerzsyndromen, Lymphödemen und Schwellungen Anwendung. Die Farbe Blau wirkt

- beruhigend, dämpfend, entspannend,
- detonisierend,
- schmerzlindernd,
- inhibierend und energiesenkend auf verspannte Muskulatur,
- den Parasympathikus stärkend,
- entstauend, abschwellend,
- entzündungshemmend.

Magenta/Rot entspricht in der TCM Yang, einem Äquivalent des Elements „Feuer". Die Farbe findet v. a. Anwendung bei chronischen Krankheitsgeschehen, inaktiven Lymphknoten und hypotoner bzw. geschwächter Muskulatur. Die Farbe Rot wirkt

- wärmend,
- anregend, tonisierend,
- tonussteigernd,
- durchblutungsfördernd, stoffwechselaktivierend,
- energiesteigernd,
- den Sympathikus aktivierend.

Beige ist in der TCM eine energetisch neutrale Farbe, die das Element „Erde" symbolisiert und für Unabhängigkeit steht. Ihr wird generell eine positive Wirkung zugeschrieben. Beige ist unauffällig auf der Haut und wird deshalb auf sichtbaren Körperpartien angewendet (z. B. im Gesicht). Außerdem findet es Anwendung bei Patienten mit psychischen Erkrankungen, um eine Irritation durch auffällige Farben zu vermeiden.

Schwarz gilt in der TCM eigentlich nicht als Farbe. Schwarz wird ebenso wie die Farbe Beige als energetisch neutral eingestuft. Schwarz ist sehr auffällig und vermittelt Stärke und Härte.

■ **Zugintensität und Zugrichtung**

Das Tape zieht sich bei einer Dehnung von 10–99 % immer in Richtung des fixierten Ankers zurück. Damit wirkt eine Rückstellkraft auf die zu behandelnde Struktur. Die Wirkungsrichtung ist somit der Zugrichtung entgegengesetzt. Je nach Technik werden unterschiedliche Zugintensitäten des elastischen Tapes genutzt (➤ Tab. 3.13.4).

Tab. 3.13.4 Zugintensitäten des elastischen Tapes.

Zugintensität	Anlagetechnik
sehr leichter Zug	Lymphtape
leichter Zug	Muskeltechnik
mittlerer Zug	Spacetechnik
starker Zug	Bändertechnik
maximaler Zug	Korrekturtechnik

> Das Tape enthält keinerlei Wirkstoffe. Der Effekt wird über Zugrichtung und -intensität sowie über Farbe und Tapeform erreicht.

3.13.2.3 Indikationen

Grundsätzlich sollte vor jeder Tapeanlage ein ausführlicher Befund (> 3.13.2.5) angefertigt werden. Es müssen in der Anamnese mögliche Kontraindikationen abgeklärt werden (> 3.13.2.4). Allgemeine Indikationen sind:

- Rehabilitation:
  - Verletzungen und Erkrankungen des Bewegungsapparats,
  - muskulärer Hypo- oder Hypertonus,
  - Überlastungen und Reizungen von Sehnen und Bändern,
  - fasziale Verklebungen/Verspannungen,
  - Triggerpunkte,
  - degenerative Erkrankungen,
  - Ödeme,
  - verminderte Propriozeption und Gelenkmechanik,
  - Schmerzen, Ausweichbewegungen,
  - Förderung der Wundheilung.
- Prävention:
  - Prophylaxe gegenüber Verletzungen in Sport, Beruf und Alltag,
  - Abbau von Belastungsspitzen,
  - Herstellen muskulärer Balancen bei hyper- und hypotoner Muskulatur,
  - funktionelle Korrektur knöcherner Fehlstellungen,
  - Vermeidung statischer Fehlbelastungen und Fehlhaltungen des Bewegungsapparats.

Spezielle Indikationen

- Zerrungen, Muskelfaserrisse,
- Tendinitiden (Epikondylitiden), Tendinosen,
- Distorsionen (Supinationstrauma), Kontusionen,
- Schleimbeutelentzündungen,
- Gelenkdysfunktionen oder Blockaden,
- Arthrosen,
- Narben, Faszienverklebungen,
- Lymphödeme,
- Nervenläsionen,
- Schmerzsyndrome (Kopfschmerzen, Rückenschmerzen, Schulter- und Armschmerzen),
- Tinnitus,
- Atemwegserkrankungen.

3.13.2.4 Kontraindikationen

- Offene oder großflächige Hautverletzungen,
- Allergien (z. B. gegen Acryl),
- idiopathische Neuralgien,
- frische Frakturen,
- Einnahme gerinnungshemmender Medikamente (z. B. Phenprocoumon, ASS > 1.6.2),
- nicht abgeklärte Sensibilitätsstörungen,
- Varikosen Grad III.

Vorsicht bei: peripherer arterieller Verschlusskrankheit, Diabetes mellitus, Polyneuropathie.

Cave

Das elastische Taping ist keine alleinige Therapieform, sondern erfordert vorab eine sorgfältige Befunderhebung und eine gezielte physiotherapeutische Behandlung.

3.13.2.5 Untersuchungsalgorithmus

Vor jeder Anlage eines elastischen Tapes muss immer ein ausführlicher physiotherapeutischer Befund (➤ 2.1) erhoben werden. Folgende Vorgehensweise hat sich bewährt:

1. Anamnese (➤ 2.1.2),
2. Inspektion (➤ 2.1.3) und Palpation (➤ 2.1.4.1),
3. Funktionsuntersuchung (➤ 2.1.5) der betroffenen Strukturen (Muskeltonus, Gelenkstabilität etc.),
4. Abklärung der Kontraindikationen,
5. Markieren anatomischer Strukturen, die für eine korrekte Position des Tapes richtungsweisend sind,
6. Festlegung von Tapeform, -farbe und Anlagetechnik (➤ 3.13.2.7) entsprechend der Indikation.

3.13.2.6 Behandlungsprinzipien

Hinweise für den Therapeuten

- Das Tape darf ohne ärztliche Verordnung angewendet werden.
- Im Sportbereich sollte das Tape mindestens drei Stunden vor dem Training oder Wettkampf angelegt werden.
- Bei einer ordnungsgemäßen Anlage sollten folgende Fehler vermieden werden:
  - zirkuläres und zu straffes Tapen,
  - Druckstellen,
  - unerwünschte Hautfalten und Blasenbildung auf der Haut.
- Bei der Tapeanlage muss der Th. den Kontakt zur Klebefläche vermeiden, da sonst die Tragdauer erheblich verkürzt sein kann.
- Bei Juckreiz oder Hautirritationen sollte das Tape unverzüglich entfernt werden.
- Nach Wasserkontakt sollte das Tape mit einem Handtuch oder Fön getrocknet werden.
- Tragedauer: Wenn möglich, mind. 24 Stunden und max. eine Woche.
- Das elastische Tape ist nur zur einmaligen Anwendung konzipiert.

■ **Anlage des Tapes**

Je nach Anlagetechnik variiert die Durchführung etwas (➤ 3.13.2.7.2). Grundsätzlich gelten folgende Hinweise:

- Die Tapelänge wird abgemessen, die Tapeform zugeschnitten und die Enden abgerundet.
- Vor der Anlage muss die Haut gründlich gereinigt, getrocknet und ggf. rasiert werden.
- Die rückwärtige Folie des Tapes wird mittig oder an den Zügelenden eingerissen und während der Anlage abgelöst. Bei einer Längsapplikation wird der Anker mit einem Haut-Gleitschub (➤ Box) fixiert, während der Zügel mit der gewünschten Zugstärke angelegt wird. Bei einer zentralen Applikationsform wird der Anker unter Zug angelegt. Die Enden laufen ohne Zug aus.
- Das Tape wird auf der Haut anmodelliert und angerieben, um die Klebeeigenschaften zu aktivieren.
- Bei Juckreiz oder Hautirritationen sollte das Tape unverzüglich entfernt werden.

Haut-Gleitschub ist die Bezeichnung für die Fixation des Ankers entgegen der Zugrichtung während die Zügel mit entsprechender Dehnung auf der Haut appliziert werden.

Entfernen des Tapes

- Die Entfernung erfolgt durch Abziehen in Verlaufsrichtung des Haarwuchses unter leichter Vordehnung der Haut.
- Die Verwendung von Öl, Seife oder Wasser erleichtert das Entfernen.

3.13.2.7 Techniken

Für eine möglichst gezielte Wirkung der Tapeanlage gibt es Tapeformen und Anlagetechniken, die je nach Indikation verschieden sind.

3.13.2.7.1 Tapeformen

Die verschiedenen Tapeformen (➤ Abb. 3.13.2) werden bei unterschiedlichen Techniken und Indikationen eingesetzt (➤ Tab. 3.13.5).

Tab. 3.13.5 Tapeformen, typische Indikationen und Anlagetechniken.

Tapeformen	Anlagetechniken	Indikationen (Bsp.)
I-Tape	Muskel-, Nerven- und Ligamentanlagen, Space-, funktionelle Korrektur- und Lymphanlagen	• Muskulärer Hyper- oder Hypotonus der ischiocruralen Muskulatur, • Subluxation der Patella, • Gelenkfixation nach Supinationstrauma, • Triggerpunkte (➤ 3.5.8).
Y-Tape	v. a. Muskel-, Gelenk- und Faszienanlagen	• Bizepssehnentendinitis, • hypertoner M. tractus iliotibialis, • chronische Epicondylitis lateralis.
X-Tape	v. a. Muskelanlage und Dysfunktionen innerer Organe	• Muskulärer Hyper- oder Hypotonus der Mm. rhomboidei, • zyklusbedingte Beschwerden der Frau.
Fächer- und Spiraltapes	v. a. Lymphanlage	• Traumatisch bedingte Hämatome oder Ödeme, • sekundäre Lymphödeme nach Operationen.
Sterntape	Spaceanlage	• Schmerzhafte, entzündete oder geschwollene Körperregionen, • Triggerpunkte (➤ 3.5.8).
Netztape	Lymphanlage	• V. a. bei Schwellungen, Ödemen und Bursitiden.
Lochtape	Lymphanlage	• V. a. bei Weichteilschwellungen sowie Schwellungen an Fingern und Zehen.
Gittertape	–	• Zur Meridiantherapie im Rahmen der TCM, • bei Erkrankungen und Befindlichkeitsstörungen, • auf Schmerz-, Trigger- und Akupunkturpunkten, • zur Auflösung von Energieblockaden, • zur Anregung des Transports von Stoffwechsel- und Abfallprodukten.

3.13.2.7.2 Anlagetechniken

Eine optimale Behandlung erfordert meist die Kombination verschiedener Anlagen. Dabei sollten folgende Merkregeln beachtet werden:

- Detonisierende werden vor tonisierenden Muskelanlagen angelegt.
- Nervenanlagen werden vor Muskel- oder Gelenkanlagen angelegt.
- Muskelanlagen werden vor Ligamentanlagen angelegt.

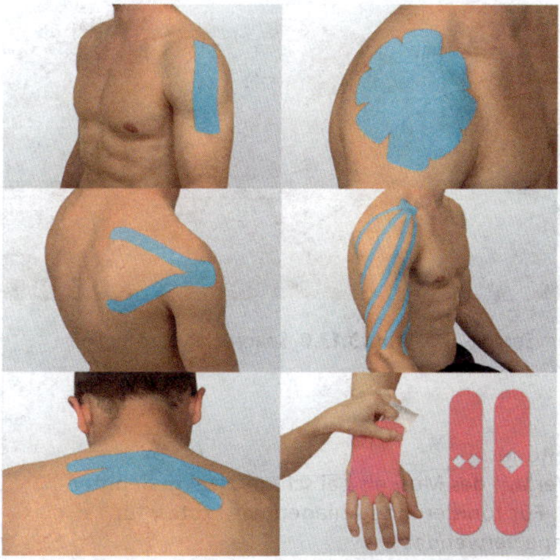

Abb. 3.13.2 Tapeformen: I-Tape, Y-Tape, X-Tape, Sterntape, Spiraltape, Lochtape.

Muskelanlagen

Man unterscheidet je nach Indikationsstellung:

- **Tonisierende Muskelanlage** (➤ Abb. 3.13.3):
  - Farbe: Rot.
  - Indikation: Hypotonie, neurologische Dysfunktion oder Schwäche der Muskulatur.
  - Das Tape wird vom Muskelursprung zum Muskelansatz angelegt (vom Punctum fixum zum Punctum mobile). Der Anker wird auf dem Punctum fixum der Muskulatur aufgeklebt.
  - Zugrichtung in Gegenrichtung der Muskelfunktion.
  - Durch die elastische Rückstellkraft wirkt der Hautreiz des Tapes in Richtung der Muskelfunktion und erhöht die Kontraktionskraft.
- **Detonisierende Muskelanlage** (➤ Abb. 3.13.4):
  - Farbe: Blau.
  - Indikation: Hypertonie, Schmerzen durch Überlastung, Verspannungen oder Muskelkrämpfe.
  - Das Tape wird vom Muskelansatz zum Muskelursprung angelegt (vom Punctum mobile zum Punctum fixum). Der Anker wird auf dem Punctum mobile der Muskulatur aufgeklebt.
  - Zugrichtung in Richtung der Muskelfunktion.
  - Durch die elastische Rückstellkraft wirkt der Hautreiz des Tapes in Gegenrichtung der Muskelfunktion und mindert die Kontraktionskraft.

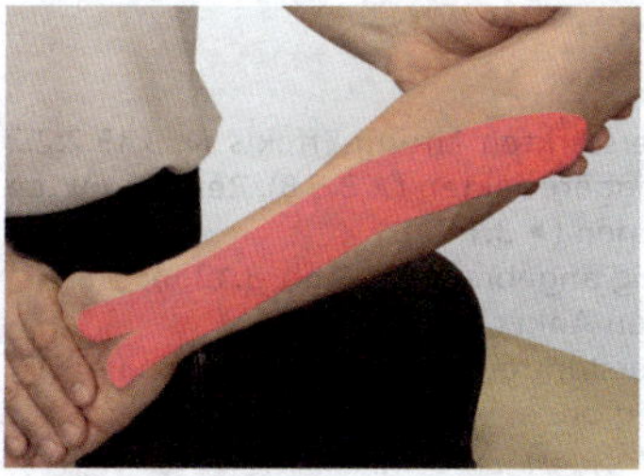

Abb. 3.13.3 Tonisierendes Muskeltape der ventralen Unterarmmuskulatur.

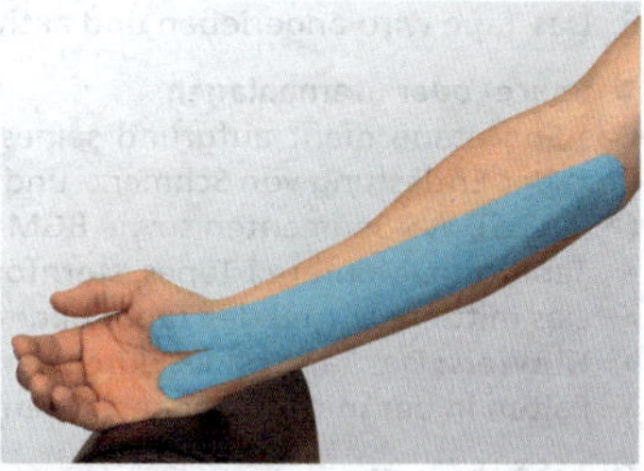

Abb. 3.13.4 Detonisierendes Muskeltape der ventralen Unterarmmuskulatur.

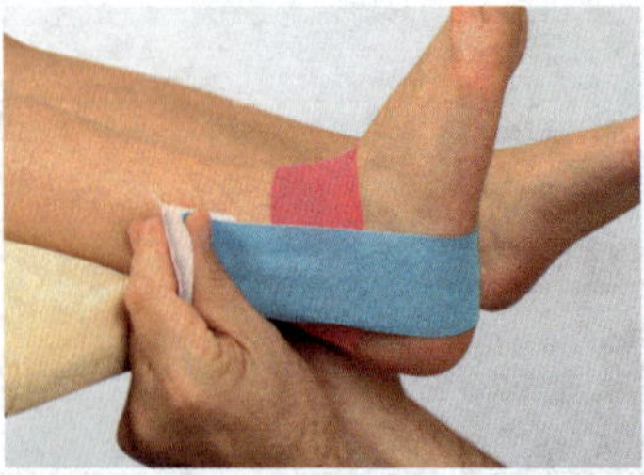

Abb. 3.13.5 Ligamenttechnik am Sprunggelenk.

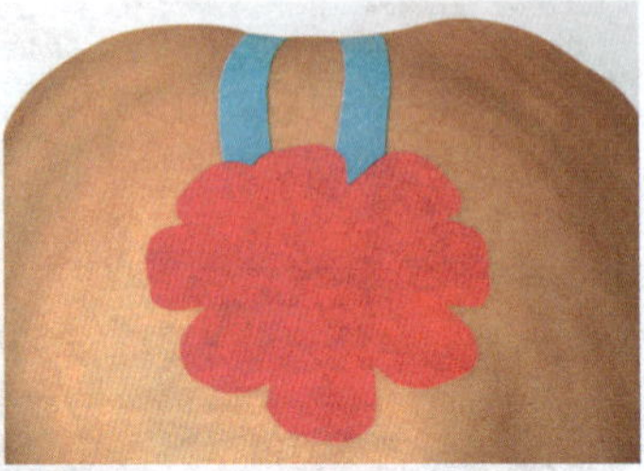

Abb. 3.13.6 Spaceanlage am Rumpf.

Durchführung:
1. Funktionstest des Muskeltonus.
2. Die Tapelänge wird im Verlauf des Muskels bei schmerzfrei gedehnter Muskulatur abgemessen. Für tonisierende Anlagen wird rotes, für detonisierende blaues Tape verwendet.
3. Das Tape wird zugeschnitten, dabei werden die Tapeenden immer abgerundet.
4. Der Anker des elastischen Tapes wird ohne Zug in Neutralstellung der Muskulatur aufgeklebt. Der Anker wird fixiert und gegen die Verlaufsrichtung des Tapes verschoben (Haut-Gleitschub), so dass sich die Haut in maximaler Vordehnung befindet.
5. Der zu behandelnde Muskel wird gedehnt. Das Tape wird unter leichtem Zug im Muskelverlauf angelegt. Das Tapeende läuft dehnungsfrei aus.
6. In Muskelvordehnung wird das Tape angerieben und aktiviert.

■ **Ligamentanlagen**

Ligamentanlagen werden bei Verletzungen, Instabilität und Überlastung von Bändern und Sehnen angewendet (Bsp. ➤ Abb. 3.13.5).
- Tapeform: I-Tape.
- Tapefarbe: Rot bei Bandinstabilität, Blau bei akuten Verletzungen und Schmerzen der Bänder/Sehnen.
- Das mittlere Drittel des Tapes bildet den Anker.

Durchführung:
1. Das Tape wird unter Vordehnung der Sehne oder Bandstruktur abgemessen.
2. Die Tapeenden werden abgerundet.
3. Der Patient wählt eine Ausgangsstellung, in der das betroffene Ligament unter Spannung steht, aber schmerzfrei ist. Der zentrale Anker wird unter starkem Zug direkt mittig über die zu tapende Struktur geklebt.
4. In der Akutphase wird das Tape über die angenäherten Strukturen geklebt.
5. Die Zügelenden laufen dehnungsfrei aus.
6. Das Tape wird angerieben und aktiviert.

■ **Space- oder Sternanlagen**

Das Spacetape dient aufgrund seines verstärkten Lifting-Effekts (➤ 3.13.2.2.2 Box) der Entlastung von Schmerz- und Triggerpunkten (➤ 3.5.8), Reflexpunkten (➤ 3.13.5), WS-Segmenten sowie BGM-Zonen (➤ 3.14.2).
- Tapeform: Mehrere I-Tapes, sternförmig angebracht (➤ Abb. 3.13.6).
- Das mittlere Drittel des Tapes bildet den Anker.
- **Hinweis:** Das Tape bildet durch den verstärkten Lifting-Effekt sichtbare Falten in der mit Tape behandelten Region.

Durchführung:
1. Die betroffene Region wird lokalisiert.
2. Die I-Tapes sollten mindestens 15–20 cm lang sein.

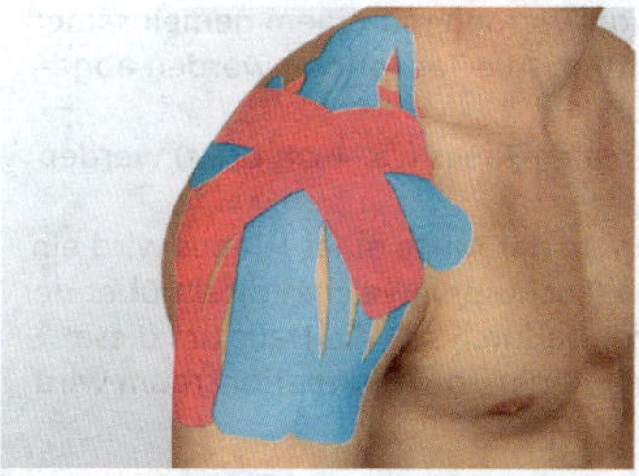

Abb. 3.13.7 Korrigierendes Tape bei Schulterinstabilität.

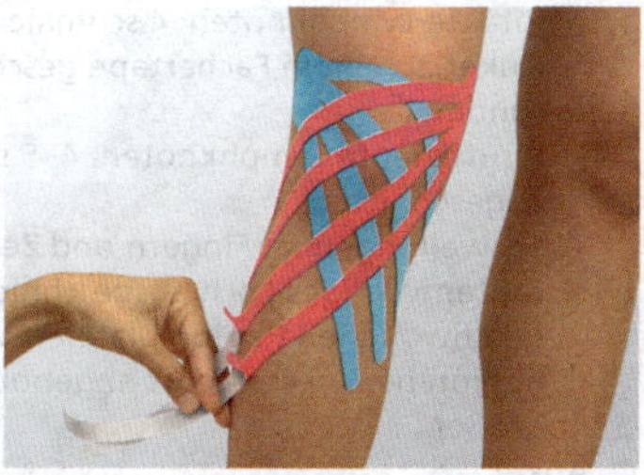

Abb. 3.13.8 Lymphtape am Kniegelenk.

3. Die Tapeenden werden abgerundet.
4. Das erste I-Tape liegt mit dem Anker unter mäßigem Zug direkt über dem Schmerzpunkt. Die I-Tape-Enden laufen dehnungsfrei auf der Haut aus.
5. Das I-Tape wird unter Vordehnung der Strukturen angerieben und aktiviert.
6. Das zweite I-Tape wird im 90°-Winkel zum ersten in gleicher Weise angelegt.
7. Das dritte und vierte I-Tape werden diagonal angelegt. Alle I-Tapes kreuzen sich über dem Schmerzareal.
8. Das Spacetape wird in Vordehnung der Muskulatur angerieben und aktiviert.

■ **Korrekturanlagen**

Als Korrekturanlagen werden Gelenkanlagen bei hyper- oder hypomobilen Gelenken, Gelenkfehlstellungen und -haltungen angewendet (Bsp. ➤ Abb. 3.13.7).

- Tapeform: I- oder Y-Tape.
- Tapefarbe: Rot bei Gelenkinstabilität, Blau bei akuten Verletzungen und Schmerzen der Gelenkstrukturen.

Durchführung:

1. Die Gelenkproblematik wird festgestellt.
2. Die I- oder Y-Tapes werden in Ruheposition über der zu korrigierenden Struktur abgemessen.
3. Die Tapeenden werden abgerundet.
4. Der Anker wird in Ruheposition aufgeklebt und fixiert.
5. Der Zügel wird in vorgedehnter Gelenkstellung mit max. Zug über die betroffene Struktur geklebt, die Enden laufen dehnungsfrei aus, ggf. wird das betroffene Gelenk während der Anlage bewegt und direkt beim Tapen korrigiert.
6. Das Tape wird in Vordehnung des Gelenks angerieben und aktiviert.

■ **Lymphanlagen**

Lymphtapes werden immer nur in Verbindung mit Lymphdrainage (➤ 3.11.5.1) eingesetzt.

- Tapeform:
  - Fächertapes oder Spiraltapes entsprechend der Loksalisation (Bsp. ➤ Abb. 3.13.8),
  - Lochtapes bei Schwellungen an Fingern und Zehen.
- Tapefarbe: Blau bei intakten Lymphknoten, Rot bei insuffizienten Lymphknoten.

Durchführung:

1. Der Befund wird erhoben.
2. Das Tape wird in Vordehnung vom Schwellungsgebiet zum Lymphknoten gemessen.
3. Zuschnitt:

- Intakte Lymphknoten: 4 schmale Zügel werden mit einem gemeinsamen Anker zu einem Fächertape geschnitten. Alle Tapeenden werden abgerundet.
- Insuffiziente Lymphknoten: 4–5 schmale I-Tapes (ca. 1 cm breit) werden zugeschnitten.
- Schwellungen an Fingern und Zehen: In der Mitte eines I-Tapes wird ein rautenförmiges Loch ausgeschnitten (Lochtape), welches direkt über der geschwollenen Region platziert wird. Dadurch soll die Haut um diese Region herum vermehrt angehoben werden, der Zirkulationsraum wird größer.

4. Anker:
   - Intakte Lymphknoten: Der Anker wird in Ruhestellung proximal auf den Lymphknoten angelegt und die Zügel werden ohne Zug im Lymphabflussgebiet aufgeklebt; der Lymphabfluss erfolgt entlang des Tapes in Richtung Anker zur nächsten Lymphknotenstation.
   - Insuffiziente Lymphknoten: Der Anker wird ohne Zug im benachbarten gesunden Quadranten aufgeklebt, d. h., die Lymphe wird um den insuffizienten Lymphknoten herum zum nächsten intakten Abflussgebiet umgeleitet.
5. Die Zügel werden ohne Zug unter Vordehnung der Struktur angebracht.
6. Die Tapeanlage wird in Vordehnung angerieben und aktiviert.

Faszienanlagen

Eine Faszienanlage wirkt schmerzlindernd, fördert das Lösen faszialer Verklebungen sowie die Elastizität der Faszien und sorgt für die Regeneration des Bindegewebes.

- Tapefarbe: Rot.
- Tapeformen: v. a. Y-Tapes.

Durchführung:

1. Es erfolgt eine Palpation und Funktionsuntersuchung der faszialen Verklebungen und Verspannungen. Die Richtung, in der sich die Faszie schmerzfrei verschieben lässt, wird festgestellt.
2. Ein Y-Tape wird in Ruhestellung abgemessen und zugeschnitten. Die Tapeenden werden abgerundet.
3. Der Anker wird in Ruhestellung und ohne Zug so vor der schmerzhaften Struktur angeklebt, dass das Schmerzareal frei zwischen den beiden Y-Zügeln liegt.
4. Der Anker des Y-Tapes wird nicht fixiert. Die beiden Zügel werden gleichzeitig unter mittlerem Zug oszillierend in Richtung zur leichteren faszialen Verschiebeseite auf der Haut angelegt. Die Rückstellkraft des Tapes zieht die Haut und die Faszie zum Anker zurück und löst die Verklebungen.
5. Die Zügelenden laufen dehnungsfrei auf der Haut aus.
6. Die Tapeanlage wird angerieben und aktiviert.

Nervenanlagen

Das Nerventape dient nach Traumen oder anderen Irritationen peripherer Nerven zur Ergänzung und Wirkverstärkung der physiotherapeutischen und ärztlichen Behandlung.

- Tapefarbe: Blau.
- Tapeform: I-Tape.
- Das Nerventape fördert die Gleitfähigkeit des Nervs im umliegenden Bindegewebe und führt zu einer Schmerzreduktion.

Durchführung:

1. Das Nervensystem wird untersucht (z. B. Nervendehntests); zentrale Läsionen sollten ausgeschlossen sein.
2. Ein I-Tape wird in Vordehnung des gesamten peripheren Nervs abgemessen.
3. Der Anker wird in Ruhestellung, ohne Zug in der Peripherie, angelegt.

4. In Vordehnung des Nervs wird der Anker mit einem Haut-Gleitschub fixiert und der Zügel ohne Zug von distal nach proximal entlang des Nervenverlaufs angelegt.
5. Das gesamte I-Tape wird in Vordehnung aktiviert und fixiert.

3.13.2.8 Hilfsmittel

- Tapeschere,
- Polstermaterialien, z. B. als Träger für Medikamente (Salben, Gels, ätherische Öle etc.),
- Klebespray,
- Reinigungs- und Pflegeprodukte für die Haut.

3.13.2.9 Erfolgsparameter

- Schmerzreduktion,
- Tonusregulation,
- Vergrößerung des ROM,
- Verbesserung der Propriozeption, Steuerung der Stütz- und Zielmotorik,
- Verminderung von Schwellungen und Ödemen,
- verbesserte Wundheilung und Regeneration,
- Steigerung der Koordinationsfähigkeit,
- subjektives Empfinden des Patienten.

3.13.2.10 Evidenz-/Bewertungslage

Um größtmögliche Aktualität in der Print- und Online-Version zu gewährleisten, stehen Informationen zu aktuell vorliegenden Studien im Online-Zusatzmaterial (➤ QR-Code) zur Verfügung.

Evidenzangaben

Literatur

3.13.3 Penzel-Therapie

Ingrid Uta Krause

In der Penzel-Therapie (Akupunkt-Massage nach Penzel, APM nach Penzel, APM) geht man davon aus, dass sämtliche Körper- und Organstrukturen über das Energiekreislaufsystem kontrolliert und bedarfsgerecht energetisch versorgt werden. Dieses in sich geschlossene System besteht aus den 24 Hauptmeridianen und den beiden übergeordneten Sondermeridianen, Konzeptions- und Gouverneurgefäß. Gesundheit und Vitalität sind, aus energetischer Sicht, Ausdruck eines harmonisch-dynamischen Fließgleichgewichts. Im Umkehrschluss ergibt sich daraus der Leitsatz der APM nach Penzel: „Krankheit ist eine Energiefluss-Störung" (Penzel 1974, S. 10a).

Die **Behandlungsziele** sind,

- die Eigenregulationskräfte des Körpers zu aktivieren,
- die Störungen im Energiekreislauf zu beseitigen und somit
- die „energetische Homöostase" wieder herzustellen.

Die APM nach Penzel ist ein eigenständiges, nicht invasives Therapieverfahren, das auch Elemente aus der TCM und der klassischen Energielehre beinhaltet. Die Behandlungsreize richten sich nach dem energetischen Tagesbefund (➤ 3.13.3.3), ergänzend zur ärztlichen/klinischen Diagnostik (➤ 2.1, ➤ 2.4), bei dem der Th. mit einem Massagestäbchen mit sanftem Druck entlang der Meridiane streicht, die einen Energiemangel aufweisen.

> Die Stimulation der Punkte erfolgt mit Druck, Vibration, Wärme, Farblicht oder Mikrostrom. Zu keiner Zeit wird die Haut des Patienten mit der Akupunkturnadel penetriert.

3.13.3.1 Indikationen

- Sämtliche funktionellen Störungen, die in der WHO-Indikationsliste für Akupunktur notiert sind, lassen sich auch mit der APM nach Penzel behandeln, z. B. akute und chronische Schmerzzustände unterschiedlicher Genese (weitere Informationen über die Homepage der Deutschen Ärztegesellschaft für Akupunktur e. V.: www.daegfa.de),
- Migräne,
- Fibromyalgie,
- WS-, Gelenkerkrankungen,
- Ischialgie, Lumbalgie, Neuralgien,
- Rheuma, rheumatoide Erkrankungen,
- Organirritationen, Stoffwechselstörungen, Lymphödeme,
- Durchblutungsstörungen,
- Tinnitus, Hörsturz.

Aber auch in der Rehabilitation, im Sport- und Fitnessbereich und zur Prävention kommt die APM nach Penzel zur Anwendung.

3.13.3.2 Kontraindikationen

Zu den Kontraindikationen zählen ausschließlich die nach dem Heilpraktikergesetz (➤ 1.4.3) festgeschriebenen meldepflichtigen Krankheiten (z. B. Infektions- und Geschlechtserkrankungen) sowie Erkrankungen mit einer sofortigen Operationsindikation.

3.13.3.3 Energetischer Befund

3.13.3.3.1 Probestrich

Der Probestrich, ein Teilabschnitt des Konzeptionsgefäßes, verläuft entlang der Linea alba von der Oberkante der Symphyse bis zum Bauchnabel. Zur energetischen Befundung streicht man mit dem Massagestäbchen mehrmals mit sanftem Druck entlang des Probestrichs, bis sich auf der Haut eine klare, rote Linie abzeichnet. Dieser tonisierende Reiz hat eine Energieverlagerung aus dem Yang- in das Yin-Versorgungsgebiet zur Folge.

Interpretation:

- Bei sämtlichen Schmerzzuständen und/oder Bewegungseinschränkungen, die sich nach dem Probestrich leicht verbessern, erfolgt die Behandlung entlang der Yin-Meridiane.
- Bedingt der Probestrich eine Verschlechterung der Bewegung und/oder eine Schmerzverschlimmerung, so erfolgt die anschließende Meridianmassage entlang der Yang-Meridiane.

3.13.3.3.2 Tasttechnik

Mit leicht aufgelegter Fingerbeere streicht man sowohl in Energieflussrichtung als auch entgegengesetzt im Verlauf der Meridiane, die das Schmerzgebiet energetisch versorgen. Erst die unterschiedlichen Hautqualitäten in Fluss- und Gegenfluss-Richtung ermöglichen eine energetische Befundung (➤ Abb. 3.13.9).

Interpretation:

- Raue Hautqualität in Energieflussrichtung (in Gegenfluss-Richtung glatt): energetischer Füllezustand.
- Glattes Hautgefühl in Energieflussrichtung (in Gegenfluss-Richtung rau): Energiemangel.

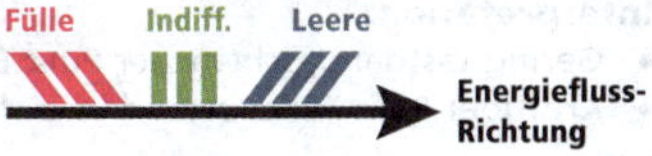

Abb. 3.13.9 Tasttechnik in der Penzel-Therapie. Unterschiedliche Hautqualitäten (© Europäische Penzel-Akademie).

3.13.3.3.3 Test über die Ohrmuschel

Die Ohrmuschel ist eine holistische Darstellung des gesamten Körpers (➤ Abb. 3.13.10):

- Bei einem gesunden Organismus sind die Ohrmuschel und die Concha auriculae reizfrei.
- Bei einem gestörten Körper-Energiekreislauf sind auch die entsprechenden Zonen am Ohr auffällig.

Interpretation:

- Schmerzhafte Areale: energetischer Füllezustand.
- Taubheit: Energiemangel.

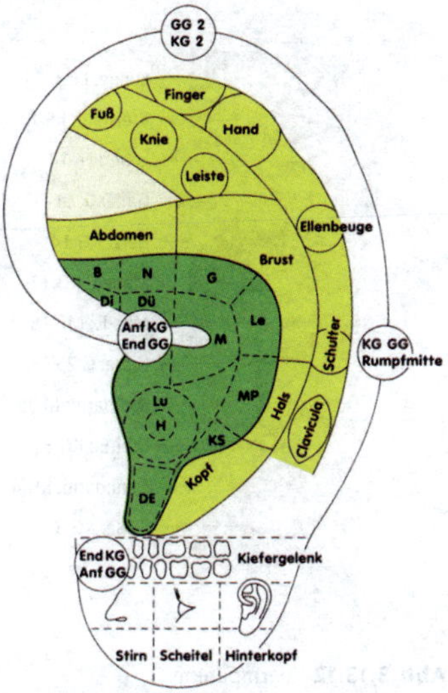

Abb. 3.13.10 Ohrzonen in der Penzel-Therapie (© Europäische Penzel-Akademie).

3.13.3.3.4 Pulsdiagnose

Bei der klassischen chinesischen Pulsdiagnose wird die Pulsqualität an den drei Pulstaststellen auf der Arteria radialis bewertet. In der Tiefe befinden sich die Pulse der Yin-Organe, an der Oberfläche die Pulse der Yang-Organe. Man vergleicht einerseits die Pulsqualität rechts und links (➤ Abb. 3.13.11) und andererseits den oberflächigen mit dem tiefen Puls.

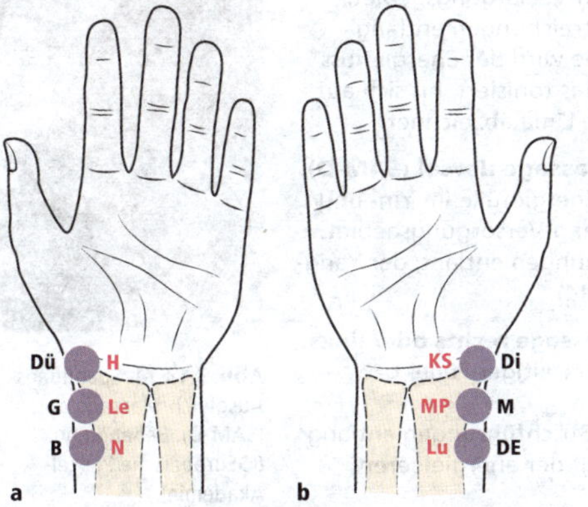

Abb. 3.13.11 Chinesische Pulstaststellen. **a:** Linke Hand: Dü: Dünndarm, G: Gallenblase, B: Blase, H: Herz, Le: Leber, N: Niere. **b:** Rechte Hand: KS: Kreislauf – Sexus, MP: Milz – Pankreas, Lu: Lunge, Di: Dickdarm, M: Magen, DE: Dreifacherwärmer (©Europäische Penzel-Akademie).

3

Interpretation:

- Gering tastbarer, schwacher Puls: Energieleere im entsprechenden Organ.
- Kräftiger Puls: Füllezustand im entsprechenden Organ.

Bei der Penzel-Pulsdiagnose wird auf die Verschiebung der Pulswelle bei gleichzeitigem Kontakt der Fingerbeere mit dem entsprechenden Alarmpunkt (➤ Abb. 3.13.12), dem Terminalpunkt (➤ Abb. 3.13.13) oder dem Schmerzgebiet geachtet.

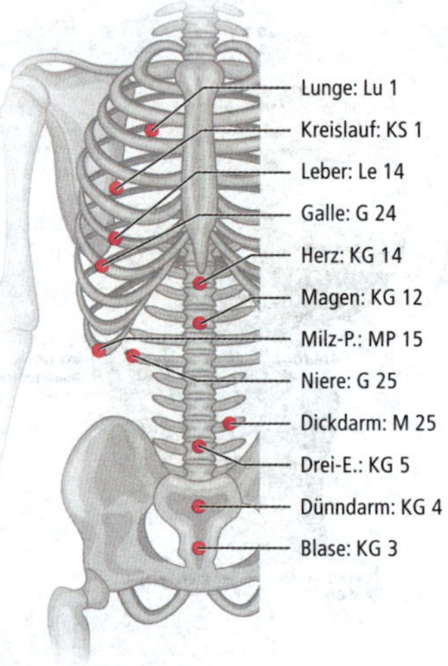

Abb. 3.13.12 Alarmpunkte (© Europäische Penzel-Akademie).

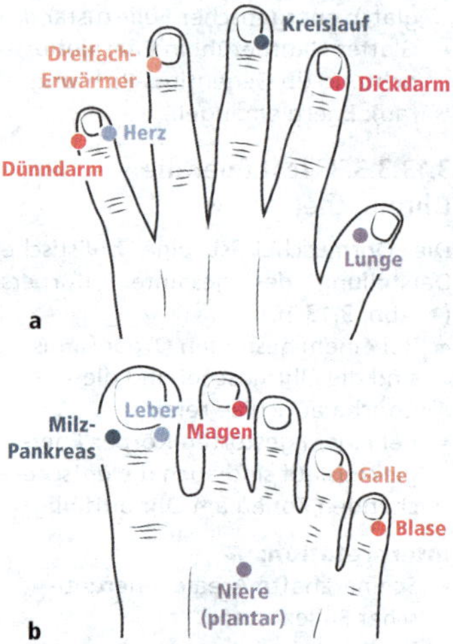

Abb. 3.13.13 Terminalpunkte.
a: An der Hand, **b:** Am Fuß
(© Europäische Penzel-Akademie).

3.13.3.4 Behandlungsprinzipien

3.13.3.4.1 Behandlung über die Zweiteilung

Spannungs-Ausgleich-Massage ventral (SAM-V):

- Energetischer Befund: Energiefülle im Yang- und/ oder Energieleere im Yin-Versorgungsgebiet.
- Therapie: Mit sanften Streichungen entlang sämtlicher Yin-Meridiane wird der Energiefluss jedes einzelnen Meridians tonisiert, bis sich auf der Haut eine klare rote Linie abzeichnet.

Spannungs-Ausgleich-Massage dorsal (SAM-D):

- Energetischer Befund: Energiefülle im Yin- und/ oder Energieleere im Yang-Versorgungsgebiet.
- Therapie: Sanfte Streichungen entlang der Yang-Merdiane (➤ Abb. 3.13.14).

Spannungs-Ausgleich-Massage rechts oder links:

- Energetischer Befund: Einseitiger Fülle- bzw. Leerezustand.
- Therapie: Tonisierende Strichführungen entlang sämtlicher Meridiane auf der energieleeren Körperseite.

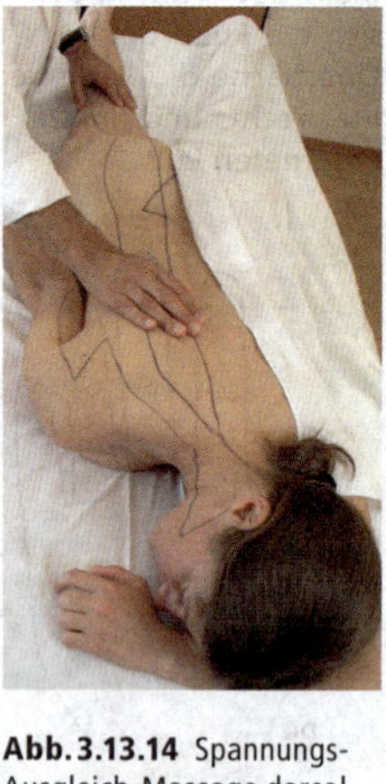

Abb. 3.13.14 Spannungs-Ausgleich-Massage dorsal (SAM-D). Behandlung (©Europäische Penzel-Akademie).

■ **Behandlungsziel der Zweiteilung**

„Ebbe-Flut-Effekt": Die sanften tonisierenden Streichungen entlang der energetisch unterversorgten Meridiane bedingen eine Energieverlagerung und zwingen den gesamten Körper zu einer Regulation des gestörten Energiekreislaufs. Die ausgelösten Regulationskräfte können Reaktionen zur Folge haben, die mit dem Begriff „Ebbe-Flut-Effekt" umschrieben werden, z. B.

- vermehrte Ausscheidungen,
- Müdigkeit,
- Hyperaktivität,
- kurzfristig vermehrt Schmerzen,
- Zwischenblutungen bei Frauen,
- Frösteln,
- erhöhte Körpertemperatur.

Die Penzel-Therapie ist primär eine **Regulationstherapie** und aktiviert die Selbstheilungskräfte. Der „Ebbe-Flut-Effekt" ist eine durchaus gewünschte Reaktion, die sich bis zu 48 Stunden bemerkbar machen kann.

3.13.3.4.2 Behandlung über die Dreiteilung

Vier im **Energiestern** (➤ Abb. 3.13.15) aufeinander folgende Meridiane einer Körperseite bilden einen Umlauf (z. B. die Meridiane Herz, Dünndarm, Blase, Niere).

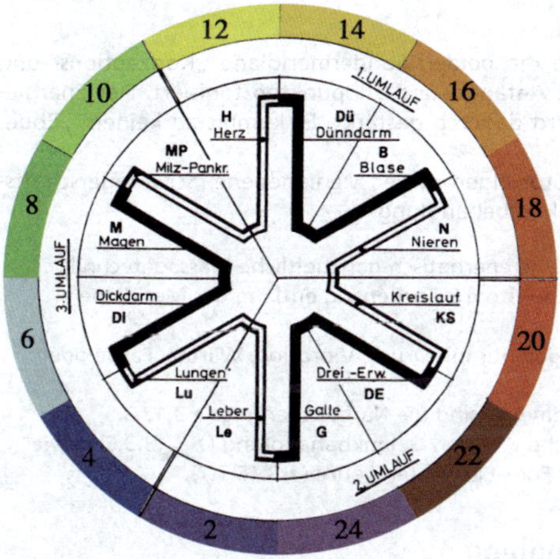

Abb. 3.13.15 Energiestern (©Europäische Penzel-Akademie).

Bei der **Umlauftherapie** kombiniert man den sanften Massagereiz entlang der Meridiane mit der Punktstimulation der entsprechenden Terminalpunkte, Tonisierungs- und Quellpunkte. Der Punktereiz erfolgt mit Druck, Vibration, Wärme oder Farblichtbestrahlung. Zu keiner Zeit werden Nadelungen vorgenommen.

- Befindet sich ein Meridian eines Umlaufs im energetischen Leerezustand, erfolgt die Therapie in diesem leeren Umlauf.
- Bei einseitiger Energiefülle in einem Meridian tonisiert man den entsprechenden Umlauf auf der nicht betroffenen Körperseite.

3.13.3.4.3 Behandlung über die Sechsteilung

Teilt man die vier Meridiane eines Umlaufs (➤ Abb. 3.13.15), so erhält man die Paarung der **gekoppelten Meridiane** (z. B. die Meridiane Herz und Dünndarm). In der graphischen Darstellung des Energiesterns bilden die gekoppelten

Meridiane eine Zacke nach außen. Zwischen den gekoppelten Meridianen kann über das **Lo-Gefäß** ein weiterer Energieaustausch angeregt werden:

- Tonisiert man den Lo-Punkt auf dem energieleeren Meridian, kann über das Lo-Gefäß Energie aus dem gekoppelten Partner abfließen.
- Befindet sich ein Meridian in einem Füllezustand, reizt man den Lo-Punkt auf der nicht betroffenen Körperseite auf dem gekoppelten Partnermeridian.

3.13.3.4.4 Behandlung über die Zwölfteilung

Sowohl akute Verletzungen als auch Restschmerzen lassen sich über die gezielte **Behandlung des einzelnen Meridians** beeinflussen.

- Die akuten Entzündungszeichen weisen stets auf eine Energiefülle hin. Zur ersten Hilfe kann man die in einem Meridian gestaute Energie in Energieflussrichtung ableiten und in den Folgemeridian einleiten.
- Bei Restschmerzen auf der Basis eines Energiemangels wird der Meridian angeregt, der Energie in das schmerzhafte Areal leitet.

3.13.3.4.5 Harmonisierende Behandlungen

■ Großer Kreislauf (GKL)

Tonisiert man sämtliche Meridiane in der Reihenfolge, wie sie im Energiestern (➤ Abb. 3.13.15) dargestellt sind, wird das gesamte Energiekreislaufsystem sanft angeregt. Es kommt zu keinem „Ebbe-Flut-Effekt" (➤ 3.13.3.4.1).
Indikationen: Geschwächter Allgemeinzustand, Rekonvaleszenz, Gesundheits- und Fitnesspflege.

■ Kleiner Kreislauf (KKL)

In der Behandlung werden die beiden Sondermeridiane „Konzeptions- und Gouverneurgefäß" mit den Anfangs- und Endpunkten tonisiert. Der Energiefluss in der Körpermitte wird dadurch gestärkt. Es kommt zu keinem „Ebbe-Flut-Effekt" (➤ 3.13.3.4.1).
Indikationen: Energiefluss-Störungen in der Medianebene, Schwangerschaftsbetreuung, Baby- und Kleinkindbehandlung.

- Die Penzel-Therapie ist eine energetisch-ganzheitliche Massagetechnik.
- Die Massage erfolgt mit sanftem Stäbchenzug entlang der Meridiane (Energieleitbahnen).
- Akupunkturpunkte werden nur mit Druck, Vibration, Wärme, Farbe oder Mikrostrom gereizt.
- Weitere Behandlungselemente sind die Narbentherapie (➤ 3.13.3.5), die energetisch-physiologische WS- und Gelenkbehandlung (➤ 3.13.3.6) sowie die Therapie gemäß der Fünf-Elementen-Lehre (➤ 3.13.3.7).

3.13.3.5 Narbenbehandlung

Nach abgeschlossener Grundregulation über das Meridiansystem (Zweiteilung, ➤ 3.13.3.4.1) erfolgt bei der Penzel-Therapie die gezielte Narbenbehandlung, um überschießende Reaktionen zu vermeiden.

Sämtliche Narben – unabhängig davon, wodurch und wann sie entstanden sind – können den gesamten Energiekreislauf stören.

3.13.3.5.1 Narbenanamnese

- Wo sind die Narben? Gibt es einen direkten Bezug zu einem Meridian?
- Wann sind die Narben entstanden? Gibt es einen zeitlichen Zusammenhang zwischen der Narbenentstehung und den momentanen Krankheitssymptomen?

- Wodurch kam es zur Narbenbildung (z. B. Verbrennung, Verletzung, Impfung, Unfall, Operation, Entbindung; auch Piercings, Tattoos und Ohrlöcher)?
- Gab es Komplikationen bei der Wundheilung?

■ **Sichtbefund**

Welche Narben sind von der Farbe, Beschaffenheit und/oder Sensibilität auffällig (z. B. Einziehungen im Narbenbereich, Narbenwülste, Pigmentauffälligkeiten, „Wetterpropheten")?

■ **Narbentest**

Sämtliche, auch kleine Narben (z. B. nach minimal invasiven Eingriffen, Bagatellverletzungen, Pockenimpfung) sind zu überprüfen. Verglichen wird die Sensibilität im Bereich der Narbe mit gesundem Gewebe.

Interpretation:

- Deutlicher Stäbchendruck auf Narbe und Narbenumfeld löst Schmerzen aus: energetischer Füllezustand.
- Druck des Stäbchens wird kaum wahrgenommen: Energiemangel.

3.13.3.5.2 Narbentherapie

Die gezielte Narbentherapie richtet sich nach dem individuellen Sensibilitätstest im Narbenumfeld und direkt auf der Narbe.

- **Narbentherapie beim Füllezustand:** Die gestaute Energie (druckschmerzhafte Narbe) wird in Energieflussrichtung ableitend behandelt. Hierbei werden sowohl tonisierende Streichungen entlang der weiterführenden Meridiane als auch lokale Punktstimulationen zur Anwendung gebracht.
- **Narbentherapie beim Leerezustand:** Bei einer tauben, unempfindlichen Narbe muss vermehrt Energie zur Narbe hin fließen. Die Meridiane, die Energie zur Narbe leiten, werden tonisiert. Der Energiefluss wird mit gezielter Punktestimulation im Narbenumfeld und direkt auf der Narbe verstärkt.

■ **Narbenpflege**

Sämtliche Narben sollten täglich z. B. mit der APM-Creme gepflegt werden, um sowohl den Energiefluss als auch die Durchblutung im Narbengewebe nachhaltig zu verbessern.

Zur Prophylaxe und im Bereich der Gesundheitspflege sollte ein Mal pro Jahr die gezielte Narbenpflege beim Penzel-Th. erfolgen.

3.13.3.6 Energetisch-physiologische Wirbelsäulen- und Gelenkbehandlung

Aus energetisch-ganzheitlicher Sicht sollten bei jedem Patienten die Iliosakralgelenke (ISG) überprüft und ggf. Blockierungen gezielt behandelt werden, da die aus einer ISG-Blockierung resultierende Fehlstatik der WS als eine der wesentlichen Ursachen von Energiefluss-Störungen zu betrachten ist (➤ Abb. 3.13.16). Der Blasenmeridian (➤ Abb 3.13.17) versorgt das ISG mit Energie. Eine Blockierung des Gelenks hat auch Auswirkungen auf den Energiefluss im Blasenmeridian und somit auf das gesamte Energiekreislaufsystem des Körpers.

3.13.3.6.1 Test der Iliosakralgelenke

Die in der Orthopädie üblichen Testverfahren kommen auch bei der Penzel-Methode zur Anwendung.

- Hat der Patient ein blockiertes ISG? → Test nach Derbolowski,
- Welche Seite ist blockiert? → Test nach Piedallu, Hebetest,
- Beruht die Blockierung auf einer Vor- oder Rückschreitstellung? → Palpation der Referenzpunkte des Beckens (Sitzbeinhöcker, SIPS, SIAS).

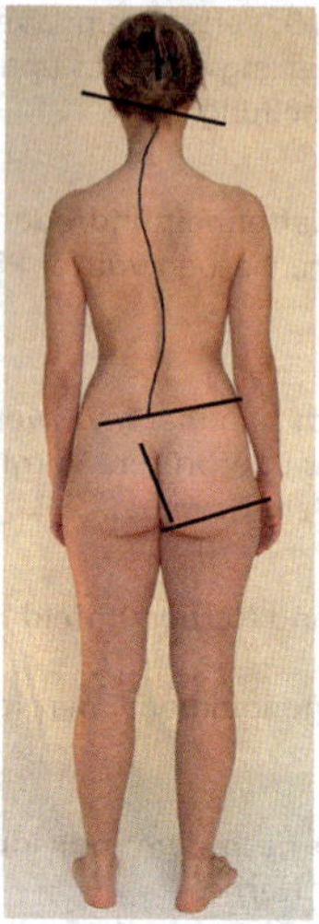

Abb. 3.13.16 Auswirkungen einer ISG-Blockierung auf die Statik und den Energiekreislauf (©Europäische Penzel-Akademie).

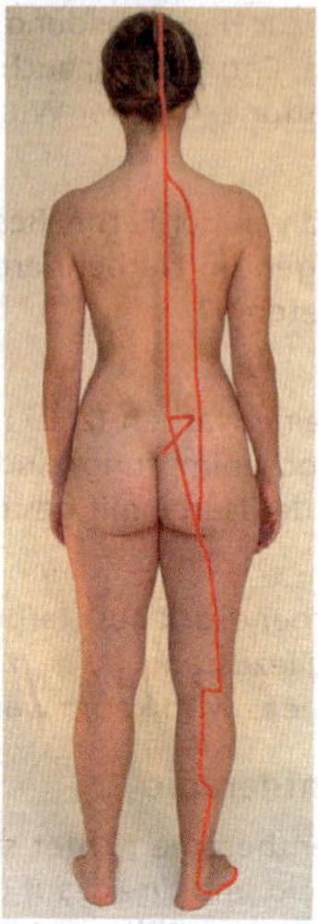

Abb. 3.13.17 Blasenmeridian (©Europäische Penzel-Akademie).

■ Test nach Derbolowski

Der Beinlängenvergleichstest nach Derbolowski dient zur Unterscheidung zwischen einer funktionellen und einer anatomischen Beinlängendifferenz (➤ 4.9.2.3.6 Box). Durch den Test lässt sich keine Aussage treffen, auf welcher Seite eine Blockierung des Iliosakralgelenks vorliegt.

Durchführung: Der Patient liegt auf dem Rücken und stützt sich auf den Unterarmen ab. Der Th. umfasst die Knöchel und vergleicht deren Position zueinander. Bei leicht angehobenen und abduzierten Beinen unter leichtem Zug durch den Th. setzt sich der Patient nun auf und beugt sich nach vorne. Hierbei ist darauf zu achten, dass sich der Patient beim Aufrichten möglichst nur mit den Armen abstützt und die Bauchmuskulatur nicht eingesetzt wird. Beide Schultern sollten gleichzeitig und gleichmäßig nach vorne kommen. Die Beine müssen gestreckt bleiben. In der Endstellung führt der Th. die Füße wieder zusammen und vergleicht erneut die Position der Innenknöchel zueinander.

Interpretation: Ist die Position der Innenknöchel in RL zueinander vergleichbar und bleibt diese beim Aufrichten unverändert, ist der Test negativ. Dies spricht dafür, dass keine oder eine beidseitige Blockierung der Iliosakralgelenke vorliegt. Hat sich eine von Anfang an unterschiedliche Position der Knöchel zueinander nicht verändert, so besteht der Verdacht auf eine anatomische Beinlängendifferenz, wenn nicht beide ISG blockiert sind.

■ Test nach Piedallu

Der Test dient zur Überprüfung der Iliosakralgelenksfunktion und ist das Pendant zum bekannten Vorlauftest im Stehen. Die Durchführung und Interpretation entsprechen diesem mit dem Unterschied, dass der Patient bei dem Test nach Piedallu sitzt. Durch die sitzende Ausgangsstellung wird die untere Extremität als Störungsquelle ausgeschlossen.

Durchführung: Der Patient sitzt aufrecht auf der Behandlungsliege. Die Kniekehle liegt der Liege dicht an, die Füße sind auf einem Hocker abgestützt. Der Th. ertastet die hinteren oberen Darmbeinstachel und legt seine Daumen darunter an. Der Patient beugt sich nach vorne, dabei beurteilt der Th. die Bewegung der Darmbeinstachel unter seinem Tastfinger.

Interpretation: Der Test des Vorlaufphänomens im Sitzen wird parallel zum Vorlauftest im Stehen als positiv gewertet, wenn sich die Darmbeinstacheln während des Vorbeugens asymmetrisch bewegen und in der Endposition nicht auf gleicher Höhe befinden.

■ **Hebetest**

Mithilfe des Tests wird das passive Gelenkspiel zwischen Ilium und Sakrum beurteilt und die betroffene Seite des Iliosakralgelenks identifiziert.
Durchführung: Der Patient befindet sich in BL. Der Th. umfasst mit einer Hand die Spina iliaca anterior superior von vorne und hebt das Becken leicht an, während er mit der anderen Hand das ISG palpiert. Dabei ertastet der Th. das Bewegungsausmaß und das Endgefühl des ISG. Dieser Test wird im Seitenvergleich durchgeführt und das Bewegungsausmaß miteinander verglichen.
Interpretation: Beim blockierten Iliosakralgelenk ist das Gelenkspiel vermindert und wird behandelt.

> Vor sämtlichen WS- und Gelenkbehandlungen erfolgt nach den Testverfahren zunächst der energetische Ausgleich über die versorgenden Meridiane (Blasen- und Nierenmeridian, Gouverneur- und Konzeptionsgefäß, ➤ 3.13.3.4).

3.13.3.6.2 Behandlungsaufbau

- Sicht- und Tastbefund,
- energetische Versorgung,
- Lösen der Blockierung,
- Erhaltungsübung „Beinhebel".

3.13.3.6.3 Lösen einer ISG-Blockierung

Bei der Penzel-Methode erfolgt das Lösen nur über sanftes Rollschwingen am Bein, Vibration des Sakrums und Atemtechnik. Es werden keine chiropraktischen Grifftechniken oder Manipulationen angewandt. Der Patient bekommt nach dem erfolgreichen Lösen seiner Blockierung einfache Erhaltungsübungen gezeigt, die zusätzlich die Kreuz-Darmbein-Gelenke beweglich erhalten.

3.13.3.6.4 Pflege der Wirbelsäule

Die spezielle Pflege der WS und der Wirbelgelenke erfolgt erst, nachdem die Beckenfehlstellung ausgeglichen worden ist.
Erweiterter Behandlungsaufbau:

- Energetische Versorgung der WS,
- sedierende und tonisierende Punktereize paravertebral, um auf die Wirbelstellung Einfluss zu nehmen,
- Schwingen der WS,
- Erhaltungsübung „Klipp-Klapp".

3.13.3.7 Fünf-Elementen-Lehre

Nach abgeschlossener Therapie über die Zweiteilung (Grundregulation über die Meridianmassage ➤ 3.13.3.4.1) und der Störfeld-Therapie (Narbenbehandlung ➤ 3.13.3.5, Lösen von Gelenkblockierungen, z. B. ➤ 3.13.3.6.3) werden Organirritationen gezielt über die Fünf-Elementen-Lehre ausgeglichen.

3.13.3.7.1 Grundlagen

Jedem Element sind ein Yin- und ein Yang-Organ zugeordnet. Der Meridian versorgt das entsprechende Organ mit Energie. Auf jedem Meridian befinden sich sog. **Elementenpunkte,** über die der Energieaustausch zwischen den unterschiedlichen Organen erfolgt. Man unterscheidet den Ernährungskreislauf (das Folgeelement im Uhrzeigersinn) und den Kontrollkreislauf (durch die Kreismitte in Pfeilrichtung zum übernächsten Element ➤ Abb. 3.13.18).

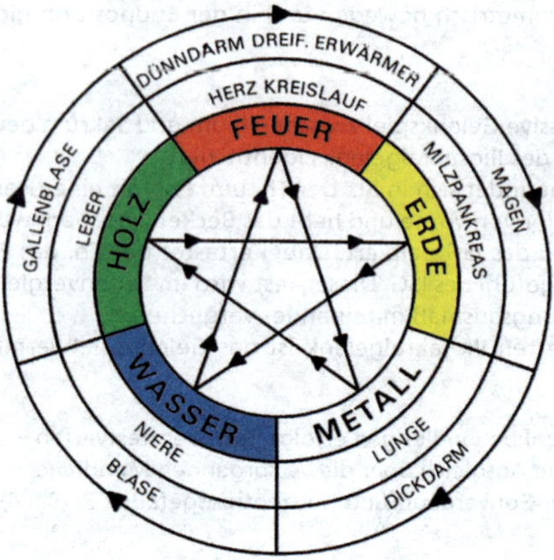

Abb. 3.13.18 Fünf-Elementen-Lehre (©Europäische Penzel-Akademie).

3.13.3.7.2 Organbefund

Der energetische Organbefund kann über die klassische chinesische Pulsdiagnose, die Pulsdiagnose nach Nogier oder über die Reflexpunkte am Ohr (➤ 3.13.3.3.3) erstellt werden.

> Die Interpretation der Organbefunde bezieht sich nur auf energetische Fülle- bzw. Leerezustände (➤ 3.13.3.3) und nicht auf die Art der Organschädigung.

3.13.3.7.3 Organbehandlung

Bei Energiefülle in einem Organ tonisiert man auf dem entsprechenden Meridian die Elementenpunkte des nachfolgenden Organes (Ernährungskreislauf, ➤ Abb. 3.13.18) und, falls erforderlich, auch die Elementenpunkte der Organe im Kontrollkreislauf.
Bei einem Energiemangel wird auf dem entsprechenden leeren Meridian Energie angefordert. Man tonisiert auf dem zugeordneten Meridian die Elementenpunkte der Organe, die über den Ernährungskreislauf Energie zuleiten und ggf. auch die Elementenpunkte der Organe, die über den Kontrollkreislauf das leere Organ anregen.

3.13.3.8 Evidenz-/Bewertungslage

Um größtmögliche Aktualität in der Print- und Online-Version zu gewährleisten, stehen Informationen zu aktuell vorliegenden Studien im Online-Zusatzmaterial (➤ QR-Code) zur Verfügung.

Evidenzangaben

Literatur, Ausbildung, Therapeutenliste

3.13.4 Flossing

Klaas Stechmann, Bernard C. Kolster

Beim Flossing (engl. Zahnseide benutzen) handelt es sich um die therapeutische Anwendung von Kompressionsbandagen (➤ 3.11.5.2) in Form von elastischen Gummibändern. Das Grundprinzip des Flossings besteht in einer sehr festen Bandage des schmerzhaften Bereichs bei gleichzeitiger funktioneller Bewegung. Dieses Prinzip wird genutzt, um Schmerzen zu reduzieren, die Beweglichkeit zu verbessern, Schwellungen zu reduzieren und Heilungsprozesse zu beschleunigen. Eine Literaturbeschreibung erfolgte durch Kelly Starrett (2014), der die elastischen Bandagen als Werkzeug im Fitnesstraining einsetzte, um zu verbesserter Beweglichkeit zu gelangen. Aufgrund der guten Kombinierbarkeit mit anderen Therapiemethoden und der positiven Sofortwirkung etablierten sich die Flossingbänder in der PT.

3.13.4.1 Wirkprinzip

Die genauen Wirkprinzipien sind bisher nicht exakt untersucht worden, jedoch sind verschiedene Mechanismen denkbar:
- **Durchblutung und Gewebsdrainage:** Das feste Umwickeln reduziert sofort die Durchblutung im behandelten Gebiet. Gewebsflüssigkeit wird mithilfe der elastischen Binde praktisch ausgepresst. Durch die anschließende rasche Lösung der Binde kommt es zu einer unverzüglichen verstärkten Durchblutung, sodass vorstellbar ist, dass Stoffwechselmetabolite praktisch „ausgeschwemmt" werden.
- **Gleitschichten der Haut und Faszien:** Durch Verletzungen, Operationen sowie zu wenig Bewegung kann es zu Verklebungen und regelrechten Verfilzungen in den Faszien kommen. Die angewandten Scherkräfte des Flossings unter Bewegung mobilisieren die Verschiebbarkeit der einzelnen Faszienschichten und deren Beziehungen zu Nachbarstrukturen (z. B. Sehnen, Muskeln, Bänder, Gefäße und Nervenstränge). Aufgrund der reichen Versorgung von Haut und Faszien mit Nervenfasern sowie Rezeptoren kommt es durch das Flossing zu einem massiven Input auf das ZNS. Diese Mechanoafferenzen unterdrücken vermutlich die Schmerzweiterleitung im Hinterhorn des Rückenmarks. Denkbar ist, dass ähnliche Prozesse durch den auftretenden Schmerz des Flossings aktiviert werden, wie etwa die absteigende Schmerzhemmung aus dem periaquäduktalen Grau des Tegmentum.
- **Biochemische Faktoren:** Die kurzfristige Stauung der Blutzufuhr führt nachweislich zu Veränderungen des biochemischen Milieus im Muskel. Die Sauerstoffsättigung und der pH-Wert sinken, es kommt so schneller zu einer Ansammlung von Milchsäure, was letztendlich zu einer erhöhten Ausschüttung von Stoffwechselmetaboliten und Wachstumshormonen führt.

3.13.4.2 Indikationen

Flossing wird eingesetzt bei
- Muskelschmerzen,
- Schmerzen/Bewegungseinschränkungen der Bänder und Gelenke,
- Schwellungen,
- punktuellen Schmerzen,
- Narben und Verklebungen nach Operationen.

Zudem kommt die Anwendung zur Regeneration nach dem Training und bei Muskelkater (➤ 3.5.7.3.4) zum Einsatz.

■ **Spezielle Indikationen**
- Schmerzen, Verletzungen, Operationen der Schulter und des Oberarms,
- Tennisellenbogen/Golferellenbogen,

- Schmerzen in den Hand-, Fingergelenken, auch dem Daumengrund- und Daumensattelgelenk sowie bei Karpaltunnelsyndrom,
- Beschwerden der BWS und der Rippen (z. B. beim Atmen),
- Schmerzen und Bewegungseinschränkungen in LWS sowie Iliosakralgelenk und Symphyse,
- Schmerzen der Kniegelenke (auch der Patellarsehne) sowie von Bändern und Menisken,
- nach Operationen der unteren Extremität (v. a. Knie),
- Schmerzen/Entzündungen der Wadenmuskulatur und Achillessehne,
- Schmerzen/Schwellungen des Sprunggelenks (v. a. bei Supinationstrauma),
- Schmerzen der Zehengelenke und durch Fersensporn, Plantaraponeurose sowie bei Hallux valgus.

3.13.4.3 Kontraindikationen

- Verletzungen, Verbrennungen im betroffenen Bereich,
- Kautschukallergie (Anwendung über Kleidung möglich),
- akute Entzündungen,
- Thrombosen,
- arterielle Verschlusskrankheiten,
- Tumorerkrankungen,
- Ablehnung der Anwendung (➤ 3.13.4.4),
- Einnahme von Medikamenten mit Wirkung auf die Blutgerinnung (➤ 1.6.2),
- Herzinsuffizienz (Gefahr der Volumen-Überbelastung).

Relative Kontraindikationen

- Psychische Komponenten, ggf. fühlt sich der Patient durch die Wickelung eingeengt,
- chronische, entzündliche Erkrankungen.

3.13.4.4 Untersuchungsalgorithmus

Vor der Behandlung werden zusätzlich zur regulären PT-Befundung (➤ 2.1) einfache Untersuchungen durchgeführt, um folgende Informationen zu erlangen:

- Welche Bewegungen tun weh?
- Welche Bewegungsrichtungen sind wie stark eingeschränkt?
- Wo tut es weh?
- Welche Kontraindikationen (➤ 3.13.4.3) bestehen?

Aus den Untersuchungen ergeben sich einerseits für die Behandlungsapplikation wichtige Details, andererseits lassen sich etwaige Verbesserungen sofort im Anschluss überprüfen.

> Wichtig ist es, den Patienten vor der Anwendung über **Nebenwirkungen** wie Hämatome, Hautschmerz und kurzfristige Parästhesien aufzuklären.

3.13.4.5 Behandlungsprinzipien

Die Anlage der elastischen Bänder erfolgt im betroffenen Bereich. Im Anschluss werden Bewegungen ausgeführt.

> **Prinzipien für die Anlage**
> - Aufsteigend wickeln,
> - das Band überdeckt sich dabei mind. zur Hälfte,
> - mit 50 % Zugstärke beginnen,
> - im betroffenen Bereich Zugstärke und Wickelung auf 60–80 % erhöhen,
> - Bewegungen in möglichst großem Ausmaß und mit verschiedenen Belastungen ausführen,
> - Wickelung nach zwei Minuten entfernen.

3

Cave

Treten starke Schmerzen distal der Anlage oder zunehmende Parästhesien auf, muss das Band unverzüglich entfernt werden.

Der Ort der Anwendung, Zugrichtung und Zugstärke sind wichtig für die Applikation. Besteht z. B. ein Problem im Bereich des Bizepses, wird bei der Flossing-Anlage der Zug am ventralen Oberarm auf etwa 60–80 % erhöht. Die Zugrichtung kann gezielt eingesetzt werden, um die Wirkung zu modifizieren. Neben der aufsteigenden Wickelung können mit zusätzlichen Überkreuz-Wickelungen die Scherkräfte lokal erhöht werden.
Zudem ist die **Art der ausgeführten Bewegung** relevant. Diese sollte an der schmerzhaften Bewegung orientiert sein, möglichst das volle Bewegungsausmaß ausnutzen und auch mehrere Gelenke miteinbeziehen. Kann der Patient die Bewegung aktiv nur bedingt ausführen, kann passiv nachgeholfen werden.

3.13.4.6 Techniken

Beispielhaft soll hier die Flossing-Anwendung an der Wadenmuskulatur bei Achillodynie vorgestellt werden: Die Bandage wird bei leicht gebeugtem Knie angelegt. Die erste Runde wird mit 50 % Zug zur Verankerung um den distalen Unterschenkel gewickelt. Anschließend wird das Flossingband zirkulär nach kranial gewickelt, wobei sich das Band jeweils zur Hälfte überlappt. Auf der Rückseite des Unterschenkels wird das Band mit einer erhöhten Zugstärke von 60–80 %, auf der Vorderseite des Unterschenkels nur mit einer Zugstärke von 50 % gewickelt. Mit gleicher Technik wird das Band dann nach kranial über die gesamt Wadenmuskulatur weiter gewickelt und anschließend fixiert.

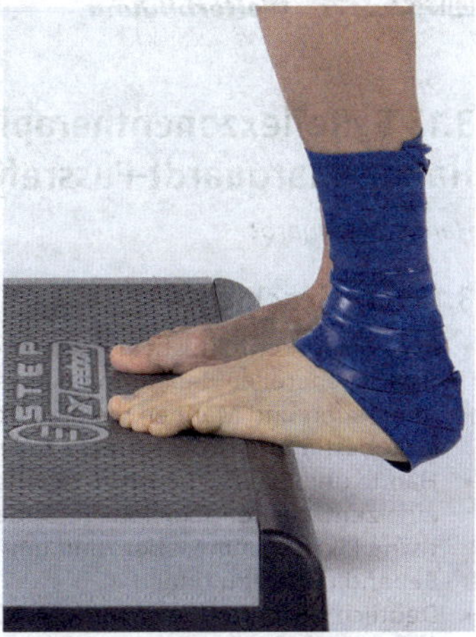

Abb. 3.13.19 Nach abgeschlossener Anlage des Flossingbands werden Bewegungen mit möglichst großem Ausmaß ausgeführt. Bei Achillodynie bieten sich Übungen an einer Stufe an, bei der sowohl eine Dehnung als auch eine Kräftigung stattfindet.

Im Anschluss werden für bis zu zwei Minuten verschiedene Bewegungen über den gesamten Bewegungsumfang ausgeführt (➤ Abb. 3.13.19). Dabei werden die Knie und Sprunggelenke einbezogen. Bei starken Schmerzen/Parästhesien muss das Band sofort abgenommen werden (➤ 3.13.4.5).
Im Anschluss an die Flossing-Anwendung werden die Bewegungen der Untersuchung (➤ 3.13.4.4) erneut ausgeführt, um Verbesserungen zu überprüfen. Die Übung wird dabei i. d. R. über zwei Minuten ausgeführt (je nach Belastbarkeit des Patienten ggf. kürzer). Bei Bedarf kann die Anwendung mehrfach wiederholt werden, bis keine weitere Verbesserung erreicht wird.

3.13.4.7 Eigenübungsprogramm

Je nach betroffener Region lässt sich das Flossingband auch vom Patienten selbst anwenden. Insbesondere die untere Extremität ist für die Selbstbehandlung gut zugänglich. Flossing lässt sich gut mit anderen Therapiemethoden und Eigenübungen ergänzen. Sinnvoll sind Übungen, die das wiedergewonnene Bewegungsausmaß erweitern, z. B. Dehnungen, Mobilisationen oder Übungen mit einer Schaumstoffrolle.

3.13.4.8 Evidenz-/Bewertungslage

Um größtmögliche Aktualität in der Print- und Online-Version zu gewährleisten, stehen Informationen zu aktuell vorliegenden Studien im Online-Zusatzmaterial (➤ QR-Code) zur Verfügung.

Evidenzangaben

Literatur und Weiterbildung

3.13.5 Reflexzonentherapie am Fuß – Hanne-Marquardt-Fussreflex®

Hanne Marquardt

3.13.5.1 Geschichte

- Berührungskontakt ist ein Grundbedürfnis des Menschen. Abgesehen von dieser generellen Bedeutung gab es schon in lange zurückliegenden Kulturen Frauen und Männer, die die Gabe hatten, Erkrankungen durch Behandlung bestimmter Körperareale zu lindern und zu heilen.
- Hände und Füße gehören zu den Bereichen, die dabei seit Jahrtausenden eine zentrale Rolle spielen. Besonders anschaulich sind entsprechende ägyptische Piktogramme, aber rund um den Globus sind Hinweise auf ähnliche Behandlungen zu finden.
- Deutlich fassbarere und genauere Grundlagen, aus denen die spätere Reflexzonentherapie am Fuß (RZF) entstand, wurden von William FitzGerald (1872–1942, amerikanischer Arzt) entwickelt: Durch eine fiktive Einteilung des Menschen in zehn vertikal verlaufende sog. Körperzonen (➤ Abb. 3.13.20) zeigte er Verbindungen zwischen dem Ganzen und dem einzelnen Teil auf, die er zuvor durch Beobachtungen an Tausenden von Patienten empirisch bestätigt gefunden hatte.
- In den frühen 1930er-Jahren richtete Eunice Ingham (1888–1974, amerikanische Masseurin) ihr Interesse – von FitzGeralds Entdeckungen ausgehend – ausschließlich auf die Füße. Sie entwickelte die vorhandenen Grundlagen weiter und prägte für ihre Fußbehandlungen den Begriff **Reflexology.** Diese Art der Gesundheitspflege wird seit Jahrzehnten in vielen Ländern – vielfach von therapeutischen Laien – meist i. S. der Prävention umgesetzt.
- Von 1958–1967 prüfte die Autorin die Erkenntnisse von Ingham und FitzGerald an den unterschiedlichsten Krankheitsbildern ihrer Patienten. Da sie – im Gegensatz zur Gesundheitspflege der Reflexologen – von Beginn an Kranke behandelte, kam es rasch zu neuen therapeutischen Erfahrungen und zur Entdeckung weiterer wirksamer Areale am Fuß.
- 1967 fügte die Autorin den zehn Längskörperzonen nach W. FitzGerald drei horizontale Linien hinzu (➤ Abb. 3.13.20). Durch die Differenzierung Kopf – Hals, Thorax – Oberbauch und Bauchraum – Becken wurde die anatomische Orientierung sowohl am Menschen in situ als auch in den Reflexzonen am Fuß erleichtert. Bsp.: Patient mit Schmerzen am rechten Schultergelenk: Das

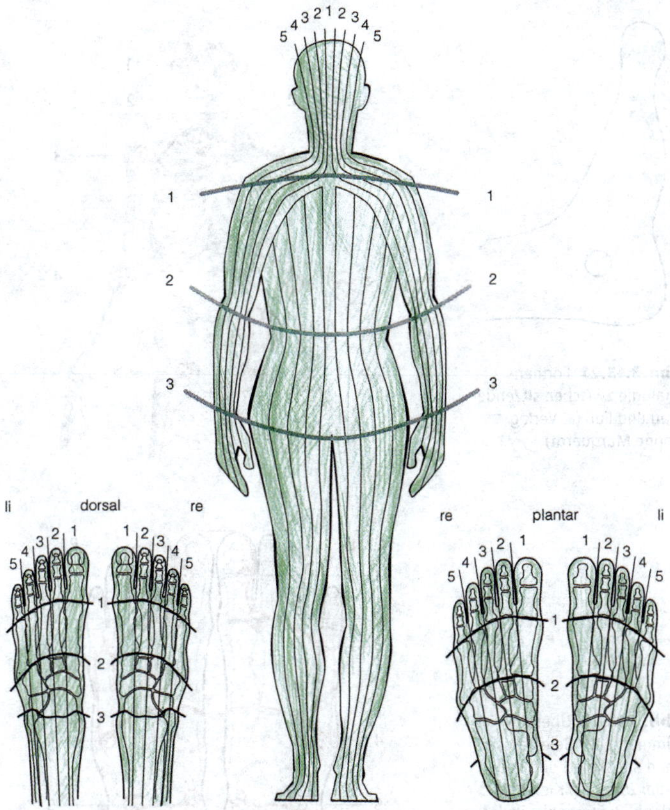

Abb. 3.13.20 Längskörperzonen nach W. FitzGerald, Querzonen (Marquardt) am Körper und an den Füßen (© Verlag Hanne Marquardt).

Gelenk findet sich in der FitzGeraldschen Längszone 4, 5 und an der Querlinie 1. Dem Rasterbild in situ bis zu den Füßen folgend, reflektiert dort das rechte Kleinzehengrundgelenk das Schultergelenk. Die RZF hat sich inzwischen zu einer der am häufigsten angewandten manuellen Therapieformen innerhalb der Komplementärmethoden entwickelt. Sie zeigt sich auch den rasanten Veränderungen, mit denen die Menschen in den letzten Jahrzehnten konfrontiert werden, gewachsen, denn sie kann sich an ihre jeweiligen Bedürfnisse anpassen.

3.13.5.2 Wirkprinzip

Bei der RZF wird in einem sog. **Mikrosystem** gearbeitet, einer „Selbstabbildung" im Kleinformat, wie sie heutzutage an vielen anatomischen Stellen im Menschen bekannt ist (z. B. Ohr, Auge, Zähne, Nasenrachenraum, Schädeldach, Hand). Alle Mikrosysteme stehen jeweils mit dem Makrosystem, der ganzen Person, in wechselwirksamer energetischer Beziehung.

Durch die offensichtliche Formenähnlichkeit des aufrecht gestellten Fußes mit einem sitzenden Menschen (➤ Abb. 3.13.21) wird das Auffinden der Reflexzonen von Organen, Gelenken und Systemen (➤ Abb. 3.13.22) visuell erleichtert.

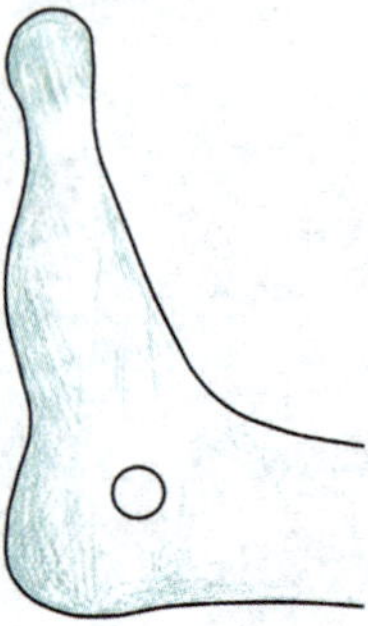

Abb. 3.13.21 Formenanalogie zwischen sitzender Frau und Fuß (© Verlag Hanne Marquardt).

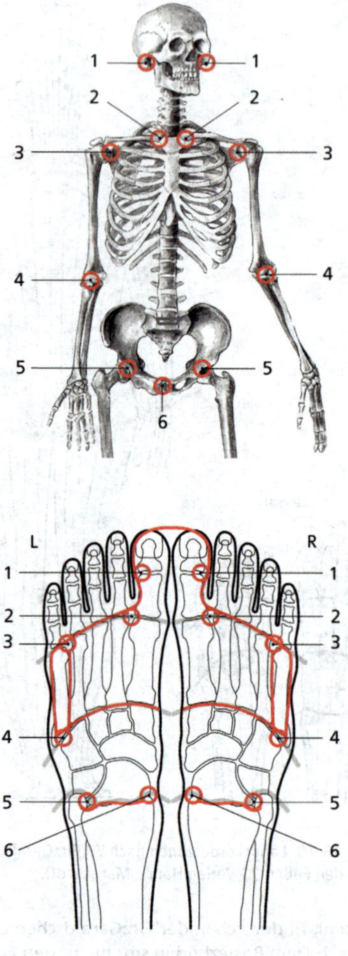

Abb. 3.13.22 Übereinstimmung der Gelenkpositionen am Skelett und in den Reflexzonen. 1: Kiefergelenk, 2: Sternoklavikulargelenk, 3: Schultergelenk, 4: Ellenbogengelenk, 5: Hüftgelenk, 6: Symphyse ventral (© Verlag Hanne Marquardt).

Zudem bietet sich der Fuß durch sein Format und seine Gewebestruktur gut für manuelle Behandlungen an. Auch bei der RZF hat sich, wie bei anderen Methoden, bestätigt, dass sich im Vernachlässigten pathologische Prozesse rascher entwickeln als im Gesunden. So wirkt das wichtige „Medikament der Berührung" hier besonders nachhaltig.

Die Bezeichnung „Reflex" hat in den letzten Jahrzehnten eine offenere Auslegung erfahren, denn in vielen medizinischen Fachrichtungen sind neue Denkmodelle entstanden. Früher wurde der Begriff meist nur im Funktionszusammenhang mit nervalem Geschehen verwendet. Heute bezieht er sich auch auf Wirkungen, die bislang lediglich empirisch nachweisbar sind. Er kann wie das Reflektieren des großen Bildes auf der kleinen Fläche einer Spiegelreflexkamera verstanden werden.

Die RZF wird zu den Komplementär- und Integrativmethoden gezählt, die den Menschen in allen Ebenen ansprechen und seine Funktionen ordnen, jeweils im Rahmen der vorhandenen regenerativen Möglichkeiten. Sie unterdrückt oder bekämpft keine isolierten Symptome, sondern unterstützt die Selbstheilungskräfte/Regenerationsfähigkeit, den „Inneren Arzt" (Paracelsus) des Menschen. So werden

- belastende Toxine und Schadstoffe ausgeschieden,
- funktionelle Organ- und Skelettschwächen gestärkt,
- die Lebenskraft in allen Ebenen harmonisiert.

Das Einbeziehen vielfacher Funktionszusammenhänge, der Einsatz unterschiedlicher Behandlungstechniken und die Beachtung der verschiedenen Reaktionen auf den therapeutischen Impuls ermöglichen eine individuelle Behandlung der jeweiligen Patienten.

3.13.5.3 Indikationen

Je nach Berufsbild wird auf ärztliche Verordnung behandelt. Anfänger sollten aus den angegebenen Indikationen einfachere Beispiele wählen, bis sie genügend Erfahrungen gesammelt haben, um auch kompliziertere Erkrankungen ihrer Patienten zu behandeln.

- Statisch-muskuläre Belastungen und Fehlformen: Haltungsschäden, Schmerzen in großen und kleinen Gelenken, Zervikal- bzw. Lumbalsyndrom, Myogelosen, ISG-Blockaden, Muskelschmerzen, dystrophische Zustände, Sportunfälle (➤ 3.13.5.5.5),
- Organerkrankungen: Meteorismus, Oberbauchsyndrom, Obstipation, Diarrhö, Hepatopathien, Hämorrhoiden, Reduktion der Harnausscheidung, Herz-Kreislaufinsuffizienz,
- Erkrankungen der Atemwege: chronischer oder akuter Schnupfen, Sinusitis, leichte Bronchitis, Husten, Infektanfälligkeit,
- Kopfschmerzen verschiedener Art und Genese,
- lymphatische Beschwerden: Stauungen der Arme und Beine, rezidivierende Erkältungen, Hautbelastungen, Allergien (v. a. auch bei Kindern),
- gynäkologische Belastungen: funktionelle Zyklusbeschwerden, primäre bzw. sekundäre Amenorrhö, Dysmenorrhö,
- therapeutische Begleitung von Mutter und Kind vor, während und nach der Geburt (soweit erforderlich),
- prä- und postoperative Betreuung in jedem Alter,
- Funktionseinschränkungen verschiedener Art in der Geriatrie (➤ 16), Sterbebegleitung (➤ 17),
- Schlafstörungen, Stimmungsschwankungen u. a. m.

Die RZF wird von Menschen aller Altersgruppen vertragen, denn sie ist in Intensität und Dauer der Behandlung variabel und immer auf deren momentane Reaktionslage abgestimmt (➤ 3.13.5.5.4). Da der Patient zur Beobachtung und Schilderung seiner Befindensveränderungen angeleitet wird, trägt die Fußbehandlung dazu bei, dass er mehr Interesse an der Pflege und Erhaltung seiner eigenen Gesundheit entwickelt.
Fußreflextherapie wird häufig als Monotherapie eingesetzt, sie lässt sich jedoch auch mit den meisten Methoden aus dem medizinisch-therapeutischen Sektor kombinieren (➤ 3.13.5.5.7).

3.13.5.4 Kontraindikationen

Wie bei jeder wirksamen Therapie, gibt es auch bei der RZF Krankheiten, die kontraindiziert sind, z. B.

- akute Entzündungen im Venen- und Lymphsystem,
- infektiöse und hochfieberhafte Erkrankungen,
- Transplantate,
- Melanome (v. a. im Fußbereich), prä- und postoperativ,
- starker Mykosebefall am ganzen Fuß,
- Psychosen (z. B. manisch-depressive Psychose, Schizophrenie),
- schmerzhafte rheumatische Erkrankungen im Fuß, CRPS I, Gangrän.

3

3.13.5.5 Behandlungsprinzipien

3.13.5.5.1 Grundprinzipien

Die Technik einer manuellen Therapieform kann nur ansatzweise schriftlich weitergegeben werden, sie muss praktisch erfahren und geübt werden. Einige Grundprinzipien der RZF lassen sich jedoch gut auch schriftlich formulieren.
Ein gesunder Mensch hat üblicherweise keine Schmerzen in den Fußzonen. Deswegen gelten schmerzhafte Reflexzonen als verlässlicher Hinweis, dass eine Erkrankung oder Funktionsbeeinträchtigung in den zugeordneten Organen und Systemen vorliegt. Der empfundene Schmerz weist zugleich den Weg in die Behandlung. Dabei ist irrelevant, ob die Beschwerden zuerst in situ oder im Fuß aufgetreten sind, denn es handelt sich immer um Wechselbeziehungen.
Anpassung der Behandlungstechnik: Schon vor Jahrzehnten hat sich der früher eher mechanisch durchgeführte, minutenlange Druck ins Gewebe des Fußes in eine rhythmische Behandlungsform verändert. Die heutige Behandlung ist durch ihre wellenförmige Auf-Ab-Dynamik des Daumens und der Finger weniger statisch und schont zugleich Gelenke und Muskulatur des Th. Aus Gründen der vielfältigen Irritationen und Belastungen des Menschen von heute werden die belasteten Zonen nicht mehr minuten-, sondern nur sekundenlang behandelt. Danach wird eine andere Stelle gewählt, damit das NS den zuerst gesetzten Gewebeimpuls gut verarbeiten kann. Allerdings wird die Behandlung an jeder Zone so oft wiederholt, bis sie gut durchblutet und damit deutlich weniger schmerzhaft ist. Das ist meist mit zwei bis drei Wiederholungen innerhalb einiger Minuten erreicht.
Die Intensität der therapeutischen Griffe richtet sich bei jeder Behandlung nach
- der Gesamtvitalität des Patienten,
- seiner subjektiven Schmerzschwelle,
- nach seiner vegetativen Reaktionslage (> 3.13.5.5.4).

Im Lauf der Zeit sind aus dem Grundgriff zahlreiche Variationen entstanden, die das lokale Fußgewebe wesentlich differenzierter erfassen können. Die Entwicklung der **Reflexzonen des Lymphsystems** in den 1980er-Jahren ist zu einer besonders zeitgemäßen Behandlungsform geworden, denn die Lymphzonen (> Abb. 3.13.23) werden mit sanften, flächigen Streichungen durchgeführt, die alle Fließsysteme, auch die emotionale Ebene des Menschen, harmonisieren.

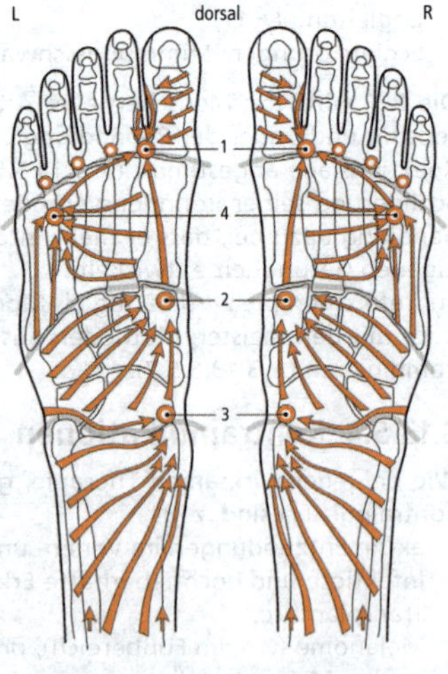

Abb. 3.13.23 Ventrale Zonen des Lymphsystems mit ihren vier Lymphsammelgefäßen (© Verlag Hanne Marquardt).

3.13.5.5.2 Aufbau der Erstbehandlung

Der Patient liegt bekleidet und leicht zugedeckt auf der Behandlungsbank. Kopf und Nacken werden mit einem kleinen Kissen gestützt, damit ein guter Blickkontakt gewährleistet ist. Damit eine gesunde Balance zwischen Nähe und Distanz besteht, sollte der Abstand des Th. zu den Füßen des Patienten etwa der Länge seines Unterarms entsprechen. Meist erleichtert eine Knierolle die Lagerung. Diese ermöglicht dem Th. zudem, den zu behandelnden Fuß freier zu bewegen und die unterschiedlichen Areale leichter zu erreichen.

Grundannahme bei der RZF ist, dass jedes schmerzhafte Symptom des Patienten einen – zunächst meist verborgenen – Entstehungshintergrund hat. Wenn dieses gestörte Grundmilieu bei der Behandlung außer Acht gelassen wird, reduziert sich die Therapie auf das oberflächliche Erfassen der Symptomatik und führt selten zu einem bleibenden, zufriedenstellenden Resultat.
Bsp.: Verschiedene Patienten kommen mit Kopfschmerzen. Bei allen bezieht sich die Symptomatik auf die Zehen, die den Kopfzonen entsprechen. Der belastete Hintergrund, auf dem der Kopfschmerz entsteht, kann dabei sehr unterschiedlich sein:

- Darm (v. a. Dünndarm und Bauhin-Klappe),
- WS (alle Abschnitte),
- Magen, Leber/Gallenblase, Pankreas,
- Herz-Kreislaufsystem, Blutdruck (i. S. von Hyper- oder Hypotonie),
- Unterleibsorgane (häufiger bei Frauen),
- Vegetativum mit Solarplexus,
- Narben,
- Zähne.

Diese Hintergrundzonen werden immer mit erfasst, denn erst dadurch wird die RZF im eigentlichen Wortsinn zu einer Ganzheitsbehandlung.
Die Erstbehandlung besteht aus einer ausführlichen Inspektion und Palpation beider Füße. Dadurch lassen sich zur subjektiven Aussage des Patienten, die meist nur die Symptomatik betrifft, die Hintergrundbelastungen objektiv ermitteln und in die Behandlung integrieren.
Die **Inspektion** bezieht sich auf Veränderungen

- der Fußstatik,
- der Gewebebeschaffenheit,
- in Form von Auffälligkeiten an Haut und Nägeln sowie
- der Temperatur und Farbe.

Bei der **Palpation** werden alle Zonen am Fuß mit gleicher Intensität kurz durchgetastet. Dazu eignet sich die anatomische Einteilung des Fußes gut:

- Zehen (entspricht Zonen von Kopf und Hals),
- Mittelfuß (entspricht Zonen von Thorax und Oberbauch),
- Fußwurzelgebiet (entspricht Bauchraum und kleines Becken).

Die Aufmerksamkeit richtet sich dabei auf die belasteten Zonen, denn sie sind die therapeutisch wichtigen und zeigen sich

- durch Schmerzhaftigkeit und/oder
- durch Zeichen der Überforderung des vegetativen NS (➤ 3.13.5.5.4).

Zusammen mit einer kurzen Anamnese (➤ 2.1.2) wird beides, das Resultat der Inspektion und der Palpation, auf der Befundkarte eingezeichnet und notiert.

> Fußreflextherapie ist in Aufbau und Anwendung nicht primär als Diagnostikum gedacht, sondern als Therapeutikum. Über Bezeichnung, Ursache, Art und Dauer der Erkrankung des Patienten kann sie wenig Verlässliches aussagen, durch das Erfassen der belasteten Zonen weiß der Th. allerdings, an welchen Stellen, wie lange und wie häufig er die einzelnen Zonen zu behandeln hat.

3.13.5.5.3 Folgebehandlungen, Reaktionen

Die Behandlungszeit ist bei den Folgeterminen deutlich kürzer als beim Erstbefund (meist etwa 20–25 Minuten). Die Zonen, die bei der jeweils nächsten RZF wichtig sind, lassen sich folgendermaßen feststellen:

- Durch einen Blick auf den eingetragenen Erstbefund,
- durch kurze Überprüfung des Erstbefunds, um die Hintergrundzonen nicht zu vernachlässigen,

- durch Befragung des Patienten, in welchen Organen und Systemen er seit der letzten Behandlung Reaktionen hatte.

Reaktionen in den Behandlungsintervallen sind wichtige Hinweise für die nächstfolgende Behandlung. Die häufigste und erfreulichste Reaktion ist das Nachlassen der Beschwerden. Um zu diesem Resultat zu kommen, bedient sich der Organismus seiner Selbstheilungskräfte (➤ 3.13.5.2). Die Art und Intensität der Reaktionen entscheidet, ob die Zonen sediert oder tonisiert, d. h. beruhigt oder angeregt werden.
Als Antworten auf den gesetzten therapeutischen Impuls gehen Reaktionen meist einher mit der Aktivierung bzw. Normalisierung der Tätigkeit der Ausscheidungsorgane Darm, Nieren, Schleimhaut und Haut. Dazu kommen je nach Krankheitsbild Reaktionen in WS und Gelenken, im Vegetativum, im endokrinen und lymphatischen System (u. a. m).

> Reaktionen können angenehm oder unangenehm sein, sie zeigen jedoch immer das Wesentliche: Der Zustand verändert sich, was die Voraussetzung für jede Art von Verbesserung ist.

Subjektiv angenehme Reaktionen sind z. B. weniger Meteorismus, größere Beweglichkeit der WS und Gelenke, vermehrte Harnausscheidung, erholsamer Schlaf. Sobald die Beschwerden in situ und in den Zonen nachgelassen haben, brauchen diese Bereiche keine weitere Aufmerksamkeit.
Subjektiv unangenehm – jedoch objektiv wichtig – sind z. B. kurzfristig vermehrte, übelriechende Darmentleerungen, Säuberung der Atemorgane durch Abhusten, einige Stunden erneut auftretende Gelenkbeschwerden nach einem länger zurückliegenden Unfall. Die reaktivierten Zonen werden dann entweder in der nächsten Behandlung ganz außer Acht gelassen oder nur sanft und beruhigend behandelt.
Die ganz oder teilweise erreichte Gesundung des Patienten hängt nie allein vom Namen der Erkrankung ab, sondern vielmehr i. d. R. von
- der Gesamtvitalität des Menschen,
- der Intensität und Dauer der Erkrankung,
- der fachlichen und menschlichen Qualität des Th.

3.13.5.5.4 Ausgleichsgriffe, Behandlungsintensität, Ruhezeit

Früher waren starke Schmerzen in den belasteten Zonen der einzige Indikator für die Reduzierung der Behandlungsintensität. Seit Langem gelten jedoch auch **Reaktionen des vegetativen NS** als wichtige Zeichen der Überforderung, die für die situationsgerechte Dosierung beachtet werden. Die häufigsten sind:
- Feuchte Hände, Schweiß an anderen Körperstellen,
- spontane und deutliche Veränderung in Gesichtsfarbe, Körpertemperatur, Atemrhythmus, Speichelfluss oder Pulsfrequenz.

Falls eine oder mehrere dieser Reaktionen während der RZF auftreten, sollen speziell entwickelte **Ausgleichsgriffe** den Zustand des Patienten rasch stabilisieren. Es sind meist Dehnungen und Streichungen, die z. T. auch über die Füße hinaus reichen. Die Zone „Solarplexus" z. B. kann je nach Situation entweder ruhig gehalten, also sediert, oder aber sanft tonisiert werden. Für die Entscheidung, welcher Griff in welcher Form passt, sind die Patienten die besten Ratgeber, denn sie können am verlässlichsten Rückmeldung geben, was ihnen gut tut.
Bei der Behandlung einzelner belasteter Zonen lässt sich **Intensität, Dauer und Tempo der Griffe** so verändern, dass sie dem momentanen Zustand des Patienten angepasst sind, sowohl vom subjektiv erlebten Schmerz als auch von seiner vegetativen Reaktionslage ausgehend.
Nicht nur bei Überforderung, sondern generell ist eine Zeit der Ruhe nach jeder Behandlung von großem Wert. Ein Zeitraum von 15–20 Minuten ist ein gutes

Maß. In dieser Ruhezeit kann das Behandlungsangebot vom Organismus bereits teilweise verarbeitet werden, damit beginnt die Regeneration des Patienten.

3.13.5.5.5 Schmerz- und Akutbehandlungen

Die Behandlung von Schmerzpatienten hat in den mehr als fünf Jahrzehnten des Einsatzes der RZF deutlich zugenommen. Sie braucht weniger Zeit als die ausführliche Erstellung eines Erstbefunds sowie die nachfolgenden Behandlungen und bezieht sich u. a. auf:

- Ischialgien,
- schmerzhafte Bewegungseinschränkungen der Gelenke,
- Unfälle wie Schleudertrauma, Distorsionen, Prellungen,
- starke Menstruationsbeschwerden,
- Migräne bzw. heftige Kopfschmerzen,
- Gallen- und Nierenkoliken,
- Asthmaanfälle,
- Reizblase (ohne Fieber),
- Hämorrhoidalschmerzen,
- akuter Heuschnupfen,
- Ohrenschmerzen (v. a. bei Kindern),
- Pylorusspasmen,
- Torticollis (v. a. im frühkindlichen Alter),
- Schmerzzustände nach OP,
- generalisierte Schmerzen im letzten Lebensstadium (➤ 17).

Behandlungsablauf:

- **Sedieren:** Die belasteten Symptomzonen werden durch sedierende Griffe in der Gewebetiefe mit dem Daumen bzw. Finger ruhiggehalten.
- **Tonisieren:** Die Hintergrundzonen, die zum Beschwerdebild gehören, werden relativ kräftig stimuliert.

Bsp. 1: Patient mit akuten **LWS-Beschwerden.** Die Symptomzonen (➤ Abb. 3.13.24) an Keilbein 1 und Kahnbein werden sediert, die Hintergrundzonen tonisiert. Das können sein:

- Seitliche Bauchmuskulatur als Antagonisten,
- HWS als zugeordnete obere Lordose,
- Kreuzbein mit ISG und Hüftgelenken,
- Darm in verschiedenen Abschnitten (häufig Dünndarm),
- Nieren, Harnleiter, Blase,
- Narben (nicht nur im Bereich des Unterbauchs),
- Zahnherde.

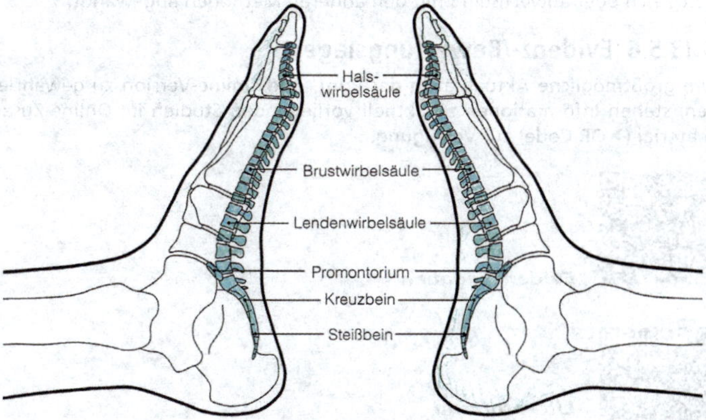

Abb. 3.13.24 Zonen der WS in ihren Abschnitten (© Verlag Hanne Marquardt).

Bsp. 2: Patientin mit **Menstruationsbeschwerden.** Die Symptomzonen im Fersenbereich (➤ Abb. 3.13.21) werden sediert, die Hintergrundzonen tonisiert. Das sind meist:

- Untere WS (v. a. Kreuzbein),
- Beckenbänder und seitliche Bauchmuskeln,
- Endokrinium (v. a. Hypophyse und Schilddrüse),
- Darm (häufig Dünndarm und Ileozökalklappe),
- Nasen-Rachenraum (Entstehung aus dem gleichen Keimblatt: „Tuben" als eustachische Röhren entsprechen den „Tuben" als Eileiter).

Bsp. 3: Kind mit akutem **Heuschnupfen.** Die Zonen des Nasen-Rachenraums werden zunächst sediert. Später können die streichenden, ableitenden Griffe der RZF-Lymphbehandlung im Bereich der Kopf- und Halszonen (➤ Abb. 3.13.23) eingesetzt werden. Folgende Hintergrundzonen werden tonisiert:

- Darm (mit am wichtigsten: Dünndarm),
- Milz, Thymus, Appendix,
- Kleinbeckenorgane als „Pendant" zum Nasenrachenraum (s. o.),
- Endokrinium.

Wann immer Schmerzen und/oder Zeichen der Überforderung des Vegetativums während der Behandlung eines Patienten auftreten, sollten Ausgleichsgriffe angeboten werden (➤ 3.13.5.5.4).

3.13.5.5.6 Dauer einer RZF-Serie

Die genaue Anzahl der Behandlungen kann – wie bei anderen Methoden auch – bei der RZF nicht im Voraus festgelegt werden. Sie wird vielmehr von der vorhandenen Regenerationskraft und dem Heilwillen des Patienten entschieden (➤ 3.13.5.5.3). Bewährte Mittelwerte sind vier bis acht Behandlungen.
Die Behandlungsintervalle sind ebenfalls unterschiedlich. In akuten Phasen wird täglich behandelt, bei chronischen Erkrankungen kann nach zunächst wöchentlich zweimaliger Behandlung auf wöchentlich einmalige bis schließlich 14-tägige Behandlung gewechselt werden.

3.13.5.5.7 Kombinationsmöglichkeiten

Die Fußreflextherapie passt zu den meisten heutigen Behandlungsformen wie

- verschiedene Anwendungen aus der physikalischen Therapie (➤ 3.15),
- Behandlungen in Krankenhäusern, Rehabilitationszentren und Kurkliniken,
- psychosomatische Methoden (➤ 3.18, ➤ 15).

Sie kann diese Behandlungen teils ersetzen, teils ergänzen und wird entweder zeitgleich oder abwechselnd mit den anderen Methoden angewandt.

3.13.5.6 Evidenz-/Bewertungslage

Um größtmögliche Aktualität in der Print- und Online-Version zu gewährleisten, stehen Informationen zu aktuell vorliegenden Studien im Online-Zusatzmaterial (➤ QR-Code) zur Verfügung.

Evidenzangaben

Literatur und weiterführende Literatur

3.14 Massagetherapie

3.14.1 Klassische Massage

Oliver Willnow, Cyrus M. Zarrinkar

Sicherlich ist die klassische Massage im Spektrum der PT-Techniken diejenige, die den Patienten am vertrautesten ist. Trotzdem musste sie in den letzten zwei Jahrzehnten um ihre Akzeptanz und Bedeutung kämpfen, da die Zuordnung bestimmter Therapieformen zu Diagnosegruppen im Heilmittelkatalog dazu geführt hat, dass aktive Therapieformen in der ärztlichen Verschreibungspraxis bevorzugt werden.
Die klassische Massage bekam v. a. bei den verordnenden Ärzten den Ruf als unspezifische Therapie, die eher die Inaktivität des Patienten fördert. Gleichzeitig wird Massage aber als Teil der Krankengymnastik weiterhin im Heilmittelkatalog erwähnt und ist bei der Ausbildung von Physiotherapeuten Unterrichtsfach.
Die letzten Jahre brachten eine Neuorientierung. Durch ihre Einordnung nach wissenschaftlichen Kriterien kann die klassische Massage nun den Weg zurück zu einer als vollwertig akzeptierten therapeutischen Technik beschreiten. Das bedeutet konkret, dass medizinisch arbeitende Masseure ebenso wie Th. nach wissenschaftlichen Erkenntnissen, unter Befunderhebung und Berücksichtigung physiologischer Gesamtzusammenhänge arbeiten müssen und somit einen wertvollen Beitrag zur Genesung eines Patienten leisten können.

3.14.1.1 Geschichte

- In vielen Kulturen wird Massage seit Tausenden von Jahren als Heilkunst angewendet.
- Im antiken Griechenland beschrieb Hippokrates (um 460–377 v. Chr.) Massage als „Kneten" und „Aufwärtsstreichungen" (Wigforss 2006).
- Im Römischen Reich wurden diese Fertigkeiten v. a. vom Griechen Galenos von Pergamon (um 129–198 n. Chr.) vermittelt, u. a. wurden Gladiatoren mit Massage behandelt.
- Paracelsus (1493–1541) sowie der französische Arzt Ambroise Paré (um 1517–1590) bereiteten in der Renaissance der Massage den Weg zur Anerkennung als medizinische Disziplin. Massage wurde zur besseren Wundheilung, v. a. nach Amputationen, eingesetzt.
- Der Schwede Pehr Henrik Ling (1776–1839) gilt als Begründer der klassischen Schwedischen Massage, die im 19. Jahrhundert bereits Techniken der heute praktizierten klassischen Massage enthält.

3.14.1.2 Wirkprinzipien

Tonusregulation

Die Beeinflussung des Muskeltonus (➤ 8.2.2.1) ist die eigentliche direkte Wirkung der Massage. Sie kann sowohl tonussenkend als auch tonussteigernd wirken. Der Th. macht sich dabei den sog. myostatischen Reflex zunutze. Dabei werden Dehnreize auf die Muskulatur von der Muskelspindel wahrgenommen und als sensorische Reize an das Rückenmark gesendet. Dieses reagiert nach synaptischer Verschaltung mit einer Efferenz zurück an die Muskelspindel. Der Muskeltonus wird neu reguliert. Zur Tonussenkung sollte der Th. rhythmische Dehnungen und Kompressionen der Muskulatur mit mäßiger Geschwindigkeit durchführen. Die Tonussteigerung wird mit kräftigeren Techniken wie Kneten oder Klopfen (➤ 3.14.1.7) erreicht (Kolster 2016).

Mechanische Schmerzlinderung

Bei der Massage entstehen Druck- und Dehnreize für die Haut und das Unterhautgewebe (➤ 3.14.2.2). Durch Rezeptoren (z. B. freie Nervenenden, Merkel-

Zellen sowie Meissner- und Ruffini-Körperchen) werden Berührungsimpulse unterschiedlicher Intensität an das ZNS weitergeleitet. Dort bewirken diese mechanischen Reize auf Rückenmarksebene die Aktivierung schmerzhemmender Interneuronen. Schmerzimpulse erreichen dadurch in verringerten Potenzialen die sensorische Hirnrinde, das Zentrum der Schmerzinterpretation.
Die hier beschriebene Wirkungsweise ist Teil der sog. Gate-Control-Theorie (➤ 3.5.7.3.3) von Melzack und Wall aus den 1960er-Jahren. Danach können die beschriebenen sensorischen Afferenzen gemeinsam mit hormoneller Ausschüttung über absteigende Bahnen eine deutliche Reduzierung der Schmerzwahrnehmung erreichen (Kolster 2016). Für die praktische Anwendung der Massage bedeutet das, dass man diesen Effekt nur ausnutzen kann, wenn die Massage selbst keine weiteren Schmerzen verursacht, sondern die Intensität als rein mechanischer Reiz, höchstens als „Wohlschmerz" vom Patienten wahrgenommen wird.

■ Stimulation des Vegetativums – Entspannung
Wird die Massage vom Patienten als angenehm empfunden, sorgt das Zusammenspiel von limbischem System und Hypothalamus für eine erhöhte Ausschüttung des Neurotransmitters Acetylcholin. Dadurch kommt es bei einigen Organfunktionen zu Effekten, die nicht willentlich steuerbar sind (z. B. zu verringerter Herzfrequenz, Blutdrucksenkung und erhöhter Darmperistaltik). Diese Effekte sind nicht nur für eine kurzfristige Entspannung wichtig, sondern dienen auch langfristig der körperlichen Erholung.

■ Beeinflussung von Stressempfinden
Eine anhaltende Aktivierung des sympathischen NS durch Stress führt zu einer dauerhaften Blutdruckerhöhung, der ständige Hypertonus der Muskulatur bewirkt Verspannungsschmerzen. Die Aktivierung des dem Stress entgegenwirkenden Systems wird v. a. durch das Hormon Oxytocin gewährleistet. Bei Berührung und anderen Stimuli wie Geruch, Geräuschen oder Wärme wird Oxytocin im Hypothalamus gebildet. Oxytocin bewirkt (Wigforss 2006):
- Senkung des Pulses und Blutdrucksenkung,
- bessere Nahrungsverwertung,
- verbesserte Wundheilung und Zellproduktion,
- Erhöhung der Schmerzgrenze,
- antidepressive und angstdämpfende Effekte,
- verbesserte Immunabwehr.

■ Reflektorische Effekte – Sympathikushemmung
Organe wie Haut, Muskeln oder Sehnen sind über synaptische Verschaltungen im Rückenmark mit inneren Organen verbunden (viszerosomatischer bzw. somatoviszeraler Reflexbogen). Die Verbindung gewährleistet der sympathische Anteil des vegetativen NS. Durch Massage werden vor allem die dicken Fasern des Sympathikus angesprochen. Dies führt kurzzeitig zu einer Aktivitätssteigerung, schnell jedoch zu einer deutlichen Aktivitätsminderung des Sympathikus (postfazilitäre sympathische Depression). Der Massagetherapeut kann sicher sein, die dicken Fasern des Sympathikus fazilitiert zu haben, wenn nach der Behandlung kein Schmerz- oder Druckgefühl auftritt (Kolster 2016).

3.14.1.3 Indikationen

Indiziert ist die klassische Massage als therapeutische Technik dort, wo sie reversibel veränderte Strukturen des Bewegungsapparates positiv beeinflussen kann und die Wiedererlangung der entsprechenden Funktionalität fördert. Kolster (2016) begründet diese generelle Eignung der Massage mit folgenden Wirkungen:
- Schmerzlinderung bzw. -beseitigung,
- Tonusreduzierung,
- Tonussteigerung,

- Durchblutungsförderung,
- Förderung der Lymphzirkulation,
- Senkung der sympathischen Reflexaktivität,
- Mobilisation der verschiedenen Gewebeschichten und Strukturen.

■ **Spezielle Indikationen**

Onkologie und Palliativmedizin: Obwohl Medikamenten- und Strahlentherapie während der letzten Dekaden deutlich verbessert wurden, stellen Symptome wie Angstzustände, Fatigue, Lufthunger und (Tumor-)Schmerz für den Patienten mit einer inkurablen Erkrankung (➤ 10, ➤ 17) eine erhebliche Einschränkung der Lebensqualität dar. Die meisten Symptome treten erkrankungs- oder therapiebedingt auf (Wirz et al. 2011). In den letzten 20 Jahren wurden viele, teilweise randomisierte Studien veröffentlicht, die zeigten, dass die klassische Massage und ihre Sonderformen eine signifikante Reduktion von Symptomen wie etwa Schmerzen bewirken kann (Listing et al. 2008).

Die Indikationen und Kontraindikationen für die klassische Massage als komplementäre Säulen der Therapie sollten grundsätzlich im interdisziplinären Rahmen für jeden einzelnen Patienten beurteilt werden. Bis dato gibt es in der Literatur keine eindeutigen Hinweise für eine Streuung von Tumorzellen durch die Anwendung der klassischen Massage – es besteht weiterhin Forschungsbedarf (➤ 3.14.1.11).

Komplementäre Behandlung im Rahmen der Schmerztherapie: In den letzten Jahren hat die klassische Massage ihren Platz als Bestandteil der multimodalen Schmerztherapie (➤ 3.17) gefunden. In der Regel handelt es sich um Patienten mit seit Jahren bestehenden zentralisierten Schmerzen muskuloskelettalen Ursprungs, die sich gegenüber monomodalen Behandlungsansätzen als resistent erwiesen haben. Die Tonusregulation bewirkt nicht nur eine Schmerzlinderung, sondern ermöglicht häufig erst die Aufnahme eines aktiven Trainings. Das Bindegewebe (z. B. Muskelfaszien und Sehnenansätze) wird auf die neuen Belastungen vorbereitet. Gemeinsam mit medikamentöser Behandlung und aktivem Training trägt die klassische Massage also dazu bei, die Abwärtsspirale „Schmerz – Inaktivität – verringerte Belastbarkeit – abgesenkte Schmerzschwelle" zu durchbrechen. Außerdem ist die Massagetherapie bei vielen Patienten bekannt und akzeptiert, sodass sie sich als Türöffner eignet, um den Aufbau einer erfolgreichen Therapeut-Patienten-Beziehung zu unterstützen.

Bei der Behandlung von Patienten mit akuten Schmerzen kann die Massagetherapie eine kurzzeitige Schmerzreduktion erzielen, jedoch fehlt bislang der Nachweis von Langzeiteffekten. Daher wird die klassische Massage auch bei akuten Schmerzen nicht als Einzelmaßnahme (Firstline Treatment), sondern als eine ergänzende Therapiemaßnahme in Verbindung mit aktivem Training und Patientenedukation empfohlen. Während der Behandlung sollte dem Th. stets bewusst sein, dass für einen nachhaltigen Therapieerfolg die Übernahme der Eigenverantwortlichkeit und das Selbstmanagement des Patienten entscheidend sind.

Schmerzhafter Hypertonus bei Fehlbelastungen am Arbeitsplatz: Die Umwandlung vieler Arbeitsplätze in reine EDV-Tätigkeiten hat zurfolge, dass eine große Anzahl der Sitzbeschäftigten unter schmerzhaften Auswirkungen der stundenlangen Zwangshaltung vor dem Computer leidet (➤ 3.1.7). Durch Fehlbelastungen (etwa durch einen nach ventral in Translation positionierten Kopf) kommt es zu einem starken Hypertonus der Nackenmuskulatur (v. a. M. trapezius, Pars descendens, M. erector spinae der HWS). Durch die Massage kommt es zu einer reflektorischen Entspannung und verbesserten Durchblutung der betroffenen Muskulatur. Zudem wird durch die Stimulation von Mechanorezeptoren eine Schmerzlinderung erreicht. Die Behandlung des schmerzhaften Hypertonus ist Voraussetzung für die Einübung einer Haltungskontrolle mit Wahrnehmungsschulung und für ein in Eigenregie durchzuführendes Dehnungsprogramm (➤ 3.5.7).

Altersmedizin: In vieler Hinsicht kann die klassische Massage mit den beschriebenen Wirkungen auf den menschlichen Organismus Hilfestellung leisten, typische Beschwerden des geriatrischen Patienten (➤ 16) zu minimieren (Runge u. Rehfeld 2001). Neben den typischen Indikationen zählen zu den schwerpunktmäßig ältere Patienten betreffenden Einsatzgebieten:

- Verbesserung des seelischen Wohlbefindens,
- Optimierung posturaler Kompetenz,
- Reduktion von Altersdepressionen und Angstzuständen,
- Verminderung des altersassoziierten Muskelabbaus (Runge u. Rehfeld 2001),
- Reduktion von Schmerzzuständen,
- Ausgleich funktioneller Defizite,
- flankierende Maßnahme zur Linderung der Multimorbidität (Zivilisationskrankheiten).

In der geriatrischen Komplexbehandlung bildet die Massage als Teilgebiet der physikalischen Therapie neben der spezialisierten PT, Ergotherapie und Logopädie eine wesentliche therapeutische Maßnahme im gesamten interdisziplinären Setting.

Amateur- und Profisport:

> *„Neben der unmittelbaren Erstversorgung des Topathleten nach der Verletzung liegt der entscheidende Vorteil des Profis gegenüber dem Freizeitathleten vor allem in der kontinuierlichen und täglichen Behandlung durch den Sportphysiotherapeuten, den Masseur und den Rehabilitationstrainer."* (Müller-Wohlfahrt et al. 2010, S. 271)

Das Zitat beschreibt die Unterschiede zwischen Profi- und Amateursport hinsichtlich der therapeutischen und ärztlichen Versorgung. Bei intensiver sportlicher Belastung des Körpers dient die klassische Massage der Erholung der belasteten Gewebe durch Tonusregulation und Durchblutungsverbesserung. Dadurch ist zudem eine erneute Trainings- oder Wettkampfbelastung schneller wieder möglich. Die klassische Massage ist sowohl in der Prävention, Rehabilitation als auch in der Vor- und Nachwettkampfphase eine der Säulen der Sporttherapie (➤ 18).

3.14.1.4 Kontraindikationen

Wie in der manuellen Therapie ergeben sich die Kontraindikationen aus tatsächlichen oder drohenden Gewebeschäden. Das aktuelle Krankheitsgeschehen, das vorherrschende Heilungsstadium und die Gewebebelastbarkeit bestimmen letztlich die Zulässigkeit der Massage als therapeutisches Mittel (Bucher-Dollenz et al. 2012).

- **Erkrankungen der Haut:**
  - Offene Wunden,
  - Infektionen,
  - maligne Hauttumoren.
- **Akute Verletzungen (je nach Wundheilungsphase):**
  - Muskelfaserrisse,
  - Bandrupturen,
  - Sehnenrupturen.
- **Entzündliche Erkrankungen:**
  - Myositiden und systemische Sklerose (Autoimmunerkrankungen mit direktem oder indirektem Einfluss auf die Muskulatur).
- **Systemische Erkrankungen:**
  - Fieberhafte Erkrankungen,
  - Tumoren (jedoch ➤ 3.14.1.3, ➤ 3.14.1.11).
- **Neurologische Erkrankungen:**
  - Akute neurologische Nervenkompressionssyndrome mit Sensibilitätsstörungen oder Ausfallerscheinungen,
  - Konus-Kauda-Syndrom.

- **Vaskuläre Erkrankungen:**
  - Akute Thrombosen,
  - Thrombophlebitiden als potenzielle Zeichen einer tiefen Thrombose,
  - arterielle Durchblutungsstörungen,
  - arterielle Embolien,
  - Herzinsuffizienzen (Stadium 3, 4),
  - frische Herzinfarkte,
  - Lymphangitiden.
- **Temporäre Kontraindikationen:**
  - Frakturbereiche in der Entzündungsphase (Tag 0–5 ➤ 3.6.7.1.1),
  - Z. n. Endoprothetik (➤ 4) in der ersten Heilungsphase,
  - Z. n. Metall- oder Schraubenversorgung von Frakturen (➤ 5.5.1.2),
  - Bandscheiben-OP (z. B. lumbale Laminektomien),
  - Kniegelenk-OP in der unmittelbaren Post-OP-Phase,
  - plötzliche Verschlechterungen des Allgemeinzustands,
  - entzündliche Prozesse (z. B. grippaler Infekt).

3.14.1.5 Untersuchungsalgorithmus

Im Gegensatz zur bis vor wenigen Jahren gebräuchlichen Praxis soll heute die Massage evidenzbasiert und wissenschaftlich fundiert stattfinden (➤ 3.14.1.11). Folgende Phasen der Untersuchung sind zu unterscheiden (Bucher-Dollenz et al. 2012):

Anamnese:
- Symptomatik,
- Allergien, Hautirritationen,
- Allgemeinzustand,
- Schmerzen,
- Pathologien,
- Medikamenteneinnahme (➤ 2.1.2.3),
- Abklärung von Kontraindikationen,
- neurologische Störungen (➤ 8.2).

Körperliche Untersuchung:
- Inspektion (global, regional, lokal) (➤ 2.1.3),
- Palpation (➤ 2.1.4.1):
  - Hautzustand: Temperatur, Schweißbildung, Abheb- und Verschiebbarkeit des Gewebes,
  - Muskulatur: Tonus, Quellungen, Atrophien und Myogelosen (Triggerpunkte ➤ 3.5.8),
  - knöcherne Strukturen.

Funktionsuntersuchung: Aktive und passive Funktionsuntersuchung der betroffenen Region (➤ 2.1.5).

3.14.1.6 Behandlungsprinzipien

- Die klassische Massage erfolgt i. d. R. auf Anordnung eines Arztes.
- Die Behandlung entspricht dem im Vorfeld erhobenen Befund (➤ 3.14.1.5).
- Es ist auf Einhaltung der erforderlichen Hygienemaßnahmen zu achten.
- Es sollte vermieden werden, zu stark und intensiv im Gewebe zu arbeiten, ohne das subjektive Empfinden des Patienten zu berücksichtigen.
- Bei Schmerzen oder Hautirritationen sollte der Th. unverzüglich die Dosierung seiner Techniken überprüfen und modifizieren.
- Das Bankniveau sollte den jeweiligen Techniken angepasst werden, ohne dass der Behandlungsfluss gestört wird.

3

Hinweise an den Patienten:
- Die zu behandelnden Körperpartien des Patienten sind so weit wie nötig entkleidet.
- Dem Patienten sollte nach der Massage eine Nachruhe angeboten werden.
- Der Patient sollte darauf hingewiesen werden, dass er unmittelbar nach der Behandlung oder im weiteren Tagesverlauf vermehrt Harndrang verspüren kann, teilweise eine „unüberwindbare Müdigkeit" und dass direkt nach der Behandlung die Symptome für eine kurze Zeit evtl. leicht zunehmen können.

3.14.1.7 Techniken

Die unterschiedlichen Grifftechniken können mannigfaltig variiert und kombiniert werden. Damit ist es möglich, für jeden Patienten eine individuelle Behandlungsstrategie zu gestalten. In der klassischen Massage werden verschiedene Basistechniken unterschieden (➤ Tab. 3.14.1).

Tab. 3.14.1 Basistechniken der klassischen Massage.

Basistechnik	Art der Ausführung	engl. Bezeichnung
Effleurage (➤ 3.14.1.7.1)	Streichung	stroking
Petrissage (➤ 3.14.1.7.2)	Knetung, Walkung	wringing, skin rolling
Friktion (➤ 3.14.1.7.3)	Reibung, Zirkelung	friction
Tapotement (➤ 3.14.1.7.4)	Klopfung, Hackung	tapping
Vibration (➤ 3.14.1.7.5)	Erschütterung	trembling

3.14.1.7.1 Effleurage

Effleurage leitet sich vom franz. Verb „effleurir" ab und bedeutet so viel wie leichte Bewegung. Die Streichung ist i. d. R. die einleitende Sequenz und dient der Kontaktaufnahme mit dem Gewebe. Die Streichung palpiert das Gewebe und scannt es auf Verhärtungen, Einziehungen, Triggerpunkte (➤ 3.5.8) und Myogelosen. Sie dient gleichzeitig als Überleitung zwischen den anderen Techniken und schließt in aller Regel die Massagesitzung auch ab. Streichungen werden vorrangig im Faserverlauf des Muskelgewebes durchgeführt.

Arten der Ausführung

Effleuragen werden stets von peripher nach zentral bzw. von distal nach proximal ausgeführt.
- Längsstreichungen, Parallelstreichungen,
- alternierende Längsstreichungen (engl. slow rhythmic stroking),
- 1-Hand-Streichungen (z. B. an der oberen Extremität),
- ringförmige Streichungen,
- Längsstreichungen mit dem Finger (z. B. intermetatarsal),
- alternierend einhändige Streichungen,
- Hand-über-Hand-Streichungen,
- Knöchelstreichungen (Plättgriff),
- beschwerte Streichungen (Brustkorb lehnt sich über die Hände),
- Flankenstreichungen,
- quer verlaufende Streichungen.

Wirkungen

- Förderung des Rückstroms der Sammelgefäße (venöses und lymphatisches Gefäßsystem),
- Abtransport von sauerstoffarmem und stoffwechselendproduktreichem Blut,

3

- Optimierung von Erneuerungs- und Regenerationsprozessen,
- Regulation des Muskeltonus,
- Verminderung der Abwehrspannung,
- vegetative Regulation,
- analgetische Wirkung,
- positive Stimulation der Rezeptoren in den unterschiedlichen Hautschichten, der Muskulatur und Faszien (Kassolik et al. 2013),
- Lösen von Verklebungen (Knöchelstreichung).

3.14.1.7.2 Petrissage

Bei der Petrissage wird eine Hautfalte samt Unterhaut und Muskulatur sanft zusammengedrückt, angehoben, gerollt und in einer kontinuierlichen, kreisförmigen, zyklischen Bewegung gegen das darunterliegende Gewebe massiert (Goats 1994). Die Technik wird i. d. R. im Muskelfaserverlauf vom distalen zum proximalen Muskelansatz ausgeführt (Storck 2002). Die Petrissage ist intensiver als die Streichung (➤ 3.14.1.7.1) und zielt auf tief liegende Nerven, Gefäße, Muskulatur und Faszien.

Arten der Ausführung

- Flächige 2-Hand-Knetungen,
- flächige 1-Hand-Knetungen (mit der Handwurzel oder mit den Fingern),
- tiefe 2-Hand-Knetungen,
- tiefe 1-Hand-Knetungen,
- einhändige Fingerknetungen,
- beidhändige Fingerknetungen,
- Parallelknetungen,
- Längsknetungen (Sonderform, Ausführung längs zum Faserverlauf).

Wirkungen

- Lösen von Verspannungen und Schwellungen,
- reflektorische Vasodilatation, Hyperämie,
- Regulation des Muskeltonus,
- Freisetzung vasoaktiver Substanzen,
- Lösen von Verklebungen,
- Förderung des Flusses der Gewebeflüssigkeit,
- analgetische Wirkung,
- Linderung von Muskelkrämpfen und Dehnung verkürzten Gewebes (bei intensivem Kneten).

3.14.1.7.3 Friktionen

Friktionen sind intensive Techniken, die tiefe Gewebeschichten beeinflussen können. Sie kommen v. a. bei Triggerpunkten, Myogelosen und hypertonen Muskel-Faszien-Sehnen-Anteilen zum Einsatz. Es ist wichtig, dass das Gewebe durch Streichungen und Knetungen auf die Friktion vorbereitet wird (➤ 3.14.1.7.1, ➤ 3.14.1.7.2). Die Reibungen werden als kleine elliptische, kreis- oder spiralförmige Bewegungen ausgeführt. Die Friktion kann auch als Untersuchungsmethode verwendet werden.

Arten der Ausführung

Nach genauer Lokalisation des Zielgewebes können Reibungen, unabhängig vom Faserverlauf, oberflächlich oder tief appliziert werden. Es ist zu beachten, dass die Haut gegenüber tieferen Gewebeschichten „mitgenommen" wird (circular compression).

- Handwurzelreibung,
- Kleinfingerballenreibung,
- Daumenreibung,
- Fingerreibung.

■ **Wirkungen**
- Reduktion gelotischer Veränderungen,
- Schmerzlinderung,
- reflektorische Vasodilatation, Hyperämie,
- homöostatische Regulation,
- Optimierung der Gewebeverschieblichkeit,
- Tonusregulation.

3.14.1.7.4 Tapotements

Bei dieser Technik unterscheidet man Klatschungen, Klopfungen und Hackungen, wobei die Körpermechanik des Th. von großer Bedeutung ist. Die Bewegung ist elastisch, schnell, sanft und rhythmisch.

Cave

Im Bereich der Wade und der Nierenregion sind die Tapotements nicht indiziert. Das gilt auch an solchen Körperregionen, an denen die Tapotements Missempfindungen oder gar Schmerzen hervorrufen (Kolster 2016).

■ **Arten der Ausführung**

Die Applikationsrichtung kann längs und quer zum Faserverlauf erfolgen.
- Hackungen:
  - Handgelenke sind locker, Art. metacarpophalangealis (MCP) leicht gebeugt, Art. interphalangealis proximalis (PIP) und Art. interphalangealis distalis (DIP) gestreckt.
  - Die Ulnarkante wird durch rhythmisch wechselnde ulnare und radiale Deviation auf den Körper appliziert.
  - Die Finger fallen mit einer elastischen Bewegung aufeinander.
- Klatschungen:
  - Die Hände werden zur Hohlhand geformt („Wasserschöpfen").
  - Beide Hände fallen elastisch und rhythmisch auf die Körperdecke (Percussion-Technik).
- Klopfungen:
  - Daumen und Fingerbeeren werden locker aneinandergelegt, es entsteht ein Hohlraum.
  - Die geformten Hände treffen alternierend auf den Körper, durch die Handformung entsteht eine Art Luftpolster, das Aufprall und Schock minimiert.
  - Dabei entsteht ein hohles Geräusch, das so ähnlich klingt, als würde man eine Tasse mit der Öffnung auf die Haut klopfen (engl. cupping).

■ **Wirkungen**
- Neuroreflektorische Wirkung,
- Hyperämie,
- interstitielle Flüssigkeitsverschiebung bei Gewebeverletzungen,
- Reduktion von Schwellungen, Beschleunigung der Heilung,
- je nach Intensität Reduktion oder Verstärkung der sympathischen Aktivität.

3.14.1.7.5 Vibrationen

Vibrationen sind sehr anspruchsvolle Techniken und fordern ein geübtes Körperspiel des Th. Diese Art der Massage produziert bei richtiger Ausführung Schwingungen. Die Hände des Th. sind im kontinuierlichen Kontakt mit dem Zielgewebe, das durch die Vibrationen zum Zittern gebracht wird.

■ **Arten der Ausführung**
- In die Tiefe gerichtete Zitterbewegungen, ohne das oberflächliche Gewebe zu stressen,

- einhändige Ausführung, die andere Hand locker auf einer anderen Körperpartie liegend,
- einhändige Ausführung (Führungshand) mit Unterstützung der anderen Hand,
- beidhändige Vibration,
- Ausführung lokal oder in Bewegung.

Wirkungen

- Ödemresorption,
- Tonusregulation,
- Sekretolyse,
- Fördern von Expektorat (Sputum),
- Schmerzlinderung.

3.14.1.7.6 Sonderformen

Funktionsmassage

Die Funktionsmassage sollte als ergänzende Maßnahme zur klassischen Massage oder einer krankengymnastischen Technik angesehen werden. Sie bietet sich z. B. dort an, wo ein muskulärer Hypertonus die Mobilisation eines Gelenks hemmt. Die Senkung des Muskeltonus erfolgt auch bei der Funktionsmassage über den myostatischen Reflex sowie eine mechanische Schmerzlinderung (➤ 3.14.1.2). Die Funktionsmassage wird als eine Kombination von Gelenkbewegung (z. B. Art. genus) und gleichzeitigem Schub auf die gelenkübergreifende Muskulatur im Faserverlauf Richtung Muskelursprung ausgeführt (Kolster 2016). Der Schub sollte während der passiven Gelenkbewegungen beibehalten werden. Die Ausführung sollte so lange dauern, bis eine Tonussenkung spürbar wird.

Querfriktion

Diese auf James Cyriax (1904–1985) zurückgehende spezielle Anwendung findet v. a. bei Tendopathien (z. B. bei Epikondylopathien, Achillotendopathien) ihren Einsatz.
Querfriktionen werden an Muskel-Sehnen-Übergängen und Ligamenten appliziert. Der Th. sollte jedoch im Vorfeld durch Funktionsuntersuchung und Screening sicher sein, dass die Symptomatik einen lokalen Ursprung besitzt und nicht ein anderer Ort die Symptomatik auslöst (z. B. häufig HWS, BWS oder erste Rippe im Fall von Epikondylitiden).

Ziele:

- Herabsetzen der Muskelspannung,
- nozizeptive Regulation von Kapsel und Bandansätzen,
- Erzeugung einer Hyperämie,
- Ausschüttung von Entzündungsmediatoren,
- Freisetzung von Histamin,
- Lösen bestehender Adhäsionen.

Cave

Bei der Ausführung sollte darauf geachtet werden, dass das Periost im Bereich der tendinoperiostalen Übergänge nicht gereizt wird, da durch die Reizung eine Periostitis hervorgerufen werden kann (Hüter-Becker u. Dölken 2005).

Durchführung: Querfriktionen an Muskeln, Sehnen, Ligamenten und deren Insertionen werden nach den folgenden Regeln durchgeführt:

- Der Patient soll in einer entspannten Ausgangsstellung gelagert werden.
- Die zu behandelnde Struktur muss korrekt lokalisiert werden.
- Die Finger des Th. und die Haut des Patienten müssen sich zusammen bewegen. Die Finger dürfen nicht über die Haut rutschen, da durch die so entstehende Reibung Blasen verursacht werden können.

3

- Der Patient muss informiert werden, dass Querfriktionen an empfindlichen Punkten anfänglich leicht schmerzhaft sein können. Diese Schmerzen sollten aber in den ersten 1–2 Minuten der Behandlung verschwinden.
- Die Friktion wird quer zum Faserverlauf der verletzten Struktur durchgeführt.
- Es muss mit ausreichender Friktionsbreite behandelt werden, die die Läsion komplett einbezieht.
- Die Friktion muss tief genug verabreicht werden. Erreicht sie die Läsion nicht, kann keine optimale Wirkung erzielt werden.
- Die Muskeln müssen während der Behandlung entspannt sein. Je empfindlicher und gereizter ein Muskel ist, desto stärker sollten Ansatz und Ursprung angenähert werden.
- Sehnen (Sehnenscheiden) und Ligamente werden im gespannten Zustand behandelt.
- Nach der Behandlung chronischer Läsionen soll sich der Muskel maximal kontrahieren.
- Bei der praktischen Durchführung der Friktion wird nur in eine der Bewegungsrichtungen Druck ausgeübt, um die Finger und die Muskeln des Th. zu entlasten.

Kontraindikationen:
- Entsprechend der klassischen Massage (➤ 3.14.1.4),
- Kortisoneinnahme innerhalb der letzten 5 Tage,
- bestrahlte Gewebebezirke.

Cave

Nach heutigem Wissensstand ist die Applikation von Querfriktionen bei der Behandlung von Tendopathien umstritten. Randomisierte Studien (Smidt et al. 2003) haben gezeigt, dass es keinen signifikanten Unterschied zwischen „wait and see" (keine Maßnahmen) oder u. a. Querfriktionen und Kortisoninjektionen gibt. In Nachbarländern wie den Niederlanden wurde dementsprechend die Leitlinie für allgemeinmedizinische Maßnahmen bei Epikondylitis in Richtung „wait and see" modifiziert.

Sportmassage

Das primäre Ziel der Sportmassage ist die Prävention von Sportverletzungen. Dieser Aufgabe kann der Th. durch Einsatz dieser Massagesonderform in unterschiedlichen Phasen der sportlichen Aktivität gerecht werden (➤ 18).

In der **Präaktivitätsphase** wird die Sportmassage eingesetzt, um den Sportler auf die bevorstehende Belastung vorzubereiten. Die Beeinflussung des Muskeltonus soll hierbei dem Athleten zu einer muskulären Anpassung an die sportliche Herausforderung verhelfen:
- Bei Ausdauersportarten (z. B. Langstreckenlauf) sollte tonusreduzierend und durchblutungsfördernd mit ruhigen Streichungen, Knetungen oder Schüttelungen massiert werden.
- Bei Sportarten, die v. a. Schnellkraft erfordern, muss die Massage unmittelbar vor dem Wettkampf zu einer Tonussteigerung und Durchblutungsförderung führen. Dieses Ziel ist mit Streichungen, Knetungen, Hacken sowie Klopfungen mit höherer Intensität und höherem Tempo zu erreichen (Kolster 2016).

In der **Postaktivitätsphase** steht die körperliche Regeneration des Sportlers im Vordergrund. Langsame und mit wenig Kraft ausgeführte Massagetechniken unterstützen durch Durchblutungsverbesserung und Optimierung des lymphatischen und venösen Rückflusses den Abtransport von Stoffwechselendprodukten. Die Auswirkungen des Muskelkaters werden reduziert und die spezifische sportliche Aktivität kann früher wieder aufgenommen werden, da die behandelte Muskulatur schneller sowohl auf Ausdauer- als auch auf Schnellkraftbelastungen koordiniert reagieren kann.

3

3.14.1.8 Hilfsmittel

■ Kontaktmittel

In der klassischen Massage werden hochwertige Öle, Puder oder Cremes als Kontaktmittel eingesetzt. Sie grenzt sich u. a. von der Aromaölmassage durch den Einsatz nicht parfümierter Produkte ab. Das Risiko einer Unverträglichkeitsreaktion kann somit reduziert werden. Dennoch sollte anamnestisch nach etwaigen Allergien und möglichen Hautirritationen gefragt werden (➤ 2.1.2).
Beim „Handling" ist darauf zu achten, dass das Kontaktmittel nur indirekt auf den Körper des Patienten gelangt. Es sollte erst unter reibenden Bewegungen in den Händen des Th. angewärmt werden. Durch dieses Vorgehen erreicht man zum einen die gewünschte Viskosität, zum anderen ist es für den Patienten angenehmer, ein schon erwärmtes Kontaktmittel zusammen mit der Hand des Th. auf seinem Körper zu spüren. Dieses Vorgehen ist ein Teil der Einleitung zur klassischen Massage.
Bei den Kontaktmitteln ist auf Hygiene (➤ 1.5) und Haltbarkeit zu achten. Es sollten nachfüllbare Druckspender, die nach jeder Füllung adäquat gereinigt werden können, verwendet werden.

■ Massageliegen/Massagestühle

Die Therapie findet i. d. R. auf einer dafür vorgesehenen multifunktionellen Massageliege oder auf einem Massagestuhl statt, wo die jeweiligen Ausgangsstellungen und Techniken optimal ausgeführt werden können.
Die Behandlung auf dem Massagestuhl kann sinnvoll sein bei der Behandlung

- der Kopf-Nacken-Region,
- der oberen, mittleren und unteren HWS,
- des zervikothorakalen Übergangs,
- des Schultergürtels,
- der freien oberen Extremität.

Der Massagestuhl bietet in diesen Fällen eine optimale Ausgangsstellung und Ergonomie, was sich auf die Massage positiv auswirkt.

■ Lagerungs- und Abdeckmaterialien

Lagerungsmaterialien wie Rollen und Halbrollen aus Schaumstoff mit abwaschbarem Überzug, Kissen, Würfel und Schaumstoffquader dienen dazu, den Patienten idealmotorisch und symptomorientiert zu lagern.
Abdeckmaterialien werden aus behandlungsrelevanten und hygienischen Gründen (➤ 1.5) hinzugezogen. Sie dienen zudem der Wahrung der Intimsphäre des Patienten und dem Wärmeerhalt. Da es aus wirtschaftlichen und umwelttechnischen Gründen nicht immer möglich ist, die dafür benötigten hautfreundlichen Decken und Tücher bereitzustellen, werden in vielen Praxen die Patienten gebeten, ihre eigenen Abdeckmaterialien mitzubringen, die dann in der Praxis aufbewahrt werden können.

3.14.1.9 Erfolgsparameter

Die klassische Massage muss im Stadium sowohl der Befundung als auch der Behandlung validen und reliablen Parametern unterworfen werden:

- **Erfolgsparameter (Bsp.):**
  - Optimierung der posturalen Kompetenz,
  - Schmerzlinderung,
  - Reduktion von Schwellungen,
  - Linderung von Lufthunger (Dyspnoe),
  - Tonusregulation,
  - Förderung des Expektorats,
  - Förderung des Lymphflusses,
  - Regulation des vegetativen NS.
- **Parameter (Bsp.):**
  - Borg-Skala (➤ 2.2.3.5),

- VAS (➤ 2.2.3.3),
- Umfangmessung (➤ 2.1.5.3),
- Muskelfunktionsprüfung (➤ 2.1.5.2),
- Functional Reach Test,
- Replikation (PNF ➤ 3.7.3).

Der Th. sollte in seiner Befundaufnahme Parameter festlegen, die sein Vorgehen in einer Sitzung, nach jeder weiteren Behandlung und am Ende der Behandlungsserie begründen. Nur so kann er eine Kausalität zwischen seiner Behandlung und dem Gesundheitszustand des Patienten feststellen und – falls angezeigt – seine Techniken individuell an den Patienten anpassen.

3.14.1.10 Dokumentation

Die Dokumentation dient der Erfolgskontrolle, der Überprüfung kausaler Zusammenhänge zwischen Behandlung und Befinden des Patienten, aber auch der rechtlichen Sicherheit des Th. (➤ 1.4.11). Da eine Massagetherapie Einfluss auf die körperliche Integrität des Patienten ausübt, sollte der Th. in der Lage sein, Zeitpunkt, Art der Anwendung und Wirkung schriftlich nachweisen zu können. Im Berufsalltag ist sicherlich das Verfassen eines ausführlichen Behandlungsberichts zu jedem Termin unrealistisch. Die Dokumentation von Behandlungsdatum, Maßnahme und Schmerzangabe anhand der VAS (➤ 2.2.3.3) vor und nach der Behandlung dauert aber nur wenige Sekunden und kann auf einem standardisierten Befundblatt vorgenommen werden (Kolster 2016).

3.14.1.11 Evidenz-/Bewertungslage

Um größtmögliche Aktualität in der Print- und Online-Version zu gewährleisten, stehen Informationen zu aktuell vorliegenden Studien im Online-Zusatzmaterial (➤ QR-Code) zur Verfügung.

Evidenzangaben

Literatur

3.14.2 Bindegewebsmassage

Corinna Todt

Die Bindegewebsmassage ist eine Form der Reflexzonenmassage. Sie arbeitet mit verschiedenen Durchzieh- und Anhaktechniken, vorwiegend im Bereich des Bindegewebes. Mittels verschiedener Techniken beeinflusst die Bindegewebsmassage über neuronale Reflexmechanismen innere Organe und Körpersysteme und deren Funktionsweisen.

3.14.2.1 Geschichte

- Elisabeth Dicke (1884–1952) entwickelte die Massagetechnik 1929 im Selbstversuch. Die Weiterentwicklung der Bindegewebsmassage erfolgte in Zusammenarbeit mit Hede Teirich-Leube, Leiterin der Krankengymnastikschule in Freiburg. 1942 brachten sie ihr erstes Buch zu dieser Massagetechnik heraus.

- Der englische Arzt Henry Head veröffentlichte etwa zeitgleich seine Arbeiten zu den Hautzonen, die in Verbindung mit bestimmten inneren Organen stehen (➤ 3.14.2.2.1). Er lieferte damit eine Erklärung für die Wirkungsweise der Bindegewebsmassage.

3.14.2.2 Wirkprinzip

Die Bindegewebsmassage wirkt in den verschiedenen Bereichen der Haut (➤ Abb. 3.14.1). Besonders wichtig ist dabei der Bereich der Unterhaut (Subkutis), in dem Fett- und Bindegewebszellen, Blutgefäße, Nerven und die Vater-Pacini-Körperchen liegen. Außerdem finden sich dort freie Nervenendigungen (Nozizeptoren) der Gruppe C.

- Die Bindegewebsmassage wirkt lokal auf die subkutanen Blutgefäße und erreicht so eine Mehrdurchblutung, was durch die Rötung der Haut sichtbar wird.
- Im Gewebe setzt dabei eine Ausschüttung von Gewebshormonen ein, die wiederum eine lokale Entzündungsreaktion hervorrufen.

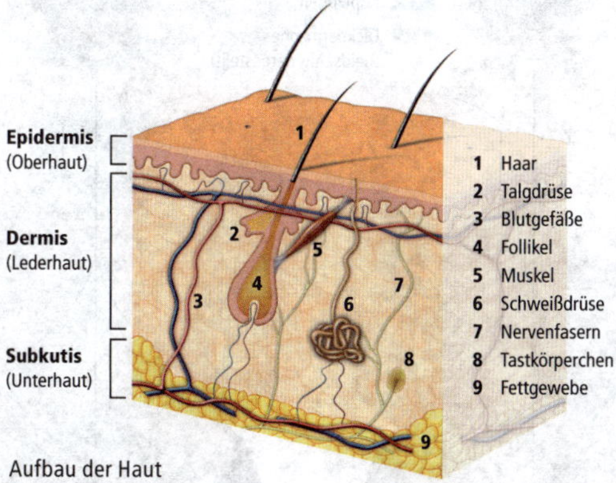

Abb. 3.14.1 Aufbau der Haut (©Andrea Danti – Fotolia.com).

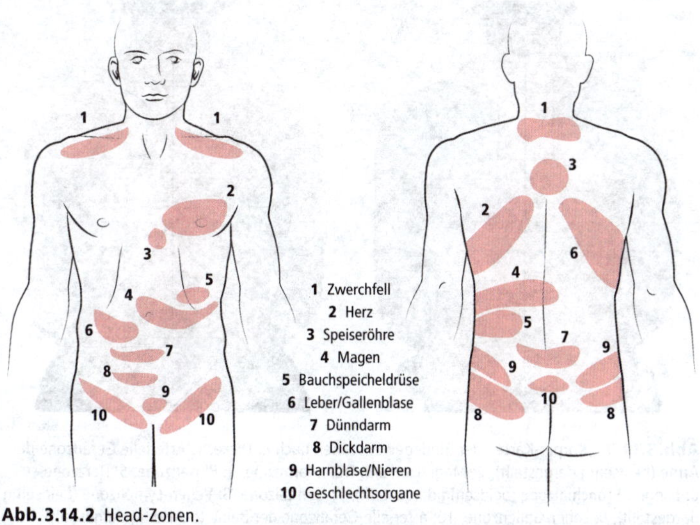

Abb. 3.14.2 Head-Zonen.

- Über die reflektorische Wirkung des Bindegewebes kann die Bindegewebsmassage auf innere Organe und Körpersysteme Einfluss nehmen.
- Sie verursacht einen sensiblen Reiz, der eine vegetative und/oder psychische Reaktion hervorrufen kann.

3.14.2.2.1 Physiologische Grundlagen

Head beobachtete den Zusammenhang zwischen Organen und Hautzonen. Er entdeckte, dass Schmerzen in Organen als Schmerzen in bestimmten Hautzonen (sog. Head-Zonen ➤ Abb. 3.14.2) wahrgenommen werden können.
E. Dicke hatte die Beobachtung gemacht, dass man umgekehrt durch Behandlung von **Bindegewebszonen** auch Wirkungen auf die Organsysteme ausüben kann. Die von ihr entwickelte „Körper-Karte" mit den Bindegewebszonen (➤ Abb. 3.14.3) entspricht weitgehend der Darstellung der Head-Zonen. Typische Veränderungen in den Bindegewebszonen lassen auch hier wiederum auf Störungen in den ihnen zugeordneten Organen schließen.

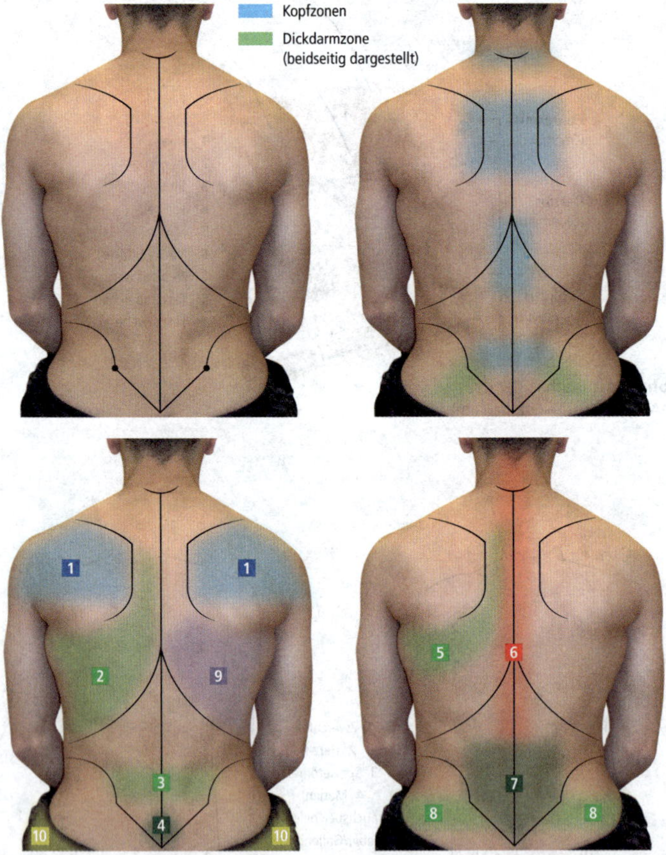

Abb. 3.14.3 „Körper-Karte" der Bindegewebszonen nach E. Dicke. 1: Arterielle Gefäßzone der Arme (beidseitig dargestellt), 2: Magenzone, 3: Dünndarmzone, 4: Blasenzone, 5: Herzzone, 6: Lungen-Bronchialzone (beidseitig dargestellt), 7: Genitalzone, 8: Venen-Lymphzone (beidseitig dargestellt), 9: Leber-Gallenzone, 10: arterielle Gefäßzone der Beine (beidseitig dargestellt).

In den verschiedenen Hautschichten (➤ Abb. 3.14.1) liegen Rezeptoren, die Berührungen, Zug-, Vibrations- und Schmerzreize aufnehmen und diese über verschiedene Arten von Nervenfasern zum Rückenmark transportieren. Diese Afferenzen gelangen über die Hinterwurzel des jeweiligen Spinalnervs ins Hinterhorn des Rückenmarks und treffen auf weitere Afferenzen aus Muskeln, Sehnen und inneren Organen. Hier gibt es verschiedene synaptische Verschaltungen. Über diese Verknüpfungen bestehen enge Wechselwirkungen zwischen der Funktionsweise der Organe und den Hautbereichen (viszerokutaner Reflex). Die Efferenzen laufen über das Vorderhorn des Rückenmarks direkt zurück in die Vorderwurzel des Spinalnervs. Jeder Spinalnerv versorgt dabei ein zugehöriges Körpersegment, z. B. Hautbereiche (Dermatome), Muskelbereiche (Myotom), Gefäßbereiche (Angiotom), Knochenanteile (Osteotom) und Bereiche von inneren Organen (Viszeotom).

3

Zusätzlich bestehen noch Verknüpfungen der Spinalnerven mit den sympathischen Grenzstrangganglien der WS. Deshalb kann bei der Behandlung des Bindegewebes in diesem Bereich auch eine vegetative Reaktion hervorgerufen werden.

■ **Veränderungen in den Bindegewebszonen**

Die Veränderungen in den Bindegewebszonen äußern sich tastbar als:

- Schlechtere Verschieblichkeit der Hautschichten gegeneinander,
- schlechtere Abhebeelastizität mit Verbackungen und Verklebungen im Gewebe (Kibler-Hautfalte ➤ 3.14.2.7.2),
- erhöhte Empfindlichkeit des Gewebes auf Palpationsreize,
- sichtbar verändertes Volumen (Aufquellungen oder Einziehungen).

Es kann innerhalb der Bindegewebszonen auch Bereiche mit besonders auffälligem Befund geben. Diese Stellen werden **Maximalpunkte** genannt.

Ursachen für Veränderungen in den Bindegewebszonen sind:

- Akute Erkrankungen eines Organs oder von Gefäßen (aktive Zonen),
- funktionelle Störungen von Organen ohne Entwicklung einer manifesten Erkrankung (verändertes Sekretionsverhalten, veränderte Durchblutung, Motilität oder Innervation),
- Erkrankungen des rheumatischen Formenkreises.

Veränderungen in den Bindegewebszonen, die ohne eine Erkrankung oder Funktionsstörung auftreten (stumme Zonen), deuten auf eine Schwachstelle hin, die konstitutionell bedingt sein kann. Eine Behandlung dieser Zonen kann als Prophylaxe angesehen werden.

3.14.2.3 Indikationen

Behandelt werden Krankheitsbilder vorwiegend aus dem Bereich der inneren Erkrankungen wie:

- Erkrankungen des Herzens: Koronare Herzerkrankungen, Herzrhythmusstörungen, Herzklappendysfunktionen, Herztransplantationen, hoher oder niedriger Blutdruck,
- Erkrankungen der Lunge: Alle Arten von Bronchitis, Asthma bronchiale, Bronchiektasen, Pneumonie, Mukoviszidose, Pleuritis,
- Erkrankungen des Magen-Darm-Trakts: Akute und chronische Gastritis, Ulkus, Dünndarmerkrankungen, chronische Obstipation und andere funktionelle Magen-Darm-Erkrankungen (z. B. Enteritis regionalis Crohn),
- Erkrankungen der Leber und Galle,
- Erkrankungen der Niere und der ableitenden Harnwege,
- Durchblutungsstörungen der Beine oder Arme: Periphere arterielle Verschlusskrankheit, diabetische Gefäßerkrankungen, Raynaud-Syndrom,
- gynäkologische Erkrankungen (z. B. hormonelle Störungen, Laktationsstörungen),
- orthopädische und rheumatische Erkrankungen (z. B. Fibromyalgie, systemische Sklerodermie),

- neurologische Erkrankungen,
- Amputationen,
- Narbenbeschwerden oder Kontrakturen durch Narben (z. B. nach Verbrennungen),
- CRPS.

Die Bindegewebsmassage kann als vorrangiges Heilmittel verordnet werden bei:
- Wirbelsäulenerkrankungen,
- Erkrankungen der Extremitäten und des Beckens,
- chronifizierten Schmerzsyndromen,
- Störungen der Atmung,
- Störungen der Dickdarmfunktion
- chronischer Adnexitis oder Prostatitis.

Als ergänzendes Heilmittel kann die Bindegewebsmassage auch bei sekundären trophischen Störungen von peripheren Gefäßen oder Nerven eingesetzt werden. Sie lässt sich sehr gut mit PT oder anderen Maßnahmen aus der physikalischen Therapie verbinden.

3.14.2.4 Kontraindikationen

- Akute Entzündungen,
- Herzinfarkte oder Infarkte an anderen Organen,
- sehr hoher Blutdruck,
- frische traumatische Verletzungen oder Blutungen,
- Gefahr pathologischer Frakturen durch Osteoporose oder Knochenmetastasen,
- sehr sensible Haut oder vorhandenen Hautirritationen,
- Patienten mit hohem Schmerzempfinden,
- Patienten mit deutlichen vegetativen Reaktionen während der Therapie.

3.14.2.5 Techniken

Es werden verschiedene Massagetechniken mit unterschiedlich starken Reizen angewendet. Es gibt oberflächliche Streichtechniken und tiefer wirkende Fingertechniken. Je nach Indikation gibt es eine empfohlene Vorgehensweise für die Behandlung.

3.14.2.5.1 Zugreiz

Bei der Bindegewebsmassage nimmt der Patient einen charakteristischen Zugreiz wahr, der in seiner Intensität abhängig ist von der Fingertechnik und den Hautschichten in denen der Th. arbeitet. Dieser Reiz wird nach Teirich-Leube **therapeutischer Reiz** genannt und ist wichtig, um die reflektorischen Wirkungen auf die Organe oder den gesamten Organismus zu erreichen. Der Patient empfindet diesen Reiz wie ein Ziehen, Fingernagelritzen oder Schneiden.

3.14.2.5.2 Dosierung

Die Dosierung richtet sich nach dem Krankheitsbild, dem Stadium der Krankheit und dem individuellen Empfinden des Patienten.
Der Th. kann durch die Fingertechnik, die Tiefe des Anhaftens, das Tempo der Durchführung und die Lokalisation der Ausführung die Dosierung variieren. Sie sollte für jeden Patienten individuell bestimmt werden, um Überdosierung und damit verbundene Nebenwirkungen zu vermeiden. Andererseits gefährdet ein zu schwacher Reiz ebenfalls den Therapieerfolg.

> Zur richtigen Dosierung sollte der Th. folgende Hinweise beachten:
> - Der Reiz wird immer zuerst außerhalb der betroffenen Körperregion gesetzt.
> - Alle Gewebeschichten werden hintereinander behandelt.
> - Die Reizstärke wird dabei individuell angepasst.
> - Die Reaktionen des Patienten werden fortlaufend beobachtet.

3.14.2.5.3 Fingertechnik

Bei den Fingertechniken ist auf eine saubere und korrekte Ausführung zu achten, damit einerseits die Fingergelenke des Th. nicht übermäßig belastet werden und andererseits für den Patienten der Reiz ausreichend stark ist. Die Striche sollten kontinuierlich und gleichmäßig ausgeführt werden. Die Finger sollten gut in der Hautschicht anhaften, damit sie nicht rutschen.

- **Flache Strichführung:** Die Fingerkuppen des Mittel- und Ringfingers werden nebeneinander oder hintereinander mit flachem Winkel unter Zug durch die Haut und Unterhaut gezogen.
- **Steile Strichführung:** Die Finger werden hierbei steiler aufgestellt und der Reiz damit verstärkt. Der Zug erreicht das Unterhautgewebe und die Muskelfaszien.
- **Flache Streichtechnik:** Die flache Streichtechnik wird mit der ganzen Hand ausgeführt. Sie wirkt v. a. auf die oberen Hautschichten. Angewendet wird sie z. B. bei den Ableitungen und Ausgleichsstrichen, um zu starke Reaktionen abzumildern (➤ 3.14.2.10).

3.14.2.6 Lagerung

Für die Befunderhebung (➤ 3.14.2.7) befindet sich der Patient i. d. R. unbekleidet im Sitz.
Für die Therapie ist der Sitz für folgende Behandlungen ebenfalls sinnvoll:

- Grundaufbau,
- I.–III. Aufbaufolge,
- Kopfbehandlung,
- Therapie der oberen Extremitäten.

Wahlweise kann aber auch die SL, BL oder RL eingenommen werden. Für die Nachruhe empfiehlt sich die entspannte RL oder SL.

> Der Th. sollte stets auf die Reaktionen seines Patienten achten und sich auch immer wieder nach seinem Empfinden erkundigen.

3.14.2.7 Befunderhebung

3.14.2.7.1 Anamnese

Die Anamnese erfolgt wie in der PT üblich (➤ 2.1.2). Abgefragt werden dabei Angaben zur Erkrankung und zur Erkrankungsdauer, zum Auslöser, zu verstärkenden und abmildernden Faktoren sowie zur Schmerzintensität, -qualität und -dauer. Zusätzlich sind Fragen zu Begleitbeschwerden wichtig. Dazu gehören Bereiche wie Atmung, Wärme- oder Kälteempfinden, Druck- oder Schmerzempfinden in der Bauchregion, das Schlafverhalten sowie Herz-Kreislauf-Beschwerden (z. B. Herzrasen, Veränderungen des Blutdrucks oder Beklemmungen in der Herzregion).

3.14.2.7.2 Palpation

Palpiert werden die Haut, das Bindegewebe (Bindegewebszonen ➤ Abb. 3.14.3) und die Muskulatur (➤ 2.1.4.1). Beurteilt wird dabei die Verschiebung der Hautschichten gegeneinander sowie sichtbare und tastbare Einziehungen und Aufquellungen in den Bindegewebszonen. Bei der Muskulatur wird auf Tonus, Verhärtungen und Triggerpunkte geachtet.
Zusätzlich können diagnostische Maßnahmen vorgenommen werden, um die Hautbeschaffenheit und die Hautreaktionen zu testen:

- Der **diagnostische Strich,** der paravertebral auf beiden Seiten der WS gezogen wird,
- Sensibilitätstests mit Spitz-/Stumpf-Empfinden und Warm-/Kalt-Empfinden,

- Abheben der Gewebeschichten am Rücken mit der Kibler-Hautfalte (➤ Abb. 3.14.4).

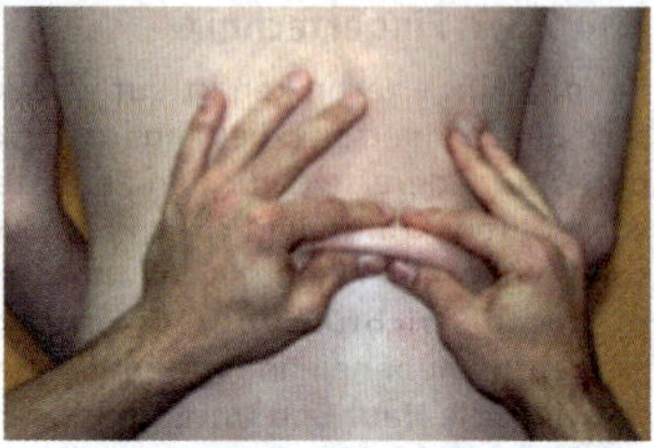

Abb. 3.14.4 Kibler-Hautfalte.

3.14.2.8 Behandlungsaufbau

Grundsätzlich beginnt die Bindegewebsmassage immer entfernt von der Lokalisation des Krankheitsbildes, v. a. wenn es sich um die ersten Therapiesitzungen handelt. Es gibt einen relativ festgelegten Behandlungsaufbau, der empirisch entwickelt wurde.
Die einzelnen Behandlungen werden im Folgenden beschrieben.

3.14.2.8.1 Grundaufbau

Der Grundaufbau beginnt kaudal im Bereich des Kreuzbeins und der LWS. Die dort vorgenommen Arbeitsschritte sind in ihrer Reihenfolge festgelegt (➤ Abb. 3.14.5). Normalerweise erfolgt der Grundaufbau über mehrere Therapiesitzungen, bevor weiter vorgegangen wird.

1. Paravertebralstrich von LWK 5 bis HWK 7 beidseitig.
2. Rhombus nach unten (2a) und nach oben (2b).
3. Beckenstriche beidseitig (3a–3c).
4. Anhakstriche an der WS fünfmal von LWK 5 bis BWK 12 beidseitig.
5. Drei bis fünf Fächerstriche beidseitig zur WS hin.
6. Ausziehen der Brustkorbränder an BWK 12 beidseitig.

Zu jeder Folge gibt es noch Zusatzstriche, die abhängig von dem zu behandelnden Krankheitsbild sind. Sie werden hier nicht erwähnt.

3.14.2.8.2 Weiterer Aufbau nach Beschwerdebild

Nach dem Grundaufbau erfolgt je nach Beschwerden des Patienten ein weiterer Aufbau:

- Bei Störungen der oberen Extremität und/oder Organe wird nach dem Grundaufbau nach kranial mit der I. Aufbaufolge begonnen. Diese Kombination aus Grundaufbau und I. Aufbaufolge wird nach E. Dicke als „großer Aufbau" bezeichnet.
- Je nach Befund und Beschwerden kann dann die II. und III. Aufbaufolge angeschlossen werden. Nach der II. oder III. Aufbaufolge kann z. B. die Armbehandlung erfolgen.
- Bei Beschwerden der unteren Extremität und/oder Störungen der Organe, die im Beckenraum liegen, wird nach dem Grundaufbau die Behandlung der Beine angeschlossen und falls nötig, die Fußbehandlung.

■ I. Aufbaufolge/Großer Aufbau

1. Fünf Anhakstriche entlang der WS vom BWK 12 bis HWK 7 (➤ Abb. 3.14.6).
2. Flächige Interkostalstriche, fünf- bis siebenmal.

■ II. Aufbaufolge

1. Sieben Anhakstriche vom BWK 7 bis HWK 7 (➤ Abb. 3.14.7).
2. Diagonale Anhakstriche vom BWK 9 bis Margo medialis scapulae.
3. Schulterblattumrundung in drei Zügen.
4. Kurze Dehnung in der Achsel abwärts nach kaudal dorsal und aufwärts nach kranial dorsal (ohne Abbildung).
5. Girlande flächig dreimal nach ventral kranial.
6. Bimanuelle Dehnung der Achsel nach lateral (ohne Abbildung).

■ III. Aufbaufolge

1. Sonne um HWK 7 (➤ Abb. 3.14.8).

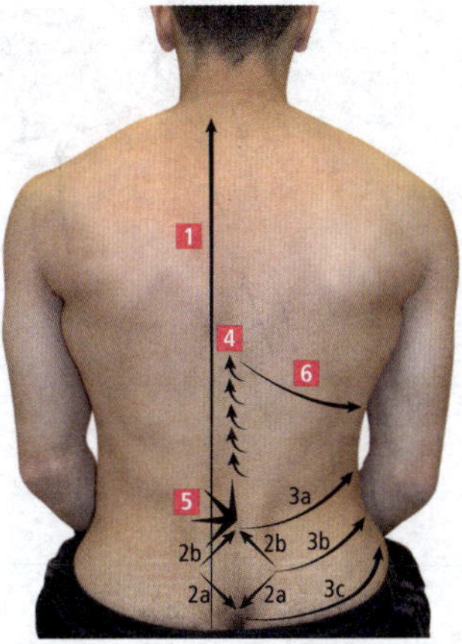

Abb. 3.14.5 Grundaufbau nach E. Dicke.

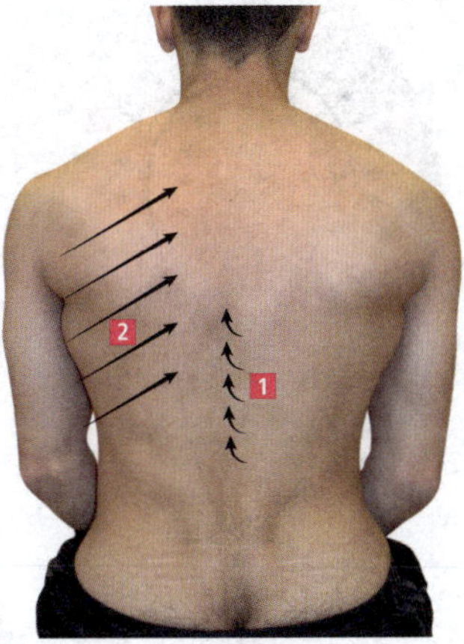

Abb. 3.14.6 I. Aufbaufolge.

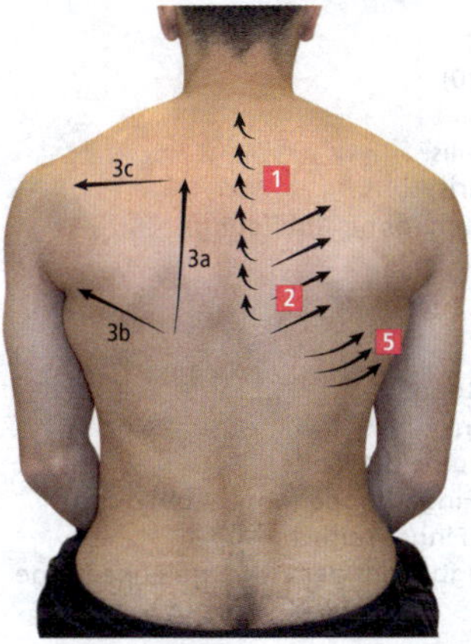

Abb. 3.14.7 II. Aufbaufolge.

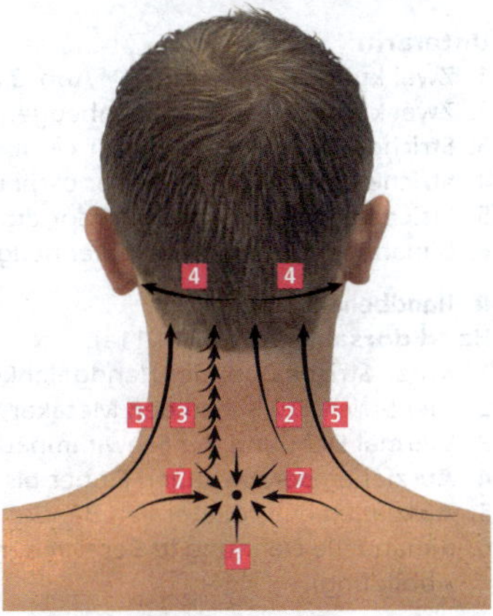

Abb. 3.14.8 III. Aufbaufolge.

2. Strich paravertebral beidseitig.
3. Sieben Anhakstriche entlang der WS beidseitig.
4. Ausziehen des Nackenbandes beidseitig nach lateral.
5. Strichführung entlang M. trapezius, Pars descendens nach kranial.
6. Strichführung entlang des dorsalen Randes des M. sternocleidomastoideus (ohne Abbildung).
7. Dehngriff zum HWK 7 beidseitig.

■ Armbehandlung

Oberarm:

1. Kapselstrich von der Achsel zum Akromion ventral und dorsal (➤ Abb. 3.14.9).
2. Anhakstriche entlang des Kapselstrichs.
3. Bizepsstrich entlang des M. biceps brachii, Caput longum bis zum Akromion.
4. Ausziehen des M. deltoideus vom Ansatz nach ventral und dorsal.
5. Querstriche über dem Ansatz des M. deltoideus nach lateral.

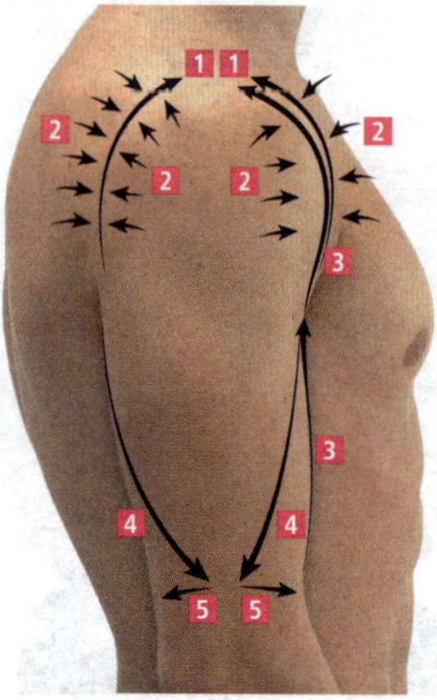

Abb. 3.14.9 Armbehandlung Oberarm.

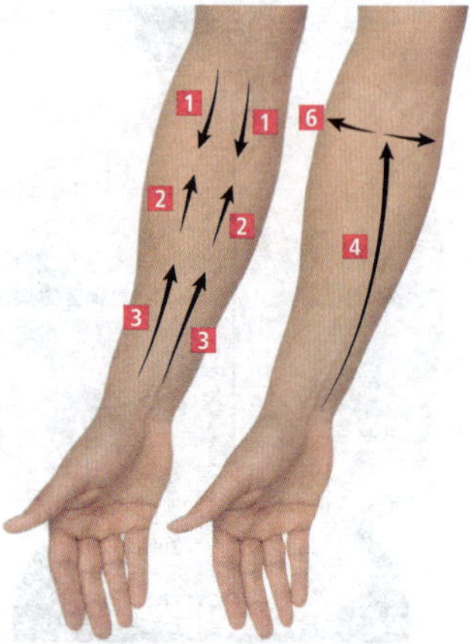

Abb. 3.14.10 Armbehandlung Unterarm.

Unterarm:

1. Zwei kurze Bizepsstriche (➤ Abb. 3.14.10).
2. Zwei kurze Striche zur Ellenbeuge.
3. Striche entlang des M. flexor carpi radialis.
4. Striche entlang des M. flexor carpi ulnaris.
5. Striche entlang des M. extensor digitorum (ohne Abbildung).
6. Bimanuelle Dehnung der Ellenbeuge.

■ Handbehandlung

Hand dorsal (➤ Abb. 3.14.11a):

1. Kurze Striche über der Handgelenksfalte.
2. Vier Striche zwischen den Metakarpalen.
3. Viermal Dehnung der Schwimmhäute zu beiden Seiten.
4. Ausziehen der einzelnen Finger bis zu Fingerkuppe (ohne Abbildung).
5. Ausziehen der kollateralen Bänder der Finger seitlich.
6. Bimanuelle Dehnung in Bereich der Ringbänder der Fingergelenke (ohne Abbildung).

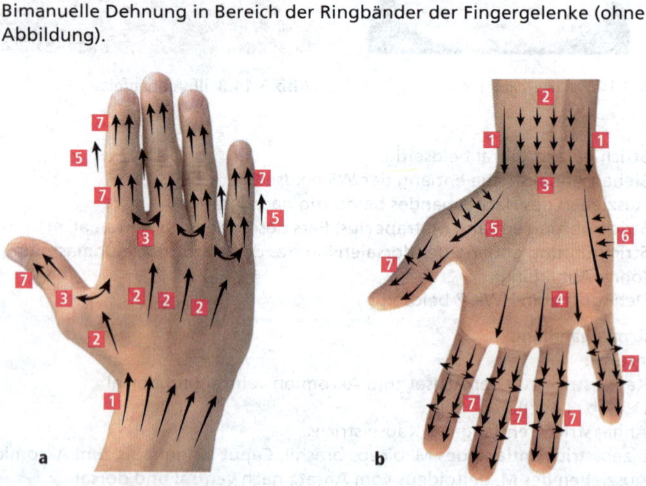

Abb. 3.14.11 Handbehandlung. **a:** dorsal, **b:** palmar.

7. Kurze Striche zwischen den einzelnen Fingergelenken.
8. Dehnung der Hand nach palmar und dorsal am Handgelenk und an der Palmarfaszie (ohne Abbildung).

Hand palmar (➤ Abb. 3.14.11b):
1. Striche an den medialen Rändern des M. flexor carpi radialis und ulnaris.
2. Zwischenräume von 1. mit kurzen Strichen ausfüllen.
3. Striche entlang des Retinaculum musculorum flexorum.
4. Drei Interossealstriche zwischen den Metakarpalen 2–5.
5. Thenar Längs- und Querstriche.
6. Hypothenar Längs- und Querstriche.
7. Kleine Striche zwischen den Fingergelenken.

Gesicht- und Kopfbehandlung

Kopf:
1. Anhakstriche entlang der Kopfnähte.
2. Querstriche beidseits nach lateral (➤ Abb. 3.14.12a).
3. Umziehen der Ohren (➤ Abb. 3.14.12b).
4. Kleinere Strichführung hinter dem Ohr (➤ Abb. 3.14.12a).

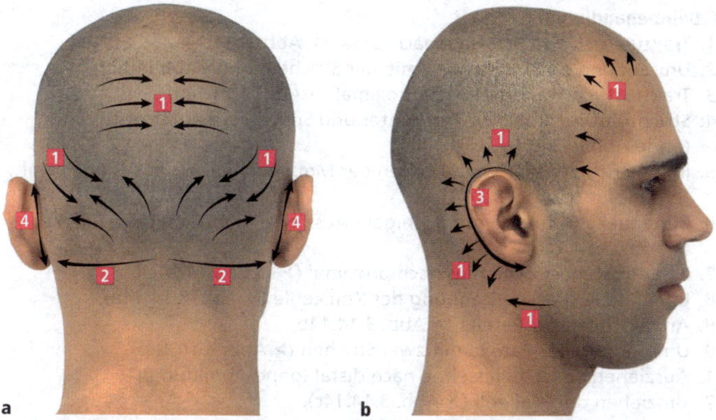

Abb. 3.14.12 Kopfbehandlung. **a:** dorsal, **b:** lateral.

Gesicht:
1. Einleitende, flächige Striche auf der Stirn beidseitig (➤ Abb. 3.14.13).
2. Kleine Anhakstriche entlang der Haargrenze.
3. Ausziehen der Schläfen.
4. Weiche Umrandung der Augenhöhle.
5. Kurze fächerförmige Striche zwischen den Augenbrauen.
6. Kurze Striche von einem Augenwinkel zum anderen.
7. Bimanuelle Nasenstriche.
8. Bimanuelle Ausgleichsstriche.

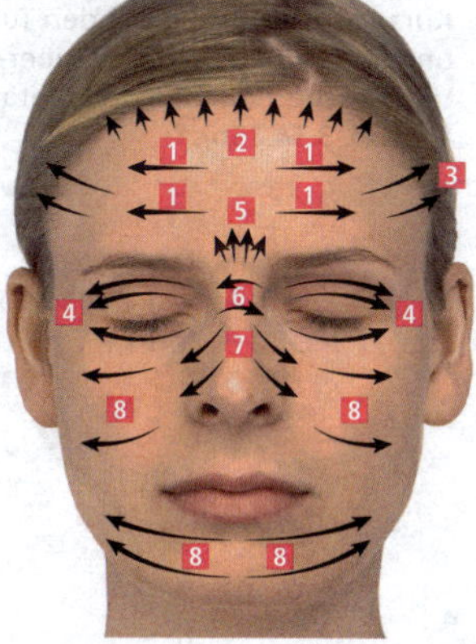

Abb. 3.14.13 Gesichtsbehandlung.

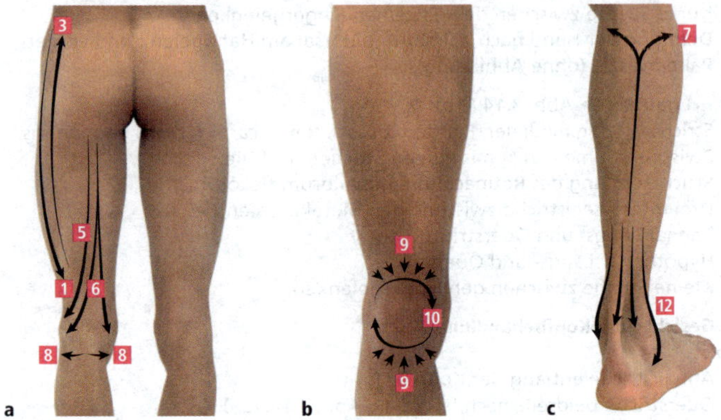

Abb. 3.14.14 Beinbehandlung. **a:** Bein dorsal, **b:** Bein ventral, **c:** Wade dorsal.

Beinbehandlung

1. Traktusstrich von proximal nach distal (➤ Abb. 3.14.14a).
2. Umrandung des Trochanters mit vier Strichen (ohne Abbildung).
3. Traktusstrich von distal nach proximal (➤ Abb. 3.14.14a).
4. Strichführung zwischen Trochanter und Spina iliaca anterior superior (ohne Abbildung).
5. Innenstrich zwischen den Köpfen der Mm. semimembranosus und semitendinosus (➤ Abb. 3.14.14a).
6. Bimanuelle Dehnung mit flächigem Ausziehen vom Gesäß bis Kniekehle (➤ Abb. 3.14.14a).
7. Zug am M. gastrocnemius nach proximal (➤ Abb. 3.14.14c).
8. Bimanuelle flächige Dehnung der Kniekehle (➤ Abb. 3.14.14a).
9. Anhakstriche zur Patella (➤ Abb. 3.14.14b).
10. Umrandung der Patella mit zwei Strichen (➤ Abb. 3.14.14b).
11. Ausziehen der Achillessehne nach distal (ohne Abbildung).
12. Umziehen der Malleoli (➤ Abb. 3.14.14c).

Fußbehandlung

1. Anhakstriche über dem oberen Sprunggelenk nach distal (➤ Abb. 3.14.15a).
2. Vier Striche zwischen den Metatarsalia dorsal (➤ Abb. 3.14.15a).
3. Kurze Strichführung um den Tuber calcanei zwischen Malleolus medialis und lateralis entlang des Tuber-Randes (➤ Abb. 3.14.15b).
4. Vier Striche zwischen den Metatarsalia I–V palmar (➤ Abb. 3.14.15b).

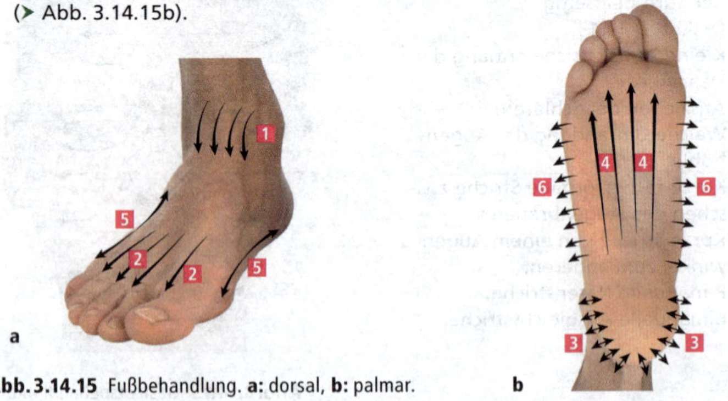

Abb. 3.14.15 Fußbehandlung. **a:** dorsal, **b:** palmar.

5. Längsstrich entlang des medialen und lateralen Fußrandes (➤ Abb. 3.14.15a).
6. Anhakstriche entlang des medialen und lateralen Fußrandes (➤ Abb. 3.14.15b).
7. Bimanuelle Dehnung der Plantaraponeurose (ohne Abbildung).

Zusätzlich ist eine Zehenbehandlung entsprechend der Fingerbehandlung möglich.

■ **Behandlungsabschluss**

Jede Behandlung endet mit Ausgleichsstrichen und Ableitungen. Dann schließt sich eine **Nachruhe** von mindestens 10–30 Minuten an. Dabei sollte der Patient in einer entspannten Haltung (z. B. in Rückenlage) gelagert und zugedeckt werden. Während der Nachruhe sollte der Th. in der Nähe bleiben, falls es zu unerwünschten Reaktionen (➤ 3.14.2.9) kommt.

3.14.2.9 Reaktionen

■ **Mögliche erwünschte Reaktionen**

- Lokal: Hyperämisierung, Stoffwechselsteigerung, Lösung von Adhäsionen im Gewebe.
- Reflektorisch: Verbesserung der Motorik, der Sekretion und der Durchblutung von Organen.
- Vegetativ: Warme/kalte Füße oder Hände, Hungergefühl, Veränderung der Atmung und des Herzschlags sowie des Blutdrucks in Richtung Norm, Harn- oder Stuhldrang, Müdigkeit, Transpiration.

■ **Unerwünschte Reaktionen (Alarmzeichen)**

- Herzrasen, Herzbeklemmungen,
- Kurzatmigkeit, Atemnot,
- Übelkeit, Erbrechen,
- Schwindel, Ohnmacht.

> Diese Reaktionen zwingen den Th. zum Abbruch der Therapie und zur Einleitung von bestimmten Handlungen, die diese Reaktionen wieder abmildern.

Zu den **Abhilfen allgemeiner Art** gehören:

- Mehrfache Durchführung von Ausgleichsstrichen oder Ableitungen mit den flachen Händen (➤ Abb. 3.14.16),
- verbale Beruhigung des Patienten.

Zusätzlich gibt es noch spezielle Abhilfen, abhängig davon, welche Alarmzeichen der Patient äußert oder zeigt.

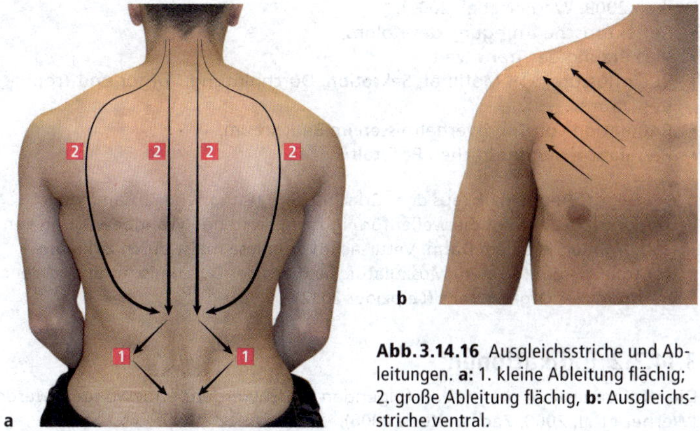

Abb. 3.14.16 Ausgleichsstriche und Ableitungen. **a:** 1. kleine Ableitung flächig; 2. große Ableitung flächig, **b:** Ausgleichsstriche ventral.

3.14.2.10 Evidenz-/Bewertungslage

Um größtmögliche Aktualität in der Print- und Online-Version zu gewährleisten, stehen Informationen zu aktuell vorliegenden Studien im Online-Zusatzmaterial (➤ QR-Code) zur Verfügung.

Evidenzangaben

Literatur

3.14.3 Kolonmassage

Sarah Dietrich, Mascha Wirth

Die Kolonmassage ist eine Form der Reflexzonenmassage (➤ 3.13.5). Sie wurde in den 1930er-Jahren von Prof. Dr. med. Paul Vogler entwickelt (Konrad 2015) und ist als nicht medikamentöse Therapiemethode (z. B. bei Obstipation ➤ 3.14.3.10) etabliert.
Ziel der Massage ist es, die physiologische Darmperistaltik zu fördern und eine analgerichtete Druckbewegung auf das Kolon zu erreichen (Werner et al. 2000, Zalpour 2014) (➤ 3.14.3.8). Der Tonus im Bereich des Abdomens soll normalisiert, Hyperperistaltik oder peristaltische Trägheit reguliert werden (Hüter-Becker u. Dölken 2009).
Die Behandlung sollte nur von entsprechend ausgebildeten Th. ausgeführt werden.

3.14.3.1 Wirkprinzip

Ergänzende anatomische Grundlagen sowie eine kurze Erläuterung zu den physiologischen Verdauungsprozessen können dem Online-Zusatzmaterial (➤ Link am Kapitelende) entnommen werden.
Folgende Wirkungen der Kolonmassage werden beschrieben (Hüter-Becker u. Dölken 2009, Werner et al. 2000):

- Reflektorische Anregung des Kolons,
- Verkürzung der Transitzeit,
- Beeinflussung von Motilität, Sekretion, Durchblutung, Turgor und Trophik des Darms,
- Regulation von Tonusverhältnissen im Bauchraum,
- Regulation der natürlichen Peristaltik.

> Der Begriff **Peristaltik** (aus dem Griechischen: festhaltend, zusammendrückend) bezeichnet die wellenförmig fortschreitende Wandbewegung von Hohlorganen wie dem Darm. Verursacht wird diese meist durch zirkuläre Kontraktion der (glatten) Muskulatur. Sie dient der Durchmischung und dem Transport des Organinhalts (Leipziger 2012).

3.14.3.2 Indikationen

Die Kolonmassage kann bei folgenden Beschwerden angewendet werden (Werner et al. 2000, Zäch u. Koch 2006):

3

- Behandlung und Prophylaxe von akuter und chronisch-funktioneller Obstipation,
- Darmträgheit,
- Störungen der Darmentleerung (z. B. bei querschnittgelähmten Patienten),
- Meteorismus,
- Reizdarmsyndrom.

Cave

Bei akuter Obstipation sollten stenosierende Prozesse (z. B. durch Tumoren) abgeklärt werden. Auch die Einnahme bestimmter Medikamente (z. B. Eisenpräparate, Opiate ➤ 1.6.8.2) kann zu Obstipationen führen (Kolster 2010).

Im ambulanten Sektor ist die Kolonmassage verschreibungspflichtig. Nach Diagnosestellung kann der Arzt, entsprechend der Vorgaben des Heilmittelkatalogs, eine Heilmittelverordnung ausstellen (➤ 1.4.5). Bei dem Diagnosekomplex „S01 Störung der Dickdarmfunktion" (Heilmittelkatalog 2021) kann im Regelfall sechsmal Kolonmassage für mindestens zweimal pro Woche verschrieben werden. Die Gesamtverordnungsmenge des Regelfalls beträgt insgesamt zwölf Behandlungen (ebd.).
Bei einem stationären Aufenthalt ist die Frequenz (➤ 3.14.3.6) je nach Krankheitsbild unterschiedlich. Bei Patienten mit Paraplegie (➤ 8.4.4) ist die Kolonmassage Bestandteil des Darmmanagements (Zäch u. Koch 2006).

3.14.3.3 Kontraindikationen

Bei folgenden Beschwerden ist die Kolonmassage kontraindiziert (Hüter-Becker u. Dölken 2009, Werner et al. 2000, Zäch u. Koch 2006):

- Entzündliche Prozesse der Bauchhaut und der abdominalen Organe (z. B. Colitis ulcerosa, Peritonitis, Appendizitis),
- akute Entzündungen und Infektionen im kleinen Becken,
- Ileus,
- Aortenaneurysma,
- Pankreatitis,
- Übelkeit,
- Erbrechen,
- Tumoren,
- Menstruationsblutung,
- Schwangerschaft und Rückbildungsphase,
- Adipositas, da dann die Kolonpunkte nicht eindeutig durch Palpation auffindbar sind,
- mechanische Passagehindernisse,
- chirurgisch relevante Erkrankungen des Darms.

3.14.3.4 Untersuchungsalgorithmus

Zur Behandlungsplanung nimmt der Th. zunächst eine ausführliche Anamnese (➤ 2.1.2) mit gezielter Schmerz- (➤ 2.1.2.4) und Medikamentenanamnese (➤ 2.1.2.3, ➤ 1.6) auf. Vor der Kolonmassage ist es wichtig, Ernährungs- und Bewegungsgewohnheiten sowie die Darmentleerungsfrequenz des Patienten aufzunehmen (Kolster 2010).
Zur Befundaufnahme gehört eine palpatorische Untersuchung (➤ 2.1.4.1) des Bauchraums, z. B. das Ertasten der Tonuslage, der Kotsäule und Meteorismen im Darm (Hüter-Becker u. Dölken 2011).
Vor, während und nach der Behandlung kann der Th. mit einem Stethoskop die Geräusche der Darmperistaltik überprüfen (ebd.).

3.14.3.5 Behandlungsprinzipien

Bei der Kolonmassage wird zwischen indirekter und direkter Therapie unterschieden.

- **Indirekte Therapie:** Behandlung von Reflexzonen (➤ 3.13.5), um eine reflektorische Wirkung auf die Dickdarmfunktion zu erreichen.
- **Direkte Therapie:** Das Abdomen wird nach einem definierten Schema mit weichen, großflächig streichenden, kreisenden Handbewegungen massiert. Auf diese Weise wird die Darmbewegung lokal mechanisch angeregt. Die vom Th. ausgeübten Massagegriffe erfolgen langsam und rhythmisch mit der Ausatmung des Patienten an fünf definierten Punkten (➤ 3.14.3.6).

Unterstützend auf den Erfolg der Kolonmassage können sich u. a. Bewegung, Entspannung (➤ 3.3), Bindegewebsmassage (➤ 3.14.2), Atmungstherapie (➤ 3.2) und lokale Wärmeapplikationen (➤ 3.15.2.2) auswirken (Hüter-Becker u. Dölken 2011).

Rahmenbedingungen und Vorbereitung (Hüter-Becker u. Dölken 2009, Werner et al. 2000):

- Die Kolonmassage sollte in einem ruhigen, angenehm warmen Raum stattfinden.
- Vor der Behandlung sollte der Patient möglichst entspannt sein, mindestens eine Stunde vorher nichts essen und die Blase entleeren.
- Bei Patienten mit kardialer Einschränkung und v. a. bei Hypotonie sollte vor und nach der Behandlung eine Blutdruck- sowie Pulsmessung vorgenommen werden.
- Der Patient wird zugedeckt und das Behandlungsgebiet freigemacht.
- Während der Behandlung liegt der Patient in RL, das Kopfteil ist schräggestellt und die Knie sind unterlagert, sodass die Bauchmuskulatur entspannt ist.
- Die Behandlung darf grundsätzlich keinen Schmerz bei dem Patienten hervorrufen und ist sofort abzubrechen, falls Schmerz auftritt (kritisches Überdenken der Behandlungsfortsetzung mit Blick auf die Red Flags ➤ 2.1.2).

3.14.3.6 Techniken

Unterschieden wird hinsichtlich der Technik zwischen der klassischen Kolonmassage und der Kolonbehandlung nach Prof. Dr. med. Paul Vogler® (Konrad 2015).
Bei der **klassischen Kolonmassage** arbeitet der Th. mit (Quer-)Streichungen, Knetungen und Walkungen (➤ 3.14.1.7) auf der Oberfläche des Abdomens. Zusätzlich werden kreisende Massagegriffe im Verlauf des Kolons appliziert. Es folgen Zweihandwechselknetungen der Bauchmuskulatur und wellenförmige Bewegungen der massierenden Handflächen im Darmverlauf (Hüter-Becker u. Dölken 2011). Diese klassische Technik kann auch als Einstieg für die Kolonbehandlung nach Prof. Dr. med. Paul Vogler® dienen.
Bei der **Kolonbehandlung nach Prof. Dr. med. Paul Vogler®** werden, im Vergleich zur klassischen Kolonmassage, v. a. die Endglieder des Mittel- und Zeigefingers eingesetzt. Während der Behandlung soll der Patient in seinem Rhythmus weiteratmen. In der Ausatmung schieben die Fingerspitzen des Th., da in dieser Phase der intraabdominale Druck verringert ist. Um sich dem Darmverlauf anpassen zu können, werden zusätzlich Pro- und Supinationsbewegungen ausgeführt (Hüter-Becker u. Dölken 2009).

Cave

Die Kolonmassage darf nicht im Bereich des Colon transversum erfolgen. Hier besteht die Gefahr, dass entgegengesetzt der Darmperistaltik gearbeitet wird und beim Patienten Übelkeit, Brechreiz und Unruhe provoziert wird (Hüter-Becker u. Dölken 2009).

Die Kolonbehandlung nach Prof. Dr. med. Paul Vogler® erfolgt an fünf definierten Punkten (➤ Abb. 3.14.17) für jeweils fünf bis sieben Minuten (Hüter-Becker u. Dölken 2011, Werner et al. 2000):

1. **Zäkalpunkt:**
   Der Th. arbeitet auf der rechten Seite des Patienten mit der rechten Hand. Er schiebt in Richtung des aufsteigenden Teils des Kolons, parallel zum Darmbeinkamm.
2. **Aszendenspunkt:**
   Der Th. sitzt in Höhe der rechten Hand und setzt mit der rechten Hand die Bewegung des Zäkalpunkts fort.

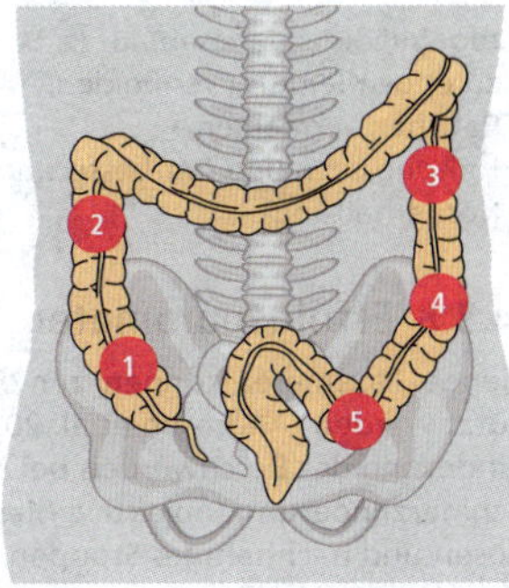

Abb. 3.14.17 Definierte Punkte der Kolonbehandlung nach Prof. Dr. med. Paul Vogler®.

3. **Linealer Punkt:**
   - Der Th. wechselt zur linken Seite, auf Brusthöhe des Patienten.
   - Mit der linken Hand schiebt er die Haut des Patienten während der Einatmung mit einer Pronationsbewegung nach links oben.
   - Bei der Ausatmung (s. o.) gibt er dann mit supiniertem Handgelenk Druck Richtung medial und kaudal.
4. **Deszendenspunkt:**
   - Mit der rechten Hand wird die Haut während der Einatmung nach kranial verschoben.
   - Mit der Ausatmung wird die Haut mit leichtem Druck schräg nach kaudal bewegt.
5. **Sigmapunkt:**
   - Hier sollte vorsichtig und mit wenig Druck gearbeitet werden, um Blase, Ureter und Adnexe nicht zu gefährden.
   - Bei der Ausatmung des Patienten wird etwas Druck Richtung Rektusrand gegeben.

Die Behandlungsfrequenz liegt im stationären Bereich bei zwei- bis dreimal täglich, im ambulanten Bereich bei mind. einmal täglich (Werner et al. 2000).

3.14.3.7 Eigenübungsprogramm

Patienten mit chronischen Erkrankungen werden vom Th. instruiert und lernen, die Kolonmassage selbstständig durchzuführen (Werner et al. 2000). Es gibt verschiedene Griffe, die in einer Eigenbehandlung angewandt werden können.
Bsp.: Der Patient liegt entspannt auf dem Rücken. Kopf und Knie sind unterlagert. Mit der rechten Handfläche führt er auf der rechten Seite des Abdomens eine Supinationsbewegung durch und gibt während der Ausatmung (➤ 3.14.3.6) Druck Richtung Rippenbogen. Gleichzeitig führt er mit der linken Hand auf der linken Seite eine Pronationsbewegung durch und schiebt mit leichten Druck im Darmverlauf nach kaudal und medial.
Eine Behandlung dauert i. d. R. 20–30 Minuten. Tägliche mehrmalige eigenständige Wiederholungen sind zum jeweiligen Krankheitsbild entsprechend durchzuführen.

Unterstützende Behandlungsmaßnahmen (Hüter-Becker u. Dölken 2009, Kolster 2010, Werner et al. 2000):
- Ausreichende Flüssigkeitszufuhr,
- Bewegung, aktiver Lebensstil,
- ausgewogene Ernährung,

- regelmäßiger Tagesablauf (z. B. zur selben Zeit auf Toilette gehen),
- zu enge Kleidung vermeiden,
- Rauchen vermeiden,
- Haltungsschulung (Verbesserung der Darmtätigkeit durch eine aufrechte Körperhaltung).

3.14.3.8 Erfolgsparameter

Folgende Parameter können zur objektiven Beurteilung des Therapieerfolgs genutzt werden (Andresen et al. 2014, Konrad 2015):

- Linderung der Beschwerden bei Meteorismus und Reizdarmsyndrom,
- Schmerzlinderung (objektive Messung mittels VAS ➤ 2.2.3.3),
- Lösen und nachhaltiges Stoppen der Obstipation,
- Regulierung der Darmentleerungsfrequenz (physiologische Frequenz: mehr als dreimal pro Woche),
- Erhöhung der Lebensqualität des Patienten.

3.14.3.9 Dokumentation

Dokumentiert werden:

- Anfangsbefund,
- Wiederbefundung (zur Beurteilung der Erfolgsparameter ➤ 3.14.3.8),
- Anleitung zur Eigenbehandlung (➤ 3.14.3.7),
- Besonderheiten im Verlauf der Therapie und Eigenbehandlung.

3.14.3.10 Evidenz-/Bewertungslage

Um größtmögliche Aktualität in der Print- und Online-Version zu gewährleisten, stehen Informationen zu aktuell vorliegenden Studien und Leitlinien im Online-Zusatzmaterial (➤ QR-Code) zur Verfügung.

Evidenzangaben

Weiterbildung

Weiterführende Informationen zu Dickdarm und Verdauung

Literatur

3.14.4 Manuelle Segmenttherapie nach Quilitzsch*

Udo Wolf

3.14.4.1 Geschichte

- Die Manuelle Segmenttherapie nach Quilitzsch geht auf die von Gläser und Dalicho 1951 beschriebene Segmentmassage zurück. Diese integriert Techniken aus mehreren Formen der Reflexzonentherapie, insbesondere der Periostmassage und der Bindegewebsmassage (➤ 3.14.2).
- Günther Quilitzsch hat das Repertoire an Untersuchungs- und Behandlungstechniken erweitert und die Diagnostik standardisiert. Dadurch entstand eine pragmatische Therapieform, die leicht zu erlernen und anzuwenden ist. Sie erlaubt eine einfache Diagnostik, besteht überwiegend aus angenehmen Weichteiltechniken und Vibrationen. Zudem kommt sie mit kurzen Behandlungszeiten aus, da sie schnell ihre Wirkung entfaltet (bedeutend z. B. bei Koliken).

3.14.4.2 Indikationen

Insbesondere bei therapieresistenten Beschwerdebildern am Bewegungsapparat bietet die Manuelle Segmenttherapie eine gute Möglichkeit für den Th., internistische Kausalitäten aufzudecken und zu behandeln.

Selbstverständlich ist sie auch zur Behandlung bei primär internistisch bedingten Funktionsstörungen geeignet:

- Stabile Angina pectoris, nervöse Herzbeschwerden,
- Asthma bronchiale, Lungenemphysem, Bronchiektasen, Nachbehandlung einer Pneumonie, Pleuritis,
- Gastritis, Ulcus ventriculi, Ulcus duodeni, Obstipation, nicht infektiöse Durchfälle,
- funktionelle Störungen sowie Spasmen der Gallenwege und -blase,
- Nephrose, Nephritis, Pyelitis, Nierensteine, Nierenkolik, Oligurie, Anurie, Blasenstörungen,
- Zyklusbeschwerden, Dysmenorrhö, Amenorrhö, Senkungsbeschwerden, klimakterische Beschwerden, Graviditätsbeschwerden, Laktationsbeschwerden, Leukorrhö,
- komplexes regionales Schmerzsyndrom Typ 1, Frakturen, Ischialgien,
- arterielle und venöse Durchblutungsstörungen,
- posttraumatischer und vertebragener Kopfschmerz, Migräne.

3.14.4.3 Kontraindikationen

- Akut entzündliche Prozesse (aller Organe),
- Endokarditis, Myokarditis, schwere KHK,
- Tuberkulose, Malignome,
- Thrombose, Thrombophlebitis,
- Hirntumoren.

3.14.4.4 Untersuchungsalgorithmus

Neben der Inspektion (➤ 2.1.3) ist die Palpation (➤ 2.1.4.1) aller erreichbarer Gewebsschichten wichtig.

■ Hautzeichnung (Dermographismus)

Mögliche Formen der Hautrötung nach mechanischer Reizung sind

- normal (Dermographia rubra),
- ausbleibend (Dermographia alba),
- überschießend (Dermographia flammata),
- mit Aufquellung (Dermographia elevata).

* Dieses Kapitel ist ein überarbeiteter Auszug aus dem Kapitel „Manuelle Segmenttherapie nach Quilitzsch" von Udo Wolf, erschienen im Leitfaden Physiotherapie, 4. Aufl. 2002 bei Urban & Fischer Verlag/Elsevier GmbH, München.

Untersuchungsziel: Aussage über die vegetative Reaktionslage des Patienten, Hinweis auf die Dosierung bei Behandlung, erster Hinweis auf möglicherweise betroffene Organe (bei Abweichung von der normalen Hautschrift innerhalb einer gesamten Organzone).
Ausführung: Der Th. streicht kräftig mit dem Fingernagel entlang der WS über alle Dermatome (Abbildung ➤ hintere Buchklappe) und beurteilt anschließend die Reaktion.

> Auf Mehrbehaarung, Piloarrektion, vermehrte Schweißsekretion, Narben, Quellungen und Marmorierung in den Organzonen achten.

■ Hautsensibilität

Aufgrund des viszerokutanen Reflexbogens kann es zu Hyper- oder Hypästhesie der Haut innerhalb einer gesamten Organzone kommen.
Untersuchungsziel: Auffinden von Head-Zonen (➤ 3.14.2.2.1) oder Dermatomen mit verminderter Sensibilität.
Ausführung: Der Th. überstreicht mit einer Kugelsonde o. Ä. entlang der WS alle Dermatome von kranial und kaudal. Der Patient wird aufgefordert, bei Empfindungsänderung oder Auftreten von Missempfindungen „Stopp" zu sagen. Auf diese Weise kann die Hautzone eingegrenzt werden.

■ Hautspannung

Aufgrund des viszerokutanen Reflexbogens kann eine vermehrte Myofibroblastenaktivität in Haut und Bindegewebe einer gesamten Organzone resultieren.
Untersuchungsziel: Feststellung oberflächlicher Spannungsvermehrung in Haut und Unterhautgewebe.
Ausführung: Eine Hand wird mit geringem Auflagedruck flach kaudal neben die WS, die andere darüber gelegt. Die untere palpierende Hand wird durch das Gewebe gezogen. Danach wird von kranial wiederholt. Die Ausführung erfolgt auf beiden Seiten der WS. Der Th. registriert dabei den Gewebewiderstand vor den Fingerspitzen der palpierenden Hand.

> Bei der Untersuchung der Hautspannung, des Muskeltonus und auf Muskelschmerzen sollten die Form der WS und die bereits dadurch zu erwartenden Spannungsverhältnisse beachtet werden.

■ Muskeltonus

Es kann ein Hyper- oder Hypotonus der Muskulatur (➤ 3.5.7.2.2) innerhalb einer gesamten Organzone aufgrund der viszero- und somatomotorischen Reflexbogen vorliegen.
Untersuchungsziel: Feststellung tiefer Spannungsvermehrung in der Muskulatur und ihren Faszien.
Ausführung: Wie für die Testung der Hautspannung (s. o.) beschrieben, die Hand steht jedoch steil, sodass nur die Fingerspitzen Kontakt haben.

■ Muskelschmerz

In der Muskulatur innerhalb einer gesamten Organzone kann sich eine hyperalgetische Zone aufgrund der viszero- und somatomotorischen Reflexbogen bilden.
Untersuchungsziel: Auffinden von MacKenzie-Zonen (➤ Box) in der Muskulatur und ihren Faszien.
Ausführung: Der Th. verschiebt eine tiefe Muskelfalte zwischen Daumen, Zeige- und Mittelfinger beider Hände entlang der WS von kaudal nach kranial. Bei Auftreten von heftigem Schmerz (Patient zuckt zusammen) bricht der Th. ab und grenzt das Gebiet von kranial her auf dieselbe Weise ein.

> **MacKenzie-Zonen** sind Areale in der Muskulatur, die bei Erkrankung des segmental zugehörigen Organs mit Schmerz- oder Überempfindlichkeit reagieren. Sie sind benannt nach Sir MacKenzie.

■ **Suche nach Periostpunkten**

Aufgrund des viszeroperiostalen Reflexbogens können trophisch veränderte oder schmerzhafte Stellen an der Knochenhaut (Periostpunkte) auftreten.

Untersuchungsziel: Auffinden von Periostpunkten in veränderten Organzonen.

Ausführung: Der Th. tastet die erreichbaren Knochenvorsprünge mit einem Finger ab. Er registriert dabei Erhebungen, Dellen und Schmerzäußerungen.

■ **Suche nach Maximalpunkten**

Schmerzhafte Veränderung aller übereinanderliegender Gewebsschichten an einem Punkt ohne morphologische Veränderung können auftreten.

Untersuchungsziel: Auffinden von Maximalpunkten in der veränderten Organzone.

Ausführung: Der Th. streicht in allen Segmenten kräftig mit einer Kugelsonde o. Ä. von der WS ausgehend entlang der Dermatome (Abbildung ➤ hintere Buchklappe). Der Th. registriert dabei die Schmerzreaktionen. Es muss zwischen Myogelosen (Kugelsonde springt über Hindernis) und Maximalpunkten (keine Gewebsveränderung palpabel) differenziert werden.

Interpretation des Befunds

Nur wenn alle hier beschriebenen reflektorischen Krankheitszeichen in derselben Organzone zu finden sind, werden diese als Ausdruck einer Funktionsstörung eines Organs gewertet und behandelt.

3.14.4.5 Behandlungsprinzipien

Quilitzsch gibt für die Behandlung folgende empirisch gefundenen Empfehlungen:

Tageszeit: Den Patienten während der Maximalzeit (Zeit der größten Aktivität) der betroffenen Organe behandeln (z. B. bei Menstruationsbeschwerden vormittags).

Dosierung: Die Behandlung sollte stets schmerzfrei durchgeführt werden. Je geringer der Reiz, desto größer die Wirkung. Überdosierung führt zu Gegenreaktion.

Behandlungsdauer: Eine Behandlung sollte möglichst nicht länger als zehn Minuten dauern, ggf. in der ersten Sitzung nicht bereits alle Gewebsschichten behandeln.

Segmentspezifität: Die angewendeten Griffe sollten exakt auf die betreffende Organzone beschränkt bleiben.

Behandlungsrichtung: Die entsprechenden Segmente von kaudal nach kranial und von lateral nach medial angehen. Zuerst die oberflächlichen Veränderungen, dann die tiefergelegenen behandeln.

Häufigkeit: Sechs bis acht Behandlungen führen i. d. R. zum Erfolg, in seltenen Fällen sind 10–12 Sitzungen notwendig.

3.14.4.6 Techniken

Durch Beseitigung der Gewebsveränderungen sowie durch systematische Anwendung vegetativer Reflexe soll die Normalisierung der Aktivität und des Funktionszustands innerer Organe erreicht werden. Funktionsstörungen können beeinflusst werden. Erkrankungen mit ausgeprägten morphologischen Veränderungen können nur symptomatisch beeinflusst werden.

■ **Behandlung der Haut/Unterhaut**

Behandlungsziel: Schmerzfreiheit, normale Tonusverhältnisse, physiologische Trophik und Feuchtigkeit der Haut, somit reflektorische Normalisierung der gestörten Organfunktion durch Aktivierung des Kutiviszeralreflexes.

Ausführung: Der Th. führt flächige Vibrationen mit der flachen Hand zur Beseitigung der Hyperalgesie sowie weiche Hautrollungen oder Friktionen zur Normalisierung der Spannung und der gewebshormonellen Lage aus.

- **Behandlung der Muskulatur/Faszien**

Behandlungsziel: Normaler Muskeltonus und Schmerzfreiheit, somit Normalisierung der gestörten Organfunktion durch Aktivierung des Myoviszeralreflexes.
Ausführung: Handstellung wie zur Feststellung tiefer Spannungsvermehrung (➤ 3.14.4.4), der Th. zieht die Hand vibrierend durch das Gewebe (bei schmerzhafter Muskulatur) oder friktioniert die betroffene Muskulatur mit Daumen, mehreren Fingern oder dem Daumenballen (bei hypertoner Muskulatur).

- **Behandlung des Periosts**

Behandlungsziel: Verbesserung der Trophik des Periosts, Normalisierung der Schmerzempfindlichkeit, somit Normalisierung der gestörten Organfunktion durch Aktivierung des Osteoviszeralreflexes.
Ausführung: Der Th. stellt einen Finger steil auf die schmerzhaften Punkte und vibriert (Schmerz) oder reibt weich mit Daumen oder Zeigefinger (Trophik).

- **Behandlung der Maximalpunkte**

Behandlungsziel: Beseitigung der schmerzhaften Punkte und damit Normalisierung der gestörten Organfunktion durch Aktivierung der vegetativen Reflexe von allen Gewebsschichten zum Viszerotom.
Ausführung: Vibrieren mit einem Finger auf der betreffenden Stelle.

- **Behandlung von Narben**

Behandlungsziel: Normalisierung der Sensibilität und Trophik des Narbengewebes, um die Narbe als Störfeld und pathogenen Faktor im kutiviszeralen Reflexkreis zu eliminieren.
Ausführung: Engmaschiges intrakutanes Anhaken rund um die Narbe mit einer dünnkalibrigen Spritzenkanüle.

- **Behandlung von zentralnervösen Strukturen**

Behandlungsziel: Steigerung der Durchblutung in der unteren Extremität.
Ausführung: Der Th. arbeitet sich bei entspannter Bauchmuskulatur mit steilgestellten Fingern etwa in Höhe des Bauchnabels unter schaufelnden Bewegungen bis zum Grenzstrang (neben den Wirbelkörpern) vor und massiert diesen leicht, bis der Patient ein Hitzegefühl im betreffenden Bein verspürt.

- **Behandlung von Koliken und Anfällen**

Behandlungsziel: Sofortiges Kupieren von Asthma- oder Migräneanfällen sowie Nieren- oder Gallenkoliken.
Ausführung: Unabhängig von Tastbefund wendet der Th. in der betreffenden Organzone bestimmte Griffe an, die reflektorisch die momentane Überfunktion des Organs normalisieren.

Cave

Die Behandlung von Koliken und Anfällen sollte nur von in Manueller Segmenttherapie (MST) ausgebildeten Th. vorgenommen werden. Am Tag nach dem Anfall ist unbedingt ein Tastbefund zu erheben und entsprechend zu behandeln.

3.14.4.7 Evidenz-/Bewertungslage

Aktuell fehlen wissenschaftliche Untersuchungen, die eine objektive Bewertung des therapeutischen Verfahrens bez. der Evidenz ermöglichen. Zukünftig sind Studien mit hohem Evidenzlevel notwendig, um die therapiezielbezogene Wirksamkeit der Manuellen Segmenttherapie nach Quilitzsch wissenschaftlich zu belegen.

Literatur

3.15 Thermotherapie

Janina Lepsy

3.15.1 Grundlagen

3

Die **Thermotherapie** lässt sich in zwei Bereiche gliedern:
- Wärmeanwendungen (➤ 3.15.2.2),
- Kälteanwendungen (➤ 3.15.2.1).

„**Hydrotherapie** ist die äußerliche Anwendung von Wasser mit dosierten thermischen, mechanischen und fakultativ chemischen Reizen." (Berliner 2007) (➤ 3.15.3). Zur Hydrotherapie gehören einige der ältesten und verbreitetsten Therapieverfahren, die auch in der häuslichen Eigenbehandlung beliebt sind. Zur Hydrotherapie zählen nach Berliner (2007) u. a.:
- Güsse (Kneippsche Güsse) (➤ 3.15.3.1),
- Wickel und Packungen (➤ 3.15.3.2),
- Heiße Rolle (➤ 3.15.3.3),
- Bäder (➤ 3.15.3.4) inklusive
  - Bewegungsbädern (➤ 3.4),
  - Sauna (➤ 3.15.3.4.5),
  - Peloide (➤ 3.15.3.4.6).

In der **Kryo- und Kältetherapie** (➤ 3.15.4) werden unterschiedliche Kälteträger, Kaltluft, Kältekammer, Kältesprays etc. zur lokalen und systemischen Kälteapplikation genutzt (Gutenbrunner 2007).
Auch **Infrarotstrahlung** kann zur Thermotherapie eingesetzt werden. Dabei entsteht auf der Haut (Absorptionsort) Wärme (➤ 3.16.3.2).
Grundsätzlich gilt es, die optimale Maßnahme für den Patienten auszuwählen. Der Th. differenziert anhand der diagnostischen Indikation, dem Alter, der Konstitution und dem Allgemeinzustand des Patienten, mit welchem Therapiemittel das individuelle Therapieziel optimal erreicht werden kann. Dabei sind Hautbeschaffenheit, Thermoregulationsfähigkeit, subjektive Kälte-Wärme-Toleranz und eventuelle Kontraindikationen (➤ 3.15.2.1, ➤ 3.15.2.2) zu berücksichtigen. Anschließend wird eine individuelle Dosierung gewählt (➤ Box).

Dosierung
Die Reizstärke der Thermotherapieverfahren lässt sich über folgende Parameter modifizieren:
- Applikationsfläche,
- Applikationsdauer,
- Temperatur,
- Druck, z. B. hydrostatischer Druck bei Bädern (➤ 3.4.1.2.1), Strahldruck bei Güssen (➤ 3.15.3.1) sowie der Unterwasserdruckstrahlmassage (UWM ➤ 3.15.3.4.3).

Der wichtigste Parameter einer Hydrotherapieanwendung ist die Temperatur des einwirkenden Reizes.

Die Wassertemperatur wird in Verbindung mit dem Temperaturempfinden nach der sog. **Hydrothermoskala** (➤ Tab. 3.15.1) eingeteilt.

Tab. 3.15.1 Wassertemperatur und Temperaturempfinden (nach Cordes 1989).

Temperaturbereich [°C]	Temperaturempfindung
10–15	sehr kalt
16–22	kalt

3

Temperaturbereich [°C]	Temperaturempfindung
23–33	kühl bis lau
34–36	indifferent
37–38	warm
39–40	sehr warm
41–44	heiß

Der **Indifferenzpunkt** der Haut beschreibt die Hauttemperatur, bei der der menschliche Organismus kein Temperaturempfinden aufweist. Die Umgebungstemperatur wird als angenehm empfunden, ohne dass der Körper auf Steuerungsprozesse zur Thermoregulation zurückgreifen muss.
Reizgröße bezieht sich auf die Stärke des einwirkenden Reizes, **Reizfläche** auf die Lokalisation der Anwendung (z. B. Wärmeanwendung auf einer Head-Zone vs. Hautareal ohne Head-Zone (➤ 3.14.2.2.1, ➤ Abb. 3.14.2).
Über die **Dauer** der Anwendung wird das optimale Wirkspektrum des Reizes erzeugt. Zunächst entsteht z. B. bei einer Kälteanwendung eine Gefäßverengung (Vasokonstriktion) und anschließend eine Gefäßerweiterung (Vasodilatation) mit reflektorischer Hyperämie der Haut (➤ 3.15.2.1).

> Zur groben **Orientierung bezüglich der Dauer einer thermischen Anwendung:** Je höher die thermische Stufe des Wassers, umso niedriger die Dauer und Fläche der Anwendung.

Der **hydrostatische Druck** muss bei der Anwendung von medizinischen Bädern (➤ 3.15.3.4) oder im Bewegungsbad (➤ 3.4) berücksichtigt werden. Zusammen mit dem Auftrieb und der Wärmeleitfähigkeit des Wassers bewirkt der hydrostatische Druck physiologische Körperreaktionen, die sich z. B. auf Herzfrequenz und Blutdruck auswirken (➤ 3.4.1.2.1). Daher ist v. a. bei der Anwendung von Bädern bei Patienten mit kardiologischen Erkrankungen Vorsicht geboten. Des Weiteren besteht die Gefahr einer **Orthostase-Reaktion** beim Aussteigen aus dem Wasserbecken, wenn der Umgebungsdruck plötzlich abfällt und das Blut – der Schwerkraft folgend – in den Gefäßen der unteren Extremität versackt. Daher sollte das Wasser im Wannenbad, noch während der Patient in der Wanne ist, abgelassen werden. Grundsätzlich sind auch kalte Güsse zum Abschluss geeignet. Neben der Orthostase-Reaktion ist die veränderte propriozeptive Wirkung im und außerhalb des Wassers im Kontext der **Sturzprophylaxe** (➤ 16.3.4) zu beachten.

3.15.2 Thermoregulation im Körper

Ziel der Thermoregulation ist es, die Körperkerntemperatur bei 37 °C konstant zu halten. Zum Körperkern zählen Brust- und Bauchhöhle, Gehirn und tiefliegende Skelettmuskulatur. Die Temperatur der Körperschale (Haut und Muskulatur) variiert. Hier findet die eigentliche Regulation statt (Weber-Witt 1993).
Die Voraussetzung zur Steuerung bilden die **Thermorezeptoren** als Temperaturfühler. Man unterscheidet:

- Thermoenterozeptoren (messen die Temperatur im Körper),
- Thermoexterozeptoren (kommunizieren über die Haut mit dem Umfeld).

Ist der eingehende Reiz < 36 °C, nimmt der Thermoexterozeptor ihn als Kälte wahr. Steigt die Temperatur des Reizes auf > 36 °C, meldet er Wärme. Um die Intensität der Wärme oder Kälte zu vermitteln, erhöht der Rezeptor seine Entladungsrate progredient zur Reizintensität: Je kälter/wärmer der Reiz, umso höher die Entladungsrate. Umso näher der Reiz bei 36 °C liegt, umso geringer die Entladungsrate. Thermische Reize über 45 °C werden als Schmerz wahrgenommen.

Der Rezeptor reagiert zunächst mit einer dauerhaft erhöhten Entladungsrate, sobald ein Reiz auf die Haut trifft. In Temperaturbereichen zwischen 20–40 °C findet eine Adaptation an die Temperatur statt (Schröder u. Anderson 1995). Die bestehende thermische Einwirkung auf den Körper wird an die Formatio reticularis im Hirnstamm gemeldet. Von hier werden die Mechanismen der Thermoregulation eingeleitet, auf die im Folgenden genauer eingegangen wird.

3.15.2.1 Medizinische Wirkung von Kältereizen

Um dem Absinken der Körperkerntemperatur entgegenzuwirken, greift der Körper auf unterschiedliche Mechanismen der Wärmeproduktion zurück. Zunächst tragen die inneren Organe und der Prozess der Energiebereitstellung im Körper zur Freisetzung von Wärme bei. Die Wärmeproduktion über den Prozess der Energiebereitstellung variiert in Abhängigkeit zu der körperlichen Belastung des Menschen. Die Wärmeproduktion steigt bei vermehrter Muskelaktivität durch körperliche Tätigkeit. Eine Besonderheit der Muskulatur stellt das **reflektorische Muskelzittern** bei sehr kalten Temperaturen dar. Dieser Mechanismus trägt ebenfalls zur Wärmeproduktion bei, kann aber nicht willkürlich gesteuert werden.
Arbeitet man nun mit einem Kälteträger auf der Haut (➤ 3.15.4), macht man sich zwei Eigenschaften von Kälteanwendungen zunutze:

- Zunächst überlagern die Rezeptorimpulse der Thermorezeptoren die der Nozirezeptoren (Schmerzrezeptoren). Es kommt zu einer **verminderten Schmerzwahrnehmung** im Gehirn, basierend auf der Reizleitungsgeschwindigkeit und der Gate-Control-Theorie (➤ 3.5.7.3.3).
- Darüber hinaus kommt es durch Wärmeentzug in der Haut zu einer **lokalen Hypothermie.** In Abhängigkeit von der Konsistenz des Kälteträgers entsteht eine Wärmeleitung zwischen dem Medium Haut und dem Kälteträger. Nutzt man z. B. eine Mischung aus zerstoßenen Eiswürfeln und Wasser, so ist die Wärmeleitung durch das Medium Wasser höher als bei einem herkömmlichen Kühlpack. Die Temperaturdifferenz führt dazu, dass die Wärme der Haut in Richtung des Temperaturgefälles diffundiert (**Konduktion**). Es entsteht der besagte Wärmeentzug in der Haut. Der Vorgang läuft unterschiedlich schnell ab, je nach Größe der Temperaturdifferenz, Fläche des Hautkontaktes und der ursprünglichen Hauttemperatur. Sobald sich die Temperaturen ausgeglichen haben, ist der Prozess abgeschlossen. Der Wärmeentzug führt zu einer Temperaturabsenkung im Gewebe, die von den Thermorezeptoren wahrgenommen wird. Der Organismus beginnt mit der **Gegenregulation.**

Man unterscheidet zwischen einer Sofortreaktion und einer langfristigen Folge. Die **Sofortreaktion** entspricht einer Vasokonstriktion der oberflächlichen Blutgefäße, um dem Wärmeverlust entgegenzuwirken. Die Durchblutung wird zentralisiert, der Stoffwechsel im betroffenen Gewebe wird vermindert. Die Wiedererwärmung der lokalen Region erfolgt zunächst in der Haut, das tiefer gelegene Gewebe erwärmt erst nach mehreren Stunden. Der Körper registriert, dass durch die verminderte Durchblutung ebenfalls die Ernährung im Gewebe verschlechtert ist und die Gefahr der Nekrotisierung besteht. Um diese Zellschäden zu vermeiden, werden die Gefäße weitgestellt und es kommt zu einer vermehrten Durchblutung. Hier spricht man von einer **reaktiven Hyperämie als Spätreaktion** auf die Kälteanwendung.
Diesen physiologischen Prozess kann man nun günstig in der Therapie anwenden, sofern gewisse Grundsätze befolgt werden. Ein Sporttrauma geht meist mit einer großen Schwellung einher. Der erhöhte Druck im Gewebe führt dazu, dass die Ernährung verschlechtert ist und ein O_2-Mangel (Hypoxie) entsteht. Durch die Hypoxie wird eine Azidose (Absinken des pH-Wertes, Übersäuerung) eingeleitet, im Gewebe wird der anaerobe Stoffwechsel gesteigert. Dies hat zur Folge, dass freie Radikale im Gewebe verbleiben. Diese freien Radikale zer-

stören die Zellmembranen und führen zum Zelltod (Nekrotisierung). Um dies zu verhindern, versucht der Körper durch eine Gefäßdilatation, vermehrt O_2 in das Gewebe zu befördern. Dadurch wird die starke posttraumatische Ödembildung verursacht. Schröder und Anderson beschreiben, wie die Kryotherapie (➤ 3.15.4) diesen Mechanismus unterbrechen kann, sofern die u. g. Aspekte im Vorgehen berücksichtigt werden. Der Stoffwechsel im Gewebe reduziert sich um 50 %, sobald die Temperatur um 10 °C abgesenkt wurde. Folglich verringert sich der lokale Energieverbrauch, der O_2-Bedarf ist reduziert und entspricht der bestehenden Hypoxie im geschädigten Areal. Der Körper ist nun nicht mehr gezwungen, die Durchblutung zu steigern und eine Ödembildung kann auf diese Weise vermieden werden. Dennoch folgt eine langfristige Hyperämie, falls die Kälteanwendung zu schnell beendet wird. Die Temperatur darf nicht unter 15 °C gesenkt werden (➤ 3.15.4). Des Weiteren sind kurzfristige und intermittierende Kälteanwendungen posttraumatisch zu vermeiden. Empfehlenswert ist das Vorgehen nach der PECH-Regel (➤ 18.1) (Schröder u. Anderson 1995).

Kältetherapie auf einen Blick

- Physiologie:
  - Innervation der Thermorezeptoren,
  - Thermoregulation des Organismus,
  - Überlagerung der Nozirezeptorimpulse.
- Dosierung (➤ 3.15.1):
  - Aggregatzustand des Kältemediums,
  - Applikationsdauer,
  - Reizfläche,
  - Temperatur.
- Funktion:
  - Schmerzlinderung,
  - Hypothermie mit reaktiver Hyperämie,
  - verminderte Ödembildung,
  - entzündungslindernd.
- Durchführung:
  - Je nach Therapiemittel (z. B. Kältepack, Kaltluft, Eisabreibung) unterschiedlich, i. d. R. kein direkter Hautkontakt bei Eisanwendungen (➤ 3.15.4),
  - PECH-Regel (➤ 18.1).
- Relative Kontraindikationen:
  - Nervenschädigung,
  - Hautschäden.

3.15.2.2 Medizinische Wirkung von Wärmereizen

Zur Regulation bei Wärmereizen wird Wärme über die Haut abgegeben.
Wirkt ein Wärmereiz länger auf den Organismus ein, sinken der Tonus der Blutgefäße und der periphere Gefäßwiderstand, was mit einer **oberflächlichen Vasodilatation** einhergeht. Zusätzlich kommt es zu einer **Tachykardie,** um die Durchblutung der Haut zu steigern. Ist dieser Mechanismus vollständig ausgeschöpft, beginnen die Schweißdrüsen mit der **Schweißproduktion.** Der Schweiß führt auf der Haut zu Verdunstungskälte und somit zur gewünschten Reduktion der Körperschalentemperatur. Arbeitet man mit einem plötzlich eintretenden Heißreiz, kann es zunächst zu einer Vasokonstriktion (und „Gänsehaut") kommen, bevor auch hier eine Vasodilatation eintritt (Schröder u. Anderson 1995).

Die vermehrte Durchblutung der Haut und die gesteigerte Permeabilität ermöglichen einen besseren Stoffaustausch im Gewebe. Darüber hinaus kann mehr Flüssigkeit in das Interstitium gelangen (Ödembildung). Eine besondere Wirkung übt der Wärmereiz bei einer Anwendung in Head-Zonen (➤ 3.14.2.2.1, ➤ Abb. 3.14.2) aus. So können über den cutiviszeralen Reflexbogen innere Organe beeinflusst werden, z. B. zum Lösen von Gewebespasmen der Organwände. Zentral reduziert die Wärme die Aktivität der Formatio reticularis, die für die Entspannung und das Schlafverhalten des Patienten zuständig ist. Es werden ein besseres Schlafverhalten und eine allgemeine psychische Entspannung beobachtet (ebd.).

Grundsätzlich unterscheidet man bei einem Wärmereiz zwischen:

- **Wärmestrahlung:** Sog. trockene Wärme; es besteht kein direkter Kontakt zwischen dem Wärmemedium, z. B. einem Infrarotstrahler (➤ 3.16.3.2), und der Haut; Erwärmung über elektromagnetische Strahlung (➤ 3.16.3).
- **Wärmeleitung:** Direkter Hautkontakt des Wärmemediums; Wärmeleitung besteht solange, bis sich die Temperaturdifferenz zwischen Wärmemedium und Hautregion ausgeglichen hat; Bsp.: Fangopackung (➤ 3.15.3.2).

Wärmetherapie auf einen Blick

- Physiologie:
  - Vasodilatation mit lokaler Hyperämie,
  - Reduktion des peripheren Gefäßwiderstands und -tonus,
  - gesteigerte Permeabilität,
  - Reduktion der Aktivität der Formatio reticularis,
  - Beeinflussung von Head-Zonen (➤ 3.14.2.2.1).
- Dosierung (➤ 3.15.1):
  - Wärmemedium,
  - Applikationsdauer,
  - Applikationsfläche,
  - Temperatur.
- Funktion:
  - Verbesserter Stoffaustausch,
  - Optimierung des Muskeltonus,
  - verbessertes Schlafverhalten,
  - allgemeine psychische Entspannung (➤ 3.3),
  - Reduktion viszeraler Spasmen.
- Nachteil:
  - Vermehrte Ödembildung.
- Kontraindikation:
  - Pathologisch gesteigerter Stoffwechsel,
  - akute Entzündungen,
  - postoperative oder traumatische Ödeme/Hämatome,
  - offene Wunden,
  - Einnahme von Antihistaminika (➤ 1.5.9.5).

3.15.3 Hydrotherapie

Im Folgenden werden häufig angewendete Verfahren der Hydrotherapie beschrieben.

Behandlungsgrundsätze in der Hydrotherapie:

- Durchführung in auf ca. 25 °C temperiertem Raum, keine Zugluft;
- Anwendung stets bei warmem Körper vornehmen.
- Livide Hautverfärbung ist ein Abbruchkriterium.
- Nachruhe ist empfohlen.
- Das subjektive Wohlbefinden des Patienten steht während der gesamten Anwendung im Vordergrund.

3.15.3.1 Güsse

Ziele von (Kneippschen) Güssen sind Abhärtung und Gefäßtraining bei einem physiologisch gesunden Gefäßzustand. Sie können angewendet werden als

3

- allgemeine Güsse:
  - Flachgüsse,
  - Wechselgüsse,
- Druckstrahlgüsse.

■ Allgemeine Güsse

Der **Flachguss** wird mit einem Haut-Düsen-Abstand von 20–25 cm durchgeführt. Der Patient steht bei allen Güssen auf einem erhöhten Holzgitter, um das Auskühlen der Füße zu verhindern. Das Schlauchende hält der Th. senkrecht nach oben; der Wasserstrahl verläuft nun aufsteigend, sog. **Kletterhaltung.** Der Wasserdruck wird so dosiert, dass der sich bildende Wasserbogen etwa die Höhe eines senkrecht ausgerichteten Handtellers erreicht. Trifft der Wasserstrahl auf die Haut, umschließt das Wasser die Hautoberfläche wie ein Mantel. Die Wassertemperatur soll **brunnenkalt** (ca. 8–11 °C) temperiert sein. Der Guss wird nun so oft wiederholt, wie der Patient die kalte Temperatur toleriert oder bis ein Schmerzempfinden einsetzt. Entsteht eine zyanotische Hautverfärbung, wurde der Guss zu lange vollzogen und muss abgebrochen werden. Die angestrebte Reaktion des Gewebes ist eine sichtbare Hyperämie und ein subjektives Wärmeempfinden des Patienten (Scheinkofer 2011).

Behandlungsschema: Jeder Guss beginnt nach der Grundregel: Distal vor proximal, rechts vor links und außen vor innen. Bsp.: Am Malleolus lateralis rechts wird an der lateralen Beinkante aufwärts geführt, an der medialen Beinkante wieder abwärts und ventromedial am linken Fuß beendet. Abschließend wird das Wasser abgestreift und warme Kleidung angezogen. Zusätzlich können leichte Bewegungsübungen durchgeführt werden.

Vornehmlich unterscheidet man zwischen
- Beinguss,
- Armguss,
- Gesichtsguss,
- Vollguss.

Cave

Wird ein Vollguss durchgeführt, muss zunächst die Herzregion mit dem kalten Wasser befeuchtet werden, um mögliche Komplikationen zu vermeiden.

Bei einem **Wechselguss** wird zwischen einer warmen und einer kalten Wassertemperatur gewechselt, wobei die Wärmeanwendung die längere Zeitspanne einnehmen soll. Ein Wechselguss dient der besseren Wiedererwärmung.

■ Druckstrahlguss

Der Druckstrahlguss ist auch als **Blitzguss** bekannt und bedarf einer speziellen Apparatur, um einen Druck bis zu 3 bar zu erzeugen. Er unterscheidet sich von den allgemeinen Güssen in seinem Wirkmechanismus: Bei den Druckstrahlgüssen wirkt in besonders hohem Maße zusätzlich zum thermischen ein mechanischer Reiz. Die Reizkombination soll eine Überwärmung und Detonisierung des behandelten Gewebes bewirken. Der Wasserstrahl wird aus ca. 3 m Entfernung senkrecht auf den Körper gerichtet (Scheinkofer 2011).

3.15.3.2 Wickel

Ein Wickel bezeichnet die Umwicklung eines Körperabschnitts im ganzen Umfang:
- **Packungen:** Der gesamte Körper wird umwickelt oder der Wickel wird mit einem Wärmeträger verbunden.
- **Auflagen:** Kleinere, einseitige Wickel.
- **Kompressen:** Sehr kleine Auflagen.

Ein Wickel besteht aus drei Lagen:

- Das **innen liegende Tuch:** Das eigentliche therapeutische Mittel; es sollte aus Leinen oder Baumwolle bestehen und eine starke Saugfähigkeit besitzen. Über seine Temperatur und Feuchtigkeit wird der Reiz des Wickels definiert.
- Das **Zwischentuch:** Es überlagert das Innentuch zu allen Seiten und sollte aus Baumwolle bestehen.
- Die **äußere Schicht:** Eine Wolldecke oder auch eine Bettdecke, sofern der Patient im Bett gewickelt wird.

Grundsätzlich soll jede Schicht sehr eng gewickelt werden, sog. **Zug-Gegenzug-Prinzip,** um den Wickel optimal anzulegen. Vor dem Wickeln sollte die lokale Region gut durchblutet sein. Abgeschlossen wird der Prozess mit einer **Nachruhe,** zu der der Patient vorher nicht abgetrocknet wird.

■ Kalte Wickel

Kalte Wickel unterteilt man anhand ihrer Wirkweise in drei Gruppen:

- Wärmeentziehende Wickel,
- wärmestauende Wickel,
- schweißtreibende Wickel.

Wärmeentziehende Wickel wendet man nur in kleinerer Größenordnung an. Hierzu wird das Innentuch nur leicht ausgewrungen und angelegt. Durch den hohen Flüssigkeitsgehalt hat man eine bessere Wärmeleitfähigkeit. Es kommt zu einem Streben nach Temperaturausgleich und dem Körper wird die überschüssige Wärme entzogen. Ist der Wickel nicht mehr als starker Kältereiz wahrzunehmen, muss er neu angelegt werden. Der wärmeentziehende Wickel findet daher Anwendung bei Fieber oder Entzündungen. Bei **wärmestauenden Wickeln** wird das Innentuch verstärkt ausgewrungen. Der Kältereiz ist nur reduziert vorhanden. Ihre Liegedauer beträgt eine Stunde. Das Innentuch erwärmt sich schnell, aber es soll zu keiner Schweißbildung kommen. Der kurze und milde Kältereiz führt zu einem vermehrten Stoffwechsel und wirkt sich positiv auf das Schlafverhalten aus. Er hat eine vagotone Wirkung. Ein **schweißtreibender Wickel** wird vollständig ausgewrungen, seine Liegedauer beträgt zwei bis drei Stunden. Aufgrund des starken Wärmestaus und der eingeschränkten Verdunstung kommt es zu einer deutlichen Schweißproduktion. (Schleinkofer 2011).

■ Sonderform: Quarkwickel

Der Quarkwickel ist ein auch von anderen Berufsgruppen (z. B. Hebammen) angewendetes Mittel, um Schwellungen und Entzündungen in ihrem Heilungsprozess zu unterstützen. Hierzu wird Speisequark auf die Haut aufgetragen und mit einem Wickel fixiert. Die Liegedauer beträgt ungefähr dreißig Minuten, bis der Quark getrocknet ist.

3.15.3.3 Heiße Rolle

Die Methode der Heißen Rolle ist eine Reflextherapie (Head-Zonen ➤ 3.14.2, ➤ Abb. 3.14.2) und kann den heißen Kompressen zugeordnet werden. Man benötigt zwei Frottierhandtücher, die zunächst über die Längsseite einmal gefaltet werden. Die gefalteten Handtücher werden in Form eines Trichters straff aufgerollt. In diesen Trichter wird ein Liter kochendes Wasser gegossen. Ist die Rolle gut gewickelt, tritt kein Wasser nach aus und die Rolle beginnt, sich an ihrer Spitze und im Inneren zu erwärmen. Nun kann mit der Spitze tupfend auf der Haut gearbeitet werden. Der plötzliche Hitzereiz führt zu einem hellroten Erythem, das bis zu zwei Stunden anhalten kann. Das Ablaufschema entspricht dem der Reflextherapie. Ist der äußerste Bereich der Handtuchrolle bereits abgekühlt, wird das Handtuch immer weiter abgerollt. Vorteil der Methode ist ihr geringer Aufwand in der Umsetzung sowie die hohe reflektorische Wirkung.

3.15.3.4 Bäder

3.15.3.4.1 Grundlagen

In der PT werden Bäder nur sehr ausgewählt angewendet. Das Wasser für Teil- und Vollbäder muss pro Patient erneuert und die Wanne nach jeder Anwendung hygienisch aufbereitet werden (➤ 1.5.2.2).
Neben dem thermischen Reiz (➤ Tab. 3.15.1) können medizinische Zusätze (Arzneibäder), elektrische (Stangerbad ➤ 3.16.1.2.1) oder mechanische (➤ 3.15.3.4.3) Reize verwendet werden. Medizinische Bäder können als Teilbad in der Arm- und/oder Beinwanne oder als Vollbad durchgeführt werden. Eine Besonderheit stellt der einwirkende hydrostatische Druck auf den eingetauchten Körper dar (➤ 3.15.1, ➤ 3.4.1.2.1).

Cave

Vor der Anwendung von Bädern sind Kontraindikationen (➤ 3.15.2.1, ➤ 3.15.2.2) abzuklären, da sich u. a. der einwirkende **hydrostatische Druck** negativ auswirken könnte. Zudem kann es zu einer **Orthostase-Reaktion** beim Verlassen der Wanne kommen (➤ 3.15.1).

3.15.3.4.2 Wassertreten

Eine weit verbreitete und oft angewendete Form des kalten Teilbades ist das Wassertreten. Es kann auch als Schneetreten oder Tautreten im Gras durchgeführt werden. Der Patient läuft dabei durch ein auf 5 °C temperiertes Wasserbecken, bis die Kälte aufgrund der reflektorischen Hyperämie der Beine als Wärme empfunden wird. Die Beine werden bei jedem Schritt einmal vollständig aus dem Wasser herausgehoben. Das Wassertreten wird beendet, sobald die gewünschte leicht rötliche Färbung der Haut eintritt. Wassertreten wird zur Abhärtung, Förderung der Zirkulation, bei trägen Beinen und als Gefäßtraining eingesetzt. Patienten mit Krampfneigung in den Waden sollten von dieser Therapieform Abstand nehmen. Vor und nach der Maßnahme muss eine gute Erwärmung der Füße gewährleistet sein.

3.15.3.4.3 Unterwasserdruckstrahlmassage (UWM)

Die UWM besteht aus der Kombination eines Vollbades mit einer Unterwasserdruckstrahlmassage. Zur Dosierung variiert man den Haut-Düsen-Abstand, den Wasserstrahldruck, die Düsengröße und den Einstrahlwinkel. Der Haut-Düsen-Abstand beträgt üblicherweise ca. 5–10 cm. Der Wasserstrahldruck sollte so eingestellt werden, dass eine blasse Delle umgeben von einem leichten roten Ring erzeugt wird. Der rote Ring entsteht durch die Verdrängung des Blutes aus dem oberflächlichen Venensystem. Die Düsengröße bestimmt die Tiefenwirkung der Anwendung. Wählt man eine kleinere Größe, erhält man einen punktförmigen, tiefenwirkenden Strahl. Nutzt man eine größere Düse, entsteht ein großflächiger Strahl mit entsprechender Oberflächenwirkung. Zusätzlich kann der Einstrahlwinkel variiert werden. Eine Wirkung analog der Bindegewebsmassage (➤ 3.14.2) wird erzielt, wenn das Wasser in einem Winkel von 10° auf die Hautoberfläche auftrifft. Es können auch medizinische Zusätze in das Badewasser gegeben werden (➤ 3.15.3.4). Insgesamt erstreckt sich die Anwendung über 20 Minuten und wird mit einem kalten Guss (➤ 3.15.3.1) sowie der Nachruhe abgeschlossen.

3.15.3.4.4 Bewegungsbad

Eine Auswahl an verschiedenen Therapieverfahren im Bewegungsbad wird in ➤ Kapitel 3.4 beschrieben.

3.15.3.4.5 Sauna

Als Sauna bezeichnet man ein trockenes bis heißes Raumluftbad. Es kann daher auch den Bädern zugeordnet werden (Berliner 2007). Saunieren dient der Reinigung durch Abtransport von Stoffwechselendprodukten und zur Abhärtung. Es erfolgen abwechselnd heiße und kalte Intervalle. Die Pulsfrequenz und das Herzminutenvolumen werden im heißen Intervall deutlich gesteigert. Es erfolgt die Thermoregulation (➤ 3.15.2.2). Der periphere Gefäßwiderstand sinkt. Die Durchblutung der Haut und die Schweißbildung steigen.

> **Wasser- und Elektrolytverlust:** Durch die Schweißbildung können zwischen 400–800 ml Wasser abgegeben werden. Der Sauna-Badende sollte diesem Wasser- und Elektrolytverlust (v. a. Kalium) entgegenwirken, um einem Kreislaufversagen vorzubeugen. Trinkwasser sollte immer in Reichweite sein und bereits getrunken werden, bevor das Durstgefühl einsetzt.

Der Aufenthalt in der Sauna sollte 10–15 Minuten betragen. Je nach gewünschter Intensität kann der Saunierende i. d. R. unterschiedliche Kabinen mit Temperaturen von 60 bis 110 °C sowie einen tieferen oder höheren Sitzbereich wählen. Liegen ist möglich, die letzten Minuten vor dem Verlassen der Sauna sollten aufgrund der orthostatischen Reaktion (➤ 3.15.1) im aufrechten Sitz verbracht werden. Im Anschluss folgt direkt eine kalte Anwendung. Klassisch erfolgt ein Vollguss (➤ 3.15.3.1). In den Einrichtungen gibt es zudem vielfältige Möglichkeiten, wie Eisbecken, Eisabreibung, Regendusche oder Eimerdusche. Wichtig ist es, dass auch der Kopf in die Kälteanwendung (➤ 3.15.4) mit einbezogen wird. Die Kälteanwendung führt zur Pulsreduktion und zum Anstieg des diastolischen Blutdrucks (➤ 3.15.2.1). Vollzieht man Wärme- und Kälteanwendung im stetigen Wechsel, werden Vasomotorik und Infektresistenz optimiert. Anschließend können ein warmes Fußbad und eine verlängerte Ruhephase, in der das Auskühlen verhindert werden muss, angeschlossen werden.

■ **Indikationen**
- Beschwerdebilder der oberen Atemwege,
- chronisch-entzündliches und degeneratives Rheuma,
- Myalgien,
- pAVK (wenn toleriert),
- psychische Beschwerden,
- Stressbelastungen.

■ **Kontraindikationen**
- Akute Infekte,
- Fieber,
- akute Entzündungen,
- Lip- und Lymphödeme,
- posttraumatische Schwellungen,
- relativ: Herz-Kreislauferkrankungen.

Grundlegend sollte jeder Anwender seinen Saunagang individuell an seinen aktuellen Gesundheitszustand anpassen. Besteht Unsicherheit, sollte vor dem Saunieren Rücksprache mit dem Arzt gehalten werden.

3.15.3.4.6 Peloide

Peloide (Pelos griech. für „Schlamm") werden den feuchten Wärmeanwendungen teilweise auch der **Balneotherapie** zugeordnet. Sie verfügen über einen sehr langanhaltenden Wärmespeicher. Man kann sie lokal als Packung oder als Bad anwenden.

Peloide werden in organische und anorganische Stoffe untergliedert. Bsp. sind Fango-Schlamm, Heilerde und Moor. Häufig sind die Substanzen mit Paraffinwachsen aufbereitet. Zum Beispiel wird gemahlenes Vulkangestein (Fango)

mit Paraffinwachs vermischt (sog. **Parafango-Packung**). Dies erleichtert die Sterilisation der Substanz im Fangoofen und somit die Wiederverwendung (➤ 1.5.2.2).
Peloide wirken tonussenkend auf Muskulatur, kontraktile und inerte Strukturen sowie über den cutiviszeralen Reflexbogen auf innere Organe.

3.15.4 Kryotherapie

Es gibt verschiedene Arten der **Eisanwendungen.** Die gängigsten Methoden sind:

- Kühlpacks,
- Einmalkältepackungen,
- Eismassagen,
- Eissprays.

Die Kältetherapie (z. B. Kältekammer, Kaltluft) ist von der Kryotherapie abzugrenzen und wird hier zur Vervollständigung lediglich erwähnt.

Cave

Der direkte Kontakt zwischen Kälteträgern (z. B. Kühlpacks, Einmalkältepackung, Kältespray) und der Haut sollte vermieden werden. Es besteht die Gefahr der lokalen Unterkühlung und Schädigung des Gewebes.

Kühlpacks bestehen aus einer Silikonmasse, die bei Lagerung in einem Gefrierschrank auf –15 °C herunterkühlt. Um Kälteschäden zu vermeiden, wird zwischen Haut und Kühlpack ein Tuch gelegt (➤ Box). Mit einem Gurt wird das Verrutschen verhindert. Die Vorteile von klassischen Kühlpacks bestehen darin, dass sie langanhaltend kühlen, leicht hygienisch sauber zu halten (➤ 1.5.2.2) und wiederverwendbar sind. Einige Produkte lassen sich auch erwärmen und zur Wärmeanwendung nutzen. Nachteil der Kühlpacks ist, dass sie stets in einem Gefrierschrank zu lagern sind, um sie im Bedarfsfall unverzüglich nutzen zu können. Die **Einmalkältepackung** ist ein mobiler Kälteträger. Dieser mit Flüssigkeit gefüllte Plastikbeutel enthält ein festes Plättchen. Drückt oder knickt man dieses Plättchen, kühlt die Packung in wenigen Sekunden ab. Nachteilig ist, dass die Packungen nach der Anwendung entsorgt werden müssen. Kryotherapie sollte in Form einer Packung verabreicht werden, da sie die deutlichste Wirkung auf die Druckschmerzhaftigkeit hat, insbesondere am ersten postoperativen Tag (Wolf 2005).
Eismassagen oder Eisabreibungen werden oft im Leistungssport angewendet. Hierzu werden Eiswürfel in einen Beutel gepackt, der anschließend über die Haut gerieben wird. Besser handhaben lässt sich ein sog. **Eislolly.** Dafür kann in der häuslichen Anwendung Wasser mit einem Mundspatel als Griff in einem Joghurtbecher eingefroren werden. Eine Eisabreibung sollte immer in Kombination mit durchblutungssteigernden Maßnahmen (z. B. kurze Phasen mit Bewegungsübungen) durchgeführt werden. Oder es wird zwischen Strichführungen mit dem Eislolly und kurzen Abreibungen mit einem Handtuch abgewechselt. Um einen schnelleren Wärmeentzug aus der Haut zu erzielen, wird z. B. im Sport mit **crushed ice** (zerstoßenes Eis, das im Verhältnis 30 zu 70 mit Wasser vermischt ist) gearbeitet. Man benötigt für die Anwendung einen Schwamm zur schnellen Applikation auf die Haut.
Kältesprays enthalten Ethylchlorid als Wirkstoff. Zur Behandlung z. B. von Triggerpunkten (➤ 3.5.8) soll die Applikation langsam (ca. 10 cm/s) und mit max. drei Wiederholungen erfolgen. Eine **Kryoanalgesie** ist auch vor dem Hintergrund möglicher Geschwürbildungen zu vermeiden. (Pöntinen et al. 2007)

3.15.5 Evidenz-/Bewertungslage

Um größtmögliche Aktualität in der Print- und Online-Version zu gewährleisten, stehen Informationen zu aktuell vorliegenden Studien im Online-Zusatzmaterial (➤ QR-Code) zur Verfügung.

Evidenzangaben

Literatur

3.16 Elektro-, Ultraschall- und Phototherapie

Andrea Brakutt, Petra Günther

3.16.1 Elektrotherapie

3.16.1.1 Grundlagen in der Elektrotherapie

Erläuterungen zu ausgewählten Begriffen folgen in alphabetischer Reihenfolge:

■ **Applikationsformen**

- **Monopolare Reizung:** Es werden zwei unterschiedlich große Elektroden verwendet. Dabei ist die größere Elektrode indifferent und die kleinere different (Wirkelektrode). Je kleiner die differente Elektrode ist, umso höher ist die Wirkung. Daher richtet sich die Dosierung nach der Wirkelektrode.
  - Direkt monopolare Reizung: Eine Elektrode wird auf dem Muskelreizpunkt appliziert (i. d. R. Kathode), die zweite Elektrode im versorgenden Nervenverlauf (i. d. R. Anode). Diese Applikationsform eignet sich bei kleinflächigen Muskeln.
  - Indirekt monopolare Reizung: Eine Elektrode wird auf dem Nervenreizpunkt appliziert (i. d. R. Kathode), die zweite Elektrode im versorgenden Nervenverlauf (i. d. R. Anode).
- **Bipolare Reizung:** Es werden zwei gleichgroße Elektroden verwendet.
  - Direkt bipolare Reizung: Beide Elektroden werden im Muskelverlauf angebracht. Dabei wird eine Elektrode am Muskelursprung (i. d. R. Anode) und die zweite Elektrode am Muskelansatz (i. d. R. Kathode) platziert. Voraussetzung dieser Applikationsform ist, dass der zu behandelnde Muskel großflächig genug ist.
- **Tripolare Reizung** (drei gleichgroße Elektroden).
- **Tetrapolare Reizung** (vier gleichgroße Elektroden).
- **Längsdurchflutung:**
  - Aufsteigend (Kathode – kranial, Anode + kaudal) → erregbarkeitssteigernde Wirkung,
  - absteigend (Anode + kranial, Kathode – kaudal) → erregbarkeitsdämpfende, beruhigende Wirkung.
- **Querdurchflutung:** Medial und lateral des Gelenks oder paravertebral an der WS. Die Querdurchflutung erzielt im Vergleich zur Längsdurchflutung eine hohe Tiefenwirkung und wirkt sich auf alle Gewebe im Durchströmungsgebiet aus, z. B. Knorpelgewebe.

■ **Elektrodenzwischenlagen**

Elektrodenzwischenlagen werden zwischen Elektrode und Haut gelegt, um chemische Vorgänge direkt auf der Haut zu vermeiden. Anderenfalls wären Verätzungen der Haut möglich:

- Laugenverätzung unter der Kathode (Kolliquationsnekrose),
- Säureverätzung unter der Anode (Koagulationsnekrose).

Durch die Befeuchtung der Epidermis wird zudem der Hautwiderstand geringer. Meistens werden Viskoseschwämme als Elektrodenzwischenlagen verwendet, aber auch andere Textilien (z. B. Frotteestoff) können eingesetzt werden. Schaumgummi ist hingegen als Elektrodenzwischenlage ungeeignet, da die Poren bei diesem Material in sich abgeschlossen sind und somit die Stromleitfähigkeit verringern.
Die Elektrodenunterlage sollte größer sein als die Elektrode, damit auch bei kleinen Verschiebungen kein direkter Kontakt der Elektroden mit der Haut entsteht. Die Dicke der Elektrodenzwischenlagen richtet sich nach der Behandlungszeit. Bei längerer Behandlungszeit sollte sie bis zu 1 cm betragen, damit die Zwischenlage über die gesamte Behandlung hinweg ausreichend Feuchtigkeit binden und alle Elektrolyseprodukte aufnehmen kann.
Die Elektroden müssen am Körper des Patienten sicher befestigt werden. Als Hilfsmittel können dazu Fixierbänder (z. B. Lochgummi- oder Klettbänder) oder Sandsäcke dienen. Die Elektroden können allerdings auch ohne Hilfsmittel manuell oder durch das Eigengewicht des Patienten fixiert werden. Für die Applikation im Nacken- und Gesichtsbereich können Klebe-Elektroden (Einmalelektroden) eingesetzt werden.

Für die **Auswahl der richtigen Elektrodenzwischenlagen** sollte auf folgende Eigenschaften geachtet werden:

- Ausreichende Größe/Fläche,
- ausreichende Dicke,
- ausreichende Feuchtigkeit (tropfnass) für eine gute Stromleitfähigkeit,
- ausreichend durchlässige Poren für eine gute Stromleitfähigkeit,
- Hygiene der Schwämme (➤ 1.5.2.2):
  - Schwämme über Nacht in Desinfektionslösung lagern.
  - Schwämme am Tag in Leitungswasser aufbewahren.

■ **Elektrolyse**

Die durch elektrischen Strom hervorgerufene Zersetzung chemischer Substanzen (z. B. Natriumchlorid) wird als Elektrolyse bezeichnet. Die Ionen wandern dabei nach Anlegen der Spannung zu den Elektroden (Kationen zur Kathode und Anionen zur Anode). Ab einer Impulsdauer von mind. 0,1 ms bilden sich Elektrolyseprodukte. Dabei kommt es unterhalb der Kathode zur Laugenbildung (Natriumhydroxid, Kolliquationsnekrose), während unterhalb der Anode Säuren (Salzsäure, Koagulationsnekrose) entstehen.

■ **Elektromagnetismus**

- Elektromagnet: Magnetfeld um einen stromdurchflossenen Leiter.
- Elektromagnetische Induktion: Elektrischer Strom entsteht in einem Leiter, wenn dieser in ein sich änderndes Magnetfeld gerät (➤ 3.16.1.4).

■ **Erregungsgesetz, polares**

Das polare Erregungsgesetz nach Pflüger (von 1856; Pflüger-Gesetz, sog. Zuckungsgesetz) gilt für Gleichstrom (Stromformen s. u.). Es besagt, dass beim Schließen und Öffnen eines Stromkreises Muskelkontraktionen ausgelöst werden können, sofern die Stromstärke hoch genug ist.

- Die Erregung beim Schließen eines Stromkreises geht von der Kathode aus: Es erfolgt die **Kathodenschließzuckung** (KSZ).
- Die Erregung beim Öffnen eines Stromkreises geht von der Anode aus: Es kommt zur **Anodenöffnungszuckung** (AÖZ).

Es liegen u. a. folgende Vorgänge zugrunde:

- Unter der **Kathode** wird das Ruhepotenzial durch die negative Spannung gesenkt (**Depolarisation**): Bereits ein geringer Reiz reicht aus, um ein Aktionspotenzial (und somit eine Kontraktion) auszulösen (Katelektrotonus).
- Unter der **Anode** wird das Ruhepotenzial durch die positive Spannung erhöht (**Hyperpolarisation**): In der Folge sind die Zellen schwer erregbar. Um eine Kontraktion auszulösen, ist ein stärkerer Reiz nötig (Anelektrotonus).

■ **Frequenz**

Die Frequenz gibt bei Wechselstrom (Stromformen s. u.) die Anzahl der Perioden pro Sekunde (Hertz) an. Bsp.: Frequenz der Haushaltswechselspannung in Deutschland beträgt 50 Hz (also 50 Perioden pro Sekunde).

Die verwendete Frequenz beeinflusst die Elektrotherapieverfahren.

Gemäß ihrer Frequenz und der sich daraus ergebenden völlig unterschiedlichen Wirkung wird zwischen folgenden Bereichen unterschieden:

- Niederfrequenz: Impulsströme mit einer Frequenz zwischen 1–1.000 Hz (➤ 3.16.1.2),
- Mittelfrequenz: Reizströme mit einer Frequenz zwischen 1.000–100.000 Hz (➤ 3.16.1.3),
- Hochfrequenz: Elektromagnetische Schwingungen ab einer Frequenz von 100 kHz (➤ 3.16.1.4).

Unterschiede zwischen Nieder- und Mittelfrequenztherapie sind in ➤ Tab. 3.16.1 aufgeführt.

Tab. 3.16.1 Unterschiede zwischen Nieder- und Mittelfrequenztherapie.

	Niederfrequenz	Mittelfrequenz
Frequenzbereich	Frequenzbereich: 0–1.000 Hz Therapiebereich: 0–100 Hz	Frequenzbereich: 1–300 kHz Therapiebereich: 1–100 kHz
Polarität	polar/biphasisch	apolar
Tiefenwirkung	oberflächlich (Rötung im Behandlungsgebiet)	tief
Stromgefühl	intensiv	angenehm
Nachregulierung	kein Nachregulieren bei reizintensiven Strömen (z. B. Galvanisation, Diadynamische Ströme)	Nachregulieren
Wirkbereich	wirkt vornehmlich auf Nervenfasern	wirkt vornehmlich auf Muskelfasern

■ **Leistung, elektrische**

Die elektrische Leistung (P) errechnet sich als Produkt aus elektrischer Spannung (U) und Stromstärke (I) und wird in Watt angegeben (➤ Tab. 3.16.2).

■ **Leiter, elektrische**

Ein elektrischer Leiter ist ein Medium, das frei bewegliche Ladungsträger besitzt und dadurch den Transport geladener Teilchen (Stromfluss) ermöglicht. Allerdings setzt jeder elektrische Leiter dem Stromfluss einen gewissen Widerstand entgegen, der von der Länge, der Querschnittsfläche und dem spezifischen Widerstand des Materials abhängt. Dabei steigt der Widerstand, je länger und dünner der Leiter ist. Während gut leitendes Material einen geringen spezifischen Widerstand aufweist, bestehen Isolatoren aus einem Material mit hohem spezifischen Widerstand.

Unterschieden werden:

- **Leiter erster Ordnung:** Sie bestehen aus Metall (z. B. Kupfer) und verändern sich während des Stromflusses nicht (sog. feste Leiter); Leitung durch Elektronenfluss in Richtung des positiven Pols.
- **Leiter zweiter Ordnung:** Es handelt sich um Elektrolyte. Zu den Leitern zweiter Ordnung zählen u. a. Flüssigkeiten und das menschliche Körpergewebe. Der Ladungstransport findet durch die Bewegung von Ionen statt:
  - Die positiv geladenen Ionen (Kationen) werden vom negativen Pol (Kathode),
  - die negativ geladenen Ionen (Anionen) vom positiven Pol (Anode) angezogen.

Daneben gibt es **Nichtleiter.** Sie bestehen aus Materialien, die keine beweglichen Ladungsträger enthalten. Sie werden als Isolatoren eingesetzt.

Maßeinheiten

In ➤ Tab. 3.16.2 sind für die Elektrotherapie relevante Maßeinheiten zusammengefasst.

Tab. 3.16.2 Für die Elektrotherapie relevante Maßeinheiten.

Bezeichnung	Formelzeichen	SI-Einheit	
elektrische Spannung	U	V	(Volt)
Stromstärke	I	A	(Ampere)
elektrischer Widerstand	R	Ω	(Ohm)
elektrische Leistung	P	W	(Watt)
Frequenz	f	Hz	(Hertz)
SI-Einheiten: Kurzbezeichnungen nach dem Système International d'Unités, dem Internationalen Einheitensystem.			

Methoden und Therapiemittel der Elektrotherapie

Zuordnung zu den folgenden Therapiebereichen nach dem Frequenzbereich der eingesetzten Ströme:

- Niederfrequenztherapie (➤ 3.16.1.2),
- Mittelfrequenztherapie (➤ 3.16.1.3),
- Hochfrequenztherapie (➤ 3.16.1.4).

Schwellenwerte

Es werden sensible und motorische Schwellenwerte (➤ Tab. 3.16.3) unterschieden.

Tab. 3.16.3 Schwellenwerte in der Elektrotherapie.

Schwellenwerte	Gefühl/Reaktion
sensibel unterschwellig	kein Stromgefühl
sensibel schwellig	gerade spürbares Stromgefühl (Kribbeln oder „Ameisenlaufen")
sensibel überschwellig	deutlich spürbares Stromgefühl, aber nicht unangenehm, kein Brennen oder Stechen
sensibel toleranzschwellig	gerade noch erträglich (**Cave:** IT-Kurve ➤ 3.16.1.5)
motorisch unterschwellig	keine Muskelkontraktion
motorisch schwellig	Minimalzuckung (erste sichtbare oder fühlbare Muskelzuckung)
motorisch überschwellig	ausreichende Kontraktion

Spannung, elektrische
Die elektrische Spannung (Formelzeichen: U, Einheit: Volt) ist die in einem elektrischen Feld zwischen zwei Punkten P1 und P2 auftretende Differenz der an diesen Punkten bestehenden Potenziale.

Spannungsquelle
Eine Spannungsquelle hält eine elektrische Potenzialdifferenz bzw. Spannung zwischen zwei Punkten aufrecht und besitzt zwei Pole (+/–), zwischen denen die von der Quelle vorgegebene Spannung anliegt. Der Pluspol hat gegenüber dem Minuspol ein höheres bzw. positiveres elektrisches Potenzial.

Stromdichte
Die Stromdichte gibt die Stromstärke pro Flächeneinheit der Elektrode an.

Stromformen
Die **Stromformen aus dem Niederfrequenzbereich** werden nach Stromrichtung grob gegliedert:
- Gleichstrom (engl. direct current, DC): Die Elektrizitätsträger im leitenden Medium bewegen sich längere Zeit (> 5 s) in die gleiche Richtung. Konstanter Gleichstrom fließt dabei mit konstanter Stärke (keine Unterbrechungen, Impulse oder Schwankungen). Anwendungsbeispiele: Galvanisation (➤ 3.16.1.2.1), Iontophorese (➤ 3.16.1.2.3).
- Impulsstrom: Gleichstrom mit Unterbrechungen. Anwendungsbeispiel in der Reizstromtherapie: Diadynamische Ströme (DD ➤ 3.16.1.2.4).
- Wechselstrom: Die Ladungsträger wechseln ständig die Richtung, es entsteht eine Sinuskurve. Anwendungsbeispiel: biphasische transkutane elektrische Nervenstimulation (TENS ➤ 3.16.1.2.8).

Therapeutisch genutzt wird **mittelfrequenter Wechselstrom** als
- reiner mittelfrequenter Strom (konstante Intensität, unmoduliert, besitzt keine Schwebungen),
- amplitudenmodulierter Strom (Interferenzstrom-Schwebungsstrom), welcher erst im Gewebe durch Mischung zweier mittelfrequenter Ströme entsteht.

Therapeutische Anwendung elektrischer und magnetischer Wellen mit **Hochfrequenz** werden entsprechend der eingesetzten Wellenlängen definiert, da sich diese in der Wärmewirkung und somit auch im Anwendungsgebiet unterscheiden (➤ 3.16.1.4).

Stromstärke
Das Bewegen der elektrischen Ladungsträger (Ionen oder Elektronen) wird als „elektrischer Strom" bezeichnet. Die elektrische Stromstärke (I) gibt die Stärke dieses Stroms an und wird in Ampere (A) gemessen. Voraussetzung für den Stromfluss ist das Vorliegen einer elektrischen Spannung (s. o.).

Widerstand, elektrischer
Der elektrische Widerstand (R) begrenzt den Stromfluss zwischen den beiden Polen einer Spannungsquelle. Er wird in Ohm angegeben.

3.16.1.2 Niederfrequenztherapie

Anwendung von niederfrequenten Strömen (0–1.000 Hz) zur direkten oder reflektorischen Schmerzbehandlung, neuromuskulären Aktivierung bzw. Hemmung, Schaffung sensorischer Bewegungsbilder sowie zur Beeinflussung der vegetativen Reaktion. In der Therapie wird i. d. R. der Frequenzbereich von 0 Hz (galvanischer Strom) bis ca. 100 Hz genutzt. Die in der Therapie verwendeten niederfrequenten Impulsströme variieren hinsichtlich der Impulsform, Stromintensität sowie Impuls- und Pausendauer, sodass sich verschiedene Stromformen ergeben. Je nach Stromform lassen sich unterschiedliche Wirkungen erzielen, wie z. B. Schmerzlinderung, Durchblutungsförderung oder Muskelreizung, sodass für die verschiedenen Stromformen unterschiedliche Indikationen gelten.

Stromformen

- Faradischer Strom (➤ 3.16.1.2.11):
  - Rechteck- und Dreieckimpulse bis 5 ms Dauer; 40–100 Hz,
  - auch als Schwellstrom einsetzbar,
  - Wirkung: Muskelaufbau bei intakter Innervation der Skelettmuskulatur (z. B. nach Inaktivitätsatrophie).
- Neofaradischer Strom:
  - Rechteck- und Dreieckimpulse mit 1 ms Dauer; 50 Hz,
  - nur als Schwellstrom einsetzbar (andernfalls tetanische Kontraktion),
  - Wirkung: Muskelaufbau bei intakter Innervation der Skelettmuskulatur (z. B. nach Inaktivitätsatrophie).
- Exponentialstrom (➤ 3.16.1.2.10):
  - Dreieckimpulse bis 1 s Dauer, längere Pausendauer,
  - Wirkung: selektive Reizung denervierter Skelettmuskulatur.
- Diadynamischer Strom (nach Bernhard ➤ 3.16.1.2.4):
  - Sinusimpulse mit Gleichstrom unterlagert,
  - Wirkung: Analgesie und Durchblutungsförderung.

Einige Gerätehersteller bieten zusätzlich den Ultrareizstrom (URS) mit einer Frequenz von 182 Hz an. Dabei beträgt die Impulsdauer 0,5 ms und die Pausendauer 5 ms.

Methoden und Therapiemittel

- Gleichstromtherapie:
  - Galvanisation (➤ 3.16.1.2.1),
  - hydroelektrisches Teilbad (als Zwei- oder Vier-Zellenbad),
  - hydroelektrisches Vollbad (Stangerbad ➤ 3.16.1.2.2),
  - Iontophorese (➤ 3.16.1.2.3).
- Niederfrequenz-Impulsstromtherapie (Reizstromtherapie):
  - Diadynamische Ströme (➤ 3.16.1.2.4),
  - Ultrareizstrom nach Träbert (Träbertscher Reizstrom ➤ 3.16.1.2.5; inkl. Modifikationen ➤ 3.16.1.2.6),
  - Mikroampere-Reizstrom (➤ 3.16.1.2.7),
  - transkutane elektrische Nervenstimulation (TENS ➤ 3.16.1.2.8),
  - Hochvolttherapie (➤ 3.16.1.2.9),
  - Exponentialstrom (➤ 3.16.1.2.10),
  - Schwellstrom (➤ 3.16.1.2.11),
  - Myofeedback (➤ 2.4.12),
  - funktionelle Elektromyostimulation.

3.16.1.2.1 Anwendung von Gleichstrom (Galvanisation)

Der galvanische Strom stellt einen Gleichstrom mit einer Frequenz von 0 Hz dar, der keine Aktionspotenziale (fortgeleiteten Erregungen) auslöst.

Wirkprinzip

Wirkungen an den Elektroden bei Anwendung von Gleichstrom:

- Anode:
  - Dämpfende Wirkung,
  - Ödemresorption,
  - Zellmembranverdichtung,
  - Eiweißgerinnung,
  - Säurebildung (Anionen sammeln sich hier an, solange der Strom fließt).
- Kathode:
  - Anregende Wirkung,
  - Flüssigkeitsansammlung,
  - Zellmembranauflockerung,

- Eiweißverflüssigung,
- Laugenbildung (Kationen sammeln sich hier während des Stromflusses an).

Nach Beendigung des Stromflusses kommt es zum Ladungsausgleich im Körper. Der Körper ist bestrebt, wieder ein Gleichgewicht herzustellen.

Wirkungen im Körper:

- Hyperämie (Hautrötung):
  - Unter beiden Elektroden,
  - bis zu einem Tag nach der Behandlung noch sichtbar,
  - ausgelöst durch Histamin.
- Analgesie im durchflossenen Gewebe, v. a. unter der Anode.
- Förderung von Heilungsprozessen bei
  - Hautulzera,
  - sekundär heilenden Wunden,
  - Knochenbrüchen (Beschleunigung der Heilung v. a. unter der Anode),
  - komplexes regionales Schmerzsyndrom Typ 1 (Stadium II, III; CRPS I ➤ 8.4.13.1).
- Muskelrelaxierende Wirkung bei absteigender Längsdurchflutung (Anode proximal, Kathode distal).
- Vorbehandlung von Paresen und Lähmungen durch aufsteigende Galvanisation (Anode distal, Kathode proximal).

Behandlungsprinzipien

Cave

Bei der Galvanisation kommt es zu großer, sehr belästigender Reizbildung. Das Stromgefühl ist unterschiedlich – Dosierungsrichtlinien müssen beachtet werden.
Der Patient muss instruiert werden, Empfindungen während der Behandlung unter den Elektroden sofort zu melden: z. B. Brennen, Schmerzen, stärkeres Wärmegefühl.
Der Th. muss zu jeder Zeit in Ruf- oder Sichtweite sein.

Die maximale Gesamtintensität muss – ggf. in Bezug auf die Wirkelektrode (kleine Elektrode ➤ 3.16.1.1 Applikationsformen) – berechnet werden. Bsp.: Bei Elektroden mit einer Fläche von 21 cm^2 ergibt sich eine Intensität von 0,2 mA × 21 cm^2 = 4,2 mA cm^2.
Die Dosierung richtet sich nach den Krankheitsstadien (➤ Tab. 3.16.4).

Tab. 3.16.4 Dosierung des Gleichstroms in Abhängigkeit des Krankheitsstadiums.

Akute Krankheitsstadien	• Niedrige Stromstärke, • kurze Behandlungsdauer, • kurze Behandlungsserie, • kurze Behandlungsintervalle.
Chronische Krankheitsstadien	• Höhere Stromstärke, • längere Behandlungsdauer, • längere Behandlungsserie, • längere Behandlungsintervalle.
Subakute und subchronische Krankheitsstadien	• Dosierung liegt zwischen der bei akuten und chronischen Krankheitsstadien.

Indikationen für die Anwendung von Gleichstrom

Zur Schmerzlinderung eingesetzt bei

- Gelenkschmerzen (z. B. bei chronischer Gonarthrose, Koxarthrose),
- neuralgische Schmerzen bei Kompressionssyndromen (Ischialgie, Zervikobrachialgie),

- CRPS I (Stadium 1 und 2),
- selten:
  - Neuritis,
  - Neuralgien (z. B. Intercostalneuralgie, Trigeminusneuralgie),
  - chronische Polyarthritis (nach einem akuten Schub).

Zur **Durchblutungssteigerung** eingesetzt bei:
- Funktionellen Durchblutungsstörungen,
- arteriellen Durchblutungsstörungen,
- peripherer arterieller Verschlusskrankheit (Stadium 1, max. 2),
- Akrozyanose,
- Raynaud-Syndrom.

Zur Verbesserung der Trophik bei:
- Z. n. peripheren Lähmungen,
- Ulzera unterschiedlicher Genese,
- verzögerter Wund- und Knochenheilung.

Zur **Muskelrelaxation** eingesetzt bei
- Überlastungen der Muskulatur,
- schmerzhaften Muskelverspannungen.

Sonstige Indikationen:
- Schlaffe Lähmung (Vorbehandlung im Stangerbad [➤ 3.16.1.2.2], Kathode: Nacken; aufsteigende Galvanisation, Anode: distal, Kathode: proximal),
- spastische Lähmung (Vorbehandlung im Stangerbad, Anode: Nacken; absteigende Galvanisation, Anode: proximal, Kathode: distal),
- vegetative Regulationsstörungen und Reizsyndrome (Stangerbad, Anode: Nacken),
- posttraumatische Zustandsbilder (Hämatome, Ödeme),
- übermäßiges Schwitzen (Hyperhidrose) an Händen und Füßen.

■ **Kontraindikationen für die Anwendung von Gleichstrom**
- Akute Entzündungen,
- Fieber,
- eitrige Prozesse,
- pAVK (Stadium IIb–IV),
- Infektionen,
- Tumoren,
- Thrombosen,
- Herzschrittmacher,
- Metallimplantate im Stromgebiet,
- Insulinpumpe.

3.16.1.2.2 Hydroelektrisches Vollbad (Stangerbad)

Eine spezielle Wannenvorrichtung ermöglicht das Einhängen von Metallplatten in die mit Wasser (Leitmedium) gefüllte Wanne. Diese Plattenelektroden können je nach Indikation vom Th. so gepolt werden, dass eine Längs- oder Querdurchflutung (➤ 3.16.1.1) des Körpers erfolgt. Es wirken hydrostatischer Druck (➤ 3.4.1.2), elektrische und thermische Reize (➤ 3.15.2) parallel. Die Evidenzlage zum Stangerbad ist über den ➤ Link am Kapitelende abrufbar.

3.16.1.2.3 Iontophorese

Iontophorese ist eine Sonderform der Galvanisation (➤ 3.16.1.2.1), kann aber auch mit Impulsstrom (DF-Strom ➤ 3.16.1.2.4) angewendet werden. Mithilfe des Gleichstroms lassen sich ionisierbare Medikamente durch die intakte Haut in den Körper einbringen, d. h. unter Umgehung des Verdauungstrakts. Hierzu werden i. d. R. Medikamente in Salbenform eingesetzt. Das Medikament wird auf eine stromdurchlässige Zellophanfolie aufgetragen und unter den ange-

feuchteten Elektrodenschwamm platziert. Idealerweise sind die Elektroden so angebracht, dass das Behandlungsgebiet querdurchflutet wird.
Medikamente besitzen einen bestimmten Ladungscharakter und werden von der Elektrode in den Körper eingebracht, die die gleiche Polung aufweist:
- Anionenhaltige Medikamente unterhalb der Kathode,
- kationenhaltige Medikamente unterhalb der Anode auftragen.

Zur Iontophorese können verschiedene Wirkstoffe mit unterschiedlichem Wirkspektrum eingesetzt werden, Beispiele werden z. B. bei Rostalski und Hemrich (2007, S. 242) gelistet.

■ Indikationen für die Iontophorese
- Schmerz,
- Arthrosen,
- posttraumatische Zustände (Hämatome),
- Zerrungen,
- Kontusion,
- Distorsion,
- Schwellungen,
- muskuläre Beschwerden (Weichteilbeschwerden).

■ Sonderfall: Leitungswasseriontophorese
Es wird Zellstoff in Leitungswasser getränkt und unter den Elektrodenschwamm der Kathode gelegt.
- Behandlungszeit: 20 Minuten,
- Indikation: chronische Schweißbildung (Achseln, Füße, Hände).

3.16.1.2.4 Diadynamische Ströme

Diadynamischer Strom (auch Bernardscher Reizstrom) besitzt Wechsel- und Gleichstromcharakter (➤ Tab. 3.16.5). Einem Wechselstrom wird ein Gleichstrom (➤ 3.16.1.2.1) als Basisstrom untergelegt. Dieser Gleichstrom-Anteil wird in Prozent angegeben (20 %, 50 %, ohne).
Die Anwendung von reizwirksamen Impulsen und die Summation dieser entsprechen einem effektiv fließenden Gleichstrom mit periodischen Unterbrechungen. Die normale Stromflussrichtung ist von Anode zur Kathode (Umpolung am Gerät möglich). Die Kathode ist reizwirksamer als die Anode, die analgetische Wirkung unter der Kathode daher ausgeprägter. Aus diesem Grund wird die Kathode ins Schmerzgebiet gelegt. Die Anode wird sinnvollerweise paravertebral an den versorgenden Nerv angelegt.

Tab. 3.16.5 Diadynamische Ströme – zur Therapie eingesetzte Stromformen.

Stromform	Beschreibung	Wirkungen	Indikationen
DF (franz. diphasé fixe)	• Impulsfrequenz liegt bei 100 Hz. • Amplituden behalten konstante Intensität. • Es fließt am meisten Gleichstrom → Erregbarkeit nervöser Strukturen wird rasch gedämpft. • Subjektiv gute Verträglichkeit, da Empfindung des Vibrierens unter den Elektroden schnell abnimmt.	• Analgesie, • Hyperämie, • Sympathikusdämpfung, • Durchblutungsförderung, • Detonisierung.	• Schmerzhafte Weichteilveränderungen (chronifizierend oder bereits chronisch; Muskelbeteiligung spielt keine wesentliche Rolle), • zur Vorbereitung einer härteren DD-Behandlung (➤ MF) oder als Ausklang, • zur Iontophorese (➤ 3.16.1.2.3), • Resorption von Hämatomen (nach Mucha et Zysno 1978).

Stromform	Beschreibung	Wirkungen	Indikationen
MF (franz. monophasé fixe)	• 50 Hz-Impulse, • Impulsamplituden bleiben konstant, • geringste Gleichstromkomponente, daher am reizintensivsten, • Behandlung ist subjektiv unangenehm.	• Schmerzdämpfung, • Durchblutungsförderung, • ggf. Muskeltonisierung.	• Als zweite Stromform zur Verstärkung der analgetischen Wirkung im Anschluss an mildere Stromformen (➤ DF), • unmittelbar im Anschluss an Verletzungen im Weichteilmantel von Gelenken zur Behandlung von Schmerz und Schwellungen.
CP (franz. modulé en courtes périodes, courte période)	• Wechsel gleich langer Phasen (0,5 oder 1 s) von 50 Hz-Impulsen und 100 Hz-Impulsen, • Wechsel zwischen den angenehmen vibrierenden 100 Hz-Impulsen und den unangenehm klopfenden 50 Hz-Impulsen wird zu Beginn als hart empfunden.	• Analgesie, • Hyperämie, • Ödemresorption (durch Anregung der Muskel-/Venenpumpe).	• Subakute Weichteilschmerzen traumatischer oder rheumatischer Ursache, welche mit Muskelspannungsstörungen einhergehen, • subakute Zustände von zumeist überlastungsbedingten Periostosen und Tendoperiostosen mit begleiteten Muskelverspannungen im Bereich des Rumpfs oder der Extremitäten → besonders geeignet bei Knöcheldistorsionen.
Die Stromformen können im Wechsel eingesetzt werden: z. B. **LP** (franz. longue période; langsames Wechseln, milder) und **CP** (abruptes Wechseln, aggressiver). Weitere Bsp.: DF 2 min + LP 4 min / DF 2 min + CP 4 min.			

■ **Indikationen für diadynamische Ströme**

- Akute, subakute oder chronifizierende Bindegewebsveränderungen innerhalb des Bewegungssystems mit eher oberflächlicher Lage,
- chronische Schmerz- und Triggerpunkte,
- akute Weichteilverletzungen des Bewegungssystems, die zur Schwellung neigen (in den ersten 24 h Anode ins Schmerzgebiet, danach Kathode).

3.16.1.2.5 Ultrareizstrom nach Träbert

Der Ultrareizstrom (URS oder UR) nach Träbert wird auch als Träbertscher Reizstrom, Reizstrom-Massage (RS-Massage) bezeichnet. Es werden Rechteckimpulse monophasisch mit einer Impulszeit von 2 ms und einer Pausenzeit von 5 ms (142,8 Hz) eingesetzt.

■ **Behandlungshinweise**

- Dosierung:
  - Akut: Sensibel-schwellig, angenehmes Stromempfinden,
  - chronisch: Intensiv, bis an die Toleranzgrenze.
- Behandlungszeit:
  - Akut: 5 min, Steigerung pro Behandlung um 1–2 min, max. Behandlungsdauer 15 min,
  - chronisch: 10–15 min,
  - Einschleichen, Nachregulierung: Erst entsteht Kribbeln, dann Druckgefühl.
- Kathode ins Schmerzgebiet.

Elektrodenanlage
- Plattenelektroden: 6 × 8 cm oder 8 × 12 cm,
- Aufgrund der polaren URS-Wirkung besteht die Gefahr einer Verätzung (➤ 3.16.1.1):
  - Elektroden daher 2–4 cm dick unterpolstern,
  - Elektroden-Haut-Abstand mind. 3 cm.

Wirkprinzip

Im Gewebe sollen Muskelwogen und Druckgefühl entstehen.
- Starke Hyperämie,
- starke Analgesie,
- Detonisierung.

Indikationen für den Ultrareizstrom nach Träbert
- Posttraumatische Schmerzzustände,
- Neuralgien,
- WS-Probleme (Elektroden auch direkt auf der WS möglich),
- Spondylitis ankylosans (**Cave:** Im akuten Schub kontraindiziert),
- Kopfschmerzen,
- Zervikobrachialsyndrom (Schulter-Arm-Syndrom).

Kontraindikationen für den Ultrareizstrom nach Träbert
- Metallische Fremdkörper und Osteosynthesen im Behandlungsgebiet,
- Herzschrittmacher,
- kardiologische Erkranungen (z. B. Herzrhythmusstörungen),
- Blutungen, Blutungsneigung,
- Thrombose, Thrombophlebitis und Gefahr einer Embolie,
- strahlentherapeutisch behandelte oder sensibilisierte Hautareale,
- fieberhafte Erkrankungen (auch rheumatisch bedingt), Infektionserkrankungen (zeitlich begrenzt),
- akute eitrige Prozesse,
- Spondylitis ankylosans im akuten Schub,
- Psychosen (zeitlich begrenzt),
- spastische Parese,
- Schwangerschaft, Menstruation (regional begrenzte KI).

Eine Behandlung mit Ultrareizstrom darf in folgenden Körperarealen nicht erfolgen:
- Kopfbereich,
- Anlage ventral über dem Herzen oder quer über dem Rumpf.

3.16.1.2.6 Modifizierter Ultrareizstrom nach Träbert

Beim modifizierten Ultrareizstrom nach Träbert (mod. URS) werden ebenfalls Rechteckimpulse eingesetzt, allerdings mit einer geringeren Stromflusszeit von 0,5 ms. Dadurch ist die Strombehandlung deutlich verträglicher. Aus einer Stromflusszeit (T) von 0,5 ms und einer Pausenzeit (R) von 5 ms ergibt sich eine Frequenz von 182 Hz. Im Vergleich zum URS ergeben sich:
- Höhere Frequenz (➤ Tab. 3.16.6),
- angenehmeres Stromgefühl,
- weniger starke analgesierende und hyperämisierende Wirkung.

Die Durchführung erfolgt wie beim URS nach Träbert (➤ 3.16.1.2.5), Muskelwogen werden angestrebt. Die Toleranzschwelle liegt bei 184 Hz (sensible Schwelle). Die Wirkung des Reizstroms auf den Körper wird besonders durch die Impulsfrequenz bestimmt, wobei verschiedene Frequenzbereiche unterschieden werden (➤ Tab. 3.16.6).

Tab. 3.16.6 Spezifische Wirkungen der unterschiedlichen Frequenzbereiche beim mod. URS nach Träbert (Wenk 2011).

Frequenzbereich	Wirkung
0,5–10 Hz	Aktivierung des Sympathikus
1–3 Hz	Reizung gelähmter Muskulatur
5–30 Hz	Schüttelfrequenz zur Schmerzlinderung und Durchblutungsförderung
20–25 Hz	Aktivierung des Parasympathikus
50 Hz	optimale faradische Reizung von quergestreifter Muskulatur
100 Hz	Sympathikusdämpfung, Schmerzlinderung
≥ 120 Hz	Asynchrone Muskelreizung (Muskelwogen)

3.16.1.2.7 Mikroampere-Reizstrom

Mikroampere-Reizstrom (Mikroreizstrom) wird für Elektrotherapieverfahren genutzt, bei denen die Dosierungen unterhalb der Reizschwelle von sensiblen und motorischen Nervenfasern liegen sollen. Er hat eine Impulsflusszeit von 250 ms. Die Stromstärke liegt im µA-Bereich und richtet sich nach der Elektrodengröße (pro cm^2 Fläche darf 1 mA nicht überschritten werden); Anlagedauer: 20–40 Minuten.

Indikationen für den Mikroampere-Reizstrom
- Entzündliche Prozesse,
- Erkrankungen des rheumatischen Formenkreises,
- posttraumatische Schmerzzustände,
- Sehnenscheidenentzündung,
- echte Epikondylitiden.

Bei filigranen Gelenken in Kombination mit Krankengymnastik oder MT (➤ 3.5) – vor, während oder nach der Behandlung – einsetzen; das Beschwerdegebiet soll kleinflächig sein.

Kontraindikation für den Mikroampere-Reizstrom
Psychosomatische Krankheitsgeschehen.

3.16.1.2.8 Transkutane elektrische Nervenstimulation

Hierbei handelt es sich um die Anwendung von sich abwechselnden Wechselstromimpulsen in niedrigen und hohen Frequenzen, sog. **Rechteckimpulse** (➤ 3.16.1.5.2 Box).
Innerhalb der transkutanen elektrische Nervenstimulation (TENS) wird weiter unterschieden zwischen:
- Konventioneller TENS (continuel TENS),
- Burst TENS (Unterbrechung des continuel TENS),
- akupunkturähnlicher TENS (APL TENS).

TENS-Geräte sind ärztlich als Hilfsmittel rezeptierbar oder auch frei käuflich. Der Patient erhält eine Einweisung in die Handhabung des Gerätes inkl. der Elektrodenanlage und -pflege. Die Anwendung kann durch die häusliche Selbsttherapie 20 bis 30 Minuten und drei- bis viermal täglich erfolgen. Teilweise ist, z. B. bei Schmerzchronifizierung, auch eine 24-stündige Anlage indiziert. Als TENS-Wirkprinzip wird die Gate-Control-Theorie (➤ 3.5.7.3.3) diskutiert. Die Schmerzwahrnehmungsschwelle soll durch systematische Überreizung der schmerzleitenden Nervenfasern heraufgesetzt werden.
Die Anwendungszeit kann durch den Arzt oder Th. am Gerät ausgelesen werden, was Rückschlüsse auf die Compliance des Patienten zulässt.

3.16.1.2.9 Hochvolttherapie

Hochvoltströme, auch High voltage Stimulation genannt, sind Reizströme, die mit unterschiedlich hohen Spannungen (100–600 V) eingesetzt werden. Diese hohen Spannungen können nur toleriert werden, wenn die Impulsdauer zwischen 10 und 100 µs liegt (sehr kurze Stromflusszeit). Daraus ergeben sich im Vergleich zu anderen Stromarten Vorteile bei der Anwendung, z. B. können Hochvoltströme über metallische Implantate eingebracht werden. Zudem kommt es nicht zur Elektrolyse, d. h., es findet keine Säuren- bzw. Laugenbildung unter den Elektroden statt. Dadurch ist die Stromanwendung über einen längeren Zeitraum ohne das Risiko von Hautverätzungen möglich und zur langandauernden Schmerztherapie geeignet.
Stochastische Reizströme sind durch einen Zufallsgenerator erzeugte Impulse mit Frequenzen zwischen 5 und 30 Hz und einer Impulsflusszeit von 2, 1 oder 0,5 ms. Die Impulspause ist an die Impulsflusszeit angepasst.

3.16.1.2.10 Exponentialstrom

Der Exponentialstrom stellt eine Stromform zur Muskelreizung dar. Die Impulsdauer beträgt 300 ms, die Pausendauer 2.000 ms. Auf jeden Einzelimpuls erfolgt eine träge Kontraktion. Im Gegensatz zu mittelfrequenten Strömen können bestimmte niederfrequente Ströme auch zur Behandlung peripherer Lähmungen angewendet werden.

3.16.1.2.11 Faradischer Schwellstrom

Der faradische Schwellstrom wird zur Muskelreizung eingesetzt. Es handelt sich um monophasische Dreieckimpulse mit einer Impulsdauer von 1 ms und einer Pausenzeit von 20 ms. Die Schwellfrequenz ist gleich Übungsfrequenz, die Kontraktion erfolgt während der Schwellung. Mithilfe einer vorausgehenden Reizstrom-Diagnostik wird der Zustand des neuromuskulären Systems untersucht. Bei intakten Motoneuronen und beeinträchtigter Muskelfunktion eignet sich der faradische Schwellstrom zur Therapie einer Atrophie bzw. zum Muskelaufbau.
Bei der Muskelstimulation, insbesondere bei sportlichen Personen, ist die Frequenzwahl für das Behandlungsziel bedeutsam. Die Höhe der durch den Strom erzielten Kontraktionskraft (prozentualer Anteil der maximalen Willkürkontraktionskraft) hängt von der eingesetzten Frequenz sowie dem Muskelfasertyp ab. Bei tonischen Muskelfasern (Typ I) wird bereits ab 10 Hz ein vollständiger Tetanus ausgelöst, ihr Stimulationsmaximum liegt jedoch in einem breiteren Frequenzbereich von 40–200 Hz. Bei phasischen Muskelfasern (Typ II) wird ein Tetanus erst bei Frequenzen ab 30 Hz erreicht. Ihr Stimulationsmaximum liegt zwischen 5–60 Hz (Jenrich 2000, Edel 1991).

3.16.1.3 Mittelfrequenztherapie

Anwendung von mittelfrequenten Strömen (1–100 kHz; therapeutisch genutzt: 2–10 kHz) zur Therapie entweder als **zweipoliger Wechselstrom** (mit ein oder zwei Stromkreisen) oder als **Interferenzstrom,** der geräteabhängig zwei- oder vierpolig sein kann.
Im Gegensatz zum Gleichstrom (➤ 3.16.1.2.1) ändert sich die Polarität ständig, dadurch entfaltet sich unter den Elektroden die gleiche Wirkung (**apolares Reizgesetz:** Der Strom wirkt im gesamten Behandlungsgebiet).
Bewährt haben sich in der Elektrotherapie sinusförmige Wechselströme von 2.500–8.000 Hz. Da höhere Frequenzen den Hautwiderstand besser überbrücken, werden die Ströme gut toleriert. Hautreizungen treten kaum auf.
Die Reizwirkung wird durch eine Summation mehrerer, aufeinanderfolgender Sinusschwingungen erreicht. Bei langsamer Schwellung wird diese Wirkung direkt an der Muskelfasermembran hervorgerufen, die dadurch in einem ihr eigenen Rhythmus erregt wird.

3

In die Mittelfrequenztherapie müssen mittels **Frequenzmodulation** Pausen eingebaut werden (rhythmische Unterbrechung des Stroms). Bei Frequenzen über 1.000 Hz kann nicht jeder Reiz beantwortet werden. Mithilfe der Frequenzmodulation kann eine Behandlungsfrequenz von 0–200 Hz erreicht werden (niederfrequenter Bereich). Die mittelfrequenten Wechselströme werden dann wie niederfrequente Ströme (➤ 3.16.1.2) als Reizströme eingesetzt (Schmerzlinderung, Muskelreizung). Im Gegensatz zur Anwendung von niederfrequentem Exponentialstrom ist es allerdings nicht möglich, mit mittelfrequenten Wechselströmen eine Stimulierung gelähmter Muskeln zu erreichen.
Durch die höhere Frequenz und die galvanischen Eigenschaften der Ströme kommt es zu einer größeren Tiefenwirkung bei der Anwendung von Mittelfrequenzströmen. Gleichstrom, Konstant- oder Impulsstrom haben dagegen einen klar ersichtlichen Reizeffekt auf die Haut (Rötung).

■ **Methoden und Therapiemittel**
- Interferenzstromtherapie (➤ 3.16.1.3.1),
- amplitudenmodulierter Mittelfrequenzstrom (➤ 3.16.1.3.2).

3.16.1.3.1 Interferenzstromtherapie

Bei der Interferenzstromtherapie werden zwei miteinander in Wechselwirkung stehende Mittelfrequenz-Wechselströme eingesetzt. Beim Interferenzstrom nach Nemec wird in einem Wechselstromkreis eine festgelegte Frequenz von 4.000 Hz genutzt, während für den zweiten Wechselstromkreis eine Frequenz zwischen 3.900–4.000 Hz gewählt werden kann (Edel 1991). Die Überlagerung der Wechselströme wird als Interferenz bezeichnet. Als Überschneidungsprodukt entsteht ein neuer mittelfrequenter Wechselstrom, dessen Amplitude moduliert wird.
Der Interferenzstrom (IF-Strom) kann zwei-, drei oder sechspolig eingesetzt werden, z. B.
- zweipolig:
  - Interfrequenzstromverfahren nach Nemec,
  - Amplipuls-Verfahren,
- dreipolig: Wymoton-Verfahren,
- sechspolig: Stereodynamisches Verfahren nach Szehi und David.

Aufgrund der fehlenden Oberflächenreizung ist der IF-Strom auch für Ultraschall-Simultanverfahren (➤ 3.16.2.5.3) gut geeignet.

■ **Wirkprinzip der Interferenzstromtherapie**
- Durchblutungsverbesserung durch Sympathikusdämpfung,
- Schmerzlinderung,
- Beschleunigung des Stoffwechsels,
- Beschleunigung der Regeneration (Zunahme der Zellteilung),
- Detonisierung,
- Stimulation der Regeneration peripher geschädigter Nerven.

■ **Indikationen für Interferenzstromtherapie**
- Erkrankungen des Stütz- und Bewegungssystems,
- Erkrankungen des rheumatischen Formenkreises.

Einsatz zur:
- Anregung der Frakturheilung,
- Gelenkbehandlung,
- Myoelektrostimulation.

■ **Kontraindikationen für Interferenzstromtherapie**
- Lokale Entzündungen,
- Lymphangitis,
- Thrombophlebitis,
- akute fieberhafte Infektionen,

- Hautdefekte,
- Sensibilitätsstörungen,
- Herzschrittmacher.

3.16.1.3.2 Amplitudenmodulierter Mittelfrequenzstrom

Für den amplitudenmodulierten Mittelfrequenzstrom mit oder ohne Gleichstromanteil gilt:

- Die Wirksamkeit von Kathode und Anode entspricht der bei niederfrequenten Strömen (➤ 3.16.1.2).
- Zusätzlich zur Mittelfrequenzkomponente
  - 50 % Galvanisation (➤ 3.16.1.2.1) für eine starke schmerzlindernde Wirkung und Durchblutungsförderung,
  - < 50 % Galvanisation zur Detonisierung.

Arten der Amplitudenmodulation

Eine gleichbleibende Amplitude ist über einen längeren Zeitraum hinweg nicht sinnvoll. Folgende Arten der Modulation sind möglich:

- Amplitudenmodulation in Form von Mittelfrequenzimpulsen
  - löst Einzelimpulse aus,
  - ist aus einer bestimmten Anzahl von mittelfrequenten Stromperioden zusammengesetzt,
  - max. 150 Hz,
  - Trägerfrequenz im Mittelfrequenz-Bereich,
  - Impulsfrequenz im Niederfrequenz-Bereich.
- Amplitudenmodulation in Form eines Mittelfrequenzschwellstroms
  - verstärkt ionisierende Wirkung,
  - schwellt über einen längeren Zeitraum an und ab,
  - während des Anschwellens entwickelt sich eine Kontraktion, die sich beim Abschwellen um Sekunden verzögert zurückbildet.

Indikationen für den amplitudenmodulierten Mittelfrequenzstrom

Muskuläre Beschwerden:

- Prellungen,
- Weichteilverletzungen (auch tiefliegend),
- alle Indikationen für Niederfrequenz,
- Mittelfrequenz ist angenehmer als Niederfrequenz.

Kontraindikationen für den amplitudenmodulierten Mittelfrequenzstrom

- Metallimplantate erfordern Rücksprache mit dem verordnenden Arzt,
- implantierte elektronische Geräte,
- Elektrodenplatzierung auf Hautläsionen,
- entzündliche Arterien- und Venenerkrankungen,
- schmerzhafte Muskeln, Muskeln mit schmerzhaften Sehnen, Sehnen-Knochen-Einstrahlungen.
- **Cave:** Keine Anwendung bei Säuglingen.

3.16.1.4 Hochfrequenztherapie

Hochfrequenztherapie (ab 100 kHz) ist die Anwendung hochfrequenter elektrischer und/oder magnetischer Felder und Wellen zur Wärmeinduktion in tieferen Gewebeschichten.

> *„Da elektromagnetische Wellen jedoch in vielfältiger Form v. a. für Radio und Fernsehen genutzt werden, sind für die elektrotherapeutische Anwendung nur bestimmte Frequenzen freigegeben, die in den Geräten fest eingestellt sind:*
>
> ***Kurzwelle:** 27,12 MHz, entsprechend einer Wellenlänge von 11,06 m.*
>
> ***Dezimeterwelle:** 433,92 MHz, entsprechend einer Wellenlänge von 69 cm*

***Mikrowelle:** 2450 MHz, entsprechend einer Wellenlänge von 12,5 cm."*
(Wenk 2011, S. 149)

Bei der praktischen Anwendung spielt der Abstand zwischen der Körperoberfläche und den Elektroden eine große Rolle.
Bei der Dezimeter- und bei der Mikrowellentherapie wirken elektromagnetische Wellen auf das Gewebe, die von einem Strahler abgesandt werden (sog. Bestrahlungen).

■ **Methoden und Therapiemittel**
- Kurzwelle:
  - Kondensatorfeld (elektrisches Feld),
  - Spulenfeld (magnetisches Feld).
- Dezimeterwelle: Strahlenfeld.
- Mikrowelle:
  - Strahlenfeld,
  - Magnetfeld (statisch).

3.16.1.4.1 Wirkprinzip der Hochfrequenztherapie
- Steigerung der lokalen Durchblutung,
- Tiefenerwärmung,
- Beschleunigung der Phagozytose (Leukozytenreaktion auf Kurzwelle),
- Steigerung des Zellstoffwechsels,
- Anregung des Immunsystems,
- Aktivierung der endokrinen Drüsentätigkeit.

3.16.1.4.2 Indikationen für die Hochfrequenztherapie
- Distorsion, Kontusion, Luxation,
- Muskelzerrung,
- akute Myalgien (Lumbago, Spondylitis ankylosans, Osteoporose),
- Epikondylitis,
- Tendovaginitis,
- verzögerte Knochenbildung,
- Narbengewebe (v. a. bei Morbus Dupuytren),
- Fibrosen bei Lymphödemen,
- Sinusitis,
- Obstipation,
- Pharyngitis, Laryngitis,
- Adnexitis,
- Amenorrhö, Dysmenorrhö,
- Angina pectoris,
- Furunkel, Karbunkel,
- chronische Bronchitis,
- Asthma bronchiale,
- Pneumonie.

3.16.1.4.3 Kontraindikationen für die Hochfrequenztherapie
- Herzschrittmacher,
- schwere Thrombosen,
- Arteriosklerose (Stadium III, IV),
- bakterielle und virale Krankheitsprozesse,
- frische Traumen mit Hämatom-, Erguss- oder Ödembildung,
- Knochentuberkulose,
- Einnahme von blutverdünnenden Medikamenten,
- Tumoren, Metastasen,
- Aszites, Pleuraerguss,
- posttraumatische Lymphödeme,
- Schwangerschaft (➤ Box).

Cave

Sicherheitsmaßnahmen für die Hochfrequenztherapie:

- Metallgegenstände (Schmuck, Brillen, Schlüssel, Uhren, Geld) vor der Behandlung ablegen.
- Bei Behandlungen im Kopf- und Nackenbereich müssen die Kontaktlinsen herausgenommen werden.
- Hörgeräte abnehmen.
- Metallteile an Liegen und Stühlen, mit denen der Patient in Berührung kommen könnte, sind mit Wolldecken oder Laken abzudecken.
- Im Umkreis von sechs Metern dürfen keine Niederfrequenzgeräte betrieben werden.
- Der Patient sollte Kleidungsstücke ablegen, da durch die Therapie Wärme und Schweißbildung entstehen kann. Körperfalten (Achsel, Kniekehle usw.) sollten daher mit einem saugfähigen Tuch versehen werden.
- Bei Anwendung von Dezimeter- oder Mikrowellen im Gesichtsbereich ist aufgrund der Gefahr einer Linsentrübung vom Patienten eine Schutzbrille zu tragen.
- Feuchte Verbände im Behandlungsgebiet müssen entfernt werden.
- Patient soll entspannt gelagert und die Sicherheits-Abschaltleine bequem halten während der gesamten Behandlungszeit.
- Der Th. muss vor der Behandlung eine Medikamentenanamnese (➤ 2.1.2.3) durchführen (schmerzstillende Medikamente, durchblutungsfördernde Medikamente ➤ 1.6) sowie nach Temperaturempfindungsstörungen fragen.
- Schwangere dürfen nicht mit der Hochvolttherapie behandelt werden, da eine Schädigung des Fötus durch die Therapie möglich ist.

3.16.1.4.4 Anwendungsmethoden

1. Kurzwelle

Frequenz (f): 27, 1,2 MHz (eigene feste Frequenz, damit der Radiobetrieb die Anwendung nicht stört). Es wird zwischen Kondensatorfeld- und Spulenfeldmethode unterschieden (➤ Tab. 3.16.7).

Tab. 3.16.7 Methoden der Hochfrequenztherapie mit Kurzwellen.

Methode	Kondensatorfeldmethode	Spulenfeldmethode
Position des Patienten	Patient im elektrischen Feld.	Patient im magnetischen Feld.
Applikatoren	Zwei Applikatoren (Wechselstromanwendung): • Kondensatorfeldelektrode (Glaskapselelektrode), • Weichgummielektrode, • Kombination von beiden.	Ein Applikator: • Monode (zur Behandlung mittelgroßer Bereiche), • Minode (zur Behandlung kleiner Bereiche), • Diplode (zur Behandlung von Hüfte, BWS, LWS, Schulter-Nacken-Region, Bauchraum), • Induktionskabel (zur Behandlung einzelner Extremitäten oder der gesamten WS).
Wärmebildung	Wärmebildung hautnah bei geringerem Elektrodenabstand (bis zu 2 cm).	Gute Erwärmung der Muskelschichten bei mäßiger Hautbelastung.
Abstand zwischen Haut und Elektrode	Tiefenwirkung bei einem Abstand von 4–5 cm zwischen Elektrode und Haut.	Anlage der Elektrode meist ohne Abstand zur Haut (Kontaktstrahler).

Methode	Kondensatorfeldmethode	Spulenfeldmethode
Reichweite		Kleine Gelenke werden noch gut erreicht.

3

Nach Schliephake können vier **Dosisstufen** (in Abhängigkeit des Wärmegefühls) unterschieden werden:
- Dosisstufe I: kein Wärmegefühl,
- Dosisstufe II: gerade spürbares Wärmegefühl,
- Dosisstufe III: mittleres Wärmegefühl,
- Dosisstufe IV: sehr starkes Wärmegefühl.

2. Dezimeterwelle
Frequenz (f): 433,92 MHz.
Applikation mithilfe monopolarer Strahler (auf Haltearmen):
- Pyrodor-Strahler (Hohlleiterstrahler):
  - Vorteil: Bestrahlung von drei Seiten möglich,
  - zur Behandlung der LWS, BWS, Schultergürtel und Bauchraum.
- Rundfeldstrahler: Zur Behandlung mittelgroßer Bereiche (Schulter, Ellenbogen, Hüft- und Kniegelenk).
- Langfeldstrahler: Zur Behandlung eines Beines, eines Armes oder der WS.

3. Mikrowelle
Frequenz (f): 2.450 MHz. Neben den Strahlern, die für die Dezimeterwellen (s. o.) eingesetzt werden, kommt hier noch der Fokusstrahler zur Behandlung kleinerer Entzündungsherde (Epikondylitis, Sinusitis, Abszess am Kiefer) zum Einsatz. Eine Variante des Mikrowellenverfahrens ist die Behandlung auf einer Traktionsliege, unter der ein individuell einstellbarer Mikrowellenstrahler angebracht ist. Eine Kombinationsbehandlung mit Extension und Wärme ist somit möglich. Die Dosierrichtlinien sind in ➤ Tab. 3.16.8 aufgeführt.

Tab. 3.16.8 Dosierrichtlinien für die Hochfrequenztherapie mit Mikrowellen.

Krankheitsstadium	Dosisstufe nach Schliephake (modifiziert)	Behandlungszeit in Minuten
akut	I	3–6
subakut	II	5–10
chronisch	III, IV	10–15

Cave

Während der Behandlung mit Mikrowellen darf nicht nachgeregelt werden, auch wenn der Patient keine Wärme mehr empfindet. Die Eindringtiefe ist größer als bei Kurzwelle und in der Tiefe, in der hier die Wärme entsteht, sind keine Thermorezeptoren lokalisiert. Die Wärme kann vom Patienten nicht wahrgenommen werden.

3.16.1.5 Elektrotherapeutische Befunderhebung

3.16.1.5.1 Befunderhebung – Behandlungsplan

■ **Elektrotherapeutischer Basisbefund**
- Anamnese (Erhebung der Krankengeschichte, ermöglicht Klassifizierung der Beschwerden ➤ 2.1.2),
- Inspektion (➤ 2.1.3),
- Funktionsprüfung (➤ 2.1.5),
- Palpation (➤ 2.1.4.1),
- Dokumentation.

■ **Zusätzliche Befunderhebung**

Bei einer exakt definierten Diagnose ist i. d. R. der elektrotherapeutische Basisbefund (s. o.) ausreichend. Zudem gilt bei besonderen Patientengruppen/Erkrankungen:

- Sportphysiotherapie: Ausführlicher Befund nötig (➤ 2.1, inkl. elektrodiagnostische Beurteilung).
- Motorische Störungen:
  - Tonus-, Klonusprüfung,
  - Funktionsprüfung (Muskelfunktionstest),
  - physiologische Reflexe,
  - pathologische Reflexe,
  - passives Bewegen,
  - IT-Diagnostik.
- Sensibilitätsstörungen:
  - Gewebespannung,
  - Temperatur,
  - Funktionsprüfung.
- Schmerzpatienten:
  - Untersuchung auf Ausbreitungsgebiet und Ursache (➤ 2.1.2.4),
  - klinische Untersuchung.

Konkrete subjektive Angaben des Patienten durch:

- Objektiven Test (Assessment),
- visuelle (oder verbale) Analogskala bei Schmerzpatienten (➤ 2.2.3.3),
- Re-Assessment.

■ **Erstellung eines Behandlungsplans**

- Formulierung der Behandlungsziele,
- Auswählen der geeigneten Maßnahme,
- Festlegen des Behandlungsaufbaus.

3.16.1.5.2 IT-Kurve – Reizstromdiagnostik

Definition

IT-Kurve (Intensity-Time-Kurve)
Graphische Darstellung des Verhältnisses zwischen Reizstärke und Reizzeit mithilfe einer Rechteckkurve (Rechteckimpulscharakteristik, RIC) und einer Dreieckkurve (Dreieckimpulscharakteristik, DIC). Sie dient der Bewertung des Funktionszustands von Muskulatur und motorischen Nerven sowie der Bewertung der Veränderung des Funktionszustands der Muskulatur im Therapieverlauf und kann daher in die Therapie einbezogen werden.

Die Messwerte werden in einem Koordinatensystem abgetragen (➤ Abb. 3.16.1). Es gibt hierzu spezielle Formblätter, z. B. bei Wenk (2011) sowie bei Günther und Jantsch (1986).

Hintergrund sind die bei jedem Muskel unterschiedlichen Reizparameter:

- Mindeststromflusszeit (Impulszeit),
- Mindeststromstärke,
- Mindestanstiegssteilheit.

■ **Durchführung**

Zuerst wird mit Rechteckimpulsen (**Rechteckimpulscharakteristik, RIC;** Kurve 1), anschließend mit Dreieckimpulsen (**Dreieckimpulscharakteristik, DIC;** Kurve 2) ermittelt, wie viel Strom ein Muskel bei den verschiedenen Impulszeiten (absteigend von 1.000 ms bis 0,5 ms) für eine Zuckung benötigt. Die Pausenzeit bleibt konstant bei 2.000 ms. Um Minimalkontraktionen sicher erkennen zu können, sollte für eine gute Beleuchtung gesorgt werden.

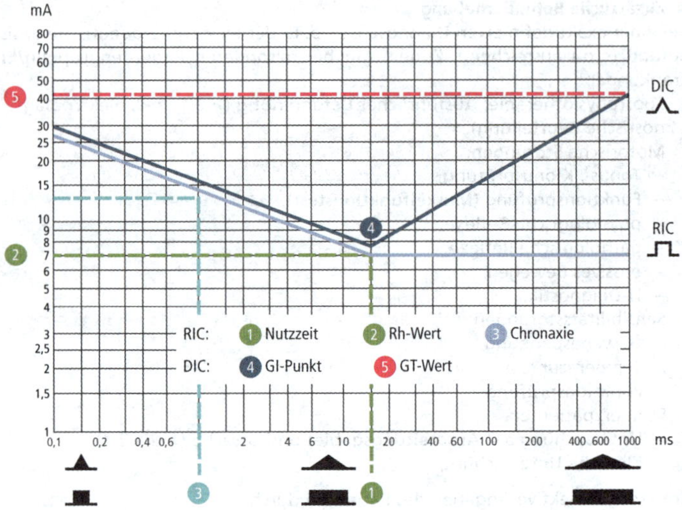

Abb. 3.16.1 Die IT-Kurve eines gesunden Muskels. RIC: 1: Nutzzeit, 2: Rh-Wert, 3: Chronaxie; DIC: 4: GI-Punkt, 5: GT-Wert (Wenk 2001, S. 92).

Rechteckimpulse: Impulse, die sofort ihren höchsten Wert erreichen, diesen während der gesamten Impulsdauer unverändert beibehalten und dann wieder steil auf Null abfallen, gefolgt von einer Pause bis zum nächsten Impulsanstieg.

Dreieckimpulse: Impulse mit dreieckiger Grundform und linearem oder verzögertem (exponentiellem) Anstieg.

Daraus lassen sich charakteristische Werte der IT-Kurve (➤ Box) ermitteln.

Charakteristische Werte der IT-Kurve

Rheobase (Rechteck- oder Grundschwellwert, RH-Wert): Der Wert gibt die Stromstärke an, die bei Rechteckimpulsen mit 1.000 ms Dauer eine Minimalkontraktion auslöst. Der Wert muss in Zusammenhang mit anderen Werten gesetzt werden, alleine hat er keine Aussagekraft.

Akkomodationsschwellenwert (Galvano-Tetanus-Schwellenwert, GTS, GT-Wert, Dreieckschwellenwert): Analog zur Rheobase gibt dieser Wert die Stromstärke an, bei der ein Dreieckimpuls mit 1.000 ms Dauer eine Minimalkontraktion auslöst. Er hat ebenfalls nur im Zusammenhang mit anderen Werten eine Bedeutung.

Pausendauer (R): Die Pausendauer beträgt generell 2.000 ms.

Akkomodationsquotient (Akk-Wert, Alpha-Wert). Der Akk-Wert wird aus Rheobase und Akkomodationsschwellenwert errechnet und gibt Auskunft über den Schädigungsgrad des Muskels.
Beurteilung nach Edel bei 1.000 ms:
- Normale Akkomodabilität: 3–2 (geringe Entartung, partielle Entartung),
- Verlust der Akkomodabilität: 2–1 (schwere/schwerste Entartung).

Chronaxie: Reizdauer in Millisekunden, die benötigt wird, um bei doppelter Rheobasenstromstärke eine Minimalkontraktion auszulösen. Ermittlung: Beginnend mit sehr kurzer Impulsdauer wird diese so lange erhöht, bis eine Minimalkontraktion ausgelöst wird.

Günstigste Impulsdauer (GI):
Tiefster Punkt der DIC-Kurve, GI entspricht der Impulsdauer mit der geringsten Intensität, um eine Zuckung auszulösen (optimale Impulsdauer zur Behandlung eines gelähmten Muskels).

Periodendauer (+):
Die Periodendauer wird aus Stromflusszeit plus Pausendauer (R) errechnet:

$$+ = \frac{1}{\text{Frequenz (F)}} \left[\frac{\text{s}}{\text{Hz}}\right] = \frac{1000}{\text{F}} \left[\frac{\text{ms}}{\text{Hz}}\right]$$

3.16.1.6 Zuordnung zu Diagnosen

Zuordnung zu Diagnosen (Indikationsschlüssel)

- ET (Elektrotherapie):
  - Wirbelsäulenerkrankungen mit prognostisch kurzzeitigem oder langandauerndem Behandlungsbedarf (WS1e, WS2f, WS2g),
  - Verletzungen, Operationen und Erkrankungen der Extremitäten und des Beckens mit prognostisch kurzzeitigem, mittelfristigem oder langandauerndem Behandlungsbedarf (EX1a, EX2a, EX2c, EX2d, EX3a, EX3c, EX3d),
  - chronifiziertes Schmerzsyndrom (CSb),
  - periphere Nervenläsionen (PNb),
  - Lymphabflußstörungen mit prognostisch kurzzeitigem oder länger langandauerndem Behandlungsbedarf (LY1a, LY1b, LY2a, LY3a),
  - chronische Lymphabflußstörungen bei bösartigen Erkrankungen (LY3a),
  - Störungen der Ausscheidung (SO2a),
  - periphere trophische Störungen (SO4a).
- EST (Elektrostimulation):
  - Wirbelsäulenerkrankungen mit prognostisch langandauerndem Behandlungsbedarf (WS2e, WS2g),
  - periphere Nervenläsionen (PNa).
- HEB (Hydroelektrische Bäder):
  - Wirbelsäulenerkrankungen mit prognostisch kurzzeitigem oder langandauerndem Behandlungsbedarf (WS1e, WS2f, WS2g),
  - Verletzungen, Operationen und Erkrankungen der Extremitäten und des Beckens mit prognostisch kurzzeitigem, mittelfristigem oder langandauerndem Behandlungsbedarf (EX1c, EX2c, EX2d, EX3c, EX3d),
  - chronifiziertes Schmerzsyndrom (CSb).

3.16.1.7 Evidenz-/Bewertungslage

Um größtmögliche Aktualität in der Print- und Online-Version zu gewährleisten, sind aktuell vorliegende Studien zur Wirksamkeit der Elektrotherapie im Online-Zusatzmaterial (➤ 3.16.3 Link am Kapitelende) zusammengefasst.

3.16.2 Ultraschalltherapie

Ultraschalltherapie ist die Anwendung hochfrequenter mechanischer Schwingungen (Ultraschall, US; 800–1.000 kHz und 3 MHz; oberhalb des hörbaren Bereichs) zur Wärmeerzeugung in tieferen Gewebeschichten und zählt daher grundsätzlich zu den Wärmetherapieverfahren (➤ 3.15.2.2).

Optimierung des Schallübergangs: Schallwellen breiten sich in Luft, flüssigen und festen Stoffen unterschiedlich aus. Beim Übergang des Schalls von gasförmigen in feste oder flüssige Stoffe bzw. umgekehrt findet eine sehr hohe Dämpfung des Schalls statt. Daher muss der Schallkopf immer direkt (ohne Luftspalt) auf die Haut aufgesetzt werden. Eine Verbesserung des Schallübergangs lässt sich durch die Kopplung mit Öl, Glycerin, Wasser oder Ultraschallkontaktgel erzielen.

■ **Methoden und Therapiemittel**
- Ultraschall,
- Phonophorese (➤ 3.16.2.5.2) mit topischen NSAR, Anästhetika, hyperämisierenden Arzneistoffen (➤ 1.6),
- Ultraschall-Reizstrom (Simultanverfahren ➤ 3.16.2.5.3).

3.16.2.1 Grundlagen der Ultraschalltherapie

3.16.2.1.1 Absorption des Schalls

Beim Durchgang des Schalls durch ein Medium wird immer ein Teil der Schallenergie in Wärmeenergie umgewandelt. Die Schallintensität nimmt daher kontinuierlich ab.

■ **Absorptionskoeffizient**

Der Absorptionskoeffizient des Mediums beschreibt den Absorptionsgrad. Er bestimmt neben der Relaxation wesentlich die Verminderung der Ultraschallenergie im Gewebe. Je höher der Absorptionskoeffizient ist, desto mehr Schallenergie wird pro eingedrungenem Zentimeter absorbiert und die Erwärmung im Absorptionsbereich ist entsprechend größer. Bsp.: Knochen besitzt einen ca. 20-mal höheren Absorptionskoeffizienten als Fettgewebe.

Ein **hoher Absorptionskoeffizient** bedeutet
- geringe Eindringtiefe und
- hohe oberflächliche Wärmewirkung.

Ein **niedriger Absorptionskoeffizient** bedeutet
- tiefes Eindringen und
- schwächere Wärmeentwicklung in den oberen Hautschichten.

Je größer die Schallfrequenz ist, umso größer ist der Absorptionskoeffizient (bei 3 MHz ist er dreimal so groß wie bei 1 MHz). Daher besteht Gefahr bei der Periostschmerz-Provokation. Es kommt zur Wärmeentwicklung an reflektierenden Grenzschichten des Gewebes (z. B. Knochen, Gelenke).

Je nach gewünschter Behandlung bzw. Eindringtiefe muss daher die Schallfrequenz am Gerät eingestellt werden:
- Behandlung der Oberfläche: 3 MHz,
- Behandlung tieferer Gewebsschichten: 1 MHz.

■ **Halbwertstiefe**

Die Halbwertstiefe (auch Eindringtiefe) gibt an, in welcher Gewebetiefe die ursprüngliche Intensität des Schalls auf die Hälfte reduziert ist (➤ Tab. 3.16.9). Es gilt folgender Bezug zum Absorptionskoeffizienten (s. o.):
- Großer Absorptionskoeffizient – geringe Halbwertstiefe,
- niedriger Absorptionskoeffizient – große Halbwertstiefe.

Tab. 3.16.9 Halbwertstiefen verschiedener Körperstrukturen.

Struktur	Halbwertstiefe (mm) bei 1 MHz	Halbwertstiefe (mm) bei 3 MHz
Fettgewebe	50	16,5
Haut	11,1	4
Knochen	2,1	–
Knorpel	6	2
Luft (20 °C)	2,5	0,8
Muskel (Schallbündel parallel zum Gewebe)	24,6	8
Muskel (Schallbündel senkrecht zum Gewebe)	9	3
Wasser	11.500	3.833,3

3.16.2.1.2 Effektives Areal

Das Schallfeld lässt sich in zwei Bereiche unterteilen:

1. **Nahfeld (Fresnel-Zone):** Das Nahfeld beginnt direkt unter dem Schallkopf. Schallfrequenz und die Schallkopfgröße bestimmen seine Ausdehnung im Körper (➤ Tab. 3.16.10). Die Grenzen des Nahfeldes sind leicht konvergent, der Durchmesser des Feldes nimmt in Richtung Körperinneres ab.

Tab. 3.16.10 Ausdehnung des Nahfeldes im Körper in Abhängigkeit von Schallfrequenz und Schallkopfgröße.

Schallfrequenz	Schallkopfgröße	Nahfeld
1 MHz	5 cm^2	bis 10 cm unter die Haut
1 MHz	1 cm^2	bis 2 cm unter die Haut
3 MHz	5 cm^2	bis 3,3 cm unter die Haut

2. **Fernfeld (Fraunhofer-Zone):** Das Fernfeld schließt sich dem Nahfeld direkt an. Es ist leicht divergent (d. h., der Felddurchmesser verbreitert sich im Körperinneren). Für die Ultraschalltherapie ist diese Zone nicht nutzbar: Die Schallintensität lässt mit steigender Entfernung von der Schallquelle nach, in der Fraunhofer-Zone hat der US keine nennenswerte Intensität mehr.

3.16.2.1.3 Schallkopfgrößen

- Großer Schallkopf: 4–6 cm^2,
- kleiner Schallkopf: 0,7–1,4 cm^2.

3.16.2.1.4 Beschallungsverfahren

- **Dynamische Beschallung:** Der Schallkopf wird unter ständiger Bewegung über das Behandlungsgebiet geführt. Anwendung bei Behandlungsflächen, die größer als der Schallkopf sind.
- **Semistatische Beschallung:** Der Schallkopf kreist an einer Stelle. Anwendung zur Behandlung von kleinen, fest definierten Schmerzbereichen sowie Triggerpunkten (➤ 3.5.8) und Sehnenansätzen.
- **Statische Beschallung:** Der Schallkopf wird nicht bewegt; die Anwendung ist zu vermeiden, da schädliche Auswirkungen durch Überhitzung des Gewebes eintreten können.

Dynamische und semistatische Beschallung können auf zwei Arten angewandt werden:

3

- **Direkt lokal:** Der Ort der Schädigung wird beschallt.
- **Indirekt:**
  - Segmentale Beschallung:
    - Das zugehörige Segment wird paravertebral an der Nervenwurzel beschallt;
    - übliche Dosis: 0,1–0,2 W/cm² für 1–3 min.
  - Beschallung der Head-Zonen (➤ 3.14.2.2.1): Einwirkung auf innere Organe.
  - Neuraltherapeutischer Behandlungsaufbau:
    - In Anlehnung an die Bindegewebsmassage (➤ 3.14.2),
    - kranialer und kaudaler Aufbau.

3.16.2.1.5 Schallabgabe

Gleichschall/Dauerschall: Der US wird mit konstanter Intensität (ohne Unterbrechung) abgegeben. Anwendung bei subakuten oder chronischen Krankheitsprozessen.
Impulsschall: Der US wird zyklisch ein- und ausgeschaltet. Dadurch wird die thermische Belastung reduziert, weshalb der Impulsschall bei akuten Erkrankungen angewendet werden kann. Je akuter der Erkrankungsstatus ist, umso größer sollte das **Tastverhältnis** gewählt werden.

> *„Das Tastverhältnis bezeichnet das Verhältnis von Schallzeit zu Periodendauer (Schall- plus Pausenzeit): eine Periodendauer von 10 ms mit einer Schallzeit von 2 ms entspricht einem Tastverhältnis von 1 : 5. Es ergibt sich eine Pause von 8 ms."* (Wenk 2011, S. 166).

3.16.2.1.6 Dosierung

Dosisstufen für **Dauerschall:**
- Niedrige Dosierung: 0,05–0,3 W/cm²,
- mittlere Dosierung: 0,4–0,8 W/cm²,
- höhere Dosierung: 0,8–1,2 W/cm²,
- hohe Dosierung (bei übergewichtigen Patienten): bis 1,5 W/cm².

Die Auswahl der Dosierungsstufe für Dauerschall richtet sich nach den zu behandelnden Körperregionen (➤ Tab. 3.16.11).

Tab. 3.16.11 Verwendete Schallintensität in Abhängigkeit der zu behandelnden Körperregion.

Körperregion	Schallintensität (W/cm²)
Kleine Gelenke (Finger-, Zehengelenke) und oberflächig gelegene Strukturen (Sehnenscheiden, Sehnenansätze)	0,05–0,3
Mittelgroße Gelenke (Hand-, Fuß-, Knie-, Schultergelenk oder Iliosakralgelenk) und Muskulatur	0,3–0,6
Große und tiefliegende Gelenke	0,5–1,2

Die Intensitätsverteilung wird sehr inhomogen. Es treten Intensitätsspitzen auf, die gegenüber der am Gerät eingestellten Intensität um das Vierfache erhöht sein können. Da Schallwellen im Übergang von einem dünnen in ein dickeres Medium an der Grenzfläche z. T. reflektiert werden, entstehen dort zusätzliche Interferenzen. Reflektierte Schallwellen treffen auf die neu ankommenden Schallwellen (Prinzip der konstruktiven Interferenz, sog. stehende Welle). Dieser Effekt führt zu einer deutlich erhöhten Schallintensität, wobei in der Nähe der Grenzschichten die höchsten Temperaturen auftreten.

Cave

Der Schallkopf muss immer in Bewegung gehalten werden, um eine Schädigung des Gewebes durch Überhitzung zu verhindern.

Impulsschall kann dreifach höher dosiert werden.

Nebenwirkungen der Ultraschalltherapie: Bei Überdosierung (ab 4 W/cm² bei dynamischer und 1 W/cm² bei semistatischer Beschallung, ➤ 3.16.2.1.4) tritt u. U. **Kavitation** auf. Es kommt zur Bildung von Gasbläschen im Gewebe mit nachfolgender Zellzerstörung und Mikroblutungen.

3.16.2.1.7 Behandlungszeit

Es gelten folgende Richtwerte:
1. Wahl der Behandlungszeit in Abhängigkeit der Größe des Schallkopfes:
   - Bei dynamischer Beschallung:
     - Behandlungsfläche mit vier- bis sechsfacher Größe des Schallkopfs: 5–10 min,
     - max. 15 min bei einer Behandlungsfläche von 75–100 cm².
   - Bei semistatischer Beschallung:
     - max. 3–5 min (Gefahr stehender Wellen ➤ 3.16.2.1.6).
2. Wahl der Behandlungszeit in Abhängigkeit der Schallintensität (➤ Tab. 3.16.12).

Tab. 3.16.12 Behandlungszeit in Abhängigkeit der Ultraschallintensität.

Schallintensität	in W/cm²	Behandlungszeit in Minuten
niedrig	0,05–0,4	9–12
mittel	0,4–0,8	6–9
hoch	0,8–1,2	3–6

3.16.2.2 Wirkprinzip der Ultraschalltherapie

■ Mechanische Wirkungen

Bei der Ausbreitung der Schallwellen im Körper in Schallgeschwindigkeit entsteht ein Schalldruck von 1,7 bar (bei 1 W/cm²; entspricht der Luft in einem Autoreifen) dies bewirkt eine rhythmische Verdichtung und Verdünnung (Kompression und Expansion) des Gewebes. Die hervorgerufene Zug- und Druckbeanspruchung führt zu einer Mikromassage im Gewebe.

■ Thermische Wirkung

Durch Reibung der schwingenden Gewebe entsteht kinetische Energie, welche in Wärme umgewandelt wird. Besonders groß ist die Wärmeentwicklung an der Grenze Muskel/Sehne zum Knochen; Ultraschalltherapie ist daher das wirksamste Diathermieverfahren (Tiefenwirkung). Zu einer relevanten Wärmeentwicklung kommt es jedoch nur bei Dauerschall (➤ 3.16.2.1.5).

■ Biologische Wirkungen

- Schmerzschwellenanhebung durch Beeinflussung freier Nervenendigungen,
- verbesserte Durchblutung durch Hemmung des Sympathikus sowie Freisetzung von Histamin,
- Stimulation von Regenerationsvorgängen und der lokalen Abwehr zur verbesserten Wundheilung,
- Permeabilitätssteigerung an den Zellmembranen,
- Lockerung von Verklebungen, Narbenadhäsionen,
- Reduktion von Kalkablagerungen,
- Detonisierung verspannter Muskulatur.

3.16.2.3 Indikationen für die Ultraschalltherapie

- Alle Erkrankungen an der WS und den peripheren Gelenken, die auf degenerative oder traumatische Ursachen zurückzuführen sind,
- verspannte Muskulatur,
- Distorsionen,
- Kontusionen,
- Luxationen,
- Muskelzerrungen,
- akute Radikulopathien (Prolaps, degenerative Veränderungen am Foramen intervertebrale, Stenosen),
- akute Myalgien bei Lumbago, Spondylitis ankylosans, Osteoporose,
- Epikondylitis,
- Tendovaginitis,
- akute Periarthropathien der Schulter (Sehnenentzündungen im Bereich der Rotatorenmanschette oder an der langen Bizepssehne, Engpass-Syndrom, Schultersteife),
- CRPS I (Stadium I),
- Neuralgien (Interkostalneuralgie, Trigeminusneuralgie, Okzipitalisneuralgie),
- verzögerte Knochenbildung (zur Stimulation der Kallusbildung),
- Narbengewebe (v. a. bei Morbus Dupuytren),
- Fibrose bei Lymphödemen.

3.16.2.4 Kontraindikationen für die Ultraschalltherapie

- Blutgerinnungsstörungen,
- schwere Osteoporose,
- fortgeschrittene Arteriosklerose,
- fieberhaftes Erkrankungsstadium bei bakteriellen Erkrankungen,
- maligne Tumoren,
- Thrombose,
- Empfindungsstörungen (da Warnsignale der Überdosierung/Schmerzen fehlen),
- Z. n. Strahlentherapie.
- weitere ➤ Box.

Cave

Folgende **Körperregionen** sind von der Beschallung auszuschließen:
- Große Gefäße der Kniekehle, der Ellenbeuge, der Oberarminnenseite sowie der Leistenbeuge,
- Armplexusbereich und Hals (Ausnahme: Beschallung der Mm. scaleni, Behandlung des CRPS I),
- Ganglion stellatum bei Herzerkrankungen,
- Bauch- und Lendenbereich bei schwangeren Frauen,
- Herzbereich,
- Leber-, Milzbereich,
- Epiphysenfugen bei Kindern und Jugendlichen (wegen möglicher Wachstumsstörungen),
- Kopfbereich (Ausnahme: Kiefergelenk),
- Bereiche mit ausgeprägten Varizen,
- über Knochenvorsprüngen, da der US-Kopf nicht vollständig anliegen kann.

Patienten mit Herzschrittmacher können bis auf eine Region von 20–30 cm um den Schrittmacher herum behandelt werden (sonst Gefahr von Kabelbrüchen).
Gebiete mit **Metallimplantaten** können behandelt werden, wenn die Dosis um 50 % reduziert wird und stehende Wellen (➤ 3.16.2.1.6) vermieden werden.

3.16.2.5 Kombinationsverfahren

3.16.2.5.1 Wasserbeschallung

Bei der Wasserbeschallung findet eine dynamische oder semistatische Beschallung (➤ 3.16.2.1.4) in einem ausreichend großen Gefäß ca. 1 cm über der Haut statt. Das Wasser dient dabei als Kopplungssubstanz.
Vorteil: Schlecht zu erreichende Gebiete (Bsp.: Finger- oder Zehenzwischenräume) sowie kleine Gelenke können gut behandelt werden.

Hinweise zur Durchführung:
- Das Wassergefäß muss ausreichend groß gewählt werden.
- Das Gefäß muss aus entsprechendem Material bestehen (Kunststoff, Spezialglas oder Keramik; keine Metallwannen, um die Reflexion der Wellen zu vermeiden).
- Die Wassertemperatur sollte indifferent (34–36 °C) (➤ 3.15.1) sein.
- Wasser darf keine Luft enthalten, auf der Haut entstandene Luftblasen entfernen (z. B. mit Pinsel abstreifen),
- Schallkopf muss wasserdicht sein.

Cave

Der Th. sollte Gummihandschuhe tragen, wenn seine Hände mit im Wasserbecken sind, um eine Überdosierung für ihn selbst zu vermeiden.

3.16.2.5.2 Phonophorese (Sonophorese)

Arzneistoffe werden mittels US in den Körper transportiert; dabei gibt es zwei Möglichkeiten, der Arzneistoffapplikation:
1. Der Arzneistoff wird direkt als Kopplungssubstanz genutzt.
2. Für den Fall, dass der Arzneistoff den Schallkopf angreifen würde, wird zunächst der Arzneistoff auf den zu behandelnden Bereich aufgetragen. Erst wenn das Medikament vollständig eingezogen ist, wird Gel als Kopplungssubstanz eingesetzt und die US-Behandlung vorgenommen.

3.16.2.5.3 Simultanverfahren

Kombinationen von US mit nieder- oder mittelfrequentem Reizstrom:
- DD-Ströme (➤ 3.16.1.2.4),
- Ultrareizstrom (➤ 3.16.1.2.5),
- Hochvoltstrom (➤ 3.16.1.2.9),
- bipolarer Interferenzstrom (➤ 3.16.1.3.1).

Der Schallkopf stellt die differente Elektrode dar, die i. d. R. als Kathode gepolt wird. Eine Ausnahme bildet die Anwendung z. B. bei HWS-Syndrom. Hier muss der Schallkopf als Anode gepolt werden und die Bezugselektrode wird als Kathode in 5–10 cm Entfernung fixiert.

3.16.2.6 Zuordnung zu Diagnosen

■ **Zuordnung der US(-Wärmetherapie) zu Diagnosen (Indikationsschlüssel):**
- Wirbelsäulenerkrankungen mit prognostisch kurzzeitigem oder langandauerndem Behandlungsbedarf (WS1a, WS1d, WS1e, WS2a, WS2d, WS2f, WS2g),
- Verletzungen, Operationen und Erkrankungen der Extremitäten und des Beckens mit prognostisch kurzzeitigem, mittelfristigem oder langandauerndem Behandlungsbedarf (EX1a, EX1c, EX2a, EX2c, EX2d, EX3a, EX3c, EX3d),
- Miss-und Fehlbildungen, Strukturschäden (EX4a),
- chronifiziertes Schmerzsyndrom (CSb),
- ZNS-Erkrankungen einschließlich des Rückenmarks bis zur Vollendung des 18. Lebensjahres und danach (ZN1a, ZN1b, ZN1c, ZN2a, ZN2b, ZN2c),
- periphere Nervenläsionen (PNa, PNb),

- Störungen der Atmung mit prognostisch kurzzeitigem oder langandauerndem Behandlungsbedarf (AT1a, AT1c, AT2a, AT2c, AT3a, AT3a),
- arterielle Gefäßerkrankungen (GEa),
- Lymphabflußstörungen mit prognostisch langandauerndem Behandlungsbedarf (LY2a),
- chronische Lymphabflußstörungen bei bösartigen Erkrankungen (LY3a),
- Störung der Dickdarmfunktion (SO1a),
- periphere trophische Störungen (SO4a).

3.16.2.7 Evidenz-/Bewertungslage

Um größtmögliche Aktualität in der Print- und Online-Version zu gewährleisten, stehen Informationen zur Evidenz der Ultraschall- und Stoßwellentherapie im Online-Zusatzmaterial (➤ 3.16.3 Link am Kapitelende) zur Verfügung.

3.16.3 Phototherapie

Definition

Phototherapie
Die Phototherapie umfasst die Behandlung mit therapeutisch nutzbaren Bereichen des optischen Spektrums: Infrarot (IR), sichtbares Licht (VIS), Ultraviolett (UV).
Auch die Behandlung mit Lasern wird der Phototherapie zugeordnet. Laser beruhen auf einem grundsätzlich anderen Prinzip der Lichterzeugung als konventionelle Lichtquellen. Je nach Bauart können sie UV-, sichtbares oder IR-Licht abgeben.
Ebenfalls als Phototherapie bezeichnet wird die Bestrahlung mit UV-A-Licht nach Einnahme/Anwendung von photosensibilisierenden Substanzen (z. B. Psoralen) zur Behandlung von Psoriasis u. a. (PUVA).

Unter Licht- und Strahlentherapie werden folgende Methoden und Therapiemittel zusammengefasst:

- Heliotherapie (➤ 3.16.3.1),
- IR-Therapie (➤ 3.16.3.2),
- Lichttherapie (➤ 3.16.3.3),
- UV-Therapie (➤ 3.16.3.4),
- Lasertherapie (➤ 3.16.3.5).

3.16.3.1 Heliotherapie

Die Heliotherapie nutzt das natürliche Sonnenlicht. Im Rahmen von Klimakuren ist sie ein wichtiger Bestandteil einer ganzheitlich ausgerichteten Behandlung zur Stärkung der Widerstandskraft, Förderung der Rekonvaleszenz, Aktivierung vegetativer oder hormoneller Regulationsabläufe.

Liegekur: Bei der Frischluftliegekur wird der Patient leichter Kälte ausgesetzt, während er ruhig liegt (Kälteadaptation).
Ziele:

- Stärkung der körperlichen Widerstandskraft,
- Verminderung der Infektanfälligkeit,
- Förderung der Regeneration,
- leichte Steigung der körperlichen Ausdauerleistungsfähigkeit.

Terrainkur: Die Terrainkur wird als kurmäßig dosiertes Gehen in ansteigendem Gelände definiert und ist in der Prävention sowie in der kardialen Rehabilitation das am häufigsten eingesetzte Expositionsverfahren mit dem breitesten Indikationsspektrum.
Hauptelemente sind körperliches Training und planmäßige Steigerung der körperlichen Ausdauerleistungsfähigkeit.

Trainingsbedingungen:
- Dynamische Belastung möglichst großer Muskelgruppen,
- Belastungsdauer: 30–40 Minuten,
- Trainingsintervall: 3- bis 4-mal wöchentlich für 3–4 Wochen,
- Belastungsintensität: mind. 65 % der max. Sauerstoffaufnahmefähigkeit.

3.16.3.2 IR-Therapie

In der IR-Therapie wird elektromagnetische Strahlung mit Wellenlängen zwischen 1 mm und 780 nm eingesetzt. Erzeugt wird IR dazu mithilfe von Infrarotlampen oder -strahlern. Unterschieden werden:
- Hellstrahler (IR-A, 780–1.400 nm),
- Dunkelstrahler:
  - Dunkelstrahler IR-B (1.400–3.000 nm),
  - Dunkelstrahler IR-C (3.000 nm–1 mm).

Wirkprinzip

Am Absorptionsort entsteht Wärme, dort entwickelt sich eine durchblutungsfördernde, schmerzlindernde, muskeldetonisierende und resorptionsfördernde Wirkung.

IR-B- und IR-C-Strahlen werden v. a. in den oberen Hautschichten absorbiert. Aufgrund der fehlenden Durchblutung dieses Hautbereichs kann die Energie nicht abgeführt werden und bewirkt eine Erwärmung. IR-A-Strahlung dringt bis zu 0,5 cm tiefer in die Haut ein als IR-B- und IR-C-Strahlen. Durch die Durchblutung dieser Hautschichten kann die eingestrahlte Energie allerdings abgeführt werden, die Gefahr der Überhitzung ist gering. In Infrarotlampen kommt IR-A-Strahler zum Einsatz.

Sowohl die Tiefen- als auch die stimulierende und sympathikusaktivierende Wirkung von IR-Strahlung ist stärker als die von Blaulicht (➤ 3.16.3.3).

Eine Filterung der hautbelastenden Wellenlängen ist also v. a. im IR-B- und IR-C-Bereich erforderlich, aber auch bei IR-A-Strahlung müssen einige hautbelastende Wellenlängen herausgefiltert werden. Bsp.: Der hydrosun® Strahler imitiert das Zusammenspiel von Sonnenstrahlung und Wasserdampf in der Atmosphäre (natürlicher Filter). Durch diesen Strahler kann eine heilende Wärme von bis zu 42 °C im Bereich vom Muskulatur, Sehnen und Bändern erzeugt werden.

Indikationen für die IR-Therapie
- Durchblutungsstörung (zur Erwärmung),
- Verspannungen (zur Muskeltonusminderung),
- schmerzhafte Zustände von Eingeweide/Organen (zur Tonussenkung in der glatten Muskulatur),
- subakute, chronische, rheumatische Entzündungsprozesse (zur Schmerzlinderung, Entzündungsdämpfung, Resorption von Ergüssen),
- Erkrankungen im HNO-Bereich (zur Sekretverflüssigung),
- akute eitrige oberflächliche Entzündungen (zur Abszessreifung),
- Traumata, wenn eine Blutungsgefahr nicht mehr besteht,
- fibröse Veränderungen der Haut, z. B. Narben, Sklerodermie (zur Lockerung).

Kontraindikationen für die IR-Therapie
- Periphere arterielle Verschlusskrankheit (pAVK ab Stadium II b nach Fontaine),
- frische Blutungen,
- Kreislaufinsuffizienz (bei Neigung zum Kollaps),
- akute Infektionen,
- akute Entzündungen (z. B. aktivierte Arthrose).

3.16.3.3 Lichttherapie

In der Lichttherapie wird elektromagnetische Strahlung mit Wellenlängen zwischen 10 nm und ca. 10 µm verwendet. Bei Wellenlängen von etwa 400–780 nm ist die Strahlung sichtbar.

Bsp.:
- Speziallampen für saisonabhängige Depression,
- Blaulichttherapie (s. u.),
- Chromotherapie.

■ Blaulichttherapie

Therapeutische Anwendung von künstlichen Strahlen mit einer Wellenlänge von 480–420 nm, z. B. bei der Hyperbilirubinämie des Neugeborenen (Icterus neonatorum), wärmeempfindlichen Neuralgien (z. B. Trigeminusneuralgie), Schlafstörungen, Hyperalgesie in Narben/Geweben, schlechtheilende Wunden, Erfrierungen, verschiedene Erkrankungen des rheumatischen Formenkreises.

Wirkprinzip: Von Blaulicht geht eine geringere Wärmewirkung aus als von IR-Strahlung (➤ 3.16.3.2), dafür hat es mehr chemische, oberflächliche, sedierende und vagotone Wirkung. Die Strahlung wirkt hemmend, dämpfend und neural beruhigend. Zudem senkt sie den Serumbilirubinspiegel durch Photooxydation des Bilirubins und Umwandlung in wasserlösliche, nicht toxische und unabhängig von der Glukuronidierung ausscheidungsfähige Substanzen beim Ikterus (Gelbsucht) der Neu- und Frühgeborenen.

3.16.3.4 UV-Therapie

Bei der Therapie kommt UV-A-Strahlung (400–315 nm), UV-B-Strahlung (315–280 nm) und UV-C-Strahlung (280–200 nm) zum Einsatz. Die natürliche Lichtbehandlung enthält dagegen UV-Strahlung ohne UV-C.

Wirkung/Wirkprinzip:
- Erythembildung,
- Pigmentation,
- Vitamin D-Bildung,
- Aktivierung von Fermentsystemen,
- Denaturierung von Zelleiweiß (abtötende Wirkung auf Bakterien),
- Anregung des ZNS und vegetativen Nervensystems.

Indikationen für die Ganzkörperbestrahlung:
- Infektanfälligkeit,
- Rekonvaleszenz,
- Rachitis (oder Disposition dazu),
- Osteoporose,
- hypochrome Anämien,
- Entwicklungsstörungen im Wachstumsalter,
- Psoriasis pustulosa,
- Furunkulose,
- Pityriasis rosea und Pityriasis versicolor,
- Pruritus.

3.16.3.5 Lasertherapie

Für die Lasertherapie (Laser: engl. light amplification by stimulated emission of radiation) wird Licht in speziellen Resonatoren angeregt und verstärkt.

Die bei der Lasertherapie eingesetzten Laser lassen sich nach folgenden Kriterien unterscheiden:
- Wellenlänge (Infrarot, sichtbarer Bereich oder UV),
- pulsierend oder kontinuierlich,
- Lichtleistung/Lichtenergie (➤ 3.16.3.5.1).

■ Behandlungsparameter
- Lichtquelle,
- Wellenlänge,
- Leistung,
- Anwendungsdauer,
- Modus.

3.16.3.5.1 Eigenschaften des Laserlichts

Laserlicht unterliegt grundsätzlich den Gesetzen der Optik. Es wird nur z. T. an der Gewebeoberfläche reflektiert, dringt ins Gewebe ein, wird dort gestreut und absorbiert. Ein kleiner Teil des Laserlichts durchdringt das Gewebe ganz und tritt an einer anderen Stelle wieder aus.
Therapeutisch wirksam ist der im Gewebe verbleibende Teil, der in andere Energieformen umgewandelt wird (➤ 3.16.3.5.2).

Leistung und Energie: Die Energie des Laserlichts in Joule (J) errechnet sich aus der Laserleistung in Watt (W) × Einwirkzeit in Sekunden (sec).

- **Energiedichte:** Applizierte Energie pro Fläche (J/cm^2); Bsp.: Bei dynamischer Applikation von 105 J auf 4 cm^2 (z. B. Achillessehne: 2 × 2 cm als Fläche) wird die Energiedichte von 105/4 = 26,5 Joule/cm^2 erreicht.
- **Leistungsdichte:** Applizierte Leistung pro Fläche (W/cm^2), Richtwert: 100 J/cm^2.

> **Laser-Klassifizierung:** Lasergeräte werden nach DIN EN 60825-1 sowie DIN EN 60601-2-22 aufgrund ihrer Leistung klassifiziert.
> - Standard in der Rehabilitation sind Laser der Klasse 3B (< 500 mW) (➤ 3.16.3.5.3), auch Laser der Klasse 4 (Hard-/High-Power-Laser) werden in der PT eingesetzt.
> - Mit steigender Leistung
>   - verkürzt sich die Behandlungszeit,
>   - erhöht sich die Tiefenwirkung (➤ Strahlungsausbreitung),
>   - erhöht sich die potenziell schädigende Wirkung (➤ 3.16.3.5.2 Box).

Kohärenz: Phasengleiche Abstrahlung des Laserlichts, die Photonen schwingen gleichzeitig und in die gleiche Richtung (zeitliche und räumliche Kohärenz). Daher keine Überlagerungseffekte.
Strahlungsausbreitung: Die Eindringtiefe des Lasers ist abhängig von der Leistung (s. o.). Durch die hohe Intensität von High-Power-Lasern (➤ 3.16.3.5.3) ist auch das Eindringen in tiefere Gewebeschichten möglich.

3.16.3.5.2 Wirkprinzipien

> **Cave**
>
> Laserstrahlung kann die Netzhaut der Augen innerhalb von Sekundenbruchteilen zerstören. Daher müssen die Augen bei der Verwendung von Lasergeräten (v. a. ab der Laserklasse 3) vor der Strahlung durch eine spezielle Laserschutzbrille (für Patient und Th.) geschützt werden. Eine direkte Bestrahlung des Auges sowie der Blick in den Laserstrahl sind absolut zu vermeiden, auch bei geschlossenen Augen.
> In Einrichtungen, in denen ein Lasergerät verwendet wird, ist ein Laserschutzbeauftragter zu bestimmen.

Für die therapeutische Wirkung ist der Teil des Laserlichts verantwortlich, der im Gewebe verbleibt und in andere Energieformen umgewandelt wird (s. u.).
Das Laserlicht trifft im Gewebe auf Moleküle mit bestimmten Farbeigenschaften, z. B. wird es im nahen Infrarotbereich von Melanin, Myoglobin und Hämoglobin absorbiert. Die dabei entstehende Wärme breitet sich über benachbarte Gewebebezirke aus.

> Die hervorgerufene Erwärmung limitiert die **Gesamtenergie,** die eingesetzt werden kann; eine zu hohe Dosis führt zu thermischen Schäden. Durch Kühlung kann die Gesamtenergie und somit die Eindringtiefe erhöht werden, da sich durch Vasokonstriktion weniger Hämoglobin unter der Haut befindet.

3

Die Laserbestrahlung hat folgende **Einflüsse auf die Heilungsprozesse:**
- Direkte energetische Anregung aller Zellen,
- Optimierung der Stoffwechselfunktionen,
- Beschleunigung der körpereigenen Heilkräfte,
- erhebliche Steigerung der Immunreaktion,
- Aktivierung von Fibroblasten.

Die **lokale Behandlung von Wunden** mittels Laser führt zu:
- Extrem raschem Verheilen der Wunden,
- erheblicher Steigerung der Zugfestigkeit der Wundränder,
- Steigerung der Elastizität aller Gewebeschichten,
- Normalisierung der Pigmentierung.

■ **Biostimulation**
- Ein Teil der Laserenergie wird in chemische Energie umgewandelt, Moleküle werden direkt durch Elektronenübertragung und indirekt durch die Bildung von Sauerstoffradikalen angeregt.
- Es werden v. a. Moleküle der Atmungskette stimuliert, daraus resultiert eine gesteigerte Aktivität des Energiestoffwechsels (sog. Biostimulation).
- Biostimulation führt zu einer schnelleren Abheilung von Gewebeläsionen (unabhängig von der thermischen Wirkung des Lasers).

■ **Schmerzdämpfendes Wirkprinzip**
- Allgemeine örtliche Schmerzdämpfung:
  - Entzündungshemmende/abschwellende Prozesse (u. a. sinken Gewebedruck und Entzündungsreize),
  - Absinken der Konzentration von schmerzvermittelnden Botenstoffen (Bradykinin, Histamin u. a.),
  - erhöhter Blutkreislauf in Endstrombahn, Steigerung Fresszellentätigkeit.
- Spezielle örtliche Schmerzdämpfung:
  - Erhöhung der Reizschwelle der Schmerzdämpfung (elektrische Zellmembranspannung sinkt ab, Pumpenergie steigt an), Hyperpolarisation,
  - Steigerung der Muskelentspannung in der Muskelfunktionskette.
- Zentrale Schmerzdämpfung:
  - Reduktion der peripheren und zentralen Schmerzleitung,
  - Absinken der Konzentration von schmerzvermittelnden Botenstoffen (Serotonin, Noradrenalin u. a.),
  - Zunahme der Konzentration von schmerzhemmenden Botenstoffen (Enkephaline, Endorphine),
  - gesteigerte Hemmung zentraler Schmerzsignale bzw. Modulation.

■ **Abschwellendes Wirkprinzip**
- Allgemeine Faktoren:
  - Steigerung entzündungshemmender Prozesse,
  - Steigerung schmerzdämpfender Prozesse.
- Gefäßbedingte Faktoren:
  - Erhöhter Blutkreislauf in der Endstrombahn,
  - Reduktion der Gefäßdurchlässigkeit,
  - Reduktion der Mastzellenwirkung,
  - Steigerung der Lymphgefäßdrainage, Reduktion des Gewebedrucks (örtlicher Schmerz s. o.), Reduktion der Flüssigkeit im Zwischengeweberaum.
- Wiederherstellende Prozesse:
  - Steigerung der Fresszellenaktivität (führt zur Abnahme von Gewebetrümmern, Blutbestandteilen u. a.),
  - Steigerung des Fibrinabbaus,
  - Reduktion des Blutergusses.
- Erneuernde Faktoren:
  - Steigerung von Zellstoffwechsel (ATP) und Zellteilung,
  - Wiederherstellung des Blut-Lymphgefäßsystems.

3.16.3.5.3 Therapiemittel

Laser werden aufgrund ihrer Leistung klassifiziert (➤ 3.16.3.5.1). Nach verwendetem Laser wird die Lasertherapie unterteilt in:

- Therapie mit Hard-/High-Power-Laser,
- Low level laser therapy (LLLT).

■ Therapie mit Hard-/High-Power-Lasern

Die Laserleistung ist hier im Mittel > 1 Watt (entspricht Lasern der Klasse 4).

Indikationen für Hard-/High-Power-Laser:

- Akute und chronische Epikondylitis,
- muskuläre Kontrakturen,
- Distorsion,
- Muskelriss (oberflächlich oder tief),
- muskuläre Überdehnung,
- ligamentäre Überdehnung,
- Tendopathien (akut oder chronisch),
- Bursitis,
- Pubalgie,
- Karpaltunnelsyndrom,
- Achillodynie,
- Periarthropathia humeroscapularis.

■ Low level laser therapy (LLLT)

Die Laser dieser Therapieform werden auch als „therapeutischer Laser" bezeichnet. Sie werden weiter unterteilt in:

- **Softlaser:**
  - Athermisch,
  - mittlere Leistung: 2–10 mW.
- **Midlaser:**
  - Athermisch,
  - Leistung: > 10 mW
    - Leistung niedrig: im Mittel 10–50 mW,
    - Leistung höher: im Mittel 50–500 mW.

LLLT-Indikationen:

- Lokale Erhöhung der Blutzirkulation,
- Linderung von leichten Muskel- und Gelenkschmerzen/-versteifungen,
- Linderung von Muskelverspannungen.

3.16.3.6 Evidenz-/Bewertungslage

Um größtmögliche Aktualität in der Print- und Online-Version zu gewährleisten, können Informationen zu aktuell vorliegenden Studien im Online-Zusatzmaterial (➤ QR-Code) eingesehen werden.

Evidenzangaben zur Elektro-, Ultraschall- und Phototherapie

Literatur

3.17 Schmerztherapie

Friederike Keifel, Claudia Winkelmann

3

3.17.1 Geschichte

- Aristoteles (384–322 v. Chr.) sah den Schmerz als eine Variante des Berührungssinns an. Aus seinen Beobachtungen schlussfolgerte er, dass eine Schmerzempfindung dann auftritt, wenn ein Sinnesreiz exzessiv und destruktiv ist.
- Bereits ab dem 12. Jahrhundert wurden in der Chirurgie verschiedene Methoden mit betäubender, schlaffördernder und schmerzausschaltender Wirkung eingesetzt. Die Wirkstoffe (u. a. Opium) hatten z. T. eine sehr geringe therapeutische Breite. Versehentliche Überdosierungen führten zu zahlreichen Todesfällen.
- Erst durch die Entdeckung von Leonardo da Vinci (1452–1519), dass das Gehirn für die Entstehung des Schmerzes wichtig ist, entwickelte sich die Schmerzforschung entscheidend weiter.
- Ab dem 18. Jahrhundert wurde dem Schmerz eine „**Wächterfunktion** des Lebens" zugeschrieben.
- Weitere relevante Untersuchungen führte von Frei um 1900 durch und stellte fest, dass es gut unterscheidbare Druck-, Kälte-, Wärme- und Schmerzpunkte gibt.
- Sherrington (1906) gilt als Wegbereiter der Physiologie des Schmerzes und prägte den Begriff **Nozizeptor.** Er bezeichnete damit einen Rezeptor, der spezifische noxische Reize aufnimmt. Adrian und Zotterman wiesen 1926 durch die ersten elektrophysiologischen Ableitungen nach, dass C-Fasern dann aktiviert werden, wenn schmerzhafte Reize appliziert wurden.
- In der ersten Hälfte des 20. Jahrhunderts betonte der Neurowissenschaftler Foerster die Bedeutung des sympathischen Nervensystems für die Schmerztherapie. Der Chirurg Kirschner entwickelte verschiedene Anästhesieverfahren. Der Franzose Leriche prägte als Erster den Begriff „Schmerzkrankheit" (franz. douleur maladie). Er fasste unter diesem Begriff alle nicht akuten Schmerzzustände zusammen.
- Der amerikanische Anästhesist Beechers machte 1944 für die Weiterentwicklung der Schmerztherapie eine bedeutende Entdeckung: Es fiel ihm auf, dass junge, stark verletzte Soldaten, die unter dauerndem Granatenbeschuss standen, tendenziell weniger Morphin benötigten als Zivilpersonen in Boston mit ähnlichen Verletzungen. Damit war die These wiederlegt, dass die Schwere der Verletzung mit den Schmerzen korreliert. Er konnte zeigen, dass Schmerz eine subjektive Erfahrung des Einzelnen ist, und kam zu dem Ergebnis, dass weniger die Behandlung der Schmerzen im Vordergrund stehen muss, sondern die Behandlung der Psyche.
- In der ersten, gegen Mitte des 20. Jahrhunderts eröffneten Schmerzklinik wurden v. a. Nervenblockaden zu diagnostischen und therapeutischen Zwecken eingesetzt. Der Anästhesist Bonicas legte 1947 mit seiner Schmerzklinik im Staat Washington den Grundstein für die multimodale Schmerztherapie. Auf ihn geht die Unterscheidung klinischer Schmerz versus Laborschmerz und chronische Schmerzen versus Akutschmerz zurück.
- 1948 wurde in Großbritannien ein Schmerzdiagramm aus der inneren Medizin (engl. pain chart) publiziert. Darin wurden die Schmerzen des Patienten eingezeichnet, und es enthielt bereits eine Schmerzskala mit den Stärkegraden leicht, moderat, schwer und unerträglich.
- Aufbauend auf den Überlegungen von Bonica beschäftigten sich der Psychologe Melzack und der Physiologe Wall mit der Psychologie des Schmerzes. Sie publizierten 1965 die **Gate-Control-Theory** (➤ 3.5.7.3.3).

Obgleich diese Theorie schon früh kritisiert wurde, entwickelte sich daraus durch Wall die transkutane elektrische Nervenstimulation (TENS ➤ 3.16.1.2.8) und durch Melzack der McGill Pain Questionnaire (➤ Tab. 3.17.1).

- Ein weiterer Katalysator der Schmerztherapie war der **Behaviorismus** nach Skinner, von Fordyce 1968 erstmals in der chronischen Schmerztherapie angewendet. In der Akutschmerztherapie waren Lernprozesse der Ansatzpunkt, um eine patientenkontrollierte Analgesie (engl. patient controlled analgesia, PCA) durchzuführen, die 1968 von Sechzer entwickelt wurde. Dass der Patient die Pumpe richtig nutzen kann, setzt nach der behavioristischen Theorie eine ausführliche Edukation voraus. Erst 1985 wurden in Deutschland Akutschmerzdienste eingeführt, um der Chronifizierung insuffizient behandelter Akutschmerzen entgegenzuwirken.
- Der amerikanische Psychiater Engel betrachtete den Schmerz aus der psychosomatischen Perspektive und entwickelte Ende der 1970er-Jahre die bisher geltende bio-medizinische Betrachtungsweise weiter in das **bio-psycho-soziale Modell** (➤ 1.3.2, ➤ 2.1.1.2).
- Ende des 20. Jahrhunderts wurde begonnen, den Schmerz verstärkt pathophysiologisch zu untersuchen. Dies beruhte auf der Erkenntnis, dass sich das Nervensystem an geänderte Bedingungen anpassen kann und die Neuroplastizität ein immenses Potenzial darstellt (➤ 3.7.1, ➤ 3.7.2, ➤ 3.12.2).
- Der Schmerzforscher Turk kam annähernd zur gleichen Zeit zu dem Ergebnis, dass die Erwartungshaltung des Schmerzpatienten ein Gradmesser für die erlebte Schmerzstärke und deren Folge ist. Dabei spielt die **Selbstwirksamkeit** (engl. self-efficacy) eine große Rolle. Ein Patient mit einer hohen Selbstwirksamkeit ist davon überzeugt, dass er die Kompetenz hat, eine schwierige Situation/ein gewünschtes Verhalten selbst erfolgreich ändern zu können. Ein Kompetenzverlust führt im ungünstigsten Fall zum Katastrophisieren (➤ 1.2.3, ➤ Tab. 1.2.8) und damit zu einer Schmerzverstärkung. Die deutschen Psychologen Flor und Birbaumer erklären zusammen mit Turk chronische Schmerzen der Skelettmuskulatur anhand des **Diathese-Stress-Modells.** Flor lieferte den Nachweis, dass sensorisches Feedback, operante oder kognitive Verhaltenstherapie das Schmerzgedächtnis beeinflussen (➤ 3.18.1) und zu einer Reduzierung chronischer Schmerzen führen können.
- In Seattle wurde 1973 die International Association for the Study of Pain (IASP) gegründet. Der Schmerztherapeut Gross und der Schmerzforscher Zimmermann begründeten mit Kollegen zwei Jahre später als Sektion der IASP die **Deutsche Schmerzgesellschaft e. V.** (Website: https://www.schmerzgesellschaft.de/). Sie ist Mitglied der Arbeitsgemeinschaft der Wissenschaftlichen Medizinischen Fachgesellschaften (AWMF).
  Ein Mitbegründer der Mainzer Schmerzklinik ist Gerbershagen, der zwei Jahre lang bei Bonica (s. o.) gelernt hatte. Gerbershagen hat 1986 den Chronifizierungsprozess in einem dreistufigen Stadienmodell beschrieben (➤ 2.1.2.4).

> Um die Schmerzpatienten und ihre Angehörigen gezielter über Behandlungsmöglichkeiten zu informieren, wurde der **„Aktionstag gegen den Schmerz"** (bundesweite Veranstaltungen, Telefonhotlines, Pressekonferenzen jährlich am ersten Dienstag im Juni) implementiert. Diese Veranstaltung ist eine Möglichkeit für Physiotherapeuten in Kliniken und Praxen, ihre Angebote vorzustellen und den Tag mit regionaler und bundesweiter Reichweite mitzugestalten.

3.17.2 Ätiopathogenese

3.17.2.1 Funktionsprinzip von Sinnessystemen

3 Das Nervensystem nimmt Reize von außen (Exterozeption) oder von innen (im Organismus selbst entstehend, Interozeption) auf. Für jede Sinnesempfindung (Modalitäten) gibt es spezifische Sensoren und Sinnesrezeptoren (➤ 3.17.2.2), die auf einen für sie adäquaten Reiz reagieren. Sensoren/Sinnesrezeptoren ändern den Reiz in eine neuronale elektrische Aktivität um (Transduktion). Dadurch ändert sich das Membranpotenzial des Sensors/Rezeptors. Mit der Umwandlung (Transformation) entstehen Impulsfolgen, die als Aktionspotenziale bezeichnet werden. Diese Aktionspotenziale werden über afferente Bahnen zum ZNS weitergeleitet (Konduktion). Im ZNS werden sie auf unterschiedlichen Niveaus (Hirnstamm, Rückenmark, Thalamus) umgeschaltet und an Neurone höherer Ordnung (Relaisneuronen) zur komplexen Verarbeitung weitergeleitet. Erst durch die Verschaltung mit einer Großhirnregion, in der die zugehörige Modalität und Qualität präsentiert ist, kann ein spezifischer Sinneseindruck entstehen (z. B. Schmerz). Durch ein Lokalanästhetikum kann die Funktion der Nozizeptoren bzw. der afferenten Fasern lokal vorübergehend unterbrochen werden. Eine Weiterleitung kann nicht mehr stattfinden. Somit entfällt die Schmerzwahrnehmung.

Grundsätzlich kann jede Schädigung (Läsion) oder gestörte Funktion (Dysfunktion) in jedem Abschnitt des schmerzverarbeitenden Systems (Peripherie bis Kortex) zu einer Aufhebung oder zu einer Störung der Schmerzwahrnehmung im entsprechenden Körpergebiet führen. Neben dieser Minussymptomatik kann auch eine Plussymptomatik mit Spontanschmerzen oder evozierten Schmerzen entstehen. Die Plussymptomatik wird auf die „Übererregbarkeit" des schmerzverarbeitenden Systems zurückgeführt. Bestehen die Schmerzreize ausreichend lange, wird eine funktionelle und strukturelle Plastizität von Neuronen im ZNS ausgelöst. Neben dem „neuronalen Lernprozess" sind auch frühere Erfahrungen und Erlebnisse des Individuums dafür verantwortlich, dass sich ein **Schmerzgedächtnis** ausbildet. Dieses ist an der Aufrechterhaltung von chronischen Schmerzzuständen beteiligt. Daher kann eine Bewegung schmerzhaft sein, obwohl die Verletzung als ausgeheilt gilt. Ebenso kann der Gedanke an eine Bewegung Schmerzen auslösen, aber auch Angst und Furcht. Nicht selten erwartet der Patient den Schmerz bei Aktivität (ADL, Arbeit, Freizeit) und vermeidet daher diese Aktivitäten (sog. Vermeidungsverhalten). Damit hat ein maladaptives Lernen stattgefunden.

Inzwischen ist bekannt, dass es nicht ein Schmerzzentrum gibt, sondern dass das Schmerzerleben durch mehrere Dimensionen bestimmt wird. Bisher wurde zudem angenommen, dass die Schmerzverarbeitung durch ein Netzwerk von zerebralen Kerngebieten erfolgt. Doch dieses Netzwerk spricht auch auf andere Vorgänge an, die Aufmerksamkeit erfordern. Deshalb wurde hierfür der Begriff **„network of saliency"** vorgeschlagen.

Es ist somit wichtig, bei einer schmerzhaften Erkrankung die PT-Interventionen im nicht schmerzhaften Bereich durchzuführen, um eine „neuroadaptive Rückentwicklung" in physiologische Verhältnisse zu erreichen.

Nozizeptives System: Schmerz ist eine subjektive Sinnesempfindung, die durch die Aktivierung des nozizeptiven Systems entsteht. Dieses System wird von den nozizeptiven Nervenzellen gebildet, welche noxische Reize (mechanische, thermische, chemische gewebeschädigende Reize) kodieren und verarbeiten (sog. Nozizeption). Zum nozizeptiven System zählen: Nozizeptoren, Nervenfasern, Rückenmark, auf- und absteigende Nervenbahnen, Hirnstamm, Mittelhirn, Thalamus, primärer und sekundärer sensomotorischer Kortex, präfrontaler Kortex, anteriorer Gyrus cinguli, Insula und Amygdala.

3.17.2.2 Nozizeptoren

Nozizeptoren sind freie Nervenendigungen mit unterschiedlichen Funktionen.

■ **Afferente Funktion**

- Schwach myelinisierte A-delta-Fasern:
  - Leitungsgeschwindigkeit 5–30 m/s,
  - heller, scharfer, schnell einsetzender erster Schmerz,
  - reagieren auf mechanische Belastung und extreme Temperaturen (> 45° und < 5 °C),
  - spielen bei der Aktivierung von Schutzreflexen eine Rolle.
- Nichtmyelinisierte C-Fasern:
  - Leitungsgeschwindigkeit < 1 m/s,
  - dumpfer, brennender Schmerz, verzögertes Einsetzen als zweiter Schmerz,
  - Juckreiz,
  - polymodal, reagieren auf chemische, mechanische, thermische Reize,
  - stumme Nozizeptoren (Eingeweide, Muskeln und Gelenke) werden durch entzündliche Prozesse und chemische Substanzen sensibilisiert.

Selbstversuch: Ein Gummiband am Handgelenk spannen und auf die Haut zurückschnellen lassen. Erster und zweiter Schmerz sind gut voneinander zu unterscheiden.

■ **Parakrine Funktion**

Besonders die C-Fasern besitzen eine parakrine Funktion. Ihre sekretorischen Vesikel enthalten Neuropeptide (s. u.), Entzündungsmediatoren, die bei der Aktivierung der Fasern durch einen adäquaten Reiz oder einer Schädigung der Faser freigesetzt werden. In der Folge treten nicht nur Schmerzen im Innervationsgebiet der Faser auf, sondern auch eine neurogene Entzündung mit den klassischen Entzündungszeichen.

- **Substanz P** erhöht die Permeabilität der Kapillarwände, dies bewirkt eine ödematöse Schwellung.
- **CGRP** (engl. calcitonin gene related peptide) entspannt die Gefäßmuskulatur, sodass Hyperämie mit Rötung sowie Überwärmung auftreten.

Beide Peptide können zusätzlich Histamin aus den Mastzellen freisetzen und die Wirkung dadurch verstärken.

3.17.2.2.1 Transduktionsmechanismus an Nozizeptoren

Nozizeptoren können durch mechanische und thermische Reize aktiviert werden, aber auch chemisch durch Gewebsbotenstoffe (z. B. Bradykinin, Histamin, Zytokine und Wasserstoffionen), die durch eine Entzündungsreaktion freigesetzt werden. Voraussetzung ist jedoch eine ausreichend hohe Konzentration der Gewebsbotenstoffe oder ein schädigender Reiz, der die Erregungsschwelle überschreitet. Im kranken Gewebe reicht schon eine geringe Konzentration aus, um den Schmerz verstärkt wahrzunehmen. Zusätzlich besitzt der Organismus sog. schlafende Rezeptoren, die unter physiologischen Bedingungen nicht aktiviert werden können, sondern erst durch einen Entzündungsprozess oder durch Verletzungen im Gewebe. Die **Transduktion** wandelt einen mechanischen nozizeptiven (z. B. Druck) oder chemischen nozizeptiven Reiz (z. B. ein Gewebsbotenstoff) in ein elektrisches Signal um, damit die Information zum ZNS weitergeleitet werden kann.
Für die Umwandlung des nozizeptiven Reizes in ein Aktionspotenzial stehen verschiedene Möglichkeiten zur Verfügung:

- Ausschüttung von Botenstoffen in den synaptischen Spalt führt zur Koppelung der Botenstoffe an Rezeptoren der nachgeschalteten Nervenzellmembran. Dies bewirkt einen Einstrom von Ionen, die wiederum ein Aktions-

potenzial auslösen. So öffnen z. B. Hitze, Protonen, Capsaicin und Serotonin die Ionenkanäle.
- Durch die Aktivierung eines Rezeptors (durch Bradykinin und Prostaglandine) wird eine intrazelluläre Signalkaskade ausgelöst.

Bei der Entstehung von Sensorpotenzialen an den nozizeptiven Endigungen sind somit ionotrope und metabotrope Rezeptoren beteiligt:
- **Ionotrope nozizeptive Rezeptoren:** Es sind verschiedene ligandengesteuerte Kationenkanäle bekannt:
  - Transient Receptor Potential (TRP)-Familie (thermisch und/oder mechanisch sensible Kationenkanäle),
  - ionotrope P2X-Rezeptoren (P2-Purinozeptor, wird durch ATP aus zerstörten Zellen aktiviert),
  - Serotoninrezeptor vom Typ 3 (5HT3-Rezeptor, wird durch Serotonin aktiviert, welches durch Verletzungen oder entzündetes Gewebe aus aktivierten Thrombozyten freigesetzt wird).
- **Metabotrope nozizeptive Rezeptoren:** Werden im verletzten und entzündeten Gewebe freigesetzt und erhöhen die Empfindlichkeit der Nozizeptoren über Second-Messenger-Systeme. Sie verstärken die Transduktion und Transformation an Nozizeptoren.
  - Bradykinin (G-Protein-vermittelt) senkt die Temperaturschwelle, sodass Hitzeschmerz bei niedrigen und normalen Temperaturen auftreten kann.
  - Prostaglandine (G-Protein-vermittelt) senken die Potenzialschwelle für Aktionspotenzialentladungen.

3.17.2.3 Schmerzkomponenten

- **Sensorisch:** Der noxische Reiz wird nach Dauer, Art, Ort und Intensität beurteilt.
- **Affektiv:** Der noxische Reiz stört das Wohlbefinden.
- **Vegetativ:** Der noxische Reiz aktiviert meist das sympathische Nervensystem (Erhöhung von Blutdruck, Herzfrequenz, Atemfrequenz, zudem Pupillenweitung). Bei intensiven Schmerzreizen kann es auch zu Blutdruckabfall und Übelkeit kommen.
- **Motorisch:** Der noxische Reiz löst einen Schutzreflex und/oder Schonhaltung aus.
- **Kognitiv:** Der noxische Reiz wird bewertet und mit früheren Erfahrungen verglichen.

3.17.2.4 Klinisch relevante Schmerzen

■ Physiologischer Schmerz

Als physiologischer Schmerz wird der Schmerz infolge eines noxischen Reizes (➤ 3.17.2.1) bezeichnet. Der akute Schmerz hat eine warnende Funktion (➤ 3.17.1) und soll vor einer Körperschädigung schützen (z. B. durch eine heiße Herdplatte). Damit steht hier die sensorisch-diskriminative Komponente im Vordergrund, d. h., wo schmerzt es und wie intensiv.

■ Pathophysiologischer Schmerz

- **Pathophysiologischer Nozizeptorenschmerz:**
  - Schmerz entsteht bei Erkrankung oder Schädigung eines Organs.
  - Das Nervensystem ist gesund.
  - Typisch: Ruheschmerz und/oder Hyperalgesie.
  - Bsp.: Schmerzen beim Gehen mit degeneriertem, entzündetem Gelenk; Sonnenbrand.
- **Chronischer Schmerz:**
  - Der Chronifizierungsmechanismus ist komplex, neben somatischen Ursachen sind auch psychische Komponenten und maladaptive Lern- und Gedächtnisprozesse beteiligt (➤ 3.17.2.1, ➤ 3.18).

- Schmerz tritt ohne noxischen Reiz auf oder ist – bezogen auf den noxischen Reiz oder das klinische Bild – unverhältnismäßig stark ausgeprägt.
- Keine Warnsignal-Funktion.

• **Neuropathischer Schmerz:**
- Entsteht durch Schädigung von Nervenfasern,
- keine physiologische Warnfunktion mehr,
- periphere und zentrale Adaptions- und Maladaptionsmechanismen.
- Typisch: Episodenhafte Entstehung, der Schmerz wird brennend, bohrend, elektrisierend und als äußerst unangenehm empfunden. Es tritt häufig Hyperalgesie oder Allodynie auf.
- Bsp.: Trigeminusneuralgie, Phantomschmerz, Schmerz bei Gürtelrose, diabetische Neuropathie, Wurzelkompressionssyndrome, Syringomyelie, Multiple Sklerose (➤ 8.4.1.2).

• **Chronischer postoperativer Schmerz** (engl. chronic postsurgical pain, CPSP, Synonyme: persistierender postoperativer Schmerz bzw. persistent postoperative pain, PPP):
- Entsteht nach einer OP und persistiert mindestens drei Monate, andere Ursachen liegen nicht vor und es gab keine präexistierenden Probleme. Die Entstehungsmechanismen sind komplex und bisher nur teilweise bekannt. Hauptursachen sind operationsbedingte Gewebe- und Nervenverletzungen.
- Daraus resultierende neuropathische Schmerzen (s. o.), persistierende inflammatorische Reaktionen sowie periphere und zentrale Sensibilisierungen können zu lang anhaltenden Schmerzen führen.
- Häufig: Hypästhesien und/oder Hyperästhesien im Bereich der Operationsnarbe.
- Risikofaktoren (Auswahl): Jüngeres Alter, Frauen, Angst, schmerzbezogenes Katastrophisieren, Hyperalgesie, präoperativer chronischer Schmerz, intraoperative Nervenläsion, starker postoperativer Schmerz, Wundinfektion, wahrgenommene geringe Kontrolle über den Akutschmerz.
- Bsp.: Amputation der unteren Extremität, Thorakotomie, Mammaablation, Kraniotomie.

Chronischer Schmerz wurde laut ICD-11 definiert als *„Schmerzen, die über die normale Heilungszeit hinaus bestehen und wo die akute Warnfunktion der physiologischen Nozizeption fehlt"*.

Die folgenden **acht Syndrome** wurden klassifiziert:

- Chronische primäre Schmerzsyndrome wurden definiert als Schmerzen in mind. einer anatomischen Region, die entweder persistieren oder für ≥ 3 Monate wiederkehren und funktionelle Behinderung oder emotionalen Stress verursachen. Chronische primäre Schmerzsyndrome wurden auch definiert als Schmerz, dem keine andere chronische Schmerzstörung zugeordnet werden kann.
- Bei chronischen sekundären Schmerzsyndromen ist eine Krankheit die zugrunde liegende Ursache für chronische Schmerzen, die als Symptom dieser Erkrankung angesehen werden.
- Chronische krebsbedingte Schmerzen umfassen Schmerzen, die durch einen Primärtumor, Metastasen oder die Krebsbehandlung, einschließlich Chemotherapie, Operation und Strahlentherapie, verursacht werden.
- Chronisch postoperativer oder posttraumatischer Schmerz umfasst Schmerzen nach einer Operation oder einem Trauma und ist oft neuropathischer Natur.
- Chronischer neuropathischer Schmerz ist auf eine Erkrankung oder Läsion des somatosensorischen Nervensystems zurückzuführen.

3

- Chronische Kopfschmerzen oder orofaziale Schmerzen sind definiert als Kopfschmerzen oder orofaziale Schmerzen, die für ≥ 2 Stunden pro Tag an mind. 50 % der Tage für ≥ 3 Monate auftreten.
- Chronischer sekundärer viszeraler Schmerz bezeichnet wiederkehrenden oder persistierenden Schmerz, der aus den inneren Organen des Halses und/oder Kopfes sowie aus den Hohlräumen des Brustkorbs, des Bauchraums und des Beckens stammt.
- Chronischer sekundärer Muskel-Skelett-Schmerz wird durch wiederkehrende oder anhaltende Schmerzen definiert, die in Verbindung mit einer Erkrankung der Knochen, Muskeln, Gelenke oder Weichteile auftreten.

3.17.3 Untersuchung

3.17.3.1 Übersicht

*Bastienne Döring**

Individueller Befund: Überblick über aktuelle Aktivitäts- und Belastungsfähigkeit des Patienten sowie Feststellen „angstvermiedener" Bewegungen. Ein Lokalbefund der Schmerzregion/en des Patienten wird erstellt.
Ziele des Patienten: Was möchte er alltags-, berufs-, freizeitorientiert wieder können? Was macht er gern, wofür ist er intrinsisch motiviert? Neben Fernzielen sollten mit dem Patienten Nahziele erarbeitet werden. Die Ziele sind nach SMART-Kriterien (➤ 2.1.6) zu vereinbaren und zu dokumentieren.
Schmerzanamnese: Für die Therapieplanung ist eine umfassende Schmerzanalyse (➤ 2.1.2.4, ➤ 2.4.5) unerlässlich. **Erfragt werden sollten** u. a.
- Schmerzorte (evtl. Schmerzzeichnung),
- OPs, Frakturen, Unfälle (auch heftige Stürze), traumatische Ereignisse,
- berufliche Tätigkeiten und Arbeitsbedingungen (sachlich und personell),
- Schmerzintensität mithilfe einer Schmerzskala (z. B. VAS ➤ 2.2.3.3),
- Schmerzqualität,
- Aktivitäten/Hobbys,
- funktionelle Einschränkungen im Alltag,
- internistische Erkrankungen,
- Hilfsmittel.

Inspektion (➤ 2.1.3) und **Palpation** (➤ 2.1.4.1): Haltungs- und Gangstatus (➤ 2.3), Palpation mit Bindegewebsbefund, Feststellen von Allodynien und Druckdolenzen.
Funktionstests: Gelenkfunktionalität, Bänder- und Muskel-Tests (➤ 2.1.5).

3.17.3.2 Clinical Reasoning – Einsatz von Fragebogen

Der differenzierte Einsatz von Fragebogen (Auswahl ➤ Tab. 3.17.1) erleichtert das Clinical Reasoning (➤ 1.9) und hilft, die richtige Therapieentscheidung zu treffen. Denn neben Schmerzen und funktionellen Einschränkungen sind insbesondere bei chronisch erkrankten Patienten die psychische Verarbeitung und die Auswirkungen der Erkrankung auf den Alltag bedeutend. Die Gesundheitsprobleme des Individuums sind nach dem Prinzip des bio-psycho-sozialen Modells (➤ 1.3.2, ➤ 2.1.1.2) zu erfassen. Die Fragebogen werden zur Befunderhebung, Verlaufs- und Erfolgskontrolle eingesetzt. Damit dienen sie auch der Complianceförderung und Qualitätssicherung.

* Autorenschaft bezieht sich ausschließlich auf den Abschnitt 3.17.3.1

Tab. 3.17.1 Auswahl lizenzfreier, kostenlos erhältlicher Fragebogen.

Test	Beschreibung	Aufbau
Schmerz		
Numeric Rating Scala (NRS ➤ 2.4.5), Visual Analogue Scale (Visuelle Analogskala, VAS ➤ 2.2.3.3), Verbal Rating Scale (VRS)	Diese Selbsteinschätzungsskalen messen das subjektive Schmerzempfinden des Patienten. Nicht berücksichtigt werden dabei die Einflüsse von Angst, Schmerzverhalten usw.	NRS: Skala mit Zahlenwerten, VAS: offene Skala, VRS: wörtliche Skala.
Schmerzzeichnung (engl. pain draw)	Der Patient zeichnet die Schmerzbereiche auf einem Körperschema selbst ein.	Ventrale, dorsale und laterale Ansicht; die verschiedenen Empfindungsstörungen können farblich unterschiedlich eingezeichnet werden.
Schmerzinterview bei geriatrischen Patienten	Das Interview wird bei Neuaufnahme eines geriatrischen Patienten mit (mittlerer) und ohne Beeinträchtigung durchgeführt.	Struktur des Interviews muss eingehalten werden.
Schmerztagebücher	Patient dokumentiert in einem bestimmten Zeitraum vorbestimmte Parameter wie z. B. Schmerzintensität, Schmerzlokalisation, Stimmung, Aktivität, Behandlungsmaßnahmen.	Schmerzdokumentation erfolgt mit Bezug zum Alltag; vgl. aber ➤ 3.17.5.
Brief Pain Inventory (BPI)	Kurzschmerzfragebogen zur Erfassung der Schmerzintensität im Bezug zum Alltag.	Schmerzzeichnung und 10 Items.
Short Form McGill Pain Questionnaire (➤ 3.17.1)	Adjektive, die die sensorische und affektive Komponente des Schmerzes beschreiben (➤ 3.17.5). Da der Fragebogen viele Adjektive enthält, ist ein gutes Sprachverständnis notwendig.	Schmerzbeschreibung und Gefühlsbeschreibung. Der Patient gibt jeder Aussage eine Zahl, die der Intensität seiner Schmerzempfindung zugeordnet ist.
Deutscher Schmerzfragebogen der Deutschen Schmerzgesellschaft e.V. (➤ 3.17.1)	Der Fragebogen bezieht sich auf chronische Schmerzen. Er setzt sich aus verschiedenen Modulen zusammen: Schmerzbeschreibung, psychisches Befinden, Lebensqualität, Komorbiditäten, soziale Beeinträchtigung.	Einige Items sind ordinalskaliert, andere haben einen Freitext.
Deutscher Schmerzfragebogen für Kinder, Jugendliche und deren Eltern (DSF-KJ)	Zur Erfassung chronischer Schmerzen bei Kindern und Jugendlichen. Ein Teil des Fragebogens wird durch das Kind beantwortet und der andere Teil durch die Eltern.	Offene und geschlossene Fragen, NRS und VRS (s. o.), Gesichterskala (s. u.), Einzeichnung in eine Grafik.

Test	Beschreibung	Aufbau
Beurteilung von Schmerzen bei Demenz (BESD)	Th./Pflegende beobachtet den Patienten 2 Minuten lang und füllt dann den Fragebogen aus. Es sind Mehrfachnennungen möglich. Atmung, negative Lautäußerungen, Gesichtsausdruck, Körpersprache und Trost werden beurteilt.	Fremdbeurteilungsskala mit 5 Themenbereichen.
Beobachtungsinstrument für das Schmerzassessment bei alten Menschen mit Demenz (BISAD)	Die Daten werden vor (Gesichtsausdruck, Ruhehaltung, Bewegung/Mobilität, Beziehung zu anderen) und während (Angst, Reaktionen bei Transfer, Reaktionen während der Pflege von schmerzenden Bereichen, Klagen) dem Transfer erhoben.	Fremdbeurteilungsskala mit 4 Themenbereichen.
Kindliche Unbehagens- und Schmerz-Skala (KUSS-Skala), Revised Child Impact of Event Skala (CRIES-Skala)	Schmerzmessung bei Kindern, Säuglingen und Kleinkindern; je nach Skala werden Vitalparameter, Verhaltensmuster, Gesichtsausdruck, Beinhaltung, motorische Unruhe usw. durch den Th./die Pflegende erfasst.	Fremdbeurteilungsskala mit 5 Themenbereichen.
Gesichter-Skala (➤ 2.4.5), Smiley-Skala (➤ 2.4.5)	Ab dem 4. Lebensjahr können Kinder die Schmerzintensität einschätzen, wenn die Skalen auf vier bis fünf Stufen begrenzt sind. Die Gesichter zeigen „wie weh etwas tut".	Selbsteinschätzungsskalen. Die Gesichter zeigen unterschiedliche Gesichtsausdrücke.
Psyche		
Coping Strategies Questionnaire (CSQ-D ➤ 2.2.3.4)	Erfasst die aktive und passive (z. B. Katastrophisieren, Beten, Hoffen) Schmerzbewältigungsstrategie des Patienten.	50 Items, die den Patienten danach fragen, was er unternimmt, wenn er Schmerzen hat.
Fear Avoidance Beliefs Questionnaire FABQ-D (➤ 2.2.3.2)	Erfasst das angstbedingte Vermeidungsverhalten bezüglich physischer Aktivität und Arbeit.	16 Items, der Patient kreuzt die entsprechende Zahl zwischen 0 und 6 an.
Generelle Selbstwirksamkeitserwartung (GSE ➤ 3.2.9.5.1)	Selbstbeurteilungsverfahren, mit dem allgemeine optimistische Selbstüberzeugungen erfasst werden. Messung der optimistischen Kompetenzerwartung, d. h., das Vertrauen darauf, eine schwierige Lage zu meistern. Der Erfolg wird dabei der eigenen Kompetenz zugeschrieben.	10 Fragen mit 4 Antwortkategorien.

Test	Beschreibung	Aufbau
West Haven-Yale multidimensionaler Schmerzfragebogen (MPI-D)	Erfasst die psychosozialen Aspekte chronischer Schmerzen, wie Schmerzintensität, Beeinträchtigung, affektive Verstimmung, Lebenskontrolle, wahrgenommene Unterstützung, Reaktionen wichtiger Bezugspersonen, Aktivitäten des Patienten.	51 Items, jeder Aussage ordnet der Patient eine entsprechende Zahl zu.
Endurance-Avoidance-Modell (AEM)	Patienten zeigen trotz starker Schmerzen ein ausgeprägtes Durchhalteverhalten. Der Patient wird danach gefragt, wie er sich fühlt, wenn er Schmerzen hat. Welche Gedanken hat er dabei und welches Verhalten zeigt er.	49 Items, der Patient kreuzt eine entsprechende Zahl zwischen 0 und 6 an.
Pain Disability Index (PDI)	Befragt den Patienten danach, wie stark er sich in den einzelnen Lebensbereichen in seinem Alltag eingeschränkt fühlt.	7 Items, der Patient kreuzt eine entsprechende Zahl zwischen 0 und 10 an.
Marburger Fragebogen zum habituellen Wohlbefinden (MFHW)	Befragt den Patienten nach seinen positiven Fähigkeiten.	Selbstbeurteilungsbogen mit 7 Items.
Krankheitsbezogen		
Oswestry Disability Index (ODI-D)	Erfasst die aufgrund der BWS- und LWS-Schmerzen empfundene Behinderung.	10 Items, der Patient kreuzt die Aussage an, die am meisten auf ihn zutrifft.
Neck Pain Disability	Erfasst die aufgrund der Schmerzen im Bereich der HWS empfundene Behinderung.	10 Items, der Patient kreuzt die Aussage an, die am meisten auf ihn zutrifft.
Fibromyalgia Impact Questionnaire (FIQ-D) (Burckhardt et al. und Offenbaecher et al.)	Erfasst die Symptome und Behinderung bei Fibromyalgie (z. B. ADL, Arbeitsfähigkeit, Schmerzen, Müdigkeit, Steifigkeit, Nervosität, Depression) (➤ 7.6).	10 Items, der Patient kreuzt die Aussage an, die am meisten auf ihn zutrifft.
Rheumatoid Arthritis Disease Activity Index (RADAI-D)	Erfragt die Krankheitsaktivität, Schmerz, Morgensteifigkeit bei rheumatoider Arthritis (➤ 7.2).	5 Items, die Fragen werden vom Patienten auf einer Skala von 0–10 bewertet.
Shoulder Pain and Disability Index (SPADI-D)	Erfasst Schmerzen und Behinderungen bei ADLs bei Patienten mit einer Schulterpathologie (Aufteilung in die zwei Themenbereiche).	13 Items, der Patient bewertet die Aussagen anhand einer VAS oder NRS (s. o.).
Funktionsfragebogen Hannover Rücken (FFb-H-R, ➤ 2.2.3.6)	Misst die funktionelle Einschränkung durch Rückenschmerzen.	12 Items, mit je drei Antwortmöglichkeiten.

Test	Beschreibung	Aufbau
Funktionsfragebogen Coxarthrose (FFb-H-OA)	Misst die funktionelle Einschränkung durch Hüftschmerzen.	18 Items, mit je drei Antwortmöglichkeiten.
Funktionsfragebogen Polyarthritis (FFb-H-P)	Misst die funktionelle Einschränkung durch Gelenkschmerzen (➤ 7.1.4).	Der Patient kreuzt die Aussage an, die am meisten auf ihn zu trifft.
Chronifizierung		
Von-Kroff-Index (Graded Chronic Pain Scale, GCPS)	7 Fragen, die sich auf die Beeinträchtigung durch den Schmerz in den letzten drei Monaten beziehen.	4 Stadien, die Stadieneinteilung erfolgt anhand der erreichten Punktzahl.
Mainz Pain Staging System, MPSS nach Gerbershagen et al. (➤ 2.1.2.4)	Der Patient wird in Bezug auf die letzten 4 Wochen nach dem Schmerzverlauf, der Schmerzlokalisation, dem Medikamenteneinnahmeverhalten und der „Patientenkarriere" befragt.	3 Stadien, die Stadieneinteilung erfolgt anhand der erreichten Punktzahl.
Heidelberger Kurzfragebogen (HKF-R-10)	Zur Prognose des Chronifizierungsrisikos bei Rückenschmerzen.	10 Items, anhand der erreichten Punktzahl wird der Patient einem Falltyp zugeordnet.

3.17.4 Behandlungsprinzipien

3.17.4.1 Akute Schmerztherapie

*Bastienne Döring**

Ziele: Durchblutungsfördernde, entspannende, krampflösende Wirkung.
Ärztliche Maßnahmen: Medikation und Infiltrationen, auch in Kombination mit PT.
Physiotherapie (Auswahl): Eisabreibung (➤ 3.15.4), Atementspannung (➤ 3.2), Wickel mit ätherischen Ölen oder Quark (➤ 3.15.3.2), Igelballmassage, passive, assistive oder aktive KG, kurzes Eigenübungsprogramm (angepasst an die Einschränkungen des Patienten).

3.17.4.2 Schmerztherapie bei chronischem Verlauf

Die multimodale Schmerztherapie zählt in Deutschland als Goldstandard in der Behandlung chronisch kranker Patienten.
Gemeinsame Therapieziele müssen die Edukation und Aktivierung des Patienten sein. Hierfür ist die Geschlossenheit des Teams entscheidend, da verschiedene Ansätze mit unterschiedlichen Zielen den Patienten überfordern. Chronische Patienten haben häufig negative Erfahrungen durch widersprüchliche Befundinterpretationen und Therapieansätze gemacht und sind entsprechend verunsichert (s. o.). Interventionelle bzw. primär passive Maßnahmen können nach interdisziplinärer Prüfung eingesetzt werden. Sie sind zur Vorbereitung auf aktive Maßnahmen oder ergänzend und begleitend indiziert. Das Behandlungssetting sollte laut Kaiser et al. (2015) folgende Punkte beinhalten:

- Teamzusammensetzung aus verschiedenen Fachdisziplinen und Professionen (Fachärzte, Psychologen bzw. Psychotherapeuten, Physio- und Ergotherapeuten) als gleichberechtigte Partner,

* Autorenschaft bezieht sich ausschließlich auf den Abschnitt 3.17.4.1

- Gesamttherapiedauer von mind. 100 Stunden (über die Aufteilung auf die einzelnen Disziplinen gibt es keinen Konsens),
- obligatorischer Einsatz eines interdisziplinären Assessments vor Therapiebeginn,
- regelmäßige Teamsitzungen,
- Beurteilung des Behandlungsverlaufs bei Behandlungsende durch alle Fachdisziplinen,
- gemeinsame Empfehlung nach Therapieende an den Patienten und die nachbehandelnden Th.

Aufgrund der langen Behandlungsgeschichte sollte in der Behandlung von chronischen Schmerzpatienten besonderer Wert auf die Erfassung von bio-psycho-sozialen Faktoren gem. ICF gelegt werden. Diese Faktoren sind maßgeblich an der Entstehung und dem Fortbestand von chronischen Schmerzen beteiligt. Patienten sind oft durch extreme Angst vor schmerzauslösenden Bewegungen und Aktivitäten gekennzeichnet. Das führt nicht selten dazu, dass sie nur unzureichend die Anleitungen des Th. zum regelmäßigen Üben und zur körperlichen Aktivität, auch über das Behandlungsende hinaus, umsetzen. Die Patienten versuchen zudem, das Verhalten des Th. zu interpretieren, um dadurch eine Legitimierung für ihr Vermeidungsverhalten zu erhalten. Ein Th., der seine Angst in verbaler, para- und nonverbaler Form dem Patienten kommuniziert, verstärkt und potenziert dadurch die Ängste des Patienten. Man bezeichnet dies als iatrogene Symbiose. Sie lässt sich nur durch ein empathisches Verhalten des Th. vermeiden, indem der Th. konsequent verbal sowie para- und nonverbal die Schmerzsignale des Patienten ignoriert. Der Th. sollte darauf achten, das Bewegungsverhalten positiv zu stimulieren und zu aktivieren, ohne auf die Schmerzsignale des Patienten einzugehen.
Behandlungsziel ist das Erlernen eines neuen Bewegungsmusters, das dauerhaft aufrechterhalten werden kann:

- Exercise adherence = kontinuierliches Üben,
- Activity adherence = beibehalten von ADL,
- Physical activity adherence = allgemeine körperliche Aktivität.

■ Multikausaltherapie

Die Multikausaltherapie (Syn.: interdisziplinäre multimodale Schmerztherapie, 8-918) umfasst den gleichzeitigen, aufeinander abgestimmten und am gemeinsam festgelegten Therapieziel orientierten Einsatz mehrerer Therapieverfahren. Um die Abrechnungsfähigkeit gemäß OPS (➤ 1.3.3) zu gewährleisten, müssen gewisse Kriterien erfüllt werden. In der OPS-Version von 2021, gültig für 2022, gelten die im Folgenden dargestellten Vorgaben.

Definition: Mind. 7-tägige interdisziplinäre Behandlung von Patienten mit chronischen Schmerzzuständen (einschließlich Tumorschmerzen) unter Einbeziehung von mindestens zwei Fachdisziplinen, davon eine psychiatrische, psychosomatische oder psychologisch-psychotherapeutische Disziplin, nach festgelegtem Behandlungsplan.

Einschlusskriterien: Die Patienten müssen mind. drei der nachfolgenden Merkmale aufweisen:

- Manifeste oder drohende Beeinträchtigung der Lebensqualität und/oder der Arbeitsfähigkeit,
- Fehlschlag einer vorherigen unimodalen Schmerztherapie, eines schmerzbedingten operativen Eingriffs oder einer Entzugsbehandlung,
- bestehende(r) Medikamentenabhängigkeit oder -fehlgebrauch,
- schmerzunterhaltende psychische Begleiterkrankung,
- gravierende somatische Begleiterkrankung.

Ziele der Therapie:

- Abbau des Angstvermeidungsverhaltens (engl. fear avoidance beliefs ➤ 2.2.3.2) – Steigerung vom Imaginationstraining über Bewegungsanbahnung zum Konfrontationstraining,

- Verbesserung allgemeiner Entspannungs- sowie Belastungsfähigkeit mithilfe der Optimierung von Herz- und Atemfrequenz,
- Senkung der muskulären Anspannung mit gleichzeitiger Verbesserung der Funktionalität des Muskelkorsetts der WS sowie Steigerung der „Tiefenstabilisation",
- Erleben gesteigerter Selbsteffizienz und Selbstwirksamkeit (selbstbestimmt, aufgeklärt, alltagstauglich),
- Erlernen von schmerzbeeinflussenden Eigenstrategien für Alltagstransfer, um eine Langzeitwirkung zu erreichen,
- sensomotorisches Training/Körperwahrnehmung, Verbesserung des Körperschemas,
- Normalisierung der kortikalen Organisation, Wiederherstellung des beeinträchtigten internen Regelkreises von motorischer Intension, propriozeptivem Feedback und visuellem Eindruck,
- physiologische Reaktionskontrolle,
- Üben dosierter Anspannung,
- Förderung der Eigenreflexion des Therapieeffekts während des Therapiezeitraums und am Ende der Therapie,
- Zielkonflikte beachten: Antrag und Widerspruchsverfahren für Rente und Grad der Behinderung (GdB).

Strukturqualität:
- Ärztliche Behandlungsleitung,
- der Verantwortliche verfügt über die Zusatzbezeichnung „Spezielle Schmerztherapie" (➤ 3.17.1),
- Einbeziehung von mind. zwei Fachdisziplinen (davon eine psychiatrische, psychosomatische oder psychologisch-psychotherapeutische Disziplin),
- je nach Behandlungsplan: PT, Ergotherapie, Kunst- oder Musiktherapie oder sonstige übende Therapien.

Prozessqualität:
- Definierter Behandlungsplan nach interdisziplinärer Diagnostik durch mind. zwei Fachdisziplinen (➤ Strukturqualität),
- gleichzeitige Anwendung von mind. drei der folgenden aktiven Therapieverfahren: Psychotherapie, PT, Entspannungsverfahren (➤ 3.3), Ergotherapie, MTT (➤ 3.6), sensomotorisches Training (➤ 3.12), Arbeitsplatztraining (➤ 3.1.7), Schulbesuchtraining, künstlerische Therapie (Kunst- und/oder Musiktherapie) oder sonstige übende Therapien,
- Therapieeinheiten von durchschnittlich 30 Minuten,
- max. acht Teilnehmer bei Gruppentherapie,

Ergebnisqualität:
- Überprüfung des Behandlungsverlaufs durch ein standardisiertes therapeutisches Assessment,
- tägliche ärztliche Visite oder Teambesprechung,
- wöchentliche interdisziplinäre Teambesprechung.

Weitere Ausprägungen gem. OPS 8-91, die dem Ansatz der Multikausalität entsprechen, sind die komplexe Akutschmerzbehandlung, die interdisziplinäre multimodale schmerztherapeutische Kurzzeitbehandlung sowie die teilstationäre interdisziplinäre multimodale Schmerztherapie.

3.17.4.3 Verordnungsoptionen im ambulanten Sektor

Gesetzlich Krankenversicherte haben Anspruch auf Versorgung mit Heilmitteln, sogenannte Maßnahmen der Physiotherapie (§§ 32, 92, 106 SGB V):
- Die Heilmittel-Richtlinie empfiehlt eine medizinisch zweckmäßige, ausreichende sowie wirtschaftliche vertragsärztliche Versorgung der Versicherten.
- Die Richtlinie stellt eine verbindliche Rechtsgrundlage dar.

- Verordnungen kurortspezifischer und ortsspezifischer Heilmittel unterliegen nicht der Richtlinie.
- Der Arzt muss diagnostizieren (➤ 2.4) und dokumentieren, welche Behandlungsmethode mit geringstem Aufwand mindestens zum gleichen Therapieziel führt: z. B. Medikamente, Heilmittel, Hilfsmittel oder eigenverantwortliche Maßnahmen des Patienten.

Mit der neuen Heilmittel-Richtlinie zum 01.07.2021 sind einige Vorteile verbunden. So wurde die bisherige Regelfall-Systematik (Heilmittelverordnungen innerhalb und außerhalb des Regelfalls) durch einen Verordnungsfall inklusive der orientierenden Behandlungsmenge ersetzt.

Jeder verordnende Arzt kann seine Behandlungsmenge ausschöpfen. Lässt sich der Patient also eine Heilmittelverordnung vom Hausarzt und eine vom Facharzt ausstellen, gilt: neuer Arzt – neuer Verordnungsfall. Somit müssen sich Ärzte die Verordnungsmenge anderer Ärzte nicht mehr anrechnen lassen. Auch können Patienten gleichzeitig mit unterschiedlichen Verordnungsfällen behandelt werden. Voneinander unabhängige Diagnosen lösen weitere Verordnungsfälle aus. Für den jeweiligen Arzt ist das Verordnungsdatum der zuletzt ausgestellten Heilmittelverordnung ausschlaggebend. Liegt dieses länger als 6 Monate zurück, wird ein neuer Verordnungsfall ausgelöst. Bei weniger als 6 Monaten gilt der Verordnungsfall weiterhin und mit ihr die orientierende Behandlungsmenge. Sie kann jedoch, wenn medizinisch erforderlich, überschritten werden. Im Heilmittelkatalog ist festgelegt, bei welchen Befunden welche Heilmittel vorrangig und ergänzend verordnungsfähig sind. Es können gleichzeitig bis zu drei vorrangige Heilmittel verordnet werden. Weiterhin sind im Katalog die Behandlungsmengen und Therapiefrequenzen pro Woche aufgeführt. Das Zeitfenster für den spätesten Behandlungsbeginn wurde von 14 Tage auf 28 Tage verlängert. Die aktuelle Version des Heilmittelkatalogs ist via QR-Code (➤ Link am Kapitelende) abrufbar.

■ **Beispiel: Chronifiziertes Schmerzsyndrom**
Höchstmenge je Verordnung: bis zu 6-mal,
Orientierende Behandlungsmenge: bis zu 18 Einheiten, davon bis zu 12 Einheiten für Massagetechniken,
Frequenzempfehlung: 1–3-mal wöchentlich.

3.17.4.3.1 Extrabudgetäre Verordnungen

Bei Vorliegen einer entsprechenden Erkrankung kann der Arzt direkt eine Heilmittelverordnung ausstellen. Die Frequenzempfehlung und die Verordnungsmenge sollten so bemessen sein, dass der Patient die Behandlungen innerhalb von 12 Wochen realisieren kann. Hierbei reicht es aus, wenn der Arzt die medizinische Begründung in der Patientenakte dokumentiert. Die ICD für einen **langfristigen Heilmittelbedarf** sind auf der Website der Kassenärztlichen Bundesvereinigung (KBV) gelistet (https://www.kbv.de/media/sp/Heilmittel_Diagnoseliste_Webversion.pdf).

Zum ambulanten Schmerzmanagement werden beispielsweise aufgeführt:
- Krankheiten der Wirbelsäule und des Skelettsystems,
- entzündliche Polyarthropathien,
- Systemkrankheiten des Bindegewebes und Spondylopathien,
- geriatrische Syndrome,
- Folgen einer SARS-CoV-2-Infektion (Post-Covid-Syndrom),
- Verbrennungen oder Verätzungen.

Ein Antrags- und Genehmigungsverfahren entfällt, wenn sich der Arzt an diese Diagnoseliste hält. Die Heilmittelverordnungen werden nicht dem Budget des Arztes zugeordnet. Bei Diagnosen, die nicht auf dieser Liste stehen, aber in

Schwere und Dauer den funktionellen oder strukturellen Schädigungen mit den aufgelisteten ICD vergleichbar sind, kann der Patient einen formlosen Antrag bei der Krankenversicherung stellen.

■ **Verordnung im Rahmen des Entlassmanagements gem. § 16a der Heilmittel-Richtlinie**

Krankenhausärzte können im Rahmen des Entlassmanagements eine Erstverordnung ausstellen. Die Behandlung muss spätestens 7 Kalendertage nach der Entlassung begonnen und innerhalb von 12 Kalendertagen nach der Entlassung beendet sein.

3.17.4.3.2 Ausgewählte Verordnungsoptionen bei Schmerz

Osteochondrose der Wirbelsäule beim Erwachsenen, Zervikalbereich ICD-10-Code M42.12, Indikationsschlüssel WS1a:

- vorrangiges Heilmittel (z. B. KG),
- zusätzliches Heilmittel (z. B. Fango).

Chronifiziertes Schmerzsyndrom, Indikationsschlüssel CS:

- insgesamt 18 Einheiten, davon bis zu 10 für Massagetechniken,
- Erstverordnung: 6 Behandlungseinheiten,
- Folgeverordnungen: je 6 Behandlungseinheiten,
- Frequenz mindestens 1-mal wöchentlich.

Diagnosebeispiele:

- Phantomschmerz nach Amputation,
- Neuralgie, Kausalgie,
- neuropathische Schmerzen,
- chronisches regionales Schmerzsyndrom,
- Fibromyalgie.

Verletzungen/Operation und Erkrankungen der Extremitäten und des Beckens, Indikationsschlüssel EX3:

- bis zu 30 Einheiten möglich.

Diagnosebeispiel:

- sympathische Reflexdystrophie Stadium 3.

Craniomandibuläre Störungen mit prognostisch kurzfristigem bis mittelfristigem Behandlungsbedarf (➤ 14.1), Indikationsschlüssel CD1:

- insgesamt 18 Einheiten möglich,
- Erstverordnung: maximal 6 Einheiten,
- Folgeverordnung: je bis zu 6 Einheiten
- Frequenz: 1 bis 3-mal pro Woche,
- vorrangiges Heilmittel, z. B. Manuelle Therapie (➤ 3.5),
- ergänzendes Heilmittel, z. B. Elektrotherapie (➤ 3.16).

Diagnosebeispiele:

- Kiefergelenk- und/oder Muskelstörungen,
- Traumata im Zahn-, Mund- und Kieferbereich,
- orthognathen Operationen,
- Tumoren.

3.17.5 Evidenz-/Bewertungslage

Um größtmögliche Aktualität in der Print- und Online-Version zu gewährleisten, stehen Informationen zu aktuell vorliegenden Studien im Online-Zusatzmaterial (➤ QR-Code) zur Verfügung.

Evidenzangaben

Literatur

Heilmittelkatalog

3.18 Psychologische Schmerztherapie

Kati Thieme, Silke Wolf

Gerade die Behandlung von Patienten mit chronischen Schmerzen stellt die PT sowie andere medizinische Disziplinen vor immer neue Herausforderungen. Um gute Therapieergebnisse zu erreichen und somit die Patientenzufriedenheit gewährleisten zu können, muss der Patient in seiner bio-psycho-sozialen Gesamtheit (ICF ➤ 1.3.2) betrachtet werden und entsprechende Therapieangebote unterbreitet bekommen. Dies zu schaffen ist nicht immer leicht, kann aber gelingen. Die multidisziplinäre Zusammenarbeit und der Austausch mit anderen Professionen sollten deshalb weiterhin aktiv forciert werden, damit gute Therapien in der Praxis etabliert werden können.

Vor dem Hintergrund des bio-psycho-sozialen Krankheitsmodells – zurzeit die wichtigste Theorie, um den Zusammenhang zwischen Körper und Geist darzustellen (➤ 1.3.2, ➤ 2.1.1.2, ➤ 15.2.3.1) – sollte dieses Herangehen eigentlich längst etabliert sein. In der Praxis klappt der interdisziplinäre Austausch allerdings nicht immer; häufig fehlen grundlegende Informationen bez. anderer Professionen, was dazu führen kann, dass der Transfer guter Praxis in andere Settings nicht oder nur mühsam gelingt.

Die kognitiv-behaviorale und die operante Schmerztherapie (➤ 3.18.3.3.1, ➤ 3.18.3.3.2) sind sehr effektive Behandlungsstrategien bei chronischen Schmerzen und können mit ihren Methoden von großem Nutzen für die PT sein.

3.18.1 Psychobiologische Lernmechanismen der Chronifizierung des Schmerzes

Die Verhaltenstherapie stellt eine relativ junge psychotherapeutische Behandlungsform dar. Während zu Beginn des 20. Jahrhunderts die Psychoanalyse erstmalig die Betrachtung psychischer Faktoren im Krankheitsprozess als bedeutsam formulierte und diese als primäre, in der Kindheit entstandenen Ursachen apostrophierte, definiert die Verhaltenstherapie die Interaktionen von physischen und psychischen Faktoren, die für die Entstehung und Aufrechterhaltung von Krankheiten relevant sind.

In Bezug auf chronische Schmerzerkrankungen werden psychobiologische Lernmechanismen wie Sensitivierung, klassische und operante Konditionierung sowie der Einfluss kognitiver Faktoren auf den Krankheitsverlauf definiert (➤ 15.3.2.3).

Drei psychobiologische Lernmechanismen des chronischen Schmerzes sind für die Behandlung von Bedeutsamkeit:

1. klassische (respondente) Konditionierung (➤ 3.18.1.1),
2. operante Konditionierung (➤ 3.18.1.2),
3. kognitiver Ansatz (➤ 3.18.1.3).

3.18.1.1 Klassische (respondente) Konditionierung

Der Ansatz der klassischen (respondenten) Konditionierung wurde durch die Forschungsergebnisse des russischen Physiologen Iwan Petrowitsch Pawlow (1849–1936) begründet. Er wies in seinen bedeutsamen Experimenten von 1918 nach, dass sich physiologische Körperreaktionen mit (vor der Konditionierung) neutralen Stimuli koppeln lassen (Pawlow 1923). Neue Assoziationen werden gebildet, was dazu führt, dass die ursprünglichen physiologischen Körperreaktionen auf neue Weise ausgelöst und aufrechterhalten werden.
Pawlows Versuchsanordnung bestand aus dem gleichzeitigen Präsentieren von Nahrung und dem Läuten einer Glocke. Das Nahrungsangebot löste bei dem Versuchstier einen vermehrten Speichelfluss aus. Durch die Prozesse der Konditionierung führte das Läuten der Glocke zur Speichelproduktion, obwohl kein Futter angeboten wurde.

> **Klassische Konditionierung im physiotherapeutischen Setting (Bsp.):**
> Ein chronischer Schmerzpatient kommt mit starker Anspannung in eine PT-Praxis. Er hatte den gesamten Tag unter Zeitdruck gearbeitet. Als Behandlung soll er isometrische Spannungsübungen durchführen. Stress und Spannung koppeln sich, wenn die Übungen unter großer Anspannung durchgeführt werden, und führen zu mehr Schmerzen. Der Patient hat gelernt, dass isometrische Spannungsübungen zu mehr Schmerzen führen und entwickelt Angst vor den Übungen (➤ 3.18.3.3.1).

3.18.1.2 Operante Konditionierung

Der Ansatz der operanten Konditionierung geht auf die Verhaltensforschung des amerikanischen Psychologen Burrhus Frederic Skinner (1904–1990) zurück. Er konnte zeigen, dass spontan gezeigtes Verhalten durch Mechanismen der Belohnung oder Bestrafung verstärkt werden kann (Skinner 1930). Somit lässt sich die Auftretenswahrscheinlichkeit bestimmter Verhaltensweisen beeinflussen. Auch sehr komplexe Verhaltensmuster lassen sich durch diese grundlegende Theorie erklären. In der sog. Skinner-Box hat das Versuchstier verschiedene Hebel oder Knöpfe zur Verfügung. Die Betätigung der entsprechenden Instrumente führt entweder zur Bestrafung durch unangenehme Verstärker (elektrischer Schlag) oder zur Belohnung durch angenehme Verstärker (Futter). Somit lassen sich Verhaltensweisen verstärken, abschwächen oder löschen.

> **Operante Konditionierung im physiotherapeutischen Setting (Bsp.):**
> Ein Patient mit chronischen Schmerzen kommt zur Massagebehandlung. Wenn seine Intention ist, durch die Massage den Schmerz zu vermindern, wird die Zuwendung des Th. die Schmerzwahrnehmung – langfristig betrachtet – verstärken (➤ 3.18.3.3.2).

3.18.1.3 Kognitiver Ansatz

Der kognitive Ansatz, durch die amerikanischen Psychologen Albert Ellis (1913–2007), Aaron Temkin Beck (geb. 1921) und Albert Bandura (geb. 1925) begründet, stellt die vom Patienten angewandten Erklärungsmodelle, Überzeugungen und Gedankenprozesse in den Vordergrund. Durch diese bedeutsamen Theorien wurden Kognitionen wie Katastrophisierung und aktive Verarbeitung als signifikante Faktoren für die Äthiopathogenese von Erkrankungen erkannt (➤ 3.10.2.2). Lernprozesse wie Modelllernen, subjektive Laientheorien sowie intrinsische Prozesse wie Motivation, Selbsteffizienz und Resilienz stehen im Fokus der therapeutischen Betrachtung (➤ 3.18.3.3.1).
Beispiele für schmerzrelevante Kognitionen sind: *„Irgendwann werde ich im Rollstuhl landen."* (Katastrophisierung) und *„Wenn ich mich entspanne, geht vieles besser."* (aktive Verarbeitung).

3.18.2 Auswirkungen der psychobiologischen Lernmechanismen

Die Erkenntnisse der unterschiedlichen Lernprozesse und andere psychosoziale Einflussfaktoren wurden von Kendall et al. (1997) beschrieben und als die sog. Yellow Flags – psychosoziale Risikofaktoren, die zur Chronifizierung des Rückenschmerzes führen können, eingeführt (Flaggenmodell ➤ 2.1.2). Zusammengefasst finden sich diese Faktoren auch in Waddell's „Back Pain Revolution" wieder.

Yellow Flags

Auswahl in Anlehnung an Kendall et al. (1997) bzw. Waddell (2004):

- Einstellungen und Glaubenssätze: *„Schmerz ist nicht beeinflussbar.", „Der Schmerz muss ganz weg sein, bevor ich wieder Aktivitäten aufnehme."*
- Verhalten: exzessives Schonen und Ruhen, Klagen über extrem hohe Schmerzintensität (10).
- Emotionen: Angst vor Schmerzverschlimmerung durch Aktivität, Reizbarkeit, depressive Verstimmungen.
- Arbeitsunfähigkeit: längere Zeiten der Arbeitsunfähigkeit, keine finanzielle Motivation zur Aufnahme von Arbeit.
- Diagnose und Behandlung: widersprüchliche Diagnosen, Dramatisierung von Schmerzen durch Behandler, keine zufriedenstellenden Behandlungserfahrungen.
- Familie: überprotektive Partner, keine soziale Unterstützung.
- Arbeit: häufige Jobwechsel, Unzufriedenheit mit der Arbeit.

Die unterschiedlichen Lernprozesse treten selten einzeln auf, eher in Kombination und führen letztendlich zur Sensitivierung, die mit Chronifizierung des Schmerzes einhergeht. Ein Bsp. soll es verdeutlichen.

Kombination verschiedener psychobiologischer Lernprozesse (Bsp.):
Hat ein Patient gelernt, Angst vor körperlichen Bewegungen zu haben (klassische Konditionierung ➤ 3.18.1.1), wird in Zukunft jede weitere angedachte körperliche Aktivität zu Angst vor Schmerz und Bewegung führen, da er vermehrt auf den Schmerz achtet und ihn durch Kognitionen (➤ 3.18.1.3) wie *„Jetzt wird es wieder schlimmer."* verstärkt (operante Konditionierung ➤ 3.18.1.2). Bei chronischen Rückenschmerzen werden diese Lernprozesse die Muskelspannung erhöhen. In der Folge wird der Patient den Schmerz schon vor Beginn der Übungen als stärker wahrnehmen.

Dennoch scheinen die Lernprozesse unterschiedliche Wertigkeiten in der Krankheitsverarbeitung der Patienten zu haben. Zeigt ein Patient vorwiegend klassische Konditionierungen seines chronischen Schmerzes (Stress-Schmerz), wird er von der kognitiv-behavioralen Schmerztherapie (➤ 3.18.3.3.1) profitieren. Ist sein Schmerz eher durch operante Konditionierungen (Schmerz-Belohnung durch Aufmerksamkeit) verstärkt worden, wird die operante Schmerztherapie (➤ 3.18.3.3.2) hilfreich sein.
Die nach dem jeweiligen Therapieansatz strukturierten Therapieprogramme folgen den durch Margraf und Lieb postulierten Grundprinzipien der Verhaltenstherapie.

Grundprinzipien der Verhaltenstherapie, die von hoher Relevanz für die psychologische Schmerztherapie sind (postuliert durch Margraf und Lieb; Margraf 1996):

- Orientierung an empirischer Psychologie.
- Die Verhaltenstherapie
  - ist problemorientiert,
  - setzt an prädisponierenden, auslösenden und aufrechterhaltenden Bedingungen des Problems an,
  - ist zielorientiert,
  - ist handlungsorientiert,
  - ist nicht auf das therapeutische Setting begrenzt,
  - ist transparent,
  - stellt „Hilfe zur Selbsthilfe“,
  - ist durch ständige Weiterentwicklung gekennzeichnet.

3.18.3 Diagnostik und Therapie

3.18.3.1 Psychosoziale Subgruppen chronischer Schmerzpatienten

Am Bsp. des chronischen unspezifischen Rückenschmerzes ist in den letzten Jahren deutlich geworden, dass die korrekte Behandlung dieser Erkrankung nur multidisziplinär und vor dem Hintergrund des bio-psycho-sozialen Krankheitsmodells funktionieren kann (➤ 3.10.2). Eindeutig definierte Ziele der nationalen Versorgungsleitlinie Rückenschmerz (NVL Kreuzschmerz Kurzfassung 25. August 2011, Version 1.2, S. 13) sind:

- Stabilisierung eines adäquaten (bio-psycho-sozialen) Krankheitsverständnisses,
- Verständigung auf ein gemeinsames Krankheitsmodell und Förderung der aktiven Mitarbeit der Patientinnen/Patienten,
- Verhinderung von schädigendem Krankheitsverhalten.

Sie bilden eine klare Schnittmenge mit den Prinzipien der operanten und kognitiven Verhaltenstherapie.

Schmerzpatienten weisen häufig Beeinträchtigungen auf allen drei Dimensionen des bio-psycho-sozialen Modells auf. Die biologische, die psychische und die soziale Ebene können also gleichermaßen betroffen sein, was zu entsprechenden Einschränkungen der Schmerzpatienten führen kann. Außerdem bilden sie eine große Gruppe der Patienten, die physiotherapeutische Behandlungen für sich nutzen. Darum wurde diese Patientengruppe als aussagekräftiges und praxisrelevantes Beispiel gewählt. Doch welche Maßnahmen sind für wen am besten geeignet?

Für die Behandlung der chronischen unspezifischen Rückenschmerzen wissen wir, dass Bewegungstherapie und die Aufforderung zur Aktivität mit der besten Evidenz belegt sind.

Dabei lassen sich aber Untergruppen der Schmerzpatienten unterscheiden. Bei Patienten mit unterschiedlichen chronischen Schmerzerkrankungen (chronischer Rückenschmerz, Spondylose, Fibromyalgie, Krebs mit und ohne Metastasen, rheumatoide Arthritis, systemischer Lupus erythematodes) konnte gezeigt werden, dass sich drei psychosoziale Subgruppen entsprechend des Schmerzausmaßes, der affektiven Verstimmung und des Verhaltens des jeweiligen Partners der Patienten unterscheiden lassen:

1. **Subgruppe: „dysfunktional“ verarbeitender Patient:** Patienten zeigen starke Schmerzintensität, affektive und schmerzbedingte Beeinträchtigungen bei stark zuwendendem Verhalten des Partners.

2. **Subgruppe: „interpersonell beeinträchtigte" Krankheitsverarbeitung:** Patienten berichten eher weniger über Schmerzen und Beeinträchtigungen, aber über eine verstärkte affektive Verstimmung, welche mit bestrafendem Verhalten des Partners einhergeht und als Verlust von sozialer Unterstützung bewertet werden darf.
3. **Subgruppe: „aktive Verarbeiter":** Patienten haben eher ablenkende Partner und zeigen eine geringe Schmerzintensität und schmerzbedingte Beeinträchtigung.

Die Grundprinzipien der operanten Konditionierung (Bestrafungs-/Belohnungslernen ➤ 3.18.1.2) scheinen also in der Entstehung und Aufrechterhaltung des chronischen Schmerzes ihre konkreten Entsprechungen zu haben und zeigen uns den enormen Einfluss der Verstärkung auf das Schmerzerleben und die Beeinträchtigung der Patienten. Zugleich erlaubt uns diese Erkenntnis, die operante Verstärkung von gesundem Verhalten für die Behandlung zu nutzen.
Auch Modelle der kognitiven Verhaltenstherapie finden in physiotherapeutischen Fragestellungen ihre Analogie und sind teilweise sehr gut belegt: Werden z. B. fear-avoidance beliefs (➤ 3.18.4.2), also subjektive Überzeugungen über den Zusammenhang zwischen Belastung und Rückenschmerz, und subjektiv wahrgenommene Funktionen in die Therapieplanung einbezogen, ist von einem besseren Therapieergebnis auszugehen. Abzufragen sind diese kognitiven Modelle mit entsprechenden Skalen oder Fragebogen (z. B. FABQ, FFb-H-R ➤ 2.2).
Es bleibt also festzuhalten, dass viele Faktoren das Schmerzerleben der Patienten beeinflussen. Um diese Faktoren näher zu klassifizieren, ist es sinnvoll, Schmerzmodelle (➤ 3.18.3.3) als Erklärungshilfe zu entwickeln.

3.18.3.2 Indikationen für verhaltenstherapeutische Schmerztherapie

Optimale Behandlungsergebnisse können nur erzielt werden, wenn entsprechende Indikationskriterien i. S. von Ein- und Ausschlussdiagnosen festgelegt werden. Die verschiedenen Konzepte der Verhaltenstherapie erschweren eine klare Definition von Indikationen. Deshalb ist es an dieser Stelle zielführender, die **Ausschlusskriterien** operant- und kognitiv-verhaltenstherapeutischer Schmerztherapie anzuführen

- vorhandene Persönlichkeitsstörungen beim Schmerzpatient,
- bereits gestellter Rentenantrag oder ein nachgewiesenes Rentenbegehren erwerbsfähiger Patienten.

Faktoren, wie die individuelle Fähigkeit, Probleme zu lösen, Krankheitsüberzeugungen, Verhaltensmodulation durch schädlichen Einfluss aus dem familiären Umfeld sowie Schmerzverarbeitungsstrategien, stellen hingegen therapiespezifische **Indikationskriterien** dar und die Patienten sprechen gut auf die Therapie an.
Einige Untersuchungen lassen allerdings Faktoren erkennen, welche eine genauere Differenzierung ermöglichen könnten:

- Indikationen für ein operant-verhaltenstherapeutisches Vorgehen (➤ 3.18.3.3.2) sind danach
  - vermehrtes Schmerzverhalten und physische Beeinträchtigung,
  - häufige Arztkonsultationen,
  - zuwendendes Partnerverhalten,
  - ein hoher Grad an Katastrophisierung.
- Indikationen für den kognitiv-verhaltenstherapeutischen Zugang (➤ 3.18.3.3.1) sind dagegen
  - affektive Verstimmung,
  - reduzierte aktive Verarbeitung bei hohem Stressniveau in Alltag und Arbeit,
  - wenig ablenkendes Partnerverhalten.

3

3.18.3.3 Verhaltenstherapeutische Schmerztherapie

Es gibt verschieden Modelle, die helfen sollen, den Schmerz (v. a. den chronischen Schmerz) zu verstehen und somit die richtigen Interventionsstrategien zu entwickeln.

3.18.3.3.1 Kognitiv-behaviorale Schmerztherapie

Die kognitiv-behaviorale Schmerztherapie, basierend auf der klassischen Konditionierung, geht davon aus, dass kognitive und affektive Faktoren des Stresserlebens und der Stressverarbeitung für die Schmerzwahrnehmung und -aufrechterhaltung eine wichtige Rolle spielen und in der Konsequenz Verhaltensweisen und sensorische Faktoren des Schmerzes beeinflussen. So erlebt der interpersonell-beeinträchtigte Schmerzpatient eine Schmerzanalgesie in Stresssituationen, was dazu führt, dass sich seine Stressoren über einen längeren Zeitraum zahlenmäßig erhöhen. Den Schmerz selbst erlebt der Patient mit dieser Verarbeitungsstrategie vorwiegend in Entspannungssituationen, die er aufgrund des drohenden Kontrollverlusts versucht, mehr und mehr zu vermeiden. Das Erleben von Schmerz und die entsprechenden individuellen Bewertungen dieser Situationen gelten als entscheidende Faktoren, welche den Umgang mit dem Schmerz beeinflussen. Nachweisliche Determinanten dieser Beeinflussung sind: Angst, Hilflosigkeit, herabgesetzte Resilienz (Widerstandsfähigkeit) und eine geringe Selbsteffizienz in Bezug auf die eigene körperliche Leistungsfähigkeit sowie Bewältigung. Mit diesen Patienten Entspannungsübungen durchzuführen, wäre erst dann sinnvoll, wenn der Patient das Problem der Stressanalgesie verstanden hat und die Stressoren reduzieren kann.

Die erlebte Schmerzintensität kann also durch kognitive Erwartungs- und Bewertungsprozesse sowie durch das Anwenden verschiedener Bewältigungsstrategien (z. B. Ablenkung) verändert werden. Die durch Bandura et al. (1987) beschriebene „self-efficacy" scheint dabei eine besonders wichtige Rolle einzunehmen. Das Konzept beschreibt die Rolle von Erwartungen und Überzeugungen betreffend der eigenen Person. Die Schmerzwahrnehmung wird maßgeblich beeinflusst von den Erwartungen bezüglich der persönlichen Kompetenzen, eine Situation meistern zu können, und der damit verbundenen Möglichkeit, aktiv auf das Schmerzgeschehen Einfluss nehmen zu können. Vor allem die Angst vor Kontrollverlust kann das Schmerzgeschehen negativ modulieren und sich auf sensorische Prozesse auswirken. Wie die Befunde von Bandura et al. zeigen, besteht ein enger Zusammenhang zwischen der Selbstwirksamkeitserwartung bezüglich der eigenen Schmerztoleranz und dem Ausmaß der Aktivierung von zentralen, opioid-vermittelten schmerzhemmenden Mechanismen. Kognitive Verarbeitungsprozesse modifizieren also schmerzrelevante physiologische Mechanismen.

■ Konsequenz für die physiotherapeutische Behandlung

Diese Erkenntnisse zeigen, dass für den Erfolg der Behandlung ein Patient–Th.-Arbeitsbündnis notwendig ist, welches dem Patienten eine hohe Kontrolle der Behandlungssituation gestattet. Es kann u. a. geschaffen werden, indem die Methode der Patientenschulung (➤ 3.18.4.2) zu Beginn der Behandlung genutzt wird. Durch Aufklärung und Stärkung der individuellen Kompetenzen kann ein positives Selbstverständnis aufgebaut und somit ein verbesserter Umgang mit Schmerzen induziert werden.

Auch der Wandel in der Schmerztherapie trägt diesen Feststellungen Rechnung. Modelle, welche die Peripherie (Muskulatur) als primären Ort des Schmerzes festlegen, sind obsolet. Kognitive Prozesse, Erfahrungen der körperlichen Belastbarkeit und Widerstandsfähigkeit (z. B. des kardiorespiratorischen Systems) und maladaptive Kognitionen und Verhalten sind die Handlungsfelder, die bei der Behandlung chronischer Schmerzzustände von immer größerer Bedeutung sind.

3.18.3.3.2 Operant-verhaltenstherapeutische Schmerztherapie

Gemäß der Grundannahmen des operanten Schmerzmodells geht die operant-verhaltenstherapeutische Schmerztherapie davon aus, dass Schmerz zwar ursprünglich reflexhaft auftritt, aber zunehmend durch entsprechende Verstärkerbedingungen operant kontrolliert wird. Die Folge dieses operanten Lernprozesses ist Schmerzverhalten, welches sich durch

- positive (z. B. übermäßige Aufmerksamkeit des Partners auf den gezeigten Schmerz) oder
- negative Verstärkung (z. B. Vermeidung unangenehmer Aktivitäten)

zunehmend zu einem automatisierten Verhalten entwickelt und daher nicht bewusst erlernt ist.

Das Schmerzverhalten geht mit einer übermäßigen Wahrnehmung der Schmerzintensität einher, die die Entwicklung des Schmerzgedächtnisses provoziert. Die Konsequenzen des operanten Lernprozesses sind die Einschränkung der Aktivität in vielen Lebensbereichen des Patienten, die dann neben psychischen Problemen (z. B. Angststörungen und Abhängigkeit) zu weiteren physischen Problemen (z. B. Medikamentenabhängigkeit, Muskelverspannung und Immobilität) führen. Ausgehend vom theoretischen Hintergrund des operanten Schmerzmodells ist die Reduzierung der Schmerzintensität nicht als primäres Therapieziel definiert worden (➤ 3.18.1.2).

■ Konsequenz für die physiotherapeutische Behandlung

Die Hauptziele einer operanten Schmerztherapie sind

- der Abbau von Schmerzverhalten und
- der Aufbau von gesundem bzw. schmerzinkompatiblem Verhalten.

Zum Erreichen dieser Therapieziele kommen ausschließlich Strategien operanten Lernens zum Einsatz, wie die systematische positive Verstärkung von gesundem Verhalten, Ausbleiben der positiven Verstärkung von Schmerzverhalten, zeit- statt schmerzkontingente Planung von Aktivitäts- und Ruhephasen sowie die Medikamenteneinnahme (vgl. Thieme et al. 2004a).

> Schmerzen und ihre Chronifizierung lassen sich also nur in einem umfassenden, multifaktoriellen Modell beschreiben. Physiologische Mechanismen, periphere und zentrale Schmerzwahrnehmung gehören ebenso in dieses Modell wie Lern- und Kognitionsprozesse. Außerdem muss immer der subjektive Hintergrund des einzelnen Patienten als Bezugssystem gewahrt bleiben.

3.18.4 Bezug zur Physiotherapie

Einige Parallelen zwischen der verhaltenstherapeutischen und physiotherapeutischen Arbeit wurden vorangehend schon erwähnt. Nun soll auf einige Interventionsansätze konkret eingegangen und ihre Anwendbarkeit in der PT dargestellt werden.

3.18.4.1 Befunderhebung

Wichtigste Voraussetzung für eine umfassende und gelingende Therapie stellt immer noch das Erkennen der jeweiligen Störung dar. Th. treten zwangsläufig in sehr engen Kontakt zu ihren Patienten. Diese Tatsache führt dazu, dass ein enges Vertrauensverhältnis bereits nach nur wenigen Sitzungen aufgebaut wird. Gerade deshalb sollte der Th. seine Ohren auch für nicht physische Probleme seiner Patienten spitzen und diese auch ggf. ansprechen; nachfolgend daher ein paar nützliche Fragen, die in den physiotherapeutischen Befund (➤ 2.1) aufgenommen werden können (Schmerzanamnese ➤ 2.1.2.4).

3

Fragen im Rahmen der physiotherapeutischen Befunderhebung, die Aufschluss über nicht physische Probleme geben können:
- Was sehen Sie zurzeit als Ihr Hauptproblem an?
- Was ist Ihrer Meinung nach die Ursache für Ihre Beschwerden?
- Gibt es momentan noch andere Dinge, die Sie belasten?
- Gibt es außerdem noch Probleme, die Sie gern besprechen möchten?

Dabei kann es genauso wichtig sein, dem Patienten zu verdeutlichen, dass er sich im geschützten Rahmen der Therapie befindet, und ihm bei Bedarf das Angebot der entsprechende Weiterleitung zu anderen Professionen zu unterbreiten, wie die immer noch vorherrschende Skepsis gegenüber Psychotherapie durch fundierte Aufklärung aufzulösen.
Zur guten und umfassenden Befunderhebung stehen dem Th. valide und praktikable Assessments und Fragebogen zur Verfügung (➤ Link am Kapitelende). Das Keele Start Back Screening Tool stellt z. B. eine Möglichkeit dar, das Chronifizierungsrisiko eines Rückenschmerzpatienten zu Beginn der Therapie zu evaluieren. Über das Abfragen von neun Items wird eine Zuordnung zu einer von drei Risikogruppen ermöglicht, und eine genauere Therapieplanung kann vorgenommen werden.

3.18.4.2 Patientenedukation

Die Aufklärung des Patienten und somit die Vermittlung wichtiger Fakten bezüglich der Schmerzentstehung und -aufrechterhaltung stellt einen bedeutenden Baustein einer bio-psycho-sozial-motivierten Therapie dar. Wissen hilft, Unsicherheiten zu verringern und die bestehenden Überzeugungen und Ängste bezüglich des Zusammenhangs zwischen Aktivität und Schmerz gezielt zu hinterfragen. Ein aufgeklärter und mitbestimmender Patient, der aktiv beim Entwickeln von Therapiezielen und -strategien mitarbeitet, wird eine Intervention als selbstbestimmt und langfristig erfolgreicher wahrnehmen.
Grundlegende Eigenschaften des chronischen Schmerzes zu erläutern und damit auch zu vermitteln, dass die Warnfunktion des Schmerzes beim Chronifizieren verloren geht, stellt häufig eine Entlastung für die Patienten dar. Gewohnheitsmäßige Schonungs- oder Verhaltensmuster erscheinen vor einem neuen Hintergrund.
Eine gute Möglichkeit, die Entwicklung des Schmerzgedächtnisses zu veranschaulichen, stellt dabei das Bild einer Telefonkonferenz dar.

Erklärung des Schmerzgedächtnisses innerhalb der Patientenschulung anhand des Modells der Telefonkonferenz
An der Telefonkonferenz nehmen Telefone mit verschiedene Aufgaben teil:
1. Telefon: verantwortlich für die **sensorischen Aspekte** des Schmerzes (Wie fühlt sich der Schmerz an?),
2. Telefon: verantwortlich für die **Emotionen**, die den Schmerz begleiten (Angst, Hilflosigkeit, affektive Verstimmung),
3. Telefon: verantwortlich für die **Kognitionen,** die den Schmerz begleiten (Katastrophisierung),
4. Telefon: verantwortlich für das **Schmerzverhalten** (schmerzbezogenes Verhalten im Unterschied zu gesundem Verhalten).

Diese vier Telefone stehen miteinander im Kontakt. Während das sensorische Telefon (1) zu Beginn der Erkrankung noch eine primäre Funktion einnahm, agieren die Telefone über die Zeit nahezu gleichberechtigt, sodass nicht nur der Schmerz Angst, Katastrophisierung und Schmerzverhalten bewirkt, sondern auch Ängste (2), Katastrophisierung (3) oder Schmerzverhalten (4) die Schmerzwahrnehmung beeinflussen. So ist zu erklären, warum die Vermeidung von Bewegungen (Form des Schmerzverhaltens) das Schmerzgedächtnis aktiviert und der Mensch dadurch nach einer gewissen Zeit mehr Schmerzen empfindet, obwohl er doch schmerzverstärkende Bewegungen vermieden hat. Die Verbindungen zwischen den Telefonen, die anfangs Waldwegen ähnelten, entwickeln sich zu Autobahnen, auf denen die Informationen zwischen den Hirnarealen in zunehmend größerer Geschwindigkeit übermittelt werden. Soll der Schmerz reduziert werden, müssen diese Verbindungen veröden. Gefühle, Kognitionen und Verhalten müssen unabhängig vom Schmerzempfinden erfolgen. Die physiotherapeutische Übung muss unabhängig vom momentanen Schmerz erfolgen.

Beim akuten Schmerz (z. B. nach einer Sportverletzung) kann der Schmerz als Indikator genutzt werden, um zu entscheiden, mit welcher Intensität die Anwendungen durchgeführt werden sollen. Dieses Vorgehen würde dagegen bei Patienten mit chronischem Schmerz, das Schmerzgedächtnis aktivieren und letztlich zu mehr Schmerz führen. Im Vorfeld ist eine Einschätzung der individuellen Belastbarkeit notwendig, um ein Anspruchsniveau für die Anwendungen zu definieren, das vom Patienten erfüllt werden kann.

Das eigene Leistungsniveau einschätzen, entsprechende Belastungsparameter erkennen und diese einordnen zu können, stellt für viele Patienten eine gute Möglichkeit dar, ihr Aktivitätsausmaß zu kontrollieren. Hier bieten sich Instrumente aus der Trainingstherapie (➤ 3.18.4.4), z. B. die Karvonen-Formel zur Bestimmung des optimalen Trainingspulses, an. Aber auch die Einschätzung der subjektiven Belastung (z. B. durch die Borg-Skala ➤ 2.2.3.5) kann helfen, die Therapieplanung effizienter zu gestalten. Sie kann dem Patienten als Bewertungstool für selbstständig durchzuführende Aktivitäten an die Hand gegeben werden.

Dabei sollte das **Therapieziel** deutlich thematisiert werden. Der Fokus sollte weg von der defizit-orientierten („Schmerzen verringern“) hin zur ressourcenorientierten („Wohlbefinden und Leistungsfähigkeit steigern“) Betrachtungsweise verändert werden.

Da schmerzverstärkende Kognitionen nachteilig für die Behandlung sein können, ist das **Abfragen von Angst-Vermeidungsverhalten** (fear-avoidance beliefs, FABs), vorzugsweise beim Erstbefund, eine erfolgversprechende Vorgehensweise. Sie kann wichtige Hinweise bezüglich der individuellen Überzeugungen und Erklärungsmechanismen liefern, welche sich dann gezielt im Therapieprozess thematisieren lassen. Der von G. Waddell entwickelte Fragebogen **FABQ** (Fear Avoidance Belief Questionnaire ➤ 2.2.3.2) steht als valides und praktikables Instrument zur Verfügung, um die FABs abzufragen.

3.18.4.3 Entspannungstechniken

Entspannungsverfahren bilden ein zentrales Element der kognitiven Verhaltenstherapie. Die Gründe dafür liegen auf der Hand: Vielen Patienten ist es nicht mehr möglich, abzuschalten oder bewusst Ruhepausen in ihren Alltag zu integrieren. Häufig sind sie auch mit ihrem inneren Blick so sehr auf ihre Problematik fokussiert, dass sie andere Bedürfnisse ihres Körpers nicht mehr wahrnehmen. Besonders in stressreichen Situationen stoßen sie dann fast zwangsläufig an ihre Belastungsgrenzen. Um diese Menschen zu befähigen, ihren Fokus selbstbestimmt und gezielt lenken zu können, kommen verschiedene Entspannungstechniken in der psychotherapeutischen Behandlung zur Anwendung. Besonders häufig greift man hier auf **Autogenes Training** (➤ 3.3.2.1) oder **progressive Muskelentspannung** (➤ 3.3.2.5) zurück.

Auch Th. zählen diese Techniken zu ihrem Repertoire und sind nach entsprechender Ausbildung sehr gut befähigt, diese Verfahren anzuleiten und zu betreuen. Aber auch das Entwickeln ganz individueller Entspannungsverfahren, die auf den jeweiligen Bedarf abgestimmt sind, kann eine Aufgabe der physiotherapeutischen Behandlung sein. Dabei sollte der Patient ermuntert werden, auf die positiven Veränderungen zu achten, z. B. auf die angenehme Wärme, die entspannte Schwere und die lang ersehnte Ruhe. Wird der Patient das Entspannungstraining nutzen wollen, um den Schmerz zu reduzieren, wird das Schmerzgedächtnis aktiviert werden und kein Therapieeffekt eintreten.

3.18.4.4 Trainingstherapie

Viele Studien belegen mittlerweile die positiven Effekte von körperlicher Aktivität auf die Stimmung und den Schlaf. Auch eine Veränderung der Schmerzwahrnehmung wird dabei diskutiert.

Körperliche Aktivierung ist die Domäne der PT. Um sie auch zur Schmerzreduktion nutzen zu können, hat es sich als sinnvoll erwiesen, sie mit den Methoden der operanten Schmerztherapie zu kombinieren. So kann das bestmögliche Outcome für den Patienten gewährleistet werden.

Die Palette an spezifischen Techniken ist auf diesem Gebiet sehr breit gefächert und kann somit optimal an die Bedürfnisse des Individuums angepasst werden. Aerobes Ausdauertraining kann ebenso zielführend sein wie Kraftausdauertraining oder die allgemeine Verbesserung der Fitness.

Gezielt positive Aktivitäten mit den Patienten erarbeiten und diese in den Alltag integrieren; so erfahren die Patienten neben den körperlichen Effekten auch eine Verbesserung des subjektiven Wohlbefindens und eine gesteigerte Belastbarkeit. Diese Erfolgserlebnisse schaffen Selbstsicherheit und eröffnen weitere Kompetenzen im Umgang mit dem Schmerz. Es kommt zur Aktivitätssteigerung durch die verstärkende Wirkung der positiv bewerteten Aktivitäten. Stressreiche Situationen können souveräner gemeistert werden und Schonungs- sowie Vermeidungsstrategien sind nicht mehr notwendig.

Klarer Handlungsbedarf besteht allerdings noch im Erarbeiten und Evaluieren konkreter **Trainingsprogramme;** ein Handlungsfeld, welches Th. kompetent und umfassend abdecken können.

Operante Effekte der Belohnung und Verstärkung lassen sich einfach und effektiv in die physiotherapeutische Behandlung integrieren. So können beispielsweise Grafiken mit den bereits erreichten Trainingszielen gestaltet werden und als Motivation für die Patienten sichtbar ausgehangen werden.

Das **„shaping"**, also die strukturierte Erarbeitung von kleinen Teilzielen, um ein übergeordnetes Gesamtziel zu erreichen, ist eine Technik der Verhaltenstherapie. Dieses Konzept findet bereits im physiotherapeutischen Setting satt, z. B. bei der Spiegeltherapie zur Behandlung neurologischer Krankheitsbilder.

3.18.4.5 Evidenz-/Bewertungslage

Der Wissenschaftliche Beirat Psychotherapie hat die Verhaltenstherapie bei Erwachsenen für eine Vielzahl von Anwendungsbereichen anerkannt, die auch für die PT relevant sind, z. B. affektive Störungen, Angststörungen, Belastungs- und Essstörungen (Markgraf 2003). Um größtmögliche Aktualität in der Print- und Online-Version zu gewährleisten, können weiterführende Informationen zur Stellungnahme des Wissenschaftlichen Beirats im Online-Zusatzmaterial (➤ QR-Code) eingesehen werden.

Evidenzangaben

Literatur

Fragebogen und Assessments

3.19 Spezielle Konzepte und Verfahren in der Physiotherapie

3.19.1 Akrodynamische Therapie

Michael Uebele

Charakteristisches Merkmal der Akrodynamischen Therapie (ADT, Weiterentwicklung der Brunkow-Therapie) ist die aktive Bewegungstherapie, in der die Hände, Füße und der Kopf (Akren) besondere Berücksichtigung finden. Die am Patienten beobachtbaren Bewegungsmuster spielen für die physiotherapeutische Diagnostik und Wiederbefundung innerhalb des Behandlungsprozesses eine entscheidende Rolle. Die Beurteilungskriterien von Bewegungsmustern bzw. individuellen Kompensationsbewegungen beruhen auf biomechanischen und neurophysiologischen Erkenntnissen und berücksichtigen dabei die motorische Entwicklung des Menschen.
Haltungs- und Bewegungsmuster resultieren aus dem Zusammenspiel der gesamten Skelettmuskulatur, wobei jeder Muskel eine spezifische Funktion wahrnimmt. Die beobachtbaren Bewegungsmuster geben Aufschluss über die Interaktion von Muskelsynergien (➤ 3.19.1.2.2), der offenen und geschlossenen Muskelketten und somit über die Funktion des motorischen Kontrollsystems.
Das Zusammenspiel von Muskelsynergien in der geschlossenen Muskelkette ist für die Aufrichtung des Körpers, die Stabilität der beteiligten Gelenke und die posturale Kontrolle ausschlaggebend. Von ihr hängt auch die Bewegungsökonomie der Extremitäten ab, die sich in offenen Muskelketten vollziehen. Der Zusammenhang zwischen offenen und geschlossenen Muskelketten lässt sich eindrücklich am Beispiel des Gangzyklus darstellen. Erst eine ausreichende Stabilität und Gleichgewichtskontrolle während der Standbeinphase ermöglicht das Vorschwingen und sichere Absetzen des Schwungbeins. Daher liegt der therapeutische Fokus insbesondere auf der geschlossenen Muskelkette, die für den sog. Haltungshintergrund verantwortlich ist.
Die Körperhaltung des Menschen ist Ausdruck seiner individuellen Befindlichkeit. Probleme im Herz-Kreislaufsystem, im muskuloskelettalen Bereich, in der Psyche oder im motorischen Kontrollsystem können sich in einer veränderten Körperhaltung widerspiegeln. Die ADT findet daher in den verschiedenen Bereichen der PT Anwendung (➤ 3.19.1.5.2), wobei allerdings die Gewichtung der posturalen Kontrolle entsprechend des Handlungsfelds gehandhabt werden muss. Bei Störungen im muskuloskelettalen System, die durch muskuläre Dysbalancen verursacht werden, steht die qualitative Aufarbeitung von verkürzten bzw. insuffizienten Strukturen im Vordergrund. Im Gegensatz dazu liegt der Fokus bei Funktionsstörungen, die durch Verletzung neuraler Strukturen bedingt sind, auf dem Haltungshintergrund zur Wiedererlangung verloren gegangener Funktionen und Aktivitäten.

3.19.1.1 Geschichte

- Der Ursprung der ADT liegt in dem Therapiekonzept „Stemmführung nach Brunkow", das von Roswitha Brunkow in den 1960er-Jahren entwickelt wurde. Durch eigene Erfahrungen im Rollstuhl erfuhr sie die Auswirkungen des Handstützes auf Schultergürtel, Rumpf und untere Extremitäten.
- Brunkow postulierte Aufrichtung als einen Prozess, der wesentlich durch Stützaktivitäten über die Akren (Hände und Füße ➤ 3.19.1.2.1) beeinflusst wird.
- Sie entdeckte Gesetzmäßigkeiten in der Aktivierung von diagonal verlaufenden Muskelketten (➤ Abb. 3.19.1).

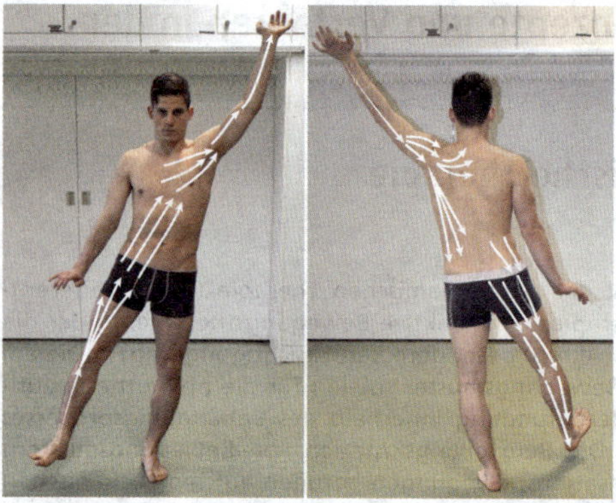

Abb. 3.19.1 Ventrale und dorsale Muskelkette nach Brunkow.

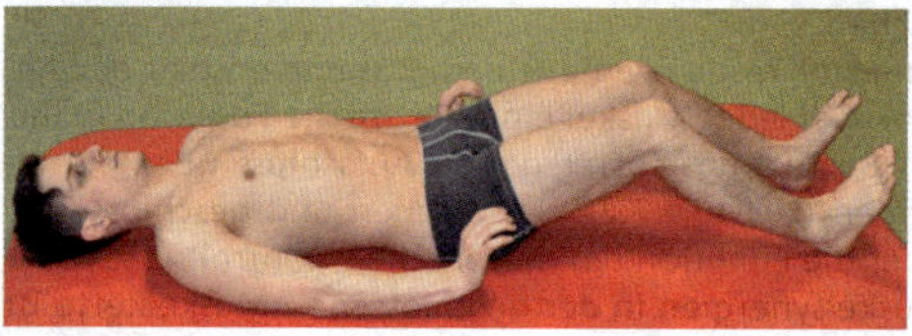

Abb. 3.19.2 Stemmführung nach Brunkow – RL.

- Die von ihr entwickelten „Stemmübungen“ wurden anfangs nach willkürmotorischen Anweisungen durchgeführt. In der PT manifestierte sich nur diese Anfangsperiode der „willkürmotorischen Stemmübungen“ (➤ Abb. 3.19.2), daher wird das System oftmals als isometrische Spannungsübung missverstanden.
- Die therapeutischen Erfolge bei Patienten mit Rückenproblemen motivierten Brunkow, dieses System auch an neurologischen Patienten und Säuglingen anzuwenden. Die Informationsvermittlung über den visuellen und akustischen Kanal stieß bei diesen Patienten jedoch an Grenzen, sodass sie kinästhetische Reize einsetzte (➤ 3.19.1.2.3).
- Die Methode Brunkow i. S. eines „neurophysiologischen Bahnungssystems“ zu betrachten, offenbarte sich durch die Arbeit der AG Brunkow, die das Konzept seit dem Tod von Brunkow weiterentwickelte. Der Begriff „Brunkow-Therapie“ wurde 2010 um die ADT erweitert (➤ Box).

Inhalte der ADT (erweiterte Brunkow-Therapie) nach 2010:
- Holistischer therapeutischer Denkansatz,
- Zusammenspiel von Muskelsynergien und Muskelfaszien (myofaszialen „Bahnen“),
- Initiierung von Muskelsynergien durch die „Entfaltung“ der Akren,
- Analyse von Gliederkettenreaktionen im Kontext myofaszialer Synergien,
- Anwendung kinästhetischer Reizsetzungen nach den funktionell-anatomischen Überlegungen von kon- und exzentrischer Arbeitsweise der Muskulatur, die die Bedingungen des Tausches von Punctum fixum und Punctum mobile berücksichtigen.

3.19.1.2 Wirkprinzip

3.19.1.2.1 Bedeutung der Akren

Für die ADT gilt die Maxime: Das „Große" spiegelt sich im „Kleinen", das „Kleine" spiegelt sich im „Großen" wider.

„Unentfaltete" Hände bzw. Füße sind oft Ausdruck von mangelnder Aufrichtung im Bereich des Schultergürtels bzw. des Beckens und des Rumpfes. Im Umkehrschluss werden durch zunehmende Aufrichtung der Hände und Füße Muskelsynergien aufgebaut, die positiven Einfluss auf die räumliche Ausrichtung des Schultergürtels und des Beckens nehmen. Die Akren stellen die Puncta fixa dar, über die sich der Körper vertikalisiert. Große Bedeutung kommt daher der Statik der Hände und Füße zu. Analysiert man die Muskelsynergien, die zum Aufbau der Hand- und Fußgewölbe führen, so stellt man fest, dass die muskulären Aktivitäten einer inneren Logik folgen. Bestimmte Muskeln arbeiten konzentrisch in Richtung ihres Ursprungs und bewegen Körperteile im Raum, wobei ihre Antagonisten zeitgleich exzentrisch arbeiten und die Bewegung kontrollieren. Nach zeitlicher Summation wirken die Antagonisten als aufrichtende Muskulatur, indem sie ihre Wirkrichtung ändern. Ermöglicht wird dies durch die Aktivität der Agonisten, die Körperteile fixieren und den Antagonisten somit ein neues Punctum fixum geben (Funktionsumkehr).
Bsp.: Die konzentrische Aktivität der Fußabduktoren in der Standphase führt zur Absicherung des I. und V. Metatarsenstrahls in leicht abduktorischer Stellung. Die in dieser Phase exzentrisch arbeitenden Fußadduktoren sind danach in der Lage, durch Spannungsaufbau das distale Fußquergewölbe aufzubauen. Unterstützt werden sie dabei durch Aktivität der intrinsischen Fußmuskulatur (Mm. lumbricales und Mm. interossei), die wiederum vom Spannungsverhalten der mit ihnen in Verbindung stehenden langen Fußflexoren und der Plantaraponeurose beeinflusst wird. Dieser Mikrostrategie liegen Muskelsynergien zugrunde, die einer funktionsbezogenen Ordnung folgen. Sie arbeiten in einer bestimmten Systematik kon- und exzentrisch und setzen sich in den benachbarten arthromyofaszialen Systemen fort.
So bewirkt der Aufbau der Handgewölbe bei leicht dorsalextendierter Hand mittels propriozeptiver und exterozeptiver Reize eine richtungsbezogene Aktivität von Muskelsynergien. Diese bewirkt eine Änderung der räumlichen Stellung des Schultergürtels und letztlich des Brustkorbs (> Abb. 3.19.3).
Die muskulären Kettenreaktionen beeinflussen die myofaszialen Verbindungen, z. B. die tiefen und oberflächlichen frontalen und rückwärtigen Armlinien sowie Gliederketten, die in die Stützaktivität integriert werden (Myers 2008). Sind die Muskelketten aktiviert, ist zu beobachten, dass kleine Veränderungen in der Handhaltung diese Gliederketten in ihrer Stellung beeinflussen können und der dadurch verbesserte Haltungshintergrund positiven Einfluss auf die motorische Funktion nimmt.

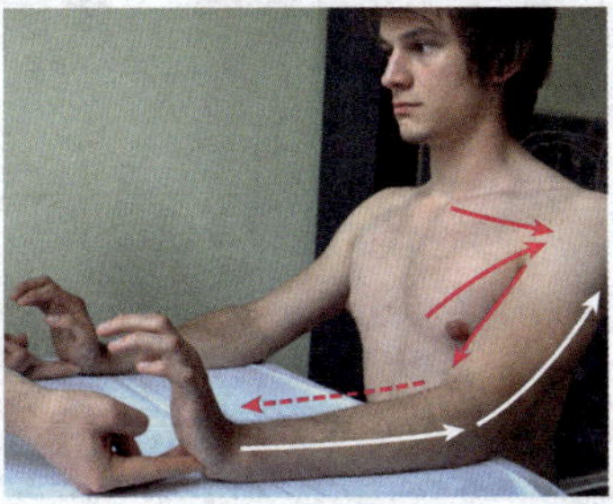

Abb. 3.19.3 Die Auswirkungen der „Handentfaltungen" auf Schultergürtel und Rumpf.

3.19.1.2.2 Muskelsynergien

Analog zu dem Selbstähnlichkeitsprinzip der Fraktaltheorie (➤ Box) (Mandelbrot 2006) wiederholt sich die Systematik der sich aufbauenden Muskelsynergien an den Akren in den benachbarten arthromyofaszialen Systemen des Bewegungsapparats. Je nach Schwerkrafteinfluss und auftretenden Kräften (Drehmomenten) finden die Skelettmuskeln ihr Punctum fixum an ihrem Ursprung und/oder Ansatz. Durch die Möglichkeit zu differenzieren, sind sie in der Lage, den Körper in einem mehrdimensionalen Raum zu vertikalisieren und zu bewegen.

> **Fraktaltheorie:** Ein Grundprinzip physiologischer Systeme ist die Selbstorganisation nach dem Selbstähnlichkeitsprinzip. Der Begriff „fraktal" beschreibt einen Teil eines Gesamtsystems (Mikrosystem), das diesem ähnelt.

Die Skelettmuskulatur ist daher in verschiedenen Funktionen gefordert. Um diesen Anforderungen gerecht zu werden, können sich Muskelfasern aufgrund ihrer Plastizität in Slow-twitch- oder Fast-twitch-Fasern entwickeln. Janda (1978) unterschied in posturale und phasische Muskelfasern entsprechend den stabilisierenden und dynamisierenden Muskeleigenschaften. Mittlerweile existieren aufgrund klinischer Untersuchungen weitere **Differenzierungen von Skelettmuskeln,** die die Skelettmuskulatur folgendermaßen einteilen:

- **Lokale Stabilisatoren:** Gelenknahe, eingelenkige Muskeln mit ausschließlich stabilisierender Funktion.
- **Globale Stabilisatoren:** Mehrgelenkige Muskeln, die als Drehmomentgeneratoren Becken, WS und Schultergürtel im Raum ausrichten.
- **Globale Mobilisatoren:** I. d. R. mehrgelenkige Muskeln, die Körperteile im Raum bewegen (Bergmark 1989, Comerford u. Mottram 2001, Richardson et al. 1999).

Aufgrund der aufrechten Position ist der Bewegungsapparat ständig Kräften ausgesetzt, die den Körper aus der Balance bringen können. Um den Körper stabil im Raum zu halten und unökonomische Bewegungen zu verhindern, sind muskuläre Anpassungen notwendig. So wirken z. B. in der Stoßdämpfungsphase des Gangzyklus (Loading Response ➤ 2.3.2.2) Flexionsdrehmomente auf WS und Hüftgelenk, ein Becken-Adduktionsdrehmoment zur Standbeinseite, ein Innenrotationsdrehmoment auf den Femur sowie ein Eversionsdrehmoment im unteren Sprunggelenk (➤ Abb. 3.19.4). Werden diese Drehmomente muskulär ungenügend verarbeitet, so sind Auslenkungen (Ausweichbewegungen) von Körperteilen im Raum sichtbar (z. B. Trendelenburg, Valgusstellung im Knie, „Knick-

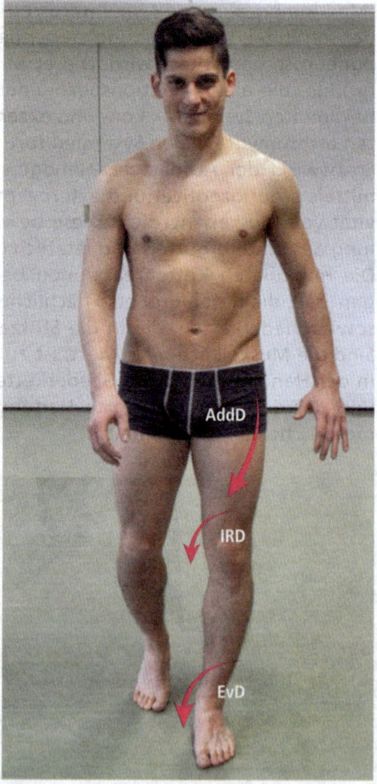

Abb. 3.19.4 Drehmomente in der Stoßdämpfungsphase – Frontalebene. AddD: Adduktionsdrehmoment, IRD: Innenrotationsdrehmoment, EvD: Eversionsdrehmoment.

fußstellung“). Die Auslenkungen werden als pathologisch angesehen, wenn sie deutlich sichtbar sind und mit Problemen, z. B. Hüft-, Knie- oder Fußschmerzen, einhergehen.

Innerhalb der ADT versucht man das Zusammenspiel der lokalen, globalen und mobilisierenden Skelettmuskeln innerhalb der geschlossenen und offenen Muskelkette zu analysieren und im Vorliegen einer Störung in ihrem Zusammenwirken zu therapieren. Ausgangspunkt der therapeutischen Interventionen ist in allen Fällen das Punctum fixum, von dem sich das Bewegungssystem gegen die Schwerkraft vertikalisiert (Hände und Füße, ➤ 3.19.1.2.1). Der motorische Lernprozess zur Veränderung fehlerhafter Funktionen in der geschlossenen Muskelkette kann durch unterschiedliche Strategien erfolgen (➤ 3.19.1.5.1).

3.19.1.2.3 Kinästhetische Reizsetzungen

Therapeutische Interventionen werden durch gezielte Informationen initiiert. Welcher Informationskanal favorisiert wird, hängt von der Problemstellung und Ausgangslage des Patienten ab. Insbesondere wenn es um die Veränderung der Körperhaltung und deren Anpassung an äußere Bedingungen geht, spielen kinästhetische Reizsetzungen (➤ 3.6.10.4.2) in der ADT eine entscheidende Rolle.

Druck-Stauch-Impulse

Propriozeptive Reize werden in Form von Druck-Stauch-Impulsen i. d. R. an knöchernen Strukturen appliziert, um Skelettmuskeln gezielt in ihrer kon- und exzentrischen Funktion zu fordern. Des Weiteren werden sie genutzt, um Koaktivierungsprozesse innerhalb der geschlossenen Muskelkette aufzubauen (Bsp. ➤ Abb. 3.19.5).

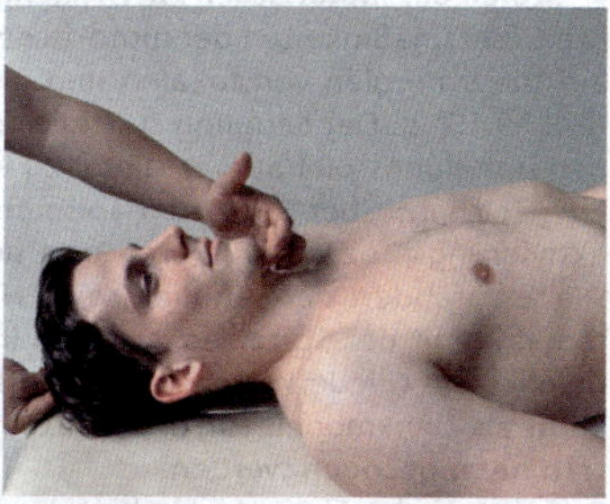

Abb. 3.19.5 Druck-Stauch-Impuls am Hinterhaupt und am Mundboden zur Erarbeitung der „Nackenstreckung“.

Wisch-und Streichtechniken

Neben den o. g. propriozeptiven Reizen kommen mit Wisch- und Streichtechniken exterozeptive Reize zur Anwendung. Diese werden mit unterschiedlichem Druck in den Hautarealen der zu stimulierenden Muskelgruppen eingesetzt. Der Druck erfolgt dabei entsprechend der zu erwartenden richtungsbezogenen kon- und exzentrischen Arbeitsweise der Muskulatur. Durch diese Hautreize wird eine Feinabstimmung der Muskelsynergien in der offenen und geschlossenen Muskelkette erreicht.

Die **Wischtechniken** (langes/kurzes weiches Wischen, Kratzen und tiefes Streichen) werden mit unterschiedlicher Stärke ausgeführt und können das gesamte Rezeptorpotenzial der Haut beeinflussen.

Die **Streichtechniken** unterstützen i. d. R. den exzentrischen Modus sowie die Funktionsdifferenzierung von Skelettmuskeln (➤ 3.19.1.2.2). Innerhalb der Muskelsynergien wird die Streichtechnik von proximal nach distal durchgeführt.

Die Muskelsynergien werden durch die Summation aller Reize aktiviert.

3.19.1.3 Indikationen

Die Indikationen für ADT sind vielfältig, z. B.:

- Neuromuskuläre Dysbalancen (z. B. frozen shoulder, subakromiales Impingement-Syndrom),
- Primär-, Sekundär- und Tertiärprophylaxe von Rückenschmerz,
- Sekundärprophylaxe bei Osteoporose,
- Sturzprophylaxe,

- zur Analyse und Veränderungen des Haltungshintergrunds in allen Trainingsbereichen,
- in Kombination mit Atmungstherapie (z. B. bei Asthma bronchiale, Lungenentzündung) (➤ 3.2),
- neurologische Krankheitsbilder (v. a. in Verbindung mit motorischen Störungen).

Je nach Indikation variieren die eingesetzten Techniken (➤ 3.19.1.5.2).

3.19.1.4 Behandlungsprinzipien

Innerhalb der PT ist die Analyse der Bewegungsmuster während der Inspektion (➤ 2.1.3) ein wichtiger Bestandteil der Befunderhebung. Trotz fehlender Definition von Normwerten, kann sie Aufschluss über die Funktionsweise des motorischen Kontrollsystems geben.
Die sichtbaren Feedforward- und Feedback-Strategien liefern Informationen über die Koordination von Muskelsynergien. Darüber hinaus lassen sie Rückschlüsse auf die Bewegungsqualität und -quantität sowie den Einfluss von Muskelsynergien auf das Bewegungsausmaß zu.

■ Stufen der motorischen Entwicklung

Die Gesetzmäßigkeiten der motorischen Entwicklung geben wertvolle Hinweise auf die Synergien von lokalen und globalen Stabilisatoren und Mobilisatoren (➤ 3.19.1.2.2). Der Säugling startet unreif in einer niederen ASTE und versucht, den Handlungsspielraum in dieser zu vergrößern bzw. die nächstmögliche ASTE zu erreichen. Über Stützmechanismen provoziert er Muskelsynergien, die Koaktivierungsprozesse initiieren und sich auf den Rumpf auswirken. Auf diese Weise verändert der Säugling seine Haltungs- und Bewegungsmuster. Die Systematik, mit der Stützmechanismen in verschiedenen Stellungen des Schultergelenks die Gliederketten des Rumpfs, der Skapula und des Kopfs verändern, kann als Denkmodell für die Beurteilung von Haltungs- und Bewegungsmustern herangezogen werden.
Die motorische Entwicklung bietet demnach die Grundlage für das Verständnis von Bewegungsmustern sowie, in der therapeutischen Schlussfolgerung, für die Wahl der Ausgangsstellung für die jeweilige therapeutische Intervention.
Die folgenden **Grundsätze motorischer Entwicklung** stellen Orientierungspunkte in der ADT dar:

- Motorisches Lernen bedeutet Auseinandersetzung mit der Schwerkraft.
- Motorische Entwicklung verläuft von kranial nach kaudal.
- Die Auseinandersetzung mit der Instabilität führt zur Stabilität (i. S. einer sensomotorischen und emotionalen Sicherheit).
- In jeder Position wird – sofern möglich – zuerst die Symmetrie erarbeitet (Symmetrie bietet: maximale Sicherheit, Finden der Mitte, Orientierung an und in sich selbst).
- Das Beherrschen der Symmetrie stellt die Voraussetzung für asymmetrische Positionen.
- Jede geschlossene Muskelkette zeichnet sich durch das geordnete Zusammenspiel von lokalen und globalen Stabilisatoren aus (geordnete konzentrische Muskelaktionen, geordnete exzentrische Muskelaktionen mit der Möglichkeit der Funktionsdifferenzierung).
- Die Aufrichtung gegen die Schwerkraft erfolgt von einem Punctum fixum aus.
- Je höher die ASTE, desto kleiner wird die Unterstützungsfläche und umso höher sind die Anforderungen an das motorische Kontrollsystem (➤ 3.19.1.5.1).
- Motorische Fertig- und Fähigkeiten, die in einer Position erarbeitet werden, dienen zum Erreichen der nächstmöglichen Position und müssen in dieser Position neu erfahren und gefestigt werden.

3.19.1.5 Techniken

3.19.1.5.1 Ausgangsstellungen

Das Erlernen motorischer Funktionen geschieht besonders intensiv im Säuglings-, Kindes- und Jugendalter. In der Auseinandersetzung mit der Umwelt entwickelt der Heranwachsende Lösungsstrategien zur Bewältigung motorischer Aufgaben, die für sein späteres motorisches Verhalten von Bedeutung sind. Diese Lösungsstrategien werden ein Leben lang modifiziert und den sich ändernden Umweltbedingungen angepasst.
In den frühen Phasen der motorischen Entwicklung werden motorische Funktionen in niederen ASTE erlernt, gefestigt und automatisiert. Dabei wird das Zusammenspiel der stabilisierenden geschlossenen Muskelkette und der funktionsorientierten offenen Muskelkette deutlich.

■ **Bsp.: Bauchlage**

Aus der BL vertikalisiert sich der Säugling zunächst über den bilateralen Handstütz, um danach in die asymmetrische Position des Einzelellenbogenstützes zu wechseln. Mit der nicht stützenden Hand kann er nun Gegenstände greifen. Die Qualität der Greiffunktion ist abhängig von der Qualität des Haltungshintergrunds. Je stabiler der Stütz, desto größer ist der Bewegungsradius des Greifarms und umso zielgerichteter kann die Greiffunktion erfolgen. Im Handstütz zeigt sich eine Koaktivierung von Muskelsynergien, in der die extensorische Muskelkette bei Adduktion der Skapula anti-gravitatorisch wirkt. Die flexorische Muskelkette bildet dabei den antagonistischen Gegenhalt. Insbesondere der M. pectoralis major wird in der Stützphase in seiner anti-gravitatorischen Funktion gefordert. Durch Tausch von Punctum fixum und Punctum mobile ist der Muskel in der geschlossenen Muskelkette in der Lage, den Brustkorb gegen die Schwerkraft anzuheben. Der M. deltoideus wird im Stütz ebenfalls in seiner Funktionsumkehr gefordert und sichert das Akromion über dem Humeruskopf der Stützseite. Die Systematik kon- und exzentrischer Muskelarbeit mit der Möglichkeit der Funktionsumkehr in der geschlossenen Muskelkette lässt sich beliebig weiterverfolgen, sodass die Reaktionen von der Stützhand bis zum Kopf und Becken eine logische Erklärung finden. Die Folge der Stützaktivitäten in der BL bietet eine adäquate Einstellung der beteiligten Gliederketten mit Zentrierung der jeweiligen Gelenke (➤ Abb. 3.19.6).
Die Ausbildung der Gelenksysteme ist gerade in der frühkindlichen Entwicklung von formativen Reizen durch Zug der Muskulatur abhängig. Qualitative Mängel in der geschlossenen Muskelkette, die in der ASTE nicht aufgearbeitet werden, begleiten den Säugling in die nächstmögliche ASTE.
Jede ASTE in der frühkindlichen Entwicklung fordert aufgrund unterschiedlicher Ausgangslage und unterschiedlichem Einfluss der Schwerkraft die o. g. Muskelsynergien in unterschiedlichen Kontexten (Kraft- und Zeitfaktor). Mit zunehmender Höhe der ASTE wird die Unterstützungsfläche kleiner und die Anforderungen an die Variabilität des Zusammenspiels von lokalen und globalen Stabilisationssystemen steigen proportional. Legt man diese kausalen Zusammenhänge zugrunde, so können Ursachen und zeitliche Zuordnung für die Ausbildung koordinativer Störungsbilder des Bewegungssystems abgeleitet werden.

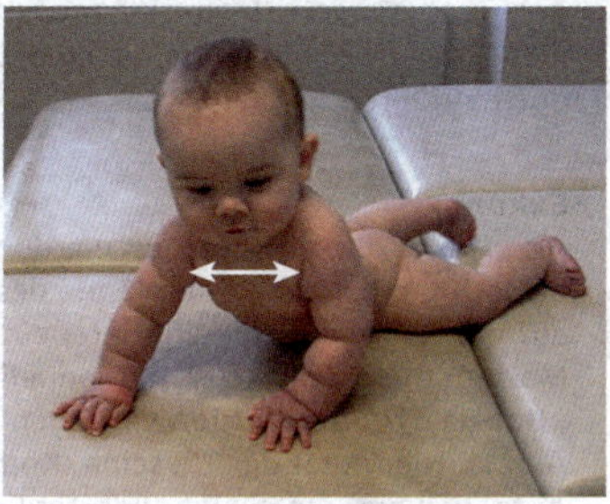

Abb. 3.19.6 Handstütz eines sechsmonatigen Kindes.

■ **Bsp.: Einbeinstand**

Der Einbeinstand stellt eine hohe Herausforderung an das motorische Kontrollsystem dar und fordert die globalen Systeme der unteren Extremität maximal in ihrer Funktionsdifferenzierung. Aus diesem Grund findet er als Testverfahren zur Einschätzung des motorischen Eigenschaftsniveaus bei sechsjährigen Kindern Anwendung. Im Einbeinstand wirken die Abduktoren dem Adduktionsdrehmoment des Beckens entgegen. Synergistisch können der M. gluteus maximus, die Mm. ischiocrurales sowie der M. erector spinae ein mögliches Flexionsdrehmoment, das auf Rumpf und Becken wirkt, auffangen.

Die Wahl der therapeutischen ASTE ist abhängig von der Analyse der Haltungs- und Bewegungsmuster. Erkannte Störungen im Haltungshintergrund werden analog zur motorischen Entwicklung erst in niederen ASTE unter erleichterten Bedingungen aufgearbeitet. In höheren ASTE werden die lokalen und globalen Stabilisationssysteme hinsichtlich ihrer Feedforward- und Feedback-Strategien höheren Anforderungen ausgesetzt, bis letztlich die gestörte motorische Funktion ausgeführt werden kann.

Fallbeispiel: Ein Patient klagt über Knieschmerzen (rechts). Die Gangbeobachtung zeigt ein sichtbares Adduktion-Innenrotationsdrehmoment in der Stoßdämpferphase (rechts) sowie ein deutlich abgesenktes mediales Längsgewölbe bei globaler Pronation des rechten Fußes. Die manuellen Stabilisationstests ergeben im Seitenvergleich eine vermehrte mediale Aufklappbarkeit des rechten Kniegelenks. Die diagnostizierte mangelnde Stabilität des rechten Kniegelenks wird in der geschlossenen Muskelkette behandelt. Als ASTE wird die RL (Bridging) gewählt, da auch beim Transfer Sitz-Stand das Adduktionsdrehmoment nicht korrigiert werden kann. Der Aufbau der geschlossenen Muskelkette erfolgt über den Gewölbeaufbau des Fußes. Druck-Stauch-Impulse und Wischtechniken aktivieren die Abduktoren und Außenrotatoren sowie den M. gluteus maximus, die Mm. ischiocruales und den M. adductor magnus in der „Funktionsdifferenzierung". Die Belastung im Bridging wird durch Anheben des Beckens sowie durch einbeiniges Bridging (rechts) gesteigert. Über die ASTE „Einbeinkniestand" und hoher einbeiniger Sitz wird die Unterstützungsfläche verkleinert und die Belastung erhöht. Druck-Stauch-Impulse sowie Wisch- und Streichtechniken aktivieren die Skelettmuskeln, die den Drehmomenten entgegenwirken. Eine Steigerung stellt der Transfer zum Stand dar. Unter Beibehaltung der kinästhetischen Reizsetzungen wird das Durchführen der Stoßdämpferphase kontrolliert. Das Behandlungsziel ist erreicht, wenn der Patient ohne Hilfe des Th. die Stoßdämpferphase ohne Ausweichbewegung durchführen kann. Über diese Wahrnehmungs- bzw. Propriozeptionsschulung verändert der Patient seine Feedforward- und Feedback-Mechanismen und ist in der Lage, sein Knie zu stabilisieren. „Hands on"- und „Hands off"-Strategien (➤ Box) wechseln in jeder ASTE und ermöglichen dem Patienten, die eingeübten ASTE als Eigenübungsprogramm durchzuführen.

Exkurs

Als **„Hands on"-Strategien** werden vorwiegend passive Maßnahmen bezeichnet, bei denen die Hände des Th. direkten Kontakt zum Patienten aufnehmen und damit ein therapeutisches Ziel verfolgen, z. B. klassische Massagetherapie (➤ 3.14.1), Manuelle Therapie (➤ 3.5).

„Hands off"-Strategien verfolgen den aktivierenden, funktionsorientierten Ansatz. Hier nutzt der Th. seine (Kommando-)Sprache und wählt bestimmte Aufgaben aus, um ein verändertes Bewegungshandeln des Patienten zu erreichen (Kromer 2013).

3.19.1.5.2 Anwendungsbereiche

Das o. g. Beispiel verdeutlicht, dass die ADT im muskuloskelettalen System einen wertvollen Beitrag zur Aufarbeitung neuromuskulärer Dysbalancen mit allen begleitenden Symptomen (z. B. Verkürzungen, Insuffizienzen, Instabilitäten, Bewegungseinschränkungen) leisten kann. Auch in weiteren Handlungsfeldern der PT ist die ADT sinnvoll einsetzbar.

■ Prävention

Da der Fokus der ADT auf dem Haltungshintergrund der Bewegung liegt, ist diese Therapie sehr gut für die Rückenschule (➤ 3.10) geeignet. Im Rahmen eines multimodalen Behandlungskonzepts können die Inhalte der ADT innerhalb des motorischen Teils einen wertvollen Beitrag zur Rückenhygiene leisten. Entsprechend der Stufen der motorischen Entwicklung (➤ 3.19.1.4) werden in jeder ASTE Übungsprogramme mit unterschiedlichen Schwerpunkten entwickelt und durchgeführt. Ausgangspunkt für den Aufbau muskulärer Synergien sind die Akren. Die Koaktivierungsprozesse innerhalb des Stützaufbaus bilden die Basis jeder Übung, die durch Kombination mit Muskelsynergien der offenen Muskelkette kombiniert werden können.

Im Sinne der **Sekundärprävention** bietet sich dieses Konzept v. a. für Osteoporose-Gruppen (➤ 4.1.3.3.9) an. Durch die koordinierte Ansprache der Skelettmuskulatur wird ein adäquater Reiz auf den Bewegungsapparat ausgeübt. Zudem fordern die Koordinationsprozesse das Feedforward- und Feedback-System und die verbesserte Propriozeption kann zur Sturzprophylaxe dienen.

■ Krafttraining

Um motorische Handlungsabläufe i. S. der Verbesserung motorischer Grundeigenschaften während des Krafttrainings zu schulen, muss die Synergie zwischen mobilisierenden und stabilisierenden Faktoren berücksichtigt werden. Entfernen sich die Übungsprogramme stark von der sportlichen Zielübung, zeigen sich Transformationsverluste der trainierten Eigenschaften, da die geschulten Bewegungsprogramme nicht mit der Zielübung übereinstimmen. Die ADT bietet Lösungsmöglichkeiten, diese Transformationsverluste so gering wie möglich zu halten, indem jede Übung hinsichtlich des Haltungshintergrunds analysiert und die Durchführung durch den Th. korrigiert wird (Feedback-Korrektur mittels „Hands on"-Strategien). Werden die Muskelsynergien der geschlossenen und offenen Muskelkette zunehmend fehlerfrei durchgeführt, beginnt der Automatisierungsprozess durch Erhöhung der Wiederholungszahl.

Im Leistungssport empfiehlt sich diese Herangehensweise in der Vorbereitungsphase, da sich die Automatisierung von neuen Efferenzkopien besonders intensiv im Kraftausdauerbereich einüben lässt.

■ Herz-Kreislaufsystem

Die Ökonomisierung der Atmung ist wesentlicher Bestandteil der ADT, da mit einem gelungenen Vertikalisierungsprozess eine dreidimensionale Entfaltung des Brustkorbes einhergeht. In Kombination mit atemtherapeutischen Techniken (➤ 3.2) wird die ADT in diesem Bereich erfolgreich angewendet.

Eine Beeinflussung der Atmung ist dabei nicht durch ein willkürmotorisches Anspannen bzw. Stemmen i. S. einer globalen isometrischen Anspannung zu erreichen. Diese Art der Stemmführung führt eher zur Minderversorgung der Muskulatur und verursacht eine Rechts-Herz-Belastung. Die Haltungs- und somit die Atmungsökonomie entsteht durch Aktivierung von Muskelsynergien auf der subkortikalen Ebene, wobei lokale und globale Systeme innerhalb des Koaktivierungsprozesses nach dem **Minimum-Maximum-Prinzip** arbeiten. Durch koordinierte Aktivierung der Skelettmuskeln in der geschlossenen Kette sind diese in der Lage, mit einem Minimum an Energie ein Maximum an dynamischer Stabilität zu gewährleisten.

■ Neurorehabilitation

Die Auswirkungen neurologischer Krankheitsbilder zeigen sich besonders deutlich in der Veränderung von Bewegungsmustern. Diese können sich negativ u. a. auf motorische Funktionen, Aktivitäten und Partizipationen auswirken. Die ADT kann auch in diesem Handlungsfeld durch qualitative Ausgestaltung der Stützmuster einen wertvollen Beitrag zur Genesung leisten. Vor allem in der Qualität der bipedalen Fortbewegung zeigt diese Methode Erfolge (Strategie: Knowledge of performance). Bei neurologischen Krankheitsbildern besteht die Gefahr, dass Wahrnehmungsqualitäten teilweise gestört sind. Besondere Aufmerksamkeit kommt daher der Auswahl bzw. Kombination von gestörten und nicht gestörten Informationskanälen zu. Bei Beeinträchtigung der kinästhetischen Wahrnehmungsqualitäten sollte daher eine Anpassung der proprio- und exterozeptiven Reize erfolgen, i. d. R. werden diese intensiver und großflächiger gesetzt. Während der Schulung der motorischen Funktionen (z. B. Greiffunktion, Hand-Mund- bzw. Hand-Kopf-Koordination) dient der Aufbau des Haltungshintergrunds der erleichterten und zielgerichteten Durchführung dieser Funktionen in der offenen Muskelkette.

3.19.1.6 Evidenz-/Bewertungslage

Um größtmögliche Aktualität in der Print- und Online-Version zu gewährleisten, ist die verfügbare Evidenz im Online-Zusatzmaterial (➤ QR-Code) einsehbar.

Evidenzangaben

Literatur

3.19.2 Dreidimensionale Skoliosetherapie nach Schroth

Axel Hennes

3.19.2.1 Geschichte

- Die dreidimensionale Skoliosetherapie wurde 1920 von Katharina Schroth entwickelt. Bis 2008 entwickelten ihre Tochter Christa Lehnert-Schroth und ihr Enkel Hans Rudolf Weiß diese Methode weiter (Lehnert-Schroth 1999).
- Christa Lehnert-Schroth gründete die Katharina-Schroth-Kliniken, welche 1997 in den Klinikverbund von Asklepios eingegliedert wurden und seitdem als modernisierte Asklepios Katharina-Schroth-Klinik weitergeführt wird. Behandlungsschwerpunkte sind Skoliosen (➤ 4.1.3.3.11) und andere WS-Deformitäten.
- Seit 2008 wird dieses Therapiekonzept durch das therapeutische Team der Klinik im Rahmen der Stationären-Intensiv-Rehabilitation praktiziert und weiterentwickelt. Ziel ist es, evidenzbasierte Therapiestandards für Skoliose zu definieren (➤ 3.19.2.6, ➤ 3.19.2.9).

3.19.2.2 Wirkprinzip

3.19.2.2.1 Statomotorisches Lehr- und Lernkonzept

Im Mittelpunkt der pädagogisch geprägten Skoliosetherapie nach Schroth steht die Unterstützung des Patienten bei der Entwicklung effizienter Coping-Strate-

gien und realistischer Therapieziele. Der Patient steht mit seinen individuellen Einstellungen und Selbstkonzepten im Fokus der Therapie. Mit seiner Hilfe werden Therapieziele in Bezug auf Selbstwirksamkeit und Selbstständigkeit festgelegt sowie aktive Strategien, Progredienz zu vermeiden, erarbeitet.
Das Konzept basiert auf dem bio-psycho-sozialen Modell (➤ 1.3.2, ➤ 2.1.1.2) und verbindet verhaltenstherapeutische Ansätze mit physiotherapeutischen, übungszentrierten Inhalten (Hennes 1994).

Der Leitgedanke „Hilfe zur Selbsthilfe" verdeutlicht, dass der Patient innerhalb der Therapie selbstständig handelt und für Erfolge mitverantwortlich ist (Schönberger 1992, Singer 1985).

Durch den Erwerb von Kenntnissen über Skoliose und die Stärkung des Bewusstseins für die Wahrnehmung des eigenen Körpers können Patienten mit Skoliose ein Verständnis für vorhandene Korrekturmöglichkeiten entwickeln. Diese Korrekturmöglichkeiten sind mit der individuellen Körperhaltung verbunden und können sowohl passive als auch aktive Maßnahmen beinhalten (➤ 3.19.2.7). Im Laufe der Therapie sollte sich ein individuelles Haltungsschema einprägen, das die alltägliche Körperhaltung positiv verändert.

3.19.2.2.2 Korrekturprinzipien

Die Skoliosetherapie nach Schroth basiert auf neurophysiologischen Grundlagen. Sensomotorische und kinästhetische Korrekturprinzipien werden genutzt, um dem Patienten asymmetrische Haltungs- und Bewegungsmuster bewusst zu machen und zu verändern (Roevenich u. Hennes 2010).
Im Mittelpunkt der Korrektur steht die Kalibrierung (Haltungsbahnung) der skoliotischen Motorik (➤ 3.19.2.7.2). Durch visuelles Feedback sowie spezifische Mobilisations- und Stabilisationsübungen werden reversible Funktionsdefizite korrigiert und neue balancierte Haltungsvariationen installiert (Weiß 1996, Otmann et al. 2005, Weiß et al. 2005).

3.19.2.3 Therapieziele

- Dreidimensionale Korrektur der WS, Aufrichtung der Krümmung,
- Korrektur der skoliotischen Körperhaltung,
- Verbesserung der Vitalkapazität,
- Vermeidung von Progredienz,
- Verbesserung von Akzeptanz und Kosmetik,
- Entwicklung und Durchführung eines Eigenübungsprogramms (➤ 3.19.2.8),
- Entwicklung von Selbstkompetenz und geeigneten Coping-Strategien,
- Unterstützung bei Korsett- oder OP-Indikation,
- Schmerzreduktion.

3.19.2.4 Indikationen

- Idiopathische Skoliose,
- kongenitale Skoliose,
- neuromuskuläre Skoliose,
- Skoliose durch Skelettdeformitäten,
- sekundäre Skoliosen (z. B. durch Tumoren, ausgeprägte Beinlängendifferenzen).

3.19.2.5 Untersuchungsalgorithmus

Die **Schroth-Klassifikation** bildet mit ihren funktionellen Krümmungsmustern die Grundlage für ein skoliosespezifisches Clinical Reasoning (➤ 1.9) und damit die Basis für eine individuelle Therapieplanung (➤ Abb. 3.19.7). Dabei werden laterale Seitverschiebung und Rotation des Primärbogens (Bogen mit dem stärksten Einfluss auf Körperhaltung und -statik) sowie der für die Therapie

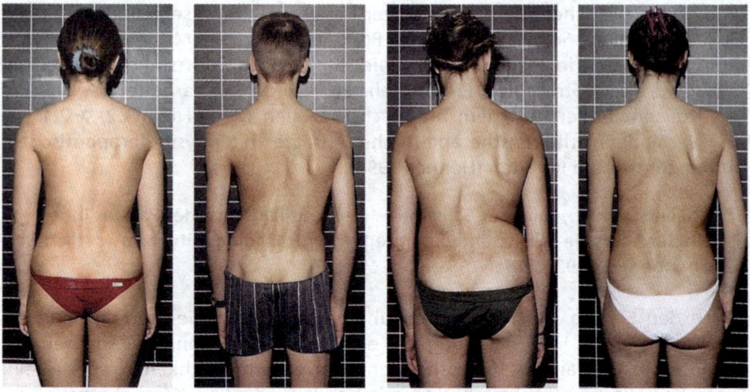

Abb. 3.19.7 Schroth-Klassifikation.

relevanten Sekundärbogen (flexible Kompensationsbogen) beschrieben. Die Körperblöcke (Körperabschnitte) werden durch Großbuchstaben benannt, die Richtung der Seitverschiebung und Rotation durch Kleinbuchstaben. Der Primärbogen steht an erster Stelle, die Sekundärbogen werden von kaudal nach kranial ergänzt.

Skoliosespezifischer Befund zur Aufdeckung von dreidimensionalen Asymmetrien und Lotabweichungen in den Körperblöcken, Klassifikation und Dokumentation bilden die Grundlage zur Auswahl von Übungen und Behandlungstechniken sowie für die Gestaltung der Therapieeinheiten.

Neben der radiologischen und klinischen Untersuchung wird die Körperoberfläche mittels Video-Rasterstereografie (➤ 2.4.11) dargestellt (Frobin u. Hierholzer 1983, Liljenquist et al. 1998). Skoliometer nach Bunnell (zur Messung der skoliotischen Rotation der WS), Spirometrie (➤ 2.4.6) und weitere anthropometrische Messungen (Körperlänge, Armspannweite, evtl. Umfangmessungen bei Ein- und Ausatmung sowie Lotmessungen und Finger-Boden-Abstand) können die Datenerhebung ergänzen. Standardisierte Therapie- und Röntgenskizzen unterstützen den Th. und Patienten bei der Durchführung der Therapie (➤ Abb. 3.19.8).

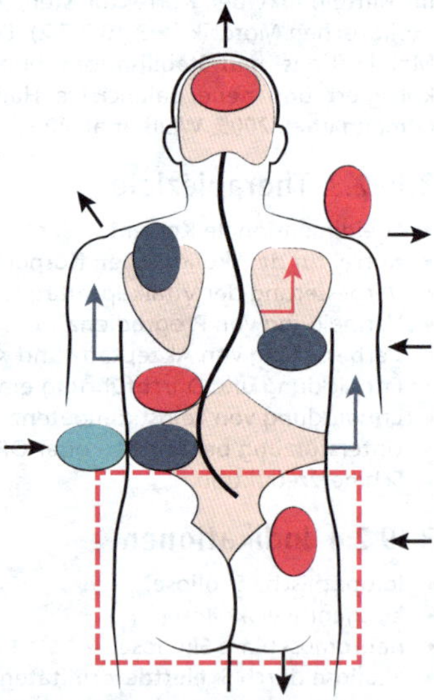

Abb. 3.19.8 Standardisierte Therapieskizze. Beinbelastung rechts.

3.19.2.6 Behandlungsprinzipien

Die zur Verfügung stehenden zeitlichen, räumlichen und personellen Ressourcen sind die Vorteile einer **stationären Rehabilitation** zur Skoliosetherapie. 2009/2010 erfolgte eine konzeptionelle und personelle Erweiterung in Rich-

tung medizinisch-berufliche Orientierung in der Rehabilitation durch eine gezielte Implementierung von sozialmedizinischen und ergotherapeutischen Elementen (Deutsche Rentenversicherung Bund 2012).
Fragen der beruflichen Orientierung, Strategien für die Teilhabe am Arbeitsleben sowie Sozial- und Ernährungsberatung haben das skoliosespezifische, medizinisch orientierte Gesundheitstraining ergänzt und erweitert (Streibelt 2010, Schuntermann 2011). Das Erkennen und Dokumentieren von Einschränkungen der Aktivitäten und Teilhabe an verschiedenen Lebensbereichen sind dabei von entscheidender Bedeutung und zielgebend für die weitere Therapieplanung. Die Asklepios Katharina-Schroth-Klinik bietet für Physio- und Ergotherapeuten ein mehrgliedriges Ausbildungskonzept an (➤ Link am Kapitelende).
Die **ambulante Therapie** begleitet und unterstützt den Patienten vor und nach der stationären Rehabilitation. Wichtig sind die Einschätzung des Risikos zur Progredienz und die interdisziplinäre Zusammenarbeit mit Arzt und Orthopädietechnik. Veränderungen im Befund müssen so früh wie möglich erkannt und bewertet werden. Da es sich bei den Patienten häufig um Kinder und Jugendliche handelt, werden an den Th. besondere Anforderungen bez. Verantwortungsbereitschaft und Kommunikation gestellt.

3.19.2.7 Behandlungstechniken

Das Erlernen unterschiedlicher Körperhaltungen bildet den Hauptbestandteil der Therapie. Die Korrekturhaltung (➤ Abb. 3.19.9a) integriert alle Korrekturen für die einzelnen Körperabschnitte. Sie wird aktiv oder passiv in standardisierten Übungs-ASTE eingestellt. Dabei wird versucht, die Bogen der WS bis an ihre strukturellen Grenzen zu korrigieren.
Die bewusste Alltagshaltung (➤ Abb. 3.19.9b) ist eine statische und zugleich dynamische Haltung. Diese wird mit geringem Kraftaufwand bewusst eingestellt und orientiert sich an der physiologischen Körperhaltung.
Entlastungshaltungen (Bsp. ➤ Abb. 3.19.9c) ergänzen den Alltagstransfer mit dem Ziel, die axiale WS- und Rumpfbelastung im Sitz und Stand zu verringern. Der Entlastung des Primärbogens (➤ 3.19.2.5) gilt dabei die höchste Aufmerksamkeit.

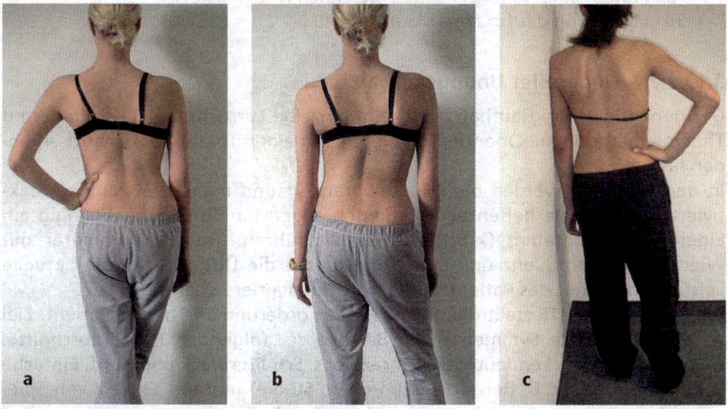

Abb. 3.19.9 Körperhaltungen. **a:** Korrekturhaltung, **b:** bewusste Alltagshaltung, **c:** Entlastungshaltung.

3.19.2.7.1 Individuelles Übungsprogramm

Auf Grundlage des Befunds (➤ 2.1) wird ein standardisiertes Übungsprogramm erstellt, das individuell an die Voraussetzungen des Patienten bez. Alter,

3

Leistungsfähigkeit, Koordination und Übungserfahrung angepasst ist. Grundsätzlich wird unterschieden zwischen:

- Dreidimensionalen Stabilisationsübungen (allgemein, thorakal, lumbal),
- sagittalen Korrekturübungen,
- Komplexübungen (dynamisch-funktionell),
- Mobilisationsübungen,
- Atemübungen (Korrekturatmung ➤ Box),
- Eigenübungsprogramm (➤ 3.19.2.8).

Die aktiven Übungen können zusätzlich durch passive therapeutische Mobilisations- und Korrekturgriffe ergänzt werden (z. B. translatorische Verschiebung ➤ Abb. 3.19.10).

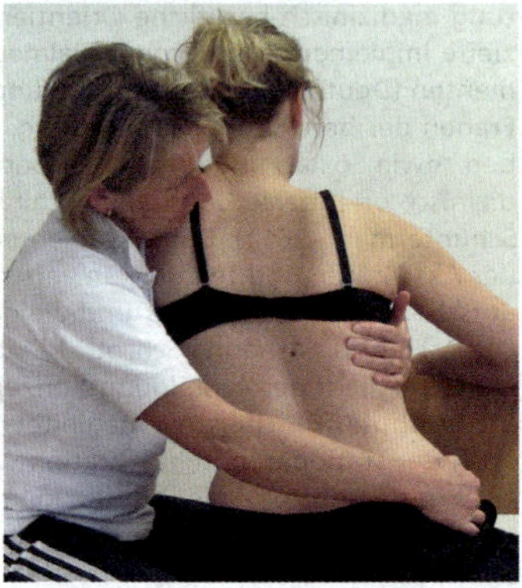

Abb. 3.19.10 Translatorische Verschiebung thorakal.

Im Zentrum der meisten Übungen steht die **Korrekturatmung.** Diese wird individuell geschult und kann vom Patienten bereits nach kurzer Zeit als willkürliches Handlungsschema angewendet werden. Exterozeptive Reize und Widerstände sind neben speziellen Übungen adäquate Mittel zur Schulung der Atmung (➤ 3.2).
Im Vordergrund steht dabei die Mobilisation der konkavseitigen WS-Abschnitte. Ergänzend können manuelle Mobilisationstechniken eingesetzt werden.

Ziele:

- Verbesserung der Rippenmobilität,
- Verringerung von Korrekturwiderständen,
- Fazilitation eines korrekturunterstützenden Atemmusters,
- Strukturierung des Übungsablaufs (➤ 3.19.2.7.2).

3.19.2.7.2 Genereller Übungsaufbau

Der generelle Übungsaufbau beschreibt einzelne Lernschritte, die Patient und Th. eine methodische Orientierung bieten und einen Therapiefortschritt erkennen lassen.
In den Übungen werden die Inhalte verankert und immer wieder neu reaktiviert. Übungsziele helfen dem Patienten, eigenständig und unabhängig ein Eigenübungsprogramm (➤ 3.19.2.8) durchzuführen. Trainingsparameter mit Wiederholungsfrequenz und Serienzahl passen die Übungen an die aktuelle Leistungsfähigkeit des Patienten an und dokumentieren Lernerfolge.
Die korrigierte ASTE stellt die größte Herausforderung an Th. und Patient. Ziel ist eine optimierte Symmetrie und Balance der folgenden Körperabschnitte: Hüft-Beckenblock, Lendenblock, Thoraxblock, Schulterblock und Kopf. Einfache Lagerungsmittel (z. B. Reissäckchen, Rollen, Stühle) und der Einsatz von Spiegeln können diesen Lernschritt erleichtern. Durch die erreichte Symmetrie und Balance soll eine Autoelongation, d. h. Streckung der WS und Öffnen der Konkavitäten, ermöglicht werden. Gezielte und gelenkte Atembewegungen während der Korrekturatmung (➤ Box) verbessern zusätzlich die Mobilität in den Konkavitäten (Atemstellen).
In der Ausatmung erfolgt der Übungshauptteil: Dabei werden die erreichten Korrekturen stabilisiert und über sensomotorisch-kognitive und kinästhetische Feedback-Mechanismen (➤ 3.6.10.4) als Kalibrierung integriert.

In den Pausen und zum Abschluss der Übungen wird ein gezielter Alltagstransfer angeleitet. Dabei soll der Patient die bewusste Alltagshaltung einnehmen.

3.19.2.8 Eigenübungsprogramm

Das Eigenübungsprogramm (Heimübungsprogramm) dient der langfristigen und nachhaltigen Stabilisation von Korrekturen und Haltungsänderungen, die während der stationären und ambulanten Therapie (➤ 3.19.2.6) erreicht werden konnten. Das regelmäßige Trainieren der erlernten befundspezifischen Korrekturbewegungen führt zu einem stabilen Lernerfolg, durch den sich Sicherheit und Qualität bei der Übungsausführung verbessern. Zunehmend automatisiert eingenommene korrigierte Körperhaltungen in Alltagssituationen bestätigen diesen Lernprozess.
Die Übungen für das Eigenübungsprogramm wurden speziell entwickelt (z. B. „Muskelzylinder im Stand"). Sie müssen folgende Kriterien erfüllen: sicher, einfach und angepasst an die Übungserfahrung des Patienten. Das Programm sollte regelmäßig ausgeführt (fünfmal wöchentlich, jeweils 30 Minuten), von erfahrenen Th. kontrolliert und bez. der Trainingsparameter angepasst werden. Eine Dokumentation in Form eines **Trainingstagebuchs** ist sinnvoll und wird empfohlen.

> Übungssicherheit, verbesserte Qualität in der Übungsausführung und Compliance bei der Durchführung des Eigenübungsprogramms sind günstige Voraussetzungen für eine ambulante PT.
> Ist sichergestellt, dass der Patient die Übungen durchführt, kann der Therapieschwerpunkt zunehmend auf passive Mobilisation oder das spezifische Erarbeiten und Verbessern von Bewegungssequenzen gelegt werden.

3.19.2.9 Evidenz-/Bewertungslage

Um größtmögliche Aktualität in der Print- und Online-Version zu gewährleisten, stehen Informationen zu aktuell vorliegenden Studien im Online-Zusatzmaterial (➤ QR-Code) zur Verfügung.

Evidenzangaben

Weiterführende Information – Ausbildung

Literatur und weiterführende Literatur

3

3.19.3 Kyphosetherapie nach Schroth

Axel Hennes, Udo Roevenich

3.19.3.1 Geschichte

- Seit den Anfängen der Kyphosetherapie durch Nicolas Andry (1744, 1987) sowie den Weiterentwicklungen durch Albert Hoffa (1891) stehen PT und Pädagogik bei Kyphose in engem Zusammenhang.
- Der Begriff „Fehlhaltung" gibt Hinweise auf das Ziel der Haltungskorrektur: Schlaffe, energiegeminderte, von mangelnder Anstrengungsbereitschaft geprägte Körperhaltung soll wahrgenommen und verändert werden. Hoffa (1891) unterscheidet dabei funktionelle und strukturelle Komponenten: Passive Dehnungen und manuelle Weichteiltechniken sind aktiven, meist extensorischen Übungen voranzustellen,
- Zusätzlich haben die schwedische Heilgymnastik sowie die Entwicklung von Korrekturgeräten zur Aufrichtung der WS die PT bei Kyphose geprägt,
  - z. B. durch redressierende Rumpforthesen (Reklinationskorsette, Hohmann-Korsett, Wergenz-Korsett, Stagnara-Korsett, Rissergips),
  - durch eine entlordosierende Beckeneinstellung und mithilfe einer ventralen Bauchpelotte wurde der kompensatorischen Hyperextension in der LWS entgegengewirkt.
- Auf dieser Basis entwickelte Katharina Schroth (➤ 3.19.2.1) ihre Kyphosetherapie (Lehnert-Schroth 2000, Lehnert-Schroth u. Weiß 1992).

3.19.3.2 Indikationen

Folgende Indikationen können für die Kyphosetherapie nach Schroth gestellt werden:

- Übergang von funktionellen zu strukturellen Funktions- und Haltungsstörungen bei Kindern im Alter von 10–13 Jahren,
- strukturelle sagittale Haltungsstörungen: Kyphose, Scheuermann-Krankheit (➤ 4.1.3.3.10, ➤ 12.4.2.3) bei Jugendlichen im Alter von 13–16 Jahren (auch in Verbindung mit sekundärer Skoliose ➤ 4.1.3.3.11),
- manifeste strukturelle sagittale Formstörungen mit Schmerzen und Problemen bei Aktivitäten und Teilhabe bei Jugendlichen nach Wachstumsabschluss und Erwachsenen (auch in Verbindung mit sekundärer Skoliose) (Bradford 1994, DGOOC u. Berufsverband der Ärzte für Orthopädie 2003).

3.19.3.3 Kontraindikation

Hypokyphose.

3.19.3.4 Untersuchungsalgorithmen

3.19.3.4.1 Kyphosetypen nach Schroth

Nach Schroth kommt es bei der Kyphose zu einer verstärkten Verschiebung des Teilkörperschwerpunkts Brustkorb nach dorsal und zu kompensatorischen Verschiebungen der benachbarten Körperblöcke (➤ Abb. 3.19.11). Die Lokalisation der Kyphose wird durch die Bestimmung des Scheitelwirbels vorgenommen. Dabei werden **drei Kyphosetypen** unterschieden:

- Thorakaler Typ: Die Kyphose lokalisiert sich im mittleren BWS-Bereich, Scheitel T6–T10.
- Thorakolumbaler Typ: Lokalisation im unteren BWS- bis oberen LWS-Bereich, Scheitel T11–L1.
- Lumbaler Typ: Lokalisation im mittleren LWS-Bereich, Scheitel L2–L4.

3.19.3.4.2 Befund

Inspektion

Bei der Inspektion (➤ 2.1.3) ist auf die typische Gewohnheitshaltung zu achten, um diese von einer bewusst eingenommenen Körperhaltung (➤ 3.19.2.7) unterscheiden zu können. Der Th. achtet auf die Position der Körperblöcke in der Sagittalebene (➤ Abb. 3.19.11):

- Becken/Lenden-Block (Füße, Beinachsen, Becken, LWS),
- Brustkorb-Block,
- Schulter-Block,
- Kopf.

Der Verlauf der Längsachsen der einzelnen Blöcke in der Sagittalebene ist für das Verständnis der Körperstatik wichtig und gibt Hinweise für die Korrektur. Die Haltungsanalyse durch den Th. sollte neutral beschreibend erfolgen, Häufigkeit und Dauer der verschiedenen Positionen dokumentiert werden.

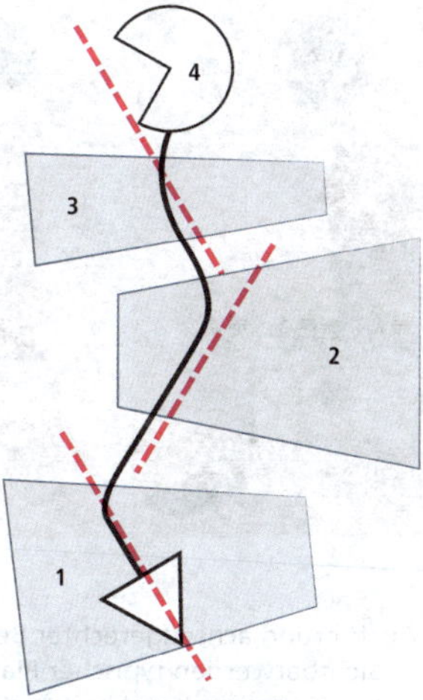

Abb. 3.19.11 Körperblöcke nach Schroth (thorakaler Typ) in Sagittalebene.

Inspektion im Stand:

- Typisch: Verlagerung des Teilkörperschwerpunkts Brustkorb nach dorsal (➤ Abb. 3.19.12).
- Kompensierend:
  - Verschiebung des Schulterblocks nach ventral,
  - Anteversionsstellung des Kopfs,
  - Extensionsstellung der oberen Kopfgelenke,
  - Protraktionsstellung der Schultergelenke,
  - Anschein der ventralen Kompression des oberen Thorax,
  - Ventralverschiebung von Bauch und unterer Thoraxapertur,
  - Extensionsstellung des lumbosakralen Übergangs,
  - verstärkte Nutationsstellung des Sakrums,
  - Ventralflexion des Beckens,
  - Längsachse des Beins in Sagittalebene schräg nach vorn verlagert,
  - Hyperextension der Kniegelenke,
  - meist vermehrte Vorfußbelastung.

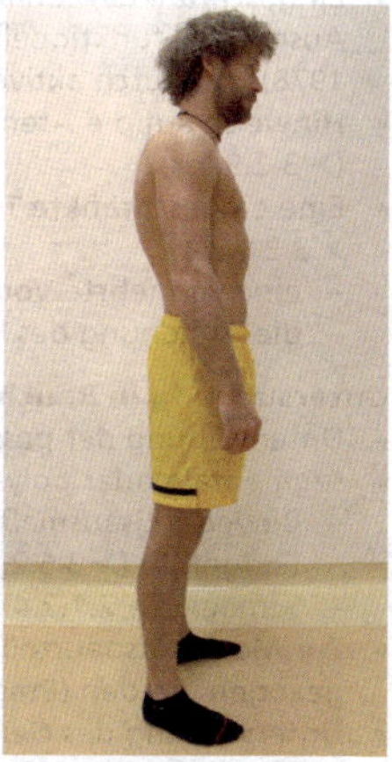

Abb. 3.19.12 Klinischer Befund im Stand.

Inspektion im Sitz:

- Globale Flexion bei Gewohnheitshaltung im Sitz (➤ Abb. 3.19.13a):
  - In Sagittalebene vermehrte Aufrichtung und Dorsalflexion von Becken und LWS,
  - Dokumentation von zusätzlichen Abweichungen in Frontalebene.
- Aufforderung zur aktiven Aufrichtung gegen die Schwerkraft:
  - Gleichzeitige, aktive physiologische Einstellung von Becken, LWS, Brustkorb, Schultern und Kopf (➤ Abb. 3.19.13b),
  - Verdeutlichung von Stärke und Fortschritt der strukturellen Fixierung,
  - Einschätzung der Kraftverhältnisse und ggf. koordinativer Probleme durch den Th.,
  - Sichtbarwerden typischer Kompensationsmuster.

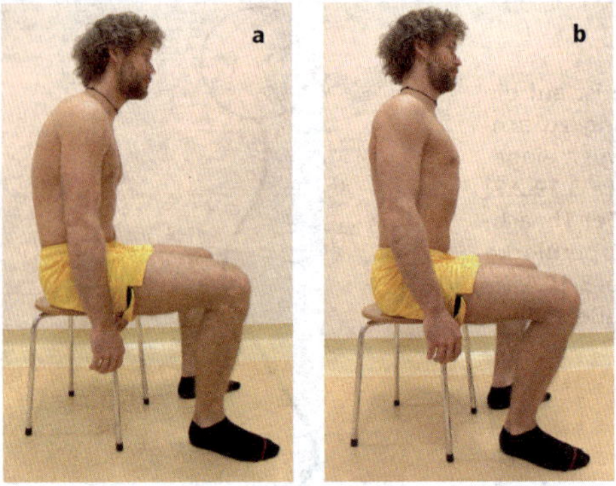

Abb. 3.19.13 Körperhaltung im Sitzen. **a:** Gewohnheitshaltung, **b:** Aufrichtung.

- Ausführung achsengerechter Bewegungen (aktiv und passiv):
  - Sichtbarwerden typischer Plateaus in den hypomobilen Segmenten,
  - Scheuermann-Krankheit (➤ 4.1.3.3.10, ➤ 12.4.2.3): segmentale oder plurisegmentale Anhebungen der Processus spinosi im Kyphosescheitel, die sog. „Scheuermannschen Inseln" (Matthiaß 1950, Scheuermann 1920, Schmorl 1930).
- Eingeschränkte Mobilität im Bereich der Scheitelsegmente der Kyphose; Ausnahme: funktionelle Kyphose (➤ 4.1.3.3.10) und/oder Fehlhaltung (Lewitt 1978), die durch aktive Bewegung vollständig aufgerichtet werden kann.
- Hinweise auf die Atemexkursion durch Umfangmessungen des Thorax (➤ 3.2.9.1.3).
- Eine eingeschränkte Thoraxmobilität bedingt (v. a. bei der Inspiration ➤ 3.2.1.2.1)
  - eine vermehrte Vorwölbung des Bauchs,
  - die Anhebung des Brustbeins.

Untersuchung in Bauchlage:
- Untersuchung der passiven Mobilität,
- segmentale oder polysegmentale Überprüfung von
  - Bewegungsausmaß (➤ 2.1.5.1),
  - Endgefühl (➤ 3.5.2.5.2),
  - Schmerz (➤ 2.1.2.4).
- Zur Mobilitätsbeurteilung kann die Atembewegung (➤ 3.2.1.2) herangezogen werden (Etagendiagnostik) (Frisch 1989).
- Untersuchung des Gelenkspiels der Wirbelsegmente
  - mit der ulnaren Handkante (Maitland 1994, Kaltenborn 1992),
  - mit dem Daumen (Frisch 1989).
- Die folgenden Parameter können zusätzlich aufgenommen werden:
  - Weite der Interkostalräume,
  - Beweglichkeit des Kostotransversal- bzw. Kostovertebralgelenks,
  - Schmerz,
  - Tonus,
  - Irritations- bzw. Triggerpunkte (➤ 3.5.8) der paravertebralen Rückenmuskulatur.
- Einschätzung der Aufrichtung mit vermindertem Schwerkrafteinfluss durch die Sphinxhaltung:
  - Patient lässt den Rumpf in der Ausatmung aus dem Unterarmstütz sinken,
  - Th. kann den Patienten passiv, bei entsprechenden körperlichen Verhältnissen, am Schultergürtel unterstützen und den Oberkörper nach dorsal verlagern (Winkel et al. 1995, McKenzie 1981).

■ **Relevante Muskellängentests**

Bei folgenden Muskeln gilt es, die standardmäßigen Längen- und Krafttests (➤ 2.1.5) durchzuführen und entsprechende Defizite in den Therapieplan zu integrieren:

- M. pectoralis major,
- M. pectoralis minor,
- M. latissimus dorsi,
- Mm. ischiocrurales,
- M. soleus und M. gastrocnemius,
- Hüftflexoren,
- Bauchmuskulatur.

3.19.3.5 Behandlungsziele

Die Schroth-Therapie bei Kyphose verfolgt das Ziel, die Aufrichtung und Stabilisierung der gesamten WS zu unterstützen. Zusätzlich sollen durch aktive und passive Therapiemaßnahmen der Erhalt und die Steigerung der Mobilität in den Scheitelsegmenten der Kyphose erreicht werden. Damit soll dem Progredienzrisiko entgegengewirkt werden.

Die Aufklärung des Patienten über den Zusammenhang zwischen Körperhaltung und progredienzfördernder Belastung der WS ist ein wichtiger Baustein im pädagogischen Konzept der Therapie (➤ 3.19.2.2.1). Die Übernahme von eigenverantwortlichem Handeln spielt bei der Vermittlung eines Eigenübungsprogramms (➤ 3.19.3.7) eine tragende Rolle.

Bei der Erstellung des Therapieplans werden passive und aktive Maßnahmen (➤ 3.19.3.6) befundspezifisch erarbeitet. Die Dokumentation des Befunds wird durch eine standardisierte Therapieskizze (➤ Abb. 3.19.14) und, falls eine sagittale Röntgenaufnahme zur Verfügung steht, durch eine standardisierte Röntgenskizze ergänzt (➤ Abb. 3.19.15).

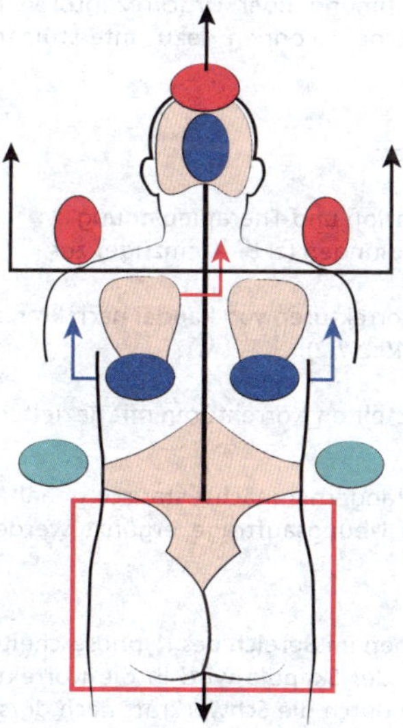

Abb. 3.19.14 Standardisierte Therapieskizze. Beinbelastung beidseitig.

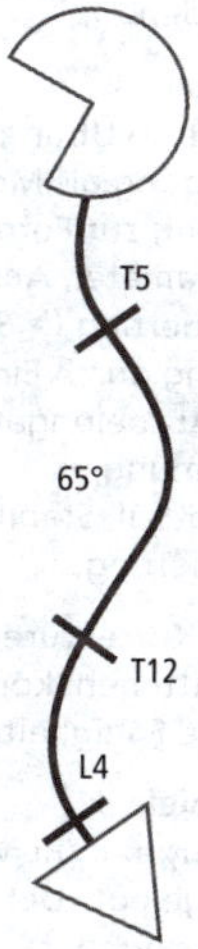

Abb. 3.19.15 Standardisierte Röntgenskizze.

3.19.3.6 Techniken

Mobilisation: Die Mobilisation in den Scheitelsegmenten hat das Ziel, die Mobilität bis zur strukturellen Grenze zu erhalten und möglichst zu erhöhen. Dies erfordert geeignete ASTE, um ausreichend Kraft in die erforderliche Korrekturrichtung ausüben zu können und die entstehenden weiterlaufenden Bewegungen zu begrenzen.
Muskulatur und Faszien können anhand des Endgefühls (➤ 3.5.2.5.2) differenziert und adäquat gedehnt und entspannt werden. Hierbei wird auf bekannte Muskeldehn- und Faszientechniken (➤ vertiefende Literatur) zurückgegriffen. Zusätzlich können thermische Reize (➤ 3.15) und Funktionsmassagen (➤ 3.14.1.7.6) zur Tonusregulation eingesetzt werden. Besonders in den Bereichen Schulter-Arm und Becken-Bein finden sich häufig Triggerpunkte (➤ 3.5.8) und fasziale Spannungszonen, die vorbereitend behandelt werden können (Barral 2002, Travell 1998).
Stabilisation: Statische und dynamische Stabilisation bedeutet im Schroth-Kontext, die erreichten Korrekturen der Körperhaltung aktiv zu halten. Die Veränderungen der Körperhaltung wirken sich günstig auf muskuläre Dysbalancen aus. Im Fokus stehen die extensorisch arbeitende Rückenmuskulatur und das koordinative Zusammenspiel von Agonisten und Antagonisten.
Korrekturatmung: Die Atmung (➤ 3.2) wird unterstützend zur Mobilisation der ventralen Brustkorbbereiche genutzt (➤ 3.19.2.7.1). Ist der frontotransversale Durchmesser des Brustkorbs gemindert, erfolgt eine symmetrische Flankenatmung mit dem Ziel, die lateralen Brustkorbanteile zu öffnen.
Lagerung (Positionierung): Die Lagerung verfolgt das Ziel, die hypomobilen Rumpfabschnitte über sensomotorisch-kinästhetische Reize wahrzunehmen und Korrekturen über kognitive Feedback-Mechanismen (➤ 3.6.10.4) zu planen, durchzuführen und zu bewerten.
Über eindeutig definierte Arm- und Beinpositionen stellt der Patient seine Basiskorrekturen ein und nähert sich dabei sukzessive seiner optimalen Korrekturposition. Spiegelkontrolle oder Wahrnehmung über Druckrezeptoren im Bereich der Korrekturpolster (z. B. Reissäckchen) können dazu unterstützend eingesetzt werden.

■ Übungsaufbau

Der standardisierte Übungsaufbau beinhaltet:

- Name der Übung als Merkhilfe,
- Ziel der Übung zur Förderung der Motivation und Therapieplanung,
- Trainingsparameter, Anzahl der Wiederholungen (z. B. Atemzüge) zur Trainingssteuerung (➤ 3.19.2.7.2),
- Positionierung durch Einstellen der Basiskorrekturen von kaudal nach kranial,
- Räkeln zur Autoelongation der WS (➤ 3.19.2.7.2),
- Korrekturatmung,
- Übungshauptteil, Stabilisation der eingestellten Korrekturen mit gezielter Muskelaktivierung.

Die erreichten Korrekturen werden bei Anfängern zunächst statisch gehalten. Bei Fortgeschrittenen können dynamische Übungsaufträge ergänzt werden, um funktionelle Fähigkeiten zu trainieren.

■ Übungsbeispiele

Kopfspannbeuge: In RL werden Reissäckchen im Bereich des Kyphosescheitels paravertebral gelegt. Der Angulus inferior der Skapula wird in die Korrektur nach ventral gezogen. Die Schultern sinken durch die Schwerkraft nach dorsal, die Außenrotation im Schultergelenk unterstützt diese Einstellung. Die Beine werden in Knie und Hüfte gebeugt aufgestellt. Durch Beckenkippung nach dorsal werden weiterführende Bewegungen in die LWS verhindert. Diese Widerlagerung wird durch die Aktivierung der Bauchmuskulatur und durch zusätz-

liche Anspannung der segmentalen Stabilisatoren der LWS gewährleistet (➤ Abb. 3.19.16).
In dieser Position wird der Patient aufgefordert, seine Körperblöcke zu erspüren. Neben der Anwendung visueller Spiegelkontrolle kann auch mit geschlossenen Augen geübt werden, um kinästhetische Feedback-Funktionen (➤ 3.6.10.4.2) zu fördern.
Im Übungshauptteil spannt der Patient mit Schultern, Armen und dem Hinterkopf gegen die Unterlage und richtet den Brustkorb nach ventral und kranial auf. Der Kontakt zu den Reissäckchen vermindert sich dabei spürbar. Alternativ kann diese Übung bei Fortgeschrittenen im Sitz oder Stand mit dem Rücken an der Wand ausgeführt werden. Auf die Reissäckchen muss dabei verzichtet werden.

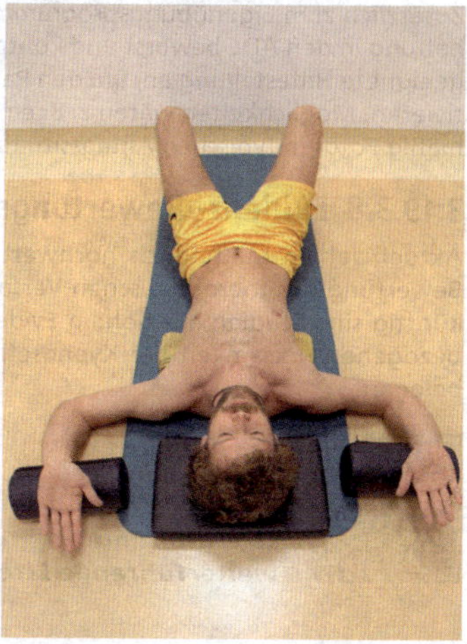

Abb. 3.19.16 Beispielübung: Kopfspannbeuge.

Federn: Der Patient befindet sich im Kniestand mit horizontal vorgelagertem Oberkörper. Dabei werden Schultern, Arme und der Kopf auf zwei Stühlen fixiert. Die BWS wird mithilfe der Schwerkraft in Extension eingestellt (➤ Abb. 3.19.17), die LWS muss aktiv widerlagert (s. o.) werden. Während der Ausatmung führt der Patient kleine federnde Bewegungen mit dem Brustbein nach ventral und kranial aus.
Die Übung verfolgt das Ziel, eine Automobilisation der BWS in Extension zu erreichen. Bei Anfängern kann die Bewegung durch den Th. passiv unterstützt werden.

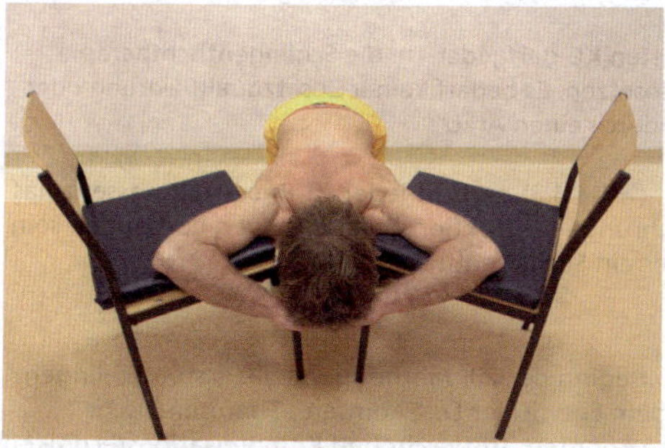

Abb. 3.19.17 Beispielübung: Federn.

3.19.3.7 Eigenübungsprogramm

Der Patient wird angeleitet, ein befundspezifisches, individuell erstelltes Eigenübungsprogramm selbstständig zu absolvieren. Dies wird ermöglicht, indem Übungen vereinfacht und gleichzeitig Übungs- und Korrekturprinzipien intensiv geschult werden.
Alltagsgegenstände wie Stühle, Tische, Türen, Zimmerecken (z. B. zur Dehnung des M. pectoralis) werden als Hilfsmittel eingesetzt.
Besonderer Wert wird auf die ASTE gelegt, die der Patient mithilfe gezielt eingesetzter Aufmerksamkeit, Körpergefühl und Spiegelkontrolle einnimmt.

Zusätzlich zum Eigenübungsprogramm versucht der Patient, mit seiner Körperhaltung in den ADL bewusst und kontrolliert umzugehen. Hierfür bietet der Th. geeignete Hilfestellung an, um den Patienten langfristig und nachhaltig zu motivieren. Möglichkeiten wären z. B. ein Haltungstagebuch zu führen oder regelmäßig Fotos in typischen Alltagssituationen zu erstellen.

3.19.3.8 Evidenz-/Bewertungslage

Aktuell fehlen methodisch hochwertige Untersuchungen, die eine objektive Bewertung des therapeutischen Verfahrens bez. der Evidenz ermöglichen. Zukünftig sind Studien mit hohem Evidenzlevel notwendig, um die therapiezielbezogene Wirksamkeit der Kyphosetherapie nach Schroth wissenschaftlich zu belegen.

Literatur und weiterführende Literatur

3.19.4 Schlingentischtherapie

Cornelia Lüderitz

Zur Therapie im Schlingentisch wird eine Gerätekonstruktion benutzt, die es ermöglicht, den Patienten komplett oder anteilig durch Aufhängungen in Schlingen (➤ 3.19.4.5, ➤ 3.19.4.6.2) unter Abnahme des Körpergewichts/Teilkörpergewichts zu bewegen oder zu lagern. Zusätzlich kann er durch den Einsatz des Körpergewichts, von Zusatzgewichten und/oder Expandern zur Kräftigung der Muskulatur (➤ 3.19.4.4, ➤ 3.19.4.6.4) genutzt werden.
In der Ausbildungs- und Prüfungsverordnung (1994) zählt die Behandlung im Schlingentisch zu den krankengymnastischen Behandlungstechniken.

> Im Rahmen einer verordneten KG darf jeder Th. die Schlingentischtherapie im Behandlungsprozess einsetzen. Es bedarf keiner Zusatzqualifizierung oder gesonderten Verordnung durch einen Arzt.

Laut Einrichtungsrichtlinien (➤ 1.4.4.3) muss in jeder PT-Praxis mit Kassenzulassung ein Gerät zur Durchführung von Traktionsbehandlungen vorhanden sein. In den meisten Fällen ist dies ein Schlingentisch.

3.19.4.1 Geschichte

- In Deutschland gab es zu Beginn des 20. Jahrhunderts die ersten Schlingentische, sie wurden nach dem Entwickler Dr. Thomsen „Thomsen-Tische" benannt. Durch die Tische konnten Ausweich- und Kompensationstechniken ausgeschaltet, Muskeln mithilfe von Gewichten gezielt gekräftigt und Gelenke mittels Dehnlagerungen mobilisiert werden.
- In England konstruierte Guthrie-Smith in den 1940er-Jahren einen Apparat, um Poliomyelitis-Patienten behandeln zu können. Beim „Guthrie-Smith-Apparat" werden Rollen eingesetzt, durch die einzelne Körperteile mit der kontralateralen Seite verbunden werden können. Ziel ist das gegenseitige Ausbalancieren der so verbundenen Körperabschnitte.
- In Deutschland führte in den 1950er-Jahren das vermehrte Auftreten von Poliomyelitis zu einer Behandlungsmethode im „Thomsen-Tisch". Die Patienten wurden in einer Ganzkörper-Einpunktaufhängung gekräftigt.

- In den 1980er-Jahren wurde die Schlingentischkonstruktion in Deutschland weiterentwickelt. Die Aufhängepunkte (AP) konnten stufenlos in Längs- und/oder Querrichtung verschoben werden.
- Heute sind die Schlingentische vielfältig modulierbar (➤ 3.19.4.6.1) und es ist möglich, digitale Kraft- und Winkelmesser zu integrieren.
(Wenk 2006).

3.19.4.2 Indikationen

Alle KG-Einheiten können durch die Schlingentischtherapie ergänzt werden. Behandlungsziele, die sich mithilfe der Schlingentischtherapie erreichen lassen, sind z. B.:

- Lagerung in schmerzfreier ASTE,
- Traktion großer Gelenke (Hüft-, Knie- und Schultergelenk),
- Verbesserung der Gelenkbeweglichkeit,
- Dehnung verkürzter Muskulatur,
- muskuläre Stabilisation von Gelenken,
- Verbesserung der Sensomotorik, sensomotorisches Training,
- Kräftigung abgeschwächter Muskulatur,
- Entspannung.

3.19.4.3 Kontraindikationen

- Ausgeprägte Hautverletzungen und -erkrankungen (z. B. Verbrennungen, Ekzeme, Ulzera) an den Körperteilen, die mit den Schlingen direkt in Kontakt kommen,
- pAVK, andere schwere Gefäßerkankungen (z. B. bei Beinaufhängungen kontraindiziert),
- lagerungs-, bewegungs- und (teilweise) belastungsstabile Frakturen,
- Gelenkinstabilitäten an den Körperteilen, die im Schlingentisch therapiert werden,
- Osteoporose,
- mangelnde Compliance,
- bei Kopfaufhängung zusätzlich schwere Gleichgewichtsstörungen, Schwindel, psychische Auffälligkeiten,
- bei Ganzkörperaufhängung (➤ 3.19.4.5) zusätzlich schwere Herz-Kreislauf-insuffizienz, Epilepsie.

3.19.4.4 Behandlungsprinzipien

■ Schmerzreduktion/Traktion

Prinzipiell können Patienten im Schlingentisch schmerzfrei gelagert und der Muskeltonus gesenkt werden, so erfahren die Patienten Entspannung. Eine weitere Option ist die Traktion. Gelenke können entweder durch die Wahl der Aufhängung (➤ 3.19.4.5) oder manuell bzw. durch Expander (➤ 3.19.4.6.4) trahiert werden. Vorteilig wirkt sich dabei die Abgabe des Gewichts der Extremitäten oder des Rumpfs an die Schlingen aus.

Unspezifische untere Rückenschmerzen sind beispielsweise eine häufige Indikation zur PT-Behandlung. Obwohl die Nationale Versorgungsleitlinie Kreuzschmerz eine Traktionsbehandlung nicht empfiehlt (Becker 2005), empfinden Patienten diese Therapie auch in Kombination mit Wärmetherapie (➤ 3.15.2.2) als sehr angenehm. Der Patient wird durch eine Mehrpunktaufhängung (➤ 3.19.4.5) schmerzfrei gelagert. Durch das Absenken der Behandlungsbank kann eine Traktion auf die untere Region der LWS gesetzt werden. Die Traktion lässt sich durch manuellen Zug oder den Einsatz von Expandern erhöhen (➤ Abb. 3.19.18). Den Abschluss sollte eine Nachruhe in Stufenbettlagerung und eine Aktivierung des Patienten sowie Anleitung und Motivation zur funktionellen Bewegung bilden.

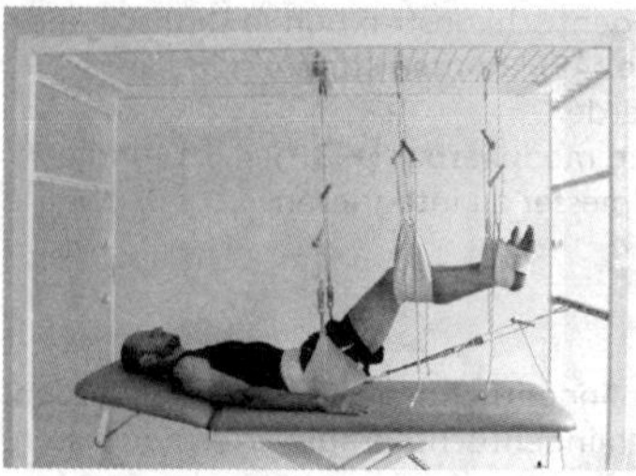

Abb. 3.19.18 Behandlung der unteren LWS zur Schmerzreduktion/Traktion mithilfe des Schlingentischs.

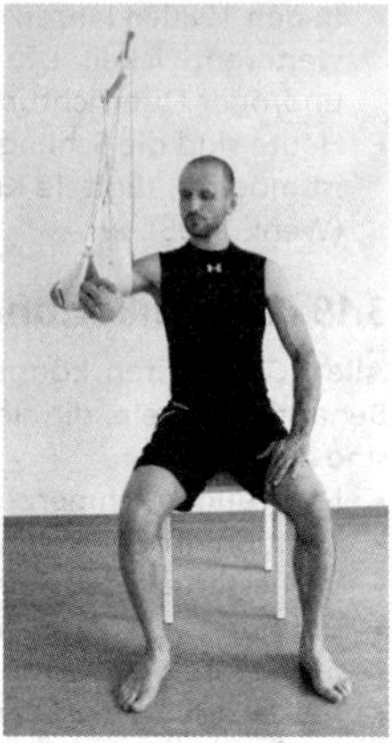

Abb. 3.19.19 Beweglichkeitstraining im Schlingentisch. Drehpunkt: Schultergelenk. Bewegung: transversale Abduktion und Adduktion. Ball zur Sicherung der Funktionshand.

■ **Beweglichkeit**

Die PT im Schlingentisch eignet sich gut zur Verbesserung der Gelenkbeweglichkeit. Der Th. kann das Gewicht der Extremität oder des Rumpfs an die Schlingen abgeben, somit hat er die Hände frei, um verschiedene bewegungserweiternde Maßnahmen anzuwenden (z. B. die postisometrische Relaxation).

Beispielsweise kann die Beweglichkeit des Schultergelenks in transversaler Abduktion verbessert werden, indem der Patient auf einem Hocker unter dem Schlingentisch sitzt. Der Arm ist mittels axialer Einpunktaufhängung (➤ 3.19.4.5) mit dem Drehpunkt Schultergelenk gelagert (➤ Abb. 3.19.19). Der Patient kann nun aktiv und hubfrei die Bewegung durchführen. Der Th. führt z. B. detonisierende Techniken am M. pectoralis major durch und erweitert so die Bewegung. Das neu erreichte Bewegungsausmaß muss anschließend aktiv stabilisiert werden.

■ **Kräftigung**

Mithilfe des Schlingentischs können Muskeln gezielt gekräftigt werden. Der Patient kann – nach professioneller Anleitung – zum selbstständigen Üben aufgefordert werden. Bsp.: Gezielte Kräftigung des M. quadriceps femoris in der geschlossenen kinematischen Kette. Der parallel angelegte Seilzug begrenzt das Bewegungsausmaß des Kniegelenks (➤ Abb. 3.19.20). Durch den Einsatz von PNF-Techniken (➤ 3.7.3) kann die Bewegung zusätzlich fazilitiert werden.

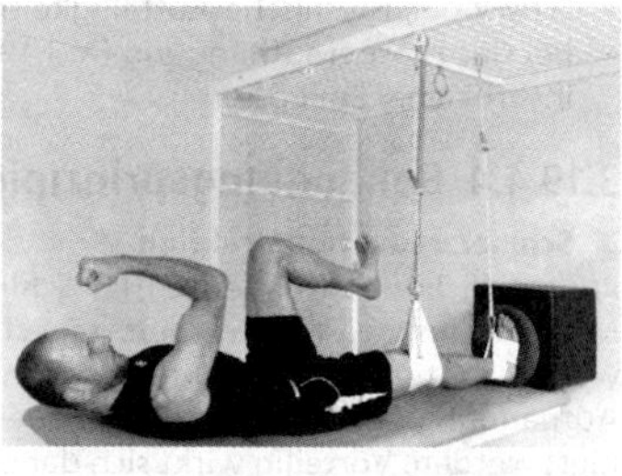

Abb. 3.19.20 Beispiel zur Kräftigung im Schlingentisch durch den Einsatz von PNF-Techniken. Kräftigung des M. quadriceps femoris in geschlossener kinematischer Kette in PNF-Diagonalen. Seilzug und Expander in Parallelschaltung.

■ **Sensomotorisches Training**

Über das sensomotorische Training können Bewegungen ökonomisiert, Gelenke stabilisiert und die Aufrichtung gegen die Schwerkraft fazilitiert werden. Das funktionelle Training nimmt in der Physio- und Sporttherapie einen großen Stellenwert ein, hierbei wird das physiologische Zusammenspiel des sensomotorischen Systems in optimaler Weise genutzt (Laube 2009). Ein Anwendungsbeispiel stellt Sling TrainingsTherapie (STT ➤ 3.19.5) dar.

Ein Schlingentisch (➤ 3.19.4.6.1) kann diese Anwendung in ähnlicher Weise sicherstellen (Bsp. ➤ Abb. 3.19.21), sofern die Behandlungsbank unter dem Schlingentisch entfernt werden kann. Falls die Konstruktion des Schlingentischs dies nicht zulässt, kann die Behandlungsliege ganz nach unten gefahren werden, dann ist ein eingeschränktes Schlingentraining möglich. Die Sicherheit des Patienten sollte oberste Priorität haben.

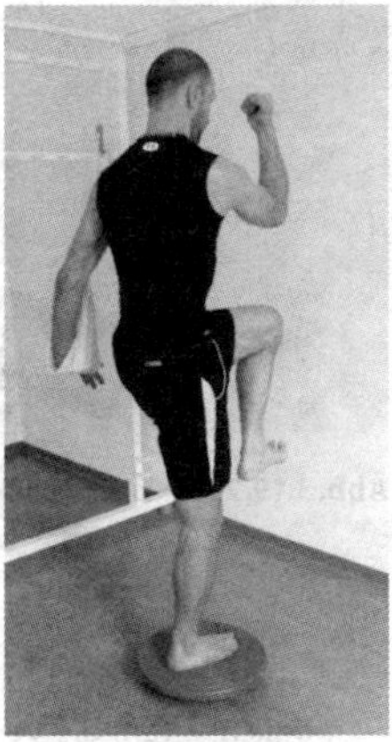

Abb. 3.19.21 Sensomotorisches Training im Schlingentisch. Ziel: Stabilität und Verbesserung der sensomotorischen Kontrolle des linken Schultergelenkes. Patient steht auf instabiler Unterlage und bewegt aktiv den rechten Arm und das linke Bein bzw. erfährt Widerstände.

3.19.4.5 Techniken

Grundsätzlich sind zu unterscheiden:
- **Teilaufhängung:** Einzelne Körperteile werden aufgehängt.
- **Ganzkörperaufhängung:** Der gesamte Körper wird abgehoben.

Zudem gibt es verschiedene Aufhängemöglichkeiten:

Mehrpunktaufhängung (MPAH):
- Extremität/Körper wird an mehreren AP am Schlingentisch befestigt,
- stabile Aufhängung.
- **Neutrale MPAH** (am häufigsten eingesetzt): Die AP werden senkrecht über den entsprechenden Gelenken am Schlingentisch platziert (Bestimmung des genauen AP mittels Lot oder Laserpointer).
  - Verhältnisse im Gelenk: weder Druck noch Zug,
  - Bewegungsbahn: konkav,
  - Ruhepunkte: unterste Punkte der Bewegungsbahn,
  - Vorteil: Stabile, d. h. sichere ASTE.
  - Nachteil: Eingeschränktes Bewegungsausmaß nach beiden Seiten, Bewegung gegen Widerstand nach beiden Seiten (allerdings Ausnutzung für eine gezielte Kräftigung möglich).
  - Bsp.: Bei einer neutralen MPAH des Beins werden Schlingen an Kniegelenk sowie Fuß angebracht und senkrecht über den Gelenken am Schlingentisch platziert. Der Drehpunkt ist das Hüftgelenk (➤ Abb. 3.19.22).

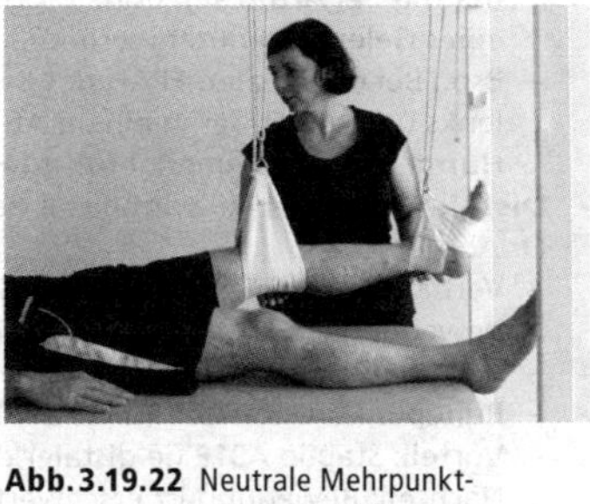

Abb. 3.19.22 Neutrale Mehrpunktaufhängung. Drehpunkt: Hüftgelenk.

- Neben der neutralen MPAH gibt es noch weitere Aufhängungen, bei denen die AP in verschiedene Richtungen verschoben werden (vgl. EPAH):
  - Bsp.: Distale MPAH (Verschiebung der AP nach distal).
  - Nachteil: Der Th. muss hier – im Gegensatz zur EPAH – mehrere AP verschieben.

Einpunktaufhängung (EPAH):
- Extremität/Körper wird an einem AP am Schlingentisch fixiert.
- Mobile Aufhängung; vorwiegend werden die AP senkrecht über den zu bewegenden Gelenken gewählt (axiale EPAH). Jedoch können auch andere Stellen im Schlingentisch als AP gewählt (s. u.) und somit die Bewegungs-

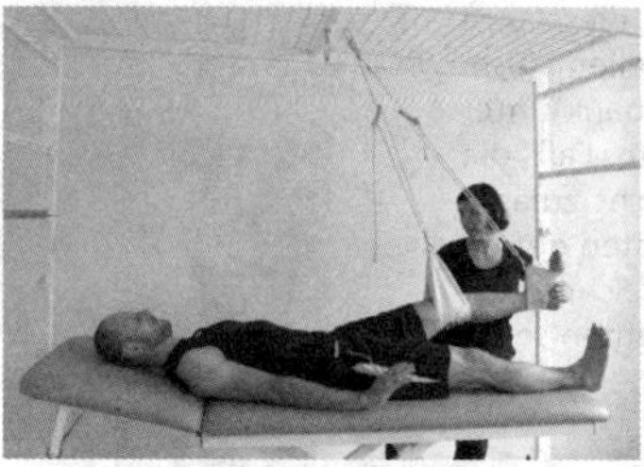

Abb. 3.19.23 Axiale Einpunktaufhängung.

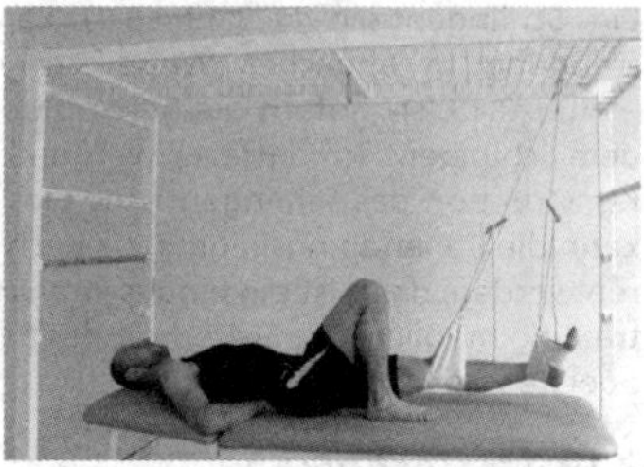

Abb. 3.19.24 Distale Einpunktaufhängung. Das angestellte Bein sowie die Hand in der LWS verhindern eine Hyperlordose und fördern die Wahrnehmung bez. der WS-Stellung.

möglichkeiten, die Verhältnisse im Gelenk, das umgebende Gewebe und die Anforderungen an die Muskulatur verändert werden.

- **Axiale EPAH** (sehr verbreitet): Die AP liegen senkrecht über den zu bewegenden Gelenken.
  - Verhältnisse im Gelenk: Druck im Gelenk,
  - Bewegungsbahn: horizontal,
  - Ruhepunkt: Stellung des Gelenks durch den Spannungsgrad periartikulärer Strukturen bestimmt (z. B. hypertoner M. adductor magnus in Ruhestellung → Bein vermehrt in Adduktion).
  - Vorteil: Mobile ASTE, Bewegung in den Bewegungsrichtungen erleichtert, hubfrei, Druck im Gelenk (Stabilisationsreiz für das Gelenk).
  - Nachteil: Druck im Gelenk, wenn dieser als schmerzhaft empfunden wird (häufig bei Arthrose), hohe Mobilität (kann allerdings zur Stabilisation eines Gelenks genutzt werden).
  - Bsp.: Bei der axialen EPAH des Beins werden die Schlingen des Kniegelenks und des Fußes in einem AP senkrecht über dem zu bewegenden Hüftgelenk zusammengeführt (➤ Abb. 3.19.23).
- **Distale EPAH:** Der AP wird distal des zu bewegenden Gelenks platziert (➤ Abb. 3.19.24).
  - Verhältnisse im Gelenk: Zug im Gelenk (je distaler der AP vom zu bewegenden Gelenk, umso größer die Traktion im Gelenk),
  - Bewegungsbahn: konkav,
  - Ruhepunkt: Unterster Punkt der Bewegungsbahn.
  - Vorteil: Stabile ASTE (je distaler der AP, umso stabiler die ASTE).
  - Nachteil: Bewegung ist erschwert (kann allerdings zur Kräftigung der bewegenden Muskulatur genutzt werden).
- **Proximale EPAH:** Der AP wird proximal des zu bewegenden Gelenkes platziert (➤ Abb. 3.19.25).
  - Verhältnisse im Gelenk: Druck im Gelenk,
  - Bewegungsbahn: konvex,
  - Vorteil: Bewegung nach beiden Seiten erleichtert, da die Extremität mit der Schwerkraft bewegt werden kann (kann zur Bewegungserweiterung genutzt werden).

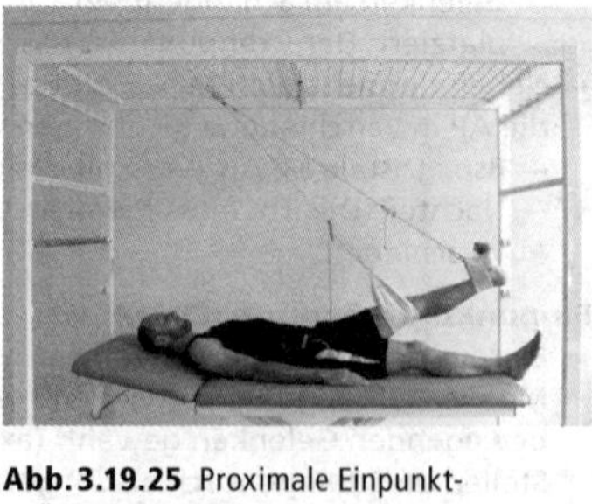

Abb. 3.19.25 Proximale Einpunktaufhängung.

  - Nachteil: Sehr mobile Aufhängung (kann allerdings zur Stabilisation der Gelenke genutzt werden).
- **Mediolaterale EPAH:** Der AP wird nach medial bzw. lateral (in der Bewegungsrichtung) verlagert.
  - Verhältnisse im Gelenk: Druck im Gelenk,
  - Bewegungsbahn: Schiefe Bewegungsbahn, dabei ist der tiefste Punkt unter dem AP, dieser Punkt ist gleichzeitig der Ruhepunkt.
  - Vorteil: Ideal zur Bewegungserweiterung in Richtung des AP, da die Extremität mit der Schwerkraft bewegt wird, die Gelenkstellung des Patienten kann durch die Verschiebung des AP korrigiert werden.
  - Nachteil: Dehnreiz auf antagonistische Muskulatur (kann allerdings zur Bewegungserweiterung genutzt werden), erschwerte Bewegung vom AP weg (mit der Schwerkraft).

3.19.4.6 Hilfsmittel

3.19.4.6.1 Schlingentische

In der Praxis sind verschiedene Schlingentischtypen gebräuchlich:

Standschlingentisch:
- Am häufigsten verwendeter Typ,
- von Raum und Wand-/Deckenbeschaffenheit unabhängige Aufstellung möglich.
- Nachteil: Häufig eingeschränkte Bewegungsfreiheit für den Th. aufgrund bodennaher Querverstrebungen, daher sollten bei der Aufstellung folgende Hinweise beachtet werden:
  - Gewährleistung der Zugänglichkeit von mindestens drei Seiten, sodass der Th. optimal an den Tisch herantreten kann.
  - Vorhandensein vieler Aufhängemöglichkeiten, idealerweise auch an den Verstrebungen.
  - Leichtes Verschieben der Behandlungsbank zu mindestens einer Seite möglich.

Deckenschlingentisch:
- Feste Montage an der Zimmerdecke nötig, somit Fixierung im Raum,
- beste Bewegungsfreiheit für den Th. gewährleistet,
- Behandlungsliege in alle Positionen verschiebbar,
- Nachteil: Fehlende Fixiermöglichkeiten an den Seiten, können jedoch durch Zusatzteile oder zusätzliche Geräte (z. B. Sprossenwand) geschaffen werden.

Standwandschlingentisch:
- Wandfixierung des Standschlingentischs an einer Seite,
- erhöhte Stabilität gegenüber den Standschlingentischen,
- relativ große Bewegungsfreiheit für den Th.,
- Nachteil: Einschränkung der Tischmobilität durch die feste Fixierung an der Wand.

Mobiler Schlingentisch:
- Gestellkonstruktion mit einem Deckenteil und einem mobilen Stativ mit Querverstrebungen,
- erlaubt eine große Mobilität,
- Heranfahren an jede Behandlungsbank, jedes Patientenbett oder an Patienten im Rollstuhl möglich,
- Nachteil: Die begrenzte Stabilität ermöglicht lediglich einfache Aufhängungen.

3.19.4.6.2 Schlingen

Als Schlingen werden Hilfsmittel bezeichnet, in die Körperteile gelegt bzw. die an Körperteile angelegt werden. Die Schlingen bestehen meist aus Baumwollgewebe mit Ösen an den Enden zum Anbringen von Seilzügen (➤ 3.19.4.6.3). In der Praxis kommen unterschiedliche Schlingen zum Einsatz:

Kopfschlinge:
- Zum Ablegen des Kopfs,
- Ausführungen:
  - Kopfschlinge mit zwei Schenkeln: Gute Anpassung an den Kopf möglich, aber große Abrutschgefahr.
  - Kopfschlinge mit Loch: Verhältnismäßig starr, vermindert die Gefahr des Abrutschens.

Arm- und Beinschlingen:
- Zur Aufhängung der Extremitäten,
- Anlage je nach Stellung der Extremität:
  - Extension: Das mittlere und distale Gelenk werden geschient.
  - Flexion: Aufhängung proximal und distal des Gelenks.

Handschlinge:
- Zur optimalen Lagerung der Hand,
- Ausführungen:
  - Lange, schmale Schlinge, die um die Hand gewickelt wird,
  - vorgefertigte Schlinge, in die der Daumen geführt wird: Sicherung der Hand in mehreren Stellungen möglich.

Fußschlinge:
- Zur Lagerung des Fußes,
- Ausführungen:
  - Lange Schlinge, die um den Fuß gewickelt wird,
  - rautenförmige Schlinge mit Aussparung für die Ferse zur Sicherung des Fußes in Mittelstellung.

Beckenschlinge:
- Wird in RL am Becken befestigt,
- verfügt meist über eine gute Fixierung durch starken Klettverschluss,
- Anbringen von Traktionselementen (z. B. Expandern) ist durch zusätzliche Ösen möglich (➤ Abb. 3.19.18).

Oberkörperschlinge:
Befestigung in RL und BL am Thorax mit vier Seilzügen möglich.

3.19.4.6.3 Seilzüge und Flaschenzugprinzip

Seilzüge sind das Kernelement der Schlingentischtherapie. Durch Seilzüge können Körperteile gehoben, abgesenkt oder fixiert werden. Sie bestehen aus einem robusten Seil und zwei Karabinerhaken. An einer Seite wird das Seil umgelenkt. Das freie Ende wird an einem Hölzchen durch eine spezielle Knotentechnik oder durch knotenfreie Systeme fixiert. Die Verlängerung und Verkürzung des Seils erfolgt durch Bewegung des Hölzchens oder des Fixiersystems.

Seilzugvarianten:
- Einfacher Seilzug,
- einfacher Seilzug mit Umlenkrolle,
- Rollenzug.

Seilzüge und Rollenzüge können so eingesetzt werden, dass das angehangene Gewicht vermindert und die körperliche Belastung des Th. reduziert wird. Sofern die Zugrichtung nach oben gerichtet ist und ein bewegliches unteres Ende mit einem Karabiner oder einer Umlenkrolle (Punctum mobile) und ein festes Ende mit dem fixierten Karabiner (Punctum fixum) entsteht, teilt sich das angehangene Gewicht gleichermaßen auf die beiden Seile des zweiendigen Teils des Seilzugs auf (➤ Abb. 3.19.26). Zieht der Th. ein angehangenes Gewicht von z. B.

10 kg nach oben, muss er dabei nur 5 kg bewegen. Das zu bewegende Gewicht erhöht sich geringfügig, wenn das Punctum mobile lediglich ein Karabiner ist, da ein Reibungswiderstand entsteht. Bei der Verwendung eines Rollenzugs mit der gewählten Zugrichtung nach oben, kann das angehangene Gewicht sogar gedrittelt werden (Wenk 2006).
Beim Zug nach unten, reduziert sich das angehangene Gewicht nicht, der Th. kann sein Körpergewicht einsetzen, um Körper/Körperteil des Patienten zu heben.

> Um das angehangene Gewicht vermindern und die körperliche Belastung des Th. reduzieren zu können, sollte die Zugrichtung der Seilzüge und Rollenzüge immer nach oben gerichtet sein.

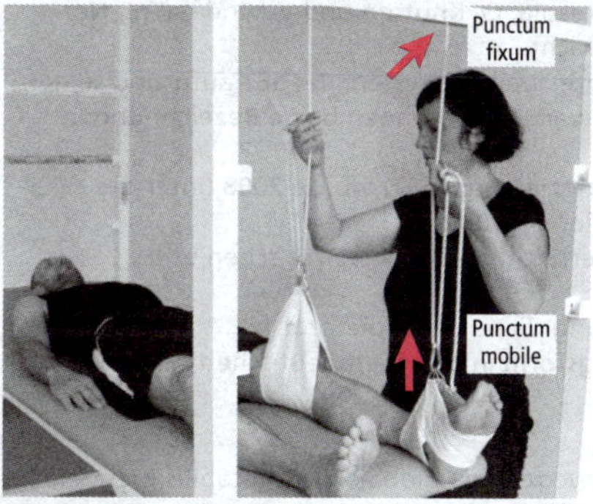

Abb. 3.19.26 Flaschenzugprinzip in der Schlingentischtherapie.

3.19.4.6.4 Expander und Gewichte

In der Schlingentischtherapie können zusätzliche Hilfsmittel verwendet werden. Expander oder Therabänder® werden z. B. parallel zu den Seilzügen eingesetzt und ermöglichen das Bewegen gegen einen Widerstand bis zum Stopp durch den Seilzug (➤ Abb. 3.19.20). Zudem können beide zur Traktion eingesetzt werden. Ein zwischengeschalteter Seilzug kann dabei die Traktionsstärke regulieren (➤ Abb. 3.19.18). Die Intensität von Kräftigungsübungen lässt sich durch den Einsatz von Gewichten verändern.

3.19.4.7 Evidenz-/Bewertungslage

Aktuell fehlen methodisch hochwertige Untersuchungen, die eine objektive Bewertung des therapeutischen Verfahrens bez. der Evidenz ermöglichen. Zukünftig sind weitere Studien mit hohem Evidenzlevel notwendig, um die therapiezielbezogene Wirksamkeit von Schlingentischtherapie wissenschaftlich zu belegen.

Literatur und weiterführende Literatur

3.19.5 Sling TrainingsTherapie

Axel Kautz

3.19.5.1 Geschichte

- Bei der Sling TrainingsTherapie (STT, auch Sling Training) wird mit einem Seil- und Schlingensystem sowie dem eigenen Körpergewicht trainiert.
- In den USA gibt es ein ähnliches System, das unter dem Markennamen TRX Suspension Training® vertrieben wird. In Europa ist dieses bekannt als Sling Exercise Therapy (SET).
- Diese Trainingsmethode wurde Anfang der 1990er-Jahre in Norwegen von Th. und Ärzten zur Prävention sowie zur Behandlung von Störungen im muskuloskelettalen System entwickelt und eingesetzt.
- 2002 wurde die SET von G. Kirkesola, O. Knutsen und V. Vindal (Th., Norwegen) nach Deutschland gebracht.
- Die Entwicklung der STT erfolgte, weil das System der SET aufgrund seiner Befestigung örtlich gebunden war. Heute können beide Bezeichnungen synonym verwendet werden.
- Die International Society of Slingtraining (ISST) wurde 2008 unter der Leitung des Th. Hans Peter Meier gegründet:
  - Verband aus deutschen, österreichischen, schweizerischen und norwegischen Th.,
  - Aufgabe: Lehre und Forschung dieser Therapieform,
  - Ziel: Integration der Trainingsform in den therapeutischen Alltag.

3.19.5.2 Wirkprinzip

Grundsätzlich wird zwischen bewegender, globaler und stabilisierender, lokaler Muskulatur unterschieden. Die häufig angewendeten Übungen an den Sequenztrainingsgeräten beschäftigen sich primär mit den bewegenden, globalen Muskeln (z. B. im Bereich des Rumpfs der M. rectus abdominis, die Mm. obliquus externus und internus abdominis). Diese Muskelgruppe bildet aus anatomischer Sicht einen „Mantel" um die stabilisierenden, lokalen Muskeln, dazu gehören z. B. bei der LWS der M. transversus abdominis, die Mm. multifidi und Mm. rotatores, das Diaphragma sowie die Beckenbodenmuskulatur. Die Mm. multifidi sind zu mehr als zwei Dritteln für die Stabilität des Segmentes L4–5 verantwortlich (Wilke et al. 1995). Weiterhin beschreiben Cresswell et al. (1994), dass bei schnellen Bewegungen des Rumpfs und der Extremitäten der M. transversus abdominis aktiviert wird. Dieser Vorgang ist vorgeschaltet und geschieht, bevor die Bewegung ausgeführt wird. Durch EMG-Abnahmen konnte dieser Feedforward-Mechanismus dokumentiert werden.

■ **Spezifisches Training**

Die **lokalen Stabilisatoren** können bereits mit einer Intensität von 25 % der Maximalkraft trainiert werden. Bei dieser Dosierung kann eine nahezu hundertprozentige Steifheit (engl. stiffness) der Muskulatur erreicht werden.

In der praktischen Umsetzung können also alle Übungen allein mit dem eigenen Körpergewicht ausgeführt werden. Der Einsatz von Zusatzgewichten ist nicht notwendig. Für die Aktivierung der lokalen Muskeln ist ein hohes Maß an Konzentration erforderlich, da das segmentale Training vermehrt im sensomotorischen und koordinativen Bereich stattfindet.

Für ein effektives Training der **bewegenden, globalen Muskulatur** wird eine Intensität von ca. 40 % der Maximalkraft empfohlen.

Um die bestmögliche Nachhaltigkeit der Therapie und Trainingseffekte erreichen zu können, ist eine detaillierte Aufklärung des Patienten über das sensomotorische Training unerlässlich. Dabei sollte der Patient für die Kontraktion der lokalen, stabilisierenden Muskeln sensibilisiert werden.

3.19.5.3 Indikationen

Durch Anwendung der STT können folgende Zielstellungen verfolgt werden:
- Zusammenspiel zwischen motorischen und kognitiven Fähigkeiten,
- neuromuskuläre Koordination (➤ 3.7.3),
- Vermeidung von Dysbalancen,
- gesundheitsorientiertes Ganzkörpertraining,
- funktionelles Muskeltraining in verschiedenen ASTE,
- Kräftigung der gesamten Rumpfmuskulatur,
- Verbesserung der Reflexe,
- Verbesserung der Propriozeption,
- Gelenkschonung,
- Dual- und Multitasking.

Das Einsatzgebiet der STT ist sehr vielfältig. Dosiertes und aufbauendes Training ist auch in spielerischer Form für Kinder möglich und kann methodisch bis in den Bereich des Leistungssports (➤ 18) variiert werden.
Bei Einsatz der STT in der Rehabilitation (➤ 3.19.5.8) gilt eine auf fundiertem Fachwissen basierende professionelle Anleitung und Betreuung als elementar.

3.19.5.4 Kontraindikationen

- Akute entzündliche Prozesse,
- Schmerzen während der Übungen,
- uneinnehmbare ASTE für den Patienten,
- unkontrolliertes Verlassen der ASTE.

3.19.5.5 Behandlungsprinzipien

Die Basis für das dynamische Training der bewegenden Muskulatur ist die Verbesserung der Ansteuerung und Aktivierung der lokalen Stabilisatoren (➤ 3.19.5.2). Aus dem Kraft- und Rehatraining sind verschiedene Phasen mit spezifischen Anforderungsmustern bekannt. Nach dem 6-Phasen-Modell der Rehabilitation nach Meier kann dieses Training der koordinativen und sensomotorischen Phase zugeordnet werden. Ziel dieser Phase ist die Innervation und Anbahnung von Muskelaktionen (Meier 2007). Das folgende Bsp. verdeutlicht einen Behandlungsablauf.

■ **Bsp. Brustwirbelsäule/Schulter**
- Fokus auf Anbahnung, Sensomotorik oder Koordination.
- Ziel: Schultergürtel und BWS sollen als Einheit fungieren.
- Voraussetzung:
  - Schnelle, aggressive und instabile Reize auf die Stabilisatoren,
  - Trainingsreize möglichst wenig bewegungsfordernd und nicht schmerzauslösend,
  - Durchführung in der geschlossenen kinematischen Kette,
  - Aktivierung von Feedforward-Mechanismen durch Innervation der Muskeln (**Cave:** Dieser Mechanismus fehlt häufig bei schmerzhaften, instabilen Gelenken).
- Innervation sowie Kräftigung der Extensoren und Rotatoren der BWS zu Beginn,
- parallel Positionierung der Skapula (engl. scapula setting) (Innervation der führenden und stabilisierenden Muskulatur der Skapula nimmt die meiste Zeit in Anspruch),
- Erarbeitung eines ausreichenden Bewegungsausmaßes (➤ 2.1.2.5),
- die BWS ist häufig in allen Bewegungsrichtungen eingeschränkt (v. a. in Extension und Rotation).

> Generell gilt in der STT: „Mobilisation vor Stabilisation". Erst Bewegung macht Stabilisation notwendig.

- PT der HWS und Rippengelenke.
- Dynamisches Training der Muskeln mit einer höheren Kraftkomponente
  - im geschlossenen System (Sling-Trainer),
  - im offenen System (Seilzüge, Hanteln, Kleingeräte).
- Krafttraining: Training in Muskelketten
  - gesamte Rückenkette mit Schultermuskulatur,
  - vordere Muskelkette mit M. pectoralis major,
  - Prüfung der Stabilisation in der endgradigen Anteflexion Elevation.

Bei der STT werden alle fünf motorischen Grundeigenschaften trainiert: Kraft, Ausdauer, Schnelligkeit, Beweglichkeit und Koordination (➤ 3.6).

3.19.5.6 Techniken

■ **Lendenwirbelsäule**

- Lordose:
  - Ist physiologisch, individuell und sollte nicht verhindert werden,
  - wird in einer mittleren Position eingestellt,
  - nur bei Kenntnis des eigenen Bewegungsausmaßes kann der Patient seine individuelle Mitte finden.

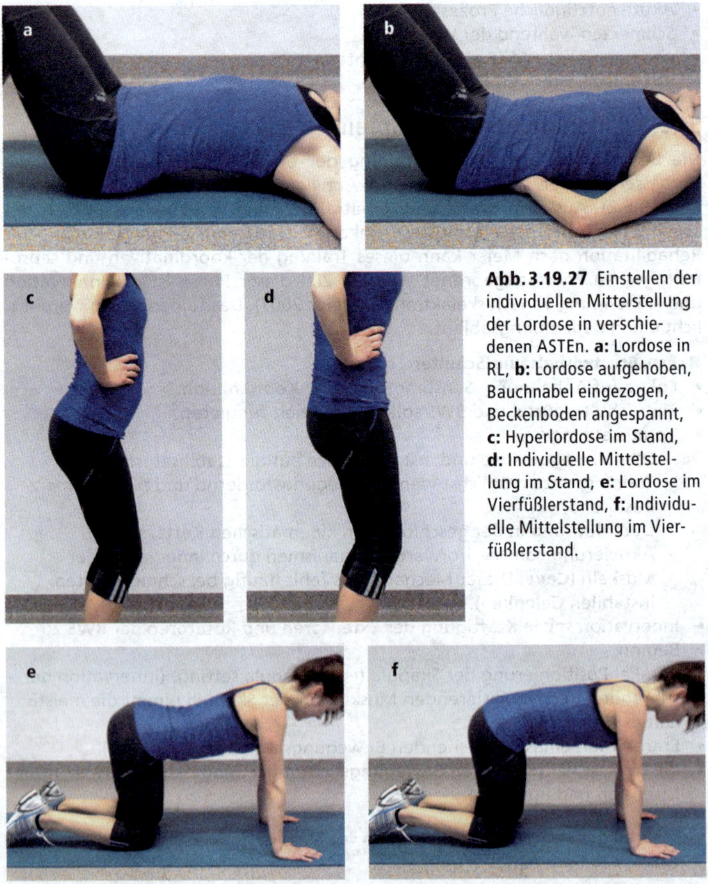

Abb. 3.19.27 Einstellen der individuellen Mittelstellung der Lordose in verschiedenen ASTEn. **a:** Lordose in RL, **b:** Lordose aufgehoben, Bauchnabel eingezogen, Beckenboden angespannt, **c:** Hyperlordose im Stand, **d:** Individuelle Mittelstellung im Stand, **e:** Lordose im Vierfüßlerstand, **f:** Individuelle Mittelstellung im Vierfüßlerstand.

- Voraussetzungen für die Sensibilisierung:
  - Koordinationsfähigkeit des Patienten,
  - verbales und taktiles Geschick des Th.,
  - ggf. unterstützend Übungen aus dem Beckenbodentraining (➤ 11.6.4).
- Die Übungsschritte zum Erreichen der individuellen mittleren Position können in verschiedenen ASTEn durchgeführt werden (➤ Abb. 3.19.27a–f):
  - Bauchnabel leicht einziehen, ohne die individuell eingestellte Lordose zu verringern,
  - Beckenboden leicht anspannen (z. B. den Harndrang unterbrechen, ohne eine Bewegung stattfinden zu lassen),
  - automatische Aktivierung der lokalen Stabilisatoren des Rückens,
  - Stimulation des Diaphragmas durch leichte Pressatmung.

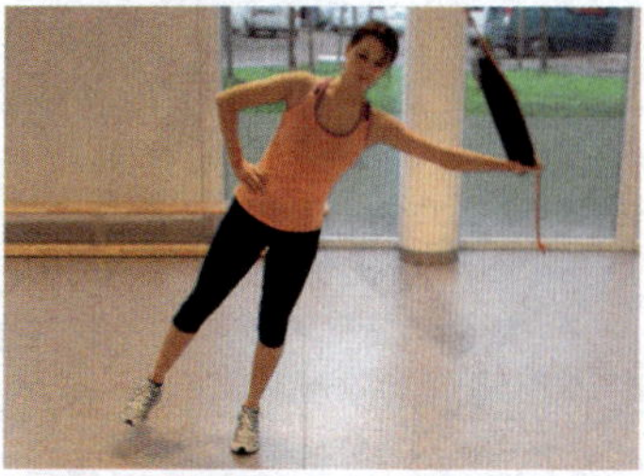

Abb. 3.19.28 Aktivierung der Rotatorenmanschette, Handstütz mit langem Hebel mit beiden Beinen auf dem Boden oder mit Abheben eines Beins.

Schulter und Rumpf

- Stabilisation des Schultergelenks muskulär, ohne knöcherne oder ligamentäre Führung.
- Stabilisierende Muskeln des Schultergelenks müssen aktivierbar sein, um trainiert werden zu können.
- Aktivierung der lokalen und globalen Stabilisatoren:
  - Lokale Stabilisatoren: Muskeln der Rotatorenmanschette (M. subscapularis, M. infraspinatus, M. supraspinatus, M. teres minor),
  - gemeinsame Kontraktion über Adduktion des Oberarms oder Stützfunktion in der geschlossenen kinematischen Kette (➤ Abb. 3.19.28),
  - Rotatorenmanschette dient der Stabilisation des Schultergelenks und zur Zentralisation des Humeruskopfs in der Cavitas glenoidale.

3.19.5.7 Hilfsmittel

Für die Therapie sind entsprechende Schlingen (z. B. von AMS, TRX® oder redcord®) und Haltevorrichtungen an der Decke (z. B. Therapie-Master) notwendig.

Alternative Hilfsmittel

Es gibt zahlreiche weitere Möglichkeiten, die schnellen Bewegungsimpulse, die eine Aktivierung der lokalen, stabilisierenden Muskulatur ermöglichen, umzusetzen. Bekannt sind u. a. Übungen mit dem Gymnastikball, auf dem Kreisel oder Wackelbrett. Diese Reize sind jedoch, im Gegensatz zu Übungen mit dem Seil, z. T. etwas träge. Durch Übungen mit Seilen können die stabilisierenden Muskeln mit kurzen, schnellen, intensiven Reizen aktiviert werden.
Die Schlingentischtherapie (➤ 3.19.4) bietet ähnliche Möglichkeiten, allerdings ist diese durch den meist fixierten Schlingentisch, nur begrenzt einsetzbar.
Weitere sinnvolle Trainingsgeräte sind:

- Sprungseile, die an festen Geräten (z. B. Reck) in der Halle montiert werden können,
- Seile und Ringe, die von der Decke hängen.

3.19.5.8 Eigenübungsprogramm

Beispiele

Ventrale Kette, Bauchmuskulatur:

- ASTE: Stand.

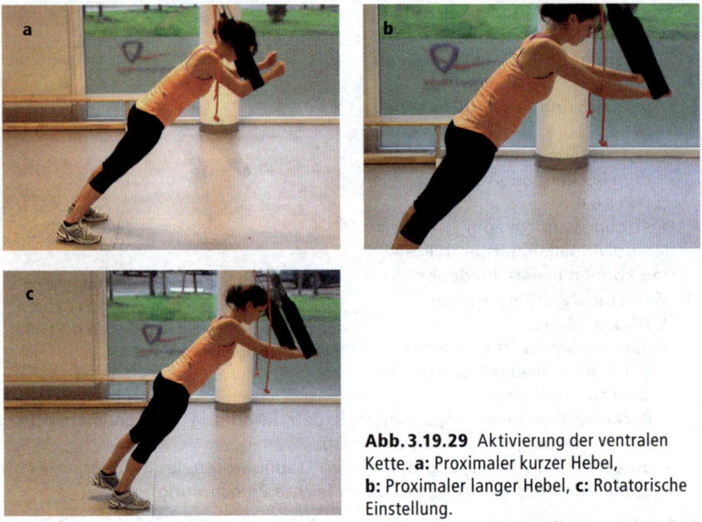

Abb. 3.19.29 Aktivierung der ventralen Kette. **a:** Proximaler kurzer Hebel, **b:** Proximaler langer Hebel, **c:** Rotatorische Einstellung.

- Ziel: Innervation der lokalen Stabilisatoren (➤ 3.19.5.2) des Rumpfs und der Bauchmuskulatur.
- Bewegung: Exakte Positionierung des Rumpfs und Stützen des Körpers nach vorn in die Seile (proximaler kurzer Hebel ➤ Abb. 3.19.29a).
- Steigerungen:
  - ASTE mit ausgestreckten Armen (proximaler langer Hebel ➤ Abb. 3.19.29b),
  - abwechselndes Abheben und Halten des gestreckten Beins (rotatorische Einstellung ➤ Abb. 3.19.29c).
- Aktivierung der schrägen Bauchmuskulatur.
- Übungsausführung:
  - Langsam und kontrolliert,
  - Becken stabil halten und nicht absinken lassen.

Laterale Stabilisation im Stand:
- ASTE: Stand.
- Ziel: Aktivierung der lokalen Stabilisatoren des Schultergürtels.
- Bewegung:
  - Abduktion in der geschlossenen kinetischen Kette,
  - Gewichtsverlagerung nach lateral unter aktiver Stabilisation des gesamten Rumpfs.
- Steigerungen:
  - Unterarmstütz mit kurzem Hebel und beiden Beinen auf dem Boden,
  - Handstütz mit langem Hebel mit beiden Beinen auf dem Boden oder mit Abheben eines Beins (➤ Abb. 3.19.28).

Dorsale Kette, Rückenmuskulatur, Schultergürtel „scapula setting":
- ASTE: RL, ausgestreckte Arme, Hände in den Seilen.
- Ziel: Aktivierung der interskapulären Muskulatur und der BWS-aufrichtenden Muskulatur.
- Bewegung:
  - Abheben des Körpers unter aktiver Stabilisation des Rumpfs (➤ Abb. 3.19.30a),
  - Scapulae in Depression halten,
  - Scapulae in Retraktion/Innenrotation – Protraktion/Außenrotation bewegen.

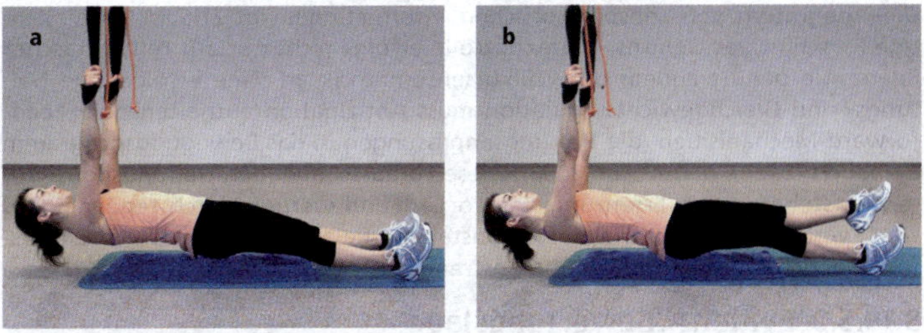

Abb. 3.19.31 Aktivierung der dorsalen Kette. **a:** Rückenmuskulatur, Schultergürtel „scapula setting", **b:** Schultergürtel rotatorische Einstellung und Beckenstabilisation.

Dorsale Kette, Schultergürtel rotatorische Einstellung und Beckenstabilisation:

- Bewegung: Abheben eines Beins (➤ Abb. 3.19.30b).
- Übungsausführung:
  - Langsam und kontrolliert,
  - Becken stabil halten und nicht absinken lassen.

Patient mit Radikulomyelitis und Tetraparese:

- ASTE: Sitz.
- Bewegung: Nutzen der Schlingen als Stabilisationshilfe für den Patienten beim Transfer vom Sitz in den Stand.
- Patient arbeitet mit dem eigenen Körpergewicht.
- Durch die Instabilität der Schlingen wird das sensomotorische System angesprochen.
- Patient hat durch festen Griff in die Schlaufen ein sicheres Gefühl für die Übung (➤ Abb. 3.19.31a–c).
- Bewegungsausführung: Langsam und kontrolliert.
- Steigerung:
  - Veränderung der Unterstützungsfläche,
  - Veränderung der Höhe der Positionierung der Schlaufen (je tiefer, desto schwerer).

Koordinationstraining als Sturzprävention: STT und PT fördern das sensomotorische System, sowohl bei jüngeren und aktiven als auch bei älteren Menschen. Bei älteren Menschen kann diese Therapieform präventiv eingesetzt werden (➤ 16.3.4), da sie motorische Sicherheit und Selbstständigkeit beeinflussen kann.

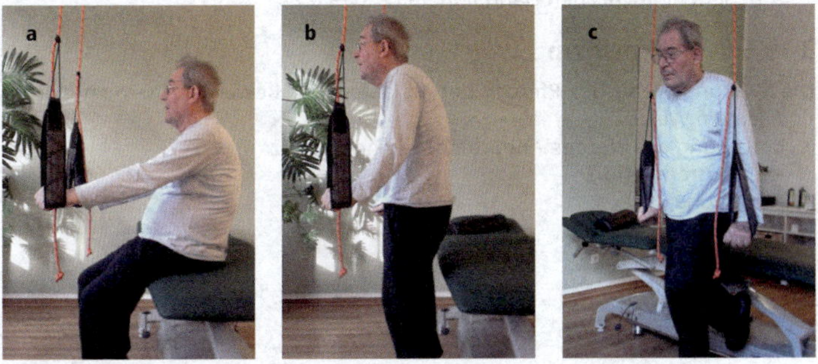

Abb. 3.19.30 Nutzung der Schlingen als Stabilisation beim Transfertraining. **a:** ASTE Stand, **b:** ASTE Stützfunktion im Sitzen, **c:** Progression Einbeinstand.

Die Integration von sensomotorischen Informationen im ZNS ist eine wichtige Funktion des Gehirns. Haltekontrolle erfolgt nicht nur auf reflektorischer Ebene, sie gehört zudem der Willkürsensomotorik an. Eine erfolgreiche Haltungs- und Gleichgewichtsregulation muss Antizipation enthalten oder Feedforward-Mechanismen, die Haltungsanpassungen in das Bewegungsprogramm einbauen (Laube u. Bertram 2008). Diese vorausschauenden Haltungskorrekturen entstehen durch Erfahrung des Körpers und werden durch regelmäßiges Üben verbessert. Die schnellen und instabilen Reize im STT fördern diese Systeme, ohne den Patienten zu überanstrengen.

3.19.5.9 Evidenz-/Bewertungslage

Um größtmögliche Aktualität in der Print- und Online-Version zu gewährleisten, stehen Informationen zu aktuell vorliegenden Studien im Online-Zusatzmaterial (➤ QR-Code) zur Verfügung.

Evidenzangaben

Literatur und weiterführende Literatur

3.19.6 Hippotherapie

Kerstin Steuerwald

3.19.6.1 Geschichte

- Hippotherapie ist eine PT-Einzelbehandlung auf neurologischer Grundlage mit und auf dem Pferd (Deutsches Kuratorium für Therapeutisches Reiten e. V. 2015).
- Bereits im Altertum wurde das Pferd als vermittelndes Element in der Bewegungstherapie eingesetzt:
  Galenos von Pergamon, Leibarzt des römischen Kaisers Marcus Aurelius (121–180 n. Chr.), nutzte das Reiten als Form der gymnastischen Übung.
- Dreidimensionale Bewegungsimpulse, die vom Pferd auf den Menschen übertragen werden, führen zur Faszilitation von Bewegungsabläufen, da sie z. B. dem menschlichen Gang ähneln (➤ 3.19.6.2).

3.19.6.2 Wirkprinzip

Die Wirkungsweise des Pferdes beruht auf seiner Bewegung, seinem Körper und seinem Wesen.

1. Bewegung des Pferdes – neuromotorischer Ansatz:
   - Tonusregulation,
   - Atmung,
   - Mundmotorik,
   - Gleichgewicht,
   - Körperhaltung,
   - Gangschulung,
   - Rhythmus,
   - Symmetrie,
   - WS-Stabilisierung,
   - Mobilisation von Gelenken.

2. Körper des Pferdes – sensomotorischer Ansatz:
   - Körperwahrnehmung,
   - Raumlagebewusstsein,
   - Tiefensensibilität.
3. Wesen des Pferdes – psycho- und soziomotorischer Ansatz:
   - Körpervertrauen,
   - Persönlichkeitsentwicklung,
   - Beziehungsfähigkeit.

Die Einteilung der Wirkungsweise kann anhand der ICF in Körperfunktionen/-strukturen (neuromotorischer Ansatz), Aktivitäten (sensomotorischer Ansatz) und Partizipation (psycho- und soziomotorischer Ansatz) eingeteilt werden.

■ **Wechselwirkungen zwischen Mensch und Pferd**
Das Pferd überträgt in der Gangart „Schritt" Bewegungen auf den Menschen, die ausbalanciert werden müssen. Es erfolgt eine Aktivierung gangtypischer Rumpfbewegungen des Menschen. Dieser Prozess bildet die Grundlage der Hippotherapie.
Beim Reiter kommt es zur Stimulation von gegensinnigen Rotationsbewegungen der WS, eine Grundlage für physiologische Bewegungen. Er muss sowohl Rumpf-, Becken- und Hüftstellung als auch Schultergürtel, Arme und die Stellung des Kopfs auf die Bewegungen des Pferdes abstimmen.

3.19.6.3 Indikationen

Hippotherapie wird v. a. bei neurologischen Bewegungsstörungen und bei funktionellen orthopädischen Veränderungen des Bewegungsapparats angewandt.

- Neurologische Bewegungsstörungen:
  - Spastik mit muskulärem Hypertonus (➤ 8.2.2.1),
  - Ataxie mit muskulärem Hypotonus und Störungen von Koordination und Gleichgewicht,
  - Dyskinesie mit muskulärem Hypo- oder Hypertonus,
  - frühkindliche Hirnschädigungen (z. B. IZP ➤ 12.4.1.1),
  - Multiple Sklerose (➤ 8.4.1.2),
  - Schädelhirntrauma (SHT ➤ 8.4.2.1),
  - Schlaganfall (➤ 8.4.1.1),
  - Querschnittlähmung (➤ 8.4.4),
  - Torticollis spasmodicus (spastischer Schiefhals),
  - entwicklungsbedingte Nervenerkrankungen,
  - degenerative Nervenerkrankungen,
  - Muskelatrophien und -dystrophien.
- Funktionelle orthopädische Veränderungen des Bewegungsapparats (➤ 4):
  - Haltungsschwäche und -schäden (z. B. Rund-, Flach- oder Hohlrücken, Skoliose),
  - WS-Erkrankungen (z. B. Osteochondrose),
  - beginnende Arthrose in den Gelenken der unteren Extremität,
  - Hüftdysplasie.

Die Indikation zur Behandlung mit Hippotherapie ist abhängig vom Schweregrad der Symptomatik und der Prognose. Voraussetzung ist ein ausführlicher Befund (➤ 3.19.6.5).

3.19.6.4 Kontraindikationen

Bei ausbleibender Verbesserung oder Verschlechterung der Symptomatik sollte die Hippotherapie abgebrochen bzw. nicht länger verordnet werden.

■ **Spezielle Kontraindikationen**
- Schwere Osteoporose,
- Spondylitis ankylosans,

- Spondylolisthesis,
- Bandscheibenerkrankungen mit akuten Schmerzzuständen oder neurologischen Ausfällen,
- akute entzündliche Veränderungen der Rückenmuskulatur,
- Hüftluxation.

3.19.6.5 Untersuchungsalgorithmus

Für die Hippotherapie gibt es bisher keinen speziellen Algorithmus zur Befunderhebung. Des Weiteren fehlen spezielle Instrumente, die den Behandlungserfolg messen und objektivieren können. Der Befund wird individuell nach dem Krankheitsbild des Patienten erstellt. Er beinhaltet:

- Eine individuelle Anamnese (Familien-, Eigen-, Berufsanamnese ➤ 2.1.2),
- einen orthopädischen Befund (Inspektion, Palpation, Muskelkrafttests, Bewegungsprüfung, Gelenkfunktionsbestimmung bez. nötiger Bewegungstoleranz) (➤ 2.1.3, ➤ 2.1.4.1, ➤ 2.1.5),
- einen neurologischen Befund (Gleichgewichtstest, Reflextests, Feinmotoriktests, Sensibilitätsprüfungen ➤ 8.2).

3.19.6.6 Behandlungsprinzipien

■ **Voraussetzungen für Hippotherapie**

Patient:

- Ärztliche Verordnung,
- Indikation,
- keine vorliegende Kontraindikation,
- Kinder- oder Erwachsenenhippotherapie,
- Vorbehandlung,
- Abstimmung mit anderer PT,
- Patienteninformation.

Behandlungsteam:

- Th.,
- Co-Th./Helfer,
- Pferdeführer.

Pferd:

- Vorbereitung (Pferdefachmann),
- Ausrüstung (Qualität und Sicherheit),
- Führweisen (Langzügel, Führen am Zügel, therapeutisches Longieren),
- Belastbarkeit des Pferdes.

■ **Sicherheitsmaßnahmen**

- Patient (Tetanusprophylaxe, Kopfschutz, Kleidung, Sorgfaltspflicht),
- Kontrolle des Pferdes und seiner Ausrüstung,
- Ort der Durchführung (z. B. Halle),
- Versicherungsschutz.

Die Behandlung ist grundsätzlich eine **Einzelbehandlung** mit einer Dauer von 10–30 Minuten. Die Behandlungsfrequenz liegt bei ein- bis zweimal wöchentlich und kann, je nach Erkrankungsbild, ab dem vierten Lebensjahr durchgeführt werden.

3.19.6.7 Techniken

Die Hippotherapie richtet sich nach Symptomatik sowie Schweregrad der Erkrankung und kann unterschiedliche Zielsetzungen verfolgen. Behandlungsaufbau und Durchführung der Therapie unterscheiden sich bei orthopädischen und neurologischen Erkrankungen (s. u.).
Je nach Schweregrad der Erkrankung gibt es verschiedene Möglichkeiten, auf das Pferd aufzusitzen. Der Transfer vom Boden auf das Pferd sollte für Pferd

und Patient so angenehm wie möglich gestaltet werden. Als Hilfsmittel können Treppchen, Rampen, Drehscheiben oder Lifter genutzt werden. Das Absitzen wird auch entsprechend des Schweregrads der Erkrankung durchgeführt.
Auf dem stehenden Pferd soll der Patient lernen, Becken, Rumpf, Schultergürtel und Kopf aktiv aufzurichten. Über das aufgerichtete, aber bewegliche Becken soll eine Stabilisation des Rumpfs erfolgen. Zur Kontaktaufnahme mit dem Pferd soll der Patient einige Bewegungen (z. B. nach vorn Beugen und über das Pferd streichen) auf dem stehenden Pferd ausführen.
Läuft das Pferd im Schritt, soll der Patient versuchen, sich an die schwingenden Bewegungen anzupassen. Das Becken schwingt mit, während der Rumpf stabilisiert wird.
Bei sicherem Sitz auf dem Pferd können Armbewegungen und Rumpfrotation auf dem laufenden Pferd durchgeführt werden. Diese Bewegungen sollten immer wieder vom Th. kontrolliert und korrigiert werden.
Das Ziel bei **orthopädischen Erkrankungen** (➤ 3.19.6.3) ist die Verbesserung der neurophysiologischen Bewegungsstimulation, diese beinhaltet die Schulung von Koordination und Balance auf dem Pferd sowie den Aufbau einer physiologischen Haltung.
Bei **neurologischen Erkrankungen** (➤ 3.19.6.3) sind, neben der neurophysiologischen Bewegungsstimulation, die sensomotorische Stimulation sowie die psycho- und soziomotorischen Aspekte von großer Bedeutung.

3.19.6.8 Hilfsmittel

- Pferd mit Zaumzeug, Sattel oder Haltegurt,
- Langzügel, Führzügel oder Longe,
- Treppchen, Rampe, Drehscheibe oder Lifter.

3.19.6.9 Erfolgsparameter

Der Therapieverlauf kann anhand von verschiedenen Parametern dokumentiert werden (Heipertz-Hengst 1985):
Jede Kategorie wird durch eine Grading-Skala bewertet, durch diese werden die Veränderungen dokumentiert.

1. Therapieaspekte:
   - Haltung,
   - Muskeltonus,
   - Reflexe,
   - Kontrakturen,
   - Bewegungsabläufe,
   - funktionelle Tätigkeiten.
2. Motorik:
   - Koordination,
   - Flexibilität,
   - Kraft,
   - Schnelligkeit,
   - Ausdauer.
3. Verhaltensaspekte:
   - Arbeitsverhalten,
   - Sozialverhalten,
   - Motivation/Stimmungslage.

3.19.6.10 Dokumentation

Grundlage für das zu erreichende Behandlungsziel sind der PT-Befund (➤ 3.19.6.5), der Behandlungsplan und die Verlaufsdokumentation, welche durch den behandelnden Th. erhoben und erstellt werden.
Aktuell gibt es keine standardisierten Behandlungsprotokolle zur Verlaufsdokumentation. Wichtig ist, dass die Dokumentation Auskunft über Befund, Behand-

lungsplan und -ziel gibt. Außerdem sollte die Durchführung, der Verlauf und der Erfolg anhand verschiedener Parameter (➤ 3.19.6.9) protokolliert werden. Zur langfristigen Dokumentation von Veränderungen sollten, besonders in der Hippotherapie, Videoaufzeichnungen genutzt werden.

3.19.6.11 Evidenz-/Bewertungslage

Um größtmögliche Aktualität in der Print- und Online-Version zu gewährleisten, stehen Informationen zu aktuell vorliegenden Studien im Online-Zusatzmaterial (➤ QR-Code) zur Verfügung.

Evidenzangaben

Weiterführende Informationen – Fortbildung

Literatur und weiterführende Literatur

3.19.7 N.A.P.® – Therapiekonzept in der Neuroorthopädie

Jens Heber

3.19.7.1 Geschichte

- N.A.P.® ist eine integrative neuroorthopädische Therapie zur Förderung des motorischen Lernens (➤ 3.1.9) im Alltag.
- Die Idee für den N.A.P.®-Therapieprozess entstand in den 1990er-Jahren durch Renata Horst (zu diesem Zeitpunkt Lehrkraft für KG-Chirurgie, MT und PNF).
  - R. Horst setzte sich durch ihre OMT-Ausbildung (➤ 3.5.2) intensiv mit Anatomie und Biomechanik auseinander.
  - Während der Ausbildung zur PNF-Instruktorin (➤ 3.7.3) bekam sie durch Sue Adler ein Bewusstsein für die Bedeutung der Verknüpfung zwischen Neurologie und Orthopädie.
  - Für den Behandlungsprozess ist das Erstellen der Behandlungshypothese auf Basis der Aktivitäten des Patienten notwendig, denn Lernen benötigt einen sinnvollen Kontext (Squire u. Kandel 1999, Damasio 1999).
  - Durch ihre therapeutische Praxis ergab sich ein weiterer Baustein der N.A.P.®: J. LeDoux (2015) beschreibt die Funktion der Amygdala bei dem Aufbau von Schutzprogrammen (➤ 3.19.7.4.1), z. B. die Limitierung einer Bewegung.
- Mit der N.A.P.® verfolgte R. Horst das Ziel, die klassische Trennung zwischen Neurologie und Orthopädie aufzuheben.
- 1999 wurde die N.A.P.® als Marke registriert.
- Die Gründung der N.A.P.®-Akademie zur Weiterentwicklung der Therapie und Erforschung der Therapieinhalte folgte 2010.

N.A.P.® bedeutet: „neuroorthopädische aktivitätsabhängige Plastizität".
N: Neuroorthopädisch bezieht sich auf die untrennbaren Fachgebiete Neurologie und Orthopädie – zentrale Veränderungen bedingen periphere Anpassungen und umgekehrt.
A: Die zentralen und peripheren Strukturen des Menschen verändern sich in den meisten Fällen erst langfristig durch zielgerichtete Alltagshandlungen (aktivitätsabhängig), die Erfahrungen ermöglichen.
P: Plastizität bezieht sich auf die permanent ablaufende Veränderbarkeit des Gehirns und weiterer Strukturen des menschlichen Körpers über die gesamte Lebensspanne.

3.19.7.2 Indikationen

N.A.P.® ist in der neurologischen, orthopädischen und traumatologischen Rehabilitation und in der Prävention anwendbar. Die situationsspezifisch einzusetzende posturale Kontrolle ist in allen Rehabilitationsbereichen und in der Prävention grundlegend.
Das Therapiespektrum umfasst folgende Bereiche (Horst 2015):

- Chronische Beschwerden:
  - Migräne,
  - Tinnitus,
  - Schwindel,
  - Fibromyalgie.
- Orthopädische Störungen:
  - Bandscheibenvorfall,
  - Gelenkarthrosen,
  - künstliche Gelenke,
  - Kiefergelenksdysfunktionen.
- Verletzungen:
  - Komplexe Knochen-, Band- und Kapselverletzungen,
  - Schleudertrauma,
  - Plexusparese.
- Neurologische Erkrankungen:
  - Schlaganfall,
  - Schädelhirntrauma,
  - Tumorerkrankungen (z. B. des ZNS),
  - Multiple Sklerose,
  - Parkinson-Syndrom.
- Störungen lebenswichtiger Funktionen bzw. deren Erhalt:
  - Atmen,
  - Essen,
  - Schlucken.

3.19.7.3 Kontraindikationen

Die allgemeinen Einschränkungen in der Therapie, wie postoperative Vorgaben oder physiologische Heilungsphasen des Gewebes, müssen berücksichtigt werden. Die Möglichkeiten des Therapieprozesses sind unmittelbar abhängig vom individuellen Potenzial des Patienten (z. B. Motivation zur Handlungsorganisation).

3.19.7.4 Behandlungspfad

3.19.7.4.1 Behandlungsprinzipien

- Die Reorganisation des bestmöglichen adaptiven und variablen Verhaltens steht im Vordergrund der Therapie.
- Grundannahme des N.A.P.®-Prozesses: Das menschliche System bewirkt bei vorliegenden strukturellen Verletzungen funktionelle Adaptionen.

- Entstehende Schutzprogramme, die sich auf die posturale Kontrolle auswirken, können durch Erleben erfolgreicher Handlungsstrategien gelöscht werden:
  - Eine Vorbereitung der Strukturen ist nicht notwendig.
  - Strukturen müssen während der Willküraktivität beeinflusst werden.
  - Das Gehirn soll auf diese Weise Erfahrungen sammeln und Aktivitäten bzw. Bewegungen wieder ermöglichen.
  - Direkte Integration der Körperstrukturen und -funktionen auf Aktivitäts- und Partizipationsebene (ICF ➤ 1.3.2).
  - Durch Nutzung von Aktivitäten, nicht von selektiven Bewegungen, erfolgt Veränderung der Repräsentation im ZNS.
- Der Zugang zu bestehenden genetischen motorischen Programmen und umgehende Rückgewinnung der Variabilität der posturalen Kontrolle soll ermöglicht werden.
- Anwendung der fünf Behandlungsprinzipien im N.A.P.®-Prozess (➤ Box):
  - Die Auflistung stellt keine Reihenfolge dar.
  - Die Einzelpunkte können nicht separat gesehen werden.
  - In der Therapiesituation spielen mehrere Prinzipien gleichzeitig eine Rolle.
  - Eine Anpassung an situative Herausforderung ist notwendig:
    - Neuerstellung oder Verwerfen von Hypothesen während des Prozessablaufs (➤ 1.9),
    - ständiger Wechsel der Prinzipien notwendig.

Behandlungsprinzipien im N.A.P.®-Prozess:

- **Erstellung erster klinischer Hypothesen durch Aktivitätsanalysen des Patienten**
  - Zur weiteren Eingrenzung: Tests auf Körperstruktur- und Funktionsebene.
- **Kognitives Aktivitäts-, Stress- und Angstmanagement**
  - Veränderungen in der zentralen Handlungsplanung sowie motorischen Ausführung durch Stress und Angst,
  - Entstehung von Veränderungen auf Körperfunktions- und Strukturebene in der Peripherie,
  - Hervorrufen sekundärer Bewegungseinschränkungen möglich,
  - Einflussnahme auf zentrale und periphere Veränderungen durch Anpassungsprozesse oder Training im aeroben Bereich.
- **Erkennen von Ressourcen auf Körperfunktions- und Körperstrukturebene, die nicht genutzt werden**
  - Plastizität der zentralmotorischen und peripheren Strukturen ermöglicht positive Veränderbarkeit,
  - besserer Zugriff auf Ressourcen durch Summation und Assoziation der Stimuli (verbal, taktil, propriozeptiv, vestibulär, gustatorisch) in der Handlung,
  - Förderung der zentralen Repräsentation und des motorischen Lernens.
- **Einsatz der Inputsysteme**
  - In Abhängigkeit von der Aufgabe zeitlich passend,
  - unter Berücksichtigung der zentralmotorischen Planung.
- **Kreative Gestaltung der Therapiesituation**
  - Langfristiges Lernen durch Erleben von sinnvollen Handlungen, mit dem Ziel des Aktivitätsgewinns.

3.19.7.4.2 Behandlungsmethoden

In Anlehnung an die Prinzipien (➤ 3.19.7.4.1) werden während des Therapieprozesses unterschiedliche Methoden eingesetzt:

- **Videodokumentationen der problemauslösenden Aktivitäten:**
  - Objektive Darstellung des Behandlungsverlaufs für Th. und Patient,
  - visuelle Rückmeldung (intrinsisches Feedback) erleichtert motorisches Lernen,

- zusätzlich spezifische Tests für weitere objektive Datenerhebungen innerhalb des Therapieprozesses.
- **Kommunikation** (➤ 1.2):
  - Über vorhandene Pathophysiologie und -mechanik,
  - ermöglicht dem Patienten besseres Verständnis seiner Situation,
  - Förderung des eigenständigen Handelns.
- **Positive Beeinflussung des Aktivitäts-, Schmerz- und Angstmanagements:**
  - Reizung der Mechanorezeptoren durch Wiederholen von Aktivitäten innerhalb der Angst- und Schmerztoleranz,
  - Einsetzen von Habituation,
  - Ermöglichen eines positiven Handlungserlebens.
- **„Problem" auf Alltagsniveau kreieren:**
  - Ressourcen durch einfache, notwendige Aktivitäten nutzen,
  - Herausforderung für den Patienten herstellen,
  - Steigerung der Motivation des Patienten, das „Problem" zu lösen.
- **Ausreichende Belastung der Strukturen:**
  - Notwendige Anpassung der Strukturen werden ermöglicht,
  - situationsspezifisches Feedforward (➤ 3.6.10.4.4) durch sinnvolle Aktivität für das Gehirn ermöglichen.
- **Aktionsmassage:**
  - Applikation eines Längszugs auf die muskulären und bindegewebigen Strukturen,
  - während der distal willkürlich gesteuerten Handlung,
  - um Anpassungsvorgänge i. S. der Plastizität zu erlangen.
- **Handlungsorganisation:**
  - Förderung durch situativen Einsatz der Inputsysteme:
    - Visuelle und verbale Inputs auf distale Körperteile in Bezug auf das Ziel,
    - propriozeptive und taktile Inputs auf Strukturen, die korrekte biomechanische Stellung erreichen sollen,
  - individuelle Potenziale maßgeblich für mögliche Reorganisation,
  - zeitliche Abstimmung der Inputsysteme auf das Feedforward des Patienten.
- **Organisation einer angereicherten und motivierenden Umwelt in der Therapiesituation:**
  - Aufgabe des Th., um motorisches Lernen (➤ 3.1.9) des Patienten zu fördern,
  - orientiert an Bedürfnissen von Patienten und Angehörigen,
  - unter Beachtung des Schwerkrafteinflusses,
  - Förderung der posturalen Kontrolle durch vertikale Körperpositionen.

3.19.7.5 Techniken

Die Techniken im N.A.P.®-Prozess sind sehr variabel und folgen den zuvor beschriebenen Prinzipien (➤ 3.19.7.4.1) und Methoden (➤ 3.19.7.4.2). Handgriffe und ASTE des Th. sowie die Nutzung von Hilfsmitteln sind u. a. abhängig von der Körpergröße und der Händigkeit des Th.

■ Beispiel

Ziel: Innenrotation des Talus in Loading Response (LR, Stoßdämpfungsphase ➤ 2.3.2.2) erzeugen, bei dorsal dynamisch stabilisiertem Os naviculare,

- **Denkmodell:** Innenrotatorische Ausrichtung des Talus in LR bewirkt eine physiologisch weiterlaufende tibiale Innenrotation, weiterlaufend entsteht eine Flexion im Kniegelenk mit adäquater Rotation zwischen Tibia und Femur in LR.
- **Handgriffe:** Bei Lastübernahme des Fußes (z. B. während des LR im Gehen, Treppe hochsteigen oder Aufstehen) erzeugt der Th. mit der rechten Hand eine Innenrotation des Talus über seine Daumen-Zeigefingerspanne, bei

gleichzeitiger Unterstützung des Os naviculare nach dorsal.
Zusätzlich: Längszug auf die Achillessehne, um eine exzentrische Aktivität der Wadenmuskulatur zu provozieren, welche in der Lastübernahme notwendig ist, um die pronatorische Fußsteuerung mit zu gewährleisten (➤ Abb. 3.19.32).

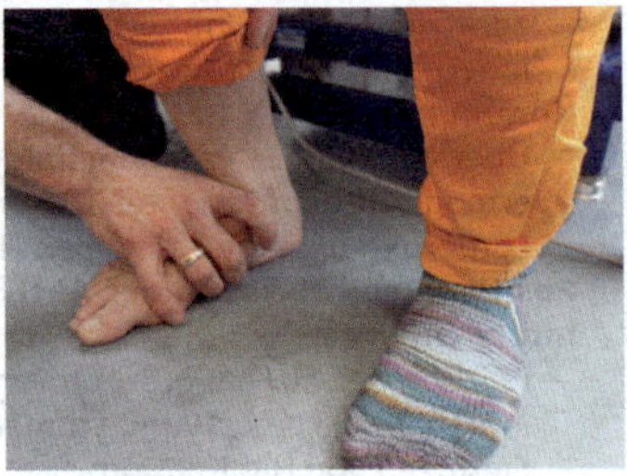

Abb. 3.19.32 Erzeugen der Innenrotation des Talus in LR, bei dorsal dynamisch stabilisiertem Os naviculare.

3.19.7.6 Hilfsmittel

Grundsätzlich werden alltägliche Gegenstände eingesetzt, um eine motivierende Therapiesituation, entsprechend den Bedürfnissen des Patienten, zu kreieren. Bei Anwendung aller Hilfsmittel steht die Alltagsrelevanz im Vordergrund (➤ 3.19.7.7). Beispielsweise kann eine Treppe als Hilfsmittel genutzt werden, um dem Verlust von Elastizität im Hüftbereich entgegenzuwirken. Teilweise werden Tapeanlagen (➤ 3.13.2) genutzt, um unter dynamischen Aspekten die bestmögliche Biomechanik zu erreichen. Sie werden temporär eingesetzt, um ein adäquates Feedback für das Gehirn zu ermöglichen.

3.19.7.7 Eigenübungsprogramm

Das Eigenübungsprogramm wird gemeinsam mit dem Patienten erarbeitet und orientiert sich hauptsächlich an seinen alltagsspezifischen Bedürfnissen. Die Übungen sollten in die alltägliche Routine des Patienten integriert werden können. In den Übungen werden die Inputsysteme situationsspezifisch eingesetzt (➤ 3.19.7.4.2), um die notwendige Handlungsplanung des Patienten zu fördern. In der Erstellung des Programms muss der Th. die Variation der interindividuellen Aktivitäten und Umweltsituationen beachten und in die Wahl der Übungen mit einfließen lassen.
Die Übungen sind symptomorientiert und diagnoseunspezifisch.
Im Folgenden wird eine Auswahl an Eigenübungen vorgestellt.

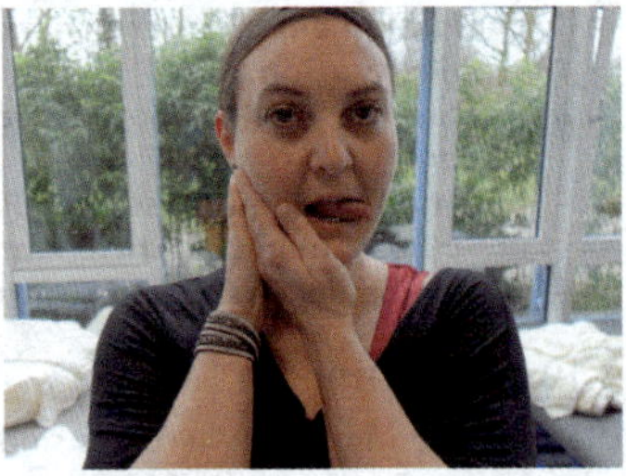

Abb. 3.19.33 Mobilitätssteigerung des Unterkiefers in Protraktion und Deviation nach links für Mahl- und Kaubewegungen.

1. **Mobilitätssteigerung des Unterkiefers** in Protraktion und Deviation nach links für Mahl- und Kaubewegungen:
   - Patient greift mit der linken Hand den rechten Unterkiefer,
   - über die Aktivität der Zunge wird die notwendige weiterlaufende Bewegung gefördert (➤ Abb. 3.19.33).
2. **Förderung der exzentrischen Aktivität der Extensorensynergie** links, z. B. um Treppe zu steigen:
   - Patient steht seitlich auf der Treppe,
   - steigt mit dem rechten Fuß vor dem linken kreuzend die Treppe herab,
   - linker Großzehenballen hält Kontakt zur Stufe.
   - Verhinderung der Medialisierung des linken Kniegelenks.
   - Folge: Exzentrisch, pronatorische Verschraubung des linken Vorfußes, bei adäquater Stabilität im Hüftgelenk (➤ Abb. 3.19.34).

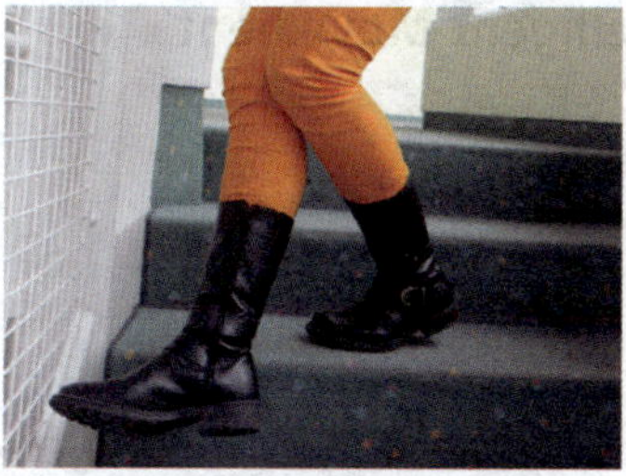

Abb. 3.19.34 Förderung der exzentrischen Aktivität der Extensorensynergie links.

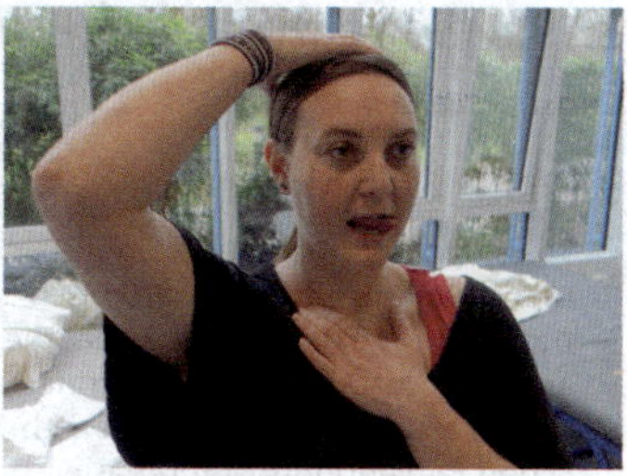

Abb. 3.19.35 Mobilisation des ACG für die Flexion im Schultergelenk.

3. **Mobilisation des Akromioklavikulargelenks (ACG)** für die Flexion im Schultergelenk, z. B. zum Frisieren:
   - Patient sitzt oder steht,
   - greift mit der rechten Hand an den Hinterkopf,
   - Fixation des Zungenbeins nach links über die Zunge,
   - Rotation der Klavikula mit der linken Hand nach dorsal, kaudal halten.
   - Folge: Herstellung der korrekten biomechanischen Stellung im ACG (➤ Abb. 3.19.35).

3.19.7.8 Erfolgsparameter

Die Erfolgsparameter richten sich nach den Zielen des Klienten auf den Ebenen der ICF (➤ 1.3.2). Die Objektivierung und Verlaufskontrolle findet auf Aktivitäts- und/oder Partizipationsebene statt. In Abhängigkeit von der Zielvorgabe auf Aktivitätsebene, sind Erfolgsparameter wie z. B. Schmerzlinderung oder Beweglichkeitssteigerung auf Strukturebene zu sehen.

3.19.7.9 Dokumentation

Die Dokumentation erfolgt durch Videoaufnahmen der Aktivitäten und durch Befundschemata, die die ICF-Klassifizierung nutzen. Des Weiteren können standardisierte Testverfahren aus der Neurologie (➤ 8.2), Orthopädie (➤ 4) und Traumatologie (➤ 5.1) angewendet werden.

3.19.7.10 Evidenz-/Bewertungslage

Um größtmögliche Aktualität in der Print- und Online-Version zu gewährleisten, stehen Informationen zu aktuell vorliegenden Studien im Online-Zusatzmaterial (➤ QR-Code) zur Verfügung.

Evidenzangaben

Literatur und weiterführende Literatur

3.19.8 Spiraldynamik® – Intelligent Movement

Christian Larsen

3.19.8.1 Geschichte

- Spiraldynamik® ist eine komplementär-medizinische, anatomisch-funktionelle Therapiemethode, die auf dem Naturprinzip der Spirale (Helix) als roter Faden des menschlichen Bewegungssystems basiert.
- Eine Forschergruppe um Christian Larsen (Arzt, Schweiz) und Yolande Deswarte (Th., Frankreich) entwickelte das Prinzip von 1982–1992.
- Ziel war es, den Bauplan und die Funktionsweise des menschlichen Bewegungssystems zu entschlüsseln.
- Es entstand ein neues, beschreibendes Konzept der Anatomie und Biomechanik aus Sicht der Evolutionsgeschichte (➤ Abb. 3.19.36). Mit der Spiraldynamik® können komplexe dreidimensionale und globale Bewegungsabläufe wie Gehen, Laufen, Werfen und Klettern einfach und präzise beschrieben werden.
- Das Konzept wird durch die Übereinstimmung der anatomischen Strukturen mit den Bewegungsprogrammen Neugeborener (z. B. Schreit- und Greifreflex ➤ 12.1.2), mit den embryonalen Wachstumsbewegungen der Gliedmaßen (z. B. spiraliger Verlauf der Dermatome am Bein) und mit der vergleichenden Morphologie der Wirbeltiere bis hin zum Menschen unterstützt.
- Diese Aspekte sind hilfreich für die funktionelle Diagnostik (➤ 2.1), das Clinical Reasoning (➤ 1.9) und die therapeutische Anwendung, speziell in der Behandlung chronischer nozizeptiver Schmerzen.

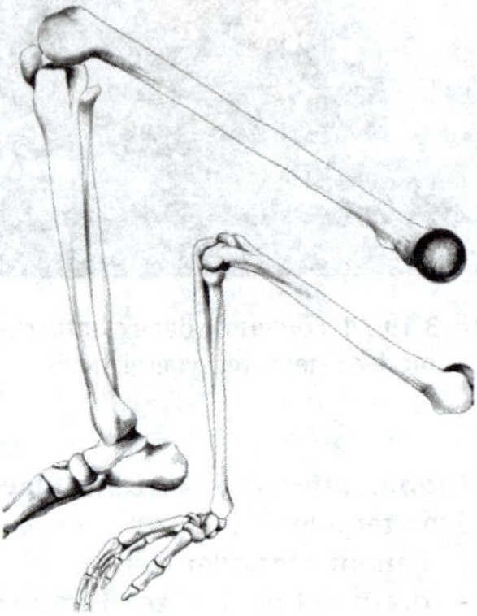

Abb. 3.19.36 Extremitäten aus evolutionsgeschichtlicher Sicht. Arm- und Beinskelett bilden eine analoge arithmetische Reihe von 1 bis 5 Knochen: 1 Humerus bzw. Femur, 2 Unterarm- bzw. Unterschenkelknochen, 3 proximale und 4 distale Wurzelknochen, 5 Finger bzw. Zehen. Die ossären Drehrichtungen hingegen sind genau umkehrt: Antetorsion des Femurs und Retrotorsion des Humerus.

3.19.8.2 Wirkprinzip

3.19.8.2.1 Nutzen für den Therapeuten

Die dreidimensionale Dynamik menschlicher Bewegungsabläufe ist sehr komplex. Dies wird am Bsp. einer unkomplizierten dreibogigen Skoliose verdeutlicht (➤ Abb. 3.19.37): Thorakal rechts-konvex und lumbal links-konvex mit den Scheitelwirbeln Th9 und L4.

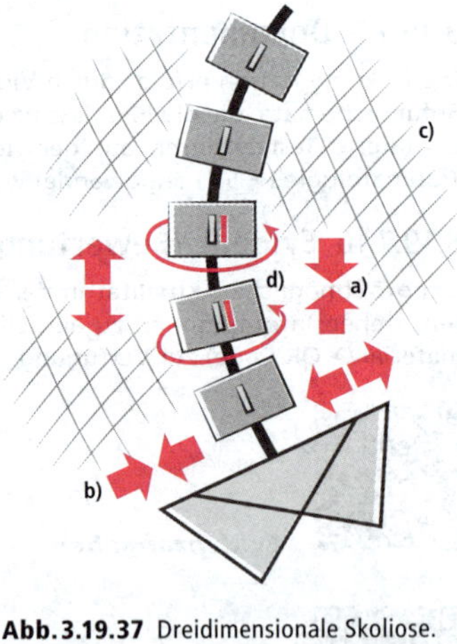

Abb. 3.19.37 Dreidimensionale Skoliose. **a:** Longitudinale Strukturen konkavseitig verkürzt (konvexseitig überdehnt), **b:** transversale Strukturen konvexseitig verkürzt (konkavseitig überdehnt), **c:** typischer bidiagonaler Verlauf der Muskel- und Faszienstrukturen, **d:** vermehrte Rotation am Scheitelpunkt täuscht eine geringere Skoliose vor.

- Alle längsverlaufenden Muskeln und Faszien sind auf der konkaven Seite verkürzt.
- Die transversalverlaufenden Strukturen sind durch die Verlagerung des vierten Lendenwirbels aus der Medianebene nach links auf der konvexen Seite verkürzt.
- Die meisten anatomischen Strukturen verlaufen am Rumpf diagonal. Eine Verkürzung oder Überdehnung ist vom anatomischen Verlauf der Struktur abhängig:
  - Je vertikaler die anatomische Struktur verläuft, desto wahrscheinlicher ist die Verkürzung konkavseitig.
  - Je horizontaler die anatomische Struktur verläuft, desto wahrscheinlicher ist die Verkürzung konvexseitig.
- Viele Muskeln am Rumpf verlaufen fächerförmig. Zudem muss die Dreidimensionalität des Skeletts berücksichtigt werden. Eine ausgeprägte Rotation der lumbalen Wirbel dreht die Dornfortsätze vermehrt zur konkaven Seite und täuscht optisch eine Begradigung vor.
- Eine weitere Komponente im Bewertungssystem bildet die Bewegung. Jeder Schritt bewirkt eine alternierende Links-Rechts-Verschraubung der WS mit funktionellem Beckenhoch- und -tiefstand sowie der Gegenrotation im Thorax bei nach vorn gerichtetem Blick.

An dieser Komplexität setzt das funktionelle Konzept der Spiraldynamik® an. Es bietet sowohl funktionelle Orientierung als auch konkreten Nutzen für Th. und Patient. Die Herleitung erfolgt in drei Schritten:

1. Für die nicht pathologisch veränderte WS bedeutet die Fortbewegung im aufrechten Gang eine alternierende Links-Rechts-Verschraubung des Stamms und der WS, die sich als Spiralbewegung zeigt. Das externe Schrägsystem der Standbeinseite arbeitet mit dem internen Schrägsystem der Spielbeinseite synergistisch zusammen. In der Terminologie der Spiraldynamik® sind die Bewegungskomponenten der WS gleichwertig nach links und nach rechts drehende Spiralbewegungen – oder auch **Doppelspiralen.**
2. Bei der Skoliose (➤ 4.1.3.3.11) ist die WS nach dem gleichen Spiralprinzip einseitig verformt und fixiert. Statt der physiologischen Links-Rechts-Verschraubung, liegt eine einseitig fixierte Spiralstruktur vor, die exakt der räumlichen Logik einer Helix folgt.
3. Eine einseitig fixierte Spirale kann mit ihrer **Gegenspirale** spezifisch behandelt werden. Diese Behandlung erfolgt funktionell und dreidimensional auf allen drei WS-Abschnitten gleichzeitig und kann in den Alltag des Patienten integriert werden.

Daraus folgt das Prinzip der spezifischen funktionellen Korrektur von Fehlstellung, -belastung oder -steuerung durch natürliche Bewegungen. Es ist auf die Pathomechanik aller neuroorthopädischen Probleme anwendbar. Dabei werden systematisch dreidimensionale Hypo- und Hypertorsion unterschieden. Beispiele sind der Knick-Senkfuß (Pes planovalgus ➤ 4.7.5.2), bei dem eine reduzierte spiralige Verschraubung (dreidimensionale Hypotorsion) vorliegt, sowie der Hohlfuß (➤ 4.7.5.3) und der Klumpfuß (➤ 12.4.2.2), die eine vermehrte neurologische Verschraubung (dreidimensionale Hypertorsion) zeigen.

Nutzen für Th.:

- Erweiterung der Kenntnisse im Rahmen funktioneller, dreidimensionaler Bewegungsabläufe (➤ 3.19.8.6),
- Erweiterung der (blick-)diagnostischen Kompetenz mit der Fähigkeit, Störungen sicher zu erkennen,
- Entwicklung von Therapiestrategien mit Langzeitwirkung,
- Entwicklung der Fähigkeit, dem Patienten kompetent Strategien zu vermitteln,
- Qualitätssicherung, z. B. ICF-Kriterien (➤ 1.3.2), Therapieprotokoll (➤ 3.19.8.8) und Outcome-Messungen (➤ 3.19.8.9).

3.19.8.2.2 Nutzen für den Patienten

- Hilfe zur Selbsthilfe: Der Patient muss und darf aktiv sowie spezifisch zur Lösung seines Problems beitragen und kann damit seine Selbstwirksamkeit verbessern.
- Konkrete Therapieinhalte werden zu alltagsfähigen Übungen erweitert, z. B. bieten Treppe steigen und Gehen gute Möglichkeiten, chronische Fehlbelastungen auszugleichen.
- Der Transfer in Alltag, berufliche und Freizeitaktivitäten ergänzt die Therapie für einen nachhaltigen Lerneffekt und ermöglicht nachhaltigen Gesundheitsnutzen.
- Mitarbeit und Motivation des Patienten tragen einen wichtigen Teil zum Erreichen von Therapieerfolgen und deren Nachhaltigkeit bei.

3.19.8.3 Indikationen

Das Indikationsspektrum der Spiraldynamik® entspricht dem der individualisierten, problemlösungsorientierten, funktionellen Bewegungstherapie. Etablierte, klassische Indikationen:

- **Orthopädisch-konservative Anwendungen:**
  - Statische Deformitäten der WS (z. B. Skoliose, schwere Kyphose, Hyperlordose),
  - statische Deformitäten des Fußes (z. B. Spreizfuß mit Hallux valgus, Senkfuß, Hohlfuß),
  - chronisch-degenerative Erkrankungen der WS (z. B. Instabilität der LWS),
  - chronische Überlastungssyndrome von Bändern, Sehnen und Muskeln (z. B. Achillodynie).
- **Orthopädisch-traumatologische Anwendungen:**
  - Sportverletzungen (z. B. Läsion der Rotatorenmanschette ohne OP-Indikation),
  - postoperative Rehabilitation (z. B. Kreuzbandplastik),
  - Reconditioning und Trainingsaufbau (z. B. MTT ➤ 3.6),
  - Einsatz als alternative konservative Therapie, falls eine OP kontraindiziert ist (z. B. bei Risiko für Thromboembolie).
- **Neurologische Anwendungen:**
  - Erkrankungen des ZNS (z. B. Hemiplegie, Paraparese),
  - Koordinationsstörungen (z. B. Ataxie, Parkinson-Syndrom, u. a. zur Sturzprävention),
  - Perzeptionsstörungen (z. B. Polyneuropathie),
  - Muskeltonus-Regulationsstörungen (z. B. Spastik, Muskelerkrankungen).
- **Entwicklungsförderung im Kindesalter:**
  - Psychomotorische Entwicklungsverzögerung (z. B. fehlende Raumorientierung),
  - Fehlhaltungen (z. B. Knick-/Plattfuß),
  - Koordinationsstörungen (z. B. grobmotorische Dyskoordination),
  - Einsatz bei der Arbeit mit schwer- und schwerstbehinderten Kindern.
- **Gesundheitsförderung und Prävention:**
  - Einsatz zur Gesundheitsförderung am Arbeitsplatz (z. B. Bürostuhl als Fitnessgerät einsetzen) (➤ 3.1.7),
  - zur Primärprävention: Anatomische Haltungs- und Bewegungsschulung (z. B. bei Kindern),
  - zur Sekundärprävention: Änderung chronischer Fehlbelastung (z. B. nach Sportverletzungen),
  - zur Tertiärprävention: Rezidivprophylaxe (z. B. Diskushernie, Hallux valgus).
- **Sportmedizinische Anwendungen:**
  - Leistungssteigerung durch optimales Muskel-Recruitment (z. B. in der Leichtathletik),
  - Verbesserung der Bewegungsökonomie (z. B. im Langstrecken-Laufsport),

  - Verbesserung von Gleichgewicht und Sprungkraft (z. B. beim klassischen Ballett),
  - aktive Verletzungsprävention (z. B. Beinachsentraining im Fußball).
- **Chirurgische Anwendungen:**
  - Funktionelle Fußchirurgie (z. B. Sehnentransfer bei Krallenzeh),
  - Punktions- und Infiltrationstechnik (z. B. Pleurapunktion in Dreh-Dehnlagerung),
  - Berücksichtigung aller dreidimensionalen Freiheitsgrade (z. B. Knie-TEP, Geh-Robotik),
  - funktionelle Frührehabilitation (z. B. postoperative Behandlung der Achillessehne).
- **Internistische Anwendungen:**
  - Funktionelles Atemtraining (➤ 3.2, z. B. restriktive Pneumopathie),
  - Entlastung der Atemhilfsmuskulatur (z. B. obstruktive Pneumopathie),
  - Bronchialdrainage (z. B. Ausklopfen in Dreh-Dehnlagerung),
  - Beckenbodentraining (➤ 11.6.4, z. B. bei Urin-Stressinkontinenz kombiniert mit obstruktiver Obstipation).

Neben den medizinisch-therapeutischen Indikationen kommt das Spiraldynamik®-Konzept in bewegungspädagogischen Berufen zur Anwendung. Seit über zwanzig Jahren werden europaweit zielgruppenspezifische Lehrgänge in den Bereichen Sport, Tanz, Yoga, Musik- und Schulunterricht durchgeführt.

3.19.8.4 Kontraindikationen

- Lokal (Auswahl):
  - Akute Entzündungen,
  - Tumorerkrankungen,
  - Frakturen,
  - Netzhautablösung,
- schwere Allgemeinerkrankungen (z. B. Herzinsuffizienz, pAVK Stadium IV),
- mangelnde kognitive Leistungen (z. B. Schizophrenie, Demenz).

3.19.8.5 Untersuchungs- und Therapiealgorithmus

Die Basis bildet die klinisch-funktionelle Untersuchung (➤ 2.1). Nachfolgend werden zwei Besonderheiten im Untersuchungsalgorithmus gemäß Spiraldynamik® vorgestellt.

3.19.8.5.1 Pathomechanische Funktionsdiagnostik

Bsp.: Protrusion der Bandscheibe mit beginnender Arthrose im Facettengelenk im Segment L4–5.

- Ziel: Identifikation von Ursachen für die segmentale Überlastung.
- Bandscheibenmaterial ist in L4–5 und L5–S1 genetisch identisch angelegt. Es muss spezifische Pathomechanismen geben, die zur beschleunigten Degeneration in einem Segment führen.
- Häufige Konstellation:
  - Bis in den thorakolumbalen Übergang gezogene, hypomobile BWS-Kyphose (➤ Abb. 3.19.38), kombiniert mit einem muskulären Extensionsdefizit der Hüftgelenke, bedingt eine massive Überbelastung der kurzstreckigen LWS-Lordose.
  - Die chronische Überbelastung erfolgt meist richtungsspezifisch:
    - Das Extensionsdefizit der Hüftgelenke führt im Stand und Gang zu einer kompensatorischen lumbalen Zwangslordose, die kleinen Wirbelgelenke werden labilisiert und die Entwicklung einer Spondylarthrose unterstützt.
    - Das Rotationsdefizit der BWS erzwingt bei allen Drehbewegungen des Rumpfs eine unphysiologische Verlagerung der Drehbewegungen von der thorakalen in die lumbale Etage.

– Zusammenwirken beider Komponenten: Der steife Rundrücken wirkt als permanenter Hebel an den lumbalen Segmenten und akzentuiert das dort vorhandene Problem (z. B. Spondylarthrose, Listhesis, Bandscheibenproblem oder enger Spinalkanal).

3

Zusammenfassung: Die pathomechanische Funktionsdiagnostik identifiziert ungünstige Haltungs- und Bewegungsgewohnheiten, die ursächlich zum Problem beitragen. Sie können therapeutisch oder sekundärpräventiv versorgt werden. Auf diese Weise wird die Kräftigung der Rumpfmuskulatur zur individualspezifischen und differenzierten Bewegungstherapie.

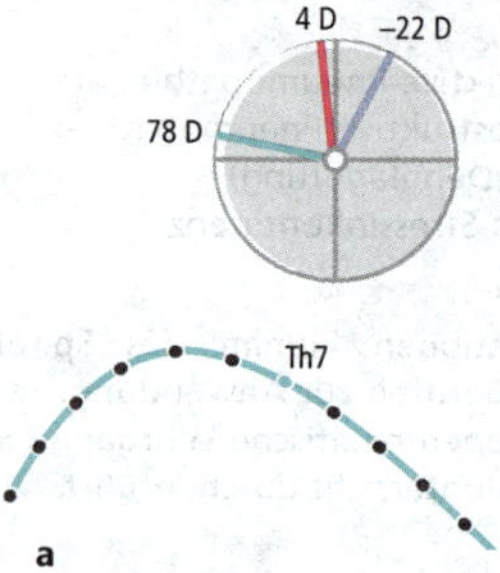

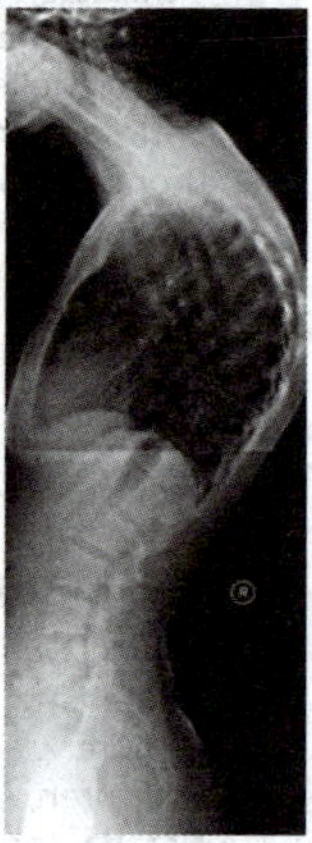

Abb. 3.19.38 Pathomechanik und Funktionsdiagnostik. Die segmentale WS-Messung ermöglicht es, die Haltung und die Beweglichkeit der WS global und segmental zu messen. **a:** Funktionsdiagnose z. B. Spinalmouse®, **b:** Strukturdiagnose z. B. Röntgenbild.

3.19.8.5.2 Kontextbezogene Funktionsdiagnostik

Die Umsetzung des Therapiealgorithmus zur Behandlung der pathomechanischen Probleme ist für den Patienten eine anspruchsvolle Herausforderung. Der (Um-)Lernprozess lässt sich in zwölf einzelne Lernschritte gliedern (➤ 3.19.8.8, ➤ Abb. 3.19.40):

1. Der Patient muss verstehen, worum es geht.
2. Sensorische Wahrnehmung der Bewegung.
3. Motorische Ansteuerung der Bewegung.
4. Mobilität muss ausreichen.
5. Stabilität muss ausreichen.
6. Umsetzung in archaischen Bewegungen wie Gehen oder Greifen.
7. Reflextraining.
8. Umsetzung in komplexere Abläufe.
9. Umsetzung am Arbeitsplatz.
10. Umsetzung im Training.
11. Der optimierte Bewegungsablauf ist automatisiert.
12. Der Zyklus kann abgeschlossen werden.

3.19.8.6 Behandlungsprinzipien

Die Spiraldynamik® ist ein anatomisch-biomechanisches Grundlagenkonzept mit einem psycho-neurologischen „Werkzeugkoffer".
Die Spiraldynamik® als **Konzept** erklärt die anatomisch-funktionellen Drehrichtungen des menschlichen Körpers, berücksichtigt ossäre Torsionen, artikuläre Beweglichkeit und muskuläre Dysbalancen. Es erklärt den Bauplan des Menschen aus evolutionsgeschichtlicher Sicht (➤ 3.19.8.1), bietet konkrete Orientie-

rungsmöglichkeiten bei häufigen neuro-orthopädischen Problemen, aber auch bei komplexen und seltenen Fragestellungen.
Spiraldynamik® als **Methode** bezieht sich auf die konkrete Umsetzung. Dafür wurden von Fach- und Lehrkräften der Spiraldynamik® effektive Werkzeuge entwickelt:

- Entwicklung innerer Bilder mit hoher emotionaler Intensität,
- sensomotorische Wahrnehmungsschulung,
- „Random Practise" nach dem Zufallsprinzip,
- Flow-Gefühl durch rhythmische Wellendynamik,
- der Alltag als perfektes Übungsfeld,
- Motivation durch messbare Therapieerfolge (➤ 3.19.8.8),
- Eigenverantwortung fördern und fordern.

Die Spiraldynamik® kann in verschiedenen Situationen flexibel eingesetzt werden. Es handelt sich um ein Leitprogramm, das durch komplexe Problemstellungen der funktionellen Diagnostik und Therapie führt. Dabei zeigt es konkrete Möglichkeiten auf, wie Probleme durch natürliche Bewegung behandelt und optimiert werden können.

Behandlungsbeispiel: Habituelle (Sub-)Luxation der Patella beim Teenager.

- Der Q-Winkel (Winkel zwischen dem resultierenden Kraftvektor des M. quadriceps femoris, der physiologisch parallel zum Femurschaft verläuft, und der Patellarsehne) ist vergrößert, der Quadrizepsmuskel zieht die Patella nach lateral.
- Mögliche Ursachen:
  - Tuberositas tibiae verlagert,
  - Genu valgum,
  - verstärkter Antetorsionswinkel des Femurs,
  - hypoplastische interkondyläre Führungsrinne.
- Nach Terminologie der Spiraldynamik® besteht pathomechanisch eine dreidimensionale Hypotorsion, d. h. eine reduzierte spiralige Bein-Verschraubung.
- Ziel: Wiederherstellung der anatomisch-funktionellen Drehrichtungen.
- Therapiemöglichkeiten:
  - Durch gezielte Aktivierung der Hüftaußenrotatoren sowie der peroneαlen und retrotibialen Muskulatur wird eine Außenrotation des Oberschenkels und relative Innenrotation des Unterschenkels beim leicht gebeugten Kniegelenk erreicht.
  - Die Beinachse wird funktionell rotationsstabilisiert.
  - Der Fuß rollt orthograd über die Großzehe ab.
  - Die gegensinnige Rotation von Ober- und Unterschenkel vermindert funktionell den Q-Winkel und damit das Risiko einer Patella-(Sub-)-Luxation.

3.19.8.7 Techniken

Der funktionelle Therapieansatz fordert permanentes Weiterlernen durch klinische Fallbeispiele der täglichen Praxis. Eine Auswahl der Techniken der Spiraldynamik® wird im Folgenden anhand von zwei Beispielen erläutert.

Fallbeispiel 1

Brustschmerz beim Joggen: Dynamische Irritation eines Interkostalnervs

Anamnese:

- Sportlehrer,
- Alter: 55 Jahre,
- Größe: 186 cm,
- Gewicht: 81 kg,
- gut trainiert.

- Autounfall mit Kontusion des Thorax durch den Sicherheitsgurt,
- seit dem Unfall: Belastungsabhängige brennend-stechende Schmerzen im linken vorderen Thorax auf Herzhöhe,
- Schmerzen treten regelmäßig beim Sport, v. a. beim Joggen auf, VAS 7 von 10 täglich,
- kardiale Ursachen des Brustschmerzes wurden ausgeschlossen,
- bisherige, zahlreiche Therapien wie PT, MT, klassische Massage und Chiropraktik waren ohne nachhaltigen Erfolg.

Inspektion und Palpation:

- Schmerzauslösung gelingt teilspezifisch durch manuellen Druck auf die paravertebrale Muskulatur Höhe Th 4–5 links sowie auf die interkostalen Nerven zwischen 4. und 5. Rippe.
- Übriger Status altersentsprechend, Becken und WS im Stand symmetrisch.

Bildgebung:

- Röntgen (➤ 2.4.14) sowie MRT (➤ 2.4.16) der BWS und LWS mit normalem Befund.

Diagnose:

- Thorakovertebrokostales Schmerzsyndrom,
- Verdacht auf Interkostalneuralgie IC 4–5 links bedingt durch mechanische Irritation im Segment Th 4–5.

Pathomechanik:

- Durchführung einer funktionellen WS-Messung als Ergänzung zur Strukturdiagnostik mittels Röntgenbild, CT oder MRT.
- Die segmentale WS-Messung MediMouse®/Spinalmouse® (digitales Inklinometer) zeigt eine komplette Blockierung des Segments Th 4–5 in der Sagittalebene.
- Der segmentale Kyphosewinkel beträgt im Stand, in der Vor- und in der Rückbeuge unverändert 4°.
- Es bestand der Verdacht, dass der 4. Interkostalnerv links beim Joggen nah an der WS mechanisch irritiert wird.
- Zur Bestätigung der Hypothese wurde eine WS-Vermessung beim Joggen mittels Sonosens® durchgeführt. (Die Messung erfolgt nach dem Prinzip der Mustererkennung, Abweichungen von der Symmetrie werden grafisch dargestellt.)
- Es wurde gezeigt, dass die WS in der Dynamik in folgendem skoliotischem Muster belastet wird: lumbal und zervikal links-konvex, thorakal rechts-konvex.
- Dieser Befund stützte die Hypothese: Die vermehrte Seitneigung der BWS nach links führt beim Joggen zur Irritation des 4. Interkostalnervs links.

Therapie: Fokus auf zwei Aspekte:

- Die dreidimensionale Mobilisierung des blockierten Segments Th 4–5 mittels spiraliger dreidimensionaler Torsion des Thorax nach links und nach rechts in SL, zunächst passiv, dann assistiv, schließlich aktiv.
- Erarbeitung des funktionellen Beckentiefstands in der Standbeinphase links mit aktiver axialer Stabilisierung der BWS, um die mechanische Irritation des Interkostalnervs funktionell gezielt zu vermeiden.

Verlauf:

- Nach der dritten Therapieeinheit war erstmalig ein schmerzfreies Joggen möglich.
- Der erfolgreiche Abschluss der Therapie wurde nach vier Therapieeinheiten erreicht.

Fazit:

1. Habituelle Fehlbelastungen stellen eine häufige und meist nicht erkannte (Teil-)Ursache für die Chronifizierung von Verletzungsschmerzen dar.

2. MT und Chiropraxis können segmentale Blockierungen lösen, selten aber das Bewegungsmuster ändern.
3. Asymmetrische Haltungs- und Belastungsmuster können beim Gehen und Joggen massiv verstärkt werden. In diesem Fallbeispiel konnte die Asymmetrie erst in der dynamischen Untersuchung identifiziert und dokumentiert werden.
4. Computerassistierte Messverfahren wie Spinalmouse® und Sonosens® ergänzen die klinische Funktionsdiagnostik (➤ 2.1, ➤ 2.4).
5. Durch die funktionelle Korrektur globaler Bewegungsmuster können segmentale Pathologien gezielt und nachhaltig therapiert werden (in diesem Beispiel die Th 4–5 Blockade durch Links-Rechts-Verschraubung des Thorax beim bipedalen Gang).

■ **Fallbeispiel 2**

Mechanischer Konflikt: Schuhe gegen Füße

Anamnese:

- Verkäuferin (Stehberuf, z. T. im Außendienst),
- Alter: 24 Jahre,
- Größe: 177 cm,
- Gewicht: 60 kg,
- sportlich aktiv, intensiv Yoga,
- seit 4 Jahren zunehmende Schmerzen an Groß- und Kleinzehen-Grundgelenken,
- beide Vorfüße werden zunehmend breiter,
- Druckschmerz in allen Schuhen,
- Schmerzintensität je nach Schuhmodell VAS von 0–9 (von 10), v. a. lateral.
- Ein Fußchirurg hat die operative Revision beider Füße auf der Groß- und der Kleinzehenseite vorgeschlagen.

Inspektion und Palpation:

- Hauptbefund: Flexible Spreizfüße, beidseitig mit Ballenbildung der Groß- und der Kleinzehe,
- lokale Rötung,
- leichte Genua vara,
- ungenügende Aktivität der Hüftaußenrotatoren.

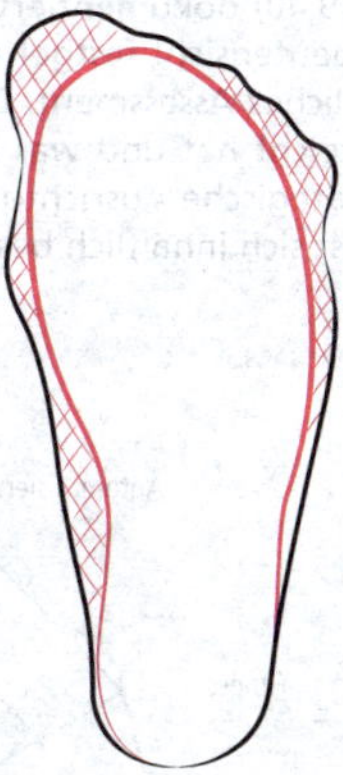

Abb. 3.19.39 Mechanischer Konflikt zwischen Fußumriss in Belastung und Schuhbreite. Im Vorfußbereich fehlen mindestens 3 cm Breite.

Diagnose:

- Metatarsalgie,
- mechanischer Konflikt zwischen Vorfuß und Schuh (➤ Abb. 3.19.39),
- angedeuteter Hallux valgus um 20–25° sowie Digitus quintus varus,
- plantare Hyperpression, Druckwerte (Fußdruckmessung ➤ 2.4.8) um 450–500 kPa (Norm < 400 kPa).

Pathomechanik:

Verantwortlich für die Ausbildung von Spreizfüßen im jungen Alter sind folgende Faktoren:

- Konstitutionell breite Vorfüße,
- laxe Bänder,
- fehlendes gezieltes Training der intrinsischen Vorfußmuskulatur,
- Mehrbelastung durch Stehberuf und polysportive Aktivitäten.

Therapie:

- Da in diesem Fall keine spezifischen Fehlbelastungen der Füße vorliegen, konzentriert sich die Therapie auf den aktiven Muskelaufbau beider Vorfüße.
- Ergänzend kann elastisches Taping (➤ 3.13.2) eingesetzt werden.

Verlauf:
Die Spreizfußentwicklung konnte nach neun Spiraldynamik® Therapieeinheiten aufgehalten und die Beschwerden signifikant und nachhaltig reduziert werden.

Fazit:
1. Vor dem operativen Eingriff wird ein konservatives Vorgehen empfohlen. Die plantare Druckbelastung (Fußdruckmessung ➤ 2.4.8) zeigt punktuelle Belastungsspitzen unter allen fünf Zehengrundgelenken, was zu starken Metatarsalgien führen kann. Die Fehlstellungen von Klein- und Großzehe sind operabel, jedoch nicht die Drucküberbelastung.
2. Es gilt einen Kompromiss zwischen Schuh-Ästhetik und Fuß-Gesundheit zu finden.

3.19.8.8 Erfolgsparameter und Dokumentation

Die Spiraldynamik® ist einem QMS verpflichtet. Die wesentlichen Elemente sind:

■ **Therapeutensicht: Zifferblattgrafik**
Die Wirksamkeit der durchgeführten Therapie wird in den Spiraldynamik®-Med Centern und -Praxen mithilfe einer excelbasierten Zifferblattgrafik (➤ Abb. 3.19.40) dokumentiert. Auf dieser werden die wichtigsten Parameter aus Therapeutensicht festgehalten. Im Verlauf der Therapie ergibt sich so ein kontinuierliches Assessment. Der Th. vergewissert sich ständig, was der Patient bereits erreicht hat und was noch nicht. Speziell die Langzeitbetreuung erfährt eine strategische Ausrichtung. Auch die parallele Betreuung durch verschiedene Th. lässt sich inhaltlich besser koordinieren.

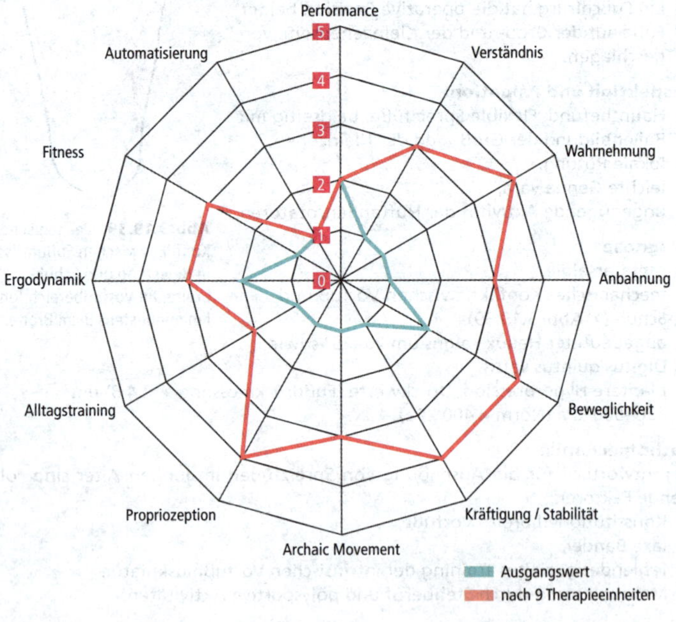

Abb. 3.19.40 Zifferblattgrafik. Einschätzung von Wirksamkeit und Fortschritt aus Therapeutensicht zu Beginn und am Ende einer Spiraldynamik® Therapieserie.

■ Arztsicht: Medizinische Datenblätter

Aus Sicht des Arztes wird die Wirksamkeit der durchgeführten Therapie zu Beginn und am Ende der Therapie durch neuro-orthopädische Befunde dokumentiert. Ergänzt werden diese durch die Resultate der computerassistierten funktionellen Diagnostik, z. B. segmentale Wirbelsäulenmessung, Video-Bewegungsanalyse oder dynamische Fußdruckmessung (➤ 2.4.8). Hinzu kommen ICD-10 Diagnoseschlüssel (➤ 1.3.1), ICF-Ziele (➤ 1.3.2), Morbiditätsindex sowie eine kategoriale Gesamtbeurteilung pro Einzel- und Falldiagnose.

3.19.8.9 Evidenz-/Bewertungslage

Um größtmögliche Aktualität in der Print- und Online-Version zu gewährleisten, stehen Informationen zu aktuell vorliegenden Studien im Online-Zusatzmaterial (➤ QR-Code) zur Verfügung.

Evidenzangaben

Literatur

3.19.9 Ganzkörpervibrationstraining

Jörn Lühmann

Mechanische Vibrationen wurden bereits vor 1000 Jahren im Rahmen von Massagetherapien mit dem Ziel, Heilungsprozesse zu unterstützen, eingesetzt (Schleip 2021). Der technische Fortschritt brachte neue Applikationsformen hervor und die Anwendungsbereiche haben sich seither weiterentwickelt, z. B. finden diverse Vibrationstrainings- und Wellnessgeräte in der PT, im sportlichen Training und im privaten Gebrauch Anwendung. Grundsätzlich lassen sich je nach Applikationsbereich globale Ganzkörpervibration (engl. whole body vibration) und lokale Vibrationsanwendungen unterscheiden. Beide Anwendungsformen nutzen mechanische Schwingungen, die über nicht invasive Methoden auf den Körper einwirken.

3.19.9.1 Geschichte

- Ganzkörpervibrationstraining ist eine Trainingsmethode, die zur Entwicklung der motorischen Hauptbeanspruchungsformen wie Kraft, Ausdauer, Beweglichkeit und Koordination eingesetzt werden kann.
- Die Ganzkörpervibration (Synonyme: whole body vibration, Biomechanische Stimulation, Biomechanische Oszillation) aus dem Trainingsbereich muss zu den Begriffen Ganzkörpervibration/-schwingungen, i. S. des Arbeitsschutzes an schwingungsintensiven Arbeitsplätzen, abgegrenzt werden (BMAS 2007).
- Bereits im 19. Jahrhundert wurden Vibrationsstimuli zu Therapie- und Trainingszwecken von Jean-Martin Charot (Neurologe, Frankreich) genutzt. Er beobachtete, dass künstlich applizierte Schwingungen positive Effekte auf den Körper und die Leistungsfähigkeit von Patienten mit Parkinson-Syndrom (➤ 8.4.8.1) haben können und konstruierte einen „schwingenden" Stuhl (Albasini et al. 2010).

- Seit 1998 sind Ganzkörpervibrationsgeräte (➤ 3.19.9.6) im freien Handel erhältlich. Seitens der Hersteller dieser Trainingsgeräte werden vielfältige Wirkungen und Effekte auf den menschlichen Organismus zugesichert, die es wissenschaftlich noch zu evaluieren gilt. In den letzten Jahrzehnten erfuhr die Anzahl an wissenschaftlichen Publikationen, in denen die Wirkung von Vibration auf den Organismus untersucht wird, einen rasanten Anstieg (➤ Link am Kapitelende).
- Lokale Vibrationsanwendungen, wie z. B. die Massagepistole (engl. muscle massage gun, percussive massage treatment) etablierten sich im Bereich der Sportphysiotherapie, des Personal Trainings und im privaten Gebrauch.

3.19.9.2 Wirkprinzip

Wichtige Eigenschaften von Vibrationen sind die Art der Schwingungen (➤ 3.19.9.6). Zudem spielt, v. a. in Bezug auf die zu erwartende Wirkung auf das entsprechende Organsystem, die Frequenz der Schwingungen eine Rolle. An den Geräten können über ein Display Frequenz und Amplitude der Schwingungen justiert werden:

- **Frequenz** (Hz): Gibt an, wie viele Schwingungen pro Sekunde vom Gerät generiert werden. Als trainingswirksame Frequenzen gelten 5–30 Hz (Burkhardt 2006).
- **Amplitude** (mm): Gibt die Auslenkung der Platte an. Unterschiedlichen Amplitudengrößen werden verschiedene Wirkungen zugesprochen (Rogan u. Hilfiker 2012). Praxiserprobte Geräte realisieren die Einstellung der Amplitude von 0–12 mm.

Die mechanischen Schwingungen wirken sich v. a. auf das sensomotorische System des Organismus aus. Die Vibrationsreize sind periphere Informationen. Sie werden von speziellen Rezeptoren in der Haut, in den Gelenken und innerhalb der Muskeln aufgenommen. An diesen Rezeptoren erfolgt die Umwandlung der Schwingungsreize in elektrische Signale, die über sensorische Leitungsbahnen an das ZNS geleitet werden. Auf diese multimodalen Reize reagiert das sensomotorische Verarbeitungsspektrum breit und mehrdimensional.

Bsp.: Gezielte Beeinflussung der Muskelkraft

- Schwingungen der Bodenplatte bewirken eine Längenänderung der Muskulatur.
- Muskelspindeln (Rezeptoren im Muskel) messen die Variation der Längenänderung und Geschwindigkeit der Dehnung.
- Bei einer schnellen Muskeldehnung ist die Reaktion des Muskels mit der Reflexprüfung durch einen Reflexhammer vergleichbar. Durch den Schlag auf seine Sehne wird der Muskel impulshaft verlängert und reagiert mit einer Zuckung.
- Über diesen monosynaptischen Reflexbogen lösen Vibrationen viele kleine Zuckungen des Muskels aus.
- Der Muskel wird verstärkt voraktiviert.
- Um die Reizschwelle der Muskelspindeln auf einem entsprechenden Niveau zu halten, werden diese Rezeptoren ständig kalibriert.
- Die Kalibrierung der Muskelspindeln erhält die muskuläre Aktivität und unterstützt die Kraftentwicklung der Muskulatur.

3.19.9.3 Anwendungsformen

- **Aktives Vibrationstraining:** Moderne Geräte bieten eine ausreichend große Standfläche und Sicherheit, um Schwingungstherapie mit aktiven Bewegungsübungen zu kombinieren. Die Anforderung an die posturale Kontrolle kann durch unterschiedliche ASTEn, z. B. Zweibein- oder Einbeinstand, Hand- oder Unterarmstütz, angepasst und mit Übungen aus dem funktionellen Training ergänzt werden. Aktuelle Untersuchungen kommen zu der Erkenntnis, dass Anwendungen von Ganzkörpervibration in Verbindung mit aktiven Übungen die neuromuskuläre Funktion verbessern (Alam et al. 2016).

- **Passives Vibrationstraining:** Der Patient liegt oder sitzt während der Anwendung, sodass kein wirksamer Trainingsreiz auf die posturale Kontrolle anzunehmen ist. Die passive Vibrationsanwendung eignet sich als Therapiemaßnahme bei inaktiven Personen, z. B. Behandlung von Patienten auf einer Intensivstation (ICU) (Wollersheim et al. 2017). Hierfür werden speziell entwickelte Geräte im Bereich der Schulter- und Beinregionen eingesetzt (Nakanishi et al. 2021). Ziel der passiven Vibrationstherapie ist es, dem Verlust an Muskelmasse und -kraft entgegenzuwirken, der infolge einer Immobilisation auftritt. Das passive Vibrationstraining kann bei ICU-Patienten sicher angewendet werden (Wollersheim et al. 2017), allerdings steht ein Wirksamkeitsnachweis derzeit noch aus.

3.19.9.4 Indikationen

Das Ganzkörpervibrationstraining wird in der Rehabilitation verschiedener Krankheitsbilder, im Rahmen der Prävention sowie des Leistungs- und Gesundheitssports genutzt. Auch der Einsatz in der Raumfahrt wird diskutiert, um dem Knochen- und Muskelmassenverlust entgegenzuwirken.

Aufgrund des Trainingseffekts von Ganzkörpervibration auf konditionelle und koordinative Fähigkeiten, wie Kraft, Beweglichkeit und insbesondere die Gleichgewichtsfähigkeit, ergibt sich ein breiter Anwendungsbereich. Mögliche Therapie- bzw. Trainingsziele sind:

- **Verbesserung der posturalen Kontrolle:** Durch die Wirkung auf die Kraft- und Gleichgewichtsfähigkeit verbessert sich die posturale Kontrolle, sodass Ganzkörpervibrationstraining eine geeignete Maßnahme zur Sturzprophylaxe ist (Rogan et al. 2011).
- **Steigerung der Alltagsaktivitäten:** Durch Ganzkörpervibrationstraining verbessern sich funktionelle Parameter, die zur Bewältigung von Aktivitäten des alltäglichen Lebens notwendig sind und durch verschiedene Tests und Assessments abgebildet werden, z. B. Gehgeschwindigkeit, Timed-Sit-To-Stand-Test oder die Handkraft (Sá-Caputo et al. 2019).
- **Vorbeugung einer Reduktion bzw. Erhöhung der Knochenmasse:** Eine Abnahme der Knochenmasse und Demineralisierung des Skelettsystems erhöhen bei kritischem Masseverlust das Frakturrisiko. Vibrationstraining kann bereits bei niedriger Reizintensität und -dauer zu einer ähnlichen Belastung des Organismus führen, wie sie z. B. durch High-impact Belastungen im Laufsport auftreten und dadurch einer Abnahme der Knochendichte entgegenwirken (De Morree 2013).
- **Steigerung der Ausdauerfähigkeit:** Einsatz der Ganzkörpervibration zur sanften Konditionierung nach Atemwegsinfekten, z. B. im Rahmen der Behandlung auf einer ICU nach Covid-19-Infektion (Sañudo et al. 2020).

Laut Empfehlungen der Gerätehersteller kann das Ganzkörpervibrationstraining außerdem eingesetzt werden zur

- Fettreduktion (z. B. bei Adipositas),
- Straffung des Gewebes,
- Kräftigung der Muskulatur (z. B. des Beckenbodens),
- Schmerzreduktion (z. B. bei Rückenschmerz).

Es sind nur wenige **Nebenwirkungen** des Ganzkörpervibrationstrainings bekannt (Rogan u. Hilfiker 2012). Dazu gehören:

- Verspannungen der Muskulatur,
- leicht juckende oder gerötete Haut.

Vor Beginn des Vibrationstrainings sollten Patienten mit bekannten Vorerkrankungen mit ihrem Th. über mögliche Nebenwirkungen sprechen.

3.19.9.5 Kontraindikationen

- Grundsätzlich sollten die notwendigen körperlichen und psychischen Voraussetzungen für das Training erfüllt sein.
- Bei frischen Frakturen, die weniger als drei Monate zurückliegen, ist das Ganzkörpervibrationstraining kontraindiziert (Michalsen 2014).
- Die Applikation von dauerhafter Vibration auf den Körper ist schädlich und in arbeitsphysiologischen Untersuchungen belegt (Haas 2008a).

3.19.9.6 Behandlungsprinzipien

Bei unsachgemäßer Nutzung birgt das Ganzkörpervibrationstraining Gefahren (Berschwin et al. 2006). Um schädigenden Einflüssen vorzubeugen, wird die konsequente Durchsetzung einer aktiven und aufrechten Körperhaltung empfohlen. Auf diese Weise werden Vibrationsimpulse von den Muskeln und nicht unkontrolliert durch die passiven Strukturen absorbiert. Die korrekte Körperhaltung während des Trainings reduziert die Fortleitung der Schwingungsimpulse in Richtung HWS und Kopfgelenke.
Die Trainingsfrequenz sollte 30 Hz nicht überschreiten. Höhere Frequenzen können von den aktiven Strukturen und viskoelastischen Geweben nicht mehr absorbiert werden. Für die Beeinflussung der Maximalkraftfähigkeit werden jedoch in einigen Trainingsprogrammen Frequenzen von bis zu 50 Hz empfohlen (Rogan u. Hilfiker 2012).

> **Optimale Körperposition:** Beim Training auf der Vibrationsplatte ist neben der Einstellung der Schwingungsparameter auch die jeweilige ASTE von wesentlicher Bedeutung. Die optimale Körperposition ist erreicht, wenn es unter Vibrationseinfluss nicht zu Wackelbildern vor den Augen kommt.

Die optimale aktivierte Aufrichtung zeigt sich in einer reaktiven und z. T. progressiven Position mit den **Schlüsselpunkten:**

- Knie- und Hüftgelenke:
  - Im Zweibeinstand leicht gebeugt,
  - in Verbindung mit einem leicht nach vorn geneigten Oberkörper (ca. 30 °) als Grundlage zur koordinierten Koaktivierung der Beinmuskulatur und Sicherung achsenstabiler Verhältnisse.
- Becken:
  - Bildet innerhalb der Aufrichtung eine „diplomatische Vermittlungsrolle" zwischen Oberkörper und unterer Extremität,
  - die Beckenstellung beeinflusst die harmonische Schwingung der LWS direkt.
- LWS:
  - Stabilisierung durch die korrekte Aktivierung der Bauch- und Rückenmuskulatur als wichtige Voraussetzung für das Training auf der Vibrationsplatte,
  - Haltungsschulung zur Vorbereitung eines nachhaltigen Trainings.
- BWS, Schultergürtel, HWS und Kopf:
  - Wesentlicher Einfluss auf die Gesamtposition des Trainierenden,
  - Vorbereitung durch intensive Wahrnehmungsschulung der Körperhaltung und posturale Kontrolle in der Dynamik.

Neben der Körperhaltung und eigenen Wahrnehmung bez. der Stellung der Körpersegmente im Raum sind die Frequenz und Amplitude (➤ 3.19.9.2) entscheidend.
Weitere Trainingsparameter hängen vom Leistungsniveau des Trainierenden (z. B. Durchgangs-, Satz- oder auch Serienanzahl s. u.) und von der individuellen Zielstellung ab.

- Oberstes Trainingsprinzip: Nur qualitativ hochwertige Übungsausführung zulassen (eine reduzierte Ausführungsqualität ist ein deutliches Zeichen für einen überforderten Organismus).

- Reizdauer: 30 Sekunden bis 2,5 Minuten.
- Trainingswirksame Reizumfang: 3–8 Sätze.
- Anpassung der Pausen zwischen den Sätzen entsprechend der Reizdauer:
  - Bei sportlich Fortgeschrittenen kann die Pausenzeit verkürzt sein (z. B. eine Minute nicht überschreiten).
  - Empfehlung: 2–4 Trainingseinheiten pro Woche.
- Zeitlicher Aufwand für das Training: Etwa 30 Minuten gelten als ausreichend. Seitens der Gerätehersteller (➤ 3.19.9.7) wird dem Training bei dieser Reizdauer höchste Effektivität attestiert.

Ganzkörpervibrationstraining ist eine adjuvante Trainingsmaßnahme. Sie ersetzt keinesfalls eine zielführende körperliche Ausarbeitung auf Basis sportwissenschaftlicher Erkenntnisse. Allerdings kann das Ganzkörpervibrationstraining dazu dienen, das Training abwechslungsreicher zu gestalten. Aufgrund des geringen körperlichen Aufwands und der Belastungsdauer kann diese Trainingsart Patienten mit eingeschränkter Leistungsfähigkeit unter Berücksichtigung der Kontraindikationen unterstützen. Vibrationsreize bieten eine weitere Möglichkeit, den menschlichen Organismus mit neuen und unbekannten Trainingsreizen aus seiner homöostatischen Komfortzone zu holen.

3.19.9.7 Hilfsmittel

Vibrationen werden apparativ durch Geräte erzeugt, diese bestehen meist aus einer Grundplatte mit Standfläche und Antriebssystem sowie einem Stativ mit Haltemöglichkeit und Bedienelementen. Zu empfehlen sind die Trainingsgeräte von Galileo®, PowerPlate®, XSAM, Life Plate®, Skandika und MOVIT®.
Die Vibrationsgeräte unterscheiden sich äußerlich, durch die Generierung der Schwingungen und der Konstruktion der Standflächen voneinander:

- Die einteiligen Standflächen bewegen sich entweder vertikal im Raum auf und ab oder die Vibrationsplatten sind mittig gelagert, sodass Bewegungen nach rechts und links ausgeführt werden. Beide Systeme generieren sinusoidale Schwingungen.
- Geräte mit geteilten Standflächen erzeugen stochastische oder randomisierte, dreidimensionale Schwingungen. Diese Vibrationsapplikation wirkt sich hemmend auf die Anpassungsgeschwindigkeit des Organismus aus, sodass Gewöhnungseffekte verlangsamt werden können. Es reichen schon milde Stimulationsintensitäten, um neurophysiologische Wirkungen zu erzielen.

Exkurs: Vibrationsgeräte zur lokalen Applikation
Neben dem Ganzkörpervibrationstraining ist auch eine lokale Applikation von Vibrationsstimuli mit speziell entwickelten Geräten möglich, z. B. Vibraxgerät zur Sekretolyse (➤ 3.2.8.3), Handvibrationsgeräte zur Tiefenstimulation von Muskulatur im Bereich Rehabilitation, Sport- und Schmerztherapie, Massagepistolen zur (Selbst-)Behandlung beanspruchter myofaszialer Strukturen mit dem Ziel einer Reduktion des Muskeltonus und der Schmerzintensität.

3.19.9.8 Evidenz-/Bewertungslage

Um größtmögliche Aktualität in der Print- und Online-Version zu gewährleisten, stehen Informationen zu aktuell vorliegenden Studien im Online-Zusatzmaterial (➤ QR-Code) zur Verfügung.

Evidenzangaben *Literatur*

3.19.10 Schmerztherapie nach Liebscher und Bracht

Petra Bracht, Roland Liebscher-Bracht

3.19.10.1 Geschichte

- Die Schmerztherapie nach Liebscher und Bracht (LNB) entstand 1986.
- Petra Bracht arbeitete als Ärztin und bemerkte, dass ihr Werkzeuge im Bereich Prävention und zur ursächlichen Therapie von Krankheiten und Schmerzen fehlten.
- Sie lernte Therapien aus der Naturheilkunde, der TCM und der Ernährungsmedizin kennen, mit letzterer konnte sie gute, aber nicht durchgängige Erfolge bei Schmerzpatienten erzielen.
- Roland Liebscher-Bracht unterrichtet seit 1985 professionell Kampfkunst. Die Basis für seine biomechanischen Erkenntnisse in der Schmerzentstehung war sein Studium im Fachbereich Wirtschaftsingenieurwesen/Maschinenbau.
- Seit 1986 beobachtete er, dass Schmerzen, die laut Diagnose der Ärzte nicht hätten beeinflussbar sein dürfen, bei Teilnehmern an seinen Selbstverteidigungskursen nachließen oder vollständig beseitigt werden konnten.
- Er systematisierte schmerzlindernde Bewegungsübungen anhand der genetisch festgelegten Struktur des Bewegungsapparats, ordnete sie definierten Schmerzen zu und wendete unterschiedliche Manualtechniken an, um die Muskulatur zu beeinflussen.
- Die Evaluation des Wirksamkeit erfolgte parallel durch Beobachtungen der Schmerzreduktionen bei Patienten und Schülern der Bewegungskurse, dadurch konnten die Manualtechniken stetig optimiert und ein vollständiges System muskulär-faszialer Übungen entwickelt werden, die Engpassdehnungen (➤ 3.19.10.5.3) genannt wurden.
- Darauf aufbauend entstand, neben der Schmerztherapie, ein Präventivsystem (FaYo – FaszienYoga) als erstes System aufeinander aufbauender Übungen zur langfristigen Erhaltung der Schmerzfreiheit und der Optimierung des menschlichen Bewegungssytems.

3.19.10.2 Wirkprinzip

■ Neue Schmerztheorie

Die seit 1986 immer detaillierter ausformulierte neue Schmerztheorie entstand aus der Praxis durch den Umgang mit Schmerzpatienten und Teilnehmern an Bewegungskursen als ein Erklärungsmodell der schmerztherapeutischen Liebscher und Bracht-Realität. Das Erklärungsmodell ermöglicht eine logische Nachvollziehbarkeit von schmerzverstärkenden oder -lindernden Effekten. Erklärt werden die Wirkungen der unterschiedlichen Theorien sowie Ungereimtheiten der herkömmlichen Schmerzentstehungsmodelle (z. B. Modell der Gate-Control-Theorie ➤ 3.5.7.3.3, bio-psycho-soziales Schmerzmodell ➤ 3.18). Es werden bislang offene Fragen aus der herkömmlichen Schmerztherapie beantwortet, z. B.

- Auftreten von Rückenschmerzen ohne Schädigung an den Strukturen,
- Bandscheibenvorwölbungen oder -vorfälle, ohne dass Patienten Schmerzen angeben,
- Auftreten chronischer Knieschmerzen ohne Schädigung der Gelenkknorpel,
- Vorliegen einer Kniegelenksarthrose ohne Schmerzen,
- die gleichen Schmerzen nach Einsetzen einer Knie-TEP wie vor der OP.

Liebscher und Bracht entdeckten, dass über 90 % der heute auftretenden Schmerzzustände **Alarmschmerzen** sind. Durch Auslösen des Schmerzes werden Bewegungen, die Schäden hervorrufen können, verhindert. Das Vorliegen von Alarmschmerzen kann durch die von Liebscher und Bracht entwickelte Osteopressur (früher Schmerzpunktpressur ➤ 3.19.10.5.2) geprüft werden.
Diese Erkenntnisse verändern die Schmerztherapie grundlegend. Schmerz wird nun als positives Signal verstanden. Erkennt der Th. dieses Signal, können syste-

matisch die muskulär-faszialen Bedingungen beim Patienten wiederhergestellt und die Schmerzen reduziert werden.

■ Schmerzentstehung an Gelenken

Physiologische, genetisch vorgegebene Gelenkfunktion: Die Gelenke des menschlichen Körpers bestehen aus mind. zwei Knochen, die sich im Berührpunkt relativ zueinander bewegen können. Durch eine Kapsel werden sie zusammengehalten. Die äußere Schicht der Kapsel stabilisiert, die innere produziert Synovialflüssigkeit. Bänder können die Kapsel zusätzlich stabilisieren. Auf den Berührflächen des Gelenks sind Knorpel aufgelegt, welche die Relativbewegung abdämpfen und ein Gleiten ermöglichen, um den Verschleiß zu minimieren.

Durch Muskeln und Faszien werden die Knochen aktiv oder passiv in Bewegung versetzt. Sie erzeugen Zugspannungen, die nur reaktiv zu Druckspannungen führen können. Damit die Zugspannung des Muskels eine Bewegung des Knochens erzeugen kann, muss der antagonistische Muskel nachgeben.

Um die erzeugte Bewegung möglichst verschleißfrei zu gestalten, generiert das Bewegungszentrum des Gehirns in den Basalganglien, einem Teil des limbischen Systems, eine sog. Steuerspannung. Diese entsteht in der antagonistischen Achse. Nur so kann das Gelenk derart eingestellt werden, dass es optimal belastet wird. Die Steuerspannungen der Gelenke und Ansteuerungen der agonistischen Muskeln werden durch Training (das 24-stündige Bewegungsprofil jedes Menschen) ständig verändert. Mithilfe der Schmerztherapie nach Liebscher und Bracht kann durch Osteopressur (➤ 3.19.10.5.2) die Ansteuerung der Struktur normalisiert werden. Damit ist eine grundlegende Ursache der Schmerzen behandelt. Die Symptome werden gelindert, wenn das strukturelle Umfeld „reif" dafür ist. Wird der Schmerz lediglich in der Struktur behandelt, bietet dies nur kurzfristige Linderung, da das Bewegungsverhalten des Menschen, das für die Fehlentwicklung gesorgt hat, bestehen bleibt. Das Symptom Schmerz kann erneut auslösen (➤ 3.19.10.5.4). Nur durch Löschung der Fehlprogramme in den Basalganglien und die nachfolgende korrekte Neuprogrammierung durch die exakt passenden therapeutischen Engpassdehnungen (➤ 3.19.10.5.3), kann das Bewegungssystem des Menschen schmerz- und verschleißfrei funktionieren.

Aus den antagonistisch und agonistisch wirkenden Kräften resultiert eine Druckkraft, die auf den Gelenkknorpel wirkt. Durch sie wird die Ernährung des Knorpels sichergestellt. Belastung drückt die Abfallstoffe hinaus. Durch Entlastung kann der Knorpel Synovialflüssigkeit und Eiweißbausteine, deren Qualität von der Ernährung des Patienten abhängt, aufnehmen.

Ein Gelenk, das belastet wird, unterliegt immer einem kleinen physiologischen Verschleiß. Der Knorpel und die anderen Gelenkstrukturen werden jedoch ständig erneuert und wiederaufgebaut.

Aus LNB-Sicht hält ein solches Gelenk ein Leben lang. Es gibt keinen Grund für übermäßigen Verschleiß oder Schmerzen. Voraussetzung ist, dass die Gelenke vollständig in ihrem genetisch festgelegten Bewegungsausmaß bewegt werden und ihnen genug gute Nährstoffe zur Verfügung stehen.

Unphysiologische, schmerzhafte Gelenkfunktion: Gegensätzlich zum normalen Idealzustand zeigen viele Gelenke Verschleißerscheinungen und verursachen Schmerzen, unabhängig vom Alter der Patienten. Liebscher und Bracht definieren zwei Ursachen:

1. **„Engwinkelige Bewegungen":**
   - Bewegungsführung, die nur einen geringen Bereich des genetisch festgelegten Bewegungsausmaßes nutzt, ausgelöst durch Beruf, Hobby oder Sport. Beispielsweise führen die Finger- und Handgelenkbeuger bei Bürotätigkeit/Arbeiten mit Tastatur täglich viele Anschläge mit einer Belastung von 8 g aus. Summiert man dies auf, werden nach einer Arbeitswoche über 2.000 kg „einseitig bewegt".
   - Der Körper ist darauf ausgelegt, ökonomisch zu arbeiten. Bei Bewegungen, die oft ausgeführt werden, wird eine erhöhte Vorspannung in die

jeweiligen Muskelfasern geschaltet. Nach jeder Kontraktion verbleibt eine sog. **Restkontraktion,** die in den Basalganglien abgebildet wird.
  - Bei wiederholten Betätigungen erhöht sich durch die summierten Restkontraktionen die Vorspannung in der Muskulatur.
  - Es folgt die Anpassung der Faszienstruktur. Die Fibroblasten weben die Faszie kürzer, die Faszienforschung konnte nachweisen, dass sie zunehmend verfilzt.
  - Bei o. g. Bürotätigkeit/Arbeiten mit Tastatur sind die Finger in der Ruheposition der Hand immer mehr gebeugt, da sich die agonistischen Spannungen zunehmend verstärken.
  - Als Folge verstärken sich antagonistische Spannungen. Sehnenscheidenentzündung, Karpaltunnelsyndrom (➤ 4.4.2, ➤ 8.4.10.4.3), Tennis- oder Golfellenbogen (➤ 4.3.2.1) können sich als Symptome zu hoher Zugspannung entwickeln.
- Zu hohe Spannungen wirken auf die Biomechanik der Gelenke, die Druckbelastung steigt.
- Liebscher und Bracht gehen davon aus, dass die Spannungen um die Gelenke von den zuständigen Rezeptoren jederzeit genau gemessen werden. Zum Schutz vor zu hohen unphysiologischen Belastungen der Strukturen werden auf diesem Wege ausgleichende Reaktionen hervorgerufen.
- Im periaquäduktalen Grau (PAG), das permanent mit den Basalganglien kommuniziert, ist ein **„Alarmschmerzprogramm"** installiert, dieses wird aktiviert und verhindert die Ansteuerung der agonistischen Struktur.
  - Das Alarmschmerzprogramm projiziert einen Alarmschmerz (➤ 3.19.10.4) und blockiert an der Stelle die Bewegung, die zur Schädigung führen würde.
  - Der Alarmschmerz existiert unabhängig von einer Schädigung der Struktur.
  - Die Existenz des Alarmschmerzes macht es möglich, die Ungereimtheiten der Schmerzentstehungsmodelle (s. o.) aufzuklären.
- Der Verschleiß ist abhängig von den muskulär-faszialen Spannungen und nicht vom Alter oder der Beanspruchung der Gelenke.
- Die erste Ursache für die Entstehung von Schmerzen und Schädigungen, wie Verschleiß und Arthrose, sind die sich immer weiter aufsummierenden Restkontraktionen mit Verkürzungen und Verfilzungen der Faszie in der Folge.

2. **„Einwinkelige Positionen":**
- Positionierung des Körpers in fixierten Winkeln über längere Zeiträume ohne Ausgleich.
- Die Faszien sind ein lebendiges System, bei Nichtbelastung werden sie abgebaut oder verfilzen. Bei abnehmender Belastung folgt umgehend eine Umstrukturierung. Nicht genutzte Muskeln und Knochen können nach nur wenigen Wochen fast die Hälfte ihrer Masse verlieren.
- Eine zentrale Rolle spielt das häufige Sitzen. Der Mensch verbringt fast 15 Stunden täglich in „sitzender" Position (dazu gehört auch Schlaf mit angewinkelten Beinen), was Auswirkungen auf die Länge bestimmter Faszien und Muskeln hat:
  - Der M. iliopsoas ist im Sitz deutlich kürzer als im Stand.
  - Der gerade Bauchmuskel ist in der häufig rumpfflektierten Sitzhaltung kürzer.
  - Die Strukturen werden tendenziell immer kürzer, da die Fibroblasten die Faszie permanent in eine immer unflexiblere Geometrie der Verfilzung und damit kürzer weben.
- Weitere Auswirkungen „einwinkeliger" Positionen:
  - Die Zugspannungen zur Flexion des Rumpfs und der Hüfte nehmen zu.
  - Der Körper wird nach vorn gezogen.

  - Das Drehmoment nach vorn wird größer, die Rücken- und Hüftstrecker müssen immer mehr Kraft aufbringen, um das Gegendrehmoment nach hinten zu erhöhen.
  - Die Rückenmuskulatur wird permanent belastet und stärker, aber chronisch verkrampft.
  - Folgen für die WS: Die Druckkraft auf die Bandscheiben steigt unphysiologisch.
- Zusätzlich wird bei Gewichtszunahme ventral der WS der Schwerpunkt weiter nach vorn verlagert und verstärkt diese Problematik.

Schmerz nach „einwinkeliger Position" (Bsp.): Patient nach langer Autofahrt.

- Problem: Aufrichtung der WS nur langsam und etappenweise möglich, da bereits Alarmschmerz geschaltet wird.
- Ursache des Alarmschmerzes:
  - Durch Sitz in flektierter Hüft- und Rumpfposition für längere Zeit haben sich ventrale Muskeln und Faszien (M. iliopsoas und M. rectus abdominis) an die verkürzte Schonhaltung „gewöhnt".
  - Bei der Aufrichtung müssen die ventralen Strukturen als Antagonisten der Extension von Hüfte und Rumpf nachgeben. Weil sie zu kurz und unflexibel geworden sind, erzeugen sie eine Gegenspannung gegen die aufrichtenden Kräfte.
  - Es entsteht eine zunehmend große Druckkraft auf die Bandscheiben.
  - Ist der Druck so hoch, dass er die Bandscheiben gefährdet, wird das Alarmschmerzprogramm im PAG aktiviert und projiziert Alarmschmerz (s. o.).
- Folge des Alarmschmerzes:
  - Der Antagonist (Rückenstrecker) wird in der Kontraktion gestoppt.
  - Bei weiteren Aufrichtungsversuchen wird an der ventralen Struktur gezogen, die daraufhin etwas nachgibt, wodurch der Druck in den Bandscheiben sinkt.
  - Rezeptoren messen den Druckverlust und der Alarmschmerz wird reduziert.
  - Der „Hexenschuss" stellt den Extremfall dieser Situation dar, entsprechend unnachgiebiger ist die ventrale Kette. Sie ist mit herkömmlichen Mitteln nur schwer zu lösen.

■ Therapeutische Wirkungen der Schmerztherapie nach Liebscher und Bracht

- Schmerzreduzierung nach Liebscher und Bracht bedeutet **Steigerung der Lebensenergie und Leistungsfähigkeit:**
  - Energie geht nicht verloren, sie kann lediglich umgewandelt werden,
  - die nach außen wirkende agonistische Kraft wird von den Gegenkräften der verkürzten Antagonisten behindert (s. o.) (vergleichbar mit einer leicht angezogenen Handbremse),
  - die antagonistischen Gegenkräfte bewirken größere Druckbelastungen auf die Gelenkknorpel oder Bandscheiben (die Handbremsbeläge), die verschleißen.
  - Durch LNB können die Gegenkräfte gemindert werden, die Energie steht dem Körper wieder zur Verfügung (die volle PS-Zahl des Motors wird wieder nutzbar).
- Schmerzreduzierung nach Liebscher und Bracht ermöglicht die **Befreiung eingeengter Strukturen:**
  - Nerven und Gefäße werden durch muskulär-fasziale Engpässe, Verkürzungen, Verfilzungen sowie Überspannungen in Muskulatur und Bindegewebe eingeengt.
  - Durch Lösen der Verspannungen werden die Nervenleitfähigkeit und der Flüssigkeitstransport in den Gefäßen verbessert oder ganz wieder hergestellt.

  - Positive Beeinflussung oder Beseitigung von Fußheberschwäche, nächtlichem Kribbeln in Fingern oder Füßen, Blutdruck und venösem Rücktransport möglich.
- Schmerzreduzierung nach Liebscher und Bracht schafft **Voraussetzungen für die individuell bestmögliche Gesundheit:**
  - Grundlage bildet das Erklärungsmodell der vier Herzen nach Liebscher und Bracht:
    - Außer dem ersten Herzen, dem menschlichen Organ, gibt es das Bild drei weiterer Herzen, die direkt von der muskulären Betätigung aller Körperteile abhängig sind.
    - Das zweite Herz steht für die Venenklappen und die Kapillarklappen im venösen Teil der Haargefäße.
    - Das dritte Herz steht für das Bindegewebe, das den Zwischenzellraum im Körper durchzieht. Die moderne Faszienforschung hat nachgewiesen, dass das Bindegewebe Strömungskanäle bildet, durch die Nährstoffe bis an alle Zellen transportiert werden.
    - Das vierte Herz steht für piezoelektrische Effekte, durch die der Körper große Anteile der elektrischen Spannung bezieht, die er zur Aufrechterhaltung der 70 Millivolt in den Wänden gesunder Zellen benötigt.
  - Die Herzen zwei bis vier können nur in den Körperregionen ihre volle Funktion entfalten, in denen alle vorhandenen Muskeln regelmäßig kontrahiert werden.
  - Da Menschen ihre Bewegungsmöglichkeiten nur etwa zu 15 % nutzen, bedeutet das, dass in den vergleichbaren 85 % der unbewegten Gewebe die Zellen nur minimal versorgt sind und Abfallprodukte nur unzureichend entsorgt werden können.
  - Nach der LNB-Gesundheitslehre ist dies die grundlegende Ursache der meisten Krankheiten.
  - Durch die LNB-Schmerztherapie werden die Voraussetzungen geschaffen, sich wieder schmerzfrei bewegen zu können.
  - Mit der LNB-Bewegungstherapie entwickelten Liebscher und Bracht ein körperliches Übungssystem, um das Bewegungsrepertoire des Menschen wieder entfalten zu helfen.
  - Mit der LNB-Gesundheitstherapie lernt der Mensch, mit welchen Nahrungsmitteln, in welchem optimalen Umfeld, in welcher psychisch besten Verfassung er leben sollte, um sein Gesundheitspotenzial bestmöglich ein Leben lang nutzen zu können.

3.19.10.3 Indikationen

Die Schmerztherapie nach Liebscher und Bracht kann bei allen Alarmschmerzen angewendet werden. Prinzipiell kann jeder Schmerz vollständig oder teilweise ein Alarmschmerz sein (➤ 3.19.10.4).
Folgende Schmerzen stellen sich meist als Alarmschmerzen heraus:
- Migräne,
- Kopfschmerzen, Trigeminusneuralgie, Interkostalneuralgie,
- frozen Shoulder, Impingement, Kalkschulter, Schulter-Arm-Syndrom,
- Epikondylitis, Karpaltunnelsyndrom, Sehnenscheidenentzündung,
- Wirbelgleiten, Spinalkanalstenose, chronische Rückenschmerzen, ISG-Schmerzen,
- Lumbago, Lumboischialgie, Ischialgie, Bandscheibenvorwölbungen und -vorfälle,
- Leistenschmerzen, Gesäßschmerzen, Schambeinentzündung,
- Beinlängendifferenzen,
- Knieschmerzen, Meniskus- und Bänderschmerzen,
- Achillessehnenreizungen,
- Arthrose und Schmerzen aller Gelenke,

- Fibromyalgie, Weichteilrheumatismus,
- alle Schmerzen, die mit Nervenreizungen, Entzündungen, dem Schmerzgedächtnis, Chronifizierung oder der Psyche in Zusammenhang gebracht werden (➤ 3.17, ➤ 3.18).

In über 90 % der Fälle können durch die Schmerztherapie nach Liebscher und Bracht die Schmerzen bereits in der ersten Behandlung deutlich reduziert oder ganz beseitigt werden. Die Höhe dieser Reduzierung beweist, dass es sich bei diesem Anteil um Alarmschmerzen handelt.

3

3.19.10.4 Untersuchungsalgorithmus

Nach Liebscher und Bracht wird differenzialdiagnostisch gearbeitet. Jeder Schmerz wird zunächst mit Osteopressur (➤ 3.19.10.5.2) behandelt, um die Höhe des Alarmschmerzanteils zu eruieren. Bringt diese in der ersten Behandlung keine deutlichen Ergebnisse, weist dies auf andere, nicht muskulär-fasziale Ursachen hin (z. B. indirekte Faktoren: Ernährung, Umfeld und Psyche). Bleiben auch die positiven Einflüsse der indirekten Faktoren ohne Wirkung, muss mit allen heute zur Verfügung stehenden Verfahren untersucht und therapiert werden.

Schmerzarten nach Liebscher und Bracht

Bei Liebscher und Bracht werden Schmerzen nach funktionellen Kriterien eingeteilt:

- **Alarmschmerzen:** Alarmschmerzen sind muskulär-faszial bedingte funktionelle Schmerzen. Sie werden vom Körper projiziert, um Schäden an der Körperstruktur zu vermeiden. Zusammen mit Überlastungsschmerzen bilden sie über 90 % der auftretenden Schmerzen.
- **Überlastungsschmerzen:** Überforderte Muskeln schmerzen durch Überlastung, wenn sie die Haltearbeit nicht mehr leisten können. Überlastungsschmerzen sind muskulär-faszial bedingte funktionelle Schmerzen.
- **Schädigungsschmerzen:** Die Körperstruktur ist durch Überlastungen so geschädigt, dass Schmerzen auftreten. Diese Schmerzen haben meist auch einen muskulär-faszialen Anteil.
- **Verletzungs- und Unfallschmerzen:** Schnitte, Frakturen, Prellungen und Schmerzen durch jegliche andere Verletzungen. Auch sie haben meist einen muskulär-faszialen Anteil.
- **Krankheitsschmerzen:** Krebs, Hirntumor, Blinddarmentzündung, Zahnschmerzen, Ohrenschmerzen, Schmerzen bei grippalen Infekten u. a. Alle Schmerzen, die von oder bei organisch kranken Geweben hervorgerufen werden. Sie haben ebenfalls meist einen muskulär-faszialen Anteil.

3.19.10.5 Behandlungsprinzipien

3.19.10.5.1 Ablauf einer Behandlung nach Liebscher und Bracht

- Behandlungsdauer: 45–60 Minuten.
- Anamnese (➤ 2.1.2):
  - Festlegung des Schmerzorts (Punkt, Linie oder Fläche) auf einen Zentimeter genau,
  - Erfassung der schmerzauslösenden Position in der Ganzkörperkette,
  - Nutzung spezieller Winkeleinstellungen nach Liebscher und Bracht, die bei Bedarf fotografisch festgehalten werden.
- Aufklärung des Patienten:
  - Erklärung der Entstehung von muskulär-faszial bedingten Schmerzzuständen,
  - Bezug auf den individuellen Schmerz des Patienten, den Patienten „abholen".
- Osteopressur (➤ 3.19.10.5.2),
- Engpassdehnungen (➤ 3.19.10.5.3).

3

3.19.10.5.2 Osteopressur

- Während der Behandlung nach Liebscher und Bracht erfasst der Th. die Empfindlichkeit der Schmerzorte, durch diese kann er einschätzen, wie aktiv die Alarmschmerzrezeptoren (freie Nervenenden, interstitielle Rezeptoren in Periost und den obersten Schichten der festen Knochenhülle) sind.
- In diesem Zusammenhang nimmt der Th. die muskulär-fasziale Situation des Patienten auf, er fühlt, wo die hauptsächlichen Engpässe sind und behandelt exakt diese mit physischem Druck, um sie zu deaktivieren.
- Das Deaktivieren führt über die Nerven zur Löschung des Anteils des Alarmschmerzprogramms im Gehirn (PAG), es wird ein „Reset" der Programme in Basalganglien und PAG durchgeführt.
- Mit der Löschung wird die Ansteuerung der Faser durch die Basalganglien verändert und die überhöhte Anspannung reduziert, die Positionierungen der Muskelfaszien zueinander verändern sich.
- Rezeptoren messen diese Veränderungen und leiten diese – je nach Hierarchie – bis in die Basalganglien zurück, wo die Steuerspannungen angepasst werden.
- Ist die Struktur weniger oder nicht mehr gefährdet, wird der Alarmschmerz des Patienten reduziert. Messen die Rezeptoren keine Bedrohung der Strukturen, ist der Alarmschmerz beseitigt.
- Kann eine deutliche Schmerzreduktion oder -beseitigung erreicht werden, beweist dies das Vorliegen von muskulär-faszial ausgelösten Alarmschmerzen.
- Liegen Alarmschmerzen vor, kann durch das Üben der sog. Engpassdehnungen (➤ 3.19.10.5.3) mind. das Behandlungsergebnis dauerhaft gehalten werden.
- Die deutliche Schmerzreduktion bereits nach der ersten Therapieeinheit wirkt motivierend auf den Patienten.
- Liebscher und Bracht gehen davon aus, dass das Alarmschmerzprogramm dem sog. Schmerzgedächtnis (➤ 3.17.2.1) bei chronischen Schmerzen entspricht.
- Mit dem Alarmschmerz soll auch das Schmerzgedächtnis durch Osteopressur gelöscht werden können.

3.19.10.5.3 Therapeutische Engpassdehnungen

- Die Systematik der therapeutischen Engpassdehnungen entstand aus jahrelanger Bewegungs-, Dehnungs-, Kräftigungs- und Ansteuerungserfahrung in der Ausübung diverser Kampfkünste (➤ 3.19.10.1).
- Liebscher-Bracht isolierte zwölf muskulär-fasziale Akutengpässe und 15 Primärengpässe, die für Alarmschmerzen verantwortlich sind.
- Mithilfe der Engpassdehnungen kann die durch Osteopressur (➤ 3.19.10.5.2) erreichte Schmerzreduktion oder -beseitigung dauerhaft im PAG programmiert werden.
- Folgende Kriterien müssen erfüllt sein:
  - Die Übungen müssen unabhängig von Alter und körperlicher Leistungsfähigkeit ausgeführt werden können.
  - Übungsbeginn mit sehr niedrigen Anforderungen, individuelle Steigerung bis zur max. körperlichen Leistungsfähigkeit.
- Es gibt 27 Engpassdehnungen, die in jeweils sieben Ausführungsschritte gegliedert sind.
  - Sie bestehen aus aktiven und passiven Dehnungen, isometrischer Kräftigung und endgradigen Anspannungen sowie Ansteuerungen.
  - Sie wirken funktionell. Gedehnt wird exakt die Struktur, die in definierten Bewegungswinkeln die Bewegung behindert, meist sind das Faszien.

- Die Kombination der sieben Ausführungsschritte in einem festgelegten Übungsablauf ist ein von Liebscher und Bracht entwickeltes Novum im Bereich der Dehnung (➤ 3.5.7).
  - Die erreichbaren strukturellen Veränderungen zeigen teilweise ab dem ersten Behandlungstag positive Ergebnisse.
  - Innerhalb kurzer Zeit kann die zur Arthrose führende Gelenkbelastung massiv, z. T. auf das physiologische Maß reduziert werden.
  - Bewegungsleichtigkeit und erreichbares Bewegungsausmaß nehmen zu.
  - Die nach der Behandlungen bestehenden Restschmerzen werden gemindert.

3.19.10.5.4 Schmerztherapie nach Liebscher und Bracht im Kontext anderer Modelle

Die Schmerztherapie nach Liebscher und Bracht hat Alleinstellungsmerkmale im Bereich der PT, der Manualtherapie und der Osteopathie (➤ 3.9.1). Der Hauptunterschied zu den anderen Verfahren liegt darin, dass durch Osteopressur bewusst die interstitiellen Rezeptoren im Periost als Rezeptoren für Alarmschmerz angesprochen werden. Ziel ist, über die Basalganglien die antrainierten schädigenden Programme zu löschen (➤ 3.19.10.2) und damit das PAG zur Minderung des Alarmschmerzes zu veranlassen. Dadurch ist es möglich, bereits in der ersten Behandlung zu verifizieren, ob der vorliegende Schmerzzustand durch muskulär-fasziale Spannungsüberhöhungen verursacht wird. Des Weiteren bewirkt die Osteopressur, dass der Schmerz, wenn er muskulär verursacht ist, direkt um 70 bis 100 % während einer Behandlung gemindert werden kann. Es wird empfohlen, jede Art von Schmerz zunächst mit der Technik der Osteopressur zu behandeln, da sie natürlich und frei von Nebenwirkungen für den Patienten ist. Der Schmerzanteil, der nicht beeinflussbar ist, kann im Anschluss mit den herkömmlichen Methoden behandelt werden.
Liebscher und Bracht schlagen aufgrund dieser bisher vorliegenden Anwendungsbeobachtung (➤ 3.19.10.6), der Studienergebnisse (➤ 3.19.10.6) und der Erfahrungen mit Patienten seit 1986 vor, dass die Schmerztherapie nach Liebscher und Bracht fester Bestand des multimodalen Modells wird. Sie eignet sich zur Differenzialdiagnostik, da sie viele der heute am häufigsten vorkommenden Schmerzzustände und deren Begleitsymptome stark reduzieren und beseitigen kann. Durch die hohe Wirksamkeit kann das Leiden v. a. chronischer Schmerzpatienten maßgeblich verringert werden. Die durch Schmerzen verursachten Kosten könnten gesenkt werden. Zudem steigt die Motivation der schmerztherapeutisch tätigen Ärzte, Heilpraktiker und Th.

3.19.10.6 Evidenz-/Bewertungslage

Um größtmögliche Aktualität in der Print- und Online-Version zu gewährleisten, stehen Informationen zu aktuell vorliegenden Studien im Online-Zusatzmaterial (➤ QR-Code) zur Verfügung.

Evidenzangaben

Literatur

3.19.11 Dorn-Therapie

Ingo Friedrich

3.19.11.1 Geschichte

- Die Dorn-Therapie ist eine sanfte manuelle Therapie, deren Behandlungsspektrum zunächst auf die WS und später auf das gesamte Bewegungssystem ausgedehnt werden konnte.
- Der Indikationskatalog (➤ 3.19.11.3) erweitert sich ständig durch Kombinationen und Verschmelzungen mit anderen Therapieformen, z. B. Reflexzonentherapie (➤ 3.13.5) und Meridianlehre der TCM.
- Namensgeber und Erfinder der Dorn-Therapie ist Dieter Dorn (Landwirt, Deutschland), er behandelte als medizinischer Laie erfolgreich nach seinem Konzept und fand Anerkennung bei Medizinern, Heilpraktikern, Physiotherapeuten, medizinischen Laien etc.
- Im Laufe der Jahre entwickelten sich dadurch verschiedene Strömungen hinsichtlich Behandlungs- und Ausbildungskonzepten.
- Eine Vielzahl der Dorn-Th. rekrutierte sich aus der Laienbewegung heraus, andere sind durch ihren Beruf als Th. oder Arzt geprägt.
- Es besteht keine einheitliche Terminologie, z. B. sprechen Th. und Ärzte von Wirbel- und Gelenkblockaden sowie Subluxationen, die Gründer und Traditionalisten von „herausgerutschten und ausgerenkten Gelenken".

3.19.11.2 Wirkprinzip

Durch ruckartige und unphysiologische Bewegungen, schlechte Sitzgewohnheiten, Bewegungsmangel, Übergewicht und andere Überbeanspruchungen kann es zu Fehlstellungen an Wirbeln und Gelenken kommen. Diese führen, wie seelische oder körperliche Spannungen und Stoffwechselstörungen, zu WS-Beschwerden (Auer 2003).

Dorn-Th. vertreten die Annahme, dass Wirbel und Gelenke verschoben sind und bei den Gelenken eine Subluxation (Vergrößerung des Gelenkspalts, der den Lebensenergiefluss behindert) vorliegt. Dadurch treten Beschwerden (z. B. Schmerzen und reduzierte Belastungsfähigkeit) auf (Breidenbach u. Erlewein 2008).

Mithilfe der Dorn-Therapie kann die richtige Gelenkposition durch Druck an den entsprechenden Strukturen und einer gleichzeitigen definierten Bewegung durch den Patienten wiederhergestellt werden (Koch u. Steinhauser 2001).

Im Gegensatz zu den manipulativen Techniken arbeitet der Patient bei der Dorn-Therapie aktiv mit. Aus diesem Grund sollten nahezu keine Komplikationen auftreten (Auer 2003, Dorn u. Flemming 2003). Die Korrekturen erfolgen in der Bewegung, ohne die z. B. in der Chiropraktik verwendeten Impulstechniken mit Hebelwirkung.

Dorn-Th. weisen die WS als Zentrum des Wohlbefindens aus. Ursache für eine gestörte WS-Statik (aus biomechanischer Sicht) ist meist eine Störung der Beckenstatik, der „Basis der WS". Häufig verantwortlich ist ein funktioneller Beinlängenunterschied. Akute Schmerzen sind die Folge länger bestehender Fehlstellungen. Beine und Becken müssen eine stabile Basis bieten, um Wirbelblockaden und Skoliosen zu vermeiden.

> Die Dorn-Therapie wird ständig weiterentwickelt. Es bestehen zudem keine einheitlichen Ausbildungsrichtlinien, jeder Th. seine eigenen, individuellen Auffassungen.

3.19.11.3 Indikationen

Der Indikationskatalog der Dorn-Therapie entspricht im Prinzip dem der MT, jedoch sollten folgende Krankheitsbilder besonders erwähnt werden:

- Ischialgie,
- HWS-Syndrom,
- Beschwerden im Bereich BWS und LWS,
- Migräne,
- Tinnitus,
- Skoliose der WS,
- Blockaden einzelner Wirbel (➤ 3.19.11.7),
- Beinlängendifferenz (➤ 3.19.11.7).

3.19.11.4 Kontraindikationen

Auch bei den Kontraindikationen erfolgt die Orientierung an der MT. Die Vertreter der Dorn-Therapie geben bei folgenden Beschwerden/Voraussetzungen keine Empfehlung zur Anwendung der Techniken:
- Einnahme von blutverdünnenden Medikamenten (➤ 1.6.2),
- Hämophilie (Bluterkrankheit),
- Osteoporose,
- Tumor der WS,
- akuter Bandscheibenvorfall,
- frische Fraktur,
- akuter entzündlicher Prozess.

3.19.11.5 Untersuchungsalgorithmus

Im Folgenden wird das chronologische Vorgehen, welches sich durch nahezu alle Behandlungskonzepte der Dorn-Therapie zieht, vorgestellt (vgl. Koch u. Steinhauser 2001):
1. Untersuchung der Beinlängen (➤ 3.19.11.6.1).
2. Befunderhebung (➤ 2.1):
   - Seitenvergleich,
   - Tastbefund,
   - Bewegungseinschränkungen,
   - Schmerzwahrnehmung.
3. Korrektur (durch Druck in der Bewegung):
   - Der Patient setzt aktiv Arm, Bein oder Kopf (bei Korrekturen an WS und Becken) während der Behandlung ein,
   - in der Bewegung unterstützt der Th. durch Druck die Korrektur der entsprechenden Gelenke.
4. Ausmassieren und Ausstreichen,
5. Kontrolle (mehrfache Wiederholung der Vorgänge möglich).

Es folgt die Behandlung weiterer Strukturen in dieser Reihenfolge:
- Hüft-, Knie- und Sprunggelenke,
- Beckenknochen,
- ISG, WS von kaudal nach kranial,
- Schultern, Ellenbogen, Hände,
- Kiefergelenke.

3.19.11.6 Behandlungsprinzipien

3.19.11.6.1 Beinlängendifferenz und deren Korrektur

Zunächst erfolgt die Untersuchung der Beinlängen. Unterschiedliche Beinlängen resultieren vordergründig aus Blockaden der Hüft-, Knie- oder oberen Sprunggelenke, aber auch aus Verwringungen/Schiefstellungen des Beckens durch Blockaden/Funktionsstörungen, u. a. des ISG (Breidenbach u. Erlewein 2008).
Bei Höhenungleichheit der ventralen und dorsalen Spinae auf einer Seite sowie unauffälligem oder gegensätzlichem Bild auf der anderen Seite liegt meist eine Verwringung des Beckens vor. Vielfach ist diese mit Funktionsstörungen des ISG verbunden (Eder u. Tilscher 1998, Frisch 1996). Wenn ein Os ilium durch die Ver-

3

wringung des Beckens nach dorsal dreht, bewirkt es eine Anhebung der Hüftgelenkspfanne und somit ein funktionell kürzeres Bein auf dieser Seite.
Die Beckenstatik im Stand und in der Bewegung ist hochkomplex. Die Möglichkeiten und Ursachen von Fehlstellungen sind vielfältig. In der Folge können Blockaden des ISG, Verwringungen, Asymmetrien des Beckens etc. auftreten. Durch das Becken werden extreme Kräfte übertragen. Der Beckenring ist Teil der Funktionseinheit „Lenden-Becken-Hüft-Region" mit LWS, Beckengelenken und Hüftgelenken. Sind die biomechanischen Voraussetzungen gestört, kommt es an der WS zu Fehlstellungen und Funktionsstörungen. Störungen in diesem Bereich sind daher unbedingt zu korrigieren.
Durch welche Tests Dorn-Th. die funktionelle Beinlängendifferenz und Fehlstellungen im Bereich des Beckenrings feststellen können, kann der weiterführenden Literatur (➤ Link am Kapitelende) entnommen werden. Es wird der übliche Beinlängenausgleich aus Sicht der Dorn-Therapie dargestellt. Begonnen wird immer mit der Korrektur des Hüftgelenks, gefolgt von Knie- und Sprunggelenk (vgl. Koch 2001, S. 77 ff.) (➤ 3.19.11.7).

3.19.11.6.2 Subluxationen und Blockaden des Hüftgelenks

Dorn und weitere Vertreter gehen davon aus, dass ein Hüftgelenk nahezu immer in der Funktion gestört ist. Sie vertreten die Annahme, dass der Femurkopf aus der Gelenkpfanne herausgerutscht (Dorn u. Flemming 2003) oder subluxiert ist (Breidenbach u. Erlewein 2008, Koch u. Steinhauser 2001). Durch eine entsprechende Technik (➤ 3.19.11.7) soll der herausgerutschte/subluxierte Femurkopf in die Pfanne zurückgebracht werden. Dadurch wird das Bein laut Dorn „kürzer".
Diese Annahme Dorns wird allerdings diskutiert. Kapandji (2001) widerlegt diese und erläutert, welche extremen Kräfte den Femurkopf an die Gelenkpfanne binden (Gelenkform, Muskel und Bändersicherung, Unterdruck etc.). Auch Breidenbach u. Erlewein (2008) beschreiben, dass keine Subluxation des Hüftgelenks vorliegen kann, eher eine Blockade im ISG. Das würde auch das Vorlaufphänomen in der Untersuchung erklären.

3.19.11.7 Techniken

■ **Beinlängenausgleich**

Korrektur des Hüftgelenks: Der Th. lässt den Patienten die Hüfte aktiv beugen. Die linke Hand des Th. drückt den Oberschenkel in Richtung Hüfte, während die rechte Hand das Bein gegen geringen Widerstand nach unten führt und ablegt (➤ Abb. 3.19.41). Dadurch soll aus Sicht der Dorn-Th. das subluxierte

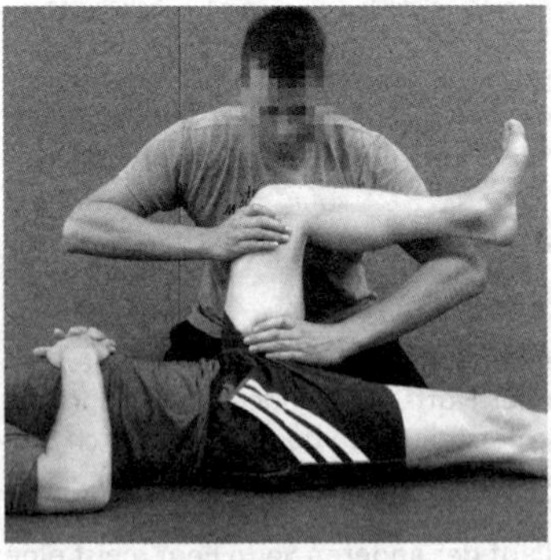

Abb. 3.19.41 Beinlängenausgleich: Korrektur des Hüftgelenks.

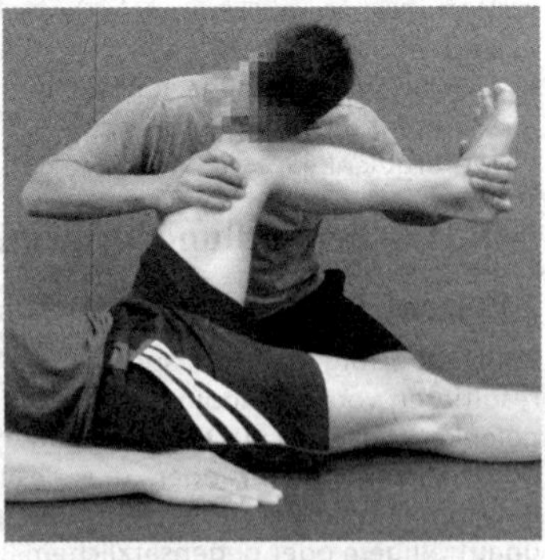

Abb. 3.19.42 Beinlängenausgleich: Korrektur des Kniegelenks.

Hüftgelenk/der herausgerutschte Femurkopf wieder eingerichtet/zurückgeschoben werden. Es erfolgen drei bis vier Wiederholungen. Im Anschluss wird geprüft, ob der Beinlängenausgleich bereits erfolgt ist. Treten noch Differenzen auf, erfolgt die Korrektur des Kniegelenks.

Korrektur des Kniegelenks: Das Knie ist angehoben und ca. 90° gebeugt (➤ Abb. 3.19.42). Die linke Hand des Th. hält die Ferse. Der linke Wangenknochen des Th. drückt auf die Patella. Sein Blick ist auf den Patienten gerichtet. Durch den Druck der Wange soll das Knie in der richtigen Position gehalten werden. Dabei wird der Unterschenkel mit der linken Hand gehoben und das Knie gestreckt. Patient und Th. atmen bei der Streckbewegung gemeinsam aus. Auch hier erfolgen drei bis vier Wiederholungen.

Ziel der Behandlung ist, beide gelenkbildenden Strukturen zur Gelenkmitte zu drücken und gleichzeitig das Gelenk zu öffnen, d. h. zu strecken (Breidenbach u. Erlewein 2008). Wenn nach erfolgter Korrektur die Beinlängendifferenz ausgeglichen oder verringert ist, wird das Gelenk als rückwirkend blockiert diagnostiziert. Nach dem gleichen Prinzip erfolgt die Korrektur des oberen und unteren Sprunggelenks (s. u.).

Korrektur des Sprunggelenks: Der Th. steht am Fußende der Liege. Mit der linken Hand drückt er gegen die Ferse in Richtung Kopf des Patienten. Die rechte Hand bewegt den Fuß in maximale Dorsalextension. Auch hier erfolgen drei bis vier Wiederholungen.

Ausführungshinweise, Gelenkstellungen und biomechanische Begründungen sind hier aus Sicht der Dorn-Th. im Stil der Vertreter der Methode geschildert (stellvertretend: Breidenbach u. Erlewein 2008, Dorn u. Flemming 2003, Koch u. Steinhauser 2001).

■ „Wirbeldrücken"

Ist die Beinlängendifferenz beseitigt, werden durch „Wirbeldrücken" in der Bewegung die „verschobenen" Wirbelkörper wieder in eine physiologisch optimale Position gebracht (s. u.).

Korrektur eines Lendenwirbels (Bsp.): Durch die im Folgenden beschriebenen Handgriffe soll die Korrektur eines nach links verschobenen Lendenwirbels erfolgen. Der Patient steht leicht erhöht auf dem linken Bein, um eine Pendelbewegung mit dem rechten Bein durchführen zu können (➤ Abb. 3.19.43). Der Dornfortsatz des zu korrigierenden Wirbels wird ertastet, der rechte Daumen wird links vom Dornfortsatz aufgelegt. Der linke Arm fixiert die Hüfte des Patienten, auf diese Weise steht er sicher, wenn der Daumen des Th. Druck nach rechts aufbaut. In der Ausatmung wird der Wirbel nach rechts in Richtung der natürlichen Position geschoben. Der Patient pendelt locker mit dem rech-

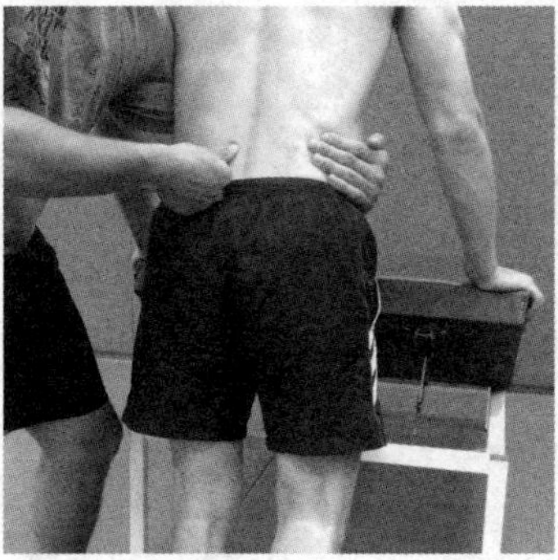

Abb. 3.19.43 Korrektur eines nach links verschobenen Lendenwirbels.

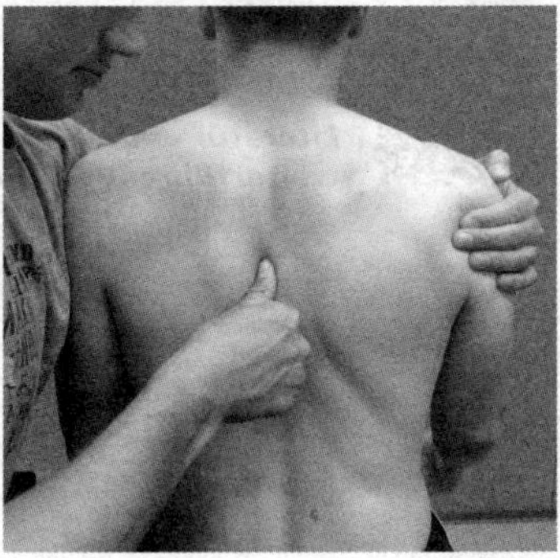

Abb. 3.19.44 Korrektur eines verschobenen Brustwirbels.

ten Bein. Der Druck wird ständig erhöht, bis die angestrebte Wirbelstellung erreicht ist.
Bei einem nach rechts verschobenen Wirbel erfolgt das Prinzip seitenverkehrt. Es pendelt dann das linke Bein.
Korrektur eines Brustwirbels (Bsp.): Wurde eine seitliche Verschiebung eines oder mehrerer Brustwirbel festgestellt, erfolgt die Behandlung nach dem gleichen Prinzip (➤ Abb. 3.19.44). Der Patienten sitzt und der Th. fixiert den Schultergürtel auf der Seite des pendelnden/schwingenden Arms. Durch Druck des Daumens wird der Wirbel in Richtung der natürlichen Position geschoben. Der Druck wird ständig erhöht, bis die angestrebte Wirbelstellung erreicht ist. Anschließend wird der nächste Wirbel korrigiert. Die ASTE des Th. und Druckrichtung ergeben sich aus der Links- oder Rechtsverschiebung des Wirbels.
Korrektur von HWS-Fehlstellungen: Für die Korrektur der Fehlstellungen an der HWS bewegt der Patient den Kopf in Form von Kopfschütteln. Während dieser Bewegung soll durch verschiedene Drucktechniken der jeweils verschobene Halswirbel wieder in die ursprüngliche Position zurückgeführt werden. Es wird auf die entsprechende Literatur verwiesen.

3.19.11.8 Eigenübungsprogramm

Nach dem Beinlängenausgleich (➤ 3.19.11.7) sollen die Gelenke wieder optimal eingerichtet sein. Der Patient muss selbstständig Übungen durchführen. Da sich Bänder und Muskeln erst anpassen müssen, ist ohne regelmäßiges Üben mit einer Wiederkehr der Fehlstellungen zu rechnen. Die Übungen zur Selbstkorrektur sind in der entsprechenden Literatur ausführlich beschrieben (➤ Link am Kapitelende).

3.19.11.9 Evidenz-/Bewertungslage

Aktuell gibt es nur wenige wissenschaftliche Untersuchungen, in denen die Wirksamkeit der Dorn-Therapie untersucht wurde. Weitere methodisch hochwertige Studien sind notwendig, um belastbare Aussagen zur Wirksamkeit der Dorn-Therapie zu treffen. Um größtmögliche Aktualität in der Print- und Online-Version zu gewährleisten, stehen Informationen zu den vorliegenden Studien im Online-Zusatzmaterial (➤ QR-Code) zur Verfügung.

Evidenzangaben

Literatur und weiterführende Literatur

3.19.12 Rolfing® Strukturelle Integration

Sönke Preck

3.19.12.1 Geschichte

- Rolfing® Strukturelle Integration wurde Mitte des 20. Jahrhunderts von Dr. Ida Rolf (1896–1979, Biochemikerin und Yoga-Lehrerin, USA) entwickelt.
- Sie forschte über das menschliche Bindegewebe und entwickelte auf Basis der wissenschaftlichen Erkenntnisse und persönlichen Erfahrungen aus der Yoga-Praxis (➤ 3.3.3) eine individuelle Behandlungsmethode.
- Wichtige Impulse erhielt sie aus der Osteopathie (➤ 3.9.1), der Chiropraktik, der Physik und der Homöopathie sowie aus der humanistischen Psychologie und dem Human Potential Movement.
- Die ständige Weiterentwicklung der Methode erfolgt durch die Forschungstätigkeit des Dr. Ida Rolf Institute®, das 1971 durch Ida Rolf gegründet wurde.
- Die Behandlungsmethode verbreitete sich unter dem Namen „Rolfing" über die USA und seit Beginn der 1980er-Jahre bis nach Europa.
- Zusammen mit regionalen Organisationen, wie der European Rolfing® Association, sorgt das Dr. Ida Rolf Institute® u. a. für eine fundierte, international vereinheitlichte und vernetzte Ausbildung und den markenrechtlichen Schutz.
- Heute gibt es weltweit ca. 2.400 zertifizierte Rolfer®, in Deutschland arbeiten über 278 (Stand: Dezember 2020).
- Eine fundierte, professionelle Berufsausbildung mit hohen Anforderungen sowie die ständige Supervision und Weiterbildung der Rolfer® (➤ Literatur) gewährleisten ein hohes ethisches und fachliches Niveau dieser Arbeit.

3.19.12.2 Wirkprinzip

In den aufeinander aufbauenden Rolfing®-Sitzungen wird daran gearbeitet, die Schwerpunkte jedes Körpersegments genauer übereinander anzuordnen (➤ Abb. 3.19.45). Dadurch müssen die Muskulatur und das Bindegewebe weniger Haltearbeit verrichten und die Beweglichkeit wird gefördert. Ziel des Rolfings® ist es, eine ausgewogene Balance, leichtere Aufrichtung sowie fließendere, feinere und effektivere Beweglichkeit zu erlangen.

Beim Rolfing® wird eine Kombination aus Wahrnehmungsschulung, aktiver Partizipation und Manipulation des Bindegewebes angewandt. Der Patient erfährt durch individuelle Berührung, welche Einschränkungen und Ungleichgewichte in seiner inneren und äußeren Beweglichkeit bestehen. Durch gemeinsame, bewusste Bewegungsinteraktion zwischen Rolfer® und Patient werden Verklebungen des Fasziennetzes und Adhäsionen der membranösen Strukturen mobilisiert. Der Patient lernt, sich ergonomischer

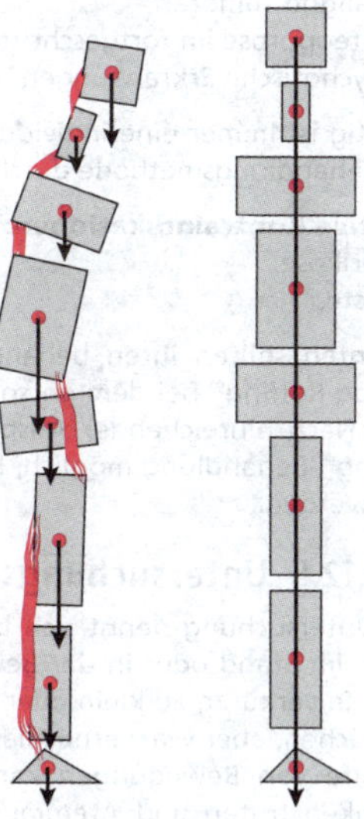

Abb. 3.19.45 Anordnung der Schwerpunkte jedes Körpersegments. Ziel beim Rolfing® ist es, die Segmentschwerpunkte mehr übereinander zu bringen (Grafik: ©Sönke Preck 2014).

und ökonomischer unter Einfluss der Schwerkraft zu bewegen und dies zudem bewusster wahrzunehmen. Das kann sich z. B. auf Atembewegungen oder verschiedene feinmotorische Fähigkeiten beziehen. Durch eine ausgeglichene Beweglichkeit der Organe und Gelenke wird dem Körper ermöglicht, sich differenzierter und effektiver zu bewegen.

Die Plastizität des Fasziensystems sowie die Ausstattung mit verschiedenen sensorischen und kontraktilen Komponenten haben sich als entscheidende Faktoren für die Beeinflussbarkeit von Haltungs- und Bewegungsmustern erwiesen. Zusätzlich zu den Veränderungen im Fasziensystem können neue Haltungsmuster sowie ein sich veränderndes Erscheinungsbild, andere Gestik und Mimik die sozialen Interaktionen und die psycho-emotionale Konstitution des Patienten beeinflussen. Rolfer® sehen einen direkten Zusammenhang zwischen Körperstruktur und Persönlichkeit. Sie ermöglichen beiden Faktoren, sich zu verändern.

3.19.12.3 Indikation

Rolfing® ist keine Krankheitsbehandlung. Es ist eine gesundheitsfördernde Maßnahme, die der Steigerung von Wohlbefinden, Regenerationsfähigkeit und Vitalität dient. Zusätzlich beeinflusst es die Weiterentwicklung der Persönlichkeit des Patienten. Eine gezielte Behandlung von Symptomen und Krankheitsbildern ist somit nicht das primäre Ziel von Rolfing®. Dennoch kann Rolfing® positiven Einfluss auf unterschiedliche, v. a. chronische Krankheitsbilder haben (➤ 3.19.12.9).

3.19.12.4 Kontraindikationen

Rolfing® kann bei folgenden Erkrankungen kontraindiziert sein:

- Schwere Herzerkrankungen,
- entzündliche Bindegewebserkrankungen,
- alle akut entzündlichen Prozesse,
- maligne Tumoren,
- Osteoporose im fortgeschrittenen Stadium,
- psychotische Erkrankungen.

Wichtig ist immer eine individuelle Abklärung durch den Arzt und Anpassung der Behandlungsmethode durch den Rolfer®.

Relative Kontraindikationen:

- Varikose,
- Zyste.

Patienten sollten ihren behandelnden Arzt konsultieren und sich informieren, ob Rolfing® bei dem entsprechenden Krankheitsbild angewendet werden darf. Nach hinreichender Absprache zwischen Arzt und Rolfer® ist z. B. eine Rolfing®-Behandlung möglich, bei der die entsprechenden Bereiche ausgegliedert werden.

3.19.12.5 Untersuchungsalgorithmus

Die Untersuchung nennt sich beim Rolfing® „Bodyreading". Der Rolfer® versucht, im Stand oder in der Bewegung des Patienten, Bereiche zu entdecken, die z. B. verkürzt, zu klein oder unausgewogen wirken. Es werden Stärken und Schwächen, aber v. a. vernachlässigte Potenziale analysiert.

Mithilfe von Bewegungen kann der Rolfer® den Bewegungsspielraum von Gelenken testen und Atemmuster erkunden. Durch palpatorische Techniken (➤ 2.1.4.1) wird die Beschaffenheit des Fasziengewebes erhoben.

> Beim Rolfing® wird in jedem Augenblick neu untersucht. Jede Berührung beinhaltet zeitgleich analysierende und manipulierende Aspekte.

3.19.12.6 Behandlungsprinzipien

Traditionell erfolgt das Rolfing® in zehn aufeinander aufbauenden Sitzungen. Diese folgen den Prinzipien:

- Behandlung von unten nach oben,
- Behandlung von außen nach innen (zuerst werden oberflächliche Faszienschichten gelöst, anschließend die Kernbereiche des Körpers behandelt),
- ausgewogene Behandlung von vorderseitigen und rückwärtigen Bindegewebsstrukturen,
- Integration und das „Zueinander-in-Beziehung-Setzen" aller Körperteile (verstärkt in den letzten Sitzungen).

Innerhalb der zehn Sitzungen werden alle Bereiche des Körpers berücksichtigt. Jede Sitzung hat einen bestimmten Themenbereich, ist jedoch ganz individuell auf die Bedürfnisse des Patienten abgestimmt. Es gibt weder festgelegte Abläufe noch vorgegebene Techniken. Der Rolfer® folgt intuitiv den aktuellen Erfordernissen des Patienten, ohne das jeweilige Sitzungsthema zu verlassen.
Darüber hinaus gibt es beim Rolfing® die Möglichkeit, gezielte Einzelsitzungen durchzuführen.

3.19.12.7 Techniken

Die Stärke von Rolfing® ist die auf den Patienten ausgerichtete Individualität. Rolfing®-Sitzungen bestehen nicht aus einer Folge von aneinander gereihten Techniken, sie sind eher eine Improvisation, die sich ständig neu an der Behandlung orientiert. Der Rolfer® benutzt seine Hände und Ellenbogen, um in das Muskel- und Bindegewebe „hinein zu schmelzen". Die Berührungen verlangen ein Höchstmaß an Sensibilität, Kontakt und Empathie, während sie gleichzeitig zur Veränderung anregen sollen. Oft werden diese vom Patienten als „Wohlschmerz" beschrieben. Charakteristisch ist die innere, haptische Kommunikation zwischen Rolfer® und Patient, die z. T. auch verbal unterstützt werden kann.
Neben der Arbeit auf der Rolfing®-Liege, kann auf einer Sitzbank oder z. B. bei Musikern mit dem Instrument gearbeitet werden.
Eine weitere Facette des Rolfings® wird vom Rolfing®-Movement (auch Rolf Movement® Integration) dargestellt. Dort steht der Bewegungsaspekt im Vordergrund. Der Patient lernt, sich bewusster und anders unter Einfluss der Schwerkraft zu bewegen. Rolfing®-Movement kann z. T. in die Arbeit auf der Liege mit einfließen, aber auch als separate Behandlungsform genutzt werden.

3.19.12.8 Eigenübungsprogramm

> Die Erfahrungen aus den Rolfing®-Sitzungen sollten individuell im Alltag durch Übungen vertieft werden, da beim Rolfing® die Änderung von Gewohnheiten, Bewegungs- und Haltungsmustern eine große Rolle spielen.

Die Übungen ergeben sich individuell aus den Rolfing®-Sitzungen (➤ 3.19.12.6). Der Patient achtet bei alltäglichen Bewegungen intensiver auf bestimmte Körperbereiche, bewegt oder setzt diese anders ein. Auch aus dem Bereich des Rolfing®-Movement (➤ 3.19.12.7) lassen sich persönliche Übungen ableiten, die im Alltag durchgeführt werden können. Darüber hinaus gibt es eine Reihe von allgemein hilfreichen Körperübungen, die nach eigenem Bedarf zwischen den Sitzungen angewendet werden können.
Die Eigenübungen sind beim Rolfing® immer nur als Anregung zu verstehen, nie als dogmatische Hausaufgaben, die beim nächsten Mal abgefragt werden.

3.19.12.9 Erfolgsparameter

Der Erfolg einer Rolfing®-Behandlung wird durch ein gesteigertes subjektives Wohlbefinden bestätigt. Dies kann sich beim Patienten z. B. durch größere Vi-

talität, mehr Beweglichkeit, Veränderungen im Umgang mit seinen Mitmenschen, einem besseren Schriftbild oder erholsameren Schlaf äußern. So individuell und vielfältig wie die Voraussetzungen und Ziele der Patienten sein können, so mannigfaltig können die persönlichen Erfolge des Patienten ausfallen.
Generell sind die Auswirkungen des Rolfings® anhand des äußeren Erscheinungsbilds zu beurteilen. Anhand von Orthofotos (➤ 3.19.12.10), die vor der ersten und nach der letzten Rolfing®-Sitzung von allen vier Seiten aufgenommen werden, sieht der Rolfer®, wie gut der Körper ins Lot und ins Gleichgewicht gekommen ist.
Eine bessere Aufrichtung kann sich z. B. auch in einer messbaren Zunahme der Körpergröße zeigen. Messbar sind zudem Änderungen im Bewegungsradius von einzelnen Gelenken (➤ 2.1.5.1) oder verbesserte sportliche Leistungen.
Sichtbare Parameter können Veränderungen der Bewegungsmuster des Patienten sein. Einige Patienten fühlen sich nach einer Sitzung elastischer oder atmen

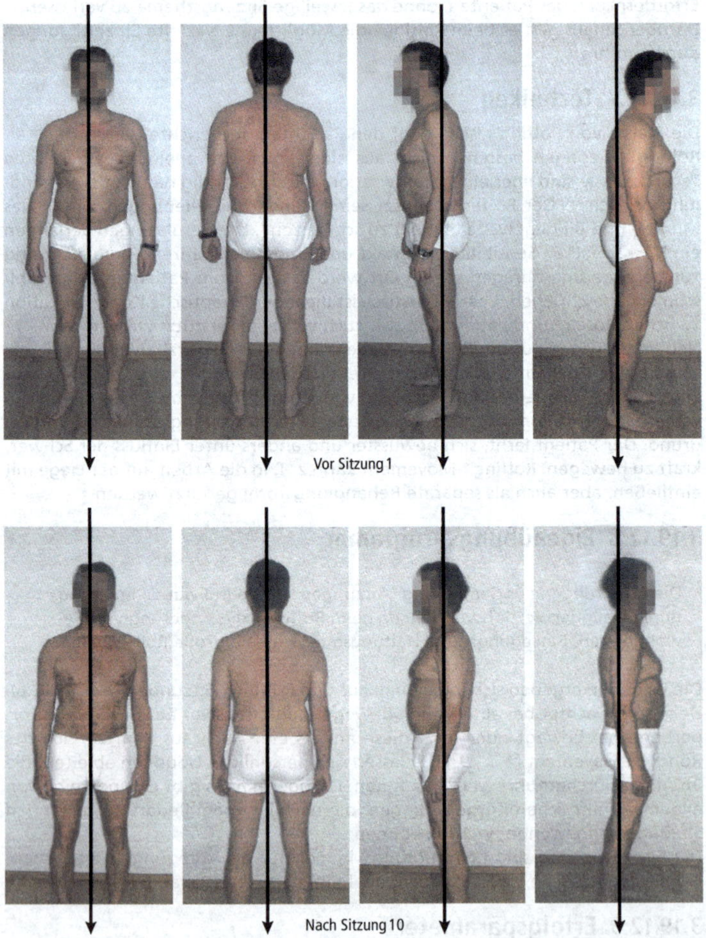

Abb. 3.19.46 Orthofotos vor Beginn und nach Abschluss einer Rolfing®-Serie (©Sönke Preck 2005).

ausgewogener. Teilweise wird berichtet, dass die Patienten besser die Treppen hochsteigen oder morgens leichter aufstehen können.

Die Erfolgsparameter hängen individuell von dem Alltag des Patienten ab. Für einen Reiter ist z. B. eine entspannte Becken- und Beinmuskulatur ein Erfolg, um besser mit seinem Pferd kommunizieren zu können. Für einen Sänger ist es wichtiger, dass er mit geringerer Anstrengung ein größeres Stimmvolumen erreichen kann.

3.19.12.10 Dokumentation

Die meisten Rolfer® dokumentieren eine Behandlungsserie neben individuellen Notizen mit Orthofotos von allen vier Körperseiten (➤ Abb. 3.19.46). Auf diesen Fotos lässt sich gut erkennen, wie die einzelnen Körpersegmente übereinander angeordnet sind und wie sich der Körper im Laufe der Rolfing®-Serie aufrichtet. Bei Patienten, die bereits relativ gut ausbalanciert sind, lässt sich auf den Fotos allerdings häufig nur wenig Veränderung erkennen. Außerdem lässt sich eine natürliche Körperhaltung teilweise erst durch Palpation von einer künstlichen, aktiv erzeugten Haltung, anhand der Oberflächenkontur oder der Faltenbildung unterscheiden. Manche Rolfer® verzichten deshalb auch ganz auf diese Art der Dokumentation.

Man könnte inzwischen mithilfe der hochauflösenden Sonografie (➤ 2.4.15) oder mit endoskopisch geführten Kameras Veränderungen in der Faszienstruktur (➤ 3.19.12.11) über den gesamten Zeitraum einer Rolfing®-Behandlungsserie dokumentieren. Jedoch wäre der technische Aufwand sehr hoch.

3.19.12.11 Evidenz-/Bewertungslage

Um größtmögliche Aktualität in der Print- und Online-Version zu gewährleisten, sind Studien zur Wirksamkeit der Rolfing®-Behandlung und der Faszienforschung im Online-Zusatzmaterial (➤ QR-Code) zusammengefasst.

Evidenzangaben

Literatur und Websites (Ausbildung)

[illegible]

3.19.12.10 Dokumentation

[illegible]

3.19.12.11 Evidenz/Bewertungslage

[illegible]

4 Orthopädie

4

4.1 Wirbelsäule

Michael Robert

4.1.1 Physiotherapeutischer Befund bei Erkrankung der Wirbelsäule

Im folgenden Abschnitt werden die allgemeinen Kriterien der physiotherapeutischen Befunderhebung bei Erkrankung der WS behandelt. Bei den jeweiligen Krankheitsbildern (klinische Muster) werden darüber hinaus relevante Punkte erläutert.
Beschwerdebilder, die durch Beckeninstabilitäten hervorgerufen werden, werden im Kapitel zur Gynäkologie vorgestellt (➤ 11.6), Frakturen des Beckenrings und deren Behandlung im Kapitel Traumatologie (➤ 5.1.5.8).

Grundsätze für die Erhebung des PT-Befunds bei Erkrankungen der WS:
- Systematisches Vorgehen,
- Ausschluss einer nicht mechanischen Ursache,
- gewissenhafte Einschätzung der Krankengeschichte,
- korrekte Interpretation der Untersuchungsergebnisse auf Körperstruktur- und Funktions- sowie Aktivitäts- und Partizipationsebene (ICF ➤ 1.3.2).

4.1.1.1 Anamnese

- **Allgemeine Anamnese:**
  - ➤ 2.1.2.
- **Art der Beschwerden:**
  - Der Th. erfragt zu Beginn der Anamnese das Hauptproblem aus Sicht des Patienten und bittet ihn, dieses darzustellen. Beispielhafte Fragen:
    - Erste Frage: *„Schildern Sie mir bitte Ihr momentanes Hauptproblem, aufgrund dessen der Arzt Ihnen eine Verordnung ausgestellt hat?"*.
    - Weiterer möglicher Frageverlauf im Anfangsstadium: *„Können Sie aufgrund Ihrer Beschwerden gewisse Sachen nicht mehr machen?"*.
    - Wenn ja, könnten Zusatzfragen gestellt werden, wie z. B.:
    - *„Was wird behindert?"*,
    - *„Was steht dabei im Vordergrund: Schmerzen oder andere Missempfindungen?"*,
    - *„Wodurch können Sie diese verhindern?"*,
    - *„Was geschieht, wenn Sie versuchen, die Schmerzen zu verhindern?"*.
  - Mögliche Beschwerden:
    - Schmerzen,
    - Steifigkeit,
    - Nachgeben,
    - Instabilität (➤ 4.1.2.1),
    - Schwäche,
    - Funktionsverlust,
    - posttraumatische Probleme.
  - Das Ziel ist festzustellen, warum der Patient eine Behandlung wünscht.
- **Lokalisation der Symptome:**
  - Zeigt der Patient aufgrund der einleitenden Frage den Schmerzbereich an oder umschreibt ihn, empfiehlt es sich, diesen Bereich auf Körperstruktur- und Funktionsebene (ICF ➤ 1.3.2) (periartikulär, intraartikulär, diskogen, neuronal) abzuklären.

- Dokumentation mithilfe eines Körperschemas (Bereich, Tiefe, Art, Verhalten und zeitlicher Ablauf der Symptome sowie sensorische Beschwerden, Schmerzart und -intensität).
- **Verhalten der Symptome:**
  - Dokumentation von
    - Symptomintensität im Zusammenhang mit Alltagsaktivitäten, Bewegungs- und Haltungsmustern, kurzen und längeren Ruhephasen (➤ Tab. 4.1.1),
    - Unterscheidung von lokalen gegenüber ausstrahlenden Schmerzen,
    - Bestimmung des Schmerzgedächtnisses (➤ 3.17.2.1) oder auch der ausstrahlenden Symptome bzw. Schmerzen.
  - Der Grad der Beeinträchtigung wird auf Aktivitäts- und Partizipationsebene (ICF) dokumentiert.
  - Des Weiteren bietet das ICF-Modell (➤ 1.3.2) eine Grundlage zur Darstellung des Therapiefortschritts.
- **Vorgeschichte:**
  - Das Zusammentragen der Vorgeschichte erfordert Fähigkeiten und Erfahrung, die der Th. durch kontinuierliches Training erlernen kann.
  - Das Erkennen von Details der momentanen Symptome sowie solcher früherer Episoden führt zu Informationen über den Zustand der beteiligten Strukturen (➤ Tab. 4.1.2).
  - Liegen chronische, nicht episodische Störungen vor, empfiehlt es sich, die Vorgeschichte des Patienten bis zum Schluss der Anamnese aufzuheben. Die Lokalisation und das Verhalten der aktuellen Symptome sollen die Anamnese leiten (Warum wird der Patient zur PT überwiesen?).
- **Merkmale zusammenfügen:**
  - Passen die Merkmale der aktuellen Vorgeschichte mit dem aktuellen Verhalten der Symptome zusammen?
  - Passen die Symptome in erkennbare Syndrome oder pathologische Zustände? (Maitland 2008).
- **Zusatzfragen:** Sie dienen der Erkennung eventueller Gefahren sowie der Identifizierung behandlungslimitierender Faktoren. Unterteilung in:
  - **Spezialfragen:** Beinhalten u. a. die Auswirkungen von
    - kurzen und längeren Ruhephasen (s. o.),
    - Aktivitäten,
    - Tageszeit (Grad der Symptome morgens, mittags und abends).
  - **Routinefragen:** Generelle Gesundheitsfragen u. a. zu:
    - Vorerkrankungen,
    - OPs,
    - Medikamenten (➤ 1.6, ➤ 2.1.2.3),
    - Beruf,
    - Sport, Hobbys,
    - Wohnungs- und Familiensituation,
    - Familienanamnese (➤ 2.1.2.5).
  - **Gefahrenfragen** (Flaggenmodell ➤ 2.1.2):
    - Osteoporose (➤ 4.1.3.3.9),
    - vertebrobasiliäre Symptome,
    - vestibuläre Symptome,
    - Cauda-equina-Symptome (Kaudasyndrom),
    - viszerale, respiratorische und kardiale Beteiligung,
    - spinale Pathologien,
    - sonstige Rückenmarkssymptome,
    - ungewollter Gewichtsverlust.

Tab. 4.1.1 Anamnesefragen nach dem Symptomverhalten.

Start-Frage	Weiterführende Fragen bei Beantwortung der Start-Frage mit „ja"	Weiterführende Fragen bei Beantwortung der Start-Frage mit „nein"
„Sind die Beschwerden konstant? Lokal oder ausstrahlend?"	• „Verändert sich die Intensität der Beschwerden?" und ggf. „Wodurch verändert sich die Intensität?" • „Wie lange halten die Beschwerden an?" • „Was machen Sie dagegen?"	• „Wann treten die Beschwerden auf?" • „Wie oft treten die Beschwerden auf?" • „Wodurch werden sie ausgelöst?" • „Sind die Beschwerden lästig oder einschränkend?" • „Wie lange halten die Beschwerden an?" • „Was machen Sie dagegen?"

Tab. 4.1.2 Aktuelle Vorgeschichte, Langzeitgeschichte nach Maitland (2008).

Aktuelle Vorgeschichte		
„Seit wann haben Sie die Beschwerden?" (evtl. diesmal?)		
„Wie haben die Beschwerden begonnen?"	„Plötzlich?"	„Gab es einen Zwischenfall?" (blockiert, nicht blockiert) Wenn nein: • „Wurden Sie durch die Schmerzen/Beschwerden geweckt?" • „Begannen die Schmerzen/Beschwerden morgens?" • „Begannen die Schmerzen/Beschwerden nachmittags?"
	„Allmählich?" (Stunden, Tag, Tage, Wochen)	„Was haben Sie zuerst festgestellt?" (prädisponierende Aktivitäten oder Zwischenfall)
Prädisponierende Faktoren: • Ungewöhnliche, anstrengende Aktivitäten, • einseitige Körperhaltung, • Virusinfektion, • Übermüdung, • Kälte, Feuchtigkeit, Zugluft, • familiäre Faktoren (Vorbelastung).		
Schweregrad des Zwischenfalls, Grad der Behinderung, ernsthafte Erkrankung		
Vorgeschichte lokaler Schmerzen		
Vorgeschichte ausstrahlender Schmerzen		
Entwicklung vom Beginn bis zur Einebnung der Symptome		
Langzeitgeschichte nach Maitland (2008)		
Erstmaliges Auftreten, Details: • Ursache, • Dauer, • Behandlung.		
Nachfolgende Episoden: • Häufigkeit, • Intensität, • Erholung.		
Medizinische Vorgeschichte und sozioökonomische Lebensumstände		

4.1.1.2 Inspektion

(Maitland et al. 2001, Edwards 1994, Frisch 2009)
Zur Interpretation der Symptome ist die Beobachtung des Patienten wichtig (Inspektion ➤ 2.1.3). Wie bewegt er sich beim Eintreten in den Behandlungsraum, beim Hinsetzen, Aufstehen oder Ausziehen? Verändert sich seinen Gesichtsausdruck bei den jeweiligen Bewegungen? Diese Beobachtungen können erste Hinweise geben, welche Bewegungen die Symptome verursachen.

- Ruheinspektion im Stand:
  - Betrachtung des Patienten von vorne, hinten und der Seite.
- Alltagsbewegungen:
  - Schmerzauslösung,
  - Hinsetzen und Aufstehen,
  - An- und Auskleiden,
  - Gehen (➤ 2.3).
- Haltung:
  - Haltungsstereotyp der WS,
  - Stellung der Extremitätengelenke,
  - Schonhaltungen,
  - Haltungsfehler bzw. Fehlstellung von Gelenken.
- Körperform:
  - Angeborene oder erworbene Veränderungen von Körperkonturen,
  - Muskelkonturen,
  - Schwellung, Erguss,
  - Atrophie,
  - Deformierung.
- Haut:
  - Farbe,
  - Durchblutung,
  - Narben,
  - Schwielen,
  - Ekzeme,
  - Nävi.
- Hilfsmittel:
  - Korsett (➤ 4.9.2.1.4),
  - Prothese (➤ 4.9.3),
  - Orthese (➤ 4.9.2),
  - Bandagen (➤ 4.9.9),
  - Gehilfen (Gehstock, Unterarmgehstützen, Rollator) (➤ 4.9.4).

4.1.1.3 Funktionsuntersuchung

(Maitland et al. 2001, Edwards 1994, Frisch 2009)

> Das Ziel der Funktionsuntersuchung liegt in der Ermittlung
> - der symptomverursachenden Strukturen sowie abnormen Bewegungsrichtungen,
> - der Faktoren, welche die identifizierten Strukturen zur Quelle der Beschwerdesymptomatik werden lassen.

Bei nicht spezifischen Rücken- und Nackenschmerzen erfolgen Testungen durch Beurteilung der Symptome und Zeichen des Patienten jeweils von Behandlung zu Behandlung (z. B. durch Wiederbefund der schmerzhaften oder eingeschränkten Bewegung). Bei spezifischen Erkrankungen, z. B. in der Rheumatologie (➤ 7), kommen zudem entsprechend spezifische Tests zum Einsatz.

- **Aktive Tests:**
  - Aktive Bewegungen, die der Patient zur Schmerzreproduzierung ausführt,

- physiologische Bewegungen,
- Kombinationsbewegungen.

- **Beweglichkeittests:** Tests zur objektiven Darstellung der WS-Beweglichkeit und zur Dokumentation des Therapieverlaufs:
  - **Finger-Boden-Abstand (FBA)** (➤ Übersichtsabbildung vordere Buchklappe):
    - Der FBA überprüft bei vorgeneigtem Rumpf und Stand mit gestreckten Knien die Mobilität des Rückens, der Hüften, der ischiokrualen Muskulatur sowie der neuromeningealen Strukturen.
    - **Durchführung:** Der Patient steht aufrecht, die Füße berühren sich medialseitig. Unter Beibehaltung der gestreckten Kniegelenke beugt sich der Patient so weit nach vorne unten wie möglich, dabei bestimmt der Untersucher mit einem Bandmaß den Abstand der Fingerspitzen zur Standfläche.
    - **Normbereich:** Der Normbereich wird in der Literatur mit 0–15 cm angegeben (Sachse u. Schildt-Rudloff 1992, Bitsch 1997, MacRae 1989). Eine Abstandsvergrößerung > 15 cm ist auf eine Verkürzung der ischiokrualen Muskulatur zurückzuführen (Sachse u. Schildt-Rudloff 1992), > 17 cm gelten als „Cut off" für eine Bewegungseinschränkung der WS, > 30 cm weisen auf eine Diskusläsion hin (ebd.). Eine FBA-Veränderung > 5 cm wird als therapeutisch bedeutsam angesehen (Hätscher et al. 1989). Mit zunehmendem Alter nimmt der FBA zu (Müller u. Zeidler 1998).
    - Der FBA eignet sich als Test zur Verlaufskontrolle bei lumbalen Rückenschmerzen, aber nicht zur Bestimmung der lumbalen Beweglichkeit. Für eine zuverlässige Messung ist es wichtig, die wiederholte Messung zur gleichen Tageszeit durchzuführen, da der FBA sich im Tagesverlauf verändert (Ensink et al. 1996).
  - **Schober-Test** (➤ Übersichtsabbildung vordere Buchklappe):
    - Mit dem Schober-Test (auch modifizierter-Schober-Test bzw. modifizierter-modifizierter-Schober-Test) misst der Untersucher die Wirbelsäulendistanz zwischen zwei Fixpunkten während einer lumbalen Flexion und Extension.
    - **Durchführung:** Der Patient steht in aufrechter Haltung hüftbreit mit gestreckten Knien, der Untersucher markiert auf einer Verbindungslinie zwischen der linken und rechten Spina iliaca posterior superior (SIPS) den unteren Fixpunkt und markiert, davon ausgehend, 10 cm oberhalb den oberen Fixpunkt. Bei der Durchführung der Rumpfflexion mit gestreckten Knien wird mit einem Bandmaß der Zuwachs an Distanz gemessen und von den 10 cm subtrahiert. Das Ergebnis ist das Maß der lumbalen Flexion. Bei der Rumpfextension wird die Verringerung der Distanz zwischen den Fixpunkten festgehalten.
    - Beim modifizierten-Schober-Test (Macrae und Wright 1969, Moll und Wright 1971) wird der untere Fixpunkt 5 cm nach kaudal verschoben, sodass die Ausgangsmessstrecke 15 cm beträgt. Die Durchführung ist identisch.
    - Beim modifizierten-modifizierten-Schober-Test (Williams et al.1993) liegt der obere Fixpunkt 15 cm vom unteren ursprünglichen Fixpunkt entfernt (= durchschnittliche LWS-Länge). Die Testdurchführung ist ebenfalls identisch.
    - **Normbereich:** Hätscher et al. (1989) geben bei der Durchführung der Rumpfflexion einen Medianwert von 5 cm, Ensink et al. (1996) einen Mittelwert von 4,20 cm und Thomas et al. (1998) einen Wert von über 3,5 cm an. Bei der Durchführung des modifizierten-Schober-Tests ermittelten Assassi et al. (2014) einen Referenzwert von 1,9 cm, Ensink et al. (1996) einen Mittelwert von 5,7 cm und Merritt et al. (1986)

einen Mittelwert von 7,2 cm. Bei der Durchführung der Rumpfextension verkleinert sich die Distanz um 1–3 cm (Buckup u. Buckup 2012).

- **Ott-Test (thorakaler Schober)** (➤ Übersichtsabbildung vordere Buchklappe):
  - Der Ott-Test überprüft die thorakale Beweglichkeit in Flexion (Goebel et al. 1998).
  - **Durchführung:** Für die Durchführung des Ott-Tests sind zwei Fixpunkte notwendig. Der erste Fixpunkt C7 wird aufgesucht und markiert, von C7 wird mit einem Bandmaß eine Strecke von 30 cm nach kaudal abgemessen und als zweiter Fixpunkt markiert. Der Patient führt nun eine Rumpfflexion durch, in der Endposition verharrt er kurz, damit der Untersucher die Abstandsveränderung messen kann, danach richtet der Patient sich wieder auf.
  - **Normwerte:** Distanzvergrößerung von 4–6 cm (Goebel et al. 1998)
- **Hinterhaupt-Wand-Distanz-Test (occiput to wall distance, OWD):**
  - Der Test wird zur Darstellung der Beweglichkeit der oberen HWS und einer thorakalen Kyphose verwendet, gemessen wird der Abstand zwischen Okziput und Wand.
  - **Durchführung:** Der Patient stellt sich mit angelegtem Rücken und Kopf aufrecht an die Wand. Der Untersucher misst den Abstand zwischen Okziput und Wand mithilfe eines Lineals.
  - **Normwerte:** Der Patient soll in der Lage sein, das Okziput an die Wand zu lehnen, Referenzwert 0 cm (Assassi et al. 2014). Ein OWD von 0 cm unterscheidet Patienten mit einer normalen thorakalen WS von denen mit einer thorakalen Kyphose (Heuft-Dorenbosch et al. 2004). Siminoski et al. (2011) empfehlen bei einer thorakalen Kyphose mit einem OWD > 4 cm eine röntgenologische Untersuchung, um eine mögliche Fraktur in der BWS auszuschließen.
- **Kinn-Jugulum-Abstand (chin to chest distance, CCD):**
  - Zur Beweglichkeitsmessung der HWS wird der Abstand zwischen der Kinnspitze und dem Jugulum sterni in maximaler Flexion und maximaler Extension gemessen.
  - **Durchführung:** Der Patient steht aufrecht mit gestreckter WS, der Untersucher fordert nun den Patienten auf, das Kinn zur Brust zu neigen. Ist der Patient dazu nicht in der Lage, misst der Untersucher die Differenz zwischen Kinn und Brust. Bei der anschließenden maximalen Extension misst der Untersucher wieder die Differenz zwischen Kinn und Brust.
  - **Normbereich:** Flexion (= Kinn auf die Brust): 0 cm, maximale Extension: 15 cm (Hohmann u. Uhlig 2005).

- **Zusatztestungen:**
  - Kompression,
  - Distraktion,
  - Klopftest,
  - Testung auf Nachweis einer vertebrobasiliären Insuffizienz,
  - Wirbelkanaltests, z. B. ULNT 1, 2a, 2b, 3 und Slump-Test (➤ 3.5.4.6).
- **Neurologische Untersuchung:**
  - Sensibilitätsprüfung,
  - Motorik,
  - Reflexe und Kennmuskeln.
- **Passive Tests:**
  - Bewegung von schmerzempfindlichen Strukturen im Wirbelkanal und Foramen intervertebrale:
    - Vorbeugen des Oberkörpers mit gestreckten Kniegelenken (ähnlich Finger-Boden-Abstand, FBA, allerdings Beurteilung der Bewegungsqualität und der Symptome im gesamten Bewegungsbereich, keine Messung des Abstands in cm),

  - Zunächst Anheben des gestreckten Beines, nachfolgend bei Auffälligkeiten SLR (➤ 3.5.4.6),
  - passive Knieflexion in BL (PKB ➤ 3.5.4.6),
  - passive Nackenflexion (PNF ➤ 3.5.4.6),
  - Slump-Test (neurodynamischer Basistest, der durch Kombination von Bewegungen die Symptome des Patienten reproduzieren und/oder einen Unterschied im Seitenvergleich aufzeigen kann ➤ 3.5.4.6).
- Passive physiologische Bewegungen der WS:
  - Flexion, Extension, Lateralflexion und Rotation in nicht gewichtsbelastender Position.
- Palpation (➤ 2.1.4.1):
  - Hauttemperatur, Schweißabsonderung,
  - Weichteilveränderungen an Ligamenten, Kapseln, Muskeln und Bindegewebe,
  - Position der Wirbelkörper,
  - Testung der Inter- und Kostovertebralgelenke auf Gewebestruktur und Bewegungsanomalien.
- Passive physiologische Bewegungen der einzelnen Intervertebralgelenke:
  - Bewegungsbereich,
  - Endgefühl,
  - Schmerzverhalten.
- Differenzierungstests:
  - WS oder peripheres Gelenk als Quelle der Symptome?
  - Welcher Bereich der WS löst die Symptome aus?
  - Werden die Symptome von neuralen oder intervertebralen Strukturen hervorgerufen?
  - Werden die Symptome von den Wirbelgelenken, Wirbelkanalstrukturen oder der Foramina intervertebrale verursacht?

4.1.2 Exkurs: Segmentale Stabilisation

Das klinische Muster einer Instabilität der zervikalen oder lumbalen WS zeigt sich häufig bei Patienten mit mechanisch bedingten Nacken- und Rückenschmerzen (➤ 4.1.3, ➤ 4.1.4). Die Diagnose einer klinischen Instabilität durch die PT ist aufgrund des Mangels und der Akzeptanz herkömmlicher Verfahren eine Herausforderung (Taylor u. O'Sullivan 2000).

■ Unterteilung der Rumpfmuskulatur

Bergmann (1989) unterteilte die Rumpfmuskulatur nach deren architektonischer Anordnung in lokale und globale Muskeln:

- **Lokales Muskelsystem des Rumpfs:**
  - Die Muskeln des lokalen Systems liegen in der Tiefe und haben ihren Ursprung/Ansatz relativ gelenknah an den zervikalen bzw. lumbalen Wirbelkörpern.
  - Ihre Aufgabe besteht in der Kontrolle der segmentalen Festigkeit, der intervertebralen Zuordnung und der Stellung der einzelnen Segmente zueinander (Bergmann 1989).
  - Lokale **zervikale Stabilisatoren** (Conley et al. 1995, Gibbons u. Comerford 2001, 2002):
    - M. rectus capitis anterior et lateralis,
    - M. longus capitis,
    - M. longus colli,
    - M. semispinalis cervicis,
    - M. multifidus.
  - Lokale **lumbale Stabilisatoren** (ebd.):
    - M. multifidus,
    - M. transversus abdominis,
    - Mm. intertransversarii,

  - Mm. interspinales,
  - M. longissimus thoracis, Pars lumbalis,
  - M. iliocostalis lumborum, Pars lumborum,
  - M. quadratus lumborum (medialer Anteil).
- **Globales Muskelsystem des Rumpfs:**
  - Das globale Muskelsystem wird gebildet von Muskeln, die primär auf Bewegung ausgerichtet sind.
  - Diese Muskeln sind nicht in der Lage, ein einzelnes Segment zu stabilisieren.
  - Sie liegen oberflächlich und besitzen keinen direkten Ansatz an den einzelnen Wirbelkörpern.
  - Globale **zervikale Mobilisatoren** (Conley et al.1995, Gibbons u. Comerford 2001, 2002):
    - M. sternocleidomastoideus,
    - Mm. scaleni,
    - M. semispinalis capitis,
    - M. splenius capitis.
  - Globale **lumbale Mobilisatoren** (ebd.):
    - M. obliquus abdominis,
    - M. rectus abdominis,
    - M. quadratus lumborum (lateraler Anteil),
    - M. longissimus thoracis, Pars thoracis,
    - M. iliocostalis lumborum, Pars thoracis.

Wissenschaftliche Arbeiten von Siegmund et al. (2007) und Blouin et al. (2007) deuten darauf hin, dass eine klare Trennung im Bereich der HWS zwischen den lokalen Stabilisatoren und globalen Mobilisatoren schwierig ist. Im lumbalen Bereich verbinden die globalen Mobilisatoren den Brustkorb und das Becken miteinander. Während sie die Ausrichtung der WS kontrollieren, wirken sie hier wie Halteseile eines Schiffsmasts. Einwirkende Kräfte gleichen sie aus und können diese zum Becken weiterleiten. Weitere Aufgaben sind die Gleichgewichtsfunktion und die Einleitung von Bewegungen des Rumpfs (Bergmann 1989).

■ Physiologische intervertebrale Bewegung

Panjabi (1992b) teilt die physiologische intervertebrale Bewegung (ROM ➤ 2.1.5.1) eines Segments in eine **Neutrale Zone** (NZ) und eine **Elastische Zone** (EZ) ein. Dabei liegt die NZ – von der neutralen Stellung aus – am Beginn der physiologischen intervertebralen Bewegung. Die Bewegung wird in diesem Bereich gegen einen geringen internen Widerstand durchgeführt. Die EZ beginnt am Ende der NZ und reicht bis zum Ende der physiologischen intervertebralen Bewegung. Die Bewegung erfolgt hier gegen einen ausgeprägten internen Widerstand. Im Bereich der EZ besteht eine große intervertebrale Festigkeit.

■ Entstehung der Instabilität der zervikalen oder lumbalen Wirbelsäule

Ist das stabilisierende Muskelsystem (lokales Muskelsystem s. o.) nicht mehr in der Lage, die intervertebrale NZ (s. o.) in ihren physiologischen Grenzen zu halten (Panjabi 1992b), führen diese Kontrolldefizite zu einer vergrößerten intersegmentalen Beweglichkeit, welche mit einer lokalen Dysfunktion des lokalen Muskelsystems assoziiert ist. Im weiteren Verlauf können Schmerzen und Funktionseinschränkungen durch Kompression oder Dehnung im Bereich der umliegenden Strukturen der Wirbelsegmente entstehen (Panjabi 1992a).

■ Stabilitätssystem der Wirbelsäule

Panjabi (1992a) stellte ein Modell zur Wirbelsäulenstabilität vor. Dieses Modell gliedert das Stabilitätssystem der WS in drei Untersysteme. Um Stabilität zu gewährleisten, müssen die Untersysteme interagieren und sich kontinuierlich miteinander abstimmen, dabei können leichte Defizite in einem der Subsysteme durch die beiden anderen Systeme kompensiert werden.

- **Passives muskuloskelettales System:** Wirbelkörper, Facettengelenke, Bandscheiben, Ligamente und Gelenkkapseln,
- **aktives muskuloskelettales System:** Muskeln und Sehnen,
- **neurales Kontroll- und Steuerungssystem:** ZNS sowie Propriozeptoren innerhalb der Ligamente, Muskeln und Sehnen.

4.1.2.1 Klinischen Instabilität der Wirbelsäule

4

■ Subjektive und objektive Merkmale der zervikalen Instabilität

- **Subjektive Merkmale** (Cook u. Brismee 2005, Maitland et al. 2001, Siegmund et al. 2001, Simons u. Mense 1998, Westerhuis 2005a):
  - Bewegungseinschränkung,
  - Nacken wie blockiert,
  - Knacken oder Klicken bei bestimmten Bewegungen,
  - Auftreten der Beschwerden unvorhersehbar, wechselhaft und unbeständig,
  - belastende, aber auch gering belastende Aktivitäten als Schmerzauslöser möglich,
  - Zunahme der Symptome im Laufe des Tages,
  - schmerzhafter Bogen,
  - wiederkehrende Episoden,
  - Traumen in der Vorgeschichte,
  - Kloßgefühl im Hals, evtl. Schluckstörungen.
- **Objektive Merkmale** (ebd.):
  - Inspektion (➤ 2.1.3) → erkennbare abnorme Positionierung,
  - aktive Bewegungen → erkennbare abnorme oder zögerliche Beweglichkeit, Provokation,
  - passive physiological intervertebral movements (PPIVMs):
    - Von Maitland (1994) beschriebene Untersuchungs- und Behandlungstechnik,
    - Testung der passiven physiologischen intersegmentalen Beweglichkeit in eine physiologische Bewegungsrichtung,
    - Beurteilung der Quantität und Qualität der intersegmentalen Beweglichkeit sowie der Schmerzprovokation,
    - Prüfung von Abwehr-, Schutzspannung, tastbarer Abnormität.
  - Linear stress tests:
    - Überprüfung der HWS-Stabilität,
    - Symptomauslösung im A. vertebralis-Bereich sowie im NS bei einer Instabilität durch die Durchführung einer Translation ohne gleichzeitige physiologische Bewegung,
    - Endgefühl im Normbereich: hart-elastisch.
  - Sharp-Purser-Test:
    - Einsatz bei Verdacht auf eine hochzervikale Instabilität,
    - Überprüfung der sagittalen Stabilität der oberen HWS (Ligamentum transversum),
    - positiv, wenn sich die Rückenmarkszeichen reduzieren.
    - **Cave:** Es besteht das Risiko einer weiteren Schädigung durch die Untersuchung.
  - Anterior shear test.
  - Passive accessory intervertebral movements (PAVIMs):
    - Von Maitland (1994) beschriebene Untersuchungs- und Behandlungstechnik,
    - Testung der passiven zusätzlichen intersegmentalen Beweglichkeit,
    - Beurteilung von Quantität und Qualität der passiven intersegmentalen Zusatzbewegungen.
  - Gestufter kraniozervikaler Flexionstest,
  - Muskelfunktionstest für M. trapezius, Pars ascendens (➤ 4.1.2.2.1),
  - Beurteilung der funktionellen Stabilität der HWS (Störung der motorischen Kontrolle) (➤ 4.1.2.2.1).

4

Typische **Aussagen eines Patienten, die auf eine zervikale Instabilität hinweisen können,** sind zu beachten. Bsp.:
- *„Ich muss meinen Kopf stützen."*
- *„Mein Nacken fühlt sich müde an."*
- *„Wenn der Nacken schmerzt, muss ich mich hinlegen."*
- *„Nach Besuchen beim Frisör oder beim Zahnarzt habe ich vermehrte Beschwerden."*

■ **Subjektive und objektive Merkmale der lumbalen klinischen Instabilität**
Zur Bestimmung der spezifischen Identifikation von subjektiven und objektiven Symptomen im Zusammenhang mit einer klinischen Instabilität der lumbalen WS führten Cook et al. (2006) mithilfe von MT-Experten nach Delphi-Technik eine Studie durch. Subjektive und objektive Merkmale der klinischen Instabilität, die einen Konsens unter den Experten fanden, waren (Cook et al. 2006):
- **Subjektive Merkmale:**
  - Zentrale Rückenschmerzen,
  - giving way (Weggleiten, Nachgeben),
  - Gefühl bzw. Wunsch, sich selbst manipulieren zu müssen,
  - immer wiederkehrende Episoden,
  - häufiges „catching" oder „locking" (plötzliches Verharren in einer Position) bei der Durchführung von Beuge- oder Rotationsbewegungen der WS,
  - Schmerzen bei Bewegungsübergängen (u. a. Sitz–Stand),
  - Schmerzen beim Zurückkommen aus einer gebeugten Haltung in die aufrechte Position,
  - Auslösen von Schmerzen durch plötzliche, alltägliche Bewegungen (z. B. Griff nach einem Bleistift),
  - Schwierigkeiten beim freien Sitzen, Verbesserung durch die Unterstützung einer Rückenlehne,
  - Verschlechterung der Symptome bei langem Verharren in einer Haltung,
  - zunehmende Verschlechterung der körperlichen Verfassung,
  - chronische Krankengeschichte bez. der Störungen,
  - vorübergehende Verbesserung durch Korsett (➤ 4.9.2.1.4) oder Rückenbandage,
  - Patienten berichten häufig über Episoden von Muskelverkrampfungen,
  - Angst und abnehmende Bereitschaft, sich zu bewegen,
  - Berichte über vorausgegangene Rückenverletzungen oder Traumen.
- **Objektive Merkmale:**
  - Mangelhafte Lenden-Becken-Kontrolle (inkl. segmentalem „hinging" oder „pivoting": Störung in der segmentalen Bewegungssteuerung, mangelhafte motorische Umsetzung eines Bewegungsauftrags) sowie unzureichende propriozeptive Funktion,
  - mangelhafte Koordination bzw. neuromuskuläre Kontrolle, inkl. Zahnradphänomen (Bewegungsruckeln),
  - abnehmende Kraft und Ausdauer der lokalen tiefen Muskulatur auf Höhe des instabilen Segments,
  - aberrante Bewegung während der Messung des aktiven Bewegungsumfangs (engl. active range of motion, AROM) (➤ 2.1.5.1), einschließlich seitlicher Verschiebung (laterale Translation, engl. lateral shift; zeigt klinisch eine asymmetrische, nicht strukturelle Ausrichtung der lumbalen WS mit gleichzeitigem Beginn von Schmerzen in Rücken und Bein),
  - Schmerzen bei kontinuierlichen Körperhaltungen und -stellungen,
  - Gowers-Zeichen (Typisches Aufstehen bzw. Aufrichten des Rumpfs, das z. B. durch ein Abstützen der Arme auf den Oberschenkeln unterstützt wird.),
  - übermäßige Beweglichkeit bei einem von zwei Wirbelsegmenten,
  - abnehmende Bereitschaft oder ängstliche Erwartung bei Bewegung,

- positiver posterior-anterior (PA) Springing-Test,
- Hypermobilität während des PA-Springing-Tests,
- zunehmender Schutz durch Muskelverkrampfung,
- mangelhafte Körperhaltung, einschließlich seitlicher Verschiebung und abnormaler Stellung der Lendenlordose,
- häufiges „catching" (s. o.) sowie knackende, klopfende und knallende Geräusche während der Bewegung,
- hypomobile angrenzende Segmente.

Diese Ergebnisse sind größtenteils deckungsgleich mit denen anderer Autoren, die eine Klassifikation der subjektiven und objektiven Symptome der klinischen lumbalen Instabilität vorgenommen haben (Fritz et al. 1998, 2003, Ogan et al. 1997, O'Sullivan 2000, 2004, O'Sullivan et al. 1997, Paris 1985).

Typische **Aussagen des Patienten, die auf eine lumbale Instabilität hinweisen können,** sind zu beachten. Bsp.:
- *„Mein Rücken bricht auseinander."*
- *„Mein Rücken ist müde."*
- *„Ich muss meinen Rücken andauernd sortieren."*

4.1.2.2 Funktionsuntersuchung der segmentalen Instabilität

4.1.2.2.1 Funktionsuntersuchung der zervikalen segmentalen Instabilität

■ Kraniozervikaler Flexionstest

Die Grundübung eines erfolgreichen Trainings zur Wiederherstellung der zervikalen muskulären Kontrolle stützt sich auf den gestuften kraniozervikalen Flexionstest (Craniocervical Flexion Test, CCFT) (Jull et al. 1999, Jull u. Richardson 2000). Die tiefen Nackenflexoren (M. rectus capitis anterior et lateralis, M. longus colli, M. longus capitis) werden dabei hinsichtlich ihrer Leistungsfähigkeit untersucht (Falla et al. 2003).
Durchführung mit der **Pressure-Biofeedback-Unit** (PBU):
- Der Patient liegt in RL.
- Die HWS ist in Neutralstellung (➤ vordere Buchklappe).
- Die PBU liegt subokzipital in der HWS-Lordose.
- Die Zunge liegt entspannt am Gaumen, Mund wird leicht geöffnet.
- Die PBU wird auf 20 mmHg aufgeblasen.
- Der Patient wird instruiert,
  - die Schulterblätter etwas nach dorsal und kaudal zu bewegen,
  - eine hochzervikale Flexion auszuführen (Nickbewegung) und
  - diese zehn Sekunden zu halten.

Es ist darauf zu achten, dass die Bewegung langsam, mit niedriger Intensität und ohne kompensatorische Strategien durchgeführt wird.
Die HWS-Lordose flacht durch die korrekte Aktivierung der tiefen Nackenflexoren ab. Es kommt zu einer Drucksteigerung auf der PBU.
Beim gestuften CCFT ist das Ziel, den Druck um jeweils 2 mmHg schrittweise vom Ausgangswert (20 mmHg) auf 30 mmHg zu steigern. Angestrebt wird ein Druck von 30 mmHg, den der Patient ohne Kompensation zehnmal für zehn Sekunden halten kann.
Steht keine PBU zur Verfügung, stellt sich der Th. hinter den Patienten und legt seine rechte Hand unter das Occiput. Die Langfinger seiner linken Hand platziert er in der HWS-Lordose. Der Daumen der linken Hand liegt dabei auf dem M. sternocleidomastoideus, um eine Überaktivität des Muskels auszuschließen. Bei einer korrekten Durchführung kommt es zur Abflachung der HWS-Lordose mit einer Druckerhöhung auf die Finger der linken Hand des Th., während sich gleichzeitig der Druck auf der rechten Hand des Th. vermindert (Westerhuis 2011).

■ Funktionstest M. trapezius, Pars ascendens

Jull (1998) fand bei Patienten mit einer Störung der tiefen Nackenflexoren oftmals auch eine Fehlfunktion des M. trapezius, Pars ascendens, welche durch den M. trapezius, Pars descendens mittels Überaktivität kompensiert wird.

Durchführung:

- Der Patient liegt in BL, ca. 30° Abduktion in den Schultergelenken.
- Die Skapula des Patienten wird in Retraktion, Depression und leichter Außenrotation eingestellt.
- Der Patient wird aufgefordert, die Position zu halten.
- Die zweite Schulter wird identisch eingestellt.
- Der Th. versucht, während der Patient die Anspannung der Skapula hält, die Skapula auf einer Seite durch einen lateralen Druck gegen die Spina scapulae nach ventral, kranial und lateral zu bewegen.

Der Th. achtet auf die korrekte Stabilisierung der Skapula (Insuffizienz M. trapezius, Pars ascendens) und auf mögliche Kompensationsstrategien (Mm. rhomboidei oder M. latissimus dorsi) (Westerhuis 2011).

■ Funktionelle Stabilität

Der Th. untersucht die spontane funktionelle Stabilität des Nackens, während er den Patienten instruiert, Alltagsbewegungen auszuführen. Eine Fehlfunktion des neuronalen Subsystems zeigt sich in einer mangelhaften Kopfkontrolle.

Bsp.:

- Bei der Elevation beider Arme führt der Patient eine Translation des Kopfs nach ventral aus.
- Die Mundöffnung wird begleitet von einer Extension in der HWS.
- Eine leicht nach vorne gebeugte Arbeitshaltung (z. B. Küche, Arbeitsplatz) geht mit einem Abknicken im unteren Bereich der HWS einher (Westerhuis 2011).

4.1.2.2.2 Funktionsuntersuchung der lumbalen segmentalen Instabilität

(Hides et al. 2009)

■ Einnahme einer physiologischen Wirbelsäulenstellung

- Haltungsbefund,
- freie Sitzhaltung,
- Fähigkeit der Korrektur (Reproduzierung der neutralen Stellung).

■ Korsettaktion in Bauch- und Rückenlage mit PBU

Durchführung in Bauchlage:

- Der Patient liegt auf dem Bauch, Arme neben dem Körper und Kopf in Mittelstellung.
- Die PBU (➤ 4.1.2.2.1) wird unter dem Bauch platziert, der Bauchnabel liegt dabei im Zentrum.
- Der untere Kissenrand der PBU schließt in einer Linie zwischen der rechten und linken Spina iliaca anterior superior ab.
- Die PBU wird auf 70 mmHg aufgepumpt.
- Der Patient wird angeleitet, die Bauchdecke vollständig zu entspannen und entspannt ein- und auszuatmen. Dann erfolgt das Kommando, die untere Bauchwand – ohne Einzuatmen – in Richtung WS einzuziehen. Günstig ist es, wenn der Patient die Atmung von der Kontraktionsfähigkeit trennen kann.
- Der Th. kontrolliert die PBU. Dabei beobachtet er, ob sich Mitbewegungen an WS und/oder Becken oder in Form einer Thoraxdepression (eher Überaktivität der großen schrägen Bauchmuskeln) zeigen, während er die Bauchwand medial sowie inferior der Spina iliaca anterior superior palpiert (Hides et al. 2000).
- Der Test sollte bis zu zehn Sekunden gehalten und zehnmal wiederholt werden, um eine Aussage bez. der Ausdauer des Muskels zu erhalten.

- Dokumentation: Die korrekte Durchführung des Tests wird wie folgt dokumentiert:
  - Keine Mitbewegungen von WS und Becken,
  - kein Vorwölben der Bauchwand,
  - Reduzierung des Drucks im Mittel zwischen 4 und 10 mmHg.

Mögliche Zeichen einer unkorrekten Aktivierung:
- Es gibt gar keine Aktivierung.
- Es zeigt sich eine Überaktivität bzw. eine Kompensation durch die schrägen Bauchmuskeln.
- Die kräftige Anspannung der schrägen Bauchmuskeln und die darauf folgende intraabdominale Druckerhöhung drücken die beiden Palpationsfinger aus der Bauchwand.
- Die Taille verbreitert sich.
- Bei der Palpation zeigt sich eine asymmetrische Aktivierung.

- **Sonderfall 1:** Kann der Patient den Test ohne die o. g. Mitbewegungen/ Vorwölbung durchführen, der Druck auf der PBU fällt aber nur im Bereich von 0–4 mmHg, bestehen folgende Möglichkeiten:
  - Er kann den M. transversus abdominis anspannen, doch die Verkürzung ist nicht effektiv genug oder ungleich. In diesem Fall muss der Test in Rückenlage unter Nutzung der beidseitigen Palpation wiederholt werden.
  - Es zeigt sich das Muster einer globalen Aktivierung. Die Mitbewegungen bleiben aus. Der Druck auf der PBU steigt allerdings an. Die Kontrolle erfolgt über eine Palpation der Bauchwand, die sich hier vorwölbt.
  - Der Patient bewegt während der Durchführung des Tests die Wirbelsäule. Der Druck auf der PBU sinkt. Um ein falsch positives Ergebnis zu vermeiden, sind alle drei oben genannten Kriterien zu überprüfen. Während der Palpation des lumbothorakalen Übergangs würde sich eine Mitbewegung feststellen lassen.
- **Sonderfall 2:** Ist bei Patienten die Testdurchführung in BL schwierig (z. B. aufgrund von Atemwegserkrankungen ➤ 9.1, Übergewicht oder Schwangerschaft ➤ 11.4), besteht die Möglichkeit, die Testdurchführung in Rückenlage, Vierfüßlerstand, Stand oder unterstütztem Stand durchzuführen.
  - Bsp. Rückenlage:
    - Der Patient liegt entspannt auf dem Rücken, Arme parallel zum Rumpf.
    - Das PBU wird oberhalb des Kreuzbeins unter die lumbale Wirbelsäule positioniert und auf 40 mmHG aufgepumpt. Die Instruktion und das einleitende Atemmuster sind identisch mit dem Test in BL.
    - Die Kontraktion des M. transversus abdominis wird durch eine Palpation medial und inferior der Spina iliaca superior und lateral des M. rectus abdominis kontrolliert (Hides et al. 2000).
    - Der Test sollte bis zu zehn Sekunden gehalten und zehnmal wiederholt werden, um eine Aussage bez. der Ausdauer des Muskels zu erhalten.
    - Bei einem korrekten Anspannungsmuster verschmälert sich die Taille und der Druck auf dem PBU verbleibt auf 40 mmHG.

■ M. multifidus-Test

Bei diesem Test wird die Fähigkeit der tiefen Fasern des M. multifidus zu einer isometrischen Kontraktion (➤ 2.1.5.2 Box) mit einer Kokontraktion des M. transversus abdominis beurteilt.
Die Kontraktion der tiefen Fasern erfolgt isometrisch und segmental. Es entsteht dabei keine WS-Bewegung. In wissenschaftlichen Arbeiten konnten Van et al. (2006) und Wallwork et al. (2007) bestätigen, dass auf jeder Segmenthöhe eine isometrische Kontraktion stattfinden sollte.

Durchführung:
- Der Patient liegt entspannt in BL.
- Der Untersucher beginnt mit der segmentalen Palpation des Muskels hinsichtlich segmentaler Atrophie.
- Dies wird neben dem Processus spinosus, auf Segmenthöhe, im Seitenvergleich und im Vergleich mit der nächst höheren und tieferen Ebene überprüft.
- Der Patient wird vom Th. aufgefordert: „Lassen Sie Ihre Muskeln langsam unter meinen Finger anschwellen, ohne dass Sie die Wirbelsäule oder das Becken bewegen. Bitte halten Sie die Kontraktion und atmen Sie dabei normal weiter." (Hides et al. 2009).
- Kann der Patient die Kontraktion über zehn Sekunden halten und mehrmals wiederholen, deutet dies auf eine tonische Haltefunktion hin.
- Das Procedere „einatmen, ausatmen, nicht mehr atmen, den Muskel anwachsen lassen und normal weiter atmen (Muskelaktivität dabei halten)" ist beim Test für den M. transversus abdominis identisch.

Wichtige Hinweise zur Durchführung:
- Der Patient soll sich nur auf die Fingerkuppen des Untersuchers konzentrieren, die dieser sanft auf dem jeweiligen Muskel des Segmentes komprimiert, und nicht auf die Aktivierung des Muskels.
- Spannt der Patient den Muskel an, ist es wichtig, dass der Untersucher die Kompression durch die Fingerkuppen reduziert, da ansonsten die Kontraktion gehemmt wird.

Interpretation:
- Eine geringe Muskelaktivität unter den Fingern deutet auf eine mangelhafte Aktivierung des M. multifidus hin.
- Eine schnelle oberflächliche Aktivierung deutet darauf hin, dass der Patient die oberflächlichen Fasern bei der Extension einsetzt und dass der Untersucher den M. erector spinae palpiert.
- Anteriore Beckenkippung bei der Aktivierung der oberflächlichen Fasern ist möglich.
- Posteriore Beckenkippung ist häufig: Der Patient versucht den Muskel in die Fingerkuppen des Th. zu drücken, Vortäuschung einer korrekten Aktivierung des M. multifidus.
- Die korrekte Aktivierung des M. multifidus sollte keine Schmerzen erzeugen.

4.1.2.3 Übungsprinzipien der segmentalen lumbalen Stabilisation

Die Wissenschaftler Richardson, Hodges und Hides entwickelten aufgrund jahrelanger Forschungsarbeiten Übungsprinzipien, die auf dem Modell des motorischen Lernens (➤ 3.1.9) basieren. Im Mittelpunkt ihres spezifischen Präventions- und Rehabilitationskonzepts steht die motorische Kontrolle und Koordination des tiefen lokalen Muskelsystems zur Stabilisierung der Lenden-Becken-Region (Hides et al. 2009).

Richardson et al. (2009) unterscheiden drei Hauptphasen:
- **Kognitive Phase:** Körperwahrnehmung, isolierte, bewusste Anspannung der lokalen Stabilisatoren.
- **Assoziative Phase:** Unter Beibehaltung der bewussten Anspannung der lokalen Stabilisatoren werden Bewegungsmuster mit dem Patienten eingeübt.
- **Autonome Phase:** Automatisierung, Fähigkeit, Alltagsbewegungen schmerzfrei und gelenkschonend durchzuführen.

■ **Stufen des segmentalen Stabilisationstrainings**

1. **Lokale segmentale Kontrolle:**
   - Ziel: Wiederherstellung des Mechanismus der Gelenkschonung durch den Aufbau eines Gelenkschutzes.

- Übungsprinzipien:
  - Anbahnung der lokalen segmentalen Kontrolle in einer nicht belastenden ASTE und einer reduzierten Aktivität der globalen (gewichtstragenden und nicht gewichtstragenden) Muskulatur.
  - Systematisches Training der lokalen Synergisten.

2. **Segmentale Kontrolle in der geschlossenen Bewegungskette:**
   - Ziel: Erreichen einer Einheit von lokaler Kontrolle sowie einer gewichtstragenden Funktion von Rumpf, Becken und Extremitäten.
   - Übungsprinzipien:
     - Die Kontraktion der lokalen Stabilisatoren wird aufrechterhalten, während die Gewichtsbelastung durch segmental belastende Funktionen in der geschlossenen Kette schrittweise erhöht wird.
     - Die lokalen und gewichtstragenden Muskeln der Lenden-Becken-Region müssen aktiviert sein und statisch die gewählte Haltung stabilisieren.
3. **Segmentale Kontrolle in der offenen Bewegungskette:**
   - Ziel: Aufrechterhaltung segmentaler Kontrolle, während sich die Nachbargelenke in der offenen Bewegungskette unter zusätzlicher Gewichtsbelastung bewegen.
   - Übungsprinzip:
     - Hierbei wird die Belastung so gesteuert, dass eine Integration aller Muskeln während der funktionellen Bewegung möglich ist.

4.1.3 Rückenschmerz

In der Literatur wird der Begriff Rückenschmerz für unterschiedliche Schmerzzustände verwendet, deren Ursache als auch Lokalisation variieren können (Fahland et al. 2016).

Definition

Kreuzschmerz bzw. nicht spezifischer Kreuzschmerz (Synonyme: Rückenschmerz [Dorsopathie], Dorsalgie) wird definiert als Schmerz im Rückenbereich unterhalb des Rippenbogens und oberhalb der Gesäßfalte, mit oder ohne Ausstrahlung. Weitere Begleitbeschwerden sind dabei möglich.

Ätiologie: Bei der Krankheitsentstehung und -fortdauer spielen nach dem Verständnis des bio-psycho-sozialen Krankheitsmodells (ICF ➤ 1.3.2, ➤ 2.1.1.2) folgende Faktoren eine Rolle:

- Somatische Faktoren: Prädisponierende Faktoren oder durch einen Zwischenfall entstanden (z. B. ungewöhnliche, anstrengende Aktivitäten, einseitige Körperhaltung, Virusinfektion, Übermüdung, Kälte, Feuchtigkeit, Zugluft, familiär bedingt),
- psychische Faktoren (z. B. ungünstiger Krankheitsverlauf, pessimistische resignative Einstellung, Depression, geringer Bildungsstand),
- psychosoziale und arbeitsplatzbezogene Faktoren (z. B. unbefriedigende Arbeitssituation, Mobbing, Verlust des Arbeitsplatzes, anhaltende Belastung im privaten Umfeld, Familie, Depression, Disstress, Rentenwunsch).

Einteilung:

- Nach Ursache:
  - Nicht spezifischer Kreuzschmerz ohne eindeutige Hinweise auf eine spezifische Ursache,
  - spezifischer Kreuzschmerz mit diagnostizierter Ursache (z. B. Infektion, Tumor, Osteoporose, Fraktur, Bandscheibenvorfall).
- Nach Dauer:
  - Akuter Kreuzschmerz (Dauer < 6 Wochen),
  - subakuter Kreuzschmerz (Dauer > 6 Wochen),

- chronischer bzw. chronisch-rezidivierender Kreuzschmerz (Dauer > 12 Wochen ➤ 3.17.2.4, ➤ 3.18).
- Nach Schweregrad: Beurteilung des subjektiven Schmerzempfindens mithilfe von
  - NRS (➤ 2.4.5),
  - VAS (➤ 2.2.3.3).

Chronische Kreuzschmerzen werden klassifiziert anhand eines Graduierungsschemas mithilfe eines Patientenfragebogens, nach Ausmaß der Schmerzintensität sowie der schmerzbedingten Beeinträchtigung der täglichen Aktivitäten (von Korff et al. 1992) und dem Chronifizierungsstadium (Mainzer Stadienmodell der Schmerzchronifizierung ➤ 2.1.2.4).

4.1.3.1 Klinischer Befund

- **Symptome:**
  - Hauptsymptome (➤ 4.1.1.1 Art der Beschwerden),
  - detaillierte Darstellung der Symptome bei den jeweiligen Krankheitsbildern bzw. klinischen Mustern (s. u.), da sie sehr vielseitig ausfallen können.
- **Diagnostik** (NVL Nicht spezifischer Kreuzschmerz 2017): Ziel und Zweck der klinischen Untersuchung:
  - Erkennen von Notfällen, die einer sofortigen Behandlung bedürfen,
  - Ausschluss ernsthafter Erkrankungen,
  - Ausschluss extravertebragener Erkrankungen,
  - Objektivierung der Beschwerden und der daraus resultierenden Funktionsstörung zur Vermeidung von unnötigen und belastenden Untersuchungen,
  - Aufdecken von Risikofaktoren für eine Chronifizierung.
- **Prognose:**
  - Gute Prognose bei akutem Kreuzschmerz:
    - Die Schmerzen verringern sich innerhalb der ersten 6 Wochen zu 90 %, 2–7 % der Betroffenen entwickeln chronische Schmerzen (Anderson 1997).
    - 68 % der Betroffenen kehren meist innerhalb eines Monats wieder an ihren Arbeitsplatz zurück (Pengel et al. 2003).
  - Dennoch erlebt ein Großteil der betroffenen Personen einen von wiederkehrenden Schmerzen geprägten Krankheitsverlauf (Hestbeak et al. 2003). Was die Frage aufwirft, ob Maßnahmen zur Identifikation Betroffener mit erhöhtem Chronifizierungsrisiko durchgeführt werden können (Yellow Flags ➤ 3.18.2).

4.1.3.2 Therapie

- **Operativ** (NVL Nicht-spezifischer Kreuzschmerz 2017):
  - keine Indikation bei nicht spezifischem Kreuzschmerz.
- **Konservativ** (ebd.):
  - **Grundsätzlich gilt für die Therapie nicht spezifischer Kreuzschmerzen:**
    - Aktivität soweit wie möglich beibehalten,
    - medikamentöse und nicht medikamentöse Therapie zur Unterstützung aktivierender Maßnahmen,
    - Patientenedukation (Aufklärung und Motivation zu gesundheitsbewusstem Verhalten, Förderung eines bio-psycho-sozialen Krankheitsverständnisses),
    - chronifizierungsfördernde bzw. nicht evidenzbasierte Maßnahmen sollten nicht zur Anwendung kommen.
  - **Bei nicht spezifischem akutem Kreuzschmerz:**
    - Patientenedukation,
    - PT und Physikalische Therapie:
      - Bewegungstherapie,

    - Erlernen von Entspannungstechniken zur selbstständigen Durchführung, z. B. PMR (➤ 3.3.2),
    - MT (➤ 3.5),
    - Wärmetherapie in Kombination mit aktivierenden Maßnahmen,
  - Akupunktur in Kombination mit aktivierenden Maßnahmen,
  - bei Vorliegen psychosozialer Risikofaktoren sollte kognitive Verhaltenstherapie (KVT) angeboten werden,
  - medikamentöse Therapie zur Unterstützung der aktivierenden Maßnahmen:
    - kurzzeitige Gabe von nichtsteroidalen Antirheumatika/Antiphlogistika (tNSAR) (z. B. Ibuprofen, Diclofenac, Naproxen ➤ 1.6.8.1),
    - bei fehlendem Ansprechen der o. g. Analgetika Einsatz von schwachen Opioden (Tramadol, Tilidin/Naloxon ➤ 1.6.8.1) möglich, Re-Evaluation spätestens nach vier Wochen, Fortsetzung kontraindiziert bei Ausbleiben des gewünschten Effekts,
    - Capsaicinpflaster und -cremes zur Eigentherapie,
    - Antidepressiva bei komorbider Depression.
- **Bei nicht spezifischem chronischem Kreuzschmerz:**
  - Einsatz eines multimodalen Therapiekonzepts (Ergotherapie, PT, KVT, medikamentöse Therapie),
  - Patientenedukation,
  - PT und Physikalische Therapie:
    - Bewegungstherapie,
    - Rehasportmaßnahmen oder Funktionstraining in der Gruppe bei Einschränkung der ADLs oder Berufsfähigkeit,
    - Erlernen von Entspannungstechniken zur selbstständigen Durchführung, z. B. PMR (➤ 3.3.2),
    - MT (➤ 3.5),
    - Massagetechniken in Kombination mit aktivierenden Maßnahmen,
    - Rückenschule mit bio-psycho-sozialem Ansatz (➤ 3.10),
    - Wärmetherapie in Kombination mit aktivierenden Maßnahmen,
  - Akupunktur,
  - bei Vorliegen psychosozialer Risikofaktoren sollte KVT angeboten werden,
  - medikamentöse Therapie als Unterstützung der aktivierenden Maßnahmen:
    - tNSAR kurzfristig in limitierter Dosierung,
    - bei fehlendem Ansprechen der o. g. Analgetika können schwache Opiode (Tramadol, Tilidin/Naloxon ➤ 1.6.8.1) eingesetzt werden, Re-Evaluation spätestens nach drei Monaten, Fortsetzung kontraindiziert bei Ausbleiben des gewünschten Effekts,
    - Capsaicinpflaster und -cremes zur Eigentherapie,
    - Weidenrinde in Kombination mit aktivierenden Maßnahmen,
    - Antidepressiva bei komorbider Depression.

Nicht empfohlen werden folgende Therapiemaßnahmen aufgrund mangelnder Evidenz zur Wirksamkeit (NVL Nicht spezifischer Kreuzschmerz 2017):

- **Nicht medikamentöse Therapiemaßnahmen:**
  - Bettruhe,
  - Traktion mit Gerät,
  - Kältetherapie,
  - Kinesio-Taping,
  - Interferenzstrom, perkutane elektrische Stimulation (PENS), transkutane elektrische Stimulation (TENS),
  - Lasertherapie oder therapeutischer Ultraschall,
  - Einsatz medizinischer Hilfsmittel,

4

- bei akutem nicht spezifischem Kreuzschmerz sollte keine Massagetherapie erfolgen.
- **Medikamentöse Therapiemaßnahmen:**
  - Paracetamol,
  - Muskelrelaxanzien,
  - Teufelskralle,
  - beinwellhaltige Creme,
  - intravenös, -muskulär oder subkutan applizierbare Schmerzmittel, Lokalanästhetika, Glukokortikoide sowie Mischformen.

4.1.3.3 Physiotherapie bei Kreuzschmerz

4.1.3.3.1 Physiotherapeutischer Befund

NVL Nicht spezifischer Kreuzschmerz 2017:

- Anamnese (➤ 2.1.2, ➤ 4.1.1.1), inkl.
  - mögliche extravertebragene Ursachen der Kreuzschmerzen,
  - mögliche spezifische Ursachen der Kreuzschmerzen,
  - psychosoziale und arbeitsplatzbezogene Risikofaktoren für Kreuzschmerzen.
- Inspektion (➤ 2.1.3, ➤ 4.1.1.2),
- Palpation (➤ 2.1.4.1, ➤ 4.1.1.3),
- Funktionsuntersuchung (➤ 4.1.1.3),
- lokaler Druck- oder Klopfschmerz,
- Beweglichkeitsprüfung,
- Lasègue-Test,
- evtl. Bragard-Test
- ISG-Untersuchung,
- Fakultativ: Finger-Boden-Abstand (FBA), Schober-Zeichen (➤ 4.1.1.3), Hüftgelenke (➤ 4.5), Patrick-Zeichen, Vor- und Rücklaufphänomen.
- Bei neurologischer Begleitsymptomatik (Red Flags ➤ 2.1.2):
  - Ergänzende Anamnese: Muskuläre Schwäche, Gefühlsstörungen in den Beinen, Blasen- und/oder Mastdarmentleerungsstörung,
  - neurologische Basisdiagnostik (➤ 8.2).

Aussagekräftig ist die Beurteilung der wiederholten Befundung. Sie wird vor und nach einer angewendeten Technik ausgeführt und orientiert sich an den klinischen Zeichen/Symptomen des Patienten (z. B. Schmerz, Bewegungsqualität) (➤ 4.1.1.3).

4.1.3.3.2 Physiotherapeutische Behandlung

Folgende Methoden und Maßnahmen kommen bei **nicht spezifischem Kreuzschmerz** zum Einsatz (NVL 2017):

- Bei akutem nicht spezifischem Kreuzschmerz (vgl. empfohlene therapeutische Maßnahmen ➤ 4.1.3.2):
  - Patientenedukation:
    - Aufklärung über Unbedenklichkeit von körperlicher Aktivität,
    - Aufklärung über positive Wirkung von körperlicher Aktivität auf Beschwerden,
    - Bedeutung von regelmäßiger Aktivität (2–3-mal/Woche, mind. 15 Minuten).
  - Progressive Muskelrelaxation (PMR ➤ 3.3.2.5),
  - MT (➤ 3.5) als Mobilisation/Manipulation,
  - Rückenschule (➤ 3.10) mit bio-psycho-sozialem Ansatz,
  - Wärmetherapie (➤ 3.15.2.2) als Ergänzung zu aktivierenden Maßnahmen.

- Bei chronischem nicht spezifischem Kreuzschmerz (vgl. empfohlene therapeutische Maßnahmen ➤ 4.1.3.2):
  - Patientenedukation:
    - Aufklärung über Unterschied zwischen Symptomatik und (gefährlicher) körperlicher Verletzung,
    - Aufzeigen von möglichen schmerzfördernden Denk- oder Verhaltensmustern,
    - Anleitung von Eigenübungsprogrammen und Motivation eines körperlich aktiven Lebensstils.
  - Bewegungstherapie als primäre Behandlung:
    - Kraft- und Stabilisationsübungen,
    - Bewegungsprogramme mit verhaltenstherapeutischem Ansatz (z. B. Rehabilitationssport, Funktionstraining),
    - bei der Auswahl des Bewegungsprogramms ist die Präferenz des Patienten zu berücksichtigen.
  - PMR (➤ 3.2.2.5),
  - multimodale Behandlungsprogramme (➤ 3.17.4.2),
  - Manipulation in Kombination mit Trainingstherapie (MTT),
  - Massage (➤ 3.14) in Kombination mit Trainingstherapie,
  - selbstständige Wärmeanwendung in Kombination mit aktiven Maßnahmen,
  - Rückenschule mit bio-psycho-sozialem Ansatz (➤ 3.10).

Für die stationäre und ganztags ambulante Rehabilitation von Personen mit chronischem Rücken- und Kreuzschmerz (z. B. ICD 10-GM M54.5) liegen **Reha-Therapiestandards** (RTS) vor. Die RTS werden von der Deutschen Rentenversicherung systematisch und auf evidenzbasierter Grundlage entwickelt und sind Richtlinie für die therapeutische Versorgung (➤ 1.1.3). Dennoch muss im Einzelfall entschieden werden, welche therapeutischen Leistungen notwendig und sinnvoll sind. Die RTS für chronischen Rückenschmerz umfassen folgende physiotherapeutisch relevanten Therapiemodule (➤ Tab. 4.1.3).

Tab. 4.1.3 Physiotherapeutisch relevante Leistungen der evidenzbasierten Therapiemodule zur Rehabilitation bei chronischen Rückenschmerzen

Evidenzbasierte Therapiemodule	Mindestdauer	Mindesthäufigkeit	Mindestanteil an Rehabilitanden
Bewegungstherapie	450 Min./Woche	5-mal/Woche	90 %
Funktionelle und arbeitsweltbezogene Therapie	90 Min./Woche		50 %
Massage	40 Min./Woche		30 %
Krankheitsspezifische Patientenschulung	270 Min./Reha		90 %
Gesundheitsbildung	105 Min./Reha		80 %
Entspannungsverfahren	60 Min./Woche		50 %

Evidenz-/Bewertungslage und weiterführende Informationen: ➤ Link am Kapitelende.

4

Cave

Red Flags (➤ 2.1.2):
- Präsentation Alter < 20 oder > 55,
- signifikantes Trauma,
- Thoraxschmerzen,
- konstante, progressive nicht mechanische Kreuzschmerzen,
- vorausgegangene medizinische Vorgeschichte,
- systemische Symptome,
- ungeklärter Gewichtsverlust,
- anhaltende Restriktion der lumbalen Flexion < 5 cm,
- umfassende neurologische Ausfälle bis hin zu Blasen-Mastdarm-Störungen oder Lähmungen der Beinmuskulatur,
- plötzlicher Auftritt struktureller Deformitäten, ggf. bekannte entzündliche rheumatische oder Tumorerkrankungen, Immunsuppression oder Osteoporose.

Im Folgenden werden Ziele und Maßnahmen der PT für klinische Muster und spezifische Kreuzschmerzen aufgeführt.

4.1.3.3.3 Lumbales diskogenes Syndrom

Alle Erkrankungen, die direkt oder indirekt von der Bandscheibe ausgehen, werden als diskogen oder bandscheibenbedingt bezeichnet (Krämer 2006). Das klinische Erscheinungsbild ist sehr unterschiedlich. Symptomatisch kann sich ein tiefer, diffuser Schmerz oder ein bandförmiger Schmerz quer über den unteren Rücken darstellen. Ausstrahlungen dorsal ins Bein, bis zur Kniekehle, selten auch bis zur Wade bzw. in den Oberschenkel sind möglich (Kim et al. 2009). Stellungsveränderungen sowie gehaltene Stellungen in Flexion bereiten Probleme und sind u. U. mit Steifigkeit verbunden.

Funktions- und Strukturebene (ICF):
- Ziele:
  - Aufrechterhaltung der Schlafqualität,
  - Reduzierung der Schmerzsymptomatik,
  - Optimierung der Bewegungsqualität,
  - Verbesserung der WS-Stabilität,
  - Festigung von Muskelkraft und -ausdauer,
  - Erlernen eines selbstständigen Übungsprogramms.
- Maßnahmen:
  - Patientenaufklärung (Ursache, Therapieoptionen, Verlauf, Prognose, Verständnis und Wissen bez. der Beeinträchtigung),
  - lateral shift-Korrektur (➤ 4.1.2.1), Korrektur-Lagerungen,
  - Extensionsbewegungen nach McKenzie (1972),
  - posterior-anteriorer (PA) zentraler vertebraler Druck:
    - Der Patient liegt in BL.
    - Der Th. führt auf dem zu mobilisierenden Segment einen posterior-anterioren Druck über dem Dornfortsatz aus.
    - Die Technik wird sowohl als segmentaler Bewegungstest (➤ 4.1.1.3) wie auch zur Therapie eingesetzt.
  - Traktionsbehandlung,
  - Rotationstechniken/Techniken der lumbalen Rotation:
    - Der Patient liegt in SL auf der Behandlungsbank, schmerzhafte Seite oben und das zu behandelnde Intervertebralgelenk in Mittelstellung zwischen Flexion und Extension.
    - Durch eine Rotation des Beckens von der schmerzhaften Seite weg, verlagert sich die Rotationsachse in Richtung Behandlungsbank, der Bewegungsradius vergrößert sich und es kommt zu einer Einflussnahme auf die viskoelastischen Eigenschaften der Bandscheibe.

  - Das Ausmaß der Rotation kann durch eine Drehung des Thorax verstärkt werden. Liegt der Patient auf der rechten Seite, dreht der Th. den Thorax nach links.

Aktivitäts- und Partizipationsebene (ICF):

- Ziele:
  - Mobilität (Wechseln und Halten der Körperposition, Verlagerungen während des Sitzens oder Liegens, Fortbewegung/Gehen, Anheben und Tragen von Gegenständen),
  - An- und Auskleiden,
  - Teilnahme am Gemeinschaftsleben,
  - Beteiligung an Erholungs- und Freizeitaktivitäten,
  - selbstständige Steigerung des erlernten Übungsprogramms.
- Maßnahmen:
  - Aktive Mobilisationsübungen,
  - Wiederherstellung des muskulären Gleichgewichts,
  - Patientenedukation inkl. Verhalten im Alltag und Ergonomie (➤ 3.1.7).

Evidenz-/Bewertungslage der angewendeten Therapiemethoden: ➤ Link am Kapitelende.

Tipps bei Therapieresistenz:

- Weitergehende Diagnostik psychosozialer und arbeitsplatzbezogener Risikofaktoren,
- Assessments und bei Bedarf multimodale Behandlungsprogramme (➤ 3.17.4.2).

■ Bandscheibenvorfall

Schweregrade nach pathomorphologischen Veränderungen (Debrunner 2005):

- Protrusion: Vorwölbung des Anulus fibrosus und des hinteren Längsbands,
- Prolaps: Austritt von Bandscheibengewebe aus dem Anulus fibrosus,
- Sequester: Austritt von Bandscheibengewebe mit Verlust der Verbindung zur ursprünglichen Bandscheibe.

Therapie:

- Konservativ:
  - Bei erhaltenem Bandscheibenring,
  - Maßnahmen ➤ lumbales diskogenes Syndrom.
- Minimalinvasiv:
  - Einsatz, wenn konservative Maßnahmen kein zufriedenstellendes Ergebnis erreichen,
  - periradikuläre Therapie (PRT) zur Behandlung einer entzündeten Nervenwurzel,
  - intradiskale Therapie zur Behandlung des verlagerten Bandscheibengewebes,
  - Facettentherapie zur Behandlung einer aktivierten Arthrose der Wirbelgelenke.
- Operativ:
  - Nervenwurzeldekompression durch Entfernung von Bandscheibengewebe (Diskotomie),
  - Erweiterung des Wirbelkanals und Nervenwurzeldekompression durch Abtragung knöcherner Strukturen,
  - Versteifung eines oder mehrerer lumbaler Bewegungssegmente,
  - Ersatz der Bandscheibe durch eine Bandscheibenprothese (Theodoridis et al. 2006).

> Hauptkriterien für eine OP sind die klinischen Symptome des Patienten und nicht die Befunde im bildgebenden Verfahren.

Physiotherapie: Die folgenden Ziele und Maßnahmen beziehen sich auf den Bandscheibenvorfall, der minimalinvasiv oder operativ versorgt wurde.

Funktions- und Strukturebene (ICF):

- Ziele:
  - Schmerzlinderung,
  - positive Beeinflussung der Wundheilung (➤ 3.6.7),
  - Beseitigung von Schonhaltungen,
  - Optimierung der Beweglichkeit,
  - Erlernen eines selbstständigen Übungsprogramms.
- Maßnahmen nach minimalinvasiver Versorgung:
  - Patientenaufklärung (Ursache, Therapieoption, Verlauf, Prognose, Verständnis und Wissen bez. der Beeinträchtigung),
  - postoperative Gangschule (➤ 3.1.8) ohne Korsett,
  - evtl. Lymphdrainage (➤ 3.11.5.1), Heiße Rolle (➤ 3.15.3.3) etc.,
  - hubfreie Mobilisation,
  - Aktivierung der lokalen Stabilisatoren (➤ 4.1.2),
  - Bewegungsverhalten bei Positionswechsel.
- Maßnahmen nach operativer Versorgung:
  - Patientenaufklärung (s. o.),
  - Berücksichtigung der Wundheilungsstadien sowie der biomechanischen Veränderungen des Bewegungssegments,
  - Prophylaxen (➤ 3.1.2, ➤ 3.1.3),
  - Entlastung der Facettengelenke durch leichte Entlordosierung für die ersten drei Monate,
  - Aktivierung der lokalen Stabilisatoren,
  - postoperative Gangschule mit einer Flexionsorthese (vorübergehend),
  - evtl. Lymphdrainage, Heiße Rolle etc.,
  - Bewegungsverhalten bei Positionswechsel.

Aktivitäts- und Partizipationsebene (ICF):

- Ziele:
  - Normalisierung von Haltungs- und Bewegungsmustern,
  - Optimierung von Kraft, Koordination und Ausdauer des stabilisierenden Muskelsystems (➤ 4.1.2),
  - Information und Aufklärung bez. Entstehungsmechanismen, Schmerzen, Situation nach einem minimalinvasiven/operativen Eingriff sowie der Rolle des Patienten bei der aktiven Rehabilitation,
  - Selbstständige Steigerung des erlernten Übungsprogramms.
- Maßnahmen nach minimalinvasiver Versorgung:
  - Aufbauender Wechsel von Be- und Entlastung der WS,
  - Kräftigung der lokalen und globalen Stabilisatoren in der geschlossenen Kette (➤ 4.1.2.3),
  - Animierung zu einer regelmäßigen, körperlichen Aktivität,
  - Bewegungsverhalten im Alltag, Ergonomie (➤ 3.1.7).
- Maßnahmen nach operativer Versorgung:
  - Flexionsorthese bis zum dritten Monat danach gelegentlich,
  - aufbauender Wechsel von Be- und Entlastung der WS (Sitzen, Gehen, Stehen),
  - Kräftigung der lokalen und globalen Stabilisatoren in der geschlossenen Kette,
  - evtl. nach dem dritten Monat Trainingstherapie (➤ 3.6),
  - in den ersten drei Wochen nach der OP, ermutigen zu gehen und Ergometer zu fahren, später sind Laufen, Radfahren und Schwimmen möglich.
  - Bewegungsverhalten im Alltag, Ergonomie.

Evidenz-/Bewertungslage der angewendeten Therapiemethoden: ➤ Link am Kapitelende (Angaben zu Rückenschmerz allgemein).

Tipps bei Therapieresistenz:
- Multimodale Behandlungsprogramme (➤ 3.17.4.2).
- Bei starken Schmerzen und neurologischen Defiziten bilden sich die Symptome bei einer frühzeitigen OP schneller zurück als bei einem späteren Eingriff (Peul et al. 2007).

4.1.3.3.4 Lumbales Facettensyndrom

Klinische Kriterien hinsichtlich eines Facettensyndroms sind in ihrer Aussagekraft nicht eindeutig. Akut treten die Schmerzen plötzlich beim Hochkommen aus einer gebückten Haltung mit Seitneigung oder Rotation, vermutlich aufgrund einer Meniskuseinklemmung (Kos u. Wolf 1972), auf. Schmerz und Blockierung verhindern dabei die Aufrichtung. Chronisch können sie als Folge von diskogenen Problemen auftreten.
Nach Wiesner (2011) werden folgende Kriterien beschrieben, die für die Erstellung einer Hypothese nützlich sein können:
- Unilaterale lokale Schmerzen auf der betroffenen Seite:
  - Gut lokalisierbar,
  - dumpf, stechend,
  - mit und ohne Ausstrahlung in Gesäß oder Bein,
  - keine Zuordnung zu einem Dermatom (➤ Übersichtsabbildung hintere Buchklappe) möglich,
- Druckschmerzhaftigkeit im Gebiet der Facettengelenke,
- Schmerzzunahme bei Extensions- und Drehbewegungen,
- keine neurologischen Zeichen,
- kein Husten- und Niesschmerz,
- wenig Schmerzen im Sitzen,
- Schmerzfreiheit im Liegen.

Funktions- und Strukturebene (ICF):
- Ziele:
  - Reduzierung der Schmerzsymptomatik,
  - Optimierung der Bewegungsqualität,
  - Verbesserung der WS-Stabilität,
  - Festigung von Muskelkraft und -ausdauer,
  - Erlernen eines selbstständigen Übungsprogramms.
- Maßnahmen:
  - Patientenaufklärung (Ursache, Therapieoption, Verlauf, Prognose, Verständnis und Wissen bez. der Beeinträchtigung),
  - Ausrichtung an der individuellen Bewegungsdysfunktion u. a.:
    - Unilaterale PA-Mobilisation,
    - PPIVMs in Flexion,
    - lokalisierte Rotationstechnik (➤ 4.1.3.3.3) als endgradige Mobilisation oder Manipulation.

Aktivitäts- und Partizipationsebene (ICF):
- Ziele:
  - Mobilität (Fortbewegung/Gehen, Anheben und Tragen von Gegenständen),
  - Teilnahme am Gemeinschaftsleben,
  - Beteiligung an Erholungs- und Freizeitaktivitäten,
  - selbstständige Steigerung des erlernten Übungsprogramms.
- Maßnahmen:
  - Aktive Bewegungen,
  - neuromuskuläre Kontrolle der lokalen Stabilisatoren,
  - Patientenedukation inkl. Verhalten im Alltag und Ergonomie (➤ 3.1.7).

Evidenz-/Bewertungslage der angewendeten Therapiemethoden: ➤ Link am Kapitelende.

Tipps bei Therapieresistenz: Prädisponierende Faktoren im Alltag (z. B. Arbeit, Sport) identifizieren und optimieren.

4.1.3.3.5 Funktionelle lumbale Instabilität

Bei größeren Traumen, wiederholten Mikrotraumen oder Gelenkdegeneration ist der Defizitausgleich durch die anderen Subsysteme des Stabilitätssystems der WS (➤ 4.1.2.1) nicht mehr möglich. Das stabilisierende Muskelsystem ist nicht mehr in der Lage, die intervertebrale NZ in ihren physiologischen Grenzen zu halten (➤ 4.1.2). Eine Instabilität der WS ist die Folge. Die Symptome sind unbeständig. Einerseits sind die Patienten in der Lage, belastende Aktivitäten durchzuführen, andererseits lösen wenig belastende Aktivitäten Schmerzen aus (➤ 4.1.2.2.2).

Funktions- und Strukturebene (ICF):
- Ziele:
  - Aufbau eines Gelenkschutzes durch die Korsettaktivität der lokalen Stabilisatoren (M. transversus abdominis, M. multifidus),
  - Erhöhung von Muskelkraft und -ausdauer der lokalen Stabilisatoren (➤ 4.1.2.3),
  - Schmerzreduzierung,
  - Erlernen eines selbstständigen Übungsprogramms.
- Maßnahmen:
  - Patientenaufklärung (Ursache, Therapieoption, Verlauf, Prognose, Verständnis und Wissen bez. der Beeinträchtigung),
  - Behandlung von Gelenkzeichen (Bewegungssegment) und Neurodynamik,
  - lokale segmentale Kontrolle (➤ 4.1.2.3).

Aktivitäts- und Partizipationsebene (ICF):
- Ziele:
  - Lokale Kontrolle der segmentalen Stabilisatoren bei gewichtstragender Funktion von Rumpf, Becken und Extremitäten sowohl in der geschlossenen als auch in der offenen Bewegungskette unter zusätzlicher Gewichtsbelastung,
  - Abbau der Angst vor der Bewegung,
  - Mobilität (Fortbewegung/Gehen, Anheben und Tragen von Gegenständen),
  - An- und Auskleiden,
  - Teilnahme am Gemeinschaftsleben,
  - Beteiligung an Erholungs- und Freizeitaktivitäten,
  - selbstständige Steigerung des erlernten Übungsprogramms.
- Maßnahmen:
  - Segmentale Kontrolle in der geschlossenen Bewegungskette,
  - segmentale Kontrolle in der offenen Bewegungskette (➤ 4.1.2.3).

Evidenz-/Bewertungslage der angewendeten Therapiemethoden: ➤ Link am Kapitelende.

Tipps bei Therapieresistenz:
- Prädisponierende Faktoren im Alltag (z. B. Arbeit, Sport) identifizieren und optimieren.
- Yellow Flags (➤ 3.18.2) beachten.

4.1.3.3.6 Rückenschmerzen aufgrund von Haltungsabweichungen der Wirbelsäule

Die aufrechte Körperhaltung orientiert sich an der S-Form der WS, Deviationen von dieser Norm werden als Haltungsabweichung (Haltungsschwäche, -fehler) bezeichnet, obwohl eine exakte Definition der Wirbelsäulenhaltung ungeklärt ist (Taillard 1964). Haltungsabweichungen können aufgrund einer veränderten Biomechanik der Wirbelsegmente zu strukturellen Veränderungen und Überlastungsreaktionen der umliegenden WS-Strukturen führen, wenn die Fähig-

keit zur Gewährleistung eines stabilen Bewegens der WS bei Alltagsaktivitäten fehlt. Nicht spezifische Kreuz- und Nackenschmerzen (➤ 4.1.4) sind nach einigen Jahren der Fehl- und Überbelastung in den meisten Fällen die Folge.
Ein **Rundrücken** tritt auf als mögliche Folge von abnormalen Bewegungs- und Haltungsmustern (Beruf, Schule, Freizeit), eines strukturell zusammengesunkenen Flachrückens (s. u.) oder von Erkrankungen, z. B. Scheuermann-Krankheit (➤ 4.1.3.3.10), Spondylitis ankylosans (➤ 7.5) oder Osteoporose (➤ 4.1.3.3.9).
Für einen **hohlrunden Rücken** gibt es vielfältige Ursachen, u. a. angeborene Formstörung, erworbene Formstörung durch Fehlbelastung, Haltungsschwäche oder Instabilität durch Mikrotraumata. Auffälligkeiten sind:

- Verstärkte Lordose der LWS sowie unteren und mittleren HWS,
- verstärkte Kyphose der mittleren und oberen BWS,
- veränderte Schultergürtelstellung,
- in Relation zum Thorax nach ventral verschobene Stellung des Kopfs.

Im Bereich der Muskulatur kommt es aufgrund der Haltungsabweichung zu Anpassungsprozessen, die zu einer Dysfunktion des muskuloskelettalen Systems führen. Die periartikulären und artikulären Fehl- und Überbelastungen können, bei dauerhaftem Bestehen, wie oben beschrieben zu strukturellen Problemen führen.

Kyphose: Die WS ist in der Sagittalebene nach dorsal konvex. Das Ausmaß der Kyphose wird mithilfe des Cobb-Winkels (➤ 4.1.3.3.10) in einer seitlichen Röntgenaufnahme (Saggitalebene) ermittelt.
Lordose: Die WS ist in der Sagittalebene nach ventral konvex.

Der **Flachrücken** ist Folge einer angeborenen Formstörung und sekundär die Folge einer juvenilen thorakolumbalen Kyphose. Die physiologischen WS-Krümmungen sind abgeflacht. Stoß- und Druckbelastungen werden auf die Bandscheiben und die Kreuzbandfugen übertragen. Die Stabilität der WS (➤ 4.1.2) kann dadurch beeinträchtigt werden, was wiederum eine Haltungsschwäche begünstigt (➤ Rundrücken).

Bei jugendlichen Patienten liegen erfahrungsgemäß keine Beschwerden vor. Im Vordergrund der Therapie stehen die Information und Aufklärung im Hinblick auf das Vermeiden einer Überbelastung und das Erlernen von normalen Bewegungs- und Haltungsmustern.

Funktions- und Strukturebene (ICF):

- Ziele:
  - Reduzierung der Überbelastung der betroffenen WS-Abschnitte,
  - Verbesserung der reduzierten Beweglichkeit,
  - Erlernen eines selbstständigen Übungsprogramms.
- Maßnahmen:
  - Patientenaufklärung (Ursache, Therapieoption, Verlauf, Prognose, Verständnis und Wissen bez. der Beeinträchtigung),
  - Mobilisation von BWS und Thorax (➤ 3.2.8.6),
  - Dehnung verkürzter Muskelgruppen (➤ 3.5.7),
  - Erarbeitung der neutralen Position,
  - Kontrolle des lokalen Muskelsystems (➤ 4.1.2).

Aktivitäts- und Partizipationsebene (ICF):

- Ziele:
  - Wahrnehmung und Kontrolle der Körperposition und -bewegung,
  - schrittweises Übertragen normaler Bewegungs- und Haltungsmuster in den ADL-Bereich,
  - Leistungssteigerung im Bereich Muskelkraft und Ausdauer,
  - selbstständige Steigerung des erlernten Übungsprogramms.

- Maßnahmen:
  - Training der lokalen und gewichtstragenden Muskeln in der geschlossenen Kette aus neutraler Position,
  - schrittweise Steigerung der Belastung durch veränderte ASTE bzw. Unterstützungsfläche,
  - Übertragung der normalen Bewegungs- und Haltungsmuster auf Alltagsfunktionen (z. B. Gehen, Sitzen am PC oder in der Schule, Aufheben und Tragen von Gegenständen).

Evidenz-/Bewertungslage der angewendeten Therapiemethoden: ➤ Link am Kapitelende.

Tipps bei Therapieresistenz:
- Animation von Kindern und Jugendliche zu Sport/Bewegung, gleichgültig ob Team- oder Einzelsportarten,
- Empfehlungen für Einzelsport: Klettern oder Ausdauersportarten wie Schwimmen, Radfahren, Laufen oder Triathlon.

■ Trichterbrust

Die Trichterbrust (Pectus exacavatum) ist gekennzeichnet durch eine Einsenkung des Sternums im unteren Anteil. Der Begriff wurde bereits 1882 von Wilhelm Ebstein geprägt. Mit einer Inzidenz von 1:300–400 der Neugeborenen ist die Trichterbrust die häufigste Form der Fehlbildung der vorderen Brustwand. Jungen sind im Verhältnis zu Mädchen 5–6-mal häufiger betroffen (Häcker u. Sesia 2016). Eine familiäre Belastung (genetische Prädisposition) wird ca. bei der Hälfte der Betroffenen vermutet (Weber u. Hümmer 2006, Ulowetz 1983). Die Fehlbildung ist zu 80–85 % bereits bei der Geburt sichtbar und während der Pubertät (Längenwachstum) verstärkt sich die Ausprägung. Die Betroffenen fühlen sich im Kleinkindalter selten eingeschränkt und haben auch keine körperlichen Beeinträchtigungen, diese können sich allerdings in der Adoleszenz einstellen (Häcker u. Sesia 2016):
- Begleitende Fehlbildungen (Skoliose, Kyphose),
- Einschränkung der körperlichen Belastbarkeit,
- Atemnot,
- Herzbeschwerden,
- psychische Belastung.

Therapie:
Je nach Befund stehen verschiedene Therapiemaßnahmen zur Verfügung:
- **Konservativ:**
  - Saugglocke (sog. Vakuumtherapie): Eine Saugglocke wird direkt über dem Trichter aufgesetzt und mithilfe einer Handpumpe wird ein Vakuum von ca. 15 % unter Atmosphärendruck erzeugt. Das Vakuum führt zur Anhebung des Sternums (Schier et al. 2005). Die Anwendung der Saugglocke erfolgt täglich mindestens zweimal à 30 Minuten, kann allerdings individuell bis auf mehrere Stunden ausgedehnt werden. Im Mittel beträgt die Behandlungsdauer bei 2 Stunden täglicher Anwendung 22 Monate (Häcker et al. 2014). Die Durchführung erfolgt selbstständig durch den Patienten bzw. bei Kindern unter 10 Jahren durch ein Elternteil nach einer Einweisung durch den behandelnden Arzt (Schier et al. 2005). Häcker et al. (2014) zeigten in einer retrospektiven Studie, dass die konservative Vakuumtherapie eine wesentliche Ergänzung zur gezielten Behandlung der Trichterbrust darstellt.
- **Operativ:**
  - Minimalinvasive Technik nach Nuss (MIRPE): Dabei wird ein Metallbügel über kleine Zugänge unter dem Sternum implantiert. Durch den Metallbügel wird das Sternum angehoben und der Trichter korrigiert (Nuss et al. 1998).
- Therapiebegleitend wird eine instruierende PT durchgeführt.

Funktions- und Strukturebene (ICF):
- Ziele:
  - Verbesserung der Inspiration und der Brustkorbexkursion,
  - Erlernen eines selbstständigen Übungsprogramms.
- Maßnahmen:
  - Patientenaufklärung,
  - Mobilisation von BWS und Thorax,
  - Dehnung der ventralen Rumpfmuskulatur,
  - Atemübungen mit tiefer Inspiration, ggf. in Dehnlagerung (➤ 3.1.3.3).

Aktivität- und Partizipationsebene (ICF):
- Ziele:
  - Wahrnehmung und Kontrolle der Körperposition und -bewegung,
  - schrittweises Übertragen neu erlernter Bewegungs- und Haltungsmuster in den ADL-Bereich,
  - Leistungssteigerung im Bereich Muskelkraft und Ausdauer,
  - selbstständige Steigerung des erlernten Übungsprogramms.
- Maßnahmen:
  - Kräftigung der Bauch-, Rücken- und Schultermuskulatur unter Beibehaltung von Bewegungs- und Haltungskontrolle,
  - Training der Bewegungs- und Haltungsmuster während der Alltagsfunktionen (z. B. Gehen, Sitzen am PC oder in der Schule, Aufheben und Tragen von Gegenständen).

Evidenz-/Bewertungslage der angewendeten Therapiemethoden: ➤ Link am Kapitelende.

4.1.3.3.7 Lumbale Steifigkeit, Bewegungsverlust, Bewegungseinschränkung mit Schmerzen

In den meisten Fällen ist es schwierig, Störungen im Bereich der Bänder und Kapseln zu differenzieren. Die Symptome
- Steifigkeit,
- Bewegungsverlust,
- Bewegungseinschränkung mit Schmerzen

äußern sich aufgrund von geringfügigen Distorsionen, Überdehnung bei Neubelastung, Überbeanspruchung, Fehlbelastung oder -haltung und können sich im Endbereich der Bewegung oder auch im gesamten Bewegungsbereich zeigen (Maitland et al. 2008) (➤ Tab. 4.1.4). Schmerz und Steifigkeit treten gemeinsam auf, die Schmerzkomponente ist dominierend.

Tab. 4.1.4 Erscheinungsformen und Schmerzlokalisation von Bänder- und Kapselstörungen (Maitland et al. 2008).

Erscheinungsformen	Auftreten des Schmerzes	Schmerzlokalisation
Bänderschäden	im gesamten Bewegungsbereich	in der Nähe der schmerzverursachenden Struktur
progressive arthritische Störung	im gesamten Bewegungsbereich	Empfinden des Hauptschmerzes lokal
Bänderdysfunktion	am Ende des Bewegungsbereichs	Ausstrahlung möglich, allerdings Abnahme mit Entfernung von der Schmerzquelle
chronische arthrotische Facettengelenksschädigung	am Ende des Bewegungsbereichs	ausstrahlend, flächige Verteilung über einen großen Bereich möglich
intermittierend scharfer Schmerz	bei Bewegung	lokal

Funktions- und Strukturebene (ICF):

- Ziele:
  - Schmerzbeseitigung,
  - Verbesserung und Erhalt der Beweglichkeit,
  - Erlernen eines selbstständigen Übungsprogramms.
- Maßnahmen:
  - Patientenaufklärung (Ursache, Therapieoption, Verlauf, Prognose, Verständnis und Wissen bez. der Beeinträchtigung),
  - passive Bewegungstechniken aus der MT (➤ 3.5), u. a. Maitland® Konzept (➤ 3.5.3).

> **Hinweise zur Durchführung:**
> - Durchführung nur im völlig schmerzfreien Bewegungsbereich ohne Missempfindungen,
> - Patient ist entspannt,
> - Behandlung
>   - sanft und ohne Hast,
>   - konstanter Rhythmus,
>   - an gleichbleibender Stelle im Bewegungsbereich,
> - geringfügige Erstbehandlung,
> - an 24-Stunden-Beurteilung heranführen.

  - Physiologische Bewegungen:
    - Flexion/Extension,
    - Lateralflexion,
    - Rotation.
  - Lokalisierte akzessorische Bewegungen:
    - PA zentrale, unilaterale vertebrale Druckanwendungen,
    - AP zentrale, unilaterale vertebrale Druckanwendungen,
    - transversale vertebrale Druckanwendungen.
  - Allgemeine akzessorische Bewegungen:
    - Distraktion,
    - Traktion.

Aktivitäts- und Partizipationsebene (ICF):

- Ziele:
  - Adaption von Belastbarkeit und Belastung an Arbeitsplatz, Sport und Freizeit,
  - selbstständige Steigerung des erlernten Übungsprogramms.
- Maßnahmen:
  - Muskuläre Kontrolle im lokalen und globalen Muskelsystem,
  - Leistungssteigerung im Bereich Muskelkraft und Ausdauer,
  - Bewegungs- und Haltungsoptimierung im ADL-Bereich.

Evidenz-/Bewertungslage der angewendeten Therapiemethoden: ➤ Link am Kapitelende.

Tipps bei Therapieresistenz: Prädisponierende Faktoren im Alltag (z. B. Arbeit, Sport, Freizeit) identifizieren und optimieren.

4.1.3.3.8 Dysfunktionen und Schmerzen im Iliosakralgelenk

Für Dysfunktionen und Schmerzen im Iliosakralgelenk (ISG) werden zwei unterschiedliche Ansätze hinsichtlich der Ursache diskutiert: Der erste Ansatz betrachtet ISG-Schmerzen als Ursache für Probleme im LWS-Bereich (Tigny 1990), während der zweite das ISG nur selten als Ausgangspunkt für Schmerzen betrachtet (Waddell 2004). Selbst wenn die Schmerzen im ISG-Bereich auftreten (z. B. in der Schwangerschaft oder bei aktiven entzündlichen Störungen), geht man in den meisten Fällen von einer Projizierung aus dem lumbosakralen Bereich der WS aus (Maitland et al. 2008). Folgende Begründungen werden dafür

u. a. herangezogen (Dreyfuss et al. 1996, Jakob u. Kissling 1995, Sturesson et al. 2000, Fortin et al. 1999, Murata et al. 2001, Maitland et al. 2008, Laslett 2012):
- Das Gelenk hat nur einen geringen Bewegungsspielraum, die Innervation erfolgt aus L1–S3.
- ISG-Beschwerden präsentieren sich unregelmäßig und unterschiedlich.
- Einige Gelenkanteile sind unerreichbar.
- Andere Gelenke werden bei den Testungen gleichzeitig mitbewegt.
- Palpations- und Provokationstests haben eine geringe Aussagekraft (➤ 4.1.5.1).

Laslett (2012) empfiehlt die Durchführung einer Kombination aus sechs Provokationstests. Das Ergebnis ist positiv, wenn mind. drei dieser Tests die typischen Schmerzsymptome reproduzieren.
Sturesson et al. (1989) konnten bei Patienten, bei denen das ISG als Schmerzquelle vermutet wurde, keine Differenz im Bewegungsumfang zwischen der symptomatischen und asymptomatischen Seite darstellen.
Um eine mögliche Beteiligung des ISG festzustellen oder auszuschließen, müssen relevante Befunde erbracht werden.

Aufgrund der Tatsache, dass die vorhandenen Testmethoden keine Dysfunktion des ISG darstellen können (➤ 4.1.5.1), bezieht sich das therapeutische Regime auf klinische Zustände, welche ISG-Schmerzen verursachen könnten (Laslett 2012) u. a.:
- Rheumatische Erkrankungen,
- Arthrose,
- Infektion,
- Stressfrakturen,
- postoperative Beschwerden,
- Verletzung,
- Beckengürtelschmerzen.

Ein mögliches **therapeutisches Regime bei der Diagnose und Behandlung** von ISG-Schmerzen:
- Anamnese (➤ 4.1.1),
- Evaluierung von LWS und Hüfte mit Schmerzprovokation und Neurodynamik, evtl. LWS-Probebehandlung (Verbesserung der Symptomatik ja/nein),
- ISG-Provokationstests (Evidenz ➤ Link am Kapitelende).
- Therapie:
  - Muskuläre Rehabilitation,
  - manuelle Techniken, welche allerdings keinen oder nur wenig Einfluss auf das ISG zu haben scheinen, evtl. kann eine Schmerzreduktion mit passiven Techniken erreicht werden (Laslett 2012).

Funktions- und Strukturebene (ICF):
- Ziele:
  - Schmerzreduzierung,
  - Schmerzbeseitigung,
  - Erlernen eines selbstständigen Übungsprogramms.
- Maßnahmen:
  - Patientenaufklärung (Ursache, Therapieoption, Verlauf, Prognose, Verständnis und Wissen bez. der Beeinträchtigung),
  - evtl. manuelle Techniken zur Schmerzlinderung,
  - segmentale Stabilisation: Das Stabilisationsprogramm der LWS (➤ 4.1.2.3) ist übertragbar auf das ISG und zeigte zudem bessere stabilisierende Effekte auf das ISG als Anspannung/Training der globalen Bauchmuskeln (Richardson et al. 2002):
    - M. transversus abdominis,
    - Mm. multifidi,
    - Beckenbodenmuskulatur.

- Stabilisierendes Übungsprogramm unter Einbeziehung von Muskeln mit einer stabilisierenden Funktion auf den Beckenring (Hungerford et al. 2003, Stuge et al. 2004):
  - M. gluteus maximus,
  - M. psoas major,
  - M. quadratus lumborum,
  - M. latissimus dorsi.
- Erlernen eines spezifischen Übungsprogramms.

Aktivitäts- und Partizipationsebene (ICF):
- Ziele:
  - Adaption von Belastbarkeit und Belastung am Arbeitsplatz, in Sport und Freizeit,
  - selbstständige Steigerung des erlernten Übungsprogramms.
- Maßnahmen:
  - Umsetzung des erlernten spezifischen Übungsprogramms im Bereich der Alltagsaktivitäten.

Evidenz-/Bewertungslage der angewendeten Therapiemethoden: ➤ Link am Kapitelende.

Tipps bei Therapieresistenz: Passive Stabilisation des Beckenrings durch einen Beckengurt (Damen et al. 2002).

4.1.3.3.9 Osteoporose

Osteoporose ist eine systemische Skeletterkrankung, die durch eine niedrige Knochenmasse und eine Verschlechterung der Mikroarchitektur des Knochens mit der Folge einer vermehrten Knochenbrüchigkeit charakterisiert ist (Peters 2013). Weltweit ist sie die am häufigsten verbreitete generalisierte Skeletterkrankung und wurde 2003 durch die WHO als eine der zehn ökonomisch bedeutsamsten Volkskrankheiten eingestuft.
Eine Osteoporose liegt laut Definition der WHO (1994) vor, wenn der Knochenmineralgehalt in einer DXA-Knochendichtemessung (engl. dual-X-ray-absorptiometry) an der LWS und/oder am proximalen Femur ≤ –2,5 Standardabweichung gegenüber dem Referenzmittelwert einer 20–29-jährigen Frau (sog. T-Wert) abweicht und andere Ursachen ausgeschlossen sind (Kanis 2007).
Nach den Ergebnissen der BEST-Studie waren 2009 in Deutschland ca. 6,3 Millionen Patienten an Osteoporose erkrankt. Frauen sind dabei 5-mal häufiger betroffen als Männer (Hadji et al. 2013). Die Prävalenz bei über 50-Jährigen liegt bei Frauen bei 24 % und bei Männern bei 6 % (Hadji et al. 2013). Die Osteoporose ist asymptomatisch und manifestiert sich klinisch erst durch Frakturen, wobei Wirbelkörperfrakturen (➤ 5.1.5.5, ➤ 5.1.5.6) am häufigsten auftreten und proximale Femurfrakturen (➤ 5.1.5.10) am folgenschwersten verlaufen. Eine massive Einschränkung der Lebensqualität durch den Verlust von Selbstständigkeit oder Pflegebedürftigkeit sowie ein erhöhtes Mortalitätsrisiko können die Folge sein.
Vitamin D spielt eine wichtige Rolle beim Knochenstoffwechsel und der Aufrechterhaltung der Knochengesundheit (Unholzer et al. 2017). Studien belegen, dass durch Supplementierung von Vitamin D das Sturzrisiko reduziert werden kann (Bischoff-Ferrari et al. 2009, Kalyani et al. 2010). Die S3 Leitlinie – Osteoporose empfiehlt als Basistherapie die Gabe von Vitamin D und Maßnahmen zur Sturzprävention, um Frakturen vorzubeugen (DVO 2014).

Risikofaktoren für osteoporotische Frakturen (DVO S3 Leitlinie – Osteoporose 2014):
- Allgemeine Risikofaktoren:
  - Hohes Lebensalter,
  - weibliches Geschlecht,
  - vorausgehende Wirbelkörperfrakturen,

- nicht vertebrale Frakturen nach dem 50. Lebensjahr,
- proximale Femurfraktur bei Vater oder Mutter,
- multiple intrinsische Stürze,
- Immobilität,
- verminderte Handgriffstärke,
- Tabakkonsum und chronisch obstruktive Atemwegserkrankungen (COPD),
- niedriges Körpergewicht (Body Mass Index < 20),
- Vitamin-D- und Kalziummangel,
- Homozystein, Folsäure und Vitamin-B12-Mangel,
- Hyponatriämie,
- Kadmium.
- Risikofaktoren durch spezifische Grunderkrankungen:
  - Cushing-Syndrom und subklinischer Hyperkortisolismus,
  - primärer Hyperparathyreoidismus,
  - Wachstumshormonmangel bei Hypophyseninsuffizienz,
  - subklinische und manifeste Hyperthyreose,
  - Diabetes mellitus Typ 1 oder Typ 2,
  - rheumatoide Arthritis,
  - Spondylitis ankylosans,
  - B2-Magenresektion oder Gastrektomie,
  - Epilepsie und Antiepileptika,
  - Herzinsuffizienz,
  - Zöliakie,
  - monoklonale Gammopathie unklarer Signifikanz.

Klassifikation:
Die Einteilung der Osteoporose erfolgt nach Schweregraden. Die in Standardabweichung (SD) angegebene Abweichung der Knochendichte von der einer 20–29-jährigen Frau wird als sog. **T-Score** bezeichnet (➤ Tab. 4.1.5). Die Übertragung der Definition ist auf Männer > 50 LJ möglich.

Tab. 4.1.5 Einteilung der Osteoporose in Schweregrade anhand der Knochendichte.

Klassifikation	T-Score
Normaler Knochen	> – 1,0 SD
Osteopenie	– 1 bis –2,5 SD
Präklinische Osteoporose	≤ –2,5 SD
Manifeste Osteoporose	≤ –2,5 SD und mind. eine osteoporotische Fraktur

Diagnostik:
Eine Osteoporose Basisdiagnostik wird nach DVO S3-Leitlinie (2014) empfohlen, wenn das geschätzte 10-Jahres-Risiko für radiografische Wirbelkörperfrakturen und/oder proximale Femurfrakturen um 20 % übersteigt, bzw. bei sofortigen therapeutischen und diagnostischen Folgen.

- Osteoporose Basisdiagnostik:
  - Anamnese,
  - körperliche Untersuchung,
  - Laboruntersuchungen,
  - ggf. konventionelles Röntgen,
  - Knochendichtemessung (Osteodensitometrie).

Ziel ist eine individuelle Prüfung des Risikoprofils der Patienten, um geeignete Maßnahmen für die Therapie abzuleiten (Abschätzung des Frakturrisikos und Therapieempfehlungen zur Reduktion des Frakturrisikos).

4

Die **typische Physiognomie eines Patienten mit fortgeschrittener Osteoporose** stellt sich wie folgt dar (Peters 2013):
- Hyperkyphosierung der BWS,
- kompensatorische Hyperlordosierung der LWS und HWS,
- vorgewölbter Bauch („Osteoporose-Bäuchlein"),
- relative Überlänge der Extremitäten bei Körpergrößenabnahme,
- Berührung zwischen unterem Rippenbogen und Beckenkamm möglich,
- typische Hautfalten vom Rücken zu den Flanken („Tannenbaumphänomen").

Therapie:
- Basistherapie:
  - Generelle Maßnahmen zur Prophylaxe von Frakturen,
  - Supplementierung von Kalzium und Vitamin D: Osteoporosepatienten ohne spezifische medikamentöse Osteoporosetherapie wird als Basistherapie die tägliche Zufuhr von 1.000 mg Kalzium empfohlen; wird dies nicht mit der Nahrung erreicht, sollte eine Supplementierung mit 800–1.000 Einheiten Vitamin D3 täglich erfolgen,
  - Abklärung und Therapie sekundärer Ursachen,
  - Indikation für eine spezifische medikamentöse Therapie.

Die DVO S3 Leitlinie empfiehlt eine spezifische medikamentöse Therapie, wenn das absolute Risiko für eine Wirbelkörper- oder proximale Femurfraktur in den folgenden 10 Jahren über 30 % liegt (DVO S3 Leitlinie 2014).

- Medikamentöse Therapie:
  - Bei der postmenopausalen Frau gibt es für die folgenden Medikamente klare Belege für eine 3–5-jährige Frakturreduktion: Alendronat, Bazedoxifen, Denosumab, Ibandronat, Raloxifen, Risedronat, Zoledronat, Teriparatida, Östrogenea, Strontiumranelata (Kurth u. Hadji 2016),
  - bei der Therapie der glukokortikoinduzierten Osteoporose bei postmenopausalen Frauen sind zugelassen: Alendronat, Risedronat, Zoledronat und Teriparatid (Kurth u. Hadji 2016).
  - Bei Männern ab dem 60. Lebensjahr stehen zur zur Verfügung: Alendronat, Risedronat, Strontiumranelat, Denosumab und Teriparatid (Kurth u. Hadji 2016), Studien zeigen allerdings nicht die Evidenz der Frakturreduktion wie bei Frauen.

Prävention:
Im Vordergrund der Allgemeinprävention steht die Eigenverantwortlichkeit gegenüber Risikofaktoren:
- Knochenstoffwechselgesunde Ernährung und ein gesundheitsbewusster Lebensstil,
- Reduktion von Alkohol- und Nikotinkonsum,
- regelmäßige körperliche Aktivität,
- Förderung von Muskelkraft und Koordination,
- Vermeidung von zu niedrigem Körpergewicht (Body Mass Index < 20).

Funktions- und Strukturebene (ICF):
- Ziele:
  - Minderung der Schmerzsymptome,
  - Verbesserung/Erhalt der Bewegungsfähigkeit,
  - Begrenzung der Konstitutions- und Haltungsauffälligkeiten,
  - Erlernen eines selbstständigen Übungsprogramms.
- Maßnahmen:
  - Patientenaufklärung (Ursache, Therapieoption, Verlauf, Prognose, Verständnis und Wissen bez. der Beeinträchtigung),
  - Thermotherapie (➤ 3.15),
  - schmerzreduzierende Lagerungen,

  - Therapie im Bewegungsbad (➤ 3.4),
  - Mobilisation der WS, ggf. mit MT (➤ 3.5) oder hubfreien Mobilisationstechniken der FBL (➤ 3.8.2),
  - aktive Haltungskorrektur in Sitz, Stand und Gang zur Reduzierung der strukturellen Überbeanspruchung,
  - Anleitung zur eigenständigen Durchführung eines, den individuellen Bedürfnissen angepassten, aktiven Übungsprogramms.

Aktivitäts- und Partizipationsebene (ICF):

- Ziele:
  - Optimierung des Bewegungsverhaltens anhand der motorischen Fähig- und Fertigkeiten,
  - Sicherheit bei Alltagsaktivitäten und Freizeit,
  - selbstständige Steigerung des erlernten Übungsprogramms.
- Maßnahmen:
  - Koordinationstraining (Gehen auf verschiedenen Untergründen, Variationen im Gangtempo, Drehen des Kopfs beim Gehen, Ausweichen und Überwinden von natürlichen Hindernissen wie Treppen und Bordsteinkanten, Tragen von Gegenständen),
  - Krafttraining (➤ 3.6.9) zur Steigerung der motorischen Leistung und des Gesundheitsstatus,
  - Ausdauertraining (➤ 3.6.8) zur Verbesserung des kardiorespiratorischen Systems,
  - täglicher Aufenthalt von ca. 30 Minuten im Freien (Vitamin D-Produktion in der Haut),
  - Abbau von Bewegungsängsten durch Einschätzung von Sturzgefahr, Mobilität, Gehfähigkeit und Ausdauer durch spezifische Tests (u. a. Time up and go-Test, Balance and Gait, 6MGT) (➤ 16.2.1).

Evidenz-/Bewertungslage der angewendeten Therapiemethoden: ➤ Link am Kapitelende.

Tipps bei Therapieresistenz: Einsatz von z. B. Spinomed® Orthese oder Miami Lumbar® Posteo.

4.1.3.3.10 Scheuermann-Krankheit

Die Scheuermann-Krankheit (engl. Scheuermann`s disease, Synonyme: Adoleszentenkyphose, Osteochondrosis vertebralis, juvenile osteochondrotische Kyphose, Morbus Scheuermann, „Lehrlingsrücken") tritt in der frühen Adoleszentenphase auf. Charakteristisch ist die Ausbildung einer strukturellen Kyphose (keilförmige Deformierung der Wirbelkörper). Betroffen sind ca. 1 bis 8 % der Bevölkerung, vermutet wird, dass männliche Jugendliche bevorzugt erkranken (Kayser u. Weber 2007). Erste Symptome, ohne nachweisliche radiologische Zeichen, können im Alter von 8–12 Jahren auftreten. Das florierende Stadium mit deutlichen Symptomen und radiologischen Veränderungen liegt zwischen dem 12.–16. Lebensjahr. Die Ätiologie der Erkrankung ist nicht geklärt.

Klassifikationen:
Van Tulder et al. (1997) unterteilen nach Lokalisation:

- Typ 1: thorakale Form (klassisch),
- Typ 2: lumbale Form (atypisch).

Die thorakale Form wird nach zeitlichem Verlauf weiter in drei Stadien unterteilt:

- Stadium 1:
  - Schmerzangabe,
  - charakteristische Deformität,
  - keine radiologischen Veränderungen,
  - volle Beweglichkeit.

- Stadium 2:
  - Schmerzen,
  - zunehmende strukturelle Kyphose.
- Stadium 3:
  - Abschluss des florierenden Stadiums,
  - belastungsabhängige Schmerzen.

Nach Schroth werden drei Kyphosetypen anhand ihres Scheitelwirbels unterschieden (➤ 3.19.3.4.1).

■ Klinischer Befund

- Mögliche Symptome:
  - Bewegungseinschränkungen der betroffenen Segmente,
  - anteriore Verknöcherung,
  - kompensatorische Hyperlordose der HWS und LWS mit möglicher Funktionsstörung.
- Diagnostik:
  - Röntgen (➤ 2.4.14),
  - Cobb-Winkel (➤ Box).

> Der sog. **Cobb-Winkel** wird in der Diagnostik der Skoliose und des Morbus Scheuermann verwendet. Anhand eines Röntgenbildes wird die Wirbelsäulenkrümmung bei Skoliose in der Frontalebene (a.p.) und beim Morbus Scheuermann in der Sagittalebene (m.l.) dargestellt. Hierzu werden im Röntgenbild der obere und untere Wirbel (sog. Neutralwirbel) bestimmt, an denen die Konvexität zur Konkavität wechselt. Anschließend wird je eine Tangente an die Deckplatte des oberen und an die Bodenplatte des unteren Neutralwinkels angelegt. Am Schnittpunkt der Tangenten lässt sich der Cobb-Winkel ablesen.

■ Therapie

Eine Indikation zur Therapie besteht bei Zunahme einer fortschreitenden Deformität, Schmerzen, neurologischen Symptomen und ggf. kardiopulmonalen Störungen.

- **Konservativ:**
  - Medikamentöse Therapie (akute Symptomatik: kurzfristig NSAR ➤ 1.6.8.2),
  - Physiotherapie (s. u.).
  - Korsett-Behandlung (➤ 4.9.2.1.4):
    - Keine Standardtherapie,
    - im Einzelfall indiziert bei fortschreitender Deformität, trotz intensiver PT und ausreichender Wachstumsreserve (Kayser u. Weber 2007).

■ Physiotherapie

Funktions- und Strukturebene (ICF):

- Ziele:
  - Schmerzreduktion/-freiheit,
  - Verringerung der Überbelastung im betroffenen WS-Abschnitt,
  - Verbesserung der reduzierten Beweglichkeit,
  - Erlernen eines selbstständigen Übungsprogramms.
- Maßnahmen:
  - Patientenaufklärung (Ursache, Therapieoption, Verlauf, Prognose, Verständnis und Wissen bez. der Beeinträchtigung, u. a. mechanische Folgen der Haltungsabweichung),
  - ventrale Entlastung der Wirbelkörper,
  - Mobilisation der betroffenen Segmente,
  - Stabilisation der WS in aufrechter Haltung,
  - Behandlung von schmerzhaften Funktionsstörungen.

Aktivitäts- und Partizipationsebene (ICF):

- Ziele:
  - Ökonomisierung der täglichen Bewegungsabläufe,
  - Eigenwahrnehmung,
  - selbstständige Korrektur,
  - eigenverantwortliches Üben, selbstständige Steigerung des erlernten Übungsprogramms.
- Maßnahmen:
  - Integration der aufrechten Haltung in Alltagsfunktionen,
  - Eigenwahrnehmung durch Abstandsveränderungen von Körperabschnitten und Spannungsveränderungen im Bereich der Muskulatur,
  - selbstständige und regelmäßige Durchführung des erlernten Übungsprogramms,
  - Sport- und Freizeitaktivitäten, welche eine Aufrichtung fördern (z. B. Klettern).

Evidenz-/Bewertungslage der angewendeten Therapiemethoden: ➤ Link am Kapitelende.

Tipps bei Therapieresistenz:

- Einsatz von z. B. Spinomed® Orthese oder Miami Lumbar® Posteo,
- ggf. Korsettversorgung (➤ 4.9.2.1.4) bei Kyphosewinkel < 70° nach Cobb,
- ggf. operative Versorgung bei Kyphosewinkel > 70° nach Cobb.

4.1.3.3.11 Idiopathische Skoliosen

Die **Skoliose** ist eine dreidimensionale Verkrümmung eines WS-Abschnitts in der Frontal-, Sagittal- und Horizontalebene (Weinstein et al. 2008a) (detailliertere Beschreibung ➤ 3.19.2). Bei einer Progredienz kommt es zu struktureller Beeinträchtigung der WS und des Brustkorbs.

Formen:

- Idiopathische Skoliose:
  - Ca. 90 % aller Skoliosen,
  - Adoleszentenskoliose innerhalb dieser Gruppe mit ca. 90 % die häufigste Form,
  - multifaktorielle Erkrankung mit genetischer Prädisposition (Weinstein et al. 2008a),
- kongenitale Skoliose,
- neuromuskuläre Skoliose,
- Skoliose aufgrund von
  - Skelettdeformitäten,
  - Tumoren,
  - ausgeprägten Beinlängendifferenzen,
- sekundäre Skoliosen (z. B. bei der Scheuermann-Krankheit ➤ 4.1.3.3.10).

Schroth-Klassifikation: ➤ 3.19.2.5

Die Prävalenz liegt bei ca. 2 % bei Frauen und 0,5 % bei Männern, behandlungsbedürftig werden etwa 10 % der Fälle (Parent et al. 2005, USBJI 2014). Die Bezeichnung der Skoliose richtet sich nach dem Scheitelpunkt der Krümmung (➤ Tab. 4.1.6).

Tab. 4.1.6 Bezeichnung der Skoliose in Abhängigkeit des Scheitelpunkts (Stücker 2010).

Bezeichnung der Skoliose	Scheitelpunkt
zervikal	C2-C6
zervikothorakal	C7-T1

Bezeichnung der Skoliose	Scheitelpunkt
thorakal	T2-T11
thorakolumbal	T12-L1
lumbal	L2-L4
lumbosakral	L5 und unterhalb

Prognose:
- Skoliosen, die bei Wachstumsabschluss > 50° betragen, sind überwiegend progredient.
- Thorakale Krümmungen > 90° zeigen in den meisten Fällen schwere pulmonale Probleme.
- Lumbale Krümmungen führen neben einer Progredienz im Lebensverlauf größtenteils zu schweren degenerativen Schäden (Stücker 2010).

Die idiopathische Skoliose wird zusätzlich nach ihrem zeitlichen Auftreten unterteilt in:
- **Infantile Skoliose:**
  - Vor dem 3. Lebensjahr auftretend,
  - sehr selten, Prävalenz ca. 1 % aller Skoliosen (McMaster 1983),
  - benigne Verlaufsform mit spontaner Regredienz in ca. über 50 % der Fälle (ebd.),
  - ausgeprägte Formen mit malignem progredientem Verlauf (hohe Morbidität und Mortalität bei einer nicht adäquaten Behandlung) (Stücker 2010),
  - Durchführung notwendiger Korrekturmaßnahmen von den geschulten Eltern.
- **Juvenile Skoliose:**
  - Zwischen dem 3. und 10. Lebensjahr auftretend,
  - Mädchen mit Primärmanifestation nach dem 6. Lebensjahr viermal häufiger betroffen,
  - in 20 % der Fälle werden Anomalien des Spinalkanals gefunden,
  - 70–95 % sind progredient (Stücker 2010).
- **Adoleszentenskoliose:**
  - Nach dem 11. Lebensjahr auftretend,
  - deutlich höheres Progredienzrisiko bei Mädchen,
  - Krümmungen im Verhältnis Mädchen/Jungen (Stücker 2010):
    < 20°: 1,4 : 1
    > 20°: 5–7 : 1

Physiotherapie

Vor Beginn der PT-Maßnahmen muss ein skoliosespezifischer Befund (z. B. nach Schroth ➤ 3.19.2) durchgeführt werden, der die Konstitutions- und Haltungsabweichungen in allen drei Ebenen berücksichtigt.

Behandlungsmodule bezogen auf Cobb-Winkel (CW) in der Frontalebene und Reifezeichen (Weiss et al. 2006a):
- Kinder (ohne Reifezeichen), Alter 6–10 (12) Jahre:
  - CW < 15°: Beobachtung (6–12 Monatsintervalle),
  - CW 15–25°: ambulante PT mit behandlungsfreien Intervallen,
  - CW > 25°: ambulante PT und Korsettversorgung (12–16 Stunden).
- Kinder und Jugendliche, Risser 0–3, erste Reifezeichen (mehr als 2 % Restwachstum):
  - Progressionsrisiko < 40 %: Beobachtung (3 Monatsintervalle),
  - Progressionsrisiko 40 %: ambulante PT,

- Progressionsrisiko 60 %: ambulante PT + relative Korsettindikation (16–23 Stunden),
- Progressionsrisiko 80 %: ambulante PT + absolute Korsettindikation (23 Stunden).

Risser-Zeichen: Diagnostisches Mittel zur Bestimmung der Knochenreife von J. C. Risser (1892–1981).
- Risser 0: Die Apophyse ist noch nicht sichtbar.
- Risser 1: Die Apophyse beginnt sich im vorderen Bereich des Beckenkamms zu entwickeln.
- Risser 2: Die Apophyse bedeckt die Hälfte des Beckenkamms.
- Risser 3: Die Apophyse bedeckt drei Viertel des Beckenkamms.
- Risser 4: Die Beckenkamm-Apophyse bedeckt den Darmbeinkamm komplett.
- Risser 5: Das Darmbein ist mit der Beckenkamm-Apophyse komplett fusioniert.

- Kinder und Jugendliche ab Risser 4 (weniger als 1 % Wachstum):
  - CW < 20°: Beobachtung (6–12 Monatsintervalle),
  - CW 20–25°: ambulante PT,
  - CW > 35°: ambulante PT und Korsettversorgung (ca. 16 Stunden),
  - zur Korsett-Abschulung: ambulante PT + Korsett in reduzierter Tragezeit.
- Ab Risser 5 (weniger als 0,5 % Restwachstum):
  - CW > 25°: ambulante PT,
  - CW > 35°: ambulante PT, evtl. intensivere Rehabilitationsmaßnahmen.
- Erwachsene mit einem CW > 35°: ambulante PT.
- Jugendliche und Erwachsene mit Skoliosen jeglichen Ausmaßes und chronifiziertem Schmerz und/oder schweren restriktiven Lungenfunktionsstörungen:
  - Ambulante PT,
  - stationäre Rehabilitation,
  - spezielles Schmerzkonzept (s. u. Tipps bei Therapieresistenz) und/oder mit einem speziellen Programm zur Rehabilitation der Atmungsfunktion.

Funktions- und Strukturebene (ICF):
- Ziele:
  - Progredienz vermeiden,
  - Erhalt und Verbesserung der Beweglichkeit von WS, Thorax und angrenzenden Gelenken,
  - Vorbeugung von Sekundärproblematiken (Atmung, Herz-Kreislauf, Schmerzen, evtl. OP aufgrund Progression, Cobb-Winkel > 40°),
  - Erlernen eines selbstständigen Übungsprogramms.
- Maßnahmen:
  - Patientenaufklärung (Ursache, Therapieoption, Verlauf, Prognose, Verständnis und Wissen bez. der Beeinträchtigung),
  - passive Gelenktechniken aus der MT (➤ 3.5) zur Behandlung von Gelenkfunktionsstörungen und zur Verbesserung der Thoraxmobilität (➤ 3.2.8.6),
  - Weichteiltechniken auf der konkaven Thoraxseite zur Optimierung der Gewebe,
  - Dehnung (➤ 3.5.7) verkürzter Muskelgruppen (ischiocrurale, Gluteal- und Pectoral-Muskulatur sowie Bauchmuskulatur),
  - Atmungstherapie (➤ 3.2) in korrigierter bzw. entlastender Lagerung (forcierte Atemlenkung in das Rippental, Unterlagerung der hohl liegenden Stellen mittels angepassten Lagerungsmaterialien).

Hinweise zur PT bei Patienten mit Korsett (➤ 4.9.2.1.4):
- Vor Beginn der PT-Maßnahmen klären, ob das Korsett während der Übungsbehandlung ausgezogen werden kann.
- Nur ein optimaler Sitz des Korsetts gewährleistet eine effektive Nutzung ohne Komplikationen, daher ist es besonders wichtig, dass die Eltern/Betreuungspersonen mit der Handhabung vertraut sind.

Aktivitäts- und Partizipationsebene (ICF):

- Ziele:
  - Korrektur der bestehenden Krümmung,
  - Erhalt der erreichten Korrektur,
  - Verhaltensveränderungen im Alltag,
  - Leistungsfähigkeit herstellen,
  - Lebensqualität verbessern,
  - Umgang mit bestehenden Funktionseinschränkungen (Skoliose- und Schmerzbewältigung),
  - selbstständige Steigerung des erlernten Übungsprogramms.
- Maßnahmen:
  - Schulung der Selbstwahrnehmung und -beobachtung der eigenen Haltung in allen drei Ebenen,
  - aktive Korrektur,
  - Anlernen des Patienten, die Körperabschnitte (Beckengürtel, Rippenkorb, Schultergürtel mit Hals und Kopf) von kaudal nach kranial gegeneinander, selbstständig in verschiedenen ASTEn zu korrigieren,
  - bei Erreichen dieser Zwischenstufe wird die korrigierte Haltung stabilisiert und gekräftigt.
  - Einleitend wird mit einer großen Unterstützungsfläche in der Horizontalen geübt, danach wird zunehmend in der Vertikalen und mithilfe von variablen Unterstützungsflächen trainiert.
  - Der Th. unterstützt den Patienten optisch, verbal, führt ihn taktil, gibt Widerstände und leitet ihn zu einer selbstständigen, taktilen und optischen Kontrolle an.
  - Einüben von Verhaltensänderungen (Vermeidung von Haltungen im Alltag, welche die Skoliose fördern),
  - Erhöhung der kardiorespiratorischen Fitness durch angemessenes Ausdauertraining (➤ 3.6.8).

> Das Hausaufgabenprogramm hat einen hohen Stellenwert und ist essenziell für den Therapieerfolg.

Evidenz-/Bewertungslage der angewendeten Therapiemethoden: ➤ Link am Kapitelende.

Tipps bei Therapieresistenz: Eine multidisziplinäre Teamarbeit ist der isolierten Behandlung durch einen Spezialisten vorzuziehen (Weiss et al. 2006a, b). Das multidisziplinäre Team sollte dabei aus einem Facharzt für Physikalische Medizin und Rehabilitation, einem Th., einem Orthopädietechniker mit umfangreichen Spezialkenntnissen und einem Psychologen (verhaltenstherapeutisches Konzept) bestehen, die in enger Zusammenarbeit mit dem Patienten und dessen Familie agieren.

4.1.3.3.12 Lumbale Spinalkanalstenose

Die lumbale Spinalkanalstenose (LSS) ist ein Beschwerdekomplex, der im Alter auftritt. Die Behandlungsbedürftigkeit der LSS ist in der Gruppe der 60- bis 70-Jährigen am höchsten (Liljenqvist 2014).
Ätiopathogenetisch spielen die Ligamenta flava, die oberen Gelenkfortsätze, die Bandscheibe und die Gefäße eine maßgebliche Rolle. Das am häufigsten betroffene Segment ist L4/L5, danach folgen L3/L4 und L2/L3, selten betroffen ist das Segment L5/S1 (Lorenz et al. 2009).

Einteilung (Liljenqvist 2014):

- Zentrale Stenose,
- laterale Stenose,
- Neuroforamen-Stenose.

■ **Klinischer Befund**

- **Symptome/Beschwerdebild:**
  - Rückenschmerzen (Kreuz-, Gesäß- und ischialgieforme Schmerzen),
  - Taubheit, Kribbeln und Schwäche in den Beinen bei Belastung (v. a. beim Gehen),
  - stark eingeschränkte Gehstrecke,
  - Entwicklung permanenter neurologischer Ausfälle bis hin zum Kaudasyndrom im fortgeschrittenen Stadium möglich,
  - Rückbildung der Symptome bei Einnahme einer gebückten Haltung,
  - Radfahren meist ohne Einschränkung, was differenzialdiagnostisch als Hinweis zum Ausschluss einer arteriellen Verschlusskrankheit (AVK) gilt,
  - Bergaufgehen/Treppenaufsteigen ist besser als Bergabgehen/Treppenabsteigen.
- **Diagnostik:**
  - Der klinische Eindruck überwiegt.
  - Die bildgebende Diagnostik (➤ 2.4) korreliert nicht ausreichend mit dem Beschwerdebild des Patienten (Lorenz et al. 2009).
- **Prognose:**
  - Von einem konstanten Verlauf kann in 50–70 % der Fälle ausgegangen werden (Lorenz et al. 2009).
  - In je 15–25 % der Fälle muss mit einer Progredienz bzw. einer Regredienz gerechnet werden (ebd.).
  - D. h., Patienten mit erträglichen Beschwerden haben gute Chancen, dass die Symptome sich nicht verschlechtern. Allerdings müssen Patienten mit massiver Beeinträchtigung bei Alltagskompetenzen darüber aufgeklärt werden, dass die Prognose hinsichtlich einer plötzlichen Besserung schlecht ist (Liljenquist 2014).

■ **Therapie**

Im Vordergrund stehen zu Beginn konservative Maßnahmen, es sei denn, der Patient zeigt erhebliche neurologische Beeinträchtigungen.

- **Konservativ:**
  - PT (s. u.),
  - medikamentöse Schmerztherapie (WHO-Stufenschema):
    Stufe 1: nichtopioide Schmerzmittel (Paracetamol, NSAR ➤ 1.6.8.1),
    Stufe 2: schwache Opioide (Tilidin, Tramadol ➤ 1.6.8.2),
    Stufe 3: starke Opioide (Oxycodon, Fentanyl).
  - WS-nahe Injektionsbehandlung (Lokalanästhetikum, Kortikosteroide nur intraartikulär):
    - Facettengelenke,
    - ISG,
    - epidurale Injektionen,
    - sakrale Blockaden.
- **Operativ:**
  - Relative Indikation: Konservative Therapieresistenz, Beeinträchtigung der Lebensqualität im Zusammenhang mit der Bildgebung.
  - Absolute Indikation: Erhebliche neurologische Beeinträchtigung.
  - Dekompressionstechniken:
    - Mittelliniendekompression,
    - bilaterale Laminotomie,
    - Over-the-Top-Dekompression.
  - Stabilisierungstechniken:
    - Semirigides System,
    - Instrumentationsspondylodese.

4

■ Physiotherapie

Funktions- und Strukturebene (ICF):

- Ziele:
  - Schmerzlinderung,
  - Vermeidung von Progredienz,
  - Optimierung der Beweglichkeit,
  - Information/Aufklärung bez. Entstehungsmechanismen und Selbsthilfe im Alltag,
  - Erlernen eines selbstständigen Übungsprogramms.
- Maßnahmen:
  - Information und Aufklärung zu WS-gerechtem Verhalten,
  - entlordosierende Maßnahmen,
  - entlastende Lagerungen (Entlordosierung, z. B. durch Stufenlagerung),
  - MT-Techniken, die darauf zielen, eine mögliche Gelenkfunktionsstörung zu beseitigen,
  - Nach Giera (2009):
    - Evtl. Massage (➤ 3.14) nach Abklingen der akuten Symptome,
    - Wärmetherapie (➤ 3.15), **Cave:** Kontraindiziert bei florierenden Entzündungen und Thrombosen.
    - TENS (➤ 3.16.1.2.8),
    - Gleichstrom (➤ 3.16.1.2.1), **Cave:** Kontraindiziert bei Herzschrittmachern, Entzündungen und Thrombose.

Aktivitäts- und Partizipationsebene (ICF):

- Ziele:
  - Anpassung der Haltungs- und Bewegungsmuster (INWIFO 2008),
  - Optimierung von Kraft, Koordination und Ausdauer (➤ 3.6),
  - Mobilität (Fortbewegung/Gehen, Anheben und Tragen von Gegenständen),
  - Teilnahme am Gemeinschaftsleben,
  - Beteiligung an Erholungs- und Freizeitaktivitäten,
  - selbstständige Steigerung des erlernten Übungsprogramms.
- Maßnahmen:
  - Anleitung Übungsprogramm:
    - Kräftigung der Rumpfmuskulatur,
    - Erhalt der Beweglichkeit,
    - Schulung koordinierter Fähigkeiten.
  - Selbsthilfe (INWIFO 2008):
    - Positiv denken,
    - in Bewegung bleiben,
    - eher schnelles als langsames Gehen,
    - Sitz- und Vorbeugephasen während des Gehens und Stehens einlegen,
    - Hilfsmittel nutzen (z. B. Rollator),
    - Vermeiden eines Hohlkreuzes,
    - Vermeiden von schwerem Heben und Tragen,
    - Verringerung des Körpergewichts,
    - Beugeübungen,
    - sportliche Aktivität („Geradeaus-Sportarten", die mit leichter Rumpfneigung einhergehen, z. B. Radfahren).
  - Rückenschule (➤ 3.10).

Evidenz-/Bewertungslage der angewendeten Therapiemethoden: ➤ Link am Kapitelende.

Tipps bei Therapieresistenz: Ggf. stabilisierendes Mieder zur Aktivitätserhaltung (Lorenz et al. 2009).

4.1.4 Nackenschmerz

Nackenschmerz (Synonyme: Zervikalneuralgie, HWS-Syndrom, zervikozephales Syndrom, Zervikobrachialsyndrom, Zervikalsyndrom) ist ein häufig auftretendes klinisches Symptom, das 70 % der Individuen zu irgendeinem Zeitpunkt im Leben beeinträchtigt.

Definition

„Nackenschmerz wird definiert als Schmerz in dem Gebiet, das nach oben durch die Linea nuchalis superior, nach unten durch den ersten Brustwirbel und seitlich durch die schultergelenksnahen Ansätze des M. trapezius begrenzt wird." (Merskey u. Bogduk 1994, S. 11).

Internationale epidemiologische Daten deuten darauf hin, dass 40 % der Bevölkerung innerhalb eines Jahres unter Nackenschmerzen leiden. Die Punktprävalenz liegt dabei zwischen 10 und 20 % (Fejer et al. 2006). Nackenschmerzen tendieren zu Hartnäckigkeit und sind häufig rezidivierend. 60 % der erstmalig durch Nackenschmerzen betroffenen Patienten können nach Jahren noch einen Grad an Schmerzen aufzeigen (Gore et al. 1987).

Ätiologie: Akute und subakute Nackenschmerzen sind in den meisten Fällen unspezifisch, lediglich in 1 % der Fälle sind sie Zeichen einer gefährlichen Grunderkrankung, z. B. ZNS-Infektion, Tumor, epidurale Hämatome, arachnoidale Blutungen, Aneurysma, Dissektionen (Gross et al. 1996). Die ätiologische Zuordnung ist schwierig und Ableitung eines kausalen Zusammenhangs zwischen bildgebender Diagnostik (➤ 2.4) und klinischen Symptomen nur selten möglich (Johnson u. Lucas 1997).

Begünstigend für das Auftreten von Nackenschmerzen sind (Raspe et al. 2004, Burchfield et al. 1992, Kopec et al. 2004, Hartvigsen et al. 2004, Blozik et al. 2009, Casser u. Graf 2016):

- Alter,
- Geschlecht,
- Genetik,
- Übergewicht,
- Schwangerschaft,
- körperliche Arbeit,
- chronischer Stress,
- psychische Faktoren (Angst, Depressivität),
- fehlende körperliche Aktivität,
- Rauchen.

Einteilung nach Dauer:

- Akute Nackenschmerzen: Dauer 0–3 Wochen,
- subakute Nackenschmerzen: Dauer 4–12 Wochen,
- chronische Nackenschmerzen: Dauer > 12 Wochen,
- rezidivierende Nackenschmerzen: Beschwerdefreies Intervall max. 4 Wochen.

Einteilung nach Ätiologie (Scherer u. Chenot 2016):

- Nicht spezifisch: keine speziellen behandlungs- oder abklärungsbedürftige Ursachen,
- spezifisch: Verdacht auf radikuläre Reizung, Trauma, Systemerkrankungen etc.

4.1.4.1 Klinischer Befund

- **Symptome:**
  - Sehr vielseitig, klinisch präsentieren sich u. a.:
    - Lokale oder zervikobrachiale Schmerzen,
    - Bewegungseinschränkungen (➤ 4.1.4.3.4),
    - schmerzhafte Muskelverspannungen,

- Schmerzausstrahlungen in Hals und Arme,
- Spannungskopfschmerzen (➤ 4.1.4.3.5),
- zervikogene Kopfschmerzen (➤ 4.1.4.3.6),
- Migräneattacken (➤ 8.4.14.2).

Diagnostik: Ziel und Zweck der klinischen Untersuchung nach der S1 Leitlinie – Nackenschmerz (Scherer u. Chenot 2016) – Deutsche Gesellschaft für Allgemein- und Familienmedizin (DEGAM) (abgelaufen, z. Z. in Überarbeitung):

- Erfragen der Merkmale des Nackenschmerzes,
- Erfragen/Ausschließen von Risikofaktoren eines chronischen Verlaufs,
- Ausschluss ernsthafter Erkrankungen.

Untersuchung (S1 Leitlinie – Nackenschmerz, 2016):

- Anamnese:
  - Schmerzcharakteristik,
  - Ausstrahlungen in den Arm (dermatombezogen, dermatomübergreifend),
  - motorische Ausfälle, Taubheitsgefühl, Parästhesien (dermatombezogen),
  - selbstständige Behandlungsversuche (z. B. Medikamente),
  - Allgemeinzustand,
  - vorausgehendes Trauma,
  - systemische Erkrankungen,
  - Steroidmedikation,
  - Risikofaktoren für eine Chronifizierung.
- Inspektion:
  - Haltung,
  - Deformitäten,
  - Verletzungszeichen,
  - Mobilität.
- Palpation:
  - Dornfortsätze und Querfortsätze,
  - muskuläre Verspannung,
  - Hauttemperatur.
- Beweglichkeitsüberprüfung der HWS.

Bei nicht spezifischem Nackenschmerz weiter mit Therapie nicht spezifischer Nackenschmerz (➤ 4.1.4.2). Bei spezifischen Nackenschmerzen (➤ Box).

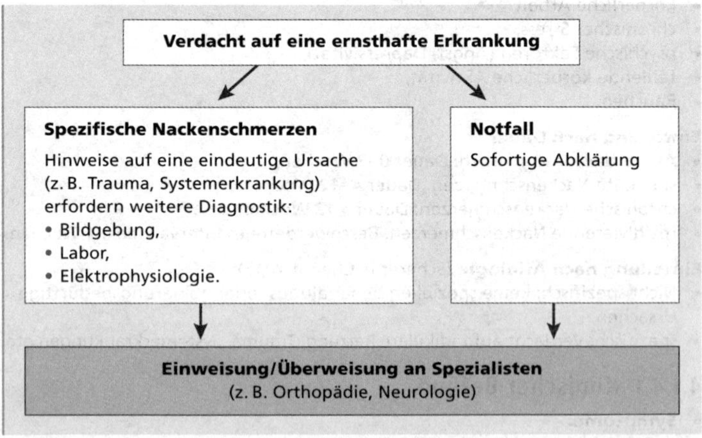

4.1.4.2 Therapie

Empfehlungen der S1 Leitlinie – Nackenschmerz, 2016 – Deutsche Gesellschaft für Allgemein- und Familienmedizin (DEGAM) (z. Z. abgelaufen):

- Akut:
  - Kurzzeitige medikamentöse Therapie mit NSAR (➤ 1.6.8.1),
  - evtl. lokale Wärme,
  - PT (➤ 4.1.4.3) sollte angeboten werden,
  - Patientenberatung/-selbstmanagement:
    - Motivation zu frühzeitiger Rückkehr zur Aktivität,
    - Motivation zur dauerhaften sportlichen Betätigung,
    - Informationsvermittlung über den meist harmlosen Verlauf, die spontane Heilung sowie die Möglichkeit von Rezidiven,
    - lokale Wärme als Empfehlung.
- Subakut:
  - Medikation bei Bedarf (vgl. Akuttherapie),
  - aktive PT (➤ 4.1.4.3),
  - Motivation zum Sporttreiben:
    - mehrmals die Woche bis täglich,
    - ≥ 30 Minuten moderate Aktivität,
    - z. B. Joggen, MTT (➤ 3.6).
- Chronisch:
  - PT (➤ 4.1.4.3),
  - Motivation zum Sporttreiben (vgl. Subakuttherapie),
  - Akupunktur,
  - ggf. Verhaltenstherapie,
  - Patientenberatung:
    - Selbsteinflussnahme auf das Schmerzgeschehen durch Balance zwischen gezielter Aktivität und Erholung,
    - Wissensvermittlung über Zusammenhang von Schmerzerleben und emotionalen Zuständen.

Nicht empfohlen werden folgende Therapiemaßnahmen beim subakuten und chronischen Nackenschmerz (S1 Leitlinie – Nackenschmerz 2016):

- **Nicht medikamentöse Therapiemaßnahmen:**
  - Ruhigstellung.
- **Medikamentöse Therapiemaßnahmen:**
  - Muskelrelaxanzien,
  - Injektionstherapie.

4.1.4.3 Physiotherapie bei Nackenschmerz

4.1.4.3.1 Physiotherapeutischer Befund

Empfehlungen der S1 Leitlinie – Nackenschmerz, 2016 – DEGAM (z. Z. abgelaufen):

- Anamnese (➤ 2.1.2, ➤ 4.1.1.1).
- Klinische Untersuchung:
  - Inspektion (➤ 2.1.3, ➤ 4.1.1.2),
  - Palpation (➤ 2.1.4.1, ➤ 4.1.1.3),
  - Beweglichkeitsüberprüfung (➤ 2.1.5, ➤ 4.1.1.3),
  - segmentale Untersuchung (➤ 4.1.2.2),
  - Untersuchung bei Ausstrahlung in die Arme,
  - Reflexstatus und Muskelkraft (aussagefähig nur im Seitenvergleich),
  - neurologische Untersuchung (➤ 8.2) (inkl. untere Extremität zum Ausschluss von Rückenmarkserkrankungen s. u.),
  - Sensibilitätsprüfung,

  - Kompressions- und Distraktionstests (➤ 4.1.1.3),
  - Spurling-Test (foraminale Kompression) (Tong et al. 2002).
- Ausschluss:
  - Radikuläre Wurzelreizung,
  - Kompression des Rückenmarks,
  - Thoracic-outlet-Syndrom (➤ 4.2.2),
  - zervikobrachiale Syndrome,
  - Raynaud-Syndrom,
  - weiterführende Untersuchungen bei Verdacht auf eine ernsthafte Erkrankung (➤ 4.1.1.3).

Cave

Wichtige Untersuchungen, die Hinweise auf ernsthafte Erkrankungen liefern können:
- Klopf- und Druckschmerzen,
- grobe Kraft,
- Reflexe/Sensibilität im Seitenvergleich,
- Inspektion der Mundhöhle und Untersuchung des Kiefergelenks (➤ 14),
- Betasten der Lymphknoten,
- Testung der Hirnnerven,
- Testung auf Nachweis einer vertebrobasiliären Insuffizienz.

Jederzeit zu beachten sind die Red Flags (➤ 4.1.4.3.2 Cave-Box).

- Dokumentation:
  - Schmerzdauer und -intensität (VAS ➤ 2.2.3.3),
  - Schmerzlokalisation (Dermatom ➤ Übersichtsabbildung hintere Buchklappe),
  - Reflexabweichung/Seitenunterschied,
  - Parästhesien, Sensibilitätsstörungen,
  - Kraftdefizit, Parese, Gangstörung,
  - medizinische Maßnahmen,
  - Fragebogen „Neck Pain and Disability Scale" (➤ 3.17.3) bei Verdacht auf Chronifizierung und zur Verlaufskontrolle (Gay 2007, Goolkasian 2002).

4.1.4.3.2 Physiotherapeutische Behandlung

Akuter nicht spezifischer Nackenschmerz (S1 Leitlinie – Nackenschmerz 2016):
- MT als Mobilisation/Manipulation (➤ 3.5),
- aktive Bewegungsübungen in Kombination mit Dehntechniken (z. B. postisometrische Relaxation [PIR] ➤ 3.9.5.7.2),
- evtl. lokale Wärmeanwendung,
- Patientenberatung (vgl. Akuttherapie).

Subakuter nicht spezifischer Nackenschmerz (ebd.):
- aktive Bewegungsübungen in Kombination mit Dehntechniken (z. B. PIR ➤ 3.9.5.7.2),
- ggf. MT als Manipulation/ Mobilisation (➤ 3.5),
- Patientenberatung zum Sport (vgl. Subakuttherapie).

Chronischer nicht spezifischer Nackenschmerz:
- aktive Bewegungsübungen in Kombination mit Dehntechniken (z. B. PIR ➤ 3.9.5.7.2),
- Erlernen von Entspannungstechniken (➤ 3.3),
- MTT (➤ 3.6),
- ggf. MT als Manipulation/Mobilisation (➤ 3.5),
- Patientenberatung zum Sport (vgl. Subakuttherapie).

4

Cave

Red Flags (➤ 2.1.2) bei unspezifischen Nackenschmerzen (Australian Acute Musculoskeletal Pain Guidelines Group 2004):

- Z. n. Trauma,
- Präsentation Alter > 50,
- vorausgegangene medizinische Vorgeschichte (Malignität ➤ 10),
- konstante, progressive nicht mechanische Nackenschmerzen,
- neurologische Symptome in den Extremitäten (➤ 8),
- klinische Zeichen und Symptome einer Infektion, Risikofaktoren einer Infektion,
- Langzeitbehandlung mit Kortikosteroiden (➤ 1.6.5.3),
- ungeklärter Gewichtsverlust,
- Schluckstörung, Kopfschmerz, Erbrechen,
- zerebrovaskuläre Symptome oder Zeichen,
- Verwendung von Antikoagulantien (➤ 1.6.2.1),
- kardiovaskuläre Risikofaktoren (➤ 9.2, ➤ 9.3),
- transitorische ischämische Attacke (➤ 8.4.1.1).

Evidenz-/Bewertungslage: ➤ Link am Kapitelende.

Im Folgenden werden Ziele und Maßnahmen der PT für klinische Muster und spezifische Nackenschmerzen aufgeführt.

4.1.4.3.3 Zervikoradikuläres Syndrom

Die jährliche Inzidenzrate des zervikoradikulären Syndroms wird mit 83 Fällen pro 100.000 Menschen in der Bevölkerung angegeben. Das häufigste Auftreten offenbart sich im fünften Lebensjahrzehnt (Radhakrishnan et al. 1994). Das zervikoradikuläre Syndrom beschreibt das klinische Bild zervikaler Wurzelsyndrome in der akuten, subakuten und chronischen Phase. Die **zervikale Radikulopathie** wird in der S1 Leitlinie – Zervikale Radikulopathie, 2012 – Deutsche Gesellschaft für Neurologie (DGN) (z. Z. abgelaufen) klinisch beschrieben mit Symptomen und Schmerzen, die einer zervikalen Nervenwurzel zuzuordnen sind (Pohl et al. 2012). Dabei wird unterschieden in:

- Wurzelreizsyndrome, ohne Störung der Sensibilität und/oder Parese,
- Wurzelkompressionssyndrome, mit Störung der Sensibilität und/oder einer Parese.

Ursachen:

- Störung im Bereich der zervikalen Bandscheiben (Tanaka et al. 2000),
- degenerative-knöcherne Veränderungen mit Einengung der Foramina intervertebralia (ebd.),
- lokale Raumforderungen (Tumoren) (Pohl et al. 2012),
- Hämatome (ebd.),
- entzündliche Prozesse (u. a. Abszesse, Spondylodiszitis) (ebd.).

Die **häufigsten Symptome** sind (Tanaka et al. 2006, Yoss et al. 1957, Persson u. Carlson 1999):

- Schmerzen armbetont,
- Parästhesien,
- Taubheit,
- Kraftlosigkeit,
- Kombination dieser Symptome.

Weiterhin möglich sind Schulter-, Kopf- und Nackenschmerzen (ebd.).
I. d. R. sind folgende Wurzeln betroffen (Stam 2011):

- C7 (46 %),
- C6 (17 %),

- C5 und gleichzeitig C6 (10 %),
- C5 und C8 scheinen nur in 6 % der Fälle betroffen zu sein.

Funktions- und Strukturebene (ICF):
Empfehlungen der S2k Leitlinie – Konservative, operative und rehabilitative Versorgung bei Bandscheibenvorfällen mit radikulärer Symptomatik – Deutsche Gesellschaft für Orthopädie und Orthopädische Chirurgie (DGOOC) (Version vom 28.06.2021):

- Ziele:
  - Aufrechterhaltung von Schlaf und Schlafqualität,
  - Reduzierung der Schmerzsymptomatik,
  - Optimierung der Koordination und Bewegungsqualität,
  - Verbesserung der WS-Stabilität,
  - Festigung von Muskelkraft und -ausdauer,
  - Schulung der Körperwahrnehmung bzw. des Belastungsempfinden,
  - Erlernen eines selbstständigen Übungsprogramms.
- Maßnahmen bei akuter Symptomatik:
  - Patientenaufklärung (Ursache, Therapieoption, Verlauf, Prognose, Verständnis und Wissen bez. der Beeinträchtigung),
  - MT-Techniken (➤ 3.5), die darauf abzielen, die Symptome in der Ruheposition zu beeinflussen, u. a. aus dem Maitland® Konzept (➤ 3.5.3):
    - Transversale Bewegung oder Lateralflexion der HWS in die entlastende Bewegungsrichtung (Foramen intervertebrale öffnen),
    - ggf. dreidimensionale Traktion bzw. longitudinale Bewegung in der aktuellen Behandlungsstellung (Evidenz ➤ Link am Kapitelende),
    - MT-Techniken nicht isoliert, sondern in Kombination mit aktiven Bewegungsübungen anwenden (Pohl et al. 2017).
  - Postisometrische Muskelrelaxation oder Ansteuerung der lokalen Stabilisatoren der HWS (➤ 4.1.2),
  - Patientenedukation:
    - Be- und Entlastung des Nackens,
    - selbstständiges Erarbeiten einer Ruheposition.
  - HWS-Stütze über drei Wochen (Halskrause).
- Maßnahmen bei abklingender Symptomatik:
  - Normalisierung der Neurodynamik:
    - Indirekte Nervenmobilisation: Seitgleiten multisegmental, segmental und mit Vorspannung neurodynamischer Komponenten.
    - Direkte Nervenmobilisation: Sliders (Beginn über nackenentfernte Komponente, später Zunahme von HWS- und Schultergürtelbewegung) und Tensioners (Beginn über entfernte Komponente mit minimaler Spannung proximal, später Zunahme von HWS- und Schultergürtelbewegung).
  - Training der lokalen Stabilisatoren (➤ 4.1.2.3) der HWS-Region,
  - propriozeptives Training (➤ 3.7.3, ➤ 3.19.5) der Kopf- und HWS-Stellung,
  - Haltungstraining.

Aktivitäts- und Partizipationsebene (ICF):

- Ziele:
  - Selbstständiges An- und Auskleiden,
  - Mobilität (Fortbewegung/Gehen, Anheben und Tragen von Gegenständen),
  - Teilnahme am Gemeinschaftsleben sowie an Erholungs- und Freizeitaktivitäten,
  - selbstständige Steigerung des erlernten Übungsprogramms.
- Maßnahmen:
  - Weiterführendes Training, u. a.:
    - Kontrolle des Nackens in der geschlossenen und offenen Bewegungskette,

  - Kontrolle des Nackens bei ADLs.
- Ergonomie (➤ 3.1.7), u. a. am Arbeitsplatz, beim Autofahren,
- Sport und Freizeitaktivitäten.

Evidenz-/Bewertungslage der angewendeten Therapiemethoden: ➤ Link am Kapitelende.

Tipps bei Therapieresistenz: Bei chronischen Schmerzen ohne Operationsindikation empfiehlt sich ein multimodaler Behandlungsansatz, in dem PT, medikamentöse Therapie und Schmerzbewältigungsprogramme kombiniert eingesetzt werden (Pohl et al. 2017).

4.1.4.3.4 Akute Bewegungseinschränkung der HWS

Klinisch zeigt sich eine akute Bewegungseinschränkung mit Schonhaltung bzw. Schutzdeformität im Nacken. Eine Korrektur der Stellung ist schmerzhaft und wird vermieden oder ist nicht möglich. Mögliche Ursachen für das Auftreten der Beschwerden sind

- „plötzlich": Blockierung eines Facettengelenks,
- „allmählich": Diskogenes Problem (➤ Tab. 4.1.7).

Eine gezielte Befragung und eine klinische Untersuchung zur Differenzierung bildet die Grundlage für die spezifische Behandlung.

Tab. 4.1.7 Vergleich facettengelenk- und diskogenbedingter Beschwerden (Wiesner 2011, Maitland et al. 2008, Scherer 2001, Westerhuis 2012).

	Blockierung eines Facettengelenks	Diskogenbedingte Beschwerden
Körpertabelle	• Patient zeigt mit Finger auf den Schmerzpunkt, • lokaler und gut lokalisierbarer Schmerz, • scharf, stechend, intensiv, • evtl. ausstrahlend, • C2/3 und C3/4.	• Patient zeigt mit ganzer Hand auf den Schmerzpunkt, • Schmerz im Bereich des Schulterblatts, • diffus, nicht scharf, tief, • evtl. Ausstrahlung bis zum Ellenbogen, • C4–C7.
24-Stunden-Verhalten	• Keine Korrektur der Kopfstellung möglich, • Bewegungen zur betroffenen Seite lösen Schmerz aus und sind nicht möglich, • Blick nach oben ist schmerzhaft, • Wärme (Schal, Kragen) wirken erleichternd.	• Korrektur unter Schmerzen möglich, • steifer Nacken, langsame Bewegungen, • Blick nach oben ist schmerzhaft, • Schmerzen im Tagesverlauf ↓, • Wärme ist angenehm, • Entlastung lindert.
Historie	• Plötzlich auftretend, evtl. durch unkontrollierte Kopfbewegung/-drehung, evtl. nachts, • wiederholte Episode, • tendenzielle Verbesserung innerhalb einer Woche.	• Allmählich beginnend, evtl. durch bestimmte Bewegung, Schlafstellung, Zug, ungünstige Stellung des Kopfs, • Gefühl der Steifigkeit, evtl. langsam über mehrere Tage.
Charakteristik der Patienten	• Alter 15–30 Jahren, • Hypermobilität, • langer, schlanker Hals.	• Alter 30–50 Jahren, • vorgeschobene Kopfstellung.

Funktions- und Strukturebene (ICF):

- Ziele:
  - Aufrechterhaltung von Schlaf und Schlafqualität,
  - Reduzierung der Schmerzsymptomatik,
  - Optimierung der Bewegungsqualität,
  - Verbesserung der WS-Stabilität,
  - Festigung von Muskelkraft und -ausdauer,
  - Erlernen eines selbstständigen Übungsprogramms.
- Maßnahmen bei Blockierung eines Facettengelenks:
  - Symptome verbessern sich gewöhnlich innerhalb einer Woche von alleine. Wenn PT unterstützend zur Genesung eingesetzt werden soll, dann ist ein möglichst direkter Beginn angezeigt.
  - MT (➤ 3.5), die darauf abzielt, die Gelenkflächen zu separieren, u. a. aus dem Maitland® Konzept (➤ 3.5.3):
    - Longitudinale Bewegung in Richtung Deformität,
    - Rotationstechnik (Richtung: vom Schmerz weg),
    - Lateralflexionstechnik (Richtung: vom Schmerz weg).
  - Muskuläre Kontrolle der HWS (lokale Stabilisatoren ➤ 4.1.2.3).
- Maßnahmen bei diskogenbedingten Beschwerden:
  - Vorrangiges Ziel der Behandlung: Erweiterung des Raums des Foramen intervertebrale,
  - Normalisierung der Nackenstellung i. d. R. in drei bis vier Tagen,
  - mehrere Wochen Behandlungsdauer insgesamt,
  - **Cave:** Manipulationstechniken sind kontraindiziert.
  - MT, die darauf abzielt, das Foramen intervertebrale zu erweitern, u. a. aus dem Maitland® Konzept:
    - Lateralflexion und Rotationstechniken (Richtung: vom Schmerz weg),
    - ggf. Traktion und Lagerung mit einem Kissen in schmerzfreier Position.
  - Muskuläre Kontrolle der HWS (lokale Stabilisatoren).

Aktivitäts- und Partizipationsebene (ICF):

- Ziele:
  - Selbstständiges An- und Auskleiden,
  - Mobilität (Fortbewegung/Gehen, Anheben und Tragen von Gegenständen),
  - Teilnahme am Gemeinschaftsleben sowie an Erholungs- und Freizeitaktivitäten,
  - selbstständige Steigerung des erlernten Übungsprogramms.
- Maßnahmen:
  - Muskuläre Kontrolle der HWS (lokale und globale Stabilisatoren ➤ 4.1.2.3),
  - Ergonomie (➤ 3.1.7), u. a. Informationen über schnelle, ungünstig gehaltene Stellungen am Arbeitsplatz sowie in der Freizeit.

Evidenz-/Bewertungslage der angewendeten Therapiemethoden: ➤ Link am Kapitelende.

Tipps bei Therapieresistenz: Patienteninformation der S1 Leitlinie – Nackenschmerz, 2016 – DEGAM (z. Z. abgelaufen) ➤ 4.1.5.2 Zervikoradikuläres Syndrom.

4.1.4.3.5 Spannungskopfschmerz

Kopfschmerzen sind eine weit verbreitete Erkrankung. Schätzungen gehen davon aus, dass 90 % der Bevölkerung während ihres Lebens zeitweilig unter den Auswirkungen von Kopfschmerzen leiden und deswegen einen Arzt konsultieren (Jull u. Niere 2004, Leonardi et al. 1998).
Der Kopfschmerz vom Spannungstyp (engl. tension type headache, TTH) gilt als der häufigste primäre Kopfschmerz. Seit 1988 ist er als eigenständiges Krank-

heitsbild durch die International Headache Society (IHS) klassifiziert. Die klinischen Symptome äußern sich in dumpfen bis mittelschweren Kopfschmerzen, die als drückend empfunden werden und beidseitig auftreten. Eine Abgrenzung zu einer leicht verlaufenden Migräneattacke (➤ 8.4.14.2) ist aufgrund der ähnlichen Symptomatik schwierig.

Pathomechanismus: Der Pathomechanismus ist unklar, diskutiert werden u. a. ein Zusammenhang zwischen schmerzhaft verspannter Nackenmuskulatur oder Triggerpunkten, welche über die trigeminale Verschaltung zur zentralen Schmerzsensitivierung führen. Kraniomandibuläre Dysfunktion, mechanische Fehlbelastung und Stress können ebenfalls Auslöser sein (Kroop et al. 2010, Straube 2016).

Klassifikation (IHS 2013, Straube 2016, Straube et al. 2014):

- Sporadisch auftretender Kopfschmerz vom Spannungstyp:
  - Auftreten selten (≤ 12 Tage/Jahr),
  - typischer Schmerzcharakter (vgl. Symptomatik),
  - keine Begleitsymptomatik, ggf. Appetitlosigkeit.
- Häufig auftretender episodischer Kopfschmerz vom Spannungstyp (eTTH):
  - Auftreten an durchschnittlich 1 Tag bis 14 Tage/Monat über mind. 3 Monate (12 < 180 Tage/Jahr),
  - typischer Schmerzcharakter (vgl. Symptomatik),
  - keine Begleitsymptomatik, ggf. Appetitlosigkeit.
- Chronischer Kopfschmerz vom Spannungstyp (cTTH):
  - Auftreten an durchschnittlich ≥ 15 Tage/Monat über mind. 3 Monate (≥ 180 Tage/Jahr),
  - typischer Schmerzcharakter (vgl. Symptomatik),
  - Kopfschmerz dauert über Stunden an bzw. ist kontinuierlich vorhanden,
  - evtl. zusätzliche Begleitsymptomatik wie milde Übelkeit, Photo- oder Phonophobie.

Symptomatik (ebd.):

- Kopfschmerzcharakter: dumpf, drückend bzw. beengend und nicht pulsierend,
- beidseitige Lokalisation,
- geringe bis moderate Schmerzintensität,
- Dauer einer Kopfschmerzattacke variiert zwischen 30 Minuten bis sieben Tage,
- keine Begleitsymptome wie Übelkeit oder Erbechen, Photo- oder Phonophobie,
- keine Verstärkung durch Alltagsaktivitäten (z. B. Treppensteigen, Gehen).

Diagnostik (DGN 2014, Straube 2016, Straube et al. 2014):

- Anamnese:
  - Kopfschmerzcharakter, -intensität, -dauer und -frequenz,
  - Ansprechen auf Triptan,
  - Charakter der Kopfschmerzen in der Vergangenheit,
  - evtl. erhöhte Druckschmerzhaftigkeit der perikraniellen Muskulatur,
  - Nebenerkrankungen, die zu Kopfschmerz führen können (u. a. posttraumatisch, entzündliche Erkrankungen, vaskuläre Erkrankungen, Homöostasestörungen).
- Untersuchung:
  - Neurologischer Status,
  - Labor- und Liquoruntersuchung,
  - bei Tagesmüdigkeit und/oder Schlafstörung ggf. Ausschluss des Schlaf-Apnoe-Syndroms,
  - ggf. zahnärztliche Untersuchung bei Knirschen, Aufbissspuren,
  - bildgebende Verfahren bei Verdacht auf sekundäre Ursache.

Therapie

Bei akuter Kopfschmerzattacke:

- Ruhe und Entspannung,
- medikamentöse Therapie, z. B. NSAR (➤ 1.6.8.1) oder Pfefferminzöl.

Präventionsmaßnahmen:

- Prävention eTTH:
  - Aufklärung über Krankheitsbild und -verlauf,
  - regelmäßiges Ausdauertraining (3-mal/Woche à 30–45 Minuten leichte bis mittlere Belastungsintensität, ggf. Sportarten ohne Richtungswechsel wie z. B. Nordic Walking, Jogging); im Vordergrund sollten das Interesse und der Spaß an der Bewegung stehen,
  - Entspannungsverfahren, z. B. PMR, autogenes Training, Qigong, Yoga (➤ 3.3.2, ➤ 3.3.3),
  - Stressbewältigungstraining,
  - Optimierung der Tagesplanung (z. B. Ruhephasen, Freizeitgestaltung).
- Prävention cTTH:
  - Kombination aus medikamentösen und nicht medikamentösen Maßnahmen ist wirkungsvoller als eine Einzelmaßnahme,
  - medikamentöse Therapie (z. B. Amitriptylin, Mitrazipin, Venlaxafin),
  - Biofeedback, auch in Kombination mit Entspannungsverfahren.

Besonderheiten im physiotherapeutischen Befund

- Anamnese (➤ 4.1.1.1):
  - Aktuelle Kopfschmerzsymptome: Frequenz, Intensität, lindernde und begünstigende Faktoren, Schmerzauslöser,
  - Bruxismus,
  - kraniomandibuläre Dysfunktion,
  - Schlafstörungen.
- Inspektion (➤ 4.1.1.2):
  - Körperhaltung,
  - Turtle Neck (ventrale Translation des Kopfes),
  - Erhebung im zervikothorakalen Übergang (CTÜ),
  - protrahierte Schultergürtelstellung,
  - Kyphose der BWS,
  - Skoliose.
- Palpation:
  - Muskulärer Hypertonus (i. d. R. Nackenextensoren) und Hypotonus (i. d. R. M. longus colli, M. longus capitis und der Scapulafixatoren),
  - Dehnfähigkeit der Muskulatur (v. a. Mm. pectorales major et minor, M. sternocleidomasteoideus),
  - myofazsiale Triggerpunkte (u. a. M. sternocleidomastoideus, M. trapezius, Mm. splenii, M. epicranius, M. temporalis, M. masseter, Mm. scaleni).
- Funktionsuntersuchung (➤ 4.1.1.3):
  - Aktive Funktionsuntersuchung von Wirbelsäule, Becken, Schultergelenken, Kiefergelenken,
  - isolierte Untersuchung der Halswirbelsäule aktiv und passiv (➤ 4.1.4.3.6 und ➤ 4.1.2.2.1).

Physiotherapeutische Behandlung

Eine anhaltende muskuläre Dysbalance sowie eine funktionelle Störung des Halteapparats können die Symptome entstehen lassen, begünstigen oder verstärken. Therapeutisch stehen eine aktive Therapie und das eigenverantwortliche Selbstmanagement des Patienten im Vordergrund. Physiotherapeutische Maßnahmen können wirksam sein (Chaibi et al. 2014) und gehören im Rahmen einer multimodalen Schmerztherapie zum festen Bestandteil der Behandlung (Straube et al. 2014).

Funktions- und Strukturebene (ICF):

- Ziele:
  - Reduzierung der Kopfschmerzepisoden,
  - Optimierung der Bewegungsqualität,
  - Verbesserung der WS-Stabilität,
  - Festigung von Muskelkraft und -ausdauer,
  - Erlernen eines selbstständigen Übungsprogramms,
  - Aufrechterhaltung von Schlaf und Schlafqualität.
- Maßnahmen (bezogen auf cTTH, da der sporadische TTH i. d. R. nicht therapiert wird):
  - Kriterium eines ganzheitlichen Ansatzes (u. a. Patientengespräche, Headache Study Group 1996) (Jull et al. 2008b, Westerhuis u. von Piekartz 2000),
  - MT (➤ 3.5):
    - im Bereich der oberen HWS, evtl. Kiefergelenke,
    - Berücksichtigung des zervikothorakalen Übergangs und der BWS.
  - MTT (➤ 3.6):
    - Kräftigung der Schulter-Nackenmuskulatur,
    - Ausdauer- und Koordinationstraining,
  - funktionelle Übungstherapie,
  - Dehntechniken (➤ 3.5.7),
  - ggf. Triggerpunkttherapie (➤ 3.5.8),
  - Entspannungstechniken (➤ 3.3.2),
  - ggf. Massagetherapie im Gesichts- und Kopfbereich,
  - Wärme- und/oder Kälteanwendung (➤ 3.15),
  - Anleitung eines selbstständigen Übungsprorgamms.

Aktivitäts- und Partizipationsebene (ICF):

- Ziele:
  - Normalisierung des Aktivitätsniveaus (ADLs, Beruf und Sport),
  - selbstständige Steigerung des erlernten Übungsprogramms und der Ausdaueraktivitäten.
- Maßnahmen:
  - Anleitung zum Selbstmanagement (z. B. selbstständiges Durchführen der Entspannungstechniken, eigenständige Steigerung des Übungsprogramms),
  - muskuläre Kontrolle in der geschlossenen und offenen Kette,
  - Patientenberatung zur Ergonomie (➤ 3.1.7) und geeigneten Sportarten (z. B. ist die Kopfstellung beim Radfahren und Schwimmen typischerweise überstreckt und daher ungeeignet).

Evidenz/Bewertungslage der angewendeten Therapiemethoden: ➤ Link am Kapitelende.

Tipps bei Therapieresistenz: Multidisziplinäre Therapiekonzepte, die eine medikamentöse Therapie mit Verhaltens-, Entspannungsmaßnahmen sowie sportliche Aktivitäten im Ausdauerbereich koppeln (Gaul et al. 2011, Wallasch u. Kropp 2012).

4.1.4.3.6 Zervikogene Kopfschmerzen

Der zervikogene Kopfschmerz ist eine **sekundäre Kopfschmerzerkrankung,** deren primäre Pathophysiologie ursächlich im Bereich der zervikalen muskuloskelettalen Strukturen liegt (Jull et al. 2008a, Niere 1998). Stovner und Hagen (2006) beziffern ihr Vorkommen mit 10–15 % aller zyklischen Kopfschmerzen. Aufgrund der vielen verschiedenen Arten von Kopfschmerzen, die sich in Symptomatik und Schmerzverhalten überlagern, ist das Erkennen der klinischen Zeichen von Patienten mit zervikogenen Kopfschmerzen notwendig (Diagnosekriterien ➤ Box).

Diagnosekriterien für zervikogene Kopfschmerzen (Sjaastad et al. 1998):
1. Verschlimmerung bei einer Nackenbeteiligung durch:
   - Nackenbewegung oder gehaltene Nackenposition, äußeren Druck im Bereich der oberen Zervikal- oder Okzipitalregion der betroffenen Seite,
   - Bewegungseinschränkung der HWS,
   - ipsilaterale HWS-, Schulter- oder Armschmerzen.
2. Bestätigungstest mittels einer diagnostischen Blockade.
3. Häufig unilaterale Schmerzen ohne Seitenwechsel.
4. Kopfschmerzcharakteristik:
   - Moderate bis starke Intensität, kein pochender oder lanzinierender Schmerz, Ursprung in der Nacken-, Okzipitalregion,
   - Schmerzepisoden variieren im zeitlichen Umfang,
   - fluktuierender Dauerschmerz.
5. Weitere Merkmale von Bedeutung:
   - Traditionell bei Migräne eingesetzte Medikamente zeigen nur eine geringfügige oder sogar fehlende Wirkung,
   - weibliches Geschlecht,
   - HWS-Trauma Schweregrad > 2 in der Krankengeschichte.
6. Weitere Merkmale von untergeordneter Wichtigkeit:
   - Übelkeit,
   - Licht- und Geräuschempfindlichkeit,
   - Schwindel,
   - ipsilateral verschwommenes Sehen,
   - Schluckbeschwerden,
   - ipsilaterales Ödem im Bereich der Augenpartie.

Physiotherapeutischer Befund

Zusatztestungen zum physiotherapeutischen Befund (➤ 4.1.1):
- Bestimmung des kraniozervikalen Winkels (KZW),
- Flexions-Rotations-Test (FRT),
- kraniozervikaler Flexionstest (Craniocervical Flexion Test, CCFT).

Physiotherapeutische Behandlung

Funktions- und Strukturebene (ICF):
- Ziele:
  - Verbesserung der Beeinträchtigungen im muskuloskelettalen System,
  - Aufrechterhaltung von Schlaf und Schlafqualität,
  - Reduzierung der Schmerzsymptomatik,
  - Einwirken auf mentale Funktionen (Denken, Konzentration, Treffen von Entscheidungen),
  - Optimierung der Bewegungsqualität,
  - Verbesserung der WS-Stabilität,
  - Festigung von Muskelkraft und -ausdauer,
  - Erlernen eines selbstständigen Übungsprogramms.
- Maßnahmen:
  - Kriterium eines ganzheitlichen Ansatzes (u. a. Patientengespräche, Headache Study Group 1996) (Jull et al. 2008b, Westerhuis u. von Piekartz 2000).
  - MT (➤ 3.5):
    - Besonders im Bereich der oberen HWS (Jull et al. 2008b),
    - Berücksichtigung des zervikothorakalen Übergangs und der BWS.
  - Muskuläre Techniken:
    - Zur Wiederherstellung von Kraft, Ausdauer und Koordination sowie neuromuskulärer Kontrolle.

Aktivitäts- und Partizipationsebene (ICF) (Jull et al. 2008b):

- Ziele:
  - Normalisierung des Aktivitätsniveaus (Mobilität, häusliches Leben, Arbeit und Sport),
  - Normalisierung der Lebensqualität (Gemeinschaftsleben und Freizeit),
  - selbstständige Steigerung des erlernten Übungsprogramms.
- Maßnahmen:
  - Muskuläre Kontrolle in der geschlossenen und offenen Kette,
  - Ergonomie (➤ 3.1.7), u. a. Informationen über ungünstig gehaltene Stellungen (z. B. Überstreckung des Kopfs) am Arbeitsplatz, beim Sport und in der Freizeit.

Evidenz-/Bewertungslage der angewendeten Therapiemethoden: ➤ Link am Kapitelende.

Tipps bei Therapieresistenz: Minimierung beitragender Faktoren, u. a. körperliche Anstrengung, psychischer Stress, hormonelle Einflüsse, Sehschwäche, Ernährungsgewohnheiten (von Piekartz 2011, Westerhuis u. von Piekartz 2000).

4.1.4.3.7 Zervikogener Schwindel

Thömke beschreibt den Schwindel „... als unangenehm empfundene scheinbare Bewegung des Betroffenen und/oder seiner Umgebung" (Thömke 2003, S. 567). Die Prävalenz steigt mit zunehmendem Alter, von 1,8 % bei jungen Erwachsenen bis zu über 30 % im Seniorenalter (Sloane et al. 2001). Die häufigsten Ursachen sind Störungen im vestibulären System (➤ Tab. 4.1.8). Fehlende Informationen im sensomotorischen System können durch ein intaktes vestibuläres und visuelles System kompensiert werden, was bedeuteten könnte, dass zervikogener Schwindel einen sekundären Stellenwert hat (Thömke 2003).

Tab. 4.1.8 Hypothesen zur Pathogenese des zervikogenen Schwindels (Barré 1926, Bogduk 1986, Brandt 1991, Brown 1992, Kerry u. Taylor 2006, Tamura 1989).

Hypothese	Beschreibung
Vaskuläre Hypothese	Ausgegangen wird von einer Kompression der vertebralen Arterie, dabei verursacht eine episodische Ischämie im Hirnstamm oder Innenohr den zervikogenen Schwindel (Brandt 1991). Auslösende Bewegungen sind Rotation und Extension, bei Bewegung tritt keine Besserung auf (Kerry u. Taylor 2006). Weitere pathophysiologische Erklärungsversuche (vestibuläre Dysfunktion, Nervus vertebralis) basieren auf der engen Verbindung zwischen sympathischem Grenzstrang und der vertebralen Arterie (Bogduk 1986) als auch einer Ischämie des Hirnstamms aufgrund einer sympathischen Vasokonstriktion der A. carotis interna (Tamura 1989).
Neurovaskuläre Hypothese	Eine reflektorische Vasokonstriktion im vertebrobasilären System infolge einer mechanischen Irritation (degenerative Prozesse) des zervikalen sympathischen Nervenplexus. Der R. ventralis umschließt die vertebrale Arterie in der oberen HWS (Barré 1926).
Hypothese des somatosensorischen Inputs	Zervikogene Schwindelsymptome infolge einer sensorischen Störung der Propriozeptoren der HWS: Die gestörte Perzeption verhindert ein Zusammenwirken von vestibulären, visuellen und propriozeptiven Signalen. Ursache könnte die enge Verbindung der hochzervikalen Muskeln mit dem vestibulären Kernkomplex im Hirnstamm sein, womöglich kommt es zu einer falschen Informationsweitergabe, die die posturale Kontrolle und die Stabilität beeinträchtigt (Brandt 1991, Brown 1992).

Diagnostik: Die spezifische Diagnose „zervikogener Schwindel" ist aufgrund mangelnder Tests schwierig, auch wenn Nackenschmerzen und HWS-Distorsion (➤ 4.1.4.3.10) mit Schwindel in Zusammenhang gebracht werden (Ryan u. Cope 1955). Letztlich wird die Diagnose durch Ausschluss anderer Schwindelursachen, basierend auf Vorgeschichte sowie der klinischen und vestibulären Untersuchung, gestellt (Heikkilä 2004, Wrisley et al. 2000).
In der Studie von Wrisley et al. (2000) werden als **Diagnosekriterien** vorgeschlagen:
- Zeitlicher Zusammenhang zwischen Nackenschmerz und Schwindelsymptomen,
- vorausgegangene Traumen oder pathologischer Zustand,
- Ausschluss anderer Schwindelursachen.

Mögliche Symptome zur Untermauerung der therapeutischen Diagnose „zervikogener Schwindel" (von Heymann 2015):
- die Richtung des Schwindels bzw. der beeinträchtigenden Gleichgewichtsstörung ist unbeständig und diffus,
- ggf. treten begleitend andere Symptome wie Kopfschmerz, Tinnitus, Sehstörungen, Ohrenschmerzen, Übelkeit und Konzentrationsschwäche auf,
- die Symptome zeigen sich geringer als bei anderen Schwindel- und Gleichgewichtsstörungen,
- bei älteren Menschen besteht eine auslösende Sturzgefährdung (Walter 2011).

Funktions- und Strukturebene (ICF):
- Ziele:
  - Abbau von Angst- und Vermeidungsverhalten,
  - Aufrechterhaltung von Schlaf und Schlafqualität,
  - Optimierung der Bewegungsqualität,
  - Verbesserung der WS-Stabilität,
  - Festigung von Muskelkraft und -ausdauer,
  - Reduzierung der Schmerzsymptomatik,
  - Erlernen eines selbstständigen Übungsprogramms.
- Maßnahmen:
  - MT-Techniken (SNAGs ➤ 3.5.6.7, PJMs ➤ 3.5.3.8),
  - Anleitung zur aktiven Mobilisation der HWS,
  - muskuläre Techniken zur Wiederherstellung von Kraft, Ausdauer, Koordination und neuromuskulärer Kontrolle.

Aktivitäts- und Partizipationsebene (ICF):
- Ziele:
  - Normalisierung des Bewegungswechsels,
  - Verbesserung der vestibulären Wahrnehmung zur Optimierung der Stand- und Gangsicherheit,
  - Teilnahme am Gemeinschaftsleben,
  - Beteiligung an Erholungs- und Freizeitaktivitäten,
  - selbstständige Steigerung des erlernten Übungsprogramms.
- Maßnahmen:
  - Kopf- und rumpfstabilisierende Maßnahmen:
    - Muskuläre Kontrolle in der geschlossenen und offenen Kette,
    - propriozeptives Training.
  - Ergonomische Maßnahmen (➤ 3.1.7), u. a. Informationen über ungünstig gehaltene Stellungen (z. B. Überstreckung des Kopfs) am Arbeitsplatz, beim Sport und in der Freizeit.

Evidenz-/Bewertungslage der angewendeten Therapiemethoden: ➤ Link am Kapitelende.

Tipps bei Therapieresistenz: Minimierung beitragender Faktoren, u. a. durch
- ergonomische Veränderungen (➤ 3.1.7) im Beruf, Freizeit, Sport und
- Optimierung der Schlafbedingungen:
  - Optimierte Lagerung des Kopfs während der Schlafenszeit, d. h. Vermeidung einer Überstreckung der oberen Kopfgelenke,
  - großflächige Unterlagerung des Kopfs, anstatt punktueller Stütze (z. B. Kissen unter mittlerem Nacken),
  - tendenziell (in RL und SL) das Kinn leicht Richtung Brustbein lagern (Abflachung der Halslordose),
- Minderung von Stress (➤ 3.3) und Ängsten.

4.1.4.3.8 Funktionelle zervikale Instabilität

Die theoretischen Aspekte der funktionellen Instabilität sind im Kapitel zur segmentalen Stabilisation (➤ 4.1.2) beschrieben.

Klinischer Befund
- **Symptome:**
  - ➤ 4.1.2.1
- **Diagnostik:**
  - Funktionsuntersuchung der zervikalen segmentalen Instabilität ➤ 4.1.2.2.1
- **Differenzialdiagnostik:**
  - Bei der klinischen Untersuchung von Patienten mit Verdacht auf eine funktionelle zervikale Instabilität ist abzuklären, ob Symptome einer strukturellen Instabilität mit **Rückenmarkszeichen** (➤ Box) vorliegen (Wiesel u. Rothmann 1979, Delfini et al. 1999, Westerhuis 2011).
  - Weiterhin ist eine mögliche **vertebrobasiliäre Insuffizienz** zu überprüfen. Deren Symptome sind nach Coman (1986): Schwindel, Schluckstörungen, Doppelbilder, Sprechstörungen, plötzliches Zusammensacken während einer Bewegung, z. B. ausgelöst durch eine Rotation der oberen HWS.

Cave

Rückenmarkszeichen sind u. a.
- unsicherer Gang,
- leichter Schwindel,
- plötzliches Einsacken,
- Kontrollverlust über Blase und/oder Darm,
- Parästhesien,
- Ataxie
(Delfini et al. 1999, Westerhuis 2011, Wiesel u. Rothmann 1979).

Physiotherapie

Funktions- und Strukturebene (ICF):
- Ziele:
  - Reduzierung der Schmerzsymptomatik,
  - Verbesserung der WS-Stabilität (unter Alltagsbedingungen),
  - Festigung von Muskelkraft und -ausdauer,
  - Optimierung der Bewegungsqualität,
  - Erlernen eines selbstständigen Übungsprogramms.
- Maßnahmen:
  - MT-Techniken zur Behandlung von Gelenkzeichen,
  - spezifische Übungen zur segmentalen Kontrolle und Stabilisation der Schulter-Nacken-Region,
  - ggf. Behandlung der Neurodynamik,
  - Beüben der sensomotorischen Kontrolle.

Aktivitäts- und Partizipationsebene (ICF):

- Ziele:
  - Lokale und sensomotorische Kontrolle der zervikalen Stabilisatoren bei gewichtstragender Funktion des Kopfs,
  - Normalisierung des Bewegungswechsels (Mobilität, häusliches Leben, Arbeit und Sport),
  - Steigerung der Lebensqualität (Gemeinschaftsleben und Freizeit).
- Maßnahmen:
  - Transfer des Erlernten auf die Durchführung von Alltagskompetenzen,
  - ergonomische Maßnahmen (➤ 3.1.7), u. a. Informationen über ungünstig gehaltene Stellungen und monotone Bewegungsabläufe (z. B. Kopfhaltung, Schultergürtel) am Arbeitsplatz, beim Sport und in der Freizeit.

Evidenz-/Bewertungslage der angewendeten Therapiemethoden: ➤ Link am Kapitelende.

Tipps bei Therapieresistenz:

- Verdeutlichung der Wichtigkeit eines über einen längeren Zeitraum durchzuführenden, kontinuierlichen Trainings der lokalen Stabilisatoren (➤ 4.1.2.3),
- engmaschige Überprüfung des Übungsprogramms,
- Minimierung der beitragenden Faktoren, u. a. durch ergonomische Veränderungen (➤ 3.1.7).

4.1.4.3.9 T4-Syndrom

Der Begriff „T4-Syndrom" wurde erstmals von G. D. Maitland (➤ 3.5.3) beschrieben und umfasst ein **klinisches Muster,** welches sich in vielen Variationen im Bereich der oberen Extremität unilateral oder bilateral präsentiert (Singer 2013):

- Diffuse Armschmerzen ohne offensichtliche Neurologie,
- sensorische Symptome wie Parästhesien im Bereich von Fingern, Hand, Unterarm oder im gesamten Arm,
- Hand fühlt sich geschwollen an,
- verändertes Temperaturempfinden,
- schwere Arme,
- mit oder ohne Symptome im Nacken,
- unspezifische Kopfschmerzen evtl. helmförmig, evtl. mit Parästhesien, evtl. mit gelegentlichen Schlafstörungen,
- unscharfe interkapsuläre Verspannungen,
- hypermobile Zwischenwirbel- und Rippenwirbelgelenke der oberen BWS,
- den Beschwerden geht kein Trauma voraus,
- Frauen sind häufiger als Männer betroffen.

Durch Mobilisation der oberen BWS zwischen T2 und T7 können die Symptome reproduziert oder beseitigt werden (Grieve 1988, Maitland 1986). Der Wirkungsmechanismus ist jedoch unklar. Die Ätiologie ist bisher nicht bekannt, hypothetisch wird allerdings eine neurovegetative Beteiligung (Angina pectoris; Ösophagus, Diaphragma, Pleura, sympathisches NS) vermutet (Evans 1997, Slater 2007).

> Bei einem T4-Syndrom sind mehrere Faktoren und Strukturen an der Symptomentstehung beteiligt (Jeangros 2011).

Differenzialdiagnostisch lässt sich in den meisten Fällen kein mechanischer Auslöser für die Symptome finden. Folgende **Hypothesen** werden diskutiert (Jeangros 2011):

- **Muskuläre Komponente:** T4 bildet den Mittelpunkt im Verlauf M. splenius capitis und M. splenius cervicis. Eine Daueraktivität führt möglicherweise zu einer Irritation der afferenten Bahnen um T4.

- **Ligamentäre Komponente:** Die Rami dorsales verzweigen sich kurz nach ihrem Austritt aus dem Foramen intervertebrale in einer Ansammlung ungünstiger Gleitflächen (interkostale Ligamente, Muskeln, Faszien usw.).
- **Durale und vaskuläre Komponente:** T4 bis T9 als neurodynamisch ungünstiger Bereich, verminderte Beweglichkeit und Blutversorgung (Butler 1995).
- **Anatomische Engstelle:** Eine Thrombose der A. spinalis anterior im Bereich der mittleren BWS zeigt eine vergleichbare Symptomatik in der rechten und linken Extremität wie das T4-Syndrom (Mumenthaler 1979).
- **Artikuläre Komponente:** Aufgrund der herabgesetzten Gelenkbeweglichkeit liegt in den Segmenten eine artikuläre Steifigkeit vor. Die Hypomobilität der mittleren und oberen thorakale Segmente wird auch von Singer (2013) diskutiert.
- **Diskogene Komponente:** Diskutiert wird, ob eine entzündliche Bandscheibe im LWS-Bereich oder eine mögliche, frühe thorakale Erkrankung der Bandscheibe (Bruckner et al. 1989) den Grenzstrang reizen kann.
- **Alternativer theoretischer Ansatz:** Das Ligamentum pericardium inseriert ventral in Höhe von T4 und könnte als mögliche Symptomquelle eine Rolle spielen.

Weiterhin werden von Singer (2013) diskutiert:

- **Mechanik der BWS:**
  - Chronische Kompression der mittleren und oberen BWS-Segmente durch sitzende Tätigkeiten in flektierter Haltung,
  - ventrale Strukturen wie Muskulatur, Gelenke und Bandscheiben werden verstärkt belastet und lösen die Symptome aus.
- **Interkapsuläre Schmerzen:**
  - Die o. g. Haltungsproblematik spielt dabei eine entscheidende Rolle,
  - weiterhin sind möglich:
    - ein dorsales skapuläres Nervenentrapment bei abstehenden Schulterblättern,
    - eine dauerhafte Wurzelkompression der unteren Zervikalnerven,
    - die Rippenwirbel- und Facettengelenke können aufgrund ihrer Innervation interkapsuläre Schmerzen auslösen. Bei schweren und akut auftretenden interkapsulären Schmerzen ist als mögliche Ursache an eine Myokardinfektion, ein Aortensyndrom oder eine Lungenembolie zu denken.
- **Sympathisches Nervensystem:**
  - Beteiligung des sympathischen NS kann zur Reizung des sympathischen Grenzstrangs führen. Anatomisch liegt dieser über den Rippenwirbelgelenken; eine Störung der Rippenwirbelgelenke durch Überdehnung oder Überbelastung kann für abnormale Symptome im Armbereich verantwortlich sein,
  - auch können die Symptome vom Herz, den großen Blutgefäßen oder der Speiseröhre ausgehen,
  - unabhängig vom Ursprung der Symptome scheinen langanhaltende somatische Schmerzen das Risiko der zentralen Schmerzentstehung zu erhöhen (Woolf 2011).

■ **Physiotherapie**

Funktions- und Strukturebene (ICF):

- Ziele:
  - Wirbelsäulenausrichtung,
  - Verbesserung der Muskelkontrolle,
  - einer möglichen Gelenkmobilisation,
  - Reduzierung der Schmerzsymptomatik (ggf. Kopfschmerzen),
  - Erlernen eines Übungsprogramms.
- Maßnahmen:
  - MT (➤ 3.5): Mobilisation der oberen BWS, der Rippenwirbelgelenke und/oder der unteren HWS,

- neurale Mobilisation:
  - ULNT (➤ 3.5.4.6) durch Tensioners oder Sliders (➤ 3.5.4.7) je nach Irritierbarkeit,
  - Slump-Test (➤ 3.5.4.6), zervikaler Slump-Test,
  - SLR (➤ 3.5.4.6),
  - PNF (➤ 3.7.3).

Aktivitäts- und Partizipationsebene (ICF):

- Ziele:
  - Keine Einschränkungen auf Aktivitäts- und Partizipationsebene,
  - selbstständige Steigerung des erlernten Übungsprogramms.
- Maßnahmen:
  - Stabilisierendes Übungsprogramm,
  - mobilisierendes Übungsprogramm:
    - Automobilisation der BWS in Extension und Flexion,
    - neurodynamische Automobilisation mit Slidertechniken.
  - Ergonomische Maßnahmen (➤ 3.1.7), u. a. Informationen über ungünstig gehaltene Stellungen und monotone Bewegungsabläufe (z. B. Kopfhaltung, Schultergürtel) am Arbeitsplatz, beim Sport und in der Freizeit.

Evidenz-/Bewertungslage der angewendeten Therapiemethoden: ➤ Link am Kapitelende.

Tipps bei Therapieresistenz: ➤ 4.1.4.3.7

4.1.4.3.10 Distorsion der Halswirbelsäule

Die Distorsion der HWS (Schleudertrauma, engl. whiplash injury) stellt einen Teileinriss der Gelenkkapsel und/oder des Bandapparats mit Ergussbildung dar. Ätiologie, Klassifikation, Befund und Therapie sowie PT-Behandlung bei HWS-Distorsion werden im Kapitel zur Chirurgie aufgeführt (➤ 5.1.5.7).
Akute Nackenschmerzen in diesem Zusammenhang haben i. d. R. eine gute Prognose. Rezidive und chronifizierte Verläufe gilt es zu verhindern bzw. deren Symptome zu verringern.

4.1.5 Evidenz-/Bewertungslage

Um größtmögliche Aktualität in der Print- und Online-Version zu gewährleisten, sind aktuell verfügbare Studien zu den hier vorgestellten konservativen Behandlungsmöglichkeiten sowie Assessments im Online-Zusatzmaterial (➤ QR-Code) zusammengefasst.

Evidenzangaben

Literatur

4.2 Schulter und Schultergürtel

Oliver Merz, Michael Robert

Schulterbeschwerden treten mit zunehmendem Alter häufiger auf. Dabei sind die häufigsten Probleme Schmerzen, die wiederum zu Hemmung bestimmter Muskeln und funktioneller Beeinträchtigung führen können. Die Bursa subacromialis und die Rotatorenmanschette (RM) werden dabei als hauptsächliche Schmerzverursacher gesehen (Lewis 2009).

4

Gelenke des Schulterkomplexes:
- Glenohumeralgelenk (GHG),
- subakromialer Gleitraum/Akromiohumeralgelenk (AHG),
- Akromioklavikulargelenk (ACG),
- Sternoklavikulargelenk (SCG),
- skapulothorakales Gleitlager (STG).

Die Bewegungen des Schulterkomplexes führen zu weiterlaufenden Bewegungen von HWS, BWS, und Rippen.

4.2.1 Physiotherapeutischer Befund bei Erkrankungen der Schulter und des Schultergürtels

Für den physiotherapeutischen Befund bei Erkrankungen der Schulter oder des Schultergürtels kann der Untersuchungslogarithmus des Maitland® Konzepts (➤ 3.5.3.5) herangezogen werden.

4.2.1.1 Anamnese

- Hauptproblem aus Sicht des Patienten erfassen,
- Körpertabelle (Bodychart; Erfassen der Symptome),
- Symptomgeschichte (aktuelle Geschichte und Vorgeschichte),
- 24-Stunden-Verhalten der Symptome,
- spezielle Fragen,
- Hinweise auf neurologische Ausfälle,
- bisherige medizinische Befunde (Red Flags ➤ 2.1.2).

Detailliertere Angaben dazu werden im ➤ Kapitel 3.5.3.5.1 aufgeführt.

Zu beachten ist, dass viszerale Strukturen (z. B. Herz, Lunge, Leber, Gallenblase, Milz und Zwerchfell) Schmerzen in die Schulter projizieren können.

4.2.1.2 Funktionsuntersuchung

Die Funktionsuntersuchung (➤ 2.1.5) kann ebenfalls am Maitland®-Konzept (➤ 3.5.3.5.2) orientiert vorgenommen werden:
Aktuelle Symptome: Zur späteren Beurteilung von Veränderungen ist es wichtig, vor der Untersuchung die Ausgangssituation zu erfassen.

Inspektion:
- Gesamte Körperhaltung,
- Unterschiede im Seitenvergleich,
- Narben,
- Schwellungen,
- SCG- oder ACG-Formabweichungen,
- Stellung des Schultergürtels,
- Ausprägung der Muskulatur,

- funktionelle Demonstration (Ist es dem Patienten möglich, eine schmerzauslösende Alltagsaktivität vorzuführen, kann dies wertvolle Hinweise auf mögliche Mechanismen und beteiligte Strukturen geben.),
- Planung neu überdenken: Gibt es Hinweise, die schon in eine bestimmte Richtung zeigen und damit eine Priorität der zuerst zu untersuchenden Strukturen oder Funktionen vorgeben?

Aktive Bewegungen Schultergelenk (SG):
- Flexion,
- Abduktion,
- Außenrotation und Innenrotation in 90° Abduktion,
- horizontale Flexion und Extension,
- Hand-auf-Rücken-Position (HAR, engl. hand behind back) (s. u.).
- Lassen sich die Symptome für die Befunderhebung damit noch nicht ausreichend reproduzieren, kann man die Untersuchung erweitern, z. B. durch
  - passives Weiterführen der aktiven Bewegung am Bewegungsende durch den Th. (Überdruck),
  - aktive Bewegungen in verschiedenen ASTEn (z. B. die Abduktion in Innenrotation),
  - aktive Schultergürtelbewegungen: Elevation, Depression, Protraktion, Retraktion,
  - Einsatz von Gewichten, Wiederholungen der Bewegungen, auch in unterschiedlichen Geschwindigkeiten,
  - isometrische Tests in neutraler Position oder funktionellen ASTEn.

Zusätzliche Tests:
- Neurologische Untersuchung (➤ 8.2) bei Hinweisen auf eine neurologische Beeinträchtigung (Red Flag ➤ 2.1.2),
- Muskellänge und -funktion,
- Instabilitäts- und vaskuläre Tests (Thoracic-outlet-Syndrom-Test, TOS-Test) (➤ 4.2.2).

Palpation:
Die Palpation (➤ 2.1.4.1) kann u. U. bereits während der Inspektion erfolgen:
- Vom SCG zum ACG, Akromion,
- Tuberculum majus et minus,
- anteriore und posteriore Aspekte des GHGs,
- Bizepssehne und Sulcus intertubercularis,
- Spina scapulae,
- Sulcus-Zeichen: Durch einen leichten Zug am Humerus nach kaudal kann zwischen Akromion und Humeruskopf eine mögliche Separation der Gelenkanteile im Rechts-Links-Vergleich beurteilt werden.

Passive physiologische Bewegungen:
Je nach Lokalisation von Schmerz und Einschränkung (in RL):
- Flexion,
- Abduktion,
- Außenrotation,
- in 90° Abduktion Innen- und Außenrotation,
- horizontale Flexion und Extension.
- Glenohumeraler Quadrant (falls angebracht) (Magarey u. Jones 2005):
  - Der Arm wird von der Seite her passiv in Abduktion gebracht, er verschiebt sich dabei allmählich vor die mittlere Frontalebene. Diese Verschiebung geht weiter, bis bei etwa 150° Abduktion ein Maximum erreicht ist.
  - Bei Fortsetzung der Bewegung Richtung Kopf kehrt sich die anteriore Verschiebung des Arms um, sodass sich am Ende der Bewegung der Oberarm wieder dicht bei oder hinter der mittleren Frontalebene befindet.
  - Wird der Ellenbogen um 90° flektiert gehalten, bewegt sich der Unterarm auf einer Bahn, die von leichter Innenrotation über Außenrotation

verläuft, bis sich am Maximalpunkt der Verschiebung nach vorne das GHG in rotationsneutraler Stellung befindet.
  - Bei Fortsetzung der Bewegung Richtung Kopf kommt es zu weiterer Außenrotation.
- „locking position" (falls angebracht):
  - Maitland beschreibt die Position als „locking position" (Maitland 1996, Hengeveld u. Banks 2005), an der das GHG infolge der Annäherung von Tuberculum majus und Akromion blockiert ist.
  - Das GHG erreicht diese Position, wenn bei Abduktion von der Seite her die spontane Außenrotation und/oder horizontale Flexion über die mittlere Frontalebene hinaus verhindert wird.
  - Der Arm ist im Wesentlichen durch die knöchernen Strukturen der Schulter „gesperrt".
  - Für eine weitere Abduktion muss er aus seiner „locking position" gelöst werden und eine Bewegung nach vorne sowie in Außenrotation muss stattfinden können.
- Differenzierungstests (peri- vs. intraartikulär, glenohumeral vs. akromiohumeral).
- Passive Überprüfung der HAR-Position: Die Komponenten dieser kombinierten Bewegung lassen sich in BL oder SL einzeln überprüfen. Dabei wird über eine jeweilige Betonung der Extensions-, Adduktions- und Innenrotationskomponente differenziert.

Neurodynamische Tests:
- Upper Limb Neurodynamic Test (ULNT) 1–3 (➤ 3.5.4.6).

Passive Zusatzbewegungen, einschließlich Wiederbefund:
- Glenohumeral,
- akromioklavikular,
- sternoklavikular,
- skapulothorakale passive Bewegungen.

4.2.1.3 Erste Behandlung

- Bezieht sich auf die als vorrangig erachteten Befunde, einschließlich Wiederbefund,
- Screening-Tests für andere Gelenke (HWS, BWS, Rippen, Ellenbogen),
- Instruktion an den Patienten.

4.2.2 Thoracic-outlet-Syndrom

Thoracic-outlet-Syndrom (TOS) ist eine Sammelbezeichnung für verschiedene neurovaskuläre Kompressionssyndrome der oberen Brustkorböffnung. So kann es zur Kompression kommen von
- Plexus brachialis und/oder
- V. subclavia und/oder
- A. subclavia bzw. A. axillaris.

Ätiologie:
- Halsrippensyndrom: Anormale C7-Rippe,
- Scalenus-anterior-Syndrom: Kompression in der (zu engen) Lücke zwischen M. scalenus anterior und M. scalenus medius,
- Kostoklavikularsyndrom: Kompression zwischen Klavikula und erster Rippe,
- Pectoralis-minor-Syndrom: Kompression unter kontraktem Muskel (Ansatz Processus coracoideus) bei Armelevation.

Einteilung nach Freischlag und Orion (2014):
- Neurogenes TOS (nTOS) (bis zu 95 %),
- vaskuläres TOS:
  - venös (vTOS) (3–5 %),
  - arteriell (aTOS) (1–2 %).

4.2.2.1 Klinischer Befund

- **Symptomatik:**
  - Schnelle Ermüdbarkeit des betroffenen Arms (v. a. bei Überkopftätigkeiten),
  - Einschlaf- und Schweregefühl in der ganzen Hand (v. a. Kleinfinger-Seite).
  - Später auftretende Symptome:
    - Muskelschwäche,
    - anhaltende Schmerzen.
  - Spezifische Symptome der einzelnen Typen:
    - nTOS: Meist Schmerz und Taubheitsgefühl (Hand und/oder Arm),
    - vTOS: Auftreten einer bläulich-rötlichen Schwellung (bei Thrombose) sowie dumpfe Schmerzen und Schweregefühl,
    - aTOS: Ischämischer Schmerz unter Belastung.
- **Diagnostik:**
  - Häufig Ausschlussdiagnose (Differenzialdiagnose: z. B. zervikale Bandscheibenvorfälle, Verletzungen der RM),
  - vaskuläres TOS generell leichter zu diagnostizieren (Freischlag u. Orion 2014),
  - Anamnese (➤ 2.1.2, ➤ 4.2.1.1),
  - klinische Untersuchung, u. a.
    - elevated arm stress test (EAST) (ebd.),
    - Adson-Test (auch Adson-Manöver),
    - lidocaine scalene block test (ebd.),
    - Ultraschall (➤ 2.4.15) (Doppler) zur Erfassung der vaskulären Komponenten,
    - Röntgen (➤ 2.4.14) zur Erfassung knöcherner Anomalien,
    - (CT-)Angiografie,
    - Nervenleitgeschwindigkeitsmessung,
    - weiterführend (Ausschluss): CT (➤ 2.4.17), MRT (➤ 2.4.16), EMG (➤ 2.4.10), serologische Untersuchung.

4.2.2.2 Therapie

- **Konservativ:**
  - nTOS:
    - PT,
    - nach Möglichkeit Vermeidung symptomauslösender Aktivitäten,
    - Überdenken der Arbeitsplatzergonomie (➤ 3.1.7),
    - medikamentös: NSAID, Antidepressiva, Muskelrelaxantien (➤ 1.6).
  - Die konservative Behandlung eines nTOS ist laut Freischlag und Orion (2014) in etwa 60–70 % erfolgreich.
- **Operativ:**
  - Indiziert bei vaskulärem TOS, u. U. nach einer nicht erfolgreich verlaufenen konservativen Therapie bei nTOS,
  - Resektion der ersten Rippe und/oder
  - Ektomie des M. scalenus anterior.

4.2.2.3 Physiotherapie

Cave

Red Flags (➤ 2.1.2):
- Hinweis auf ein vaskuläres TOS:
  - Arterielle oder venöse Thrombose (➤ 9.3.2.3),
  - Embolie,
- radikuläre Symptomatik,
- KHK (➤ 9.2.2.1),
- Hinweise auf ein maligngnes Geschehen (➤ 10): z. B.
  - Horner-Syndrom (durch Pancoast-Tumor),
  - auffällige Familienanamnese (➤ 2.1.2.5).

PT zur Reduktion der nTOS-Symptomatik:
- Bei entsprechenden Befunden: MT-Mobilisation zervikothorakaler Übergang einschließlich Rippen,
- Massagetechniken (➤ 3.14) (Wakefield 2014),
- Ansteuern von Defiziten in der Haltungskontrolle in der gesamten kinetischen Kette,
- Erarbeiten der motorischen Kontrolle (Watson et al. 2010):
  - Normale Kontrolle und Rekrutierung der Skapulamuskeln in der Ruheposition,
  - Steigerung: Skapulakontrolle in Bewegung und unter Belastung,
  - weitere Steigerung: Zunehmend in Elevationspositionen,
  - dabei immer auch Einbeziehen der glenohumeralen Kontrolle.

Evidenz-/Bewertungslage sowie Leitlinien: ➤ Link am Kapitelende.

4.2.3 Subakromiales Schmerzsyndrom

Das subakromiale Schmerzsyndrom umfasst:
- **Tendopathie:** Pathologien und Schmerzzustände im Zusammenhang mit Sehnen.
- **Impingement:**
  - Unterteilung in
    - internes (glenohumerales) Impingement und
    - externes (subakromiales) Impingement.
  - Zusätzlich wird zwischen primärem und sekundärem (unterschwellige Instabilität) Impingement unterschieden.

Ätiologie: Die Ursache eines RM-Versagens und damit oft einhergehendem Impingement ist multifaktoriell und resultiert aus einer Kombination aus intrinsischen, extrinsischen und Umweltfaktoren (Lewis 2009). Es wurde der Begriff subakromiales Schmerzsyndrom als Bezeichnung dieser Problematiken vorgeschlagen (Diercks et al. 2014).

Definition

Subakromiales Schmerzsyndrom (engl. subacromial pain syndrome, SAPS): SAPS sind alle nicht traumatischen, meist unilateralen Schulterprobleme, die um das Akromion lokalisierte Schmerzen verursachen, welche sich häufig durch Anheben des Armes verstärken. Unterschiedliche klinische und/oder radiologische Bezeichnungen wie Bursitis, Tendinosis calcarea, Supraspinatustendopathie, Teilabriss der RM, Bizepstendinitis oder RM-Sehnen-Degeneration gehören somit zum SAPS (Diercks et al. 2014).

Eine RM-Tendopathie entsteht meist als Konsequenz aus übermäßigem Gebrauch (overuse) und Überlastung (overload). Hashimoto et al. (2003) haben folgende diffuse degenerative Veränderungen innerhalb der RM-Sehnen beschrieben:
- Sehnenverdünnung,
- Verlorengehen der Faserausrichtung (engl. disorientation),
- Degeneration,
- Verkalkung,
- Fettinfiltration,
- vaskuläre Proliferation (Gefäßneubildung).

Eine Sonderform des SAPS stellt die **Tendinosis calcarea** (TC, engl. rotator cuff calcific tendinopathy, RCCT) dar (Simpson et al. 2020). Bei der TC kommt es zur Kalkdepotbildung im Bereich der Rotatorenmanschetten-Sehnen (ebd.). Die Ursache der Kalkdepotbildung ist jedoch unklar. Das klinische Bild einer TC variiert erheblich zwischen den Betroffenen – von Symptomfreiheit bis zur Druckdolenz im Bereich des Tuberculum majus, zu nächtlichen Beschwerden und Bewegungseinschränkung (Bosworth 1941, Hacket et al. 2016, Oliva et al. 2012). Kalziumdepots sind ein radiologisch und mittels US häufiger Befund und kommen bei ca. 8–14 % der Personen ohne Schulterbeschwerden und bei ca. 33–43 % der Personen mit Schulterbeschwerden vor (Louwerens et al. 2015, Sansone et al. 2016). Ein Zusammenhang zwischen Morphologie und Symptomatik konnte bisher nicht nachgewiesen werden (Bothworth 1941, DePalma et al. 1961, Gärtner et al. 1995, Molè et al. 1993). Für die Diagnosestellung einer TC müssen daher sowohl Kalziumablagerungen als auch Symptome vorliegen. Die Erkrankung wird in drei Stadien eingeteilt (pre-calcific, calcific, post-calcific) und weist in der Regel einen selbstlimitierenden Verlauf auf.

4

4.2.3.1 Klinischer Befund

- **Symptomatik „Impingement":**
  - Patient meist 40–50 Jahre alt mit leichten RM-Beschwerden (Bunker 2002),
  - langsam zunehmende Schulterschmerzen,
  - v. a. bei Überkopfarbeiten,
  - Nachtschmerz,
  - Schmerz in SL auf der betroffenen Seite,
  - Impingementtests positiv (z. B. painful arc),
  - Linderung des Schmerzes durch eine Subakromialinjektion eines Lokalanästhetikums möglich (Neer-Test).
- **Diagnostik:**
  - Apparative Diagnostik (Bunker 2002, Scharf et al. 2003):
    - Röntgen (➤ 2.4.14) in zwei Ebenen, u. U. in weiteren Einstellungen (outlet-view),
    - Sonografie (➤ 2.4.15),
    - Kernspintomografie.
  - Klinische Tests (Tennent et al. 2003):
    - **Tests des M. subscapularis:** Der Patient führt seinen Arm hinter seinen Rücken und versucht den Handrücken vom Rücken abzuheben (**lift off test**) (Gerber et al. 1991 zitiert nach Tennent et al. 2003). Liegt eine Ruptur des M. subscapularis vor, kann er die Hand nicht abheben. Führt der Th. die Hand in die Endposition (vom Rücken abgehoben), lässt dann los und der Patient kann diese Position nicht beibehalten, ist dies ein positives Innenrotations-Lag-Zeichen (engl. internal rotation lag sign). Ist der Patient nicht in der Lage, die Hand hinter den Rücken zu führen, kann alternativ der sog. **belly press test** durchgeführt werden. Der Patient presst dabei seine Hand auf seinen Bauch, die Schulter ist dadurch innenrotiert. Weist der M. subscapularis Schwächen auf, rutscht der Ellenbogen des Patienten nach hinten, er kann die Innenrotation nicht halten.
    - **Tests des M. supraspinatus:** Beim **Jobe-Test** (auch empty can test) hält der Patient seinen Arm in 90° Abduktion und 30° horizontaler Flexion, sein Daumen zeigt nach unten (Innenrotation im SG) (Jobe u. Jobe 1983 zitiert nach Tennent et al. 2003). Der Th. gibt Widerstand von oben. Schwäche und/oder Schmerz weisen auf eine Verletzung des M. supraspinatus und/oder ein Impingement hin. Ergänzend kann der **full can test** (Daumen zeigt nach oben) ausgeführt werden, der weniger schmerzprovokativ ist.
  - **Evidenz-/Bewertungslage:** ➤ Link am Kapitelende.

4.2.3.2 Therapie

- Konservativ (je nach Lage und Größe auch bei RM-Ruptur möglich):
  - NSAR (➤ 1.6.8.1),
  - PT (➤ 4.2.3.3).

- Zusätzlich werden bei TC weitere konservative Therapiemaßnahmen empfohlen (Ogon et al. 2009, Uhthoff et al. 1997, Simpson et al. 2020):
  - Hochenergetische ESWT (in den ersten sechs Monaten nach Erkrankungsbeginn),
  - ggf. US-PICT (engl. percutaneous ultra sound guided irrigation of the calcific deposits).
- Operativ:
  - Keinen Vorteil bei intakter RM (Diercks et al. 2014),
  - kein zusätzlicher Nutzen für eine Akromioplastik zur Bursektomie (ebd.),
  - OP-Indikationen:
    - Traumatische RM-Rupturen bei jüngeren, aktiven Menschen,
    - große Defekte,
    - hohe funktionelle Ansprüche.

4.2.3.3 Physiotherapie

Cave

Red Flags (➤ 2.1.2):
- Radikuläre Symptomatik,
- Trauma,
- bewegungsunabhängiger Schmerz mit vegetativer Irritation (→ V. a. KHK ➤ 9.2.2.1).

Bei der PT eines SAPS müssen muskuläre Defizite aufgedeckt und gezielt behandelt werden. Diese können die RM selbst betreffen, aber auch die skapulothorakale Muskulatur. Denn ist diese nicht in der Lage, die Skapula so im Raum zu positionieren, dass die Gelenkpfanne optimal positioniert ist, kann auch die RM ihre Stabilisierungsaufgabe nicht ausreichend erfüllen (➤ 4.2.5.3.1).
Eingesetzt werden u. a.
- Elektrotherapie (Interferenzstromtherapie ➤ 3.16.1.3.1),
- Wärmetherapie (➤ 3.15.2.2),
- Reflextherapie (z. B. Heiße Rolle ➤ 3.15.3.3),
- Ultraschalltherapie (➤ 3.16.2),
- MT (➤ 3.5).

Die Maßnahmenauswahl erfolgt abhängig von der **Zielsetzung,** z. B.:
- Maßnahmen zur Verbesserung der Funktion der Außenrotation:
  - Im Stand mit angelegtem Oberarm Außenrotation gegen Widerstand durch Seilzug (Seil über Türklinke mit angehängtem leichtem Gewicht) oder Theraband®, Verwendung eines leichten Abstandhalters (z. B. zusammengelegtes Handtuch) wird empfohlen.
  - Steigerung: Durchführung in verschiedenen Abduktionsgraden.
- Maßnahmen zur Erweiterung des Bewegungsausmaßes bei Innenrotationsdefizit (z. B. bei innerem Impingement bei Werfern):
  - Passive Mobilisation der Innenrotation durch den Th. in RL in Abduktion,
  - als Eigendehnung in SL,
  - als Eigendehnung im Stand mit Skapulafixation an der Wand.
- Maßnahme zur Ansteuerung der RM bei gleichzeitiger Ansteuerung der skapulothorakalen Muskulatur:
  - full can-Übung (➤ 4.2.3.1) in der Skapulaebene mit Hanteln.

4.2.4 Schultersteife

Einteilung:
- Idiopathisch: frozen shoulder, Schulterkontraktur,
- sekundär
  - durch Erkrankung der RM,

- nach OP,
- nach Fraktur,
- durch Arthrose.

4.2.4.1 Frozen shoulder

Die primäre (idiopathische) frozen shoulder ist durch starke Schulterschmerzen und funktionelle Einschränkungen der Schulterbeweglichkeit gekennzeichnet, ohne dass radiologisch Veränderungen des Glenohumeralgelenks nachweisbar sind (Abrassart et al. 2020). Die Symptomatik entwickelt sich schleichend. Betroffene klagen über Schmerzen im Ansatzbereich des M. deltoideus, schmerzbedingte Schlafstörungen sowie Bewegungseinschränkungen der aktiven und passiven Elevation und Außenrotation (Bunker 2009, Codeman 1934). Durch arthroskopische Untersuchungen konnte eine Kontraktur der Kapsel nachgewiesen werden, jedoch ist die zugrunde liegende Pathologie unklar (Hand et al. 2007). Diabetes mellitus zählt zu den Risikofaktoren. So ist die 3-Jahres-Inzidenz bei Personen mit Diabetes mellitus leicht erhöht und liegt bei 1,2 %, bei Personen ohne Diabetes mellitus bei 0,95 % (Huang et al. 2013).

4.2.4.1.1 Klinischer Befund

- **Symptome:**
  - Die Beschwerden der Patienten beginnen meist mit Schmerzen.
  - Es folgt eine Phase mit Schmerzen und Bewegungseinschränkungen, bei der die Schmerzen dominieren.
  - Wenn die Schmerzen am stärksten sind, treten sie auch in Ruhe auf und können bis zum Ellenbogen ausstrahlen. Durch den Ruheschmerz ist der Nachtschlaf beeinträchtigt und die Patienten können (ähnlich wie bei RM-Rupturen ➤ 4.2.3) nicht auf der betroffenen Seite liegen.
  - Der Schmerz geht zurück und die Bewegungseinschränkung dominiert.
  - Es kann also grob zwischen einer schmerzdominanten und einer bewegungseinschränkungsdominanten Phase unterschieden werden.
  - Bisher wurde angenommen, dass sich die Symptome im Verlauf zurückbilden (Hanchard et al. 2011). Allerdings gelten die selbstlimitierende Verlaufsform und spontane Remission derzeit als umstritten.
- **Diagnostik:**
  - Passive Außenrotation:
    - Nach Wolf und Cox (2010) sind Schmerzen bei der passiven Außenrotation der Schulter ein starker Hinweis auf eine frozen shoulder, wenn Hinweise auf Arthrose oder ein vorangegangenes Trauma fehlen. Das gilt auch, wenn die Außenrotation noch nicht eingeschränkt ist.
    - Zur Messung der Außenrotation wird als ASTE der Stand empfohlen, wobei der Patient den Oberarm angelegt hat (0° Extension). Um das Bewegungsausmaß (➤ 2.1.5.1) zu schätzen, werden 30°-Schritte empfohlen (von –30° bis 90° Außenrotation) (Hanchard et al. 2011).
  - Differenzialdiagnostik:
    - Frozen shoulder und Impingement (➤ 4.2.3): Symptome einer frozen shoulder und die eines Impingement ähneln sich anfangs. Im Laufe der Zeit geht die frozen shoulder von der schmerzdominanten Phase in die Phase über, in der die Bewegungseinschränkung dominiert, wodurch eine eindeutige Unterscheidung vom Impingement möglich ist.
    - Eine Einschränkung der Außenrotation kommt auch bei Arthrose, arretierten Luxationen und Frakturen vor, was durch Röntgendiagnostik (➤ 2.4.14) verifizierbar ist. Eine frozen shoulder ist röntgenologisch nicht auffällig.
    - Die Anamnese ist im klinischen Setting entscheidend, um Traumen und ernsthafte Erkrankungen ausschließen zu können (Hanchard et al. 2011).

- **Prognose:**
  - Die Annahme eines selbstlimtierenden Krankheitsverlaufs ist umstritten. Bislang wurde von einem natürlichen Verlauf der frozen shoulder ausgegangen, der sich in eine Versteifungs-, Erholungs- und Genesungsphase einteilt und i. d. R. nach zwei Jahren endet (Codemann 1934). Jedoch sieht das aktuelle systematische Review von Wong et al. (2017) diese Verlaufsform nicht in der Literatur bestätigt. Aktuelle Untersuchungen zeigen, dass es frühzeitig im Krankheitsverlauf zu spontanen Verbesserungen kommt, jedoch ein hohes Risiko für langanhaltende leichte Bewegungseinschränkungen und Schmerzen bestehen bleibt (Abrassart et al. 2020). Ein Festhalten an der Annahme, der natürliche Verlauf führe zur Genesung, birgt laut Wong et al. (2017) die Gefahr eines verzögerten Therapiebeginns und folglich schlechterer Behandlungsergebnisse.
  - Eine jüngere Studie hat gezeigt, dass bei 38 % von 223 Patienten nach 4,4 Jahren noch immer milde Beschwerden, meist in Form von Schmerzen, vorhanden waren. 3 % der Patienten hatten noch starke Beschwerden mit Schmerz und Funktionsverlust (Hanchard et al. 2011, Hand et al. 2008).

4.2.4.1.2 Physiotherapie

Die „Evidence based clinical guidelines for the diagnosis, assessment and physiotherapy management of contracted (frozen) shoulder" (Hanchard et al. 2011) geben Empfehlungen für standardisierte PT mit niedrigem bis moderatem Empfehlungsgrad:

- Patienteninformation über Natur und Verlauf der Erkrankung, um dadurch Sicherheit zu geben,
- leichte aktive rhythmische Mobilisationsübungen (z. B. Pendelübung) in der schmerzdominanten Phase,
- manuelle, passive Mobilisation in niedrigen Graden während der schmerzdominanten Phase,
- Kombination ambulante PT (mit passiven Mobilisationen) und Heimübungen sollten in beiden Krankheitsphasen angewandt werden (niedriger Empfehlungsgrad). Diese Kombination ist einem Heim-Muskelfunktionstraining vorzuziehen (moderater Empfehlungsgrad). Mobilisationen in hohen Graden (Zusatzbewegungen: Traktion nach kaudal, lateral, anterior-posterior, posterior-anterior Maitland Grad III und IV) scheinen in der bewegungseinschränkungsdominanten Phase effektiver zu sein als niedriggradige (Maitland Grad I und II) (niedriger Empfehlungsgrad).
- Diathermie ist ergänzend zur PT möglich (moderater Empfehlungsgrad).

Schulterdehnungsübungen und Mobilisationstechniken sind in Kombination mit Kortikosteroidinjektionen bez. kurzzeitiger (4–6 Wochen) Schmerz- und Funktionsverbesserung effektiver als ohne die Injektionen (Kelley et al. 2013).

Weitere Angaben zur Evidenz-/Bewertungslage: ➤ Link am Kapitelende.

4.2.5 Schulterinstabilität

Eine Instabilität der Schulter ist eine symptomatische abnorme Beweglichkeit des GHGs, die sich durch Schmerzen oder ein Verlagerungsgefühl (Subluxation, Luxation) präsentieren kann (Lewis et al. 2004, Jaggi u. Lambert 2010).

Klassifikation: Die Annahme, dass sich eine Instabilität aus strukturellen Störungen und neurologischen Systemstörungen zusammensetzt, hat zur Klassifikation von Instabilität als Kontinuum geführt. Das lässt sich grafisch als Dreieck darstellen (➤ Abb. 4.2.1) (Lewis et al. 2004).

- Typ I: traumatische Instabilität (strukturell),
- Typ II: atraumatische Instabilität (strukturell),
- Typ III: muskuläre Fehlregulierung (nicht strukturell).

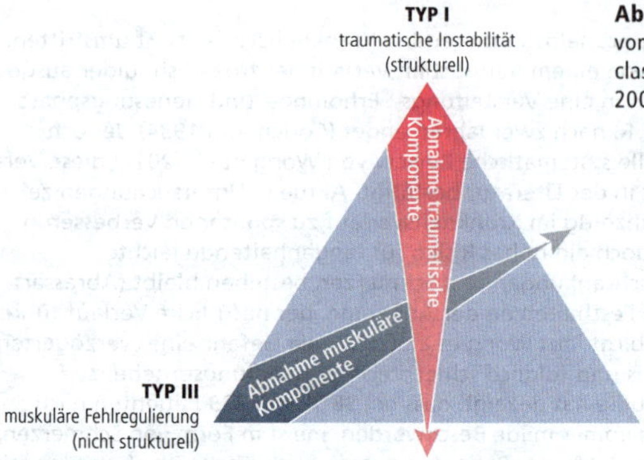

Abb. 4.2.1 Klassifikation von Instabilität (Stanmore classification) (Lewis et al. 2004).

4.2.5.1 Klinischer Befund

Symptomatik:

- **Endpunkt Typ I traumatisch strukturell:**
  - Meist positiver Apprehension-Test,
  - RM-Schwäche, hauptsächlich M. subscapularis,
  - globale Haltung, Balance und Skapulakontrolle unauffällig,
  - bei Tendenz in Richtung Typ II oder III zeigen die Patienten jedoch Zeichen einer
    - schwachen Skapulakontrolle,
    - abnormen Muskelaktivierung,
    - veränderten Rumpfstabilität und -balance.
- **Endpunkt Typ II atraumatisch strukturell:**
  - Positiver Apprehension-Test mit Anzeichen einer erhöhten Kapsellaxität (Außenrotation vergrößert, Sulcus-Zeichen),
  - Verbindung mit einem glenohumeralen Innenrotationsdefizit (engl. glenohumeral internal rotation deficit, GIRD) möglich:
    - Ein GIRD, das sich sekundär infolge der Verfestigung posteriorer Strukturen entwickelt hat, wird durch passive Innenrotation bei fixierter Skapula getestet.
    - Ein Defizit von über 25° des Wurfarmes gegenüber der Gegenseite zeigt eine signifikante Einschränkung an.
    - Das beeinträchtigt die Fähigkeit, den Humeruskopf zu zentrieren, woraus sich eine vermehrte Kapsellaxität nach anterior ergibt (Jaggi u. Lambert 2010).
  - Exzessive Außenrotation, verbunden mit GIRD, tritt oft bei Überkopfsportarten sekundär durch Überbelastung auf (inneres Impingement ➤ 4.2.3).
  - Eine Beurteilung der aktiven und passiven glenohumeralen Rotation in 90° Abduktion ermöglicht Feststellung von
    - skapulärer Instabilität,
    - Verfestigung posteriorer Strukturen,
    - RM-Insuffizienz.
  - Der dynamische Rotationsstabilitätstest (DRST) ermöglicht die Beurteilung der Fähigkeit der RM, den Humeruskopf während der Rotationsbewegung zentriert im Glenoid zu halten (Magarey u. Jones 2003).
- **Endpunkt Typ III muskuläre Fehlregulierung:**
  - Schwache Kernstabilität, verbunden mit einer abnormen Aktivierung großer Muskeln (M. latissimus dorsi, M. pectoralis major, anteriorer Anteil des M. deltoideus) und gleichzeitiger Hemmung der RM,
  - Patienten können häufig früh ihre Schulter willkürlich (sub)luxieren, was später in unfreiwillige Luxationen übergehen kann.

- Die Luxationen selbst sind häufig schmerzfrei, doch es können Schmerzen, Parästhesien und Taubheit im Arm auftreten.
- Typisch ist eine zurückgelehnte Körperhaltung (sway back), gleichzeitig Tendenz zu überstreckten Knien und Hüfte → vorverlagertes Becken (Jaggi u. Lambert 2010).

Diagnostik:

- Bildgebende Verfahren sind bei vermuteter struktureller Beteiligung sinnvoll (Typ I und II).
- MRT (➤ 2.4.16) und Arthroskopie ergänzen sich:
  - MRT zur Beurteilung kapsulärer Befestigungen, knöcherner Defekte, Größe und Qualität der RM (insbesondere M. subscapularis, M. infraspinatus),
  - Arthroskopie zur Beurteilung der Feinheiten interner Läsionen von verdeckten Instabilitäten (wie internes und externes Impingement) (Jaggi u. Lambert 2010).

Methoden: Das klinische Syndrom Instabilität muss durch eine umfassende klinische Untersuchung der Schulter, der gesamten Körperhaltung, der globalen Laxität, der Bewegungsabläufe der Skapula, Propriozeption und Stabilität der gesamten kinetischen Kette beurteilt werden (Jaggi u. Lambert 2010).

4.2.5.2 Therapie

Konservative Therapie vs. operative Therapie: Typ I und Typ II sowie das Spektrum zwischen diesen Endpunkten korrespondieren mit der Klassifikation mittels Akronymen nach Thomas und Matsen (1989):

- **TUBS:** Traumatisch, unidirekt, Bankart-Läsion, surgery (OP) (Erfolgsquote 90 %).
- **AMBRI:** Atraumatisch, multidirekt, bilateral, Rehabilitation (konservative Behandlung bzw. PT), inferior shift (Kapselstraffung, wenn PT versagt hat, Erfolgsquote dieser OP etwa 60 %, noch keine RCTs dazu verfügbar).

4.2.5.3 Physiotherapie

4.2.5.3.1 Rehabilitation nach Instabilität und OP

Die postoperative Zeit kann nach Gibson (2004) in drei Phasen mit spezifischen Zielsetzungen und definierten Kriterien der Progression unterteilt werden:

- Protektive Phase,
- intermediäre Phase,
- finale Phase.

■ Protektive Phase

Ziele:

- Reduzierung von Schmerz und Schwellung,
- Erhalt des passiven Bewegungsausmaßes (unter Berücksichtigung der Vorgaben des Chirurgen) (ROM ➤ 2.1.5.1),
- Verbesserung der Propriozeption,
- Optimierung der Muskelrekrutierung mit Betonung der dynamischen Stabilisatoren.

Es ist essenziell, eine Beeinträchtigung des chirurgischen Eingriffs zu vermeiden. Die Phasen der Wundheilung (➤ 3.6.7.1) werden unterschieden. Es fehlt aber noch an Evidenz, wie die Umsetzung am individuellen Patienten und den einzelnen OP-Verfahren aussehen sollte (Gibson 2004).

■ Intermediäre Phase

Ziele:

- Wiederherstellung des vollen Bewegungsausmaßes sowie der dynamischen Stabilität über das gesamte Bewegungsausmaß,
- Resteinschränkungen in kombinierten Positionen sind möglich, z. B. Abduktions-/Außenrotationseinschränkung nach der OP bei Bankart-Läsion/SLAP-

Läsion (engl. superior labrum anterior posterior, eine Bizepssehnenankerverletzung),
- weitere Betonung der Propriozeption sowie spezifische neuromuskuläre Kontrollstrategien (Gibson 2004).

■ **Finale Phase**
- Fokus auf der dynamischen Kontrolle über das gesamte Bewegungsausmaß aller aktiven Bewegungsbereiche,
- Schwerpunkte:
  - Reaktive Stabilisierungskontrolle,
  - Kraft-/Ausdauerbereiche, die wichtig für die funktionellen und sportlichen Aktivitäten des Patienten sind (Gibson 2004).

4.2.5.3.2 Faktoren für den Erfolg einer postoperativen Rehabilitation

Ein effektives Schmerzmanagement ist maßgeblich. Schmerz beeinträchtigt die Funktion tiefer stabilisierender Muskeln sowie die propriozeptive Präzision, was eine Veränderung der Haltungskontrollmechanismen nach sich zieht (Sterling et al. 2001, Gibson 2004).
Das ultimative Ziel eines Rehabilitationsprogramms nach Stabilisations-OP ist die Wiederherstellung funktioneller Stabilität durch das gesamte (schmerzfreie) Bewegungsausmaß. Um dieses Ziel zu erreichen, muss der Th. verschiedene Faktoren berücksichtigen (Gibson 2004):
- Propriozeption,
- RM,
- Skapulastabilisatoren,
- kinetische Kette.

■ **Propriozeption**
Einfache Modifikationen der allgemeinen Übungen in der „protektiven Phase" (➤ 4.2.5.3.1), wie z. B. submaximale Isometrie in verschiedenen Gelenkpositionen, verstärken den propriozeptiven Stimulus (post-OP-Vorgaben sind zu berücksichtigen) (Gibson 2004):
- Nachdem der Heilungsprozess fortgeschritten ist, lassen sich diese Übungen z. B. durch Einsatz von instabilen Untergründen (Ball, wobble board) steigern.
- In der Spätphase der Reha können plötzliche Störmanöver durch den Th. eingebaut werden.
- Plyometrisches Training darf nicht zu früh eingesetzt werden.
- Funktionelle Positionen (z. B. Sitz, Stand) sind von Vorteil.
- Die Übungswiederholungen sind individuell an den Patienten anzupassen, um eine zu starke Muskelerschöpfung zu vermeiden, welche die Fähigkeit zur Gelenkpositions- und Bewegungswahrnehmung reduzieren würde.

■ **Rotatorenmanschette**
Bei Schulterschmerzpatienten zeigt sich eine große Vielfalt von Aktivierungsmustern, verbunden mit einer fehlenden Voraktivierung der RM und des M. biceps (Gibson 2004):
- Optimale Rekrutierungsmuster können schneller und auf einer tiefer greifenden Ebene etabliert werden, wenn Übungen dynamisch sind und einen funktionellen Bezug haben.
- Abhängig von der Fähigkeit des Patienten, das Haltungszusammenspiel beizubehalten, können Übungen im Liegen, Sitzen oder Stehen wiederholt werden. Der Schwerpunkt sollte jedoch immer auf der Translationskontrolle liegen.

■ **Skapulastabilisatoren**
Eine Skapuladyskinesie ist bei Schulterinstabilitäten häufig zu beobachten. M. serratus und M. trapezius, Pars ascendens sind in der frühen Phase von Schulterpathologien am häufigsten involviert.

■ **Kinetische Kette**

Die kinetische Kette ist wesentlich in der postoperativen Behandlung. Der Körper wird als vernetztes System mit zusammenhängenden Abschnitten betrachtet, anstatt nur auf einzelne Gelenke zu fokussieren.

Cave

Das Übersehen von propriozeptiven Defiziten, Muskelverkürzungen und muskulären Fehlregulationen kann das Ergebnis operativer Eingriffe gefährden (Gibson 2004).

Evidenz-/Bewertungslage: ➤ Link am Kapitelende.

4.2.6 Schulterendoprothetik

Seit den 1990er-Jahren hat die Schulterendoprothetik enorm an Bedeutung gewonnen, was auf die Standardisierung der OP-Technik sowie die technische und qualitative Weiterentwicklung der Implantate zurückzuführen ist. Gegenwärtig ermöglichen die neueren Prothesentypen aufgrund ihrer variablen Einstellmöglichkeiten eine verbesserte Anpassung an die Anatomie (Irlenbusch u. Irlenbusch 2007, Magosch et al. 2013).

4.2.6.1 Humeruskopfersatz

■ **Standardschaftprothese**

Die anatomische Standardschaftprothese ist als Standardverfahren des humeralen Gelenkersatzes etabliert. Die Prothese besteht aus einer Kopfkalotte und einem Prothesenschaft. Eine individuelle Anpassung wird durch verschiedene Schaftlängen und -dicken sowie unterschiedliche Kopfgrößen ermöglicht. Die Kopfkalotte wird über eine Steckkonusverbindung auf dem Schaft angebracht. Bei älteren Menschen mit Osteoporose (➤ 4.1.3.3.9, ➤ 16) wird der Schaft zementiert, bei jüngeren Patienten dia- oder metaphysär im Markraum frei verankert. Die heutige Generation der Prothesen ermöglicht des Weiteren eine optimale Ausrichtung und Rotationssicherung des Schafts zur Befestigung der Tuberkula wie auch die Möglichkeit einer variablen In- und Reklination der Gelenkfläche (Loew 2011, Magosch et al. 2013).

Indikationen:

- Omarthrose (primär und sekundär bei erhaltener RM),
- posttraumatische Deformitäten (Humeruskopfnekrose, Tumoren, Frakturen),
- bei gleichzeitigem glenoidalen Gelenkersatz.

Kontraindikationen (Magosch et al. 2013, Marquardt et al. 2012):

- Akute und chronische floride lokale oder systemische Infektionen,
- unzureichender Knochensockel zur Stabilisierung der Komponenten im proximalen Humerus oder der Cavitas glenoidale,
- schlechte Knochenqualität (Osteoporose ➤ 4.1.3.3.9),
- neurologische Erkrankungen (Myopathien, irreversible Plexusschädigungen),
- internistische Erkrankungen.

■ **Kurzschaftprothese**

Die Kurzschaftprothese unterscheidet sich nicht grundlegend von der Standardschaftprothese (s. o.). Der Schaft ist metaphysär großkalibrig und wird lediglich zur Zentrierung mit der Spitze in der Diaphyse ausgerichtet. Die Verankerung erfolgt zementfrei durch Osteointegration metaphysär. Die Kurzschaftprothese hat den Vorteil der einfachen Revisions- und Wechselmöglichkeit (Loew 2011).

Indikationen:
- Bei guter Knochensubstanz entsprechend Standardschaftprothese (s. o.).

Kontraindikationen:
- Hochgradige Osteoporose,
- metaphysäre Zysten.
- Der Einsatz ist zudem kontraindiziert, wenn durch die Kurzschaftprothese keine primäre Stabilität erreicht werden kann.

■ **Schaftlose Prothese**

Bei der schaftlosen Prothese wird die Kalotte auf einer Trägerplatte befestigt und zementfrei mittels Press-fit-Technik in der Metaphyse eingebracht. Die Verankerung erfolgt durch Osteointegration metaphysär (Loew 2011).

Vorteile:
- Knochensparende Applikation,
- Revisions- und Wechseloptionen,
- gute Anpassungsmöglichkeit an die Anatomie,
- minimalinvasiver Zugang möglich.

Indikationen:
- Jüngerer Patienten mit degenerativen Veränderungen,
- sekundäre, posttraumatische Arthrosen, bei denen aufgrund anatomischer Deformität die Schafteinbringung erschwert ist,
- primäre Arthrosen, bei denen aufgrund einer Gelenkflächenresektion die Voraussetzung für die Exposition des Glenoids ermöglicht wird.

4.2.6.2 Humeraler Gelenkflächenersatz

Cup-Prothese oder Resurfacing: Ein etabliertes Verfahren, bei dem die arthrotisch oder posttraumatisch veränderte humerale Gelenkfläche nach Glättung über eine initiale Fixation (zentraler Zapfen, Hohlschraube, dreieckförmiger Stachel) in Press-fit-Technik mit einer Metallkappe überkront wird. Durch die Aufrauung oder quaderförmige Strukturierung der inneren Oberfläche und die Verwendung des Biomaterials Hydroxylapatit als Beschichtung wird eine zementlose Osteointegration der Prothese erreicht (Irlenbusch u. Irlenbusch 2007, Pape et al. 2010).

Vorteile:
- Problemlose Revisions- und Wechseloption,
- sehr geringe Lockerungsrate.

Indikation:
- Destruierte oder deformierte humerale Gelenkfläche bei intaktem Glenoid.

4.2.6.3 Traumaprothesen

Standard- oder Langschaftprothese: Die anatomische Einbringung und Ausrichtung der Prothese ist aufgrund der akuten Humeruskopffraktur (topografische Landmarken zur Positionierung der Kopfkalotte, Absprengung und Dislokation der Tuberkula) erschwert. Durch ein modulares Schaftsystem wird eine individuelle Einstellung der Metaphyse ermöglicht. Dabei wird der Prothesenstiel in den meisten Fällen zementiert. Das funktionelle Ergebnis der akuten Mehrfragmentfraktur ist bei über 30 % der Patienten nicht zufriedenstellend (Irlenbusch u. Irlenbusch 2007).

Indikationen:
- Patienten ab dem 70. Lebensjahr nach dislozierter 4-Segment-Fraktur (Einteilung nach Neer 1970) (➤ 5.1.5.1.5):
  1. Kalotte,
  2. Tuberculum majus,

3. Tuberculum minus,
4. Schaft (distal des Collum chirurgicum),
- Head-Split-Frakturen,
- Luxationsfrakturen mit vollständiger Devaskularisierung des Kalottenfragments.

4.2.6.4 Glenoidaler Gelenkflächenersatz

Voll-PE-Glenoidprothese: Sie gilt als Goldstandard und wird mit Knochenzement über einen zentralgelegenen Kiel oder durch mehrere angeordnete Polyethylen(PE)-Zapfen in die Schulterpfanne eingebracht. Sie unterscheidet sich von den aus mehreren Komponenten bestehenden „metall-backed"-Glenoidprothesen (Metallträgerplatte, verschiedene Schraubenfixationssysteme und PE-Inlay), die durch Verschraubung zementfrei implantiert werden (Irlenbusch u. Irlenbusch 2007, Loew 2011).

Indikationen:
- Bei Arthrose, posttraumatischer Deformierung und das Glenoid destruierenden Prozessen,
- zur Korrektur einer pathologisch ausgerichteten Gelenkfläche,
- zur Verhinderung sekundärer Erosion der Schultergelenkspfanne durch Kompression durch eine vorhandene Humeruskopfprothese (➤ 4.2.6.1).

In einer multizentrischen Studie von Edwards et al. (2003) zeigte sich bei Omarthrose die Totalendoprothese (TEP) der Hemiendoprothese (HEP) überlegen.

4.2.6.5 Inverse Schulterprothese

Die inverse Schulterprothese wurde zur Behandlung der „cuff tear arthropathy" bei Patienten mit einer Pseudoparalyse der Schulter entwickelt (Marquardt et al. 2012, Ortmeier et al. 2013). Mittlerweile ist ihre Implantation durch eine Erweiterung ihres Einsatzspektrums (Sirveaux et al. 2004, Boileau et al. 2006, Wall et al. 2007) stark angestiegen (Frankle et al. 2005). Das kinematische Verhältnis zwischen Oberarmkopf und Schulterpfanne wird bei der inversen Schulterprothese umgekehrt. Hierdurch wird eine Medialisierung und Kaudalisierung des Rotationszentrums erreicht. Der Hebelarm des M. deltoideus wird verlängert und dessen Aktivitätsniveau erhöht (Irlenbusch u. Irlenbusch 2007). Biomechanisch ist sie unabhängig von einer intakten RM.

Indikationen:
- Vollständiger Defekt der RM mit einer klinischen Pseudoparalyse,
- als Revisionsimplantat (Wall et al. 2007),
- Omarthrosen mit ausgeprägter Glenoiddeformität/-dysplasie,
- Frakturen (➤ 5.1.5.1),
- rheumatoide Arthritis (➤ 7.2) (Frankle et al. 2005).

4.2.6.6 Modulare Schulterprothesen

Aktuell sind modulare Schulterprothesen in der klinischen Erprobung. Sie ermöglichen bei einer Revisions-OP durch Austausch eine Konvertierung einer konventionellen Schulterprothese in eine inverse Schulterprothese – ohne Explantation von Schaft und Glenoid (Loew 2011, Marquardt et al. 2012).

Indikationen:
- Fehlgeschlagene Implantation einer Traumaprothese (➤ 4.2.6.3),
- sekundäre Rotatorenmanschettenläsion nach Implantation einer Schulterprothese.

4.2.6.7 Physiotherapeutische Nachbehandlung bei Schulterendoprothesen

4.2.6.7.1 Schulterendoprothese

Die Nachbehandlung bei TEP, HEP und Humeruskopfersatz (➤ 4.2.6.1) erfolgt nach einem festgelegten Schema. Abweichungen sind, abhängig von Operateur, Klinik und Patient, möglich.

Cave

- Keine selbstständige aktive Bewegung im Schultergelenk,
- kein Tragen von Gewichten,
- kein Abstützen,
- Freigabe der Bewegung erst nach radiologischer Kontrolle.

Lagerung: Mittels Schulterabduktionsorthese (➤ 4.9.2.2.1) in 15° Abduktion für 6 Wochen.

■ **Funktions- und Strukturebene (ICF)**

- **Ziele:**
  - Schmerzreduktion/-freiheit,
  - Resorptionsförderung,
  - Erhalt der Funktion,
  - Funktionsgewinn.
- **Maßnahmen Phase 1: Erste bis dritte postoperative Woche:**
  - Passive Abd./Add. 90°/0°/0°,
  - passive Flex./Ext. 90°/0°/0°,
  - passive IR/AR 80°/0°/0°.
  - Inhalte:
    - Patienteninformation,
    - Therapieziele/-inhalte,
    - Pneumonie- und Thromboseprophylaxe (➤ 3.1.2) durch frühzeitige Aktivierung aus dem Bett,
    - passive Mobilisation im schmerzfreien Raum, u. a. mittels wiederlagernder Mobilisation (FBL ➤ 3.8.2),
    - Weichteilbehandlung der betroffenen Muskulatur,
    - CPM-Anwendung im Rahmen des vorgegebenen Bewegungsausmaßes,
    - Anleitung resorptionsfördernder Maßnahmen (u. a. Schließen und Öffnen der Faust, Ellenbogenbeweglichkeit),
    - ggf. Heiße Rolle (➤ 3.15.3.3), MLD (➤ 3.11.5.1).
- **Maßnahmen Phase 2: Vierte bis sechste postoperative Woche:**
  - Aktiv-assistiv Abd./Add. 90°/0°/0°,
  - aktiv-assistiv Flex./Ext. 90°/0°/0°,
  - passive IR/AR frei/0°/0°,
  - Inhalte:
    - Aktiv-assistive Mobilisation im schmerzfreien Raum, u. a. mittels wiederlagernder Mobilisation,
    - Humeruskopfzentrierung,
    - aktiv-assistive dynamische Skapulastabilisierung,
    - Weichteilbehandlung der betroffenen Muskulatur,
    - CPM-Anwendung im Rahmen des vorgegebenen Bewegungsausmaßes,
    - Kontrolle resorptionsfördernder Maßnahmen,
    - Eigenübungen (u. a. Wischübung am Tisch, Manipulieren von Alltagsgegenständen, z. B. Tasse halten),
    - evtl. Heiße Rolle, MLD.

■ **Aktivitäts- und Partizipationsebene (ICF)**

- **Ziel:**
  - Minimierung der Funktions- und Belastungseinschränkungen bei ADL.
- **Maßnahmen Phase 3: Ab siebter postoperativer Woche:**
  - Freigabe der aktiven Bewegung nach ärztlicher Kontrolluntersuchung,
  - Inhalte:
    - Vergrößerung des Bewegungsausmaßes (➤ 2.1.5.1), u. a. MT-Techniken, Mobilisation neuraler Strukturen, dosiertes Dehnen (➤ 3.5.7),
    - Stabilisations- und Kräftigungsübungen,
    - MTT (➤ 3.6) beginnend mit kurzen Hebeln,
    - Erweiterung des Eigenübungsprogramms,
    - Ergonomieberatung (➤ 3.1.7),
    - Walken, Joggen.
- **Maßnahmen Phase 4: Ab ca. drittem postoperativem Monat:**
  - Freigabe von Sportarten wie z. B. Schwimmen, Radfahren.
  - **Cave:** Risikosportarten werden nicht empfohlen, ebenso keine Sportarten, die das SG spezifisch belasten (z. B. Tennis, Volley-, Basket-, Handball).

4.2.6.7.2 Inverse Schulterendoprothese

Die Nachbehandlung bei inverser Schulterprothese (➤ 4.2.6.5) erfolgt nach einem festgelegten Schema, von dem, abhängig von Operateur, Klinik und/oder Patient, geringfügig abgewichen werden kann.

Lagerung: Mittels Schulterabduktionsorthese (➤ 4.9.2.2.1) in 15° Abduktion für 3 Wochen.

■ **Funktions- und Strukturebene (ICF)**

- **Ziele:**
  - Schmerzreduktion/-freiheit,
  - Erhalt der Funktion,
  - Funktionsgewinn.
- **Maßnahmen postoperativ für sechs Wochen:**
  - Keine aktive IR,
  - keine passive AR > 0°.
  - Inhalte: Unter Berücksichtigung der einzelnen Bewegungs- und Belastungsrestriktionen identisch mit denen für die Nachbehandlung bei Schulterendoprothese (TEP, HEP, Humeruskopfersatz) (➤ 4.2.6.7.1).
- **Maßnahmen Phase 1: Erste bis dritte postoperative Woche:**
  - Aktiv-assistiv Abd./Add. 60°/0°/0°,
  - aktiv-assistiv Flex./Ext. 60°/0°/0°,
  - passive IR/AR 80°/0°/0°.
- **Maßnahmen Phase 2: Dritte bis fünfte postoperative Woche:**
  - Aktiv-assistiv Abd./Add. 90°/0°/0°,
  - aktiv-assistiv Flex./Ext. 90°/0°/0°,
  - passive IR/AR 80°/0°/0°.
- **Maßnahme Phase 3: Ab sechster postoperativer Woche:**
  - Freigabe Bewegungsausmaß.

■ **Aktivitäts- und Partizipationsebene (ICF)**

- **Ziel:**
  - Minimierung von Funktions- und Belastungseinschränkungen bei ADL.
- **Maßnahmen ab siebter postoperativer Woche:**
  - Freigabe der Bewegung nach ärztlicher Kontrolluntersuchung,
  - Walken, Joggen.
- **Maßnahmen Phase 4: Ab ca. drittem postoperativem Monat:**
  - Freigabe von Sportarten, u. a. Schwimmen, Radfahren,

- **Cave:** Risikosportarten werden nicht empfohlen, kein sportartspezifisches Training für die Schulter (u. a. Tennis, Volley-, Basket-, Handball).

Evidenz-/Bewertungslage: ➤ Link am Kapitelende.

Tipps bei Therapieresistenz: Therapieintensität überdenken:

- Zu Beginn der Behandlung nicht zu aggressiv therapieren,
- Vermeidung einer Schonhaltung,
- Intensität erst kontinuierlich steigern, wenn der Patient aktiv selbstständig üben kann,
- bimanuales Greifen, Hantieren im Rahmen von Alltagsaktivitäten.

4.2.7 Evidenz-/Bewertungslage

Um größtmögliche Aktualität in der Print- und Online-Version zu gewährleisten, stehen Informationen zu aktuell vorliegenden Studien und Leitlinien im Online-Zusatzmaterial (➤ QR-Code) zur Verfügung.

Evidenzangaben

Literatur

4.3 Ellenbogengelenk

Friederike Keifel

Das Ellenbogengelenk besteht aus drei verschiedenen Gelenken, die von einer Gelenkkapsel umschlossen sind (Vester et al. 2014):

- Humeroradialgelenk (HRG),
- Humeroulnargelenk (HUG),
- proximales Radioulnargelenk.

Jedes dieser Gelenke besitzt eigene biomechanische Eigenschaften. So sind Bewegung, Stabilität und Kraft sowohl bei der konservativen als auch bei der chirurgischen Behandlung entscheidende Parameter für eine erfolgreiche Therapie. Der Gelenkkomplex erlaubt sechs **Bewegungsrichtungen** (ebd.):

- Flexion – Extension,
- Pronation – Supination,
- Varus-/Valgusbewegung.

Dies erklärt die große funktionelle Bedeutung einer freien Kinematik bei den ADLs sowie für die Funktionsfähigkeit der Hand. So ist insbesondere nach Verletzungen (➤ 5.1.5.4) und bei degenerativen Erkrankungen, darauf zu achten, dass das Ellenbogengelenk nicht versteift.

Primäre Gelenkstabilisatoren (ebd.):

- Processus coronoideus ulnae: Stabilisation der Luxation nach dorsal,
- HUG: Varusstabilisation in Extension und Flexion,
- medialer Kollateralbandkomplex: Hauptstabilisator gegen Valgusstress,

- lateraler Kollateralbandkomplex: Stabilisation des Radiuskopfs nach dorsal sowie Verstärkung der Gelenkkapsel.

Sekundäre Gelenkstabilisatoren (ebd.):
- HRG: Stabilisator gegen Valgusstress,
- M. anconeus und Extensorenmuskelgruppe: Stabilisation von Varuskräften,
- Flexorenmuskelgruppe: Stabilisation von Valguskräften,
- M. triceps brachii, M. biceps brachii und M. brachialis: Komprimierender Effekt auf das Ellenbogengelenk,
- anteriore Gelenkkapsel: Stabilisierende Wirkung in Extensionsstellung.

4.3.1 Physiotherapeutischer Befund bei Erkrankungen des Ellenbogens

Bei der physiotherapeutischen Befundung (➤ 2.1) können bei Erkrankungen des Ellenbogens u. a. folgende Symptome auftreten:
- Lokalisierter Schmerz über dem betroffenen Epicondylus,
- Palpationsschmerz, der in den Unterarm im Muskelverlauf ausstrahlt,
- Schmerzen bei:
  - Anspannung des Muskels gegen Widerstand,
  - Dehnung des Muskels,
  - ADLs (z. B. Greifen).

4.3.2 Epikondylitis

Ätiologie und Pathogenese: Einerseits sind metabolische Veränderungen ursächlich, andererseits chronische mechanische Be- und Überlastungen. Als Folge zeigt sich eine Tendinose im Ursprungsbereich der Finger- und Handmuskulatur sowie an den Epikondylen des Humerus. Häufig treten die Beschwerden auch nach ungewohnten Tätigkeiten auf. Freizeitsportler sind deutlich häufiger betroffen als Profispieler.
Der Begriff Tendinopathie besagt, dass die Schmerzen von der Sehne ausgehen. In der angloamerikanischen Literatur wird er als Überbegriff für Tendinitis und Tendinose gebraucht (Hawi et al. 2017):
- akute oder chronische inflammatorische Tendinitis,
- degenerative Tendinose, mit oder ohne Inflammation.

Durch kontinuierliche Überbelastung und repetitive Mikrotraumen wird der Regenerationsprozess mit Kollagenbildung und entsprechendem Remodelling der Sehne gestört. Histologisch zeigen sich im Sehnenansatzgewebe Mikrodefekte, Fibrineinlagerungen, Neoangiogenese und eine verminderte Kollagensynthese. In der Folge entsteht ein narbiges, hypervaskuläres, schmerzhaftes Sehnenersatzgewebe mit reduzierten viskoelastischen Eigenschaften. Klassische Entzündungszeichen wie Rötung und Überwärmung fehlen. Auch Entzündungsproteine wie Prostaglandin E2 sind nicht nachweisbar. Dies erklärt, weshalb die Gabe von NSAR (➤ 1.6.8.1) oder die Injektion von Kortikoiden keinen Therapieerfolg bringt. Da es sich um eine degenerative Tendinopathie handelt, ist der Begriff „Tendinitis" nicht korrekt (Diehl et al. 2014).

4.3.2.1 Spezielle Formen

■ Epicondylitis humeri radialis

1–3 % der Weltbevölkerung leidet unter einer lateralen Ellenbogentendopathie (Tennisellenbogen, Tennisarm). Am häufigsten tritt der Typ 2, oft in Kombination mit Typ 5 auf (Klassifikation s. u.). Ist der M. extensor carpi radialis brevis stärker betroffen als der M. extensor digitorum communis, so ist die Dorsalextension des Handgelenks gegen Widerstand schmerzhaft. Ist die Symptomatik beruflich bedingt (repitive Bewegung/Belastung), dann ist eher der M. extensor

digitorum communis betroffen. Typischerweise ist dann die Extension des Mittelfingers gegen Widerstand schmerzhaft.
Die Sk2 Leitlinie – Epicondylopathia humeri raidialis (2019) empfiehlt, die Erkrankung gemäß der Symptomdauer in eine akute (< 6 Monate) und eine chronische Form (≥ 6 Monate) einzuteilen. Da bei chronischen Beschwerden nicht immer eine Entzündung vorliegt, sollte differenzialdiagnostisch das Humeroradialgelenk auf degenerative Veränderungen hin untersucht werden. Als mögliche Ursachen für laterale Ellenbogenbeschwerden kommen auch die HWS (➤ 4.1) und der N. radialis (➤ 8.4.10.4.4) in Betracht.

Klassifikation (Reichert 2012, S. 74):
- Typ 1: Insertion des M. extensor carpi radialis longus,
- Typ 2: Insertion des M. extensor carpi radialis brevis,
- Typ 3: Sehne des M. extensor carpi radialis brevis,
- Typ 4: Muskel-Sehnen-Übergang des M. extensor carpi radialis brevis,
- Typ 5: Insertion des M. extensor digitorum communis.

■ Epicondylitis humeri ulnaris
Die Präverlenz liegt bei Epicondylitis humeri ulnaris (Golferellenbogen) mit ca. 0,4 % deutlich niedriger als bei Epicondylitis humeri radialis (ca. 1,3 %). Die durchschnittliche Erkrankungsdauer beträgt 6–24 Monate (Banerjee et al. 2019).
Die Sehnenansätze unterliegen dem physiologischen Alterungsprozess, d. h., im mittleren Lebensabschnitt beginnt die strukturelle Veränderung der Sehne (Diehl et al. 2014):
- Abnahme der Tenozyten,
- Reduktion des Proteoglykanengehalts,
- Abnahme der elastischen Fasern,
- Reduktion der Kapillardichte, Ablagerung von dichtem granulärem Gewebe.

Klassifikation (Reichert 2012, S. 67 f.):
- Typ 1: Insertion des Caput commune an der distalen Spitze des Epicondylus, entzündliche Insertionstendopathie,
- Typ 2: Sehne des Caput commune, Tendinose, häufigste Form des Golferellenbogens,
- Typ 3: Muskel-Sehnen-Übergang, entzündliche Pathologie.

■ Kubitaltunnelsyndrom
Das Kubitaltunnelsyndrom (auch Handyellenbogen) ist das zweithäufigste Kompressionssyndrom eines peripheren Nervs. Der N. ulnaris ist im Ellenbogenbereich mechanischen Belastungen ausgesetzt, die bei gleichzeitiger Flexion im Ellenbogen-, Extension im Hand- und Abduktion im Schultergelenk zunehmen (Zborilova et al. 2020). Das Kubitaltunnelsyndrom kann nach längerem Telefonat und nach Tätigkeiten, bei denen der Ellenbogen mehr als 90° flektiert wird, auftreten. Die Patienten schildern Schmerzen, Brennen, Taubheit oder Kribbeln im ulnaren Unterarm und Handbereich (Ring- und Kleinfinger), die durch eine erhöhte Spannung und nachfolgende Nervenischämie des N. ulnaris ausgelöst werden (Hänel 2009a). Bei anhaltender Kompression können Ermüdungs- und Schwächeerscheinungen der Hand auftreten. Am Erkrankungsbeginn bleibt die Lähmung der intrinsischen Handmuskulatur oftmals unentdeckt. Mittels spezifischer Tests kann die Muskelfunktion überprüft werden, z. B. Finger-Kreuztest. Im weiteren Verlauf ist eine Atrophie zwischen dem ersten und zweiten Mittelhandknochen sichtbar sowie eine Krallenhandstellung (Zborilova et al. 2020).

4.3.2.2 Klinischer Befund

- **Symptome:**
  - Lokaler Druckschmerz,
  - belastungsabhängige und funktionseinschränkende Schmerzen.

- **Spezielle Befundkriterien bei Epikondylitis:**
  - Epicondylitis humeri radialis (Banerjee et al. 2019, Greiner et al. 2012):
    - pathognomische Provokationstests:
      - Thomsen-Zeichen: passive Flexion des Handgelenks und der Fingergelenke → löst Dehnungsschmerz aus,
      - Coenen-Zeichen: Fingerschnipsen → löst Schmerzen aus,
      - Chair-test: Anheben eines Stuhls mit proniertem Unterarm und ggf. Hyperextension des Handgelenks → löst Schmerzen aus,
    - weiterer Provokationstest: Handgelenksextension und Extension des 3. Fingers gegen Widerstand, Dehnung der Extensorenmuskeln durch passive Volarflexion und Pronation bei gestrecktem Ellenbogen → löst einen umschriebenen Druckschmerz über dem lateralen Epicondylus aus,
    - funktionelle Tests: Greifen, Anheben einer Tasse, Händeschütteln.
  - Epicondylitis humeri ulnaris (Greiner et al. 2012):
    - Provokationstest: Handgelenksflexion und Flexion des 3. Fingers gegen Widerstand, Dehnung der Flexorenmuskeln durch passive Extension des Handgelenks und des 3. Fingers bei gestrecktem Ellenbogen → löst einen umschriebenen Druckschmerz über dem medialen Epicondylus aus,
    - funktionelle Tests: Faustschluss, Schreiben am PC, Klavierspielen.
  - Kubitaltunnelsyndrom (Assmus et al. 2018, Hänel 2009a):
    - Provokationstest: Hoffmann-Tinel-Test, passives Halten max. Flexion für 30 Sekunden, passives Halten max. Flexion bei gleichzeitiger manueller Kompression des N. ulnaris,
    - funktionelle Tests: Gehaltene Fingerabduktion, Schlüssel-Kneif-Griff, Kreuzen des Mittelfingers über den Zeigefinger,
    - Inspektion: Atrophie der Mm. interossei, insbesondere des M. interosseus dorsalis I sowie des Hypothenars, Abspreizhaltung des Kleinfingers und die Krallenhandstellung des 4. und 5. Fingers, ggf. Deformierung und/oder Fehlstellung des Ellenbogengelenks,
    - Palpation der Ulnarisrinne bei gestrecktem und gebeugtem Ellenbogen: (Sub-)Luxation des N. ulnaris, Dislokation und ein Schnappen des medialen Trizepskopfs während der Flexion, Pseudoneurombildung (Verdickung des Nerven), abnorme Druckempfindlichkeit ggf. mit elektrisierenden Missempfindungen.
- **Diagnostik:**
  - Klinische Zeichen,
  - Röntgen (➤ 2.4.14) unauffällig, jedoch zum Ausschluss von Osteophyten und Knochenfragmenten sinnvoll,
  - klinischer Score Epicondylopathia humeri radialis,
  - MRT (➤ 2.4.16) sinnvoll bei V. a. raumforderndes Geschehen (Tumorerkrankungen ➤ 10),
  - elektromyographische Untersuchungen erst im späteren Stadium positiv,
  - Fragebogen: Patient Rated Tennis Elbow Evaluation (PRTEE) (Schmerz und Funktionsstörung bei ADLs).
- **Prognose:**
  - Epicondylopathia radialis humeri:
    - Gemäß der Sk2 Leitlinie – Epicondylopathia radialis humeri, 2019 – Deutsche Gesellschaft für Orthopädie und Orthopädische Chirurgie ist die Prognose beim Tennisellenbogen günstig, da der Verlauf selbstlimitierend ist. Innerhalb von 12 Monaten kommt es in ca. 80 % der Fälle zur spontanen Beschwerderegredienz (Banerjee et al. 2019). In der Regel heilt die Erkrankung binnen 2 Jahre aus.
  - Epicondylitis humeri ulnaris:
    - Der Spontanverlauf wird als ungünstig beschrieben.

- Kubitaltunnelsyndrom: Laut S3 Leitlinie – Diagnostik und Therapie des Kubitaltunnelsyndroms (KUTS), 2018 – Deutsche Gesellschaft für Handchirurgie, Deutsche Gesellschaft für Neurochirurgie, Deutsche Gesellschaft für Neurologie, Deutsche Gesellschaft für Orthopädie und Orthopädische Chirurgie:
  - Das Ausmaß der Vorschädigung ist entscheidend für die Prognose. Bestehen Atrophien der kleinen Handmuskeln bereits länger als ein Jahr, bilden sich diese nach einer OP meist nicht mehr oder nur unvollständig zurück. Eine Verbesserung der Atrophie kann auch noch nach 24 Monaten nach der OP eintreten.
  - Weitere prognostisch ungünstige Faktoren sind: Fehlendes sensibles Nervenaktionspotenzial (NAP), beidseitiges Vorkommen, eine begleitende radikuläre Symptomatik, hohes Alter, lange Symptomdauer und fortgeschrittene Läsion, Verdickung des N. ulnaris.
  - Rezidive können nach Besserung bzw. völliger Beschwerdefreiheit und auch nach vielen Jahren wieder auftreten.

4.3.2.3 Therapie

- **Konservativ:**
  - PT (➤ 4.3.2.4)
  - Versorgung mit Schienen/Orthesen (➤ 4.9) (Evidenz ➤ Link am Kapitelende),
  - Epicondylopathia radialis humeri:
    - lokale Kortikosteroidinjektionen bewirken keine langfristige Schmerzreduktion bei Epicondylopathia radialis humeri, sondern sind mit Komplikationen verbunden (Banerjee et al. 2019),
    - Trainingstherapie gilt als wichtiger Eckpfeiler der Therapie, allerdings fehlen Empfehlungen zur Intensität, Dauer, Frequenz und Kontraktionsform (ebd.),
    - extrakorporale Stoßwellentherapie (ESWT) kann bei Therapieresistenz angewendet werden.
  - Kubitaltunnelsyndrom (Assmus et al. 2018):
    - Bei leichter oder mäßig ausgeprägter Symptomatik sollen die Patienten zu Verhaltensänderungen angeleitet werden. Weitere Behandlungsmaßnahmen sind nicht notwendig (beste Evidenz 1b, Empfehlungsgrad 0),
    - Schienenruhigstellung des Ellenbogengelenks in ca. 30–35° Ellenbogenflexion und ca. 10–20° Pronation des Unterarms (beste Evidenz 3a, Empfehlungsgrad B),
    - lokale Kortikoidinfiltration in Nähe des N. ulnaris werden nicht empfohlen,
    - Nervengleitübungen werden kontrovers beurteilt,
    - Ultraschall-Behandlung hat nur einen geringen therapeutischen Nutzen.
- **Operativ:**
  - Beim Kubitaltunnelsyndrom kann ein operativer Eingriff nach erfolglosem mehrwöchigem Therapieversuch oder bei progredienten Beschwerden mit sensomotorischen Störungen und Muskelatrophien indiziert sein (Empfehlungsgrad A, beste Evidenz Expertenkonsens) (Assmus et al. 2018).
  - Bei Epicondylopathia radialis humeri kann eine operative Therapie bei frustranem, konservativen Therapieversuch (> 6 Monate) mit persistenten Beschwerden in Erwägung gezogen werden (Banerjee et al. 2019).

4.3.2.4 Physiotherapie

Funktions- und Strukturebene (ICF):

- **Ziele:**
  - Schmerzreduktion,

- Erhalt der Gelenkbeweglichkeit, auch der angrenzenden Gelenke,
- Verbesserung der Nervengleitfähigkeit,
- Verbesserung der Muskelkraft zum kraftvollen Greifen und Heben von Gegenständen,
- Ausgleichen von muskulären Dysbalancen.
- **Maßnahmen:**
  - Exzentrisches Training,
  - Nervengleitübungen (z. B. nach Butler),
  - Kälte- und Wärmetherapie (➤ 3.15),
  - MT (➤ 3.5),
  - Querfriktionen (➤ 3.14.1.7.6),
  - aktives und passives endgradiges Bewegen des Ellenbogens,
  - Kräftigung der gelenksumgebenden Muskulatur,
  - Elektrotherapie (z. B. TENS, Iontophorese ➤ 3.16.1), Ultraschallbehandlung (➤ 3.16.2), Dehntechniken (➤ 3.5.7),
  - Entspannungsverfahren (➤ 3.3),
  - Detonisieren der Muskulatur (z. B. Massagetechniken, Funktionsmassage, Querfriktion, Antagonisten-Hemmung).

Aktivitäts- und Partizipationsebene (ICF):
- **Ziele:**
  - Erhalt und Wiederaufnahme von ADLs (Selbstversorgung),
  - Erhöhung der Mobilität (z. B. Heben, Tragen, Wechseln der Körperposition),
  - Erhalten und Erreichen von Partizipation (z. B. Beruf, Sport, Gemeinschaftsleben).
- **Maßnahmen:**
  - Edukation und Information zum Krankheitsbild,
  - funktionelles Alltagstraining,
  - selbstständiges Üben,
  - Vermeiden von Über- und Fehlbelastung bei ADLs und Sportarten,
  - Vermeiden von repetitiven Aktivitäten, die den Schmerz provozieren,
  - ergonomische Arbeitsplatzberatung (➤ 3.1.7),
  - sportartspezifische Beratung,
  - Hilfsmittelberatung (z. B. Orthese, Schienen, Hilfsmittel für den Alltag ➤ 4.9).

Evidenz-/Bewertungslage der angewendeten Therapiemethoden: ➤ Link am Kapitelende.

4.3.3 Arthrose des Ellenbogengelenks

Ätiologie und Pathogenese: Eine Arthrose im Ellenbogengelenk entsteht nach intraartikulären Frakturen, Achsenfehlstellung, nach entzündlichen Erkrankungen, bei Chondromatosen oder nach avaskulären Nekrosen.
Die primäre Arthrose des Ellenbogengelenks ist selten. Sekundäre Arthrosen sind häufiger und zum großen Teil traumatisch bedingt. Folgende Faktoren scheinen die Entwicklung einer posttraumatischen Arthrose zu begünstigen: hohe mechanische Belastung des Knorpels während des Traumas, Hämarthros, Entzündungsreaktion, chronische Knorpelüberlastung durch Instabilitäten oder Inkongruenzen (Burkhart u. Hollinger 2016).

4.3.3.1 Klinischer Befund

- **Symptome:**
  - Bewegungseinschränkung, insbesondere in Flexion und Pronation,
  - Schmerzen bei Bewegung,
  - Instabilität,
  - Irritation des N. ulnaris (➤ 8.4.10.4.5).

- **Diagnostik:**
  - Klinische Zeichen,
  - körperliche Untersuchung,
  - konventionelles Röntgen (➤ 2.4.14) zur Darstellung von osteophytären Anbauten, Gelenkspaltminderung, Sklerosierungen und subchondrale Zystenbildung.

4.3.3.2 Therapie

- **Konservativ:**
  - Schienen, Orthesen (➤ 4.9),
  - medikamentöse Therapie (➤ 1.6) (Casser u. Schaible 2015):
    - NSAR, Paracetamol, Metamizol, evtl. Opioide,
    - intraartikuläre Kortisoninjektion,
    - Bisphosphonate bei Osteoporose.
    - Die Wirkung ist nicht gesichert für Glukosamin und Chodroitinsulfat.
    - Nicht ausreichend belegt ist die Wirkung von NSAR und Capsaicin-Gelen, -Salben, -Pflastern.
- **Operativ:** Chirurgische Techniken kommen zum Einsatz, wenn sich die Beschwerden nicht durch andere Behandlungsformen reduzieren lassen. Bsp.:
  - Arthrolyse,
  - Resektions-Interpositionsarthroplastiken,
  - Endoprothese (➤ 4.3.4).

4.3.3.3 Physiotherapie

Funktions- und Strukturebene (ICF):

- **Ziel** (Casser u. Schaible 2015):
  - Schmerzreduktion,
  - Funktionsverbesserung.
- **Maßnahmen** (ebd.):
  - Muskelkräftigung und Dehnung (➤ 3.5.7),
  - MT (➤ 3.5),
  - Koordinationsschulung (➤ 3.6.10),
  - Anleitung zum selbstständigen Üben,
  - MTT (➤ 3.6),
  - Kryo-, Hydro- und Balneotherapie (➤ 3.15),
  - Elektrotherapie (➤ 3.16.1),
  - Einsatz von verhaltensbezogenen Strategien.

Evidenz-/Bewertungslage der angewendeten Therapiemethoden: ➤ Link am Kapitelende.

4.3.4 Ellenbogenendoprothetik

Mehrheitlich wird am Ellenbogen eine Totalendoprothese (TEP) eingesetzt (s. u.). Die aber insgesamt zurückhaltende Implantation einer Endoprothese liegt darin begründet, dass es einen hohen Anteil an lokalen Komplikationen (➤ Box) gibt, eine verminderte Belastbarkeit der Prothese besteht und an den teilweise schlechten Verläufen im Revisionsfall. Aufgrund des klein dimensionierten humeralen und besonders des ulnaren Knochenblocks ist ein Prothesenwechsel eine große Herausforderung für den Operateur. Die Implantation einer primären Ellenbogenprothese kann bei schweren Verletzungen des Ellenbogengelenks eine sinnvolle Alternative zu einer funktionell nur wenig zufriedenstellenden Arthrodese sein. Auch in der Behandlung von sekundären Verletzungsfolgen und Komplikationen stellt die Ellenbogenendoprothese eine Therapieoption dar. Nach heutigem Stand ist jedoch eine gelenkerhaltende osteosynthetische Versorgung anzustreben.

Art der Versorgung:
- **Totalendoprothese (TEP):** Der distale Humerus und das Olekranon werden ersetzt. Die ersetzte Ulna ist kaum belastbar, deshalb soll die Gewichtsbelastung (z. B. beim Heben und Tragen) auf max. 5 kg begrenzt werden (Weber et al. 2010).
- **Hemiendoprothese (HEP):** Die distale Humeruskondyle wird entfernt. Die Seitenbandspannung muss für diese prothetische Versorgung allerdings noch ausreichend sein.

Indikationen:
- Schmerzhafte rheumatoide Kubitalarthritis,
- posttraumatische Ellenbogenarthrose (➤ 4.3.3),
- bei älteren Menschen, wenn nach einer intraartikulären Ellenbogenfraktur eine Rekonstruktion des Ellenbogengelenks nicht mehr erreicht werden kann.

Kontraindikationen (Weber et al. 2010):
- Infekte,
- Ausfall von M. biceps und M. triceps,
- Patienten < 65 Jahre,
- Incompliance des Patienten.

Mögliche Komplikationen in der Ellenbogenendoprothetik:
- Infektionen (3–8 %),
- N. ulnaris-Läsionen/Parästhesie (ca. 40 %, häufig reversibel nach 2–6 Wochen) (Kim et al. 2012),
- periprothetische Fraktur (5–29 %),
- aseptische Lockerung (7–15 %),
- M. triceps-Insuffizienz (2–8 %): Die Patienten haben Schwierigkeiten, Dinge über dem Kopf zu erreichen oder eine Tür aufzudrücken.

4.3.4.1 Physiotherapeutische Nachbehandlung bei Ellenbogenendoprothesen

Mit einem Bewegungsausmaß (➤ 2.1.5.1) von 30° bis 120° Flexion sowie 50° Supination und 50° Pronation kann der Patient seinen Alltag gut bewältigen.

Funktions- und Strukturebene (ICF):
- **Ziele:**
  - Verbesserung der Gelenkbeweglichkeit (auch der angrenzenden Gelenke),
  - Aufbau der Gelenkstabilisation, um zielgerichtet Bewegungsabläufe zu ermöglichen,
  - Muskelkraft und -ausdauertraining zur Kräftigung der geschwächten Muskeln (z. B. für ein kraftvolles Greifen),
  - Normalisierung des Muskeltonus zur Schmerzlinderung,
  - Erhalt der Dehnfähigkeit der Strukturen des Rumpfs und der oberen Extremität (v. a. des Ellenbogengelenks), um Überlastungen zu vermeiden.
- **Maßnahmen:**
  - MT (➤ 3.5) zur Erweiterung des Bewegungsausmaßes sowie zur Schmerzlinderung,
  - Weichteiltechniken (z. B. Hold-Relax-Techniken, Querfriktion, Funktionsmassage ➤ 3.14.1.7.6) zur Detonisierung der Muskulatur,
  - aktives Bewegen des Ellenbogengelenks und der angrenzenden Gelenke,
  - PNF Skapulapattern (➤ 3.7.3),

- exzentrisches Training,
- Dehntechniken (➤ 3.5.7), Antagonisten-Hemmung, Nervengleitübungen,
- Wärme- und/oder Kältetherapie (➤ 3.15),
- Elektrotherapie, z. B. Ultraschall, Iontophorese (➤ 3.16),
- Behandlung des Rumpfs zur Sympathikusdämpfung,
- propriozeptives Training,
- evtl. MDL (➤ 3.11.5.1), Bewegungsschiene (➤ 4.9.6),
- Taping (➤ 3.13.2).

Aktivitäts- und Partizipationsebene (ICF):

- **Ziele:**
  - Erhalt/Wiederaufnahme von ADLs (u. a. tägliche Routine, Selbstversorgung),
  - Erhöhung der Mobilität (u. a. Wechsel der Körperposition, Nutzen von Transportmitteln, Bewegen/Heben/Tragen von Gegenständen),
  - Erhalt/Erreichen von Partizipation (u. a. Berufsausübung, Hobby, Gemeinschaftsleben).
- **Maßnahmen:**
  - Edukation und Information zum Krankheitsbild,
  - ADL-Training,
  - Anleiten zum selbstständigen Üben,
  - Anleitung zur Selbstkontrolle (z. B. Vermeidung von Schonhaltung und Überlastung, Erarbeitung einer aufrechten Körperhaltung),
  - Arbeitsplatzberatung und sportartspezifisches Training,
  - evtl. Hilfsmittelversorgung (z. B. Anziehhilfe, Essbesteck).

4.3.5 Evidenz-/Bewertungslage

Um größtmögliche Aktualität in der Print- und Online-Version zu gewährleisten, stehen Informationen zu aktuell vorliegenden Studien und Leitlinien im Online-Zusatzmaterial (➤ QR-Code) zur Verfügung.

Evidenzangaben

Literatur

4.4 Hand

Friederike Keifel

Handgelenk

Das Handgelenk wird von acht Handwurzelknochen (s. u.), der Ulna und dem Radius gebildet. Es setzt sich aus folgenden Gelenken zusammen:

- Articulatio radioulnaris distalis,
- Articulatio radiocarpalis,
- Articulatio mediocarpalis,
- Articulatio carpometacarpalis pollicis,
- Articulationes carpometacarpales digiti 2–5,
- Articulatio metacarpophalangeae,
- Articulatio interphalangeae.

Folgende Bewegungen sind im Handgelenk möglich:

- Palmarflexion – Dorsalextension,
- Ulnarabduktion – Radialabduktion,
- Pronation/Supination.

Handwurzelknochen

- Proximale Handwurzelreihe:
  - Os scaphoideum,
  - Os lunatum,
  - Os triquetrum,
  - Os pisiforme.
- Distale Handwurzelreihe:
  - Os trapezium,
  - Os trapezoideum,
  - Os capitatum,
  - Os hamatum.

Hand

Die Funktion der Hand ist abhängig von der Pro- und Supinationsbewegung des Unterarms. So kann die Hand exakt eingestellt werden und ein differenziertes Greifen ist möglich (→ ADL) (Schneider 2005):

- Die Oppositionsstellung des Daumens zu den übrigen Fingern ist funktionell gesehen die wichtigste Funktion der Hand.
- Eine endgradige Fingerflexion ist nur bei leicht dorsal extendiertem Handgelenk möglich und erlaubt dadurch ein kraftvolles Greifen (Greifformen s. u.).
- Eine endgradige Fingerextension ist nur bei leicht volar flektiertem Handgelenk möglich.
- Schnelle Handbewegungen (z. B. beim Zeichnen) benötigen eine gute Stabilisation im Schulter- und Ellenbogengelenk.
- Differenzierte Fingerbewegungen benötigen ein stabiles Handgelenk.
- Funktionsabhängige Handstellungen:
  - In der Ruhestellung ist die Hand proniert und ulnarabduziert.
  - Beim Tragen ist die Hand supiniert und radialabduziert.
  - Beim Greifen ist die Hand in 40° Dorsalextension und 15° Ulnarabduktion eingestellt (Vordehnung des M. flexor digitorum zur optimalen Kraftentfaltung).
- Ausgleich bei Fehlfunktionen:
  - Ausgleich fehlender Pronation durch Abduktion im Schultergelenk,
  - Ausgleich fehlender Supination durch Außenrotation und Adduktion im Schultergelenk.

Greifformen (ebd.): Die Funktion der Hand wird in grob- und feinmotorische Greifformen eingeteilt. Um optimal greifen zu können, muss die Hand in Dorsalextension und Palmarflexion, Pro- und Supination sowie in Ulnar- und Radialabduktion bewegt werden können.

Die wichtigsten grobmotorischen Handgriffe:
- Faustschluss,
- Handöffnung.

Die wichtigsten feinmotorischen Griffe:
- Pinzetten-/Spitzgriff (zwischen Daumen und einzelnen Langfingern),
- Dreipunktegriff (zwischen Daumen und Zeige- sowie Mittelfinger),
- Schlüssel-/Klemmgriff (zwischen Daumen und Zeigefinger).

4.4.1 Physiotherapeutischer Befund bei Erkrankungen der Hand

- **Inspektion:**
  - Achsenfehlstellung und Anomalien,
  - Ödeme,
  - tumorartige Verdickungen,
  - Narben,
  - Gefäßveränderungen, Durchblutungsstörung, Hämatome,
  - Schwielenbildung,
  - Muskelatrophie,
  - Zustand der Fingernägel.
- **Palpation:**
  - Hauttemperatur,
  - druckdolente Areale,
  - Pulsstatus,
  - Schweißneigung.
- **Sensibilität:**
  - Daumen (C6),
  - Mittelfinger (C7),
  - Kleinfinger (C8).
- **Aktive und passive Beweglichkeit:**
  - physiologische Bewegungsrichtung: Palmarflexion und Dorsalextension, Ulnarabduktion und Radialabduktion, Supination und Pronation,
  - Daumenopposition,
  - grob- und feinmotorische Handgriffe.
- **Spezielle Tests:**
  - Durchblutungsstörung: Allen-Test,
  - Rhizarthrose: Grind-Test,
  - periphere Nervenläsionen:
    - Läsion des N. medianus: Handstellung in Schwurhand beim Versuch des Faustschluss, Ochsner-Test, Flaschen-Test nach Lüthy,
    - Läsion des N. radialis: Handstellung in Fallhand, Einschränkung der aktiven Finger- und Handgelenksextension,
    - Läsion des N. ulnaris: Handstellung in Krallenhand, Froment-Zeichen, Intrinsic-Test.
  - Sehnen und Sehnenscheide:
    - Läsion der Strecksehnen: Strecksehnentest aller 6 Strecksehnenfächer (SSF),
    - Tendovaginitis stenosans de Quervain (1. SSF): Finkelstein-Test,
    - Läsion der Sehne des M. extensor carpi ulnaris: Extensor-carpi-ulnaris-Synergie-Test,
    - Läsion der Sehne des M. flexor digitorum profundus und superficialis: Hand-/Beugesehnentest,
    - Trennung der Sehne des M. flexor digitorum profundus (Intrinsic/Lumbrikalis-Plus-Phänomen): Parkes-Test (Intrinsic-plus-Phänomen),

   - Skapholunäre Instabilität (Lig. interosseum sapholunatum): Watson-Test (ein positiver Test reicht nicht aus, um eine skapholunäre Instabilität zu bestätigen),
   - Läsion des lunotriquetralen Bandes: Reagan-Test und Shear-Test nach Kleinman,
   - Instabilität des distalen Radioulnargelenks: Piano-Key-Test,
   - Triangulärer fibrokartilaginärer Komplex und Lig. ulnotriqetrum: Zeichen der Fovea ulnaris,
   - Stabilitätstest des ulnaren Bandes am Daumengrundgelenk: Skidaumen.

Bei der physiotherapeutischen Befundung (➤ 2.1) sollten bei Erkrankungen der Hand auch spezielle Befundkriterien zum Karpaltunnelsyndrom (➤ 4.4.2) eingebunden werden:

- Widerstandstest in Abduktion und Opposition des gestreckten Daumens,
- Provokationstests (z. B. Hoffmann-Tinel-Test, Phalen-Test, McMurtry-Test, Gilliatt-Test),
- Sensibilitätstest (z. B. Berührungsempfindlichkeit, Zweipunktediskrimination, warm – kalt),
- Boston Carpal Tunnel Syndrome Questionnaire.

4.4.2 Karpaltunnelsyndrom

Das Karpaltunnelsyndrom (KTS) ist die häufigste Nervenläsion an der oberen Extremität. Sie entsteht durch eine chronische Druckschädigung des N. medianus im Karpaltunnel durch Kompression. Angaben zur Epidemiologie, Ätiologie und Pathogenese werden im Kapitel zur Neurologie aufgeführt (➤ 8.4.10.4.3). Das KTS kann in fünf Typen klassifiziert werden (➤ Tab. 4.4.1).

Tab. 4.4.1 Klassifikation Karpaltunnelsyndrom (KTS) (Jesel 2004).

Bezeichnung	Schmerzverhalten/Klinik
Typ 1	• Nächtliche Schmerzen und Parästhesien in den Händen, • sensorische Leitgeschwindigkeit (SLG) < 45 m/s, • motorische Leitgeschwindigkeit (MLG) > 4 m/s.
Typ 2	• Tagsüber Schmerzen und Parästhesien in den Händen, • progrediente Atrophie der vom N. medianus versorgten Muskulatur.
Typ 3	• Schmerzen und Parästhesien, • deutliche Atrophie von M. abductor pollicis brevis und M. opponens, • Sensibilitätsausfälle.
Typ 4	• Komplette Atrophie des Thenars, • Ausfall der taktilen Sensibilität im Versorgungsgebiet des N. medianus, • MLG und SLG lassen sich im Karpaltunnel nicht mehr messen.
Typ 5	• Akute Paralyse mit Lähmung der Thenarmuskeln, • Waller-Degeneration.

4.4.2.1 Klinischer Befund

- **Symptome:**
  - Leitsymptom: „Einschlafen" der Hände. Beschwerdelinderung tritt durch Schütteln der Hand und durch Flexion im Handgelenk ein,
  - nächtliche Dysästhesie im Bereich der drei Mittelfinger (Brachialgia paraesthetica nocturna),
  - „Ballongefühl" der Hand und Bedürfnis, die Hand zu schütteln,
  - Gegenstände fallen aus der Hand (Zborilova et al. 2020),

  - im weiteren Verlauf Ausfallerscheinungen mit einer zunehmenden Hypästhesie einschließlich einer Beeinträchtigung der Stereoästhesie (Finger werden als taub beschrieben, die Feinmotorik ist beeinträchtigt),
  - im Spätstadium Atrophie des Daumenballens,
  - ggf. Hoffmann-Tinel-Zeichen. Evidenz 0 (Antoniadis et al. 2022).
- **Diagnostik:**
  - Diagnosesicherung durch elektrophysiologische Messung (Evidenz A): Messung der motorischen (MLG) und sensiblen Leitgeschwindigkeit (SLG) des N. medianus (Antoniadis et al. 2022),
  - Temperatur der Finger > 30 °C für die Messung, da sonst die Leitgeschwindigkeit vermindert wäre (Jesel 2004),
  - Normwert MLG = 3,5 m/s (ebd.),
  - Normwert SLG = 40–70 m/s (ebd.).

4.4.2.2 Therapie

Die revidierte Fassung der S3 Leitlinie – Diagnostik und Therapie des Karpaltunnelsyndrom ist 2022 erschienen. Nähere Informationen zu Therapieempfehlungen der überarbeiteten Leitlinie können im Online-Zusatzmaterial (➤ Link am Kapitelende) eingesehen werden.

- **Konservativ** (Antoniadis et al. 2022):
  - Nachtlagerungsschiene zur Ruhigstellung in einer palmaren Handgelenksschiene (leichte Extensionsstellung des Handgelenks),
  - Vermeidung der endgradigen Extension und Flexion,
  - ggf. einmalige Infiltration mit Kortison (Zborilova 2020).
- **Operativ** (Antoniadis et al. 2022):
  - Dekompression bei Persistenz oder Verschlechterung der Beschwerden,
  - endoskopische oder offene Spaltung des Karpaldachs.

4.4.2.3 Physiotherapie

Evidenz-/Bewertungslage der angewendeten Therapiemethoden: ➤ Link am Kapitelende.

4.4.3 Arthrose der Hand

Ätiologie: Die Arthrose der Hand entsteht bei Handwurzelerkrankungen, nach entzündlichen Erkrankungen, genetisch oder posttraumatisch bedingt, wenn Frakturen in Fehlstellung verheilten und bei Frauen nach der Menopause.

4.4.3.1 Klinischer Befund

- **Symptome** (Niethard et al. 2014):
  - Schmerzbedingte Funktionseinschränkung,
  - hypertrophische Veränderungen an den distalen und proximalen Interphalangealgelenken:
    - Heberden-Arthrose (Arthrose der Fingerendgelenke, Beugekontraktur in den Fingerendgelenken),
    - Bouchard-Arthrose (Arthrose der Fingermittelgelenke, manifestiert sich gleichzeitig an mehreren Fingermittelgelenken),
  - Rhizarthrose (tritt isoliert oder als Polyarthrose auf, meist doppelseitiger Befall; ➤ 4.4.4).
- **Diagnostik** (ebd.):
  - Konventionelles Röntgen (➤ 2.4.14),
  - Klinik und Blickdiagnostik.

4.4.3.2 Therapie

- **Konservativ:**
  - Medikamentöse Therapie,

- Schiene (➤ 4.9),
- Injektionen mit Hyaluronsäure sind nicht effektiv,
- orthopädische Hilfsmittel,
- Edukation zum Gelenkschutz (➤ 4.9.7, ➤ 7.8), z. B. Vermeiden von Fehl- und Zwangshaltungen sowie mechanischer Überlastung,
- Röntgenreizbestrahlung,
- Ergotherapie.

- **Operativ:**
  - Denervierung,
  - Resektionsarthroplastik,
  - Handgelenksarthrodese in Form einer Vollarthrodese:
    - Schmerzlinderung und Stabilität,
    - Beweglichkeitsverlust bei Dorsalextension und Palmarflexion,
    - Einschränkungen bei Pro- und Supination sowie der Bewegung der Fingergelenke,
    - Minderung der Erwerbsfähigkeit mit 25–30 % (v. H.) beziffert.
  - Handgelenksarthrodese in Form einer Teilarthrodese:
    - Schmerzlinderung bei guter Stabilität,
    - Restmobilität ist im Handgelenk erhalten,
    - freie Beweglichkeit der Fingergelenke.
  - Endoprothese (➤ 4.4.7).

4.4.3.3 Physiotherapie

Struktur- und Funktionsebene (ICF):

- **Ziele:**
  - Schmerzreduzierung (Ruhe- und Bewegungsschmerz),
  - Verbesserung der Gelenkbeweglichkeit/Reduktion der Steifheit,
  - Vermeiden von Fehlhaltungen, auch der Nachbargelenke,
  - Vermeiden von Konturveränderungen der Hand- und Fingergelenke,
  - Kontrakturprophylaxe.
- **Maßnahmen:**
  - Gelenkspezifische Übungen zur schonenden Verbesserung des Bewegungsausmaßes (ROM ➤ 2.1.5.1),
  - Kräftigung der gelenksumgebenden Muskulatur (z. B. PNF ➤ 3.7.3, mit Geräten),
  - Ausdauertraining (➤ 3.6.8) → ADL,
  - Koordinationstraining (➤ 3.6.10) für ein zielgerichtetes Bewegen der Hand,
  - Training der Feinmotorik mit verschiedenen Materialien/Handbädern,
  - MT (➤ 3.5) zur Erweiterung des Bewegungsausmaßes sowie zur Schmerzlinderung,
  - Kälte- und Wärmetherapie (➤ 3.15) zur Schmerzlinderung und Beeinflussung des Muskeltonus,
  - Weichteiltechniken zur Detonisierung der Muskulatur z. B. Massagen (➤ 3.14), Hold-Relax-Techniken,
  - Elektrotherapie (➤ 3.16.1), Ultraschalltherapie (➤ 3.16.2),
  - Tapeanlage (➤ 3.13.2).

Aktivitäts- und Partizipationsebene (ICF):

- **Ziele:**
  - Edukation zum Gelenkschutz, z. B. Vermeiden von Fehl- und Zwangshaltungen sowie mechanischer Überlastung,
  - Schulung von Gebrauchsbewegungen (z. B. Greifübungen),
  - Erhalt und Wiederaufnahme von ADL (Selbstversorgung, z. B. Körperpflege, Kochen),
  - Steigerung der Mobilität (z. B. Bewegen/Heben/Tragen von Gegenständen),

4

- Förderung der Partizipation (Gemeinschaftsleben, Berufsausübung, Freizeitaktivitäten).
- **Maßnahmen:**
  - ADL-Training,
  - Schulung von Grob- und Feinmotorik,
  - Patientenedukation (z. B. Hilfsmittel im Alltag ➤ 4.5.7, Gelenkschutz ➤ 7.8, Information über die Erkrankung),
  - Anleitung zur Selbstkontrolle (z. B. Vermeiden von Schon- und Zwangshaltungen sowie Überlastungen),
  - arbeitsplatz- und sportartspezifische Beratung (Arbeitsplatzergonomie ➤ 3.1.7),
  - Einsatz orthopädischer Hilfsmittel, z. B. Schienen, aber auch Empfehlungen zu Hilfsmitteln für den Alltag (➤ 4.9).

Evidenz-/Bewertungslage der angewendeten Therapiemethoden: ➤ Link am Kapitelende.

4.4.4 Rhizarthrose

Epidemiologie und Ätiologie: Bei der Rhizarthrose handelt es sich um eine Arthrose im Daumensattelgelenk, unter welcher 10 % der Gesamtbevölkerung leiden. Sie kann im Rahmen einer Polyarthrose, aber auch isoliert auftreten. Häufig sind Frauen nach der Menopause betroffen (Niethard et al. 2014).

4.4.4.1 Klinischer Befund

- **Symptome:**
  - Bewegungsschmerz, z. T. auch nächtliche Schmerzen,
  - Kraftverlust,
  - Einschränkungen bei ADLs wie dem Festhalten von Gegenständen oder dem Aufdrehen von Flaschendeckeln,
  - im fortgeschrittenen Stadium deutliche Bewegungseinschränkung.
- **Diagnostik:**
  - Eingeschränkte Beweglichkeit des Daumensattelgelenks, v. a. Abduktion und Opposition,
  - Gelenkspaltverschmälerung mit subchondraler Sklerosierung und gelenknaher Zystenbildung im Röntgenbild (➤ 2.4.14) sichtbar, die Klassifikation in Abhängigkeit der Ausprägung dieser Veränderungen ist in ➤ Tab. 4.4.2 angegeben.

Tab. 4.4.2 Radiologische Klassifikation der Rhizarthrose nach Eaton et al. (zitiert nach Szalay et al. 2011, S. 237).

Stadium 1	• Normale Gelenkkontrakturen, • erweiterter Gelenkspalt (Erguss).
Stadium 2	• Geringe Gelenkspaltverschmälerung, • evtl. vorhandene Gelenkfragmente < 2 mm.
Stadium 3	• Sklerotische und zystische Veränderungen im subchondralen Knochen, • Osteophyten > 2 mm, • Zerstörung des Daumensattelgelenks, • normale trapezioskaphoidale Gelenkfläche.
Stadium 4	• Verschleiß der trapeziometakarpalen Gelenkfläche, • degenerative Veränderungen im Bereich der trapezioskaphoidalen Gelenkfläche.

4.4.4.2 Therapie

- **Konservativ:**
  - Antiphlogistika (➤ 1.6.8.1),
  - Ruhigstellung in Orthesen (➤ 4.9.2),
  - Ergotherapie.
- **Operativ:**
  - Goldstandard: Resektionsinterpositionsarthroplastik nach Epping, postoperativ vierwöchige Ruhigstellung (80 % gute bis sehr gute Ergebnisse sowie entsprechende Patientenzufriedenheit) (Szalay et al. 2011),
  - Weitere:
    - Synovialektomie,
    - alleinige Trapezektomie,
    - Denervierung,
    - Arthrodese,
    - Endoprothese (➤ 4.4.7),
    - Pyrocarbonspacer als Trapeziumersatz.

4.4.4.3 Physiotherapie

Bei der postoperativen Nachbehandlung gibt es kein einheitliches Nachbehandlungskonzept (Wolfe et al. 2014) (Evidenz-/Bewertungslage: ➤ Link am Kapitelende).

4.4.5 Morbus Dupuytren

Epidemiologie und Ätiologie: Morbus Dupuytren (MD) (Synonym: Dupuytren Faszienfibrose, Dupuytren-Krankheit) ist eine chronische Erkrankung, für die keine kausale Therapie verfügbar ist. Ihre Prävalenz beträgt weltweit 8 %. Männer sind häufiger betroffen als Frauen. Die Ursache des Morbus Dupuytren ist bislang unbekannt. Genetische Faktoren scheinen maßgeblich für die Entstehung der Erkrankung verantwortlich zu sein. Daneben erhöhen weitere Faktoren das Erkrankungsrisiko, wie z. B. Diabetes mellitus, Lebererkrankungen, Epilepsien und langjährige Arbeit mit vibrierenden Werkzeugen (Ruettermann et al. 2021). Beim Morbus Dupuytren kommt es zu einer nicht erklärbaren schmerzlosen Schrumpfung und Verkürzung der Palmaraponeurose der Hohlhand. Knötchen- und Strangbildung führen zu einer fortschreitenden Beugekontraktur der Finger, bevorzugt am 4. und 5. Strahl. Das entsprechende Krankheitsbild wird am Fuß als Ledderhose-Syndrom bezeichnet.
In Abhängigkeit des Schweregrads ist die Fingergelenkstreckung eingeschränkt (➤ Tab. 4.4.3). Die Veränderungen werden vom Patienten oft erst bemerkt, wenn seine Finger z. B. beim Handschuhanziehen hängen bleiben.

Klassifikation:

Tab. 4.4.3 Stadieneinteilung des Morbus Dupuytren (nach Ruettermann et al. 2021), *: Summe der Streckdefizite aller Gelenke des am stärksten betroffenen Fingers.

Stadium	nach Tubiana*	nach Meyerding	nach Iselin
0	keine Fibrosen/ Streckdefizit		
N	Fibrosen, kein Streckdefizit		
N/1	Fibrosen, Streckdefizit ≤ 10°		
1	Fibrosen, Streckdefizit 10°–45°	Fibrosen, keine funktionelle Einschränkung	Fibrosen in Hohlhand, kein Streckdefizit

4

Stadium	nach Tubiana*	nach Meyerding	nach Iselin
2	Fibrosen, Streckdefizit 45°–90°	Fibrosen mit geringer Kontraktur im Grundgelenk	Fibrosen mit Kontraktur im Grundgelenk
3	Fibrosen, Streckdefizit 90°–135°	Fibrosen im Mittelglied, Kontraktur in Grund- und Mittelgelenk	Fibrosen mit Kontraktur in Grund- und Mittelgelenk
4	Fibrosen, Streckdefizit ≥ 135°	Überstreckungskontraktur des Endgelenks	Fibrosen mit fortgeschrittener Kontraktur in Grund- und Mittelgelenk und Überstreckung des Endgelenks

4.4.5.1 Klinischer Befund

- **Symptome:**
  - Schmerzfreiheit,
  - Zunahme von Gewebesträngen, Knötchenbildung (häufig erst bemerkt, wenn die Greiffunktion behindert wird),
  - Beugekontraktur der Fingergelenke MCP und PIP von 45–135°,
  - im schlimmsten Fall Überstreckung des DIP.
- **Komplikationen:**
  - Rezidive,
  - Wundinfektion,
  - bleibende Kontraktur,
  - komplexes regionales Schmerzsyndrom, CRPS (➤ 4.4.6, ➤ 15.3.2.3.2).

4.4.5.2 Therapie

- **Konservativ:**
  - Laut Niethard et al. (2014) ist die konservative Behandlung des M. Dupuytren ohne Bedeutung,
  - Therapieauswahl sollte gemeinsam mit dem Patienten entschieden werden (Ruettermann et al. 2021),
  - für die Maßnahmen Schienen, Ultraschall, MT, Wärme, Querfriktionen, Dehnung und Übungen besteht nur ein geringer Wirksamkeitsnachweis (geringe Probandenzahl, heterogenes Design und limitierte Evidenz) (Ball et al. 2016, Ruettermann et al. 2021),
  - Strahlentherapie hemmt die proliferierenden Fibroblasten und kann in frühen Erkrankungsstadien eine weitere Progression verhindern, in fortgeschrittenere Stadien zumindest die Progression verzögern (ebd.).
- **Operativ:**
  - OP-Indikation besteht, sobald sich Kontrakturen entwickelt haben, die der Patient als funktionelle Beeinträchtigung empfindet (Ruettermann et al. 2021).
- **Prognose:**
  - Bei Kontrakturen führt eine minimalinvasive Behandlung fast immer zu guten postoperativen Ergebnissen (schnelle Genesung und Rückkehr in den Alltag). Nachteil sind auftretende Rezidive, die jedoch durch eine erneute Therapie erfolgreich behandelt werden können.
  - Bei schweren Primärkontrakturen (gesamtes Extensionsdefizit ≥ 90° und isolierter PIP-Kontraktur ≥ 60°) sind minimalinvasive Eingriffe weniger effektiv.
  - Eine individuelle Vorhersage des natürlichen Verlaufs und Rezidivrisikos ist bislang nicht möglich (ebd.).

4.4.5.3 Physiotherapie

Lopatecki (2003) gibt folgende Empfehlung für die Nachbehandlung der operativen Versorgung (➤ 4.4.5.2) des Morbus Dupuytren in den Stadien 1 bis 4:

- Stadium 1:
  - Ab 1. postoperativem Tag: Frühfunktionelle PT der Finger für drei Wochen,
  - evtl. MDL (➤ 3.11.5.1).
- Stadium 2:
  - PT,
  - MDL,
  - Kryotherapie (➤ 3.15.4).
- Stadium 3:
  - Wie in Stadium 2,
  - bei Bewegungseinschränkungen aufgrund von Narbenbildung zusätzlicher Einsatz einer Nachtlagerungsschiene für 4–6 Monate.
- Stadium 4:
  - Intensive PT-Nachbehandlung für 6 Monate,
  - Nachtlagerungsschiene,
  - Fingerbewegungsschiene.

4.4.6 Komplexes regionales Schmerzsyndrom

Epidemiologie und Ätiologie: Das komplexe regionale Schmerzsyndrom (Synonyme: Morbus Sudeck, Sympathische Reflexdystrophie, Algodystrophie, engl. complexe regional pain syndrome, CRPS) ist ein Symptomkomplex, der bei Patienten nach einem Trauma oder einer OP auftritt. In der Literatur gibt es widersprüchliche Angaben zur Inzidenz, sie reichen von 0,03 % bis über 30 % (Maihöfner 2014).

10 % der CRPS entstehen nach Bagatelltraumen und 5–10 % entwickeln sich spontan. Eine Korrelation zwischen der Schwere des Traumas und der Ausprägung des CRPS ist nicht zu beobachten. Es handelt sich um ein Beispiel für eine psychosomatische Schmerzkrankheit (➤ 15.3.2.3.2).

Das CRPS lokalisiert sich im distalen Bereich einer Extremität und tritt bevorzugt an Hand/Unterarm, seltener an Fuß/Unterschenkel sowie an der WS auf (obere Extremität doppelt so häufig betroffen wie die untere). Frauen sind doppelt so häufig betroffen wie Männer.

Bei 70 % der Patienten entwickelt sich ein „warmes CRPS" (Beginn z. B. mit einer warmen Hand, die erst später kalt wird) und bei 30 % der Patienten ein initial „kaltes CRPS" (der betroffene Bereich ist von Beginn an kalt). Die Prognose ist bei einem „kalten CRPS" ungünstiger.

Klassifikation: Brunner (2017) beschreibt die Nomenklatur des CRPS. Die Manifestation tritt mit einer Latenzzeit von sechs Wochen nach einem auslösenden Ereignis auf. Das CRPS wurde ursprünglich in drei Subtypen eingeteilt:

- CRPS 1 (früher Algodystrophie, M. Sudeck) → kein Nervenschaden,
- CRPS 2 (früher Kausalgie) → substanzieller Nervenschaden, der elektrophysiologisch oder durch andere definitive Anzeichen nachgewiesen wurde,
- CRPS NOS (engl. not otherwise specified) → wurde für Patienten eingeführt, bei denen ein CRPS diagnostiziert wurde, aber die Kriterien im weiteren Verlauf nicht mehr erfüllt werden. Die Nomenklatur „CRPS NOS" hat sich nicht durchgesetzt und findet daher im klinischen Alltag kaum Anwendung.

Die Klassifikation in CRPS1 und CRPS2 sowie die Unterscheidung anhand der Hauttemperatur zu Beginn der Erkrankung wird auch von der aktuellen Leitlinie – Diagnostik und Therapie komplexer regionaler Schmerzsyndrome 2018 empfohlen.

Pathophysiologie: Verschiedene Mechanismen führen zur klinischen Manifestation eines CRPS. Pathophysiologisch wird ein Circulus vitiosus beschrieben: Neurogene Entzündung, pathologische sympathikoafferente Kopplung und neuroplastische Veränderungen im ZNS.

- **Neurogene Entzündung/Inflammation:**
  - Erhöhung proinflammatorischer Zytokine, Neuropeptide wie Substanz P (Ödembildung) und calcitonin gene related peptide (CGRP) (Überwärmung/Rötung der Haut).
- **Sympathisches Nervensystem:**
  - Die autonomen Störungen weisen auf eine Beteiligung des sympathischen Nervensystems hin. Die Überwärmung im Akutstadium ist auch die Folge einer Inhibition der sympathischen Vasokonstriktorneuronen mit entsprechender Vasodilatation.
  - Zunehmend wird die ursächliche Beteiligung des sympathischen Nervensystems angezweifelt, denn bei chronischen CRPS-Patienten reicht die Vorstellung einer Bewegung aus, um den Sympathikus zu aktivieren (de Souza et al. 2015).
- **Maladaptive kortikale Plastizität:**
  - Handschuh- oder strumpfförmige Sensibilitätsstörungen deuten auf eine Beteiligung des ZNS hin, da sie nicht dem Innervationsgebiet eines einzelnen peripheren Nervs zugeschrieben werden können.
  - Sichtbar ist eine drastische Verkleinerung der Region der CRPS-Hand im kontralateralen somatosensorischen Kortex. Die kortikalen Veränderungen sind prinzipiell unter einer suffizienten Therapie reversibel.
  - Neglect-ähnliche Symptomatik (➤ 8.2.2.6.4) → Der Patient vernachlässigt die betroffene Extremität.

4.4.6.1 Klinischer Befund

- **Symptome** (Maihöfner 2014): Das klinische Bild variiert teilweise stark von Patient zu Patient. Das CRPS setzt sich aus der Trias von autonomen, motorischen und sensiblen Störungen zusammen.
  - **Autonome Funktionsstörung:**
    - Generalisiertes Ödem (bei 80 % der Patienten),
    - veränderte Hautdurchblutung,
    - rötliche, livide Hautverfärbung,
    - Temperaturseitendifferenz (bei 80 % der Patienten),
    - gestörte Schweißsekretion (bei 55 % der Patienten),
    - trophische Störung: Die Haut wird zunehmend glänzend, dünn, straff und glatt, die Nägel werden steifer und brüchiger, die Haare werden rauer (bei 30–40 % der Patienten).
  - **Motorische Funktionsstörungen:**
    - Motorische Schwäche bei nahezu allen Patienten (Beweglichkeit evtl. zusätzlich durch das entstandene Ödem eingeschränkt, im späteren Verlauf auch durch Kontrakturen und Fibrosen),
    - aktive und passive Bewegungs- und Funktionseinschränkung (Pinzettengriff oder Faustschluss deutlich eingeschränkt),
    - Minderung der groben Kraft,
    - Ruhe-Aktionstremor (ca. 50 % der Patienten),
    - Koordinationsstörung → Greifen eines Gegenstandes gelingt besser unter visueller Kontrolle (Neglect-ähnliche Symptomatik ➤ 8.2.2.6.4, ➤ 15.3.2.3.2),
    - Myoklonien oder Dystonien (bei 30 % der Patienten mit CRPS II).
  - **Sensible Funktionsstörungen:**
    - Handschuh- oder strumpfförmige Ausprägung,
    - Spontanschmerzen,
    - Schmerzqualität: brennend, ziehend oder stechend,
    - tiefe Schmerzen (Muskulatur und Knochen, bei 68 % der Patienten),

- oberflächliche Schmerzen (Haut, bei 32 % der Patienten),
- belastungsabhängige Schmerzen,
- Allodynie, Dysästhesie, Hyperästhesie,
- Orthostasephänomen: Der Schmerz verstärkt sich, wenn die Extremität nach unten hängt, der Schmerz verbessert sich, wenn die Extremität hoch gelagert wird.
- Die Schmerzen können sich auch durch Aufregung, Anstrengung und Temperaturänderung verstärken.

- **Diagnostik:**
  - Klinisch-neurologische Untersuchung nach den Budapest-Kriterien (Sensitivität 0,99 %, Spezifität 0,68 %),
  - apparative Untersuchungen (➤ 2.4) lediglich zur Unterstützung empfohlen:
    - Konventionelle Röntgenaufnahmen (➤ 2.4.14) zur Verlaufsdokumentation,
    - Ergebnisse einer 3-Phasen-Knochenszintigrafie als prognostischer Wert,
    - MRT (➤ 2.4.16) zur differenzialdiagnostischen Abgrenzung sowie zum Frakturnachweis,
    - quantitative sensorische Testung zur Orientierung,
    - Laborchemie (➤ 2.4.13) zum Ausschluss anderer Pathologien,
    - elektrophysiologische Messungen: Normalbefund bei CRPS Typ 1, bei CRPS Typ 2 zeigen sich bei 24 % der CRPS-Patienten eine gestörte sensible und bei 46 % eine gestörte motorische Nervenleitgeschwindigkeit.
    - Infrarotthermografie ist wenig geeignet, da sich eine Temperaturdifferenz auch bei Gesunden zeigt.

Cave

Besteht eine Woche nach Radiusfraktur eine Schmerzstärke von ≥ 5 auf einer Skala von 0–10, ist das Risiko für ein CRPS erhöht (Birklein et al. 2018). In diesem Fall ist eine umgehende ärztliche Abklärung erforderlich.

4.4.6.2 Therapie

Die Therapie des CRPS sollte individuell und multidisziplinär angelegt sein. In der Akutphase ist sie auf die Vermeidung einer Chronifizierung ausgerichtet (Maihöfner 2014). Therapieempfehlungen der S1 Leitlinie – Diagnostik und Therapie komplexer regionaler Schmerzsyndrome (CRPS), 2018 – Deutsche Gesellschaft für Neurologie:

- **Nicht medikamentös:**
  - Die Wirksamkeit einer interdisziplinären rehabilitativen Therapie ist nachgewiesen,
  - funktionelle Rehabilitation basiert auf PT (➤ 4.4.6.3) und Ergotherapie:
    - PT orientiert sich an den individuellen Beschwerden des Patienten,
    - Ziel der PT ist die Kompensation pathologischer Bewegungsmuster und Wiedererlangung der Funktion,
    - Vorbeugen von Sekundärschäden, z. B. Kontrakturen durch erlernten Nichtgebrauch,
  - Psychotherapie (➤ 15.3.2.3.2).
- **Medikamentös:**
  - Bisphosphonate zur Schmerzreduktion und Funktionsverbesserung,
  - Einsatz von Steroiden bei früh entzündlichem CRPS (typische Symptomatik: Rötung, Überwärmung, Ödembildung),
  - ggf. N-Acetylcystein (NAC) bei kaltem CRPS möglich, allerdings geringe Evidenz.
- **Invasive Therapieformen:**
  - Sympathikusblockade (Studienlage zeigt keinen eindeutigen positiven Effekt),

- rückenmarksnahe Elektrostimulation (engl. spinal cord stimulation, SCS) (Wirksamkeitsnachweis bei spezifischer therapieresistenter Patientengruppe, allerdings keine breite Anwendungsempfehlung aufgrund unzureichender Studienlage),
- ggf. Elektrostimulation der Spinalganglion (engl. dorsal root ganglion, DRG-Stimulation) an der LWS als Alternative zur SCS.

- **Prognose:** Der Behandlungserfolg hängt vom frühzeitigen Beginn der interdisziplinären Therapie ab. Realistische Therapieziele sind die Schmerzkontrolle und weitgehende Wiedererlangung der Funktion. Allerdings bleibt häufig eine Restsymptomatik und eingeschränkte Belastbarkeit bestehen, wodurch die Wiedereingliederung insbesondere in körperlich anstrengende Berufe erschwert ist (Birklein et al. 2018).

Erfolg versprechend ist eine Therapie, die den multifaktoriellen Symptomen und den verschiedenen pathophysiologischen Konzepten Rechnung trägt. Die Behandlung ist generell langwierig und sollte so früh wie möglich begonnen werden – unter Beachtung der Schmerzgrenze. Die Basis der Behandlung ist die nicht medikamentöse Therapie. In der Akutphase ist das CRPS gut therapierbar, in der chronischen Phase stellt es eine therapeutische Herausforderung dar (Birklein et al. 2018, Maihöfner 2014).

4.4.6.3 Physiotherapie

Funktions- und Strukturebene (ICF):

- **Ziele:**
  - Schmerzreduzierung,
  - Erhöhung der Gelenkbeweglichkeit,
  - Gelenkstabilisation,
  - Erhöhung von Muskelkraft und -ausdauer,
  - Stabilisierung des Muskeltonus,
  - Stabilisierung der Strukturen des Rumpfs und der oberen Extremität (v. a. des Handgelenks),
  - Ödemreduzierung,
  - Desensibilisierung der Hand,
  - Wahrnehmungsschulung an der betroffenen Extremität.
- **Maßnahmen:**
  - MT (➤ 3.5) zur Erweiterung des Bewegungsausmaßes und zur Schmerzlinderung,
  - Weichteiltechniken (z. B. Hold-Relax-Techniken, Querfriktion, Funktionsmassage ➤ 3.14.1.7.6) zur Detonisierung der Muskulatur,
  - aktives Bewegen des Handgelenks sowie der angrenzenden Gelenke,
  - Koordinationstraining (z. B. auf instabilen Unterlagen, Schulung der Präzision der Bewegung, Schulung von Stützaktivitäten ➤ 3.6.10),
  - Schulung der Kraft (z. B. PNF ➤ 3.7.3, rhythmische Bewegungseinleitung, bilaterale Armpattern, mit Geräten usw.),
  - Sensibilitätsschulung (z. B. Fühlen unterschiedlicher Materialien mit offenen und geschlossenen Augen, Materialbäder z. B. aus Erbsen oder Mohn, CO_2-Bäder, Bürsten),
  - Graded motor imagery (**Cave:** Kann auch zu einer Schmerzverstärkung führen.),
  - Spiegeltherapie (➤ 5.3.2.3.2), beste Wirksamkeit in der Akutphase sowie bei einem CRPS, das infolge eines Apoplex (➤ 8.4.1.1) entstanden ist,
  - Dehntechniken (➤ 3.5.7), Antagonisten-Hemmung, Nervengleitübungen,
  - Wärme- und/oder Kältetherapie (➤ 3.15),
  - Elektro- und Ultraschalltherapie (➤ 3.16), z. B. Iontophorese, TENS,
  - Behandlung des Rumpfs zur Sympathikusdämpfung,

- MLD (➤ 3.11.5.1) zur Reduzierung der Ödeme,
- elastisches Taping (➤ 3.13.2).

Aktivitäts- und Partizipationsebene (ICF):

- **Ziele:**
  - Erhalt/Wiederaufnahme von ADLs (u. a. tägliche Routine, Selbstversorgung),
  - Erhöhung der Mobilität (u. a. Wechsel der Körperposition, Nutzen von Transportmitteln, Bewegen/Heben/Tragen von Gegenständen),
  - Erhalt/Erreichen von Partizipation (u. a. Berufsausübung, Hobby, Gemeinschaftsleben),
  - Verbesserung der Feinmotorik,
  - Abbau von Angst vor Bewegung,
  - Einbeziehen der Angehörigen in den Behandlungsprozess.
- **Maßnahmen:**
  - ADL-Training,
  - Schulung der Grob- und Feinmotorik,
  - Anleitung zur Selbstkontrolle (z. B. Vermeiden einer Schonhaltung, Überlastung vermeiden, Erarbeitung einer aufrechten Körperhaltung),
  - Patientenedukation:
    - Information zur Erkrankung,
    - Schulung und Anleiten zum Eigentraining/selbstständigen Üben,
    - Reduzierung der Ängste,
  - Arbeitsplatzberatung,
  - sportartspezifisches Training,
  - evtl. Hilfsmittelversorgung (z. B. Anziehhilfe, Essbesteck).

Hinweise zum Umgang mit „chronischen Schmerzpatienten" in der PT: ➤ 15.3.2.3.2

Evidenz-/Bewertungslage der angewendeten Therapiemethoden: ➤ Link am Kapitelende.

4.4.7 Handendoprothetik

■ Versorgung mit Handgelenksendoprothese

Die Implantation einer Handgelenksendoprothese ist gut zu überlegen. Grundsätzlich sollte sie erst angestrebt werden, wenn alle konservativen Therapieoptionen ausgeschöpft sind. Dann ist sie nur bei Patienten indiziert, die ihre Hand leichten manuellen Belastungen aussetzen. Bei jungen Patienten, die im Alltag oder beruflich ihre Hand schwer belasten, ist die Handgelenksarthrodese (➤ 4.4.3.2) das Mittel der Wahl (Eichinger 2007).

Die Vorteile einer Handgelenksendoprothese:

- Erhalt einer eingeschränkten Beweglichkeit,
- gute Schmerzlinderung bis vollständige Schmerzfreiheit möglich. Schmerzfreiheit kann durch die Panarthrodese jedoch nicht garantiert werden (Knie et al. 2021).

Evidenz-/Bewertungslage der Versorgung mit Handgelenksendoprothese und PT-Nachbehandlung: ➤ Link am Kapitelende.

■ Versorgung mit Fingerendoprothese

Die endoprothetische Versorgung hängt vom Zustand der Beuge- und Strecksehnen sowie der lokalen Kapsel-Bandstrukturen ab. Insbesondere bei Erkrankungen des rheumatischen Formenkreises (➤ 7) spielen die Weichteile für die Prognose eine entscheidende Rolle, da es durch die OP zu einer Irritation des Gewebes kommen und in der Folge u. U. eine Fibrosierung ausgelöst werden kann. Die Ziele des Gelenkersatzes durch Endoprothesen sind weitgehende Schmerzreduzierung und Korrektur von Deformitäten der betroffenen Hand.

4.4.8 Evidenz-/Bewertungslage

Um größtmögliche Aktualität in der Print- und Online-Version zu gewährleisten, stehen aktuell vorliegende Studien und Leitlinien zu konservativen und operativen Behandlungsmöglichkeiten sowie anschließenden Rehabilitationsmaßnahmen im Online-Zusatzmaterial (➤ QR-Code) zur Verfügung.

Evidenzangaben

Literatur

4.5 Hüftgelenk

Oliver Merz, Michael Robert

Das Hüftgelenk (Articulatio coxae) ist ein gewichtstragendes Kugelgelenk (Articulation spheroiedea) mit drei Bewegungsachsen und somit drei Freiheitsgraden. Die **Bewegungsmöglichkeiten** umfassen:

- Beugung und Streckung (Flexion und Extension),
- Abduktion und Adduktion (seitlich Abspreizen und Anziehen),
- Innenrotation und Außenrotation.

Die **Gelenkpfanne** wird aus den drei Anteilen des Hüftbeins (Os coxae) gebildet:

- Darmbein (Os ilium),
- Sitzbein (Os ischii),
- Schambein (Os pubis).

Der **Gelenkkopf** (Caput femoris) ist Teil des Femurs (Oberschenkelknochen) und durch den Winkel zwischen Schenkelhals und Femurschaft nach medial ausgerichtet. Dieser Winkel wird als **Kollodiaphysenwinkel** oder als CCD-Winkel (Centrum-Collum-Diaphysen-Winkel) bezeichnet. Er beträgt bei Neugeborenen etwa 150°, bei Erwachsenen etwa 126° (Putz u. Pabst 2004). Der Winkel verkleinert sich also mit zunehmendem Alter. Der Hüftgelenkskopf ist gegenüber dem distalen Femur etwas nach ventral ausgerichtet. Der Winkel dieser Ausrichtung wird als **Antetorsionswinkel** bezeichnet und beträgt bei Kleinkindern ca. 30° und verkleinert sich bei Erwachsenen auf etwa 14° (ebd.).

4.5.1 Physiotherapeutischer Befund bei Erkrankungen des Hüftgelenks

4.5.1.1 Anamnese

- Hauptproblem aus Sicht des Patienten erfassen (Hinweise auf Symptomquellen, Einschränkungen der ADL),
- Körpertabelle (Bodychart; Erfassen der Symptome),
- Symptomgeschichte (aktuelle Geschichte und Vorgeschichte),
- 24-Stunden-Verhalten der Symptome,
- Stärke und Irritierbarkeit der Symptome,

- Krankheitsanamnese:
  - Aktuelle Anamnese (➤ 2.1.2) und Vorgeschichte (z. B. Hüftdysplasie),
  - Vorliegen von Fehl-/Überbeanspruchung,
  - Beginn der Symptome (langsam oder plötzlich?),
  - Symptomverlauf weist möglicherweise nicht auf eine aktuelle primäre Symptomquelle im Bereich der Hüfte hin (z. B. bei Patienten mit einer Geschichte lumbaler Beschwerden).
- Spezielle Fragen:
  - Allgemeine Gesundheit,
  - stabiles Körpergewicht,
  - Medikamentenanamnese (➤ 2.1.2.3),
  - bisherige medizinische Befunde,
  - Screeningfragen zur urogenitalen und intestinalen Funktion (Red Flag: Rückenmarks- bzw. Cauda-equina-Zeichen) (Hengeveld u. Banks 2005).

Detailliertere Angaben zu diesen einzelnen Anamnesepunkten werden im Kapitel zum Maitland® Konzept aufgeführt (➤ 3.5.3.5.1).

4.5.1.2 Funktionsuntersuchung

Aktuelle Symptome: Abklären momentaner Beschwerden (present pain).

Inspektion:
- Statik und Beinachsen,
- funktionelle Demonstration, wenn erforderlich mit Differenzierung.

Cave

Planung vor der Überprüfung der aktiven Bewegung neu überdenken: Passt die bisher erhaltene Information aus Anamnese (➤ 4.5.1.1) und Untersuchung (aktuelle Symptome, Inspektion) zusammen oder besteht möglicherweise Anlass zu speziellen Vorsichtsmaßnahmen?

Aktive Bewegungen (meist gewichtstragend):
- Ganganalyse (➤ 2.3),
- Einbeinstand,
- belastete Rotation,
- belastete Abduktion im Spreizstand,
- belastete Extension,
- Kniebeuge (Hüfthocke, engl. squatting),
- Stufe auf- und abwärtsgehen,
- Verstärkung der Belastung ist bei weiterem Informationsbedarf möglich (z. B. durch Bewegungswiederholung, Gewichte oder isometrische Tests).

Zusätzliche Tests:
- Neurologische Untersuchung (➤ 8.2) (z. B. bei Hinweisen auf eine radikuläre Beeinträchtigung),
- Beurteilung der Rekrutierungsmuster (auch während der aktiven Tests, wie z. B. tiefe Kniebeugen s. o.),
- Muskellänge und -funktion.

Palpation:
- Ertastet werden können u. a.:
  - Knöcherne Referenzpunkte,
  - Temperatur,
  - Schwellungen,
  - A. femoralis,
  - Leistenlymphknoten,
  - Druckempfindlichkeiten der periartikulären Muskulatur,
  - Bursen.

- Palpation in RL:
  - Palpation des Leistenbandes (Lig. inguinale) zwischen der Spina iliaca anterior superior (SIAS) und dem Tuberculum pubicum mit mehreren Fingern quer zum Faserverlauf (Laekeman Kreutzer 2009),
  - Trochanter major,
  - Palpation der Ansätze von M. gluteus medius et minimus.
- Palpation in BL (Laekeman Kreutzer 2009):
  - Crista iliaca,
  - Spina iliaca posterior superior (SIPS),
  - Tuber ischiadicum,
  - Os sacrum,
  - Caput femoris,
  - Trochanter major,
  - M. gluteus maximus,
  - Bursa trochanterica musculi glutei maximi,
  - Tractus iliotibialis.

Passive physiologische Bewegungen:
- Flexion,
- in 90° Flexion Außen- und Innenrotation,
- in Extension Innen- und Außenrotation,
- Flexion/Adduktion, auch mit Variationen (z. B. zusätzlich Innenrotation bei V. a. femoroacetabuläres Impingement, FAI ➤ 4.5.2),
- Patrick-Zeichen (Synonyme: Viererzeichen, Hyperabduktionstest; Hüftabduktion des angestellten Beins).

Neurodynamische Tests (➤ 3.5.4.6):
- Straight leg raise (SLR),
- Prone knee bend (PKB),
- Slump Test.

Passive Zusatzbewegungen:
- Abhängig von der klinischen Hypothese,
- einschließlich Wiederbefund.

4.5.1.3 Erste Behandlung

Screening-Tests für andere Bereiche (z. B. Überprüfung der LWS), um einen Einfluss aus der jeweiligen Region auf die bestehende Problematik ausschließen zu können. Im Laufe der ersten drei Behandlungen sollten alle Strukturen untersucht werden, die als mitverantwortlich für die bestehende Symptomatik infrage kommen (LWS, ISG, BWS, Neurodynamik, ggf. weitere).

> Allgemein sollte ein Patient am Ende der ersten Sitzung darauf hingewiesen werden, dass auch eine Verschlechterung seiner Symptome durch die abgelaufene Untersuchung und Probebehandlung möglich ist.

4.5.2 Femoroazetabuläres Impingement-Syndrom

Das femoroazetabuläres Impingement-Syndrom (FAI-Syndrom) ist eine bewegungsabhängige Störung des Hüftgelenkes. Während der Bewegung kommt es aufgrund von morphologischen Veränderungen der Gelenkpfanne und/oder des Schenkelhals zum knöchernen Anschlag. Entsprechend der Morphologie werden Pincer- und Cam-FAI-Syndrom voneinander unterschieden (Griffin et al. 2016). Typische Symptome sind ein bewegungs- und belastungsabhängiger, tiefsitzender Leistenschmerz und eine eingeschränkte Beweglichkeit des Hüftgelenks. Die repetitive mechanische Belastung kann zu Verletzungen des Labrums und des Knorpels führen (Ishøi et al. 2019, 2021, Liu et al. 2017, Wyles et al. 2017). Betroffen sind häufig sportlich aktive Personen im jüngeren bis mittleren Alter (Kemp et al. 2020). Durch das Beschwerdebild sind Aktivitäten und Lebensqualität eingeschränkt (Griffin et al. 2016, Ishøi et al. 2021). Mithilfe von bildgebenden Verfahren ist das FAI-Syndrom von einer azetublärer Dysplasie und/oder Hüftinstabilität sowie Knorpel- und/oder Lambrumverletzungen bei unauffälliger knöcherner Morphologie abzugrenzen (Reiman et al. 2020).

Einteilung:

- **Pincer-FAI:** Das Pincer-FAI (Beißzangen-FAI) wird als linearer Kontakt zwischen Pfannenrand und dem Kopf-Hals-Übergang beschrieben (Leunig u. Ganz 2012).
  - Häufigste Form ist ein lokal begrenztes Impingement bei Retroversion der Pfanne und daraus resultierender übermäßiger vorderer Überdachung (➤ Abb. 4.5.1). Bei Beugung und Beugung-Innenrotation können Rand und Schenkelhals aneinander schlagen. Folgen:
    - Zunächst eine im MRT (➤ 2.4.16) nachweisbare Verplumpung des Labrums (häufig mit einem intralabralen Ganglion verbunden),
    - weiter Knochenapposition des Pfannenrands (verstärkt Überdachung/ Impingement),
    - später osteophytische Randwülste an der Anschlagstelle am Schenkelhals.
  - Vom Pincer-FAI betroffen sind typischerweise Frauen zwischen dem 30.–40. LJ.
  - Der Verlauf wird als langsam, manchmal in Schüben über Jahre hinweg und häufig mit starken Schmerzen verbunden, angegeben (ebd.).
- **Cam-FAI:** Für Leunig und Ganz (2012) kommt die häufig auftretende nichtspherische Ausziehung des Kopfs als Ursache der Cam-FAI (Nockenwellen-FAI) infrage (➤ Abb. 4.5.1). Die zunehmende Beugung und Innendrehung presst dabei den Kopfteil in die Pfanne.
  - Bei Sportarten (z. B. Fußball), bei denen es zu Flexion und Innenrotation unter hoher Geschwindigkeit kommt, entstehen hohe Scherkräfte im Gelenk, welche mit der Zeit den Pfannenknorpel vom subchondralen Knochen und vom Labrum abreißen (ebd.).
  - Der Knorpel des Gelenkkopfs bleibt lange normal, bis die Knorpeldestruktion der Pfanne so großflächig ist, dass der Kopf zu dezentrieren beginnt. Danach zeigen sich auch hier degenerative Veränderungen (ebd.).
  - Diese degenerativen Veränderungen gehen dann allerdings rapide voran und entwickeln sich viel schwerwiegender als bei der Pincer-FAI (s. o.). Ist der Hüftkopf erst dezentriert, hat nach Leunig und Ganz (2012) eine gelenkerhaltende Chirurgie (➤ 4.5.2.2) keine Erfolgsaussichten mehr.
  - Die Betroffenen (meist männlich < 30. LJ) haben lange nur geringe Beschwerden, die nach Leunig und Ganz (2012) häufig als muskulär bedingt fehlinterpretiert und deshalb zu spät richtig diagnostiziert würden.
- **Mixed type:** Kombination morphologischer Veränderungen aus Cam- und Pincer-FAI (s. o.), die bei einem großen Anteil der betroffenen Sportler auftritt (Mascarenhas et al. 2016).

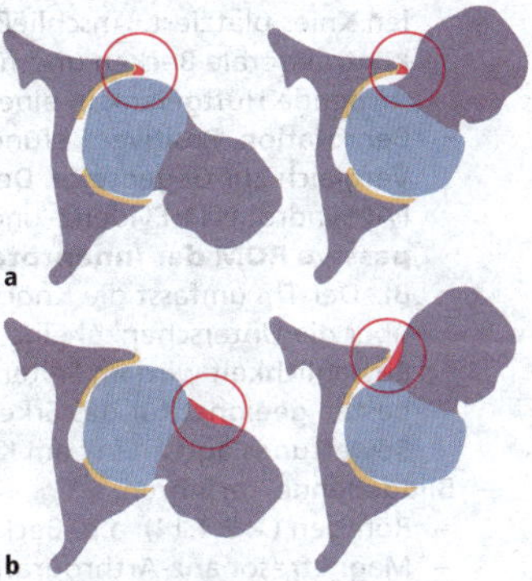

Abb. 4.5.1 Femoroazetabulären Impingement (FAI). Morphologische Veränderungen beim Pincer- (**a**) und Cam-FAI (**b**).

4.5.2.1 Klinischer Befund

- **Symptomatik:**
  - Häufig Leistenschmerzen, die auch in das Knie ausstrahlen können,
  - anfangs während oder nach Belastung unregelmäßig auftretende Beschwerden, später zunehmend kontinuierlicher und stärker werdende Schmerzen.
- **Diagnostik:** Zusammengesetzt aus klinisch anamnestischen Angaben, klinischen Tests und bildgebenden Verfahren:
  - Anamnese (➤ 2.1.2, ➤ 4.5.1.1).
  - Klinische Untersuchung:
    - **Vorderer Impingement-Test:** Der Patient befindet sich in RL. Der Th. führt das zu untersuchende Hüftgelenk bei gebeugtem Knie in 90° Flexionsstellung mit leichter Adduktion. In dieser Position wird eine forcierte Innenrotation wiederholt in unterschiedlichen Beugegraden ausgeführt. Für ein vorderes-oberes Impingement spricht ein Schmerz zwischen 70° und 100° Flexion, für das seltener vorkommendende vordere-untere Impingement ein Schmerz bei deutlich geringerer Flexion (Leunig u. Ganz 2012).
    - **FADIR-Test** (Palsson et al. 2020): Der Patient befindet sich in RL. Der Th. führt das Hüftgelenk bei gebeugtem Knie in maximale Flexion, Innenrotation und Adduktion. Positiver Befund ist die Reproduktion der bekannten Hüft- und/oder Leistenschmerzen. Der Test eignet sich für den Ausschluss eines FAI-Syndroms (➤ Evidenz- und Bewertungslage ➤ Link am Kapitelende).
    - **FABER-Test** (ebd.): Der Patient befindet sich in RL. Das zu untersuchende Bein wird aufgestellt und der Fuß proximal des kontralateralen Knies platziert. Anschließend fixiert der Th. mit einer Hand das kontralaterale Becken und führt mit der anderen Hand das zu untersuchende Hüftgelenk in eine kombinierte Flexion, Abduktion und Außenrotation. Positiver Befund ist die eingeschränkte Beweglichkeit im Vergleich zur Gegenseite. Der Test eignet sich für den Ausschluss eines FAI-Syndroms (➤ Evidenz- und Bewertungslage ➤ Link am Kapitelende).
    - **passive ROM der Innenrotation** (ebd.): Der Patient befindet sich in BL. Der Th. umfasst die Knöchel und führt bei gebeugtem Kniegelenk über die Unterschenkel eine passive Innenrotation der Hüften aus. Die Beweglichkeit wird im Seitenvergleich beurteilt. Dieser Test ist am besten geeignet für das Erkennen eines FAI-Syndroms (➤ Evidenz- und Bewertungslage ➤ Link am Kapitelende).
  - Bildgebende Verfahren:
    - Röntgen (➤ 2.4.14): a.p. Becken, lateral Hüftgelenk,
    - Magnetresonanz-Arthrografie (mit Kontrastmittelinjektion): radiale Schnittsequenzen (Leunig u. Ganz 2012),
    - CT (➤ 2.4.17): dreidimensionales CT,
    - diagnostische Hüftgelenksinfiltration mit einem Lokalanästhetikum.

4.5.2.2 Therapie

- **Konservativ:**
  - PT (➤ 4.5.2.3),
  - Modifikation der sportlichen Aktivitäten.
- **Operativ:**
  - Chirurgische Hüftluxation:
    - exzellente intraoperative Übersicht über Femurkopf und Azetabulum,
    - Entfernung der vermehrten azetabulären Überdachung beim Pincer-Impingement sowie Fixierung des Labrums mit Knochenanker und Fixierung des Trochanter major mit Schrauben.
  - Arthroskopische Therapie (Steimer et al. 2013):
    - Labrumglättung,

  - Labrumteil- und Labrumresektion,
  - Entfernung von Ossifikationen des Labrums,
  - Naht des Labrums,
  - temporäre Ablösung mit anschließender Refixation des Labrums.
- **Prognose:**
  - Die chirurgische Hüftluxation galt lange als Standardbehandlung des FAI-Syndroms (Ganz et al. 2001, Nachwuckwu et al. 2015), wurde jedoch zugunsten der arthroskopischen Therapie abgelöst (Ferreira et al. 2021).
  - In einer Meta-Analyse untersuchten Ferreira et al. (2021) die Effektivität der arthroskopischen Therapie im Vergleich zur konservativen Behandlung. Arthroskopische Eingriffe erzielten bessere Ergebnisse der Hüft-spezifischen Lebensqualität nach 12 Monaten, während nach 24 Monaten kein Gruppenunterschied nachweisbar war. Zudem kritisierten Ishoi et al. (2021), dass die PT-Interventionen in den eingeschlossenen Studien unzureichend beschrieben sind und keine zeitgemäßen PT-Behandlung angenommen werden kann.
  - In einer weiteren Meta-Analyse von Minkara et al. (2019) konnten 87,7 % der Patienten ihre sportliche Aktivität nach dem arthroskopischen Eingriff wiederaufnehmen. Die Re-Operationsrate lag bei 5,5 % und die Komplikationsrate bei 1,7 %.
  - Lindman et al. (2020) bewerteten in einem fünf Jahres Follow-up den Erfolg arthroskopischer Behandlung bei 64 von ursprünglich 79 Leistungssportlern anhand der Wiederaufnahme und dem Leistungsniveau sportlicher Aktivitäten (Fragebogen HSAS 5–8). Nach fünf Jahren waren 54 % der 64 Studienteilnehmenden im Leistungssport aktiv, jedoch reduzierten 77,4 % das Leistungsniveau. Lediglich 21 % erreichten das ursprüngliche Leistungsniveau.

Evidenz- und Bewertungslage für die Tests und Therapiemaßnahmen: ➤ Link am Kapitelende.

4.5.2.3 Physiotherapie

Cave

Red Flags (➤ 2.1.2):
- Hinweise auf radikuläre Neuropathie:
  - Dermatombezogener Beinschmerz,
  - Sensibilitätsstörungen und/oder Paresen,
  - neu auftretende Blasen-Mastdarmstörung,
  - Querschnittsymptomatik (Kopp et al. 2010),
- Trauma,
- Infektion (Fieber, Schüttelfrost, rasche Ermüdbarkeit),
- Hinweise auf einen Tumor:
  - Gewichtsverlust,
  - Krebs in der Vorgeschichte,
  - vermehrte Schmerzen abends und nachts,
  - untypisches Muster der Bewegungseinschränkung,
  - B-Symptomatik (Trias: unerklärliches Fieber > 38°, massiver Nachtschweiß, ungewollter Gewichtsverlust ➤ 10.1.4).

PT-Nachbehandlung eines arthroskopisch versorgten FAI:
- Berücksichtigung einer vorgegebenen Teilbelastung (20 kg) für die ersten zwei Wochen,
- schrittweiser Belastungsaufbau bis zur sechsten Woche,
- Behandlungsregime identisch mit der Nachbehandlung einer Hüft-TEP (➤ 4.5.5.5.1),
- bei Rekonstruktion des Labrums Einhaltung von < 90° Flexion und Vermeidung kombinierter Bewegungen (Innenrotation, Adduktion, Flexion und Extension).

PT-Nachbehandlung eines offen versorgten FAI:
- Berücksichtigung einer schmerzadaptierten Teilbelastung (20 kg) für die ersten zwei Wochen,
- Bewegungsrestriktion in Hyperextension für die erste Woche,
- im Anschluss schrittweiser Belastungsaufbau bis zur sechsten Woche,
- Behandlungsregime identisch mit der Nachbehandlung einer Hüft-TEP (➤ 4.5.5.5.1).

■ **Konservative Physiotherapie**
Struktur- und Funktionsebene (ICF):
- Ziele:
  - Schmerzreduktion,
  - Verbesserung der Beweglichkeit,
  - Vermeidung arthrotischer Gelenkveränderungen.
- Maßnahmen:
  - MT (➤ 3.5),
  - funktionelles Stabilisations-„Re-training"-Programm (Comerford u. Mottram 2001b) unter Einbeziehung der Becken-Bein-Rumpf-Kontrolle:
    - Kräftigung lokaler Stabilisatoren,
    - Ausgleich muskulärer Dysbalancen.

Evidenz-/Bewertungslage für die angewendeten Methoden: ➤ Link am Kapitelende.

4.5.3 Koxarthrose

Koxarthrose (Synonyme: Arthrosis deformans coxae, Osteoarthrose des Hüftgelenks) stellt einen nicht entzündlichen degenerativen Prozess der Gelenkzerstörung dar. Laut der S3 Leitlinie – Koxarthrose, AWMF Leitlinie der Deutschen Gesellschaft für Orthopädie und Orthopädischer Chirurgie (DGOOC) und des Berufsverbandes der Ärzte für Orthopädie (BVO) gehört die Arthrose des Hüftgelenks zu den häufigsten degenerativen Gelenkerkrankungen (Salis-Soglio et al. 1997).

Ätiologie:
- Primäre Koxarthrose:
  - Idiopathisch,
  - beitragende Faktoren, wie unphysiologische Überbelastung oder Bewegungsmangel, können eine Rolle spielen.
- Sekundäre Koxarthrose als Folge einer Vorschädigung, wie z. B.:
  - Hüftdysplasie,
  - FAI-Syndrom (➤ 4.5.2),
  - Perthes-Calvé-Legg-Krankheit (➤ 4.5.4),
  - Epiphyseolysis capitis femoris.

Einteilung:
Radiologische Stadieneinteilung nach Kellgren und Lawrence (1957) in fünf Schweregrade:
- Unauffälliges Röntgenbild (o. B.),
- Grad 1: Osteophyten,
- Grad 2: periartikuläre Ossifikationen,
- Grad 3: Gelenkspaltverschmälerung und subchondrale Sklerosierung,
- Grad 4: Zysten.

Für die **klinische Einteilung der Erkrankungsstadien** werden unterschiedliche Bewertungsfragebogen (Scores), wie z. B. der **SF-36** verwendet, der auch eine Beurteilung der Lebensqualität der Betroffenen einschließt:

> *„Der SF-36 ist ein krankheitsübergreifendes Meßinstrument [sic] zur Erfassung der gesundheitsbezogenen Lebensqualität von Patienten. Der SF-36*

erfaßt [sic] 8 Dimensionen, die sich konzeptuell in die Bereiche ‚körperliche Gesundheit' und ‚psychische Gesundheit' einordnen lassen: Körperliche Funktionsfähigkeit, Körperliche Rollenfunktion, Körperliche Schmerzen, Allgemeine Gesundheitswahrnehmung, Vitalität, Soziale Funktionsfähigkeit, Emotionale Rollenfunktion und Psychisches Wohlbefinden. Mit dem SF-12 steht eine noch ökonomischere Kurzform zur Verfügung." (Bullinger u. Kirchberger 1998, Hogrefe Testsystem 4 – SF 36 Fragebogen zum Gesundheitszustand, www.unifr.ch/ztd/HTS, Stand 18.10.2016).

Der validierte **Score von Lequesne et al.** (1987) erfasst
- den klinischen Schweregrad einer Koxarthrose,
- die maximal zu bewältigende Gehstrecke,
- Schmerzdauer und -qualität,
- ADL.

4.5.3.1 Klinischer Befund

- **Symptomatik:** Klinische Hinweise sind:
  - Morgensteifigkeit der Hüfte > 30 und < 60 Minuten,
  - schmerzhafte Innenrotation (≤ 15°),
  - Bewegungseinschränkung (typisches Kapselmuster), Probleme beim Anziehen der Strümpfe,
  - eingeschränkte max. Gehstrecke,
  - Patient > 50 Jahre,
  - Leistenschmerz (Ausstrahlung Oberschenkel ventral bis Knie möglich).
- **Diagnostik:** Die Diagnose einer Koxarthrose kann meist anhand von Anamnese sowie klinischem und radiologischem Befund gestellt werden (Salis-Soglio et al. 1997):
  - Anamnese (➤ 2.1.2, ➤ 4.5.1.1),
  - Klinik,
  - Röntgen (➤ 2.4.14),
  - Sonografie (➤ 2.4.15) bei Diskrepanz zwischen Klinik und Röntgenbild,
  - MRT (➤ 2.4.16) bei weiteren Unklarheiten und zum Ausschluss einer Hüftkopfnekrose (➤ 4.5.4),
  - CT (➤ 2.4.17) zur weiteren Abklärung von z. B. radiologisch nicht erkennbaren Frakturen (➤ 5.1.2).

4.5.3.2 Therapie

- **Konservativ:**
  - Allgemeine Maßnahmen:
    - Beratung bez. Erkrankung, Behandlungsmöglichkeiten und beeinflussende Faktoren.
  - PT (➤ 4.5.3.3),
  - Medikamente:
    - Paracetamol (➤ 1.6.8.1),
    - NSAR (➤ 1.6.8.1),
    - u. U. Opioid-Analgetika (➤ 1.6.8.2).
- **Operativ:**
  - Gelenkerhaltende OP:
    - Beckenosteotomie und/oder
    - Osteotomien des coxalen Femur.
  - Gelenkersetzende OP: Hüfttotalendoprothesen (TEP). Zementierte, zementfreie oder kombinierte Implantate (➤ 4.5.5) (Salis-Soglio et al. 1997):
    - Anterolateraler Zugang: Durchtrennung von M. glutaeus medius, M. vastus lateralis und Teilen des Tractus iliotibialis nötig, nach der OP erhöhte Luxationsgefahr bei Bewegungen in Adduktion/Außenrotation, Flexion > 90° (Heller 2012).

    - Dorsolateraler Zugang (meist bei TEP-Wechsel): Durchtrennung von M. piriformis und M. gluteus maximus, daher sind Adduktion und Innenrotation nach der OP kontraindiziert.
    - Minimalinvasive Endoprothetik: Ventraler, ventrolateraler und dorsaler Zugang möglich, angestrebt werden ein möglichst geringer Verletzungsgrad für Weichteile/Muskulatur sowie eine möglichst geringe Beeinträchtigung der Propriozeption.
  - Girdlestone-Hüfte:
    - Hüftkopf und Schenkelhals sind entfernt, das Gelenk aber nicht ersetzt.
    - Sehr selten, manchmal vorrübergehend bei einer Infektion bis zum Einbau einer neuen TEP (Heller 2012).
  - Gelenkversteifung (Arthrodese):
    - Einsatz der Methode, wenn keine Möglichkeit besteht, eine TEP einzusetzen (ebd.).
- **Prognose:**
  - Höll et al. (2014) konnten in einer Fall-Kontroll-Studie zeigen, dass sich mit der minimalinvasiven Technik (direkter anteriorer Zugang) in Verbindung mit einem vergrößerten Hüftkopfimplantat (≤ 36 mm) Dislokationen vermeiden lassen.
  - Operateure benötigen einige Zeit, die minimalinvasive Hüftendoprothetik zu erlernen (Jerosch 2006).

Evidenz- und Bewertungslage für die Therapiemaßnahmen: ➤ Link am Kapitelende.

4.5.3.3 Physiotherapie

■ Bei konservativer Behandlung der Koxarthrose

Verbesserung von Schmerzen, Beweglichkeit und muskulärer Trophik wird nach Salis-Soglio et al. (1997) erreicht durch:
- Gangschulung (➤ 3.1.8),
- Haltungsschule,
- Koordinationsschulung,
- Muskelaufbau.

In ➤ Tab. 4.5.1 werden geeignete Maßnahmen zur Erreichung der Ziele aufgeführt. Es gelten dieselben **Red Flags** wie bei Patienten mit FAI (➤ 4.5.2.3).

Tab. 4.5.1 Ausgewählte Ziele und geeignete PT-Maßnahmen bei konservativer Behandlung der Koxarthrose.

Ziel	Maßnahmen
Schmerzreduktion	• MT (➤ 3.5): – Physiologische und akzessorische Mobilisationstechniken (Grad I, II) oder – Zusatzbewegungen (z. B. Traktion), • moderate Aktivität.
Erhalt/Verbesserung Beweglichkeit	• MT als Mobilisationstechniken (Grad III, IV), • aktive Bewegungsübungen/Eigenmobilisationstechniken.
Verbesserung aerobe Ausdauer	• Moderates Ausdauertraining (➤ 3.6.8): – Fahrradergometer, – Schwimmen mit Kraulbeinschlag, – Gehen.
Gangsicherheit/ Sturzprophylaxe	• Koordinations- und Gleichgewichtsübungen (➤ 3.6.10, ➤ 16.3.4).

Hengeveld und Banks (2005) empfehlen:
- Die Behandlung in einem möglichst frühen Stadium zu beginnen. Ebenso bestätigt die DGOU Leitlinie – EKIT-Hüfte (2021), dass PT bei milden und moderaten Verläufen die Funktion verbessern und Schmerzen lindern kann,
- die vorhandene Beweglichkeit möglichst zu verbessern oder zumindest zu erhalten (durch passive Mobilisationstechniken, z. B. Traktion oder Kompression und mit aktiven Bewegungsübungen),
- die muskuläre Kontrolle zu verbessern,
- das Gangmuster zu normalisieren,
- die aerobe Ausdauer zu verbessern,
- dem Patienten ein Eigenübungsprogramm an die Hand zu geben.

Evidenz-/Bewertungslage der angewendeten Therapiemethoden: ➤ Link am Kapitelende.

Tipps bei Therapieresistenz: Die LWS sollte in die PT-Behandlung einbezogen werden, denn häufig findet sich bei Patienten mit Hüftarthrose ein Extensionsdefizit im Bereich der mittleren LWS.

■ **Bei operativer Behandlung der Koxarthrose**

Ziel ist die postoperative Funktionsverbesserung sowie Schmerzreduzierung und damit Verringerung der Medikamenteneinnahme.
Zum Einsatz kommt eine individuelle PT:
- Schmerzlindernde Techniken (MT ➤ 3.5, MLD ➤ 3.11.5.1),
- frühzeitige Aktivierung,
- individueller Belastungsaufbau.

4.5.4 Hüftkopfnekrose

Die Hüftnekrose ist eine durch Ischämie verursachte Knochennekrose (auch avaskuläre oder aseptische Knochennekrose, Osteonekrose) im Bereich des Femurkopfs. Tritt die Erkrankung bei Kindern auf, wird sie als **Perthes-Calvé-Legg-Krankheit** (Synonym: Morbus Perthes) bezeichnet.
Die Hüftkopfnekrose tritt meist im mittleren Lebensalter auf (häufiger bei Männern). In vielen Fällen sind zeitlich versetzt beide Seiten betroffen.
Die Ursache einer primären Hüftkopfnekrose ist noch unklar. Man geht jedoch von verschiedenen **Risikofaktoren** aus, die – u. U. in Kombination – für die Entstehung eine Rolle spielen. Dazu zählen nach Meizer et al. (2007):
- Vorangegangene Behandlung mit hoch dosierten Kortikosteroiden (➤ 1.6.5.3),
- Alkoholabusus,
- familiäre Blutgerinnungsstörungen,
- Hyperlipämie,
- Taucherkrankheit.

Einteilung: Grundsätzlich wird unterschieden zwischen
- nichttraumatischer Osteonekrose, bei der eine Grunderkrankung (wie z. B. Lupus erythematodes, Gaucher-Krankheit) als beitragender Faktor möglich ist, und
- traumatischer Osteonekrose, bei der ein Trauma (z. B. Femurhalsfraktur, schwere Hüftprellung) als Auslöser bekannt ist.

Stadieneinteilung der Association Research Circulation Osseus (ARCO) (zitiert nach Meizer et al. 2007):
- ARCO-Stadium 0: Initialstadium,
- ARCO-Stadium I: reversibles Frühstadium,
- ARCO-Stadium II: irreversibles Frühstadium,
- ARCO-Stadium III: Übergangsstadium,
- ARCO-Stadium IV: Spätstadium.

4.5.4.1 Klinischer Befund

- **Symptomatik:**
  - Sehr unterschiedlich, Bandbreite von Beschwerdefreiheit über leichte Belastungsschmerzen bis hin zu massiven Schmerzen (auch Ruheschmerz bzw. Nachtschmerz),
  - Lokalisation der Schmerzen in der Leiste, aber auch Richtung Oberschenkel möglich,
  - Zunahme der Schmerzen schlagartig oder sehr langsam verlaufend möglich,
  - später zunehmende Beweglichkeitseinschränkung, v. a. in Richtung Innenrotation, Flexion und Abduktion.
- **Diagnostik:**
  - Klinische Untersuchung,
  - MRT (➤ 2.4.16) als „Methode der Wahl" (Meizer et al. 2007),
  - Szintigrafie (seit Einführung der MRT an Bedeutung verloren) (ebd.),
  - Röntgen (➤ 2.4.14) (eher im Rahmen einer Ausschlussdiagnostik).

4.5.4.2 Therapie

- **Konservativ:** Die Autoren der S3 Leitlinie – Atraumatische Femurkopfnekrose des Erwachsenen (Roth et al. 2019) sahen keinen Nachweis eines kurativen Ansatzes einer konservativen Behandlung. Jedoch empfahlen sie eine konservative Therapie klar als unterstützende Maßnahme. Die konservative Therapie besteht deshalb aus symptombezogenen Maßnahmen (ebd.):
  - Beratung,
  - medikamentöse Therapie zur Schmerzreduktion,
  - PT (➤ 4.5.4.3),
  - orthopädietechnische Maßnahmen (z. B. Entlastungsorthesen ➤ 4.9.2).
- **Operativ:**
  - Gelenkerhaltende OP:
    - Hüftkopfanbohrung (ARCO-Stadium I, II), auch mit Einsatz von Knochenspongiosa, Zytokinen und Knochenwachstumsproteinen (van Dyck 2009),
    - Knochentransplantate (vaskularisiert oder nicht vaskularisiert),
    - Umstellungsosteotomien (seltener).
  - Endoprothese (➤ 4.5.5),
  - Arthrodese (selten).

4.5.4.3 Physiotherapie

- Aktivierung, Muskelkräftigung und -dehnung (➤ 3.5.7),
- Thermotherapie (➤ 3.15),
- Hydro- und Balneotherapie (➤ 3.15.3).

4.5.5 Hüftgelenksendoprothetik

Die Implantation einer Endoprothese am Hüftgelenk wurde allein im Jahr 2020 in Deutschland bei ca. 150.000 Patienten durchgeführt (Grimberg et al. 2021). Die standardisierte OP-Technik sowie die technische und qualitative Weiterentwicklung der Prothesen schaffen die Voraussetzung für ein effektives Behandlungsverfahren, welches Schmerzfreiheit, Mobilität und eine verbesserte Lebensqualität ermöglicht.

Indikationen:

- Degenerative Gelenksveränderung (ca. 75 % der Fälle),
- hüftgelenksnahe Frakturen (ca. 25 % der Fälle),
- weitere:

- Hüftkopfnekrose (➤ 4.5.4),
- entzündlich-rheumatische Erkrankung (➤ 7),
- Knochenzerstörung bedingt durch Tumor oder Metastasen (➤ 10) (Günther et al. 2012).

Endoprothese-Typen:
- Totalendoprothese (TEP): Ersatz von Pfanne und proximalem Femur in der elektiven Endoprothetik,
- Hemiendoprothese (HEP): Alleinige Schaftprothese bei der Versorgung von hüftgelenksnahen Frakturen bei hochbetagten Patienten (➤ 5.1, ➤ 16).

4.5.5.1 Implantatwerkstoffe und modularer Aufbau der Implantate

- **Prothesenstiel:**
  - Zementiert:
    - geschmiedete Kobalt-Chrom-Molybdän-(CoCrMo)-Legierungen,
    - CoCrMo-Gusslegierungen,
    - geschmiedete, hochpolierte Titanlegierungen (Schleicher et al. 2012),
    - Verankerung: Gleichmäßiger Zementmantel ohne Lufteinschlüsse um den Prothesenstiel, eine konstante Zementeindringtiefe von 2–3 mm in die Spongiosa hat sich bewährt (Günther et al. 2012, Jansson u. Fottner 2007). Verwendet werden meist Standard-Knochenzemente aus Polymethylmethacrylat (PMMA) ohne Antibiotikabeimischung (Jansson u. Fottner 2007).
  - Zementfrei:
    - geschmiedete Kobalt-Chrom- Molybdän-(CoCrMo)-Legierungen,
    - geschmiedete Titanligierungen,
    - Verankerung: Einbringen in den Markraum mittels Press-fit-Fixation, Unterstützung der Osteointegration nach primärer Verankerung durch die strukturierte Oberfläche des Prothesenstiels.
- **Prothesenkopf:**
  - Keramik,
  - Metall.
- **Pfannenersatz:**
  - Zementiert:
    - quervernetztes Polyethylen (XPE), antioxidativ-quervernetztes Polyethylen (AOXPE), mittlerweile seltener konventionelles Polyethylen (PE),
    - Verankerung: Eindrücken der Pfanne im durch Spezialinstrumente verdichteten Knochenzement, komplette Entfernung der überschüssigen Zementreste, da sie ansonsten Komplikationen hervorrufen können (z. B. Impingement) (Jansson u. Fottner 2007).
  - Zementfrei:
    - Keramik, quervernetztes Polyethylen (XPE) oder antioxidativ-quervernetztes Polyethylen (AOXPE), mittlerweile seltener konventionelles Polyethylen (PE),
    - Verankerung: Verwendung von Press-fit- oder Schraubpfannen, Gewährleistung der primären Stabilität bei Press-fit-Pfannen durch 1–2 mm Übermaß gegenüber der letzten Knochenfräsung und bei Schraubpfannen durch ein entsprechendes Gewinde, sekundäre Stabilität durch Osteointegration (ebd.).

In Deutschland gilt die zementfreie Hüftendoprothese weiterhin als **Standardverfahren** (Grimberg et al. 2021). Allerdings ist die zementfreie im Vergleich zur zementierten Schaftverankerung bei älteren Patienten mit einer höheren Ausfallwahrscheinlichkeit behaftet. Die häufigsten Ursachen einer Revisions-OP sind Prothesenlockerung, Infektion, Luxation, Implantatverschleiß und Implantatversagen (ebd.).

4.5.5.2 Gleitpaarungen

Auf dem Gebiet der möglichen Gleitpaarungen hat in den letzten Jahren eine kontinuierliche Weiterentwicklung stattgefunden. Wegen der hohen mechanischen Belastung zwischen Prothesenkopf und -pfanne (➤ 4.5.5.1) sind verschiedene Alternativen notwendig. Aus wissenschaftlichen Untersuchungen geht hervor, dass die verwendeten Materialien verschleißen und biologische Reaktionen hervorrufen können (Elke 2001). Mögliche Reaktionen sind eine progressive Osteolyse und anschließende aseptische Prothesenlockerung (Elke 2001, Schmalzried et al.1992).

Hard-on-Soft-Gleitpaarungen:

- **Keramik-quervernetztes/antioxidativ-quervernetztes Polyethylen-Gleitpaarung (XPE, AOXPE):** In Deutschland werden bei Hüftendoprothesen am häufigsten keramische Hüftköpfe und Pfanneninserts aus XPE eingesetzt (Grimberg et al. 2021).
  - Vorteile:
    - reduziert den Verschleiß und hemmt die Alterung des Materials im Körper (Sonntag et al. 2021),
    - etabilierte Gleitpaarung mit niedriger Ausfallwahrscheinlickeit (Australian Orthopaedic 2018).
  - Nachteile:
    - hohe Implantatkosten.
- **Keramik-konventionelles Polyethylen-Gleitpaarung (PE):**
  - Nachteile:
    - hohe Abriebrate,
    - höhere Revisionsrate im Vergleich zu XPE und AOXPE (Australian Orthopaedic 2018),
    - höhere Ausfallwahrscheinlichkeit bei älteren Patienten.
- **Metall-quervernetztes/antioxidativ-quervernetzes Polyethylen-Gleitpaarung (XPE, AOXPE)**:
  - Vorteile:
    - niedriger Verschleiß und gehemmte Alterung des Materials im Körper (Sonntag et al. 2021),
    - etablierte Gleitpaarung mit einer niedrigen Ausfallwahrscheinlichkeit (Australian Orthopaedic 2018).
- **Metall-konventionelles Polyethylen-Gleitpaarung (PE):**
  - Vorteile:
    - niedrige Implantatkosten.
  - Nachteile:
    - mögliche aseptische Spätlockerung aufgrund des erhöhten PE-Abriebs (Willert et al.1990),
    - höhere Revisionsrate im Vergleich zu XPE und AOXPE.

Hard-on-Hard-Gleitpaarungen:

- **Keramik-Keramik Gleitpaarung:** Besitzt im Vergleich zu anderen Gleitwerkstoffen eine höhere Härte und Sprödheit (Massin et al. 2014). In Deutschland wird die Keramik-Keramik Gleitpaarung bei ca. 10 % der Hüftendoprothesen eingesetzt (Grimberg et al. 2021).
  - Vorteile:
    - niedrige Abriebrate,
    - niedrige Ausfallwahrscheinlichkeit,
    - Einsatz v. a. bei jüngeren Patienten.
  - Nachteile:
    - bei spontaner Spitzenbelastung kann es in seltenen Fällen zum Sprödbruch kommen (Massin et al. 2014),

  - Patienten mit einem Körpergewicht > 90 kg wird von dieser Gleitpaarung abgeraten (Jansson u. Fottner 2007),
  - höhere Materialkosten im Vergleich zu Keramik-XPE und Keramik-AOXPE (Sonntag et al. 2021).
- **Metall-Metall Gleitpaarung:** Diese Kombination wird heutzutage nur noch selten eingesetzt (Sonntag et al. 2021).
  - Nachteile:
  - sehr hoher Metallverschleiß mit klinischen Folgen (Günther et al. 2013),
  - hohe Ausfallwahrscheinlichkeit bei einer Kopfgröße > 32 mm (Australian Orthopaedic 2018, Smith et al. 2012).

4.5.5.3 Kurzschaftprothese

Die etablierten Kurzschaftprothesen ermöglichen eine knochensparende und weichteilschonende anatomische Hüftgelenksrekonstruktion mit Krafteinleitung in den Bereich des proximalen Femurschafts. Die Vorteile der Prothese liegen im Revisionsfall, da man auf eine konventionelle Prothese zurückgreifen kann (von Salis-Soglio u. Gullow 2007). In Deutschland nimmt der Anteil der Kurzschaftprothesen laut Endoprothesenregister zu (Grimberg et al. 2021).

Indikation:
- Hüftprothese für Patienten < 60 Jahre.

Kontraindikationen:
- Osteoporose (➤ 4.1.3.3.9),
- Adipositas per magna,
- strukturelle Veränderungen am Schenkelhals (Jansson u. Fottner 2007).

4.5.5.4 Oberflächenersatzprothese

Die Oberflächenersatzprothese, sog. **Kappenprothese,** wurde durch McMinn et al. (1996) neu entwickelt. Ausschließlich der Knorpelüberzug des Femurkopfs und des Acetablums werden ersetzt. Die Kappenprothese wird als Alternative zur herkömmlichen Hüftprothese immer häufiger eingesetzt. Nachteil der Oberflächenersatzprothese ist die im Vergleich zu herkömmlichen zementfreien Prothesen kürzere Standzeit (Clarke et al. 2015). Vorteilhaft ist hingegen die geringere Dislokationsrate. Zusätzlich weisen Patienten mit Oberflächenersatzprothesen ein höheres Aktivitätslevel auf, das auf die optimale Biomechanik zurückzuführen ist (Hellman et al. 2019).

Indikation:
- Alternative für Patienten < 50 Jahre.

Vorteile (Jansson u. Fottner 2007):
- Größter Teil des Schenkelhalses und Femurkopfs bleiben für eventuelle Wechseloperation unangetastet,
- geringe Luxationsgefahr,
- reduziertes Auftreten von Mikroembolien,
- Erhalt der natürlichen Anatomie.

Nachteile:
- Postoperativ erhöht sich das Risiko für Schenkelhalsfraktur (➤ 5.1.5.10) und Hüftkopfnekrose (➤ 4.5.4) (Jansson u. Fottner 2007).
- In Diskussion ist eine erhöhte Serumkonzentration an Metallpartikeln (Clarke et al. 2003).
- Aufgrund des vergrößerten Hüftkopfs geht mehr Knochensubstanz durch Ausfräsung am Acetabulum verloren.
- Exposition über einen minimalinvasiven Zugang ist erschwert.

4.5.5.5 Physiotherapeutische Nachbehandlung bei Hüftgelenksendoprothesen

4.5.5.5.1 Nachbehandlung bei Versorgung mit Standard-Hüfttotalendoprothese

Die Nachbehandlung erfolgt nach einem festgelegten Schema, Abweichungen sind in Abhängigkeit von Operateur, Klinik und Patient möglich. Wichtigstes Kriterium für eine sofortige Belastung ist die Primärstabilität des Implantates. Frührehabilitative Ziele sind eine Verbesserung der Gelenkfunktion mit einer gleichzeitigen Stabilisation, um letztlich die ADL-Fähigkeit zu fördern und eine selbstständige Versorgung des Betroffenen zu ermöglichen. Daneben sind Aufbau der Motivation zur selbstständigen Aktivität und das Erlernen eines spezifischen Übungsprogramms wichtige Ziele der Nachbehandlung, um den Behandlungserfolg langfristig zu sichern. Eine regelmäßige Überprüfung der Funktionsfähigkeit ist wichtig, um Defizite frühzeitig zu erkennen und in der Behandlung zu adressieren.
Während der stationären Phase sollte auf passive Maßnahmen verzichtet werden. Bei bestehenden funktionellen Defiziten ist ein spezifisches Funktionstraining zielführend.

Lagerungen und Restriktionen: Früher galt die Empfehlung, das Hüftgelenk während der postoperativen Phase in der Ruhestellung zu lagern (Rotations-Nullstellung und leichte Abduktion). Allerdings werden Lagerungsmaterialien und -schienen obsolet angesichts der optimierten Versorgungsprozesse in der Hüft- und Knieendoprothetik und der Fast-Track-Mobilisation. Ein Verzicht auf Lagerungsmaterialien und -schienen ist in Kliniken aus dem nordeuropäischen Raum immer häufiger zu beobachten (Gromov et al. 2019). Ebenso sind postoperative Bewegungsverbote zunehmend seltener Teil der Nachbehandlung (Betz et al. 2020).

Cave

Kontraindikationen für die ersten drei Monate nach dem Einsatz der Standard-Hüftgelenks-TEP (Kontraindikationen können je nach Klinik variieren):
- Adduktion der Beine über die Nullstellung (z. B. Überschlag der Beine),
- Luxationsgefahr bei kombinierten Bewegungen nach Operationszugang:
  - dorsaler Zugang: keine Flexion des operierten Beines über 90°, keine Adduktion und Innenrotation,
  - ventraler Zugang: keine Adduktion in Extension und Außenrotation,
  - anteriorer Zugang: alle Bewegungen, die sich der Patient zutraut, sind erlaubt. Allerdings sollte keine passive Mobilisationsbehandlung in Flexion und Rotation durchgeführt werden.

Hinweis: Eine Meta-Analyse, in der die Nachbehandlung nach Implantation einer Standard-Hüftgelenk-TEP mit und ohne Kontraindikationen untersucht wurde, zeigte keinen Unterschied der Luxationsrate zwischen den beiden Gruppen (Reimert et al. 2020). Vielmehr führte eine frühere und selbstständige Wiederaufnahme der Aktivität ohne Kontraindikationen zur höheren Patientenzufriedenheit (van der Wegen et al. 2015).

■ **Phase OP-Tag: Beginn ca. 4 Stunden nach der OP**

Funktions- und Strukturebene (ICF):
- **Ziele:**
  - Schmerzreduktion,
  - Resorptionsförderung,
  - Reduzierung der Komplikationsrisiken.
- **Maßnahmen:**
  - Patientenedukation (➤ 4.6.6.2.1),

– Anleitung und Durchführung von Thrombose- und Pneumonieprophylaxe,
– Anleitung zeitlich begrenztes, intermittierendes Kühlen (➤ 3.15.4).

Aktivitäts- und Partizipationsebene (ICF):
- **Ziele:**
  – Kreislaufstabilisierung,
  – Positionswechsel.
- **Maßnahmen:**
  – Mobilisation und Transfer an die Bettkante,
  – Aufklärung über und Abbau von Aktivitätsbarrieren wie Angst, Schwindel, Übelkeit, Kraftlosigkeit.

■ **Phase 1: Tag 1–6 nach der OP**

Funktions- und Strukturebene (ICF):
- **Ziele:**
  – Schmerzreduktion,
  – Resorptionsförderung,
  – Verbesserung des Bewegungsausmaßes des Hüftgelenks,
  – Reduzierung der Komplikationsrisiken.
- **Maßnahmen:**
  – Patientenedukation (➤ 4.6.6.2.1),
  – assistives und aktives Bewegen zum Erlernen von Positionswechsel,
  – ggf. bei eingeschränkter Beweglichkeit ein spezifisches Funktionstraining zur Verbesserung des Bewegungsausmaßes (➤ 2.1.5.1),
  – Anleitung und Durchführung von Thrombose- und Pneumonieprophylaxe (➤ 3.1.2),
  – MLD/KPE (➤ 3.11.5.1),
  – Weichteiltechniken,
  – zeitlich begrenztes, intermittierendes Kühlen (➤ 3.15.4).

Aktivitäts- und Partizipationsebene (ICF):
- **Ziele:**
  – Positionswechsel,
  – Wiedererlangen von ADL-Fähigkeiten (u. a. selbstständiges Gehen mit Hilfsmitteln, Treppensteigen, eigenständige Versorgung),
  – Erlernen eines spezifischen Übungsprogramms mit Progression.
- **Maßnahmen:** Die folgenden Maßnahmen werden zu Beginn – wenn nötig – mit Hilfestellung des Th. durchgeführt. Im Verlauf der stationären Phase sollten diese Hilfestellungen allerdings möglichst rasch abgebaut werden, damit der Patient schnell keine Unterstützung mehr benötigt und unabhängig ist.
  – Positionswechsel: Sitz Bettkante,
  – Stand am Bett mit Hilfsmittel (Gehbock, Unterarmgehstützen, Gehwagen, Rollator),
  – Gangschule mit Unterarmgehstützen (➤ 3.1.8), zuerst im 3-Punkte-Gang, später im 4-Punkte-Gang:
    – 1.–2. postoperativer Tag: Zimmer- und Flurebene,
    – 3.–4. postoperativer Tag: Flurebene und Treppe,
    – ≥ 5. postoperativer Tag bis zur Entlassung (i. d. R. 6. postoperativer Tag): Supervision oder eigenständig.
  – MTT (➤ 3.6), mögliche Inhalte des Funktionstrainings sind:
    – Handergometertraining zur Steigerung der Ausdauerleistung,
    – Stützstemme zur Steigerung der Stützaktivität der Arme.
  – Erarbeitung eines spezifischen Heimübungsprogramms mit Progression:
    – Isometrie M. quadriceps femoris in RL,
    – Quadrizepstraining im Sitz,
    – vom Sitzen zum Stehen zur Verbesserung von Kinematik, Koordination, Kraft und als Ausdauermethode mit Wiederholungen, bei nicht ausreichender Hüftflexion Durchführung aus einer erhöhten Sitzposition,

  - Standbeinphasentraining seitlich an einem Tisch oder einer Therapiebank,
  - Training der Schultergürtelmuskulatur mit einem Theraband®.

Funktionelle Entlasskriterien nach Einsatz der Hüft-TEP (Jung et al. 2019):
- Ankleiden ohne Hilfe,
- selbstständiges Ein- und Aussteigen aus dem Bett,
- selbstständiges Hinsetzen und Aufstehen vom Stuhl,
- persönliche Hygiene ohne Hilfe,
- selbstständige Mobilität mit Unterarmgehstützen,
- mind. 70 m Gehdistanz mit Unterarmgehstützen,
- geringe bis moderate Schmerzintensität (≤ 5 VAS) während Aktivität.

■ **Phase 2: Ab Beginn der zweiten bis Ende der sechsten postoperativen Woche**

Funktions- und Strukturebene (ICF):
- **Ziele:**
  - Schmerzreduktion,
  - Verbesserung des Bewegungsausmaßes des Hüftgelenks,
  - Gelenkstabilität,
  - Resorptionsförderung.
- **Maßnahmen:**
  - Patientenedukation (➤ 4.6.6.2.1),
  - aktive Mobilisation des Gelenks,
  - spezifisches Funktionstraining zur Verbesserung der Beweglichkeit des Hüftgelenks,
  - evtl. zur Unterstützung:
    - MLD (➤ 3.11.5.1),
    - Kompressionsverband (➤ 3.11.5.2),
    - Lymphtape (➤ 3.13.2.7.1),
    - Weichteiltechniken.

Aktivitäts- und Partizipationsebene (ICF):
- **Ziele:**
  - Selbstständige Durchführung von ADLs (auch berufsbezogene ADLs),
  - Verbesserung der kardiorespiratorischen Fitness,
  - ggf. Verbesserung der Standbeinphase (Rumpf- und Beckenstabilität) während des Gehens,
  - Erlernen eines spezifischen Übungsprogramms mit Progression.
- **Maßnahmen:**
  - Stabilisations- und Kräftigungsübungen der gesamten Becken- und Beinmuskulatur in verschiedenen ASTEn (Übungen orientieren sich an ADLs und berufsbezogenen Belastungen),
  - Koordinativ-sensomotorisches Stabilisationstraining mit verschiedenen Unterstützungsflächen,
  - Gangschule an Unterarmgehstützen im 4-Punkte-Gang (➤ 3.1.8.2),
  - MTT (➤ 3.6):
    - Training des Rumpfs und der oberen Extremität,
    - Ausdauertraining (Handergometer, Ergometerfahrrad ohne Belastung) (➤ 3.6.8),
    - Beinpresse im schmerzfreien und bewegungsfreien Bereich,
  - Fortführung des spezifischen Heimübungsprogramms mit Progression (➤ Phase 1).

■ **Phase 3: Ab der siebten postoperativen Woche**

Funktions- und Strukturebene (ICF):
- **Ziele:**
  - Schmerzfreiheit,
  - Optimierung von Kraft, Stabilität und Bewegungsausmaß.

- **Maßnahmen:**
  - Patientenedukation (evtl. noch geltende Restriktionen),
  - spezifisches aktives Funktionstraining zur Optimierung des Bewegungsausmaßes,
  - Wiederherstellung von Muskelkraft und dynamischer Stabilisation des Gelenks (v. a. der Glutäen zur Vermeidung einer glutealen Insuffizienz),
  - ggf. Mobilisation neuraler Strukturen (PKB, Slump).

Aktivitäts- und Partizipationsebene (ICF):

- **Ziele:**
  - Selbstständige Durchführung von ADLs (auch berufsbezogene ADLs),
  - aktive Teilnahme im Bereich der Familie, bei der Fortbewegung, der Wiederaufnahme der Arbeit und der Freizeitgestaltung,
  - Fortführung des spezifischen Übungsprogramms mit Progression (➤ Phase 1).
- **Maßnahmen:**
  - Gangschule (➤ 3.1.8) ohne Hilfsmittel,
  - Ganganalyse und Optimierung der einzelnen Gangphasen (➤ 2.3),
  - aktives Funktionstraining der gesamte Becken- und Beinmuskulatur in unterschiedlichen ASTEn und mit verschiedenen Unterstützungsflächen,
  - koordinativ-sensomotorisches Stabilisationstraining mit verschiedenen Unterstützungsflächen,
  - MTT (➤ Phase 2),
  - Fortführung eines spezifischen Heimübungsprogramms mit Progression (➤ Phase 1).

■ **Phase 4: Etwa ab dem dritten postoperativen Monat**

Funktions- und Strukturebene (ICF):

- **Ziele:**
  - Ziele auf Funktions- und Strukturebene sind i. d. R. nach drei Monaten bereits erreicht.
  - Wenn nicht:
    - Schmerzfreiheit,
    - Erreichung eines funktionellen Bewegungsausmaßes ohne Restriktion im Alltag.
- **Maßnahmen:**
  - Behandlungsmaßnahmen auf Funktions- und Strukturebene sind i. d. R. nicht mehr notwendig.
  - Wenn doch: ➤ Phase 3.

Aktivitäts- und Partizipationsebene (ICF):

- **Ziel:** Durchführung von sportlichen Aktivitäten.
- **Empfehlungen:**
  - „Geradeaus-Sportarten" wie Walking, Aquajogging, Kraul- oder Rückenschwimmen, Fahrradfahren, Skilanglauf und Tanzen,
  - Kontakt- und Risikosportarten werden nicht empfohlen.
  - Ab dem sechsten postoperativen Monat können die o. g. Sportarten nach Rücksprache mit dem Arzt unter sportlichen Aspekten durchgeführt werden.

> Für die stationäre und ganztags ambulante Rehabilitation von Personen nach Einsatz einer Hüft- und Knie-TEP (ICD 10-GM Z96.6, Z96.8) liegen **Reha-Therapiestandards** (RTS) vor. Die RTS werden von der Deutschen Rentenversicherung systematisch und auf evidenzbasierter Grundlage entwickelt und sind Richtlinie für die therapeutische Versorgung (➤ 1.1.3). Dennoch muss im Einzelfall entschieden werden, welche therapeutischen Leistungen notwendig und sinnvoll sind. Die RTS für Hüft- und Knie-TEP umfassen folgende physiotherapeutisch relevanten Therapiemodule (➤ Tab. 4.5.2).

Tab. 4.5.2 Physiotherapeutisch relevante Leistungen der evidenzbasierten Therapiemodule zur Rehabilitation nach Hüft- und Knie-TEP.

Evidenzbasierte Therapiemodule	Mindestdauer	Mindesthäufigkeit	Mindestanteil an Rehabilitanden
Bewegungstherapie	360 Min./Woche	5-mal/Woche	90 %
Alltagstraining	30 Min./Woche		90 %
Funktionelle und arbeitsweltbezogene Therapie	60 Min./Woche		30 %
Physikalische Therapie	80 Min./Woche		50 %
Krankheitsspezifische Patientenschulung	90 Min./Reha		70 %
Gesundheitsbildung	75 Min./Reha		70 %
Entspannungsverfahren	60 Min./Woche		10 %

Evidenz der angewendeten Therapiemethoden und weiterführende Informationen: ➤ Link am Kapitelende.

Tipps bei Therapieresistenz:

- Ausschluss einer Frühlockerung der Hüftgelenksendoprothese,
- zu Behandlungsbeginn kein zu intensives Training. Hier gilt es, eine sinnvolle Balance zwischen steigender Anforderung und individueller Belastungsgrenze des Patienten zu finden,
- Rumpf- und Beckenstabilität in den einzelnen Gangphasen (➤ 2.3.2.2) beachten, um eine gluteale Insuffizienz zu verhindern.

4.5.5.5.2 Nachbehandlung bei Versorgung mit Hüftgelenksoberflächenersatzprothese

Die Patienten dürfen ab dem ersten postoperativen Tag voll belasten. Restriktionen beschränken sich auf das Gehen mit Unterarmgehstützen, das in den ersten vier bis sechs Wochen empfohlen wird. Das therapeutische Regime und der Phasenverlauf sind identisch mit denen der Nachbehandlung einer Standard-Hüftgelenks-TEP (➤ 4.5.5.5.1).

4.5.6 Evidenz-/Bewertungslage

Um größtmögliche Aktualität in der Print- und Online-Version zu gewährleisten, stehen Informationen zu aktuell vorliegenden Studien und Leitlinien im Online-Zusatzmaterial (➤ QR-Code) zur Verfügung.

Evidenzangaben

Literatur

4.6 Kniegelenk

Oliver Merz, Michael Robert

Das Kniegelenk ist das größte Synovialgelenk des Körpers. Es handelt sich dabei um ein Drehscharniergelenk, das sich aus folgenden Anteilen zusammensetzt (Tillmann 2010):

- Articulatio femoropatellaris (Femoropatellargelenk),
- Articulatio femorotibialis (mediales und laterales Femorotibialgelenk),
- Articulatio tibiofibularis (proximales Tibiofibulargelenk).

Die Gelenkflächen der Femur- und Tibiakondylen sind nicht kongruent. Um diese fehlende Kongruenz auszugleichen, sind zwei Menisken zwischengelagert. Sie wirken als verschiebliche Gelenkkörper und erlauben eine günstigere Druckübertragung auf die Tibiakondylen. Die funktionelle Stabilität wird zusätzlich durch einen komplexen Kapselbandapparat und ein differenziertes muskuläres System gesichert (Hengeveld u. Banks 2005).

4.6.1 Physiotherapeutischer Befund bei Erkrankungen des Kniegelenks

4.6.1.1 Anamnese

Die Anamneseerhebung (➤ 2.1.2) ist essenziell, um mögliche Symptomquellen, beitragende Faktoren, Gefahrensituationen und Kontraindikationen bez. der Untersuchung und Behandlung zu erkennen (Hengeveld u. Banks 2005).

Wichtige Aspekte der Anamneseerhebung (Corrigan u. Maitland 1994 zitiert nach Hengeveld u. Banks 2005):

- Einsetzen der Beschwerden:
  - Graduell oder plötzlich,
  - vorausgegangenes Trauma,
- auftretende Schwellung (plötzlich oder langsam zunehmend),
- Gefühl von Instabilität oder Nachgeben („giving way"),
- Blockieren des Knies,
- schmerzhaftes Knacken oder Schnappen,
- Beurteilung der Stabilität der Problematik (stabil oder zunehmend, wiederkehrend oder unregelmäßig, durch bestimmte Aktivitäten ausgelöst),
- Steifigkeit,
- Beteiligung anderer Gelenke,
- Effekte früherer Behandlungen.

- **Hauptproblem aus Sicht des Patienten:** Der Patient kann neben auftretenden Schmerzen auch andere Beschwerden als sein Hauptproblem angeben (Corrigan u. Maitland 1994 zitiert nach Hengeveld u. Banks 2005):
  - Sperre/Blockade/Streckhemmung:
    - Möglicher Hinweis auf strukturelle Verletzungen (z. B. Meniskuseinriss ➤ 4.6.3, Kreuzbandverletzung ➤ 5.1.5.13.1, Patellaluxation) oder anatomische Besonderheiten (z. B. Plicasyndrom),
    - typischerweise Auslösung eines zähen gummiartigen Endgefühls der Extension mit Muskel(schutz)spasmus.
  - Schnappen:
    - Hindernis im Bewegungsablauf (evtl. mit Schmerz),
    - mit Sperre (s. o.) vergleichbar.
  - Instabilität „giving way", typische Wahrnehmung:
    - Gefühl von Nachgeben und Wegsacken,

    - eher Wahrnehmung eines Gleitens zwischen den Gelenkpartnern als Schmerz.
  - Schwellung:
    - Hinweis auf einen intraartikulären Schaden.
- **Lokalisation und Verhalten der Symptome** (Hengeveld u. Banks 2005): Die Lokalisation der Symptome kann einen wichtigen Hinweis auf die betroffene Struktur geben:
  - Störungen, die vom Femorotibialgelenk ausgehen, verursachen gewöhnlich Schmerzen innerhalb des Kniegelenks, weshalb sie häufig als tiefsitzend beschrieben werden.
  - Störungen des femoropatellaren Gelenks verursachen einen Schmerz meist hinter der Kniescheibe, mehr anterior und oberflächlich als femorotibial bedingt, häufig beim Laufen, Treppengehen, Bergabgehen, Fahrradfahren, langem Sitzen.
  - Weichteilverletzungen (wie ligamentäre Strukturen, Sehnen und ihre Ansätze) werden oft lokal wahrgenommen, der Patient kann genau auf die betroffene Stelle zeigen.
  - Proximal gelegene Strukturen können ebenfalls Knieschmerzen auslösen. Diese sind dann eher vage, dumpf und schwerer zu lokalisieren. Das Hüftgelenk strahlt eher in den anterior-medialen Bereich des Knies aus, die LWS eher in den dorsalen Kniebereich.
  - Auch eine Störung der Neurodynamik kann zur Entstehung der Symptome beitragen.
- **Krankheitsanamnese** (ebd.):
  - Bei traumatisch bedingter Symptomatik sind Informationen über den Bewegungsablauf während der Verletzung grundlegend.
  - Bei spontan auftretenden Symptomen ist es wichtig festzustellen, ob es im Vorfeld vermehrt zu Über- oder Fehlbelastung der betroffenen Strukturen gekommen ist oder etwas zu deren verminderten Stressresistenz beigetragen hat.
- **Spezielle Fragen** (ebd.):
  - Red Flags (➤ 2.1.2),
  - Routineinformationen (z. B. Angaben zur allgemeinen Gesundheit, zu Gewichtsverlust oder Informationen aus Röntgenbefunden),
  - Screeningfragen bez. vaskulärer und neurogener Erkrankungen (z. B. Thrombosen ➤ 9.3.2.3, Polyneuropathie ➤ 8.4.10.1).

4.6.1.2 Klinische Untersuchung des Kniegelenks

> Zu Beginn der Untersuchung sollte immer ein möglicherweise vorhandener Ruheschmerz abgeklärt werden.

Inspektion: Werden entzündliche Prozesse vermutet, sollte man die Inspektion schon mit einer kurzen Palpation (s. u., ➤ 2.1.4.1) beginnen, um festzustellen, ob erhöhte Temperatur und/oder Schwellung vorliegen. Ist dies der Fall, sollte die Palpation während der Untersuchungsstufen wiederholt werden, um mögliche negative Veränderungen zu erfassen.

Inspektion (Hengeveld u. Banks 2005):
- Beinachsen:
  - Genu varum (O-Bein-Stellung),
  - Genu valgum (X-Bein-Stellung),
  - Genu recurvatum (überstrecktes Knie),
- Alignment der Patella in unterschiedlichen Kniestellungen,
- Fußstellung,
- Beckenstellung,
- Hinweise auf Muskelatrophie (im Seitenvergleich),

- funktionelle Demonstration: Der Patient wird aufgefordert, wenn möglich eine symptomauslösende Aktivität vorzumachen, evtl. auch als Wiederbefund.

Aktive Bewegungen (Hengeveld u. Banks 2005):

- Ganganalyse (➤ 2.3):
  - Bei allen Patienten mit Problemen der Lenden-, Becken-, Hüft-, Knie- oder Fußregion,
  - Korrektur der Abweichungen zur Feststellung eines Zusammenhangs mit der Symptomatik,
  - Beobachtung des Gangbilds (➤ 2.3.2.2) von allen Seiten,
  - Vorwärts- und Rückwärtsgehen, Fersengang, Zehengang,
  - Auf- und Absteigen von Stufen,
  - Hocke, als Steigerung federnd,
  - Fersensitz,
  - Hüpfen beid- oder einbeinig.
- Aktive Knieextension im Stand: Patient stellt Füße parallel und federt leicht Richtung Extension.
- Aktive Bewegungen in RL, einschließlich Überdruck: Standardmäßig werden Extension und Flexion sowie die Rotation in 90° Flexion beurteilt:
  - Extension:
    - Der Patient streckt aktiv das Kniegelenk, beobachtet werden Bewegungsausmaß (➤ 2.1.5.1) sowie Bewegungsqualität einschl. Muskelrekrutierungsmuster und Symptomreaktion.
    - Überdruck in drei verschiedenen Varianten: Auf den proximalen Aspekt der Tibia, über dem distalen Aspekt des Femurs und über der Gelenklinie.
  - Flexion:
    - Der Patient zieht die Ferse, soweit es geht, Richtung Gesäß, beurteilt werden Bewegungsausmaß, -qualität und Symptomreaktion.
    - Messung der Kniebeugung mit Goniometer (➤ 2.1.5.1) oder Abstandsmessung zwischen Ferse und Tuber ischiadicum.
  - Beurteilung der Innen- und Außenrotation in 90° Flexion in RL oder im Sitzen.

Werden dadurch die Symptome nicht ausreichend reproduziert, kann man die physiologischen Bewegungen (passiv oder assistiv) kombinieren. Beispielsweise durch (ebd.):

- Rotation in unterschiedlichen Flexionspositionen,
- Extension/Adduktion, Extension/Abduktion (einschließlich anterior-posteriorem Schub auf die Tibia),
- Flexion/Adduktion, Flexion/Abduktion kombiniert mit Rotationskomponenten,
- Testkomponenten mit zusätzlicher Kompression.

Muskeltests: Isometrische Tests (➤ 2.1.5.2) werden durchgeführt, wenn Muskel- oder Sehnenverletzungen vermutet werden. Um Läsionen festzustellen, muss zusätzlich an den betroffenen Stellen palpiert (s. u., ➤ 2.1.4.1) werden. Folgende Strukturen sind häufig betroffen (Hengeveld u. Banks 2005):

- Fibularer Ansatz des M. biceps femoris,
- M. quadriceps mit Ligamentum patellae,
- Adduktoren als Teil des Pes anserinus.

> Treten Weichteilverletzungen zusammen mit Gelenkstörungen auf, wird empfohlen, die Gelenkzeichen zuerst zu behandeln. Dabei wird der isometrische Schmerzprovokationstest als Wiederbefund verwendet (Hengeveld u. Banks 2005).

Rekrutierungsmuster, Patellaführung und Symptomreproduktion: Beurteilung der Rekrutierung des M. vastus medialis obliquus (VMO) in gewichtstragender Position, bei der Gewichtsübernahme zum Stand aus dem Halbsitz von der Bankkante können in unterschiedlich starken Beugegraden folgende Merkmale beobachtet werden (Hengeveld u. Banks 2005, Hilyard 1990):

- Symptomreproduktion,
- Patellaverschiebung: Bewirkt die Verschiebung der Patella (manuell oder mit Tape) eine Verringerung der Symptome?
- Quadrizepsaktivität innerhalb der gesamten Muskelkette: Ist der Patient in der Lage, die Position zu halten, ohne in Pronation des Fußes und/oder eine Adduktion/Innenrotation des Femurs zu fallen (mediales Kollabieren der Beinachse)?

Muskellängentest: Es wird empfohlen, zuerst die neurodynamischen Tests (s. u.) durchzuführen. Die Muskellänge kann dann bei der Untersuchung der passiven Gelenkbeweglichkeit (s. u.) beurteilt werden (Hengeveld u. Banks 2005).

Screening anderer Strukturen: Screeningtests zur Abklärung anderer Strukturen als mögliche beitragende Faktoren der Problematik (ebd.):

- Hüftgelenk (➤ 4.5),
- LWS (➤ 4.1, ➤ 5.1.5.5),
- ISG (➤ 4.1),
- neurodynamisches System (➤ 3.7.4.6):
  - Straight leg raise Test (SLR) und Modifikationen,
  - Prone Knee bend (PKB) und Slump-Test in SL (Butler 2000).

Palpation (➤ 2.1.4.1) (Hengeveld u. Banks 2005):

- Temperatur: Vergleich mit der nicht betroffenen Seite.
- Gelenkerguss:
  - Feststellen großer Ergüsse:
    - Der Th. umfasst die Patella seitlich mit Daumen und Zeigefinger der einen Hand.
    - Mit der anderen Hand streicht er mit dem Bereich zwischen Daumen und Zeigefinger die Flüssigkeit aus dem suprapatellaren Recessus Richtung Kniescheibe.
    - Bei einem großen Erguss werden Daumen und Zeigefinger der haltenden Hand durch die Flüssigkeit leicht weggedrückt. Es zeigt sich das Phänomen der „tanzenden Patella", wenn man mit dem Finger von anterior (Richtung posterior) auf die umfasste Kniescheibe tippt.
  - Feststellen kleiner Erguss durch das sog. **bulge sign:**
    - Ausstreichen der Flüssigkeit am medialen Rand der Patella Richtung Recessus,
    - Ausstreichen des Recessus führt zum Zurückquellen der Flüssigkeit in den medialen Bereich sowie zu einer leichten Ausbeulung dieses Bereichs.
- Schwellung: Die meisten Schwellungen lassen sich schon bei der Inspektion (s. o.) feststellen. Eine Palpation sichert die Vermutung ab. Bsp.:
  - Meniskuszyste (Meniskusganglion) im lateralen Meniskus: Schmerzhafte Schwellung im Bereich des Gelenkspalts möglich.
  - Präpatellare Bursitis: Anteriore Schwellung der Patella.

Spezielle Tests (Hengeveld u. Banks 2005): Bei akuten traumatisch ausgelösten Verletzungen kann es notwendig sein, Stabilitätstests und Meniskustests ➤ 5.1.5.12.1) auszuführen. Viele Tests geben jedoch nur Hinweise auf die möglicherweise betroffene Struktur und deren Verletzung. Strukturen und deren Testung:

- Vorderes Kreuzband (vordere Schublade),
- hinteres Kreuzband (hintere Schublade),

- Ligamentum collaterale tibiae (Abduktion in 30° und 0° Flexion),
- Ligamentum collaterale fibulare (Adduktion in 30° und 0° Flexion),
- medialer und lateraler Meniskustest,
- anteriomediale, anteriolaterale und posterolaterale rotatorische Instabilität.

Passive Bewegungen (Hengeveld u. Banks 2005): Passiv-physiologische Bewegung können Variationen von Extension und Flexion beinhalten (z. B. Extension/Adduktion oder Flexion/Abduktion mit Rotation kombiniert).

> Viele der passiven Untersuchungstechniken können auch als Behandlungstechniken eingesetzt werden. Deshalb müssen nach der Untersuchung die wichtigsten Merkmale erneut befundet werden (Hengeveld u. Banks 2005).

- Zusatzbewegungen werden meist über die Tibia ausgeführt (auch über Femur möglich) (ebd.):
  - Abduktion – Adduktion,
  - posterior-anterior oder anterior-posterior,
  - longitudinal kaudal – longitudinal kranial,
  - transversal medial – transversal lateral,
  - Innenrotation – Außenrotation.
- Zusatzbewegungen auf das femoropatellare Gelenk (ebd.):
  - Longitudinal kaudal und kranial (jeweils auch medial und lateral anguliert),
  - transversal medial und lateral (auch nach kranial und kaudal anguliert),
  - Distraktion,
  - Kompression,
  - Rotation um die Sagittalachse (Marmeladenglasdeckel auf- und zuschrauben) und über die Longitudinalachse (medialen oder lateralen Rand abheben).

4.6.2 Gonarthrose

Gonarthrose ist eine degenerative Erkrankung des Kniegelenks mit zunehmendem Verlust von hyalinem Gelenkknorpel und damit einhergehenden Knochenumbauprozessen im subchondralen Bereich. Auch das Femoropatellargelenk kann betroffen sein (Femoropatellararthrose oder Retropatellararthrose).

Ätiologie: Die primäre Gonarthrose kann idiopathisch auftreten (unbekannte Ursache), es sind aber auch Risikofaktoren bekannt, z. B.
- Geschlecht (Frauen sind häufiger betroffen),
- Übergewicht,
- Über- und Fehlbeanspruchung,
- Beinachsenfehlstellungen,
- Traumen,
- Meniskektomien.

Stark übergewichtige Menschen haben ein stark erhöhtes Risiko, eine Kniearthrose zu entwickeln. Ebenso körperlich schwer arbeitende Menschen (Toivanen et al. 2010).

Einteilung:
- Primäre Arthrose (➤ Ätiologie),
- sekundäre Arthrose (z. B. nach Tibiakopffraktur).

Einteilung nach betroffenem Gelenkabschnitt:
- Retropatellararthrose (Femoropatellargelenk betroffen),
- mediale Gonarthrose,
- laterale Gonarthrose,
- Pangonarthrose (mediales, laterales Kompartiment und Femoropatellargelenk betroffen).

4.6.2.1 Klinischer Befund

- **Symptomatik** (Michael et al. 2010):
  - Leitsymptom: Knieschmerzen,
  - Ein- und Anlaufschmerz,
  - bewegungsabhängiger Schmerz,
  - Gefühl von Steifigkeit nach längerem Liegen oder Sitzen,
  - bei zunehmender Schwere der Arthrose Dauerschmerz und deutliche Funktionseinschränkung.
- **Diagnostik:**
  - Anamnese (➤ 4.6.1.1),
  - klinische Untersuchung (➤ 4.6.1.2):
    - Sicht- und Tastbefund,
    - Bewegungsüberprüfung einschließlich Ganganalyse (➤ 2.3),
    - Bandstabilitätstests,
    - Meniskustests,
    - Zohlen-Zeichen (Beurteilung des Femoropatellargelenks): Der Untersucher fixiert mit einer Hand die Patella und schiebt sie dabei nach distal. Der Patient spannt dann die Quadrizepsmuskulatur an, wodurch die Patella gegen den Femur gedrückt wird. Treten dabei Schmerzen auf, ist der Test positiv.
  - Röntgen (➤ 2.4.14) in mind. drei Ebenen (im Stand),
  - MRT (➤ 2.4.16),
  - Sonografie (➤ 2.4.15) (Weichteile und Flüssigkeitsansammlung),
  - Gelenkpunktion bei Erguss.

4.6.2.2 Therapie

- **Konservativ** (Stöve et al. 2018):
  - Aktivitätsmodifikation: Abbau übermäßiger Belastungsspitzen (High impact-Sportarten wie Fußball, Squash) hin zu gleichmäßigeren, kontrollierbareren Belastungen (z. B. Radfahren, Schwimmen, Gehen),
  - Gewichtsreduktion bei Übergewicht,
  - PT (➤ 4.6.2.3),
  - orthopädietechnische Versorgung (➤ 4.9):
    - valgisierende/varisierende Orthesen,
    - Schuhzurichtungen (orthopädische Umarbeitung von Konfektionsschuhen). Allerdings empfiehlt die amerkianische Leitlinie der AAOS (2021), keine seitlichen Keilschuheinlagen einzusetzen,
    - Gehhilfen.
  - Medikamente:
    - Orale Analgetika (NSAR ➤ 1.6.8.1),
    - orale Chondroprotektiva,
    - Medikamente zur intraartikulären Therapie,
    - Medikamente zur topischen (periartikulären) Therapie,
  - ggf. Akupunktur.
- **Operativ:**
  - Erst nach Ausschöpfen/Versagen konservativer Therapie (AAOS 2021, Michael et al. 2010):
    - partielle Meniskektomie bei leichter bis moderater Arthrose und zusätzlich bestehendem Meniskusriss,
    - tibiale Osteotomie bei unikompartimenteller Gonarthrose,
    - Knieendoprothetik (➤ 4.6.6).
- **Prognose:**
  - In einem RCT verglichen Moseley et al. (2002) den Effekt von drei arthroskopischen OP-Verfahrensweisen. Dabei zeigte sich, dass weder die „Gelenktoilette" noch eine Gelenkspülung ein besseres Ergebnis als das Placeboverfahren (Hautinzisionen, simulierte Arthroskopie) erzielten.

– Ein arthroskopisches Verfahren wird daher lediglich beim Auftreten von freien Gelenkkörpern, eingeklemmtem Meniskuslappenriss oder instabilem Knorpelflap empfohlen (Bouillon et al. 2003).
– Registerdaten zeigen für TEP eine 10-Jahres-Revisionsrate von 6,2 % (4,9–7,8 %) und für unikondyläre Endoprothesen von 16,5 % (9,7–19,6 %) (Pabinger et al. 2013).

4.6.2.3 Physiotherapie

Cave

Red Flags (➤ 2.1.2) (Arroll et al. 2002):
- Neurovaskuläre Schädigungen:
  - A. poplitea: Schädigung bei starken/multidirektionalen Traumen möglich, dadurch Fußpulse abgeschwächt,
  - N. peroneus-/N. tibialis-Schädigung: Sensibilitätsstörungen oder motorische Ausfälle,
  - Kompartmentsyndrom (➤ 5.1.2.4): Zunehmende/quälende Schmerzen und Verhärtung des anterioren Kompartiments,
  - tiefe Beinvenenthrombose (➤ 9.3.2.3): Heiße, rote, geschwollene Wade.
- Riss der Patellarsehne: Palpierbare Lücke in der Sehne/veränderte Patellaposition.
- Septische Arthritis: Allgemeines Unwohlsein, Entzündungszeichen, kein vorheriges Trauma.
- Störungen der Blutgerinnung.
- Mögliche Krebserkrankung (➤ 10): Krebs in der Vorgeschichte, unerklärliche anhaltend starke Schmerzen oder atypische Symptome ohne erklärendes Trauma im Vorfeld, Nachtschmerz.

In ➤ Tab. 4.6.1 werden Ziele und entsprechend geeignete PT-Maßnahmen aufgeführt.

Tab. 4.6.1 Ausgewählte Ziele und geeignete PT-Maßnahmen bei Behandlung der Gonarthrose.

Ziel	Maßnahmen
Schmerzreduktion	• MT (➤ 3.5): – Detonisierung, Dehnung verkürzter Muskeln (➤ 3.5.7), – Traktion (u. U. Kompression), – Manipulation (Grad V), Mobilisation (Grad I, II, III und IV), • physiotherapeutisch angeleitetes Übungsprogramm, • Massage (➤ 3.14), • Fußreflexzonentherapie (➤ 3.13.5), • Thermotherapie (➤ 3.15), • Bewegung im Wasser (➤ 3.4).
Funktionsverbesserung/ Mobilisation/ Verzögerung des Fortschreitens der Arthrose	• MT: Mobilisation (Grad III, IV und V, Extension/Flexion jeweils auch in Kombination Abduktion/Adduktion, transversal medial/lateral), • PT, MTT (➤ 3.6): – Dehnung, – Mobilisation, – verbesserte Muskelführung, – Kräftigung, Vermeidung einer Muskelatrophie, – Koordinationsverbesserung, sensomotorische Stabilisierung (z. B. Sling TrainingsTherapie ➤ 3.19.5), – Verbesserung der Gleichgewichtskontrolle.

Evidenz-/Bewertungslage für die angewendeten Methoden: ➤ Link am Kapitelende.

Tipps bei Therapieresistenz: Die bisherige Behandlung reflektieren:
- Einzelkomponenten kritisch hinterfragen,
- Dosierung überdenken,
- beitragende Faktoren bewerten (Welche sind beeinflussbar, welche nicht?).

4.6.3 Meniskusläsion

Eine Meniskusläsion ist eine Kontinuitätsunterbrechung und/oder eine Degeneration von Meniskusgewebe (Becker et al. 2015). Angaben zur Ätiologie sowie zur Einteilung nach Lokalisation und Blutversorgung der Meniskusverletzungen werden im Kapitel zur Traumatologie gegeben (➤ 5.1.5.14). Degenerative Läsionen können auch ohne größere Traumen entstehen (eher bei älteren Menschen).

4.6.3.1 Klinischer Befund

- **Symptomatik:** Ockert et al. (2009) beschreiben als typische Merkmale für eine Meniskusläsion:
  - Belastungsabhängige Schmerzen,
  - schmerzhaftes Schnappphänomen in Flexionsstellung,
  - Blockierung bzw. ein federndes Extensionsdefizit,
  - Schmerzprojektion auf den Gelenkspalt.
- **Diagnostik:**
  - Anamnese (➤ 2.1.2, ➤ 4.6.1.1),
  - klinische Untersuchung (➤ 4.6.1.2): Aufgrund der eingeschränkten Zuverlässigkeit der einzelnen Tests wird eine Kombination dieser Tests empfohlen (Jerosch u. Riemer 2004):
    - McMurray-Test (➤ Box),
    - Steinmann-Zeichen: Steinmann I,
    - Böhler-Zeichen,
    - Apley-Test (➤ Abb. 4.6.1),
  - bildgebenede Diagnostik:
    - MRT (➤ 2.4.16),
    - Röntgen (➤ 2.4.14),
  - Arthroskopie.

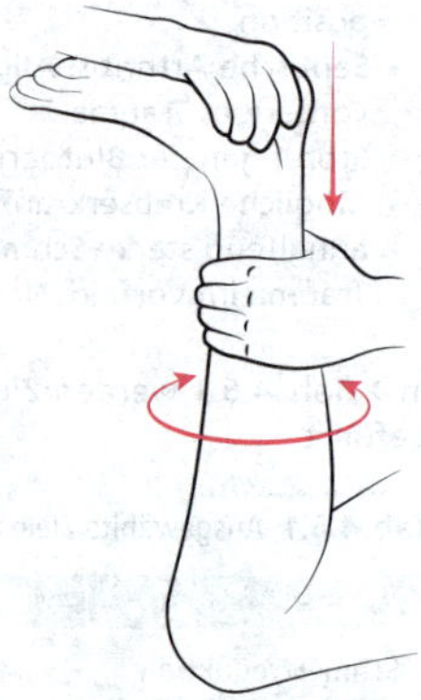

Abb. 4.6.1 Apley-Test.

McMurray-Test: Der Test wird mit dem Patienten in RL durchgeführt. In der ursprünglichen Test-Version wird das Knie des Patienten bei gebeugter Hüfte über 90° flektiert und endgradig außenrotiert, um den medialen Meniskus zu untersuchen. Der mediale Gelenkspalt wird dabei palpiert. In Flexion-Innenrotation wird der Außenmeniskus untersucht und der laterale Gelenkspalt palpiert. Um die Hinterhörner der Menisci testen zu können, wird das Knie noch weiter flektiert.
In späteren Modifikationen des Tests wurde zusätzlich ein Adduktionsstress für die Innenmeniskusuntersuchung sowie ein Abduktionsstress für die Außenmeniskusuntersuchung, verbunden mit einer Knieextension, hinzugefügt. Der Test wird in der Literatur nicht einheitlich beschrieben.
Ergebnis: Auch darüber, wann der Test positiv ist, gibt es unterschiedliche Angaben. In den ursprünglichen Test-Beschreibungen wurde der Test als positiv bewertet, wenn der Untersucher einen dumpfen Schlag (engl. thud) oder ein Klicken am Gelenkspalt spüren (manchmal auch hören) konnte.
In anderen Artikeln wurden Klicken und/oder Schmerz als positiv bewertet (Hing et al. 2009).

4

4.6.3.2 Therapie

- **Konservativ:** Bei nicht eingeklemmtem Meniskus, weitgehend stabilen asymptomatischen Meniskusrissen, kleinen Radiärrissen (➤ 5.1.5.14):
  - Medikamentös:
    - NSAR (oral und perkutan) (➤ 1.6.1.8),
    - Lokalanästhetika.
  - PT:
    - Aktivierung und Aufbautraining,
    - Elektrotherapie (➤ 3.16.1),
    - Kryotherapie (➤ 3.15.4).
- **Operativ:** Bei instabilen symptomatischen Rissformen (➤ 5.1.5.14):
  - Meniskusrefixation (➤ 5.1.5.14.2),
  - Sollte keine Refixation möglich sein:
    - Meniskusteilresektion oder
    - Meniskusresektion und Meniskusersatz.
- **Prognose:** Nach Meniskus(teil)resektion ist das Risiko für die Entstehung einer sekundären Arthrose stark erhöht, das Risiko einer Re-Ruptur nach Meniskusnaht ist ebenfalls gegeben. Bei degenerativen Meniskusläsionen unterscheiden sich die Langzeitergebnisse nach konservativer im Vergleich zu operativer Behandlung nicht (Howell et al. 2014).

4.6.3.3 Physiotherapie

In ➤ Tab. 4.6.2 werden Ziele und entsprechend geeignete PT-Maßnahmen aufgeführt. Es gelten dieselben **Red Flags** wie bei Patienten mit Gonarthrose (➤ 4.6.2.3 Box).

Tab. 4.6.2 Ausgewählte Ziele und geeignete PT-Maßnahmen bei Behandlung von Meniskusläsionen.

Ziel	Maßnahmen
Schmerzreduktion	• MT (Grad I, II) (➤ 3.5), • MLD (➤ 3.11.5.1).
Beweglichkeit und Propriozeption erhalten	• Therapeutisch überwachtes Übungsprogramm, • Mobilisation (auch Hüftgelenk), Muskeldehntechniken (➤ 3.5.7).
Kräftigung und Funktionsverbesserung	• Muskelkräftigungsübungen, • Gelenkstabilisationsübungen.

Evidenz-/Bewertungslage für die angewendeten Methoden: ➤ Link am Kapitelende.

Tipps bei Therapieresistenz: Operationsindikation prüfen (lassen).

4.6.4 Verletzungen des Bandapparats

Verletzungen/Rupturen des Bandapparats im Knie:

- Ruptur mediales/laterales Seitenband,
- Ruptur vorderes/hinteres Kreuzband (Funktion des VKB sowie Folgen einer Ruptur ➤ 5.1.5.13.1),
- auch in Kombination mit Meniskusverletzungen (➤ 4.6.3).

Angaben zu Kniestabilität, Therapie und PT bei Bandverletzungen des Kniegelenks werden im Kapitel „Traumatologie" gegeben (➤ 5.1.5.13).

4.6.5 Patellofemorales Schmerzsyndrom

Das patellofemorale Schmerzsyndrom (Synonyme: anteriorer Knieschmerz, Chondropathia patellae, engl. patellofemoral pain syndrome, PFPS) wird als Schmerz im vorderen Kniebereich in der Femoropatellarregion definiert, ist weit verbreitet und betrifft oft aktive Sportler (heranwachsende Frauen sind häufiger betroffen) (Cook et al. 2012).

Ätiologie: Die Ätiologie des PFPS ist laut Cook et al. (2012) noch unklar. In ihrer systematischen Übersichtsarbeit fanden die Autoren in der Literatur unterschiedliche Vermutungen bez. auslösender Faktoren:
- Beinachsenfehlstellungen (Valgus, Varus),
- Muskeldysbalancen,
- Verfestigung des lateralen Retinaculum,
- Knorpelschäden,
- vergrößerter Q-Winkel (➤ 3.19.8.6),
- Überlastung,
- abweichende Hüftgelenksmechanik.

Einteilung: Unterschieden wird aufgrund der beitragenden Faktoren:
- Intrinsische Faktoren (z. B. anatomische Gegebenheiten),
- extrinsische Faktoren (Belastungsgrad).

4.6.5.1 Klinischer Befund

- **Symptomatik:**
  - Diffuser anteriorer Knieschmerz, der sich unter Belastung (Laufen, Treppengehen) oder bei längerem Sitzen verstärkt,
  - zudem möglich:
    - Krepitationen,
    - Gefühl des Nachgebens,
    - leichte Schwellung.
- **Diagnostik:** Das patellofemorale Schmerzsyndrom ist eine unklare multifaktorielle Erkrankung, die nicht zuverlässig diagnostiziert und am ehesten über einen Ausschluss anderer infrage kommender Erkrankungen eingegrenzt werden kann:
  - Anamnese (➤ 2.1.2, ➤ 4.6.1.1),
  - klinische Untersuchung (➤ 4.6.1.2),
  - Ausschluss anderer Erkrankungen (z. B. Arthrose, Plicasyndrom).

4.6.5.2 Therapie

- **Konservativ:**
  - PT (➤ 4.6.5.3),
  - Modulation der sportlichen Aktivitäten.
- **Operativ:**
  - Nicht indiziert.
- **Prognose:** Van Linschoten et al. (2009) konnten aufzeigen, dass ein physiotherapeutisch überwachtes Übungsprogramm gegenüber der üblichen medizinischen Versorgung nach 3 und nach 12 Monaten bessere Ergebnisse bez. Schmerzen und Funktion erzielt. Ein Übungsprogramm, das Rumpfkontrolle und Hüftmuskulatur unter gewichtstragenden Bedingungen einbezieht, war effektiver als isolierte M. quadriceps-Übungen (Baldon et al. 2014).

4.6.5.3 Physiotherapie

In ➤ Tab. 4.6.3 werden Ziele der PT sowie geeignete Maßnahmen zur Erreichung dieser aufgeführt. Es gelten dieselben **Red Flags** wie bei Patienten mit Gonarthrose (➤ 4.6.2.3).

Tab. 4.6.3 Ausgewählte Ziele und geeignete PT-Maßnahmen bei Behandlung des patellofemoralen Schmerzsyndroms.

Ziel	Maßnahmen
Schmerzfreie Belastbarkeit	• Kräftigung Kniestrecker, • Kräftigung Hüftmuskulatur, • Bein- und Rumpfbewegungskontrolle (Baldon et al. 2014), • MT (➤ 3.5): Patellofemorale Mobilisation, • Taping (➤ 3.13.2) (McConnel 1996, 2013) zur Verbesserung des patellofemoralen Alignments sowie zur schmerzfreien Bewegung.
Kräftigung und Erhalt der Propriozeption	Funktionelles Stabilisations- und Kräftigungstraining (Baldon et al. 2014): • Squats (Kniebeugen) in funktioneller Beinachse (geschlossene Kette), • Step up/down (Stufe auf/ab), • M. quadriceps: Extension im Sitz (offene Kette), später mit Gewichtsmanschette, • Hüftabduktoren und -außenrotatoren: – Seitlagenabduktionsübung, – gewichtstragend im Stand mit Außenrotation/Abduktion, Druck gegen die Wand.

Evidenz-/Bewertungslage für die angewendeten Methoden: ➤ Link am Kapitelende.

Tipps bei Therapieresistenz:

- Einbeziehen der gesamten Körperkontrolle und Koordination in das Übungsprogramm,
- Untersuchung anderer Strukturen, die auch für die anhaltende Problematik verantwortlich sein könnten (Hüftgelenk, LWS, neurale Beeinträchtigung),
- Beachtung psychosozialer Aspekte.

4.6.6 Kniegelenksendoprothetik

Die Implantation von Kniegelenksendoprothesen gehört in Deutschland zur Routineversorgung. Im Jahr 2020 wurden in deutschen Krankenhäusern knapp 115.000 Endoprothesen am Kniegelenk implantiert (Grimberg et al. 2021). Laut dem Endoprotheseregister Deutschland (ERPD) sind bei Erstimplantation einer Kniegelenksendoprothese knapp die Hälfte der Patienten adipös (BMI ≥ 30). Zusätzlich ist der Anteil Übergwichtiger gerade bei jungen Patienten mit Indikation zur Knie-TEP erhöht. Daher wird ein Zusammenhang zwischen Übergewicht und Verschleiß des Kniegelenks diskutiert (ebd.).

Indikationsstellung: Die EKIT-Kriterien stellen Mindestvoraussetzungen für die Indikation einer Kniegelenksendoprothese dar (Lützner et al. 2018):

- Hauptkriterien:
  - Dauer der Knieschmerzen ≥ 3–6 Monate,
  - diagnostizierter Strukturschaden (z. B. Röntgen),
  - Beschwerdepersistenz nach 3–6 Monaten erfolgloser konservativer Therapie,
  - gesundheitsbezogene Einschränkung der Lebensqualität für mind. 3–6 Monate,
  - hoher subjektiver Leidensdruck aufgrund der Kniegelenkserkrankung.

Ergänzt werden die zur Indikationsstellung zwingend erfolderlichen Hauptkriterien durch weitere Nebenkriterien. Diese müssen zwar nicht erfüllt sein, verstärken jedoch eine Empfehlung zur gelenksersetzenden Therapie. Nähere Informationen sind im Online-Zusatzmaterial einsehbar (➤ Link am Kapitelende)

Mögliche Komplikationen in der Kniegelenksendoprothetik
(Fraitzl et al. 2008):
- Wundheilungsstörungen (➤ 5.1.2.2.2),
- Nervenläsion (N. peroneus, N. tibialis),
- Einschränkung der Beweglichkeit,
- postoperative Instabilität,
- Prothesenlockerung,
- periprothetische Frakturen,
- Infektionen.

4.6.6.1 Formen der Knieendoprothetik

(Fraitzl et al. 2008, Merle et al. 2012, Ranker u. Steinbrück 2019, Sonntag et al. 2021)

- Unikondylärer Gelenkersatz: Ein femorotibiales Gelenkkompartiment medial oder lateral wird ersetzt.
- Bikondylärer Gelenkersatz: Beide femorotibialen Gelenkflächen werden ersetzt.
- Femoropatellarer Gelenkersatz: Beide femorotibialen Gelenkflächen, die retropatellare Gelenkfläche und Trochlea werden ersetzt.

Die Prothesen werden zudem nach dem Grad der Kopplung unterteilt in ungekoppelte, teilgekoppelte und achsgeführte Implantate. Kriterium für die Wahl ist die bestehende ligamentäre Führung des betroffenen Kniegelenks.

- **Ungekoppelte Prothesen:**
  - Voraussetzungen für die Indikation:
    - Pangonarthrose (➤ 4.6.2),
    - Bandapparat stabil bzw. stabilisierbar,
    - Achsenfehlstellung in der Frontalebene ≤ 25° Varus, ≤ 20° Valgus,
    - Flexionskontraktur < 20°.
- **Teilgekoppelte Prothesen:**
  - Voraussetzungen für die Indikation:
    - Pangonarthrose,
    - ausgeprägte Varus- oder Valgusdeformität,
    - Kreuz- und Seitenbänder sind beschädigt (➤ 4.6.4, ➤ 5.1.5.13),
    - Gelenkkapsel und Muskulatur intakt.
  - Stabilisierung des Gelenks durch das Implantat nach vorne und hinten sowie zur linken und rechten Seite,
  - Rotation der Tibia gegenüber dem Femur möglich.
- **Achsgeführte Prothesen:**
  - Voraussetzungen für die Indikation:
    - Schwerste Pangonarthrose,
    - hochgradig insuffiziente, nicht mehr rekonstruierbare Bandinstabilität (➤ 5.1.5.13.1),
    - große Knochendefekte,
    - hochgradige Achsenfehlstellung sowie Kontrakturen sind möglich,
    - ältere Patienten (➤ 16), Rheumatiker (➤ 7).

■ Unikondylärer Gelenkersatz

(Fraitzl et al. 2008, Merle et al. 2012, Ranker u. Steinbrück 2019, Sonntag et al. 2021)
Die Prothesenmodelle bestehen aus speziellen Metall- (Kobalt-Chrom-Molybdän, CoCrMo) und Titanlegierungen und die Gleitfläche aus unbeschichtetem

Metall und Polyethylen (PE), quervernetztem Polyethylen (XPE) oder antioxidativ-quervernetztem Polyethylen (AOXPE). Dabei zeigt sich in Deutschland der Trend, dass zunehmend hochvernetztes Polyethylen (XPE/AOXPE) verwendet wird. Zudem werden fixierte (engl. fixed bearing) oder mobile (engl. mobile bearing) Inlays eingesetzt. In Deutschland erfolgt der medialie unikondylärer Gelenksersatz häufiger als der laterale.

- **Voraussetzung für Indikatiosstellung:**
  - Unikondyläre Destruktion der Gelenkfläche,
  - geringere Knorpelveränderungen der anderen Gelenkabschnitte,
  - passive und aktive Stabilisatoren des Kniegelenks intakt,
  - Lebensalter > 60 Jahre bei normaler oder reduzierter Aktivität,
  - Körpergewicht < 80 kg,
  - freie Gelenkbeweglichkeit > 90°.

Vorteile des unikondylären Gelenkersatzes:
- Kleinere Inzisionen,
- geringere Knochenresektion,
- geringere Schmerzen,
- schnellere Rehabilitation,
- bessere Beweglichkeit,
- leichtere Revision,
- geringere Kosten.

Nachteile des unikondylären Gelenkersatzes:
- OP-technisch sehr anspruchsvoll,
- die Ausfallwahrscheinlichkeit ist im Vergleich zur Knietotalendoprothese fast doppelt so hoch (Grimberg et al. 2021),
- bei einem Implantatversagen ist der totalendoprothetische Gelenkersatz aufgrund der notwendigen Knochenresektion u. U. schwierig.

Als Goldstandard gilt aufgrund der längeren Standzeit und den geringsten Revisionsraten weiterhin die zementierte Prothesenkomponentenverankerung. Derzeit sind in Deutschland ca. 94 % der primären Knietotalendoprothesen und 90 % der unikondylären Knieprothesen komplett zementiert (Grimberg et al. 2021).

■ Ungekoppelter bikondylärer Gelenkersatz
- Standardtherapie der Gonarthrose (➤ ungekoppelte Prothesen) (Fraitzl et al. 2008, Merle et al. 2012),
- ermöglicht biomechanisch eine fast normale Kniegelenksfunktion,
- Gewährleistung der Gelenkführung durch den Kapsel-Bandapparat in Kombination mit dem Prothesendesign,
- meist Entfernung des VKBs,
- bei Retropatellararthrose Option eines Retropatellarersatzes (trikondylärer Oberflächenersatz).

■ Teilgekoppelter bikondylärer Gelenkersatz
- Entsprechen dem Prinzip des Gelenkersatzes,
- Stabilisierung in der Frontalebene durch Abstützung eines großen Zapfens im PE-Inlay in einer interkondylären Vertiefung der femoralen Komponente,
- teilweiser Ausgleich einer Insuffizienz der Kollateralbänder (➤ teilgekoppelte Prothesen).

■ Vollprothesen (teil- oder vollgekoppelt)
- Rotationsprothese:
  - ermöglicht Rotation des Unterschenkels bei flektiertem Kniegelenk.
- Achsgeführte Prothese:
  - modifizierte Scharniergelenke,
  - nur begrenzte Bewegungsfunktion,

- notwendigerweise ausgedehnte Knochenresektion (femoral und tibial langstielige Verankerung und Kopplung über ein reines Scharniergelenk oder einen tibialen Zapfen),
- erheblich erschwerte Revision,
- nur noch begrenzter Stellenwert in der primären Endoprothetik (Indikationen ➤ achsgeführte Prothese).

■ **Femoropatellarer Gelenkersatz**
(Grimberg et al. 2021, Imhoff et al. 2011, Merle et al. 2012, Ranker u. Steinbrück 2019)
Der Femoropatellarersatz ist ein in Deutschland unübliches Verfahren und wird nicht in der routinemäßigen Versorgung durchgeführt.

- Trochlea-Inlay durch ein Metallschild mit oder ohne Patellarückflächenersatz (PE-Komponente).

Indikationen:

- Fokale Knorpelschäden Grad IV,
- Dysplasiearthrosen,
- Patient < 55 Jahre, regelrechtes femoropatellares Alignment.

4.6.6.2 Physiotherapie

4.6.6.2.1 Knieendoprothetische Nachbehandlung bei zementierten Prothesenkomponenten

Die Nachbehandlung erfolgt nach einem festgelegten Schema, Abweichungen sind in Abhängigkeit von Operateur, Klinik und Patient möglich. Wichtigstes Kriterium für eine sofortige Belastung ist die Primärstabilität des Implantates. Frührehabilitative Ziele sind eine Verbesserung der Gelenkfunktion mit einer gleichzeitigen Stabilisation, um letztlich die ADL-Fähigkeit zu fördern und eine selbstständige Versorgung des Betroffenen zu ermöglichen. Daneben sind Aufbau der Motivation zur selbstständigen Aktivität und das Erlernen eines spezifischen Übungsprogramms wichtige Ziele der Nachbehandlung, um den Behandlungserfolg langfristig zu sichern. Eine regelmäßige Überprüfung der Funktionsfähigkeit ist wichtig, um Defizite frühzeitig zu erkennen und in der Behandlung zu adressieren.
Während der stationären Phase sollte auf passive Maßnahmen verzichtet werden. Bei bestehenden funktionellen Defiziten ist ein spezifisches Funktionstraining zielführend.

Lagerung und Restriktionen: Früher galt die Empfehlung, das Kniegelenk während der postoperativen Phase in der Ruhestellung zu lagern (leichte Flexionsstellung von 5°). Allerdings werden Lagerungsmaterialien und -schienen aufgrund der optimierten Versorgungsprozesse in der Hüft- und Knieendoprothetik und einer Fast-Track-Mobilisation obsolet. Ein Verzicht auf Lagerungsmaterialien und -schienen ist in Kliniken aus dem nordeuropäischen Raum immer häufiger zu beobachten (Gromov et al. 2019). Ebenso sind postoperative Bewegungsverbote zunehmend seltener Teil der Nachbehandlung (Betz et al. 2020).

> Früher empfohlene Bewegungsrestriktionen finden sich immer seltener im Nachbehandlungsplan. Je nach Klinik können allerdings nach wie vor Bewegungsverbote bestehen.
> **Typische Bewegungsverbote nach Knie-TEP** (bis ca. zur sechsten postoperativen Woche):
>
> - Rotation des Kniegelenks unter Belastung (z. B. beim Drehen),
> - Hinknien,
> - Zurückstellen des Beins beim Aufstehen nur so weit, wie es das aktive Bewegungsausmaß schmerzfrei erlaubt.

■ Phase OP-Tag: Beginn ca. 4 Stunden nach der OP

Funktions- und Strukturebene (ICF):

- **Ziele:**
  - Schmerzreduktion,
  - Resorptionsförderung,
  - Reduzierung der Komplikationsrisiken.
- **Maßnahmen:**
  - Patientenedukation,
  - Anleitung und Durchführung von Thrombose- und Pneumonieprophylaxe,
  - Anleitung zeitlich begrenztes, intermittierendes Kühlen.

Aktivitäts- und Partizipationsebene (ICF):

- **Ziele:**
  - Kreislaufstabilisierung,
  - Positionswechsel.
- **Maßnahmen:**
  - Mobilisation und Transfer an die Bettkante,
  - Aufklärung über und Abbau von Aktivitätsbarrieren wie Angst, Schwindel, Übelkeit, Kraftlosigkeit.

■ Phase 1: Ab erstem postoperativem Tag bis zur Entlassung (i. d. R. 5.–6. postoperativer Tag)

Funktions- und Strukturebene (ICF):

- **Ziele:**
  - Schmerzreduktion,
  - Resorptionsförderung (Wadenpumpe),
  - Verbesserung des Bewegungsausmaßes des Kniegelenks,
  - Reduzierung der Komplikationsrisiken.
- **Maßnahmen:**
  - Patientenedukation:
    - Patientenziele,
    - Therapieinhalte,
    - Beweglichkeit des Kniegelenks,
    - schmerzadaptierte Vollbelastung (in Abhängigkeit von Schmerz, Schwellung und Erguss),
    - Prophylaxen (➤ 3.1.2, ➤ 3.1.3),
    - Schmerzmanagement.
  - Assistives und aktives Bewegen zum Erlernen von Positionswechsel,
  - ggf. bei eingeschränkter Beweglichkeit ein spezifisches Funktionstraining zur Verbesserung des Bewegungsausmaßes (➤ 2.1.5.1),
  - Anleitung und Durchführung von Thrombose- und Pneumonieprophylaxen (➤ 3.1.2),
  - evtl. CPM-Schiene mehrmals täglich (➤ 4.9.6),
  - evtl. MDL/KPE (➤ 3.11.5.1),
  - zeitlich begrenztes Kühlen (➤ 3.15.4).

Aktivitäts- und Partizipationsebene (ICF):

- **Ziele:**
  - Positionswechsel,
  - ADL (u. a. selbstständiges Gehen mit Hilfsmitteln, Treppensteigen, eigenständige Versorgung),
  - Erlernen eines spezifischen Übungsprogramms mit Progression.
- **Maßnahmen:**
  - Entsprechend der Nachbehandlung bei Standard-Hüftgelenks-TEP (➤ 4.5.5.5.1),
  - Erarbeitung eines spezifischen Heimübungsprogramms mit Progression:
    - Quadrizepstraining im Sitz,

  - vom Sitzen zum Stehen zur Verbesserung der Kinematik, Koordination, Kraft und als Ausdauermethode mit Wiederholungen, bei nicht ausreichender Knieflexion Durchführung aus einer erhöhten Sitzposition,
  - Standbeinphasentraining seitlich an einem Tisch oder einer Therapiebank,
  - Training der Schultergürtelmuskulatur mit Theraband®.

■ **Phase 2: Ab der zweiten postoperativen Woche**

Funktions- und Strukturebene (ICF):
- **Ziele:**
  - Schmerzreduktion,
  - Verbesserung des Bewegungsausmaßes des Kniegelenks,
  - Gelenkstabilität,
  - Resorptionsförderung.
- **Maßnahmen:**
  - Patientenedukation: entsprechend Phase 1 (s. o.),
  - Aktive Mobilisation und spezifisches Funktionstraining zur Verbesserung der Beweglichkeit,
  - sanfte MT-Techniken (Patellamobilisation, Translationen und Rotationen, Traktion erst ab der sechsten Woche),
  - Aktivierung M. quadriceps femoris (Gleiten),
  - evtl. MDL/KPE.

Aktivitäts- und Partizipationsebene (ICF):
- **Ziele und Maßnahmen:** Entsprechend der Nachbehandlung bei Standard-Hüftgelenks-TEP (➤ 4.5.5.5.1).

■ **Phase 3: Ab der sechsten postoperativen Woche**

Funktions- und Strukturebene (ICF):
- **Ziele:**
  - Schmerzfreiheit,
  - Optimierung von Kraft, Stabilität und Bewegungsausmaß.
- **Maßnahmen:**
  - Patientenedukation:
    - Gehen ohne Hilfsmittel,
    - Berufstätigkeit,
    - Sportmöglichkeiten.
  - Aktive Mobilisation und spezifisches Funktionstraining zur Verbesserung der Beweglichkeit,
  - MT-Techniken (u. a. Traktion, intermittierende Kompression, Patellamobilisation),
  - Mobilisation neuraler Strukturen (SLR, PKB, Slump) (➤ 3.5.4.6).

Aktivitäts- und Partizipationsebene (ICF):
- **Ziele und Maßnahmen:** Entsprechend der Nachbehandlung bei Standard-Hüftgelenks-TEP (➤ 4.5.5.5.1).

■ **Phase 4: Etwa ab dem dritten postoperativen Monat**

Funktions- und Strukturebene (ICF):
- **Ziele:**
  - Schmerzfreiheit,
  - Erreichung eines funktionellen Bewegungsausmaßes → ADLs.
- **Maßnahmen:**
  - Eine Behandlung auf Funktions- und Strukturebene ist nur noch notwendig, wenn Restriktionen vorliegen.
  - Wenn ja: ➤ Phase 3.

Aktivitäts- und Partizipationsebene (ICF):
- **Ziel:** Durchführung von sportlichen Aktivitäten.
- **Maßnahmen:**
  - „Geradeaus-Sportarten" wie Walking, Aquajogging, Kraul- oder Rückenschwimmen, Fahrradfahren, Skilanglauf und Tanzen.
  - Ab dem sechsten Monat können die o. g. Sportarten nach Rücksprache mit dem Arzt unter sportlichen Aspekten (regelmäßige sportliche Betätigung drei- bis viermal pro Woche, mittleres Niveau eines Freizeitsportlers, keine Wettkämpfe) durchgeführt werden.

Reha-Therapiestandards sind für die stationäre und ganztags ambulante Rehabilitation nach Einsatz einer Knie-TEP verfügbar (➤ 4.5.5.5.1 Box).

4.6.6.2.2 Knieendoprothetische Nachbehandlung bei zementfreien Prothesenkomponenten

Unter Berücksichtigung einer vorgegebenen Teilbelastung oder schmerzabhängigen Belastung ist das Behandlungsregime identisch wie bei der knieendoprothetischen Nachbehandlung bei zementierten Prothesenkomponenten (➤ 4.6.6.2.1).

Evidenz-/Bewertungslage für die angewendeten Methoden: ➤ Link am Kapitelende.

Tipps bei Therapieresistenz:
- Therapieintensität überdenken: Zu Behandlungsbeginn keine zu aggressive Therapie des Bewegungsausmaßes,
- sensomotorische Kontrolle und Stabilität haben Priorität vor dem Bewegungsausmaß.

4.6.7 Evidenz-/Bewertungslage

Um größtmögliche Aktualität in der Print- und Online-Version zu gewährleisten, stehen Informationen zu aktuell vorliegenden Studien und Leitlinien im Online-Zusatzmaterial (➤ QR-Code) zur Verfügung.

Evidenzangaben

Literatur

4.7 Sprunggelenk und Fuß

Friederike Keifel

4.7.1 Physiotherapeutischer Befund bei Fuß- und Sprunggelenkserkrankungen

Neben den allgemeinen Kriterien der PT-Befundung (➤ 2.1) sind bei Fuß- und Sprunggelenkserkrankungen die folgenden speziellen Befundkriterien zu beachten (Hase 2015):

- Grind-Test:
  - Test auf Knorpelschaden am Großzehengrundgelenk,
  - Testung mithilfe von Druck und kreisender Bewegung auf das Gelenk.
- Push-up-Test:
  - Test auf Instabilität in den Grundgelenken,
  - Testung durch Druck von plantar hinter den Köpfchen der Ossa metatarsalia.
- Silverskjöld-Test:
  - Test auf Verkürzung der Achillessehne und Wadenmuskulatur, Spitzfußstellung,
  - Testung in RL:
    1. Hüfte und Kniegelenk in 90° Flexion → Messung der Dorsalextension im Sprunggelenk,
    2. gestrecktes Knie → erneute Messung der Dorsalextension.
- Single-Heel-Rise-Test (Zehenspitzenstand):
  - Test der M. tibialis posterior-Sehne sowie Testung der Fähigkeit, das Längsgewölbe aufzurichten,
  - Rückschluss auf flexiblen oder rigiden Knick-Senkfuß (➤ 4.7.5.2), Kennmuskel S1.
- „Too many toes sign" (nach Johnson):
  - Beim Knick-Senkfuß (➤ 4.7.5.2) mit Rückfußvalgus sind, von hinten betrachtet, die lateralen Zehen sichtbar.
- Windlass-Mechanismus:
  - Test auf ligamentäre Verspannung sowie auf die Aufrichtung des Längsgewölbes,
  - zur Differenzierung eines rigiden vom flexiblen Knick-Senkfuß (➤ 4.7.5.2),
  - Rückschluss auf Ballen- oder Hackenhohlfuß (Dorsalextension der Großzehe bewirkt eine Aufrichtung des Längsgewölbes).
- Coleman-Block-Test:
  - Test auf Ausgleichsmöglichkeiten des Rückfußes durch Unterlagerung der Fußaußenkante,
  - Testung des Ausmaßes des Spitzfußes,
  - Rückschluss auf flexiblen Hohlfuß (➤ 4.7.5.3).
- Hackenstand: Testung der M. tibialis anterior-Sehne, Kennmuskel L5.
- Fußpulse: Testung an A. dorsalis pedis, A. tibialis posterior, A. fibularis.
- Podoskop: Sichtbarmachung von Fehlstellungen.
- Differenzialdiagnostische Symptome/Beschwerden:
  - Typische neuropathische Symptome/Schmerzen (➤ 8.2): Brennen, Stechen, Kribbeln, wie auf Watte gehen, Schuh wird als zu weit empfunden, Gangunsicherheit.
  - Irritation der Nervenwurzel/Nerv: Störung der Tiefen- oder Oberflächensensibilität und evtl. der Motorik.
- Fragebogen:
  - Lower Extremity Functional Scale (LEFS),
  - Foot and Ankle Ability Measure (FAAM).

Bei akuten Verletzungen im Bereich von Fuß und Sprunggelenk sind der physiotherapeutische Befund in der Chirurgie (➤ 5.1.3) sowie die entsprechenden Zusatzkriterien (➤ 5.1.5.20.1) heranzuziehen.

4.7.2 Kalkaneussporn

Ätiologie und Pathogenese: Der Kalkaneussporn (Synonyme: Fersensporn, Hackensporn) ist eine dornartige Verknöcherung am Kalkaneus. 10 % der Bevölkerung zeigen röntgenologisch eine Veränderung an der medialen Seite des Kalkaneus. Die Verknöcherung entwickelt sich schleichend, aufgrund von Überbeanspruchung und Fehlbelastung im Sehnen-Knochen-Übergang. Getriggert durch falsches Schuhwerk, Muskelverkürzung und Mikroverletzungen der Sehne kommt es zu entzündlichen Reaktionen und Umbau des Sehnengewebes. Zwischen dem 40. und 60. Lebensjahr treten die Symptome gehäuft auf.

Klassifikation:
- Oberer oder dorsaler Fersensporn: Auf dem Röntgenbild (➤ 2.4.14) zeigt sich eine fibroosteotische Ausziehung in der Achillessehne.
- Unterer oder plantarer Fersensporn: Auf dem Röntgenbild zeigt sich eine degenerative Fibroosteosierung in der Plantaraponeurose.

4.7.2.1 Klinischer Befund

- Der Patient kann i. d. R. keinen Auslöser für die Beschwerden benennen.
- Auf Nachfrage schildert der Patient, dass er vor Kurzem eine ungewohnte Bewegung, Tätigkeit oder Sportart (mit übermäßiger Belastung) ausgeführt hat.
- **Symptome:**
  - Akute Phase:
    - Rötung, Schwellung, Schmerzen unter Belastung und in Ruhe,
    - Vorfußbelastung beim Gehen (➤ 2.3),
    - Schmerzverstärkung im Tagesverlauf,
    - Laufen und Gehen auf hartem Boden sehr schmerzhaft.
  - Chronische Phase:
    - Morgendliche Schmerzen sowie Anlaufschmerzen,
    - knöcherne Ausziehung palpierbar (➤ 2.1.4.1),
    - belastungsabhängige Schmerzintensität.
- **Diagnostik:**
  - Röntgen (➤ 2.4.14): Knöcherne Ausziehung an den Sehnenansätzen am Fersenbein sichtbar.

4.7.2.2 Therapie

- **Konservativ:**
  - Entlastung durch Schuheinlage (➤ 4.9.2.3.5),
  - Analgetika (➤ 1.6.8),
  - extrakorporale Stoßwellenbehandlung (ESWT) als second-line Alternative empfohlen (Cutts et al. 2012).
- **Operativ** (ebd.):
  - Limitierte Datenlage für eine OP,
  - Durchführung einer chirurgischen Intervention bei ausgewählter Patientengruppe, da eine OP das Risiko für lateralen Fußschmerz sowie Kollaps des lateralen Längsgewölbes birgt.

4.7.2.3 Physiotherapie

- Dehnung (➤ 3.5.7) der Wadenmuskulatur und Plantarfaszie:
  - Dreimal täglich zehnmal dehnen, Dehnung 10 s halten,
  - signifikante Verbesserung bereits nach acht Wochen,
  - Durchführung des Dehnungsprogramms für sechs Monate,

- zusätzlich Kräftigung des Fußmuskulatur (v. a. Dorsalextensoren),
- Beinachsentraining.

Evidenz-/Bewertungslage: ➤ Link am Kapitelende.

4.7.3 Achillodynie

Epidemiologie und Pathogenese: Unter Achillodynie werden Schmerzen der Achillessehne zusammengefasst. Achillessehnenbeschwerden kommen häufig vor, sowohl Sportler sind betroffen (v. a. Läufer mit 24 %, Ballsportler, Rückschlagspieler, Tänzer) als auch Nichtsportler. Prädisponiert sind Männer mittleren Alters, Menschen mit Vorverletzungen, Diabetiker, Übergewichtige. Auch Hypercholesterinämie und die Einnahme bestimmter Medikamente (Chinolonantibiotika, Anabolika, Kortikoide u. a.) erhöhen das Risiko für Achillodynie und ggf. für Rupturen (➤ 5.1.5.20.4). Wiederholte Überlastungen der Achillessehne führen bei Patienten mit Risikofaktoren zu einer **Achillessehnentendinopathie**. Muskuläre Dysbalancen, veränderte Biomechanik des Gang- und Laufmusters (➤ 2.3) sowie Hyperpronation werden als wichtige Einflussfaktoren diskutiert.
Risikofaktoren für eine Insertionstendinopathie sind die Prominenz des Tuber calcanei und schlecht sitzendes Schuhwerk mit drückender Fersenkappe.

Formen (Hirschmüller 2014):

- **Mid-portion-Tendinopathie:**
  - Häufig gleichgesetzt mit Achillodynie im engeren Sinne,
  - Lokalisation 2–6 cm oberhalb des Sehnenansatzes,
  - Hin- und Herbewegung der Verdickung unter den palpierenden Fingern bei Dorsal- und Plantarflexion,
  - angenehme Empfindung bei Dehnung,
  - morgendliche Schmerzen sowie zu Beginn einer sportlichen Belastung, Besserung nach Anlauf-/Aufwärmphase,
  - erneute Verstärkung der Schmerzen bei längerer Belastung,
  - im fortgeschrittenen Stadium Dauerschmerzen möglich.
- **Peritendinitis:**
  - Entzündung des Sehnengleitgewebes,
  - sichtbare diffuse Schwellung,
  - bekannte Auslöser der Beschwerden,
  - Schmerzverstärkung durch Dehnung,
  - generalisierte Aufreibung der Sehne,
  - u. U. Krepitation bei Druck und Bewegung.
- **Bursitis subachillea:**
  - Entzündung von Sehne und Schleimbeutel,
  - Druckschmerz bei passiver Plantarflexion.
- **Ansatztendinose:**
  - Degeneration des Achillessehnenansatzes am Kalkaneus,
  - druckschmerzhafter Kalkaneus, meist medial.

4.7.3.1 Klinischer Befund

- **Symptome:**
  - Verdickung in der Sehne,
  - Schmerzen.
- **Diagnostik:**
  - Klinische Zeichen,
  - Ultraschalluntersuchung (➤ 2.4.15): Verdickung der Sehne sowie pathologisch gesteigerte Kapillardurchblutung sichtbar.

4.7.3.2 Therapie

- Extrakorporale Stoßwellentherapie, 3–5 Sitzungen (geringe Evidenz) (Wang 2012),
- Nitroglycerinpflaster (Dauer: 12 Wochen) (Hirschmüller u. Südkamp 2010),
- Schuheinlagen (➤ 4.9.2.3.5) (**Cave:** Fersenkissen verstärken die Beschwerden) (ebd.),
- Verödung neugebildeter Gefäße.

Cave

Kortisoninjektionen erhöhen die Gefahr einer Achillessehnenruptur (➤ 5.1.5.20.4).

4.7.3.3 Physiotherapie

Physiotherapeutischer Befund-Zusatz

- Silverskjöld-Test (➤ 4.7.1),
- VISA-A-G-Fragebogen (bei achillärem Schmerzsyndrom).

Physiotherapeutische Behandlung

- Exzentrisches Wadenmuskeltraining nach Alfredson (2014):
  - Dreimal 15 Wiederholungen mit gestrecktem Kniegelenk,
  - dreimal 15 Wiederholungen mit gebeugtem Kniegelenk,
  - zweimal täglich über drei Monate,
  - die Übungen sollen nach Alfredson schmerzhaft sein (vgl. aber z. B. Matthijs et al. 2014),
  - Bewegung nur bis zum Bodenniveau, um eine Dorsalextension im Sprunggelenk zu vermeiden.
- Matthijs et al. (2014) geben dazu folgende modifizierende Empfehlungen:
  - Das exzentrische Wadenmuskeltraining ist bei Einhaltung der Schmerzgrenze genauso effektiv.
  - Die Übungen müssen nicht sofort mit max. Dorsalextension durchgeführt werden.
- Silbernagel (2001) steigerte das Training stufenweise mit Dehnung (➤ 3.5.7), konzentrischen und exzentrischen Übungen. Die Ergebnisse wurden als gut bewertet.
- Weitere Therapieoption: Iontophorese und Ultraschall (Second-line-Alternative).

Evidenz-/Bewertungslage: ➤ Link am Kapitelende.

4.7.4 Arthrose des Sprunggelenks

Ätiologie und Epidemiologie: 70 % aller Sprunggelenksarthrosen entstehen sekundär durch Traumen, häufig durch rezidivierende Sprunggelenksdistorsionen und nach einer in Fehlstellung verheilten Luxationsfraktur des oberen Sprunggelenks (OSG) (➤ 5.1.5.20.2). 11,9 % entstehen infolge rheumatoider Arthritis (➤ 7.2) und bei 7,2 % zeigt sich eine primäre Arthrose.

4.7.4.1 Klinischer Befund

- **Symptome:**
  - Schmerzen im vorderen Gelenkspaltbereich und in der Perimalleolarregion,
  - Schmerz wird als „schraubstockartig" beschrieben,
  - schmerzhafte Bewegungseinschränkung (v. a. Dorsalextension),
  - Schmerzen beim Abrollen im Rückfußbereich,
  - Einschränkung bei ADLs.

- **Diagnostik:**
  - Röntgen (➤ 2.4.14) im Stand in zwei Ebenen, Indikation für eine Ganzbeinaufnahme bei höhergradigen Achsenabweichungen, die das Knie- und Hüftgelenk betreffen,
  - MRT (➤ 2.4.16) bei Osteonekrosen und entzündlichen Veränderungen,
  - CT (➤ 2.4.17) zur präoperativen Planung.

4.7.4.2 Therapie

- **Konservativ:**
  - Akuter Schmerz: Belastungsreduktion und/oder Ruhigstellung für 1–2 Wochen (Harrasser et al. 2017),
  - Wichtigste Maßnahmen bei fehlender Operabilität:
    - Stabilisierende Orthesen (➤ 4.9.2),
    - knöchelübergreifende orthopädische Schuhe mit stabilisierender Arthrodesenkappe.
  - Antiphlogistisch-analgetische Medikamente (➤ 1.6.8.1), **Cave:** Injektionen ins Sprunggelenk werden kritisch betrachtet.
  - PT und Physikalische Therapie (➤ 4.7.4.3).
- **Operativ:**
  - Arthroskopische Abfräsung von Osteophyten,
  - Arthrodese (➤ Box),
  - Endoprothese (➤ 4.7.7).

> Die **Arthrodese** (Gelenkversteifung) gilt als Goldstandard in der operativen Versorgung von symptomatischen Arthrosen des oberen und unteren Sprunggelenks. Durchgeführt werden drei Varianten:
> - Isolierte Arthrodese eines Gelenkanteils,
> - kombinierte Arthrodese über mehrere Abschnitte des Sprunggelenks,
> - vollständige Versteifung des Sprunggelenks.
>
> Kurzfristig kommt es dadurch zu einer Schmerzreduktion. Langfristig entstehen jedoch in 60 % der Fälle schmerzhafte Anschlussarthrosen durch kompensatorische Überlastungen. Weitere Folgen sind ein schlechtes Gangbild (➤ 2.3), Funktionsverlust und Pseudarthrosen.
>
> **Indikation:**
> - Einsatz zur Schmerzlinderung,
> - bei Patienten, die einer hohen Belastung ausgesetzt sind, ist dieses Verfahren sinnvoller als eine Endoprothese (➤ 4.7.7).
>
> **Postoperatives Therapieregime** (Harrasser et al. 2017):
> - Ruhigstellung im Unterschenkelgips oder Walker für 6 Wochen,
> - nach 4–6 Wochen Übergang zur Vollbelastung,
> - orthopädische Schuhzurichtung (Mittelfußrolle).

4.7.4.3 Physiotherapie

Funktions- und Strukturebene (ICF):

- **Ziele:**
  - Schmerzreduzierung (Ruhe- und Bewegungsschmerz),
  - Verbesserung der Gelenkbeweglichkeit, Verringerung der Steifheit,
  - Vermeiden von Fehlhaltungen, auch der Nachbargelenke,
  - Vermeiden von Konturveränderungen der Fußgelenke,
  - Kontrakturprophylaxe.
- **Maßnahmen:**
  - Gelenkspezifische Übungen zur schonenden Verbesserung des Bewegungsausmaßes des Gelenks,

- Kräftigung der gelenksumgebenden Muskulatur (z. B. PNF ➤ 3.7.3, mit Geräten),
- Ausdauertraining (➤ 3.6.8) (→ ADL),
- Koordinationstraining (➤ 3.6.10) für zielgerichtetes Bewegen des Fußes,
- MT (➤ 3.5) zur Erweiterung des Bewegungsausmaßes sowie zur Schmerzreduzierung,
- Kälte- und Wärmetherapie (➤ 3.15) zur Schmerzlinderung sowie zur Beeinflussung des Muskeltonus,
- Weichteiltechniken zur Detonisierung der Muskulatur (z. B. Massagen ➤ 3.14, Hold-Relax-Techniken),
- Elektrotherapie (➤ 3.16.1), Ultraschalltherapie (➤ 3.16.2),
- Tapeanlage (➤ 3.13.2).

Aktivitäts- und Partizipationsebene (ICF):

- **Ziele:**
  - Edukation zum Gelenkschutz (z. B. Vermeidung von mechanischer Überlastung oder Zwangshaltungen) (➤ 7.8),
  - Gangschule (➤ 3.1.8),
  - Gewichtsreduktion,
  - Sturzprophylaxe (➤ 16.3.4),
  - Erhöhung der Mobilität (z. B. Bewegen/Heben/Tragen von Gegenständen),
  - Partizipationsförderung (Gemeinschaftsleben, Berufsausübung, Freizeitaktivitäten).
- **Maßnahmen:**
  - ADL-Training,
  - Patientenedukation (z. B. Information über die Erkrankung),
  - Anleitung zur Selbstkontrolle z. B. Vermeiden von Schon- und Zwangshaltungen sowie Überlastungen,
  - Arbeitsplatz- und sportartspezifische Beratung (➤ 3.1.7),
  - orthopädische Hilfsmittel, z. B. Schienen, Einlagen, Schuhversorgung (➤ 4.9).

Evidenz-/Bewertungslage: ➤ Link am Kapitelende.

4.7.5 Fußdeformitäten

Fußdeformitäten können sowohl angeboren als auch erworben sein. Grundsätzlich ist die ideale Fußform nicht definierbar. Das bedeutet, dass auch die funktionellen Auswirkungen einer Fußdeformität individuell wahrgenommen werden. Die Diagnostik erfolgt anhand klinischer Kriterien. Röntgendiagnostik (➤ 2.4.14) wird nur ergänzend eingesetzt.

Mit einer der Deformität angepassten Einlagenversorgung können die Beschwerden meist suffizient behandelt werden (Evidenz ➤ Link am Kapitelende). Die Einlagen sollen stützend, entlastend, bettend und beim Kind und Jugendlichen auch korrigierend sein. Die Auswahl des Materials für die Schuheinlagen orientiert sich am Körpergewicht des Patienten.

4.7.5.1 Spreizfuß

Pathogenese: Der Spreizfuß (Pes transversoplanus) tritt meist in der zweiten Lebenshälfte auf und stellt die häufigste schmerzhafte statische Fußdeformität dar. Ursächlich ist das Zusammenspiel von endogenen Faktoren, Übergewicht und unzweckmäßigem Schuhwerk. Es kommt zu einer Absenkung der Metatarsalköpfchen. In der Folge flacht das Fußquergewölbe ab, was wiederum zu einer Verbreiterung des Mittelfußes führt. Die Metatarsalköpfchen 2 bis 4 werden verstärkt unphysiologisch belastet, was sich in einer Schwielenbildung zeigt. Aufgrund der veränderten Zugrichtung der an den Zehen inserierenden Muskelsehnen kommt es sekundär zu Zehenfehlstellungen (z. B. Hallux valgus ➤ 4.7.5.4).

■ **Klinischer Befund**

- **Symptome:**
  - Schmerzhafte Schwielenbildung,
  - plantarer Druckschmerz zwischen den Metatarsalköpfchen,
  - evtl. schmerzhafter Mittelfuß bei Kompression,
  - Befund-Zusatz: Push-up-Test (➤ 4.7.1).
- **Diagnostik:**
  - Im Röntgenbild (➤ 2.4.14) zeigen sich eine Divergenz der Metatarsalia, sekundäre Zehenfehlstellungen und arthrotische Veränderungen.

■ **Therapie**

- Konservativ:
  - Einfache Pelotte als Einlage (➤ 4.9.2.3.5) zur retrokapitalen Abstützung der Metatarsalköpfchen,
  - Antiphlogistika (➤ 1.6.8.1) gegen akute Entzündungsschmerzen (Stinus u. Weber 2005).
- **Operativ:** Chirurgische Maßnahmen zur Fußverschmälerung werden sehr selten angewendet.

4.7.5.2 Senkfuß

Pathogenese: Beim Senkfuß (Plattfuß, Pes planus) kommt es infolge einer Verlagerung des Talus bzw. des Os naviculare zur Abflachung des Fußlängsgewölbes. Typischerweise treten diffuse Schmerzen im Bereich des gedehnten Pfannenbands und der Wade auf. Die Wadenmuskulatur weist eine erhöhte Spannung auf, da sie die mangelnde passive Verspannung der Bänder ausgleichen muss. Der Senkfuß tritt meist in Kombination mit einem **Knickfuß** (Pes valgus) auf, welcher zu einer valgischen Einstellung des Rückfußes führt. Die Valgusstellung führt typischerweise zu Schmerzen im Bereich des Sinus tarsi, der Peronealsehnen sowie im Bereich des M. tibialis posterior. Flacht zusätzlich noch das Fußquergewölbe ab (➤ 4.7.5.1), spricht man von einem **Knick-Senk-Spreizfuß**. Übergewicht und konstitutionelle Bandschwäche können ursächlich für die Entstehung eines Knick-Senkfußes (Pes planovalgus) sein. Im Frühstadium der Erkrankung bereitet der Knick-Senkfuß kaum bis keine Beschwerden, sodass das Gehen nicht eingeschränkt ist. Im weiteren Verlauf führen die konstitutionelle Insuffizienz der Band- und Muskelstrukturen unter Belastung, wie Gehen und Stehen, zu einer verstärkten Abflachung des Fußlängsgewölbes. Daraus resultiert eine Funktionsstörung des M. tibialis posterior. Zu Beginn der Abstoßphase überträgt die Wadenmuskulatur die Kraft über die Achillessehne auf den Vorfuß (➤ 2.3.2.2). Funktionsstörungen im M. tibialis posterior führen wesentlich zu einem Verlust der Abstoßkraft. Eine Veränderung der Beinachse in der Frontalebene (v. a. ein Genu valgum) begünstigt gleichfalls die Entstehung einer Fußfehlstellung. Weitere Ursachen können Traumen, Entzündungen, Knochenerkrankungen und Minderentwicklung der Fibula, spastische und schlaffe Paresen des Unterschenkels und Fußes sein.

■ **Klinischer Befund**

- **Symptome/klinisches Bild:**
  - Abflachung der medialen Längswölbung,
  - prominenter Innenknöchel,
  - Too-many-toes-sign (laterale Zehen werden von hinten sichtbar),
  - Schmerzen (keine Korrelation mit dem Deformitätsausmaß),
  - verstärkt abgelaufener Innenrand des Schuhs (durch die Valgusstellung des Rückfußes, ungenügende Stabilisierung des Talus durch die tiefen Unterschenkelflexoren und das Pfannenband).
  - Zusatz physiotherapeutischer Befund (➤ 4.7.1):
    - Single-Heel-Rise-Test,
    - Push-up-Test,
    - Windlass-Mechanismus.

- **Diagnostik:**
  - Klinik,
  - Röntgenaufnahme (➤ 2.4.14) in zwei Ebenen zur Beurteilung der Fußdeformität,
  - MRT (➤ 2.4.16) bei V. a. Osteonekrosen.

■ **Therapie**

- **Konservativ:**
  - Einlagen (➤ 4.9.2.3.5), die die Ferse vollkommen umfassen,
  - medialseitige Unterstützung des Rückfußes (Fersenkeil) und des Längsgewölbes (Supinationskeil).
- **Operativ:**
  - Reposition des Talonavikulargelenks und Rezentrierung der Rückfußachse,
  - Triplearthrodese bei erwachsenen Patienten bei stärkster Deformität und sehr starken Schmerzen.

4.7.5.3 Hohlfuß

Pathogenese: Ein Hohlfuß (Ballenhohlfuß, Pes cavus) entsteht häufig in der Folge starker Veränderungen der Band- und Muskelstrukturen des Fußes, die eine deutliche Verstärkung des Längsgewölbes (v. a. medialseitig) bedingen. Die Mittelfußknochen richten sich immer steiler auf. Begünstigt wird diese Fußdeformität durch ein Genu varum. Die Hohlfußbildung kann allerdings auch infolge einer Lähmung der Fußbinnenmuskulatur oder einer neurologischen Systemerkrankung erfolgen.

■ **Klinischer Befund**

- **Symptome:**
  - Druckschmerzhafte Mittelfußköpfchen,
  - Schwielenbildung in Höhe der Mittelfußköpfchen,
  - Varusstellung des Rückfußes → häufig Inversionstrauma mit Außenbandruptur (➤ 5.1.5.20.3),
  - Krallenzehe (➤ 4.7.5.4),
  - Zusatz physiotherapeutischer Befund (➤ 4.7.1):
    - Windlass-Mechanismus,
    - Coleman-Block-Test.
- **Diagnostik:**
  - Klinisch.

■ **Therapie**

- **Konservativ:**
  - Orthopädischer Schuh mit
    - ausreichend Platz für den hohen Fußrücken und die Krallenzehen,
    - Abrolleinrichtung.
- **Operativ:**
  - Beim Erwachsenen angewendet werden:
    - Triplearthrodese (T-Arthrodese),
    - Osteotomie der Basis des ersten Mittelfußknochens,
    - Resektionsarthroplastik bei Krallenzehe.

4.7.5.4 Hallux valgus

Ätiologie und Pathogenese: Ein Hallux valgus entsteht als Begleitdeformität des Spreizfußes (➤ 4.7.5.1). Dabei weicht die Großzehe nach lateral ab. Eine Subluxation des Großzehengrundgelenks kann zusätzlich bestehen. Die Deformität des Os metatarsale I verstärkt sich durch den asymmetrischen Zug der Sehnen der Großzehe, insbesondere des M. extensor hallucis longus. Infolge der Deformität kommt es zur Verlagerung weiterer Muskelfaser- und Sehnenverläufe, die dadurch ihre Funktion verändern, z. B. verlagert sich der M. abductor hallucis zusammen mit dem medialen Sesambein nach lateral und bewirkt dadurch eine

Adduktion. Auch die langen Flexoren- und Extensorensehen verlagern sich nach lateral und unterstützen damit die laterale Abweichung im Großzehengrundgelenk. Ursachen des Hallux valgus sind Destruktion im Großzehengrundgelenk durch rheumatoide Arthritis (➤ 7.2), Übergewicht, sportliche Aktivitäten, Verletzung des Bandapparats oder primäre Insuffizienz der Interosseusmuskulatur.

■ **Klinischer Befund**

- **Symptome:**
  - Valgusstellung der Großzehe,
  - Schmerzen,
  - Bursitis.
- **Diagnostik:**
  - Messung des Fußinnenrandwinkels (> 15°),
  - Beweglichkeitsmessung (entscheidend für die Wahl der OP-Methode),
  - Untersuchung des Tarsometatarsalgelenks auf Vorwölbung oder Verplumpung (Hinweis auf Instabilität),
  - Nativröntgenaufnahmen (➤ 2.4.14) in belastetem und unbelastetem Zustand,
  - MRT (➤ 2.4.16) und Ultraschall (➤ 2.4.15) zur Ausschlussdiagnostik.

■ **Therapie**

- **Konservativ:**
  - Orthopädische Schuheinlagen (➤ 4.9.2.3.5),
  - Abrollwiege.
- **Operativ:**
  - Möglichst unter Erhalt des Großzehengrundgelenks,
  - Osteotomie zur Stellungskorrektur,
  - Resektions-Interpositions-Arthroplastiken,
  - Arthrodese bei extremer Fehlstellung und/oder fortgeschrittener Arthrose,
  - Fusion bei Instabilität.

> Orthesen, orthpädische Schuheinlagen und PT können die Beschwerden zwar lindern, die Deformität jedoch nicht heilen (Toepfer et al. 2021).
> Eine beginnende Fehlstellung kann durch Kräftigung der Fußmuskulatur (➤ 3.19.8), insbesondere des M. abductor hallucis, unter gleichzeitiger Verwendung von adäquatem Schuhwerk zumindest prolongiert werden (Wanivenhaus et al. 2009).

■ **Physiotherapie**

Physiotherapeutischer Zusatz-Befund:

- Abweichung der Beinachse (z. B. O- oder X-Beinstellung),
- Fußstellung (z. B. Hohl- oder Senkfuß),
- Test auf Flexibilität des Rückfußes durch Supination und des Vorfußes durch Pronation,
- Rückfußwinkel (Winkel zwischen Kalkaneus und Unterschenkelachse),
- Reponierbarkeit der Großzehe (→ Korrekturfähigkeit),
- Extensionsfähigkeit des Os metatarsale I (→ Instabilität),
- Grind-Test (➤ 4.7.1),
- Push-up-Test (➤ 4.7.1).

■ **Physiotherapeutische Behandlung**

Funktions- und Strukturebene (ICF):

- **Ziele:**
  - Schmerzreduktion,
  - Verbesserung der Gelenkbeweglichkeit,
  - Stabilisation der Fußgelenke und -gewölbe,
  - Stabilisation von Beinachse, Becken und Rumpf,
  - Verbesserung von Muskelkraft und -tonus.

- **Maßnahmen:**
  - Kälte- und Wärmetherapie (➤ 3.15),
  - MT (➤ 3.5),
  - aktives und passives Bewegen der Fußgelenke,
  - Wahrnehmungsschulung, Formung der Fußgewölbe,
  - Kräftigung der Fuß- und Beinmuskulatur, insbesondere M. abductor hallucis sowie Mm. interossei und Mm. lumbricales, die das Quergewölbe formen. **Cave:** Bei ausgeprägter Deformität verlagert sich der M. abductor hallucis und ändert infolgedessen seine Funktion vom Abduktor zum Adduktor. Eine Kräftigung dieses Muskels ist dann kontraindiziert.
  - Fußgymnastik mit unterschiedlichen Materialien,
  - Gangschule (➤ 3.1.8), Beinachsentraining,
  - Dehntechniken (➤ 3.5.7), Hold-Relax-Techniken, Massagetechniken (➤ 3.14).

Aktivitäts- und Partizipationsebene (ICF): ➤ Link am Kapitelende.

4.7.5.5 Krallen- und Hammerzehe

Pathogenese: Die Krallen- und Hammerzehen entsteht meist als Begleitdeformität bei Hallux valgus (➤ 4.7.5.4), Spreizfuß (➤ 4.7.5.1) oder Ballenhohlfuß (➤ 4.7.5.3), wobei enges Schuhwerk die Fehlstellung verstärken kann. Die Zehendeformitäten können sich allerdings auch durch eine Zerebralparese und nach Muskel- und Nervenverletzungen des Unterschenkels entwickeln.

■ **Klinischer Befund**

- **Symptome/klinisches Bild:**
  - Hammerzehe: Fixierte Flexion im Zehenendgelenk bei extendiertem Grundgelenk,
  - Krallenzehe: Überstreckung im Grundgelenk bei gebeugtem Mittel- und Endgelenk,
  - Hornhautschwielen (Klavi) durch die Druckbelastung,
  - Schmerzen über den Hornhautschwielen.
- **Diagnostik:**
  - Klinik,
  - röntgenologisch (➤ 2.4.14): Zehenfehlstellung, degenerative Veränderungen, evtl. Subluxationen und Luxationen in den Grund- und Mittelgelenken sichtbar.

■ **Therapie**

- **Konservativ:**
  - Filzringe im Schuh zur Entlastung bei Hornhautschwielen.
- **Operativ:**
  - Resektionsarthroplastik,
  - OP des Hallux valgus (➤ 4.7.5.4).

4.7.6 Physiotherapie bei Erkrankungen von Fuß und Sprunggelenk

■ **Funktions- und Strukturebene (ICF)**

- **Ziele:**
  - Erhöhung der Gelenkbeweglichkeit,
  - Gelenkstabilisation,
  - Erhöhung von Muskelkraft und -ausdauer,
  - Stabilisierung des Muskeltonus,
  - Stabilisierung der Strukturen des Rumpfs, der unteren Extremität und Fußgelenke,
  - Vermeidung/Reduzieren von Deformitäten.

- **Maßnahmen:**
  - MT (➤ 3.5) zur Erweiterung des Bewegungsausmaßes und zur Schmerzlinderung,
  - Weichteiltechniken (z. B. Hold-Relax-Techniken, Querfriktion, Funktionsmassage ➤ 3.14.1.7.6) zur Detonisierung der Muskulatur,
  - aktives Bewegen der Fußgelenke sowie der angrenzenden Gelenke,
  - PNF (Beinpattern ➤ 3.7.3),
  - exzentrisches Training,
  - MTT (➤ 3.6),
  - Dehntechniken (➤ 3.5.7), Antagonisten-Hemmung, Nervengleitübungen,
  - Wärme- und/oder Kältetherapie (➤ 3.15),
  - Elektro- und Ultraschalltherapie (z. B. Iontophorese) (➤ 3.16),
  - Gangschule (➤ 3.1.8), Beinachsentraining, Stabilisation der Längs- und Quergewölbe sowie der Beinachse,
  - Propriozeptives Training, Fördern des Synergismus der Gewölbe stabilisierenden Fußmuskulatur,
  - Trainieren der funktionellen Fußbelastung,
  - MLD (➤ 3.11.5.1),
  - Spiraldynamik® – Intelligent Movement (➤ 3.19.8),
  - Faszientechniken (➤ 3.9.2),
  - elastisches Taping (➤ 3.13.2).

■ **Aktivitäts- und Partizipationsebene (ICF)**

- **Ziele:**
  - Erhalt/Wiederaufnahme von ADLs (u. a. tägliche Routine, Selbstversorgung),
  - Erhöhung der Mobilität (u. a. Wechsel der Körperposition, Gehen, Nutzen von Transportmitteln, Bewegen von Gegenständen),
  - Erhalt/Erreichen von Partizipation (u. a. Berufsausübung, Hobby, Gemeinschaftsleben).
- **Maßnahmen:**
  - ADL-Training,
  - Anleiten zum selbstständigen Üben,
  - Anleitung zur Selbstkontrolle (z. B. Vermeiden von Schonhaltung und Überlastung, Erarbeitung einer aufrechten Körperhaltung, Beinachse),
  - Patientenedukation, Information zum Krankheitsbild,
  - Arbeitsplatzberatung (➤ 3.1.7),
  - sportartspezifisches Training sowie Sportberatung,
  - evtl. Hilfsmittelversorgung (z. B. Gehhilfen, spezielles Schuhwerk, Einlagen ➤ 4.9).

4.7.7 Endoprothetik für Sprunggelenk und Fuß

■ **Sprunggelenksendoprothese**

Die Sprunggelenksendoprothetik ist technisch recht anspruchsvoll und wird deshalb nur in bestimmten Zentren durchgeführt. Die Prothese gewährleistet die Gleit-Rotationsbewegung des OSG. Sie wird ohne Zement im Press-Fit-Verfahren eingesetzt, um möglichst viel Knochen zu erhalten. Posttraumatische Weichteilverwachsungen und polyarthritische Gelenkdeformitäten erfordern oft Begleiteingriffe, u. a. achsenkorrigierende Maßnahmen im subtalaren und talonavikularen Bereich und Bandstabilisation.

Komplikationen:

- Wundheilungsstörung (➤ 3.6.7.1), Wundinfektion,
- Prothesenlockerung.
- Spätkomplikationen:
  - Periprothetische Osteolysen,
  - aseptische Lockerung,

- periartikuläre Ossifikation,
- Einsinken der talaren Komponente bei Talusnekrose,
- chronische Infektion.

Postoperatives Therapieregime (Harrasser et al. 2017):
- Ggf. zunächst Ruhigstellung für 2–3 Wochen,
- Teilbelastung für 6 Wochen im Unterschenkelgips,
- ab der 6. Woche rascher Übergang zur Vollbelastung,
- Hinweis: Um einer funktionseinschränkenden Vernarbung entgegenzuwirken, wird immer häufiger eine frühfunktionelle Nachbehandlung mit sofortiger passiver Mobilisation eingesetzt.

Gelenkersatz im Großzehengrundgelenk

Für Silikonprothesen sind diverse Komplikationen bzw. Materialprobleme (z. B. geringe Haltbarkeit, Implantatbrüche, Dislokation, Osteolysen) beobachtet worden (Ziegler et al. 2007), weshalb Prothesen aus Metalllegierungen und Keramik entwickelt wurden.

4.7.8 Evidenz-/Bewertungslage

Um größtmögliche Aktualität in der Print- und Online-Version zu gewährleisten, stehen Informationen zu aktuell vorliegenden Studien im Online-Zusatzmaterial (➤ QR-Code) zur Verfügung.

Evidenzangaben

Literatur

4.8 Amputationen*

Verena Gesing

Definition

Amputation: Abtrennung eines Körperteils im Bereich eines Knochens.
Exartikulation: Amputation einer Gliedmaße im Gelenk (Articulatio).
Prothese: Künstlicher Einsatz von Gliedmaßen oder Organen.

Indikationen für Amputationen können nach Baumgarten et al. (2007) u. a. sein:
- Durchblutungsstörungen (arterielle, venöse, lymphatische),
- Traumata (➤ 5.1),
- Tumoren (➤ 10),
- Infektionen,
- angeborene Fehlbildungen.

* Grundlageninformationen wurden in Teilen aus dem Skript „Orthopädie" von Anna Heller, erschienen 2016, Vertrieb durch Die Fachwelt Verlags- und Handelsgesellschaft mbH, übernommen.

4.8.1 Amputationen der oberen Extremität

An der oberen Extremität haben Prothesen häufig nur unzureichenden funktionellen Nutzen, da der hohe Anspruch an Mobilität und Flexibilität von Prothesen noch nicht ausreichend erfüllt wird.

4.8.1.1 Schultergelenk und Oberarm

Amputationshöhe:
- Oberarmamputationen (Amputationen in der Mitte des Humerusschafts),
- Schulterexartikulation,
- Schultergürtelamputation.

Prothesenversorgung:
- Bei Oberarmamputationen:
  - Anpassung der Prothesen aufgrund des Oberarmquerschnitts häufig schwierig,
  - aktive Prothesen (Greifarme ➤ 4.9.3.4.1) liefern ein funktionell befriedigendes Ergebnis.
- Schulterexartikulation:
  - Eine funktionell-prothetische Versorgung ist nicht umsetzbar,
  - Anfertigung einer schulterübergreifenden Prothese mit Haltegurten.
- Schultergürtelamputation:
  - Anfertigung passiver Prothesen (➤ 4.9.3.4.2),
  - Schulterkappe, damit Konfektionskleidung getragen werden kann.

4.8.1.2 Hand und Unterarm

Amputationshöhe:
- Handgelenksexartikulation: Der Prothesenstumpf behält die volle Pro- und Supination.
- Handamputationen: Handrekonstruktion, da eine Prothesenversorgung sehr schwierig ist.
- Unterarmamputation: Korrelation zwischen Erhalt von Supination/Pronation und der verbleibenden Stumpflänge.
- Ellenbogenexartikulation: An den Kondylen des Humerus kann die Prothese sehr gut befestigt werden.

Prothesenversorgung:
- Aktive Prothesen (Eigen- oder Fremdkraft) (➤ 4.9.3.4.1),
- passive Prothesen (Schmuckhände/-arme) (➤ 4.9.3.4.2),
- Hybridprothesen (➤ 4.9.3.4).
- Bei Handgelenksexartikulation:
  - Die Prothese wird länger als die gesunde Seite.
  - Die Prothesenhaftung ist aufgrund der Kondylen gut.
  - Funktionelle Prothesen können durch myoelektrische Konstruktionen oder durch Kraftzug hergestellt werden (➤ 4.9.3.4.1, ➤ 4.10.1).
- Bei Unterarmamputation:
  - Eigen- und Fremdkraftprothesen (myoelektrisch gesteuerte Prothesen möglich ➤ 4.9.3.4.1, ➤ 4.10.1).
- Bei Ellenbogenexartikulation:
  - Aktive Prothesen mit Zugbandagen:
    1. Zug: Flexion des Ellenbogens,
    2. Ver- und Entriegelung des Ellenbogens,
    3. Greiffunktion.
  - Myoelektrische Prothesen (Steuerung über Trizeps- und Bizepselektroden) (➤ 4.9.3.4.1, ➤ 4.10.1).
- Bei Kindern: Zur Förderung der sensomotorischen Entwicklung und zur Entwicklung des Körperschemas ist für Säuglinge die Greifentwicklung ein

wesentlicher Bestandteil. Sie beginnt etwa ab dem 4.–6. Monat, sodass das Kind spätestens dann eine prothetische Hand bekommen sollte.

■ **Komplikationen bei Amputationen der oberen Extremität**
- Phantomschmerz (➤ Box),
- Wundheilungsstörungen,
- trophische Störungen.

Phantomschmerz: Schmerzen oder Missempfindungen (z. B. Jucken), die in einem nicht mehr vorhandenen Körperteil empfunden werden, welcher noch auf dem sensomotorischen Kortex präsent ist.

4.8.2 Amputationen der unteren Extremität

4.8.2.1 Hüfte

Amputationshöhe:
- Hemipelvektomie (Amputation eines Beines mit Beckenhälfte),
- Hüftexartikulation (Amputation des Femurs im Hüftgelenk).

Prothesenversorgung:
- Hemipelvektomie:
  - Abstützung am Tuber ist nicht möglich.
  - Taille und Thorax werden voll oder teilweise mit umfasst.
- Hüftexartikulation: Beckenkorb für eine sitzbeinumfassende Stumpfbettung und Abstützung am Schambein.

Kontraktionsmuster am Hüftgelenk nach Amputationen:
Flexion/Abduktion/Außenrotation.

4.8.2.2 Knie- und Oberschenkel

Amputationshöhe:
- Oberschenkelamputation:
  - Bei einem langen Stumpf bleiben etwa 2/3, bei einem kurzen Stumpf 1/3 des Femurs erhalten.
  - Wichtig ist eine gute Weichteildeckung für den Stumpf: Die Muskeln werden um das Stumpfende zusammengenäht und fixiert (myoplastischer Stumpf), um eine bestmögliche Gebrauchsfähigkeit zu erhalten.
- Knieexartikulation:
  - Es werden nur die Weichteile im Kniegelenk durchtrennt.
  - Der Stumpf bleibt im Gleichgewicht, da die Adduktoren nicht durchtrennt werden.

Prothesenversorgung:
- Oberschenkelprothese (➤ 4.9.3.5.2),
- Knieprothese (➤ 4.9.3.5.3),
- Unterschenkelprothese (➤ 4.9.3.5.4).
- Bei Kindern:
  - Kinder sollten ab dem 2. Lebensjahr die Möglichkeit zur Vertikalisierung haben.
  - Durch stabile Stehprothesen werden die sensomotorische Entwicklung und die Vertikalisierung unterstützt.

4.8.2.3 Unterschenkel und Fuß

Amputationshöhe:
- Unterschenkelamputation:
  - Möglichst kurzer Stumpf aufgrund schlechter Weichteildeckung im distalen Unterschenkel.

- Amputation im Sprunggelenk nach Syme:
  - Fixierung der erhaltenen Fersenhaut auf dem Stumpf,
  - dadurch Verkürzung des Fußes,
  - Stumpf ist voll endbelastbar.
- Amputation nach Priogoff:
  - Erhalt von Fersenpolster und Kalkaneus,
  - Abtrennung des dorsalen Teils des Fersenbeins sowie Ansetzen an die angefrischte Tibia,
  - Stumpf eher kolbig, aber tragfähig.
- Amputation nach Chopart:
  - Amputation zwischen Talus und Os naviculare sowie Kalkaneus und Os cuboideum.
  - **Cave:** Die Muskeln und Sehnen müssen derart um den Stumpf fixiert werden, dass es nicht zu einer Spitzfußentwicklung kommt.
- Amputation nach Lisfranc:
  - Amputation des Mittelfußes,
  - Möglichkeit zur Anpassung langer Fußwurzelstümpfe durch die abgerundete Stumpfkuppe,
  - sehr gutes funktionelles Ergebnis,
  - Geringe Ausprägung muskulär bedingter Fehlstellungen im Sprunggelenk.

Prothesenversorgung:
- Unterschenkelprothese (➤ 4.9.3.5.4),
- Fußprothese (➤ 4.9.3.5.5),
- Kurzprothese (➤ 4.9.3.5.5).

■ **Komplikationen bei Amputationen der unteren Extremität**
- Phantomschmerz (➤ 4.8.1 Box),
- Kniebeugekontraktur,
- Quadrizepsschwäche,
- Wundheilungsstörungen,
- trophische Störungen,
- Hüftbeugekontraktur.

4.8.3 Richtlinien zur Physiotherapie nach Amputationen

Eine Amputation stellt sowohl physisch als auch psychisch einen massiven Eingriff dar. Der Patient kann sich in der neuen Situation i. d. R. nur langsam zurechtfinden. Dies muss bei der PT stets berücksichtigt werden.

> Viele Patienten neigen dazu, die betroffene Seite nicht oder weniger zu belasten. Einige nutzen aus Bequemlichkeit keine Prothese, sodass die betroffene Seite gar nicht benutzt werden kann. Durch diese asymmetrische Belastung kann es auf der nicht betroffenen Seite u. a. zu Durchblutungsstörungen oder Arthrose kommen. Der Th. sollte den Patienten darüber aufklären, wie wichtig es ist, sowohl die betroffene als auch die nicht betroffene Seite gleichmäßig zu belasten.

PT-Maßnahmen:
- Abdeckung der Prophylaxen (➤ 3.1.2, ➤ 3.1.3),
- Narbenbehandlung (➤ 5.1.5.1.7),
- Vorbereitung des Stumpfs auf die Prothese (➤ 4.10.1.1).
- Stumpfpflege:
  - Hautpflege,
  - Patientenedukation (Hautkontrolle auf Rötungen/Druckstellen nach Abnahme der Prothese).

- Erhalten bzw. Verbesserung des Bewegungsausmaßes (ROM ➤ 2.1.5.1):
  - Lagerung,
  - assistives und aktives Durchbewegen, unter Beachtung des Kontraktionsmusters am Hüftgelenk nach Amputationen (➤ 4.8.2.1).
- Erarbeitung der Rumpfstabilität/Haltungsschulung,
- ADL-Training,
- Prothesentraining (➤ 4.10).
- Bei Phantomschmerz:
  - Spiegeltherapie (➤ 15.3.2.3.2),
  - TENS (➤ 3.16.1.2.8),
  - Wärmetherapie (➤ 3.15.2.2).

Evidenz-/Bewertungslage zum Prothesentraining: ➤ 4.10 Link am Kapitelende.

Literatur

4.9 Technische Orthopädie – Versorgung mit Orthesen, Prothesen und Hilfsmitteln

Julie Kux, Anna Carola Schuirmann

4.9.1 Rechtliche Hinweise

4.9.1.1 Wichtige Begriffe

- **Hilfsmittel:** sachliche Mittel oder technische Produkte zur medizinischen Versorgung. Nur von zugelassenen Leistungserbringern hergestellte Hilfsmittel dürfen vom Patienten genutzt werden. Dazu gehören auch die notwendigen Zubehörteile, ohne die das Hilfsmittel nicht zweckentsprechend betrieben werden kann. Nicht alle Hilfsmittel sind Medizinprodukte, z. B. Produkte, die eine medizinische Zweckbestimmung nicht rechtfertigen würden wie ein Toilettensitz.
- **Medizinprodukt:** Produkt mit medizinischer Zweckbestimmung für Menschen. Nicht alle Medizinprodukte sind als Hilfsmittel kategorisiert, z. B. Produkte, die zur Anwendung durch medizinisches Fachpersonal vorgesehen sind wie Labor- und Diagnostikgeräte.
- **CE-Kennzeichnung:** Kennzeichnung eines Produkts zum Nachweis, dass der Hersteller geprüft wurde und alle EU-weiten Anforderungen an Sicherheit, Gesundheitsschutz und Umweltschutz erfüllt sind. Die Kennzeichnung wird nicht nur von Hilfsmitteln, sondern auch bei Medizinprodukten verwendet. Ohne die Kennzeichnung darf ein Medizinprodukt nicht auf dem europäischen Markt in Verkehr gebracht oder in Betrieb genommen werden.

4.9.1.2 Gesetzliche Grundlage

■ SGB V

Das fünfte Sozialgesetzbuch (SGB V) regelt Fragen zur gesetzlichen Krankenversicherung. Bezogen auf Hilfsmittel sind folgende Paragraphen relevant:

- **§ 2 Leistungen:** Dem Versicherten stehen Leistungen entsprechend dem allgemein anerkannten Standard medizinischer Erkenntnisse unter Berücksichtigung des medizinischen Fortschritts zu. Hierbei sind die Leistungserbringer durch den § 135a SGB V zur Qualitätssicherung und Qualitätsweiterentwicklung ihrer erbrachten Leistungen verpflichtet. Allgemeine Voraussetzung zur Leistungserbringung ist das Wirtschaftlichkeitsgebot nach § 12 SGB V (s. u.).

- **§ 12 Wirtschaftlichkeitsgebot:** Erbrachte Leistungen müssen ausreichend, zweckmäßig und wirtschaftlich sein und dürfen zudem das Maß des Notwendigen nicht überschreiten. § 70 SGB V erweitert diese Kriterien um die Begriffe der Humanität, der Gleichmäßigkeit und der Bedarfsgerechtigkeit.
- **§ 33 Hilfsmittel:** Hierzu zählen Hörhilfen, Körperersatzstücke, orthopädische und andere Hilfsmittel sowie Sehhilfen bis zur Vollendung des 18. Lebensjahres. Der Anspruch besteht, wenn die Hilfsmittel erforderlich sind, um den Behandlungserfolg zu sichern, einer drohenden Behinderung vorzubeugen bzw. eine bestehende auszugleichen. Hilfsmittel können auch leihweise zur Verfügung gestellt werden. Hinzu kommt der Anspruch auf notwendige Änderungen, Instandsetzungen, Wartungen, Gebrauchseinweisungen und Ersatzbeschaffungen. Eine Zuzahlung durch den Versicherten erfolgt in Höhe von 10 % bzw. maximal 10 Euro für den Monatsbedarf. Die Hilfsmittel oder Produktgruppen müssen im Hilfsmittelverzeichnis gelistet sein und die festgelegten Qualitätsanforderungen erfüllen (§ 139 SGB V).
- **§ 126 Versorgung durch Vertragspartner:** Hilfsmittelversorgung über Vertragsärzte.
- **§ 139 Hilfsmittelverzeichnis:** Das Hilfsmittelverzeichnis dient u. a. zur Qualitätssicherung und wird durch den Spitzenverband der Krankenkassen erstellt. Er umfasst systematisch strukturiert alle Hilfsmittel innerhalb der Leistungspflicht. Unter den o. g. Voraussetzungen werden hier indikations- oder einsatzbezogene Qualitätsanforderungen beschrieben. Die Aufnahme eines Hilfsmittels in das Verzeichnis erfolgt auf Herstellerantrag, nach eventueller Prüfung durch den medizinischen Dienst der Krankenkassen und Entscheid des Spitzenverbands. Weitere Voraussetzungen für Hilfsmittel und Medizinprodukte sind unter § 139 Absatz 4 und 5 SGB V beschrieben, z. B. Funktionstauglichkeit, Sicherheit, medizinischer Nutzen, Information für die ordnungsgemäße Handhabung (in deutscher Sprache).
Hinweis: Eine Onlineversion des Hilfsmittelverzeichnisses ist unter *www.hilfsmittel.gkv-spitzenverband.de* zu finden.

■ SGB IX

Das neunte Sozialgesetzbuch (SGB IX) regelt die Rehabilitation und Teilhabe behinderter Menschen. Relevant für die Hilfsmittelversorgung sind folgende Paragraphen:

- **§ 42 Leistungen zur medizinischen Rehabilitation:** U. a. Hilfsmittel (§ 42 SGB IX, Abs. 2 Satz 6).
- **§ 47 Hilfsmittel:** Erforderliche Hilfen, die vom Empfänger getragen oder mitgeführt bzw. bei einem Wohnungswechsel mitgenommen werden können. Sie dienen der Vorbeugung einer drohenden bzw. dem Ausgleich einer bestehenden Behinderung, der Ermöglichung von Grundbedürfnissen des täglichen Lebens sowie der Erfolgssicherung einer Heilbehandlung. Die leistungsberechtigten Personen haben Anspruch auf notwendige Anpassungen, z. B. Instandhaltung und Ersatzbeschaffung, sowie auf die Ausbildung im Gebrauch der Hilfsmittel.

Am 11.04.2017 trat das Heil- und Hilfsmittelversorgungsgesetz (HHVG) in Kraft. Es sieht verschiedene Neuerungen vor, mit denen die Heil- und Hilfsmittelerbringer gestärkt werden sollen. Derzeit laufen Auswertungen und eine abschließende Evaluation muss aktuell noch abgewartet werden.

4.9.1.3 Marktzulassung von Medizinprodukten

Damit ein Medizinprodukt auf dem Markt zugelassen wird, müssen grundlegende Anforderungen an die Leistung der Medizinprodukte und Sicherheit von

Patienten, Anwendern und Dritten erfüllt sein. Das europäische Medizinproduktrecht definiert die Voraussetzungen und fordert vom Hersteller ein spezielles Qualitätsmanagement(QM)-System. Im QM-System muss für jedes Produkt ein Verfahren des Risikomanagements (zur Minimierung von Risiken) und der klinischen Bewertung festgelegt sein. Zusätzlich ist es notwendig, dass die Hersteller die technische Sicherheit, klinische Leistungsfähigkeit und Annehmbarkeit des Nutzen-/Risiko-Verhältnisses durch Nachweise und klinische Daten belegen. Diese Anforderungen werden vor der Marktzulassung in einem Konformitätsbewertungsverfahren überprüft. Entsprechend der Einteilung der Risikoklasse des Produkts wird das Verfahren zusätzlich von speziellen Prüf- und Zertifizierungsstellen überwacht. Erfüllt ein Produkt alle Voraussetzungen, erhält es die CE-Kennzeichnung und ist damit im gesamten europäischen Wirtschaftsraum freigegeben.

Hinweis: Weitere Informationen zum Medizinproduktgesetz (MPG) und zur Medizinproduktverordnung (MPV) sind unter *www.bundesgesundheitsministerium.de* zu finden.

4.9.2 Orthesen

Orthesen sind funktionssichernde, körperumschließende oder -anliegende Hilfsmittel, die Gelenk- und Extremitätenabschnitte durch folgende Wirkprinzipien überbrücken (Baumgartner u. Greitemann 2007):

- Führung,
- Korrektur,
- Stabilisation,
- Stützen.

Die Wirkprinzipien können isoliert oder kombiniert in einer Orthese genutzt werden. Je nach Bauart und verwendetem Wirkprinzip erfüllen sie unterschiedliche Funktionen, z. B. Entlastung, Immobilisation oder (geführte) Mobilisation von Gelenken.

Die Orthesenversorgung stellt keine isolierte Behandlungsmaßnahme dar, sondern eine Ergänzung zur aktiven Bewegungstherapie. Orthesen ermöglichen eine frühfunktionelle Mobilisation durch PT, um langfristige Folgeerkrankungen und Komplikationen zu verhindern und die Teilhabe am alltäglichen Leben zu erhöhen. Während der PT-Behandlung schult der Th. den Patienten im Umgang mit Hilfsmitteln und überprüft den korrekten Umgang.

Ziel ist die Anwendung von Orthesen während Spitzenbelastungen, gleichzeitig sollte die Tragedauer insgesamt reduziert werden. Eine zu lange und häufige Nutzung von Orthesen kann zu Atrophien, Einschränkung der Beweglichkeit und Reduktion der propriozeptiven Wahrnehmung führen. Daher sollte die PT sowohl ein aktives Übungsprogramm als auch die Abgewöhnung von Orthesen adressieren. Auch ist es Aufgabe des Th., Anzeichen einer fehlerhaften Anlage oder Nutzung von Bandagen oder Orthesen zu prüfen, z. B. inkongruente Achsenstellung, häufiges Verrutschen, mangelnde Körperhygiene, Hautirritationen und -verfärbung oder Durchblutungsstörung.

Interdisziplinäre Zusammenarbeit

Der Integration von Hilfsmitteln kommt in der Rehabilitation eine immer wichtigere Bedeutung zu. Oftmals stellen Th. einen Versorgungs- und/oder Anpassungsbedarf fest und können den Patienten im Umgang mit dem Hilfsmittel schulen und begleiten. Durch Rückmeldung vom Th. an die Orthopädietechnik kann die Versorgung optimal gestaltet und die Versorgungsqualität verbessert werden. Ein interdispzlinärer Austausch wird daher von der Deutschen Vereinigung für Rehabilitation empfohlen.

4.9.2.1 Rumpforthesen

Je nach Lokalisation lassen sich Rumpforthesen in verschiedene Typen unterteilen (➤ Tab. 4.9.1).

Tab. 4.9.1 Internationale Kurzbezeichnung für Orthesentypen des Rumpfes (nach Hohmann u. Uhlig 2005).

Kurzbezeichnung	Lokalisation
CTLS O	Zerviko-thorako-lumbo-sakral-Orthese
C O	Zervikal-Orthese
CT O	Zerviko-thorakal-Orthese
T O	Thorakal-Orthese
TLS O	Thorako-lumbo-sakral-Orthese
LS O	Lumbo-sakral-Orthese
L O	Lumbal-Orthese
SI O	Ilio-sakral-Orthese, sog. Beckenorthese

4.9.2.1.1 Zervikalstützen

Auswahl (Baumgartner u. Greitemann 2007):

- **Schanz-Wickelkragen:**
  - Einfachste Form der zervikalen Orthesenversorgung,
  - waschbarer Schaumstoffwickel (konfektioniert) mit Klettverschluss zur Wärmeapplikation,
  - geringe Extensions- und Immobilisationswirkung.
  - Indikationen:
    - Zervikalsyndrome (➤ 4.1.4),
    - muskulärer Hypertonus der HWS,
    - Migraine cervicale,
    - ggf. kurzfristig nach HWS-Distorsion (➤ 5.1.5.7).
  - Kontraindikationen:
    - Schluckbeschwerden,
    - Instabilität der HWS (➤ 4.1.2.1).
- **Philadelphia-Kragen:**
  - Zweiteilige Orthese aus Kunststoff mit Aussparung des Kehlkopfs, verbunden durch seitliche Klettverschlüsse,
  - Abstützung an Hinterhaupt, Kinn, oberer BWS und am Sternum bewirkt eine Ruhigstellung der mittleren HWS,
  - Indikationen (Auswahl):
    - Ligamentäre und stabile knöcherne Verletzungen,
    - posttraumatische oder degenerative Zustände,
    - Zustand nach schweren HWS-Distorsionen,
  - Kontraindikationen: ➤ Schanz-Wickelkragen,
  - eine nicht korrekte Anlage kann zu Druckstellen (v. a. am Kehlkopf) führen.

Cave

Eine vollständige Immobilisation der HWS, besonders in Rotation, ist nicht oder nur endgradig möglich. Am sichersten immobilisierend ist eine halo-zerviko-thorakale Orthese. Sie kann daher auch bei instabilen Verletzungen der HWS eingesetzt werden.
Bei Orthesen aus Kunststoff, z. B. beim Philadelphia-Kragen, ist als Hautschutz ein Schlauchverband unterzuziehen (Baumgartner u. Greitemann 2007).

4.9.2.1.2 Zervikothorakale Stützen

- **Halsorthese mit Schulterjoch:**
  - Zweiteilige Orthese bestehend aus Brustweste und geschlossenem Ring am Kranium,
  - verlängerter Hebelarm durch Fixierung an der gesamten BWS (Brustweste),
  - Abstützung an Hinterhaupt, Kinn, Sternum und unterer BWS,
  - starke Immobilsation durch rigide Fassung und Einlage einer Aluminiumrahmenkonstruktion,
  - Nachteil: geringere Akzeptanz durch großflächige Anlage,
  - Indikationen:
    - gravierende knöcherne und ligamentäre Verletzung,
    - postoperative Immobilisation.
  - Kontraindikation: instabile Verletzung der HWS.

4.9.2.1.3 Bandagen für den Rumpf

Bandagen sind elastische körperumschließende Hilfsmittel aus Stoff. Im Vergleich zu rigiden Orthesen haben sie eine geringe fixierende Wirkung. Die Anlage erfolgt i. d. R. im unteren Rumpfbereich (Abdomen) oder dem Brustkorb. Elastische Bandagenanlagen am Rücken bzw. der WS zeigen aufgrund der geringen fixierenden Wirkung keine relevanten medizinischen Effekte.

- **Zingulum** (Baumgartner u. Greitemann 2007):
  - Elastische gürtelförmige Bandage für den Brustkorb und Abdominalbereich,
  - Einschränkung der Thoraxexkursionen,
  - Einsatz nach Rippen- oder Brustbeinprellung, Rippenfrakturen,
  - Kontraindikation: Ateminsuffizienz.
- **Leibbinde** (ebd.):
  - Elastische gürtelförmige Bandage aus Drell-Gewebe für den abdominalen bzw. lumbothorakalen Bereich,
  - Stützung und Rückhalt des Bauchs,
  - durch die Bauchraumkompression soll die WS entlastet werden,
  - Ergänzung durch stützende Metallstäbe, Plastikeinsätze, Pelotten oder Stomareservoirs möglich,
  - Einsatz bei insuffizienter Bauchwandmuskulatur, Hernien oder nach abdominalchirurgischen Eingriffen,
  - Kontraindikation: Ateminsuffizienz, hochgradige Adipositas.
- **Kompressionsbrustbandage** (ebd.):
  - Elastische Bandage mit Brustgürtel, die den BWS-Bereich zirkulär umfasst,
  - stützende Wirkung und Entlastung des Operationsgebiets,
  - Einsatz bei Verletzung der weiblichen Brust und nach operativen Eingriffen, z. B. bei Mammakarzinom.
- **Symphysenbandage nach Habermann** (ebd.):
  - Elastische gürtelförmige Bandage mit eingelassenen starren Bügeln für das Becken,
  - umgreift das Becken ventral unterhalb der Spinae; dorsal wird die Glutealregion ausgespart, um ein Verrutschen zu verhindern,
  - über zwei Pelotten wird Druck auf beide Trochanter major ausgeübt und die Symphyse komprimiert,
  - Einsatz bei Lockerungen oder Rupturen der Symphyse,
  - **Cave:** Der ventrale Bügel darf keinen Druck auf das Abdomen ausüben.
- **Lumbosakralbandage** (ebd.):
  - Elastische Binde, die LWS- und Beckenbereich zirkulär umfasst und ventralseitig mit Klettverschluss verschlossen wird,
  - Ergänzung durch dorsale Pelotten im lumbosakralen Anlagebereich, Gurtsysteme oder mobiles TENS-Gerät (➤ 3.16.1.2.8),
  - Ziel ist die Körperwahrnehmung zu erhöhen; durch zusätzliche Gurte (von dorsal nach ventral) wird die Bauchwand zurückgehalten und die Körperstatik verbessert,

– Einsatz bei therapieresistenter Lumbalgie, nach operativen Eingriffen als Mahnbandage.

4.9.2.1.4 Korsettversorgung

Korsetttypen

(Bauer et al. 2001, Baumgartner u. Greitemann 2007, Dölken 2009, Grifka u. Knickmeier 1998, Specht et al. 2008)

- **Boston-Korsett:**
  - Vorgefertigte Kunststoffmodulbauteile mit eingebauten Pelotten und Freiräumen,
  - dorsaler Verschluss.
  - **Cave:** Druckbedingte reversible Pigmentierung der Haut am Becken möglich, ggf. Verdauungsprobleme.
- **Chêneau-Korsett:**
  - Einteilige Anfertigung aus Polyethylen nach Gipsabdruck in korrigierter Haltung,
  - ventraler Verschluss.
  - **Cave:** Die anspruchsvolle Atemtechnik erfordert sorgfältiges Erlernen.
- **Milwaukee-Korsett:**
  - Beckenkorb und Schädel-Kinn-Pelotte,
  - dorsal verbunden durch zwei Metallstäbe,
  - ventral verbunden durch einen längenverstellbaren Metallstab mit Derotationspelotten und schulterumgreifender Pelotte,
  - erzielt wenig Derotationswirkung.
  - **Cave:** Schlechte Akzeptanz.
- **Chêneau-Boston-Wiesbaden-Orthese (CBW-Orthese):** Kombination aus Boston- und Chêneau-Korsett.

Der Einsatz der verschiedenen Korsetttypen ist abhängig von Höhe der (ideopathischen) Skoliose (➤ 4.1.3.3.11), der Höhe des Scheitelwirbels und der Größe des Cobb-Winkels (ab 20°) (➤ Tab. 4.9.2) (Bauer et al. 2001, Baumgartner u. Greitemann 2007, Dölken 2009).

Tab. 4.9.2 Korsetttypen und ihre Indikation.

Bezeichnung	Höhe der Skoliose	Höhe des Scheitelwirbels	Cobb-Winkel (➤ 4.1.3.3.10 Box)	Wirkprinzip
Boston-Korsett	lumbal, thorakolumbal	Th 8–10	20–50°	Derotation durch direkten Pelottendruck und kontralaterale Freiräume, Bauchpelotte zur Korrektur der LWS-Lordose.
Chêneau-Korsett	thorakolumbal, thorakal	Th 6	bis 40°	Korrektur durch Pelotten, Extension, Fensterung und Inspirationsderotation.
Milwaukee-Korsett	thorakal, thorakozervikal	Th 3	bis 50°	Extension.

Umgang mit einem Korsett

(Bauer et al. 2001, Dölken 2009)

- Tragedauer:
  - 23 Stunden täglich,
  - Abnahme für eine Stunde täglich zur Körperpflege und Korsettreinigung.

  - **Cave:** Die Haut nach der Körperpflege nicht eincremen.
  - Evtl. Abreiben der normalerweise durch das Korsett verdeckten Körperstellen mit Franzbranntwein.
- Verschluss:
  - Verschlüsse von distal nach proximal schließen,
  - max. Festziehen erst nach mind. fünf Minuten Wartezeit.
- Druckstellen:
  - Falten im Baumwollhemd unter dem Korsett vermeiden,
  - regelmäßige Hautkontrolle,
  - Entlastungslagerungen,
  - erhöhtes Sitzen.
- PT: ➤ Indikation der Physiotherapie.
- Sport:
  - Schwimmen möglich,
  - Beibehalten passioniert betriebener Sportarten,
  - Einnahme unökonomischer Haltungen vermeiden (z. B. aerodynamische Position beim Radsport),
  - auf Symmetrie achten.
- Abschulung erfolgt nach Abschluss des Wachstums individuell, i. d. R. gelten aber folgende Hinweise:
  - Abtrainieren des Korsetts ohne Korrekturverlust während möglichst unbelasteter Alltagssituationen zunächst für drei Stunden pro Tag in der ersten Woche,
  - Steigerung um weitere drei Stunden pro Woche bis auf sechs Stunden täglich,
  - begleitende Dehnung (➤ 3.5.7) der verkürzten Muskulatur (ischiocrural, gluteal, abdominal) und Mobilisation des lumbothorakalen Übergangs.

■ **Indikation der Physiotherapie**

Die PT ist unverzichtbarer Bestandteil der Korsetttherapie.

> Die Therapie sowohl mit als auch ohne Korsett bietet jeweilige Vorteile. Die Entscheidung erfolgt in Absprache mit dem Arzt oder unter funktionellen Gesichtspunkten.

Ziele:
- Mobilitätsverbesserung von WS, Thorax und angrenzender Gelenke (ISG, Hüfte),
- Einnehmen aktiver und passiver Korrektur- und Entlastungslagerungen (z. B. nach Lehnert-Schroth),
- Wahrnehmungsschulung für einzelne Körperabschnitte (v. a. BWS),
- Steigerung der Kraftausdauer korrigierender Muskulatur.

Unterstützt wird die PT durch ein tägliches und durch Eltern gefördertes Hausaufgabenprogramm (Bauer et al. 2001) sowie durch die Einbindung eines multiprofessionellen Teams.

4.9.2.1.5 Miederversorgung

Mieder sind körperumschließende Hilfsmittel, die zur Einschränkung der Beweglichkeit und Stabilisierung des Rumpfes eingesetzt werden. Typischerweise bestehen Mieder aus elastischem und doppeltem Drell-Gewebe, das durch stabilisierende Federstahlstäbe verstärkt ist. Mieder enthalten weder einen Beckenkorb noch Pelotten.

- **Kreuzstützmieder:**
  - Umfasst die LWS und untere BWS zirkulär,
  - flexible Stäbe sind im elastischen Gewebe eingelassen und verlaufen senkrecht, um die Steifigkeit des Gewebes zu erhöhen,

- komprimiert die Bauchwand und verlagert den Köperschwerpunkt nach dorsal,
- stützt die LWS und verbessert die Körperstatik,
- Indikationen:
  - Degenerative Instabilität der LWS,
  - postoperative LWS-Stabilisation,
  - Osteoporose,
  - Spondylolisthese.
- **Überbrückungsmieder:**
  - Halbstarre Rumpforthese ohne festen Beckenkorb, die den LWS-Bereich zirkulär umfasst,
  - elastisches Gewebe, dorsal durch H-förmige Rahmenkonstruktion und horziontale Spange im Beckenbereich verstärkt,
  - Stäbe dürfen im Stehen nicht am Rücken anliegen, sondern müssen den WS-Bereich überbrücken,
  - dient zur Stabilisation der LWS,
  - Tragen eines Unterzugs aus Baumwolle mit (hydrophilen) Naturfasen zum Hautschutz (Greitemann u. Baumgartner 2017),
  - Indikationen:
    - Z. n. Wirbelfraktur oder Bandscheibenvorfall zur postoperativen Endlordosierung,
    - Facettensyndrom,
    - lumbale Spinalkanalstenosen.
  - **Cave:** Das Sitzen darf nicht durch das Mieder beeinträchtigt sein (Specht et al. 2007).

4.9.2.2 Orthesen der oberen Extremität (Auswahl)

Je nach Lokalisation lassen sich Orthesen der oberen Extremität in verschiedene Typen unterteilen (> Tab. 4.9.3).

Tab. 4.9.3 Internationale Kurzbezeichnung für Orthesentypen der oberen Extremität (nach Hohmann u. Uhlig 2005).

Kurzbezeichnung	Lokalisation
SEWH O	Schulter-Ellenbogen-Handgelenk-Hand-Orthese
SE O	Schulter-Ellenbogen-Orthese
E O	Ellenbogen-Orthese
EWH O	Ellenbogen-Handgelenk-Hand-Orthese
WH O	Handgelenk-Hand-Orthese
H O	Hand-Orthese
Finger II–V	MP, PIP, DIP
Finger I	CM, MP, IP

4.9.2.2.1 Schultergelenksorthesen

- **Bandagen:**
  - Elastischer Schlauch zur Ummantelung des Oberarms,
  - Ergänzung durch Gurtsysteme, um den Oberarm am Oberkörper zu fixieren,
  - Prinzip: geringe Immobilisation des Schultergelenks und eine durchblutungsfördernde Kompression der Weichteile (das Schultergelenk wird

nur geringfügig entlastet, sodass bei bestimmten Krankheitsbildern eine stärkere Immobilisation notwendig ist),
- Indikationen:
  - degenerative Beschwerden,
  - Distorsionen,
  - Z. n. Arthroskopien,
  - Tendomyopathien,
  - leichte Instabilitäten.
- **Immobilisierend:**
  - **Rucksackverband** (Specht et al. 2008):
    - Einsatz bei Z. n. Klavikulafraktur (auch postoperativ) (➤ 5.1.5.1.2), Verletzungen des Akromioklavikulargelenks (ACG ➤ 5.1.5.1.4);
    - Prinzip: Retraktion der Scapulae, Druck auf Klavikula durch Zügel in Achtertour um Schultergürtel.
  - **Gilchrist-Orthese** (Baumgartner u. Greitemann 2007, Specht et al. 2008):
    - Einsatz bei Z. n. subkapitaler Humerusfraktur, -luxation oder postoperativ zur Entlastung und Ruhigstellung des Schultergelenks,
    - textiler Armschlauch mit Gurtsystem und Klettverschluss,
    - Ergänzung durch zusätzliche Ausstattungselemente möglich, z. B. Abduktionskissen oder flexible Metallstäbe,
    - Prinzip: Lagerung der Schulter in Innenrotaion und 90° Ellenbogenflexion ventral am Rumpf,
    - Anlage: die Schlaufe wird so eingestellt, dass sie das Gewicht des Arms trägt, ohne die Schulter zu protrahieren (➤ Abb. 4.9.1); idealerweise wird die Anlage am kontralateralen Schultergelenk getestet und die Schlaufe voreingestellt.
    - **Cave:** Gefahr einer frozen shoulder (➤ 4.2.4.1) bei einer Liegedauer > 4 Wochen.
    - Abgewöhnung der Orthese ist Teil der PT.

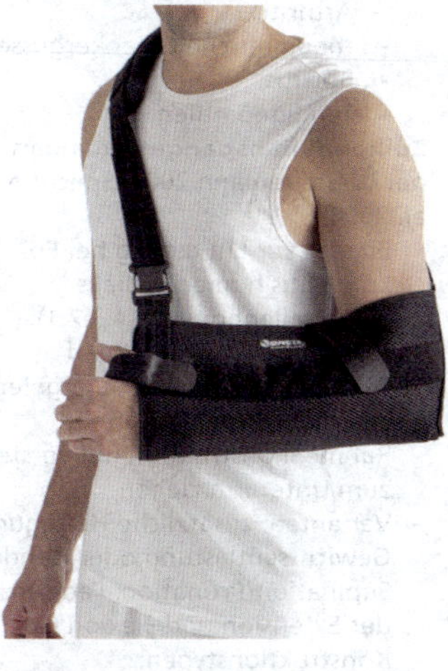

Abb. 4.9.1 Anlage der Gilchrist-Orthese, Modell Koolsling von Breg (mit freundlicher Genehmigung von Neurotech GmbH).

- **Immobilisierend, abduzierend:**
  - **Briefträger- oder Armabduktionskissen** (Baumgartner u. Greitemann 2007, Specht et al. 2008):
    - Keilförmiges oder rundes Kissen unter der Achsel bzw. zwischen Rumpf und Arm zum Teil mit Unterarm- und Handlagerung, fixiert an Rumpf und kontralateraler Schulter,
    - Prinzip: postoperative/-traumatische Lagerung in 45° Abduktion zur Vermeidung kapsulärer und muskulärer Verkürzungen.
  - **Schulterabduktionsorthese** (ebd.):
    - Dorsale Auflage der oberen Extremität und Handauflage mit Fixation an Becken und kontralateralem Thorax,
    - Ellenbogen frei beweglich,
    - Prinzip: postoperative/-traumatische Lagerung in > 45° Abduktion zur Vermeidung einer frozen shoulder (➤ 4.2.4.1).

4

4.9.2.2.2 Ellenbogenorthese

- **Bandage:**
  - Elastischer Schlauch, der den Ober- und Unterarm zirkulär umfasst,
  - Ergänzung durch Pelotten, um gezielten Druck auf Strukturen auszuüben,
  - Prinzip: durch Kompression der Weichteile während der Aktivität soll die Durchblutung gefördert und eine Schmerzreduktion erreicht werden,
  - Indikationen:
    - Arthritis,
    - rheumatische Gelenkergüsse,
    - Bursitis,
    - Tendinopathien.
- **Epikondylitisspange** (Baumgartner u. Greitemann 2007, Specht et al. 2008):
  - Einsatz zur Entlastung bei Epikondylitis humeri radialis (Tennisellenbogen ➤ 4.3.2.1),
  - Prinzip: Pelottendruck auf Sehnenursprung der Handgelenksextensoren.

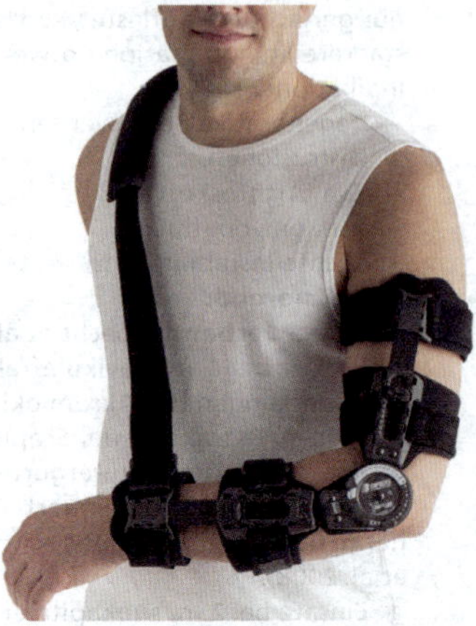

Abb. 4.9.2 Anlage der Ellenbogenorthese mit Schulterkappe und Handgelenkeinschluss, Modell T-Scope® Premier von Breg (mit freundlicher Genehmigung von Neurotech GmbH).

- **Gelenkführende Schienen:**
  - Rahmenkonstruktion mit verstellbaren Anschlägen, die vom Ober- bis zum Unterarm ziehen,
  - Varianten: zusätzliche Haltegurte für den Schulter-Nacken-Bereich zur Gewichtsentlastung oder Handgelenkseinschluss zur Limitation der Supination/Pronation, Federmechanismus im Gelenk zur Verbesserung der Extension und Flexion (sog. Quengelorthese).
  - Konstruktionstypen:
    - starre Rahmenkonstruktion zur Immobilisation,
    - Gelenk, in Rahmenkonstruktion eingelassen, zur gezielten Mobilisation der Flexion/Extension; das Bewegungsausmaß kann individuell angepasst werden (➤ Abb. 4.9.2).
  - Prinzip: (partielle) Limitierung der Ellenbogenbeweglichkeit in Flexion/Extension und/oder Supination/Pronation sowie Stabilisierung des Gelenks bei Varus- und Valgusstress,
  - Anlage: beim Anziehen darauf achten, dass das Gelenk der Rahmenkonstruktion auf dem Epicondylus lateralis liegt.
  - Indikationen:
    - postoperative/posttraumatische Ruhigstellung (i. d. R. Lagerung in 90° Flexion),
    - Frakturen (alternativ zur Gipsbehandlung).
  - **Cave:** Bei posttraumatischer Ruhigstellung sollte die Gurtfixierung regelmäßig gelöst werden, um einen Lymphstau zu vermeiden.

4.9.2.2.3 Finger- und Handorthesen

- **Bandage:**
  - Besteht aus elastischem Material, das die Mittelhand, Handwurzel und den distalen Unterarm zirkulär umfasst,
  - Ergänzung durch Pelotten, stabilisierende Gurtsysteme oder rigide volare Schiene, um die Beweglichkeit einzuschränken,

- Prinzip: die Kompression der Weichteile während der Bewegung soll die Durchblutung fördern und zur Schmerzlinderung beitragen; durch eingearbeitete Schienen kann eine Immobilisation erzielt werden.
- Indikationen:
  - Entzündungen oder Schwellungen im Handgelenksbereich,
  - Verletzung des Handgelenks, z. B. Distorsion oder Kontusion,
  - Handgelenksarthrose,
  - leichte Instabilität des Handgelenks.
- **Cave:** Die Bandage sollte nicht in Ruhe getragen werden.

- **Stacksche Schiene** (Baumgartner u. Greitemann 2007, Specht et al. 2008):
  - Fingerorthese aus thermoplastischem Material,
  - verschiedene Konfektionsgrößen,
  - distale Phalanx von volar, intermediale Phalanx von dorsal umfasst,
  - Hyperextension über Klettverschluss um Volarseite der Mittelphalanx,
  - Einsatz bei Strecksehnenabriss.
- **Daumensattelgelenksorthese:**
  - Orthese aus thermoplastischem Kunststoff mit eingelassenen Schienen bzw. Stäben,
  - umfasst zirkulär die Handwurzel und Mittelhand bis DIP I (Daumen),
  - Fixierung in Oppositionsstellung,
  - Einsatz bei Rhizarthrose,
  - **Cave:** Kontakt zwischen Daumenspitze und anderen Fingern muss möglich sein.
- **Dynamische DAHO-Modular-Hand- und Fingerorthesen** (Specht et al. 2008):
  - Universell und individuell einsetzbare Orthese durch Modulbauweise für den 2.–4. Finger und das Handgelenk,
  - entwickelt vom „Deutschen Arbeitskreis für Handorthesen (DAHO)".
    - Typ 1: Bei Ulnardeviation, Zug dorsoradial auf MCP-Gelenke, Handgelenk frei oder fixiert.
    - Typ 2: Extension der MCP-, PIP- und DIP-Gelenke sowie des Handgelenks, welches in Flexion frei beweglich ist.
    - Typ 3: Flexion der MCP-, PIP- und DIP-Gelenke bei fixiertem Handgelenk, Extension der Langfinger gegen Widerstand möglich.
  - Indikation:
    - Postoperative/-traumatische Sehnenverletzungen (➤ 5.1.5.4.7, ➤ 5.1.5.4.8),
    - rheumatoide Arthritis (➤ 7.2) (→ Typ 1),
    - Läsion N. radialis (➤ 8.4.10.4.4) (→ Typ 2),
    - Kräftigung der Extension (→ Typ 3).
- **Handlagerungsorthese** (Baumgartner u. Greitemann 2007, Specht et al. 2008):
  - Anlage palmar, seltener dorsal,
  - Fixation durch zirkuläre Klettverschlüsse,
  - Perforation zur Luftzirkulation,
  - Unterzeug (Trikotschlauch),
  - mit und ohne Daumeneinschluss,
  - Lagerung in Dorsalflexion des Handgelenks, Flexion der MCP-, Extension der PIP- und DIP- Gelenke, Daumen opponiert, abduziert und extendiert,
  - Indikationen/Einsatz:
    - Immobilisation in Funktions- bzw. Korrekturstellung,
    - postoperativ,
    - Kontrakturprophylaxe,
    - Spätversorgung von Frakturen,
    - Karpaltunnelsyndrom (➤ 4.4.2, ➤ 8.4.10.4.4),
    - Tendovaginitis,
    - Rheuma (➤ 7), Arthritiden und Arthrose,

- Distorsion,
- Radialisparese,
- Apoplexie (➤ 8.4.1.1).
- **Gelenkschutzorthesen** (➤ 4.9.7):
  - **Deviationsorthese** (ebd.):
    - Konfektionierte oder individuell hergestellte Orthese aus thermoplastischem Material,
    - Umfassen der Hand palmar bis zur Hohlhandfalte,
    - Umfassen Grundglieder der Finger 2–5 durch dorsale interdigitale Stege,
    - Einsatz bei rheumatoider Arthritis (➤ 7.2) und Ulnardeviation zur Vorbeugung von Deformität bzw. Verhinderung von Progredienz.
  - **Schwanenhals- oder Strecksehnenorthese** (ebd.):
    - Starre, thermoplastische Orthese oder dynamische, konfektionierte Orthese mit Dreipunktprinzip,
    - Einsatz zur Immobilisation des PIPs in leichter Flexion bei Schwanenhalsdeformitäten (Hyperextension im PIP bei Flexion im DIP),
    - auch indiziert bei Weichteiltrauma und gelenknahen Frakturen.

4.9.2.3 Orthesen der unteren Extremität

Je nach Lokalisation lassen sich Orthesen der unteren Extremität in verschiedene Typen unterteilen (➤ Tab. 4.9.4).

Tab. 4.9.4 Internationale Kurzbezeichnung für Orthesentypen der unteren Extremität (nach Hohmann u. Uhlig 2005).

Kurzbezeichnung	Lokalisation
HKAF O	Hüft-Knie-Sprunggelenk-Fuß-Orthese
HK O	Hüft-Knie-Orthese
H O	Hüft-Orthese
K O	Knie-Orthese
KAF O	Knie-Sprunggelenk-Fuß-Orthese
AF O	Sprunggelenk-Fuß-Orthese
F O	Fuß-Orthesen (USG, Fußwurzel- und Mittelfußgelenke)

4.9.2.3.1 Stützapparate

- **Oberschenkelorthese** (engl. Knee-Ankle-Foot-Orthosis, KAFO) (Baumgartner u. Greitemann 2007):
  - Fuß-, Unterschenkel-, Knie- und Oberschenkelteil aus Kohlefaser-Gießharz-Technik oder als traditioneller Schienen-Schellen-Apparat, evtl. Erweiterung auf Hüfte und LWS,
  - Scharniergelenke der Orthese liegen auf Höhe des Trochanter major, des Kniegelenkspalts und Malleolus lateralis,
  - funktionelle Verriegelungssperre zur Limitation der Kniegelenkshyperextension,
  - Einsatz bei Lähmungen (z. B. M. quadriceps oder Fußextensoren), bei Z. n. Poliomyelitis, Spina bifida oder Paraplegie.
- **Thomas splint** (Synonym: Thomasschiene) (ebd.):
  - Maßangefertigte Orthese aus verschiedenen Hülsen mit freihängendem Fuß und Tuberaufsitz,
  - Ermöglichung der Kraftübertragung direkt auf das Becken und Teilentlastung des Hüftgelenks,

- Einsatz bei Perthes-Calvé-Legg-Krankheit (➤ 4.5.4), Koxitis.
- **Cave:** Immer mit Beinlängenausgleich kontralateral.

- **Hüftgelenkshose:**
  - Miederartige Hose aus elastischem Material mit Klettverschluss, die das Becken und den Oberschenkel zirkulär umfasst,
  - Ergänzung durch laterale Polsterung oder Kunststoffkappen, ggf. sind Pelotten, fixierende Metallstäbe oder Spiralfedern eingelassen,
  - Prinzip: zirkuläre Kompression der Weichteile erhöht das Gefühl von Sicherheit; Polsterung der lateralen Hüftanteile dient zur Risikoreduktion von Schenkelhalsfrakturen bei Stürzen,
  - Einsatz als Mahnbandadage nach Hüft-TEP, gepolsterte Bandagen bei geriatrischen Patienten mit Sturzgefahr (➤ 16.3.4).
  - **Cave:** Bandagen bieten keinen Schutz vor Hüftgelenksluxation.

4.9.2.3.2 Orthesen zur Behandlung von Hüftluxation oder -dysplasie

Mangelnde Ausbildung und Reife des Hüftgelenks im Säuglings- und Kindesalter erhöhen das Risiko für (Sub-)Luxationen. Orthesen werden frühzeitig in der Behandlung eingesetzt, um eine Reposition und Retention des Hüftgelenks zu erzielen.
Cave: Lagerung in Abduktion ≥ 60–70° kann zur Kompression der A. circumflexa femoris führen und erhöht das Risiko einer Hüftkopfnekrose (Gardner et al. 2014, Gather et al. 2017). Zur Risikoreduktion sollte das Hüftgelenk in < 50° Abduktion gelagert werden (Gardner et al. 2014, Schur et al. 2016).

Auswahl (Baumgartner u. Greitemann 2007, Specht et al. 2008):

- **Beugebandagen:**
  - Flexible Gurtsysteme, die den Oberkörper mit dem Unterschenkel i. S. einer Beugezügelung verbinden,
  - Lagerung des Hüftgelenks in ca. 90–110° Flexion und ca. 50–60° Abduktion,
  - Einsatz bei Subluxation, geringer Luxation bzw. nach Reposition (z. B. Pavlik).
- **Tübinger Hüftbeugeschiene** (Atalar et al. 2014, Zhi et al. 2021):
  - Einstellbarer Spreizbügel mit Perlenkette an einer Schulterspange fixiert,
  - Lagerung der Hüftgelenke in ca. 90–110° Flexion und 40–50° Abduktion,
  - Knie- und Sprunggelenke sind frei beweglich,
  - kann im Sinne eines off-lable-use als Alternative zur Pavlik-Bandage und geschlossenen Reposition mit anschließender Gipsversorgung angeboten werden (DGOU 2021).
- **Spreizhose:**
  - Hose mit Spreizteil und gekreuzten Schultergurten zur Einstellung in leichter Flexion und Abduktion,
  - verstellbar,
  - abwaschbar,
  - Einsatz bei leichter Dysplasie.
  - **Cave:** Keine Anwendung bei (Sub-)Luxationen.

4.9.2.3.3 Kniegelenksorthesen

- **Bandage** (Baumgartner u. Greitemann 2007, Grifka 1998a, Specht et al. 2008):
  - Das Knie zirkulär umfassendes elastisches Gewebe, evtl. mit Pelotten, funktionellen Zügeln oder Schienen,
  - keine Stabilisierung,
  - Hauptwirkung: Wärme, ggf. propriozeptiv stimulierend,
  - Einsatz u. a. bei Arthrose, Rheuma, Schwellungen.
  - **Cave:** In Ruhephasen besteht die Gefahr von Stauungen und manschettenartigen Effekten.

- **Instabilitätsorthesen** (ebd.):
  - Vielfältige Ausführungen, meist starrer Rahmen aus Karbon,
  - Gelenke mono- oder polyzentrisch,
  - Verrutschschutz und Gurtzüge zur Fixation,
  - Variante: Scharniergelenk mit einstellbarer Bewegungslimitation,
  - Anlage: Mitte des Scharniergelenks sollte sich auf Höhe der Basis patellae befinden, ggf. Polsterung der Narbe,
  - Prinzip: (partielle) Bewegungslimitierung, Stabilisierung in der Frontalebene in neutraler Rotationsstellung, Schutz vor Valgus-/Varusstress,
  - Anlage im Sitzen (bei ca. 30° Flexion),
  - Einsatz bei medialen/lateralen Bandinstabilitäten, Kreuzbandrupturen (anterior, posterior) zur konservativen oder postoperativen Versorgung (➤ 5.1.5.13.1).
  - **Cave:** Giving-away-Ereignisse sind weiterhin möglich.
- **Patellarsehnenbandage** (Baumgartner u. Greitemann 2007):
  - Ventrale Druckpelotte, die mithilfe zirkulärer Bandage und Klettverschluss auf dem Ligamentum patellae fixiert wird.
  - Prinzip: Propriozeptive Wirkung und Entlastung des Sehnenansatzes bei Chondropathia patellae.
- **Postoperative Orthesen** (Baumgartner u. Greitemann 2007, Grifka 1998a):
  - Hülsen- oder rahmenartige Orthesen aus Kunststoff oder Textil mit lateralen Metallschienen,
  - längere Umfassung von Ober- und Unterschenkel,
  - starr oder gelenkig,
  - zur Immobilisation oder Stabilisierung.
- **Gonarthroseorthese:**
  - Starre Rahmenkonsturktion aus Kunststoff oder Karbon mit gepolstertem Scharniergelenk,
  - Verrutschschutz und Gürtelzüge zur Fixation,
  - Prinzip: valgisierender Effekt durch 3-Punkt-Druckausübung von lateral mit Zugwirkung auf das mediale Kompartiment (➤ Abb. 4.9.3) (DGOU 2017),
  - bei Achsenabweichung ≥ 12–15° ist eine individuelle Fertigung der Orthese notwendig,
  - Anlage im Sitzen,
  - Einsatz bei unikompartimenteller Gonarthrose mit Varusstellung (ebd.).
  - **Cave:** Bei Baker-Zysten und Durchblutungsstörungen ist Vorsicht geboten.

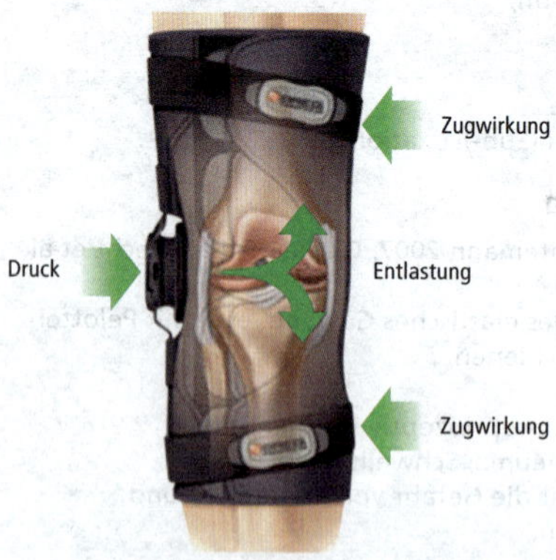

Abb. 4.9.3 Orthese bei Gonarthrose nach dem Druckprinzip zur Entlastung des medialen Kompartiments (mit freundlicher Genehmigung von Neurotech GmbH).

4.9.2.3.4 Sprunggelenks- und Unterschenkelorthesen

- **Bandage:**
  - Zirkuläre, strumpfartige Umfassung des Sprunggelenks aus elastischem Gewebe, evtl. mit Pelotten perimalleolär, paraachillär oder mit lateral eingelassenen Metallstäben zur Bewegungsführung,
  - Einsatz bei Achillodynie (➤ 4.7.3), leichten Schmerzen oder Schwellungen unterschiedlicher Genese,
  - **Cave:** Bandagen sollten nicht in Ruhe getragen werden, da ein Stauungseffekt eintreten kann.

Cave

Bandagen bieten keinen Schutz vor Distorsion (Baumgartner u. Greitemann 2007, Grifka 1998b, Specht et al. 2008).

- **Peroneus-Schiene** (Baumgartner u. Greitemann 2007, Specht et al. 2008):
  - In Verbindung mit dem Schuh wirksamer Federzug in unterschiedlicher Ausführung (➤ Abb. 4.9.4), der die Funktion der Fußheber beim IC und in der Schwungphase (➤ 2.3.2.2) ersetzt,
  - Einsatz nach Poliomyelitis, peripherer Nervenläsion, Hemiplegie.

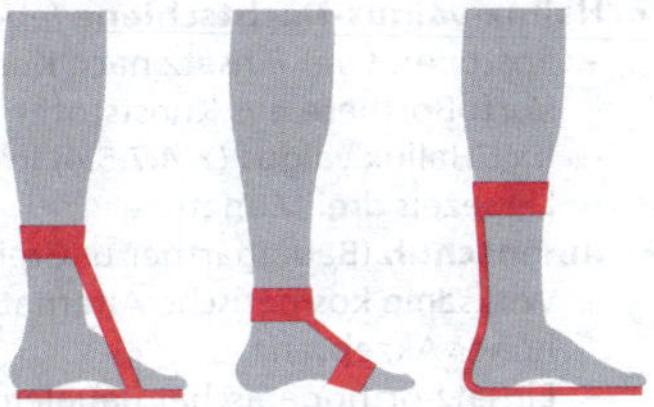

Abb. 4.9.4 Verschiedene Konstruktionsarten der Peroneus-Schiene.

- **U-förmige Sprunggelenksorthese** (Specht et al. 2008):
  - Steigbügelartige rigide Umfassung des distalen Unterschenkels, des Rückfußes und der Ferse,
  - Anformung durch pneumatische Kammern (o.Ä.),
  - Fixierung über Klettverschlüsse oder Zügel, je nach Ausführung auch im funktionellen Verlauf,
  - Bewegungseinschränkung im USG, OSG frei,
  - Einsatz bei Distorsionen und Außenbandläsionen (➤ 5.1.5.20).
- **Walker/Boots:**
  - Zirkuläre Umfassung von Fuß und Unterschenkel durch fixierende Orthese mit Vakuumsystem in variabler Sprunggelenksstellung,
  - abgerundete Abrollsohle für ein physiologisches Gangbild,
  - Gipsalternative,
  - Prinzip: Ruhigstellung und Stabilisierung des Sprunggelenks in anpassbarer Winkelstellung, ggf. bei Achillessehnenruptur Lagerung in Plantarflexion durch Fersenkeil,
  - abnehmbar zur Körperpflege und Frühmobilisation,
  - Anlage: Verschließen der Manschetten und Gurte von distal nach proximal,
  - Einsatz bei Frakturen, Sehnenrupturen, sonstigen Band- und Weichteilverletzungen (➤ 5.1.5.20).

4.9.2.3.5 Fußorthesen

- **Bandage:**
  - Elastischer Schlauch, der Mittelfuß und Großzehe, ggf. weitere Zehen umfasst,
  - Ergänzung durch Manschetten oder Gurtsysteme, die eine Spreizung der Zehen unterstützen, evtl. plantare Pelotten oder eingelassene Gel- bzw. Silikonkissen zur Stoßdämpfung und Druckverteilung,

- Hauptwirkung: Zehenspreizung durch Anlage der Bandagen, ggf. propriozeptive Stimulation durch Pelotten,
- Einsatz bei Hallux valgus.
- **Einlagen** (Baumgartner u. Greitemann 2007):
  - Korrigierende Einlagen für den heranwachsenden Fuß bei Fehlstellungen wie Klump-, Sichel- und Knickfuß sowie Knick-Senkfuß (➤ 4.7.5.2),
  - stützende Einlagen zur Aufrichtung bei Knick-Senkfuß, Spreizfuß, Hohlfuß, Hallux valgus (➤ 4.7.5) und rigidus, Kalkaneussporn (➤ 4.7.2) und aseptischen Knochennekrosen im mittleren Alter,
  - bettende Einlagen bei kontrakten Deformitäten zur Druckentlastung,
  - Vorfußentlastungsschuh:
    - Zur Entlastung des Vorfußes durch verfrühte Abrollung (➤ 2.3) und resultierender Mehrbelastung des Rückfußes,
    - Fixierung des Rückfußes auf einer starren Sohle mit Stoff und Klettverschlüssen.
- **Hallux-valgus-Nachtschiene** (ebd.):
  - Postoperativer Einsatz nach Korrektur,
  - Vorfußorthese aus Kunststoff mit 3-Punkt-Fixierung und Klettverschluss,
  - hält Hallux valgus (➤ 4.7.5.4) in Adduktion,
  - Liegezeit drei Monate.
- **Innenschuh** (Baumgartner u. Greitemann 2007, Grifka 1998b):
  - Wirksame kosmetische Alternative zu orthopädischen Maßschuhen mit hoher Akzeptanz,
  - Einsatz orthopädischer Bauelemente losgelöst vom Schuh, mit dem Tragen von Konfektionsschuhen vereinbar (➤ 4.9.2.3.6),
  - Indikationen:
    - Deformitäten (➤ 4.7.5),
    - Frakturen (➤ 5.1.5.20),
    - degeneratives Geschehen,
    - zerebrale Bewegungsstörungen bzw. Lähmungen,
    - Arthrodesen,
    - Z. n. Fußamputation zur Führung und Stabilisierung sowie zur partiellen Immobilisation.
- **Walker/Boots** (➤ 4.9.2.3.4):
  - Variante als Fußorthese: kürzerer Unterschenkelschaft, Vakuumsystem im Fußbereich, ggf. mit Entlastung des Vorfußes.

4.9.2.3.6 Schuhzurichtungen

Schuhzurichtungen sind Anpassungen von Serienschuhen an Absatz, Schaft oder Sohle mit dem Ziel der Verstärkung oder einer verbesserten Schrittabwicklung. Sind diese Möglichkeiten ausgeschöpft oder ist das therapeutische Ergebnis nicht zufriedenstellend, folgt der orthopädische Maßschuh (Baumgartner u. Greitemann 2007, Specht et al. 2008, Stinus 1998c). Im Folgenden wird eine Auswahl der Schuhzurichtungen vorgestellt.

- **Anpassungen am Absatz:**
  - Abrollabsatz:
    - Prinzip: Sanfter Fersenauftritt durch abgerundete Kante am hinteren Ansatz,
    - Einsatz v. a. bei Arthrose der gelenkigen Verbindungen des Rückfußes.
  - Flügelabsatz:
    - Prinzip: Vergrößerung der Standfläche nach medial oder lateral für einen verbesserten Stand,
    - Einsatz v. a. bei Knick-Senkfuß (➤ 4.7.5.2), Achsabweichungen, lateraler Bandinstabilität.
  - Keilabsatz:
    - Prinzip: Vergrößerung der Standfläche und Stabilisierung des Schuhgelenks durch einen Absatz über den gesamten Rückschuh,

   - Einsatz z. B. bei Innenschuhversorgung zum Beinlängenausgleich und bei Knick-Senkfuß (➤ 4.7.5.2).
- Pufferabsatz:
   - Prinzip: Stoßdämpfung an der Ferse,
   - Einsatz z. B. bei Kalkaneussporn (➤ 4.7.2), Arthrose, Kalkaneus-/Talusfraktur (➤ 5.1.5.20.5).
- Schleppenabsatz:
   - Prinzip: Entgegenwirken der Dorsalextension, Vertikalisierung des Talus sowie Erhöhung der Standsicherheit durch Absatzvergrößerung nach dorsal,
   - Einsatz bei Hackenfuß, Insuffizienz der Wadenmuskulatur.
- Absatzerhöhung:
   - Einsatz bei Beinlängendifferenz bis 3 cm (ab 1,5 cm mit Erhöhung der Sohle) (➤ Tab. 4.9.5) oder Achillessehnenruptur (➤ 5.1.5.20.4), Spitzfuß (hier in Kombination mit Sohlenzurichtung).

Zu unterscheiden ist die anatomische Beinlängendifferenz von der funktionellen Beinlängendifferenz (Baumgartner u. Greitemann 2007, Specht et al. 2008, Stinus 1998a). Bei **anatomischer Beinlängendifferenz** besteht eine anatomisch bedingte Verlängerung oder Verkürzung eines Beinabschnitts oder der gesamten unteren Extremität, z. B. infolge einer fehlverheilten Fraktur, Wachstumsstörung, Hüftkopfnekrose oder Beinachsenfehlstellung. Hingegen ist die **funktionelle Beinlängendifferenz** nicht anatomisch bedingt, sondern Folge einer asymmetrischen Körperhaltung. Ursache können muskuläre Verkürzung bzw. Kontrakturen, Insuffizienz und funktionelle Fußfehlstellungen sein.

Diagnostik (Breusch et al. 2019):
Die Diagnosestellung erfolgt mittels klinischer Beinlängenmessung (Patient in RL, Messung der Längendifferenz zwischen Spina iliaca superior anterior und Malleolus lateralis). Unterscheiden lassen sich funktionelle und anatomische Beinlängendifferenzen durch die radiologische Diagnostik (Ganzbein-Standaufnahme).

Therapie (ebd.):
Bei funktionellen Ursachen sollten entsprechende Therapiemaßnahmen eingeleitet werden, z. B. PT bei Hüftgelenkskontraktur. Daneben richtet sich die Therapie primär nach dem Ausmaß der Beinlängendifferenz. Eine Behandlung mit konservativen Maßnahmen (➤ Tab. 4.9.5) wird i. d. R. erst ab einem Seitenunterschied > 1–2 cm und abhängig von der Symptomatik empfohlen.

Tab. 4.9.5 Längenausgleiche nach Rabl und Nyga (1994).

Gruppe nach Rabl und Nyga	Beinlängendifferenz in cm	Maßnahme
Kleine Ausgleiche	bis 2,5	• Schuherhöhung ipsilateral, • Schuherniedrigung kontralateral.
Mittlere Ausgleiche	2,6–5	• Wie bei kleinen Ausgleichen (s. o.), • orthopädischer Schuh.
Große Ausgleiche	5,1–13	• Orthopädischer Schuh, • Innenschuh (➤ 4.9.2.3.5).
Übergroße Ausgleiche	≥ 13,1	• Wie bei großen Ausgleichen (s. o.), • Unterschenkelorthese, • Orthoprothese, • Etagenschuh.

- **Anpassungen am Schaft** (Baumgartner u. Greitemann 2007):
  - Hinterkappe: Verstärkung, Weitung oder Anformung an Deformitäten (➤ 4.7.5) bei Fußfehlstellungen, ligamentärer Instabilität und entzündlichen Geschehen.
  - Schaft: Verkleinerung des Schuhinnenraumes durch Polster bei Fußverkürzungen bis 2 cm und zur Entlastung des Fußballens.
  - Vorderkappe: Punktuelle Weitung bei Zehendeformitäten.
- **Anpassungen an der Sohle** (Baumgartner u. Greitemann 2007, Stinus 1998a):
  - Außenranderhöhung:
    - Keilförmige Erhöhung über Sohle und Absatz um 4–6 mm bei lateraler Bandinstabilität, Genu varum, Amputation,
    - Innenranderhöhung gegengleich zur Außenranderhöhung.

Cave

Eine Außenranderhöhung erhöht das Risiko für ein Supinationstrauma (➤ 5.1.5.20.2).

  - Sohlenversteifung:
    - Ganz oder teilweise möglich,
    - häufig zusammen mit Mittelrolle,
    - Prinzip: Stabilisierung und Verringerung von Scherkräften bei Vorfußamputation, diabetischem, neuropathischem oder rheumatischem Fuß.
  - Rollen:
    - Rolle mit wanderndem Drehpunkt in unterschiedlicher Höhe sowie Scheitel,
    - zusätzlich Höhenausgleich am Absatz (s. o.),
    - Prinzip: Immobilisation der Mittelfuß- und Zehengelenke sowie Veränderung der Standfläche,
    - Einsatz bei Fußdeformitäten- und Fehlstellungen, Arthrose, Schmerzsyndromen.

4.9.3 Prothesen

Eine Prothese ist ein künstlich hergestellter Ersatz für Körperteile oder Gliedmaßen, die ihre Funktion nicht ausreichend wahrnehmen können. Exoprothesen werden äußerlich fixiert (z. B. Arm- oder Beinprothesen nach Amputation oder unvollständiger Ausbildung eines Körperteils), während Endoprothesen v. a. bei Gelenkserkrankungen in den Körper eingebracht werden und das Implantat dauerhaft im Körper verbleibt. Die Prothesenversorgung soll die Wiedererlangung der Funktionsfähigkeit ermöglichen. Voraussetzung für eine gute Exoprothesenversorgung ist ein schmerzfreier, funktionell brauchbarer und belastbarer Stumpf sowie eine gute Prothese, die die Stumpfqualität langfristig sichert (Amputationen ➤ 4.8). Die obere Extremität profitiert von einer hohen Endbelastbarkeit des Stumpfs, die untere von Sensibilität (palmar, distal) (Baumgartner u. Greitemann 2007).

4.9.3.1 Früh- bzw. Interimversorgung

Die Frühversorgung kann zwei bis vier Wochen postoperativ erfolgen (nachdem die Fäden gezogen wurden und die Narbe reizlos und ohne Wundschorf ist) (Narbenbehandlung ➤ 5.1.5.1.7). Eine Prothesenversorgung ist erst dann sinnvoll, wenn keine wesentlichen Veränderungen des Stumpfes (z. B. des Volumens) auftreten. Oberflächliche Wundheilungsstörungen sind keine Kontraindikation (Wundheilphasen ➤ 3.6.7.1). Eine Prothesenversorgung und Frühmobilisation ist eher förderlich, auch hinsichtlich der Dauer des stationären Aufenthalts, der Kosten und psychischen Folgen für den Patienten. Die Interimsversorgung stellt den Übergang zwischen Amputation (➤ 4.8) und definitiver Prothese dar (Vorbereitung für die Prothesenversorgung ➤ 4.10.1.1). In diesem Zeitraum (bis zu sechs Monate) erfolgt die definitive Ausformung des Stumpfs (Weichteile) (Schievink 2008, Schäfer 2008).

4.9.3.2 Bauweise

Schalenbauweise (Schäfer 2008):

- Traditionelle Technik von Bein- und Armprothesen,
- tragendes Element außen, dadurch maximale Festigkeit bei minimalem Gewicht,
- Vorteile:
  - Robust, lange Lebensdauer,
  - leicht zu pflegen.
- Nachteile:
  - Kosmetische Nachteile,
  - aufwendiger anzupassen als bei der Modulbauweise (s. u.).

Modulbauweise (Synonym: Rohrskelettbauweise) (ebd.):

- Tragendes Element innen,
- kosmetische Verkleidung,
- Gewichtsreduktion durch Verwendung von Aluminium-, Titan- und Kohlefaserverbundtechnik (in Entwicklungsländern Verwendung von Polypropylen, PE),
- Baukastensystem, dessen Module sich zu einer Prothese zusammensetzen lassen,
- einfaches Justieren von Achsen über Adapter,
- hat Schalenbauweise (s. o.) aus technischer Sicht überholt.

Kompaktbauweise:

- Überwiegend bei distalen Extremitätenabschnitten verwendet, z. B. Hand oder Fußprothesen,
- feste Prothesenintegration (besitzen weder eine tragende Außenschale noch justierbare modulare Komponenten),
- aufwendige Herstellung und hohe Kosten,
- Bsp.: Fußprothese nach Bellman (➤ 4.9.3.5.5) mit selbststragendem Silikonschaft.

Fertigungstechnik mit 3D-Druck

Diese Technologie entwickelte sich bereits in den 1980er-Jahren, jedoch gewann die 3D-Drucktechnik erst in der letzten Dekade auf dem Markt der Medizintechnik an Bedeutung. Während eine Serienproduktion zeitaufwendig und kostenintensiver als die konventionelle Herstellung ist, eignet sich die 3D-Drucktechnik insbesondere zur Anfertigung individueller Prothesen, Orthesen und Implantate. Der 3D-Druck wird daneben auch für individuell angepasste Alltagshilfsmittel genutzt, wie z. B. Sitzschalen oder Rollstühle.

Die 3D-Drucktechnologie beruht auf der additiven Fertigungstechnik, d. h., es werden einzelne Schichten nacheinander aufgetragen. Dadurch ist eine passgenaue und benutzerdefinierte Anfertigung von Gerätschaften möglich, die den Tragekomfort und präzise Passgenauigkeit erhöht.

Heutzutage ist die Fertigung individueller Hilfsmittel mittels 3D-Druck kostengünstiger als der konventionelle Herstellungsprozess, zudem ist sie schneller und es wird kein Gipsabdruck zur Anfertigung benötigt. Stattdessen wird die betroffenen Körperregion gescannt und ein virtuelles Modell als Druckvorlage erstellt. Verschiedene Materialien sind für den Herstellungsprozess verfügbar, jedoch muss darauf geachtete werden, dass dieses biokompatibel ist.

4.9.3.3 Schaft

Die Passform des Schafts bestimmt über die Qualität der Prothesenversorgung (Baumgartner u. Botta 2008).

Folgende Anforderungen muss der Schaft erfüllen:
- Nahtlose Kraftübertragung von Stumpf auf Schaft über feste Verbindung (→ keine Pseudarthrose, kein Pumpen, kein „toter Gang", möglichst formtreue Umfassung),
- Kontakt in allen drei Ebenen zur optimalen Druckverteilung und Sensorik (Ausnahme: Offen-End-Prothese für die obere Extremität, bei der die fehlende Stumpfspitze sensorischen Kontakt ermöglicht),
- Endbelastbarkeit (→ Entgegenwirkung gegen Entkalkung, Anregung des kindlichen Längenwachstums, Ermöglichung der Propriozeption),
- geringes Gewicht,
- zuverlässige Haftung mittels Verankerung,
- Bandagen oder Schnürschäfte,
- Querschnittsvergrößerung nach proximal zur Gewährleistung von Innervation und Zirkulation,
- Tragekomfort,
- Handhabbarkeit,
- physiologische Maße im Seitenvergleich,
- abwaschbarer Innenbereich,
- individuelle Anpassbarkeit (Baumgartner u. Botta 2008).

Hinweis: Die Pflege des Prothesenschaftes und der Prothesenstrümpfe ist indirekt Teil der Stumpfpflege (Greitemann u. Baumgartner 2007).

■ **Schafttechniken:**
- **Weichwandschaft-Technik:**
  - Polster aus PE-Schaumstoff, äußere Schicht aus Gießharz mit Kohlefaserverstärkung, Adapter für Passteile (s. u.) am distalen Ende,
  - Formung eines birnenförmigen Stumpfs in zylindrische Form (Baumgartner u. Greitemann 2007, Schäfer 2008).
- **Liner-Technik:**
  - Weichwandschaft (s. o.) aus Silikon bzw. Polyurethan wird auf links gestülpt und über den Stumpf gerollt.
  - Sichere Fixierung mittels Stift an der Prothese,
  - bedingte Einsetzbarkeit.
- **Einziehschaft** (Synonym: Haftschaft):
  - Standard bei Oberschenkelprothesen (➤ 4.9.3.5.2).
  - Einzug des Stumpfs über ein Ventilloch am Schaftboden mithilfe einer Binde, eines Strumpfs oder einer Anziehhilfe,
  - Haftung durch Ventilverschluss (Unterdruck zwischen Schaftwand und Stumpf).

Cave

Bei Prothesen mit Einziehschaft besteht die Gefahr der Ödematisierung.

Passteile (Baumgartner u. Greitemann 2007):
- Füße,
- Gelenke,
- Adapter,
- Rohre,
- kosmetische Verkleidungen.

4.9.3.4 Prothesentypen der oberen Extremität

> Die Versorgung des Patienten mit zwei Prothesen empfiehlt sich. Je eine Prothese
> - mit Fokus auf Form (kosmetische Ansprüche, möglichst physiologische Bewegungsabläufe, subjektives Empfinden),
> - mit Fokus auf Funktion (➤ Greifhaken „Hook") (Baumgartner u. Greitemann 2007).

Bei Amputationen im Schulterbereich (➤ 4.8.1.1) ist das Ziel meist die Wiederherstellung der Silhouette mithilfe von Schulterkappen. Eine Prothesenversorgung wird hier oft nach der Probephase aufgegeben.
Als Prothesentypen kommen aktive (➤ 4.9.3.4.1) und passive Prothesen (➤ 4.9.3.4.2) zum Einsatz. Zudem gibt es sog. **Hybridprothesen,** eine Kombination aus unterschiedlichen Prothesensystemen. Sie sind führend im Einsatz bei Oberarmstümpfen (nach passiven Prothesen) (Baumgartner u. Greitemann 2007, Kokerei 2008).

4.9.3.4.1 Aktive Prothesen

Aktive Prothesen sind bewegliche Prothesen, die mittels Eigenkraft über Muskelgruppen oder Fremdkraft (s. u.) bewegt werden können, wobei bis zu drei Bewegungen ausführbar sind:

- Handgelenk:
  1. Flexion/Extension,
  2. Pro-/Supination,
  3. Flexion.
- Ellenbogengelenk: Priorität der Bewegungen in der fürs Handgelenk genannten Reihenfolge.

Vorteil der aktiven Prothese ist das sensorische Feedback über mechanischen Zug und Druck, das indirekt durch Bandagen oder Kabelzüge übertragen wird. Eine direkte Übertragung ist über Kabel möglich.
Fremdkraft: Der Nachteil des Kraftverlustes bei Eigenkraftprothesen wird durch die Fremdkraft ausgeglichen. Die Energiequelle stellt ein Akku dar (myoelektrische Armprothese ➤ 4.10.1). Oberflächliche EMG-Hautelektroden tasten die Ströme der Stumpfmuskulatur ab, verstärken und filtern diese. Genutzt wird möglichst die funktionsentsprechende Muskulatur für z. B. Flexion/Extension der Hand, aber auch die Nutzung von Alternativströmen ist möglich.
Eine weitere Innovation stellen Prothesen mit **Mikroprozessoren-Steuerung** dar. Diese Technologie erlaubt es der Prothese, über zusätzliche Sensoren eingehende sensorische Informationen zu registrieren, zu verarbeiten und daraufhin die Motorik anzupassen. Das selbstadaptive Verhalten der Prothese ermöglicht eine Verbesserung der intuitiven Bewegungsausführung und Feinmotorik und nähert sich damit einer physiologischen Bewegung an. Durch die Mikroprozessoren-Steuerung ist zudem Bewegungsverhalten erlernbar. Daneben werden haptische Prothesen erforscht, die sensorische Signale an das Gehirn weiterleiten und damit das Gefühlserleben ermöglichen.

4.9.3.4.2 Passive Prothesen

Zu passiven Prothesen zählen kosmetische, Schmuck- und Habitusprothesen.
Bei den passiven Handprothesen sind grundsätzlich zwei Typen zu unterscheiden:

- **Schmuckhand:**
  - Hauptfunktionen:
    - Möglichst physiologisches Aussehen, leichtes Gewicht, hoher Tragekomfort,
    - funktionell als Gegenhalt, zum Tragen und Heben sowie als Schutz vor thermischen Reizen und Traumen.

- **Arbeitshand:**
  - Einsatz bei Amputation distal des Ellenbogens (➤ 4.8.1),
  - Kopplung eines Werkzeugs oder einer passiven Hand mittels Bajonettverschluss an den Schaft.

4.9.3.5 Prothesen der unteren Extremität

Prothesen der unteren Extremität haben die Aufgabe der Kraftübertragung vom Körper auf den Boden und umgekehrt, v. a. für die Kräfte während der Standbeinphase (axiale Kräfte) und der Schwungbeinphase (Fliehkräfte) (➤ 2.3). Prothesen der unteren Extremität sind rein passiv. Jeder Fußstumpf ist auch ohne Prothese voll endbelastbar. Ziel der Prothese am Fuß (➤ 4.9.3.5.5) ist die Standflächenwiederherstellung (Baumgartner u. Greitemann 2007).

4.9.3.5.1 Hüftprothesen

Der Stumpf für Hüftprothesen (➤ 4.8.2.1) ist voll endbelastbar (Ausnahme im Bereich Spinae iliacae anteriores, Processus spinosus, Os sacrum). Die Prothese besteht aus einem Beckenkorb aus Gießharz, der das Hüftgelenk mithilfe eines Scharniergelenks in Frontalebene nach ventral verlagert. In Extension (Stand) sind die Prothesengelenke verriegelt, diese können durch Beckenkippung bzw. Flexion für den Gang und Sitz entriegelt werden (Baumgartner u. Greitemann 2007, Botta 2008).
Hüftendoprothesen werden in ➤ Kapitel 4.5.5 thematisiert.

4.9.3.5.2 Oberschenkelprothesen

Der Stumpf am Oberschenkel (➤ 4.8.2.2) ist am wenigsten belastbar (hoher Weichteilanteil), dadurch nimmt der Schaft eine zentrale Rolle ein (Gewichtsübernahme in der Standbeinphase, Haftung in der Schwungphase). Die Prothese kann in längs- oder querovaler Herstellungstechnik gefertigt werden. Der Vollkontakt wird mithilfe eines Ventils gewährleistet (Vollkontakt des Schafts ohne Unterdruck). Anziehhilfen erleichtern das Anlegen der Prothese im Stehen (Baumgartner u. Greitemann 2007, Botta et al. 2008a).

4.9.3.5.3 Knieprothesen

Bei Z. n. Knieexartikulation (➤ 4.8.2.2) sind gute Voraussetzungen aus Sicht der Prothetik:

- Gute Hebelverhältnisse,
- maximale Endbelastbarkeit,
- intakte Oberschenkelmuskulatur,
- birnenförmiger Stumpf mit großflächiger und schmerzfreier Endbelastbarkeit,
- gute Verbindung zum Weichwandschaft (➤ 4.9.3.3).

Die Knieprothese besteht aus einem Weichwandschaft (innen), einem Gießharzschaft (außen) und reicht über den gesamten Oberschenkel bis zur Leiste. Weitere Bestandteile sind ein Container, Stand- und Schwungphasensicherung, polyzentrische Gelenke und die kosmetische Verkleidung. Die Schwungsphasensteuerung kann durch pneumatische, hydraulische oder mechanische Systeme realisiert werden. Die Prothese wird dem Knochenumriss angepasst, formt den Stumpf zylindrisch und lässt das Hüftgelenk frei. Eine Liner-Versorgung (➤ 4.9.3.3) ist hier ebenfalls möglich (Baumgartner u. Greitemann 2007, Botta u. Botta 2008).

4.9.3.5.4 Unterschenkelprothesen

Bei Unterschenkelamputationen (➤ 4.8.2.3) ist die Endbelastbarkeit abhängig von der Stumpflänge. Eine Schaftanpassung aufgrund von Muskelatrophien ist meist nötig bis zum neunten postoperativen Monat (Baumgartner u. Greitemann 2007, Botta 2008).

- Weichwandschaft (ebd.):
  - 95 % der Amputationen werden mit einer Unterschenkel-Kurzprothese in Modularbauweise mit Weichwandschaft nach Botta versorgt (➤ 4.9.3.2, ➤ 4.9.3.3).
  - Bewertung: Gute Kosmetik, geringes Gewicht, hoher Tragekomfort, volle Kniegelenksbeweglichkeit, hohe Endbelastung, zum Tauchen und Schwimmen geeignet, wenig Druckbelastung für den Oberschenkel.
- Liner-Versorgung (ebd.):
  - Großflächiger Kontakt zwischen Stumpf und Schaft zur optimalen Druckentlastung bei transtibialen Stümpfen (proportional geringe Weichteilabdeckung und druckgefährdete ossäre Prominenzen),
  - Liner aus Gel (Vorteile in Abpolsterung empfindlicher Strukturen) oder Silikon (gute Haftung).
- Alternative bei kurzem Stumpf: Prothese mit Oberschaft.

4.9.3.5.5 Fußprothesen

Entsprechend des Aktivitätsniveaus der Patienten sind verschiedene Bauarten und Werkstoffe geeignet. Bei Patienten mit einem niedrigen Aktivitätsgrad werden häufig Prothesen ohne Gelenk eingesetzt. Um das physiologische Abrollverhalten dennoch zu ermöglichen, sind die Füße aus weichem und verformbaren Material, z. T. sind die Modelle mit integrierter Stoßdämpfung versehen. Für körperlich aktive Patienten eignen sich Prothesen mit Karbonfedersystem. Die Federn werden während der Standphase gespannt und und geben die aufgenommene Energie während der Abrollphase wieder ab. Die Rückstelleigenschaft unterstützt den Vorwärtstrieb und eine ökonomische Fortbewegung.
Bei einer Teilamputation des Fußes bleibt die Beinlänge erhalten und eine volle Belastung des Fußstumpfes ist möglich. Verschiedene Prothesentypen werden je nach betroffenem Körperteil eingesetzt, z. B. Rück- oder Vorfußprothese, knöchelaussparende oder -umfassende Prothese.

■ **Rückfußprothesen**
Auswahl (Baumgartner u. Greitemann 2007, Hauser 2008):
- **Rahmenprothese für Chopart-Stümpfe:**
  - Enge Einfassung der Ferse,
  - ventrale Abstützung an der Tibia bis unterhalb der Patellarsehne,
  - Verankerung des Stumpfs mit Prothese über einen Keil,
  - kein Gelenk auf Höhe des Sprunggelenks, trotzdem dort 10–15° Beweglichkeit,
  - Einstieg von hinten.
- **Kosmetische Prothese für Chopart-Stümpfe:**
  - Einsatz zum kosmetischen Wadenausgleich,
  - Reißverschluss als Einstiegshilfe,
  - Abstützung an ventraler Tibia und lateraler Ferse,
  - Alternativen: Pirogoff-Prothese, Syme-Prothese.

■ **Vorfußprothesen**
Bsp. Bellmann-Prothese (Baumgartner u. Greitemann, Bellmann 2008):
- Kurzprothese, die freie Sprung- sowie Rückfußgelenke und somit aktive Muskelarbeit des Stumpfs im Gang gewährleistet.
- Das Herausschlüpfen der Ferse im Gang wird mithilfe einer gegabelten Metallzunge (Fersenfassung durch starre Karbonverstärkung) verhindert.
- Hohe Anforderungen an den Stumpf,
- für Chopart-Stümpfe geeignet,
- Alternative: Orthopädischer Maßschuh nach F. Schievink.

■ **Zehenprothesen**
Die orthopädische Schuhtechnik hat Vorrang vor der Versorgung von Amputationen (➤ 4.8.2.3) mit Zehenprothesen. Der funktionelle Ausgleich von Amputations-

folgen kann durch Einlagen und orthopädische Schuhzurichtungen (➤ 4.9.2.3.5, ➤ 4.9.2.3.6) erfolgen. Zehenprothesen werden aus rein kosmetischer Indikation (Barfußgang, Tragen von offenen Schuhen) zur Vermeidung eines Hallux valgus (➤ 4.7.5.4) und der Verformung der Kleinzehe in Varusstellung eingesetzt.

Cave

Zehenprothesen sind bei Durchblutungsstörungen und Neuropathie kontraindiziert. Es kommen Schaumstoffplatzhalter zum Einsatz (Baumgartner u. Greitemann 2007, Bellmann 2008).

4.9.3.6 Exoskelette

Exoskelette sind künstliche Stützstrukturen, die am Körper getragen werden. In der Rehabilitation werden Exoskelette als mechanisches Hilfsmittel eingesetzt, um die Ausführung von Bewegungen und Aktivitäten zu unterstützen bzw. zu verstärken. Unterschiedliche Konstruktionsarten von Exoskeletten sind verfügbar, um Bewegungen über eine körpernahe Augmentation zu erzielen (Herr 2009). Es lassen sich passive und aktive Exoskelette unterscheiden:

- **Passive Exoskelette:**
  - Unterstützung von Bewegungen entgegen der Schwerkraft mittels elastischer Komponenten, z. B. Expandern oder Sprungfedern (Rahman et al. 2006),
  - kein motorisierter Antrieb, dadurch leichtere Bauweise als aktive Exoskelette (Kirchner et al. 2019),
  - Bewgegungsinitiation des Patienten für passive Unterstützung notwendig (de Bock et al. 2021),
  - geringerer Energieaufwand für Bewegungen nötig (Herr 2009, Etenzi et al. 2020),
  - Vergrößerung des Bewegungsausmaßes (Kirchner et al. 2019),
  - Unterstützung verschiedener Körperregionen und Bewegungen möglich, z. B. Entlastung des Rückens, des Schulter-, Hüft- oder Kniegelenks; Einsatz kleiner Gelenke ebenfalls möglich, z. B. Daumengelenk.
- **Aktive Exoskelette:**
  - Motorbetriebene und computergesteuerte Stützstruktur, z. B. hydraulischer oder pneumatischer Antrieb (Gorgey 2018)
  - körpereigene EMG-Signale und externe sensorische Informationen wie Druck oder Bewegung im Raum werden in Echtzeit erfasst, zur softwaregesteuerten Kontrolleinheit übermittelt, verarbeitet und in motorische Signale umgewandelt,
  - Bewegungsabläufe werden dadurch aktiv unterstützt oder vollständig maschinell durchgeführt, sodass keine Bewegungsinitiation des Patienten notwendig ist,
  - individuelle Anpassung des Exoskeletts, z. T. erfolgt die Herstellung mittels 3D-Drucktechnik (➤ 4.9.3.2 Box),
  - Schulung des Patienten im Umgang mit Exoskelett notwendig,
  - ggf. Erweiterung mittels Integration von künstlicher Intelligenz (KI), um Bewegungsmuster zu erkennen und das individuelle Bewegungsverhalten zu antizipieren (Kirchner et al. 2019),
  - verschiedene Körperregionen und Bewegungen lassen sich unterstützen, wie z. B. die Wirbelsäule, obere oder untere Extremität,
  - Einsatz bei neurologischen Erkrankungen, z. B. Paraplegie, Parese nach Schlaganfall.

In Deutschland wurde 2018 das Exoskelett-Modell „ReWalk™ Personal 6.0" in das Hilfsmittelverzeichnis aufgenommen. Die Kosten des Gehapparats können bei Paraplegie nach Querschnittslähmung von der Krankenkasse übernommen werden.

4.9.4 Gehhilfen

Gehilfen sind Hilfsmittel, die eine verminderte Belastbarkeit oder Leistungsfähigkeit der unteren Extremitäten ausgleichen sollen, um die selbstständige Mobilität der Patienten zu verbessern. Gehilfen vergrößern die Unterstützungsfläche und bieten dadurch mehr Stabilität im Stand und während der Fortbewegung. Allerdings geht die Entlastung der unteren Extremität mit einer Belastung der oberen Extremität bzw. des Rumpfes einher.

- **Achselgehstützen** (Baumgartner u. Greitemann 2007, GKV-Spitzenverband 2013):
  - Gehstützen aus Holz oder Metall mit Abstützung in der Axilla,
  - Einsatz oft bei Polytrauma mit herabgesetzter Belastbarkeit der oberen Extremität.
  - **Cave:** Druck auf Plexus brachialis, Gefahr von neurologischen Ausfällen.
- **Arthritisgehstütze** (Baumgartner u. Greitemann 2007):
  - Gewichtsübernahme über Unterarm mittels Ellenbogenauflage bei eingeschränkter Belastbarkeit von Hand/Handgelenk.
- **Gehbock, Gehbank** (ebd.):
  - Höhenverstellbares Vierfußgestell mit Handgriffen,
  - fahrbare (mit Rädern) oder nicht fahrbare Variante,
  - Anbringen von Achselstützen möglich,
  - Einsatz:
    - Bei größter Gang- und Standunsicherheit neurologischer Genese,
    - postoperativ,
    - posttraumatisch.
- **Geh- oder Handstock** (Baumgartner u. Greitemann 2007, GKV-Spitzenverband 2013):
  - Stock aus Holz oder Metall mit rutschsicherem Laufgummi,
  - Varianten mit und ohne anatomischem Handgriff,
  - Einsatz:
    - Meist unilateral auf der Gegenseite bei Arthrosen der unteren Extremität,
    - postoperativ,
    - bei Hemiplegie.
  - **Cave:** Ohne Anpassung des Handgriffs besteht die Gefahr eines Karpaltunnelsyndroms (➤ 4.4.2, ➤ 8.4.10.4.3). Eine unilaterale Nutzung kann kompensatorische Auswirkungen haben.
- **Gehwagen** (ebd.):
  - Höhenverstellbares Stahlrohrrahmengestell mit vier Rädern,
  - Varianten mit Stütz über Achsel, Unterarm oder Hand,
  - Einsatz:
    - Zur postoperativen, posttraumatischen, geriatrischen, neurologischen Frühmobilisation,
    - bei Gangunsicherheit (➤ 2.3, ➤ 16).
- **Fahrbarer Gehkäfig, fahrbarer Gehbarren** (ebd.):
  - Gestell aus Edelstahlrohren mit zwei höhenverstellbaren, gummierten Handläufen und vier feststellbaren Schwenkrollen,
  - oberhalb des Patienten befindliche Aufhängevorrichtung für die Körperbegurtung zur Unterstützung/Entlastung während des funktionellen Gehtrainings (➤ 3.1.8),
  - Grad der Entlastung mittels Flaschenzugsystem durch den Th. einstellbar,
  - hygienische Aufbereitung (➤ 1.5) des Gurtsystems möglich,
  - Einsatz z. B. in neurologischer und geriatrischer Frührehabilitation.
- **Rollator** (Baumgartner u. Greitemann 2007, GKV-Spitzenverband 2013):
  - Höhenverstellbare Dreipunkt-(Deltarad) oder Vierpunktmobilisationshilfe mit Handgriffen und Bremsen,

- Einsatz:
  - Zur Entlastung der unteren Extremität,
  - bei Gangunsicherheit,
  - zur posttraumatischen/-operativen, neurologischen und geriatrischen Mobilisation (➤ 8, ➤ 16).
- **Unterarmgehstütze** (UAGS) (ebd.):
  - Höhenverstellbarer Gehstock aus Leichtmetall oder Stahl mit Aufnahme des distalen Unterarms in einer Halbschale,
  - Varianten mit und ohne anatomischem Handgriff,
  - Einsatz:
    - Meist bilateral zur Teil- oder Vollentlastung der unteren Extremität und WS,
    - posttraumatisch,
    - postoperativ,
    - bei Lähmungen und Arthrose.
- **Vierpunktgehstock** (Baumgartner u. Greitemann 2007):
  - Stahl- oder Aluminiumrohrgestell mit Vierpunktabstützung und großer Unterstützungsfläche,
  - mit und ohne anatomisch geformten Handgriffen,
  - Einsatz:
    - Uni- und bilateral möglich,
    - bei größerer Gangunsicherheit,
    - bei geriatrischen oder neurologischen Patienten (➤ 8, ➤ 16).

Einstellung von Gehhilfen

Beim Einstellen der Gehilfen darauf achten, dass der Patient die Schulterblätter nicht eleviert und der Oberkörper gerade aufgerichtet ist.

Gehstütze:

- Orientierungshilfe: Handgriff auf Höhe des Hüftgelenks einstellen,
- Ellenbogen sind leicht flektiert, während die Hände auf den Handgriffen ruhen.

Rollator:

- Griffe befinden sich auf Handgelenkshöhe, während der Arm locker herabhängt. Dadurch kann sich der Patient mit extendierten Armen auf dem Rollator abstützen,
- Sitzhöhe ca. 50–60 cm.

4.9.5 Stehhilfen

Stehhilfen ermöglichen Patienten mit eingeschränkter oder nicht vorhandener Stehfähigkeit, eine aufrechte Position einzunehmen. Stehhilfen unterstützen durch die Aufrichtung das Kreislauftraining und die Entleerung der oberen Harnwege.

- **Stehständer:**
  - Stehtisch mit verschiedenen Halte- und Stützvorrichtungen, i. d. R. werden Becken und WS von dorsal gestützt, Kniegelenke und Rumpf von ventral, teilweise Fixation der Füße auf einer Unterlage,
  - Transfer von Rollstuhl je nach Modell eigenständig möglich,
  - mechanische oder elektrische Aufrichtvorrichtung,
  - Varianten: bewegliche oder starre, höhen- und winkelverstellbare Haltevorrichtung; durch den modularen Aufbau lassen sich Halte- und Stützvorrichtung individuell ergänzen bzw. abbauen,
  - als feststehender oder mobiler Stehständer erhältlich,

- Training der statischen und dynamischen Stehfähigkeit, des Herzkreislaufsystems und der Belastbarkeit der unteren Extremität,
- Durchführung von Bewegungsübungen des Rumpfes und der oberen Extremitäten mithilfe des Therapietisches,
- Einsatz bei schweren neurologischen Erkrankungen und eingeschränkter Stehfähigkeit, z. B. Querschnittsverletzung, Zerebralparese oder bei genetisch bedingten Lähmungserscheinungen.

- **Schrägliegebretter:**
  - Gepolsterte Liege mit fixierenden Gurtsystemen und Fußstütze,
  - Liegebrett kann mechanisch oder elektrisch aus der horizontalen bis in die vertikale Position aufgerichtet werden,
  - Patient liegt während der gesamten Zeit und ist auf Höhe der Kniegelenke, des Beckens und ggf. des Brustkorbs an der Liege fixiert, daher ist kein Transfer über den Sitz bzw. Stand nötig,
  - Neigung kann schrittweise bis zur vertikalen Position erhöht werden,
  - höhenverstellbare Gurte und Polster,
  - Ergänzung: Therapietisch, Kopfstütze, Abduktionskeil oder Bauchliegefunktion, als feststehende oder mobile Vorrichtung erhältlich,
  - Training der statischen Stehfähigkeit, des Herzkreislaufsystems und der Belastbarkeit der unteren Extremität,
  - Einsatz bei schweren neurologischen Erkrankungen und nicht vorhandener Stehfähigkeit, z. B. Querschnittsverletzung, Zerebralparese oder bei genetisch bedingten Lähmungserscheinungen.

4.9.6 Motorbetriebene Bewegungsschienen

Die motorbetriebene Bewegungsschiene (engl. continuous passive motion, CPM) wird zur passiven Mobilisation von großen Gelenken der oberen und unteren Extremität eingesetzt, z. B. von Schulter-, Ellenbogen-, Knie- und Sprunggelenk. Hierzu wird die betroffene Extremität mit Halte- oder Gurtsystemen auf der motorisierten Schiene fixiert und durch den motorisierten Antrieb geführt bewegt. Das Bewegungsausmaß und die Bewegungsrichtung lassen sich einstellen und individuell an den aktuell schmerzfreien Bereich anpassen.
Die motorbetriebenen Bewegungsschienen werden häufig in der postoperativen Nachbehandlung eingesetzt, um langfristige Bewegungseinschränkungen zu vermeiden und eine frühzeitige Mobilisierung zu ermöglichen. Die Schienen sind zur kurzzeitigen Anwendung in Vorbereitung auf aktive Therapiemaßnahmen gedacht und können in einer frühen postoperativen Phase eingesetzt werden, in der aktive Bewegung noch nicht oder nur schmerzhaft möglich ist. Die CPM-Schiene sollte nicht als isolierte, sondern als ergänzende Behandlungsmaßnahme eingesetzt werden.
Der klinische Nutzen einer frühzeitigen Behandlung mit CPM-Schiene ist allerdings umstritten (Kruse u. Rohland 2016). Auch fehlt ein einheitliches Behandlungsregime, das z. B. die Behandlungsdauer, -frequenz oder Progression der ROM definiert. Vorliegende Studien untersuchen den Einsatz von CPM-Schienen nach Knie-TEP, Schulter-TEP und Rotatorenmanschettenrekonstruktion sowie intraartikulären Gelenkfrakturen. Nähere Informationen stehen in der Evidenz- und Bewertungslage (➤ Link am Kapitelende) zur Verfügung.

4.9.7 Gelenkschutz

Zum Schutz vor übermäßiger Beanspruchung, Fehl- oder Überbelastung entzündeter Gelenke, Bänder sowie Sehnen und somit zur Vorbeugung von Funktionsverlust oder Gewebezerstörung (Bitzer u. Sörensen 2012) können unterschiedliche Hilfsmittel zum Einsatz kommen. Im Folgenden wird eine Auswahl vorgestellt.

4.9.7.1 Alltagshelfer

- **Hilfsmittel zum Ankleiden** (Bitzer u. Sörensen 2012):
  - Strumpfanziehhilfe,
  - Knöpfhilfe,
  - Reißverschlusshilfe,
  - flexible Schnürsenkel.
- **Hilfsmittel am Arbeitsplatz** (Baumgartner u. Greitemann 2007, Bitzer u. Sörensen 2012):
  - Armauflagen,
  - Handgelenkauflage an Mousepad und Tastatur,
  - höhenverstellbarer Stuhl,
  - höhenverstellbarer Schreibtisch,
  - winkelverstellbare Tastatur,
  - vertikale Computermaus.
- **Hilfsmittel im Haushalt** (Bitzer u. Sörensen 2012):
  - Schneide- und Schälhilfen,
  - Schraubverschluss- bzw. Dosenöffner (auch für Flaschen und Getränkedosen),
  - Einhänderschneidbrett,
  - ergonomische Messer.
- **Stehstuhl** (ebd.):
  - WS-entlastende Stehhilfe für längere stehende Tätigkeiten,
  - Stahlrohrgestell mit höhenverstellbarer Sitzfläche,
  - zusammenklappbar.
- **Up-Lift** (ebd.):
  - Portable Sitzfläche mit Gasdruckfeder und Tragegriff,
  - zum erleichterten Transfer Stand–Sitz und Sitz–Stand,
  - einstellbar für verschiedene Gewichtsklassen.

4.9.7.2 Greifhilfen

- **Greifzange** (Baumgartner u. Greitemann 2007, Bitzer u. Sörensen 2012):
  - Aluminium- oder Kunststoffzange mit runden Gummisaugnäpfen oder Stahlbranchen,
  - leicht bedienbarer Abzugshahn,
  - zur Aufnahme von Gegenständen bis zu 900 g.
- **Griffverdickungen** (Baumgartner u. Greitemann 2007):
  - An die individuellen Bedürfnisse angepasste Verdickung aus z. B. Moosgummi,
  - Herstellung in der Ergotherapie,
  - Einsatz bei verminderter Handkraft und rheumatoiden Deformitäten.
- **Griffverlängerungen** (ebd.):
  - An die individuellen Bedürfnisse angepasste Verlängerung aus thermoplastischem Material,
  - Herstellung in der Ergotherapie,
  - Einsatz zur Hebelarmverlängerung oder Erhöhung der Reichweite bei rheumatischen Einschränkungen (➤ 7).
- **Universalhalter** (ebd.):
  - Griffadapter mit federnden Metallstiften, die sich den Konturen des zu fassenden Objekts anpassen (z. B. Schlüssel),
  - Einsatz zur Erhöhung der Hebelkraft bei herabgesetzter Fingerkraft (z. B. bei rheumatoider Arthritis ➤ 7.2).

4.9.7.3 Spezielle Finger-/Handorthesen

Deviationsorthese und Schwanenhals-/Strecksehnenorthese: ➤ 4.9.2.2.3

4.9.8 Rollstuhlversorgung

Rollstühle fördern die (selbstständige) Mobilität und tragen zur Partizipation von Menschen mit eingeschränkter Gehfähigkeit bei.

Indikationen zur Rollstuhlversorgung (Baumgartner u. Greitemann 2007, Pape u. Paeslack 1997, Schüling 1998):
- Geriatrisch,
- neurologisch (Paraplegie, Tetraplegie),
- pädiatrisch (geistige Behinderung),
- chirurgisch (Z. n. Oberschenkelamputation),
- orthopädisch,
- internistisch (pAVK, kardiale oder pulmonale Dekompensation).

4.9.8.1 Rollstühle

Die **Modellauswahl** ist abhängig von der angestrebten Funktion (z. B. Alltag, Sport) und den Bedingungen des Patienten (physisch, psychisch, persönliche Anforderungen an den Rollstuhl, häusliche Umgebung, Lebensgewohnheiten). Die korrekte Rollstuhlversorgung ist Voraussetzung für eine optimale Handhabung und beugt einem zu hohen Kraftaufwand, Dekubitus und Funktionsverlust vor.

> Ein Rollstuhl ist immer ein individuelles Hilfsmittel.

Rollstuhltypen (Baumgartner u. Greitemann 2007):
- Standardrollstuhl,
- spezielle Typen:
  - Adaptivrollstuhl (anpassbare Vorrichtungen, ideal zur Dauerversorgung einer aktiven Person),
  - Leichtgewichtrollstuhl (für Patienten mit moderatem Aktivitätsniveau, für längere Distanzen geeignet),
  - Sportrollstuhl (starrer und nicht faltbarer Rahmen für effiziente Kraftübertragung, ausschließlich für sportliche Zwecke),
  - Elektrorollstuhl (benötigt geringe Handkraft),
  - Einhänderrollstuhl (aktiver Antrieb mit einer Hand möglich),
  - Lagerungsrollstuhl (bei überwiegender Immobilität, Lagerung des Patienten steht im Vordergrund).

Variablen (Baumgartner u. Greitemann 2007, Pape u. Paeslack 1997, Schüling 1998):
- Sitzbreite (Kompromiss zwischen Größe und Bequemlichkeit, idealerweise 1 cm Abstand zur seitlichen Sitzkante),
- Sitztiefe (bis ca. 2 cm vor A. poplitea, große Fläche bedeutet gute Druckverteilung),
- Sitzhöhe (je niedriger, desto stabiler der Rollstuhl),
- Sitzkissen (Dekubitusprophylaxe ➤ 3.1.3),
- Rückenlehnenhöhe (Freiheit Schultergürtel, max. 3 cm unterhalb Angulus inferior der Skapula),
- Neigung der Rückenlehne,
- Rückenkissen,
- Greifreifen (Ausstattung je nach Art der Behinderung/Greiffunktion, ca. 5 cm Abstand zum Ellenbogen),
- Kippsicherung,
- Ästhetik,
- Vorhandensein bzw. Höhe einer Armlehne,
- Fußstützen (z. B. durchgehendes Fußbrett),
- Räder (luft- oder vollgummibereift).

4

4.9.8.2 Rollstuhltraining

4.9.8.2.1 Rollstuhltraining bei Paraplegie

Das Rollstuhltraining bei Paraplegie oder Querschnittlähmung (➤ 8.4.1.1) dient der Verbesserung von Selbstständigkeit und Selbstbestimmung. Ein geübter Umgang mit dem Rollstuhl ist Voraussetzung für physische und persönliche Autonomie sowie für Handlungsfertigkeit. Das Training wird während der klinischen Rehabilitation aufgenommen und erfolgt in Gruppen – zunächst in der Halle, mit fortschreitenden Fähigkeiten auch im Gelände (Pape u. Paeslack 1997).

Grundfertigkeiten (ebd.):
- Greiftechnik,
- Vorwärts- und Rückwärtsfahren,
- Richtungswechsel,
- Drehen (auf der Stelle, aus der Fahrt),
- Slalom,
- einhändiges Fahren,
- Kippen nach hinten,
- Überwinden von Hindernissen vorwärts und rückwärts (Stufe, Bordstein, Berg, Schräge),
- Überwinden von Treppen (mit und ohne Hilfe).

Fertigkeiten im Gelände (ebd.): Umsetzung des Hallentrainings in realen Alltagssituationen, z. B.
- Fahren auf unebenen oder unbefestigten Böden,
- Straßenüberquerung inkl. Bordsteinüberwindung,
- Bergauf- und Bergabfahren.

4.9.8.2.2 Rollstuhltraining bei Tetraplegie

> Zur Verbesserung der Belastbarkeit des Schultergürtels und Nackens ist vorbereitende PT notwendig.

Trainingsbestandteile (Pape u. Paeslack 1997):
- Bewegen des Körpers im Rollstuhl (Sicherung der Körperbalance, Entlastung und Verschieben des Gesäßes, Aufrichten aus Vorlage),
- Handhabung beweglicher Teile (Bremsen, Herausnehmen und Anbringen von Zusatzteilen, Handhabung der Fußstützen),
- Fahren des Rollstuhls mithilfe von Handschuhen und Greifringbelägen: Grundfertigkeiten entsprechend des Trainings bei Paraplegie (➤ 4.9.8.2.1) mit Anpassungen.

4.9.8.2.3 Sturztraining

- **Vorwärtsstürze mit dem Rollstuhl:**
  - Häufige Ursache für Stürze nach vorne ist das Blockieren der Räder.
  - Die Sturzsimulation im Training erfolgt mithilfe einer Matte, auf die in hohem Tempo zugefahren wird.
  - Trainiert wird die Minimierung der Gefahr von Patellaverletzungen durch das Abstützen auf die gering flektierten Arme und seitliches Abrollen über das Gesäß.
- **Rückwärtsstürze mit dem Rollstuhl** (Pape u. Paeslack 1997):
  - Während des Trainings wird der Schutz des Kopfes durch Flexion von HWS und BWS geübt.
  - Auch das Abbremsen der Kniegelenke mithilfe eines Arms zwischen Rumpf und Oberschenkel wird trainiert.
  - Zusätzlich ist das seitliche Hochdrücken mithilfe eines Arms nach dem Gleichgewichtsverlust nach hinten (Umkippen) relevant (➤ 4.9.8.2.4).

4.9.8.2.4 Aufsetzen nach Sturz/Transfer Boden – Rollstuhl

- **Einstieg rückwärts** (Pape u. Paeslack 1997):
  - Sitz mit dem Rücken zum Rollstuhl,
  - Aufstützen der einen Hand auf die Bremse, der anderen am Rohrgestell der Fußstütze,
  - Hochstemmen ohne Oberkörperflexion in den Sitz,
  - evtl. Zwischenstopp mit dem Rücken auf der Sitzfläche, um mit der Hand vom Fußstützenrahmen auf die Sitzfläche zu wechseln,
  - von hier „Nach-vorne-Drücken" und Hochstemmen des Oberkörpers, erleichtert durch das Einrollen des Kopfs (Wippe).
- **Einstieg seitlich** (ebd.):
  - Häufigste Variante,
  - auch für Tetraplegiker ohne Trizepsaktivität geeignet,
  - aus der Hocke (Gewicht über den Füßen),
  - körpernaher Armstütz am Boden und auf Sitzfläche,
  - Hochdrücken bzw. -ziehen des Gesäßes über Gewichtsverlagerung.
- **Einstieg vorwärts** (ebd.):
  - Aus Seitsitz oder Vierfüßlerstand in den Kniestand direkt vor dem Rollstuhl (Blickrichtung: zum Rollstuhl),
  - Stütz auf Sitzfläche (diagonal versetzte Hände),
  - Hochstemmen in den Sitz bei gleichzeitiger Drehung um die Longitudinalachse.

4.9.8.2.5 Patiententransfer

Beispielhaft wird hier der Transfer **„Bett – Rollstuhl"** beschrieben (Soyka 2000):

- Der Rollstuhl steht parallel zum Bett, bettseitige Lehne wird abmontiert.
- Der Patient richtet sich aus Seitlage mit 90° Flexion der Hüfte und Knie sowie mit Überhang der Beine (Unterschenkel fungieren als Hebel) in den Sitz auf.
- Von hieraus gleitet der Patient mithilfe seiner Armkraft über den Stütz der Hände auf der bettfernen Armlehne bzw. auf dem Bett über ein Brett in den Rollstuhl.
- Evtl. ist ein Heranrücken an die Bettkante im Schinkengang notwendig.
- Je nach Aktivität des Patienten ist der Transfer unter Mithilfe einer Person und eines Stecklakens nötig, welches als Armverlängerung der Hilfsperson dient und in Gesäßhöhe um den Patienten gelegt wird.
- Für den Rückweg das Bett, wenn möglich, tiefer stellen als die Sitzhöhe des Rollstuhls.

Als **Hilfsmittel** für den Transfer aus und in den Rollstuhl (z. B. Rollstuhl – Toilette, Rollstuhl – PKW, Rollstuhl – Bett) dienen Rutschbrett oder Drehscheibe (ebd.).

4.9.8.2.6 Gesäßentlastung

Die Gesäßentlastung erfolgt im Rollstuhl über Kissen aus Schaumgummi, Schaumstoff, Gel o. Ä. bzw. aktiv durch regelmäßiges Hochstützen im Rollstuhl (im Intervall von 15–20 Minuten) oder seitliches Herauslehnen (bei Tetraplegikern). Bei zervikalen Lähmungen erfolgt die Entlastung zur Dekubitusprophylaxe (➤ 3.1.3) mithilfe externer Unterstützung (Pape u. Paeslack 1997).

4.9.8.2.7 Rollstuhlkippen bei Kreislaufinsuffizienz

Rollstuhlkippen bei Kreislaufinsuffizienz ist oft notwendig in den ersten Tagen der Rollstuhlversorgung nach Paraplegie (Hesselbarth 1995).
Der Patient wird durch das Kippen des Rollstuhls über die Hinterräder in eine fast waagerechte Position mit gleichzeitig hochgelagerten Beinen gebracht.

4.9.9 Verbände (Auswahl)

Systematisch werden Verbände nach ihrer Funktion unterschieden in:
- Wundverbände (➤ 4.9.9.3),
- Kompressionsverbände (➤ 4.9.9.2),
- Extensionsverbände,
- Mobilisationsverbände,
- Stützverbände,
- Fixationsverbände.

Im Folgenden wird eine Auswahl vorgestellt.

4.9.9.1 Tapeverbände

➤ 3.13.2

4.9.9.2 Kompressionsverbände/-strümpfe

4.9.9.2.1 Lymphologische Kompressionsbandage

Als Bestandteil der KPE (➤ 3.11) in Phase 1 wird die Kompressionstherapie (➤ 3.11.5.2) mit täglicher MLD (➤ 3.11.5.1) kombiniert (Asmussen u. Strößenreuther 2010). In dieser ersten Phase wird mit täglich durch Th. oder den Patienten selbst neu angelegten Kompressionsbandagen gearbeitet.

Benötigtes Material (Schneider et al. 2010):
- Hautpflegemittel,
- Baumwollschlauchverband,
- Polstermaterialien (z. B. Watte),
- Binden (elastische Fixierbinden, Kurz-, Ideal- und Langzugbinden),
- Fixationsmaterial (am besten Pflasterstreifen).

Kontraindikationen (Strößenreuther u. Strößenreuther 2010c):
- Absolut:
  - Kardiales Ödem,
  - pAVK.
- Relativ:
  - Arterielle Hypertonie,
  - Herzrhythmusstörungen,
  - KHK,
  - Sklerodermie,
  - chronische Polyarthritis,
  - CRPS.

■ **Durchführung**

Folgende generelle Hinweise zur Durchführung geben Strößenreuther u. Strößenreuther (2010b):
- Den Kompressionsdruck so wählen, dass er weder Ruheschmerz noch Durchblutungsstörungen verursacht:
  - Nutzung der überlappenden Bindenführung,
  - Verwendung vorzugsweise von Kurz- und Mittelzugbinden,
  - gleichmäßige Vorspannung,
  - starkes Anmodellieren.
- Größtmögliche Beweglichkeit bewahren, vor Rutschen absichern:
  - Vertikale Klebestreifen,
  - Schaumstoffstreifen zwischen die letzten Touren der Kurzzugbinde.
- Abschnürungen und Falten vermeiden → in funktioneller Gelenkstellung bandagieren.

Armbandage (Schneider et al. 2010a):
1. Hautpflege.
2. Baumwollschlauchverband mit Daumenloch (einschneiden).
3. Wickelung der Finger mit Elastomullbinden:
   - Haltetour auf Höhe der Handwurzelknochen,
   - ohne Zug von proximal nach distal,
   - dann umgekehrt mit leichtem Druck,
   - Beginn am Daumen,
   - Hin- und Rückweg jeweils über Handrücken.
4. Unterpolsterung mit Watte:
   - Daumenloch einschneiden,
   - hoch bis zur Axilla,
   - Ellenbogenbeuge auspolstern,
   - Schlauchverbandenden über Watte stülpen.
5. Unterpolsterung mit Schaumstoff.
6. Kompressionsbinden:
   - Zunächst 6 cm Binde für Hand und evtl. Unterarm,
   - dann 8–10 cm, distal beginnen,
   - bei neunen Binden Richtungswechsel,
   - Fixation der Enden.

Beinbandage (Schneider et al. 2010b):
1. Hautpflege.
2. Baumwollschlauchverband.
3. Wickelung der Zehen mit Elastomullbinden (von Großzeh zu Kleinzehen).
4. Unterpolsterung bis unterhalb des Kniegelenks bzw. zur Leiste inklusive Retromalleolarpolster:
   - Dorsalextension OSG,
   - Kniegelenk in leichter Flexion,
   - Standbein.
5. Kompressionsbinden, evtl. inklusive Komprexnierchen (Polstermaterial) retromalleolar.

4.9.9.2.2 Kompressionsstrümpfe

Die Verordnung von Kompressionsstrümpfen erfolgt durch den Arzt (meist zwei Stück pro Halbjahr). Ein Austausch sollte nach ca. sechs Monaten bzw. bei Löchern, Laufmaschen, defekten Nähten, gerissenen Fäden und bei Reödematisierung (> 3.11.5.2) erfolgen (Asmussen 2010, Asmussen u. Zimmermann 2010, Strößenreuther u. Strößenreuther 2010).

> Das Anlegen der Kompressionsstrümpfe kann durch die Verwendung von Kunststoffanziehhilfen und Haushaltshandschuhe erleichtert werden (Asmussen 2010, Asmussen u. Zimmermann 2010, Strößenreuther u. Strößenreuther 2010).

■ Einteilung

- Nach Verhältnis von Arbeitsdruck und Ruhedruck (Asmussen 2010):
  - **Kurzzugstrümpfe:**
    - Geringe Dehnbarkeit, daher hoher Arbeitsdruck und niedriger Ruhedruck,
    - meist flach gestrickt (s. u.),
    - Einsatz bei schwereren Erkrankungen der unteren Extremität.
  - **Langzugstrümpfe:**
    - Starke Dehnbarkeit, daher niedriger Arbeitsdruck und hoher Ruhedruck,
    - meist rund gestrickt (s. u.),
    - Einsatz bei venösen Erkrankungen der unteren Extremität.

- Nach Herstellungsmethode (ebd.):
  - **Rund gestrickt:**
    - Serienstrümpfe der Kompressionsklasse 1–3,
    - Stütz- und Prophylaxestrümpfe,
    - kosmetisch ansprechender,
    - nahtlos,
    - physiologisches venöses Druckgefälle von distal nach proximal.
  - **Flach gestrickt:**
    - Maßanfertigungen der Kompressionsklassen 3 und 4,
    - auch bei extremen Deformitäten,
    - oft für die obere Extremität.

Kontraindikationen (Asmussen u. Söllner 2004):
- Absolut: ➤ 4.9.7.2.1,
- relativ/vorübergehend:
  - Abszesse, Furunkel, nässende Dermatosen,
  - Sensibilitätsstörungen, periphere Neuropathie,
  - Latexallergie.

■ **Kompressionsklassen**
Die Auswahl der Kompressionsklasse ist indikationsabhängig. Die Klassen sind nicht international normiert. Eine Erstattung durch die Krankenkasse erfolgt aber nur für Kompressionsstrümpfe, die den RAL-Kompressionsklassen des Deutschen Instituts für Gütesicherung und Kennzeichnung e. V. entsprechen (Asmussen 2010):
- Klasse 1:
  - Leichte Kompression bis 21 mmHg,
  - Einsatz bei
    - schwacher Varikosis (➤ 9.3.2.2) ohne ausgeprägte Ödembildung,
    - beginnender Schwangerschaftsvarikosis,
    - Armlymphödem (➤ 3.11.6.3).
- Klasse 2:
  - Mittlere Kompression bis 32 mmHg,
  - Einsatz bei
    - ausgeprägter Varikosis mit Ödemneigung,
    - poststraumatischen Schwellungen,
    - Z. n. Thrombophlebitis, Verödung, Stripping,
    - stärkerer Schwangerschaftsvarikosis,
    - Armlymphödem.
- Klasse 3:
  - Kräftige Kompression bis 46 mmHg,
  - Einsatz bei
    - chronisch venöser Insuffizienz (CVI ➤ 9.3.2.2),
    - schwerer Ödemneigung,
    - sekundärer Varikosis,
    - Atrophie blanche,
    - Z. n. schweren Ulcera,
    - Beinlymphödem (➤ 3.11.6.3),
    - Armlymphödem.
- Klasse 4:
  - Sehr kräftige Kompression > 49 mmHg,
  - Einsatz bei
    - Beinlymphödem,
    - Armlymphödem.

Das **Anmessen** erfolgt durch geschultes Fachpersonal nach festgelegten Standards an weitgehend entstauter Extremität:
- Morgens,
- direkt nach Abnahme des Kompressionsverbands,

- nach 30-minütigem Hochlagern,
- evtl. unter Gabe von Diuretika.

Eine Kombination der Klassen wird zur extrem kräftigen Kompression bei schwerem Lymphödem eingesetzt (ebd.).

Anti-Thrombosestrümpfe gehören keiner Kompressionsklasse an (bis 17 mmHg). Sie haben eine sehr leichte Kompressionswirkung und werden zur Prophylaxe von Thrombose und Embolie bei Immobilisation eingesetzt (Asmussen 2010).

4.9.9.3 Wundverbände

Wundverbände dienen dem Schutz vor Mikroorganismen, mechanischen, thermischen und chemischen Einflüssen, Wärmeverlust, Austrocknung, Verschmutzung sowie Manipulation durch den Patienten. Um diesen Ansprüchen zu genügen, muss ein Wundverband folgende **Eigenschaften** besitzen:

- Absorbierend,
- steril,
- stabil,
- chemisch neutral,
- Gasaustausch ermöglichend,
- Keimverschleppung verhindernd,
- sicher anwendbar,
- transparent bis semitransparent,
- nicht mobilitätseinschränkend.

Dabei ist der klassische Wundverband grundsätzlich folgendermaßen aufgebaut (Blank 2007):

- Wundauflage (Absorption, Sekretbindung, Schutz),
- Polsterung (Schutz vor mechanischen Einflüssen),
- Verbandfixierung.

Wundversorgung

- **Trockene Wundversorgung** (Blank 2007):
  - Einsatz zum Schutz und zur Absorption,
  - z. B. Mull- oder Saugkompressen,
  - indiziert bei geringer Wundfläche, Schorfbildung, primär heilenden Wunden, engem Wundspalt (z. B. postoperativ).
  - **Cave:** Bei sezernierenden Wunden Gefahr der Wundverklebung.
- **Feuchte Wundversorgung** (ebd.):
  - Ideale Bedingungen zur Wundheilung, Schutz vor Austrocknung, Verhinderung von Schorf- und Sekretkrustenbildung,
  - indiziert bei sekundär heilenden oder oberflächlichen Wunden.
  - Auswahl der eingesetzten Verbände:
    - Folienverbände: Selbstklebend bei nicht sezernierenden Wunden, nicht haftend bei stark sezernierenden Wunden, biosynthetisch bei flächigen Defekten, transparent zur Wundinspektion ohne Verbandswechsel.
    - Salbenverbände: Weitmaschige Gewebe aus Baumwolle oder Synthetik imprägniert mit Salben oder hydrophilen Lipiden, zur Absorption, Schutz vor Verkleben, für feuchtes Wundmilieu und Geschmeidigkeit der Wunde.
    - Hydrokolloide: Quellfähige, hydrophile Massen, aufgebracht mithilfe einer Trägermasse auf Polyurethanfilm oder Schaumstoff, bei Kontakt mit Sekret Verflüssigung und Ausbildung eines Gels, für feuchtes Wundmilieu, hohe Absorptionskraft, bei nicht primär schließbaren Wunden (vorübergehend).

4.9.10 Evidenz-/Bewertungslage

Um größtmögliche Aktualität in der Print- und Online-Version zu gewährleisten, stehen Informationen zu aktuell vorliegenden Leitlinien und Studien im Online-Zusatzmaterial (➤ QR-Code) zur Verfügung.

Evidenzangaben

Literatur

4.10 Prothesentraining

4.10.1 Training mit myoelektrischen Arm-/Handprothesen

Tina Mauritz

4.10.1.1 Vorbereitungen für die Prothesenversorgung

4.10.1.1.1 Vorbereiten des Stumpfs

- Stumpfpflege (nach Abschluss der Wundheilung ➤ 3.6.7),
- Narbenbehandlung, z. B. durch Bindegewebsmassage (➤ 3.14.2) (Probst 2003),
- Desensibilisierung mithilfe von
  - weichen Bürsten,
  - Igelbällen,
  - Bädern z. B. in Raps, Linsen, Bohnen, Erbsen, Reis, Stroh,
  - Abklopfen,
  - Abstreichen mit härterem Handtuch (Baumgartner u. Greitemann 2015).
- Formung des Stumpfs
  - durch Wickeln,
  - mithilfe eines Kompressionsstrumpfs,
  - durch Liner (An- und Ausziehen trainieren ➤ 4.10.1.2.1, auf regelmäßige Reinigung hinweisen).

Bei der Desensibilisierung des Stumpfs sollte immer von distal nach proximal gearbeitet werden.

4.10.1.1.2 Voraussetzungen

Der Patient muss in der Lage sein, eine myoelektrische Prothese (➤ 4.9.3.4.1) zu nutzen, und lernen, die Signalmuskeln gezielt anzuspannen (Koesling 2002). Dafür muss die Prothese in sein Körperschema integriert sein. Zur Steuerung einer myoelektrischen Prothese müssen elektrische Impulse in der Stumpfmuskulatur vorhanden sein. Die durch Kontraktion entstehenden Aktionspotenziale sind auf der Hautoberfläche messbar. Elektroden auf der Haut nehmen diese Spannung auf, verstärken und leiten sie zu den Funktionselementen weiter (Knobloch 2011).

4.10.1.2 Training

4.10.1.2.1 An- und Ausziehen der Prothese

Cave

Eine elektrisch steuerbare Prothese muss beim An- und Ausziehen immer ausgeschaltet sein.

Je nach Stumpflänge, Prothesenart und -versorgung (ein- oder beidseitig) (➤ 4.9.3.4) gibt es unterschiedliche Methoden und **Anziehhilfen** (Baumgartner u. Greitemann 2015):

- Anziehtüte,
- Anziehstrumpf,
- mit eingecremten Arm in Liner rutschen,
- Liner aufrollen, Pin verriegeln.

Beim **Ausziehen** muss eine elektrisch gesteuerte Prothese ausgeschaltet werden bzw. muss der Akku entnommen werden. Die Haut sollte möglichst vorsichtig vom Schaft gelöst werden, um Gewebeschädigungen vorzubeugen.

4.10.1.2.2 Training mit Prothese

Das Training sollte stets unter visueller Kontrolle (d. h. ohne verdeckende Kleidung) erfolgen. Trainiert wird zunächst ohne, später mit Materialien (z. B. Bauklötze, Wäscheklammern, Plastikbecher) (Koesling 2002).

> Die Prothesenversorgung unterliegt einer stetigen technischen Weiterentwicklung. Eine enge Zusammenarbeit zwischen Technikern und Th. ist daher angezeigt (➤ 4.10.1.3).

Folgende Funktionen und Fertigkeiten werden trainiert:

- Gezieltes Greifen,
- Öffnen und Schließen der Hand,
- Supination und Pronation,
- Strecken und Beugen im Ellenbogen,
- dosierte Kraft (Greifen/Fangen von weichen Schaumstoffbällen bis hin zu schweren Sandsäckchen),
- Belastungstraining (Tragen von Tasche mit unterschiedlichen Gewichten, langsame Gewichtssteigerung),
- Geschwindigkeit beim Öffnen und Schließen der Hand,
- Koordination und Gleichgewicht (v. a. bei Patienten mit Schulterexartikulation stark beeinflusst),
- Ausführungen in unterschiedlichen Höhen (auch im Wechsel im Sitzen und Stehen),
- Ausdauer und Automatisierung,
- ADL-Training:
  - Zusammenlegen von Handtüchern,
  - Zubereitung von Essen,
  - Essen mit Besteck,
  - Öffnen von Flasche/Verschlüssen, Einschenken,
  - An- und Ausziehen der Kleidung,
  - Binden der Schnürsenkel,
  - Halten des Geldbeutels, Herausnehmen von Geld,
  - Wohnungsputz,
  - Auswringen eines Lappens,
  - Körper- und Prothesenpflege,
  - Schreiben,
  - Unterschreiben,
  - Bedienung des Computers.

> Der Th. sollte zu jeder Zeit auch auf die gesunde Seite sowie die Körperhaltung des Patienten achten. Häufig neigen die Patienten dazu, „schief" zu laufen, insbesondere wenn sie die Prothese abgenommen haben.

4.10.1.2.3 Training ohne Prothese

Der Patient muss ggf. auch ohne Prothese zurechtkommen, weshalb eine Förderung der kontralateralen Seite bei den ADLs unerlässlich ist. Trainiert werden z. B.

- Geschicklichkeit,
- Kraft und Feinmotorik,
- Einhänderschleife,
- Druckknöpfe, Klettverschlüsse.

4.10.1.3 Evidenz-/Bewertungslage

Um größtmögliche Aktualität in der Print- und Online-Version zu gewährleisten, stehen Informationen zu aktuell vorliegenden Studien im Online-Zusatzmaterial (➤ QR-Code) zur Verfügung.

Evidenzangaben

Literatur

4.10.2 Training mit Prothesen der unteren Extremität

Michael Kramer

4.10.2.1 Training

4.10.2.1.1 Setzen und Aufstehen

ASTE: Der Patient sitzt im Rollstuhl mit angelegter Prothese am Kopfende eines Gehbarrens. Er positioniert sich so, dass er beim Aufstehen die Holme links und rechts greifen kann. Die Beine werden dicht an die Sitzfläche gezogen und die Füße parallel und flach auf den Boden gestellt.

Ausführung: Der Patient beugt sich weit nach vorn und drückt sich aus den Oberschenkeln nach oben. Je weiter der Oberkörper vornüber geneigt ist, umso leichter fällt das Aufstehen. Anfangs können die Holme des Barrens zur Hilfe genommen werden. Im weiteren Verlauf sollte der Patient mit leichtem Schwung und ohne Holme selbst aufstehen können.

Das Hinsetzen erfolgt prinzipiell in umgekehrter Reihenfolge.

> **Besonderheit in Abhängigkeit der Prothesentechnik:**
> - Ein Feststellknie, welches nach vollständigem Strecken einrastet, muss vor dem Setzen entriegelt werden.
> - Mehrachsige Kniegelenke müssen bereits im Stehen leicht gebeugt werden, damit sie beim Setzen nicht sperren.
> - Bei Systemen, die beim Beugen unter Körperlast einen Widerstand aufbauen, kann und sollte ein Teil des Körpergewichts auf die Prothese übertragen werden, damit das erhaltene Bein so gut wie möglich entlastet wird.

Übungsempfehlung zur Gleichgewichts- und Koordinationsübung: Der Patient hält eine Untertasse mit Tasse beim Setzen und Aufstehen in der Hand (➤ Abb. 4.10.1).

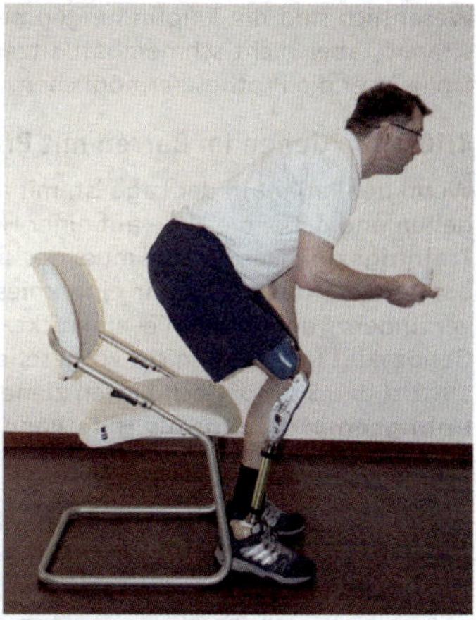

Abb. 4.10.1 Beugehaltung beim Setzen.

4.10.2.1.2 Stehen und Belasten

Sobald der Patient im Barren aufstehen kann, sollte er die Prothese belasten und die neuen Empfindungen kennenlernen.

> **Faustregel zur Belastung:** Der Schaft darf unter Körpergewichtsbelastung zwar wahrgenommen werden, aber nicht schmerzen.

Ausführung: Der Patient soll das Körpergewicht abwechselnd von einem Bein auf das andere übertragen, während er sich mit beiden Händen an den Holmen festhält. Nach einer Amputation ist die Belastungsempfindung verfälscht. Zwei Körpergewichtswaagen, auf die sich der Patient mit seinen Füßen stellt, sind bei der Neuregulierung der Empfindung hilfreich.

> **Cave**
>
> Es ist auf die Sicherheit beim Belasten des künstlichen Kniegelenks im Stand zu achten, denn es könnte einknicken.

Der Patient muss lernen, den Stumpf im Stand nach hinten zu drücken. Eine gut aufgebaute Prothese wird in keinem Fall dem Patienten das muskulär gesicherte Stehen abverlangen und vermittelt auch bei leichter Bewegung des Oberkörpers ein sicheres Gefühl.
Übungsempfehlung: Abwechselndes Anheben und Absetzen der Füße bei geschlossenen Augen.

> **Hinweis:** Wenn ein Prothesenfuß wiederkehrend deutlich weiter als der andere Fuß nach vorn abgesetzt wird, sollte der Orthopädiemechaniker zurate gezogen werden, weil u. U. eine Hüftbeugekontraktur beim Aufbau der Prothese (Statik) nicht berücksichtigt wurde.

Bei sicherem Stand lernt der Patient, die Hände von den Holmen zu nehmen, den Oberkörper zu rotieren und mit den Armen nach oben zu greifen, zu fangen und zu werfen. Falls die Prothese dabei zum Einknicken neigt oder der Patient unsicher steht, ist der Aufbau durch den Orthopädiemechaniker zu überprüfen und gegebenenfalls zu korrigieren.

4.10.2.1.3 Bewegen im Barren ohne Prothesengelenksfunktionen

Wenn der Patient entspannt und schmerzfrei stehen kann, sollte er beginnen, im Barren die ersten Schritte seitwärts mit gestreckten Beinen zu üben.
Ausführung: Patient steht seitlich im Barren mit Gesicht zu einem Holm. Fußspitzen auf einer Höhe aufsetzen und den Oberkörper aufrecht halten. Der Blick geht in die Ferne, im weiteren Verlauf können die Augen bei Handkontakt zu den Holmen geschlossen werden. Patient bewegt sich seitwärts im Barren („Krebsgang").

Wesentlich sind die Empfindungen beim Wechsel von Be- und Entlastung. Ein stramm, aber nicht schmerzhaft sitzender Schaft soll dem Patienten die Kontrolle über die Prothese ermöglichen.

4.10.2.1.4 Gehen im Barren mit Prothesengelenksfunktionen

Wenn der Patient in der Lage ist, mit aufrechtem Körper im Barren seitwärts zu gehen und dabei die Füße auf einer Höhe aufzusetzen, folgt frontales Gehen.
Trainingsziel: Der Patient muss der sich nach Fersenauftritt ergebenden kniebeugenden Kraft muskulär eine kniestreckende Kraft entgegensetzen, um zu verhindern, dass das Knie einknickt. Dieser Muskeleinsatz ist im natürlichen Gangzyklus (➤ 2.3.2.2) nicht vorgesehen. Deshalb muss der Patient nach Fersenauftritt den Stumpf nach hinten ziehen.
Übungsempfehlung: Als Hilfe kann der Vergleich mit einem Boot, welches mittels eines Paddels nach vorn bewegt wird, herangezogen werden. Der Mensch ist das Boot, die Prothese ist das Paddel und der Boden ist das Wasser. Um sich und das Boot nach vorn zu bewegen, muss das Paddel die Wasseroberfläche durchstoßen und nach hinten gezogen werden, um einen Vortrieb zu erzeugen. Der Patient soll sich vorstellen, mit der Prothesenferse auf den Boden aufzusetzen und die Prothese, als Paddel benutzend, nach hinten zu ziehen. Damit erzeugt er muskulär im Knie eine Streckung, welche der Kniebeugung entgegen wirkt und ihn nach vorn bewegt.
Aufmerksamkeit ist zudem in der Schwungphase (➤ 2.3.2.2) gefordert. Ein Prothesenfuß ermöglicht i. d. R. kein Anheben der Zehen beim Schwingen unter dem Körper hindurch. Gleichzeitig ist die hüftumgebende Muskulatur nicht trainiert, das Gewicht einer Prothese beim Schwingen unter dem Körper hindurch oben zu halten. Daher kann der Prothesenfuß beim Vorschwingen am Boden schleifen. Bleibt dadurch das Knie gebeugt, ist ein Einknicken nach Übertragung des Körpergewichts zu erwarten. Daraus folgt:

1. Die Hüfte muss in der Schwungphase diskret eingesetzt werden, um ein Absinken zu verhindern.
2. Der Stumpf muss zu Beginn des Vorschwingens etwas ruckartiger nach vorn gezogen werden, um das Einbeugen des Unterschenkels nach hinten zu intensivieren und größere Bodenfreiheit beim anschließenden Schwingen des Fußes nach vorn unter dem Körper hindurch zu gewährleisten. Diese Bewegung ist gleichzeitig Vorbereitung auf das Üben des Überwindens von Hindernissen (➤ 4.9.2.1.6) aus dem Gangzyklus heraus.

4.10.2.1.5 Gehen außerhalb des Barrens

■ Gehen außerhalb des Barrens mit weiteren Hilfsmitteln
Ist das Gehen im Barren aufrecht und ohne Unsicherheiten in der Stand- und Schwungphase (➤ 2.3.2.2), aber noch unter Einsatz der Hände an den Barrenholmen möglich, entfällt die als schützend empfundene Umgebung des Barrens.
Ausführung: Eine Hand des Patienten verbleibt am Barren, die andere stützt sich auf eine Unterarmgehstütze (UAGS ➤ 4.9.4). Nach einer Gewöhnungszeit wird mithilfe von zwei UAGS oder eines Rollators begonnen, den Barren komplett zu verlassen.

> Bei Nutzung der o. g. Hilfsmittel (UAGS, Rollator) ist der Oberkörper immer leicht vornüber gebeugt. Diese Haltung entspricht jedoch nicht der gewünschten aufrechten Körperhaltung mit Blick in die Ferne. Aber nur mit dieser Grundhaltung funktioniert eine Beinprothese richtig und vermittelt Sicherheit. Daher sollte der Patient baldmöglichst zu Handstöcken wechseln oder die UAGS mit den Unterarmklammern nach vorn nutzen.

■ Gehen außerhalb des Barrens ohne weitere Hilfsmittel
Bei sicherem und aufrechtem Gang mit Handstöcken oder umgekehrten UAGS sollte versucht werden, diese Hilfsmittel abzubauen. Der Patient muss nun seine

untere Rumpfmuskulatur sowie die hüftumgebende Muskulatur vollständig einsetzen, obwohl ihm wertvolle sensorische Informationen über die Fußsohlen oder die Handflächen fehlen. Dieser Zustand ist jedoch künftiger Normalzustand. Daher muss der Th. den Patienten ermuntern, diesen letzten Schritt auf dem Weg zum souveränen Prothesengebrauch ohne weitere Hilfsmittel zu gehen.
Übungsempfehlung: Gehen soll als Voraussetzung für ein normales Alltagsleben angesehen werden. Geeignet sind Übungen zum Transport von Gegenständen (Wasserglas ohne und mit Wasser, Tablett mit Gegenständen, Wasserkasten). Beim Einsatz größerer Gegenstände (z. B. großer Gymnastikball) sieht der Patient den Boden vor sich nicht mehr, richtet sich unwillkürlich auf und lernt seine Prothese intuitiver zu nutzen.

4.10.2.1.6 Überwinden von Hindernissen

■ Steigen auf Hindernisse

Das Training wird mit dem Überwinden von alltäglichen niedrigen Hindernissen (z. B. Türschwellen oder Bordsteinkanten) begonnen.
Ausführung: Der stehende Patient belässt die Prothesenseite auf dem Boden und stellt das erhaltene Bein auf das Hindernis. Aus dieser Position wird die Prothese angehoben und beigestellt. Das Beistellen der Prothese ist mit gerade nach hinten gestreckter Prothese durchzuführen, also unter Streckung der Hüfte (➤ Abb. 4.10.2). Damit wird die Fehlbelastung der Hüfte durch Abspreizen der Prothese (Circumduction) verhindert. Gelingt diese Übung, folgt das Training des Aufsteigens auf diesen Hindernistyp direkt aus dem Gangzyklus (➤ 2.3.2.2) heraus. Die Prothese verbleibt so lange wie möglich auf einer unteren Position. Der Amputierte wählt seine Schrittfolge so, dass er mit dem erhaltenen Bein auf das Hindernis aufsteigt und mit der Prothese nachzieht. Dazu ist der Prothesenfuß im Gangzyklus etwa eine Fußlänge vor dem Hindernis aufzusetzen. Zur Sturzvermeidung sollte der Stumpf in der Flexionsbewegung stärker eingesetzt werden, um nicht mit der Fußspitze an der Hinderniskante hängen zu bleiben.

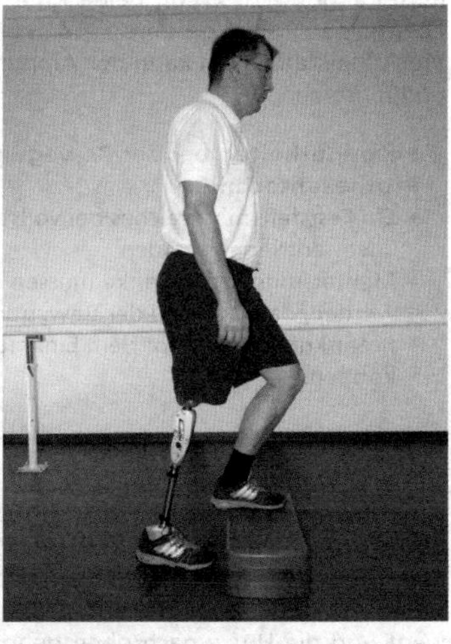

Abb. 4.10.2 Aufsteigen auf ein Hindernis. Durchführung mit gerade nach hinten gestreckter Prothese unter Streckung der Hüfte.

■ Steigen über Hindernisse

ASTE: Stand.
Ausführung: Der Patient steht auf der Prothese und steigt mit dem erhaltenen Bein über das Hindernis hinweg. Anschließend wird das gestreckte Prothesenbein seitlich über das Hindernis geschwungen und neben dem erhaltenen Bein aufgesetzt. Eine Fehlbelastung der Hüfte wird toleriert.
ASTE: Gangzyklus.
Ausführung: Der erhaltene Fuß wird aus der Gehbewegung heraus ca. eine halbe Fußlänge vor dem Hindernis aufgesetzt. Das Prothesenbein wird mit einem Ruck aus dem Stumpf heraus nach vorn gezogen. Der Moment der dadurch erreichten zusätzlichen Bodenfreiheit wird genutzt, um das Hindernis mit der Prothese voran zu überschreiten. Der Unterschenkel pendelt automatisch weiter nach vorn in den Streckanschlag und kann belastet werden. Der Ampu-

tierte zieht das erhaltene Bein, auf der gestreckten Prothese stehend, nach und setzt es ohne Verzögerung, dem Gangzyklus entsprechend, weiter nach vorn.

4.10.2.1.7 Falltraining

Hinweis: Fallen i. S. eines Kollabierens der Prothese ist nicht Gegenstand der Übungen (Verletzungsgefahr). Vielmehr soll die kontrollierte Bewegung zum Boden hinab und vom Boden herauf geübt werden, um die Furcht vor dem Fallen zu verringern.

Bewegungsprinzip beim Falltraining: Einnehmen des Vierfüßlerstands auf dem Boden (➤ Abb. 4.10.3) als Zwischenstufe, sowohl bei der Bewegung hinab als auch herauf. Das Abstützen mit den Armen an Gegenständen (Wand, Barren, Tische, Stühle) ist hilfreich.

■ Bewegung zum Boden hinab

ASTE: Aufrechter Stand.
Ausführung: Beim Hinabgehen auf den Boden wird die Prothese nach hinten gestreckt, anschließend eingebeugt und nicht mehr belastet. Das Körpergewicht wird über das erhaltene Bein und evtl. über die Arme und weitere Hilfsmittel abgestützt. Wenn beide Knie den Boden berühren, können die Hände ebenfalls zu Boden geführt werden und der Amputierte befindet sich sicher im Vierfüßlerstand. Nun kann der Amputierte sich zur erhaltenen Seite wegrollen und hinsetzen.

Besonderheiten bei der Bewegung zum Boden in Abhängigkeit der Prothesentechnik:
- Ein Feststellknie, welches bei vollständigem Strecken eingerastet ist, muss zuvor entriegelt werden.
- Mehrachsige Kniegelenke müssen bereits im Stehen leicht gebeugt werden, damit sie bei der Bewegung hinab nicht sperren.
- Bremsknie müssen vor dem Einknicken entlastet werden, um beugen zu können.

■ Bewegung vom Boden herauf

ASTE: Patient sitzt auf dem Boden.
Ausführung: Aus dem Sitzen heraus dreht der Amputierte sich über das erhaltene Bein und nimmt den Vierfüßlerstand ein. Die Prothesenseite wird nun vollständig nach hinten gestreckt, die Zehen der Prothese werden belastet (➤ Abb. 4.10.3). Nun werden die Hände schrittweise zur Körpermitte bewegt und die Hüfte nach oben gehoben. Das Prothesenbein bleibt dabei gestreckt und wird kontinuierlich belastet. Dies ist möglich, weil sich die Prothese im Streckanschlag befindet und auch unter Belastung nicht einknicken kann.

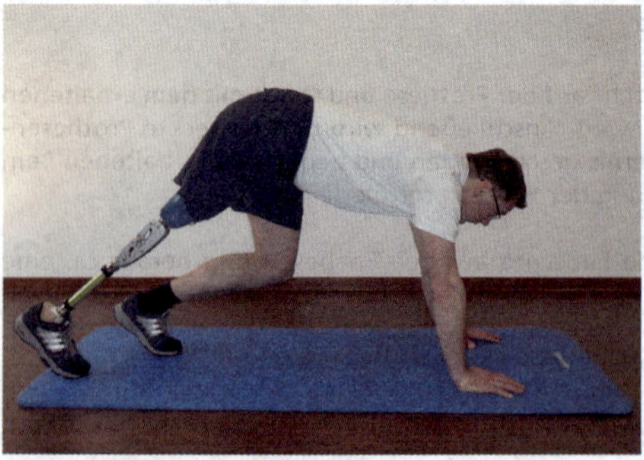

Abb. 4.10.3 Vierfüßlerstand mit gestreckter Prothese.

Aus der sich ergebenden gebeugten Haltung wird nun der Oberkörper aufgerichtet, ggf. unter Zuhilfenahme der Arme, wenn sich Hilfsmittel (Wand, Tisch, Stuhl, Barren) in Greifnähe befinden.

Cave

Um Verletzungen bei ungewollten Stürzen zu verringern oder ganz zu vermeiden, sollten einige Bewegungsprinzipien eingehalten werden:
- Das Prothesenbein sollte im Fallen so gut wie möglich nach hinten weggestreckt werden.
- Die vertikale Fallbewegung sollte beim Auftreffen auf den Boden so gut wie möglich in eine Drehbewegung (Abrollen) über die erhaltene Seite umgewandelt werden (ähnlich dem Abrollen beim Fallschirmspringen oder beim Judo).

4.10.2.2 Stumpfentzündung

Die Belastung des Stumpfs durch einen Schaft ist ungewohnt. Ein Schaft sollte grundsätzlich so gestaltet sein, dass der Patient zwar Drücke spürt, diese aber nicht schmerzen dürfen. Verschiedene Probleme können auftreten:
- **Der Schaft sitzt zu locker.** Da ein Stumpf sich besonders zu Beginn der Prothesenkarriere unter Belastung stark ändert (atrophiert), kann ein ursprünglich gut sitzender Schaft binnen kurzer Zeit (wenige Tage) als zu weit empfunden werden. Der Stumpf rutscht zu tief in den Schaft und hat zu viel Spiel. Dadurch werden Stumpfareale fehlbelastet und Hautreizungen verursacht. Häufig sind diese Reizungen im Schaftrandbereich sowie am distalen Ende des Stumpfs zu finden.
- **Der Schaft sitzt zu eng.** Da das Atrophieren der Stümpfe ein bekanntes Phänomen ist, wird der Schaft zu Beginn gerne etwas enger gestaltet. In ungünstigen Fällen entstehen hierdurch im Schaftrandbereich Hautspannungen, die zu Hautreizungen führen können.

Treten diese Probleme auf, muss der Schaft den sich verändernden Verhältnissen durch den Orthopädiemechaniker zeitnah angepasst werden. Dieser interdisziplinäre Lösungsansatz ist vordringlich zu verfolgen.

Schutzmaßnahmen

Nach Rücksprache mit dem behandelnden Arzt können bei leichten Hautreizungen **Öle auf Silikonbasis zur Verringerung der Reibung** zwischen Haut und Schaft eingesetzt werden. Diese sollen vor dem Anziehen lokal und eng begrenzt auf die entsprechenden Stellen aufgetragen werden. Auch **selbstklebende Wundfolien** können nach Rücksprache mit dem behandelnden Arzt als Schutz auf die gereizten Stellen vor dem Anlegen der Prothese aufgetragen werden. Sie erhöhen lokal den Druck nicht und verringern wirksam die Reibung zwischen Haut und Schaft. **Cave:** Pflaster mit Wundauflage haben dagegen eine Dicke, die die Druckverhältnisse im Schaft ungünstig beeinflussen kann. Sie sind daher mit Vorsicht anzuwenden. Auf eine durch Druck entstandene lokale Hautreizung wird durch Auftragen von noch mehr Material (Pflasterstärke) der Druck weiter erhöht. Insbesondere gilt dies in knöchernen Bereichen. Der Gewebeanteil von Pflastern kann sich mit Schweiß vollsaugen und unangenehm an den gereizten Stellen scheuern.

Abheilung

Cave

Kein Training mit blutigen Stümpfen. Hautstellen, die nach Prothesengebrauch offen bluten, sollten sowohl dem behandelnden Arzt zur Kontrolle als auch dem Orthopädiemechaniker als Überarbeitungshinweis für den Schaft vorgestellt werden.

Sollte das Training wegen oberflächlicher Hautentzündungen unterbrochen werden, nimmt der Stumpf langsam wieder an Volumen zu und passt nach Abheilen der gereizten Hautstellen nicht mehr oder nur schwer in den Schaft. Damit sind neue Probleme vorprogrammiert. Daher ist während des Abheilungsprozesses der Druck auf den Stumpf aufrecht zu erhalten (➤ 4.10.1.1), z. B. mit dauerelastischen Binden (Wickeln im Kornährenverband), Kompressionsstumpfstrümpfen oder Linern. Diese Vorgehensweise ist mit dem behandelnden Arzt abzusprechen und bei tiefen Hautverletzungen (z. B. Ulcus) kontraindiziert.

4.10.2.3 Evidenz-/Bewertungslage

Um größtmögliche Aktualität in der Print- und Online-Version zu gewährleisten, stehen Informationen zu aktuell vorliegenden Studien und Leitlinien im Online-Zusatzmaterial (➤ QR-Code) zur Verfügung.

Evidenzangaben

Literatur

5 Chirurgie

5

5.1 Traumatologie*

Verena Gesing, Friederike Keitel

Die Traumatologie (Synonym: Unfallchirurgie) war früher Bestandteil der Allgemeinchirurgie und ist heute zusammen mit der Orthopädie ein eigener Schwerpunkt der chirurgischen Weiterbildung (➤ Box). Das Fachgebiet beschäftigt sich mit der Diagnostik von Unfallverletzungen und Wunden, der konservativen und operativen Therapie sowie der entsprechenden postoperativen Nachbehandlung. Zentraler Arbeitsbereich der Traumatologie sind operative Eingriffe bei Verletzungen des Stütz- und Bewegungsapparates.

Die **acht Säulen der Chirurgie** laut Weiterbildungsordnung der Landesärztekammern (SLÄK 2014):

Facharzt/Fachärztin für
- Allgemeinchirurgie,
- Gefäßchirurgie (➤ 5.2),
- Herzchirurgie (➤ 5.3),
- Kinderchirurgie,
- Orthopädie (➤ 4) und Unfallchirurgie (➤ 5.1),
- Plastische und Ästhetische Chirurgie,
- Thoraxchirurgie (➤ 5.4),
- Viszeralchirurgie (➤ 9.4.5).

5.1.1 Verletzungsarten

Im Bereich der Traumatologie (Unfallchirurgie) wird der Th. mit folgenden Verletzungsarten konfrontiert und mit der Nachbehandlung beauftragt:
- **Prellung (Kontusion):** Häufigste Sportverletzung, hervorgerufen durch stumpfe direkte Gewalteinwirkung von außen, ohne sichtbare Verletzungen der Haut.
- **Zerrung (Teilruptur):** Verletzung durch Überdehnungen und damit entstehende kleine Teilrupturen der Kapsel-Bandanteile eines Gelenks, in der Folge Schwellungen, ggf. Gelenkerguss, Funktionseinschränkung und Schmerzen.
- **Verstauchung (Distorsion):** Verdrehung, die zu einer Teilruptur führen kann (➤ Zerrung).
- **Verrenkung (Luxation):** Verschiebung von Gelenkpartnern gegeneinander und Lösen aus ihrer gelenkigen Verbindung als Folge direkter oder indirekter Gewalteinwirkung auf ein Gelenk (Häufigkeit nach Lokalisation: Schultergelenk 45 %, Ellenbogengelenk 20 %, Sprunggelenk 10 %, Handgelenk 9 %, Hüftgelenk 8–10 %).
- **Bänderriss (Ligamentruptur):** Instabilität im betroffenen Gelenk und somit vermehrte Aufklappbarkeit durch einen kompletten Riss des entsprechenden Bands (interligamentäre Ruptur) oder durch knöchernen Ausriss des Bandansatzes bei intaktem Band.
- **Ligamentäre Teilruptur:** Bei einer Teilruptur des Ligaments sind einzelne Faseranteile betroffen, jedoch bleibt die Kontinuität der Bandstruktur erhalten. Der Begriff Bänderdehnung wird zwar umgangssprachlich verwendet, ist allerdings irreführend, da Ligamente nur eine geringe Dehnbarkeit aufweisen und Teilrupturen infolge von Zugstress entstehen.

* Grundlageninformationen zur Anatomie sowie zu den einzelnen Verletzungen wurden in Teilen aus dem Skript „Chirurgie" von Anna Heller übernommen, erschienen 2015 in der 3. Auflage, Vertrieb durch Die Fachwelt Verlags- und Handelsgesellschaft mbH.

- **Muskelverletzungen:**
  - **Muskelzerrung, kleine Rupturen:** Sonografische Diagnostik (➤ 2.4.15), vollständige Ausheilung kleiner Rupturen unter Vollbelastung.
  - **Muskelteilruptur/-faserriss:** Riss oder Läsion einer großen Anzahl von Fasern, sonografisch sind die Fasern unterbrochen. Die betroffene Extremität muss entlastet werden.
    - Bei intakter Faszie Ausbildung eines Hämatoms, **Cave:** Kompartmentsyndrom (➤ 5.1.2.4) möglich (Red Flag ➤ 2.1.2).
    - Bei eingerissener Faszie Bildung einer diffusen Blutung im Muskel unter der Haut.
    - Bei großen Muskeln Gefahr großen Blutverlusts.
  - **Totalruptur eines Muskels/Muskelbündelriss:** Kompletter Riss von Fasern und Muskelfaszien, in der Folge kompletter Funktionsausfall des Muskels. Die beiden Enden des Muskels weichen auseinander, sodass für den Untersucher eine deutliche Weichteilbrücke tastbar ist.
  - Häufige Läsionsstelle: Muskel-Sehnen-Übergang.
  - Ätiologie: Direktes (z. B. Fußtritt beim Fußball) oder indirektes Trauma (z. B. Ermüdung, Überlastung, Fehlbelastung).
  - Klinik:
    - (Häufig) hörbares Reißen,
    - plötzlicher Schmerz und Funktionsverlust.
  - Red Flag: Differenzialdiagnose Kompartmentsyndrom (➤ 5.1.2.4) – Fußpuls bleibt erhalten.
  - Therapie:
    - Konservativ: PECH-Regel (➤ 18.1),
    - operativ: Muskelnaht.
- **Fraktur (Knochenbruch):** Der Nachbehandlung von Frakturen kommt in der PT besondere Bedeutung zu. Daher werden Frakturen unter ➤ 5.1.2 gesondert aufgeführt.
  Auf die Versorgung mit Endoprothesen wird im Kapitel Orthopädie (➤ 4) eingegangen.
- **Verlust von Gliedmaßen/Amputation:** Im Kapitel Orthopädie werden weiterführende Angaben zu Amputationen aufgeführt (➤ 4.8).

> **Frühfunktionelle Erstversorgung von Verletzungen:**
> PECH-Regel (➤ 18.1) + B (schmerzfreies und unbelastetes Bewegen der verletzten Region).

Beispielhaft werden spezielle Verletzungsbilder unter ➤ 5.1.5 mit u. a. Hinweisen zur jeweiligen gezielten Diagnostik und Therapie vorgestellt.

5.1.2 Frakturen

Definition

Fraktur: Gewaltsame Durchtrennung eines Knochens durch direkte oder indirekte adäquate Gewalteinwirkung.

Sichere Frakturzeichen:
- Abnorme Beweglichkeit,
- Krepitation,
- äußerlich sichtbar durchspießende Fragmente,
- abnorme Fehlstellung,
- apparative Diagnostik: Röntgen (➤ 2.4.14).

Unsichere Frakturzeichen:
- Alle Entzündungszeichen,
- Hämatombildung.

5.1.2.1 Einteilung der Frakturen

5.1.2.1.1 Einteilung nach Ätiologie

- **Traumatische Frakturen:** Ursache für die Fraktur ist ein adäquates direktes (Schlag, Stoß, Schuss) oder indirektes (z. B. Biegungs- und Torsionskräfte bei einem Sturz) Trauma.
- **Ermüdungsfrakturen:** Ursache für die Fraktur ist eine Überlastung, die zu Mikrotraumata und in deren Folge zu einer Fraktur führt (z. B. Marschfraktur im Bereich der Mittelfußknochen).
- **Pathologische Frakturen:** Frakturen, die ohne ein adäquates Trauma entstehen (z. B. durch Tumoren, Osteoporose).

5.1.2.1.2 Einteilung nach Beschaffenheit der Fraktur

Die **AO-Klassifikation** wurde von der Arbeitsgemeinschaft für Osteosynthesefragen (AO) entwickelt. Sie beschreibt Lokalisation und Beschaffenheit von Frakturen, um eine weltweit einheitliche Benennung und standardisierte Therapie zu ermöglichen.

Allgemeine Kodierung nach AO: Kodiert wird mit festgelegten Buchstaben und Zahlen (➤ 5.1.5 jeweiliges Verletzungsbild) nach dem Schema: Knochen/ Segment – Typ/Gruppe – Untergruppe.

Frakturformen:

- Infraktion (unvollständige Fraktur),
- Fissur (Haarriss im Knochen ohne Verschiebung der Knochen gegeneinander),
- geschlossene Fraktur (Haut- und Weichteilmantel intakt),
- offene Fraktur (Weichteile mit betroffen):
  - Grad I: Punktförmige Verletzung, da der Knochen die Haut von innen nach außen durchspießt; Infektionsrate gering (5–10 %).
  - Grad II: Ausgedehnte größere Weichteilverletzung und Gewebekontusion über dem Frakturgebiet, Vorliegen einer offenen Wunde, Infektionsrate mittel (30–50 %).
  - Grad III: Knochen bzw. Fraktur liegt frei, zusätzlich zu dem ausgedehnten Weichteilschäden sind tiefere Strukturen (Muskeln, Sehnen, Gefäße, Nerven) betroffen; Infektionsrate sehr hoch (≥ 80 %).

5.1.2.1.3 Einteilung nach Bruchmechanismen

- Querfraktur: Stabile Fraktur durch direkte Gewalteinwirkung.
- Biegungsfraktur: Der Knochen wird durch direkte oder indirekte Gewalteinwirkung so weit gebogen, dass er bricht.
- Etagenfraktur: Gewalt wirkt breitflächig ein (Stoß).
- Abrissfraktur: Entsteht durch Zug eines Muskels.
- Defektfraktur: Bei offenen Frakturen oder Malignomen kommt es zum Verlust von Knochenfragmenten.
- Gelenkfraktur (intraartikuläre Fraktur): Die Fraktur betrifft die gelenkbildenden Knochen (u. U. erhöhte Gefahr einer sekundären Arthrose).
- Kompressionsfraktur: Fraktur v. a. an spongiösen Knochen durch axiale Gewalteinwirkung (z. B. WK-Einbruch bei Osteoporose ➤ 4.1.3.3.9).
- Impressionsfraktur: Ein Knochenstück tritt durch direkte Gewalteinwirkung röntgenologisch nachweisbar tiefer.
- Impressions-/Depressionsfraktur: Z. B. Kondylus lateralis femoris wird nach unten gedrückt.

5.1.2.1.4 Dislokationsformen

Als **Dislokation** wird eine Verschiebung der Bruchstücke gegeneinander bezeichnet.

Ätiologie:
- Primär durch Gewalteinwirkung,
- sekundär durch Muskelzug, vorzeitige Belastung und falsche Lagerung.

Mögliche Dislokationsformen:
- Seitliche Dislokation (Dislocatio ad latus, Seitverschiebung von Frakturfragmenten),
- seitliche Dislokation
  - und Verlängerung (Dislocatio ad longitudinem cum distractione),
  - und Verkürzung (Dislocatio ad longitudinem cum contractione),
- rotatorische Dislokation (Dislocatio peripheriam, Drehverschiebung um die Längsachse),
- Achsenknick in vertikaler Achse (Dislocatio ad axim).

Mögliche Komplikationen:
- Statische Veränderungen,
- Gefahr der sekundären Arthrose.

5.1.2.2 Frakturheilung

Voraussetzungen für eine optimale Frakturheilung nach operativer oder konservativer Versorgung (➤ 5.1.2.3):
- Fragmentkontakt, ggf. optimale Reponierung und Stabilisierung der Fragmente entweder konservativ oder durch Osteosynthesen (➤ 5.1.2.3.3),
- Ruhigstellung (v. a. mithilfe von Gips oder Schienen),
- gute Durchblutung der Fragmente.

Hinsichtlich der Heilungsverläufe werden unterschieden:
- **Primäre Knochenbruchheilung:** Direkte Durchbauung der Fraktur, ohne Kallusbildung. Bei optimaler Ruhigstellung können die Osteone (Funktionseinheit des Knochens) die Fraktur wieder durchwachsen. Voraussetzungen: Optimale Ruhigstellung, Durchblutung und direkter Kontakt der Fragmente, i. d. R. nur bei stabiler Osteosynthese möglich.
- **Sekundäre Knochenbruchheilung:** Frakturstelle heilt mit Kallusbildung, direkter Fragmentkontakt ist nicht gegeben.

Angaben zu durchschnittlichen Heildauer in Abhängigkeit des betroffenen Knochens werden in ➤ Tab. 5.1.1 angeben.

Tab. 5.1.1 Durchschnittliche Heildauer von Knochenbrüchen.

Betroffener Knochen	Durchschnittliche Heildauer in Wochen
Schädelknochen	4
Klavikula	3–4
Rippen, Sternum	4
Humerusschaft, proximaler Humerus	6–8
subcapitale Humerusfraktur	3–6
Ellenbogen	4–6
Unterarm	6–8
Handgelenk	14

5.1.2.2.1 Störungen der Frakturheilung

Die Heilung einer Fraktur kann durch verschiedene Faktoren gestört werden:
- Schlechte Durchblutung/Ernährungssituation des Knochens und der umgebenden Weichteile (z. B. bei bestehendem Gefäßleiden, Diabetes mellitus, Abusus von Alkohol oder Nikotin),

- ungenügende Ruhigstellung der Fraktur,
- bestehende lokale Defekte (fehlende Knochensubstanz, zwischen den Fragmenten liegendes Gewebe),
- lokale Infektionen,
- heilungshemmende Medikamente (z. B. Kortison, Zytostatika, Antikoagulantien ➤ 1.6),
- Knochennekrose.

Eine **verzögerte Frakturheilung** liegt vor, wenn die Fraktur nach 20 Wochen noch nicht verheilt (knöchern durchbaut) ist.

5.1.2.2.2 Wundheilungsphasen

Wundheilung ist immer ein individueller, von vielen weiteren Faktoren abhängiger Prozess. Daher sind die hier genannten Phasen der Wundheilung nur als grobe Einteilungen und ungefähre Richtwerte anzusehen.

Faktoren, die Einfluss auf die Wundheilung haben:

- Alter,
- Trainingszustand,
- Durchblutungsgrad,
- Belastung (sowohl Überlastung als auch zu wenig Belastung),
- Medikamente,
- Ernährung,
- Flüssigkeitssubstitution,
- Alkohol, Nikotin,
- Therapie, die nicht an die Bedürfnisse der jeweiligen Wundheilungsphase angepasst ist, z. B.:
  - Dauereisbehandlung,
  - extremer Konsum von Schmerzmitteln (natürliche Schmerzreize werden unterdrückt) (➤ 1.6.8),
  - Überbelastung, v. a. in der Entzündungs- und Proliferationsphase.

Unterteilung der **Wundheilungsphasen:**

1. Entzündungsphase (Tag 0–5 ➤ 3.6.7.1.1),
2. Proliferationsphase (Tag 6–21 ➤ 3.6.7.1.2),
3. Konsolidierungsphase (Tag 22–60 ➤ 3.6.7.1.3),
4. Remodellierungsphase (Tag 61 bis ca. 360 ➤ 3.6.7.1.4).

Diese Phasen sind für die Wundheilung aller Gewebe (außer Knorpel) gültig (van den Berg 2010).

5.1.2.3 Frakturbehandlung

Bei jeder Behandlung, die sich nach den Wundheilungsphasen richtet (➤ Box), muss der Th. zunächst überprüfen, in welcher Wundheilungsphase (➤ 3.6.7.1) sich der Patient tatsächlich befindet. Oft existieren von Klinik zu Klinik oder sogar von Arzt zu Arzt unterschiedliche Nachbehandlungskonzepte. Daher sollte der Th. mit dem Arzt Rücksprache halten.
Die Behandlung (operativ oder konservativ) von Frakturen beinhaltet grundsätzlich:

1. Reposition, wenn nötig (Reponieren der Knochen),
2. Retention (Fixieren der reponierten Knochen, z. B. mit Schienen, Gips oder Osteosynthesen),
3. Rehabilitation (Nachbehandlung der versorgten Fraktur entsprechend der Wundheilungsphasen).

Richtlinien für die physiotherapeutische Behandlung in Abhängigkeit der Wundheilungsphase:

- In der **Entzündungsphase** (➤ 3.6.7.1.1):
  - Hot Ice. **Cave:** Eis immer mit Tuch umwickeln und nur dosiert einsetzen; durch unvorsichtigen Umgang mit Eis kann es zu Verletzungen von Haut oder Gewebe kommen,
  - PECH-Regel (➤ 18.1) und schmerzfreies, unbelastetes Bewegen (Eis allerdings ausschließlich kurz nach Verletzung),
  - keine oder nur sehr gering dosierte mechanische Reize auf die verletzte Struktur (je nach Patient) bringen, die hub- und schmerzfrei sein sowie im Matrixbelastungsbereich liegen sollten,
  - abschwellende Maßnahmen,
  - Aktivierung gesunder Körperregionen (Steigerung der Durchblutung des gesamten Körpers),
  - vegetative Techniken,
  - Schwerpunkte:
    - V. a. Entlastung (Patient entsprechend sensibilisieren),
    - Aufklärung des Patienten über Verletzung, Wundheilung, ggf. Kontraindikationen und Therapieverlauf,
    - ausschließlich schmerzfreies, dosiertes Bewegen des verletzen Gewebes.
- In der **Proliferationsphase** (➤ 3.6.7.1.2):
  - Dosierte Belastung des verletzten Gewebes im schmerzfreien Bereich (bei Überlastung droht erneute Schädigung des heilenden Gewebes, Rückschritt in die Entzündungsphase),
  - physiologische Belastungsreize auf das Gewebe, um die entsprechende Ausrichtung der neu gebildeten Kollagenfasern zu erreichen (ohne Belastungsreize eher Bildung von unorganisiertem und somit minderwertigem Kollagen),
  - alle Techniken möglich, die die Durchblutungssituation des heilenden Gewebes verbessern,
  - Schwerpunkte:
    - Gabe von repetitiv dosierten, für das verletzte Gewebe spezifischen Reizen (schmerzfrei bzw. im Matrixbelastungsbereich),
    - sorgfältige Balance zwischen den nahe beieinanderliegenden Faktoren Überlastung und Unterforderung,
    - Aufklärung des Patienten über die Gefahr der Verharmlosung und auch der Katastrophisierung (➤ 3.18.1.3) der Verletzung.
- In der **Konsolidierungsphase** (➤ 3.6.7.1.3):
  - Deutlich gesteigerte Belastung auf das Gewebe möglich,
  - Belastung des Gewebes im kollagenen Belastungsbereich,
  - Patient erlernt wieder, das Gewebe zu belasten (Belastung sollte schmerzfrei sein),
  - Belastungssteigerung in Etappen,
  - sensomotorisches Training (propriozeptives Training, Koordinationstraining):
    - Ziele: Verbesserung des Zusammenspiels von sensorischem und motorischem System, somit Ökonomisierung von Bewegungen und Bewegungsabläufen, Aktivierung von nicht mehr vom Körper angesteuerten Muskeln (z. B. tiefe stabilisierende Muskulatur wie Beckenbodenmuskulatur, Mm. multifidi, M. transversus abdominis),
    - Behandlungsbeispiele: Ansteuerungstraining von lokalen Muskeln, Training auf instabilen Unterlagen, Training von Dual- oder Multitaskaufgaben, reaktive Bewegungen, Training von Fein- und Zielmotorik, Kombinationen dieser Übungen.

- In der **Remodellierungsphase** (➤ 3.6.7.1.4):
  - Bei Bewegungseinschränkungen Anwendung von Dehntechniken (➤ 3.5.7), um diese aufzuheben,
  - ggf. MT (➤ 3.5),
  - sensomotorisches Training (➤ Konsolidierungsphase),
  - funktionelles Training:
    - Ziel: Vorbereitung des Körpers auf Alltagsbelastungen,
    - Übungen: Individuell an die speziellen Bedürfnisse/Tätigkeiten des Patienten angepasstes Training von Bewegungsabläufen und gesamten Muskelketten (Training einzelner Muskeln hierbei nicht relevant),
  - Arbeits- und/oder sportartspezifisches Training (➤ 18).

5.1.2.3.1 Exkurs: Matrix des Bindegewebes

Aufbau und Funktion der Matrix (van den Berg 2016):
Als Matrix werden die extrazellulären Bestandteile des Bindegewebes bezeichnet. Dies sind:

- Kollagene und elastische Fasern,
- Grundsubstanz, bestehend aus Proteoglykanen und Glykosaminogykanen,
- verbindende und vernetzende Proteine,
- Wasser.

Die o. g. Bestandteile werden von den Fibrozyten gebildet (außer Wasser).

Funktion:

- Wichtiger Bestandteil des Bindegewebes,
- belastungsabsorbierend,
- Puffer,
- Stoßdämpfung,
- gewichtstragende Funktion.

Belastung der Kollagenstrukturen (ebd.):
Um eine optimale Wundheilung zu erreichen, können (und müssen) die kollagenen Strukturen je nach Wundheilungsphase des Patienten dosiert belastet werden, sodass sich die kollagenen Strukturen entsprechend der Belastung organisieren können und kein unspezifisches Narbengewebe gebildet wird. Hierzu sind verschiedene Belastungsbereiche bestimmt worden:

- **Matrixbelastungsbereich:** In diesem Belastungsbereich wird eine Kollagenstruktur verlängert, die Belastung auf diese Struktur nimmt aber nicht zu, d. h. Bewegung, ohne zu belasten.
- **Kollagenbelastung:** Belastung, d. h. Verlängerung der Fasern über den Matrixbelastungsbereich hinaus. Es kommt zu einer deutlichen Belastung der kollagenen Fasern.
- **Creep-Bereich:** Es kommt zu einer Verformung der kollagenen Fasern.
- **Traumatisierung:** Belastung über den Creep-Bereich hinaus führt zu einer Traumatisierung (z. B. Zerreißen der Struktur).

Sowohl der Matrix- als auch der kollagene Belastungsbereich sind für die Therapie geeignet.

5.1.2.3.2 Konservative Frakturbehandlung

Indikationen:

- Wenig dislozierte und stabile Frakturen,
- häufig Frakturen im Wachstumsalter,
- häufig Frakturen an Beckenring, Klavikula, Skapula, Fersenbein,
- einfache Kompressionsfrakturen,
- stabile Wirbelfrakturen ohne neurologische Ausfälle.

Versorgung:
- Ruhigstellung mithilfe eines Gipses,
- bei Frakturen der oberen Extremität (Humerus und Klavikula) ist meist ein stabilisierender Verband (z. B. Rucksackverband, Gilchrist-Orthese ➤ 4.9.2.2.1) ausreichend,
- bei Verkürzung oder Dislokation (➤ 5.1.2.1.4) ist eine Extensionsbehandlung möglich.

Nachteile:
- Immobilisierungsschäden,
- Inaktivitätsatrophie von Muskel, Bindegewebe und Knochen (Entkalkung),
- verminderte Ernährung des Knorpels.

Cave

Nach Anlegen eines Gipsverbands müssen regelmäßige ärztliche Kontrollen durchgeführt werden, da sich posttraumatisch Schwellungen entwickeln können und gesundes Gewebe dabei zu Schaden kommen kann (Abschnürung).
Es besteht dann die Gefahr der Minderdurchblutung oder – im schlimmsten Falle – der Bildung einer Nekrose. Auch sollte auf Anzeichen eines Kompartmentsyndroms (➤ 5.1.2.4) geachtet werden.

Beim Auftreten folgender Symptome ist der Patient direkt zum Arzt zu schicken, damit der Sitz des Gipses kontrolliert wird:
- Bläuliche Hautverfärbung,
- Weichteilschwellung,
- Blässe der distalen Körperabschnitte,
- Sensibilitätsstörungen,
- Bewegungsstörungen,
- Schmerzen.

5.1.2.3.3 Operative Frakturbehandlung

Indikationen:
- Frakturen, die mit konservativer Versorgung nicht verheilen (Olekranon-, Patellafraktur),
- nicht reponierbare Gelenkfrakturen an belasteten Gelenken,
- Schaftfrakturen an Femur und Unterarm,
- Mehrzahl der Tibiafrakturen,
- Ketten- und Serienfrakturen,
- offene Frakturen (➤ 5.1.2.1.2),
- geschlossene Frakturen, die durch Begleitverletzungen (z. B. Gefäßverletzungen) kompliziert werden,
- Frakturen des geriatrischen Patienten (Gefahr der langen Immobilisation, Nebeneffekte der Multimorbidität) (➤ 16),
- pathologische Frakturen (➤ 5.1.2.1.1),
- Epiphysenverletzungen.

Vorteile:
- Anatomisch exakte Reposition,
- frühzeitige funktionelle Nachbehandlung,
- Vermeidung von Immobilitätsschäden.

Nachteile:
- Narkoserisiko,
- Gefahr der Knocheninfektion,
- Gefahr der Verletzung von Nerven und Gefäßen.

■ Osteosyntheseverfahren

Operative Versorgung mittels Osteosynthesen beruhen auf der interfragmentären Kompression oder Schienung, auch in Kombination möglich. Verschiedene Verfahren:

- **Marknagel/Verriegelungsnagel:** Einsatz v. a. an langen Röhrenknochen, z. T. sofort (teil-)belastungsstabil.
- **Plattenosteosynthesen:** Die Platten werden mit Schrauben am Knochen fixiert und gestatten eine Kompression auf die Fraktur oder stützen die Fragmente ab (Evidenz: ➤ 5.1.6).
- **Fixateur externe:** Zwei- bis dreidimensionale Verstrebungen, welche die Fixationskräfte perkutan über eingebrachte Nägel und Schrauben übertragen. Einsatz v. a. bei offenen Frakturen mit und ohne Infekten, bei Trümmerfrakturen und bei schwerverletzten Patienten.
- **Adaptierende Osteosynthesen:** Bohrdrähte, Schrauben und Cerclagen (Stabilisationsverfahren, bei dem ein Draht um die Fraktur geschlungen wird), die die Frakturfragmente anatomiegerecht adaptieren, i. d. R. nicht bewegungsstabil und mit äußerer Fixation kombiniert. Anwendung auch mit Bandverletzungen. Bsp.: Abbruch des Tuberculum majus, Patellacerclagen, Abbruch eines kleineren Knochenfragments.
- **Endoprothetische Versorgung:** Gelenke werden teilweise oder vollständig durch künstliche Anteile ersetzt (Angaben zur Endoprothetik der einzelnen Strukturen ➤ 4), häufig eingesetzt bei älteren Patienten nach Frakturen oder bei Arthrose. Vorteile: optimale Wiederherstellung der Funktion, schnelle sofortige Mobilisierung und i. d. R. Belastungsstabilität.

5.1.2.4 Komplikationen bei Frakturen und Frakturheilung

■ Nervenschädigungen

- Bei der Diagnose immer Sensibilität in den Dermatomen (➤ Abbildung hintere Buchklappe) durch Bestreichen prüfen, z. B. mit Pinsel, Wattebausch und mit spitzen Gegenständen,
- motorische Nerven durch Bewegung (Kennmuskeln) oder Auslösung von Reflexen testen.

■ Durchblutungsstörungen

- Puls überprüfen,
- Temperatur und Hautfarbe überprüfen,
- immer auch an Kompartmentsyndrom denken (s. u.).

■ Kompartmentsyndrom

Erhöhter Gewebedruck bei geschlossenem Haut- und Weichteilmantel.

Ätiologie:

- Frakturhämatom, posttraumatisches Muskelödem,
- innere Blutung durch Ruptur von Gefäßen,
- zu enger Gips, zirkuläre Gipsanlage,
- nach arterieller Strombahnunterbrechung.

Klinik:

- Drohendes Kompartmentsyndrom: Weichteilschwellung, zunehmender Muskeldehnschmerz,
- Leitsymptome:
  - Hart gespannte Muskulatur,
  - starke, akut zunehmende Schmerzen,
- Druckdolenz,
- arterielle Durchblutung (Puls) bleibt erhalten,
- aktive und passive Bewegungseinschränkung, motorische Störungen (von Schwäche bis Paralyse möglich),
- periphere Pulse sind erhalten,
- Schwellung (gleichmäßig verteilt) und Tonuserhöhung,

- Ausfälle der Sensibilität und Sensibilitätsstörungen (bis hin zu Hyp- und Anästhesie im Bereich der Zehen durch Komprimierung der Nerven),
- Blässe,
- Temperaturverminderung.

Therapie:
- **Konservativ:** Bei drohendem Kompartmentsyndrom:
  - Kühlen,
  - hochlagern, einengenden Gips oder Schiene entfernen,
  - Schmerztherapie.
- **Operativ:**
  - Wenn Druck in der Loge > 40 mmHg aufweist,
  - Faszienspaltung so früh wie möglich.

Pseudarthrose
Ist eine Fraktur nach über sechs Monaten noch nicht konsolidiert, bildet sich ein sog. Falschgelenk (Pseudarthros). Jede Pseudarthrose bringt eine Instabilität mit sich. Es wird unterschieden zwischen:
- **Atopische Pseudarthrose:** Der Kalkgehalt ist an den Frakturenden stark vermindert und die Ränder der Knochen sind sklerosiert.
- **Hypertrophische Pseudarthrose:** An den Frakturenden bildet sich neuer Knochen, aber zwischen den Fragmenten verbleit ein Spalt.

Osteomyelitis
Infektiöse Entzündung des Knochenmarks.

Ätiologie:
- Idiopathisch,
- offene Frakturen (➤ 5.1.2.1.2),
- Hautverletzungen,
- iatrogen,
- Eindringen von Bakterien in das Knochenmark bei Operationen am Skelett oder bei offenen Frakturen.

Verlaufsformen:
- Akut: Beispielsweise direkt postoperativ,
- chronisch: Ein abgekapselter mit Bakterien besiedelter Bereich bricht immer wieder auf.

Klinik:
- Fieber,
- örtliche Entzündungszeichen.

Therapie:
- Wundherd operativ ausräumen,
- Ruhigstellung,
- Spül-Saug-Drainage,
- Antibiotikabehandlung (lokal: Antibiotikaketten, systemisch: intravenös).

Fehlstellungen
Führt die Fraktur zu Achsabweichungen am Bewegungssystem, entsteht ein Ungleichgewicht zwischen Belastung und Belastbarkeit der betroffenen Strukturen. In der Folge kommt es zu degenerativen Veränderungen (Fehlstellungen, präathrotische Deformitäten).

Postoperative kognitive Dysfunktion (POCD)
Vor allem bei älteren Patienten kann es nach einer Operation zu einer neu auftretenden transienten Gedächtnisstörung und anderen transienten kognitiven Einschränkungen kommen.

Inzidenz:
POCD kann in allen Altersgruppen vorkommen. Monk et al. (2008) geben für den Zeitpunkt der Entlassung aus dem Krankenhaus folgende Prozentzahlen an:

- 18–39 Jahre: 36,5 %
- 40–59 Jahre: 30,4 %
- ≥ 60 Jahre. 41,4 %

Pathogenese (Rundshagen 2014):
- Noch nicht vollständig geklärt,
- eine immunologische Antwort des Körpers auf eine Operation wird vermutet.

Symptome (ebd.):
- Gedächtnisstörungen,
- eingeschränkte Fähigkeit, intellektuelle Aufgaben zu bewältigen.

Assessments (ebd.):
- Psychometrische Testverfahren (prä- und postoperativ), z. B.:
  - Trail-Making-Test: Zahlen in aufsteigender Reihenfolge mit einem Strich verbinden,
  - Stroop-Farb-Color-Test: Wörter müssen vorgelesen und deren Eigenschaft, d. h. die Farbe, in der das Wort gedruckt wurde, benannt werden.

Risikofaktoren für POCD (ebd.):
- hohes Lebensalter,
- Begleiterkrankungen (zerebral, kardial, vaskulär),
- milde kognitive Leistungseinschränkung (bereits präoperativ),
- niedriger Ausbildungsgrad,
- Alkoholkonsum,
- großer operativer Eingriff,
- operative/anästhesiologische Komplikation,
- rezidivierender Eingriff,
- lang wirkende Anästhetika,
- gestörte Homöostase,
- Organischämien durch Hypoxie oder Hypoperfusion.

Therapie:
Abwägen und Organisieren der Operation und auch der Anästhesie in Abhängigkeit von den individuellen Risikofaktoren der Patienten.

Prognose (ebd.):
Vorliegen von POCD-Symptomen zum Zeitpunkt der Entlassung ist mit einer schlechteren Rekonvaleszenz postoperativ assoziiert.

5.1.2.5 Kindliche Frakturen

■ Grünholzfraktur

Unvollständiger, subperiostaler Bruch, der keine oder nur eine geringe Fehlstellung aufweist und ausschließlich bei Kindern vorkommt. Das bei Kindern elastische Periost bleibt erhalten, da die Knochensubstanz noch nicht ganz ausgehärtet ist.

■ Epiphysenfraktur

Kommt nur bei Kindern und Jugendlichen vor, solange die Epiphyse noch nicht verknöchert ist; Gefahr des Wachstumsstillstands oder ungleichmäßigen Wachstums des betroffenen Knochens (je nach Art der Verletzung).
Einteilung der Epiphysenfraktur nach Aitken:
- Aitken 0: Epiphysiolyse ohne Fraktur,
- Aitken 1: partielle Epiphysiolyse mit Absprengung eines Fragments der Metaphyse,
- Aitken 2: partielle Epiphysiolyse mit Fraktur der Epiphyse,
- Aitken 3: Fraktur durch Epiphyse und Metaphyse.

■ **Physiotherapie bei kindlichen Frakturen**
PT nach kindlichen Frakturen wird meistens nur in Ausnahmefällen und bei älteren Kindern, bei denen eine bleibende Bewegungseinschränkung vorliegt, verordnet. Hier richtet sich dann die jeweilige Maßnahme nach dem Befund (➤ 5.1.3) bzw. der vorliegenden Einschränkung.

5.1.2.6 Belastungsparameter

Nach der Versorgung einer Fraktur wird vom Arzt eine Belastungsstufe festgelegt, sodass der Th. weiß, wie weit ein Patient belastet werden darf.

- **Lagerungsstabil:** Die betroffene Extremität darf weder bewegt noch belastet werden, entspricht der geringsten Belastungsstufe, z. B. nach Minimalosteosynthese (➤ 5.1.2.3.3).
- **Bewegungsstabil:** Die betroffene Extremität darf bewegt, aber nicht belastet werden (veraltet: übungsstabil), z. B. nach Zuggurtung, Plattenosteosynthese.
- **Belastungsstabil:** Nach der OP darf die verletzte Extremität bewegt und unter Beachtung der Wundheilungsphasen belastet werden – mögliche Kontraindikationen sind in jedem Fall abzuklären, z. B. nach zementierter Hüft-TEP.
- **Trainingsstabil:** Repetitive aktive Bewegungen gegen die Schwerkraft und/oder gegen Widerstand haben keine negativen Einflüsse auf die zuvor verletzten Strukturen.

Gewichtsbelastung nach operativen Eingriffen
Zwischen Gewichts- und Gelenkbelastung besteht folgender Zusammenhang:

- **Gewichtsbelastung:** Die Belastung, die durch Gewichte von außen auf das Gelenk wirkt. Sie kann durch u. g. Faktoren entweder erhöht oder verringert werden.
- **Gelenkbelastung:** Die Belastung, die von der äußeren Kraft tatsächlich im Gelenk bzw. an den Gelenkflächen ankommt.

Die Gelenkbelastung ist von verschiedenen Faktoren abhängig:

- Körpergewicht,
- zusätzliche Gewichte, die vom Körper getragen werden,
- Stolperbewegungen, ruckartige Bewegungen, Hüpfen, Springen etc. (können die Kraft, die auf das Gelenk wirkt, erhöhen),
- Muskelzug, hohe Krafteinwirkung an den Gelenkflächen durch die Aktivierung von Muskulatur, v. a. der globalen Muskulatur, möglich (insbesondere dann, wenn die Muskelarbeit im offenen System stattfindet),
- Verringerung der Gelenkkraft durch stabilisierende Effekte der lokalen Muskulatur bei Muskelarbeit im geschlossenen System möglich.

Auch Muskelanspannung kann zu Kompressionskräften im Gelenk führen, deshalb sollte der Th. die Muskelanspannung dosieren und hier als Richthinweise die Schmerzangaben des Patienten beachten.

Bsp.: Gewichtsbelastung des Hüftgelenks, Angaben in Prozent des Körpergewichts (Bergmann et al. 1993, 1995a, 1995b):

- Aktiv-assistives Bewegen des Beins: 30–50 %,
- Anspannen der OS Muskulatur in RL: 150 %,
- gestrecktes Bein anheben in RL: 160 %,
- gestrecktes Bein ablassen in RL: 250 %,
- Bridging: 200–300 %,
- Aufrichten des Oberkörpers aus RL: 404 %,
- Stolpern: 720–870 %.

5

5.1.3 Physiotherapeutischer Befund in der Chirurgie

Struktur- und Funktionsebene (ICF):
- Unfallmechanismus etc.,
- Art der Versorgung (operativ, konservativ),
- Belastbarkeit,
- Kontraindikationen,
- Schmerzanamnese (➤ 2.1.2.4),
- Nebenerkrankungen,
- Medikamente (➤ 1.6, 2.1.2.3),
- kardiovaskuläre Belastbarkeit (Puls/RR),
- bisheriger Behandlungsverlauf,
- klinisches Bild (Haltung, Symptome),
- Begleitverletzungen,
- ROM aktiv und passiv (im erlaubten Bewegungsausmaß ➤ 2.1.5.1),
- muskulärer Hyper- und Hypotonus (z. B. der Rumpf- und Nackenmuskulatur),
- Muskelfunktionstest, wenn erlaubt (➤ 2.1.5.2),
- Schwellungen, Hämatome,
- Narben.

Aktivitäts- und Partizipationsebene (ICF):
- Ursprüngliches Aktivitätslevel des Patienten,
- Arbeitsstatus,
- Hobbys,
- soziales Umfeld,
- Hilfsmittel (z. B. Gilchrist-Orthese ➤ 4.9.2.2.1),
- ADLs (vorhanden, eingeschränkt?),
- Welche Symptome stehen für den Patienten im Vordergrund?
- Was ist das Hauptproblem aus Sicht des Patienten?
- Was möchte der Patient wieder erlangen (Priorität)?

Im folgenden **Muster-Befund** (➤ S. 1019 f.) zur Nutzung im chirurgischen Bereich können zusätzlich die Ergebnisse der krankheitsspezifischen Befundung (➤ 5.1.5) übernommen werden (Download möglich ➤ Link am Ende des Kapitels).

5.1.4 Prophylaxen

Die in der Patientenversorgung relevanten Formen der Prophylaxe werden im ➤ Kapitel 3.1 vorgestellt:
- **Pneumonieprophylaxe** (➤ 3.1.2.1, Lungenentzündung ➤ 9.1.4), im Bereich der Chirurgie auch eingesetzt zur Abatmung von Narkotika, bei Verletzungen im Bereich des Thorax sollte Kontaktatmung auf dem Gebiet der Verletzung erfolgen – Patient soll seine Atmung bewusst in das geschädigte Gebiet lenken (Atmungstherapie ➤ 3.2),
- **Thromboseprophylaxe** (➤ 3.1.2.2, Phlebothrombose ➤ 9.3.2.3),
- **Kontrakturprophylaxe** (➤ 3.1.2.3),
- **Dekubitusprophylaxe** (➤ 3.1.3).

5.1.5 Spezielle Verletzungen nach Lokalisation

5.1.5.1 Verletzungen des Schultergelenks und -gürtels

Knochen des Schultergürtels:
- Klavikula,
- Akromion,
- Skapula.

Gelenke des Schultergürtels:
- Sternoklavikulargelenk (SCG),

Physiotherapeutischer Befund in der Chirurgie

Therapeut: ____________________ Datum: ____________________

Patient: ____________________ Geburtsdatum: ____________________

Ärztliche Diagnose: ____________________

Verordnung: ____________________

Krankheitsanamnese (Beschreibung des Problems)

- Beschreibung des Unfalls/Unfallmechanismus: ____________________
- Allgemeinsymptome: ____________________
- Operationen (ggf. Art der Osteosynthese/OP-Technik, Datum): ____________________
- Wurde die OP aufgrund einer Vorerkrankung durchgeführt? ____________________

Nebenerkrankungen: ____________________

Risikofaktoren (z. B. Adipositas, Diabetes mellitus, Nikotin- oder Alkoholabusus, Bettlägerigkeit): ____________________

Medikation:

Medikament:	Seit wann:

Red/Yellow Flags (z. B. ungewollte Gewichtsabnahme (10 % in den letzten drei Monaten), starkes Krankheitsgefühl, Tumorerkrankung in der Anamnese, Angst- oder Depressionserkrankung, Stress in der Familie, am Arbeitsplatz): ____________________

Schmerzanamnese:

Kein Schmerz — Stärkster vorstellbarer Schmerz

0 1 2 3 4 5 6 7 8 9 10

- VAS, NRS: ____________________
- Schmerzqualität: ____________________
- Seit wann? ____________________
- Wie: ____________________
- Wo? ____________________
- Tageszeitabhängigkeit: ____________________
- Wodurch können die Beschwerden gelindert oder verstärkt werden? ____________________

Befund auf der Aktivitäts- und Partizipationsebene (ICF):

ADL-Fähigkeit:

- Kann der Patient alle gewünschten und benötigten ADLs ausführen? ____________________
- Bestehen Einschränkungen, wenn ja, wo? ____________________

Soziale Anamnese:

- Alleinstehend/mit Familie lebend? ____________________
- Beruf/Hobby: ____________________

5

- Sportliche Aktivität? ____________________
- Inwieweit werden die ADLs durch die Beschwerden beeinflusst?
  ____

Psychologische Anamnese:

- Psychische Erkrankungen (Depressionen, Angsterkrankungen etc.):
  ____
- Stimmung: ____________________
- Stress, außergewöhnliche Belastungen etc.: ____________________
  ____
- Partizipation eingeschränkt (Kann der Patient nicht mehr seinen gewohnten sozialen Aktivitäten nachgehen?): ____________________
  ____

Befund auf der Struktur- und Funktionsebene (ICF):
____
____

Inspektion/Palpation:

Operationsgebiet (Schwellung, Erwärmung, Rötung, Narben?): ____________________
____

Haltungsauffälligkeiten (in allen möglichen ASTEn): ____________________
____

Muskeltonus (Hyper- oder Hypotonus im OP-Gebiet oder in anderen relevanten Bereichen?): ____________________
____

Weiterführende klinische Tests, z. B.:

☐ Winkelmessung (ROM) ☐ Muskelfunktionstest

☐ Umfangmessung ☐ Verwendete Assessments

Vorläufiges Ergebnis: ____________________
____
____

Wünsche und Ziele des Patienten (P) und Therapeuten (Th.) in Bezug auf die Therapie:

Auf Struktur- und Funktionsebene (ICF): ____________________
____

Auf Aktivitätsebene (ICF): ____________________
____

Auf Partizipationsebene (ICF): ____________________
____

Therapieplan:

Ziele:	Maßnahmen:

- Akromioklavikulargelenk (ACG),
- skapulothorakales Gleitlager (STG),
- subakromialer Gleitraum/Akromiohumeralgelenk (AHG).

Der Schultergürtel und das Schultergelenk (Articulatio glenohumeralis) (➤ 4.2) sind vorwiegend muskulär gesicherte Gelenke (➤ 5.1.5.2). Letztere bieten einerseits eine große Beweglichkeit und ermöglichen dadurch diverse Funktionen, die im Alltag benötigt werden. Andererseits können bereits geringe muskuläre Dysbalancen zu Funktionseinschränkungen und Pathologien führen.

5.1.5.1.1 Physiotherapeutischer Befund bei Verletzungen des Schultergelenks und -gürtels

Struktur- und Funktionsebene sowie Aktivitäts- und Partizipationsebene (ICF): ➤ 5.1.3

Assessments:
- Deutsche Version des Disability of Arm Shoulder Hand Questionnaire (DASH-d, erfasst die subjektive Wahrnehmung des Patienten in Bezug auf seine Gesundheit) (verfügbar online über folgende Website: www.dash.iwh.on.ca/translations),
- Shoulder Pain and Disability Index – deutsche Version (Angst et al. 2007).

5.1.5.1.2 Klavikulafraktur

Ätiologie:
- Indirekte Gewalteinwirkung (z. B. Sturz auf den ausgestreckten Arm),
- direkte Gewalteinwirkung (Stoß oder Schlag auf die Klavikula, z. B. durch eine Abstützreaktion bei Rad- oder Motorradunfällen),
- unter der Geburt,
- seit Einführung der Anschnallpflicht vermehrt Klavikulafrakturen durch Autounfälle.

Klassifikation:
- Medial (nahe am Sternum, eher selten),
- Schaftmitte (80 %),
- lateral des Ligamentum coracoclaviculare.

■ **Therapie:**
- Keine Therapie bei perinatalen Frakturen.
- **Konservativ:** Rucksackverband (➤ 4.9.2.2.1) bei nicht dislozierten Frakturen für ca. 3–4 Wochen.
- **Operativ** (eher selten): Bei Begleitverletzungen wie Plexusschäden, Durchspießung der Lungenspitze, Läsion der Arteria und/oder Vena subclavia, offene Fraktur, Klavikulapseudarthrose (➤ 5.1.2.4) oder bei komplizierten Frakturen, wie z. B. Trümmer- oder dislozierten Frakturen bzw. Frakturen mit Gelenkbeteiligung.

■ **Physiotherapie:**
- Nach **operativer Versorgung:** ➤ 5.1.5.1.7
  - Nach osteosynthetischer Versorgung ist der Patient i. d. R. bewegungsstabil, erlaubte ROM (➤ 2.1.5.1) sollte beim behandelnden Arzt/Operateur erfragt werden.
  - Erst nach 12 Wochen (Röntgenkontrolle) ist die Arbeit im geschlossenen System (z. B. Handstütz) und das Heben von schweren Lasten erlaubt (Weigel u. Nerlich 2011).
- Bei **konservativer Versorgung mit Rucksackverband** (➤ 4.9.2.2.1) ist immer darauf zu achten, dass der Rucksackverband des Patienten gut sitzt.
  - Dabei ist sowohl eine Überkorrektur in Aufrichtung als auch eine Unterkorrektur mit vermehrter Schultergürtelprotraktion zu vermeiden. Zudem sollte der Rucksackverband unterhalb der Axilla nicht einschneiden.

– Erst nach Abschluss der Konsolidierung (Röntgenkontrolle) ist die Arbeit im geschlossenen System erlaubt (List 2009).

5.1.5.1.3 Skapulafraktur

Ätiologie:

- Direkte Gewalteinwirkung (z. B. Sturz auf die Schulter),
- indirekte Gewalteinwirkung (z. B. Sturz auf den Arm).

Klassifikation: ➤ Tab. 5.1.2

5

Tab. 5.1.2 Klassifikation der Skapulafrakturen nach Euler u. Rüedi (zitiert nach Francke et al. 2010, S. 50).

Typ	Beschreibung
A	Korpusfraktur
B	Fortsatzfraktur
C	Halsfraktur
D	Gelenkfraktur
E	Kombination mit Humeruskopffraktur

■ **Klinischer Befund**

- Der Arm kann aktiv nicht mehr gehoben werden.
- Prellmarke über der Skapula.

■ **Therapie**

- **Konservativ:** Aufgrund guter muskulärer Führung der Skapula ist die konservative Versorgung i. d. R. möglich.
- **Operativ:** Nur bei starker Dislokation, Gelenkbeteiligung und Ausriss des Akromions.

■ **Physiotherapie**

Bei der konservativen Therapie ist es wichtig, zu erreichen, dass die Gleitfähigkeit der Skapula auf dem Thorax erhalten bleibt.

5.1.5.1.4 Akromioklavikulargelenkluxation

Durch einen Sturz auf die Schulter bei abgespreiztem Arm kann es zu einer Akromioklavikulargelenkluxation (ACG-Luxation, Schultereckgelenkssprengung) kommen.

Die Stabilisierung des ACG übernimmt zu 80 % das Ligamentum coracoclaviculare und zu 20 % das Ligamentum acromioclaviculare. Die Verletzung an diesen Strukturen wird daher auch für die Klassifikation der Schultereckgelenkssprengung herangezogen (➤ Tab. 5.1.3).

Tab. 5.1.3 Klassifikationen ACG-Luxation.

Bezeichnung	Beschreibung
Tossy-Einteilung	
Tossy I	• Zerrung Ligamentum coracoclaviculare und Ligamentum acromioclaviculare.
Tossy II	• Subluxation ACG, • Zerrung Ligamentum coracoclaviculare, • Ruptur Ligamentum acromioclaviculare.
Tossy III	• Komplette Ruptur der Bänder, • Luxation ACG, • deutlicher Klavikulahochstand (Klaviertastenphänomen).

Bezeichnung	Beschreibung
Rockwood-Einteilung	
Typ 1	• Intakte Bandstrukturen am ACG, • intakte Muskelansätze (entspricht Tossy I).
Typ 2	• Ruptur Ligamentum acromioclaviculare, • Dehnung Ligamentum coracoclaviculare, • Insertionen des M. deltoideus und des M. trapezius sind z. T. rupturiert (entspricht Tossy II).
Typ 3	• Verletzung Ligamentum coracoclaviculare und Ligamentum acromioclaviculare, • Dislokation ACG → Höhertreten der lateralen Klavikula, • Ablösung der Muskelansätze vom lateralen Ende der Klavikula.
Typ 4	• Siehe Typ 3, • zusätzliche Verschiebung des lateralen Endes der Klavikula nach dorsal, • ACG in der Horizontalebene deutlich instabil.
Typ 5	• Ansätze des M. deltoideus und des M. tapezius weit abgelöst, • laterales Ende der Klavikula in allen Richtungen instabil.
Typ 6	• Luxation Klavikula, • Klavikula ist unterhalb des Processus coracoideus gezogen und dort verhakt (Rarität).
Die Tossy-Einteilung von 1963 wird von der aktuelleren Rockwood-Einteilung um drei Schweregrade erweitert (Thormählen 2007).	

Klaviertastenphänomen: Die hervorstehende Klavikula (Klavikularhochstand) lässt sich federnd nach kaudal drücken, springt jedoch bei Druckabnahme wieder nach oben.

Klinischer Befund

- **Symptome:**
  - Lokaler Schmerz am ACG (v. a. bei endgradiger Abduktion des Armes, wenn diese Bewegung überhaupt möglich ist und bei horizontaler Add.),
  - evtl. Prellmarken, proximale Humerusfraktur.
- **Diagnostik:**
  - Anamnese (Unfallmechanismus, Klinik ➤ 2.1.2),
  - Röntgen (➤ 2.4.14) zum Ausschluss von Frakturen, zur Beurteilung des Stadiums (Luxation, Subluxation im Seitenvergleich).
- **Komplikationen:**
  - ACG-Arthrose,
  - bleibende Instabilität.

Therapie

- **Konservativ:** Tossy I, II mit Gilchrist-Orthese (➤ 4.9.2.2.1) für ca. 3 Wochen und PT (➤ 5.1.5.1.7).
- **Operativ:** Tossy III mit Bandnaht (resorbierbare Polydioxanon-Naht) und Zuggurtung zwischen Akromion und Klavikula sowie Processus coracoideus und Klavikula.

Physiotherapie

- ➤ 5.1.5.1.7,
- nach operativer Versorgung: Anfangs werden die Patienten oft mit einer Gilchrist-Orthese (➤ 4.9.2.2.1) versorgt.
- **Kontraindikationen** (List 2009):
  - Häufig werden bis zum Abschluss der Konsolidierungsphase die Abduktion, Flexion, horizontale Adduktion und Extension eingeschränkt.

- Die Muskelaktivierung sollte unter Ausschluss von Kompressions-/Traktionsbelastungen des ACG durchgeführt werden
- Das freie Bewegen des Arms mit langem Hebel gegen die Schwerkraft ist kontraindiziert.

5.1.5.1.5 Proximale Humerusfraktur

Epidemiologie:

- Proximale Humerusfrakturen machen etwa 5 % aller Frakturen aus,
- Vorkommen v. a. bei älteren Menschen.

Ätiologie:

- Bei älteren Patienten mit Osteoporose (➤ 4.1.3.3.9) ggf. schon durch Bagatelltrauma,
- bei jüngeren Patienten: Sturz auf den ausgestreckten Arm,
- Sturz auf die Schulter,
- starke äußere Gewalteinwirkung, meistens im Rahmen eines Polytraumas.

Klassifikationen: ➤ Tab. 5.1.4; entsprechend dem Anteil der frakturierten Fragmente spricht man von 2-, 3- oder 4-Part-/Segment-Frakturen.

Tab. 5.1.4 Klassifikationen Humerusfraktur.

Bezeichnung	Beschreibung
Klassifikation nach Neer (Neer 1970)	
Typ 1	unverschobene Fraktur
Typ 2	Fraktur durch den anatomischen Hals
Typ 3	2-Part-Fraktur, Frakturlinie verläuft durch den anatomischen Hals
Typ 4	Tuberculum majus-Fraktur (2-/3-/4-Part-Fraktur)
Typ 5	Tuberculum minus-Fraktur (2-/3-/4-Part-Fraktur)
Typ 6	Luxationsfrakturen
AO-Klassifikation	
Typ A1	Fraktur des Tuberculum majus
Typ A2	impaktierte Fraktur im Collum chirurgicum
Typ A3	dislozierte Fraktur im Collum chirurgicum
Typ B1	extraartikuläre 3-Segment-Fraktur im Collum chirurgicum
Typ B2	extraartikuläre 3-Segment-Fraktur mit Beteiligung des Tuberculum majus oder minus
Typ B3	3-Segment-Fraktur mit Luxation des Caput humeri
Typ C1	intraartikuläre 3- und 4-Segment-Fraktur mit Fraktur des Collum anatomicum, mit geringer Dislokation
Typ C2	impaktierte und deutlich dislozierte intraartikuläre Fraktur
Typ C3	Gelenkluxationsfraktur
Einteilung nach Habermeyer (1997)	
Typ 0	nicht dislozierte Fraktur
Typ A	Abriss des Tuberculum majus oder minus
Typ B	Fraktur im Collum chirurgicum
Typ C	Fraktur im Collum anatomicum
Typ X	Fraktur mit vorderer oder hinterer Luxation

■ **Klinischer Befund**

- **Symptome:**
  - Arm wird häufig in Schonhaltung eng am Körper getragen,
  - ausgeprägte Schmerzen im Bereich des Humeruskopfs,
  - schmerzhafte Bewegungseinschränkung i. S. eines Kapselmusters,
  - Hämatom entlang der Thoraxwand und im Verlauf des M. biceps brachii (wird nach wenigen Stunden an der Haut sichtbar).
- **Komplikationen:**
  - Begleitverletzung des Plexus brachialis, N. axillaris, A. axillaris,
  - Humeruskopfnekrose (durch Läsion der um das Collum chirurgicum verlaufenden A. arcuata, die den Humeruskopf versorgt),
  - frozen shoulder (➤ 4.2.4.1),
  - Schädigung der Wachstumsfuge bei Kindern.

■ **Therapie**

- **Konservativ:** Bei Frakturen, die nicht oder nur wenig disloziert sind, wird eine konservative Therapie angestrebt (Burkhart et al. 2013):
  - 1. Woche: Gilchrist-Orthese (➤ 4.9.2.2.1) und Mobilisation von Ellenbogen und Handgelenk,
  - 2.–3. Woche: Armpendeln,
  - 4.–6. Woche: aktiv-assistive PT bis 90° Abduktion/Flexion,
  - ab 7. Woche: Freigabe.
- **Operativ:**
  - Instabile Frakturen,
  - Marknagel und Plattenosteosynthese (➤ 5.1.2.3.3) bei Erwachsenen,
  - Spickerdraht bei Kindern,
  - bei jüngeren Patienten Anstreben einer anatomischen Rekonstruktion mit Osteosynthesen (Burkhart et al. 2013),
  - bei älteren Patienten ggf. prothetischer Ersatz, da eine möglichst schnelle und schmerzfreie Belastungs- und Funktionsfähigkeit des betroffenen Arms im Vordergrund steht (ebd.).

■ **Physiotherapie nach proximaler Humerusfraktur**

- Es ist eine frühfunktionelle Nachbehandlung anzustreben, da das Schultergelenk zu Kontrakturen neigt (Verklebung des Recessus axillaris). Oft werden Patienten in der ersten Zeit mit einer Gilchrist-Orthese (➤ 4.9.2.2.1) versorgt. Generell sollte sich der Th. zuerst beim Operateur nach erlaubter Belastung und ROM erkundigen.
- **Kontraindikationen:**
  - Nach osteosynthetischer Versorgung besteht i. d. R. Bewegungsstabilität,
  - bei konservativer Frakturversorgung und bei Osteosynthesen, die nicht rotationsstabil sind, keine Rotationen und Kräftigung der Rotatorenmanschette für ca. 6 Wochen (Konsolidierung),
  - keine passiven Mobilisationstechniken,
  - keine Widerstände distal der Fraktur,
  - Gewichtsbelastung, Widerstände und Mobilisationstechniken erst nach Abschluss der Knochenbruchheilung.

Cave

Bei starken Schwellungen an Unterarm und Hand sind Pendelübungen kontraindiziert, da sie die Schwellung noch verstärken.

Evidenz-/Bewertungslage: ➤ Link am Kapitelende.

5.1.5.1.6 Schulterluxation

Das Schultergelenk ist das am häufigsten luxierende Gelenk des Menschen. Es treten auf: Luxation/Verrenkung, vollständige Diskontinuität der Gelenkpartner in Verbindung mit Kapsel-Band-Verletzungen, knöcherne Läsionen.

Pathogenese:

- Schlechte knöcherne Führung: Großer Humeruskopf, kleine Cavitas glenoidale (Größenverhältnis 3 : 1),
- vorwiegend muskelgesichertes Gelenk,
- schwaches Bandsystem.

Faktoren, die die Stabilität des Schultergelenks beeinflussen:

- Rotatorenmanschette und Caput longum des M. biceps brachii,
- Alignment der Skapula,
- negativer intraartikulärer Druck (Adhäsionskraft des Schultergelenks),
- Druck- und damit auch Stabilitätsverluste durch Undichtigkeiten infolge von Rissen im Labrum glenoidale.

Luxationsrichtungen:

- Nach ventral/kaudal, unter den Processus coracoideus (häufigste Luxationsrichtung, 80 % der Fälle),
- nach kaudal, unter die Pfanne (15 %),
- nach dorsal, unterhalb der Spina scapulae (5 %).

Klassifikation:

- Habituelle Luxation: Angeborene Dysplasie der Gelenkpfanne der Skapula.
- Willkürliche Luxation: Schultergelenk kann vom Betroffenen beliebig luxiert und reponiert werden.
- Posttraumatisch-rezidivierende Luxation: Nach adäquatem Ersttrauma kommt es aufgrund der Begleitverletzungen zu wiederkehrenden Luxationen.
- Traumatische Luxation: Luxation durch indirekte Gewalteinwirkung (Griff in den abduzierten und außenrotierten Wurfarm).

■ Klinischer Befund

- **Symptome:**
  - Spontan- und Bewegungsschmerz,
  - federnd fixierter Humerus,
  - sichtbare und tastbare Delle, leere Gelenkpfanne.
- **Komplikationen:**
  - Bankart-Läsion:
    - Abriss des Labrum glenoidale am unteren Pfannenrand,
    - dadurch höheres Risiko für weitere Luxationen,
  - Hill-Sachs-Läsion: Impressionsfraktur im dorsokranialen Bereich des Humeruskopfs bei ventral kaudaler Luxation,
  - SLAP-Läsion (superiores Labrum von anterior nach posterior): Ruptur im Ursprungsbereich der langen Bizepssehne, am sog. Bizepsanker,
  - Schädigung des Nervus axillaris, in der Folge Lähmung des M. deltoideus,
  - chronische Instabilität mit rezidivierenden Luxationen,
  - Abrissfraktur des Tuberculum majus (Ansatz eines Großteils der Rotatorenmanschette),
  - Omarthrose (Schultergelenksarthrose).

■ Therapie

- **Konservativ:**
  - Reposition: DMS-Kontrolle (Durchblutung, Motorik, Sensibilität) vorher und nachher,
  - Ruhigstellung in Gilchrist-Orthese (➤ 4.9.2.2.1) für 2 Wochen nach Reposition.
- **Operativ:**
  - Bei Verletzungen von Gefäßen und Nerven muss das Gelenk offen reponiert werden.
  - Bei jungen und aktiven Patienten wird durch eine operative Reposition ein besseres Langzeitergebnis erzielt.

- Bei rezidivierenden Luxationen sollte mittels OP die Stabilität wieder hergestellt werden.
- Auch wenn die Patienten rezidivierend an Schmerzen leiden und ein Instabilitätsgefühl haben, kann eine OP in Erwägung gezogen werden.

Physiotherapie

Behandlungsgrundsatz: Stabilisation vor Mobilisation, d. h., jede Bewegung des Patienten sollte aktiv muskulär gesichert werden.
Bei der PT sollten folgende Aspekte berücksichtigt werden (Bartrow 2013):
- Begleitverletzungen (Rotatorenmanschettendefekte, Knorpel-, Knochen- oder Ligamentläsionen),
- Aktivitätsniveau des Patienten,
- Compliance des Patienten.

Therapieziele nach Schulterluxation:
- Aktivierung der schultergelenksumgebenden Muskulatur,
- Erarbeitung einer funktionellen Stabilität des Schultergelenks,
- Beseitigung eines muskulären Abstimmungs- und Ansteuerungsdefizits,
- Beseitigung des Propriozeptions- und Koordinationsdefizits,
- Schmerzreduktion.

PT nach Verletzungen der Schulter und des -gürtels in Abhängigkeit von der Heilungsphase ➤ 5.1.5.1.7.

Kontraindikationen:
- Bewegungen des Humeruskopfs in die Luxationsrichtung (z. B. bei einer typischen Luxation nach ventral kaudal sind die Außenrotation und Retroversion bis zur Ausheilung der Kapsel nicht erlaubt),
- Überschreitung des eingeschränkten Bewegungsausmaßes (oft 90° Flex. und 90° Abd.; Gefahr der Reluxation),
- Armpendeln,
- passive endgradige Mobilisationstechniken.

Evidenz-/Bewertungslage: ➤ Link am Kapitelende.

Empfehlung für die Therapie von Schulterinstabilitäten
(Wilk et al. 2006):

Zunächst sollte die Schulterinstabilität anhand von acht Schlüsselfaktoren beurteilt werden. Die Beurteilung sollte der Th. in die Entscheidung hinsichtlich der Therapieplanung mit einbeziehen.
1. Beginn/Anfang der Therapie,
2. Grad der Instabilität – Subluxation vs. Luxation,
3. Anzahl an Luxationen – chronisch vs. akut,
4. Luxationsrichtung – anterior, posterior, multidirektional,
5. Begleitverletzungen,
6. neuromuskuläre Kontrolle,
7. vorheriges Aktivitätslevel,
8. Traumatische oder atraumatische Entstehung.

Erreicht werden sollten durch das Therapiekonzept
- volles Bewegungsausmaß (ROM ➤ 2.1.5.1),
- ausgeglichene kapsuläre Mobilität,
- maximale Muskelkraft, -ausdauer und -propriozeption,
- dynamische Stabilität und neuromuskuläre Kontrolle.

Sportart- und alltagsspezifische Bewegungsmuster sollten in die Therapie einbezogen werden.

5.1.5.1.7 Physiotherapeutische Behandlung nach Verletzungen des Schultergelenks/-gürtels sowie bei proximaler Humerusfraktur

Cave

Vor der ersten Behandlung erlaubtes Bewegungsausmaß (➤ 2.1.5.1) und Kontraindikationen beim behandelnden Arzt/Operateur erfragen.

Entzündungsphase (0–5. Tag ➤ 3.6.7.1.1):

- Abdeckung der Prophylaxen (➤ 3.1.2, ➤ 3.1.3),
- Aufklärung des Patienten über Indikationen, Kontraindikationen sowie Wundheilungs- und Therapieverlauf,
- Mobilisation des betroffenen Arms:
  - Hubfreies aktives/assistives Bewegen des Schultergelenks (soweit erlaubt) im schmerzfreien und erlaubten Bereich (RL, SL, Sitz),
  - bei Schulterluxation: Nur mit Muskelspannung durch den Patienten arbeiten.
- Isometrische Anspannung der schultergelenksumgebenden Muskulatur (auch aus der Abduktionsschiene heraus erlaubt),
- Pendelübungen (nicht bei Schulterluxation),
- CPM (Continuous passive motion).
- Abschwellende Maßnahmen:
  - Manuelle Lymphdrainage (MLD ➤ 3.11.5.1)/Ausstreichungen,
  - Hochlagern des Unterarms,
  - Handpumpe.
- Schmerzlindernde Maßnahmen:
  - Skapulakreisen (➤ Box),
  - Skapulapattern assistiv (z. B. posteriore Depression) (➤ 3.7.3.1.2),
  - vorsichtige Detonisierung des M. biceps brachii,
  - leichte Schulter-Nacken-Massage,
  - vorsichtige Dehnung des M. trapezius, Pars descendens und des M. levator scapulae.
- Haltungsschulung (häufig Schonhaltung, die sich negativ auf die Spannung der Schulter- und Nackenmuskulatur auswirkt),
- Funktionserhaltung der nicht betroffenen Extremitäten (wenn nötig),
- Eigenübungsprogramm für den Patienten:
  - Regelmäßiges Fausten der Hände,
  - betroffener Arm: Finger über einen Tisch krabbeln lassen,
  - beide Arme: Finger an Wand hochkrabbeln lassen.

Skapulakreisen

- ASTE: SL.
- Der betroffene Oberarm wird auf dem Unterarm des Th. abgelegt.
- Der Th. sichert mit seinen Händen von ventral und dorsal Schultergürtel und Humeruskopf.
- Nun beginnt der Th. vorsichtige, kleine kreisende Bewegungen der Skapula auszuführen. Dabei liegt die dorsale Hand auf der Skapula.
- Zu Beginn kann zunächst eindimensional bewegt werden (Schultergürtel zunächst nur in Elevation/Depression oder Pro-/Retraktion bewegen).
- Anschließend können die Bewegungen zu einem Kreis zusammengelegt werden.

Proliferationsphase (6.–21. Tag ➤ 3.6.7.1.2):

- Mobilisation des betroffenen Arms:
  - Hubfreie/-arme Mobilisation in alle erlaubten Bewegungsrichtungen schmerzadaptiert (SL, Sitz),
  - Skapulamobilisation: Abheben der Skapula vom Thorax, Skapulakreisen,
  - widerlagernde Mobilisation,

- CPM.
- Kräftigung der schultergelenksumgebenden Muskulatur:
  - Isometrische und dynamische Übungen der schultergelenksumgebenden Muskulatur.
- Erarbeitung der Rumpfstabilität:
  - Vorsichtige, schmerzadaptierte Kräftigung der skapulaumgebenden Muskulatur (Skapularudern, Skapulapattern ➤ 3.7.3.1.2),
  - Haltungsschulung.
- Schmerzlindernde Maßnahmen, wenn noch starke Schmerzen und eine hohe Abwehrspannung des Patienten vorhanden sind:
  - Skapulakreisen,
  - vorsichtige Detonisierung des M. biceps brachii,
  - leichte Schulter-Nacken-Massage,
  - Dehnung des M. trapezius descendens und des M. levator scapulae.
- Training alltagsrelevanter Funktionen im erlaubten Bewegungs- und Belastungsausmaß (Beginn),
- Narbenbehandlung (➤ Box).

Die **Narbenbehandlung** soll die Verschieblichkeit der Gewebeschichten unterhalb der Narbe wiederherstellen. Sie kann erst durchgeführt werden, wenn die Narbe vollständig geschlossen ist, das Nahtmaterial entfernt wurde und die Narbe frei von Wundschorf ist. Dies ist meistens ab dem 10. Tag postoperativ möglich (in Abhängigkeit von Patient, Verletzung und Wundheilung).

Durchführung: Der Th. schiebt im gesamten Narbenverlauf das Gewebe der Narbe auf die Narbe zu. Dabei stehen die Finger sich gegenüber, die Narbe liegt in deren Mitte. Die Technik kann forciert werden, wenn das Gewebe bereits weicher geworden ist. Hierzu werden die Finger im Anschluss an den ersten Schritt zusätzlich gegeneinander quer zur Narbe verschoben.

Der Patient verspürt in den meisten Fällen ein leichtes bis mittelschweres Ziehen, da relativ schnell erste Verwachsungen auftreten. Diese normale Reaktion sollte dem Patienten erklärt werden, allerdings sollte aber auch darauf geachtet werden, dass der Schmerz nicht zu intensiv wird (max. NRS 3–4 ➤ 2.4.5.1). Der Körper reagiert häufig noch nach.

Auch die Penzel-Therapie kann zur gezielten Narbenbehandlung eingesetzt werden (➤ 3.13.3.5).

Konsolidierungsphase (22.–60. Tag ➤ 3.6.7.1.3):
- Forcierte assistive und aktive Mobilisation des betroffenen Arms (schmerzadaptiert),
- Kräftigung der schultergelenksumgebenden Muskulatur:
  - PNF (➤ 3.7.3),
  - vorsichtige Übungen mit einem leichten Theraband® und kurzem Hebel.
- Erarbeitung der Rumpfstabilität: ➤ Proliferationsphase,
- Detonisierung hypertoner Muskeln (z. B. M. levator scapulae, M. trapezius, Pars descendens) z. B. durch vorsichtige Querdehnungen.
- Beginn eines sensomotorischen Trainings:
  - Beispielsweise Perfetti-Konzept (auch als Konzept der kognitiv therapeutischen Übungen bezeichnet und früher v. a. im neurologischen Bereich eingesetzt; hier insbesondere zur Schulung der Eigenwahrnehmung des Patienten in Verbindung mit Umwelteinflüssen),
  - Schulung der Präzision der Bewegung (z. B. gezieltes Greifen, Einschätzung von Entfernungen).
- Training alltagsrelevanter Funktionen,
- MTT (➤ 3.6),
- Elektrotherapie (➤ 3.16.1),
- Wärmeanwendungen (➤ 3.15.2.2).

Remodellierungsphase (61.–360. Tag ➤ 3.6.7.1.4):
- Mobilisation des betroffenen Arms:
  - Forcierte assistive und aktive Mobilisation des betroffenen Arms,
  - manuelle Mobilisation (ausschließlich bei noch vorhandenen Bewegungseinschränkungen).
- Kräftigung der schultergelenksumgebenden Muskulatur:
  - PNF (➤ 3.7.3),
  - Theraband®-Übungen,
  - Übungen mit Einsatz des Körpergewichts (z. B. Stütz an der Wand).
- Rumpfstabilisation:
  - Training der skapulaumgebenden und der Rumpfmuskulatur,
  - Haltungsschulung (soweit noch notwendig).
- Detonisierung hypertoner Muskeln (z. B. M. levator scapulae, M. trapezius, Pars descendens) durch Längs- und Querdehnung.
- Sensomotorisches Training:
  - ➤ Konsolidierungsphase und zusätzlich:
  - Stütz auf instabilem Untergrund (dabei Kontrolle des Alignments der Schulter),
  - Ball zuwerfen oder Stütz auf Pezziball.
- Arbeits-, alltags- und sportartenspezifisches Training,
- MTT (➤ 3.6).

5.1.5.2 Ruptur der Rotatorenmanschette

Muskeln der Rotatorenmanschette:
- M. supraspinatus,
- M. infraspinatus,
- M. teres minor,
- M. subscapularis.

Funktion der Rotatorenmanschette:
- Kaudalisierung des Humeruskopfs,
- Stabilisierung des Schultergelenks (➤ 5.1.5.1).

Ätiologie:
- Traumatisch (v. a. bei jüngeren Patienten durch Schultergelenksluxationen o. a. Traumata),
- degenerativ (v. a. bei Patienten über dem 50. Lebensjahr; häufig durch ein Bagatelltrauma),
- rezidivierende Überkopfarbeiten ohne ausreichende muskuläre Stabilisation, die zu einem Impingement (➤ 4.2.3) und damit zu einer Sehnenschädigung führen können.

5.1.5.2.1 Klinischer Befund

- **Symptome:**
  - „Pseudoparalyse" (der Arm kann nicht gegen Widerstand in Abduktion angehoben werden),
  - „drop arm sign" (kraftloses Herabsinken des in Abduktion gebrachten Arms),
  - Druckschmerz im Bereich des Tuberculum majus und auf dem ventralen Rand des Akromions,
  - bei einer Teilruptur Abduktion unter Schmerzen möglich,
  - painful arc (Schmerzen zwischen 60° und 120° Abduktion ➤ 3.5.2.5.2).
- **Diagnostik:**
  - Klinik,
  - Anamnese (➤ 2.1.2),
  - Sonografie (➤ 2.4.15),
  - Röntgendiagnostik (➤ 2.4.14) zum Ausschluss von knöchernen Verletzungen, Humeruskopfhochstand,

- MRT (➤ 2.4.16) zur Unterscheidung zwischen akuter und degenerativer Ätiologie der Ruptur anhand der Atrophie der Rotatorenmanschette.

5.1.5.2.2 Therapie

- **Konservativ:**
  - V. a. bei Teilrupturen und älteren Patienten mit degenerativer Vorschädigung,
  - Schmerztherapie,
  - PT (➤ 5.1.5.2.3).
- **Operativ:**
  - Rekonstruktion der gerissenen Strukturen (sowohl offen als auch arthroskopisch möglich),
  - Sehnennaht oder transossäre Verankerung,
  - evtl. in Kombination mit vorderer Akromionplastik nach Neer (Resektion Ligamentum coracoacromiale, Abmeißeln der Akromionspitze).

5.1.5.2.3 Physiotherapie

■ Physiotherapeutischer Befund

Klinische Testung:

- painful arc: positiv,
- M. subscapularis: Innenrotation (Hand gegen Rücken),
- M. supraspinatus: 90° Abd./IR und Skapulaebene,
- M. infraspinatus: Außenrotation,
- ggf. Impingementtests (➤ 4.2.3.1).

Cave

Diese Tests sollten erst durchgeführt werden, wenn die Konsolidierung abgeschlossen ist. Nach einer erfolgten Rotatorenmanschettenrekonstruktion sind sie zunächst kontraindiziert.

Kontraindikationen:

- Aktive Abduktion im Schultergelenk,
- Rotation im Schultergelenk,
- Bewegungen über das erlaubte Bewegungsausmaß hinaus (Bewegungseinschränkung je nach Versorgung 60°/60°–90°/90°).

■ Physiotherapeutische Behandlung

- **Cave:** Vor der ersten Behandlung erlaubtes Bewegungsausmaß (➤ 2.1.5.1) und Kontraindikationen beim behandelnden Arzt/Operateur erfragen.
- Meistens tragen die Patienten in den ersten Wochen eine Gilchrist-Orthese oder ein Abduktionskissen (➤ 4.9.2.2.1).

Entzündungsphase (0–5. Tag ➤ 3.6.7.1.1):

- Abdeckung der Prophylaxen (➤ 3.1.2, ➤ 3.1.3),
- Aufklärung des Patienten über Indikationen, Kontraindikationen sowie über Therapie- und Wundheilungsverlauf,
- Mobilisation des betroffenen Arms:
  - Hubfreies Bewegen des Schultergelenks im schmerzfreien und erlaubten Bereich (RL, SL, Sitz).
  - Bsp.: Passives (evtl. assistives) Bewegen des Arms in Abduktion und Flexion in Rotationsnullstellung (➤ Abbildung vordere Buchklappe).
- Kräftigung der schultergelenksumgebenden Muskulatur: Isometrische Anspannung der schultergelenksumgebenden Muskulatur aus der Schiene heraus (Kontaktspannen).
- Abschwellende Maßnahmen (**Cave:** aber nicht der betroffenen/gerissenen Muskeln):
  - MLD (➤ 3.11.5.1)/Ausstreichungen,

   - Hochlagern des Arms,
   - Handpumpe.
- Schmerzlindernde Maßnahmen:
   - Skapulakreisen (➤ 5.1.5.1.7 Box),
   - leichte Schulter-Nacken-Massage.
- Haltungsschulung (häufig Schonhaltung, die sich negativ auf die Spannung der Schulter- und Nackenmuskulatur auswirkt),
- Funktionserhaltung der nicht betroffenen Extremitäten (wenn nötig).

5

Proliferationsphase (6.–21. Tag ➤ 3.6.7.1.2):
- Mobilisation des betroffenen Arms:
   - Hubfreie/-arme Mobilisation in alle erlaubten Bewegungsrichtungen schmerzadaptiert (SL, Sitz) und passiv (evtl. assistiv),
   - CPM-Schiene.
- Mobilisation der Skapula:
   - Skapulakreisen,
   - PNF-Pattern (➤ 3.7.3),
   - allgemeines Bewegen der Skapula.
- Narbenbehandlung (wenn Fäden gezogen wurden und die Narbe frei von Wundschorf ist ➤ 5.1.5.1.7 Box).
- Kräftigung der schultergelenksumgebenden Muskulatur:
   - Isometrische Übungen der schultergelenksumgebenden Muskulatur,
   - Übergang zu dynamischer Muskelarbeit gegen Ende der Phase, soweit erlaubt.
- Erarbeitung der Rumpfstabilität:
   - Vorsichtige, schmerzadaptierte Kräftigung der skapulaumgebenden Muskulatur,
   - Haltungsschulung.
- Schmerzlindernde Maßnahmen, wenn noch starke Schmerzen und eine hohe Abwehrspannung des Patienten vorhanden sind:
   - Skapulakreisen (s. o.),
   - leichte Schulter-Nacken-Massage.

Konsolidierungsphase (22.–60. Tag ➤ 3.6.7.1.3):
- Assistive Mobilisation des betroffenen Arms (bis hin zur aktiven Mobilisation, soweit erlaubt),
- Erarbeitung der Rumpfstabilität: Vorsichtige und schmerzadaptierte Kräftigung der skapulaumgebenden Muskulatur,
- Detonisierung hypertoner Muskeln (z. B. M. levator scapulae, M. trapezius, Pars descendens) z. B. durch vorsichtige Querdehnungen,
- Kräftigung der schultergelenksumgebenden Muskulatur: Übergang zu dynamischer Muskelkräftigung,
- Haltungsschulung,
- Beginn eines sensomotorischen Trainings:
   - Beispielsweise Perfetti-Konzept (➤ 5.1.5.1.7),
   - Schulung der Präzision der Bewegung (z. B. gezieltes Greifen, Einschätzung von Entfernungen).
- Training alltagsrelevanter Funktionen,
- MTT (➤ 3.6),
- Impingementprophylaxe,
- schmerzlindernde Maßnahmen:
   - Wärme (➤ 3.15.2.2) im Schulter-Nacken-Bereich,
   - Elektrotherapie (➤ 3.16.1).

Remodellierungsphase (61.–360. Tag ➤ 3.6.7.1.4):
- Mobilisation des betroffenen Arms:
   - Forcierte assistive und aktive Mobilisierung des betroffenen Arms,
   - manuelle Mobilisation (bei noch vorhandenen Bewegungseinschränkungen).

- Kräftigung der schultergelenksumgebenden Muskulatur:
  - PNF (➤ 3.7.3),
  - Theraband®-Übungen.
- Rumpfstabilisation: Training der skapulaumgebenden und der Rumpfmuskulatur,
- Detonisierung hypertoner Muskeln (z. B. M. levator scapulae, M. trapezius, Pars descendens) durch Längs- und Querdehnung,
- Haltungsschulung.
- Sensomotorisches Training:
  - ➤ Konsolidierungsphase und zusätzlich:
  - Stütz auf instabilem Untergrund (dabei Kontrolle des Alignments der Schulter),
  - Ball zuwerfen oder Stütz auf Gymnastikball.
- Arbeits- und sportartenspezifisches Training,
- MTT,
- Impingementprophylaxe.

Evidenz-/Bewertungslage: ➤ Link am Kapitelende.

5.1.5.3 Verletzungen des Ellenbogens

5.1.5.3.1 Physiotherapeutischer Befund bei Verletzungen des Ellenbogengelenks

Struktur- und Funktionsebene sowie Aktivitäts- und Partizipationsebene (ICF): ➤ 5.1.3

- Auf Verletzungen aller drei Teilgelenke (Humeroulnargelenk, Humeroradialgelenk und proximales Radioulnargelenk) des Ellenbogengelenks testen. Bsp.: Nach einer Radiusköpfchenresektion kann sich der Radius etwas nach proximal verlagern, was zu einem relativen Ulnarvorschub führt. In der Folge können Schmerzen im Handgelenk auftreten.
- Achsenfehlstellung (z. B. kann sich das Hueter-Dreieck bei Frakturen und Luxationen verändern),
- Valguswinkel (Norm: bei Männern 10°, bei Frauen 13°),
- Neurologische Untersuchung (Sensibilitätstests, Reflexe).

Assessments:

- Wolf Motor Function Test (zur Einschätzung der Arm-Hand-Funktion),
- Progressive Isoinertial Lifting Evaluation (PILE, Lasten heben),
- Health Assessment Questionnaire (HAQ-D, zur Einschätzung der körperlichen Behinderung bei ADLs),
- DASH-d (➤ 5.1.5.1.1),
- Score nach Brobery und Morrey (Radiusköpfchenresektion),
- Score nach Morrey (Prothesen),
- Score nach Linscheid und Wheeler (Luxation),
- Score nach Inglis und Pellicci (HSS-Score) (Endoprothesen),
- Score nach Wesely (Olekranonfraktur).

Physiotherapeutischer Befund Zusatz:

Klinische Testung:

- Auf Ausweichbewegungen achten (im Seitenvergleich testen):
  - Eine eingeschränkte Pronation kann durch eine Schultergürtel-Abduktionsbewegung ausgeglichen werden.
  - Eine eingeschränkte Supination kann durch eine Schultergürtel-Adduktions-/Außenrotationsbewegung ausgeglichen werden.
- M. brachialis und M. biceps brachii (stabilisieren das Ellenbogengelenk ventral),
- M. triceps brachii (stabilisiert das Ellenbogengelenk dorsal).

5.1.5.3.2 Distale Humerusfraktur

Ätiologie: Etwa 2–6 % aller Frakturen bei Erwachsenen sind distale Humerusfrakturen. Sie treten zu 90 % nach Extensions- und zu 10 % nach Flexionstraumen auf. Bei jungen Erwachsenen entsteht die Verletzung v. a. durch ein Hochrasanztrauma (➤ Box), beim älteren Patienten ist der häufigste Verletzungsmechanismus der Sturz aus dem Stand. Aufgrund der demographischen Entwicklung rechnet man in den nächsten Jahren mit einer Zunahme an distalen Humerusfrakturen bei Patienten über 60 Jahre mit Osteoporose (➤ 4.1.3.3.9) durch Sturz auf den gebeugten Ellenbogen. Oft reicht diese Fraktur bis in die Gelenkfläche hinein.

> Ein **Hochrasanztrauma** ist eine Verletzung des Körpers als Folge der Einwirkung hoher kinetischer Energie (durch große direkte Gewalteinwirkung, z. B. Sturz aus großer Höhe, Verkehrsunfall). Die kinetische Energie kann dabei sowohl durch die Geschwindigkeit des menschlichen Körpers selbst oder durch ein auf den Körper einwirkendes Objekt hervorgerufen werden. Es werden hohe Beschleunigungs- bzw. Bremswerte erreicht, sodass Scherkräfte auf Knochen, Organe und Gefäße einwirken. Je nach Krafteinwirkung entstehen am Knochen Quer-, Schräg-, Torsions- oder Biegungsfrakturen (➤ 5.1.2.1).

Klassifikation: Distale Humerusfrakturen werden nach Müller in Typ A, B, C eingeteilt (➤ Tab. 5.1.5).

Tab. 5.1.5 AO-Klassifikation nach Müller et al. (1992) (zitiert nach List 2009).

Klassifikationstyp	Frakturtyp
A	extraartikuläre Frakturen
B	partiell artikuläre Frakturen
C	vollständig artikuläre Frakturen

■ **Klinischer Befund**

- **Symptome:**
  - Schmerzhafte Bewegungseinschränkung/Bewegungsunfähigkeit,
  - rasch einsetzende Schwellung,
  - Fehlstellung des Ellenbogengelenks,
  - evtl. Sensibilitätsstörungen (N. ulnaris, N. medianus).
- **Diagnostik:**
  - Röntgen in zwei Ebenen (a.p. und seitliche Aufnahme ➤ 2.4.14), bei Gelenkbeteiligung im Anschluss bei Erwachsenen CT (➤ 2.4.17),
  - positives Fettkörperzeichen (sichtbare Vorwölbung der ventralen oder dorsalen Gelenkkapsel) als indirektes Frakturzeichen,
  - Überprüfung der Durchblutung, Pulskontrolle (A. radialis, A. ulnaris),
  - Überprüfung der Innervation (N. ulnaris, N. medianus, N. radialis).
- **Komplikationen:**
  - Bewegungseinschränkungen mit periartikulären Ossifikationen (häufigste Komplikation),
  - Kompartmentsyndrom (➤ 5.1.2.4) durch starke Blutung,
  - Nervenschädigung,
  - Pseudarthrose (➤ 5.1.2.4).

■ **Therapie** (Nowak et al. 2012)

- **Konservativ (selten):** Nur bei gering dislozierten Frakturen und bei Patienten, bei denen aufgrund relevanter Komorbiditäten keine Narkosefähigkeit besteht, erfolgt eine zwei- bis dreiwöchige Ruhigstellung im Gips.

- **Operativ (Mittel der Wahl):**
  - Zuggurtungs-, Schrauben- oder Plattenosteosynthese (➤ 5.1.2.3.3).
  - Gute bis sehr gute Ergebnisse für die Anwendung von winkelstabilen Plattenosteosynthesen bei 80 % der Patienten konnten in klinischen Studien nachgewiesen werden (➤ 5.1.6.1).
  - Endoprothesen kommen nach Abwägung der Risikofaktoren zum Einsatz.
  - Um bei geriatrischen Patienten (➤ 16) frühzeitig mit aktiven Übungen beginnen zu können, empfehlen einige Autoren, die Plattenosteosynthese mit einem Bewegungsfixateur zu unterstützen.
- **Kontraindikationen:**
  - **Cave:** Der mit einer Endoprothese versorgte Patient darf nicht mehr als 5 kg tragen. Schlagsportarten wie Tennis oder Golf sind kontraindiziert.
  - Keine Dehnung in der Proliferationsphase,
  - weitere Kontraindikationen nach List (2009).

■ **Physiotherapie**

Cave: Vor der ersten Behandlung erlaubtes Bewegungsausmaß (➤ 2.1.5.1) und Kontraindikationen beim behandelnden Arzt/Operateur erfragen.
Die physiotherapeutische Behandlung der distalen Humerusfraktur beginnt nach Rueger et al. (2007) am ersten postoperativen Tag aus der Schiene heraus. Die Ruhigstellungsphase sollte so kurz wie möglich sein. Es kommen zum Einsatz:

- CPM,
- MT (➤ 3.5),
- PNF (➤ 3.7.3),
- Kryotherapie (➤ 3.15.4).

Das volle Ausmaß der Flexions-, Supinations- und Pronationsbewegung kann i. d. R. wieder erreicht werden. Die freie Extensionsbewegung hingegen nur schwer.

Evidenz-/Bewertungslage: ➤ Link am Kapitelende.

5.1.5.3.3 Radiusköpfchenfraktur

Ätiologie: Radiusköpfchenfrakturen machen 20–30 % der Frakturen am Ellenbogengelenk aus (häufigste Form). Sie entstehen durch Stauchung beim Sturz auf die radiale Handseite bei gestrecktem Arm. Das Körpergewicht wird mit dem Daumenballen aufgefangen und über den Radius auf das Radiusköpfchen weitergeleitet. Über das Radiusköpfchen werden 60 % der axialen Kraft übertragen. Es fungiert als Stabilisator gegenüber Valgusstress (insbesondere bei dislozierten Frakturen (➤ 5.1.2.1), wenn eine ligamentäre Verletzung des medialen Kollateralbandes auftritt).
Klassifikationen: Die Radiusköpfchenfrakturen werden nach der AO-Klassifikation (➤ Tab. 5.1.4.) in die Gruppe B2 eingeordnet. Nach Mason lassen sich die Radiusköpfchenfrakturen in drei Gruppen einteilen (➤ Tab. 5.1.6) (Oestern 2012).

Tab. 5.1.6 Einteilung Radiusköpfchenfraktur nach Mason (zitiert nach Oestern 2012, S. 723).

Gruppe	Beschreibung
1	Randabbrüche und Meißelfrakturen ohne Dislokation
2	Meißelfrakturen mit Dislokation > 2 mm
3	Mehrfragment- und Trümmerfrakturen

Klinischer Befund

- **Symptome:**
  - Schmerzhaft eingeschränkte Pro- und Supination,
  - schmerzhaftes Radiusköpfchen bei Bewegung,
  - punktueller Druckschmerz über dem Radiusköpfchen,
  - Schwellung, Hämarthros,
  - ulnarseitiger Schmerz.
- **Diagnostik:**
  - Röntgen in zwei Ebenen (➤ 2.4.14),
  - Spezialaufnahme nach Norman und Greenspan.
- **Komplikationen:**
  - Postoperative Ellenbogensteife (häufigste Komplikation),
  - Bewegungseinschränkung,
  - Arthrose,
  - Schmerzen,
  - periartikuläre Ossifikation,
  - Schädigung des N. radialis.

Therapie (Nowak et al. 2012)

Das Radiusköpfchen ist im Humeroulnargelenk an der Flexion und Extension beteiligt sowie im Radioulnargelenk an der Pro- und Supination. Die Wiederherstellung der Beweglichkeit dieser Gelenke steht im Vordergrund der Therapie. Die Rotationseinschränkung des Unterarms bereitet in der Behandlung die größten Schwierigkeiten.

- **Konservativ:**
  - Frakturen ohne Dislokation sowie Frakturen mit einer Gelenkstufe < 2 mm werden kurzfristig in einer Schlinge oder mithilfe eines Kunststoffverbands (Cast) ruhiggestellt.
  - Nach fünf bis acht Tagen kann mit einer funktionellen Therapie begonnen werden.
  - 85–95 % der Patienten erhalten ein gutes Ergebnis.
- **Operativ:**
  - Stabilisierung mit kleinen Schrauben, Drähten oder resorbierbaren Stiften.
  - Bei Mehrfragment- und Trümmerfrakturen wird eine primäre Radiusköpfchenresektion durchgeführt, um ein besseres funktionelles Ergebnis zu erhalten. Nach der Resektion erfolgt die Kraftübertragung über das Humeroulnargelenk. Die Folgen sind jedoch eine schnell fortschreitende Arthrose. Zudem kann es zu Instabilitäten mit chronischen Schmerzen kommen.
  - Eine Radiuskopfprothese wird eingesetzt, wenn eine Instabilität vorliegt.

> Da der Radiuskopf ein wichtiger Stabilisator des Ellenbogengelenks ist, ist es das Ziel der chirurgischen Behandlung, ihn zu erhalten.

Physiotherapie

Cave: Vor der ersten Behandlung erlaubtes Bewegungsausmaß (➤ 2.1.5.1) und Kontraindikationen beim behandelnden Arzt/Operateur erfragen.

In der Frühphase (Nowak et al. 2012):

- Beginn mit der frühfunktionellen Nachbehandlung innerhalb der ersten 14 Tage,
- aktives und assistives Bewegen möglich,
- Bewegungsausmaß nach der Vorgabe des Operateurs,
- Unterarmrotationen in 90° Flexion, um die Kollateralbänder zu schonen.

Kontraindikationen (List 2009):

- Forcierte Therapie,

- Varus-, Valgusstress und Üben gegen Widerstand in den ersten 4–6 Wochen postoperativ,
- Dehnung in der Proliferationsphase (6.–21. Tag ➤ 3.6.7.1.2),
- Pro- und Supination in den ersten 4 Wochen.

5.1.5.3.4 Olekranonfraktur

Epidemiologie und Ätiologie: 10 % der an der oberen Extremität vorkommenden Frakturen sind Olekranonfrakturen. Sie kommen meist zwischen dem 20. und dem 65. Lebensjahr vor. Olekranonfrakturen entstehen direkt durch einen Sturz auf den gebeugten Ellenbogen oder durch einen Schlag. Indirekt kann es durch die reflektorische Zugspannung des M. triceps zu einer Dislokation des abgesprengten Fragments nach kranial kommen.
Klassifikation: Die Olekranonfrakturen werden nach der AO-Klassifikation (➤ Tab. 5.1.4.) in die Gruppe B1 eingeordnet. Nach Weigel und Nerlich lassen sich die Olekranonfrakturen in vier Gruppen einteilen (➤ Tab. 5.1.7) (List 2009).

Tab. 5.1.7 Einteilung Olekranonfraktur nach Weigel und Nerlich (zitiert nach List 2009).

Gruppe	Beschreibung
1	Abriss der Ellenbogenspitze
2	Quer- und Schrägfraktur, evtl. mit drei Fragmenten
3	Trümmerfraktur
4	Monteggia-Äquivalent

■ **Klinischer Befund**

- **Symptome:**
  - Tastbare Distraktion der Fragmente,
  - eingeschränkte aktive Extension gegen die Schwerkraft,
  - Schwellung,
  - Bewegungsschmerz,
  - Abwehrspannung des M. biceps brachii.
- **Diagnostik:**
  - Röntgen in zwei Ebenen (➤ 2.4.14),
  - Überprüfung von Durchblutung, Motorik, Sensibilität.
- **Komplikationen:**
  - Ossifikation,
  - Verletzung der A. brachialis,
  - Bewegungseinschränkung, Kontraktur,
  - Pseudarthrose (➤ 5.1.2.4),
  - Läsion des N. ulnaris,
  - postoperative Weichteilirritationen durch wandernde Kirschner-Drähte.

■ **Therapie**

- **Konservativ:**
  - Nur bei unverschobenen Brüchen,
  - Ruhigstellung für 7–10 Tage in 90° Flexionsstellung in einer Oberarmschiene.
- **Operativ:**
  - Einfache Quer- und Schrägfrakturen stellen eine Indikation für eine Zuggurtungsosteosynthese dar. Durch die Zuggurtung wird der Zug des M. triceps in eine Kompressionskraft auf die Fragmente verwandelt.
  - Instabile Frakturen und Frakturen mit Beteiligung des Processus coronoideus ulnae werden mit einer Plattenosteosynthese (➤ 5.1.2.3.3) versorgt.

5

■ **Physiotherapie**

Cave: Vor der ersten Behandlung erlaubtes Bewegungsausmaß (➤ 2.1.5.1) und Kontraindikationen beim behandelnden Arzt/Operateur erfragen.

In der Frühphase:

- Ruhigstellungsschiene bis zum Abschluss der Wundheilung (➤ 3.6.7.1),
- frühfunktionelle Nachbehandlung,
- in der ersten Woche Bewegungslimitierung auf Ext./Flex. 0–0–90°.

Kontraindikationen (List 2009):

- Forcierte Therapie,
- Dehnung des M. triceps (da dieser das Fragment sonst nach kranial zieht),
- Widerstände und Heben von Gewichten für 6–8 Wochen,
- Dehnung in der Proliferationsphase (6.–21 Tag ➤ 3.6.7.1.2),
- Pro- und Supination in den ersten 4 Wochen.

Evidenz-/Bewertungslage: ➤ Link am Kapitelende.

5.1.5.3.5 Ellenbogenluxation

Epidemiologie und Ätiologie:

- Die nach der Schulterluxation zweithäufigste Luxation entsteht durch einen Sturz auf die pronierte Hand bei gestrecktem oder leicht gebeugtem Ellenbogen.
- 80–90 % aller Luxationen erfolgen nach dorsoradial.
- Meist tritt zusätzlich eine proximale Ulnafraktur auf (Monteggia-Verletzung).

Biomechanik: Vester et al. differenzieren in ihrem 2014 erschienenen Artikel primäre und sekundäre Stabilisatoren des Ellenbogengelenks:

- Primäre Stabilisatoren:
  - Humeroulnargelenk (stabilisiert die Varusbewegung in Extension und Flexion),
  - lateraler Kollateralbandkomplex (wirkt Varusstress entgegen),
  - medialer Kollateralbandkomplex (Hauptstabilisator gegen Valgusstress),
  - Processus coronoideus ulnae als Teil des Humeroulnargelenks (Hauptstabilisator gegen dorsale Luxation).
- Sekundäre Stabilisatoren:
  - Humeroradialgelenk (stabilisiert bei Valgusstress),
  - Extensorenmuskulatur (Varusstabilisatoren),
  - Flexorenmuskulatur (Valgusstabilisatoren),
  - Gelenkkapsel (anteriorer Anteil stabilisiert in Extension).

Wenn es zu einer Ruptur des medialen Kapselbandkomplexes gekommen ist, muss das Radiusköpfchen bis zu 80 % der einwirkenden Valguskräfte stabilisieren.
M. triceps, M. biceps brachii und M. brachialis üben einen komprimierenden Effekt auf das Ellenbogengelenk aus.

■ **Klinischer Befund**

- **Symptome:**
  - Sehr schmerzhafte, federnde Fixation des Ellenbogengelenks,
  - Weichteilschwellung,
  - evtl. seitliche Instabilität.
- **Diagnostik:**
  - Röntgen in zwei Ebenen (➤ 2.4.14),
  - Überprüfung von Durchblutung, Motorik, Sensibilität.
- **Komplikationen:**
  - Rezidiv,
  - Arthrose.

■ **Therapie**

- **Konservativ:**
  - Reposition unter Narkose durch Zug des gebeugten Unterarms,
  - Überprüfung der Stabilität, vollständigen Extension und Sensibilität nach der Reposition,
  - anschließende Ruhigstellung in 90° Flexion in einem Oberarmgipsverband für 1–2 Wochen,
  - danach Beginn einer aktiv geführten Bewegungstherapie (s. u.).
- **Operativ:**
  - Bei Begleitverletzungen sowie Rezidiven,
  - Ellenbogenarthroskopie ermöglicht die Feststellung von Begleitverletzungen, das Ausspülen eines Hämarthros und die Überprüfung der Gelenkstabilität.

■ **Physiotherapie**

- **Cave:** Vor der ersten Behandlung erlaubtes Bewegungsausmaß (➤ 2.1.5.1) und Kontraindikationen beim behandelnden Arzt/Operateur erfragen.
- Bewegungsausmaß von 30°–120° Flexion und 50° Pro- und Supination erarbeiten (➤ 5.1.5.3.6 Box).

Frühfunktioneller Beginn:

- Aktiv/assistive Bewegung aus der Schiene heraus (in den ersten Tagen),
- passive Bewegungen unter Einhaltung der Schmerzgrenze.

Kontraindikationen (List 2009):

- Dehnung über das Bewegungsende/Schmerzgrenze hinaus,
- Pro- und Supination in den ersten 4 Wochen,
- vollständige Extension in den ersten 2 Wochen.

Evidenz-/Bewertungslage: ➤ Link am Kapitelende.

5.1.5.3.6 Physiotherapeutische Behandlung nach chirurgischen Eingriffen am Ellenbogengelenk

Cave: Vor der ersten Behandlung erlaubtes Bewegungsausmaß (➤ 2.1.5.1) und Kontraindikationen beim behandelnden Arzt/Operateur erfragen.

Entzündungsphase (0–5. Tag ➤ 3.6.7.1.1):

- Abdeckung der Prophylaxen (➤ 3.1.2, ➤ 3.1.3),
- evtl. Hilfsmittelversorgung (z. B. Anziehhilfe, Essbesteck),
- Funktionserhaltung der nicht betroffenen Extremitäten/Rumpfstabilisation,
- Mobilisation des betroffenen Arms: Bewegen des Ellenbogengelenks im schmerzfreien und erlaubten Bereich (RL, SL, Sitz; z. B. passives Bewegen, hubarmes Bewegen bei abgenommener Armschwere, Umkehrbewegungen).
- Kräftigung der ellenbogengelenksumgebenden Muskulatur:
  - Isometrische Anspannung (➤ 2.1.5.2 Box),
  - Achtung: Erhöhung des intraartikulären Drucks.
- Entstauende Maßnahmen:
  - MLD (➤ 3.11.5.1)/Ausstreichungen,
  - Hochlagern von Hand und Ellenbogen über das Niveau des Schultergelenks,
  - Handpumpe.
- Schmerzlindernde Maßnahmen:
  - Tonussenkung des M. triceps brachii bei Olekranonfraktur (➤ 5.1.5.3.4),
  - Senken der Abwehrspannung des M. biceps brachii bei distaler Humerusfraktur (➤ 5.1.5.3.2) und Radiusköpfchenfraktur (➤ 5.1.5.3.3),
  - klassische Massage (➤ 3.14.1), Bindegewebsmassage (➤ 3.14.2), Triggerpunkttherapie (➤ 3.8.5) u. a.,
  - Thoraxmobilisation zur Unterstützung des sympathischen Systems,
  - Lösungs- und Atemtherapie nach Schaarschuch und Haase (➤ 3.3.2.3), Progressive Muskelrelaxation (➤ 3.3.2.5).

- Patientenedukation:
  - Lagerung der Extremität (Hand höher als Ellenbogen und dieser höher als Schulter → Entstauung),
  - Aufklärung über Indikationen und Kontraindikationen/Verbote (z. B. keine schnellen/abrupten Bewegungen, weitere ➤ Box),
  - Anleitung zum selbstständigen Üben,
  - Anleitung zur Selbstkontrolle (z. B. Erkennen/Vermeiden von Schonhaltungen, Überprüfen von Gips/Schiene auf Einengungen).

Cave

Cave in der Entzündungsphase:
- Schmerzen, die während der Therapie auftreten, unbedingt beachten.
- Kontraindikationen beachten:
  - Keine forcierte Therapie (denn das Ellenbogengelenk reagiert darauf i. d. R. mit starker Schwellungen und Ossifikation),
  - keine Pro- und Supination bei Ellenbogenluxation, Radiusköpfchen- und Olekranonfraktur,
  - keine Dehnung des M. triceps bei Olekranonfraktur,
  - keine Widerstände (Hochheben/Tragen von Gegenständen, Abstützen auf Ellenbogen und Hand),
  - keine Wärmetherapie im Bereich des Ellenbogens.

Proliferationsphase (6.–21. Tag ➤ 3.6.7.1.2):
- Mobilisation des betroffenen Arms:
  - Schmerzadaptiert in alle erlaubten Bewegungsrichtungen (SL, Sitz),
  - Ausführung der Übungen sowohl von proximal als auch von distal,
  - Stabilisation der Schulter,
  - Training der Fingermuskulatur,
  - Bewegungsschiene (CPM ➤ 4.9.6),
  - MT (➤ 3.5).
- Kräftigung der ellenbogengelenksumgebenden Muskulatur:
  - Weiterhin isometrisches Anspannen gegen Führungskontakt für M. biceps brachii, M. triceps brachii, M. deltoideus,
  - Anbahnen von Stütz- und Greiffunktionen im geschlossenen System.
- Verbesserung der Sensomotorik:
  - Verbesserung der intra- und intermuskulären Koordination,
  - Verbesserung der Tiefensensibilität (➤ 8.3.3),
  - ADL-Training, Schulung der Feinmotorik.
- Schmerzlindernde Maßnahmen (wenn noch starke Schmerzen und eine hohe Abwehrspannung vorhanden sind):
  - Skapulapattern (➤ 3.7.3.1.2),
  - detonisierende Maßnahmen, Funktionsmassage,
  - klassische Massage, Bindegewebsmassage, Triggerpunkttherapie u. a.,
  - Faszientechniken.
- Narbenbehandlung nach Freigabe durch den Arzt (zu Beginn darf kein Zug auf die Narbe ausgeübt werden) (➤ 5.1.5.1.7 Box),
- Haltungsschulung,
- BWS-Mobilisation/Skapulamobilisation,
- Sicherheitstraining (v. a. bei älteren Patienten, z. B. Sturzprophylaxe ➤ 16.3.4).

Konsolidierungsphase (22.–60. Tag ➤ 3.6.7.1.3):
- Mobilisation des betroffenen Arms: Forcierte assistive und aktive Mobilisation (Rotationsbewegung ist meist wieder freigegeben).
- Kräftigung der ellenbogengelenksumgebenden Muskulatur:
  - PNF (➤ 3.7.3),
  - Übungen mit einem dosierten Widerstand und kurzem Hebel (z. B. Theraband®/Seilzug),

- Beginn mit sportartspezifischem Training in der kinetischen Kette (offene und geschlossene Kette).
- Erweiterung des Bewegungsausmaßes: MT.
- Koordinationsschulung:
  - Sensomotorisches Training auf instabilen Unterlagen,
  - Schulung der Präzision der Bewegung (z. B. gezieltes Greifen, Entfernung einschätzen),
  - Schulung von Stützaktivitäten (z. B. ziehen, hängen, schieben, greifen).
- Training alltagsrelevanter Funktionen: Zunächst gering dosiert die Gewichtsübernahme/Belastung trainieren.
- Patientenedukation:
  - Ergonomie und Arbeitsplatzberatung (➤ 3.1.7),
  - Beratung bei der Wiederaufnahme von sportlichen Aktivitäten/geeignete Sportarten, Hobbies.

> Mit der Gewichtsübernahme auf den operierten Arm sollte gering dosiert begonnen werden. Die Steigerung erfolgt langsam.

Remodellierungsphase (61.–360. Tag ➤ 3.6.7.1.4):
- Mobilisation des betroffenen Arms:
  - Aktive Mobilisation,
  - MT (bei noch vorhandenen Bewegungseinschränkungen).
- Kräftigung der ellenbogengelenksumgebenden Muskulatur:
  - PNF,
  - Theraband®,
  - MTT (➤ 3.6),
  - Ausdauertraining sowie allgemeines Training der Rumpf- und Beinmuskulatur,
  - Stabilisationstraining,
  - Maximalkrafttraining,
  - Schnelligkeits- und Schnellkrafttraining.
- Sensomotorisches Training:
  - Ganzkörperstabilisationsübungen mit hoher Anforderung,
  - Feedforwardtraining (reaktives Werfen und Fangen ➤ 3.6.10.4.4),
  - Training der Präzisionskontrolle,
  - therapeutisches Klettern.
- Arbeits- und sportartenspezifisches Training (evtl. Wettkampftraining ➤ 18).

> **Golden arc of motion:** Mit einem Bewegungsausmaß von 30°–120° Flexion und 50° Pro- und Supination kann der Patient seinen Alltag gut bewältigen.

5.1.5.4 Verletzungen von Unterarm und Hand

5.1.5.4.1 Physiotherapeutischer Befund bei Verletzungen an Unterarm, Hand und Handgelenk

Struktur- und Funktionsebene sowie Aktivitäts- und Partizipationsebene (ICF): ➤ 5.1.3

Assessments:
- ➤ 5.1.5.3.1,
- Score nach Gartland und Werley (Radiusfraktur ➤ 5.1.5.4.2),
- Cooney und Bussey Score (distale Radiusfraktur ➤ 5.1.5.4.3),
- Mayo Wrist Score (Handgelenksfraktur),
- Scaphoid Score nach Sukul (Skaphoidfraktur),
- Scoring System der AO-Arbeitsgruppe „Distaler Radius".

Physiotherapeutischer Befund (Zusatz):
- Achsenfehlstellung, Stufenbildung,

- Überprüfung von Gips, Orthese, Bandage oder Schiene auf Einschnürung (➤ 5.1.2.3.2 Box) und Gebrauch/Handling,
- Testung der Beweglichkeit zwischen den Handwurzelknochen nach Freigabe durch den Arzt,
- Angstvermeidungsverhalten (z. B. wird die Hand am Körper gehalten).
- Ausweichbewegungen:
  - Ausgleichung einer fehlenden Pronation durch eine Abduktion im Schultergelenk,
  - Ausgleichung einer fehlenden Supination durch eine Außenrotation und Adduktion im Schultergelenk,
  - Vernachlässigung der betroffenen Hand.
- Stabilität:
  - Schnelle Handbewegungen (z. B. zeichnen) benötigen eine gute Stabilisation in Schulter- und Ellenbogengelenk,
  - differenzierte Fingerbewegungen benötigen ein stabiles Handgelenk.
- Greifformen:
  - Grobmotorisch:
    - Faustschluss,
    - Handöffnung.
  - Feinmotorisch:
    - Pinzetten- und Spitzgriff,
    - Dreipunktegriff (Funktionshand; dieser Griff ermöglicht dem Patienten, den Alltag zu bewältigen),
    - Schlüssel- und Klemmgriff.

Cave

Bereits eine Ruhigstellung von zehn Tagen führt zu Bewegungsdefiziten.

5.1.5.4.2 Unterarmschaftfrakturen

Ätiologie: Unterarmschaftfrakturen kommen sowohl als isolierte wie auch kombinierte Schaftbrüche von Ulna und Radius vor. Ursachen können indirekte (z. B. Abfangen eines Sturzes, Autounfall) oder direkte Gewalteinwirkungen (z. B. Schlag) sein. Dabei kann zusätzlich eine Luxation des Radius- oder des Ulnaköpfchens auftreten. **Cave:** Kompartmentsyndrom (➤ 5.1.2.4).

Klassifikation: Die Unterarmschaftfrakturen können nach Lokalisation und Bruchmechanismen bzw. Beschaffenheit der Fraktur unterteilt werden (➤ Tab. 5.1.8).

Tab. 5.1.8 Einteilung Unterarmschaftfrakturen (Oestern 2012, S. 725).

Bezeichnung	Beschreibung
AO-Klassifikation	
A-Frakturen	einfache Querbrüche von Radius oder Ulna
B-Frakturen	Keilfrakturen
C-Frakturen	Segment- oder Mehrfragmente- bzw. Trümmerfrakturen eines oder beider Unterarmknochen
Spezifische Frakturen	
Monteggia-Fraktur	Ulnaschaftfraktur mit Luxation des Radiusköpfchens
Galeazzi-Fraktur	Radiusschaftfraktur in Verbindung mit einer Luxation des distalen Ulnaköpfchens im distalen Radioulnagelenk (➤ 5.1.5.4.3)
Parierfraktur	isolierte Ulnafraktur durch Gewalteinwirkung bei Abwehrbewegungen
Pilon-radial-Fraktur	kombinierte Fraktur von Radius und Ulna

■ **Klinischer Befund**

- **Symptome:**
  - Schmerzen lokal über der Fraktur,
  - Bewegungsschmerz,
  - Ödem,
  - Fehlstellung,
  - Instabilität bei Frakturen, die beide Unterarmknochen betreffen.
- **Diagnostik:** Röntgen in zwei Ebenen (➤ 2.4.14) in voller Länge der Unterarmknochen mit Hand und Ellenbogengelenk aufgrund einer möglichen Luxationsfraktur.
- **Komplikationen:**
  - Infektionen,
  - Pseudarthrose (➤ 5.1.2.4, zusammen mit Infektionen häufigste Komplikation),
  - Brückenkallus mit einer Einschränkung der Pro- und Supinationsbewegung nach konservativer Behandlung möglich,
  - CRPS (➤ 8.4.13.1, ➤ 15.3.2.3.2),
  - Nervenverletzung (N. radialis ➤ 8.4.10.4.4).

■ **Therapie**

- **Konservativ:**
  - Kindliche Frakturen,
  - unverschobene Frakturen,
  - wenig dislozierte distale Ulnafrakturen,
  - nach der Reposition erfolgt die Ruhigstellung im Oberarmgips für 4 bis 6 Wochen.
  - Die Ergebnisse sind oft unbefriedigend, da die Reposition schwierig und die Ruhigstellung der Fraktur unzureichend ist.
- **Operativ:**
  - Deutlich bessere Ergebnisse als bei konservativer Versorgung,
  - z. B. Plattenosteosynthese, Fixateur externe (➤ 5.1.2.3.3).

■ **Physiotherapie**

- **Cave:** Vor der ersten Behandlung erlaubtes Bewegungsausmaß (➤ 2.1.5.1) und Kontraindikationen beim behandelnden Arzt/Operateur erfragen.
- Axiale Belastbarkeit frühestens nach 6–8 Wochen post OP möglich (Stützen), daher bei Begleitverletzungen der unteren Extremität Achselstützen verwenden,
- volle Belastung nach ca. 12 Wochen möglich,
- Kontraindikation (List 2009): Bei Monteggia- und Galeazzi-Frakturen in den ersten 3–4 Wochen keine dynamischen Umkehrbewegungen durchführen.

Weitere Hinweise zur PT nach chirurgischen Eingriffen an Unterarm und Hand ➤ 5.1.5.4.9.

Evidenz-/Bewertungslage: ➤ Link am Kapitelende.

5.1.5.4.3 Distale Radiusfraktur

Epidemiologie und Ätiologie: Die distale Radiusfraktur zählt zu den häufigsten Frakturen. Die Stellung des Handgelenks während des Sturzes/der Krafteinwirkung bestimmt den Frakturverlauf (➤ Tab. 5.1.9). Die Colles-Fraktur ist die häufigste Fraktur des Menschen (25 %).

Tab. 5.1.9 Differenzierung distaler Radiusfrakturen.

Frakturtyp	Ursache	Kennzeichen	Gipsschiene
Colles-Fraktur (Loco typico)	Sturz auf die dorsalextendierte Hand	Dislokation der Fragmente nach dorsal und radial	dorsale Gipsschiene
Smith-Fraktur	Sturz auf die flektierte Hand	Dislokation nach volar und radial	ventrale Gipsschiene

Klassifikation: ➤ Tab. 5.1.10 gibt die Klassifikation der distalen Radiusfraktur entsprechend der AO-Einteilung wieder.

Tab. 5.1.10 AO-Einteilung distale Radiusfraktur (Oestern 2012, S. 728).

Bezeichnung	Beschreibung
A-Frakturen	extraartikuläre Frakturen
B-Frakturen	einfache intraartikuläre Radiusfrakturen mit teilweise erhaltener Verbindung zwischen Epi- und Metaphyse
C-Frakturen	intraartikuläre Mehrfragmentfrakturen des distalen Unterarms

Klinischer Befund

- **Symptome:**
  - Druckschmerz,
  - Schmerz bei aktiver und passiver Bewegung,
  - Fehlstellung,
  - Schwellung,
  - Guyon-Logensyndrom (Ulnartunnelsyndrom) bei N. ulnaris-Druckverletzung,
  - Sulcus-nervi-ulnaris-Syndrom mit Sensibilitätsstörungen (D4, D5).
- **Diagnostik:** Röntgen des Handgelenks in zwei Ebenen (➤ 2.4.14).
- **Komplikationen:**
  - Refraktur,
  - Pseudarthrose (➤ 5.1.2.4),
  - traumatisches Karpaltunnelsyndrom durch zu engen Gips/Fehlstellung (N. medianus, Gefäße) (➤ 8.4.10.4.3),
  - CRPS (➤ 8.4.13.1, ➤ 15.3.2.3.2),
  - Fehlstellung des Handgelenks:
    - Bajonett-Stellung (Fehlstellung und Frakturdislokation nach radial),
    - Fourchette-Stellung (Fehlstellung und Frakturdislokation zur Streckseite).
  - Infektionen.

Therapie

- Das Therapieverfahren ist abhängig von der Fehlstellung und vom Alter des Patienten.
- **Konservativ:**
  - Stabile Radiusfrakturen werden unter Lokalanästhetikum reponiert.
  - Die Hand wird im Stützverband, Unterarmcast oder zunächst im gespaltenen, dann im zirkulären Gips in leichter Palmarflexion sowie Ulnarabduktion ruhiggestellt (ca. 4–6 Wochen).
- **Operativ:**
  - Fixateur externe,
  - Schraubenosteosynthese,
  - winkelstabile Plattenosteosynthese,
  - Gipsschiene in der ersten Woche nach der Osteosynthese,
  - frühfunktionelle PT (s. u.).

Cave

Der Gips darf nicht zu eng sein. Aufgrund der Dislokationsgefahr muss eine engmaschige Röntgenkontrolle (➤ 2.4.14) erfolgen.
Bei Verwendung von dorsalen Platten mit einer Dimension von 2,7 oder 3,5 mm kommt es postoperativ häufig zu Sehnenreizungen. Werden kleinere Platten mit ulnodorsalem Zugang verwendet, treten Sehnenreizungen seltener auf (DGU 2021).

■ **Physiotherapie**

- **Cave:** Vor der ersten Behandlung erlaubtes Bewegungsausmaß (➤ 2.1.5.1) und Kontraindikationen beim behandelnden Arzt/Operateur erfragen.
- Bei konservativer Behandlung beginnt die PT nach Entfernung des Gipses. Bis dahin können die freien Gelenke bewegt werden.
- Bei operativer Therapie beginnt die Behandlung am zweiten Tag nach der OP.

Kontraindikation (List 2009): Bis zur Konsolidierung der Fraktur darf keine Hebelwirkung auf die Fraktur einwirken.
Weitere Hinweise zur PT nach chirurgischen Eingriffen an Unterarm und Hand ➤ 5.1.5.4.9.

5.1.5.4.4 Frakturen der Handwurzelknochen – Os scaphoideum-Fraktur

Frakturen der Handwurzelknochen entstehen bei Arbeits-, Sport- und Verkehrsunfällen. Häufig kommen Frakturen des Os trapezium und Os scaphoideum vor, wobei die Os scaphoideum-Fraktur (Kahnbeinfraktur) mit 80 % der Fälle am häufigsten auftritt. Sie wird im Folgenden daher differenziert vorgestellt. Die anderen Handwurzelknochenfrakturen werden i. d. R. konservativ behandelt.

■ **Os scaphoideum-Fraktur (Kahnbeinfraktur)**

Ätiologie: Eine Kahnbeinfraktur entsteht durch Sturz auf das überstreckte Handgelenk. Meist frakturiert das mittlere Drittel (Quer- und Schrägfrakturen). Die Frakturen sind schwer diagnostizierbar, da die klinischen Symptome diskret auftreten. Deshalb sollte bei anhaltenden Beschwerden nach einigen Tagen eine Röntgenkontrolle (➤ 2.4.14) oder CT-Untersuchung (➤ 2.4.17) durchgeführt werden. Als Spätfolge einer Os trapezium-Fraktur kann eine Rhizarthrose entstehen.

Klinischer Befund:

- **Symptome:**
  - Schmerzen beim Druck auf die Tabatière,
  - Schmerzen bei Stauchung und Zug am Daumen,
  - Bewegungsbeeinträchtigung im Handgelenk,
  - Schmerzen bei passiver Pro- und Supination sowie Radialabduktion,
  - Kraftdefizit,
  - Schwellung.
- **Komplikationen/Spätfolge:**
  - Nekrose,
  - Rhizarthrose (als Pseudoarthrose nach Kahnbeinfraktur ➤ 5.1.2.4).

Therapie (Mehling et al. 2013):

- **Konservativ:**
  - Ruhigstellung für 6–12 Wochen (Evidenz ➤ Link am Kapitelende):
    - Kahnbeingips (Unterarmgips bzw. Unterarmcast mit Einschluss des Daumengrundgelenks),
    - Oberarmgips nur noch bei instabilen Frakturen, die nicht operativ versorgt werden können.
- **Operativ:**
  - Mittel der Wahl aufgrund der Gefahr der Rhizarthrose,
  - anschließende Ruhigstellung:
    - Frakturen im mittleren (70 %) und distalen (10 %) Drittel für 7 Tage,
    - Frakturen im proximalen (20 %) Drittel gelten als instabile Frakturen, deshalb bei normalem Verlauf Ruhigstellung für 2–3 Wochen.
  - Ziel: Frühmobilisation und schnelle Rückkehr zur Arbeit.

Physiotherapie:
- **Cave:** Vor der ersten Behandlung erlaubtes Bewegungsausmaß (➤ 2.1.5.1) und Kontraindikationen beim behandelnden Arzt/Operateur erfragen.
- Beginn am zweiten Tag nach der OP ohne Belastung auf das Handgelenk (s. u.).

Kontraindikationen (List 2009):
- Übungen gegen angepassten Widerstand oder in der geschlossen Kette sind in den ersten 5 Wochen kontraindiziert.
- (Normale) Belastung der Hand ist erst ab der 8. Woche freigegeben.

Weitere Hinweise zur PT nach chirurgischen Eingriffen an Unterarm und Hand ➤ 5.1.5.4.9

Evidenz-/Bewertungslage: ➤ Link am Kapitelende.

5.1.5.4.5 Frakturen der Ossa metacarpalia

Häufig frakturieren die Ossa metacarpalia II–IV durch Schlag- und Quetschverletzungen.

■ Klinischer Befund
- **Symptome:**
  - Schmerzen,
  - Schwellung des Handrückens.
- **Komplikationen:**
  - Kompartmentsyndrom (➤ 5.1.2.4),
  - Arthrose,
  - Rhizarthrose.

■ Therapie
- **Konservativ:** Ruhigstellung von geringfügig dislozierten Frakturen für 3–4 Wochen in einem Unterarmgips.
- **Operativ:**
  - Bei Mehretagenfrakturen, dislozierten Spiralfrakturen, offenen Frakturen, Verkürzungen > 5 mm.
  - Bei Fraktur des Os metacarpale I muss eine Schraubenosteosynthese durchgeführt werden, da die Reposition meist nicht bestehen bleibt. Frakturtypen:
    - Bennett-Fraktur (Fraktur der Basis des Metacarpale I sowie Abscherung des medialen Knochenecks),
    - Rolando-Fraktur (T- oder Y-förmige Frakturlinie an der Basis des Metacarpale I),
    - Winterstein-Fraktur (extraartikuläre Fraktur des Metacarpale I).

■ Physiotherapie

Cave: Vor der ersten Behandlung erlaubtes Bewegungsausmaß (➤ 2.1.5.1) und Kontraindikationen beim behandelnden Arzt/Operateur erfragen.
- Während der Ruhigstellung:
  - Bewegung der freien Gelenke,
  - Reduktion des Ödems (➤ 3.11),
  - Schmerzlinderung, z. B. durch
    - Eisanwendungen (➤ 3.15.4),
    - Hochlagern,
    - Entspannungstechniken (➤ 3.3).
- Weitere Behandlung sollte befundbezogen (➤ 5.1.3, ➤ 5.1.5.4.1) durchgeführt werden.

Weitere Hinweise zur PT nach chirurgischen Eingriffen an Unterarm und Hand ➤ 5.1.5.4.9

5.1.5.4.6 Frakturen der Grund-, Mittel- und Endphalangen

Phalangen frakturieren durch direkte Gewalteinwirkung und axiale Stauchung.

Klinischer Befund:

- **Symptome:**
  - Endglied: Pralle Schwellung, Schmerzen, Hämatom.
  - Mittelglied: Zusätzlich Achsenabweichung.
  - Grundglied: Achsenabweichung meist nach dorsal.
- **Diagnostik:** Röntgen der Finger in zwei Ebenen (➤ 2.4.14).

5

Therapie:

- **Konservativ:** Ruhigstellung in einer Unterarmgipsschiene für 3–4 Wochen bei nicht dislozierten Frakturen.
- **Operativ:**
  - Fixation dislozierter Frakturen mit Schrauben, Kirschner-Drähten oder Platten,
  - frühfunktionelle PT bei übungsstabiler Osteosynthese, ansonsten frühestmögliche Freigabe.

Weitere Hinweise zur PT nach chirurgischen Eingriffen an Unterarm und Hand ➤ 5.1.5.4.9

Evidenz-/Bewertungslage: ➤Link am Kapitelende.

5.1.5.4.7 Beugesehnenverletzung

Sehnenverletzungen machen rund 5 % aller Fälle in der Notaufnahme aus. Sie können sich sowohl auf Grundlage degenerativer Veränderungen entwickeln, z. B. bei Osteoarthritis des distalen Radioulnargelenks, als auch infolge chronischer Reizung, z. B. nach plattenosteosynthetischer Versorgung. Weitere Ursache sind Trauma, z. B. Messer- (40 %), Glas- (34 %) oder Sägeverletzungen (25 %) (Gojowy et al. 2020). Insgesamt sind Beugesehnen häufiger betroffen als Strecksehnen (ebd.). Die Diagnose erfolgt mittels klinischer Untersuchung und bildgebender Verfahren, z. B. Sonografie (➤ 2.4.15) und MRT (➤ 2.4.16).

Schöffl und Winkelmann (2010) beschrieben, dass traumatisch bedingte Teilrupturen unter < 60 % des Gesamtquerschnitts nicht operativ versorgt werden sollten, da die nicht versorgten Teilrupturen eine höhere Reissfestigkeit aufweisen als die versorgten.

Die **Sehnenheilung** läuft in drei Phasen ab:

1. Migration und Invasion von peripheren Zellen und Blutgefäßen.
2. Sehne und umliegendes Gewebe heilen ab.
3. Remodellierung aufgrund der Sehnenfunktion.

Der Heilungsprozess unterteilt sich in extrinsischer und intrinsischer Sehnenheilung. In der **extrinsischen Phase** steht eine ausgeprägte Inflammation mit anschließender Proliferation und Remodellierung im Vordergrund. Besteht während der erhöhten Fibroblastenaktivität eine Immobilisierung, führt dies zu Adhäsionen der Sehne.
Die **intrinsische Sehnenheilung** ist gekennzeichnet durch Einwanderung von „fibroblast-like tenocytes". Sie fördern die Kollagenproduktion mit der anschließenden Remodellierung. Begünstigt wird die intrinsische Sehnenheilung durch Bewegung. Damit begründeten Schöffl und Winkelmann (2010) die frühe passive Bewegungstherapie.

Ätiologie: Die Sehnen werden häufig durchtrennt bei Schnitt-, Quetsch-, Biss- und Rissverletzungen. Das Ausmaß der Verletzung ist abhängig von der Lokalisation und der Mitverletzung der ring- und kreuzförmigen Haltebänder sowie der Sehnenscheiden und Begleitverletzungen (➤ Tab. 5.1.11).

Tab. 5.1.11 Klassifikation nach Leddy und Parker (nach Schöffl u. Winkelmann 2010).

Bezeichnung	Verletzungsausmaß
Typ 1	• Retraktion der Sehne in die Hohlhand, • Ruptur der Vinculae, • Unterbrechung der Durchblutung, • operative Versorgung innerhalb von 7–10 Tagen nötig.
Typ 2	• Rückzug der Sehne bis zum Fingermittelgelenk, dort vom intakten Vinculum gehalten, • Durchblutung bleibt meist erhalten, Reinsertion somit eher erfolgreich.
Typ 3	• Knöcherner Sehnenausriss am M. flexor digitorum profundus, • zusätzlich in Form von Rupturen an der Sehnenscheide und den Ringbändern.

Klinischer Befund

- **Symptome:**
  - Beugesehnenfunktionsschwäche,
  - Beugesehnenfunktionsaufhebung.
- **Komplikationen:**
  - Reruptur,
  - Verwachsungen,
  - Beugekontraktur der Fingergelenke,
  - selten Infektionen,
  - CRPS (➤ 8.4.13.1, ➤ 15.3.2.3.2).

Therapie

Konservativ:

- Selten,
- Schöffl und Winkelmann (2010) empfehlen eine konservative Vorgehensweise bei Sehnenteilrupturen, wenn diese < 60 % des Gesamtquerschnitts nicht überschreiten. Degenerativ veränderte Sehnen wie beim Rheumatiker sind davon ausgeschlossen.

Operativ:

- Innerhalb der ersten 24 Stunden nach dem Trauma sollte eine Sehnennaht erfolgen (noch bis zum 21. Tag nach dem Trauma möglich).
- 5 Wochen nach dem Unfall sollte ausschließlich eine Sehnentransplantation erfolgen.
- Der Operateur ist bemüht, die Gleitfähigkeit der Sehne und deren Führung durch die Ringbänder zu erhalten.
- Im Bereich der Handwurzel und der Ossa metacarpalia fehlen die Sehnenscheiden, daher ist hier bei Verletzungen eine Sehnennaht erfolgreicher.

Nachbehandlung der operativ versorgten Beugesehnenverletzung in einer Kleinert-Schiene:

- Handgelenk 20–30° Palmarflexion,
- Grundgelenk (Articulatio metacarpophalangealis, MCP) 30–40° Flexion,
- Mittel- und Endgelenke (Articulatio interphalangealis proximalis, PIP und Articulatio interphalangealis distalis, DIP) in Extension.

Der Gummizügel wird zwischen der Fingerkuppe und dem proximalen Handgelenk am Gips oder Verband befestigt. Bei Beugesehnenverletzungen von D2–D5 richtet sich der Zug in Richung Os scaphoideum aus. Dadurch wird die Sehne entlastet. Die Rupturgefahr ist in den ersten 15 Tagen nach der OP erhöht. Die Gummizügel werden nach 5–6 Wochen entfernt. Eine Vollbelastung der Sehne im Alltag ist nach 12 Wochen möglich. Eine sportliche Vollbelastung wird frühestens nach 4 Monaten erlaubt.

■ **Physiotherapie**
- Werdin und Schaller (2008) bezeichnen „early passive movement" als Goldstandard, Beginn mit passiver Bewegungstherapie am ersten Tag nach der OP.
- **Cave:** Keine aktive Flexion bis zur Freigabe durch den Arzt.

Weitere Hinweise zur PT nach chirurgischen Eingriffen an Unterarm und Hand ➤ 5.1.5.4.9.

Evidenz-/Bewertungslage: ➤ Link am Kapitelende.

5.1.5.4.8 Strecksehnenverletzung

Ätiologie: Strecksehnenverletzungen entstehen durch Schnitt-, Säge-, Stich-, Biss- und Sportverletzungen. Tritt die Verletzung am Endglied auf, kommt es zu einer Sehnenabrissverletzung (Klassifikation ➤ Tab. 5.1.12). Die Strecksehnen sind durch den dünnen Weichteilmantel relativ schlecht durchblutet, sie heilen dadurch langsam aus.

Tab. 5.1.12 Klassifikation nach Pechlaner et al. (1998) (zitiert nach List 2009).

Zone	Beschreibung	Symptom
1	Endgliedbereich evtl. knöcherner Ausriss	Streckdefizit von 40°.
2	Mittelgliedbereich	Unvollständige Streckfunktion, wenn die seitlichen Zügel noch intakt sind; Streckdefizit, wenn beide seitlichen Zügel mitverletzt sind.
3	Mittelgelenkbereich	Bei kompletter Durchtrennung des Mittelzügels und intakten Seitenzügeln kann das Gelenk nicht dynamisch gestreckt, aber in Endstellung gehalten werden. Sind die Seitenzügel mitverletzt, kommt es zu einer Beugestellung der PIP in 50–80°, Knopflochdeformität.
4	Grundgliedbereich	Bei kompletter Durchtrennung deutliches Streckdefizit im PIP.
5	Grundgelenkbereich	Bei Durchtrennung der Sehne distal des Connexus intertendineus kommt es zu einem Streckdefizit von 40° im MCP.
6	Handrückenbereich	Die Strecksehnenruptur führt zu einem Streckdefizit im MCP von 20°.
7	Handgelenkbereich	Umfangreiche Verletzung.
8	Unterarmbereich	Unterschiedliche Streckdefizite entsprechend der Verletzung.

■ **Klinischer Befund**
- **Symptom:** Ausgedehntes Ödem am Handrücken.
- **Komplikationen:**
  - Hautnekrosen bei Stabilisierung mit Kirschner-Draht,
  - Verklebungen, Kontrakturen,
  - CRPS (➤ 8.4.13.1, ➤ 15.3.2.3.2),
  - Infektionen.

■ **Therapie**
- **Konservativ:** Verletzungen der Zone 1–3 (➤ Tab. 5.1.12).
- **Operativ:**
  - Sehnennaht,
  - anschließende dynamische Ruhigstellung der Hand in einer **Reversed-Kleinert-Schiene:**
    - PIP und DIP in Nullstellung,

- MCP in 20–40° Beugestellung,
- Handgelenk in 40° Dorsalextension.
- PT (s. u.).

Nachbehandlung der operativ versorgten Strecksehnenverletzung in der Reversed-Kleinert-Schiene
Schöffl und Winkelmann (2010) empfehlen eine Ruhigstellung in der „Intrinsic-plus-Stellung". Neuere Studien belegen auch hier den Benefit einer dynamischen Nachbehandlung (➤ 5.1.6.1).

■ **Physiotherapie**
Cave:
- Vor der ersten Behandlung erlaubtes Bewegungsausmaß (➤ 2.1.5.1) und Kontraindikationen beim behandelnden Arzt/Operateur erfragen.
- Keine aktive Extension bis zur Freigabe durch den Arzt.

Weitere Hinweise zur PT nach chirurgischen Eingriffen an Unterarm und Hand ➤ 5.1.5.4.9

Evidenz-/Bewertungslage: ➤ Link am Kapitelende.

5.1.5.4.9 Physiotherapeutische Behandlung nach chirurgischen Eingriffen an Unterarm und Hand

Allgemeine Hinweise zur PT bei Verletzungen der Hand:
- Handverletzte benutzen vorrangig ihre gesunde Hand und vernachlässigen dadurch ggf. ihre erkrankte Hand.
- Durch Bewegungen verursachte Irritationen führen zu einer Heilungsverzögerung und sollten daher vermieden werden.
- **Cave:** Vor der ersten Behandlung erlaubtes Bewegungsausmaß (➤ 2.1.5.1) und Kontraindikationen beim behandelnden Arzt/Operateur erfragen.

Entzündungsphase (0–5. Tag ➤ 3.6.7.1.1):
- Abdeckung der Prophylaxen (➤ 3.1.2, 3.1.3).
- Mobilisation der betroffenen Hand:
  - Bewegen der Hand- und Fingergelenke in der schmerzfreien und erlaubten ROM (➤ 2.1.5.1) (RL, SL, Sitz),
  - passives Bewegen.
- Kräftigung der Hand- und Fingermuskulatur: Isometrische Anspannung (➤ 2.1.5.2 Box) der Hand- und Fingermuskulatur,
- mentales Training.
- Entstauende Maßnahmen:
  - MLD (➤ 3.11.5.1)/Ausstreichungen,
  - Hochlagern des Arms,
  - evtl. Pumpbewegung der Finger.
- Schmerzlindernde Maßnahmen:
  - Thoraxmobilisation zur Unterstützung des sympathischen Systems,
  - Detonisierung der intrinsischen Muskulatur, Hand- und Unterarmmuskulatur,
  - Lagerung, klassische Massage (➤ 3.14.1), Bindegewebsmassage (➤ 3.14.2), Triggerpunkttherapie (➤ 3.8.5) u. ä.
- Patientenedukation:
  - Lagerung der Extremität (Hand höher als Ellenbogen und dieser höher als Schulter → Entstauung),
  - Aufklärung über Indikationen und Kontraindikationen/Verbote (z. B. kein Tragen/Heben von Gewichten, kein Abstützen, keine schnellen und abrupten Bewegungen),
  - Anleitung zum selbstständigen Üben,

- Anleitung zur Selbstkontrolle (z. B. Erkennen/Vermeiden von Schonhaltungen, Überprüfen von Gips/Schiene auf Einengungen).
- Funktionserhaltung der nicht betroffenen Extremitäten,
- Beginn des Trainings funktioneller Alltagsbewegungen,
- evtl. Hilfsmittelversorgung (z. B. Anziehhilfe, Essbesteck ➤ 4.9.7).

Proliferationsphase (6.–21. Tag ➤ 3.6.7.1.2):
- Mobilisation der betroffenen Hand:
  - Schmerzadaptierte Mobilisation in alle erlaubten Bewegungsrichtungen,
  - Erhalt der Beweglichkeit der angrenzenden Gelenke,
  - MT (➤ 3.5),
  - Verbesserung der neuralen Beweglichkeit,
  - Spiegeltherapie (➤ 15.3.2.3.2).
- Kräftigung der finger- und handgelenksumgebenden Muskulatur:
  - Weiterhin isometrische Anspannen gegen Führungskontakt,
  - statische und dynamische Muskelaktivität,
  - PNF (➤ 3.7.3),
  - Übungen mit Softball, Schwamm oder Fingerknete.
- Schmerzlindernde Maßnahmen:
  - Skapulapattern (➤ 3.7.3.1.2),
  - detonisierende Maßnahmen (z. B. Funktionsmassage, Entspannungstechniken ➤ 3.3),
  - klassische Massage (➤ 3.14.1), Bindegewebsmassage (➤ 3.14.2), Triggerpunkttherapie (➤ 3.8.5) u. a.,
  - Faszientechniken.
- Verbesserung der Sensomotorik:
  - Verbesserung der intra- und intermuskulären Koordination,
  - Wiederherstellen der Funktionshand,
  - Schulung der Grob- und Feinmotorik.
- Desensibilisierung: Verschiedene Materialbäder, Bürsten, Pinsel u. Ä.,
- Narbenbehandlung nach Freigabe durch den Arzt (➤ 5.1.5.1.7 Box),
- Haltungsschulung.

Konsolidierungsphase (22.–60. Tag ➤ 3.6.7.1.3):
- Mobilisation der betroffenen Hand durch aktives Bewegen.
- Kräftigung der finger- und handgelenksumgebenden Muskulatur:
  - PNF (➤ 3.7.3), Übungen mit dosiertem Widerstand und kurzem Hebel (z. B. Theraband®, Power Web, Therapieknete, Hantel),
  - Kraft- und Ausdauertraining (➤ 3.6.8, ➤ 3.6.9),
  - Stabilisationstraining des Schultergürtels, Schulter-, Ellenbogen- und Handgelenks.
- Koordinationsschulung:
  - Sensomotorisches Training auf instabilem Untergrund,
  - Training alltagsrelevanter Funktionen,
  - Präzisionsschulung, Feinkoordination,
  - Schulung eines zielgerichteten, fein abgestuften Greifens.
- Patientenedukation:
  - Ergonomie und Arbeitsplatzberatung (➤ 3.1.7),
  - Beratung bei der Wiederaufnahme von sportlichen Aktivitäten bzw. zu geeignete Sportarten, Hobbies.

Remodellierungsphase (61.–360. Tag ➤ 3.6.7.1.4):
- Mobilisation der betroffenen Hand:
  - Aktives Bewegen,
  - MT (bei noch vorhandenen Bewegungseinschränkungen).
- Kräftigung der finger- und handgelenksumgebenden Muskulatur:
  - PNF,

- MTT (➤ 3.6),
- Theraband®, Power Web, Mini-Expander, Bälle u. ä.
- Haltungsschulung.
- Erweiterung des Bewegungsausmaßes (➤ 2.1.5.1):
  - MT,
  - Muskeldehnung (➤ 3.5.7).
- Sensomotorisches Training:
  - Reaktives Fangen von Gegenständen,
  - Schulung der Reaktion und Präzision.
- Arbeits- und sportartenspezifisches Training (➤ 18).

Evidenz-/Bewertungslage: ➤ Link am Kapitelende.

5.1.5.5 Frakturen der Brust- oder Lendenwirbelsäule

Ätiologie:
- Direkte Gewalteinwirkung (Überroll- oder Anpralltrauma),
- indirekte Gewalteinwirkung über die Extremitäten,
- Sturz aus großer Höhe,
- pathologische Frakturen (Tumoren ➤ 10, Osteoporose ➤ 4.1.3.3.9),
- Hyperextension, -flexion.

Klassifikationen: Generell können alle WS-Fakturen nach ihrer Stabilität unterteilt werden:
- Bewegungsstabile Frakturen: Bandstrukturen sind intakt, keine Gefahr der Rückenmarksläsion oder Dislokation.
- Instabile Frakturen: Bandstrukturen sind gerissen, Gefahr der Rückenmarksläsion oder Dislokation.

Weitere Klassifikationen für BWS und LWS werden in ➤ Tab. 5.1.13 aufgeführt, HWS-Frakturen werden unter ➤ 5.1.5.6 vorgestellt.

Tab. 5.1.13 Klassifikationen BWS- und LWS-Frakturen.

Bezeichnung	Beschreibung
Einteilung der BWS- und LWS-Frakturen nach Magerls	
Typ A	Kompressionsfraktur mit Verletzung der vorderen Elemente der WS (Wirbelkörper = ventrale Säule).
Typ B	Flexions- bzw. Distraktionsverletzung, betroffen sind v. a. die mittleren Elemente, d. h., die Risslinie geht entweder durch die Intervertebralgelenke, die Wirbelbogen oder durch die Bandscheibe.
Typ C	Verletzung der hinteren Elemente durch Rotations- oder Torsionsverletzung, betroffen sind Wirbelbogen, Dorn- und Querfortsätze.
Typ D	Verletzung des Discus vertebralis und bandhafter Strukturen.
Klassifikation bei Beteiligung des Spinalkanals	
0	Spinalkanal nicht betroffen.
1	Bis zu 1/3 des Spinalkanals betroffen.
2	Bis zu 2/3 des Spinalkanals betroffen.
3	Mehr als 2/3 des Spinalkanals betroffen.

5.1.5.5.1 Klinischer Befund

Die Klinik hängt von Schweregrad und Lokalisation der Fraktur ab.

- **Symptome:**
  - Stabile Frakturen evtl. vollständig symptomlos,
  - lokaler Druck-, Klopf- und Stauchungsschmerz (v. a. bei stabilen Frakturen),
  - schmerzhafte Bewegungseinschränkungen,
  - muskulärer Hartspann,
  - Querschnittsymptomatik (➤ 8.4.4),
  - radikuläre Symptome.
- **Komplikationen:**
  - Persistierende neurologische Defizite,
  - Kompression der Cauda equina, Rückenmarksschädigung bis hin zur Querschnittsverletzung,
  - Begleitverletzungen: weitere Verletzungen oder Frakturen (z. B. Fraktur des Kalkaneus bei Sturz aus großer Höhe),
  - intraspinale Blutungen.

5.1.5.5.2 Therapie

- **Konservativ:** Versorgung mit Mieder und Korsett bei WS-Verletzungen vom Typ A (➤ Tab. 5.1.13) und anderen stabilen Frakturen.
- **Operativ:**
  - Instabile, dislozierte Frakturen mit oder ohne neurologischer Begleitsymptomatik, z. B. Typ B- oder C-Fraktur (➤ Tab. 5.1.13),
  - Fixateur interne, evtl. mit zusätzlicher ventraler Stabilisierung.

5.1.5.5.3 Physiotherapie

■ Physiotherapeutischer Befund

Struktur- und Funktionsebene sowie Aktivitäts- und Partizipationsebene (ICF): ➤ 5.1.3

Befund-Zusatz:

- Testung der Kennmuskeln,
- Testung der Aktivierungsmöglichkeit der lokalen Stabilisatoren,
- Reflextestung, ggf. auch pathologische Reflexe,
- Testung der Tiefensensibilität (wenn erlaubt, durch Testung der Winkelreproduktionsfähigkeit der WS),
- sensible Hautareale.

Assessments:

- VAS (➤ 2.2.3.3)/NRS (➤ 2.4.5.1),
- Pain Disability Index,
- American Spinal Injury Association (ASIA) Scale (➤ 8.4.4.2),
- abdominal hollowing (Messung der Aktivierbarkeit/Kraft des M. transversus abdominis) (Cairns et al. 2000).

Im späteren Verlauf:

- FFb-H-R (➤ 2.2.3.6),
- Neck Disability Index (NDI) (Vernon u. Mior 1991),
- Back-Performance Scale (BPS ➤ 2.2.4.3).

■ Physiotherapeutische Behandlung

Cave: Vor Beginn der PT-Behandlung unbedingt mit dem behandelnden Arzt/Operateur abklären, welche Kontraindikationen wie lange vorliegen.

Kontraindikationen:

- Rotationsbewegungen,
- dynamische, endgradige Bewegungen der WS,
- ggf. Hüftflexion (je nach Frakturhöhe limitiert),

- Heben/Tragen von schweren Gegenständen,
- Sitzen,
- Anheben des Beins aus RL am langen Hebel bei LWS-Frakturen sowie Anheben des Beins gegen einen distalen Widerstand,
- Anheben des Rumpfs aus der RL,
- schnelle und plötzliche Bewegungen ohne segmentale Stabilisierung,
- Springen/Hüpfen.

Entzündungsphase (0–5. Tag ➤ 3.6.7.1.1):
- Abdeckung der Prophylaxen (Thrombose, Dekubitus ➤ 3.1.2.2, ➤ 3.1.3; Atmungstherapie ➤ 3.2).
- Patientenedukation:
  - Aufklärung über Indikationen, Kontraindikationen, Wundheilung,
  - Erarbeitung der Transfers mit segmentaler Stabilisation des Rumpfs (➤ 4.1.2):
    - Drehung en bloc,
    - leichtes, schmerzfreies Bridging (➤ 3.1.2.2.4),
    - Aufstehen über die BL bei Frakturen der LWS und unteren BWS, um den Sitz zu vermeiden.
- Lokale und segmentale Stabilisation, Aufbau der Körperkernstabilität (Richardson et al. 2009),
- vorsichtige und schmerzfreie Mobilisation: Leichte Beckenbewegungen in Extension, Flexion und Lateralflexion.
- Schmerzlinderung:
  - Lagerung,
  - Sympathikusdämpfung.
- Förderung der Ödemresorption (MLD ➤ 3.11.5.1),
- Haltungsschulung,
- Erlernen der an die Kontraindikationen angepassten ADLs unter Beibehaltung der segmentalen Stabilität,
- Aktivierung des Patienten (Stationsflurebene).

Proliferationsphase (6.–21. Tag ➤ 3.6.7.1.2):
- Stabilisation und schmerzfreies Bewegen elementar für einen optimalen Heilungsprozess, z. B. leichte Beckenbewegungen in Extension, Flexion und Lateralflexion (auch wichtig für das Tiefensensibilitätstraining und ein WS-Bewegungsgefühl),
- weiteres Üben der segmentalen Stabilisation der WS,
- vermehrte Erarbeitung der Haltungsschulung unter Beibehaltung der segmentalen Stabilisation, z. B. durch bilaterale PNF-Armmuster (➤ 3.7.3),
- ADL-Schulung unter Beibehaltung segmentaler Stabilisation und Schmerzfreiheit,
- weiterhin allgemeine Aktivierung des Patienten.

Konsolidierungsphase (22.–60. Tag ➤ 3.6.7.1.3):
- Erweiterung der segmentalen Stabilisation und des schmerzfreien Bewegens,
- Aufnahme der Bewegungsrichtung „Rotation", sobald diese freigegeben ist,
- Hinzunahme der globalen Muskeln (dosiert, schmerzfrei): Übungen mit dem Theraband® (z. B. PNF-Diagonale ➤ 3.7.3).
- PNF: Beckenpattern.
- Sensomotorisches Training:
  - Erarbeiten von kleinen Bewegungen im Becken- und WS-Bereich (Lateralflexion, Flexion und Extension),
  - Training auf instabiler Unterlage,
  - Einbeinstand.
- MTT (➤ 3.6),

- ADL-Training, auch vorbereitendes Training für den ergonomischen (Arbeits-)Alltag (➤ 3.1.7):
  - Z. B. Stehpult, Stehsitz, höhenverstellbarer Schreibtisch,
  - vermehrte Positionswechsel (aktives Sitzen),
  - hoher Sitz (z. B. durch Sitzkeil),
  - Einsatz eines Drehtellers.

Remodellierungsphase (≥ 61. Tag oder 8.–12. Woche ➤ 3.6.7.1.4):
- Übernahme/Weiterführung der aktiven und segmentalen Stabilisation etc. im Alltag durch den Patienten.
- Vermehrtes Training der globalen Muskulatur:
  - PNF (➤ 3.7.3),
  - FBL (Bett des Fakirs, Goldfisch und Seeigel, Unruh, Perpetuum mobile) (➤ 3.8.2),
  - Übungen mit dem Theraband®.
- Training von Alltagsfunktionen,
- Sensomotorisches Training:
  - ➤ Konsolidierungsphase,
  - Gymnastikball.
- MTT (➤ 3.6),
- Bei Bewegungseinschränkungen:
  - MT (➤ 3.5),
  - Dehnung verkürzter Muskulatur (➤ 3.5.7).

Evidenz-/Bewertungslage: ➤ Link am Kapitelende.

5.1.5.6 Frakturen der Halswirbelsäule

Ätiologie:
- Direktes Trauma (Schlag, Hieb, Stoß),
- indirektes Trauma (Distorsion, Beschleunigungstrauma ➤ 5.1.5.7),
- starkes Hyperextensionstrauma (Hanged-man-Fraktur ➤ Tab. 5.1.14).

Tab. 5.1.14 Klassifikation Frakturen der Halswirbelsäule.

Bezeichnung	Beschreibung
Jefferson-Fraktur	• Fraktur des Atlasbogens.
Hanged-man-Fraktur	• Abriss der Axisbogenwurzel des 2. Halswirbels durch ein Hyperextensionstrauma der HWS.
Dens-axis-Fraktur	• Fraktur der Densspitze, der -mitte oder -basis möglich, • betrifft ¼ aller HWS-Verletzungen.
Wirbelbogenfrakturen der HWS	• Fraktur einer oder mehrerer Wirbelbogen, • häufig Hyperextensionsverletzungen und Laminae betroffen.

5.1.5.6.1 Klinischer Befund

- Leichte Kopfschmerzen bis zur Querschnittsymptomatik (je nachdem, wie stark und kompliziert die Fraktur ist),
- Kapselmuster,
- Übelkeit, Schwindel, Erbrechen,
- Schluckstörungen.

5.1.5.6.2 Therapie

- **Konservativ:**
  - Nur bei stabilen Frakturen (selten),
  - Immobilisation mit Halofixateur, Gips, Zervikalstütze,
  - Halskrause.
- **Operativ:** Reposition und osteosynthetische Stabilisierung.

5.1.5.6.3 Physiotherapie

■ Physiotherapeutischer Befund

Struktur- und Funktionsebene sowie Aktivitäts- und Partizipationsebene (ICF): ➤ 5.1.3

Befund-Zusatz:
- Testung der Kennmuskeln,
- Testung der Aktivierungsmöglichkeit der lokalen Stabilisatoren,
- Reflextestung, ggf. pathologische Reflexe,
- Testung der Tiefensensibilität (wenn erlaubt, durch Testung der Winkelreproduktionsfähigkeit der WS),
- sensible Hautareale.

Assessments:
- VAS (➤ 2.2.3.3)/NRS (➤ 2.4.5.1),
- Pain Disability Index (PDI),
- Craniocervical Flexion Test (CCFT) (Falla et al. 2006),
- American Spinal Injury Association (ASIA) Scale (➤ 8.4.4.2),
- im späteren Verlauf: Neck Disability Index (NDI) (Vernon u. Mior 1991).

■ Physiotherapeutische Behandlung

Cave: Vor der Behandlung immer Bewegungsausmaß (➤ 2.1.5.1) und Stabilität beim behandelnden Arzt/Operateur erfragen.

Kontraindikationen:
- Rotationsbewegungen,
- dynamische, endgradige Bewegungen der HWS,
- Heben/Tragen von schweren Gegenständen,
- Translation des Kopfs nach ventral,
- schnelle und plötzliche Bewegungen ohne segmentale Stabilisierung,
- Springen/Hüpfen.

Entzündungsphase (0–5. Tag ➤ 3.6.7.1.1):
- Abdeckung der Prophylaxen (Thrombose, Dekubitus ➤ 3.1.2.2, ➤ 3.1.3; Atmungstherapie ➤ 3.2),
- Aufklärung des Patienten über Kontraindikationen,
- Schulung von Transfers:
  - Drehung en bloc,
  - Kopf dabei immer in Verlängerung des Körpers halten.
- Schmerzfreies Bewegen der HWS in der erlaubten ROM (➤ 2.1.5.1),
- Segmentale Stabilisation der HWS (➤ 4.1.2) (kraniozervikale Flexion in RL) (Falla et al. 2003, 2006),
- dosierte isometrische Stabilisation,
- Mobilisation und Stabilisation des Schultergürtels,
- Skapulakreisen (➤ 5.1.5.1.7), Skapulapattern (➤ 3.7.3.1.2).
  Cave: Die Skapula steht über den M. levator scapulae mit den Querfortsätzen C1–4 in Verbindung. Bewegungen integrieren darüber auch die HWS. Daher sehr dosierte, schmerzfreie und keinesfalls exzessive Bewegungen der Skapula durchführen.
- Schmerzlinderung:
  - Lagerung: Kopf und HWS immer optimal abgestützt/unterlagert,
  - z. B. Progressive Muskelrelaxation nach Jacobson (➤ 3.3.2.5),
  - Autogenes Training (➤ 3.3.2.1),
  - Sympathikusdämpfung durch dosierte Wärme (➤ 3.15.2.2) und Ausstreichungen im BWS-Bereich.
- Ggf. abschwellende Maßnahmen,
- Haltungsschulung (Fokus: HWS),
- Einüben der ADLs unter Einhaltung der Kontraindikationen sowie der segmentalen Stabilisation.

Proliferationsphase (6.–21. Tag ➤ 3.6.7.1.2):
- Stabilisation und schmerzfreies Bewegen elementar für einen optimalen Heilungsprozess (schmerzfreies Bewegungen der HWS im erlaubten Bewegungsausmaß),
- weiteres Üben der segmentalen Stabilisation der HWS,
- Vermehrte Erarbeitung der Haltungsschulung unter Beibehaltung der segmentalen Stabilisation:
  - Skapulapattern (➤ 3.7.3.1.2),
  - Armpattern (wenn möglich und erlaubt).
- ADL-Schulung unter Beibehaltung von segmentaler Stabilisation und Schmerzfreiheit.

Konsolidierungsphase (22.–60. Tag ➤ 3.6.7.1.3):
- Erweiterung der segmentale Stabilisation und des schmerzfreien Bewegens,
- Hinzunahme der globalen Muskeln (dosiert, schmerzfrei): Übungen mit dem Theraband® (z. B. Rudern, Schulteraußenrotation, PNF-Diagonale ➤ 3.7.3).
- Sensomotorisches Training (➤ 5.1.2.3 Box), z. B.:
  - Training auf instabiler Unterlage,
  - Schreiben/Zeichnen mithilfe eines Laserpointers, der mit Tape auf einen Helm befestigt wird.
- Rumpfstabilisation,
- Haltungsschulung,
- MTT (dosiert, schmerzadaptiert ➤ 3.6),
- ADL-Training, auch vorbereitendes Training für den ergonomischen (Arbeits-)Alltag:
  - Vermehrte Positionswechsel (aktives Sitzen),
  - Vermeiden einer vermehrten ventralen Translation des Kopfs bei PC-Arbeit,
  - vermehrter Einbau von ausgleichenden Bewegungen in die Gegenrichtung zur (Arbeits-)Belastung (bei PC-Arbeit z. B. Ruderbewegung als Ausgleich).

Remodellierungsphase (≥ 61. Tag oder 8.–12. Woche ➤ 3.6.7.1.4):
- Aktive Stabilisation, d. h., die segmentale Stabilisation soll der Patient in den Alltag übernehmen und alleine weiterführen.
- Vermehrtes Training der globalen Muskulatur:
  - PNF (➤ 3.7.3),
  - FBL (➤ 3.8.2),
  - Übungen mit dem Theraband®.
- Training von Alltagsfunktionen unter Beibehaltung der segmentalen Stabilisation,
- MTT (➤ 3.6),
- sensomotorisches Training (➤ Konsolidierungsphase),
- Dehnung verkürzter Muskulatur (z. B. M. trapezius, Pars descendens, M. levator scapulae) (➤ 3.5.7),
- MT (➤ 3.5) bei Bewegungseinschränkungen.

Evidenz-/Bewertungslage: ➤ Link am Kapitelende.

5.1.5.7 Distorsion der Halswirbelsäule

Bei einer HWS-Distorsion (Schleudertrauma, engl. whiplash injury) handelt es sich um Teileinrisse der Gelenkkapsel und/oder des Bandapparats mit Ergussbildung.

Ätiologie:
- Indirekte Gewalt (Kopf wird beschleunigt, z. B. bei einem Auffahrunfall),
- direkte Gewalt (Distorsion durch Hieb/Stoß).

Klassifikation: HWS-Distorsionen können anhand der Symptome eingeteilt werden (➤ Tab. 5.1.15).

Tab. 5.1.15 Klassifikation Distorsionen der Halswirbelsäule.

Bezeichnung	Symptome/Befunde
Klassifikation der Whiplash Associated Disorders (WAD)	
Typ 1	• Ausschließlich HWS-Beschwerden in Form von Steifigkeitsgefühl oder Überempfindlichkeit, • keine objektivierbaren Ausfälle.
Typ 2	• HWS-Beschwerden wie bei Typ 1, • muskuloskelettale Befunde (Bewegungsempfindlichkeit, palpatorische Überempfindlichkeit).
Typ 3	• HWS-Beschwerden wie bei Typ 1, • muskuloskelettale Befunde (abgeschwächte oder aufgehobene Muskeleigenreflexe, Paresen, sensible Defizite).
Typ 4	• HWS-Beschwerden wie bei Typ 1, • HWS-Fraktur oder -Dislokation.

5.1.5.7.1 Klinischer Befund

- Typischer Crescendo-Verlauf (die Schmerzen werden erst nach zwei bis drei Tagen sehr stark),
- häufig direkt nach dem Unfall Schmerzfreiheit (Latenzzeit), Einsatz der Schmerzen erst nach einigen Stunden,
- Kopfschmerzen,
- Nackenschmerzen in Ruhe und in Bewegung,
- deutliche Bewegungseinschränkungen,
- Schwindel, Übelkeit, Erbrechen,
- Par- und Dysästhesien in Armen und Händen.

5.1.5.7.2 Therapie

- **Konservativ:**
  - Typ 1 und 2 (➤ Tab. 5.1.15),
  - Typ 3 nach Bedarf konservativ oder operativ.
- **Operativ** (sehr selten):
  - Nur bei schwerwiegender Pathologie indiziert,
  - Typ 3 bei Bedarf, Typ 4.

5.1.5.7.3 Physiotherapie

■ **Physiotherapeutischer Befund**

Struktur- und Funktionsebene sowie Aktivitäts- und Partizipationsebene (ICF): ➤ 5.1.3

Befund-Zusatz:

- Abklärung von Yellow Flags (➤ 2.1.2, ➤ 3.18.2),
- Risiko für anhaltende Beschwerden (S1-Leitlinie – Beschleunigungstrauma der HWS, 2012 ➤ 5.1.6.2):
  - Traumatisches Erleben des Unfalls,
  - akute Belastungsreaktion nach dem Unfall,
  - psychische Störungen in der Anamnese.
- kraniozervikaler Flexionstest (Falla et al. 2003),
- Reflextestung,
- Kennmuskeln,
- Testung der Tiefensensibilität.

Assessments: Whiplash Disability Questionnaire (Oesch et al. 2011).

■ **Physiotherapeutische Behandlung**

Cave: Bewegungsausmaß (➤ 2.1.5.1) und Stabilität immer beim behandelnden Arzt/Operateur vor der Behandlung erfragen.

Kontraindikationen:
- Passiv mobilisierende Maßnahmen in der akuten Schmerzphase (z. B. Manipulationen, MT),
- schnelle, ruckartige Bewegungen der HWS (z. B. beim Hüpfen, Springen),
- maximale Anspannung der HWS-Muskulatur,
- Kopftranslation nach ventral.

Entzündungsphase (0–5. Tag ➤ 3.6.7.1.1):
- Abdeckung der Prophylaxen, wenn nötig (➤ 3.1.2, ➤ 3.1.3),
- Aufklärung des Patienten über Verhaltensregeln,
- Schulung von Transfers (➤ 3.1.4),
- schmerzfreies Bewegen der HWS in der erlaubten ROM (➤ 2.1.5.1): Hubfreies/-armes assistives Bewegen in Flexion, Extension, Lateralflexion und Rotation,
- segmentale Stabilisation der HWS (➤ 4.1.2),
- isometrische Stabilisation,
- Mobilisation und Stabilisation des Schultergürtels:
  - Skapulakreisen (➤ 5.1.5.1.7),
  - Skapula zur WS ziehen.
- Schmerzlinderung:
  - Lagerung: Kopf und HWS immer optimal abgestützt/unterlagert,
  - z. B. Progressive Muskelrelaxation nach Jacobson (➤ 3.3.2.5),
  - Autogenes Training (➤ 3.3.2.1),
  - Sympathikusdämpfung durch Wärme (➤ 3.15.2.2) und Ausstreichungen im Bereich der BWS,
  - Elektrotherapie (➤ 3.16.1),
  - elastisches Taping (➤ 3.13.2).
- Haltungsschulung: Kopf sollte unter Beibehaltung der segmentalen Stabilisation über dem Körper getragen werden.

Proliferationsphase (6.–21. Tag ➤ 3.6.7.1.2):
- ➤ 5.1.5.6.3,
- Erarbeiten von Schultergürtel- und Rumpfstabilität.

Konsolidierungsphase (22.–60. Tag ➤ 3.6.7.1.3): ➤ 5.1.5.6.3

Remodellierungsphase (≥ 61. Tag oder 8.–12. Woche ➤ 3.6.7.1.4): ➤ 5.1.5.6.3

Bei persistierenden Beschwerden sollte der Patient ein multimodales Therapiekonzept in Anspruch nehmen.

Evidenz-/Bewertungslage: ➤ Link am Kapitelende.

5.1.5.8 Beckenfrakturen

Der **Beckenring** wird aus mehreren knöchernen Teilen gebildet, welche in einen ventralen und einen dorsalen Anteil unterteilt werden:
- Dorsaler Beckenring: Os ilium,
- ventraler Beckenring: Os pubis, Os ischii.

Der Beckenring ist an zwei Stellen geöffnet: Ventral im Bereich der Symphyse durch eine Synchondrose und dorsal durch das Iliosakralgelenk durch eine Amphiarthrose (zur Beckenringstabilität ➤ 11.4.3).

Ätiologie:
- Schwere, direkte Gewalteinwirkung (Hochrasanztrauma ➤ 5.1.5.3.2 Box),
- häufig in Kombination mit Polytraumatisierung,
- Bsp.: Auto-, Fahrrad-, Motorradunfall, Sturz aus großer Höhe (> 3 m).

Klassifikation:
Die Beckenfrakturen können folgendermaßen nach der Lokalisation des Bruchs unterteilt werden:

- Beckenschaufelfraktur,
- Frakturen des oberen und unteren Schambeinasts,
- Symphysenfugenruptur (Symphysensprengung),
- Iliosakralfugenruptur,
- Beckenringfraktur,
- Kreuz- und Steißbeinfraktur.

Zudem kann die Klassifikation nach Tile (➤ Tab. 5.1.16) herangezogen werden.

Tab. 5.1.16 Klassifikation nach Tile.

Typ	Beschreibung der Fraktur
Tile A	• Stabile Beckenringfrakturen, • Abrissfrakturen von Bändern und Muskeln sowie isolierte Frakturen durch direktes Trauma.
Tile B	• Rotationsinstabile Frakturen, mit intakten Anteilen des dorsalen Beckens, • beide Beckenhälften können in einer Innen- oder Außenrotationsfehlstellung stehen.
Tile C	• Komplett vertikal- und rotationsinstabile Frakturen, • stabilisierende Strukturen des dorsalen Beckenrings sind ein- oder beidseitig unterbrochen.

5.1.5.8.1 Klinischer Befund

- **Symptome:**
  - Kompressionsschmerz des Beckens,
  - Schmerzen oder Kraftverlust beim Anheben des Beins in der offenen Kette – active straight leg raise (ASLR) test,
  - massive Hämatome und Ödeme,
  - Schock,
  - Bewegungseinschränkungen,
  - Miktionsstörungen.
- **Komplikationen:**
  - Schock durch starken Blutverlust,
  - Verletzungen der Genitalorgane.

5.1.5.8.2 Therapie

- **Konservativ:**
  - Alle Tile A-Frakturen (➤ Tab. 5.1.16) ohne Begleitverletzungen,
  - evtl. Tile B-Frakturen.
- **Operativ:**
  - Tile B- und C-Frakturen,
  - alle dislozierten Frakturen,
  - Versorgung mit Plattenosteosynthese oder Fixateur externe (➤ 5.1.2.3.3).

5.1.5.8.3 Physiotherapie

■ Physiotherapeutischer Befund

Struktur- und Funktionsebene sowie Aktivitäts- und Partizipationsebene (ICF): ➤ 5.1.3

Befund-Zusatz:

- Klinisches Bild des Patienten (Haltung, Symptome), v. a.:
  - Haltung in RL,
  - Stellung der Beine,

  - Stellung des Beckens.
- Testung der Kennmuskeln und MFT (➤ 2.1.5.2), wenn erlaubt,
- Reflextestung.
- Aktivierbarkeit der lokalen Stabilisatoren überprüfen:
  - Muskuläre Sicherung von Becken und Hüfte,
  - Hyper- oder Hypotonien,
  - v. a. M. transversus abdominis, Mm. multifidi, Beckenboden (➤ 11.6).

Assessments:
- VAS (➤ 2.2.3.3)/NRS (➤ 2.4.5.1),
- Pain Disability Index (PDI),
- Score nach Lequesne et al. (Index für Hüft- und Kniegelenkserkrankungen) (Oesch et al. 2011).

Im späteren Verlauf:
- Timed up and go-Test (TUG ➤ 16.2.1),
- 6-Minuten-Gehtest (6MGT ➤ 3.7.7.8.2).

Nach endoprothetischer Versorgung des Hüftgelenks (➤ 4.5.5): Iowa Level of Assistance Scale (ILAS).

5

■ **Physiotherapeutische Behandlung**

Cave: Vor der Behandlung beim Operateur/behandelnden Arzt nach der Belastungsstufe und erlaubtem Bewegungsausmaß (➤ 2.1.5.1) des Patienten erkundigen.

Kontraindikationen:
- Sitzen (da dadurch der Beckenring stark belastet wird),
- große Schritte und Stehen im Einbeinstand (bis zum Abschluss der Konsolidierungsphase),
- aktive Beinbewegungen am langen Hebel,
- Anheben des Rumpfes aus RL ohne Abstützung,
- Belastung der am Becken inserierenden Muskeln über MFT Stufe 2 (Muskelfunktionstest), da ungünstige Zugkräfte auf die Fraktur entstehen können.

Entzündungsphase (0–5. Tag ➤ 3.6.7.1.1):
- Abdecken der Prophylaxen (➤ 3.1.2, ➤ 3.1.3),
- Aufklärung des Patienten über Indikationen, Kontraindikationen und Wundheilungsverlauf,
- Einüben von an die Kontraindikationen angepassten Transfers und ADLs (z. B. Aufstehen über BL, ohne in sitzende Position zu kommen).
- Abschwellende Maßnahmen:
  - Hochlagern,
  - Muskelpumpe,
  - Ausstreichungen.
- Verbesserung von Beinachse und Tiefensensibilität: Beine in Nullstellung (➤ vordere Buchklappe) einstellen und den Patienten auffordern, diese dort zu halten,
- passive und assistive Mobilisation des Hüftgelenks und Beckens im erlaubten, schmerzfreien Bereich (z. B. Herausschieben der Beine nach kaudal),
- isometrische Übungen (➤ 2.1.5.2 Box) der hüftgelenksumgebenden Muskulatur (soweit erlaubt).
- Erhaltung und Verbesserung der Rumpfstabilität, v. a. Aktivierung von
  - Mm. multifidi,
  - M. transversus abdominis und
  - des Beckenbodens.
- An Belastungsgrad angepasste Gangschule (➤ 3.1.8), z. B. am großen Gehwagen mit schlurfenden Gangbewegungen,
- Aktivierung der nicht betroffenen Extremitäten (**Cave:** Overflow).

Cave

Keine resistiven Übungen an der unteren Extremität ausführen, da diese immer zu einem **Overflow** führen und es somit zu einem Muskelzug an der betroffenen Seite kommen kann.

Proliferationsphase (6.–21. Tag ➤ 3.6.7.1.2):
- Abschwellende Maßnahmen (bei Bedarf),
- Beinachsentraining,
- passive und assistive Mobilisation von Hüftgelenk und Becken im erlaubten Bewegungsausmaß,
- CPM-Schiene,
- Narbenbehandlung (wenn Fäden gezogen wurden und die Narbe frei von Wundschorf ist ➤ 5.1.5.1.7 Box),
- weiterhin isometrische Übungen (➤ 2.1.5.2 Box) der hüftgelenksumgebenden Muskulatur,
- Erhaltung und Verbesserung der Rumpfstabilität (v. a. Kräftigung der Muskulatur ➤ Entzündungsphase),
- Gangschule (➤ 3.1.8),
- Erhalt der Kraft der nicht betroffenen Extremitäten (**Cave:** Overflow).

Konsolidierungsphase (22.–60. Tag ➤ 3.6.7.1.3):
- Mobilisation des Beckens und betroffenen Beins,
- Aktivierung der segmentalen Stabilisatoren (➤ 4.1.2), vermehrt in alltagsüblichen ASTEn,
- Training der Rumpfstabilität,
- Einüben der Gewichtsübernahme auf das betroffene Bein, Einübung der verschiedenen Belastungsstufen (➤ 5.1.2.6),
- Gangschule (➤ 3.1.8),
- Beinachsentraining mit zunehmenden Belastungsstufen,
- Narbenbehandlung (➤ 5.1.5.1.7 Box),
- MTT (zunächst dosiert, schmerzadaptiert) (➤ 3.6).

Remodellierungsphase (61.–360. Tag ➤ 3.6.7.1.4):
- Kräftigung der hüftgelenksumgebenden Muskulatur,
- segmentale Stabilisation,
- Gangschule (Treppengang, Gehen über Hindernisse, vorwärts, rückwärts, seitwärts etc.) mit besonderer Berücksichtigung der Gewichtsübernahme auf die betroffene Seite,
- Training der Rumpfstabilität,
- Sensomotorisches Training:
  - Training auf instabiler Unterlage,
  - Verkleinerung der Unterstützungsfläche.
- Arbeits- und sportartenspezifisches Training (➤ 18),
- MTT (➤ 3.6),
- Dehnung verkürzter Muskeln (➤ 3.5.7),
- MT (➤ 3.5) bei Bewegungseinschränkung.

5.1.5.9 Acetabulumfraktur

Bei der Acetabulumfraktur handelt es sich um eine Fraktur der Hüftgelenkspfanne. Diese Fraktur muss bestmöglich wiederhergestellt werden, da das Hüftgelenk großen Belastungen ausgesetzt ist und durch die Fraktur das Arthroserisiko stark erhöht wird.

Ätiologie:
- Hüftgelenksluxation,
- direktes Trauma,
- indirektes Trauma, z. B. Anprall am Armaturenbrett („dashboard injury").

Die Acetabulumfrakturen werden nach Lokalisation und Beschaffenheit der Frakturen eingeteilt (➤ Tab. 5.1.17).

Tab. 5.1.17 AO-Klassifikation Acetabulumfraktur.

Bezeichnung	Lokalisation und Beschaffenheit der Fraktur
Typ A	• Dorsaler Beckenring stabil, • Kraftübertragung vertikal stabil (z. B. vordere Beckenringfraktur, Beckenrandfraktur).
Typ B	• Querfraktur, ein Teil des Pfannendaches ist am Os ilium noch erhalten.
Typ C	• Fraktur beider Pfeiler, das Acetabulum ist vom übrigen Becken getrennt.

5

5.1.5.9.1 Klinischer Befund

- ➤ 5.1.5.8.1
- **Mögliche Begleitverletzungen:**
  - Hüftkopfnekrose,
  - Läsion des N. ischiadicus,
  - Gefäßverletzungen,
  - hypovolämischer Schock durch Blutverlust.
- **Mögliche Spätfolge:** Sekundäre Hüftarthrose.

5.1.5.9.2 Therapie

- **Konservativ:**
  - Stabile, nicht dislozierte Frakturen,
  - evtl. Extensionsbehandlung mit frühfunktioneller Nachbehandlung unter Entlastung.
- **Operativ:** Instabile, dislozierte Frakturen.

5.1.5.9.3 Physiotherapie

Physiotherapeutischer Befund

➤ 5.1.3, ➤ 5.1.5.8.3

Physiotherapeutische Behandlung

Krafteinwirkung auf das Acetabulum: Strickland et al. (1992) haben anhand einer mit Drucksensoren implantierten Hüft-TEP (➤ 4.5.5) die aufkommenden Druckkräfte im Gelenk gemessen. Die aktive Hüftflexion gegen die Schwerkraft erzeugte die höchsten Kompressionskräfte im Acetabulum (➤ Kontraindikationen). Bewegungen des betroffenen Beins sind daher nur passiv und assistiv unter Abnahme der Beinschwere erlaubt (vgl. Transfer bei Hüft-TEP ➤ 3.1.4.1.1).

Cave: Vor der Behandlung bei Operateur/behandelndem Arzt das erlaubte Belastungs- und Bewegungsausmaß (➤ 2.1.5.1) erfragen.

Kontraindikationen:

- Aktives Anheben des Beins in RL und SL in offener Kette (aktive Hüftflexion und -abduktion),
- aktives Anheben des Oberkörpers aus der RL ohne Abstützung,
- resistives Bewegen,
- evtl. Sitz.

Entzündungsphase (0–5. Tag ➤ 3.6.7.1.1):

- Abdeckung der Prophylaxen (➤ 3.1.2, ➤ 3.1.3),

- Aufklärung des Patienten über Indikationen, Kontraindikationen und Wundheilungsverlauf.
- Abschwellende Maßnahmen:
  - Hochlagern,
  - Muskelpumpe,
  - Ausstreichungen.
- Assistives Bewegen des Hüftgelenks im schmerzfreien Bereich, evtl. in Kombination mit leichter Traktion,
- dosierte isometrische Übungen (➤ 2.1.5.2 Box) der hüftgelenksumgebenden Muskulatur (außer Mm. gluteus medius/minimus und Hüftflexoren),
- Beinachsentraining in RL,
- vorsichtige assistive Beckenmobilisation (z. B. Hochziehen des Beckens auf der betroffenen Seite),
- intermittierende Traktionen (Stufe 1: Lösen),
- Aktivierung der segmentalen Stabilisatoren (➤ 4.1.2) zur Rumpfstabilisierung,
- Funktionserhaltung der nicht betroffenen Extremitäten (**Cave:** Overflow, ➤ 5.1.5.8.3 Box),
- Verbesserung der Stützkraft der Arme,
- Verbesserung der Rumpfstabilität,
- Herabsetzen der Muskelspannung des Hüftgelenks (zur Entlastung des Acetabulums; bei Bedarf),
- Gangschule ohne Belastung (➤ 3.1.8).

Proliferationsphase (6.–21. Tag ➤ 3.6.7.1.2):
- Schmerzfreie assistive/aktive Mobilisation von Bein und Becken in der erlaubten ROM (➤ 2.1.5.1),
- CPM-Schiene,
- abschwellende Maßnahmen (bei Bedarf),
- Narbenbehandlung (wenn Fäden gezogen wurden und die Narbe frei von Wundschorf ist ➤ 5.1.5.1.7 Box),
- Beinachsenschulung (zunächst in RL und Sitz mit Fußsohlen-Boden-Kontakt),
- Schulung der Tiefensensibilität (➤ 8.3.3) des betroffenen Beins,
- weiterhin Hüftgelenksentlastung (z. B. Traktion),
- Gangschule ohne Belastung (➤ 3.1.8),
- Verbesserung der Armstützkraft,
- Training der Rumpfstabilität, vermehrter Einbau der segmentalen Stabilisation (➤ 4.1.2) in Alltagsbewegungen (Sitz, Stand, Gang),
- Funktionserhalt der nicht betroffenen Extremitäten (bei Bedarf). **Cave:** Overflow (➤ 5.1.5.8.3 Box).

Konsolidierungsphase (22.–60. Tag ➤ 3.6.7.1.3):
- Assistive/aktive Mobilisation des Beckens und betroffenen Beins,
- Einüben der Gewichtsübernahme auf das betroffene Bein (wenn erlaubt),
- Narbenbehandlung (bei Bedarf) (➤ 5.1.5.1.7 Box),
- Reaktivierung der Abduktoren (wenn erlaubt),
- Einübung der verschiedenen Belastungsstufen (➤ 5.1.2.6),
- Training der Rumpfstabilität (➤ Proliferationsphase),
- Gangschule (➤ 3.1.8),
- Beinachsentraining mit zunehmenden Belastungsstufen,
- MTT (anfangs dosiert, schmerzadaptiert ➤ 3.6).

Remodellierungsphase (61.–360. Tag ➤ 3.6.7.1.4):
- Kräftigung der hüftgelenksumgebenden Muskulatur (zunehmend in funktionellen ASTEn),
- Training der Rumpfstabilität (➤ Proliferationsphase),
- Gewichtsübernahme auf das betroffene Bein,

- Gangschule (Treppengang, Gehen über Hindernisse, vorwärts, rückwärts, seitwärts etc.).
- Sensomotorisches Training:
  - Training auf instabiler Unterlage,
  - Verringerung der Unterstützungsfläche,
  - Beinachsentraining.
- MTT (➤ 3.6),
- Arbeits- und sportartenspezifisches Training (➤ 18).

Bei einer Acetabulumfraktur besteht das **Risiko einer sekundären Arthrose.** Daher muss bei dieser Verletzung besonders darauf geachtet werden, dass die hüftgelenksumgebende Muskulatur optimal gekräftigt und somit das Hüftgelenk bestmöglich stabilisiert und entlastet wird.

Evidenz-/Bewertungslage: ➤ Link am Kapitelende.

5.1.5.10 Oberschenkelhalsfraktur

Die meisten Oberschenkelhalsfrakturen (Schenkelhalsfrakturen, OSH-Frakturen) liegen im Bereich des Collum chirurgicum.

Epidemiologie:
Die Inzidenz der OSH-Fraktur liegt bei 90 von 100.000 Einwohnern, bei Patienten über 65 Jahre sogar bei 600–900 pro 100.000 Einwohner/Jahr in Deutschland (Stöckle et al. 2005).

Ätiologie:
- Sturz auf das Hüftgelenk oder Trochanter major,
- häufiger bei älteren Patienten,
- pathologische Fraktur (Tumoren ➤ 10, Osteoporose ➤ 4.1.3.3.9),
- Sportverletzung (Abrissfraktur des Trochanter major).

Klassifikationen:
Eine Oberschenkelhalsfraktur lässt sich mithilfe verschiedener Einteilungen präzisieren (➤ Tab. 5.1.18).

Tab. 5.1.18 Einteilung Oberschenkelhalsfrakturen.

Bezeichnung	Beschreibung
Einteilung nach Verlauf der Frakturlinie	
pertrochantäre Frakturen	• Frakturspalt zwischen Trochanter major und minor, • extrakapsulär, Gefäßversorgung des Femurkopfs nicht gefährdet.
laterale OSH-Frakturen	• Frakturlinie lateral des Collum chirurgicum, • extrakapsulär, • entweder Adduktionsfraktur (instabil) oder Abduktionsfraktur (stabil).
subtrochantäre Frakturen	• Frakturspalt unterhalb der Trochanteren.
mediale OSH-Frakturen	• Fraktur direkt unter dem Caput femoris, • intrakapsulär, • wesentlich häufiger als laterale OSH-Frakturen (s. o.).
Einteilung der medialen OSH-Frakturen nach Pauwels	
Pauwels I	Winkel zwischen Frakturlinie und der Horizontalen: ≤ 30°.
Pauwels II	Winkel zwischen der Frakturlinie und der Horizontalen: 30°–50°.
Pauwels III	Winkel zwischen Frakturlinie und der Horizontalen: 50°–70°.

5

Bezeichnung	Beschreibung
Einteilung der OSH-Frakturen nach Garden (Ausmaß der Dislokation)	
Garden I	• Ohne Dislokation des Femurkopfs.
Garden II	• Geringe Dislokation, • leichte Einstauchungen.
Garden III	• Adduktionsfraktur mit starker Dislokation, • Gefäßversorgung intakt, • vgl. Einteilung nach Pauwels III.
Garden IV	• Adduktionsfraktur, • komplette Dislokation des Femurkopfs, • Gefäßversorgung unterbrochen.

5.1.5.10.1 Klinischer Befund

- Bein wirkt verkürzt und nach außen rotiert,
- „Trochanterklopfschmerz“,
- Active straight leg raise (ASLR) test nicht möglich,
- Leistendruck.

5.1.5.10.2 Therapie

- **Konservativ:**
  - Eher selten,
  - bei Pauwels I bzw. bei eingestauchten Frakturen (➤ Tab. 5.1.18),
  - Abdeckung der Prophylaxen (➤ 3.1.2, ➤ 3.1.3),
  - schmerzadaptierte Mobilisierung sowie Vollbelastung (in Abhängigkeit des Patienten kann allerdings auch zunächst Bettruhe indiziert sein).
- **Operativ:**
  - Dynamische Hüftschraube (DHS, Schraube erzeugt einen interfragmentären Druck),
  - Winkelplatten,
  - laterale Zugschrauben,
  - Hüft-TEP (➤ 4.5.5),
  - proximaler Femurnagel,
  - Gamma-Nagel.

5.1.5.10.3 Physiotherapie

■ Physiotherapeutischer Befund

Struktur- und Funktionsebene sowie Aktivitäts- und Partizipationsebene (ICF): ➤ 5.1.3

Befund-Zusatz:

- Bisheriger Behandlungsverlauf (z. B. Schmerzkatheter im N. femoralis).
- Klinisches Bild des Patienten (Haltung, Symptome), v. a.:
  - Haltung in RL,
  - Stellung/Lage des operierten Beins (Schonhaltung, Verkürzung, Fehlstellung).
- Muskelaktivierung Oberschenkel/Hüfte möglich?: M. quadriceps, Mm. abductores, ischiocrurale Muskulatur, Mm. adductores, M. iliopsoas, M. gastrocnemius, prätibiale Muskulatur.
- Muskeltonus:
  - Z. B. der Rumpfmuskulatur, Armmuskulatur (Stützaktivität),
  - Hypotonus z. B. der Mm. vasti,
  - Hypertonus (Abwehrspannung) des M. rectus femoris.

Assessments:

- VAS (➤ 2.2.3.3)/NRS (➤ 2.4.5.1),

- Pain Disability Index (PDI),
- Score nach Lequesne et al. (Index für Hüft- und Kniegelenkserkrankungen) (Oesch et al. 2011).

■ **Physiotherapeutische Behandlung**

Die Nachbehandlung ist von der Art der Versorgung (➤ 5.1.5.10.2) abhängig (Nachbehandlung nach Hüft-TEP ➤ 4.5.5). Häufig sind die Patienten nach einer osteosynthetischen Versorgung einer proximalen Femurfraktur belastungs- oder zumindest bewegungsstabil.

Cave: Vor der Behandlung beim Operateur/behandelndem Arzt das erlaubte Belastungs- und Bewegungsausmaß (➤ 2.1.5.1) erfragen.

Entzündungsphase (0–5. Tag ➤ 3.6.7.1.1):
- Abdecken der Prophylaxen (➤ 3.1.2, ➤ 3.1.3),
- Aufklärung des Patienten über Indikationen, Kontraindikationen und Wundheilungsverlauf.
- Abschwellende Maßnahmen:
  - Hochlagern,
  - Muskelpumpe,
  - Ausstreichungen.
- Bein in Nullstellung (➤ vordere Buchklappe) einstellen (Beinachsentraining, Tiefensensibilität ➤ 8.3.3),
- passive, assistive und aktive Mobilisation von Hüft- und Kniegelenk im schmerzfreien Bereich (nur, falls nicht anders möglich),
- dosierte isometrische Übungen (➤ 2.1.5.2 Box) der hüft- und kniegelenksumgebenden Muskulatur,
- dynamische Aktivierung der hüft- und kniegelenksumgebenden Muskulatur (z. B. Patellapumpe, Aktivierung über Knierolle),
- an Kontraindikationen angepasste Einübung von ADLs,
- an den Belastungsgrad angepasste Gangschule (➤ 3.1.8),
- Aktivierung der rumpfstabilisierenden Muskulatur sowie der Stützmuskulatur der Arme.

Proliferationsphase (6.–21. Tag ➤ 3.6.7.1.2):
- Abschwellende Maßnahmen (bei fortbestehendem Bedarf),
- Vergrößerung der ROM (➤ 2.1.5.1) in Hüft- und Kniegelenk durch aktive und assistive Mobilisationen,
- bei Bedarf Detonisierung hypertoner Muskeln, z. B. M. rectus femoris,
- dosierte Muskelkräftigung von knie- und hüftgelenksumgebender Muskulatur,
- Erarbeitung der Gewichtsübernahme auf das betroffene Bein (wenn erlaubt),
- Narbenbehandlung (wenn Fäden gezogen wurden und die Narbe frei von Wundschorf ist ➤ 5.1.5.1.7 Box),
- Gangschule (➤ 3.1.8),
- Beinachsentraining,
- sensomotorisches Training (➤ 5.1.2.3 Box),
- MTT (zunächst dosiert, schmerzadaptiert ➤ 3.6),
- an die Kontraindikationen angepasstes ADL-Training,
- Kräftigung der Rumpfmuskulatur,
- Haltungsschulung.

Konsolidierungsphase (22.–60. Tag ➤ 3.6.7.1.3):
- Aktive Mobilisation von Knie- und Hüftgelenk (bei fortbestehendem Bedarf),
- Dehnung verkürzter Muskulatur (➤ 3.5.7),
- Kräftigung hüft- und kniegelenksumgebender Muskulatur: Zunehmend im geschlossenen System (wenn erlaubt),
- Training der Gewichtsübernahme auf das betroffene Bein,
- Beinachsentraining,
- Gangschule,

- Haltungsschulung,
- sensomotorisches Training,
- MTT (➤ 3.6),
- Sturzprophylaxe bei älteren Patienten (➤ 16.3.4).

Remodellierungsphase (61.–360. Tag ➤ 3.6.7.1.4):
- Kräftigung von knie- und hüftgelenksumgebender Muskulatur im geschlossenen System in funktionellen ASTEn,
- Dehnung verkürzter Muskeln (bei fortbestehendem Bedarf),
- Beinachsentraining,
- sensomotorisches Training,
- Haltungsschulung,
- Arbeits- und sportartspezifisches Training (➤ 18),
- Sturzprophylaxe bei älteren Patienten.

Bei älteren Patienten sollte mehr Wert auf Selbstständigkeit, als auf korrekte und achsengerechte Bewegungsausführung gelegt werden (➤ 16).

Fallbeispiel: PT-Behandlung nach Oberschenkelhalsfraktur

Exemplarischer Ablauf einer PT-Behandlung am ersten postoperativen Tag bei belastungsstabilem Patient.

- **Abschwellende Maßnahmen:**
  - Ausstreichungen,
  - Hochlagern der Beine und gleichzeitiges Aktivieren der Muskelpumpe durch Bewegung der Füße in Dorsalextension/Plantarflexion.

Hinweis: Während der abschwellenden Maßnahmen kann die Befunderhebung (Anamnese inkl. Unfallmechanismus und Medikation) sowie Aufklärung über Kontraindikationen und den Wundheilungsverlauf erfolgen.

- **Prophylaxe (Thrombose, Kontraktur, Pneumonie):**
  - Neutrale Stellung der Beinachsen (Patella zeigt zur Decke) einstellen und während der Bewegungsübungen beibehalten,
  - Füße kreisen, Dorsalextension/Plantarflexion, Zehenkrallen,
  - Hände fausten und öffnen,
  - Arme in Flex./Ext.,
  - aktive Mobilisation des Hüft- und Kniegelenks auf der nicht betroffenen Seite in Flex./Ext.,
  - assistive Mobilisation des Hüft- und Kniegelenks auf der betroffenen Seite in Flex./Ext. (Th. führt die Bewegung im Kniegelenk und unterstützt die Hüftflexion).
- **Entlastung der WS:**
  - Aktivierung der segmentalen Stabilisatoren (z. B. Bauchnabel nach innen ziehen),
  - kontralaterales Bein anstellen, damit die WS fixiert und der Iliopsoas angenähert ist, hierzu aktives Bein über die Unterlage ziehen und erst am Bewegungsende die Hüfte aktiv beugen.
- **Assistive/aktive Mobilisation:**
  - Vorgaben zum erlaubten Bewegungsausmaß beachten,
  - muskuläre Anspannung (Fußspitze hochziehen) und neutrale Beinachse während der Bewegungsübungen beibehalten,
  - zu Beginn kleines Bewegungsausmaß, schrittweise und schmerzadaptiert Bewegungsumfang erweitern (Flex./Ext./Abd.),
  - endgradige Mobilisation nur unter Beachtung der Schmerzgrenze,
  - am Bewegungsende den Patienten auffordern, die Position aktiv zu halten.
  - **Cave:** Bei Femoraliskatheter nicht forciert mobilisieren.

- **Isometrische/dynamische Muskelaktivierung:**
  - M. quadriceps femoris: Patellapumpe aus verschiedenen ASTEn, z. B. in RL den US anheben (RL mit Knierolle oder Bein im Überhang), im Sitz,
  - Hüftabduktoren: aus RL, isometrisch und dynamisch,
  - Hüftextensoren: aus RL, isometrisch und dynamisch gegen die Unterlage drücken.
- **Transfer RL → Sitz:**
  - Beine nacheinander anstellen, ggf. unterstützt Th. das betroffene Bein,
  - Bridging und Verlagerung zur Bettmitte hin,
  - Drehung auf die nicht betroffene Seite in SL (Kissen zwischen die Beine, Th. steht vor dem Patienten),
  - Th. führt die Beine assistiv über die Bettkante, während Patient aktiv den Oberkörper hochstützt,
  - Bodenkontakt der Füße,
  - Schuhe anziehen (vor dem Transfer griffbereit platzieren).
- **Bewegungsübungen im Sitz:**
  - Neutrale Beinachse beibehalten,
  - Dips in verschiedenen Varianten (Oberkörper aufrichten, über den Handstütz das Gesäß anheben), Beinachsen sollen beibehalten werden,
  - Ellenbogenextension oder Rudern mit Theraband,
  - PNF-Armpattern (insbesondere Stützmuster),
  - Füße gegenläufig über Boden vor- und zurückschieben (Knieflexion/-extension).
- **Transfer Sitz → Stand/Gang:**
  - Aufstehen mit Unterstützung durch Th.,
  - Gewichtsübernahme auf betroffenes Bein trainieren (z. B. rhythmische Gewichtsverlagerung, Übungen mit betroffenem Bein als Standbein und kontralateralem Bein als Schwungbein),
  - selbstständiges Aufstehen mit UAGS,
  - Gehen entlang der Bettkante,
  - Gehen auf Stationsebene.

5.1.5.11 Femurschaftfraktur – Diaphysäre Oberschenkelfraktur

Die Femurschaftfraktur entsteht v. a. infolge eines Hochrasanztraumas (➤ 5.1.5.3.2 Box). Sie kann als Quer-, Schräg-, Biegungs- und Torsionsfraktur (➤ 5.1.2.1) sowie als Mehrfragment- oder Trümmerfraktur auftreten.

5.1.5.11.1 Klinischer Befund

➤ 5.1.5.10.1

5.1.5.11.2 Therapie

- **Konservativ:**
  - V. a. bei Kindern,
  - bis zum 3. Lebensjahr: Beckenbeingips/-cast oder Overhead Extension für 2–3 Wochen stationär,
  - ab dem 3. Lebensjahr: Ruhigstellung des Beins in 90° Hüft- und Knieflexion sowie leichter Außenrotation.
- **Operativ:**
  - Bei Erwachsenen:
    - Marknagel,
    - Plattenosteosynthese (➤ 5.1.2.3.3).
  - Bei Kindern:
    - Elastisch-stabile intramedulläre Nagelung,
    - Fixateur externe.

5.1.5.11.3 Physiotherapie

➤ 5.1.5.10.3

Evidenz-/Bewertungslage: ➤ Link am Kapitelende.

5.1.5.12 Verletzungen des Kniegelenks

Anatomisch-funktionell betrachtet besteht das Kniegelenk aus drei Teilgelenken:

- Art. femorotibialis,
- Art. femoropatellaris,
- Art. tibiofibularis proximalis.

5.1.5.12.1 Physiotherapie

■ **Physiotherapeutischer Befund**

Struktur- und Funktionsebene sowie Aktivitäts- und Partizipationsebene (ICF): ➤ 5.1.3

Befund-Zusatz:

- Bisheriger Behandlungsverlauf (z. B. Schmerzkatheter im N. femoralis),
- klinisches Bild des Patienten (Haltung, Symptome), v. a.:
  - Haltung in RL,
  - Stellung/Lage des operierten Beins (Schonhaltung, Fehlstellung, Kniegelenkskonturen, Beinachse),
- Beinachse – Verlauf der Mikulicz-Linie (Norm: mittig durch Femurkopf, Kniegelenk und OSG),
- Begleitverletzungen (Kollateralbänder, Menisken, unhappy triad, bone bruise ➤ 5.1.5.13.1),
- Patellabeweglichkeit,
- Muskelaktivierung Oberschenkel/Hüfte möglich?: M. quadriceps, Mm. abductores, ischiocrurale Muskulatur, Mm. adductores, M. iliopsoas, M. gastrocnemius, prätibiale Muskulatur.
- Muskeltonus:
  - Z. B. der Rumpfmuskulatur, Armmuskulatur (Stützaktivität),
  - Hypotonus z. B. der Mm. vasti,
  - Hypertonus (Abwehrspannung) des M. rectus femoris.
- Tests auf Ergussbildung, z. B. „tanzende Patella“,
- Testung der Tiefensensibilität des betroffenen Beins (z. B. durch Winkelreproduktionstest),
- klinische Tests (sollten nach OP und Diagnose nicht mehr durchgeführt werden, weil verletzte Strukturen erneut und unnötig gereizt werden),
- Varus- und Valgusstress (Kollateralbänder ➤ 5.1.5.13.2),
- vordere und hintere Schublade (vorderes und hinteres Kreuzband ➤ 5.1.5.13.1).
- Meniskustests:
  - Kompression in die tibiofermorale Gelenkfläche in Kombination mit einer Rotationsbewegung des Unterschenkels,
  - Palpation des Gelenkspalts,
  - Thessaly-Test.
- Hilfsmittelversorgung (z. B. DONJOY®-Schiene).

Assessments: ➤ 5.1.5.10.3

■ **Physiotherapeutische Behandlung**

Die Therapie sollte sich v. a. an den Schmerzangaben des Patienten orientieren (➤ 2.1.2.4). Zudem ist die Schwellneigung/-reaktion des Kniegelenks in die Therapiedosierung einzubeziehen.

Cave: Vor der Behandlung ist beim Operateur/behandelnden Arzt das erlaubte Belastungs- und Bewegungsausmaß (➤ 2.1.5.1) zu erfragen.

Entzündungsphase (0–5. Tag ➤ 3.6.7.1.1):
- Abdeckung der Prophylaxen (➤ 3.1.2, ➤ 3.1.3),
- Aufklärung des Patienten über Indikationen, Kontraindikationen und Wundheilungsverlauf,
- passiv/assistives Bewegen des Kniegelenks im schmerzfreien, erlaubten Bereich (Schwerpunkt: Erreichen der vollen Extension); dabei nicht zu forciert in die Flex. mobilisieren (Schwellungsneigung),
- vorsichtige, schmerzadaptierte isometrische Übungen (➤ 2.1.5.2 Box) der kniegelenksumgebenden Muskulatur (v. a. Aktivierung des M. quadriceps femoris),
- ggf. Detonisierung hypertoner Muskulatur,
- Patellamobilisation (außer bei Patellafraktur und -luxation ➤ 5.1.5.15, ➤ 5.1.5.16).
- Korrektur der Beinachse (bei Bedarf):
  - Z. B. Beinachsentraining in RL und Sitz (ohne Belastung),
  - Aktivierung der Hüftgelenksabduktoren.
- Abschwellende Maßnahmen:
  - Hochlagerung,
  - Ausstreichungen,
  - MLD (➤ 3.11.5.1),
  - Kompression (➤ 3.11.5.2).
- Erhaltung und Verbesserung der Rumpfstabilität sowie der Armstützkraft,
- Funktionserhaltung der nicht betroffenen Extremitäten (bei Bedarf),
- Gangschule ohne Belastung (➤ 3.1.8).

Proliferationsphase (6.–21. Tag ➤ 3.6.7.1.2):
- Assisitves/aktives Bewegen des Kniegelenks im schmerzfreien Bereich (Schwerpunkt: Erreichen der vollen Extension).
- Aktivierung der kniegelenksumgebenden Muskulatur:
  - Biofeedback (➤ 2.4.12),
  - PNF (➤ 3.7.3),
  - Training in geschlossener Kette (z. B. Barhockersitz).
- Ggf. Detonisierung hypertoner Muskulatur,
- Patellamobilisation (außer bei Patellafraktur und -luxation ➤ 5.1.5.15, ➤ 5.1.5.16).
- Korrektur der Beinachse (bei Bedarf):
  - Beinachsentraining in RL und Sitz (z. B. Fußsohlenbodenkontakt oder Barhockersitz),
  - Aktivierung der Hüftgelenksabduktoren.
- Abschwellende Maßnahmen (bei Bedarf) (➤ Entzündungsphase),
- Narbenbehandlung (wenn Fäden gezogen wurden und die Narbe frei von Wundschorf ist ➤ 5.1.5.1.7 Box),
- Erhaltung und Verbesserung der Rumpfstabilität sowie der Armstützkraft,
- Gangschule: Einüben der Gewichtsübernahme auf das betroffene Bein (wenn erlaubt).

Konsolidierungsphase (22.–60. Tag ➤ 3.6.7.1.3):
- Bei Bedarf Mobilisation: Assistives/aktives Bewegen des Kniegelenks im schmerzfreien Bereich, die Betonung liegt dabei auf Erreichen bzw. Erhalt der vollen Knieextension,
- ggf. Detonisierung hypertoner Muskulatur,
- Patellamobilisation (außer bei Patellafraktur und -luxation ➤ 5.1.5.15, ➤ 5.1.5.16).
- Kräftigung der kniegelenksumgebenden Muskulatur:
  - ➤ Proliferationsphase,
  - Kraftausdauertraining (➤ 3.6.9).
- Korrektur der Beinachse (bei Bedarf):
  - Beinachsentraining in Stand, Einbeinstand, Stand auf instabiler Unterlage,
  - Training der Hüftabduktoren.

- Gangschule mit Vollbelastung (➤ 3.1.8):
  - Einüben der Belastungsübernahme auf das betroffene Bein,
  - Auskorrigieren von evtl. vorhandenen Hinkmechanismen.
- MTT (zunächst dosiert, schmerzadaptiert) (➤ 3.6),
- sensomotorisches Training (➤ 5.1.2.3 Box).

Remodellierungsphase (61.–360. Tag ➤ 3.6.7.1.4):
- Hypertrophietraining der kniegelenksumgebenden Muskulatur,
- MTT,
- Gangschule (Treppengang, Gehen über Hindernisse, vorwärts, rückwärts, seitwärts etc.),
- Korrektur der Beinachse (bei Bedarf),
- MT (➤ 3.5) bei Bewegungseinschränkungen (Flexion, Extension, Schlussrotation, Patellamobilisation, Mobilisation des Fibulotibialgelenks),
- sensomotorisches Training,
- Arbeits- und sportartenspezifisches Training (➤ 18).

5.1.5.13 Bandverletzungen des Kniegelenks

5.1.5.13.1 Kreuzbandverletzungen

Es kommt häufiger zu Verletzungen des vorderen als des stabileren hinteren Kreuzbands (HKB, größerer Durchschnitt). Im Folgenden wird daher die PT nach Ruptur des vorderen Kreuzbandes vorgestellt.
Das vordere Kreuzband (VKB) hat folgende Funktionen:
- Bewegungsführung des Kniegelenks,
- Verhinderung der Tibiatranslation nach ventral bzw. der Femurtranslation nach dorsal,
- als propriozeptives Organ indirekt zuständig für optimale Muskelabstimmung/-aktivierung der kniegelenksumgebenden Muskulatur.

Eine VKB-Ruptur hat daher pathophysiologische Folgen für die Kniestabilität (Gröger et al. 2010):
- Verminderte dynamische Stabilität des Kniegelenks durch die fehlenden propriozeptiven Informationen des VKB,
- in der Folge verminderte Führung und Stabilisierung des Kniegelenks.

Die dynamische Muskelfunktionsstörung zeigt sich durch eine verminderte Muskelkraft, ein Ansteuerungsdefizit als auch durch ein motorisch propriozeptives Abstimmungsdefizit der kniegelenksumgebenden Muskulatur.
Isolierte Bandverletzungen sind selten, häufig sind weitere Strukturen geschädigt (Spindler et al. 1993):
- Menisken (➤ 5.1.5.14),
- Kollateralbänder (➤ 5.1.5.13.2),
- bone bruise (Knochenmarksödem),
- unhappy triad (Kombinationsverletzung von Ligamentum cruciatum anterius, medialem Meniskus und Ligamentum collaterale mediale).

Ätiologie:
- Kniegelenksluxation,
- Torsionstrauma, Varus- oder Valgusstress auf das Kniegelenk,
- Überstreckung und Rotationstrauma,
- Tritt in die Standbeinwade (Sportverletzung).

Klassifikation der Knieinstabilitäten:
Folgende Instabilitäten lassen sich unterscheiden:
- Vordere Instabilität (vorderes Kreuzband gerissen),
- hintere Instabilität (hinteres Kreuzband gerissen),
- laterale Aufklappbarkeit (laterales Seitenband beschädigt),
- mediale Aufklappbarkeit (mediales Seitenband beschädigt).

Zudem werden verschiedene Rotationsinstabilitäten definiert (➤ Tab. 5.1.19).

Tab. 5.1.19 Rotationsinstabilitäten bei Kreuzbandverletzungen.

Bezeichnung	Verletzte Strukturen	Klinischer Test
AMRI (antero-mediale Rotationsinstabilität)	VKB, Ligamentum collaterale mediale	Auslösen der vorderen Schublade bei max. Außenrotation der Tibia
ALRI (antero-laterale Rotationsinstabilität)	VKB, Ligamentum collaterale laterale, evtl. Außenmeniskus	Auslösen der vorderen Schublade bei max. Innenrotation der Tibia
PMRI (postero-mediale Rotationsinstabilität)	mediales Seitenband, HKB, meistens zusätzlich Innenmeniskus	Auslösen der hinteren Schublade bei max. Außenrotation der Tibia
PLRI (postero-laterale Rotationsinstabilität)	Ligamentum collaterale laterale, HKB, häufig auch Außenmeniskus	vermehrte Außenrotation und laterale Aufklappbarkeit bei 30° Flexion, Auslösen der hinteren Schublade

Klinischer Befund

- Schmerzhafte Bewegungseinschränkung,
- Erguss,
- Instabilitätsgefühl,
- Giving-way-Phänomen bei vorderer Kreuzbandruptur (Patient hat beim Hinuntergehen von einer Schräge/Treppe das Gefühl, dass der Unterschenkel nach vorne gleitet bzw. das Knie unter ihm wegbricht. Dies ist manchmal auch bei Gang auf ebenem Untergrund der Fall).

Therapie

- **Konservativ:**
  - Bei geringer Instabilität,
  - bei instabilem Gesundheitszustand des Patienten.
- **Operativ:**
  - Ersatz mit Sehne des M. quadriceps (oberhalb des Ligamentum patellae),
  - Ersatz mit Sehne des Ligamentum patellae,
  - Ersatz mit Sehne der ischiocruralen Muskulatur.

Die Entscheidung, ob eine operative oder eine konservative Therapie stattfindet, sollte immer individuell entschieden werden. Beide Methoden haben jeweils Vor- und Nachteile (➤ Tab. 5.1.20).

Tab. 5.1.20 Operative vs. konservative Therapie bei Kreuzbandverletzungen (Gröger et al. 2010).

Konservative Therapie	Operative Therapie
Kein erneuter Entzündungsprozess durch operativen Eingriff.	Auslösung eines erneuten Entzündungsprozesses durch den operativen Eingriff.
Verbleibende Restinstabilität möglich.	Instabilität des Transplantats bis zum Abschuss der Reorganisationsphase.
Verkürzte Rehabilitation (7 Monate).	Längere Rehabilitation (9–12 Monate).
Zu Beginn weniger defizitäre Muskulatur.	Muskulatur zunächst reflektorisch atrophiert durch OP und Blutsperre.
Geringeres Thromboserisiko, da Patient lediglich durch Schiene eingeschränkt ist.	Narkose- und Thromboserisiko.

5

■ **Physiotherapie**

Physiotherapeutischer Befund: ➤ 5.1.3, ➤ 5.1.5.12.1

- Art der Versorgung (operativ, konservativ, Kreuzbandersatz),
- Begleitverletzungen (Kollateralbänder, Meniskus, unhappy triad, bone bruise).

Assessments: One leg hop test.

Physiotherapeutische Behandlung nach Ruptur des vorderen Kreuzbandes:

Kontraindikationen:

- Hyperextension des Kniegelenks,
- isolierte Anspannung des M. quadriceps femoris,
- isolierte Anspannung des M. gastrocnemius.

Cave

Vor der Behandlung beim Operateur/behandelnden Arzt das erlaubte Belastungs- und Bewegungsausmaß (➤ 2.1.5.1) erfragen.
Bei arthroskopischen OPs wird Synovialflüssigkeit aus dem Gelenk herausgespült. Die Turn-over-Zeit bzw. Neubildung der Synovialflüssigkeit benötigt in etwa 7–21 Tage (van den Berg 2016), daher sollte das Kniegelenk in den ersten Tagen nach dem Eingriff entlastet werden. Danach ist ein langsamer, schmerzadaptierter Belastungsaufbau möglich.

Entzündungsphase (0–5. Tag ➤ 3.6.7.1.1):

- Abdeckung der Prophylaxen (➤ 3.1.2, ➤ 3.1.3),
- Aufklärung des Patienten über Indikationen, Kontraindikationen und Wundheilungsverlauf,
- Bewegen des Kniegelenks im schmerzfreien und erlaubten Bereich mit Betonung auf Erreichen bzw. Erhalt der vollen Knieextension (**Cave:** Hyperextension kontraindiziert).
- Isometrische Übungen (➤ 2.1.5.2 Box) der kniegelenksumgebenden Muskulatur:
  - **Cave:** Aktivierung des M. quadriceps femoris nur in Co-Kontraktion,
  - vorsichtig, dosiert, schmerzadaptiert (v. a. nach Implantatentnahme),
  - mit Co-Kontraktion.
- Detonisierung hypertoner Muskulatur (z. B. ischiocrurale Muskulatur).
- Korrektur der Beinachse (bei Bedarf):
  - Z. B. Beinachsentraining in RL und Sitz (ohne Belastung),
  - Aktivierung der Abduktoren des Hüftgelenks.
- Abschwellende Maßnahmen:
  - Hochlagerung,
  - Ausstreichungen,
  - MLD (➤ 3.11.5.1),
  - Kompression (➤ 3.11.5.2).
- Erhaltung und Verbesserung der Rumpfstabilität sowie der Armstützkraft,
- Funktionserhaltung der nicht betroffenen Extremitäten (bei Bedarf),
- Gangschule ohne Belastung (➤ 3.1.8).

Proliferationsphase (6.–21. Tag ➤ 3.6.7.1.2):

- Bewegen des Kniegelenks im schmerzfreien Bereich (➤ Entzündungsphase),
- Training der Tiefensensibilität (➤ 8.3.3) des betroffenen Beins.
- Aktivierung des M. quadriceps femoris (in Co-Kontraktion):
  - Biofeedback (➤ 2.4.12),
  - PNF (➤ 3.7.3),
  - Training in geschlossener Kette (z. B. Barhockersitz).
- Ggf. Detonisierung hypertoner Muskulatur (z. B. ischiocrurale Muskulatur),
- Korrektur der Beinachse (➤ Entzündungsphase).

- Abschwellende Maßnahmen (bei Bedarf):
  - Hochlagerung,
  - Ausstreichungen,
  - Kompression.
- Erhaltung und Verbesserung der Rumpfstabilität sowie der Armstützkraft,
- Gangschule: Einüben der Gewichtsübernahme auf das betroffene Bein (wenn erlaubt).

Konsolidierungsphase (22.–60. Tag ➤ 3.6.7.1.3):
- Mobilisation (bei Bedarf) (➤ Entzündungsphase).
- Aktivierung der ischiocruralen Muskulatur (als Agonisten des vorderen Kreuzbands) und der kniegelenksumgebenden Muskulatur (in Co-Kontraktion):
  - ➤ Proliferationsphase,
  - Training in geschlossener Kette (zusätzlich Stehsitz),
  - Kraftausdauertraining (➤ 3.6.9).
- Sensomotorisches Training,
- MTT (➤ 3.6).
- Korrektur der Beinachse (bei Bedarf):
  - Z. B. Beinachsentraining in Stand, Einbeinstand, Stand auf instabiler Unterlage,
  - Training der Hüftabduktoren,
  - Gangschule mit Vollbelastung (evtl. Auskorrigieren von Hinkmechanismen).

Remodellierungsphase (61.–360. Tag ➤ 3.6.7.1.4):
- Hypertrophietraining der kniegelenksumgebenden Muskulatur, v. a. der ischiocruralen Muskulatur,
- MTT,
- Gangschule (Treppengang, Gehen über Hindernisse, vorwärts, rückwärts, seitwärts etc.),
- Korrektur der Beinachse (bei Bedarf),
- sensomotorisches Training,
- Arbeits- und sportartenspezifisches Training (➤ 18).

Evidenz-/Bewertungslage: ➤ Link am Kapitelende.

5.1.5.13.2 Verletzungen der Kollateralbänder

Ätiologie:
- Kniegelenksluxation,
- Torsionstrauma, Varus- oder Valgusstress auf das Kniegelenk,
- Überstreckung und Rotationstrauma,
- lateraler Tritt ins Kniegelenk in der Standbeinphase (z. B. Sportverletzung).

■ Klinischer Befund
- Zerrung und Überdehnung der Seitenbänder sind sehr viel schmerzhafter als Totalrupturen,
- Druckschmerzhaftigkeit am Gelenkspalt auf dem Seitenband,
- Schwellung,
- Erguss,
- Bewegungsschmerz.

■ Therapie
I. d. R. konservative Versorgung.

■ Physiotherapie
➤ 5.1.5.12.1

5.1.5.14 Meniskusverletzungen

Lateraler Meniskus:
- Fast kreisförmig,
- nicht mit dem Ligamentum collaterale laterale verwachsen,
- sehr beweglich,
- gute Ausweichmechanismen.

Medialer Meniskus:
- Halbmondförmig,
- Ansatzstellen liegen sehr viel weiter auseinander als beim lateralen Meniskus,
- am Ligamentum collaterale mediale fixiert.

Bei einer Außenrotationsbewegung der Tibia wird der mediale Meniskus am stärksten verlagert und gezerrt. Er ist sehr viel häufiger von Verletzungen betroffen als der laterale Meniskus.

Blutversorgung der Menisken: Betrachtet man den Meniskus aus der Frontalebene, so entsteht ein Dreieck:
- red-red-zone (basales Drittel): Gute Blutversorgung, dadurch ist bei einem Riss eine Refixation des Meniskus möglich.
- red-white-zone (mittleres Drittel): Schlechte Blutversorgung, eine Refixation ist sehr schwierig.
- white-white-zone (inneres Drittel): Keine Blutversorgung, der beschädigte Meniskus kann nicht refixiert werden.

Ätiologie:
- Torsionstrauma bei leicht gebeugtem Knie,
- Bagatelltrauma bei bereits degenerativen Veränderungen des Meniskus bei älteren Menschen (häufigste Ursache).

Einteilung der Meniskusrupturen:
Je nach Lokalisation der Verletzung können verschiedene Meniskusrupturen definiert werden (➤ Tab. 5.1.21).

Tab. 5.1.21 Meniskusrupturen.

Bezeichnung	Lokalisation der Ruptur
Korbhenkelriss	• Riss in der Mitte des Meniskus, • Aufspaltung des inneren Teils des Henkels und Einklemmung im Gelenkspalt möglich.
Meniskuseinriss	• Einriss am Rand des Meniskus, • Erhalt des Meniskus abhängig von der Durchblutung der eingerissenen Zone (➤ Box).
Vorderhornriss, Hinterhornriss	• Einriss von Vorder- oder Hinterhorn, • die Hörner sind durchblutet, Refixation möglich.

5.1.5.14.1 Klinischer Befund

- Einklemmungsgefühl,
- schmerzhafte Bewegungseinschränkung (v. a. Streckschmerz bzw. -hemmung),
- Schwellung.

5.1.5.14.2 Therapie

Sowohl konservative als auch operative Therapien sind möglich:
- **Konservativ** (➤ 4.6.3.2):
  Je nach Ursache der Meniskusproblematik:
  - Bei Schädigung durch Fehlhaltungen und Fehlstellungen → Korrektur dieser Schädigungen.

  - Bei akuten traumatischen Ereignissen als Schädigungsprozess → Therapie nach dem Schema der Wundheilungsphasen (➤ 5.1.2.3 Box).
- **Operativ:**
  - Arthroskopisch,
  - Resektion bei degenerativen Vorschädigungen, Mehrfacheinrissen und schlecht durchbluteten Anteilen des Meniskus (ab der 3. Woche Vollbelastung),
  - Refixation bei durchbluteten Meniskusanteilen (Heilungsprozedere: ca. 6 Wochen),
  - Meniskusimplantate nach vollständiger Resektion.

Die Refixation eines Meniskus kann nur dann erfolgreich sein, wenn das Meniskusgewebe nicht degeneriert ist und an der Rupturstelle eine ausreichende Blutversorgung vorliegt (red-red- oder red-white-zone ➤ 5.1.5.14 Box).
Als **Spätfolge nach Meniskusresektionen** kann eine Sekundärarthrose im Kniegelenk auftreten (sehr stark erhöhtes Risiko auch nach Teilentfernungen).

5.1.5.14.3 Physiotherapie

Physiotherapeutischer Befund

➤ 5.1.3, ➤ 5.1.5.12.1

Physiotherapeutische Behandlung nach Meniskusarthroskopie

> Vor der Behandlung beim Operateur/behandelnden Arzt das erlaubte Belastungs- und Bewegungsausmaß erfragen.

Kontraindikationen:
- Nach arthoskopischen Operationen und nach Meniskusentfernung: Vollbelastung des Beins in den ersten Tagen nach der Arthroskopie, danach schmerzadaptierter Belastungsaufbau (➤ 5.1.5.13.1),
- nach Meniskusrefixation:
  - Vollbelastung des Beins in den ersten Tagen nach der Arthroskopie, danach schmerzadaptierter Belastungsaufbau,
  - Bewegungseinschränkung häufig bei –/10°/75°, Vorgaben sind allerdings von Operateur zu Operateur unterschiedlich, jeweils erfragen.

Behandlung: ➤ 5.1.5.12.1

Evidenz-/ Bewertungslage: ➤ Link am Kapitelende.

5.1.5.15 Patellaluxation

Infolge einer Gewalteinwirkung oder einer Kontraktion des M. quadriceps rutscht die Patella (Kniescheibe) aus ihrem femoralen Gleitlager und luxiert dabei meistens nach lateral und proximal.

Risikofaktoren: Bei Frauen zwischen 16 und 25 Jahren ist das Risiko für eine Patellaluxation erhöht. Zudem gelten folgende Risikofaktoren:
- Adipositas,
- Genu valgum,
- Genu recurvatum,
- angeborener oder erworbener Patellahochstand (Patella alta),
- Dysplasie der lateralen Gleitwange der Patella,
- Ungleichgewicht zwischen M. vastus medialis (hypoton) und M. vastus lateralis (hyperton).

Einteilung:
Aufgrund der Ätiologie lassen sich folgende Typen unterscheiden:
- Habituelle Patellaluxation:
  - Abflachung der Patella,
  - Bindegewebsschwäche,

– Patella alta,
– Genu valgum.

- Angeborene Patellaluxation:
  – Auftreten zumeist beidseitig,
  – Patella alta,
  – Hypoplasie der lateralen Gleitwange der Patella.
- Traumatische Patellaluxation:
  – Durch massive Gewalteinwirkung,
  – zumeist zusätzliche knöcherne und/oder ligamentäre Verletzungen.

5.1.5.15.1 Klinischer Befund

- **Symptome:**
  – Heftige Schmerzen,
  – antero-mediale Schmerzen durch Ruptur der Kapsel,
  – tastbar luxierte Patella,
  – Schwellung, Erguss.
- **Diagnostik:**
  – Anamnese (➤ 2.1.2),
  – klinische Untersuchung,
  – Röntgen von Knie und Patella (➤ 2.4.14).
- **Spätfolgen:**
  – Femoropatellararthrose,
  – hypermobile Patella.

5.1.5.15.2 Therapie

- **Konservativ:**
  – Reposition der Patella,
  – kurze Ruhigstellung,
  – PT (➤ 5.1.5.15.3).
- **Operativ:**
  – V. a. bei habituellen Luxationen und Begleitverletzungen,
  – „lateral release" (laterale Durchtrennung der Kapsel und Straffung des medialen Kapsel-Band-Apparats).

5.1.5.15.3 Physiotherapie

■ Physiotherapeutischer Befund

➤ 5.1.3, ➤ 5.1.5.12.1

Zusätzlich:

- Tonusüberprüfung an M. vastus medialis und lateralis,
- Beinachsenkontrolle:
  – Überprüfung des Q-Winkels,
  – Muskelfunktionstest der Abduktoren (➤ 2.1.5.2), ggf. Abschwächung,
  – Spannungsverhalten des Tractus iliotibialis (hyperton),
  – Fußstellung (z. B. Senk- oder Spreizsenkfuß ➤ 4.7.5.2),
  – bei Aktivitäten (z. B. Abweichen des Knies nach medial beim Herabsteigen einer Stufe).

Assessments: Beighton score zur Überprüfung einer generalisierten Hypermobilität.

■ Physiotherapeutische Behandlung

➤ 5.1.5.12.1

Zusätzlich:

- Wiederherstellung eines Gleichgewichts zwischen M. vastus medialis und lateralis,
- Beinachsentraining (Ziel bei vorhandenen Beinachsenfehlstellungen: Ausgleich),

- Kräftigung der Hüftabduktoren,
- ggf. Korrektur der Fußfehlstellung (Aktivierung der kurzen Fußmuskulatur),
- Detonisierung des Tractus iliotibialis.

5.1.5.16 Patellafraktur

Ätiologie:
- Direktes Trauma (dashboard injury, Sturz auf das Kniegelenk z. B. bei einem Fahrradunfall),
- indirektes Trauma durch plötzliche Flexion des Kniegelenks bei voll kontrahiertem M. quadriceps femoris.

Als **Frakturformen** kommen Längs-, Quer- und Mehrfragmentfrakturen vor.

5.1.5.16.1 Klinischer Befund

- **Symptome:**
  - Bewegungseinschränkung,
  - Schmerzen (v. a. bei Flexion und Extension),
  - Schwellung,
  - Kraftverlust des M. quadriceps femoris,
  - Krepitationen,
  - Instabilitätsgefühl.
- **Komplikationen:**
  - Sekundäre Retropatellararthrose.

5.1.5.16.2 Therapie

Ziel der ärztlichen Therapie ist die Rekonstruktion der anatomischen Patellaform, einer glatten Gelenkfläche und eines funktionsfähigen Streckapparates (S1-Leitlinie Patellafraktur 2014 ➤ 5.1.6.3). Allgemein gilt, dass Patienten nach Patellafraktur meistens mit einer Schiene versorgt werden, welche die Knieflexion limitiert bzw. nicht zulässt.

- **Konservativ:** Bei erhaltener Streckhebefähigkeit und gering oder unverschobenen Frakturen der Patella.
- **Operativ:**
  - V. a. bei dislozierten Patellafrakturen:
    - Zuggurtung,
    - Zugschrauben,
    - Cerclagen (➤ 5.1.2.3.3).
  - Komplette Entfernung der Patella, wenn die Schädigung eine Rekonstruktion unmöglich macht.

5.1.5.16.3 Physiotherapie

■ **Physiotherapeutischer Befund**
➤ 5.1.3, ➤ 5.1.5.12.1

■ **Physiotherapeutische Behandlung:**
Cave: Ziel der operativen Versorgung ist ein bewegungsstabiles Ergebnis. Vor der Behandlung mit behandelndem Arzt/Operateur erlaubte Belastung/erlaubtes Bewegungsausmaß (➤ 2.1.5.1) abstimmen.

Kontraindikationen:
- Knieflexion,
- übermäßiges Anspannen des M. quadriceps femoris,
- (meistens) belastete Kniebeugebewegungen > 40° Flexion.
- **Cave:** Nach Abschluss der Konsolidierung bleibt die Flexion weiterhin eingeschränkt (List 2009).

Behandlung: Nach Abschluss der Konsolidierungsphase (22.–60. Tag ➤ 3.6.7.1.3) sollte die Mobilisationsfähigkeit der Patella erarbeitet werden.

Weitere Behandlung: ➤ 5.1.5.12.1

Evidenz-/Bewertungslage: ➤ Link am Kapitelende.

5.1.5.17 Distale Femurfraktur

Eher selten vorkommende Fraktur des kniegelenksnahen Anteils des Femurs.

Ätiologie: Meist durch direkte Gewalteinwirkung:
- Dashboard injury,
- Sturz auf das Kniegelenk.

Einteilung:
Es werden intra- und extraartikuläre Brüche unterschieden (➤ Tab. 5.1.22).

Tab. 5.1.22 AO-Einteilung distale Femurfraktur.

Bezeichnung	Beschreibung
A	extraartikulär/suprakondylär
B	partiell intraartikulär (unikondylär)
C	komplex intraartikulär (bikondylär)

5.1.5.17.1 Klinischer Befund

- **Symptome:**
  - Bewegungseinschränkung,
  - Starke Schmerzen,
  - Kniegelenksschwellung,
  - Beinverkürzung,
  - Druck- und Bewegungsschmerzen,
  - Gewichtsbelastung nicht möglich,
  - Hämarthros.
- **Diagnostik:**
  - Anamnese (➤ 2.1.2),
  - klinische Untersuchung,
  - Röntgen (➤ 2.4.14).
- **Komplikationen:**
  - Kapsel-Bandrupturen,
  - Meniskusverletzungen,
  - sekundäre Kniearthrose,
  - Achsenfehlstellungen (durch entstehende Inkongruenzen),
  - Beinverkürzungen.

5.1.5.17.2 Therapie

- **Konservativ:**
  - Bei einfachen, nicht dislozierten Brüchen, bei denen keine Gefahr des Abrutschens besteht,
  - Gips für 6–8 Wochen.
- **Operativ:**
  - Plattenosteosynthese,
  - retrograder Marknagel,
  - Kondylenplatten,
  - dynamische Kondylenschraube,
  - Spongiosaschrauben.

5.1.5.17.3 Physiotherapie

■ **Physiotherapeutischer Befund**
➤ 5.1.3, ➤ 5.1.5.12.1

■ **Physiotherapeutische Behandlung**
➤ 5.1.5.18.3

5.1.5.18 Tibiakopffraktur

Impressionen und/oder Absprengung der Kondylen der Tibia (meistens lateral).

Ätiologie:
- Direktes Trauma,
- indirektes Trauma (Sturz aus großer Höhe),
- Bagatelltrauma bei Osteoporose (➤ 4.1.3.3.9).

Tibiakopffrakturen können aufgrund ihrer Beschaffenheit unterteilt werden (➤ Tab. 5.1.23).

Tab. 5.1.23 AO-Einteilung Tibiakopffrakturen.

Bezeichnung	Beschreibung
Typ A	• Extraartikuläre Frakturen (z. B. Ausrisse).
Typ B	• Spaltbrüche, • Impressionsfrakturen, • Impressionsspaltbrüche.
Typ C	• Artikuläre Frakturen.

5.1.5.18.1 Klinischer Befund

- **Symptome:**
  - Bewegungseinschränkung,
  - Kniegelenksschwellung,
  - Hämarthros,
  - Druck- und Bewegungsschmerzen.
- **Diagnostik:**
  - Anamnese (➤ 2.1.2),
  - klinische Untersuchung,
  - Röntgen (➤ 2.4.14).
- **Komplikationen:**
  - Kapsel-Bandrupturen, Meniskusverletzungen (➤ 5.1.5.14),
  - Kompartmentsyndrom (➤ 5.1.2.4),
  - Versteifung des Kniegelenks, sekundäre Kniearthrose,
  - Achsenfehlstellungen (durch entstehende Inkongruenzen),
  - Beinverkürzungen,
  - Peroneuslähmung durch zusätzliche Fibulafraktur (Begleitverletzung),
  - erhöhte Thrombose- und Emboliegefahr.

5.1.5.18.2 Therapie

- **Konservativ:** Bei nicht dislozierten Frakturen.
- **Operativ:** Chirurgische Wiederherstellung der Gelenkfläche der Tibia (➤ 5.1.2.3.3):
  - K-Drähte,
  - Spongiosa,
  - Plattenosteosynthesen,
  - Schrauben (z. B. Winkelplatten).

5.1.5.18.3 Physiotherapie

■ **Physiotherapeutischer Befund**
➤ 5.1.3, ➤ 5.1.5.12.1

■ **Physiotherapeutische Behandlung**
Cave: Vor der Behandlung ist beim Operateur/behandelnden Arzt das erlaubte Belastungs- und Bewegungsausmaß (➤ 2.1.5.1) zu erfragen.
Die Therapie (➤ 5.1.5.12.1) ist insbesondere an den Schmerzangaben des Patienten zu orientieren (➤ 2.1.2.4). Zudem ist die Schwellneigung/-reaktion des Kniegelenks in die Therapiedosierung einzubeziehen.

5.1.5.19 Unterschenkelfrakturen

Ätiologie:
- Sturz,
- Sportunfälle,
- Anpralltrauma.

> Durch die geringe Weichteildeckung handelt es sich bei Unterschenkelfrakturen häufig um offene Frakturen, die operativ versorgt werden müssen.

Einteilung:
- Isolierte Tibiafraktur,
- isolierte Fibulafraktur,
- Tibia- und Fibulafraktur (komplette Unterschenkelfraktur).

5.1.5.19.1 Klinischer Befund

- **Symptome:**
  - Weichteilschaden,
  - deutliche Fehlstellung,
  - starke Schmerzen.
- **Diagnostik:**
  - Anamnese (➤ 2.1.2),
  - klinische Untersuchung,
  - Röntgen (➤ 2.4.14).
- **Komplikationen:**
  - Neurologische Ausfälle (N. peroneus),
  - Kompartmentsyndrom (➤ 5.1.2.4),
  - Infektionen,
  - Pseudarthrose (➤ 5.1.2.4).

5.1.5.19.2 Therapie

- **Konservativ:**
  - Nicht dislozierte Frakturen,
  - isolierte Fibulafraktur.
- **Operativ:**
  - Fixateur externe bei offener Fraktur,
  - Marknagel,
  - Plattenosteosynthese (➤ 5.1.2.3.3).

5.1.5.19.3 Physiotherapie

■ **Physiotherapeutischer Befund**
➤ 5.1.3, ➤ 5.1.5.12.1

■ **Physiotherapeutische Behandlung bei Patienten nach Unterschenkelfrakturen**
Die Art der gewählten postoperativen Belastung ist vom Operateur abhängig. Entscheidend sind Frakturschwere und Art der operativen Versorgung. Zumeist kann davon ausgegangen werden, dass die Faktur zumindest bewegungsstabil ist, dennoch muss der Th. vor Behandlungsbeginn beim Operateur genaue Angaben erfragen.

Kontraindikationen: Rotationsbewegungen im Kniegelenk.

Vor- und Nachteile der einzelnen operativen Therapiemethoden für die PT-Nachbehandlung:

- **Plattenosteosynthese:**
  - Vorteil: Primäre Knochenbruchheilung,
  - Nachteil: Nur übungsstabil, evtl. Fußsohlenbodenkontakt.
- **Marknagel:**
  - Vorteil: Teilbelastungsstabil (15–20 kg),
  - Nachteil: Sekundäre Knochenbruchheilung.
  - **Cave:** Rotationsfehlstellung möglich.
- **Fixateur externe:**
  - Vorteil: Kein Eingriff im Bereich des Knochenbruchs, daher oft Teilbelastung möglich, ansonsten übungsstabil und Fußsohlenbodenkontakt,
  - Nachteil: Entzündungsgefahr durch Pinstellen.

Cave

Bei der Versorgung mit Fixateur externe besteht Entzündungsgefahr. Daher ausschließlich mit sterilen Handschuhen behandeln.

Entzündungsphase (0–5. Tag ➤ 3.6.7.1.1):

- Abdecken der Prophylaxen (➤ 3.1.2, ➤ 3.1.3),
- Aufklärung des Patienten über Indikationen, Kontraindikationen (Belastung, Rotationsbewegungen im Kniegelenk) und Wundheilungsverlauf.
- Abschwellende Maßnahmen:
  - Hochlagern,
  - Muskelpumpe,
  - Ausstreichungen,
  - Kompression (➤ 3.11.5.2).
- Einstellung des Beins in Nullstellung (➤ vordere Buchklappe) (Beinachsentraining und Tiefensensibilität ➤ 8.3.3),
- assistive und aktive Mobilisation von Knie- und oberen Sprunggelenk (OSG) im schmerzfreien und erlaubten Bereich,
- Bewegungsschiene (CPM ➤ 4.9.6),
- Isometrische Übungen (➤ 2.1.5.2 Box) der kniegelenks- und OSG-umgebenden Muskulatur:
  - Patellapumpe,
  - Fußpumpe.
- Einübung von an die Kontraindikationen angepassten ADLs,
- an den Belastungsgrad angepasste Gangschule (➤ 3.1.8).
- Kräftigung von Rumpf- und Extremitätenmuskulatur, z. B.
  - PNF-Stützenmuster,
  - Skapulapattern (➤ 3.7.3.1.2).

Proliferationsphase (6.–21. Tag ➤ 3.6.7.1.2):

- Vergrößerung der ROM (➤ 2.1.5.1), dosierte und schmerzadaptierte Mobilisation von Kniegelenk und OSG,
- Training der Tiefensensibilität.
- Muskelaktivierung (dosiert; soweit erlaubt):
  - Prätibiale Muskulatur,
  - M. quadriceps femoris,
  - ischiocrurale Muskulatur,
  - ggf. Mm. abductores (zur Stabilisierung der Beinachse).
- Gangschule (ohne Belastung),
- Beinachsentraining (ohne Belastung),
- Training der Rumpfstabilität,
- Narbenbehandlung (wenn Fäden gezogen wurden und die Narbe frei von Wundschorf ist ➤ 5.1.5.1.7 Box).

Konsolidierungsphase (22.–60. Tag ➤ 3.6.7.1.3):
- Dehnung (➤ 3.5.7) verkürzter Strukturen (z. B. M. triceps surae),
- funktionelle Kräftigung abgeschwächter Muskeln,
- Training der Gewichtsübernahme auf das betroffene Bein (sobald erlaubt),
- funktionelle Bewegungserweiterung (bei Bewegungseinschränkung), z. B. Kniebeugebewegung zur Erweiterung der Dorsalextension im OSG (sobald Training im geschlossenen System erlaubt),
- Beinachsentraining,
- Gangschule,
- Haltungsschulung,
- sensomotorisches Training (➤ 5.1.2.3 Box),
- MTT (➤ 3.6).

Remodellierungsphase (61.–360. Tag ➤ 3.6.7.1.4):
- Funktionelle Kräftigung im geschlossenen System.
- Dehnung verkürzter Muskeln (bei Bedarf),
- Beinachsentraining,
- sensomotorisches Training,
- Haltungsschulung,
- MTT,
- arbeits- und sportartenspezifisches Training (➤ 18).

Evidenz-/Bewertungslage: ➤ Link am Kapitelende.

5.1.5.20 Verletzungen im Bereich des Fußes sowie Fuß- und Sprunggelenks

5.1.5.20.1 Physiotherapeutischer Befund bei Verletzungen im Bereich des Fußes sowie Fuß- und Sprunggelenks

Struktur- und Funktionsebene sowie Aktivitäts- und Partizipationsebene (ICF): ➤ 5.1.3

Befund-Zusatz:
- Beinachse,
- Fehlstellungen,
- Deformitäten,
- Achsenverhältnis Vorfuß – Rückfuß,
- „Too many toes sign" (nach Johnson): Der Kalkaneus steht im Valgus, daher sind (von hinten betrachtet) lateral mehr Zehen sichtbar, als auf der kontralateralen Seite.
- Schwielenbildung,
- nach OSG-Verletzung immer auch das proximale Tibiofibulargelenk untersuchen (jede Bewegung des OSG führt zu einer Mitbewegung im proximalen Tibiofibulargelenk),
- M. triceps surae,
- Fußheber,
- M. tibialis posterior (als wichtigster Stabilisator des Rück- und Mittelfußes).
- Veränderung des Fußgewölbes bei veränderter Beinachse:
  - Abgeflachtes mediales Fußgewölbe bei Genu valgum,
  - u. U. Hohlfuß durch große Tibiatorsion sowie große Antetorsionswinkel im Hüftgelenk mit innenrotiertem Femur.
- Stabilität:
  - Instabilitätsgefühl,
  - Prüfung der Stabilität der Beinachse bei ADLs,
  - Seitenbänder stabilisieren das OSG,
  - Ligamentum talocalcaneum interosseum ist wichtig für die Propriozeption (kann bei einem Inversionstrauma verletzt werden).

Assessments:
- 6-Minuten-Gehtest (6MGT ➤ 3.7.7.8.2),
- Timed up and go-Test (➤ 16.2.1),
- Berg-Balance-Skala (BBS ➤ 16.2.2),
- Dynamic Gait Index (DGI ➤ 16.2.2),
- Score nach Weber (Frakturen OSG),
- Score nach Olerud und Molander (Sprunggelenksfrakturen),
- Score nach Phillips et al. (Sprunggelenksfrakturen),
- Kiel score for calcaneus fractures,
- Score nach McGuire et al. (Arthrodese, Endoprothese).

5.1.5.20.2 Frakturen des Sprunggelenks

Bei Dorsalextension ist die Knöchelgabel der wichtigste Stabilisator des Sprunggelenks, bei Plantarflexion sind es die medialen und lateralen Bänder. Der mediale Bandkomplex wirkt einer Valgusbewegung sowie einer Außenrotation und Abduktion des Talus in der Malleolengabel entgegen.
Eine Dorsalextension im OSG bewirkt eine Eversion des Fußes. Eine Plantarflexion führt zu einer Inversion. Die Plantarflexion ist im oberen Sprunggelenk etwa doppelt so groß wie die Dorsalextension. Für das normale Gehen sind jedoch nur 15° notwendig.

Ätiologie: Umknicken des Fußes (Sport, Verkehrs-, Arbeitsunfälle).

Die Sprunggelenksverletzungen werden durch die Stellung des Fußes (Pronation/Supination) und durch die einwirkende Kraft (Abduktion/Adduktion) bestimmt, Supinationsverletzungen kommen häufiger vor als Pronationsverletzungen (➤ Tab. 5.1.24).

Tab. 5.1.24 Verletzungsmuster am oberen Sprunggelenk.

Supinationstrauma	Pronationstrauma
• Innenknöchelabscherverletzungen, • Weber-A-Fraktur, • Außenbandruptur und -ausriss.	• Innenbandruptur, • Schrägfrakturen der Fibula, • Weber-B- und Weber-C-Frakturen, • Innenknöchelabrissverletzungen.

Lauge-Hansen beschrieb bereits 1950 vier **verschiedene Unfallmechanismen** (zitiert nach Frank et al. 2009):
- Supinations-Adduktions-Fraktur (Umknicken über den äußeren Fußrand),
- Supinations-Eversions-Fraktur (Umknicken über den äußeren Fußrand mit Außenrotation; häufigster Unfallmechanismus 80 %),
- Pronations-Abduktions-Fraktur (Umknicken über den inneren Fußrand),
- Pronations-Eversions-Fraktur (Umknicken über den inneren Fußrand mit Außenrotation).

Klassifikation: Die Frakturen des OSG werden nach Weber eingeteilt (➤ Tab. 5.1.25).

Tab. 5.1.25 Klassifizierung nach Weber und Danis (1966) (nach List 2009).

	Weber-A-Fraktur	Weber-B-Fraktur	Weber-C-Fraktur
Lage der Fibulafraktur in Bezug auf die Syndesmose	• Fibulafraktur unterhalb der Syndesmose, • Syndesmose intakt, • Malleolengabel stabil.	• Frakturspalt in Höhe der Syndesmose, • Syndesmose in 50 % der Fälle gerissen, • Malleolengabel instabil.	• Fibulafraktur oberhalb der Syndesmose, • Syndesmose gerissen, • Malleolengabel instabil, • Sonderform: Maisonneuve-Fraktur (sog. Weber-D-Fraktur).

	Weber-A-Fraktur	Weber-B-Fraktur	Weber-C-Fraktur
Typen nach AO-Einteilung	• A1: einfache Außenknochelfraktur, • A2: Außen- und Innenknöchelfraktur, • A3: Außen- und Innenknöchelfraktur mit posteromedialer Fraktur.	• B1: einfache Außenknöchelfraktur, • B2: Außen- und Innenknöchelfraktur, • B3: Außen- und Innenknöchelfraktur mit posterolateraler Fraktur (Volkmann-Dreieck).	• C1: einfache diaphysäre Fibulafraktur, • C2: mehrfragmentäre diaphysäre Fibulafraktur, • C3: proximale Fibulafraktur.
Therapie	• Konservative Therapie, • operative Therapie nur bei starker Fragmentdislokation.	• Konservative Therapie bei stabilen, nicht dislozierten Typ-B1-Frakturen, • operative Therapie bei Typ-B2- und Typ-B3-Frakturen.	• Operative Therapie.

Nach Sprunggelenksverletzungen wird eine verlängerte Reaktionszeit der Muskulatur beobachtet. Daraus lässt sich die Bedeutung eines propriozeptiven Trainings erklären (➤ 5.1.5.20.6).

■ **Klinischer Befund**

- **Symptome:**
  - Lokaler Druckschmerz über dem Innen- bzw. Außenknöchel,
  - Schwellung.
- **Diagnostik:**
  - Röntgen (➤ 2.4.14): a.p.-Aufnahme bei 20° IR des Fußes.
  - Bei isolierter Fraktur des Innenknöchels sollte immer eine Röntgenaufnahme des gesamten Unterschenkels gemacht werden, um eine Maisonneuve-Fraktur (s. u.) nicht zu übersehen.
  - Beurteilung des Verhältnisses zwischen horizontalem und vertikalem Gelenkspalt des OSG bei einer Syndesmosesprengung (vertikaler Spalt zwischen medialer Fibulakante und lateraler Tibiakante ist normalerweise schmaler als der horizontale [3 : 5]).
  - CT (➤ 2.4.17) bei komplexen Mehrfragmentfrakturen und radiologisch unklaren knöchernen Verletzungen,
  - MRT (➤ 2.4.16) zur Darstellung von Bandverletzungen.
- **Komplikationen:**
  - Posttraumatische Arthrose,
  - erhöhtes Komplikationsrisiko bei Patienten mit Diabetes mellitus (➤ 9.5), aufgrund der Neuro- und Vaskulopathie,
  - Schmerzen,
  - Bewegungseinschränkung.
- **Sonderformen/zusätzliche Verletzungen:**
  - **Volkmann-Dreieck:** Ätiologie: Kann bei Weber-B- und Weber-C-Frakturen (➤ Tab. 5.1.25) zusätzlich auftreten. Durch Zug der hinteren Syndesmose kommt es zu einer Abscher-/Abrissfraktur an der dorsalen Tibiakante, die den hinteren Anteil des Innenknöchels bildet (Ausriss der hinteren Syndesmose). Das Fragment disloziert nach vorne.
  - **Bimalleoläre Fraktur:**
    - Fraktur des Außen- und Innenknöchels,
    - Abriss oder Abscheren des Innenknöchels mit Kapsel-Bandverletzung.

- **Pilon-tibiale-Fraktur (distale Tibiafraktur):**
  - Durch heftige axiale Gewalteinwirkung auf das distale Tibeaplateau (Unfallmechanismus: Distorsionstrauma bimalleolar),
  - Kennzeichen: Einstauchung des Talus in die Tibiagelenkfläche, bimalleoläre Fraktur (s. o.), mediale Trümmerfraktur mit Syndesmosebeteiligung,
  - großer Weichteilschaden.
  - **Cave:** Kompartmentsyndrom (➤ 5.1.2.4).
  - Evidenz-/Bewertungslage: ➤ Link am Kapitelende.
- **Trimalleoläre Fraktur:**
  - Bimalleolare Sprunggelenksfraktur mit Fraktur der Tibiahinterkante,
  - Syndesmose meist rupturiert → Gelenkinstabilität.
- **Maisonneuve-Fraktur (Weber-D-Fraktur):**
  - Sonderform der Weber-C-Fraktur (➤ Tab. 5.1.25),
  - hohe Fibulafraktur in Kombination mit einem Längsriss der Membrana interossea sowie einer Ruptur der Syndesmose, einer Innenknöchelfraktur oder einem Abriss des Ligamentum deltoideum.
  - **Symptome:** Schwellung, Druckschmerz über den Malleolen, schmerzhafte Bewegungseinschränkung, Belastungsunfähigkeit, Fehlstellung bei Luxation.
  - **Komplikationen:** Weichteilschädigung mit Infektions- und Nekroserisiko, postoperative Nachblutung, Fehlstellung der Gelenke, Knorpelschaden, posttraumatische Arthrose, Instabilität, Kontraktur, Ostitis, CRPS (➤ 8.4.13.1, ➤ 15.3.2.3.2).

■ **Therapie**

- **Konservativ:**
  - Ruhigstellung von Typ-A-Frakturen und stabile Typ-B-Frakturen (➤ Tab. 5.1.25) in einer supinationshemmenden Orthese (z. B. Gipsschiene, Lightcast oder VACOped®), schmerzadaptierte Belastung (Frank et al. 2009).
  - Volkmann-Dreieck: Geschlossene stabile Frakturen ohne Beteiligung der Gelenkflächen (Gipsschiene, VACOped®, Sprunggelenksorthese).
- **Operativ:**
  - Frakturen mit einer Beteiligung der Syndesmose oder des medialen Kompartiments (Frank et al. 2009),
  - Ruhigstellung bis zur Operation in einem Unterschenkelspaltgips bei Wartezeit aufgrund einer starken Weichteilschwellung, bei ausgeprägter Weichteilschädigung Ruhigstellung mittels Fixateur externe (ebd.).
  - Volkmann-Dreieck: Dislozierte oder offene Frakturen und Frakturen mit Gelenkflächenbeteiligung, bei Bandverletzungen sollte die Bandnaht innerhalb der ersten 6 Stunden erfolgen.
- **Osteosynthetische Versorgung:** Volkmann-Dreieck:
  - Platten und/oder Zugschrauben, Fixateur externe bei erheblichem Weichteilschaden,
  - Einsatz einer Stellschraube bei Instabilität oder Maisonneuve-Fraktur (s. o.): Sie wird von der Fibula in einem Winkel von 30° in die Tibia eingebracht, dient zur Stabilisierung der Fragmente und verhindert die Dislokation der Fibula. Insbesondere bei Dorsalflexion kommt es zu einem Auseinanderweichen von Tibia und Fibula, was bei der PT (➤ 5.1.5.20.6) zu beachten ist (Bewegungslimitierung der Sprunggelenke).
  - Entfernung der Stellschraube nach 6 Wochen, Metallentfernung nach einem Jahr.

■ **Physiotherapie**

Physiotherapeutischer Befund: ➤ 5.1.5.20.1, ➤ 5.1.3

Physiotherapeutische Behandlung: ➤ 5.1.5.20.6

5

Cave: Vor der Behandlung ist beim Operateur/behandelnden Arzt das erlaubte Belastungs- und Bewegungsausmaß (➤ 2.1.5.1) zu erfragen.
Die frühfunktionelle physiotherapeutische Nachbehandlung beginnt ab dem zweiten postoperativen Tag (nach Redonex). Es darf aus der Schiene heraus geübt werden, unter Einhaltung der Schmerzgrenze und der Belastungsvorgabe.

Kontraindikationen bei einer Syndesmosebeteiligung (Imhoff et al. 2015):
- Keine Pro- und Suppinationsbewegungen bis zur sechsten Woche,
- Plantarflexion/Dorsalextension 20°–0°–0°.

Evidenz-/Bewertungslage: ➤ Link am Kapitelende.

5.1.5.20.3 Bandverletzungen des Sprunggelenks

Epidemiologie: Bänderverletzungen kommen häufig vor, insbesondere die Außenbänder sind häufig betroffen – Rammelt et al. (2011) schätzen die Häufigkeit auf eine entsprechende Verletzung pro Tag und 10.000 Einwohner. Die Außenbänder Ligamentum fibulotalare anterius und posterius sowie Ligamentum fibulocalcaneare stabilisieren u. a. das Sprunggelenk.

Ätiologie: Zu den Bandverletzungen kommt es
- im Freizeit- und Schulsport,
- durch exogene Faktoren, z. B. unebenes Gelände, Schuhwerk,
- durch endogene Faktoren, z. B. Fußfehlstellungen, muskuläre Dekompensation (Wettkampf), neurologische Defizite (Peroneuslähmung).

Es werden zwei **Unfallmechanismen** beschrieben:
- Ruptur durch eine forcierte Supination-Adduktion-Inversion-Bewegung des OSG (häufigster Typ): Zunächst reißt Ligamentum fibulotalare anterius, dann Ligamentum fibulocalcanare und anschließend Ligamentum fibulotalare posterius.
- Ruptur des Deltabands durch eine forcierte Pronation/Abduktion (selten).

Einteilung: Hinsichtlich der Verletzungsart lassen sich folgende Bandverletzungen unterscheiden:
- Distorsion,
- Ruptur (als Teil- oder komplette Ruptur).

Für die **fibularen Bandrupturen** gilt folgende therapierelevante Einteilung:
- Akute Bandruptur,
- chronische Bandruptur:
  - Durchschnittlich einmal wöchentliches Umknicken,
  - Giving-way-Phänomen (➤ 5.1.5.13.1),
  - chronische Synovialitis im OSG,
  - Kontraktur/Atrophie der Peronealmuskulatur.
- Second-stage-Verletzungen (akute Ruptur nach ausgeheilter früherer Bandruptur).

■ Klinischer Befund

- **Symptome:**
  - Schwellung/Hämatom,
  - Druckschmerz über den Malleolen,
  - schmerzhafte Bewegungseinschränkung je nach Art des Traumas (Pro- oder Supination),
  - Belastungsunfähigkeit,
  - Dislokationen des Talus durch Verletzungen des fibularen Bandsystems:
    - Varuskippung,
    - Schubladenphänomen,
    - abnorme Innenrotation des Talus.
- **Diagnostik:**
  - Klinische Feststellung von

  - Schwellung und Palpationsschmerz im Verlauf der Rupturstelle,
  - Talusvorschub,
  - seitliche Aufklappbarkeit.
- Röntgenaufnahme (➤ 2.4.14) des OSGs in zwei Ebenen und als gehaltene Aufnahme.
- Laut Rammelt et al. (2011) liegt die Spezifität bei 84 % und die Sensitivität bei 96 %, wenn ein erfahrener Untersucher vordere Schublade und Varusstress im Zeitraum von vier bis sieben Tagen nach dem Supinationstrauma durchführt. Innerhalb der ersten 48 Stunden liefern diese Tests allerdings keine Diagnosesicherheit.

- **Komplikationen:**
  - Wundheilungsstörung,
  - chronische Instabilität (wiederholtes Umknicken) bei insuffizienter Ausheilung,
  - posttraumatische Arthrose,
  - Tendovaginitis,
  - tiefe Beinvenenthrombose.

■ **Therapie:**
- **Konservativ:**
  - I. d. R. kurzfristige Ruhigstellung im Unterschenkelspaltgips,
  - Hochlagerung,
  - Kühlung,
  - Antiphlogistika (➤ 1.6.8) und niedermolekulares Heparin (➤ 1.6.2) bis zum Rückgang des Hämatoms,
  - supinationshemmende Orthese bei Vollbelastung des Fußes nach Abschwellen der Weichteile (konsequent für 5 Wochen, Tag und Nacht).
- **Operativ:**
  - Nur bei schwerer Instabilität sowie bei knöchernen Ausrissen,
  - Bandnaht möglichst innerhalb der ersten 6 Stunden nach der Verletzung.

■ **Physiotherapie**
Physiotherapeutischer Befund: ➤ 5.1.5.20.1, ➤ 5.1.3

Physiotherapeutische Behandlung: ➤ 5.1.5.20.6

Cave: Vor der Behandlung ist beim Operateur/behandelnden Arzt das erlaubte Belastungs- und Bewegungsausmaß (➤ 2.1.5.1) zu erfragen.

Kontraindikationen bei lateralen Bandverletzungen (Imhoff et al. 2015): Pro- und Supinationsbewegungen.

PT bei lateraler Bandverletzung nach Walther et al. (2013):
- Akutphase: PECH-Regel (➤ 18.1).
- Post-Akutphase:
  - Lymphdrainage (➤ 3.11.5.1),
  - Ultraschalltherapie (➤ 3.16.2),
  - propriozeptives Training,
  - belastungsaufbauendes Krafttraining (➤ 3.6.9).

Evidenz-/Bewertungslage ➤ Link am Kapitelende.

5.1.5.20.4 Akute Achillessehnenruptur

Die Achillessehne kann komplett oder inkomplett reißen. Etwa 80 % aller Achillessehnenrupturen liegen etwa 2–6 cm proximal der kalkanaren Insertion.

Ätiologie/Pathogenese:
- I. d. R. Zusammenspiel zwischen mechanischem Stress (häufig indirekte Ursachen wie Abrutschen am Bürgersteig oder auf einer Treppe) und intratendinöser Degeneration (z. B. durch lokale Gabe von Kortison, rheumatische Erkrankungen, Alterung),

- Kontraktion der Wadenmuskulatur beim Starten oder plötzlichen Abbremsen (Tennisspiel, Sprint, Fußballspiel) bei degenerativ veränderter Sehne (schnelle Belastung der bereits vorgespannten Sehne),
- direktes Trauma (selten; Schlag, Tritt, Schnittverletzung).

Biomechanik: Die Achillessehne ist evolutionsbedingt durch den Wechsel vom Vierbeiner zum Zweibeiner die stärkste Sehne des Menschen. Sie unterliegt der altersabhängigen Strukturveränderung des Kollagens, die bereits im mittleren Lebensalter beginnt:

- Verminderung der Zellzahl,
- Verminderung des Proteoglykangehalts,
- Abnahme elastischer Fasern,
- Abnahme der Kapillardichte,
- Ablagerung von dichtem, granulären Material.

Einteilung: Die akute Achillessehnenruptur lässt sich gemäß der Klassifizierung nach Lea und Smith (1972, nach Pagenstert et al. 2010) aufgrund der Lokalisation einteilen:

- Ansatznaher Ausriss am Kalkaneus,
- intratendinöse Ruptur,
- Riss am Übergang zum Muskelgewebe.

■ Klinischer Befund

Gelegentlich kommt es vor, dass der Patient erst nach Tagen oder sogar Wochen einen Arzt konsultiert, da er nur wenig Schmerzen hat. Der Patient hinkt, kann aber ohne Unterarmgehstützen mit seinen normalen Schuhen gehen. Nach ca. vier Wochen nach der Ruptur ist eine Kontraktur im M. triceps surae entstanden (Amlang u. Zwipp 2012).

- **Symptome:**
  - Deutlich hörbarer Knall und akuter stechender Schmerz,
  - Gefühl eines Schlags oder Tritts gegen die Sehne,
  - Schmerzen mit stechendem Charakter,
  - palpierbare Delle sowie Schwellung oberhalb des Tuber calcanei,
  - Hämatom,
  - Zehenstand unmöglich,
  - Achillessehnenreflex negativ.
- **Diagnostik:**
  - Thompson-Test (Sensitivität 0,96 %, Spezifität 0,93 %) (Pagenstert et al. 2010),
  - Palpation (Sensitivität 0,73 %, Spezifität 0,89 %) (ebd.),
  - Matles-Test (Sensitivität 0,88 %, Spezifität 0,85 %) (ebd.),
  - MRT (➤ 2.4.16) und Sonografie (➤ 2.4.15) empfohlen bei nicht eindeutiger klinischer Diagnostik,
  - Röntgen (➤ 2.4.14) selten, ggf. um eine Fraktur auszuschließen.
- **Komplikationen** (relevante Komplikationsrate postoperativ 0–3 %):
  - Reruptur,
  - Wundheilungsstörung,
  - Hautnekrosen,
  - Infektionen,
  - Narbenkeloide,
  - Verletzungen des N. suralis.

■ Therapie

- **Konservativ:**
  - Voraussetzung: Sehnenenden lassen sich durch Spitzfußstellung adaptieren,
  - zufriedenstellende Ergebnisse bei Patienten mit erhöhtem Operationsrisiko und bei relativer Inaktivität,

  - max. Muskelkraft, Spannung, Ausdauer und Belastbarkeit werden nicht erreicht,
  - Rerupturrate: 13–35 %.
- **Operativ:**
  - Offene Naht (Durchflechtungsnaht) als Goldstandard (Sehnenvorspannung kann so rekonstruiert werden),
  - anschließende Ruhigstellung in spezieller Orthese, Unterschenkelgipsverband, Spezialschuh (➤ 4.9),
  - zunächst in spannungsarmer Dorsalextension des Fußes,
  - laut Amlang und Zwipp (2012) ist der früher verwendete Oberschenkelgips mit leichter Knieflexion zur Entlastung der Mm. gastrocnemii nicht notwendig.

■ **Physiotherapie**

Physiotherapeutischer Befund: ➤ 5.1.5.20.1, ➤ 5.1.3

Physiotherapeutische Behandlung: ➤ 5.1.5.20.6

Cave: Vor der Behandlung ist beim Operateur/behandelnden Arzt das erlaubte Belastungs- und Bewegungsausmaß (➤ 2.1.5.1) zu erfragen.

Kontraindikationen:
- Dynamische Bewegungen gegen Widerstand,
- MT,
- Dehntechniken,
- Zehenstand (bis zur Freigabe durch den Arzt).

Bei konservativer Versorgung (Pagenstert et al. 2010):
- Beginn mit dosierten passiven Bewegungsübungen 8 Wochen nach der Ruptur,
- aktive Übungen 12 Wochen nach Ruptur möglich.

Bei operativer Versorgung (ebd.):
- Behandlungsbeginn: Passive Bewegungen.
- 2 Wochen nach OP: Schmerzadaptiertes vollbelastetes Gehen im Spezialschuh mit Hintereinstieg, Abrollrampe und Fersenkeil von 2 cm.
- 4 Wochen nach OP: Entfernung des Keils, Tragen des Spezialschuhs für weitere 2 Wochen.
- 8 Wochen nach OP: Aktive Bewegungen mit steigendem Widerstand.
- Ab 10 Wochen postoperativ: Gehen im „normalen" Schuhwerk erlaubt,
- 14–16 Wochen postoperativ: Rückkehr zum Sport freigegeben.

Evidenz-/Bewertungslage: ➤ Link am Kapitelende.

5.1.5.20.5 Frakturen des Fußes

■ **Kalkaneusfraktur**

Epidemiologie: Kalkaneusfrakturen machen 2 % aller Frakturen des gesamten Skeletts und 60 % der Frakturen des Tarsus aus (Rammelt et al. 2003).

Ätiologie: Sturz aus großer Höhe (axiales Stauchungstrauma).

Einteilung:
- Häufig eingestauchte Frakturen und Mehrfragmentfrakturen,
- 2/3 intraartikulär,
- Impression-, Trümmer-, Schräg- und Abrissfraktur.

Klinischer Befund:
- **Symptome:**
  - Weichteilschädigung,
  - Schmerzen bei Pro- und Supination,
  - Druckschmerz,
  - Belastungsunfähigkeit.

- **Komplikationen:**
  - Posttraumatische Arthrose,
  - Plattfuß,
  - CRPS (➤ 8.4.13.1, ➤ 15.3.2.3.2),
  - Kompartmentsyndrom bei starker Hämatombildung (➤ 5.1.2.4),
  - Infektionen,
  - Ostitis.

Therapie:
- **Konservativ:** Unverschobene oder gering dislozierte Frakturen.
- **Operativ:** Exakte Reposition dislozierter Frakturen mittels Schrauben, Drähten und Platten.

Physiotherapie:
Physiotherapeutischer Befund: ➤ 5.1.5.20.1, ➤ 5.1.3

Physiotherapeutische Behandlung: ➤ 5.1.5.20.6

Cave: Vor der Behandlung ist beim Operateur/behandelnden Arzt das erlaubte Belastungs- und Bewegungsausmaß (➤ 2.1.5.1) zu erfragen.
- Frühfunktionelle Nachbehandlung,
- Vollbelastung frühestens nach 6 Wochen möglich.

Evidenz-/Bewertungslage: ➤ Link am Kapitelende.

■ **Talusfraktur**
Epidemiologie:
- Isoliert selten (3,4 % aller Fußfrakturen),
- häufiger in Form von Kombinationsverletzungen (mit Malleolenfrakturen, Kalkaneusfrakturen, Metatarsalfrakturen).

Ätiologie:
- Talushalsfraktur durch Dorsalflexion des Fußes,
- Abscherung des Taluskörpers durch Plantarflexion des Fußes,
- Taluskopffraktur durch Längsstauchung,
- Flake-Fraktur der oberen lateralen Taluskante als typische Abscherfraktur.

Klinik:
- **Symptome:**
  - Hämatom/Verfärbung,
  - starke Schwellung,
  - Druckschmerz,
  - Weichteilschädigung.
- **Komplikationen:**
  - Nekrose,
  - posttraumatische Arthrose,
  - CRPS 1 (➤ 15.3.2.3.2),
  - Kompartmentsyndrom (➤ 5.1.2.4),
  - Hautnekrose und -infektionen.

Therapie (Oestern 2012):
- Arthrodese ggf. indiziert bei einer starken Frakturierung des Talus,
- Unterschenkelgipsverband bei unverschobenen Brüchen,
- Schraubenosteosynthese nach Reponieren von Dislokationen,
- Teilbelastung von stabilen Osteosynthesen ab der 3. Woche postoperativ, Vollbelastung ab der 8.–12. Woche.

Physiotherapie:
Physiotherapeutischer Befund: ➤ 5.1.5.20.1, ➤ 5.1.3

Physiotherapeutische Behandlung: ➤ 5.1.5.20.6

Cave: Vor der Behandlung ist beim Operateur/behandelnden Arzt das erlaubte Belastungs- und Bewegungsausmaß (➤ 2.1.5.1) zu erfragen.

- Frühfunktioneller Therapiebeginn (Oestern 2012),
- VB nicht vor der 6. Woche.

■ **Metatarsalefraktur**

Ätiologie/Pathogenese:

- Ermüdungsfraktur v. a. an den Ossa metatarsi II und III nach langdauerndem Missverhältnis zwischen Belastung und Belastbarkeit des Knochens (Sport).
- Als posttraumatische Folgen:
  - Metatarsale-I-Fraktur mit Dislokation und Verkürzung → Spitzfuß,
  - Frakturen der Metatarsale II bis V → Verbreiterung des Quergewölbes,
  - Metatarsale-V-Fraktur → Pseudarthrose (➤ 5.1.2.4) durch den Zug des M. peroneus möglich.

Klinischer Befund:

- **Symptome:**
  - Zehenfehlstellung,
  - Schwellung,
  - Schmerz,
  - Krepitation,
  - Belastungsunfähigkeit.
- **Komplikationen:**
  - Posttraumatische Arthrose,
  - Fußdeformität,
  - bleibende Schmerzen,
  - Kompartmentsyndrom (➤ 5.1.2.4),
  - Weichteilschaden,
  - Ostitis,
  - Pseudarthrose (➤ 5.1.2.4) bei Basisfrakturen.

Therapie (Oestern 2012):

- **Konservativ:** Versorgung nicht dislozierter Frakturen mit Unterschenkelgips oder Orthese mit VB.
- **Operativ:** Versorgung dislozierter Frakturen mit Kirschner-Draht oder Zuggurtungsosteosynthese (➤ 5.1.2.3.3).

Physiotherapie:

Physiotherapeutischer Befund: ➤ 5.1.5.20.1, ➤ 5.1.3

Physiotherapeutische Behandlung: ➤ 5.1.5.20.6

Cave: Vor der Behandlung ist beim Operateur/behandelnden Arzt das erlaubte Belastungs- und Bewegungsausmaß (➤ 2.1.5.1) zu erfragen.

■ **Zehenfraktur**

Ätiologie: Direkte Gewalteinwirkung.

Klinischer Befund:

- **Symptome:**
  - Schmerzen bei Berührung und Bewegung,
  - Schwellung,
  - subunguales Hämatom bei Endgliedfrakturen.
- **Komplikationen:**
  - Hallux valgus,
  - Pseudarthrose (➤ 5.1.2.4),
  - Arthrose,
  - Schmerzen bei Belastung.

Therapie (Oestern 2012):

- **Konservativ:**
  - Alle stabilen nicht dislozierten Frakturen,

- Schienung durch Pflasterzügelverband mit der benachbarten Zehe,
- evtl. Hämatomausräumung.

- **Operativ:**
  - Exakte Reposition,
  - Stabilisierung mit Schrauben, Drähten, Platten (➤ 5.1.2.3.3).

Zusätzliche Therapie bei manifester Gelenkfehlstellungen:
- Orthopädischer Schuh (➤ 4.9),
- operative Korrektur,
- Sprunggelenksendoprothese (➤ 4.7.7),
- Ultima Ratio: Arthrodese (➤ 4.7.4.2).

Physiotherapie:
Physiotherapeutischer Befund: ➤ 5.1.5.20.1, ➤ 5.1.3

Physiotherapeutische Behandlung: ➤ 5.1.5.20.6

5.1.5.20.6 Physiotherapeutische Behandlung bei Verletzungen des Fußes sowie Fuß- und Sprunggelenks

Cave: Vor der Behandlung ist beim Operateur/behandelnden Arzt das erlaubte Belastungs- und Bewegungsausmaß (➤ 2.1.5.1) zu erfragen.

Entzündungsphase (0–5. Tag ➤ 3.6.7.1.1):
- Abdeckung der Prophylaxen (➤ 3.1.2, 3.1.3).
- Maßnahmen zur Heilungsförderung:
  - Bewegen des Fußgelenks im schmerzfreien und erlaubten Bereich (RL, SL, Sitz), z. B. passives, assistives oder aktives Bewegen in Plantarflexion und Dorsalflexion,
  - isometrische Anspannung (➤ 2.1.5.2 Box) der fußgelenksumgebenden Muskulatur.
- Entstauende Maßnahmen:
  - MLD (➤ 3.11.5.1)/Ausstreichungen,
  - Hochlagern des Beins,
  - Fußpumpe (wenn erlaubt).
- Schmerzlindernde Maßnahmen:
  - Kryotherapie (➤ 3.15.4),
  - Detonisierung der Beinmuskulatur,
  - Schulter-Nacken-Massage bei Verspannungen in diesem Bereich (bedingt durch das Gehen mit Hilfsmitteln s. u.).
- Beinachsentraining unter Entlastung:
  - Beachtung von möglichen Schonhaltungen, die sich negativ auf das Gehen auswirken,
  - Bewusstmachen der Fußgewölbe unter Beibehalten der Fuß- und Beinachse.
- Verbesserung der Sensomotorik:
  - Schulung der kleinen Fußmuskeln,
  - Wahrnehmungs- und Sensibilisierungstraining mittels Igelball, Kreisel usw.
- Gangschule mit Hilfsmittel (➤ 3.1.8.2):
  - 2-, 3- oder 4-Punkte-Gang mit Gehbock, Unterarmgehstützen u. ä.
  - **Cave:** Belastungsvorgabe des Arztes beachten.
- Funktionserhaltung der nicht betroffenen Extremitäten:
  - Kräftigung der oberen Extremität; Stützmuster (für das Gehen mit Hilfsmittel),
  - Kräftigung des nicht betroffenen Beins.
- Patientenedukation:
  - Lagerung der Extremität (Fuß höher als Knie und Hüfte),

- Aufklärung des Patienten über Indikationen und Kontraindikationen,
- Anleiten zum selbstständigen Üben,
- Anleitung zur Selbstkontrolle (z. B. Vermeiden einer Schonhaltung, Gips/Schienenkontrolle hinsichtlich Einengungen ➤ 5.1.2.4).
- Präventionsmaßnahmen:
  - Möglichkeiten zur Prävention (z. B. Stolper- und Rutschhindernisse wie Bodenbelag, Türschwelle, Gehsteig) sowie Gangunsicherheit durch Begleiterkrankungen (z. B. Fußheberparese) oder Eile, Stress, Alkohol u. Ä. eruieren,
  - Tragen von Antithrombosestrümpfen.

Proliferationsphase (6.–21. Tag ➤ 3.6.7.1.2):
- Mobilisation des betroffenen Beins:
  - Schmerzadaptiert in alle erlaubten Bewegungsrichtungen,
  - passiv, assistiv, aktiv,
  - Fördern des Synergismus der gewölbestabilisierenden Fußmuskulatur,
  - CPM,
  - MT (➤ 3.5).
- Kräftigung der fußgelenksumgebenden Muskulatur/Sicherung der Frakturstelle:
  - Weiterhin Isometrie und Kräftigung der fußgelenksumgebenden Muskulatur (z. B. Kräftigung der Wadenmuskulatur: Fußheber, M. triceps surae),
  - Stabilisation des Längsgewölbe und der Beinachse,
  - Erarbeitung des physiologischen Gangbildes (z. B. PNF-Gangmuster im Sitz, Trainieren der funktionellen Fußbelastung ➤ 2.3.2.2),
  - Squats mit geringem Bewegungsausmaß,
  - MTT (➤ 3.6),
  - Wassergymnastik im Bewegungsbad (➤ 3.4).
- Propriozeptives Training:
  - Stabilisation des Längsgewölbe und der Beinachse,
  - Trainieren der funktionellen Fußbelastung,
  - Spiraldynamik® – Intelligent Movement (➤ 3.19.8).
- Haltungsschulung und Schulung eines physiologischen Gangbilds (➤ 2.3, ➤ 3.1.8):
  - Abrollphase, Sohlenkontakt usw.,
  - Trainieren der Standstabilisation auch auf labilem Untergrund.
- Narbenbehandlung (wenn Fäden gezogen wurden und die Narbe frei von Wundschorf ist ➤ 5.1.5.1.7 Box).
- Schmerzlindernde Maßnahmen:
  - U. a. klassische Massage (➤ 3.14.1), Bindegewebsmassage (➤ 3.14.2), Triggerpunkttherapie (➤ 3.5.8),
  - Detonisierung der Beinmuskulatur,
  - Faszientechniken.

Konsolidierungsphase (22.–60. Tag ➤ 3.6.7.1.3):
- Mobilisation des betroffenen Beins:
  - Forcierte assistive und aktive Mobilisation,
  - MT.
- Kräftigung der fußgelenksumgebenden Muskulatur/Sicherung der Frakturstelle:
  - Statisches und dynamisches Training, exzentrisches Training (z. B. MTT, PNF ➤ 3.7.3),
  - ASTEn: U. a. beidbeinig, Schrittstellung, Ausfallschritt, einbeinig, Schrittkombinationen.
- Gehtraining:
  - Beschleunigung und Abbremstraining,
  - Parcourslauf,
  - Beginn mit Lauftraining, Sprünge.

- Detonisierung hypertoner Muskeln: Z. B. Querdehnungen, Dehnungen (➤ 3.5.7),
- Verbesserung der Sensomotorik: Trainieren der Körperwahrnehmung (z. B. Tai-Chi, Posturomed®, Sling TrainingsTherapie ➤ 3.19.5).
- Arbeits- und sportartenspezifisches Training (➤ 3.1.7, ➤ 18):
  - Sportartspezifische Gewöhnung,
  - therapeutisches Klettern,
  - Training alltagsrelevanter Funktionen.

Remodellierungsphase (61.–360. Tag ➤ 3.6.7.1.4):
- Mobilisation des betroffenen Beins (➤ Konsolidierungsphase bei fortbestehenden Bewegungseinschränkungen).
- Kräftigung der fußgelenksumgebenden Muskulatur/Sicherung der Frakturstelle:
  - Kraft- und Ausdauertraining,
  - Maximalkrafttraining,
  - Schnelligkeit- und Schnellkrafttraining,
  - Sprünge.
- Sensomotorisches Training:
  - Reaktives, situationsbezogenes Training,
  - Feedforward-Training (➤ 3.6.10.4.4).
- Arbeits- und sportartenspezifisches Training:
  - Hobbies,
  - evtl. Wettkampftraining.

Evidenz-/Bewertungslage: ➤ Link am Kapitelende.

5.1.6 Evidenz-/Bewertungslage

Um größtmögliche Aktualität in der Print- und Online-Version zu gewährleisten, stehen Informationen zu wissenschaftlichen Untersuchungen, Leitlinien und Empfehlungen zur Nachbehandlung im Online-Zusatzmaterial (➤ QR-Code) zur Verfügung.

Evidenzangaben

Befundbogen

Literatur

5.2 Gefäßchirurgie

Jörn Lühmann

Das Fachgebiet der Gefäßchirurgie beinhaltet die Diagnostik des Gefäßsystems, die operative Therapie an den Gefäßen sowie die entsprechende Nachbehandlung post operationem (Kucharek u. Heitland 2002). Es ist ein Schwerpunkt der chirurgischen Weiterbildung (➤ 5.1 Box).

5.2.1 Kardiovaskuläres System

Das kardiovaskuläre System garantiert die Zirkulation des Blutes in unserem Organismus und durchzieht dabei den gesamten Körper.

- Der **arterielle Teil des Blutkreislaufs** (Hochdrucksystem) führt das Blut bis zu den entsprechenden Versorgungsgebieten der Organe, der Extremitäten, des Kopfs und des Rumpfs. Im Bereich der terminalen Endstrombahnen (Kapillarnetz) findet der Stoffaustausch statt (Deetjen u. Speckmann 1999).
- Das **venöse System** (Niederdrucksystem) führt verbrauchte Stoffwechselprodukte und sauerstoffarmes Blut zurück zum Herzen (ebd.). Gemeinsam mit dem **Lymphgefäßsystem** sorgt es für die Drainage der Entsorgungs- bzw. Tributargebiete (Bringezu u. Schreiner 2013).

Vaskularchirurgische Eingriffe erfolgen in den Teilen des arteriellen und venösen Blutkreislaufs sowie am Lymphgefäßsystem. Dabei spielen periphere, wie auch zentrale Gefäße eine Rolle.

5.2.2 Überblick über Erkrankungen des Gefäßsystems

5.2.2.1 Erkrankungen des arteriellen Systems

- Gefäßverschlüsse der hirnzuführenden Arterien (Stenosen/Verschlüsse):
  - A. carotis interna,
  - A. vertebralis,
  - A. basilaris.
- Periphere arterielle Verschlusskrankheit (pAVK ➤ 9.3.2.1) der oberen oder unteren Extremität.
- Zentrale arterielle Aneurysmen, beispielhafte Bereichslokalisation:
  - Aorta descendens, Pars abdominalis,
  - Aorta descendens, Pars thoracica.
- Periphere arterielle Aneurysmen, beispielhafte Bereichslokalisation:
  - A. poplitea,
  - A. femoralis communis,
  - A. subclavia.
- Lokalisation weiterer arterieller Gefäßverschlüsse:
  - Nierenarterien,
  - Mesenterialverschlüsse.
- Gefäßkompressionen:
  - Einklemmungen (z. B. Entrapment-Syndrom der A. poplitea),
  - Engpässe der oberen Thoraxapertur.
- Funktionelle Durchblutungsstörungen (Raynaud-Syndrom),
- Entzündungen des arteriellen Gefäßsystems (Vaskulitiden),
- angeborene Gefäßerkrankungen,
- Tumoren des arteriellen Gefäßsystems,
- Verletzungen des Gefäßsystems (direkt/indirekt).

5.2.2.2 Erkrankungen des venösen Systems

- Varikose (sog. Krampfaderleiden):

- Primäre Varikose:
  - V. saphena magna,
  - V. saphena parva,
  - Verbindungsvenen zw. tiefem und oberflächlichem Venensystem (Vv. perforantes).
- Sekundäre Varikose (postthrombotisches Syndrom):
  - Tiefe Beinvenen nach thrombotischem Verschluss (Phlebothrombose, tiefe Venenthrombose ➤ 9.3.2.3).

- Chronisch venöse Insuffizienz (CVI ➤ 9.3.2.2),
- Thrombophlebitis,
- Erkrankungen des lymphatischen Systems,
- Entzündungen von Lymphgefäßen,
- Lymphödeme (primäre/sekundäre) (➤ 3.11.6.2, ➤ 9.3.2.4).

5.2.3 Prästationäre/präoperative angiologische Diagnostik

Die Indikation zu einem gefäßchirurgischen Eingriff wird auf Basis eingehender und sich ergänzender ärztlicher sowie therapeutischer Untersuchungen gestellt.

Anamnese (➤ 2.1.2):
- Abklärung der Symptome bei den entsprechenden Erkrankungen des Gefäßsystems (arteriell/venös/lymphatisch),
- Erfragen der Risikofaktoren (Rauchen, Ernährungsgewohnheiten, Stoffwechselerkrankungen, Bluthochdruck, Bewegungsmangel),
- Nebendiagnosen (z. B. kardiopulmonale Erkrankungen ➤ 9.1.8, ➤ 9.2, Schlaganfall ➤ 8.4.1.1),
- Historie bez. früherer Verschlussepisoden (Thrombophilie),
- Ermitteln familiärer Dispositionen für Herz-Kreislauferkrankungen (➤ 9.2, ➤ 9.3) oder auch venösen Leiden (Phlebothrombosen ➤ 9.3.2.3).

Klinische Untersuchungen:
- Inspektion (im Seitenvergleich) (➤ 2.1.3):
  - Haut (Farbe),
  - Muskulatur,
  - ulzerierende Areale.
- Palpation (➤ 2.1.4.1):
  - Temperatur der Extremitäten,
  - Pulspalpation (A. carotis communis, A. subclavia, A. axillaris, A. brachialis, A. radialis, A. ulnaris, A. femoralis, A. poplitea, A. tibialis anterior, A. tibialis posterior, A. dorsalis pedis).
- Auskultation: Eruieren von Strömungsverwirbelungen aufgrund stenotischer Prozesse im Gefäßverlauf ab einer Verlegung von 60 % des Gefäßlumens (Steffers u. Credner 2011).

Funktionsuntersuchung des Gefäßsystems:
- Ratschow-Lagerungsprobe (für die unteren Extremitäten ➤ 2.1.5.6),
- Faustschlussprobe (für die oberen Extremitäten),
- Laufbandergometrie als quantitative Ganganalyse (Ermittlung der Gehstrecke und Objektivierung der Beschwerden) (➤ 2.3, ➤ 2.4.2),
- Dopplerdruckmessung.

Bildgebende Diagnostik:
- Spezielle Ultraschalluntersuchungen (➤ 2.4.15),
- radiologische Untersuchungen wie
  - Angiografie (Arteriografie, Phlebografie, Lymphografie),
  - Röntgen (➤ 2.4.14),
  - Magnetresonanzangiografie,
  - CT (dreidimensionale Rekonstruktion ➤ 2.4.17).

Die Auswertung der Untersuchungsergebnisse führt zu einer Diagnose und ggf. zur Indikation eines vaskularchirurgischen Eingriffs.

5.2.4 Physiotherapie in der Gefäßchirurgie

Üblicherweise wird der Patient einen Tag vor der OP stationär aufgenommen. An diesem Tag durchläuft er die Prozedur der Aufnahme, evtl. müssen noch Untersuchungen vervollständigt werden sowie Auf- und Abklärungsgespräche stattfinden.
Der Th. kann sich einen ersten Eindruck vom Patienten verschaffen. Die PT beginnt im optimalen Fall präoperativ oder sogar prästationär.

5.2.4.1 Präoperative Physiotherapie

5.2.4.1.1 Präoperative Patientenberatung

Patientenedukation benötigt pädagogische und didaktische Expertise und sollte über einen längeren Zeitraum erfolgen. Ähnlich einer Rückenschule bieten sich Module mit differenzierten und aufeinander aufbauenden Inhalten an, die je nach zeitlichem Rahmen angepasst werden können. Um den Informations- und Aufklärungsbedarf zu ermitteln, können Fragebogen genutzt werden.
Wichtige Ziele der Aufklärung sind, bestehende Risiken zu minimieren und die Lebensführung zu optimieren. Aufklärung und Wissensbildung können zudem dazu beitragen, evtl. bestehende Ängste abzubauen, Stress zu reduzieren und Lebensumstände anzupassen.

Inhalte der präoperativen Patientenberatung:

- Initiale Einzel- oder auch Gruppengespräche (je nach Möglichkeiten und zeitlichen Ressourcen des Patienten).
- Informationsübermittlung/Patientenaufklärung
  - zum Procedere nach der OP,
  - über das Wirken des Th.,
  - über Risikofaktoren für operative Eingriffe und den Genesungsprozess (➤ Box).
- Begleiten des Patienten in der schwierigen Phase des Wartens, der Ungewissheit und der Unsicherheit vor der OP.
- Abwägen und Relativieren der Wünsche des Patienten und seiner persönlichen Zielstellungen gegenüber dem objektiv Erreichbaren durch den Th. (➤ Box):
  - Abgleich zwischen Erwartungen des Patienten und den Möglichkeiten der PT,
  - Aufklärung darüber, dass das von Patienten gewünschte Restitutio ad integrum (komplette Wiederherstellung des normalen, gesunden Zustands) unmittelbar postoperativ nicht realisierbar ist, da sich die entsprechenden Befunde über Jahre entwickeln und die damit einhergehenden pathologischen Umstände oft schwerwiegend sind,
  - Möglichkeit für den Th., die Wünsche, Ziele und Ängste des Patienten zu erfassen.
- Ableitung eines Therapieziels, das den Patienten aktiv am Genesungsprozess teilhaben lässt und ihm als essenzielle Instanz Verantwortung überschreibt.

> Die Berücksichtigung der Wünsche und persönlichen Zielstellungen des Patienten hat einen eindeutigen Einfluss auf den Therapieerfolg. Die **gemeinsame Entscheidungsfindung** (engl. shared decision making) zeigt in der Arzt-Patienten-Beziehung entsprechende Erfolge und sollte auch innerhalb der PT integriert werden (Borgetto et al. 2008).
> Je präziser die Zielfindung bez. der Teilhabe formuliert wird, desto differenzierter kann die Therapieplanung erfolgen.

Risikofaktoren für operative Eingriffe und den Genesungsprozess:
- Reduzierter Allgemeinzustand,
- starke affektiv-motivationale Defizite,
- Konsum von Genussmitteln (z. B. Nikotin, Alkohol, Kaffee; im Rahmen der postoperativen Lebensführung und i. S. der Unterstützung der Wundheilungsprozesse sollte auf den Verzehr von Fleisch, Wurst und Milchprodukten verzichtet werden),
- passiver Copingstil (➤ 1.2.3, ➤ 2.2.3.4) mit einhergehender undifferenzierter Erwartungshaltung,
- Stress durch psychische und umweltbedingte Kontextfaktoren:
  - Angst vor Komplikationen,
  - Unwissenheit,
  - Vorerfahrungen,
  - Ungewissheit bez. Arbeitsplatz oder Familie.

Die Beachtung/Vermeidung dieser Risikofaktoren kann den postoperativen Genesungsprozess entscheidend beeinflussen.

5.2.4.1.2 Physiotherapeutische Interventionen

- Behandlungsbedarf aus therapeutischer Sicht durch die unmittelbaren Folgen der operativen Versorgung,
- Patientenaufklärung/Informationen über postoperative Behandlungsmöglichkeiten (➤ 5.2.4.2.2) und notwendige PT-Interventionen,
- erste Übungen/Anwendungen.
- **Allgemeine Zielstellungen:**
  - Vordergrund: Optimierung der Vitalfunktionen:
    - Atmungstherapie (➤ 3.2) zur Verhinderung pulmonaler, postoperativer Komplikationen,
    - Beeinflussung des Herz-Kreislaufsystems.
  - Schlüsselrolle: Bewegungssystem, da PT-Maßnahmen dann besonders erfolgreich sind, wenn das muskuloskelettale System aktiviert werden kann.

Patienten, die präoperativ konditioniert wurden, das heißt z. B. ihre Kraft-, Ausdauer- oder Beweglichkeitsfähigkeit trainiert haben, sind postoperativ möglicherweise stabiler, mobiler und aktiver ➤ 5.4.2.1.4). Die operationsbedingte aktive Auseinandersetzung mit dem eigenen Körper und der eigenen Einstellung zur Krankheit sowie das Selbstverständnis der eigenen Rolle im Prozess könnten positive Indikatoren sein, welche dazu beitragen, dass der Patient postoperativ schneller wieder auf die Beine kommt.
Das optimale physiotherapeutische Handeln in dieser Phase der Erkrankung und innerhalb des Interventionsspektrums, welches der Patient durchläuft, zeigt sich durch einen partizipativen Umgang mit ihm. Wohl dosierte und kontextgebundene Informationen reduzieren Ängste und kehren die Stärken des Patienten hervor. Die Konsequenz präoperativen Handelns sollte die konstruktive Compliance des postoperativen Patienten sein.

Zur **Schulung vor der OP** gehören:
- Patienteninformation (evtl. mit Broschüre der PT zum Nachlesen) (➤ 5.2.4.1.1),
- Erfragen besonderer Begleitumstände, Wünsche, Zielformulierung.
- Therapeutische Beeinflussung der Atmung:
  - Atmungstherapie (➤ 3.2) in Form von Perzeptionsübungen, In- und Exspirationstechniken sowie speziellen Hustentechniken,
  - Heranführen an den Gebrauch von Hilfsmitteln zur Verbesserung der Ventilation, Vergrößerung des Atemzugvolumens, Konditionierung der Atem- und Atemhilfsmuskulatur und Unterstützung der Reinigung der Atemwege.

- Erklärung der Maßnahmen am Bewegungsapparat zur Beeinflussung der Atmung, der Mobilität, des Ganges sowie der ADLs,
- Klärung spezifischer Fragen des Patienten.

Die präoperative Zeit ist begrenzt und der Patient u. U. mit Gedanken schon bei der OP. Aus diesen praktischen Gründen sollte mehr Zeit in praktisches Üben sowie die Erfahrbarmachung der eigenen Stärken investiert werden, als in lange Theorieeinheiten. Die Aufnahmekapazität des Patienten in dieser speziellen Situation wird verständlicherweise begrenzt sein.

5.2.4.2 Postoperative Physiotherapie

Nach einem gefäßchirurgischen Eingriff verbleibt der Patient zwischen zwei und fünf Tagen in stationärer Behandlung. In dieser Zeit wird er innerhalb der Nachsorge auch physiotherapeutisch betreut.

Die Festlegung auf einheitliche PT-Behandlungen nach Gefäßoperationen ist nicht sinnvoll, da der Einfluss individueller Faktoren seitens des operierten Patienten sehr hoch ist und diesen Rechnung getragen werden muss. Die Interventionen müssen z. B. dem aktuellen Zustand des Patienten, dem Verlaufsergebnis der vorangegangenen OP sowie den Stadien der Wundheilung (➤ 3.6.7.1) angepasst werden.

Um jedoch physiotherapeutische Handlungskompetenz auf hohem Niveau gewährleisten zu können, folgt die Planung der Behandlungsstrategie (➤ 5.2.4.2.1) konsequent gängigen Prinzipien.

5.2.4.2.1 Planung

Die im Folgenden vorgestellten Überlegungen sollten zur Planung physiotherapeutischer Handlung im Vorfeld immer herangezogen werden.

Postoperative Einflussfaktoren (Bedingungsfeldanalyse)

- Patientenassoziierte Indikatoren:
  - Grunderkrankung und Nebendiagnosen,
  - Allgemeinzustand,
  - Compliance.
- Indikatoren aus ärztlicher und pflegerischer Perspektive:
  - Art der operativen Intervention,
  - Region des operativen Eingriffs,
  - lokale Schnittführung,
  - notwendige Verbände, welche die Behandlung beeinflussen könnten.
- Physiotherapeutische Einflussfaktoren:
  - Auswahl der PT-Anwendungen (z. B. Atmungstherapie ➤ 3.2),
  - Dosierung der Belastung i. S. des Umfangs (zeitliche Dauer einer Therapieeinheit, Anzahl der Wiederholungen verschiedener Übungen für den Trainingseffekt ➤ 3.6.5),
  - Wahl der entsprechenden Belastungsintensität,
  - Belastungsdichte (Verhältnis zwischen Therapiebelastung und Pause).

Postoperativer Befund

Einen Überblick über den Zustand des Patienten liefert der postoperative Befund (Ehrenberg u. von Ungern-Sternberg 1987):

- Anamnese (➤ 2.1.2) über aktuelle Beschwerden:
  - Schmerzen, Begleiterscheinungen der OP (Schwindel, reduzierte orthostatische Regulationen, Übelkeit),
  - Unterschiede des Befunds in Ruhe und Belastung.

- Befunde auf Strukturebene (ICF):
  - OP-Ergebnis und entsprechende perfusionsabhängige Leistungsfähigkeit (Gehstrecke ➤ 3.2.9.3.1),
  - Sicht- und Tastbefunde der Haut, Unterhaut, Muskulatur u. a.
- Befunde auf Funktionsebene (ICF):
  - Gelenkfunktionen und Einschränkungen der ROM (➤ 2.1.5.1) i. S. von sensomotorischen Kompensationsstrategien (Schonhaltungen).
- Befunde auf Aktivitätsebene (ICF):
  - Ganganalyse (quantitativ/qualitativ) (➤ 2.3).

5.2.4.2.2 Behandlungsspektrum

Im Vordergrund stehen PT-Anwendungen zur Verhinderungen postoperativer und sekundärer Komplikationen. Diese sind in ➤ Tab. 5.2.1 aufgeführt.

Tab. 5.2.1 Überblick über das postoperative physiotherapeutische Interventionsspektrum.

Techniken/Maßnahmen	Therapeutische Effekte
Atmungstherapie (➤ 3.2)	• Verhinderung postoperativer Komplikationen (Pneumonieprophylaxe ➤ 3.1.2.1), • Unterstützung der aufrechten Haltung, • Revitalisierung und Anregung zur Arbeit mit dem eigenen Atem zur Stressregulierung.
Bewegungsübungen, aktive Bewegungen (je nach Leistungsfähigkeit und Schweregrad von Erkrankung und OP-Verfahren)	• Reintegration betroffener Gelenkkomplexe in funktionelle Bewegungsabläufe, • funktionelle Muskelarbeit im partizipativen Kontext (aufgabengelenkte Übungssettings), • Isolationsübungen für spezifische Strukturen (Gelenke, Muskeln, Nerven), • Utilisierung i. S. von alltagsnahen Übungen.
Gangschule (➤ 3.1.8)	• Integration der Bewegungsübungen in den funktionellen Alltagsgebrauch, • schrittweise Erweiterung der Gehstrecke, Anpassung der Gehgeschwindigkeit, • Optimierung der Gangökonomie über Kadenz, Schrittlänge, Muskelarbeit, Koordination.
Konditionierung bis zur Entlassung	• Treppensteigen, Umgang mit Hilfsmitteln (z. B. Unterarmgehstützen ➤ 3.1.8.2), • Beeinflussung der motorischen Hauptbeanspruchungsformen (Kraft, Ausdauer, Beweglichkeit, Koordination ➤ 3.6).

5.2.4.2.3 Rehabilitationsphase

Der Entlassung aus der stationären Behandlung folgt die Phase der Rehabilitation. Für die Dauer von etwa drei bis vier Wochen befindet sich der Patient i. d. R. stationär in speziell ausgerichteten Rehabilitationseinrichtungen.
In dieser Phase wird der Patient weiterhin kontrolliert konditioniert (➤ Tab. 5.2.1). Darüber hinaus werden in dieser Zeit konsequent Risikofaktoren aufgedeckt und über Informationsveranstaltungen bewusst gemacht. Im Verlaufe der Rehabilitation soll der Patient u. a. für die Einflussfaktoren auf seine Erkrankungen sensibilisiert werden, wobei eine positive Sichtweise, ganz i. S. ressourcenorientierten Denkens etabliert werden sollte. Wesentliche Faktoren sind dabei z. B. Ernährung, Verhältnis zwischen Bewegung und Regeneration, Freizeitverhalten und auch Arbeitskultur. Die Informationen schaffen Wissen und ermöglichen somit die Verantwortungsübernahme des Patienten für das eigene Handeln.

5.2.4.3 Evidenz-/Bewertungslage

Um größtmögliche Aktualität in der Print- und Online-Version zu gewährleisten, stehen Informationen zu aktuell vorliegenden Studien im Online-Zusatzmaterial (➤ QR-Code) zur Verfügung.

Evidenzangaben

Literatur

5.3 Herzchirurgie

Jörn Lühmann

5.3.1 Geschichte

- Ende des 19. Jahrhunderts verzeichneten Chirurgen erste Erfolge experimentell operativer Eingriffe am Herzen und seiner Gefäße, seither entwickelt sich die experimentelle Herzchirurgie rasant.
- OPs an Herz und Gefäßen (➤ 5.2) profitierten von den Fortschritten sowohl der Medizintechnik als auch der Erkenntnisse und Entdeckungen in den Laboren. Der Einsatz von Herzlungenmaschinen und Antikoagulation (➤ 1.6.2.1) erwies sich als Meilenstein, um erfolgreich operative Eingriffe am Herzen vornehmen zu können.
- Bis heute etablierten sich aus der relativ jungen Geschichte der Herzchirurgie modernste, herzspezialisierte Zentren.
- Die Herzchirurgie stellt eine der acht Säulen der Chirurgie dar (➤ 5.1 Box) und ist somit ein Schwerpunkt der chirurgischen Weiterbildung.

5.3.2 Indikationen und Behandlungsspektrum

Das Spektrum operativer Eingriffe am Herzen oder der Kardiovaskularchirurgie ist ebenso vielfältig wie umfangreich. Angeborene und erworbene Herzerkrankungen sowie die Erkrankungen herznaher Gefäße (➤ 9.3) bilden die Interventionsbandbreite (Kucharek u. Heitland 2002). Aufgrund hochentwickelter Diagnostikverfahren, Therapieansätze und Nachsorgeprogramme in Verbindung mit hervorragend ausgebildeten Spezialisten, unterstützt durch High fidelity-Technologie, können Patienten jeden Alters operativ versorgt werden.
In Deutschland und anderen hochentwickelten Industrieländern stehen die Herz-Kreislauferkrankungen an erster Stelle der Todesursachen. Sind konservative therapeutische Interventionen – z. B. medikamentöse Therapien, Minimierung von Risikofaktoren (v. a. das Rauchen) oder auch die Anpassung des Lebenswandels – ausgeschöpft, sind häufig nur noch operative Maßnahmen (➤ Tab. 5.3.1) indiziert.

Tab. 5.3.1 Behandlungsspektrum herzchirurgischer Eingriffe in Abhängigkeit anatomischer Strukturen (Ziemer u. Haverich 2010).

Strukturen	Operative Interventionen
Herzkranzgefäße	• Bypassoperationen, • Bypassoperationen ohne Herzlungenmaschine.
Herzklappen	• Klappenrekonstruktionen, • Aortenklappenersatz, • Bikuspidalklappenersatz, • Trikuspidalklappenersatz, • Pulmonalklappenersatz, • Mehrfachklappenersatz.
Aorta	• Gefäßchirurgische Eingriffe am Aortenbogen (OP von Aneurysmen), • Stentversorgung der deszendierenden Anteile der Aorta.
Erregungsbildungs- und Erregungs- leitungssystem	• Implantationen von Herzschrittmachern, • Implantationen von Defibrillatoren, • Rhythmuschirurgie.
Spezielle Eingriffe am Herzen	
• Minimalinvasive Herzchirurgie (Schlüssellochchirurgie), • Klappenersatz über Katheterisierung, • operative Korrekturen angeborener Herzfehler (in jedem Lebensalter), • Herz-OP am Kinde (z. B. Neonatologie, Neugeborene), • robotergestützte Eingriffe am Herzen, • Tumorresektion am Herzen.	
Beispiele für Zugangswege zum Herzen	
• Mediane Sternotomie, • linke oder rechte Thorakotomie, • minimalinvasive Zugangswege (meist durch den 4. oder 5. Interkostalraum).	

5.3.3 Physiotherapie in der Herzchirurgie

5.3.3.1 Präoperative Physiotherapie

Die physiotherapeutische Begleitung des Patienten, der sich einer herzchirurgischen OP unterziehen lassen muss, beginnt im optimalen Falle schon in der präoperativen Phase – ein bis zwei Tage vor der OP (➤ 5.3.3.1.1). Die PT innerhalb eines spezialisierten Hauses (z. B. Herzzentrum) gestaltet sich über die präoperative Aufnahme bis hin zur postoperativen Nachsorge (➤ 5.3.3.2). Dabei sind Th. Teil des interprofessionellen Teams, bestehend aus Ärzten, Gesundheits- und Kranken-/Kinderpflegern, Ergotherapeuten, Psychologen sowie Sozialarbeitern (➤ 6.2). Das Zusammenwirken der optimalen interprofessionellen Versorgung der Patienten durch die verschiedenen Fach- und Funktionsbereiche stellt eine enorme Herausforderung dar und erfordert eine hervorragende Infrastruktur sowie motiviertes Personal.
Im Folgenden werden die verschiedenen Berührungspunkte zwischen Patienten und Th. chronologisch und vertiefend dargestellt.

5.3.3.1.1 Präoperative Beratung und Beurteilung

Im Zuge der Patientenaufnahme auf der herzchirurgischen Station des Versorgungszentrums durchläuft der Patient ein operationsvorbereitendes Prozedere sowie alle Untersuchungen, die bis zur OP noch ausstehen.
Ein präoperativer PT-Beginn ermöglicht dem Th., vorab einen ersten Eindruck vom Patienten zu gewinnen. Der Patient profitiert von **präoperativer Eduka-**

tion (➤ 5.2.4.1.1) auf kognitiver und motorischer Ebene zum Zwecke einer verbesserten postoperativen Compliance für die PT.

> Ein Patient mit Erkrankung des Herzens steht häufig vor lebenswichtigen Fragen und schwerwiegenden Entscheidungen. Der Th. trifft ihn in der schwierigen Phase des Wartens, der Ungewissheit und der Unsicherheit vor der OP an und sollte ihn entsprechend begleiten.

Im Rahmen der **präoperativen Beurteilung** bringt der Th. wichtige Patientendaten und erarbeitete Zielstellungen in die gemeinsamen Besprechungen der behandelnden Instanzen (interprofessionelle Zusammenarbeit ➤ 5.3.3.1) ein:
- Dokumentation des Übungskatalogs mit Übungsempfehlungen (➤ 5.3.3.1.2),
- Erfassung wichtiger, auf das Therapieziel bezogener präoperativer Patientendaten z. B. mittels eines Aufnahmebogens in Form einer Checkliste (s. u.).

■ **Checkliste für die präoperative physiotherapeutische Beurteilung in Anlehnung an das bio-psycho-soziale Modell der ICF (DIMDI 2005)**
Informationen über Kompetenzen und Handlungsfelder der Th. im postoperativen Genesungsprozess:
- PT auf der Intensivstation (Intensiv Care Unit) (➤ 5.3.3.2.1):
  - Atmungstherapie (z. B. Inhalation, Atemtrainer, Hustenschule, Lagerung) (➤ 3.2),
  - Bewegungstherapie (Aktivierung, Vertikalisierung aus RL in den Sitz bis zum Stand, beginnende Konditionierung).
- PT auf der Aufwachstation (Intermediate Care Unit) (➤ 5.3.3.2.1):
  - Atmungstherapie in verschiedenen ASTEn,
  - Optimierung der Atmung,
  - Transfer bis zum Stand,
  - Gangschule (➤ 3.1.8) mit sanfter Konditionierung.
- PT auf der Normalstation (➤ 5.3.3.2.2):
  - Atmungstherapie,
  - Bewegungstherapie,
  - Haltungsschulung,
  - Konditionierung (über Gehstrecke, Treppensteigen, Ergometertraining),
  - Empfehlungen zur weiteren Nachbehandlung.

Eruieren des psychisch/körperlichen Zustands des Patienten:
- Einfluss psychischer Faktoren (erster Eindruck, Compliance, Coping-Strategie):
  - Offen, positiv, zurückhaltend, ängstlich, depressiv, skeptisch, feindlich u. a.,
  - mögliche Selbsteinschätzung über eigene Verfassung (Ermittlung mithilfe einer entsprechenden visuellen Analogskala, vgl. VAS ➤ 2.2.3.3).
- Beurteilung des Allgemeinzustands:
  - Konstitutionstyp,
  - Körpergröße (in m),
  - Körpermasse (in kg),
  - BMI (in kg/m^2),
  - Waist-to-hip circumference ratio.
- Erhebung des aktuellen konditionellen Zustands (individuelles Aktivitätsprofil):
  - Nutzung von Hilfsmitteln (Rollator, Unterarmgehstützen, Sauerstoffzufuhr),
  - aktuelle max. Gehstrecke (in m),
  - Treppensteigen (ja/nein? Wie viele Stufen?),
  - Teilnahme an sportlichen Angeboten (konkretisieren),
  - Eigenübungsprogramme,
  - Selbsteinschätzung zur eigenen körperlichen Fitness (mittels VAS).

5

- Erstellung eines präoperativen Partizipationsprofils:
  - Beruf/Tätigkeiten,
  - sonstige Aktivitäten (Sport, Hobbys usw.),
  - familiäre Verpflichtungen,
  - sonstige Verantwortungsbereiche (gesellschaftlich, sozial).
- Postoperative Zielstellung:
  - Aktivität/Partizipation,
  - subjektive Zielsetzung (Träume, Wünsche, Sorgen usw.).
- Erfragung spezieller Bedürfnisse, Einwände, Fragestellungen des Patienten,
- zur Objektivierung des subjektiven Belastungsempfinden des Patienten bei verschiedenen Alltagstätigkeiten oder Sportaktivitäten kann die Borg-Skala (➤ 2.2.3.5) genutzt werden (Kempf u. Reuß 2000).

5.3.3.1.2 Übungskatalog zur präoperativen Patientenschulung

Die Auswahl der Techniken erfolgt in Abhängigkeit zu den Fähigkeiten und Fertigkeiten sowie zum aktuellen Leistungsstand des Patienten.

Cave

Patienten mit Erkrankungen des Herzens haben nicht selten starke konditionelle Defizite wie Kraftlosigkeit, reduzierte Ermüdungswiderstandsresistenz, geringe Beweglichkeit des muskuloskelettalen Systems. Des Weiteren besteht häufig eine relevante Komorbidität essenzieller Organsysteme (z. B. Gefäße, Lunge, Leber, Nieren), was sich wiederum im Allgemeinzustand und der Belastungsverträglichkeit zeigt und zwingender Beachtung bedarf.

Die Übungsauswahl in den Bereichen der Atmungs- und Bewegungstherapie sowie zur Verbesserung der Wahrnehmung ist äußerst umfangreich. Daher sollten die Übungen individuell auf den Patienten abgestimmt und auf entsprechende Effektivität und Effizienz geprüft werden. Eine Zusammenfassung der Inhalte des Übungskatalogs für die physiotherapeutische Betreuung präoperativer Patienten bietet die ➤ Tab. 5.3.2. Zusätzlich gehören zu diesem Übungskatalog noch die **Transferschulung** sowie die Vermittlung **postoperativer Empfehlungen**, denn in Abhängigkeit von den operativen Zugangswegen gelten strenge Vorgaben für Transfers und Alltagsbelastungen.

- Transferschulung:
  - RL → Sitz → Stand, in Abhängigkeit vom operativen Zugang (Sternotomie, mikroinvasive Techniken),
  - Scherwirkungen am Wundgebiet generell vermeiden (Rotationen, unilaterale Belastungen, z. B. durch Zug am Bettgalgen, SL oder Lateralflexion der WS),
  - Kopplung der Bewegungen an die Atmung, um zu hohe intrathorakale Drücke zu vermeiden,
  - **Cave:** Keine Dehnlagerungen und Armbewegungen über den Kopf, um Elektroden von Herzschrittmachern oder Defibrillatoren nicht zu dislozieren,
  - keine ballistischen, schüttelnden und hochamplituden Bewegungen,
  - fortlaufende Anpassung aller Maßnahmen und Techniken an die aktuellen Befunde trotz des breiten Interventionsspektrums.
- Empfehlungen zu weiterem postoperativem Verhalten an den Patienten:
  - Empfehlungen bez. Ernährung und Ruhe,
  - kritische Überprüfung der Aktivitäten,
  - Aufklärung über zu vermeidende Bewegungen, Vermittlung von Alternativen,
  - hilfreich für den Patienten ist die schriftliche oder auch bildhafte Darstellung der postoperativen Anweisungen, Empfehlungen, Verbote oder Restriktionen in Form von Informationsblättern.

Tab. 5.3.2 Zusammenfassung der Inhalte des Übungskatalogs für die physiotherapeutische Betreuung präoperativer Patienten in der Herzchirurgie.

Maßnahmen und Techniken	Wirkungen	Besonderheiten/ Hinweise
Informationen an den Patienten	• Schaffen des Zugangs und somit des Verständnisses für die Notwendigkeit des Übens → Herausbildung von Motivation und Verantwortung beim Patienten (kognitiv-intellektuelle Handlungsregulation), • konstruktive Einflussnahme auf Auswahl der Therapieoptionen und Übermittlung wichtiger Hinweise zur Optimierung der Behandlungsschritte durch den informierten Patienten.	• Stressreduktion, • Abbau von Ängsten und Vorurteilen, • Vertrauensaufbau zwischen Patient und Th.
Schulung der Wahrnehmung von Haltung und Atmung	• Förderung der Eigenwahrnehmung, • Erlernen der Differenzierung von Soll- und Ist-Zuständen, • Erlernen einer reproduzierbaren aufrechten Haltung als Voraussetzung optimaler Atemmechanik (➤ 3.2.8.1), • bewusstes Ein- und Ausatmen, • Erspüren der Muskeltätigkeit bei Ein- und Ausatmung, • Ein- und Ausatmung in der Dynamik des Gangs (➤ 2.3), • mobilisierende Wirkung auf das muskuloskelettale System sowie auf die Gewebespannung im Thoraxbereich durch die Wahl einer entsprechenden ASTE und Einstellung der oberen Extremitäten.	• Ökonomisierung von Haltung, Bewegung und Atmung.
Belüftung der Lunge **Erlernen des Umgangs mit Atemtrainern** **Manuelle Techniken** **Vibrationen** **Klopfungen (wenn indiziert)** **Packegriffe** **Interkostale Ausstreichungen**	• Verbesserung der Inspiration und optimierte Belüftung der Lunge zur Vermeidung einer Pneumonie (➤ 3.1.2.1) durch den geschulten Umgang mit dem Atemtrainer, • Wirkungsoptimierung durch: – Individuell festgelegte Übungsparameter, – relativ geringen Flow (ca. 500–600 ccm/s), – mehrmaliges Üben am Tag mit entsprechend vielen Atemzügen, • Reduktion des Gewebewiderstands und Verbesserung der Thoraxexkursion (➤ 3.2.9.1.3) mit Beeinflussung des Atemzugvolumens durch Packegriffe oder interkostale Ausstreichungen (präoperativ unbedenklich), • positiver Einfluss auf die Sekretolyse durch gute Thoraxmobilität, • optimale Belüftung der Lunge durch angepasste ASTE.	• Handling von Geräten ist postoperativ v. a. bei älteren Patienten nicht optimal. • Durch präoperatives Üben gesammelte Erfahrung kann vom Patienten postoperativ genutzt werden. • Ehrgeizige Patienten sollten angehalten werden, nachhaltig zu üben und nicht zu übertreiben. • Manuelle Techniken müssen stets auf Indikation geprüft werden. • Vorsicht ist bei Klopfungen geboten, da der Impactfaktor dieser Technik sehr hoch sein kann.

Maßnahmen und Techniken	Wirkungen	Besonderheiten/ Hinweise
Sekretolyse **Schulung bewusster Ein- und Ausatmung i. S. autogener Drainage und Kontaktatmung**	• Lenkung des Atems in entsprechende Lungenareale mithilfe von Kontaktatmung (➤ 3.1.2.1.2), • Förderung der Sekretolyse durch manuell applizierte Vibrationen, • Unterstützung der Selbstreinigung der Lunge durch bewusste diaphragmale bzw. kostoabdominale Atmung (gleichmäßig und flowkontrolliert) in relativ aufrechter Position, • Förderung des Sekrets aus der Peripherie hin zum Zentrum, • Pneumonieprophylaxe (➤ 3.1.2.1).	• Lungenareale, die zur schlechteren Belüftung neigen, können mittels Kontaktatmung besser belüftet werden. • Postoperativ erfolgt die Atemlenkung in Gebiete auf der „betroffenen" Seite.
Üben bestimmter Atemtechniken zur optimalen Belüftung der Lunge **Lippenbremse** **Nasenstenoseübung**	• Belastungsarme forcierte Ausatmung in Form der Lippenbremse, • aktive Förderung der Entspannung verspannter Atemmuskeln durch die Anwendung, z. B. sanfte Massage (➤ 3.14) der verspannten Muskeln, Behandlung relevanter Triggerpunkte (➤ 3.5.8), Entspannung des Atemhauptmuskels Diaphragma abdominale, • Vergrößerung des Atemzugvolumens (➤ 3.2.1.3.1) durch Nasenstenoseübung (Einatmung mit relativ geringem Flow), Luft gelangt somit hinter das Sekret und schiebt es in der Exspiration förmlich vor sich heraus.	• Entspannung und Beeinflussung des Atemzugvolumens trägt zur optimalen Belüftung der Lunge bei. • Thoraxexkursion wirkt sich auf das Sekret mobilisierend aus.
Expektoration (➤ 5.4.2.2.3) **Hustentechniken** (z. B. Huffing ➤ 3.2.8.4)	• Therapeutische Beeinflussung der Sekretexpektoration ab einer Mukusproduktion > 30 ml am Tag, • hoher Wirkungsgrad, wenn die Luft bei der Husten-/Huffingtechnik hinter das Sekret gelangt (➤ Nasenstenoseübung), • richtig angewendete Huffingtechnik (➤ 3.2.8.4) verändert die viskoelastische Eigenschaft des Schleims sowie seinen Transport zentralwärts (van der Berg 2001).	• Gezielte Übungen fördern das Verständnis, welches postoperativ nötig ist. • Expektoration über Husten oder Huffing trotz Operationswunde erfolgt über die manuelle Fixation derselben durch den Patienten selbst.
Beweglichkeitsverbesserung **Dehnlagerungen** (➤ 3.1.3.3) **Manuelle Mobilisation** **Manuelle Therapie der Wirbel-Rippen-Verbindungen**	• Verbesserung der Perzeption und der Thoraxexkursion über die Verbesserung der Thoraxmobilität durch Anwendung verschiedener ASTEn (z. B. RL, Sitz, Stand), • Beitrag zur optimalen Ventilation durch gesteigerte Mobilität des Brustkorbs in den Articulationes costovertebrales sowie den Articulationes costotransversales, • Dehnung der Atemmuskulatur.	• Eine Reduktion des Gewebewiderstands fördert die Erweiterung der Thoraxexkursion. • Komorbiditäten (z. B. Osteoporose ➤ 4.1.3.3.9) müssen bei passiven Interventionen mit entsprechenden Hebeln und Kräften berücksichtigt werden.

Maßnahmen und Techniken	Wirkungen	Besonderheiten/ Hinweise
		• Die Vielfältigkeit der Übungen lässt sich durch Einsatz von Kleingeräten erhöhen (z. B. Stab, Ball, Resistance-Band).
Zum Übungskatalog für die physiotherapeutische Betreuung präoperativer Patienten gehören zudem Transferschulung und Vermittlung postoperativer Empfehlungen. Hinweise dazu im Kapitel (➤ 5.3.3.1.2).		

5.3.3.1.3 Postoperative Physiotherapie

5.3.3.1.4 Intensiv- und Intermediärstation

Die Betreuung des Patienten nach einem herzchirurgischen Eingriff geschieht intensiv und interprofessionell auf der Intensivstation (➤ 6.1). Ärzte, Gesundheits- und Krankenpfleger, Th. und Medizintechniker schaffen dabei optimale Bedingungen für die Erholung des Patienten. Unmittelbar postoperativ ist der Patient noch intubiert, und die anästhetischen Medikamente zeigen ihre Wirkung noch in Form reduzierter Vigilanz.
In der morgendlichen physiotherapeutischen Visite verschaffen sich die Th. einen Überblick über die zu behandelnden Patienten. Dabei arbeiten sie eng mit den Pflegenden sowie den Stationsärzten zusammen. Die in der ➤ Tab. 5.3.3 zusammengefassten Parameter werden präinterventionell eruiert.

Tab. 5.3.3 Übersicht über präinterventionell zu eruierende Parameter.

Operationsprocedere **Diagnose, operative Therapie**	• Grunderkrankung, ggf. Nebendiagnosen (➤ 5.3.3.1.1), • operative Maßnahmen und Besonderheiten (Komplikationen per operationem).
Operationszeitpunkt	• Postoperativer Tag zur Beurteilung der Wundheilungsphase (➤ 3.6.7.1), • Vergleich der Genesungstendenz (Routinepatient vs. „Langlieger" bzw. Patienten mit überdurchschnittlich langer Liegedauer von > 4 Tagen).
Kardiopulmonaler Status **Zustand des Herz-Kreislaufsystems** **Funktionsstatus der Atmung**	• Aktueller Zustand des Herz-Kreislaufsystems, • Vitalwerte (Herzfrequenz, Blutdruckwerte, Blutgasanalyse ➤ Tabelle im Anhang), • Atmungsparameter (Intubation, Tracheostoma, spontane Atmung, Atemfrequenz ➤ 3.2.1.3). • Röntgen-Thorax, • Auskultationsbefunde der Lunge (➤ 3.2.3.3).
Bewusstseinslage	• Wachheitsgrad (z. B. komatös, somnolent, wach).
Medikamente (➤ 1.6, ➤ 2.1.2.3)	• Wirkungen auf Kreislauf, Wachheitsgrad, Muskulatur und Organismus im Allgemeinen.
Grad der Aktivierbarkeit **Compliance**	• Aktive Therapieoptionen bez. – Pneumonie- und Thromboseprophylaxe (➤ 3.1.2), – Transfer (➤ 3.1.4), – Lagerung (➤ 3.1.3).

Zustand der Muskulatur	• Muskelfunktionsstatus (➤ 2.1.5.2), v. a. der Antigravitationsmuskeln zur Organisation der Posturalisation i. S. der Vertikalisierung.
Zustand der Gelenkmobilität	• Quantifizierung der ROM (➤ 2.1.5.1), • Prüfung der Qualität der Gelenkbewegungen in entsprechenden Gelenkkomplexen (Sprung-, Knie- und Hüftgelenken).
Inspektion (➤ 2.1.3) **der Körperoberfläche**	• Vermeidung von Sekundärschäden durch Lagerung (Dekubitusprophylaxe ➤ 3.1.3, Schutz neuraler Strukturen).

Die physiotherapeutische Arbeit auf der Intensivstation erfolgt auf Anordnung durch die diensthabenden Ärzte (➤ 6.2).

Die Befundaufnahme vor der Behandlung (➤ 2.1) stellt eine obligate Maßnahme zur Steuerung der Therapie dar und dient dazu, den aktuellen Status des Patienten zu erheben. Somit können Befunde jederzeit angepasst, revidiert und aktualisiert werden. Die Progression wird nachvollziehbar dokumentiert, um sowohl die Auswahl der Maßnahmen als auch deren Intensitäten und Wirkungsparameter festlegen zu können.

Die Auswahl der postoperativen PT-Maßnahmen hängt zwingend sowohl von Diagnose und konsekutiver OP als auch vom individuellen Leistungsbild, dem aktuellen Befund und dem momentanen Befinden des Patienten ab. Die enge Absprache mit den diensthabenden Ärzten sowie den verantwortlichen Gesundheits- und Krankenpflegern spiegelt die integrative Rolle der PT im gesamten Team wider (➤ 5.3.3.1, ➤ 6.2).

Die **Optimierung der Vitalfunktionen** und die **Vermeidung sekundärer postoperativer Komplikationen** stellt für die PT eine große Herausforderung dar. Die wichtigsten Maßnahmen werden im Folgenden kurz vorgestellt. Es gibt zwar je eine gängige Interventionsauswahl für die Intensivstation (Intensiv Care Unit) sowie für die Aufwachstation (Intermediate Care Unit) (➤ 5.3.3.1.1), allerdings ist die tatsächliche Auswahl der Interventionen in Abhängigkeit von der Evaluation des Patienten zu treffen. Das zur Verfügung stehende Interventionsspektrum ist zudem direkt abhängig von der Spezialisierung des behandelnden Th.

■ Atmungstherapeutische Maßnahmen

Atmungstherapeutische Maßnahmen dienen in erster Linie der Pneumonieprophylaxe (➤ 3.1.2.1). Auskultationsbefunde (➤ 3.2.3.3) können genutzt werden, um gefährdete Lungenareale aufzuspüren und entsprechend in der Behandlung therapeutisch zu forcieren. Der Einsatz apparativer Atemhilfen kann nötig sein. Der Patient erhält im Rahmen des Selbstmanagements Anweisungen, bestimmte Übungen selbstständig zu wiederholen und über den Tag durchzuführen.

- Lagerungsmanagement bei beatmeten Patienten zur Verbesserung der Belüftung und der Perfusion,
- Auswahl aus dem breiten physiotherapeutischen Handlungsfeld der Atmungstherapie (➤ 3.2):
  - Anleitung zur Vertiefung der Atmung als Prophylaxe für Atelektasen (➤ 3.2.8.13) und Mukostase,
  - Belüftung der Lunge und ihrer Abschnitte (➤ Tab. 5.3.2),
  - Ein- und Ausatmungstraining zur Konditionierung des Atmungssystems (➤ 3.2.8.1) mit positiver Beeinflussung der Atemmuskulatur i. S. der Verbesserung der Hauptbeanspruchungsformen von Kraft und Ausdauer,
  - Wahrnehmung der eigenen Atmungsfähigkeit und Bewusstmachen des Prozesses der Ventilation (➤ 3.2.8.1),
  - Beeinflussung der Ventilation durch kardiopulmonal fordernde Aktivitäten (z. B. Umlagerung von RL → Sitz → Stand) oder Übungen zur Herz-Kreislaufanregung im Rahmen der Möglichkeiten,
  - Üben des Einsatzes von Hilfsmitteln zur Atmungstherapie (➤ 3.2.8.13),

- Anwendung manueller Techniken zur Herabsetzung der Gewebespannung,
- Sekretolyse (➤ 3.2.8.3) und Atemlenkung durch manuellen Kontakt (➤ 3.1.2.1.2),
- Expektoration über Hustentechniken (➤ 3.2.8.4),
- Regulierung der Atemfrequenz (➤ 3.2.3.2) durch gezielte Stimuli in Form von Anregung oder Entspannung.

Die Atmungstherapie ist dann erfolgreich oder wirkungsvoller, je aktiver der Patient den therapeutischen Prozess unterstützt (Gärtner u. Roth 2000). Rein passive Maßnahmen stoßen in der Entfaltung ihrer Wirkung an ihre Grenzen, komplettieren aber unbedingt das therapeutische Repertoire.

■ **Beeinflussung des Gefäßsystems**

Patienten nach größeren operativen Eingriffen sind besonders anfällig für pathologische Veränderung am Gefäßsystem. Großes Augenmerk gilt dabei der Verhinderung von sekundären postoperativen Thrombosen (➤ 3.1.2.2).
Reduzierte Hämodynamik, Destruktion des Gefäßsystems sowie Veränderungen der Blutzusammensetzungen erhöhen das Risiko der Thromboseentwicklung. Die Beeinflussung der Hämodynamik stellt die Basis PT-Maßnahmen dar. Die für eine Thromboseprophylaxe geltenden Kontraindikationen sind streng zu beachten (➤ 3.1.2.2.2).

- Therapieform der Wahl: **Aktivierung des Patienten,**
- Aktivierung der Muskelpumpe (➤ 3.1.2.2.4) durch aktive Bewegungen der Gelenke, Förderung des venösen Rückstroms auf diese Weise möglich,
- Unterstützung der Beschleunigung der Blutströmungsgeschwindigkeit durch passives Bewegen der Extremitätengelenke möglich (v. a. bei hochgelagerter Extremität), wenngleich weniger effektiv als aktive Bewegungen.
- Hochlagerung (➤ 3.11.5) der entsprechenden Extremitäten:
  - Entlastung der Gefäße,
  - Erhöhung der Blutflussgeschwindigkeit,
  - Senkung des Filtrationsdrucks im venösen Schenkel der Kapillaren → indirekte Unterstützung der Ödemresorption, da die Filtrationsrate gesenkt werden kann.
  - **Cave:** Erhöhung der Vorlast am rechten Herzen gilt als Kontraindikation.
- Vertiefung der Atmung (kostoabdominale Atmung) zur Unterstützung des venösen Rückstroms durch Zwerchfellaktivität.
- Kompressionstherapie (➤ 3.11.5.2):
  - Individuell angepasste Kompressionsverbände, konsequente Wicklung durch entsprechend professionell angelegte Kurzzugbinden,
  - nur dann sinnvoll, wenn unter Kompression auch Bewegungsübungen stattfinden können.

Cave

Eine Behandlung mit **Antikoagulantien** (z. B. Heparin) erhöht die Blutungsgefahr. Es dürfen in dem Fall keine Techniken angewendet werden, die zu Hämatomen führen können (➤ 1.6.2.1).

■ **Beeinflussung des muskuloskelettalen Systems**

Zwangspositionen (z. B. in RL) und ungewohnte, aber gewissermaßen verordnete Schlafgewohnheiten beeinflussen das Bindegewebe, die Muskulatur sowie neurale Strukturen. Ebenfalls Einfluss haben Stress durch die fremde Umgebung auf Station sowie eine mögliche Immobilisation. Der Th. sorgt mit aktiver und passiver Intervention für den Erhalt der Beweglichkeit der Gelenke (➤ 2.1.5.1), für die Geschmeidigkeit und Dehnfähigkeit der Muskulatur (➤ 3.5.7) und den Fortbestand neurodynamischer Verhältnisse.
Bewegungen der Gelenke beziehen sich in ihrer Wirkung immer auf mehrere Strukturen und umfassen verschiedene Funktionsebenen des menschlichen Or-

ganismus. Bei der Mobilisation der oberen Extremität eines sedierten Patienten müssen z. B. folgende Überlegungen einbezogen werden:

- Die Position in der RL verhindert das eigenständige Mitbewegen der Skapula.
- Durch fehlende Innervation der synergistischen, lokal stabilisierenden Muskulatur im Glenohumeralgelenk sind Kapselbandanteile schutzlos ausgeliefert.
- Die global mobilisierende Muskulatur der Skapula kann die gekoppelten Bewegungen zwischen Skapula und Humerus nicht koordinieren.

Der Th. muss demnach den „skapulohumeralen Rhythmus" manuell erzeugen, um das Schultergelenk und seine periartikulären Strukturen nicht zu schädigen. Dazu sind viel Erfahrung, eine einwandfreie Körperbeherrschung sowie Feingefühl gegenüber den Reaktionen des Patienten notwendig.

Knorpeldestruktion aufgrund längerer Immobilisierung sollte bei der passiven Mobilisation immer mit bedacht werden. Längere Liegedauer sowie fehlende physiologische und funktionelle Reize führen zu Veränderungen des Knorpelgewebes. Durch das Fehlen muskulärer Aktivitäten reduzieren sich die Gelenkbelastungen und in der Folge die Knorpelernährung. Das Knorpelgewebe wird anfälliger für Fehlbelastungen. Das therapeutische Fazit muss lauten, die passiven Bewegungen entsprechend behutsam, weich und gleichmäßig durchzuführen. Der Th. bewegt daher die Gelenke unter milder Traktion. Zum Teil werden für den Knorpelstoffwechsel sog. oszillierende Techniken eingesetzt, doch auch diese Maßnahmen können nur mit entsprechend großem Erfahrungsschatz angewendet werden.

Bewegungen liefern **multidimensionale Stimuli** und entfalten vielfache Wirkungen. ➤ Tab. 5.3.4 fasst zusammen, welche Strukturen durch Bewegungen beeinflusst und welche Wirkungen sich daraus ergeben können.

Folgen einer Immobilisation: Für alle Strukturen gilt, dass alles ab- oder umgebaut wird, was nicht funktionell genutzt werden kann. Die Gewebe reduzieren damit ihre Qualität, was sich durch sekundäre Kollateralschäden zeigt. Diese sind z. B.

- Muskelatrophie,
- Hypertonus,
- artikuläre Hypomobilität,
- Kontrakturen,
- Missempfindungen,
- Schmerzen,
- gestörte Sensomotorik.

Tab. 5.3.4 Durch Bewegungen mögliche Beeinflussung von Strukturen und daraus resultierende Wirkungen.

Strukturen und Komplexe	Wirkungen
Muskeln	• Sofortige Registrierung von Bewegungen (passiv oder aktiv) über Propriozeptoren in Muskeln, Muskelspindeln und Sehnen sowie durch Golgi-Sehnenorgane und Gelenkrezeptoren, • sensibler Strom zum sensorischen Kortex über epikritische Afferenzen, • mögliche Schmerzreduktion nach der Gate-Control-Theorie (➤ 3.5.7.3.3) durch die sehr schnelle Weiterleitung propriozeptiver Afferenzen zum Gehirn (90–100 m/s) und daraus resultierender Überlagerung protopathischer Impulsströme, • Beeinflussung des lokalen Metabolismus und Optimierung der Infrastruktur in der Muskulatur durch rhythmisches Bewegen, • Aktivierung des Bindegewebes der Muskeln, Ausschwemmung von Wasserstoffbrücken (Streeck et al. 2006), • Erhalt der Dehnfähigkeit, • Vermeidung von Kontrakturen.

Strukturen und Komplexe	Wirkungen
Sehnen, Kapseln, Bänder	• Rasche Veränderung der Eigenschaften von Sehnen und Bändern (bradytrophes Gewebe) durch Immobilisation hin zu Gewebe mit verminderter Belastungsresistenz, • Förderung des Stoffwechsels, der Kollagenfaserausrichtung und der Syntheseaktivität der Fibroblasten.
Faszien	• Elastizitätsverlust und Belastungsfähigkeitsreduktion durch Immobilisation, • Verhinderung der pathologischen Prozesse (auch Verfilzungen und Verklebungen) durch aktive Bewegungen in rhythmischer Abfolge möglich, • aufgrund fehlender funktioneller Intensität durch passive Bewegungen nur eine Verlangsamung immobilisationsbedingter Umbauprozesse, aber kein Aufhalten möglich.
Knorpel	• Ernährung des Knorpels durch intermittierende Druckkräfte in Verbindung mit optimaler Synovialkonsistenz, • Fehlen beider Bedingungen bei längerer Entlastung der Gewebe → unaufhaltsame Umbauprozesse im Knorpel, • Verlangsamung destruktiver Prozesse durch aktive und passive Bewegungen, aber niemals gleichwertiger Ersatz für funktionelle Belastungen.
Neurale Strukturen	• Reduzierung der Neurodynamik des Nervengewebes durch Immobilisation, • abweichende Reaktionen auf Schmerzreize beim sedierten Patienten, • Verbesserung der Trophik des NS und Erhalt der Beweglichkeit des Bindegewebes, durch welches die Nerven ziehen, durch spezielle Bewegungen zur Verbesserung der Neurodynamik. • **Cave:** Therapie am NS braucht eine erfahrene „therapeutische Hand".
Knochen	• Zug-, Druck- und Biegebeanspruchung für Knochenwachstum und Belastungsausrichtung essenziell, • Erhalt der Knochensubstanz durch aktive Therapie, wenn diese erlaubt ist, sehr gut möglich, • kaum adäquate Wachstums- und Entwicklungsreize durch passive Bewegungen, Abbau der Knochensubstanz so nur schwer zu vermeiden.
Haut	• Über die Haut aufgenommene haptische Empfindungen als wesentlicher Bestandteil der Therapie sowie Kommunikationsebene zwischen Patient und Th., • Detektion von Druck, Vibration, Temperatur und Verformung über spezifische Rezeptoren, • Regulation des vegetativen NS über die Haut i. S. einer Entspannung des Patienten möglich; Empfindung der Berührungen als angenehm, wenn sie von fachkundiger Seite appliziert werden.

5.3.3.1.5 Normalstation und Rehabilitationseinrichtung

■ Normalstation

Ein Patient auf der Normalstation erfährt heutzutage das Konzept der sog. **Frühmobilisation.** Dabei wird er darin unterstützt, zügig zurück zu alltäglichen Verrichtungen auf einem relativ normalen Aktivitätsniveau zu gelangen. Dennoch gelten postoperative Einschränkungen bestimmter Bewegungen (➤ 5.3.3.1.2), die das Operationsgebiet gefährden könnten. Dazu zählen starke Rotationsreize im Bereich der WS und asymmetrische Belastung der Extremitäten z. B. durch einseitiges schweres Heben oder Tragen. Generell sollen Überanstrengungen durch schwere Haus- oder Gartenarbeiten zeitweise zurückgestellt werden. Bis zum Abschluss der Proliferationsphase (6.–21. Tag ➤ 3.6.7.1.2) im Bereich des Brustbeins gelten Bewegungen der Arme über Schulterhöhe (ca. 90°) als kontraindiziert.

Der Bewegungsalltag des Patienten gestaltet sich zunehmend aktiver. So finden Konditionierungsprogramme (über Gehstrecke, Treppensteigen, Ergometertraining) für die Verbesserung der aeroben Ausdauer statt, die allerdings so ausgebaut werden sollten, dass sie langfristig die Grundlagenausdauer (ca. 70–75 % der max. Herzfrequenz) positiv beeinflussen. Des Weiteren kommen Techniken aus Atmungs- (➤ 3.2) und Bewegungstherapie zum Einsatz. Auch Haltungsschulung und Empfehlungen zur weiteren Nachbehandlung gehören in den Aufgabenbereich der PT einer Normalstation.

Die Lebensumstände des Herzpatienten sollten überprüft und Optimierungsmöglichkeiten genutzt werden. Therapiebegleitende Interventionen u. a. in den Bereichen Ernährungsberatung, Stressreduktion (➤ 3.3) und (Arbeitsplatz-)Ergonomie (➤ 3.1.7) stehen dabei im Mittelpunkt.

■ **Rehabilitationseinrichtung und anschließende Therapie**

In den entsprechend spezialisierten Rehabilitationseinrichtungen wird der Patient mehrdimensional therapiert und geschult. Ziel ist es, einen lebensbegleitenden Zugang zu mehr Bewegung, gesünderer Ernährung und optimaler Psychohygiene zu schaffen. Dabei gilt es, den Patienten für seine eigene Situation zu sensibilisieren und ihn zu motivieren, mehr Verantwortung für sich zu übernehmen und damit eigenverantwortlich seine Lebensqualität zu steigern. Es ist keine Seltenheit, dass ein Patient nach einer Herzoperation eine große Begeisterung für sportliche Aktivitäten entwickelt oder sogar wieder an Wettkämpfen (z. B. im Marathonsport) teilnimmt.

In Herzsportgruppen (➤ 1.1.2.4) organisieren sich Betroffene und finden dort Anschluss nach der Zeit der Erkrankung, der Therapie und der anschließenden Rehabilitation. In diesen speziellen und unter ärztlicher Aufsicht stattfindenden Sport- und Bewegungsangeboten wird dem Patienten eine Plattform mit Spaß an der Bewegung, Austausch mit Mitbetroffenen, Beratung und Begleitung durch Fachkräfte sowie vielen edukativen Anregungen geboten. Therapeutisch sollte sich der Patient lebenslang begleiten lassen, wobei er zum Partner in der Versorgung wird (Kempf u. Reuß 2000).

5.3.3.2 Evidenz-/Bewertungslage

Um größtmögliche Aktualität in der Print-Version zu gewährleisten, sind aktuell vorliegende Leitlinien und Studien zur Wirksamkeit physiotherapeutischer Maßnahmen im Online-Zusatzmaterial (➤ QR-Code) zusammengefasst.

Evidenzangaben

Literatur

5.4 Thoraxchirurgie

Jörn Lühmann

Die Thoraxchirurgie ist seit 1993 ein Schwerpunkt der chirurgischen Weiterbildung (➤ 5.1 Box). Standesvertretungen für Thoraxchirurgen sind die Deutsche Gesellschaft für Thorax-, Herz- und Gefäßchirurgie (DGTHG), die Deutsche Gesellschaft für Thoraxchirurgie (DGT), aber auch die Deutsche Gesellschaft für Chirurgie (DGCH) oder der Berufsverband der Deutschen Chirurgen e. V. (BDC) (Kaiser 2014).

Das vielfältige Aufgabenspektrum (➤ 5.4.1), dem sich die Thoraxchirurgie verpflichtet, verdeutlicht die Notwendigkeit einer eigenen fachärztlichen Kompetenz. Innerhalb dieser chirurgischen Disziplin ergibt sich ein breites PT-Interventionsspektrum (➤ 5.4.2).

5.4.1 Behandlungsspektrum

Grundsätzlich bezieht sich das Wirken der Thoraxchirurgie auf Pathologien der Brustorgane. Die Bandbreite der operativen Interventionen eröffnet gleichzeitig ein weites Tätigkeitsfeld physiotherapeutischer Einflussnahme (➤ 5.4.2), z. B. bei:

- Lungen-OPs,
- Tumorerkrankungen im Bereich der Lunge,
- OPs im Bereich der Pleura,
- OPs an der Thoraxwand,
- OPs am Zwerchfell.

Cave

Jeder operative Eingriff im Bereich des Thorax beeinflusst und beeinträchtigt in mehr oder weniger großem Umfang die Atmung, eine der essenziellen Vitalfunktionen. Eingeschränkte pulmonale Kapazität kann perioperativ zu weiteren und ernsthaften Komplikationen führen.
Erschwerend kommt hinzu, dass Patienten mit Erkrankungen im Bereich des Brustraums z. T. einen reduzierten Allgemeinzustand und oft auch pulmonale Dekonditionierung aufweisen.

5.4.2 Physiotherapie in der Thoraxchirurgie

Th. in der Thoraxchirurgie sind Teil eines interdisziplinären und -professionellen Teams (➤ 5.3.3.1). Diese mehrdimensionale Zusammenarbeit umfasst das diagnostische Spektrum zur Identifikation operativer Indikationen im Bereich des Thorax, die OP-Planung, einschließlich der Beachtung operativer Zugänge am Brustkorb sowie das Feld der Schmerztherapie. Dabei werden Th. in der Zusammenarbeit mit den Ärzten und im Rahmen präoperativer Diagnostik mit den jeweiligen Diagnosen gemäß ICD10 (➤ 1.3.1) konfrontiert.
Weitere wichtige integrative Bestandteile sind die gewissenhafte Arbeit durch die Gesundheits- und Krankenpflege sowie das Tätigkeitsfeld der Psychologen. Interprofessionelle Visiten und Teambesprechungen optimieren die Therapien. Schnittmengen der Professionen miteinander bilden die Basis im Umgang mit den Patienten.
Aufgabenbereiche der PT finden sich im stationären und ambulanten Bereich jeweils sowohl prä- als auch postoperativ (➤ 5.4.2.1, ➤ 5.4.2.2).

Einige **typische Merkmale des Patienten,** der sich einem thoraxchirurgischen Eingriff unterziehen muss:
- > 75 Jahre,
- Komorbidität,
- z. T. erheblicher Medikamentenbedarf aufgrund multimorbider Zustände,
- befundassoziierte starke Dekonditionierung,
- allgemeine körperliche Defizite (Adipositas, Sportabstinenz usw.),
- reduzierte Compliance.

5

5.4.2.1 Prästationäre/präoperative Physiotherapie

Je mehr Zeit zur Verfügung steht, desto wirkungsvoller lassen sich therapeutische Präkonditionierungsprogramme umsetzen. Die PT beginnt daher im Idealfall unmittelbar nach der Diagnosestellung und konsekutiver OP-Planung.
Ziele vor der OP:
- Wissensvermittlung über Krankheit, allgemeine Risiko- und spezielle krankheitsbeeinflussende Faktoren (➤ 5.2.4.1.1),
- Vermittlung von Möglichkeiten zur positiven Beeinflussung des Krankheits- und postoperativen Genesungsverlaufs (➤ 5.2.4.1.1),
- Verbesserung der Wahrnehmung (➤ 5.4.2.1.4),
- Erhöhung der Beweglichkeit des Thorax und der angrenzenden Gelenkkomplexe (➤ 5.4.2.1.4),
- Beeinflussung der Ermüdungswiderstandsfähigkeit der Atemmuskulatur i. S. der Kraftentfaltung und der Ausdauerfähigkeit (➤ 5.4.2.1.4),
- Vermittlung atemtherapeutischer Techniken (inkl. Hustenschule ➤ 5.4.2.1.5),
- trainingstherapeutisches Einwirken auf den Allgemeinzustand zur Verbesserung konditioneller Fähigkeiten ➤ 5.4.2.1.4).

Um die konditionellen (Ausdauer, Kraft, Beweglichkeit) und koordinativen (Sensomotorik) Fähigkeiten effektvoll zu beeinflussen, ist eine präoperative Behandlungsphase von vier bis sechs Wochen optimal. Wenn diese Zeit nicht zur Verfügung steht, beschränken sich die Inhalte präoperativer Interventionen auf die Beeinflussung der Herz-Kreislaufparameter (➤ 5.4.2.1.4). Das Training des Herz-Kreislaufsystems wirkt sich mehrheitlich auf den Organismus aus und zeigt relativ schnell positive Effekte.
Wichtig für den Patienten ist die Erkenntnis, dass sich körperliche Aktivität, gesunde Ernährung und eine positive Einstellung in den Alltag integrieren lassen. In Zusammenarbeit mit der PT erfährt er die Stärkung eigener Handlungskompetenz in Bezug auf eine positive Einflussnahme gegenüber der Krankheit (➤ 5.4.2.1.5).

5.4.2.1.1 Physiotherapeutischer Befund

Erst die gewissenhafte, sämtliche ICF-Ebenen (➤ 1.3.2) berücksichtigende physiotherapeutische Untersuchung gestattet dem Th. einen Gesamteindruck des Patienten (DIMDI 2005). Die präoperativ gewonnenen Daten werden postoperativ herangezogen (➤ 5.4.2.2), um ein objektives Bild der Ist-Situation zu zeichnen. Zudem dienen sie zur therapeutischen Prognose und Motivation des Patienten.
Im Folgenden werden die Schritte, die zu einer patientenzentrierten PT-Hypothese nach Hüter-Becker und Dölken (2005) führen, dargestellt.

■ Inspektion der Krankenakte (Schritt 1)
- Vorangegangene ärztlich/medizinische Interventionen,
- ärztliche Diagnostik (klinische Befunde, bildgebende Untersuchungen, Laborbefunde, Funktions- und Leistungsbilddiagnostik) (➤ 2.4),
- medikamentöse Verordnungen (➤ 1.6, ➤ 2.1.2.3).

■ Anamnese (Schritt 2)

Körperstruktur- und Funktionsebene (ICF):
- Patientendaten mit Diagnose,
- geplanter OP-Termin (evtl. Art und Weise des geplanten Eingriffs),

- Krankheitshistorie (Erstdiagnose, Verlauf),
- relevante Nebendiagnosen (Feststellen möglicher Kontraindikationen für die präoperative Konditionierung oder postoperative Therapie),
- Risikofaktoren (Alkohol, Ernährung, Nikotin, Allergien).

Aktivitäts- und Partizipationsebene (ICF):
- Partizipative Fragestellungen zu Beruf, Familie, Haushalt, Hobby.
- Symptome, deren Intensität und spezifische Qualitäten:
  - Schmerzen (➤ 2.1.2.4),
  - Leistungsverlust,
  - weitere Einflussfaktoren auf die Lebensqualität,
  - Strategien (z. B. Medikation, Verarbeitung).
- Aktuelles Aktivitäts- und Leistungsniveau,
- subjektiv einschränkende Faktoren bez. der Lebensqualität,
- psycho-affektiv-motivationale Situation:
  - kognitiver Status/Compliance,
  - Verarbeitungsstrategie (➤ 1.2.3),
  - Kooperationsverhalten,
  - Motivation, Wille zur Therapiebereitschaft.
- Hilfsmittel (z. B. Sauerstoffpflichtigkeit, Inhalation, Rollstuhl, Gehhilfen),
- evtl. vorhandene Erfahrungen mit Pneumonieprophylaxe (➤ 3.1.2.1).

■ **Klinische Untersuchung (Schritt 3):**
Funktionsbefund (symptomlokalisierend, symptomprovozierend) (➤ 2.1.5):
- Körperlicher, konditioneller und konstitutioneller Status,
- Atembefund (➤ 9.1.1) inkl. spezifischer Datenerhebung.
- Evaluierung des Atemmusters und der Atemmechanik:
  - Atemfrequenz, -weg, -bewegungen, -rhythmus,
  - Einsatz von Atem- und Atemhilfsmuskulatur,
  - Vergleich mit der Norm, evtl. vorhandene Anzeichen einer Erfordernisatmung,
  - Thoraxform,
  - Atemgeräusche (ohne Auskultation),
  - Auskultation (➤ 3.2.3.3).
- Struktureller Befund von spezifischen Geweben:
  - Oberflächliche Spannung von Muskulatur, Bindegewebe,
  - relevante Einflüsse von Narbengeweben im Bereich des Thorax,
  - konditionelle Fähigkeiten lokal und global (Kraftfähigkeit, Beweglichkeit, Ausdauerfähigkeit).
- Koordinative Fähigkeiten (Transfer, Stand, Gang ➤ 2.3).

■ **Klinische Untersuchung (Schritt 4)**
Evaluation der kardiopulmonalen Leistungsfähigkeit (Pre- und Posttest):
- Ermittlung globaler konditioneller Fähigkeiten zum Vergleich zwischen Ruhe und Belastung.
- Assessments zur Belastungsprüfung, z. B.:
  - Shuttle Walk Test,
  - 6-Minuten-Gestrecke (➤ 3.2.9.3.1, ➤ 3.7.7.8.2),
  - submaximaler Fahrradergometertest.

> Bei der Auswahl und Durchführung von Assessments ist darauf zu achten, dass diese den wissenschaftlichen Gütekriterien entsprechen und eine reproduzierbare Durchführung möglich ist. Zudem ist eine gewissenhafte Dokumentation notwendig.

5.4.2.1.2 Planung der Behandlungsstrategie

Der physiotherapeutische Untersuchungsprozess (➤ 5.4.2.1.1) dient der Erarbeitung von Hypothesen, um eine Behandlungsstrategie zu entwickeln. Dazu werden die Interventionsmöglichkeiten ausgewählt, die evident erscheinen, das vorherrschende Beschwerdebild beeinflussen zu können (➤ Tab. 5.4.1). Vor jeder Behandlung werden die aufgestellten Hypothesen geprüft und aktualisiert.

Tab. 5.4.1 Auswahl prästationärer und präoperativer PT-Interventionsmöglichkeiten in der Thoraxchirurgie.

Physiotherapeutische Einflussmöglichkeiten	Prästationäre Phase – ambulant (z. T. mehrere Wochen)	Präoperative Phase – stationär
Informationen und Wissensvermittlung Anleitung und Beratung	Aufklärung über therapeutische Möglichkeiten und Zielstellungen.	Stressreduktion durch partizipative Entscheidungsfindung (➤ 5.4.2.1).
Kardiopulmonale Konditionierung	Ermittlung der kardiopulmonalen Belastbarkeit und Beeinflussung der Werte zur Verbesserung der max. O_2-Aufnahmekapazität.	In Abhängigkeit von der Art der Versorgung (geplanter Eingriff vs. Notfall) kurze Kontaktzeit zwischen Th. und Patient, evtl. Einweisung in das Fahrradergometer (➤ 2.4.2), mit Grundlagenausdauertraining-1 (GAT-1)-Einheiten.
Atemtechniken	Wahrnehmungsschulung, Techniken zur Aus- und Einatmung unter Beachtung relevanter Komorbiditäten (➤ 5.4.1).	Selektion der Techniken in Abhängigkeit der geplanten OP und Zugangswege.
Therapieflankierende Anwendungen (Inhalationen o. ä.)	Informationen über evtl. bereits vorhandene Hilfsmittel (z. B. Dosieraerosole) (➤ 3.2.8.13).	Schulung zum Umgang mit den Geräten und bez. deren Anwendungsmöglichkeiten.
Sekretolyse und Sekretmobilisation	Forcierte Bronchialkaliberschwankungen durch adäquates Bewegen.	Anleitung geräteassistierter Atmungstherapie (Inhalatoren, Vernebler usw.) (➤ 3.2.8.13).
Husten- oder Huffingtechniken	Differenzierung von Husten- und Huffingtechniken (➤ 3.2.8.4) sowie Anleiten beider Varianten.	Husten- und Huffingschule in Abhängigkeit vom operativen Zugangsweg.
Konditionierung des Organismus (Kraft-, Ausdauer- und Beweglichkeitsfähigkeiten)	Präkonditionierung zur Verbesserung der allgemeinen aeroben Ausdauerfähigkeit sowie der Beeinflussung der Ermüdungsresistenz der Inspirationsmuskulatur (➤ 3.2.1.2.1), Verbesserung der Thoraxmobilität (➤ 3.2.8.6).	Gezieltes Training der Inspirationsmuskulatur und Ökonomisierung der Atmung durch optimale Muskellängen.

5.4.2.1.3 Patienteninformationen

Wesentlich ist es in dieser Phase, Patientenerwartungen abzufragen und diese den Zielstellungen der PT gegenüberzustellen. Zudem sollte der Patient schon in den ersten Therapieeinheiten motiviert werden, aktiv den prä- und postoperativen Therapieprozess mitzugestalten (gemeinsame Entscheidungsfindung) und so den Hauptanteil der Verantwortung für den Genesungsprozess zu übernehmen (➤ 5.4.2.1).

5.4.2.1.4 Konditionierung der Organsysteme

Der ggf. vorhandene zeitliche Puffer bis zur OP kann genutzt werden, die konditionellen Fähigkeiten positiv zu beeinflussen. Dies ist allerdings schwierig, wenn der Patient einen bereits reduzierten Allgemeinzustand hat.

Die **Vorteile einer Präkonditionierung** sind in zahlreichen Studien (z. B. Schäfer 2010, Valkenet et al. 2016, Smetana 2016) belegt:

- Steigerung der maximalen Sauerstoffaufnahmekapazität, einhergehend mit einer Ökonomisierung der kardiopulmonalen Organarbeit,
- Senkung der Herzfrequenz als Anpassung des Herz-Kreislaufsystems an das Training,
- Verbesserung der Infrastruktur der Muskulatur i. S. einer Erhöhung der Mitochondriendichte in Zusammenhang mit einem konsekutiv angepassten aeroben Metabolismus (van den Berg 2000).

Diese physischen Anpassungserscheinungen tragen dazu bei, dass der Patient relativ „konditioniert" in die OP geht.

Leistungsdiagnostik: Zu Beginn des Trainings erfolgt eine Leistungsdiagnostik zur Bestimmung der Leistungsfähigkeit und Festlegung der Trainingsparameter. Die Belastungssteuerung kann z. B. über die Herzfrequenz erfolgen. Die erhobenen Leistungsparameter dienen innerhalb der Trainingsplanung der Belastungssteuerung und zur Festlegung der Intensitätsbereiche. Eine ständige Kontrolle sowie die Führung eines Trainingstagebuchs können zur Steigerung der Motivation des Patienten beitragen.

Wahrnehmung, Körperhaltung, Muskelspannung, Beweglichkeit und eine entsprechende Ermüdungsresistenz der Muskulatur hängen sensomotorisch zusammen. Defizite eines Systems übertragen sich auf andere Systeme.
Um dem entgegenzuwirken, bedarf es mehr als nur des bloßen Übens. Der Patient sollte erkennen, dass es sich bei der OP-Vorbereitung um eine Art „Trainingslager" handelt, das den „Athleten" für den geplanten Wettkampf (hier: OP) präpariert und formt (Roth u. Kiefer 2013). Hierzu muss seitens des Patienten die nötige Erkenntnis bez. der eigenen Lage, Motivation und Eigenverantwortlichkeit vorhanden sein. Zusätzlich erhöhen sich die Lebensqualität sowie der Wunsch, nach der OP wieder richtig „fit" zu werden.

Ausdauertraining: Die positive Beeinflussung der Ausdauer kann über sog. Dauer- oder/und Intervalltraining erfolgen. Unter Beachtung der Trainingsparameter (s. u.) wird der Patient somit an einen möglicherweise lebensbegleitenden, strukturierten und v. a. bewegungsfreudigen Prozess herangeführt, um die Lebensqualität zu erhöhen. Kontinuität des Trainings ist oberstes Prinzip, denn auf dieser Grundlage findet die kontinuierliche Belastungssteigerung statt (➤ 3.6.8). **Trainingsparameter** (Stellschrauben zur Trainingssteuerung):

- Art der Körperübung,
- Qualität der Bewegungsausführung,
- Belastungsumfang,
- Belastungsintensität,
- Belastungshäufigkeit.

Training sowie Trainingssteuerung sollten wiederum interprofessionell (➤ 5.4.2) eingebettet sein. Die ärztliche Kontrolle ist dabei obligater Bestandteil des QMS, um möglichen Risiken (z. B. Überlastung, Überforderung) vorzubeugen.

Erhöhung der Thoraxbeweglichkeit: Ein weiterer konditioneller Aspekt des Trainings stellt die Beeinflussung der Thoraxbeweglichkeit (➤ 3.2.8.6) dar, um die Atembewegung durch Herabsetzung erhöhter Gewebswiderstände von Haut, Bindegeweben und Muskulatur zu erleichtern (➤ 5.4.2.2.6) (Göhring

2001). Die Verbindungen der Rippen untereinander, zum Sternum und zur WS schaffen einen funktionsstabilen Brustkorb, der allerdings durch starke Dekonditionierung, Haltungsfehler, krankheitsbedingte Veränderungen am Stütz- und Bewegungssystem sowie eingeschränkte Wahrnehmungsfähigkeit versteifen kann.
Aus Yoga (➤ 3.3.3) oder Dehnlagen nach Haase (➤ 3.1.3.3) entlehnte Übungen entfalten ihre Wirkung nicht nur in den Geweben und Gelenken, sondern unterstützen den Patienten bei der Verbesserung der Wahrnehmung des eigenen Körpers sowie der eigenen Position im Raum. Ein bewegliches Stütz- und Bewegungssystem in Verbindung mit kraft- und ausdauerkonditionierter Muskulatur sind Voraussetzungen für die optimale Einstellung der Körperhaltung und das eigene Bewusstsein darüber. Die aufrechte Haltung bildet die Basis für die optimale Ausgangslage der Atemmuskulatur, v. a. des Diaphragmas (Zwerchfell). Die Exkursion oder der Kontraktionsweg des Zwerchfells sind wesentlich, um in Inspiration den Thoraxraum zu vergrößern und in Exspiration wieder zu verkleinern (➤ 3.2.1.2). Eine pathologisch veränderte Muskellänge sowie dekonditionierte Bauchwandmuskeln führen zu unökonomischer Arbeit der Atemmuskulatur. Der dosierte Einsatz haltungsrelevanter Muskulatur im Bereich des Abdomens und der LWS unterstützt co-aktiv die Zwerchfellarbeit. Die Erhöhung des intraabdominalen Drucks verschafft dem Diaphragma eine optimale Mittellage, aus welcher heraus ökonomisch Kontraktionen erfolgen können. Somit sollte nicht nur die Rekonditionierung des Diaphragmas, sondern auch eine Reintegration haltungsfördernder Rumpfwandmuskulatur erfolgen (van den Berg 2000).

5.4.2.1.5 Atmungstherapeutische Schulung

So wie die Verbesserung der konditionellen Fähigkeiten (➤ 5.4.2.1.4) dient die atemtherapeutische Schulung dazu, dass der Patient die Belastungen der OP besser toleriert sowie das vermittelte und gelernte Wissen postoperativ effektvoll zur Anwendung bringen kann.

Atemtechniken: Sie werden gelehrt und geübt, um koordinative Fähigkeiten und spezielle Fertigkeiten zu entwickeln. Hierzu zählt die Optimierung der Funktionen des Diaphragmas unter dosiertem und koordiniertem Einsatz der Atemhilfsmuskulatur (➤ 3.2.1.2). Die ökonomische Zusammenarbeit zwischen Bauchwandmuskulatur und Brustkorbbewegungen führt zur Vergrößerung des Atemzugvolumens (➤ 3.2.1.3.1) und Absenkung der Atemfrequenz (➤ 3.2.1.3.3). Die Techniken können in verschiedensten ASTEn durchgeführt werden und lassen sich in Inspirations- und Exspirationstechniken einteilen (➤ 5.4.2.2.5). An erster Stelle steht aber die Wahrnehmung der Atmung, da eine Beeinflussung der Atemtechnik immer nur dann erfolgreich ist, wenn der Patient in der Lage ist, die Ist- von der Soll-Situation zu differenzieren. Unabhängig von Ein- oder Ausatmung erfolgt also eine Lenkung der Aufmerksamkeit auf die Atembewegungen durch den Einsatz der entsprechenden Muskulatur. Ebenso soll der Patient nachspüren, welche Wege die Atmung nimmt (z. B. Nase – Mund) und wie sich die Atemrhythmik gestaltet. Innerhalb der Atmungstherapie (➤ 3.2) finden dazu verschiedene Maßnahmen wie Kontaktatmung, Körpertastreise und Entspannungstechniken Anwendung.
Dabei wird prinzipiell nicht zwischen richtigen oder falschen Atemmustern unterschieden. Vielmehr richtet sich das angepasste Muster gezwungenermaßen an den vitalen Erfordernissen aus, sog. **Erfordernisatmung** (Göhring 2001).

Sekretolyse und Sekretmobilisation: Postoperativ erhöhte Sekretproduktion von mehr als 30 ml pro Tag (van den Berg 2000) sowie Konsistenzveränderungen des Sekrets (➤ 3.2.3.4) bedingen eine unmittelbare Sekretolyse. Sekretverhalt, die sog. **Mukostase,** beeinflusst die Belüftung der Lunge und trägt zur Entstehung von Atelektasen bis hin zu Pneumonie bei. Um solche postoperativen Komplikationen zu vermeiden, wird dem Patienten bereits prä-

operativ vermittelt, wie der Schleimtransport unterstützt werden kann (sekretlösende Techniken ➤ 3.2.8.3).
Die diesbezügliche Auswahl der PT-Maßnahmen ist von vielen Faktoren abhängig, wesentlich ist in jedem Fall die Mitarbeit des Patienten in der therapiefreien Zeit. Um die Compliance des Patienten zu optimieren, sollte ein entsprechendes Lernziel (➤ Tab. 5.4.2) formuliert und darauf hinweisen werden, welchen wichtigen Stellenwert die partizipative Interaktion zwischen Th. und Patient i. S. von Eigeninitiative und Selbstmanagement des Patienten für den Therapieerfolg hat (➤ 5.4.2.1.1).

Tab. 5.4.2 Patientenedukation durch Lernzielformulierung im Bereich der atmungstherapeutischen Schulung.

Lernzielbereich	Lernzielformulierung
kognitiv	• Schulung des Patienten im Hinblick auf Wirkungsweise und Effekte der Atmungstherapie bezogen auf die individuelle Situation, • Aufklärung über den positiven Einfluss der Konditionierung des Organismus im Allgemeinen und der Beeinflussung der Atemmuskulatur im Speziellen.
motorisch	• Erlernen von Ein- und Ausatemtechniken, • Erlernen von Husten- und Huffingtechniken, • Erlernen von Übungen zur Verbesserung der Kraft-, Ausdauer- und Beweglichkeitsfähigkeiten.
affektiv-motivational	• Feedback für den Patienten (verbessert Verständnis für die Therapie), • erleichterter Umgang mit der eigenen Krankheit aufgrund des positiven Bewusstseins, konstruktiv Einfluss nehmen zu können (Stärken fördern i. S. des salutogenetischen Ansatzes von Antonovski), • Stärkung patienteneigener Handlungskompetenzen durch kognitive und motorische Lernzielformulierung (s. o.).

Die sog. **Hustenschule** vermittelt Techniken zur Expektoration (➤ 3.2.8.4). In der präoperativen Phase können diese Techniken unter optimalen Bedingungen und ohne Einfluss von postoperativen Schmerzen und möglichen Funktionseinschränkungen erlernt und geübt werden. Die tatsächliche postoperative, patientenbezogene Auswahl der Techniken orientiert sich an der Grunderkrankung, den konditionellen Bedingungen, Schmerzen und operationsbedingten Einschränkungen (➤ 5.4.2.2.3).
Die Vermittlung spezieller Lagerungen in Verbindung mit differenzierter Atemtechnik findet i. S. der autogenen Drainage (➤ 12.4.3.2.3) statt. Die Patienten lernen, das Sekret zu lösen, zu mobilisieren und bis zum Mund zu fördern, um es dann auswerfen zu können.

Hilfsmittel zur Atmungstherapie: Im Zuge weiterer präinterventioneller Vorbereitungsschritte werden den Patienten verschiedene therapieunterstützende Geräte vorgestellt (➤ 3.2.8.13). Da diese therapeutischen Hilfsmittel unmittelbar postoperativ zur Anwendung kommen (➤ 5.4.2.2.5), ist es von Vorteil, den Gebrauch bereits vorab zu lehren.

5.4.2.2 Postoperative/poststationäre Physiotherapie

Im Rahmen der postoperativen PT stehen dem Th. in der Thoraxchirurgie sowohl stationär als auch in der ambulanten Nachsorge verschiedene Interventionsmöglichkeiten zur Verfügung (➤ Tab. 5.4.3), die er im Idealfall mit dem Patienten bereits präoperativ besprechen oder üben konnte (➤ 5.4.2.1.2). Die Formulierung entsprechender Lernziele für die unterschiedlichen postoperativen Therapieoptionen (➤ Tab. 5.4.4) ist geeignet, um die Compliance des Patienten zu optimieren.

Tab. 5.4.3 Postoperative und poststationäre physiotherapeutische Interventionsmöglichkeiten.

Physiotherapeutische Einflussmöglichkeiten	Postoperative Phase – stationär	Poststationäre Phase – ambulant
Informationen und Wissensvermittlung **Anleitung und Beratung**	• Ziele auf Grundlage des operativen Eingriffs überarbeiten, • Zielsetzung vereinbaren.	• Fernziele definieren, • präventive und evtl. lebensflankierende Aufgaben beraten.
Kardiopulmonale Konditionierung	• Orthostasebelastung durch Vertikalisierung und Transferschulung, • kreislaufanregende Aktivierung i. S. der frühfunktionellen Mobilisation.	• Auswahl geeigneter Aktivitäten zur weiteren Konditionierung i. S. des GAT-1.
Atemtechniken (➤ 5.4.2.2.5)	• Atemübungen zur Fazilitation der betroffenen Lungenabschnitte, • Synchronisation und Schaffung von symmetrischer Thoraxexkursion.	• Anwendung von spezifischen Atemtechniken zur Integration in den Alltag.
Therapieflankierende Anwendungen (z. B. Inhalationen ➤ 5.4.2.2.5)	• Organisation des ärztlich verordneten Supports durch Geräte (Inhalation, Verneblung etc.).	• Regelmäßige Inhalation zur Sekretolyse, z. B. bei Hypersekretion und zur Vermeidung spät-postoperativer Komplikationen.
Sekretolyse und Sekretmobilisation (➤ 5.4.2.2.3)	• Maßnahmen zur Lösung und Förderung von Sekret, • Anleitung zur autogenen Drainage (➤ 12.4.3.2.3).	• Tracheobronchialhygiene zur Minimierung von Risikofaktoren sowie zur Vermeidung von Störungen der mukozillären Clearance.
Husten- oder Huffingtechniken (➤ 5.4.2.2.3)	• Anwendung von Husten- und Huffingtechniken unter Beachtung des Schutzes des Operationsgebiets.	• Verbesserung der Hustentechnik i. S. der Unterstützung der Tracheobronchialhygiene.
Konditionierung des Organismus (Kraft-, Ausdauer- und Beweglichkeitsfähigkeiten ➤ 3.6)	• Rekonditionierung des operationsbedingt geschwächten Organismus mit Beeinflussung der Orthostaseregulation, • Beweglichkeitserhalt des Thorax mit Erhalt/Verbesserung der Atemexkursion, • Belastungsgewöhnung über milde Reize zur Schulung von Kraft und Ausdauer, • Vermeidung von Schonhaltungen.	• Ganzheitliches Training zur Verbesserung von Kraft, Ausdauer und Beweglichkeit sowie i. S. der positiven Beeinflussung der Koordination für eine optimale Perzeption von Haltung und Bewegung.

Tab. 5.4.4 Synopsis physiotherapeutischer Interventionsmöglichkeiten in der postoperativen Phase nach thoraxchirurgischen Eingriffen.

Therapeutische Zielstellungen	Lernzielebenen			Besonderheiten/ Hinweise
	kognitiv	motorisch	affektiv-motivational	
Pneumonieprophylaxe (➤ 3.1.2.1)				
Belüftung der Lunge	Verständnis für die Zusammenhänge zwischen optimaler Ventilation und Pneumonie (➤ 9.1.4).	Erlernen von In- und Exspirationsübungen (➤ 5.4.2.2.5).	Angstminderung und Stressreduktion durch Informationen.	Patient lernt den Körper positiv zu beeinflussen und pflegt möglicherweise einen nachhaltigeren Umgang mit den eigenen Ressourcen.
	Informationen über den Vorteil der Nutzung von Hilfsmitteln.	Erlernen der Atemübungen mit Hilfsmitteln, z. B. TRI-BALL® (➤ 5.4.2.2.5).	Erkenntnisgewinn durch Üben.	
Lagerung	Erkenntnisgewinn über die Möglichkeiten der Schmerzhemmung durch Lagerung (➤ 5.4.2.2.4).	Autogenes Lagerungsmanagement zur Prophylaxe von Lagerungsschäden wie Dekubitus (➤ 3.1.3) oder auch Perfusions- und Ventilationsstörungen.	Schmerzreduktion mit möglicher Einflussnahme auf das limbische und das vegetative Nervensystem i. S. der Reduktion der Sympathikusaktivität.	Bei inaktivem Patienten erfolgt das Lagerungsregime in enger Zusammenarbeit im Team mit den Ärzten und den Gesundheits-/Kranken-pflegenden.
Sekretolyse (➤ 5.4.2.2.3)	Verständnis über die Wechselwirkung von Sekretverhalt und Pneumonie.	Frühfunktionelle Aktivierung mit Vertikalisierung, Lagerung in Verbindung mit Atemtechniken (➤ 3.2.8.12), Unterstützung der Selbstreinigung der Lunge durch Atemtechniken, Nutzung von Hilfsmitteln (➤ 3.2.8.13).	Vertikalisierung und frühfunktionelle Therapie fordert den Patienten in aufgabenspezifischen Kontexten, Motivation durch Teilhabe.	Apparative Therapie benötigt präzise Anleitung und gewissenhafte Auswahl der Trainingsparameter.
Expektoration (➤ 5.4.2.2.3)		Erlernen von Husten- und/oder Huffingtechniken (➤ 3.2.8.4).	Ergebnisse sind für den Patienten sichtbar.	Zu vermeiden sind zu hohe intrathorakale und intraabdominale Drücke.

Therapeutische Zielstellungen	Lernzielebenen			Besonderheiten/ Hinweise
	kognitiv	motorisch	affektiv-motivational	
Beeinflussung des Atemmusters und des körperlichen Allgemeinbefindens				
Reduktion des Gewebswiderstands (➤ 5.4.2.2.6)	Kennenlernen von beeinflussbaren Faktoren, die erschwerend auf die Atemarbeit wirken sowie Erlangen des Verständnisses über die therapeutische Beeinflussung zur Senkung von Atemwiderständen, Kennenlernen des negativen Einflusses von Stress auf die Bindegewebe und die damit verbundene Gewebesteifigkeit.	Erlernen von Bewegungen in Kombination mit von In- und Exspirationstechniken (➤ 5.4.2.2.5), Atmen unter Einfluss von Packegriffen als Selbstübung, Erlernen allgemeiner Selbstübungen zur Verbesserung der globalen Beweglichkeit.	Wahrnehmung und Spüren von Atembewegungen vor und nach der Therapie, Eigenperzeption schafft die Erkenntnis um die Wichtigkeit der Beeinflussung des Gewebswiderstands.	Therapeutische Interventionen und Eigenübungen mit täglicher Praxis fördern das Verständnis hinsichtlich der Effekte des Übens.
Thoraxbeweglichkeit (➤ 5.4.2.2.6)	Erfahren der Wirkung der Thoraxmobilisierung durch Erspüren von Unterschieden vor und nach der Behandlung.		Erlangen von Körpergefühl durch differenziertes Bewegen, z. T. yoga-assoziierte Bewegungskultur (➤ 3.3.3) mit kontemplativem Charakter.	Pre- und Posttests veranschaulichen dem Patienten die Erfolge (z. B. Messung der Thoraxexkursion, Beweglichkeitstests).
Sensomotorik (➤ 5.4.2.2.7)	Vermittlung des Zusammenhangs zwischen einer aufrechten, dynamischen Haltung und der Atemmechanik, Zwerchfellarbeit und Körperstatik, Erlernen der Zusammenhänge zwischen Wahrnehmung und Bewegung sowie den basalen Steuerungsvorgängen.	Erlernen der Reproduktion einer aufrechten Haltung unabhängig von Spiegel oder Anleitung, Erlernen einer differenzierten Bewegungskultur basierend auf hervorragender Perzeption, ausgeglichene und willkürlich optimierte Körperbewegungen, gute Koordination von Haltung, Bewegung und Atmung.	Entwicklung von Selbstvertrauen, Spüren des eigenen Körpers, Erlernen, Zeichen der Überlastungen wahrzunehmen, Spaß an der Bewegung, Genießen von Bewegungen und Atmung, Sammeln von Erfahrungen und Zurücklassen der eigenen Bewegungserfahrungen und -grenzen.	Ausprobieren neuer Bewegungsalternativen, (z. B. aus den asiatischen Bewegungskulturen Tai-Chi oder Qi-Gong).

Therapeutische Zielstellungen	Lernzielebenen			Besonderheiten/ Hinweise
	kognitiv	motorisch	affektiv-motivational	
Beeinflussung des Atemmusters und des körperlichen Allgemeinbefindens				
Allgemeine Konditionierung	Aufklärung über die Wichtigkeit lebenslanger Konditionierung zur Beeinflussung des gesamten Organismus, gemeinsame Auswahl geeigneter Sportarten und Bewegungsformen.	Durchführung von Grundlagenausdauertraining, z. B. in Form von: • Sportgruppen (Lungensportgruppen), • moderaten Fitnessprogrammen zur Beeinflussung von Kraft, Ausdauer, Beweglichkeit u. Koordination (➤ 3.6), • Kursen alternativer Bewegungsangebote, • „Green-Exercises" (z. B. Nordic-Walking, Rudersport, Fahrrad-, Wander- oder Laufsportgruppe).	Positive Beeinflussung der Teilhabe durch Aktivitäten in Peer-Groups, Bewegung an der frischen Luft mit Freunden und/oder Gleichgesinnten.	Sport und Bewegung sind wichtige Indikatoren des Wohlgefühls und der Steigerung der Lebensqualität. Patient muss lernen, seine Grenzen einzuschätzen. Voraussetzung für die Wirkung von aktiver Lebensführung ist das Wissen um die Effekte und Wirkungen der durchgeführten Bewegungsmöglichkeiten.
Apparative Unterstützung				
Hilfsmittel (➤ 5.4.2.2.5)	Kennenlernen der Hilfsmittel, Vermittlung der Wirkungsweisen, Erlernen der Anwendung, Bestückung und Pflege.	Auswahl der Hilfsmittel nach Befund und erwünschten Wirkungen, Bsp. (➤ 3.2.8.13): • SMI-Trainer (z. B. TRI-BALL®, Triflo II©), • PEP-Trainer (z. B. VRP1®-Flutter), • Vernebler, • Inhalatoren.	Hervorragende Compliance ist nötig, um die verordneten Geräte zu Hause allein zu nutzen. Begleitung/ Unterstützung der regelmäßigen Anwendung durch den Th. über regelmäßige Beratung, Anleitung und Ermöglichung der Kontaktaufnahme.	Essenziell ist die gewissenhafte Anleitung und Kontrolle der Parameter. Die Wirkung der Hilfsmittel hängt unbedingt von der korrekten Anwendung unter entsprechenden Bedingungen ab. Wie auch in der sportlichen Betätigung ist die Kontinuität das entscheidende Kriterium für die Entfaltung der erhofften Wirkungen und Effekte.

5

5.4.2.2.1 Intensivstation

Unmittelbar postoperativ befindet sich der Patient auf der Intensivstation (➤ 6). Schon in dieser frühen postoperativen Phase setzt die PT mit ihren differenzierten Maßnahmen an. Dazu zählen:

- Pneumonieprophylaxe (obligat) (➤ 3.1.2.1):
  - Erlernen von In- und Exspirationstechniken (➤ 5.4.2.2.5),
  - Einsatz von Hilfsmitteln (z. B. TRI-BALL®, Inhalationen) (➤ 3.2.8.13).
- Lagerungsmanagement:
  - Schmerzreduktion (➤ 5.4.2.2.4),
  - Sekretmobilisation.
- Sekretolyse, Sekretmobilisation (➤ 5.4.2.2.3):
  - Spezielle Inspirationstechniken,
  - Drainagelagerungen.
- Expektoration über Husten- und Huffingtechniken (➤ 5.4.2.2.3):
  - **Cave:** Vermeidung von zu starken intraabdominalen und intrathorakalen Drücken sowie eines Tracheobronchialkollaps (Airtrapping ➤ 3.2.1.2.2).
- Verbesserung der Thoraxexkursion (➤ 5.4.2.2.6):
  - Atemfokus auf betroffene Lungen- und Thoraxabschnitte,
  - Ausdehnung der betroffenen Lunge,
  - Verbesserung der Thoraxbeweglichkeit (Messung ➤ 3.2.9.2), v. a. auf der betroffenen Seite zur Vermeidung von Schonhaltungen und Angstvermeidungsverhalten (➤ 3.17.4).
- Aktivierung der Atemmuskulatur (➤ 3.2.1.2):
  - Zwerchfellaktivierung und Krafttraining der Atemmuskulatur,
  - sensomotorisches Training von In- und Exspiration in Verbindung mit optimierter Thoraxbeweglichkeit.
- Schulung der Sensomotorik (➤ 5.4.2.2.7):
  - Vertikalisierung i. S. der Auf- und Ausrichtung des Körpers,
  - Ökonomisierung der Atmung bei aufrechter Körperhaltung.

> Die Atmungstherapie ist nur dann effektiv, wenn der Patient in der Lage ist, weitestgehend schmerzfrei ein- und auszuatmen. Werden die Atembewegungen durch Schmerzen eingeschränkt, entwickeln sich Atemverhalt und Atelektasen (➤ 3.2.8.13), da Lungenabschnitte nur schlecht oder gar nicht belüftet werden. In der Folge entsteht u. U. eine Pneumonie (➤ 9.1.4).

Postoperativ werden in der physiotherapeutischen Herangehensweise wache, aktive von sedierten, passiven bzw. somnolenten Patienten unterschieden. Der Grad der Wachheit ist entscheidend für die Therapiemittelauswahl. Wache und kooperative Patienten sollten aktiv belastet werden und in annähernd funktionellen ASTEn üben. Das betrifft sowohl atemtherapeutische Maßnahmen als auch Bewegungen zur Aktivierung. In aufgerichteter Körperhaltung wird die Lunge optimal belüftet. Schmerzbedingten Schonhaltungen kann so aktiv begegnet werden.
Die Verordnungsgrundlage für therapeutische Interventionen bildet zum großen Teil die ärztliche Diagnostik (➤ 3.2.3). Dazu gehören:

- Klinische Untersuchungen (z. B. Auskultation und Perkussion),
- bildgebende Diagnostik (z. B. Bronchoskopie, Röntgenuntersuchung),
- Laborwertdiagnostik (z. B. Blutgasanalyse, Untersuchung des Sputums).

Auch der präoperativ aufgenommene PT-Befund (➤ 5.4.2.1.1) fließt in die postoperative Behandlungsplanung ein.

5.4.2.2.2 Pneumonieprophylaxe

Einen wichtigen Stellenwert nimmt die Vorbeugung von Pneumonien (➤ 3.1.2.1) ein. Hierzu stehen in der PT differenzierte Maßnahmen zur Verfügung. Vor der

Behandlung wird der Patient evaluiert, wobei die Planung der therapeutischen Schritte nach Absprache im interprofessionellen Team mit den behandelnden Ärzten und Gesundheits-/Krankenpflegern der Intensivstation erfolgt.
Da die Lagerung des Patienten einen großen Einfluss auf die pulmonalen Funktionen hat, wird das Lagerungsmanagement gemeinsam mit den Pflegenden durchgeführt und sollte die Grundlage der darauf aufbauenden Therapie sein bzw. die Therapieziele auch im PT-freien Intervall unterstützen.

5.4.2.2.3 Sekretexpektoration

Zur **Lokalisation des Sekrets** kann der Patient vor der Behandlung i. S. eines Pretests auskultiert (➤ 3.2.3.3) werden. Möglicher Sekretverhalt kann identifiziert und örtlich bestimmt werden. Mit dem Vergleich der Lungengeräusche nach der Behandlung kann die Effektivität der Behandlung nachgewiesen werden.
Der Sekretolyse (➤ 3.2.8.3) schließt sich an die Expektoration („Herausbringen" des Sekrets) an. Die Reinigung der Atemwege postoperativ ist eine zentrale Zielstellung der PT thoraxchirurgischer Patienten. Im Krankheitsfall und postoperativ ändern sich nicht nur die Konsistenz oder die Menge des Schleims (bei gesunden Menschen < 30 ml/Tag) (➤ 3.2.3.4), auch das Selbstreinigungssystem (➤ 3.2.8.3) ist empfindlich gestört. Das Abhusten von Sekret stellt in der postoperativen Phase eine Herausforderung an den Patienten dar (weitere Prädiktoren für Sekretverhalt und die Entstehung einer Pneumonie ➤ Box). Die Lernzielformulierung auf kognitiver Ebene (Aufklärung) (➤ Tab. 5.4.4) erschließt dem Patienten die Notwendigkeit der Sekretelimination zur Pneumonieprophylaxe.

Prädiktoren für Sekretverhalt sowie die Entstehung einer Pneumonie (stehen vielfach in Wechselbeziehungen zueinander):
- Postoperative Schmerzen und schmerzinduzierte Angstvermeidungsstrategien,
- mangelnde Selbstreinigungsfähigkeit des Atmungssystems,
- Dekonditionierung der Atemhilfsmuskulatur (z. T. bereits durch die Krankheitsgeschichte),
- stark reduzierter Allgemeinzustand des Patienten,
- Mukostase,
- Konsistenzveränderung des Sekrets,
- Volumenzunahme des Sekrets.

Die Auswahl der Maßnahmen und Techniken zur Expektoration des in den Lungenwegen gelösten Schleims hängt von mehreren Faktoren ab. Die frühzeitige Integration des Körpers und seiner Teilsysteme (frühfunktionelle PT) bietet sich an. Geeignete expektorative Techniken sind Husten und Huffing (➤ 3.2.8.4).

Voraussetzung für die Vermittlung von Husten- und/oder Huffingtechniken ist die gute Compliance des Patienten.

Vorbereitende Maßnahmen für den effektiven Einsatz von Husten- und/oder Huffingtechniken:
- Prüfen von Risikofaktoren, die gegen zu hohe intraabdominale und intrathorakale Drücke sprechen,
- Beachtung von Begleiterkrankungen, die Kontraindikationen für Hustentechniken darstellen,
- Aufklärung des Patienten über die Notwendigkeit des produktiven Expektorierens (Husten oder Huffing),
- Herstellung von Schmerzfreiheit (➤ 5.4.2.2.4),
- Wahl einer geeigneten ASTE (aufrechte Sitzposition mit aufgestellten Füßen günstig),

- manuelle Stabilisierung des OP-Gebiets (s. u.),
- Vermittlung der korrekten Husten- und/oder Huffingtechnik (➤ 3.2.8.4),
- Üben der Auswurftechnik unter Aufsicht,
- Bewertung des Auswurfs auf Konsistenz, Farbe und Menge (➤ 3.2.3.4).

In Abhängigkeit des Befunds wählt der Th. die Husten- oder Huffingtechniken:
- Husten:
  - Willkürliches Husten oder
  - als Schutzreflex, um die Verlegung der Atemwege zu verhindern oder diese zu reinigen (Hustenclearence ➤ 3.2.8.4).
  - Der Kehldeckel bleibt nach der Einatmung so lange verschlossen, bis der intrapulmonale und der -abdominale Druck durch die Aktivierung der Ausatemhilfsmuskulatur auf ein gewisses Maß angestiegen ist. Während der Ausatmung, verbunden mit plötzlichem Öffnen des Kehldeckels, entweicht die Luft explosionsartig.
- Huffing:
  - Willkürliche gesteuerte Sonderform des Hustens (➤ 3.2.8.4),
  - der Kehldeckel wird nach dem Einatmen nicht verschlossen.
  - Vorteile:
    - Der intrapulmonale und -abdominale Druck steigen nicht zu stark an → Reduktion der Gefahr des Tracheobronchialkollaps (Airtrapping ➤ 3.2.1.2.2).
    - Geringere Belastung des OP-Gebiets,
    - Vermeidung zu großer Schmerzen während der Expektorationsphase.

Manuelle Stabilisierung der OP-Narbe: Die Stabilisierung erfolgt i. d. R. durch Druck, der über die eigenen Hände, ein Handtuch oder Kissen auf die Nabe projiziert wird. Das OP-Gebiet kann während der Erhöhung intrathorakaler Drücke bzw. rapider Druckänderungen durch den Einsatz der Atemhilfsmuskulatur sehr stark affektiert werden. Je gewissenhafter der Patient lernt, das Narbengebiet selbst zu stabilisieren, desto effektiver sind Husten- und Huffingstöße.

Bei stark dekonditionierten Patienten, die nicht in der Lage sind, kraftvolle Ausatemstöße zu generieren, erfolgen manuelle Hilfestellungen. Dies kann mithilfe manueller Thoraxkompression (unter Beachtung des OP-Gebiets) geschehen. Auch die Veränderung oder Anpassung der ASTE unterstützt den Husten-/Huffingprozess. Sollte der Patient dennoch nicht in der Lage sein, das Sekret abzuhusten, muss endotracheal abgesaugt werden.

5.4.2.2.4 Schmerzmanagement

Voraussetzung für die Durchführung einer wirkungsvollen Atmungstherapie (➤ 3.2) ist die weitgehende Schmerzfreiheit des Patienten. Die postoperative Schmerzintensität ist abhängig von Ausmaß und Art der OP sowie vom operativen Zugang des thoraxchirurgischen Eingriffs (Laubenthal et al. 2008). Die Ursachen der Entstehung von Schmerzen sind vielschichtig und nicht ausschließlich auf die Nachwirkungen der OP zurückzuführen (➤ 3.17.2, ➤ 3.18.1). So ist es bisweilen schwierig, Ursache-Folge-Beziehungen herzustellen, um kausal behandeln zu können. Die symptomatischen Behandlungsansätze stellen langfristig allerdings kein zufriedenstellendes therapeutisches Ergebnis dar.
Prinzipiell dient Schmerz dazu, vor Gefahren zu warnen und Strukturschäden zu melden. Schmerz ist insofern ein nützlicher „Co-Therapeut". Ärztlich verordnete Schmerzmedikamente können das körpereigene Warnsystem außer Kraft setzen, was sich wiederum auf die Therapieintensität auswirkt.

Die PT zur Schmerzreduzierung (➤ 3.17.4) umfasst u. a.:
- Spezielle Lagerungen zur Entlastung schmerzender Regionen und zur Verhinderung von Schmerzschonhaltungen,

- passive Maßnahmen mit milden Reizen,
- Aktivierung und moderate Bewegungen.

Ziel aktiver PT zur Schmerzreduktion in der Thoraxchirurgie ist die Vertikalisierung des Patienten. Gelenke werden bewegt, Körpersegmente geordnet und Muskulatur funktionsassoziiert integriert. Der ausgelöste multilaterale afferente Impulsstrom überlagert die Schmerzreize und sorgt z. T. zeitlich begrenzt für eine Schmerzreduktion. Das so gewonnene Zeitfenster kann effektiv dazu genutzt werden, Wahrnehmung, Haltung und Atmung aufeinander abzustimmen. Neben den biophysischen Effekten erzielt die Aktivierung zudem eine nicht zu unterschätzende psychologische Beeinflussung: Aktivitäten i. S. des Transfers von passiver RL hin zu teil- und vollbelastenden ASTEn lässt den Patienten stärker an den Prozessen um sich herum teilhaben.
Therapeutische Ansätze aus der MT (➤ 3.5) und Grifftechniken der Atmungstherapie (➤ 3.2) (➤ Cave-Box) komplettieren das Spektrum der Möglichkeiten zur Reduktion postoperativer Schmerzen.

Cave

Massagetechniken (➤ 3.14) dürfen unmittelbar postoperativ nicht zur reaktiven Hyperämie führen.

5.4.2.2.5 In- und Exspirationstechniken

Das Erlernen der Ein- und Ausatmung belüftet die Lunge und sorgt durch die Atembewegungen für tracheobronchiale Kaliberschwankungen, die essenziell zur Sekretolyse (➤ 3.2.8.3) beitragen. Damit das gelöste Sekret zentralwärts befördert werden kann, muss die Luft in einem bestimmten Tempo und über einen bestimmten Zeitraum in die Lunge strömen können. Der Strömungsfluss sollte dabei gering sein und eine Flussgeschwindigkeit von über 0,5 l/s nicht übersteigen (van den Berg 2001). Damit hat der Luftstrom Zeit, sich in der Lunge auszudehnen und zu verteilen. Die Luft sollte dabei hinter das Sekret gelangen und dieses bei moderat forcierter Exspiration aus den peripheren Luftwegen förmlich heraustragen, damit es abgehustet werden kann. In relativ aufrechter Körperhaltung (durch Anpassen der Rückenlehne) erfolgt die Atmungstherapie z. B. mit dem TRI-BALL® (➤ 3.2.8.13), einem Hilfsmittel, das dem Patienten das Erlernen dieser speziellen Form der Inspiration erleichtert (Feedback). Im Idealfall wurde der Patient präoperativ über die Wirkungsweise aufgeklärt und konnte mit dem Gerät bereits üben (➤ 5.4.2.1.5). Der Patient sollte das Hilfsmittel selbstständig mehrmals am Tage nutzen.
Das gelöste Sekret kann ebenso mittels spezieller Lagerungen drainiert werden. Geeignet sind diese **Drainagelagerungen** v. a. für Patienten mit stark erhöhter Sekretmenge. Eine eingehende Untersuchung der Patienten in Bezug auf diese Behandlungsmöglichkeit ist obligat. Zu beachten sind Begleiterkrankungen, die für negative Positionen (Kopftieflagen) Kontraindikationen darstellen (z. B. Herz-Kreislauferkrankungen, Pathologien des Gehirns und der Lunge). Das Management von Drainagelagerungen sollte sehr gewissenhaft erfolgen, damit es erfolgreich ist und nicht zur Verlegung peripherer Atemwege führt.

5.4.2.2.6 Verbesserung der Thoraxmobilität und Herabsetzung der Gewebswiderstände

Die therapeutische Beeinflussung des Bindegewebes stellt eine wichtige Zielstellung in der Atmungstherapie dar. ➤ Tab. 5.4.5 zeigt eine Übersicht über die Beziehung von Funktion und Struktur der Gewebe.

Tab. 5.4.5 Übersicht der Beziehung zwischen Funktion und Struktur der Gewebe.

Gewebe, Körper und Organsysteme	Funktionsvoraussetzungen	Struktur- und Funktionseinfluss
Lungengewebe	Dehnbarkeit des Lungengewebes im Brustraum.	Entfaltung aller Lungenabschnitte zur optimalen Belüftung.
Brustkorb	Beweglichkeit der Rippen.	Kapsuloligamentäre Flexibilität der gelenkigen Verbindungen zwischen den Rippen und der WS.
Wirbelsäule	Aufrichtung in allen Dimensionen.	Aktivierung des Zwerchfells und Ökonomisierung der Muskelfunktionen bei Haltung und Atmung.
Muskulatur	Geschmeidige und längenoptimierte Atem- und Atemhilfsmuskeln.	Spannungsregulierung der entsprechenden Muskeln mit spontaner Abrufbarkeit notwendiger Kraftentwicklung.
Nervensystem	Balance des vegetativen NS zwischen Parasympathikus und Sympathikus.	Anpassung des Energiehaushalts des kardiopulmonalen Systems.

Verbesserte Thoraxmobilität verbunden mit entsprechendem Ausdehnungsverhalten der Lunge schafft optimale Ventilationsvoraussetzungen.

Die Lunge muss sich optimal im Brustraum ausdehnen können. Der durch die OP iatrogen traumatisierte Thoraxabschnitt muss beweglich sein. Eine in allen Dimensionen bewegliche WS, bewegliche Rippen-Wirbelsäulengelenke sowie elastisches Muskel- und Bindegewebe fördern die Thoraxbeweglichkeit und senken den Atemwiderstand (➤ 3.2.8.6). Eine eingeschränkte Thoraxmobilität, z. B. durch Schmerz, Stress oder aus Angst vor schmerzhaften Bewegungen hat eine schlechtere Belüftung der Lunge zur Folge.
Positiv kann die Atemmechanik unterstützt werden, indem Gewebewiderstände reduziert werden. Spezielle **manuelle Techniken aus der Atmungstherapie** (➤ 3.2) wirken sich fördernd auf das Organsystem aus (z. B. Packegriffe, Dehnlagerungen in Kombination mit Ausstreichungen der Interkostalräume, Bindegewebsmassage, Funktions- oder auch Aktionsmassagen).
Wirkprinzip: Manuelle Griffe wirken sich – appliziert mit befundassoziierter Intensität – auf die Rezeptoren der Haut, der Gelenkkapseln sowie auf Bandstrukturen des muskuloskelettalen Systems aus. Die so generierten sensiblen Informationen gelangen mit hoher Reizleitungsgeschwindigkeit zum ZNS. Die langsamer geleiteten Schmerzimpulse werden durch die schnelleren sensiblen Berührungs- und Bewegungsimpulse überlagert und somit im Gehirn kaum als Schmerz wahrgenommen. Dieser sog. Gate-Control-Mechanismus (➤ 3.5.7.3.3) ist ein elegantes Mittel zur Schmerzreduktion und wirkt sich gleichzeitig positiv auf die Thoraxmobilität aus.
Eine weitere wesentliche Zielstellung ist die **Wiederherstellung der Balance** der beiden Teile des vegetativen NS. Durch Informationen und Erklärungen zu den Therapieschritten kann das limbische System, das großen Einfluss auf Angstzustände und die damit einhergehende myofibroblasteninduzierte Steifigkeit hat, beeinflusst werden.
Atmung und Bewegung gehören funktionell zusammen. Der Übungsprozess dient dem Vorbeugen oder der Rückbildung eines schmerzbedingten und fehlerhaften Atmungs- und Bewegungsmusters. Kontextbezogene Übungen erhöhen die Neuroplastizität i. S. der Verhinderung einer habituellen Angst- und/

oder Schmerzvermeidungsstrategie, der circulus vitiosus wird durchbrochen. Die Verbesserung der globalen Beweglichkeit sowohl der BWS als auch des Schultergürtels sowie der Extremitäten steigert erheblich die Wahrnehmung.

5.4.2.2.7 Schulung der Sensomotorik

Sensomotorische Integration (SI ➤ 3.12.2) bietet die Möglichkeit zu spüren, wodurch sich Atmung und Bewegung bedingen. Der Patient sollte lernen, zu differenzieren, was seine Atmung negativ bzw. positiv beeinflusst, welche Positionen zu einer optimalen Atemexkursion beitragen und welche Haltungsmuster Atembewegungen reduzieren. Innerhalb der SI erfährt der Patient die Wirkung von symmetrischen und asymmetrischen Kräften auf den Thorax. Der Th. vermittelt ihm, wie er aus der RL in den Sitz und später auch in den Stand gelangen kann. Wenn nötig, kommen Hilfsmittel zum Einsatz, an denen sich hochgezogen werden kann (z. B. Schlaufensystem am Bettgiebel). Der Patient erlernt die Fähigkeit, seine Haltung und Aufrichtung selbstständig zu reproduzieren und den Einfluss der aufgerichteten WS in Bezug auf seine Atmung zu erspüren.

5.4.2.2.8 Verbesserung der Hämodynamik

Alle bislang genannten Maßnahmen unterstützen v. a. das pulmonale Organsystem in seiner Funktion. Ebenso ist das Herz-Kreislaufsystem in die PT einzubeziehen. Im optimalen Fall wurde präoperativ das Herz-Kreislaufsystem bereits gut konditioniert (➤ 5.4.2.1.4). Eng mit der Pumpleistung des Herzens verbunden ist der Blutfluss, die **Hämodynamik.** Durch den operativen Eingriff mit dem zwangsläufigen Bewegungsmangel verändert sie sich. Es fehlen nicht nur wichtige blutflussunterstützende Impulse aus der Muskulatur, auch die Konsistenz des Blutes unterliegt Veränderungen. So ändert sich die Viskosität, der Blutstrom verlangsamt sich und damit erhöht sich die Gefahr einer Thrombose (➤ 9.3.2.3). Aktivierung des Patienten, verbunden mit Vertikalisierung bis hin zum Stand und Gang sollen postoperative Risiken verringern (Thromboseprophylaxe ➤ 3.1.2.2).

Zur Steigerung der Eigenaktivierung des Patienten ist wiederum die Aufklärung entscheidend sowie die Vorgabe, weniger, dafür aber sinnvoller Übungen einschließlich der notwendigen Übungs- bzw. Trainingsparameter durchzuführen. In den Therapiesequenzen können dann gemeinsam mit dem Th. Korrekturen vorgenommen und Steigerungen herausgearbeitet werden. Hierbei sollten die Patienten behutsam an den Gedanken herangeführt werden, wie wichtig die weitere Bewegungskarriere sein muss und welchen Vorteil die Lebenswandelanpassung mit sich bringt. Ein Alltag mit Bewegung sollte, v. a. bei Patienten mit wenig Bewegungserfahrung oder gar völliger Sportabstinenz, angebahnt werden.

5.4.2.2.9 Rehabilitation, Primär- und Tertiärprävention, Funktionstraining

Das therapeutische Wirken im poststationären Bereich, in speziellen pulmonologischen Rehabilitationszentren und darüber hinaus in Sport- und Aktivitätsgruppen nimmt einen besonderen Stellenwert ein, da der Patient angehalten ist, seinen Lebenswandel zu reflektieren. Freude an Bewegung und gesundheitsförderndem Lebenswandel kann erlernt werden. Die Palette der Angebote ist breit, oft ist die Qualität allerdings kritisch zu bewerten. Gütekriterien entstehen aus dem Anspruch einer patientenzentrierten Therapie, die sich sehr individuell an den Bedürfnissen der Teilnehmenden orientiert. Neben Schulung, Bildung und Beüben sollten Hilfe zur Selbsthilfe sowie die Vermittlung von Spaß an der Bewegung im Fokus stehen. Dabei sollte sowohl die kognitive, motorische und soziale als auch die affektiv-motivationale Lernzielebene angesprochen werden.

5.4.2.3 Evidenz-/Bewertungslage

Um größtmögliche Aktualität in der Print- und Online-Version zu gewährleisten, stehen aktuell vorliegende Leitlinien und Studien zur Wirksamkeit physiotherapeutischer Behandlungsmöglichkeiten im Online-Zusatzmaterial (➤ QR-Code) zur Verfügung.

Evidenzangaben

Literatur

6 Physiotherapie in der Intensivmedizin

Claudia Winkelmann, Friederike Keifel

Trotz positiver Erfahrungen hat sich die PT in der Intensivmedizin noch nicht ausreichend etabliert. Der Auftrag, ab morgen die Intensivstation (➤ 6.1) zu betreuen, ist oft erst Anlass, sich mit den PT-Optionen auseinanderzusetzen, und bereitet vor dem Hintergrund „des unbekannten" Settings nicht selten Ängste und Widerstände beim Th.

Die Bedeutung der PT in Deutschland, speziell für die Versorgung intensivpflichtiger Patienten, wird künftig weiter wachsen. Hintergründe hierfür sind

- die demografische Entwicklung,
- der medizinische und medizintechnische Fortschritt,
- die starke Zunahme chronischer Erkrankungen,
- eine größere Zahl multimorbider Patienten (Wissenschaftsrat 2012).

Die Versorgung dieser Klientel verlangt ausgesprochen komplexe therapeutische Herangehensweisen sowie interdisziplinäre Zusammenarbeit aller Experten (Wissenschaftsrat 2012).

In der PT existiert kein Therapiemittel, das ausschließlich in der Intensivmedizin zum Einsatz kommt. Die vielfältigen Behandlungsmöglichkeiten, von denen der Patient profitieren kann, ergeben sich nahezu aus dem gesamten Spektrum der PT (➤ 6.9) (Paternostro-Sluga et al. 2007, Pieber et al. 2017, Universitätsklinikum Leipzig AöR 2008).

> Wesentlich ist, dass der Th. sowohl die **Auswahl der Therapiemittel** als auch die **Reizstärke** (inkl. des zeitlichen Umfangs) an die aktuelle Situation des intensivpflichtigen Patienten sowie an die besonderen Bedingungen im intensivmedizinischen Setting anpasst (Pieber et al. 2017, Universitätsklinikum Leipzig AöR 2008).

Die PT in der Intensivmedizin sollte mind. einmal täglich und insgesamt 30 bis 45 Minuten i. S. der Frührehabilitation durchgeführt werden. Reizpausen (z. B. am Wochenende oder an Feiertagen) sind aufgrund des Erkrankungs- und Genesungsprozesses der Patienten nicht vertretbar (Jorch et al. 2010).

Bei der pflegerischen und physiotherapeutischen Versorgung hat sich ein Paradigmenwechsel intensivpflichtiger Patienten vollzogen. Es besteht eine hohe Evidenz für die frühzeitige Mobilisierung der Patienten hinsichtlich der Aufrechterhaltung und Wiederherstellung vitaler Funktionen sowie der Minimierung von Folgeschäden. Daher hat sich auch bei beatmeten Patienten ein Trend zum frühen Transfer vom Pilotensitz, über den Sitz im Therapie- und Pflegestuhl bis hin zum Gehen durchgesetzt (Burchardi et al. 2004, Needham et al. 2010). Bedingung dafür ist, dass insbesondere beatmete Patienten gemeinsam von Pflegenden und Th. mobilisiert werden (Klarmann u. Nydahl 2020, Nydahl u. Müller 2011). Je nach Berufsgruppe (z. B. Arzt, Pflegende, Th.) werden für diese Prozedur unterschiedliche Begrifflichkeiten verwendet, z. B. Mobilisierung, Frühmobilisierung, Mobilisation, „der Patient muss mobilisiert/umgelagert werden", Vertikalisierung oder Transfer (➤ 3.1.4).

6.1 Besonderheiten einer Intensivstation

Der Begriff Intensivstation wird nicht einheitlich genutzt. Im Krankenhaus-Sprachgebrauch sind ebenfalls Intensivbehandlungsstation und Intensivpflegestation (IPS) sowie die Abkürzungen IT (Intensivtherapie), ITS (Intensivtherapiestation), INT (Intensivstation) oder auch ICU (engl. intensive care unit) üblich. Diesen speziellen Einheiten ist gemeinsam, dass hier Patienten mit schweren bis lebensbedrohlichen Krankheiten intensivmedizinisch versorgt werden.

6.1.1 Organisationsformen

Kleine Krankenhäuser verfügen über eine fachbereichsübergreifende Intensiveinheit, d. h., auf der Station sind sowohl konservative (z. B. internistische) als auch operative (z. B. chirurgische) Patienten (Spielberg 2016).
Große Krankenhäuser haben i. d. R. mehrere Intensiveinheiten. Diese sind dem jeweiligen Fachgebiet zugeordnet, z. B. chirurgische, internistische, neurologische, neurochirurgische oder anästhesiologische Intensivstation (van Aken et al. 2007).

6.1.2 Merkmale und Unterschiede zur Normalstation

Die Arbeit auf einer Intensivstation unterscheidet sich von der auf einer Normalstation (➤ 1.1.1). In ➤ Tab. 6.1.1 sind die besonderen Merkmale einer Intensivstation zusammengestellt, die seitens des Th. unbedingt zu beachten sind.

Tab. 6.1.1 Spezielle Merkmale einer Intensivstation.

Patient	• Schweregrad der Erkrankungen mit einem stark schwankenden Befund, • zur Klientel zählen z. B. polytraumatisierte, beatmete Patienten, Brandverletzte oder Organempfänger.
Ethischer Grundsatz	• Primäre Verpflichtung gegenüber den Patienten zur Lebenserhaltung.
Konzept	• Interprofessionelle Zusammenarbeit von Ärzten verschiedener Fachbereiche, Pflegenden, Th. und weiteren Berufsgruppen, • besondere Kommunikationsformen im Team, die auch Interprofessionalität widerspiegeln, z. B. Visiten, ethische Fallbesprechungen, Mortalitäts- und Morbiditätskonferenzen (MoMo).
Therapiebeginn	• Physiotherapeutische Intervention erst nach Rücksprache mit Arzt und der für den Patienten zuständigen Pflegekraft (Zuständigkeit kann den Planungstafeln auf der Station entnommen werden).
Einarbeitung und Qualifikation	• Die Einarbeitung hat große Bedeutung (hierzu gehören: Stationseinweisung, Hospitationen, Co-Therapie, Schulungen und Fortbildungen). • Fachlich sind spezielle Fort- und Weiterbildung (in der Pflege zweijährige Fachweiterbildung „Anästhesie und Intensivpflege") notwendig, darüber hinaus soziale und kommunikative Kompetenzen (➤ 1.2). Für die PT gibt es v. a. Bildungsangebote, die Teilaspekte dazu betreffen, z. B. Fortbildung in Basaler Stimulation (➤ 3.12.1), rückengerechter Transfer, Kinästhetik, Symposien. • Schulung der Mitarbeitenden zum Hygienemanagement (Robert Koch-Institut 2021).
Kommunikation mit dem Patienten	• Verbale Kommunikation mit dem Patienten, unabhängig von dessen Bewusstseinszustand (➤ 1.2.3), • der Patient ist mit Namen anzusprechen, der Th. muss sich vorstellen und erklären, warum er „hier" ist (➤ 1.2.2). Jeder „Handgriff" und jede Maßnahme sind dem Patienten zu erläutern.
Personalstärke	• Höherer Personalschlüssel, • tägliche Verfügbarkeit von Th. (gemäß dem OPS-Katalog 8-98f) • Anwesenheit vieler Personen zu einer Zeit (ärztliche Leitung, Oberärzte, Intensivmediziner, Fachärzte mitbetreuender Fachabteilungen, pflegerische Stationsleitung, Pflegeexperten und Praxisanleiter, Praktikanten, Th., Logopäden, Ergotherapeuten, Sozialarbeiter, Reinigungspersonal u. v. m.).

Belastung der Mitarbeitenden	• Hohe physische und emotionale Belastung, • kontinuierlich hoher Geräuschpegel aufgrund von Überwachungs- und Signaleinheiten, • Einschränkungen durch Schutzkleidung.
Angehörige	• Besondere Rolle der Angehörigen und deren Wünsche, • Einbeziehung in die Patientenversorgung (Wie wird der Patient normalerweise angesprochen, Kosenamen u. Ä.? Familiärer Umgang mit dem Patienten? Informationen zum Patienten usw.).
Medizintechnik	• Umfangreiche medizintechnische Ausstattung an jedem Bettplatz (z. B. Beatmungs- und Dialysegeräte, Spezialbetten, Schwenk-Dreh-Rotationsbetten, Wärmematte), • besondere Schutzvorrichtungen zur Gewährleistung der Patientensicherheit (Robert Koch-Institut 2021).
Hygiene	• Es gelten die allgemeinen Hygieneregeln im Krankenhaus und spezifische Hygienemaßnahmen (z. B. bei isolierten Patienten) (➤ 6.6).
Bauliche Gestaltung	• Teilweise gibt es Durchgangsräume (Schleusen) zur Station, vereinzelt auch Vorräume (Schleusen) zum eigentlichen Patientenzimmer; hier befinden sich u. a. Schutzbrillen, Gesichtsvisiere, Mundschutz, Schutzkittel und Handschuhe. • Je nach Größe und erwartetem Patientengut (z. B. Patient mit multiresistenten Erregern, SARS-CoV-2) verfügt die Intensivstation über mehrere Einzelzimmer zur Isolierung (Robert Koch-Institut 2021). • Pro Patient bzw. Bettplatz stehen 20–25 m^2 Grundfläche, 16–20 Steckdosen, mindestens zwei Sauerstoff- und Druckluftanschlüsse, spezielle Beleuchtungseinheiten (bis 1.000 Lux für Untersuchungen) zur Verfügung (DIN EN 12464-1, DIN VDE 0100, DIN 1946-4). • Raumklimaregelung, • Ausstattung der Zimmer soll Tag-Nacht-Rhythmus imitieren.
Spezielle Trainingsgeräte	• Spezielle Trainingsgeräte können unterstützend in der PT eingesetzt werden, z. B. zur passiven/aktiven Mobilisation, Kräftigung der Muskulatur, Vertikalisierung und Training des Herz-Kreislaufsystems. • Verschiedene Trainingsgeräte stehen zur Verfügung und können in unterschiedlichen ASTEn genutzt werden, u. a. Arm-/Beintrainer (z. B. Motomed letto®), Bettfahrrad (z. B. TheraVital®), Handtrainer, motorbetriebene Bewegungsschienen (➤ 4.9.6), Vibrationsgeräte (z. B. Galileo®), Atemtrainer (➤ 3.2.8.13), Bettstühle, Transferstuhl, Schrägliegebretter/ Stehständer (➤ 4.9.5).

6.2 Verhalten vor, während und nach der Physiotherapie

PT ist ein Teil der komplexen, intensivmedizinischen Patientenversorgung. In der Regel wird der Th. nicht zum permanenten Stationsteam gehören, sondern entweder weitere Patienten auf den Normalstationen im Krankenhaus betreuen oder nur für einen bestimmten Zeitraum für die Intensivstation eingeteilt sein. Kurzfristige Einsätze (z. B. Urlaubsvertretung, an Wochenenden) sind ebenfalls üblich.

Um sich in das permanente Team der Intensivstation integrieren zu können und PT-Maßnahmen zielorientiert in das Gesamtkonzept einzubringen, sollte der Th. folgende Grundlagen berücksichtigen:

> Vor jeder PT-Behandlung ist zwingend Kontakt mit dem zuständigen Pflegepersonal/ärztlichem Dienst aufzunehmen, um den aktuellen Zustand des Patienten zu erfragen!

1. Vorstellung auf Station bei dem verantwortlichen Arzt und Pflegepersonal.
2. Information über Abläufe erfragen (im therapeutischen Selbstverständnis als Holpflicht, v. a. hinsichtlich wichtiger Termine, z. B. Visiten, Besprechungen, Stationsübergaben bei Dienstwechsel, Angehörigengespräche ➤ Box).
3. Verschaffen eines Stationsüberblicks (Wo befinden sich die Räume der verantwortlichen Mitarbeiter, die Dokumentation, Informationstafeln, das Lager, Material, Hilfsmittel, Desinfektionsmittelspender usw.?).
4. Grundlage für das therapeutische Handeln ist der klinische Auftrag durch den Arzt; wichtig ist es – bei der Vielzahl der Möglichkeiten –, v. a. das Therapieziel mit dem Arzt und den Pflegenden abzustimmen.
5. Einsichtnahme in Patientenakte (sowohl in die manuelle als auch in die elektronische Dokumentation).
6. Vor jeder Intervention (Befund und Therapie) ist zwingend die zuständige Pflegekraft zu kontaktieren, um Besonderheiten zu erfragen. Der Befund des Patienten kann sich kontinuierlich ändern.
7. Falls Angehörige anwesend sind, ist es ggf. erforderlich, sie freundlich aufzufordern, das Zimmer während der PT zu verlassen.
8. Korrekte Durchführung der Hygienemaßnahmen (➤ 6.6, ➤ 1.5).
9. Durchführung der Maßnahmen zur Mobilisation gemeinsam mit dem zuständigen Pflegepersonal.
10. Abstimmung mit weiteren therapeutischen Berufsgruppen, wie Ergotherapie und Logopädie, um die Belastung des Patienten so gering wie möglich zu halten.
11. Vorstellung beim Patienten mit Namen, Berufsgruppe und Information über die durchzuführenden Maßnahmen – unabhängig vom Bewusstseinszustand (➤ 1.2.2, ➤ 1.2.3).
12. Nach der Therapie ggf. Flächendesinfektion (➤ 6.6.2).
13. Dokumentation von Befund und Therapiemaßnahmen im Patienten-Daten-Management-System sowohl am Bettplatz als auch, wenn hausüblich, in der manuellen Patientenakte – Beachte: Nur was dokumentiert ist, wurde auch durchgeführt und ist insbesondere für den Nachweis und die Leistungsabrechnung entscheidend.
14. Händedesinfektion (➤ 6.6.1).
15. Kurzinformation an die verantwortliche Pflegekraft, v. a. für das Bewegungs- und Lagerungsprotokoll.

> **Effiziente Teamarbeit** ist maßgeblich von den handelnden Personen abhängig. Bei Unsicherheiten zeichnet es den „reflektierenden Praktiker“ aus, Informationen einzuholen und Unterstützung einzufordern. Fragenstellen signalisiert auch Interesse an der Expertise weiterer Berufsgruppen und sollte daher selbstverständlich sein (Winkelmann u. Helmer-Denzel 2021).

6.3 Zugangswege für Monitoring, Diagnostik und Versorgung

Unter Monitoring versteht man das Überwachen der Vitalfunktionen. Hierzu sowie zu diagnostischen, pflegerischen und therapeutischen Zwecken werden dem Patienten diverse Sonden, Katheter und Drainagen gelegt (➤ Tab. 6.3.1). Grundsätzlich gilt:

- Vor jeder Intervention ist Rücksprache mit dem zuständigen Arzt und – ganz wesentlich – dem Pflegepersonal zu halten.

6

- Druck und Zug auf die Schlauch- und Messsysteme ist zu vermeiden, ggf. Rücksprache mit Pflegepersonal zur kurzfristigen Abtrennung.

Tab. 6.3.1 Überwachungsoptionen (Auswahl) (Schilling 2013, S. 7 ff.)

Zugangsweg/Lokalisation	Ziel	Hinweis
drei bis fünf Elektroden an der Brust	Überwachung der Herztätigkeit	Bei Lagerung (➤ 3.1.4), MT (➤ 3.5), Massagegriffen (➤ 3.14) kann es zu Artefakten kommen. Normalisiert sich der Zustand nicht, sind Arzt und/oder Pflegende zu verständigen.
Manschette am Oberarm; i. d. R. auf der Gegenseite des venösen Zugangs, in Ausnahmefällen am Bein	Messung des Blutdrucks	
Katheterisierung einer Arterie (i. d. R. Punktion der A. radialis oder A. femoralis)	invasive Blutdruckmessung	Abknicken, Dislokation oder Diskonnektion des Katheters vermeiden, in dem auf Bewegung des Hand- bzw. Hüftgelenks verzichtet wird.
Katheterisierung einer Vene (i. d. R. Punktion der V. jugularis interna, V. subclavia oder V. brachialis)	Pulmonalisdruckmessung	
Implantation eines Katheters oder einer Sonde am Kopf	Hirndruckmessung	Kopf des Patienten nicht bewegen, keinen Druck oder Zug auf Katheter ausüben.
Klemme am Finger oder Ohrläppchen	Messung der venösen Sauerstoffsättigung	Ggf. in Absprache mit dem Pflegepersonal kurzfristig abnehmbar; Anstieg der O_2-Sättigung während der Therapie = Therapieerfolg.
Nasensonde	Insufflation mit Sauerstoff	
Gesichtsmaske	Insufflation mit Sauerstoff	
Magen- oder Dünndarmsonde	enterale Ernährung	
zentral liegender Venenkatheter	parenterale Ernährung	
Harnblasenkatheter, über Harnröhre (transurethral) oder Bauchdecke (suprapubisch oder Bauchdeckenkatheter) eingebracht	Harnableitung, Harngewinnung	
Periduralkatheter im Bereich des Rückenmarkkanals	Schmerztherapie	

Zugangsweg/Lokalisation	Ziel	Hinweis
Drainagen (z. B. Wunddrainagen, Hirnventrikeldrainagen, Drainagen des Pleuraraums, z. B. bei Pneumothorax)	Ableitung/Absaugen krankhafter oder vermehrter Körperflüssigkeiten/Gase	

6.4 Intubation, Beatmungsformen und Weaning

Die Beatmung erfolgt über einen **Tubus** (durch Nase/Mund und Rachen), Luftröhrenschnitt mit Trachealkanüle oder eine Maske (über Nase oder Mund und Nase).

Eine Maske kann kurzzeitig bei bestimmten Interventionen abgenommen werden; Vorteil: Der Patient ist ansprechbar und PT-Maßnahmen haben keinen störenden Einfluss auf die Atmung bzw. sind nicht vom Rhythmus des Beatmungsgeräts abhängig.

Für die **maschinelle Beatmung** stehen unterschiedliche Techniken zur Verfügung (➤ Tab. 6.4.1), von denen einige die Spontanatmung des Patienten unterstützen, andere übernehmen die Beatmung vollständig.

Tab. 6.4.1 Maschinelle Beatmung (Keifel 2009).

Beatmungstechnik	Form	Beschreibung
Kontrollierte Beatmung, (z. B. bei Bewusstlosigkeit, COPD)		• Beatmung ohne Mitwirkung des Patienten, • Ziel: O_2-Zufuhr zur Optimierung des Säure-Basen-Haushalts, Eröffnung von Atelektasen (➤ 3.2.8.13), Sekretolyse, Verminderung der Atemarbeit. • Das Gerät ventiliert den Patienten optimal, keine diesbezügliche PT.
Mechanisch-assistierte Spontanatmung	ASB (engl. assisted spontaneous breathing)	• Inspiration wird durch den Patienten eingeleitet; die Maschine unterstützt ihn, den vorgegebenen Druck zu erreichen.
	CPAP (engl. continuous positive airway pressure)	• Kontinuierlicher positiver Atemwegsdruck.
	PEEP-Maske (engl. positive end-expiratory pressure)	• Positiver Druck am Ende der Ausatemphase.
	BIPAP (engl. biphasic [bi-level] positive airway pressure)	• Zeitgesteuerte, druckkontrollierte Atemhilfe mit Option der simultanen, ungehinderten Spontanatmung; v. a. im Weaning sinnvoll.

Ziel ist es, den Patienten so schnell wie möglich vom Beatmungsgerät (Respirator) zu entwöhnen. **Weaning** bedeutet die stufenweise Entwöhnung von der Beatmung nach Weaning-Protokoll bis zur **Extubation,** wenn der Patient eine suffiziente Spontanatmung erreicht hat (➤ 3.2.8.13) (Geiseler u. Kelbel 2016).

- Die Spontanatmung verlangt zunächst eine verstärkte Atemarbeit des Patienten, wobei sich der Gasaustausch (➤ 3.2.1.4) initial verschlechtert.
- Je länger die maschinelle Beatmung erfolgt, desto problematischer ist die Entwöhnung. Auch die Sedierungstiefe spielt hierfür eine entscheidende Rolle.
- Ziel ist es, Intubation zu vermeiden/die Dauer der invasiven Beatmung zu minimieren.
- Frühzeitig eingeleitete Maßnahmen der aktivierend-therapeutischen Pflege in Zusammenarbeit mit der PT unterstützen das Weaning positiv (Clini u. Ambrosino 2005, Malfertheiner u. Brückner 2013, Moodie et al. 2011).

Eine Sonderform der künstlichen Beatmung ist die **extrakorporale Membranoxygenierung** (engl. extracorporeal membrane oxygenation, ECMO). Hierbei wird das venöse Blut an einer künstlichen Membran außerhalb des Körpers mit Sauerstoff angereichert und anschließend zurück in den Blutkreislauf geleitet. Die ECMO eignet sich bei schwerem Lungenversagen und Erkrankungen, die den Gasaustausch in der Lunge stark einschränken (z. B. bei SARS-CoV-2-Infektion). Da die ECMO ein hochinvasives Verfahren und mit Komplikationsrisiken verbunden ist, wird sie i. d. R. erst eingesetzt, wenn die Sauerstoffzufuhr durch eine maschinelle Beatmung nicht ausreichend sichergestellt werden kann.

6.5 Physiotherapierelevante Parameter

Wie in jedem medizinischen Fachgebiet hat sich auch in der Intensivmedizin eine Fachsprache mit speziellen Begriffen, Abkürzungen und Definitionen entwickelt. Häufig verwendete Begriffe, deren Normwerte und Auswirkungen sind in ➤ Tab. 6.5.1 dargestellt, weitere Laborparameter in der ➤ Tabelle im Anhang dieses Buches.

Tab. 6.5.1 Auswahl PT-relevanter Parameter (Paternostro-Sluga et al. 2007, Universitätsklinikum Leipzig AöR 2008, 20 f.).

Parameter/Bezeichnung		Normwert	Aussagen/Auswirkungen/Cave	
ICP	intrakranieller Druck	5–15 mmHg	↑ ! 	• Keine oder geringe Belastung/vorzugsweise detonisierende Maßnahmen, • bei Transfer die Drainage schließen, nach Therapie Reservoir wieder auf Ventrikelhöhe positionieren lassen und Drainage öffnen.
HZV	Herzzeitvolumen (Herzfrequenz (HF) × Schlagvolumen)	4–7 l/min	↓	• Belastung reduzieren und anpassen.
RR	Blutdruck (nicht invasiv gemessen, Riva-Rocci)	100–120/70–80 mmHg	!	• Ausnahmen bei neurologischen bzw. neurochirurgischen Patienten, da erhöhter RR ggf. gewünscht, um zerebralen Perfusionsdruck bei erhöhtem ICP (s. o.) aufrecht zu erhalten.

Parameter/Bezeichnung		Norm-wert	Aussagen/Auswirkungen/Cave
ZVD	zentralvenöser Druck	8–12 cm/ H_2O	• Aussage über Volumenbelastung des rechten Herzens, ↑ • Ödembildung (inkl. Lungenödem bei Herzinsuffizienz, Hirnödem – indirekt), Volumenüberladung, Rechtsherzinsuffizienz, schwere Zentralisation, hoher PEEP, hoher intraabdomineller Druck, ↓ • intravasaler Volumenmangel (auch infolge von Exsikkose) → Bewusstseinseintrübung möglich.
Wedge-Druck	Lungenkapillarverschlussdruck	5–16 mmHg	• Messung mittels Pulmonalarterienkatheter (PAK, Pulmonaliskatheter), > 17 • Linksherzinsuffizienz, Lungenstauung, Lungenödem.
HFO (oder HFOV)	engl. high frequency oscillation (oder engl. high frequency oscillation ventilation, Hochfrequenz-Oszillationsbeatmung)		! • Sonderform der kontrollierten Beatmung mit hohen Frequenzen (300–900 Atemzüge/min) und niedrigem Atemzugvolumen, daher beschränken sich Maßnahmen der PT bezogen auf das Atmungssystem nahezu auf Lagerungstechniken (➤ 3.2.8.12).
ECLA (oder ILA)	engl. extracorporeal lung assist (oder interventional lung assist)		• Elimination von CO_2 aus dem Blut, z. B. bei Patienten mit respiratorischer Insuffizienz/ARDS (engl. acute respiratory distress syndrome; akutes Atemnotsyndrom), exazerbierter COPD, ! • keine Hüftgelenksflexion; Dislokation und Abknicken der Katheter vermeiden, • BL kann durchgeführt werden.
PiCCO-System	engl. pulscontour continous cardiac output		• Alternative invasive Methode zum PAK zur HZV-Messung (➤ Wedge-Druck), • Monitoring von HVZ und weiteren blutvolumetrischen Parametern über zwei Katheter, die in eine herznahe Vene sowie in eine Arm- oder Beinarterie des Patienten platziert werden, ! • Justierung wichtig.
Vigilance®			• Kontinuierliche Messung von HZV und Cardiac Index mithilfe eines PAK, der mit einem Monitor verbunden ist, ! • Justierung wichtig für SvO_2 (gemischtvenöse Sauerstoffsättigung).

6.6 Hygienemaßnahmen zur Vermeidung von Krankenhausinfektionen

Speziell die Versorgung intensivpflichtiger Patienten ist geprägt von einer erheblichen Zahl invasiver, diagnostischer und therapeutischer Maßnahmen. Dies begünstigt das Eindringen von Mikroorganismen in den Körper. Gleichzeitig verfügen Patienten auf der Intensivstation über eine reduzierte Immunabwehr. Vor diesen Hintergründen ist bei Patienten auf Intensivstationen eine fünf bis zehnfach höhere Infektionsrate gegenüber Nichtintensivpatienten festzustellen (Mutters u. Mutters 2016, Weinstein 1991).
Am häufigsten treten auf:

- beatmungsassoziierte Pneumonien,
- primäre Sepsen,
- katheterassoziierte Harnwegsinfektionen,
- postoperative Wundinfektionen.

Das Risiko, eine beatmungsassoziierte Pneumonie zu entwickeln, nimmt pro Tag um ca. 1 % zu (Fagon et al. 1989). Als Infektionsursache dominieren Bakterien. Insbesondere bei immungeschwächten Patienten treten Pilzinfektionen der inneren Organe auf. Nosokomiale Virusinfektionen machen einen Anteil aller Krankenhausinfektionen unter 10 %, bei Kindern bis 35 % aus (Kramer et al. 2005, Robert Koch-Institut 2013).
Mit Abstand gilt die regelrechte Händedesinfektion (➤ 6.6.1) als wirkungsvollste krankenhaushygienische Einzelmaßnahme vor und nach jedem Patientenkontakt (Daschner u. Kappstein 1997, Mutters u. Mutters 2016, Robert Koch-Institut 2021).
Zudem ist die vollständige Immunisierung des Personals auf der Intensivstation gegen Hepatitis B notwendig. Die jährliche Grippeschutzimpfung ist wünschenswert, da sie dem persönlichen sowie dem Patientenschutz dient (Hauer et al. 2000).

> Der Th. muss die Pflichtimpfungen gemäß dem Gesetz zur Verhütung und Bekämpfung von Infektionskrankheiten beim Menschen (Infektionsschutzgesetz – IfSG) nachweisen.

Für den Th. haben folgende hygienische Maßnahmen Bedeutung (Hauer et al. 2000):

- Schulung des Personals hinsichtlich Infektionskontrollmaßnahmen zur Verhütung nosokomialer Pneumonien, Venenkatheterinfektionen/Septikämien, Harnwegsinfektionen,
- gründliche Reinigung aller Gegenstände (➤ 1.5.2.2) vor Desinfektion bzw. Sterilisation,
- Händedesinfektion (➤ 6.6.1) nach Kontakt mit Schleimhäuten, respiratorischem Sekret sowie vor und nach Kontakt mit Gegenständen des Beatmungszubehörs,
- Einmalhandschuhe (➤ 1.5.2.1) beim Umgang mit respiratorischem Sekret oder Gegenständen, die mit diesem kontaminiert sind,
- Oberkörperhochlagerung als Pneumonieprophylaxe (➤ 3.2.8.12) um 30 bis 45° (Pilotensitz) (Geerdes-Fenge 2007),
- bei isolierten Patienten ist ein geschlossener, langärmeliger Schutzkittel ausschließlich patientenbezogen zur Eindämmung bestimmter übertragbarer Infektionserreger zu tragen, der nach Gebrauch in hierfür bereitstehenden Behältern zu entsorgen ist (Gerber et al. 2006, Robert Koch-Institut 2021). Zusätzlich kann das Tragen einer Schutzbrille, Haube und/oder Handschuhe erforderlich sein. Der gültige Hygienestandard ist zwingend einzusehen und einzuhalten.

Aus hygienischer Sicht sind nicht sinnvoll:
- genereller Kittelwechsel bei Betreten – Verlassen der Intensivstation (Lacour et al. 1998),
- generell Überschuhe, Schutzkittel für Besucher,
- generell Schleusen für Personal, Patienten, Material (Kappstein et al. 1991).

6.6.1 Hygienische Händedesinfektion

Hygienische Händedesinfektion zählt nachweislich zu den wirksamsten prophylaktischen Maßnahmen, um nosokomiale Infektionen zu vermeiden. Daher muss sie berufliche und ethische Verpflichtung für alle im Krankenhaus Tätigen sein – vor und nach jedem Patientenkontakt (Mutters u. Mutters 2016, Robert Koch-Institut 2021).

Grundsätzlich gilt: Kein Patientenkontakt ohne vorherige Händedesinfektion!

■ **Durchführung der hygienischen Händedesinfektion**
- Desinfektionsmittelspender sind als Wandspender gut sichtbar u. a. in den Eingangsbereichen der Patientenzimmer angebracht.
- Ein vorheriges Händewaschen oder gar Bürsten ist nicht nötig. Sollte dies ausnahmsweise erforderlich sein, sind die Hände gründlich mit Papierhandtüchern abzutrocknen, bevor sie dann nach ca. einer Minute desinfiziert werden.
- Bei bestimmten Erregern (z. B. bei dem aerotoleranten Erreger Clostridium difficile) kann es erforderlich sein, die Hände vor der Desinfektion zu waschen (Kampf 2008). Hierüber wird in diesen Fällen gesondert durch die Hygiene-Verantwortlichen aufgeklärt (i. d. R. zusätzlicher Aushang in unmittelbarer Nähe des Desinfektionsmittelspenders und Waschplatzes).
- Die Fingernägel sollten nicht rissig und so kurz geschnitten sein, dass sie mit den Fingerkuppen abschließen (➤ 1.5.2.1).
- Die trockene, hohl geformte Hand unter den Desinfektionsmittelspender halten und mit dem gegenseitigen Ellenbogen den Bügel dreimal nach unten drücken. Die Hand sollte mit Desinfektionsmittel voll gefüllt sein.
- Das Desinfektionsmittel nicht abschütteln, sondern beide Handinnenflächen zunächst aneinander reiben.
- Danach die Handflächen an die gegenseitigen Handrücken reiben.
- Wichtig: Die Flüssigkeit von den Handgelenken bis in die Fingerzwischenräume reiben.
- Besonders intensiv sind die Fingerkuppen durch Reiben auf der Handfläche der anderen Hand sowie die Nagelfalze zu bearbeiten. In gleicher Weise werden die Daumen von allen Seiten desinfiziert.
- Die Einwirkzeit beträgt je nach Herstellerangaben 30–60 Sekunden. Bei massiver Kontamination werden mehrere Minuten empfohlen.
- **Einmalhandschuhe** (➤ 1.5.2.1) stehen in verschiedenen Größen ebenfalls im Eingangsbereich des Patientenzimmers zur Verfügung, die v. a. beim Umgang mit eventuell infektiösem Material sinnvoll sind.
- Vor Verlassen des Zimmers sind die Handschuhe in geeigneten Müllbehältern zu entsorgen. Dies trifft auch zu, wenn eine Behandlung von längerer Dauer ist, sich sog. Handschuhsaft gebildet hat und die Handschuhe während einer Behandlungseinheit gewechselt werden müssen.
- Nach Abwurf der Handschuhe ist die Händedesinfektion wie oben beschrieben ordnungsgemäß vorzunehmen,
- Auf die Pflege der Hände mit entsprechendem Hautschutzmittel ist zu achten. In der Regel befindet sich ein Spender mit Hautschutzmittel in unmittelbarer Nähe des Waschbeckens.

6.6.2 Flächendesinfektion als Wischdesinfektion auf Intensivstationen

Die Reinigung und Desinfektion (➤ 1.5.1) der Flächen (z. B. Rollbrett, Therapie- und Pflegestuhl, Bettfahrrad, Tischaufsatz) wird i. d. R. vom Th. in einem einstufigen Prozess als sog. Wischdesinfektion jeweils im Anschluss an die Therapie bzw. den Einsatz der Hilfsmittel vorgenommen. Hierzu sind Einmalhandschuhe zu tragen. Die Wischdesinfektionslösung kann dem Desinfektionsmittel-Dosiergerät per Knopfdruck entnommen werden. Die Dosier-Programmierung erfolgt durch die Hygiene-Verantwortlichen. Dabei ist berücksichtigt, dass die Materialien unverzüglich für den Einsatz am und mit dem nächsten Patienten eingesetzt werden müssen.

Cave

Sprühdesinfektion wird v. a. aufgrund der hohen Belastung der Atemwege nicht empfohlen.
Nicht ausreichend ist es, sich bei der Flächendesinfektion lediglich auf sichtbar verunreinigte Bereiche zu konzentrieren. Die gesamte Fläche muss gereinigt und desinfiziert werden (Arbeitskreis „Krankenhaus- und Praxishygiene" 2010).

6.7 Dokumentation

Die Dokumentation erfolgt regelmäßig EDV-basiert und direkt am Bettplatz (➤ 1.1.1.3). Damit können die direkt an der Patientenversorgung beteiligten Akteure (➤ Tab. 6.1.1) aktuell informiert sein. Für die Dokumentation stehen verschiedene, benutzerfreundliche Lösungen zur Verfügung.
Weit verbreitet sind z. B. die Patienten-Daten-Management-Systeme

- SAP ISH med und
- Copra.

Der Th. trägt in das auf der Station verwendete System auf den speziell für die PT eingerichteten Seiten ein. Da keine einheitlichen Regelungen existieren, muss sich der Th. vor der Therapie entsprechend einweisen lassen.
Zusätzlich wird in der PT noch häufig die Papierdokumentation genutzt. Wichtig ist, dass auch diese Aufzeichnungen Bestandteil der Patientendokumentation sind und zur Digitalisierung der elektronischen Patientenakte hinzugefügt werden müssen.

6.8 Assessments

Zur Quantifizierung der Schwere von Erkrankungen, zur Beurteilung der Prozessqualität, zur Ermittlung des Therapieaufwands und zur Beschreibung des Krankheitsverlaufs bei Patienten werden in der Intensivmedizin prognostische Scores angewendet (Unertl u. Kottler 1997, Universitätsklinikum Leipzig AöR 2008).
Sie werden i. A. wie folgt unterschieden:

- Erkrankungsbezogene Scores (z. B. Sepsis, Trauma, Verbrennungen),
- patientengruppenbezogene Scores (z. B. Kinder, chirurgische/internistische Intensivpatienten),
- universell einsetzbare Scores, z. B.
  - APACHE (Acute Physiology and Chronic Health Evaluation),
  - SAPS (Simplified Acute Physiology Score),
  - MPM (Mortality Probability Model).

6.9 Behandlungsstandards – Evidence based practice

Praxis der EbM bedeutet die Integration individueller klinischer Expertise mit der bestmöglichen externen Evidenz systematischer Forschung (➤ 1.8). Im Vordergrund steht dabei, das eigene Handeln zu hinterfragen, den aktuell besten Erkenntnisstand zum jeweiligen Thema einzuholen und das eigene Vorgehen dementsprechend zu reflektieren. Oberstes Ziel muss es sein, die optimale physiotherapeutische Versorgung für den Patienten zu ermöglichen.
Unter dieser Prämisse sind die standardisierten physiotherapeutischen Interventionen zur Versorgung intensivpflichtiger Patienten in ➤ Tab. 6.9.1 zu werten. Neben diesen allgemein gehaltenen Empfehlungen sind in ➤ Tab. 6.9.2 häufig angewendete PT-Maßnahmen und in ➤ Tab. 6.9.3 krankheitsbezogene Therapieziele und Maßnahmen aufgeführt (Winkelmann et al. 2009).

6

Tab. 6.9.1 PT-Standard für intensivpflichtige Patienten (Winkelmann et al. 2009).

Methode/Konzept	Therapiemittel
Krankengymnastik auf neurophysiologischer Grundlage und Medikomechanik	• Lagerung (auch BL), Transfer Rückenlage-Sitz-Stand: Pilotensitz (RL im Bett mit 30° Oberkörperhochlagerung, Bettwinkel insgesamt 10° ansteigend), Sitz im Bett, Sitz an Bettkante, Sitz im Therapie- und Pflegestuhl (Thekla®), Stehversuch im Thekla®, • Ergometertraining (Einsatz des Motomed letto®), • Gangschulung (➤ 3.1.8) im Zimmer/auf Stationsflur mit und ohne Hilfsmittel (mit und ohne Beatmung), • passive/assistive/aktive/komplexe Bewegungstherapie, Gymnastik zur Steigerung der Belastbarkeit des Herz-Kreislaufsystems, • Konzepte wie Bobath (➤ 3.7.1, ➤ 3.7.2), PNF (➤ 3.7.3).
Atmungstherapie	• Atemgymnastik, Atemübungen, Autogene Drainage, Atemmassage (Packe- oder Reizgriffe u. a.), Dehnungen/Dehnlagerungen/Drainagelagerungen, Hustentraining (Abhusten), Schulung von Ein- und Ausatmung, Rippen-Thoraxmobilisation, Inhalation (➤ 3.2), • Heiße Rolle/Wickel (➤ 3.15.3.2, ➤ 3.15.3.3), Vibration, • Konzepte wie reflektorische Atmungstherapie.
Manuelle Therapie (Weichteiltechniken, mobilisierende Gelenkbehandlung, neuromuskuläre Therapie)	• Lokale digitale Kompression, Längs-/Querdehnung der Muskulatur, wiederholte aktive Gelenkbewegung, passive Gelenkspieltechnik, myofasziale Releasetechnik, Triggerpunktbehandlung (➤ 3.5.8), neuromuskuläre Techniken.
Massagetherapie	• Klassische Massage (➤ 3.14.1), Bindegewebsmassage (➤ 3.14.2), • Reflexzonenmassage (➤ 3.13.5), • Kolonmassage (➤ 3.14.3), • Lymphdrainage (➤ 3.11.5.1).
Elektro-/ Lichttherapie	• Transkutane elektrische Nervenstimulation (TENS ➤ 3.16.1.2.8), Schwellstrom (➤ 3.16.1.2.11), • Ultraschall (➤ 3.16.2).
Thermotherapie	• Kryotherapie (➤ 3.15.4) (**Cave:** nicht bei Patienten, die auf einer Wärmematte liegen), • Hydrotherapie (Wickel/Auflagen/Packungen, Heiße Rolle ➤ 3.15.3).

Methode/Konzept	Therapiemittel
Ergotherapie	• ADL-Training (z. B. Wasch-Anziehtraining, Esstraining ➤ 3.7.6), • Training der mimischen Muskulatur.
Hilfsmittel-versorgung	• Organisation von Hilfsmittelvisiten mit Sanitätshäusern und ggf. mit den Angehörigen; Auswahl, Erprobung sowie Training im Umgang mit Hilfsmitteln.

Tab. 6.9.2 Überblick häufig angewendeter PT-Maßnahmen nach Aktivitätsniveau und Patientenzustand.

Aktivitätsniveau und Patientenzustand	Passiv (voll kontrolliert beatmet)	Assistiv/aktiv (zunehmend wacher)	aktiv (wach)
PT-Maßnahmen	• Passive Mobilisation (1 Serie à 5 Wdh.), • Dehnung à 20 Min., • elektrische Muskelstimulation à 60 Min. bei 45 Hz, • Bewegungsschiene 3-mal/täglich à 3 Std., • passives Arm- und Beinfahrrad à 20 Min. Bei stabiler Vitalfunktion: • Stehständer/Schrägliegebretter (➤ 4.9.5), • Transfer in den Reha-Stuhl.	• Assistive/aktive Mobilisation (1–2 Serien à 8–10 Wdh.), • ADL-Training (z. B. Transfer RL → Sitz, Drehung), • Arm- und Beinfahrrad, • Balancetraining.	• Aktive Mobilisation mit Steigerung der Frequenz, Intensität und Wiederholungen, • (selbstständiger) Sitz an Bettkante, • Transfer Sitz → Stand → Gang, • Gangschule mit/ohne Hilfsmittel, • Arm- und Beinfahrrad à 20 Min. als Intervalltraining.

Tab. 6.9.3 Krankheitsbezogener Katalog physiotherapeutischer Ziele und Maßnahmen unter Beachtung der Kontraindikationen (Winkelmann et al. 2009).

Krankheitsbilder/Symptomkomplexe	Therapieziele	Physiotherapeutische Interventionen
1. Herz-Kreislauferkrankungen (➤ 9.2, ➤ 9.3)		
• Angina pectoris, • akuter Myocardinfarkt (Nicht-ST-Hebungsinfarkt/ST-Hebungsinfarkt), • Z. n. kardiopulmonaler Reanimation, • kardiogener Schock, • Herzinsuffizienz, • Herzrhythmusstörungen, • Aortendissektion/-aneurysma, • Z. n. Bypass-OP.	• Erhalt bzw. Steigerung der Belastbarkeit → Konditionierung.	• Dosierte individuelle Belastung (passive Krankengymnastik bis aktive Herz-Kreislaufgymnastik mit täglicher Anpassung/Steigerung) unter Kontrolle und Berücksichtigung der Parameter HF, RR, SvO_2, CI (engl. cardiac function index, Herzindex), • hydrotherapeutische Auflagen mit/ohne Zusatz als adjuvante Maßnahmen.

Krankheitsbilder/ Symptomkomplexe	Therapieziele	Physiotherapeutische Interventionen
2. Pulmonale Erkrankungen (➤ 9.1)		
• ARDS, • Bronchopneumonie, • obstruktive Lungenerkrankungen: Chronische Bronchitis/ Asthma bronchiale/ Emphysem, • restriktive Lungenerkrankungen: Lungenfibrose, Pleuraerguss, Alveolitis, • Mukoviszidose, • Z. n. Lungenteilresektion/-transplantation.	• Atemstimulation/-regulation entsprechend den Atmungs-/ Beatmungsformen (spontan/non-invasiv/ invasiv) und deren Varianten (kontrolliert/unterstützt/CPAP) (➤ 6.4), • Sekretolyse und Sekreteliminierung aus den Atemwegen, • Schulung physiologischer, Abbau pathologischer Atemmuster, • struktureller Erhalt Thorax/Becken, • begleitendes Weaning.	Atmungstherapie: • Hydrotherapie (➤ 3.15.3) als Auflagen mit/ohne Zusätzen je nach Patient Heiße Rolle/Wickel, • Thoraxmassage mit und ohne Zusätze/gefäßerweiternde Einreibungen, • Dehnungen/Dehnlagerungen/ Drainagelagerungen, • Oberkörperhochlagerung (30°), • MT-Maßnahmen zur Rippenmobilisation, • Vibration, • Autogene Drainage (➤12.4.3.2.3), • Verbesserung von Ventilation/ Perfusion mit und ohne Hilfsmittel (z. B. Stehbrett), • Hustentraining (Abhusten), • Ohr-, Hand- und Fußreflexzonentherapie (➤ 3.13.5).
3. Erkrankungen der Bauch- und Beckenorgane (➤ 9.4, ➤ 11)		
• Akutes Abdomen, • Ileus, • Organtransplantationen, • Z. n. Nephrektomie/ Prostatektomie/ Magen-/Darmresektionen, • gynäkologische Erkrankungen, • Leberzirrhose, • hepatorenales Syndrom.	• Erhalt und Verbesserung der Lokomotion/ Anbahnen und Fördern der Eigenaktivität bis zur Selbstständigkeit, • Pneumonieprophylaxe (➤ 3.1.2.1), • Kontrakturprophylaxe (➤ 3.1.2.3), • Schmerzbehandlung.	• Transfer/Vertikalisierung (Stehbett, Sitz im Pflege- und Therapiestuhl) i. S. der Kinästhetik, ggf. mit Hilfsmitteln (z. B. Patientenlifter), • Krankengymnastik, • Lagerungstherapien, • Atmungstherapie (➤ 3.2), • Kälte-/Wärmeanwendungen (➤ 3.15), inkl. Wickel/Waschungen mit/ohne Zusätzen, • Elektro-/Lichttherapie inkl. Ultraschall (➤ 3.16).
4. Qualitative und quantitative Bewusstseinsveränderungen		
• Koma unterschiedlicher Genese (Faymonville et al. 2004), • hirnorganisches Psychosyndrom (HOPS)/(postoperatives) Durchgangssyndrom.	• Förderung von Wachheit/Aktivierung/Eigenaktivität, • Anbahnen physiologischer Bewegungsvorstellungen und -muster, • Erhalt und Verbesserung der Lokomotion, • Tonusregulation, • Kontrakturprophylaxe, • Pneumonieprophylaxe.	• Krankengymnastik, ggf. auf neurophysiologischer Grundlage: Bobath (➤ 3.7.1, ➤ 3.7.2), PNF (➤ 3.7.3), • Basale Stimulation (➤ 3.12.1): taktil-haptisch, akustisch, orofacial, gustatorisch, olfaktorisch, optisch-visuell, • Wahrnehmung der Körpergrenzen – „Nestbau" i. S. der Kinästhetik, • Transfer/Vertikalisierung (Thekla®, Stehbett/-brett, Sitz im Pflege- und Therapiestuhl), • Lagerungstherapien, • entspannende Maßnahmen (➤ 3.3), • Atmungstherapie.

Krankheitsbilder/ Symptomkomplexe	Therapieziele	Physiotherapeutische Interventionen
5. Neurologische Erkrankungen (➤ 8)		
• Apoplex, • Subarachnoidalblutung (SAB)/Subduralhämatom (SDH), • Hirntumoren, • Hirnabzesse, • Schädelhirntrauma (SHT), • Critical-Illness-Polyneuropathie (CIP), • Spinalkanalstenose.	• Anbahnung physiologische, Hemmung pathologischer Bewegungsmuster, • Förderung des funktionellen Einsatzes der oberen und unteren Extremität, • Tonusregulation, • Ausbau der ADL-Kompetenz, • Pneumonieprophylaxe, • Kontrakturprophylaxe.	• Krankengymnastik auf neurophysiologischer Grundlage: Bobath, PNF; inkl. Lagerungsmanagement, • Vertikalisierung, • Ess-/Schlucktraining, • ADL-Training, • Atmungstherapie, • Basale Stimulation, • Kinästhetik-Konzept, • Elektrotherapie (➤ 3.16.1), • Hilfsmittelorganisation, -erprobung und -einsatz.

6.10 Evidenz-/Bewertungslage

Um größtmögliche Aktualität in der Print- und Online-Version zu gewährleisten, stehen Informationen zu aktuell vorliegenden Studien im Online-Zusatzmaterial (➤ QR-Code) zur Verfügung.

Evidenzangaben

Literatur

7 Rheumatologie

Susanne Klotz, Verena Pullwitt

Unter der Bezeichnung „Krankheiten des rheumatischen Formenkreises" (abgeleitet aus dem Griechischen „rheo": ich fließe) werden ca. 400 Krankheitsbilder zusammengefasst. Allen ist ein fließender und ziehender Schmerz gemeinsam (Miehle 1999). Rheumatische Erkrankungen sind

> *„Krankheiten, die den Bewegungsapparat angreifen (Muskeln, Sehnen, Bänder, Knochen, Muskelhüllen), die Schmerzen verursachen, bei denen Bewegungseinschränkungen auftreten und die möglicherweise innere Organe miterkranken (Herz, Lunge, Leber) lassen."* (Miehle 1999, S. 15).

Die Erkrankungen unterscheiden sich bez. Ätiologie, Verlauf und Pathophysiologie z. T. sehr stark voneinander. Hettenkofer (2001) hat die Krankheitsbilder in folgende **drei Hauptgruppen** unterteilt:

- Chronisch-entzündliche Erkrankungen (10 %),
- Weichteilrheumatismus (40 %) und
- degenerative Gelenk- und WS-Erkrankungen (50 %).

In Europa und den USA leidet ca. 1 % der Bevölkerung an einer rheumatischen Erkrankung. Die einzelnen Krankheitsbilder zeigen **charakteristische Deformitätsmuster** mit großen individuellen Unterschieden. Entscheidend für einen optimalen Behandlungsverlauf sind die therapiebegleitenden Informationen und Verhaltensanleitungen. Deformitätstendenzen sollte möglichst frühzeitig durch adäquate Verhaltensstrategien entgegengewirkt werden (Hettenkofer 2001).

7.1 Physiotherapeutischer Befund

(Baumgart et al. 2012, Gruber u. Donhauser-Gruber 2013, Manger 2012, Mayer u. Siems 2011)

7.1.1 Anamnese

In der Anamnese (➤ 2.1.2) sollte der Th. den Patienten möglichst umfassend befragen, um einen Überblick über seine Situation zu bekommen. Die wichtigsten zu erfragenden Patienteninformationen für diese Krankheitsbilder werden im Folgenden aufgelistet.

Struktur- und Funktionsebene (ICF):

- Krankheitshistorie,
- Schubsituation,
- Schmerzanamnese (➤ 2.1.2.4) (z. B. nächtliche Schmerzen als Hinweis auf Entzündungsaktivität, keine Therapie am frühen Morgen bei Morgensteifigkeit),
- extraartikuläre Manifestation.

Aktivitäts- und Partizipationsebene (ICF):

- Einschränkung in ADLs, Selbstversorgung,
- Einschränkung der Partizipation,
- Berufsanamnese,
- Sozial- und Freizeitanamnese,
- Medikamente (➤ 2.1.2.3) und Hilfsmittelversorgung.

7.1.2 Inspektion

Durch die Inspektion (➤ 2.1.3) nimmt der Th. sichtbare Veränderungen am Körper des Patienten auf. Im Folgenden werden die Wichtigsten bei Krankheiten des rheumatischen Formenkreises aufgelistet.

Struktur- und Funktionsebene (ICF):

- Schwellungen, Rötungen der Gelenke,
- Deformitäten, Fehlstellungen,

- Muskelatrophien,
- Erytheme, Exantheme, Hautveränderungen.

7.1.3 Palpation

Bei der Palpation (➤ 2.1.4.1) nimmt der Th. durch gezielte Handgriffe alle tastbaren Veränderungen am Körper des Patienten wahr. Zu diesen zählen u. a. auf **Struktur- und Funktionsebene (ICF):**

- Schwellungen, Gelenkergüsse (z. B. Kniegelenkerguss: „tanzende Patella" zur Diagnostik),
- Druck- und Klopfschmerz, druckdolente Sehnenansätze,
- Krepitationen,
- Muskeltonus,
- Triggerpunkte (➤ 3.5.8),
- Temperatur, Turgor, Hautkonsistenz.

7.1.4 Funktionsprüfung

Bei der Funktionsprüfung (➤ 2.1.5) werden standardisierte Tests durchgeführt, um den körperlichen Zustand des Patienten objektiv und umfassend beurteilen zu können.

Struktur- und Funktionsebene (ICF):

- Kraft, Ausdauer, Belastbarkeit,
- Muskeltests, Muskeldysbalancen,
- Bewegungsausmaß,
- Kapselmuster,
- Bandstabilität,
- Handfunktion (Fein- und Grobmotorik, Daumenfunktion) (➤ Tab. 7.1.1).
- Dokumentation der Funktionseinschränkungen:
  - Health Assessment Questionnaire (HAQ) (Fries et al. 1980),
  - Funktionsfragebogen Hannover Polyarthritis (FFb-H-P) (Raspe et al. 1990).

Tab. 7.1.1 Einteilung der Gelenkfunktionseinschränkungen nach Seyfried (1984).

Stadium	Große Gelenke	Kleine bandgeführte Gelenke
I	Bewegung aktiv gegen Widerstand (bis ca. 50 % der Maximalkraft) möglich.	Aktive Korrektur der Deformität möglich.
II	Bewegung aktiv ohne Widerstand gegen Eigenschwere möglich.	Passive Korrektur der Deformität, aktives Halten der Stellung möglich.
III	Bewegung aktiv nur unter Abnahme der Eigenschwere möglich.	Passive Korrektur, keine aktives Halten der Stellung möglich.
IV	Zunehmende Bewegungseinschränkung, flüssige Bewegung nicht möglich.	Keine aktive oder passive Korrektur der Deformität möglich.

7.2 Rheumatoide Arthritis

Epidemiologie: Die rheumatoide Arthritis (RA, auch chronische Polyarthritis) ist die häufigste Form der entzündlichen Gelenkerkrankungen, betroffen sind ca. 0,8–1,2 % der Bevölkerung (Miehle 1999). Die Wahrscheinlichkeit zu erkranken ist bei Frauen um das Dreifache erhöht. Der Beginn der Erkrankung tritt am häufigsten zwischen dem 30. und 50. Lebensjahr auf (Hammer 2004).

Ätiologie und Pathogenese: Bei der RA kommt es durch eine Fehlsteuerung des Immunsystems zu einer Entzündung der Membrana synovialis (Gelenkinnenhaut) mit Schwellung, Schmerz, Überwärmung, Rötung und Funktionseinschränkungen im Bereich der betroffenen Gelenke. Es wird vermehrt Gelenkflüssigkeit mit entzündlichen Bestandteilen gebildet. Die Schwellung führt zu einer Überdehnung und Destruktion des Kapsel-Band-Apparats, wodurch die Sehnenführung gelockert wird. Folgen sind verminderte Belastbarkeit der betroffenen Gelenke und eine kompensatorische Erhöhung des Muskeltonus (➤ 3.5.7.2.2), die zu Fehlstellungen, Funktions- und Kraftverlust führt (Thymm 2008).

7.2.1 Klinischer Befund

■ Allgemeine Symptome

(Kasch 2007, Piper 2013, Thymm 2008)

- Müdigkeit,
- Leistungsschwäche,
- Fieber,
- Nachtschweiß,
- Morgensteifigkeit,
- Entzündungen an Gelenken, symmetrischer Befall, häufig beginnend an distalen Gelenken (Hand-, Fingergelenke, Vorfüße),
- Muskelatrophien, v. a. der Handbinnenmuskulatur,
- Querdruckschmerz an den Metakarpophalangealgelenken (MCP-Gelenk) (Gaenslen-Zeichen),
- Baker-Zyste (mit Fibrin und Flüssigkeit gefüllte Zyste in der Kniekehle),
- typische Fehlstellungen und Bewegungseinschränkungen bis hin zu Ankylosierung bzw. Mutilation,
- Raynaud-Syndrom (plötzlich auftretende Blässe und/oder Zyanose der Finger und/oder Zehen),
- Osteoporose (➤ 4.1.3.3.9, als Begleit-/Folgeerkrankung der RA).

■ Extraartikuläre Symptome

Bei der RA können zusätzlich extraartikuläre Strukturen in Form von Vaskulitiden betroffen sein:

- Haut: Rheumaknoten, v. a. an Ellenbogen und Fingergelenken bei ca. 20 % der Betroffenen (Hammer 2004),
- Lunge: Pleuritiden, asymptomatische Pneumonien,
- Herz: Peri-, Myo- oder Endokarditis,
- Augen: Episkleritis, Skleritis (< 1 %),
- Nervensystem: Neuropathien, oft betroffen sind N. medianus (Karpaltunnelsyndrom ➤ 4.4.2, ➤ 8.4.10.4.3) und N. tibialis (Tarsaltunnelsyndrom).

■ Typische Symptome an Gelenken

(Thymm 2008)

Finger- und Daumengelenke:

- Verlust des Karpal- und Transversalbogens der Hand:
  - Pathologische Veränderungen durch RA bedingen Zerstörung des Handwurzelgefüges,
  - Lockerung der Bandstabilisierung der Karpometakarpalgelenke II und III.
- Ulnardeviation der Langfinger:
  - Sicherung von Gelenkkontakt und Kraftübertragung durch Ligamenta collateralia der MCP-Gelenke,
  - Verlust der gelenknahen Aufhängung der Beugesehnen durch Instabilität,
  - Luxation der MCP-Gelenke nach palmar-proximal,
  - Kraftverlust und inkompletter Faustschluss, da tiefe Beugesehnen die Langfinger nach ulnar ziehen.
- Schwanenhalsdeformität:
  - Hyperextension des proximalen Interphalangealgelenks (PIP-Gelenk),
  - kompensatorische Flexion im distalen Interphalangealgelenk (DIP-Gelenk),

  - Ursachen: z. B. Lockerung der palmaren Sehnenplatte oder Verkürzung der Mm. interossei.
- Knopflochdeformität:
  - Riss bzw. starke Überdehnung des mittleren Extensorzügels,
  - Rutschen der lateralen Zügel nach palmar, Einwirkung als Flexoren auf das PIP-Gelenk,
  - PIP schiebt sich „wie der Knopf durch das Knopfloch" durch die Extensoren,
  - Kompensation der Flexion im PIP-Gelenk durch Extension im DIP- und MCP-Gelenk des betroffenen Fingers.
- Schusterdaumen (90/90-Deformität):
  - Veränderte Zugrichtung der Sehne des M. extensor pollicis longus durch Lockerung der Gelenkkapsel bzw. Subluxation des MCP-Gelenks I,
  - Gleiten der Sehne nach ulnar und Funktion als Flexor des MCP-Gelenks,
  - Folgen: Hyperextension im Interphalangealgelenk, verringerte Daumenabduktion, verstärkte Ulnardeviation der Langfinger (s. o.).

Handgelenk: Fehlstellung in Radialabduktion und Palmarflexion, um Luxation nach ulnarproximal und palmarproximal (z. B. beim kraftvollen Zugreifen) zu vermeiden.

Cave

Radialabduktion begünstigt Fortschreiten der Deformitäten und sollte daher vermieden werden.

- Das Handgelenk ist bandgeführt, durch Bandinstabilitäten und Gelenkdestruktionen können folgende **typische Fehlstellungen** entstehen:
  - Bajonett-Stellung:
    - (Sub-)Luxation der Karpalknochen nach palmar,
    - Folgen: Erhebliche Instabilität des Handgelenks, Einschränkung der Greiffunktion, Kraftverlust, Gefahr von Sehnenrupturen.
  - Radialdrift:
    - Abweichung der Mittelhand nach radial durch Verschiebung der Karpalknochen nach ulnar,
    - Folge: Kompensatorische Ulnardeviation der Langfinger (Handskoliose).
  - Caput-ulnae-Syndrom:
    - Verschiebung des distalen Radius nach palmar bewirkt Dominanz des Caput ulnae,
    - Sehne des M. extensor carpi ulnaris gleitet nach ulnarpalmar und verliert ulnarabduzierende Wirkung,
    - Folgen: Verstärkung des Radialdrifts in der Mittelhand, Gefahr von Sehnenrupturen durch Destruktion des Caput ulnae.

Ellenbogen:
- Auftreten von Beugekontrakturen oder Supinationseinschränkungen bereits im frühen Stadium möglich,
- z. T. mechanische Verhinderung der endgradigen Extension durch synovitische Schwellungen.
- Bei Instabilität des Ligamentum anulare radii (Ansatz des M. biceps brachii):
  - Luxation des Caput radii durch aktive Flexion in Supinationsstellung möglich,
  - kompensatorisch: Flexion durch Aktivität des M. brachioradialis.

Schulter:
- Kapsel- und Muskelkontrakturen bereits zu Beginn des Krankheitsverlaufs,
- entzündliche Prozesse an langer Bizepssehne (verläuft intraartikulär) können Muskelschwäche der Flexoren und Subluxation des Humeruskopfs nach ventral bewirken,

- Subluxation des Humeruskopfs nach kranial, da Gleitbewegung bei Abduktion durch Knorpelschäden eingeschränkt ist,
- Veränderungen im humeroskapularen Rhythmus durch Schwäche der Rotatorenmanschettenmuskulatur,
- Folgen: Einschränkungen bei Flexion, Schürzen- und Nackengriff.

■ Diagnostik

Nach den Kriterien zur Diagnosestellung einer RA muss, gemäß der Richtlinien des American College of Rheumatology (ACR), mind. ein Gelenk mit einer klinischen Synovitis, die nicht mit einer anderen Erkrankung erklärt werden kann, betroffen sein. Zusätzlich wird ein Punktesystem (➤ Tab. 7.2.1) zur Bewertung weiterer Symptome angewendet, dabei gilt eine Punktzahl von mehr als sechs als Indikator für eine definitive RA (Röther et al. 2012).

Tab. 7.2.1 Punktesystem nach Kriterien des ACR zur Diagnosestellung einer RA (Röther et al. 2012).

Anzahl und Größe geschwollener/schmerzhafter Gelenke	Punktzahl
1 (mittel-)großes Gelenk (z. B. Schulter, Ellenbogen, Hüfte, Sprunggelenk)	0
2–10 (mittel-)große Gelenke (z. B. Schulter, Ellenbogen, Hüfte, Sprunggelenk)	1
1–3 kleine Gelenke (z. B. MCP, PIP, MTP 2–5, IP, Handgelenk)	2
4–10 kleine Gelenke (z. B. MCP, PIP, MTP 2–5, IP, Handgelenk)	3
> 10 Gelenke, mind. ein kleines (Beispiele s. o.)	5
Serologie (mind. 1 Testergebnis erforderlich)	**Punktzahl**
Rheumafaktor und CCP-Antikörper negativ	0
Rheumafaktor und CCP-Antikörper niedrig positiv (> Obergrenze bis < 3-fache Obergrenze)	2
Rheumafaktor und CCP-Antikörper hoch positiv (> 3-fache Obergrenze)	3
Entzündungsreaktionen im akuten Schub (mind. 1 Testergebnis erforderlich)	**Punktzahl**
C-reaktives Protein und Blutsenkungsgeschwindigkeit normal	0
C-reaktives Protein und Blutsenkungsgeschwindigkeit erhöht	1
Dauer der auftretenden Symptome	**Punktzahl**
< 6 Wochen	0
> 6 Wochen	1

Bis 2010 galten die Kriterien der American Rheumatism Association (heute: American College of Rheumatology) von 1987, die an dieser Stelle als Zusatzinformation mit aufgeführt werden. Bei der Behandlung unspezifischer Gelenkbeschwerden können sie dem Th. weiterhin als Beratungsgrundlage dienen. Zudem können sie zur Einschätzung hinsichtlich des Vorliegens einer RA und somit als Entscheidungshilfe zur Empfehlung eines Arztbesuchs herangezogen werden. Nach den Kriterien von 1987 sollte die Diagnose RA gestellt werden, wenn mind. vier der nachfolgenden Kriterien erfüllt sind. Die Kriterien 1 bis 4 müssen dabei über den Zeitraum von mind. sechs Wochen bestehen.

1. Morgensteifigkeit für mind. eine Stunde,
2. mind. drei geschwollene Gelenke (Arthritis),
3. Arthritis an PIP-, MCP- oder Handgelenken,
4. symmetrische Arthritis,
5. Rheumaknoten,
6. positiver Rheumafaktoren-Nachweis,

7. radiografischer Nachweis von Erosionen und/oder periartikulärer Osteopenie der Hand und/oder Handgelenke.

Die Sensitivität liegt bei 91–94 % und die Spezifität bei 89 % (Arnett et al. 1988). Im asymptomatischen Frühstadium ist bereits der Nachweis von spezifischen Antikörpern gegen zyklische citrullinierte Peptide (CCP-Antikörper) möglich (Schultz 2010).

7.2.2 Therapie

(Gruber u. Donhauser-Gruber 2013, Karges u. Al Dahouk 2011)
- PT (➤ 7.2.3).
- Medikamentöse Therapie (➤ 1.6):
  - Akuter Schub: NSAR, Kortikosteroide,
  - Basistherapeutika: Immunsuppressiva (Methotrexat), Gold, Antikörper gegen Tumornekrosefaktor α (TNF-α).
- Synovektomie.

7.2.3 Physiotherapie

7.2.3.1 Ziele

Struktur- und Funktionsebene (ICF) (Donhauser-Gruber et al. 2017, Mayer u. Siems 2011, Spamer et al. 2012):
- Schmerzlinderung,
- Erhalt der Gelenkfunktion (v. a. Stabilität und Mobilität),
- Verbesserung von Kraft und Ausdauer (➤ 3.6.8, ➤ 3.6.9),
- Training von Feinmotorik und Koordination (➤ 3.6.10).

Aktivitäts- und Partizipationsebene (ICF) (ebd.):
- Erhalt der Selbstständigkeit in Alltag und Beruf,
- Gelenkschutz (➤ 7.8),
- Ermöglichung von Partizipation,
- Verbesserung der Lebensqualität.

7.2.3.2 Besonderheiten beim Befund

Struktur- und Funktionsebene (ICF) (Baumgart et al. 2012, Eckler et al. 2011, Manger 2012):
- Anamnese der Entzündungsschübe, vorausgegangene Synovektomie,
- frühe Arthritis-Zeichen: Gaenslen-Zeichen (➤ 7.2.1), Volarbeugeschmerz im Handgelenk,
- Rheumaknoten (vorwiegend ellenbogennah an den Unterarmstreckseiten),
- Stand und Gang (➤ 2.3): Achsabweichungen, Trendelenburg, Duchenne.
- Funktionsfragebogen:
  - Disease Activity Score (DAS) (van der Heijde et al. 1990),
  - modifizierter Disease Activity Score (DAS28) (Prevoo et al. 1995),
  - Arthritis Impact Measurement Scales (AIMS) (Meenan et al. 1980).

7.2.3.3 Physiotherapeutische Behandlung

(Baumgart et al. 2012, Donhauser-Gruber et al. 2017, Mayer u. Siems 2011, Spamer et al. 2012)

Stadiengerechte Physiotherapie (➤ Tab. 7.1.1):
- Stadium I: Widerstandsübungen,
- Stadium II: Übungen in Entlastung,
- Stadium III: Dehnungen (➤ 3.5.7), Isometrie (➤ 2.1.5.1 Box),
- Stadium IV: Kompensationsübungen.

7.2.3.3.1 Behandlung im akuten Schub

Cave

Schmerzadaptiert behandeln.

Struktur- und Funktionsebene (ICF):
- Schmerztherapie: Kryotherapie (z. B. Kältekammer, Kaltluft, lokale Eisapplikationen, Wickel) (➤ 3.15.4),
- MLD (➤ 3.11.5.1),
- Lockerung und feuchte Wärme (➤ 3.15.2.2) bei verspannter Muskulatur,
- an den Befund angepasstes passives, assistives, aktives Durchbewegen,
- isometrische Übungen (➤ 2.1.5.1 Box) zum Krafterhalt, keine Komplexbewegungen,
- Kontrakturprophylaxe (z. B. MT ➤ 3.5),
- Entlastung der Gelenke durch Lagerung,
- Entspannungstechniken (z. B. Atmungstherapie ➤ 3.2, Autogenes Training, PMR ➤ 3.3.2).
- Patienten- und Angehörigenedukation:
  - Informationen über Erkrankung und Krankheitsverarbeitung,
  - Selbsthilfe, auch Selbsthilfegruppen,
  - Beratung zu ADLs und Bedeutung körperlicher Aktivität (Evidenz ➤ Link am Kapitelende),
  - Aufklärung über Gelenkschutz (➤ 7.8), Hilfsmittelversorgung.

7.2.3.3.2 Behandlung in der schubfreien Phase

Struktur- und Funktionsebene (ICF):
- Schmerztherapie (wenn nötig) (➤ 7.2.3.3.1),
- aktive, dynamische Bewegungsübungen als wichtigster Bestandteil,
- MT zur Mobilisation von hypomobilen Gelenken.
- Stabilisierung hypermobiler Gelenke, z. B.
  - Isometrie,
  - Bewegungsbad (➤ 3.4),
  - PNF (➤ 3.7.3), **Cave:** Kein Stretch.
- Elektrotherapie (➤ 3.16.1), Ultraschalltherapie (➤ 3.16.2) (Iontophorese/Phonophorese),
- Hydrotherapie (➤ 3.15).

Cave

So weit möglich aktiv üben, Schmerzgrenze respektieren.

Aktivitäts- und Partizipationsebene (ICF):
- Training der ADLs,
- in späteren Stadien: Kompensationsübungen,
- Patientenedukation, Gelenkschutzregeln (➤ 7.8), Hilfsmitteltraining.

■ **Evidenz-/ Bewertungslage:** ➤ Link am Kapitelende.

7.3 Arthrose

Epidemiologie: Arthrose (Synonym: Osteoarthrose, engl. osteoarthritis) ist die weltweit häufigste Gelenkerkrankung (Fuchs et al. 2017). Mit zunehmendem Alter steigt die Prävalenz, wobei Frauen über alle Altersgruppen hinweg häufiger betroffen sind als Männer. Während Arthrose im jungen Erwachsenenalter (18–29 Jahren) mit ca. 0,5–1 % sehr selten vorkommt, sind ab einem Lebensalter von 65 Jahren rund die Hälfte aller Frauen und ein Drittel aller Männer in Deutschland betroffen (ebd.). Grundsätzlich kann Arthrose in jedem Gelenk auftreten, am häufigsten betrifft sie jedoch das Knie- und Hüftgelenk sowie die Fingergelenke (Fuchs et al. 2013).

Ätiologie und Pathogenese: Arthrose ist eine degenerative Gelenkerkrankung und im Gegensatz zur rheumatoiden Arthritis nicht primär entzündlich. Je nach Ursache werden die primäre (idiopathische) Arthrose und die sekundäre Arthrose unterschieden (Hucke et al. 2016):

- **Primäre Arthrose:**
  - Idiopatisch (u. a. wird genetische Prädisposition vermutet),
  - beitragende Faktoren wie z. B. unphysiologische Belastung oder Bewegungsmangel können eine Rolle spielen.
- **Sekundäre Arthrose:**
  - Missverhältnis aus Belastung und Belastbarkeit des Gelenkknorpels (z. B. Übergewicht, sehr hohe körperliche Aktivität),
  - angeborene Gelenkfehlstellungen oder Dysplasien,
  - traumatisch bedingte Gelenkfehlstellungen,
  - Stoffwechselerkrankung (z. B. infolge von Alkoholismus, Diabetes mellitus),
  - endokrin bedingt (z. B. Hyperparathyreodismus).

Zu den allgemeinen Risikofaktoren für Arthrose zählen höheres Alter, weibliches Geschlecht, Übergewicht und mechanische Faktoren, z. B. hohe Gelenkbelastung im Rahmen der beruflichen Tätigkeit oder Inaktivität (Fuchs et al. 2017). Kennzeichnend für eine Arthrose ist der progrediente und chronische Verlauf. Typischerweise beginnen die degenerativen Veränderungen mit einer Ausdünnung des Gelenkknorpels und der Destruktion der glatten Knorpeloberfläche (ebd.). Durch den fortschreitenden Abbau des Knorpelgewebes kommt es zu Ulzerationen, die ursprünglich hyaline Knorpelsubstanz wird durch minderbelastbares Knorpelgewebe ersetzt und das nekrotische Knorpel- und Knochengewebe bildet Geröllzysten aus. Aufgrund des Knorpelverlusts erhöht sich der subchondrale Druck, wodurch subchondrale Mikrofrakturen begünstigt werden. Um die Gelenkfläche zu vergrößern und den erhöhten Druck auszugleichen, bilden sich Osteophyten an den Gelenkrändern. Erste Warnzeichen einer Arthrose sind morgendlicher Anlaufschmerz, Belastungsschmerz sowie Gelenkschwellungen. Im Verlauf wechseln sich oftmals Phasen mit starken und schwachen Beschwerden ab. Eine Entzündung der Synovialis und gelenknahen Strukturen kann begleitend auftreten (sog. **aktivierte Arthrose**) und mit Überwärmung, rezidivierenden Gelenkergüssen und Ruhe- bzw. Nachtschmerz einhergehen (Hucke et al. 2016). Letztlich kann der Abbau des Gelenkknorpels bis zur Freilegung der Knochenoberfläche und Gelenkdeformierung fortschreiten.

■ Klassifikation

Zusätzlich zur pathogenetischen Klassifikation wird die Arthrose nach anatomischen und morphologischen Kriterien eingeteilt (ebd.):

Nach Befallsmuster:

- Monoarthrose (einzelnes Gelenk betroffen),
- Oligoarthrose (2–5 Gelenke betroffen),
- Polyarthrose (generalisierte Arthrose > 5 Gelenke betroffen).

Nach Schweregrad (radiologische Einteilung nach Kellgren u. Lawrence):

- unauffälliges Röntgenbild (o. B.),
- Grad 1: Osteophyten,
- Grad 2: periartikuläre Ossifikationen,
- Grad 3: Gelenkspaltverschmälerung und subchondrale Sklerosierung,
- Grad 4: Zysten, Gelenkspaltverlust und Deformierung.

7.3.1 Klinischer Befund

■ Symptome

(Breusch et al. 2019, Keyßer et al. 2019)

Zu Beginn der Arthrose:

- Anlaufschmerz und Gelenksteifigkeit am Morgen bzw. nach längeren Ruhephasen,
- Reduktion der Gelenksteifigkeit durch Aktivität (i. d. R. < 30 Minuten),
- Schmerz während und nach hoher bzw. langer Belastung (z. B. Wandern oder Joggen).

Bei fortschreitender Arthrose:

7

- Verstärkung des Belastungs- und Bewegungsschmerz,
- Dauerschmerz (während Ruhephasen),
- Gelenksteifigkeit nach Ruhephasen,
- Bewegungseinschränkungen im Sinne des Kapselmusters,
- Druckdolenz,
- ggf. knöcherne Verdickung des Gelenks (engl. boney swelling),
- Schwellung, Rötung und/oder Überwärmung des betroffenen Gelenks,
- Krepitationen, Gelenkgeräusche,
- Schonhaltung und Kompensationsmechanismen (bei Koxarthrose z. B. Trendelnburg-Zeichen, Duchenne-Hinken),
- ggf. Instabilität des Gelenks, Subluxation,
- ggf. Schlafprobleme aufgrund nächtlicher Schmerzen.

> Typischerweise beschränkt sich die Schmerzlokalisation bei Arthrose auf das betroffene Gelenk. Lediglich bei der Koxarthrose strahlen Schmerzen in die Leiste, das Gesäß oder bis zum Kniegelenk aus (Breusch et al. 2019).

■ Diagnostik

(Breusch et al. 2019, Hucke et al. 2016)

- Anamnese,
- klinische Zeichen,
- körperliche Untersuchung (Inspektion der Gelenke),
- Röntgen: typische radiologische Arthrosezeichen,
- ggf. MRT, CT.

> Anhand der klinischen Symptomatik lassen sich rheumatoide Arthritis und Arthrose unterscheiden (➤ Tab. 7.3.1) (Breusch et al. 2019, Hucke et al. 2016, Keyßer et al. 2019, Schneider et al. 2020).

Tab. 7.3.1 Vergleich der typischen klinischen Symptomatik zwischen Arthrose und rheumatoider Arthritis.

Klinisches Symptom	Osteoarthrose	Rheumatoide Arthritis
Anlaufschmerz	am Morgen oder nach längeren Ruhephasen, rasches Abklingen durch Bewegung	belastungsunabhängiger Dauerschmerz (bei aktivem Schub)
Ruheschmerz	bei aktivierter Arthrose	belastungsunabhängiger Dauerschmerz (bei aktivem Schub)

Klinisches Symptom	Osteoarthrose	Rheumatoide Arthritis
Belastungsschmerz	nach langer und/oder intensiver Belastung, Schmerzmaximum am Abend	belastungsunabhängiger Dauerschmerz (bei aktivem Schub)
Gelenksteifigkeit	morgens und nach längeren Ruhephasen, rasches Abklingen (< 30 Minuten)	langanhaltende Gelenksteifigkeit (> 60 Minuten)
Entzündungszeichen an Gelenken (Überwärmung, Schwellung, Druckdolenz)	bei aktivierter Arthrose (schubartiger Verlauf bei fortgeschrittener Arthrose möglich)	während des akuten Schubs
Befallsmuster	i. d. R. einzelne (oftmals statisch belastete) Gelenke betroffen, am häufigsten Knie-, Hüft-, Fingerend- (Heberden Knoten) und Daumensattelgelenk	i. d. R. mehrere Gelenke betroffen (symmetrischer Befall), häufiger Beginn an kleinen/distalen Gelenken der Hände und Füße, typischerweise Fingermittel- und Fingergrundgelenke
Erkrankungsbeginn und -verlauf	Altersgipfel > 65. LJ, langsam zunehmende Beschwerden (über Monate bis Jahre)	Altersgipfel 30–50 LJ, plötzlicher akuter Schmerzbeginn (Tage bis Wochen)
Weitere Beschwerden	—	allgemeine Krankheitssymptome (z. B. Fatigue, Fieber), extraartikuläre Manifestation

7.3.2 Therapie

(Desiderius 2019, Kiltz et al. 2016)

■ **Konservativ:**

(Huck et al. 2016)

- Medikamentöse Therapie:
  - NSAR (➤ 1.6.8.1), evtl. Opioide,
  - intraartikuläre Kortisoninjektion,
  - Bisphosphonate bei Osteoporose.
- Physikalische Therapie:
  - Elektrotherapie (➤ 3.16),
  - Thermotherapie (➤ 3.15),
  - Hydro-/Balneotherapie (➤ 3.15).
- PT (➤ 7.3.3),
- Ergotherapie,
- Versorgung mit Schienen und Orthesen (➤ 4.9.2),
- Edukation zum Gelenkschutz (➤ 7.8),
- ggf. Gewichtsreduktion.

■ **Operativ:**

- Arthrolyse,
- Gelenkversteifung (Teil- oder Vollarthrodese),
- Resektions-Interpositionsarthroplastiken,
- Osteotomie,
- Endoprothese (➤ 4.9).

7.3.3 Physiotherapie

Weiterführende Informationen zur PT-Behandlung und Befunderhebung bei Arthrose spezieller Gelenke:
- Arthrose des Ellenbogengelenks ➤ 4.3.3,
- Arthrose der Hand ➤ 4.4.3,
- Rhizarthrose ➤ 4.4.4,
- Koxarthrose ➤ 4.5.3,
- Gonarthrose ➤ 4.6.2,
- Arthrose des Sprunggelenks ➤ 4.7.4.

7.3.3.1 Ziele

(Brendle et al. 2009, Mayer u. Siems 2011)

■ **Struktur- und Funktionsebene (ICF):**
- Schmerz- und Entzündungslinderung,
- Verbesserung der Gelenkfunktion,
- Erhalt und Verbesserung der Gelenkbeweglichkeit,
- Steigerung der Muskelkraft und Ausdauerfähigkeit,
- bei geplanter TEP: präoperative Vorbereitung und Muskelkraftaufbau.

■ **Aktivitäts- und Partizipationsebene (ICF):**
- Erhalt und Förderung der ADLs,
- Erhalt der Arbeitsfähigkeit und Partizipation,
- Verbesserung der Lebensqualität.

7.3.3.2 Besonderheiten beim Befund

■ **Struktur- und Funktionsebene (ICF)**
- **Inspektion:**
  - Achsabweichungen,
  - statische Veränderungen (z. B. Trendelenburg-Zeichen bei Koxarthrose),
  - Gangveränderungen: Hinkmechanismen (z. B. Duchenne-Hinken bei Koxarthrose), Giving-way-Phänomen bei Gonarthrose.
- **Funktionsprüfung:**
  - Bewegungseinschränkung i. S. des Kapselmusters,
  - evtl. Krepitationen, spürbares Reiben im Gelenk,
- **Funktionsfragebogen:** Western Ontario and McMaster Osteoarthritis Index (WOMAC) (Stucki et al. 1996), zusätzlich können gelenkspezifische Fragebogen eingesetzt werden, z. B. KOOS (➤ 2.2.3.7), Funktionsfragebogen Hannover für Osteoarthrose (FFbH-OA) (Kohlmann et al. 1999).

7.3.3.3 Physiotherapeutische Behandlung

(Baierle et al. 2017, Hirtz u. Nitsche 2017, Schoch et al. 2017, Köcker 2016)

Cave

Betroffene Gelenke sollten so viel wie möglich bewegt, eine Überlastung jedoch vermieden werden. Keine komplette Entlastung, da degenerative Prozesse begünstigt werden. Während des Krafttrainings können Schmerzen auftreten, allerdings muss darauf geachtet werden, dass sich der Ruheschmerz nach Trainingsende nicht verstärkt.

■ **Struktur- und Funktionsebene (ICF):**
- Elektro- (➤ 3.16), Hydro/Balneo- und Thermotherapie (Kälte- oder Wärmeanwendungen) (➤ 3.15) zur Schmerzlinderung,
- Triggerpunktbehandlung (➤ 3.5.8),

- MT zur Gelenkmobilisation (z. B. Traktion ➤ 3.5.2),
- Weichteiltechniken um die Gelenkbeweglichkeit zu verbessern, z. B. Dehntechniken (➤ 3.5.7),
- assistive/aktive Bewegungstherapie,
- Wassergymnastik (➤ 3.4),
- Mobilisationsübungen,
- MTT:
  - Krafttraining (➤ 3.6.9),
  - Koordinationstraining (➤ 3.6.10),
  - Ausdauertraining (➤ 3.6.8).

■ **Aktivitäts- und Partizipationsebene (ICF):**
- ADL-Training mit/ohne Hilfsmittel,
- Gangschulung,
- ggf. Erlernen von Kompensationsbewegungen,
- Patientenedukation und Beratung, z. B.:
  - geeignete Sportarten und Bedeutung eines eigenverantwortlichen (Heim-)Übungsprogramms,
  - Aufklärung über Hilfsmittelversorgung,
  - Edukation zum Gelenkschutz (➤ 7.8) und ggf. Hilfsmittel (➤ 4.9.7).

■ **Evidenz-/Bewertungslage:** ➤ Link am Kapitelende.

7

7.4 Gicht

Epidemiologie: Gicht zählt in Deutschland neben rheumatoider Arthritis zu den häufigsten Ursachen von Gelenkentzündungen. Sie tritt altersabhängig und insbesondere in den Industrieländern auf (Kiltz et al. 2021). In Deutschland sind 1,6 % der Bevölkerung betroffen, wobei Männer knapp dreimal häufiger an Gicht leiden als Frauen (ebd.). Während das Risiko, an Gicht zu erkranken, bei Männern mit dem Alter stetig zunimmt und Gicht bereits ab dem 30. Lebensjahr auftritt, ist bei Frauen der Erkrankungsgipfel nach der Menopause zu verzeichnen.

Ätiologie und Pathogenese: Gicht ist eine Stoffwechselerkrankung, bei der eine erhöhte Harnsäurekonzentration im Blut vorliegt, in deren Folge es zu Gelenksentzündungen kommen kann. Durch eine eingeschränkte Ausscheidung und/oder gesteigerte Produktion von Harnsäure erhöht sich die Serumkonzentration, die ab > 6,0–7,0 mg/dl als Hyperurikämie bezeichnet wird (Desiderius 2019, Kiltz et al. 2016). Eine erhöhte Harnsäurekonzentration führt dazu, dass die Salze der Harnsäure als Harnsäurekristalle (Urate) ausfallen, sich in Gelenken und anderen Geweben ablagern und nachfolgend schmerzhafte Gelenksentzündungen auslösen (➤ Box) oder klinisch als Tophi tast- und sichtbar werden. Harnsäure fällt als Stoffwechselprodukt von Purinen an und wird hauptsächlich renal ausgeschieden. Da Purine Bestandteil von tierischen und pflanzlichen Zellen sind, können sie sowohl beim Abbau körpereigener Zellen entstehen als auch über die Nahrung aufgenommen werden. Durch ein saures Milieu, u. a. durch Alkoholkonsum begünstigt, wird die Löslichkeitsgrenze von Harnsäure weiter herabgesetzt, sodass vermehrt Harnsäurekristalle anfallen. Als Risikofaktoren bekannt sind neben dem Geschlecht und Alter eine purinreiche Ernährung (z. B. Fleisch, Innereien, Fisch, Spinat, Erbsen, Tomaten, Gurken), Alkoholkonsum, Übergewicht und antihypertensive Medikation (z. B. Diuretika) (ebd.). Je nach Ursache der zugrunde liegenden Hyperurikämie wird die Gicht unterteilt in (Desiderius 2019):

- **Primäre (familiäre) Gicht** (ca. 90 % der Patienten):
  - Anlagebedingte Stoffwechselstörung,

- primäre Hyperurikämie durch Einschränkung der renalen Harnsäureausscheidung und/oder vermehrte Produktion von Harnsäure (ca. 1 % der Patienten mit primärer Gicht),
- Verschlechterung durch purinreiche Ernährung, Alkoholkonsum und zuckerhaltige Getränke,
- ca. 95 % der Patienten sind männlich.
- **Sekundäre Gicht:**
  - Sekundäre Hyperurikämie durch erhöhten Anfall von Harnsäure, z. B. beim Abbau von Tumorzellen, hämatologische Erkrankungen und ihrer Therapie, Psoriasis oder nach chirurgischen Eingriffen und/oder Einschränkung der renalen Harnsäureausscheidung, durch Medikation (z. B. ASS [➤ 1.6.2.2] oder Schleifendiuretika), Nierenerkrankungen, Ketoazidose, Dehydratation oder endokrin bedingt (z. B. Hypothyreose, Nebenschilddrüsenstörung).

Unabhängig vom klinischen Stadium kann sich durch Uratablagerung innerhalb des Nierengewebes eine Gichtnephropathie entwickeln.

Klassifikation

Gicht wird in vier klinische Stadien unterteilt (Desiderius 2019, Engel u. Prautzsch 2013, Kiltz 2016):

- **Asymptomatische Hyperurikämie:**
  - Frauen > 6,9–6,5 mg/dl und Männer > 7,0 mg/dl.
- **Akuter Gichtanfall:**
  - Sehr schmerzhafte und stark berührungsempfindliche Monoarthritis, seltener asymmetrische Oligo- oder Polyarthritis,
  - in > 60 % der Fälle ist das Großzehengrundgelenk betroffen (sog. **Podagra**),
  - Schmerzbeginn innerhalb weniger Stunden und häufig nachts,
  - Hyperurikämie in > 90 % der Fälle nachweisbar,
  - spontane Remission binnen weniger Tage.
- **Interkritische Phase:**
  - Variabler Zeitraum zwischen zwei akuten Gichtanfällen (Wochen bis Jahre),
  - zunehmend kürzere Abstände zwischen Gichtanfällen,
  - zu Beginn klinisch asymptomatisch, später fortbestehende Beschwerden möglich.
- **Chronische Gichtphase:**
  - kommt in Deutschland selten vor,
  - rezidivierende Gichtanfälle,
  - Polyarthritis mit fortschreitender Gelenkdestruktion und extrartikulärer Uratablagerung (z. B. Schleimbeutel, Sehnenscheiden),
  - Gichttophi.

Beim **akuten Gichtanfall** (Arthritis urica) lagern sich Uratkristalle im Gelenkinnenraum ab und lösen nachfolgend eine Entzündungsreaktion aus, die von typischen Entzündungszeichen wie Rötung, Überwärmung, Schwellung, Schmerz und/oder Funktionseinschränkung begleitet wird. Klinisch treten starke Schmerzen und eine massive Berührungsempfindlichkeit im Bereich des betroffenen Gelenks auf. In der Regel geht dem akuten Gichtanfall ein Auslöser voraus, z. B. eine Chemotherapie oder Alkoholexzess am Vorabend. Am häufigsten ist initial das Großzehengrundgelenk betroffen (sog. Podagra), nachfolgend der Mittelfuß, das Sprunggelenk, die Achillessehne, das Knie- oder Ellenbogengelenk (Kiltz et al. 2016).

7.4.1 Klinischer Befund

Symptome
(Desiderius 2019)

- **Akuter Gichtanfall:**
  - Schmerzhafte und berührungsempfindliche Gelenke,
  - rascher, meist nächtlicher Schmerzbeginn,
  - Überwärmung, Rötung, Schwellung und Funktionseinschränkung der Gelenke,
  - i. d. R. Monoarthritis peripherer Gelenke (z. B. Podagra), selten mehrere Gelenke betroffen.
- **Chronische Gichtphase:**
  - Schmerzlose, harte und weiße Gichttophi (Gichtknötchen), z. B. an Ellenbogen, Ohrmuschel, Händen oder Füßen sicht- und tastbar,
  - ggf. fortbestehende Schmerzen und zunehmende Funktionseinschränkung betroffener Gelenke.

Diagnostik (ebd.)
- Anamnese,
- klinische Zeichen,
- Blutuntersuchung,
- ggf. Punktat zum Nachweis von Uratkristallen zur Differenzialdiagnostik,
- ggf. Röntgen bei fortschreitender Gicht (radiologische Langzeitschäden sichtbar, z. B. Gelenkusuren und -destruktion, Zysten und Weichteilverkalkung sowie überhängende Knochenränder an den Grundphalangen).

7.4.2 Therapie

(Desiderius 2019, Kiltz et al. 2016)

Konservativ:
- Bei akutem Gichtanfall:
  - Medikamentöse Therapie für max. 14 Tage:
    - NSAR (➤ 1.6.8.1) und/oder Kortikosteroide (➤ 1.6.5.3),
    - alternativ Colchicin.
  - PT (➤ 7.4.3.4.1),
  - Diätempfehlung (Trinkzufuhr erhöhen, kein Alkohol).
- Intervalltherapie:
  - Bei Hyperurikämie < 9 mg/dl:
    - Diätempfehlung (Alkoholverzicht, hohe Flüssigkeitszufuhr, Reduktion von Kaffee und purinhaltigen Lebensmitteln),
    - ggf. Umstellung der medikamentösen Therapie zur Meidung von ASS und Thiaziddiuretika.
  - Bei Hyperurikämie > 9 mg/dl:
    - Medikamentöse Therapie zur Senkung der Harnsäurekonzentration im Plasma auf 5,5–6 mg/dl mit Urostatika (z. B. Allopurinol), alternativ Urikosurika,
    - PT (➤ 7.4.3.4.2).

Operativ:
- Resektionsarthroplastiken oder Arthrodesen bei Gelenkdeformierungen bzw. ausgeprägten Funktionseinschränkungen.

7.4.3 Physiotherapie

7.4.3.1 Ziele

Struktur- und Funktionsebene (ICF) (Tatlock et al. 2017):
- Schmerz- und Entzündungslinderung,

- Verbesserung der Gelenkbeweglichkeit,
- Verbesserung der Muskelkraft und Ausdauerfähigkeit.

Aktivitäts- und Partizipationsebene (ICF) (Tatlock et al. 2017):
- Erhalt und Förderung der ADLs,
- Erhalt der Arbeitsfähigkeit und Partizipation,
- Verbesserung der Lebensqualität.

7.4.3.2 Besonderheiten beim Befund

(Dölken 2015, Meyer u. Siems 2011)
- Ernährungsgewohnheiten: purinreiche Lebensmittel (z. B. Fleisch, Innereien, Wurst, Geflügel), Alkoholkonsum (v. a. Spirituosen und Bier),
- Gichttophi an Ohrmuscheln, Händen, Füßen und am Olecranon,
- Gelenkentzündungen, meist asymmetrisch, häufig sind das Großzehen- (Podagra) und Kleinfingergrundgelenk (Chiragra) betroffen.

7.4.3.3 Physiotherapeutische Behandlung

(Engel et al. 2017, Dölken 2015)

7.4.3.3.1 Behandlung im akuten Gichtanfall:

- Kryotherapie (➤ 3.15.4),
- Hochlagerung und Ruhigstellung der betroffenen Extremität,
- MT zur Schmerzlinderung (z. B. Traktion) (➤ 3.5),
- schmerzadaptierte Bewegungstherapie.

Cave

Im akuten Anfall sind Gelenke oft extrem schmerz- und berührungsempfindlich.

7.4.3.3.2 Behandlung in anfallsfreiem Intervall:

- Wärmetherapie (z. B. Heiße Rolle ➤ 3.15.3.3),
- aktive Bewegungstherapie,
- MT zur Manipulation/Mobilisation (➤ 3.5),
- Patientenedukation:
  - Purinarme und ausgewogene Ernährung, Milchprodukte zur Förderung der Ausscheidung von Harnsäure,
  - Reduktion des Alkoholkonsums,
  - Bewegungsmangel und Übergewicht begünstigen Hyperurikämie.

■ **Evidenz-/Bewertungslage:** ➤ Link am Kapitelende.

7.5 Spondylitis ankylosans

Spondylitis ankylosans (auch Bechterewsche Erkrankung, Morbus Bechterew) gehört zu den Spondyloarthritiden. Diese Gruppe bezeichnet schubförmig verlaufende entzündlich-rheumatische Erkrankungen, die durch Entzündungen im Bereich der WS (v. a. kleine Wirbelgelenke und ISG) gekennzeichnet sind. Charakteristisch sind die Beteiligung der Sehnenansätze (Enthesien) sowie die Assoziation mit dem MHC-Klasse I-Antigen HLA B27 (DGRh 2013, Imhoff et al. 2010).

Epidemiologie: In Europa sind 0,5–1 % der Bevölkerung betroffen. Männer erkranken viermal häufiger als Frauen. Zudem ist eine familiäre Häufung zu beobachten. Der Erkrankungsbeginn liegt zwischen dem 20. und 40. Lebensjahr (DGRh 2013).

7.5.1 Klinischer Befund

■ **Symptome**
(Imhoff et al. 2010, Schultz 2010)
- Prodromalstadium:
  - Steifheit der WS, beginnend am thorakolumbalen Übergang,
  - Sakroiliitis,
  - andauernde, tiefsitzende Kreuz- und Gesäßschmerzen (v. a. nachts und morgens),
  - Linderung der Symptome durch Bewegung,
  - Fersenschmerz,
  - Schmerzen an SCG, Knie- und Hüftgelenken.
- Vollbild:
  - Schwere ankylosierende Kyphose,
  - typisch: vorgebeugte Haltung,
  - evtl. begleitende Arthritis peripherer Gelenke und Enthesiopathien (meist Achillessehne betroffen),
  - Ateminsuffizienz durch Versteifung der WS und vorgebeugte Haltung.

■ **Diagnostik**
(Imhoff et al. 2010, Schultz 2010)
- Funktionsprüfung der WS (➤ 4.1.1.3):
  - Finger-Boden-Abstand (FBA),
  - Schober-Zeichen,
  - Ott-Zeichen,
  - Fleche-Test (Hinterhaupt-Wand-Abstand),
  - Kinn-Jugulum-Abstand.
- Laboruntersuchung:
  - HLA B27 positiv,
  - Rheumafaktor negativ.
- Röntgenuntersuchung (➤ 2.4.14).

7.5.2 Therapie

(Piper 2013)
- PT (➤ 7.5.3).
- Medikamentöse Therapie (➤ 1.6):
  - NSAR, alternativ COX-2-Hemmer,
  - Antikörper gegen TNF-α,
  - Analgetika,
  - Glukokortikoid-Injektionen.
- OPs: Wirbelosteotomien bei hochgradiger Kyphose.

7.5.3 Physiotherapie

7.5.3.1 Ziele

Struktur- und Funktionsebene (ICF) (DGRh 2013, Dölken 2009, Smolenski et al. 2003):
- Entzündungs- und Schmerzlinderung,
- Erhalt der Beweglichkeit (v. a. Thorax, WS), Kontrakturprophylaxe (➤ 3.1.2.3),
- Pneumonieprophylaxe (➤ 3.1.2.1), Verbesserung der Atemfunktion,
- Tonusregulierung,
- Förderung der Durchblutung,
- Haltungsschulung,
- Verbesserung des Gangbilds (➤ 3.1.8), Sturzprophylaxe (➤ 16.3.4),
- Verbesserung der Ausdauer und körperlichen Leistungsfähigkeit.

7

Aktivitäts- und Partizipationsebene (ICF):
- Erhalt und Förderung der Eigenständigkeit und Partizipation,
- Verbesserung des Wohlbefindens, Erhalt und Förderung der Lebensqualität.

7.5.3.2 Besonderheiten beim Befund

Struktur- und Funktionsebene (ICF) (Dölken 2015, Manger 2012, Mayer u. Siems 2011, Reinigen et al. 2012):
- **Anamnese** (➤ 2.1.2):
  - Nächtliche diffuse Schmerzen im LWS- sowie Fersenbereich.
- **Inspektion** (➤ 2.1.3):
  - Protraktion des Schultergürtels,
  - verringerte Thoraxbeweglichkeit,
  - verringerte LWS-Lordose,
  - verringerte untere und verstärkte obere HWS-Lordose,
  - verstärkte BWS-Kyphose,
  - Aufrichtung des Beckens,
  - Kompensationsstellung rumpfnaher Gelenke,
  - „Bügelbrettrücken" (überdehnte, geschwächte LWS-Muskulatur),
  - Verlagerung des Körperschwerpunktes nach ventral, verstärkte Belastung der Vorfüße.
- **Palpation** (➤ 2.1.4.1):
  - Druckschmerz im Bereich der Achillessehne, des ISG, der Wirbel- und Rippengelenke,
  - erhöhte Spannung der dorsalen Beinfaszie.
- **Funktionsprüfung:**
  - WS-Beweglichkeit (➤ 7.5.1): Bath Ankylosing Spondylitis Metrology Index (BASMI) (Jenkinson et al. 1994),
  - Beweglichkeit der kostosternalen Gelenke,
  - Untersuchung der ISG: Mennell-Handgriffe, Patrick-Kubis-Test,
  - Beweglichkeit der Hüftgelenke (v. a. Extension),
  - Ganganalyse (➤ 2.3): Durch die Kontrakturen ähnelt das Gangbild dem von Patienten mit Parkinson-Syndrom (➤ 8.4.8.1).
  - Atembefund (➤ 9.1.1):
    - Vitalkapazität (Einschränkung der Atmung durch Kyphose),
    - respiratorische Umfangsdifferenzen,
    - Bauchatmung,
    - „Fußballbauch" (Vorwölbung des Bauchs durch Schwäche der Bauchmuskulatur).
  - Stuhlgewohnheiten (Einschränkung der Darmtätigkeit durch Kyphose).
  - Im fortgeschrittenen Stadium:
    - Sauerstoffmangel durch Atemfunktionseinschränkung und Cor pulmonale (➤ 3.2.6.2) möglich, daher Kontrolle von:
      - Atemfrequenz,
      - Herzfrequenz,
      - Blutdruck.
  - Ausdauerleistung: 6-Minuten-Gehtest (➤ 3.7.7.8.2),
  - Funktionsfragebogen: Bath Ankylosing Spondylitis Functional Index (BASFI) (Ruof et al. 1999).

7.5.3.3 Physiotherapeutische Behandlung

(Baumgart et al. 2012, Dölken 2015, Millner et al. 2016, Passalent 2011)

7.5.3.3.1 Behandlung im akuten Schub

Struktur- und Funktionsebene (ICF):
- Schmerztherapie: Kryotherapie (z. B. Kältekammer, Kaltluft, lokale Eisapplikationen, Wickel) (➤ 3.15.4),

- Heiße Rolle (➤ 3.15.3.3) im Bereich des Thorax (**Cave:** Keine Anwendung auf entzündeten Strukturen),
- Elektrotherapie (➤ 3.16.1),
- aktives Üben (Erhalt von Mobilität und Kraft),
- WS-Mobilisation,
- Entlastung der Gelenke durch Lagerung.

7.5.3.3.2 Behandlung in der schubfreien Phase

Struktur- und Funktionsebene (ICF):

- Aktive Aufrichtung, Kräftigung der aufrichtenden Muskulatur:
  - PNF (➤ 3.7.3),
  - MTT (➤ 3.6),
  - funktionelle Kräftigungsübungen,
  - resistive Übungen mit Kleingeräten, z. B. mit dem Theraband®.
- Übungen nicht ausschließlich in Extension, alle Bewegungsrichtungen einschließen,
- Unterlagerung der Brust in BL und des Kopfs in RL beachten,
- regelmäßige Bewegungstherapie (Evidenz ➤ Link am Kapitelende).
- **Begleitend** zur aktiven Therapie:
  - Hydro-/Balneotherapie (➤ 3.15, Evidenz ➤ Link am Kapitelende),
  - Behandlung verkürzter Muskeln (z. B. Mm. pectorales, Mm. scaleni, M. levator scapulae, M. trapezius, Bauchmuskulatur, M. iliopsoas, Mm. ischiocrurales, Mm. adductores, M. rectus femoris),
  - hubfreie Mobilisation des Thorax und der ISG,
  - Atemgymnastik,
  - Massage der Rumpfmuskulatur (v. a. Interkostalräume),
  - Dehnlagerung (➤ 3.1.3.3),
  - FBL (➤ 3.8.2),
  - Kolonmassage (➤ 3.14.3),
  - Training der allgemeinen Ausdauer (➤ 3.6.8),
  - Koordinationsübungen (➤ 3.6.10),
  - Elektrotherapie (diadynamische Ströme, mittelfrequenter Reizstrom, Mikrowellen) (➤ 3.16.1), Ultraschalltherapie (Phonophorese ➤ 3.16.2.5.2).

Cave

Keine Mobilisation von Ankylosen oder operativ versteiften Gelenken.

Aktivitäts- und Partizipationsebene (ICF):

- Training der ADLs,
- Kompensationsübungen,
- Anleitung zur individuell angepassten körperlichen Aktivität,
- Patienten- und Angehörigenedukation (➤ 7.2.3.3.1).

■ **Evidenz-/Bewertungslage:** ➤ Link am Kapitelende.

7.6 Fibromyalgiesyndrom

Das Fibromyalgiesyndrom ist ein komplexes Schmerzsyndrom der Muskulatur, des Bindegewebes und der Knochen. Kennzeichnend sind schmerzhafte Druckpunkte, sog. Tenderpoints (➤ 3.9.1.7.2), beidseits an folgenden Lokalisationen:

- Occiput: Ansatz der subokzipitalen Muskulatur,
- vorderer unterer Zervikalbereich: an den Ligg. intertransversaria (Querfortsätze C5 bis C7),
- M. trapezius: mittlerer oberer Rand,
- M. supraspinatus: am Muskelursprung, nahe dem medialen Rand,
- 2. Rippe: lateral der Knochen-Knorpel-Grenze,

- Epicondylus radialis: 2 cm distal,
- Regio glutea: im oberen äußeren Quadranten des Gesäßes,
- Trochanter major: dorsal,
- Knie: am medialen Fettpolster oberhalb des Kniegelenkspalts.

Die Tenderpoints gelten als positiv, wenn ab einem Druck von 4 kg/cm² Schmerz angegeben wird. Sie treten in Kombination mit vegetativen und neurologischen Begleiterscheinungen sowie psychischen Veränderungen auf (Piper 2013). Diese chronische Erkrankung zählt zum **Weichteilrheumatismus** und kann als Einzelerkrankung (primär) oder als Folgeerscheinung (sekundär) bei anderen rheumatischen Erkrankungen auftreten (Brückle 2003).

Epidemiologie: Überwiegend sind Frauen zwischen dem 35. und 55. Lebensjahr betroffen, vereinzelt können auch Kinder und Jugendliche erkranken. Der Anteil der Gesamtbevölkerung, die an dem Fibromyalgiesyndrom erkrankt ist, beträgt ca. 3 % (Brückle 2003, Kasch 2007).

Ätiologie: Die Ursache ist unklar. Vermutet werden:
- Genetische Disposition,
- Problematik der Erregungsleitung von Nerven,
- Störung der Regelkreise der Schmerzempfindung im Gehirn (erniedrigte Schmerzschwelle).

Bei den Betroffenen kann im Serum eine Erniedrigung der Botenstoffe Serotonin und Tryptophan sowie eine Erhöhung des Transmitterstoffes Substanz P im Liquor nachgewiesen werden (Hettenkofer 2001).

7.6.1 Klinischer Befund

Symptome

(Kasch 2007)
- Generalisierte Schmerzen des Bewegungssystems (obere und untere Extremität, WS, vordere Thoraxwand),
- Schlafstörungen,
- Leistungsabfall,
- Migräne,
- Reizdarmsyndrom,
- Müdigkeit,
- Konzentrationsschwäche,
- funktionelle und vegetative Beschwerden.

Diagnostik

Ein Patient erfüllt nach den Kriterien des ACR von 2010 die Diagnosekriterien für eine Fibromyalgie, wenn die folgenden drei Bedingungen gegeben sind:
- Widespread-Pain-Index ≥ 7 und Symptom Severity Scale ≥ 5 oder Widespread-Pain-Index 3–6 und Symptom Severity Scale ≥ 9,
- Bestehen der Symptome seit mind. drei Monaten in ähnlicher Stärke,
- keine Hinweise auf eine andere Erkrankung, durch die die Schmerzen hervorgerufen werden könnten (Röther et al. 2012).

7.6.2 Therapie

(Schultz 2010)
- Langwierig und schwierig,
- individuell zusammengestellte multimodale Therapie,
- Antidepressiva (➤ 1.6.7.3),
- Analgetika (➤ 1.6.8),
- PT (➤ 7.6.3),
- Psycho-/Verhaltenstherapie.

7.6.3 Physiotherapie

7.6.3.1 Ziele

Struktur- und Funktionsebene (ICF) (DGSS 2017, Mayer u. Siems 2011):
- Schmerzlinderung,
- vegetative Umstimmung,
- Steigerung der Belastbarkeit,
- Entspannung,
- Harmonisierung des Stoffwechsels.

Aktivität- und Partizipationsebene (ICF):
- Verbesserung der Funktionsfähigkeit im Alltag und der Partizipation,
- Erhalt und Verbesserung der Lebensqualität.

7.6.3.2 Besonderheiten beim Befund

Struktur- und Funktionsebene (ICF) (Mayer u. Siems 2011):
- Kontrolle der Tenderpoints (➤ 3.9.1.7.2),
- Erfassung vegetativer Begleitsymptome (z. B. Kopfschmerzen, Atembeschwerden, Miktions- und Potenzstörungen),
- Dermographismus (➤ 3.14.4.4).

Aktivität- und Partizipationsebene (ICF):
- Psychische Situation: Krankheitsverarbeitung (➤ 1.2.3, ➤ 2.2.3.4),
- Funktionsfragebogen: Fibromyalgia Impact Questionnaire (Offenbaecher et al. 2000).

7.6.3.3 Physiotherapeutische Behandlung

Struktur- und Funktionsebene (ICF) (Macfarlane et al. 2017, Winkelmann et al. 2017):
- Ausdauertraining (➤ 3.6.8),
- Krafttraining (➤ 3.6.9),
- Funktionstraining,
- Wassergymnastik (➤ 3.4),
- Thermalbäder, Balneotherapie,
- Muskeldehnungen (➤ 3.5.7),
- Dehnungs- und Flexibilitätstraining,
- Patientenedukation (Häuser 2022):
  - Aufklärung über Krankheitsverlauf, Prognose,
  - Therapieziel ist Erhalt/Verbesserung der ADL-Fähigkeit und Lebensqualität,
  - Bedeutsamkeit der eigenständigen Aktivität für Therapieerfolg (z. B. Bewegung, Wärmeanwendung),
  - ggf. Hilfsmittelversorgung und -nutzung.

Grundsätzlich ist das Therapiekonzept individuell auf den Patienten und seine aktuelle Situation anzupassen. Es gibt kein standardisiertes Schema beim Fibromyalgiesyndrom, aber viele Techniken und Methoden, die angewendet werden können.

■ **Evidenz-/Bewertungslage:** ➤ Link am Kapitelende.

7.7 Kollagenosen

Folgende Krankheitsbilder gehören im engeren Sinne zur Gruppe der Kollagenosen (Gruber u. Donhauser-Gruber 2013):

- Systemischer Lupus erythematodes (➤ 7.7.1),
- systemische Sklerodermie (➤ 7.7.2),
- Poly- und Dermatomyositis (entzündlicher Befall der quergestreiften Muskulatur und der Haut),
- Mischkollagenosen (auch Sharp-Syndrom, Überlappungskrankheit mit Symptomen der o. g. Kollagenosen),
- Sjögren-Syndrom (entzündlicher Befall der Tränen- und Speicheldrüsen).

Die Bezeichnung „Kollagenose" ist auf die Entzündungsaktivität, die sich vorwiegend im Kollagen (Bindegewebe) entwickelt, zurückzuführen. Im Verlauf der o. g. Krankheitsbilder können die Entzündungen verschiedene Befunde aufweisen, z. B. Gelenkschwellungen, -schmerzen bis hin zum Vollbild einer RA-Symptomatik (➤ 7.2) (Miehle 1999).

7.7.1 Systemischer Lupus erythematodes

Der systemische Lupus erythematodes (SLE) ist eine Autoimmunerkrankung. Gekennzeichnet ist die Erkrankung durch das Auftreten von Auto-Antikörpern, die für die verschiedenen Gewebeaffektionen verantwortlich gemacht werden (Gruber u. Donhauser-Gruber 2013).
SLE verläuft schubweise. Neben der Haut und dem Gefäßbindegewebe sind häufig auch kleine Arterien und Arteriolen betroffen, die als Folge eine Vaskulitis ausbilden (Imhoff et al. 2010). Bei mehr als 90 % der Erkrankten ist eine Muskel- und Gelenkbeteiligung zu beobachten. Diese Gelenkentzündungen bedingen Schwellungen, Ergüsse und Bewegungseinschränkungen. Im Gegensatz zur RA (➤ 7.2) verursachen die Entzündungen keine Schäden an den Gelenken, jedoch entstehen meist Deformitäten durch entzündliche Prozesse im umliegenden Bindegewebe (Miehle 1999).

Epidemiologie: Von der Erkrankung sind überwiegend jüngere Frauen betroffen (über 80 %, Östrogene als Trigger), das mittlere Erkrankungsalter liegt um das 30. Lebensjahr (Schultz 2010).

7.7.1.1 Klinischer Befund

■ Symptome

(Puchner 2012, Schultz 2010)

- Haut- und Schleimhautveränderungen:
  - Photosensibilität,
  - Schmetterlingserythem,
  - diffuser, meist reversibler Haarausfall,
  - vaskulitische Veränderungen an den Fingern mit Raynaud-Syndrom (➤ 7.2),
  - Urtikaria, Pannikulitis, Vesikel etc.
- Muskel- und Gelenkbeteiligung (sehr unterschiedlich ausgeprägt):
  - Arthralgien,
  - Arthritiden (symmetrisch im Bereich der Hand- und Fingergelenke),
  - Myalgien,
  - Morgensteifigkeit,
  - selten Gelenkdeformitäten,
  - keine radiologisch nachweisbare Gelenkdestruktion.
- Kardiale Beteiligung:
  - Klappenveränderungen,
  - Perikarditis,

  - Myokarditis.
- Pulmonale Beteiligung:
  - Pleuritis (bei ca. 50 % der Betroffenen),
  - akute Lupus-Pneumonitis (selten, aber oft dramatisch).
- Hämatologische Veränderungen:
  - Autoimmunhämolytische Anämie,
  - Thrombozytopenie,
  - Leukopenie,
  - Niere: Lupusnephritis (bei ca. 50 % der Betroffenen).
- Nervensystem (bei 20–50 % der Betroffenen):
  - Psychosen,
  - Depressionen,
  - affektive Veränderungen,
  - kognitive Defizite,
  - Krampfanfälle,
  - Kopfschmerzen,
  - Bewegungsstörungen (Ataxie, Athetose, Chorea, parkinsonähnliche Manifestationen),
  - Polyneuropathien.

■ **Diagnostik**

Die Diagnostik erfolgt über das klinische Bild und Laborparameter. Neben einer Erhöhung der Blutsenkungsgeschwindigkeit ist v. a. die Erhöhung des ANA-Spiegels (Anti-DNA-Antikörper, SSA-Antikörper) charakteristisch (Prinz 2012).

7.7.1.2 Therapie

(Karges u. Al Dahouk 2011)
- Kortikosteroide (Prednison ➤ 1.6.5.3),
- Cyclophosphamid,
- UV-Schutz,
- symptomatische Therapie mit NSAR (➤ 1.6.8.1),
- Therapie der Organbeteiligung.

7.7.2 Systemische Sklerodermie

Die systemische Sklerodermie ist eine entzündliche Systemerkrankung des Bindegewebes. Zu Beginn sind ödematöse Schwellungen charakteristisch, später treten zunehmend Fibrose, Induration, Atrophie der Haut und Gelenkaffektionen auf. Im fortgeschrittenen Stadium leiden die Betroffenen unter dem Befall der inneren Organe aufgrund diffuser Vaskulitiden und sekundärer Bindegewebsproliferation (Gruber u. Donhauser-Gruber 2013).

Epidemiologie und Ätiologie: Die Erkrankung ist selten, Frauen erkranken dreimal häufiger als Männer. Als Ursache werden eine genetische Disposition (HLA-assoziiert) und Chemikalien angegeben (Schultz 2010).

Klassifikation (nach Prinz 2012):
- Diffus sklerosierende Sklerodermie,
- limitierte Sklerodermie: CREST-Syndrom (Calcinosis cutis, Raynaud-Syndrom, Esophageal Dysfunction, Sklerodakytlie, Teleangiektasien).

7.7.2.1 Klinischer Befund

■ **Symptome**

(Piper 2013)
- Frühsymptom: Oft Raynaud-Syndrom (➤ 7.2),
- initial ödematöse Veränderungen der Hände, später auch Füße, Unterarme, Unterschenkel und Gesicht.

- Indurationsphase:
  - Rückgang des Ödems,
  - Erhöhung der Hautspannung (Hautfalten nicht mehr abhebbar),
  - Sklerosierung:
    - Sklerodaktylie (Sklerose der Fingerhaut, führt zu dünnen, spitz zulaufenden Fingern, sog. Madonnenfingern),
    - „Rattenbissnekrosen" (Gewebsuntergang an den Fingerkuppen),
    - „Tabaksbeutelmund" (periorale radiale Fältelung),
    - maskenartiger Gesichtsausdruck durch Mimikverlust,
    - Pigmentanomalien.
- Arthralgien,
- Myalgien.
- Beteiligung des GI-Trakts:
  - Motilitätsstörungen des Ösophagus, Refluxösophagitis,
  - Dünndarmatonie und -hypomotilität, Obstipation, Divertikel-Bildung.
- Lungenfibrose,
- Herzbeteiligung,
- Nierenbeteiligung: Maligne Hypertonie.

■ **Diagnostik**

Die Diagnostik erfolgt über das klinische Bild und den immunologischen Nachweis von ANA (90 %), Anti-SCL70-Antikörpern und Anti-Zentromeren-Antikörpern (Karges u. Al Dahouk 2011).

7.7.2.2 Therapie

(Schultz 2010)
- Kurzfristige Gabe von Kortikosteroiden (➤ 1.6.5.3),
- immunsuppressive Therapie (z. B. Azathioprin),
- Therapie der Organbeteiligung,
- PT (➤ 7.7.3.3),
- experimentelle Therapieansätze mit Rituximab, Imatinib und autologer Stammzelltransplantation.

7.7.3 Physiotherapie bei Kollagenosen

7.7.3.1 Ziele

Struktur- und Funktionsebene (ICF) (Banholzer u. Nirmaier 2013, Eckler et al. 2011):
- Erhalt der Beweglichkeit,
- Schulung der Körperwahrnehmung, Koordination,
- Erhalt und Verbesserung von Kraft und Ausdauer (➤ 3.6),
- Kontraktur- und Thromboseprophylaxe (➤ 3.1.2),
- Pneumonieprophylaxe (➤ 3.1.2.1), Verbesserung der Lungendehnfähigkeit,
- Entstauung, Verbesserung des Lymphabflusses (MLD ➤ 3.11.5.1), Gewebelockerung,
- Förderung der Hautdurchblutung und -elastizität, Reduzierung der Fibrosierung,
- zusätzlich bei Sklerodermie (➤ 7.7.2): Erhalt der Gesichtsmimik.

Aktivitäts- und Partizipationsebene (ICF):
- Erhalt und Förderung der Eigenständigkeit und Partizipation,
- Erhalt und Verbesserung der Lebensqualität.

7.7.3.2 Besonderheiten beim Befund

(Buslau et al. 2011, Spamer 2002)

Die Erhebung des PT-Befunds sollte sich an den jeweiligen typischen Symptomen des Krankheitsbilds orientieren (➤ 7.7.1.1, ➤ 7.7.2.1).

- **Anamnese** (➤ 2.1.2):
  - Schmerzanamnese,
  - ggf. Schluckbeschwerden durch Motilitätsstörung des Ösophagus,
  - viszerale Beschwerden durch Befall der inneren Organe,
  - Einschränkung der ADLs,
  - psychische Situation und Krankheitsverarbeitung (➤ 1.2.3, ➤ 2.2.3.4).
- **Inspektion** (➤ 2.1.3):
  - Krankheitsspezifische Hautveränderungen.
- **Palpation** (➤ 2.1.4.1):
  - Erhöhte Hautspannung und reduzierte Verschiebbarkeit.
- **Funktionsprüfung**:
  - Eingeschränkte Gelenkbeweglichkeit, Kontrakturen,
  - reduzierte Muskelkraft,
  - Atembefund (➤ 9.1.1).
- **Funktionsfragebogen:** Hand Mobility in Scleroderma (HAMIS) (Sandqvist u. Eklund 2000).

7.7.3.3 Physiotherapeutische Behandlung

(Banholzer u. Nirmaier 2013, Buslau et al. 2011, Spamer 2002)

Struktur- und Funktionsebene (ICF):
Die Therapie folgt im Wesentlichen den Prinzipien der PT bei RA (➤ 7.2.3):
- Aktive Bewegungstherapie,
- MTT (➤ 3.6),
- Weichteilmobilisation/Massagetechniken (z. B. Zirkelungen, Verschiebungen), Bindegewebsmassage (➤ 3.14.2), MLD (➤ 3.11.5.1),
- Übungen für die mimische Muskulatur, Gesichtspattern,
- Verbesserung der Beweglichkeit (z. B. MT, Dehntechniken ➤ 3.5),
- Atmungstherapie (➤ 3.2), Dehnlagerungen (➤ 3.1.3.3), atemvertiefende Maßnahmen,
- Kolonmassage (➤ 3.14.3),
- Wärmetherapie (z. B. Paraffinbäder) (➤ 3.15).

Aktivitäts- und Partizipationsebene (ICF):
- Training der ADLs,
- ggf. Kompensationsübungen,
- Patienten- und Angehörigenedukation, z. B.:
  - Aufklärung über Hilfsmittelversorgung und Schulung im Gebrauch von Hilfsmitteln,
  - selbstständige Durchführung und Steigerung eines (Heim-)Übungsprogramms.

■ **Evidenz-/Bewertungslage:** ➤ Link am Kapitelende.

7.8 Gelenkschutz

Gelenkschutz trägt einen wichtigen Teil zur Krankheitsverarbeitung und Therapie bei. Es ist vorwiegend Aufgabe der Ergotherapeuten, aber auch der Physiotherapeuten, dem Patienten die Prinzipien und Relevanz des Gelenkschutzes (Hilfsmittelversorgung ➤ 4.9.7) zu vermitteln. Veränderte Bewegungsabläufe und praktisches Umsetzen der Gelenkschutzprinzipien ermöglichen dem Patienten eine positive und aktive Einflussnahme auf das Krankheitsgeschehen (Thymm 2008).
Das College of Occupational Therapists (COT) beschreibt in seinen Occupational Therapy Clinical Guidelines for Rheumatology (COT 2015) die Wichtigkeit des Gelenkschutzes (Evidenz-/Bewertungslage ➤ Link am Kapitelende). Auch während der beschwerdefreien Phasen ist ein dauerhaftes, systematisches Umler-

nen und Umdenken bisheriger Lebens- und Verhaltensweisen notwendig. Dem Patienten soll ermöglicht werden, die Gelenkschutzregeln (➤ Tab. 7.8.1) auf Situationen außerhalb der Therapie übertragen zu können. Dazu ist es notwendig, den bestmöglichen Kompromiss zwischen der Theorie und der individuellen Praxis (den persönlichen Alltagsanforderungen und Bedürfnissen) zu finden (Bureck 2005).

Tab. 7.8.1 Gelenkschutzregeln (Baumgart et al. 2012, Georgi et al. 2006, Thymm 2008).

Gelenkschutzregel	Erläuterung und Beispiele
Balance zwischen Ruhe und Aktivität	Aktive Bewegung ist von existenzieller Bedeutung für die Gelenkernährung sowie für Erhalt und Verbesserung von Muskelkraft und Bewegungsumfang. Zu viel Belastung kann zu Schmerzen und Funktionseinbußen führen und Entzündungsschübe provozieren. Bsp.: Ausreichend Pausen, Einteilung der Arbeit, Schmerzgrenze (Warnsignal) und Grenze der körperlichen Belastbarkeit akzeptieren.
Vermeidung von gelenkbelastenden Ausgangspositionen	Bsp.: Fersensitz, Handstütz, Vierfüßlerstand, Kniestand.
Korrekte Arbeitshaltung im Sitzen	Bsp.: Ergonomisches Mobiliar.
Verteilung oder Verminderung von Belastungen	**Verteilung:** Mehrere Gelenke einsetzen, um die kleinen Fingergelenke zu entlasten. Bsp.: Beidhändiges und körpernahes Tragen/Arbeiten. **Verminderung:** Bsp.: Ausnutzen von Hebelkräften; nichts tragen, was auch gleiten oder rollen kann. **Entlastung** durch Veränderung der Bewegung: Bsp.: Lappen zum Auswringen über den Wasserhahn hängen. So können beide Hände in die gleiche Richtung wringen. Hilfe annehmen.
Arbeiten achsengerecht ausführen	Bsp.: • Bei der Hand bilden Mittelfinger und Unterarm eine Achse, • Gewicht gleichmäßig auf beide Beine verteilen, • HWS möglichst aufrichten, • Nutzen von Alltagshilfen, ergonomischen Werkzeugen (z. B. Fuchsschwanzmesser), • Aufstehen unter Ausnutzung des Schwungs der Beine über die SL, • Stabilisation über Orthesen (➤ 4.9.2) und Bandagen.
Hebelarme verlängern	Bsp.: Tür- und Fenstergriffe.
Arbeiten gegen Widerstände vermeiden	Bsp.: • Kein kraftvoller Spitz- und Schlüsselgriff oder Faustschluss. • Kein Einsatz von Therapieknete oder festem Schaumstoff zur Handkräftigung.
Monotone Dauerbelastungen vermeiden	Statische Tätigkeiten möglichst meiden oder auf Minimum reduzieren. Bsp.: Regelmäßig Arbeitshaltungen wechseln.

Gelenkschutzregel	Erläuterung und Beispiele
Vermeidung von Erschütterungen, Stoß- und Schlagbewegungen	Erschütterungen, Stoß- und Schlagbewegungen können Entzündungen provozieren. Bsp.: Stoßdämpfendes Schuhwerk.
Durchführung eines täglichen Hausübungsprogrammes	Individuell abgestimmt, regelmäßige Kontrolle und Anpassung durch den Th.
Einsatz von Hilfsmitteln, Alltagshilfen (➤ 4.9.7)	Spezialhilfsmittel für Rheumatiker, selbst hergestellte Alltagshilfen. Ersatz der üblichen Geräte zur Entlastung der Gelenke. Bsp.: Einkaufstrolley statt Einkaufskorb.
Benutzen von Griffverdickungen	Verminderung des Drucks auf die Fingergrundgelenke, Gewährleistung von sicherem Halt und Erleichterung des Greifens. **Ausnahme:** Bei fortgeschrittener Knopflochdeformität (➤ 7.2.1) kann dadurch die Hyperextension gefördert werden.
Stabilisation von instabilen Gelenken mithilfe von Schienen und Orthesen	Verwendung bei Knopfloch- und Schwanenhalsdeformität sowie ulnarer Deviation in den MCP-Gelenken (➤ 7.2.1).

7.9 Evidenz-/Bewertungslage

Um größtmögliche Aktualität in der Print- und Online-Version zu gewährleisten, stehen Informationen zu aktuell vorliegenden Studien im Online-Zusatzmaterial (➤ QR-Code) zur Verfügung.

Evidenzangaben

Literatur

8 Neurologie*

Verena Gesing, Ulrike Lach

* Grundlageninformationen z. B. zur Anatomie sowie zu den einzelnen Krankheitsbildern wurden in Teilen aus dem Skript „Neurologie" von Anna Heller übernommen, erschienen 2015 in der 3. Auflage, Vertrieb durch Die Fachwelt Verlags- und Handelsgesellschaft mbH.

In diesem Kapitel werden für verschiedene neurologische Krankheitsbilder Richtlinien und Hinweise zur physiotherapeutischen Befundung und Behandlung aufgezeigt. Der Th. erhält Informationen zu möglichen Befundinhalten und sinnvollen Therapien, die er unter Berücksichtigung des individuellen Patienten und Therapievoraussetzungen in die Behandlung integrieren kann.
Um der Individualität der Behandlung gerecht zu werden, ist dieses Kapitel nach einem Baukastensystem strukturiert. Der Th. kann, sowohl für die Befundung als auch für die Behandlung, die jeweils passenden Bausteine wählen.

Bausteine Befund:
- **Grundbefund** (➤ 8.2.1):
  - Allgemeine Krankheitsdaten,
  - Einschränkung in Aktivität und Partizipation (ICF),
  - funktionelle Assessments,
  - Ziele von Th. und Patient.
- **Symptombefund** (➤ 8.2.2):
  - Störung des Muskeltonus,
  - Störung der Koordination,
  - Störung der Gleichgewichtsfähigkeit,
  - Störung der Tiefen- und Oberflächensensibilität.
- **Zusatzbefund:**
  - Krankheitsspezifische Assessments.

Bausteine der Behandlung:
- **Grundbausteine** (➤ 8.3):
  - Motorisches Lernen,
  - aufgabenorientiertes Training,
  - Störung des Muskeltonus,
  - Störung der Koordination,
  - Störung der Gleichgewichtsfähigkeit,
  - Störung der Tiefen- und Oberflächensensibilität.
- **Zusatzbausteine** (➤ 8.4):
  - Krankheitsspezifische Aspekte der Behandlung.

Bei Erkrankungen des ZNS behandelt der Th. nicht die Ursache der Erkrankung, sondern v. a. die Funktionseinschränkungen des Patienten. Berücksichtigt werden bei der Behandlung symptomatische Grundprinzipien, die aus der Schädigung der nervalen Strukturen resultieren und den Patienten einschränken (ICF-Ebenen Struktur und Körperfunktion). Sie behindern ihn in seinen alltäglichen Aktivitäten (ICF-Ebene Aktivität) und schränken seine Teilnahme am gesellschaftlichen/beruflichen Leben ein (ICF-Ebene Partizipation).
Tatsächlich werden durch die Berücksichtigung der symptomatischen Grundprinzipien beim funktionellen Training (Training von Funktionen, die der Patient benötigt) allerdings auch ursächliche Pathologien angegangen, indem der Körper dazu anregt wird, neue kompensierende Verbindungen im ZNS anzulegen und somit den plastischen Charakter des ZNS zu aktivieren (➤ 3.7.1, ➤ 3.7.2, ➤ 3.12.2).

Fallbeispiel 1: Ein Dirigent nach einem Schlaganfall (➤ 8.4.1.1) kann aufgrund einer Schädigung des primären motorischen Kortex (ICF-Ebene Struktur) und der daraus resultierenden schlaffen Lähmung (Symptom) seinen Muskeltonus nicht mehr regulieren und somit seinen rechten Arm nicht mehr über 90° heben, sein rechtes Bein nicht mehr beugen, seine Rumpfseite nicht mehr aktiv bewegen etc. (ICF-Ebene Körperfunktionen). Folglich kann er nicht mehr dirigieren (ICF-Ebene Aktivität) und seiner ehrenamtlichen Tätigkeit als Chorleiter in der Gemeinde zurzeit nicht nachkommen (ICF-Ebene Partizipation).
Da sowohl seine Oberflächen- als auch seine Tiefensensibilität (Symptom) gestört sind, spürt der Dirigent weder die Kälte des Taktstocks, wenn seine rechte Hand darauf gelegt wird, noch kann er die Bewegung nachempfinden, wenn sein rechter Arm nach oben oder unten bewegt wird.

Dieses Kapitel soll den Th. unterstützen, eine Behandlung aufzubauen, die sich an den Faktoren und Symptomen, die diese Funktionen einschränken, orientiert und nicht an der Erkrankung. Denn z. B. könnte der Patient aus dem Fallbeispiel 1 (➤ Box) bei sehr ähnlichen Symptomen auch an Multipler Sklerose (MS ➤ 8.4.1.2) mit einem Entzündungsherd im primären motorischen Kortex leiden (➤ 8.2.2). Eine Schädigung des ZNS an einer bestimmten Stelle führt oft zu einer Vielzahl von Ausfällen von Körperfunktionen. Hinzu kommt, dass die Schädigung einer zentralen Struktur jeweils zu einer Vielzahl von Symptomen/Störungen führen kann. So ist der Patient häufig nicht nur in einer Aktivität, sondern in vielen Aktivitäten eingeschränkt, was in der Folge zu einer Einschränkung in der Teilhabe am täglichen Leben führt. Diese komplexen Zusammenhänge können beim Th. zu Überforderung/Unsicherheiten hinsichtlich des Behandlungsansatzes und der Behandlungsplanung führen.
Dieses Kapitel soll dem Th. als Leitfaden dienen, den richtigen Behandlungsansatz zu finden, die Behandlung strukturiert aufzubauen und die möglichen neurologischen Behandlungsmethoden/-konzepte an die individuellen neurologischen Störungen des Patienten anzupassen.

8.1 Einteilung des Nervensystems

Das Nervensystem kann folgendermaßen unterteilt werden:

- **Anatomische Gliederung:**
  - Zentral,
  - peripher.
- **Funktionelle Gliederung:**
  - Vegetativ,
  - somatisch.

> Das vegetative und somatische Nervensystem befindet sich sowohl im zentralen als auch im peripheren Nervensystem.

Zentrales Nervensystem

Das zentrale Nervensystem (ZNS) besteht aus Gehirn und Rückenmark.

- **Motorischer Kortex:**
  - Die meisten Bewegungen sind hier als Bewegungsprogramme abgespeichert und werden weitgehend unbewusst und automatisch ausgeführt.
  - Bewusste, gezielte Bewegungsabläufe werden vom motorischen Kortex gesteuert (Willkürmotorik, Bsp.: Griff nach einer Tasse).
  - **Primär motorischer Kortex:**
    - Lage: Ventral des Sulcus centralis cerebri, Gyrus praecentralis.
    - Startpunkt der Axone der Pyramidenbahn (s. u.) und zentrale Steuerung der Willkürmotorik.
  - **Sekundär motorischer Kortex:**
    - Lage: Ventral des primär motorischen Kortex.
    - Untereinheiten: Prämotorisches Areal (mit basalen Kernen und Kleinhirn, Erstellung von Bewegungsprogrammen) und supplementäres motorisches Areal (Initiieren der erstellten Bewegungsprogramme, Vorbereitung und Ausführung der Bewegung).
- **Sensorischer Kortex:**
  - Lage: Dorsal des Sulcus centralis cerebri, Gyrus postcentralis.
  - Endpunkt aller somatosensorischen Fasern aus der Haut und den propriozeptiven Wahrnehmungsorganen.

Sowohl der sensorische als auch der motorische Kortex weisen eine somatotope Gliederung auf, d. h., dass sich bestimmte Körperareale zu Kortexregionen zuordnen lassen, z. B. repräsentiert ein Kortexareal die Hand, ein anderes den Unterarm. Zerlegt man den Kortex entlang des Querschnitts, ähnelt diese somatotope Anordnung einer menschlichen Figur, dem sog. Homunkulus.

- **Bahnsysteme der Motorik:** Die Ausführung einer Bewegung wird von der Muskulatur übernommen, die über die absteigenden Bahnen (Pyramidenbahn, extrapyramidales System) und letztlich den Alpha-Motoneuronen innerviert sind.
  - **Pyramidenbahn (Tractus corticospinalis):**
    - Verlauf: Gyrus praecentralis bis zu den im Hirnstamm und Rückenmark liegenden Alpha-Motoneuronen.
    - Funktion: Willkürmotorik, Zielmotorik, Feinmotorik, Innervation der Alpha-Motoneuronen der kontralateralen Körperseite.
  - **Extrapyramidales System:**
    - Verlauf: Verschiedene Areale/Kerne der Substantia grisea, der Basalganglien (Nucleus caudatus, Putamen, Globus pallidus sowie funktionell Nucleus subthalamicus, Nucleus ruber, Substantia nigra), des Kleinhirns bis zu den Alpha-Motoneuronen.
    - Funktion: Modulation der Willkürbewegung, Ausgleichsbewegungen (z. B. Armpendel während des Gehens).

8

Hinsichtlich des Verlaufs werden unterschieden:

1. motorisches Neuron vom motorischen Kortex bis zum Alpha-Motoneuron,
2. motorisches Neuron vom Alpha-Motoneuron bis zur motorischen Endplatte.

Zur Klassifikation und Lokalisation der Störung bei der Befundung (➤ 8.2) ist diese Unterscheidung wichtig (z. B. Erkrankungen des 1. oder 2. motorischen Neurons ➤ 8.2.2).

- **Bahnsysteme der Sensorik:** Sensible Reizweiterleitung.
  - Lage: Zellkörper der sensiblen Nervenfasern in Spinal- und Hirnstammganglien, Eintritt der proximalen Fortsätze in das Rückenmark über die hintere Wurzel (Radix dorsalis).
  - **Vorderseitenstrangbahn:**
    - Qualität: Protopathische Sensibilität.
    - Tractus spinothalamicus lateralis: Schmerz- und Temperaturempfinden.
    - Tractus spinothalamicus anterior: Grobe Druck- und Tastempfindungen.
  - **Hinterstrangbahn:**
    - Qualität: Epikritische Sensibilität.
    - Fasciculus gracilis: Informationen der unteren Extremität sowie unteren Hälfte des Thorax.
    - Fasciculus cuneatus: Informationen der oberen Extremität sowie dem Rumpf ab dem oberen Thorakalsegment.
  - **Kleinhirnseitenstrangbahn:**
    - Tractus spinocerebellaris posterior: Informationen über Stellung sowie Spannung von Muskeln, Sehnen und Gelenken.

Definition

Sensomotorik bezeichnet das Zusammenspiel zwischen sensorischem und motorischem System.

■ **Peripheres Nervensystem**

Das periphere Nervensystem umfasst alle in das Rückenmark ein- bzw. daraus austretenden Nerven (inkl. Alpha-Motoneuron). Aus den einzelnen Rückenmarkssegmenten entspringen paarige Spinalnerven. Ihre Axone ziehen als periphere Nerven in die verschiedenen Körperareale. Im HWS- und LWS-Bereich bilden die Spinalnerven nach Austritt aus dem Rückenmark Nervengeflechte (sog. Plexus), in denen sich Faseranteile unterschiedlicher Spinalnerven vermischen. Anschließend ziehen sie gebündelt in die Peripherie, sodass ein peripherer Nerv aus Fasern mehrerer Spinalnerven besteht. Periphere Nerven, die Informationen vom ZNS zu peripheren Effektororganen (z. B. Skelettmuskulatur, Drüsen, viszeralen Organen) weiterleiten, werden als efferente oder mototrische Nerven bezeichnet. Zum peripheren Nervensystem gehören auch alle Sensoren/Rezeptoren, die Rückmeldungen an das ZNS geben (z. B. Muskelspindel, Golgi-Sehnenorgane, Temperaturrezeptoren). Periphere Nerven, die Informationen aus der Peripherie zum ZNS weiterleiten, werden als afferente Nerven bezeichnet.

■ **Vegetatives Nervensystem**

- Autonomes, „unwillkürliches" Nervensystem,
- Unterteilung in:
  - Sympathikus,
  - Parasympathikus,
  - enterisches Nervensystem.
- **Lage:**
  - Sympathikus: Ganglien im Bereich der BWS.
  - Parasympathikus: Erste Neuronen im Bereich von Hirnstamm und sakralem Rückenmark, Ganglien in der Nähe oder im Zielorgan.
  - Enterisches Nervensystem: Darm.
- **Funktion:** Aufrechterhaltung des inneren Milieus und der Funktionen der inneren Organe.

■ **Somatisches Nervensystem**

- Willkürliches Nervensystem,
- Funktion: Bewusste Aufnahme und Verarbeitung der Reize aus der Umwelt sowie Steuerung der Willkürmotorik.

8.2 Befunderstellung und Behandlungsplanung

Richtlinien für die Befunderstellung und Behandlungsplanung (➤ Abb. 8.2.1):

- Funktionsgesteuerter, symptomorientierter Befund.
- Auswertung des Befunds:
  - Funktionelles Problem mit dem Patienten erarbeiten, dabei Präferenzen des Patienten in Bezug auf Aktivität und Partizipation mit einbeziehen.
  - Hierarchie der Symptome hinsichtlich der durch sie hervorgerufenen Funktionsbehinderung erstellen → Behandlungshypothese erarbeiten.
- Vom Befund zur Behandlung:
  - Behandlungsmethode auswählen (➤ 8.3).

8

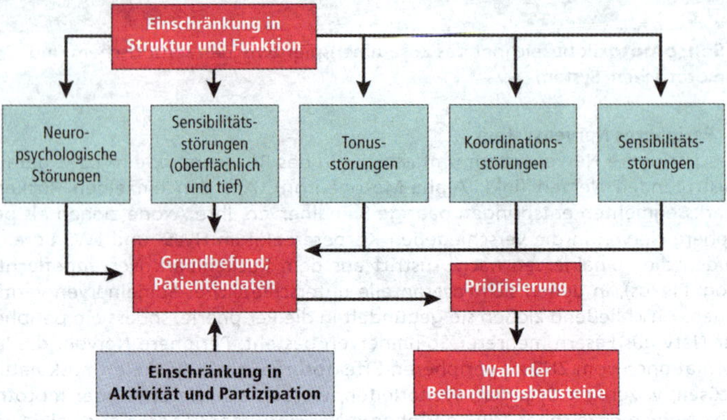

Abb. 8.2.1 Mindmap Befund.

8.2.1 Physiotherapeutischer Befund in der Neurologie

- Patientendaten/Anamnese (➤ 2.1.2),
- Befund auf Aktivitäts- und Partizipationsebene (s. u.),
- Befund auf Struktur- und Funktionsebene (➤ jeweiliges Krankheitsbild),
- neuropsychologische Störungen (höhere Hirnleistungen),
- psychische Auffälligkeiten,
- Zielformulierung und Festlegung der Behandlungsprinzipien.

Je nach Krankheitsbild und Symptomen kann der Grundbefund (Download möglich ➤ Link am Kapitelende) durch die unten aufgeführten Symptombefunde und Assessments erweitert werden (Erklärungen ➤ 8.2.2 und bei den jeweiligen Krankheitsbildern).

Physiotherapeutischer Befund in der Neurologie

Therapeut: ______________________ Datum: ______________________

Patient: ______________________ Geburtsdatum: ______________________

Ärztliche Diagnose: ______________________

Verordnung: ______________________

Krankheitsanamnese (Beschreibung des Problems)

- Kurze Beschreibung, wie es zu der vorliegenden Erkrankung gekommen ist (evtl. Krankenakteneinsicht, Angehörigenanamnese): ______________________
- Bisherige Therapiemaßnahmen (z. B. OP, Ergotherapie, PT): ______________________
- Aktueller Allgemeinzustand des Patienten: ______________________

Nebenerkrankungen: ______________________

Risikofaktoren (z. B. Adipositas, Diabetes mellitus, Nikotin- oder Alkoholabusus, Bettlägerigkeit): ______________________

Medikation:

Medikament:	Seit wann:

Schmerzanamnese:

Kein Schmerz — Stärkster vorstellbarer Schmerz

0 1 2 3 4 5 6 7 8 9 10

- VAS, NRS: ______________________
- Schmerzqualität: ______________________
- Seit wann? ______________________
- Wo: ______________________
- Tageszeitabhängigkeit? ______________________
- Wodurch können die Beschwerden gelindert oder verstärkt werden? ______________________

Befund auf der Aktivitäts- und Partizipationsebene

ADL:

- Kann der Patient alle gewünschten und benötigten ADLs ausführen? ______________________
- Bestehen Einschränkungen, wenn ja, wo?
- Inwieweit werden ADLs durch die Beschwerden beeinflusst? ______________________

Partizipation:

- Ist der Patient in seiner Partizipation eingeschränkt? ______________________
- Gibt es Aktivitäten, die der Patient nicht mehr ausführen kann? ______________________
- Welche Aktivitäten hat der Patient vor der Erkrankung regelmäßig ausgeführt? ______________________

Soziale Anamnese:

- Alleinstehend/mit Familie lebend? ______________________
- Beruf: ______________________
- Hobby: ______________________
- Sportlich aktiv? ______________________
- Häusliches Umfeld? ______________________

Psychologische Anamnese:
- Psychische Erkrankungen (z. B. Depressionen, Angsterkrankungen): ______
- Stimmungslage? ______
- Stress, außergewöhnliche Belastungen? ______

Neuropsychologische Auffälligkeiten (Apraxie, Agnosie, Aphasie, Neglect, Pusher-Symptomatik etc.): ______

Befund auf der Struktur- und Funktionsebene (> Symptome/Krankheitsbilder): ______

Assessments (ergänzend je nach Krankheitsbild):

Strukturebene:
- Passive ROM – Bewegungsausmaß.

Funktionsebene:
- Muskelfunktionstest
- Obere Extremität:
  - Nine Hole Peg Test – Handgeschicklichkeit,
  - Wolf Motor Function Test – Hand- und Armaktivitäten,
  - Action Research Arm Test – Hand- und Armaktivitäten.

Funktions- und Partizipationsebene:
- Untere Extremität:
  - Six Spot Step Test – Motorische Funktion der unteren Extremität und Gehfähigkeit,
  - Timed up and go-Test – Mobilität und Gehfähigkeit,
  - 6-Minuten-Gehtest – Gehfähigkeit und Ausdauer.

Aktivitäts- und Partizipationsebene:
- Rivermead Mobility Index – Mobilität,
- Trunk Control Test – Mobilität und Rumpfkontrolle, Prädiktor für die Gehfähigkeit,
- Functional Independence Measure (FIM) – Selbstständigkeit ADL,
- Functional Activity Measures (FAM) – funktionelle Selbstständigkeit,
- Barthel-Index (BI)/erweiterter Barthel-Index – Selbstständigkeit im Alltag,
- Dynamic Gait Index (DGI) – dynamische Anpassung beim Gehen.

Vorläufiges Ergebnis: ______

Wünsche und Ziele des Patienten (P) und Therapeuten (Th.) in Bezug auf die Therapie:

Auf der Ebene Struktur und Funktion: ______
- Ausgewähltes Assessment: ______

Auf der Ebene Aktivität: ______
- Ausgewähltes Assessment: ______

Auf der Ebene Partizipation: ______
- Ausgewähltes Assessment: ______

Therapieplan:

Ziele:	Maßnahmen:

8.2.2 Symptombefund

Die auftretenden Symptome können ihre Ursache in verschiedenen gestörten oder verletzten nervalen Strukturen haben. Diese Strukturstörungen wiederum können aufgrund verschiedener Erkrankungen/Ursachen auftreten. Die Symptome sind allerdings selten obligatorisch. Der Th. muss sich alle möglichen Zusammenhänge bewusst machen. In den ➤ Tab. 8.2.1–8.2.4 wird ein Überblick gegeben und aufgezeigt, auf welche verschiedenen Ursachen/Ursprünge die Symptome hinweisen können.

Tab. 8.2.1 Symptom Störung des Muskeltonus (➤ 8.2.2.1).

Gestörte oder verletzte nervale Struktur/Ursache	Mögliche Erkrankung	Mögliche Klinik
Pathologie im Bereich der Bahnsysteme (1. motorisches Neuron, Pyramidenbahn)	• Schlaganfall (➤ 8.4.1.1), • Schädelhirntrauma (SHT ➤ 8.4.2.1), • Amyothrophe Lateralsklerose, • Multiple Sklerose (MS ➤ 8.4.1.2), • Querschnittlähmung (➤ 8.4.4), • Brown-Séquard-Syndrom (➤ 8.4.4), • Syringomyelie.	• Hypertonus, • Spastik, • Parese, • Störungen der Muskelkoordination.
Pathologie im Bereich der Basalganglien (Transmitterungleichgewicht)	• Parkinson-Syndrom (➤ 8.4.8.1), • Chorea Huntington (➤ 8.4.8.2), • Athetose.	• Hypokinetisch-hyperton: Rigor, Tremor, Akinese, • hyperkinetisch-hypoton: Dyskinesie, Dystonie (Ballismus, Chorea, Athetosen).
Pathologien im Bereich des extrapyramidalen Systems	• Schlaganfall, • SHT, • MS, • Parkinson-Syndrom.	• Hypokinetisch-hyperton: Rigor, Tremor, Akinese, • hyperkinetisch-hypoton: Dyskinesie, Dystonie (Ballismus, Chorea, Athetosen).
Pathologie im Bereich des Kleinhirns	• MS, • Friedreich-Ataxie.	• Ataxie.
Pathologie im Bereich des 2. motorischen Neurons	• Guillain-Barré-Syndrom (GBS ➤ 8.4.10.2), • Polyneuropathie (PNP ➤ 8.4.10.1).	• Hypotonus, • Parese.
Pathologien im Bereich der Tiefensensibilität (➤ Tab. 8.2.4)	• PNP, • SHT, • Tabes dorsalis (➤ 8.2.2.3.2), • Schädigung der Hinterstrangbahnen, • Schädigung des sensorischen Kortex.	• Störung der Muskelkoordination, • Hypotonus, • Hypertonus, • Gleichgewichtsstörungen.
Pathologie im Bereich der Muskulatur	• Muskeldystrophie (➤ 8.4.11.1), • periphere Nervenschädigung, • Plexuslähmung/-parese.	• Hypotonus, • Plegie, • Parese, • allg. Muskelschwäche.

Tab. 8.2.2 Symptom Störung der Koordination.

Gestörte oder verletzte nervale Struktur/Ursache	Mögliche Erkrankungen	Mögliche Klinik
Pathologie im Bereich des Kleinhirns	• MS, • Friedreich-Ataxie.	• Ataxie.
Pathologie im Bereich der Hinterstrangbahnen (bis hin zum sensorischen Kortex)	• Querschnittlähmung, • Schlaganfall, • Brown-Séquard-Syndrom, • Tabes dorsalis.	• Ataxie – stärker ausgeprägt, wenn der Patient die Augen geschlossen hat.
Pathologie im Bereich Basalganglien/extrapyramidales Bahnsystem	• Parkinson-Syndrom, • Chorea Huntington, • Athetose, • MS.	• Hypokinetisch-hyperton: Rigor, Tremor, Akinese, • hyperkinetisch-hypoton: Dyskinesie, Dystonie (Ballismus, Chorea, Athetosen).
Pathologie im Bereich der Rezeptoren (Propriozeptoren, Vestibularorgan)	• Schädigung der Propriozeptoren durch Trauma, chemische, mechanische oder thermische Reize, • Schädigung des Vestibularorgans durch Infektionen, Frühgeburtlichkeit (unzureichende Ausbildung), zunehmendes Alter (Verfestigung der Endolymphe) oder kristalline Ablagerungen im Vestibularorgan, • Menière-Krankheit, • Labyrinthitis (verursacht durch Otitis media).	• Störung der Muskelkoordination, • Schwindel.
bedingt durch eine Störung des Muskeltonus	➤ Tab. 8.2.1	➤ Tab. 8.2.1

Tab. 8.2.3 Symptom Störung des Gleichgewichts.

Gestörte oder verletzte nervale Struktur/Ursache	Mögliche Erkrankung	Mögliche Klinik
bedingt durch Störung des Vestibularorgans	• Infektionen, • Frühgeburtlichkeit (unzureichende Ausbildung), • zunehmendes Alter (Verfestigung der Endolymphe), • kristalline Ablagerungen im Vestibularorgan, • Menière-Krankheit, • Labyrinthitis (verursacht durch Otitis media).	• Schwindel, • Sitz-, Stand- und Gangunsicherheit, • Fallneigung.

8

Gestörte oder verletzte nervale Struktur/Ursache	Mögliche Erkrankung	Mögliche Klinik
bedingt durch Störung der Verarbeitung von propriozeptiver, optischer und vestibulärer Information	• SHT, • Schlaganfall, • MS, • Pathologie des propriozeptiven, optischen oder vestibulären Systems.	• Schwindel, • Sitz-, Stand- und Gangunsicherheit, • Fallneigung.
bedingt durch eine Störung des Muskeltonus	➤ Tab. 8.2.1	➤ Tab. 8.2.1
bedingt durch Koordinationsstörung	➤ Tab. 8.2.2	➤ Tab. 8.2.2
bedingt durch Störung der Tiefensensibilität	➤ Tab. 8.2.4	➤ Tab. 8.2.4
psychogener Schwindel	• Depression, • Angsterkrankungen.	• Schwindel, • Sitz-, Stand- und Gangunsicherheit, • Fallneigung.

Tab. 8.2.4 Symptom Störung der Tiefen- und Oberflächensensibilität.

Gestörte oder verletzte nervale Struktur/Ursache	Mögliche Erkrankung	Mögliche Klinik
Pathologie im Bereich der Hinterstrangbahnen (bis hin zum sensorischen Kortex)	• Querschnittlähmung, • Schlaganfall, • Multiple Sklerose, • Tabes dorsalis, • Brown-Séquard-Syndrom.	• Gestörte Wahrnehmung, • gestörte Eigenwahrnehmung, • gestörtes Lage- und Bewegungsempfinden, • Störung der Muskelkoordination.
Pathologie im Bereich der peripheren Nerven	• PNP.	• Gestörte Wahrnehmung, • gestörte Eigenwahrnehmung, • gestörtes Lage- und Bewegungsempfinden, • Störung der Muskelkoordination.
Pathologie im Bereich der Rezeptoren/Propriozeptoren	• Schädigung durch Trauma, chemische, mechanische oder thermische Reize.	• Gestörte Wahrnehmung, • gestörte Eigenwahrnehmung, • gestörtes Lage- und Bewegungsempfinden, • Störung der Muskelkoordination.
bedingt durch eine Störung des Muskeltonus	➤ Tab. 8.2.1	➤ Tab. 8.2.1

8.2.2.1 Störung des Muskeltonus

Muskeltonus:
- Aktivität des Muskels, die sich als Antwort auf verschiedene Stimuli adaptiert.
- Differenziert werden:
  - **Bewegungstonus:** Bestimmt die Bewegung des Körpers im Raum, im Idealfall erlaubt er dem Körper, situationsabhängig entweder stabil gegen die Schwerkraft oder mobil mit der Schwerkraft zu agieren.
  - **Haltetonus:** Bestimmt die Haltung des Körpers im Raum bzw. während einer Bewegung, unterschiedliche Haltungen fordern unterschiedliche Haltemuster.
- Adäquate Haltemuster entstehen durch eine angepasste Aktivität von Flexoren bzw. Extensoren. Ist diese nicht gegeben entstehen sog. pathologische Haltemuster (z. B. Opisthotonus, Wernicke-Mann-Prädilektionstyp). → Die Qualität der Bewegung/Haltung ist abhängig von der Quantität des Muskeltonus.

8.2.2.1.1 Symptome und Pathophysiologie

Upper Motor Neuron Syndrome
- Durch eine Schädigung des 1. motorischen Neurons können verschiedene Symptomkomplexe hervorgerufen werden, die unter dem Begriff „Upper Motor Neuron Syndrome" zusammengefasst werden.
- Unterschieden wird zwischen Plus- und Minussymptomen sowie adaptiven Vorgängen (> Tab. 8.2.5).
- Patienten, die eine Schädigung in diesem Bereich aufweisen, zeigen allerdings häufig auch gegensätzliche Symptome (> spastische Parese).

Tab. 8.2.5 Symptome „Upper Motor Neuron Syndrome" (modifiziert nach Huber 2013).

Plussymtome	Minussymptome	Adaption
Spastik – erhöhter Widerstand bei einer passiven Bewegung	Parese	Veränderungen der Viskosität
Muskeleigenreflexe (MER) gesteigert	Koordinationsstörung/ Verlust der Geschicklichkeit	bindegewebige Veränderungen im Muskel
Klonus	Kontraktions- und Dekontraktionsverlangsamung	Umbau von Muskelfasertypen
Pyramidenbahnzeichen	Erhöhung der Ermüdbarkeit	Sarkomerverlust
spastische Dystonie	Einschränkung der Kontraktionsausdauer	Bildung von Kontrakturen

Spastische Parese
- Spastische Parese wird häufig in der Neurologie zur Beschreibung eines Symptoms nach Schädigung des 1. motorischen Neurons verwendet.
- Der Begriff sorgt allerdings leicht für Verwirrung, da Spastik und Parese an sich gegenläufige Symptome sind, die hier parallel auftreten.
  - Nach Schädigung im Bereich des 1. motorischen Neurons kommt es zunächst häufig zu einem kortikalen Schock, d. h., der Patient ist zunächst komplett paretisch (betrifft auch Areale, die nicht direkt geschädigt sind, aber mit geschädigten in Verbindung stehen).
  - Diese paretische Phase bleibt bestehen, der Körper versucht aber Strategien zu entwickeln, die dem Patient Selbstständigkeit/Aktivitätszunahme ermöglichen.

  - Auf diese Weise entwickelt sich eine Spastik (➤ Hypertonus bei bestehenden ZNS-Störungen), zunächst als Strategie des Körpers, um mehr Aktivität gewinnen zu können.
  - In der Therapie kann diese auch funktionell genutzt werden (z. B. beim Gehen), allerdings sollte interveniert werden, sobald der Patient durch die Spastik eingeschränkt wird oder Schmerzen auftreten.
- Als Grundlage besteht demnach eine Parese, darüber lagert sich die Spastik. Beide Symptome müssen in der PT berücksichtigt werden (➤ Box).

> Upper Motor Neuron Syndrome und spastische Parese liegen parallel vor. Ob eines der beiden Symptome priorisiert oder beide gleichwertig behandelt werden müssen, sollte mithilfe des Befunds bewertet werden (➤ 8.2.2.1.1).

Parese

Parese bezeichnet eine unvollständige Lähmung, eine Bewegungsunfähigkeit bei erhaltener Kontraktionsfähigkeit der Muskulatur. Der Begriff wird zum einen für unvollständige zentrale Lähmungen, zum anderen auch für periphere Lähmungen verwendet.

Plegie

Als Plegie wird eine vollständige Lähmung von Skelettmuskeln verstanden.

Hypertonus

Hypertonus wird als erhöhter Spannungszustand im Muskel definiert (➤ Abb. 8.2.2). Vor einem neurologischen Hintergrund müssen hier jedoch Unterscheidungen vorgenommen werden:

- Hypertonus ohne Vorliegen von ZNS-Störungen:
  - Der Hypertonus wird durch z. B. immer wiederkehrende ungünstige Bewegungs- oder Haltungsmuster (periphere Auslösung) oder Stress (zentrale Auslösung) ausgelöst.
  - Durch Aktivierung der Gamma-Motoneuronen wird der Muskelspindelreflex aktiviert und somit der Muskeltonus erhöht. Über den modulierenden Einfluss des limbischen Systems auf die Gamma-Motoneuronen haben Gefühle somit einen direkten Einfluss auf den Muskeltonus (zentrale Auslösung).
- Hypertonus bei bestehenden ZNS-Störungen:
  - **Spastik:**
    - Eine ZNS-Schädigung im Bereich des 1. motorischen Neurons (s. o.) kann ebenfalls zu einem Hypertonus führen. Die ablaufenden Prozesse sind noch nicht vollständig untersucht. Es wird davon ausgegangen, dass es durch Wegfall der zentralen Hemmung zu einer Überstimulation der Alpha-Motoneuronen kommt und diese in der Folge ihrerseits die Muskeln überstimulieren.
    - Zudem wird angenommen, dass zusätzliche synaptische Verbindungen aktiviert werden, zum einen durch bisher „schlafende" Synapsen, zum anderen durch die Bildung von Kollateralen.
    - Eine Spastik kann in verschiedenen typischen Mustern auftreten, häufig sind die Antischwerkraftmuskeln betroffen.
    - Der Hypertonus in Form einer Spastik ist geschwindigkeitsabhängig, d. h., je schneller bewegt wird, desto ausgeprägter ist der pathologische Hypertonus (bedeutender Unterschied zum Hypertonus ohne ZNS-Schädigung).
    - Bei entsprechenden Tests wird eine Spastik in einer bestimmten Bewegungsrichtung deutlich (➤ Rigor).
    - **Assoziierte Reaktion:** Bei der assoziierten Reaktion handelt es sich um eine pathologische Steigerung des Muskeltonus in Richtung eines spastischen Musters. Die Reaktion wird oft hervorgerufen durch Erschrecken, Husten, Gähnen und Stress, aber auch durch Überforde-

rung oder besondere Anstrengung (**Cave:** Zeichen für Überforderung bei der Therapie). Sie tritt in den von der Spastik (s. o.) betroffenen Körperteilen auf, oft in der Region, die gerade nicht beübt wird. Sie kann willentlich nicht unterdrückt werden (Unterscheidungsmerkmal zur assoziierten Bewegung). Bsp.: Während der Patient das Gehen übt, zieht sein Arm in das spastische Muster.
  - **Achtung:** Beim Übergang vom schlaffen ins spastische Stadium bei zentralen Erkrankungen kann die beginnende Spastik u. U. mit beginnenden kontrollierten bewussten Bewegungen verwechselt werden.
- **Rigor:**
  - Generalisierter Hypertonus (nicht nur vorrangig bei Antischwerkraftmuskeln ➤ Spastik).
  - Ein Rigor entsteht durch eine verminderte Dekontraktionsfähigkeit der Antagonisten bei einer durchgeführten Bewegung. Dabei kann ein ruckartiges Nachlassen der Antagonisten („Zahnradphänomen") oder ein gleichbleibender Widerstand während der gesamten Bewegung (gleichbleibend erhöhter Tonus, „Bleirohrphänomen") auftreten.
  - Bei Tests ist der Rigor in allen Bewegungsrichtungen vorhanden (➤ Spastik).

8

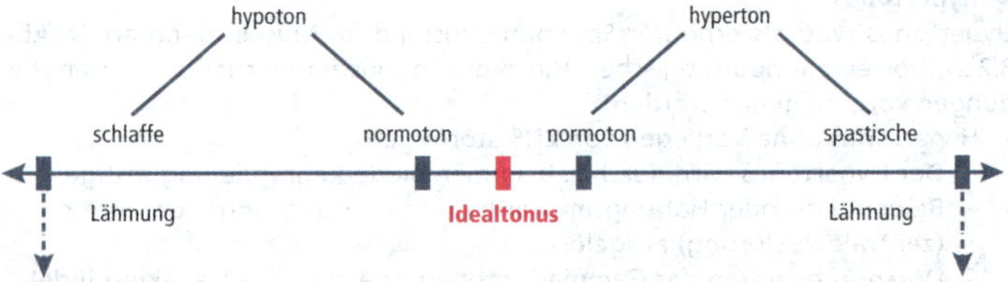

Abb. 8.2.2 Übersichtsschema Muskeltonus.

■ Hypotonus

Ein Hypotonus wird als ein erniedrigter Spannungszustand bzw. erniedrigte Muskelkraft im Muskel definiert (➤ Abb. 8.2.2). Neurologisch sind zu unterscheiden:

- Hypotonus ohne ZNS-Störungen:
  - Ein Hypotonus, der ohne ZNS-Schädigung auftritt, ist zumeist nicht generalisiert. Häufig sind nur einzelne Muskeln von einem erniedrigten Tonus betroffen. Daher wird diese Form des Hypotonus auch häufig als Muskelschwäche bezeichnet.
  - Einige Muskeln neigen aufgrund ihrer Muskelfasern an sich zur Abschwächung. Diese Abschwächung wird ggf. durch immer wieder eingenommene Haltungs- und Bewegungsmuster begünstigt.
  - **Bsp.** für diesen Hypotonus-Typ: Ein Patient kann sein Alignment nicht mehr beibehalten.
- Hypotonus bei bestehenden peripheren oder ZNS-Störungen:
  - Durch eine Schädigung im Bereich des 1. motorischen Neurons (s. o.) kann es zu einem Hypotonus kommen, aber auch bei einer Schädigung im peripheren Bereich (inklusive des Alpha-Motoneurons) kann die Tonusstörung hervorrufen.

■ Klonus

Als Klonus wird ein grobschlägiges Zittern (rhythmische unwillkürliche Kontraktion/Dekontraktion) nach einem erfolgten Dehnreiz definiert. Ein Klonus wird durch einen übersteigerten Muskeldehnungsreflex ausgelöst.

Massensynergie

- Bezeichnung für das Zusammenspiel verschiedener Muskeln, um in pathologischen Haltungs- oder Bewegungsmustern einen Ersatz für die physiologischen selektiven Bewegungen (ermöglichen gezielte Bewegung/Stabilisierung einzelner Körperteile) zu erreichen.
- Bei selektiven Bewegungen (physiologisch) ist es dem Patienten möglich, einen Teil seines Körpers oder eine Extremität zu stabilisieren sowie einen anderen Teil gezielt und kontrolliert zu bewegen.
- Bei Bewegungen in sog. Massenmustern ist die Stabilität eingeschränkt und damit eine gezielte und kontrollierte Bewegung nicht möglich.
- **Bsp.:** Schulterabduktion und Ellenbogenextension können gehalten werden, während das Handgelenk in Dorsalextension und Palmarflexion bewegt wird.
  Bei einer Flexorenspastik im Arm ziehen Schulter und Ellenbogen ins spastische Muster, wenn das Handgelenk in Palmarflexion (entspricht Teil des Musters) bewegt wird.

8

Dystonie

- Mit Dystonie werden zentral initiierte, fehlerhafte Kontrolle sowie Initiierung von Bewegungen bezeichnet.
- Es kommt zu unwillkürlich und zwanghaft auftretenden Bewegungen (z. B. Blinzeln, Zwinkern, plötzliches Kopfdrehen), welche abhängig von der Stärke des eingesetzten Muskeltonus mit Schmerzen einhergehen können.

8.2.2.1.2 Befundtechniken zur Evaluation des Muskeltonus

Es gibt unterschiedliche Möglichkeiten, Informationen über den Muskeltonus des Patienten zu erhalten sowie Pathologien des Muskeltonus zu erkennen:

1. Beurteilung der Haltung. Bsp.: Bei der Inspektion (➤ 2.1.3) fällt auf, dass der Arm im spastischen Muster gehalten wird.
2. Beobachtung der ADLs des Patienten (Lagewechsel, An- und Ausziehen; inkl. assoziierter Reaktionen, auffälliger Haltung und auffälligen Kompensationen). Bsp.: Assoziierte Reaktionen beim Drehen von RL in SL.
3. Beobachtung aktiver Bewegungen (gesamter Bewegungsablauf, nicht isolierte Bewegungen) des Patienten auf Anweisungen des Th. (Beispielanweisungen: *„Nehmen Sie die Tasse vom Tisch!"*, aber nicht: *„Beugen Sie den rechten Ellenbogen!"*, also komplexe Bewegungsmuster und keine selektiven nicht funktionalen Bewegungen).
4. Anamnestische Angaben des Patienten (➤ 2.1.2) (Beispielfrage: *„Bei welchen Tätigkeiten wird die Spastik schlimmer?"*).

Klinische Tests auf Struktur- und Funktionsebene (ICF)

1. Bewegen des Patienten durch den Th.
   - Wichtig: Der Th. darf nicht ansagen, dass der Patient „lockerlassen" soll.
   - Normal: Der Patient nimmt die Eigenschwere der bewegten Körperregion ab, spannt aber gegen keine der möglichen Bewegungsrichtung an.
   - Hypoton/schlaff: Die Schwerkraft wird vom Patienten nicht oder nur wenig abgefangen. Die Gelenke sind nicht oder nur wenig gesichert. Der Patient hat nur eine mangelnde Kontrolle über die Bewegung.
   - Hyperton: Der Patient spannt gegen die passive Bewegung an. Bei Rigor (Parkinson) erfolgt die Anspannung gegen alle Bewegungsrichtungen, bei einer Spastik (Hemiparese, Multiple Sklerose, Querschnittlähmung) nur gegen Bewegungen aus dem spastischen Muster heraus. Der Widerstand wird gegen Ende der Bewegung häufig stärker. In Richtung des spastischen Musters lässt sich ohne Widerstand bewegen, aber der Patient ist nicht in der Lage, die vom Th. durchgeführte Bewegung zu stoppen.
2. Palpation (➤ 2.1.4.1): Palpation allein reicht als Test nicht aus, da eine sichere Unterscheidung zwischen Spastik, Rigor und Verspannungen dadurch nicht möglich ist.

3. Testung der Reflexe (Muskeleigen- und pathologische Reflexe s. u.).
4. Testung auf Kloni.

Assessments auf ICF-Strukturebene:

- Passive ROM (Adaptionsvorgänge im Muskel, Vorliegen von Kontrakturen) (➤ 2.1.5.1),
- Testung der Reflexe (➤ Tab. 8.4.3):
  - Bizepssehnenreflex (C5/6),
  - Radiusperiostreflex (C5/6),
  - Trizepssehnenreflex (C7/8),
  - Patellarsehnenreflex (L3/4),
  - Achillessehnenreflex (S1/2),
  - pathologische Reflexe (z. B. Babinski-Reflex).

Assessments auf ICF-Funktionsebene:

8

- Muskeltonus:
  Placing vs. Holding:
  - **Placing (Platzieren):** Ist die **unwillkürliche** Anpassung des Körpers an eine geführte Bewegung, die in einem herbeigeführten Bewegungsstopp endet. Dabei wird die automatische Adaption des Muskeltonus überprüft. Der Muskeltonus muss hoch genug sein, damit der Patient in der Lage ist, eine Position entgegen der Schwerkraft zu halten (Haltetonus), aber auch niedrig genug, um Bewegung zuzulassen.
    - Durchführung:
      - Extremität des Patienten wird in eine Bewegung geführt. Dabei wird geprüft, ob sich der Patient dieser Bewegung anpassen kann.
      - Der Th. hält dann mitten im Bewegungsablauf an und überprüft, ob sich der Patient dieser Bewegung anpasst und das Gewicht von Rumpf und Extremität unwillkürlich hält.
      - Wenn der Th. merkt, dass der Patient die Extremitäten bzw. den Rumpf nicht in der Position halten kann, sollte man ihn dazu auffordern, dies selber zu tun (s. u. = Holding).
  - **Holding (Halten):**
    - Durchführung (s. o.): Falls beim Placing keine spürbare unwillkürliche Tonusanpassung durch den Patient stattfindet, wird dieser verbal dazu aufgefordert (= Holding).
  - **Arm-/Beinhalteversuch:** Leiten sich aus dem Holding ab.
    - Zur Beurteilung des Muskeltonus in Armen, Beinen und Rumpf.
    - Durchführung:
      - Beim Armhalteversuch soll der Patient im Stand die Arme vor dem
      - Körper ausgestreckt halten.
      - Der Beinhalteversuch wird in RL durchgeführt, dabei werden die
      - Beine in 90° Hüftflexion eingestellt und gehalten.
      - Beim Arm-/Beinvorhalteversuch werden die Absinktendenz und/ oder das spastische Muster beurteilt.
- Spastik:
  - Modifizierte Ashworth-Skala,
  - modifizierte Tardieu-Skala.
- Muskelfunktion:
  - Paresenskala (Muskelfunktionstest-Skala),
  - Testung der Kennmuskeln.
- Rigor:
  - Unified Parkinson Rating Skala.
- Posturale Kontrolle:
  - Trunk Control Test (zur Rumpfkontrolle),
  - Functional Reach (Test der Körperreichweite),
  - Berg-Balance-Skala (BBS, posturale Kontrolle bei ASTE-Wechsel ➤ 16.2.2).

■ **Dokumentation**

- Auf dem jeweiligen Assessment-/Befundbogen,
- mithilfe eines „Tonusmännchens" (➤ Abb. 8.2.3).

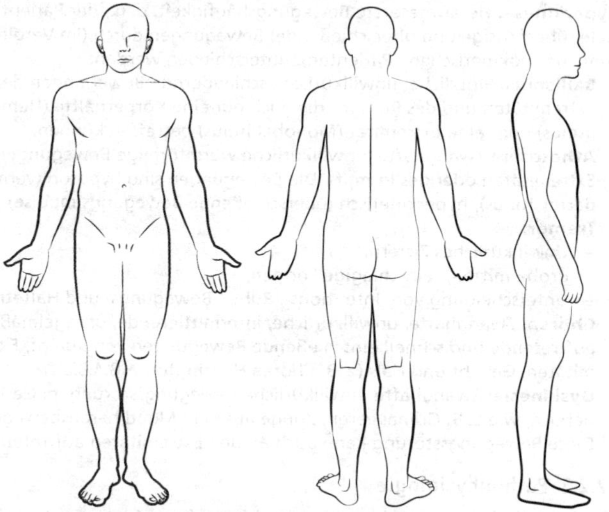

Abb. 8.2.3 „Tonusmännchen". Der Muskeltonus der verschiedenen Körperregionen kann zur Dokumentation der Befundung direkt eingezeichnet werden. Erhöhter Muskeltonus: +++, ++ und +, Normotonus: ooo, erniedrigter Muskeltonus: – – –, – – und –, Beugetonus: B, Strecktonus: S. **Cave:** Assoziierte Reaktion, Massensynergie, Klonus.

8.2.2.2 Störung der Koordination

Koordination:

- Zusammenwirken des ZNS, der Skelettmuskulatur und des sensorischen Systems innerhalb eines gezielten Bewegungsablaufs,
- Abstimmung des Zusammenspiels der verschiedenen Leistungen des Bewegungsapparats,
- Reaktion auf Umwelteinflüsse,
- Gleichgewichtssinn (➤ 8.2.2.5).

8.2.2.2.1 Symptome

- **Ataxien:** Fehlerhaftes Zusammenspiel der einzelnen Körperabschnitte:
  - Gangataxie: breitbasiger, unsicherer Gang,
  - Rumpf-/Standataxie: Unfähigkeit, zu sitzen oder zu stehen,
  - Ataxie der Extremitäten: Unfähigkeit, zielgerichtete Bewegungen durchzuführen,
  - sensible Ataxie: Pathologie der Rezeptoren oder der peripheren Nerven, die sich v. a. bei geschlossenen Augen bemerkbar macht.
- **Dysmetrie:** Fehlerhaftes Einschätzen von Abständen.
- **Hypermetrie:** Fehlerhaftes Einschätzen von Abständen i. S. von „über das Ziel hinausschießen".
- **Dysdiadochokinese:** Fehlerhafte Zusammenarbeit von Agonisten und Antagonisten (z. B. beim Eindrehen einer Glühbirne).
- **Bradykinese:** Herabgesetzte Bewegungsgeschwindigkeit.

- **Hypo-/Akinese:** Verminderte bzw. aufgehobene Bewegungsinitiierung und -amplitude, d. h., der Patient wirkt bewegungsarm, physiologische Ausgleichbewegungen, z. B. das Mitschwingen der Arme beim Gang, sind vermindert ausgeprägt oder fehlen ganz.
- **Hyperkinese:** Heraufgesetzte Bewegungshäufigkeit, d. h., der Patient führt viele (überflüssige und überschießende) Bewegungen durch (im Vergleich zum „normokinetischen" Patienten), unterschieden werden:
  - **Ballismus:** Plötzliche, unwillkürliche schleudernde Bewegungen der Extremitäten und des Rumpfs, die auch nur eine Körperhälfte (Hemiballismus) oder eine Extremität (Monoballismus) betreffen können.
  - **Athetosen:** Zwanghafte, unwillkürliche wurmförmige Bewegungen der Extremitäten oder des Rumpfs. Die Bewegungen sind hypoton (verminderter Tonus), hyperkinetisch (überschießende Bewegungsimpulse).
  - **Tremor:**
    - Unwillkürliches Zittern,
    - grob-, mittel-, feinschlägige Formen,
    - Unterscheidung von: Intentions-, Ruhe-, Bewegungs- und Haltetremor.
  - **Chorea:** Zwanghafte, unwillkürliche, intermittierende, unregelmäßig auftretende und schnell einschießende Bewegungen von Rumpf, Extremitäten, Gesicht und Hals (z. B. Chorea Huntington ➤ 8.4.8.2).
  - **Dyskinesie:** Zwanghafte unwillkürliche Bewegungsstörung im Gesichtsbereich, wie z. B. Grimassieren, Zunge aus dem Mund herausbewegen. Diese Bewegungsstörung kann auch an den Extremitäten auftreten.

8

8.2.2.2.2 Pathophysiologie

Für Koordinationsstörungen kommen eine Vielzahl von Auslösern/Ursachen in Betracht, z. B. geschädigte Basalganglien im ZNS, Pathologien im sensorischen oder motorischen Kortex sowie Störungen im Kleinhirn oder in den Bahnsystemen. Auch eine Pathologie im Bereich der Rezeptoren (Propriozeptoren, Vestibularorgan) ist als Ursache möglich. Denn, wenn der Körper keine Informationen über seine aktuelle Stellung im Raum erhält, kann er nicht adäquat reagieren.

■ **Sonderform: Motorische Koordinationsstörung**

- Die Ätiologie dieser umschriebenen motorischen Entwicklungsstörung ist noch ungeklärt. Sehr wahrscheinlich liegt eine heterogene Gruppe von Ursachen vor.
- Diskutiert werden u. a.
  - eine Normvariante der motorischen Entwicklung,
  - ein Mangel an motorischer Begabung (vergleichbar damit, unmusikalisch zu sein),
  - spezifische Störungen der Körperwahrnehmung sowie der motorischen Kontroll- und Steuerungsfunktionen.
- Die Hypothese der **minimalen zerebralen Dysfunktion** (MCD) beinhaltet, dass leichte neurophysiologische Dysfunktionen oder minimale neuroanatomische Veränderungen die Symptomatik der motorischen Entwicklungsstörung verursachen.
- Eine weitere Hypothese sieht eine Störung im Bereich der zentralen motorischen Prozessierung (Verarbeitung und Auswahl geeigneter motorischer Antworten) als Ursache.

8.2.2.2.3 Befundtechniken zur Evaluation der Koordinationsfähigkeit

- Koordinationsstörungen können bei der Beobachtung von Bewegungsabläufen und ADLs erkannt werden.
- Anamnestisch: Der Patient kann selbst Auskunft darüber geben.
- Klinische Tests (s. u.).

■ **Klinische Tests zur Überprüfung der Koordinationsfähigkeit**

Allgemeine Hinweise zur Durchführung der Tests:

Einige der Tests werden mit geschlossenen Augen durchgeführt, um die Augen als Informationsquelle auszuschließen und die Tiefensensibilität verstärkt zu testen. Ist es dem Patienten nicht möglich, die Augen während des Tests zu schließen, muss die Ergebnisinterpretation entsprechend angepasst werden.

- Tests im Seitenvergleich durchführen,
- Tests zwei- bis dreimal wiederholen,
- ASTE angeben, in der getestet wurde.

Tests mit Bezug auf einzelne Körperabschnitte (Extremitäten):

Struktur- und Funktionsebene (ICF):

- Blickfolgebewegung:
  - Der Patient soll mit den Augen dem Finger des Th. folgen, der langsam zu den Seiten und zurück bewegt wird.
- Finger-Nase-Versuch:
  - Durchführung mit geschlossenen Augen.
  - Der Patient soll in weit ausholender Bewegung die Spitze seines Zeigefingers langsam auf seine Nasenspitze führen.
- Finger-Finger-Versuch:
  - Durchführung mit geschlossenen Augen.
  - Die Zeigefingerspitzen beider Hände sollen mit weitausholender Bewegung zusammengeführt werden.
- Knie-Hacke-Versuch (KHV)/verlängerter KHV:
  - Durchführung mit geschlossenen Augen.
  - Der Patient soll die Ferse eines Fußes exakt auf das Knie des anderen Beins setzen (KHV) und langsam an der Schienbeinkante entlang nach unten führen (verlängerter KHV).
- Diadochokinese (schneller Wechsel von Bewegungen/Bewegungsrichtungen):
  - Der Patient soll bei gebeugtem Ellenbogen, der am Körper gehalten wird, schnell wechselnde Pro- und Supinationsbewegungen machen („Glühbirnen einschrauben").
- Rebound-Phänomen (Rückstoß-Phänomen; Fähigkeit, durch prompte Aktivität des Antagonisten eine Bewegung abzubremsen):
  - Der Patient spannt einen Muskel (meist Biceps brachii) gegen den Widerstand des Th. isometrisch an und soll bei plötzlichem Wegfall dieses Widerstands die Bewegung „abfangen".
  - **Achtung:** Bei Durchführung des Tests muss der Th. mit seiner zweiten Hand absichern, damit sich der Patient im Falle einer pathologischen Reaktion nicht aus Versehen selbst schlägt.

Aktivitäts- und Partizipationsebene (ICF):

- Schreibversuch: Das Schriftbild kann ataktische Komponenten aufweisen, die diesem Versuch deutlich werden.
  - Der Patient soll einen Text seiner freien Wahl (zwei bis drei Sätze) aufschreiben.
  - Mögliche Störung des Schriftbilds: Mikrografie (Schrift wird mit zunehmender Textmenge immer kleiner); tritt besonders häufig bei Patienten mit Parkinson-Syndrom (➤ 8.4.8.1) auf.

Tests mit Bezug auf den ganzen Körper:

Eine vorhandene Ataxie kann den gesamten Körper betreffen:

- Standataxie: unsicherer Stand,
- Gangataxie: „torkelnder" Gang.

Dabei können Stand- und Gangataxie sowohl nebeneinander als auch unabhängig voneinander bestehen.

Struktur- und Funktionsebene (ICF):
- Romberger Stehversuch:
  - Durchführung mit geschlossenen Augen.
  - Der Patient steht eine Minute lang ruhig mit geschlossenen Augen, nach vorne gestreckten Armen und zusammengestellten Füßen.
  - Mögliche Störungen:
    - Starkes Schwanken → Standataxie; Hinweis auf eine Störung der Tiefensensibilität (➤ 8.2.2.3) oder z. B. des N. vestibularis (➤ 8.4.15),
    - Unfähigkeit zu Stehen (Astasie).
- Unterberger Tretversuch:
  - Durchführung mit geschlossenen Augen,
  - Ausgangsstellung ➤ Romberger Stehversuch; der Patient soll eine Minute lang auf der Stelle marschieren (Knie werden hochgezogen), wobei es im Normalfall nur zu einer langsamen, geringen Drehtendenz kommen darf.
  - Mögliche Störungen: Schnelles, starkes Drehen zur erkrankten Seite (Hinweis auf eine Störung des N. vestibularis ➤ 8.4.15).

Aktivitäts- und Partizipationsebene (ICF):
- Gangprüfung (➤ 2.3):
  1. Der Patient soll frei gehen (sowohl mit offenen als auch mit geschlossenen Augen).
  2. Der Patient soll im Seiltänzergang gehen (auf einer Geraden mit gerade voreinander gesetzten Füßen; sowohl mit offenen als auch mit geschlossenen Augen).
  - Gute Differenzierungsmöglichkeit zwischen zerebellarer und spinaler bzw. peripherer Ataxie:
    - Spinale/periphere Ataxien sind im Gegensatz zur zerebellaren Ataxie durch optische Kontrolle kompensierbar (d. h., sie sind beim Gang mit geschlossenen Augen stärker ausgeprägt), da sie meist auf einer Tiefensensibilitätsstörung (➤ 8.2.2.3) beruhen.

■ **Bewertungsparameter**

Bei den Tests zur Koordination wird die Bewegungsform beobachtet und beschrieben:
- Zielsicher, ataktisch (ungeordnet), harmonisch, dysmetrisch (fehlerhafte Zielsicherheit, „daneben zeigen"),
- hypermetrisch (überschießende Bewegungen), hypometrisch (zu kurze Bewegungen),
- Tremor (➤ 8.2.2.2.1).

■ **Weiteres mögliches Assessment**
- Fahn Tremor Rating Scale.

8.2.2.3 Störung der Tiefensensibilität

Tiefensensibilität (Propriozeption):
- Ermöglicht dem Menschen, die Stellung und Bewegung des Körpers im Raum ohne ständige visuelle Kontrolle zu erkennen,
- Beteiligung von sehr vielen Rezeptoren, die dem Gehirn ständig Rückmeldungen über Lageveränderungen und Bewegungen des Körpers geben.

Über dieses System werden wahrgenommen:
- Stellung von Extremitäten/Gelenken im Raum,
- Bewegungsrichtung und Geschwindigkeit einer Bewegung (sowohl bei aktiven als auch bei passiven Bewegungen),
- benötigte Kraft für eine Bewegung → Möglichkeit zur Kraftanpassung,
- Vibrationen.

■ **Rezeptoren der Tiefensensibilität**
- Muskelspindeln,
- Golgi-Sehnenorgane,
- Rezeptoren in Gelenkkapseln und Bändern,
- z. T. Mechanosensoren der Haut.

8.2.2.3.1 Symptome
- Gestörtes Lageempfinden,
- gestörtes Bewegungsempfinden,
- Gangunsicherheit,
- Verstärkung der Symptome bei geschlossenen Augen,
- Störung der Zweipunktdiskrimination: zwei Schenkel eines Zirkels werden mit großem Abstand auf die Haut aufgesetzt. Der Patient soll beurteilen, ob er einen oder zwei Kontakte auf der Haut spürt. Anschließend werden die Schenkel immer enger zusammengeführt, bis der Patient nur noch einen Kontakt wahrnimmt. Dieser Abstand wird gemessen.
- Gestörte Dermolexie (Patient ist unfähig, mit geschlossenen Augen gemalte Formen, Buchstaben oder Richtungen auf der Haut zu erkennen),
- gestörte Stereognosie (Patient ist unfähig, mit geschlossenen Augen Gegenstände zu ertasten und zu benennen).

8

8.2.2.3.2 Pathophysiologie
Es können mehrere Faktoren einen pathologischen Einfluss auf die Tiefensensibilität haben:
- Pathologie im Bereich der Rezeptoren: Die Rezeptoren der Tiefensensibilität sind direkt geschädigt und können keine Rückmeldung mehr an das ZNS geben (z. B. durch eine Polyneuropathie oder einen Kreuzbandriss).
- Pathologie im Bereich der Bahnsysteme: Es liegt eine Störung auf Ebene der Reizweiterleitung vor (z. B. durch Tabes dorsalis, Form der Neurosyphilis im Spätstadium). Die Rezeptoren selbst sowie der sensorische Kortex sind dagegen intakt.
- Pathologie im Bereich des sensorischen Kortex: Die Verarbeitung der Impulse im sensorischen Kortex ist gestört (z. B. durch eine Blutung).

8.2.2.3.3 Befundtechniken zur Evaluation der Tiefensensibilität
■ **Tests/Assessments auf Struktur- und Funktionsebene (ICF)**
- Test zum Lageempfinden der Extremitäten:
  - Der Patient befindet sich zunächst mit offenen, anschließend mit geschlossenen Augen in der höchstmöglichen ASTE (für die untere Extremität ist RL empfehlenswert).
  - Der Th. stellt eine Extremität in eine bestimmte Stellung/Lage ein, z. B. Arm: 40° Schulterabduktion, 90° Ellenbogenflexion, 30° Dorsalextension der Hand und eine leichte Fingerflexion.
  - Der Patient wird aufgefordert, die andere Extremität auf gleiche Weise einzustellen (sog. Mirroring).
- Test zum Bewegungsempfinden der Extremitäten:
  - Der Patient befindet sich zunächst mit offenen, anschließend mit geschlossenen Augen in der höchstmöglichen ASTE (für die untere Extremität ist RL empfehlenswert).
  - Der Th. führt mit einer Extremität eine komplexe Bewegung aus.
  - Gleichzeitig soll der Patient die Bewegung mit der anderen Extremität nachmachen (sog. Mirroring).
- Test zum Bewegungs- und Lageempfinden des Rumpfs:
  - Der Patient befindet sich zunächst mit offenen, anschließend mit geschlossenen Augen in der höchstmöglichen ASTE.
  - Der Th. verändert die Stellung des Rumpfs im Raum und lässt sich die neue Stellung vom Patienten beschreiben.

- Anschließend bewegt der Th. den Rumpf des Patienten im Raum und lässt sich dabei die Bewegungsrichtung vom Patienten beschreiben (nach vorn, nach hinten usw.).

Bei Patienten mit ausgeprägter spastischer oder schlaffer Lähmung ist es häufig sinnvoller, wenn der Th. sich vom Patienten die Stellung/Bewegung in den einzelnen Gelenken beschreiben lässt (➤ Test zum Bewegungs- und Lageempfinden des Rumpfs), als das Mirroring einzusetzen.
Auch bei Patienten, bei denen nicht eindeutig nur eine Seite betroffen ist (z. B. bei MS ➤ 8.4.1.2), ist diese Vorgehensweise vorteilhaft. Zumeist findet die Prüfung dann nur an den distalen Gelenken der Hände oder Füße statt.

- Test Bewegungsempfinden (Angabe der Bewegungsrichtung):
  - ASTE: Sitz.
  - Zunächst erklärt der Th. dem Patienten, welche Bewegungsrichtung wie benannt ist; Bsp. Handgelenk:
    - Bewegung in Dorsalextension → Bewegungsrichtung „nach oben",
    - Bewegung in Flexion → Bewegungsrichtung „nach unten".
  - Anschließend soll der Patient mit geschlossenen Augen die Bewegungsrichtung der passiven Bewegungen benennen.
- Daumen-/Zehenlokalisationstest (engl. thumb/big-toe localizing test):
  - Der Patient befindet sich mit geschlossenen Augen im Sitz.
  - Der Th. bewegt Daumen/Zeh des Patienten.
  - Der Patienten wird anschließend aufgefordert, den bewegten Daumen/Zeh mit dem Zeigefinger der gegenüberliegenden Hand zu berühren.
- Test zum Vibrationsempfinden:
  - Eine schwingende neurologische Stimmgabel wird auf hautnahe Knochen (z. B. Schädel, Malleolengabel) aufgesetzt.
  - Im Normalfall nimmt der Patient die entstehenden Schwingungen als Surren oder Vibrieren wahr.
  - Bei einer Pallhypästhesie ist dieses Vibrationsempfinden abgeschwächt, bei einer Pallanästhesie fehlt es ganz.
- Assessments:
  - Finger-Nase-/Finger-Finger-Versuch mit geschlossenen Augen (➤ 8.2.2.2.3),
  - KHV (➤ 8.2.2.2.3),
  - Test des Lage- und Bewegungssinns (s. o.),
  - Romberger Stehversuch (➤ 8.2.2.2.3),
  - Unterberger Tretversuch (➤ 8.2.2.2.3),
  - Test zum Vibrationsempfinden (s. o.).

8.2.2.4 Störungen der Oberflächensensibilität

Unter **Oberflächensensibilität** werden alle Empfindungen zusammengefasst, die über Mechanorezeptoren in den Hautschichten behaarter und unbehaarter Haut aufgenommen werden:
- Druck,
- Berührung,
- Vibration,
- Schmerz,
- Temperatur.

Zur Lokalisation der Sensibilitätsstörung wird die Haut in einzelne Dermatome unterteilt (Abbildung ➤ hintere Buchklappe). Ein Dermatom beschreibt dabei ein Hautgebiet, das von einem bestimmten Spinalnerv innerviert wird.

Die Lokalisation und Verteilung der Sensibilitätsstörung kann Auskunft über den Ort der Schädigung geben. Bei zentralen Erkrankungen wird die Sensibilität allerdings am gesamten Körper getestet, Dermatome sind dann zumeist nicht relevant.

8.2.2.4.1 Symptome

- Parästhesie: Auftreten von spontanen Missempfindungen ohne gesetzte Reize (Kribbeln, Brennen, Ameisenlaufen),
- Schmerzen,
- gestörtes Schmerzempfinden: Hyperalgesie (gesteigert), Hypoalgesie (herabgesetzt), Analgesie (aufgehoben),
- gestörtes Berührungsempfinden: Hyperpathie (gesteigert), Hypästhesie (herabgesetzt), Anästhesie (aufgehoben),
- gestörtes Temperaturempfinden: Thermhypästhesie (herabgesetzt), Thermhyperästhesie (gesteigert), Thermanästhesie (aufgehoben),
- Dysästhesie: Ein gesetzter Reiz wird vom Patienten abweichend interpretiert/empfunden; Bsp. Wärme wird als Kälte empfunden oder Berührung als Schmerz.

8.2.2.4.2 Pathophysiologie

Unterschieden werden:

- Periphere Sensibilitätsstörung durch Schädigung von
  - Neuronen,
  - Rezeptoren.
- Zentrale Sensibilitätsstörung durch Schädigung von
  - Gehirn,
  - Rückenmark.

8.2.2.4.3 Befundtechniken zur Evaluation der Oberflächensensibilität

Die Befundung ist sehr aufwendig und verlangt ein hohes Maß an Konzentration, sowohl vom Th. als auch vom Patienten. Hilfreich zur besseren Eingrenzung und ggf. zeitersparend ist eine gezielte anamnestische Befragung zu Beginn der Prüfung:

- Kommt es zu Verbrennungen beim Spülen, Duschen, Kochen?
- Ist es Ihnen möglich, barfuß zu gehen?
- Haben Sie Schwierigkeiten, Ihre Kleidung den Wetterverhältnissen anzupassen?
- Spüren Sie beim Abtrocken mit dem Handtuch oder der Berührung durch Kleidungsstücke manche Stellen des Körpers vermehrt, weniger oder gar nicht? Oder können Sie diese Berührung an einigen Stellen gar nicht ertragen?
- Hat Ihr Neurologe schon einmal auf Parästhesien und Dysästhesien getestet? Wenn ja, mit welchem Ergebnis?

■ **Klinische Tests auf Struktur- und Funktionsebene (ICF)**

- Die Oberflächensensibilität wird immer im direkten Seitenvergleich und bei geschlossenen Augen getestet.
- Der Th. setzt für die verschiedenen Sensibilitätsqualitäten einen jeweils adäquaten Reiz direkt auf die Haut des Patienten. Material für die Reizsetzung:
  - Berührungsempfinden: Wattebausch oder Feder,
  - Druckempfinden: Fingerkuppe,
  - Temperaturempfinden: kalter bzw. warmer Gegenstand (z. B. Metall oder Holz),
  - Schmerzempfinden: spitzer Gegenstand (Nadel).
- Der Patient wird direkt nach/während der Reizsetzung befragt:
  - Wo berühre ich Sie gerade?
  - Wie fühlt es sich an?
  - Was spüren Sie?
  - Seitenvergleich: Wie fühlt sich die andere Seite an? Genauso intensiv oder weniger?

8

■ **Dokumentation**

Dokumentiert wird auf einem „Sensimännchen", eine Abbildung des Körpers, auf der der Th. die Symptome (➤ 8.2.2.4.1) eintragen kann (vgl. Tonusmännchen ➤ Abb. 8.2.3).

■ **Assessment auf Struktur- und Funktionsebene (ICF)**

- American Spinal Injury Association (ASIA) Scale (➤ 8.4.4.2).

8.2.2.5 Störung der Gleichgewichtsfähigkeit

Gleichgewichtsfähigkeit:
Diese koordinative Fähigkeit (➤ 8.2.2.2) und Fertigkeit ermöglicht dem Menschen, seinen Körper im Gleichgewicht zu halten und ihn bei Bewegungen sowie Haltungsveränderungen wieder in einen Gleichgewichtszustand zu bringen.
Das Körpergleichgewicht wird physiologisch durch das Zusammenspiel aller Körperabschnitte automatisch erhalten. Es wird in allen ADLs gefordert.

An der Erhaltung des Gleichgewichts sind beteiligt:

- Vestibuläres System,
- optisches System,
- Tiefensensibilität (➤ 8.2.2.3).

■ **Gleichgewichtsmechanismen**

Grundlegende Reaktionen des Körpers zur Aufrechterhaltung des Gleichgewichts:

- **Gleichgewichtsreaktion des Rumpfs:** Sichtbare Stellungsveränderungen (Stellreaktionen) des Körpers (Rumpf: Flexion, Extension, Lateralflexion, Rotation), die reaktiv erfolgen, aber auch willkürlich dargestellt werden können. Die Stellungsveränderungen werden ausgelöst, wenn sich der Schwerpunkt des Körpers innerhalb seiner Unterstützungsfläche bewegt. Bsp.: Schinkengang (Gleichgewichtsreaktion im Sitz).
- **Ausgleichsbewegungen:** Bewegungen der Extremitäten unterstützend zur Stellungsänderung des Rumpfs bei Verlagerung des Körperschwerpunkts innerhalb seiner Unterstützungsfläche (s. o.), die reaktiv oder willkürlich dargestellt werden können. Bsp.: Standwaage oder Griff nach einem weiter entfernten Gegenstand.
- **Antizipatorische posturale Anpassung:** Kleinste, unbewusste muskuläre Begleitreaktionen des Körpers, die der Mensch nicht wahrnimmt und die die Stellreaktionen (s. o.) begleiten. Vor allem in der tonischen Muskulatur finden somit Tonusmodulationen statt. Vor jeder Bewegung kommt es zu einer Anspannung der segmental stabilisierenden Muskulatur.
- **Schutzreaktionen:** Bei einer plötzlichen Verlagerung des Körperschwerpunkts, also dem Verlust des Gleichgewichts (z. B. Stolpern), werden unterschiedliche Schutzreaktionen eingeleitet, z. B.
  - Schutzschritte,
  - Abfangen durch die Arme.

8.2.2.5.1 Symptome

- Fehlen von adäquaten Reaktionen (Stell-, Ausgleichs- und Schutzreaktionen) auf Gewichtsverlagerungen,
- erhöhte Sturz- und Stolperneigung,
- unsicheres Gangbild,
- unsicherer Stand, Sitz, SL,
- Haltungsauffälligkeiten, Nutzung von Hilfsmitteln (Stock, Festhalten an Gegenständen etc.).

8.2.2.5.2 Pathophysiologie

- Als Ursache kommen verschiedene Schädigungen bzw. Lokalisationen infrage:
  - Schädigung auf Rezeptorebene,
  - Schädigung der Bahnsysteme, die die Reize weiterleiten,
  - Schädigung des sensorischen Kortex (➤ 8.1).
- Zudem können auch Pathologien des Muskeltonus (➤ 8.2.2.1.1) die Gleichgewichtsfähigkeit beeinträchtigen. Eine durch eine Muskeltonusstörung veränderte Haltung beeinflusst über die Propriozeptoren das Gleichgewicht.
- Der Körper versucht, auftretende Pathologien durch die Neuroplastizität des Gehirns (➤ 3.7.1, ➤ 3.7.2, ➤ 3.12.2) zu kompensieren.

8.2.2.5.3 Befundtechniken zur Evaluation des Gleichgewichts

Durch gezielte Fragen kann der Th. schon während der Anamnese (➤ 2.1.2) einen Eindruck von der Gleichgewichtsfähigkeit des Patienten erhalten:

- Haben Sie Probleme, im Alltag Ihr Gleichgewicht zu halten?
- Kommt es vor, dass Sie im Alltag stolpern oder stürzen? Wenn ja, wie oft und bei welchen Situationen? (evtl. Führung eines Sturztagebuchs).

Auch bei der Inspektion (➤ 2.1.3) kann der Th. durch genaue Beobachtung der ADLs die Gleichgewichtsfähigkeit des Patienten abschätzen und ggf. Rückschlüsse auf evtl. vorhandene Gleichgewichtsstörungen ziehen. Bsp.: Muss der Patient sich beim Ausziehen der Hose hinsetzen, um die Beine aus der Hose zu ziehen, kann er vermutlich nicht auf einem Bein stehen.

Klinische Tests auf Struktur- und Funktionsebene (ICF)

Die Gleichgewichtsfähigkeit kann durch gezielte Tests geprüft werden. Dabei werden die Prüfungen mit unterschiedlichem Schwierigkeitsgrad durchgeführt. Dieser wird bestimmt durch

1. die ASTE (→ Größe der Unterstützungsfläche),
2. die Beschaffenheit der Unterlage (→ Stabilität).

Die ASTE, die der Patient gerade noch bewältigen kann, wird im Befund angegeben.

ASTE-Hierarchie (von leicht zu schwierig)

- RL/BL: Keine/kaum Herausforderung in Bezug auf das Gleichgewicht,
- Stabile SL,
- UA-Stütz,
- Handstütz,
- Vierfüßlerstand,
- Langsitz,
  - Seitsitz,
  - SL (mit gestreckten Beinen),
  - freier Sitz (ohne Bodenkontakt der Füße),
- Kniestand,
- Halbkniestand,
- Stand,
- Tandemstand,
  - Einbeinstand,
- Gang.

Zusätzlich kann jeweils durch Verwendung labiler Unterlagen (weiche Unterlage, Schaukelbrett, Kreisel) die Schwierigkeit erhöht werden.

Testdurchführung: Der Th. wählt ASTE sowie Unterlage so aus, dass der Patient die Anforderungen gerade noch bewältigen kann (Ziel: schwierigste ASTE ermitteln).

1. Der Patient wird in die entsprechende ASTE auf der entsprechenden Unterlage gebracht.

2. Der Th. versucht durch Verlagerung des Patienten nach rechts/links/vorne/hinten, entsprechende Gleichgewichtsreaktionen zu provozieren.
3. Die Gleichgewichtsreaktion kann willkürlich, reaktiv oder automatisch erfolgen.
4. Beurteilt werden: Gleichgewichtsreaktion des Rumpfs, Ausgleichsbewegungen, antizipatorische posturale Anpassung, Schutzreaktionen.

> Um die Reaktionen des Patienten sinnvoll beurteilen zu können, muss dieser zulassen, dass er aus dem Gleichgewicht gebracht wird. Er darf also nicht ununterbrochen gegen die Verlagerung anspannen. Der Th. sollte den Patienten entsprechend instruieren.
> Die Gleichgewichtsfähigkeit kann trainiert und durch verschiedene Bewegungserfahrungen verbessert werden. Das heißt, wenn während der Befundung Aufgaben/Anforderungen überprüft werden, die der Patient schon oft geübt hat oder sogar täglich selber durchführt, sollte ein entsprechender Vermerk im Befund das Ergebnis begleiten.

8

Assessments auf Struktur- und Funktionsebene (ICF)
- Berg-Balance-Skala (BBS ➤ 16.2.2),
- Functional Reach (Test der Körperreichweite),
- Dynamic Gait Index (DGI ➤ 16.2.2),
- Tinetti-Test – Performance Oriented Mobility Assessment (POMA) (zur Beurteilung des Sturzrisikos),
- Timed up and go-Test (TUG ➤ 16.2.1).

8.2.2.6 Neuropsychologische Störungen

Unter dem Begriff neuropsychologische Störungen (auch Hirnwerkzeugsstörungen) werden zentral-organische Störungen der kognitiven und emotionalen Fähigkeiten des Patienten zusammengefasst. Für die PT haben v. a. Störungen der Sprache (Aphasie), des Handelns (Apraxie), des Erkennens (Agnosie) und der Wahrnehmung (Neglect, Pusher-Symptomatik) Relevanz.

8.2.2.6.1 Aphasie

Aphasie kommt aus dem Griechischen und bedeutet so viel wie „Sprachlosigkeit". Aphasiker haben ihre Sprache allerdings nicht völlig verloren. Vielmehr leiden sie unter einer speziellen Sprachstörung, bei der die Funktion der zum Sprechen notwendigen Muskulatur erhalten bleibt.
Es gibt unterschiedliche Aphasieformen. In der PT sind v. a. die Broca-, die Wernicke- und die globale Aphasie von Bedeutung. Nachfolgend werden die jeweils typischen Symptome aufgeführt:

- **Broca-Aphasie (motorische Aphasie):**
  - Kaum spontanes Sprechen, meist erst nach Aufforderung,
  - mühsames Reden im Telegrammstil (z. B.: *„Abends ... Restaurant ... Essen ... gehen"*),
  - Vertauschen von Silben (z. B. Schrankschuh statt Schuhschrank),
  - „Verstümmeln" von Wörtern (z. B. Zihboste statt Zahnbürste),
  - fehlerhafter Satzbau mit Satzabbrüchen und -verschränkungen (z. B. *„Morgen ... Restaurant ... ach, nein ... Ich heute Abend ... nein, so ... Heute Abend ich Restaurant essen gehen."*),
  - relativ gutes Verständnis für Inhaltswörter, dagegen ein schlechtes für Satzgefüge und Nebensätze,
  - Lesen, Schreiben und Rechnen können ebenfalls betroffen sein.
- **Wernicke-Aphasie (sensorische Aphasie):**
  - Spontanes Sprechen kaum gestört,
  - flüssiges Reden, z. T. sogar überschießend, allerdings stark entstellt,
  - gut erkennbare Sprachmelodie und Artikulation,

- unverständliche Wortneubildungen (z. B. worme Schahinde für warme Handschuhe),
- Vertauschen von Silben,
- „Verstümmeln" von Wörtern,
- Verwechslungen von Wörtern (z. B. Katze statt Hund),
- stark eingeschränkte Kommunikationsfähigkeit, aufgrund starker Beeinträchtigung des Sprachverständnisses,
- Lesen und Schreiben i. d. R. ebenfalls gestört.

- **Globale Aphasie:**
  - Schwerste Aphasieform,
  - Äußerung über spärliche Sprachautomatismen (z. B. *„ja ... jajaja ... ja, ki-ki, nein ... nein ... nein, nein"*),
  - Gespräche und Verständigung mit dem Betroffenen sind äußerst schwierig.
- **Anamnestische Aphasie:**
  - Spontanes Sprechen möglich,
  - Benennen von Dingen häufig problematisch,
  - Ursache: Gedächtnisstörung.

8.2.2.6.2 Apraxie

Apraxie ist die Unfähigkeit zu zweckmäßigem, zielbewusstem und situationsgerechtem Handeln bei erhaltener Bewegungsfähigkeit. Der Patient ist trotz intakter automatischer Bewegungen nicht in der Lage, Teile seines Körpers sinnvoll nach einem bestimmten Plan zu bewegen.
Komplexe Bewegungsabläufe, die sich wiederum aus einzelnen Bewegungsabläufen zusammensetzen und bei einem gesunden ZNS automatisiert sind, weisen Handlungsstörungen auf. Bsp.: Einen Pullover anzuziehen, erfordert einzelne Bewegungs-/Handlungsabläufe in der richtigen Reihenfolge.

Symptome bei Patienten mit Apraxie

- Schwierigkeiten, die richtige Reihenfolge von Handlungsabläufen einzuhalten (Bsp.: Pullover auf links anziehen, Kopf durch ein Armloch zwängen),
- Verwechselungen von Gegenständen (z. B. Zahnbürste zum Kämmen).

8.2.2.6.3 Agnosie

Agnosie ist die Unfähigkeit des Erkennens trotz intakter Sinnesleistung.

Einteilung/Symptome

- Visuelle Agnosie:
  - Häufigste Form,
  - Unfähigkeit des Erkennens eines Objektes bei ausschließlich visueller Wahrnehmung, sondern erst durch Ertasten oder Hören.
- Akustische Agnosie:
  - Seltene Form,
  - Unfähigkeit des Erkennens eines Objektes bei ausschließlich akustischer Wahrnehmung, sondern erst durch Betrachten oder Ertasten.
- Sensible Agnosie:
  - Unfähigkeit des Erkennens eines Objektes bei ausschließlichem Ertasten, sondern erst durch Betrachten oder Hören.
- Es gibt auch Agnosien bzw. Störungen des Erkennens, die keine eindeutige Beziehung zu einer bestimmten Sinnesmodalität haben. Dazu gehören:
  - Formen von räumlicher Agnosie,
  - Gerstmann-Syndrom,
  - Anosognosie: Bei einer Anosognosie wird ein eigener krankhafter Zustand, z. B. eine Halbseitenlähmung, nicht erkannt. Dieses Phänomen der Vernachlässigung einer Körperhälfte/-seite und/oder Nichtwahrnehmen einer Körperseite, eines Gegenstands oder eines Raums (Neglect

➤ 8.2.2.6.4), wird eher als Körperschemastörung interpretiert und als eigenständige neurophysiologische Störung gesehen.

8.2.2.6.4 Neglect

Bei dieser Körperschemastörung werden entweder in Kombination oder isoliert motorische, akustische, visuelle oder sensible Informationen einer Körperhälfte vernachlässigt. Diese halbseitige Vernachlässigung ist dem Betroffenen nicht bewusst.

- Motorischer Neglect: Der Betroffene bezieht die Extremitäten einer Körperseite nicht in Bewegungsabläufe mit ein.
- Sensibler Neglect: Der Patient nimmt Berührungen oder passive Bewegungen einer Körperhälfte nicht wahr.
- Visueller Neglect: Der Patient reagiert auf einer Körperseite nicht auf visuelle Reize. Beispielsweise wird der Teller nur bis zur Hälfte leer gegessen.
- Supramodaler Neglect: Mehrere Modalitäten sind betroffen (Sensibilität, Motorik usw.).

8

Krankheitsspezifisches Assessment:

- Catherine Bergego Scale.

8.2.2.6.5 Pusher-Symptomatik

Diese gesonderte motorische Reaktion, die bei Patienten nach Schlaganfall mit Hemiparese auftreten kann, geht immer mit einer gestörten Wahrnehmung des eigenen Körpers einher. Die betroffenen Patienten „pushen" zur betroffenen Seite. Aufgrund einer gestörten Eigenwahrnehmung empfindet der Patient seine innere Mitte als verschoben. Er versucht sie durch das Schieben (Verlagerung des Körpergewichts) zur betroffenen Seite wieder herzustellen.
Bei 70 % der Patienten ist die linke Körperhälfte betroffen.

■ Symptome

Es gibt eine Reihe von Symptomen, die nicht alle bei jedem Betroffenen auftreten. Die Symptomatik

- ist individuell verschieden,
- kann früh, aber auch erst spät nach dem Schlaganfall beginnen,
- ist nicht progredient,
- muss nicht immer stark ausgeprägt sein (z. B. drücken sich nicht alle Betroffenen weg s. u.).

Der Th. kann bei genauer Beobachtung den Hypertonus der nichtbetroffenen Seite (→ Abstützen) schon früh erkennen. Auch die auffällige Haltung in verschiedenen ASTE (oft untypisch für Patienten mit Hemiparese) gibt Hinweise.

Häufig auftretende Symptome:

- Besonders stark ausgeprägte Wahrnehmungsstörungen, welche die gesamte Orientierung (am eigenen Körper, bez. der Umgebung und an einem Objekt im Raum) deutlich einschränken oder sogar unmöglich machen.
- **Hauptsymptom:** Aufgrund der „verlorenen Mitte" entwickeln die betroffenen Patienten einen Hypertonus der nichtbetroffenen Seite, um Orientierung zu gewinnen. Dieser Hypertonus kann sich äußern als:
  - Motorische Unruhe der nichtbetroffenen Seite (z. B. ständige Bewegungen von Arm/Bein) durch ständige Orientierungssuche, Schwierigkeiten bei der Lagerung.
  - Sichtbarer Hypertonus der nichtbetroffenen Seite, z. B. wird das Bein nach dem Hinsetzen nicht abgestellt, sondern verharrt in der Luft, oder die nichtbetroffene Hand stützt mit Druck gegen die Unterlage.
- **Auffälligste Symptome:** Der Patient schiebt sich, sobald er die Möglichkeit bekommt, in jeder Position zur hemiplegischen Seite – im Extremfall bis

zum Umfallen. Dabei stützt er sich mit der nichtbetroffenen Hand/dem Fuß ab. Die Sturzgefahr ist somit sehr hoch (sogar aus einem Bett mit Schutzgitter oder einem Rollstuhl mit Therapietisch). Der Patient widersetzt sich jedem Versuch, diese Haltung zu korrigieren und das Gewicht wieder zur tatsächlichen Mittellinie hin zu verlagern.

- Der Gesichtsausdruck ist starr. Aufgrund der Wahrnehmungsstörungen sind Mimik und Reaktion reduziert.
- Die Stimme kann nicht fein abgestimmt werden. Es entsteht der Eindruck, dass über die Stimme keine Gefühle ausdrückt werden.
- Der Patient möchte alles erklärt bekommen. Er hat immer Ausreden, warum er etwas nicht kann, fragt aber andererseits viel nach seinen Fortschritten (Kommunikation ➤ 1.2.3).
- Die Anpassung an die Umwelt funktioniert bei der Pusher-Symptomatik nicht. Beispielsweise sind Zusammenhänge wie „ein warmer Pullover für kalte, ein T-Shirt für warme Tage" den Betroffenen nicht klar.
- In der Therapie will der Patient bei allen Übungen mithelfen, macht aber viele Fehler.
- Fixierung auf eine Person.

8

■ Weitere mögliche Symptome

- Apraxien (➤ 8.2.2.6.2),
- Agnosien (➤ 8.2.2.6.3),
- Konzentrationsstörungen,
- Verlangsamung der Wahrnehmung bei gleichzeitiger Hektik im Tun,
- Neglect (➤ 8.2.2.6.4).

■ Krankheitsspezifisches Assessment

- Klinische Skala für Contraversive Pusher-Symptomatik (SCP).

8.2.2.6.6 Physiotherapeutischer Befund bei neuropsychologischen Störungen

Entsprechende, typische Verhaltensauffälligkeiten des Patienten sollten unter dem Punkt „Neuropsychologische Auffälligkeiten" im Befundbogen (➤ 8.2.1) festgehalten werden, da sie z. T. einen besonderen Umgang mit dem Patienten/Modifikationen in der Therapie (➤ 8.3) erfordern. Ausführliche Informationen über vorhandene neurophysiologische Störungen findet man in den Befunden von Logopäden, Ergotherapeuten, Neuropsychologen oder des behandelnden Neurologen.

■ Befundauswertung

Gewichtung der Symptome: Nach der Befundung müssen die vielen Symptome/Störungen, die der Patient zeigt, vom Th. gewichtet werden. Er muss herausfiltern, welches Symptom momentan am auffälligsten bzw. für den Patient am wichtigsten ist, weil es ihn davon abhält, für ihn wichtige Aktivitäten auszuführen.

Funktionelles Problem erarbeiten: Der Th. ermittelt zusammen mit dem Patienten, in welcher Aktivität (ICF-Ebene: Aktivität ➤ 1.3.2) dieser durch die speziellen neurologischen Störungen eingeschränkt ist und welche Aktivitäten und Funktionen ihm besonders wichtig sind.

Partizipation: In der Therapie sollte der Th. die Partizipation des Patienten berücksichtigen (ICF-Ebene: Partizipation ➤ 1.3.2) (➤ Fallbeispiel 2). Im ➤ Fallbeispiel 1: Der Dirigent kann nicht mehr dirigieren und somit zurzeit seiner ehrenamtlichen Tätigkeit als Chorleiter in der Gemeinde nicht nachkommen.

Grundsätzlich ist es wichtig, dass der Th. sich den Unterschied zwischen der funktionellen und der neurologischen Störung bzw. Symptomen klarmacht. Dadurch ändert sich nicht das Behandlungsziel, wohl aber die Art und Weise (Prinzip), wie der Th. mit der ausgewählten Behandlungsmethode arbeiten wird.

Fallbeispiel 2: Ein Patient lebt in einer Wohnung im ersten Stock. Da ihm das Treppensteigen unmöglich geworden ist, kann er seinen täglichen Verrichtungen außerhalb der Wohnung nicht mehr nachgehen.

Funktionelles Ziel: Erarbeiten des Treppensteigens.

Methode: Techniken aus dem Bobath-Konzept (➤ 3.7.1, ➤ 3.7.2), der Vojta-Therapie (➤ 3.7.4) oder der Propriozeptiven Neuromuskulären Fazilitation (PNF ➤ 3.7.3).

8.3 Grundprinzipien der Behandlung neurologischer Patienten

8

Bei der Behandlung von neurologischen Patienten gelten immer die Prinzipien des motorischen Lernens und des aufgabenorientierten Trainings – auch neben den Prinzipien der spezifischen Symptombehandlung (s. u.).

- **Prinzipien des motorischen Lernens:**
  - Die Prinzipien werden im entsprechenden Kapitel vorgestellt (➤ 3.1.9.3).
- **Prinzipien des aufgabenorientierten Trainings** (modifiziert nach Horst 2014):
  - Erarbeitung verschiedener Übungsalternativen gemeinsam mit dem Patienten, um bestimmten Problemen im ADL-Bereich zu begegnen (z. B. vom Boden aufstehen, eine Stufe überwinden) → Adaption i. S. von plastischen Veränderungen im ZNS (➤ 3.7.1, ➤ 3.7.2, ➤ 3.12.2), Aufgaben in möglichst vielen verschiedenen Variationen (z. B. unterschiedliche ASTE, Bedingungen) üben,
  - Trainieren von realen ADLs in einer für den Patienten möglichst gewohnten Umgebung,
  - Einstellung eines Alignments (Position der Körpersegmente zueinander in einer bestimmten ASTE/Bewegung), das den Körper so optimal wie möglich belastet, um schädigende/überbelastende Einflüsse zu minimieren (z. B. Üben in bestmöglicher Aufrichtung),
  - optimal unterstützende Hilfsmittelversorgung,
  - Einbringen von Hobbies und Präferenzen des Patienten in die Therapie zur Steigerung seiner Motivation sowie emotionalen Beteiligung (z. B. Tanzschritte üben),
  - Ausnutzen/Integration von Patientenerfahrungen (z. B. Bewegungserfahrungen, die aus Beruf/Hobbies entstanden/automatisiert und daher für den Patienten u. U. schneller wieder abrufbar/leichter zu lernen sind). Bsp.: Ein Handwerker, der gewohnt war, auf Leitern zu steigen, kann eher eine Leitersprosse erklimmen als eine Treppenstufe.

Mögliche Konzepte zur Behandlung von neurologischen Patienten:
Generell können zur Behandlung von neurologischen Patienten Techniken aus folgenden Konzepten/Methoden unter Berücksichtigung der in diesem Kapitel erwähnten Grundprinzipien angewendet werden:

- Bobath-Konzept (➤ 3.7.1, ➤ 3.7.2),
- Propriozeptive Neuromuskuläre Fazilitation (PNF ➤ 3.7.3),
- Vojta-Therapie (➤ 3.7.4),
- N.A.P.®, Therapiekonzept in der Neuroorthopädie (➤ 3.19.7),
- E.-Technik®, Hanke-Konzept (➤ 3.7.5),
- Constraint-Induced Movement Therapy/Forced-Use-Therapie (➤ 3.7.6),
- Laufbandtherapie (➤ 3.7.7),
- Neurodynamik (➤ 3.5.4),
- elastisches Taping (➤ 3.13.2),
- Basale Stimulation (➤ 3.12.1),

- Sensorische Integration (➤ 3.12.2),
- Perfetti-Konzept,
- Massagetechniken (➤ 3.14),
- Water Specific Therapy (WST, auch Halliwick® Aquatic Therapy, HAT ➤ 3.4.1),
- physikalische Therapien (z. B. Hydro- oder Elektrotherapie ➤ 3.15, ➤ 3.16).

8.3.1 Grundprinzipien der Behandlung von Muskeltonusstörungen

8.3.1.1 Behandlung von schlaffer/spastischer Lähmung

Schlaffe und spastische Lähmungen (➤ Abb. 8.2.2) müssen nicht unbedingt unterschiedlich behandelt werden. Es gibt einige Grundprinzipien, die den Muskeltonus sowohl senken als auch steigern können (Tonusregulation):

8

- **Bewegung:**
  - Wirkt immer tonusregulierend.
  - Aktive Bewegungen vorziehen, der Th. sollte den Patienten nur gerade so viel wie nötig bei der Bewegung unterstützen (Fazilitation ➤ 3.7.3).
  - Nur wenn keine aktive Bewegung möglich ist, kann passiv bewegt werden. Dabei sollte der Patient aufgefordert werden, die Bewegungen in Gedanken nachzuvollziehen (mentales Training).
  - Die Bewegungen (auch passive) sollten funktioneller Natur sein oder zumindest auf funktionelle Bewegungen vorbereiten (ICF-Ebene: Funktion ➤ 1.3.2). Daher sollte in Muskelketten, um verschiedene Achsen und in verschiedenen Ebenen gearbeitet werden.
  - Ist das Bewusstsein des Patienten beeinträchtigt, sollten passive Bewegungen vom Th. verbal begleitet werden.
- **Anregung der Propriozeptoren über langanhaltenden Druck durch Kompression/Approximation ins Gelenk:**
  - Druck für mind. 10–15 Sekunden.
  - Die langanhaltende Kompression kann durch den Th. oder – noch besser – über eine Gewichtsverlagerung durch das Körpergewicht des Patienten selbst erzeugt werden (➤ Beispiele).
  - Die Gelenke sollten in einer physiologischen Stellung sein bzw. achsengerecht übereinander stehen (Alignment).
  - Eine Steigerung des Drucks bzw. der Belastung durch Rotationsbewegungen um die neu entstandene Bewegungsachse ist möglich. Dadurch wird der Patient gezwungen (Forced-Use-Therapie ➤ 3.7.6), Gewicht zu übernehmen.
  - Möglichst Therapiesituationen herstellen, in denen der Druck über längere Zeit erfolgen kann. Bsp.: Bei einem Patienten mit erhöhtem Flexorentonus in einem/beiden Beinen ist es sinnvoller, die Handfunktionen im Stehständer, anstatt im Sitz zu erarbeiten.
  - **Beispiele:**
    - Schultergelenk in 90° Flexion und Ellenbogen gestreckt (ASTE: z. B. Liegen, Sitz); der Th. gibt Druck gegen die palmare Handwurzel bei dorsal extendiertem Handgelenk in Richtung Schultergelenk.
    - Der Patient verlagert sein Körpergewicht und baut einen aktiven Stütz auf den betroffenen Arm auf (ASTE: z. B. Sitz, Stand). Schulter-, Ellenbogen- und Handgelenk müssen übereinander stehen.
    - Körpergewichtsverlagerung auf das betroffene Bein verlagert (ASTE: z. B. Stand, Kniestand); druckbelastete Gelenke müssen übereinander stehen.
    - Körpergewichtsverlagerung im aufrechten Sitz auf die betroffene Seite.
    - Lagerungen.

- **Tonusqualität und -quantität:**
  - Beeinflussung der Qualität (vermehrter Flexoren- oder Extensorentonus) und Quantität (hoch oder niedrig) des Muskeltonus bzw. Haltetonus über die gezielte Wahl des Haltungs- und Bewegungsmusters mit entsprechendem Alignment sowie Größe, Höhe und Beschaffenheit der Unterstützungsfläche. Bsp.:
    - Therapiesituationen mit geringer Unterstützungsfläche erfordern einen hohen Haltetonus.
    - Der aufrechte Sitz erfordert eher einen Extensorentonus als einen Flexorentonus.
  - Beeinflussung durch tonisierendes bzw. detonisierendes Taping (➤ 3.13.2).

> Die Wirkung von tonusregulierenden Maßnahmen sollte im Gegensatz zu der Wirkung von muskelkräftigen Maßnahmen schon während der Behandlung oder am Ende einer Therapieeinheit erkennbar sein. Beispielsweise muss nach Erarbeitung von Stützfunktionen des Armes eine deutlich bessere Zentralisation des Schultergelenks ersichtlich sein.

8.3.1.2 Behandlung von Parese/Hypotonus

Als Grundprinzip zur Behandlung von Parese und Hypotonus gilt der Einsatz von kurzen Reizen:

- Kurze Druckreize:
  - Gezielt in das Gelenk,
  - bewirken eine Muskeltonussteigerung,
  - Bsp.:
    - Quick approximation (PNF ➤ 3.7.3),
    - Fersenstampfen (Bobath-Konzept ➤ 3.7.2).
- Kurze Dehnreize:
  - Initialstretch/Restretch (PNF ➤ 3.7.3),
  - **Cave:** Luxationsgefahr.
- Kurze Kältereize:
  - Bsp.: Kurzer Kältereiz (➤ 3.15.2.1) auf dem entsprechenden Muskel in Verbindung mit aktiven Bewegungsversuchen.
- Kurze, knappe und fordernde/motivierende Kommandos in passender Lautstärke.

Mögliche weitere Behandlungstechniken:

- Tapping (Klopfungen),
- Sweeping (Streichungen) in Funktionsrichtung,
- Placing (Platzieren),
- Arbeit im geschlossenen System/Kette,
- funktionelle Kräftigung (z. B. Üben des Aufstehens/Hinsetzens mit korrektem Alignment),
- Elektrostimulation,
- MTT (ab MFT 3) (➤ 3.6),
- tonisierendes elastisches Taping (➤ 3.13.2).

8.3.1.3 Behandlung von spastischen Lähmungen

Grundprinzipien:

- **Rumpfrotation:** Mithilfe der Rumpfrotation kann sowohl der Tonus im Rumpf als auch in den Extremitäten gesenkt werden. Bsp.:
  - In RL beide Beine anstellen und die Knie nach links und rechts bewegen, sodass eine Rotation sowie Lateralflexion im Rumpf entsteht; Variationen von Knien und Hüftbeugung sind möglich.
  - Die Rumpfrotation kann auch über beide Arme fazilitiert werden. Der Patient kann dabei sitzen oder stehen (Bobath-Konzept ➤ 3.7.2).

  - Chopping, Lifting, untere Rumpfmuster, Kombination von Skapula- und Pelvispattern (PNF ➤ 3.7.3.1).
  - Funktionelle Bewegungen anstelle von achsengerechten Bewegungen in einer Ebene bevorzugen, da diese meist Rotationskomponenten enthalten.
- **Dehnung/Ausstreichung bzw. Aufdehnung der spastischen Muskulatur/Muster:** In der Praxis sehr häufig bei ausgeprägten spastischen Mustern angewendet, um in erster Linie Kontrakturen zu verhindern. Der Patient sollte dabei nicht einfach „passiv durchbewegt" werden, vielmehr sollte der Th. folgende Hinweise beachten:
  - Proximal beginnen,
  - entgegen des spastischen Musters arbeiten,
  - Rotationsbewegungen betonen,
  - funktionell Dehnen/Ausstreichen,
  - Querdehnung des Muskelbauchs unter Längsdehnung der Muskulatur oder einer aktiven/assistiven Bewegung aus dem Muster heraus.

Cave

Bei der Dehnung/Ausstreichung bzw. Aufdehnung der spastischen Muskulatur kann es ggf. sogar zu einer Verschlimmerung/Verstärkung des spastischen Musters nach der Behandlung kommen. Daher immer sehr dosiert vorgehen.

- **Fazilitationen** von Bewegungen bei Patienten mit einer Spastik sollten immer weich und fließend sein.
- **Bewegungsaufträge** des Th. sollten den Patienten im Lösen seiner Spastik unterstützen, z. B. „Ausatmen und die Ferse sinken lassen." anstelle von „Versuchen Sie, Ihre Ferse auf den Boden zu drücken."
- **Ruhige, warme Therapieumgebung,** in der der Patient sich möglichst wohlfühlt (Erregungszustände können eine Spastik verstärken),
- Anwendung von langandauernden **thermischen Reizen** (➤ 3.15) – Wärme oder Kälte je nach Patientenpräferenz,
- **Biofeedback** (➤ 2.4.12).

Nicht in jedem Fall ist es notwendig, eine Spastik zu senken. In manchen Fällen kann der Th. zusammen mit dem Patienten Strategien entwickeln, die Spastik dafür zu nutzen, ADLs auszuführen.

S1 Leitlinie – Therapie des spastischen Syndroms, 2012 – Deutsche Gesellschaft für Neurologie: ➤ Link am Kapitelende.

8.3.1.4 Behandlung von Patienten mit Rigor

Richtlinie für den Umgang und die Behandlung von Patienten mit Rigor (v. a. bei Parkinson-Syndrom ➤ 8.4.8.1, aber auch für geriatrische Patienten empfehlenswert):

- Zusätzlich zu Einzelbehandlungen am besten Gruppenbehandlungen (Motivation/Kommunikation) anregen.
- Geduld aufbringen. Die Verlangsamung kann sich auf alle Bereiche beziehen (Denken, Sprechen etc.).
- Keine schnellen Übungswechsel vornehmen (Gefahr der Überforderung).
- Behandlung möglichst immer zur gleichen Tageszeit, mit gleicher Übungsreihenfolge usw.
- Zeitpunkt der Medikamentengabe (relevant z. B. bei Levodopa ➤ 1.6.7.4) berücksichtigen.
- Keine Überanstrengung herbeiführen, entsprechende Rückfragen stellen. Der Patient sollte sich nach der Behandlung in der Lage fühlen, dasselbe „Programm" noch einmal zu absolvieren.

■ Grundprinzipien für die Behandlung:
- Über Diagonalen arbeiten,
- über Rotationen arbeiten,
- mit Schwung arbeiten,
- rhythmisches Arbeiten (als Th. selbst rhythmisch arbeiten; taktile Reize setzen),
- bei der Behandlung immer an den ADL-Problemen orientieren,
- komplexe Bewegungsabläufen in Einzelkomponenten „zerlegen" und diese isoliert üben,
- aktive flüssige Bewegungen zunächst passiv, dann assistiv, anschließend aktiv einüben,
- eher zügige passive Bewegungen einsetzen, als langsame/vorsichtige,
- endgradige Bewegungen anvisieren, aber nicht „erzwingen",
- Bewegungen beim Üben übertreiben (werden durch die Akinese wieder eingeschränkt),
- Arbeiten mit akustischen (Kommandos, rhythmische Musik, Trommel, Tamburin, Metronom) sowie visuellen Reizen (Markierungen, Geräte, Möbel, Wände),
- Arbeiten mit Antizipation und Konzentration (gedankliche Vorwegnahme oder Vorstellung der Bewegung während der Ausführung),
- keine isometrischen oder statischen Übungen sowie hohe Widerstände einsetzen, da diese auch zur Steigerung des Muskeltonus führen können,
- als Ausnahme sind Führungswiderstände erlaubt, v. a. bei vorhandenem Tremor,
- PNF (➤ 3.7.3) ist gut geeignet (ohne starke Widerstände).

8

8.3.2 Grundprinzipien der Behandlung von Koordinationsstörungen

Die Ursache der Koordinationsstörung sollte zunächst geklärt werden. Wird sie z. B. durch eine Muskeltonusstörung (➤ 8.2.2.1) hervorgerufen, sollte dieses in der Behandlung berücksichtigt werden.

Behandlungsprinzipien:
- Der Patient kann im Grunde alle Bewegungen, nur nicht in Kombination.
- Grundsätzlich muss eine Behandlungseinheit bei Koordinationsstörungen sehr abwechslungsreich gestaltet werden, da der Patient sehr viel Input aus verschiedenen Bereichen benötigt, um seine Koordination zu fördern.
  - Ständig wechselnder Anspruch an die unterschiedlichen Arbeitsweisen der Muskulatur (konzentrisch, exzentrisch, isometrisch ➤ 2.1.5.2),
  - ständiger Wechsel zwischen Stabilisation und Mobilisation,
  - ständiger Wechsel der ASTE (v. a. labile ASTE fördern neben dem Gleichgewicht auch die Koordination),
  - bevorzugt Bewegungsübergänge erarbeiten (verlangt mehr Koordination als das Arbeiten in einer ASTE),
  - Becken/Schulter/Arme/Beine gleichzeitig oder im Wechsel bewegen,
  - ständiger Tempowechsel,
  - ständiger Wechsel zwischen kleinen, kurzen und großen, schwungvollen Bewegungen, zwischendurch Bewegungsstopps,
  - ständiger Richtungswechsel (oben/unten, vor/zurück usw.),
  - nicht achsengerecht, sondern diagonal arbeiten,
  - ständiger Wechsel zwischen proximalen und distalen Schlüsselpunkten,
  - isometrisches Arbeiten (mit oder ohne Bewegungsablauf) sowie Arbeiten gegen einen Führungswiderstand/Gewichtsmanschetten (erleichtert dem Patienten die Orientierung, wohin die Bewegung gehen soll),
  - Widerstand aus der Richtung, in die der Patient die Bewegung machen soll, anfangs stärker, nach und nach abbauen, zum Schluss soll der Pati-

ent sich den Widerstand nur noch vorstellen/sich ganz ohne Widerstand bewegen können.

■ **Konzept der koordinativen Physiotherapie**

Doris Brötz stellte 2011 das „Konzept der koordinativen Physiotherapie" vor. Bei Patienten mit zerebellärer degenerativer Ataxie konnte von Illg und Kollegen 2010 eine signifikante Verbesserung von Balance und Bewegungskontrolle beim Gehen nachgewiesen werden.

Konzept-Inhalte:

- Befund von Koordination (➤ 8.2.2.2), Tiefen- und Oberflächensensibilität (➤ 8.2.2.3, ➤ 8.2.2.4) und ROM (➤ 2.1.5.1),
- Zielvereinbarung mit dem Patienten,
- repetitives Üben alltagsrelevanter (entsprechend der individuellen Ziele) als auch anderer (Freude machender) koordinativer Bewegungsabläufe (Grundsatz: viele Repetitionen, wenig Übungen),
- Aufheben der Unterdrückung der Ataxie durch Fixation des Körpers, Zulassen überschießender und unkontrollierter Bewegungen.
- Übungsreihenfolge:
  - Von einfachen zu komplexen Übungen,
  - von langsamen zu schnellen ADLs,
  - von sicher (keine Angst) zu unsicheren (Angst machenden) Bewegungsabläufen. Bei den unsicheren Bewegungsabläufen sollte der Patient vom Th. so unterstützt werden, dass diese auf jeden Fall gelingen.
- Individuelles Trainingsprogramm.

S1 Leitlinie – Ataxien des Erwachsenenalters, 2012 – Deutsche Gesellschaft für Neurologie: ➤ Link am Kapitelende.

8.3.3 Grundprinzipien der Behandlung von Tiefensensibilitätsstörungen

Die Propriozeptoren in Sehnen, Muskeln und Gelenken sollen zur Verbesserung von Lage- und Bewegungsempfinden durch folgende Maßnahmen stimuliert werden:

- Passive oder assistive Bewegungen der Extremitäten/des Rumpfs:
  - Von einfachen Gelenkstellungen/Bewegungen zu komplexen Bewegungen,
  - von eingelenkigen zu mehrgelenkigen Bewegungen,
  - anfangs mit visueller Kontrolle des Patienten, später mit geschlossen Augen,
  - anschließend Versuch des Patienten, die Bewegung/Stellung nachzuspüren und zu beschreiben oder sie mit der anderen Extremität nachzustellen (Mirroring).
- Lange oder kurze Druckreize (Approximation bzw. Quickapproximation) in ein Gelenk oder über mehrere Gelenke bei unterschiedlichen Winkelstellungen im Gelenk:
  - Direkt (evtl. während der passiven/assistiven Bewegungen s. o.),
  - indirekt über vermehrt vertikale ASTEn oder Stützaktivitäten während der Behandlung.
- Lagerung auf/mit festen Materialien,
- Gleichgewichtstraining (➤ 8.3.5),
- Tonusregulierung (➤ 8.3.1.1).

Im Behandlungsalltag wird eine Störung der Tiefensensibilität (➤ 8.2.2.3) häufig nicht separat behandelt, vielmehr sollten diese Grundprinzipien grundsätzlich in jeder Therapiesituation berücksichtigt und angewendet werden. Eine Ausnahme bilden hier jedoch somnolente und komatöse Patienten (➤ 8.3.4 Box).

8

8.3.4 Grundprinzipien der Behandlung von Oberflächensensibilitätsstörungen

Die betroffenen Hautareale sollen durch Reizung der Hautrezeptoren sensibilisiert bzw. desensibilisiert werden.
Die Behandlung der Oberflächensensibilitätsstörungen (➤ 8.2.2.4) sollte immer nur ein Teilaspekt in der Behandlung sein, da langfristige Erfolge nur selten erzielt werden. Sinnvoll ist es, wenn die Reize Bestandteil der aktiven Behandlung sind, z. B.

- Gangschule (➤ 3.1.8) barfuß auf unterschiedlichen Untergründen,
- Fußmassage mit dem Igelball vor der Gangschule,
- Stützaktivitäten auf verschiedenen Materialien,
- selbstständiges Eincremen.

8

Zusätzlich sollten Patient und Angehörige entsprechende Reize möglichst auch in den Alltag integrieren.
Ein alleiniges Bestreichen eines Patienten kann evtl. anfänglich (am besten als Bestandteil der Befundung ➤ 8.2) durchgeführt werden. Im weiteren Therapieverlauf sollte es in funktionelle und möglichst aktive Aufgaben integriert werden.

> **Komatöse und somnolente Patienten** bilden eine Ausnahme. Bei ihnen ist die Stimulation der Sensomotorik auf allen Ebenen besonders wichtig (Bsp. Sensorische Integration ➤ 3.12.2).

■ **Behandlungsprinzipien**

- Kurze Reize mit ständig wechselnder Intensität und Geschwindigkeit, da sich Hautrezeptoren sehr schnell an beständige Reize gewöhnen.
- Die Art der Reize ist abhängig von der gestörten Struktur:
  - Thermorezeptoren: Thermische Reize, z. B. Eislolly, Eistauchbäder, warmer Kies, Paraffintauchbäder, auf- oder absteigende Fuß-/Handbäder (➤ 3.15),
  - Berührungs- und Schmerzrezeptoren: Berührungsreize, z. B. durch den Einsatz von Igelbällen, Bürsten, Federn, „Fühlkisten" mit unterschiedlichem Inhalt,
  - Druckrezeptoren: Druckreize, z. B. klassische Massagetechniken (➤ 3.14.1) evtl. mit Hilfsmitteln (z. B. Bürsten, Stäbe) oder Bindegewebsmassage (➤ 3.14.2).
- Die Reizsetzung erfolgt durch den Patienten selber – nach vorheriger Anleitung – oder durch den Th.

8.3.5 Grundprinzipien der Behandlung von Gleichgewichtsstörungen

Grundsätzlich müssen Patienten mit Störungen der Gleichgewichtsfähigkeit (➤ 8.2.2.5) Gleichgewichtsreaktionen bewusst „neu" erlernen. Danach können diese (je nach Krankheit) im Gehirn abgespeichert und somit automatisiert werden. Erst dann stehen sie im Alltag wieder zur Verfügung.

Gleichgewichtstraining (indirekt auch Tiefensensibilitätstraining):

1. Schritt: Patient in eine ASTE bringen, die seinem Aktivitätsniveau angepasst ist und in der er sich relativ sicher fühlt.
2. Schritt: Sichern der ASTE durch verschiedene isometrische Widerstände (rhythmische Stabilisation; **Cave:** Kontraindiziert bei pathologisch erhöhtem Tonus ➤ 8.2.2.1), dadurch kommt es zur Förderung von antizipatorischer posturaler Anpassung (➤ 8.2.2.5.3).

3. Schritt: Bewusstes Einüben von reaktiven Rumpfbewegungen durch Gewichtsverlagerungen (s. u.) (Führung: Becken/Schulter).
4. Schritt: Bewusstes Einüben von Ausgleichsbewegungen durch Gewichtsverlagerung (Führung: Arme/Beine).
5. Schritt: Einüben und Automatisieren von Stützreaktionen und -schritten („Schubs-" bzw. Falltraining ➤ 8.2.2.5).

Der 3. und 4. Schritt können sich auch gegenseitig abwechseln.

Reaktives Einüben von Gleichgewichtsreaktionen durch Provokation von Gewichtsverlagerungen: Die Gewichtsverlagerungen können einerseits durch labile Untergründe, anderseits durch labile und funktionelle ASTEn (Standbeinphase, Ausfallschritte, Stufenschritte, seitwärts und rückwärts gehen, auf den Fußspitzen stehen und/oder gehen) provoziert werden. Als Hilfsmittel dienen z. B. Bälle, Kissen und Tücher, aber auch Tape, um auf dem Boden einen Parcours zu kleben.

Erhöhung des Schwierigkeitsgrads einer Übung durch:
- Durchführung ohne Ansage der Gewichtsverlagerungen durch den Th.,
- Durchführung mit geschlossenen Augen,
- neue ASTEn,
- kleinere Unterstützungsfläche,
- labilere Untergründe,
- weniger Berührungsimpulse des Th.,
- schnellere Verlagerungen,
- Richtungswechsel.

Grundsätzliche Hinweise zum Gleichgewichtstraining:
- Häufiges Wiederholen der Bewegungen (Einschleifen) ist wichtig.
- Rhythmische Stabilisation ist kontraindiziert bei pathologisch erhöhtem Tonus (Spastik/Rigor).
- Bei Patienten mit hoher Sturzgefährdung ist das Einüben und Automatisieren der Schutzreaktionen sowie das Einüben des Aufstehens vom Boden am wichtigsten.
- Auswertung des Sturztagebuches → Üben der sturzgefährdeten Alltagssituationen.

8.3.6 Grundprinzipien der Behandlung von Patienten mit Aphasie

Grundsätzlich werden Patienten mit Aphasie von Logopäden behandelt. Da die Aphasie jedoch häufig als Begleitsymptom, z. B. nach Apoplex, vorkommt, ist es wichtig, auch in der PT Grundprinzipien der Behandlung aphasischer Patienten zu berücksichtigen. Bei Patienten mit Aphasie (➤ 8.2.2.6.1) sollte der Th. die Behandlung so gestalten, dass der Patient sich ernstgenommen fühlt:
- Ruhige Therapieumgebung (Einzelraum),
- Vermeidung von Hintergrundgeräuschen (Radio, Straßenlärm, Gespräche usw.),
- Kommunikationssituation herstellen (Blickkontakt/Vergewissern, dass der Patient aufnahmebereit ist) (➤ 1.2),
- verständnisvolle Umgebung (Aufklärung der Angehörigen, der Pflegekräfte),
- interdisziplinäre Zusammenarbeit (z. B. mit Logopäden, Ergotherapeuten),
- genügend Zeit am Anfang und Ende der Behandlung für ein Gespräch einplanen (Vorbereitung auf die Behandlung und Feedback ➤ 1.2). Dabei ist zu berücksichtigen, dass Patienten mit Aphasie nur schwer Gesprächen in einer Gruppe folgen können.

Allgemeine Kommunikationsregeln

Patienten mit Aphasie sind weder schwerhörig oder verwirrt, noch liegen bei ihnen geistige Behinderungen oder psychische Störungen vor. Es ist daher nicht nötig oder hilfreich, wenn der Th. mit erhöhter Lautstärke oder übermäßiger Betonung mit dem Patienten spricht. Ebenso ist es nicht förderlich für die Therapiesituation, wenn der Th. den Patienten ständig korrigiert, ihm das Sprechen abnimmt oder sich nur an die Begleitpersonen wendet, den Patienten also nicht in das Gespräch einbezieht, ihn nicht ernst nimmt (s. o.).

Folgende Hinweise dagegen können eine positive Therapiesituation unterstützen:

- Gesagtes nur wiederholen, wenn vom Patienten gewünscht,
- normale, natürliche Satzmelodie,
- klare Anweisungen in kurzen, einfachen Sätzen,
- während der aktiven Phasen in der Behandlung möglichst wenig reden (nur kurze Wörter in passender Betonung, z. B. hoch, runter, lösen, gut, weiter), da die Patienten für das Sprechen/Verstehen ihre volle Konzentration benötigen (nonverbale Kommunikation hier vorziehen ➤ 1.2.1.3),
- Gespräche in die Behandlungspausen, am Anfang oder am Ende der Behandlung einbauen,
- dem Patienten möglichst vor Beginn der Therapie erklären, was heute erarbeitet werden soll (evtl. unterstützt durch Objekte oder Bilder).

Krankheitsspezifische Kommunikationsregeln

- Bei Wernicke-Aphasie (➤ 8.2.2.6.1):
  - Den Redeschwall freundlich unterbrechen.
- Bei Broca-Aphasie (➤ 8.2.2.6.1):
  - Nicht ins Wort fallen,
  - längere Pausen ertragen,
  - nicht mit Wörtern aushelfen, solange der Patient noch überlegt,
  - nur helfen (z. B. mit Schlüsselwörtern), wenn der Patient um Hilfe bittet.
- Bei globaler/schwerer Aphasie (➤ 8.2.2.6.1):
  - Sprachliche Äußerungen mit Gestik, Mimik oder Zeigen/Zeichnen von Gegenständen unterstützen,
  - Hören auf das, wie etwas gesagt wird, und nicht was (beim Zuhören auf die Form achten, nicht auf den Inhalt). Häufig kann man an der Betonung der Wörter hören, ob der Patient zustimmt, ablehnt oder etwas wissen möchte.

Hilfe bei Verständigungsproblemen

„Verständigungssackgassen" sind in der Therapie sowohl beim Th. als auch beim Patienten häufig. Der Betroffene wird in diesen Situationen ggf. unruhig und verkrampft. Der Th. sollte daher verständnisvoll und ruhig reagieren. Helfen könnte dabei,

- eine Sprachpause und einen erneuten Versuch zu einem späteren Zeitpunkt vorzuschlagen.
- den Sinn der Worte auf andere Weise zu vermitteln (Mimik, Gestik, Objekte, Bilder oder neue Wortwahl).
- die Wörter aufzuschreiben bzw. aufschreiben zu lassen (der Th. sollte bei Angehörigen bzw. Logopäden erfragen, inwieweit der Patient in der Lage ist, zu lesen oder zu schreiben).
- den Wortschatz des Patienten (Wörter/Äußerungen, die er besser versteht als andere) zu erfragen und zu berücksichtigen.

Cave

Bei wichtigen Punkten (z. B. Tagesziel der Behandlung, Hausaufgaben) immer überprüfen, ob der Patient diese wirklich verstanden hat. Patienten mit Aphasie zeigen im Gespräch häufig die richtigen Reaktionen (Nicken, *„ja"*, *„soso"*) im richtigen Moment und vermitteln sich und ihrer Umgebung somit das Gefühl, verstanden zu haben. Diese Gesprächsreaktionen werden jedoch automatisch über die rechte Hirnhälfte gesteuert – auch, ohne dass die Information wirklich aufgenommen wurde.

8.3.7 Grundprinzipien der Behandlung von Patienten mit Apraxie

Patienten mit Apraxie (➤ 8.2.2.6.2) fällt es u. U. schwer, Übungsaufträge in der Therapie umzusetzen und auszuführen. In diesem Fall sollte der Th. nach der Methode des Shaping (➤ Box) vorgehen.

Shaping: Komplexe Bewegungsabläufe/Bewegungen werden in ihre Einzelteile aufgegliedert. Diese werden dann zunächst einzeln mit hoher Repetition (auch im Alltag, ggf. unter Kontrolle der Angehörigen) geübt und erst anschließend wieder zusammengefügt.

Weitere Hinweise:

- Kommt es während der Behandlung zu Situationen, in denen der Patient hilflos/planlos wirkt (z. B. weiß er nicht mehr, wie man sich die Schuhe auszieht), sollte der Th. den Patienten durch verbale Anleitung oder entsprechende Fazilitation der Bewegung in der Handlungsausführung unterstützen.
- Der Th. sollte interdisziplinären Kontakt (v. a. zu mitbehandelnden Ergotherapeuten) aufnehmen, um mehr über die individuellen Probleme/momentanen Behandlungen des Patienten zu erfahren.
- Die Ergotherapie kann durch Einbeziehung der priorisierten apraktischen Bewegung bzw. Handlung in die PT-Behandlung unterstützt werden (z. B. Pullover anziehen). Voraussetzung ist, dass der Th. mit den Grundprinzipien des Shapings (s. o.) vertraut ist.

8.3.8 Grundprinzipien der Behandlung von Patienten mit Agnosie

Der Th. sollte sich der Agnosieform (➤ 8.2.2.6.3) des Patienten bewusst sein und diese in der Therapie berücksichtigen. Physiotherapeutisch behandelt werden kann nur die Sonderform der Anosognosie, die sich als Neglect äußern kann, Behandlung ➤ 8.3.9.

8.3.9 Grundprinzipien der Behandlung von Patienten mit Neglect

Patienten mit Neglect (➤ 8.2.2.6.4) nehmen (bestimmte) Informationen einer (Körper-)Seite nicht wahr. Die Angehörigen sollten entsprechend aufgeklärt und geschult werden. Eine interdisziplinäre Zusammenarbeit (v. a. mit Ergotherapeuten) ist sinnvoll. Um die vernachlässigte Seite wieder ins Bewusstsein des Patienten zu bringen, eignen sich folgende Ansätze:

- Lenkung der Aufmerksamkeit in die vernachlässigte Seite des Raums durch entsprechende Raumgestaltung (z. B. Bett, Nachtisch, Gebrauchsgegenstände und Fernseher so stellen, dass die Blickrichtung und die Aktivitäten zur betroffenen Seite forciert werden),

- Ansprache des Patienten über die vernachlässigte Seite,
- Hilfsmittel während der Therapie über die vernachlässigte Seite anbieten,
- verbale Aufforderungen während der Therapiesituation an den Patienten, seine Bewegungen visuell zu begleiten und seine vernachlässigte Extremität mit in den Bewegungsablauf einzubeziehen,
- Anregung des Patienten zur eigenen taktilen und propriozeptiven Stimulation der vernachlässigten Seite (➤ 8.3.3, ➤ 8.3.4),
- Anwendung von Grundprinzipien der Restriktion und des Shapings (➤ 8.3.7) (speziell bei motorischem Neglect ➤ 8.2.2.6.4).

8.3.10 Grundprinzipien der Behandlung von Patienten mit Pusher-Symptomatik

Die Rehabilitationphase von Patienten mit Pusher-Symptomatik (➤ 8.2.2.6.5) ist schwierig und langwierig. Pedersen und Kollegen fanden 1996 heraus, dass im Durchschnitt Patienten mit Pusher-Symptomatik ca. drei bis vier Wochen länger brauchen, um bestimmte funktionelle Ziele in der Therapie zu erreichen, als Patienten mit Schlaganfall ohne Pusher-Symptomatik. Die Therapie erfordert viel Geduld und Verständnis von allen Beteiligten. Häufig werden die Patienten als nicht rehabilitierbar eingestuft. Die Angehörigen müssen über die Problematik der Pusher-Symptomatik aufgeklärt werden. Neuropsychologische Betreuung der Patienten ist wichtig.

Behandlungsziel ist, dass der Patient seine Mitte wiederfindet. Der Th. gibt ihm dabei Hilfestellung in Form von Orientierungshilfen. Dabei sollte der Th. folgende Behandlungsprinzipien beachten:

- Den Patienten ständig im Auge behalten, ihm immer einen Schritt voraus sein,
- keine Möglichkeiten zum Abdrücken bieten (z. B. die Hände im Sitz auf den Oberschenkeln fixieren, im Rollstuhl die Seitenlehne vor dem Transfer abmontieren),
- ASTEn mit möglichst wenig Unterstützungsfläche wählen (weniger Möglichkeiten zum Abdrücken),
- dem Patienten durch äußere Begrenzungen eine Orientierungshilfe geben (damit er seine Mitte wiederfindet),
- viel im Stand arbeiten (evtl. mit Schiene) (➤ Box):
  - Am besten mit dem Rücken an einer Wand, in einer Ecke oder seitlich zwischen Wand und Bank,
  - möglichst in Kombination mit einem funktionellen Training (z. B. Gangschule, ➤ 3.1.8), Schulung der Greiffunktion – konträr zur häufig verwendeten Forced-Use-Therapie (➤ 3.7.6) wird hier vermehrt mit der gesunden Seite gearbeitet),
  - optimalerweise früh und oft Treppe gehen (**Cave:** Spur darf nicht zu schmal sein.),
- wenn kein Stand möglich ist, eine räumliche Begrenzung im Sitz mithilfe von Würfeln/Wand schaffen,
- den Patienten wahrnehmen, spüren und fühlen lassen (➤ 8.3.3),
- möglichst wenig von hinten arbeiten,
- Wiederherstellung der Beweglichkeit des Kopfs,
- Streckung des Rumpfs erarbeiten (häufig Beugemuster),
- Rotationen schulen sowie in die Rotation arbeiten.

> Für Patienten mit Pusher-Symptomatik eignen sich Übungen umso besser, je höher die ASTE und der Koordinationsanspruch sind. Sie können z. B. besser gehen als stehen und besser Treppe steigen als gehen.

8.4 Krankheitsbilder

8.4.1 Erkrankungen des ZNS

8.4.1.1 Schlaganfall

Bei einem Schlaganfall (auch zerebraler Insult, Apolex(ie), Hirnschlag, engl. stroke, apoplexy) handelt es sich um eine umschriebene zerebrale Durchblutungsstörung, die entweder durch einen Infarkt (ischämischer Schlaganfall) oder eine Blutung (hämorrhagischer Schlaganfall) verursacht wurde (➤ Ätiologie) und sich in einem akut einsetzenden neurologischen Defizit äußert.

Epidemiologie:
- 85 % ischämisch,
- 15 % hämorrhagisch,
- Inzidenz: ca. 200 von 100.000 Einwohnern pro Jahr,
- Zunahme der Inzidenz mit dem Alter: 60 % der Patienten mit ischämischem Insult sind älter als 65 Jahre.

Ätiologie:
- Embolie,
- Thrombose,
- Blutung (z. B. Platzen eines Aneurysmas),
- Stenosen (z. B. durch Mikroangiopathie, Arteriosklerose),
- Trauma.

Pathogenese: Durch den Infarkt/die Blutung kommt es zu Sauerstoffmangel und in der Folge zu einer Zellschädigung sowie zur Bildung von freien Radikalen. Zudem bildet sich im ischämischen Bezirk ein Ödem, da die Gefäße weit werden und der Blutwanddruck somit zunimmt.

Risikofaktoren für Arteriosklerose:
- Adipositas,
- Alkoholabusus,
- Alter,
- Diabetes mellitus,
- Hypercholesterinämie,
- Hyperlipidämie,
- Hypertonie,
- Hyperurikämie,
- Nikotinabusus.

8.4.1.1.1 Klinischer Befund

Der klinische Befund kann eine genaue Angabe über die Infarktlokalisation geben, der hier nachfolgend die jeweilige Symptomatik zugeordnet wird.
- Mediainfarkt (A. cerebri media-Infarkt, ACM-Infarkt):
  - Häufigster Infarkt-Typ,
  - A cerebri media (ACM) ist der Endast der A. carotis interna (daher hohe Verwirbelungsgefahr),
  - kontralaterale, brachiofazial (Kopf-Arm) betonte sensomotorische Halbseitensymptomatik,
  - Blickabweichung zur Herdseite,
  - Aphasie (➤ 8.2.2.6.1), Apraxie (➤ 8.2.2.6.2) und Neglect (➤ 8.2.2.6.4) möglich, wenn die sprachdominante Hemisphäre betroffen ist.
- Anteriorinfarkt (A. cerebri anterior-Infarkt, ACA-Infarkt):
  - < 2 % aller Infarkte,
  - beinbetonte, überwiegend motorische kontralaterale Halbseitensymptomatik,
  - u. U. Frontalhirnsyndrom mit Apathie, leichter Ablenkbarkeit.

- Stammganglieninfarkt:
  - Sensible, sensorische oder sensomotorische Halbseitensymptomatik,
  - Hemihypästhesie (halbseitig herabgesetzte Empfindsamkeit).
- Posteriorinfarkt (A. cerebri posterior-Infarkt, ACP-Infarkt):
  - Kontralaterale homonyme Hemianopsie (halbseitiger Ausfall des Gesichtsfelds, Halbseitenblindheit).
- Thalamusinfarkt:
  - Kontralaterale motorische und sensible Halbseitensymptomatik,
  - ggf. thalamisches Schmerzsyndrom,
  - Ataxie (➤ 8.2.2.2),
  - neuropsychologische Störungen.
- Wallenberg-Syndrom (Verschluss der A. cerebelli inferior posterior):
  - Schwindel, Erbrechen,
  - Kopfschmerzen,
  - Hemiataxie mit Fallneigung,
  - kontralaterale dissoziierte Sensibilitätsstörung.
- Basilaristhrombose:
  - Bewusstseinstrübung,
  - Schwindel, Erbrechen,
  - Dysarthrie,
  - Okulomotorikstörungen mit Doppelbildern,
  - Nystagmus,
  - schwerste Form: Locked-in-Syndrom (➤ 8.4.3.2).
- Hirnstamminfarkt:
  - Betroffene Arterien:
    - A. basilaris (➤ Basilaristhrombose),
    - A. vertebralis,
    - Kleinhirnarterien (➤ Wallenberg-Syndrom).
  - Leitsymptom: Gekreuzte Symptomatik (Ausfall der Motorik der linken Körperhälfte, Ausfall der Sensibilität der rechten Körperhälfte; proportionierte Hemiparese, Hemihypästhesie; keine Arm- oder Beinbetonung).
- Kleinhirninfarkt:
  - Kopfschmerzen, Schwindel,
  - Übelkeit, Erbrechen,
  - Extremitäten-, Stand-, Gangataxie (➤ 8.2.2.2),
  - Intentionstremor (➤ 8.2.2.2.3),
  - Nystagmus,
  - u. U. Tinnitus.
- Lakunärer Infarkt:
  - Halbseitensymptomatik ist
    - rein motorisch,
    - rein sensibel oder
    - ataktisch.

8

8.4.1.1.2 Therapie

- **Akuttherapie:**
  - Therapie in einer Stroke Unit für mind. 24 Stunden,
  - intensivmedizinische Überwachung,
  - Kontrolle neurologischer Funktionen und Vitalparameter,
  - Oberkörperhochlagerung > 30° (gegen erhöhten intrakraniellen Druck).
- **Lysetherapie:**
  - Lokal (bis zu 6 Stunden nach Symptombeginn),
  - systemisch im 4,5-Stunden-Zeitfenster nach Symptombeginn,
  - erhöhtes Blutungsrisiko,
  - absolute Kontraindikationen:
    - Zeitpunkt des Symptombeginns nicht bekannt,
    - Blutungen,

  - frischer Myokardinfarkt,
  - schweres Schädelhirntrauma (➤ 8.4.2.1) oder Schlaganfall in den letzten 3 Monaten.
- **Sekundärprophylaxe:**
  - Phenprocoumon oder Acetylsalicylsäure (➤ 1.6.2).
- **Subakute Therapie:**
  - Physiotherapie (➤ 8.4.1.1.3),
  - Logopädie,
  - Ergotherapie,
  - orthopädische Hilfsmittel (➤ 4.9),
  - neurologische Rehabilitationsmaßnahmen.

8.4.1.1.3 Physiotherapie

■ Physiotherapeutischer Befund

Vor jeder Behandlung sollte zunächst ein ausführlicher Befund mit einer entsprechenden Gewichtung der Behandlungssymptome erfolgen (➤ 8.2).

Krankheitsspezifische Assessments:

- Akutphase: European Stroke Scale (ESS),
- Behinderung und Symptome nach Schlaganfall: Stroke Impact Scale (SIS),
- motorische Erholung: Fugl-Meyer Assessment,
- schmerzhafte Schulter: Schulter-Hand-Syndrom Score.

■ Physiotherapeutische Behandlung

In der Frühphase sind die Maßnahmen schwerpunktmäßig auf Verbesserungen auf der Struktur- und Funktionsebene, in der Langphase v. a. auf Verbesserungen auf der Aktivitäts- und Partizipationsebene unter Einbeziehung der persönlichen Kontextfaktoren ausgerichtet (Leitlinie Schlaganfall ➤ Link am Kapitelende).

- **PT auf Struktur- und Funktionsebene (ICF):**
  - Abdeckung der Prophylaxen (➤ 3.1.2),
  - passive Lagerung (wenn nötig und keine selbstständige Lagerung möglich),
  - Regulation des Muskeltonus (➤ 8.3.1),
  - Förderung der Koordination (➤ 8.3.2),
  - Förderung des Gleichgewichts (➤ 8.3.5),
  - Förderung von Sensibilität und Wahrnehmung (➤ 8.3.3, ➤ 8.3.4),
  - Beginn der Förderung der Ausdauerfähigkeit,
  - Ausführungen immer v. a. unter Einbeziehung der betroffenen Seite.
- **PT auf Aktivitäts- und Partizipationsebene (ICF):**
  - Funktionelles Training der benötigten ADLs,
  - Förderung und Training der Eigenaktivitäten (je nachdem, welche Ziele erreicht werden sollen),
  - weitere Verbesserung der Ausdauerfähigkeit des Patienten als Voraussetzung für Aktivität und Partizipation,
  - Aufklärung des Patienten und der Angehörigen über die Integration des Trainings in den Alltag des Patienten (repetitives Üben),
  - ggf. Training zum Umgang mit Hilfsmitteln (z. B. Gehhilfen ➤ 4.9.4, robotergestützte Exoskelette ➤ 8.4.4.4.2 Box).

S3 Leitlinie – Schlaganfall, 2020 – Deutsche Gesellschaft für Allgemeinmedizin: ➤ Link am Kapitelende.

> Für die Anschlussrehabilitation (Phase D) von Patienten nach Schlaganfall (ICD 10-160–164) liegen **Reha-Therapiestandards** (RTS) vor. Die RTS werden von der Deutschen Rentenversicherung systematisch und auf evidenzbasierter Grundlage entwickelt und sind Richtlinie für die therapeutische Versorgung (➤ 1.1.3). Dennoch muss im Einzelfall entschieden werden, welche therapeutischen Leistungen notwendig und sinnvoll sind. Die RTS für Schlaganfall umfassen folgende physiotherapeutisch relevanten Therapiemodule (➤ Tab. 4.5.2).

Tab. 8.4.1 Physiotherapeutisch relevante Leistungen der evidenzbasierten Therapiemodule zur Anschlussrehabilitation (Phase D) bei Schlaganfall.

Evidenzbasierte Therapiemodule	Mindest-dauer	Mindestanteil an Rehabilitanden
Bewegungstherapie	180 Min./Woche	80 %
Alltagstraining	50 Min./Woche	60 %
Funktionelle und arbeitsweltbezogene Therapie	60 Min./Woche	50 %
Physikalische Therapie	60 Min./Woche	30 %
Krankheitsspezifische Patientenschulung	90 Min./Woche	80 %
Gesundheitsbildung	150 Min./Woche	80 %
Entspannungsverfahren	60 Min./Woche	20 %

8.4.1.2 Multiple Sklerose

Multiple Sklerose (MS; Synonym: Encephalomyelitis disseminata, ED) ist eine demyelinisierende Erkrankung (Entmarkungskrankheit). Vorwiegend wird die weiße Substanz des ZNS angegriffen. Herdförmig kommt es zur Schädigung/Auflösung der Markscheiden und damit zu einer gestörten Leitungsfunktion der Nerven.

Epidemiologie:

- Häufigste organische ZNS-Erkrankung,
- Inzidenz: 3–7 von 100.000 Einwohnern,
- Frauen sind doppelt so häufig betroffen wie Männer.
- Das Haupterkrankungsalter (etwa ⅔ der Patienten) liegt zwischen dem 20. und 40. Lebensjahr.

Ätiologie:

- Genetische Prädisposition,
- Umweltfaktoren (in nordischen Ländern besteht ein höheres Risiko als in südlichen Ländern),
- Viren,
- Autoimmunerkrankung.

Pathogenese:

- Schubförmiger Verlauf,
- Passage der Blut-Hirn-Schranke von autoreaktiven Antikörpern während eines Schubs,
- Zerstörung von körpereigenem ZNS-Gewebe im Rahmen der Immunreaktion,
- Narbenbildung im Bereich des zerstörten Gebiets nach der akuten Entzündungsreaktion.

8.4.1.2.1 Klinischer Befund

MS wird auch als „Krankheit mit buntem Gesicht" bezeichnet, da sie sehr viele unterschiedliche klinische Ausprägungen zeigt.

- Motorische Symptome:
  - Hemiparese,
  - Hemiplegie,
  - Okulomotorikstörungen,
  - Sprech- und Schluckstörungen,
  - Spastik (➤ 8.2.2.1.1),
  - Inkontinenz.
- Sensorische Symptome:

  - Parästhesien,
  - Taubheit,
  - Gleichgewichtsstörungen (➤ 8.2.2.5).
- Neuropsychologische Symptome:
  - Depression,
  - Gedächtnisverlust.

■ **MS-Verlaufsformen**

1. RR-MS:
   - Engl. relapsing-remitting, schubförmig remittierend,
   - Residuum zwischen den Schüben,
   - häufige Anfangsform,
   - ca. 70 % davon gehen in die SP-MS (s. u.) über.
2. SP-MS:
   - Sekundär progredient,
   - allmähliche Verschlechterung,
   - keine vollständige Rückbildung der neurologischen Ausfälle zwischen den Schüben.
3. PP-MS:
   - Primär progredient,
   - kontinuierliche Verschlechterung zwischen den Schüben.
4. Benigne Form der MS:
   - 10–15 %,
   - innerhalb der ersten 15 Jahre neurologisch unauffällig.
5. Maligne Form/Marburg-Typ:
   - ADEM (akut demyelinisierende Encephalomyelitis),
   - fulminant,
   - ein Schub führt zu schweren neurologischen Ausfällen.

8.4.1.2.2 Therapie

- **Akute Therapie (während eines Schubs):**
  - Kortison (➤ 1.6.5.3),
  - Plasmapherese.
- **Kausale Therapie:**
  - Interferon beta,
  - Glatirameracetat,
  - Natalizumab,
  - Chemotherapie.
- **Symptomatische Therapie:**
  - Linderung der Symptome (z. B. durch PT ➤ 8.4.1.2.3).

■ **Sozialmedizinische Therapie:**

- Umschulung,
- Arbeitsunfähigkeit,
- Beratung, Schulung,
- Patientenaufklärung.

8.4.1.2.3 Physiotherapie

■ **Physiotherapeutischer Befund**

Vor jeder Behandlung sollte zunächst ein ausführlicher Befund mit einer entsprechenden Gewichtung der Behandlungssymptome erfolgen (➤ 8.2).

Krankheitsspezifische Assessments:

- Ermüdbarkeit bei MS: Fatigue Severity Scale (FSS),
- subjektiver Gesundheitszustand von Patienten mit MS (zur Verlaufskontrolle der PT-Behandlung): Multiple Sclerosis Questionnaire for Physiotherapists (MSQPT®),

- Bewertung der Einschränkungen durch MS: Expanded Disability Status Scale (EDSS), Score von 0 (keine Behinderung/neurologische Symptomatik) bis 10 (Tod durch MS).

Physiotherapeutische Behandlung

Die Therapie ist davon abhängig, ob der Patient sich in einem Schub oder in einer schubfreien Phase befindet.

PT auf Struktur- und Funktionsebene (ICF) sowie Ziele auf Aktivitäts- und Partizipationsebene (ICF): ➤ 8.4.1.1.3

Cave

Grundsätzlich darf der Patient mit MS in der PT weder physisch noch psychisch überfordert werden, weil es dadurch zu einer deutlichen Verschlechterung der Symptomatik kommen kann.

S2e Leitlinie – Diagnose und Therapie der Multiplen Sklerose, 2021 – Deutsche Gesellschaft für Neurologie: ➤ Link am Kapitelende.

8.4.2 Traumatische Schädigungen

8.4.2.1 Schädelhirntrauma

Ein Schädelhirntrauma (SHT, Synonym: Schädelprellung) entsteht z. B. bei
- Verkehrsunfällen (40 %, häufigste Ursache),
- Sportunfällen,
- Stürzen.

Pathogenese: Eine massive Einwirkung mechanischer Kräfte auf das Gehirngewebe führt zur Traumatisierung des Gehirns:
- Schwellung und Degeneration der Axone,
- Ödembildung,
- Massenverschiebung (evtl. mit Einklemmung),
- Hirndrucksteigerung,
- Läsionen.

8.4.2.1.1 Einteilung

I – leichtes SHT: Bewusstlosigkeit < 1 Stunde, vollständige Regeneration,
II – mittelschweres SHT: Bewusstseinstrübung/Bewusstlosigkeit > 1 und < 24 Stunden,
III – schweres SHT: Bewusstlosigkeit > 24 Stunden und/oder Hirnstammzeichen.

8.4.2.1.2 Klinischer Befund

- **Leichtes SHT (Commotio cerebri):**
  - Ggf. anfängliche Bewusstlosigkeit,
  - posttraumatischer Verwirrtheitszustand,
  - Kopf-, Nackenschmerzen,
  - Übelkeit/Erbrechen,
  - Schwindel,
  - Schlafstörungen.
- **Mittelschweres/schweres SHT (Contusio cerebri):**
  - Bewusstseinsstörung,
  - fokale Ausfälle,
  - Ausfälle von Hirnnerven.
- **Schweres SHT (Compressio cerebri):**
  - Erhöhter Hirndruck,
  - Einklemmungssymptome,
  - Mittelhirnsyndrom.

- **Postkommotionelles Syndrom:**
  - Konzentrations-, Aufmerksamkeits-, Antriebsstörungen,
  - hirnorganische Wesensveränderung,
  - Kopfschmerzen,
  - Schlafstörungen.

8.4.2.1.3 Therapie

- **Leichtes SHT:**
  - Nahrungskarenz,
  - symptomatische Therapie (Analgetika),
  - klinische Überwachung für 24 Stunden.
- **Mittelschweres SHT:**
  - Wie leichtes SHT,
  - ggf. Bettruhe,
  - klinische Überwachung.
- **Schweres SHT:**
  - Sofortmaßnahmen am Unfallort:
    - Stabile SL,
    - Sauerstoffsättigung sicherstellen,
    - Kreislaufstabilisierung,
    - Wundversorgung.
  - Versorgung im Krankenhaus:
    - Beatmung,
    - Analgesie,
    - Kreislaufstabilisierung,
    - Thromboseprophylaxe,
    - Hirndrucktherapie,
    - Ultima Ratio: Operative Entlastung.
- **Chronisches posttraumatisches Syndrom (> 3 Monate nach dem Ereignis):**
  - Antidepressiva,
  - Entspannungstechniken (➤ 3.3),
  - PT (➤ 8.4.2.5),
  - Psychotherapie.

8.4.2.2 Epiduralhämatom

Ein Epiduralhämatom (EDH) tritt bei ca. 1 % aller Patienten mit SHT (➤ 8.4.2.1) auf. In 80 % der Fälle entsteht es aufgrund einer arteriellen Blutung aus der A. meningea media.

8.4.2.2.1 Klinischer Befund

- Vigilanzstörung,
- massive Kopfschmerzen,
- Erbrechen,
- homolaterale Pupillendilatation,
- kontralaterale Halbseitensymptomatik.

8.4.2.2.2 Therapie

- Engmaschige Überwachung des Patienten,
- bei Bewusstseinsstörung (➤ 8.4.3) Behandlung auf Intensivstation,
- Ultima Ratio: operative Entlastungstherapie (bei erhöhtem Hirndruck).

■ Prognose

- Letalität 20–55 %,
- in 20 % bleibende Behinderung,
- in 50 % volle Erwerbsfähigkeit wieder möglich.

8.4.2.3 Akutes Subduralhämatom

Ein akutes Subduralhämatom **entsteht bei** ca. 10–20 % aller Patienten mit SHT (➤ 8.4.2.1, v. a. bei schweren SHT-Formen) durch Ruptur der Brückenvenen, die zwischen Hirnoberfläche und den Sinus durae matris verlaufen.

Lokalisation:
In > 95 % oberhalb des Tentorium cerebelli (temporal oder frontobasal).

8.4.2.3.1 Klinischer Befund

- Kopfschmerzen,
- Übelkeit, Erbrechen,
- progrediente Bewusstseinsstörung,
- Pupillenstörung,
- Halbseitensymptomatik.

8

8.4.2.3.2 Therapie

- Entlastungsoperation.

■ **Prognose**
Letalität 50–90 %.

8.4.2.4 Chronisches Subduralhämatom

Ein chronisches Subduralhämatom entsteht durch ein stumpfes Trauma, Gerinnungsstörungen oder ein Bagatelltrauma. Es kann an unterschiedlichen Stellen lokalisiert sein.

Risikofaktoren:
- Zunehmendes Alter,
- Alkoholabusus.

8.4.2.4.1 Klinischer Befund

Zwischen dem auslösenden Trauma und der klinischen Manifestation vergehen einige Wochen.
- Kopfschmerzen,
- psychische Veränderungen,
- fokale Ausfälle (selten),
- Hirnstammsymptomatik (je nach Lokalisation).

8.4.2.4.2 Therapie

- Konservativ bei geringer klinischer Symptomatik,
- Drainage zur Druckentlastung bei rasch zunehmender Symptomatik,
- bei Rezidiven ggf. Kraniektomie.

■ **Prognose**
- In 90 % gute Erholung,
- Rezidivrate bei 10 %.

8.4.2.5 Physiotherapie bei traumatischen Schädigungen

■ **Physiotherapeutischer Befund**
- Je nach Ausprägung, bei nicht Ansprechbarkeit Fremdanamnese (➤ 2.1.2.2),
- symptomatischer Befund (➤ 8.2, ➤ 8.2.2) und Therapie.

■ **Physiotherapeutische Behandlung**
- **PT auf Struktur- und Funktionsebene (ICF):**
  - Abdeckung der Prophylaxen (➤ 3.1.2),
  - passive Lagerung (wenn nötig und keine selbstständige Lagerung möglich),
  - Regulation des Muskeltonus (➤ 8.3.1),

  - Förderung der Koordination (➤ 8.3.2),
  - Förderung des Gleichgewichts (➤ 8.3.5),
  - Förderung von Sensibilität und Wahrnehmung (➤ 8.3.3, ➤ 8.3.4),
  - Beginn der Förderung der Ausdauerfähigkeit,
  - Ausführungen immer v. a. unter Einbeziehung der betroffenen Seite.
- **PT auf Aktivitäts- und Partizipationsebene (ICF):**
  - Funktionelles Training der benötigten ADLs,
  - Förderung und Training der Eigenaktivitäten (je nachdem, welche Ziele erreicht werden sollen),
  - weitere Verbesserung der Ausdauerfähigkeit des Patienten als Voraussetzung für Aktivität und Partizipation,
  - Aufklärung des Patienten und der Angehörigen über die Integration des Trainings in den Alltag des Patienten (repetitives Üben).

8.4.3 Bewusstseinsstörungen

8.4.3.1 Apallisches Syndrom

Das apallische Syndrom (Synonym: Wachkoma, engl. persistent vegetative state) entsteht in der Folge von schweren/schwersten Hirnschädigungen. Es kommt zu einem Ausfall der Großhirnfunktionen bei erhaltenen vegetativen Funktionen. Das Syndrom wird zu den Dezerebrationssyndromen gezählt (Verbindung zwischen Kortex und Hirnstamm ist entkoppelt). Prävalenz: ca. 3.000 Menschen in Deutschland.

Ätiologie:
- Isolierte Schädigung des Großhirns durch Sauerstoffmangel (z. B. Herzstillstand),
- diffuse Großhirnschädigung (z. B. durch SHT ➤ 8.4.2.1),
- Schlaganfall (➤ 8.4.1.1),
- Enzephalitis (➤ 8.4.5.2),
- degenerative Erkrankungen (z. B. Alzheimer ➤ 15.5.1.1).

8.4.3.1.1 Klinischer Befund

- Bewusstseinsverlust,
- geöffnete Augen,
- Blick starr in eine Richtung oder geht ohne Fixation im Raum umher,
- keine Reaktion bei Kontaktaufnahme,
- spontane Atmung,
- Blutdruckregulation, Herzrhythmus und Temperaturregulation sind gestört,
- muskulärer Hypertonus/Spastik.

8.4.3.1.2 Therapie

- Verhindern von sekundären Erkrankungen (Pneumonie, Dekubitus ➤ 3.1.2.1, ➤ 3.1.3),
- Kontrakturprophylaxe (➤ 3.1.2.3),
- → regelmäßiges Umlagern.

■ **Prognose**
- Erst nach einem gewissen Beobachtungszeitraum wird der Patient als „persistierender vegetativer Status“ eingeteilt.
- Lebenserwartung: ca. 2–5 Jahre (Tod durch sekundäre Erkrankungen).

8.4.3.2 Locked-in-Syndrom

Hirnstammsyndrom (➤ 8.4.1.1) ohne Verlust des Bewusstseins mit vollständiger Lähmung/Tetraparese und mit fast vollständigem Verlust der Sprache. Ursache ist eine Läsion der Pyramidenbahn und extrapyramidaler Fasern oberhalb der Hirnnervenkerne.

Ätiologie:
- Basilaristhrombose,
- Hirnstammblutungen,
- Kontusion im Hirnstammbereich.

Pathogenese:
- Beidseitige Schädigung des ventralen Anteils der Pons,
- Ausfall kortikobulbärer und kortikospinaler Bahnen sowie von Teilen der Formatio reticularis,
- Mittelhirn ist intakt.

8.4.3.2.1 Klinischer Befund

- Spastische Tetraplegie,
- Anarthrie,
- Extensorensynergismen mit adduzierten Armen,
- Ausfall der Hirnstammreflexe (z. B. Würgereflex, Pupillenreflex),
- Bewusstsein voll vorhanden,
- Funktionen des Hirnstammtegementums sind intakt: Bulbusbewegungen, Lidbewegungen (werden häufig zur Kommunikation mit der Außenwelt genutzt), Sehen, Riechen, Hören, Sensibilität,
- Kommunikation ist nur über Augenbewegungen möglich.

8.4.3.2.2 Therapie

- Entsprechend der Therapie bei SHT (➤ 8.4.1.1.2).

■ Prognose

Besserung der Symptomatik ist durch gezielte PT, Ergotherapie und Logopädie möglich.

8.4.3.3 Physiotherapie bei Bewusstseinsstörungen

■ Physiotherapeutischer Befund

Vor jeder Behandlung sollte zunächst ein ausführlicher Befund mit einer entsprechenden Gewichtung der Behandlungssymptome erfolgen (➤ 8.2). Hier sollte beachtet werden, dass die Ziele auf den aktuellen Bewusstseinszustand und das aktuelle Aktivitätsniveau des Patienten angepasst werden müssen. Bei nicht Ansprechbarkeit des Patienten ist eine Fremdanamnese (➤ 2.1.2.2) nötig.

Krankheitsspezifische Assessments:
- Koma-Remissions-Skala (KRS).

■ Physiotherapeutische Behandlung

- **PT auf Struktur- und Funktionsebene (ICF):**
  - Abdeckung der Prophylaxen (➤ 3.1.2),
  - passive Lagerung,
  - frühzeitiger Transfer des Patienten (➤ 3.1.4) aus dem Bett in den Rollstuhl/Stehtisch,
  - Regulation des Muskeltonus (➤ 8.3.1),
  - Förderung von Sensibilität (➤ 8.3.3, ➤ 8.3.4) und Wahrnehmung (v. a. multisensorische Stimulation),
  - Ausführungen immer v. a. unter Einbeziehung der betroffenen Seite (wenn vorhanden),
  - Basale Stimulation (➤ 3.12.1),
  - Beginn der Förderung der Ausdauerfähigkeit des Patienten (wenn Patient bei Bewusstsein).
- **PT auf Aktivitäts- und Partizipationsebene (ICF):** ➤ 8.4.2.5

> Auch wenn der Patient nicht bei Bewusstsein ist, ist es wichtig, bei der Behandlung mit dem Patienten zu reden (z. B. sich als Th. vorzustellen und zu beschreiben, was warum behandelt wird).

8.4.4 Verletzungen des Rückenmarks – Querschnittlähmung

Grundsätzlich wird als Querschnittlähmung eine Lähmung bezeichnet, die ab einer bestimmten Höhe abwärts beide Körperhälften betrifft (bei einer vollständigen Durchtrennung des Rückenmarks immer kaudal des betroffenen Segments ➤ 8.4.4.2).

Epidemiologie:
- Inzidenz in Deutschland: 1 von 25 Millionen Einwohnern.
- Ursache einer traumatischen Querschnittlähmung sind zu 60 % Sport- und Verkehrsunfälle.
- 60 % der entstandenen Querschnittlähmungen sind Paraplegien, 40 % Tetraplegien (➤ 8.4.4.2).

Ätiologie:
Akute oder chronische Schädigungen des Rückenmarks, z. B. durch Traumata, entzündliche Erkrankungen, raumfordernde spinale Prozesse oder vaskuläre Myelopathien.

8.4.4.1 Vegetative Mechanismen bei Querschnittlähmung

- Bei einer Querschnittlähmung kommt es auch zu einem Ausfall des autonomen Nervensystems (➤ 8.1) (engl. autonomic failure).
- Die sympathische Innervation läuft v. a. über die Segmente T1–L2. Folglich führt eine spinale Läsion zu einem Überwiegen der parasympathischen Anteile des vegetativen Nervensystems.
- Dies kann zu folgenden **Komplikationen** führen:
  - **Hyper- oder Hypotonie** (RR):
    - Insbesondere in der Phase des spinalen Schocks (➤ 8.4.4.2 Box) überwiegt die Hypotonie.
    - Liegt die Läsionshöhe bei T6 oder höher, kann sich nach dieser Phase eine autonome Dysregulation mit einer Hypertonie entwickeln.
    - Bei einer Läsionshöhe unterhalb von T6 liegt eine orthostatische Hypotonie selten vor. Verbessert sich häufig während der Erstrehabilitation aufgrund adaptiver Prozesse.
  - **Bradykardie:**
    - Auftreten bei fehlender sympathischer Innervation von T1–T4, v. a. Patienten mit Tetraplegie sind folglich betroffen.
    - Sinusstillstand kommt selten vor.
    - Häufig bessert sich die Symptomatik nach der Phase des spinalen Schocks.
  - **Thermoregulation:**
    - Auftreten bei Läsionen oberhalb von T6.
    - Patienten können Schwankungen der Körpertemperatur nicht mehr erfolgreich kompensieren: Bei einer kühlen Umgebungstemperatur kann der Körper die Temperatur nicht durch ein Muskelzittern erhöhen. Zudem kühlen Patienten mit einer Querschnittlähmung schon bei Zimmertemperatur aufgrund der offenen peripheren Blutstrombahn aus. Bei einer erhöhten Umgebungstemperatur können die Patienten an den nicht innervierten Stellen nicht schwitzen, sodass auch auf diese Weise die Körpertemperatur nicht reguliert werden kann.
  - **Störung des Metabolismus:**
    - Störungen von Glukose-, Lipid- und Kalziummetabolismus,
    - endokrinologische Störungen wie ein erniedrigter T3-Spiegel, Hyperprolaktinämie, Verlust des ADH-Tagesrhythmus (antidiuretisches Hormon),
    - bei Frauen: Amenorrhö (➤ 11.8.5.2).

8.4.4.2 Klinischer Befund

Einteilung

Abhängig von der Läsionshöhe kann zwischen verschiedenen Formen der Lähmung unterschieden werden:

- Paraplegie (komplette Lähmung der unteren Extremitäten): Läsionshöhe unterhalb von Th10,
- Tetraplegie (komplette Lähmung aller vier Extremitäten): Läsionshöhe unterhalb C4/5.

Sonderformen:

- Brown-Séquard-Syndrom,
- Arteria-spinalis-anterior-Syndrom (Verschluss der A. spinalis anterior, der je nach Verschlusshöhe zu einer Querschnittsymptomatik führen kann).

Des Weiteren wird die Querschnittsymptomatik eingeteilt in „komplett“ (keine Restfunktionen vorhanden) und „inkomplett“ (noch Restfunktionen vorhanden), ggf. wird zusätzlich auf motorische bzw. sensorischer Ebene getrennt bewertet (➤ Tab. 8.4.2).

Tab. 8.4.2 American Spinal Injury Association (ASIA) Skala für die Einteilung von Rückenmarksverletzung (Kirshblum et al. 2011).

		ASIA Skala für die Einteilung von Verletzungen des Rückenmarks
ASIA – A	komplett	Keine sensorische oder motorische Funktion in den sakralen Segmenten S4/5 vorhanden.
ASIA – B	sensorisch inkomplett	Motorisches Defizit ohne Ausfall der Sensorik unterhalb des neurologischen Levels einschließlich der sakralen Segmente S4/5.
ASIA – C	motorisch inkomplett	Restmotorische Funktion unterhalb des neurologischen Niveaus und mehr als die Hälfte aller Kennmuskeln haben einen MFT-Status von < 3 (0, 1 oder 2).
ASIA – D	motorisch inkomplett	Restmotorische Funktion unterhalb des neurologischen Niveaus und mind. die Hälfte aller Kennmuskeln haben einen MFT-Status von > 5.
ASIA – E	normal	Normale motorische und sensorische Funktion in allen Segmenten (nach vorherigen Defiziten aufgrund einer Rückenmarksverletzung).

Symptome

- Schlaffe Lähmung (Läsion unterhalb L1/Cauda equina),
- spastische Lähmung (Läsion oberhalb von L1).

> Ein **spinaler Schock** ist eine schlaffe Lähmung des Körpers kaudal einer Rückenmarksläsion. Die Ursache des Mechanismus ist noch nicht hinreichend geklärt. Es wird vermutet, dass der Wegfall der zentralen Disinhibition verantwortlich ist. Dies könnte wiederum zu einem Ausfall der Reflexe auf spinaler Ebene führen.
> Nach ca. sechs Wochen geht der spinale Schock in eine chronische Querschnittlähmung über, die durch eine spastische Lähmung gekennzeichnet ist.

Im **Frühstadium** (bei einem sich plötzlich entwickelnden Querschnitt) kommt es zum spinalen Schock:

- Kompletter Ausfall der Willkürmotorik und der Sensibilität unterhalb der Läsionshöhe,

- Plegie,
- Ausfall der Muskeleigenreflexe (MER),
- Inkontinenz (auch das Empfinden für Harn- und Stuhldrang ist gestört).

Im **Folgestadium** nimmt der Rückenmarksbereich, welcher unterhalb der Läsionshöhe liegt, Eigenaktivität auf. In den ersten drei Monaten können sich folgende Symptome entwickeln:
- Reflexblase,
- Reflexdarm,
- Spastik, weiterlaufend sind Kontrakturen möglich,
- Hyperreflexie, pathologische Reflexe (z. B. Pyramidenbahnzeichen wie positiver Babinski-Reflex).

8.4.4.3 Therapie

- **Akuttherapie:**
  - Stabilisieren der Vitalparameter,
  - intensivmedizinische Überwachung,
  - Kontrolle neurologischer Ausfälle,
  - u. U. Beatmung.
- **Folgende Therapie:**
  - Operative Dekompression,
  - operative Stabilisierung von Frakturen,
  - Rumpforthese/Schanzkrawatte,
  - Physio- und Ergotherapie.

8.4.4.4 Physiotherapie

8.4.4.4.1 Physiotherapeutischer Befund

- **Motorik:**
  - Muskelfunktionsprüfung,
  - ASIA,
  - Testung der Kennmuskulatur (zur Bestimmung/Eingrenzung des Läsionsniveaus),
  - weitere Tests: ➤ 8.2.2.1.2
- **Reflexe** (➤ Tab. 8.4.3):
  - Bizepssehnenreflex (C5/6),
  - Radiusperiostreflex (C5/6),
  - Trizepssehnenreflex (C7/8),
  - Patellarsehnenreflex (L3/4),
  - Achillessehnenreflex (S1/2),
  - pathologische Reflexe,
  - Kloni (➤ 8.2.2.1).
- **Testung von Oberflächen- und Tiefensensibilität:** ➤ 8.2.2.3.3, ➤ 8.2.2.4.3
- **Atembefund:** ➤ 3.2.3, ➤ 9.1.1
- **Krankheitsspezifische Assessments:**
  - Walking index for spinal cord injury (WISCI; bei inkomplettem Querschnitt),
  - Spinal Cord Independence Measure (SCIM).

8.4.4.4.2 Physiotherapeutische Behandlung

Die Behandlung richtet sich nach Grad und Schwere der Rückenmarksverletzung (z. B. komplett/inkomplett, Höhe der Verletzung ➤ 8.4.4.2).

■ **PT in akuter und subakuter Phase**

- **Struktur- und Funktionsebene (ICF):**
  - Abdecken der Prophylaxen (➤ 3.1.2, ➤ 3.1.3):
    - Regelmäßiges passives Bewegen ein- bis dreimal pro Tag zur Prophylaxe von Kontraktur, Atrophie und Schmerzen,

  - Umlagerung alle 2–3 Stunden,
  - endgradiges Bewegen, entgegen einem evtl. entstehenden spastischen Muster,
  - Atmungstherapie (Abhusttechniken, interkostale Ausstreichungen, Packegriffe) (➤ 3.2).
- Kardiovaskuläre Adaption:
  - Stehtisch,
  - Aktivierung/Training der Rumpfstabilität als Vorbereitung für Transfer und Mobilisation,
  - Mobilisierung des Patienten (➤ 3.1.4).
- Bei Paraplegie:
  - Möglichst früher Beginn der Kräftigung der oberen Extremität,
  - Kräftigung der oberen Extremität auf einem hohen Level (Handfahrräder, Kräftigungsübungen, wenn möglich Stützübungen, Übungen mit Zusatzgewichten etc.),
  - Elektrostimulation,
  - funktionelle neuromuskuläre Stimulation.
  - Der Patient ist auf eine ausreichend kräftige obere Extremität angewiesen, da er diese für die Transfers benötigt.
- Bei inkompletten Rückenmarksverletzungen:
  - Erarbeitung von Rumpf- und Beckenstabilität,
  - Erarbeitung von Stand und Gang am Barren (➤ 3.1.8).

8

- **Aktivitäts- und Partizipationsebene (ICF):**
  - Funktionelle Ziele:
    - Transfer im Bett, Bewegungsmöglichkeiten im Bett erarbeiten,
    - Transfer (➤ 3.1.4),
    - Sitzvorbereitung,
    - An- und Ausziehen,
    - optimale Hilfsmittelversorgung (abhängig von der Läsionshöhe) (➤ 4.9),
    - in der akuten Phase Therapie so intensiv und regelmäßig, wie es der Patient toleriert (ggf. Angehörige zur Unterstützung in die Therapie einbinden),
    - Aufklärung des Patienten und der Angehörigen über die Notwendigkeit einer regelmäßigen Durchführung von Übungen und Therapie.

■ **PT in chronischer Phase**

- **Struktur- und Funktionsebene (ICF):** ➤ 8.2.2.1.2
- **Aktivitäts- und Partizipationsebene (ICF):**
  - Für Patienten mit kompletter und inkompletter Paraplegie sollte das Hauptziel die Realisierung der unabhängigen, selbstständigen Mobilisierung sein.
  - Als Richtlinie dafür, welche Aktivitäten benötigt werden, kann der SCIM genutzt werden.
  - Training von ADLs, die in der häuslichen Umgebung benötigt werden,
  - adäquate Hilfsmittelversorgung (an die Läsionshöhe angepasst),
  - Modifizierung der häuslichen Umgebung.

Cave

Ein zu forciertes Durchbewegen/Dehnen kann die Bildung von Ossifikationen begünstigen. Der Th. muss nach der Therapie genau auf das Vorliegen von Entzündungszeichen achten, da der Patient Schmerzen nicht zuverlässig angeben kann.

S1 Leitlinie – Querschnittlähmung, 2012 – Deutsche Gesellschaft für Neurologie: ➤ Link am Kapitelende.

Exoskelette – robotergestützte Körperorthesen
Robotergestütze Exoskelette (➤ 4.9.3.6) werden immer häufiger zur Unterstützung von Patienten mit Lähmungen eingesetzt und können den aufrechten selbstständigen Gang sogar bei inkompletter Querschnittslähmung ermöglichen. Mithilfe von Exoskeletten lassen sich folgende Therapieziele erreichen bzw. Therapiemaßnahmen unterstützen:
- Aufrechter Gang (selbstständig oder mit weiteren Hilfsmitteln wie Gehstützen oder Rollator),
- Funktionsverbesserung,
- Ausdauertraining (kardiovaskuläres Training, Ausdauertraining der Gehfähigkeit).

8.4.5 Entzündlich Erkrankungen

8.4.5.1 Akute eitrige Meningitis

Als akute eitrige Meningitis, auch Hirnhautentzündung, wird eine bakterielle Entzündung von Pia mater und/oder Arachnoidea mater bezeichnet.

Epidemiologie:
- Erkrankungsgipfel bei Säuglingen und Kleinkindern (v. a. durch Pneumo- und Meningokokkeninfektionen),
- Pneumokokkenmeningitis (v. a. bei Patienten > 60 Jahre).

Ätiologie:
- Infektion mit Streptokokken, Meningokokken, Listerien, Staphylokokken, Pseudomonas,
- in 30 % der Fälle ist kein Erregernachweis möglich,
- nosokomial erworbene Infektionen.

Pathogenese: Die Bakterien gelangen in den Subarachnoidalraum und lösen dort die Meningitis aus.

Risikofaktoren:
- Infekte im HNO-Bereich,
- Pneumonie,
- Endokarditis,
- Schädelhirntrauma (➤ 8.4.2.1),
- Immunsuppression,
- Alkohol- und Drogenabusus.

8.4.5.1.1 Klinischer Befund

Leitsymptome:
- Starke Kopf- und Nackenschmerzen,
- Nackensteifigkeit,
- positive Meningismuszeichen (z. B. Kopfanheben oder Lasègue-Zeichen),
- Fieber,
- Übelkeit, Erbrechen,
- Photophobie,
- unspezifische Allgemeinsymptome (z. B. Abgeschlagenheit),
- Krampfanfälle,
- Ausfälle von Hirnnerven,
- Hörstörungen,
- Somnolenz bis Koma.

■ **Komplikationen**
- Abszessbildung,
- Ischämien,

- Hirnödem,
- Krampfanfälle,
- septischer Schock mit Multiorganversagen.

8.4.5.1.2 Therapie

- Bei schweren Fällen (50 %) intensivmedizinische Versorgung,
- Antibiose,
- operative Ausräumung des Infektionsherds,
- Behandlung des Hirnödems.

Cave

Alle Personen, die in den Tagen vor der Erkrankung und nach Ausbruch in engem Kontakt mit dem Patienten gestanden haben, sollten sich einer prophylaktischen Antibiose unterziehen.

Prognose

- Gesamtmortalität bei bakteriellen Meningitiden: ca. 10 %,
- Mortalität bei Auftreten einer Sepsis: bis zu 20 %,
- Defektheilungen bei ca. 30 % (bleibende Hör- und Sehstörungen, neuropsychologische Beeinträchtigungen).

8.4.5.2 Enzephalitis

Die Enzephalitis (Entzündung des Gehirns) wird durch eine Virusinfektion hervorgerufen:

- FSME (Frühsommermeningoenzephalitis),
- HSV (Herpes-simplex-Virus),
- Enteroviren.

8.4.5.2.1 Klinischer Befund

- Hemiparese,
- Hemihypästhesie,
- Aphasie (➤ 8.2.2.6.1),
- psychische Veränderungen (Vigilanz, Angst),
- beeinträchtigte Funktionen des limbischen Systems:
  - Lernen,
  - Gedächtnis,
  - Affekt,
  - inhaltliche und formale Denkstörung,
- Halluzinationen, Wahn.

8.4.5.2.2 Therapie

- Keine kausalen Therapiemöglichkeiten,
- symptomatische Therapie:
  - gegen Schmerzen und Fieber,
  - PT,
  - Ergotherapie,
  - Logopädie.

Prophylaxe

- Aktive Immunisierung für alle Personen ab 3 Jahren,
- FSME-Erregernachweis ist meldepflichtig.

8.4.5.2.3 Physiotherapie entzündlicher Erkrankungen des Cerebrum

Physiotherapeutischer Befund

Vor jeder Behandlung sollte zunächst ein ausführlicher Befund mit einer entsprechenden Gewichtung der Behandlungssymptome erfolgen (➤ 8.2).

■ **Akute physiotherapeutische Behandlung im Krankenhaus**

- Abdeckung der Prophylaxen (➤ 3.1.2),
- weitere PT-Maßnahmen symptomorientiert.

8.4.5.3 Myelitis

Eine Myelitis ist eine autoimmune, entzündliche Erkrankung des Rückenmarks.

Ätiologie:

- Parainfektiöse Myelitis: Nach Infektionskrankheiten (Masern, Röteln) durch eine fehlgeleitete Immunreaktion.
- Metastatische Myelitis: Erreger gelangen über den Blutweg ins Rückenmark.
- Meningomyelitis: Eine Entzündung der Meningen greift auf die Häute des Rückenmarks über.
- Poliomyelitis („Polio"): Durch Polioviren ausgelöste Entzündung.

8.4.5.3.1 Klinischer Befund

Die Symptome sind abhängig davon, auf welcher Ebene das Rückenmark betroffen ist und wie stark die Schädigung fortschreiten konnte.

- Muskelschwäche,
- Paresen,
- Hemihypästhesie bzw. Anästhesie,
- Parästhesie,
- spastische Lähmungen,
- psychische Symptome: Erschöpfung, Depression,
- vegetative Störungen: Blasen- und Mastdarmstörungen.

8.4.5.3.2 Therapie

- Keine kausalen Therapiemöglichkeiten,
- Kortikosteroide (➤ 1.6.5.3),
- Plasmapherese zur Immunsuppression,
- PT und Ergotherapie zur Rehabilitation.

8.4.5.3.3 Physiotherapie

- Akut: Abdeckung der Prophylaxen (➤ 3.1.2),
- weitere Therapie: ➤ 8.4.4.4.2

8.4.6 Tumorerkrankungen des ZNS

In der Nähe des Tumors bildet sich ein Hirnödem (Begleitödem), das sich umso größer ausbildet, je maligner der Tumor ist. Das Ödem dehnt sich zur kontralateralen Hemisphäre aus, der Liquorraum wird „ausgepresst". Wenn die Liquorräume abgedrückt sind, steigt der Hirndruck an. Es kommt zu einer Massenverschiebung mit Einklemmungserscheinungen (s. u.).

Durch eine Kompression der Liquorabflussräume kommt es zu einem Hydrozephalus und in der Folge zu **schweren Hirndrucksymptomen:**

- Psychische Veränderungen:
  - Somnolenz,
  - Orientierungsstörungen,
  - Teilnahmslosigkeit.
- Stauungspapille,
- Blutungen in der Netzhaut,
- Erbrechen.

Wenn der Kompensationsraum (z. B. Ventrikel) erschöpft ist, kommt es zur Einklemmung des Gehirns in Form einer Gehirnkompression (Compressio cerberi) oder einer Hirngewebeverschiebung (zerebrale Herniation).

Einteilung:

1. **Primäre Hirntumoren:** Der Tumor geht vom Neuroepithel, den Ganglienzellen, den Hirnhäuten, dem Myelin, Hirndrüsen oder dem intrakraniellen Gewebe aus.
2. **Sekundäre Hirntumoren:** Metastasen anderer Tumoren.

Tab. 8.4.3 Einteilung von Hirntumoren.

WHO-Grad	Dignität (biologische Wertigkeit)	Kennzeichen	Beispiele
I	benigne	keine Metastasen, gut abgrenzbares Gewebe	Astrozytom, Meningeom, Neurinom, Hypophysenadenom
II	semibenigne	keine/kaum Metastasen, nur vereinzelt entartete Zellen	Oligodendrogliom, anaplastisches Astrozytom, Ependynom
III	semimaligne	viele entartete Zellen, hohe Zellteilungsrate, Ursprungsgewebe noch erkennbar	Oligodendrogliom, anaplastisches Astrozytom, Plexuskarzinom
IV	maligne	rasche Proliferation, schlecht differenziertes Gewebe, Metastasen	Glioblastom, malignes Lymphom, Meningosarkom

8.4.6.1 Klinischer Befund

8.4.6.1.1 Diagnosekriterien

Benötigte Informationen für eine exakte Tumordiagnose:

- Dignität (Wertigkeit, „Grading"):
  - G0: benigne,
  - G1: geringgradig maligne,
  - G2: hochgradig maligne.
- TNM-Klassifikation („Staging"; Ausbreitung des Tumors):
  - Tumorausbreitung:
    - T0: benigne,
    - T1: maligne inkompartimentell,
    - T2: extrakompartimentell.
  - Lymphknotenbefall:
    - N0: kein Befall,
    - N1: Lymphknotenbefall.
  - Metastasen:
    - M0: keine Metastasen,
    - M1: Metastasen.

8.4.6.1.2 Symptome

- **Frühsymptome bei Tumoren:**
  - Kopfschmerzen bei Steigerung des intrakraniellen Drucks (z. B. durch Pressen, Bücken),
  - epileptische Anfälle (wichtiges Erkennungsmerkmal bei Tumoren der Großhirnhemisphären),
  - Persönlichkeitsveränderungen.
- **Allgemein fokal-neurologische Ausfälle bei Hirntumoren:**
  - Epileptische Anfälle,
  - Symptome bei Tumoren im Temporallappen:
    - Psychische Überreizbarkeit,
    - generalisierte epileptische Anfälle,

  - armbetonte Hemiparese,
  - Anopsie (je nach Ausdehnung des Tumors),
  - Aphasie (Wernicke- oder amnestische Aphasie ➤ 8.2.2.6.1).
- **Symptome bei Tumoren im Parietallappen:**
  - Neglect (➤ 8.2.2.6.4),
  - Apraxie (➤ 8.2.2.6.2),
  - amnestische Aphasie (➤ 8.2.2.6.1),
  - sensible Hemiparese,
  - Hemianopsie,
  - epileptische Anfälle mit sensiblen Halluzinationen.
- **Symptome bei Tumoren im Okzipitallappen:**
  - Schwere visuelle Störungen,
  - räumliche Orientierungsstörungen,
  - epileptische Anfälle mit optischer Aura,
  - kontralaterale homonyme Hemianopsie.
- **Symptome bei Tumoren der Basalganglien:**
  - Antriebsmangel,
  - akinetisch,
  - Rigor (➤ 8.2.2.1.1),
  - kontralaterale Halbseitensymptomatik (wenn die Capsula interna mitbetroffen ist).
- **Symptome bei Hirnstammtumoren:**
  - Pupillenstörung,
  - Okulomotorikstörungen,
  - Nystagmus,
  - spastische Tetraparese,
  - Hirnnervenschädigung,
  - respiratorische Insuffizienz.
- **Symptome bei Kleinhirntumoren:**
  - Ataxie der Extremitäten,
  - Stand-, Gangataxie (➤ 8.2.2.2.1),
  - Gleichgewichtsstörungen (➤ 8.2.2.5),
  - Nystagmus,
  - Kopfschmerzen.
- **Psychische Symptome:**
  - Abnahme von Affekt und Antrieb,
  - Teilnahmslosigkeit,
  - Schwierigkeiten, sich auf neue Situationen einzustellen.

8.4.6.2 Therapie

Für die Therapie gelten folgende Prinzipien:

- Jeder Hirntumor muss operativ reseziert werden, da die Tumormasse zu schweren neurologischen Ausfällen und Hirndrucksteigerung führt.
- Shunt-Anlage zur Reduktion des intrakraniellen Drucks.
- Strahlentherapie: Die Strahlentherapie muss so angewendet werden, dass die Zerstörung des umliegenden Gewebes so gering wie möglich ist.
- Chemotherapie: Die oft schwerwiegenden Nebenwirkungen der Zytostatika müssen vom Arzt abgewogen werden.
- Hirndrucktherapie,
- Rehabilitation.

■ **Prognose**

- WHO-Grad I: gute Prognose, postoperative Überlebenszeit von 5 bis zu 50 Jahren,
- WHO-Grad II: 3–5 Jahre Überlebenszeit,
- WHO-Grad III: 2–3 Jahre Überlebenszeit,
- WHO-Grad IV: 6–15 Monate Überlebenszeit.

8.4.6.3 Physiotherapie

Alle Red Flags (➤ 2.1.2) müssen vor und in der Behandlung abgefragt/beachtet werden.

Akut im Krankenhaus:
- Abdeckung der Prophylaxen (➤ 3.1.2),
- symptomorientierter Befund und Behandlung (➤ 10).

8.4.7 Systemerkrankungen

8.4.7.1 Spastische Spinalparalyse

Bei der spastischen Spinalparalyse (Synonym: Seitenstrangsklerose) handelt es sich um eine genetisch bedingte neurodegenerative Erkrankung des Rückenmarks. Betroffen ist das 1. motorische Neuron.

Epidemiologie:
- Prävalenz: 3 von 100.000 Einwohnern,
- Erkrankungsgipfel vor dem 6. Lebensjahr sowie zwischen dem 20. und 40. Lebensjahr.

Ätiologie:
- Erbkrankheit mit autosomal-dominantem Erbgang,
- es kommt zur Degeneration der Pyramidenbahn.

8.4.7.1.1 Klinischer Befund

- Leitsymptome:
  - Spastische Para- oder Tetraparese ohne Sensibilitätsstörung.
- Frühsymptome:
  - Steifigkeit in der unteren Extremität,
  - bei Belastung häufig Besserung der Beschwerden.
- Nachfolgende Symptome:
  - Paraspastik der Beine,
  - spastische Gangstörung und Hohlfußbildung,
  - langsam progredienter Verlauf,
  - kognitive Störungen und Dysarthrie.
- Endstadium:
  - Spastische Kontrakuren,
  - Bettlägerigkeit.

8.4.7.1.2 Therapie

- Keine kausalen Therapiemöglichkeiten,
- Medikamente zur Linderung der Spastik,
- Versorgung mit technischen Hilfsmitteln,
- Physio- und Ergotherapie.

■ **Prognose**

Die Symptome verschlimmern sich über einen Zeitraum von 20–30 Jahren bis hin zur Bettlägerigkeit.

8.4.7.1.3 Physiotherapie

- Symptomatischer Befund und Behandlung,
- v. a. bezüglich des Muskeltonus (➤ 8.2.2.1).

8.4.7.2 Spinale Muskelatrophie

Die spinale Muskelatrophie (SMA) ist eine neurodegenerative Erkrankung des 2. motorischen Neurons aufgrund einer Vorderhornzelldegeneration.

Epidemiologie:
- Erkrankungsalter zwischen 2. und 17. Lebensjahr,
- Inzidenz: etwa 1 von 10.000 Einwohnern.

Ätiologie:
Durch das Fehlen des Gens „survival motori neuron gen (SMN1)“ kommt es zu einer Degeneration der Motoneuronen im Rückenmark. In der Folge werden die Muskeln nicht mehr innerviert und es kommt zu Muskelschwäche und -schwund.

8.4.7.2.1 Klinischer Befund

Es gibt verschiedene (noch nicht einheitlich definierte) Unterformen, die sich im Verlauf unterscheiden. Grundsätzlich lässt sich zuordnen:
- Frühsymptom: Muskelfaszikulationen (Muskelzittern),
- langsam fortschreitende motorische periphere Lähmungen,
- atrophische Paresen,
- Eigenreflexe anfangs abgeschwächt, später erloschen,
- Sensibilität und vegetative Funktionen bleiben erhalten.

8.4.7.2.2 Therapie

- Keine kausalen Therapiemöglichkeiten.

8.4.7.2.3 Physiotherapie

Befundtechniken: ➤ 8.2.2.1, ➤ 8.4.4.4.1
Akut im Krankenhaus: Abdeckung der Prophylaxen (➤ 3.1.2).
Weitere Behandlung: ➤ 8.3.1, ➤ 8.4.4.3

8.4.7.3 Amyotrophe Lateralsklerose

Die amyotrophe Lateralsklerose (ALS) ist eine rein motorische degenerative Systemerkrankung des 1. und 2 motorischen Neurons.

Epidemiologie:
- Häufigkeitsgipfel zwischen dem 55. und 65. Lebensjahr,
- Prävalenz: 1–3 von 100.000 Einwohnern.

Ätiologie:
- Genetische Faktoren,
- unbekannte Erreger (v. a. Viren),
- Störungen des Immunsystems.

Pathogenese: Die Degeneration breitet sich vom Herdzentrum in die Peripherie aus. Es kommt zum programmierten Zelltod (Apoptose). Unterteilung in zwei Formen:
- Bulbäre Form: Degeneration beginnt im Hirnstamm (Überlebensdauer: 1–1,5 Jahre),
- Spinale Form: Degeneration beginnt am Alpha-Motoneuron (Überlebensdauer: 3 Jahre).

8.4.7.3.1 Klinischer Befund

- **Symptome des 1. motorischen Neurons:**
  - Spastische Parese,
  - positives Babinski-Zeichen,
  - MER gesteigert.
- **Symptome des 2. motorischen Neurons:**
  - Schlaffe Parese,
  - MER vermindert,
  - Muskelfaszikulationen.

- **Allgemein:**
  - Dysarthrie (verwaschene, lallende Sprache),
  - Dysphagie (Schluckstörung),
  - vermehrtes Schwitzen.

8.4.7.3.2 Therapie

- PT,
- psychosoziale Betreuung (Patienten sind bei vollem Verstand),
- Medikament: Riluzol.

8.4.7.3.3 Physiotherapie

Krankheitsspezifisches Assessment:

- Amyotrophic Lateral Sclerosis Functional Rating Scale (ALSFRS),
- weitere Assessments: ➤ 8.2.2.1.2.

Bei bettlägerigen Patienten:

- Abdeckung der Prophylaxen (➤ 3.1.2).

S1 Leitlinie – Amyotrophe Lateralsklerose, 2021 – Deutsche Gesellschaft für Neurologie: ➤ Link am Kapitelende.

8.4.8 Extrapyramidale Erkrankungen

8.4.8.1 Parkinson-Syndrome

Beim primären Parkinson-Syndrom handelt es sich um eine idiopathische, akinetisch-rigide Bewegungsstörung mit Ruhetremor und reduzierten Stellreflexen (➤ Box). Weitere Formen ➤ 8.4.8.1.1.

> **Stellreflexe** bringen den Körper unabhängig von der ASTE wieder zurück in seine Normalstellung. Zuerst wird der Kopf gegen die Schwerkraft aufgerichtet, anschließend folgen der Rumpf und als letzter Schritt das Einstellen der Kopfstellung im Raum.

Epidemiologie:

- Zweithäufigste neurodegenerative Erkrankung (nach Alzheimer),
- Manifestation v. a. zwischen dem 55.–65. Lebensjahr,
- Prävalenz in Deutschland: 100–200 von 100.000 Einwohnern.

Ätiologie:

- Idiopathische, frühzeitige Apoptose der Zellen der Substantia nigra,
- Intoxikation durch freie Radikale und/oder Umweltgifte (Pestizide) oder
- genetischer Defekt (eher selten bzw. nur in Kombination mit beispielsweise o. g. Faktoren).

Pathogenese:

- Durch Untergang der Neuronen in der Substantia nigra kommt es zu einem Dopaminmangel.
- Der pathophysiologische Prozess der Apoptose beginnt schon früh, aber erst wenn 70 % der dopaminergen Neuronen untergegangen sind, führt dies zu einem Parkinson-Syndrom.

> **Symptomatische Parkinson-Syndrome:** Einige andere Erkrankungen rufen typische Parkinsonsymptome hervor (z. B. Normaldruck-Hydrozephalus). Da bei ihnen aber eine vom primären Parkinson-Syndrom abweichende Kausalität dahinter steckt, lässt sich bei diesen sog. symptomatischen Parkinson-Syndromen (➤ 8.4.8.1.1) mit Levodopa selten eine Besserung erzielen.

8.4.8.1.1 Einteilung

1. Idiopathisches Parkinson-Syndrom:
   - Rigor/Akinese: Asymmetrisch, Extremitäten > Rumpf,
   - Tremor: Ruhe-, Bewegungs- (Aktions-), Haltetremor,
   - sehr gutes Ansprechen auf Levodopa (L-Dopa ➤ 1.6.7.4),
   - Zusatzsymptome: Ogilvie-Syndrom (Ileusparalyse), Depression,
   - Prognose: Lebenserwartung nach der Diagnosestellung 30–35 Jahre,
   - Demenz: 15–30 %.
2. Symptomatische Parkinson-Syndrome:
   - Durch Raumforderung entstanden:
     - Bsp. Meningeom (operative Entfernung).
   - Vaskuläres Parkinson-Syndrom (VPS):
     - Mikroangiopathie (engl. small vasal disease),
     - langsames, breitbeiniges Gehen,
     - keine Therapie mit Levodopa möglich.
   - Medikamentös-toxisch entstanden:
     - Neuroleptika,
     - atypische Neuroleptika,
     - Therapie: Medikamente umstellen, Dosis reduzieren.
   - Normaldruck-Hydrozephalus:
     - Symptome: Demenz, Inkontinenz, Gangstörungen, Parkinson-Symptome,
     - Therapie: Shunt-Anlage.
   - Durch Traumata entstanden (z. B. bei Boxern).
   - Entzündlich entstanden:
     - Enzephalitis.
3. Atypische Parkinson-Syndrome:
   - Progressive supranukleäre Blickparese (PSP):
     - Rigor/Akinese: symmetrischer Rigor, Rumpf > Extremitäten,
     - Tremor: Haltetremor (Rabbit-Phänomen),
     - keine Besserung durch Therapie mit Levodopa,
     - Zusatzsymptome: eingemauerter Blick, vertikale Blickparese,
     - Prognose: weitere Lebenserwartung 7–9 Jahre,
     - Demenz: 100 %.
   - Multisystematrophie (MSA),
   - Lewy-Körperchen-Demenz (engl. Lewy body disease, LBD).

8.4.8.1.2 Klinischer Befund

- **Kardinalsymptome:**
  - Rigor (➤ 8.2.2.1.1),
  - Tremor (➤ 8.2.2.1.1),
  - Bradykinese/Akinese (➤ 8.2.2.2.1),
  - posturale Instabilität,
  - mögliche (Früh-)Symptome:
    - Muskel- und Gelenkschmerzen (z. B. Schulter- oder Rückenschmerzen),
    - Muskelverspannungen/Muskelhartspann.
- **Sensorische Störungen:**
  - Beeinträchtigung der Riech- und Geschmacksempfindung,
  - Sehstörungen.
- **Neuropsychologische Störungen:**
  - Depression,
  - Angststörungen,
  - Bradyphrenie (verlangsamtes Denken), Pseudodemenz,
  - Schlafstörungen.
- **Vegetative Störungen:**
  - Orthostatische Dysregulation,
  - Salbengesicht (➤ 8.4.13.3),

- Temperaturdysregulation,
- Hypersalivation (vermehrtes Schwitzen ➤ 8.4.13.3),
- Obstipation,
- Inkontinenz,
- Impotenz, Verlust der Libido.

8.4.8.1.3 Therapie

3-Stufen-Therapie:

- Kausal:
  - Schwer zu therapieren,
  - evtl. Schrittmacher für den Nucleus subthalamicus,
  - Stammzellentherapie (noch in Entwicklung).
- Symptomatisch:
  - Levodopa (Nebenwirkungen ➤ Box),
  - Dopamin-Rezeptor-Agonisten,
  - MAO-B-Hemmer (z. B. Selegilin ➤ 1.6.7.4),
  - PT, Ergotherapie, Logopädie,
  - Psychotherapie.
- Sozial:
  - Sozialberatung,
  - Reha/Rente.

8

> Typische **Nebenwirkungen der Therapie mit Levodopa:**
> - Übelkeit, Erbrechen,
> - orthostatische Dysregulation,
> - On-off-Phänomen (Phasen vermehrter Beweglichkeit/Hyperkinese wechseln mit Phasen verminderter Beweglichkeit/Akinese ab),
> - End-of-dose-Akinese,
> - Freezing-Phänomen (plötzliches Verharren inmitten von Bewegungen).
>
> Zur Bedeutung der Einnahme von Anti-Parkinson-Medikamenten für die PT ➤ 1.6.7.4

8.4.8.1.4 Physiotherapie

■ Physiotherapeutischer Befund

> Ein **physiologisches Armpendel** ist erst ab einer Schrittfrequenz > 100 Schritten pro Minute sichtbar. Um das Armpendel bei der Bewertung des Gangbilds (➤ 2.3) valide beurteilen zu können, muss der Patient ein angemessenes Gangtempo erreichen.

Befund-Zusatz auf Aktivitätsebene:
Gangmerkmale der verschiedenen Gangtypen (nach Mainka u. Trebs 2011):

- **„Schleicher":**
  - Verlangsamt,
  - verkürzte Schrittlänge,
  - Armschwung eingeschränkt,
  - Bewegungsfluss vermindert,
  - 95–151 Schritte/Min.
- **„Festinierer":**
  - Vorfußgänger,
  - kleinschrittig,
  - Initial Contact (IC ➤ 2.3.2.2) eingeschränkt,
  - Schritte werden kleiner und schneller,
  - Ventralneigung des Oberkörpers,
  - Bewegungen verlaufen fließend,
  - 115–135 Schritte/Min.

- **„Freezer":**
  - Mitten im Gehen kommt es zum Verharren in der Bewegung (Gangblockade),
  - außerhalb der Blockade:
    - Bewegungen verlaufen fließend,
    - 100–125 Schritte/Min.

Krankheitsspezifische Assessments:
- Parkinson's Disease Questionnaire (PDQ-39),
- Unified Parkinson's Disease Rating Scale (UPDRS),
- Freezing of Gait (FOG) Questionnaire.

■ **Physiotherapeutische Behandlung**
- **PT auf Struktur und Funktionsebene (ICF):**
  - Regulation des Muskeltonus (➤ 8.3.1),
  - Förderung der Koordination (➤ 8.3.2),
  - Förderung des Gleichgewichts (➤ 8.3.5),
  - Haltungsschulung.
- **PT auf Aktivitäts- und Partizipationsebene (ICF):**
  - Funktionelles Training der benötigten ADLs,
  - Förderung und Training der Eigenaktivitäten (je nachdem, welche Ziele erreicht werden sollen),
  - Förderung der Gehfähigkeit (s. u.),
  - Sturzprophylaxe (➤ 16.3.4),
  - Förderung eines körperlich aktiven Lebensstils,
  - Aufklärung des Patienten und der Angehörigen über die Integration des Trainings in den Alltag des Patienten (repetitives Üben).

S3 Leitlinie – Idiopathisches Parkinson-Syndrom, 2016 – Deutsche Gesellschaft für Neurologie: ➤ Link am Kapitelende.

Hinweis zum Gangtraining (➤ 3.1.8) für Patienten mit Parkinson-Syndrom:
- Arbeiten mit akustischen Reizen, z. B. Rhythmus/Takt, lautes Zählen durch den Patienten, Musik, Metronom (kann dem Patienten die Bewegungsausführung erleichtern),
- Trainieren von Start- und Stopp-Situationen bzw. -Bewegungen,
- beim Freezing Bereitstellen von mentalen oder visuellen Hilfssituationen (z. B. Anti-Freezing-Stock, gedachtes Hindernis, über das der Patient steigen muss),
- Tempovariationen einbauen (langsam, schnell, Rhythmusänderungen),
- Schrittlängenvariationen einbauen,
- Dual-Task: Gehen zusammen mit weiteren Aufgaben unter Beibehaltung des Rhythmus (z. B. gehen und reden, gehen und nach oben/unten oder rechts/links gucken, gehen und plötzlichen Hindernissen ausweichen, gehen und einen Ball fangen).

8.4.8.2 Chorea Huntington

Autosomal-dominant vererbte, hyperkinetisch hypotone Erkrankung mit Bewegungsstörungen und psychischen Veränderungen.

Epidemiologie:
- Ausgeglichene Verteilung zwischen männlichen und weiblichen Patienten,
- Erstmanifestation meistens zwischen dem 30. und 40. Lebensjahr.

Ätiologie:
- Autosomal-dominanter Erbgang,
- in der Folge:
  - Globale Hirnatrophie, v. a. im Bereich der Basalganglien,

  - Degeneration von Gamma-Aminobuttersäure-(GABA-)haltigen Neuronen im Corpus striatum, was zu Übererregung des Thalamus und des Kortex führt und dadurch eine Hyperkinese auslöst.

8.4.8.2.1 Klinischer Befund

- Kurzzeitige, abrupt einschießende, nicht repetitive distal-betonte Hyperkinesen (mit athetotischen und dystonen Komponenten),
- hypotoner Muskeltonus (➤ 8.2.2.1),
- übertriebene Gestik und Mimik,
- Symptomverstärkung bei emotionaler Belastung,
- Störungen der Blickmotorik,
- psychomotorische Verlangsamung und Demenz,
- Aggressivität.

8.4.8.2.2 Therapie

- Keine kausale Therapie möglich,
- symptomatische medikamentöse Therapie,
- psychosoziale Betreuung,
- PT, Ergotherapie, Logopädie.

8.4.8.2.3 Physiotherapie

Vor jeder Behandlung sollte zunächst ein ausführlicher Befund mit einer entsprechenden Gewichtung der Behandlungsziele erfolgen (➤ 8.2.2.1.2, ➤ 8.2.2.2.3).

Bei Bettlägerigkeit: Abdeckung der Prophylaxen (➤ 3.1.2).

8.4.8.3 Dystone Syndrome

Unwillkürliche Muskelkontraktionen, die zu abnormen Haltungen der Extremitäten/des Rumpfs oder sich wiederholenden Bewegungen führen.

Epidemiologie:
- Prävalenz: ca. 40 von 100.000 Einwohnern,
- ausgeglichenes Verteilungsverhältnis zwischen männlichen und weiblichen Patienten,
- Erkrankungsalter liegt i. d. R. zwischen dem 30. und 50. Lebensjahr.

Ätiologie:
- Idiopathisch,
- genetisch bedingt (50 %),
- raumfordernde intrakranielle Prozesse,
- entzündliche intrakranielle Krankheiten.

Pathogenese:
- Degeneration von Ganglienzellen im Bereich der extrapyramidalen Fasern,
- Unterteilung in
  - generalisierte Dystonie,
  - Torticollis spasmodicus.

8.4.8.3.1 Klinischer Befund

- Verstärkung der Symptome durch Bewegung, Stress und Ermüdung,
- häufig verbunden mit Schmerzen,
- geringere Ausprägung im Schlaf,
- sekundäre Kontrakturen.
- **Generalisierte Dystonie:**
  - Kraftvolle, langsame Drehbewegungen von Kopf, Schultergürtel, Extremitäten und Rumpf,
  - distaler Beginn,
  - im späteren Stadium: Skoliose und Gangstörungen.

- **Torticollis spasmodicus:**
  - Langsame, spastische Hals- und Nackenmuskelkontraktionen,
  - Rotation und Neigung des Kopfs zur Gegenseite,
  - Schluckbeschwerden.

8.4.8.3.2 Therapie

- Levodopa (L-Dopa ➤ 1.6.7.4),
- Tiefenhirnstimulation,
- Botox-Injektion in die Muskulatur,
- periphere Denervierung.

8.4.8.3.3 Physiotherapie

Vor jeder Behandlung sollte zunächst ein ausführlicher Befund mit einer entsprechenden Gewichtung der Behandlungsziele erfolgen (➤ 8.2.2.1.2, ➤ 8.2.2.2.3).

8.4.9 Entwicklungsbedingte Störung des ZNS

8.4.9.1 Spina bifida

Bei Spina bifida (Spaltwirbel, „offener Rücken") handelt es sich um eine entwicklungsbedingte Störung des ZNS, die zwischen dem 22. und 28. Embryonaltag durch eine Störung der Neuralrohrbildung entsteht. Aus dem Neuralrohr bilden sich während der Embryonalentwicklung Gehirn, Schädel, Rückenmark und Wirbelsäule aus.

Epidemiologie:
Prävalenz: 0,4–0,8 %.

Ätiologie:
- Multifaktoriell,
- vermutet wird ein Folsäuremangel in der Schwangerschaft.

8.4.9.1.1 Einteilung

- Spina bifida occulta:
  - Wirbelbogenspalt ohne Vorwölbung des Rückenmarks oder der -häute,
  - Zufallsbefund, klinisch nicht relevant,
  - bei ca. 20–30 % der Bevölkerung.
- Spina bifida aperta/cystica:
  - Meningozele:
    - Unvollständiger Schluss einer variablen Anzahl von Wirbelbogen,
    - Entstehung von liquorgefüllten zystischen Vorwölbungen der Meningen,
    - in 30 % neurologische Defizite.
  - Meningomyelozele:
    - Vorwölbung von Rückenmark und Rückenmarkshäuten durch eine Spaltbildung in der WS,
    - in 80 % neurologische Defizite.
- Myeloschisis/Rhachischisis/Spina bifida totalis:
  - Schwerste Form der Spina bifida,
  - Vorwölbung der Nerven des Rückenmarks ohne Hautabdeckung,
  - stark erhöhtes Risiko für Meningitis.

8.4.9.1.2 Klinischer Befund

Je nach Schwere und Lokalisation kommt es zu unterschiedlichen Symptomen:
- Querschnittsyndrom,
- Sensibilitätsstörungen,
- Störung der Blasen- und Darmfunktionen,

- spastische Paresen möglich,
- Pes equinovarus (sog. Klumpfuß) durch verminderte Beweglichkeit im Uterus,
- Hypertrichose über dem Defekt (vermehrtes Haarwachstum).

8.4.9.1.3 Therapie

- Operative Minderung der Kompression der grauen Substanz,
- Shunt-Anlage,
- Schmerztherapie,
- symptomatische Therapie.

8.4.9.1.4 Physiotherapie

Vor jeder Behandlung sollte zunächst ein ausführlicher Befund mit einer entsprechenden Gewichtung der Behandlungsziele erfolgen:

- Symptombefund Muskeltonusstörungen (➤ 8.2.2.1),
- Therapie von Rückenmarksverletzung in der chronischen Phase (➤ 8.4.4.4.2).

8.4.10 Erkrankungen des peripheren Nervensystems

8.4.10.1 Polyneuropathie

Polyneuropathie (PNP) ist eine generalisierte Erkrankung, die das periphere Nervensystem (PNS) als Ganzes umfassen. Zum PNS gehören alle außerhalb des ZNS liegenden Teile der motorischen, sensiblen und autonomen Nerven.

Ätiologie und Klassifikation:
Die PNP kann nach der Ätiologie klassifiziert werden als:

1. Toxisch-metabolische Störung:
   - Diabetes mellitus,
   - Alkohol,
   - Vit. B12- und Folsäuremangel,
   - Überdosierung der Vitamine K, E und A.
2. Entzündlich:
   - Autoimmunerkrankungen (z. B. Guillain-Barré-Syndrom ➤ 8.4.10.2),
   - durch Erreger bedingt (z. B. Borreliose, Varizellen).
3. Traumatisch (durch Erschütterungen): z. B. bei Straßenarbeitern, Fernfahrern.
4. Tumorös:
   - Paraneoplastisch: AK, die gegen Tumorzellen gebildet werden, greifen das NS an,
   - durch Nebenwirkungen einer Chemotherapie.
5. Durchblutungsstörungen (z. B. Vaskulitis),
6. vererbte PNP,
7. idiopathische PNP.

Pathogenese:
Betroffen ist entweder die Myelinschicht der Nerven oder das Axon. Dabei tritt die Schädigung häufiger distal auf, seltener an den proximalen Nerven.

8.4.10.1.1 Klinischer Befund

- Paresen:
  - Schlaff,
  - MER abgeschwächt.
- Sensibilitätsstörungen:
  - Hyperästhesie,
  - Hypästhesie,
  - Parästhesien.
- Sensible Ataxie.
- Symptome:

  - Meistens symmetrisch,
  - langsam progredient.
- **Akute/subakute Form:** Paresen breiten sich langsam von distal nach proximal aus.
- **Chronische Form:** Keine vollständigen Paresen, Störung des Vibrationsempfindens (> 8.2.2.3.3), strumpf- und sockenförmige Sensibilitätsausfälle, Burning-Feet-Syndrom.

8.4.10.1.2 Therapie

Ausschaltung der ursächlichen Noxen, um ein Voranschreiten der Erkrankung zu bremsen/zu verhindern.

8.4.10.1.3 Physiotherapie

Vor jeder Behandlung sollte zunächst ein ausführlicher Befund mit einer entsprechenden Gewichtung der Behandlungsziele erfolgen:
- Symptombefund Muskeltonusstörungen (> 8.2.2.1),
- Symptombefund Störungen der Tiefensensibilität (> 8.2.2.3),
- Symptombefund Gleichgewichtsstörungen (> 8.2.2.5).

8.4.10.2 Guillain-Barré-Syndrom

Bei dem Guillain-Barré-Syndrom (GBS, Synonym: Polyradikulitis) handelt es sich um eine autoimmunvermittelte Entzündung der Nervenwurzeln mit plötzlichem Beginn und schnellem Verlauf.

Ätiologie/Pathogenese:
- Häufig Durchfälle mit Campylobacter jejuni-Nachweis in der Vorgeschichte (auch andere schwere Infektionen als Auslöser möglich),
- Überreaktion des Immunsystems, Angriff auf die peripheren Nervenwurzeln,
- Schädigung der Axone bzw. des Myelins durch Entzündungsreaktion,
- Ersatz des Myelins durch Narbengewebe, dadurch Entstehung eines Defektsyndroms möglich,
- Verschlechterungszeit nicht länger als sechs Wochen,
- Dauer der Symptomrückbildung: ein Jahr,
- komplette Symptomrückbildung in 80–90 % der Fälle.

8.4.10.2.1 Klinischer Befund

- Rückenschmerzen, die in die Beine ausstrahlen,
- proximale Paresen,
- Areflexie (> 8.4.4.2),
- distale radikuläre Sensibilitätsstörungen,
- aufsteigende Paresen (im schlimmsten Fall Ateminsuffizienz),
- evtl. Herzrhythmusstörungen durch Schädigung des vegetativen NS.

8.4.10.2.2 Therapie

- Intensivmedizinische Überwachung (wenn nötig),
- Gabe von Immungloblinpräparaten,
- Plasmapherese,
- evtl. Herzschrittmacher (> 9.2.2.5) und Intubation (> 6.4).

8.4.10.2.3 Physiotherapie

Vor jeder Behandlung sollte zunächst ein ausführlicher Befund mit einer entsprechenden Gewichtung der Behandlungsziele erfolgen:
- Symptombefund Muskeltonusstörungen (> 8.2.2.1),
- Symptombefund Störungen der Tiefensensibilität (> 8.2.2.3),
- Symptombefund Gleichgewichtsstörungen (> 8.2.2.5).

8

8.4.10.3 Wurzelsyndrome

Einen Überblick über wichtige Wurzelsyndrome in der LWS und HWS bietet die ➤ Tab. 8.4.4.

Tab. 8.4.4 Wichtige Wurzelsyndrome.

Nervenwurzel	Sensibilität	Kennmuskel	Reflexe
Wurzelsyndrome in der LWS			
L3	• Medialer Oberschenkel, • umgekehrtes Lasègue-Zeichen positiv.	• Hüftadduktoren, • M. quadriceps femoris.	Adduktorenreflex (ADR)
L4	• Lateraler Oberschenkel, • medialer Unterschenkel, • medialer Fußrand.	• M. quadriceps femoris, • M. tibialis anterior (Fersengang schwer bis gar nicht möglich, Patient kann nicht mehr Treppen steigen).	Patellarsehnenreflex (PSR, Quadriceps-femoris-Reflex)
L5	• Lateraler Unterschenkel, • medialer Fußrücken, • Großzehe, • Lasègue-Zeichen positiv.	• M. extensor hallucis brevis et longus, • M. extensor digitorum brevis, • Fußheberparese (kein Fersengang möglich).	Tibialis-posterior-Reflex
S1	• Dorsaler Oberschenkel, • dorsaler Unterschenkel, • lateraler Fußrand, • Fußsohle, • Lasègue-Zeichen positiv.	• M. peroneus, • M. triceps surae.	Achillessehnenreflex (ASR, Triceps-surae-Reflex)
Wurzelsyndrome in der HWS			
C5, C6	• Lateral und dorsal über M. deltoideus.	• M. deltoideus, • M. biceps brachii.	Bizepssehnenreflex (BSR, Biceps-brachii-Reflex)
C6	• M. deltoideus, • radialer Kondylus, • radialer Unterarm, • Daumen.	• M. biceps brachii, • M. brachioradialis.	BSR, Radiusperiostreflex (RPR, Brachioradialisreflex, Suinatorreflex)
C7	• Dorsaler Unterarm, • Ausstrahlung in 2., 3. und 4. Finger dorsal und palmar.	• M. triceps brachii, • Thenarmuskulatur, • M. pronator teres.	Trizepssehnenreflex (TSR, Triceps-brachii-Reflex)
C8/Th1	• Schmerzausstrahlung in den 4. und 5. Finger, • ulnarer Unterarm, • Parästhesien im 4. und 5. Finger.	• Hypothenarmuskulatur, • Mm. interossei.	Trömner-Reflex (Fingerbeugereflex)

Bezüglich der PT bei Wurzelsyndromen ➤ lumbales diskogenes Syndrom (➤ 4.1.3.3.3).

8.4.10.4 Läsionen einzelner peripherer Nerven

8.4.10.4.1 Periphere Nervenläsionen

Nach dem Schweregrad der peripheren Nervenläsion lässt sich folgende Einteilung treffen:

- **Neurotmesis:**
  - Vollständige Durchtrennung des Nerven (Axon und Hülle).
  - Prognose: Schlecht, da die Erregungsleitung ohne Myelinscheide auch dann nicht möglich ist, wenn sich das Axon regenerieren kann.
  - Waller-Degeneration: Die Myelinscheide als Leitstruktur ist beschädigt, das Axonende beginnt zu wuchern und bildet bindegewebige Verwachsungen.
- **Axonotmesis:**
  - Hüllstruktur erhalten, Axon geschädigt.
  - Prognose: Gut, der oberhalb der Schädigung liegende Axonstumpf kann in die erhaltenen Myelinscheide mit einer Geschwindigkeit von 1 mm pro Tag einwachsen und letztlich das Zielorgan wieder innervieren.
- **Neurapraxie:**
  - Funktionelle Blockade der Erregungsleitung, intakte Strukturen.
  - Prognose: Sehr gut, vollständige Heilung in wenigen Wochen.

8.4.10.4.2 Läsion des Nervus facialis

Ätiologie:

- Häufig idiopathisch,
- virale Infektionen,
- Herpes-zoster-Infektion,
- Otitis media,
- Trauma (Fraktur des Os temporale),
- Tumoren.

■ **Klinischer Befund**

- Mundwinkel hängt auf der betroffenen Seite herunter.
- Die Stirn kann nicht mehr in Falten gelegt werden.
- Augenlid kann nicht mehr geschlossen werden.
- Horn- und Bindehaut trocknen durch fehlenden Lidschluss aus.
- Tränensekretion ist reduziert.
- Je nach Ort der Störung kann es zu weiteren Ausfällen kommen:
  - Störung der Geschmacksempfindung,
  - Abnahme der Speichelsekretion,
  - Hyperakusis (gesteigertes Hörempfinden).

> Bei einer Fazialisparese ist auch der sozioemotionale Bereich betroffen. Der Patient kann seine Emotionen nicht mehr durch eine adäquate Mimik darstellen.

■ **Physiotherapie**

Symptombefund Muskeltonusstörungen (➤ 8.2.2.1).

Speziell:

- Training der einzelnen Gesichtsmuskeln mithilfe eines Spiegels,
- beidseitiges Training in Eigenübungen,
- einseitiges Training mithilfe des Th. (z. B. Fixation einer Seite mit der Hand),
- Training der Mundmotorik im Vordergrund (Schwerpunkt „Mundschluss"),
- auch als Eigentraining, dabei sollte zusätzlich zu den einzelnen Muskeln die Gesamtmimik geübt werden.

8.4.10.4.3 Läsion des Nervus medianus (C6–Th1)

Durch die Kompression des N. medianus im Karpaltunnel kommt es zu einer chronischen Druckschädigung (Karpaltunnelsyndrom, KTS ➤ 4.4.2).

Epidemiologie:

- Gehört zu den häufigsten Engpasssyndromen peripherer Nerven,
- betrifft 10 % der Bevölkerung in Deutschland,
- Frauen doppelt so häufig betroffen wie Männer,
- in 50 % der Fälle beidseitiges Auftreten.

Ätiologie:

- Erkrankungen aus dem rheumatischen Formenkreis (➤ 7),
- chronische Überlastung,
- Ödeme,
- hormonelle Ursachen (Schwangerschaft, Klimakterium, Hypothyreose),
- familiäre Disposition,
- HWS-Pathologie,
- Thoracic-outlet-Syndrom (TOS ➤ 4.2.2).

8

Pathogenese: Der N. medianus verläuft in einem osteofibrösen Kanal unter dem Retinaculum musculorum flexorum/Ligamentum carpi transversum. Kommt es in diesem Bereich zu einer Raumforderung, z. B. durch ein Ödem, wird der N. medianus komprimiert.

■ Klinischer Befund

- „Einschlafen" der Finger,
- anfänglich v. a. nächtliche Parästhesien,
- Linderung der Symptome durch Schütteln der Hand,
- Taubheitsgefühl im Versorgungsgebiet des N. medianus,
- Schwäche/Funktionsverlust der Daumenballenmuskulatur,
- Atrophie des Daumenballens,
- Morgensteifigkeit und Schwellung der Finger.

■ Therapie

Zunächst sollte ein konservativer Therapieansatz durchgeführt werden. Zeigt dieser keinen Erfolg, kann eine operative Therapie in Frage kommen. Die OP sollte allerdings nicht zu spät erfolgen, damit der Nerv noch nicht irreversibel geschädigt ist.

- Konservativ:
  - Kortison-Injektion,
  - PT (s. u.),
  - nächtliche Schiene in Neutralstellung (im Frühstadium),
  - Sonografie (➤ 2.4.15), Ultraschalltherapie (➤ 3.16.2),
  - Schmerzmedikamente (➤ 1.6.8).
- Operativ:
  - Spaltung Ligamentum carpi transversum.

■ Physiotherapie

Struktur- und Funktionsebene (ICF):

- Ursachensuche: Was verursacht die Enge im Karpaltunnel (KTS ➤ 4.4.2, TOS ➤ 4.2.2)?
  - Strukturelle Einschränkung: Behebung der Ursache (z. B. Gips, Fraktur, Bandscheibenvorfall).
  - Funktionelle Einschränkung: Nervenmobilisationstechniken (➤ 3.5.4; TOS ➤ 4.2.2) können eingesetzt werden, wenn alle möglichen Engpässe untersucht und bei Bedarf mobilisiert wurden.
  - Bei Nervenschädigung: ➤ 8.2.2.1, ➤ 8.3.1.

8.4.10.4.4 Läsion des Nervus radialis (C5–Th1)

Ätiologie:
- Druckschäden durch Gipsverbände („Parkbanklähmung"),
- Humerusfraktur.

■ **Klinischer Befund**
- Fallhand (keine Extension in Fingern und Hand),
- Läsion in Achselhöhle:
  - Keine aktive Ellenbogenextension.
- Läsion auf Höhe des Oberarms:
  - Abschwächung der Ellenbogenflexion,
  - Abschwächung der Supination.
- Läsion auf Höhe des Unterarms:
  - Fallhand,
  - Daumen in Adduktion.

■ **Physiotherapie**
Struktur- und Funktionsebene (ICF): Behandlung je nach gefundener Ursache (➤ 8.4.10.4.3).

8

8.4.10.4.5 Läsion des Nervus ulnaris (C8-Th1)

Ätiologie:
- Druck und Zug auf den N. ulnaris im Bereich des Sulcus ulnaris am Ellenbogen.

■ **Klinischer Befund**
- Krallenhand,
- Parästhesien an der ulnaren Handpartie,
- sensible Ausfälle,
- Paresen und Atrophien der Kleinfingermuskulatur, tiefen Fingerflexoren und Mm. interossei.

■ **Physiotherapie**
Struktur- und Funktionsebene (ICF): Behandlung je nach gefundener Ursache (➤ 8.4.10.4.3).

8.4.11 Muskelerkrankungen – Myopathien

8.4.11.1 Progressive Muskeldystrophie

Gesamtheit aller primären, erblichen progredienten Muskelerkrankungen (der quergestreiften Skelettmuskulatur), die auf dem Boden einer degenerativen Erkrankung entstehen und zu einer Schwäche der Muskulatur führen.

Epidemiologie:
Prävalenz: 5 von 100.000 Einwohnern.

Pathomechanismus: Ursächlich ist eine genetisch bedingte Störung des Muskelstoffwechsels. Bei den meisten Formen wird das Protein Dystrophin, das zur Stabilisierung im Sarkolemm dient, mangelhaft oder gar nicht synthetisiert.

8.4.11.1.1 Klinischer Befund

Beispiele:
- **Typ Duchenne:**
  - Aufsteigende bösartige Form der Beckengürteldystrophie:
    - Verzögerte motorische Entwicklung,
    - Parese zuerst am Beckengürtel, später auch der Rumpfmuskulatur und Schultergürtel,
    - Kontrakturen,

  - Gower-Zeichen (um vom Boden aufzustehen, muss der Betroffene an sich selbst hochklettern),
  - Gehunfähigkeit,
  - Lebenserwartung: 25 Jahre.
- **Typ Becker-Kiener:**
  - Aufsteigende gutartige Beckengürteldystrophie:
    - Parese der Beckengürtelmuskulatur, später Rumpfmuskulatur,
    - Gower-Zeichen (s. o.),
    - Watschelgang,
    - Trendelenburg-Zeichen (Absinken des Beckens auf der Standbeinseite),
    - Tendenz zu Übergewicht,
    - Lebenserwartung: 60 Jahre.
- **Fazioskapulohumeraler Typ:**
  - Dystrophie der Arm- und Schultergürtelmuskulatur:
    - Dystrophie an Armen und Schultern sichtbar,
    - schlaffe Gesichtszüge,
    - Augen- und Mundschluss abgeschwächt,
    - Scapulae alatae,
    - Lebenserwartung: nicht beeinträchtigt.

8

8.4.11.1.2 Therapie

- Keine kausale Therapie möglich,
- Versorgung mit Hilfsmitteln,
- PT (s. u.),
- Beatmung (wenn nötig),
- psychologische Betreuung.

8.4.11.1.3 Physiotherapie

Physiotherapeutischer Befund

➤ 8.2.2.1

Physiotherapeutische Behandlung

- In erster Linie funktionserhaltend, sodass der Patient seinen Alltag so gut wie möglich bewältigen kann.
- Behandlung muss je nach Schwere-/Progressionsgrad der Erkrankung gewichtet werden.
- **Cave:** Durch Überlastung kann die Symptomatik verstärkt werden (→ ⅔-Prinzip).

PT auf Struktur- und Funktionsebene (ICF):

- Vermeidung von Sekundärproblemen (z. B. Dekubitus ➤ 3.1.3),
- Erhalt der Muskelbeweglichkeit:
  - Dehnen (➤ 3.5.7),
  - Kontrakturprophylaxe (➤ 3.1.2.3).
- Erhalt der Muskelfunktion,
- Erhalt der Atemfunktion,
- Hilfsmittelversorgung und Beratung,
- Erhalt der Mobilität (Steh- und Gehfunktion),
- Erhalt der ADL-Fähigkeit,
- Lebensstilberatung (z. B. Empfehlung von Selbsthilfegruppen).

8.4.11.2 Myasthenia gravis pseudoparalytica

Bei Myasthenia gravis pseudoparalytica kommt es zu einer abnormen Ermüdbarkeit der Skelettmuskulatur mit Erholung in Ruhe.

Epidemiologie:

- Inzidenz: 0,25–2,0 von 100.000 Einwohnern,

- Erkrankungsverhältnis Männer zu Frauen: 2 : 3,
- Diagnose häufig erst 1,5–3 Jahre nach Manifestation.

Ätiologie:
- Autoimmunerkrankung,
- sowohl durch Abwehrzellen als auch durch Antikörper vermittelt,
- multifaktoriell,
- genetische Prädisposition,
- eine Pathologie des Thymus wird vermutet.

Pathomechanismus: Antikörper setzen sich an Acetylcholin-Rezeptoren.

8.4.11.2.1 Klinischer Befund

- In 90 % okulomotorische Probleme (Lähmungserscheinungen beginnend an den Augen, Doppelbilder),
- Ptosis (herabhängende Oberlider),
- in 85 % generalisierte Probleme (belastungsabhängige proximale Paresen mit Erholung in Ruhe),
- später auch Parese distal,
- Kau- und Schluckstörungen,
- Beschwerden v. a. abends oder nach Belastung.

> **Hinweis:** Die Antikörper sind plazentagängig, daher treten auch bei Neugeborenen Symptome auf (floppy infant, Trinkschwäche), die etwa sechs Wochen nach der Geburt verschwinden.

8.4.11.2.2 Therapie

Therapieziel ist das vollständige Verschwinden der Symptome.
- **Symptomatische Therapie:**
  - Cholinesterase-Hemmer,
  - intensivmedizinische Betreuung.
- **Immunsupprimierende Therapie:**
  - Kortison (für mind. 9 Monate), mögliche Nebenwirkungen: Cushing-Syndrom, Adipositas, Blutdruckerhöhung, Wassereinlagerungen, Diabetes mellitus Typ 2.
  - Zur Langzeittherapie wird Kortison ersetzt durch:
    - Immunsuppressiva,
    - Eskalationsstufe I: Immunglobuline oder Plasmapherese,
    - Eskalationsstufe II (Mittel der letzten Wahl): Chemotherapie.

8.4.11.2.3 Physiotherapie

➤ 8.2.2.1, ➤ 8.3.1

Cave: Durch Überlastung kann die Symptomatik verstärkt werden (→ ⅔-Prinzip).

S2k Leitlinie – Myasthenia gravis und Lambert-Eaton-Syndrom, 2015 – Deutsche Gesellschaft für Neurologie: ➤ Link am Kapitelende.

8.4.11.3 Myotonie

Bei der Muskelerkrankung Myotonie spannt die Skelettmuskulatur immer wieder krampfhaft tonisch an.

Ätiologie:
- Autosomal-dominante Vererbung,
- Fehlfunktion der Ionenkanäle im Muskel.

Pathogenese: Durch die Fehlfunktion der Ionenkanäle kommt es zu einer Übererregbarkeit der Membranen und in der Folge zu einer erhöhten Muskelspannung.

8.4.11.3.1 Klinischer Befund

- **Leitsymptome:**
  - Lang andauernde Muskelkontraktion (mehrere Stunden),
  - verzögerte Erschlaffung nach einer Kontraktion,
  - betrifft v. a. die Muskeln der Extremitäten,
  - verstärkte Krämpfe bei Kälte.
- **Weitere Symptome:**
  - Katarakt,
  - primärer Hypogonadismus,
  - Stirnglatze,
  - Diabetes mellitus (➤ 9.5),
  - kognitive Einschränkungen,
  - Persönlichkeitsveränderungen,
  - sozialer Rückzug,
  - Müdigkeit.

8.4.11.3.2 Therapie

- Medikamente gegen Muskelschwäche,
- Medikamente zur Behandlung der Relaxationsstörung (z. B. Propafenon),
- PT,
- evtl. Herzschrittmacher,
- symptomatische Behandlung.

8.4.11.3.3 Physiotherapie

➤ 8.2.2.1, ➤ 8.3.1

S1 Leitlinie – Myotone Dystrophien, nicht dystrophe Myotonien und periodische Paralysen, 2017 – Deutsche Gesellschaft für Neurologie: ➤ Link am Kapitelende.

8.4.11.4 Polymyositis

Die Polymyositis (PM) ist eine autoimmune entzündliche Erkrankung der Muskulatur, v. a. der stammnahen Muskeln der Extremitäten im Becken- und Schulterbereich.

Epidemiologie:
- Seltene Erkrankung,
- Frauen sind doppelt so häufig betroffen wie Männer.

8.4.11.4.1 Einteilung

- Idiopathische Polymyositis (am häufigsten, 33 % der Fälle),
- idiopathische Dermatomyositis (25 % der Fälle),
- Polymyositis/Dermatomyositis bei malignen Tumoren,
- Polymyositis/Dermatomyositis mit zusätzlicher Vaskulitis im Kindesalter,
- Polymyositis/Dermatomyositis als Begleiterkrankungen bei anderen Autoimmunerkrankungen.

8.4.11.4.2 Klinischer Befund

- Kardinalsymptome: Abnahme der Muskelkraft im Schulter- und Beckengürtelbereich, Muskelatrophie,
- Kopf sinkt aufgrund einer geschwächten Nackenmuskulatur nach vorne,
- muskuläre Ermüdungsschmerzen (wie Muskelkater ➤ 3.5.7.3.4),
- Muskelschwäche (Abduktion und Flexion > 90° kaum möglich),
- Schluckstörungen,
- Tachykardie.

Kommt es zusätzlich zu fliederfarbenen Hautveränderungen im Gesichts- und Dekolletee-Bereich, spricht man von einer **Dermatomyositis.**

8.4.11.4.3 Therapie

- Bei malignen Tumoren: Radikale Tumorresektion,
- medikamentöse Therapie:
  - Steroide,
  - Immunsuppresiva,
  - Immunglobuline.

Prognose

- Unbehandelt für PM innerhalb eines Jahres in 50 % der Fälle zum Tod.
- Nach fünf Jahren Therapie kann in 50 % der Fälle eine totale Remission erreicht werden.

8.4.11.4.4 Physiotherapie

➤ 8.2.2.1, ➤ 8.3.1

Cave: Durch Überlastung kann die Symptomatik verstärkt werden (→ ⅔-Prinzip).

8.4.12 Epilepsie

Epilepsie umfasst Funktionsstörungen des Gehirns, bei denen es zu unkontrollierten, spontanen synchronen Entladungen von Neuronengruppen im Gehirn kommt. Diese Entladungen führen zu plötzlichen unwillkürlichen Myoklonien sowie zu Verhaltens- und Empfindungsstörungen.

Epidemiologie:

- 1 % der Bevölkerung hat im Laufe ihres Lebens einen epileptischen Anfall,
- 0,3 % werden Epileptiker (d. h. mind. zwei epileptische Anfälle).

Ätiologie:

- **Fokale Anfälle:**
  - Degenerative Veränderungen (z. B. Hippocampus-Sklerose),
  - entzündlich (Enzephalitis),
  - traumatisch (SHT ➤ 8.4.2.1),
  - toxisch (Drogen),
  - Infarkte (älteres Narbengewebe ➤ 8.4.1.1),
  - kortikale Dysplasie,
  - Raumforderungen.
- **Generalisierte Anfälle:**
  - Toxisch,
  - Pathologien der Ionenkanäle.

8.4.12.1 Klinischer Befund

- **Generalisierte epileptische Anfälle:** Anfälle von kreisender Erregungsentladung, die immer das ganze Gehirn betreffen. Phasen eines Grand-mal-Anfalls:
  1. Aura (Vorgefühl des Betroffenen),
  2. Anfallsbeginn mit Initialschrei.
  3. Tonische Phase:
     - Sämtliche Muskeln kontrahieren gleichzeitig (krampfartige Überstreckung),
     - Bewusstlosigkeit.
  4. Klonische Phase:
     - Rhythmische Zuckungen an Armen und Beinen,
     - Apnoe,
     - hoher Blutdruck.
  5. Terminalschlaf.

- **Fokale epileptische Anfälle:** Die epileptische Aktivität betrifft nur einen Teil des Gehirns (lokale elektrische Überreizung). Je nachdem welches Hirnareal betroffen ist, kommt es zu unterschiedlichen Symptomen:
  - Motorischer Kortex:
    - Myoklonien (unwillkürliche, sichtbare Zuckung einzelner Muskelfasern ohne Bewegungsamplitude).
  - Frontallappenepilepsie:
    - V. a. Bewusstseinsstörung,
    - Absence.
  - Visueller Kortex – Okzipitallappen:
    - Nystagmus,
    - Lidflattern,
    - Sehen von Sternchen, Punkten, wandernden Farben,
    - „Flimmerauren".
  - Parietallappenepilepsie:
    - Parästhesien,
    - Schmerzen,
    - Halluzinationen in Bezug auf sensible Empfindungen,
    - Schwindel.
  - Temporallappenepilepsie:
    - Akustische Auren,
    - Bewusstseinsverlust, -einschränkungen.
- **Sekundär generalisierte fokale Anfälle:** Der primär fokale Anfall geht in einen generalisierten Anfall mit Bewusstseinsverlust über Phasen:
  1. Aufsteigendes Übelkeitsgefühl,
  2. Spracharrest (kein Sprechen möglich),
  3. atonisches (schlaffes) Fallen (auf den Boden),
  4. klonische Phase,
  5. Schaum vor dem Mund, Biss auf die Zunge,
  6. Terminalschlaf.

Sonderform: Status epilepticus
Außergewöhnlich lange andauernder epileptischer Anfall (> 5 Minuten) oder eine Serie von Anfällen. Ein Status epilepticus ist lebensbedrohlich. Spätestens nach vier Minuten muss immer der Notarzt gerufen werden. Notfallmedikation (z. B. Lorazepam) sollte verabreicht werden, soweit der Th. im Vorfeld entsprechend geschult/eingewiesen wurde und der Betroffene sein Einverständnis gegeben hat (➤ 8.4.12.3 Box).

8.4.12.2 Therapie

Als Dauertherapie werden Antikonvulsiva (max. drei parallel) eingesetzt. Allerdings werden 25 % aller Epileptiker im Laufe der Therapie „medikamentenresistent". Erst wenn es nicht mehr anders möglich ist, wird operiert.

■ **Sozialmedizinische Aspekte**
- Ein Epileptiker darf nur dann Auto fahren, wenn er ein Jahr anfallsfrei war, regelmäßige Untersuchungen sind vorgeschrieben.
- Kein Bedienen von Maschinen (Arbeitsleben).
- **Relevant für die PT:** Ein Epileptiker darf nicht alleine ins Bewegungsbad (➤ 3.4).

8.4.12.3 Physiotherapie

Vor jeder Behandlung sollte zunächst ein ausführlicher Befund mit einer entsprechenden Gewichtung der Behandlungssymptome erfolgen (➤ 8.2).

Verhalten bei einem epileptischen Anfall:
- Den Patienten vor Verletzungen schützen:
  - Gegenstände in der Umgebung des Betroffenen wegräumen,
  - den Patienten sicher zu Boden bringen,
  - keinen Beißkeil verwenden (Verletzungsgefahr, da die Zunge genau zwischen Beißkeil und Zähne kommen kann).
- Ruhe bewahren,
- Anfall beobachten (Ablauf des Anfalls ist für den Arzt wichtig, um die Art zu bestimmen ➤ 8.4.12.1),
- Notarzt rufen, wenn der Anfall länger als vier Minuten dauert, da es sich dann um einen Status epilepticus handeln kann (➤ 8.4.12.1 Box).

Notfallmedikation: Der Th. sollte sich bei Patienten mit bekannter Epilepsie vor Therapiebeginn erkundigen, ob eine Notfallmedikation vorhanden ist und ob diese ggf. von einem Arzt verabreicht werden muss.

8.4.13 Vegetativ-autonome Syndrome

8.4.13.1 Komplexe regionale Schmerzsyndrome

Komplexe regionale Schmerzsyndrome (engl. complex regional pain syndromes, CRPS) ist eine Sammelbezeichnung für reflektorisch ausgelöste Störungen des sympathischen Nervensystems, die zu einer schmerzhaften Dystrophie und Atrophie von Knochen- und Weichteilen führen (➤ 15.3.2.3.2).

Epidemiologie:
- Häufigkeitsgipfel zwischen dem 40. und 50. Lebensjahr,
- Frauen doppelt so häufig betroffen wie Männer,
- obere Extremität häufiger betroffen als die untere.

Ätiologie:
- Frakturen,
- Weichteilschäden,
- Infektionen,
- Thrombosen,
- schwere traumatische Verletzungen,
- Psyche (v. a. bei ängstlichen Patienten),
- neurologische Erkrankungen (Gehirntumoren, Gehirnblutungen, SHT ➤ 8.4.2.1),
- periphere Nervenläsionen.

Pathogenese:
- Trauma als auslösendes Ereignis,
- Schmerz als erste Reaktion,
- in der Folge:
  - Überreaktion des sympathischen Nervensystems,
  - Störung der Durchblutung (Arterien eng, Venen weit),
  - im akuten Stadium Ödem und trophische Störungen,
  - erneut Schmerzen (Teufelskreis).

Risikofaktoren: Es wird ein Zusammenhang zwischen „stressful life events“ und der Entstehung eines CRPS vermutet. Bis jetzt konnte dies aber noch nicht belegt werden.

8.4.13.1.1 Einteilung

- CRPS I (ohne Nachweis einer Nervenläsion; Sudeck-Syndrom, Reflexdystrophie),
- CRPS II (mit Nachweis einer Nervenläsion).

8.4.13.1.2 Klinischer Befund

- **Frühdiagnose:**
  - Generalisierte Schwellung,
  - veränderte Hauttemperatur,
  - Bewegungseinschränkungen,
  - Kraftminderung,
  - Parästhesien,
  - diffuse, sehr starke spontan auftretende Schmerzen.
- **Stadium 1 (akute Entzündung):**
  - Diffuse brennende Schmerzen,
  - rote, sehr warme Haut,
  - vermehrtes Haar- und Nagelwachstum,
  - starkes Ödem.
- **Stadium 2 (Dystrophie):**
  - Fleckige Knochenatrophie,
  - starke Schwellung,
  - Schmerzen treten etwas in den Hintergrund,
  - Haut kalt und zyanotisch.
- **Stadium 3 (Endstadium):**
  - Atrophie von Knochen und Weichteilen,
  - vermindertes Haar- und Nagelwachstum.

8

8.4.13.1.3 Physiotherapie

Je nach Grunderkrankung.

Allgemeine Hinweise zur Durchführung der PT bei Patienten mit CRPS:

- Schmerzfreie Behandlung (daher kein passives Dehnen, Bewegen oder manuelles Mobilisieren),
- assistive Mobilisation des betroffenen Körperabschnitts im schmerzfreien Bereich,
- Sympathikusdämpfung.

8.4.13.2 Neurogene Blasenstörung

Bei der neurogenen Blasenstörung (auch spinale Blasenstörung) kommt es aufgrund einer zentralen Läsion zu einer Störung der Blasenkontrolle, die sich in verschiedenen klinischen Erscheinungsbildern äußern kann:

- Detrusorhyperaktivität,
- Detrusor-Sphinkter-Dyssynergie,
- hypokontraktiler Detrusor,
- hypoaktiver Sphinkter.

8.4.13.2.1 Klinischer Befund

- **Detrusorhyperaktivität:**
  - Pollakisurie,
  - ständiger Harndrang,
  - Entwicklung einer Dranginkontinenz möglich.
- **Detrusor-Sphinkter-Dyssynergie:**
  - Intermittierender Harnstrahl,
  - häufig Probleme bei Miktionsbeginn.
- **Hypokontraktiler Detrusor:**
  - Probleme bei der Blasenentleerung,
  - tröpfelnder, schwacher Harnstrahl,
  - Restharnbildung möglich.
- **Hypoaktiver Sphinkter:**
  - Sphinkter kontrahiert nicht mehr reflektorisch bei Druckerhöhungen im Abdomen (z. B. Niesen),
  - Stressinkontinenz.

■ **Komplikationen**
- Häufige Harnwegsinfektionen,
- morphologische Veränderungen des oberen und unteren Harntrakts,
- Nierenschädigungen,
- Blasenkarzinom.

8.4.13.2.2 Therapie
- Möglichst interdisziplinären Therapieansatz wählen (Neurologe und Urologe oder Neurourologe),
- Botox-Injektion.

8.4.13.2.3 Physiotherapie
■ **Physiotherapeutischer Befund**
- Miktionstagebuch,
- Evaluation von Beckenboden-Kraft/-Koordination (➤ 11.6).

■ **Physiotherapeutische Behandlung**
- Struktur- und Funktionsebene (ICF):
  - Training des Beckenbodens (➤ 11.6.4) mit und ohne Elektrostimulation,
  - EMG-Biofeedback (➤ 2.4.12),
  - vorteilhaft: Kombination beider Maßnahmen.
- Aktivitäts- und Partizipationsebene (ICF):
  - Aufklärung des Patienten hinsichtlich Anatomie und Physiologie,
  - Integration des Beckenboden-Trainings in den Alltag.

Weitere Behandlungsansätze/-hinweise: ➤ 11.6, ➤ 13

S1 Leitlinie – Diagnostik und Therapie von neurogenen Blasenstörungen, 2020 – Deutsche Gesellschaft für Neurologie: ➤ Link am Kapitelende.

8.4.13.3 Weitere begleitende vegetative Syndrome bei neurologischen Erkrankungen
- **Störungen der Vasomotorik/Gefäßregulation:**
  - Eng- oder Weitstellung der Gefäße wird über das Zusammenwirken von Sympathikus und Parasympathikus gesteuert. Bei Fehlsteuerung dieser beiden Anteile kann es zu einem Ungleichgewicht kommen.
  - Durch ein Überwiegen des Sympathikus kann es z. B. zu Vasokonstriktionen und damit zu einer Minderversorgung des nachgeschalteten Gewebes kommen.
- **Störungen von Schweiß- und Talgdrüsen:**
  - Bei einigen neurologischen Krankheitsbildern (z. B. Parkinson-Syndrom, ➤ 8.4.8.1) kommt es zu einer vermehrten Talgproduktion (Seborrhoe), die sich durch das typische Salbengesicht zeigt.
  - Bei einer Schädigung sympathischer Nerven oder des Hypothalamus kommt es zu einer vermehrten Schweißproduktion (Hyperhidrosis).

8.4.14 Kopfschmerzsyndrome

8.4.14.1 Cluster-Kopfschmerzen
Cluster-Kopfschmerz gehört zu den trigemino-autonomen Kopfschmerzen. Das klinische Bild zeichnet sich durch kurz andauernde Schmerzattacken aus, die mehrmals am Tag auftreten können. Typischerweise werden die Kopfschmerzepisoden von autonomen Symptomen begleitet. Männer sind dreimal häufiger betroffen als Frauen.

8.4.14.1.1 Klinischer Befund

Symptomatik:
- Starker einseitiger Kopfschmerz,
- maximaler Schmerzpunkt hinter der Orbita,
- Dauer: 15–180 Minuten,
- mehrmals täglich, v. a. nachts,
- Bewegungsunruhe während der Attacke,
- Begleitkopfschmerz (häufig einseitig und stetig).

Autonome Begleitsymptomatik:
Bei ca. 97 % der Betroffenen werden die Kopfschmerzattacken von autonomen Symptomen begleitet. Diese treten entweder beidseitig oder ipsilateral zum Kopfschmerz auf:
- Horner-Syndrom,
- Lakrimation (Augentränen),
- Rhinorrhoe (verstopfte und/oder laufende Nase),
- Lidödem,
- Rötung der Augenbindehaut,
- Rötung und/oder Schwitzen im Bereich Stirn und/oder Gesicht,
- Völlegefühl im Ohr.

8

Diagnostik:
Zur Diagnosestellung müssen mind. fünf Attacken aufgetreten sein, die folgende Kriterien erfüllen:
- (Sehr) starke Schmerzattacken, einseitig orbital, supraorbital und/oder temporal lokalisiert mit einer Dauer zwischen 15–180 Minuten.
- mind. ein weiteres Begleitsymptom:
  - ipsilaterale Rhinorrhoe,
  - ipsilaterales Lidödem,
  - ipsilaterales Schwitzen im Stirn- oder Gesichtsbereich,
  - ipsilaterale Miosis und/oder Ptosis,
  - körperliche Unruhe.
- Frequenz: Abstand zwischen Attacken 2–8 Tage,
- Ausschluss anderer Erkrankungen als Ursache.

8.4.14.1.2 Therapie

- Sauerstofftherapie (Inhalation mit reinem Sauerstoff),
- medikamentöse Therapie:
  - Triptane,
  - Lidocain als Nasenspray.

8.4.14.1.3 Physiotherapie

➤ 8.4.14.2.3

8.4.14.2 Migräne

Idiopathische Kopfschmerzen mit rezidivierenden Episoden. Die Dauer einer Kopfschmerzepisode variiert zwischen 4–72 Stunden. Frauen sind knapp doppelt so häufig betroffen wie Männer. Die Erstmanifestation liegt oft zwischen dem 15.–25. LJ, ist allerdings auch im Kindesalter möglich.

Einteilung:
- Migräne mit Aura,
- Migräne ohne Aura.

8.4.14.2.1 Klinischer Befund

Symptomatik:
- Einseitige Schmerzlokalisation,
- pulsierender, stechender Schmerzcharakter,

- Begleitsymptome:
  - Appetitlosigkeit, Übelkeit und/oder Erbrechen,
  - Licht- und Lärmempfindlichkeit.
- Belastungsabhängige Beschwerden (Beschwerdezunahme bei Belastung/ Bewegung),
- bei Migräne mit Aura: Aura tritt immer vor dem Kopfschmerz auf.

Auslösende Faktoren (Haque et al. 2012):
- Stress,
- Angstzustände,
- Kälte oder Wärme,
- Sonnenlicht,
- Schlafmangel/Insomnie und/oder Müdigkeit (z. B. Schichtdienst),
- spezielle Nahrungsmittel,
- Aktivitäten (z. B. Reisen, Lesen),
- hormonelle Faktoren (z. B. während der Menstruationsblutung).

Entlastende Faktoren (ebd.):
- Schlafen,
- Medikamenteneinnahme,
- Entspannung (z. B. regelmäßige Pausen im Alltag),
- Verbesserung der Körperhaltung,
- Massage.

Diagnostik:
Zur Diagnosestellung müssen mind. fünf Attacken aufgetreten sein, die folgende Kriterien erfüllen:
- Dauer (unbehandelt oder erfolglos behandelt): 4–72 Stunden.
- Kopfschmerzen erfüllen mind. zwei Merkmale:
  - Einseitige Lokalisation,
  - pulsierender Schmerzcharakter,
  - mittlere bis starke Schmerzintensität,
  - Schmerzverstärkung durch körperliche Aktivität (z. B. Gehen, Treppensteigen) bzw. Vermeidung der Aktivität.
- Während der Kopfschmerzepisode besteht mind. noch ein weiteres Begleitsymptom:
  - Erbrechen und/oder Übelkeit,
  - Licht- und Geräuschempfindlichkeit.
- Ausschluss anderer Erkrankungen als Ursache.
- Apparative Diagnostik nur bei spezieller Symptomatik notwendig:
  - Red Flags (➤ Cave Box),
  - neurologischen Auffälligkeiten,
  - Erstmanifestation im höheren Lebensalter,
  - atypische Symptomatik.

Wichtige Differenzialdiagnosen:
- Subarachnoidalblutung,
- zerebrale Blutung,
- Insult,
- Tumorerkrankung.

Cave

Red Flags (adaptiert nach Sternberg et al. 2007):
- Donnerschlagkopfschmerz (Synonym: Vernichtungskopfschmerz, engl. thunderclap headache): plötzlicher Beginn mit Schmerzmaximum binnen einer Minute,
- Nüchternerbrechen,
- Nackensteifigkeit,

Cave (Fortsetzung)

- auffällige neurologische Anamnese bzw. pathologischer neurologischer Befund,
- Z. n. Trauma,
- passagere fokalneurologische Symptome in Kombination mit Kopfschmerzen,
- atypische oder prolongierte Auren,
- zusätzliche Allgemeinsymptomatik (z. B. Abgeschlagenheit, Fieber),
- epileptische Anfälle in Kombination mit Kopfschmerzen,
- erstmalig auftretender Kopfschmerz im höheren Lebensalter (> 40. LJ),
- neu auftretender Kopfschmerz, der sich anhand der internationalen Klassifikation keiner idiopathischen Kopfschmerzerkrankung zuordnen lässt.

8

8.4.14.2.2 Therapie

Konservative Therapie (Deutsche Gesellschaft für Neurologie 2018, z. Z. in Überarbeitung)

- medikamentöse Therapie:
  - Behandlung der akuten Schmerzattacke:
    - ASS oder NSAR (➤ 1.6),
    - Triptane,
    - Antiemetika,
  - Anfallsprophylaxe:
    - Beta-Rezeptoren-Blocker (➤ 1.6.1.2),
    - Flunarizin,
    - Antiepileptika: Valproinsäure, Topiramat,
    - Antidepressiva (➤ 1.6.7.3),
    - Botulinumtoxin.
- psychologische Schmerztherapie (Stress- und Schmerzbewältigung),
- Biofeedback-Therapie,
- Entspannungsverfahren,
- PT (➤ 8.4.14.2.3),
- ggf. kognitive Verhaltenstherapie.

8.4.14.2.3 Physiotherapie bei Kopfschmerzsyndromen

Physiotherapeutischer Befund

Idealerweise dokumentiert der Patient den Schmerzverlauf in einem Kopfschmerztagebuch (➤ Tab. 8.4.5). Mithilfe der zusätzlichen Informationen können die Diagnose gesichert sowie beitragende bzw. auslösende Faktoren identifiziert und im Rahmen der Therapie adressiert werden.

Tab. 8.4.5 Kopfschmerztagebuch zur Dokumentation der Symptomatik und möglichen beitragenden Faktoren.

Datum							
Durchschnittliche Schmerzstärke (0–10 VAS-Skala):							
Uhrzeit (von–bis):							
Begleiterscheinungen (z. B. Übelkeit, Erbrechen):							
Besondere Belastungen (z. B. Dauer und Art der Aktivität):							
Vermutete Auslöser (z. B. Nahrungsmittel, Schlafmangel, Menstruation):							
Vorboten:							
Medikamente (Präparat, Dosis, wirksam?):							

Anamnese, ggf. Kopfschmerztagebuch (➤ Tab. 8.4.5):
- typische Kopfschmerzsymptomatik (Schmerzcharakter: einseitig, pochend, stechend),
- auslösende Faktoren (sog. Triggerfaktoren):
  - spezielle Nahrungsmittel (z. B. histaminhaltige Lebensmittel wie Schokolade oder Käse), Alkohol (v. a. Rotwein),
  - unregelmäßiges Ess- und Trinkverhalten,
  - Nikotin,
  - hormonelle Faktoren (z. B. Assoziation mit dem Menstruationszyklus),
  - psychische Belastungen (z. B. Arbeitsbelastung, Depression, Angsterkrankung) und/oder Stress (starkes Stressempfinden oder nachlassender Stress, z. B. Wochenendmigräne oder Migräne zu Beginn eines Urlaubs),
  - Schlafmangel,
  - mechanische Faktoren wie z. B. Körperhaltung, ungünstiges Sitzverhalten.
- ggf. Aura mit neurologischer Symptomatik (z. B. visuelle Symptome wie Lichtblitze, Sehverlust),
- mögliche beitragende Faktoren:
  - nicht diagnostizierte Sehschwäche,
  - Okklusionsstörung,
  - Zähneknirschen (Bruxismus) oder -pressen.
- Einschränkung der ADLs bzw. Vermeidung von Aktivitäten,
- Einschränkung der Freizeitgestaltung und/oder Berufsfähigkeit,
- psychische Situation: Krankheitsverarbeitung (z. B. Gefühl der Hilflosigkeit) (➤ 1.2.3, ➤ 2.2.3.4).
- **Inspektion** (Lüdtke 2018):
  - Körperhaltung (v. a. Kopftranslation nach ventral, HWS- und BWS-Haltung).
- **Palpation** (ebd.):
  - Druckdolenz und/oder Triggerpunkte der Gesichts- und HWS-Muskulatur.
- **Funktionstests:**
  - Beweglichkeit der HWS und BWS (aktive und passive ROM, manuelle Gelenktestung der oberen HWS), ggf. Kiefergelenk,
  - Muskelkraft der Schultergürtelmuskulatur,
  - Reflexstatus,
  - Sensibilitätsprüfung.
- **Spezielle Tests:**
  - Messung des kraniozervikalen Winkels (KZW),
  - Flexions-Rotations-Test (FRT),
  - kraniozervikaler Flexionstest (engl. craniocervical flexion test, CCFT ➤ 4.1.2.2.1).

> Bereits körperliche Routineaktivitäten (z. B. Gang auf die Toilette) können die Symptomatik verstärken, sodass sich Patienten während einer Migräneattacke häufig aus dem Umfeld zurückziehen und im Alltag eingeschränkt sind.

■ Physiotherapeutische Behandlung

Bei Kopfschmerzsyndromen und insbesondere bei Migräne sind die Interaktion und das Verhältnis zwischen Th. und Patient für den Therapieerfolg wichtig. Der Patient sollte sich in seiner Symptomatik ernst genommen fühlen und die Therapie individuell auf ihn abgestimmt sein. Die Behandlungsinhalte richten sich nach dem individuellen Befund und berücksichtigen sowohl die Begleitsymptomatik als auch die auslösenden bzw. lindernden Faktoren.

Struktur- und Funktionsebene (ICF):
- Verbesserung der Körperhaltung zur Vermeidung von Fehl- und Überbelastungen,

- Dehnung verkürzter Muskulatur (➤ 3.5.7),
- Kräftigung abgeschwächter Muskulatur,
- segmentale Stabilisation der HWS (➤ 4.1.2),
- sensomotorisches Training,
- detonisierende Massage (➤ 3.14.1),
- Elektrotherapie (TENS ➤ 3.16.1.2.8),
- Erlernen eines Eigenübungsprogramm,
- Sympathikusdämpfung (z. B. Mobilisation der BWS/Rippen),
- Akupressur,
- elastisches Taping (➤ 3.13.2).

PT auf Aktivitäts- und Partizipationsebene (ICF):

- Steigerung der körperlichen Aktivität im Alltag,
- Ausdauertraining (3-mal/Woche à mind. 30 Minuten),
- Entspannungstechniken (➤ 3.3.2),
- Biofeedback-Therapie,
- Aufklärung und Beratung zur Ergonomie (z. B. Körperhaltung am Schreibtischarbeitsplatz),
- ggf. Vermeiden auslösender Faktoren.

8

> Für den Behandlungserfolg ist die Vermeidung bzw. Reduzierung beitragender Faktoren wesentlich. Hierzu sollte der Th. eine umfassende Anamnese und Untersuchung durchführen und auf mögliche Auslöser achten, z. B. körperliche Anstrengung, psychischer Stress, nicht diagnostizierte bzw. unbehandelte Sehschwäche, Ess- und Trinkgewohnheiten, Bruxismus, Schlafmangel.

S1 Leitlinie – Therapie der Migräneattacke und Prophylaxe der Migräne, 2018 – Deutsche Gesellschaft für Neurologie: ➤ Link am Kapitelende.

8.4.15 Schwindel

> Das **Vestibularorgan** (➤ 3.12.2.3.2) meldet Informationen über:
> - Die lineare Beschleunigung bei geradlinigen Bewegungen,
> - Abweichungen der Kopfstellung von der Senkrechten,
> - die Winkelbeschleunigung bei Drehbewegungen.
>
> Damit dient es
> - der Gleichgewichtserhaltung des Körpers,
> - der Blickmotorik (Stabilisieren des Bildes vor dem Auge, trotz Körperbewegungen),
> - der Orientierung im Raum.

8.4.15.1 Einteilung und Ätiologie

Schwindel ist ein vielschichtiges Symptom und kann verschiedene Ursachen haben, dementsprechend gibt es auch verschiedene Einteilungsmöglichkeiten. Zunächst kann zwischen peripheren und zentralen Auslösern unterschieden werden:

- **Zentrales vestibuläres Syndrom:**
  - Läsion der Vestibulariskerne im Hirnstamm,
  - Läsion vestibulozerebellarer Leitungsbahnen,
  - beides z. B. durch Traumata, Tumoren, Blutungen oder Entzündungen ausgelöst.
- **Peripheres vestibuläres Syndrom:**
  - Läsion der Bogengänge im Vestibularorgan,
  - Otitis media,

– Läsion des VIII. Hirnnervs (N. vestibulolochlearis, sog. Gleichgewichtsnerv).

Des Weiteren ist eine Unterscheidung von verschiedenen Schwindelarten möglich:

- Systematischer Schwindel/Vestibularisschwindel:
  – Störungen des Gleichgewichtsorgans,
  – Störungen des N. vestibularis,
  – Neuritis vestibularis (idiopathische Entzündung des N. vestibulocochlearis),
  – Störungen des Gehirns (z. B. MS ➤ 8.4.1.2).
- Unsystematischer Schwindel (Durchblutungsstörungen des Gehirns):
  – Hirnarteriosklerose,
  – Hypotonie,
  – Anämie,
  – Intoxikationen,
  – Alkohol- und/oder Nikotinabusus,
  – Schädigung des Kleinhirns,
  – Hirndrucksteigerung.
- Anfall- oder Dauerschwindel (Schwankschwindel, Boden schwankt unter den Füßen):
  – Psychisch,
  – kreislaufbedingt,
  – Blutdruckregulationsstörungen (→ orthostatischer Schwindel),
  – kardiovaskuläre Erkrankungen,
  – zervikaler/okulärer Schwindel,
  – Hypoglykämie.

8.4.15.2 Klinischer Befund

Schwindel lässt sich u. a. anhand der subjektiven Schwindelwahrnehmung einteilen:

- Leitsymptome bei Läsionen des Vestibularorgans:
  – Drehschwindel (Umwelt- oder Eigendrehung),
  – Nystagmus,
  – Fallneigung (unabhängig von der Kopfstellung).
- Systematischer Schwindel/Vestibularisschwindel:
  – Drehschwindel (Umwelt-/Eigendrehung),
  – Schwankschwindel,
  – Störung in der Raumorientierung,
  – Nystagmus,
  – Fallneigung zur betroffenen Seite,
  – Tinnitus,
  – Schwerhörigkeit.
- Unsystematischer Schwindel:
  – Gang- und Standunsicherheit,
  – Schwarzwerden vor Augen,
  – Taumelgefühl,
  – Allgemeinsymptome: Übelkeit und Erbrechen,
  – Nystagmus.
- Anfall- oder Dauerschwindel:
  – Schwankschwindel.

Der **benigne paroxysmale Lagerungsschwindel** (BPLS) ist die am häufigsten auftretende Schwindelform und betrifft vor allem Personen im höherem Alter.

Ätiologie und Pathogenese:
- 90 % idiopathisch (Strupp et al. 2008),
- Z. n. Trauma,
- Neuritis vestibularis,
- Morbus Menière.

Als Ursache wird eine Degeneration der Ortholiten und das Eindicken der Endolymphe (z. B. durch Abnahme des Wassergehalts) vermutet. Als Risikofaktor gilt zudem längere Bettruhe.
Beim BPLS kommt es zur Verschiebung der Otolithen im Gleichgewichtsorgan. Erreichen diese die Bogengänge, tritt Schwindel auf. Hierbei werden zwei Formen unterschieden:
- Canalolithiasis (Otholiten schwimmen im Bogengang),
- Cupulothiasis, (Anheftung der Otholiten an der Culpa).

In ca. 90 % der Fälle ist der hintere Bogengang, in 5–10 % der seitliche und in 5 % der vordere Bogengang betroffen (Kesgin 2017).

Klinik:
(Deutsche Gesellschaft für Neurologie 2012, Leitlinie z. Z. abgelaufen):
Lagerungsabhängiger Schwindel, der attackenartig auftritt:
- rezidivierender Drehschwindel (kurz andauernd),
- Nystagmus,
- Schwindelattacken treten i. d. R. morgens auf,
- ggf. Übelkeit
- temporäre Abschwächung der Symptomatik nach wiederholtem Lagewechsel.
- Auslöser von Schwindelattacken sind Positionswechsel, z. B.:
  - Stand → RL, RL → Stand,
  - Drehen aus RL (insbesondere zur betroffenen Seite),
  - Bücken,
  - HWS-Extension.

8.4.15.3 Physiotherapie

■ Physiotherapeutischer Befund
- Sicherung des Befunds durch Anamnese und klinische Tests,
- generell können auch schwindelauslösende Bewegungen, die der Patient zeigt, zur klinischen Testung genutzt werden.

Mögliche Provokationsmanöver:
- Der Patient wird aus dem Sitz zur Seite gekippt und wieder aufgerichtet. Positive Wertung bei Auslösung
  - eines Nystagmus,
  - der vom Patienten beschriebenen Symptome.
- Lösungsmanöver (s. u.) können ebenfalls als Provokationsmanöver genutzt werden.

Krankheitsspezifische Assessments:
- Dizziness Handicap Inventory (DHI): Fragebogen zu schwindelauslösenden Bewegungen und ADLs,
- Schellong-Test: Kreislauffunktionsprüfung, Überprüfung einer orthostatischen Dysregulation als Schwindelauslöser.

Physiotherapeutische Behandlung

Je nachdem, welcher Bogengang des Vestibularorgans (➤ 3.12.2.3.2) betroffen ist, können verschiedene Lösungsmanöver zur Mobilisation der Otolithen durchgeführt werden.

- **Posteriorer Bogengang:**
  - Epley-Manöver: Kopf- und Rumpfrotation des liegenden Patienten in leichter Kopfabwärtslage.
  - Als mögliche Alternative das Lagerungsmanöver nach Semont: ASTE Sitz, dabei Kopfrotation um 45° in eine Richtung, Rumpfkippung auf die Liege zur kontralateralen Blickrichtung – beibehalten der Position für eine Minute, anschließend Rumpfkippung zur anderen Seite, Blickrichtung ist dabei auf die Liege.
  - Selbstbehandlung:
    - Beide Manöver zur Selbstbehandlung geeignet,
    - Durchführung täglich mehrmals, bis zur Rückbildung der Symptomatik.
- **Horizontaler Bogengang:**
  - Modifiziertes Epley-Manöver: Rotationen um die Körperlängsachse im Liegen:
    - RL als Ausgangsposition,
    - drei 90°-Drehungen (30 Sekunden Verweilen in jeder Position) bis hin zum nichtbetroffenen Ohr.
  - Alternative: Seitlagerung auf das betroffene Ohr für 12 Stunden.
  - Zusätzliche Alternative: Gufoni-Manöver: Der Patient wird aus dem Sitz auf die Seite gelegt zu der der Nystagmus geringer ausgeprägt ist. Anschließend folgt eine Kopfrotation um 45° nach unten.
- **Anteriorer Bogengang:**
  - Positionswechsel: Sitz → RL mit Kopfhängelage (30° Reklination des Kopfs) für 30 Sekunden,
  - anschließend soll der Patient den Kopf zügig flektieren (Kinn zur Brust bringen), für 30 Sekunden,
  - Aufrichtung des Patienten.
- **Akute Neuritis vestibularis:**
  - Ziel der zentralen vestibulären Kompensation,
  - folgende Aspekte sollten in der Therapie enthalten sein:
    - Blickstabilisation durch Fixation und willkürliche Bewegungen der Augen,
    - aktiv vom Patienten ausgeführte Kopfbewegungen (Stimulation des vestibulookulären Reflexes),
    - Training von Zielmotorik und Balance des Patienten in verschiedenen Situationen sowie ASTEn.

S1 Leitlinie – Schwindel Therapie, 2012 – Deutsche Gesellschaft für Neurologie (z. Z. abgelaufen): ➤ Link am Kapitelende.

Cave

Bei der Durchführung der Übungen können Übelkeit (im schlimmsten Fall mit Erbrechen), Schwindel und auch Nystagmus auftreten. Der Patient muss darüber vor der Behandlung aufgeklärt werden.

Hinweise zur Durchführung von Lösungsmanövern:

- Bewegungsübergänge sollten zwar in einem schnellen Tempo, aber nicht plötzlich, durchgeführt werden.
- 2–3 Durchgänge während einer Behandlungssitzung erhöhen die Erfolgsrate.

8

Konzept der vestibulären Rehabilitationstherapie

Saul und Kellerer stellten 2014 das Konzept der vestibulären Rehabilitationstherapie vor, welches die nachfolgend beschriebenen Aspekte beinhaltet.

Indikationen:

- Schwindel- und Gleichgewichtsbeschwerden,
- Schädigungen des Vestibularsystems und dessen Untersystemen,
- peripherer und zentraler Schwindel,
- Restsymptomatik bei benignem paroxysmalen Lagerungsschwindel nach durchgeführten Lösungsmanövern (s. o.).

Physiotherapeutische Maßnahmen:

- Willkürliche Augenbewegungen,
- Augenfixationsübungen,
- aktive Kopfbewegungen in Kombination mit Augenfixationsaufträgen,
- Training von Gleichgewichts- und Balancefähigkeit, auch in Kombination mit Augenfixationsaufträgen möglich,
- Durchführung von Zielbewegungen,
- Gangtraining (➤ 3.1.8).

Hinweis:

- Beachtung der Prinzipien des motorischen Lernens (➤ 3.1.9.3),
- Aufklärung des Patienten über
  - die Erkrankung und die Wirkung der Übungstherapie (Verbesserung der Compliance),
  - die anfängliche, „gewollte" Symptomverstärkung durch die Übungen,
- Eigenübungsprogramm für den Patienten erstellen.

8.5 Evidenz-/Bewertungslage

Um größtmögliche Aktualität in der Print-Version zu gewährleisten, stehen Informationen zu aktuell vorliegenden Leitlinien und Studien im Online-Zusatzmaterial (➤ QR-Code) zur Verfügung.

Befundbogen

Evidenzangaben

Literatur

9 Innere Medizin

9

Das Kapitel widmet sich der Inneren Medizin im Allgemeinen und der internistischen PT im Besonderen. Die Autorinnen und Autoren gehen auf die Funktionsweise des Atmungssystems, des kardiovaskulären Systems sowie des Verdauungs- und Stoffwechselsystems ein.

Das Spektrum von Krankheitsbildern der Inneren Medizin ist komplex und scheint nahezu unbegrenzt. Um den Umfang überschaubar zu halten, wird – strukturiert nach der Systematik dieses Handbuchs mit einer Definition, der Ätiologie/Pathogenese, Epidemiologie, Diagnostik und Therapie – eine Auswahl an essenziellen Funktionsstörungen vorgestellt. Im Kapitel enthalten sind sowohl häufig vorkommende Erkrankungen (z. B. chronisch obstruktive Lungenerkrankung, periphere arterielle Verschlusskrankheit, Diabetes mellitus) als auch Funktionsstörungen mit klinischer Bedeutung, die für die PT bisher noch nicht ausreichend beschrieben wurden (z. B. Herztransplantation, pulmonale Hypertonie).

Herauszustellen sind die Aktualität, die Hinweise zur Evidenz physiotherapeutischer Maßnahmen und vor allem die für die Zielgruppe besonders wichtige, starke Praxisorientierung der Informationsaufbereitung, denn evidenzbasiertes Fachwissen und das Vernetzen von Expertise mit situationsgerechter Anpassung der Therapie sind für die optimale Versorgung von Patienten in Praxis und Klinik wesentliche Voraussetzungen. Dies wird in den einzelnen Abschnitten durch zahlreiche Querverweise unterstützt.

Zudem gilt es, den Patienten ganzheitlich mit seinen bio-psycho-sozialen Befindlichkeiten i. S. der ICF zu sehen. Die Stärkung seiner Gesundheitskompetenz und Förderung seiner intrinsischen Motivation gehören ebenfalls zu den zentralen Aufgaben der internistischen PT und erfordern eine zielgerichtete Kommunikation. Auch trägt die interdisziplinäre Zusammenarbeit dazu bei, Therapieerfolge langfristig zu erhalten. Anregungen hierzu geben u. a. die zahlreichen Fallbeispiele und Reha-Therapiestandards.

9.1 Atemwegserkrankungen

9.1.1 Physiotherapeutischer Befund bei Erkrankungen der Atemwege

Friederike Keifel

Die Behandlung des Patienten und die Auswahl der Interventionen sollten sich immer primär am aktuellen Befund und der aktuellen Symptomatik des Patienten orientierten. Grundsätzlich können Befunde restriktiver und obstruktiver Ventilationsstörungen (➤ 3.2.5.6) unterschieden werden (➤ Tab. 9.1.1).

Mit dem Vermerk auf „Schwerpunkt“ werden in den Kapiteln zu den spezifischen Krankheitsbildern (➤ 9.1.2–9.1.6) prägnante Befundkriterien erwähnt sowie Behandlungsschwerpunkte hervorgehoben. Diese Hinweise ersetzen keinesfalls den ausführlichen Befund. Der hier abgebildete Befundbogen kann als Kopiervorlage verwendet werden und steht zudem auch online zur Verfügung, ebenso wie ein nach ICF-Kriterien eingeteilter Atembefund (➤ Links am Ende des Kapitels). Unterstützend können exemplarische Befunde bei verschiedenen Atemwegserkrankungen in den Fallbeispielen (➤ Link am Kapitelende) nachgelesen werden.

Die einzelnen für die Befundung relevanten Parameter (z. B. Atemfrequenz, Sputumkonsistenz) und Untersuchungstechniken (z. B. Perkussion, Auskultation) sind im Kapitel zur Atmungstherapie beschrieben (➤ 3.2.3).

Tab. 9.1.1 Merkmale und Behandlungsschwerpunkte restriktiver und obstruktiver Ventilationsstörungen.

Ursachen	Problematik	Erkrankungen	Diagnostik	Behandlungsschwerpunkte
Restriktive Ventilationsstörungen (➤ 3.2.5.6.2)				
• Insuffizienz der Atemmuskulatur, • Einschränkung der Thoraxbeweglichkeit, • verminderte Dehnbarkeit (Compliance) der Lunge.	• Einschränkung der aktiven Entfaltung der Lunge während der Inspiration.	• Atemmuskellähmung, • Rippenserienfraktur (➤ 5.1), • Ankylose, • Skoliose (➤ 4.1.3.3.11), • Lungenfibrose, • Pneumonie (➤ 9.1.4), • Atelektasen (➤ 3.2.8.13), • Pleuraschwarten, • postoperative Zustände (z. B. Lungen-OP ➤ 5.4.2.2), • Tumor (➤ 10.3.3), • Pleuraergüsse, • Muskeldystrophie.	• $rFEV_1$ normal, • VC ↓ auf < 80 % der Norm.	• Ventilation und Perfusion ↑, • Einatmung ↑, • Verbesserung der Atmungsfunktion durch erhöhte Thoraxbeweglichkeit (➤ 3.2.8.6, ➤ 5.4.2.2.6).
Obstruktive Ventilationsstörungen (➤ 3.2.5.6.1)				
• Verlegung durch Sekret, • Schwellung der Bronchialschleimhaut, • Zerstörung des peribronchialen Halteapparats.	• Reduktion des Durchmessers der Atemwege durch Sekrete oder Fremdkörper sowie durch einengenden Druck von außen: – Atemwegswiderstand ↑, – Atemstromstärke ↓, – deutlich verminderte Belüftung des betroffenen Lungensegments, – → Behinderung der Ausatmung.	• Mukoviszidose, • Bronchitis, • COPD (➤ 9.1.2), • Bronchiektasen, • Asthma bronchiale (➤ 9.1.3), • Lungenemphysem (➤ 9.1.2.1.2), • Tumor (➤ 10.3.3), • Ödem.	• VC normal, • Atemgrenzwert ↓, • $rFEV_1$ ↓ auf < 70 % der Norm.	• Sekretolyse (➤ 3.2.8.3) und Expektoration (➤ 5.4.2.2.3), • Ausatmung und Gasaustausch ↑, Förderung durch: – Lippenbremse, – Ausatmung auf ch (wie in „Licht“), – ➤ 3.2.8.1.2, • Hustentechniken (➤ 3.2.8.4), • atmungserleichternde Stellungen.

9

Befundbogen Atemwegserkrankungen

Name: ______________________ Geburtsdatum: ______________

Telefonnummer: ______________ Handy: ______________

Berufliche Tätigkeit: ____________ Hobbys: ______________

Diagnose: ______________________ Hilfsmittel: ______________

Raucher (Tabak, Nikotinpflaster, E-Zigarette): ______________

Rauchstopp beabsichtigt und/oder bereits versucht?: ______________

Tierkontakt: ______________________ Allergien: ______________

Medikation:

Medikament:	Seit wann:

- Bisherige Behandlung: ______________________________
- Operationen: ______________________________
- Sonstige Erkrankungen: ______________________________
- Bestehen Einschränkungen im Alltag? ______________________________
- Wodurch verschlechtert sich die Atmung?: ______________________________
- Selbsthilfetechniken im Alltag: ______________________________
- Schmerzen bei der Atmung:

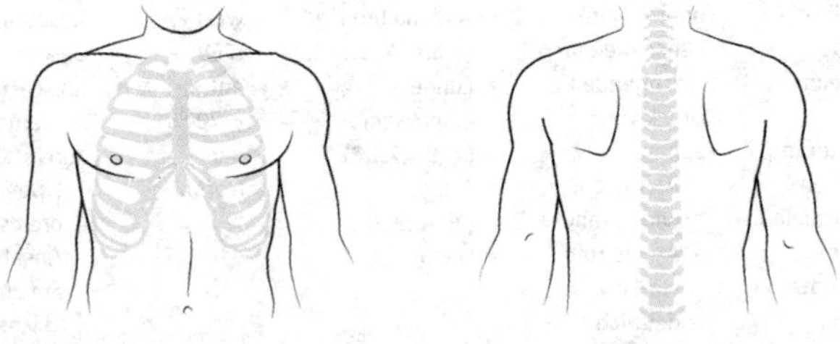

- Geben Sie bitte die Stärke Ihrer Schmerzen an:

Kein Schmerz — Stärkster vorstellbarer Schmerz

0 1 2 3 4 5 6 7 8 9 10

- Strahlen diese Schmerzen aus? ______________________________
- Wenn ja, wohin: ______________________________
- Bestehen Angstgefühle bei Atemnot? ______________________________

Anamnese:

____

____

Inspektion Körperstruktur und Körperfunktion:

Thoraxform: ☐ unauffällig ☐ verändert
Wirbelsäule: ☐ unauffällig ☐ verändert
Bauch: ☐ unauffällig ☐ adipös ☐ Aszitis
Hautfarbe: ☐ Blässe ☐ Zyanose
Atemtyp: ☐ Bauchatmung ☐ thorakale Atmung
Atemrhythmus: ☐ unauffällig ☐ Bradypnoe (Anzahl der Atemzüge ______)
☐ Tachypnoe (Anzahl der Atemzüge ______)
Husten: ☐ keinen ☐ Reizhusten
☐ produktiv – wenig Schleim ☐ produktiv – viel Schleim
Sputum: ☐ gelb-grün ☐ glasig-zäh ☐ weißlich ☐ rotbraun ☐ eitrig
Atemnot: ☐ in Ruhe ☐ beim Anfall ☐ bei Belastung
☐ bei Aufregung ☐ beim Sprechen ☐ Kälte ☐ Nebel/Rauch
Dyspnoe: ☐ Grad 1 ☐ Grad 2 ☐ Grad 3 ☐ Grad 4 ☐ Grad 5
Atemgeräusche: ☐ Rasseln ☐ Brodeln ☐ Giemen ☐ Pfeifen

Palpation:

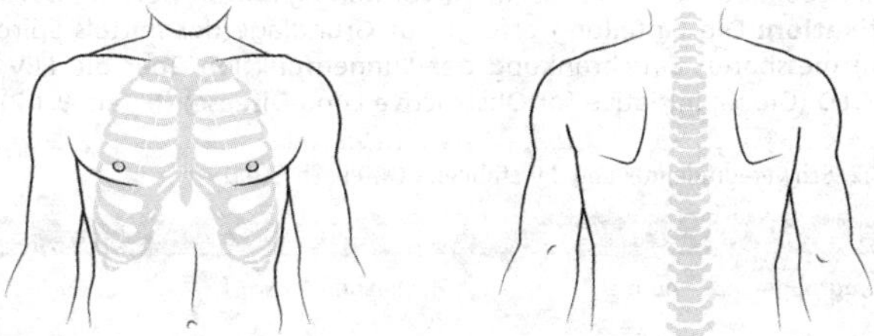

Muskeltonus: ☐ unauffällig ☐ hypoton ☐ hyperton
Hauttemperatur: ☐ unauffällig ☐ warm ☐ kalt
Ödeme: ☐ keine ☐ vorhanden

Messung:

Blutdruck: ________ Puls: ________ Atem-/Lungenvolumen: ________
Umfangmaß bei max. Inspiration: ________ bei max. Exspiration: ________
Pulsoxymetrie: ________ Gehstrecke: ________
Fahrradergometertest: ________ Sit-to-Stand-Test: ________

Laborwerte:

pO_2: ________ pCO_2: ________ pH-Wert: ________
sonstige Werte: ________

Patient benötigt Sauerstoff: ☐ nein ☐ ja ________
Allgemeinzustand des Patienten: ☐ altersentsprechend ☐ vorgealtert
Allgemeiner Kräftezustand: ☐ gut ☐ mäßig ☐ schlecht
Ernährungszustand: ☐ normal ☐ Untergewicht ☐ Übergewicht

Ergebnisse der ärztlichen Untersuchung (Röntgen, Spiroergometrie etc.):

____

____

9.1.2 Chronisch obstruktive Lungenerkrankung

Friederike Keifel

Definition

Chronisch obstruktive Lungenerkrankung: In der Nationalen Versorgungsleitlinie COPD (2021) wird folgende Definition gegeben:

> *„Die COPD (engl. chronic obstructive pulmonary disease) ist eine chronische, in der Regel progrediente Atemwegs- und Lungenerkrankung, die durch eine nach Gabe von Bronchodilatatoren nicht vollständig reversible Atemwegsobstruktion gekennzeichnet ist. Sie geht einher mit einer chronisch obstruktiven Bronchitis und/oder einem Lungenemphysem." (Bundesärztekammer [BÄK] et al. 2021, S. 13)*

Epidemiologie und Pathogenese: Laut WHO waren im Jahr 2017 ca. 3,6 % aller Todesfälle in der europäischen Region auf die COPD zurückzuführen. Patienten mit COPD leiden meist unter einem chronischen produktiven Husten, der mit einer Entzündung der Atemwege einhergeht. CO_2 kann nicht suffizient abgeatmet werden, wodurch es zu einer Überblähung der Alveolen kommt. Die Ventilation ist vermindert, sodass nicht jedes Lungensegment ausreichend belüftet wird. Die Folge ist eine Hypoxämie. Im weiteren Verlauf atrophiert die Mukosa, das Flimmerepithel wird geschädigt und zerstört. Letztlich kann der vermehrt gebildete Schleim nicht mehr vollständig abtransportiert werden.
Klassifikation: Die Einteilung erfolgt auf Grundlage der mittels Spirometrie (➤ 2.4.6) messbaren Einschränkung der Lungenfunktion über die FEV_1-Werte nach GOLD (Global Initiative for Obstructive Lung Disease) (➤ Tab. 9.1.2).

Tab. 9.1.2 Schweregradeinteilung der stabilen COPD nach GOLD.

Schweregrad	FEV_1-Wert	Symptome
0 Risikogruppe	normal	Husten und Auswurf
1 Leichtgradig	> 80 %	
2 Mittelgradig	50–80 %	zusätzlich Dyspnoe
3 Schwer	30–50 %	
4 Sehr schwer	< 50	zusätzlich Komplikationen: • Respiratorische Insuffizienz, • Cor pulmonale (➤ 3.2.6.2)
	< 30	auch ohne Komplikationen

Nach dem 25. Lebensjahr reduziert sich auch beim Gesunden der FEV_1-Wert um 20 ml (max. 30 ml) pro Jahr. Bei Rauchern mit COPD sinkt der Wert um 50–100 ml (max. 200 ml) pro Jahr. Bei einem Ausgangswert von 3.000 ml dauert es bei einem Gesunden ca. 100 Jahre, bei einem rauchenden COPD-Patienten nur 20 Jahre, bis zur Entwicklung einer schweren Lungenfunktionseinschränkung (FEV_1 < 1.000 ml) (Schmidt 2013).

9.1.2.1 Krankheitsbilder der COPD

Zur COPD werden zwei Krankheitsbilder gezählt:

- Chronische Bronchitis,
- Lungenemphysem.

9.1.2.1.1 Chronische Bronchitis

Definition

Die **chronische Bronchitis** ist gemäß Nationaler Versorgungsleitlinie COPD (2021) durch einen Husten mit einer Dauer von mind. 12 Monaten charakterisiert und geht typischerweise mit Auswurf einher. Die chronische obstruktive Bronchitis kennzeichnet sich durch eine permanente Atemwegsobstruktion mit oder ohne Lungenüberblähung. Beim Lungenemphysem ist die Gasaustauschfläche der Lunge reduziert. Das Ausmaß der Obstruktion, Lungenüberblähung und Gasaustauschstörung können unabhängig voneinander variieren.

Ätiologie und Pathogenese: Ursächlich für die Krankheitsentstehung sind
- exogene Faktoren:
  - Rauchen (inkl. E-Zigarette, Wasserpfeife),
  - Luftverschmutzung und/oder berufsbedingte pathogene Stoffe,
  - rezidivierende Infekte,
  - intrauterine und frühkindliche Einwirkung.
- endogene Faktoren:
  - IgA-Mangel,
  - primäre ziliäre Dyskinese,
  - Mukoviszidose,
  - Tuberkulose,
  - Asthma,
  - Störung des Lungenwachstums.

Der sozioökonomische Status ist mit der chronische Bronchitis assoziiert. Als Ursache für den Zusammenhang werden Risikofaktoren diskutiert, die mit einem niedrigen sozioökonomischen Status verbunden sind, wie z. B. Exposition gegenüber Luftschadstoffen, schlechte Ernährung und Infektionen.

Diese Faktoren führen zunächst zu einer mukoziliären Insuffizienz und schließlich zu einer Zerstörung der Flimmerepithelien der Atemwege. Im weiteren Krankheitsverlauf bestimmen **Komplikationen** das klinische Bild, u. a. Pneumonien, Abszesse, Bronchiektasen, obstruktives Lungenemphysem (➤ 9.1.2.1.2), respiratorische Insuffizienz, pulmonale Hypertonie (➤ 9.1.7) und Cor pulmonale (➤ 3.2.6.2).

9.1.2.1.2 Lungenemphysem

Definition

Lungenemphysem: Das Lungenemphysem wird von der WHO als eine irreversible Erweiterung und Destruktion der Lufträume distal der Bronchioli terminales definiert.

Ätiologie und Pathogenese: Die Aussackung der Alveolen kann einzelne Lungenabschnitte oder die ganze Lunge betreffen. Dies hat zur Folge, dass die Gasaustauschfläche reduziert ist. Daraus resultiert eine funktionell relevante Atemwegsobstruktion. Zwischen dem Ausmaß der Destruktion im alveolären Bereich und der messbaren Atemwegsobstruktion besteht jedoch eine ungenügende Korrelation.
- Ursachen für **primäres atrophisches Emphysem:**
  - Physiologischer Alterungsprozess.
- Ursachen für **sekundäres Lungenemphysem:**
  - Chronische Bronchitis (➤ 9.1.2.1.1) oder Asthma bronchiale (➤ 9.1.3):
    - Rückstau der Atemluft durch die erschwerte Ausatmung (aufgrund eines Atemwegshindernisses),

9

  - → Airtrapping (➤ 3.2.1.2.2 Box),
  - → Erweiterung der Alveolen.
- Narbenbildung infolge einer Tuberkulose, postoperativ oder durch eine Lungenfibrose:
  - Schrumpfen des Lungengewebes,
  - → Überdehnung der benachbarten Lungenareale.
- Lungenteilresektion:
  - → Überdehnung des Lungengewebes.
- Starke Thoraxdeformierung (z. B. bei einer massiven Skoliose oder Kyphose ➤ 4.1.3.3.10, ➤ 4.1.3.3.11):
  - → Überdehnung des Lungengewebes.
- Ungleichgewicht zwischen Proteasen und ihren Inhibitoren:
  - Überwiegen der Proteasen infolge von Infekten und Rauchen,
  - → verstärkte Andauung des Lungengewebes,
  - → Inaktivität der Proteaseninhibitoren (durch inhalative Noxen).

9

Fassthorax und Hoover's Sign: Durch Überblähung der Lunge bildet sich ein sog. Fassthorax aus, bei dem die Rippen horizontal, in Inspirationsstellung fixiert stehen. Bei der Ein- und Ausatmung ist nur eine geringe Differenz des Thoraxumfangs zu beobachten. Des Weiteren ist zu beobachten, dass eine Kontraktion des Zwerchfells paradoxerweise zu einem Zusammenziehen des unteren Rippenrandes führt (Hoover's Sign ➤ 3.2.9.1.5).

9.1.2.1.3 Diagnostik

Wichtige Informationen liefern:
- Blutgasanalyse,
- Blutbild und CRP bei einer Exazerbation,
- Lungenfunktionsanalyse.

- **Wegweisende anamnestische Angaben:**
  - Produktiver Husten,
  - Dyspnoe,
  - Nikotinabusus (80 % der COPD-Patienten sind Raucher oder Ex-Raucher).
- **Klinische Zeichen:**
  - Rasselgeräusche oder Giemen (➤ 3.2.3.3),
  - verlängertes Exspirium,
  - im fortgeschrittenen Stadium:
    - Lippenzyanose,
    - periphere Ödeme,
    - pulmonale Kachexie.
- **Lungenfunktionsanalyse:**
  - Spirometrie (➤ 2.4.6, ➤ 3.2.3.7),
  - Ganzkörperplethysmografie (➤ 3.2.3.8),
  - Verminderung von FVC und FEV_1 bei Obstruktion, Erhöhung der Resistance.
- **Blutgasanalyse aus dem Kapillarblut des Ohrläppchens** (➤ 3.2.3.5):
  - Bestimmung einer Hypoxämie und/oder Hyperkapnie (➤ 3.2.5.5).
  - Respiratorische Insuffizienz:
    - Reduzierte paO_2-Werte < 8,0 kPa (< 60 mmHg),
    - Erhöhung des $paCO_2$-Werts im weiteren Verlauf bei zusätzlicher Hyperkapnie.
  - Respiratorische Globalinsuffizienz:
    - $paCO_2$-Werte > 6,0 kPa (> 45 mmHg).
- **Bildgebende Verfahren:**
  - Röntgen (➤ 2.4.14): Thorax in zwei Ebenen zur
    - Diagnosestellung,
    - Differentialdiagnostik,

    - Erfassung von Emphysemblasen.
  - Beurteilung der vermehrten Strahlentransparenz der Lunge,
  - Zwerchfell meist tiefer und abgeflacht, Rippen horizontal.
- **Weitere diagnostische Maßnahmen:**
  - Blutbild- und CRP-Bestimmung bei Exazerbation,
  - Belastungstests,
  - Fragebogen zur Lebensqualität.
- **Differenzialdiagnose:**
  - Asthma bronchiale, chronische Herzinsuffizienz (➤ 9.2.2.4), Bronchiektasen, Tumoren im Bereich der Atemwege (➤ 10.3.3) u. a.,
  - klinisch bedeutsam ist die Differenzierung zwischen COPD und Asthma bronchiale (➤ 9.1.3), da Ursachen, Behandlung und Prognose beider Krankheitsbilder unterschiedlich sind.
- **Prognose:**
  - Progrediente Verschlechterung der Lungenfunktion,
  - zunehmende Beeinträchtigung des Befindens,
  - negative Beeinflussung des Verlaufs durch rezidivierende Exazerbationen (s. u.),
  - geringere Lebenserwartung bei Patienten mit einem hohen Bode-Index.
- **Exazerbation:**
  - Akute und anhaltende, über 24 Stunden andauernde Zustandsverschlimmerung,
  - Bode-Index zur Erfassung des Ausmaßes der Exazerbation sowie des Krankheitsverlaufs.

9.1.2.2 Physiotherapie bei COPD

Physiotherapeutischer Befund

Schwerpunkte des PT-Befunds (➤ 9.1.1):
- Anamnese:
  - Husten, Auswurf:
    - Nichtraucher: morgens gelb, tagsüber weiß und mengenmäßig weniger,
    - Raucher: graue Farbe.
  - Belastungs-/Ruhedyspnoe,
  - Rauchgewohnheiten (in pack year: Anzahl der täglich gerauchten Zigarettenpackungen × Anzahl der Jahre),
  - inhalative Noxen am Arbeitsplatz,
  - Exazerbationen pro Jahr,
  - Vorerkrankungen,
  - Gewichtsverlust.
- Inspektion:
  - Fassthorax (➤ 9.1.2.1.2),
  - Zyanose.
- Auskultation:
  - Obstruktive Bronchitis → Giemen, Pfeifen, Brummen,
  - Lungenemphysem → abgeschwächte Atemgeräusche (silent chest).
- Belastungstest:
  - 6-Minuten-Gehtest (➤ 3.2.9.3.1, ➤ 3.7.7.8.2),
  - evtl. zusätzlich Pulsoxymetrie (➤ 2.4.4).

Physiotherapeutische Behandlung

Schwerpunkte der Physiotherapie bei COPD: Ziel ist es, die Spirale von zunehmender Atemnot → Inaktivität → Muskelatrophie bis hin zur Immobilität zu durchbrechen. Geeignete Maßnahmen sind:

Struktur- und Funktionsebene (ICF):
- Körperliches Training (Evidenz ➤ Link am Kapitelende),

9

- Atmungstherapie (➤ 3.2), insbesondere die Verbesserung der Ausatmung, Erlernen der Lippenbremse, Ausatmen auf „ch" (wie in Licht),
- atmungserleichternde Stellungen,
- Bronchialtoilette (Sekreteliminierung ➤ 3.2.8.3):
  - Verflüssigung des Sekrets (z. B. durch Inhalation ➤ 3.2.8.8),
  - Mobilisierung des Sekrets (z. B. durch VRP1®-Flutter ➤ 3.2.8.13),
  - Abhusten des Sekrets (z. B. durch Huffing ➤ 3.2.8.4),
- Hustentechniken (➤ 3.2.8.4).

Aktivitäts- und Partizipationsebene (ICF):

- Edukation (Rauchverzicht, Vermeiden von inhalativen Noxen), Anwendung von Atemtrainern,
- Lungensportgruppe,
- Balance-Training (Lee u. Holland 2014):
  - Reduktion des Sturzrisikos bei Risikopatienten (Patienten mit schwerer COPD und Komorbiditäten haben ein erhöhtes Sturzrisiko),
  - Trainingsmodalitäten z. B. Zirkeltraining, Haltung, Gehen, funktionelle Muskelkräftigung,
  - erste Studien liefern positive Outcomes bei einer Dauer von sechs Wochen.
- Übungstherapie (ebd.):
  - Benefit einer Sauerstofftherapie während der Übungen noch nicht belegt,
  - NIV (engl. non-invasive ventilation) bei schwerer bis sehr schwerer COPD mit Hyperinflation und starker Dyspnoe (➤ 3.2.8.3),
  - Verbesserung der Self-efficacy (➤ 3.2.9.5) durch pulmonales Rehabilitationstraining,
  - Unterstützung der Motivation durch Follow-up-Programme möglich (Motivation als kritischer Faktor für die Aufrechterhaltung der körperlichen Aktivität),
  - Patienten, die durch ihre Komorbiditäten eingeschränkt sind, können von Wassergymnastik profitieren (McNamara et al. 2013).
  - Bei akuten Exazerbationen sind weitere Studien notwendig, die einen Benefit belegen.

Fazit: Es sind Modifikationen der traditionellen Trainingsparadigmen notwendig. So können die individuellen Bedürfnisse des Patienten und seine Komorbiditäten berücksichtigt werden (Lee u. Holland 2014).

Evidenz-/Bewertungslage und Therapieempfehlungen der NVL COPD (BÄK et al. 2021): ➤ Link am Kapitelende.

9.1.3 Asthma bronchiale

Friederike Keifel

Definition

Asthma bronchiale: Beim Asthma bronchiale handelt es sich um eine entzündliche Erkrankung der Atemwege, die allergisch oder nicht allergisch bedingt sein kann. Als Folge entstehen Bronchospasmus, Schleimhautödem und Sekretion von zähem Schleim. Dies führt zu einer Atemwegsobstruktion. Die Global Initiative for Asthma (GINA) hat folgende Definition herausgegeben:

> *„Asthma ist eine heterogene Erkrankung, die durch eine chronische Entzündung der Atemwege charakterisiert ist. Sie ist gekennzeichnet durch das Auftreten zeitlich und in ihrer Intensität variierender Symptome, wie Atemnot, Giemen, Brustenge und Husten, sowie durch eine bronchiale Hyperreagibilität."* (GINA 2017, S. 13)

9

Epidemiologie: Laut WHO sind im Jahr 2019 weltweit ca. 262 Millionen Menschen an Asthma erkrankt und rund 461.000 daran verstorben. In Deutschland sind etwa 10 % der Kinder und 5 % der Erwachsenen betroffen.

Ätiologie und Pathogenese:
Eine multifaktorielle Pathogenese wird vermutet, wobei genetische Disposition und exogene Faktoren durch psychosoziale Faktoren verstärkt werden und schließlich zur Erkrankung führen können (GINA 2017). Infolge einer Entzündungsreaktion der Atemwege entwickelt sich eine bronchiale Hyperreagibilität bis hin zur bronchialen Obstruktion.
Entsprechend der Auslöser wird Asthma unterteilt in:

- **Allergisches (extrinsisches) Asthma:** Eine Allergie (z. B. auf Pollen, Hausstaubmilben, Pilze und Tierhaare) ist der primär krankheitsauslösende Faktor für das allergische Asthma. Kennzeichnend ist der anamnestische Bezug zwischen Allergenexposition und Symptomen. IgE-Antikörper bewirken eine Histaminausschüttung, die innerhalb weniger Minuten einen Bronchospasmus auslöst. Nach einigen Stunden entsteht ein Schleimhautödem und als Folge kommt es zur Sekretion von zähem Schleim.
- **Nicht allergisches (intrinsisches) Asthma:** Auslöser ist häufig eine Infektion der Atemwege. Die Bronchialschleimhaut reagiert auf die unspezifischen Reize hyperreagibel. Umweltschadstoffe, Klimaeinflüsse, körperliche Belastung, psychischer Stress und Medikamente sind weitere auslösende Faktoren. Allergien bzw. Immunglobulin E (IgE)-Antikörper gegen Umweltallergene sind bei dieser Form des Asthmas nicht nachweisbar.
- Mischformen sind möglich.

9

Klassifikation: Eine Schweregradeinteilung ist nur sinnvoll für die Erstbeurteilung. Da u. a. die Lebenssituation und die Jahreszeiten einen Einfluss auf den weiteren Krankheitsverlauf haben, ist die Einteilung in Schweregrade für die Therapieplanung weniger geeignet. Diese orientiert sich sinnvoller am Beschwerdebild und der Symptomatik. Die Asthmakontrolle beruht auf klinisch leicht zu erfassenden Parametern. Es werden **drei Grade der Asthmakontrolle** definiert:

- Kontrolliertes Asthma,
- teilweise kontrolliertes Asthma,
- unkontrolliertes Asthma.

Jeder Patient kann somit zu einem definierten Zeitpunkt nach dem Grad der Asthmakontrolle beurteilt werden.

> Bei einem **Status asthmaticus** steigt der Strömungswiderstand in Ruhe so hoch an, dass sich die Bronchialmuskulatur verengt und der Patient unter Atemnot leidet.

9.1.3.1 Diagnostik

Eine umfassende Diagnostik ist während eines Asthmaanfalls, der ein bis zwei Stunden dauert, nicht möglich. Das Ende eines Asthmaanfalls kündigt sich meist durch einen Hustenanfall an.

> Wichtige Informationen liefern:
> - Lungenfunktionsanalyse (FEV_1 ↓, Residualvolumen und Resistance ↑),
> - Allergietest,
> - Peak-Flow-Protokoll (Verlaufskontrolle, zeitnahes Erkennen einer Verschlechterung, Schulung der Selbsteinschätzung des Patienten) (➤ 3.2.9.1.1).

- **Wegweisende anamnestische Angaben:**
  - Leitsymptom ist die anfallsweise auftretende Atemnot in Verbindung mit der Angst, zu ersticken.

- Symptome, z. B.:
  - Geringgradiges Beklemmungsgefühl/Brustenge oder
  - Husten bis zur Atemnot.
- Symptome während eines Asthmaanfalls:
  - Dyspnoe,
  - Tachypnoe,
  - verlängertes Exspirium,
  - Tachykardie,
  - Abstützen mit den Händen,
  - Angst, zu ersticken.

- **Klinische Zeichen:**
  - Auskultation (➤ 3.2.3.3):
    - Giemen, Pfeifen, Brummen bei Exspiration,
    - ursächlich erschwerte und verlängerte Ausatmung,
    - Auskultation im symptomfreien Intervall oft unauffällig, erst bei forcierter Ausatmung Auftreten von Atemgeräuschen,
    - Atemgeräusche bei schwerer Obstruktion sehr leise.
  - Intercostal und epigastrisch sichtbare thorakale Einziehungen im Bereich des Jugulum während schwerer Atemnot.

9

- **Funktionsdiagnostik:**
  - Spirometrie (➤ 2.4.6, ➤ 3.2.3.7):
    - Darstellung der vollständigen Fluss-Volumen-Kurve,
    - FEV_1 ↓ Peak-flow ↓, Atemwegswiderstand ↑.
  - **Cave:** Testergebnis ist abhängig von der Mitarbeit des Patienten, daher dreimalige Wiederholung für ein zuverlässiges Ergebnis nötig. Der Test mit dem höchsten Wert wird für die Auswertung verwendet.
- **Reversibilitätstest:**
  - Einsatz bei Vorliegen einer Atemwegsobstruktion.
  - Durchführung:
    - Gabe kurzwirksamer Beta-2-Sympathomimetika,
    - Messung der Lungenfunktion (Spirometrie ➤ 2.4.6, ➤ 3.2.3.7) nach 15–30 Minuten.
    - Alternative: Vierwöchiger Therapieversuch mit inhalativen Glucokortikosteroiden (➤ 1.6.9.5).
  - Interpretation: Zunahme der FEV_1 um ≥ 12 % bzw. ≥ 200 ml macht die Diagnose eines Asthmas wahrscheinlich. Fehlende Reversibilität in einem einzigen Reversibilitätstest schließt ein Asthma nicht aus (BÄK et al. 2020).

> Nur der Nachweis einer (teil-)reversiblen Obstruktion genügt in Einzelfällen nicht, um die Diagnose Asthma zu stellen, weshalb eine Re-Evaluation der Diagnose innerhalb der ersten vier bis sechs Wochen nach Therapiebeginn vorgenommen werden sollte (BÄK et al. 2020).

- **Bronchiale Hyperreagibilität/Provokationstest:**
  - Zur Durchführung eines Provokationstests stehen unterschiedliche Methoden und Auswertungsverfahren zur Verfügung:
    - Unspezifische inhalative Provokation mit Wirkstoffen (z. B. Histamin),
    - standardisierte Belastung (v. a. im Kindesalter) mittels: Laufband, „free-running-test“, Fahrradergometer (weniger geeignet),
    - Provokation mittels Kaltluft.
  - Die Aussagekraft der Tests stimmt nicht völlig überein.
- **Allergiediagnostik:**
  - Allergologische Stufendiagnostik:
    1. Allergieanamnese, inkl. Berufsanamnese.
    2. Nachweis der allergenspezifischen IgE-vermittelten Sensibilisierung mittels:
       - Prick-Hauttest,

  - Bestimmung des spezifischen IgE,
  - ggf. allergenspezifische Organprovokationstests.
- **Blutgasanalyse** (➤ 3.2.3.5):
  - Einsatz zur Differentialdiagnostik bei akuter und chronischer Dyspnoe sowie zur Überwachung beim schweren Asthmaanfall (BÄK et al. 2020),
  - für die Diagnosestellung nicht notwendig.
- **Bildgebende Verfahren:**
  - Röntgenaufnahme (➤ 2.4.14) der Thoraxorgane in zwei Ebenen bei Erstdiagnostik sinnvoll,
  - zudem bei atypischen Symptomen und diskrepanten Untersuchungsbefunden.
- **Weitere diagnostische Maßnahmen:**
  - Ganzkörperplethysmografie (➤ 3.2.3.8),
  - Oszillations- oder Okklusionsverfahren.
- **Differenzialdiagnose:**
  - COPD (➤ 9.1.2), Bronchiektasen, atypische Pneumonie, Tuberkulose, Tumor (➤ 10.3.3), angeborene Fehlbildungen, Aspiration von Fremdkörper u. a.
- **Prognose:**
  - Bei Kindern Ausheilung nach der Pubertät in 50 % der Fälle,
  - Ausheilung beim Erwachsenen selten.
  - Häufig ungünstige Prognose bei berufsbedingtem Asthma:
    - Entwicklung des Asthmas meist in den ersten ein bis zwei Jahren nach Expositionsbeginn,
    - Persistieren der Symptomatik trotz Expositionskarenz bei etwa 70 % aller Patienten,
    - häufiges Bestehenbleiben einer unspezifischen Atemwegsüberempfindlichkeit,
    - Besserung oder sogar Verschwinden der Symptome werden wahrscheinlicher, bei Expositionskarenz, frühzeitiger Diagnosestellung sowie annähernd normaler Lungenfunktion bei Diagnosestellung.
  - Die Lebensqualität von Patienten, deren Asthma keinen Arbeitsplatzbezug aufweist, ist deutlich besser.

9.1.3.2 Physiotherapie bei Asthma bronchiale

■ Physiotherapeutischer Befund

Schwerpunkte des PT-Befunds (➤ 9.1.1):
- Anamnese:
  - Trigger der Luftnot (Allergene, nicht allergene Auslöser ➤ 9.1.3),
  - positive Familienanamnese (➤ 2.1.2.5),
  - Häufigkeit und Dauer des Asthmaanfalls,
  - exspiratorischer Stridor (Giemen, Pfeifen) sowie Hypersekretion (zähes, glasiges Sekret) und Engegefühl im Thorax während des Asthmaanfalls.
- Körperliche Untersuchung (kann im asthmafreien Zeitraum möglicherweise unauffällig sein),
- allgemeiner Atembefund (➤ 9.1.1).

■ Physiotherapeutische Behandlung

Schwerpunkte der Physiotherapie bei Asthma bronchiale:
Ziel ist es, das Asthma bronchiale dauerhaft zu kontrollieren. Eine adäquate Therapie führt zu einer normalen körperlichen Leistungsfähigkeit. Dabei ist es wichtig, den Patienten i. S. des Shared-Decision-Making in die Behandlungsplanung einzubeziehen. Die Therapie vom allergischen und nicht allergischen Asthma unterscheidet sich nur darin, dass beim allergischen Asthma bronchiale eine Allergenkarenz durchgeführt wird und evtl. eine Hyposensibilisierung erfolgt.

Die Atmungstherapie (➤ 3.2) bei Asthma unterscheidet sich von der bei COPD (➤ 9.1.2.2). Die Atemzüge sollten hier langsam, flach und kontrolliert sein. Die Anwendung der Lippenbremse und der Zwerchfellatmung sind bei Patienten mit Asthma nicht ausreichend untersucht. Deshalb sollten diese Atemtechniken nicht routinemäßig eingesetzt werden (Holland et al. 2013). Holland und Kollegen nehmen diese Einschränkung vor, da die Informationen zumeist aus COPD-Studien übernommen wurden. In Deutschland werden jedoch Lippenbremse und Zwerchfellatmung bei Asthma bronchiale empfohlen.

Struktur- und Funktionsebene (ICF):

- Atemtechniken (BÄK et al. 2020, Menz et al. 2007):
  - Selbsthilfetechniken wie Lippenbremse (➤ 3.1.2.1.2),
  - Verbessern der Thoraxbeweglichkeit (➤ 3.2.8.6, ➤ 5.4.2.2.6),
  - Vermeidung ungünstiger Atemformen (→ Angstreduktion),
- Hustentechniken (➤ 3.2.8.4),
- atemerleichternde Stellungen (➤ 3.2.8.7).

Aktivitäts- und Partizipationsebene (ICF):

- Lungensportgruppe,
- Edukation (➤ 3.2.8.7),
- Entspannungsverfahren (➤ 3.3).

Therapieempfehlungen der NVL Asthma (BÄK et al. 2020): Evidenz ➤ Link am Kapitelende.

Empfehlungen zu Sport bei Asthma: Evidenz ➤ Link am Kapitelende.

9.1.4 Pneumonie

Friederike Keifel

Definition

Pneumonie: Eine Infektionskrankheit, die zu einer akuten oder chronischen Entzündung des Lungengewebes führt. Sie kann sowohl den Alveolarraum als auch das Interstitium betreffen.

Epidemiologie: In der Todesursachenstatistik steht die Pneumonie in den Industrieländern an erster Stelle. In Deutschland liegt die Inzidenz der CAP (engl. community acquired pneumonia) bei ca. 660.000/Jahr (Kolditz 2017) und die HAP (engl. hospital acquired pneumonia) bei ca. 40.000/Jahr (Dalhoff 2013). Die Hospitalisierungsrate bei CAP liegt bei ca. 46,5 %, zudem versterben 2,4 % der Betroffenen innerhalb von 72 Stunden nach stationärer Aufnahme (Kolditz 2017).

Ätiologie und Pathogenese: Ursächlich für die Entzündung sind Bakterien (u. a. Pneumokokken, Staphylokokken), Viren, Pilze, Protozoen oder auch die Aspiration von chemischen Noxen (z. B. Magensaft).

Einteilung/Klassifikation:
Klinisch bedeutsam für Therapieentscheidungen ist die Einteilung in CAP und HAP zusammen mit einer **Risikobeurteilung:**

- CAP:
  - Ambulant erworbene Pneumonie,
  - NHAP (engl. nursing home acquired pneumonia): im Senioren- bzw. Pflegeheim erworbene Pneumonie (Sonderform der CAP),
  - Hauptrisikofaktor: COPD (➤ 9.1.2),
  - Einflussfaktoren auf den Krankheitsverlauf:
    - Alter,
    - vorhandene Funktionalität i. S. der Selbstversorgung und Selbstbestimmung,

  - Komorbiditäten,
  - Immobilisation bzw. Bettlägrigkeit (Letalitätsrisiko erhöht).
- HAP:
  - Nosokomiale Pneumonie: Auftreten > 48 Stunden nach der Krankenhausaufnahme (Ewig et al. 2021),
  - Hauptrisikofaktor: Maschinelle Beatmung (➤ 6.4) → VAP (engl. ventilator associated pneumonia): Pneumonie bei beatmeten Patienten (Sonderform der HAP).

Nach der **Lokalisation** wird unterschieden (Steffers u. Credner 2020):
- Lobärpneumonie: Gesamter Lungenlappen betroffen,
- Bronchopneumonie: Kleine Bronchien und umgebende Alveolen betroffen,
- interstitielle Pneumonie: Alveolenumgebendes Bindegewebe entzündet.

Klinik:
- **CAP:**
  - **Bakterielle Pneumonie** (früher: typische Pneumonie):
    - Meist durch Pneumokokken verursachte Lobärpneumonie (s. o.),
    - Beginn heftig mit hohem Fieber (innerhalb weniger Stunden bis 40 °C) und Schüttelfrost,
    - zunächst trockener Husten, nach zwei bis drei Tagen rotbraunes Sputum (➤ 3.2.3.4) und Entwickelung einer Dyspnoe,
    - atemabhängige Thoraxschmerzen, die in den Oberbauch einstrahlen, bei einer Begleitpleuritis.
  - **Interstitielle Pneumonie** (früher: atypische Pneumonie):
    - Durch Chlamydien, Mykoplasmen, Legionellen oder Viren verursacht,
    - langsamer Beginn,
    - Lokalisation im Interstitium,
    - Leitsymptom: langsam zunehmende Dyspnoe,
    - mäßiges Fieber,
    - trockener Reizhusten.
- **HAP:**
  - Beginn aufgrund der meist ausgeprägten Grunderkrankung schwer feststellbar, v. a. bei intubierten Patienten (➤ 6.4),
  - oro- und nasotracheale Tuben als potenzielle Infektionswege, Eintritt pathogener Erreger über den künstlichen Atemweg in die Atemwege durch Kolonisation, Kontamination und Mikroaspirationen.
  - Mögliche Anzeichen einer beginnenden Pneumonie:
    - Neu aufgetretenes Fieber,
    - ansteigende Entzündungsparameter,
    - zunehmende Atemnot bei fallender arterieller Sauerstoffsättigung.

9.1.4.1 Diagnostik

Wichtige Informationen liefern:
- Eine CAP ist gesichert, wenn das Hauptkriterium (Infiltration in der Röntgenübersicht des Thorax ➤ 2.4.14) und zwei Nebenkriterien (klinischer Befund) bestehen.
- Die Risikoabschätzung erfolgt über **CRB-65- bzw. CURB-Score:**

  C: Confusion (Verwirrtheit) → Abbreviated Mental Test AMT score ≤ 8
  U: Urea → Serumharnstoff > 7 mmol/L
  R: Respiratory (Atmung) → Atemfrequenz > 30/min
  B: Blood pressure → systolischer Blutdruck < 90 mmHg oder diastolischer Blutdruck < 60 mmHg
  65: Patient ≥ 65 Jahre alt

Ein Erregernachweis ist nur bei schweren Verläufen und bei Therapieversagen notwendig.

Nachfolgende Empfehlungen wurden von der S3-Leitlinie Behandlung von erwachsenen Patienten mit ambulant erworbener Pneumonie und Prävention (Update 2021) beschrieben (Evidenzbewertung in Orientierung an Grading of Recommendations Assessment, Development and Evaluation (GRADE), Anpassung der Graduierung und Formulierung der Empfehlungsstärke an die Methodik der NVL) (Ewig et al. 2021).

- **Wegweisende anamnestische Angaben:**
  - Es gibt keine Symptomkonstellation, die wegweisend für die Diagnostik ist, da eine Abgrenzung zu anderen Atemwegserkrankungen kaum möglich ist.
  - Bei der klinischen Untersuchung sollte der CRB-65-Score (➤ Box) eingesetzt werden, um die Schwere der Erkrankung bestimmen zu können (starke Empfehlung, Evidenz B).
- **Klinische Zeichen:** Die auftretenden Symptome sind nicht spezifisch, um eine CAP von anderen Atemwegsinfektionen zu differenzieren:
  - Husten mit oder ohne Auswurf,
  - Dyspnoe,
  - atemabhängige thorakale Schmerzen,
  - Fieber,
  - gedämpfter Klopfschall, Rasselgeräusche,
  - allgemeines Krankheitsgefühl wie Muskel- und Gelenkschmerzen,
  - Kopfschmerzen aber auch Kreislaufbeschwerden,
  - Diarrhoen,
  - Desorientiertheit.
- **Funktionsdiagnostik:**
  - FEV_1 ↓,
  - VC ↓.
- **Bildgebende Verfahren:**
  - Im stationären Bereich soll eine thorakale Bildgebung erfolgen (starke Empfehlung, Evidenz B),
  - im ambulanten Bereich soll zur Sicherung der Diagnose eine thorakale Bildgebung angestrebt werden (starke Empfehlung, Evidenz C),
  - Einsatz der bildgebenden Verfahren zur Diagnosestellung hängen von verschiedenen Faktoren ab (z. B. Logistik, Verfügbarkeit der Instrumente), daher kann kein einheitliches Vorgehen empfohlen werden (starke Empfehlung, Evidenz C).
- **Laboruntersuchung:**
  - Die Durchführung von Laboruntersuchungen zur Therapiesteuerung (z. B. Blutbild, Kreatinin, Harnstoff ➤ 2.4.13) sind indiziert.
- **Weitere diagnostische Maßnahmen:**
  - Mikrobiologische Diagnostik bei leichten Pneumonien nicht erforderlich (starke Empfehlung, Evidenz B),
  - Erregerdiagnostik bei mittelschweren bis schweren Pneumonien (starke Empfehlung, Evidenz B),
  - differentialdiagnostische Abklärung erforderlich bei CAP (z. B. Lungenembolie, interstitielle Lungenerkrankung, Lungenkarzinom) (starke Empfehlung, Evidenz B).
- **Prognose:**
  - Die Entscheidung über den Ort der Behandlung (ambulant oder stationär) ist eine der wichtigsten im Management der Pneumonie. Ergänzend zur klinischen Einschätzung wird daher der CRB-65-Index (➤ Box) zur objektiven Schweregradbestimmung eingesetzt (Empfehlungsgrad B).
  - Eine ambulant durchgeführte Pharmakotherapie von mehr als sieben Tagen ist i. d. R. nicht erforderlich. Bei schwerer CAP kann die Therapie im Einzelfall 8–15 Tage dauern, je nach Erreger.

- In Abhängigkeit vom Schweregrad ist bei Therapieversagen eine Hospitalisierung indiziert.

9.1.4.2 Therapie

Nachfolgende Empfehlungen wurde von der S3-Leitlinie Behandlung von erwachsenen Patienten mit ambulant erworbener Pneumonie und Prävention (Update 2021) beschrieben (Evidenzbewertung in Orientierung an GRADE, Anpassung der Graduierung und Formulierung der Empfehlungsstärke an die Methodik der NVL) (Ewig et al. 2021).

- **Medikamentöse Therapie:**
  - Bei Patienten ohne Risikofaktoren:
    - Monotherapie mit einem hochdosierten Aminopenicillin-Präparat (starke Empfehlung, Evidenz B).
  - Bei Patienten mit Risikofaktoren in der ambulanten Behandlung:
    - Monotherapie mit einem hochdosierten Aminopenicillin-/Betalaktamaseinhibitor-Präparat (starke Empfehlung, Evidenz B),
    - bei V. a. eine Koinfektion durch Mykoplasmen, Chlamydien oder Legionellen kann auch eine Kombinationstherapie in Form einer Betalaktam-Makrolid-Kombination durchgeführt werden (starke Empfehlung, Evidenz B).
  - Bei Patienten mit Pneumonie nach einer Covid-19-Infektion:
    - Laut Leitlinie sind aktuelle Therapieempfehlungen der jeweiligen Fachgesellschaften einzusehen, da sich der Forschungsstand rasch weiterentwickelt.
- **Physiotherapie** (➤ 9.1.4.3):
  - Frühmobilisierung von Patienten mit CAP und stabilem Zustand (Behandlungsbeginn: binnen 24 Stunden, -dauer: 20 Minuten) (starke Empfehlung, Evidenz B).
- **Prävention:**
  - Grippeschutzimpfung,
  - Pneumokokken-Impfung bei Personen > 60 Jahren und Risikogruppen (chronische Krankheiten, angeborene oder erworbene Immundefekte oder immunsupprimierte Patienten),
  - Aufgabe des inhalativen Tabakkonsums.

9.1.4.3 Physiotherapie bei Pneumonie

■ Physiotherapeutischer Befund

Schwerpunkte des PT-Befunds (➤ 9.1.1):

- Anamnese:
  - Fieber,
  - Husten,
  - Farbe des Sputums (➤ 3.2.3.4),
  - Dyspnoe.

■ Physiotherapeutische Behandlung

Schwerpunkte der Physiotherapie nach empirischen Gesichtspunkten:
Bei der Behandlungsplanung in der Akutphase muss das starke Krankheitsgefühl der Patienten berücksichtigt werden. Bei beatmeten Patienten ist auf die Einhaltung der erforderlichen Hygienemaßnahmen (➤ 6.6) zu achten.

Struktur- und Funktionsebene (ICF):

- Verbessern der Belüftung und Durchblutung,
- Bronchialtoilette (➤ 9.1.2.2),
- Hustentechniken (➤ 3.2.8.4),
- Atemtechniken mit Betonung auf die Inspiration (➤ 3.2.8).

Evidenz-/Bewertungslage: ➤ Link am Kapitelende.

9

9.1.5 Pleuraerguss und Pleuritis

Friederike Keifel

Definition

Pleuraerguss: Flüssigkeitsansammlung im Pleuraraum.
Pleuritis: Entzündung der Pleurablätter; unterschieden werden Pleuritis sicca ohne Erguss und Pleuritis exsudativa mit Ergussbildung.

Ätiologie und Pathogenese (Schmidt 2018): Je nach Ergusszusammensetzung:

- Transsudat:
  - Entstehung durch gestörtes Gleichgewicht von Filtration und Reabsorption im Pleuraspalt, bedingt durch eine Linksherzinsuffizienz, renale Erkrankungen oder Leberzirrhose,
  - eiweiß- und zellarm.
- Exsudat:
  - Auftreten als Folge einer veränderten pleuralen Permeabilität, z. B. bei Pneumonien (➤ 9.1.4), Tuberkulose, Hämatothorax, nach Bestrahlungen, toxischen Schäden oder Tumoren (➤ 10.3.3),
  - eiweiß- und zellreich.

9

9.1.5.1 Diagnostik

Wichtige Informationen liefern:

- Sonografie (➤ 2.4.15),
- Röntgenübersicht des Thorax (➤ 2.4.14),
- thorakales CT (➤ 2.4.17).

- **Wegweisende anamnestische Angaben** (Steffers u. Credner 2020):
  - Pleuritis sicca:
    - Atmungsabhängige Schmerzen.
  - Pleuritis exsudativa:
    - Dyspnoe,
    - ggf. zusätzlich Symptome der Grunderkrankung.
- **Klinische Zeichen** (ebd.):
  - Pleuritis sicca:
    - Pleurareiben,
    - „Lederknarren" bei der Auskultation (➤ 3.2.3.3).
  - Pleuritis exsudativa:
    - Kein Atemgeräusch bei der Auskultation,
    - gedämpfter Klopfschall bei der Perkussion (➤ 3.2.3.1).
- **Bildgebende Verfahren:**
  - Sonografie (➤ 2.4.15) als schnellstmögliche Nachweismethode für einen Pleuraerguss:
    - Erforderliche Ergussmenge ca. 100 ml,
    - zur Beurteilung der Konsistenz und zur Durchführung von Pleurapunktionen.
  - Röntgenaufnahmen (➤ 2.4.14) des Thorax:
    - Verschattungen sichtbar,
    - erforderliche Ergussmenge ca. 500 ml.
    - **Cave:** Kleinere Pleuraergüsse können übersehen werden.
  - Thorakales CT (➤ 2.4.17):
    - Erforderliche Ergussmenge ca. 70 ml,
    - zur Differentialdiagnose von Empyem, Abszess und pleuralem Tumor,
    - präzise Lokalisierung von Ergüssen für eine Punktion.

- **Weitere diagnostische Maßnahmen:**
  - Punktion des Ergusses,
  - Bronchoskopie in Pleura- und Lungenarealen, um Gewebsproben zu entnehmen.
- **Prognose:**
  - Abhängig von der zugrunde liegenden Erkrankung.

9.1.5.2 Therapie

Transsudate werden nach der Grunderkrankung, Exsudate nach den Symptomen behandelt.

- Kontrolle der Infektion,
- Drainage des infizierten Ergusses,
- Vermeidung der Ausbildung von Pleuraschwarten,
- medikamentöse Therapie: antibiotische Behandlung (Schmidt 2018).

9.1.5.3 Physiotherapie bei Pleuraerguss und Pleuritis

■ Physiotherapeutischer Befund

Schwerpunkte des PT-Befunds (➤ 9.1.1):

- Anamnese:
  - Atmungsabhängige Thoraxschmerzen,
  - zunächst Belastungs-, später Ruhedyspnoe,
  - Husten.
- Perkussion (➤ 3.2.3.1):
  - Gedämpfter Klopfschall.
- Thoraxbeweglichkeit (➤ 3.2.8.6, ➤ 5.4.2.2.6):
  - Verminderte Thoraxexkursion.
- Auskultation (➤ 3.2.3.3):
  - Lederknarren bei Pleuritis sicca,
  - kein Atemgeräusch bei Pleuritis exsudativa.

■ Physiotherapeutische Behandlung

Schwerpunkte der Physiotherapie:

- Transsudate (➤ 9.1.5): Kausale Therapie, da in der Grunderkrankung die Ursache für die Entstehung des Pleuraergusses zu sehen ist.
- Exsudate (➤ 9.1.5): Symptomatische Behandlung.

Struktur- und Funktionsebene (ICF):

- Verbesserung der Belüftung und Durchblutung durch regelmäßiges Umlagern,
- Atemtechniken mit Betonung der Inspiration (➤ 3.2.8),
- Tonusregulierung von Haut und Muskulatur,
- Verbesserung der Thoraxbeweglichkeit (➤ 3.2.8.6, ➤ 5.4.2.2.6).

Evidenz-/Bewertungslage: ➤ Link am Kapitelende.

9.1.6 Akute Lungenembolie

Friederike Keifel

Definition

Akute Lungenembolie: Lebensbedrohlicher Zustand durch den Verschluss einer Lungenarterie.

Epidemiologie: Bei etwa 10 % aller Patienten mit einer tiefen Beinvenenthrombose tritt eine Lungenembolie auf. Die Mortalität einer unbehandelten Lungenembolie liegt bei 30 %.

Ätiologie und Pathogenese: Hauptquelle für den Thrombus, der die Lungenarterie verschließt, ist die tiefe Beinvenenthrombose. Eine Lungenembolie kann aber auch postoperativ, nach Entbindung und nach Immobilisierung auftreten. Der Gefäßverschluss kann zu **weiteren Komplikationen** führen:
- Akutes Cor pulmonale (➤ 3.2.6.2),
- Lungeninfarkt,
- Infarktpneumonie,
- Pleuritis (➤ 9.1.5),
- Atelektasen.

Risikofaktoren:
- Immobilisierung (Bettruhe, längere Flugreise),
- Herzinsuffizienz,
- Traumen und OPs (v. a. an Beinen und Becken),
- lang andauernde OPs,
- früher stattgefundene Lungenembolien und tiefe Beinvenenthrombosen, Apoplex,
- maligne Tumoren,
- bei Frauen: Schwangerschaft, Wochenbett, Einnahme von Kontrazeptiva (Östrogenen), Rauchen (Schmidt 2018),
- höheres Lebensalter, Exsikkose.

9

9.1.6.1 Diagnostik

Cave

Red Flags (➤ 2.1.2):
- Schlagartig, abrupter, zeitlich gut eingrenzbarer Beginn,
- gleichmäßig anhaltende Schmerzen,
- meist das erste Ereignis dieser Art,
- Bestehen einer Risikosituation (z. B. Bettruhe, Immobilisierung, OP, Entbindung).

Nach der Pocket-Leitlinie Management der akuten Lungenembolie der Deutschen Gesellschaft für Kardiologie (2019) erfolgt die ärztliche Diagnostik bei Patienten ohne Schock und Hypotension in drei Schritten (Konstantinides et al. 2019):
1. Wells-Score zur Risikoabschätzung,
2. Bestimmung der D-Dimere im Serum,
3. thorakale Angio-CT zur Darstellung der Embolie).

Bei Patienten mit Schock oder Hypotension erfolgt die ärztliche Diagnostik in Form einer Notfall-CT-Angiografie.

Röntgen, EKG-Veränderungen und die arterielle Blutgasanalyse können den Verdacht auf eine Lungenembolie nicht definitiv bestätigen oder widerlegen. Deshalb wird eine Kombination von anamnestischen Angaben, klinischen Befunden und Basisdiagnostik für die Diagnosestellung empfohlen (Konstantinides et al. 2019). Dazu zählen auch **standardisierte Scores:**
- **Wells-Score:**
  - Validierte Vorhersagetests zur Bestätigung der Wahrscheinlichkeit einer Lungenembolie sowie zur Einleitung weiterer Diagnoseschritte:
    - 0 bis 1: niedriges Risiko,
    - 2 bis 6: mittleres Risiko,
    - ≥ 7: hohes Risiko.
- **Genfer Score:**
  - Validierte Vorhersagetests zur Bestätigung der Wahrscheinlichkeit einer Lungenembolie sowie zur Einleitung weiterer Diagnoseschritte,

- alle Kriterien objektivierbar.
- **Pulmonary Embolism Severity Index (PESI):**
  - Validierter Score zur prognostischen Beurteilung bei Patienten ohne hohes Risiko,
  - zusammengesetzt aus klinischen Parametern (z. B. chronische Atemwegserkrankung, Atemfrequenz, Blutdruck).

Diagnostik (Konstantinides et al. 2019):
- **Wegweisende anamnestische Angaben:**
  - Plötzlich auftretende dumpfe Thoraxschmerzen, die gleichmäßig anhaltend sind,
  - Schmerzen vom Patient als vernichtend und intensiv empfunden,
  - häufig Tachypnoe, Husten und Dyspnoe.
- **Laborwerte:**
  - Test auf D-Dimere (Fibrinspaltprodukte):
    - Negativer Test schließt Lungenembolie aus,
    - Beachtung von Differenzialdiagnosen bei positivem Test.
- **Bildgebende Verfahren:**
  - CT (➤ 2.4.17),
  - Lungenperfusionsszintigrafie.
- **Weitere diagnostische Maßnahmen:**
  - Kombinierte Ventilations-/Perfusionsszintigrafie als Alternative für CT-Pulmonalisangiografie,
  - Sonografie (➤ 2.4.15) der Beinvenen,
  - Echokardiografie bei instabilen Patienten zur Frühdiagnostik,
  - Sonografie der Lungen,
  - EKG (➤ 2.4.22),
  - Angiografie der Pulmonalarterien bei instabilen Patienten, bei denen eine Thrombolyse kontraindiziert ist.
- **Chronische Lungenembolie:**
  - Das Fortbestehen von persistierender Dyspnoe, reduzierter Belastbarkeit oder lungenembolietypischen Beschwerden über drei Monate der Antikoagulation hinaus kann auf das Vorliegen einer chronischen Lungenembolie hindeuten.
  - Geschätzte Inzidenz: 5 Fälle pro 1 Million Personen/Jahr, Prävalenz: 3–30 Fälle pro 1 Million Personen/Jahr.
  - Ab dem 40. Lebensjahr steigt das Risiko, eine Lungenembolie zu entwickeln. Mit jeder weiteren Altersdekade verdoppelt es sich.
- **Prognose** (Schmidt 2013):
  - Letalität 3–8 %,
  - Rezidivrate 4–17 %,
  - chronische pulmonale Hypertonie (➤ 9.1.7) tritt bei 4 % aller Patienten auf.

9.1.6.2 Therapie

- Lebenserhaltende Maßnahmen im akuten Geschehen:
  - Parenterale Antikoagulation bereits bei der Diagnostik (➤ 9.1.6.1) bei Patienten ohne Schock und Hypotension (Evidenzgrad C),
  - Behandlung der Hypotonie durch eine intravenöse Volumenzufuhr und Gabe von vasoaktiven Substanzen (Adrenalin),
  - Behandlung der respiratorischen Insuffizienz durch Sauerstoffgabe,
  - Heparinisierung (frühzeitiger Beginn ist entscheidend für Therapieerfolg).
- Dauer der Antikoagulation (➤ 1.6.2) mind. drei Monate.

Evidenz-/Bewertungslage: ➤ Link am Kapitelende.

9

9.1.6.3 Physiotherapie bei Lungenembolie

■ **Physiotherapeutischer Befund**

Schwerpunkte des PT-Befunds (➤ 9.1.1):

- Anamnese:
  - Atemnot,
  - plötzlich auftretende dumpfe Thoraxschmerzen, die gleichmäßig anhaltend sind,
  - Husten.
- Inspektion:
  - Gestaute Halsvenen.

■ **Physiotherapeutische Behandlung**

Schwerpunkte der Physiotherapie:

- Während des akuten Geschehens erfolgt keine PT. Hier stehen lebenserhaltende Maßnahmen im Vordergrund (➤ 9.1.6.2).
- Um ein Rezidiv zu vermeiden, werden die Risikopatienten frühzeitig mobilisiert.

Evidenz-/Bewertungslage: ➤ Link am Kapitelende.

9.1.7 Pulmonale Hypertonie

Nicola Benjamin

Definition

Pulmonale Hypertonie (PH, auch Lungenhochdruck) ist eine schwerwiegende, chronische Erkrankung, die durch eine Erhöhung des pulmonalen Gefäßdrucks charakterisiert ist, der zu einer progredienten Rechtsherzinsuffizienz führt. Die PH ist definiert als ein pulmonal arterieller Mitteldruck von ≥ 25 mmHg in Ruhe, der mittels Rechtsherzkatheter bestimmt wird.

Epidemiologie: PH kann mit vielen unterschiedlichen Erkrankungen assoziiert sein, z. B. mit rheumatischen Erkrankungen (➤ 7), Lungenerkrankungen, Linksherzerkrankungen, und auch nach Lungenembolie (➤ 9.1.6) auftreten. Die idiopathische pulmonal arterielle Hypertonie (PAH) tritt mit einer Prävalenz von etwa 6 : 1.000.000, die pulmonal arterielle Hypertonie bei assoziierten Formen von 15–50 : 1.000.000 auf (Galiè et al. 2016). Zur genaueren klinischen Einteilung der PH: ➤ Online-Version des Kapitels (➤ Link am Kapitelende).
Die mittlere Lebenserwartung einer unbehandelten PAH liegt nach amerikanischen Registerstudien bei 2,8 Jahren nach Diagnosestellung (D'Alonzo et al. 1991).
Pathogenese: Bei Gesunden ist der Druck in den Pulmonalgefäßen sehr niedrig und liegt bei 8–12 mmHg. Die Erhöhung des Gefäßdrucks führt zu einer Schwächung des rechten Herzens, die durch die vermehrte Arbeit gegen den erhöhten Gefäßwiderstand entsteht. Das rechte Herz hypertrophiert und imprimiert im Endstadium die linke Gefäßkammer, wodurch diese ebenfalls in ihrer Schlagkraft gemindert werden kann.

9.1.7.1 Diagnostik

■ **Symptome**

- Frühe, unspezifische Symptome:
  - Belastungsluftnot,
  - Leistungsabfall, ggf. Äußerung als Müdigkeit, Schwierigkeit den Alltag zu bewältigen, Einschränkung der Leistungsfähigkeit und damit Abnahme der Lebensqualität (Löwe et al. 2004, Harzheim et al. 2013),
  - Symptome in Ruhe nur bei vorangeschrittener Erkrankung sichtbar.
- Vergrößerung des rechten Herzens,

- Einschränkung der Pumpfunktion,
- Zyanose der Lippen durch Hypoxämie bei Belastung möglich,
- periphere Ödeme (v. a. an Knöcheln, Unterschenkeln) durch die Schwäche des rechten Herzens und den dadurch hervorgerufenen Rückstau in den Körperkreislauf,
- generalisierte Ödeme und Aszites (Bauchwassersucht) bei vorangeschrittener PH möglich,
- am Hals sichtbare gestaute Jugularvenen durch den Rückstau des Blutes,
- mit der Schwere der Erkrankung, angezeigt durch die NYHA-Klassifikation, assoziiertes Auftreten von Angst- und Panikstörungen (Löwe et al. 2004).

■ **Diagnostik**

- Erhöhung des mittleren pulmonal arteriellen Drucks ≥ 25 mmHg gemessen mittels Rechtsherzkatheter (Galiè 2016).
- Zusätzliche Diagnostik:
  - Abklärung der Ursachen sowie assoziierter Erkrankungen, z. B.
    - chronische Thromboembolie,
    - Linksherz-, Lungen- und rheumatische Erkrankungen,
    - HIV,
  - kardiale Echokardiografie,
  - Röntgendiagnostik (➤ 2.4.14),
  - EKG (➤ 2.4.22),
  - Lungenfunktion, meist normal, leichte Obstruktion möglich (Meyer et al. 2005), wobei die Atemmuskulatur geschwächt ist (Kabitz et al. 2008),
  - herabgesetzte Diffusionskapazität bei den meisten Patienten,
  - Messung des N-terminal pro brain natriuretic peptide (NTproBNP) als Marker für die Belastung des rechten Herzens.

Weitere Ausführungen zur Diagnostik der PH: Online-Version des Kapitels (➤ Link am Kapitelende).

9.1.7.2 Therapie

■ **Medikamentöse Therapie**

Innerhalb der letzten Jahre wurden viele neue Therapien zur Behandlung der PAH entwickelt und zugelassen. So stehen dem Patienten mit PAH in der medikamentösen Therapie verschiedene Wirkstoffklassen (z. B. Phosphodiesterase-Hemmer, Endothelin-Rezeptor-Antagonisten, Riociguat als Stimulator der Gunalytacyclase oder Prostanoide) zur Verfügung. Obwohl die körperliche Belastbarkeit des Patienten durch die spezifische Behandlung der PAH bereits verbessert werden konnte, ist die Erkrankung immer noch mit einer schlechten Prognose assoziiert.
Zudem wird der Patient bei entsprechender Indikation mit Antikoagulantien („Blutverdünner" ➤ 1.6.2.1), Diuretika (Wirkstoffe zur Regulierung des Wasserhaushalts ➤ 1.6.1.5.2) und bei Bedarf Sauerstofflangzeittherapie behandelt.

■ **Operative Therapie**

Nur bei der chronisch thromboembolischen Form der PH ist eine ursächliche Behandlung mittels operativer pulmonaler Endarteriektomie möglich (Jenkins et al. 2013). Die thoraxchirurgische OP (➤ 5.4) ist aufwendig und nur unter bestimmten Voraussetzungen durchführbar (➤ Online-Version des Kapitels, Link am Kapitelende).

9.1.7.3 Physiotherapie

Im Jahr 2003 begann die Entwicklung eines niedrig dosierten Trainings mit Atem- und Bewegungstherapie für Patienten mit PH (Arbeitsgruppe von Prof. Grünig, Thoraxklinik am Universitätsklinikum Heidelberg, in Kooperation mit der Rehaklinik Königstuhl in Heidelberg). Das Training wird dabei im Rahmen einer dreiwöchigen stationären Rehabilitation zusätzlich zur medikamentösen

Therapie (➤ 9.1.7.2) durchgeführt. Der Patient muss für eine größtmögliche Sicherheit des Trainings medikamentös stabil eingestellt sein. Ein Patient, der eine Sauerstofflangzeittherapie erhält oder eine Entsättigung (➤ Box) < 90 % unter Belastung zeigt, erhält beim Training ebenfalls Sauerstofftherapie. Die Wirksamkeit dieses spezifischen Programms wurde bereits in zahlreichen Studien untersucht (➤ Online-Version des Kapitels, Link am Kapitelende).

Entsättigung: Mittels Pulsoxymeter (➤ 2.4.4) gemessener Abfall der Sauerstoffsättigung < 90 %, respektive 85 %, je nach Ätiologie der Erkrankung. Sonderfälle:

- Bei Patienten mit Eisenmenger-Syndrom ist häufig bereits die Ruhesättigung niedriger.
- Bei Patienten mit angeborenem Herzfehler und einem primären Links-Rechts-Shunt kann es zu einer **Shuntumkehr** (→ Rechts-Links-Shunt mit Blutfluss in die Pulmonalgefäße) kommen, sodass sich eine ausgeprägte Widerstandserhöhung und Sauerstoffminderversorgung, die zu einer Zyanose führt, entwickelt.

Auch weitere Therapieformen, die die körperliche Belastbarkeit und die Lebensqualität verbessern sollen, wurden bei PH bereits untersucht, so z. B. ein aerobes Laufbandtraining, ein ambulantes Trainingsprogramm mit einer Mischung aus aerobem Training und Intervalltraining auf Laufband und Ergometer und ein ambulantes Ergometer- und Quadrizeps-Muskeltraining.

Evidenz-/Bewertungslage: ➤ Link am Kapitelende.

9.1.7.3.1 Sicherheitsprofil

Cave

Das Training weist somit nur eine **geringe therapeutische Breite** auf. Während zu viel Training eine Überlastung bis hin zu einem akuten Rechtsherzversagen induzieren könnte, ist ein zu niedrig dosiertes Training wirkungslos. Eine sorgfältige Patientenselektion und enge Betreuung durch Spezialisten ist daher zwingend erforderlich.

Ein eng überwachtes und von Experten für die Erkrankung sowie für Rehabilitationsverfahren bei stark gefährdeten Patienten begleitetes Training wies in durchgeführten Studien ein gutes Sicherheitsprofil mit geringen Nebenwirkungen auf. Führende Nebenwirkungen waren respiratorische Infekte (allerdings generell häufig bei Patienten mit PH), Synkopen (1 %) und Präsynkopen (1,5 %). Selten waren Schwindel, Arrhythmien, Hämoptysen (Bluthusten) und Anämie (Grünig et al. 2013).

Cave

Patienten sollten vor Beginn des Trainings mind. zwei Monate medikamentös stabil eingestellt werden. Dies ist für eine ausreichende Patientensicherheit notwendig, da die rechtsventrikuläre Pumpfunktion i. d. R. bedeutend eingeschränkt ist.
Bei einem respiratorischen Infekt sollte eine körperliche Therapie auf ein Minimum reduziert werden bzw. ist mit einem Training zu warten, bis der Infekt abgeheilt ist. Antibiotikatherapie ist bei Patienten mit PH frühzeitig angezeigt.

In den meisten Studien wurde das Training während einer dreiwöchigen Rehabilitation stationär in kleinen Gruppen begonnen und anschließend zu Hause fortgeführt. Eine stationäre Betreuung ermöglicht eine individualisierte Trainingsintensität sowie Trainingshäufigkeit und erhöht die Patientensicherheit.

Die Therapieelemente bei diesem Training umfassten ein niedrig dosiertes Ergometer-Intervalltraining (5–40 Watt für 10–25 Minuten/Tag), Muskeltraining mit niedrigen Gewichten und Atmungstherapie (➤ 3.2). Durch ein mentales Gehtraining sollten die Patienten ihre körperlichen Grenzen einschätzen lernen. Dadurch können möglicherweise Überlastungen vermieden werden.

Cave

Red Flags:
- Auftreten von Schwindel, vermehrter Luftnot, Tachykardien,
- Synkopen und Präsynkopen,
- Abfall der Sauerstoffsättigung < 90 %, respektive 85 % (je nach Ätiologie der Erkrankung),
- Erreichen der rechtsventrikulären kontraktilen Reserve (vorab via Echokardiografie oder Rechtsherzkatheter bestimmt und als Belastungsgrenze festgelegt),
- Hämoptysen.

9.1.7.3.2 Zielsetzung

Aktivitäts- und Partizipationsebene (ICF):
- Vermeidung von Belastungsspitzen,
- Verbesserung der Selbsteinschätzung inklusive Einschätzung der Belastungsgrenzen.

Struktur- und Funktionsebene (ICF):
- Verbesserung der körperlichen Belastbarkeit durch Verbesserung der Sauerstoffaufnahme und Kräftigung der Muskulatur,
- Ökonomisierung der Atmung, Erlernen von Atemtechniken bei Belastung,
- Verbesserung der Thoraxbeweglichkeit (➤ 3.2.8.6, ➤ 5.4.2.2.6) und Stärkung der Atemmuskulatur,
- Verbesserung der Sauerstoffaufnahme der Muskulatur zur Entlastung des Herzens.

9.1.7.3.3 Trainingsmethoden

- Ergometertraining (➤ 2.4.2),
- Gehtraining/Laufbandtraining,
- Atmungstherapie (➤ 3.2),
- Muskeltraining,
- mentales Training.

Besonderheiten des spezifischen Rehabilitationsprogramms bei PH:
- Multidisziplinärer Ansatz,
- enge Überwachung der Therapie,
- enge Betreuung durch einen auf PH spezialisierten Arzt,
- zielorientierte und individuelle Rehabilitation,
- niedrig-dosiertes Training.

Weitere Angaben zu den unterschiedlichen Trainingsmethoden sowie Hinweise zum Rehabilitationsprogramm: Online-Version des Kapitels (➤ Link am Kapitelende).

9.1.8 Evidenz-/Bewertungslage

Um größtmögliche Aktualität in der Print- und Online-Version zu gewährleisten, stehen Informationen zu aktuell vorliegenden Studien und Leitlinien im Online-Zusatzmaterial (➤ QR-Code) zur Verfügung.

Evidenzangaben

Fallbeispiele

Befundbogen Atemwegserkrankungen

Atembefund nach ICF-Kriterien

Weiterführende Online-Version des Kapitels ➤ 9.1.7

Literatur

9.2 Kardiologische Erkrankungen

Andrea Bökel

Koronare Herzkrankheit (➤ 9.2.2.1), akuter Myokardinfarkt und Herzinsuffizienz (➤ 9.2.2.4) machten 2013 etwa 50 % der zehn häufigsten Todesursachen aus. Mit zunehmendem Alter steigt das Risiko für Herzklappen- (➤ 9.2.2.2) und Herzrhythmuserkrankungen (➤ 9.2.2.5) überproportional an. Zwischen 1990 und 2013 stiegen die Sterbeziffern bei Herzklappenkrankheiten von 7,8 auf 19,7 % und bei Herzrhythmusstörungen von 17,1 auf 32,4 % (Deutsche Gesellschaft für Kardiologie 2015).

9.2.1 Physiotherapeutischer Befund

■ Anamnese

Bei der Anamnese (➤ 2.1.2) ist es wichtig, umfassende Informationen zum Patienten und dessen Gesundheitszustand aufzunehmen.

- Eigenanamnese (➤ 2.1.2.1),
- Familienanamnese (➤ 2.1.2.5),
- aktuelle Anamnese (z. B. Stress),
- Lungenerkrankungen,
- Krankheitsverlauf,
- Symptome (allgemein, krankheitsbedingt),
- Medikamentenanamnese (➤ 2.1.2.3).

■ Inspektion

Bei der Inspektion (➤ 2.1.3) nimmt der Th. alle sichtbaren Veränderungen des Patienten auf. Bei Erkrankungen des Herz-Kreislaufsystems wird insbesondere Folgendes beurteilt:

- Haut:
  - Zyanose,
  - Zustand von Wunden nach operativen Eingriffen.
- Unterhaut:
  - Ödeme.
- Organebene:
  - Dyspnoe,
  - Atemtyp,
  - Atemtiefe,

- Atemrhythmus (Atembefund ➤ 9.1.1),
- Einsatz der Atemhilfsmuskulatur.

■ **Palpation**

Bei der Palpation (➤ 2.1.4.1) werden v. a. folgende Strukturen getestet:

- Haut: Verschieblichkeit im Bereich des Thorax,
- Muskulatur: Hypertonus, v. a. der Atemhilfsmuskulatur.

■ **Funktioneller Befund**

Der funktionelle Befund (➤ 2.1.5) dient dem Th., weitere, teilweise nicht sicht- oder tastbare Befunde des Patienten aufzunehmen.

- Atmung: Atemfrequenz, -tiefe, -richtung,
- Puls: Messung der HF durch EKG (➤ 2.4.23) am Monitor, Ruhepuls physiologisch: 60–80 Schläge pro Minute (Fünd 2011),
- Blutdruck (Klassifizierung der Hypertonie ➤ Tab. 9.2.3),
- Bewegungseinschränkungen,
- Leistungsvermögen: 6MGT (➤ 3.2.9.3.1, ➤ 3.7.7.8.2) (Conradi u. Voigt 2001, Achttien et al. 2013).

9.2.2 Spezielle Krankheitsbilder

9.2.2.1 Koronare Herzkrankheit

Die **akuten Verlaufsformen der KHK** werden als akutes Koronarsyndrom zusammengefasst (Reifart 2006):

- Instabile Angina pectoris,
- plötzlicher Herztod,
- akuter Myokardinfarkt.

Bei den akuten Verlaufsformen entsteht ein Verschluss der Koronararterien, der innerhalb von Sekunden zum Verlust der Kontraktilität des dahinter liegenden Myokardgewebes (Herzmuskel) führt. Nach 20 Minuten wird das Endokard nekrotisch, die Folge ist ein Zelluntergang (Bergmann u. John 1999). Die Nekrose kann bis in das Perikard übergehen. Ist der Durchfluss der Koronararterien wieder hergestellt, können die unbeschädigten Myokardanteile über einen längeren Zeitraum wie gelähmt sein, bis nach mehreren Wochen die Erholung erfolgt (Reifart 2006).

Die **chronischen Verlaufsformen der KHK** sind charakterisiert durch die Manifestation der Arteriosklerose an den Koronargefäßen (Rupprecht 2006). Zu den Risikofaktoren zählen (Brasil et al. 2013):

- Nikotinabusus,
- Diabetes mellitus (➤ 9.5),
- low density lipoproteins (LDL) > 100 mg/dl,
- high density lipoproteins (HDL) < 45 mg/dl (bei Frauen), < 40 mg/dl (bei Männern),
- Hypertonie (➤ 9.2.2.6) (> 140/90 mmHg),
- Hypertriglyceridämie (> 150 mg/dl),
- mangelnde körperliche Aktivität.

Die Einengung der Koronargefäße kann bei erhöhtem Sauerstoffbedarf (z. B. bei körperlicher Belastung) durch eine Vasodilatation gedeckt werden. Wird der Durchmesser der Gefäße um mehr als ca. 70 % durch die Stenose reduziert, ist diese Vasodilatation nicht mehr ausreichend, um genug Sauerstoff für die Herzmuskulatur bereitzustellen. In der Folge entsteht eine **Koronarinsuffizienz.** Klinisch zeigt sich diese als Myokardischämie, d. h. in einer Minderdurchblutung des Herzmuskels in Form der Angina pectoris (Rupprecht 2006). In Deutschland liegt die Inzidenz des Myokardinfarkts bei ca. 220.000 Fälle/Jahr (Pfister u. Michels 2017).

9.2.2.2 Herz- und Herzklappenfehler

Zu den häufigsten angeborenen Herzfehlern zählen der Vorhof- oder Atriumseptumdefekt und der Ventrikelseptumdefekt (> 12.4.3.3) (Bayard u. Sievert 2006). Bei den Herzklappen sind vorwiegend die Trikuspidal- und Mitralklappe von Störungen betroffen. Ursachen für eine Veränderung des Klappengewebes können degenerative, angeborene, ischämische, entzündliche, immunologische, traumatische oder mechanische Schädigungen sein (Horstkotte 2006). In der Folge eines Herzklappenfehlers steigt die Anforderung an das Myokard, welches mehr Druck aufbringen muss. Das Myokard reagiert mit einer Hypertrophie. Ist diese Möglichkeit der Kompensation erschöpft, kann das Herz unter Belastung die Durchflussmenge nicht ausreichend erhöhen und die Peripherie wird unterversorgt.

9.2.2.3 Myokarditis

9

Die Myokarditis ist eine Entzündung des Herzmuskels bei einer bestehenden entzündlichen Grunderkrankung, welche infektiös oder nicht infektiös sein kann (Kuhn et al. 2006). Sie kommt 1,5-mal häufiger bei Männern vor als bei Frauen und gilt als Ursache für den plötzlichen Herztod junger Erwachsener (< 40 LJ) (Pfister u. Michels 2017). Bei der **PT-Behandlung** stehen atmungs- (> 3.2) und hydrotherapeutische Maßnahmen (> 3.15.3) sowie Massagen (> 3.14) und Bewegungsübungen im Rahmen der dosierten Belastung im Vordergrund.

Cave

Belastende Maßnahmen sind zu Beginn der Erkrankung kontraindiziert (Conradi u. Voigt 2001).

9.2.2.4 Herzinsuffizienz

Ursache für die Ausbildung einer Herzinsuffizienz ist ein initialer Myokardschaden, der eine verringerte kardiale Auswurfleistung verursacht (Olbrich 2006). Pfister und Michels (2017) beschreiben die Herzinsuffizienz nicht als eigenständige Erkrankung, sondern als ein klinisches Syndrom. Verschiedene Anpassungsmechanismen, z. B. Hypertrophie des Myokards (> 9.2.2.2), führen zunächst zu einer Kompensation der verminderten Leistung. Sind diese Mechanismen ausgeschöpft, kommt es zur Herzinsuffizienz. Das Herz ist aufgrund einer Volumen- und Drucküberlastung sowie einer Dekompensation in Form der Hypotrophie nicht mehr in der Lage, das vom Organismus benötigte Herzzeitvolumen zu fördern (Olbrich 2006) (> Tab. 9.2.1).

Tab. 9.2.1 Symptome und klinische Zeichen einer Herzinsuffizienz (Füeßl u. Middeke 2010).

Insuffizienztyp	Anamnese und subjektive Symptome	Klinische Zeichen
Linksherzinsuffizienz	• (Nächtliche) Atemnot, • Flachlagerung unmöglich, • Husten bei Belastung, • Schlafstörungen, • Schwindel.	• Dys-/Orthopnoe, • Galopprhythmus (Dreierrhythmus des Herzens), • pulmonale Stauungsgeräusche, • Lungenödem, • Pleuraerguss.
Rechtsherzinsuffizienz	• Geschwollene, schwere Beine, • rasche Gewichtszunahme, • Nykturie, • gastrointestinale Beschwerden.	• Periphere Ödeme (> 3.11), • obere Einflussstauung, • Aszites, • Pleuraerguss, • Hepatosplenomegalie, • Proteinurie.

Insuffizienztyp	Anamnese und subjektive Symptome	Klinische Zeichen
Globale Insuffizienz	• Müdigkeit, • Leistungsschwäche, • Gewichtszunahme.	• Tachykardie, • Herzrhythmusstörungen (Conradi u. Voigt 2001), • Zyanose, • kalte Akren.

Die **Schweregrade** der Herzinsuffizienz wurden von der NYHA definiert (➤ Tab. 9.2.2). Diese international anerkannte, funktionelle Klassifikation basiert auf der Symptomatik und der Belastbarkeit des Patienten (Hasenfuß et al. 2013).

Tab. 9.2.2 NYHA-Klassifikation der Schweregrade der Herzinsuffizienz (Hasenfuß et al. 2013, S. 7).

Klasse	Symptomatik und Belastbarkeit
Klasse I	Körperliche Aktivität ist nicht eingeschränkt und verursacht keine Luftnot, Müdigkeit oder Palpitationen (Herzschläge, die vom Patienten selbst als ungewöhnlich schnell, kräftig oder unregelmäßig wahrgenommen werden).
Klasse II	Der Patient hat unter Ruhebedingungen keine Beschwerden. Körperliche Aktivität ist leicht eingeschränkt, bei normaler körperlicher Aktivität folgen Luftnot, Müdigkeit oder Palpitationen.
Klasse III	Der Patient hat unter Ruhebedingungen keine Beschwerden. Körperliche Aktivität ist deutlich eingeschränkt, bei normaler körperlicher Aktivität folgen Luftnot, Müdigkeit oder Palpitationen.
Klasse IV	Beschwerden bei jeglicher körperlicher Aktivität, auch unter Ruhebedingungen möglich. Zunahme der Beschwerden durch körperliche Aktivität.

9

9.2.2.5 Herzrhythmusstörungen

Die Abweichungen der Herzschlagfolge können auftreten als
- Tachykardie: Überschreitung der physiologischen Herzfrequenz,
- Bradykardie: Unterschreitung der physiologischen Herzfrequenz,
- Arrhythmie: Unregelmäßigkeit der Herzkontraktion.

Ursächlich ist eine Schädigung der Erregungsbildung oder -leitung. Herzrhythmusstörungen können zu Herzinsuffizienz (➤ 9.2.2.4) oder Kammerflimmern (ventrikuläre Tachykardie mit einer Herzfrequenz > 320 Schläge/Minute führen (Prinz u. Ott 2012). Eine Möglichkeit der ärztlichen Therapie ist die Implantation eines Herzschrittmachers. Inzidenz und Prävalenz der Herzrhythmusstörungen liegen bei 10–20 % (Pfister u. Michels 2017).
Bei der **PT-Behandlung nach einer Herzschrittmacherimplantation** liegt der Fokus auf der frühen Mobilisation und dem Beweglichkeitstraining der Schulter, anfangs bis 90° in alle Bewegungsrichtungen üben (Conradi u. Voigt 2001).

Cave

Kontraindikationen nach Implantation eines Herzschrittmachers
- Ultraschall (➤ 2.4.15, ➤ 3.16.2) im Bereich des Herzschrittmachers,
- Diathermie (z. B. ➤ 3.16.2),
- Kurzwellen- und Mikrowellentherapie (➤ 3.16.1.4),
- Niederfrequenzreizstromtherapie (➤ 3.16.1.2).

Für stabile Patienten sind folgende Sportarten besonders geeignet (➤ 9.2.3.5) (Conradi u. Voigt 2001):
- Wandern,
- Radfahren,

- Jogging,
- Schwimmen.

9.2.2.6 Arterielle Hypertonie

Arterielle Hypertonie ist weltweit der größte Risikofaktor für zerebro- und kardiovaskuläre Erkrankungen (Middeke 2005). Steigt der mittlere Blutdruck um 10 mmHg an, hat dies eine 30 %-ige Erhöhung des kardiovaskulären Risikos zur Folge (Schneider 2006). Die WHO-Klassifikation der Hypertonie ist in ➤ Tab. 9.2.3 dargestellt.

Tab. 9.2.3 Klassifikation der Hypertonie nach WHO (WHO 1999, S. 162).

Klassifikation	Systolisch	Diastolisch
Optimal	< 120	< 80
Normal	< 130	< 85
Hoch normal (erhöht, nicht pathologisch)	130–139	85–89
Schweregrad 1 Leichte Hypertonie	140–159	90–99
Schweregrad 2 Mittelschwere Hypertonie	160–179	100–109
Schweregrad 3 Schwere Hypertonie	≥ 180	≥ 110
Isolierte systolische Hypertonie	≥ 140	< 90

Dynamisches, aerobes Ausdauertraining (➤ 3.6.8) wirkt u. a. durch die Verringerung des systemischen Gefäßwiderstands über die Hemmung des Sympathikotonus und eine verbesserte Insulinempfindlichkeit blutdrucksenkend (Brook et al. 2013).

Für adipöse Patienten mit arterieller Hypertonie stellen Gewichtsabnahme und die Steigerung der körperlichen Aktivität effektive Maßnahmen zur Senkung des Bluthochdrucks dar (Middeke 2005).

9.2.3 Physiotherapeutische Behandlung

9.2.3.1 Abbruchkriterien

Bei der PT-Behandlung sollten die folgenden Kriterien beachtet werden, um den Patienten optimal zu be- aber nicht zu überlasten (Achttien et al. 2013, Conradi u. Voigt 2001):

- Angina pectoris (➤ 9.2.2.1),
- Atemnot,
- Abgeschlagenheit,
- peripheres oder zentrales Ödem,
- Herzrhythmusstörungen (➤ 9.2.2.5),
- hohe Herzfrequenz (nicht im Verhältnis zur Anstrengung),
- abnormaler Anstieg oder Abfall des Blutdrucks,
- Ohnmacht,
- Schwindel,
- vegetative Reaktionen (übermäßiges Schwitzen, Blässe).

Liegt eines dieser Kriterien vor, sollte die Übungsintensität sofort verringert oder die Behandlung abgebrochen werden.

Der Patient kann diese Kriterien im Alltag als Orientierung bei der Durchführung seiner Tätigkeiten nutzen. Sie helfen einzuschätzen, wann Belastungen zu hoch sind und eine Pause notwendig ist. Dies dient auch der Wiedergewinnung von Selbstsicherheit, die wiederum das Bewegungsverhalten beeinflusst. Aktives Bewegungsverhalten ist ein wichtiger Bestandteil der Sekundärprävention weiterer kardialer Ereignisse.

Cave

Bei Patienten, die Beta-Rezeptoren-Blocker (➤ 1.6.1.2) einnehmen, kann die Pulsfrequenz nicht als objektives Kriterium für die Leistungsmessung herangezogen werden, da diese Medikamente die Pulsfrequenz beeinflussen.
In diesem Fall stehen andere Werte, wie Atemfrequenz und Blutdruck, im Vordergrund.

9.2.3.2 Präoperative Phase

Vor Beginn der präoperativen PT benötigt der Th. folgende Informationen über den Patienten:

- Hauptdiagnose,
- Begleiterkrankungen,
- Medikamente,
- Zeitspanne vor OP; Empfehlung: Beginn der präoperativen PT mind. zwei, wenn möglich sogar vier Wochen vor der OP (Achttien et al. 2013).

■ Aktivitätsebene (ICF):
Folgende Behandlungsmaßnahmen sind in dieser Phase indiziert:

- Atmungstherapie (➤ 3.2):
  - Training der Inspirationsmuskulatur unter Verwendung eines Inspirationsschwellengeräts (z. B. Triflow®),
  - Husten- und Atemtechniken zur Förderung der optimalen Belüftung.
- Aerobes Ausdauertraining (➤ 3.6.8) zur Erhaltung oder Verbesserung der körperlichen Fitness.

9.2.3.3 Phase der Entlastung – Intensivstation

Diese Behandlungsphase auf der Intensivstation (➤ 6) ist gekennzeichnet durch die allmähliche Steigerung von strenger Bettruhe zu leichten bis stark belastenden Übungen. Ziel ist, den Patienten auf den Transfer in den Stand vorzubereiten.

■ Struktur- und Funktionsebene (ICF)

- Prophylaxen:
  - Thromboseprophylaxe (➤ 3.1.2.2),
  - Dekubitusprophylaxe (➤ 3.1.3),
  - Pneumonieprophylaxe (➤ 3.1.2.1),
  - Kontrakturprophylaxe (➤ 3.1.2.3).
- Atmungstherapie (➤ 3.2):
  - Sekretolyse,
  - Hustentechniken, ggf. Narbenschutz beachten:
    - Husten unter Lippenstenose, durch die dosierte „fest" vorgehaltene Hand verstärkt,
    - Huffing (➤ 3.2.8.4).
  - Vibrationen (➤ 3.2.8.3),
  - Ausstreichen der Interkostalräume,
  - Packegriffe,
  - Lippenbremse (➤ 3.1.2.1.2), Ausatmung auf „ch" (wie in Licht),
  - Atemwahrnehmung und -lenkung.

■ Aktivitäts- und Partizipationsebene (ICF)

- Transfer:
  - Beginn mit kleinen Muskelgruppen und wenigen Wiederholungen, z. B. Faustschluss, Händedruck, Fuß gegen Widerstand des Th. bewegen,
  - noch keine Indikation für isometrische Übungen.

- **Cave:** Auf fließende Atmung achten.
- ASTEn:
  - RL,
  - SL,
  - Langsitz mit Anlehnen.
- Mobilisation (Voraussetzung: ärztliche Erlaubnis):
  - Anbahnen von Transfers (➤ 3.1.4), z. B. RL-SL-Sitz, Sitz Bettkante-Stand vor dem Bett (Gärtner u. Roth 1999).
- Klassische Massagetherapie (➤ 3.14.1),
- Einsatz von Kolonmassage (➤ 3.14.3), um Pressatmung beim Stuhlgang zu vermeiden (Conradi u. Voigt 2001, Gärtner u. Roth 1999, Achttien et al. 2013).

Cave

Liegen der zentrale Venenkatheter oder die extrakorporale Membranoxygenierung in der Leiste, ist von einer Mobilisierung des Hüftgelenks abzusehen, um eine Diskonnektion zu vermeiden. Sowohl die passiv-assistive Mobilisierung des Hüftgelenks als auch der Transfer in den Sitz sind in diesem Fall kontraindiziert.

9.2.3.4 Phase der dosierten Belastung

In dieser Phase ist die ärztlich verordnete Bettruhe aufgehoben. Die PT beinhaltet alltags- und patientenorientierte Maßnahmen, die zur Stabilisierung der zukünftigen Alltagsbelastung dienen.

■ **Aktivitäts- und Partizipationsebene (ICF)**

- Herz-Kreislaufbehandlung (Achttien et al. 2013, Conradi u. Voigt 2001):
  - Dynamische Bewegungsübungen:
    - Steigerungsmöglichkeiten: Einbeziehung größerer Körperabschnitte, Widerstand, Erhöhung der Wiederholungszahl.
  - ADL-Training (z. B. zur Toilette gehen, sich waschen),
  - Gehen,
  - Treppensteigen.

9.2.3.5 Kardiologische Rehabilitation

Durch eine multidisziplinäre koronare Rehabilitation konnte im Jahr 2011 in den Niederlanden die Sterblichkeitsrate um 32 % reduziert werden (Achttien et al. 2013). Dabei ist die Arbeit von Th. im Rahmen sportlicher Betätigungen und Bewegungsübungen ein wichtiger Aspekt. Diese Interventionen verbessern die Leistungsfähigkeit und Partizipation der Patienten in ihrem Alltag (Lavie et al. 2009).

Der Effekt der körperlichen Aktivität zeigt sich in einer Verbesserung der Herzfunktion, der Senkung des kardiovaskulären Risikoprofils inkl. der positiven Auswirkungen auf HDL, Blutdruck und Insulinsensitivität. Klinische Studien zeigen, dass dies langfristig zu einer Reduzierung der klinischen Symptome (z. B. Angina pectoris) und einer Senkung der Mortalität führt. Bewegungstraining ist somit eine wichtige therapeutische Komponente in der Rehabilitation von Patienten mit stabiler Koronararterienerkrankung (Wienbergen u. Hambrecht 2013) (Evidenz ➤ Link am Kapitelende).

9.2.3.5.1 Ziele

■ **Struktur- und Funktionsebene (ICF):**

- Positive Beeinflussung von Verlauf und Prognose der Erkrankung,
- Reduktion des kardiovaskulären Risikos (Bjarnason-Wehrens et al. 2009).

■ **Aktivitäts- und Partizipationsebene (ICF):**

- Steigerung der körperlichen Belastbarkeit ohne Entwicklung von Symptomen (Bjarnason-Wehrens et al. 2009),
- Verbesserung der Lebensqualität,
- Überwindung des durch Immobilisierung entstandenen kardiovaskulären und muskuloskelettalen Funktionsverlusts (Bjarnason-Wehrens et al. 2009),
- Verbesserung der Partizipation am privaten und beruflichen Alltag (Deutsche Gesellschaft für Prävention und Rehabilitation von Herz-Kreislauferkrankungen e. V. 2008).

9.2.3.5.2 Sicherheitsempfehlungen

In der Rehabilitation von Patienten mit Herz-Kreislauferkrankungen sind vor Beginn der PT-Behandlung und währenddessen einige grundlegende Sicherheitsempfehlungen zu beachten. Zu diesen gehören für die unterschiedlichen Patientengruppen (nach Achttien et al. 2013):

- **Patienten mit einer Defibrillatorimplantation:**
  - Information des Th. über den sicheren Herzfrequenzbereich,
  - in den ersten 6–8 Wochen nach OP: Kein submaximales Krafttraining der oberen Extremität,
  - innerhalb von 6 Wochen nach OP: Beginn von symmetrischen schmerzfreien Bewegungen mit kontrollierter Atmung, um eine frozen shoulder (➤ 4.2.4.1) zu vermeiden.
- **Patienten mit Diabetes mellitus** (➤ 9.5):
  - Testen des Patienten auf offene Wunden und mangelnde Sensitivität,
  - Messung der Blutzuckerwerte vor, während und nach dem Training.
  - **Cave:** Blutzuckerwerte ≤ 5 und ≥ 15 mmol/l: Kontraindikation für Training.
  - Relative Kontraindikation: Diabetische Retinopathie vom Grad ≥ 3.
- **Patienten mit Lungenproblemen** (➤ 9.1):
  - Prüfen der Sauerstoffsättigung während des gesamten Trainings (sollte ≥ 90 % bleiben und nicht um mehr als 4 % fallen),
  - Erfragen der individuellen Werte beim Kardiologen oder Pulmologen des Patienten.

Cave

Vorsichtsmaßnahmen:

- „Bei hypertonen Blutdruckwerten in Ruhe und/oder unter Belastung ist eine medikamentöse Therapie notwendig." (Bjarnason-Wehrens et al. 2009, S. 7).
- „Patienten, bei denen belastungsinduziert eine Hypoglykämiegefahr besteht, sollten über diese Gefahr sowie präventive Maßnahmen aufgeklärt werden und ein Training unter fachkundiger Anleitung aufnehmen." (Bjarnason-Wehrens et al. 2009, S. 7).
- „Vor Beginn des systematischen Trainings müssen die Patienten in einem stabilen klinischen Zustand sein." (Bjarnason-Wehrens et al. 2009, S. 8).

9.2.3.5.3 Physiotherapeutische Maßnahmen

Die Integration von Ausdauertraining (➤ 3.6.8) in den Alltag der Patienten stellt hohe Ansprüche an den Th. Es müssen Interventionen gewählt werden, für die der Patient motiviert ist und die sich in seinen Alltag integrieren lassen. Hierfür sollte der Th. als Berater sowie Netzwerker tätig sein und den Patienten mit wohnortnahen, qualifizierten Trainingsangeboten versorgen. Ziele des Ausdauertrainings sind:

■ **Aktivitäts- und Partizipationsebene (ICF):**

- Anbahnung, Übung und Training zur (Wieder-)Herstellung von physischen Funktionen, Belastbarkeit und Trainierbarkeit anhand eines individuellen Trainingsplans,

- Training von Ausdauer sowie Vermittlung von Aktivitäten (z. B. ADL, sport- und berufsbezogene Bewegungskompetenzen):
  - Training der aeroben Ausdauer (Evidenz ➤ 9.2.5) mind. dreimal pro Woche (z. B. Walking, Radfahren, Schwimmen mit niedriger bis moderater Intensität),
  - dynamisches Kraftausdauer- und Muskelaufbautraining (Evidenz ➤ 9.2.5) mind. zwei- bis dreimal pro Woche, hohe isometrische Komponenten (➤ 2.1.5.2, ➤ 3.6.9) sind zu vermeiden (Deutsche Rentenversicherung 2016, Bjarnason-Wehrens et al. 2009).
- Stärkung psychischer und sozialer Ressourcen durch Herstellung positiver Bewegungserfahrungen und bewegungsbezogener Selbstwirksamkeitserfahrungen,
- Aufbau von Bewegungs- und Steuerungskompetenz zur Bindung an einen körperlich aktiven Lebensstil.

9

Für die Rehabilitation von Patienten mit koronarer Herzkrankheit (ICD 10-120–125) liegen **Reha-Therapiestandards** (RTS) vor. Die RTS werden von der Deutschen Rentenversicherung systematisch und auf evidenzbasierter Grundlage entwickelt und sind Richtlinie für die therapeutische Versorgung (➤ 1.1.3). Dennoch muss im Einzelfall entschieden werden, welche therapeutischen Leistungen notwendig und sinnvoll sind. Die RTS für die koronare Herzkrankheit umfassen folgende physiotherapeutisch relevanten Therapiemodule (➤ Tab. 9.2.4).

Tab. 9.2.4 Physiotherapeutisch relevante Leistungen der evidenzbasierten Therapiemodule zur Rehabilitation bei koronarer Herzkrankheit.

Evidenzbasierte Therapiemodule	Mindestdauer	Mindesthäufigkeit	Mindestanteil an Rehabilitanden
Bewegungstherapie: Ausdauertraining	90 Min./Woche	3-mal/Woche	90 %
Bewegungstherapie: Kraft- und Muskelaufbautraining	60 Min./Woche	2-mal/Woche	50 %
Bewegungstherapie: Förderung der Bewegungsorientierung	90 Min./Woche	3-mal/Woche	60 %
Funktionelle und arbeitsweltbezogene Therapie	30 Min./Woche		10 %
Krankheitsspezifische Patientenschulung	120 Min./Reha		80 %
Gesundheitsbildung	120 Min./Reha		60 %
Entspannungsverfahren	60 Min./Reha		30 %

9.2.3.5.4 Monitoring

Ein medizinisch überwachtes körperliches Training wird empfohlen für Patienten nach:

- Akuten klinischen Ereignissen,
- Herz-OP (v. a. Patienten nach ST- und Nicht-ST-Hebungsinfarkt) (➤ 5.3),
- Bypass-OP,
- Herztransplantation (➤ 9.2.4),
- dekompensierter Herzinsuffizienz (➤ 9.2.2.4) nach Stabilisierung (Bjarnason-Wehrens et al. 2009).

Das Monitoring besteht aus der allgemeinen klinischen Beobachtung des Patienten sowie der Überwachung der Trainings-HF nach ärztlich vorgegebenen Grenzwerten. Die Überwachung der Pulsfrequenz kann der Th., der Patient selbst oder beispielsweise ein Pulsgurt übernehmen (zu beachten ist ggf. der Einfluss von Beta-Blockern ➤ 9.2.3.1 Cave-Box). Bei Auffälligkeiten sollte zeitnah ein Arzt konsultiert werden und ggf. Interventionen (z. B. die Verordnung eines Nitro-Sprays ➤ 1.6.1.1) eingeleitet werden (ebd.).
Bjarnason-Wehrens et al. (2009) definieren drei Risikoklassen für Patienten mit kardiopulmonalen Komplikationen und empfehlen ein entsprechendes Monitoring während des Trainings (➤ Tab. 9.2.5).

Tab. 9.2.5 Einteilung der Risikoklassen für das Monitoring während des Trainings (nach Bjarnason-Wehrens et al. 2009, S. 11 f.).

Risikoklasse	Monitoring
Risikoklasse A	Eine ärztliche Überwachung ist nicht erforderlich, ein Monitoring ist wünschenswert.
Risikoklasse B	Ein Monitoring während des Trainings ist indiziert, wenn folgende Kriterien zutreffen: • Die Erkrankung ist neu diagnostiziert und die Beurteilbarkeit der Belastungssicherheit ist eingeschränkt (ärztliche Überwachung plus Monitoring). • Der Patient befindet sich in der Rehabilitation (ärztliche Überwachung plus Monitoring). • Der Patient beteiligt sich an einer ambulanten Herzgruppe (➤ 1.1.2.4) (eine ärztliche Überwachung ist dort aktuell für die ersten 90 Übungseinheiten gesetzlich vorgeschrieben).
Risikoklasse C	Eine ärztliche Überwachung plus Monitoring ist solange indiziert, bis für den Patienten ein stabiles Belastungsniveau gefunden wurde, auf dem aufbauend in den folgenden Wochen ein Trainingsprogramm unter Monitoring durchgeführt werden kann. • Bei Beginn der (Re-)Mobilisierung, • in der Rehabilitation, • in ambulanten Herzsportgruppen.

9.2.4 Kunstherzimplantation und Herztransplantation

Die Indikation zur Herztransplantation oder Kunstherzimplantation ist eine durch KHK oder Kardiomyopathie hervorgerufene Herzinsuffizienz (➤ 9.2.2.4), die weder medikamentös, noch durch andere konservative Maßnahmen behandelt werden kann (Roth 1999).

Definition

Ventrikuläre Unterstützungssysteme (engl. ventricular assist device, VAD) sind Blutpumpen, die die Pumpfunktion einer oder beider Herzkammer/n unterstützen oder übernehmen können (Schüller 2010). Sie bestehen aus einer Pumpeinheit und aus Kanülen, die in die Vorhöfe bzw. Herzkammern eingenäht werden, sowie aus einer Steuereinheit. Die sog. Driveline führt durch die Haut des Patienten von der Pumpeinheit zur Steuereinheit.

Die verschiedenen Systeme unterscheiden sich bez. Dauer ihrer Implantation und Art ihres Blutstromprofils. VAD können überbrückend bis zur Transplantation oder auch als Langzeitsystem einseitig (VAD) oder beidseitig (engl. biventricular assist device, BiVAD) implantiert werden. Einige Systeme bilden einen pulsatilen Flow, also einem dem natürlichen Puls ähnlichen Blutfluss. Demgegenüber steht der kontinuierliche Flow, dessen Druckniveau gleichbleibend ist (Roth 1999). Durch den kontinuierlichen Durchfluss ist kein Puls fühlbar. Es fehlen objektive Parameter zur Messung der Belastung. Daher ist zur Beurteilung des Anstrengungsempfindens die Borg-Skala (➤ 2.2.3.5) empfohlen.

Cave

Für den **Ausfall eines VAD** stehen Handpumpen zur Verfügung. Jeder, der entsprechend versorgte Patienten betreut, muss mit der Handhabung vertraut sein (Roth 1999).

9.2.4.1 Physiotherapeutische Maßnahmen

Präoperativ

- Erlernen von Atmungs- und Hustentechniken,
- Bewegungstherapie.

Postoperativ

- Am 1. Tag: passiv-assistive Bewegungen,
- **Kontraindikationen:** Belastung des Sternums mit Scher- und Druckkräften, einseitige Belastungen des Thorax (Bergmann u. John 1999),
- nach der Beatmung: Mobilisation und Prophylaxe (➤ 9.2.3.3),
- drei bis fünf Tage nach OP: Beginn mit leichtem Ergometertraining (25 Watt), nach ärztlicher Absprache (ebd.),
- MTT (➤ 3.6) nach ärztlicher Absprache: Einsatz von Trainingsgeräten, die das Sternum bzw. die Austrittsstelle der Driveline nicht belasten (Aschen 2012).

Häufige Problemstellungen nach Kunstherzimplantation

Eine in einem Pilotprojekt durchgeführte Befragung von Patienten mit Kunstherzimplantation ergab, dass mehr als 50 % der Patienten ihren Alltag und ihre Freizeit nur mit Hilfe bewältigen können. Mehr als 80 % konnten keiner körperlichen Arbeit nachgehen. Im Alltag ergeben sich für diese Patienten folgende Probleme (Aschen 2012):

- Das Aufstehen von tiefen Ebenen ist sehr schwierig.
- Körperliche Tätigkeiten (z. B. Treppensteigen) sind nur mit großer Anstrengung durchzuführen.
- Gepäck (Ersatzcontroller, -akkus), welches ständig zusätzlich zu dem Kunstherzsystem getragen werden muss, erschwert den Alltag durch das Eigengewicht.
- Bei Tätigkeiten, bei denen eine Oberkörpervorlage notwendig ist (z. B. Anziehen der Socken), stören die Taschen des Systems, da sie nach vorne fallen.
- Hausarbeit ist durch die geringe Belastbarkeit schwierig auszuführen.
- Schulter- und Nackenschmerzen können aufgrund des Tragens des Systems auftreten.

Adaptionsmöglichkeiten für die Akkutaschen (z. B. das Anbringen von Haken), zusätzliche Abstellmöglichkeiten für das System oder die Integration eines Rucksacks sind daher von großer Bedeutung für die Patienten.
All diese Aspekte stellen besondere kreative Herausforderungen an den Th. und das gesamte interprofessionelle Behandlungsteam (ebd.).

9.2.4.2 Besonderheiten der Bewegungstherapie

(Schmidt et al. 2021)

Allgemeine Empfehlungen

- Vor Trainingsbeginn sollte eine Ischämie-Diagnostik durchgeführt werden, um insbesondere eine kardiale Allograft-Vaskulopathie (CAV) zu vermeiden.
- Bei der Trainingsgestaltung müssen der aktuelle klinische Zustand, Komorbiditäten und mögliche Komplikationen berücksichtigt werden. Zudem sind

mögliche Nebenwirkungen der medikamentösen Therapie zu beachten (z. B. Muskelschmerzen, -steifigkeit oder Krämpfe).

- Besondere Bedeutung haben die Aufwärm- und Cool-Down-Phase, um eine Anpassung der Herz-Kreislaufleistung zu ermöglichen und einen abrupten Belastungsanstieg bzw. -abfall zu vermeiden. Die Aufwärmphase sollte aufgrund der verzögerten Kreislaufreaktion grundsätzlich langsamer und über eine längere Zeitspanne durchgeführt werden als bei anderen Koronarsportgruppen.
- Zur Verlaufskontrolle und Überprüfung der Therapieerfolge eignen sich folgende Tests:
  - 6MGT (➤ 3.7.7.8.2),
  - TUG (➤ 16.2.1),
  - Laufband- oder Fahrradergometrie (➤ 2.4.2),
  - Krafttestungen (z. B. maximale Handkraft mittels Dynamometer ➤ 16.2.1 oder submaximale Krafttests mit Geräten).
- **Cave:** Treten Abstoßungsepisoden auf, muss die Intensität der Trainingstherapie stark reduziert werden. Erhält der Patient eine Kortisonbolus-Therapie, ist das Training vollständig auszusetzen.

■ **Spezielle Empfehlungen für das Ausdauertraining**

- Trainingsbeginn bei stabilen Patienten so früh wie möglich (ab der zweiten bis dritten postoperativen Woche).
- Geeignete Trainingsmethoden (➤ 3.6.8.3.6): moderates Dauertraining (engl. moderate intensity continuous training, MICT), intensives Intervalltraining und die hochintensive Intervallmethode (engl. high intensity interval training, HIIT).
- Bestimmung der Trainingsintensität: subjektives Belastungsempfinden mittels Borg-Skala (empfohlener Bereich: 11–14 Punkte) oder Atemfrequenz (Patient sollte sich unterhalten können).

■ **Spezielle Empfehlungen für das Krafttraining**

- Moderate Trainingsintensität: 30–60 % des Einwiederholungsmaximums (1RM),
- Trainingsbeginn so früh wie möglich, um auch dem präoperativen Verlust von Muskelmasse, -kraft und Knochendichte entgegenzuwirken.
- Insbesondere sollte die Muskulatur der unteren Extremität trainiert werden, da sie für die Mobilität und ADL-Fähigkeit von großer Bedeutung ist (z. B. Treppensteigen oder Gehen).
- Vermeiden von Übungen und Trainingsgeräten, die (Druck-)Belastung auf das Sternum ausüben.

9.2.5 Evidenz-/Bewertungslage

Um größtmögliche Aktualität in der Print- und Online-Version zu gewährleisten, stehen Informationen zu aktuell vorliegenden Studien im Online-Zusatzmaterial (➤ QR-Code) zur Verfügung.

Evidenzangaben

Literatur

9.3 Gefäßerkrankungen

Susanne Klotz

Unter dem Begriff Gefäßerkrankungen werden Erkrankungen der Arterien (➤ 9.3.2.1), Venen (➤ 9.3.2.2, ➤ 9.3.2.3) und Lymphgefäße (➤ 9.3.2.4) zusammengefasst. In den Industrienationen zählen arterielle Erkrankungen zu den Krankheiten mit den höchsten Morbiditäts- und Mortalitätsraten. Von besonderer Bedeutung sind die pathologischen Veränderungen an den koronaren (➤ 9.2.2.1) und zerebrovaskulären Gefäßen (➤ 8.4.1.1). Bei den peripheren arteriellen Verschlusskrankheiten (pAVK) beträgt die Prävalenz je nach Alter zwischen 2 und 20 %. Pathologische Veränderungen des venösen Systems treten bei bis zu 80 % der Bevölkerung auf, davon sind etwa 25 % auf eine Insuffizienz der Venenklappen zurückzuführen. Bei den Erkrankungen der Lymphgefäße bestehen geschlechtsspezifische Unterschiede. Frauen sind mit einer Krankheitshäufigkeit von 12 % deutlich häufiger betroffen als Männer mit 1,8 % (Huck 2013).

9.3.1 Physiotherapeutischer Befund

Der PT-Befund bildet gemeinsam mit dem ärztlichen Befund die Basis für die spezifische Behandlung von Gefäßerkrankungen (➤ 5.2.2). Ausgehend von den Ergebnissen der Diagnostik (➤ 5.2.3) wird ggf. die Indikation zu einem gefäßchirurgischen Eingriff gestellt.

■ Anamnese

Zu Beginn des Befunds wird eine ausführliche Anamnese (➤ 2.1.2) über den Gesundheitszustand des Patienten aufgenommen.

Struktur- und Funktionsebene (ICF) (Barreiro Cotón u. Schaps 2007, Ebelt-Paprotny u. Preis 2012, Mayer u. Siems 2011, Mayrhofer 2017):
- Aktuelle Anamnese,
- Schmerzanamnese, inkl. VAS-/NRS-Messung (➤ 2.2.3.3, ➤ 2.4.5.1),
- Minderung von Kraft und/oder Ausdauer,
- Anzeichen für verengte Gefäße, z. B. kalte Hände und Füße,
- Vorerkrankungen, z. B. bekanntes Aneurysma, Begleiterkrankungen,
- Risikofaktoren, z. B. Nikotinabusus, Übergewicht, hormonelle Antikontrazeptiva,
- vorangegangene Operationen.

Aktivitäts- und Partizipationsebene (ICF) (ebd.):
- Berufliche Anamnese, z. B. vorwiegend stehende Tätigkeit,
- Sozialanamnese,
- Freizeitanamnese,
- ADL.

■ Inspektion

(Barreiro Cotón u. Schaps 2007, Göhring 2009, Heller 2010)
Der Th. nimmt die Informationen während der Inspektion (➤ 2.1.3) **immer im Seitenvergleich** auf.
- Haut:
  - Trophik,
  - Färbung (blass, zyanotisch, marmoriert),
  - Gefäßzeichnungen,
  - Auffälligkeiten, z. B. trockene, rissige Haut, Rhagaden, Nageldystrophie, Wundheilungsstörungen, Ulzera.
- Unterhaut:
  - Ödeme,
  - Bindegewebszonen (➤ 3.14.2.2), Einziehungen, Quellungen.

- Muskulatur:
  - Atrophieneigung distal von verengten bzw. verschlossenen Gefäßen.
- Ganganalyse (➤ 2.3).

■ Palpation

(Eckstein u. Zimmermann 2010, Michels u. Schneider 2010)

Bei der Palpation (➤ 2.1.4.1) werden folgende Strukturen beurteilt:

- Haut:
  - Temperatur, -unterschiede,
  - Turgor.
- Unterhaut:
  - Ödeme: teigige Konsistenz, Fibrosierung,
- Muskulatur:
  - Hartspann einzelner Muskelstränge,
  - Druckschmerz in der Wade.

■ Funktioneller Befund

(Ebelt-Paprotny u. Preis 2012, Eckstein 2012, Eidenberger 2017, Piper 2013)

Folgende Untersuchungen bilden die Grundlage für den funktionellen Befund (➤ 2.1.5):

- Auskultation der Gefäße,
- Blutdruckmessung,
- Tests auf Bewegungseinschränkungen durch Schonhaltung,
- Umfangsmessungen (aufgrund der mitunter ausgeprägten Schwellung nicht an anatomischen Landmarken wie Kniegelenksspalt orientieren, sondern an festgelegten Abständen ausgehend von einem fixen Punkt, z. B. Ferse).
- Puls (die Pulsmessung kann ggf. bereits während der Palpation durchgeführt werden):
  - Test immer im Seitenvergleich,
  - Ertasten des Pulses an folgenden Stellen (➤ Abb. 9.3.1) möglich:
    - Schläfe (A. temporalis superficialis),
    - Hals (A. carotis),
    - oberhalb der Klavikula (A. subclavia),
    - Achselhöhle (A. axillaris),
    - Leiste (A. femoralis),
    - Handgelenk (A. radialis, A. ulnaris),
    - Kniekehle (A. poplitea),
    - Innenknöchel (A. tibialis posterior),
    - Fußrücken (A. dorsalis pedis).

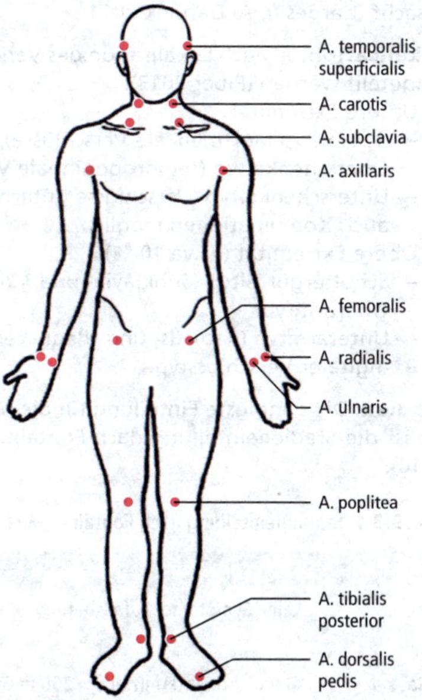

Abb. 9.3.1 Pulsstellen (Heller 2010).

9

9.3.2 Spezielle Krankheitsbilder

9.3.2.1 Periphere arterielle Verschlusskrankheit

Definition

Periphere arterielle Verschlusskrankheit (pAVK): Die arterielle Verschlusskrankheit ist ein chronisches Krankheitsbild, das von Einengungen (Stenosierungen) und Verschlüssen der Arterien gekennzeichnet ist. Die Ursache ist in den meisten Fällen (etwa 80–90 %) Arteriosklerose (Piper 2013). In über 90 % der Fälle ist die Erkrankung an der unteren Extremität lokalisiert (Prinz u. Ott 2012). Prinzipiell können jedoch alle Arterien betroffen sein (Greiner 2012).

Ätiologie: Bei der Entstehung der arteriosklerotischen Plaques sind verschiedene Risikofaktoren von Bedeutung (Clemens 2016, Heller 2010):
- Nikotinabusus,
- arterielle Hypertonie (➤ 9.2.2.7),
- Hyperlipoproteinämie,
- Diabetes mellitus (➤ 9.5),
- Hyperurikämie,
- Adipositas,
- Bewegungsmangel,
- psychosozialer Stress,
- Lebensalter,
- Geschlecht (m>w),
- familiäre Disposition,
- Vaskulitiden.

In wenigen Fällen (ca. 5 %) wird der Verschluss der Arterien durch entzündliche Erkrankungen, wie Thrombangiitis obliterans oder Takayasu-Arteriitis, verursacht (Karges u. Al Dahouk 2011).

Lokalisation: Je nach Lokalisation des Verschlusses können verschiedene Typen eingeteilt werden (Piper 2013):
- Untere Extremität:
  - Beckentyp (aortoiliakale Verschlüsse),
  - Oberschenkeltyp (femoropopliteale Verschlüsse),
  - Unterschenkeltyp (Verschlüsse unterhalb der A. poplitea),
  - auch Kombinationen möglich.
- Obere Extremität (etwa 10 %):
  - Schultergürteltyp (Subklavia- und Axillarisverschlüsse),
  - Oberarmtyp,
  - Unterarmtyp (Radialis- und Ulnarisverschluss),
  - digitaler Verschlusstyp.

Stadien: Die gängigste Einteilung für die pAVK im Bereich der unteren Extremität ist die Stadieneinteilung nach Fontaine (➤ Tab. 9.3.1) (Michels u. Schneider 2010).

Tab. 9.3.1 Stadieneinteilung nach Fontaine (Michels u. Schneider 2010).

Stadium	Leitsymptom	Maßnahmen
I	keine Symptome, Zufallsbefund	Meiden von Risikofaktoren, Intervalltraining
IIa	Claudicatio intermittens > 200 m Gehstrecke	Intervalltraining
IIb	Claudicatio intermittens < 200 m Gehstrecke	relative OP-Indikation

Stadium	Leitsymptom	Maßnahmen
III	Ruheschmerz	absolute OP-Indikation
IVa	Nekrose	
IVb	Entzündungsgangrän	

9.3.2.1.1 Klinischer Befund

Symptomatik:
Die Symptome sind sowohl vom Krankheitsstadium als auch von der Lokalisation abhängig, treten aber immer distal des Verschlusses auf (Michels u. Schneider 2010). Charakteristisches Symptom ist die Claudicatio intermittens, das zeitweilige Hinken. Hierbei ist der Patient schmerzbedingt gezwungen, nach einer bestimmten Gehstrecke stehen zu bleiben. Daher wird die Krankheit im Volksmund auch „Schaufensterkrankheit" genannt (Hinterseer u. Knez 2015).

- Beckentyp:
  - Ischämische Schmerzen im Gesäß- und Oberschenkelbereich,
  - Impotenz (Lériche-Syndrom).
- Oberschenkeltyp:
  - Ischämische Schmerzen in der Wadenmuskulatur,
  - Kältegefühl und Parästhesien in den Zehen.
- Unterschenkeltyp:
  - Belastungsschmerzen,
  - Parästhesien in Fuß und Zehen,
  - schlecht heilende Wunden oder Nekrosen.
- Verschlüsse der oberen Extremität:
  - Ischämische Schmerzen in Arm oder Hand, je nach Lokalisation (Piper 2013).

Diagnostik (Eckstein 2012):

- Klinisches Bild, Inspektion, Palpation und Auskultation (➤ 9.3.1),
- Obere Extremität: Faustschlussprobe (➤ 9.3.2.1.3),
- Untere Extremität: Gehstreckentest, Laufbandergometrie (➤ 2.4.2) und Ratschow-Lagerungsprobe (➤ 2.1.5.6),
- Dopplersonografie (➤ 2.4.15),
- Angiografie (oft als Magnetresonanzangiografie).

9.3.2.1.2 Therapie

(Lüdin 2009a)

- **Konservativ:**
  - In den Stadien I und II (➤ Tab. 9.3.1),
  - Vermeidung der Risikofaktoren (➤ Ätiologie),
  - konsequente Behandlung der Grunderkrankung,
  - Gehtraining (Anregung der Kollateralenbildung).
- **Medikamentös:**
  - In den Stadien I und II (➤ Tab. 9.3.1),
  - ASS oder Clopidogrel zur Vermeidung von Thrombenbildung.
- **Operativ:**
  - Ab Stadium IIb (➤ Tab. 9.3.1) (relative OP-Indikation).
  - Lumenerweiternde Verfahren, je nach Lokalisation und Ausmaß:
    - Perkutane transluminale Angioplastie (PTA),
    - Stenting,
    - Bypass,
    - Thrombendarteriektomie (TEA).
  - Im Stadium IV: teilweise Notwendigkeit einer Amputation.

9.3.2.1.3 Physiotherapie

Ziele

Aktivitäts- und Partizipationsebene (ICF) (Lawall et al. 2015):

- Stadium I–IV:
  - Reduktion von Risikofaktoren (➤ Ätiologie).
- Stadium II:
  - Verbesserung der Gehleistung,
  - Erhöhung der Mobilität,
  - Steigerung der Lebensqualität.
- Stadium III und IV:
  - Erhalt der Extremitäten,
  - Schmerzreduktion,
  - Erhalt der Lebensqualität.

Besonderheiten beim physiotherapeutischen Befund

Zusätzlich zum PT-Befund bei Gefäßerkrankungen (➤ 9.3.1) sollte der Th. bei Patienten mit pAVK folgende Informationen aufnehmen:

Struktur- und Funktionsebene (ICF):

- Anamnese:
  - Charakteristisch: Claudicatio intermittens (intermittierendes Hinken und Schmerzen) (Piper 2013).
- Inspektion:
  - Arterielle Arm- oder Beinzone (Heller 2010).
- Auskultation und Palpation:
  - Geräusche oder fehlender Puls distal des Verschlusses (Lüdin 2009a).
- Funktioneller Befund:
  - pAVK der oberen Extremität: Faustschlussprobe:
    - Streckung beider Arme nach oben,
    - Faustschluss und Öffnen (20 Wiederholungen),
    - anschließend: Kompression der Handgelenke und Faustschluss,
    - betroffene Seite: Stärkeres Erblassen, verzögerte reaktive Hyperämie nach Lösen der Kompression (Barreiro Cotón u. Schaps 2007).
- Ratschow-Lagerungsprobe (➤ 2.1.5.6).

Aktivitäts- und Partizipationsebene (ICF):

- Gehstreckentest:
  - Messen der Gehstrecke, die der Patient ohne Auftreten von Claudicatio-Beschwerden zurücklegen kann,
  - Durchführung auch auf dem Laufbandergometer möglich (Physio-Akademie 2006).

Cave

Bei Patienten mit einer Polyneuropathie (PNP), die u. a. durch Diabetes mellitus verursacht wird, kann das Schmerzempfinden gestört sein (Karges u. Al Dahouk 2011).

Physiotherapeutische Behandlung

Aktivitäts- und Partizipationsebene (ICF):

- Gehtraining (Evidenz ➤ Link am Kapitelende).

Je nach Befund und Stadium können folgende Maßnahmen ergänzend zum Einsatz kommen (Ebelt-Paprotny u. Preis 2012, Eckler et al. 2011, Göhring 2009, Mayer u. Siems 2011):

Struktur- und Funktionsebene (ICF):

- Patientenedukation (Mayrhofer 2017):

  - Warmhalten der Extremitäten. Dabei allerdings keine Wärme passiv zuführen, z. B. durch Wärmflaschen; Wärme regt den lokalen Stoffwechsel an und führt zu erhöhtem Sauerstoffbedarf,
  - Vermeiden von Kälte (Vasokonstriktion),
  - Tieflagerung,
  - Vermeiden von Kompression,
  - Verletzungsprophylaxe in minderdurchbluteten Areal, da gestörte Wundheilung.
- Reduktion der Risikofaktoren:
  - Gewichtsreduktion durch Bewegungstherapie,
  - Entspannungstherapie (➤ 3.3) zur Stressreduktion.
- Ratschow-Training:
  - Dreimal täglich,
  - drei Intervalle mit jeweils drei Minuten Pause,
  - Trainingsdosierung: Während der Übungsausführung die Zeit bis zum ischämischen Schmerz messen, von diesem Wert ein Drittel abziehen und das Ergebnis als Übungsparameter verwenden.
- Detonisierende Maßnahmen:
  - Massage (➤ 3.14),
  - Dehntechniken (➤ 3.5.7),
  - Vibrationen.
- Behandlung verkürzter Muskulatur:
  - Funktionsmassage (➤ 3.14.1.7.6),
  - Dehntechniken.
- Durchblutungsanregende Maßnahmen:
  - Bindegewebsmassage (➤ 3.14.2),
  - Bewegungsübungen,
  - Bürstungen,
  - Heiße Rolle (➤ 3.15.3.3) in den Bindegewebszonen (Anregung des vegetativen Nervensystems) (➤ 3.14.2.2).

Cave

Keine passiven durchblutungsanregenden Maßnahmen distal des Verschlusses.

- Maßnahmen im Stadium III:
  - Bindegewebsmassage und Heiße Rolle im Segment,
  - Tieflagerung zur Förderung des Blutstroms,
  - Erhalt der Körperwärme, z. B. Watteverband, Eskimoschuh,
  - Erhalt der Selbstständigkeit,
  - Pneumonieprophylaxe (➤ 3.1.2.1),
  - Erhalt der Gelenkfunktion durch aktive Krankengymnastik der nicht betroffenen Extremitäten.

9.3.2.2 Chronisch venöse Insuffizienz

Definition

Die **Chronisch venöse Insuffizienz (CVI)** bezeichnet Krankheitsbilder, bei denen der Rückfluss des venösen Bluts zum Herzen gestört ist. Neben der Varikosis zählt u. a. das postthrombotische Syndrom zur CVI (Michels u. Schneider 2010).

Die Störung des Rückflusses ist vor allem bedingt durch Obstruktion der tiefen Venen, Klappeninsuffizienzen tiefer und oberflächlicher Venen und Insuffizienzen der Venenpumpen (Schreiner 2014).

Ätiologie:
Bei der **primären Varikosis** liegt keine auslösende Ursache vor, jedoch besteht bei 75 % der Patienten eine erbliche Disposition. Begünstigend wirken folgende Faktoren (Barreiro Cotón u. Schaps 2007, Piper 2013):
- Vorwiegend stehende Tätigkeit im Beruf,
- Adipositas,
- Schwangerschaft,
- Einnahme von Kontrazeptiva,
- Anomalien des venösen Systems.

Die **sekundäre Varikosis** (5–10 % aller Varizen) entsteht infolge einer venösen Abflussbehinderung im tiefen Venensystem, z. B. durch (Schreiner 2014):
- Vorausgegangene Thrombose,
- primäre Klappeninsuffizienz (Klappenfehlfunktion),
- Venenkompression (selten).

Ein **postthrombotisches Syndrom** kann durch eine unvollständige Rekanalisation nach tiefer Beinvenenthrombose entstehen (Heller 2010).

Lokalisation:
- Stamm-/Seitenastvarizen (V. saphena magna und V. saphena parva),
- Perforansvarikose (Vv. perforantes),
- retikuläre Varizen (oberflächliche Venen, die ein Netz bilden, kein Krankheitswert),
- Besenreiser (feines Netz aus kleinsten Hautvenen, kein Krankheitswert) (Karges u. Al Dahouk 2011, Piper 2013).

Stadien:
Die Stadieneinteilung der CVI erfolgt nach Widmer in drei Stufen (➤ Tab. 9.3.2) (Eckstein u. Zimmermann 2010).

Tab. 9.3.2 Stadieneinteilung der CVI nach Widmer (Eckstein u. Zimmermann 2010).

Stadium	Symptomatik
I	Intermittierende Ödeme, kranzförmige dunkelblaue Venen am Fuß.
II	Bleibende Ödeme, bläuliches Hautkolorit, Pigmentstörungen (rotbraun, gelbbraun oder weißlich), Verschwielung im Bereich des Unterschenkels.
III	Ulcera cruris.

Eine andere Möglichkeit der Einteilung ist die **CEAP-Klassifikation** (C = clinical, E = etiological, A = anatomical, P = pathophysiological) (Porter u. Moneta 1995).

9.3.2.2.1 Klinischer Befund

Symptomatik (Lüdin 2009b, Schwahn-Schreiber 2016):
- Spannungs- und Schweregefühl in den Beinen,
- Ödeme (vorwiegend abends oder nach längerer Belastung),
- Schmerzen (nach längerem Stehen),
- Hautveränderungen, z. B. bräunliche Pigmentierung, Atrophie blanche, Hypodermitis,
- Ulcus cruris,
- Fibrosierung,
- arthrogenes Stauungssyndrom (zunehmende Versteifung des Sprunggelenks durch Fibrosierung).

Diagnostik:
- Inspektion (➤ 9.3.1),
- Palpation (➤ 9.3.1),
- Auskultation,

- Duplexsonografie zur Beurteilung des Venensystems.
- Zusätzlich:
  - Magnetresonanzphlebografie,
  - Plethysmografie (Messung der Volumenänderung),
  - AVP (ambulatory venous pressure) (Grommes 2012b).

9.3.2.2.2 Therapie

- **Konservativ** (Eckstein 2012, Karges u. Al Dahouk 2011):
  - Patientenedukation (➤ 9.3.2.2.3),
  - Kompression,
  - Sklerosierung (Verödung, die zur Obliteration und Fibrosierung der Varize führt).
- **Operativ** (ebd.):
  - Crossektomie (Ligatur und Durchtrennung der V. saphena magna und aller Seitenäste auf Höhe der Leiste),
  - Stripping der Stammvene,
  - Ligaturen, Thermoablation, Schaumverödung,
  - bei Ulcus cruris: Wundbehandlung mit Kompression, ggf. chirurgisches Debridement.

9.3.2.2.3 Physiotherapie

■ Ziele

Struktur- und Funktionsebene (ICF):

- Verbesserung des venösen Rückstroms,
- Verminderung bzw. Vermeidung von Ödembildung,
- Verbesserung der Kraftausdauer der Beinmuskulatur,
- Steigerung des Lymphabflusses,
- Verbesserung der Versorgung bei Ulcera und postthrombotischem Syndrom (Eidenberger 2017, Mayer u. Siems 2011).

Aktivitäts- und Partizipationsebene (ICF) (Eidenberger 2017):

- Steigerung der Lebensqualität,
- Erhalt, Verbesserung der ADL,
- Erhöhen der Compliance.

■ Besonderheiten beim physiotherapeutischer Befund

- Untersuchung im Stand (Lüdin 2009b),
- Untersuchung der Venen-Lymphzone (Ebelt-Paprotny u. Preis 2012),
- Abklärung der Mitbeteiligung des Lymphsystems (➤ 9.3.2.4).

■ Physiotherapeutische Behandlung

Struktur- und Funktionsebene (ICF):

- Patientenedukation:
  - Merksatz L-L-L-S-S-S: Lieber Laufen und Liegen, statt Stehen und Sitzen,
  - Aufklärung über Stellenwert der Kompression, den richtigen Umgang mit dem Kompressionsstrumpf (➤ 3.11.5.2) sowie die begleitende Hautpflege,
  - Hochlagern des betroffenen Beins,
  - Vermeiden von langem Stehen,
  - Vermeiden von Wärme, z. B. Bäder, Sonne,
  - Motivation zur Bewegung, v. a. Schwimmen,
  - Gewichtsreduktion.
  - Aufklärung über die Möglichkeiten und Grenzen der PT-Behandlung:
    - Linderung der Beschwerden, die durch venöse Stauung entstehen, möglich, z. B. durch Anregung/Kräftigung der Muskelpumpe und Beeinflussung des Gefäßmuskeltonus,
    - Beseitigen der Varizen durch PT nicht möglich.
  - Meiden von Übungen/Sportarten mit erhöhtem intraabdominellem Druck, um den Reflux aus der V. iliaca communis in die V. iliaca interna

nicht zu verstärken (Eckler et al. 2011, Eidenberger 2017, Karges u. Al Dahouk 2011, Michels u. Schneider 2010).
- Balneotherapie:
  - Kneippsche Güsse (➤ 3.15.3.1),
  - Unterwasserdruckstrahlmassagen (➤ 3.15.3.4.3).
- Bewegungsprogramme an Land oder im Wasser (➤ 3.4).
- Physikalische Ödemtherapie (Komplexe Physikalische Entstauungstherapie) (➤ 3.11) (Schreiner 2014):
  - Kompressionstherapie (➤ 3.11.5.2, Evidenz ➤ Link am Kapitelende),
  - MLD (➤ 3.11.5.1),
  - Bewegungstherapie mit Kompression, z. B. Radfahren, Wandern, Gymnastik (Mayer u. Siems 2011),
  - Hautpflege.
- Rosskastanienextrakt.

Cave

Kompressionstherapie (➤ 3.11.5.2) ist bei dekompensierter Herzinsuffizienz (➤ 9.2.2.5) und pAVK (➤ 9.3.2.1) kontraindiziert (Karges u. Al Dahouk 2011).

Aktivitäts- und Partizipationsebene (ICF):
- ADL-Training.

■ **Behandlung von Ulcera**
- Kompression,
- begleitend: Ultraschall (➤ 3.16.2).

Evidenz-/Bewertungslage der Therapiemethoden: ➤ Link am Kapitelende.

9.3.2.3 Phlebothrombose

Definition

Die **Phlebothrombose** bezeichnet einen akuten Verschluss der tiefen Becken- und Beinvenen (98 %), der sowohl komplett als auch inkomplett sein kann (Barreiro Cotón u. Schaps 2007).

Ätiologie: Die wichtigsten ursächlichen Faktoren werden als **Virchow-Trias** zusammengefasst:
- Veränderte Viskosität aufgrund von veränderter Blutzusammensetzung,
- Verletzungen der Gefäßwand,
- Veränderungen in der Blutströmung (Heller 2010).

Zusätzlich gibt es weitere Risikofaktoren, z. B.
- Nikotinabusus,
- vorausgegangene Venenthrombose (Risiko 30-fach erhöht),
- kardiovaskuläre Erkrankungen,
- Immobilisierung,
- hormonelle Verhütung,
- Schwangerschaft,
- Übergewicht,
- Thrombophilie (Eckstein u. Zimmermann 2010, Hinterseer u. Knez 2015); Lokalisation: In 50 % der Fälle ist die V. femoralis betroffen (Hinterseer u. Knez 2015).

9.3.2.3.1 Klinischer Befund

Symptomatik (Clemens 2016, Piper 2013):
- Schwellung,
- Ödeme,

- Übererwärmung, Rötung,
- Glanzhaut,
- Pratt-Warnvenen (Kollateralen an der Schienbeinvorderkante),
- Zyanose,
- Schmerzen,
- Spannungsgefühl,
- Krampfneigung,
- positive Thrombosedruckpunkte,
- auch unvollständige oder nur geringe Ausprägung der Symptome möglich. Eine typische Trias aus Schmerz, Rötung und Schwellung tritt nur bei etwa 10 % der Patienten auf.

Bei etwa 14 % der Patienten kommt es initial zur Lungenembolie.

Diagnostik (Clemens 2016, Grommes 2012b):
- Klinisches Bild,
- positive Thrombosedruckpunkte,
- Kompressionssonografie,
- ggf. MR- und CT-Phlebografie,
- positiver Nachweis von D-Dimer.

9.3.2.3.2 Therapie

- **Medikamentös** (Lüdin 2009b):
  - Antikoagulation, z. B. Heparin, Marcumar.
- **Konservativ** (ebd.):
  - Grundsatz: Der mobile Patient bleibt mobil,
  - Kompressionsstrümpfe (➤ 3.11.5.2).
- **Operativ** (ebd.):
  - Thrombolyse,
  - Thrombektomie,
  - perkutane transluminale Angioplastie,
  - Stent.

9.3.2.3.3 Physiotherapie

■ **Ziele**

Struktur- und Funktionsebene (ICF):
- Mobilisierung und Anregung der Muskelpumpe,
- Entstauung,
- Verhinderung des postthrombotischen Syndroms,
- Verminderung des Schweregrades (Eckler et al. 2011, S2-Leitlinie der DGA u. AWMF 2015).

Aktivitäts- und Partizipationsebene (ICF):
- Steigerung der Lebensqualität,
- Erhalt, Verbesserung der ADL.

■ **Besonderheiten beim physiotherapeutischen Befund**
- Schmerzhafte Venendruckpunkte (➤ Abb. 9.3.2) (Heller 2010).

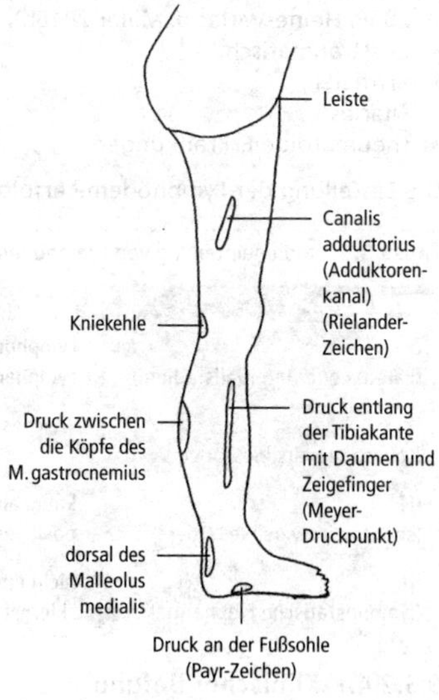

Abb. 9.3.2 Venendruckpunkte (Heller 2010).

■ **Physiotherapeutische Behandlung**

Struktur- und Funktionsebene (ICF):
- Frühzeitige Mobilisierung, z. B. Gehtraining, Übungsprogramme,
- Kompressionstherapie mit elastischen Kniestrümpfen (Druck: 20–40 mmHg).

Aktivitäts- und Partizipationsebene (ICF):
- ADL-Training.

Evidenz-/Bewertungslage der Therapiemethoden: ➤Link am Kapitelende.

9.3.2.4 Lymphödeme

Definition

Lymphödeme sind Flüssigkeitsakkumulationen im subkutanen Gewebe, die zu Schwellungen führen (Karges u. Al Dahouk 2011).

Ätiologie: Primäre Lymphödeme sind die Folge einer embryonalen Entwicklungsstörung des Lymphsystems, ca. 97–99 % der primären Lymphödeme sind durch Spontanmutationen bedingt. Sie treten vorwiegend in Form einer Hypoplasie (90 %), seltener in Form einer Aplasie von Lymphgefäßen oder -knoten auf.

Einteilung der primären Lymphödeme (Heine-Varias u. Miller 2016a):
- Lymphoedema congenitum (liegt bei Geburt vor),
- Lymphoedema praecox (Erkrkankungsbeginn < 30. LJ),
- Lymphoedema tardum (Erkrankungsbeginn ≥ 30. LJ).

Die Ursachen für die Entstehung von **sekundären Lymphödemen** sind multifaktoriell, z. B.:
- im Rahmen von malignen Erkrankungen bzw. nach Malignombehandlung,
- Infektionen (Erysipel, Tuberkulose, Herpes simplex),
- chronisch entzündliche Erkrankungen (Enteritis regionalis Crohn ➤ 9.4.4.1),
- iatrogene Ursachen (Strahlentherapie, Operationen) (Czaika u. Gussmann 2006, Heine-Varias u. Miller 2016b),
- posttraumatisch,
- artifiziell,
- Filariasis,
- rheumatoide Erkrankungen.

Die Einteilung der Lymphödeme erfolgt nach Schweregraden (➤ Tab. 9.3.3).

Tab. 9.3.3 Stadieneinteilung von Lymphödemen (Clemens 2016).

Stadium	Symptomatik
0 (Latenz- oder Intervallstadium)	Lymphgefäßsystem noch suffizient, aber bestehende Lymphangiopathie, keine Symptome
I (spontan reversibles Ödem)	weiches, eindrückbares Ödem
II (spontan irreversibles Ödem)	kaum eindrückbares Ödem, zunehmende Fibrosierung, positives Stemmer-Zeichen, Hautveränderungen
III (lymphostatische Elephantiasis)	nicht eindrückbare, sehr starke Schwellung, Fibrosklerose, Hautveränderungen

9.3.2.4.1 Klinischer Befund

Symptomatik (Barreiro Cotón u. Schaps 2007, Földi u. Földi 2010, Piper 2013):
- Spannungsgefühl, Brennen,
- vertiefte Hautfalten im Gelenkbereich,

- Lymphzysten,
- Erysipel (sowohl Auslöser als auch typische Komplikation),
- Einschränkung der Beweglichkeit.
- Untere Extremität:
  - Säulenartige Schwellung,
  - Verwischen der Knöchelkontur,
  - Kastenzehen,
  - „Lymphsee" im Bereich des Vorfußes,
  - evtl. Mykosen in den Zehenzwischenräumen.
- Positives Stemmer-Zeichen (➤ 9.3.2.4.3) je nach Lokalisation des Ödems an Fingern oder Zehen.
- Hautveränderungen:
  - Pachydermie (Verdickung der Haut),
  - Papillomatose (Anhebung der dermalen Papillarkörper),
  - Hyperkeratose (übermäßige Verhornung),
  - Stauungsdermatitis.
- Schwellung:
  - Zu Beginn teigig-weich,
  - im fortgeschrittenen Stadium: Derb, nicht eindrückbar.
- Lipolymphödeme:
  - Freier Fußrücken,
  - Dysbalance zwischen betroffenen, geschwollenen Extremitäten und unauffälligem Rumpf,
  - Schmerzhaftigkeit bei Kompression des Ödems.
- Sekundäre Lymphödeme:
  - I. d. R. proximaler Beginn,
  - Fortschreiten nach distal.
- Primäre Lymphödeme: I. d. R. distaler Beginn, in 95 % der Fälle ist die untere Extremität betroffen.

Diagnostik: Die Diagnosestellung erfolgt durch das klinische Bild. Bei Bedarf kann zusätzlich eine indirekte Lymphangiografie oder Lymphszintigrafie durchgeführt werden (Eckstein 2012).

9.3.2.4.2 Therapie

- **Konservativ** (Eckstein u. Zimmermann 2010, Piper 2013):
  - Physikalische Ödemtherapie (Komplexe Physikalische Entstauungstherapie) (➤ 3.11),
  - Vorbeugung von Pilz- und Streptokokkeninfektionen.
- **Operativ** (ebd.):
  - In Einzelfällen operative Verlegung von Lymphbahnen,
  - Exzision des Subkutangewebes bei Elephantiasis,
  - evtl. Liposuktion bei Lipolymphödemen.

9.3.2.4.3 Physiotherapie

■ **Ziele**

Struktur- und Funktionsebene (ICF) (S2k-Leitlinie der GDL u. AWMF 2017):
- Idealziel: Normalisierung bzw. Verbesserung des Lymphtransports,
- in der Praxis: Zurückführen in minderschwere Stadien, Linderung der Beschwerden,
- Prävention von Fibrosierung,
- Erhalt und Verbesserung der Gelenkfunktion (Wirksamkeit der Muskel- und Gelenkpumpe).

Aktivitäts- und Partizipationsebene (ICF):
- Verbesserung von Lebensqualität (S2k-Leitlinie der GDL u. AWMF 2017),
- Erhalt der Arbeits- und Erwerbsfähigkeit,
- Vorbeugung von Pflegebedürftigkeit.

9

■ **Besonderheiten beim physiotherapeutischen Befund**

Struktur- und Funktionsebene (ICF):

- Stemmer-Zeichen (Stemmer 1976):
  - Teil der Basisdiagnostik bei Lymphödemen (trotz kontroverser Diskussionen, da falsch negative Ergebnisse möglich sind),
  - positives Stemmer-Zeichen: nur schwer oder nicht abhebbare Hautfalte an Zehen- oder Fingerrücken.
- Dellentest (pitting edema) (Ure 2013, Weissleder u. Schuchhardt 2006):
  - Besteht das Ödem v. a. aus Flüssigkeitsansammlungen, verursacht Druck auf das Ödem eine bleibende sichtbare Delle.
  - Ist das Ödem durch Eiweißeinlagerung verändert, erzeugt Druck auf das Ödem keine Delle,
  - evtl. Wasserverdrängungsmethode (Bringezu 2014).

■ **Physiotherapeutische Behandlung**

Struktur- und Funktionsebene (ICF):

- Patientenedukation:
  - Hautpflege,
  - Kompression,
  - Verhaltenshinweise (GDL u. AWMF 2017).
- Physikalische Ödemtherapie (Komplexe Physikalische Entstauungstherapie, KPE) (➤ 3.11):
  - MLD (➤ 3.11.5.1),
  - Kompressionstherapie (➤ 3.11.5.2),
  - Bewegungstherapie,
  - Hautpflege (International Society of Lymphology 2013, Lasinski 2013).

Evidenz-/Bewertungslage der Therapiemethoden: ➤Link am Kapitelende.

9.3.3 Evidenz-/Bewertungslage

Um größtmögliche Aktualität in der Print- und Online-Version zu gewährleisten, stehen Informationen zu aktuell vorliegenden Studien im Online-Zusatzmaterial (➤ QR-Code) zur Verfügung.

Evidenzangaben

Literatur

9.4 Erkrankungen des Gastrointestinaltrakts

9.4.1 Physiotherapeutischer Befund

Susanne Klotz

■ **Anamnese**
In der Anamnese (➤ 2.1.2) wird der Patient möglichst umfassend zu seiner Situation befragt. Die wichtigsten zu erfragenden Informationen bei Erkrankungen des Gastrointestinaltrakts (GIT) werden im Folgenden aufgelistet (Göhring 2009, Mayer u. Siems 2011, Neßelmann u. Schaps 2007):
- Krankheitsgeschichte,
- Schmerzanamnese (➤ 2.1.2.4),
- Stuhlgewohnheiten (z. B. Frequenz, Konsistenz, Beckenstellung),
- Veränderungen von Stuhlgewohnheiten/Stuhlgang:
  - Obstipation, Durchfall (mit/ohne Blut),
  - Meteorismus, Flatulenz,
  - Steatorrhö, Teerstuhl.
- Frühere Bauch-OP,
- Ernährungs- und Bewegungsgewohnheiten,
- Laxanziengebrauch,
- psychosomatische Faktoren (z. B. Disstress, Angst),
- extraintestinale Manifestationen.

■ **Inspektion**
Mithilfe der Inspektion (➤ 2.1.3) nimmt der Th. alle sichtbaren Veränderungen am Körper des Patienten auf. Bei Erkrankungen des GITs sollte besonders auf folgende Strukturen geachtet werden (Göhring 2009, Mayer u. Siems 2011, Neßelmann u. Schaps 2007):
- Inspektion des gesamten Körpers, **Cave:** Auf extraintestinale Manifestationen achten, z. B. Gelenke, Augen, Haut.
- Körperhaltung,
- Atmung (z. B. abdominal),
- Bindegewebe: Darmzonen (Obstipations- und Durchfallzonen) (➤ 3.14.2),
- vorangegangene OPs (Hinweis auf Adhäsionen).

■ **Palpation**
Während der Palpation (➤ 2.1.4.1) nimmt der Th. alle tastbaren Veränderungen am Körper des Patienten wahr. Zu diesen zählen bei Erkrankungen des GITs v. a. (Göhring 2009, Mayer u. Siems 2011, Neßelmann u. Schaps 2007):
- Abdominelle Palpation:
  - Dünn- und Dickdarmschlingen sind normalerweise nicht palpabel,
  - Palpation bei Kotfüllung, Spastik, Entzündung (Wandschwellung) möglich.
- Auskultation:
  - Physiologische Peristaltik erzeugt alle 5–10 s gurgelnde Geräusche,
  - Anregung durch Druck mit dem Stethoskop.
- Perkussion:
  - Luftgehalt des Darms,
  - je mehr Luft im Darm, desto hochfrequenter der Klopfschall.
- Muskulatur (Tonus, Abwehrspannung):
  - Bauchmuskulatur,
  - Beckenbodenmuskulatur,
  - Hüft- und Gesäßmuskulatur.

■ **Funktioneller Befund** (Eidenberger 2015):
- Beweglichkeit von LWS, ISG, Beckenring,
- Verkürzung der Muskulatur.

9

9.4.2 Reizkolon

Susanne Klotz

Definition

Reizkolon (auch Reizdarmsyndrom, Colon irritabile oder Irritable Bowel Syndrome, IBS) bezeichnet eine funktionelle Darmstörung, von der etwa 20–30 % der Bevölkerung betroffen sind. Frauen leiden doppelt so häufig wie Männer unter dieser Erkrankung. Die Diagnose wird i. d. R. als Ausschlussdiagnose gestellt. Klinisch sind eine verminderte Schmerzschwelle auf Dehnungsreize, erhöhte Motorik im Sigma, vermehrter Gasreflux in den Magen sowie eine pathologische Transitzeit kennzeichnend (Karges u. Al Dahouk 2011).

Klassifikation (Mertens u. Steffens 2010):
- IBS-C: constipation (21 %), Obstipation dominierend (≥ 25 % der Stuhlgänge),
- IBS-D: diarrhea (31 %), Durchfall dominierend (≥ 25 % der Stuhlgänge),
- IBS-M: mixed (27 %), Obstipation und Durchfall im Wechsel (jeweils ≥ 25 %),
- IBS-U: unsubtyped (21 %), keine der genannten Kriterien trifft zu.

Ätiologie: Beim Reizkolon liegen keine strukturellen oder biochemischen Veränderungen vor. Die Störung zählt zu den psychosomatischen Krankheitsbildern (➤ 15.3). Die Symptomatik kann durch eine exzessive Reizung der vegetativ-parasympathischen Bahnen erklärt werden (Neßelmann u. Schaps 2007).

9.4.2.1 Klinischer Befund

Symptomatik (Piper 2013):
- Obstipation und/oder Durchfall,
- Blähgefühl,
- Stuhldrang,
- Gefühl der unvollständigen Entleerung,
- keine Beschwerden während der Nachtruhe,
- Schmerzen und Missempfindungen im Bauchraum,
- häufig begleitende Allgemeinsymptome, z. B.
  - Kopf- oder Rückenschmerzen,
  - Abgeschlagenheit,
  - Schlafstörungen,
  - prämenstruelle Beschwerden.
- Rom-III-Kriterien (Konsensus-Kriterien zur Diagnose von funktionellen Störungen des GIT) (Rome Foundation 2006) erfüllt, wenn:
  - Auftreten abdominaler Schmerzen und Beschwerden in den letzten drei Monaten für mind. drei Tage im Monat,
  - Beginn der Symptomatik liegt mind. sechs Monate zurück,
  - mind. zwei der folgenden drei Kriterien treffen zu:
    - Nachlassen mit Defäkation,
    - Beginn mit Änderung der Stuhlfrequenz,
    - Beginn mit Änderung der Stuhlform.

Diagnostik (Mertens u. Steffens 2010):
- Anamnese (➤ 9.4.1): Abfragen der Rom-III-Kriterien (s. o.),
- körperliche Untersuchung:
  - Abklärung organischer Befunde, z. B. Abdomensonografie (➤ 2.4.15), H_2-Atemtest, gynäkologische Untersuchung (➤ 11.3), Gastroskopie, Ileokoloskopie,
- evtl. Labordiagnostik (➤ 2.4.13), mikrobiologische Stuhluntersuchung.

9.4.2.2 Therapie

- **Konservativ:**
  - Aufklärung über Harmlosigkeit der Beschwerden,
  - spontane Besserung oder Verschwinden der Beschwerden in etwa 50 % der Fälle,
  - bestimmte Ernährungsgewohnheiten wirken symptomlindernd:
    - wenig blähende Ballaststoffe,
    - faserreiche Kost,
    - ausreichend Flüssigkeit,
    - Führen eines Essenstagebuchs kann helfen, beschwerdenauslösende Nahrungsmittel zu identifizieren,
    - auf geringen Fettkonsum achten,
    - regelmäßige Mahlzeiten,
  - evtl. Psychotherapie und/oder Entspannungstherapie (➤ 3.3) (Hahn-Schmidt 2015, Piper 2013).
- **Medikamentös:**
  - Möglichst Verzicht auf Laxanzien,
  - bei Bedarf temporär Spasmolytika oder Antidiarrhoika,
  - evtl. Einsatz von Psychopharmaka (ebd.).

9

9.4.2.3 Physiotherapie

■ **Ziele**

Funktions- und Strukturebene (ICF) (Brands et al. 2011, Mayer u. Siems 2011):
- Schmerz-/Symptomlinderung,
- Einfluss auf psychische Begleiterscheinungen (z. B. Angst),
- Stabilisierung des vegetativen NS.

Aktivitäts- und Partizipationsebene (ICF) (ebd.):
- Verbesserung der Lebensqualität.

■ **Besonderheiten beim physiotherapeutischen Befund**
- Kontrolle von Tenderpoints (➤ 3.9.1.7.2) zum Ausschluss von Fibromyalgie (➤ 7.6) (Mayer u. Siems 2011),
- Fragebogen zur Symptomstärke: Irritable Bowel Severity Scoring System (Betz et al. 2013, Francis et al. 1997),
- Fragebogen zur Lebensqualität: Irritable Bowel Syndrome Quality of Life Instrument (IBS-QOL) (Patrick et al. 1998),
- häufig muskuloskelettale Befunde im unteren Rumpf und im Bereich der Oberschenkel (Eidenberger 2015).

■ **Physiotherapeutische Behandlung**

Aktivitäts- und Partizipationsebene (ICF):
- Bewegungstherapie,
- Yoga (➤ 3.3.3),
- Entspannungsverfahren:
  - PMR (➤ 3.3.2.5),
  - AT (➤ 3.3.2.1),
- Elektrotherapie:
  - TENS (➤ 3.16.1.2.8) mit Vakuum-Elektroden abdominal und paravertebral,
- evtl. Physikalische Maßnahmen zur Sympathikusdämpfung, z. B. Heiße Rolle im WS-Segment, Kneipp'sche Güsse, Wärmeanwendung (Eidenberger 2015),
- bei Obstipation: ➤ 9.4.3.1.3.

Evidenz-/Bewertungslage der Therapiemethoden: ➤ 9.4.6 Link am Kapitelende.

9.4.3 Anorektale Dysfunktion

Susanne Klotz

Definition

Anorektale Dysfunktion bezeichnet die Unfähigkeit,
- das Rektum normal zu entleeren (Obstipation) oder
- den Darminhalt (Stuhl und Gas) zu halten (anale Inkontinenz) (Goeschen u. Papa Petros 2009).

9.4.3.1 Obstipation

Definition

Eine **chronische Obstipation** liegt vor, wenn unbefriedigende Stuhlentleerung über einen Zeitraum von mind. drei Monaten bestehen und mind. zwei der folgenden Leitsymptome vorliegen:
- Starkes Pressen,
- klumpiger oder harter Stuhl,
- subjektiv unvollständige Entleerung,
- subjektive Obstruktion,
- Notwendigkeit manueller Manöver zur Erleichterung der Defäkation,
- weniger als drei Stuhlgänge pro Woche (S2k-Leitlinie DGNM u. DGVS 2013).

9

Ätiologie: Obstipation ist keine Erkrankung. Es ist ein Symptom, das vielfältige Ursachen haben kann (Piper 2013, Toermer et al. 2016):
- Ernährung (faserstoffarm),
- Elektrolytstörungen (z. B. Hypokaliämie),
- „habituell", v. a. bei älteren Patienten,
- situativ (z. B. Reiseobstipation),
- Schwangerschaft,
- Immobilität,
- funktionelle Störungen (z. B. Reizkolon ➤ 9.4.2),
- gastrointestinale Erkrankungen (z. B. Divertikel, Kolonkarzinom),
- neurologische Erkrankungen (z. B. Parkinson-Syndrom ➤ 8.4.8.1),
- psychische Störungen (z. B. Anorexia nervosa ➤ 15.3.2.4.1),
- endokrine und Stoffwechselstörungen (z. B. Diabetes mellitus ➤ 9.5),
- Medikamente (z. B. Antidepressiva).

9.4.3.1.1 Klinischer Befund

Symptomatik (Karges u. Al Dahouk 2011):
- Kologene Obstipation (slow transit):
  - Verlängerte Passagezeit,
  - Völlegefühl,
  - Meteorismus ohne spontanen Stuhldrang.
- Anorektale Obstipation (outlet obstruction):
  - Ständiger Stuhldrang ohne vollständige Entleerung,
  - Auslösen des Stuhldrangs durch Sphinkterkontraktion beim Einsatz der Bauchpresse.

Diagnostik (Piper 2013):
- Ausschluss einer Grunderkrankung,
- digital-rektale Untersuchung (DRU),
- Koloskopie,
- Proktoskopie,
- Röntgenaufnahme (➤ 2.4.14) mit röntgendichten Pellets (Markertest),
- anorektale Manometrie (zum Nachweis der Sphinkterspastik).

9.4.3.1.2 Therapie

Konservativ (Karges u. Al Dahouk 2011):
- Therapie der Grunderkrankung (wenn möglich),
- Patientenedukation:
  - Abgewöhnen von problematischen Stuhlgewohnheiten (z. B. Unterdrückung des Defäkationsreizes).
- Ernährung:
  - Keine obstipierenden Lebensmittel,
  - ballaststoffreiche Ernährung,
  - ausreichend Flüssigkeitsaufnahme.
- Bewegung,
- nur kurzfristig Laxanzien (z. B. Leinsamen, Bitter-/Glaubersalz, Lactulose),
- evtl. manuelle Entleerung der Rektumampulle.

9.4.3.1.3 Physiotherapie

■ **Ziele**

Struktur- und Funktionsebene (ICF) (Göhring 2009, McClurg et al. 2011):
- Symptomlinderung:
  - Erhöhung der Stuhlfrequenz,
  - Schmerzlinderung.
- Minderung der Begleiterscheinungen,
- Detonisieren der Muskulatur.

Aktivitäts- und Partizipationsebene (ICF) (ebd.):
- Verbesserung der Lebensqualität.

■ **Besonderheiten beim physiotherapeutischen Befund**
- Bindegewebe: Darmzone (Obstipationszone ➤ 3.14.2) (Göhring 2009),
- Beurteilung der Defäkationshaltung (Henscher 2012).

■ **Physiotherapeutische Behandlung**

Struktur- und Funktionsebene (ICF), Aktivitäts- und Partizipationsebene (ICF):
- Patientenedukation:
  - Ballaststoffreiche Ernährung,
  - tägliche Trinkmenge von 1,5–2 Litern,
  - Vermeiden körperlicher Inaktivität,
  - keine Unterdrückung des Stuhldrangs.
- Optimierung der Stuhlgewohnheiten, Einüben der korrekten Defäkationshaltung,
- Massagetechniken (➤ 3.14.3),
- Bewegungstherapie, körperliche Aktivität,
- naturheilkundliche Behandlungsoptionen bei Obstipation und anorektalem Prolaps (➤ 9.4.7).

Evidenz-/Bewertungslage der Therapiemethoden: ➤ 9.4.6 Link am Kapitelende.

9.4.3.2 Anale Inkontinenz

Eine anale Inkontinenz liegt vor, wenn der Verlust der Kontrolle über die Stuhlentleerung in ungewolltem Stuhl- und/oder Gasabgang resultiert (Rohde 2007).

Klassifikation: Browning und Parks (1983) unterscheiden drei Schweregrade:
- Inkontinenz bei Gas, aber Kontinenz bei flüssigem und festem Stuhl,
- Inkontinenz bei Gas und flüssigem Stuhl,
- Inkontinenz bei Gas, flüssigem und festem Stuhl.

Ätiologie: Durch das komplexe Zusammenspiel mehrerer Systeme (Nervensystem, GIT, muskuloskelettales System, Sphinkterkomplex) kann eine Stuhlinkontinenz Folge vielfältiger Risikofaktoren sein. Der Auslöser kann auch lange Zeit vor dem Beginn der Symptomatik liegen (Hetzer 2012). Folgende Ursachen sind bekannt (Zeuzem u. Rösch 2013):

- Kongenitale Ursachen, z. B. Anomalien, Spina bifida, Hirschsprung-Krankheit (kongenitales Megakolon),
- myoplastische Ursachen, z. B. Dermatomyositis,
- neurologische Ursachen, z. B. Rückenmarksverletzungen, Multiple Sklerose (➤ 8.4.1.2), autonome Neuropathie,
- gastrointestinale Ursachen, z. B. chronisch-entzündliche Darmerkrankungen (➤ 9.4.4),
- neoplastische Ursachen (Anal-, Rektumkarzinom),
- Traumata, z. B. Geburtstrauma bei vaginaler Entbindung, Pfählungsverletzungen,
- iatrogene Ursachen, z. B. operative Eingriffe, Bestrahlungstherapie,
- Beckenbodeninsuffizienz, Senkungsbeschwerden, Rektumprolaps,
- funktionelle Ursachen, z. B. idiopathisch, Laxantienabusus.

9

9.4.3.2.1 Klinischer Befund

Symptomatik (Rohde 2007):

- Ungewollter Verlust von Darminhalt mit/ohne Wahrnehmung des Stuhldrangs,
- Stuhlschmieren,
- begleitende psychische Symptome:
  - Angst,
  - Depression,
  - Verminderung der Lebensqualität.
- Veränderung des Sozialverhaltens durch Inkontinenz (➤ 13.1.2).

Diagnostik (Winkler et al. 2011):

- Anamnese (➤ 9.4.1): Angaben zu Inkontinenz, Stuhltagebuch,
- Klinisches Bild,
- Digital-rektale Untersuchung,
- Proktoskopie, Rektoskopie, Koloileoskopie,
- Endosonografie,
- Defäkografie,
- funktionelles MRT,
- evtl. Manometrie,
- evtl. neurophysiologische Untersuchungen (Sphinkter-EMG, Messung der Pudendusleitgeschwindigkeit),
- evtl. gynäkologische Untersuchung.

9.4.3.2.2 Therapie

- **Konservativ** (Probst et al. 2010):
  - Therapie der Grunderkrankung,
  - Optimierung der Stuhlgewohnheiten, Toilettentraining,
  - Anpassung der Ernährungsgewohnheiten,
  - Analtampons, Vorlagen,
  - Klysmen, Irrigatoren (bei Bedarf),
  - PT (➤ 9.4.3.2.3).
- **Medikamentös** (ebd.):
  - Loperamid, Diphenoxylat/Atropin (Verlangsamung der Darmpassage, vermehrte Flüssigkeitsresorption).
- **Operativ** (ebd.):
  - Schließmuskelrekonstruktion,
  - Schließmuskelersatzplastik (Grazilisplastik, artificial bowel sphincter),
  - Raffung der Muskulatur zum Aufbau eines muskulären Widerlagers bei neurogener Inkontinenz (postanal repair, anteriore Levatorenplastik, total pelvic floor repair),

- sakrale Nervenstimulation,
- bei Rektumprolaps: Resektionsrektopexie, Mukosaresektion nach Rehn-Delorme, Rektosigmoidresektion nach Altemeier.

9.4.3.2.3 Physiotherapie

■ **Ziele**

Funktions- und Strukturebene (ICF) (Henscher 2012, Mayer u. Siems 2011):
- Optimierung der Stuhlgewohnheiten (geformter Stuhl, entleertes Rektum),
- Kräftigung des Beckenbodens,
- Vermeidung von hohem intraabdominalem Druck.

Aktivitäts- und Partizipationsebene (ICF) (ebd.):
- Erlernen von Verhaltensstrategien,
- Erhalt/Verbesserung der Alltagsfähigkeit,
- Verbesserung der Lebensqualität.

■ **Besonderheiten beim physiotherapeutischen Befund**
- Externe und interne Palpation, Inspektion zur Beurteilung von Strukturen des Beckenbodens und Stellung der Beckenorgane (Brown 2012),
- Beurteilung des Muskelstatus des Beckenbodens nach dem PERFECT-Schema (Laycock u. Jerwood 2001):
  - **P**ower: Beurteilung der Kraft anhand einer Skala von 0 (keine Kontraktion) bis 5 (Kontraktion gegen Widerstand möglich).
  - **E**ndurance: Beurteilung der Ausdauerkraft, submaximale Kontraktionen von 60–80 % der Maximalkraft, maximal 10 s halten, Anzahl an Sekunden zählen.
  - **R**epetitions: Maximal 10 Wiederholungen der Ausdauerkraft mit 4 s Pause, Anzahl an Wiederholungen zählen.
  - **F**ast contractions: Maximal 10 schnelle Kontraktionen mit Maximalkraft, Anzahl an Wiederholungen zählen.
  - **E**very **C**ontraction **T**imed: Jede Kontraktion soll gezählt und die Ergebnisse dokumentiert werden.
- Simulierter Entleerungsversuch in RL und Sitz (in RL: Bessere Beurteilbarkeit der Entspannung des Beckenbodens und des Sphinkters möglich), Beurteilung der Defäkationshaltung (Brown 2012),
- Fragebogen zur Symptomstärke: St. Mark's Incontinence Score (SMIS) (Vaizey et al. 1999),
- Fragebogen zur Lebensqualität bei Analinkontinenz (FLQAI) (Ahnis et al. 2012).

■ **Physiotherapeutische Behandlung**

Funktions- und Strukturebene (ICF) (Berghmans u. Bols 2015, Brown 2012, Henscher 2006, Pucciani 2007):
- Patientenedukation:
  - Regelmäßige Defäkation: Im Idealfall morgens, damit das Rektum tagsüber leer ist.
  - Ernährung:
    - Kaffee verstärkt Kolonmotilität,
    - blähende Speisen und kohlensäurehaltige Getränke erhöhen Stuhlfrequenz und vermindern Stuhlkonsistenz,
    - hilfreich können in Maßen stuhlverhärtende Speisen, wie Bananen, Reis und Kartoffeln sein.
- Beckenbodentraining (➤ 11.6.4) inkl. Übungen zur Propriozeption, Koordination, Kraftsteigerung, Ausdauersteigerung, Entspannung der Muskulatur sowie Kokontraktion der Bauchmuskulatur,
- Biofeedback (➤ 2.4.12),
- Elektrostimulation:
  - Intensität: 5–35 mA,

  - Frequenz: 35–50 Hz,
  - Impulsdauer: 0,5–5 ms.
- Ballontechniken:
  - Willentliche Kontraktion des Beckenbodens bei rektaler Dilatation,
  - Verbesserung der rektalen Compliance durch Steigerung des Ballonvolumens,
  - Ballon als Widerstandsgerät.
- Manuelle Techniken,
- Bindegewebsmassage(➤ 3.14.2),
- evtl. Heiße Rolle (➤ 3.15.3.3) nach Befund.

Aktivitäts- und Partizipationsebene (ICF) (ebd.):
- Patientenedukation,
- Beckenbodentraining in alltäglichen Belastungssituationen,
- Verhaltensstrategien.

Evidenz-/Bewertungslage der Therapiemethoden: ➤ 9.4.6 Link am Kapitelende.

9.4.4 Entzündliche Darmerkrankungen

Susanne Klotz

9.4.4.1 Enteritis regionalis Crohn

Definition

Enteritis regionalis Crohn (auch Morbus Crohn) ist eine chronisch entzündliche Darmerkrankung, die prinzipiell in allen Abschnitten des Verdauungstrakts vorkommen kann. Die häufigsten Manifestationen sind im terminalen Ileum und im Kolon. Von hier aus kann sich die Erkrankung diskontinuierlich ausbreiten mit dazwischen liegenden unauffälligen Darmabschnitten (engl. skip lesions). Die Krankheit tritt v. a. bei jungen Erwachsenen auf und betrifft alle Wandschichten (transmural), wodurch Stenosen und Fisteln entstehen können (Lüdin u. Zünd 2009, Zeuzem u. Rösch 2013).

Ätiologie: Die Ursache für die Entstehung der Enteritis regionalis Crohn ist bisher unbekannt, als Risikofaktoren gelten:
- Genetische Disposition,
- psychische Faktoren,
- Autoimmunreaktionen gegen Nahrungsbestandteile (Hölscher u. Hölscher 2010).

9.4.4.1.1 Klinischer Befund

Symptome (Hölscher u. Hölscher 2012, Mertens u. Steffens 2010):
- Verlauf in Schüben,
- Trias:
  - Schmerzen: periumbilikal und im rechten Unterbauch (Pseudoappendizitis),
  - Durchfall (ohne Blut),
  - reduzierter Allgemeinzustand.
- Gewichtsverlust,
- Malnutrition,
- Kachexie,
- Anämie,
- Fieber,
- anorektale Fistelbildung, Abszesse, Blutungen,
- extraintestinale Manifestationen:
  - Haut, Augen, Gelenke, Harnwege, Gallenblase, Leber,

  - z. B. Spondylitis ankylosans (➤ 7.5), periphere Arthritis, Erythema nodosum, Iridozyklitis.

Diagnostik (Piper 2013):
- Hinweis auf Erkrankung:
  - Trias (➤ Symptomatik).
- Sicherung der Diagnose durch:
  - Röntgenkontrastaufnahme („Pflastersteinrelief" aufgrund Ulzera und ödematöser Schleimhaut),
  - Ileoskopie mit Biopsie.
- Zusätzlich:
  - Laboruntersuchung: Nachweis von Antikörpern, v. a. Anti-Saccharomycescerevisiae-Antikörpern (ASCA) und Entzündungsparametern.

9.4.4.1.2 Therapie

- **Medikamentös** (Tjaden et al. 2011):
  - Akuter Schub:
    - Glukokortikoide (Budesonid),
    - 5-Aminosalicylsäure (5-ASA),
    - Immunsuppressiva (Azathioprin, 6-Mercaptopurin).
  - Chronisch-aktive Enteritis regionalis Crohn:
    - Immunsuppressiva (z. B. Azathioprin, 6-Mercaptopurin, Methotrexat, TNF-α-Antikörper Infliximab),
    - Remissionserhalt durch Immunsuppressiva, 5-ASA oder Steroide.
- **Konservativ** (ebd.):
  - Bei Rauchern: Rauchstopp ist die effektivste Therapie,
  - Ausgleich der Malnutrition durch Diät und Substitution.
- **Operativ** (ebd.):
  - Sparsame Resektion,
  - nur bei Versagen der konservativen Therapie und/oder Komplikationen (z. B. Stenosen, Fisteln, Sepsis),
  - keine Heilung der Erkrankung durch OP möglich.

9.4.4.2 Colitis ulcerosa

Definition

Colitis ulcerosa ist eine entzündliche Darmerkrankung, die im Rektum beginnt und sich von distal nach proximal ausbreitet. Ein Befall des gesamten Dickdarms wird als Pankolitis bezeichnet. In 10–13 % der Fälle kommt es zur Mitbeteiligung des terminalen Ileums (Backwash-Ileitis). Betroffen sind ausschließlich Mukosa und Submukosa. Neben dem gehäuften Auftreten im jungen Erwachsenenalter (20.–30. LJ) gibt es einen zweiten Erkrankungsgipfel zwischen dem 60.–70. LJ (Braun et al. 2011).

Ätiologie: Analog zu der Enteritis regionalis Crohn (➤ 9.4.4.1) ist die Ursache der Colitis ulcerosa unbekannt. Als gesichert gilt die genetische Disposition, andere Risikofaktoren, wie autoimmunologische Prozesse (Nachweis von Antikörpern im Serum) werden derzeit diskutiert. Auffällig ist, dass Raucher seltener betroffen sind als Nichtraucher (Piper 2013).

9.4.4.2.1 Klinischer Befund

Symptomatik (Germer u. Thalheimer 2012):
- **Leitsymptom:** Blutiger Durchfall (Hämatochezie) mit erhöhter Stuhlfrequenz,
- Tenesmen (krampfartige Bauchschmerzen),
- vermehrter Stuhldrang,
- Gefühl der unvollständigen Entleerung,

- Fieber,
- extraintestinale Manifestation, z. B. Arthralgien, Spondylitis ankylosans (➤ 7.5), Chole- und Nephrolithiasis, Osteoporose (➤ 4.1.3.3.9).

Komplikationen (ebd.):
- Toxisches Megakolon:
  - Komplikation eines schweren Schubs,
  - Paralyse des Dickdarms mit Dilatation,
  - bakterielle Ansiedlung mit Sepsis.
  - **Cave:** Gilt als lebensbedrohender Notfall.
- Signifikante Erhöhung der Gefahr eines kolorektalen Karzinoms (➤ 10.3.5.2).

Diagnostik (Neßelmann u. Schaps 2007):
- Ileoskopie mit Biopsie,
- zusätzlich:
  - Röntgenkontrastaufnahme (fehlende Schleimhautfalten, Haustrenverlust),
  - Laboruntersuchung: Nachweis von Antikörpern (v. a. pANCA und Entzündungsparametern).

9

9.4.4.2.2 Therapie

- **Medikamentös** (Mertens u. Steffens 2010):
  - Akuter Schub:
    - 5-ASA oder Budesonid,
    - bei hoher Entzündungsaktivität: Systemische Steroide (Prednisolon), Immunsuppressiva (Cyclosporin) oder Infliximab.
  - Chronisch-aktiver Verlauf:
    - Remissionserhalt durch Azathioprin und 6-Mercaptopurin.
- **Operativ** (ebd.):
  - Bei akuten Indikationen, z. B. fulminante Verläufe, Blutungen, toxisches Megakolon (➤ 9.4.4.2.1),
  - elektive OP: Colitis ulcerosa ist durch Proktokolektomie heilbar.

9.4.4.3 Physiotherapie

■ **Ziele**

Struktur- und Funktionsebene (ICF) (Chan et al. 2013):
- Symptomlinderung der intra- und extraintestinalen Beschwerden,
- Prävention des Verlusts an Knochenmineralien,
- Therapie der extraintestinalen Manifestationen.

Aktivitäts- und Partizipationsebene (ICF) (ebd.):
- Verbesserung der allgemeinen Ausdauer,
- Reduktion des Stresslevels,
- Verbesserung der Lebensqualität.

■ **Besonderheiten beim physiotherapeutischen Befund**
- Extraintestinale Manifestationen (Neßelmann u. Schaps 2007),
- Inflammatory Bowel Disease Questionnaire (IBDQ) (Guyatt et al. 1989),
- Crohn's Disease Activity Index (CDAI) (Best et al. 1976).

■ **Physiotherapeutische Behandlung**

Aktivitäts- und Partizipationsebene (ICF):
- Bewegungstherapie,
- Entspannungstherapie (➤ 3.3).

Evidenz-/Bewertungslage der Therapiemethoden: ➤ 9.4.6 Link am Kapitelende.

9.4.5 Viszerale Chirurgie

Susanne Klotz

Einteilung der viszeral-chirurgischen Eingriffe (von Trotha 2012):

- Entsprechend der Dringlichkeit des Eingriffs:
  - Notfall (z. B. penetrierendes Abdominaltrauma),
  - dringlich (z. B. Dickdarmileus),
  - elektiv (z. B. Cholezystektomie).
- Nach therapeutischen Aspekten:
  - Absolut (z. B. Gastrektomie bei kurativ entfernbarem Magenkarzinom ➤ 10.3.5.1),
  - relativ (z. B. Cholelithiasis),
  - kosmetisch (z. B. Narbenkorrekturen),
  - prophylaktisch (z. B. Entfernung von Präkanzerosen),
  - palliativ (z. B. Entero-entero-Umgehungsanastomosen).

9.4.5.1 Klinischer Befund

Präoperative Diagnostik und Maßnahmen (Lüdin u. Zünd 2009):

- Abschätzen des intraoperativen Risikos vor der OP, z. B. ASA-Klassifikation (Klassifikation der American Society of Anaesthesiologist zur Abschätzung des perioperativen Risikos), Kranofsky-Index, POSSUM-Score (Physiological and Operative Severity Score for the enUmeration of Mortality and Morbidity),
- Antibiotikaprophylaxe (Cephalosporine) während der OP,
- Sicherstellung der Thromboseprophylaxe (➤ 3.1.2.2):
  - Medikamentös (Heparine ➤ 1.6.2),
  - durch PT (Frühmobilisierung, Kompressionsstrümpfe ➤ 3.11.5.2, ➤ 4.9.9).

Postoperative Diagnostik und Maßnahmen (ebd.):

- Adäquate Schmerztherapie,
- Bilanzierung des Flüssigkeitsumsatzes (Aufnahme und Abgabe) des Patienten,
- Ausgleich außerordentlicher Verluste (z. B. durch Blutungen, Erbrechen, Durchfall, Fieber),
- Ernährung:
  - Möglichst frühzeitig oral,
  - nur bei Kontraindikationen: Enteral oder parenteral.
- Bei Bildung einer Anastomose:
  - Durchführung und Dokumentation der ersten Kontrolle der Anastomose bereits intraoperativ,
  - postoperativ ggf. Kontrolle der Anastomose durch Röntgenkontrastaufnahme.
- Sonden, Katheter, Drainagen:
  - Indikation je nach Eingriff, verschiedene Sonden (z. B. Magensonde), Katheter (z. B. Blasenkatheter oder Drainagen mit/ohne Sog).

9.4.5.2 Operation

■ Lagerung während der Operation

Die Lagerung ist so zu wählen, dass der Zugang zum Patienten sowohl für den Operateur (OP-Feld) als auch für den Anästhesisten (Nasen-Rachen-Raum und ein Arm) gewährleistet ist und Lagerungsschäden und Hypothermie verhindert werden (Feußner et al. 2012).

Typische Lagerungen (ebd.):

- RL, evtl. mit Überstreckung des Abdominalbereichs,
- Steinschnittlage (RL mit angewinkelten und abgespreizten Beinen),
- BL, Heidelberger Lage (BL mit angewinkelten Beinen).

9

■ **Zugänge während der Operation**

- Laparotomie (Siewert et al. 2010):
  - Medianer Längsschnitt:
    - In der Linea alba mit Linksumschneidung des Nabels,
    - gute Übersicht über die Bauchhöhle,
    - im Bedarfsfall Erweiterung bis zum Xiphoid oder zur Symphyse möglich.
    - **Cave:** Durch Zugwirkung Gefahr von Narbenhernien.
  - Querer Bauchschnitt:
    - Postoperativ geringerer Schmerz,
    - kosmetischer Aspekt,
    - T-förmige Erweiterung für bessere Übersicht möglich.
  - Kostoumbilikalschnitt rechts:
    - Entlang der Hautspaltlinien (Kosmetik),
    - günstig für die Innervation der Bauchmuskeln,
    - Indikation: Gallenwegschirurgie.
  - Inguinalschnitt:
    - Zwischen Symphyse und SIAS,
    - Indikation: Leistenhernien-OP.
- Laparoskopie (ebd.):
  - Periumbilikale Inzision zur Anlage eines Pneumoperitoneums:
    - Einleitung von CO_2 in den Bauchraum zur besseren Übersicht,
    - Inzisionen für die Trokare je nach OP.

9.4.5.3 Physiotherapie

■ **Ziele**

Struktur- und Funktionsebene (ICF) (Bartels 2012, Fresenius u. Trinkle 2016):

- Schmerzlinderung,
- Aktivierung des Herz-Kreislaufsystems und der Körperwahrnehmung,
- allgemeine Muskelkräftigung,
- Unterstützung der Atemfunktion und Pneumonieprophylaxe (Verbesserung der Ventilation, Sekretmobilisierung) (➤ 3.1.2.1),
- Prophylaxe von Sekundärschäden durch frühzeitige Vertikalisierung.

Aktivitäts- und Partizipationsebene (ICF) (ebd.):

- Wiederherstellung der Selbstständigkeit.

■ **Besonderheiten beim physiotherapeutischen Befund**

Struktur- und Funktionsebene (ICF) (Fresenius u. Trinkle 2016, Nitz u. Hourigan 2009):

- Haupt-(OP-Indikation) und Nebendiagnosen,
- Datum und Verlauf der OP,
- Wundheilungsverlauf,
- Narbe,
- Schmerzanamnese,
- Medikamentenanamnese,
- Atmung,
- Herz-Kreislauf,
- Zugänge, Drainagen.

■ **Physiotherapeutische Behandlung**

Struktur- und Funktionsebene (ICF) (Nessizius 2017):

- Präoperative PT:
  - Edukation,
  - Erlernen von Transfers, Atem- und Hustentechniken.
- Postoperative PT:
  - Bewegungstherapie,
  - Atmungstherapie (➤ 3.2) (Grams et al. 2012, Thomas u. McIntosh 1994):

  - wunden-/narbenschonende Hustentechniken,
  - Zwerchfellatmung,
  - vertiefte Atemzüge,
  - Kräftigung und Schulung der Atmungsfunktion,
  - Abbau des Einsatzes von Atemhilfsmuskulatur,
  - Einsatz von Anreiz-Spirometern (z. B. Triflo®, Mediflow®).
- Frühzeitige Mobilisierung (Bartels 2012):
  - Positiver Einfluss auf das pulmonale System,
  - Dekubitusprophylaxe (➤ 3.1.3),
  - Thromboseprophylaxe (➤ 3.1.2.2).
- Lagerung (Atemerleichterung, Aktivierung des Herz-Kreislaufsystems).

Evidenz-/Bewertungslage der Therapiemethoden: ➤ 9.4.6 Link am Kapitelende.

9.4.6 Evidenz-/Bewertungslage

Um größtmögliche Aktualität in der Print- und Online-Version zu gewährleisten, stehen Informationen zu aktuell vorliegenden Studien im Online-Zusatzmaterial (➤ QR-Code) zur Verfügung.

Evidenzangaben

Literatur

9.4.7 Naturheilkunde bei Obstipationszuständen und anorektalem Prolaps

Anke Görgner

Bei Patienten mit funktionellen Störungen oder leichter Inkontinenz (Stadium I–II) ist es das Ziel, den Beckenboden (➤ 11.1.3) durch umstimmende, ausleitende Verfahren zur Reduzierung der Beckenfülle (Plethora abdominalis) zu entlasten.
Plethorische Zustände im kleinen Becken werden durch bestimmte Lebensweisen (z. B. langes Sitzen, mangelnde Bewegung, ungeeignete Nahrungsmittel und Getränke) begünstigt. Eine entsprechende Änderung der Lebensweise kann die Beckenfülle positiv beeinflussen. Die Therapie basiert auf den fünf Grundsäulen der Naturheilkunde: Bewegungs-, Ernährungs-, Phyto-, Ordnungs- und Hydrotherapie (BEPOH) (➤ 9.4.7.2).

Hydrotherapeutische Verfahren (➤ 3.15.3) zur Entlastung des Beckenbodens zielen auf Hyperämisierung chronisch kalter Regionen, z. B. bei chronischem Kaltfuß, Lenden- oder Oberschenkelkälte mit Minderdurchblutung von Haut und Bindegewebe. In der Anamnese (➤ 2.1.2) ist es wichtig, gezielt nach diesen Kaltzuständen (Leerezonen oder Aplethora) zu fragen. Selten äußern Patienten diese Probleme von sich aus, da z. B. kalte Füße ein Dauerzustand sind.
Chronische Kälte im Fuß- und Unterschenkelbereich geht immer mit Vasokonstriktion einher. Gemäß der Dastre-Morat-Regel kommt es in einem entfernten

Strömungsgebiet zur Vasodilatation mit verstärkter Durchblutung. Folge dieser reflektorischen Reizübermittlung ist eine Kongestion (Blutandrang).
In Abhängigkeit von der Konstitution des Patienten kommt die Kongestion in folgenden Bereichen vor:

- Kopf-Hals-Bereich (z. B. Rachenkatarrh),
- Magen-Darm-Bereich (z. B. Darmkatarrh),
- Harnblase (rezidivierende Zystitis ➤ 13.1.1) mit Stauung im kleinen Becken.

Im kleinen Becken verursachen erweiterte Endstrombahnen und die zunehmende Erhöhung des kapillaren Drucks eine Verlangsamung des venösen Rückflusses mit Überlastung des Pfortadersystems.
Diese Reaktionen können durch gezielten Einsatz von hydrotherapeutischen und thermischen Maßnahmen (➤ 3.15) umgekehrt werden. Durch ein temperaturansteigendes Schiele-Teilbad (Fuß- oder Sitzbad) wird eine Hyperämisierung der Füße und Unterschenkel erreicht, durch welche die Stauungen im kleinen Becken aufgelöst und umgeleitet werden. Mechanische Reize können diese Wirkung verstärken, z. B. durch ein Kuhne-Reibesitzbad, bei welchem der Patient im temperaturansteigenden oder warmen Sitz- oder Halbbad sitzt. Mit einer Bürste werden die, sich im Wasser befindlichen, Hautareale kreisförmig gebürstet. Dabei ist auf die Arndt-Schulz-Regel (➤ Box) und den folgenden Grundsatz zu achten: Je größer das behandelte Hautareal, je wärmer das Wasser und je stärker der mechanische Druck beim Bürsten ist, desto stärker ist der Reiz.

9

Arndt-Schulz-Regel: Kleine Reize regen an, mittlere Reize kräftigen, große Reize schaden.
Das Finden der optimalen Reizstärke für den Patienten ist eine verantwortungsvolle Aufgabe für den Th., da sie individuell sehr verschieden sein kann.

9.4.7.1 Klassifikation

Bei der Wahl der therapeutischen Methode (➤ 9.4.7.2) muss die Art der Erkrankung nach Konstitutionsmerkmalen berücksichtigt werden. In der Naturheilkunde werden sthenische, asthenische Erkrankungen und Mischformen unterschieden. Die Merkmale dieser Erkrankungsformen werden in ➤ Tab. 9.4.1 im Überblick dargestellt.

Tab. 9.4.1 Merkmale sthenischer und asthenischer Erkrankungen im Überblick.

Merkmale	Sthenische Erkrankung	Asthenische Erkrankung
Grundtonus von Bindegewebe, Muskeln und Haut	• Zu heiß, • zu trocken, • zu straff.	• Zu kalt, • zu feucht, • zu schlaff.
Stuhlkonsistenz	• Häufig dünnflüssig, • Wechsel zwischen Obstipation und Durchfall.	• Fest, kugelig, • kein Durchfall.
Anus (Sphinktertonus)	Analer Juckreiz, Stechen, Brennen, Dranggefühl.	Prolaps (➤ 9.4.7.1.2), Lähmung, Hämorrhoiden.
Rektum (Tonus)	Tenesmen, Koliken.	Atonie, Drang nach unten.
Blase (Tonus)	Blasenkrämpfe.	Blasenlähmung, Harninkontinenz (➤ 11.6.3).
Füße, Beine	Heiß, Wadenkrämpfe.	Chronisch kalt, Ödeme, Varizen.

9.4.7.1.1 Obstipation

Einer Obstipation (➤ 9.4.3.1) kann sowohl eine sthenische als auch eine asthenische Erkrankung oder eine Mischform zugrunde liegen. Die Merkmale und Therapiemöglichkeiten sowohl der sthenischen als auch der asthenischen Obstipation sind in ➤ Tab. 9.4.1 und ➤ Tab. 9.4.2 zusammengefasst.

9.4.7.1.2 Anorektaler Prolaps

Bei dem anorektalen Prolaps handelt es sich vornehmlich um eine asthenische Erkrankung.
Typisch sind folgende Begleitsymptome:

- Lähmungen,
- Schwäche des Bindegewebes,
- Ausfluss,
- blasse kalte Haut mit Ödemeinlagerungen,
- schlaffe Muskulatur.

Die Therapie des anorektalen Prolaps erfolgt entsprechend der asthenischen Erkrankung (➤ Tab. 9.4.1, ➤ Tab. 9.4.2).

9.4.7.2 Therapie

Die Therapie basiert auf der Behandlung mit entgegengesetzten Mitteln. Folgende Übersichtstabelle dient zur Veranschaulichung der Zusammenhänge (➤ Tab. 9.4.2).

Tab. 9.4.2 Therapie sthenischer und asthenischer Erkrankungen im Überblick.

Therapie	Sthenische Erkrankung	Asthenische Erkrankung
Prinzip	• Sedativ, • schwächend, • antispasmodisch, • ableitend.	• Tonisierend, • roborierend, • abhärtend, • straffend.
Bewegungstherapie	• Keine Aktivierung der Muskulatur, • Wahrnehmungsübungen für den Beckenboden (➤ 11.6.4.2), • Atmungstherapie (➤ 3.2), • Entspannungstechniken (➤ 3.3).	• Aktivierung und Kräftigung der Muskulatur, • Straffung des Beckenbodens, • Motivation zur Leistungssteigerung, • lautes Sprechen, Singen, Tanzen, Gruppenarbeit.
Ernährungstherapie	• Kühlende Nahrungsmittel (Resolventien = Lösungsmittel), z. B. Obst, Gemüse, Zitrusfrüchte, eiweißarme Speisen, • milde beruhigende Gewürze, • keine alkoholhaltigen Getränke.	• Erhitzende Nahrungsmittel (Roborantien = Stärkungsmittel), z. B. Fleisch, Espresso, Eier, • reichliche Verwendung von Gewürzen, bevorzugt scharf, bitter, herb, • alkoholhaltige Bitterkräutertinkturen.
Phytotherapie	Krampflösende, entzündungshemmende, beruhigende Heilpflanzen, bevorzugt Ätherisch-Öl-Drogen (z. B. Kamille, Melisse, Fenchel, Pfefferminze, Lavendel).	Anregende, tonisierende Bitterstoffdrogen (Amara): • Amara tonica (reine Bittermittel), z. B. Enzian, • Amara aromatica, z. B. Wermut, Schafgarbe, • Amara acria, z. B. Pfeffer, Ingwer.

Therapie	Sthenische Erkrankung	Asthenische Erkrankung
Ordnungs-therapie	Wiederherstellung des Grundrhythmus des Lebens mit Aktivierung der Trophophase (Erholungsphase, Entspannung, Aktivierung des Parasympathikus) und Reduktion der Ergophase (Arbeitsphase, Anspannung, Aktivierung des Sympathikus) durch bewusste Entspannung.	Wiederherstellung des Grundrhythmus des Lebens mit Aktivierung der Ergophase und Reduktion der Trophophase durch Motivation.
Hydro-therapie (➤ 3.15.3)	• Warm, • wechselwarm mit kurzem Kaltanteil, • temperaturabsteigend, • Nachruhe im trockenen Wickel, • feuchte Wärme, z. B. Heusack, Dampfkompresse, Moor, Pelose, Fango.	• Kalt, • wechselwarm mit starken Temperaturunterschieden, • verlängerter Kaltanteil, • Nachruhe im kalten Wickel, • kurze reine Kaltanwendung, z. B. kaltes Tauchsitzbad.

9.4.7.3 Evidenz-/Bewertungslage

Um größtmögliche Aktualität in der Print- und Online-Version zu gewährleisten, stehen Informationen zu aktuell vorliegenden Studien im Online-Zusatzmaterial (➤ QR-Code) zur Verfügung.

Evidenzangaben

Literatur und weiterführende Literatur

9.5 Kohlenhydratstoffwechselstörung – Diabetes mellitus

Dietmar Blohm, Katja von Boetticher

Es gibt zahlreiche Stoffwechselerkrankungen, z. B. Störungen des Kohlenhydrat-, Fett-, Eiweiß- oder Mineralstoffwechsels. Vor dem Hintergrund der Häufigkeit und Relevanz für die PT wird im Folgenden die Kohlenhydratstoffwechselstörung Diabetes mellitus umfassend beschrieben.

Diabetes mellitus ist die Sammelbezeichnung für eine heterogene Gruppe von Erkrankungen des Kohlenhydratstoffwechsels, bei denen unter dem Einfluss verschiedener genetischer und Umweltfaktoren eine chronische Erhöhung des Blutzuckerspiegels (Hyperglykämie) kennzeichnend ist. Ursache ist eine gestörte Insulinsekretion und/oder -wirkung (absoluter oder relativer Insulinmangel). Durch die chronische Hyperglykämie können Blutgefäße beschädigt werden und infolgedessen weitere Langzeitschäden resultieren (American Diabetes Association [ADA] 2021, Harreiter u. Roden 2019, Nauck et al. 2020). Typische Folgeerkankungen sind z. B. Funktionsstörungen der Augen, Nieren, des Herz-Kreislaufsystems und der Nerven (Haak et al. 2020, Harreiter u. Roden 2019, Nauck et al. 2020) (➤ 9.5.2.1.2). Diabetes mellitus wird in vier Krankheitsformen unterteilt (ADA 2021, Haak et al. 2020):

- Diabetes mellitus Typ 1: Beta-Zell-Zerstörung der Bauchspeicheldrüse mit absolutem Insulinmangel, Subform: idiopathisch,
- Diabetes mellitus Typ 2: Insulinresistenz mit zunächst relativem Insulinmangel,
- Gestationsdiabetes (Schwangerschaftsdiabetes): Störung der Glukosetoleranz während der Schwangerschaft,
- andere spezifische Diabetestypen sekundär zu anderen Grunderkrankungen, medikamenteninduziert oder nach Organtransplantation (sog. Posttransplantationsdiabetes).

In diesem Kapitel werden ausschließlich Diabetes mellitus Typ 1 und Typ 2 beschrieben.

Diabetes mellitus Typ 1 ist gekennzeichnet durch eine gestörte Insulinsekretion der insulinproduzierenden Beta-Zellen in den Langerhans-Inseln der Bauchspeicheldrüse, die zum Insulinmangel führt.
Aktuell wird zwischen einer immunologisch vermittelten und einer idiopathischen Form des Diabetes melltius Typ 1 unterschieden (ADA 2021, Deutsche Diabetes Gesellschaft [DDG] 2018). Bei der immunologischen Form kommt es infolge einer zellulär vermittelten Autoimmunreaktion zur Zerstörung der Beta-Zellen und nachfolgend zum absoluten Insulinmangel. Die Diagnosestellung erfolgt durch den Nachweis von spezifischen Autoantikörpern. Betroffene haben ein erhöhtes Risiko weitere Autoimmunerkrankungen zu entwickeln (z. B. Multiple Sklerose) (DDG 2018).
Die idiopathische Form kennzeichnet sich durch einen permanenten Insulinmangel und die Neigung zu wiederholten Ketoazidosen (➤ 9.5.2.1.1). Bei dieser Form sind keine spezifischen Autoantikörper nachweisbar. Sie kommt nur selten vor und ist erblich bedingt (ADA 2021, Haak et al. 2020).
Die Manifestation tritt vorzugsweise bei jüngeren Personen auf, ist jedoch auch im späteren Lebensalter möglich (ADA 2021, DDG 2018). Bislang sind keine gesicherten Maßnahmen zur Primärprävention bekannt. Daher gilt es, Akut- und Spätkomplikationen zu vermeiden bzw. vorzubeugen. Die Erkrankung erfordert eine lebenslange Substitutionstherapie mit Insulin (DDG 2018, Rami-Merhar et al. 2019).
Unter die Definition des Diabetes mellitus Typ 1 fällt auch der latente autoimmune Diabetes bei Erwachsenen (engl. latent autoimmune diabetes in adults, LADA), der durch das Auftreten im Erwachsenenalter und den langsameren Verlust der Insulinsekretion charakterisiert ist (ADA 2021, DDG 2018).

Bei **Diabetes mellitus Typ 2** besteht eine gestörte Insulinwirkung (Insulinresistenz) in Verbindung mit einem zunächst relativen Insulinmangel. Durch die Insulinresistenz wird anfänglich die Insulinsekretion kompensatorisch gesteigert, um den Mehrbedarf an Insulin zu decken. Im Verlauf der Erkrankung kann der Funktionsverlust der Beta-Zellen fortschreiten und letztlich den Komenpsationsmechanismus erschöpfen. Der Diabetes mellitus Typ 2 ist eine Zivilisationserkrankung, die in der (häufig vorliegenden) Kombination mit Adipositas, arterieller Hypertonie und Fettstoffwechselstörungen auch als **metabolisches Syndrom** bezeichnet wird (ADA 2021, Harreiter u. Roden 2019, Nauck et al. 2020). Als Hauptursache gelten lebensstilbedingte Faktoren wie Bewegungsmangel, eine hyperkalorische und fettreiche Ernährung sowie genetische Disposition. Das Erkrankungsrisiko nimmt mit dem Lebensalter, Übergewicht und Bewegungsarmut zu (ADA 2021, Harreiter u. Roden 2019).

Im Gegensatz zum Diabetes mellitus Typ 1 ist beim Typ 2 sowohl eine Prävention als auch teilweise oder völlige Reversion möglich (Taylor et al. 2019). In zunehmendem Maße erkranken auch Kinder und Jugendliche an Diabetes mellitus Typ 2 (Dabelea 2018).

9.5.1 Physiotherapeutischer Befund

Anamnese

Bei Patienten mit Diabetes mellitus sollte der Th. während der Anamnese (➤ 2.1.2) folgende Informationen erfragen (Hansen et al. 2013, Michel et al. 2008):

- Dauer und Einstellung des Diabetes mellitus (Blutkontrolle, HbA1c-Wert, Antidiabetika, Insulin),
- Medikamente (Diuretika, Beta-Blocker, ACE-Hemmer, ASS, Lipidsenker) (➤ 1.6, ➤ 2.1.2.3),
- diabetische Folgekomplikationen (➤ 9.5.2.1.2),
- Begleiterkrankungen (z. B. Hyperlipidämie, arterielle Hypertonie ➤ 9.2.2.6),
- Lebensgewohnheiten (z. B. körperliche Aktivität, Alkohol- und Nikotinkonsum),
- Einschränkungen in den ADLs.

Inspektion

Während der Inspektion (➤ 2.1.3) sollte v. a. auf Veränderungen an den folgenden körperlichen Strukturen geachtet werden:

- Hautfarbe,
- trophische Störungen,
- Blasen,
- Schrunden,
- Wunden,
- subkutane Einblutungen,
- Anzeichen für bakterielle Infektionen und/oder Mykosen der Haut,
- Ulzera,
- diabetische Fußdeformitäten (➤ 9.5.2.1.2).

Palpation

Die Palpation (➤ 2.1.4.1) beinhaltet die Erfassung aller tastbaren Veränderungen. Bei Patienten mit Diabetes mellitus sollte besonderer Wert auf das Palpieren der Haut und des peripheren Pulses am Fuß gelegt werden:

- Hauttemperatur,
- Hautturgor,
- peripherer Pulsstatus im Seitenvergleich (A. tibialis posterior, A. dorsalis pedis) (➤ Abb. 9.3.1).

Periphere neurologische Untersuchung

- Beurteilung der Oberflächensensibilität (➤ 8.2.2.4.3): Schmerz-, Berührungs-, Temperatur- und Druckempfinden,
- Muskeleigenreflexe der unteren Extremität (Patellar- und Achillessehnenreflex).

Funktioneller Befund

Für den funktionellen Befund (➤ 2.1.5) bei Patienten mit Diabetes mellitus können verschiedene Tests und Assessments herangezogen werden (➤ Tab. 9.5.1).

Tab. 9.5.1 Messungen und Assessments zur funktionellen Befunderhebung bei Patienten mit Diabetes mellitus.

Messung, Assessment	Befund
Herzfrequenz	Normo-, Brady- oder Tachykardie (➤ 9.2.2.5)
Blutdruck	Normo-, Hypo- oder Hypertonie (➤ Tab. 9.2.3)
Herzfrequenz und Blutdruck	Erfassung einer autonomen Neuropathie
Knöchel-Arm-Index (engl. ankle-brachial index)	Erfassung einer pAVK (➤ 9.3.2.1)
Physical Performance Test	Beurteilung der Funktionsfähigkeit bez. ADLs
Physical Activity Readiness Questionnaire	Erhebung des Gesundheitszustands, Erfassung von Anomalien vor Aufnahme eines Bewegungs-/Trainingsprogramms
Foot and Ankle Ability Measure	Beurteilung der Funktionsfähigkeit bei diabetischen Fußstörungen
Douleur Neuropathique 4 Questionnaire	Erfassung neuropathischer Schmerzen
Handgriffdynamometrie	Einschätzung der globalen Muskelkraft
Timed up and go-Test (TUG) (➤ 16.2.1)	Mobilitätstest, Erfassung des Sturzrisikos (angepasste Cut-off-Werte)
6-Minuten-Gehtest (6MGT) (➤ 3.7.7.8.2)	Beurteilung der körperlichen Leistungsfähigkeit, Ausdauerleistungsfähigkeit
Pedometer	Erfassung des Grads der körperlichen Aktivität
Body-Mass-Index (BMI) (➤ 15.3.2.4) und Bauchumfang	Erfassung des Gewichtsstatus

9.5.2 Klinischer Befund

9.5.2.1 Symptomatik

Es können unterschiedliche Krankheitszeichen auftreten, z. B.

- starkes Durst- und Hungergefühl (Polydipsie und Polyphagie),
- vermehrter Harndrang (Polyurie),
- Gewichtsverlust,
- eingeschränkte Leistungsfähigkeit bzw. Müdigkeit,
- vermehrte Infektanfälligkeit,
- schlecht heilende Wunden, Hautinfektionen.

Beim Diabetes mellitus Typ 1 setzen diese i. d. R. akut ein. Patienten mit Diabetes mellitus Typ 2 haben ebenfalls diese Symptome, jedoch treten sie dezenter und schleichender auf. Aus diesem Grund bleibt der Diabetes mellitus Typ 2 häufig lange unbemerkt, sodass z. T. erst Spätkomplikationen (➤ 9.5.2.1.2) zur Diagnosestellung führen (Beise et al. 2009, Henke-Luedecke u. Prinz 2012, Nauck et al. 2020).

Im Verlauf der Erkrankungen treten bei 30–70 % der Patienten pathologische Hautveränderungen auf. Sie sind v. a. bei einer Neumanifestation des Diabetes mellitus erste Anzeichen einer diabetischen Stoffwechsellage. Daneben treten bakterielle und Pilzinfektionen der Haut häufig auf. Auch die medikamentöse und Insulintherapie können Hautreaktionen auslösen (Jecht 2009,

Konstantinow 2016). Häufig mit Diabetes mellitus assoziierte Dermatosen sind in ➤ Tab. 9.5.2 aufgeführt.

Tab. 9.5.2 Häufige Dermatosen bei Patienten mit Diabetes mellitus (Hinnenburg 2011).

Klinisches Bild	Beispiele
Pigmentstörungen	Vitiligo (1), diabetische Dermopathie (2), gelbliche Verfärbung von Haut und Nägeln
Epidermale Differenzierungsstörungen	Akanthosis nigricans benigna (2)
Erytheme	Rubeosis diabetica
Blasen	Bullosis diabeticorum
Atrophie und Nekrobiose (Vorstufe der Nekrose)	Necrobiosis lipoidica (1), Granuloma anulare (2, ?)
Sklerosierung	Scleroedema, Cheiroarthropathie, diabetic thick skin syndrome
Ablagerungsdermatosen	Xanthome, Xanthelasmen, Calciphylaxie (2)
(1): assoziiert v. a. mit Diabetes mellitus Typ 1, (2): assoziiert v. a. mit Diabetes mellitus Typ 2, (?): Assoziation umstritten.	

9.5.2.1.1 Akutkomplikationen

Bei einem instabilen Blutzuckerstoffwechsel ist die Wahrscheinlichkeit von akuten Stoffwechselentgleisungen erhöht (Weissenberger 2013).

■ Hyperglykämische Stoffwechselentgleisungen

(Beise et al. 2009, Henke-Luedecke u. Prinz 2012, Kaser et al. 2019)

Diabetische Ketoazidose:

- Auftreten typisch bei Patienten mit Diabetes mellitus Typ 1.
- Ursachen:
  - Unterbrechen der Insulintherapie (➤ 9.5.3),
  - fehlerhafte Insulininjektion,
  - Verzicht auf Basalinsulin,
  - zu niedrige Insulindosis,
  - Erstmanifestation eines Diabetes mellitus Typ 1.
- Mechanismus: Fehlende Glukoseversorgung der Zellen durch Insulinmangel → Kompensation durch Generieren von Energie aus Fettzellen → Entstehung von Abfallprodukten (Ketonkörper) durch Fettverwertung → steigende Ketonkonzentration im Blut → Übersäuerung des Bluts.
- Symptome/Folgen:
  - Polyurie,
  - Durstgefühl,
  - trockene Mundhöhle,
  - Dehydratation,
  - Übelkeit,
  - Muskelkrämpfe,
  - vertiefte Atmung (Kussmaul-Atmung ➤ 3.2.2),
  - süßlich-fruchtiger Acetongeruch der Atemluft,
  - Hautrötung,
  - Schwäche,
  - Tachykardie,
  - Bewusstseinsstörung, bis zum diabetischen (ketoazidotischen) Koma.

Cave

Hyperglykämische Stoffwechselentgleisungen stellen einen medizinischen Notfall dar.

Hyperosmolares Syndrom:

- Auftreten typisch bei Patienten mit Diabetes mellitus Typ 2.
- Ursachen:
  - Unterbrechen der Insulintherapie (➤ 9.5.3),
  - fehlerhafte Insulininjektion,
  - zu niedrige Insulindosis,
  - zu langes Hinauszögern der erforderlichen Insulintherapie,
  - Erstmanifestation eines Diabetes mellitus Typ 2.
- Mechanismus:
  - Osmotisch bedingte Wasserausscheidung durch stark erhöhte Blutglukosekonzentration → Dehydrierung.
  - Es entsteht keine Ketoazidose (s. o.), da noch geringe körpereigene Insulinmengen ausgeschüttet werden, um die übermäßige Fettverwertung zu hemmen.
- Symptome/Folgen:
  - Polyurie,
  - Durstgefühl,
  - trockene Mundhöhle,
  - Dehydratation,
  - Übelkeit,
  - Muskelkrämpfe,
  - Schwäche,
  - Tachykardie,
  - Verwirrtheit,
  - Bewusstseinsstörung, bis zum diabetischen (hyperosmolaren) Koma.

Hypoglykämische Stoffwechselentgleisungen

(Beise et al. 2009, Henke-Luedecke u. Prinz 2012)

- Auftreten möglich bei Diabetes mellitus Typ 1 und 2.
- Ursachen:
  - Zu hohe Insulingabe (Diabetes mellitus Typ 1),
  - Überdosierung von oralen Antidiabetika (Diabetes mellitus Typ 2),
  - zu geringe Glukosezufuhr durch Auslassen von Mahlzeiten, sportliche Aktivität (➤ 9.5.4.2), Alkoholkonsum (Hemmung der Glukosefreisetzung aus der Leber).
- Symptome/Folgen:
  - Unruhe,
  - Zittern,
  - Kaltschweißigkeit,
  - Herzrasen,
  - Ängstlichkeit,
  - Aggressivität (adrenerge Reaktionen),
  - Gedankenflucht,
  - Wortfindungsstörungen,
  - Konzentrationsstörungen,
  - Verwirrtheit,
  - Doppelbilder,
  - Apathie (neuroglykopenische Reaktionen) bis hin zum hypoglykämischen Koma.

9

Cave

Schwere Hypoglykämien stellen einen medizinischen Notfall dar.
Nur milde Hypoglykämien können vom Patienten selbst durch die Zufuhr von schnell wirkenden Kohlenhydraten behoben werden.

Cave

Notfallmaßnahmen, wenn ein Patient mit bekanntem Diabetes mellitus unklare Bewusstseinsstörungen entwickelt:

- Durchführung eines Glukoseschnelltests (mit Teststreifen),
- alternativ im wachen Zustand:
  - Verabreichen von Glukose (Traubenzucker in Form von Plättchen oder Flüssigzucker, Limonade, Obstsaft),
  - aufgrund von Erfahrung bzw. Aufklärung über den Umgang mit leichten Hypoglykämien kann der Patient die Glukosezufuhr oftmals selbst durchführen,
  - eine leichte Hypoglykämie kann mit der Zuführung von Glukose schnell behoben werden und erfordert keinen Notarzt.

Cave: Auf keinen Fall darf eine Insulingabe erfolgen, diese könnte im Fall einer Hypoglykämie tödlich sein.

9.5.2.1.2 Langzeitschädigungen

Bei Patienten mit Diabetes mellitus können Langzeitschädigungen des Gefäßsystems als Folge der chronischen Hyperglykämie auftreten. Schädigungen an den Arteriolen und Kapillaren werden als diabetische Mikroangiopathie, Schädigungen an den großen Arterien als diabetische Makroangiopathie zusammengefasst. Durch die diabetesbedingten Gefäßschädigungen kommt es zu Folgeerkrankungen und Komplikationen verschiedener Organe, insbesondere der Augen, der Haut, der Nieren, des Herzens, des Gehirns und des peripheren Nervensystems (Cade 2008, Heller et al. 2014). Folgeerkrankungen und Spätkomplikationen bei Diabetes mellitus sind in ➤ Tab. 9.5.3 im Überblick dargestellt.

Tab. 9.5.3 Folgeerkrankungen und Spätkomplikationen bei Diabetes mellitus.

Mikroangiopathie	Makroangiopathie
• **Augen:** diabetische Retinopathie, Sehstörungen, Erblindung*. • **Nieren:** diabetische Nephropathie, chronische Niereninsuffizienz*. • **Peripheres Nervensystem:** diabetische PNP (➤ 8.4.10.1), diabetisches Fußsyndrom*.	• **Koronargefäße:** Hypertonie, KHK (➤ 9.2.2.1), Herzinfarkt*. • **Hals- und Hirngefäße:** Schlaganfall (➤ 8.4.1.1)*. • **Periphere Arterien:** pAVK (➤ 9.3.2.1), diabetisches Fußsyndrom*, Gangrän*, Amputation (➤ 4.8)*.
* Spätkomplikation	

9.5.2.2 Diagnostik

In der Nationalen VersorgungsLeitline „Therapie des Typ-2-Diabetes" wird folgendes Vorgehen zur Diagnostik des Diabetes mellitus Typ 2 empfohlen (BÄK, KBV, AWMF 2013, S. 29):

- **Anamnese:**
  - Übergewicht,
  - hoher Blutdruck,
  - Fettstoffwechselstörungen,

- Durst,
- häufiges Wasserlassen,
- ungewollte Gewichtsabnahme,
- Infektneigung, insbesondere Entzündungen der Haut,
- Abgeschlagenheit,
- Müdigkeit,
- Schwäche,
- körperliche Aktivität,
- Medikamenteneinnahme (z. B. Glucocorticoide),
- Rauchen,
- Depression,
- Störungen der Merk- und Konzentrationsfähigkeit,
- Sehstörungen,
- erektile Dysfunktion,
- Geburt von Kindern > 4.000 g (Hinweis auf Gestationsdiabetes, der das Risiko einer Diabetes mellitus Typ 2-Erkrankung der Mutter erhöht).

- **Familienanamnese:**
  - Diabetes,
  - Übergewicht,
  - Bluthochdruck,
  - Fettstoffwechselstörungen,
  - Herzinfarkt,
  - Schlaganfall,
  - frühe Sterblichkeit,
  - Amputation (Relevant sind alle nicht traumatisch und nicht infektiös bedingten Amputationen, i. d. R. vaskulär bedingte Amputationen).
- **Körperliche Untersuchung:**
  - Größe,
  - Gewicht (BMI),
  - Taillen-/Hüftumfang,
  - kardiovaskuläres System,
  - Blutdruck,
  - periphere Arterien,
  - peripheres Nervensystem,
  - Haut,
  - Augenuntersuchungen,
  - Fußuntersuchung.
- **Laborwerte:**
  - Plasmaglukose,
  - HbA1c (➤ diagnostische Kriterien),
  - Kreatinin,
  - Kalium,
  - Lipidprofil,
  - Urinanalysen,
  - Ketonkörper im Urin (nur bei hohen Glukosewerten).
- **Technische Untersuchungen:**
  - EKG,
  - augenärztliche Untersuchung,
  - Belastungs-EKG bei V. a. Myokardischämie und normalem Ruhe-EKG,
  - Knöchel-Arm-Index bei nicht oder nur schwach tastbaren Fußpulsen (**Cave:** Mediasklerose) (keine sichere Diagnosestellung der pAVK bei Diabetes-Patienten mit Mediasklerose, auch Mönckeberg-Sklerose).

Diagnostische Kriterien: Die Diagnose „Diabetes mellitus" erfolgt anhand standardisierter Laboruntersuchungen. Dabei kommen der Nüchtern-Glukose-Test, der Gelegenheits-Glukose-Test, der orale Glukosetoleranztest (OGTT) und/ oder die Bestimmung des glykosylierten Hämoglobins (HbA1c) zur Anwendung

(Nauck et al. 2020, Roden 2016). Zur Diagnosestellung gelten die in ➤ Tab. 9.5.4 angegebenen Referenzwerte.

Tab. 9.5.4 Referenzwerte zur Diagnostik des Diabetes mellitus.

Parameter	Bedeutung in der Diagnostik	Manifester Diabetes mellitus	Erhöhtes Risiko für Diabetes mellitus
HbA1c (Langzeit-Blutzuckerspiegel)	Marker für chronische Hyperglykämie („Blutgedächtnis")	≥ 6,5 % (≥ 48 mmol/mol)	5,7–6,4 % (39–46 mmol/mol)
Gelegenheits-Plasmaglukose	Blutzuckerspiegel zu einem frei gewählten Tageszeitpunkt („Random-Glucose")	≥ 11,1 mmol/l (≥ 200 mg/dl)	–
Nüchtern-Plasmaglukose	Blutzuckerspiegel nach Nahrungskarenz von mind. 8 Stunden	≥ 7 mmol/l (≥ 126 mg/dl)	5,6–6,9 mmol/l (100–125 mg/dl)[a]
oraler Glukosetoleranztest (OGTT)	Blutzuckerspiegel 2 Stunden nach Einnahme von 75 g Glukose	≥ 11,1 mmol/l (≥ 200 mg/dl)	7,8–11 mmol/l (140–199 mg/dl)[b]

a: abnorme Nüchternglukose (impaired fasting glucose, IFG); **b:** gestörte Glukosetoleranz (impaired glucose tolerance, IGT). a und b gelten als Vorstufen des Diabetes mellitus.

9.5.3 Therapie

Die übergeordneten **Therapieziele** umfassen (Kulzer et al. 2021):

- Erhalt bzw. Verbesserung der Lebensqualität,
- Reduktion bzw. Vermeidung von Symptonen der Erkrankung,
- Vermeidung von Akut- und Folgekomplikationen,
- Vermeidung von diabetesassoziierter Mortalität.

Die Therapie des Diabetes mellitus (bzw. Prävention des Diabetes mellitus Typ 2) beruht auf folgenden Eckpfeilern:

- Bewegung/körperliche Aktivität (➤ 9.5.4.2),
- Ernährung: Ernährungsberatung und -therapie bei Übergewicht,
- Edukation: Informationen über die Krankheit, Bewegungs- und Ernährungsberatung, Umgang sowie Handhabung von Medikamenten und Blutzuckerselbstkontrolle,
- Medikamente (s. u.).

Die therapeutischen Maßnahmen dienen der Kontrolle des Blutzuckerspiegels, dem Erhalt bzw. der Verbesserung der Lebensqualität und der Minderung von Folgeerkrankungen und -komplikationen unter Berücksichtigung der Patientenpräferenz und individuell vereinbarter Therapieziele (Landgraf et al. 2020).

■ Medikamentöse Therapie

Orale Antidiabetika

- Einsatz ausschließlich bei Diabetes mellitus Typ 2 möglich, da relativer Insulinmangel vorliegt,
- Auswahl oraler Antidiabetika (➤ Tab. 9.5.5) (Bundesärztekammer [BÄK] 2021, Clodi et al. 2019).

Weiterführende Informationen stehen im Online-Zusatzmaterial (➤ Link am Kapitelende) zur Verfügung.

Tab. 9.5.5 Orale Antidiabetika und deren Wirkung.

Antidiabetikum	Wirkung
Metformin	Hemmung der Glukoseproduktion und -aufnahme, Steigerung der Insulinwirkung
Sulfonylharnstoffe	Steigerung der Insulinsekretion
Glinide	Steigerung der Insulinsekretion
DPP-4-Inhibitoren	Steigerung der Insulinsekretion u. a.
GLP-1-Rezeptor-Agonisten	Steigerung der Insulinsekretion u. a.
Acarbose	Verzögerung der Kohlenhydratresorption
SGLT-2-Inhibitoren	Erhöhung der renalen Glukoseausscheidung

Insulin

- Substitution des fehlenden körpereigenen Insulins bei Diabetes mellitus Typ 1 lebensnotwendig,
- Insulingabe erforderlich bei Diabetes mellitus Typ 2 in Abhängigkeit von Insulinsekretion und -sensitivität,
- Anwendung kurzwirksamer, langwirksamer und Mischinsuline,
- individuelle Gegebenheiten des Patienten bestimmen prinzipiell (ADA 2021, Henke-Luedecke u. Prinz 2012, Lechleitner et al. 2012):
  - Insulindosis,
  - Verwendung der Insulinarten,
  - Form der Insulintherapie bzw. des Verabreichungsschemas (z. B. Insulinpumpentherapie, konventionelle Insulintherapie).

9

■ Operative Therapie

- Einsatz bariatrischer Chirurgie (Stoffwechselchirurgie) bei (Typ-2-)Diabetikern mit Adipositas, Ziele: Drastische Reduktion des Körpergewichts, Normalisierung des Blutglukosestoffwechsels, Senkung der Gesamtmortalität und Erhöhung der Lebenserwartung (Syn et al. 2021).
- Pankreastransplantation bei Typ-1-Diabetikern mit extrem instabilem Blutglukosestoffwechsel, schweren Hypoglykämiewahrnehmungsstörungen oder klinisch relevanter subkutaner Insulinresistenz (Böhm et al. 2012).

9.5.4 Physiotherapie

9.5.4.1 Ziele und Maßnahmen

Die PT-Ziele und -Maßnahmen auf **Struktur- und Funktionsebene (ICF)** sind im Folgenden tabellarisch zusammengefasst. In ➤ Tab. 9.5.6 werden Ziele und Maßnahmen bei der Behandlung von Patienten mit Diabetes mellitus ohne bestehende Folgekomplikationen aufgeführt. Die Zusammenfassung für Patienten mit Diabetes mellitus, bei denen bereits Folgekomplikationen vorliegen, erfolgt in ➤ Tab. 9.5.7.

Besondere Bedeutung kommt der Kommunikation zwischen Patient und Th. zu. Ziel ist es, den Patienten i. S. des Shared-Decision-Making in die Therapiegestaltung einzubeziehen und dadurch seine Entscheidungszufriedenheit sowie Autonomie zu erhöhen. Sowohl die Therapieziele als auch die entsprechenden Behandlungsstrategien sollten Th. und Patient gemeinsam besprechen und festlegen. Damit der Patient eine informierte Entscheidung treffen kann, ist zunächst die Aufklärung über die verschiedenen Therapieoptionen, ihre Risiken und ihren Nutzen wichtig. Hierbei gilt es folgende Aspekte zu beachten:

- Aufklärung über mögliche Therapieoptionen samt deren Vor- und Nachteile,
- evidenzbasierte Informationen leicht verständlich vermitteln,

- Unsicherheiten (inkl. nicht eindeutige Studienlage) klar kommunizieren,
- ggf. schriftliches Informationsmaterial einsetzen.

Für eine gelingende **partizipative Entscheidungsfindung** ist eine Gesprächsführung auf Augenhöhe notwendig. Die Zusammenarbeit beruht auf dem Verständnis, dass Th. und Patient ein Team bilden. Bei der Entscheidungsfindung sind die Sichtweisen und Ziele des Patienten zu berücksichtigen, sowie personen- und umweltbezogene Kontextfaktoren (z. B. persönliche Präferenzen, zeitliche und finanzielle Ressourcen). Die gemeinsame Entscheidung über Therapieoptionen sollte für beide Seiten verantwortbar sein.
Adhärenzprobleme sind bei Patienten mit Diabetes melltius Typ 2 bekannt und können diabetesassoziierte Komplikationen begünstigen. Im Behandlungsverlauf sollte der Th. daher die Adhärenz und Therapieerfolge regelmäßig überprüfen, um bei Non-Adhärenz bzw. Nichterreichen individueller Therapieziele die Ursachen zu identifizieren und entsprechende Anpassungen vorzunehmen. Sind die Gründe der Non-Adhärenz behebbar, können spezifische Unterstützungsangebote und Strategien zum Umgang mit Barrieren hilfreich sein. Andernfalls sollten die gemeinsam vereinbarten Ziele und Strategien auf Alltagstauglichkeit überprüft und ggf. umgestaltet werden. Dabei gilt es zu beachten, dass die Gründe der Non-Adhärenz sowohl auf Seiten des Patienten als auch des Th. liegen können und eine Schuldzuweisung unbedingt zu vermeiden ist.

> **Beispiel:** Durch das Nordic-Walking-Training verstärken sich die Schmerzen des Patienten, sodass er diese Trainingsmethode ablehnt. Um die Trainingsbereitschaft und die Therapieadhärenz zu fördern, können u. a. eine Technikschulung, Hilfsmittel wie Einlagen oder eine andere Sportart geeignet sein (z. B. Schwimmen, Radfahren).

Tab. 9.5.6 PT-Ziele und Maßnahmen bei Patienten mit Diabetes mellitus ohne Folgekomplikationen (Bauer et al. 2010, BÄK et al. 2011, 2014, Bril et al. 2011, Cramer et al. 2014, Esefeld et al. 2020, Haslbeck 2004, Kessler u. Hong 2013, Michel et al. 2008, Tonoli et al. 2012).

Ziele	Maßnahmen
Normalisierung/bestmögliche Einstellung des Blutzuckerspiegels (HbA1c).	Regelmäßiges körperliches Training (➤ 9.5.4.2), Bewegungsprogramm.
Erhöhung der körperlichen Leistungsfähigkeit (Muskelkraft und Ausdauer).	Ausdauertraining (➤ 3.6.8), z. B. schnelles Gehen, Nordic Walking, Joggen, Schwimmen, Radfahren, Wassergymnastik, Berg- und Skiwandern, Krafttraining (➤ 3.6.9).
Verbesserung des kardiovaskulären Risikoprofils (Übergewicht, Bluthochdruck, Blutfettwerte).	Intervalltraining (➤ 3.6.8), z. B. auf dem Ergometer, Crosstrainer, Laufband, Aquajogging, MTT (➤ 3.6), Yoga (➤ 3.3.3).
Erhalt und Verbesserung von Koordination, Reaktionsvermögen, Geschicklichkeit.	Ballspiele (im Freien), Einzel- u. Gruppengymnastik, Tanzen, Tai Chi.
Minderung der Sturzgefahr, v. a. bei älteren Menschen mit Diabetes mellitus.	Gleichgewichts- und Koordinationstraining (➤ 3.6.10), Tai Chi.

Evidenz-/Bewertungslage der Therapiemethoden: ➤ Link am Kapitelende.

Tab. 9.5.7 PT-Ziele und Maßnahmen bei Patienten mit Diabetes mellitus mit Folgekomplikationen (Bauer et al. 2010, BÄK et al. 2011, 2014, Brenke 2021, Bril et al. 2011, Cramer et al. 2014, Esefeld et al. 2020, Haslbeck 2004, Kessler u. Hong 2013, Michel et al. 2008, Tonoli et al. 2012).

Ziele	Maßnahmen
Folgekomplikation: Diabetische PNP (➤ 8.4.10.1)	
Verbesserung der posturalen Kontrolle, Sturzprävention (➤ 16.3.4)	• Gleichgewichts- und Koordinationsübungen, Terrain-Training, Posturomed® etc.
Schmerzlinderung	• Körpertherapie, Entspannungstechniken (➤ 3.3), Schmerztherapie, • Vibrationstraining (➤ 3.19.9), • Elektrotherapie (TENS) (➤ 3.16.1.2.8).
Sensibilitätsverbesserung	• Hydrotherapie (➤ 3.15.3) (Güsse, ansteigende Fußbäder), • Elektrotherapie (➤ 3.16.1) (TENS, Interferenzstrom), Sensibilitätstraining.
Symptomreduzierung	• Klassische und spezielle Massagetechniken (➤ 3.14).
Beweglichkeitserhalt/-verbesserung	• Dehnungen (v. a. Plantarflexoren, ischiocrurale Muskulatur) (➤ 3.5.7), • Rückenschule (➤ 3.10).
Folgekomplikation: Diabetisches Fußsyndrom	
Schmerzlinderung	Elektrotherapie (➤ 3.16.1) (**Cave:** Nur indiziert, wenn keine Ulzera bestehen): Hydroelektrische Teilbäder, stabile Galvanisation, TENS, hochfrequente Muskelstimulation.
Förderung der Wundheilung	Galvanischer Strom (Granulationsförderung).

Für die Rehabilitation von Patienten mit Diabetes mellitus Typ 2 (ICD 10-E11) liegen **Reha-Therapiestandards** (RTS) vor. Die RTS werden von der Deutschen Rentenversicherung systematisch und auf evidenzbasierter Grundlage entwickelt und sind Richtlinie für die therapeutische Versorgung (➤ 1.1.3). Dennoch muss im Einzelfall entschieden werden, welche therapeutischen Leistungen notwendig und sinnvoll sind. Die RTS für Diabetes mellitus Typ 2 umfassen folgende physiotherapeutisch relevanten Therapiemodule (➤ Tab. 9.5.8):

Tab. 9.5.8 Physiotherapeutisch relevante Leistungen der evidenzbasierten Therapiemodule zur Rehabilitation bei Diabetes mellitus Typ 2.

Evidenzbasierte Therapiemodule	Mindestdauer	Mindesthäufigkeit	Mindestanteil an Rehabilitanden
Bewegungstherapie	300 Min./Woche	5-mal/Woche	80 %
Funktionelle und arbeitsweltbezogene Therapie	60 Min./Woche		60 %
Krankheitsspezifische Patientenschulung	360 Min./Reha		80 %
Gesundheitsbildung	180 Min./Reha		60 %
Entspannungsverfahren	60 Min./Reha		20 %

Weiterführende Informationen: ➤ Link am Kapitelende.

9

9.5.4.2 Körperliches Training

Struktur- und Funktionsebene (ICF): Neben medikamentösen Maßnahmen (➤ 9.5.3), der Selbstkontrolle des Blutzuckerspiegels und einer ausgewogenen Ernährung bilden regelmäßige körperliche Aktivität und Training wichtige Eckpfeiler im Aufgabenbereich der PT. Im Folgenden wird das Training bei Patienten mit Diabetes mellitus ausführlich vorgestellt.

■ Trainingsempfehlungen

Die folgende Auflistung bietet eine Übersicht von Trainingsempfehlungen für Diabetes mellitus Typ 1 und 2 in Anlehnung an Leitlinien, aktueller Evidenz und Empfehlungen der WHO (ADA 2021, Hansen et al. 2013, Marwick et al. 2009, O'Hagan et al. 2013, WHO 2011):

Diabetes mellitus Typ 1:

- Orientierung des Trainings/der körperlichen Aktivität an Empfehlungen für Gesunde (WHO 2011).
- Kinder und Jugendliche:
  - Täglich insgesamt ≥ 60 Minuten moderate bis intensive körperliche Aktivität,
  - vorwiegend aerobe Aktivitäten,
  - ≥ 3 Tage pro Woche intensive körperliche (einschließlich kräftigende) Aktivitäten.
- Erwachsene:
  - Pro Woche insgesamt 150–300 Minuten moderate aerobe Aktivität,
  - oder insgesamt 75–150 Minuten intensive aerobe Aktivität pro Woche,
  - oder Kombination aus moderater und intensiver Aktivität,
  - ≥ 2 Tage pro Woche kräftigende Aktivitäten der Hauptmuskelgruppen.

Diabetes mellitus Typ 2:

- 3–5 Tage pro Woche: Training beziehungsweise moderate bis intensive körperliche Tätigkeiten,
- Abstand zwischen Trainingseinheiten ≤ 2 Tage,
- Trainingsart: Aerobes und/oder Krafttraining,
- Trainingsintensität: Moderat bis intensiv (40 ≥ 70 % VO_{2max}; 50 ≥ 70 % HF_{max}),
- Krafttraining i. S. eines Hypertrophietrainings (➤ 3.6.9) (5–10 Übungen, 1–3 Serien, 8–15 Wiederholungen) oder Kraftausdauertrainings (➤ 3.6.9.1),
- Trainingsumfang ≥ 150 Minuten pro Woche (moderat) oder 90 Minuten pro Woche (intensiv),
- Trainingsumfang bei aerobem Training mit moderater Intensität ≥ 150 Minuten pro Woche,
- Trainingsumfang bei aerobem Training mit hoher Intensität 90 Minuten pro Woche,
- Krafttraining aller großen Muskelgruppen an drei Tagen pro Woche.

■ Besondere Aspekte beim Training

Um ein sicheres Training zu gewährleisten, sind prinzipiell mögliche Komorbiditäten (diabetische Folgeerkrankungen, Anomalien u. a.) vor der Initialisierung eines Trainingsprogramms zu identifizieren und ggf. fachärztlich abzuklären. Verschiedene Fachgesellschaften, u. a. die Canadian Diabetes Association und die American Diabetes Association (ADA) empfehlen bei Bestehen einer oder mehrerer Komorbiditäten die Durchführung eines Belastungs-EKGs, bevor ein Trainingsprogramm aufgenommen wird, dessen Intensität zügiges Gehen übersteigt (Canadian Diabetes Association Clinical Practice Guidelines Expert Committee 2018, Colberg et al. 2016).

■ Körperliches Training bei Hypo-/Hyperglykämie

Insbesondere bei Patienten mit Diabetes mellitus Typ 1, aber auch bei Patienten mit Diabetes mellitus Typ 2, besteht während und im Anschluss an körperliches Training ein hohes Risiko einer Hypogklykämie, seltener das einer Hyperglykämie (Chimen et al. 2012, Francescato u. Carrato 2011, Hansen et al. 2013). Um das Auftreten bewegungsinduzierter Stoffwechselentgleisungen zu vermeiden, ist eine Kontrolle des Blutzuckerspiegels vor, während und mehrere Stunden nach dem Training dringend erforderlich (Scherbaum u. Haak 2008). Vor, während und nach Beendigung des Trainings wird empfohlen, einen Blutzuckerspiegel oberhalb von 4,2–5,5 mmol/l und unterhalb von 13,6–16,7 mmol/l aufrecht zu erhalten (ADA 2021, Hansen et al. 2013). Die Vermeidung bewegungsinduzierter Stoffwechselentgleisungen erfolgt prinzipiell über entsprechende Anpassungen der Insulingabe und der Kohlenhydratzufuhr (Francescato u. Carrato 2011, Toni et al. 2006). Aufgrund der Vielzahl von Einflussfaktoren, die eine Hyper- oder Hypoglykämie hervorrufen können, z. B. Art des Trainings, Ernährung, Tageszeit, wird das Erarbeiten einer für den Patienten individuellen Vorgehensweise zur Vermeidung bewegungsinduzierter Stoffwechselentgleisungen empfohlen. Diese erfolgt durch intensive Schulung und Erprobung nach dem Prinzip: Versuch und Irrtum (Robertson et al. 2009, Toni et al. 2006). Während des Trainings sollte zur Vermeidung von Hypoglykämien (➤ 9.5.2.1.1) stets Traubenzucker zur Verfügung stehen.

Bei Diabetikern sind folgende Maßnahmen zur Gewährleistung eines sicheren Trainings zu berücksichtigen (Esefeld et al. 2020, Hansen et al. 2013, Michel et al. 2008):

Aktivitäts- und Partizipationsebene (ICF):

- Kontrolle des Blutzuckerspiegels:
  - Kontrolle vor, ggf. während und nach dem Training (4,2–16,7 mmol/l bzw. 75–300 mg/dl),
  - Reduktion der Medikation bzw. Insulintherapie bei geringem Blutzuckerspiegel (< 4,2 mmol/l bzw. < 75 mg/dl) oder Anzeichen einer Hypoglykämie vor Trainingsbeginn,
  - Erhöhung der Kohlenhydrateinnahme bei geringem Blutzuckerspiegel (< 5,5 mmol/l bzw. < 100 mg/dl) oder Anzeichen einer Hypoglykämie vor Trainingsbeginn,
  - Anpassung der Trainingsmodalitäten:
    - Verminderung des Gesamtenergieumsatzes während des Trainings bei geringem Blutzuckerspiegel oder Anzeichen einer Hypoglykämie,
    - Vermeidung von hohen Trainingsintensitäten bei Blutzuckerspiegel > 16,7 mmol/l bzw. > 300 mg/dl.
- Kontrolle des Herz-Kreislaufsystems:
  - Messung der Herzfrequenz in Ruhe (60–100 Schläge pro Minute) und während des Trainings,
  - ggf. Einsatz der Borg-Skala (➤ 2.2.3.5) zur Überprüfung des Anstrengungsempfindens,
  - Erhebung des Blutdrucks zu Beginn und am Ende des Trainings (empfohlener Richtwert: < 140/90 mmHg),
  - individuelle Bestimmung der Trainingsherzfrequenz mittels (Spiro-)Ergometrie (➤ 2.4.2) oder Karvonen-Formel (➤ 3.6.8.3.4) (keine Vorhersageformeln verwenden).
- Weitere Vorsichtsmaßnahmen bei Vorliegen verschiedener Folgekomplikationen:
  - Diabetiker mit Risikoprofil für eine KHK (Bluthochdruck, Fettstoffwechselstörung, Rauchen): Empfehlung zur Teilnahme an einer Herzsportgruppe (➤ 1.1.2.4).

9

- Retinopathie: Vermeidung von hohen Trainingsintensitäten (Empfehlung: Ansteigen des systolischen Blutdrucks durch Training ≤ 30 mmHg), Kraftsport, Anhalten des Atems, rüttelnde Kopfbewegungen.
- Nephropathie: Steigung des systolischen Blutdrucks nicht über 180 mmHg.
- Periphere Neuropathie: Vermeidung von gewichtstragenden Aktivitäten, falls Fußwunden bestehen.
- Diabetiker mit sensomotorischer PNP: Inspektion der Füße vor und nach körperlicher Aktivität (auf Schwellungen, Rötungen etc. achten), zur Vorbeugung und Erkennung von Fußwunden.
- Autonome Neuropathie: Regelmäßige Kontrolle von Herzfrequenz und Blutdruck.
- **Cave:** Ärztliche Abklärung bei Entwicklung oder Verschlechterung von: Bluthochdruck, Ruhetachykardie, Angina-Pectoris-Beschwerden (➤ 9.2.2.1), Herzrhythmusstörungen (➤ 9.2.2.5), Claudicatio intermittens (➤ 9.3.2.1), Hyperglykämie im Nüchternzustand, häufigen Hypoglykämien, Wunden an den unteren Extremitäten, Kachexie, autonomer Neuropathie oder Sehstörungen.

9.5.5 Evidenz-/Bewertungslage

Um größtmögliche Aktualität in der Print- und Online-Version zu gewährleisten, stehen Informationen zu aktuell vorliegenden Studien und Leitlinien im Online-Zusatzmaterial (➤ QR-Code) zur Verfügung.

Evidenzangaben und weiterführende Informationen

Literatur

10 Onkologie

Sandra Apelt

10

10.1 Grundlagen

Das medizinische Fachgebiet Onkologie (griech. onkos: Anschwellung, logos: Lehre), auch Tumor- bzw. Geschwulstlehre, befasst sich mit Prävention, Diagnostik, Therapie und Nachsorge von malignen (bösartigen) Tumorerkrankungen (Krebserkrankungen).

10.1.1 Epidemiologie

In Deutschland treten pro Jahr etwa 498.000 Krebsneuerkrankungen auf. Wesentliche Gründe für diese Entwicklung sind der zunehmende Anteil älterer

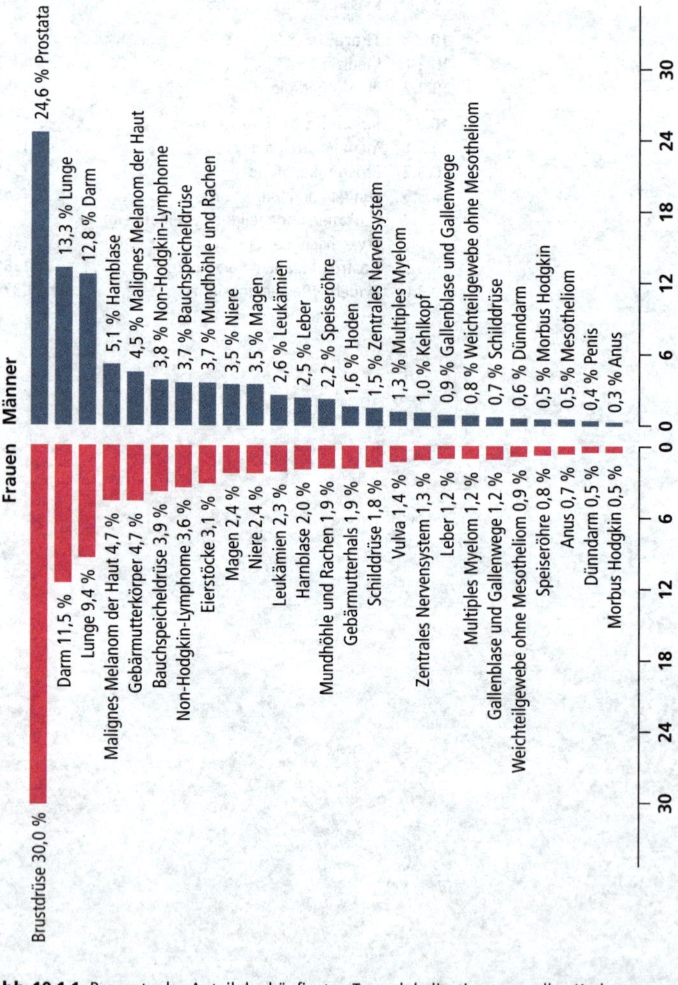

Abb. 10.1.1 Prozentualer Anteil der häufigsten Tumorlokalisationen an allen Krebsneuerkrankungen in Deutschland 2018 (ohne nicht melanotischen Hautkrebs) (Quelle: Robert Koch-Institut 2021).

Menschen an der deutschen Bevölkerung und die steigende Lebenserwartung, da die meisten Krebserkrankungen in höherem Alter auftreten. Im Jahr 2018 war die häufigste Krebserkrankung bei Frauen das Mammakarzinom (➤ 11.7.2) mit ca. 69.900 Fällen (Gesamtanteil von ca. 30 %). Bei Männern ist die häufigste Krebserkrankung das Prostatakarzinom (➤ 13.2.1) mit ca. 65.200 Fällen (Gesamtanteil von ca. 25 %) (➤ Abb. 10.1.1).

10.1.2 Ätiologie

Jedes Organ des menschlichen Körpers kann von Krebs betroffen sein. Dabei wird zwischen benignen (gutartigen) und malignen (bösartigen) Tumoren unterschieden.

- **Benigne Tumoren:**
  - Meist langsames (Ausnahme: Uterusmyome) und verdrängendes Wachstum,
  - Beibehaltung der jeweiligen gewebstypischen Zellen,
  - durch Kapsel oder Pseudokapsel vom umliegenden Gewebe abgrenzbar,
  - Gefahr für Organismus, bei:
    - Druck auf umliegende Strukturen oder Organe,
    - Hervorrufen starker Blutungen,
    - Entartung zu malignen Tumoren.
  - Formen:
    - Tumoren aus Epithelzellen oder Endothelzellen (epitheliale Tumoren): Adenome, Papillome oder Polypen,
    - von mesenchymalen Geweben (mittleres Keimblatt) stammende Tumoren (mesodermale Tumoren): z. B. Myom, Lipom, Fibrom, Chondrom.
- **Maligne Tumoren:**
  - Invasives und infiltrierendes Wachstum in das umliegende Gewebe,
  - Bildung atypischer, entdifferenzierter Zellen,
  - Metastasierung (Bildung von Tochtergeschwülsten),
  - Formen:
    - Häufigste Form: Tumoren aus Epithelzellen oder Endothelzellen: **Karzinome** (Ca),
    - mesodermale bzw. mesenchymale Tumoren: Sarkome, z. B. Myosarkome, Liposarkome, Fibrosarkome, Chondrosarkome,
    - Tumoren des Lymphsystems (➤ 10.3.4): Hodgkin-Lymphome, Non-Hodgkin-Lymphome (NHL),
    - Tumoren der Haut: Melanom (schwarzer Hautkrebs).

Die Ursachen für die Entstehung von Krebsneubildungen (Kanzerogenese) sind multipel. Als Initiatoren gelten genotoxische Substanzen (mutationsauslösende Kanzerogene), die bereits in den Phasen der Zellteilung und des Zellwachstums zu somatischen Mutationen führen. Des Weiteren können nicht genotoxische Kanzerogene (Tumorpromotoren), die in die Wachstums-, Proliferations- und Differenzierungsprozesse der Zellen eingreifen, Krebsneubildungen begünstigen, indem sie durch Hormone oder andere Substanzen entscheidend den Hormonstoffwechsel beeinflussen.
Die gebildeten Tumorzellen entdifferenzieren sich mit fortschreitendem Verlauf, da die Mutationshäufigkeit höher ist, als die Reparaturfähigkeit der Zellen bzw. die Apoptose (Möglichkeit, dem programmierten Zelltod zu unterliegen).
Folgende Faktoren können Krebsneubildungen begünstigen und das Wachstum von Tumoren fördern:

- Chemische Karzinogene (Kanzerogene, z. B. aromatische Kohlenwasserstoffe, Benzol, Pestizide, Asbest und Blei),
- physikalische Einwirkungen (z. B. Röntgenstrahlen, radioaktive Strahlen oder UV-Strahlen),
- Störungen der endokrinen Regulationsmechanismen,

10

- sog. onkogene Viren (z. B. Papillomavirus, Hepatitis B-Virus) → Beeinflussung der Mutagenese,
- aktivierte Protoonkogene (Krebsgene),
- veränderte Genprodukte,
- Inaktivierung von Suppressorgenen (unterdrücken Krebsgene).

10.1.3 Prävention

Zur Primärprävention zählt die Vermeidung von Risikofaktoren (s. u.), die Krebsneubildungen begünstigen. Laut WHO können 30–50 % aller Erkrankungsfälle weltweit durch Prävention verhindert werden (RKI 2021).

Zu den **vermeidbaren Risikofaktoren** zählen:
- Nikotin- und Alkoholkonsum,
- Übergewicht,
- Bewegungsmangel,
- ungesunde Ernährung (z. B. wenig Obst, Gemüse oder ballaststoffreiche Kost, zu viel Verzehr von rotem Fleisch),
- UV-Strahlung,
- Schadstoffe und Verunreinigungen in Lebensmitteln,
- schädliche Umwelteinflüsse (z. B. Belastungen am Arbeitsplatz),
- chronische Infektionen (z. B. Hepatitis-B-Viren, HPV-Viren).

Es bestehen Zusammenhänge zwischen körperlicher Aktivität und dem Risiko an Krebs zu erkranken. Der Einfluss von Sport auf die Körperzusammensetzung soll protektiv in die Krebsätiologie eingreifen, da z. B. die Vermeidung von Übergewicht, Reduzierung des Fettanteils und der Aufbau von Muskelmasse in der Krebsprävention von Bedeutung sind. Die WHO empfiehlt täglich 30 Minuten körperliche Aktivität zur Reduktion des Krebsrisikos.

Einen weiteren Beitrag zur Primärprävention leisten die **Krebsvorsorge- oder Krebsfrüherkennungsuntersuchungen,** die von den GKV in Abhängigkeit vom Alter der Versicherten angeboten werden:
- Frauen:
  - Ab 20 Jahre: Gebärmutterhalskrebs-Früherkennung (Untersuchung der inneren und äußeren Geschlechtsorgane) jährlich,
  - ab 30 Jahre: Mammakarzinom-Früherkennung (zusätzliche Tastuntersuchung der Brust) jährlich,
  - ab 50 Jahre bis zur Vollendung des 69. Lebensjahrs: Mammakarzinom-Früherkennung mittels Mammografie-Screening (Röntgenuntersuchung der Brust) alle zwei Jahre.
- Männer:
  - Ab 45 Jahre: Prostatakrebs-Früherkennung (Tastuntersuchung der Prostata ➤ 13.2, Inspektion der äußeren Geschlechtsorgane) jährlich.
- Frauen und Männer:
  - Ab 35 Jahre: Hautkrebs-Früherkennung alle zwei Jahre,
  - ab 50 bis vollendetes 54. Lebensjahr: Darmkrebs-Früherkennung (Test auf verborgenes Blut im Stuhl) jährlich (➤ 10.3.5.2),
  - ab 55 Jahre: Darmkrebs-Früherkennung mittels Darmspiegelung (Koloskopie) alle zehn Jahre.

10.1.4 Klinik

Unabhängig von benigner oder maligner Form können durch die Raumforderung der wachsenden Tumoren Beschwerden hervorgerufen werden, z. B. motorische oder sensible Störungen durch Druck auf Nerven. Hormonproduzie-

rende, benigne Tumoren können durch die Wirkung der Hormone zu weiteren Erkrankungen (z. B. arterielle Hypertonie) führen.
Maligne Tumoren zeigen zu Beginn ihres Wachstums kaum Symptome, was die Früherkennung erschwert. Im weiteren Verlauf klagen die Patienten über Abgeschlagenheit, Müdigkeit und Leistungsverlust. Die sog. **B-Symptomatik:** Fieber, massiver Nachtschweiß und unerklärlicher, starker Gewichtsverlust, gilt im Verlauf als prognostisch ungünstiges Zeichen. Je nach Lokalisation des Tumors treten spezifische Symptome auf, z. B. vaginale Blutungen beim Zervixkarzinom, Harnentleerungsstörungen beim Prostatakarzinom (➤ 13.2.1) oder Blut im Stuhl bei kolorektalen Tumoren (➤ 10.3.5.2). Durch den wachsenden Tumor kann es zu Obstruktionen kommen, z. B. im Verdauungstrakt zum Ileus (Darmverschluss), zu Blutungen bei ulzerativen Tumoren oder zu Ödemen durch den Verschluss von Lymphgefäßen. Häufig entwickelt sich eine Tumoranämie (Blutarmut) und in der Endphase eine Tumor-Kachexie, die mit massivem Abbau von Muskel- und Fettgewebe einhergeht und zu hochgradiger Leistungsschwäche führt. Durch die Abgabe von Stoffen des Tumors ins Blut entstehen häufig Sekundärkrankheiten als sog. **paraneoplastische Syndrome,** z. B. Fieber, Neuropathien, Epilepsie, Gerinnungsstörungen oder Entstehung einer Thrombophlebitis.

10.1.5 Diagnostik

Eine Krebserkrankung wird häufig als bedrohliche und tödlich verlaufende Erkrankung verstanden. Aus Angst vor der Diagnose werden häufig Früherkennungsmaßnahmen (➤ 10.1.3 Box) nicht wahrgenommen, die Betroffenen verschweigen ihre Diagnose oder initiieren Behandlungsmaßnahmen nicht. Dabei konnten die Mortalitätsraten in den vergangenen Jahren durch folgende Maßnahmen gesenkt werden:

- Etablierung wirksamer Vorbeugungsmaßnahmen,
- effizientere Früherkennungsmaßnahmen (➤ 10.1.3),
- verbesserte Behandlungsstrategien,
- wirksame Maßnahmen der Sekundärprävention.

Die Problematik besteht in der frühzeitigen Erkennung der Erkrankung, da bereits Tumoren mit sehr geringem Volumen (kleiner als ein Kubikmillimeter) Metastasen produzieren können.
Aufgrund verbesserter Früherkennungsmaßnahmen und Behandlungsmöglichkeiten können ca. zwei Drittel aller Krebspatienten vollständig geheilt werden. Auch für Patienten in fortgeschrittenen Krankheitsstadien haben sich die Behandlungsmöglichkeiten und -perspektiven im Hinblick auf eine verlängerte Überlebenszeit trotz Erkrankung deutlich verbessert (Baumann et al. 2012).

10.1.6 Klassifikation

Die Stadieneinteilung maligner Tumoren richtet sich nach der anatomischen Ausbreitung des Tumors und erfolgt nach der TNM-Klassifikation der Union for International Cancer Control (UICC). T steht für die Größe des Primärtumors, N für den Lymphknotenbefall (lat. Nodus lymphaticus), M0 für das Fehlen und M1 für das Vorhandensein von Metastasen. In ➤ Tab. 10.1.1 sind die möglichen Klassifikationen von Tumoren, das sog. **Staging,** dargestellt. Durch die Stadieneinteilung können Tumoren einheitlich klassifiziert und geeignete Therapiestrategien den Stadien zugeordnet werden. Für jede Tumorentität gibt es zusätzlich spezifische Ergänzungen innerhalb der TNM-Klassifikation, die von der UICC regelmäßig aktualisiert werden.

Tab. 10.1.1 TNM-Klassifikation (Siems et al. 2009).

Parameter	Abkürzung	Erläuterung
Tumorgröße	T0	Kein Tumor nachweisbar bzw. bisher gefunden.
	T1	Tumor auf Ursprungsort beschränkt, gut beweglich, größte Tumorausdehnung beträgt max. 2 cm.
	T2	Tumor hat Organgrenzen nicht überschritten, Beweglichkeit jedoch eingeschränkt, Tumorausdehnung 2–5 cm.
	T3	Tumor hat Organgrenzen überschritten, ist fixiert, Tumorausdehnung > 5 cm.
	T4	Tumor wächst infiltrierend in Umgebung, direkte Ausdehnung auf Brustwand oder Haut.
Nodi lymphatici (Existenz von Lymphknotenmetastasen)	N0	Kein Befall der regionären Lymphknoten.
	N1	Infiltration beweglicher regionärer Lymphknoten.
	N2	Infiltration beweglicher entfernter Lymphknoten.
	N3	Infiltration entfernter Lymphknoten, Lymphknoten fixiert.
Metastasen (Fernmetastasen)	M0	Keine Fernmetastasen.
	M1	Fernmetastasen vorhanden.

Zusätzlich zum Staging kann die Lokalisation der Metastasen angegeben werden (z. B. PUL: Lunge, OSS: Knochen, HEP: Leber, BRA: Gehirn).
Die **Metastasierung** erfolgt durch die Verteilung von Tumorzellen über das Blut (hämatogener Weg), die Lymphbahnen (lymphogener Weg) oder die Streuung über vorgeformte Räume, z. B. die Gallengänge (kanalikularer Weg). Somit hängt die Metastasierung von dem Verlauf der betroffenen Gefäße ab:

- Tumoren im Bereich der Pfortader metastasieren z. B. häufig in die Leber,
- Nierenkarzinome metastasieren in die Lunge und das Gehirn,
- Prostata- und Mammakarzinome metastasieren zunächst in den regionären Lymphknoten,
- Tumoren der Leber, des Skelettsystems und Mammakarzinome bilden häufig Knochenmetastasen.

In der Diagnostik wird angegeben, wie viele der untersuchten Lymphknoten befallen sind. Bsp.: N1 (2/13): 2 von 13 untersuchten Lymphknoten sind befallen. Hier ist es besonders wichtig, den sog. **Wächter-Lymphknoten** (Sentinel-Lymphknoten) zu untersuchen. Dieser ist der erste Lymphknoten, der die Lymphe in die nachfolgenden Lymphknoten ableitet. Ist dieser frei von Metastasen, ist die Wahrscheinlichkeit, in den nachgeschalteten Lymphknoten Metastasen zu finden, gering. In der Diagnose wird dann zusätzlich die Information „N0 (sn)" vermerkt. Bei Befall des Sentinel-Lymphknotens „N1 (sn)" müssen die nachfolgenden Lymphknoten ebenfalls untersucht werden.
Zusätzlich zur TNM-Kategorie wird durch den C-Faktor (engl. certainty) die Zuverlässigkeit der Befunde angegeben:

- C1: durch allgemeine Untersuchungsmethoden ermittelt, z. B. klinische Untersuchung, Röntgen (➤ 2.4.14),
- C2: durch spezielle Untersuchungsmethoden ermittelt, z. B. CT (➤ 2.4.17),
- C3: durch Zytologien oder Biopsien ermittelt,
- C4: durch chirurgischen Eingriff und histologische Untersuchung gesichert.

10.2 Therapie

10.2.1 Medizin

■ Benigne Tumoren

In Abhängigkeit von den Beschwerden werden benigne Tumoren meist operativ entfernt. Komplizierte Lokalisationen (z. B. Gehirn, Gefäß- oder Nervennähe) können die Tumorresektion erschweren. Rezidivbildung ist i. d. R. nicht zu erwarten.

■ Maligne Tumoren

Maligne Tumoren werden nach folgenden Prinzipien hierarchisch therapiert:
- Ggf. neoadjuvante Therapie zur präoperativen Reduktion der Tumormasse,
- chirurgische Entfernung (Tumorresektion) und ggf. Entfernung von befallenen Lymphknoten und Metastasen,
- postoperative adjuvante (begleitende) Behandlungsstrategien (z. B. Strahlentherapie, Chemotherapie, Hormontherapie und Immuntherapie) zur Verlängerung der progressionsfreien Zeit und der Gesamtüberlebenszeit.

Im fortgeschrittenen Krankheitsstadium ohne Heilungschancen stehen symptomatische Behandlungen zur Förderung der Lebensqualität im Fokus der Therapie (➤ 17), z. B. die Verabreichung von Schmerzmitteln, ausreichende Ernährung, Hemmung des Knochenabbaus, Steigerung der Blutbildung im Knochenmark.
Im Einzelfall werden die Behandlungsmöglichkeiten interdisziplinär in der sog. Tumorkonferenz abgestimmt werden.

■ Nebenwirkungen der Therapie

Die chirurgische Entfernung des Tumors führt, je nach operiertem Organ, zu partiellem oder vollständigem Funktionsverlust, der mittelfristig kompensiert werden kann (z. B. Teilresektion Dickdarm) oder zu dauerhaften Einschränkungen führt (z. B. chronische Dyspnoe unter Belastung nach Resektion einer Lungenhälfte). Resektionen der Brust bei Frauen oder die Anlage eines Anus praeter (künstlicher Darmausgang) führen häufig zu Beeinträchtigungen des Selbstbewusstseins und bedingen ein gestörtes Selbstwertempfinden gegenüber dem eigenen Körper.
Auch die medikamentösen und systemischen Therapien führen häufig zu Nebenwirkungen, wie z. B.:
- Beeinträchtigung der Knochenmarkfunktion mit Anämie (Blutarmut), Leukopenie (Leukozytenmangel) und Thrombopenie (Thrombozytenmangel),
- Haut- und Schleimhautirritationen,
- Beeinträchtigung der Immunabwehr,
- Kreislaufreaktionen.

10.2.2 Physiotherapie

In der Prävention, Behandlung, Rehabilitation und Palliation von Krebserkrankungen zeigt der Einsatz von PT, insbesondere der Bewegungs- und Schmerztherapie (➤ 3.17) positive physische, psychische und psychosoziale Effekte. Bei Patienten unter spezifischer Tumortherapie konnten subjektive Therapienebenwirkungen, wie Übelkeit, das Fatigue-Syndrom (Evidenz ➤ Link am Kapitelende), Antriebslosigkeit und Schmerzen deutlich reduziert werden. Zustände von emotionalem Stress, Depressionen und Angstzustände (➤ 15) wurden bei körperlich aktiven Patienten signifikant seltener beobachtet (Baumann et al. 2012, Siems et al. 2009).

10.2.2.1 Krankenhaus

Bereits 24 Stunden nach einer OP kann mit Bewegungs- und Transferübungen begonnen werden. Die PT ist auch während der Chemotherapie und/oder Bestrahlung indiziert.

■ **Ziele**

Struktur- und Funktionsebene (ICF):
- Stabilisierung des Kreislaufs,
- Pneumonieprophylaxe (➤ 3.1.2.1),
- Dekubitusprophylaxe (➤ 3.1.3),
- Kontrakturprophylaxe (➤ 3.1.2.3).

Aktivitäts- und Partizipationsebene (ICF):
Möglichst frühzeitig: Abbau von Angst und Unsicherheit.

■ **Maßnahmen**
- Aktive Bewegungsübungen, ggf. Kompressionsstrümpfe (➤ 3.11.5.2),
- Atmungstherapie (➤ 3.2),
- Lagerung (➤ 3.1.3).

10

10.2.2.2 Rehabilitationsklinik

Patienten, die während der akutmedizinischen Therapie im Krankenhaus körperlich aktiv waren, können schneller in effektive, bewegungsorientierte Rehabilitationsprogramme (ambulant oder stationär) eingebunden werden.
Leitlinien für die Anschlussrehabilitation für Brust- (➤ 11.7.2) und Prostatakrebs (➤ 13.2.1): modulare Therapiestandards zur Reha-Qualitätssicherung (Deutsche Rentenversicherung 2016).

■ **Ziele**

Struktur- und Funktionsebene (ICF):
- Verbesserung der allgemeinen Leistungsfähigkeit (Kraft, Ausdauer, Koordination, Beweglichkeit ➤ 3.6),
- Behandlung von Funktionseinschränkungen.

Aktivitäts- und Partizipationsebene (ICF):
- Verminderung von Ermüdung, Erschöpfung und Schmerzen,
- Förderung der ADL.

■ **Maßnahmen**
- Bewegungstherapie,
- Entspannungstherapie (➤ 3.3),
- ggf. physikalische Ödemtherapie (➤ 3.11),
- Berücksichtigung der Krankheitsgeschichte, aktueller Medikamenteneinnahme, sportlicher Vorerfahrungen,
- Beachtung persönlicher Interessen des Patienten,
- frühzeitiges Beantworten offener Fragen,
- Motivation zur nachhaltigen und langfristigen sportlichen Aktivität (SMART-Kriterien ➤ 2.1.6).

> Der Patient wird sein individuelles Bewegungsprogramm nur dann zu Hause fortsetzen, wenn er Freude und Sicherheit an Bewegung und sportlichen Aktivität empfindet.

10.2.2.3 Rehabilitationssportgruppen

- 1981: Gründung erster Krebssportgruppen an der Deutschen Sporthochschule in Köln und beim Landessportbund Nordrhein-Westfalen,
- ca. 1.000 Krebsnachsorge-Sportgruppen in Deutschland (Stand 2014),

- Kontaktaufnahme des Patienten über den jeweiligen Landessportbund, Behindertensportverband oder Rehabilitationskliniken.

■ **Ziele**
- Verbesserung der Funktionseinschränkungen,
- psychosoziale Unterstützung bei der Krankheitsbewältigung,
- Verbesserung der Leistungsfähigkeit.

■ **Maßnahmen**
- Ausdauer-, Kraft- und Koordinationsübungen (➤ 3.6),
- Entspannungstherapie (➤ 3.3),
- Wanderungen, Radtouren etc.

10.3 Spezielle Krebsentitäten

10.3.1 Mammakarzinom

Epidemiologie, Ätiologie sowie Klassifikation, Therapie und PT bei Mammakarzinom werden im Kapitel Gynäkologie beschrieben (➤ 11.7.2).

10.3.2 Prostatakarzinom

Epidemiologie, Risikofaktoren sowie Diagnostik und Therapie des Prostatakarzinoms sind im Kapitel Urologie und Nierenerkrankungen aufgeführt (➤ 13.2.1).

10.3.3 Lungenkarzinom

Ein Lungenkarzinom ist ein bösartiger Tumor der Lunge. Die Zellen der Atemwege und die Bronchien entarten, vermehren sich unkontrolliert und zerstören durch ihr schnelles Wachstum das gesunde Lungengewebe.

Epidemiologie: Im Jahr 2018 erkrankten in Deutschland ca. 35.000 Männer und 22.000 Frauen an Lungenkarzinom (auch Lungenkrebs, Bronchialkarzinom). In Deutschland ist das Lungenkarzinom die häufigste Krebstodesursache bei Männern (ca. 23 %) und die zweithäufigste bei Frauen (ca. 16 %). Die Prognose ist ungünstig, die relative 5-Jahres-Überlebensrate ist vom histologischen Typ des Tumors und dem Tumorstadium abhängig und beträgt in Deutschland etwa 17 % bei Männern und 22 % bei Frauen. Trotz der Fortschritte in Diagnostik (➤ 10.3.3.2) und Therapie (➤ 10.3.3.3) überleben in Europa und Nordamerika lediglich etwa 6–15 % der Lungenkarzinom-Patienten einen Zeitraum von 5 Jahren. Nur durch eine frühzeitige Diagnosestellung, eine exakte histologische Klassifikation und Stadieneinteilung (➤ Tab. 10.3.1) sowie ein konsequentes interdisziplinäres Therapiemanagement (➤ 10.3.3.3) kann die Prognose eines Lungenkarzinoms verbessert werden.

Ätiologie: Als gesicherte **Risikofaktoren** für die Entstehung eines Lungenkarzinoms gelten Nikotinabusus (Hauptrisikofaktor), auch passives Rauchen, ungesunde Ernährung, Radon, ionisierende Strahlung und partikuläre Luftverschmutzung. Zusätzlich stehen berufliche Lungenkarzinogene in Kausalzusammenhang zum Lungenkarzinom, z. B. Feinstaub, Dieselmotoremissionen, künstliche Mineralfasern, Asbest, polyzyklische Kohlenwasserstoffe (in Ruß und Teer), Chromate, Arsen und Nickel. Entsprechend sind diese Risikofaktoren bei jeder Anamnese (➤ 2.1.2) zu erfragen.

Lungenkarzinom-Prävention:
- Nikotinabusus steht mit über 85 % aller Lungenkrebsfälle in Kausalzusammenhang. Gegenüber einem Nichtraucher besteht ein zwanzigfach erhöhtes Erkrankungsrisiko. Jede Maßnahme, die den Beginn des Zigarettenrauchens verhindert, ist wichtiger Bestandteil der Prävention. Ziele der Präventionsmaßnahmen sind die **Reduktion des aktiven Tabakkonsums und der Passivrauchexposition.** Je mehr Zeit zwischen der Manifestation einer Lungenkrebserkrankung und dem Aufgeben des Rauchens liegt, umso besser ist die Prognose des Krankheitsverlaufs.
- Um die berufliche Exposition mit Gefahrenstoffen zu vermindern, ist in Deutschland der **Arbeitsschutz** durch das Arbeitssicherheitsgesetz von 1973 und das Arbeitsschutzgesetz von 1995 gesetzlich geregelt (Goeckenjan et al. 2010).
- Ein **Screening** auf das Vorliegen von Lungenkrebs mittels Sputum-Zytologie oder Bestimmung von Tumormarkern bei asymptomatischen Risikopersonen wird derzeit nicht empfohlen. Zwar findet sich in der aktuellen Leitlinie für Personen mit hohem Tabakkonsum ab dem 55. Lebensjahr eine Empfehlung für eine Thoraxübersichtsaufnahme mittels CT (➤ 2.4.17), jedoch ist diese Untersuchung bisher nicht Teil der gesetzlichen Früherkennungsuntersuchung (Deutsche Krebsgesellschaft et al. 2018). Aufgrund der Invasivität ist die Bronchoskopie nicht zur Frühdiagnostik bei asymptomatischen Risikopersonen geeignet.

10.3.3.1 Klassifikation

Die Tumor-Typisierung des Lungenkarzinoms erfolgt nach der WHO histologisch:
- Kleinzelliges Lungenkarzinom (small cell lung carcinoma, SCLC): 15 % der Lungenkarzinome.
- Nicht kleinzelliges Lungenkarzinom (non small cell lung carcinoma, NSCLC):
  - Plattenepithelkarzinom (30–40 % der Lungenkarzinome),
  - Adenokarzinom (25–30 % der Lungenkarzinome),
  - großzelliges Karzinom (< 10 % der Lungenkarzinome).
- Weitere Karzinome:
  - Adenosquamöses Karzinom,
  - sarkomatoides Karzinom,
  - neuroendokrines Karzinom.

Das pathologisch-anatomische Staging sowie die Stadiengruppierung werden nach den Definitionen des TNM-Systems der UICC (➤ 10.1.6) und der International Association for the Study of Lung Cancer (IASLC) zur prognostischen Abschätzung und zur Therapieplanung vorgenommen (➤ Tab. 10.3.1).

Tab. 10.3.1 TNM-Klassifikation von Lungenkarzinomen der IASLC und UICC (Goeckenjan et al. 2010).

T	Primärtumor
Tis	Carcinoma in situ: Primärtumor ist noch nicht in das umliegende Gewebe eingedrungen.
T1	Tumorgröße ≤ 3 cm, von Lungengewebe oder viszeraler Pleura umgeben, Hauptbronchus bronchoskopisch frei.
T1a (mi)	Minimalinvasives Adenokarzinom ≤ 3 cm mit einem bestimmten (lepidischen) Wachstumsmuster und einem soliden Anteil < 5 mm.
T1a	Primärtumor ≤ 1 cm.
T1b	Primärtumor ≤ 2 cm.
T1c	Primärtumor 2–3 cm.

T	Primärtumor
T2	• Tumorgröße 3–5 cm oder • Befall des Hauptbronchus ohne Invasion der Carina tracheae oder • Infiltration viszeraler Pleura oder • tumorbedingte Atelektase oder • obstruktive Entzündung bis zum Hilus mit partiellem oder vollständigem Befall der Lunge.
T2a	Primärtumor ≤ 4 cm.
T2b	Primärtumor ≤ 5 cm.
T3	• T2-Tumor (s. o.) > 5–7 cm oder • Tumor jeder Größe mit Infiltration von: – Brustwand (inkl. parietaler Pleura und Sulcus superior), – N. phrenicus, – parietalem Perikard, • getrennte Herde in demselben Lungenlappen.
T4	• T3-Tumor (s. o.) ≥ 7 cm oder • Tumor jeder Größe mit Infiltration von: – Zwerchfell, – Mediastinum, – Herz, – großen Gefäßen, – Trachea, – Ösophagus, – Wirbelkörpern, – Carina tracheae oder • Tumorherde in anderen Lungenlappen ipsilateral.
N	**Regionäre Lymphknotenmetastasen**
N0	Keine Lymphknotenmetastasen.
N1	Metastasen in ipsilateralen peribronchialen Lymphknoten und/oder in ipsilateralen Hilus-Lymphknoten und/oder in intrapulmonalen Lymphknoten (einschließlich einer direkten Ausbreitung des Primärtumors).
N2	Metastasen in ipsilateralen mediastinalen und/oder subkarinalen Lymphknoten.
N3	Metastasen in kontralateralen mediastinalen, tief zervikalen oder Hilus-Lymphknoten oder in Skalenus-/supraklavikulären Lymphknoten.
M	**Fernmetastasen**
M0	Keine Fernmetastasen.
M1	Fernmetastase(n) liegt vor.
M1a	• Tumor mit malignem Pleura- oder Perikarderguss, • Tumorherde in der kontralateralen Lunge, • knotiger Befall der Pleura.
M1b	Fernmetastase in einem extrathorakalen Organ.
M1c	Mehrere Fernmetastasen (> 1) in einem oder mehreren Organen.

10.3.3.2 Klinischer Befund

Symptome

Bei einem Lungenkarzinom existieren nur wenige Frühsymptome, sodass die Diagnose häufig erst in einem fortgeschrittenen Stadium gestellt werden kann. Folgende Symptome und klinische Zeichen treten bei ca. 90 % der Patienten auf:

- Husten,
- Dyspnoe,

- Gewichtsverlust,
- Brustschmerzen,
- Hämoptyse (Aushusten von bluthaltigem Sekret),
- Knochenschmerzen,
- Trommelschlägelfinger (Clubbing),
- Fieber,
- Schwächegefühl.

Diagnostik

Zur Basisdiagnostik zählen:

- Anamnese (➤ 2.1.2):
  - Risikofaktoren und berufliche Noxen (vgl. Ätiologie ➤ 10.3.3),
- klinische Untersuchung:
  - Laboruntersuchung (Blutbild inkl. Differenzialblutbild, Elektrolyte, Leber- und Nierenparameter, Gerinnungswerte) (➤ 2.4.13),
  - Röntgen (➤ 2.4.14): Thorax (p.a.-Projektion und seitlich),
  - Spiral-CT (➤ 2.4.17): Thorax (inkl. Oberbauchregion bis Nebennieren),
  - Bronchoskopie,
  - Sonografie (➤ 2.4.15): Abdomen.

Ziel der Diagnostik ist die Klassifikation von Primärtumor, Lymphknotenstatus und ggf. der Fernmetastasierung (➤ 10.3.3.1).

10.3.3.3 Therapie

Die Therapie erfolgt je nach Tumorausbreitung. Die Therapie des SCLC ist in ➤ Tab. 10.3.2, die des NSCLC in ➤ Tab. 10.3.3 zusammengefasst.

Tab. 10.3.2 Therapie des kleinzelligen Lungenkarzinoms (SCLC).

Stadium	Therapie
Stadium I bis III (25–35 % der Fälle)	• Primäre Operation bei Patienten ohne Lymphknotenbefall und anschließende adjuvante Chemotherapie. • Adjuvante Ganzschädelbestrahlung nach Erreichen einer Remission (senkt die Häufigkeit einer symptomatischen Hirnmetastasierung und verbessert die Überlebensrate). • Ggf. Strahlentherapie bei mediastinalem Lymphknotenbefall.
Stadium IV (65–75 % der Fälle)	• Palliative Chemotherapie orientiert am Ansprechen der klinischen Symptomatik (Abnahme von Dyspnoe und Husten, Besserung des Allgemeinzustands). • Adjuvante Ganzschädelbestrahlung nach Erreichen einer Remission (s. o.). • Ggf. Strahlentherapie bei Skelett- und Hirnmetastasen, bei oberer Einflussstauung oder behandlungsbedürftiger Symptomatik im Bereich des Primärtumors.

Tab. 10.3.3 Therapie des nicht kleinzelligen Lungenkarzinoms (NSCLC).

Stadium	Therapie
Stadium I und II	Kurativ intendierte Therapie: OP (radikale Resektion oder Lappenresektion) gefolgt von adjuvanter Chemotherapie. Voraussetzung für einen operativen Eingriff ist eine adäquate Lungenfunktion.
Stadium IIIA I	Vorgehen abhängig vom N-Status (➤ Tab. 10.3.1): multimodale Therapie, ggf. auch trimodal (OP, Bestrahlung, Chemotherapie).
Stadium IIIB	Simultane Radiochemotherapie.
Stadium IV	Palliative, systemische Therapie (z. B. platinhaltige Chemotherapie).

10.3.3.4 Physiotherapie

Durch multimodale Therapieansätze kann eine Linderung der physischen und psychischen Schädigungen erreicht werden. Zusätzlich werden Funktions- und Partizipationsstörungen positiv beeinflusst, z. B. Leistungsverlust, Dyspnoe bei geringer Belastung, Fatigue, Unruhezustände, polyneuropathische Beschwerden mit der Folge reduzierter Lebensqualität und Teilhabe an sozialen Aktivitäten. Die betroffenen Patienten sind in den meisten Fällen älter und multimorbide. Eine Wiedereingliederung in das Erwerbsleben ist häufig nicht möglich bzw. notwendig.

Mit PT-Maßnahmen kann in Abhängigkeit vom Befund bereits während der Chemo- und/oder Strahlentherapie begonnen werden. Nach der ärztlichen Therapie (➤ 10.3.3.3) sind sowohl ambulante als auch stationäre pneumologische Rehabilitationsmaßnahmen möglich. Diese sind abhängig von folgenden Faktoren:

- Krankheitsstadium,
- Art des betroffenen Gewebes,
- Ausbreitung des Tumors bzw. erfolgter OP,
- Alter,
- Dispositionen,
- Begleiterkrankungen der Patienten.

Cave

Red Flags: Absolute Kontraindikationen für körperliche Aktivität:

- Akute Erkrankungen (u. a. Infekte),
- Blutungen,
- Fieber (über 38 °C),
- Thrombozytenzahl unter 10.000/µl,
- Gabe von kardio- oder nephrotoxischen Chemotherapeutika am selben Tag,
- laufende Bestrahlung in der Herzgegend bzw. Ganzkörperbestrahlung.

Des Weiteren sollte bei der Durchführung von Bewegungsübungen darauf geachtet werden, dass bei Patienten mit Knochenmetastasen, -tumoren, -schmerzen, Osteoporose oder verringerter Thrombozytenzahl ein erhöhtes Verletzungsrisiko bei Kontaktsportarten (z. B. Fußball, Handball) und High-Impact-Sportarten (z. B. Tennis, Jogging) besteht. Bei Bewegungsübungen im Wasser (➤ 3.4) muss das erhöhte Infektionsrisiko für immungeschwächte Patienten beachtet werden.

■ Ziele und Maßnahmen

In der onkologischen Rehabilitation gelten die Verbesserung der körperlichen, psychischen und sozialen Funktionsfähigkeit sowie die Unterstützung bei der Bewältigung der Krankheit (Coping ➤ 1.2.3, ➤ 2.2.3.4) als übergeordnete Ziele. Weitere Therapieziele und Maßnahmen, die zur jeweiligen Zielerreichung eingesetzt werden können, sind in ➤ Tab. 10.3.4 zusammenfassend dargestellt.

Die wissenschaftlichen Bewertungen der einzelnen Maßnahmen sind unter Evidenz-/Bewertungslage (➤ Link am Kapitelende) zusammengefasst.

Tab. 10.3.4 Ziele der PT bei Lungenkarzinom (je nach Befund).

ICF-Ebene	Ziel	Maßnahmen
Körperstruktur/-funktion	Verbesserung der Lungenbelüftung zur Pneumonieprophylaxe	• Atmungstherapie: – Atemlenkung zur Wahrnehmung und Verbesserung der Atembewegung und -vertiefung (Bauch-, Flanken-, Brust- und lumbodorsale Atmung) (➤ 3.2.8), – Drehdehnlagen (➤ 3.1.3.3), Packegriffe zur Verbesserung der Lungenmechanik, – Sekretlösung und -transport bei Sekretstau durch Drainagelagerung, Klopfungen und Vibrationen (➤ 3.2.8.3), Heiße Rolle (➤ 3.15.3.3), – Anleitung zum Gebrauch von Atemtrainern (➤ 3.2.8.13), – Hustentechniken (➤ 3.2.8.4) mit Fixation des Wundgebiets zum Erlernen schmerzarmer Transfers.
	Detonisierung verspannter Inspirations- und Expirationsmuskulatur	• Wärmeanwendungen (➤ 3.15.2.2), • klassische Massagetherapie (➤ 3.14.1) (Interkostalausstreichungen, Hautabhebungen), • Bindegewebsmassage (➤ 3.14.2), • Dehnungen und Drehdehnlagen (➤ 3.1.3.3).
	Schmerzreduktion	• Wärme- und Kälteanwendungen (➤ 3.15), • klassische Massagetherapie (➤ 3.14.1), • Entspannungstherapie (➤ 3.3).
	Verbesserung von Funktionseinschränkungen	• Bewegungsübungen: – Kräftigung der Schultergürtel-, Rücken- und Atemhilfsmuskulatur zur Korrektur von Fehl- und Schonhaltungen, – Verbesserung der Thoraxbeweglichkeit, • Koordinationstraining (➤ 3.6.10), z. B. nach Nervenplexusschäden), • Lymphödemtherapie (komplexe physikalische Entstauungstherapie, KPE) (➤ 3.11), • Narbenbehandlungen, wenn Fäden gezogen wurden und die Narbe frei von Wundschorf ist (➤ 5.1.5.1.7 Box).
Aktivität und Partizipation	Verbesserung der Leistungsfähigkeit	• Transfertraining (RL–SL–Sitz–Stand) (➤ 3.1.4), • Gehtraining auf ebenem Gelände, Treppe (➤ 3.1.8), ggf. mit Einsatz der Lippenbremse (➤ 3.1.2.1.2), stimmhaftes Ausatmen („ch" wie in Licht).
	Verbesserung der Ausdauer	• Aerobes Ausdauertraining (z. B. Walking), Ergometertraining (3–5-mal wöchentlich, 20–30 Minuten, Intensität 55–85 % der max. Herzfrequenz oder 50–75 % der max. Sauerstoffaufnahmefähigkeit).
	Verbesserung der Kraft	• Dynamisches Krafttraining (➤ 3.6.9) für große Muskelgruppen des Rumpfs, der Arme und Beine (1–3-mal wöchentlich, 1–4 Sätze zu je 8–15 Wiederholungen, Intensität 50–85 % der Maximalkraft).
	Verminderung der Fatigue-Symptomatik	• Bewegungstherapie, z. B. Aerobic (Evidenz ➤ Link am Kapitelende), • Entspannungstherapie (➤ 3.3).
	Förderung der ADL	• ADL-Training (z. B. Umgang mit Sauerstoffgeräten und Dyspnoesymptomatik).

10.3.4 Leukämie und maligne Lymphome im Erwachsenenalter

Leukämien (auch Hyperleukozytose, Blutkrebs) und Lymphome (auch Leukoblastosen) sind systemische Erkrankungen. Sie manifestieren sich in Blut, Knochenmark oder lymphatischen Geweben.

■ Leukämie

Der Begriff Leukämie bezeichnet allgemein eine Entartung und bösartige Vermehrung von Leukozyten. Man unterteilt Leukämien entsprechend des zeitlichen Ablaufs in akut und chronisch. Zusätzlich ist eine Einteilung nach den Ursprungszellen in myeloisch und lymphatisch möglich (➤ 10.3.4.1). Blutbildende Stammzellen des Knochenmarks entarten, vermehren sich unkontrolliert und verdrängen die Leukozyten (weiße Blutzellen).

Epidemiologie: In Deutschland traten 2018 etwa 12.200 Leukämie-Erkrankungen auf. Davon waren über 23 % akute myeloische Leukämien (AML). Bei den Leukämietypen zeigt sich eine typische Altersverteilung. Die AML ist die häufigste Leukämie im Kindesalter, bei Erwachsenen tritt sie seltener auf. Die chronische myeloische Leukämie (CML) ist bei Erwachsenen wesentlich häufiger als bei Kindern und macht ca. 37 % der Neuerkrankungen aus. Insgesamt sinkt das Erkrankungsrisiko bis zum 30. Lebensjahr, danach steigt es deutlich an.

Ätiologie: Bei einer Leukämie entstehen in Knochenmark und Blut durch Proliferation und Akkumulation maligne entartete, unreife Zellen der Blutbildung (Hämatopoese), die sog. Blasten. Auch andere lymphatische (z. B. Lymphknoten, Milz) und nicht lymphatische Organe (z. B. Leber, ZNS, Haut, Knochen) können befallen sein. Diese leukämischen Blasten verdrängen das gesunde blutbildende Knochenmark und bedingen eine Verminderung der Zellen im Blut (Zytopenien aller drei Zellreihen: Anämie, Thrombozytopenie, Granulozytopenie).

Als **Risikofaktoren** für akute Leukämien gelten ionisierende Strahlen bei einer Strahlentherapie, Zytostatika im Rahmen einer Chemotherapie bei Krebserkrankungen und verschiedene Chemikalien (z. B. Benzol). Bei Kindern mit Trisomie 21 ist das Erkrankungsrisiko um das 18-fache erhöht.

Prognose: In Abhängigkeit der Krankheitsform und des Diagnosealters besteht die günstigste Prognose für die Leukämieformen im Kindesalter. Erwachsene mit akuten Formen haben eine schlechte Prognose. Bis zu fünf Jahre nach Erstdiagnose können Rezidive auftreten, danach sinkt die Rezidivwahrscheinlichkeit. Die 5-Jahres-Überlebensrate beträgt etwa 57 % bei Erwachsenen. Eine dauerhafte Heilung kann nur selten, z. B. durch die mit Risiken verbundene Stammzelltransplantation, erreicht werden.

■ Maligne Lymphome

Maligne Lymphome sind Erkrankungen des lymphatischen Systems. Es wird zwischen Hodgkin-Lymphomen (auch Lymphogranulomatose, Morbus Hodgkin) und Non-Hodgkin-Lymphomen (NHL), zu denen auch die chronisch lymphatische Leukämie (CLL) und das Plasmozytom zählen, unterschieden (➤ 10.3.4.1). Bei den Hodgkin-Lymphomen manifestieren sich u. a. die Sternberg-Reed-Riesenzellen im Lymphsystem und ggf. im Knochenmark. Unter den NHL werden alle bösartigen Erkrankungen des lymphatischen Systems zusammengefasst, die kein Hodgkin-Lymphom sind. Diese Erkrankungen unterscheiden sich hinsichtlich ihrer zugrundeliegenden genetischen Veränderungen, ihrer immunologischen Charakteristika und ihrer klinischen Erscheinungsformen. Die CLL wird trotz ihres Namens zu den NHL gezählt. Sie geht meist mit einer Vermehrung von Leukozyten im Blut einher.

Epidemiologie: Das Risiko, an einem Hodgkin-Lymphom zu erkranken, ist sehr gering (ca. 0,2 %). In Deutschland erkrankten 2018 etwa 1.440 Männer und 1.100 Frauen.

An NHL erkrankten 2018 in Deutschland etwa 18.470 Patienten. Das Erkrankungsrisiko steigt mit zunehmendem Alter. Etwa 7.000 Patienten versterben in Deutschland jährlich an NHL.

Ätiologie: Die Ätiologie der Hodgkin- und NHL ist bislang nicht hinreichend geklärt. Hodgkin-Lymphome können ihre Ursachen in angeborenen und erworbenen Immundefekten haben, die u. a. die B-Zell-Funktion und das HLA-System (Humanes Leukozytenantigen-System) betreffen. Untersucht werden zusätzlich langanhaltender Nikotinabusus und Virus-Infektionen, z. B. Epstein-Barr-Viren, Hepatitis-B-Viren. Kennzeichnend ist das Auftreten von einkernigen Hodgkin-Zellen und mehrkernigen Sternberg-Reed-Riesenzellen. Diese stammen von den B-Lymphozyten (weißen Blutzellen) aus den Keimzentren der Lymphknoten ab und sind maligne wachsende Zellen, die sich schnell vermehren.
Einem NHL liegt immer eine Teilung von Lymphozyten bei gleichzeitigem Ausbleiben der Apoptose der anderen Zellen zugrunde. Die Lymphozytenzahl steigt, dadurch werden andere Zellen verdrängt. Es wird eine Vielzahl von Risikofaktoren diskutiert. Meist sind erworbene genetische Veränderungen ursächlich. Zusätzlich können z. B. angeborene Immunschwäche, HIV-Infektionen, radioaktive Strahlung, Viren und Umweltgifte die Entstehung begünstigen. Auch Nikotinabusus und Übergewicht kommen als Risikofaktoren infrage. Die CLL verläuft im Gegensatz zu den meisten NHL immer leukämisch, die entarteten Lymphomzellen finden sich also nicht nur in den lymphatischen Organen, sondern lassen sich auch regelmäßig im Blut nachweisen.

Prognose: Die Prognose beim Hodgkin-Lymphom ist günstig, die 5-Jahres-Überlebensrate beträgt bei Erwachsenen 81–91 %. Die langfristige Prognose ist auch abhängig von den Nebenwirkungen der Therapie (u. a. bei Zweittumoren). Die NHL können, in Abhängigkeit von Typ und Stadium des Lymphoms, von Patientenalter und Begleiterkrankungen, kurativ behandelt werden. Die relative 5-Jahres-Überlebensrate beträgt 71 %. Die Heilungschancen bei hochmalignen Lymphomen sind sehr gut. Sie sind zwar aggressiv und schnell wachsend, aber dadurch empfindlich gegenüber Chemo- und Strahlentherapie. Niedrigmaligne Lymphome sind konventionell meist nicht heilbar, da die Lymphomzellen deutlich weniger empfindlich gegenüber Chemo- und Strahlentherapie sind. Die CLL ist in den meisten Fällen nicht heilbar. Der Krankheitsverlauf lässt sich jedoch durch Therapien hinauszögern.

10.3.4.1 Klassifikation

■ **Leukämie**

- Akute Leukämie:
  - Akute lymphatische Leukämie (ALL),
  - akute myeloische Leukämie (AML).
- Chronische Leukämie:
  - Chronisch lymphatische Leukämie (CLL),
  - chronisch myeloische Leukämie (CML).

Daneben existieren weitere seltene Leukämieformen, die nicht in der Übersicht dargestellt sind.

■ **Maligne Lymphome**

- Hodgkin-Lymphom.
- Non-Hodgkin-Lymphom (NHL):
  - B-Linie (etwa 80 % aller NHL), z. B. chronisch lymphatische Leukämie (CLL),
  - T-Linie (etwa 20 % aller NHL).

10.3.4.2 Klinischer Befund

10.3.4.2.1 Symptome

■ **Leukämie**

- **Akute lymphatische Leukämie (ALL):**
  - Rasche Entwicklung von Krankheitssymptomen (innerhalb weniger Tage),
  - schneller Verlust der körperlichen Leistungsfähigkeit,
  - blasse Haut,

- Tachykardie,
- Dyspnoe,
- Schwindel,
- Fieber,
- Infektneigung,
- Vergrößerung der Lymphknoten,
- Kopfschmerzen,
- Nackensteifigkeit,
- Erbrechen,
- Lethargie,
- Nervenausfälle,
- Thrombozytopenie (Blutungsneigung, Hämatomneigung, Petechien),
- Anämie,
- Leukozytose (Verringerung der Leukozytenzahl).

- **Akute myeloische Leukämie (AML):**
  - Zunächst unspezifische Symptome:
    - Anämie,
    - Müdigkeit,
    - blasse Haut,
    - verminderte Leistungsfähigkeit,
  - bakterielle Infektionen von Lunge, Rachen und Haut,
  - systemische Mykosen,
  - Thrombozytopenie (s. o.),
  - Leukozytose (s. o.).
  - **Cave:** Ggf. Leukostase mit Hypoxie, pulmonalen Verschattungen, retinalen Einblutungen und neurologischen Symptomen → **hämatologischer Notfall,**
  - auch extramedulläre Manifestationen und Infiltration von Milz und Leber möglich.
- **Chronisch myeloische Leukämie (CML):** Krankheitsverlauf in drei Stufen:
  - Chronische Phase:
    - Abgeschlagenheit, Appetitlosigkeit, Gewichtsverlust, Knochenschmerzen, Oberbauchbeschwerden,
    - Leukozytose,
    - Vergrößerung der Milz,
    - Anämie.
  - Mehrmonatige akzelerierte Phase:
    - Zunehmende Leukozytose,
    - Anämie,
    - Thrombozytopenie,
    - zunehmende Milzschwellung.
  - Blastenkrise: Akuter Verlauf (unbehandelt in wenigen Wochen tödlich).

■ Maligne Lymphome

- **Hodgkin-Lymphom:**
  - Vergrößerung der Lymphknoten (häufig nicht schmerzhaft) in ca. 70 % der Fälle, meist zervikal, selten axillär,
  - B-Symptomatik (in ca. 40 % der Fälle, ➤ 10.1.4),
  - Leistungsminderung,
  - Lymphknotenschmerz nach Alkoholgenuss (selten, aber charakteristisch für das Hodgkin-Lymphom),
  - Reizhusten,
  - retrosternaler Druckschmerz oder Dyspnoe,
  - abdominelle Schwellung und/oder Druckschmerz durch Lymphknotenschwellung,
  - Cholestase oder Harnstau durch Lymphompakete in der Leberpforte,
  - Blutveränderungen,

   - auch neurologische und endokrine Störungen sowie Skelettschmerzen möglich.
- **Non-Hodgkin-Lymphom (NHL):**
  - Vergrößerung der Lymphknoten (meist nicht schmerzhaft),
  - Leistungsminderung,
  - Müdigkeit,
  - eventuell B-Symptomatik (Fieber, Nachtschweiß, Gewichtsverlust ➤ 10.1.4),
  - Infektanfälligkeit,
  - Blutveränderungen (Anämie, Leukopenie, Leukozytose, Thrombopenie, Entzündungszeichen).
  - **Bsp. chronisch lymphatische Leukämie (CLL):**
    - Blut-Lymphozytose (Lymphozyten erhöht),
    - Vergrößerung von Lymphknoten, Milz und Leber,
    - Infektanfälligkeit,
    - B-Symptome,
    - Zeichen der Knochenmarkinsuffizienz (Blutbildung reduziert),
    - Autoimmunzytopenien (Blutzellen verringert).

10.3.4.2.2 Diagnostik

Leukämie

- **Akute lymphatische Leukämie (ALL):**
  - Anamnese (➤ 2.1.2),
  - körperliche Untersuchung (➤ 2.1.3, ➤ 2.1.4.1),
  - Blutbild (inkl. Gerinnungsdiagnostik ➤ 2.4.13),
  - Urinanalyse,
  - spezielle zytologische und immunologische Knochenmarksuntersuchungen,
  - ggf. HLA-Typisierung (Gentypisierung bei Indikation für Stammzelltransplantation),
  - infektiologische Untersuchungen (Hepatitis-B, Hepatitis-C- und HIV-Serologie),
  - Lumbalpunktion mit zytologischer Liquordiagnostik,
  - bildgebende Untersuchungen:
    - Röntgen (➤ 2.4.14): Thorax,
    - Sonografie (➤ 2.4.15): Abdomen,
    - ggf. CT (➤ 2.4.17): Thorax, Abdomen,
  - Echokardiografie.
- **Akute myeloische Leukämie (AML):**
  - Anamnese,
  - körperliche Untersuchung,
  - Blutbild und Differenzialblutbild,
  - Knochenmarkzytologie und -zytochemie,
  - Knochenmarkbiopsie,
  - Immunphänotypisierung,
  - Zytogenetik,
  - Molekulargenetik,
  - Ergänzende Untersuchungen:
    - Beurteilung des Allgemeinzustands (ECOG Performance Status oder WHO Score),
    - Aufnahme von Komorbiditäten,
    - Klinische Chemie, Gerinnungsdiagnostik, Urinanalyse,
    - HLA-Typisierung (s. o.) und CMV-Status (Zytomegalie-Status),
    - Hepatitis- und HIV-Serologie,
    - Röntgen: Thorax,
    - Echokardiografie.
- **Chronisch myeloische Leukämie (CML):**
  - Diagnosestellung meist in chronischer Phase, oft auch Zufallsbefund bei einer Blutbildbestimmung,

- Anamnese,
- körperliche Untersuchung,
- Blutbild,
- Knochenmarkbiopsie und -aspiration.

■ **Maligne Lymphome**

- **Hodgkin-Lymphom:**
  - Anamnese (➤ 2.1.2),
  - körperliche Untersuchung (➤ 2.1.3, ➤ 2.1.4.1),
  - Labor (➤ 2.4.13),
  - CT (mit Kontrastmittel) (➤ 2.4.17): Hals, Thorax, Abdomen,
  - Röntgen (➤ 2.4.14): Thorax,
  - histologische Diagnostik: Biopsie eines Lymphknotens oder ggf. eines anderen primär befallenen Organs,
  - Knochenmarkbiopsie.
- **Non-Hodgkin-Lymphom (NHL):**
  - Anamnese (v. a. Familienanamnese, frühere Blutbilder),
  - körperliche Untersuchung (Lymphknotenstatus, Organomegalie, Blutungs- und Anämiezeichen),
  - Labor:
    - Blutbild mit Differenzialblutbild,
    - klinisch-chemische Untersuchungen der Leberfunktion (Bilirubin, Glutamat-Oxalacetat-Transaminase, Glutamat-Pyruvat-Transaminase, alkalische Phosphatase, Gamma-GT) und Nierenfunktion (Kreatinin),
    - Lactatdehydrogenase im Serum, Harnsäure,
  - histologische, immunhistochemische und genetische Diagnostik: Biopsie eines Lymphknotens oder ggf. eines anderen primär befallenen Organs,
  - CT (mit Kontrastmittel): Hals, Thorax, Abdomen,
  - Röntgen: Thorax,
  - Sonografie (➤ 2.4.15): Abdomen,
  - EKG (➤ 2.4.22), Echokardiografie (therapiebedingte Komplikationen des Herzens).
  - **Bsp. chronisch lymphatische Leukämie (CLL):**
    - Anamnese,
    - körperliche Untersuchung,
    - Blutbild,
    - multiparametrische Immunphänotypisierung zur Analyse von Blut- und Knochenmarkszellen,
    - ggf. im Krankheitsverlauf Knochenmarkpunktion,
    - ggf. Lymphknotenbiopsie.

10.3.4.3 Therapie

Sowohl bei den Leukämien als auch bei den malignen Lymphomen ist die Chemotherapie die wichtigste Behandlungsform. Häufig wird sie durch eine Immuntherapie (Einsatz von Antikörpern) ergänzt. Bei Lymphomerkrankungen kommt auch die Strahlentherapie, ggf. in Kombination mit einer Immunoradiotherapie zum Einsatz. Zur Gewinnung von Biopsiematerial werden bei Leukämien auch chirurgische Maßnahmen angewendet. Zusätzlich können folgende Transplantationsverfahren notwendig sein:

- Autologe Stammzelltransplantation (autologous hematopoietic stem cell transplantation, auto- HSCT),
- allogene Stammzelltransplantation (allogeneic HSCT, allo-HSCT).

Um Rezidiven vorzubeugen, wird bei einigen Leukämieformen zusätzlich eine ZNS-Prophylaxe, bestehend aus intrathekaler Chemotherapie und ZNS-Bestrahlung, durchgeführt.

Anhand des Krankheitsstadiums wird entschieden, welches Verfahren angewendet wird. Es wird empfohlen, die Behandlung an hämatologisch-onkologischen Zentren im Rahmen von Therapiestudien durchzuführen. Mit Blick auf die Zielgruppe des Handbuchs und die sich rasch entwickelnde ärztliche Therapie (z. B. Medikation) wird an dieser Stelle auf eine detaillierte Beschreibung der ärztlichen Therapiestrategien verzichtet und der Fokus auf die PT gelegt. Weiterführende Informationen zur ärztlichen Therapie können in den aktuellen Leitlinien eingesehen werden.

10.3.4.4 Physiotherapie

Leukämie- und Lymphom-Patienten wird nach oft langwieriger und sowohl körperlich als auch psychisch anstrengender Therapie empfohlen, eine Rehabilitation in Anspruch zu nehmen. Hier können Behandlungsmaßnahmen für entitätsspezifische Beschwerden der hämatoonkologischen Erkrankung und die durch die medizinische Therapie verursachten Nebenwirkungen und Folgeerkrankungen zum Einsatz kommen.
Für diese Patienten werden PT-Maßnahmen mit Fokus auf körperliche Aktivität empfohlen. Vorliegende Leitlinien, z. B. die S3-Leitlinie Diagnostik, Therapie und Nachsorge des Hodgkin-Lymphoms bei erwachsenen Patienten, empfehlen ausdrücklich Bewegungstherapie und Sport zur Verbesserung der körperlichen Funktionen (z. B. maximale aerobe Kapazität), der Fatigue, der Depression, des Allgemeinzustands und der Lebensqualität (Evidenz ➤ Link am Kapitelende).

Cave

Mit PT-Maßnahmen kann bereits während der ärztlichen Therapie begonnen werden, allerdings sollte insbesondere im akutklinischen Setting auf spezifische Kontraindikationen geachtet werden (Red Flags ➤ 10.3.3.4).

Häufig zeigen die Patienten erniedrigte Hämoglobinwerte. Fällt der Wert unter 8 g/dl sollte körperliches Training nur moderat und unter Aufsicht durchgeführt werden. Aufgrund einer vorliegenden Thrombozytopenie besteht für die Patienten erhöhte Blutungsgefahr, daher wird empfohlen, bei einer Thrombozytenzahl unter 10.000/µl kein körperliches Training und zwischen 10.000 und 20.000/µl nur Ausdauertraining durchzuführen. Bei Werten über 20.000/µl ist moderates Krafttraining und über 50.000/µl auch intensives Krafttraining möglich.

Besonderheiten bei Patienten nach Stammzelltransplantation: Aufgrund einer andauernden Immunsuppression über lange Zeit hinweg besteht ein gesteigertes Infektionsrisiko. Training in der Gruppe sollte zunächst nicht durchgeführt werden. Es wird empfohlen, das Gruppentraining erst ab dem 100. Tag nach der Transplantation und nach Rücksprache mit dem behandelnden Arzt zu beginnen. Bei der Auswahl des Trainingsprogramms ist die erhöhte Frakturgefahr aufgrund befallener Knochenstrukturen zu berücksichtigen. Weiterhin sollte starke Sonnenexposition, z. B. bei einem Training im Freien, vermieden werden.

Cave

Bei der Nutzung von Trainingsgeräten ist der erhöhten Infektionsgefahr für die Patienten durch Einhaltung strikter Hygienevorschriften (➤ 1.5.2.2) Rechnung zu tragen.

■ Ziele und Maßnahmen

Zusätzlich zu den übergeordneten Zielen der onkologischen Rehabilitation (➤ 10.3.3.4) bestehen die in ➤ Tab. 10.3.5 angegebenen Therapieziele. In der Tabelle sind zudem die Maßnahmen aufgeführt, die zum Erreichen der entsprechenden Ziele eingesetzt werden können. Die wissenschaftlichen Bewertungen der einzelnen Maßnahmen sind in der Evidenz-/Bewertungslage ➤ Link am Kapitelende zusammengefasst.

Tab. 10.3.5 Ziele und Maßnahmen der PT bei Leukämien und Lymphomen je nach Befund.

ICF-Ebene	Ziele	Maßnahmen
Körperstruktur und -funktion	Pneumonie- (➤ 3.1.2.1) und Thromboseprophylaxe (➤ 3.1.2.2) während der Akuttherapie	• Atmungstherapie (➤ 3.2), • aktive Bewegungstherapie (z. B. Atem-Stoffwechsel-Gymnastik), • ggf. leichtes Ausdauertraining (z. B. Bettfahrrad, Mini-Stepper, Gehen, Treppensteigen [➤ 3.1.8]).
	Verbesserung der Lungendurchblutung und -belüftung, ggf. Sekretmobilisierung	• Lagerungsmaßnahmen, • Atmungstherapie (z. B. Hustentechniken ➤ 3.2.8.4; Perkussion, Vibrationen ➤ 3.2.8.3).
	Verbesserung von Funktionseinschränkungen während der Akuttherapie, z. B. durch Bettlägerigkeit	• Bewegungsübungen: Kräftigung der Schultergürtel-, Rücken- und Atemhilfsmuskulatur zur Korrektur von Fehl- und Schonhaltungen, • Dehnübungen (➤ 3.5.7), • Koordinationstraining (➤ 3.6.10).
	Stabilisierung der körperlichen Leistungsfähigkeit während der Akuttherapie	• Bewegungsübungen (gegen Widerstand des Th., mit Handgeräten, z. B. Theraband®), • PNF (➤ 3.7.3), • leichtes Ausdauertraining (s. o.).
Aktivität und Partizipation	Verminderung der Fatigue-Symptomatik sowie der Angst- und Depressivitätszustände	• Bewegungsübungen (z. B. Aerobic), • Entspannungstherapie (➤ 3.3), • Wahrnehmungsübungen.
	• Verbesserung der muskulären und aeroben Fitness in der Früh- und Spätrehabilitation, • Unterstützung der hämatologischen und immunologischen Rekonstitution, • Vermeidung von Spätkomplikationen (z. B. Osteoporose, Übergewicht, Diabetes mellitus, kardiovaskuläre Erkrankungen)	• Ausdauertraining: – Intervallmethode: zunächst kurze Trainingszeiten (5–10 Minuten), Intervallpausen verkürzen bis Dauermethode für 20–30 Minuten möglich ist. – Bei kurzen Trainingszeiten im stationär überwachten Setting: tägliches Training, sonst 2–3-mal pro Woche. – Training im submaximalen Belastungsbereich durchführen. – Pulsfrequenzorientiertes Training: 60–80 % der max. Herzfrequenz. • Krafttraining: Frequenz: 2–3-mal pro Woche bis zu 30 Minuten. • Ganzkörpertraining: Training großer Muskelgruppen, unter Anleitung, um korrekte Bewegungsausführung sicherzustellen. • Koordinationstraining (➤ 3.6.10): bei Neuropathien auch Gleichgewichtsübungen, z. B. im Einbeinstand, auf instabilen Unterlagen.

10.3.5 Gastrointestinale Karzinome

Unter gastrointestinalen Karzinomen werden bösartige Tumoren des Verdauungstrakts, d. h. der Speiseröhre, des Magens, der Bauchspeicheldrüse, der Leber mit Gallengängen und des Darms, zusammengefasst. Im Folgenden werden die häufigsten Karzinome des Gastrointestinaltrakts, das Magenkarzinom und die Karzinome des Kolons und Rektums vorgestellt. Pankreas-, Leberzell- und Gallenwegskarzinome sind relativ selten, gehören jedoch aufgrund ihrer schlechten Prognose zu den häufigsten Krebstodesursachen.

10.3.5.1 Magenkarzinom

Epidemiologie: In Deutschland erkrankten 2018 etwa 9.200 Männer und 5.560 Frauen an einem Magenkarzinom (auch Magenkrebs). Aktuell zeigt sich ein stetiger Rückgang der Erkrankungs- und Sterberaten. Das mittlere Erkrankungsalter beträgt bei Männern 71 Jahre und bei Frauen 76 Jahre. Die 5-Jahres-Überlebensraten betragen ca. 35 % und gelten damit als ungünstig im Vergleich zu anderen Krebserkrankungen.

10

Ätiologie: Das Magenkarzinom ist epithelialen Ursprungs. Bei hereditären (erblichen) Formen liegt eine Mutation des E-Cadherin-Gens zugrunde. Das erbliche Risiko ist zwei- bis dreifach erhöht. Als größter Risikofaktor gilt eine Infektion des Magens mit Helicobacter pylori. Auch Nikotinabusus, übermäßiger Alkoholkonsum, Übergewicht, gastroösophageale Refluxkrankheit und einseitige Ernährung (arm an pflanzlichen oder reich an tierischen Bestandteilen) erhöhen das Risiko zur Ausbildung eines Magenkarzinoms.

10.3.5.1.1 Klassifikation

Bei dem Magenkarzinom können verschiedene Klassifikationssysteme angewendet werden. Die WHO unterteilt das Magenkarzinom anhand histologischer Muster in vier Typen: tubulär, papillär, muzinös und gering kohäsiv. Alternativ kann die Tumorausbreitung mittels Staging nach TNM-Klassifikation der American Joint Committee on Cancer (AJCC) (➤ Tab. 10.3.6) festgelegt werden. Für die Klassifikation ist eine Biopsie notwendig, die chirurgisch oder gastroskopisch erfolgt.

Tab. 10.3.6 Klassifikation des Magenkarzinoms nach AJCC staging system (Washington 2010).

T	Primärtumor
Tx	Primärtumor kann nicht bestimmt werden.
T0	Keine Evidenz für einen Primärtumor.
Tis	Carcinoma in situ: Intraepithelialer Tumor ohne Invasion der Lamina propria.
T1	Infiltration der Lamina propria oder der Tela submucosa (auch Frühkarzinom).
T1a	Infiltration der Lamina propria oder Lamina muscularis mucosae.
T1b	Infiltration der Tela submucosa.
T2	Infiltration der Tunica muscularis.
T3	Infiltration des subserösen Bindegewebes ohne Invasion des viszeralen Peritoneums oder benachbarter Strukturen (T3 schließt Tumoren ein, die sich entlang des gastrokolischen oder gastrohepatischen Ligaments ausbreiten sowie das Omentum majus oder minus erreichen, ohne Invasion des umgebenden viszeralen Peritoneums).
T4	Perforation des subserösen Bindegewebes und Infiltration von Nachbarorganen.
T4a	Infiltration des viszeralen Peritoneums.
T4b	Infiltration von Nachbarorganen (Milz, Colon transversum, Leber, Zwerchfell, Pankreas, Bauchwand, Nebenniere, Niere, Dünndarm oder Retroperitoneum).

N	Regionäre Lymphknotenmetastasen
Nx	Befall regionärer Lymphknoten ist nicht beurteilbar.
N0	Kein Befall regionärer Lymphknoten.
N1	Metastasen in 1–2 regionären Lymphknoten.
N2	Metastasen in 3–6 regionären Lymphknoten.
N3	Metastasen in mind. 7 regionären Lymphknoten.
M	**Fernmetastasen**
M0	Keine Fernmetastasen nachgewiesen.
M1	Fernmetastasen vorhanden.

10.3.5.1.2 Klinischer Befund

■ **Symptome**

Zu Beginn treten keine Symptome auf, da das Magenkarzinom sehr klein ist. Daher sollten folgende Alarmsymptome beachtet werden:

- Dysphagie (Schluckstörung),
- rezidivierendes Erbrechen,
- Appetitlosigkeit,
- Gewichtsverlust,
- gastrointestinale Blutung,
- bei vorangeschrittenem Tumorwachstum: Völlegefühl und Schmerzen im Oberbauch.

■ **Diagnostik**

- Anamnese (➤ 2.1.2),
- körperliche Untersuchung (➤ 2.1.3, ➤ 2.1.4.1):
  - Vergrößerte Lymphknoten (häufig oberhalb der linken Klavikula: Virchow-Lymphknoten, axilläre Lymphknoten links, im Bereich des Bauchnabels),
  - Aszites,
  - Palpation der Leber zur Beurteilung, ob Metastasen vorliegen,
- Endoskopie, Biopsie: Histologische Untersuchung (frühzeitig bei Alarmsymptomen),
- B-Bild-Sonografie,
- CT (➤ 2.4.17): Thorax und Abdomen zur Beurteilung, ob Fernmetastasen vorliegen,
- keine Evidenz für laborchemische Bestimmung von Tumormarkern.

10.3.5.1.3 Therapie

Standardtherapie für alle resektablen Magenkarzinome ist die chirurgische Resektion mit dem Ziel der vollständigen Entfernung des Karzinoms und der regionären Lymphknoten. Nur auf diese Weise kann eine kurative Therapie erfolgen. Oberflächliche Magenkarzinome (T1a N0 M0 ➤ Tab. 10.3.6) können mit einer endoskopischen Resektion behandelt werden.

Bei lokal fortgeschrittenen Tumoren sollte eine perioperative Chemotherapie durchgeführt werden, d. h., die Chemotherapie wird präoperativ begonnen und postoperativ fortgesetzt. Bei inoperablen, aber lokal begrenzten Tumoren kann eine Radiochemotherapie zum Einsatz kommen.

Liegen bereits Fernmetastasen vor, sollte dem Patienten in gutem Allgemeinzustand eine systemische Chemotherapie angeboten werden, um die Überlebenswahrscheinlichkeit zu erhöhen und den Erhalt der Lebensqualität zu ermöglichen.

10.3.5.2 Kolorektale Karzinome

Epidemiologie: An kolorektalen Karzinomen (auch Darmkrebs) erkrankten 2018 in Deutschland etwa 33.920 Männer und 26.710 Frauen, diese Häufigkeit entspricht ca. jeder achten Krebserkrankung. Am häufigsten ist der Dickdarm von Karzinomen betroffen. Das Erkrankungsrisiko steigt mit zunehmendem Alter. Das mittlere Erkrankungsalter beträgt bei über 50 % der Betroffenen über 70 Jahre. Nur etwa 10 % der Patienten erkranken vor dem 55. Lebensjahr und damit vor der empfohlenen Früherkennungsuntersuchung (➤ 10.1.3). Die 5-Jahres-Überlebensrate beträgt ca. 63 %.
Relativ selten sind Tumoren des Dünndarms, Ösophagus und Analbereichs.
Ätiologie: In den meisten Fällen entstehen kolorektale Karzinome durch erworbene Genmutationen in den Zellen der Darmschleimhaut. In nur 3 % der Fälle ist eine hereditäre Genese nachzuweisen. Als **Risikofaktoren** gelten Nikotinabusus, Übergewicht, Bewegungsmangel, ballaststoffarme Ernährung, übermäßiger Verzehr von rotem Fleisch (z. B. Rind, Schwein, Lamm) und regelmäßiger Alkoholkonsum. Für Verwandte ersten Grades (Eltern, Geschwister, Kinder) besteht ein zweifach erhöhtes erbliches Risiko, etwa 15–20 % aller Fälle zeigen familiäre Häufungen ohne einen ursächlich nachweisbaren genetischen Defekt. Bei mehreren Erkrankten innerhalb der Familie und einem Erkrankungsalter von unter 45 Jahren steigt das Risiko weiter an. Zusätzlich erhöhen chronisch-entzündliche Darmerkrankungen das Risiko, kolorektale Karzinome auszubilden.

10.3.5.2.1 Klassifikation

Die seit 2010 geltende UICC-Stadieneinteilung (➤ 10.1.6) basiert auf statistischen Untersuchungen und gibt Auskunft über die Ausbreitung der Tumorerkrankung (➤ Tab. 10.3.7). Sie gilt als Grundlage für Angaben zur Prognose und zur Erstellung eines Therapieplans.

Tab. 10.3.7 UICC-Klassifikation des kolorektalen Karzinoms (vgl. AWMF-Leitlinie Kolorektales Karzinom 2013).

	T (Primärtumor)	N (Lymphknoten)	M (Metastasen)
Stadium 0	Tis	N0	M0
Stadium I	T1/T2	N0	M0
Stadium II	T3/T4	N0	M0
IIA	T3	N0	M0
IIB	T4a	N0	M0
IIC	T4b	N0	M0
Stadium III	jedes T	N1/N2	M0
IIIA	T1/T2	N1	M0
	T1	N2a	M0
IIIB	T3/T4	N1	M0
	T2/T3	N2a	M0
	T1/T2	N2b	M0
IIIC	T4a	N2a	M0
	T3/T4a	N2b	M0
	T4b	N1/N2	M0
Stadium IV	jedes T	jedes N	M1
IVA	jedes T	jedes N	M1a
IVB	jedes T	jedes N	M1b

10.3.5.2.2 Klinischer Befund

Symptome

- Häufigstes Symptom: Vorkommen von Blut im Stuhl,
- Auftreten von Beschwerden meist erst im fortgeschrittenen Stadium,

- mögliche weitere Symptome:
  - wechselnde Stuhlgewohnheiten,
  - stenosebedingter Bleistiftstuhl (bandförmiger Stuhl),
  - Gewichtsverlust,
  - allgemeine Leistungsschwäche,
  - Anämie,
  - Schmerzen (meist im späteren Verlauf und selten).

■ **Diagnostik**

- Digital-rektale Untersuchung zur Beurteilung der Sphinkterfunktion und Abklärung, ob Infiltration durch Tumor vorliegt,
- Koloskopie mit Biopsie,
- ggf. zusätzlich CT- oder MR-Kolonografie (Untersuchung des Kolons durch CT oder MRT ➤ 2.4.17, ➤ 2.4.16),
- präoperative Bestimmung der Tumormarker zur Klärung von Rezidiven, evtl. zur Bestimmung von Fernmetastasen im Ovar,
- Sonografie (➤ 2.4.15) des Abdomen und Röntgen (➤ 2.4.14) des Thorax zur Abklärung von Fernmetastasen:
  - Vorkommen von Fernmetastasen meist in Leber (15 %), Lunge (4 %), Peritoneum (3 %) und/oder in nicht regionären Lymphknoten (2 %),
  - eher selten (unter 1 %) in Haut, Knochen, Gehirn und Ovar.
- Zusätzlich bei Rektumkarzinom:
  - Starre Rektoskopie zur Bestimmung der Tumorausbreitung,
  - MRT/CT: Becken oder rektale Endosonografie für lokales Staging.

10.3.5.2.3 Therapie

Die medizinische Therapie ist abhängig von der Tumorlokalisation und -stadium. Ziel ist die Kuration, welche mit einer vollständigen operativen Resektion des betroffenen Darmabschnitts und ggf. einer Entfernung des zugehörigen Lymphabflussgebiets angestrebt wird. Es können sowohl offene als auch laparoskopische OP-Techniken zum Einsatz kommen. Bei Tumorlokalisationen im Enddarm muss häufig, wenn auch nur vorübergehend, ein Anus praeter (auch künstlicher Darmausgang, Stoma) angelegt werden.
Präoperativ wird häufig durch neoadjuvante Therapiekonzepte (Chemotherapie mit 5-Fluorouracil oder Capecitabin, auch in Kombination mit Strahlentherapie) versucht, eine Verkleinerung des Tumors (Downstaging) zu erreichen. Während der OP erfolgt zusätzlich ein intraoperatives Staging zur Lokalisation von Lebermetastasen und ggf. zur Resektion.
Nach kurativer OP wird in Abhängigkeit vom Krankheitsstadium eine adjuvante Chemotherapie (5-Fluorouracil/Folinsäure und ggf. Oxaliplatin oder Capecitabin) durchgeführt.
Auch im fortgeschrittenen Stadium wird der Tumor meist chirurgisch entfernt, um die Entstehung eines Ileus (Darmverschluss) zu vermeiden. Auch Fernmetastasen (meist in Lunge und Leber) werden ggf. primär oder sekundär, nach Verkleinerung durch eine Chemotherapie, operativ entfernt. Durch eine Resektion von Lebermetastasen können ca. 30 % der Patienten geheilt werden. Ist dies nicht möglich, erfolgt eine palliative Chemotherapie, durch die die Lebensqualität der Patienten noch deutlich gebessert werden kann.

10.3.5.3 Physiotherapie

Die S3-Leitlinie Kolorektale Karzinome empfiehlt jedem rehabilitationsfähigen Patienten nach Abschluss der Primärtherapie eine Anschlussheilbehandlung (AHB). Der individuelle Rehabilitationsbedarf ist abhängig von Art und Ausmaß der operativen Tumorresektion sowie den entstandenen Therapiefolgen. Bei einer unmittelbar postoperativ eingeleiteten AHB sollte parallel eine indizierte adjuvante Chemotherapie erfolgen.

Es konnten positive Zusammenhänge zwischen körperlicher Aktivität und erniedrigten Rezidivraten sowie erhöhten Überlebenswahrscheinlichkeiten nachgewiesen werden. Aus diesen Gründen sollten die Patienten auch nach Abschluss der Therapie zu körperlicher Aktivität aufgefordert und motiviert werden.

Cave

Absolute Kontraindikationen für körperliche Aktivität sind zu beachten (Red Flags ➤ 10.3.3.4).

■ Ziele und Maßnahmen

Die Ziele und dazugehörigen Maßnahmen sollten am Erkrankungsstadium und der vorausgegangenen ärztlichen Therapie (kurativ, palliativ) orientiert sein. Patienten während oder nach kurativer Therapie sollten möglichst ihre ursprüngliche Leistungsfähigkeit erreichen. Neben der Rehabilitation der Krebserkrankung sollten die tumor- und therapiebedingten Komplikationen vermindert werden, um die Lebensqualität der Patienten zu verbessern. Die Therapieschwerpunkte sollten auf der Erhaltung bzw. Verbesserung der Mobilität sowie auf der Verminderung der Therapiefolgen (bei Patienten mit Rektumkarzinom: häufig Kontinenzprobleme, sexuelle Funktionsstörungen, Stoma) liegen.

Patienten mit unheilbarer Erkrankung sollten Therapie zum Erhalt der Lebensqualität in der verbleibenden Lebenszeit erhalten (➤ 17). Dabei sollen krankheits- oder therapiebedingte Symptome (z. B. Schmerzen) gelindert und die Selbstständigkeit der Patienten möglichst lange erhalten werden.

Die Ziele und Maßnahmen, die zur Zielerreichung eingesetzt werden können, unterscheiden sich auch in Abhängigkeit der Therapiephase (➤ Tab. 10.3.8). Während der Akutphase der kurativen Therapie oder Palliativtherapie entsprechen die Ziele und Maßnahmen denen der Körperstruktur und -funktionsebene (ICF) bei Leukämie und malignen Lymphomen (➤ Tab. 10.3.5).

Cave

Nach frischer OP im Bauchbereich keine Pressatmung zulassen.

Tab. 10.3.8 Ziele und Maßnahmen während der rehabilitativen Phase der kurativen Therapie kolorektaler Karzinome.

ICF-Ebene	Ziele	Maßnahmen
Körperstruktur und -funktion	Verminderung der Harn- und Stuhlinkontinenz infolge der operativen Tumorresektion (auch temporäre Stomaversorgung, da nach Rückverlagerung des Rektums das Risiko einer Stuhlinkontinenz erhöht ist)	• Beckenbodengymnastik (➤ 11.6.4), • evtl. kombiniert mit Elektrotherapie (➤ 3.16.1) und/oder Biofeedbackverfahren (➤ 2.4.12).
	Steigerung der Muskelkraft	• Mobilisations- und Dehnübungen (➤ 3.5.7), • Training der großen Muskelgruppen, besonders Stärkung der Rumpfmuskulatur (➤ Cave-Box), • Krafttraining mit Trainingsfrequenz 2–3 mal pro Woche: – Sensomotorisches Training (< 30 % der Maximalkraft, 5–10 Wiederholungen), – Kraftausdauertraining (30–50 % der Maximalkraft, 1–2 Serien je 15–25 Wiederholungen), – Muskelaufbautraining (60–80 % der Maximalkraft, 1–3 Serien je 12–15 Wiederholungen).

ICF-Ebene	Ziele	Maßnahmen
Körperstruktur und -funktion	Verbesserung der koordinativen Fähigkeiten zur Bewegungsökonomisierung	• Koordinationstraining (➤ 3.6.10).
Aktivität und Partizipation	Verminderung der Fatigue-Symptomatik sowie der Angst- und Depressivitätszustände	• Bewegungstherapie, z. B. Aerobic (Evidenz ➤ Link am Kapitelende), • Entspannungstherapie (➤ 3.3), • Wahrnehmungsübungen.
	Verbesserung der Leistungsfähigkeit	• Aerobes Ausdauertraining (➤ 3.6.8): – Strukturiertes und überwachtes Trainingsprogramm, – 2- bis 3-mal pro Woche, – jeweils 20–45 Minuten über einen Zeitraum von mind. 12 Wochen, – Dauermethode (ggf. auch Intervallmethode), – Trainingsintensität 50–75 % der max. Herzfrequenz, – z. B. Fahrradergometer, Laufband, Crosstrainer.

10.3.6 Evidenz-/Bewertungslage

Um größtmögliche Aktualität in der Print- und Online-Version zu gewährleisten, stehen Informationen zu aktuell vorliegenden Studien im Online-Zusatzmaterial (➤ QR-Code) zur Verfügung.

Evidenzangaben

Literatur

11 Gynäkologie*

Verena Gesing, Anna Hoß

11

* Grundlageninformationen zur Anatomie sowie zu den einzelnen Krankheitsbildern wurden in Teilen aus dem Skript „Gynäkologie und Geburtshilfe" von Anna Heller, erschienen 2012, Vertrieb durch Die Fachwelt Verlags- und Handelsgesellschaft mbH, übernommen.

11.1 Anatomie

11.1.1 Äußere weibliche Geschlechtsorgane

- **Mons pubis (Schamhügel, Venushügel):**
  - Fettpolster am oberen Rand der großen Schamlippen.
- **Labia majora pudendi (große, äußere Schamlippen):**
  - Verlauf vom Venushügel bis zum Damm,
  - paarige Hautwülste mit zahlreichen Duft- und Talgdrüsen,
  - mit Schambehaarung bedeckt.
- **Labia minora pudendi (kleine, innere Schamlippen):**
  - Seitliche Begrenzung des Scheidenvorhofs,
  - paarige, unbehaarte Hautfalten,
  - Verschluss von Urethra und Vagina.
- **Vestibulum vaginae (Scheidenvorhof):**
  - Lage zwischen den kleinen Schamlippen,
  - um den Scheidenvorhof sind Drüsen lokalisiert (Glandulae vestibulares, Paraurethraldrüse).
- **Glandulae vestibulares majores et minores (Vorhofdrüsen, Bartholindrüsen):**
  - Geschlechtsdrüsen, die in den Scheidenvorhof münden,
  - Befeuchten die Vagina.
- **Klitoris (Kitzler):**
  - Schwellkörpergewebe am oberen Rand der Labia minora pudendi,
  - starke nervale Innervierung, nervale Steuerung der sexuellen Erregung.
- **Ostium urethrae externum (Harnröhrenöffnung):**
  - Öffnung der Harnröhre über dem Scheideneingang.

Das sichtbare und äußere weibliche Genital wird insgesamt auch als **Vulva** bezeichnet. Sie umfasst den Mons Pubis, die inneren und äußeren Schamlippen, den Scheidenvorhof, die Klitoris und Bartholindrüsen.

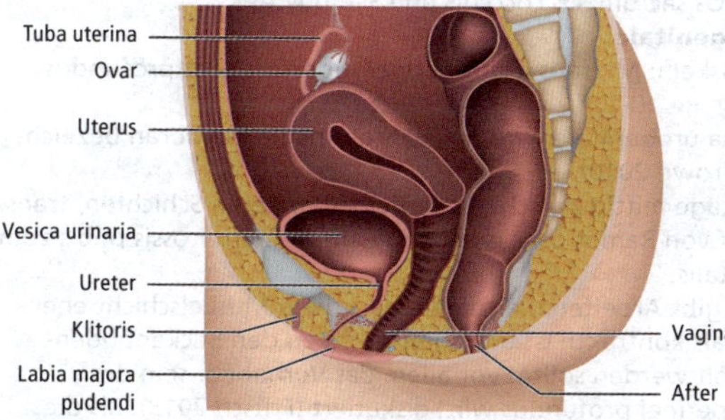

Abb. 11.1.1 Anatomie der weiblichen Geschlechtsorgane. Lage der Organe (© Bilderzwerg – Fotolia.com).

11.1.2 Innere weibliche Geschlechtsorgane

- **Ovar (Eierstock):**
  - Etwa pflaumengroßes paariges Organ im kleinen Becken,
  - Funktionen:
    - Produktion von Östrogenen und Gestagenen (endokrines Organ),
    - Oogenese (Reifung der Eizellen),
    - Steuerung des Zyklus, der Oogenese sowie Schwangerschaft und der Ausbildung der Geschlechtsmerkmale.
- **Tuba uterina (Eileiter):**
  - Etwa 4–6 cm lange röhrenförmige Struktur, die vom Uterus in den Bauchraum mündet,

- trichterförmiges freies Ende,
- Funktionen:
  - Aufnahme der Eizelle nach dem Eisprung,
  - Ort der Befruchtung,
  - Transport der befruchteten Eizelle in den Uterus.
- **Uterus (Gebärmutter):**
  - Etwa 5–7 cm langes, birnengroßes muskuläres Hohlorgan,
  - Länge am Ende der Schwangerschaft ca. 30 cm,
  - Regulation der Uterusschleimhaut durch die weiblichen Geschlechtshormone,
  - Funktionen: Einnistung, Versorgung und Entwicklung des Embryos.
- **Vagina (Scheide):**
  - Etwa 10 cm langes Rohr,
  - Funktionen:
    - Kopulationsorgan,
    - Geburtskanal.

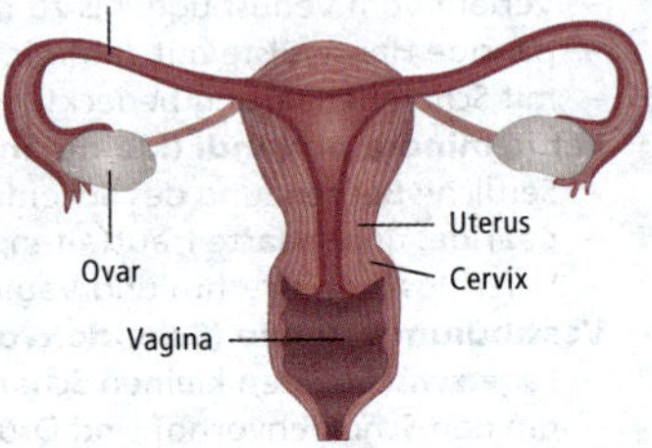

Abb. 11.1.2 Anatomie der inneren weiblichen Geschlechtsorgane (© Bilderzwerg – Fotolia.com).

11

11.1.3 Beckenboden

Der Beckenboden setzt sich aus vielen verschiedenen Muskeln und aus unterschiedlichen Schichten zusammen. Drei Schichten können differenziert werden:

- **Diaphragma pelvis:**
  - Zugehörige Muskeln: M. levator ani (besteht aus drei Anteilen: M. pubococcygeus, M. iliococcygeus und M. puborectalis) und M. ischiococcygeus (➤ Abb. 11.1.3).
  - Lage/Verlauf: Am weitesten kranial liegende Beckenbodenschicht mit trichterförmigem Verlauf im Becken von dorsal nach ventral.
  - Ansatzpunkte: Os sacrum, Os coccygis und Symphyse.
- **Diaphragma urogenitale:**
  - Zugehörige Muskeln: M. transversus perinei superficialis et profundus (➤ Abb. 11.1.4).
  - Das Diaphragma urogenitale wird auch als perineale Membran bezeichnet (Peterson-Brown 2010).
  - Lage/Verlauf: Lage mittig zwischen den beiden anderen Schichten, transversaler Verlauf von Ramus ossis ischii und Ramus inferior ossis pubis zum Hiatus urogenitalis.
  - Bemerkung: Es gibt Arbeiten die zeigen, dass diese Muskelschicht eher bindegewebig als kontraktil ist und somit nicht zu den Beckenbodenschichten gezählt werden sollte. Vor allem das Vorhandensein des M. transversus perinei profundus wird diskutiert (Fritsch 2013). Bis die vorhandene Evidenz eindeutig ist, sollte das Diaphragma urogenitale weiterhin in das Beckenbodentraining (➤ 11.6.4) einbezogen werden.
- **Schließmuskelschicht:**
  - Zugehörige Muskeln (➤ Abb. 11.1.5): M. sphincter ani externus, M. sphincter urethrae externus, M. bulbospongiosus, M. ischiocavernosus.
  - Lage/Verlauf: Am weitesten kaudal liegende Beckenbodenschicht mit achtförmigem Verlauf um Vagina, Anus und Urethra.

Es konnten **Östrogenrezeptoren** in Muskelfaszien des Beckenbodens nachgewiesen werden (Bernstein et al. 1995). Kommt es durch bestimmte Prozesse (Stillzeit, Klimakterium, zweite Zyklushälfte) zu einer Östrogenreduktion, kann dies den Prozess einer Inkontinenz (➤ 11.6.3) begünstigen.

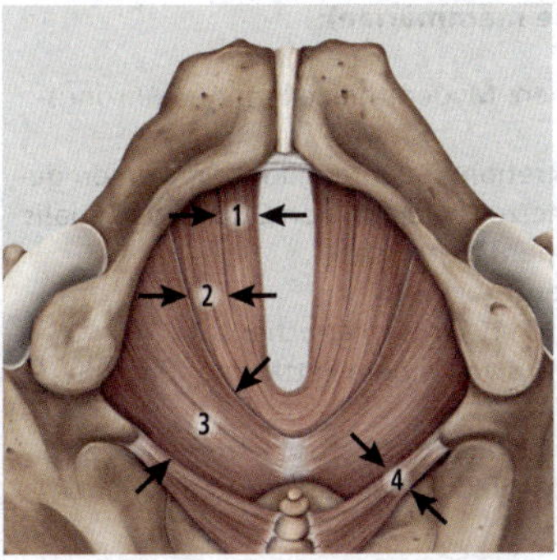

Abb. 11.1.3 Diaphragma pelvis (M. levator ani und M. ischiococcygeus). **1:** M. puborectalis, **2:** M. pubococcygeus, **3:** M. iliococcygeus, **4:** M. ischiococcygeus (Valerius et al. 2014).

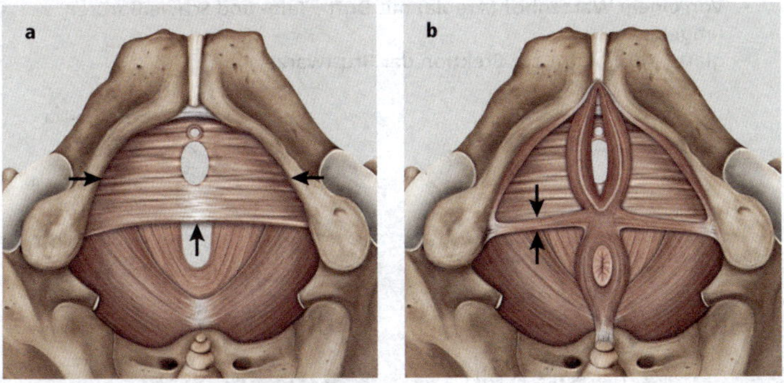

Abb. 11.1.4 Diaphragma urogenitale. **a:** M. transversus perinei profundus, **b:** M. transversus perinei superficialis (Valerius et al. 2014).

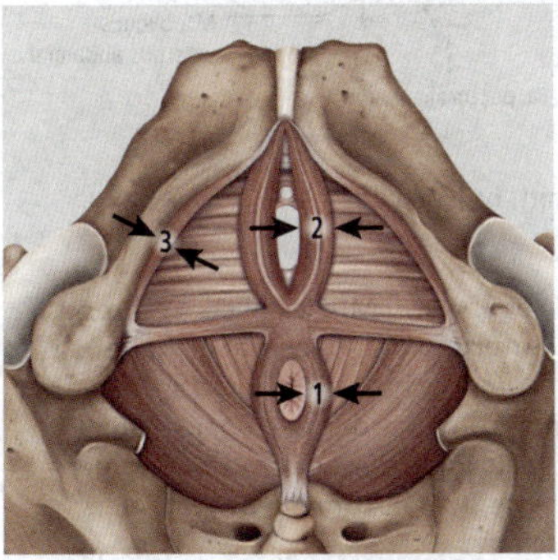

Abb. 11.1.5 Schließmuskelschicht. **1:** M. sphincter ani externus, **2:** M. bulbospongiosus, **3:** M. ischiocavernosus (Valerius et al. 2014).

11.1.4 Anatomie und Physiologie der Mamma

Die Mammae befinden sich auf den Mm. pectorales und erstrecken sich von der 2./3. bis 7. Rippe. Die Brust setzt sich aus einem Drüsengewebskörper sowie einem Fett- und Bindegewebskörper zusammen (> Abb. 11.1.6). Für die Brustform und -größe sind Hormone, genetische Faktoren sowie der Fett- und Bindegewebsanteil verantwortlich. Die Brustentwicklung findet v. a. in der Pubertät unter dem Einfluss ovarieller Hormone statt.

- **Drüsenläppchen (Lobulus glandulae mammariae):**
  - Kleinstes System der Brustdrüse,
  - Bestandteile: Sekretionszellen, Lumen, Myoepithelzellen, Ausführungsgang (Ductus terminalis).
  - Funktion: Die Milch wird in den Sekretionszellen gebildet, im Lumen gesammelt und mithilfe der Myoepithelzellen durch den Ductus terminalis in den Ductus lactifer (➤ Drüsenlappen) gepresst.
- **Drüsenlappen (Lobus glandulae mammariae):**
  - Traubenförmige Ansammlung von 10–15 Drüsenläppchen,
  - pro Brust 10–20 Drüsenlappen, jeweils von einem Fettkörper umhüllt, darum befindet sich Bindegewebe.
  - Aus jedem Lobus führt ein großer Milchgang (Ductus lactifer colligens), der kurz vor der Brustwarze in ein Milchsäckchen (Sinus lactiferi) und dann in die Brustwarze mündet.
- **Brustwarze (Mamille):**
  - Von einem Warzenhof (Areola) mit Duft-, Talg- und Schweißdrüsen umgeben,
  - glatte Muskulatur zur Erektion der Brustwarze.

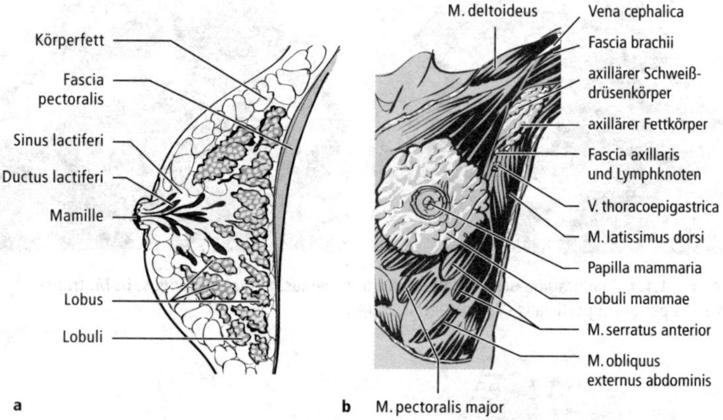

Abb. 11.1.6 Anatomie der Mamma. **a:** Querschnitt, **b:** Topografie.

Laktation bezeichnet die Bildung und Abgabe von Muttermilch. Während der Schwangerschaft (➤ 11.4) kommt es aufgrund der Plazentahormone (Progesteron, Östrogen) sowie Prolaktin zum Wachstum des Brustdrüsengewebes. Ab dem 8. Schwangerschaftsmonat nimmt der Östrogenspiegel ab, während der Prolaktinspiegel ansteigt. Infolge dieser Veränderung der Hormonspiegel erfolgt ca. zwei bis vier Tage postpartum die Bildung der Vormilch (Kollostrum) und der Milcheinschuss.
In der Stillperiode (Laktationsperiode) wird die Milchbildung über sog. Lakationsreflexe angeregt und aufrechterhalten (Galaktopoese):

- **Milchbildungsreflex:** Ausschüttung von Prolaktin im Hypophysenvorderlappen (HVL) und Milchproduktion in der Brustdrüse, ausgelöst durch das Saugen des Säuglings an der Mamille.
- **Milchejektionsreflex:** Ausschüttung von Oxytocin aus dem Hypophysenhinterlappen (HHL) und somit Ausstoß der Milch aus den Milchgängen, ausgelöst durch das Saugen des Säuglings an der Mamille.

11.2 Lebensphasen der Frau

Neugeborenenperiode (0.–28. Lebenstag):
- Alle Eizellen bereits angelegt,
- weißlicher Ausfluss aus der Vulva (Fluor neonatalis),
- gelegentlich vaginaler Blutabgang durch postpartalen Hormonentzug (1.–7. Lebenstag frühe, 8.–28. Lebenstag späte Neugeborenenperiode),
- „Hexenmilch" (Austritt von Milch aus den Brustdrüsen).

Kindheit:
- Keine sekundären Geschlechtsmerkmale,
- kindlicher Habitus,
- kurz vor Beginn der Pubertät stellen die Eierstöcke vermehrt Östrogene her und schütten sie in die Blutbahn aus. Von den Nebennieren werden vermehrt Androgene gebildet.

Pubertät:
- Geschlechtsreife (lat. pubertas),
- bei Mädchen induziert durch eine gesteigerte Produktion des Gonadotropin-Releasing-Hormons (GnRH) im Hypothalamus → vermehrte Ausschüttung von follikelstimulierendem (FSH) und luteinisierendem Hormon (LH) im HVL,
- Regulation der Östrogenproduktion in den Ovarien durch FSH und LH,
- Wachstum von Uterus, Ovarien und Vagina,
- Beginn der Brustentwicklung zwischen dem 9. und 16. Lebensjahr (Thelarche),
- Wachstum der Schambehaarung ab etwa dem 9. Lebensjahr (Pubarche),
- Größenwachstumsschub etwa im 11. Lebensjahr,
- erste Regelblutung mit ca. 12 Lebensjahren (Menarche).

Geschlechtsreife:
- Etwa ab dem 15. Lebensjahr,
- sekundäre Geschlechtsmerkmale vollständig ausgebildet,
- regelmäßiger Menstruationszyklus,
- Fruchtbarkeit.

Klimakterium:
- Etwa ab dem 45. Lebensjahr,
- Umstellung vor und nach der Menopause (letzte ovariell gesteuerte Menstruation),
- Prämenopause: unregelmäßige Menstruationszyklen, Hitzewallungen, begrenzte Fruchtbarkeit,
- Postmenopause: Abstand zur letzten Menstruation von 12 Monaten.

Senium (ca. nach dem 55. Lebensjahr):
- Etwa ab dem 55. Lebensjahr,
- weitere Abnahme der Östrogenproduktion,
- Sterilität.

11.3 Physiotherapeutischer Befund in der Gynäkologie

Muster-Befund zur Nutzung im gynäkologischen Bereich (Download möglich ➤ Link am Ende des Kapitels).

11

Physiotherapeutischer Befund in der Gynäkologie

Therapeut: ______________ Datum: ______________

Patient: ______________ Geburtsdatum: ______________

Ärztliche Diagnose: ______________

Verordnung: ______________

Krankheitsanamnese (Beschreibung des Problems)

- Seit wann? ______________
- Lokalisation (Welches Organ/Gebiet ist betroffen?): ______________
- Auslösendes Ereignis: ______________
- Allgemeinsymptome: ______________
- Hormoneller Status (Klimakterium, postpartal etc.): ______________
- Verstärkende/verbessernde Faktoren: ______________
- Begleitsymptomatik: ______________
- Bisherige Therapien: ______________
- Operationen (ggf. Datum/Methode): ______________

Nebenerkrankungen:

Weitere gynäkologische Erkrankungen:	Seit wann:
Endometriose	
polyzystisches Ovarialsyndrom	
Myome	
andere:	
Weitere Nebenerkrankungen:	**Seit wann:**

Risikofaktoren (z. B. Adipositas, Diabetes mellitus, Nikotin- oder Alkoholabusus, Bettlägerigkeit): ______________

Medikation:

Medikament (Präparat, Dosierung):	Seit wann:

Red/Yellow Flags (z. B. ungewollte Gewichtsabnahme [10 % in den letzten 3 Monaten], starkes Krankheitsgefühl, Tumorerkrankung in der Anamnese, Angst- oder Depressionserkrankung, Stress in der Familie, am Arbeitsplatz):

____

Schmerzanamnese:

- VAS, NRS: ______________
- Wo? ______________
- Seit wann? ______________
- Tageszeitabhängigkeit: ______________
- Schmerzqualität: ______________
- Wodurch können die Beschwerden gelindert oder verstärkt werden?

____

Gynäkologischer und geburtshilflicher Befund:
- Vorliegen einer Schwangerschaft: ____
- Miktionsbeschwerden: ____
- Anzahl der Schwangerschaften: ____ • Anzahl der Geburten: ____
- Stillen: ____
- Komplikationen während einer Schwangerschaft: ____
- Komplikationen während einer Geburt: ____
- Komplikationen nach einer Schwangerschaft: ____
- Menarche/Menopause: ____
- Menstruation regelmäßig: ____
- Dysmenorrhö: ____
- Blutungsintensität: ____
- Sonstige Zyklusauffälligkeiten: ____

11

Befund auf der Aktivitäts- und Partizipationsebene (ICF)
ADL-Fähigkeit:
- Kann die Patientin alle gewünschten und benötigten ADLs ausführen? Falls es Einschränkungen gibt, wo bestehen diese?

Soziale Anamnese:
- Alleinstehend/mit Familie lebend: ____
- Beruf/Hobby: ____
- Sportliche Aktivität: ____
- Inwieweit werden die ADLs durch die Beschwerden beeinflusst?

Psychologische Anamnese:
- Psychische Erkrankungen (Depressionen, Angsterkrankungen etc.):
- Stimmung: ____
- Stress, außergewöhnliche Belastungen etc.: ____
- Partizipation eingeschränkt (kann die Patientin nicht mehr ihren gewohnten sozialen Aktivitäten nachgehen?): ____

Befund auf der Struktur- und Funktionsebene (ICF)
Inspektion und Palpation:
Operationsgebiet (z. B. Schwellung, Erwärmung, Rötung, Narben?):

Haltungsauffälligkeiten (in Stand, Bewegung): ____

Muskeltonus (Hyper- oder Hypotonus im OP-Gebiet oder in anderen relevanten Bereichen, Triggerpunkte?): ____________

____

Reflexzonen: ____________

____

Bindegewebsstatus:
- Überstreckbare Daumen: ____________
- Überstreckbare Fingergrundgelenke: ____________
- Überstreckbare Ellenbogen: ____________
- Überstreckbare Kniegelenke: ____________
- Weitere Zeichen:
  - Varikosis (Hämorrhoiden): ____________
  - Hautbeschaffenheit (z. B. Orangenhaut?): ____________
  - Palpationsbeschaffenheit: ____________
- Assessment: Beighton Score: ____________

  ____

Weiterführende klinische Tests:
Winkelmessungen (ROM): ____________

____

Muskelfunktionstest: ____________

____

Umfangmessungen: ____________

____

Spezifische gynäkologische Tests:
Beckenboden:

Muskel:	Kontraktion:	Qualität/ggf. Auffälligkeiten:	WH/Anspannungsdauer:
Diaphragma pelvis	möglich/nicht möglich		
Schließmuskelschicht	möglich/nicht möglich		
Diaphragma urogenitale	möglich/nicht möglich		
Transversus abdominis	möglich/nicht möglich		
Stopp-Test	möglich/nicht möglich		

Beckengürtelstabilität: ____________

____

Rektusdiastase: ____________

____

Fundusstand: ____________

____

Thrombosedruckpunkte: ____________

____

Verwendete Assessments (Bsp.):

- ☐ Miktions-/Defäkationstagebuch (≥ 3 Tage)
- ☐ VAS/NRS
- ☐ Inkontinenzfragebogen nach Gaudenz (1979)
- ☐ Pad-Test

Weiterführende Diagnostik:

- ☐ Perineometer
- ☐ Konen
- ☐ EMG

Vorläufiges Ergebnis: ______________________________

____

____

____

Wünsche und Ziele des Patienten (P) und Therapeuten (Th.) in Bezug auf die Therapie:

Auf der Struktur- und Funktionsebene (ICF): ______________________________

____

____

____

____

Auf der Aktivitätsebene (ICF): ______________________________

____

____

Auf der Partizipationsebene (ICF): ______________________________

____

____

____

____

Therapieplan:

Ziele:	Maßnahmen:

Der **Beighton Score** (Beighton et al. 1973) bewertet, ob eine Hypermobilität des Bindegewebes vorliegt. Es werden folgende Kriterien abgefragt:

- Passive Dorsalextension des Kleinfingers um 90°,
- Patientin kann mit Daumen die Volarseite des gleichen Unterarms berühren,
- Ellenbogenhyperextension ≥ 10°,
- Kniegelenkshyperextension ≥ 10°,
- Patientin erreicht bei der Durchführung des Finger-Boden-Abstands (FBA ➤ 4.1.1.3) mit beiden Handflächen den Boden.

Für jedes erreichte Kriterium wird jeweils zu der rechten und linken Körperhälfte ein Punkt verteilt, beim FBA nur 1 Punkt. Bei einer Gesamtpunktzahl von 3–4 kann von einer moderaten, bei ≥ 5 von einer generalisierten Hypermobilität gesprochen werden.
Frauen sind sehr häufig von Hypermobilitäten betroffen. Daher ist der Beighton Score generell relevant bei der Befundung von Frauen, nicht nur in der Gynäkologie.

11.4 Schwangerschaft

11

Die Schwangerschaft (Gestation) umfasst den Zeitraum von der Konzeption bis hin zur Geburt, durchschnittlich 40 Schwangerschaftswochen (SSW).
Als Faustregel für den Geburtstermin lässt sich die Naegele-Regel anwenden: 1. Tag der letzten Periode + 7 Tage – 3 Monate + 1 Jahr (+/– der Differenz der Tage zu einem 28-tägigen Zyklus).

Konzeption (Empfängnis, lat. concipere: aufnehmen, fangen, erfassen): Koitus, der zur Befruchtung (s. u.) führt.
Befruchtung (Fertilisation): Eindringen des Spermiums in die Eizelle (Imprägnation), Verschmelzung von männlichen und weiblichen Keimzellen, d. h. Vereinigung zweier haploider Zellen zu einer diploiden Zygote.

11.4.1 Schwangerschaftsverlauf

Der Verlauf der Schwangerschaft wird in drei Abschnitte à drei Monate (Trimenon oder Trimester) unterteilt. Die Angabe der SSW bezieht sich auf den ersten Tag der letzten Menstruation (post menstruationem, p.m.), da der eigentliche Konzeptionstermin i. d. R. nicht genau terminiert werden kann. Das Alter des Embryos/Fetus ist damit zwei Wochen niedriger als die jeweilige SSW anzusetzen.

- Embryonalentwicklung:
  - Erstes Trimenon (umfasst die ersten 12 SSW ➤ Tab. 11.4.1),
  - die meisten Abgänge oder Spontanaborte entwickeln sich in den ersten 12 SSW (ca. 12 % aller Schwangerschaften) (Magnus et al. 2019).
- Fetogenese:
  - Zweites Trimenon (➤ Tab. 11.4.2),
  - drittes Trimenon (➤ Tab. 11.4.3).
- Mit der Geburt des Kindes (Niederkunft) endet die Schwangerschaft.

Tab. 11.4.1 Erstes Trimenon.

Monat	SSW	Embryonalentwicklung	Veränderungen mütterlicherseits
1	3–4	• Befruchtung und Einnistung, • Blastozyste teilt sich in – Trophoblasten → Entwicklung der Plazenta, – Embryoblasten → Entwicklung des Embryos.	• Ausbleiben der Menstruation, • Erbrechen, • Mastodynie.

Monat	SSW	Embryonalentwicklung	Veränderungen mütterlicherseits
2	5–8	• Anlage der größeren Organe, • WS, Gehirn und Rückenmark, • Nachweis der Herzaktivität im Ultraschall, • Herzfrequenz 140–150 Schläge/min, • Scheitel-Steiß-Länge des Embryos am Ende der 8. SSW 9–15 mm.	• Körperliche Einstellung auf die Schwangerschaft, • Anstieg des humanen Choriongonadotropins (hCG) → Beschwerden wie Übelkeit, Schwangerschaftserbrechen, Stimmungsschwankungen, Heißhungerattacken, Müdigkeit möglich, • Bildung von Fruchtwasser.
3	9–12	• Alle Organe angelegt, • Scheitel-Steiß-Länge 5–6 cm, • Embryonalphase wird vom Fetalstadium abgelöst.	• Erhöhung des mütterlichen Blutvolumens zur Gewährleistung der Versorgung des Fetus, → Anstieg des Herzminutenvolumens und der Herzfrequenz, → Ödeme, Varizen und Hämorrhoiden möglich, • erhöhter Harndrang durch progesteronbedingte Entspannung der Schließmuskulatur.

Tab. 11.4.2 Zweites Trimenon.

Monat	SSW	Fetalentwicklung	Veränderungen mütterlicherseits
4	13–16	• Erste Kindsbewegungen, • rasches Wachstum des Fetus, • Fetus atmet, schluckt und scheidet Fruchtwasser aus, • Größe (Scheitel bis Sohle) in der 16. SSW ca. 10 cm.	• Anpassung an die physiologischen Veränderungen, • Abnahme des hCG-Spiegels (die Plazenta produziert mittlerweile selbst schwangerschaftserhaltende Hormone), • erhöhte Dehnung des Bindegewebes → Schwangerschaftsstreifen möglich, • evtl. hormonbedingte Entwicklung der Linea nigra (dunkle Linie zwischen Schambein und Bauchnabel, i. d. R. Rückbildung nach der Schwangerschaft).
5	17–20	• Größe (Scheitel bis Sohle) 14–16 cm, • Gewicht 150–300 g.	• Zunahme der Gebärmuttergröße, oberer Pol erreicht Nabelhöhe, • erste Kindsbewegungen sind spürbar.
6	21–24	• Rasches Hirnwachstum, • Reaktion auf akustische und optische Reize, • Größe (Scheitel bis Sohle) in der 24. SSW etwa 26 cm, • Gewicht etwa 500 g.	• Gegen Ende des Monats erreicht die Gebärmutter Nabelhöhe, • Vergrößerung der Brüste unter dem Einfluss der Hormone hCG, Östrogen und Progesteron, • evtl. Sodbrennen durch Lageveränderung des Magens.

Tab. 11.4.3 Drittes Trimenon.

Monat	SSW	Fetalentwicklung	Veränderungen mütterlicherseits
7	25–28	• Größe (Scheitel bis Sohle) in der 28. SSW ca. 35 cm, • Gewicht ca. 1.000 g.	• Kontinuierliche Gewichtszunahme und Auflockerung des Bindegewebes → Rückenbeschwerden möglich, • vermehrte Wassereinlagerungen in Beinen und Armen, • Einengung des Bauchraums durch die zunehmende Größe des Uterus → u. U. Kurzatmigkeit, Hämorrhoiden, • evtl. Produktion von Vormilch (Kolostrum).
8	29–32	• Alle Organe mit Ausnahme der Lunge fast vollständig entwickelt, • Größe (Scheitel bis Sohle) in der 32. SSW ca. 40 cm, • Gewicht zwischen 1.700 und 2.000 g.	• Weitere Einengung des Bauchraums, • möglicherweise Blasen- und/oder Schließmuskelschwäche, • Auftreten der ersten, schmerzlosen Uteruskontraktionen (Vorwehen, Senkwehen).
9	33–36	• Abgeschlossene Lungenreifung ab der 35. SSW, • Größe (Scheitel bis Sohle) in der 36. SSW ca. 45 cm, • Gewicht etwa 2.800 g. • Die meisten Feten liegen in der richtigen Geburtslage mit dem Kopf nach unten. Steißlage kann sich bis zur 37. SSW noch in Schädellage ändern.	• Senkung der Gebärmutter gegen Ende der 36. SSW bei Eintritt des Kopfes des Fetus in das kleine Becken.
10	37–40	• Verstärkte Gewichtszunahme in den letzten Wochen der Schwangerschaft, • durchschnittliches Gewicht am Ende der 40. SSW 2.800–4.000 g, • Größe (Scheitel bis Sohle) 48–54 cm.	• Durchschnittliche Gewichtszunahme bis zum Ende der Schwangerschaft 10–15 kg, • Vorwehen.

11

11.4.2 Schwangerschaftsvorsorge

In Deutschland hat jede krankenversicherte Schwangere einen Anspruch auf Betreuung durch einen Arzt und/oder eine Hebamme. Der Anspruch besteht während der Schwangerschaft und für den Zeitraum nach der Entbindung (G-BA 2021). Bei einer komplikationslosen Schwangerschaft ist es empfehlenswert, den Arzt oder/und die Hebamme alle vier Wochen und ab der 32. SSW alle 2 Wochen aufzusuchen.
Zur Schwangerschaftsvorsorge zählen folgende Inhalte:
- Beratung der Schwangeren,
- regelmäßige Anamnese,
- körperliche Untersuchungen (z. B. Kontrolle des Gebärmutterstands),

- Blutdruckbestimmung,
- Gewicht,
- Urinuntersuchung,
- Blutuntersuchung (Hämoglobinbestimmung i. d. R. ab der 24. SSW),
- präpartale Kardiotokografie (CTG) (u. a. zur Kontrolle der kindlichen Herzaktionen und Wehentätigkeit),
- sonografische Kontrolle (➤ 2.4.15) (u. a. zur Feststellung der Lage des Kindes).

Während der gesamten Schwangerschaft sind drei sonografische Untersuchungen vorgesehen:

1. **Screening** (zwischen 9. und 12. SSW):
   - Abklärung einer Mehrlingsschwangerschaft,
   - Kontrolle des intrauterinen Sitzes der Schwangerschaft,
   - Prüfen der kindlichen Herzaktion,
   - Kontrolle der zeitgerechten Entwicklung,
   - Veranlassung weiterführender Untersuchungen bei Auffälligkeiten.
2. **Screening** (zwischen 19. und 22. SSW):
   - Prüfen der kindlichen Herzaktion,
   - Kontrolle der zeitgerechten Entwicklung,
   - Erfassung der Biometrie und systematische Untersuchung des Fetus (z. B. Darstellung der Blase, des Magens und ZNS),
   - Veranlassung weiterführender Untersuchungen bei Auffälligkeiten,
   - Plazentalokalisation.
3. **Screening** (zwischen 29. und 32. SSW):
   - Prüfen der kindlichen Herzaktion,
   - Lage des Kindes,
   - Organscreening,
   - Ausschluss von Auffälligkeiten und ggf. Veranlassung weiterer Untersuchungen.

11.4.3 Physiologische Veränderungen in der Schwangerschaft

Eine Schwangerschaft ist ein entscheidender Einschnitt im Leben einer Frau und wird von vielen physischen und psychischen Veränderungen begleitet. Physiotherapeutisch relevante Veränderungen werden in ➤ Tab. 11.4.4 aufgeführt.

Tab. 11.4.4 Physiotherapeutisch relevante Veränderungen in der Schwangerschaft.

Veränderungen	Ursachen
Veränderungen an Haltungs- und Bewegungsapparat (z. B. Beckenringinstabilitäten, LWS-Beschwerden, Schulter-Nackenschmerz, Gelenkschmerzen)	• Statikveränderungen: Vermehrte LWS-Lordose, vermehrte Hüftflexion, ventrales Übergewicht, • insuffiziente Muskulatur (z. B. Beckenbodenschwäche ➤ 11.6), • hormonelle Umstellung während der Schwangerschaft, vermehrte Ausschüttung von Relaxin, • Veränderung an Beckenboden und -ring durch das Gewicht des Embryos und den Druck des kindlichen Kopfs, • Schwerpunktverlagerung durch das Kind und die wachsende Brust, • insuffizientere Bauchmuskulatur durch Zunahme an Länge und ggf. Auseinanderweichen (Rektusdiastase ➤ 11.5.5.5), • Zunahme des Körpergewichts → u. U. zunehmende Gelenkbelastung der vielbelasteten Gelenke und Absenkung des Fußgewölbes, • u. U. Druck auf spinale Strukturen durch den Fetus, • zusätzlicher Kalziumbedarf (für den Fetus).

11

Veränderungen	Ursachen
Veränderungen im Herz-Kreislauf-system	• Veränderung des Herzminutenvolumens (Schlagvolumen steigt von 60 auf 70 ml, HF ca. 80 Schläge/min), • veränderte Eigenschaft der Blutgefäße (peripherer Gefäßwiderstand nimmt aufgrund stark verminderter Empfindlichkeit gegenüber Angiotensin ab; Behinderung des venösen Rückstroms durch Druck des Fetus), • veränderte Blutzusammensetzung (zunehmende Anzahl an Erythrozyten, ca. 18 %), • Varizenbidung (gesteigerter Venendruck, verminderter Gefäßtonus).
Ödembildung	• Relaxation der glatten Muskulatur und des Bindegewebes durch die veränderte hormonelle Situation, • gesteigerter Venendruck durch den wachsenden Uterus und den dadurch erhöhten Druck im Bauchraum, • verminderter kolloidosmotischer Druck.
Veränderung der Atmung	• Vergrößerung des epigastrischen Winkels, • Zwerchfellhochstand, • Steigerung des Atemminutenvolumens (von ca. 7 auf 10 l/min), • Verringerung des Residualvolumens (wirkungsvollere Gasmischung), • ödematös geschwollene Nasenschleimhaut (durch Östrogen).
Veränderungen im urologischen System	• Steigerung der Nierenfunktion, • erhöhter Blutdurchfluss → erhöhte Urinmenge, • verringerte Lagerkapazität der Blase durch gesteigerten Platzbedarf des Uterus, • Weitung von Nierenbecken und Ureter aufgrund des hemmenden Einfluss von Progesteron auf Tonus und Motilität, • erhöhte Gefahr einer Blaseninfektion durch häufig unvollständige Entleerung.
Stoffwechsel-veränderungen	• Erhöhter Stoffwechsel, • Erhöhung der basalen Körpertemperatur, • Pigmentierung, • positive Beeinflussung des Stoffwechsels durch die Hormone Estriol, Progesteron, humanes Plazentalaktogen und hCG, • hormonelle Umstellung (v. a. durch die Ausschüttung des Hormons Beta-hCG) → Entwicklung von Hyperemesis gravidarum (➤ 11.4.4.2.2) möglich, • Veränderung der Muskulatur durch das Hormon Progesteron → erhöhte Durchlässigkeit der Verschlussmuskulatur des Magens, was wiederum eine Hyperemesis gravidarum und Sodbrennen begünstigen kann.
Gewichtszunahme	• Individuell sehr unterschiedlich, • abhängig vom Ausgangsgewicht der Mutter, • i. d. R. 10–13 kg, • Zusammensetzung der Gewichtszunahme: Eigengewicht von Kind, Plazenta, Uterus und Fruchtwasser plus Gewichtszunahme durch Zunahme an Blutvolumen, Ödemen und Körperfett.
Veränderungen am Uterus	• Verlängerung/Verstärkung der vorhandenen Muskelfasern des Uterus (zehnmal länger und bis zu fünfmal stärker als vor der Schwangerschaft), • Vergrößerung des Uterus im Laufe der Schwangerschaft von ca. 10 cm auf ca. 30 cm, • Gewicht des Uterus am Ende der Schwangerschaft: ca. 1 kg.

Veränderungen	Ursachen
Veränderungen an der Brust	• Vergrößerung der Brüste sowie zunehmende Empfindlichkeit (bereits in der Frühschwangerschaft), • Bildung und Laktation der Vormilch können bereits während der Schwangerschaft auftreten, • Brustwachstum zum größten Teil vor der 30. SSW abgeschlossen.
Striae gravidarum (Schwangerschaftsstreifen an Bauch, Gesäß und Oberschenkel)	• Mechanische Beanspruchung des Gewebes, • vermehrte Kortikoidproduktion.
Tonussenkung der Darmmuskulatur und herabgesetzte Darmperistaltik (Obstipation)	• Relaxierung der Darmmuskulatur durch Progesteron, • Einnahme eines Eisenpräparates.

11.4.4 Physiotherapeutische Behandlung bei Beschwerden in der Schwangerschaft

Cave

Bei fortgeschrittener Schwangerschaft gilt die Lagerung in RL wegen der Gefahr einer Kompression der V. cava als kontraindiziert. Die Einnahme der SL ist die Alternative.

Für alle PT-Behandlungen in der Schwangerschaft sind bei folgenden Befunden entsprechende **Vorsichtsmaßnahmen** zu berücksichtigen:
- Herzerkrankungen,
- Lungenerkrankungen,
- Infektionen,
- Bluthochdruck,
- Uterusfehlbildungen,
- Neigungen zu Fehl- und Frühgeburten,
- Risiko zur vorzeitigen Wehentätigkeit,
- Mangelversorgung des Embryos,
- Präklampsie,
- Zervixinsuffizienz,
- Placenta praevia,
- Blutungen.

Wenn eine der o. g. Befunde vorliegt, muss der Arzt die Sport- und Trainingsfähigkeit der Patientin beurteilen.

11.4.4.1 Veränderungen im Bereich des Bewegungsapparats

11.4.4.1.1 Beckengürtelschmerzen

Beckengürtelschmerzen können als Folge einer Beckenringinstabilität auftreten (➤ Tab. 11.4.4).

Struktur- und Funktionsebene (ICF):
- Aufklärung über Anatomie und Biomechanik (z. B. Beckengürtelstabilität: Beidbeiniger Stand stabil, Sitz und Einbeinstände instabil),
- segmentale Stabilisation (➤ 4.1.2), insbesondere M. transversus abdominis (➤ 11.6.4.3),

- evtl. Empfehlung eines Beckengurts zur Stabilisation (➤ Box),
- Haltungsschulung.

Aktivitäts- und Partizipationsebene (ICF):
- Übertragung der segmentalen Stabilisation in den Alltag,
- Aufklärung über beckengürtelstabilisierendes Verhalten im Alltag (Stabilität s. o.).

Ein **Beckengurt** kann eine sinnvolle Unterstützung der PT sein, da die Muskulatur zunächst insuffizient ist und primär trainiert werden muss. Erste Ergebnisse hinsichtlich der Stabilisierung des Beckengürtels durch Aktivierung der Muskulatur sind frühestens nach sechs, eher nach 12 Wochen zu erwarten. In der Zwischenzeit kann der Beckengurt sinnvoll Schmerzen lindern und den Alltag für die Frau nach der Geburt erträglicher machen.
Der Beckengurt sollte ausschließlich in Begleitung mit Aktivierung/Training der beckenringstabilisierenden Muskulatur empfohlen werden, um die Ursache der Instabilität bzw. der Schmerzen zu beheben.

Evidenz-/Bewertungslage: ➤ Link am Kapitelende.

11.4.4.1.2 Lumbale Rückenschmerzen

Schmerzen im Bereich der LWS entstehen z. B. durch den Zug des Bauchs nach ventral.

Struktur- und Funktionsebene (ICF):
- Aufklärung über Anatomie und Biomechanik,
- segmentale Stabilisation (LWS) (➤ 4.1.2): M. transversus abdominis, M. multifidi, Beckenboden, Diaphragma (Zwerchfell) (➤ 11.6.1),
- Haltungskorrektur,
- aufrichtende Übungen (z. B. Theraband®-Übungen).

Aktivitäts- und Partizipationsebene (ICF):
- Übertragung der segmentalen Stabilisation in den Alltag,
- Aufklärung über beckengürtelstabilisierendes Verhalten im Alltag (z. B. Beckengürtelstabilität: Beidbeiniger Stand stabil, Sitz und Einbeinstände instabil).

11.4.4.1.3 Gelenkschmerzen

Gelenkschmerzen treten v. a. an viel belasteten Gelenken auf, so ist z. B. auch ein Absinken der Fußgewölbe möglich (➤ Tab. 11.4.4).

Struktur- und Funktionsebene (ICF):
- Muskuläre Sicherung der Gelenke (Training der gelenkstabilisierenden Muskulatur je nach Gelenk, z. B. Kräftigung/Aktivierung der kurzen fußgewölbestabilisierenden Fußmuskeln oder Skapulapattern zur Stabilisation des Schultergürtels ➤ 3.7.3.1.2),
- Mobilisation der betroffenen Gelenke zur Verbesserung der Ernährungssituation im und um das Gelenk,
- Haltungsschulung (z. B. Beinachsentraining für eine ökonomischere Gelenkarbeit),
- leichtes Ausdauertraining (➤ 3.6.8) zur Verbesserung der Stoffwechsel- und Ernährungssituation,
- sensomotorisches Training (Synonym: propriozeptives Training, Koordinationstraining):
  - Ziel: Ökonomisierung von Bewegungen und Bewegungsabläufen durch verbesserte Vernetzung zwischen sensorischem und motorischem System.
  - Aktivierung von nicht mehr vom Körper angesteuerten Muskeln (z. B. der tiefen stabilisierenden Muskulatur: Beckenbodenmuskulatur, Mm. multifidi, M. transversus abdominis etc.).

- Behandlungsbeispiele:
  - Ansteuerungstraining von lokalen Muskeln,
  - Training auf instabilen Unterlagen,
  - Training von Dual- oder Multitaskaufgaben,
  - reaktive Bewegungen,
  - Training von Fein- und Zielmotorik,
  - Kombinationen der Inhalte.

Aktivitäts- und Partizipationsebene (ICF):
- Übertragung der muskulären Sicherung der Gelenke in den Alltag (Durchführung auch bei Alltagsbewegungen trainieren),
- Empfehlung geeigneter Sportarten/Verhaltensweisen (z. B. Nordic Walking, Schwimmen, mobil bleiben im Alltag).

11.4.4.1.4 Rektusdiastase

➤ 11.5.5.5

11.4.4.1.5 Schulter-Nackenschmerz

Struktur- und Funktionsebene (ICF):
- Segmentale Stabilisation der kurzen Nackenmuskeln,
- Haltungsschulung,
- ausgleichende Kräftigungsübungen (z. B. Rudern mit dem Theraband®, Skapulapattern v. a. in posteriore Depression),
- Entspannung (PMR, Autogenes Training ➤ 3.3.2),
- vorsichtige Massage des Schultergürtels (➤ 3.14).

Aktivitäts- und Partizipationsebene (ICF):
- Aufklärung über Ätiologie und Pathophysiologie sowie die Notwendigkeit der Haltungsmodifikation,
- Übertragung der segmentalen Stabilisation in den Alltag.

11.4.4.2 Weitere physiotherapeutisch relevante Beschwerden in der Schwangerschaft

11.4.4.2.1 Obstipation

■ Physiotherapeutischer Befund (Zusatz)
- Defäkationsprotokoll,
- Ess- und Trinkverhalten (evtl. auch Protokoll),
- Bewegungsverhalten.
- Wird ein Eisenpräparat eingenommen?

■ Physiotherapeutische Behandlung

Struktur- und Funktionsebene (ICF):
- Modifikation der Defäkationshaltung:
  - Aufrechter, leicht nach vorn geneigter Sitz,
  - Hände können dabei auf den Oberschenkeln abgelegt werden,
  - die Füße sollten Fußsohlenbodenkontakt haben und erhöht abgestellt werden, z. B. auf einem Hocker.
- Anregung der Darmperistaltik:
  - Sanftes Ausstreichen des Darms im Uhrzeigersinn (auch als Eigentherapie möglich),
  - Kneippsche Fuß- und Unterschenkelgüsse (➤ 3.15.3.1).

Aktivitäts- und Partizipationsebene (ICF):
- Aufklärung über Physiologie, Pathophysiologie und damit auch den Sinn der o. g. Maßnahmen.
- Modifikation des Bewegungsverhaltens:
  - Regelmäßige und ausreichende Bewegung,
  - evtl. Hinzunahme eines leichten Ausdauertrainings (➤ 3.6.8).

- Modifikation von Ess- und Trinkverhalten:
  - Genügend Ballaststoffe (Obst/Gemüse),
  - ausreichend Trinken,
  - evtl. Wechsel des Eisenpräparats.

11.4.4.2.2 Hyperemesis gravidarum

Hyperemesis gravidarum bezeichnet ein übermäßiges Schwangerschaftserbrechen. Das Ausmaß der Symptome geht deutlich über das des normalen Schwangerschaftserbrechen (Emesis gravidarum) hinaus. Wie dieses tritt Hyperemesis gravidarum v. a. im ersten Trimenon der Schwangerschaft auf, ist aber auch über den gesamten Schwangerschaftsverlauf hinweg möglich. Ein erneutes Auftreten zum Ende der Schwangerschaft ist durch den erhöhten Druck des Embryos auf den Magen häufig (➤ Tab. 11.4.4).

Physiotherapeutischer Befund (Zusatz)
- Ernährungsgewohnheiten,
- Gewichtsverlauf,
- allgemeine Situation der Schwangeren (psychische Belastungen, Stress).

Physiotherapeutische Behandlung
Struktur- und Funktionsebene (ICF):
- Entspannung:
  - PMR (➤ 3.3.2.5),
  - schnelle Lagerung (z. B. ➤ 3.3.2.3),
  - Fantasiereisen (➤ 3.3.2.2),
  - Autogenes Training (➤ 3.3.2.1),
- leichtes Ausdauertraining (➤ 3.6.8),
- leichte Widerstandsübungen.

Aktivitäts- und Partizipationsebene (ICF):
- Aufklärung über regelmäßiges Essen und Trinken, bereits vor dem Aufstehen eine Kleinigkeit essen,
- Aufklärung über Physiologie sowie Pathophysiologie.

11.4.4.2.3 Vermehrte Ödemneigung

In der Schwangerschaft kann es zur vermehrten Bildung von Varizen und Ödemen kommen (➤ Tab. 11.4.4). Diese äußern sich v. a. in der unteren Extremität und im Bereich des Beckens (z. B. Hämorrhoiden, Varizen im Bereich der Schamlippen).

Physiotherapeutischer Befund (Zusatz)
- Umfangmessungen (➤ 2.1.5.3).

Cave

Immer auch auf Thrombosezeichen (➤ 9.3.2.3.1) achten.

Physiotherapeutische Behandlung
Struktur- und Funktionsebene (ICF):
- Kompression (z. B. Kompressionsstrümpfe ➤ 3.11.5.2, bei Varizen im Genitalbereich GraviBody®),
- Ausdauertraining (➤ 3.6.8),
- Bewegungsübungen zur Aktivierung der Muskelpumpe,
- Hochlagerung,
- evtl. Ausstreichungen,
- Anlage von Lymphtapes (➤ 3.13.2.7.2).

Aktivitäts- und Partizipationsebene (ICF):
- Aufklärung über Physiologie und Pathophysiologie,

- Aufklärung über Notwendigkeit des Tragens von Kompressionsstrümpfen (➤ 3.11.5.2, ➤ 4.9.9.2.2) und Bewegung zur Vermeidung weiterer Pathologien,
- Modifizierung des Alltags,
- Einbau von Pausen mit Beinhochlagerung in den Alltag,
- Vermeidung von Aktivitäten, bei denen langes Stehen und Sitzen erforderlich ist.

11.4.4.2.4 Karpaltunnelsyndrom

Ein Karpaltunnelsyndrom (➤ 4.4.2, ➤ 8.4.10.4.3) kann sich in der Schwangerschaft durch Ödemeinlagerung im Karpaltunnel und damit einhergehender Kompression des N. medianus entwickeln.

Struktur- und Funktionsebene (ICF):
- Mobilisation von Hand und Arm,
- Aktivierung der Muskelpumpe (z. B. Handfausten),
- Hochlagern des Arms,
- MLD (➤ 3.11.5.1),
- Kompression (➤ 3.11.5.2).

Aktivitäts- und Partizipationsebene (ICF):
- Aufklärung über Möglichkeiten der eigenständigen Linderung der Symptome im Alltag,
- Aufklärung über Ätiologie und Pathophysiologie des Karpaltunnelsyndroms (➤ 4.4.2, ➤ 8.4.10.4.3), um Ängsten entgegenzuwirken.

11.4.4.2.5 Kardiovaskuläre Probleme

Durch die Mitversorgung des wachsenden Embryos ist das Herz-Kreislaufsystem einer wachsenden Belastungssituation ausgesetzt (➤ Tab. 11.4.4).

■ Physiotherapeutischer Befund (Zusatz)
- Puls/Blutdruck (RR),
- Atembewegung,
- Atemzüge/Minute.

■ Physiotherapeutische Behandlung

Struktur- und Funktionsebene (ICF):
- Atmungstherapie (➤ 3.2):
  - Atemvertiefende Maßnahmen,
  - vorsichtige Dehnlagerungen,
  - Kontaktatmung (v. a. Lenkung nach abdominal/„Zum Kind hin atmen"),
  - atmungserleichternde Positionen.
- Anregung des Stoffwechsels und Ökonomisierung der Herz-Kreislaufarbeit:
  - Leichtes angepasstes Ausdauertraining,
  - funktionelle Übungen.

Aktivitäts- und Partizipationsebene (ICF):
- Aufklärung über Physiologie und Pathophysiologie sowie Kontraindikationen,
- Empfehlung geeigneter Sportarten (➤ Box),
- Aufklärung über Nutzen der Bewegung für Mutter und Kind (bessere Versorgung des Fetus, Erleichterung bei der Geburt durch körperliches Training der Mutter).

Evidenz-/Bewertungslage: ➤ Link am Kapitelende.

11

Mögliche Sportarten in der Schwangerschaft:
- Nordic Walking,
- Walking,
- leichtes Jogging,
- Gymnastik,
- Radfahren,
- Schwimmen,
- Wassergymnastik,
- moderates und dynamisches Krafttraining (mit Geräten oder mit freien Gewichten).

Generell kann gesagt werden, dass Sportarten, bei denen ein erhöhtes Verletzungs- und Sturzrisiko besteht, nicht empfohlen werden sollten.

11.4.5 Geburtsvorbereitungskurs

11

Nicht nur Hebammen sondern auch Th. dürfen Geburtsvorbereitungskurse anbieten. Sinnvoll wäre ein gemeinsamer Geburtsvorbereitungskurs von Th. und Hebamme. Seitdem 01.08.2021 werden die Kosten für Gruppenkurse zur Geburtsvorbereitung (max. 14 Einheiten à 60 Minuten) und Rückbildungsgymnastik (max. 10 Einheiten à 60 Minuten) vollständig von den gesetzlichen Krankenkassen übernommen. Für die Patientinnen ist die Teilnahme zuzahlungsfrei (GKV 2021).

Evidenz-/Bewertungslage: ➤ Link am Kapitelende.

11.4.5.1 Theoretische Inhalte des Geburtsvorbereitungskurses

■ **Kreißsaal/Geburtszimmer**

Besichtigung und Informationen zu den Räumlichkeiten sowie der Ausstattung.

■ **Ernährung in der Schwangerschaft**

- Vermehrter Energiebedarf: Der Energiebedarf ist in den letzten Monaten der Schwangerschaft erhöht.
- Allgemeine Empfehlungen:
  - Vielseitige, ballaststoffreiche Mischkost,
  - ausreichend Flüssigkeit,
  - zur Vorbeugung einer Infektion mit Listerien Verzicht auf rohe Milch, Rohmilchprodukte, rohes Fleisch und Meeresfrüchte.
- Spurenelemente/Mineralstoffe:
  - Folsäure (400 µg/Tag): Folsäuremangel erhöht das Risiko für Leukopenie, Thrombozytopenie sowie kindliche Neuralrohrdefekte.
  - Eisen:
    - In der Schwangerschaft besteht ein gesteigerter Eisenbedarf. Eine Supplementierung sollte individuell, medizinisch abgeklärt werden.
    - Eine Eisenmangelanämie führt zu erhöhtem Risiko eines niedrigen Geburtsgewichts, Frühgeburtlichkeit und perinataler Mortalität.
  - Jod (100–150 µg/Tag):
    - Der gesteigerte Jodbedarf in der Schwangerschaft ist nicht über die Ernährung zu decken, eine Supplementierung wird daher empfohlen (Koletzko et al. 2011).
    - Jodmangel erhöht das Risiko perinataler Mortalität sowie für Kretinismus, Hypothyreose, geistiger Retardierung beim Neugeborenen.
- Genussmittel:
  - Nikotin:
    - Rauchen (auch Passivrauchen) sollte ganz vermieden werden.
    - Neben der potenziellen Teratogenität eingeatmeter Substanzen verursacht die vasokonstriktive Wirkung des Nikotins eine Minder-

perfusion der Plazenta und erhöht das Risiko einer Wachstumsretardierung.
    - **Cave:** Nikotinkonsum erhöht das Risiko für Atemwegserkrankungen, Behinderung der intellektuellen Entwicklung, Risikoerhöhung für den plötzlichen Kindstod (Cogswell et al. 2003).
  - Alkohol:
    - Keine lineare Dosis-Wirkung-Beziehung, daher auch kleinste Mengen vermeiden.
    - **Cave:** Häufigkeit der Alkoholembryopathie 1 : 1.000 Geburten.
  - Drogen und Medikamente:
    - Fetale und maternale Problematiken müssen berücksichtigt werden.
    - Auf der Informationsseite des Pharmakovigilanz- und Beratungszentrums für Embryonaltoxikologie (www.embryotox.de) werden unabhängige Informationen zur Verträglichkeit von Medikamenten/Behandlungsoptionen in Schwangerschaft und Stillzeit bereitgestellt.

■ **Lebensumstände**

- Beruf:
  - Hinweise zum Mutterschutzgesetz,
  - Empfehlung an die Schwangere, den Arbeitgeber zu informieren,
  - besonderer Kündigungsschutz während der Schwangerschaft bis vier Monate nach der Entbindung,
  - Mutterschutzzeit:
    - Die sechs Wochen vor dem errechneten Geburtstermin darf die Schwangere nur noch auf ihren eigenen ausdrücklichen Wunsch hin arbeiten.
    - Es besteht absolutes Beschäftigungsverbot für die acht Wochen nach der Entbindung.
    - Das absolute Beschäftigungsverbot verlängert sich auf 12 Wochen nach der Entbindung bei Frühgeburten (zzgl. des Anteils, der von den sechs präpartalen Wochen nicht in Anspruch genommen werden konnte) sowie bei Mehrlingsgeburten.
- Sport:
  - Kraft- und Leistungssport meiden,
  - keine Sportarten, die mit starken Belastungen, hohem Sturzrisiko oder Erschütterungen einhergehen,
  - Trainingsrichtlinien in der Schwangerschaft: ➤ 11.9.
- Geschlechtsverkehr:
  - Einschränkung bei:
    - Drohender Frühgeburtlichkeit,
    - Zervixinsuffizienz,
    - Z. n. uterinen Blutungen,
    - Placenta praevia,
    - habituellen Aborten.
- Reisen:
  - Aufklärung über Risiken bei Langstreckenflügen sowie Reisen in tropische Länder; wenn möglich sollte beides vermieden werden.
  - Günstiger Reisezeitpunkt: II. Trimenon.
- Haustiere: Information über das Risiko einer Infektion mit Toxoplasmose durch Kontakt mit Katzen und vor allem deren Ausscheidungen.
- Impfungen:
  - Keine Impfungen mit Lebendimpfstoffen,
  - Totimpfstoffe und Toxoide gelten als unbedenklich (Vogeler u. Ruhland 2014).

■ **Weitere Inhalte/Themen eines Geburtsvorbereitungskurses**

- Körperpflege,
- Stillvorbereitung und -beratung,

- Inhalt der Kliniktasche,
- Säuglingspflege,
- Vorbereitung aufs Wochenbett,
- Vorbereitung auf die Elternschaft,
- allgemeine Informationen zum Geburtsvorgang,
- Umgang mit Geburtsschmerz,
- Körperarbeit (➤ 11.4.5.2):
  - Haltungskorrektur, Stabilisierung und Mobilisierung,
  - Beckenbeweglichkeit,
  - funktionelles Beckenbodentraining,
  - Entspannungstechniken,
- Partnerhilfe,
- physische und psychische Veränderungen,

Über mögliche Risiken während der Schwangerschaft und Geburt sollte im Geburtsvorbereitungskurs nur bei expliziten Nachfragen informiert werden. Der Th. sollte diese Themen von sich aus nicht ansprechen, um keine Ängste bei den Schwangeren zu wecken oder zu verstärken.

Leistung außerhalb der Heilmittelversorgung X1901 Unterweisung zur Geburtsvorbereitung

Definition: In Gruppen durchgeführte Vorbereitung der schwangeren Frau i. S. anerkannter Form der Geburtserleichterung.

Therapeutische Wirkung:
- Kräftigung der für den Geburtsvorgang wichtigen Muskeln,
- Förderung der Elastizität des Beckenbodens,
- Entspannung (somatisch und psychisch),
- Ökonomisierung der Atmung,
- Körperwahrnehmung.

Indikation: Geburtsvorbereitung.

Therapieziel:
- Geburtserleichterung,
- körperliche und psychische Vorbereitung durch Gymnastik und Körperhaltung auf einzelne Geburtsphasen,
- Erlernen spezieller Atmungstechniken,
- Erlernen der aktiven Entspannung.

Leistungen:
- Schwangerschaftsgymnastik,
- Atemübungen,
- Entspannungsübungen,
- Informationen zur Geburtsvorbereitung,
- Besprechung des Geburtsverlaufs,
- Vorstellen im Krankenhaus bei Problemfällen.

Leistungsumfang: Gruppenbehandlung bis zu 10 Personen.

Regelbehandlungszeit: Übungsstunde à 60 Minuten, max. 14 Stunden.

11.4.5.2 Praktische Geburtsvorbereitung

11.4.5.2.1 Geburtspositionen

Im Prinzip können alle Positionen, die in der vertikalen Ebene sind, als Geburtspositionen empfohlen werden (➤ 11.9).
In vielen Köpfen ist immer noch die RL als Geburtsposition fest verankert. Diese Position wirkt sich allerdings eher ungünstig auf den Geburtsvorgang aus. Wenn

die Gebärende zu schwach zur Aufrichtung ist, sollte die SL oder der angelehnte Sitz der RL vorgezogen werden.

Nachteile der RL:
- Kompression der V. cava inferior,
- erhöhtes Risiko einer Hypertonie der Mutter,
- herabgesetzte Uterusdurchblutung,
- Gefahr eines Sauerstoffmangels bei Mutter und Kind,
- Verengung des Geburtskanals,
- Arbeit gegen die Schwerkraft,
- erschwerte Pressvorgänge (erschwerte Bauchpresse),
- erhöhtes Risiko für Verletzungen des Beckenbodens (➤ 11.6).

Mögliche vertikale bzw. aufrechte Geburtspositionen sind z. B.:
- Hocke,
- Kniestand (abgestützt an Partner/Seil),
- angelehnter Sitz, Seitsitz,
- Sitz im Gebärhocker- oder Stuhl,
- Knie-Ellenbogenstütz,
- Vierfüßlerstand,
- Stand (mit Halt an Partner/Seil).

Vorteile dieser Positionen für den Geburtsablauf:
- Erweiterung des Geburtskanals,
- verbesserte Beckenbeweglichkeit,
- Arbeit mit der Schwerkraft,
- stärkere, regelmäßigere und häufigere Uteruskontraktionen,
- Förderung der Muttermundöffnung,
- Verkürzung der Geburtsdauer,
- Wirkung der Bauchpresse bei minimaler Muskelanstrengung,
- Verbesserte Dehnung und Entspannung der Beckenbodenmuskulatur,
- Verringerung des Risikos eines Dammrisses,
- verbesserte Kreislaufsituation bei Kind und Mutter,
- bessere APGAR-Werte des Kinds (Atemanstrengung, Herzfrequenz/Puls, Muskeltonus/Grundtonus, Aussehen, Reflexe),
- Verringerung des Medikamenteneinsatzes.

Im Geburtsvorbereitungskurs können diese Positionen mit oder ohne Partnerhilfe erklärt und geübt werden. Es ist von Vorteil, wenn die Positionen nicht im Kreißsaal das erste Mal eingenommen werden.

11.4.5.2.2 Techniken zur Atmung in den Geburtsphasen

Zunächst sollten die Teilnehmerinnen des Geburtsvorbereitungskurses über die physiologischen Vorgänge der Atmung (➤ 3.2.1) möglichst einfach und kurz aufgeklärt werden. Sie sollten erfahren, dass eine optimale Atmung die Geburt unterstützen und Schmerzen lindern kann (➤ 11.9). Die verschiedenen Formen der Atmung richten sich dabei nach den jeweiligen Geburtsphasen, da in jeder Phase unterschiedliche Ziele angestrebt werden. Dies sollte im Kurs geübt werden.

■ Atemwahrnehmungsübungen

Begonnen werden sollte mit einfachen Übungen zur Atemwahrnehmung, damit die Schwangeren zunächst ein Gefühl für die eigene Atmung und den eigenen Atemrhythmus bekommen. Dabei kann mithilfe der Kontaktatmung die Atmung in verschiedene Bereiche gelenkt werden (abdominal, sternal, lateral etc.).

Bsp.: Die Teilnehmerinnen sitzen im angelehnten Sitz, ihre Hände liegen auf ihrem Bauch. Nun werden sie vom Kursleiter aufgefordert, für eine Minute ihren eigenen Atem zu spüren und ihre Atemzüge zu zählen. Im Anschluss soll jede

Teilnehmerin angeben, wie viele Atemzüge pro Minute sie geatmet hat. Nach einer kurzen Pause wird die Übung wiederholt, dabei sollen die Schwangeren versuchen, die Zahl der Atemzüge zu reduzieren.

■ **Atmung in der Eröffnungsphase**

In der Eröffnungsphase der Geburt liegt der Schwerpunkt vorwiegend auf der Entspannung der Schwangeren unter der Eröffnungswehe, sodass sich der Muttermund optimal eröffnen kann. Zudem ist es wichtig, dass sowohl die Gebärende als auch das Kind ausreichend mit Sauerstoff versorgt werden.

Unterstützung einer geeigneten Atmung für die Eröffnungsphase durch:

- Möglichst kostoabdominale Atmung („Zum Kind hin atmen"),
- bewusste Wahrnehmung der Atmung,
- möglichst reduzierte Anzahl der Atemzüge pro Minute z. B. durch bewusst verlängerte Exspiration (Der Gebärenden sollte allerdings die Möglichkeit gegeben werden, ihren eigenen Atemrhythmus zu finden, bei dem sie die Wehen am besten veratmen kann.),
- Bewusstmachen der Exspiration durch Ausatmen auf Vokale,
- Aufklärung über eine optimale Sauerstoffversorgung des Kindes durch eine ruhige und tiefe Atmung.

■ **Atmung in der Übergangsphase**

11

Die Übergangsphase wird häufig als sehr unangenehm beschrieben. Die Wehen sind hier besonders intensiv und die Frau verspürt einen unabwendbaren Pressdrang, dem sie aber nicht nachgeben darf, da sich das Kind noch nicht in der Austreibungssituation befindet und der Muttermund noch nicht vollständig eröffnet ist. Presst die Gebärende bereits in dieser Phase, besteht die Gefahr einer Ruptur des Muttermundes.

Eine vertiefte Atmung erhöht den Druck auf den Beckenboden und verstärkt den Pressdrang. Sie ist somit in dieser Phase kontraindiziert. Früher wurde für die Übergangsphase das „Hecheln" als Atmungsform empfohlen. Da dies aber zur Hyperventilation führen kann, sollte diese Form der Atmung nicht mehr angeraten werden.

Geeignete Formen der Atmung in der Übergangsphase:

- Als typische Atmungsform wird hier die **Zweidrittelatmung** (Schwingen) empfohlen, d. h., die Gebärende soll möglichst leicht ein- und ausatmen. Zur Verdeutlichung werden Umschreibungen verwendet, wie „eine kleine Menge Luft ein- und ausatmen" oder „so sanft ein- und ausatmen, dass sich der Brustkorb kaum sichtbar hebt und senkt".
- Dabei kann die Gebärende auch auf Töne ausatmen (z. B. ehh, haaa, huuu).

■ **Atmung in der Austreibungsphase**

In dieser Phase ist der Muttermund vollständig eröffnet und der kindliche Kopf für die eigentliche Geburt eingestellt. Jetzt darf die Frau mitarbeiten (wird häufig als befreiend empfunden). Diese Phase dauert in etwa 30 Minuten kann sich aber über einen längeren Zeitraum ausdehnen.

Geeignete Formen der Atmung in der Austreibungsphase:

- Schiebeatmung: Mit der Wehe soll die Frau das Kind während der Exspiration herausschieben.
- Dabei sollte darauf geachtet werden, dass der Druck wirklich nach kaudal gerichtet ist und die Gebärende nicht Richtung Kopf presst.
- In den Wehenpausen sollte die Gebärende versuchen, möglichst normal zu atmen, sodass der Sauerstoffbedarf von Mutter und Kind gedeckt ist.

11.5 Wochenbett

Wochenbett ist die Bezeichnung für die ersten sechs Wochen nach der Geburt, den Zeitraum, in dem sich die Schwangerschaftsveränderungen zurückbilden (Involution).

Es kommt in dieser Zeit zu einer hormonellen Umstellung. Die Bildung von Östrogen und Gestagenen in der Plazenta entfällt, was in der Folge zu einem Anstieg des Prolaktins führt. Prolaktin bewirkt:

- Milcheinschuss (häufig am 3. Tag post partum),
- Hemmung der Gonadotropinausschüttung und in der Folge Laktationsamenorrhö bei Hyperprolaktinämie bei stillenden Frauen (Serumspiegel wird durch den Saugreflex erhöht).

Cave

Trotz ausbleibender Regelblutung kann die Frau weiterhin fruchtbar sein.

11.5.1 Wochenfluss

Als Wochenfluss wird das beim Heilungsprozess der Plazentawundfläche entstehende Sekret aus Blut, Lymphe, Entzündungszellen und serösem Exsudat (Lochien ➤ Tab. 11.5.1) bezeichnet. Lochien stellen einen guten Nährboden für Vaginalkeime dar.

Tab. 11.5.1 Wochenfluss – Qualität und Bezeichnungen.

Zeitraum	Bezeichnung	Qualität
1. Woche	Lochia rubra	rein blutig
2. Woche	Lochia fusca	braun-rötlich
3. Woche	Lochia flava	gelblich
4. Woche	Lochia alba	gelblich-weiß

11.5.2 Physiotherapeutischer Befund Wochenbett (Zusatz)

Cave

Red Flags (➤ 2.1.2) im Wochenbett sind

- Fieber > 38 °C,
- Schüttelfrost,
- Gliederschmerzen,
- positive Thrombosezeichen,
- starkes Krankheitsgefühl.

Physiotherapeutischer Zusatz-Befund im Wochenbett

Mutter:

- Anzahl bisheriger Schwangerschaften/Geburten: ______
- Rektusdiastase: ______
- Fundusstand: ______
- Thrombosezeichen: ______
- Geburtsverlauf: ______
- Dauer der Geburt (v. a. der Austreibungsphase): ______
- Spontangeburt/Kaiserschnitt: ______
- Verletzungen der Mutter: ______

Kind:

- Gewicht: ______
- Kopfumfang: ______

Brust (immer im Seitenvergleich):

- warm: ______
- gerötet: ______
- geschwollen: ______
- harte Areale: ______
- Stillanamnese: ______

Weitere:

- Nachwehen: ______
- Probleme Miktion/Defäkation: ______
- Psychischer Status: ______
- Beckengürtel (stabil/instabil): ______
- Gefäße: ______
- Ödeme: ______

11.5.3 Physiotherapie zur Unterstützung der Rückbildung im Wochenbett nach vaginaler Entbindung

Kontraindikationen:

- Jegliche Belastung mit Wirkung auf den Beckenboden,
- schweres Heben und Tragen,
- tiefes Bücken,
- exzessives Beüben des Beckenbodens,
- Pressen.
- Nach Dammverletzungen:
  - Übermäßige Belastungen des Damms,
  - Sitzen auf einem Sitzring/Schwimmreifen (➤ 11.8.9 Box),
  - schweres Heben und Tragen.
- Nach Dammschnitt ist häufig die Anspannung des Beckenbodens für sechs Wochen kontraindiziert.

■ **Entzündungsphase** (0–5. Tag ➤ 3.6.7.1.1):

- Abdeckung der Prophylaxen (z. B. Thrombose- und Pneumonieprophylaxe, ➤ 3.1.2).
- Aufklärung über Indikationen und Kontraindikationen (s. o.).
- Wahrnehmung des Beckenbodens:
  - Vorsichtige Wahrnehmung des Beckenbodens (➤ 11.6.4.2) unter Berücksichtigung der Kontraindikationen (s. o.),
  - Aktivierung und Wahrnehmung des M. transversus abdominis (➤ 11.6.4.3).
- Atmungstherapie (➤ 3.2):
  - Kontaktatmung (v. a. nach abdominal),
  - vertiefte Exspiration.
- Haltungsschulung:
  - Durch eine aufrechte Körperhaltung kommt es automatisch zu einer Aktivierung des M. transversus abdominis und des Beckenbodens. Zudem wird der Beckenboden dadurch entlastet.
  - Übungsbeispiel: Klötzchenübung aus „FBL Functional Kinetics" (➤ 3.8.2).
- Aktivierung und Kräftigung der aufrichtenden Körpermuskulatur:
  - Übungsbeispiel: Rudern mit dem Theraband®.
- Entspannende Maßnahmen:
  - Progressive Muskelrelaxation (➤ 3.3.2.5),
  - Lösungs- und Atemtherapie nach Schaarschuch und Haase (➤ 3.3.2.3).
- Schmerzlindernde Maßnahmen:
  - Verhaltensberatung/-aufklärung,
  - Entlastung des Damms/des Beckenbodens durch Sitz auf Kissen,
  - ständiger Positionswechsel (nach aufrechten Positionen immer wieder zur Entlastung in SL zurück),
  - nach Dammschnitt Miktion unter der Dusche.
- Förderung der Uterusrückbildung:
  - BL,
  - Kompression auf den Uterus (z. B. mithilfe eines Sandsacks, 2–4 kg).
- Bei Stillproblemen:
  - Bindegewebsmassage (➤ 3.14.2),
  - MLD (➤ 3.11.5.1),
  - Haltungskontrolle beim Anlegen des Säuglings (Auswahl der Anlagetechnik in Abhängigkeit der Bedürfnisse von Frau und Säugling, z. B. SL oder Sitz; Brüste sollten gleichmäßig entleert werden können),
  - elastisches Taping (➤ 3.13.2).
- Bei Rektusdiastase:
  - Training des M. transversus abdominis (➤ 11.6.4.3),
  - elastisches Taping.

- Bei Instabilitäten des Beckengürtels:
  - Training des M. transversus abdominis,
  - Aktivierung des Beckenbodens (soweit erlaubt),
  - Beckengurt (➤ 11.4.4.1.1),
  - Schulung von beckenbodenschonenden ADLs.

■ **Proliferationsphase** (6.–21. Tag ➤ 3.6.7.1.2):
- Vermehrte Aktivierung des Beckenbodens,
- Aktivierung und Training der lokalen Stabilisatoren (v. a. des M. transversus abdominis),
- Schulung von beckenbodenschonenden ADLs,
- Haltungsschulung,
- Wiederherstellen des Synergismus der abdomino-pelvinen Leibeshöhle,
- Entspannung.

■ **Umbauphase** (ab 22. Tag ➤ 3.6.7.1.3, ➤ 3.6.7.1.4):
- Übertragung der Beckenbodenspannung in den Alltag,
- Übertragung der lokalen Muskelspannung in den Alltag,
- Haltungsschulung,
- sensomotorisches Training (➤ 11.4.4.1.3),
- Empfehlung geeigneter Sportarten (z. B. Nordic Walking).

11.5.4 Physiotherapeutische Behandlung nach Sectio

Cave

Starke Anspannung v. a. des M. rectus abdominis sollen vermieden werden.

Kontraindikationen:
- Jegliche Belastung mit Wirkung auf den Beckenboden und die Bauchmuskeln,
- Anspannung des Beckenbodens nach der Entbindung (häufig für sechs Wochen),
- Heben/Tragen,
- tiefes Bücken,
- exzessives Beüben des Beckenbodens,
- Pressen,
- Belastung/Anspannung der Bauchmuskeln.

■ **Entzündungsphase** (0–5. Tag ➤ 3.6.7.1.1):
- Abdeckung der Prophylaxen (z. B. Thrombose- und Pneumonieprophylaxe, ➤ 3.1.2),
- Aufklärung über Indikationen, Kontraindikationen und Wundheilungsverlauf.
- Üben der Transfers:
  - Aufstehen über En-bloc-Drehung mit Narbenfixation (Patientin legt eine Hand auf die Narbe und fixiert diese),
  - Körperkernstabilität.
- Verbesserung der Gesamtstoffwechsellage und somit Verbesserung der Wundheilung.
- Allgemeine Aktivierung der Patientin:
  - Mobilisation der Patientin in Sitz, Stand und Gang,
  - Aufklärung über die Notwendigkeit der selbstständigen Mobilisation (z. B. spazieren gehen auf dem Flur, ggf. das Neugeborene im Bettchen mitschieben).
- Atmungstherapie (➤ 3.2):
  - Verbesserung der abdominalen Atmung,
  - z. B. mithilfe von Kontaktatmung.

- Aktivierung des Beckenbodens:
  - Insbesondere Aufklärung über die Notwendigkeit des Beckenbodentrainings (➤ 11.6.4),
  - Empfehlung zur Teilnahme an einem Rückbildungskurs.
- Vorsichtige Aktivierung des M. transversus abdominis (Bauchnabel zur WS ziehen) (➤ 11.6.4.3):
  - Diese Übung sollte für die Patientin schmerzfrei sein,
  - bei Schmerzen erst ab der Proliferationsphase (s. u.) durchführen lassen.
- Haltungsschulung:
  - Durch die Narbe häufig Einnahme einer flektierten Körperhaltung, um Schmerzen zu vermeiden und die Narbe unbewusst zu schützen,
  - vorsichtiges und dosiertes Herausarbeiten aus der Schonhaltung in eine aufrechte Körperhaltung.
- Entspannungstherapie:
  - Schnelles Lagern nach Schaarschuch und Haase (➤ 3.3.2.3),
  - Progressive Muskelrelaxation (➤ 3.3.2.5),
  - Autogenes Training (➤ 3.3.2.1).
- Erstellen eines Heimübungsprogramms.

■ **Proliferationsphase** (6.–21. Tag ➤ 3.6.7.1.2):
- Verbesserung der Uterusrückbildung:
  - Vorsichtiger Bauchlagenstand (Ablage des Oberkörpers aus dem Stand z. B. auf eine Behandlungsbank),
  - dabei Unterlagerung der Narbe mit einem Kissen.
- Weiterführung der PT aus der Entzündungsphase (s. o.):
  - Üben der Transfers,
  - Atmungstherapie,
  - Mobilisation,
  - Training des Beckenbodens,
  - Aktivierung des M. transversus abdominis,
  - Haltungsschulung,
  - Entspannungstherapie.
- Narbenbehandlung (wenn Fäden gezogen wurden und die Narbe frei von Wundschorf ist ➤ 5.1.5.1.7 Box).

■ **Umbauphase** (ab 22. Tag ➤ 3.6.7.1.3, ➤ 3.6.7.1.4): ➤ 11.5.3

11.5.5 Physiotherapeutische Behandlung nach dem Wochenbett

Allgemeine physiotherapeutische Maßnahmen nach der Geburt – postpartales Patientenmanagement:
Die hier vorgestellten Problematiken kommen postpartal häufig vor, allerdings muss vor der Behandlung in jedem Fall ein individueller Befund erhoben werden.

Struktur- und Funktionsebene (ICF):
- Training/Aktivierung des M. transversus abdominis (➤ 11.6.4.3), da dieser die Stabilität des ISGs nachweislich erhöhen kann (Richardson et al. 2002),
- Training/Aktivierung des Beckenbodens (➤ 11.6.4),
- Beckengurt unterstützend zur Übungstherapie,
- Atmungstherapie (➤ 3.2) zur Verbesserung/Reaktivierung der abdominalen Atmung,
- beckenbodenschonende Hustentechniken: beim Husten nicht im Oberkörper einknicken, sondern den Arm anheben, Rumpf seitlich rotieren und dabei in die Ellenbeuge husten,
- Erlernen von beckenbodenschonendem Verhalten, z. B. Hustentechniken (s. o.), Vermeidung von Belastungen, Heben, Tragen, in tiefe Hockstellung gehen.

Aktivitäts- und Partizipationsebene (ICF): Information und Aufklärung der Frau über:

- Zusammenhänge zwischen Schwangerschaft/Geburt und den vorhandenen Symptomen,
- physiologische und anatomische Grundlagen,
- Anwendung von bildhaften Darstellungen von Beckenring und -boden sowie M. transversus abdominis,
- Vermeidung von Belastungen/Tätigkeiten, bei denen Sprünge/Stöße auftreten und/oder die den intraabdominellen Druck stark erhöhen (z. B. Tragen schwerer Lasten, somit auch das Tragen älterer Geschwisterkinder),
- Begründung der Notwendigkeit eines Trainings der lokalen Stabilisatoren (➤ 11.6.4.3, segmentale Stabilisation ➤ 4.1.2).

Häufig haben Frauen nach der Geburt nach kurzer, aber v. a. auch längerer Zeit noch relevante Probleme, die sie im Alltag einschränken. Im Folgenden werden **häufiger vorkommende Beschwerdebilder,** die durch oder nach einer Schwangerschaft entstehen können, dargestellt.
Die physiotherapeutische Behandlung richtet sich dabei immer nach dem vorher erhobenen Befund (➤ 11.3).

11.5.5.1 Muskuläre Verspannungen im Schulter- und Nackenbereich

Zu muskulären Verspannungen im Schulter- und Nackenbereich kann es z. B. durch eine schlechte, nicht entspannte Haltung während des Stillens, durch die Zunahme des Brustgewichts und durch Tragen des Kindes kommen. Auch Stress (z. B. durch Schlafmangel) kann entsprechende Auswirkungen haben.
Häufig kann auch eine Fehlhaltung beim Stillen Ursache für die muskulären Probleme sein, da v. a. die ersten Trinkzüge des Säuglings häufig sehr schmerzhaft sind und sich die Mutter reflektorisch stark verspannt.

Physiotherapeutische Maßnahmen:

- Haltungsschulung,
- Entspannungstechniken (z. B. PMR, Autogenes Training ➤ 3.3.2),
- leichte Schulter- und Nackenmassage,
- leichte Kräftigungsübungen aus der verspannten Haltung heraus (z. B. Rudern mit dem Theraband®, Skapulapattern ➤ 3.7.3.1.2).

11.5.5.2 Verringerung der Knochendichte

Durch das Stillen kann es zu einer Verringerung der Knochendichte für die Dauer der Stillzeit kommen. Der zugrunde liegende Prozess ist noch nicht vollständig aufgeklärt. Es wird aber vermutet, dass zur Produktion der Muttermilch Kalzium aus den Knochen eingesetzt wird.

Physiotherapeutische Maßnahmen:

- Präventive Empfehlung von Ausdauersportarten und moderatem Krafttraining.
- **Cave:** In der Stillzeit sollte auf Manipulationen, Mobilisationen mit schnellem Impuls und Techniken, bei denen mit viel Druck und Kraft gearbeitet wird, verzichtet werden.

11.5.5.3 Gelenkschmerzen

Stillen ruft einen verminderten Östrogengehalt hervor, wodurch es u. U. zu Gelenkschmerzen kommen kann.

Physiotherapeutische Maßnahmen:

- Je nachdem, welche Gelenke betroffen sind, sollten dementsprechend Stabilisationsmaßnahmen durchgeführt werden (z. B. segmentale Stabilisation der WS ➤ 4.1.2).

- Beckenbodentraining (➤ 11.6.4),
- Ökonomisierung der Gelenkarbeit (z. B. durch Beinachsentraining, Haltungsschulung).

11.5.5.4 Rückenschmerzen und Beckenringinstabilität

Die Prävalenz von Rückenschmerzen in der Schwangerschaft liegt bei 45 % weltweit (Wu et al. 2004), häufig werden auch Schmerzen durch Beckenringinstabilitäten zu schwangerschafts- bzw. postschwangerschaftsbedingtem Rückenschmerz gezählt.

Auslösende Faktoren:

- Hormonelle Umstellung und Auflockerung des Bindegewebes u. a. durch Ausschüttung von Relaxin während der Schwangerschaft,
- zusätzliches Gewicht des Fetus auf ligamentäre und muskuläre Strukturen,
- Druck durch den Kopf des Fetus auf den Beckenring,
- aktive Insuffizienz von verschiedenen Muskeln (z. B. Beckenboden, M. transversus abdominis) (➤ 11.6.1) durch die Ausdehnung des Bauchs und den Druck des Fetus (Mens et al. 1996), eindeutig nachgewiesen ist ein Einfluss des Beckenbodens auf die ISG-Stabilität (Pool-Goudzwaard et al. 2005) (je schwächer der Beckenboden, desto instabiler der Beckengürtel).

Bislang konnte kein Zusammenhang zwischen dem Auftreten einer Rektusdiastase und Rückenschmerzen nachgewiesen werden (Da Mota et al. 2015, Sperstad et al. 2016). Allerdings ist anzumerken, dass die beiden vorliegenden Studien das Auftreten von Rückenschmerzen lediglich in einem Zeitraum von sechs bzw. 12 Monaten nach der Geburt untersuchten.

Bemerkung: Die klinische Erfahrung zeigt jedoch, dass sich Rückenschmerzen häufig während der Schwangerschaft, aber auch nach der Geburt entwickeln und wie die Rektusdiastase für einen langen Zeitraum fortbestehen. Daher ist in künftigen Untersuchungen ein längerer Beobachtungszeitraum nach der Geburt empfehlenswert. Da Daten- und Erfahrungslage hier widersprüchlich und weitere Studien nötig sind, sollte die Rektusdiastase weiterhin untersucht, befundet (Überprüfung, Befund auch postpartum) und entsprechend behandelt werden.

Physiotherapeutische Maßnahmen:

- Training/Aktivierung des M. transversus abdominis (➤ 11.6.4.3), da dieser die Stabilität des ISG nachweislich erhöhen kann (Richardson et al. 2002).
- Training/Aktivierung des Beckenbodens (➤ 11.6.4),
- Beckengurt (unterstützend zur Übungstherapie) (➤ 11.4.4.1.1).

11.5.5.5 Rektusdiastase

Der Bauchraum wird durch den M. rectus abdominis und den M. transversus abdominis nach ventral abgeschlossen (➤ 11.6.1). Durch eine Rektusdiastase (Auseinanderweichen der Mm. recti abdomini im Bereich der Linea alba) wird dieser ventrale Abschluss deutlich geschwächt. Es fehlt nun ein ventrales Gegenlager. Diese Gegebenheit unterstützt eine Beckenbodendysfunktion oder sogar den Funktionsverlust des Beckenbodens sowie das Entstehen von Instabilitäten im Beckenring, da Beckenboden (➤ 11.1.3) und M. transversus abdominis synergistisch arbeiten. Durch häufiges schweres Heben (≥ 20-mal/Woche) steigt das Risiko einer Rektusdiastase (Sperstad et al. 2016).

Schwangere sowie Frauen nach der Geburt sollten immer auf eine vorhandene Rektusdiastase untersucht werden (➤ 11.3).

Physiotherapeutische Maßnahmen:

- Beckenbodenspannung,
- Aktivierung der schrägen Bauchmuskulatur, des Zwerchfells und des M. transversus abdominis (➤ 11.6.4.3).

11.5.6 Komplikationen im Wochenbett

11.5.6.1 Rektusdiastase

➤ 11.5.5.5

11.5.6.2 Milchstau

Schmerzhafte Schwellung oder beginnende Verhärtung der Mamma lactans. Stress (z. B. durch Still-Erfolgsdruck) führt zur verringerten/mangelnden Ausschüttung von Oxytocin. In der Folge kommt es zum Milchstau.

Ätiologie:
- Ungenügende Entleerung der Brust,
- Druckeinwirkungen durch eng anliegenden BH,
- Stress.

Assoziierte Erkrankungen:
- Mastitis puerperalis (➤ 11.5.6.3),
- Mammaabszess.

Risikofaktoren:
- Ungeeignete Technik beim Anlegen des Säuglings,
- sehr starker Milcheinschuss.

■ **Klinischer Befund:**
- Pralle, schmerzende Brust,
- Fieber,
- Schwächegefühl.

■ **Therapie und Prävention**
- Trinkmenge erhöhen durch häufigeres Anlegen,
- Ausstreichen der Brust zur Mamille nach dem Stillen,
- gute Brustentleerung (ggf. elektrisches Abpumpen),
- Massieren der Brust mit kreisenden Bewegungen von außen nach innen,
- Anwendung feuchter Wärme vor dem Stillen und Kälte (z. B. Kühlpad, eiskalte Windel) nach dem Stillen,
- Stress und Still-Erfolgsdruck abbauen.
- Bei ausgeprägter Milchproduktion:
  - Flüssigkeitseinschränkung,
  - Hochbinden der Brust,
  - ggf. auf Wunsch der Mutter sekundäres Abstillen.

11.5.6.3 Mastitis puerperalis

Ätiologie:
- Erregerbefall (meist Staphylococcus aureus),
- Milchstau (➤ 11.5.6.2),
- Rhagaden (kleine Wunden) in der Brustwarze.

■ **Klinischer Befund**
- Vergrößerte, schmerzende Brust,
- heiße, rötlich verfärbte Brust,
- vergrößerte axilläre Lymphknoten,
- Fieber,
- starkes Krankheitsgefühl.

■ **Therapie**
- Häufiges Stillen (Mastitis puerperalis an sich stellt keine Kontraindikation für weiteres Stillen dar),
- Kühlen nach dem Stillen (z. B. mit Quark- oder Weißkohlwickel ➤ 3.15.3.2),
- Wärmeanwendung vor dem Stillen (z. B. Rotlicht oder mit Kartoffelwickel),

- Medikamente zur Drosselung der Milchproduktion,
- fiebersenkende Maßnahmen,
- Antibiotikum. **Cave:** Einige Antibiotika erzwingen eine Stillpause, u. U. auch noch etliche Tage über den Einnahmezeitraum hinaus. In der Regel kommen aber Antibiotika zum Einsatz, die auch in der Stillzeit eingenommen werden dürfen.

11.5.6.4 Lochialstau

Als Lochialstau werden frühzeitig – meist 4–7 Tage postpartal – versiegende Lochien (➤ 11.5.1) definiert. Häufig ist der Stau von febrilen Temperaturen begleitet.

Ätiologie/Pathogenese:
Verschluss des Zervikalkanals
- durch Blutgerinnsel,
- durch Eihäute,
- nach primärer Sectio.

Assoziierte Erkrankungen:
- Endometritis (➤ 11.8.3),
- Myometritis.

Risikofaktoren: Primäre Sectio caesarea.

Klinischer Befund
- Geringe Lochien,
- Fieber,
- schlechtes Allgemeingefühl,
- Uteruskantenschmerz.

Therapie
Zunächst konservativer Therapieversuch mittels Kontraktionsmittelgabe (Oxytocin/Syntocinon). Bei Bauchlage bzw. Bauchlagestand zusätzliche Kompression durch Unterlagerung mit Kissen. Falls dies erfolglos bleibt: Digitale oder instrumentelle Dilatation des Zervikalkanals.

11.5.6.5 Endomyometritis puerperalis

Endomyometritis puerperalis (auch Kindbett-, Wochenbett- oder Puerperalfieber) ist eine Infektionskrankheit des Endo- und Myometriums durch Staphylokokken, Streptokokken und andere Erreger nach Entbindung, während des Wochenbetts oder nach einer Fehlgeburt.

Pathogenese:
Endogene/exogene bakterielle Infektionen (i. d. R. aszendierend) der ehemaligen Plazentahaftungsstelle während des Geburtsvorgangs oder im Wochenbett durch offenen Muttermund.

Risikofaktoren:
- Z. n. Sectio caesarea,
- Z. n. manueller Plazentalösung,
- langer Geburtsverlauf,
- vorzeitiger Blasensprung,
- Amnioninfektionssyndrom (AIS, Infektion der Plazenta, der Eihäute und -höhle, evtl. auch des Fetus während der Schwangerschaft oder der Geburt).

Klinischer Befund
- **Symptome:**
  - Anamnese,
  - Fieber (> 38 °C, initial als Leitsymptom),
  - erhöhte Entzündungsparameter (CRP),

- vermehrte und fötide Lochien,
- Krankheitsgefühl,
- Subinvolutio uteri,
- Uteruskantenschmerz,
- Abdomen: Abwehrspannung, Klinik für eine beginnende Peritonitis.
- **Diagnostik:**
  - Blutbild,
  - Sonografie (➤ 2.4.15) des Uterus,
  - Körpertemperaturkontrolle.
- **Komplikationen:**
  - Adnexitis,
  - Puerperalsepsis (von einer Geburtswunde ausgehende Sepsis).

■ **Therapie (medikamentös)**
- Antibiotika,
- Kontraktionsmittel.

11.5.6.6 Thrombose

➤ 9.3.2.3

11.5.6.7 Psychiatrische Erkrankungen im Wochenbett

Pathogenese: Hormonelle Umstellung und Dysbalance in den ersten Tagen und Wochen post partum sind ursächlich für die Entstehung des Post-partum-Blues (➤ Tab. 11.5.2). Psychosoziale Faktoren können die Entstehung zusätzlich begünstigen. Bei prädisponierenden Risikofaktoren und/oder schwacher sozialer Unterstützung kann es zur Entwicklung einer postpartalen Depression bzw. Psychose kommen. Am häufigsten treten postpartale Depressionen innerhalb der ersten vier Wochen nach Entbindung auf (Härtl et al. 2006).

Tab. 11.5.2 Unterteilung und Häufigkeiten psychiatrischer Erkrankungen im Wochenbett (Vogeler u. Ruhland 2014).

Bezeichnung	Zeitraum des Auftretens	Häufigkeit (in % aller Wöchnerinnen)	Symptome
Post-partum-Blues („Heultage")	3.–10. Tag post partum	70 %	• Stimmungsschwankungen, • unkontrollierte Tränenausbrüche, • Gefühl der Überforderung und Unsicherheit, • Müdigkeit, • Vergesslichkeit, • klingt innerhalb weniger Tage spontan aus.
Post-partum-Depression	innerhalb der ersten 6 Monate post partum	10 %	• Depression, • häufig begleitet von: • Interessenverlust, • Gleichgültigkeit gegenüber dem Kind, • suizidalen Gedanken.
Post-partum-Psychose	innerhalb der ersten 5 Monate post partum	0,2 %	• Akute, schwere affektive Störung, • plötzlicher Symptombeginn innerhalb von 24–72 Stunden, • Zeichen von Verwirrtheit, • Neigungen zu stark ausgeprägten Stimmungsschwankungen.

Risikofaktoren:
- Depressive Stimmungslage,
- psychiatrische Grunderkrankung (➤ 15),
- Z. n. Post-partum-Depression/-Psychose,
- ungewünschte Schwangerschaft,
- erkranktes Kind,
- Stress.

■ **Klinischer Befund**
- Anamnese,
- Symptome ➤ Tab. 11.5.2.
- Wichtige Fragen, die bei der Zuordnung helfen:
  - Ist eine Bindung zum Kind vorhanden?
  - Gibt es Anhaltspunkte für suizidale Gedanken?
  - Liegen bekannte psychische Grunderkrankungen oder eine entsprechende familiäre Belastung vor?

Cave

Ausgeprägter oder über zwei Wochen anhaltender Post-partum-Blues ist hinweisend auf die Entwicklung einer Depression.

■ **Therapie**
- Post-partum-Blues:
  - Beruhigen,
  - supportive Gesprächsführung,
  - Entspannungsverfahren (➤ 3.3),
  - Aufklärung über Ursache und selbstlimitierenden Verlauf.
- Post-partum-Depression/-Psychose:
  - Psychiatrisches Konsil,
  - Hospitalisierung der Patientin mit ihrem Säugling,
  - Gabe von Antidepressiva.

Prognose:
- Post-partum-Blues: Selbstlimitierender Verlauf.
- Psychosen: Hohes Rezidivrisiko außerhalb des puerperalen Kontexts.

11.6 Beckenboden

11.6.1 Funktionelle Aspekte des Beckenbodens

Der Beckenboden besteht zu ca. 65 % aus Slow-twitch-Fasern (tonische Fasern), die restlichen ca. 35 % werden aus Fast-twitch-Fasern (phasische Fasern) gebildet (Gilpin et al. 1989).
Die funktionelle Einheit des Beckenbodens besteht aus vier Säulen (➤ Abb. 11.6.1):
- Mm. multifidi,
- Diaphragma pulmonale,
- Beckenboden,
- M. transversus abdominis.

M. transversus abdominis ist ein direkter Beckenbodensynergist: Spannt der Beckenboden an, so kommt es auch zu einer Anspannung des M. transversus abdominis, und umgekehrt. Dies kann für die Therapie genutzt werden (➤ 11.6.4.3).

■ **Funktionen**
- Schließfunktion (urethral, anal, vaginal),
- Öffnungsfunktion bei Miktion, Defäkation und unter der Geburt,

- Abschluss des Bauchraums nach kaudal,
- Stützfunktion sowohl für die Organe als auch in der Schwangerschaft,
- Mithilfe bei der aufrechten Körperhaltung,
- Rumpfstabilisation,
- Unterstützung der Sexualfunktion (ein gut trainierter Beckenboden, kann das Erreichen und die Intensität des Orgasmus fördern).

Ursachen Beckenbodenschwäche (allg.)
- Zu große körperliche Belastung im Verhältnis zur Kraft des Beckenbodens,
- schlechte Körperhaltung,
- Schwangerschaft/Geburt,
- Wechseljahre,
- chronischer Husten,
- Verstopfung (Bauchpresse),
- Übergewicht,
- OP im Bauch- und Beckenraum,
- fehlendes Bewusstsein (Vernachlässigung).

Folgen können sein:
- Senkung des Beckenbodens,
- mangelnde Kontrolle der Ausscheidungsorgane (Inkontinenz),
- Darm- und Blasenksenkung,
- Uterussenkung oder Prolaps,
- Rückenschmerzen.

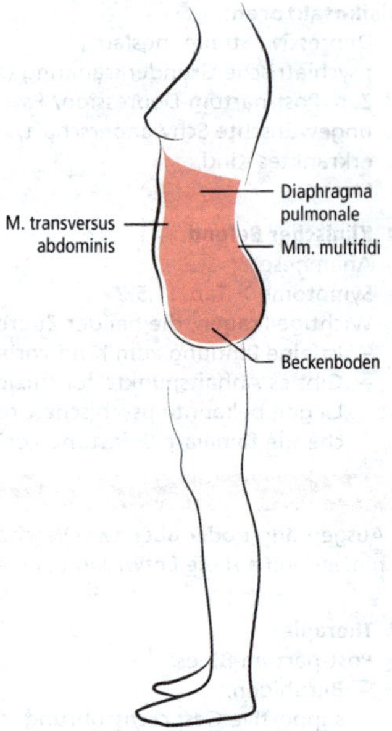

Abb. 11.6.1 Die vier Säulen der funktionellen Einheit des Beckenbodens.

Physiotherapie bei anorektaler Dysfunktion wird in Kapitel 9.4.3 aufgeführt, Naturheilkunde bei Obstipation und anorektalem Prolaps in Kapitel 9.4.7.

11.6.2 Lageveränderungen der weiblichen Genitale

Die Beckenorgane der Frau werden sowohl aktiv durch die Beckenbodenmuskulatur als auch durch passive Strukturen (Ligamente und Faszien) im Becken gehalten. Durch eine Erschlaffung der aktiven und/oder passiven Haltestrukturen im kleinen Becken kommt es zu einer Lageänderung des Uterus (Senkung, Descensus). Der Uterus vertikalisiert sich, man spricht von einem Descensus uteri (Grad I–III ➤ Tab. 11.6.1). Diese Senkung des Uterus geht meistens mit einer Senkung der Vagina einher (Descensus uteri et vaginae, Descensus genitalis der Frau). Führt die Senkung zum Austritt des Uterus und/oder der Vagina aus dem kleinen Becken, handelt es sich um einen Prolaps uteri et vaginae (Prolaps genitalis). Je nach Ausmaß der Lageveränderung lässt sich die Senkung in Schweregarde einteilen (➤ Tab. 11.6.2).

Cave

Harnblase und Rektum sind mit dem Uterus und der Vagina strukturell verbunden, sodass sich bei einem Descensus oder Prolaps auch die hintere Blasenwand (Zystozele) oder die vordere Darmwand (Rektozele) in die Vagina hervorwölben können.

Tab. 11.6.1 Einteilung Descensus genitalis.

Bezeichnung	Lageveränderung der weiblichen Genitale
Grad I	Portio erreicht das untere Drittel der Scheide.
Grad II	Die Zervix erscheint in der Scheidenöffnung.
Grad III	Der Uterus ist außerhalb der Scheidenöffnung (vollständiger Prolaps).

Tab. 11.6.2 Pelvic Organ Prolapse Quantification System (POP-Q) nach der International Continence Society (ICS) (zitiert nach Persu et al. 2011).

Schweregrad-einteilung	Lageveränderung der weiblichen Genitale
Stadium 0	Kein Prolaps.
Stadium I	Größte distale Ausdehnung des Prolaps > als 1 cm über Hymenalsaum.
Stadium II	Größte distale Ausdehnung des Prolaps < als 1 cm proximal oder distal zur Ebene des Hymens.
Stadium III	Größte distale Portioausdehnung > 1 cm unter Ebene des Hymens.
Stadium IV	Kompletter Prolaps der gesamten Vaginallänge des unteren Genitaltraktes.

Ätiologie:
- Mehrere Schwangerschaften und Geburten,
- Geburtsverletzungen,
- Adipositas,
- häufiges schweres Heben und Tragen,
- schwere körperliche Arbeit,
- insuffizientes Bindegewebe,
- COPD, chronischer Hustenn
- Beckenbodeninsuffizienz.

11.6.2.1 Klinischer Befund

- **Symptome:**
  - Druckgefühl nach unten,
  - diffuse Unterbauchschmerzen,
  - Schmerzen im Rücken,
  - Harninkontinenz,
  - Obstipation.
- **Diagnose:**
  - Anamnese,
  - gynäkologische Untersuchung (das Tiefertreten des Uterus ist gut sichtbar),
  - urodynamische Druckmessungen,
  - Sonografie (➤ 2.4.15).

11.6.2.2 Therapie

- Beckenbodengymnastik (➤ 11.6.4),
- Elektrostimulation,
- Biofeedback-Training (➤ 2.4.12),
- Pessartherapie (**Cave:** Druckgeschwüre; daher häufig nur zur Überbrückung bis zu einer geplanten OP),
- Hormontherapie (lokale Östrogentherapie),
- Scheidenplastik und/oder Hysterektomie,
- Implantation eines TVT-Bands (engl. tension-free vaginal tape).

11.6.3 Harninkontinenz

Harninkontinenz (HI) ist ein Symptom. Es beschreibt einen unwillkürlichen Urinabgang und stellt für den Betroffenen ein soziales und/oder hygienisches Problem dar (Beeinträchtigung i. S. des bio-psycho-sozialen Modells der WHO ➤ 13.1.2). Der Schwerpunkt bei den hier vorgestellten Formen und ihrer jeweiligen Behandlung liegt auf dem Vorkommen bei Frauen, da Inkontinenz bei ihnen häufig eng mit Lageveränderungen der weiblichen Genitalen (➤ 11.6.2) und/oder einer Beckenbodenschwäche – häufig infolge von Schwangerschaft und Geburt – zusammenhängt.
Prävalenz: ca. 6 % der europäischen Bevölkerung (Männer und Frauen).

Einteilung:
- **Dranginkontinenz** (Urgeinkontinenz):
  - Imperativer Harndrang in Verbindung mit unwillkürlichem Urinverlust,
  - Bestandteil der sog. überaktiven Blase.
  - Formen:
    - Sensorische Dranginkontinenz: Auslöser ist eine Schädigung der Rezeptoren an der Blase selbst. Dadurch wird ein starker Harndrang verspürt, obwohl die Blase kaum gefüllt ist.
    - Motorische Dranginkontinenz: Die Meldung der Rezeptoren an das Gehirn erfolgt zu spät, sodass die Verschlussmechanismen der Blase ohne zeitliche Vorankündigung aufgehoben werden.
  - Im höheren Alter treten bei Frauen relativ häufig Mischformen aus Drang- und Stressinkontinenz (s. u.) auf.
- **Belastungsinkontinenz** (Stressinkontinenz):
  - Unwillkürlicher Harnverlust unter körperlicher Anstrengung bzw. Erhöhung des intraabdominellen Drucks,
  - häufigste Inkontinenzform bei Frauen bis etwa zum 50. Lebensjahr.
  - Ätiologie/Pathogenese:
    - Lageanomalie der Urethra,
    - Beckenbodeninsuffizienz, z. B. durch Schwangerschaft, Geburt, Obstipation, schwere körperliche Arbeit,
    - Lageanomalie des Uterus (u. U. mit Rekto- oder Zystozele),
    - Adipositas,
    - chronische Bronchitis, COPD,
    - Östrogenmangel,
    - falsch ausgeführte Kraftsportarten.
  - Schweregradeinteilung: ➤ 13.4.1.
- **Reflexinkontinenz:**
  - Aufgrund einer neurogenen Läsion oberhalb des sakralen Miktionszentrums kommt es bei intaktem sakralen Miktionsreflex zu Harnverlust, ohne dass die Betroffenen Harndrang verspüren.
  - Die Gefahr von Harnwegsinfektionen ist erhöht, da sich die Blase meistens nur unvollständig entleert.
- **Überlaufinkontinenz:**
  - Kontraktilitätsverlust der Blase durch Obstruktion (z. B. Blasensteine, Tumoren ➤ 13) oder neurologische Schädigung (z. B. diabetogene Neuropathie, Parkinson-Syndrom, MS ➤ 8),
  - kontinuierlicher, tröpfelnder Harnabgang aus der Blase.
- **Extraurethrale Harninkontinenz:**
  - Verschlussmechanismus der Urethra intakt.
  - Mögliche Ursachen:
    - meist angeborene Fehlmündung des Harnleiters hinter den Schließmuskel,
    - Zystozele,
    - Urethrozystozele (Harnröhre und Blase sind vom Tiefertreten der vorderen Vaginalwand betroffen),

- Blasenmastdarmfistel,
- Blasenscheidenfistel.

11.6.3.1 Klinischer Befund

- **Symptome:**
  - Frühsymptom: Häufig unspezifischer Rückenschmerz (als Th. bei Patientinnen mit Rückenschmerzen auch gynäkologische Ursachen bedenken),
  - nicht unterdrückbarer Harndrang,
  - unwillkürlicher Urinverlust,
  - Erhöhung der Miktionsfrequenz,
  - Harntröpfeln,
  - Beeinträchtigung der Lebensqualität durch die Harndrangsymptome.

Cave

Unangenehmer Uringeruch und Brennen beim Wasserlassen weisen auf einen möglichen Harnwegsinfekt hin.

- **Diagnose:**
  - Anamnese (➤ 2.1.2),
  - gezielte Fragen zur Differenzialdiagnostik,
  - Miktionsanamnese:
    - Trinkanamnese,
    - Aktivität und Partizipation (ICF),
    - funktionelle Fähigkeiten und Defizite,
    - Medikamentenanamnese (➤ 2.1.2.3),
    - Darmfunktionsfähigkeit,
    - bisherige Therapie,
    - Miktionstagebuch, -kalender (Zeitpunkte der Miktionen, zusätzlich: Von der Blase ausgehende Symptome),
    - Miktionsprotokoll (Zeitpunkt und Volumen der Miktionen).
  - Pad-Test (➤ Box),
  - gynäkologische Anamnese (➤ 11.3),
  - Lebensqualität,
  - klinische Untersuchung (allgemein und gynäkologisch),
  - Feststellung der Druckverhältnisse von Blase, Urethra und Darm,
  - neurologische Untersuchung,
  - Labor: Urinuntersuchung (Ausschluss von Infektionen), Urinstatus, Uringlukose, Restharnbestimmung.

Pad-Test (Vorlagentest):
Laut der interdisziplinären S2e Leitlinie „Diagnostik und Therapie der Belastungsinkontinenz der Frau" (2013) gilt der Pad-Test als Standardtest zur Quantifizierung des Urinverlustes bei Harninkontinenz (Reisenauer et al. 2013). Die Ursachen der Harninkontinenz lassen sich mit diesem Test nicht diagnostizieren.
Der Urinverlust in Gramm wird durch die Differenzauswaage einer speziellen Einlage vor und nach einem definierten Zeitraum und der Absolvierung festgelegter Tätigkeiten bestimmt. Während des Tests darf die Testperson nicht auf die Toilette gehen.

Anleitung zum 1-Stunden-Pad-Test:

- Frische Einlage wiegen und einlegen.
- Folgende Tätigkeiten in der genannten Reihenfolge ausführen:
  1. 30 Minuten gehen und Treppensteigen,
  2. zehn Mal aufstehen und hinsetzen im Wechsel,
  3. zehn Mal stehend husten,
  4. eine Minute auf der Stelle laufen,

11

5. fünf Mal einen kleinen Gegenstand vom Boden aufheben,
6. eine Minute Hände bei laufendem Wasser waschen.

- Nach einer Stunde die Einlage erneut wiegen und die Differenz aus Gewicht der Einlage vor und nach dem Pad-Test berechnen.
- Auswertung des Urinverlusts im 1-Stunde-Pad-Test:

< 2 g:	keine HI
< 10 g:	leichte HI (Grad I)
11–50 g:	mäßige HI (Grad II)
51–100 g:	schwere HI (Grad III)
> 100 g:	sehr schwere HI (Grad IV)

11.6.3.2 Therapie

- Bei Beckenbodenschwäche: Physiotherapeutisches Beckenbodentraining (➤ 11.6.4) ggf. mit Biofeedback (➤ 2.4.12), Elektrostimulation, Vaginalkonen oder -pessar, Rückenschule (➤ 3.10).
- Bei Drangsymptomatik: Elektrostimulation, Entspannungstraining (➤ 3.3), Blasentraining mit Miktionskalender, u. U. medikamentöse Therapie mit Anticholinergika.
- Psychologische Mitbehandlung,
- Verhaltenstherapie,
- Ernährungsberatung (v. a. hinsichtlich des Trinkverhaltens).

11

Kolposuspension nach Burch

Operative Korrektur einer Blasensenkung durch das Anheben des Blasenhalses durch Nahtfäden, die seitlich vom Blasenhals an der Scheidenvorderwand angelegt und an der Rückseite des Os pubis verankert werden. Vorübergehend wird bis zu Entlassung ein Harnblasenkatheter angelegt.

11.6.4 Beckenbodentraining

Harninkontinenz ist für Patientinnen oft ein sehr unangenehmes Thema, über das sie nicht gerne reden wollen. Eine Inkontinenzproblematik geht häufig auch mit sozialem Rückzug einher. Partizipation und Teilhabe am Alltag ist häufig deutlich eingeschränkt. Deshalb sollte der Th. auch besonders empathisch und sensibel bei der Aufklärung und in der späteren Therapie vorgehen.
Bei der Therapie der Beckenbodenschwäche handelt es sich um ein **multimodales Therapiekonzept** bestehend aus mehreren Säulen:

1. Aufklärung (➤ 11.6.4.1),
2. Beckenbodenwahrnehmung, -aktivierung und -training (➤ 11.6.4.2),
3. Aktivierung der Beckenbodensynergisten (➤ 11.6.4.3),
4. neuromuskuläres Training von Beckenboden und -synergisten (➤ 11.6.4.3),
5. Übertragung der Muskelaktivität in den Alltag (➤ 11.6.4.4).

Evidenz-/Bewertungslage: ➤ Link am Kapitelende.

11.6.4.1 Aufklärung

Ohne ein adäquates Verständnis der anatomischen und physiologischen Gegebenheiten (➤ 11.1.3) kann kein gezieltes Training des Beckenbodens stattfinden. Häufig ist der Beckenboden immer noch ein Tabuthema, sodass vielen Patientinnen seine genaue Lage oder sogar sein Vorhandensein überhaupt nicht bewusst ist.

- Anatomie:
  - Lage, Verlauf (anatomische Grundlagen ➤ 11.1.3, Wahrnehmungsschulung ➤ 11.6.4.2),
  - Verdeutlichung mittels Visualisierungshilfen (z. B. Skelett, Bilder, Eigenpalpation).

- Funktionen, z. B.:
  - Wann wird eine erhöhte Anspannung benötigt?
  - Was schwächt den Beckenboden?
  - Wann lässt die Beckenbodenspannung nach?
- Symptome und Ursachen einer Beckenbodenschwäche (spezifisch an die Situation der jeweiligen Patientin angepasst, z. B. postpartum).
- Funktion des Beckenbodentrainings:
  - Wahrnehmungsschulung,
  - gezieltes Anspannen des Beckenbodens,
  - Erlangen einer automatisierten Beckenbodenspannung,
  - präventiv oder kurativ als Teil einer Gesamttherapie gegen Rückenschmerzen, Inkontinenz und Senkungen.
- Tipps für den Alltag:
  - Regelmäßiges Üben, um die Beckenbodenspannung zu automatisieren (z. B. bei Tätigkeiten wie Bügeln, Fernsehen, Warten an der Kasse).
  - Anspannung des Beckenbodens jeweils 10–15 Sekunden halten.
  - Ballaststoffreiche Ernährung, ausreichende Flüssigkeitsaufnahmen und ausreichend Bewegung, um den Pressdrang beim Stuhlgang zu verringern/zu vermeiden.
  - Aufrechte Körperhaltung einnehmen, so oft es geht, da die Integration einer aufrechten Körperhaltung in den Alltag die ständige Behandlung der Inkontinenz bedeutet (Rock 2006).
  - Beckenboden bewusst vor dem Husten, Niesen oder dem Anheben von Gegenständen anspannen.

11.6.4.2 Beckenbodenwahrnehmung, -aktivierung und -training

Zur Vermittlung der genauen Lage des Beckenbodens wird die Patientin angeleitet, die knöcherne Begrenzung des Beckenbodens zu lokalisieren und zu ertasten.

Knöcherne Palpationspunkte zur räumlichen Darstellung des Beckenbodens:

- Ventral: Symphyse,
- dorsal: Os sacrum,
- lateral: Spina iliaca anterior superior (SIAS),
- kaudal: Tuber ischiadicum.

■ Übungen zur Beckenbodenwahrnehmung und -aktivierung (Scholl-Kleinfelder 2007)

ASTE: Die sitzende Position ist am Anfang zu bevorzugen. Sie übt einen propriozeptiven Reiz an der Sitzfläche aus, was die Wahrnehmung auf den Beckenboden lenkt und die Ausführung der beschriebenen Übungen erleichtert.

Durchführungshinweise:

- Zunächst geht es v. a. um die Wahrnehmung des Beckenbodens: Erspüren des Beckenbodens sowie der willkürlichen Anspannung.
- Aufgrund Faserverteilung und Funktion des Beckenbodens müssen sowohl die tonische als auch die Schnellkraftfunktion trainiert werden.

Beckenbodenwahrnehmung/-aktivierung: Anfänglich sollte die Patientin den Beckenboden anspannen und entspannen. Durch den Wechsel von Anspannung und Entspannung kann die Patientin die Bewegung des Beckenbodens spüren und ihn so besser wahrnehmen.

■ Beckenbodentraining

Sobald die Patientin ihren Beckenboden bewusst wahrnimmt (s. o.), sollte die Art der Anspannung geändert werden:

- Anspannungsdauer verlängern,
- Intensität der Anspannung verringern.

Im weiteren Verlauf soll die Anspannung dann bei mehrfacher Wiederholung so lange wie möglich gehalten werden. Anschließend sollten auch maximale und schnelle Kontraktionen durchgeführt werden, die nach der Anspannung sofort wieder entspannt werden, da der Beckenboden zwar ständig tonisiert sein, zusätzlich aber auch schnell kontrahieren können muss, wenn der intraabdominale Druck plötzlich ansteigt (z. B. beim Niesen).
Die Trainingszeit sollte sich folgendermaßen verteilen: 60–70 % Training der tonischen Funktion, 30–40 % Training der Schnellkraftfunktion.

Atmung beim Beckenbodentraining:
- Bei Anspannung ausatmen,
- während der Übungen weiteratmen,
- keine Pressatmung.

Erspüren und Spannungsaufbau
- **Diaphragma pelvis:**
  - Als Vorstellungshilfe stellt der Th. die Kontraktion des Diaphragma pelvis mit seinen Händen dar.
  - Die Patientin setzt sich aufrecht hin und flektiert sowie extendiert (kippen und aufrichten) das Becken zunächst abwechselnd.
  - Nun soll sie versuchen, ihr Steißbein und Schambein zu ertasten.
  - Anschließend wird die Patientin aufgefordert sich vorzustellen, ihr Steißbein in Richtung Schambein zu ziehen. Es findet keine echte Bewegung statt, aber häufig hilft diese Vorstellung, das Anspannen zu erlernen.
  - Zu Beginn der Übung darf das Becken noch mitbewegt werden. Das Bewegungsausmaß sollte jedoch zunehmend kleiner werden, bis letztendlich nur noch das Diaphragma pelvis angespannt wird, ohne dass eine Bewegung des Beckens stattfindet.
  - Die Patientin soll dabei nicht die Gesäßmuskeln anspannen.
- **Diaphragma urogenitale:**
  - Als Vorstellungshilfe stellt der Th. die Kontraktion des Diaphragma urogenitale mit seinen Händen dar.
  - Die Patientin setzt sich aufrecht hin und lehnt sich dabei mit geradem Rücken nach ventral.
  - Aus dieser Position soll sie mit dem Gesäß von ventral nach dorsal rollen, solange bis sie ihre Sitzbeinhöcker wahrnimmt.
  - Anschließend soll sich die Patientin vorstellen, dass sie die Strecke zwischen ihren Sitzbeinhöckern verkürzt.
  - Bei dieser Übung ist es wichtig, dass die Bewegung nicht durch Anspannung der Gesäßmuskulatur entsteht.
- **Schließmuskelschicht:**
  - Die Patientin sitzt aufrecht.
  - Sie soll sich vorstellen, Vagina und After nach oben zu ziehen.
  - Dies kann getrennt voneinander geübt werden oder beide Anteile werden gleichmäßig hochgezogen.

11.6.4.3 Aktivierung der Beckenbodensynergisten

■ Kräftigung des M. transversus abdominis

ASTE: RL mit angestellten Beinen, LWS in neutraler Lordose (Urquhart et al. 2005). Die Patientin legt eine Hand unter eine Seite ihrer Lendenwirbellordose, der Th. legt auf die andere Seite seine Hand unter die Lendenwirbellordose. Nun wird die Patientin dazu aufgefordert, ihren unteren Rücken an die beiden Handflächen zu drücken. Dabei soll sich das Becken nicht bewegen und auch der Schultergürtel soll entspannt auf der Unterlage liegen. Die Bewegung ist kaum sichtbar und soll durch den M. transversus abdominis durchgeführt werden. Der Bauch soll sich dabei nicht nach oben wölben.

Trainingshinweise:

- Der Th. sollte darauf achten, dass die Patientin weiteratmet und nicht die Luft anhält.
- Fokus Wahrnehmung: Den Muskel zunächst anspannen und entspannen, um den Muskel und seine Lage innerlich zu realisieren.
- Aktivierung und Training: Kontraktionsdauer steigern, Kontraktionsstärke verringern.

Training des M. transversus abdominis durch eine aufrechte Körperhaltung
Der M. transversus abdominis zeigt eine optimale Aktivierung bei aufrechter Körperhaltung und eine verringerte Aktivität bei einer „krummen" Körperhaltung (Rock 2006). Durch dieses verstärkt flektierte Haltungsmuster steigt auch der Druck auf den Beckenboden von kranial, da der intraabdominale Druck zunimmt. Folglich werden bereits durch eine optimale Einstellung der Körperhaltung der M. transversus abdominis und der Beckenboden trainiert. Der Beckenboden wird dadurch zusätzlich entlastet. Die aufrechte Haltung sollte jedoch nicht als starre und rigide Position verstanden werden. Trotz aufrechter Haltung sollte die Dynamik beibehalten werden.

Diaphragma
Das Diaphragma (Zwerchfell) ist ein weiterer wichtiger Synergist des Beckenbodens (Rock 2006), der ebenfalls mit in die Übungen einbezogen werden sollte. Die Patientin sollte lernen, ihre Atmung bewusst wahrzunehmen. Dabei können Techniken aus der Atmungstherapie (➤ 3.2) angewendet werden. Besonders empfehlenswert ist die Lenkung der Atmung nach abdominal. Hier können Techniken wie Kontaktatmung, Ausatmen auf Vokale, Dehndrehlagerungen – auch in Kombination mit Beckenbodenanspannung – angewendet werden.

> Der Th. sollte darauf achten, dass die Atmung während des gesamten Beckenbodentrainings sowie des Trainings der Beckenbodensynergisten beibehalten wird.

11.6.4.4 Übertragung der Muskelaktivität in den Alltag

Sobald die Patientin gelernt hat, die o. g. Muskeln zu aktivieren, ist es wichtig, diese Aktivität auch in verschiedenen ASTEn mit dem Th. zu üben. Dabei ist es wichtig, nicht nur in statischen Ausgangsstellungen zu trainieren, sondern auch in dynamischen Situationen (z. B. Gehen, Einkaufen). Es ist sinnvoll, mit der Patientin die Beckenbodenkontraktionen auch auf instabilen Untergründen (z. B. Therapiekreisel, Pezzibälle, Gymnastikmatten) zu trainieren.
Diese Übungen sollen dann von der Patientin zunehmend in ihren Alltag übernommen werden.

11.6.4.5 Sensomotorisches Training des Beckenbodens und des M. transversus abdominis

Die Beckenbodenkontraktionen und -spannung sowie Spannung des M. transversus abdominis werden auf instabilen Untergründen (z. B. Therapiekreisel, Gymnastikbälle und -matten) oder reaktiv trainiert.

11.6.5 Hypertoner Beckenboden

Neben einem hypotonen Beckenboden, kann auch ein hypertoner Beckenboden erhebliche Probleme verursachen. Langfristig auftretende Symptome einer Hypertonie der Beckenbodenmuskulatur werden als Symptome des **hyperaktiven Beckenbodensyndroms** zusammengefasst (van Lunsen u. Ramakers 2002).

Ätiologie:
- Häufige OPs im Urogenitalbereich,
- Disstress (psychosozial/psychisch ➤ 3.1.7.4.2),
- Patientinnen mit hoher muskulärer Grundspannung,
- Probleme im Umgang mit der eigenen Sexualität,
- sexueller Missbrauch,
- häufiger Harn- oder Stuhlverhalt,
- Depressions- oder Angsterkrankungen.

11.6.5.1 Klinischer Befund

Symptome (van Lunsen u. Ramakers 2002):
- Schmerzen im Bereich des Beckens, LWS, Steißbeins,
- perinealer Schmerz,
- Obstipation,
- überaktive Blase,
- Hämorrhoiden,
- Schmerzen während des Orgasmus,
- anale Fissuren,
- Hyperventilation.

Weitere Symptome, die auf einen hypertonen Beckenboden hindeuten können:
- Dyspareunia:
  - Schmerzen während des Geschlechtsverkehrs,
  - betrifft ca. 10–20 % der Frauen in den USA (Seehusen et al. 2014).
  - Ätiologie:
    - Hypertoner Beckenboden,
    - Differenzialdiagnostisch sollten eine verminderte Mobilität der urogenitalen Organe sowie Infektionskrankheiten im Genitalbereich abgeklärt werden.
- Vaginismus (Dworzak 2016):
  - Spastische Kontraktion des äußeren Drittels der vaginalen Muskulatur (Beckenbodenmuskulatur), v. a. bei Einführungen (Penetrationen) in den vaginalen Bereich.
  - Geschlechtsverkehr ist oft nicht möglich.
  - Primärer Vaginismus: Oft seit der Kindheit vorhanden.
  - Sekundärer Vaginismus: Entwicklung infolge bestimmter Ursachen:
    - Traumatische Erlebnisse/Verletzungen (v. a. im Genitalbereich, z. B. bei einer Geburt),
    - Probleme im Umgang mit der eigenen Sexualität (z. B. ausgelöst durch religiöse Einstellungen),
    - Probleme/Abneigung gegen den Partner,
    - Infektionskrankheiten im Genitalbereich.

Häufig vorkommende Komorbiditäten, die ein hyperaktives Beckenbodensyndrom begünstigen können:
- Vulväres Vestibulitis Syndrom/Vulvodynie (rezidivierende Entzündungen im Bereich des Scheideneingangs),
- Reizdarmsyndrom,
- urogenitale Syndrome (z. B. Atrophie der vaginalen Schleimhaut, häufige Infektionen der ableitenden Harnwege).

Für den Therapieplan ist die Anamnese (s. u.) besonders wichtig. Hier gilt es zu eruieren, wann die Komorbiditäten aufgetreten sind – als Ursache oder Folge des hyperaktiven Beckenbodens.

11.6.5.2 Physiotherapie

Physiotherapeutischer Befund (Zusatz)

Anamnese:

- Ätiologie (z. B. Depressions- oder Angsterkrankung, Stresslevel, sexueller Missbrauch) (➤ 11.6.5),
- Schmerzen/Probleme beim Geschlechtsverkehr (Dworzak 2016).

Physiotherapeutische Behandlung:

Kontraindikationen:

- Forciertes Beckenbodentraining, das überwiegend auf Spannungszunahme und nicht auf Spannung und Entspannung basiert,
- Einsetzen von Konen und Sonden bzw. Methoden, die mit unvorsichtiger vaginaler oder analer Penetration einhergehen (➤ Box).

Struktur- und Funktionsebene (ICF):

Die Behandlung richtet sich nach dem Befund. Je nach Ursache kann ein multikausales Therapiekonzept wichtig sein, bei dem die PT ein wichtiger Bestandteil ist.

- Reedukation des Beckenbodens, z. B. durch Entspannungstherapie (Autogenes Training, PMR nach Jacobson ➤ 3.3.2),
- Erlernen bewusster An- und Entspannung des Beckenbodens,
- Erlernen des bewussten Entspannens während einer vorsichtigen Penetration (➤ Box),
- Detonisierung des Beckenbodens durch bewusstes Wahrnehmen der An- und Entspannung (z. B. Sitzen auf Kirschkernkissen, Tennisballmassage),
- Wärmetherapie (z. B. Sitz auf Wärmflasche ➤ 3.15.2.2),
- Elektrotherapie (➤ 3.16.1) (zunächst ohne Einführung von Sonden ➤ Box),
- Bewusstes Bewegen des Beckens (PNF ➤ 3.7.3: Beckenpattern, Beckenkippen und -aufrichten),
- Lösen von Triggerpunkten (➤ 3.5.8) im Bereich des Beckenbodens,
- Lösen von hypomobilen Organen im Beckenbereich,
- leichtes und dosiertes Ausdauertraining (➤ 3.6.8).

> Das vorsichtige Einüben der Penetration ist für die Patientin wichtig, wenn sie das Ziel verfolgt, eine normale Sexualität zu erreichen/wiederzuerlangen oder Tampons zur Intimhygiene zu nutzen.
> Dies bedeutet allerdings nicht, dass in jedem Fall bzw. von Anfang an mit einer vaginalen Penetration durch z. B. Konen oder elektrotherapeutische Sonden gearbeitet werden sollte. Diese kann die Symptomatik gerade zu Beginn der Therapie im Gegenteil noch deutlich verschlimmern.

Aktivitäts- und Partizipationsebene (ICF):

- Patientenedukation:
  - Aufklärung über Patho-/Physiologie des Beckenbodens sowie Kontraindikationen,
  - Aufklärung über die Relevanz der bewussten Wahrnehmung von An- und Entspannung des Beckenbodens,
  - Empfehlung und Erklärung der Wichtigkeit geeigneter Entspannungsverfahren.
- Integration weiterer Therapien innerhalb eines multimodalen Therapiekonzepts (z. B. Psychotherapie, Verhaltenstherapie auch unter Einbeziehung des Partners).

11.7 Erkrankungen der weiblichen Brust

11.7.1 Gutartige Erkrankungen der Mamma

11.7.1.1 Fibroadenom

Fibroadenome sind die häufigsten prämenopausalen gutartigen Tumoren der Mamma. Sie treten v. a. bei jüngeren Patientinnen auf und zeigen kein proliferierendes Wachstum. Die gutartigen Knoten sind durch eine Bindegewebskapsel vom umliegenden Gewebe gut abgegrenzt.

Diagnose:
- Palpation: Derber, glatter, gut verschieblicher Knoten.
- Abgrenzung zu malignen Entartungen durch Sonografie (➤ 2.4.15) und Feinnadelpunktion.

Therapie:
- Bei gesicherter Diagnose ist Beobachtung möglich.
- Mamma-Probenentnahme: Entnahme des Befunds sowie histologische Untersuchung.

11

11.7.1.2 Milchgangpapillom

Das Milchgangpapillom ist eine Unterform der proliferierenden Mastopathie (➤ 11.7.1.3) und tritt v. a. in der Menopause auf.

Diagnose:
- Galaktografie,
- Sonografie (➤ 2.4.15).

Therapie:
- Operative Resektion des betroffenen Areals.

11.7.1.3 Mastopathie

Die Mastopathie ist die häufigste gutartige Veränderung der Brust. Im Vordergrund stehen degenerative hyperplastische Umbauprozesse der Brustdrüsen (➤ 11.1.4). Hauptursache sind hormonelle Dysregulationen mit Östrogenüberschuss.

Diagnose:
- Sonografie,
- Mammografie.

Therapie:
- Symptomatische Therapie,
- ggf. Entfernung von Knoten,
- Mastektomie (in schweren Fällen).

11.7.1.4 Mastitis

Unterschieden werden zwei Formen der Brustdrüsenentzündung:
- Mastitis puerperalis (➤ 11.5.6.3),
- Mastitis non-puerperalis (außerhalb des Wochenbetts auftretende Brustentzündung).

Diagnose: ➤ 11.5.6.3.

Therapie der Mastitis non-puerperalis:
- Konservativ:
  - Im Frühstadium lokale Maßnahmen:
    - Kühlung,
    - straffer BH,

    - Prolaktinhemmer.
  - Bei sekundärer Besiedlung:
    - Antibiotika,
    - Antiphlogistika (➤ 1.6.8.1).
- Operativ:
  - Abszessspaltung im Spätstadium mit beginnender Einschmelzung.

11.7.2 Mammakarzinom

Häufigstes Karzinom der Frau – statistisch erkrankt eine von acht Frauen im Laufe ihres Lebens. Erkrankungshäufigkeit ist ab dem 65. Lebensjahr stark zunehmend, selten vor dem 35. Lebensjahr. Etwa 71.000 Frauen erkranken in Deutschland jährlich am Mammakarzinom, über 17.000 Frauen sterben jährlich daran. Erkrankungsverhältnis Frauen zu Männern 100 : 1.

Häufigste Formen:
- Duktales Karzinom:
  - Von den Milchgängen (➤ 11.1.4) ausgehend,
  - 75 % der Fälle.
- Lobuläres Karzinom:
  - Von den Lobuli und Azini ausgehend,
  - 15 % der Fälle.

Risikofaktoren:
- Genetische Disposition (Mutation im Risikogen BRCA1, BRCA2),
- Ovarialkarzinom,
- Mammakarzinom auf der kontralateralen Seite,
- Östrogenexposition (einige Mammakarzinome wachsen unter Östrogeneinfluss),
- Nullipara (Frau, die nicht geboren hat),
- hohes Alter bei Erstschwangerschaft,
- frühe Menarche, späte Menopause,
- Hormonersatztherapie > 5 Jahre,
- Adipositas,
- Multimorbidität (Adipositas, Diabetes mellitus),
- Lebensstil: Rauchen, Alkohol, körperliche Inaktivität, zu geringe Aufnahme von Jod über die Nahrung, deutliches Übergewicht.

Ätiologie/Pathogenese:
- Etwa 5 % aller Mammakarzinome sind erblich bedingt (➤ Risikofaktoren).
- Das Mammakarzinom entwickelt sich in mehreren Stadien. Zunächst kommt es zu einer **Dysplasie,** die in eine **Präkanzerose** (Krebsvorstufe) übergehen kann.
- Aus der Präkanzerose wird ein **Carcinoma in situ** (epithelialer Tumor, ohne invasives Wachstum; wörtlich: Krebs am Ursprungsort). Die Zellen sind maligne entartet, die Basalmembran ist intakt.
- Das Carcinoma in situ kann in ein **invasives Karzinom** übergehen. Die Basalmembran ist durchbrochen, es besteht Metastasierungsgefahr.

Lokalisation:
- Hauptlokalisation: Oberer äußerer Quadrant (dichtestes Drüsengewebe),
- etwa 25 % der Tumoren sind multizentrisch (Karzinomherde in unterschiedlichen Quadranten),
- multifokale Tumoren (mehrere Karzinomherde in einem Quadranten).

11.7.2.1 Klinischer Befund

- Meistens, v. a. im Frühstadium asymptomatisch,
- tastbare Knoten,
- Schmerzen in der Brust,

- äußerliche Veränderungen, Asymmetrie der Brüste (Einziehungen, Retraktion der Mamille, Orangenhaut),
- bei Metastasierung in das Skelett treten Schmerzen an WS oder Extremitäten sowie pathologische Frakturen auf.

■ **Metastasierung:**
- Sehr frühe Metastasierung.
- Lymphogene Metastasierung:
  - V. a. in die ipsilaterale Axilla, supraklavikuläre Lymphknoten,
  - > 90 % supraklavikuläre Metastasierung.
- Hämatogene Metastasierung:
  - Skelett,
  - ZNS,
  - Leber,
  - Lunge,
  - Haut.

Staging:
- Skelettszintigrafie,
- Sonografie (➤ 2.4.15) der Leber,
- Röntgen (➤ 2.4.14) des Thorax,
- ggf. CT (➤ 2.4.17) von Thorax und Abdomen.

Prognosefaktoren:
- Tumorgröße,
- histologischer Typ, Grading,
- Rezeptorstatus: Östrogenrezeptor, Progesteronrezeptor, HER2/neu (antikörperblockierender Wachstumsfaktor),
- Lymphknotenbefall,
- Metastasen.

TNM-Klassifikation (➤ 10.1.6): ➤ Tab. 11.7.1

Tab. 11.7.1 TNM-Merkmale (nach Singletary et al. 2002).

TNM	Beschreibung
pT	**Primärtumor**
pTX	Primärtumor kann nicht beurteilt werden.
pT0	Kein Anhalt für Primärtumor.
Tis	Carcinoma in situ: • Tis (DCIS): duktales Carcinoma in situ, • Tis (LCIS): lobuläres Carcinoma in situ, • Tis (Paget): Paget-Erkrankung der Brustwarze ohne nachweisbaren Tumor.
pT1	Tumor ≤ 2 cm in größter Ausdehnung: • pT1mic: Mikroinvasion ≤ 0,1 cm in größter Ausdehnung, • pT1a: ≤ 0,5 cm in größter Ausdehnung, • pT1b: > 0,5 cm, aber nicht mehr als 1 cm in größter Ausdehnung, • pT1c: > 1 cm, aber nicht mehr als 2 cm in größter Ausdehnung.
pT2	Tumor > 2 cm, aber nicht mehr als 5 cm in größter Ausdehnung.
pT3	Tumor > 5 cm in größter Ausdehnung.
pT4	Tumor jeder Größe mit direkter Ausdehnung auf Brustwand oder Haut: • pT4a: mit Ausdehnung auf die Brustwand, • pT4b: mit Ödem (einschließlich Apfelsinenhaut), Ulzeration der Brusthaut oder Satellitenmetastasen der Haut der gleichen Brust, • pT4c: Kriterien von pT4a und pT4b gemeinsam, • pT4d: entzündliches (inflammatorisches) Karzinom.

TNM	Beschreibung
pN	**Regionäre Lymphknoten**
pNX	Regionäre Lymphknoten können nicht beurteilt werden (zur Untersuchung nicht entnommen oder früher entfernt).
pN0	Keine regionalen Lymphknotenmetastasen.
pN1	Metastasen in 1–3 ipsilateralen axillären Lymphknoten und/oder in ipsilateralen Lymphknoten entlang der A. mammaria interna mit mikroskopischen Metastasen, die bei der Sentinellymphknoten-Dissektion entdeckt wurden, aber nicht klinisch auffällig waren: • pN1mi: Mikrometastasen (> 0,2 mm, aber nicht größer als 2 mm in maximaler Ausdehnung), • pN1a: Metastasen in 1–3 ipsilateralen axillären Lymphknoten, zumindest eine > 2 mm in max. Ausdehnung, • pN1b: Metastasen in ipsilateralen Lymphknoten entlang der A. mammaria interna mit mikroskopischen Metastasen, die bei der Sentinellymphknoten-Dissektion entdeckt wurden, aber nicht klinisch auffällig waren, • pN1c: Metastasen in 1–3 ipsilateralen axillären Lymphknoten und in ipsilateralen Lymphknoten entlang der A. mammaria interna mit mikroskopischen Metastasen, die bei der Sentinellymphknoten-Dissektion entdeckt wurden, aber nicht klinisch auffällig waren.
pN2	Metastasen in 4–9 ipsilateralen axillären Lymphknoten oder in klinisch auffälligen ipsilateralen Lymphknoten entlang der A. mammaria interna bei Fehlen axillärer Lymphknotenmetastasen: • pN2a: Metastasen in 4–9 ipsilateralen axillären Lymphknoten, zumindest eine > 2 mm in maximaler Ausdehnung, • pN2b: Metastasen in klinisch auffälligen ipsilateralen Lymphknoten entlang der A. mammaria interna bei Fehlen axillärer Lymphknotenmetastasen.
pN3	Metastasen in • mind. 10 ipsilateralen axillären Lymphknoten oder • ipsilateralen infraklavikulären Lymphknoten oder • klinisch auffälligen Lymphknoten entlang der A. mammaria interna bei Vorliegen von mind. einem positiven axillären Lymphknoten oder • > 3 axillären Lymphknoten mit klinisch negativen, mikroskopischen Metastasen in Lymphknoten entlang der A. mammaria interna oder • ipsilateralen supraklavikulären Lymphknoten. – pN3a: Metastasen in mind. 10 ipsilateralen axillären Lymphknoten, zumindest eine > 2 mm in max. Ausdehnung oder in ipsilateralen infraklavikulären Lymphknoten, – pN3b: Metastasen in klinisch auffälligen Lymphknoten entlang der A. mammaria interna bei Vorliegen von mind. einem positiven axillären Lymphknoten oder Metastasen in mehr als 3 axillären Lymphknoten und in Lymphknoten entlang der A. mammaria interna mit mikroskopischen Metastasen, die durch Sentinellymphknoten-Dissektion entdeckt wurden, aber nicht klinisch auffällig waren, – pN3c: Metastasen in ipsilateralen supraklavikulären Lymphknoten.

11.7.2.2 Therapie

Die klinischen Maßnahmen bestehen aus einer Kombination von operativen und adjuvanten Verfahren. Die operativen Verfahren zielen dabei auf Brusterhaltung und rekonstruktive Maßnahmen ab.

11

11.7.2.2.1 Adjuvante Verfahren

- **Strahlentherapie:**
  - Prinzip/Ziel: Schädigung der DNS (Desoxyribonukleinsäure) der malignen Zellen durch ionisierende Strahlung. Die Tumorzellen können sich anschließend nicht mehr teilen.
  - Bei invasiven Karzinomen: Nach brusterhaltender OP/Mastektomie Strahlentherapie zur Senkung des Risikos eines Lokalrezidivs (Kreienberg et al. 2012).
- **Chemotherapie:**
  - Prinzip/Ziel: Zelltod maligner Zellen durch Störung der Zellteilung.
  - Neoadjuvant: Chemotherapie vor der operativen Therapie bei inflammatorischen oder weit fortgeschrittenen Mammakarzinomen (Kreienberg et al. 2012).
  - Adjuvant: Chemotherapie nach der OP.
- **Endokrine Therapie:** Prinzip/Ziel: Blockade der Hormonrezeptoren bei östrogen- und/oder progesteronempfindlichem Tumor, um eine weitere Stimulation des Tumors zu vermeiden.
- **Antikörpertherapie:** Prinzip/Ziel: Bei Vorhandensein des Wachstumsfaktor-Rezeptors HER2/neu auf der Krebszelloberfläche ist der Krankheitsverlauf aggressiver und die Prognose schlechter. Mit monoklonalen Antikörpern werden diese Wachstumsrezeptoren blockiert und die Wachstumsreize gezielt ausgeschaltet.

11.7.2.2.2 Operative Verfahren

■ Brusterhaltende Therapie (BET)

Komplette Tumorexstirpation mit histologisch tumorfreien Resektionsrändern unter Erhaltung der Brust.

Indikationen:
- Lokal begrenzte, nicht invasive Karzinome: Ductales Carcinoma in situ (DCIS), lobuläres Carcinoma in situ (LCIS),
- solitäre invasive Karzinome bei günstiger Relation von Tumorgröße zum Brustvolumen,
- invasive Karzinome mit intraduktaler Begleitkomponente, solange die Resektionsränder im Gesunden verlaufen.

Verfahren:
- Lumpektomie (segmentförmige Resektion),
- Quadrantenresektion (Resektion des betreffenden Quadranten),
- Mastopexie: Resektion des Tumors inkl. des Mamillen-Areola-Komplexes (MAK ➤ 11.1.4).

■ Mastektomie

Vollständige Entfernung des Drüsenkörpers, ggf. mit Entfernung des MAK (➤ 11.1.4).

Indikationen:
- Multizentrische Tumoren,
- inkomplette Entfernung des Tumors nach Nachresektion,
- inflammatorische Karzinome,
- Bestrahlung nicht möglich oder durch Patientin nicht gewünscht.

■ Operative Therapie der Axilla – Axilladissektion

Bei invasivem Mammakarzinom ist die histologische Beurteilung des axillären Nodalstatus Bestandteil der operativen Therapie. Axilläre Lymphknoten Level I und II (➤ Tab. 11.7.2) werden entfernt, axilläre Lymphknoten Level III nur bei makroskopischen Auffälligkeiten.

Der Abfluss der Lymphe erfolgt hauptsächlich über die Achsellymphknoten, die parasternalen und mediastinalen Lymphknoten sowie über die gegenüberliegende Brust.

Tab. 11.7.2 Axilläre Lymphknotenstationen nach Berg (Ostertag et al. 2000).

Level	Lage
Level I	Lymphknoten am lateralen Rand des M. pectoralis minor
Level II	zwischen medialem und lateralem Rand des M. pectoralis minor sowie interpektoral (Rotter-Lymphknoten) gelegene Lymphknoten
Level III	apikale Lymphknoten, am medialen Rand des M. pectoralis minor, subklavikuläre und infraklavikuläre Lymphknoten

In den axillären Lymphknotenstationen (> Tab. 11.7.2) verlaufen unterschiedliche **nervale Strukturen,** die berücksichtigt werden müssen:

- N. intercostobrachialis: Verlauf quer im Level I.
- N. thoracicus longus: Verlauf am Boden der Axilla (Präparation des thorakodorsalen Bündels).
- N. pectoralis medialis: Verlauf um den Rand des M. pectoralis minor, Einmündung seitlich in den M. pectoralis major.

11

Plastisch-chirurgische Rekonstruktion der Mamma

Als Sofortrekonstruktion (geringere psychische Belastung) im Rahmen der Primäroperation oder im Intervall als sekundärer Wiederaufbau. Nach einer Bestrahlung ist der Aufbau mit körpereigenem Gewebe dem mit Expandern oder Prothesen vorzuziehen.

Brustrekonstruktion mit körpereigenem Gewebe:

- **Transversaler Rektuslappen (transversaler Rektus-abdominis-Muskel, TRAM):** Bauchhaut-Muskel-Lappen, der in den Mastektomiedefekt implantiert wird. Sehr stabiles Langzeitergebnis mit viel sowie gut kalkulierbarem und formbarem Eigengewebe mit guter Symmetrie.
  - Indikationen:
    - Z. n. Mastektomie als Sofortrekonstruktion oder im Intervall,
    - Ablehnung oder Probleme mit Implantaten,
    - Besondere Eignung: Gewebeüberschuss an der Bauchdecke.
  - **Gestielter TRAM:**
    - Varianten: einstielig oder doppelstielig,
    - Gefäßversorgung wird auf die A. epigastrica superior umgestellt.
  - **Freier TRAM:** Herstellung einer Gefäßanastomose Aa. und Vv. epigastricae inferiores mit einem thorakodorsalen Gefäß.
- **Latissimus-dorsi-Lappen:** Myokutaner Lappen wird unter dem Arm hindurch gestielt und im Mastektomiebereich eingesetzt.
  - Indikationen:
    - Sofortrekonstruktion nach Mastektomie,
    - angeborene oder erworbene Deformität,
    - Spitzennekrosen beim TRAM (s. o.).

Brustrekonstruktion mit ortsständigem Gewebe und Implantat: Rekonstruktion der entfernten Drüsengewebsmenge durch ein gleichvolumiges Implantat in Abhängigkeit vom Hautmantel. Die Durchführung ist einseitig mit Prothese oder zweizeitig mit vorgeschalteter Gewebeexpansion möglich. Indiziert ist diese Rekonstruktionsform bei bestehenden Kontraindikationen für eine autologe Rekonstruktion.

11.7.2.3 Physiotherapie nach Mammakarzinom-OP

Physiotherapeutischer Befund

Der Befund nach Mammakarzinom ist nicht unbedingt ein klassischer gynäkologischer Befund (➤ 11.3), da hier auch Schultergürtel und Schultergelenk betroffen sind (➤ 4.2.1). Daher sollten die im Folgenden genannten Punkte als Leitfragen einbezogen werden.

Struktur- und Funktionsebene (ICF):

- Krankheitsanamnese,
- Art der operativen Versorgung (brusterhaltend, Art der Plastik etc.),
- Lymphknotenentfernung,
- Belastbarkeit,
- Kontraindikationen,
- Schmerzanamnese (➤ 2.1.2.4),
- Nebenerkrankungen,
- Medikamente (➤ 1.6, ➤ 2.1.2.3),
- kardiovaskuläre Belastbarkeit (Puls/RR),
- bisheriger Behandlungsverlauf,
- geplanter weiterer Behandlungsverlauf (Bestrahlung, Chemotherapie, Behandlung mit Antiöstrogenen),
- klinisches Bild (Haltung, Symptome, v. a. Schonhaltungen),
- ROM (➤ 2.1.5.1) aktiv und passiv (im erlaubten Bewegungsausmaß ➤ Box),
- muskulärer Hyper- oder Hypotonus (z. B. der Rumpf- und Nackenmuskulatur),
- wenn erlaubt Muskelfunktionstest (➤ 2.1.5.2; Muskelaktivierung der schultergelenksumgebenden und skapulastabilisierenden Muskulatur möglich?),
- tast- oder sichtbare Cords (➤ 11.7.2.4),
- Schwellungen, Hämatome,
- Narben.

Aktivitäts- und Partizipationsebene (ICF):

- Vorherige Aktivitätslevel,
- Arbeitsstatus,
- Hobbies,
- soziales Umfeld,
- benötigte Hilfsmittel (z. B. Brustprothese, Armstrumpf),
- vorhandene ADLs und Einschränkungen,
- vordergründige Symptome aus Sicht der Patientin,
- Hauptproblem aus Sicht der Patientin.
- Was ist der Patientin wichtig wieder zu erlangen?

Assessments:

- Deutsche Version des Disability of Arm Shoulder Hand Questionnaire (DASH-d, erfasst die subjektive Wahrnehmung des Patienten in Bezug auf seine Gesundheit) (verfügbar online über folgende Website: www.dash.iwh.on.ca/translations),
- Shoulder Pain and Disability Index – deutsche Version (Angst et al. 2006).

Physiotherapeutische Behandlung

Cave

Wichtig ist die vorherige Abklärung des erlaubten Bewegungsausmaßes mit dem Operateur/behandelnden Arzt, da jedes Krankenhaus ein anderes Konzept verfolgt.

Allgemeine Behandlungshinweise:

- Solange sich die Redon-Saugdrainage noch im OP-Gebiet befindet, nur vorsichtige Mobilisation bis zur Schmerzgrenze durchführen.
- Anschließend sollte das Ziel 90° Flex./90° Abd. angesteuert werden. Dabei sollte schmerzadaptiert gearbeitet werden.

Entzündungsphase (0–5. Tag ➤ 3.6.7.1.1):

- Abdeckung der Prophylaxen (z. B. Thrombose- und Pneumonieprophylaxe ➤ 3.1.2),
- Aufklärung über Indikationen, Kontraindikationen und Wundheilung.
- Atmungstherapie (➤ 3.2):
  - Kontaktatmung (v. a. in das Wundgebiet),
  - vertiefte Exspiration.
- Mobilisation von Schultergelenk und -gürtel (➤ 5.1.5.1.7):
  - Passives, assistives und aktives Bewegen in Flexion und Abduktion in der höchstmöglichen ASTE oder in der ASTE, in der die Patientin am besten entspannt bewegen kann,
  - Skapulakreisen,
  - vorsichtige Skapulapattern in SL und im Sitz (➤ 3.7.3.1.2).
- Haltungsschulung:
  - Zum Schutz des OP-Gebiets entwickeln Patientinnen häufig eine vermehrt kyphotische Körperhaltung, die korrigiert werden sollte.
  - Beispielübung: Klötzchenübung aus der FBL (➤ 3.8.2),
  - Aktivierung und Kräftigung der aufrichtenden Körpermuskulatur,
  - Verwendung von bilateralen Armmustern (➤ 3.7.3),
  - Schulung der Körperwahrnehmung: Beispielsweise durch Haltungskorrektur und -übung mit Spiegelkontrolle zum Erlernen und Wahrnehmen einer aufrechten Körperhaltung (z. B. nimmt die Patientin mit geschlossenen Augen eine für sich als aufrecht wahrgenommene Körperhaltung ein, anschließend erfolgt die Kontrolle der Übereinstimmung zwischen äußerem und innerem Körperbild im Spiegel).
- Entspannende Maßnahmen:
  - Schnelles Lagern nach Schaarschuch und Haase (➤ 3.3.2.3),
  - Progressive Muskelrelaxation (➤ 3.3.2.5),
  - Lagerung,
  - Fantasiereisen (➤ 3.3.2.2).
  - Visualisierungshilfen:
    - Selbstheilungsmechanismen durch positive Einstellung und bewusste Lenkung der Mechanismen unterstützen.
    - Während der Chemotherapie können sich die Patientinnen z. B. vorstellen, wie die Krebszellen durch die Chemotherapeutika zerstört werden.
- Ödemprophylaxe (➤ 3.11):
  - Hochlagern des betroffenen Arms,
  - Pumpübungen mit Hand und Fingern, Anleitung der Patientin, diese Übungen regelmäßig durchzuführen,
  - MLD (➤ 3.11.5.1),
  - Aufklärung über Faktoren, die zur Entstehung und Aufrechterhaltung eines Lymphödems beitragen.

Proliferationsphase (6.–21. Tag ➤ 3.6.7.1.2):

- Atmungstherapie (➤ 3.2):
  - Kontaktatmung (v. a. in das Wundgebiet),
  - vorsichtige Dehnlagerungen (v. a. im Bereich der betroffenen Seite).
- Mobilisation von Schultergelenk und -gürtel:
  - Zunehmend aktives Bewegen in Flexion und Abduktion (➤ Entzündungsphase),
  - Skapulakreisen,
  - Skapulapattern in SL,
  - bilaterale PNF-Muster (➤ 3.7.3).
- Haltungsschulung (➤ Entzündungsphase).

11

- Kräftigung abgeschwächter Muskelgruppen:
  - Leichte Theraband®-Übungen zur Kräftigung der körperaufrichtenden Muskulatur (z. B. Rudern mit dem Theraband®, zunächst mit gebeugten Armen, 90° Flexion im Ellenbogen),
  - Training der skapulastabilisierenden Muskulatur (zu Beginn im Vierfüßlerstand, Stütz an der Wand).
- Entspannende Maßnahmen (➤ Entzündungsphase).
- Narbenbehandlung (wenn Fäden gezogen wurden und die Narbe frei von Wundschorf ist ➤ 5.1.5.1.7 Box)
  - Bestrahlung im Bereich der Narbe stellt eine Kontraindikation für die Narbenbehandlung dar.
  - Hautpflege.

Umbauphase (ab 22. Tag ➤ 3.6.7.1.3, ➤ 3.6.7.1.4):
- Übertragung der gelernten Übungen in den Alltag,
- forcierte Mobilisation des Schultergelenks (bei Bedarf),
- Haltungsschulung,
- Entspannungstherapie,
- Muskelkräftigung,
- sensomotorisches Training (➤ 11.4.4.1.3),
- Empfehlung von geeigneten Sportarten (z. B. Nordic Walking).

Für die Rehabilitation von Patientinnen mit Mammakarzinom (ICD 10-C50) liegen **Reha-Therapiestandards** (RTS) vor. Die RTS werden von der Deutschen Rentenversicherung systematisch und auf evidenzbasierter Grundlage entwickelt und sind Richtlinie für die therapeutische Versorgung (➤ 1.1.3). Dennoch muss im Einzelfall entschieden werden, welche therapeutischen Leistungen notwendig und sinnvoll sind. Die RTS für Mammakarzinom umfassen folgende physiotherapeutisch relevanten Therapiemodule (➤ Tab. 11.7.3).

Tab. 11.7.3 Physiotherapeutisch relevante Leistungen der evidenzbasierten Therapiemodule zur Rehabilitation bei Mammakarzinom.

Evidenzbasierte Therapiemodule	Mindestdauer	Mindesthäufigkeit	Mindestanteil an Rehabilitanden
Bewegungstherapie	240 Min./Woche	5-mal/Woche	75 %
Funktionelle und arbeitsweltbezogene Therapie	60 Min./Woche		30 %
Lymphödemtherapie	60 Min./Woche	2-mal/Woche	10 %
Krankheitsspezifische Patientenschulung	120 Min./Reha		60 %
Gesundheitsbildung	180 Min./Reha		80 %
Entspannungsverfahren	60 Min./Reha		50 %

Evidenz-/Bewertungslage und weiterführende Informationen: ➤ Link am Kapitelende.

11.7.2.4 Strangbildung (engl. cording)

Bei der Strangbildung (auch axillary web syndrome, cording, Geigensaitenphänomen) entsteht nach einer Brustkrebsoperation mit Resektion der Lymphknoten in der Axilla ein Strang (Cord), bei dem es sich mit großer Wahrscheinlichkeit um fibrosierte Lymphgefäße handelt, die umgeben sind von Fett- und Granulationsgewebe.

Epidemiologie: Josenhans (2014) berichtet über eine Häufigkeit nach Brustkrebsoperation mit Lymphknotenentfernung von 6–72 %. Die Häufigkeit korreliert hierbei mit der Anzahl der entnommenen Lymphknoten.

11.7.2.4.1 Klinischer Befund

- Unter der Haut sichtbarer Strang (oder Stränge) im Bereich der Axilla, des Oberarms oder des Unterarms oder sogar des Thorax unterhalb der Brust (➤ Abb. 11.7.1a),
- Schmerzen im Strangverlauf,
- Bewegungseinschränkungen im Glenohumeralgelenk, Schultergürtel und/oder Ellenbogengelenk je nach Lage des Strangs.

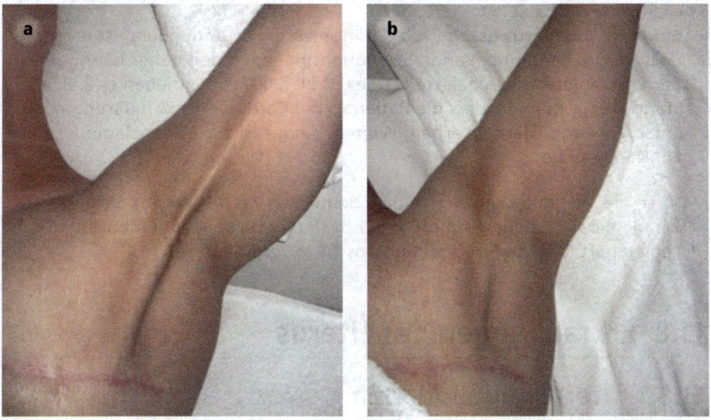

Abb. 11.7.1 Cord, vor (**a**) und nach (**b**) der Behandlung (mit freundlicher Genehmigung von Elisabeth Josenhans).

11.7.2.4.2 Physiotherapie

■ Physiotherapeutischer Befund

Ausführlicher Palpationsbefund (➤ 2.1.4.1) im Bereich von Brust, Thorax und Arm der betroffenen Brustseite bis ggf. hinunter zum Handgelenk, um eine genaue Lokalisation des Strangs vorzunehmen.

■ Physiotherapeutische Behandlung:

Cave

Nicht zu lange an einer Stelle arbeiten, um eine deutliche Hyperämie zu vermeiden.

- **Indikation:**
  - Bei einem Teil der Patientinnen kann es zu einer spontanen Rückbildung kommen, in den Fällen besteht kein Therapiebedarf.
  - Das Auftreten einer schmerzhaften Funktionseinschränkung sollte als Indikation für eine Behandlung gesehen werden.
- **ASTE:**
  - RL,
  - Arm in den eingeschränkten Bereich schmerzfrei einstellen (z. B. Abduktion), soweit es geht, und lagern,

- ROM-Erweiterung (➤ 2.1.5.1) sollte unter der Therapie erreicht werden.
- **Techniken:**
  - Anhakgriffe,
  - s-förmige Querdehnungen,
  - Verschiebungen der Gewebsschichten untereinander,
  - Schröpfen im Bereich der Narbe,
  - Narbenbehandlung (wenn Fäden gezogen wurden und die Narbe frei von Wundschorf ist ➤ 5.1.5.1.7 Box).
- **Behandlungsumfang:** 10–12 Behandlungen, 2–3 Mal pro Woche für jeweils 30 Minuten (Josenhans 2007).
- **Kontraindikationen** (Josenhans 2014):
  - Metastasen in der Axilla,
  - starke Schmerzen bei der Berührung des Strangs,
  - starke Rötung im Narbengebiet,
  - Strahlentherapie.
- **Evidenz-/Bewertungslage:** Das Phänomen der Strangbildung ist immer noch weitgehend unbekannt. Die Patientinnen werden daher häufig mit der Problematik allein gelassen. Tilley et al. (2007) beschrieben es z. B. als Standard für Kanada, dass die Patientin bei Cords weder Aufklärung noch entsprechende Therapie erhält. Weitere Angaben zur Evidenzlage: ➤ Link am Kapitelende.

> Durch die Therapie kann es zu einem deutlichen **Zerreißen des Strangs** kommen. Das Zerreißen ist hörbar, für die Patientin aber zumeist nicht schmerzhaft. Die ROM ist direkt im Anschluss vergrößert.

11.8 Erkrankungen des Uterus

11.8.1 Uterusfehlbildungen

Angeborene Fehlbildungen des Uterus (➤ 11.1.2) entstehen durch Störungen in der embryonalen Entwicklung ab dem 2. Schwangerschaftsmonat (SSM ➤ 11.4.1).

Beispiele für Fehlbildungen des Uterus:

- Mayer-von-Rokitansky-Küster-Hauser-Syndrom: Aplasie von Uterus und Vagina durch embryonale Fehlbildung der Anlage der Geschlechtsorgane (Müller-Gänge).
- Uterus arcuatus: Delle im Fundus uteri.
- Uterus septus/subseptus: Der Corpus uteri wird durch ein Septum in zwei Hälften geteilt. Dabei kann das Septum den Corpus unvollständig (subseptus) oder vollständig durchziehen.
- Uterus unicornis: Ein Müller-Gang ist nicht entwickelt.
- Uterus bicornis: Doppelter Uterus mit entweder einer gemeinsamen Zervix oder zwei Zervices.
- Uterus duplex: Zwei voneinander getrennte Uterusanlagen, wobei die Vagina meistens durch ein Septum geteilt ist.

Klinischer Befund

- Blutungsanomalien,
- Infertilität oder erhöhtes Risiko für einen gestörten Schwangerschaftsverlauf,
- erhöhtes Abortrisiko.

Therapie

- Resektion von Septen,
- plastische OP.

11.8.2 Zervizitis

Die häufigsten Auslöser der Zervizitis (Gebärmutterhalsentzündung) sind Infektionen mit Chlamydien, Gonokokken oder Mykoplasmen im Rahmen einer aszendierenden Erregungsübertragung aufgrund einer bestehenden Kolpitis.
Risikofaktor: Häufig wechselnde Geschlechtspartner.
Haupterreger: Chlamydien, Gonokokken, Mykoplasmen, Escherichia coli.
Komplikation: Übergreifen der Infektion auf den Uterus.

■ Klinischer Befund

- **Symptome:**
  - Eitriger Fluor (Chlamydien),
  - Dünnflüssiger Fluor (Mykoplasmen),
  - meistens asymptomatisch.
- **Diagnose:**
  - Direkter Erregernachweis,
  - Mykoplasmen müssen dabei auf speziellem Nährboden angezüchtet werden.

■ Therapie

Die Behandlung richtet sich nach der entsprechenden Ursache. In den meisten Fällen ist eine Antibiotikatherapie (Tetrazykline ➤ 1.6.6.1) indiziert.

11

11.8.3 Endometritis

Eine Endometritis ist eine entzündliche Veränderung der Gebärmutterschleimhaut.

Formen:

- Endometritis puerperalis: Entzündung nach der Entbindung im Wochenbett (➤ 11.5.6.5),
- Endometritis non-puerperalis: Entzündung der Gebärmutterschleimhaut außerhalb des Wochenbetts (z. B. bei liegendem Intrauterinpessar, IUP).
- Endometritis senilis: Der altersbedingte Östrogenmangel erleichtert den Keimen, aus der Vagina in die Gebärmutter aufzusteigen.

11.8.4 Endometriose

Die Endometriose ist eine der häufigsten gynäkologischen Erkrankungen bei geschlechtsreifen Frauen.

Einteilung:

- Peritoneale Endometriose,
- ovarielle Endometriose,
- tief infiltrierende extragenitale Endometriose,
- Adenomyosis uteri.

■ Klinischer Befund

- **Symptome:**
  - Leitsymptome: Zyklische und azyklische starke Unterbauchschmerzen, eingeschränkte Fertilität,
  - Druckgefühl und Blähungen bei Darmbefall,
  - azyklische Blutungen.
- **Diagnose:**
  - Anamnese,
  - gynäkologische Untersuchung,
  - Sonografie (➤ 2.4.15),
  - Laparoskopie (Gewebeentnahme an den Endometrioseherden und histologische Abklärung).

■ **Therapie**

- Laparoskopische Beseitigung der Endometrioseherde,
- GnRH-Analoga zur Unterdrückung der ovariellen Funktion und Senkung des Östrogenspiegels,
- Analgetika,
- Hysterektomie nur bei abgeschlossener Familienplanung, wenn Endometrioseherde im Myometrium liegen,
- assistierte Reproduktion bei unerfülltem Kinderwunsch durch Endometriose.

11.8.5 Zyklusstörungen

Unter Zyklusstörungen werden verschiedene Unregelmäßigkeiten des Menstruationszyklus zusammengefasst (➤ Tab. 11.8.1).

Tab. 11.8.1 Zyklusstörungen – Übersicht und Definitionen.

Bezeichnung	Symptome
Amenorrhö (➤ 11.8.5.2)	Ausbleiben der Regelblutung.
Oligomenorrhö	Verminderung der Blutungshäufigkeit, Zyklusdauer > als 35 Tage.
Polymenorrhö	Erhöhung der Blutungshäufigkeit, Zyklusdauer < als 25 Tage.
Hypermenorrhö	Erhöhung der Blutungsstärke, täglicher Blutverlust > 80 ml während der Menstruationsblutung.
Hypomenorrhö	Verminderung der Blutungsstärke, während der Menstruationsblutung weniger als zwei Vorlagen nötig.
Menorrhagie	Verlängerung der Blutungsdauer auf > 6 Tage.
Brachymenorrhö	Verkürzung der Blutungsdauer auf wenige Stunden bis max. 1,5 Tage.
Metrorrhagie	Zyklusunabhängige Zwischenblutungen.
Dysmenorrhö (➤ 11.8.5.1)	Schmerzhafte Regelblutung.

11.8.5.1 Dysmenorrhö

Dysmenorrhö bezeichnet eine schmerzhafte Regelblutung, wobei die Schmerzen deutlich über das normale Maß hinausgehen.

- **Primäre Dysmenorrhö:** Die Regelschmerzen setzen nach der Menarche ein und halten bis zur Menopause an. Die Menstruation selbst ist der Schmerzauslöser. Ursächlich wird eine vermehrte Ausschüttung von Prostaglandin diskutiert, welche zu verstärkten Uteruskontraktionen führt, die wiederum eine verminderte Durchblutung zur Folge hat.
- **Sekundäre Dysmenorrhö:** Diese Form tritt nicht unbedingt direkt nach der Menarche auf, häufig erst zu einem späteren Zeitpunkt. Hier haben die Schmerzen eine organische Ursache oder werden durch bestimmte Kontrazeptiva ausgelöst.
  - Ursachen:
    - Entzündungen der Genitalorgane,
    - Uterusfehlbildungen,

  - Lageveränderungen (➤ 11.6.2),
  - Intrauterinpessar,
  - Störungen des Hormongleichgewichts,
  - Ausflussbehinderungen durch einen zu engen Zervixkanal (z. B. bedingt durch Myome),
  - psychische Ursachen,
  - Missbrauch/Vergewaltigung.

Neben der stark schmerzhaften Regelblutung können auch Symptome wie Kopfschmerzen, Rückenschmerzen, Übelkeit und Hypermenorrhö als Begleitsymptome bei einer Dysmenorrhö auftreten.

Therapie

- Medikamentös:
  - Schmerzmedikation (NSAR ➤ 1.6.8.1),
  - Kontrazeptiva.

Physiotherapie

Evidenz-/Bewertungslage: ➤ Link am Kapitelende.

11.8.5.2 Amenorrhö

Klinisch unterteilt werden können:

- Physiologische Amenorrhö: Präpubertär, während der Schwangerschaft, in der Stillzeit und postmenopausal ist eine Amenorrhö physiologisch.
- Primäre Amenorrhö: Fehlen der Menstruation bei Mädchen, die älter sind als 16 Jahre.
- Sekundäre Amenorrhö: Ausbleiben der Menstruationsblutung für mehr als drei Monate. Ursachen können hormonell, vaginal, ovariell, extragenital und/oder psychogen sein.

Ätiologie und Pathogenese:

- Genitalmissbildungen oder Fehlanlagen (➤ 11.8.1):
  - Vaginalatresie, Zervixatresie, Hymenalatresie, Uterus- oder Vaginalaplasie (primäre Amenorrhö),
  - Mayer-von-Rokitansky-Küster-Hauser-Syndrom (primäre Amenorrhö).
- Iatrogene Auslöser (sekundäre Amenorrhö):
  - Zu starke Ausschabung (Abrasio, Kürettage),
  - Medikamente (Hormonbehandlung).
- Ovarialinsuffizienz (primäre oder sekundäre Amenorrhö),
- Stoffwechselerkrankungen,
- hypophysäre Störungen,
- psychogene Störungen,
- Kachexie (z. B. Anorexia nervosa ➤ 15.3.2.4.1),
- Leistungssport.

Therapie

- Orale Kontrazeptiva,
- Hormonersatztherapie.

11.8.5.3 Prämenstruelles Syndrom (PMS)

PMS beschreibt einen Komplex aus verschiedenen Symptomen (s. u.), die im Zeitraum von ein bis zwei Wochen vor Einsetzen der Menstruation auftreten und mit dem Einsetzen der Regelblutung oder kurz danach aufhören. Eine verstärkte Form des PMS wird auch als **premenstrual dysphoric disorder** (PDD s. u.) bezeichnet.

Die Ursache der Erkrankung ist noch nicht geklärt. Es wird jedoch vermutet, dass das Absinken des Östrogenspiegels und das Ansteigen des Progesteronspiegels nach der Ovulation dafür verantwortlich sein könnten.

Symptome:
- Rücken-, Kopf- und Gelenkschmerzen,
- Spannungsgefühl und Schmerzen in den Mammae,
- Gewichtszunahme,
- Obstipation,
- Akne,
- Stimmungsschwankungen,
- depressive Verstimmungen,
- leichte Reizbarkeit.
- **Symptome einer PDD:**
  - Depression,
  - Angsterkrankung,
  - Panikattacken,
  - Erschöpfungszustände,
  - Essstörungen,
  - Kombination der o. g. Symptome.

Risikofaktoren, die die Entstehung einer PDD begünstigen können:
- Alkoholabusus,
- Übergewicht,
- exzessiver Koffeinkonsum,
- familiäre Vorbelastung: Auftreten von PDD bei der Mutter,
- Bewegungsmangel.

■ Therapie
- Lebensstiländerung (s. u.),
- Verhaltenstherapie,
- orale Kontrazeptiva,
- Gabe von SSRI (engl. selective serotonin-reuptake inhibitors), Wirksamkeit konnte in Studien bestätigt werden, z. B. wurden in die Übersichtsarbeit von Dimmock et al. (2000) 15 Studien einbezogen.

11.8.5.4 Physiotherapie bei Zyklusstörungen

■ Physiotherapeutischer Befund (Zusatz)

In den klassischen gynäkologischen Befund (➤ 11.3) sollten die nachfolgenden Aspekte als Leitfragen einbezogen werden.

Struktur- und Funktionsebene (ICF):
- Krankheitsanamnese.
- Zyklusanamnese:
  - Regelmäßiger Zyklus,
  - verlängert/verkürzt,
  - Zyklusstärke,
  - Gebrauch von Schmerzmedikamenten,
  - Führen eines Regelkalenders.
- Bisheriger Therapieverlauf,
- Belastbarkeit,
- Schmerzanamnese (Linderung/Verstärkung der Beschwerden) (➤ 2.1.2.4),
- Medikamentenanamnese (➤ 2.1.2.3),
- klinisches Bild (Haltung, Symptome),
- Begleiterkrankungen, frühere traumatische Ereignisse,
- ROM aktiv und passiv (Becken, LWS, evtl. Hüftgelenk) (➤ 2.1.5.1),
- Aktivierung der lokalen Stabilisatoren möglich/schmerzhaft, muskuläre Sicherung von Becken und Hüfte,
- muskuläre Hyper- oder Hypotonien (v. a. M. transversus abdominis, Mm. multifidi, Beckenboden),
- Narben,
- Bindegewebszonen (Blasen-, Darm- und Kopfzone) (➤ 3.14.2),
- Fußreflexzonen (Becken, Uterus, Ovarien, Tuben) (➤ 3.13.5).

Aktivitäts- und Partizipationsebene (ICF): ➤ 11.7.2.3

Assessments:
- VAS (➤ 2.2.3.3)/NRS (➤ 2.4.5.1),
- Pain Disability Index (PDI).

■ **PT Behandlung bei Störungen des Menstruationszyklus**

Struktur- und Funktionsebene (ICF):
- Schmerzlinderung:
  - TENS (➤ 3.16.1.2.8),
  - entlastende ASTEn (Hochlagerung der Beine, Beckenaufhängung im Schlingentisch ➤ 3.19.4),
  - Wärme (➤ 3.15.2.2),
  - hubfreie aktive/assistive Mobilisation von LWS, Becken und Hüfte,
  - elastisches Taping (Sakrum, Uterusanlage) (➤ 3.13.2).
- Entspannung:
  - PMR (➤ 3.3.2.5) des Beckenbodens,
  - schnelle Lagerung nach Schaarschuch und Haase (➤ 3.3.2.3),
  - Fantasiereisen (➤ 3.3.2.2),
  - Autogenes Training (➤ 3.3.2.1),
  - Mindfulness-based stress reduction (MBSR ➤ 3.3.2.4).
- Verbesserung der Symptomatik längerfristig:
  - Bindegewebsmassage (➤ 3.14.2)/Reflexzonenmassage am Fuß (➤ 3.13.5) in der menstruationsfreien Zeit,
  - Durchblutungsförderung, Stoffwechselaktivierung,
  - regelmäßiges leichtes Ausdauertraining (dreimal pro Woche für 30 Minuten),
  - leichte dynamische Beckenbodenarbeit,
  - Aktivierung der lokalen Muskulatur,
  - Beckenpattern (➤ 3.7.3).

Aktivitäts- und Partizipationsebene (ICF):
- Aufklärung über die Physiologie und Pathophysiologie von Störungen des Menstruationszyklus,
- Aufklärung über die positiven Effekte eines regelmäßigen leichten Ausdauertrainings,
- Modifizierung des Alltags (z. B. Einnehmen von schmerzreduzierenden ASTEn, Wärme) (s. o.),
- Aufklärung über die Vorteile eines gesunden Lebensstils (Verzicht auf Nikotin und Alkohol, Koffeinreduktion, Reduktion der Salzaufnahme, ausreichend Schlaf und Bewegung),
- Einführen eines Menstruations- und Aktivitätstagebuchs zur Dokumentation von Schmerzen, Regelblutung, Aktivität und Schmerzmittelgebrauch,
- Aufklärung über den Nutzen von NSAR (v. a. Prostaglandinsynthesehemmer) (➤ 1.6.8.1).

11.8.6 Uterus myomatosus

Als Uterus myomatosus wird das Auftreten multipler Uterusmyome bezeichnet. Myome (Synonyme: Leiomyome, Fibromyome) sind gutartige Tumoren der glatten Gebärmuttermuskulatur. Je nach Lokalisation werden unterschieden:
- Submuköses Myom (unter dem Endometrium gelegen),
- intramurales Myom (im Myometrium gelegen),
- subseröses Myom (unterhalb der Serosa des Uterus gelegen, manchmal nur über einen Stiel mit der Uterusoberfläche verbunden).

Eine genaue Ursache ist nicht bekannt. Die Proliferation der Myome ist östrogenabhängig. Nach dem Klimakterium sistiert das Wachstum.

11

■ **Klinischer Befund**

- **Symptome:**
  - Blutungsstörungen (Metrorrhagien, Menorrhagien),
  - erhöhte Abortneigung, Neigung zu Frühgeburten,
  - Abhängigkeit der Beschwerden weiterhin von Größe und Lokalisation der Myome:
    - Submuköse Myome: Blutungsstörungen, Infertilität.
    - Intramurale Myome: Oft asymptomatisch, Blutungsstörungen, Infertilität oder Schwierigkeiten bei der Geburt möglich.
    - Subseröse Myome: Obstipation, Harnstau und akutes Abdomen durch Druck auf Nachbarorgane.
- **Diagnose:**
  - Anamnese,
  - gynäkologische Untersuchung,
  - Sonografie (➤ 2.4.15),
  - bimanuelle Untersuchung (bei der bimanuellen Untersuchung wird ein Finger in die Scheide eingeführt, während die andere Hand den Unterbauch der Patientin abtastet),
  - Palpation (➤ 2.1.4.1).

■ **Therapie**

- **Konservativ:** Die Therapie richtet sich nach dem klinischen Beschwerdebild, Alter der Patientin, Kinderwunsch und der Wachstumsdynamik der Myome:
  - Symptomlose, kleine Uterusmyome bedürfen keiner Therapie; sonografische Kontrolle in sechsmonatigen Abständen,
  - postmenopausal partielle Rückbildung möglich.
  - Medikamentös: GnRH-Rezeptor-Agonisten (Agonisten am Rezeptor für körpereigenes Gonadotropin-Releasing-Hormon, z. B. Goserelin, Leuprorelin) nur als kurzzeitige Option aufgrund des Nebenwirkungsprofils (z. B. Osteoporose, klimakterische Beschwerden).
- **Operativ:**
  - Indikationen:
    - Uterusmyome mit Blutungsstörungen,
    - Unterbauchschmerzen,
    - unerfüllter Kinderwunsch, minimal-invasive Möglichkeit bei Kinderwunsch,
    - symptomatische Wachstumstendenz,
    - Versagen der konservativen Therapie,
    - Hysterektomie postmenopausal oder bei abgeschlossener Familienplanung,
    - Blutungsstörung mit Auswirkungen auf den Hb-Wert (➤ Tabelle mit Laborwerten im Anhang).
  - Operative-rekonstruktive Verfahren/organerhaltende OP-Techniken:
    - Laparotomische Myomenukleation bei submukösem Myomsitz,
    - hysteroskopische Myomresektion bei subserösen, gestielten, intramuralen Myomen und Resektion von submukösen, intramural erreichbaren Myomen,
    - laparoskopische Myomenukleation/laparoskopische Resektion.
  - Definitive operative Therapie:
    - Hysterektomie als definitive Therapie des Uterus myomatosus, vaginale Hysterektomie (Entfernung des Uterus über vaginalen Zugang), laparoskopisch assistierte vaginale Hysterektomie (LAVH),
    - bei symptomatischen Myomen,
    - bei abgeschlossener Familienplanung,
    - nach Eintritt des Klimakteriums,
    - bei Kontraindikationen für konservative und minimal-invasive Therapien.

11.8.7 Zervixkarzinom

Das Zervixkarzinom (Gebärmutterhalskrebs) galt vor knapp 30 Jahren noch als häufigstes Malignom der Frau, tritt in Deutschland aber zunehmend seltener auf. Die Inzidenz liegt aktuell bei ca. 2 % und damit an 13. Stelle der häufigsten Malignome der Frau. Grund hierfür ist die Früherkennungsuntersuchung, die in den letzten Jahrzehnten an Bedeutung gewann (Robert Koch-Institut 2021). Das Auftreten ist zweigipflig, zwischen dem 30. und 50. Lebensjahr und ab dem 65. Lebensjahr. Als Vorstufe gilt eine chronische Infektion mit humanen Papillomviren (HPV ➤ Box). Aus einer schweren Dysplasie entwickelt sich zunächst ein Carcinoma in situ (zervikale intraepitheliale Neoplasie, CIN) und daraus nachfolgend ein invasives Zervixkarzinom. In ca. 90 % der Fälle handelt es sich um ein Plattenepithelkarzinom. Die Metastasierung erfolgt über pelvine und paraaortale Lymphknoten.

HPV-Impfung als Primärprävention: Die Impfung wird von der ständigen Impfkommission des Robert-Koch-Instituts (STIKO) je nach Impfstoff zwischen dem 9. und 13. bzw. dem 9. und 14. Lebensjahr für alle Mädchen und Jungen empfohlen (möglichst vor dem ersten Geschlechtsverkehr) und ist bis zum 26. Lebensjahr zugelassen (2016). Die verfügbaren Impfstoffe sind jedoch nur gegen HPV 16 und 18 bzw. 6, 11, 16 und 18 gerichtet. 30 % der schweren Dysplasien werden durch andere HPV-Typen hervorgerufen.

Risikofaktoren:
- Sexualverhalten (u. a. erster Geschlechtsverkehr < 16 Jahre, mehrere Sexualpartner, mangelnde Sexualhygiene),
- häufige Schwangerschaften und Geburten,
- Rauchen,
- Immunsuppression,
- Infektionen im Genitalbereich.

■ Klinischer Befund

- **Symptome:**
  - Im Frühstadium asymptomatisch,
  - bräunlich-blutiger Fluor,
  - Kontaktblutung (z. B. beim Geschlechtsverkehr),
  - im Spätstadium treten Schmerzen im Bereich des Sakrums, Schmerzen bei Miktion und Defäkation sowie Lymphödeme auf.
- **Diagnose:**
  - Anamnese,
  - klinische Untersuchung,
  - gynäkologische Untersuchung,
  - Kolposkopie, Abstrichentnahme und Zytodiagnostik,
  - diagnostische Konisation.

■ Therapie

Die Therapie erfolgt unter Berücksichtigung der FIGO–Klassifikation (➤ Tab. 11.8.2). Folgende operative Verfahren kommen zum Einsatz:
- Konisation: Komplette Entfernung auffälliger Gewebeveränderungen durch Entnahme des Gewebekegels mithilfe einer elektrischen Schlinge oder als Laserkonisation.
- Abdominelle Radikaloperation: Erweiterte Hysterektomie nach Wertheim-Meigs, stadienabhängige OP:
  - Hysterektomie,
  - Entfernung Parametrien,
  - Entfernung Parakolpium,
  - Scheidenmanschette.

Tab. 11.8.2 Stadienorientierte Therapie der invasiven Karzinome (mod. nach Vogeler 2014).

FIGO-Stadium	Therapie
IA1 (Invasion max. 3 mm, Tumor auf den Uterus begrenzt)	Kurative OP: • Einfache Hysterektomie, • bei Kinderwunsch Konisation mit Zervixkürettage.
IA2 (Invasion > 3–5 mm)	Kurative Operation: • Radikale Hysterektomie. Radiochemotherapie bei histologisch nachgewiesenen Metastasen.
IB1	Kurative Operation: • Radikale Hysterektomie, • bei Kinderwunsch organerhaltende OP bei Tumoren < 2 cm und fehlenden Risikofaktoren möglich.
IB2	Kurative Operation: • Radikale Hysterektomie, • ggf. adjuvante Radiochemotherapie bei postoperativem Nachweis von Risikofaktoren, Lymphknotenbefall, • ggf. neoadjuvante Radiochemotherapie, gefolgt von operativer Therapie.
IIA	➤ Stadium IB2
IIB	Kurative Operation: • Radikale Hysterektomie plus adjuvante oder primäre Radiochemotherapie.
III	• Primäre Radiochemotherapie, • keine kurative Operation mehr möglich, ggf. operatives Staging.
IV	• Primäre Radiochemotherapie, • ggf. operatives Staging.

FIGO: Fédération Internationale de Gynécologie et d'Obstétrique, Internationale Vereinigung für Gynäkologie und Geburtskunde.

11.8.8 Endometriumkarzinom

Das Endometriumkarzinom ist das vierthäufigste Malignom der Frau (Leitlinienprogramm Onkologie 2018). Der Altersgipfel liegt zwischen 65 und 85 Jahren. Bei prämenopausalen Frauen treten 20 % der Fälle auf, bei Frauen unter 45 Jahren ca. 5 %.

In den meisten Fällen handelt es sich um ein Adenokarzinom ausgehend vom Endometrium (Gebärmutterschleimhaut). Das Wachstum ist meistens östrogenabhängig. Metastasierung erfolgt zunächst auf das obere Drittel der Vagina, die Adnexen, pelvine und paraaortale Lymphknoten.

Risikofaktoren:

- Sehr hoher Östrogenspiegel über längere Zeit durch frühe Menarche und späte Menopause,
- Langzeiteinnahme von Östrogenen ohne Gestagenschutz (Östrogenmonotherapie),
- Endometriumhyperplasie,
- Adipositas,
- Diabetes mellitus,

- Mamma-, Ovarien-, Kolonkarzinom in der Vorgeschichte sowie Strahlentherapie des kleinen Beckens,
- Tamoxifentherapie,
- Hypertonie,
- höheres Lebensalter,
- Nullipara (Frau, die nicht geboren hat).

Klinischer Befund

- **Symptome:**
  - Leitsymptom: Postmenopausenblutung > ein Jahr nach der letzten Menstruation,
  - fleischwasserfarbener Fluor oder eitrig-fötider Fluor corporalis,
  - wehenartige Unterbauchschmerzen.
- **Diagnose:**
  - Anamnese,
  - klinische Untersuchung,
  - gynäkologische Untersuchung,
  - fraktionierte Abrasio (Korpus und Zervixschleimhaut werden getrennt entnommen und beurteilt),
  - Sonografie (➤ 2.4.15) (zystisch verändertes, verdicktes Endometrium),
  - CT (➤ 2.4.17),
  - MRT (➤ 2.4.16).

Therapie

- Die Therapie erfolgt unter Berücksichtigung der FIGO–Klassifikation (➤ Tab. 11.8.3).

Tab. 11.8.3 Therapieoptionen für Endometriumkarzinom unter Berücksichtigung der FIGO-Klassifikation.

FIGO-Stadium	Therapie
IT1 (Ausdehnung des Karzinoms auf das Corpus uteri)	• Hysterektomie und beidseitige Adnexexstirpation.
IIT2 (Karzinom infiltriert die Zervix)	• Hysterektomie sowie Adnexektomie, • zusätzliche Entfernung der Parametrien und der Scheidenmanschette.
IIIT3 (Ausdehnung des Karzinoms über den Uterus hinaus)	• Palliative Therapie: Bestrahlung, • operative Tumorreduktion.
IVT4 (Karzinom infiltriert die Nachbarorgane, z. B. Harnblase, Rektum oder Fernmetastasen)	• Palliative Therapie: Bestrahlung.

Therapieoptionen:

- **Fertilitätserhaltende Therapie:** Behandlungsoption bei gut differenziertem endometrioidem Endometriumkarzinom im Stadium T1a.
- **Organerhaltende Therapie:** Kontinuierliche orale Gestagenapplikation über drei Monate und Follow-up inkl. Kontrollabrasio zunächst alle drei Monate. Nach erfülltem Kinderwunsch definitive Therapie anstreben.
- **Operative Therapie:** Operatives Staging:
  - Abdominaler laparoskopischer Eingriff,
  - vaginales Vorgehen nur im Einzelfall,
  - Hysterektomie mit beidseitiger Adnexexstirpation sowie pelviner und paraaortaler Lymphonodektomie,

- intraoperative Bestimmung der Tumorausdehnung und Endometriuminfiltration für einen stadiengerechten Einsatz einer adjuvanten Therapie,
- bei nicht mehr kurablen Karzinomen in fortgeschrittenen Stadien erfolgt die Hysterektomie i. S. der Blutungsprophylaxe und zur Entfernung großer Tumormassen.

• **Adjuvante Therapie:**
  - **Adjuvante Radiotherapie:** Im Rahmen diverser Studien/Metaanalysen (PORTEC, ASTEC, GOG 99) konnte gezeigt werden, dass die Radiotherapie die lokale Rezidivrate signifikant reduziert, aber keinen Einfluss auf das Gesamtüberleben hat.
  - **Primäre Radiotherapie:** Bei inoperablen Patientinnen, i. d. R. als kombinierte Telebrachytherapie.
  - Komplikationen:
    - Enteritis,
    - nach perkutaner Bestrahlung (Teletherapie) hohes Risiko für Zweitkarzinom,
    - Vaginaltrockenheit und -stenose,
    - sexuelle Funktionsstörungen,
    - Zystitis.
• **Systemische Therapie:**
  - **Adjuvante endokrine Therapie:** Therapie mit hoch dosierten Gestagenen; kein gesicherter Nutzen nachweisbar.
  - **Adjuvante Chemotherapie:** Weniger als 30 % der Lokalrezidive treten lokal im kleinen Becken auf. Da bis zu 88 % Fernmetastasen sind, reduziert eine zusätzlich durchgeführte Chemotherapie das Metastasierungsrisiko.

11

11.8.9 Physiotherapeutische Behandlung nach gynäkologischer OP im Bauch- oder Genitalbereich

Cave

• Vor Therapiebeginn immer beim Operateur/behandelnden Arzt Kontraindikationen erfragen.
• Forcierte Anspannungen des Beckenbodens und des M. rectus abdominis vermeiden.

Entzündungsphase (0–5. Tag ➤ 3.6.7.1.1):

• Abdeckung der Prophylaxen (z. B. Thrombose- und Pneumonieprophylaxe, ➤ 3.1.2),
• Aufklärung über Indikationen, Kontraindikationen und Wundheilungsverlauf.
• Üben von Transfers:
  - Aufstehen über En-bloc-Drehung mit Körperkernstabilität,
  - Fixation der ggf. vorhandenen Narbe.
• Bei Problemen beim Toilettengang:
  - Möglichst entspannende Verhältnisse schaffen,
  - Mobilisation von Becken und LWS (Becken vor und zurück rollen, LWS flektieren und extendieren).
• Verbesserung der Gesamtstoffwechsellage und somit der Wundheilung:
  - Allgemeine Aktivierung der Patientin,
  - Mobilisation der Patientin in Sitz, Stand und Gang,
  - Aufklärung über die Notwendigkeit der selbstständigen Mobilisation (z. B. Spazieren gehen auf dem Flur).
• Dosierte Mobilisation des Beckens (Aufrichten, Kippen, Lateralflexion).
• Atmungstherapie (➤ 3.2):

- Verbesserung der abdominalen/lateralen und dorsalen Atmung durch z. B. Kontaktatmung,
  - Exspiration z. B. auf Brumm- oder Summlaute.
- Aktivierung des Beckenbodens (➤ 11.1.3), v. a. Aufklärung über die Notwendigkeit des Beckenbodentrainings (➤ 11.6.4) und über beckenbodenschonendes Verhalten,
- vorsichtige, schmerzfreie Aktivierung des M. transversus abdominis (Bauchnabel zur WS ziehen) (➤ 11.6.4.3). Bei Schmerzen Übung erst in der Proliferationsphase durchführen,
- vorsichtige, schmerzadaptierte Aktivierung der lokalen Stabilisatoren des Rumpfs.
- Haltungsschulung:
  - Durch die innere Narbe neigen die Patientinnen zu einer flektierten Körperhaltung zur Schmerzvermeidung und oft auch zum unbewussten Schutz der Narbe.
  - Vorsichtiges und dosiertes Herausarbeiten aus der Schonhaltung in eine aufrechte Körperhaltung.
- Entspannungstherapie:
  - Schnelles Lagern nach Schaarschuch und Haase (➤ 3.3.2.3),
  - Progressive Muskelrelaxation (➤ 3.3.2.5),
  - Autogenes Training (➤ 3.3.2.1).
- Erstellen eines Heimübungsprogramms.

Spezielle Hinweise nach OP über die Vagina bzw. im Bereich der Vulva:
- Bei Schmerzen Entlastung durch z. B. Sitzen auf Kissen.
- Die Patientin soll sich in SL legen, wenn der Druck nach kaudal zu groß wird, um den Bereich der Vagina/Vulva zu entlasten.
- Kein Sitzen auf Sitzringen, da der Damm durch die Ringöffnung nach unten absinken und gewissermaßen durchhängen kann. In der Folge ist eine Ödembildung möglich, welche die Symptomatik verschlimmern kann.
- Ausreichend Luft an die Narbe kommen lassen.

Spezielle Hinweise nach Laparoskopie:
- Gasansammlungen im Bauchraum können zurückbleiben, welche sehr starke Schmerzen im Bauchraum und über diesen heraus hervorrufen können.
- Durch Bewegung, Atmungstherapie und Schüttelungen (z. B. der Beine), kann die Resorption der Gasansammlungen gefördert werden.

Proliferationsphase (6.–21. Tag ➤ 3.6.7.1.2):
- Üben der Transfers (➤ Entzündungsphase).
- Atmungstherapie:
  - ➤ Entzündungsphase,
  - Atmungsgymnastik (z. B. bewusstes Rudern der Arme nach dorsal, dabei Exspiration).
- Mobilisation der Patientin,
- weiterhin aktive/assistive Mobilisation von Becken und LWS,
- Training des Beckenbodens und Aktivierung des M. transversus abdominis (➤ 11.6.4),
- Aktivierung der lokalen Stabilisatoren des Rumpfs,
- Haltungsschulung (➤ Entzündungsphase).
- Entspannungstherapie (➤ Entzündungsphase).
- Narbenbehandlung (wenn Fäden gezogen wurden und die Narbe frei von Wundschorf ist ➤ 5.1.5.1.7 Box).

Umbauphase (ab 22. Tag ➤ 3.6.7.1.3, ➤ 3.6.7.1.4):
- Einbau der segmentalen Stabilisation in Alltagsbewegungen,
- forciertes Beckenbodentraining,

- Haltungsschulung,
- Aktivierung und Training der globalen Muskulatur,
- Empfehlung eines Beckenbodentrainingskurses,
- Empfehlung geeigneter Sportarten.

11.9 Evidenz-/Bewertungslage

Um größtmögliche Aktualität in der Print- und Online-Version zu gewährleisten, stehen Informationen zu aktuell vorliegenden Studien und Leitlinien im Online-Zusatzmaterial (➤ QR-Code) zur Verfügung.

Befundbogen

Evidenzangaben

Literatur

12 Pädiatrie

Dana Loudovici-Krug

12

PT in der Pädiatrie umfasst ein sehr breites Spektrum an Krankheitsbildern (➤ 12.4) sowie Therapiekonzepten. Um den Anforderungen dieses differenzierten Arbeitsfelds gerecht zu werden, ist es primär notwendig, die jeweilige Therapie an den Entwicklungsstand des Kindes anzupassen. Dabei ist stets die sensomotorische sowie die soziale, emotionale und kognitive Situation des Kindes zu beachten.

12.1 Sensomotorische Entwicklung

Für eine adäquate Therapie und Förderung des Kindes ist es für den Th. unerlässlich, die physiologische sensomotorische Entwicklung zu kennen. Einerseits kann auf diese Weise die Ausgangssituation hinsichtlich der bisher erreichten motorischen, sensorischen und funktionellen Fähigkeiten konkret beurteilt werden. Andererseits sollte die Therapie immer an dem aktuellen Entwicklungsstand ansetzen und auf den nächsten Entwicklungsschritt abzielen. Die Orientierung an der physiologischen Genese ist sowohl erforderlich als auch hilfreich, v. a. im ersten Lebensjahr.

12.1.1 Allgemein

- Unterteilung der Entwicklungsschritte des Säuglings im ersten Lebensjahr in vier Trimena (ein Trimenon entspricht drei Monaten),
- Entwicklungsschritte sind individuell,
- Dauer der Entwicklungsschritte: mehrere Wochen,
- Aufrichtung und Verlagerung des Körperschwerpunkts von kranial nach kaudal,
- zunächst Kopfkontrolle, dann folgen Rumpf- und Extremitätenkontrolle.

Die folgende Auflistung gibt eine Übersicht zur kindlichen sensomotorischen Entwicklung, die der Orientierung dienen soll:

1. Monat:
- In RL: Beugeposition von Rumpf und Extremitäten (passiv), Massenbewegung.
- Aufrichtung: In BL, Extremitäten in Flexion, leichte Rotation des Kopfs.
- Handmotorik: Gefaustet, Greifreflex (➤ Tab. 12.1.1).

2. Monat:
- In RL: Lockere Fechterhaltung (➤ Tab. 12.1.1) bei Drehung des Kopfs, Massenbewegung nachlassend.
- Aufrichtung: In BL, seitlicher Unterarmstütz kurz möglich, Hüftgelenke eher in Extension, Kopf kurz in leichter Extension.
- Handmotorik: Gefaustet, Öffnen aber möglich.

3. Monat:
- In RL: Aktives Anbeugen der Beine und Arme (z. B. zum Mund).
- Aufrichtung: In BL, Unterarmstütz mit erhöhtem Oberkörper, aufrechtes Halten des Kopfs, Oberschenkel berühren Unterlage, Körperschwerpunkt auf Höhe des zervikothorakalen Übergangs.
- Handmotorik: In RL Griff zur Körpermitte, Spielen mit den Händen, Hand-Hand-Kontakt sowie Hand-Mund-Kontakt möglich.

4. Monat:
- In RL: Anheben von Armen und Beinen nach oben.
- Aufrichtung: Sichere BL, einseitiger Handstütz möglich, seitliche Gleichgewichtsverlagerung.
- Handmotorik: Greifen nach Spielzeug.

5. Monat:
- In RL: Hand-Knie-Kontakt, betastet Oberschenkel.
- Aufrichtung: Sichere BL, Oberschenkel liegen auf, Unterschenkel locker gebeugt, Handstütz, Kopf wird stabil in Extension gehalten.
- Handmotorik: Wechselspiel der Hände.

6. Monat:
- In RL: Drehung in BL mit flektierten Beinen, Hand-Fuß-Kontakt.
- Aufrichtung: Sicherer Handstütz mit gestreckten Ellenbogen, Oberkörper berührt Unterlage nicht mehr, Körperschwerpunktverlagerung zum lumbosakralen Übergang, Beine in maximaler Extension.
- Handmotorik: Geöffnet, Beginn des Greifens über die Körpermitte (z. B. zu einem Spielzeug).

7. Monat:
- In RL: Fuß-Mund-Kontakt.
- Aufrichtung: Sicherer Handstütz, Oberkörper und Becken können von Unterlage abgehoben werden, untere Extremität in Beugestellung.
- Handmotorik: Greifen über die Körpermitte hinaus.

8. Monat:
- Drehung von BL in RL.
- Aufrichtung: Vierfüßlerstand auf Händen und Knien, untere Extremität deutlich flektiert.
- Handmotorik: Spielt in SL (Zwergensitz) mit Ellenbogenstütz, greift über den Kopf.

9. Monat:
- Reziprokes Robben.
- Aufrichtung: Körperschwerpunktverlagerung auf Knie, Kind kann sich mit den Armen nach oben ziehen, Bewegung in die Vertikale.
- Handmotorik: Bewusstes Öffnen zum Loslassen oder Wegwerfen.

10. Monat:
- „Rocking" (Gleichgewichtsverlagerung im Vierfüßlerstand nach vorn und zurück, Vorstufe zum Krabbeln), versucht zu krabbeln,
- Bewegung vom Vierfüßlerstand in den Seitsitz.
- Aufrichtung: Aufrechtes Stehen an Hilfsmitteln (z. B. Tisch).
- Handmotorik: Greifen nach Gegenständen im Schlüsselgriff.

11. Monat:
- Reziprokes Krabbeln,
- freies Sitzen.
- Aufrichtung: Aufrechtes Gehen entlang von Hilfsmitteln (z. B. Wänden).
- Handmotorik: Pinzettengriff.

12. Monat:
- Freies Stehen,
- Hochkrabbeln von Stufen.
- Aufrichtung: Freies Gehen.
- Handmotorik: Kind greift zwei Gegenstände und kann diese halten.

18. Monat:
- Freies Gehen,
- Treppensteigen im Nachstellschritt oder mit Festhalten,
- Klettern, beginnt zu springen und zu rennen.
- Handmotorik: Bauen von z. B. Türmen möglich.

2.–4. Lebensjahr:
- Zunahme der Variabilität und Genauigkeit der Bewegung,
- Automatisierung der Fortbewegung,
- Lernen im Spiel.

4.–6. Lebensjahr:
- Präzision der Bewegung und kombinierter Bewegungsmuster,
- Beginn der Rhythmisierungsfähigkeit.

7.–11. Lebensjahr:
- Schnelles Erlernen und Aneignen motorischer Fähigkeiten,
- verbesserte Rhythmisierungsfähigkeit.

10.–13. Lebensjahr:

- Beste motorische Lernfähigkeit.

11.–17. Lebensjahr:

- Verbesserte Feinkoordination,
- Steigerung der Reaktions- und Gleichgewichtsfähigkeit.

12.1.2 Frühkindliche Reflexe

Frühkindliche Reflexe (auch Primitivreflexe) treten physiologisch in den ersten Lebenswochen bzw. -monaten auf und verschwinden mit voranschreitender Entwicklung des kindlichen Gehirns.
In ➤ Tab. 12.1.1 wird eine Auswahl der frühkindlichen Reflexe bzw. Reaktionen in alphabetischer Reihenfolge vorgestellt. Weitere werden in ➤ Tab. 3.7.4 beschrieben.

Tab. 12.1.1 Frühkindliche Reflexe.

Bezeichnung	Beschreibung	Zeitraum für physiologisches Auftreten in Lebensmonaten
asymmetrischer tonischer Nackenreflex (ATNR, Fechterhaltung)	Bei passiver Drehung des Kopfs • ipsilateral: Extension der Extremitäten, • kontralateral: Flexion der Extremitäten.	lockere Form bei Kopfdrehung: bis 2./3.
Galant-Reflex	Kind schwebend in BL halten, Konkavbewegung der WS bei Stimulation der paravertebralen Hautpartie.	bis 4.
Halsstellreflex	Drehung „en bloc" bei passiver Kopfdrehung.	bis 2.
Hand- und Fußgreifreflex	Umgreifende Bewegung nach Berührung der Handfläche bzw. der Fußsohle.	• palmar: bis 6. • plantar: bis 12. • beide prinzipiell bis zum Erreichen der Stützfunktion
Hand-Mund-Reflex (Babkin-Reflex)	Mundöffnung bei Berührung der Hohlhand.	bis 2.
Magnetreflex	RL, bei Berührung der Fußsohlen folgen diese durch Extension des Beins dem sich zurückziehenden Finger des Th.	bis 2.
Moro-Reflex	Kind schwebend in RL halten, leichte Abwärtsbewegung der Hand, die den Kopf des Kindes hält: • 1. Phase: Abduktion/Extension der Arme, Öffnen von Händen und Mund. • 2. Phase: Umklammerungsreaktion der Arme, Mundschluss.	bis 2. am stärksten ausgeprägt, danach sukzessive schwächer werdend bis zum Ende des 1. Trimenons
Orbicularis-oculi-Reflex (syn. Glabellarreflex)	Augenschluss bei Druck auf die Stirn/Stirnmitte.	bis 2.
Schreitphänomen (automatisches Gehen)	Kind wird vertikal am Rumpf gehalten, ein Fuß berührt die Unterlage, dieses Bein wird automatisch gestreckt, das andere gebeugt.	bis 2.

Bezeichnung	Beschreibung	Zeitraum für physiologisches Auftreten in Lebensmonaten
Steigreaktion (Placing Reaktion)	Kind wird vertikal am Rumpf gehalten, Fußrücken berührt Tischkante, Kind „steigt" scheinbar darüber.	bis 2.
Suchreflex	Kopfrotation zur Seite, an welcher der Mund bzw. die Wange berührt wird (Sicherung der Nahrungsaufnahme).	bis 3.
symmetrischer tonischer Nackenreflex (STNR)	• Flexion des Kopfs: Flexion der Arme und Extension der Beine. • Extension des Kopfs: Extension der Arme und Flexion der Beine.	bis 3.

12.2 Physiotherapeutischer Befund

12.2.1 Anamnese

An erster Stelle steht die Anamnese (➤ 2.1.2). Dabei werden folgende Informationen erfragt:
- Informationen über das Kind:
  - Sensomotorische Entwicklung (➤ 12.1),
  - Unverträglichkeiten,
  - Medikamente (➤ 1.6, ➤ 2.1.2.4).
- Informationen über die Eltern (je nach Diagnose z. B. Alter, familiäre Erkrankungen),
- Verlauf der Schwangerschaft (z. B. Komplikationen),
- Geburtsverlauf.

12.2.2 Inspektion

In der Inspektion (➤ 2.1.3) achtet der Th. besonders auf folgende Punkte:
- Muskeltonus (z. B. hypertone/hypotone Muskulatur),
- Gelenke (z. B. Auffälligkeiten, Schonhaltungen),
- Sprach- und Sprechentwicklung,
- soziales Verhalten.

In der pädiatrischen Befunderhebung ist es wichtig, dass der Erstbefund und weitere Verlaufskontrollen von dem gleichen Th. und unter möglichst identischen Bedingungen durchgeführt werden. Nur so ist eine adäquate und realistische Einschätzung der kindlichen Fähigkeiten sowie Fertigkeiten gegeben.

Allgemein sind sowohl in der Befunderhebung als auch in der Behandlung folgende Hinweise zu beachten:
- Jede Berührung oder Aufgabenstellung ruhig durchführen und ansagen.
- Für eine effektive Therapiegestaltung ist es wichtig, dass möglichst permanent Blickkontakt zum Kind gehalten wird, um z. B. Stimmungsänderungen sofort zu bemerken und das Vertrauen des Kindes zu stärken.
- Bei Asymmetrien sollte die funktionell schwächere Körperseite betont werden.
- Kleine Kinder sollten immer über die Seite, d. h. mit einer Rotationskomponente, aus der RL hoch genommen werden. Das fördert die Aktivität und vermeidet eventuelle Überstreckungstendenzen.

12

12.2.3 Motorik

Struktur- und Funktionsebene, Aktivitätsebene (ICF): Die Beurteilung der Motorik umfasst sowohl die Muskelkraft als auch die -koordination. Diese sollten bei Kindern möglichst in der Funktion i. S. der Spontanmotorik getestet werden. Dabei ist stets auf die sensomotorische Entwicklungsstufe des Kindes (➤ 12.1) zu achten. Die zentrale Frage ist: Was kann in welchem **Lebensalter des Kindes** erwartet werden? Die Befunderhebung der folgenden motorischen Fähigkeiten setzt ein entsprechendes Alter bzw. die entsprechende Entwicklungsstufe voraus:

- Gehen (vorwärts und rückwärts),
- Stehen (mono-/bipedal),
- Aufstehen/Hinsetzen,
- Treppen steigen (hoch und runter),
- Klettern,
- Hüpfen (mono-/bipedal),
- Zehenspitzen- und Hackengang,
- Arme heben (auch gegen Widerstand),
- Finger-Nase-Versuch,
- Knie-Schienbein-Versuch.

Bei einem **Säugling** müssen andere Funktionen überprüft werden:

- Kopfkontrolle und -bewegung,
- Drehen (auf die Seite, auf den Rücken, auf den Bauch),
- Stützen (Unterarm-, Hand-, Seitstütz),
- Vierfüßlerstand,
- Fortbewegung (z. B. Krabbeln),
- frühkindliche Reflexe und Reaktionen (➤ Tab. 12.1.1, ➤ Tab. 3.7.4).

Neben der Quantität sollte auch die Qualität der Bewegungen beurteilt werden. Dafür sind folgende Faktoren entscheidend:

- Durchführung der Bewegung,
- Bewegungsabläufe,
- Präzision der Bewegung,
- Ausweichmechanismen.

12.2.4 Sensorik

Struktur- und Funktionsebene (ICF): Die Befunderhebung der sensorischen Fähigkeiten beinhaltet die Beurteilung der verschiedenen Sinne:

- Oberflächensensibilität (➤ 8.2.2.4): Taktile Reize, z. B. Berührung bzw. Nachfragen bei älteren Kindern und Jugendlichen.
- Tiefensensibilität (➤ 8.2.2.3): Lagesinn, Bewegung im Raum.
- Sehen: Optische Reize, Verfolgen mit den Augen, Erkennen von Farben und Gegenständen.
- Hören: Akustische Reize und Orientierung, verschiedene Lautstärken.

12.2.5 Atmung

Struktur- und Funktionsebene (ICF):

- Atembefund (➤ 9.1.1): Ein- und Ausatmung, z. B. Dauer, Tiefe, Atemweg, Atembewegung, Atemfrequenz (➤ Tab. 12.2.1), Atemrhythmus,
- Thoraxform und -beweglichkeit,
- Einsatz der Atemhilfsmuskulatur,
- Atemgeräusche (z. B. Giemen, Stridor, Rasselgeräusche),
- Atmung unter Belastung.
- Zusätzlich bei bestehender Atemwegserkrankung:
  - Beurteilung des Sekrets (➤ 3.2.3.4),

  - Erfragen von Hustenanfällen,
  - Atemnot etc.
- Körperhaltung.

Tab. 12.2.1 Normwerte der Atemfrequenz (nach Heller 2014, Roßbacher-Gnan u. Singer 2005).

Entwicklungsstand des Kindes	Physiologische Atemfrequenz (Atemzüge/Minute)
Frühgeborenes	50–60
Neugeborenes	40–45
Säugling	30–40
Kleinkind	20–30
Schulkind	18–20
Jugendlicher	16–18

12.2.6 Assessments

Es gibt eine Vielzahl von Assessments zur vergleichenden Einschätzung der motorischen Entwicklung sowie Fähigkeiten des Kindes. Als Beispiele sollen an dieser Stelle die Movement Assessment Battery for Children-2 (MABC-2) und das Gross Motor Function Classification System (GMFCS) genannt werden.

12

12.2.6.1 Movement Assessment Battery for Children-2

Im Rahmen der MABC-2 (➤ 3.12.2.8.3) werden motorische Fähigkeiten des Kindes in Abhängigkeit vom Alter getestet, z. B. **Einschätzung der Ballfertigkeit:**
- 4. bis Ende 7. Lebensjahr: Präzises Fangen eines Bohnensäckchens.
- 8. bis Ende 11. Lebensjahr: Präzises zweihändiges Fangen.
- 12. bis Ende 17. Lebensjahr: Präzises einhändiges Fangen.

Schließlich kann anhand von Roh- bzw. Standardwerten und Prozenträngen, die einer Normtabelle entnommen werden können, festgestellt werden, ob das Ergebnis „unauffällig" oder „therapiebedürftig" ist (Petermann u. Kastner 2008). Venetsanou et al. (2010) beschreiben, dass die MABC-2 nicht als Goldstandard und als alleiniges Assessmentverfahren zur Beurteilung von Kindern mit umschriebenen Entwicklungsstörungen motorischer Fertigkeiten genutzt werden sollte. Jedoch wird bestätigt, dass der Test gut durchführbar und ein nützliches Instrument in Verbindung mit weiteren Tests ist.

12.2.6.2 Gross Motor Function Classification System

Im GMFCS wird der Fokus sowohl auf die Rumpfkontrolle als auch auf die Fortbewegung gelegt (Struktur- und Funktionsebene, Aktivitätsebene, ICF) (➤ 12.4.1.1.3). Die Einteilung dient der aktuellen Einschätzung der motorischen Fähigkeit des Kindes in Abhängigkeit vom Alter und erfolgt in **fünf Stufen:**
- Stufe I: Gehen ohne Einschränkungen, Einschränkungen der höheren motorischen Fähigkeiten.
- Stufe II: Freies Gehen ohne Hilfen, Einschränkungen bei der Fortbewegung außerhalb der eigenen Häuslichkeit.
- Stufe III: Gehen mit Gehhilfen, Einschränkungen beim Gehen außerhalb der Wohnung und auf der Straße.
- Stufe IV: Einschränkung der selbstständigen Fortbewegung, Kinder werden mit einem Rollstuhl geschoben oder nutzen einen elektrischen Rollstuhl zur Fortbewegung.

- Stufe V: Selbstständige Fortbewegung auch mit elektrischen Hilfsmitteln stark eingeschränkt.

Das GMFCS wurde in zahlreichen Studien untersucht und das Erfüllen der wissenschaftlichen Testgütekriterien bestätigt. Im Folgenden wird eine Auswahl an vorhandenen Untersuchungen zu diesem Assessmentverfahren vorgestellt:
- Validität und Reliabilität des GMFCS bestätigt, Empfehlung des Tests zur Anwendung in der Klinischen Praxis und Forschung (Bodkin et al. 2003):
  - Kriteriumsvalidität:
    - Hohe Korrelation der GMFCS-Level zu Tests der motorischen Entwicklung,
    - niedrige Korrelation zu nicht motorischen Entwicklungstests.
  - Konstruktvalidität:
    - Vergleich von GMFCS-Trends im zeitlichen Verlauf für Kinder mit infantiler Zerebralparese (IZP ➤ 12.4.1.1) und Downsyndrom,
    - das Ergebnis der Einstufung blieb nur für Kinder mit IZP stabil.
  - Interrater-Reliabilität: Kappa = 0.84: Zwei erfahrene Th. beurteilten unabhängig voneinander 30 Kinder mit IZP sowie Downsyndrom anhand von Videoaufnahmen nach dem GMFCS.
- Reliabilität von aktuell eingeschätzten sowie im Nachhinein eingeschätzten GMFCS-Einstufungen (Mayson et al. 2013): Kappa = 0.79: retrospektive Einschätzung der GMFCS-Stufen ist reliabel.

12

- GMFCS ermöglicht valide Voraussagen der motorischen Fähigkeiten von Kindern mit IZP (Wood u. Rosenbaum 2000):
  - Interraterreliabilität: G = 0.93: 2 Bewerter beurteilten 85 Datensätze von Kindern mit IZP.
  - Test-Retest-Reliabilität: G = 0.79.
  - Einschätzung von 1–2-Jährigen, hinsichtlich des Laufbeginns:
    - Positiver Vorhersagewert: 0.74.
    - Negativer Vorhersagewert: 0.90.

12.3 Handling und Elternanleitung

Das richtige Handling ist Voraussetzung für eine optimale PT, um sowohl Motorik als auch Sensorik des zu behandelnden Kindes zu fördern. Es stellt keine Form der aktivierenden Therapie dar, sondern bildet vielmehr eine passive bzw. assistive Grundlage.
Das Handling bezieht sich auf verschiedene Bereiche, zu diesen zählen:
- Lagerung (z. B. Vermeidung einer Lagerung in Überstreckung),
- Haltung (z. B. unter Beachtung der Körpersymmetrie),
- Transfer (z. B. Hochnehmen des Kindes über beide Seiten ➤ 3.7.1.6, Betonung von Spiel- und Standbein bzw. Hüftflexion und -extension).
- Speziell für die **Elternanleitung:**
  - Füttern (z. B. unter Beachtung der Körpermitte),
  - Wickeln (z. B. Vermeidung der forcierten Adduktion sowie Traktion der Hüfte),
  - Tragen (z. B. in Abduktion bzw. Außenrotation der kindlichen Hüfte).

In der Übersicht (➤ Tab. 12.3.1) wird eine Auswahl zur praktischen Durchführung des Handlings zu den Beispielen Transfer, Wickeln und Tragen dargestellt.

Tab. 12.3.1 Beispiele zum Handling (nach Lommel-Kleinert 1997).

Beispiel	Schlüsselpunkte	Durchführung
Transfer: RL in SL, Hochnehmen des Kindes	**Griff:** Dorsolateral an beiden Schultern. **Hinweis:** Daumen liegen ventral, Finger an Scapulae.	Mobiles Bein über den eigenen Unterarm legen, Drehung auf die Seite einleiten, altersentsprechende Reaktion des Kindes abwarten: • 3. Monat: Kopfeinstellung zur Körpermitte, • 4. Monat: zusätzlich Lateralfexion der mobilen Seite, • 6. Monat: zusätzlich Rotation. Schließlich das Kind hochnehmen.
Transfer: BL in SL, Hochnehmen des Kindes	**Griff:** Eine Hand lateral an der stabilen Schulter, die andere Hand greift zwischen den Beinen flächig bis zum Sternum. **Hinweis:** Drehung einleitend von untenliegender Hand.	Drehung in SL über stabile Seite, Reaktion des Kindes abwarten: • Lateralflexion zur mobilen Seite, • 3. Monat: Kopfeinstellung zur Körpermitte, • 4. Monat: Extension der BWS, • 12. Monat: weiterlaufende Extension bis zur Hüfte. Schließlich das Kind hochnehmen und dabei wieder in BL drehen.
Wickeln	**Griff:** Eigene rechte Hand an rechte Hüfte des Kindes legen. **Hinweis:** Förderung der Rotation und Lageveränderung.	(Windel öffnen), Anheben des Schlüsselpunkts in Hüftflexion in Richtung kontralateraler Schulter, Gewichtsverlagerung auf stabile Seite, Veränderung des Körperschwerpunkts nach kranial zwischen die Scapulae, Herausziehen der Windel bzw. Unterschieben der neuen (über Kreuz greifen für die Gegenseite), Ablegen des Schlüsselpunkts.
Tragen (Blick des Kindes nach vorn)	**Griff:** Eigener Unterarm zwischen den Beinen des Kindes, die Hand greift zur kontralateralen Schulter des Kindes. **Hinweis:** Als fortlaufende Bewegung nach Hochnehmen des Kindes aus RL möglich.	Zum Tragen des Kindes ist nur eine Hand nötig, Förderung von Stand- und Spielbein, Bewegungsfreiheit der Arme und des Kopfs.
Tragen (Blick des Kindes nach hinten, sitzend)	**Griff:** Eine Hand flächig an den Sitzbeinhöckern, andere Hand unterstützend am kindlichen Rumpf. **Hinweis:** Das Kind muss bereits aktiv sitzen können.	Kindliche Hüften in Abduktion und Außenrotation, gute Ausgangsposition für die Erarbeitung der WS-Extension und Armelevation, Sicherheit.
Die stabile Seite bezieht sich immer auf die Körperseite, über die sich das Kind dreht. Die mobile Seite bezeichnet die obenliegende Körperseite.		

Das Handling des Kindes erfolgt stets unter Beachtung des Normotonus, der Symmetrie bzw. der Körpermitte und der Idealmotorik.

Handling ist v. a. wichtig für die Therapie von Säuglingen bzw. von zerebral-neurologisch betroffenen Kindern. Des Weiteren fordern bestimmte Krankheitsbilder altersunabhängig einen konkreten Umgang. Beispielsweise gilt **bei einer Parese des Plexus brachialis** (➤ 12.4.1.2), dass beim Ankleiden zuerst der betroffene Arm angezogen wird und beim Ausziehen zuletzt frei gemacht werden sollte.

Je jünger das Kind ist, umso wichtiger ist in der PT-Behandlung die **Anleitung der Eltern.** Daher sollte sowohl die Durchführung bestimmter PT-Maßnahmen als auch der Umgang mit dem Kind und den notwendigen Hilfsmitteln klar und verständlich erklärt werden. Dies setzt voraus, dass fachspezifische oder medizinische Begriffe nur in geringem Maße verwendet werden. Außerdem gilt zu beachten, den Angehörigen nur eine Auswahl näher zu bringen, damit sie sich nicht überfordert fühlen oder gar die Maßnahmen versehentlich unzureichend durchführen. In diesem Fall steht nicht nur das Kind im Vordergrund, sondern auch die Motivation der Begleitperson. Die Eltern sollten nicht als Co-Therapeuten in die Behandlung involviert werden, sondern vielmehr als Unterstützung, um die notwendige Therapie so oft wie möglich auch außerhalb der PT-Einheiten realisieren zu können.

12.4 Krankheitsbilder

12.4.1 Neurologie

12.4.1.1 Infantile Zerebralparese

Eine prä-, peri- oder postnatale, d. h. frühkindliche Hirnschädigung kann eine infantile Zerebralparese (IZP) zur Folge haben.

Ätiologie:
- Intrauterine Infektionen,
- Sauerstoffmangel,
- Hirnblutung,
- Trauma.

Pathogenese: Das individuelle Beschwerdebild des Kindes ist sehr variabel. Die Schädigung des kindlichen Gehirns nimmt nicht zu, dennoch werden die Funktionsstörungen und Fehlentwicklungen mit zunehmendem Alter gravierender. Für die Betroffenen ist v. a. die Planung sowie Steuerung von Bewegung und Haltung erschwert.

12.4.1.1.1 Klinischer Befund

- Störung von Bewegung und Haltung, z. B. Dyskinesie (➤ 8.2.2.2.1), Spastizität bzw. Hypertonie (speziell der Extremitäten) (➤ 8.2.2.1), Hypotonie (speziell des Rumpfs), Ataxie und Athetose (➤ 8.2.2.2),
- Einschränkung der Atmung (z. B. durch Skoliose ➤ 4.1.3.3.11 oder Stridor),
- Einschränkung der Nahrungsaufnahme (z. B. durch Zungenstoß oder fehlenden Mundschluss, Verdauungsstörungen),
- mentale und psychische Retardierung,
- persistierende frühkindliche Reflexe (➤ 12.1.2),
- geminderte Toleranzschwelle gegenüber Reizen und plötzlichen Veränderungen,
- weitere neurologische Beschwerden (z. B. zerebrale Anfälle, Hydrozephalus).
- Sekundäre Beschwerden:
  - Asymmetrien,
  - Deformitäten,
  - Kontrakturen.

12.4.1.1.2 Therapie

- Keine kausale Therapie möglich,
- Behandlung der Symptome erfordert interdisziplinäre Zusammenarbeit.

- **Medikamentös:**
  - Schmerzmedikation, auch gegen schmerzhafte Tonussteigerung,
  - Medikamente gegen die Spastik, ggf. antikonvulsive Therapie.
- **Konservativ:** Hilfsmittelanpassung (z. B. Orthese, Sitzschale, Gehhilfe, Rollstuhl).
- **Operativ:** Ggf. indiziert bei Kontrakturen, Luxation oder Deformitäten.

12.4.1.1.3 Physiotherapie

■ Physiotherapeutischer Befund

Eine allgemeine Einteilung der Rumpfkontrolle sowie der Fortbewegung ist mit dem Gross Motor Function Classification System (➤ 12.2.6.2) möglich (Palisano et al. 1997). In diesem Zusammenhang erfolgt die Zuordnung zu einer der fünf Stufen zur aktuellen Einschätzung der motorischen Fähigkeit des Kindes, ohne den Anspruch einer vollständigen Befundwiedergabe.

■ Physiotherapeutische Behandlung

Aktivitäts- und Partizipationsebene (ICF):

Förderung der individuellen Selbstständigkeit: PT hat den motorischen Fortschritt zum Ziel. Dementsprechend setzt die PT an der aktuellen Entwicklungsstufe (➤ 12.1.1) des Kindes an. Die Behandlung beginnt in der Position, in der sich das Kind am sichersten fühlt (RL-BL-Sitz-Vierfüßlerstand-Kniestand-Stand). Das Erreichen der Vertikalisierung ermöglicht dem Kind eine andere Perspektive und einen neuen Handlungsspielraum. Im Vordergrund steht die physiologische Haltung und Bewegung. Das **Nutzen von Lagerungsmaterialien** zur Orientierung sowie Unterstützung ist daher angezeigt, z. B.

- um eine hypertone Extremität zu unterlagern, damit diese normoton wird,
- um im Sitz die aufrechte Haltung zu fördern,
- um eine Ganzkörperaktivität durch das Krabbeln über eine zylindrische, rollende Form zu erreichen.

Aktivitätsebene (ICF):

Erreichen einer sicheren Fortbewegung: Unabhängig von der Art der Fortbewegung, ist es wichtig, dass das Kind diese bequem erreicht und sich im Verlauf der PT steigern kann. Dies betrifft sowohl das freie Gehen als auch das Fortbewegen mit Hilfsmitteln.

Partizipationsebene (ICF):

Steigerung des allgemeinen Wohlempfindens: Damit das Kind seine motorischen Fähigkeiten entdecken und üben kann, muss es sich primär wohlfühlen. Zum einen muss die Behandlung hinsichtlich der Räumlichkeiten, des zeitlichen Ablaufs und des persönlichen Umgangs optimal gestaltet sein, um dem Kind Sicherheit und Struktur zu geben. Zum anderen müssen Begleitsymptome, wie Verdauungsbeschwerden, benötigte Ruhephasen, Stimmungsänderungen beachtet und der Therapieablauf angepasst werden.

Körperstruktur- und Körperfunktionsebene (ICF):

Verbesserung der Atmung: Eine spielerische Umsetzung der Atmungstherapie (➤ 3.2) (z. B. Pusten mit Wattebäuschen, Luftballons aufblasen) ist wichtig, um die Atmung zu vertiefen sowie die Atemrichtung durch die Nase zu fördern und den Mundschluss zu erleichtern.

Zusätzlich: Betroffene Kinder brauchen kontrollierte, aber verschiedene **Reize.** In der PT sollten dementsprechend alle Sinnesorgane angesprochen werden (akustisch, haptisch, olfaktorisch, visuell, vestibulär ➤ 3.7.1.2). Außerdem ist die **Kommunikation** (➤ 1.2) sowohl mit dem Kind als auch mit den Bezugspersonen von großer Bedeutung. Die Therapieziele sowie deren Umsetzung und die Integration in den Alltag und das Umfeld des Kindes müssen angesprochen werden.

■ Evidenz-/Bewertungslage der PT-Interventionen bei Kindern mit IZP:

➤ Link am Kapitelende.

12

12.4.1.2 Parese des Plexus brachialis

Als Plexus brachialis wird das Armgeflecht der vorderen Spinalnerven (Rami ventrales) bezeichnet, welche aus den Rückenmarkssegmenten C5 bis Th1 entspringen.

Ätiologie:

- Schulterdystokie (Hängenbleiben der Schulter des Kindes während des Geburtsvorgangs) als häufige Ursache: Missverhältnis zwischen Beckengröße der Mutter sowie Größe und Gewicht des Kindes.
- Forceps- oder Vakuumextraktion führt häufig zu reversibler Überdehnung der nervalen Strukturen.

Pathogenese: Unter geburtstraumatischen Umständen kann es zu einer Dehnung, einem Abriss oder in seltenen Fällen zu einem Ausriss des Plexus brachialis kommen. Dabei wird das 2. Motoneuron der jeweiligen Nervenwurzel beschädigt. Die Folge ist eine schlaffe Lähmung (➤ 8.2.2.1) je nach Schädigungsgrad.

■ Einteilung

Die Parese des Plexus brachialis durch das Geburtstrauma bringt häufig eine Kombinationsverletzung aus Überdehnung und Ausriss mit sich (Giuanta et al. 2010).

- Obere Plexusparese/Erb-Duchenne-Lähmung:
  - Schädigung: C5–C6, evtl. auch C7,
  - Schulter- und Ellenbogenbereich betroffen, Handfunktion bleibt erhalten.
- Untere Plexusparese/Klumpke-Lähmung:
  - Schädigung: C8–Th1,
  - Parese der Handmuskulatur.
- Komplette Plexusparese:
  - Schädigung: C5–Th1.

12

Diese Klassifikation ist jedoch eher theoretisch und klinisch nicht genau voneinander abzugrenzen.
Daher erfolgt eine Differenzierung aufgrund der beschädigten Nervenfasern (➤ 8.4.10.4):

- Neurapraxie,
- Axonotmesis,
- Neurotmesis.

12.4.1.2.1 Klinischer Befund

- **Symptome:** Die Parese des Plexus brachialis ist eine periphere Lähmung (➤ 8.2.2.1) und zeigt dementsprechend charakteristische Merkmale:
  - Schlaffe Lähmung sowie Atrophien der betroffenen Muskulatur,
  - sensible Störung im entsprechenden Dermatom (➤ Abbildung hintere Buchklappe).
- **Zusätzliche bzw. sekundäre Komplikationen:**
  - Subluxation des Humeruskopfs bei bestehender IR-Fehlstellung,
  - fehlende, veränderte bzw. schlechte Gelenkbeweglichkeit (z. B. Schulter: Außenrotation, Abduktion; Ellenbogen: Flexion, Pronation),
  - Wachstumsstörung, Armlängendifferenz (Hypogenesie),
  - „learned non-use" (➤ 3.7.6.2) des betroffenen Arms,
  - fehlende Ausbildung anatomischer Strukturen, z. B. Muskelsehnen/-ansatz (Schwartz et al. 2013), Kapsel-Band-Apparat und umliegende Weichteile (Bergerhoff 2005),
  - Atrophien und Kontrakuren durch Parese bzw. Inaktivität,
  - einseitiges Horner-Syndrom (Miosis: Engstellung der Pupille, Verengung der Lidspalte, scheinbarer Enophthalmus: Einsinken des Auges in die Orbita) (Schünke et al. 2006),
  - Fraktur der Klavikula,

- Parese des N. phrenicus,
- sekundäre Hüftdysplasie der betroffenen Seite,
- Lateralflexion der WS (Konkavität zur betroffenen Seite, Protraktion des Schultergürtels, IR des Schultergelenks, Verschiebung der Skapula nach kranial-lateral).

12.4.1.2.2 Therapie

Bei einer Ab- oder Ausrissverletzung besteht nur geringe bzw. keine Möglichkeit der Spontanheilung (Giuanta et al. 2010).

Operative Therapie:

- Selten notwendig (z. B. Nervenplastik bei oberer Plexusparese),
- erfolgreicher Einsatz von mikrochirurgischer Nervenrekonstruktion und OP, die die Gelenke oder Muskulatur betrifft (Bahm et al. 2009).

12.4.1.2.3 Physiotherapie

■ Physiotherapeutischer Befund

- Motorik:
  - Spontanmotorik über Kennmuskeln (➤ 8.4.10.3),
  - Asymmetrien,
  - Kontrakturen.
- Sensibilität:
  - Vom denervierten zum innervierten Bereich,
  - Tiefensensibilität (➤ 8.2.2.3.3).
- Vegetative Funktionen (v. Aufschnaiter u. Tolks 2005):
  - Durchblutung,
  - Atmung,
  - Knochenwachstum.

■ Physiotherapeutische Behandlung

Die möglichst frühzeitig beginnende PT ist wichtig, um eine Regeneration bzw. Reinnervation zu fördern und die betroffene Extremität bestmöglich in das Körperschema des Kindes zu involvieren sowie sekundäre Komplikationen (➤ 12.4.1.2.1) zu verhindern.
Die Dauer der Behandlung steht in Abhängigkeit des Schweregrads und der Notwendigkeit einer OP. Sie variiert dementsprechend zwischen wenigen Monaten bis zu mehreren Jahren. Die aktive PT sollte erst nach 8–10 Tagen Ruhigstellung, welche der Ödemresorption dient, beginnen (v. Aufschnaiter u. Tolks 2005).

Cave

Eine Dehnung des verletzten Plexusgebiets direkt nach der Geburt bzw. der OP vermeiden.

Körperstruktur- und Körperfunktionsebene (ICF):

Korrekte Lagerung: Vor allem in den ersten Tagen nach der Geburt ist die korrekte Lagerung sowie das schonende Handling wichtig. Das Gebiet des Plexus brachialis darf nicht gedehnt werden. Der betroffene Arm wird körpernah in Schulter-Adduktion und Ellenbogenflexion gelagert bzw. fixiert. Die Hand wird in Funktionsstellung (Unterarm proniert, Handgelenk in ca. 30° Dorsalextension und leichter Ulnarduktion, Daumen in leichter Opposition, Finger leicht gebeugt, die Hand geöffnet) positioniert. Bei Bedarf werden die Eltern hinsichtlich An- und Ausziehen, Füttern etc. des Kindes aufgeklärt und angeleitet. Die funktionelle Schlaufenaufhängung oder die bewegungserleichternde Armaufhängung bietet dem Kind in RL eine gute ASTE, um eine Reinnervation zu begünstigen. Jedoch ist verstärkt auf die distale Durchblutung zu achten und demzufolge sind regelmäßige Lagerungswechsel vorzunehmen (v. Aufschnaiter u. Tolks 2005).

Allgemeine funktionelle Gelenkbeweglichkeit: Die obere Extremität muss mobilisiert werden. Zunächst werden alle einzelnen Gelenke passiv durchbewegt. In der Steigerung erfolgt die aktiv-assistive Bewegung oder das Nutzen der Schwerkraft, um das Bewegungsausmaß zu erweitern. Neben dem Arm, muss die Beweglichkeit der Skapula gefördert werden, mit besonderem Augenmerk auf der Bewegungsrichtung nach kaudal und medial. Dabei ist sowohl das korrekte als auch das motorische Alter (➤ 12.1.1) des Kindes zu beachten.
Erweitertes Bewegungsausmaß in die Außenrotation des Schultergelenks: Bei einer Parese des Plexus brachialis entsteht häufig ein Ungleichgewicht zwischen schwächeren Außen- und stärkeren Innenrotatoren. Dies führt zu einer Fehlstellung des Schultergelenks in Innenrotation. Um die Außenrotation zu forcieren, sind passive Dehnübungen in diese Richtung sowie eine Optimierung der physiologischen Haltung notwendig.
Physiologische Haltung und Bewegung des Schultergürtels und der oberen Extremität: Neben der PT zur Behandlung der Parese, muss der Fokus auf die Erarbeitung des Körperschemas, die Vermeidung von Ausgleichsbewegungen sowie das konsequente Miteinbeziehen der betroffenen Seite (je nach Möglichkeit) gerichtet werden. Zusätzlich müssen sekundäre Schäden, z. B. eine Kontraktur der Schulter vermieden werden. Durch adäquate PT-Maßnahmen zur Mobilisation und Dehnung der betroffenen Schulter sowie Rumpfseite kann eine verbesserte Ausgangslage für Funktionalität erreicht werden (Bergerhoff 2005).

Körperstruktur- und Körperfunktionsebene, Aktivitätsebene (ICF):
Förderung der funktionellen Muskelinteraktion und -koordination: Die Kräftigung der betroffenen Muskulatur wird über Bewegungsmuster erreicht. Es müssen die Muskelfunktionen und nicht der reine -aufbau gefördert werden. Für Kinder ist der spielerische Ansatz entscheidend: Nur wenn das Interesse des Kindes geweckt ist, wird es versuchen, die motorischen Funktionen zu nutzen und zu erweitern. Wenn das Kind versucht, zu angebotenen Spielzeugen zu gelangen, kann der gesunde Arm unauffällig vom Th. zurückgehalten werden. Die Stimulation funktioneller Handlungen wird über optische, akustische und taktile Reize gesetzt, eine Stimulation einzelner Muskeln mittels Elektrotherapie (➤ 3.16.1) ist abzulehnen (v. Aufschnaiter u. Tolks 2005).

Aktivitätsebene (ICF):
Physiologische Stützaktivität: Das Stützen dient zum einen dem Finden der korrekten Körpermitte, zum anderen wird auf diese Weise das Knochenwachstum angeregt (Bsp. Handwurzelstütz ➤ 3.7.1.5.3). Für Säuglinge ist die Schoßbehandlung in BL zielführend, wobei die Beine des Th. eine flexible Unterlage imitieren. Eine Möglichkeit für Kleinkinder ist das Rollen über einen großen Gymnastikball oder das Kriechen auf den Unterarmen bzw. Krabbeln auf den Handflächen.

Postoperative PT: Für eine erfolgreiche Genesung und eine effektive postoperative Therapie ist die Zusammenarbeit zwischen Arzt und PT unabdingbar (Bahm 2003). Nach einem operativen Eingriff sollten folgende Ziele erarbeitet werden:
- Verbesserte Gelenkbeweglichkeit,
- gekräftigte Muskulatur,
- funktionelles Nutzen der betroffenen Extremität,
- symmetrische Haltung und Bewegung (in Abhängigkeit des operativen Verfahrens und der bestehenden Schmerzen).

■ **Evidenz-/Bewertungslage der PT-Interventionen bei Kindern mit Parese des Plexus brachialis:**
➤ Link am Kapitelende.

12.4.1.3 Muskeldystrophie

Befund, Therapie und PT bei progressiver Muskeldystrophie werden im Kapitel zur Neurologie beschrieben (➤ 8.4.11.1).

12.4.2 Orthopädie

Die PT-Behandlung orthopädischer Krankheitsbilder in der Pädiatrie ist immer ganzheitlich in Bezug zum Entwicklungsstand des Kindes zu sehen. Fehlhaltungen oder Fehlstellungen des skelettalen Systems sollten zwar lokal behandelt werden, jedoch stets unter Beachtung der altersentsprechenden motorischen Entwicklung (➤ 12.1.1). Stellvertretend für die orthopädischen Erkrankungen in der Pädiatrie werden im Folgenden die Hüftdysplasie und der Klumpfuß vorgestellt.

12.4.2.1 Hüftdysplasie

Pathophysiologie: Eine Hüftdysplasie liegt vor, wenn die Ossifikation der Gelenkpfanne, konkret des Pfannenerkers, gestört ist. Sind die Hüftgelenke eines Neugeborenen instabil, kann es zur Verhinderung der notwendigen Verknöcherung kommen. Im schlimmsten Fall, kann dies zu einer Luxation, d. h. Dezentrierung des Hüftkopfs nach kranial und dorsal, führen. Die Gelenkkapsel der betroffenen Hüfte kann dabei durch den M. iliopsoas komprimiert werden. Je nach Schweregrad der Dysplasie ist sowohl eine symptomlose Besserung der Wachstumsstörung sowie eine Verschlechterung mit entsprechenden Beschwerden möglich.

12.4.2.1.1 Klinischer Befund

- **Hüftdysplasie:**
  - Beckenschiefstand,
  - Haltungsasymmetrie,
  - eingeschränkte Beweglichkeit des Hüftgelenks (besonders in Abduktion und Extension).
  - Sekundär:
    - Hüftgelenksarthrose,
    - strukturelle und funktionelle Belastungsschäden der Knie- und Fußgelenke,
    - Haltungsasymmetrie der WS und des Kopfs.
- Bei zusätzlichem Auftreten einer **Luxation:**
  - Einseitige Hüftluxation:
    - Beinlängendifferenz i. S. einer Verkürzung.
  - Beidseitige Hüftluxation:
    - Hüftbeugekontraktur,
    - Hyperlordose,
    - maximale Beckenkippung nach ventral,
    - veränderte Statik.

12.4.2.1.2 Therapie

Die ärztliche Therapie erfolgt immer in Abhängigkeit von Schweregrad und Alter des Kindes.

- **Konservativ:**
  - Ziel: Verhinderung von Hüftgelenksadduktion und -extension.
  - Bei Dysplasie:
    - Breites Wickeln,
    - Spreizhose,
    - bei erhöhter Hüftinstabilität: Schienenbehandlung (Tübinger Hüftbeugeschiene nach Bernau ➤ 4.9.2.3.2), Gips.

  - Bei Luxation:
    - Reposition durch Pavlikbandage oder Extensionsbehandlung mit Gewichten,
    - Retention durch Schienen (bei stabiler Hüfte, z. B. Braunsche Schiene) oder Gipsanlagen (bei instabiler Hüfte, z. B. Fettweis-Hockgips).
- **Operativ:**
  - Beckenosteotomie bzw. Pfannendachplastik,
  - Korrekturosteotomie des Femurs.

12.4.2.1.3 Physiotherapie

Die PT richtet sich ebenfalls nach dem Alter und Befund (➤ 12.2) des Kindes.

Körperstruktur- und Körperfunktionsebene (ICF):

Aktivierte Flexion/Abduktion/Außenrotation: Die Aktivierung der kindlichen Hüfte in diese Position sollte spielerisch erfolgen, z. B. um ein beliebtes Spielzeug zu erreichen. Der Oberschenkel der nicht betroffenen Seite wird dabei vom Th. leicht fixiert, sodass das Kind das kontralaterale Bein bewegen muss, um nach vorn zu gelangen. Bei stärker ausgeprägten Hüftdysplasien wird die Vojta-Therapie (➤ 3.7.4) empfohlen, um die Zentrierung des Hüftkopfs und die muskuläre Stabilisierung des Gelenks zu erreichen.

Dehnung der Hüftflexoren: Dies sollte am besten über die Dehnung der gesamten Körperdiagonale angestrebt werden, z. B. rücklings auf einem langsam rollenden großen Gymnastikball.

12

Korrektes Handling: Die Elternanleitung (➤ 12.3) ist ein wichtiger Bestandteil der PT, da die konsequente Beachtung der richtigen Gelenkposition im Fokus steht. Geeignete Tragepositionen sollten gemeinsam ausprobiert werden. Ein Beispiel ist der **Fliegergriff,** wobei das Kind bäuchlings auf dem Unterarm liegt und beide Beine durch die stützende Elternhand in Flexion und Abduktion eingestellt sind. Ein Babytragegurt, bei dem das Kind vor dem Bauch der Eltern mit abgespreizten Beinen getragen wird, eignet sich ebenfalls sehr gut. Eine Variante für ältere Kinder ist das wechselnde seitliche Tragen auf dem Becken der Eltern. Das Drehen des Kindes von der RL in die BL sowie das Durchführen des Wickelns sollten demonstriert und geübt werden. Beim Drehen wird der Oberschenkel über die zu drehende Seite flächig von innen gegriffen, der kontralaterale flächig von der Außenseite. In der abgespreizten Hüftstellung wird das Becken angehoben und das Kind über den Schultergürtel auf den Bauch gedreht. Beim Wickeln sollte das betroffene Bein hüftgelenksnah in Flexion und Abduktion angehoben werden, während man die Windel unter das Kind legt.

Repositionierter bzw. retinierter Hüftkopf: Um dieses Ziel mittels OP zu erreichen, wird PT in der Vorbehandlung eingesetzt. Der Hypertonus der Adduktoren muss normalisiert werden. Nur so ist die physiologische Abduktion der Hüfte möglich. Dazu wird die Vojta-Therapie (➤ 3.7.4) empfohlen. Des Weiteren kann durch Traktion an der betroffenen Extremität eine Vordehnung an den umgebenden Weichteilstrukturen der Hüfte erreicht werden. Postoperativ wird PT eingesetzt, um die Hüftbeugekontraktur zu minimieren und die motorische Entwicklung zu fördern. Dabei ist der ärztlich festgelegte Zeitpunkt der erlaubten Bewegung in die Flexion und Abduktion sowie die Dehnung der Hüftbeugemuskulatur zu beachten.

Aktivitätsebene (ICF):

Förderung der korrekten motorischen Entwicklung: Die verzögerte oder sogar die Fehlentwicklung eines oder beider Hüftgelenke betrifft nicht nur die untere Extremität, sondern das gesamte Körpergefühl des Kindes. Die motorische Entwicklung des Säuglings wird je nach Befund durch dieses Krankheitsbild beeinflusst. In der PT muss deshalb das Kind ganzheitlich hinsichtlich Haltung, Bewegung, Funktion, Symmetrie und Entwicklungsstand behandelt werden.

■ **Evidenz-/Bewertungslage der PT-Interventionen bei Kindern mit Hüftdysplasie:** ➤ Link am Kapitelende.

12.4.2.2 Klumpfuß

Prinzipiell gilt es bei Deformitäten des kindlichen Fußes zwischen einer Fehlhaltung und einer Fehlstellung zu unterscheiden. Während die Fehlhaltung sowohl durch aktive als auch passive Maßnahmen vollständig korrigiert werden kann, steht bei einer Fehlstellung die individuell angepasste und funktionell bestmögliche Korrektur im Vordergrund.

Ätiologie: Die Entstehung eines Klumpfußes kann verschiedene Ursachen haben, es wird zwischen angeborener (Pes equinovarus congenitus) und erworbener Form unterschieden. Ursachen für die erworbene Form können sein:
- Neurologische Erkrankung (z. B. Spastik, Lähmung),
- Trauma,
- Infektion.

Pathophysiologie: Der Klumpfuß ist eine kombinierte Deformität, bei welcher der Fuß nach innen oben gedreht ist. Diese kann ein- oder beidseitig auftreten. Auf Höhe der Chopartschen Gelenklinie (zwischen Talonavikular- und Kalkaneokuboidgelenk) stehen die Fußknochen nicht anatomisch korrekt zueinander. Folglich ist die Fußinnenseite verkürzt und die Außenseite überdehnt.

12.4.2.2.1 Klinischer Befund

Der Klumpfuß weist klinisch vier Komponenten auf:
1. Pes equinus: Spitzfuß,
2. Pes varus: Varusstellung der Ferse/Innendrehung des Rückfußes,
3. Pes excavatus: Hohlfuß,
4. Pes adductus: Sichelfuß (Adduktion des Vorfußes).

Des Weiteren weisen die Patienten häufig eine Klumpfußwade durch die Atrophie des M. triceps surae und die Verschiebung der Köpfe des M. gastrocnemius nach proximal auf. Zusätzlich sind Problematiken der Hüftgelenke und der WS zu beobachten.

12.4.2.2.2 Therapie

- **Konservativ:**
  - Tapeverbände (stabile Tapes, festes Tapematerial),
  - Gipsanlagen zur Redression,
  - Schienenbehandlung.
- **Operative Therapie:**
  - Achillessehnenverlängerung,
  - Kapsulotomie im OSG und USG.

12.4.2.2.3 Physiotherapie

Die PT-Behandlung sollte unmittelbar nach Diagnosestellung beginnen, um den bestmöglichen Therapieerfolg zu erreichen. Um diesen langen Prozess optimal zu unterstützen, sind die Anleitung und das Miteinbeziehen der Eltern unumgänglich. Es sind regelmäßige Kontrollen bis zum Ende der Wachstumsphase und eventuelle Nachbehandlungen wahrzunehmen (Heller 2014, Zukunft-Huber 2013). Die Indikation zur PT ist bis zum Erreichen der physiologischen Fußstellung gegeben (Zeifang u. Thomson 2003).

Körperstruktur- und Körperfunktionsebene (ICF):
Mobilisation kontrakter Strukturen: Die Mobilisation bzw. Dehnung der betroffenen Strukturen sollte sowohl passiv als auch aktiv durchgeführt werden. Verschiedene MT-Maßnahmen sind hier zielführend. Dazu zählt z. B. die Abduktion des Vorfußes oder die Pronation der Mittelfuß- sowie Fußwurzelknochen. Wichtig ist, die verschiedenen Bewegungsrichtungen auch isoliert zu therapieren, um das Erlernen falscher oder pathologischer Bewegungsmuster zu vermeiden (Hartmannsgruber 2005).

Aktivierung und Kräftigung der Muskulatur: Die Aktivierung der Muskulatur kann durch taktile sowie propriozeptive Reize erreicht werden. Des Weiteren können vom Th. provozierte Stütz- sowie Gleichgewichtsreaktionen ausgelöst werden.

Aktivitäts- und Partizipationsebene (ICF):

Verbesserung von Stand und Gang: Der physiologische Stand bzw. altersabhängig der physiologische Gang sollten unter verschiedenen Belastungsbedingungen trainiert werden. Dabei können verschiedene Hilfsmittel und Materialien (z. B. Tritthocker, Bälle, Weichbodenmatten oder Sand) eingesetzt werden. Ebenso kann spielerisch der Einbeinstand, das Springen oder Treppensteigen zur PT herangezogen werden.

Dreidimensionale manuelle Fußtherapie auf neurophysiologischer Grundlage: Zwischen 1992 und 2008 wurden insgesamt 197 Kinder nach dieser Methode behandelt. Schließlich konnten 55 Kinder ausschließlich konservativ mit dieser Technik therapiert werden. 30 von ihnen sollten ursprünglich einen operativen Korrektureingriff erhalten, welcher auf diese Weise verhindert werden konnte (Zukunft-Huber 2013). Der Vorteil in dieser Therapiemethode besteht in der Anlehnung an die normale Bewegungsentwicklung des Kindes und die Integration der einzelnen Therapiegriffe in diese (Zukunft-Huber 2010).

Methodischer Ablauf:

- Supination des Fußes, um die Längsdehnung zu erreichen (Therapie Pes varus und Pes excavatus), in RL mit Hüft- und Knieflexion sowie Hüftabduktion mit Außenrotation und in BL für die Achsumstellung zur Knieachse.
- Außerhalb der Therapie: Unterstützung der Längsdehnung mittels funktioneller Binde, welche in Supination gewickelt wird.
- Wenn der betroffene Fuß funktionell länger ist, folgt der nächste Schritt: Subtalare Korrektur mit Abduktion und Derotation des Fußes zur Knieachse (Therapie Pes adductus), Spitzfußbehandlung (Therapie Pes equinus).

Die Kombination dieser Methode mit einer vorhergehenden Gipsvorbehandlung nach der Ponseti-Methode optimiert den Therapieerfolg und ermöglicht es dem Kind, das physiologische Stehen und Gehen zu erlernen (Zukunft-Huber 2013).

■ **Evidenz-/Bewertungslage der PT-Interventionen bei Kindern mit Klumpfuß:** ➤ Link am Kapitelende.

12.4.2.3 Scheuermann-Krankheit

Einteilung, Therapie und PT bei der Scheuermann-Krankheit werden im Kapitel zur Orthopädie beschrieben (➤ 4.1.3.3.10).

12.4.2.4 Skoliose

Einteilung, Therapie und PT bei Skoliose werden im Kapitel zur Orthopädie beschrieben (➤ 4.1.3.3.11).

12.4.3 Pneumologie und Kardiologie

Die Pneumologie wird in der PT-Behandlung primär über Maßnahmen der Atmungstherapie (➤ 3.2) abgedeckt. Sekundär sind ebenfalls die Stärkung des Herz-Kreislaufsystems sowie die Anleitung zum richtigen Handling elementare Therapieziele. Im Folgenden wird auf zwei häufig vorkommende Krankheitsbilder im Kindesalter, die mit entsprechender PT behandelt werden können, eingegangen.

12.4.3.1 Asthma bronchiale

Angaben zur Pathophysiologie, Ätiologie sowie zur Diagnostik und ärztlichen Therapie von Asthma bronchiale werden im Kapitel „Erkrankungen der Atmungsorgane" gemacht (➤ 9.1.3). An dieser Stelle wird die physiotherapeutische Behandlung von Kindern mit Asthma bronchiale vorgestellt.

12.4.3.1.1 Physiotherapie

Körperstruktur- und Körperfunktionsebene (ICF):

Verbesserung der Lungenfunktion, Fokus auf verlängerte Ausatmung: Prinzipiell ist es wichtig, sowohl die Ein- als auch die Ausatmung zu trainieren. Durch den krankheitsbedingt erhöhten Atemwegswiderstand sollte jedoch besonders die Ausatmung forciert werden. Die Umsetzung kann spielerisch erfolgen, z. B. kann ein Luftballon in möglichst wenigen Ausatemzügen aufgeblasen, ein Wattebausch mit wenigen, aber langen Ausatemzügen über eine bestimmte Strecke gepustet oder mittels Strohhalm Wellen im Wasserglas erzeugt werden. Bei älteren Kindern ist das Erlernen der Lippenbremse zielführend.

Förderung der bewussten Atemwahrnehmung: Um den Patienten den Umgang mit ihrer Krankheit zu erleichtern sowie in Atemnotsituationen zusätzlich zu den Medikamenten Linderung zu schaffen, sollte die Wahrnehmung der sonst unbewussten Atmung verstärkt werden. Durch gezielte Atembewegungen mit Handkontakt nach ventral, kostal und dorsal werden die einzelnen Atemzüge verlängert, die Atemwege erweitert und die Ventilationskapazität der Lunge verbessert. Die Konzentration auf die eigene Atmung kann die sportliche Ausdauer optimieren sowie eine drohende Atemnot abwenden.

Einnahme atemerleichternder ASTEn: Es gibt eine Vielzahl an atemerleichternden ASTEn. Dem Kind sollten verschiedene Varianten vorgestellt werden. Über das selbstständige Ausprobieren soll es die für sich am besten geeignete ASTE wählen. Zu beachten ist jeweils das Abstützen der Arme, die Gewichtsabnahme des Oberkörpers sowie die freie Beweglichkeit des Thorax durch eine entspannte Bauchmuskulatur. Beispiele sind der Kutschersitz (➤ 3.2.8.7) oder das Abstützen der auf Kopfhöhe positionierten Arme an einer Wand in Schrittstellung.

Sekretmobilisierung: Die Mobilisierung von Sekret kann sowohl passiv als auch aktiv ausgelöst werden. Zu den passiven Methoden, die vom Th. ausgeführt werden, gehören Vibrationen, Packegriffe oder Klopfungen (➤ 3.2.8.3) in verschiedenen Lagerungen, z. B. über einen großen Gymnastikball hängend oder auf der schiefen Ebene liegend. Aktive Maßnahmen sind das Ausatmen auf Summ- und Brummlaute (körpereigene Vibration) oder auf stimmlose Konsonanten wie „sch" und „pf" (schnelle Luftströmung bei körpereigener Stenose) (➤ 3.2.8.3).

> Für die Rehabilitation von Kindern und Jugendlichen mit Asthma bronchiale (ICD 10-J44.8 und J45) liegen **Reha-Therapiestandards** (RTS) vor. Die RTS werden von der Deutschen Rentenversicherung systematisch und auf evidenzbasierter Grundlage entwickelt und sind Richtlinie für die therapeutische Versorgung (➤ 1.1.3). Dennoch muss im Einzelfall entschieden werden, welche therapeutischen Leistungen notwendig und sinnvoll sind. Die RTS für Asthma bronchiale bei Kindern und Jugendlichen umfassen folgende physiotherapeutisch relevanten Therapiemodule (➤ Tab. 12.4.1).

Tab. 12.4.1 Physiotherapeutisch relevante Leistungen der evidenzbasierten Therapiemodule zur Rehabilitation bei Asthma bronchiale.

Evidenzbasierte Therapiemodule	Mindestdauer und -häufigkeit		Mindestanteil an Rehabilitanden	
	< 8 LJ	≥ 8 LJ	< 8 LJ	≥ 8 LJ
Bewegungstherapie	60 Min./Woche, mind. 2-mal	135 Min./Woche, mind. 3-mal	50 %	70 %
Bewegungsspiele	180 Min./Woche, mind. 2-mal	200 Min./Woche, mind. 3-mal	50 %	70 %
Atemgymnastik	40 Min./Reha	60 Min./Reha	60 %	80 %
Instruktion zur Inhalation/Peak-Flow	15 Min./Reha		60 %	90 %
Krankheitsspezifische Patienten- und Angehörigenschulung	405 Min./Reha		70 %	
Angehörigengespräche und -beratung	30 Min./Reha		80 %	60 %
Gesundheitsbildung	60 Min./Reha		70 %	

12

■ **Evidenz-/Bewertungslage der PT-Interventionen bei Kindern mit Asthma bronchiale und weiterführende Informationen:**
➤ Link am Kapitelende.

12.4.3.2 Mukoviszidose

Mukoviszidose (zystische Fibrose) ist gekennzeichnet durch einen zunehmenden Funktionsverlust des betroffenen Organs aufgrund von Ersatz des zerstörten ursprünglichen Gewebes mit Bindegewebe.

Ätiologie: Autosomal rezessiv vererbte Genmutation am 7. Chromosom.

Pathophysiologie:
- Stoffwechselstörung,
- betrifft alle Organe mit Schleimdrüsen, primär die Lunge,
- Defekt des cAMP-regulierten Cl^--Kanals in der Zellmembran der Flimmerepithelzellen,
- Bildung zähen Bronchialschleims durch reduzierte Cl^--Sekretion und folglich vermehrter Na^+-Reabsorption.

12.4.3.2.1 Klinischer Befund

- Mangelnder Abtransport hochviskösen Bronchialsekrets,
- starke Atemwegsobstruktion,
- produktiver Husten,
- chronische Hypoxie,
- fassförmig veränderte Thoraxform,
- pulmonale Hypertonie,
- Dyspnoe.
- Sekundär:
  - Häufige Infektionen der Lunge (Pneumonie, Bronchitis),
  - Bronchiektasen,
  - Rhinitis,
  - Sinusitis,

- exokrine Pankreasinsuffizienz,
- Gedeihstörungen.

12.4.3.2.2 Therapie

- **Medikamentöse Maßnahmen:**
  - Inhalation,
  - Antibiotika,
  - Sauerstoffzufuhr nach Bedarf,
  - Enzymsubstitution Bauchspeicheldrüse.
- **Operativ:**
  - Ggf. Lungentransplantation.
- **Konservativ:**
  - PT (➤ 12.4.3.2.3),
  - Diätberatung.

12.4.3.2.3 Physiotherapie

Die PT für Patienten mit Mukoviszidose ist mit einer durchschnittlichen wöchentlichen Therapiezeit von 20 Stunden sehr umfassend und intensiv (Hafen et al. 2012). Daher wird im Folgenden lediglich eine Auswahl der infrage kommenden PT- Behandlungsmöglichkeiten vorgestellt.

Körperstruktur- und Körperfunktionsebene (ICF):
Mukolyse: Vibrationen und Klopfungen wirken sekretlösend (➤ 12.4.3.1.1, ➤ 3.2.8.3), wechselnde Drainagelagerungen führen zu Durchblutungsverbesserung der Lunge und ermöglichen eine Pneumonieprophylaxe (➤ 3.1.2.1), Verflüssigung sowie Abtransport des zähen Schleims ist über die Ein- und Ausatmung zu erarbeiten. Die Autogene Drainage (➤ Box) stellt eine nützliche Selbsthilfetechnik dar, deren Grundlage die atemsynchronen Bronchialkaliberschwankungen sind. Hilfsmittel zur Atmungstherapie, wie der Flutter, können ebenfalls eingesetzt werden, um das Sekret zu lösen. Der „Active Cycle of Breathing" stellt eine besondere Atemtechnik dar, welche eine vertiefte Einatmung mit anschließend verstärkter Ausatmung fordert. Des Weiteren ist das Anbieten verschiedener Hustentechniken (➤ 3.2.8.4) sinnvoll, um das Eliminieren des Sekrets produktiv zu gestalten.

Autogene Drainage: Die Autogene Drainage dient der Sekretmobilisation und sollte in einer möglichst entspannten und angenehmen ASTE durchgeführt werden. Auf wenige entspannte Atemzüge folgt die langsam vertiefte Einatmung (EA). Diese endet mit einer Atempause von 2–3 Sekunden. Die sich anschließende Ausatmung (AA) ist zunächst passiv und wird durch Unterstützung der Ausatemmuskulatur verlängert bzw. aktiv.
Es ist zu beachten, dass der intrathorakale Druck nicht zu hoch wird, um einen ungehinderten Sekrettransport zu gewährleisten.

- Vertiefte EA: Ausnutzen der Atemkapazität,
- endinspiratorische Pause: Verteilung der Atemluft,
- passive AA: Sekrettransport aufgrund der Luftströmung durch Retraktionskraft der Lunge,
- aktive AA: Sekretmobilisation durch Verengung der Bronchien.

Wichtig: Nach jeder Sekretabgabe sowie zwischendurch Pausen mit entspannter Atmung einfügen.

Wahrnehmung der physiologischen Atmung: Eine bewusste und ruhige Atmung bildet die Grundlage für eine effektive PT. Außerdem sind die vertiefte Atmung sowie eine optimierte Belüftungssituation der Lunge stets zu forcieren.

Optimierung der Körperhaltung: Eine ergonomische Körperhaltung ermöglicht eine verbesserte Ausgangslage für die freie Beweglichkeit des Oberkörpers. Auf diese Weise kann eine äußere Restriktion der respiratorischen Kapazität vermieden werden. Des Weiteren können sekundäre Fehlhaltungen durch Überbelastung, v. a. hinsichtlich der Atemarbeit, verhindert werden.

Körperstruktur- und Körperfunktionsebene, Aktivitätsebene (ICF):
Förderung der Mobilität: Eine vertiefte Atmung ist nur zu erreichen, wenn der physische Zustand des Kindes dies zulässt. Daher ist es wichtig, dass die Gelenke des Patienten beweglich sind und die Muskulatur ausreichend gedehnt ist. In der PT sollte die Thoraxbeweglichkeit fokussiert werden. Neben den aktiven Bewegungsübungen und Dehnlagerungen (➤ 3.1.3.3), sind passive Techniken, wie das Ausstreichen der Interkostalräume, Packegriffe oder Hautrollungen zielführend.

Aktivitätsebene (ICF):
Steigerung der Aktivität: Die körperliche Ausdauer ist bei den Kindern mit Mukoviszidose meist herabgesetzt und führt zu weiteren Einschränkungen. Zur Vermeidung sekundärer Beschwerden sollten Patienten jeder Altersgruppe zu regelmäßiger Bewegung, Kreislauf- und Koordinationstraining sowie zur Kräftigung ihrer Muskulatur motiviert werden.

■ **Evidenz-/Bewertungslage der PT-Interventionen bei Kindern mit Mukoviszidose:**
➤ Link am Kapitelende.

12

12.4.3.3 Angeborene Herzfehler

Angeborene Herzfehler sind die häufigste Organfehlbildung bei Neugeborenen (Schubert et al. 2004). Prinzipiell zählen alle Fehlbildungen des Herzens und des großen Gefäßsystems dazu. Die Symptome variieren je nach Art und Schwere des Herzfehlers, z. B. Herzgeräusche, Zyanose, Merkmale einer Herzinsuffizienz, wie Trinkschwäche, Dys- oder Tachypnoe, verminderte Belastbarkeit, vermehrtes Schwitzen, Ödeme (Roßbacher-Gnan u. Singer 2005).
Pathophysiologie: Die kongenitalen Herzfehler lassen sich in zwei Gruppen unterteilen: mit oder ohne Zyanose (Uhlemann 2014). Ursache für den zyanotischen Herzfehler ist ein Rechts-Links-Shunt, d. h., das Blut fließt von der rechten zur linken Herzseite und sauerstoffarmes Blut gelangt in den Körper. Beispiele sind die Transposition der großen Gefäße (TGA) und die Fallot-Tetralogie (Fallot IV, engl. tetralogy of Fallot, TOF). Im Gegensatz dazu liegt bei einem nicht zyanotischen Herzfehler ein Links-Rechts-Shunt vor, d. h., mit Sauerstoff angereichertes Blut fließt von der linken zur rechten Herzseite. Beispiele hierfür sind der Vorhof- oder Atrium-(ASD) und der Ventrikelseptumdefekt (VSD).

12.4.3.3.1 Klinischer Befund

Transposition der großen Gefäße:
- Postpartal tiefe Zyanose,
- Herzinsuffizienz,
- Tachy-/Dyspnoe (keine Besserung durch Sauerstoffgabe zu erreichen).

Fallot-Tetralogie:
- Durch erhöhte Aktivität (> 6. Lebensmonat): Zyanose und Dyspnoe,
- Gedeihstörung,
- Entwicklungsstörung (Trommelschlegelfinger, Uhrglasnägel),
- hypoxämischer Anfall mit Unruhe, erhöhter Herzfrequenz, Blässe, Bewusstseinseinschränkung und Krämpfen.

Atriumseptumdefekt:
- Eher wenig Symptome,

- Belastungsdyspnoe,
- Palpitationen,
- erhöhte Infektanfälligkeit,
- verminderte Leistungsfähigkeit,
- ggf. Herzrhythmusstörung.

Ventrikelseptumdefekt:
- Abhängig von der Größe des Defekts,
- asymptomatisch möglich,
- Atemnot,
- Gedeihstörung,
- Hypertrophie des Herzens,
- pulmonale Hypertonie,
- Symptome der Herzinsuffizienz,
- häufig: bronchopulmonale Infekte.
- Bei großem Defekt: Eisenmenger-Reaktion mit Zyanose (durch Shuntumkehr vom rechten in den linken Ventrikel, Folgen: Zyanose, Uhrglasnägel, Trommelschlegelfinger, stark herabgesetzte Leistungsfähigkeit, Therapie: Herztransplantation).

12.4.3.3.2 Therapie

Transposition der großen Gefäße:
- Stabilisierung durch Flüssigkeitszufuhr,
- evtl. Eiweißgabe,
- Herzkatheter-Eingriff: Eröffnung Foramen ovale,
- Offenhalten des Ductus arteriosus Botalli durch medikamentöse Therapie,
- Behandlung der Herzinsuffizienz.
- Operativ: „arterial switch", Vorhofumkehr.

Fallot-Tetralogie:
- Flüssigkeitszufuhr,
- Sauerstoffzufuhr,
- medikamentöse Therapie,
- „Hockstellung" (Anziehen der gebeugten Beine zur Brust) in SL bei hypoxämischem Anfall,
- Prophylaxe einer Endokarditis.
- Operativ: Korrektur-OP, evtl. zuvor Anlage einer aortopulmonalen Anastomose.

Atriumseptumdefekt:
- Kardiologische Überwachung (evtl. Spontanverschluss).
- Operativ: Nur bei bestimmten Indikationen oder starken Beschwerden.

Ventrikelseptumdefekt:
- Abhängig von der Größe des Defekts,
- kardiologische Überwachung bei kleineren Defekten (evtl. Spontanverschluss),
- Therapie der Herzinsuffizienz.
- Operativ: Korrektur-OP bei größeren Defekten.

12.4.3.3.3 Physiotherapie

Im PT-Befund (➤ 12.2) muss sowohl die körperliche Belastung hinsichtlich der Herzfrequenz sowie die Atmung in Ruhe und unter Anstrengung beobachtet werden (➤ Tab. 12.4.2). Außerdem sollte regelmäßig auf vegetative Zeichen, wie Schweiß, verändertes Hautkolorit oder Unruhe, geachtet werden.

Tab. 12.4.2 Norm- und Grenzwerte der kindlichen Herzfrequenz (nach Illing u. Claßen 2014, S. 822; Roßbacher-Gnan u. Singer 2005, S. 344).

	Normwerte	Grenzwerte im Wachzustand	Bei Anstrengung
Neugeborenes	um 140	100–180	< 220
Säugling	um 110	80–150	• < 220: bis 3. Monat • < 200: ab 4. Monat bis 2. Lebensjahr
Kleinkind	um 95	70–130	< 200
Schulkind	um 85	70–110	
Jugendlicher	um 75	55–90	

Die PT-Behandlung wird in prä- und postoperativ unterschieden.

■ **Präoperative Behandlung**

Partizipationsebene (ICF):

Kontakt- und Vertrauensaufbau zum Kind und den Eltern: Um die PT-Einheiten effektiv zu gestalten, sollte die Zeit vor der OP für ein Kennenlernen genutzt werden. Dabei können die PT-Ziele sowie einzelne Maßnahmen bereits erklärt und trainiert werden, damit Kind und Eltern mit dem Prozedere vertraut sind.

12

Körperstruktur- und Körperfunktionsebene, Partizipation (ICF):

Atmungstherapie: Aktive oder passive Atemtechniken (➤ 3.2) können bereits vor der OP erlernt werden, z. B. die Ausatmung mit Einsatz der Lippenbremse, Varianten der Kontaktatmung, Sekretförderung durch Vibrationen. Für Säuglinge ist es maßgeblich, mit den passiven Techniken und Drainage- sowie Dehnlagerungen vertraut zu werden.

Körperstruktur- und Körperfunktionsebene, Aktivität (ICF):

Förderung der körperlichen Aktivität: Um die individuelle Belastbarkeit zu testen und zu fördern, können Bewegungsspiele angewandt werden. Die Auswahl erfolgt in Abhängigkeit vom Alter des Kindes, z. B. Fingerspiele für Kleinkinder, Einsatz verschiedener Instrumente zum Trommeln oder anderer klangvoller Gegenstände für Schulkinder.

■ **Postoperative Behandlung**

Körperstruktur- und Körperfunktionsebene (ICF):

Verbesserung der Atemsituation: Zu einer verbesserten Atemsituation zählt sowohl die vertiefte Ein- als auch die verlängerte Ausatmung. Zu Betonen ist dabei die Belüftung aller Lungenabschnitte. Des Weiteren sollte ggf. vorhandenes Sekret gelockert und abtransportiert werden. Mit der möglichst spielerisch durchgeführten Atmungstherapie wird zusätzlich das Ziel der Pneumonieprophylaxe (➤ 3.1.2.1) verfolgt.

Optimierung der Durchblutung und Kreislaufanregung: Bewegungen der unteren Extremität unterstützen den Blutfluss und dienen der Thromboseprophylaxe. Die Auswahl der PT-Maßnahmen sind abhängig vom Alter des Kindes, z. B. Strampeln gegen die Th.-Hände im Säuglingsalter, Malen geometrischer Figuren mit den Füßen für ältere Kinder.

Körperstruktur- und Körperfunktionsebene, Aktivitätsebene (ICF):

Förderung der körperlichen Aktivität: Die Aktivierung sollte in Abhängigkeit der individuellen Belastbarkeit und nach ärztlicher Abstimmung erfolgen. Dabei können rhythmische oder spontane Bewegungen durch das Spielen mit einem Luftballon eingesetzt werden. Die Aktivität und das entsprechende körperliche Training sollten stets individuell an den Befund des Kindes angepasst sein.

Cave

Während jeder PT ist auf **Zeichen der Überbelastung** zu achten, z. B. Tachy-/Dyspnoe, Tachy-/Bradykardie, Veränderungen des Blutdrucks, Hypoxie, vermehrte Lippenzyanose oder livides Munddreieck, blasses Hautkolorit und Marmorierung der Haut, vermehrtes Schwitzen und Kälte der Extremitäten, Stimmungsverschlechterung sowie Aufmerksamkeitsminderung (Roßbacher-Gnan 2003).

■ **Evidenz-/Bewertungslage der PT-Interventionen bei Kindern mit angeborenem Herzfehler:**
➤ Link am Kapitelende.

12.4.4 Rheumatologie

Der rheumatische Formenkreis in der Pädiatrie umfasst eine Vielzahl an Erkrankungen. Die konkreten Bezeichnungen der einzelnen Subgruppen richten sich nach Erkrankungsalter und Geschlecht der Kinder sowie nach den betroffenen Gelenken und weiteren extraartikulären Symptomen.
Im Folgenden wird die häufigste Erkrankung des rheumatischen Formenkreises in der Pädiatrie, die **juvenile idiopathische Arthritis (JIA),** stellvertretend für die Rheumatologie vorgestellt.
JIA ist eine vor dem 17. Lebensjahr vorkommende Arthritis, die länger als drei Monate anhält oder diverse akute Schübe aufweist. Das Krankheitsbild wird in drei **Formen** eingeteilt:

- Oligoartikulär, asymmetrisch, Uveitis (Entzündung der mittleren Augenhaut),
- polyartikulär, symmetrisch, mit oder ohne Rheumafaktor,
- systemisch (Still-Syndrom).

12.4.4.1 Klinischer Befund

- Hauptproblematik:
  - Schmerzen in den Gelenken,
  - Schwellungen,
  - Einnehmen von Schonhaltung, um betroffene Gelenke zu entlasten,
  - Stabilisierung der Schonhaltung durch hypertone Agonisten, hypotone Antagonisten.
  - Folge: Muskulär bedingte Fehlstellungen, Kontrakturen bzw. Deformitäten, z. B. Hüftgelenkskontraktur, Fingergelenkskontraktur in Flexion.
- Sekundär:
  - Einschränkung/Behinderung der motorischen Entwicklung je nach Erkrankungsalter,
  - Ausweichbewegungen und Angewöhnen pathologischer Bewegungsmuster, um Schmerzen zu vermeiden,
  - unphysiologische Be- und Entlastung verursachen wiederum Schmerzen des Bewegungssystems.
- Zusätzlich Organbeteiligung (z. B. Herz, Niere, Darm, Auge) möglich.
- Extraartikuläre Symptome: Subkutane Knötchen, Wachstumsverzögerungen, z. B. Beinlängendifferenz, Exantheme oder Fieber.

12.4.4.2 Therapie

- **Konservativ:**
  - Hilfsmittelversorgung,
  - psychosoziale Betreuung.
- **Medikamentös:**
  - NSAR (➤ 1.6.8.1),

- Basistherapeutika (disease-modifying anti-rheumatic drugs, DMARD),
- Immunsuppressiva,
- Zytostatika.
- **Operativ:**
  - Bei chronischem Verlauf.

12.4.4.3 Physiotherapie

Physiotherapeutischer Befund

In der PT-Befundaufnahme ist es wichtig, Alltagsbewegungen zu beurteilen und daraus notwendige Maßnahmen abzuleiten. Folgende Bewegungsabläufe können während der Befundaufnahme beurteilt werden:

- Wie läuft das Kind?
- Wie setzt es sich hin?
- Wie zieht es sich aus?
- In welcher Position spielt es bevorzugt?
- Fallen Bewegungs- und Haltungsasymmetrien auf?

Auf die allgemeine Befundaufnahme folgt die detaillierte Untersuchung betroffener Gelenke:

- Inspektion (➤ 2.1.3),
- Palpation (➤ 2.1.4.1),
- Funktionsprüfung (➤ 2.1.5).

Physiotherapeutische Behandlung

Prinzipiell gilt es, die Schmerzgrenze des Kindes zu beachten und gelenkentlastende ASTEn zu bevorzugen.

Körperstruktur- und Körperfunktionsebene (ICF):
Schmerzreduktion, Entspannung der Muskulatur: Um die Symptome einer akuten entzündlichen Reaktion zu therapieren, sollten Anwendungen aus dem Bereich der Kältetherapie (➤ 3.15.4) eingesetzt werden. Zur Detonisierung der Muskulatur nach einem akuten Schub sind wärmende Maßnahmen (➤ 3.15.2.2) zielführend. Gelenke mit bereits vorhandenen Fehlstellungen können durch Lagerungshilfen gelöster abgelegt werden. Je nach Empfinden kann auch Traktion schmerzlindernd wirken.
Steigerung der Gelenkbeweglichkeit: In Abhängigkeit des Gelenkzustands sollte sowohl passiv als auch aktiv-assistiv an den betroffenen und eingeschränkten Gelenken gearbeitet werden. Dabei ist auf die individuelle Schmerzgrenze und die korrekte Bewegungsachse zu achten.
Dehnung der Muskulatur: Verkürzte und hypertone Muskeln, die die Gelenkbeweglichkeit zusätzlich einschränken, müssen gedehnt werden (➤ 3.5.7). Auf diese Weise können Fehlstellungen vermieden oder korrigiert werden.

Körperstruktur- und Körperfunktionsebene, Aktivitätsebene (ICF):
Verbesserung der Muskelfunktion: Um hypotone Muskulatur zu stärken, ist zunächst die Aktivierung über statische Kontraktion wichtig. Kann das Kind die betroffenen Gelenke ohne Fehlstellung stabilisieren, kann das physiologische Bewegungsmuster beübt werden. Die gezielte Wiederholung bestimmter Bewegungen trainiert sowohl den optimalen Bewegungsablauf als auch die Muskelkraft.
Im Bewegungsbad (➤ 3.4) kann die Kombination aus der Wärme des Wassers und dem Auftrieb es ermöglichen, die Gelenke schmerzfrei und entlastend zu bewegen und damit die o. g. PT-Ziele zu erreichen.

Evidenz-/Bewertungslage der PT-Interventionen bei Kindern mit JIA:

➤ Link am Kapitelende.

12.4.5 Frühgeborene in der Neonatologie

Die PT-Behandlung von Frühgeborenen auf der neonatologischen ITS sowie Normalstation erfordert ein hohes Maß an Empathie des behandelnden Personals – zum einen gegenüber dem zu früh geborenen Kind, zum anderen bezogen auf den richtigen Umgang mit seinen Eltern. Das Therapieziel für das Neugeborene besteht darin, die aktuelle Situation zu verbessern und die Gewöhnung an das extrauterine Leben zu erleichtern. Es soll die optimale Voraussetzung für eine normale Entwicklung geschaffen werden.
Grundlegende Schwierigkeiten, die während der Therapie beachtet werden müssen:

- Übermäßige Reizempfindlichkeit durch ein noch unreifes Nervensystem,
- Atemschwierigkeiten durch die Unreife der Lunge (und eventuell notwendige Beatmung),
- hypotone Muskulatur,
- Schwierigkeiten des Kindes durch den plötzlichen Umgebungswechsel (z. B. Einwirkung der Schwerkraft, helle Umgebung) sowie negative Erfahrung auf der ITS (z. B. Schmerzen, höherer Geräuschpegel).

Ausschlaggebend für den Zeitpunkt und die Dauer der Behandlung ist der individuelle Zustand des Kindes.
Die PT beinhaltet diverse Aspekte, wobei pro Behandlungseinheit der Fokus primär auf ein Ziel gelenkt werden sollte. Die sensomotorische Entwicklung muss entsprechend des Bedarfs und der Fähigkeiten des zu früh geborenen Kindes durch PT unterstützt werden.

12

Aktivitäts- und Partizipationsebene (ICF):
Beruhigung des Kindes hinsichtlich der Motorik: Nur ein motorisch ruhiges Kind kann sinnvoll therapiert werden. Ohne diese Voraussetzung bedeutet die PT-Behandlung weiteren Stress für das Kind und behindert Fortschritte. Motorische Ruhe kann durch eine entspannte Kontaktaufnahme mit dem Kind und mittels physiologischer Körperpositionen erreicht werden. Begrenzung kann dem Kind in RL, z. B. durch Kissen in Nestform, gegeben werden. Eine leichte Unterlagerung des Beckens bzw. der Fußgelenke unterstützt in BL die Vermeidung einer vermehrten Außenrotationsstellung der Hüfte bzw. einer Eversionsstellung der Füße.

Körperstruktur- und Körperfunktionsebene (ICF):
Erarbeitung einer normotonen Muskulatur: Ein physiologischer Muskeltonus ist die Basis für eine optimale sensomotorische Entwicklung (➤ 12.1.1). Auch hierbei ist die Körperposition (s. o.) entscheidend, um z. B. keine Überdehnung der Muskulatur zu provozieren. Muskuläre Aktivierung wird durch distale, sanfte Vibrationen oder behutsames, aber klares Bewegen erreicht.
Verbesserung der Atemsituation: Die Ziele der Atmungstherapie sind die komplette und gleichmäßige Belüftung der Lunge, die Sekretmobilisierung (falls notwendig) sowie Atemerleichterung durch Vertiefung und Frequenzminderung. Um die Ziele zu erreichen, kann die Kontaktatmung (➤ 3.1.2.1.2) in verschiedenen ASTEn durchgeführt werden. Bei Vorhandensein von Atelektasen sollte das Kind mit der betroffenen Seite möglichst oft nach oben gelagert liegen.
Herabsetzen der Reizschwelle des Kindes: Dieses Therapieziel kann durch sanfte, klare Berührungen erreicht werden, da so dem Kind die eigene Körperwahrnehmung ermöglicht wird. Zusätzlich führen rhythmische Bewegungen mit möglichst großflächigem Handkontakt zum Absenken der übermäßigen Reizempfindlichkeit.
Verhindern von Haltungsasymmetrien: Die wichtigste Maßnahme ist das wechselseitige Herangehen zur Behandlung des Kindes. Zu beachten ist außerdem eine ausgeglichene Haltung des Kopfs und im weiteren Verlauf des Rumpfs. Zusätzlich sind regelmäßige Lageänderungen, am besten in Absprache

mit dem gesamten Team zur Vermeidung von Stress und Hektik für das Kind, durchzuführen.

Körperstruktur- und Körperfunktionsebene, Aktivitätsebene (ICF):
Stimulation der orofazialen Funktion: Das Saugen kann gefördert werden, indem der Mund des Kindes durch die Hand des Th. oder nach Möglichkeit mit den eigenen Fingern des Kindes berührt wird.

■ **Evidenz-/Bewertungslage der PT-Interventionen bei Frühgeborenen:**
➤ Link am Kapitelende.

12.4.6 Evidenz-/Bewertungslage

Um größtmögliche Aktualität in der Print- und Online-Version zu gewährleisten, stehen Informationen zu aktuell vorliegenden Studien im Online-Zusatzmaterial (➤ QR-Code) zur Verfügung.

Evidenzangaben

Literatur

12.5 Bewegungskonzepte und -gruppen für Kinder

Verena Gesing

Es ist wichtig, Kindern eine positive Grundeinstellung zur Bewegung zu vermitteln. Dabei sollte ihnen die Möglichkeit gegeben werden, auf spielerische Art und Weise die Funktionen und Grenzen des eigenen Körpers und der körperlichen Leistungsfähigkeit kennenzulernen. Durch Veränderungen der Umwelt- und Lebensbedingungen kommt es bei Kindern und Jugendlichen aktuell zu einer deutlichen Zunahme von Inaktivität und Verminderung der Bewegungsumfänge, einhergehend mit einer deutlichen Abnahme der motorischen Leistungsfähigkeit (Bös 2001, Schmidt et al. 2008). Die Entwicklung hin zur Inaktivität verstärkte sich durch die seit 2020 vorherrschende Covid-19-Pandemie weiter (Rossi et al. 2021). Daher scheint es umso wichtiger, durch ein vielfältiges Angebot, z. B. Bewegungsgruppen, die Kinder und Heranwachsenden zu körperlicher Aktivität zu motivieren.

12.5.1 Indikationen

Bewegungsgruppen sind v. a. für Kinder mit folgenden Beschwerden indiziert:

- Motorische Defizite,
- mangelnde Bewegung und Motivation zur Bewegung,
- Adipositas (Evidenz ➤ Link am Kapitelende),
- Diabetes mellitus Typ 2,
- metabolisches Syndrom,

- Haltungsdefizite,
- psychische Erkrankungen.

12.5.2 Kontraindikationen

Bei Auftreten der folgenden Probleme wird Bewegung in der Gruppe für Kinder nicht empfohlen:

- Vorhandensein von Red Flags (z. B. Fieber, starkes Krankheitsgefühl, Frakturen) (➤ 2.1.2),
- nicht abgeklärte Gesundheitszustände,
- ärztliches Attest, das ein Sportverbot erteilt.

Cave

In der Gruppentherapie mit Kindern gelten generell folgende Vorsichtsmaßnahmen:

- Keine schweren Gewichte verwenden, da es zur Schädigung der Epiphysenfugen kommen kann.
- Keine Spiele einsetzen, bei denen ein hohes Verletzungsrisiko besteht.
- Negative biomedizinische Aspekte berücksichtigen, aber nicht mit negativem Bsp. erläutern. Bsp.: Hinsichtlich Bück- und Tragetechniken nicht negativ formulieren *„Wenn ihr euch mit krummem Rücken bückt, bekommt ihr einen Rückenschaden."*, sondern positiv: *„Achtet auf eine gerade Wirbelsäule, damit euer Rücken lange gut mitmachen kann."*

12.5.3 Untersuchungsalgorithmen

Sportmotorische Tests und Testreihen, z. B. **Deutscher Motorik-Test 6–18** zur Beurteilung der motorischen Fähigkeiten von Kindern und Jugendlichen im Alter von 6–18 Jahren:

- 20-Meter-Sprint,
- rückwärts Balancieren,
- Standweitsprung,
- 6-Minuten-Ausdauertest,
- Sit-Ups/Liegestütze,
- Rumpfvorbeugen.

12.5.4 Behandlungsprinzipien

In den Gruppen können unterschiedliche Schwerpunkte zur Förderung z. B. folgender motorischer Fähigkeiten gesetzt werden:

- Koordination und Gleichgewicht (➤ 3.6.10),
- Ausdauerfähigkeit (➤ 3.6.8).
- Sensomotorik: Training z. B.
  - auf instabilen Unterlagen (z. B. Einbeinstand/Laufen/Hüpfen auf Kissen oder Matten),
  - von Dual- oder Multitaskaufgaben (z. B. Gehen/Rennen/Springen und dabei Bälle werfen),
  - von reaktiven Bewegungen (z. B. Bälle fangen),
  - von Fein- und Zielmotorik (z. B. Fädelübungen, Zielwerfen und -schießen),
  - von Kombinationen dieser Übungen.
- Körperwahrnehmung:
  - Wahrnehmung des Körpers mit geschlossenen Augen (dabei z. B. Malen von Bildern auf die Haut mit Fingern/Creme),
  - Körperreisen (z. B. Lieder singen, dabei Körperteile benennen und diese beklopfen/betasten),
  - „Pizza backen" auf dem Rücken.

12.5.5 Ziele

- Erleben von Freude an Bewegung,
- spielerisches Kennenlernen der körperlichen Grenzen und des eigenen Körpers,
- Training verschiedener Körperfunktionen: Kraft, Ausdauer, Gleichgewicht, Koordination und Schnelligkeit,
- spielerisches Kennenlernen der Funktionen und Belastbarkeit der WS ohne negative biomedizinische Ansätze (Kontraindikationen ➤ 12.5.2).

12.5.6 Hilfsmittel

In der Gruppentherapie können alle in der PT möglichen Hilfsmittel eingesetzt werden, z. B.:

- Matten,
- Bänke,
- Reifen,
- Schwungtücher,
- Gymnastik-/Pezzibälle,
- auch Anschauungsmaterialien wie Skelette, Schautafeln.

Ebenfalls eignen sich Materialien, die Kinder und Jugendliche im Alltag benutzen (z. B. Handtücher, Bälle, Seile, Stöcke, Murmeln, Kastanien). Hierdurch werden die Gruppenteilnehmer ermutigt, die erlernten Übungen und Spiele im eigenen Alltag auszuprobieren und/oder zu integrieren.

12.5.7 Eigenübungsprogramm

Die Inhalte der Stunden sollten so spielerisch aufgearbeitet sein, dass sie auch zum Nachspielen zu Hause anregen (➤ Link am Kapitelende).

12.5.8 Evidenz-/Bewertungslage

Um größtmögliche Aktualität in der Print- und Online-Version zu gewährleisten, stehen Informationen zu aktuell vorliegenden Studien und Leitlinien im Online-Zusatzmaterial (➤ QR-Code) zur Verfügung.

Beispielgruppe: Kinder mit motorischen Defiziten

Evidenzangaben

Literatur

13 Urologie und Nierenerkrankungen

13

Das medizinische Fachgebiet der Urologie beinhaltet die Erforschung, Diagnostik und Therapie von Erkrankungen des Harnsystems. Dazu zählen u. a. Harnwegsinfektionen (➤ 13.1.1), Harnsteine (➤ 13.1.3), Lageanomalien und Tumoren der Harnblase (➤ 13.1.2, ➤ 13.1.4) sowie pathologische Veränderungen und Verletzungen der Nieren (➤ 13.3) bei beiden Geschlechtern. Zusätzlich befasst sich die Urologie mit Erkrankungen der männlichen Genitalorgane, z. B. Prostatakarzinom (➤ 13.2.1).

13.1 Urologie der Frau

Sarah Dietrich

Vor allem im Bereich des unteren Harntrakts bestehen wesentliche Unterschiede zwischen der männlichen und weiblichen Anatomie und Physiologie. Im Folgenden werden die Besonderheiten im Bereich der weiblichen Urologie beschrieben.

Weibliche Harnröhre

Die Harnröhre der Frau weist im Vergleich zum Mann folgende Unterschiede auf: Die durchschnittlich 8 mm breite Harnröhre ist nur etwa 3–4 cm lang. Zwischen Symphyse und vorderer Scheidenwand verläuft sie bogenförmig und endet stern- bzw. schlitzförmig 2–3 cm hinter der Klitoris (➤ Abb. 11.1.1) (Fritsch 2005, Sökeland u. Rübben 2008).

13

Durch die anatomischen Unterschiede ergeben sich bei der **transurethralen Katheterisierung** der Harnblase geschlechtsspezifische Besonderheiten. Bei Frauen ist die Katheterisierung aufgrund der kurzen Harnröhre weniger kompliziert als bei Männern, bei denen der Katheter durch die längere Harnröhre unter Berücksichtigung der Krümmungen und Engen im Verlauf (➤ 13.2) in die Blase eingeführt werden muss (Fritsch 2005).

Beckenboden

Zwischen dem Aufbau der männlichen und weiblichen Beckenbodenmuskulatur gibt es bedeutsame Unterschiede, die v. a. für den Geburtsvorgang von Vorteil sind, jedoch auch Nachteile für die Frauen bez. verschiedener Beschwerden, wie Harnwegsinfektionen (➤ 13.1.1) und Lageanomalien der Harnblase (➤ 13.1.2), beinhalten. Die weibliche Beckenbodenmuskulatur ist teilweise von Bindegewebe durchsetzt und im Vergleich zum Mann weniger kräftig (Fritsch 2005). Die Sitzbeinhöcker liegen durch den anatomischen Aufbau des weiblichen Beckens weiter auseinander, durch die breitere Beckenöffnung nach kaudal werden an den Beckenboden der Frau höhere Anforderungen an den Abschluss des Rumpfs gestellt. Zusätzlich wird der weibliche Beckenboden durch drei Öffnungen unterbrochen: Durch die Harnröhre, den Darm und die Vagina, wobei letztere die größte Öffnung darstellt. Durch Schwangerschaft und den Geburtsvorgang ist die Muskulatur des Beckenbodens großen Belastungen ausgesetzt (➤ 11.6.1) (Behnje 2008).

13.1.1 Harnwegsinfektionen

Als Harnwegsinfektionen werden das Vorkommen von Bakterien, Pilzen oder Viren in den ableitenden Harnwegen, die physiologisch steril sein sollten, bezeichnet.

In der Regel sind Harnwegsinfektionen leichte, unkomplizierte Erkrankungen. Treten jedoch zusätzlich Risikofaktoren (z. B. Niereninsuffizienz, Diabetes mellitus, OP im Bereich der harnableitenden Organe) auf, kann der Krankheitsverlauf kompliziert sein und schwere Folgeerkrankungen verursachen, z. B. in die Nieren aufsteigen (Netter 2006, Segerer u. Wanner 2014).

Epidemiologie: Harnwegsinfektionen gehören zu den häufigsten Infektionskrankheiten (Segerer u. Wanner 2014). Durch die kurze Harnröhre und die Nähe zur keimreichen Analregion (➤ Abb. 11.1.1), sind v. a. Frauen betroffen. Bei etwa 5 % der Frauen liegt eine asymptomatische Bakteriurie vor, d. h., es sind Erreger im Urin nachweisbar, aber keine Symptome vorhanden (Evidenz ➤ 13.1.5). Vor allem während der Schwangerschaft (➤ 11.4) besteht das Risiko, dass sich aus einer asymptomatischen Bakteriurie eine akute Nierenbeckenentzündung entwickelt (30 %). Bei Männern treten Harnwegsinfektionen häufig erst im höheren Alter, v. a. durch die Verlegung der Harnwege infolge von Erkrankungen der Prostata (➤ 13.2.1), auf (Hildebrand u. Kühn 2013).
Mit einem Anteil von etwa 23 % gehören Harnwegsinfektionen zu den häufigsten nosokomialen Infektionen. In den meisten Fällen sind diese Infektionen mit einem Harnblasenkatheter assoziiert. Die tägliche Inzidenz einer neu erworbenen Bakteriurie bei Patienten mit transurethralem Harnblasenkatheter beträgt 3–10 %. Aus diesem Grund sollten unnötige Katheterisierungen, z. B. aufgrund einer Harninkontinenz (➤ 11.6.3), vermieden, die Indikation zur Legung eines Katheters täglich neu geprüft und die Liegedauer auf ein Minimum beschränkt werden (RKI 2015) (Evidenz ➤ Link am Kapitelende).
Ätiologie: Keimaszension im Harntrakt oberhalb des Blasensphinkters, i. d. R. Escherichia coli aus der Darmflora (70–85 %), Staphylokokken, Klebsiellen, Proteus, Fäkalkeime (Netter 2006).
Risikofaktoren: Folgende Faktoren können die Entstehung von Harnwegsinfektionen begünstigen (Grünewald 2005, Hildebrand u. Kühn 2013, Netter 2006):

- Störungen des Harnabflusses, z. B. durch Harnsteine (Urolithiasis ➤ 13.1.3), Prostatakarzinom (➤ 13.2.1), Schwangerschaft (➤ 11.4),
- Funktionsstörungen der Harnblase, z. B. durch MS (➤ 8.4.1.2), Querschnittlähmung (➤ 8.4.4),
- häufiger Geschlechtsverkehr (Honeymoon-Zystitis),
- Veränderung der Schleimhaut in der Harnblase, z. B. durch Urothelkarzinom (➤ 13.1.4),
- Stoffwechselstörungen, z. B. Diabetes mellitus (➤ 9.5),
- instrumentelle Manipulation an den Harnwegen, z. B. kontinuierliche Urindrainage durch transurethrale Harnblasenkatheterisierung (➤ Epidemiologie),
- Immunschwäche,
- Medikamentenmissbrauch,
- Unterkühlung,
- zu geringe Harnbildung, z. B. durch mangelnde Flüssigkeitsaufnahme.

13.1.1.1 Diagnostik

- Anamnese (➤ 2.1.2):
  - Schmerzanamnese,
  - Probleme beim Wasserlassen, z. B. Brennen, krampfartige Schmerzen.
- Laboruntersuchung:
  - Urinstatus: Hämaturie (vermehrtes Vorkommen von Erythrozyten im Urin), Leukozyturie (vermehrtes Vorkommen von Leukozyten im Urin), Nitrit, Bakterien,
  - Bakterienkultur mit Antibiogramm,
  - Blutuntersuchung: Erhöhte Harnstoff-/Kreatininwerte, Entzündungsparameter.
- Bildgebende Verfahren:
  - Ultraschall (➤ 2.4.15) der ableitenden Harnwege, z. B. zum Nachweis von Harnsteinen (➤ 13.1.3),
  - Ultraschall zur Restharnbestimmung,
  - Ausscheidungsurogramm,
  - Urethro-Zystoskopie.

13.1.1.2 Therapie

Bei der asymptomatischen Bakteriurie besteht lediglich bei Risikopatienten (Schwangere, Kinder, Diabetiker, transplantierte Patienten) und bei nachgewiesenen Harnabflusshindernissen Indikation zur ärztlichen Therapie (Hildebrand u. Kühn 2013). Primäres Ziel stellt dabei die Beseitigung der Harnabflussstörung dar.

- **Konservative Maßnahmen:**
  - Steigerung der Flüssigkeitszufuhr (v. a. harntreibende Getränke),
  - Erhöhung der Blasenentleerungsfrequenz,
  - Bettruhe bei akuter Nierenbeckenentzündung.
- **Medikamentöse Therapie:**
  - Kurzzeitantibiose (z. B. Ciprofloxacin, Amoxicillin ➤ 1.6.6.1) bei unkomplizierten Harnwegsinfekten (Dauer 1–3 Tage),
  - antibiotische Behandlung nach Antibiogramm bei komplizierten oder rezidivierenden Harnwegsinfektionen,
  - krampflösende Medikamente,
  - Vermeiden nierenschädigender Analgetika.

13.1.1.3 Physiotherapie

Zur PT-Behandlung von Harnwegsinfektionen sollten v. a. schmerzlindernde und krampflösende Wärmeanwendungen aus dem Bereich der Thermotherapie (➤ 3.15.2.2) zum Einsatz kommen, z. B.:

- Sitzbad (z. B. mit Kamille- oder Zinnkraut-Zusatz),
- Wärmeapplikation auf Unterbauch oder Rücken.

13

Zusätzlich hat die Patientenedukation, v. a. über mögliche **Vorsorgemaßnahmen,** hohen Stellenwert:

- Aufklärung über die Notwendigkeit der hohen Flüssigkeitsaufnahme,
- Training der körperlichen Fitness (Evidenz ➤ Link am Kapitelende),
- regelmäßige, vollständige Blasenentleerung,
- Pflege des äußeren Intimbereichs mit milder pH-neutraler Waschlotion oder nur mit Wasser,
- nach dem Stuhlgang von vorne nach hinten abwischen,
- Warmhalten des Beckenbereichs und der Füße,
- Tragen von Unterwäsche aus Bio-Baumwolle,
- Benutzen von Menstruationstassen oder Tampons statt Binden während der Menstruation,
- Miktion und entsprechende Hygiene unmittelbar nach dem Geschlechtsverkehr.

13.1.2 Lageanomalie der Harnblase

Durch die enge Lagebeziehung und die bindegewebigen Strukturen zwischen der Harnblase und des Uterus (➤ Abb. 11.1.1), bedingt eine Lageänderung des Uterus (➤ 11.6.2) häufig ein Tiefertreten der Harnblase (sog. Zystozele) (Netter 2006).

Eine Zystozele verursacht in vielen Fällen Blasenentleerungsstörungen mit Restharnbildung sowie Drangsymptomatik. Zusätzlich kann Harninkontinenz (➤ 11.6.3) bestehen, jedoch ist diese auf die ursächliche Lageänderung des Uterus und die Tonusminderung der Beckenbodenmuskulatur (➤ 11.1.3) zurückzuführen (Scheiner 2012).

Diese pathophysiologischen Veränderungen und deren Folgen beeinträchtigen die Lebensqualität der Patientinnen erheblich und können sich – wie grundsätzlich alle Arten der Harninkontinenz – auf die Ebenen des bio-psycho-sozialen Modells der WHO (➤ 1.3.2, ➤ 2.1.1.2) auswirken (➤ Tab. 13.1.1).

Aufgrund der engen Lagebeziehungen im weiblichen Becken entsprechen der klinische Befund, die ärztliche Therapie und die PT denen der Lageveränderungen der weiblichen Genitale (➤ 11.6.2).

Tab. 13.1.1 Auswirkungen der Harninkontinenz auf die Ebenen des bio-psycho-sozialen Modells der WHO.

Ebene des Soma	Ebene der Psyche	Ebene des sozialen Umfelds
Symptome ➤ 11.6.3.1	Scham, z. B. aufgrund des unangenehmen Geruchs.	Verminderung der Partizipation am Sozialleben und an Freizeitaktivitäten.
	Angst, dass z. B. Partner, Angehörige und Kollegen von den (Inkontinenz-)Problemen erfahren.	Probleme in der Partnerschaft.
	Schwächung des Selbstwertgefühls und Selbstvertrauens.	Zunehmende Isolation vom gesellschaftlichen Leben.
	Harninkontinenz ist ein Tabuthema. Viele Patientinnen sprechen aus Scham das Problem nicht bei ihrem Arzt an (hohe Dunkelziffer).	Einschränkung der Berufsfähigkeit.

Voraussetzung für eine erfolgreiche Behandlung ist die Vertrauensbasis zwischen Patientin, Arzt und Th. Bei deutlicher Minderung der Lebensqualität sollten psychosomatisch orientierte Arztgespräche auf Grundlage des bio-psycho-sozialen Modells erfolgen. Nur auf diese Weise kann eine genaue differentialdiagnostische Abklärung der Ursachen und entsprechende Behandlung erfolgen.

13.1.3 Harnsteine

Harnsteine (Urolithiasis) bezeichnen das Vorkommen von Steinen im Nieren- und Harntrakt. Neben Nierensteinen können Harnleiter- und Harnblasensteine auftreten, wobei der Entstehungsort in den meisten Fällen die Niere ist. Die Steine bestehen i. d. R. aus Kalziumsalzen (80 %), aus Harnsäure (z. B. durch Gicht ➤ 7.4; 5 %), Magnesiumammoniumphosphat (10 %) oder L-Cystin (5 %) (Hildebrand u. Kühn 2013).

Epidemiologie: Harnsteinerkrankungen zählen weltweit zu den häufigsten Erkrankungen. Dabei steigen Inzidenz und Prävalenz in vielen Ländern weiter an (Seitz et al. 2018). Das Rezidivrisiko ist mit 50 % sehr hoch (ebd.).

Ätiologie: Zugrunde liegt eine multifaktorielle Genese, die Veränderungen des Stoffwechsels und eine Übersättigung des Harns an steinbildenden Substanzen bedingen kann (Hildebrand u. Kühn 2013, Knoll et al. 2015, Netter 2006):

- Zu geringe Flüssigkeitszufuhr (Evidenz ➤ Link am Kapitelende),
- kochsalz- und proteinreiche Ernährung,
- phosphathaltige Ernährung, z. B. Wurstwaren,
- Veränderungen im Bereich des Harntrakts, z. B. häufige Infektionen (➤ 13.1.1), urogenitale Fehlbildungen,
- genetische Disposition,
- Immobilisation.

13.1.3.1 Diagnostik

- Anamnese (➤ 2.1.2):
  - Familienanamnese,
  - Schmerzanamnese, z. B. Druckschmerz im Lendenbereich, kolikartige Schmerzen bei Steinabgang oder -einklemmung,
  - vegetative Begleiterkrankungen, z. B. Übelkeit, Erbrechen.
- Palpation (➤ 2.1.4.1):
  - Einseitiger Klopfschmerz über den Nierenlagern,
  - Untersuchung des Abdomens.

- Laboruntersuchung (➤ 2.4.13):
  - Urinstatus: Hämaturie,
  - Blutuntersuchung, um ggf. Infektionen und Stoffwechselveränderungen zu diagnostizieren.
- Bildgebende Verfahren:
  - Ultraschall (➤ 2.4.15) zum Nachweis von Steinen > 2 cm Durchmesser,
  - Ausscheidungsurogramm für Nachweis, Lagebeurteilung und Einschätzung der Harnabflussstörung,
  - CT (➤ 2.4.17) zum Ausschluss eines Urothelkarzinoms (➤ 13.1.4),
  - Zystoskopie bei Blasensteinen.

13.1.3.2 Therapie

- **Medikamentöse Maßnahmen bei akuter Kolik:**
  - Krampflösende Medikamente,
  - Analgetika.
- **Konservative Maßnahmen bei akuter Kolik:**
  - Erhöhung der Flüssigkeitszufuhr,
  - Bewegung,
  - Wärme (➤ 3.15.2.2).

> 75 % der Harnsteine, deren Durchmesser kleiner als 6 mm sind, werden durch Anwendung konservativer Therapiemaßnahmen spontan ausgeschieden (Hildebrand u. Kühn 2013). Dennoch sind regelmäßige Verlaufskontrollen (bez. Schmerzmittelbedarf, Infektzeichen, Harntransportstörung) obligat (Seitz et al. 2018).

13

- **Operative Maßnahmen:**
  - Extrakorporale Stoßwellenlithotripsie (nicht invasive Zerstörung der Steine durch Stoßwellen),
  - Ureterorenoskopie (Entfernung mittels Schlinge oder Zange während der Zystoskopie),
  - operative Entfernung des Steins (sehr selten).

13.1.3.3 Physiotherapie

PT-Maßnahmen können bei der Austreibung des Harnsteins unterstützend wirken, z. B. durch:

- Aktive Bewegungsübungen (v. a. Springen, Trampolin),
- heiße Vollbäder,
- lokale Wärmeapplikationen, auch zur Krampflösung und Schmerzreduktion.

Harnsteine begünstigen das Auftreten von Harnwegsinfektionen (➤ 13.1.1), aus diesem Grund ist auch in diesen Fällen die Patientenedukation (➤ 13.1.1.3) von Bedeutung (Steffers u. Credner 2006).

13.1.4 Urothelkarzinom der Harnblase

Das Urothelkarzinom der Harnblase (auch Blasenkrebs, Blasenkarzinom) bezeichnet eine Tumorerkrankung, die sich aus dem Übergangsepithel der Harnwege bildet. Neben der Harnblase (93 %) können in seltenen Fällen auch Nierenbecken, Harnleiter oder -röhre betroffen sein (Hildebrand u. Kühn 2013, Netter 2006).

Epidemiologie: Die Inzidenz des Urothelkarzinoms der Harnblase beträgt etwa 20 pro 100.000 für Männer und 6 pro 100.000 für Frauen (Robert Koch-Institut [RKI] 2021). Damit stellt es nach Prostata-, Darm- und Lungenkrebs die vierthäufigste Krebsneuerkrankung beim Mann dar, bei der Frau steht es an zwölfter Stelle (ebd.). Das Urothelkarzinom der Harnblase kann in jedem Alter auftreten, generell handelt es sich jedoch um eine Erkrankung des älteren Menschen, da das mittlere Erkrankungsalter bei ca. 75 Jahren liegt (Hildebrand u. Kühn 2013, RKI 2021).

Ätiologie: Häufig sind die Ursachen für die Entstehung des Urothelkarzinoms unklar. Bisher sind folgende Risikofaktoren und Kanzerogene bekannt (Hautmann u. Hautmann 2014, Hildebrand u. Kühn 2013, Netter 2006):

- Hohes Lebensalter,
- Nikotinabusus,
- chronische, häufig rezidivierende Harnwegsinfektionen (➤ 13.1.1),
- genetische Disposition,
- Nierenerkrankungen (➤ 13.3),
- Exposition gegenüber aromatischen Aminen (z. B. aus Textil-, Leder-, Gummi- und Farbindustrie),
- in der Krebstherapie eingesetzte Zytostatika und Strahlentherapie.

■ **Einteilung**

Die Klassifikation der Urothelkarzinome der Harnblase erfolgt nach der TNM-Klassifikation der UICC (➤ 10.1.6). Zusätzlich erfolgt eine Einteilung des Differenzierungsgrads in Low- und High-Grade-Tumoren (Hautmann u. Hautmann 2014).

13.1.4.1 Diagnostik

- Anamnese (➤ 2.1.2),
  - Familienanamnese,
  - Beschwerden, z. B. dysurische Probleme, Pollakisurie (häufiges Wasserlassen in kleinen Mengen).
- Laboruntersuchung:
  - Streifentest auf Hämaturie: Mikro- und Makrohämaturie (Haupt- und Frühsymptom),
  - Urinzytologie.
- Bildgebende Verfahren:
  - Zystoskopie,
  - Ausscheidungsurogramm,
  - CT (➤ 2.4.17).

13.1.4.2 Therapie

Die ärztliche Therapie richtet sich nach dem Ausbreitungsgrad des Tumors. In den meisten Fällen ist aufgrund der hohen Rezidiv- und Progressionsrate eine aggressive Behandlung notwendig. Ohne diese versterben mehr als 80 % der Patienten innerhalb von zwei Jahren (Hautmann u. Hautmann 2014).

- **Therapie bei nicht muskelinvasiven Tumoren:**
  - Operativ: Entfernung des Tumorgewebes durch transurethrale Resektion.
  - Postoperativ: Chemotherapie zur Rezidivprophylaxe.
- **Therapie bei muskelinvasiven Tumoren:**
  - Operativ:
    - Radikale Zystektomie,
    - in seltenen Fällen: Blasenteilresektion.
  - Bestrahlung:
    - Bei 50–60 % erfolgreich,
    - hohes Rezidivrisiko,
    - Nebenwirkungen: Schrumpfung der Harnblase, Pollakisurie.
  - Chemotherapie:
    - Sehr selten komplette Remission,
    - keine Dauerheilung,
    - Kombination aus Gemcitabine und Cisplatin.

  - Kombination aus Chemotherapie und Bestrahlung: Alternative zur operativen Therapie bei Vorhandensein von Komorbiditäten, die das OP-Risiko erhöhen, Patientenwunsch, geringes Tumorvolumen.

Prognose: Nach radikaler Zystektomie beträgt die 5-Jahres-Überlebensrate bei T2-Tumoren 80 % und bei T3a- und b-Tumoren etwa 55 %, vorausgesetzt die regionären Lymphknoten sind nicht befallen. Metastasierungen des Harnblasenkarzinoms sind inkurabel, fast alle Patienten versterben innerhalb eines Jahres (Hautmann u. Hautmann 2014).

13.1.4.3 Physiotherapie

Die Ziele und PT-Maßnahmen sind ebenfalls abhängig vom Ausbreitungsgrad des Tumors.
Nach radikaler Zystektomie entsprechen die Ziele und Maßnahmen sowohl bei männlichen als auch bei weiblichen Patienten der PT-Behandlung nach gynäkologischer OP im Bauch- oder Genitalbereich (➤ 11.8.9).
Bei Metastasierung und tumorbedingten Beschwerden (z. B. Schmerzen, Ödeme) sollten Maßnahmen aus dem Bereich der Palliativversorgung (➤ 17.2) zur Anwendung kommen, um dem Patienten ein Höchstmaß an Lebensqualität zu ermöglichen.

13.1.5 Evidenz-/Bewertungslage

Um größtmögliche Aktualität in der Print- und Online-Version zu gewährleisten, stehen Informationen zu aktuell vorliegenden Studien im Online-Zusatzmaterial (➤ QR-Code) zur Verfügung.

Evidenzangaben

Literatur

13.2 Urologie des Mannes

Sandra Apelt

Der untere und obere Harntrakt werden zum **Harnsystem** (➤ Abb. 13.2.1) zusammengefasst. Es besteht aus dem Nierengewebe mit Sekretionsfunktion und den ableitenden Harnwegen (Nierenbecken, Nierenkelche, Harnleiter, Harnblase und Harnröhre) mit Transport-, Reservoir- und Entleerungsfunktion. Im Folgenden werden die Anatomie und Physiologie des unteren Harntrakts vorgestellt.

■ **Harnblase**

Die Harnblase liegt außerhalb der Bauchhöhle, z. T. wird sie von der beweglichen, vorderen Umschlagfalte des Bauchfells (Peritoneum) überzogen. Bei der Harnblase wird zwischen dem Boden, dem rückwärts gelegenen Fundus, dem Scheitel und den seitlichen Wänden unterschieden. Der Raum zwischen

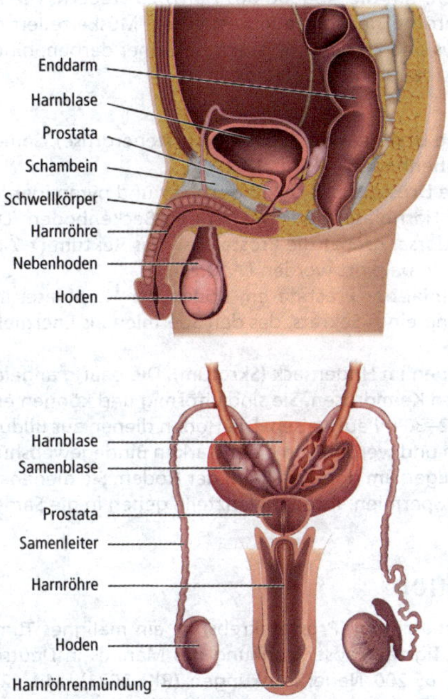

Abb. 13.2.1 Unterer Harntrakt und Genitalsystem des Mannes (oben: © bilderzwerg – Fotolia.com, unten: © blueringmedia – Fotolia.com).

den beiden Harnleitermündungen und der inneren Harnröhrenöffnung wird als Blasendreieck bezeichnet. Die Speicherkapazität der Harnblase beträgt beim Erwachsenen 400–500 ml.

Harnröhre

Die Harnröhre (Urethra) bildet gemeinsam mit der Harnblase den unteren Harntrakt. Sie beginnt am Blasenausgang, ist ca. 25 cm lang und durchschnittlich 7–9 mm breit, wobei die äußere Harnröhrenöffnung die engste Stelle ist. Es wird zwischen drei Anteilen von kranial nach kaudal unterschieden:

- Pars prostatica:
  - Lage zwischen dem inneren und äußeren Blasenschließmuskel (Mm. sphincter urethrae internus et externus),
  - im Verlauf befindet sich der Samenhügel mit Ausführungsgängen der Samenblasen und prostatischen Drüsen.
- Pars membranacea:
  - Umschlossen vom M. sphincter urethrae externus (willkürlich ansteuerbar).
- Pars cavernosa (auch Pars spongiosa):
  - Verläuft auf der ventralen Seite des Penis,
  - von einem eigenen Schwellkörper umgeben,
  - endet mit der äußeren Harnröhrenöffnung.

Muskulatur der Harnblase

Die Muskulatur der Harnblase (M. detrusor vesicae) weist eine besondere Struktur auf. Sie besteht aus einem Geflecht glatter Muskelzellen, die zirkulär, longitudinal und spiralig angeordnet sind. Am Blasenhals, im Bereich des M. sphincter urethrae internus, werden drei Muskelschichten aus glatter Muskulatur unterschieden. Diese werden durch das vegetative Nervensystem innerviert und sind somit nicht willkürlich beeinflussbar. Der M. sphincter urethrae externus kann willkürlich kontrolliert werden, um die Abgabe des Harns zu steuern. Die äußere Muskelschicht der Harnröhre und die quergestreiften Muskelzellen des M. sphincter urethrae externus sind an der Prostatakapsel, einer derben, bindegewebigen Hülle, die die Prostata umgibt, beteiligt.

■ **Männliche Genitalorgane**

Die männlichen Genitalorgane bestehen aus Prostata (Vorsteherdrüse), Samenblasen, Hoden (Testis) und Nebenhoden (➤ Abb. 13.2.1).

Die **Prostata** ist eine exokrine Drüse. Sie ist ca. 20 g schwer und pyramidenförmig. Die Basis grenzt an der Harnblase, der Apex an den Beckenboden (Diaphragma urogenitale). Nach dorsal grenzt die Prostata an das Rektum (➤ Abb. 13.2.1). An dieser Stelle kann sie palpiert werden (➤ 13.2.1.1).

Die **Samenblasen** liegen kranial der Prostata am Boden der Harnblase. Ihre Funktion besteht in der Bildung eines Sekrets, das den Spermien als Energielieferant zur Bewegung dient.

Hoden und Nebenhoden liegen im Hodensack (Skrotum). Die paarig angelegten Hoden sind die männlichen Keimdrüsen. Sie sind eiförmig und können eine Speicherkapazität zwischen 12–30 ml aufweisen. Die Hoden dienen zur Bildung von Sperma sowie Testosteron und werden von einer starken Bindegewebshülle umgeben. Die Nebenhoden liegen am dorsalen Rand der Hoden. Sie dienen zur Speicherung und Reifung der Spermien. Ihre Schwanzteile gehen in die Samenstränge über.

13.2.1 Prostatakarzinom

Epidemiologie: Das Prostatakarzinom (Prostatakrebs) ist ein maligner Tumor der Prostata. Es stellt die häufigste Krebserkrankung des Mannes in Deutschland dar. Jährlich gibt es ca. 65.200 Neuerkrankungen (RKI 2021). Mit 12 % steht das Prostatakarzinom in Deutschland an zweiter Stelle aller tödlich verlaufenden Tumorerkrankungen beim Mann (ebd.). Das mittlere Erkrankungsalter beträgt ca. 71 Jahre. Pro Jahr sterben in Deutschland ca. 14.960 Patienten an den Folgen eines Prostatakarzinoms.

Ätiologie: Die Ursachen für die Entstehung sind bislang nicht bekannt.

Risikofaktoren:

- Alter,
- familiäre Disposition.
- Nicht gesicherte Risikofaktoren:
  - Sozioökonomische Faktoren,
  - genetische Disposition,
  - chronische Entzündung der Prostata,
  - sexuell übetragbare Krankheiten,
  - vorangegangene Vasektomie (Durchtrennung der männlichen Samenleiter im Hodensack),
  - Adipositas,
  - Diabetes mellitus.

13.2.1.1 Diagnostik

Im Rahmen des gesetzlichen Krebsfrüherkennungsprogramms haben Männer ab 45 Jahren einmal jährlich Anspruch auf eine Tastuntersuchung der Prostata (digitale rektale Untersuchung). Die Kosten für diese Untersuchung trägt die GKV. Zusätzlich wird eine Blutuntersuchung, der sog. PSA-Test, empfohlen. Dieser gehört jedoch nicht zum Leistungsumfang der GKV. Der Test weist im Blut das prostataspezifische Antigen (PSA) nach. Ein erhöhter PSA-Wert kann auf Krebs hindeuten, aber auch andere Ursachen haben. Bei 75 % der Männer mit erhöhtem PSA-Wert wird in der anschließenden Gewebeprobe durch Stanz- oder Nadelbiopsie kein Karzinom diagnostiziert.

13.2.1.2 Therapie

Die Therapie des Prostatakarzinoms richtet sich nach dem Stadium (Größe, Ausbreitung, Metastasen), in dem es diagnostiziert wird. Grundsätzlich wird zwischen Behandlungen mit dem Ziel der Heilung (Kuration) oder mit dem Ziel der ausschließlichen Linderung von Beschwerden (Palliation ➤ 17) unterschieden.
Eine **kurative Behandlung des Prostatakarzinoms** ist lediglich im organbegrenzten Stadium möglich. Das Tumorgewebe soll durch operative Verfahren (radikale Prostatektomie) oder durch Bestrahlung vollständig zerstört bzw. entfernt werden. Zur Durchführung einer radikalen Prostatektomie kommen folgende OP-Verfahren bzw. operative Zugänge in Betracht:
- Retropubisch,
- perineal,
- laparoskopisch (intra- oder extraperitoneal),
- roboter-assistiert laparoskopisch (intra- oder extraperitoneal).

Patienten mit einem lokal begrenzten, klinisch nicht metastasierten Prostatakarzinom sollen auch über das Konzept der Aktiven Überwachung aufgeklärt werden. Palliative Strategien sind Watchful Waiting und Androgendeprivation sowie medikamentöse, operative und Bestrahlungsmaßnahmen zur Symptomvorbeugung und -behandlung.

> **Nebenwirkungen der radikalen Prostatektomie:** Harninkontinenz (➤ 13.2.2) und erektile Dysfunktion gehören zu den häufigsten Nebenwirkungen und mindern die Lebensqualität des Patienten. Vor Durchführung einer radikalen Prostatektomie sollte der Patient über die Möglichkeit einer potenzerhaltenden (nerverhaltenden) OP-Methode aufgeklärt werden. Da es sich beim Prostatakarzinom um eine im Allgemeinen langsam progrediente Erkrankung mit langen Gesamtüberlebenszeiten auch ohne therapeutische Intervention handelt, sind die durch eine Therapie gewonnenen Lebensjahre gegen einen Verlust an Lebensqualität durch Therapiefolgen abzuwägen.

13

13.2.2 Harninkontinenz nach Prostatektomie

Harninkontinenz bezeichnet einen unwillkürlichen Harnabgang.
Ätiologie: Infolge der Prostatektomie verändert sich die Anatomie des unteren Harntrakts. Der M. sphincter urethrae internus wurde entfernt. Je nach Tumorgröße kommt es durch das Herauslösen der Prostata zur Schädigung des M. sphincter urethrae externus. Der Blasenhals und die vesikourethrale Anastomose (operative Blasen-Harnröhren-Verbindung) befinden sich an der Stelle, an der sich ursprünglich die Prostata befand (➤ Abb. 13.2.2) und sind vorübergehend ödematös und unelastisch. Die Pars prostatica der Urethra, die physiologisch 2,5–3 cm beträgt, verkürzt sich durch das Entfernen der Prostata auf 1,5 cm. Zusätzlich beeinflussen Nahtmaterial und Anastomosentechnik die funktionelle Urethralänge und die Gewebeelastizität. Die Kontinenz wird nur noch durch den M. sphincter urethrae externus gewährleistet. Myogene Sphinkterschädigung, eine nicht ausreichende Länge der funktionellen Urethra und eine gestörte Blasenfunktion verursachen die nach der OP auftretende Harninkontinenz.

■ Einteilung

Die International Continence Society unterteilt die Harninkontinenz in fünf Formen (➤ 11.6.3):
- Belastungsinkontinenz (Stressinkontinenz),
- Dranginkontienz (Urgeinkontinenz),
- Überlaufinkontinenz,
- Reflexinkontinenz,
- extraurethrale Inkontinenz.

Nach der Prostatektomie kommt es in den meisten Fällen zu einer Mischform aus Belastungs- und Dranginkontinenz (sog. Mischinkontinenz).
Die **Belastungsinkontinenz** wird in drei Schweregrade eingeteilt (➤ Tab. 13.2.1). Des Weiteren kann eine Einteilung nach der Menge des Harnverlusts vorgenommen werden (z. B. Pad-Test ➤ 11.6.3.1 Box).

Tab. 13.2.1 Schweregrade Belastungsinkontinenz.

Schweregrad	Symptome
Grad I	Unwillkürlicher Harnverlust bei heftiger Drucksteigerung im Bauchbereich, z. B. durch Niesen, Husten, Lachen oder schwere körperliche Belastung.
Grad II	Unwillkürlicher Harnverlust bei mittelstarker Drucksteigerung im Bauchbereich, z. B. durch Laufen oder Treppensteigen.
Grad III	Unwillkürlicher Harnverlust bei geringer Drucksteigerung im Bauchbereich, auch im Liegen.

13.2.2.1 Diagnostik

Nach eingehender Anamnese (➤ 2.1.2) führt der Arzt im Rahmen der klinischen Untersuchung eine allgemeine körperliche Untersuchung (➤ 13.2.2.3.1) im Hinblick auf mögliche Therapieoptionen (PT, Verhaltenstherapie) durch. Hinzu kommen Untersuchungen der äußeren Genitalien sowie rektale und neurologische Tests. Des Weiteren wird eine Urinanalyse durchgeführt und ggf. ein Pad-Test (➤ 11.6.3.1 Box), ein Miktionstagebuch oder Inkontinenzfragebogen (z. B. International Consultation on Incontinence Modular Questionnaire – Short Form, ICIQ-SF) angewendet. Im Rahmen der erweiterten Diagnostik können zusätzlich Sonografien (➤ 2.4.15) (Blasenfüllung, Restharnbestimmung), urodynamische Untersuchungen und Laboruntersuchungen erfolgen.

13

13.2.2.2 Therapie

- **Konservativ:**
  - Beckenbodentraining (➤ 11.6.4), insbesondere M. sphincter urethrae externus,
  - Biofeedback (➤ 2.4.12), Elektrostimulation oder Magnetfeldstimulation.
- **Medikamentös:**
  - α- bzw. β-Rezeptor-Agonisten,
  - Serotonin-/Noradrenalinwiederaufnahme-Hemmer.
- **Operativ:**
  - Paraurethrale Injektion,
  - Schlingensysteme,
  - artifizielle Sphinktersysteme.

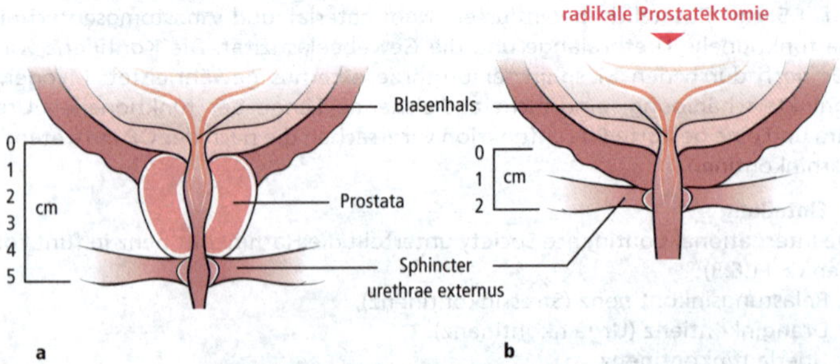

Abb. 13.2.2 Schematische Darstellung des Zustands vor Prostatektomie (**a**) und nach der OP (**b**).

13.2.2.3 Physiotherapie

13.2.2.3.1 Physiotherapeutischer Befund

Anamnese:
- Medikamentenanamnese (➤ 2.1.2.3),
- Vor- und Begleiterkrankungen mit Auswirkung auf den unteren Harntrakt,
- bisherige Versorgung der Inkontinenz,
- Hilfsmittelgebrauch,
- Lebensqualität/Leidensdruck.

Besonders wichtig ist die Erhebung einer umfassenden **Miktionsanamnese** durch Miktionsprotokoll oder -tagebuch:
- Miktionsfrequenz bei Tag und Nacht,
- Miktionsmenge,
- Inkontinenzmenge und -häufigkeit,
- Körperhaltung während der Miktion,
- Startschwierigkeiten,
- Harnstrahlqualität,
- kontinuierlicher/intermittierender Miktionsverlauf,
- Einsatz der Bauchpresse,
- Dysurie/Algurie (erschwerte und/oder schmerzhafte Blasenentleerung),
- Hämaturie (vermehrtes Vorkommen von Erythrozyten im Urin),
- Trinkanamnese,
- Erfragen der funktionellen Fähigkeiten und Defizite.

Inspektion:
- Allgemeine Inspektion (z. B. Körperhaltung, Verhaltensmuster) (➤ 2.1.3),
- Inspektion im Bereich des Beckenbodens (z. B. Narben, Ödeme ➤ 11.6.1).

Palpation: Digitale rektale Tast- und Funktionsuntersuchung (Narben, Ödeme, Schmerz, Muskeltonus, Beckenbodenanspannung, Husten).
Messbefund: Langzeit-Pad-Test (Sammeln und Abwiegen von Urinvorlagen über 24 bzw. 48 Stunden) oder Kurzzeit-Pad-Test (Durchführen definierter körperlicher Aktivitäten mit Urinvorlage über 20 Minuten, im Anschluss: Abwiegen des Urinverlusts) (➤ 11.6.3.1 Box).

13.2.2.3.2 Therapieziele

Im Vorfeld sollten die Behandlungsziele von Patient und Th. abgestimmt werden. Nach ICF-Klassifikation können folgende Therapieziele getroffen werden:
Struktur- und Funktionsebene (ICF):
- Patientenedukation: Vermitteln von Anatomie und Funktionen,
- Reduzieren der Vorlagenanzahl,
- Reduzieren der Drangsymptomatik, Miktionsfrequenz,
- Steigerung der Blasen-Compliance,
- Verbessern von Trink- und Toilettenverhalten,
- Vermitteln der korrekten Muskelkontraktion (Anspannung des Beckenbodens),
- Verbessern der urethralen Sphinkterfunktion,
- Erarbeitung der Koordination von Atmung und Beckenboden.

Aktivitäts- und Partizipationsebene (ICF):
- Durchführen von ADL ohne Urinverlust,
- Steigerung der allgemeinen Kondition,
- Ausüben von Beruf, Hobby und Sport ohne Urinverlust,
- Verbesserung der erektilen Dysfunktionen,
- Erreichen von Kontinenz.

13.2.2.3.3 Kontraindikationen

Bei folgenden Beschwerden sollte die PT nicht durchgeführt werden:
- Lokale oder globale Entzündungszeichen,
- starke Schmerzen bei Anspannung des Beckenbodens,
- Vorliegen von Knochenmetastasen, z. B. im Bereich der LWS: Anpassung der aktiven Therapie.

Die digitale rektale Untersuchung sollte nicht angewendet werden, wenn
- der operative Eingriff kürzlich durchgeführt wurde,
- der Patient ablehnt oder psychische Störungen aufweist.

13.2.2.3.4 Physiotherapeutische Behandlung

Struktur- und Funktionsebene (ICF):
- Patientenedukation:
  - Vermittlung der anatomischen und physiologischen Zusammenhänge zur Funktion des Beckenbodens, insbesondere M. sphincter urethrae externus,
  - Aufklärung über Verhalten hinsichtlich Trinkmenge und Blasenfüllung.
- Trainieren einer kontrollierten Anspannung des Beckenbodens (Ausschließen der Anspannung von M. rectus abdominis, Glutealmuskulatur und Adduktoren), insbesondere M. sphincter urethrae externus,
- Verbesserung der Körperwahrnehmung bezüglich Körperfunktionen im Alltag, z. B. Bewegungsübergänge vom Sitz zum Stand,
- ggf. Einsatz von apparativem Biofeedback (➤ 2.4.12) und/oder Elektrostimulation sowie Ultraschall (➤ 3.16.2) zur Unterstützung des Funktionstrainings.

Aktivitäts- und Partizipationsebene (ICF):
- Training der Beckenbodenmuskulatur in Alltagssituationen, v. a. bei höheren Belastungen (z. B. Schuhe zubinden, Aufstehen, Hinsetzen),
- Training zur Steigerung der allgemeinen Kondition,
- Umsetzen des Erlernten in Beruf und Freizeit, z. B. beim Sport.

Evidenz-/Bewertungslage: ➤ Link am Kapitelende.

13.2.3 Evidenz-/Bewertungslage

Um größtmögliche Aktualität in der Print- und Online-Version zu gewährleisten, stehen Informationen zu aktuell vorliegenden Studien im Online-Zusatzmaterial (➤ QR-Code) zur Verfügung.

Evidenzangaben

Literatur

13.3 Nierenerkrankungen

Sandra Apelt

13.3.1 Oberer Harntrakt

Die Nieren bilden mit den Harnleitern (Ureter) den oberen Harntrakt (➤ Abb. 13.3.1). Dieser liegt retroperitoneal, steht aber in unmittelbarem Kontakt mit dem Bauchfell. Die Nieren sind paarig angelegt, bohnenförmig, ca. 10–12 cm lang und 5–6 cm breit. Auf der rechten Seite liegt die Niere meist 2–3 cm mehr kaudal, da die Leber i. d. R. sehr raumfordernd ist. Gesunde Nieren sind aufgrund ihrer Lage nicht tastbar, da sie dorsal von der Rückenmuskulatur, ventral durch die Bauchorgane und lateral jeweils durch die 11. und 12. Rippe geschützt werden.

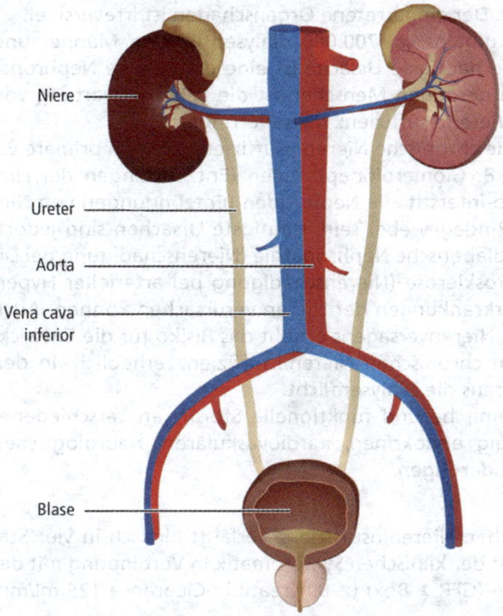

Abb. 13.3.1 Harnsystem (© Bilderzwerg – Fotolia.com).

■ **Funktionen der Niere**

- Regulation des Wasserhaushalts,
- Ausgleichen der Bilanz von Natrium- und Kalium-Ionen,
- Hauptorgan für die Ausscheidung von Stoffwechselendprodukten (harnpflichtige, stickstoffhaltige, toxische Substanzen),
- Regulation des Salz- und Säure-Base-Haushalts,
- Hydroxylierung des Vorläufermoleküls zu aktivem Vitamin D3,
- Produktion von Erythropoetin (Glykoprotein-Hormon, das als Wachstumsfaktor für die Bildung von Erythrozyten während der Hämatopoese verantwortlich ist),
- Blutdruckregulation durch das Renin-Angiotensin-Aldosteron-System (RAAS),
- Konservierung von Glukose, Aminosäuren, Salzen.

■ **Funktionen der Harnleiter**

Transport von Harn aus dem Nierenbecken zur Harnblase.

13.3.2 Chronische Niereninsuffizienz

Bei einer chronischen Niereninsuffizienz (auch chronisches Nierenversagen, chronische Nierenkrankheit) verschlechtert sich die Nierenfunktion über einen langen Zeitraum kontinuierlich, so dass die Nieren nicht mehr ihren Aufgaben nachkommen, harnpflichtige, stickstoffhaltige Substanzen auszuscheiden.
Chronische Niereninsuffizienz ist definiert durch:

- Abweichungen der Struktur und/oder Funktion der Nieren von der Norm,
- verminderte Nierenfunktion über einen Zeitraum, der länger als drei Monate besteht,
- Auswirkungen auf den allgemeinen Gesundheitszustand.

Eine **terminale Niereninsuffizienz** liegt bei einem vollständigen Versagen der Nierenfunktion vor. Sie ist gekennzeichnet durch eine verminderte Nierenleistung von mind. 85 % im Vergleich zur physiologischen Nierenleistung und der Notwendigkeit einer Nierenersatztherapie in Form von Dialysebehandlung oder Nierentransplantation. Der eingetretene Organschaden ist irreversibel.
Epidemiologie: Weltweit gibt es ca. 700.000 dialysepflichtige Männer und Frauen (Verhältnis 1 : 1). Die häufigste Ursache ist eine diabetische Nephropathie (s. u.). Im Vergleich zu gesunden Menschen ist die Lebenserwartung von Patienten mit chronischer Niereninsuffizienz meist verringert.
Ätiologie: Ursachen für eine chronische Niereninsuffizienz können primäre Erkrankungen der Nieren, z. B. Glomerulonephritiden (Entzündungen der Nierenkörperchen) oder tubulo-interstitielle Nephritiden (Entzündungen von Nierenkanälchen und Nieren-Bindegewebe) sein. Häufigste Ursachen sind jedoch Systemerkrankungen, z. B. diabetische Nephropathie (Nierenschädigung bei Diabetes mellitus) und Nephrosklerose (Nierenschädigung bei arterieller Hypertonie), welche sekundäre Erkrankungen der Nieren verursachen können. Auch das Auftreten eines akuten Nierenversagens erhöht das Risiko für die Entwicklung einer fortschreitenden chronischen Niereninsuffizienz erheblich. In den meisten Fällen resultiert daraus die Dialysepflicht.
Klinisch zeigen sich biochemische und funktionelle Störungen verschiedener Organsysteme mit vorrangig endokrinen, kardiovaskulären, neurologischen und hämatologischen Veränderungen.

■ Einteilung

Die Einteilung der chronischen Niereninsuffizienz verläuft klinisch in vier Stadien (➤ Tab. 13.3.1). Sie folgt der klinischen Symptomatik in Verbindung mit der glomerulären Filtrationsrate (GFR ➤ Box) (z. B. Kreatinin-Clearance 125 ml/min = 100 %).

> Die **glomeruläre Filtrationsrate (GFR)** ist ein wichtiger Parameter zur Beurteilung der Nierenfunktion. Sie gibt das Volumen an, welches pro Zeiteinheit von den Glomeruli der Nieren filtriert wird. Als physiologisch gelten Werte zwischen 95–150 ml/min. Die Ermittlung des Wertes erfolgt durch die Kreatinin-Clearance (bevorzugt im klinischen Alltag eingesetzt) oder Inulin-Clearance. Bei der Kreatinin-Clearance werden Harn- und Serumkreatinin sowie die 24-Stunden-Harnmenge bestimmt.

Tab. 13.3.1 Einteilung der chronischen Niereninsuffizienz.

Stadium	Definition	Pathophysiologische Veränderungen und Symptome
Stadium I	subklinische Niereninsuffizienz (GFR 50–80 %)	Erhaltung der regulativen Funktionen der Nieren: Harnstoff und Kreatinin steigen nicht über oberen Normbereich. **Symptome:** Müdigkeit, leichte Erschöpfung, häufiges Wasserlassen (Polyurie), oft auch nachts (Nykturie).

Stadium	Definition	Pathophysiologische Veränderungen und Symptome
Stadium II	kompensierte Retention (GFR 20–50 %)	Serumspiegel der Retentionsparameter Harnstoff und Kreatinin steigen an (hauptsächlich laborchemische Veränderungen). **Symptome:** Anämie, Hypertonie, sekundärer Hyperparathyreoidismus (Knochenschmerzen, Magen-Darm-Probleme, rheumatische Beschwerden), Auftreten einer gelblichen Hautfarbe (Urochrome).
Stadium III	präterminale Niereninsuffizienz (Präurämie) (GFR 10–20 %)	Zunehmende Störung des Salz- und Wasserhaushalts: Bildung von Ödemen an Beinen und in der Lunge, Folgen: arterielle Hypertonie und Herzinsuffizienz. **Symptome:** Übelkeit, morgendliches Erbrechen, Leistungsabfall, Juckreiz, Konzentrationsschwäche, Magen-Darm-Probleme, Atemnot, Gefühlsstörungen. → Die Symptome sind durch konservative Maßnahmen beherrschbar.
Stadium IV	terminale Niereninsuffizienz (Urämie) (GFR 5–10 %)	**Symptome:** Vollbild der Urämie: strenger Mundgeruch (urämischer Fötor), Denk- und Konzentrationsstörungen (urämische Enzephalopathie), Übelkeit und Brechreiz, Entzündung der Magenschleimhaut (urämische Gastritis) mit Blutung im Magen-Darm-Trakt, Entzündung des Herzbeutels (urämische Perikarditis), Entzündung des Lungenfells (urämische Pleuritis), Gefühlsstörungen und motorische Störungen durch Erkrankungen der Nerven (urämische Polyneuropathie), Blutungsneigung durch Mangel an Thrombozyten, im schlimmsten Fall Bewusstlosigkeit (urämisches Koma). → Die Symptome sind konservativ nicht mehr beherrschbar: es besteht die Notwendigkeit von Nierenersatzverfahren.

13.3.2.1 Diagnostik

In den Stadien I–III verläuft eine chronische Niereninsuffizienz meist ohne Symptome, die eindeutig auf eine Nierenerkrankung schließen lassen (➤ Tab. 13.3.1). Daher ist es wichtig, in der Anamnese die Risikofaktoren sorgfältig zu erheben. Die körperliche Untersuchung (kardiovaskuläre, pulmonale, abdominale Untersuchung) kann Hinweise zur Verschlechterung der Nierenfunktion geben. Die Blutuntersuchung gibt Aufschluss über die Kreatinin-Clearance und Serumkreatinin. Die Urindiagnostik beinhaltet die mikroskopische Untersuchung des Urins auf Erythrozyten, Leukozyten und Albumin sowie die Bestimmung der GFR.

13.3.2.2 Therapie

■ Prophylaxe

Durch Prophylaxe und frühzeitige Diagnostik kann der Krankheitsverlauf einer chronischen Niereninsuffizienz positiv beeinflusst und die Anzahl potenzieller Dialysepatienten vermindert werden.

- Früherkennung durch Nachweis von Eiweiß und Albumin im Urin,
- Früherkennung durch Kreatinin-Bestimmung im Blut bei Risikopatienten.
- Veränderung von Lebensgewohnheiten zur Prophylaxe von arterieller Hypertonie und Diabetes mellitus:
  - Reduktion von Übergewicht,
  - regelmäßiger Sport,
  - kochsalzarme Ernährung,
  - regelmäßiger Verzehr von reichlich Obst und Gemüse,

  - Ernährung mit ungesättigten Fettsäuren,
  - Verzicht auf Nikotin und Alkohol.
- Medikamentöse Maßnahmen:
  - Konsequente medikamentöse Behandlung von Diabetes mellitus und arterieller Hypertonie,
  - Progressionshemmung der Nierenerkrankung, z. B. durch Meiden von nierenschädlichen Medikamenten (NSAR, Aminoglykoside).

Stadium I–III

Bei Patienten mit bekannter Niereninsuffizienz werden primär Maßnahmen zur Verhinderung des Fortschreitens getroffen. Dazu wird zunächst die verursachende Erkrankung behandelt, z. B. Einstellung des Diabetes mellitus. Darüber hinaus soll das Fortschreiten der Niereninsuffizienz durch folgende Maßnahmen verhindert werden:

- Einstellen des Blutdrucks (Zielblutdruck: ca. 130/80 mmHg mit ACE-Hemmern oder Angiotensin-II-Rezeptorblockern),
- kochsalzarme Ernährung,
- Aufnahme von 0,8–1,0 g Protein pro Kilogramm Körpergewicht,
- Kontrolle von Flüssigkeitsaufnahme und -ausscheidung,
- Verzicht auf Substanzen, die das Fortschreiten der Niereninsuffizienz fördern (z. B. Nikotin, Medikamente) oder die Niere schädigen (z. B. Analgetika oder NSAR),
- Vermeiden von Situationen, die zu einer Verschlechterung der Nierenfunktion beitragen, z. B. Harnwegsinfekte, Dehydrierung des Körpers durch Durchfall oder Erbrechen,
- Behandlung eines sekundären Hyperparathyreoidismus,
- Behandlung einer renale Anämie,
- Vermeiden phosphat- und kaliumreicher Nahrungsmittel (z. B. bei Gemüse auf kaliumreduzierte Zubereitung achten),
- Behandlung einer Azidose,
- Medikamentenreduktion.

Stadium IV

In Stadium IV muss eine Nierenersatztherapie (Dialyse oder Nierentransplantation) erfolgen. Ohne diese Maßnahmen führen die Symptome der Urämie zum Tod des Patienten.

13.3.2.3 Physiotherapie

Die Patienten sind durch die in vielen Fällen vorliegende Multimorbidität (z. B. Herzinsuffizienz, KHK, pAVK ➤ 9.2) und ggf. durch die Dialyse vermehrt immobil. Durch aktive Bewegung und Rehabilitationsmaßnahmen können die Risikofaktoren und der Krankheitsverlauf einer chronischen Niereninsuffizienz positiv beeinflusst werden. Daher werden laut Versorgungsleitlinie Nationale VersorgungsLeitlinie Nierenerkrankungen bei Diabetes im Erwachsenenalter 2010 für Patienten mit Nierenerkrankungen im Vordialysestadium, bei dialysepflichtigen und bei nierentransplantierten Patienten Rehabilitationsmaßnahmen in spezialisierten Rehabilitationseinrichtungen mit nephrologischer Fachkompetenz empfohlen.

13.3.2.3.1 Physiotherapeutischer Befund

Anamnese:

- Medikamentenanamnese (➤ 2.1.2.3),
- Vor- und Begleiterkrankungen,
- bisherige Versorgung und Gebrauch von Hilfsmitteln,
- Lebensqualität/Leidensdruck.

Inspektion:

- Allgemeine Inspektion (Körperhaltung, Verhaltensmuster) (➤ 2.1.3),
- Atmung (Atemmuster) (➤ 9.1.1).

Palpation (➤ 2.1.4.1):
- Haut,
- Muskulatur.

Messbefund:
- Puls, Blutdruck, Atemfrequenz,
- ggf. Muskelfunktionsprüfung: Krafttests (➤ 2.1.5.2),
- ggf. Ausdauerbelastungstest: 6MGT (➤ 3.7.7.8.2).

13.3.2.3.2 Therapieziele

Struktur- und Funktionsebene (ICF):
- Patientenedukation: Vermitteln von Anatomie und physiologischen Funktionen,
- Steigerung der aeroben Ausdauer,
- Verbesserung der Muskelfunktion und -kraft,
- Verbesserung der Koordination,
- Förderung der Körperwahrnehmung.

Aktivität- und Partizipationsebene (ICF):
- Steigerung der allgemeinen Kondition,
- Förderung der ADL,
- Ermöglichen von Beruf, Hobby und Sport.

13.3.2.3.3 Kontraindikationen

Bei Patienten mit Nierenersatztherapie sind folgende therapiespezifische Faktoren zu beachten:
- Punktionsstelle am Shunt-Arm während der PT durch Verband schützen, um Verletzungen der arteriovenösen Fistel und Schmerzen zu vermeiden,
- Uhren und Armbänder während der PT ablegen (auf keinen Fall am Shunt-Arm tragen),
- keine Blutdruckmessung am Shunt-Arm,
- Pulsfrequenzmessung bevorzugt am Shunt-Arm,
- keine ausgiebigen Stützübungen und Übungen, bei denen die Arme längere Zeit über dem Kopf gehalten werden,
- Haupttrainingstag sollte der Tag zwischen den Dialysebehandlungen sein, da bei den meisten Patienten zu diesem Zeitpunkt Wasser-, Säure-Base- und Elektrolythaushalt relativ ausgeglichen sind.

Bei nierentransplantierten Patienten ist bei der Durchführung von PT Folgendes zu beachten:
- Verletzbarkeit des Transplantats in der Fossa iliaca direkt unter der Bauchdecke,
- die Verminderung der Perfusion des Transplantats,
- die Nebenwirkungen der immunsuppressiven Therapie,
- Übungen in BL und extreme Dehnübungen im Rumpfbereich vermeiden.

13.3.2.3.4 Physiotherapeutische Behandlung

Bewegungstherapeutische Maßnahmen werden durch die kardialen Symptome geleitet, nicht durch die Niereninsuffizienz. Die individuelle kardiovaskuläre Belastbarkeit des Patienten sowie krankheitsbedingte Besonderheiten und Begleiterscheinungen sind zu berücksichtigen.

- Kräftigungsübungen: z. B. PNF (➤ 3.7.3), Übungen mit dem Theraband®, MTT (➤ 3.6),
- Ausdauertraining: z. B. auf Fahrradergometer, Laufband, Nordic Walking,
- Ggf. Shunttraining: nach operativer Anlage des Dialyse-Shunts bis zu zehn Mal täglich jeweils fünf Minuten Hand fausten, z. B. mit einem Schaumstoffball.

Evidenz-/Bewertungslage: ➤ Link am Kapitelende.

13

13.3.3 Nierenkarzinom

Das Nierenkarzinom ist ein bösartiger Tumor der Niere. 2018 erkrankten in Deutschland ca. 14.800 Patienten. Männer sind ca. zweimal häufiger betroffen als Frauen. Das mittlere Erkrankungsalter beträgt bei Männern 68 Jahre, bei Frauen liegt es bei 71 Jahren (RKI 2021).

Risikofaktoren:

- Genetische Disposition:
  - Von-Hippel-Lindau-Syndrom,
  - Birt-Hogg-Dubé-Syndrom.
- Erworbene Faktoren, z. B.
  - Adipositas,
  - chronische Niereninsuffizienz,
  - Nierentransplantation,
  - Nikotinabusus (auch Passivrauchen),
  - geringe körperliche Aktivität,
  - arterielle Hypertonie,
  - antihypertensive Therapie,
  - berufliche Expositionen (langjährige Trichlorethenexposition, z. B. in der Druck-, Textil- oder Metallindustrie).

Einteilung

- Nierenzellkarzinom (Hypernephrom, ca. 95 %),
- Urothelkarzinom,
- Weitere:
  - Non-Hodgkin-Lymphome (➤ 10.3.4),
  - Sarkome,
  - im Kindesalter Nephroblastome (Wilms-Tumor).

13

Die Klassifikation des jeweiligen Tumors (➤ Tab. 13.3.2) erfolgt auf der Basis der TNM- und der UICC-Kriterien (➤ 10.1.6).

Tab. 13.3.2 Klassifikation Nierenzellkarzinom.

Stadium	Primärtumor	Lymphknoten	Fernmetastasen
I	T1 T1a T1b	N0	M0
II	T2a T2b	N0	M0
III	T3a T3b T3c T1–3	N0 N1	M0
IV	T4 alle T	N0, N1 alle N	M0 M1

13.3.3.1 Diagnostik

Prophylaxe und Früherkennung: Zur Prophylaxe wird die Vermeidung der Risikofaktoren Nikotinabusus und Übergewicht empfohlen.
Eine Früherkennungsuntersuchung wird bislang nicht durchgeführt. Familien, bei denen das Von-Hippel-Lindau-Syndrom vorkommt, wird eine genetische Beratung empfohlen.
Symptome: Das Nierenzellkarzinom ist symptomarm oder bleibt über längere Zeit asymptomatisch.

- Eventuell treten lokal bedingte Symptome auf:
  - Schmerzlose Makrohämaturie,
  - Flankenschmerz,
  - neu aufgetretene Varikozele.

Cave

Red Flags: Allgemeine Krankheitszeichen eines Karzinoms wie Gewichtsabnahme, Müdigkeit, Anämie, Fieber unklarer Genese können einen Hinweis auf ein Nierenzellkarzinom geben.

Im fortgeschrittenen Krankheitsstadium können Symptome auftreten, die durch Metastasen verursacht werden. Bei Befall des Skeletts klagen die Patienten über Knochenschmerzen, bei pulmonaler Manifestation über Husten und Dyspnoe oder bei Auftreten von Metastasen im zerebralen Bereich über neurologische Ausfälle. Die häufigsten Manifestationen für Fernmetastasen sind Lunge, Knochen und Leber.
Bei neu auftretenden Symptomen wird nach eingehender Anamnese und körperlicher Untersuchung folgende Diagnostik durchgeführt:

- Sonografie: Nieren und Abdomen (➤ 2.4.15),
- Mehrphasen-CT: Abdomen (ggf. mit Kontrastmittel) (➤ 2.4.17),
- MRT (ggf. mit Kontrastmittel) (➤ 2.4.16),
- Laboruntersuchung: Blutbild, Elektrolyte (Na^+, K^+, Ca^{2+}), Laktat-Dehydrogenase, Nierenfunktion, Leberwerte, einschließlich Albumin, Gerinnung, Urinstatus, Kreatinin-Clearance (bei V. a. Niereninsuffizienz) (➤ 2.4.13, ➤ Tabelle im Anhang).

13.3.3.2 Therapie

Die wirksamsten kausalen Therapieverfahren sind operative Verfahren und die Systemtherapie. Bei einem lokal begrenzten Nierenzellkarzinom ist die chirurgische Resektion die einzige kurative Option. Neben der radikalen Tumornephrektomie wird zunehmend die Tumorresektion unter Erhalt der Niere (Nephron Sparing Surgery, NSS) angewendet. In Abhängigkeit der Tumorklassifikation werden folgende Therapiemaßnahmen (➤ Tab. 13.3.3) empfohlen:

Tab. 13.3.3 Stadienabhängiges Therapieprozedere bei Nierenkarzinom.

Stadium	Therapie
I	partielle Nephrektomie
II	partielle Nephrektomie oder radikale Nephrektomie
III	partielle Nephrektomie oder radikale Nephrektomie
IV ohne Fernmetastasen	radikale Nephrektomie
IV mit resektablen Fernmetastasen	radikale Nephrektomie und Metastasenresektion
IV mit irresektablen Fernmetastasen	medikamentöse Therapie und ggf. lokale Therapie von Metastasen

Prognose

In Deutschland beträgt die relative 5-Jahres-Überlebensrate ca. 76–78 %, in Abhängigkeit vom Stadium bei Erstdiagnose und histologischem Subtyp. Eine Chance auf Kuration besteht nur durch chirurgische Entfernung des Tumors in lokal begrenzten Stadien. Patienten mit nicht klarzelligem Karzinom haben eine ungünstige Prognose. Bei Patienten mit metastasiertem Karzinom beträgt die mittlere Lebenserwartung 24–30 Monate.

13.3.3.3 Physiotherapie

13.3.3.3.1 Physiotherapeutischer Befund

Entsprechend der Befunderhebung in der Onkologie (➤ 10.1.5, ➤ 10.1.6).

13.3.3.3.2 Therapieziele

Die Behandlungsziele sollten von Patient und Th. gemeinsam im Vorfeld abgestimmt werden. Nach ICF-Klassifikation können folgende Therapieziele getroffen werden:

Struktur- und Funktionsebene (ICF):
- Pneumonieprophylaxe (➤ 3.1.2.1),
- Verbesserung der allgemeinen Leistungsfähigkeit.

Aktivitäts- und Partizipationsebene (ICF):
- Verbesserung der ADL,
- Steigerung der allgemeinen Kondition,
- Ausübung von Beruf, Hobby und Sport.

13.3.3.3.3 Kontraindikationen

Keine aktive Therapie bei Fieber und Nebenwirkungen von medikamentöser Therapie, z. B. Erbrechen.

13.3.3.3.4 Physiotherapeutische Behandlung

Struktur- und Funktionsebene (ICF):
- Patientenedukation: Aufklärung über das Verhalten und dem Umgang mit der Krebserkrankung,
- Vermittlung der Bedeutung körperlicher Aktivität.

Aktivitäts- und Partizipationsebene (ICF):
- Erlernen von Atemübungen, Hustentechniken und sekretlösenden Techniken, z. B. Dehnlagerungen (➤ 3.1.3.3),
- Training zur Verbesserung der Ausdauerleistungsfähigkeit, z. B. Fahrradergometer, (Nordic) Walking, Aquagymnastik und Schwimmen,
- Kräftigung der Muskulatur, z. B. PNF (➤ 3.7.3), mit Hilfsmitteln wie Theraband®, Gerätetraining,
- ggf. Balneotherapie bei Varikosis/Ödemen (z. B. Wassertreten, Wechselgüsse der Beine),
- ggf. Wärmeanwendungen (z. B. Wärmepackung im Schulter- und Nackenbereich),
- Umsetzen des Erlernten in den Alltag.

Evidenz-/Bewertungslage: ➤ Link am Kapitelende.

13.3.4 Evidenz-/Bewertungslage

Um größtmögliche Aktualität in der Print- und Online-Version zu gewährleisten, stehen Informationen zu aktuell vorliegenden Studien im Online-Zusatzmaterial (➤ QR-Code) zur Verfügung.

Evidenzangaben

Literatur

14 Zahn-Mund-Kieferheilkunde

Klaas Stechmann

Die Zahn-Mund-Kieferheilkunde (ZMK) beschäftigt sich mit den Funktionssystemen der Zähne, des Munds und des Kiefers. Neben diesen Strukturen werden auch Wechselbeziehungen zum Rest des Organismus berücksichtigt. Die Zahnmedizin ist ein eigenständiges Fachgebiet mit einem klar abgegrenzten Handlungsfeld (➤ Tab. 14.0.1). Die Verselbstständigung der Zahnheilkunde (d. h., die Loslösung von der allgemeinen Medizin) begann bereits Anfang des 18. Jahrhunderts in Frankreich. Durch diese Autonomie entstanden zunehmend fortschrittliche Behandlungsmethoden, u. a. auch auf dem Gebiet der Prothetik und kieferorthopädischen Chirurgie. Die Deutsche Gesellschaft für Zahn-, Mund- und Kieferheilkunde wurde 1859 gegründet. 1884 entstanden die ersten zahnmedizinischen Lehrstühle an Universitäten. Die ZMK beinhaltet auch andere medizinische Fachberufe wie Zahntechniker und Zahnmedizinische Fachangestellte.

Tab. 14.0.1 Handlungsfelder der Zahn-Mund-Kieferheilkunde.

Prophylaxe	Mundhygiene, Dentalreinigung, Ernährungslehre.
Zahnerhaltung	Kariologie und dessen Behandlungsmöglichkeiten (z. B. Füllungen, Mundhygiene, Erhalt von Zahnmark und -wurzel).
Prothetik	Ersatz von degenerierten oder nicht angelegten Zähnen durch Teil- oder Totalprothesen sowie Brücken.
zahnärztliche Chirurgie	Zahnextraktionen, Eingriffe an den Wurzeln und dem Parodontium, Implantologie (meistens unter Lokalanästhesie). Schwerere Eingriffe gehören in das Fachgebiet der Mund-, Kiefer- und Gesichtschirurgie, welches ein zusätzliches Studium der Humanmedizin erfordert.
Kieferorthopädie	Regulation von Kiefer- und Zahnfehlstellungen mithilfe von festsitzenden oder herausnehmbaren Apparaturen, funktionellen Orthesen oder Chirurgie.
Parodontologie	Parodontium (Zahnhalteapparat).

14.1 Kraniomandibuläre Dysfunktion

Als Teil des Bewegungssystems bietet das **Kiefergelenk** mit seinen umgebenden myofaszialen und neuromuskulären Strukturen ein direktes Handlungsfeld für die PT. Die besondere Struktur und Funktion sowie die zahlreichen Zusammenhänge mit anderen Funktionssystemen machen das Kiefergelenk zu einem anspruchsvollen Therapiegebiet. Die interdisziplinäre Zusammenarbeit mit Zahnärzten, Zahntechnikern und Kieferorthopäden ist hier besonders wichtig. Korrigierende Maßnahmen an Zähnen und Kiefer, ob konservativ oder invasiv, sowie die apparative Diagnostik bleiben Ärzten vorbehalten. Die PT beeinflusst z. B. die Koordination, Funktion und Schmerzen des Kiefergelenks und der angrenzenden Strukturen.

14.1.1 Definition

Die Bezeichnung kraniomandibuläre Dysfunktion (engl. craniomandibular dysfunction, CMD) setzt sich aus den Begriffen Kranium (Schädel) und Mandibula (Unterkieferknochen) zusammen. Diese Strukturen (genauer die Fossa mandibularis des Os temporale und das Caput mandibulae) bilden das Kiefergelenk (➤ Abb. 14.1.1). Geprägt wurde der Begriff CMD durch die American Academy of Orofacial Pain (McNeill et al. 1980).

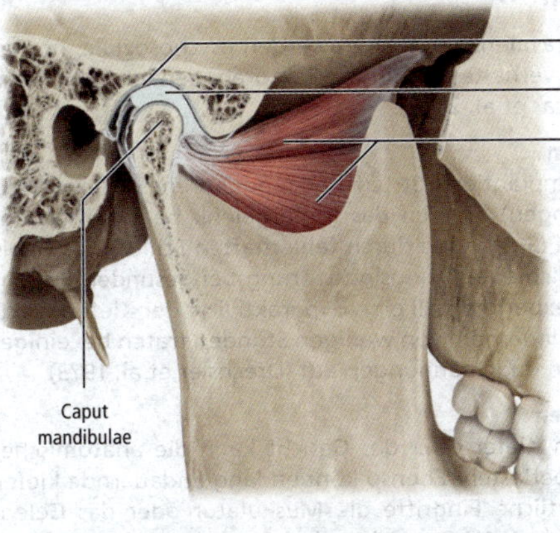

Abb. 14.1.1 Anatomische Grundlagen.

Zum **Symptomkomplex der CMD** gehören:
- Schmerzen,
- Bewegungseinschränkungen,
- Funktionsstörungen des Kiefergelenks.

Sekundär zählen Symptome anderer, mit dem Kiefergelenk verbundener Bereiche dazu, wie die Strukturen des Kopf- und Schulterkomplexes.

Der weitgefasste Begriff einer CMD hat sich in der (Zahn-)Medizin und v. a. in der PT etabliert und ermöglicht eine einheitliche Bezeichnung eines komplexen Krankheitsbildes mit einer Vielzahl an Symptomen und multikausalen Zusammenhängen. Dennoch gibt es viele Synonyme und verwandte Bezeichnungen für den CMD-Symptomkomplex:
- Temporomandibuläre Dysfunktion (TMD, v. a. im englischen Sprachraum geläufig),
- temporomandibular joint diseases and disorders (TMJD),
- Krankheiten des Kiefergelenkes (ICD-10-GM 2022, K07.6),
- myofasziales Schmerzsyndrom und mandibuläres Dysfunktionssyndrom (Deutsche Gesellschaft für Zahn-, Mund- und Kieferheilkunde),
- orale Dysfunktionen,
- kraniofaziales Schmerzsyndrom,
- Costen-Syndrom (erste Beschreibung 1934 durch den HNO-Arzt),
- Myoarthropathie (MAP) des Kiefergelenks,
- Myopathie des Kiefergelenks,
- Bruxismus (habituelles Zähneknirschen, häufig nachts).

14.1.2 Ätiologie

14.1.2.1 Prävalenz

Die Angaben für die Prävalenz der CMD schwanken, was u. a. an der uneinheitlichen Klassifikation und den untersuchten Populationen liegt. So finden sich in Deutschland Prävalenzwerte von 50 % für einzelne CMD-Symptome, wobei aber nur 3 % als behandlungsbedürftig eingeschätzt werden (Gesch et al. 2004). Frauen sind in allen Studien häufiger betroffen, bisweilen doppelt bis dreimal so häufig (LeResche 1997, Ucar et al. 2013). 10 % der von CMD Betroffenen entwickeln schwerwiegende chronische Symptome, welche die Lebensqualität enorm beeinflussen können (Velly et al. 2011).

14.1.2.2 Risikofaktoren

Als Grund für die erhöhte Prävalenz bei Frauen werden psychosoziale, hormonelle, konstitutionelle und verhaltensbedingte Faktoren genannt (LeResche 1997, Mayoral et al. 2013, Ucar et al. 2013).

■ Strukturelle Risikofaktoren

Anatomische und künstlich implantierte Strukturen (angeborene Defekte, Neoplasien oder Zahnfehlstellungen) können das Kiefergelenk beeinflussen und z. B. zu Okklusionsstörungen (Störungen durch fehlerhaften Schluss des Gebisses) führen. Nachdem künstlich eine Okklusionsstörung bei gesunden Probanden erzeugt wurde, konnte experimentell eine Hyperaktivität der Kiefermuskulatur nachgewiesen werden. Innerhalb von wenigen Stunden traten bei einigen Probanden bereits Schmerzen und Spannungen auf (Drechsler et al. 1973).

■ Traumatische Risikofaktoren

Ein direktes Trauma auf den Kiefer oder das Gesicht kann die anatomischen Strukturen verletzen oder überlasten. Ebenso können lang andauernde kieferorthopädische oder zahnärztliche Eingriffe die Muskulatur oder das Gelenk traumatisieren. Auch bei einer HWS-Distorsion sind Strukturen des Kiefergelenks betroffen. Das Risiko, infolge einer HWS-Distorsion eine CMD zu entwickeln, liegt bei 23 % (systematischer Review von Häggman-Henrikson et al. 2013).

■ Funktionelle Risikofaktoren

Die Koordinationsfähigkeit der Kiefermuskulatur, also das Zusammenspiel zwischen Nervensystem und Bewegungssystem, kann funktionell gestört sein. Die funktionelle Abhängigkeit der Kopfposition von der Gesamthaltung des Körpers hat auch einen Einfluss auf das Kiefergelenk. Wird der Kopf nach vorne verlagert, verändert das auch die Position der Mandibula im Gelenk. Folglich muss die Muskulatur mehr Arbeit aufwenden, um eine passende Okklusion zu ermöglichen. Wenn auch einige Studien diesen Zusammenhang zu bestätigen scheinen, liegen laut einem systematischen Review noch zu wenig Evidenzen für eindeutige Schlussfolgerungen vor (Olivo et al. 2006). Auch Tonusänderungen der Nackenmuskulatur bei HWS-Syndrom haben aufgrund einer myofaszialen Kontinuität Einfluss auf die Kiefermuskulatur (Myers 2010). Einen deutlichen Zusammenhang zwischen muskuloskelettalen Einschränkungen der HWS und einer akuten/subakuten CMD fanden Piekartz et al. (2016). Zusätzlich sind Schmerzen in anderen Körperbereichen ein Risikofaktor. So ist z. B. bei Vorliegen eines unteren Rückenschmerzes die Wahrscheinlichkeit, eine CMD zu entwickeln, um 50 % erhöht (Sanders et al. 2013).

■ Psychologische Risikofaktoren

Disstress (➤ 3.1.7.4.2) spielt eine große Rolle bei der Entwicklung und Aufrechterhaltung einer CMD. Bei psychischer Anspannung steigt die Aktivität der Kiefer-, Augen- und Nackenmuskulatur sehr schnell. Außerdem wird der Gesamtorganismus, v. a. das Immunsystem, durch anhaltenden Stress geschwächt, was dazu führen kann, dass bisher kompensierte Schwachstellen des Körpers auffällig werden. In der ICD-10-GM 2022 ist Zähneknirschen (Bruxismus) unter den sonstigen somatoformen Störungen (F45.8) gelistet. Des Weiteren weisen Populationsstudien auf eine deutliche Korrelation von Depression und CMD hin (Sipilä et al. 2001, Liao et al. 2011).

■ Systemische/metabolische Risikofaktoren

Den gesamten Organismus betreffende Erkrankungen können auch den Kieferkomplex beeinflussen. Dies kann z. B. bei rheumatoider Arthritis, Spondylitis ankylosans, reaktiver Arthritis (Reiter-Krankheit), neurologischen Erkrankungen, Störungen von Stoffwechselprozessen (Diabetes mellitus, Gicht) oder Infektionen der Fall sein (Balasubramanium u. Delcanho 2009).

■ **Hormonelle Risikofaktoren**

Viele Studien betonen den Einfluss des Hormonhaushaltes auf eine CMD. Insbesondere betrifft dies weibliche Hormone, da der Frauenanteil, insbesondere im gebärfähigen Alter, in der Prävalenz stark erhöht ist. Östrogen scheint bei CMD eine Entzündungsreaktion hervorzurufen, die das Krankheitsbild negativ beeinflusst (Ribeiro-Dasilva et al. 2017). So ist bei Vorliegen eines genitalen Schmerzsyndroms (Dyspareunie: sexuelle Funktionsstörung, bei der Schmerzen beim Geschlechtsverkehr auftreten; Vaginismus (ICD-10-GM 2022 F52.5): unwillkürliche Verkrampfung des Beckenbodens) die Wahrscheinlichkeit, eine CMD zu entwickeln, um 75 % erhöht gegenüber einer Kontrollgruppe (Sanders et al. 2013). Außerdem reduziert die Einnahme von oralen Kontrazeptiva deutlich den Therapieeffekt bei Vorliegen einer Diskusverlagerung (Kostrzewa-Janicka et al. 2013). Mayoral et al. (2013) fanden eine um ca. 30 % reduzierte CMD-Prävalenz bei schwangeren Frauen gegenüber einer gleichaltrigen Kontrollgruppe.

14.1.3 Einteilung

Entsprechend der multifaktoriellen Genese einer CMD sind auch viele verschiedene Vorschläge zur Einteilung in Subgruppen publiziert worden. Keine dieser Klassifikationen wurde uneingeschränkt akzeptiert, weswegen sich die hier beschriebene Einteilung auf die für die PT wichtigsten Mechanismen fokussiert. Diese Einteilung ist willkürlich und erhebt keinen Anspruch auf allgemeine Gültigkeit und Vollständigkeit. Im klinischen Alltag zeigen Patienten meistens Symptome (➤ 14.1.4) aus mehreren Subgruppen.

14.1.3.1 Myofaszial bedingte CMD

Der Begriff eines myofaszialen Schmerzsyndroms wurde durch Travell und Simons (Travell 1976, Simons 1985, Travell u. Simons 2014) geprägt, die als Pioniere auf dem Gebiet der Triggerpunkt-Forschung gelten. Die Muskulatur ist vermutlich das Organ, welches am häufigsten bei einer CMD affektiert ist und eine Vielzahl an Störungen auslösen kann. Außerdem lassen sich Muskeln gut durch physiotherapeutische Interventionen beeinflussen. In den letzten Jahren rückten Faszien immer mehr in den Fokus der medizinischen Forschung und Behandlung. Ihre Beteiligung an Schmerzsyndromen wird zunehmend belegt.
Vordergründige Symptome bei myofaszialer CMD: Verspannungsgefühle und Schmerzen, ohne dass das Gelenk affektiert scheint; keine Gelenkgeräusche, Schmerzen im Gelenk oder starke Bewegungseinschränkungen.

14.1.3.1.1 Krankheitsbild Trismus

Trismus bezeichnet einen schmerzhaften Krampf der Muskulatur, der eine Öffnung des Kiefers verhindert (<10 mm) und i. d. R. als Schutzspannung nach Operationen oder intraartikulären Dysfunktionen auftritt.

Cave

Als Nebensymptom bei Meningitis, Tetanie oder Epilepsie ist Trismus ein Hinweis auf schwere Pathologien.

14.1.3.2 Strukturell (intraartikulär) bedingte CMD

Der Kapsel-Band-Apparat des Kiefergelenks hat zahlreiche sensible Endorgane in Form von **Propriozeptoren,** die den Zustand und Veränderungen des Gelenks an das Gehirn weiterleiten. Um das große Bewegungsausmaß zu ermöglichen, ist die Kapsel eher schlaff. Am ventralen Kapselbereich inserieren Anteile des M. pterygoideus lateralis. Im dorsalen Bereich sind Verbindungen zur bilaminären Zone (zweischichtige, bindegewebige Zone, mit Nerven und Gefäßen durchsetzt) des Discus articularis vorhanden (➤ Abb. 14.1.2). Diese faserknor-

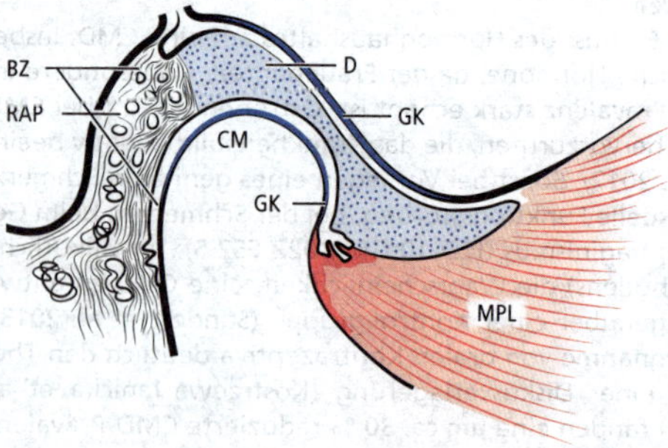

Abb. 14.1.2 Detailansicht des Kiefergelenks. BZ: Bilaminäre Zone, CM: Caput mandibulae, D: Discus articularis, GK: Gelenkknorpel, MPL: M. pterygoideus lateralis, RAP: Retroartikuläres Polster.

pelige Scheibe unterteilt das Gelenk horizontal und verfolgt jede Bewegung des Kondylus mit. Bei der Mundöffnung wird der Discus articularis durch den M. pterygoideus lateralis nach anterior gezogen. Die elastischen Fasern der bilaminären Zone sorgen dafür, dass er beim Schließen des Mundes wieder zurück in seine Position gebracht wird.

Vordergründige Symptome bei intraartikulärer CMD: Gelenkgeräusche, Schmerzen, Empfindlichkeit des Gelenkes, Bewegungseinschränkungen.

14.1.3.2.1 Diskusverlagerung

Während der Kieferöffnung bewegt sich der Diskus articularis zusammen mit dem Caput mandibulae nach anterior. Kann der Diskus dieser physiologischen Bewegung nicht mehr folgen, kommt es zu einer Diskusverlagerung die unterschiedlich ausgeprägt sein kann:

- Partielle Verlagerung,
- anteriore Verlagerung mit Reposition,
- totale anteriore Verlagerung ohne selbstständige Reposition mit Einschränkung der Beweglichkeit,
- totale anteriore Verlagerung ohne selbstständige Reposition ohne Einschränkung der Beweglichkeit.

14.1.3.2.2 Entzündliche Gelenkerkrankungen

Entzündliche Gelenkerkrankungen (z. B. Arthritis) zeigen i. d. R. die klassischen Entzündungszeichen. Eine **Kapsulitis** bezeichnet entzündliche Prozesse der bilaminären Zone oder der Gelenkkapsel. Die Folge ist häufig eine **Synovialitis,** eine Entzündung der Synovialmembran mit gesteigerter Produktion von Synovialflüssigkeit. Dies führt zu einer Flüssigkeitsansammlung innerhalb des Gelenks (Effusion). **Effusionen** können auch hämorrhagisch, eitrig oder serösfibrinös bedingt sein.

14.1.3.2.3 Kieferluxation

Eine vollständige Luxation kann durch ein Trauma oder maximale Mundöffnung ausgelöst werden. Regelmäßige Luxationen werden als habituelle Luxation bezeichnet. Symptome sind Schmerzen und eine Gelenksperre, bei der der Mund nicht mehr geschlossen werden kann.

14.1.3.2.4 Arthrose

Das arthrotische Krankheitsgeschehen ist vielschichtig. Die pathologischen Prozesse gehen i. d. R. vom Knorpel oder dem subchondralen Knochen aus. Bei inaktivierter Arthrose bestehen selten Schmerzen. Der durch eine aktivierte Arthrose (➤ 7.3) resultierende Gewebszerfall setzt vermehrte Entzündungsmediatoren (z. B. Prostaglandine, Zytokine und Bradykinine) frei, die wiederum Adhäsionen in der Gelenkkapsel sowie in der bilaminären Zone auslösen können. Die daraus resultierende eingeschränkte Bewegung kann die Muskulatur negativ beeinflussen. Neben **Krepitationen** (Knistergeräusche beim Reiben von rauen Oberflächen aneinander) können lokale und ausstrahlende Schmerzen entstehen.

14.1.3.3 Funktionell (extraartikulär) bedingte CMD

Der funktionelle Aspekt der Kiefergelenke spielt eine große Rolle bei der Nahrungsaufnahme, beim Sprechen sowie bei allen weiteren oralen Funktionen.
Vordergründige Symptome bei funktionell bedingter CMD: Malokklusion, Bruxismus und zusätzliche Beschwerden anderer Körperregionen.

14.1.3.3.1 Okklusionsstörungen

Okklusionsstörungen oder Malokklusion bezeichnen einen unphysiologischen Schluss der Kauebene. Eine Malokklusion alleine stellt im Grunde noch keine Pathologie dar. Erst eine gestörte Muskelfunktion macht diese problematisch. Der afferente Input einer Fehlstellung resultiert häufig in einer Überaktivität der Kaumuskulatur und führt zu Parafunktionen. Hierbei versucht der Körper, die Okklusionsstörung durch Abschleifen selber zu beheben. Gängige **Differenzierung der Malokklusion:**

- Kreuzbiss: Die obere Zahnreihe überdeckt seitlich die untere nicht.
- Deckbiss: Bei Okklusion werden die unteren Schneidezähne vollständig von den oberen überdeckt.
- Offener Biss: Vorne (frontal offener Biss) oder seitlich (seitlich offener Biss) kommt kein Zahnkontakt zustande.
- Maxilläre Prognathie: Die oberen Schneidezähne liegen weiter als üblich vor den unteren Schneidezähnen.
- Mandibuläre Prognathie: Der Unterkiefer überragt den Oberkiefer.
- Sonstige und einfache Okklusionsstörungen: Z. B. verhindern einzelne Zähne die physiologische Okklusion.

Häufig findet auch die **Angle-Klassifikation** zur Bestimmung der Okklusion Anwendung. Sie bezieht sich auf das Verhältnis der ersten Backenzähne (Molaren, 6. Zahn) im Ober- und Unterkiefer zueinander.

- Angle I: Ober- und Unterkiefer stehen neutral zueinander (Neutralbiss).
- Angle II: In Relation zum Oberkiefer steht der erste Molar des Unterkiefers zu weit hinten.
- Angle III: In Relation zum Oberkiefer steht der erste Molar des Unterkiefers zu weit vorne.

14.1.3.3.2 Orale Parafunktionen

Parafunktionen bezeichnen Kieferbewegungen, die nicht zielgerichtet sind und mit der eigentlichen Funktion (z. B. Kauen, Sprechen, Schlucken) nicht zusammenhängen. Zu den oralen Parafunktionen zählen Bruxismus, Nägelkauen, Beißen auf die Zunge oder Lippen. Solche automatisierten, meist unbewussten Verhaltensweisen können bei Konzentrationsphasen, nachts oder auch aus Nervosität auftreten. Regulär haben die Zähne nur 20–30 Minuten Kontakt während der Nahrungsaufnahme. Vielen Betroffenen ist ihr pathologisches Verhalten nicht bewusst.
Neben psychischem Disstress (➤ 3.1.7.4.2) kann auch eine Malokklusion (➤ 14.1.3.3.1) Bruxismus auslösen. Umgekehrt kann ein Bruxismus ebenfalls die Zahnstellung negativ beeinflussen. Dauerhaft können an den Zähnen gravierende Schäden entstehen. Dies betrifft v. a. die Schneidekanten, an denen ein Abrieb in Form von Schliffflächen entsteht (Abrasionen). In Extremfällen kann auch das Zahnbein betroffen sein und sich das Zahnfleisch zurückziehen (Gingivarezession). Nicht unerheblich ist auch das bewusste oder unbewusste Pressen der Zunge gegen die Zähne, da dies den Zahnhalteapparat lockern und später die Zahnstellung ändern kann.

14.1.3.3.3 Psychosozial

Auch der psychosoziale Aspekt bei einer CMD ist als extraartikulär und somit als funktionell zu bezeichnen (psychologische Risikofaktoren ➤ 14.1.2.2).

14.1.3.3.4 Neoplasien

Neben spezifischen Neoplasien der dentalen Strukturen (Ameloblastom, Odontom) können auch am übrigen Körper vorkommende maligne Tumore das Kiefergelenk affektieren, Bsp. sind Plattenepithelkarzinome, Osteosarkome oder Knochenmetastasen. Anlagestörungen in Form von Hypo-, Hyper- oder Aplasien haben ihren Ursprung in der embryologischen Entwicklung und können auch im kraniofazialen Bereich vorkommen, häufigste Pathologie ist die Lippen-Kiefer-Gaumenspalte.

14.1.3.3.5 Übertragener Schmerz

Bei übertragenem Schmerz (engl. referred pain) ist die Schmerzquelle nicht mit dem Ort identisch, an dem der Schmerz wahrgenommen wird (➤ 3.5.8.1.3). Der N. trigeminus (➤ 14.1.3.4) spielt eine große Rolle bei übertragenen Kopf- und Gesichtsschmerzen. Im Nucleus trigeminocervicalis findet eine funktionelle Konvergenz von sensorischen Nerven aus HWS und N. trigeminus statt (Bogduk 1992). Das bedeutet, dass Dysfunktionen der HWS Schmerzen im Bereich der Trigeminusäste (inkl. Kieferregion) auslösen können und umgekehrt. Aus diesem Grund gehört ein Screening der HWS zu einer gründlichen Befunderhebung (➤ 14.2.1.6).

14.1.3.4 Neurologisch bedingte CMD

14

Die Th. Butler (2004) und Shacklock (2008) setzten sich für eine umfassendere Berücksichtigung des Nervensystems ein, was sowohl das zentrale als auch das periphere Nervensystem betrifft. Bei einer CMD können in erster Linie Hirnnerven Probleme beeinflussen und unterhalten.

- **N. trigeminus (V)** hat sowohl motorische als auch sensorische Komponenten im kraniomandibulären System und ist daher besonders interessant. Der sensible Anteil vermittelt Schmerz-, Druck- und Temperaturreize im Bereich von Kiefer, Augen und Stirn. Häufiges klinisches Bild in Form einer Überempfindlichkeit ist die sehr schmerzhafte Trigeminusneuralgie. Den motorischen Komponenten des Trigeminusastes N. mandibularis (V3) kommt u. a. zusätzlich die Innervation der Kiefermuskulatur zu. Er hat als anatomische Struktur auch Bedeutung bei der Neuraldynamik.
- **N. fazialis (VII)** besitzt sensorische, motorische und parasympathische Fasern, wodurch er viele der mit einer CMD assoziierten Symptome auslösen kann. Er innerviert die mimische Muskulatur sowie Speichel und Tränendrüsen.
- **N. glossopharyngeus (IX)** hat durch seine motorische Komponente großen Einfluss auf den Schluckakt und die Lautbildung.
- **N. hypoglossus (XII)** versorgt die Motorik der Zunge.

14.1.4 Symptomatik

14.1.4.1 Primäre Symptome

Die Symptomatik bei CMD kann breitgefächert sein. Neben eindeutig dem Kiefergelenk zuzuordnenden Symptomen können auch in weiter entfernten Regionen Beschwerden auftreten.

Primäre Symptome betreffen in erster Linie den Kieferbereich:

- Schmerzen im Bereich des Kiefers,
- Mundöffnungsstörungen,
- Knacken, Reiben, Knirschen im Kiefergelenk (Krepitationen),
- Okklusionsstörungen,

- Verspannung der Kiefermuskulatur,
- Zahnschmerzen.

14.1.4.2 Sekundäre Symptome

- Kopf/Gesicht: Kopfschmerzen (v. a. frontal und temporal, z. T. auch in der Augenregion), Trigeminusneuralgie, Augendruck, Augenflimmern, Augenzucken, Augentränen.
- Ohr: Tinnitus (Rauschen, Piepen), Ohrendruck, Hörminderung, Schwindel, Mittelohrzündung.
- Zähne: Schmerzen und Empfindlichkeiten im Zahnbereich bei Kälte, Hitze, süßem oder saurem Essen; Veränderung der Zahnstellung und Zahnbeschaffenheit (Abrasionen, Lockerung, Zahnfleischrezessionen, Zahnwanderung).
- HWS:
  - Ventral: Schluckstörungen, Globusgefühl, Halsschmerzen, Heiserkeit,
  - dorsal: Nackenschmerzen, Verspannungen, häufiges Knacken, Bewegungseinschränkungen.

14.1.5 Differenzialdiagnosen

Zakrzewska (2013) listet folgende Differenzialdiagnosen auf:

- Zahnschmerzen und Symptome der Mundhöhle,
- Sinusitis der Maxilla,
- Dysfunktionen der Speicheldrüsen,
- Trigeminusneuralgien,
- Burning-Mouth-Syndrom,
- Gesichtsschmerz nach Schlaganfall.

14.2 Physiotherapie

14.2.1 Befunderhebung

Laut den Empfehlungen der international anerkannten Research Diagnostic Criteria for Temporomandibular Disorders (RDC/TMD) gehören zur Befunderhebung die Anamnese, Inspektion, aktive Bewegungsuntersuchung, passive Untersuchung der Gelenke, die intra- und extraorale Palpation der Muskulatur, Prüfung der Okklusion und psychometrische Erhebungen in Form von Fragebogen (John et al. 2006). Zusätzlich wird hier noch auf die neurologische Untersuchung und das Screening angrenzender Bereiche eingegangen.

14.2.1.1 Anamnese

ICF-Ebene der Struktur/Funktion

Schmerzanamnese (> 2.1.2.4):

- Wo/Wann/Wie/Was/Seit wann tut es weh? Was ist die Hauptbeschwerde?
- Morgendliche Steifheit oder Muskelverspannungen?

Spezielle Fragen zur Vergangenheit/Suche nach einem Auslöser oder vorangegangenen Traumen:

- Auslösendes Initialtrauma?
- Zahnärztliche und/oder kieferorthopädische Behandlungen?
- Schienenversorgung? Dadurch besser/schlechter?
- Bisherige Therapien?

Andere mit einer CMD assoziierte Beschwerden:

- Kopf-, Ohren- oder Augenschmerzen/Symptome?
- Beschwerden in der HWS-/BWS-Region?
- Bekannte/auffällige Asymmetrie (Skoliose)?

ICF-Ebene der Aktivität/Partizipation
- Welche Aktivität macht es besser/schlechter?
- Beschwerden beim Essen/Reden/Schlucken?
- Regelmäßiges Kaugummi kauen, Zähne knirschen, Nägel kauen?
- Welche Aktivitäten im Beruf, Alltag und Freizeit sind eingeschränkt oder nicht mehr möglich?

Yellow Flags
Nicht zuletzt sind psychosoziale Faktoren für ein späteres Management wichtig.
- Schmerzen werden als besonders gesundheitsschädigend oder zunehmend einschränkend empfunden.
- Angst-Vermeidungsverhalten
- Niedergeschlagenheit und soziale Ausgrenzung
- Einnehmen einer passiven Rolle anstelle der aktiven Partizipation
- z. B. derzeitige Arbeitssituation

Die aus der Anamnese gewonnenen Informationen werden benutzt, um vorläufige **Hypothesen** zu bilden. Anhand dieser Hypothesen können weitere Untersuchungsschritte geplant werden. Eine komplette Untersuchung erfordert viel Zeit, weshalb sich auf die wichtigsten Untersuchungsschritte konzentriert werden sollte.
Bsp. Untersuchungsplanung: Gibt der Patient v. a. Schmerzen und Verspannungen in der Kiefer- und Nackenmuskulatur nach längerer Büroarbeit an und liegen keine Malokklusion oder Knackgeräusche im Gelenk vor, sollte in der Untersuchungsplanung die Muskulatur (Koordination, Kraft, Tonus) und die gesamte Körperhaltung im Vordergrund stehen.

Cave

Red Flags (➤ 2.1.2) sind
- schwere Traumen in jüngster Zeit, die zu einer CMD führten (Gefahr einer zerebralen Blutung),
- starker Kieferschmerz einhergehend mit Fieber, Nackensteifigkeit und Übelkeit (Verdacht auf Meningitis),
- Riesenzellarteriitis (systemische Gefäßentzündung mit der Gefahr zu erblinden; v. a. bei über 50-Jährigen).

14.2.1.2 Inspektion

ICF-Ebene der Struktur/Funktion
Der erste Schritt bei der körperlichen Untersuchung ist der Sichtbefund (➤ 2.1.3). Auch wenn bei einem strukturierten Vorgehen zuerst die betroffene Region und später der Gesamtkontext begutachtet werden sollte, so bietet es sich bei CMD an, als erstes die gesamte Körperhaltung zu betrachten (➤ Tab. 14.2.1).

Tab. 14.2.1 Beurteilung der Körperabschnitte in der Inspektion bei CMD.

Körperabschnitt	Frontalansicht, Bsp. für Abweichungen	Lateralansicht, Bsp. für Abweichungen
Kopf	Asymmetrie der Knochen	Asymmetrie der Knochen
HWS	Seitneigung, Rotation	Protraktion, Extension obere HWS
BWS/ Schultergürtel	unterschiedliche Schulterhöhe, Skoliose	Hypo-/Hyperkyphose der BWS, Schultergürtel in Protraktion
LWS/Becken	Beckenschiefstand, Skoliose	Hypo-/Hyperlordose
Untere Extremität	Beinlängendifferenzen	Knie in Hyperextension

Bsp.: Bei der **sterno-symphysealen Belastungshaltung** resultieren aus der gekrümmten Oberkörperposition eine Reklination der HWS und eine Absenkung des Thorax. Dies ergibt folgende, für eine CMD relevante Konstellationen:

- Die Verlängerung der supra- und infrahyoidalen Muskulatur bewirkt eine unphysiologische Beanspruchung in Exzentrik und eine reaktive Hyperaktivität der Kieferschließer, um den Mund geschlossen zu halten.
- Daraus resultiert eine Retraktion der Mandibula (retrognathe Position), was die Beweglichkeit einschränkt, die dorsalen Gelenkstrukturen überlastet und den Diskus nach anterior schiebt (durch Kompensation des M. pterygoideus lateralis). Die Okklusion wird hierdurch ebenfalls in der Sagittalebene beeinträchtigt.

Es folgt die **Beurteilung von Kopf, Kiefergelenk und Gesicht** (➤ Tab. 14.2.2).

Tab. 14.2.2 Inspektion des Kopfbereichs bei CMD.

Kiefer	Retro-/Prognathie, Schwellung, Rötung?
Muskulatur	asymmetrische Ausbildung, Hypo-/Hypertrophie?
Augen	Rechts-links-Symmetrie, Ptosis, Augenzucken?
Ohren	Rechts-links-Symmetrie?

Eine **Retrognathie** (Rückverlagerung des Unterkiefers gegenüber der Schädelbasis bzw. des Oberkiefers) führt zu höherem Druck im dorsalen Bereich der bilaminären Zone, was zu Schmerzen und Druckempfindlichkeiten führen kann. Eine Prognathie hingegen kann die Gelenk-Kapsel-Strukturen durch permanenten Zug überlasten.

Einer Retrognathie wird gegenüber der Prognathie ein höherer klinischer Wert beigemessen.

Die **intraorale Inspektion** ist unumgänglich, v. a. dann, wenn der Patient noch keinen Zahnarzt aufgesucht haben sollte. Hinweise auf eine CMD finden sich in Form von Abrasionen, Wangen- und Zungenimpressionen und Aufbissverletzungen, die von oralen Parafunktionen (➤ 14.1.3.3.2) zeugen können. Außerdem lässt sich ein erstes Bild von der Zahnstellung und Okklusion gewinnen (➤ 14.1.3.3.1).

14.2.1.3 Palpation

Den Mundinnenraum immer mit latexfreien Handschuhen palpieren, die zuvor angefeuchtet wurden. Gleiches gilt bei der Verwendung von Spateln oder Mullläppchen (Winkelmann et al. 1999).

■ ICF-Ebene der Struktur/Funktion

Aus der Anamnese (➤ 14.2.1.1) gewonnene Informationen können in der Palpation zur Hypothesenbildung weiter überprüft werden. Sämtliche Strukturen des Kiefergelenks und die angrenzenden Bereiche können so genauestens untersucht werden. Im palpierten Gewebe werden u. a. Druckdolenz, Tonus, Mobilität (bei Gelenken), Elastizität und ggf. Temperatur beurteilt.

■ Palpation der Muskulatur

Diagnosekriterien myofaszialer Triggerpunkte:

- Beurteilung des Muskeltonus,
- Palpation des muskulären Hartspannstrangs quer zum Faserverlauf,

- maximal empfindlicher Bereich innerhalb des Hartspannstrangs,
- Reproduktion der bekannten Symptome durch punktuelle Druckprovokation.

Zu palpierende Muskelgruppen:
- Kiefermuskulatur,
- Mundbodenmuskulatur,
- mimische Muskulatur,
- subokzipitale Muskulatur,
- Nackenmuskulatur,
- infrahyoidale Muskulatur.

■ **Palpation von Gelenken und Knochen**
- Kiefergelenk (kapsuläre Anteile),
- Schädelknochen,
- Gelenkfacetten der oberen HWS.

■ **Nervenaustrittspunkte**
- N. trigeminus (V) (Foramen supraorbitale, Foramen infraorbitale, Foramen mentale),
- entlang des Jochbeins,
- entlang des unteren Mandibularands und des Kinns.

■ **Intraorale Palpation**
- Muskulatur: M. masseter, M. pterygoideus medialis, Mundbodenmuskulatur.
- Zähne: Beweglichkeit, Schmerzprovokation, Empfindlichkeit des Zahnfleischs.

14.2.1.4 Funktionsprüfungen

14.2.1.4.1 ICF-Ebene der Struktur/Funktion

Unter Funktionsuntersuchung im physiotherapeutischen Sinne werden hier das Bewegungsausmaß (➤ 2.1.5.1), die Okklusion (➤ 14.1.3.3.1) und qualitative Abweichungen verstanden. Das Bewegungsausmaß des Kiefergelenks wird aktiv und passiv überprüft, wobei auf das Auftreten von Symptomen (Knacken, Schmerz), Abweichungen und Asymmetrien geachtet wird. Einfluss auf die Messergebnisse hat die Haltung des Patienten, welche bei der Bewegungsprüfung berücksichtigt werden muss. Zur Verlaufsbeobachtung und Dokumentation sollte eine festgelegte **Ausgangsposition** gewählt werden. Bei gesunden Probanden ist die Beweglichkeit im spontanen Sitz am größten (Trocha et al. 2010). Eine Unterteilung der Symptome kann in quantitativ und qualitativ erfolgen.

14.2.1.4.2 Beurteilung der aktiven Bewegung

Das Bewegungsausmaß lässt sich schnell und präzise mit einem Lineal oder einem Goniometer festhalten (➤ Tab. 14.2.3) (➤ 2.1.5.1). Aktive Bewegungen sollten immer bis zum Schmerz oder dem Ende des aktiven Bewegungsausmaßes durchgeführt werden. Referenzpunkte für das Bewegungsausmaß sind die mittleren Lücken zwischen oberen und unteren Schneidezähnen. Dieses Vorgehen gilt als zuverlässig, wobei nur eine Einschränkung der Mundöffnung als valides Kriterium zur Identifikation einer CMD gilt (Walker et al. 2000). Für die Funktionen des Sprechens, Beißens und Kauens wird eine Kombination der Bewegungen benötigt.

Tab. 14.2.3 Durchschnittliches Bewegungsausmaß des Kiefergelenks zur quantitativen Beurteilung (Mezitis et al. 1989).

Bewegung	Bewegungsausmaß
Öffnen – Schließen	53 mm (m), 48 mm (w)
Laterotrusion, links – rechts (Bewegung von der Mittellinie weg)	10–15 mm
Protrusion – Retraktion	7–10 mm, 0–3 mm

■ **Deviationen**
Als Deviationen werden Abweichungen vom linearen Weg der Kieferbewegung bezeichnet. Sie sind häufig Zeichen von Dysbalancen, verkürzten Strukturen, Schmerzen oder Koordinationsproblemen. Werden zwei kleine Dentalhölzer zwischen die oberen und unteren Schneidezähne gesteckt, lässt sich die Deviation leichter beurteilen. Um Devitationen strukturiert zu dokumentieren, kann eine Grafik sinnvoll sein (➤ Abb. 14.2.1).

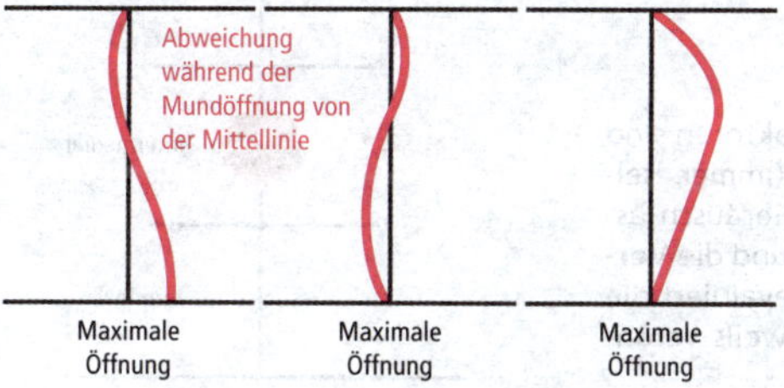

Abb. 14.2.1 Schemata zur Dokumentation einer Deviation. Die rote Linie beschreibt den Kurs des Unterkiefers bis zur maximal möglichen Öffnung.

■ **Schmerz**
Schmerz als häufigstes Symptom in der PT-Praxis bedarf immer einer genaueren Untersuchung. Folgende Fragen können bei der Differenzierung helfen:

- Bei welcher Bewegung tritt der Schmerz auf?
- Am Anfang der Bewegung oder am Bewegungsende?
- Wo tut es weh?

Hat der Patient Symptome in bestimmten Ausgangsstellungen (z. B. im zusammengesunkenen Sitz oder bei HWS-Rotation), so ist es sinnvoll, die Bewegungsprüfungen in den vorbelasteten Ausgangsstellungen zu wiederholen.

14

■ **Gelenkgeräusche**
Gelenkgeräusche können in verschiedenen Phasen der Kieferbewegung auftreten (➤ Tab. 14.2.4). Als **Knacken** wird ein klares Geräusch von kurzer, begrenzter Länge mit deutlichem Anfang und Ende beschrieben. Davon abzugrenzen ist ein kontinuierliches **Knirschgeräusch** (Krepitation) im Kiefergelenk über eine längere Periode der Kieferbewegung. Der direkte Zusammenhang von Diskusverlagerung und Gelenkgeräuschen ist umstritten, ebe nso wie der pathologische Wert von isoliert auftretenden Knackgeräuschen. Dennoch haben die Geräusche ein erhebliches Störpotenzial für viele Betroffene.

Tab. 14.2.4 Mögliche Thesen zu Gelenkgeräuschen.

veränderte Struktur	Gelenkgeräusch/Phase der Kieferbewegung
Diskusverlagerung	Knacken bei terminaler Mundöffnung durch Zurückspringen des Diskus auf den Kondylus
arthrotische und degenerative Veränderungen	Reiben, Knirschen während der Bewegungen (Krepitation)
Hypermobilität der Mandibula – zu laxe Gelenkkapsel	dumpfes Knacken bei terminaler Öffnung, ggf. dumpfes Knacken beim initialen Schließen
freie Gelenkkörper	Springen der freien Gelenkteile
Lig. laterale temporomandibulare	mechanische Irritation des Ligaments, Reduktion des Knackens bei kranialer Kompression durch den Th.

Das Bewegungsverhalten und die daraus resultierenden Gelenkgeräusche des Kiefers lassen sich in Bewegung gut palpieren. Die Zeigefinger werden vor dem

Ohr auf die Gelenke gelegt, während der Patient endgradige Bewegungen in allen Freiheitsgraden ausübt. Weiterhin können auch alltägliche Bewegungen wie Sprechen, Kauen, Schlucken ein Knacken auslösen. Zur besseren Auskultation der Gelenkgeräusche kann ein Stethoskop eingesetzt werden.

Das Auftreten der Gelenkgeräusche wird den **Bewegungsphasen** (➤ Abb. 14.2.2) zugeteilt:

- initial,
- intermediär
- terminal.

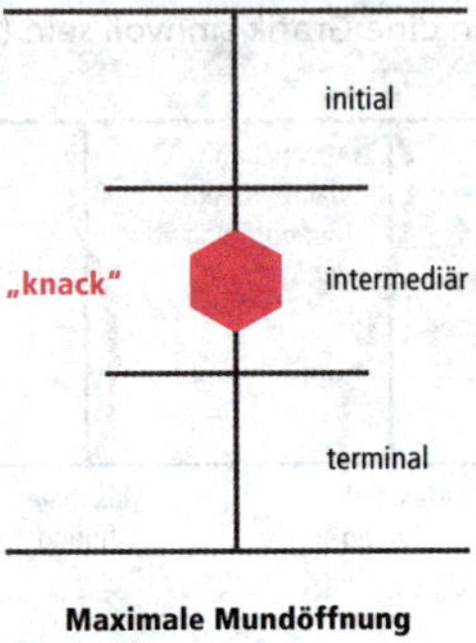

Abb. 14.2.2 Schema zur Dokumentation von Gelenkgeräuschen.

Weitere zu beurteilende Faktoren sind die **Reproduzierbarkeit** (immer, selten, gar nicht), mit dem Geräusch assoziierte Schmerzen (s. o.) und die **Veränderbarkeit.** Der Th. re-evaluiert die Gelenkgeräusche unter jeweils veränderten Bedingungen:

- **Führungswiderstand:** Der Th. gibt einen adäquaten Widerstand in die Bewegungsrichtung, in die das Knacken auftritt.
- **Translation:** Der Th. gibt einen lateralen Impuls an der Mandibula während des Öffnens und Schließens; der Druck kann am Kaput oder am Korpus der Mandibula erfolgen.
- **Veränderung der Kopf- und HWS-Position.**
- **Aktive Bewegungskorrektur durch den Patienten:** Der Patient versucht, auftretende Deviationen (s. o.) während der Bewegung zu vermeiden, und kontrolliert dies im Spiegelbild.
- **Watteaufbiss.**

Lässt sich das Knackgeräusch durch die vorgeschlagenen Interventionen reduzieren, hat man eine handlungsorientierte Hypothese für die spätere Behandlung und ggf. eine günstigere Prognose.

14.2.1.4.3 Okklusion

Großen klinischen Wert hat die Okklusion, d. h. die Art und Weise des Kieferschlusses in Form von Zahnkontakten. Normalerweise kommt die Okklusion durch die neuromuskuläre Steuerung von alleine zu einer physiologischen Zentrik. Der Kontakt kommt seitengleich zustande. Die größte Kontaktfläche bilden die Backenzähne. Abweichungen können auf verschiedenste Arten und Weisen auftreten (➤ 14.1.3.3.1).

14.2.1.4.4 Passive und akzessorische Bewegungen

Die passive Bewegung kann am aktiven Bewegungsende mit Überdruck oder komplett passiv erfolgen. Beurteilt werden u. a. das Endgefühl, auftretender Schmerz, Barrieren und muskuläre Spannung. Außerdem können passive Zusatzbewegungen i. S. manualtherapeutischer Translationen durchgeführt werden, die ebenfalls nach auftretendem Schmerz und Endgefühl beurteilt werden (Hengeveld u. Banks 2008).

Passive Bewegungen:

- Öffnen – Schließen,
- Laterotrusion bds.,
- Retraktion – Protraktion.

Translationen:
- Transversal: Kompression – Traktion,
- frontal: Laterotrusion – Mediotrusion,
- sagittal: posterior – anterior.

14.2.1.5 Neurologische Untersuchung

ICF-Ebene der Struktur/Funktion

Eine neurologische Untersuchung sollte in der PT bei entsprechender Indikation erfolgen. Hierzu zählen Kraftverlust, Sensibilitätsstörungen, Parästhesien und neurologische Erkrankung in Gegenwart oder Vergangenheit. Sollte bisher keine ärztliche Abklärung stattgefunden haben, ist diese zu veranlassen. Inhalte einer neurologischen Untersuchung am Kiefergelenk sind:
- Sensibilitätsprüfung der Trigeminus-Dermatome im Seitenvergleich,
- Muskeltest der Kaumuskulatur,
- Palpation der Nervenaustrittsstellen (➤ 14.2.1.3),
- Reflextests (Kornealreflex, Masseterreflex),
- Neuraldynamik.

Zur strukturierten Untersuchung des Nervensystems gehört auch eine neuraldynamische Beurteilung, bei der die zu untersuchenden Anteile des Nervensystems unter maximale Spannung gebracht werden. Der Test des N. mandibularis wurde von v. Piekartz (2001) beschrieben. Zur Ausführung wird der Patient in RL gelegt. Folgende passive Bewegungen werden aufeinander addiert, ohne die vorherige Komponente loszulassen:
- HWS-Flexion,
- HWS-Lateralflexion weg von der betroffenen Seite,
- Laterotrusion der Mandibula weg von der betroffenen Seite.

Der Test ist positiv, wenn Symptome reproduziert werden können.

14.2.1.6 HWS-Screening

Da vielfältige Verknüpfungen zwischen Kiefer und HWS bestehen, ist eine Befundaufnahme der HWS wichtig. Hierfür eignet sich ein Screening bestehend aus Untersuchung des Bewegungsausmaßes, Druckprovokation der Facettengelenke und ggf. weiteren spezifischen Tests.
- Bewegungstests: Flexion – Extension, Rotation beidseitig, Lateralflexion beidseitig, Translation lateral – medial und anterior – posterior.
- Druckprovokation der Facettengelenke C0/C1 bis C3/C4.

Flexionstest für zervikogenen Kopfschmerz

Um die obere HWS (C0–C2) als Ursache für Kopfschmerzen zu detektieren, ist der Flexions-Rotations-Test ein valides Instrument (Hall et al. 2008, Ogince et al. 2007). Die HWS wird vollständig flektiert und anschließend eine Rotation ausgeführt. Der Test ist positiv, wenn das Bewegungsausmaß zur betroffenen Seite deutlich eingeschränkt ist: 17–25° bei normalerweise 44° Rotation (Hall et al. 2008, Hall u. Briffa 2010).

14.2.1.7 Assessment Fragebogen

ICF-Ebene der Aktivität/Partizipation

Depression und Katastrophisierung sind Risikofaktoren für eine Chronifizierung (➤ 3.18.1) und sollten berücksichtigt werden. Die Graded Chronic Pain Scale ist ein geeignetes Assessment, um diese Faktoren einschätzen zu können (von Korff et al. 1992) und wurde auch in der deutschsprachigen Übersetzung validiert (Klasen et al. 2004).

14.2.2 Behandlungsmethoden

14.2.2.1 Maßnahmen zur Schmerzreduktion bei myofaszialem Schmerz

14.2.2.1.1 Massage

Das Kiefergelenk ist von Skelettmuskulatur umgeben und bietet dadurch Interventionsmöglichkeiten für Massage (➤ 3.14). Diese kann auch intraoral (mit Einmalhandschuhen) erfolgen. Bei äußerer Anwendung bieten sich Effleuragen, Friktionen und Ausstreichungen am M. masseter und M. temporalis sowie der infra- und suprahyoidalen Muskulatur sowie Nackenmuskulatur an.

14.2.2.1.2 Myofasziale Triggerpunkttherapie

Ein myofaszialer Triggerpunkt (engl. trigger: Auslöser) ist eine deutlich irritierte, lokal begrenzte Stelle innerhalb eines Hartspannstrangs der Skelettmuskulatur. Bei Reizung des Punkts werden spezifische Symptome hervorgerufen, z. B. ausstrahlender, übertragener Schmerz (referred pain ➤ Abb. 14.2.3, ➤ 14.1.3.3.5), vegetative Dysfunktionen oder Abschwächung der Muskelkoordination. Die Triggerpunkttherapie wird in Kapitel ➤ 3.5.8 näher beschrieben. Wichtigste und häufigste Muskeln bei einer CMD sind v. a. jene, die direkt das Kiefergelenk betreffen:

- M. masseter,
- M. temporalis,
- M. pterygoideus medialis,
- M. pterygoideus lateralis.

14

Da Triggerpunkte übertragenen Schmerz produzieren, sind auch weiter entfernt liegende Muskeln bei CMD relevant. Dazu gehören v. a. Halsmuskeln (M. trapezius, M. sternocleidomastoideus, die infra- und suprahyoidale Muskulatur, der Mundboden).

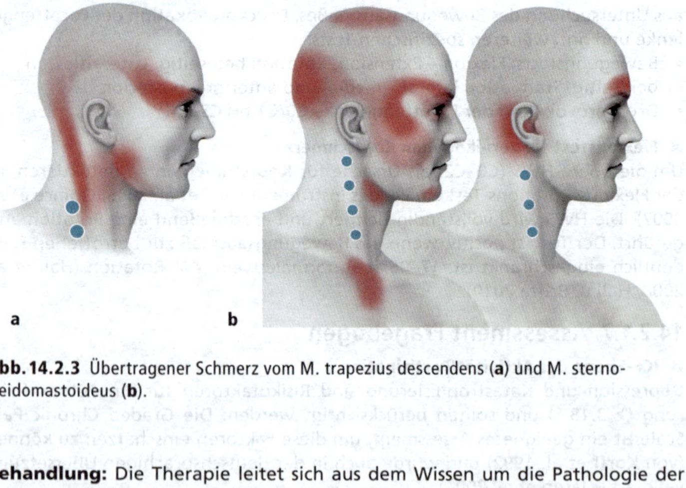

Abb. 14.2.3 Übertragener Schmerz vom M. trapezius descendens (**a**) und M. sternocleidomastoideus (**b**).

Behandlung: Die Therapie leitet sich aus dem Wissen um die Pathologie der myofaszialen Triggerpunkte ab (➤ 3.5.8.1.2). Sie hat das Ziel, die lokale Sauerstoffversorgung zu verbessern, die Entzündungsmediatoren abzutransportieren und die faszialen Veränderungen lokal, intra- und intermuskulär zu beheben.

Es werden **direkte und indirekte Techniken** bei der Behandlung der CMD eingesetzt:

- Direkte Techniken (➤ 3.5.8.6.1):
  - Ischämische Kompression,
  - lokale Friktion.
- Indirekte Techniken (Faszientechniken ➤ 3.5.8.6.2): Ziel ist es, die gesamte Faszie des Muskels bzw. intermuskuläre Faszien zu dehnen. Die Techniken erfolgen sehr langsam und intensiv.
  - Manuelle Fasziendehnung,
  - Lösen von intermuskulären Faszienschichten.

14.2.2.2 Maßnahmen zur Verbesserung der Koordination und schmerzfreien Mobilität

14.2.2.2.1 Physiotherapeutische Bewegungsübungen

Einfache Bewegungsübungen können aus kontrolliertem Öffnen-Schließen, beidseitiger Laterotrusion sowie Pro- und Retraktion bestehen. Die Bewegungen können bei halb geöffnetem Mund wiederholt werden. Ein Blick in den Spiegel zur Kontrolle von Abweichungen ist sinnvoll. Die Übungen zur Mobilisation und Koordination sollen im weitestgehend schmerzfreien Rahmen ausgeführt werden.

Geführte Kieferbewegungen (Kalamir et al. 2013): Der Patient fixiert sein Kiefergelenk mit dem ipsilateralen Hypothenar und nimmt kontralateral flächigen Kontakt zum Kopf auf. Beide Hände üben leichten Druck aus, während der Patient fünf bis zehn Mal den Mund langsam öffnet und schließt. Es ist darauf zu achten, dass die Bewegungen ohne Deviationen (➤ 14.2.1.4.1) stattfinden. Der Patient kann den Druck nach jeder ausgeführten Bewegung leicht erhöhen. Anschließend werden die Seiten getauscht.

Führungswiderstand in Mundöffnung: Der Patient gibt einen dezenten Widerstand bei der Mundöffnung über das Kinn. Bei der Ausführung ist darauf zu achten, dass möglichst keine Deviationen stattfinden.

Postisometrische Dehnung (Kalamir et al. 2013): Die Übung folgt den Prinzipien der postisometrischen Relaxation. Dafür gibt der Patient Widerstand gegen eine isometrische Bewegung. Anschließend wird der Muskel progredient gedehnt. Bsp. bei Laterotrusion: Der Patient platziert eine Hand am ipsilateralen Kinn. Nun bewegt er sein Kinn in die Richtung dieser Hand, verhindert jedoch durch einen Widerstand das Zustandekommen einer Bewegung (isometrische Anspannung ➤ 2.1.5.2 Box). Nach zehn Sekunden wird die Spannung gelöst und der Kiefer in Richtung des Widerstands bewegt. Aus dieser neuen Position wird die Anspannung und Dehnung wiederholt, bis ein tolerables Bewegungsende gefunden wird. Dasselbe Prinzip kann auch bei der Mundöffnung angewandt werden.

Entspannungsübung zur Ruheposition der Zunge: Es wird eine aufrechte Sitzposition mit entspanntem Kiefer eingenommen. Die Zähne berühren sich nicht. Die Zungenspitze wird leicht an das obere Drittel des Gaumens gedrückt, ohne die Zähne zu berühren. Diese Position wird so lange wie möglich gehalten. Für den Patienten ist es sinnvoll, diese Position so häufig wie möglich in verschiedenen Alltagspositionen einzunehmen.

Kontrolle der Rotation im Kiefergelenk: Die Ausgangsposition ist dieselbe wie in der vorangegangenen Übung. Der Patient legt beide Zeigerfinger jeweils auf das Caput mandibulae direkt vor seinen Ohren. Nun öffnet der Patient den Mund so weit, dass die Zunge gerade noch am Gaumen bleibt. Dadurch wird eine optimale Position der Kondyli im Gelenk ermöglicht. Gleichzeitig wird die Bewegung der Kiefergelenke vom Patienten über seine Zeigefinger wahrgenommen und kann aktiv kontrolliert werden.

Umkehr Punktum fixum und Punktum mobile: Diese Übung zielt auf die neuromuskuläre Reintegration von Kiefer und HWS bei Bewegungen (Gautschi 2010). Der Patient befindet sich im Sitz mit aufgestützten Unterarmen, die Fingerspitzen beider Hände berühren das Kinn. Aus dieser Position öffnet der Patient den Mund, ohne dass das Kinn den Kontakt zu den Fingern verliert.

14.2.2.2.2 Haltungs- und Ergonomieschulung

■ **ICF-Ebene der Aktivität/Partizipation**

Das klassische physiotherapeutische Tätigkeitsfeld der Haltungs- und Bewegungskorrektur findet bei CMD bei WS-Aufrichtung und Kopfposition Anwendung. Der Patient wird über problematische Haltungsmuster aufgeklärt (➤ 3.1.7). Th. und Patient erarbeiten gemeinsam korrigierende Maßnahmen. Wichtige Schlüsselpunkte sind z. B.:

- Ausgeglichene Kopfposition (z. B. durch Übungen der tiefen HWS-Flexoren),
- Dehnung verspannter Nackenmuskeln,
- BWS-Aufrichtung und Skapulastabilisation,
- gleichmäßige Belastung der Beine im Stehen.

14.2.2.3 Maßnahmen zur Reduktion von Gelenkgeräuschen

Treten Gelenkgeräusche (Knacken oder Knirschen) auf, wird in der Befunderhebung versucht, diese durch verschiedene Maßnahmen zu reduzieren (➤ 14.2.1.4). Daraus ergibt sich gleichzeitig eine mögliche Intervention. Tritt z. B. ein Knacken intermediär links mit gleichzeitiger Deviation auf, wird der Patient durch Kontrolle im Spiegel aufgefordert, die Deviation bei Mundöffnung aktiv zu korrigieren. Kann hierbei das Knacken reduziert werden, so liegt eine mögliche Therapieoption in der Koordinationsschulung der Mandibulabewegung. Neben der aktiven Korrektur sollte untersucht werden, ob eine Behandlung der Muskulatur oder Mobilisation der Gelenkkapsel auf der Seite der Abweichung zu einer Verbesserung führt.

14.2.2.4 Maßnahmen zur Verbesserung der Beweglichkeit und Schmerzreduktion bei intraartikulären strukturellen und funktionellen Störungen

■ **ICF-Ebene Struktur/Funktion**

Manualtherapeutische Interventionen am Kiefergelenk können eingesetzt werden, um den schmerzfreien Zustand des Gelenkes wiederherzustellen, straffe Strukturen zu dehnen, Schmerzen zu lindern, ein ideales Heilungsumfeld zu schaffen und weiteren Bewegungsverlust bei Degeneration zu verhindern (Hengeveld u. Banks 2008).

14.2.2.4.1 Akzessorische Bewegungen

Akzessorische Bewegungen am Kiefergelenk können nach medial und lateral, posterior und anterior sowie kranial und kaudal ausgeführt werden. Sie sind zur Untersuchung und Therapie geeignet. Je nach Behandlungsziel können diese in Ruhelage oder am Ende des schmerzfreien Bewegungsausmaßes ausgeführt werden. Die Bewegungen sollten für den Patienten möglichst angenehm sein und keinen Schmerz erzeugen (Hengeveld u. Banks 2008).

- **Akzessorische Bewegungen in der Transversalebene nach medial und lateral:** Der Patient befindet sich in SL, die zu behandelnde Seite ist oben. Beide Daumenspitzen des Th. berühren sich und werden von außen auf dem Caput mandibulae des Patienten platziert. Aus dieser Position kann der Th. vorsichtige, oszillierende Impulse nach medial ausüben (➤ Abb. 14.2.4). Zur lateralen Mobilisation befindet sich der Patient in RL. Der Th. steht auf der kontralateralen Seite und greift mit seiner behandschuhten Hand in den Mund des Patienten. Intraoral wird die Daumenkuppe des Th. an die

Mandibula in der Nähe des Caput gelegt (alternativ an die Backenzähne). Aus dieser Position kann der Th. vorsichtige, oszillierende Impulse nach lateral anwenden.

- **Akzessorische Bewegungen in der Sagittalebene nach anterior und posterior:** Der Patient befindet sich in RL, der Kopf ist von der zu behandelnden Seite weggedreht. Der Th. legt beide Daumen hinter das Ohrläppchen nahe des Caput mandibulae und kann vorsichtige, oszillierende Impulse nach anterior anwenden. Zur akzessorischen Mobilisation nach posterior befindet sich der Patient in RL, der Kopf ist von der zu behandelnden Seite weggedreht. Der Th. steht vor dem Patienten und legt beide Daumen ventral an das Caput mandibulae. Aus dieser Position kann der Th. vorsichtige, oszillierende Impulse nach posterior anwenden.
- **Akzessorische Bewegungen in der Frontalebene nach kranial und kaudal:** Der Patient befindet sich in RL. Der Th. steht auf der kontralateralen Seite und greift mit seiner behandschuhten Hand in den Mund des Patienten. Der Daumen wird auf den Backenzähnen des Patienten platziert und der Th. kann das Gelenk nach kranial (Kompression) und kaudal (Traktion) bewegen (➤ Abb. 14.2.5).

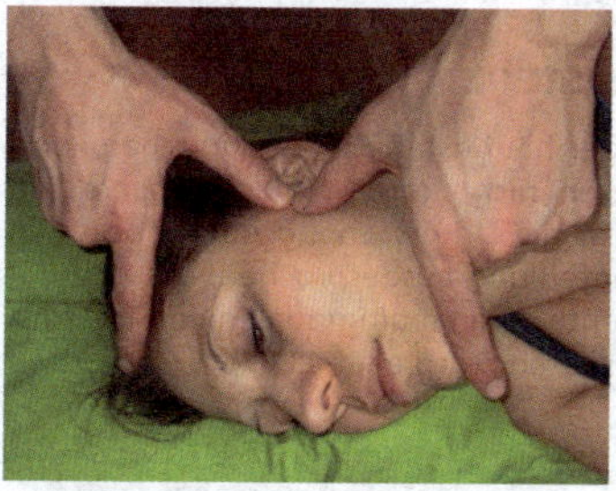

Abb. 14.2.4 Akzessorische Bewegung in der Transversalebene nach medial.

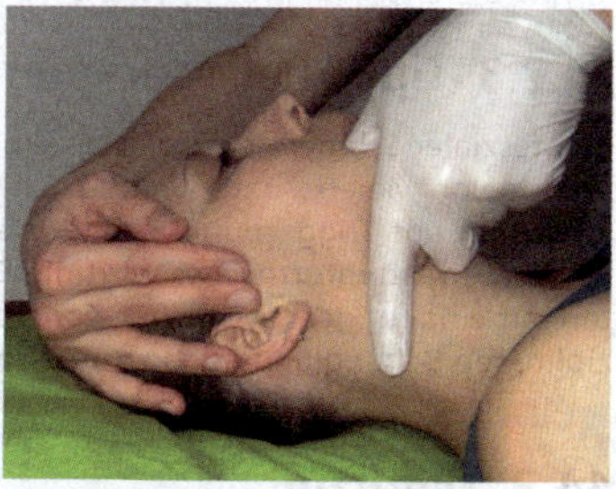

Abb. 14.2.5 Akzessorische Bewegung in der Frontalebene nach kranial und kaudal.

14

14.2.2.4.2 Passive Mobilisation physiologischer Bewegungen

Diese Mobilisationstechniken werden i. d. R. am Ende des Bewegungsausmaßes angewandt. Sie eignen sich, um das vollständige und schmerzfreie Bewegungsausmaß der jeweiligen Bewegung zurückzuerlangen.

- **Depression der Mandibula (Mundöffnung):** Der Patient befindet sich in RL, den Mund leicht geöffnet. Der Th. stabilisiert mit seiner kranialen Hand über die oberen Scheidezähne die Maxilla, während er mit seiner kaudalen Hand die unteren Schneidezähne der Mandibula fixiert. Am Ende des Bewegungsausmaßes kann der Th. oszillierende Bewegungen nach kaudal ausführen.
- **Protraktion und Retraktion der Mandibula:** Der Patient befindet sich in RL. Der Th. greift mit Zeige- und Mittelfinger die Innenseite der unteren Schneidezähne. Aus dieser Position kann der Th. oszillierende Mobilisationen in Richtung Protraktion ausführen. Zur Retraktion steht der Th. am Kopfende des Patienten und legt beide Daumen entlang der Rami mandibulae an. Von hier aus kann er oszillierende Bewegungen in Retraktion ausüben.

Rein passives Öffnen und Schließen können z. B. nach Trauma oder Operation genutzt werden, um ein verbessertes Heilungsumfeld zu schaffen. Hierfür kann der Th. das Kinn des Patienten in RL mit seinen Händen mobilisieren.

14.2.2.5 Maßnahmen zur Reduktion von Disstress

Unter Stress steigt als Erstes die Spannung der Nacken-, Kau- und Augenmuskulatur an (➤ 14.1.2.2, ➤ 3.1.7.4.2). Viele Menschen sind aus verschiedenen Ursachen nicht in der Lage, sich aus diesen Stresssituationen zu befreien oder einen passenden Umgang damit zu finden. Physiotherapeuten sind keine Psychotherapeuten und können deren Diagnostik und Interventionen nicht durchführen. Entspannungsverfahren und geringe Psychoedukation können dem Patienten jedoch helfen, sich seiner Situation bewusst zu werden. Neben passiven Anwendungen sollten Methoden im Vordergrund stehen, die dem Patienten einen aktiven Weg zur Stressbewältigung ermöglichen. Bsp. sind Progressive Muskelrelaxation, Entspannungs- und Atemübungen aus Yoga, Qi Gong, Meditation, Autogenes Training u. a. (➤ 3.3).

14.2.2.6 Maßnahmen zur Symptomverbesserung bei neurologischen Störungen

Der von v. Piekartz (2001) beschriebene Test des N. mandibularis (➤ 14.2.1.5) dient auch als Maßnahme zur Symptomverbesserung. Bei einem positiven Test wird die schmerzauslösende Bewegung ca. 10–15 Mal ausgeführt.

14.2.3 Tipps bei Therapieresistenz

Myofaszialer Schmerz gilt zwar als eine der häufigsten Schmerzursachen, wird jedoch von vielen Ärzten und Zahnärzten nicht korrekt diagnostiziert. Ein Screening auf Triggerpunkte sollte also in die Untersuchung mit einbezogen werden. In Literaturreviews wird die Empfehlung ausgesprochen, dass Patienten mit eindeutiger psychischer Komponente einen multimodalen und interdisziplinären Behandlungszugang erhalten sollten (Türp et al. 2007).

14.3 Medizin

14.3.1 Diagnostik

■ **Röntgendiagnostik**

Die Röntgenuntersuchung (➤ 2.4.14) ist eine Standarduntersuchung der zahnärztlichen und kieferorthopädischen Diagnostik. Insbesondere das Orthopantomogramm eignet sich als Übersichtsaufnahme zur umfassenden Beurteilung von Ober- und Unterkiefer, der Kiefergelenke, der Zähne, Parodontitiden und Kieferhöhlen. Das Orthopantomogramm gibt Aufschluss über die Stellung aller durchbrochenen und angelegten Zähne, was v. a. im Zeitraum des Zahnwechsels sinnvoll ist. Mithilfe größerer Röntgenaufnahmen des Schädels lässt sich dieser exakt vermessen. Diese sog. Gnathometrie (oder Kraniometrie) verdeutlicht Lagebeziehungen und Verhältnisse der knöchernen Strukturen und ist eine essenzielle Diagnosehilfe bei allen kieferorthopädischen Interventionen (Reitemeier et al. 2006). Um die Therapie der Kieferregion mit dem zu erwartenden **Wachstumspotenzial** abzugleichen, werden Röntgenaufnahmen der Hand gemacht. Anhand der Epiphysenfugen einzelner Handknochen lässt sich das Wachstum prognostizieren.

■ **Ultraschalldiagnostik**

Die Ultraschalldiagnostik (➤ 2.4.15) bietet eine nicht invasive, leicht durchführbare und kostengünstige Untersuchungsmethode. Sie lässt sich beliebig oft wiederholen. Mit ihr können jedoch nicht alle Aspekte des Gelenks beurteilt werden, da es zu Verschattungen durch knöcherne Gelenksanteile kommen kann.

■ Ultraschalltopometrie

Die Ultraschalltopometrie erlaubt eine präzise Beurteilung der Bewegungsfunktion des Kiefergelenks und der WS. Das computergestützte Messprinzip basiert auf der Laufzeitmessung von Ultraschallimpulsen. Somit können Bewegungen des Kiefergelenks und der HWS im dreidimensionalen Raum aufgezeichnet und die genauen Winkelgrade der Einzelbewegungen bestimmt werden.

■ Magnetresonanztomografie/Computertomografie

Mithilfe hochauflösender MRT- oder CT-Bilder (➤ 2.4.16, ➤ 2.4.17) können neben den knöchernen Strukturen auch Weichteile beurteilt werden. Die MRT bietet insbesondere die Möglichkeit, die Position des Diskus zu bestimmen. Sie gilt als derzeitiger Goldstandard in der Kiefergelenksdiagnostik. Neben einem statischen MRT ist auch ein dynamisches MRT durchführbar, bei dem die anatomischen Strukturen in Bewegung begutachtet werden können.

■ Modellanalyse

Ein exaktes dreidimensionales Gebissmodell gibt genauen Aufschluss über Raumverhältnisse und Bisslage. Zudem werden anhand des Bissmodells kieferorthopädische Apparaturen angefertigt oder der Behandlungsverlauf dokumentiert.

14.3.2 Therapie

Ziel der medizinischen Behandlung ist es, ein individuelles funktionelles und ästhetisches Optimum zu erreichen. Das bedeutet, dass nicht die biometrische Norm im Vordergrund steht. Mögliche Kriterien eines solchen Behandlungsergebnisses sind (Reitemeier et al. 2006):

- Wohlgeformter Zahnbogen ohne Lücken, Engstand und Rotation,
- gute Okklusion bei optimaler Verzahnung,
- frontaler Überbiss von 2–4 mm,
- Eckzahnführung bei Lateraltrusion (d. h., bei Lateraltrusion stoßen als Erstes die Eckzähne von Ober- und Unterkiefer aneinander).

14

14.3.2.1 Konservative Therapie

■ Einschliff

Liegen Okklusionsstörungen (➤ 14.1.3.3.1) aufgrund von vorzeitigen oder dysfunktionalen Zahnkontakten vor, besteht die Möglichkeit, diese durch Einschliffmaßnahmen zu beseitigen. Diese Art des Eingriffs ist einfach und mit minimalem Aufwand verbunden, dafür aber irreversibel. Um die Funktion des Gebisses auch in Zukunft zu gewährleisten, ist eine kausale Eruierung des vorzeitigen Zahnkontakts sinnvoller. Ein rein symptomatisches Beheben durch Einschleifen ist nur in Einzelfällen angezeigt.

■ Schienen

Schienen bezeichnen herausnehmbare Aufbissbehelfe, die keinen direkten Zahnkontakt bei Okklusion ermöglichen. Sie werden individuell angefertigt und haben je nach Indikation verschiedene Ziele:

- Relaxationsschienen zur Senkung des Muskeltonus,
- Dekompressionsschienen zur mandibulären Positionierung und artikulären Dekompression,
- Schienen zur intermaxillären Stabilisation.

■ Zahnregulierung durch kieferorthopädische Apparaturen (Orthodontie)

Das Anbringen von Geräten zur Korrektur der Bisslage wird v. a. in Kindheit und Jugend angewandt. Festsitzende (sog. Brackets, Bänder und Bogen) werden von herausnehmbaren Geräten unterschieden.

■ **Medikamente**
Schmerzmedikation (➤ 1.6.8) ist ein weit verbreitetes Therapiemittel und wird auch bei CMD angewandt. Je nach Schweregrad können von NSAR (nichtsteroidale Antirheumatika) bis hin zu Opioiden verschiedene Medikamente zur Anwendung kommen. Weitere Medikamentengruppen sind Benzodiazepine oder Antikonvulsiva. Sinnvoll ist eine medikamentöse Therapie v. a. bei abgesicherten inflammatorischen Prozessen.

14.3.2.2 Operative Therapie

■ **Zahnextraktion**
Die Zahnextraktion zur Platzschaffung ist irreversibel und sollte gründlich abgewägt werden. Infrage kommen hierbei v. a. die ersten Prämolaren (die ersten Backenzähne direkt nach den Eckzähnen).

■ **Diskusreposition und -plastik**
Eine chronische Diskusverlagerung kann operativ behoben werden. Meistens wird eine Straffung der hinteren und lateralen Ligamente durchgeführt, welche eine Verlagerung bei Hypermobilität beheben soll.

■ **Arthroskopie**
Ein minimal invasives operatives Vorgehen am Kiefergelenk, das die Durchführung einer Diskusreposition, einer Glättung der Gelenkflächen oder einer Spülung des Gelenkspalts ermöglicht.

■ **Kieferorthopädische Operationen**
Hängt eine CMD mit Dysgnathien und kraniofazialen Fehlbildungen zusammen, kann dies eine Indikation für korrigierende chirurgische Maßnahmen an Ober- und/oder Unterkiefer sein. Durch eine Korrektur der anatomischen Beziehungen wird eine bessere Funktion des Kiefergelenks erreicht. In den meisten Fällen erfolgt eine Korrektur am Unterkiefer.

14.4 Evidenz-/Bewertungslage

Um größtmögliche Aktualität in der Print- und Online-Version zu gewährleisten, stehen Informationen zu aktuell vorliegenden Studien im Online-Zusatzmaterial (➤ QR-Code) zur Verfügung.

Evidenzangaben

Literatur

15 Seelische Störungen

Matthias Elzer

Physiotherapeuten sehen sich primär für die Behandlung von Patienten mit physischen Störungen zuständig. Ihnen begegnen aber häufig Menschen mit psychischen Störungen, die direkt Anlass für die physiotherapeutische Behandlung sind (z. B. psychosomatische Störungen wie chronischer Schmerz oder neurodegenerative Erkrankungen) oder als Begleiterkrankungen (Komorbidität) auftreten. Fundiertes Wissen über seelische Störungen dient der Fachkompetenz und zugleich der eigenen seelischen Gesundheit.

15.1 Erhebung des psychischen Befundes

Die folgenden Ausführungen zur Anamnese und zum psychischen Befund gelten für alle Gesundheitsberufe, in denen mit seelisch kranken Menschen gearbeitet wird. Bei Patienten ohne primäre seelische Störung sollte neben dem somatischen auch ein orientierender psychischer und sozialer Befund erhoben werden.

■ **Unterschiedliche Haltungen**

1. Die klassische Psychiatrie wendet die Exploration (Erkundung, Befragung) nach festgelegten psychopathologischen Kriterien an; zugrunde liegt eine naturwissenschaftlich-biologische Haltung.
2. Die psychodynamische und die soziale Psychiatrie sowie die Psychosomatik und Formen der Psychotherapie berücksichtigen zudem die Dynamik der Untersuchungssituation mit Übertragungs- und Gegenübertragungsphänomenen.

Das **Hauptinstrumentarium der Untersuchung** ist das Gespräch mit dem Patienten und ggf. den Angehörigen sowie die Beobachtung des Verhaltens des Patienten.

15.1.1 Vorfeldinformationen

Bereits vor dem Erstkontakt mit dem Patienten (➤ 1.1.2.1.1) können dem Th. durch Dritte (z. B. Hausarzt, Angehörige, Polizei) wichtige Informationen über den Patienten zugetragen werden.

15.1.2 Informationsebenen

Wir unterscheiden bei der Befunderhebung drei Informationsebenen:

1. objektive Informationen (z. B. überprüfbare Daten),
2. subjektive Informationen (z. B. wie der Patienten etwas versteht und erlebt),
3. szenisch-situative Informationen (z. B. Erscheinungsbild, Verhalten des Patienten als nonverbaler Ausdruck und Kommunikationsangebot).

15.1.3 Beschwerdeschilderung

Jede Erstuntersuchung beginnt mit der initialen Frage an den Patienten nach seinen aktuellen Beschwerden oder dem Grund seines Kommens. Der Th. sollte den Patienten ausreden lassen und ihm aktiv zuhören (➤ 1.2.2.3).
Patienten mit neurotischen und psychosomatischen Störungen können ihre Beschwerden mitteilen; akut psychotische Patienten oder Suchtpatienten haben oft keine Krankheitseinsicht und keinen subjektiven Leidensdruck, was die Anamnese, die Befunderhebung und die Herstellung einer therapeutischen Beziehung sehr erschweren kann.

15.1.4 Anamnese

Anamnese (Krankheitsgeschichte ➤ 2.1.2) ist abgeleitet vom griechischen Wort für Erinnerung; der Patient erinnert sich an die Vorgeschichte seiner Krankheit. Bei der Erzählung des Patienten ist das „Was" für den Th. genauso wichtig wie das „Wie" (nonverbale Kommunikation ➤ 1.2.1.3).
Während der Anamneseerhebung werden verschiedene Anamnesen durch das Gespräch mit dem Patienten erhoben (➤ Tab. 15.1.1).

Tab. 15.1.1 Anamneseerhebung bei Patienten mit seelischen Störungen.

1. Aktuelle Anamnese, Beschwerden	• Aktuelle Erkrankung: Subjektiver Anlass des Kontakts; Symptome, Beginn, Dauer, Auslöser, bisherige Behandlung. • Erstmanifestation oder Rezidiv der Beschwerden?
2. Allgemeine Anamnese	Frühere Erkrankungen: Körperliche und seelische Störungen, Operationen, Unfälle, Traumen, Suizidversuche, Diagnosen und Therapien (inkl. Medikation).
3. Biografische Anamnese	• Geburt, Entwicklung in Kindheit und Adoleszenz, Beziehung zu den Eltern und Geschwistern. • Schulische, soziale und berufliche Entwicklung: Ausbildung, Beruf, derzeit ausgeübter Beruf. • Sexuelle Entwicklung, Partnerschaft, Ehe, Familie, Lebensgemeinschaft. • Lebenssituation früher und aktuell. Besondere Lebensereignisse (engl. life events; z. B. Verlust, Tod), Umgang in biografischen Schwellensituationen (z. B. Auszug aus dem Elternhaus, Eintritt ins Berufsleben).
4. Familienanamnese	Vorkommen von Krankheiten, Traumen, Suiziden, Schicksalen in der Herkunftsfamilie und der eigenen Familie.
5. Lebensgewohnheiten, Ressourcen	• Aktivitäten des täglichen Lebens, Konsumverhalten: Essen, Alkohol, Nikotin, Drogen, Medikamente. • Interessen und Aktivitäten (z. B. Sport gem. International Classification of Functioning, Disability and Health, ICF).
6. Sozialanamnese	Berufsausbildung, aktuelle Berufsausübung, private Lebenssituation, Familie, Angehörige, soziale Unterstützung.
7. Fremdanamnese	Informationen Dritter. **Cave:** Juristische Probleme.

In der physiotherapeutischen Behandlung sind folgende essenzielle Anamnesepunkte immer und bei jedem Patienten orientierend zu erheben:
- Die aktuellen Beschwerden,
- die allgemeine Anamnese,
- die Lebensgewohnheiten und
- die Sozialanamnese.

15.1.5 Psychischer Befund

Die Erhebung des psychischen Befundes (➤ Tab. 15.1.2) zielt auf die systematische Erfassung psychopathologischer Symptome durch Beobachtung und das Gespräch mit dem Patienten ab, die die Grundlage der diagnostischen Einschätzung (Assessment) bildet.

15

Tab. 15.1.2 Erhebung des psychischen Befundes bei Patienten mit seelischen Störungen.

Funktion	Erfassung der Symptome
1. Bewusstseinslage	Bei vollem Bewusstsein, benommen, somnolent (schläfrig, aber erweckbar), soporös (schläfrig, nur durch starke Reize kurz erweckbar) oder komatös?
2. Orientierung	Zur Zeit, zum Ort und zur eigenen Person orientiert?
3. Wahrnehmung	• Neurologisch: Funktion der Sinnesorgane (fünf Sinne und „Hirnwerkzeuge")? • Psychiatrisch: Störungen der Wahrnehmung als Verkennung, Illusion, Halluzination (optisch, akustisch, olfaktorisch, taktil).
4. Auffassung	Schwer beurteilbar bei neurologischen Störungen (Aphasie, Agnosie, Apraxie) und psychotischen Störungen (Angst, Mutismus, katatoner Stupor).
5. Denken (formal, inhaltlich)	• Formale Denkstörungen des Gedankenganges: gehemmt, verlangsamt, beschleunigt, ideenflüchtig, inkohärent, zerfahren, perseverierend, verschroben, manieriert, mit Gedankenabriss oder Gedankensperre? • Inhaltliche Denkstörungen des Gedankenganges: Wahnstimmung, Wahninhalte, Wahnsysteme, Verfolgungsideen, Beziehungsideen, überwertige Ideen etc.?
6. Grundstimmung und Affekte	• Erkennen am Gesichtsausdruck (z. B. „Facies depressiva" = depressiver Gesichtsausdruck, v. a. Ausdruck in den Augen), an der Psychomotorik und noch deutlicher in der Kommunikation. • Qualität der Gefühle: Affektlos, leer, traurig, depressiv, ängstlich, gereizt, verzweifelt, dysphorisch, euphorisch, maniform, manisch?
7. Gedächtnisfunktionen (Mnestik)	Beurteilung der Merk- und Erinnerungsfähigkeit: Alt-, Kurz-, Ultrakurzzeit-Gedächtnis? Abhängig von Konzentration, Aufmerksamkeit, Ausdauer.
8. Intelligenz	Nur vage einschätzbar; Messbarkeit nur in psychisch gesundem Zustand über Tests, die verschiedene Formen von Intelligenz messen.
9. Suizidalität	Beurteilung der Selbsttötungsgefährdung des Patienten durch seine Angaben über Suizidgedanken und Suizidabsicht, aber auch durch das Gefühl des Untersuchers (Gegenübertragung).
10. Antrieb, Psychomotorik	Antrieb erkennbar in Aufmerksamkeit, Denken, Affekten und motorischen Abläufen: Körperhaltung, Gang, Motorik, Mimik, Gestik?
11. Bewegungsverhalten	Koordination, Rhythmus, Flüssigkeit, Umfang, Konstanz, Tempo, Stärke der Bewegungen?
12. Kommunikation	Verbales und nonverbales Kommunikationsverhalten in der Beziehung zu anderen Menschen, Rapport, Körpersprache, Nähe-Distanz-Verhalten? (➤ 1.2.1)

Je nach Alter und Überweisungsdiagnose sind folgende essenzielle psychische Befunde in der physiotherapeutischen Behandlung immer zu erheben:
- Bewusstseinslage und Orientierung,
- Denken,
- Grundstimmung und Affekte,
- Psychomotorik sowie
- Kommunikation.

15.2 Theoretische Grundlagen seelischer Störungen

15.2.1 Systematik seelischer Störungen

Die medizinische Krankheitslehre teilt die seelischen Störungen in drei Gruppen ein (➤ Tab. 15.2.1).

Tab. 15.2.1 Übersicht über die Einteilung seelischer Störungen mit Beispielen.

Psychische Störungen			
Krankheitsgruppe	**Krankheitsbilder**	**Beispiele**	**Zuständigkeit**
1 Psychosen	organisch begründete Psychose	Demenz	Psychiatrie, Psychotherapie
	Schizophrenie	Paranoia	
	affektive Psychose	Manie, Depression	
2 Psychosomatische Störungen	Konversionsstörungen	Dissoziation, psychogene Lähmung	Psychosomatik, Psychotherapie
	Psychosomatosen	Asthma bronchiale, Magen-Darm-Ulzera	
	funktionelle Störungen	Schmerzzustände, Tinnitus, Schwindel	
	somatopsychische Störungen	reaktive Depression	
3 Neurosen und Persönlichkeitsstörungen	Neurosen	Angst-, Zwangsstörung, Herzneurose	Psychotherapie, Psychiatrie
	traumatische Neurose	posttraumatische Belastungsstörung	
	Persönlichkeitsstörung	Borderline-Persönlichkeitsstörung	

Die WHO gibt die **„International Statistical Classification of Diseases and Related Health Problems (ICD)"** heraus, in der alle Krankheiten in der Medizin aufgelistet sind (➤ 1.3.1). Die ICD versteht sich als eine deskriptive und keine kausale Systematik. Krankheitsbilder werden in der ICD-10 nach ihrer Hauptsymptomatik und weiteren Ähnlichkeiten zu Gruppen zusammengefasst, obgleich die Ursachen völlig unterschiedlich sein können (Bsp.: Depression). In

➤ Tab. 15.2.2 ist die Systematik seelischer Störungen nach ICD-10-GM (2014) wiedergegeben.

Tab. 15.2.2 Systematik seelischer Störungen nach ICD-10-GM (2014).

ICD-10 Kapitel V: Psychische und Verhaltensstörungen	
F00–F09	Organische, einschließlich symptomatischer psychischer Störungen (z. B. Demenzen, Delir)
F10–F19	Psychische und Verhaltensstörungen durch psychotrope Substanzen (z. B. Alkohol, Opioide, Cannabinoide, Sedativa, Kokain, Stimulanzien, Halluzinogene, Tabak, flüchtige Lösungsmittel)
F20–F29	Schizophrenie, schizotype und wahnhafte Störungen (z. B. Schizophrenien)
F30–F39	Affektive Störungen (z. B. schwere depressive Episoden, Manie, Dysthymia)
F40–F49	Neurotische, Belastungs- und somatoforme Störungen (z. B. Phobien, Angststörungen, Zwangsstörungen, Reaktionen auf schwere Belastungen und Anpassungsstörungen, dissoziative Störungen (Konversionsstörungen), somatoforme Störungen wie Somatisierungsstörung, hypochondrische Störung)
F50–F59	Verhaltensauffälligkeiten mit körperlichen Störungen und Faktoren (z. B. Essstörungen wie Anorexia oder Bulimia nervosa, Schlafstörungen, sexuelle Funktionsstörungen)
F60–F69	Persönlichkeits- und Verhaltensstörungen (z. B. paranoide Persönlichkeitsstörung, Störungen der Sexualpräferenz)
F70–F79	Intelligenzstörung (z. B. geistige Behinderung)
F80–F89	Entwicklungsstörungen (z. B. Artikulationsstörung, Autismus)
F90–F99	Verhaltens- und emotionale Störungen mit Beginn in der Kindheit und Jugend (z. B. hyperkinetische Störungen, Störung des Sozialverhaltens, Ticstörungen)
F99	Nicht näher bezeichnete psychische Störungen (z. B. psychische Störungen ohne nähere Angaben)

Ein zweites Klassifikationssystem für seelische Störungen ist das **„Diagnostic and Statistical Manual (DSM)"**, das in der aktuellen Version DSM-V von 2014 vorliegt. Es wird von der American Psychiatric Association herausgegeben. Darin sind Symptome auf verschiedenen Achsen aufgelistet und als Krankheiten definiert. Das DSM findet neben der ICD in der wissenschaftlichen Forschung Anwendung.
Beide Klassifikationssysteme (ICD und DSM) sind deskriptive Auflistungen und Definitionen von Krankheiten, die einem ständigen Überarbeitungsprozess und Wechsel der Diagnosen unterliegen. Ihnen liegt selten eine Krankheitstheorie zugrunde. Sie sind daher nicht als Lehrbücher geeignet.

15.2.2 Epidemiologie seelischer Störungen

Laut Bundes-Gesundheitssurvey GHS-MHS (Wittchen et al. 1998) beträgt die Lifetime-Prävalenz, d. h. das Risiko, im Leben an einer seelischen Störung zu erkranken, 48 Prozent. Repräsentative Prävalenzstudien zur Epidemiologie seelischer Störungen, z. B. von Dilling et al. (1984) und Franz et al. (2000), zeigen, dass fast ein Drittel der Bevölkerung im Moment an behandlungsbedürftigen seelischen Krankheiten leidet (➤ Tab. 15.2.3). Das wiederum heißt, dass in einer physiotherapeutischen Praxis mindestens jeder dritte Patient eine seelische Störung hat.

Tab. 15.2.3 Epidemiologie seelischer Störungen in Deutschland.

Behandlungsbedürftige seelische Störungen (Prävalenz)	
Neurosen und Persönlichkeitsstörungen	12,5 %
Psychosomatische Störungen	11,6 %
Schizophrene Psychosen	0,4 %
Affektive Psychosen (Depression, Manie)	1,3 %
Sucht (Alkohol, Drogen etc.)	1,8 %
Hirnorganische Störungen (Demenzen)	1,4 %
Sonstige Hirnschädigungen	0,6 %
Oligophrenien (geistige Behinderung)	1,0 %
Summe	**30,6 %**

Psychosomatische und neurotische Störungen treten also viermal so häufig auf wie psychiatrische Krankheiten (Psychosen, hirnorganische Störungen).

15.2.3 Krankheitsverständnis

15.2.3.1 Ganzheitlichkeit

Mediziner und andere Gesundheitsberufler wurden überwiegend naturwissenschaftlich ausgebildet und sozialisiert. Das Krankheitsverständnis ist primär naturwissenschaftlich, die Bezugswissenschaften sind z. B. Biologie, Chemie, Biochemie, Physik. Moderne Konzepte sprechen dagegen von einer „Ganzheitlichkeit" und meinen damit die Integration der biologischen, psychologischen und sozialen Aspekte der Krankheit, die je nach Patient sehr unterschiedlich zusammenhängen können (➤ Abb. 15.2.1).

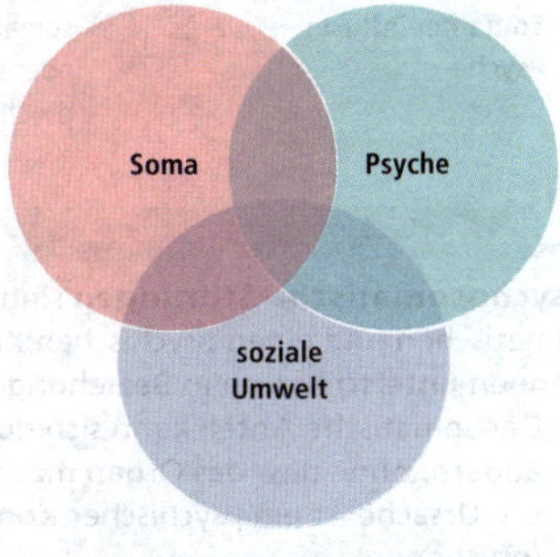

Abb. 15.2.1 Bio-psycho-soziales, ganzheitliches Krankheitsmodell.

15.2.3.2 Patientenorientierung

Das Wort „Patient" kommt vom lateinischen Wort „patire", was leiden, erdulden bedeutet. Es werden keine Krankheiten, sondern Menschen, die an Krankheiten leiden, behandelt.
Personenorientierung ist das Gegenteil von Krankheitsorientierung. Das bedeutet auch, dass bei der Behandlung die konkrete Person mit ihrer individuellen Biografie (Lebensgeschichte und aktuelle soziale Situation ➤ 15.1.4) bekannt sein und in der Therapie berücksichtigt werden muss. Natürlich sind gute Kenntnisse der Krankheitslehre die Grundlage für eine patientenorientierte Medizin und PT.

15

15.3 Psychosomatische Störungen

15.3.1 Grundlagen

Bevor relevante Krankheitsbilder vorgestellt werden, sollen einige allgemeine Grundlagen behandelt werden.

15.3.1.1 Was ist eine psychosomatische Störung?

Zwischen Körper (Soma) und Seele (Psyche) sind die in ➤ Tab. 15.3.1 dargestellten drei Kausalbeziehungen möglich.

Tab. 15.3.1 Unterschiedliche Relationen zwischen Soma (S) und Psyche (P).

Psychogen, psychosomatisch, somatogen			
1 Psyche beeinflusst Soma	P → S	psychogen	Bsp.: • Konversionsphänomene: psychogene Lähmung; • funktionelle Störungen: psychogener Schwindel.
2 Soma und Psyche beeinflussen sich wechselseitig	S ⇄ P	psycho-somatisch	Bsp.: Asthma bronchiale, Colitis ulcerosa, Ulcus ventriculi, Migräne, Bandscheibenprolaps.
3 Soma beeinflusst Psyche	S → P	somatogen oder somato-psychisch	Bsp.: Reaktive Depression nach somatischem Trauma/Organverlust als narzisstische Kränkung.

15

Definition

Psychosomatische Störungen sind komplexe Krankheitsbilder, die einen somatischen und einen psychischen Krankheitsanteil aufweisen. Diese Anteile können unterschiedlich in Beziehung stehen:

1. Der somatische Anteil kann sich durch eine Störung der Organfunktion äußern, ohne dass das Organ morphologisch verändert, d. h. geschädigt ist. Die Ursache ist ein psychischer Konflikt oder eine traumatische Erfahrung (psychogen).
2. Der somatische Anteil beruht auf einer genetischen oder erworbenen Disposition und wird durch die Aktualisierung eines psychischen Konflikts oder einer traumatischen Erfahrung manifest (psychosomatisch).
3. Der somatische Anteil kann die primäre Ursache für eine sekundäre psychische oder körperliche Störung i. S. einer Reaktion sein (somatopsychisch oder somatogen).

Neben dieser psychodynamischen Definition kann eine psychosomatische Störung auch als eine Folge unzureichender oder falscher Lernprozesse verstanden werden.

15.3.1.2 Einteilung der psychosomatischen Störungen

15.3.1.2.1 Deskriptive Einteilung nach ICD-10

In der ICD-10 (➤ 1.3.1, ➤ 15.2.1) wird für die psychosomatischen Störungen eine deskriptive Einteilung verwandt, die sich an dem Organsystem orientiert, in dem die Störung hauptsächlich auftritt. Sie werden z. B. den Störungen des Verdauungstraktes (oberer, unterer), des Respirationstraktes, des Herz-Kreislaufsystems, des Hautsystems, des Bewegungsapparates, des Urogenitalsystems, des Zentralnervensystems oder des endokrinen Systems zugeordnet.

15.3.1.2.2 Klassische Einteilung

Die klassische, historische Einteilung erfolgt in vier Gruppen nach kausalen Konzepten. Sie ist in ➤ Tab. 15.3.2 dargestellt.

Tab. 15.3.2 Klassische Einteilung psychosomatischer Störungen.

Name	Mechanismus/ Dynamik	Organsysteme	Beispiele
1 Konversionsstörung, Synonym: Dissoziation.	• Umwandlung eines unbewussten psychischen Konflikts in somatische Störung. Körpersprache. • „Ausdruckskrankheiten" (von Uexküll 1963, ➤ 15.3.1.3.1).	Pseudoneurologische Störungen; betrifft nur Willkürmotorik und Sensorik.	• Hysterien, Konversionsphänomene. • Dissoziative Störungen (Konversionsstörungen; ICD-10-GM 2014).
2 Funktionelles Syndrom, Synonym: psychovegetative Störung.	Somatisierung einer Angst: körperlicher Ausdruck von Angst durch unbewusste Konflikte, Traumen oder Fantasien.	Funktionsstörungen von Organen ohne morphologische Veränderungen; betrifft alle Organsysteme.	• Schmerzen, Schwindel, Tinnitus, sexuelle Dysfunktionen, Hauterkrankungen, Arrhythmien. • Somatoforme (autonome) Funktionsstörung (ICD-10-GM 2014).
3 Psychosomatose, Synonym: Organkrankheit mit psychosozialer Komponente.	• Störung des vegetativen Nervensystems: Sympathikus (Kampf- und Fluchtreaktion) und Parasympathikus (Erholung, Ernährung). • „Bereitstellungskrankheiten" (von Uexküll 1963, ➤ 15.3.1.3.1).	Vegetatives Nervensystem, Organe und Organsysteme des Brust- und Bauchraums.	• Ulcus pepticum, Colitis ulcerosa, Asthma bronchiale, essenzielle Hypertonie, atopische Neurodermatitis, rheumatoide Arthritis.
4 Somatopsychische oder somatogene Störung.	Sekundäre psychische Störung bei primär somatischer Krankheit. Krankheitsverarbeitung.	Psychische Funktionsstörung und/ oder Somatisierung.	• Trauerreaktion, Depression nach Tumor oder Organverlust. • Akute Belastungsreaktion (F43.0) sowie Anpassungsstörungen (F43.2) (ICD-10-GM 2014).

15.3.1.2.3 Kombination von deskriptiver und klassischer Diagnose

Es ist sinnvoll, beide Einteilungen in der täglichen Praxis zu kombinieren: deskriptiv nach dem Organsystem und kausal nach der klassischen Systematik. Dadurch entstehen mehrschichtige Verknüpfungen. Bsp.: Statt der somatischen Diagnose „Schulter-Arm-Syndrom rechts" könnte formuliert werden „Schmerzsyndrom der HWS/Schulterregion rechts als Ausdruck einer Konversionsstörung bei Partnerschaftskonflikt".

15.3.1.3 Modelle zur Krankheitsentstehung und Organwahl

Modelle sind Konstrukte zum Verständnis und zur Veranschaulichung komplexer Vorgänge. In der Psychosomatik gibt es kein Modell, das alleine und erschöpfend die Entstehung von psychosomatischen Störungen erklären kann. Hierzu lassen sich mehrere wissenschaftliche Ansätze anführen: die Psychoanalyse, die Lerntheorie und die Stress-Theorie.

15.3.1.3.1 Psychoanalytische Modelle zur Psychosomatik

Grundlage der psychoanalytischen (psychodynamischen) Modelle ist, dass biografisch bedingte Konflikte und Traumen aus dem Unbewussten ins Bewusstsein drängen und Symptome bilden. Das Symptom ist eine Kompromissbildung zwischen unbewusstem Konflikt und der Realität. Die neuere Hirnforschung belegt die Existenz des Unbewussten. Der Gedächtnisforscher E. Kandel (USA, Nobelpreis 2000 für Medizin) ist sogar der Meinung, dass unser Tun zu 80 bis 90 % vom Unbewussten beeinflusst wird (Kandel 2008).
Die Psychosomatik, die stark von der Psychoanalyse beeinflusst wurde, hat eine Reihe von Modellen entwickelt; zwei klassische Modelle werden hier vorgestellt, die für die PT relevant sein können.

■ **Das Konversionsmodell (Freud 1895)**

Es handelt sich um das älteste Modell zur Psychosomatik. Freud nannte die Konversion einen „rätselhaften Sprung" vom Seelischen ins Körperliche. Dieses Modell wurde bei hysterischen Störungen formuliert; die Diagnosen Hysterie und Konversion waren damals fast identisch. Sie betrafen ausschließlich pseudoneurologische Funktionsstörungen der Willkürmotorik (z. B. Lähmungen) und der Sensorik (z. B. Blindheit, Schmerzen). In den Anfängen der Psychoanalyse stand die Triebtheorie (Energien: Libido und Destrudo) im Vordergrund. Nach Freud stellen Triebkonflikte die Hauptursache von Konversionsstörungen dar. Von Uexküll, der Nestor der Psychosomatik in Deutschland und Herausgeber des wichtigsten Standardlehrbuchs, nannte sie daher „Ausdruckskrankheiten" (von Uexküll 1963, 2011).
Ein starker seelischer Triebkonflikt (sexuelle oder aggressive Impulse mit heftigen Affekten) kann psychisch nicht länger abgewehrt werden und wird körpersprachlich umgewandelt.

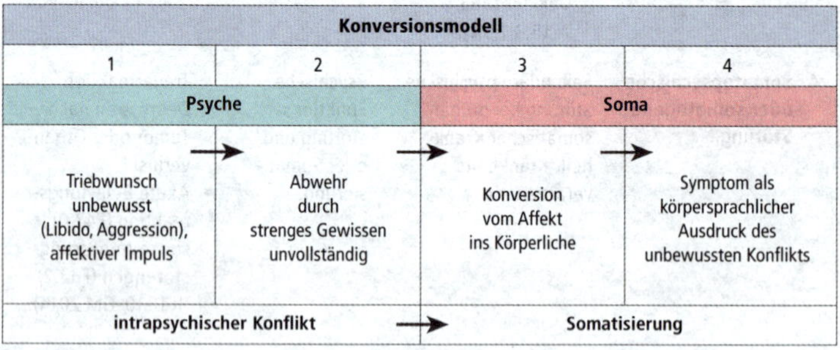

Abb. 15.3.1 Symptombildung nach dem Konversionsmodell.

> **Bezug zur Klinik**
> Konversionsstörungen lassen sich relativ leicht als eine Körpersprache verstehen; z. B. Schmerz-, Schwäche- oder Lähmungserscheinungen der Beine als Ausdruck, dass „etwas nicht mehr geht". Patienten mit Konversionsstörungen finden sich häufig in der Neurologie, Orthopädie und PT.

Das Modell der „Organneurosen" (Alexander 1951)

Synonym: Psychosomatosen. Im Zentrum des Modells steht die gestörte Homöostase (Gleichgewicht) der Organe bzgl. der sympathischen und parasympathischen Anteile des vegetativen Nervensystems. Über das Gehirn steuert das vegetative, autonome Nervensystem bekanntermaßen die Organe des Brust- und Bauchraums (Viscera = Eingeweide), die glatte Muskulatur (Gefäße) und die exokrinen Drüsen. Alle vegetativen Organsysteme, außer der Niere und Nebenniere, werden gleichzeitig sympathisch und parasympathisch innerviert. Atmung und Herz-Kreislauf werden sympathisch durch Adrenalin aktiviert und parasympathisch durch Acetylcholin gehemmt. Beim Magen-Darmtrakt ist es genau umgekehrt: Der Parasympathikus aktiviert die Verdauung, sympathisch wird die Verdauung gehemmt. Allgemein gesagt: Der Sympathikus dient dem aktiven Verhalten (Flucht-Kampf-Verhalten) und der Parasympathikus dem passiven (Erholung, Verdauung). Diese vegetativen Funktionen werden sowohl zentral vom Gehirn als auch von Zentren im Rückenmark und von außerhalb des Rückenmarks gelegenen Nervenknoten (Ganglien) gesteuert.
Alexanders Hypothese ist, dass eine „Organneurose" durch chronisch unterdrückte affektive Spannungszustände und psychische Konflikte entsteht. Der zentrale Konflikt bei psychosomatischen Störungen liegt nach diesem Modell in einem Autonomie-Abhängigkeits-Konflikt. Dabei wird Autonomie (Aktivität zu Kampf oder Flucht) dem Sympathikus zugeordnet und Abhängigkeit (Passivität für Ruhe und Ernährung) dem Parasympathikus. Beide Reaktionen (sympathisch und parasympathisch) können pathologische Auswirkungen annehmen, wenn eine Rückkehr in die Homöostase verhindert wird. Dies kann geschehen, wenn sich das Vegetativum einer Situation entsprechend bereitstellt, aber es dann aufgrund eines psychischen inneren Konflikts nicht zu einer Abfuhr und Befriedigung kommen kann.
Von Uexküll (1963) spricht daher von „Bereitstellungskrankheiten" im Gegensatz zu den „Ausdruckskrankheiten" bei Konversionsstörungen.

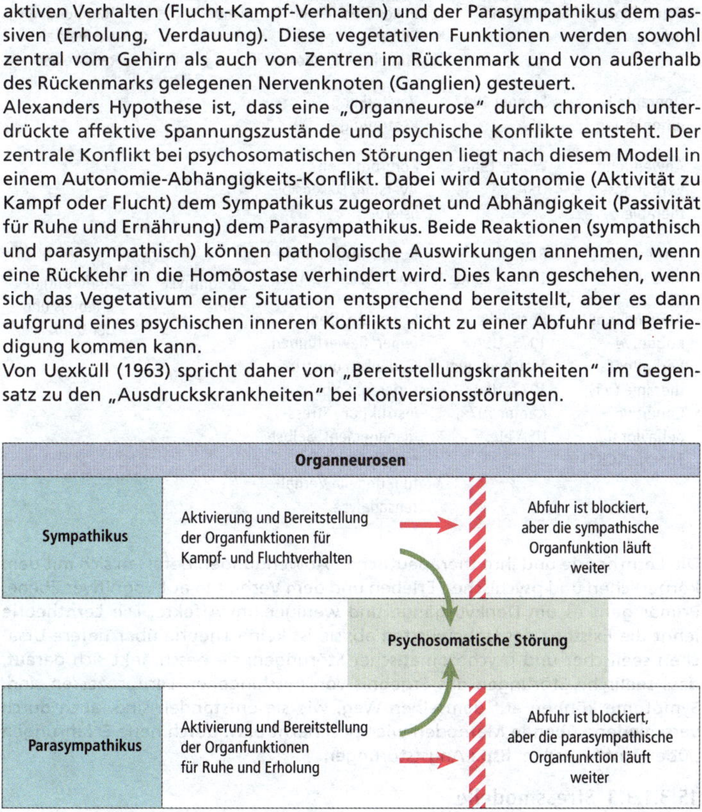

Abb. 15.3.2 Symptombildung nach dem Modell der „Organneurosen".

Die fehlende Abfuhr bzw. Befriedigung der Organfunktionen und ausbleibende Rückkehr in das Gleichgewicht führen zu einer anhaltenden Veränderung der Organfunktionen und nach einiger Zeit auch zu einer morphologischen Gewebeveränderung des Organs. Bsp.: Bluthochdruck, Gastritis, Ulkus, Reizdarm.

15.3.1.3.2 Lerntheoretische Modelle zur Psychosomatik

Die Lerntheorie und ihre Anwendung in der Verhaltenstherapie haben sich vor ca. 60 Jahren vom Tierexperiment ab- und dem Menschen zugewandt. Es fand zudem eine „kognitive Wende" statt, Modelle wurden entwickelt, die intrapsychische Denkprozesse, aus denen Verhalten resultiert, erklären (➤ 3.18.1). In ➤ Tab. 15.3.3 werden lerntheoretische Modelle vorgestellt.

Tab. 15.3.3 Lerntheoretische Modelle des Behaviorismus und Kognitivismus.

Bezeichnung Anwendung	Autor	Prinzip	Wissenschafts-Theorie	Effekt Ziel
Klassische Konditionierung	Pawlow 1918, Russland	Konditionierung von unkonditionierten Reizen; Stimulus – Response.	Behaviorismus	Änderung der Handlung und der Verhaltensweise
Operante Konditionierung	Skinner 1947, USA	Verstärkung, Bestrafung.		
Anwendung: Verhaltenstherapie	Wolpe 1958, USA	Konfrontation, Aversion, Desensibilisierung.		
Lernen am Modell	Bandura 1963, Kanada	Beobachtung, Imitation, soziales Lernen.	Kognitivismus	Änderung des Erlebens und der Denkweise
Anwendung: Kognitive Verhaltenstherapie (VT), Cognitive behavioral Therapy (CBT)	Beck/Ellis 1975, USA Meichenbaum 1973, USA Kanfer 1979, USA etc.	Schemata, Denkfehler, Bewertungen, Gedanken umstrukturieren, Selbstinstruktion, Stressmanagement, Selbstmanagement, funktionelle Verhaltensanalyse.		

Die Lerntheorie und ihre therapeutischen Anwendungen befassen sich mit dem körperlichen und psychischen Erleben und dem Verhalten auf kognitiver Ebene. Primär geht es um Denkvorgänge und weniger um Affekte. Die Lerntheorie lehnt die Existenz des Unbewussten ab; sie ist keine Theorie über tiefere Ursachen seelischer und psychosomatischer Störungen; sie beschränkt sich darauf, dass seelische Störungen das Ergebnis von misslungenen Lernprozessen sind. Symptome können auf demselben Weg, wie sie entstanden sind, auch durch verschiedene übende Methoden wieder verlernt bzw. durch neue Erfahrungen „überlernt" werden. Bsp.: Angststörungen.

15.3.1.3.3 Stressmodelle

Der Terminus „Stress" (engl. für Druck, Spannung) stammt aus der Materialprüfung des Ingenieurwesens. Geprüft wird dort die Festigkeit und Belastbarkeit eines Stoffes bei Einwirkung äußerer Einflüsse.
Das Stress-Konzept stellt für die Psychosomatik ein wichtiges Modell dar.

Der Physiologe Cannon (1929) hat die Rolle des Gleichgewichts (Homöostase) im vegetativen Nervensystem (sympathisch – parasympathisch) beschrieben. Selye (1953) beforschte an Tieren die unspezifischen Reaktionen des Körpers auf verschiedene Belastungen durch äußere Reize. Er stellte die Theorie des „Allgemeinen Anpassungs-Syndroms" (engl. **General Adaption Syndrome, GAS**) auf. Die drei Stufen des GAS werden in ➤ Tab. 15.3.4 aufgeführt.

Tab. 15.3.4 General Adaption Syndrome (GAS) nach Selye (1953).

1. Alarmreaktion	Der Körper zeigt Folgen der Einwirkung von Stressoren, die Leistung fällt ab.
2. Widerstand	Der Körper wehrt sich gegen den Stressor und erhöht seine Leistungsfähigkeit.
3. Erschöpfung	Wirkt der Stressor weiter ein, folgt der Zusammenbruch des Organismus (ggf. Tod).

Stress bedeutet immer das relative Missverhältnis von äußeren Reizen zu den normalen psychophysischen Verarbeitungsmöglichkeiten. Er kann individuell unterschiedlich und sowohl positiv (Eustress) als auch negativ (Disstress) sein. Akuter und begrenzter Stress ist nicht negativ, sondern sogar sinnvoll. Chronischer Stress mit Kontrollverlust und Ohnmachtsgefühlen ist dagegen negativ und schädlich.
Die **Psychoimmunologie** beschreibt das Zusammenwirken von äußeren und inneren psychischen Reizen und körperlichen Abwehrmaßnahmen.
Stressoren setzen im Gehirn komplexe, d. h. psychische, neurophysiologische und endokrine Stressreaktionen (➤ Tab. 15.3.5) in Gang.

Tab. 15.3.5 Psycho-neuro-endokrinologische Stressreaktionen nach Roth (2001, S. 284 ff.).

Erstreaktion	• Kortikale Zentren werden durch psychische Reize (z. B. Gefahr) aktiviert, die • subkortikale Zentren (Amygdala, Hippokampus, Hypothalamus, Locus caeruleus) aktivieren. • Noradrenalin wird ausgeschüttet mit Wirkung auf Kortex und Subkortex sowie das Nebennierenmark (NNM), das wiederum • Adrenalin und Noradrenalin in die Blutbahn ausschüttet, was wiederum auf das Gehirn verstärkend einwirkt und die Erstreaktion für Kampf/Flucht steigert.
Spätreaktion	• Minuten später wird durch Amygdala und Hippokampus die Hypophyse aktiviert und über den Corticotropin-Releasing-Faktor (CRF) und das adrenocorticotrope Hormon (ACTH) die Nebennierenrinde (NNR) zur Ausschüttung von Glukokortikoiden wie Kortisol stimuliert. • Kortisol setzt Glukose und Fette zur Energiegewinnung frei, wirkt entzündungshemmend, unterdrückt allergische Reaktionen und • hemmt die Freisetzung von CRF und ACTH im Gehirn (negative Rückkopplung), damit der Körper nicht „überdreht". • Weitere Stoffe wie das Neuropeptid Y und das Opioid β-Endorphin werden zur Senkung der Schmerzempfindung ausgeschüttet.

„Die kontinuierliche psychische Belastung führt dazu, dass die negative, d. h. dämpfende Rückkopplung zwischen Cortisol und CRF-ACTH-Ausschüttung zusammenbricht. In diesem Fall kommt es zu einer dauerhaften Schädigung des Nervensystems. Fortgesetzter Stress führt nämlich zur Schrumpfung von Pyramidenzellen im Hippocampus und deren Dendriten (Mc Ewens, 1999) […]." (Roth 2001, S. 288)

Bsp. für eine Stresskrankheit: Das **Burnout-Syndrom.** Unter dieser populär gewordenen Bezeichnung verstehen wir eine „Erschöpfungsdepression". Beruflich ausgebrannt zu sein, ist wie eine Heldentat, dagegen ist eine Depression nicht vorzeigbar. Die Ursachen dieser „Erschöpfungsdepression" sind häufig zunehmende berufliche Stressoren wie Leistungsdruck, Arbeitsverdichtung (neue Medien) und Verlustangst. Auch das individuelle Gefühl, dass die veränderte äußere Umwelt nicht beeinflusst werden kann, sondern passiv ertragen werden muss, kann zur Entstehung des Burnout-Syndroms beitragen. Neben äußeren Stressoren müssen also innere Faktoren als Stressoren (psychische Konflikte und Persönlichkeitsmerkmale) vorliegen. Symptomatisch stehen am Anfang psychosomatische Störungen wie Schlafstörung, Schmerzen in der LWS oder den Gelenken, Kopfschmerzen, Magen-Darm-Störungen, Suchtmittelmissbrauch. Es folgen manifeste Depressionen oder Angststörungen, die zu Krankschreibungen und großen Schwierigkeiten, an den Arbeitsplatz zurückzufinden, führen.

15.3.2 Ausgewählte psychosomatische Störungen

Im Folgenden werden einige ausgewählte psychosomatische Krankheitsbilder vorgestellt, die für die PT von Bedeutung sind.

15.3.2.1 Dissoziative Störungen, Konversionsstörungen

Dieses Krankheitsbild wurde früher als hysterische Neurose bezeichnet. Das Modell der Konversionsstörung wurde oben bereits beschrieben (➤ Abb. 15.3.1). Dissoziativ meint eine Abspaltung im Wahrnehmen, Fühlen und Denken, wie es bei der Hysterie vorkommt; Konversionsstörung ist der körperliche Ausdruck eines seelischen Konflikts. Die ICD-10-GM (2014) nennt unter F44 verschiedene dissoziative Störungen (z. B. dissoziative Amnesie, Bewegungs- und Sensibilitätsstörungen ➤ 15.2.1).

15

Vorkommen: Ca. 10 % der psychogenen Körpersymptome in allen medizinischen Disziplinen sind Konversionsphänomene; Frauen – Männer: 4 : 1; Vorkommen über alle Altersstufen, aber meist im jungen Erwachsenenalter; deutliche kulturelle Unterschiede.

Symptomatik: Viele Gesichter und Ausprägungen:

- Anfälle: Dramatischer Anfall mit z. B. „Arc de cercle" (Aufbäumen und Überstreckung des ganzen Körpers mit Bewusstseinstrübung), Absencen, Bewusstlosigkeit, Tics, motorischer Unruhe bis zur Raserei.
- Ausfälle und Dysfunktionen der Motorik: Isolierte, nicht objektivierbare schlaffe Lähmungen (Arm-, Beinparese, Abasie, Astasie), auch Krämpfe, z. B. im Arm (Pseudospastik); psychogener Tremor. Neben akuten auch chronische Verläufe mit Haltungsstörung und Atrophie möglich; hoher Krankheitsgewinn, Flucht in Krankheit (keine Simulation).
- Ausfälle und Dysfunktion der Sensorik: Psychogene Blindheit, Taubheit, Sensibilitätsstörungen der Haut (Hypo-, Hyper-, Anästhesie). Die Ausfälle passen nicht zur neurologischen Innervation. Große Gruppe von Schmerzsyndromen, z. B. Migräneformen, funktionelle Ober- und Unterbauchbeschwerden.
- Darstellung multipler Krankheiten und Körperzustände, Bsp.: Scheinschwangerschaft, Schein-MS, Hysteroepilepsie, psychogenes Erbrechen, GlobusSymptom (Kloßgefühl im Hals mit Heiserkeit).
- Begleitphänomene von Konversions- und dissoziativen Störungen: Angstäquivalente, die körperlich ausgedrückt oder abgespalten (dissoziativ) werden, z. B. als Depersonalisation und Derealisation. Häufig sind sexuelle Funktionsstörungen als Hypo- oder Hypersexualisierung erkennbar.
- Hysterische Störungen gibt es individuell oder als Massenphänomen (Massenhysterie).

Psychodynamische Krankheitsursache: Möglich sind Persönlichkeitszüge, schwerer unbewältigter Konflikt in der Kindheit oder auch ein Trauma (Gewalt, sexueller Missbrauch, psychische Vernachlässigung). Hauptabwehrmechanismen sind: Verdrängung, Verleugnung, Abspaltung (Dissoziation), Affektverschiebung, Somatisierung mit Konversion.

Therapie und Prognose: Bei ausreichendem Leidensdruck sind verschiedene Formen von Psychotherapie indiziert; die Prognose ist abhängig vom Störungsniveau.

Umgang* mit „dissoziativ gestörten Patienten" in der PT

Hysterische Patienten haben meist etwas Dramatisches und bei näherer Untersuchung etwas Unglaubwürdiges. Sie inszenieren ihren Konflikt oft naiv-infantil und drücken ihn symbolisch aus (von Uexküll: Ausdruckskrankheit). Sie verlangen viel Aufmerksamkeit und gestalten (therapeutische) Beziehungen kompliziert. Oft ist eine erotisch gefärbte, verführerische Atmosphäre spürbar. Bei älteren Hysterikern blasst die schillernde Dramatik zugunsten einer spürbaren Depressivität ab. Nötig ist eine freundliche Distanz, ohne sich vom Agieren anstecken zu lassen. Patienten mit Konversionsstörungen (pseudoneurologische Störung der Motorik und Sensorik) sind meist weniger „hysterisch-dramatisierend". Wichtig ist, die Sprache des Körpers zu verstehen und dem Patienten bei der Übersetzung als Ausdruck eines Konflikts zu helfen. Dies kann sehr gut im Rahmen der physiotherapeutischen Behandlung geschehen.

15.3.2.2 Somatisierungsstörung, somatoforme Störung

Alte Synonyme: funktionelle Dystonie, vegetative Dystonie, psychovegetative Störung, Psychogene Syndrome. Es liegt eine subjektiv empfundene Störung eines gesunden Organs vor. Der Patient wird häufig als „eingebildeter Kranker" angesehen und von somatischer Seite nicht ernst genommen. Er ist aber kein Simulant. Differenzialdiagnostisch kommen Somatisierungen auch als Prodromalsymptome bei psychotischen Störungen vor; häufig verbirgt sich dahinter eine „larvierte Depression".

Eine **somatoforme Störung** ist erkennbar als eine

> *„... wiederholte Darbietung körperlicher Symptome in Verbindung mit hartnäckigen Forderungen nach medizinischen Untersuchungen trotz wiederholter negativer Ergebnisse und Versicherung der Ärzte, dass die Symptome nicht körperlich begründbar sind. Wenn somatische Erkrankungen vorhanden sind, erklären sie nicht die Art und das Ausmaß der Symptome, das Leiden und die innere Beteiligung der Patienten."* (ICD-10-GM [2014], F 45.-)

Dazu werden gezählt: Somatisierungsstörung (z. B. multiple psychosomatische Störungen), hypochondrische Störung (z. B. Hypochondrie, Körperdysmorphophobie), somatoforme autonome Funktionsstörungen (z. B. Herzneurose, Hyperventilation), anhaltende somatoforme Schmerzstörungen (z. B. Psychalgie, psychogene Kopf- oder Rückenschmerzen). Schmerzpatienten i. S. einer somatoformen Störung sind eine große Gruppe in physiotherapeutischen Praxen.

15.3.2.2.1 Somatoforme autonome Funktionsstörungen

Exemplarisch für somatoforme Störungen werden im Folgenden die somatoformen autonomen Funktionsstörungen (F45.3, ICD-10-GM 2014) vorgestellt:

Vorkommen, Verlauf: Über ein Viertel aller Patienten in einer Arztpraxis sollen zu dieser Diagnosegruppe gehören. Reine funktionelle Syndrome kommen

* Die Absätze „Umgang mit ... in der PT" sind als allgemeine Anregungen und klinische Erfahrungen zu sehen. Sie können nicht kochbuch- oder rezeptartig umgesetzt werden. Das Verständnis des Wesens der seelischen Störung hilft aber i. d. R. im individuellen Patientenfall therapeutisch wirksam zu sein.

auffällig häufig bei jungen Menschen zwischen dem 14. und 35. Lebensjahr und häufiger bei Frauen als bei Männern vor. Im fortgeschrittenen Alter treten Organerkrankungen (z. B. Herz-Kreislaufsystem, Bewegungsapparat) hinzu.
Symtomatik und Verlaufsformen: Man kennt als Hauptverlaufsformen:
1. die relativ kurzdauernde und gewöhnlich spontan ausheilende Form,
2. die chronifizierende Form.

Von der chronifizierten Form wechseln zwei Drittel in andere Symptome („Organwechsel"). Solche Patienten weisen umfangreiche und kostenintensive „Patientenkarrieren" mit einer Reihe von medizinisch uneffektiven, oft schädigenden Behandlungen auf. Die Symptome lassen sich den in ➤ Tab. 15.3.6 angegebenen Organsystemen zuordnen.

Tab. 15.3.6 Organsysteme der somatoformen autonomen Funktionsstörungen.

Organsystem	Beispiele
Obere Speiseröhre, Magen-Darm-Trakt	Schluckstörung, Globussymptom, Übelkeit, Erbrechen, Appetenzstörung, nervöser Reizmagen, Dyspepsie.
Unterer Darmtrakt	Obstipation, Diarrhoe, Reizdarm.
Atmungssystem	Hyperventilationstetanie, nervöses Atemsyndrom, asthmatoide Bronchitis, „nervöser Husten".
Herz-Kreislaufsystem	Paroxysmale Tachyarrhythmie, supraventrikuläre/ventrikuläre Extrasystolen, Synkopen, Herzangstneurose.
Urogenitalsystem	Dysurie, Pollakisurie, abakterielle Prostatitis und Zystitis, Adnexitis, verschiedene Sexualstörungen.
Kopfschmerzen	Spannungskopfschmerzen, vasomotorische Kopfschmerzen, Formen von Migräne.
Vestibuläres System	Schwindelzustände, Tinnitus.
Muskulatur, Skelett	Fibromyalgiesyndrom, Zervikal- und Lumbalsyndrom, Verspannungen, Zittern.
Haut	Verschiedene Exantheme, Juckreiz, Erröten.
Wechselnde Organsysteme	Wechselnde Beschwerden in verschiedenen Organsystemen mit Schmerzen, Schwindel, Erschöpfung, Schlafstörungen, vegetativen Symptomen, passagere Essstörungen.

Ursachen, Pathogenese: Allgemein wird die Somatisierung als eine Form von körperlich ausgedrückter und erlebter Angst verstanden. Angst ist immer mit vegetativen Reaktionen verbunden. Man unterscheidet ein „psychovegetatives Korrelat" (Angst wird wahrgenommen und vegetativ ausgedrückt; normale Angstreaktion) von einem „psychovegetativen Äquivalent" (Angst wird nicht wahrgenommen, sondern nur die vegetative Reaktion des Körpers gespürt, z. B. Herzklopfen; somatische Dysfunktion statt erlebter Angst).
Diagnostik: Auffällig ist, dass diese Patienten an häufiger Diagnostik, nicht aber an einer konsequenten Therapie interessiert sind. Sie wechseln daher oft die Untersucher und fordern den diagnostischen Ehrgeiz der Ärzte heraus. Nach der somatischen Diagnostik wird kein körperlich pathologischer Befund erhoben; eine somatische Diagnose wird nicht gestellt. Diese Patienten wollen aber eine Diagnose, einen Namen für ihre Beschwerden. Sie fühlen sich unverstanden und als Simulant oder „verrückt" abgestempelt (Arzt: *„Sie haben nichts. Sie sind gesund!"*). Die Folge ist, dass sie neue Untersuchungen bei einem anderen Arzt anstreben („Doktor-Hopping").

Hilfreich ist folgende Liste von Hoffman und Hochapfel (2004, S. 242): „Positive diagnostische Hinweise auf eine somatoforme Störung" sind:

1. charakteristische Symptome (z. B. Sensibilitätsstörung nach dem „Kleiderschema"),
2. Darstellung des Symptoms (z. B. „diffus", „bildhaft", „bunt", Merkliste auf Zettel),
3. Interaktionsverhalten (z. B. appellativ, fordernd, anklammernd),
4. häufiger Arztwechsel in der Vorgeschichte,
5. unklare, wechselnde frühere Erkrankungen,
6. anamnestische Hinweise auf eine gestörte biografische Entwicklung,
7. aktuelle Hinweise auf eine belastende Lebenssituation (beruflich, familiär, Partnerprobleme, Verlusterlebnisse u. a.),
8. Missverhältnis zwischen den subjektiven Beschwerden und dem objektivierbaren Befund,
9. Fehlen eines hinreichend erklärenden organischen Befunds.

Wichtig ist also, dass es sich bei der Diagnostik nicht nur um eine Ausschlussdiagnose einer somatischen Störung handelt, vielmehr sollte der Arzt explizit eine psychosomatische Diagnose formulieren (z. B. „Funktionelle Störung").

Therapie: Nach der Diagnostik sollte dem Patienten in einem ausführlichen Gespräch dargelegt werden, dass sein Organ gesund ist, aber offenbar nicht immer „normal" funktioniert. Die Beschwerden müssen demnach körperlicher Ausdruck einer psychischen Spannung, vielleicht eines psychischen Konflikts oder einer traumatischen Erfahrung sein. Es handelt sich um eine „Körpersprache", die Überforderung, Angst oder Wunsch nach Hilfe bedeuten kann.

Im Rahmen einer psychosomatischen Medizin lassen sich diese funktionellen Syndrome meist mit Gesprächen, befristeter Gabe von Psychopharmaka, physikalischer Therapie (PT, Massage), autogenem Training, Entspannungsübungen lindern und heilen. Das Ziel sollte sein, Chronifizierung, iatrogene Fixierungen und Schädigungen sowie eine Patientenkarriere zu vermeiden.

Liegen psychosoziale Konflikte (z. B. in privaten oder beruflichen Beziehungen) vor, sollte eine fachpsychotherapeutische Behandlung eingeleitet werden.

■ Umgang mit „Patienten mit Somatisierungsstörungen" in der PT

Es handelt sich – wie bei der Konversionsstörung – um keinen pathologischen Organbefund, sondern um eine subjektiv empfundene Störung. In diesem Fall kann gerade die PT den Patienten auf der somatischen Seite dort „abholen", wo er ist. Durch entsprechende Kommunikation kann der Th. den Patienten dafür gewinnen, dass es sich um den körperlichen Ausdruck eines Konflikts oder einer traumatischen Erfahrung handelt, die andernorts kausal behandelt werden muss (Psychotherapie). Eine reine somatische, biomechanische Behandlung (z. B. bei Fibromyalgie-Syndrom, Tinnitus) führt zur Fixierung des Patienten auf die körperliche Erkrankung.

15.3.2.3 Schmerzzustände

Schmerzen spielen in der Medizin und damit auch in der PT eine zentrale Rolle. „Der Schmerz ist der bellende Hund der Gesundheit" (chinesisches Sprichwort); Schmerzen gehören zum Warnsystem des Körpers. Sie treten bei Schädigung eines Organs, aber auch der Seele auf. Das Hauptwarnsignal der Psyche ist allerdings die Angst. Schmerz und Angst sind sinnvolle Symptome. Die Unfähigkeit, Schmerzen oder Angst zu empfinden, oder die Verleugnung dieser Symptome, ist gefährlich (z. B. bei Tumorschmerzen oder bei Brustschmerzen, die bei einem Herzinfarkt auftreten können).

Die Medizin kennt die „Schmerzkrankheit" als eigenständiges Krankheitsbild. In der psychosomatischen Medizin sind akute oder chronische Schmerzen nur ein Symptom oder ein Teil eines Syndroms. Die Schmerzempfindung ist eine schlecht objektivierbare, subjektive Empfindung des sensorischen Nervensystems. Schmerzen können somit bei allen seelischen Störungen vorkommen: bei Psychosen, psychosomatischen oder neurotischen Krankheiten; sie können aber auch fehlen. Körperlicher Schmerz tritt bei Depression, Somatisierungsstörung, psychischer Traumatisierung und Stressverarbeitung häufig als Komorbidität auf (➤ 3.18).

15.3.2.3.1 Systematik der Schmerzustände aus psychosomatischer Sicht

Schmerzzustände können die in ➤ Tab. 15.3.7 genannten Kausalbeziehungen haben (➤ 15.3.1.1, ➤ Tab. 15.3.1).

Tab. 15.3.7 Kausalbeziehungen von Schmerzzuständen.

	Krankheitsmodell (Bsp.)	Schmerzkrankheit (Bsp.)
psychogen	Konversionsmodell; Somatisierungsstörung, speziell: somatoforme autonome Funktionsstörung.	Psychogene Störungen der Motorik und Sensorik (z. B. Rückenschmerzen, Fibromyalgie); psychogene Störungen von vegetativen Organen (z. B. funktionelle Ober- und Unterbauchschmerzen, Koliken, vasomotorische Kopfschmerzen).
somatogen	Sekundäre, reaktive Störung als pathologische Krankheitsverarbeitung.	Schmerzsyndrome nach Operation und Organverlust (z. B. chronischer „Low-back-pain" nach Bandscheiben-OP).
psychosomatisch	„Organneurose", Stressreaktion, Wechselwirkung von somatischen Ursachen und psychosozialer Auslösung.	Akuter Schub bei genetischer oder erworbener Autoaggressionserkrankung (z. B. Rheuma, entzündliche Darmerkrankung, Neurodermitis, komplexes regionales Schmerzsyndrom ➤ 15.3.2.3.2).

15

■ **Aktualisierung von Schmerzerfahrungen bei Schmerzzuständen:**

1. **Entwicklungspsychologische Aspekte des Schmerzes:** In der Reifung des Körpers und der psychosozialen Entwicklung spielen Schmerzerfahrungen über die gesamte Lebensspanne eine Rolle. Durch eine sichere Bindungserfahrung werden Angst, Schmerzen und andere körperliche Spannungen vom Baby und Kleinkind als bewältigbar erfahren. Depravierte Kinder oder an frühen psychischen Störungen erkrankte Erwachsene versuchen z. B. durch massive Schmerzzufügung „sich selbst zu spüren", um ihre somatischen und psychischen Grenzen zu fühlen und Gefühle von Leere und Einsamkeit zu unterdrücken. Schmerzen sind ein Mittel der Kommunikation und drücken ein Bedürfnis nach Zuwendung von Mutter/Vater/Pflegeperson und (später) Mitarbeitern verschiedener Gesundheitsberufe aus. Schmerzen erleiden und Schmerzen zufügen wird ab einem gewissen Entwicklungsstand mit Strafe und Schuld in Verbindung gebracht. Eine besondere psychische Variante ist die ausschließliche sexuelle Befriedigung durch das Erleiden von psychischen und körperlichen Schmerzen und Demütigungen im Masochismus.
   Der Umgang mit Schmerzen unterliegt kultur- und geschlechtsspezifischen Einflüssen (z. B. „Ein Indianer kennt keinen Schmerz!", „Männer weinen nicht!").
2. **Lerntheoretische Aspekte des Schmerzes:** Neben der facettenreichen psychodynamischen Theorie ist hier die sehr viel einfachere Lerntheorie zum Verständnis des Schmerzes anzuführen: Schmerzerfahrung und Schmerz-

erleben geschieht über klassische Konditionierung (Stimulus-Response-Modell) und operantes Lernen (Erfolg, Belohnung/Strafe) bzw. soziales Lernen (Modell, Imitation, Identifikation); Bsp.: „Das gebrannte Kind scheut das Feuer". Diese lerntheoretischen Modelle finden auch in der Psychosomatik ihre therapeutische Anwendung (z. B. bei der Desensibilisierung, Belohnung, kognitiven Therapien, Schmerzmanagement).

15.3.2.3.2 Komplexes regionales Schmerzsyndrom

Synonyme: „Morbus Sudeck", Sympathische Reflexdystrophie, engl. complexe regional pain syndrome (CRPS). Das CRPS wird hier als Bsp. für eine psychosomatische Schmerzkrankheit vorgestellt. Es handelt sich um ein relativ seltenes, aber geheimnisvolles und vielschichtiges Krankheitsbild, bei dem die komplexen Krankheitsprozesse inzwischen bekannt, aber die Ursachen nicht geklärt sind. CRPS wird – je nach Krankheitsverständnis – als psychosomatische Störung verstanden, bei der somatische, vegetative Fehlregulationen und psychische Faktoren zusammenwirken. Aus orthopädischem Blickwinkel wird das CRPS unter ➤ 4.4.6 dargestellt.

Der **Auslöser** des CRPS ist ein oft wenig spektakuläres körperliches Trauma (Verletzung oder Operation) meist der oberen, seltener der unteren Extremität.

Klinisches Bild: Ödematöse Anschwellung der betroffenen distalen Extremität (z. B. Hand, Unterarm) mit Störung der Tiefen- und Oberflächensensibilität (Hyperalgesie), Durchblutungs- und Ernährungsstörung der Haut, Haare, Nägel, glänzend gespannte, verfärbte und schwitzende Haut, aktive und passive Bewegungseinschränkungen (➤ 4.4.6.1). Auffällig ist zudem eine Art Neglect (➤ 8.2.2.6.4): Der Patient trägt z. B. seinen schmerzhaft geschwollenen Arm schonend und so mit sich herum, als ob er nicht mehr zu seinem Körper gehören würde. Das entspricht einem Dissoziationsphänomen. Die Repräsentanz des Armes wird im Gehirn gefühlsmäßig abgespalten – quasi stillgelegt – mit der Folge der Störung der vegetativen Innervation.

Eine Reihe von Untersuchungen zeigten psychische Störungen (z. B. narzisstische, aggressiv gehemmte, depressive Persönlichkeitsmerkmale) vor dem somatischen Trauma, aber auch pathologische Befunde wie Depressionen während des manifesten CRPS auf. Hinweise für eine psychische Komorbidität sind psychische Störungen in der Vorgeschichte sowie komplizierte und therapieresistente Verläufe. Die Therapie ist multimodal (somatisch, physiotherapeutisch, psychotherapeutisch). Die PT ist beim CRPS ein zentraler Therapiebaustein (➤ 4.4.6.3). Zur Anwendung kommt z. B. die „Spiegeltherapie". Bei dieser Therapie sieht der Patient die gespiegelte gesunde Hand statt der kranken Hand und integriert diese über die zentrale Wahrnehmung und Bewegung wieder in sein Körperschema. Die periphere motorische, sensorische und vegetative Innervation wird stimuliert.

Als weiterführende Literatur sei Egle et al. 2003 (S. 588–598) empfohlen.

■ Umgang mit „chronischen Schmerzpatienten" in der PT

Voraussetzung ist ein differenziertes Verständnis der psychosomatischen Krankheitsbilder. Gemein ist allen chronischen Schmerzen ohne fassbare somatische Ursache, dass der vom Patienten geklagte Schmerz ein körperliches Präsentiersymptom ist, dessen Ursache oder Komplexität im psychischen Bereich liegt. Damit entsteht beim Th. oft das Gefühl, dass der Schmerz nicht sein kann oder zumindest keine somatische Ursache haben kann. Die Therapie soll allerdings, so die Erwartung des Patienten, eine somatische sein. Dadurch kann der Th. Zweifel an der Sinnhaftigkeit seines Tuns bekommen. Zwar kann z. B. die „Vermeidungsangst", die durch den Schmerz entsteht, durch den Th. überwunden werden, aber es ist auch notwendig, die emotionalen und psychischen Anteile des Patienten in die Therapie mit einzubeziehen und zu verbalisieren, d. h. den Patienten ganzheitlich zu verstehen.

15.3.2.4 Essstörungen

Die Essstörungen definieren sich über das Körpergewicht, das mit dem Body-Mass-Index (BMI) gemessen wird: BMI ist eine Formel zur Berechnung des statistisch festgelegten normalen und pathologischen Körpergewichts:

$$\text{BMI} = \frac{\text{Körpergewicht (kg)}}{\text{Körpergröße (m}^2\text{)}}$$

Der BMI wurde von der US-Versicherungswirtschaft zur Festsetzung der Beitragshöhe eingeführt. Für Erwachsene beschreibt der BMI die in ➤ Tab. 15.3.8 genannten Werte gemäß WHO 2004.

Tab. 15.3.8 Gewichtseinteilungen nach dem BMI und Zuordnung von Essstörungen.

Body-Mass-Index (BMI)							
Untergewicht			**normales Gewicht**	**Übergewicht**	**Starkes Übergewicht**		
ernst	moderat	mäßig					
< 16	16–17	17–18,5	18,5–25	25–30	30–35	35–40	> 40
Anorexia nervosa							
		Bulimia nervosa					
					Adipositas		
			Binge eating disorder				
	Bulimarexia						

Ein anderes Maß für die Definition von Übergewicht und der Fettverteilung des Körpers bietet die **Waist-to-Hip-Ratio** (WHR). Hier wird der Quotient aus dem Taillen- und dem Hüftumfang gemessen. Er ist auch bekannt unter der „Birne- und Apfel-Form“.

$$\text{WHR} = \frac{\text{Taillenumfang}}{\text{Hüftumfang}}$$

Die Grenzwerte sind in ➤ Tab. 15.3.9 dargestellt.

Tab. 15.3.9 Waist-to-Hip-Ratio, Grenzwerte.

	Männer	Frauen
Normalgewicht	< 0,9	< 0,8
Übergewicht	0,91–0,99	0,81–0,84
Adipositas	> 1,0	> 0,85

15.3.2.4.1 Anorexia nervosa (Magersucht)

Definition: Die deutsche Bezeichnung Magersucht oder Pubertätsmagersucht für das Krankheitsbild Anorexia nervosa (A.N.) drückt das süchtige Verhalten aus, dünn und mager sein zu wollen. Man könnte auch von einem „Schlankheitswahn“ sprechen.

Vorkommen und Verlauf: Die Erkrankung beginnt oft um das 14. Lebensjahr, manchmal erst im jungen Erwachsenenalter. Über 95 % der Anorexie-Patienten sind Frauen; bei den ca. 5 % männlichen Anorexie-Patienten liegt eine Störung der sexuellen Identität, eine schwere Depression oder eine Schizophrenie vor. Die folgenden Ausführungen beziehen sich daher auf weibliche Patienten mit A.N.

Formen:

- Kurzzeitige magersüchtige Reaktion in der Pubertät, die spontan verschwindet.
- Längere Phasen mit Krankheitswert, aber ohne größere, akute Gefährdung für die Gesundheit.
- Schwere Verläufe mit akuter und ggf. chronischer Gefährdung der Gesundheit und sogar mit Todesfolge.

Prävalenz: Ca. 1 % der Bevölkerung; es gibt Hinweise auf ein erhöhtes Vorkommen in oberen Sozialschichten sowie in speziellen Berufsgruppen, z. B. bei Tänzerinnen, Models. Dass die A.N. epidemiologisch zugenommen hat, ist nicht gesichert.

Prognosefaktoren: Ungünstig für die Prognose sind: Laxantienabusus, prämorbide Fettsucht, Suchtmittelabusus, Komorbidität mit einer Persönlichkeitsstörung (narzisstische oder Borderline-Persönlichkeitsstörung) oder auch mit schizophrenen Psychosen und schlechter sozialer und beruflicher Anpassung. Als günstig wird dagegen ein früher Beginn vor dem 16. Lebensjahr angesehen. Ca. 15 % der schweren A.N. verlaufen durch kardiale Komplikationen (Elektrolytstörungen) oder Infektionen infolge einer Schwächung der Immunabwehr tödlich.

Symptomatik:

- Verleugnen der Krankheit, kein Leidensdruck,
- starke Gewichtsabnahme (BMI < 17,5) bis zur Kachexie ohne Organkrankheit,
- Amenorrhö (sekundäre, selten primäre ➤ 11.8.5.2) als Ausdruck eines gestörten Hormonhaushalts,
- chronische Obstipation (➤ 9.4.3.1).
- Sekundäre Folgen des Hungerzustands: Reduzierter Grundumsatz, Temperatur erniedrigt, trockene, spröde Haut und Haare, Lanugobehaarung (vgl. Babys), Akrozyanose, Hypokaliämie; ggf. Polyneuropathie durch Vitamin-B-Mangel und zerebrale Veränderungen.
- Störung des Essverhaltens nach dem restriktiven (asketisch hungern) oder hyperorektiven (kalorienarm essen, Missbrauch von Laxantien und Diuretika) Typ.
- Motorische Überaktivität: Unter Verleugnung der Schwäche werden körperliche Maßnahmen und ggf. asketisches Training (z. B. Joggen) zur Gewichtsreduktion durchgeführt.
- Karies durch Mangelernährung und Erbrechen,
- Osteoporose (➤ 4.1.3.3.9) infolge endokriner Störungen.
- Körperbildstörung: Körper wird nicht als abgemagert wahrgenommen, einzelne Körperteile (z. B. Oberschenkel) seien immer noch zu dick.
- Verleugnung des Hungers: Anfänglich vorhandene Hungergefühle werden im Verlauf triumphal unterdrückt („Ich brauche so etwas nicht").
- Depressive Störungen bei ca. 50 %,
- Kontakt- und Beziehungsstörung; sozial isoliert, leben in einer „splendid isolation" (großartigen Vereinsamung).

Krankheitsursachen, Psychodynamik: Trotz ähnlicher Symptomatik lassen sich unterschiedliche Schweregrade und Verläufe beobachten, die nahelegen, dass der A.N. verschiedene Ursachen zugrunde liegen. Es gibt Hinweise auf eine genetische Disposition (Zwillingsforschung), zumindest bei einer kleinen Gruppe der A.N. Durch psychodynamische Diagnostik und Behandlungen sind unterschiedliche Niveaus der Störung bekannt:

1. A.N. mit frühen Störungsursachen (psychosenah oder als Persönlichkeitsstörungen),
2. A.N. mit traumatischer Ursache (Vernachlässigung, Missbrauch),

15

3. A.N. mit späteren Störungsursachen (Konversionsstörung),
4. A.N. als vorübergehende Reaktion in der Pubertät/Adoleszenz (Identitätssuche).

Gemeinsam ist allen, dass die A.N. erst mit der Pubertät auftritt und die auslösenden Situationen oft als banal anzusehen sind (z. B. beschämende Bemerkungen anderer über den sich entwickelnden Körper der Jugendlichen). Psychodynamisch sind folgende neurotische Konflikte zu finden:

- Abwehr der weiblichen Identität und Sexualität: Der in der Pubertät reifende Körper (Brust, weibliche Körperformen), eigene sexuelle Lust und das erotische Interesse anderer wird als Bedrohung für das Selbst erlebt. Unbewusst findet sich i. d. R. eine Ablehnung der weiblichen Rolle: Dick sein wird mit schwanger sein assoziiert. Es findet eine Regression und Verschiebung von der genitalen Phase der Pubertät auf die orale Phase der Kindheit statt. Anstelle der sexuellen, körperlichen Strebungen wird nun die Nahrungszufuhr kontrolliert: extrem geringe Mengen, qualitativ kalorienarm (z. B. nur Mineralwasser, Äpfel, Magerjoghurt). Essen wird mit Scham besetzt und erfolgt meist heimlich und nicht in Gesellschaft (Familie).
- Ambivalente Beziehung zu den Eltern: Die A.N.-Patientinnen sind auffällig ambivalent an ihre Mutter gebunden; sie sind wie abhängige Kleinkinder, die ihr Autonomiebedürfnis durch einen starken Willen und Kontrolle über die Nahrungsaufnahme demonstrieren. Der Vater oder Männer allgemein werden häufig als triebhaft und bedrohlich erlebt. Auch hier schwankt die Beziehung zwischen dem Wunsch nach Anerkennung und Enttäuschung. In den meisten Fällen sind die familiären Beziehungen auf den ersten Blick intakt und nicht sonderlich pathologisch, sodass die A.N. schwer nachvollziehbar erscheint. Ein differenzierter Einblick in die Psychodynamik zeigt aber bei der A.N.-Patientin eine Angst vor den biologischen, psychischen und sozialen Ebenen des Erwachsenwerdens und eine Stagnation bzw. eine Regression der Identitätsentwicklung einschließlich der sexuellen.
- Kampf um Autonomie: Die A.N. lässt sich auch als Autonomie-Abhängigkeits-Konflikt verstehen. Die Patientinnen sind oft sehr ehrgeizig, leistungsorientiert, intelligent und wirken angepasst und frühreif. Umso erstaunlicher ist, dass sie in der Pubertät diese Entwicklung abstoppen, quasi die Notbremse ziehen, beginnen, ihren Körper mit einem unrealistischen Körperideal zu traktieren und neben der kognitiven Leistungsfähigkeit affektiv und sozial zu regredieren. Dieser Ehrgeiz richtet sich auf die Beherrschung des Körpers durch die Kontrolle der Nahrungszufuhr („Kalorienzählen") und der Ausscheidung (Missbrauch von Diuretika und Laxantien). Die Patientinnen wollen sich unabhängig machen von den „primitiven" oralen und genitalen Bedürfnissen. Sie leben in einer „splendid isolation", einer großartigen Vereinsamung. Durch die Nahrungsverweigerung wird versucht, sich als autonomes Individuum zu erleben.

Therapie: Die therapeutische Beziehung ist davon gekennzeichnet, dass die Patientinnen einerseits einen massiven Appell als hilflose, kindliche und „vernünftige" Wesen aussenden. Im Laufe der therapeutischen Beziehung wird andererseits deutlich, dass sie die angebotene Hilfe nicht annehmen können, diese sogar als Bedrohung für die eigene Autonomie ansehen. Sie führen einen Kampf und sind weder zu sich, noch zu den Th. ehrlich (z. B. bei Gewichtskontrollen). Das Therapieziel ist die Vermeidung einer Chronifizierung der A.N. und die Gewichtszunahme; beides ist aber nur möglich durch die Bearbeitung des zugrunde liegenden psychischen Konflikts in einer verlässlichen therapeutischen Beziehung. Im Therapieprozess ist eine Symptomverschiebung von der körperlichen Ebene auf die psychische (z. B. Ausbildung einer Depression) ein Fortschritt, der eine Bearbeitung erst möglich macht.

A.N.-Patientinnen kommen nicht aus eigenem Antrieb oder Leidensdruck zur Therapie. Meist sind es die Eltern oder Lehrer, die sich Sorgen machen. Wichtig

ist, ein gutes Arbeitsbündnis herzustellen. A.N.-Patientinnen sind häufig noch nicht volljährig. Dadurch bietet sich die Einbeziehung der gesamten Familie in einer Familienberatung oder Familientherapie an. Schwere Fälle von A.N. bedürfen wegen der vitalen Gefährdung der stationären pädiatrischen, internistischen, intensivmedizinischen Therapie mit Sondenernährung.
Die stationäre Behandlung in einer psychosomatischen Klinik ist initial indiziert, damit die jungen Patientinnen einen besseren Zugang zu ihrem Körper und ihrem psychischen Erleben finden. Das Therapiekonzept ist multimodal (verschiedene Therapieansätze und Methoden). Die Therapie erfolgt aber über eine langjährige ambulante Psychotherapie, zu der auch Rückfälle mit Klinikaufenthalten gehören. Nicht selten bilden A.N.-Patientinnen eine Bulimie (➤ 15.3.2.4.2) oder Adipositas (➤ 15.3.2.4.3) aus (Symptomverschiebung).

■ **Umgang mit „anorektischen Patientinnen" in der PT**
Findet die PT in einem psychosomatischen Setting einer psychosomatischen Klinik statt, so ist sie Teil eines Gesamttherapiekonzepts, z. B. der Behandlung der Körperbildstörung. Sie ist dann eher eine „Körperpsychotherapie". Im Rahmen der PT gibt es zudem die spezielle Weiterbildung „Konzentrative Bewegungstherapie (KBT)" als körperorientierte und psychotherapeutische Behandlungsmethode; KBT findet sich in jeder guten psychosomatischen Klinik.
Anders ist es in einer PT-Praxis: Hier dürfte sich die Patientin sicher nicht wegen ihrer Magersucht in PT-Behandlung begeben, sondern wegen anderer körperlicher Probleme (Komorbidität).
In beiden Settings ist die Therapeut-Patient-Beziehung schwierig und angespannt, da die Patientin etwas Fragiles und Hilfsbedürftiges ausstrahlt, aber Angst vor körperlicher und psychischer Nähe hat. Therapeutische Interventionen werden als übergriffig und intrusiv erlebt; die Patientin möchte autonom sein. Dazu gehört, dass diese Patientinnen nicht ehrlich zu den Th. und damit auch nicht ehrlich zu sich selbst sind, z. B. helfen sie bei der Gewichtskontrolle manipulativ nach (große Wassermengen trinken, hinterher erbrechen etc.).

15.3.2.4.2 Bulimia nervosa (Ess-Brechsucht)

Definition: Bulimie heißt „Stierhunger" und meint das rauschhafte, anfallsartige Essen (i. S. von Fressgelage: engl. binge-eating), den unbeherrschbaren Drang – meist nach längerem inneren Kampf –, große Mengen an Nahrung gierig zu essen und danach die kalorienreiche Nahrung zu erbrechen, weil sie eine Gefahr für den Körper darstellt und Angst vor der Gewichtszunahmen besteht.
Vorkommen, Prävalenz: Die Bulimie ist ein Krankheitsbild, das im Gegensatz zur Anorexia nervosa (A.N. ➤ 15.3.2.4.1) in den letzten 30 Jahren v. a. in den Industriestaaten deutlich zugenommen hat. Die geschätzte Prävalenz liegt bei 2–4 % der jungen erwachsenen Frauen. Die Bulimie ist wie die A.N. fast ausschließlich bei Frauen bekannt. Die Erstmanifestation geschieht etwas später als bei der Anorexie.
Symptomatik: Bulimikerinnen sind oft normalgewichtig bzw. weisen begrenzte Gewichtsschwankungen auf. Der Bulimie geht nicht selten eine Anorexie voraus oder sie liegt als Kombination (Bulimarexie) vor. Während A.N.-Patientinnen keinen oder nur geringen Leidensdruck zeigen, leiden Bulimie-Patientinnen. Sie schämen sich für ihre Bulimie und versuchen, diese heimlich (häufig mit sozialem Rückzug) auszuleben. Neben dem materiellen Schaden (Geld für Nahrungsmittel) werden meist die Zähne durch das Erbrechen (Magensäure) erheblich geschädigt; ferner entstehen Schleimhautläsionen und ggf. Herzfunktionsstörungen durch eine Hypokaliämie.
Psychodynamik: Der Bulimie liegt ein Selbstwertkonflikt (narzisstischer Konflikt) zugrunde; Ursachen sind emotionale Vernachlässigungen und nicht ausreichend befriedigte orale Bedürfnisse in früher Kindheit. Bulimie stellt einen inneren Kampf zwischen oralen Bedürfnissen als orale Gier (Verschiebung aus

reiferen Phasen auf die orale Phase des Babys) und einem strengen Gewissen (Über-Ich) dar. Das Ich (Selbstwertgefühl, Narzissmus) ist unzureichend ausgeprägt. Das Essen wird zu einem Ersatzobjekt, das gierig verlangt und dann bedrohlich wieder ausgeschieden werden muss.
Auch hier finden wir frühe und spätere Störungsniveaus wie bei der A.N. Die frühen Ursachen zeigen eine Nähe zu schweren narzisstischen und Borderline-Persönlichkeitsstörungen, wobei sich meist noch andere Symptome wie Selbstverletzungen, massive affektive Schwankungen, Trieb- und Affektdurchbrüche zeigen. Spätere Ursachen können auch hysterische Konflikte (psychogenes Erbrechen) aufweisen.
Therapie: Für die Therapie der Bulimie gelten die gleichen Prinzipien wie für die A.N. mit dem Unterschied, dass keine Gefährdung für das Leben besteht. Bulimie-Patientinnen haben i. d. R. keine Körperschemastörung, sind kontakt- und beziehungsfähiger und damit therapeutisch zugänglicher als Patientinnen mit A.N.

■ Umgang mit „bulimischen Patientinnen" in der PT

Das Wissen um die Psychodynamik der Bulimie (orale Gier und Angst vor dem Hintergrund eines frühen Selbstwertkonflikts) ist die Grundlage des therapeutischen Handelns. PT ist keine primäre Indikation für Patientinnen mit Bulimie, in der PT-Praxis sind aber Patientinnen mit Bulimie aus anderen Gründen in Behandlung. Wie bei jeder Sucht sollte das Thema nicht verleugnet werden. Es handelt sich um eine seelische Erkrankung, über die ohne Scham- und Schuldgefühle bei den Patientinnen oder Beschämung durch den Th. gesprochen werden kann.

15.3.2.4.3 Adipositas (Fettsucht)

15

Definition: Die Adipositas (Fettsucht, engl. obesity) wird vom ICD-10-GM (2014) unter E66.- bei den „endokrinen, Ernährungs- und Stoffwechselkrankheiten" geführt. Ein BMI von 25 bis 30 wird „Übergewicht", ein BMI über 30 wird „Adipositas" und über 40 „Adipositas permagna" genannt (➤ Tab. 15.3.8).
Epidemiologie: Mehr als die Hälfte aller Kinder in unseren Industriestaaten sind durch falsche Ernährung (Fastfood, Snacks, Industrienahrung, Süßigkeiten, gesüßte Getränke) und Bewegungsmangel übergewichtig: Man spricht von infantiler Fettsucht. Gesichert scheint, dass die infantile Fettsucht zur Anlage von Fettzellen (hyperplastische Form) führt, die eine Gewichtsreduktion im Erwachsenenalter erschweren.
Ab dem 40. Lebensjahr sind mehr als die Hälfte aller Erwachsenen übergewichtig. In Deutschland sind mehr Männer als Frauen übergewichtig und adipös; Übergewicht und Adipositas nehmen mit dem Alter zu. Ebenso sind die Unterschiede nach sozialer Schichtung unstrittig: je geringer der soziale Status, desto häufiger sind Übergewicht und Adipositas (Gesundheitsbewusstsein, Stellenwert und Qualitätsunterschiede der Nahrung). Kulturell wird Übergewicht unterschiedlich gewertet, z. B. bedeutet Übergewicht in Asien und Afrika materiellen Wohlstand und sexuelle Attraktivität.
Die Adipositas hat besonders durch ihre Folgekrankheiten Krankheitswert und stellt einen Risikofaktor dar für z. B. Diabetes mellitus, Hypertonie, Sklerose des Gefäßsystems, Fettstoffwechselstörung, andere Stoffwechselvorgänge (z. B. Gicht), degenerative Störungen der Gelenke und der Wirbelsäule. Andererseits gibt es Studien, die sagen, dass Übergewichtige nicht kränker seien als Menschen mit normalem Körpergewicht.
Symptomatik und Systematik: Das Hunger- und Sättigungsgefühl sind psychophysische Signale der Nahrungsaufnahmeregulation und werden zentral in der Region des Hypothalamus gesteuert. Es ist psychosozial leicht beeinflussbar. Freyberger (nach Hoffmann u. Hochapfel 2004) unterscheidet, ähnlich wie bei der Alkoholkrankheit, mehrere Typen:

- Rauschesser (Fressattacken, Heißhunger auf große Mengen),

- Daueresser (ständiges, andere Tätigkeiten begleitendes Essen, z. B. vor dem Fernseher),
- Nimmersatte (trotz reichlichem Essen ein Gefühl, nicht richtig satt zu werden),
- Nachtesser (Essen als Beruhigung und gegen das Gefühl der Einsamkeit, bei Schlafstörung).

Ursachen: Welche Rolle das Neuropeptid Leptin spielt, ist noch nicht ausreichend erforscht. Bei einem kleinen Teil der adipösen Patienten spielen endokrine (genetische oder erworbene) Stoffwechselstörungen eine Rolle. Überwiegend ist die Adipositas aber durch intrapsychische Konflikte und ungesunde Ernährungs- und Verhaltensweisen bedingt.
Psychisch bedeutet Nahrungszufuhr Spannungs- und Unlustabfuhr, Beruhigung, Beseitigung von Enttäuschung (Frustration) und ist letztlich eine Ersatzbefriedigung. Die Nahrung und die orale Befriedigung stellt eine zentrale Interaktion zwischen Mutter und Kind dar: Das Stillen (!) des Babys, allg. der Fütterungsvorgang, ist mehr als nur Kalorienzufuhr, es bedeutet eine komplexe Interaktion und ist damit störanfällig. Normalerweise regulieren Babys und Kleinkinder ihre Nahrungszufuhr automatisch. Denkbar sind Konnotation (Beziehungserfahrungen, Lernprozesse) von Frustration und Essen als Überstimulierung (orale Intrusion, Missachtung eigener Bedürfnisse, Ablenkung, „Mund stopfen“) oder Unterstimulierung (ständige Mangelerfahrung).
Psychodynamisch sind geringe Frustrationstoleranz, Abwehr von Unlustgefühlen, Alleinsein, depressive und ängstliche Gefühle, narzisstische Kränkungen zu nennen. Menschen mit einem ungelösten Konflikt oder einer Regression auf die orale Entwicklungsstufe sind besonders anfällig für Adipositas genauso wie für Süchte (Alkohol, Rauchen, Drogen, nicht stoffgebundene Süchte etc.). Es findet sich eine Tendenz zur Abhängigkeit von einem schnell verfügbaren Objekt: Nahrungsmittel. Beziehungskonflikte sowie sexuelle Frustration werden häufig mit Regression auf ein orales Niveau kompensiert. Die Nahrung, insbesondere das Süße, wirkt wie ein tröstendes Objekt; Sprüche wie: „Wer Sorgen hat, hat auch Likör“, „Essen hält Leib und Seele zusammen“, „Zucker ist Nervennahrung“, „Schokolade als Glücksdroge“ drücken dies aus.
Je nach gesellschaftlicher Wertung wird das Übergewicht mit einer Beeinträchtigung des Selbstwertgefühls verbunden: „Dicke sind zwar lustig, aber körperlich nicht attraktiv“. Der Adipöse beschädigt mit dem unangemessenen Essverhalten sein Selbstwertgefühl, schämt sich, leidet unter Kontakt- und Beziehungsproblemen, ist körperlich nicht so leistungsfähig; hinter einer lustigen Fassade steckt häufig eine abgewehrte oder im Stillen ausgelebte Depression.
Therapie: Ziel der Therapie ist die Änderung der Lebensweise: Weniger und bewusster essen (Zufuhr) und mehr Bewegung (Verbrauch). Forcierte Diäten sind obsolet, da sie meist nicht in eine Änderung der täglichen Lebensweise münden. Man kennt nach anfänglichen Erfolgen einen Jo-Jo-Effekt mit dem Ergebnis, dass die Patienten hinterher oft noch mehr wiegen als vor der Diät. Ernährungsberatung und Gesundheitsförderung helfen bei der Änderung der alltäglichen Lebensweise. Eine bewusste und gesündere Ernährung bedeutet keinen Verlust oder Askese, sondern kann sogar die Genussfähigkeit und die Lebensfreude erhöhen.
Eine Verhaltensanalyse (z. B. durch Protokollierung des Ernährungsverhaltens) hilft dabei, den Zusammenhang von Nahrungszufuhr *(„Wann esse ich was, unter welchen Bedingungen und mit welchen Gefühlen?“)* und psychischer Bedeutung zu erkennen und Verhaltensmodifikationen anzuwenden. Voraussetzung ist eine Phase der Stabilisierung des Selbstwertgefühls. Statt sich einem ausweglosen Kampf um Diät und Verzicht sowie dem schlechten Gewissen mit Schamgefühlen auszusetzen, sollte der Körper so akzeptiert werden, wie er im Moment ist. Merke: Der Schoko-Keks oder die Chipstüte vor dem Fernseher gewinnt i. d. R. immer.

Bei erkennbaren psychischen Konflikten sind verschiedene Formen von aufdeckender Psychotherapie (einzeln und Gruppentherapie) angezeigt. Ebenso können Selbsthilfegruppen oder auch Internetprogramme hilfreich sein; sie wirken über die soziale Kontrolle.
Chirurgische Maßnahmen (gastric banding, Magenresektion etc.) sind oft die Ultima ratio und führen zu drastischer Gewichtsreduktion mit meist anhaltendem Effekt. In der Regel treten kosmetische Probleme (Haut) auf. Medikamente („Appetitzügler") sind kontraindiziert oder nur nach strengster Indikation anzuwenden.

■ **Umgang mit „adipösen Patienten" in der PT**
Übergewicht (BMI 25–30, Adipositas BMI 30–40) und Adipositas permagna (BMI > 40) sind i. d. R. mit Gefühlen von Scham, Ekel, Hässlichkeit, Zügellosigkeit etc. verbunden. Wie bei allen seelischen Störungen gilt auch hier ein kompetenter Umgang mit einem an einer Krankheit leidenden Menschen, der sich in seinem Körper nicht wohlfühlt, sich nicht nur schämt, sondern oft hasst. Die Lösung „weniger essen und mehr bewegen" kennt der Patient selbst, er kann sie aber nicht umsetzen. Ratschläge sind dann auch Schläge, die das Selbstwertgefühl beschädigen. Wichtig wäre es, die Selbstbeschämung des Patienten nicht zu verstärken, sondern ihm eher Lust auf Bewegung zu machen – z. B. in einer Sportgruppe (Schwimmen, Laufen) oder einer Musikgruppe (Gymnastik, Tanzen) – trotz Adipositas.

15.4 Neurosen und Persönlichkeitsstörungen

Neurosen und Persönlichkeitsstörungen in Abgrenzung zu den psychosomatischen und psychotischen Störungen werden in einer Gruppe zusammengefasst.

15.4.1 Grundlagen

15.4.1.1 Was ist eine Neurose bzw. Persönlichkeitsstörung?

Definitionen

Neurosen sind psychogene Erkrankungen des Erlebens und Verhaltens; **Persönlichkeitsstörungen** sind psychogene Erkrankungen des Charakters. Die Psychoanalyse sieht die Ursachen für beide Störungen in ungelösten psychischen Konflikten oder traumatischen Erfahrungen der Kindheit und Jugend. Sie sind ein Symptom für den zugrunde liegenden Konflikt oder das Trauma. Psychoanalytische Therapien versuchen, die Ursachen zu verarbeiten und die psychische Struktur zu verändern.
Die Lerntheorie versteht Neurosen als Fehlverhalten, das durch „falsche" Lernvorgängen (z. B. Konditionierung) entstanden ist und die Kognition beeinflusst. Hier ist das Symptom identisch mit der Krankheit. Die Therapie besteht in der Beseitigung des Symptoms.

15.4.1.2 Einteilung der Neurosen

1. **Neurosen oder Symptomneurosen:** Diese Neurosen werden auch als Symptomneurosen bezeichnet, da hier ein bestimmtes Symptom (z. B. Angst, Zwang, Depression) im Vordergrund steht.
2. **Traumatische Neurosen:** Sie entstehen durch ein konkretes äußeres, schwerwiegendes Trauma (seelische Verletzung). Zu ihnen gehört auch die posttraumatische Belastungsstörung (PTBS ➤ 15.4.2.3).

3. **Charakterneurosen oder Persönlichkeitsstörungen:** Neben den Symptomneurosen werden noch die Charakterneurosen oder Persönlichkeitsstörungen klassifiziert, da hier die ganze Persönlichkeit von einem Symptom „eingefärbt" ist und beeinträchtigt wird (z. B. hysterische, depressive, zwanghafte oder ängstliche Persönlichkeitsstörung).

Das ICD-10-GM verwendet den Begriff Neurose nicht mehr, sondern löst diesen in verschiedene deskriptive Störungen auf; ebenso verschwimmt die Unterteilung in Neurose und Persönlichkeitsstörung (z. B. wird die hysterische Neurose im ICD zur histrionischen Persönlichkeitsstörung).

15.4.1.3 Entstehung von Neurosen und Persönlichkeitsstörungen

Neurosen mit den Symptomen wie Angst, Zwang, Depression oder Hysterie entstehen durch ungelöste Konflikte, die im Laufe der Biografie zunächst ins Unbewusste verdrängt und durch psychische Abwehrmechanismen vom Bewusstsein ferngehalten wurden. Im Erwachsenenleben wird der abgewehrte Konflikt durch ähnliche Situationen und Personen wieder aktiviert, kann nicht länger durch Abwehrmechanismen vom Bewusstsein ferngehalten werden und bildet ein Symptom aus (➤ Abb. 15.4.1).

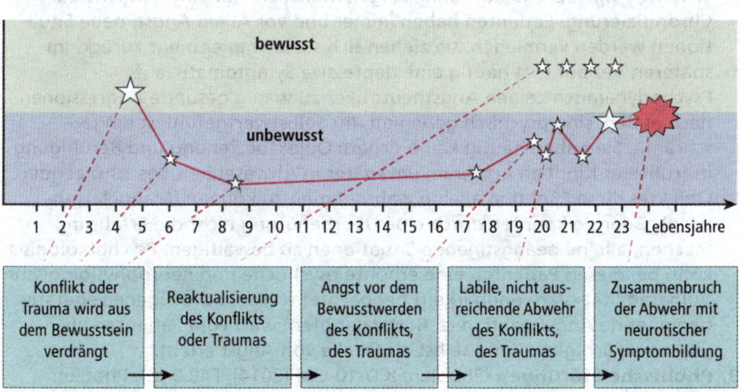

Abb. 15.4.1 Psychoanalytisches Modell der neurotischen Symptombildung.

Die **Persönlichkeitsstörungen** entstehen schleichend als Charaktereigenschaft letztlich von Kindheit an und zeigen sich in der Jugend und im jungen Erwachsenenalter durch Konflikte, die die Patienten mit anderen Menschen haben. Die Patienten selbst leiden zunächst nicht darunter.

15.4.2 Ausgewählte Neurosen und Persönlichkeitsstörungen

Im Folgenden werden Neurosen nach ihrem Hauptsymptom zusammengefasst.

15.4.2.1 Neurotische Störungen mit dem Hauptsymptom Angst

Das Wort „Angst" kommt aus dem Lateinischen (angustus) und meint Enge (vgl. Angina tonsillaris, Angina pectoris). Im Angstzustand wird es uns zu eng, bedrückend, bedrohlich; wir wollen weg, raus. Angst ist ein häufiges, unspezifisches und sinnvolles Symptom. Sie hat eine Warn- oder Signalfunktion. Angst ist dann pathologisch, wenn sie in keinem Verhältnis zur Realität steht, d. h. inadäquat ist, und aus der Fantasie und dem Unbewussten gespeist wird.

15.4.2.1.1 Einteilung der Angststörungen

Wir können die Angststörungen in fünf charakteristische klinische Bilder einteilen:

1. **Panikstörungen** (Panik- oder Angstattacken; ICD-10-GM [2014], F41.0): Die Prävalenz liegt bei 1–3 %. Es handelt sich um einzelne oder gehäuft auftretende heftige Angst- oder Panikattacken mit dazwischenliegender Angstfreiheit. Die Angstgefühle sind plötzlich, massiv und überwältigend, so als bestehe höchste Todesgefahr mit allen vegetativen Symptomen, z. B. Herzrasen. Typische Situationen sind z. B. U-Bahn fahren, Auto fahren, Menschenansammlungen. Eine extreme Form ist die Massenpanik. Nach erlebten Panikattacken zeigen viele Patienten Angst vor einer weiteren Attacke, die sie unerwartet überfallen könnte: Angst vor der Angst. Aus psychoanalytischer Sicht ist eine Panikattacke ein Symptom für einen dahinterliegenden Konflikt oder eine traumatische Erfahrung; aus lerntheoretischer Sicht ist die Panikattacke das Problem selbst.
2. **Generalisierte Angststörung** (Angstneurose; ICD-10-GM [2014], F41.1): Die Prävalenz liegt bei 3–5 %. Hier handelt es sich um eine durchgängig erhöhte Angstbereitschaft ohne Angstanfälle. Sie hat eine Tendenz zur Chronifizierung. Patienten haben immer und vor Allem Angst, neue Situationen werden vermieden, sie ziehen sich sozial immer mehr zurück. Im späteren Verlauf tritt häufig eine depressive Symptomatik auf.
   Psychodynamisch zeigen Angstneurotiker zu wenig gesunde Aggressionen nach außen, sind psychisch gehemmt. Ihr Selbstwertgefühl ist eingeschränkt. Sie haben häufig keine sichere Objektbeziehung und Beruhigung in frühester Kindheit erfahren, um später in Abwesenheit des schützenden Objektes diese Funktion alleine wahrnehmen zu können (Mangelerfahrung). Oder sie konnten durch eine Überbehütung nicht die Erfahrung machen, alleine beängstigende Situationen zu bewältigen. Psychobiologisch kann bei diesen Patienten eine erhöhte psychische und neurophysiologische Vulnerabilität (Verwundbarkeit) beobachtet werden. Die eigene vegetativ begleitende Angstreaktion (z. B. Herzklopfen) wird vom Patienten als „innere Brüchigkeit" und selbst als Quelle von Angst erlebt.
3. **Phobische Störungen** (Phobien; ICD-10-GM [2014], F40.0 ff.): Phobien kommen sehr häufig vor (5–10 %), wobei Frauen häufiger darunter leiden. Sie treten oft passager bereits im Kindesalter auf (z. B. Tierphobie). Es sind Angststörungen mit gerichteten, an einen Gegenstand oder eine Situation gebundenen Ängsten. Dies unterscheidet sie von der generalisierten Angststörung. Sie können auch als Angstattacken auftreten. Wir unterscheiden:
   - **Agoraphobien:** Agora: griech. Marktplatz; bezeichnet die Angst, das beschützende Haus zu verlassen und öffentliche, weite Ort aufzusuchen. Es geht bei diesen Phobien um die Angst vor einer Hilflosigkeit in der Öffentlichkeit.
   - **Soziale Phobien:** Aus Angst, zu sprechen, sich zu zeigen, zu erröten, zu essen usw., werden Menschen gemieden.
   - **Spezifische (isolierte) Phobien:** z. B. Akrophobie (Höhenangst), Klaustrophobien („Platzangst" in engen Räumen), Tierphobien (Angst vor z. B. Spinnen, Mäusen, Hunden), Ängste vor Krankheiten (z. B. vor HIV, Geschlechtskrankheiten), Feuer, Gewitter.

   Den Phobien können verschiedene Ursachen zugrunde liegen: Entweder reale Erfahrungen (z. B. eine traumatische Unfallerfahrung) oder es handelt sich um eine Fantasie, die mit einem unbewussten Konflikt zu tun hat. Ein intrapsychischer Konflikt wird also auf eine äußere Situation verschoben, mit Angst erlebt und daher vermieden. Verschiebung und Vermeidung sind

die Hauptabwehrmechanismen der Phobien.
Aus der lerntheoretischen Perspektive entstehen Phobien durch pathologische Lernprozesse: Die Angst wurde gelernt. Sie lassen sich mit Verhaltenstherapie (z. B. durch Angstexpositionstraining, Flooding, Desensibilisierung) symptomatisch gut beeinflussen. Der Patient lernt dabei, mithilfe von Methoden und Übungen die Angst zu bewältigen. Er „überlernt" die Angst, die tieferen Ursachen bleiben dabei unberührt.

4. **Hypochondrische Störung** (ICD-10-GM [2014], F45.2): Sie bezeichnet eine Neurose mit starker Neigung zur Selbstbeobachtung des eigenen Körpers und der Angst vor einer bestimmten Krankheit. Über eine gewisse Befürchtung verdichtet sich allmählich die ängstliche Phantasie zu einer Gewissheit, an einer – meist bösartigen – Krankheit zu leiden. Die Kognition, das klare logische Denken, wird unter emotionalem Druck verändert. Es kommt zu „emotional-kognitiven Fehlinterpretationen" normaler Körpervorgänge (Bsp. Missempfindungen, Hautveränderungen, Haare zählen in der Badewanne, wobei der Haarausfall als Ausdruck einer Vergiftung angesehen wird). Psychodynamisch liegt ein gestörtes Körperbild/Körperschema mit einer unbewussten autoaggressiven Fantasie, mit Abspaltung eines bösen, destruktiven Teils im Selbst bzw. im Körper vor. So gesehen könnte die Hypochondrie auch unter die Störungen mit überwiegend autoaggressiven Symptomen eingereiht werden. Die Hypochondrie ähnelt oft einem Wahn, da die Ängste kognitiv nicht ausgeräumt werden können. Ist eine Ursache ausgeschlossen, so vermutet der Hypochonder in einem anderen Organsystem dieselben destruktiven Mechanismen und verlangt erneut eine medizinisch lückenlose Abklärung.
Psychotherapeutisch sind Patienten mit Hypochondrie sehr langwierig und schwierig zu behandeln, da die Patienten unter einem starken Druck stehen, dass medizinisch gehandelt wird. Häufig kommen suggestive Methoden (Placebo), Psychopharmaka und Körpertherapie zum Einsatz. Gelingt es, den Patienten dafür zu gewinnen, dass seine Ängste ausschließlich aus seiner inneren Welt der Fantasien gespeist werden, kann eine Psychotherapie wirken.
5. **Neurasthenie** (ICD-10-GM [2014], F48.0) ist ein über 150 Jahre alter Terminus, wörtlich „Nervenschwäche"; man versteht ein Syndrom von nervöser Reizbarkeit, geringer Leistungsfähigkeit, Schwächeempfinden, Müdigkeit und geringer Stresstoleranz. Neurasthenie äußert sich häufig in funktionellen oder vegetativen Syndromen als Ausdruck einer diffusen Angst. Patienten mit Neurasthenie sind generell wenig belastbar, haben eine depressive Grundstimmung und vermeiden soziale Kontakte.

■ **Umgang mit „Angstpatienten" in der PT**

Das Wichtigste ist, sich bewusst zu machen, dass der Patient Angst hat. Wir nehmen die Angst eines Menschen auch unbewusst wahr, sie überträgt sich durch Mimik, Sprache, Körperhaltung, Muskeltonus, vegetative Zeichen (z. B. Schwitzen) und innere Widerstände. Der Th. reagiert unbewusst vielleicht ängstlich-zögernd, zumindest verunsichert (Gegenübertragung). Bekommt ein Patient z. B. während der Behandlung (Massage, manuelle Therapie) eine Angstattacke, muss die Behandlung unterbrochen werden. Wichtig ist, dass der Th. diese Angst vorsichtig benennt und der Patient sie verbalisieren kann. Es könnten traumatische Erfahrungen (Gewalt, sexueller Übergriff), Fantasien und unbewusste Wünsche des Patienten oder Konflikte zur Sprache kommen, die durch den engen Körperkontakt der Therapie emotional wiedererinnert wurden. Erst danach kann die Behandlung weitergehen.
Der Th. sollte den Patienten fragen, ob Angstattacken bekannt seien und er eine Angstkrankheit habe; ggf. nach Diagnose und Therapie fragen.
Generell fühlen sich Th. für seelische und emotionale Zusammenhänge des Patienten nicht zuständig. Der Patient kann sie aber nicht an der Garderobe ab-

legen, sie gehören in die therapeutische Beziehung. Falls der Patient heftige Emotionen zeigt, z. B. weint, sollte der Th. diesen Moment aushalten; er muss nichts tun, außer bei dem Patienten zu bleiben und ggf. ein Verbalisierungsangebot zu machen (z. B. „Ist die Behandlung unangenehm?" oder „Können Sie mir bitte sagen, was im Moment in Ihnen vorgeht?"). Hyperventiliert der Patient – als psychosomatischer Ausdruck einer unbewussten Angst –, sind Atemübungen (Lippenbremse) und beruhigende Worte hilfreich, die respiratorische Alkalose, die zu einer Tetanie führen kann, zu korrigieren.

■ **Umgang mit „hypochondrischen und neurasthenischen Patienten" in der PT**
Es ist nicht sinnvoll, den hypochondrischen Patienten wiederholt davon zu überzeugen, dass er keine gefährliche Krankheit habe, da die Hypochondrie einen gewissen wahnhaften Charakter hat. Diese Patienten wollen von Ärzten und anderen Gesundheitsberuflern beruhigt werden. Die Wirkung hält aber nur kurz an. Dies therapeutisch auszuhalten, ist i. d. R. nicht einfach. Hilfreich könnte sein, den Patienten von seiner fixen Idee abzulenken und den Körper auch als Quelle der Lust und Spaß (z. B. im Spiel) und nicht nur als Bedrohung zu erleben.
Neurasthenischen Patienten sind wenig belastbar und scheu. Hier sollte eine Überforderung und „therapeutischer Stress" vermieden werden. Mehr kann die PT nicht leisten.

15.4.2.2 Neurotische Störungen mit dem Hauptsymptom Autoaggression

Wie Angst gehört Aggression zum gesunden Flucht-Kampf-Verhalten. Aggression kommt aus dem lateinischen „aggredior": „an jemanden wenden, angreifen". Aggressionen können nach außen gerichtet werden gegen einen realen oder fantasierten Angreifer, z. B. bei einer paranoiden Psychose oder beim Borderline-Syndrom (Alloaggression); der Patient kann sie auch nach innen gegen sich selbst richten, z. B. bei Selbstverletzung, Depression oder Suizid (Autoaggression). Depressive Patienten befinden sich in einem leichten chronischen Stresszustand, der sich psychomotorisch und vegetativ äußert (z. B. innere Unruhe).

15

15.4.2.2.1 Einteilung der Störungen mit dem Hauptsymptom Autoaggression

Die Störungen mit dem Hauptsymptom Autoaggression lassen sich folgendermaßen einteilen:

1. **Neurotische Depression**
   Definition: Das ICD-10-GM hat die Diagnose „neurotische Depression" in „Dysthymia" (wörtlich: Gemütsverstimmung) umbenannt und definiert sie als eine chronische, über mehrere Jahre andauernde, depressive Verstimmung. Sie versteht darunter die depressive Neurose und die depressive Persönlichkeitsstörung der klassischen Einteilung.
   Prävalenz: Die neurotische Depression stellt eine der häufigsten psychischen Störungen dar. Sie wird von der psychotischen Depression (endogene Psychose) hinsichtlich Ursache, Symptomatik und Verlauf deutlich abgegrenzt. Die neurotische Depression/Dysthymia tritt primär in der Jugend und im frühen Erwachsenenalter auf, häufiger bei Frauen als bei Männern (2 : 1) mit einer Prävalenz von 8–10 %. Sie ist damit die häufigste Depressionsdiagnose.
   Symptomatik: Es liegt ein chronischer depressiver Verstimmungszustand mit wechselnder Intensität vor. Es findet sich eine Hemmung von Antrieb, Willenskraft, Interesse sowie Neigung zu Selbstzweifeln, Selbstunsicherheit und geringem Selbstwertgefühl. Das Verhalten in Beziehungen ist meist passiv-abhängig, regressiv, oft „oral" orientiert, autoaggressiv oder subtil

aggressiv. Häufig treten Somatisierungsstörungen wie Schmerzen, Schlafstörungen, sexuelle Inappetenz, Neigung zu Abhängigkeit und Sucht auf.
Psychodynamik: Es wird eine fordernde und abhängige Persönlichkeit beschrieben. Neurotisch Depressive haben kein stabiles Selbstwertgefühl, drangsalieren sich mit einem strengen Gewissen (primitives Über-Ich), machen sich abhängig von den Liebes- und Zuneigungsbeweisen anderer. Die Hauptursache liegt in einer narzisstischen Störung, einer Geringschätzung des Selbst durch entsprechende Beziehungserfahrungen in früher Kindheit (subtile Ablehnung, Unerwünschtheit oder erlittene und unverarbeitete Verluste). Die Beziehungswünsche sind oft infantil-anklammernd und von Abhängigkeitswünschen geprägt. Menschen mit solchen lebenslangen Konflikten und Strukturen erfahren häufig Zurückweisungen und Kränkungen in Beziehungen, was sie in ihrem negativen Selbstbild bestätigt *(„Ich bin nicht liebenswert.")*. Statt ihre Anklagen gegen das versagende Objekt zu formulieren, wird die Aggression gegen die eigene Person gerichtet. Es findet sogar eine Identifikation mit dem Aggressor statt, i. S. *„Er hat recht, dass er mich schlägt, ich bin unerträglich."* Die Hauptabwehrmechanismen sind die „Wendung gegen die eigene Person" und die „Identifikation mit dem Aggressor".
Therapie: Es wird versucht, das negative Selbstbild zu ändern. Verhaltenstherapeutisch wird durch kognitive Therapien versucht, das negative Denken und Erfahrungen transparent zu machen und neue positive Erfahrungen zu ermöglichen. Psychodynamisch wird entweder eine milde positiv stützende oder eine konfliktaufdeckende Therapie gewählt. Ziele sind dabei, die narzisstische Störung zu bessern, das Ich zu stärken, im Es die libidinösen Anteile zu wecken und die aggressiven nach außen zu lenken, das strenge Über-Ich zu mildern sowie das Ich-Ideal (oft in Form von zu hohen Ansprüchen an sich selbst) realistischer werden zu lassen.

2. **Artifizielle Störungen (Münchhausen-Syndrom) und selbstschädigendes Verhalten**
   Hierzu zählt eine Gruppe von heterogenen Störungen, die sich durch körperliche Selbstbeschädigung auszeichnen, z. B. durch offene oder heimliche Selbstverletzungen. Es gibt leichte Formen als ein isoliertes Symptom im Rahmen einer vorübergehenden Adoleszenzkrise, aber auch schwere Form als Symptom für eine ernste seelische Störung. Den schweren Formen von artifiziellen (künstlichen) Störungen (z. B. Hautverletzungen, nicht heilende OP-Wunden, Abszesse, Anämien, Hypoglykämie durch Insulininjektionen, unklare Fieberattacken, Schädigungen an Gelenken und Extremitäten) und Selbstbeschädigungen (z. B. Verbrennungen, Schnittverletzungen, Verstümmelungen, Verätzungen) liegen meist schwere Persönlichkeitsstörungen (Borderline-Persönlichkeit ➤ 15.4.2.4.1), latente Psychosen oder frühe Traumatisierungen zugrunde. Unbewusst bedeuten sie die Suche nach Zuwendung und Aufmerksamkeit, dienen als Stimulus vor dem Gefühl des Selbstverlustes (Patient: *„Wenn das warme Blut über die Haut läuft oder die Glut der Zigarette auf der Haut brennt, spüre ich, dass ich noch lebe."*). Selten stehen sie im Dienste eines masochistischen Lustgewinns.
   Eine seltene Form von Kindesmissbrauch ist das **Münchhausen-Syndrom-by-proxy** (by proxy: durch den Nächsten), bei dem Mütter ihren Babys oder Kindern artifizielle Verletzungen und Krankheiten zufügen, um die Aufmerksamkeit medizinischer Einrichtungen (v. a. in anonymen Notfallambulanzen) zu erwecken.

■ Umgang mit „autoaggressiven, depressiven Patienten" in der PT

Patienten mit Depressionen lösen zunächst beim Th. Mitgefühl und Hilfsbereitschaft aus. Da der Patient sein Erleben und Verhalten aufgrund der Störung nicht oder kaum ändern kann, schlägt das Mitgefühl des Th. langsam in Hilflosigkeit, Ärger, Antipathie und ggf. Aggression um. Der Th. spürt durch seine Gegenübertragung den Aggressionskonflikt, der im Patienten arbeitet. Die Folge wird sein, dass der Patient die Ablehnung unbewusst oder bewusst spürt (*„Ich bin eine Last für Sie.", „Sie können mir auch nicht helfen."*). Um nicht in diese Falle zu tappen, sollte der Th. empathisch aushalten, dass der Patient dieses autoaggressive Problem hat, es braucht und nicht abstellen kann. Kleine, konkrete, körperbezogene Therapieziele sind besser als der Anspruch, die seelische Störung mit zu behandeln. Auch hilft es vorübergehend, wenn sich der Th. nicht ausschließlich auf die depressiven Klagen einlässt und den Patienten darin fixiert, sondern auch nach positiven Ressourcen und Stärken fragt (z. B. Interessen, Kreativität).

■ **Umgang mit „Patienten mit artifiziellen Störungen und selbstschädigendem Verhalten" in der PT**

Beim Th. löst ein Patient, der sich selbst körperlich beschädigt, Irritation und vermutlich Ablehnung aus. Das Wissen um die möglichen Zusammenhänge des Symptoms mit der psychischen Störung hilft, professionell mit dem selbstschädigenden Verhalten umzugehen, es entweder i. S. einer Komorbidität zu betrachten oder zu sehen, dass der Patient über seinen Körper Zuwendung durch medizinisches Personal sucht. Ein interprofessioneller Austausch, z. B. mit Haus- oder Facharzt oder im Rahmen einer Teamsupervision, ist notwendig. Liegen Schädigungen an Kindern vor, sind über den Kinderarzt hinaus auch polizeiliche Maßnahmen erforderlich.

15.4.2.3 Traumatische Neurose, Posttraumatische Belastungsstörung (PTBS)

Engl. posttraumatic stress disorder (PTSD); die klassische psychoanalytische Diagnose „traumatische Neurose" wurde durch Erkenntnisse bei der Behandlung von Kriegsveteranen in den USA und durch tiefere Kenntnisse aus der Stressforschung erweitert.

Das ICD-10-GM (2014) führt unter F43 folgende Diagnosen auf:

- F43.0 Akute Belastungsreaktion (Kriegsneurose, Krisenzustand, psychischer Schock),
- F43.1 Posttraumatische Belastungsstörung (traumatische Neurose),
- F43.2 Anpassungsstörungen (Hospitalismus bei Kindern, Kulturschock, Trauerreaktion).

In diesem Kontext ist die „reaktive Depression" als Folge auf einen schweren Verlust oder Kränkung des Selbstwertgefühls (z. B. Partner- oder Organverlust) zu verstehen.

Ein Trauma ist ein reales psychisches und/oder physisches Ereignis, das eine schwere seelische Verletzung analog dem schweren körperlichen Trauma darstellt: Gewalterfahrung, sexueller Missbrauch, emotionale Vernachlässigung mit Verwahrlosung in der Kindheit. Dabei werden der Reizschutz, die Abwehrmechanismen überwältigt, was ein tiefes Gefühl von Ohnmacht, Hilflosigkeit, gar „Weltuntergangsgefühl" (nach Freud) hinterlässt. Ein Trauma hinterlässt eine psychische Narbe, die nie ganz verheilt, selten kann es wie ein neurotischer Konflikt ganz verdrängt werden; meist ist es vorbewusst präsent und auslösbar (Flashback).

Ein Trauma ist akut eine starke Stresssituation, die durch mangelnde Verarbeitung in eine chronische Stresssituation übergehen kann. Dabei werden im Zwischenhirn Neuronen im Hippocampus zerstört, was zu Störungen der kognitiven Verarbeitung des Traumas führt. Die abgespaltenen affektiven Erfahrungen des Traumas bleiben in der Amygdala gespeichert und können durch äußere Stimuli in Form von Panik oder depressiver Symptomatik ausgelöst werden, ohne dass der Zusammenhang bewusst ist. Auch im Schlaf werden traumatische Erfahrungen aus dem Unbewussten als Albträume wieder lebendig

und führen zu schweren Schlafstörungen. Häufig haben Panikattacken traumatische Ursachen.
Tragischerweise haben Traumatisierte – wie neurotisch Erkrankte – die Tendenz, die Bedingungen des Traumas unbewusst erneut zu erleben (Wiederholungszwang), wodurch sie Gefahr laufen, sich zu re-traumatisieren. Nicht selten wiederholen Opfer von sexuellem Missbrauch in der Kindheit und Jugend später als Erwachsene ihr Trauma, indem sie als Täter andere Menschen missbrauchen und damit traumatisieren.
Ein Trauma kann auch auf einen Menschen einwirken, der nur Zeuge einer Gewalttat wurde. Gefährdet sind z. B. Angehörige helfender Berufe bei Polizei, Feuerwehr, im Rettungswesen und im Krankenhaus, aber auch Zugführer. Bilder von Gewalt, Verstümmelung und Tod prägen sich tief ein und sind kaum zu verdrängen. Sie können zu Depression, Schlafstörung und Bewältigungsversuchen durch Suchtmittel führen.

■ Umgang mit „traumatisierten Patienten" in der PT

Bei Patienten mit einem körperlichen Trauma (z. B. nach Gewalt, Unfall, Suizidversuch), das die Indikation für die PT ist, kann sich das Trauma irritierend auf die Kommunikation und therapeutische Beziehung auswirken. Depressive Stimmungen und Ängste können wie bei der Panikattacke im therapeutischen Kontakt auftreten (s. o.). Das Wichtigste ist, dass dem Th. der traumatische Anteil bewusst ist und er die Reaktionen des Patienten versteht. Es reicht aus, dass der Th. den Patienten professionell behandelt und nicht erneut traumatisiert, z. B. durch Vorwürfe (Suizidversuch) oder Zurückweisung. Dabei sollte die traumatische Ursache nicht vermieden und verschwiegen, sondern als Teil des Krankheitsgeschehens akzeptiert werden (gemäß der Haltung: *„Es ist passiert und wir schauen, wie wir das Beste daraus machen."*). Die Verarbeitung des Traumas muss andernorts durch Psychotherapie erfolgen.

15.4.2.4 Persönlichkeitsstörungen

15

Jeder Mensch hat Persönlichkeitseigenschaften i. S. von Charakterzügen ohne Krankheitswert, die sich in seinen Interessen, der Berufswahl und der Kommunikation mit anderen Menschen erkennen lassen (z. B. Intro- oder Extrovertiertheit, Temperament). Eine Störung der Persönlichkeit ist graduell stärker ausgeprägt. Sie zeichnet sich durch eine starre Struktur der psychischen Abwehrmechanismen aus. Persönlichkeitsstörungen werden mit einem Adjektiv aus der Krankheitslehre der Neurosen oder Psychosen näher gekennzeichnet (➤ Tab. 15.4.1).

Tab. 15.4.1 Persönlichkeitsstörungen.

• Schizoide • Paranoide • Cyclothyme • Asthenische • Infantile • Antisoziale oder Borderline- • Narzisstische • Dissoziative • Depressive • Zwanghafte (anankastische) • Histrionische (hysterische) • Hypochondrische • Ängstliche (phobische)	Persönlichkeitsstörung

Die **Prävalenz** der Persönlichkeitsstörungen wird mit ca. 10 % angegeben; sie kommen somit sehr häufig vor.
Krankheitsentstehung: Die Entstehung einer Persönlichkeitsstörung erklärt man sich durch das gleiche psychodynamische Konfliktmodell wie bei der Neurose (➤ 15.4.1.3), wobei aber weniger eng umschriebene Konflikte als vielmehr frühe, konfliktreiche Beziehungserfahrungen mit Ausbildung starrer Abwehrmechanismen („Charakterpanzer" nach Reich, 1933) im Vordergrund stehen. Häufig sind es Störungen und chronische Konflikte in den privaten und beruflichen Beziehungen des Patienten. Erkennbar sind die Patienten auch daran, dass sie in ihrer beruflichen und persönlichen Entwicklung „unter ihren Fähigkeiten bleiben" und sich aufgrund der Störung selbst behindern.
Therapie: Der Leidensdruck des Patienten ist oft nicht sehr ausgeprägt und die Störung breit in alle Persönlichkeitsbereiche verwoben. Daher sind psychotherapeutische Behandlungen dann wirksamer, wenn der Patient aufgrund von Beziehungskonflikten leidet, etwas verändern und seinen eigenen Anteil am Konflikt erkennen möchte.

■ **Umgang mit „Patienten mit Persönlichkeitsstörungen" in der PT**
Zentral ist auch hier die Kenntnis, dass der Patient eine Persönlichkeitsstörung hat, die über die „normalen" Persönlichkeitszüge hinausgeht und die Kommunikation sowie Interaktion beeinflusst. Ein zwanghafter Patient wird bereits die Terminvereinbarung schwierig gestalten, ein schizoider mit Misstrauen in die Behandlung kommen, ein hysterischer Patient wird dramatisch-extrovertiert, ein narzisstischer Patient eher selbstbezogen und leicht zu kränken sein; ein depressiver Patient wird dagegen anklammernd-fordernd oder passiv-unterwürfig auftreten. Es können hier nicht alle Möglichkeiten durchgespielt und mit Empfehlungen für den Umgang versehen werden. Hinzu kommt noch die Persönlichkeit des Th., die mit der Persönlichkeitsstörung des Patienten eine Dynamik auslöst, die die Behandlung sehr erschweren kann. So kann die Behandlung eines depressiv-abhängigen Patienten durch einen Th. mit einem extrovertierten „Helfersyndrom" sehr schnell in eine Sackgasse führen, in der der Th. zum „hilflosen Helfer" mutiert, sich frustriert fühlt und entwertend mit dem Patienten umgeht.

15.4.2.4.1 Spezialfall: Die Borderline-Persönlichkeitsstörung

Die Diagnose Borderline-Persönlichkeitsstörung (BPS) ist in der Psychiatrie recht neu; früher wurde sie als „Grenzpsychose" oder „Psychopathie" bezeichnet. In der analytischen Psychotherapie ist die Diagnose seit einem halben Jahrhundert geläufig. Patienten mit BPS pendeln zwischen psychotischen und neurotischen Zuständen (Borderline, engl. Grenzlinie).
Epidemiologie: Geschätzt wird, dass über 1 % der Bevölkerung an BPS leiden. 70 % sind Frauen.
Erstmanifestation: Die BPS zeigt sich schon im Kindes- oder Jugendalter, z. B. durch schwere Adoleszenzkrisen (psychotische Episoden, Depersonalisationsphänomene, depressive Krisen, selbstverletzendes Verhalten, Selbstmordversuche, Hypochondrie, Essstörung, Drogenmissbrauch, Delinquenz).
Symptomatik: Es handelt sich um ein buntes, wechselndes Bild von neurotischen, psychosomatischen und psychotischen Symptomen. Das DSM-IV (2003) benennt nach Gunderson und Kolb (1978) die in ➤ Tab. 15.4.2 aufgeführten Symptome; wenn fünf von ihnen vorliegen, wird die Diagnose BPS gestellt.

Tab. 15.4.2 Kriterien für BPS nach DSM-IV (2003).

1	Verzweifeltes Bemühen, tatsächliches oder vermutetes Verlassenwerden zu vermeiden.
2	Ein Muster instabiler, aber intensiver zwischenmenschlicher Beziehungen, das durch den Wechsel zwischen den Extremen Idealisierung und Entwertung gekennzeichnet ist.
3	Identitätsstörung: ausgeprägte und andauernde Instabilität des Selbstbildes oder der Selbstwahrnehmung.
4	Impulsivität in mindestens zwei potenziell selbstschädigenden Bereichen (Geldausgaben, Sexualität, Substanzmissbrauch, rücksichtsloses Fahren, „Fressanfälle", Selbstverletzung).
5	Wiederholte suizidale Handlungen, Selbstmordandeutungen oder -drohungen oder Selbstverletzungsverhalten.
6	Affektive Instabilität infolge einer ausgeprägten Reaktivität der Stimmung.
7	Chronisches Gefühl von Leere.
8	Unangemessene, heftige Wut oder Schwierigkeiten, Wut zu kontrollieren.
9	Vorübergehende, durch Belastungen ausgelöste paranoide Vorstellungen oder schwere dissoziative Symptome.

Die Symptome können also aus allen seelischen Störungen stammen. Sie sind meist nur kurz vorhanden und wechseln schnell wie bei einer bipolaren Störung. Es gibt psychosenahe (schizophrene, manisch-depressive Störung) und neurosenahe (narzisstische Neurose) Formen der BPS. Symptomatisch auffällig sind

- die „stabile Instabilität" des Selbst (Schmideberg 1947),
- die Beziehungsstörungen zu anderen Menschen,
- die heftigen aggressiven Impulsdurchbrüche mit Aggressionen nach außen oder gegen sich selbst (ca. 75 % der Patienten mit BPS begehen zwischen dem 20. und dem 29. Lebensjahr einen oder mehrere Suizidversuche; über 10 % begehen im Lebensverlauf Suizid),
- Konflikte mit Grenzen und Normen; viele Patienten mit BPS kommen mit dem Gesetz in Konflikt (Drogenmissbrauch, Abhängigkeit, Verkehrsdelikte, Diebstahl, Stalking etc.).

Ursache: Die psychoanalytische Theorie sieht die Ursache der Störung in einem fortbestehenden Entwicklungskonflikt im Kleinkindalter (um den 18. Lebensmonat, „Wiederannäherungsphase" nach Mahler et al. 1975). Kinder sind in diesem Alter „kleine Borderliner": Sie haben einerseits einen ausgeprägten Willen und Autonomiewünsche und zeigen heftige Wutanfälle bei Frustrationen. Andererseits spüren sie starke Verlassenheitsängste und müssen quasi bei der Mutter/Bezugsperson Beruhigung und Sicherheit „auftanken". Die Objektbeziehungen sind noch unreif „präambivalent", d. h., Menschen werden „gut" oder „böse" erlebt, das Wahrnehmen und Denken erfolgt nach einem „Schwarz-Weiß-Schema" oder „Freund-Feind-Denken". Durch die Erfahrung der verlässlichen und beruhigenden Beziehung erfolgt die Integration der Präambivalenz zu einer reifen Ambivalenz, wo „gute" und „böse" Aspekte einer Person nebeneinander bestehen und toleriert werden können. Diese positive Entwicklung haben Menschen mit BPS nicht ausreichend machen können, da sie instabile Beziehungen, emotionale Vernachlässigung bis Verwahrlosung,

Gewalt oder frühe Verluste erfahren haben. Auffällig ist, dass weibliche Patienten mit BPS auf ihrer Suche nach Anerkennung und Liebe in der Kindheit und Jugend häufig sexuelle Übergriffe und Missbrauch erfahren haben. Der Abwehrmechanismus bei Menschen mit BPS ist die Spaltung (Splitting); sie spalten andere sowie sich selbst und sind ihren heftigen Triebimpulsen (Liebe vs. Hass, Idealisierung vs. Entwertung) ausgesetzt. Sie sind oft wenig empathisch, eher selbstbezogen, haben kein reifes Gewissen, weshalb Konflikte im sozialen Bereich entstehen. Sie können meist keine stabilen (Liebes-)Beziehungen aufbauen.

■ **Umgang mit „Patienten mit einer Borderline-Persönlichkeitsstörungen" in der PT**

„Borderliner" sind oft faszinierende Menschen: Sie sind keine fragilen Psychotiker und keine „funktionierenden" Neurotiker, sondern sie bieten oft ein buntes, wechselndes Bild quer durch die Psychopathologie. Ihre Lebensweise ist oft schillernd, exzessiv (kreative Berufe, Tendenz zu Süchten jeder Art). Sie sind zu kurzen, intensiven Beziehungen in der Lage, die aber jäh umschlagen können. Die Übertragungsbeziehung, z. B. in einem Therapeutenteam, sieht so aus, dass der Borderliner einige Mitglieder idealisiert, andere entwertet und diese Personen aber rasch austauscht. Durch dieses Verhalten spalten sie oft Teams, lösen Teamkonflikte aus. Im Einzelkontakt werden diese Spaltungsmechanismen mit verschiedenen Aspekten des Th. ausagiert, es entsteht eine gute emotionale Nähe, dann plötzlich eine unerklärliche, eisige Distanz oder Feindseligkeit. Borderliner versuchen regelmäßig, die therapeutische Beziehung zu beschädigen, was ein klares und strenges Setting verlangt (Ausfallhonorarregelung!); sie nehmen Termine nicht wahr oder brechen gut verlaufende Therapien ab.
Th. sollten um diese Psychodynamik wissen und sich nicht aufspalten lassen, sondern eine klare therapeutische Haltung, striktes Setting und Grenzen mit ausgeglichenen Emotionen einnehmen.

15.5 Psychotische Störungen

Die Krankheitsgruppe der Psychosen gliedert sich in drei Untergruppen, die in ➤ Tab. 15.5.1 veranschaulicht werden.

Tab. 15.5.1 Einteilung der Psychosen.

	Psychosen	Beispiele
1	Organisch begründete Psychose	Psychose durch Demenz, hirnorganisches Psychosyndrom, Tumoren, Arteriosklerose, Neurodegeneration, Intoxikation.
2	Schizophrenie	Paranoid-halluzinatorische Psychose.
3	Affektive Psychose	Manie, schwere Depression.

Früher wurden die organisch begründeten Psychosen als „exogene Psychosen" bezeichnet, weil die Ursachen von außen durch eine Organkrankheit bedingt sind, schizophrene und affektive Störungen dagegen als „endogene", von innen heraus entstandene Psychosen.

Psychosen sind durch folgende Definition klar von Neurosen, Persönlichkeitsstörungen und psychosomatischen Störungen abzugrenzen:

Definition

Eine **Psychose** ist eine tief gehende Störung psychischer Funktionen eines Menschen; die sensorische Wahrnehmung und die Verarbeitung sowie Interpretation von äußeren und inneren Reizen sind auf kognitiver und/oder affektiver Ebene gestört. Die strukturellen Funktionen des Denkens und der Affekte sind derart verändert, dass der Bezug zur Realität beeinträchtigt ist. Die Ursachen sind in unterschiedlichem Maße genetisch, organisch erworben sowie psychosozial bedingt und können Einflüsse auf die morphologische Hirnstruktur oder den Gehirnstoffwechsel haben.

15.5.1 Organisch bedingte psychotische Störungen

Epidemiologie: Über 3 % der Bevölkerung sind an organisch begründbaren Psychosen erkrankt; mit dem Anstieg der Lebenserwartung dürfte dieser Wert steigen. Insgesamt kann davon ausgegangen werden, dass ein Drittel der Bevölkerung im Leben einmal mit einer solchen Erkrankung zu tun hat und nicht nur im hohen Alter.

Verläufe: Es lassen sich akute und chronische hirnorganische Störungen unterscheiden, wobei akute Störungen wieder abklingen (z. B. Delir als reversibles hirnorganisches Durchgangssyndrom, HOPS) oder in chronische (z. B. Demenz) übergehen können.

Die chronischen Verläufe wie Demenz stellen eine größere Herausforderung dar. Exemplarisch werden die beiden häufigsten Demenz-Typen vorgestellt.

15.5.1.1 Demenz vom Alzheimer-Typ und vaskulärem Typ

Demenz ist eine auf einer Gehirnschädigung beruhende Geistesschwäche. Die Ursachen können unterschiedlich sein. Beim **Alzheimer-Typ** findet sich eine Degeneration der Neuronen und Gliazellen. Beim **vaskulären Typ** wird die Demenz von vielen kleinen Ischämien verursacht, die infolge einer Erkrankung des kardiovaskulären Systems auftreten (Multiinfarktdemenz). Patienten können beide Typen aufweisen. Es gibt zudem einige Untergruppen von Demenzen (z. B. die Lewy-Body-Demenz).

Die Alzheimer-Demenz macht ca. 60 % aller Demenzen aus. Hier werden zwei Formen unterschieden:

- Demenz bei Alzheimer-Krankheit, mit frühem Beginn (Typ 2) (ICD-10-GM [2014], F00.0); Beginn vor dem 65. Lebensjahr als präsenile Demenz. A. Alzheimer entdeckte das Krankheitsbild 1901 in der Frankfurter Nervenklinik bei der 51-jährigen Auguste D.
- Demenz bei Alzheimer-Krankheit, mit spätem Beginn (Typ 1) (ICD-10-GM [2014], F00.1); Beginn nach dem 65. Lebensjahr als senile Demenz.

Hohes Alter ist nicht gleich Demenz! Weniger als 10 % aller 65-Jährigen leiden an irgendeiner Form von Demenz. Bei den über 85-Jährigen sind es etwa 50 %.

Symptome:

- Kognitiv: Sich allmählich steigernde Vergesslichkeit i. S. einer Merkschwäche und erschwerte Wortfindung als Störung des Kurzzeitgedächtnisses; damit verbunden treten Orientierungsstörungen und schließlich zunehmende Schwäche des Altgedächtnisses auf. Starke Desorientierung löst paranoide Ängste und Halluzinationen aus.
- Affektiv: Patienten können lange eine Fassade aufrechterhalten und leiden anfangs unter ihrer Schwäche, fühlen sich beschämt. Es zeigen sich oft eine depressive Stimmung, Lebensüberdruss bis Suizidalität. Mit zunehmender

Krankheit nimmt der Leidensdruck ab und Ängste aufgrund der Desorientierung und Verwirrung nehmen zu.
- Persönlichkeitsstörungen: Wesensveränderungen, sozialer Rückzug, aggressiv-feindseliges Verhalten.
- Neurologisch: Tremor der Hände und des Kopfes, kleinschrittiger Gang, abgeschwächte Reflexe und Pupillenreaktion, Kräfteverfall, Kontrollverlust über die Sphinkter.

Verlauf: Langsam progredient; es werden drei Stadien mit zunehmenden Störungen der Kognition, der Affekte und des Verhaltens unterschieden. Die Patienten sterben an Versagen verschiedener Organsysteme und aufgrund einer Schwäche der Immunabwehr an banalen Infektionen.

Therapie: Eine kausale Therapie, auch mit Medikamenten, ist nicht möglich. Der Prozess kann nicht gestoppt, sondern nur durch geistige Aktivierung (z. B. aktivierende Pflege und Betreuung) verlangsamt werden.

■ **Umgang mit „Demenzpatienten" in der PT**

Hier können nur einige Prinzipien angesprochen werden. Je nach Stadium ist die Kommunikation beeinträchtigt. Demenzpatienten sind zeitlich und oft örtlich nicht orientiert. Sie leiden unter Verlust des Kurz- und Langzeitgedächtnisses, d. h., sie wissen oft gar nicht, wer der Th. ist und was er von ihnen will. Der Th. sollte daher verbalisieren, wer er ist und was er jetzt macht. Nonverbaler körpersprachlicher Ausdruck, z. B. eine Bewegung vormachen, kann oft besser verstanden werden als Worte. Versteht der Patient schließlich den Sinn der Behandlung, vergisst er ihn oft wieder. Es bestehen Desorientierung und Ängste. Die Schmerzempfindung kann erhöht sein; der Patient reagiert ggf. aggressiv oder mit Abwehr auf Körperkontakt. Die Sprache des Th. sollte ruhig und langsam, die Lautstärke angemessen und die Sätze einfach und kurz sein, da die Wahrnehmung und das Denken des Patienten sehr eingeschränkt sind. Allerdings sollte vom Th. keine „Baby-Sprache" und kein „Krankenschwester-Wir" verwendet werden, auch sollte er den Patienten nicht duzen. Paraphrasierungen (mehrfache Wiederholung des Gesagten) helfen, den Dementen zu erreichen (➤ 1.2.2.3). Demente sind über biografisch tief verwurzelte Themen (z. B. Heimat, Familie, Arbeit) kommunikativ zu erreichen, aber auch über gängige Sprichwörter („Ohne Fleiß keinen Preis!") und emotionale Themen (Gedichte, Musik, Lieder, Bilder).

Der Umgang mit dementen Patienten erfordert also Zeit, Geduld und Einfühlung. „Weniger ist oft mehr": Es sollten kleine therapeutische Ziele angegangen werden, um den Patienten nicht zu überfordern und dadurch zu verwirren.

15.5.2 Schizophrene Störungen

Epidemiologie: Es handelt sich um eine kleine Krankheitsgruppe im Vergleich zu den psychosomatischen und neurotischen Störungen. Etwa ein halbes Prozent der Bevölkerung ist akut an einer Schizophrenie erkrankt, das Lebenszeitrisiko liegt bei einem Prozent.

Ursachen können vielfältig sein: somatisch, psychisch und sozial. Gesichert ist, dass es eine genetische oder erworbene Disposition gibt, die durch psychosoziale Bedingungen zur Manifestation führen kann. Eineiige Zwillinge erkranken nur zu 45 % beide. Die Erstmanifestation liegt überwiegend am Ende der Adoleszenz und im frühen Erwachsenenalter, in einer Zeit also, in der viele psychosoziale Aufgaben anfallen (z. B. Findung der sexuellen Identität, Ablösung vom Elternhaus, Eingehen von Liebesbeziehungen) und die durch typische Adoleszenzkrisen (Drogen, Alkohol und sozialer Rückzug) erschwert wird. Es gilt als gesichert, dass bei einer Schizophrenie im Gehirn der Dopamin-Stoffwechsel erhöht ist. Der Erkrankte steht quasi „unter Strom" – ähnlich einer exogenen Psychose durch Halluzinogen –, was Wahrnehmung und Denken negativ beeinflusst.

Symptomatik: Die schizophrene Störung kündigt sich durch unspezifische Vorläufersymptome an (z. B. Angst, sozialer Rückzug mit Leistungsknick in der Schule, Schlafstörungen, Somatisierung, Depressivität und Hyperaktivität mit Aggressionen und Autoaggressionen). Die zentralen drei Hauptsymptome sind:

- Wahrnehmungsstörung,
- Denkstörungen (formale und inhaltliche),
- Störung des Ich-Erlebens (Identität).

Ferner: Schlafstörungen, affektive Störungen, Verhaltensstörungen.

Prognose und Verlauf: Vereinfacht ist zu sagen, dass von allen an Schizophrenie Erkrankten ca. ein Drittel einmal im jungen Leben an einer schizophrenen Episode erkrankt und danach nie wieder; ein gutes Drittel erkrankt mehrfach mit Episoden und Remissionen; ein Drittel erkrankt trotz Psychopharmaka chronisch. Remissionen nach vielen Jahren können vorkommen. Die Suizidalität liegt bei ca. 10 %; teils durch psychotische Verkennung der Realität, teils durch eine Art Bilanzsuizid und Resignation bei chronischem Verlauf bedingt.

Therapie: Neuroleptika und andere Psychopharmaka sind wirkungsvoll, am besten in Verbindung mit Formen von Psychotherapie (Verhaltenstherapie, psychodynamische Psychotherapie). Chronisch Kranke benötigen zudem soziotherapeutische und rehabilitative Maßnahmen.

■ **Umgang mit „schizophrenen Patienten" in der PT**

Schizophrene haben vor anderen Mensch i. d. R. Angst, insbesondere vor Körperkontakt. Sie haben Probleme mit Nähe und Distanz. Sie brauchen räumliche und psychische Distanz; ihre Ich-Grenzen sind labil. Die psychotische Angst der Patienten überträgt sich unbewusst auf den Th.; in seiner Gegenübertragung spürt der Th. die Verunsicherung und hat u. U. selbst Angst vor dem Patienten. Es dauert, bis der Patient Vertrauen zu seinem Th. aufgebaut hat. Wichtig ist die einfühlsame und dennoch klare verbale und nonverbale Kommunikation und Fähigkeit zur Metakommunikation (➤ 1.2.3).

15

15.5.3 Affektive Störungen

Die Gruppe der affektiven psychotischen Störungen bezieht sich auf schwere Depressionen (engl. major depression) und ihr Gegenteil, die Manie. Ein alter Begriff für die Depression ist Melancholie. Die neurotische oder reaktive Depression wurde oben behandelt (➤ 15.4.2.2).

Epidemiologie: Etwa 1,5 % der Bevölkerung sind an affektiven psychotischen Störungen erkrankt, dreimal so viel wie an Schizophrenie. Davon sind ca. 65 % monopolare Depressionen, ca. 5 % monopolare Manien und ca. 30 % bipolare Störungen (Manie und Depression). Manie und bipolare Störungen kommen bei Männern und Frauen gleich häufig, monopolare Depressionen bei Frauen doppelt so häufig vor wie bei Männern.

Ursachen: Bei den schweren affektiven Störungen sind organische und genetische Ursachen beteiligt, die Konkordanz bei eineiigen Zwillingen liegt bei 70 %. Auch im hohen Alter (Altersdepression) spielen degenerative zerebrale Ursachen eine wichtige Rolle, neben psychosozialen Faktoren wie Verlust (z. B. Tod, Trennungen), Kränkungen (z. B. Arbeitslosigkeit) und Einsamkeit. Gesichert für die Depression ist ein Mangel des Botenstoffs Serotonin, der für Aktivierung, Gefühle von Zufriedenheit und Glück notwendig ist. Ein Mangel an Noradrenalin führt zu Störungen der Motorik und Psychomotorik.

Symptomatik:

- **Manie:** Maniker haben scheinbar unendlich viel physische und psychische Energie. Sie sind grenzenlos und enthemmt. Das bezieht sich auf das Denken, Fühlen und Handeln (z. B. Pläne, Geldausgaben). Unkritischer Optimismus, Euphorie bis zur Raserei sowie Rastlosigkeit über Tage und Wochen sind möglich. Dieser Extremzustand führt aber zu einem psychischen Zusammenbruch und bei bipolaren Störungen stürzt der Maniker in die Depression. Manie ist ein „Größenwahn".

- **Depression dagegen** ist eher ein „Kleinheitswahn" mit den drei Hauptsymptomen:
  - herabgedrückte Stimmung (lat.: Depression),
  - Interessen- und Freudlosigkeit,
  - Antriebsstörung, insbesondere am Morgen.

  Meist treten Ein- und Durchschlafstörungen, diffuse Ängstlichkeit mit Negativismus, „Grübelzwang" und vegetative Störungen auf. Depressive sind wegen ihrer Autoaggression erheblich selbsttötungsgefährdet. 15 % der Depressiven töten sich selbst und zwar meist in der Phase der Genesung.

Prognose, Verlauf, Therapie: Wie bei der Schizophrenie finden wir bei der Depression einen Drittelbefund: Einmalige Episoden, rezidivierende Episoden, chronische Verläufe. Die Prognose hängt ab von der konsequenten psychopharmakologischen Behandlung mit Antidepressiva und Phasenprophylaktika. Ferner kommen neben der Medikation verschiedene Formen von Psychotherapie (kognitive Verhaltenstherapie, stützende und aufdeckende analytische Psychotherapie) zur Anwendung. Bei schweren chronischen Patienten kommen soziotherapeutische und rehabilitative Maßnahmen hinzu.

■ Umgang mit „manischen und depressiven Patienten" in der PT

Die physiotherapeutische Behandlung eines manischen Patienten ist nicht durchführbar. Der Maniker kann kaum ein Setting einhalten. Er ist getrieben, wie in einem Rausch, sehr unterhaltsam, aber nervig. Bei schwer depressiven Patienten ist die Kontaktaufnahme aufgrund der negativen Grundeinstellung, Selbstentwertung und Autoaggression erschwert; sie sind emotional schwer erreichbar. Es gelten sonst die gleichen Empfehlungen wir für den Umgang mit neurotisch depressiven Patienten (➤ 15.4.2.2).

15.6 Suizidalität

Suizidalität (Lebensmüdigkeit, Todeswünsche, Selbstmord) ist keine eigene Krankheit, sondern ein Symptom bei vielen seelischen Störungen: psychotische und neurotische Depression, Schizophrenie, Borderline-Persönlichkeitsstörung, Sucht oder auch schwere narzisstische Krisen etc. Ist die seelische Störung beseitigt oder gut kompensiert, verschwindet die Suizidalität. Wir stoßen schnell an die ethische Frage, ob z. B. Suizid nicht auch ein Recht auf Selbstbestimmung und Ausdruck des freien Willens des Menschen ist. In einer seelischen Erkrankung ist der freie Wille (Denken und Fühlen) aber erheblich eingeschränkt. Ethisch anders zu bewerten sind Todeswünsche in Lebenssituationen, die z. B. durch eine schwere, maligne Krebserkrankung mit Leid und Schmerzen verbunden sind. Gleiches gilt für den totalen Lebensüberdruss im hohen Alter, das meist mit Verlusten, Einsamkeit, Deprivation (Altenheim) sowie mit körperlichen und sozialen Einschränkungen verbunden ist.

In Deutschland hat sich die Suizidrate (Statistik der bekannten Suizide) in den letzten 10 Jahren auf unter 10.000 bekannte Selbsttötungen halbiert. Dies ist auf den enttabuisierten Umgang mit seelischen Krankheiten (v. a. Depression) in der Öffentlichkeit und das bessere Therapieangebot zurückzuführen. Das Suizidrisiko steigt exponentiell mit dem Alter (> 60 Jahre); die meisten Selbsttötungen werden von alten, alleinstehenden Männern begangen (m : w = 3 : 1). Dagegen unternehmen überwiegend Frauen Suizidversuche in der Adoleszenz und im jungen bis mittleren Erwachsenenalter (m : w = 1 : 4).

Das Phänomen Suizid ist international stark von kulturellen und gesellschaftlichen Faktoren abhängig; z. B. töten sich in China mehr Frauen und junge Menschen.

Die Suizidforschung kennt spezifische Phasen von Suizidfantasien über die Option, Suizid zu realisieren, bis hin zu konkreten Maßnahmen, die Selbsttötung zu planen. Zwei alte, aber bewährte Modelle:

- Das **Präsuizidale Syndrom** nach Ringel (1953):
  1. Erleben der Aussichtslosigkeit,
  2. sozialer Rückzug,
  3. ständiges Sich-Beschäftigen mit Todesgedanken.
- Die **Stadien der Suizidalität** nach Pöldinger (1968):
  1. Stadium der Erwägung (Suizid als Option),
  2. Stadium der Ambivalenz (hin- und hergerissen sein zwischen lebendig und tot sein, Suizidankündigung),
  3. Stadium des Entschlusses (Entlastung, „Ruhe vor dem Sturm").

Umgang mit „suizidalen Patienten" in der PT

Wichtig ist zunächst die Kenntnis der spezifischen Suizidgefährdung bei den einzelnen Krankheitsgruppen (z. B. Patienten mit Depression, junge Menschen mit Borderline-Persönlichkeitsstörung). Für Mitarbeiter der Gesundheitsberufe ist der Todeswunsch eines Patienten eine Herausforderung und auch Kränkung, da sie selbst dem Erhalt des Lebens und der Gesundheit zugewandt sind. Ferner ist es wichtig, einfühlsam mit Patienten über suizidale Gedanken zu sprechen *(„Sie haben keine Freude mehr am Leben? Sie wollen lieber tot sein?")*. Als Th. braucht man keine weisen Sätze oder klugen Ratschläge zu geben, die sowieso nichts bewirken, sondern nur bei dem Ratgebenden ein gutes Gefühl hinterlassen. Das Aushalten solcher Wünsche ist schwer. Das freie Reden darüber bewirkt aber beim Patienten (und besonders beim Alterspatienten) eine gewisse Entlastung (kathartische Wirkung). Was Patienten im Leben hält, sind menschliche, empathische Beziehungen. Patienten, die den festen Entschluss gefasst haben, aus dem Leben zu scheiden, können erfahrungsgemäß selten aufgehalten werden – auch dann nicht, wenn therapeutisch z. B. mit Zwangseinweisung in die Psychiatrie interveniert wurde. Das Kommunizieren mit Kollegen und anderen Berufsgruppen (Hausarzt) über verbalisierte Suizidwünsche des Patienten sowie über das „ungute Gefühl" (Gegenübertragung) helfen, die Verantwortung zu teilen.

15.7 Sucht und Abhängigkeitserkrankungen

Das Wort „Sucht" kommt nicht von „suchen", sondern etymologisch von „siechen", d. h. zugrunde gehen. Wir kennen stoffgebundene Süchte (z. B. Alkohol, Medikamente, legale und illegale Drogen, sonstige Stoffe wie Lösungsmittel) und nicht stoffgebundene Süchte (z. B. Spielsucht, Arbeitssucht, Sexsucht, Kaufsucht, Mediensucht, Verhaltenssucht, z. B. Sport). Essstörungen (Magersucht, Ess-Brech-Sucht und Fresssucht) können auch als Suchtkrankheit verstanden werden. Letztlich kann fast alles zur Sucht führen.

Süchte und Suchtstoffe sind zudem gesellschaftlich und kulturell definiert (z. B. Alkohol in christlichen und islamischen Kulturen). Eine Suchterkrankung schränkt die freie Willensentscheidung ein, verändert die Psyche und das soziale Umfeld des Patienten, stoffgebundene Suchterkrankungen schädigen seinen Körper.

Zu unterscheiden sind:

1. Gebrauch (Usus),
2. Missbrauch (Abusus),
3. Sucht (Abhängigkeit).

Eine süchtige Entwicklung beginnt bereits mit dem riskanten Gebrauch (z. B. täglichem Alkoholkonsum in langsam steigenden Dosen). Suchtstoffe bewirken unterschiedliche Formen von Abhängigkeit: physische und/oder psychische.

Kriterien der Abhängigkeit sind
1. die Dosissteigerung, um den gleichen Effekt zu erhalten, und
2. die Unfähigkeit, den Suchtstoff oder das Suchtverhalten über mehrere Tage zu meiden,
3. Entzugssyndrom bei längerem Entzug des Suchtstoffs.

Entzugssyndrome bei körperlicher Abhängigkeit äußern sich als **Delir** (Delirium tremens) mit vegetativen und psychotischen Symptomen (Zittern, Unruhe, Schwitzen, Herzrasen, Halluzinationen, Wahnvorstellungen).

Cave: Ein Delir ist eine Notfallsituation, die unbehandelt zum Tode führen kann!

Ursache: Alle Süchte wirken über das dopaminerge Belohnungssystem im Gehirn, gleich ob es um Schokolade, Nikotin, Heroin, Arbeit, Spiel oder Sex geht. Es werden körperliche Faktoren identifiziert, die das Suchtverhalten beschleunigen. Potentiell kann jeder Mensch eine Sucht entwickeln. Es gibt genetisch individuelle oder ethnische Dispositionen für eine erhöhte Suchtanfälligkeit. Aber auch bei den seelischen Störungen finden sich häufig Süchte als Komorbidität (sekundär, z. B. bei Schizophrenie) oder als Ursache (primär, z. B. Persönlichkeitsstörungen, Angststörung), da durch den Suchtstoff die seelischen Störungen vorübergehend beeinflusst werden können.
Therapiemöglichkeit: Die geeignete Therapie richtet sich nach der Art der Sucht, dem Suchtstoff und dem Abhängigkeitspotenzial. Entscheidend ist allerdings die Krankheitseinsicht und die Motivation des Patienten, sich von dem Suchtstoff oder dem Suchtverhalten konsequent zu trennen und ein Leben ohne Sucht zu leben. Die psychische oder somatische Abhängigkeit bleibt lebenslang erhalten (Bsp. trockener Alkoholiker). Wir kennen vier Stufen der Therapiekette:
1. Beratung, Motivierung (ambulant beim Hausarzt, Suchtberatungsstellen),
2. körperliche Entgiftung (falls nötig, dann meist stationär in psychiatrischer Klinik),
3. psychosoziale Entwöhnungsbehandlung (stationär, Fachklinik),
4. Rehabilitationsstufe (ambulant durch Selbsthilfegruppen und Psychotherapie).

15

■ Umgang mit „suchtkranken Patienten" in der PT

Entscheidend ist das Setting: PT in einer Suchteinrichtung ist Teil des Therapiekonzeptes und unterscheidet sich damit von der PT in der Praxis oder im Krankenhaus, wo die Sucht bei Patienten als Komorbidität auftritt. Sucht ist eine ernste Krankheit. Das Wichtigste ist, dass das Vorliegen einer Sucht vom Th. nicht bagatellisiert und verleugnet, verschwiegen oder übergangen wird. Bagatellisierung und Verleugnung der Sucht ist ohnedies der zentrale Abwehrmechanismus von Suchtkranken: Sie spielen ihre Sucht herunter, verleugnen sie und belügen sich und ihre Umwelt. Ist die Sucht kausal mit der zu behandelnden Krankheit verbunden (z. B. bei Polyneuropathie), so muss die Suchtbehandlung zum Thema im Rahmen einer interdisziplinären Gesamttherapie gemacht werden. Die Behandlung der Sucht ist aber nicht primäre Aufgabe der PT. Liegt eine Sucht i. S. einer Komorbidität vor, so sollte sie wie jede andere Krankheit behandelt werden.
Beschämung, Vorwürfe, Drohungen bewirken nichts außer der Beschädigung des therapeutischen Zugangs zum Patienten. Patienten mit einer Suchterkrankung haben häufig, je nach Verfassung und Sucht, die Tendenz, verbal und handelnd Grenzen dem Th. gegenüber zu überschreiten. Dem ist, verbal und ggf. auch handelnd (Therapieabbruch), Einhalt zu gebieten.

15.8 Evidenz-/Bewertungslage

Um größtmögliche Aktualität in der Print- und Online-Version zu gewährleisten, stehen Informationen zu aktuell vorliegenden Studien im Online-Zusatzmaterial (➤ QR-Code) zur Verfügung.

Evidenzangaben

Literatur

16 Geriatrie

Christine Greiff

Definition

Der Begriff **Geriatrie** leitet sich aus dem Griechischen ab (geron: das Alter, iatros: der Arzt). Wörtlich bezeichnet Geriatrie das Teilgebiet der Medizin, das sich mit alten Menschen befasst. Dazu gehören u. a. Probleme von Erkrankungen älterer Menschen (➤ 16.4.2), gesundes Altern, Prävention von Alterserkrankungen (➤ 16.3), Probleme der Akutgeriatrie, Palliativmedizin (➤ 17) und Rehabilitation (➤ 16.4) (Steidl u. Nigg 2011). Geriatrie umfasst somit mehr als die organbezogene Diagnosestellung und Behandlung einer Krankheit (Hansen 2007).

> *„Geriatrie [ist die] Lehre der Krankheiten des alten Menschen. [Sie ist ein] interdisziplinäres Gebiet der Medizin, das sich mit der Vorbeugung, Erkennung und Behandlung von Erkrankungen des Alters beschäftigt."* (Zalpour 2010, S. 486)

Behandlungen in der Geriatrie finden stationär in Krankenhäusern oder Pflegeheimen sowie ambulant statt (Bruder et al. 1991). Das bedeutet, dass sich die Th. dem Thema Geriatrie und seinen Besonderheiten vermehrt stellen müssen. Es geht nicht allein um die Versorgung hochaltriger Patienten, sondern um einen Umgang mit geriatrischen Patienten, der den Ansprüchen und Erfordernissen dieser speziellen, heterogenen Klientel gerecht wird. Die Deutsche Gesellschaft für Geriatrie und die Deutsche Gesellschaft für Gerontologie definieren 17 Dimensionen geriatrischer Medizin. Diese umfassen u. a. die Multimorbidität (➤ Box), Risikoerkennung, dementielle Entwicklungen, psychosomatische Zusammenhänge, Rehabilitation, Todesnähe, Weiterversorgung, Umfeldbezogenheit und Interdisziplinarität (ebd.).

Im Gegensatz zu anderen medizinischen Fachrichtungen entwickelte sich die Geriatrie aus der Veränderung der Bevölkerung sowie der damit verbundenen Notwendigkeit für die bestmögliche Versorgung und nicht primär durch Wissenszuwachs im Fachgebiet (ebd.). Prognosen der Bundeszentrale für politische Bildung (bpb) gehen von einem Anstieg der über 60-Jährigen von 28 % auf 37 % in den nächsten 40 Jahren aus (Destatis 2019). Es ist eine dritte Lebensphase der „jungen Alten" zwischen 60 und 80 Jahren entstanden. An diese schließt sich die vierte Lebensphase ab ca. 80 Jahren an. Sie wird durch zunehmende Einschränkungen des Wohlbefindens durch chronische Krankheiten, Einschränkungen der kognitiven Leistungsfähigkeit bis hin zur Demenz, Sterben der Partner und Freunde gekennzeichnet (Lotzgeselle 2007a).

Geriatrische Patienten: Nicht jeder Mensch, der älter als 70 Jahre ist, ist automatisch auch ein geriatrischer Patient, es müssen physiologische und pathologische Alterungsvorgänge voneinander abgegrenzt werden (Bruder et al. 1991). Geriatrische Patienten sind durch **geriatrietypische Multimorbidität** gekennzeichnet.

> *„Ein geriatrischer Patient ist ein älterer Patient, der durch die Wirkungen und Wechselwirkungen multipler Erkrankungen und Behinderungen in seiner Fähigkeit zur Selbstpflege und selbstständigen Alltagsbewältigung eingeschränkt oder bedroht ist. Seine gesundheitliche Situation muss multidimensional erfasst werden, d. h., Diagnostik und Interventionen müssen die körperliche und die psychische Ebene sowie das personelle und materielle Umfeld in ihren Wechselwirkungen berücksichtigen."* (Runge u. Rehfeld 2001, S. 5)

In Deutschland gibt es derzeit die Möglichkeit über „Zercur Geriatrie®" (zertifiziertes Curriculum Geriatrie), einer vom Bundesverband Geriatrie seit 2006 entwickelten Weiterbildung, das in der Geriatrie eingesetzte Personal besser zu qualifizieren (Bundesarbeitsgemeinschaft der Klinisch-Geriatrischen Einrichtungen e. V. 2005). Für in der Geriatrie tätige Th. gelten besondere Anforderungen. Diese sind einerseits der Besonderheit der Patienten mit erhöhtem Alter und den sich daraus ergebenden Folgen wie Multimorbidität und andererseits den Ansprüchen moderner Geriatrie mit ihrer Multi- und Interdisziplinarität, Ganzheitlichkeit und ihrem patientenorientierten Handeln geschuldet. In der Geriatrie tätige Th. brauchen **Motivation** für diesen Arbeitsbereich, da die Tätigkeit sowohl physisch als auch psychisch höchst anspruchsvoll ist. Außerdem benötigen sie ein besonderes Verständnis für die Komplexität und Wechselwirkungen der Bedürfnisse, Fähigkeiten und Erkrankungen alter Menschen. Sie müssen fähig sein zu **interdisziplinärer Arbeit und Arbeit im Team**, da die Zusammenarbeit mit anderen Berufsgruppen die Basis für eine optimale Versorgung der Patienten darstellt. Sie brauchen **bereichsübergreifendes Fachwissen** zur Erfassung der Komplexität der Erkrankungen sowie spezielle Kenntnisse zu:

- physiologischen altersbedingten Veränderungen,
- alterstypischen Erkrankungen,
- Risikofaktoren im Alter und deren präventiven Möglichkeiten,
- gesetzlichen Grundlagen (Pflegegesetze, freiheitsentziehende Maßnahmen, Patientenverfügung etc.),
- Palliative Care (➤ 17).

Weiter ist für geriatrisch tätige Th. ein besonders hohes Maß an **Verständnis, Geduld, Empathie und ethischer Grundhaltung** nötig. Th. müssen gute **kommunikative Fähigkeiten** besitzen, **flexibel und kreativ** sein, da man sich jederzeit auf die aktuelle Situation einstellen können muss, die aufgrund geringerer psychischer und physischer Ressourcen des Patienten sehr wechselhaft sein kann. Im Sinne der ICF müssen sie zu einer **ganzheitlichen Betrachtungsweise** in der Lage sein, die auch Umweltfaktoren und **Angehörige** etc. miteinbezieht.

16.1 Physiotherapeutischer Befund

Zusätzlich zu den üblichen Aufnahmebefunden (➤ 2.1) muss in der Geriatrie die Multimorbidität des Patienten während der Befunderhebung erfasst werden. Neben der Hauptdiagnose müssen alle therapeutisch relevanten Nebendiagnosen erfasst werden. In der Befunderhebung werden, nach Vorgaben der Bundesarbeitsgemeinschaft für Rehabilitation (BAR), die positiven sowie die negativen Interaktionen aufgrund der Behinderungen des Patienten bez. Strukturen, Aktivität, Teilhabe und Kontextfaktoren geschildert (BAR 2015). Eine genaue, detaillierte Befunderhebung mit der Festlegung der Ziele ist notwendig, um den Patienten in seiner Gesamtheit zu erfassen und seinen individuellen Möglichkeiten entsprechend zu therapieren. Dazu gehört auch die Betrachtung seines Umfelds. Alle Bereiche der ICF (➤ 1.3.2) müssen berücksichtigt werden und in die Behandlungsplanung einfließen (BAR 2010).
In der geriatrischen Befundaufnahme wird nach Ursachen gesucht. Bsp.: Bei einem Patienten, der aufgrund eines Sturzes eine Fraktur erlitten hat und mit Hüftgelenksersatz (➤ 4.5.5) versorgt wurde, muss die Therapie auch auf die Sturzursache (z. B. Gleichgewichtsprobleme) abgestimmt werden. Der ausschließliche Fokus auf die Rehabilitation nach Hüftgelenksersatz wäre an dieser Stelle nicht ausreichend.
Im Abschlussbericht wird der Aufnahmebefund wieder aufgegriffen und die positiven oder negativen Veränderungen oder Stagnationen dargestellt. Für die Verlaufskontrolle eignet sich das Heranziehen eines geriatrischen Tests, z. B. der Berg-Balance-Skala (➤ 16.2.2), um Veränderungen oder Stagnationen vergleichbar zu dokumentieren.

■ **Anamnese** (➤ 2.1.2)
- Hauptdiagnose, Nebendiagnosen,
- Anamnese (inkl. Probleme, Ziele des Patienten),
- Sozialanamnese (ggf. Fremdanamnese ➤ 2.1.2.2),
- relevante persönliche Faktoren (z. B. Lebensstil, sozialer Hintergrund, Bildung),
- relevante Umweltfaktoren (z. B. Wohnumfeld, soziale Unterstützung durch Familie, Freunde u. ä.),
- Behandlungsplan/PT-Hypothese mit Referenz und Kontrollparameter (z. B. Gehstrecke, Gleichgewichtsfähigkeiten).
- Partizipation:
  - Zielvereinbarung mit dem Patienten und ggf. den Angehörigen,
  - Therapieziel,
  - Behandlungsmaßnahmen.

■ **Inspektion und Funktionsprüfung** (➤ 2.1.3, ➤ 2.1.5)
- Körperliche Untersuchung,
- Beurteilung der Mobilität (Transfers: RL-Sitz, Sitz-Sitz, z. B. Sitz an Bettkante, Pflege-, Therapiestuhl, Sitz-Stand, Gehstrecke etc.),
- Hilfsmittel,
- Geriatrisches Assessment (➤ 16.2) und Tests.

16.2 Geriatrisches Assessment

Das geriatrische Assessment bezeichnet den gesamten diagnostischen Prozess (Runge u. Rehfeld 2001). Es bildet die Basis für die Zielformulierung der geriatrischen Behandlungsplanung. Hierbei wird objektiv die gesundheitliche Situation des Patienten multidimensional bewertet. Das Assessment enthält eine Funktionsdiagnostik, pflegerische Diagnostik (Hilfsbedürftigkeit), Prognose der Rehabilitationsfähigkeit und die individuelle Zieldefinition gemeinsam mit dem Patienten. Der PT-Befund (➤ 16.1) ist ein Bestandteil des Assessments. 1995 einigte sich die Arbeitsgruppe geriatrisches Assessment (AGAST) auf folgendes **Geriatrisches Basisassessment** (AGAST 1997) (➤ 16.2.1):
- Geriatrisches Screening nach Lachs et al. (SCR),
- Barthel-Index (BI),
- Mini Mental Status Test/Examination (MMST/MMSE),
- Geriatrische Depressionsskala (GDS),
- Soziale Situation (SoS),
- Timed up and go-Test (TUG),
- Balance and Gait (auch Tinetti-Test, TIN; Performance Oriented Mobility Assessment, POMA),
- Clock Completion Test (CCT),
- Handkraft (HK).

Evidenz-/Bewertungslage für den Einsatz der Assessmenttests: ➤ Link am Kapitelende.

16.2.1 Geriatrisches Basisassessment

■ **Geriatrisches Screening**

Das geriatrische Screening (SCR) nach Lachs ist ein ärztliches Screening mit 15 Items bezogen auf (Lachs et al. 1990):
- Sehen,
- Hören,
- Extremitäten,
- Inkontinenz (Blase und Stuhl),
- Ernährung,

- Kognition,
- Aktivität,
- Depression,
- soziale Unterstützung,
- allgemeines Risiko.

■ Barthel-Index

Mithilfe des Barthel-Index (BI) wird die Selbstständigkeit im Alltag bei Ausführung von ADLs objektiv eingeschätzt. Aufgrund der Zielsetzung im Alltagsbereich ist der BI für die PT relevant. 1965 wurde er ursprünglich entwickelt, um die Pflegebedürftigkeit bzw. die Entwicklung der Aktivität im Krankheitsverlauf von Schlaganfallpatienten festzustellen (Mahoney u. Barthel 1965).

Durchführung: Es werden folgende Alltagsaktivitäten gemessen:

- Essen,
- Baden,
- Körperpflege,
- An- und Ausziehen,
- Kontinenz (Stuhl und Urin),
- Toilettengänge,
- Lagewechsel,
- Fortbewegung und Treppensteigen.

Für jede Aktivität wird ein definierter Punktwert vergeben. Anschließend werden alle Bewertungen zu einem Gesamtscore addiert. Die Skala reicht von 0 (vollkommene Abhängigkeit) bis 100 (vollkommene Selbstständigkeit).

Evidenz-/Bewertungslage für den Einsatz des BI: ➤ Link am Kapitelende.

■ Mini Mental Status Test

Mithilfe des Mini Mental Status Tests (MMST) werden kognitive Funktionen und Wahrnehmung gemessen. Der Test wird als HR-PRO-Messinstrument in Kapitel ➤ 2.2.3.1 beschrieben. Er wurde 1975 von Folstein entwickelt und wird bei Verdacht auf Gedächtnisstörung durchgeführt (Folstein et al. 1975). Zur genauen Diagnostik werden jedoch weitere, valide Tests anderer Berufsgruppen benötigt, z. B. der Test zur Früherkennung der Demenz mit Depressionsabgrenzung (TFDD) (Ihl et al. 2000) und der Dementia Detection Test (DemTect) (Kessler et al. 2000).

■ Geriatrische Depressionsskala

Die Geriatrische Depressionsskala (GDS) dient zur Erhebung des Gefühlszustands (Yesavage et al. 1983). Mithilfe von 15 Fragen kann eine depressive Grundeinstellung beurteilbar werden. Für genauere Diagnostik müssen weitere Tests (TFDD, DemTect s. o.) eingesetzt werden.

■ Soziale Situation

Die Soziale Situation (SoS) wird mittels eines standardisierten Bogens erfasst (Nikolaus et al. 1994). Die soziale Gesamtsituation wird in vier Bereichen: Soziale Kontakte und Unterstützung, Aktivität, Wohnsituation und wirtschaftliche Verhältnisse erfasst. Insgesamt besteht das Assessment aus 27 Fragen.

- Im Bereich 1 „Soziale Kontakte und Unterstützung" wird nach der Wohnsituation, möglicher Unterstützung sowie deren Häufigkeit, Kontakten zu anderen Menschen und Zufriedenheit mit der Situation gefragt.
- Der Bereich 2 „Soziale Aktivität" erfasst den früheren Beruf, Hobbies, Haustiere, Aktivitäten außerhalb der Wohnung, Interessen und Zufriedenheit mit dem jetzigen Zustand.
- Bereich 3 „Wohnsituation" zeigt die Gegebenheiten von Treppe, Lift, Bad, Beleuchtung und Rollstuhleignung bis hin zu Einkaufsmöglichkeiten und Nahverkehr auf. Abschließend wird ebenfalls nach der Zufriedenheit mit der Situation gefragt.

- Bereich 4 „Wirtschaftliche Verhältnisse" erfasst abschließend die ökonomischen Verhältnisse und ggf. Unterstützungsbedarf.

■ **Timed up and go-Test**

Der Timed up and go-Test (TUG) ist ein Mobilitätstest, der 1991 von Podsiadlo und Richardson entwickelt wurde. Der Test ist eine Weiterentwicklung des Get up and Go-Tests, bei dem keine Zeitmessung erfolgt (Podsiadlo u. Richardson 1991).

Durchführung: Mit dem Test wird die Zeit gemessen, die ein Patient benötigt, um von einem Stuhl mit Armlehnen aufzustehen, drei Meter weit zu gehen, zu wenden, zurückzugehen und sich wieder hinzusetzen. Der Patient darf sein gewohntes Hilfsmittel (z. B. Rollator) nutzen, die Verwendung sollte dann vom Th. dokumentiert werden.

Der Zeitaufwand für diesen Test beträgt weniger als 5 Minuten.

Auswertung: In der Auswertung wird eine Gehgeschwindigkeit von unter 10 Sekunden als uneingeschränkte Alltagsmobilität ohne Sturzgefahr definiert. 11–19 Sekunden bedeuten geringe Mobilitätseinschränkungen, bei 20–29 Sekunden bestehen funktionell relevante Mobilitätseinschränkungen, die einer Abklärung bedürfen und bei über 30 Sekunden bestehen starke Mobilitätseinschränkungen. Die Toleranzgrenze liegt bei 13,5 Sekunden. Patienten, die mehr Zeit benötigen, haben Mobilitätseinschränkungen inkl. Auswirkungen auf ihre ADL und Sturzgefahr. Wird der TUG zur Verlaufskontrolle eingesetzt, liegt der minimale klinisch detektierbare Unterschied zwischen 2–4 Sekunden.

Evidenz-/Bewertungslage für den Einsatz des TUG: ➤ Link am Kapitelende.

■ **Balance and Gait**

Der auch unter den Namen Tinetti-Test (TIN) oder Performance Oriented Mobility Assessment (POMA) bekannte Test wurde 1986 von Mary Tinetti zur Beurteilung von Gleichgewicht und Mobilität entwickelt (Tinetti 1986). Aktuell werden verschiedene Versionen mit unterschiedlichen Maximalscores (von 20–28) angewendet.

16

Durchführung: Bewertet werden Sturzrisiko und Mobilität in verschiedenen Items:

- Haltung,
- Bewegungsabläufe beim Sitzen,
- Aufstehen,
- Gehen und Hinsetzen.

Der Test wird in Gleichgewicht und Gang unterteilt.

Der Zeitaufwand beträgt zwischen 5 und 15 Minuten, eine etwa zweistündige Einführung wird empfohlen (Schädler et al. 2009).

Evidenz-/Bewertungslage zum Balance and Gait: ➤ Link am Kapitelende.

■ **Clock Completion Test**

Durch den Clock Completion Test (CCT, auch Uhr-Ergänzungs-Test) werden Hirnleistungsstörungen bez. der räumlich-visuellen Wahrnehmung beurteilt. Er kann in der Geriatrie zur Erkennung von dementiellen Entwicklungen oder bei Patienten nach Schlaganfall und anderen neurologischen Erkrankungen mit visuell räumlichen Störungen eingesetzt werden (Watson et al. 1993).

■ **Handkraft**

Handkraftmessungen (HK) werden mit einem Handkraftmesser durchgeführt und dienen zur Einschätzung der Mobilität der oberen Extremität. Die Handkraft korreliert positiv mit der Gesamtkörperkraft und negativ mit Sturz- und Frakturrisiko.

Durchführung: Der Proband soll den Test je dreimal in einer für ihn günstigen Position ohne Aufstützen der Arme durchführen. Die Handkraft wird im Rechts-Links-Vergleich gemessen, die Händigkeit, ggf. vorliegende Paresen und Durchführungsschwierigkeiten, werden notiert. Am Ende wird der Durchschnittswert der drei Messungen pro Seite notiert (Philipps 1986).

16.2.2 Ergänzende physiotherapeutische Assessments

■ Berg-Balance-Skala

Die Berg-Balance-Skala (BBS) wurde 1989 zur Untersuchung von Gleichgewicht und Sturzrisiko entwickelt (Berg et al. 1989). Sie gilt als Goldstandard für die Gleichgewichtstestung (Schädler 2007) und ist v. a. bei geriatrischen Patienten mit Schlaganfall geeignet. Allerdings ist zu beachten, dass die Sturzangst ein unabhängiger Risikofaktor für Stürze ist und daher ebenfalls erhoben werden sollte (Krupp 2021).

Durchführung: Folgende Dimensionen werden untersucht:

- Kraft,
- stabiles Gleichgewicht,
- Gleichgewicht mit kleiner Unterstützungsfläche,
- Vestibularfunktionen.

Der Zeitaufwand für die Durchführung beträgt 15–20 Minuten. Eine ca. zweistündige Schulung wird empfohlen, um die Reliabilität zu gewährleisten.

Evidenz-/Bewertungslage für den Einsatz der BBS: ➤ Link am Kapitelende.

■ De Morton Mobility Index

Der De Morton Mobility Index (DEMMI) dient zur Beurteilung der Mobilität älterer Patienten. Er wurde von De Morton und Kollegen 2008 publiziert und ist für geriatrische Patienten in der Akut-, Rehabilitationsbehandlung sowie zu Hause lebende Ältere validiert. Mithilfe von 15 Items werden einfache bis komplexe Bewegungsabläufe geprüft. Die Bewegungen sind in fünf Subkategorien gegliedert und reichen von Transfers bis hin zur Stand- und Gangfähigkeit, wobei das Ergebnis zwischen 0–100 Punkte beträgt. Durch die unterschiedlich hohen Bewegungsanforderungen ist der DEMMI sowohl für Personen mit leichter als auch mit starker Einschränkung geeignet. Eine Studie untersuchte den Einsatz in der geriatrischen Frühreha und zeigte, dass der DEMMI zur Verlaufsdokumentation genutzt werden kann und wegen seiner vergleichsweisen geringen Boden- oder Deckeneffekte sogar dem TUG und Balance and Gait-Test überlegen ist (Dasenbrock et al. 2016).

16

Durchführung: Folgende Subkategorien werden beurteilt:

- Bett: selbstständiger Transfer aus RL, SL und zum Sitz,
- Stuhl: selbstständiger Sitz und Transfer aus Sitz ↔ Stand,
- Statisches Gleichgewicht: Stand mit großer/kleiner Unterstützungsfläche,
- Gehen (mit/ohne Gehhilfen): Gehstrecke auf gerade Ebene und selbstständige Gehfähigkeit,
- Dynamisches Gleichgewicht (ohne Gehhilfen): Bücken, Rückwärtsgehen und Springen.

Der Zeitaufwand beträgt ca. 11 Minuten (inkl. Vor- und Nachbereitung). Die minimale klinisch detektierbare Veränderung liegt bei 6–13 Punkten, der minimale klinisch relevante Unterschied bei 10 Punkten. Zur Beurteilung der Mobilität sollte nicht nur der Gesamtscore, sondern auch die item-bezogene Leistung betrachtet werden (Krupp 2021).

Evidenz-/Bewertungslage für den Einsatz des DEMMI: ➤ Link am Kapitelende.

■ Short Physical Performance Battery

Für die Beurteilung der Mobilität gewinnt die **Short Physical Performance Battery** (SPPB) im geriatrischen Assessment zunehmend an Bedeutung. Einerseits werden die wichtigen motorischen Bereiche Gleichgewicht, Kraft und Gehgeschwindigkeit abgedeckt, andererseits findet diese Testbatterie international in großen epidemiologischen Studien Anwendung, wodurch Datensätze zum Vergleich vorhanden sind (Krupp 2021). Der Einsatz als Verlaufskontrolle ist aufgrund der hohen Sensitivität für Veränderung möglich. Allerdings ist die SPPB nur für geriatrische Personen geeignet, die mind. 10 Sekunden frei mit geschlossenen Füßen stehen können, da andernfalls Bodeneffekte auftreten. Für stationär behandelte Patienten ist die SPPB daher nur bedingt nutzbar. Die Europäische Medizinische Akademie hat die Testbatterie zur Erfassung der Sarkopenie im Rahmen von medizinischen Studien anerkannt (ebd.).

Durchführung: Beurteilt werden die drei Kategorien:
- Gleichgewicht im Stand mit zunehmend kleinerer Unterstützungsfläche,
- Gehgeschwindigkeit über 4-Meter Gehstrecke,
- Kraft der unteren Extremität mit Sit-to-Stand-Test (Zeitmessung für fünf Wiederholungen).

Der Zeitaufwand beträgt ca. 16 Minuten (inkl. Vor- und Nachbereitung). Die Durchführung ist leicht umsetzbar und erfordert neben einem Maßband, Stuhl und einer Stoppuhr keine zusätzlichen Geräte. Zusätzlich eignet sich der Test zur Abschätzung, ob ein Patient seinen Alltag bald nicht mehr selbstständig bewältigen kann, wie lange ein Patient in der Klinik verbleiben muss und ob eine Unterbringung im Pflegeheim notwendig ist (Büsching 2015).

Evidenz-/Bewertungslage für den Einsatz der SPPB: ➤ Link am Kapitelende.

■ Chedoke McMaster Stroke Assessment

Das Chedoke McMaster Stroke Assessment (Chedoke Assessment) wurde für Patienten mit Hemiparese zur Beschreibung von Mobilitätsproblemen entwickelt (Gowland et al. 1993).

Durchführung: Es werden folgende Parameter beurteilt:
- Selbstständigkeit bei Transfers von RL zum Sitz und Stand,
- Gehfähigkeit innerhalb und außerhalb des Hauses,
- Treppensteigen.

16

Des Weiteren gibt es Items für Schulterschmerz, Haltungskontrolle und Bewegung der Extremitäten.
Der Zeitaufwand beträgt 5–20 Minuten, eine ca. vierstündige Schulung wird empfohlen.

Evidenz-/Bewertungslage für den Einsatz des Chedoke Assessments: ➤ Link am Kapitelende.

■ Dynamic Gait Index

Durch den Dynamic Gait Index (DGI) wird die Fähigkeit, den Gang an verschiedene Erfordernisse anzupassen, beurteilt. Er dient zur Beurteilung des Gleichgewichts und der Gehfähigkeit. Der Test wurde 1995 von Shumway-Cook und Woollacott entwickelt und wird v. a. bei älteren Patienten und Patienten mit vestibulären Gleichgewichtsproblemen eingesetzt (Shumway-Cook u. Woollacott 1995).
Zur Verlaufsdokumentation des Sturzrisikos und Messung der Gehstrecke ist der DGI nicht geeignet, jedoch können durch ihn wertvolle Hinweise auf vestibuläre Dysfunktionen gefunden werden.

Durchführung: Beurteilt wird die Gehfähigkeit auf ebener Strecke über 20 Meter mit Tempowechsel, Kopfdrehung, Blickrichtung nach oben und unten, Drehung um 180°, Gehen über und um Hindernisse und Treppe steigen (Schädler et al. 2009).
Der Zeitaufwand beträgt ca. 10 Minuten, eine ca. einstündige Schulung wird empfohlen.

Evidenz-/Bewertungslage für den Einsatz des DGI: ➤ Link am Kapitelende.

Functional Independence Measure

Neben dem BI (➤ 16.2.1) kann die Selbstständigkeit in den ADLs durch den Functional Independence Measure (FIM) eingeschätzt werden.

Durchführung: Beurteilt werden:
- Selbstversorgung,
- Kontinenz,
- Transfer,
- Fortbewegung,
- Kommunikation,
- Kognition.

Evidenz-/Bewertungslage für den Einsatz des FIM: ➤ Link am Kapitelende.

Weitere Tests

Je nach Diagnose des Patienten können weitere Tests angewendet werden, z. B. stehen der PT unterschiedliche Tests zur Beurteilung der Motorik und Mobilität zur Verfügung (Krupp 2021):
- Gehtests mit Messung der benötigten Zeit oder der zurückgelegten Gehstrecke (z. B. 6MGT ➤ 3.7.7.8.2),
- Esslinger Transferskala (ETS) für nicht gehfähige Patienten,
- Sit-to-Stand-Test zur Prüfung der Funktion und Kraft der unteren Extremität,
- Functional Gait Assessment (FGA) zur Beurteilung der Gehfähigkeit und des Gleichgewichts,
- Falls Efficacy Scale zur Erfassung der Sturzangst,
- 20-Cent-Test (20CT) zur Bewertung der Feinmotorik.

Des Weiteren können Instrumente der PT-Befunderhebung, z. B. Gelenkmessungen nach der Neutral-Null-Methode (➤ 2.1.5.1), Funktionstests (➤ 2.1.5), Tonustests (➤ 8.2.2.1), Krafttests (➤ 2.1.5.2), zur ganzheitlichen Beurteilung der körperlichen Situation des Patienten herangezogen werden.

16.3 Prävention

Ältere Menschen leiden häufig unter den sog. **Geriatrischen Is,** dazu gehören:
- Immobilität,
- Instabilität,
- Inkontinenz,
- intellektueller Abbau (Runge u. Rehfeld 2001).

Diese Umstände stehen in vielen Fällen im Zusammenhang mit den folgenden typischen geriatrischen Syndromen:
- Isolation,
- Mangelernährung,
- Dekubitalulzera,
- Schmerzzustände,
- Sehstörungen,
- Hörstörungen,
- Sprachstörungen,
- Depression etc. (Meyer 2012).

Die Ursache für diese Probleme liegt u. a. im Auftreten der **Multimorbidität.** Diese besteht, wenn mehrere strukturelle oder funktionelle Schädigungen und mind. zwei behandlungsbedürftige Erkrankungen (➤ Tab. 16.3.1) gleichzeitig bestehen (BAR 2006). Die Folge sind Mehrfachmedikation, häufig geminderte Medikamententoleranz und resultierende Krankenhausbehandlungen (Drehtüreffekt) (BAR 2006).

Tab. 16.3.1 Typische Diagnosen (BAR 2006).

Typische Hauptdiagnosen	Typische Nebendiagnosen
• Schlaganfall (➤ 8.4.1.1), • hüftgelenksnahe Frakturen, • Z. n. Hüft-TEP, Knie-TEP (➤ 4.5.5, ➤ 4.6.6), • Z. n. Amputation bei pAVK (➤ 9.3.2.1) und Diabetes mellitus (➤ 9.5).	• Arterielle Hypertonie (➤ 9.2.2.6), • Myokardinfarkt und KHK (➤ 9.2.2.1), • pAVK, • COPD (➤ 9.1.2), • Diabetes mellitus, • Z. n. Schlaganfall, • Parkinson-Syndrom (➤ 8.4.8.1), • Demenz (➤ 15.5.1.1), • Depression (➤ 15.5), • degenerative Erkrankungen des Stütz- und Bewegungssystems.

Körperliche Aktivität ist ein wichtiger Faktor zum Erhalt der körperlichen Leistungsfähigkeit und Gesundheit. Durch regelmäßige körperliche Betätigung kann folgende positive Beeinflussung von Krankheitsbildern und Beschwerden erreicht werden (Vogel et al. 2009) (Evidenz ➤ Link am Kapitelende):

- Senkung der Mortalitätsrate,
- Prävention für Herz-Kreislauferkrankungen (➤ 9.2),
- Veränderung der Fettverteilung bzw. Gewichtsreduktion,
- Primär- und Sekundärprävention für Diabetes mellitus Typ 2 (➤ 9.5),
- Primär- und Sekundärprävention für Schlaganfall (➤ 8.4.1.1),
- Senkung des Blutdrucks,
- Primärprävention für Brust- und Darmkrebs (➤ 10),
- Primärprävention für Frakturen (durch Anstieg der Knochendichte, v. a. für Hüftfrakturen),
- Sturzprävention (➤ 16.3.4),
- Verbesserung der kognitiven Funktionen und Senkung des Risikos, an Demenz zu erkranken,
- Verbesserung der Kraft und Muskelfunktion, auch bei sehr alten und schwachen Menschen.

16

■ **Bedeutung für die PT**

- Anpassung des Trainings im Alter an individuelle Fähigkeiten des Patienten,
- Erhalt/Verbesserung von Kraft und Ausdauer durch Training,
- Minderung des Sturzrisikos,
- Reduzieren der Liegezeiten im Krankenhaus.
- Empfehlung für spezielle Trainingsprogramme: Mobilität, Sicherheit und Sturzprävention zur Sekundärprävention.

16.3.1 Erhalt der Aktivitäten des täglichen Lebens

Voraussetzungen für ein selbstbestimmtes Leben sind körperliche Aktivität und kognitive Fähigkeiten. Die Fähigkeit, sich in der gegebenen Umwelt selbst zu versorgen, wird als **Alltagskompetenz** bezeichnet (➤ Box). Die Wechselwirkungen zwischen den Geriatrischen Syndromen (s. o.), Erkrankungen und altersbedingten physiologischen Veränderungen können zur Reduktion der Alltagskompetenz führen. Zum Erhalt dieser ist daher ein Gleichgewicht zwischen bestehenden Defiziten und vorhandenen Ressourcen herzustellen (Runge u. Rehfeld 2001). Funktionen auf Organ- und Alltagsebene spielen unmittelbar ineinander.

Bsp.: Aufgrund einer arthrotischen Veränderung kann das Kniegelenk schmerzhaft sein (Organebene), dies wirkt sich auf die Gangsicherheit aus. Der Betroffene kann nur noch langsam und mithilfe eines Stocks sicher gehen, Treppensteigen ist nur noch eingeschränkt möglich (Alltagsebene).

Die **Ebene der Alltagskompetenz** ist für die Geriatrie besonders wichtig (Runge u. Rehfeld 2001). Sie kann in basale und erweiterte Kompetenzen unterteilt werden. Um die Alltagskompetenz zu erhalten oder zu verbessern, müssen vorhandene Ressourcen gestärkt werden, das bedeutet, im Bereich der ADLs präventiv tätig zu werden.

Bereits 1990 konnte nachgewiesen werden, dass Pflegebedürftigkeit kein unabwendbares Altersschicksal ist (bpb 2013). Zur Prävention müssen kognitive, psychische und physische Fähigkeiten gestärkt werden. Kognitive Fähigkeiten betreffen die Intelligenz, das Gedächtnis und die Lernfähigkeit des Menschen. Sie sind wesentlich für die Bewältigung von Alltagsleistungen. Bei Verlust der kognitiven Ressourcen droht ein Autonomieverlust. Etwa ab dem 50. Lebensjahr beginnen sich die mentale Leistungsfähigkeit und das Gedächtnis zu verändern. Das retrospektive Gedächtnis verschlechtert sich in Einzelfunktionen (Arbeitsgedächtnis, räumliches Gedächtnis). Beim prospektiven Gedächtnis reduziert sich hingegen die Verarbeitungskapazität, was in der PT berücksichtigt werden muss (s. u.) (Engel 2007).
Bsp.: Durchführung eines Beckenbodentrainings (➤ 11.6.4) bei der Zubereitung des Frühstücks im Stehen, regelmäßiges Aufstehen beim Fernsehen (z. B. zur vollen und halben Stunde je 5- bis 10-Mal), um die Kraft in den Beinen zu erhalten.
In der PT sind für das Training der Alltagskompetenz folgende Aspekte zu beachten:

- Neuerwerb von Fertigkeiten und Wissen:
  - Im höheren Alter langwieriger,
  - allgemeiner Beitrag zur Leistungsverbesserung.
- Integration in den Alltag:
  - Grundsätze des motorischen Lernens (➤ 3.1.9.3) (Horst 2007),
  - Verbesserung bestimmter ADLs durch Üben in Alltagssituationen.
  - **Bsp.:** Training der Gehfähigkeit und Sicherheit beim Einkauf (bpb 2013): Üben, eine Straße zu überqueren, Rolltreppe zu fahren oder in öffentliche Verkehrsmittel einzusteigen, mit dem Rollator durch enge Regalstände zu fahren.
- Steigerung der kognitiven Leistungsfähigkeit:
  - Zusammenhang zwischen hoher geistiger Aktivität und dem Erhalt kognitiver Leistungsfähigkeit,
  - Steigerung der Leistungsfähigkeit durch Minderung von Umwelteinflüssen (z. B. Ausschalten überflüssiger Hintergrundgeräusche wie Radio) (Lotzgeselle 2007b).

Bedeutung des Trainings der Alltagskompetenz für die Physiotherapie

- Erhalt der Alltagskompetenz, z. B. durch Erweitern vorhandener Fähigkeiten und Kompensation vorhandener Defizite durch Schulung/Versorgung mit Hilfsmitteln.
- Training **basaler Alltagskompetenz,** z. B.:
  - Körperpflege,
  - Essen,
  - Training notwendiger Fähigkeiten (z. B. Gelenkbeweglichkeit, Rumpfstabilität, Ausdauer, Sensibilität),
  - Selbstständigkeit im eigenen Haushalt,
  - Training von Gangsicherheit (➤ 3.1.8), Sturzprävention (➤ 16.3.4), Ausdauer und Kraft (➤ 3.6),
  - ggf. Rollstuhltraining/Hilfsmitteltraining,
  - Einkaufen.
- Training **erweiterter Alltagskompetenz** (z. B. individuelle Freizeit- und soziale Aktivitäten) (Thieme u. Wulf 2007).

Bedeutung der Veränderungen des Gedächtnisses für die Physiotherapie (Engel 2007, Lotzgeselle 2007b)

- Veränderungen im retrospektiven Gedächtnis:
  - Minderung der räumlichen Wahrnehmung,
  - Zerlegung komplexer Vorgänge in Einzelschritte notwendig.
- Veränderung im prospektiven Gedächtnis:
  - Reduzierte Verarbeitungskapazität bei neuen Anforderungen,
  - Zerlegung komplexer Vorgänge in Einzelschritte und Kopplung an bekannte Aktivitäten notwendig.

> Die PT-Übungen in der Geriatrie dürfen nicht zu komplex sein, da die Verarbeitungskapazität nachlässt. Zudem sollten sie an bestimmte Alltagstätigkeiten gekoppelt werden, um die Verankerung zu erleichtern (Thieme u. Wulf 2007).

Grundlagen zur Verbesserung des Therapieerfolgs

- Einfache und verständliche Gestaltung der Übungen,
- fordernde, nicht überfordernde Übungen,
- störungsfreies/-armes Umfeld,
- Verankern der Übungen im Alltag,
- Verwendung von vertrautem Übungsmaterial und Alltagsgegenständen,
- Lerntempo selbst wählen lassen,
- Ermöglichen der Beschäftigung, mit dem was gelernt werden soll,
- eindeutige Instruktionen,
- die Lernenden sollen nicht müde sein,
- alltagsrelevantes Setting.

16.3.2 Alterungsprozesse

Beim Alter ist das biografische, nicht beeinflussbare Alter in Lebensjahren und das **beeinflussbare biologische Alter** zu unterscheiden. Letzteres gibt den Gesundheitszustand im Vergleich zum Durchschnitt an und wird u. a. durch genetische Veranlagung und individuelles Verhalten bestimmt.

Bsp. Veranlagung:

- Familiär gehäuft auftretende Fettstoffwechselstörung,
- erhöhtes Risiko für Arteriosklerose,
- Voralterung der Blutgefäße und aller damit verbundenen Organe.

Bsp. Verhalten:

- Aktiver Sportler:
  - Gesundes, gegenüber dem biografischen Alter jüngeres Organsystem,
  - aber: Voralterung der Gelenke aufgrund lebenslanger hoher Belastung.

Es ist eine gesunde Lebensführung notwendig, um den physiologischen Alterungsprozess möglichst positiv zu beeinflussen und gesund älter zu werden. In diesem Zusammenhang sind gesunde Ernährung (s. u.), Vermeiden von Nikotinabusus und regelmäßige körperliche Aktivität wichtige Faktoren. Beispielsweise hat regelmäßiger Ausdauersport positive Auswirkungen auf die Organsysteme und fettarme Ernährung trägt zur Prävention von Arteriosklerose bei (Wehner 2016). Im Alter kommt es dennoch zu physiologischen Veränderungen, die den ganzen Körper betreffen. Typische Merkmale sind eine Reduktion der Leistungsfähigkeit und Anpassungsfähigkeit des Körpers.

Physische Veränderungen im Alter:

- Beeinflussung des Herz-Kreislaufsystems (➤ 9.2),
- Abnahme der Kraft,
- Mobilitätsverlust,
- Veränderung der Koordination, Feinmotorik und Reaktionsfähigkeit.

Psychische Veränderungen im Alter:
- Verlangsamung der Aufnahmefähigkeit,
- Minderung der Merkfähigkeit,
- Verlangsamung der Umsetzung von Aufgaben.

Diesen Veränderungen kann nur durch körperliche und geistige Aktivität sowie einem gesunden Lebensstil entgegengewirkt werden. **Gesunde Ernährung** ist im Alter besonders zu beachten, da sich die Bedürfnisse verändern. Zunächst kommt es in der zweiten Lebenshälfte zu einer Verlangsamung des Stoffwechsels. Damit geht eine Verringerung des Energiebedarfs sowohl in Ruhe (Grundumsatz) als auch bei Aktivität einher. Häufig erfolgt eine Gewichtszunahme. Die Anzahl verschiedener Erkrankungen (z. B. Herz-Kreislauferkrankungen ➤ 9.2, Stoffwechselstörungen wie Diabetes mellitus ➤ 9.5, Gicht ➤ 7.4, arterielle Hypertonie bis hin zu gastrointestinalen Karzinomen ➤ 10.3.5) nimmt im Alter deutlich zu und wird durch falsche Ernährung sowie hohes Körpergewicht begünstigt. Zusätzlich verändert sich der Nährstoffbedarf im Alter. Der Mineralstoff- und Vitaminbedarf bleiben nahezu gleich, der Bedarf an Kohlenhydraten, Fetten und Eiweißen sinkt. Im höheren Alter folgen dann häufig Mangel- oder Fehlernährung.
Je früher man beginnt, auf eine gesunde Ernährung zu achten, desto besser kann sich diese auf die Gesundheit im Alter auswirken. Die Ernährung sollte aus einer regelmäßigen, bedarfsgerechten Energiezufuhr mit ausreichend essenziellen Nährstoffen (Vitamine, Mineralstoffe), abwechslungsreicher, appetitlicher Darreichung und ausreichender Flüssigkeit bestehen. Zusätzlich förderlich ist regelmäßige Bewegung (Schröder 2007).

16.3.3 Verbesserung des Ist-Zustands

Die Verbesserung des Ist-Zustands bezieht sich auf den Befund (➤ 16.1) und ggf. die Multimorbidität des Patienten. Der Th. erhebt insbesondere den körperlichen Zustand und arbeitet zielorientiert mit dem Patienten an der Verbesserung der körperlichen Fähigkeiten. Bei akuten Erkrankungen gilt es, weiteren Erkrankungen, z. B. Pneumonie, Dekubitus oder Kontrakturen, vorzubeugen (Prophylaxe ➤ 3.1.2, ➤ 3.1.3).
Der Fokus sollte auf der **Wiederherstellung bzw. Verbesserung der Funktionen** liegen. Dabei sind die Versorgung des Patienten, seine Wünsche und Bedürfnisse einzubeziehen:
- Wo und wie lebt der Patient?
- Was braucht er, um selbstständig in seinem Umfeld zurechtzukommen?
- Was wünscht sich der Patient?

Liegt die Ursache der körperlichen Einschränkungen z. B. in einer fortgeschrittenen altersbedingten Arthrose mit Schmerzen, muss von einer Immobilisation im Vorfeld ausgegangen werden und einer entsprechenden Abschwächung des gesamten muskuloskelettalen Systems, der Ausdauerfähigkeit etc.

16.3.4 Sturzprävention

Stürze können sowohl Ursache als auch Folge von Erkrankungen im Alter sein. In beiden Fällen sind sie einschneidende Ereignisse. Die Sturzprävention ist von großer Bedeutung, da die Folgen eines Sturzes weitreichend sogar lebensbedrohlich sein können (Runge u. Rehfeld 2001). Ca. 30 % der über 65-Jährigen stürzen einmal jährlich, bei den über 80-Jährigen steigt diese Zahl auf über 50 % an. Ein Sturz hat sehr große Auswirkungen auf die Mobilität: Zum einen wirkt sich das Sturzrisiko per se einschränkend aus, zum anderen beeinflusst die Angst vor weiteren Stürzen die Mobilität. Es folgt eine Immobilisierung und sozialer Rückzug aufgrund der Vermeidung von Aktivität, um sich dem Sturzrisiko nicht auszusetzen. Langfristig werden dadurch die körperlichen

Fähigkeiten stark reduziert. Das Sturzrisiko erhöht sich zunehmend und die Immobilität schreitet voran (Freiberger 2007) (➤ Abb. 16.3.1).

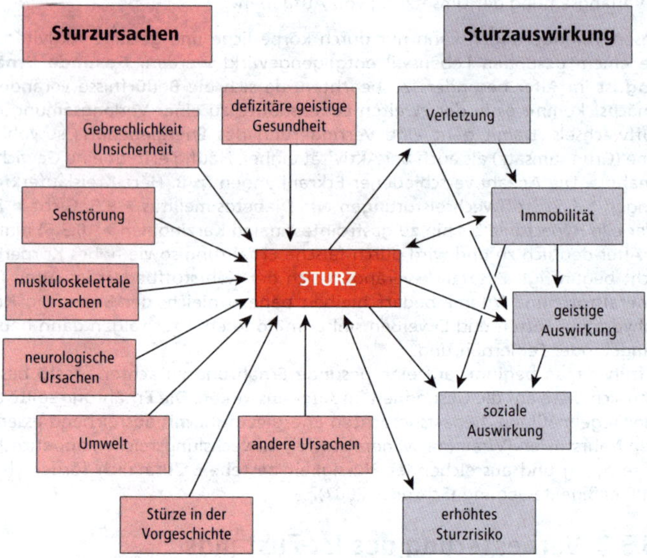

Abb. 16.3.1 Sturzursachen und Auswirkungen (modifiziert nach Hopman-Rock 2009).

16

Häufig passieren Stürze im Alltag ohne Bewusstseinsveränderungen oder vorausgegangenes Trauma (➤ Box). Es gibt viele verschiedene Ursachen für Stürze. Häufig gehen Sturzereignisse mit einer Summation bestimmter Risikofaktoren einher (Greiff 2012a) (➤ Tab. 16.3.2). Wenn die Ursachen bekannt sind, sind Stürze durch PT teilweise vermeidbar.

Sturzursachen (Rupprecht 2009)

Wo passieren Stürze?
- 53,4 % aller Stürze ereignen sich im Wohnumfeld:
  - 21,3 % davon im Flur und auf der Treppe,
  - 19,3 % in Wohn- und Schlafzimmer.
- 20,1 % Stürze bei Freizeitaktivitäten,
- 10,2 % Stürze im öffentlichen Raum (Treppen).

Wann passieren Stürze?
- 21,8 % morgens,
- 53,5 % mittags.

Subjektive Sturzursachen:
- 40,8 % eigene Unaufmerksamkeit,
- 27,9 % Hindernisse,
- 3,2 % andere Personen,
- 2,2 % rutschige Verhältnisse.

Tab. 16.3.2 Risikofaktoren für Stürze (Knuchel u. Schädler 2004).

Intrinsische Risikofaktoren für Stürze	Extrinsische Risikofaktoren für Stürze
• Kognitive Störungen, • muskuläre Schwäche (v. a. der unteren Extremität), • reduzierte Sinneswahrnehmungen (Visus, Vestibularsystem, Somatosensorik), • neurologische Defizite, • Beeinträchtigung von Gelenkfunktionen, v. a. der unteren Extremität und WS, • regelmäßige Einnahme von mind. vier Medikamenten, v. a. Benzodiazepine (➤ 1.6.7.1), Antidepressiva (➤ 1.6.7.3), Neuroleptika (➤ 1.6.7.2) und Antikonvulsiva, • Komorbidität (z. B. Schlaganfall, Diabetes mellitus, Herz-Kreislaufprobleme), • Gang- und/oder Gleichgewichtsprobleme, • Inkontinenz, • Infekte.	• Bodenbeschaffenheit, • fehlende Haltegriffe, • ungeeignetes Schuhwerk, • verschmutzte, schlecht angepasste Brille, • ungenügende Beleuchtung, • Sturzquellen in der häuslichen Umgebung (z. B. Kabel, Türschwellen, Teppiche), • ungeeignete oder schlecht angepasste Hilfsmittel.

Zu Beginn der Sturzprävention erfolgt die Erfassung des Sturzrisikos oder – nach bereits erfolgtem Sturz – die Analyse des Sturzhergangs, der Kontextfaktoren und des Allgemeinzustands des Patienten. Der Th. muss die Erwartungen und Ziele des Patienten ebenso kennen, wie die Risikofaktoren (➤ Tab. 16.3.2) und Begleitumstände (Knuchel u. Schädler 2004).

Die Einschätzung des Sturzrisikos wird durch die Kombination von zwei oder mehr motorischen Tests (➤ 16.2) sowie durch eine subjektive Einschätzung vom Th. vorgenommen. **Ein bereits erfolgter Sturz ist ein starkes Indiz für weitere Sturzgefährdung** (s. o.). Die beste Präventionsstrategie ist, die Patienten auf die erhöhte Sturzgefahr aufgrund der Veränderungen im Alter (➤ 16.3.2) aufmerksam zu machen und sie zu entsprechendem Handeln zu motivieren. Das Ziel der Patienten sollte sein, so leistungsfähig wie möglich zu bleiben und entsprechende Anpassungen vorzunehmen. Beispielsweise können Lampen mit Bewegungsmelder installiert werden, um nächtliche Stürze zu verhindern, oder das Aufstehen sollte nur noch mit festem Schuhwerk erfolgen. Zur Minderung der intrinsischen Risikofaktoren muss gleichzeitig die Beinmuskulatur so gekräftigt werden, dass Aufrichtung und sicherer Gang möglich sind. Die Koordination und insbesondere das Gleichgewicht müssen trainiert werden, damit Gleichgewichtsreaktionen beim Stolpern möglich sind. Daher empfiehlt es sich, kombinierte Trainingsprogramme zu nutzen, die sowohl Gleichgewichtsübungen als auch kräftigende und funktionelle Übungen enthalten (Sherrington et al. 2019).

Sinnvolles Training zur Sturzprävention besteht aus
- Krafttraining, um die Muskelmasse aufrechtzuerhalten,
- Ausdauertraining zur Verzögerung des frühzeitigen Zelltods und
- Koordinationstraining zur zentralnervösen Vernetzung und Verbesserung der Haltungskontrolle (Laube u. Bertram 2007) (Evidenz ➤ Link am Kapitelende).

Koordinationstraining: Durch ein Koordinationstraining (➤ 3.6.10) mit den Komponenten Gleichgewicht, Orientierung, Rhythmisierungsfähigkeit und Reaktionsvermögen werden altersbedingte Veränderungen (z. B. Muskelatrophien) verzögert und die Vernetzungen im ZNS bleiben erhalten (Laube u. Bertram 2007).

16

Ausdauertraining: Die Verbesserung der Durchblutung infolge des Ausdauertrainings (➤ 3.6.8) erhält die Fähigkeit zur aeroben Energiegewinnung, dies wirkt dem programmierten Zelltod (Apoptose) entgegen (ebd.). Geeignet im Alter sind Sportarten, die schon früher durchgeführt wurden, z. B. Radfahren, Walken oder Schwimmen. Auch ein Spaziergang erhält die Zellen und fördert die Ausdauer.
Krafttraining: Durch die Apoptose sinkt die Zahl der motorischen Einheiten, was zu einer Kraftminderung, v. a. der Schnellkraft, führt. Für die Mobilität ist diese jedoch besonders wichtig. Krafttraining (➤ 3.6.9) wirkt dem Verlust der Muskelmasse im Alter entgegen. Der Fokus sollte auf Schnellkraft- und Hypertrophietraining liegen. Hypertrophie der Muskulatur kann erst nach 4–6 Wochen Training entstehen, davor wird v. a. die Koordination trainiert (ebd.).
Evidenzbasierte Programme zur Sturzprävention werden in ➤ Kapitel 16.6 vorgestellt.
Wichtiger Bestandteil der Sturzprävention ist die **Vermeidung der Sturzangst.** Die meisten älteren Menschen fürchten sich vor Stürzen, da dadurch ihre Selbstständigkeit bedroht wird. Bei Menschen, die bereits einmal gestürzt sind, steigt die Angst vor erneuten Stürzen i. d. R. sehr stark an. Dazu reicht es nicht aus, allein die motorischen Fähigkeiten zu verbessern, es muss auch das Vertrauen in die eigenen Fähigkeiten gestärkt werden. Wichtig ist, die im Befund erfassten motorischen Fähigkeiten zu analysieren und dem Patienten sowohl seine Grenzen als auch seine Fähigkeiten aufzuzeigen. Dabei sollte ihm auch vermittelt werden, wie er sich sicher im Alltag bewegen kann, ohne sich zu über- oder unterfordern (Freiberger 2007). In der PT muss auch geübt werden, wie der Patient nach einem Sturz wieder aufsteht bzw. Hilfe holen kann. Hierzu ist die häusliche Umgebung als Setting zu wählen.

16.4 Rehabilitation

Der Grundsatz „Rehabilitation vor Pflege" wurde 1995 mit der Pflegeversicherung konkretisiert (SGB XI 1995).

Definition

Geriatrische Rehabilitation wird wie folgt definiert:
„... Rückführung eines geriatrischen Patienten zur größtmöglichen Selbständigkeit in einem selbstbestimmten Alltag, wenn nach einer Akuterkrankung oder aus einer progredienten Entwicklung heraus Behinderung oder Pflegebedürftigkeit droht oder eingetreten ist. Geriatrische Rehabilitation erfordert in einem dialogischen Prozess das Eingehen auf die persönliche Lebensplanung und das persönliche Rehabilitationsziel der Patienten und ihrer Angehöriger" (Runge u. Rehfeld 2001, S. 25).

Die geriatrische Rehabilitation richtet sich auf die Multimorbidität der Betroffenen.

16.4.1 Interdisziplinäres Team

Die geriatrische Versorgung ist durch interdisziplinäre Zusammenarbeit gekennzeichnet. Erst durch die diagnostischen Möglichkeiten jeder einzelnen Disziplin und Profession kann der Patient in seiner Gesamtheit erfasst und durch die verschiedenen therapeutischen Ansätze sowie die Absprachen der Behandlungsziele und -pläne im interdisziplinären Team umfassend versorgt werden.

Zum **Team in der geriatrischen Versorgung** gehören:
- Ärztlicher Dienst,
- geriatrisch-rehabilitative Pflege,

- PT,
- Ergotherapie,
- Logopädie,
- Psychologie und Neuropsychologie,
- Sozialdienst,
- Diätassistenz,
- Seelsorge.

Unmittelbar am Behandlungsprozess beteiligt sind außerdem Angehörige, des Weiteren Orthopädiemechaniker und Sanitätshäuser zur Versorgung mit technischen Hilfsmitteln, Pflegeeinrichtungen etc.

Die **Aufgaben der einzelnen Professionen** überschneiden bzw. ergänzen sich und müssen gut aufeinander abgestimmt werden (BAR 2006):
- Der **Ärztliche Dienst** hat folgende Aufgaben: Die Erkennung von Beeinträchtigungen und Schädigungen, die Einleitung, Überwachung und Anpassung geeigneter Maßnahmen und genaue Beobachtung. In der Rehabilitation erstellt der Arzt den Therapieplan und entwickelt die Zielsetzung gemeinsam mit dem Patienten, mit Angehörigen und mit dem interdisziplinären Team. Der Rehabilitationsverlauf wird kontrolliert, ggf. angepasst und die Entlassung sowie weitere Versorgung geplant.
- Die **geriatrisch-rehabilitative Pflege** ist aktivierend und therapeutisch im Rahmen therapeutischer Konzepte, wie dem Bobath-Konzept (➤ 3.7.2), angelegt. Es werden Assessments (➤ 16.2.1) genutzt, um den Pflegebedarf des Patienten einzuschätzen. Die Pflege wird im Team abgestimmt und von therapeutischer Seite unterstützt. Es wird ein 24-Stunden-Management mit intensivem Informationsaustausch über den individuellen Stand, die ADLs etc. durchgeführt. Die Pflege benötigt dadurch ggf. mehr Zeit, da der Patient vieles selbstständig durchführen soll.
- In der **PT** geht es v. a. um den Funktionserhalt des Bewegungs- und Herz-Kreislaufssystems (➤ 16.3.1).
- Die **Ergotherapie** zielt schwerpunktmäßig auf den Erhalt der Selbstständigkeit und das Erlernen von Selbsthilfefähigkeit sowie alltagsnahes Training. Hierfür werden diagnostische und therapeutische Mittel eingesetzt. Im Bereich der ADLs arbeiten die Ergotherapeuten eng mit der Pflege bez. der Selbstversorgung zusammen, im Bereich Hilfsmittelversorgung findet eine enge Zusammenarbeit mit Hilfsmittelherstellern, Pflegenden, Th., dem Patienten selbst sowie den Angehörigen statt. Bei kognitiven Problemen, z. B. Störungen der Aufmerksamkeit, Wahrnehmung und Handlungsplanung findet eine enge Zusammenarbeit mit den Neuropsychologen statt.
- Die **Logopädie** ist für die Diagnostik und Therapie von Störungen im Bereich der Kommunikation (Stimme, Sprache) sowie Ess- und Schluckstörungen zuständig. Insbesondere bei Schluckstörungen ist eine enge Zusammenarbeit mit der Diätassistenz, der Ergotherapie und der Pflege angezeigt.
- Die **Neuropsychologie** ist für die Diagnostik und Therapie kognitiver und psychischer Einschränkungen zuständig. Sie differenziert und therapiert Depression und demenzielle Entwicklungen. Außerdem unterstützt sie die Krankheitsverarbeitung und Kommunikation mit Angehörigen.
- Der **Sozialdienst** sollte i. S. des Case Managements (bedarfsentsprechende Bereitstellung von nötiger Unterstützung, Behandlung, Begleitung, Förderung und Versorgung des Patienten [Deutsche Gesellschaft für Care und Case Management 2012]) von Beginn an in die Rehabilitation einbezogen sein. Ihm obliegt die Beratung der Patienten und Angehörigen bez. der Weiterversorgung nach der Entlassung: Soziale Hilfen, Versorgungsformen und Betreuung. Mit der Psychologie oder Seelsorge besteht in Bezug auf die soziale Wiedereingliederung eine enge Zusammenarbeit.

- Die **Diätassistenz** erstellt einen Ernährungsplan und berät über Kostformen und Diäten bei bestimmten Krankheiten. Sie arbeitet eng mit Logopäden und Ärzten zusammen.
- Die **Seelsorge** ist v. a. im ganzheitlichen Sinne bei der Betreuung geriatrischer Menschen sinnvoll. Seelsorger beraten im Team z. B. bei ethischen Fragestellungen, führen Gespräche mit Patienten und Angehörigen oder stellen Kontakt zu Heimatgemeinden nach der Entlassung her.

16.4.2 Verringern der Multimorbidität

Geriatrietypische Anzeichen einer Multimorbidität sind die bereits genannten Merkmale und Syndrome (➤ 16.3) in Kombination mit dem erhöhten Risiko einer Einschränkung in der Alltagskompetenz (➤ 16.3.1) bis hin zur Pflegebedürftigkeit und dem erhöhten Komplikationsrisiko bei Erkrankungen (z. B. Thrombose, verzögerte Rekonvaleszenz, Frakturen) (BAR 2006).

Bedeutung für die Physiotherapie:
- Beachtung und ggf. Behandlung der Haupt- und Nebendiagnosen (➤ Tab. 16.3.1),
- sinnvolle Therapieplanung erst durch Wissen um die Begleitumstände der Erkrankung und das persönliche Umfeld des Patienten sowie durch Zielabsprache mit dem Patienten möglich,
- Therapieplanung mit speziellen Trainingsprogrammen für Mobilität, Sicherheit, Sturzprävention (➤ 16.3.4) und ADL-Training nach ausführlicher Befunderhebung (➤ 16.1),
- je nach Setting (Frührehabilitation, Akutrehabilitation, geriatrische Rehabilitation, ambulante Versorgung oder Hausbesuch) unterschiedliche Möglichkeiten der interprofessionellen Zusammenarbeit (➤ 16.4.1).

■ Typische neurovaskuläre und degenerative Erkrankungen des NS im hohen Lebensalter

16

- Schlaganfall (➤ 8.4.1.1),
- Parkinson-Syndrom (➤ 8.4.8.1),
- Demenz vom Alzheimer-Typ und vaskulärem Typ (➤ 15.5.1.1).

■ Typische Frakturen im hohen Lebensalter

- Häufigste Frakturen in der Geriatrie: Oberschenkelhalsfraktur (➤ 5.1.5.10), Fraktur des proximalen Femurs (➤ 5.1.5.11):
  - Stark altersabhängige Häufung, durch physiologische Knochenveränderung im Alter,
  - Unterscheidung von zwei Patientengruppen:
    - Aktive, die diese Fraktur i. d. R. aufgrund eines Unfalls erleiden,
    - Gebrechliche, die infolge allgemeiner Abbauprozesse, erhöhter Sturzrisiken (➤ Tab. 16.3.2) etc. stürzen.
- Vermehrtes Auftreten von Wirbelkörperfrakturen (➤ 5.1.5.5, ➤ 5.1.5.6) im hohen Lebensalter:
  - Symptome: Starke Schmerzen.
  - Folge: Immobilität, Vermeidung von Bewegung.
- Proximale Humerus- (➤ 5.1.5.1.5) und distale Radiusfrakturen (➤ 5.1.5.4.3):
  - Entstehung durch Abstützen während eines Sturzes,
  - hohe Komplikationsrate: Eingeschränkte Gelenkfunktion bis CRPS I (➤ 8.4.13.1).
  - Folgen:
    - Funktionseinschränkungen der oberen Extremität: Fatal, da Gebrauch von Gehhilfe zur Erhöhung der Gangsicherheit nicht mehr möglich,
    - Einschränkung der Alltagskompetenzen (➤ 16.3.1) durch Verschlechterung der Greiffunktion.

Für die erfolgreiche PT bei Frakturen im Alter ist die frühzeitige Mobilisierbarkeit des Patienten der wichtigste Parameter. Je länger ein Patient zur Immobilität gezwungen ist (z. B. bei Beckenfrakturen), umso geringer werden seine körperlichen Möglichkeiten und umso höher ist das Komplikationsrisiko (Runge u. Rehfeld 2001).

Ziele und Maßnahmen der PT:
- Frühzeitige Mobilisierung,
- Diagnostik und Therapie der Frakturursache,
- Sturzprophylaxe zur Vermeidung weiterer Stürze,
- Hilfsmittelversorgung.

Veränderung der Herz-Kreislauffunktion im hohen Lebensalter
- Entstehung kardiovaskulärer Einschränkungen durch Alterungsprozesse oder pathologische Veränderungen.
- Begleiterscheinungen:
  - Verdickung der Herzwände,
  - vermehrt bindegewebige Anteile im Herzmuskel,
  - Linksherzatrophie,
  - vermehrte Kalk- und Fettablagerungen.
- Folgen:
  - Orthostaseprobleme, d. h. Schwindel bei Transfers (von RL zum Sitz, vom Sitz zum Stand) und erhöhte Sturzgefahr durch Veränderung der autonomen Durchblutungskontrolle (Reybrouck 2007),
  - Minderung der kardialen Leistungsfähigkeit durch verringertes Schlagvolumen und Senkung der maximalen Herzfrequenz,
  - Steigerung des peripheren Widerstands durch geminderte Elastizität der Gefäße,
  - verminderte Sauerstoffaufnahme proportional zur geringeren Leistung,
  - Senkung der Herzfrequenz bei Belastung.
- Prävention:
  - Geringeres Ausmaß der letztgenannten Veränderung bei Trainierten im Vergleich zu Untrainierten, d. h. Erhalt der aeroben Kapazität bzw. Verlangsamung der physiologischen Verschlechterung durch regelmäßige körperliche Aktivität,
  - Verbesserung der kardiopulmonalen Situation durch Herz-Kreislauftraining, gleichzeitig Verbesserung kognitiver Funktionen (Bosmann u. Braun 2013b).

Ziele und Maßnahmen der PT:
- Mobilitätserhalt,
- Erhalt bzw. Verbesserung der Transferfähigkeit,
- Herz-Kreislauftraining,
- Sturzprävention,
- Hilfsmittelversorgung.

16.4.3 Erhalt und Verbesserung der Leistungsfähigkeit

Je aktiver ältere Menschen sind, umso höher ist deren Lebensqualität und Unabhängigkeit. Menschen, die trainiert sind, weisen im Alter einen geringeren Kraftverlust auf und haben bessere funktionelle Ressourcen. Gleichzeitig kann auch im Alter noch mit Krafttraining begonnen werden. Die Trainierbarkeit ist ähnlich gut wie bei jungen Menschen. Voraussetzung für sinnvolles Ausdauer- und Funktionstraining ist Muskelkraft (Haas 2007).

Bedeutung für die PT:
- Behandlung der Hauptsymptomatik unter Beachtung und ggf. Behandlung der Multimorbidität,
- Beachtung von Orthostaseproblemen,
- Sturzprävention (➤ 16.3.4),
- Einbeziehung der häuslichen Situation,
- Ausdauertraining (➤ 3.6.8), Training der ADLs und Hilfsmittelversorgung (➤ 4.9) zur Wiedererlangung der größtmöglichen Selbstständigkeit.
- **Cave:** Demenzielle Entwicklungen müssen besonders berücksichtigt werden, um eine Überforderung zu vermeiden, bei gleichzeitig bestmöglicher Erhaltung der Fähigkeiten und Ausschöpfung der vorhandenen Ressourcen.

16.4.4 Vermeidung von Bettlägerigkeit

Die Vermeidung von Bettlägerigkeit ist eines der wichtigsten Ziele in der Geriatrie. Dabei muss zwischen Bettruhe (zeitlich befristet) und Bettlägerigkeit (zeitlich unbefristet) unterschieden werden. Die Auswirkungen des langen Liegens sind negativ (s. u.), daher geriet die ärztlich verordnete Bettruhe, z. B. nach Beckenfrakturen, in der Vergangenheit immer mehr in die Kritik.

■ Körperliche Veränderungen durch Bettlägerigkeit (Zegelin-Abt 2007)
- Veränderung der Gerinnung und Durchblutung → erhöhte Thrombosegefahr,
- Verlangsamung der Verdauung → Obstipation und Appetitlosigkeit,
- Begünstigen der Harninkontinenz (➤ 11.6.3, ➤ 13.2.2),
- Veränderung des Elektrolythaushalts durch gesteigerte Diurese,
- Senkung der Immunabwehr,
- Kalziumverlust des Knochens,
- Minderung der Muskulatur,
- Entstehung von Gelenkkontrakturen,
- Verringerung von Wahrnehmung und Körpergefühl,
- Erhöhung von Stimmungsschwankungen, Depressionen,
- Minderung der kognitiven Leistungen,
- Verlust der Konzentrationsfähigkeit,
- schnellere Ermüdbarkeit.

■ Entwicklung der Bettlägerigkeit (ebd.)
Die Entwicklung erfolgt i. d. R. in mehreren Phasen:
- Erste Phase:
  - Betroffene fühlen sich instabil, wackelig, häufig auch schwindelig,
  - Dauer: bis zu mehreren Jahren.
- Zweite Phase:
  - Akutereignis (z. B. Krankenhausaufenthalt, Sturz),
  - deutliche Verringerung der Aktivität,
  - Steigerung der Passivität.
  - Bett wird Rückzugsort oder ist aufgrund von Platzmangel sehr dominant (häusliche Einrichtung),
  - Immobilisierung durch Angst vor Sturz (➤ 16.3.4) und Vermeidungsverhalten.
  - Auch: Falsche Rücksichtnahme vonseiten der Patienten für die Pflegenden (z. B. fehlendes Einfordern der Hilfe für die Mobilisierung).
- Dritte Phase:
  - Immobilität im Raum,
  - immer größere Einschränkungen der Bewegungen,
  - häufig nur noch Wechsel zwischen Rollstuhl, Bett, Sofa und Toilette.
  - Wichtig: Häufige Positionswechsel zur Vermeidung von einseitiger Überlastung im Sitzen.

- Vierte Phase:
  - Fehlende Positionswechsel oder vermehrter Rückzug zum Liegen,
  - Ortsfixierung, d. h. selbstständiger Wechsel der Position unmöglich,
  - Gefühl der Hilflosigkeit („angekettet sein"),
  - häufiges Einrichten in der Fixierung („alles wird für sie erledigt"),
  - Minderung der Konzentrationsfähigkeit,
  - Zustand des Dauerdämmerns,
  - Verlust von Zeitgefühl.
  - Wichtig: Tag durch Aktivierung strukturieren, Aktivierung soll Freude vermitteln, auf seelische und soziale Belange Einfluss nehmen.
- Fünfte Phase:
  - Dauerhaftes Liegen,
  - Versorgung im Bett,
  - totaler Verlust der Privatsphäre.

Für Außenstehende ist es oft schwierig zu erkennen, ob der Wunsch zu liegen nachvollziehbar ist, um sich z. B. auszuruhen. Dann wäre eine aufgezwungene Mobilisation übergriffig und eine Verletzung der Autonomie des Menschen. Es erfordert ein hohes Maß an Sensibilität, um im Einzelfall einschätzen zu können, ob man den älteren Menschen liegen lässt und damit die Passivität verstärken könnte oder ob man ihn aktivieren sollte (Lotzgeselle 2007a). Hierbei kann der Austausch im interprofessionellen Team (➤ 16.4.1) (z. B. mit Pflegenden oder Ergotherapeuten) unterstützen.

■ **Bedeutung für die PT**
- Vermittlung von Sicherheit und Kompetenz bei der Durchführung der Transfers,
- Motivation des Patienten zu Aktivität,
- Mobilisation aus dem Bett heraus,
- Balance zwischen Fördern und Fordern,
- Anleitung der Angehörigen und Aufklärung über die möglichen Folgen einer Bettlägerigkeit.

16.5 Trainingstherapeutische Maßnahmen

Die trainingstherapeutischen Maßnahmen in der Geriatrie (➤ 16.5) sind prinzipiell die gleichen wie bei jüngeren Menschen (➤ 3.6). Beachtet werden müssen jedoch die reduzierte Belastbarkeit, langsamere Anpassungsfähigkeit sowie Komorbiditäten.
Die Trainingsempfehlungen richten sich nach der individuellen Situation. Ziele können sein:
- Alltagsbewältigung,
- Aufrechterhaltung der ADLs,
- Prävention (wenn bis dahin keine oder wenig Aktivität stattgefunden hat),
- Rehabilitation und Erhalt des Zustands (z. B. nach stationärem Aufenthalt oder in der geriatrischen Rehabilitation).

Die Trainingstherapie kann als Einzel- oder Gruppentherapie erfolgen:
- **Einzeltherapie:**
  - Vorteil: Individuelles Eingehen auf den Patienten möglich,
  - geeignet für Patienten, die in Gruppentherapie nicht ausreichend gefördert oder gefordert werden können, und die in Gruppentherapie über- oder unterfordert wären.
- **Gruppentherapie:**
  - Voraussetzung: Ausreichende Belastbarkeit des Patienten,
  - Partizipation am sozialen Miteinander,
  - soziale Integration, Isolation entgegenwirken,

- Motivationssteigerung,
- Prävention,
- spezielle Gruppenangebote (z. B. Sturzprophylaxe, Herzsport-Gruppe, Osteoporose-Gruppe) mit entsprechenden Schwerpunkten,
- keine Überforderung, d. h., individuelles Eingehen auf einzelne Gruppenteilnehmer muss möglich sein,
- adäquate Übungs- und Geräteauswahl (maximal zwei),
- Allgemeine Ziele: Krafterhalt, -verbesserung, Körperwahrnehmung, Kreislaufanregung, Koordination und Mobilisation,
- Verbesserung des Gleichgewichts nur unter Vorbehalt; Sicherheit hat Vorrang (Lotzgeselle 2007b).

16.5.1 Trainingsformen

■ Ausdauertraining

Ziele des Ausdauertrainings (➤ 3.6.8) sind die Leistungssteigerung des Herz-Kreislaufsystems und die Senkung der Risikofaktoren für Stoffwechsel- (➤ 9.5) und Herz-Kreislauferkrankungen (➤ 9.2).

ADLs (z. B. Treppensteigen, Gartenarbeit oder Einkaufen) können bei eher inaktiven, unsportlichen Menschen bereits präventiv wirken. Verbessert werden kann die Ausdauer durch 30–45 Minuten Training an mind. 4–5 Tagen in der Woche. Es werden Sportarten wie zügiges Wandern, Fahrradfahren (z. B. angepasst mit Dreirad), Gehen und Schwimmen empfohlen (Haas 2007).

■ Beweglichkeitstraining

Beweglichkeit und Kraft stehen in positivem Zusammenhang. Im Alter ist es wichtig, der physiologisch entstehenden Steifigkeit der Gelenke durch Beweglichkeitstraining (➤ 3.6.11) entgegenzuwirken. Das tägliche Beweglichkeitstraining sollte aus endgradigen Bewegungen der großen Gelenke (Hüfte, Knie, Schulter) und möglichst abwechslungsreichen Bewegungsprogrammen bestehen, die Dehnungen (➤ 3.5.7) beinhalten (Haas 2007).

16

■ Koordinationstraining

Jedes Koordinationstraining (➤ 3.6.10) verbessert das Zusammenspiel zwischen ZNS und peripherem Nervensystem sowie zwischen Propriozeptoren und Effektoren. Die Verbesserung der Koordination kann durch repetitives Üben erreicht werden und verringert das Sturzrisiko (➤ 16.3.4). Menschen mit guter Koordination haben eine höhere Lebensqualität und Selbstständigkeit. Zusätzlich können sie bestehende strukturelle Schädigungen besser kompensieren, ihre Bewegungen sind ökonomischer, die Transfers sind erleichtert. Das Koordinationstraining kann aus einfachen Gleichgewichtsübungen bis hin zu komplexen Übungen wie Tanzen oder Tai Chi bestehen (Haas 2007).

■ Krafttraining

Sehr schwache, ältere Menschen sollten zunächst mit statischem Krafttraining (➤ 3.6.9) beginnen. Dieses kann zu dynamischem Krafttraining gesteigert werden. Dynamisches Training beinhaltet gleichzeitig Koordinationstraining. Das Krafttraining sollte möglichst viele große Muskeln und Muskelgruppen umfassen, wobei die Rumpfstabilität berücksichtigt werden muss (Haas 2007).

16.5.2 Trainingstherapie bei speziellen Krankheitsbildern

■ Metabolisches Syndrom und Herz-Kreislauferkrankungen

Als Messinstrument für die Dosierung wird die Borg-Skala (subjektives Empfinden der Belastung) empfohlen (➤ 3.6.8.3.5).

Ausdauertraining (➤ 3.6.8) steht bei metabolischem Syndrom und Herz-Kreislauferkrankungen im Vordergrund. Anzusetzen sind dabei pro Tag 30 Minuten

im Bereich „etwas anstrengend" (Borg 12–13) mit Intervallen im Bereich „anstrengend" (Borg 15–16). Zusätzlich wirkt sich ein zweimal wöchentlich durchgeführtes Krafttraining mit leichten Gewichten und hohen Wiederholungen unterstützend auf das Ausdauertraining aus. Sportarten, wie zügiges Gehen, Fahrradfahren, Joggen, Schwimmen, Golf spielen sind geeignet.
Als Alternative zum täglichen halbstündigen Üben kann auch an verschiedenen Tagen 3–4 Stunden körperliche Aktivität durchgeführt werden.
Bei KHK (➤ 9.2.2.1) und arterieller Hypertonie (➤ 9.2.2.6) sollen subjektive Belastungen nur bis Borg 12–13 durchgeführt werden, um eine Überlastung zu vermeiden. Zur Risikosenkung bei KHK wird ein 30-minütiges moderates Ausdauertraining 3–7 Mal pro Woche empfohlen (Haas 2007).
Zur Verbesserung bei Fettstoffwechselstörungen wird ein kombiniertes Trainingsprogramm aus aerob-dynamischem Training und Krafttraining (➤ 3.6.9) empfohlen (ebd.).
Bei chronischer Herzinsuffizienz (➤ 9.2.2.4) ist neben dem Ausdauertraining auch Intervalltraining geeignet. Die Belastung in diesen Intervallen soll zwischen Borg 10–15 liegen. Begonnen werden kann mit zwei Trainingseinheiten von 10–60 Minuten pro Woche, die dann mit Verbesserung der Belastbarkeit gesteigert werden können. Krafttraining hat sich ebenfalls als positiv bei chronischer Herzinsuffizienz herausgestellt. Hier empfiehlt sich ein Zirkeltraining mit höherem aerobem Anteil (hohe Wiederholungen bei niedrigen Gewichten) (ebd.).

■ **Periphere arterielle Verschlusskrankheit**

Bei pAVK (➤ 9.3.2.1) wird schmerzfreies Gehtraining an mind. drei Tagen der Woche für jeweils 30 Minuten empfohlen. Fahrradfahren kann alternativ angewendet werden, hat aber den Nachteil, dass die Beweglichkeit der Sprunggelenke kaum beübt wird (ebd.).

■ **Arthrose**

Die Entstehung einer Arthrose (➤ 7.3) kann durch Training nicht verhindert werden, aber die Symptome können gelindert werden. Als Therapie wird Beweglichkeits- und Krafttraining (➤ 3.6.11, ➤ 3.6.9) empfohlen. Dies verbessert die Muskelkraft und damit die Gelenkfunktion, reduziert Schmerzen und verbessert die ADLs. Das Krafttraining soll die großen Muskelgruppen einschließlich Rumpf- und Rückenmuskulatur trainieren. Empfohlen wird ein Programm aus 10 Übungen in 2 Serien mit 12 Wiederholungen. Additiv soll die Koordination (➤ 3.6.10) und Ausdauer (➤ 3.6.8) trainiert werden. Bewegung im schmerzfreien Bereich zum Erhalt der Gelenkbeweglichkeit ist zusätzlich sinnvoll (ebd.).

■ **Rheumatoide Arthritis**

Training verbessert die allgemeine Fitness, Kraft und Lebensqualität (v. a. im Stadium 1, 2). Die RA (➤ 7.2) selbst kann jedoch nicht beeinflusst werden. Welches Training am besten wirkt, ist noch nicht ausreichend untersucht. Krafttraining sollte alle Muskelgruppen und betroffenen Gelenke einschließen. Die Trainingsintensität sollte im fortgeschrittenen Stadium nicht zu hoch gewählt werden. Intensives Training, bestehend aus zweimal pro Woche Ausdauertraining (75 Minuten), Krafttraining (Zirkeltraining) und Bodenreaktionstraining (Volleyball, Fußball etc.), verbessern im Stadium 1 und 2 die Gelenkfunktion und das emotionale Wohlbefinden (ebd.).

■ **Osteoporose**

Bei Patienten mit Osteoporose (➤ 4.1.3.3.9) können durch Training sowohl die Knochendichte als auch osteoporotisch bedingte Schmerzen positiv beeinflusst werden. Durch eine Trainingskombination aus Kraft-, Ausdauer- und Koordinations- bzw. Gleichgewichtstraining wird die Knochendichte erhöht und das Fraktur- und Sturzrisiko reduziert. Das Training zur Verbesserung der Knochendichte sollte mit Bodenreaktionskräften einhergehen (Laufen im Wechsel mit Springen, Krafttraining mit axialer Belastung), wobei die Sicherheit des Patienten oberste Priorität haben muss. Zu hohe Intensität am Trainingsbeginn erhöht das Verletzungsrisiko und muss vermieden werden. Das beschriebene Training eignet sich auch zur Prävention der Osteoporose (ebd.).

■ Depression

Durch Belastungen über der aerob-anaeroben Schwelle wird eine Zunahme der Produktion körpereigener Endorphine erreicht und der Serotoninspiegel im Gehirn erhöht. Dies kann einer schweren Depression (➤ 15.5) entgegenwirken. Die Trainingsintensität sollte moderat sein, da sich zu hohe Intensität negativ auswirken kann. Bei Trainingsbeginn sollte die subjektive Borg-Skala von 12–13 und 10–20 Minuten Trainingszeit nicht überschritten, im Verlauf kann bis in den Bereich Borg 15–16 bis 30 Minuten gesteigert werden (ebd.).

■ Demenz

Menschen, die in mittleren Jahren sportlich aktiv waren, haben ein geringeres Risiko im Alter an Demenz (➤ 15.5.1.1) zu erkranken als die, die nur geringen körperlichen Aktivitäten nachgingen. Bei bereits vorhandener Demenz kann durch ein Training zwar kein Einfluss auf die Kognition nachgewiesen werden, allerdings lassen sich Verbesserungen in der ADL-Fähigkeit erzielen (Forbes et al. 2015). Auch konnten durch psychomotorische Aktivierungsprogramme positive Auswirkungen auf das Sozialverhalten bei Menschen mit geringer dementieller Entwicklung festgestellt werden (Hopman-Rock et al. 1999).

16.6 Evidenz-/Bewertungslage

Um größtmögliche Aktualität in der Print- und Online-Version zu gewährleisten, stehen Informationen zu aktuell vorliegenden Studien im Online-Zusatzmaterial (➤ QR-Code) zur Verfügung.

Evidenzangaben

Literatur und weiterführende Literatur

17 Palliativversorgung

Brigitte Fröschen-Ludwig, Alexandra C. Hummel

17.1 Einleitung

Palliative Care bedeutet „umfassende Sorge". Es soll sinnbildlich ein Mantel (lat. pallidum) der liebevollen Sorge (engl. care) um den Patienten gelegt werden. Grundanliegen ist der würdevolle Umgang mit dem sterbenden Menschen und seine achtungsvolle Begleitung bis zum Tod.
Palliative Care legt den Schwerpunkt auf Behandlungen, die zur Linderung von Symptomen, die im Verlauf einer nicht heilbaren Erkrankung auftreten, beitragen. Das Ziel ist, eine möglichst hohe Lebensqualität, trotz des absehbaren Todes, zu erhalten. Palliative Care ist ein ganzheitliches Betreuungskonzept zur Begleitung Sterbender (Kränzle et al. 2014). Dieses beinhaltet die Unterstützung sowohl der körperlichen und seelischen als auch der spirituellen und sozialen Aspekte der Lebensqualität. Neben der medizinischen Betreuung sind die Pflege, die Aufrechterhaltung sozialer Kontakte und die Begleitung in spirituellen Belangen von Bedeutung.
Die WHO definiert Palliative Care als einen:

> *„… Ansatz zur Verbesserung der Lebensqualität von Patienten und ihren Familien, die mit Problemen konfrontiert sind, welche mit einer lebensbedrohlichen Erkrankung einhergehen. Dies geschieht durch Vorbeugen und Lindern von Leiden durch frühzeitige Erkennung, sorgfältige Einschätzung und Behandlung von Schmerzen sowie anderen Problemen körperlicher, psychosozialer und spiritueller Art." (WHO 2002)*

Ergänzend stellt die Definition der International Association for Hospice and Palliative Care (2020) die Ganzheitlichkeit der Versorgung in den Vordergrund und definiert als Ziel der Palliative Care den Erhalt bzw. die Steigerung der Lebensqualität von Betroffenen, Angehörigen und Pflegenden (Radbruch et al. 2020).

17

> Cicely Saunders (1918–2005) gilt als Gründerin der modernen Hospiz- und Palliativbewegung. Als Krankenschwester erlebte sie die Not sterbender Menschen und verfolgte das Ziel, für eine Verbesserung dieser Situation zu sorgen. Sie qualifizierte sich zur Sozialarbeiterin und Ärztin. 1967 gründete sie das erste stationäre Hospiz der Moderne, das St. Christopher's Hospice in London. Seitdem ist die Hospizbewegung gewachsen und aktuell in 120 Ländern der Welt vertreten.
> Ihr Grundprinzip lautet: „Nicht dem Leben mehr Tage, sondern den verbleibenden Tagen mehr Leben geben." (Pott 2013, S. 7)

Im Folgenden werden Begriffe, die im Zusammenhang mit Palliative Care stehen, vorgestellt.
Die **Palliativmedizin** steht im Dienst der ganzheitlichen Fürsorge. Im Unterschied zur kurativen Medizin, bei der es in erster Linie um die Heilung von Erkrankungen geht, steht in der Palliativmedizin die Linderung von Symptomen im Vordergrund.
In der **Palliativpflege** liegt der Schwerpunkt auf der Erhaltung der Lebensqualität in der Gegenwart. Palliativpflege findet sowohl im ambulanten als auch im stationären Setting statt. Die fürsorgliche Begleitung Sterbender gehört zum originären Auftrag der Gesundheits- und Krankenpflege. Durch spezielle Bildungsangebote wie den Palliative Care Kurs der Deutschen Gesellschaft für Palliativmedizin können sich Pflegekräfte in dem Tätigkeitsfeld weiterbilden. Daneben entstanden im Zuge der Akademisierung von Gesundheitsfachberufen auch Studiengänge, die sich auf die Palliativversorgung spezialisiert haben.
Palliativstationen haben sich in deutschen Kliniken auf Palliative Care spezialisiert. Im Unterschied zum Hospiz (s. u.) sind sie nicht als letzter Wohnort konzipiert, sondern haben eine durchschnittliche Verweildauer von ein bis drei

Wochen – mit dem Ziel einer weiteren Versorgung zu Hause oder in einer stationären Einrichtung. Auf diesen Stationen wird mit einem Auftrag gearbeitet, den idealerweise der Patient oder sein Vertreter erteilt, z. B. Schmerzeinstellung, Organisation der häuslichen Versorgung oder medikamentöse Symptomeinstellung. Die Festlegung der Behandlungsinhalte und Abrechnung erfolgt über die OPS 8-98e: Spezialisierte stationäre palliativmedizinische Komplexbehandlung, OPS 8-982: Palliativmedizinische Komplexbehandlung und OPS 8–98h: Spezialisierte palliativmedizinische Komplexbehandlung durch einen Palliativdienst (BfArM, OPS Version 2022).
International gibt es auch andere Konzeptionen, bei denen keine Trennung von Palliativstation und Hospiz erfolgt. Fließende Übergänge von einer Palliativstation zum Hospiz bestehen z. B. im Palliativzentrum Basel.
Ein **Hospiz** ist eine spezielle Einrichtung, in der die palliative Betreuung schwerstkranker Menschen stattfindet. Wenn der Sterbende nicht zu Hause gepflegt werden kann und keine stationäre Krankenhausbehandlung erforderlich ist, ist das Hospiz für ihn i. d. R. der letzte Wohnort. Ein Hospiz kann jedoch auch temporär aufgesucht werden, z. B. wenn die Pflege durch Angehörige zeitweise nicht möglich ist (eigener stationärer Aufenthalt, Urlaub etc.).
Der Begriff **End-of-Life-Care** wird international zunehmend für die Betreuung unheilbar erkrankter Menschen verwendet. Dabei werden u. a. Themen zur Sozialbetreuung und Verteilung von Ressourcen im jeweiligen Gesundheitssystem bearbeitet.

17.1.1 Grundsätze

17.1.1.1 Werte

In der Palliative Care ist die Würde des Menschen grundlegend. Diese gilt es für jeden Menschen zu erhalten, auch angesichts von großem Leid durch unheilbare Erkrankungen und über den Tod hinaus. Daraus folgt die Ausrichtung jeglicher Unterstützung zur Autonomie des Einzelnen und seiner individuellen Definition von Lebensqualität.
Im Mittelpunkt stehen sowohl der kranke Mensch als auch seine nahestehenden Angehörigen und Freunde. Das ganzheitliche Betreuungskonzept begründet den Anspruch, in multiprofessionellen Teams zu arbeiten, in denen professionelle und ehrenamtliche Vertreter gleichberechtigt zusammenarbeiten. Integriert sind je nach Bedarf z. B. Physio-, Kunst- und Musiktherapeuten, Seelsorger, Hauswirtschaftler, Hospizhelfer.
Eine Zukunftsvision der Bürgerbewegung Hospiz und Palliativ, organisiert im Deutschen Hospiz- und PalliativVerband e. V., ist es, die Ausrichtung aller Behandlungen am Menschen und seiner Vorstellung eines lebenswerten Lebens bis zum Tod in alle Fachbereiche der Medizin und in die Gesellschaft zu tragen. Angesichts der prognostizierten Veränderungen in der Alterszusammensetzung der Gesellschaft, wird es zunehmend eine Herausforderung, ältere, kranke und sterbende Menschen zu versorgen und am gesellschaftlichen Leben teilhaben zu lassen.

17.1.1.2 Palliative Haltung

Die Arbeit in der Palliative Care stellt besondere Anforderungen an die Haltung aller Beteiligten. Die Ausrichtung am Menschen und seinen Bedürfnissen bezieht sich sowohl auf den Patienten als auch auf alle Mitglieder im multiprofessionellen Team. Dies erfordert einen besonders achtsamen und wertschätzenden Umgang miteinander. „Gute Palliative Care besteht zu 90 % aus Haltung und zu 10 % aus Wissen und Technik." (Doyle, zitiert von Kränzel et al. 2014, S. 293).
Bei der palliativen Haltung wird das Leben bejaht. Zusätzlich wird das Sterben als zum Leben gehörig betrachtet, indem es die letzte Phase des Lebens mit eigenen Entwicklungsaufgaben darstellt.

Aktive Sterbehilfe und Beihilfe zum Suizid werden daher vom Deutschen Hospiz- und PalliativVerband e. V. abgelehnt (DHPV 2021). Zwar stellt die Beihilfe zum Suizid seit dem Urteil des Bundesverfassungsgerichts vom 26.02.2020 (➤ Box) keine Straftat mehr dar, doch ergibt sich hierdurch kein neuer Auftrag für die Hospize und Palliativversorgung. Mit dem Gerichtsurteil ist nicht geklärt, welche Organisationen oder Berufsgruppen die Suizidbeihilfe leisten oder darüber informieren. Auch sind bislang keine Rahmenbedingungen und Voraussetzungen festgelegt, z. B. ob eine vorausgehende Beratung notwendig ist. Eine Pflicht zur Suizidbeihilfe darf es laut Bundesverfassungsgericht nicht geben. Damit fallen weder die Organisation noch die Durchführung der Beihilfe zum Suizid in den Aufgabenbereich der Hospize oder der Palliativversorgung (ebd.). Vielmehr plädiert der DHPV dafür, die Versorgung so zu gestalten, dass der Wunsch nach Beihilfe zur Selbsttötung nicht aufkommt und die Suizidprävention ausgebaut wird. Anstatt das Lebensende als Ausdruck der Selbstbestimmung durch assistierte Sterbehilfe zu verkürzen, solle den Betroffenen ein hohes Maß an Selbstbestimmung auf dem natürlichen Weg zum Lebensende ermöglicht und eine angemessene Begleitung und Betreuung angeboten werden (ebd.). Dennoch ist davon auszugehen, dass Betroffene infolge des Gerichtsurteils ihren direkten Wunsch nach Suizidbeihilfe oder ihren Beratungswunsch an Angestellte in Hospizen und der Palliativpflege richten werden. Daher ist eine politische Neuregelung notwendig, in der die Rahmenbedingungen, Voraussetzungen und Organisation der Suizidbeihilfe festgelegt und Verantwortlichkeiten klar benannt werden.

Das Bundesverfassungsgericht hat in seinem Urteil vom 26.02.2020 den § 217 StGB für verfassungswidrig und nichtig erklärt. Damit stellt die geschäftsmäßige Förderung der Selbsttötung (**Beihilfe zum Suizid**) keinen Straftatbestand mehr dar. Unter Beihilfe zum Suizid wird z. B. die Beschaffung oder Bereitstellung eines tödlich wirkenden Medikaments oder Mittels durch Dritte verstanden. Anders als die aktive Sterbehilfe, die in Deutschland nach wie vor unter Strafe gestellt ist, endet die Beihilfe mit der Bereitstellung des tödlichen Mittels. Der Betroffene führt den Suizid, z. B. durch Einnahme des Medikaments, letztlich selbstständig durch. Als Reaktion auf das Gerichtsurteil wurde nachfolgend das berufsrechtliche Verbot der ärztlichen Beihilfe zum Suizid aus der (Muster-)Berufsordnung gestrichen (BÄK 2021), doch betonte die Bundesärztekammer gleichzeitig, dass die Suizidbeihilfe nicht in das Aufgabenspektrum der Ärzteschaft falle. Weiterhin komme der Suizidprävention und Palliativversorgung eine bedeutsame Rolle zu (ebd.). Derzeit können sich Betroffene für eine Beratung und Vermittlung von Suizidhelfenden an Sterbehilfeorganisationen wenden.

17.1.2 Indikationen für Palliative Care

Palliative Care ist indiziert, um die Lebensqualität trotz lebensbedrohlicher Erkrankung zu erhalten oder wiederherzustellen. Im Idealfall sollte sie einsetzen, wenn die Diagnose einer möglicherweise nicht mehr heilbaren Erkrankung gestellt wird. Spätestens zu diesem Zeitpunkt verändert sich das Leben des Patienten sowie seiner Angehörigen und Zugehörigen stark. Zusätzlich besteht viel Beratungsbedarf, da über die Behandlungsmöglichkeiten – auch bei inkurablen Krankheiten – viel Unsicherheit besteht. Dem Patienten mit Beratung die Angst vor einem qualvollen Sterben nehmen zu können, ermöglicht bereits während der kurativen Therapie eine Verbesserung der Lebensqualität.

17.1.3 Einsatzgebiete

- Eigene Häuslichkeit und Pflegeheime,
- allgemeine ambulante Palliativversorgung durch Hausarzt und Pflegedienste (AAPV),

- Einsatz von Palliative-Care-Teams im Rahmen der spezialisierten ambulanten Palliativversorgung (SAPV), wenn durch die Komplexität der Symptome spezifisches Wissen und professionelle Betreuung erforderlich sind,
- Palliativstationen,
- Hospize.

17.2 Physiotherapeutische Behandlung in der Palliativversorgung

17.2.1 Begleitsymptome unheilbarer Erkrankungen

Die Palliativmedizin beinhaltet die Behandlung von Patienten mit verschiedenen Krankheitsbildern aus allen medizinischen Fachbereichen. Im Vordergrund jeder Behandlung steht die Linderung von Symptomen, nicht die Heilung. Aus diesem Grund wird auch in der PT symptomorientiert behandelt.

Der Th. muss in hohem Maße empathisch und (selbst-)achtsam sein, um zwischen Situationen unterscheiden zu können, bei denen der Patient motiviert werden kann oder Ruhe braucht. Er stellt dem Patienten Möglichkeiten vor, erarbeitet gemeinsam mit ihm Therapieziele und führt die entsprechende Behandlung durch, vorausgesetzt der Patient wünscht dies.

Der Th. muss darauf vorbereitet sein, dass die körperliche und psychische Verfassung des Patienten jeden Tag variieren kann. Die tägliche Absprache im multiprofessionellen Team ist daher Voraussetzung für eine angenehme und effektive Behandlung. Zusätzlich findet in wöchentlich stattfindenden Teambesprechungen (➤ 17.3.4) ein kollegialer Austausch, z. B. über weitere Interventionen, statt. Die Teambesprechungen sollen zusätzlich der Psychohygiene aller Teammitglieder dienen.

Vor der ersten Behandlung ist die Patientenakte zu lesen. Auf diese Weise lernt der Th. die Krankengeschichte kennen und erfährt, inwieweit der Patient und seine Angehörigen aufgeklärt sind. In der Palliativmedizin ist es von besonderer Bedeutung zu wissen, ob der Patient ggf. eine Reanimation wünscht, z. B. wenn es während der PT zu einem Stillstand des Herz-Kreislaufsystems kommt. 17

Wie bei bettlägerigen Patienten sollte auch in der Palliativmedizin regelmäßig Dekubitus- (➤ 3.1.3) sowie Thrombose-, Pneumonie- und Kontrakturprophylaxe (➤ 3.1.2) durchgeführt werden.

Die nachfolgend zusammengestellten Maßnahmen stellen nur eine Auswahl dar. Vorlieben und Vorerfahrung des Patienten können selbstverständlich mit in die PT eingebaut werden.

17.2.1.1 Obstipation

■ **Ätiologie** (➤ 9.4.3.1)

- Eingeschränkte Darmperistaltik (z. B. durch Rückenmarks- und Nervenläsionen, eingeschränkte Mobilität durch Tumor),
- verminderte Nahrungs- und Flüssigkeitsaufnahme,
- Aszites,
- Hyperkalzämie,
- Nebenwirkungen von Medikamenten (z. B. Diuretika, Opioide, Antidepressiva, Neuroleptika) (➤ 1.6),
- Hämorrhoiden,
- Diabetes mellitus (➤ 9.5),
- psychische Belastung (➤ 17.2.1.2).

■ **Maßnahmen**

- Kolonmassage (➤ 3.14.3) zur Steigerung der Darmperistaltik, Anregung des Stuhlgangs, Reduktion der Blähbauchschmerzen und der Abführmittel,

- angepasste Kräftigung der Bauchmuskulatur (z. B. Grundspannung),
- Wärmeapplikationen (z. B. Fango, Wärmflasche, Kirschkernsäckchen) (➤ 3.15.2.2),
- Atmungstherapie: Kontaktatmung nach kosto-abdominal (➤ 3.1.2.1.2, ➤ 3.2.8.1).
- Aktive Bewegungen der Beine:
  - „Fahrradfahren" in RL,
  - Ergometertraining,
  - Einsatz spezieller Bettfahrräder (z. B. MOTOmed® letto),
  - Treppensteigen.

17.2.1.2 Psychische Symptome

Als psychische Begleitsymptome schwerer und unheilbarer Erkrankungen können u. a. Angst, Trauer und Unruhe auftreten.

Ätiologie
- Psychische Ursachen (z. B. Angst vor der Zukunft),
- physische Ursachen: (z. B. Patient liegt in einer unangenehmen Position, kann sein Unwohlsein aber nicht äußern und reagiert mit Unruhe).

Maßnahmen
- Störfaktoren ausschalten oder vermindern u. U. mit interdisziplinärer Hilfe (z. B. Schmerzen, Harndrang, unangenehme Lagerung),
- Vertrauen aufbauen (z. B. Hilfe beim Toilettengang, beim Transfer zum Sitz am Tisch oder Durchführen pflegerischer Tätigkeiten),
- Nähe vermitteln: Massagetherapie (➤ 3.14.1), Fußreflexzonenmassage (➤ 3.13.5), Einreibungen mit Rosen- oder Lavendelöl,
- Entspannungsübungen: Fantasiereise (➤ 3.3.2.2), PMR (➤ 3.3.2.5).
- Aktive Übungen: Ergometertraining, (Nordic-) Walking im Freien, kräftigende Übungen mit dem Theraband®, PNF (➤ 3.7.3) und FBL (➤ 3.8.2).

17.2.1.3 Symptome des Gastrointestinaltrakts

17

Der Gastrointestinaltrakt (➤ 9.4) kann von schweren und unheilbaren Erkrankungen betroffen sein, dies zeigt sich neben Obstipation (➤ 17.2.1.1, ➤ 9.4.3.1) u. a. durch folgende Symptome: Appetitlosigkeit, Übelkeit, Erbrechen und Schwindel.

Ätiologie
- Gerüche,
- Medikamente,
- Bewegungen (z. B. Lagewechsel oder Druck auf das Abdomen),
- Angst,
- Hirnmetastasen,
- Ileus.

Maßnahmen
- Autogenes Training (➤ 3.3.2.1),
- PMR (➤ 3.3.2.5) (Evidenz ➤ Link am Kapitelende),
- Fantasiereise (➤ 3.3.2.2),
- übelkeitfördernde Bewegungen vermeiden,
- übelkeitfördernde Gerüche vermeiden (z. B. Händedesinfektionsmittel, Parfum, ätherische Öle) (Evidenz ➤ Link am Kapitelende).

> Wichtig ist, dass man den Teufelskreis Angst-Übelkeit-Angst durch die Anwendung der Maßnahmen durchbricht.

17.2.1.4 Schmerzen

Die PT-Maßnahmen können die ärztliche Schmerztherapie sinnvoll ergänzen und unterstützen (➤ 3.17, ➤ 3.18). Im Folgenden werden neben den Schmerzen, die durch Ödeme (➤ 17.2.1.6) und Obstipation (➤ 17.2.1.1) hervorgerufen werden, die häufigsten Schmerzarten und ihre Behandlung vorgestellt.

Schmerzen durch muskuläre Veränderungen

Ätiologie

- Schlechte Durchblutung (z. B. durch Immobilität),
- Verkürzungen (z. B. durch Immobilität, einseitige Lagerung),
- Hypertonus der Muskulatur durch Angst und Schmerzen (z. B. Tumorschmerz).

Maßnahmen

> **Cave**
>
> Klassische Massage (➤ 3.14.1) darf nicht auf Tumorgebiet angewendet werden.

- Fußreflexzonenmassage (➤ 3.13.5),
- Wärmeapplikationen: Fango, Rotlicht, Heiße Rolle (➤ 3.15.3.3),
- Dehnung der betroffenen Muskulatur (➤ 3.5.7),
- Triggerpunkttherapie (➤ 3.5.8),
- Querfriktion und Funktionsmassage (➤ 3.14.1.7.6),
- aktive, aktiv-assistive oder passive Bewegungen: PNF (➤ 3.7.3), FBL (➤ 3.8.2), Übungen mit dem Theraband®, Einsatz von Bettfahrrädern (➤ 17.2.1.1),
- Bewegungsbad (➤ 3.4),
- Elektrotherapie (TENS ➤ 3.16.1.2.8).

Schmerzen durch neurologische Störungen

Ätiologie

- Nervenkompression (z. B. durch Tumor, Plexusinfiltration oder Lagerung der Extremität in abgeknickter Stellung),
- Polyneuropathie (oft infolge von Diabetes mellitus, Alkoholmissbrauch oder MS).

Maßnahmen

- Desensibilisierung mit unterschiedlichen Materialien (z. B. Igelbälle, Waschlappen),
- passive Bewegung der gelähmten Extremität zur Kontrakturprophylaxe (➤ 3.1.2.3) und Verbesserung bzw. Bahnung der Aktivität (PNF ➤ 3.7.3) (u. U. die kontralaterale Seite gleichzeitig aktiv bewegen lassen, um den Overflow zu nutzen),
- Elektrotherapie: TENS, Interferenz- oder Hochvolttherapie (➤ 3.16.1),
- Eisapplikationen (z. B. Eislolly ➤ 3.15.4).

Schmerzen durch Entzündungsprozesse

Ätiologie

- OP-Wunde,
- traumatologische Verletzungen,
- Dekubitus.

Maßnahmen

- Eisapplikationen (z. B. Eislolly, Kühlpackungen, AIRCAST® CRYO/CUFF™) (➤ 3.15.4),
- Ultraschalltherapie (➤ 3.16.2), u. U. mit Voltaren® Schmerzgel oder Mobilat® Schmerzgel (Phonophorese ➤ 3.16.2.5.2),
- entlastende Lagerungen.

17.2.1.5 Dyspnoe

Ätiologie

- Erkrankungen der Lunge (z. B. Tumor, Metastasen, COPD, Asthma bronchiale, Pneumonie ➤ 9.1),
- neurologische Erkrankungen (mit Schwächung der Atemmuskulatur),
- abdominelle Raumforderung (Zwerchfell kann bei der Einatmung nicht oder nur teilweise absinken),
- kardiale Problematik (z. B. Linksherzinsuffizienz mit kardialem Ödem) (➤ 9.2.2.4),
- Verstärkung durch psychische Faktoren.

Viele Patienten werden aufgrund akuter Atemnot auf die Palliativstation verlegt. Atemnot tritt fast immer in Verbindung mit Angst (➤ 17.2.1.2) auf. Diese Angst wirkt negativ auf die Atmung und verstärkt die Atemnot. Um diesen Teufelskreis zu durchbrechen, kann der Patient verschiedene Techniken erlernen, die ihm helfen, Ruhe zu bewahren und die die Atemwege bei obstruktiven Vorgängen weit halten.

Maßnahmen

- Entspannungstechniken (z. B. Traumreise, Körperreise, PMR ➤ 3.3.2),
- Anleitung der Angehörigen (z. B. enge Kleidung öffnen, Panik vermeiden, den Patienten beruhigen),
- Atmungstherapie mit Hilfsmitteln: Flutter, RC-Cornet® (➤ 3.2.8.13),
- Atemlenkung: Kontaktatmung (➤ 1.2.1.2, ➤ 3.2.8.1),
- Lippenbremse (➤ 3.1.2.1.2),
- atmungsstimulierende Einreibungen,
- atmungserleichternde ASTE (z. B. Kutschersitz, Tönnchenstellung, Arme auf Lehne oder Kissen ablegen) (➤ 3.2.8.7).

Evidenz-/Bewertungslage zur Wirksamkeit und Empfehlungen zur Anwendung der Maßnahmen: ➤ Link am Kapitelende.

17.2.1.6 Ödeme

17

Ätiologie

- Kardiale Problematik (z. B. dekompensierte Rechtsherzinsuffizienz ➤ 9.2.2.4),
- lange Bettlägerigkeit,
- Entfernung von Lymphknoten (z. B. axilläre Lymphknoten bei Mammakarzinom, wenn auch selten),
- Störung von Lymphbahnen (z. B. durch Tumoren, Metastasen, OP, Bestrahlung),
- Nebenwirkungen von Medikamenten (z. B. Abführmittel oder Glukokortikoide) (➤ 1.6).

Cave

Bei nicht medikamentös eingestelltem kardialem Ödem ist genau abzuwägen, ob die Vorlast durch PT-Maßnahmen zur Reduzierung von Ödemen gesteigert werden soll, da dies zu einer akuten Lebensbedrohung führen kann. In diesem Fall ist eine Rücksprache mit dem Arzt unbedingt erforderlich.

Maßnahmen

- MLD (➤ 3.11.5.1),
- aktive, aktiv-assistive oder passive Bewegungen zur Förderung des Lymphabflusses: Aktivierung der Muskel- und Gelenkpumpe.
- Hautpflege:
  - Eincremen der strapazierten Haut, um Risse und damit Eintrittsstellen für pathogene Keime vorzubeugen,

  - bei Vorhandensein von Rissen oder Wunden ist regelmäßige Desinfektion und ärztliche Versorgung erforderlich.
- Kompression (➤ 3.11.5.2):
  - Verwendung von Kompressionswickeln oder -strümpfen,
  - empfindet der Palliativpatient Kompression als unangenehm oder einengend, kann darauf verzichtet werden.

Wichtig ist die Vermeidung von Druckstellen und Einschnürungen durch sorgfältige Polsterung.

- Lagerung:
  - Erhöhte Lagerung der betroffenen Extremität.
  - **Cave:** Keine starke Kompression von Lymphknoten in Leiste und Achselhöhle.
- Lymphtape mit elastischem Tape (➤ 3.13.2, ➤ Abb. 3.13.8).

Cave

Vor einer Tapeanlage muss ausgeschlossen werden, dass der Patient allergisch auf das Tape reagiert. Eine allergische Reaktion könnte das Ödem verstärken. Zum Testen einen kurzen Tapestreifen in ein ödemfreies Gebiet kleben und die Stelle nach einem Tag beurteilen.

17.2.1.7 Fatigue

Als Fatigue wird eine über die Norm gesteigerte chronische Müdigkeit oder Erschöpfung bezeichnet, die nicht durch Schlaf zu vermindern ist. Besonders bei onkologischen Patienten kommt diese sehr häufig vor und beeinträchtigt die Lebensqualität mindestens so stark wie körperliche Schmerzen oder Defizite auf psychischer und kognitiver Ebene. Bisher gibt es nur wenige gesicherte Ursachen für dieses Syndrom.

Ätiologie
- Anämie,
- Stoffwechselstörungen (z. B. Hormonstörungen der Schilddrüse, Diabetes mellitus),
- Änderungen des Zytokinprofils,
- Mangelernährung,
- Muskelschwäche und -abbau,
- Medikamente (z. B. Schmerzmittel, Chemotherapie),
- psychische Folge einer Erkrankung (z. B. Depression, Stress, Angst).

Maßnahmen

Als erfolgreichste nicht medikamentöse Behandlung haben sich Sport und körperliche Aktivität etabliert (Bouillet et al. 2015, Bourke et al. 2015, Gerritsen u. Vincent 2015). In der PT ist es wichtig, Ruhe und Bewegung individuell und ausgeglichen zu dosieren.
- Moderates Ausdauertraining, am besten im Freien,
- Entspannungstherapie (z. B. Fantasiereise ➤ 3.3.2.2),
- atemstimulierende Einreibung mit Rosmarin- oder Zitronenöl,
- Planung der ADLs: Ruhephasen einplanen, dosierte Anstrengung.

17.2.2 Lagerung und Positionierung

17.2.2.1 Aktivitäten des täglichen Lebens

Die Patienten haben häufig den Wunsch, die Betreuung in der eigenen Häuslichkeit so lange wie möglich aufrecht zu erhalten oder in ihrer gewohnten Umgebung zu sterben.

Daher ist das Training von relevanten ADLs besonders wichtig und setzt eine genaue Anamnese (➤ 2.1.2) voraus.
Unter Umständen braucht der Patient **Hilfsmittel,** die ihm beim Durchführen der ADLs unterstützen. Die gängigsten Hilfsmittel in der Palliativmedizin sind höhenverstellbare Pflegebetten und zur Fortbewegung Rollstühle, Unterarmgehstützen, Rollatoren oder Gehbänke. Mittlerweile werden auch fahrbare Gehbarren eingesetzt, die unter Abnahme der Eigenschwere des Patienten, Mobilität ermöglichen. Bei Patienten, die in die eigene Häuslichkeit entlassen werden möchten, ist auch die Schulung der Angehörigen im Umgang mit den Hilfsmitteln notwendig.
Besonders bei Patienten, die lange bettlägerig waren, ist die Verbesserung der Ausdauerleistungsfähigkeit und der Kraftausdauer Voraussetzung für die Durchführung der ADLs.

17.2.2.2 Transfer

Zusammen mit dem Patienten werden die für ihn wichtigsten Transfers erlernt. Handelt es sich z. B. um einen Patienten mit Rückenschmerz (z. B. aufgrund Metastasen in der WS oder durch lange Bettlägerigkeit), kann die Rotation der WS während des Transfers durch aktive Widerlagerung weitestgehend ausgeschaltet werden (Baumann et al. 2012).
Betreuen Angehörige den Patienten, sollten diese in die Therapie einbezogen werden. Wichtig ist die Anleitung, wie sie die Patienten durch rückenschonende Hilfestellungen bei den Transfers unterstützen können. Dabei können Hilfsmittel, wie z. B. Rutschbrett, Drehteller, Lifter oder das Bettlaken eingesetzt werden.
Wichtig ist die Beachtung der Sicherheit. Es muss gewährleistet sein, dass sich sowohl der Patient als auch der helfende Angehörige wohlfühlen und damit die Ressourcen vollständig ausgenutzt werden können.

17.2.2.3 Lagerung

17

Um keinen Haltetonus hervorzurufen, müssen alle Gliedmaßen gut unterstützt werden. Die Lagerung (Evidenz ➤ Link am Kapitelende) kann direkt als PT-Maßnahme eingesetzt werden:

- Endgradiges Bewegen der einzelnen Gelenke (aktiv-assistiv oder passiv),
- Geben von taktilen Inputs durch flächiges Greifen,
- Extremitäten beim Bewegen oder Umlagern gut unterstützen und proximal greifen.

■ **Ziele**

- Steigerung des Wohlbefindens des Patienten (z. B. durch Nestlagerung).
- Pneumonieprophylaxe (➤ 3.1.2):
  - Halbmondlagerung,
  - Dreh-Lagerung,
  - A-Schiffchen-Lagerung,
  - V-Schiffchen-Lagerung,
  - T-Schiffchen-Lagerung.
- Dekubitusprophylaxe, z. B. durch entlastende Lagerung (➤ 3.1.3).
- Erhalt der Beweglichkeit:
  - Lagerung in Beugung (in RL oder in 30° SL),
  - Lagerung in Streckung (in RL oder in 30° SL).
- Verbesserung der Raumwahrnehmung:
  - Lagerung nach Bobath,
  - Lagerung am Tisch im Therapiestuhl.

Beim Einsatz von Wechseldruckmatratzen sollte der Th. beachten, dass der Patient nach einiger Zeit das Gefühl für seinen Körper verlieren kann und die Körpergrenzen schlechter wahrnimmt. Um diesen negativen Effekten entgegenzuwirken, können gezielte Reize zur Verbesserung der Körperwahrnehmung, wie z. B. Klopfungen, Schüttelungen, Massagen und basal-stimulierende Maßnahmen (➤ 17.2.2.4) durchgeführt werden.

17.2.2.4 Basale Stimulation

Basale Stimulation (➤ 3.12.1) ist eine Möglichkeit, mit wahrnehmungseingeschränkten Patienten zu kommunizieren. Aus diesem Grund ist sie auch im palliativen Setting eine wertvolle und oft eingesetzte Therapiemaßnahme. In einer Situation, in der der Patient die Wahrnehmung der eigenen Grenzen verliert, bietet basale Stimulation eine Möglichkeit zur Orientierung, Selbstwahrnehmung und damit zur Beruhigung und Entspannung.
Für die PT ist die **Berührung** sehr bedeutsam.
Sie sollte stets „meinend" sein, d. h., die Berührung des fremden Körpers geschieht

- mit voller Aufmerksamkeit,
- mit angenehmer Intensität,
- mit flächigen Berührungen und
- mit angenehm temperierten Händen.

Die **Initialberührung** ist eine erste Berührung am immer gleichen Körperteil (z. B. Schulter). Sie dient als Einleitung und Abschluss der Behandlung. Für den Patienten ist diese Berührung ein eindeutiges Signal dafür, dass eine Behandlung beginnt bzw. endet. Aus diesem Grund ist es wichtig, dass sich das multiprofessionelle Team auf eine einheitliche Initialberührung für den jeweiligen Patienten einigt.
Zusätzlich zur PT können in der Palliative Care weitere Basalstimuli, wie Düfte, Geschmacksstoffe oder Klänge, zum Einsatz kommen.

17.3 Kommunikation

17.3.1 Übereinstimmung und Echtheit

Bei der Kommunikation mit Sterbenden haben viele Menschen Angst, nicht das Richtige zu sagen, Hoffnungen zu zerstören oder falsche Hoffnungen zu wecken. Gleichzeitig werden eigene Ängste vor dem Tod geweckt. Dies führt oft zum Meiden von Gesprächssituationen.
Sterbende Menschen entwickeln eine hohe Sensibilität. Sie bemerken, ob mit ihnen ehrlich und aufrichtig gesprochen wird, d. h., ob der Gesprächspartner wirklich denkt, was er sagt. Dies meint kongruent mit sich sein (lat. congruenzia: Übereinstimmung).
Zeigen die begleitenden Personen Echtheit und Offenheit gegenüber den Patienten, so werden diese ermutigt, offen über ihre Gefühle, Ängste und Unsicherheiten zu sprechen und Nähe zu erleben. Unaufrichtigkeit, auch in guter Absicht oder bedingt durch Ängste, isoliert die Patienten von ihrer Umwelt. Sterbende wünschen sich jedoch, nicht allein und isoliert gehen zu müssen, sie möchten von ihren nahestehenden Menschen umgeben sein (Kränzle et al. 2014).
Zur Aufrichtigkeit gehört der Respekt vor der Weltsicht des Patienten, die anders als die eigene sein kann. Das kann bedeuten, dass der Patient noch Hoffnung auf Heilung hat, während diese bei anderen Personen nicht mehr besteht. Es ist eine große Herausforderung, in solchen Situationen authentisch zu bleiben, ohne den Patienten zu viel von seiner positiven Sicht zu nehmen. In diesen Fällen können Gesprächstechniken (➤ 1.2.3) hilfreich sein. Ebenso braucht man die Bereitschaft, sich selbst zu reflektieren, um eigene Widerstände und Ängste zu erkennen (➤ 17.3.4).

17.3.2 Hoffnung

Es ist eine Schwierigkeit, ehrlich und offen zu sein, aber dabei dem Patienten nicht die Hoffnung zu nehmen. Wenn die Hoffnung auf Genesung nicht mehr erfüllt werden kann, können andere Hoffnungen an Bedeutung gewinnen:

- Hoffnung auf Schmerzfreiheit,
- Hoffnung auf einen beschwerdefreien Tag oder
- Hoffnung, noch einen bestimmten Termin zu erleben.

Es kann für Begleitende von Sterbenden hilfreich sein, sich dessen bewusst zu werden, um auch den Sterbenden diese Möglichkeiten aufzeigen zu können.

17.3.3 Nonverbale Kommunikation

Jede Kommunikation besteht zu einem großen Teil aus nonverbalen Anteilen (➤ 1.2). Bei Sterbenden gewinnt diese nonverbale Kommunikation zunehmend an Bedeutung, da sie auch angewendet werden kann, wenn verbale Gespräche durch Krankheit und Kraftverlust nicht mehr möglich sind. Bis zum Tod nimmt der Mensch die Qualität von Berührungen, die Lautstärke und den Tonfall der Ansprache, die Ausstrahlung von Ruhe oder Stress wahr. Ein Gefühl der achtsamen Hinwendung kann nicht nur mit Worten, sondern gerade mit der bewusst ausgeführten Berührung entstehen.

17.3.4 Einsatzgebiete von Kommunikation

> Bei Fragen zum Krankheitsverlauf bzw. zur Diagnose sollte an den Arzt verwiesen werden. Nur dieser ist rechtlich befugt, Diagnosen zu stellen und darüber zu informieren.

■ **Im multiprofessionellen Team**

Die Kommunikation kann, je nach Organisation der palliativen Einrichtung, sehr unterschiedlich sein. Der Th. sollte an den regelmäßigen Teambesprechungen teilnehmen (➤ 17.1.1.1, ➤ 17.2.1). In diesen Sitzungen erfährt er zum einen mehr über die Krankengeschichte des jeweiligen Patienten und die Arbeit der anderen Disziplinen, zum anderen bieten die Besprechungen Raum für Supervision und Aufarbeitung des Erlebten in der Gruppe.

Für alle Beteiligten kann die Absprache mit den Ärzten und dem Pflegepersonal, kurz bevor man das Patientenzimmer betritt, sehr sinnvoll sein. Wenn der Patient z. B. gerade gewaschen wurde und sehr erschöpft ist, bietet es sich an, erst einen anderen Patienten zu behandeln.

■ **Mit dem Patienten**

Aufgrund der körperlichen Nähe (➤ 1.2.1.4) und der langen Therapiezeit ist die Beziehung zwischen Th. und Patient meist intensiv. Dies führt dazu, dass der Patient dem Th. auch Ängste, Unsicherheit und Fragen kommuniziert. In diesen Fällen sollte der Th. offen und interessiert zuhören.

Fragen, die sich auf das Lebensende oder den Sterbeprozess beziehen, müssen bzw. sollten nicht vom Th. beantwortet werden. Diese Fragen sollten an den Patienten zurückgegeben werden, z. B. Patient: *„Muss ich bald sterben?"* – Th.: *„Wie denken Sie denn über diese Frage? Haben Sie das Gefühl, dass Sie bald sterben?"*.

■ **Mit Angehörigen**

Die Angehörigen sollten aktiv in die PT integriert werden, indem man ihnen rückenschonende Hilfestellungen für Transfers (➤ 17.2.2.2) oder andere Maßnahmen (z. B. Massage, Kontaktatmung) zeigt. Auf diese Weise können sie ihrem erkrankten Angehörigen etwas Gutes tun. Vielen Angehörigen hilft dieses aktive Einbeziehen, um mit der empfundenen Hilflosigkeit umzugehen bzw. ihr entgegenzuwirken.

■ **Mit Patienten aus anderen Kultur- und Sprachkreisen**

Bei Menschen aus anderen Sprach- oder Kulturkreisen bestehen meist größere kommunikative Herausforderungen (➤ 1.2.3). Die sprachliche Barriere ist oft erheblich, selbst wenn die erlernte Sprachkompetenz für den Alltag ausreichend ist. Im geschwächten Zustand und in Bezug auf existenzielle Fragen kann es Schwierigkeiten geben. Diese sind z. T. nicht direkt ersichtlich, da viele Patienten dazu neigen, ihr Nichtverstehen zu überspielen. Bei komplexeren Zusammenhängen sollte daher das Verständnis überprüft werden.
Für den Umgang mit Patienten aus anderen Sprach- und Kulturkreisen können folgende Hinweise herangezogen werden.

- Angehörige übersetzen lassen (dies könnte jedoch für sie im persönlichen und kulturellen Sinn schwierig sein),
- Vokabellisten mit wichtigen Begriffen erstellen,
- empathisches Beobachten der Reaktionen und der Körpersprache,
- viel zeigen und mit „Händen und Füßen reden",
- für wichtige Aufklärungs- und Therapiezielfindungsgespräche professionelle Übersetzer hinzuziehen.

17.3.5 Haltung und Gesprächstechniken

Voraussetzung für eine gelungene Kommunikation ist eine offene und empathische Haltung gegenüber dem Patienten, der sich in einer besonderen Lebenssituation befindet. Es ist eine Herausforderung, sich diese Haltung stets zu erarbeiten, besonders wenn die Lebenswelt des Patienten sehr fremd zu der eigenen ist oder man diese für sich ablehnt. Gesprächstechniken (➤ 1.2.2.3) können hilfreiche Instrumente sein, um ein gelungenes Gespräch mit dem Patienten zu führen. Wann ein Gespräch „gelungen" ist, bleibt oft unklar. Der Patient sollte das Gefühl haben, etwas weiter gekommen zu sein oder Entlastung erfahren zu haben. Manchmal ist dies erst im Nachhinein zu bewerten und nicht gleich sichtbar. Für die Gesprächspartner ist es nicht immer leicht, diese Ungewissheit auszuhalten.

17

Wichtige Gesprächstechniken (➤ 1.2.2.3) in diesem Setting:

- **Aktives Zuhören:**
  - Volle Aufmerksamkeit,
  - keine Ergänzungen.
  - Haltung: Du bist im Augenblick der wichtigste Gesprächspartner für mich.
- **Fragen zurückgeben:**
  - Bsp.: *„Was denken Sie denn darüber?", „Was haben Sie denn schon gesagt bekommen?"*
  - Manchmal sind gestellte Fragen für Patienten nur der Aufhänger, um über eigene Gedanken und Gefühle zu sprechen. Sie müssen gar nicht beantwortet werden. Es geht eher darum, einen Raum für das zu schaffen, was gesagt werden soll.
- **Offene Fragen stellen:**
  - Bsp.: *„Wie geht es Ihnen heute?"*
  - Zur Gesprächseröffnung geeignet, bieten dem Patienten Gelegenheit für die Entfaltung der eigenen Gedanken.
  - Wenn der Th. in Eile ist, sollte er keine offenen Fragen stellen.
- **Geschlossene Fragen stellen:**
  - Bsp.: *„Geht es Ihnen gut?"*
  - Erleichtert das Antworten bei Patienten mit eingeschränkten Kommunikationsmöglichkeiten, z. B. bei einer Aphasie (➤ 8.2.2.6.1).

– Nonverbale Antwortmöglichkeiten (z. B. Kopfnicken) können genutzt werden.

Keine „oder"-Fragen verwenden, z. B. *„Geht es Ihnen gut oder schlecht?"*

17.3.6 Symbolische Sprache Sterbender

Eine Besonderheit bei der Kommunikation mit Sterbenden ist das Verständnis dafür, dass Sterbende sich manchmal symbolisch ausdrücken. In der Zeit des Sterbens beschäftigt sich der Mensch mit den tiefen Fragen des Lebens, wie Fragen nach dem Sinn, nach Schuld, Verzeihung und Versöhnung. Diese Themen berühren das Erleben eines Menschen. Die Sprache für Gefühle und Erleben ist nicht immer die rationale Sprache, sondern oft eine Symbolsprache, wie sie in Märchen und Mythen verwendet wird. Sie kann nonverbal sein, z. B. in Bildern und Klängen, oder verbal als Aussagen über Träume oder Wahrnehmungen, die nicht mit der realen Welt übereinstimmen.
Vermeintlich unsinnige Aussagen, wie z. B. *„Ich muss jetzt packen für meinen Urlaub!"* können symbolisch gemeint sein und als Hinweis auf die bevorstehende „letzte Reise" verstanden werden.
Als Th. kann man versuchen, den Gesprächsraum zu öffnen und dem Patienten die Gelegenheit geben, weiter zu benennen, was er meint. Manchmal muss man aber auch hinnehmen, dass es keine für Außenstehende verständliche Erklärungen für die dahinterliegenden Aussagen gibt. Der Prozess der Bewertung des eigenen Lebens gehört allein dem Sterbenden.

17.4 Sterbeprozess

17.4.1 Sterbephasen nach Kübler-Ross

17

Elisabeth Kübler-Ross (Psychiaterin, 1926–2004) erforschte die psychologischen Vorgänge bei Sterbenden. Ihre Forschung bildet die Grundlage für unser heutiges Verständnis. Sie fand heraus, dass es neben der Individualität auch Gemeinsamkeiten, die bei den meisten sterbenden Menschen auftreten, gibt und ordnete diese Beobachtungen in ein Modell mit Sterbephasen ein.
Der wirkliche Sterbeprozess verläuft nicht linear. Die Sterbephasen stellen einzelne Stadien dar, die in unterschiedlicher Abfolge durchlaufen, wiederholt, teilweise lange andauernd oder auch sehr schnell durchschritten werden können.

■ **Nicht-wahrhaben-Wollen**

Kennzeichen: Schock

Die Diagnose wird als eine ernste Bedrohung wahrgenommen, sodass unbewusste Schutzmechanismen aktiviert werden. Sie wird verdrängt oder sogar verleugnet. Die Angst ist so groß, dass die Verarbeitung von Informationen oft eingeschränkt ist, was zu einem Überhören oder Vergessen wichtiger Informationen führen kann.
Für die Begleitung der Patienten ist in dieser Phase besonders wichtig:

- Abwarten,
- zuhören,
- nicht widersprechen,
- Gesprächsbereitschaft signalisieren,
- wichtige Informationen schriftlich geben oder in Anwesenheit einer Vertrauensperson.

■ **Auflehnung**

Kennzeichen: Wut

Nach dem Aufbrechen der Schockstarre und dem Anerkennen der Diagnose entstehen heftige Gefühle der Ablehnung. Diese können sich undifferenziert auf alle Personen, die dem Patienten begegnen, auswirken. Typische Anzeichen sind Nörgeln, Kritisieren und Schuldzuweisungen an andere.

Wesentliches für die Begleitung in dieser Sterbephase:

- Nichts persönlich nehmen,
- verständnisvolle Zuwendung,
- nicht werten,
- aktives Zuhören (➤ 17.3.5),
- Abgrenzen.

■ **Verhandeln**

Kennzeichen: Ja – aber ...

Bei einem geglückten Verlauf der Sterbephase Auflehnung (s. o.) wird es möglich, die starken Gefühle abzulegen. Über ein Verhandeln wird versucht, durch angepasstes Verhalten die Lebenszeit zu verlängern.

Wesentliches für die Begleitung in dieser Sterbephase:

- Strategien und Inhalte des Verhandelns nicht bewerten,
- Hoffnung lassen, jedoch keine unrealistischen Hoffnungen wecken,
- vermeintlich sprunghaftes Verhalten nicht werten.

■ **Depression**

Kennzeichen: Trauer

Mit der Erkenntnis, dass das Verhandeln den Tod nicht abwenden kann, nimmt die Trauer um die bevorstehenden Verluste zu. Der sterbende Mensch verliert alles, muss sich von dem verabschieden, was sein Leben ausgemacht hat oder in Zukunft möglich gewesen wäre.

Wesentliches für die Begleitung:

- Tränen und Trauer zulassen,
- nicht ablenken,
- nicht vertrösten,
- Körperkontakt,
- „da sein",
- Hilfestellung bei Aussprachen, Hinterlassen von Briefen, Testament.

■ **Annahme**

Kennzeichen: Ruhe, Zufriedenheit

Wenn die Trauer gelebt werden konnte, wenn alles geregelt wurde, sind die Patienten oft sehr erschöpft. Die Lebenskraft sinkt, das Ende kann angenommen und erwartet werden, teilweise auch als Erlösung empfunden werden.

Wesentliches für die Begleitung:

- Letzte Wünsche erfüllen,
- Zeit schenken,
- Rückzug akzeptieren,
- Körperkontakt,
- keine belastenden Prozeduren.

Durch die Lebensbilanz kann es gelingen, dem eigenen Leben einen Sinn zu geben.

17.4.2 Terminal- und Finalphase

Die wahrscheinlich am häufigsten gestellte Frage auf Palliativstationen oder in Hospizen ist: **„Wie lange geht es noch?"**

Meistens fragen die Angehörigen, verschämt und im Flüsterton, denn es ist schwer, über den nahen Tod eines Menschen, vielleicht noch in seinem Beisein,

17

zu sprechen. Dabei ist dies eine wesentliche Frage für Angehörige, den Patienten selbst und die medizinische sowie pflegerische Betreuung.
Die weitere Vorgehensweise richtet sich stark nach der voraussichtlich verbleibenden Lebenszeit des Patienten. Sind es nur wenige Stunden, Tage, Wochen oder Monate, in denen Pflege und Betreuung organisiert werden muss?
Die Patienten fragen danach, um einschätzen zu können, auf was sie sich einstellen müssen. Manche Patienten fragen voller Angst, andere mit Ungeduld, weil sie sich darauf eingestellt haben und bereit sind zu gehen oder ihr Leiden beenden möchten. Unabhängig vom Wissen haben viele Patienten auch ein Gespür dafür, dass sie bald sterben werden. Äußerungen dazu sind sehr ernst zu nehmen. Sie drücken sich teilweise in versteckter Form in der Schilderung, z. B. von Träumen, aus (➤ 17.3.6).
Die medizinische und die pflegerische Behandlung unterscheiden sich in der Finalphase von den vorherigen Phasen. Daher ist es auch für die professionellen Begleiter wichtig, eine ungefähre Abschätzung vornehmen zu können.

17.4.2.1 Beginn der Finalphase

Der Begriff Finalphase wird nicht einheitlich verwendet und definiert. In der S3-Leitlinie „Palliativmedizin für Patienten mit einer nicht heilbaren Krebserkrankung" (2015) werden die letzten drei bis sieben Tage des Lebens als Sterbephase bezeichnet. Nauck et al. (2007) definieren die letzten drei Tage vor dem Tod als Finalphase.
Die vorausgehende Terminalphase kann über mehrere Wochen bis Monate vor dem Tod beginnen und zeichnet sich durch zunehmende Einschränkungen aufgrund der Erkrankung aus (Nauck et al. 2007).

> Es gibt keine exakten Vorhersagemöglichkeiten, wie lange ein Mensch noch leben wird.

Sterben ist immer ein individueller Prozess. Auch bei identischer Diagnose stirbt jeder Mensch auf seine eigene Weise und in seiner eigenen Zeit. Es gibt noch viele unbekannte Faktoren, die den individuellen Ablauf beeinflussen.
17 Es wird jedoch immer wieder versucht, den Beginn der Finalphase zu erkennen, um die Pflege und Begleitung entsprechend anzupassen (Evidenz ➤ Link am Kapitelende).

17.4.2.2 Physiologische Veränderungen beim Sterbeprozess

Beim Sterbeprozess geht dem Tod eine Zeit der allmählichen Verschlechterung aller Funktionen voraus. Die Herzleistung sinkt, die Versorgung des Gehirns führt zu einer Bewusstseinstrübung.
Messbare Parameter, wie Blutdruck, Puls, Atmung, Ausscheidung und Vigilanz, werden reduziert.
Aussehen: Oft verändert sich im Sterben das Aussehen. Das Gesicht wird bleich und eingefallen, teilweise entsteht ein weißes Dreieck um Nase und Mund.
Atmung: Anhand der Atmung kann teilweise auf den bevorstehenden Tod geschlossen werden. Der Atemrhythmus kann verändert sein, schnellere oder langsamere Atemzüge, z. T. vertieft. Eindrücklich ist auch die Cheyne-Stokes-Atmung, die auf- und abschwellend mit teilweise langen Atempausen verläuft. Die letzten Atemzüge eines sterbenden Menschen sind meist ganz flach, immer weniger werdend, am Schluss folgen ineffektive Brustkorbbewegungen.
Todesrasseln: Besonders belastend für Begleitpersonen ist das sog. finale Rasseln oder Todesrasseln. Bedingt durch Sekretansammlungen in den Bronchien, die nicht mehr abgehustet werden können, kommt es zu einem lauten Rasselgeräusch oder Brodeln bei jedem Atemzug. Dies löst bei den umstehenden Menschen Beklemmung aus. Der Patient selber empfindet keine Atemnot, weil

er schon nicht mehr bei Bewusstsein ist. Nach dem Eintritt des Todes setzt die Atmung aus, manchmal mit einem verzögerten langen Atemzug.
Vigilanz: Die Patienten sind im Sterbeprozess sehr in sich zurückgezogen. Sie sind schläfrig, haben leicht geöffnete Augen, aber reagieren oft nicht mehr auf Ansprache. Teilweise geht dem eine Phase mit großer Unruhe vorweg, die nicht mit Schmerz oder Dyspnoe zu erklären ist. Es scheint, wie eine „Unrast vor dem Unvermeidlichen“. Man bekommt meist keine Auskunft über die Beweggründe und der Patient ist meist nicht richtig orientiert.
Haut: Bei zunehmender Zentralisierung des Kreislaufs können die Extremitäten kühl und blass bis bläulich marmoriert sein.

17.4.2.3 Psychologische Veränderungen

In psychologischer Hinsicht geht „... es auch in der letzten Lebensphase um Veränderung und Neubeginn“ (Specht-Tomann u. Tropper 2005, S. 19). Diese Aussage macht deutlich, dass auch in dieser Phase für den Sterbenden wichtige Prozesse zur Abrundung seines Lebens stattfinden können. Es ist das Bestreben der Palliativ- und Hospizbewegung, die Menschen dabei zu unterstützen. So kann es für den Sterbenden notwendig sein, sich z. B. von einem Angehörigen, mit dem er seit langer Zeit verstritten ist, auszusöhnen.

17.4.2.4 Nach dem Tod

In Deutschland ist gesetzlich festgelegt, dass ein Arzt den Tod feststellen muss. Wichtig ist, dass alle Anwesenden die Würde des gerade verstorbenen Menschen wahren. Je nach spiritueller Ausrichtung kann ein Gedenken, ein Gebet oder ein Moment der Stille dabei hilfreich sein. In manchen Kulturen ist es auch ein lautes Wehklagen, was die Trauer der Hinterbliebenen ausdrückt. Kulturelle, religiöse oder traditionelle Rituale können eine Stütze sein.

17.5 Evidenz-/Bewertungslage

Um größtmögliche Aktualität in der Print- und Online-Version zu gewährleisten, stehen Informationen zu aktuell vorliegenden Studien im Online-Zusatzmaterial (➤ QR-Code) zur Verfügung.

Evidenzangaben

Literatur und weiterführende Literatur

18 Sportmedizin und Sportphysiotherapie

Bernard C. Kolster, Dietmar Seidenspinner

18.1 Sportverletzungen, Überlastungsschäden, Überlastungsfolgen

Die Sportphysiotherapie dient der Prävention und Behandlung von Verletzungen, Fehl- und Überbelastungen, der Betreuung von Sportlern in Training und Wettkampf sowie der Rehabilitation von Sportverletzungen. Ca. 4 % aller Sportler erleiden pro Jahr einen Unfall beim Training (ca. 25 % der Unfälle) oder Wettkampf (ca. 75 % der Unfälle).

Sofortmaßnahmen am Unfallort
Bei geschlossenen Verletzungen der Haltungs- und Bewegungsorgane Einsatz des **PECH**-Schemas (entspricht dem RICE-Schema: rest, ice, compression, elevation):
- **P**ause: Sofortiger Abbruch der sportlichen Tätigkeit, Untersuchung zur Schadensfeststellung.
- **E**is: Mit Eiswasser oder kaltem Wasser angefeuchteter Kompressionsverband zur Schmerzlinderung.
- **C**ompression: Druckverband mit mäßiger Spannung.
- **H**ochlagerung des verletzten Körperabschnitts.

Ggf. weitere Diagnostik einleiten (Röntgen ➤ 2.4.14, Ultraschall ➤ 2.4.15).

Risikofaktoren
- Endogen:
  - Unzureichender Trainingszustand,
  - geistiger und körperlicher Ermüdungszustand, u. a. bei vorbestehenden Erkrankungen (z. B. grippaler Infekt),
  - Mangelzustände bez. Ernährung, Elektrolythaushalt,
  - nicht ausgeheilte Verletzungen oder (chronische) Gelenkinstabilität,
  - Anatomie (z. B. Alignment),
  - psychologische Faktoren (z. B. Risikobereitschaft, Wettkampferfahrung).
- Exogen:
  - Ungenügende Sportausrüstung,
  - Fremdeinwirkung (z. B. Foul),
  - ungünstige Rahmenbedingungen (z. B. Bodenbelag, Sportgeräte, Witterung).

Allgemeine Prophylaxe
- Optimierung des Trainingszustands,
- sorgfältige Vor- und Nachbereitung des Trainings und Wettkampfs – Aufwärmen (➤ 18.2.2.1), Dehnen (➤ 3.5.7.4), Abwärmen (➤ 18.2.2.2),
- geeignete Sportausrüstung (z. B. Schuhwerk, Schutzkleidung),
- ausgewogene Ernährung, ggf. ergänzende Zufuhr von Grundnährstoffen, Mineralien, Vitaminen,
- Minderung der Belastung bei Ermüdungszuständen infolge von allgemeinen Erkrankungen oder bei nicht vollständig ausgeheilten Verletzungen.

Kryotherapie bei Weichteilverletzungen: Die Wirksamkeit von Kryotherapie (➤ 3.15.4) bei akutem Schmerz ist für die Anwendung bei Weichteilverletzungen wissenschaftlich untersucht. Es ist belegt, dass Kryotherapie die damit einhergehende Funktionsbehinderung positiv beeinflusst (Wolf 2005). Eine Kryotherapie zur Schmerzlinderung sollte jedoch nur in den ersten 15–20 Minuten nach Verletzungsbeginn erfolgen. Im weiteren Verlauf (24–48 Stunden) stören Kälteanwendungen die physiologische Wundheilung (➤ 3.6.7.1) (van Wingerden 1992). Um eine ausreichende und dauerhafte Absenkung der Gewebetemperatur sicherzustellen, sollten zur Schmerzlinderung dauerhafte Methoden anstelle von intermittierenden zur Anwendung kommen.

Cave

Nach jeder Verletzung sollte eine vollständige sportmedizinische Untersuchung (➤ 18.2.1) durchgeführt werden, um Begleitverletzungen auszuschließen.

18.1.1 Prävention von Muskelverletzungen

Ziel ist die Prävention von Muskelverletzungen durch einen sinnvollen Trainingsaufbau, entsprechende Wettkampfvorbereitung und -betreuung sowie das Vermeiden bzw. Minimieren von Risikofaktoren.

Risikofaktoren

- Ungenügende Startvorbereitung: Zu kurze oder ungeeignete Aufwärmphasen (➤ 18.2.2.1).
- Unzureichender Trainingszustand:
  - Mangelnde Anpassung an das geforderte Belastungsprofil,
  - fehlender sinnvoller Trainingsaufbau nach den Grundlagen der Trainingsprinzipien (➤ 3.6.5).
- Muskuläre Dysbalancen (➤ 18.2.1 Box, Evidenz ➤ Link am Kapitelende):
  - Physiologisch:
    - Bestimmtes Funktionsverhältnis zwischen tonischen (Statik) und phasischen (Schnellkraft) Muskeln,
    - gelenkführende Muskelsysteme besitzen physiologisch eine muskuläre Balance.
  - Störung der Funktion: Überwiegen der tonischen Muskeln, Einnahme einer Zwangshaltung der Gelenke.
  - Nach Verletzungen:
    - Aktivitätsminderung und Abschwächung der phasischen Fasern durch reziproke Innervation,
    - Verkürzung der tonischen Fasern.
  - Folge der Dysbalancen:
    - Erhöhte Verletzungsgefahr,
    - Gefahr der Chronifizierung der Dysbalance, auch wenn auslösende Mechanismen nicht fortbestehen,
    - Ausprägung einer eigenständigen Funktionsstörung,
    - Entstehung von Schmerzpunkten an Muskelansätzen und -ursprüngen sowie tastbare Veränderungen im Muskelbauch.
- Aktuelle oder nicht vollständig ausgeheilte Erkrankungen:
  - Verletzungen des Bewegungsapparats,
  - Infektionskrankheiten (z. B. grippaler Infekt),
  - Infektionsherde (z. B. vereiterte Tonsillen, Zahnwurzeln) können zu Muskelverletzungen oder Herzmuskelentzündungen führen.
- Ernährungsmangel und Flüssigkeitsverlust (durch starkes Schwitzen):
  - Elektrolytstörungen (z. B. Mangel an Magnesium, Kalium, Kalzium, Natrium),
  - Folge: Leistungsbeeinträchtigung, Muskelkrämpfe, neuromuskuläre Übererregbarkeit, vorzeitige Ermüdung.
- Ungeeignete Sportausrüstung:
  - Auswahl witterungsangepasster Sportkleidung,
  - Auswahl von geeignetem Schuhwerk (➤ 18.2.4),
  - Überprüfung der Sportausrüstung vor Training und Wettkampf.

Prophylaxe

- Funktionelle Gestaltung der Aufwärmphase (➤ 18.2.2.1),
- korrekter Einsatz passiver und aktiver Dehntechniken (➤ 3.5.7.3.4, ➤ 3.5.7.4),
- sportspezifisch optimale (nicht maximale) Ausprägung motorischer Grundeigenschaften (➤ 3.6),
- physiologisch sinnvolles Verhalten in Trainings- und Wettkampfpausen.

18.1.2 Muskelkater

Ausführliche Informationen zur Entstehung und den Folgen von Muskelkater (engl. delayed onset of muscle soreness, DOMS) sind im Kapitel Muskeldehnung (➤ 3.5.7.3.4) zusammengefasst. An dieser Stelle sollen die Risikofaktoren und möglichen PT-Maßnahmen im Bereich der Sportphysiotherapie dargestellt werden.

■ **Risikofaktoren**
- Körperliche Aktivität nach langer Pause,
- ungewohnte Bewegungen,
- besonders starke Belastungen,
- zu intensive Trainingsreize.

■ **Physiotherapie**
- Vermeiden hoher Kraftbelastungen bis zum Abklingen der Schmerzen,
- Empfehlung hinsichtlich Ruhigstellung/Schonung,
- kürzere Trainingsphasen und geringere Intensität von schweren, ungewohnten (besonders exzentrischen) Belastungen,
- passive und aktive Dehntechniken (➤ 3.5.7.4) (Evidenz ➤ Link am Kapitelende),
- kaltes oder Eiswasser (➤ 3.15.4) (Glasgow et al. 2014).

18.1.3 Muskelkrämpfe

Krämpfe der Muskulatur treten meist während oder nach extremer Belastung in Ruhe oder nachts auf. Am häufigsten sind Oberschenkel- und Wadenmuskulatur betroffen. Zu den begünstigenden Faktoren zählen:
- Starker Flüssigkeits- und Elektrolytverlust,
- lokale Durchblutungsstörungen (z. B. durch zu enge Schuhe, Strümpfe, Varizen, Infektionen),
- unzureichender Trainingszustand.

Zur Prophylaxe sollte auf eine ausreichende Flüssigkeits- und Elektrolytversorgung, v. a. bei warmer Witterung und lang andauernden sportlichen Belastungen, geachtet werden.
Treten die Muskelkrämpfe häufig auf, können andere Ursachen vorliegen, z. B.:
- Kalzium- oder Magnesiummangel,
- Durchblutungsstörungen,
- neurologische Erkrankungen (z. B. PNP ➤ 8.4.10.1),
- Stoffwechselstörungen (z. B. Cushing-Syndrom, Addison-Krankheit).

Eine entsprechende Diagnostik ist dann angezeigt.

■ **Physiotherapie**
- Unterbrechung der sportlichen Aktivität,
- aktive Kontraktion der antagonistischen Muskulatur zur Detonisierung der synergistischen Muskulatur bis zur Krampflösung,
- passive Dehntechniken.
- Bei Krämpfen der Beinmuskulatur:
  - Evtl. Schuhe wechseln,
  - Dehnübungen unter Einbeziehung der Zehenbeuger und der hinteren Unterschenkelmuskulatur, z. B.:
    - ASTE Stand: Mit Zehenspitzen stehen (z. B. auf einer Treppenstufe), dann Heben und Senken des Körpers durch Einsatz der Unterschenkelmuskulatur → Dehnung der hinteren Wadenmuskulatur während des Senkens.
    - ASTE Stand auf schiefer Ebene (Schrägbrett): Zehen in Beugung anspannen und so lange wie möglich halten.

- Substitution von Magnesium und Kalzium in Form von Tabletten oder Getränken; allerdings sind die Effekte von Magnesium umstritten. Die Wirkung auf den Krampf ist nicht wissenschaftlich belegt, zudem wird vermutet, dass Magnesium den Muskel „weich" macht und die Leistung mindert.

18.1.4 Myogelosen

Myogelosen entstehen durch Stoffwechselentgleisungen mit reaktiver muskulärer Verhärtung. Sie sind v. a. in statisch beanspruchten Muskeln (z. B. M. trapezius, M. erector trunci, M. soleus) zu finden.

Klinischer Befund

- Druckschmerzhafte knötchen- bis spindelförmige Verhärtungen der Muskulatur,
- Fehlstatik,
- Schmerzen bei Überbelastungen der betroffenen Muskulatur,
- schmerzreflektorische Muskelverspannung,
- schmerzhaft eingeschränkte Bewegungen.

Therapie

- Antiphlogistika (z. B. Ibuprofen, Diclofenac ➤ 1.6.8.1),
- fibrinolytische Enzyme zur Einnahme,
- Muskelrelaxanzien (z. B. Methacarbomol),
- Infiltration mit Lokalanästhetika.

Physiotherapie

- Entspannung der Muskulatur:
  - Wärmeanwendung (z. B. Heißluft, Fango ➤ 3.15.1),
  - Bewegungsbad (➤ 3.4),
  - leichte schmerzfreie Massage (➤ 3.14.1).
- Dehnung der Muskulatur:
  - Stretching (➤ 3.5.7.4.2) (zur Durchblutungsförderung),
  - Dehnung umgebender Muskulatur, z. B. bei Verspannungen des M. trapezius → Dehnung der Brust- und Armmuskulatur zur Vermeidung einer Schmerzschonhaltung.
- Zusätzlich: Entspannungstechniken (z. B. PMR nach Jacobson ➤ 3.3.2.5), Hydrotherapie (➤ 3.15.3).

18

18.1.5 Triggerpunkte

Triggerpunkte sind tastbare verhärtete erbsen- bis bohnengroße Knoten im Muskelbauch mit einer lokalen Erhöhung des viskoelastischen Tonus (➤ 3.5.8). Sie können Auslöser für Schmerzen am Bewegungsapparat und im Muskel sein (myofasziales Schmerzsyndrom). Bei geringer Störung treten Schmerzen nur bei Bewegung und Dehnung des Muskels auf. Bei einer starken Störung können Triggerpunkte zu Dauerschmerz führen.

Klinischer Befund

- Diagnostik u. a. durch Palpation quer zum Faserverlauf des Muskels durch leichten Fingerdruck (➤ 3.5.8.4.3),
- Ettlin und Kaeser (1998) unterscheiden zwischen aktiven und latenten Triggerpunkten (➤ 3.5.8.1.4):
  - **Latenter Triggerpunkt:** Auftreten von ausstrahlenden Schmerzen erst bei deutlicher Reizung unter starkem Druck.
  - **Aktiver Triggerpunkt:** Auftreten von ausstrahlenden Schmerzen bereits spontan oder bei physiologischen Belastungen.

Physiotherapie

➤ 3.5.8.6

18.1.6 Muskelprellungen

Muskelprellungen entstehen infolge direkter Gewalteinwirkung und gehen mit konsekutiver Hämatombildung, reaktiver Muskelverhärtung, Zelluntergang und narbiger Abheilung einher.

■ **Klinischer Befund**
- Sofortiger Schmerz,
- Lähmungsgefühl,
- schmerzbedingte Bewegungseinschränkung,
- Hämatombildung, teilweise mit Fluktuation.
- **Cave:** Bei starker Muskelverhärtung und Hämatombildung besteht die Gefahr eines Kompartmentsyndroms (➤ 5.1.2.4).

■ **Therapie**
- Lokale abschwellende Salbenverbände,
- Antiphlogistika (z. B. Ibuprofen, Diclofenac ➤ 1.6.8.1),
- fibrinolytische Enzyme.

■ **Physiotherapie**
- Je nach Größe des Hämatoms:
  - Etwa 48 Stunden Belastungspause,
  - aktive Bewegungen im schmerzfreien Bereich,
  - anschließend langsame Belastungssteigerung.
- Bei ausgedehnten Hämatomen: Nachbehandlung entsprechend dem Vorgehen bei Muskelzerrung (➤ 18.1.7).

18.1.7 Muskelzerrungen, Muskelfaserrisse, Muskelrisse

Diese Muskelverletzungen sind Folgen einer plastischen Verletzung der betroffenen Muskeln bzw. Muskelanteile. Bei der Muskelzerrung bleibt die anatomische Struktur erhalten, während bei einem Muskelfaserriss und Muskelriss eine zunehmend erkennbare Kontinuitätsunterbrechung, die in der Inspektion (➤ 2.1.3) sichtbar wird, entsteht.

■ **Risikofaktoren**
- Unzureichende Aufwärmung,
- kalte Witterung bei sportlicher Belastung,
- Neigung zu Muskelverhärtungen in der Anamnese (➤ 2.1.2),
- sportartspezifische Bewegungsmuster (z. B. Kombination aus starker Kontraktion und schneller Dehnung der ischiocruralen Muskulatur beim Sprint).

■ **Klinischer Befund**
- Druck-, Dehn- und Anspannungsschmerz,
- Schonhaltung.
- Muskelzerrung:
  - Zunehmender, krampfartiger Schmerz,
  - evtl. spindelförmige, abgrenzbare Zone tastbar.
- Muskelfaserriss und Muskelriss:
  - Akut auftretender, stechender Schmerz,
  - sofortiger Abbruch schneller Bewegungsabläufe,
  - evtl. sichtbares Hämatom distal der Verletzung,
  - tastbare Delle (Frühstadium), partieller bis kompletter Funktionsverlust.
- Ultraschalldiagnostik (➤ 2.14.15): Lokalisation und Ausdehnung der Läsion bzw. des Hämatoms.
- **Spätkomplikationen:**
  - Zystenbildung,
  - narbige Ausheilung mit Funktionsverlust,

- Myositis ossificans circumscripta,
- Reruptur.

Therapie

- **Konservativ:**
  - Sofortige (innerhalb von Minuten) Maßnahmen nach dem PECH-Schema (➤ 18.1 Box).
  - 1.–3. Tag:
    - Elektrotherapie (z. B. Galvanisation, Iontophorese ➤ 3.16.1),
    - funktionelle Verbände (z. B. elastische Binde, Tape ➤ 3.13.2),
    - abschwellende Salbenverbände (z. B. Gel mit Diclofenac ➤ 1.6.8.1),
    - orale Antiphlogistika (z. B. Diclofenac) (**Cave** bei Magenbeschwerden),
    - fibrinolytische Enzyme zum Einnehmen.
  - Ab 4. Tag:
    - Interferenzstromtherapie (➤ 3.16.1.3.1),
    - Ultraschalltherapie (➤ 3.16.2).
  - Sofortige Belastung, sofern dies schmerzfrei möglich ist.

Cave

Keine passive Dehnung oder Massage der verletzten Muskulatur innerhalb der ersten 2–3 Wochen, da die Gefahr einer Myositis ossificans circumscripta besteht.

- **Operativ:**
  - Indikationen:
    - Muskelriss > ein Drittel des Querschnitts,
    - erhebliche Diskontinuität,
    - ausgedehntes Hämatom,
    - zu erwartender erheblicher Funktionsverlust, v. a. bei Hochleistungssportlern.
  - OP-Technik:
    - Ausräumung des Hämatoms,
    - Adaptation der rupturierten Enden mit durchgreifenden resorbierbaren Nähten,
    - postoperativ Ruhigstellung für etwa vier Wochen,
    - Teilbelastung mit Steigerung zur Vollbelastung bis etwa 12. postoperative Woche.

Physiotherapie

- Ruhigstellung des Muskels in leichter Verlängerung über einen Zeitraum von 48 Stunden, z. B.
  - Wadenmuskulatur in 90° Dorsalextension,
  - M. quadriceps in 90° Knieflexion (Sitzen und Schlafen),
  - ischiocrurale Muskulatur mit gestrecktem Knie.
- Nach 48 Stunden Ruhe: Beginn mit schmerzfreien, funktionellen Bewegungsübungen.
- Ziel: Schnellstmögliches Erlangen des normalen Bewegungsausmaßes (sollte nach etwa 14 Tagen erreicht sein).
- Nach operativ versorgten Verletzungen:
  - PT-Maßnahmen in Absprache mit dem behandelnden Arzt festlegen,
  - Vorgehen identisch zur konservativen Therapie,
  - langsamere Steigerung der Belastbarkeit.
- Sportliche Belastung:
  - Bei Schmerzfreiheit zunehmende Belastungssteigerung,
  - volle sportliche Belastung der betroffenen Gliedmaße bei Zerrung nach 2–4 Wochen, bei Faserriss nach 4–6 Wochen, bei Muskelriss (operativ versorgt) nach 12 Wochen.

Übungsbeispiele:

1.–14. Tag:

- Erreichen des bestmöglichen Gangbilds (➤ 2.3, ➤ 3.1.8):
  - Schmerzgrenze beachten,
  - ggf. Gang an Unterarmgehstützen.
- Ermöglichen der optimalen Beweglichkeit:
  - Sofortiger Beginn mit aktiven Bewegungsübungen,
  - ggf. auch passives Üben.
- Erreichen der optimalen Belastungsfähigkeit:
  - Langsame, dem Befund angepasste Steigerung der Belastung.
- Erhalt der optimalen Kraftausdauer:
  - Beginn mit wenigen Gewichten, hohe Anzahl an Wiederholungen, kurze Pausendauer,
  - Radfahren.
  - Bewegungsbad (➤ 3.4), z. B. Aqua-Jogging:
    - Im tiefen Wasser: Patient schwebt mithilfe spezieller Auftriebsweste im Wasser, Vorteil: Entlastung der unteren Extremitäten.
    - Im brusttiefen Wasser mit Bodenkontakt der Füße: Erarbeitung funktioneller Bewegungsabläufe unter Teilbelastung und propriozeptive Stimulierung i. S. des achsengerechten Haltungsaufbaus ist möglich.

Sportartspezifische Trainingsbeispiele:

- Laufsport:
  - Training auf verschiedenen Untergründen (z. B. Sand, Rasen, Schotter),
  - Steigerungsmöglichkeiten: Hindernisse, Steigungen, Widerstand durch Gummiband (z. B. Theraband®) um die Hüfte,
  - Verwendung verschiedener Laufschuhe (➤ 18.2.4), v. a. bei täglichem Training, zur Verletzungsprävention, da in den Schuhen unterschiedliche propriozeptive Reize vermittelt werden.
- Ballsportarten:
  - Fokus auf Fuß- und Beinarbeit,
  - Absprünge mit verschiedenen Anläufen (wettkampfnah) trainieren (z. B. kurz, lang, schnell, verzögert).
  - Verbesserung der Gesamtkoordination: Als Rechtsfüßer oder -händer auch mit links (und umgekehrt) trainieren.

Bsp.: Muskelrupturen an der LWS

Vorkommen: v. a. bei Speerwerfern, Diskuswerfern, Stabhochspringern, Fuß-, Hand-, Basket- u. Volleyballspielern.

Klinischer Befund

- Symptome:
  - Typische Lokalisationen: M. erector spinae, M. trapezius,
  - belastungsabhängige Rückenschmerzen, v. a. nach sportlichen Aktivitäten,
  - bohrende Schmerzen bei Beugung, Streckung oder Rotationsbewegungen der WS,
  - häufig Druckschmerzhaftigkeit über den Dornfortsätzen,
  - Oberkörper nach vorne geneigt (schützender Muskelspasmus).
- Diagnostik:
  - Aktive und passive Bewegungsprüfung der WS teilweise stark eingeschränkt,
  - Palpation (➤ 2.1.4.1): Verspannung der paravertebralen Muskulatur,
  - Untersuchung der einzelnen Bewegungssegmente auf Gelenkspiel, Schmerzhaftigkeit, Kontraktionsfähigkeit und Masseverlust der segmentalen Muskeln (v. a. Mm. multifidi).

Therapie
- Initial:
  - Kryotherapie (➤ 3.15.4) und Vermeidung von Aktivitäten, die zur Verschlimmerung der Symptome führen,
  - Ruhigstellung i. d. R. als Behandlung ausreichend,
  - Beschleunigung der Heilung durch entzündungshemmende Medikamente (➤ 1.6.8.1),
  - zusätzlich physikalische Maßnahmen (z. B. Elektrotherapie ➤ 3.16.1).
  - **Cave:** Keine Massage und passiven Bewegungsübungen bei frischen Verletzungen.
- Nach 48 Stunden Ruhe:
  - Sofortiger Beginn mit schmerzfreien, funktionellen Bewegungsübungen.
  - MT (➤ 3.5) bei Einschränkungen des Gelenkspiels sowie vorsichtige Weichteiltechniken zur Detonisierung der paravertebralen Muskulatur,
  - segmentale Aktivierung der Mm. multifidi in BL.

18.1.8 Tendopathien und Insertionstendopathien

Sehnenrupturen (Bsp.: Akute Achillessehnenruptur ➤ 5.1.5.20.4).
Tendopathien und Insertionstendopathien (➤ Tab. 18.1.1) sind reaktive, schmerzhafte Entzündungsreaktionen der Sehne bzw. der -insertion, die häufig mit degenerativen Veränderungen dieser Gewebebereiche einhergehen.

Tab. 18.1.1 Typische Lokalisationen der Tendopathien und Insertionstendopathien.

Betroffene Muskulatur	Insertion	Typische Belastungssituationen
M. supraspinatus	Tuberculum majus humeri	Wurfsportarten, Tennis, Volleyball
M. subscapularis	Tuberculum minus humeri	➤ M. supraspinatus
Finger- und Handextensoren (Tennisellenbogen)	Epikondylus lateralis humeri (➤ 18.1.8 Box)	➤ M. supraspinatus
Finger- und Handflexoren (Golferellenbogen)	Epikondylus medialis humeri	➤ M. supraspinatus, zudem Golf
Oberschenkeladduktoren	Os pubis	Fußball, Leichtathletik
ischiocrurale Muskulatur	Os ischii, distale Ansätze	Laufsportarten (Langstrecke, Sprint)
M. rectus femoris	Spina iliaca anterior inferior	Fußball
M. quadriceps femoris (jumpers knee)	oberer und unterer Patellapol, Tuberositas tibiae	Sprungsportarten, Basketball, Volleyball
M. triceps surae	Tuber calcanei	alle lauf- und sprungbelastenden Sportarten
Plantarfaszie, M. flexor digitorum	Tuber calcanei	alle lauf- und sprungbelastenden Sportarten

Risikofaktoren
- Extreme oder ungewohnte sportliche Belastungen,
- schlechter Trainingszustand,
- grippaler Infekt,
- ungewohnter Bodenbelag,
- neues Trainingsgerät.

■ **Klinischer Befund**

- Erstes Auftreten von Sehnenschmerzen häufig einen Tag nach starker Belastung,
- Anlaufschmerzen, die unter Belastung verschwinden,
- später: anhaltende Schmerzen unter Belastung,
- lokaler Druck- und Dehnungsschmerz,
- Schmerzen bei Belastung gegen Widerstand,
- Verhärtung und Verkürzung der Erfolgsmuskulatur,
- typische/häufige Lokalisation ➤ Tab. 18.1.1.
- **Komplikationen:**
  - Chronifizierung,
  - Ossifikation im Bereich der Sehne (Tendinosis calcarea) und des Sehnenansatzes (Spornbildung).

■ **Therapie**

- **Konservativ:**
  - Sportkarenz, solange die Beschwerden andauern (u. U. 3–6 Monate).
  - Im Akutstadium (3–4 Tage):
    - Entlastung/Teilbelastung im schmerzfreien Bereich,
    - ggf. funktionelle Verbände (z. B. mit elastischer Binde),
    - Elektrotherapie (z. B. Galvanisation, Iontophorese ➤ 3.16.1.2),
    - antiphlogistische Verbände,
    - Antiphlogistika (z. B. Cremes mit Diclofenac ➤ 1.6.8.1),
    - fibrinolytische Enzyme zum Einnehmen,
    - evtl. Achillodyn-Achillessehnenbandage.
  - Im postakuten Stadium:
    - Muskeltonisierende Maßnahmen,
    - Elektrotherapie (z. B. Interferenzstrom ➤ 3.16.1.3.1), Ultraschalltherapie (➤ 3.16.2),
    - Massage (➤ 3.14),
    - aktives Stretching (Nutzung der detonisierenden Wirkung der Antagonisten) (➤ 3.5.7.4.2),
    - ggf. ergänzend: Kortikosteriode, z. B. bei Plantarfasziitis (➤ 18.4.7).
  - Sportliche Belastung:
    - Bei Schmerzfreiheit statisch orientiertes Muskelaufbautraining,
    - kontrollierter Bewegungsablauf,
    - ausreichende Trainingspausen.

Cave

Auch bei Schmerzfreiheit besteht ein hohes Risiko einer erneuten Überlastung (wegen Muskeldefiziten), die Beschwerden treten häufig erst mit Verzögerung (etwa einen Tag nach dem Training) auf.
Es dürfen keine Injektionen von Kortikoiden erfolgen, da erhöhte Gefahr von Rerupturen besteht.

- **Operativ:**
  - Bei erfolgloser konservativer Therapie,
  - Entlastung des Sehnenansatzes,
  - Entfernung degenerativer, narbiger Sehnenveränderungen.

■ **Physiotherapie**

- **Cave:** Häufig Bagatellisieren der Beschwerden.
- Ruhigstellung für ca. 3 Wochen (auch ohne nachweisbare Verdickung im Sehnenbereich), d. h. keine starke Belastung der Sehne, aber aerobe Belastung im schmerzfreien Bereich (z. B. Laufen, Radfahren, Aqua-Jogging).
- Nach der Ruhephase: Langsamer Beginn des sportartspezifischen Krafttrainings (exzentrisches Training, Evidenz ➤ Link am Kapitelende).

Bsp.: Epicondylitis humeri radialis (Tennisellenbogen)
Eine der häufigsten Myotendinosen insgesamt ist die Epicondylitis humeri radialis (➤ 4.3.2.1). 50 % der regelmäßig aktiven Tennisspieler sind während ihrer Karriere davon betroffen.

Klinischer Befund:
- Schmerzen, lateral am Ellenbogen,
- teilweise ausstrahlende Schmerzen in Schulter oder Handgelenk,
- Druckschmerz über lateralem Epikondylus,
- starke Schmerzen beim Heben von Gegenständen mit proniertem Unterarm,
- Hervorrufen durch Provokationstests, z. B. bei Dorsalflexion des Handgelenks oder Mittelfingers gegen Widerstand (Jerosch 2002).

Therapie:
- Konservativ:
  - Wichtigste Maßnahme: Überlastung vermeiden.
  - Schmerzlinderung durch
    - Ruhigstellung,
    - Kryotherapie (➤ 3.15.4),
    - antiphlogistische Medikamente (➤ 1.6.8.1).
  - Bei Therapieresistenz:
    - Z. T. Einsatz einer volaren Unterarmgipsschiene für zwei Wochen,
    - lokale Infiltration von Kortison (➤ 1.6.5.3).
  - Nach Abklingen der akuten Beschwerden:
    - Verbesserung der Kraft, Ausdauer und Beweglichkeit (➤ 3.6),
    - isometrische Übungen der Handgelenksstrecker,
    - dynamische Übungen, Dehnübungen im Handgelenk,
    - Ausheilung i. d. R. spontan und mit guter Prognose.
    - **Cave:** Bei vorzeitigen Belastungen sind langwierige Beschwerden möglich, daher erst nach vollständiger Wiederherstellung stärkere Belastungen aufnehmen.
- Operativ:
  - Indikation: I. d. R. nach einem Jahr erfolgloser konservativer Therapie,
  - Beginn des Tennistrainings frühestens 8–10 Wochen nach der OP.

18.1.9 Periostitis

Die häufigste Lokalisation der Periostitis (Knochenhautentzündung) ist die mediale Tibiakante.

Risikofaktoren
- Muskelverhärtungen in Verbindung mit hohen Laufbelastungen auf ungewohnten, harten Bodenbelägen,
- abrupter Übergang auf Laufbelastung mit Spikes,
- ungenügende Fußstabilisierung,
- verstärkte Pro- und Supinationsstellung (➤ 18.2.4),
- unökonomische Lauftechnik,
- ungeeignete Laufschuhe (➤ 18.2.4).

Klinischer Befund
- Verspannung der Unterschenkelmuskulatur,
- belastungsabhängige Schmerzen,
- Schmerzreduktion durch Aufwärmen der Muskulatur möglich,
- Druckschmerz,
- Schwellung,
- Schmerzverstärkung z. B. bei Dorsalextension des Fußes gegen Widerstand.

- **Cave:** Bei > 6 Wochen persistierenden Schmerzen ist ergänzende Diagnostik (Röntgen ➤ 2.4.14) nötig, um Ermüdungsfrakturen auszuschließen.

■ **Therapie**
- Reduktion der sportlichen Belastung,
- Aktivität nur im schmerzfreien Bereich,
- keine Ausdauerbelastung,
- lokale Therapie (z. B. Salbenverband mit Diclofenac ➤ 1.6.8.1),
- Antiphlogistika (z. B. Diclofenac),
- fibrinolytische Enzyme zum Einnehmen.

■ **Physiotherapie**
- Leichte Belastungen unterhalb der Schmerzgrenze für ca. 10 Tage,
- Querfriktionen (➤ 3.14.1.7.6),
- Stretching (➤ 3.5.7.4.2),
- bei Ödemfreiheit sog. **Kryokinetics:** 5–7 Zyklen Eisapplikation, je 30–45 s, im Anschluss 3–5 Minuten aktive Übungen im schmerzfreien Bereich → reflektorische Mehrdurchblutung und Stoffwechselaktivierung innerhalb des gekühlten Bereichs durch kurzzeitige Eisapplikation (➤ 3.15.4).
- Kräftigungsübungen nach Abklingen der akuten Beschwerden (Evidenz ➤ Link am Kapitelende).

18.2 Prävention von Sportverletzungen

Primäre Prävention beinhaltet alle Maßnahmen zur Vorbeugung einer Verletzung oder Überbelastung. In dieser Phase liegt noch keine Verletzung oder Überlastung vor.
Sekundäre Prävention beinhaltet alle Maßnahmen, um eine Erkrankung möglichst frühzeitig zu erkennen und entsprechende Maßnahmen einzuleiten, die ein Fortschreiten verhindern. Hierzu gehören z. B. Sofortmaßnahmen wie die PECH-Regel und Früherkennungsuntersuchungen.
Tertiäre Prävention beinhaltet entsprechende Trainingsmaßnahmen, um nach einer Sportverletzung erneute Verletzungen, Komplikationen und Folgeschäden zu verhindern.

18

18.2.1 Präventionsmaßnahmen

■ **Sportmedizinische Untersuchung**
Die sportmedizinische Untersuchung ist eine klinische Untersuchung zur Beurteilung der sportlichen Belastbarkeit durch Sportmediziner oder Orthopäden. Ziel ist die Prävention von Sportverletzungen und -schäden durch:
- Individuelle Beratung über geeignete Sportarten,
- Mitwirkung an der Trainingsgestaltung unter Berücksichtigung sportphysiotherapeutischer Aspekte,
- Beratung zu gesundheitlichen Effekten und Risiken der gewählten sportlichen Betätigung.

Ablauf:
- Orthopädisch-internistische Anamnese (➤ 2.1.2, ➤ 4).
- Anatomische Untersuchung, z. B.:
  - Coxa valga antetorta,
  - Beinlängendifferenz (➤ 4.9.2.3.6 Box),
  - Muskelschwäche/-verkürzung,
  - muskuläre Dysbalancen (➤ Box),
  - Fußdeformitäten (z. B. Senk-, Platt-, Spreizfuß) (➤ 4.7.5),
  - Bandinstabilitäten,
  - Crura valga/vara.

- Ausschluss kardialer Risiken (z. B. Myokarditis ➤ 9.2.2.3),
- Ausschluss grippaler Infekte mit erhöhter Körpertemperatur.
- Sportanamnese:
  - Trainingsgestaltung, -intensität,
  - Leistungsentwicklung.
- Untersuchung des Halte- und Bewegungsapparats unter Berücksichtigung von Fehlformen, Bewegungsdefiziten und Muskeldysbalancen (➤ Box).

Muskeldysbalancen bezeichnen unausgewogene Funktionszustände der Skelettmuskulatur (kein Ungleichgewicht der Muskelkräfte!), die sowohl die tonische als auch phasische Muskulatur betreffen.
Ursache ist ein insuffizientes Stabilisierungsvermögen der Rumpfmuskulatur. Eine aktive, vollständige Nutzung der physiologischen Bewegungsausmaße (➤ vordere Buchklappe) wird, trotz freier passiver Beweglichkeit, verhindert.
Eine Muskeldysbalance liegt vor, wenn ein verkürzter tonischer Muskel seinen phasischen Gegenspieler (Antagonisten) und/oder Mitspieler (Synergisten) hemmt. Auf diese Weise wird eine max. Aktivierung und optimale Trainierbarkeit verhindert.
Verkürzungen und Bewegungseinschränkungen lassen sich durch Muskelfunktionstests (z. B. nach Janda ➤ 2.1.5.2) nachweisen.
Bsp.: Eine Verkürzung der ischiocruralen Muskulatur (tonisch) verhindert die optimale Trainierbarkeit des M. quadriceps femoris, daher ist vor dem Training des Quadrizeps eine Dehnung der ischiocruralen Muskulatur notwendig.

■ **Trainingsanalyse**
- Trainingsintensität und -dauer,
- Wiederholungszahl,
- Boden, Trainingsschuhe, Sportgerät (z. B. Schlägerbespannung, Härte des Stabhochsprungstabs).

■ **Passive Schutzmaßnahmen**
- Sportartspezifische, intakte Ausrüstung wie z. B. Schutzkleidung beim Football, Fechten, Eishockey oder Reiten,
- entsprechende Sport- und Wettkampfstätten (z. B. sportartspezifische Anpassung der Böden und Rasenflächen),
- regelmäßige sportmedizinische Untersuchungen vor Beginn der Saison sowie vor Wettkämpfen u. a. zum Ausschluss von Herz-Kreislauferkrankungen oder Infektionen.

■ **Aktive Schutzmaßnahmen:**
- Entsprechendes Hintergrundwissen des Sportlers bez. Grundlagen, Regeln, Trainingslehre, Verletzungsmöglichkeiten und -risiken der ausgeübten Sportarten, Grundprinzipien der Ernährungslehre (Vitamine, Mineralstoffe, Proteine, Fette, Kohlenhydrate),
- optimaler Trainingszustand bez. Kraft, Ausdauer, auch mentale Vorbereitung,
- Abstimmung der Trainingsintervalle, -inhalte und -intensitäten auf die Wettkampfphase (Timing),
- adäquate Aufwärmphasen (➤ 18.2.2.1),
- optimal gedehnte Muskulatur (➤ 3.5.7),
- ausreichende Regenerationsphasen,
- sportmedizinische Betreuung des Sportlers im Wettkampf.

Sensomotorisches Training:
- Reduzierte sensomotorische Kontrolle ist ein bedeutender intrinsischer Risikofaktor (z. B. für Sprunggelenksverletzungen).

18

- Durch motorische Tests (statische und dynamische Balancetests, z. B. Star Excursion Balance Test) sind hohe Risiken für Sprunggelenksverletzungen nur eingeschränkt identifizierbar.
- Empfehlung: Einsatz von multidimensionalen präventiven und rezidivprophylaktischen Trainingsinterventionen mit folgenden Inhalten:
  - Allgemeines Kraft-, Balance- und/oder Sprungtraining (➤ 3.6),
  - Üben der optimalen technomotorischen Ausführung sportartspezifischer Bewegungen (z. B. Abstoppen, Richtungswechsel, Landungen).
  - Bsp.: „11+" Programm (FIFA-Förderung) (Soligard et al. 2008), Trainingsfrequenz: mind. zweimal wöchentlich (Evidenz ➤ Link am Kapitelende).

Sekundäres Präventionstraining:
- Nach einer Verletzung stufenweises Training sportartspezifischer Bewegungsmuster, normaler Trainingsbelastung und Wettkampffähigkeit,
- präventive mechanische Schutzmaßnahmen, z. B. Tapeverbände (s. u.) für das Sprunggelenk nach Außenbandverletzungen.

■ **Taping** (➤ 3.13.2) **zur Prävention**
- Einschränkung und Festlegung von möglichen Gelenkbewegungen (Bsp. Sprunggelenk: Einschränkung isoliert der Supination und/oder Begrenzung der Pronation, Dorsalextension und Plantarflexion bleiben frei erhalten),
- gezielte Entlastung von Kapsel-Band-Apparat, Muskulatur, Sehnen und Sehnenscheiden,
- Verletzungsprophylaxe (Evidenz ➤ Link am Kapitelende).
- **Cave:** Gefahr der Abhängigkeit (wie bei Bandagen).

18.2.2 Betreuung von Sportlern in Training und Wettkampf

18.2.2.1 Aufwärmphase

18

Die Aufwärmphase (warming up) ist eine wichtige Vorbereitung auf sportliche Belastung. Sie dient der optimalen Abstimmung aller funktionellen Systeme (physiologische, psychische und koordinative Elemente) zur Steigerung der Leistungsfähigkeit. Durch das Aufwärmen wird die Muskeltemperatur erhöht, was zu einer vermehrten Stoffwechselaktivierung sowie zu einer erhöhten Nervenleitgeschwindigkeit mit gesteigerter Kontraktionsgeschwindigkeit der Muskulatur führt.

Grundlagen:
- Aktivierung des Herz-Kreislaufsystems durch:
  - Einbeziehen von mind. einem Sechstel der Gesamtmuskelmasse,
  - Belastung unterhalb der aeroben Schwelle oder bei etwa 40 % der individuellen Herzfrequenzreserve.
- Geeignete Aktivitäten: Warmlaufen, Einschwimmen, Einfahren, spezielle sportartspezifische Dehntechniken.

Aufwärmzeit:
- Optimal: 25–30 Minuten,
- Wirkung der Aufwärmung nur für begrenzte Zeit: Nach ca. 45 Minuten besteht keine Wirkung i. S. einer Stoffwechselaktivierung mehr → eigentliche sportliche Leistung muss unmittelbar im Anschluss an die Aufwärmphase folgen.

Folgende häufig **auftretende Fehler während der Aufwärmphase** gilt es zu vermeiden:
- Zu kurze und zu intensive Vorbereitung,
- nach dem Aufwärmen die durchgeschwitzte Sportbekleidung gegen frische, trockene austauschen.

Sportartspezifische Vorbereitung:
Die sportartspezifische Vorbereitung erfolgt im Anschluss an die allgemeine Aufwärmphase.

- Wurfsportarten: Gezieltes Aufwärmen und Dehnen der Schultergürtelmuskulatur, z. B. bei Speerwerfern federnde Bewegungen mit dem Speer aus Wurfposition (zur Tonuserhöhung vor dem Start).
- Laufsportarten: Gezieltes Aufwärmen und Dehnen der Beinmuskulatur, z. B. bei Sprintern Üben von Startantritten und federnden Bewegungen in Startposition im Startblock vor dem Start (zur Tonuserhöhung).
- Wahl der Dehntechnik ist zielabhängig,
- Durchblutungssteigerung und Optimierung des Muskelstoffwechsels durch mentale Einstellung und Entspannungstechniken (➤ 3.3).

18.2.2.2 Abwärmphase

Ziel der Abwärmphase (cool down) ist eine Überführung der adrenergen (katabolen) in eine anabole Stoffwechsellage.

Grundlagen:

- Beschleunigung der Regenerationsphase nach hohen Belastungsintensitäten durch lockere Abwärm- und Dehnübungen,
- schnelleres Sinken der Laktatwerte bei aktiver Nachbelastung,
- schnellere Belastbarkeit der Muskulatur,
- geeignete Aktivitäten: lockeres Auslaufen, Ausschwimmen, Ausradeln, leichte Dehnübungen zur Senkung des Muskeltonus.

Abwärmzeit: Ca. 10–15 Minuten.

18.2.2.3 Optimale Wettkampf- und Trainingsbetreuung

Voraussetzungen für eine optimale **Wettkampfbetreuung** sind Kenntnisse der allgemeinen Trainingslehre (➤ 3.6.5) mit den Schwerpunkten Trainingsinhalte, -methoden, -plan und Belastungsprinzipien.
Jede Sportart hat spezifische Trainingsanforderungen, auf die während der **Trainingsbetreuung** geachtet werden muss. Prinzipiell werden leistungslimitierende Faktoren verringert sowie die sportartspezifische Ausdauer-, Kraft- und Schnelligkeitsform trainiert. Beispielsweise kann ein schwerpunktmäßig auf Muskel- und Kraftzuwachs ausgelegtes Training für einen Hochspringer ungünstig, für einen Gewichtheber jedoch die Trainingsform der Wahl sein.

18

18.2.2.4 Kontraindikationen für Wettkampfsport

Eine Wettkampfsportart kann nicht ausgeübt werden, wenn folgende orthopädische bzw. chirurgische Krankheitsbilder vorliegen:

- Sekundäre Sportschäden:
  - Muskel-, Sehnen- und Gelenkverletzungen,
  - Erkrankungen mit fehlender funktioneller Kompensation.
- Hochgradige Formfehler und Anomalien von Rumpf bzw. Extremitäten.
- Aseptische Knochennekrose: Beschwerden bei sportartspezifischer Exposition und fehlenden Kompensationsmöglichkeiten.
- Scheuermann-Krankheit (➤ 4.1.3.3.10):
  - Bei Notwendigkeit einer Korsett- oder operativen Versorgung,
  - bei besonderer sportlicher Exposition,
  - bei progredientem Verlauf oder floridem Stadium.
- Bilaterale Spondylolyse, Spondylolisthesis: Nicht kompensierbare Belastungsbeschwerden beim Sport (z. B. Kunstturnen, rhythmische Sportgymnastik, Delphinschwimmen, Gewichtheben).
- Skoliose (➤ 4.1.3.3.11):
  - Bei Korsett- oder operativer Versorgung,
  - Sportarten mit erheblicher Beanspruchung der WS (z. B. Kunstturnen).
- Hüftgelenksluxation (➤ 4.5.2.2): Bei sportartspezifischer Exposition.

18.2.3 Prävention von Belastungsproblemen im Freizeitsport

Belastungsprobleme im Freizeitsport entsprechen denen im Wettkampf- und im Schulsport.

> Belastungsprobleme im Freizeitsport lassen sich durch regelmäßige (mind. drei- bis viermal pro Woche) sportliche Betätigung reduzieren. Es gilt das Motto: Lieber häufiger und kürzer, als einmal zu lang.

Bei fast jeder Erkrankung des Bewegungsapparats ist eine freizeitmäßige, individuell ausgerichtete und dosierte Belastung möglich.

■ **Trainingsempfehlungen für Freizeitsportler**

- **Aufwärmphase:**
  - Dauer: 10–15 Minuten,
  - vor der sportlichen Aktivität zum Aufwärmen des Körpers,
  - z. B. Radfahren, Seilspringen, leichter Dauerlauf,
  - funktionelle Gymnastik zur Verbesserung der Beweglichkeit und Koordinationsfähigkeit.
- **Dehnen:** Dehnung aller Hauptmuskelgruppen (➤ 3.5.7):
  - Passiv-dynamisch:
    - Dehnstellung einnehmen,
    - in dieser Position 15–30 Sekunden verweilen,
    - ruckhafte Bewegungen vermeiden,
    - ruhig und gleichmäßig atmen.
  - Anspannungs-Entspannungs-Dehnen:
    - Dehnstellung einnehmen,
    - in dieser Position Muskel/-gruppe gegen Widerstand isometrisch fünf bis sieben Sekunden anspannen,
    - Spannung lösen, etwas weiterdehnen und wieder anspannen.
    - zwei bis drei Wiederholungen.
- **Trainingsphase:** Ausdauersportart (z. B. Laufen, Radfahren, Rudern, Schwimmen, Skilanglauf).
- **Abwärmphase:**
  - Leichte Dauerbelastung für 10–15 Minuten,
  - Abschluss des Trainings (z. B. Radfahren, Seilspringen, leichter Dauerlauf).

18

18.2.4 Prävention von Sportverletzungen im Laufsport

Das Laufen hat einen hohen Stellenwert und eine große Verbreitung im Breitensport. Aus diesem Grund werden die Präventionsmöglichkeiten anhand dieses Beispiels genauer dargestellt.
Das Aktivitätsniveau der Teilnehmer reicht vom gelegentlichen Joggen bis zur regelmäßigen Teilnahme an Marathonläufen. Mit zunehmender Verbreitung steigt die Anzahl an Verletzungen. Verletzungen im Bereich des Bewegungsapparats sind z. B. (mit abnehmender Häufigkeit): Sprung-, Knie- und Hüftgelenksverletzungen. Beeinträchtigungen im Bereich des Herz-Kreislaufsystems entstehen, wenn eine Diskrepanz zwischen Leistungsanforderung und Trainingsniveau besteht.

■ **Trainingsanalyse**

- Informationen über den Läufer:
  - Körpergewicht,
  - Ernährungszustand,

- Konditionsniveau,
- zusätzliches Training weiterer Sportarten.
- Laufgewohnheiten:
  - Trainingsumfang (in Kilometer/Woche),
  - Untergrundbeschaffenheit: Straße, Wald, Schotter, Sand, Halle.
- Laufmuster: Abrollverhalten, z. B. sind Sprinter Vorfußläufer, im Gegensatz zu Mittel- und Langstreckenläufern.

■ Abrollverhalten

Normales Abrollverhalten:

- **Landephase:** Fersenkontakt hinten-außen in leichter Supination des Fußes (Aktivität von M. tibialis anterior und M. peronaeus longus), Übernahme des Körpergewichts durch den Talus, Beginn der Pronation, Vorfußlandung in Pronationsstellung.
- **Stütz-/Standphase:** Beenden der Pronation (gebremst durch M. tibialis posterior und anterior, M. soleus), Beginn der Supination.
- **Abstoßphase:** Beginn mit Ablösung der Ferse, in verriegelter Supination mit Gewichtsbelastung innen auf dem 1. und 2. Zehenstrahl, kräftiger Abdruck, nächster Schritt, erneuter Fersenkontakt in leichter Supination.

Sonderformen:

- **Überpronationsläufer:**
  - 65 % der Läufer,
  - Fersenkontakt in Supination mit unmittelbarem Übergang in Pronation (oft Innenrotation im Hüftgelenk → hohe Spannung des M. sartorius),
  - nach Gewichtsverlagerung von Ferse auf Vorfuß bleibt Pronation zu lange, zu ausgeprägt bestehen,
  - Einleitung der Supination erst nach Verlust des Fersen- und Zehenkontakts (M. tibialis posterior wird überdehnt, muss aber beim Abstoß aktiv sein).
  - **Folge:** Chronische Überlastung mit erhöhter Verletzungsgefahr.
  - **Physiotherapie**:
    - Systematische Dehnung der Fuß- und Wadenmuskulatur und besonders der Hüftinnenrotatoren,
    - Kräftigung des M. tibialis anterior und M. peronaeus longus: Laufschulung (➤ Box),
    - richtige Auswahl der Schuhe (s. u.),
    - z. B. Kniehebe- und Hopserlauf, dabei bewusst den Fuß (v. a. Fußaußenrand) nachziehen.
- **Supinationsläufer:**
  - Zu lang erhaltene Supinationsstellung des Fußes nach dem Fersenkontakt am Boden,
  - plötzliche Verlagerung des Gewichts nach medial beim Lösen der Ferse und der Zehen vom Boden.
  - **Folge:** Überlastungsgefahr für den M. peronaeus longus.
  - **Physiotherapie:**
    - Kräftigung der Zehenbeuger und Sprunggelenkspronatoren,
    - Dehnung der Fuß- und Wadenmuskulatur,
    - Laufschulung (➤ Box),
    - richtige Auswahl der Schuhe (s. u.).
- **Pronationsläufer:**
  - Selten,
  - Landung auf der Fersenmitte in Pronationsstellung,
  - Beibehalten der Pronationsstellung während der Gewichtsverlagerung und Abdruckphase (verriegelter Senkfuß).
  - **Folgen:**
    - Überdehnungsschmerz („Fuß durchgetreten"),
    - ziehende Schmerzen im Waden- und Achillessehnenbereich.

- **Physiotherapie:**
  - Systematische Dehnung der Fuß- und Wadenmuskulatur und v. a. der Hüftinnenrotatoren,
  - Kräftigung des M. tibialis anterior und des M. peronaeus longus: Laufschulung (➤ Box),
  - richtige Auswahl der Schuhe (s. u.).
  - Ermüdungspunkt beachten: Bei Übermüdung erfolgt verstärkte Überbelastung mit erhöhter Verletzungsgefahr für die bereits überbeanspruchte Muskulatur.

Laufschulung

- Laufen auf verschiedenen Untergründen (z. B. Minitrampolin, Weichmatte, Sand, Rasen),
- Laufen in verschiedenen Geschwindigkeiten (z. B. Steigerungsläufe),
- Laufen über Hindernisparcours,
- Laufen mit steigenden Widerständen. Bsp. Partnerübungen mit Theraband®: Ein um das Becken gelegtes Band wird von einem Partner festgehalten, während sich der andere gegen den elastischen Widerstand fortbewegt.
- **Cave:** Auf gut gedehnte Unterschenkel- und Fußmuskulatur achten. Bei Dehnung der Wadenmuskulatur auch die Zehenbeuger mit einbeziehen. Bsp.: Stand mit den Zehenspitzen auf einer Treppenstufe, langsam die Fersen so weit wie möglich absinken lassen, in der Endstellung die Spannung so lang wie möglich halten (gleichzeitig auch Krafttraining für die Wadenmuskulatur).

Empfehlungen für die Auswahl geeigneter Laufschuhe

- Beurteilung alter, gebrauchter Laufschuhe:
  - Wo ist die Untersohle abgelaufen (medial oder lateral)?
  - Wo sind Druckstellen?
  - Wie steht die Fersenkappe?
  - Wo ist die Mittelsohle am meisten eingedrückt (Normalzustand: hinten-außen)?
- Jeder Schuh sollte gute Fersenkappen haben, die weder zu fest noch zu hoch (Aussparung für Achillessehne) sein sollen.
- Wichtig ist eine Zwischensohle mit Dämpfungssystem:
  - Zu starke Dämpfung kann die Gelenkstabilität durch Verminderung der propriozeptiven Wahrnehmung negativ beeinflussen. Die Gelenkposition und der Druck können vom ZNS nicht richtig beurteilt werden.
  - Folge: Zu viel Krafteinwirkung ohne muskulären Schutz auf das Gelenk.
- Schuharten:
  - Neutralschuh: Einfarbige Zwischensohle, geeignet für Läufer mit normalem Abrollverhalten.
  - Anti-Pronationsschuh: Korrektur in die Supination, medial mit festerer Zwischensohle (meist von dunklerer Farbe als die übrige Sohle).
  - Anti-Supinationsschuh: Korrektur in die Pronation, festere Zwischensohle im Kleinzehenbereich.
- Wahl des Einsatzbereichs: Straße, Gelände, Training, Wettkampf.
- Körpergewicht beachten: Je schwerer der Läufer ist, umso härter sollte die Dämpfung gewählt werden.
- Trainingsfrequenz: Bei einer Trainingsfrequenz größer als zweimal pro Woche sollten aus orthopädischen Gründen öfter die Laufschuhe gewechselt werden.
- Schuhgröße: Empfehlung für eine Daumenbreite Platz zwischen großem Zeh und vorderem Schuhrand im Stand.
- Fachgeschäfte bieten Video- und Laufbandanalyse an, um das persönliche Abrollverhalten zu dokumentieren (Supination – Pronation).

18.3 Rehabilitation von Sportverletzungen

Ziel der Rehabilitation ist die bestmögliche und ausreichende Wiederherstellung der Funktions- und Sportfähigkeit durch Beheben der verletzungsbedingten Defizite sportmotorischer Fähigkeiten (Koordination, Beweglichkeit, Kraft und Ausdauer ➤ 3.6).

18.3.1 Immobilisationsschäden

Immobilisation (Ruhigstellung) nach Verletzungen führt in kürzester Zeit zu einer Beeinträchtigung aller betroffenen Strukturelemente (Immobilisationsschäden ➤ Tab. 18.3.1). Für das neuromuskuläre System bedeutet eine Immobilisation Muskelatrophie, Verschlechterung der inter- und intramuskulären Koordination, Verklebung unterschiedlicher Gewebestrukturen, Verminderung der muskulären Relaxationszeit, Senkung sensorischer Informationsaufnahme, -weiterleitung und -verarbeitung. Bereits kurze Immobilisationszeiten gehen mit starken Kraftverlusten einher. Nach nur sieben Tagen Gipsimmobilisation ist mit einer Abnahme der Kraft von mehr als 20 % zu rechnen. Mit längerer Dauer steigt das Kraftdefizit – allerdings verlangsamt (s. u.).

Tab. 18.3.1 Übersicht über Immobilisationsschäden und Kompensationsmöglichkeiten.

Strukturelement	Immobilisationsschaden	Kompensation durch Aufbautraining
Muskel	• Atrophie der Muskelfasern: Die roten, langsam-ermüdungsresistenten Muskelfasern (Slow-twitch-Fasern) neigen vermehrt zu Atrophie. • Kraftabnahme: Die Kraftabnahme erfolgt etwa viermal schneller als die Kraftzunahme.	• Kraft- und Querschnittzunahme durch Muskelaufbautraining, • Trainingsziele in Abhängigkeit von den Rehabilitationsphasen: Kraft-Ausdauer, Maximalkraft.
Kapsel-Band-Apparat	• Kapselschrumpfung: Verminderung der Gelenkbeweglichkeit. • Gelenkerguss durch synoviale Reizzustände, • verminderte Kapseldurchblutung, • Gelenkinstabilität durch Abschwächung der ligamentären Strukturen, • Verklebungen (Adhäsionen).	• Kapseldehnung: Verbesserung der Mobilität. • MLD (➤ 3.11.5.1): Verbesserung der Mobilität, Schmerzreduktion. • Stoffwechselanregende Maßnahmen: Bewegungstraining, Kälte- oder Wärmeapplikation (➤ 3.15). • Hypertrophietraining (➤ 3.6.9.3.1 Box): Zunahme der Belastungsfähigkeit durch Muskelaufbautraining. • Vorbeugung durch frühfunktionelle Übungsbehandlung.
Knorpel	• Abnahme des Wassergehalts bewirkt Elastizitätsverlust und Minderung der Dicke, • Ernährungsdefizite durch fehlende Bewegungsreize, • Zerstörung der Knorpelsubstanz durch proteolytische Enzyme der Synovia.	• Intermittierende leichte Kompressionsbehandlung mehrmals täglich über zehn Minuten, • dosierte leichte Belastungen über mind. 15 Minuten, z. B. Fahrradergometer (➤ 2.4.2) mit leichter Belastung (max. 40 Watt).

18

Strukturelement	Immobilisationsschaden	Kompensation durch Aufbautraining
Sehnen	• Verminderte Ernährung bewirkt Elastizitätsverlust und Minderung der Dicke, • Verkürzung und Verklebung der Sehnen und Sehnenscheiden durch Inaktivität oder Ruhigstellung.	• Intermittierende Dehnung (➤ 3.5.7), • Querfriktionen (➤ 3.14.1.7.6). • **Cave:** Nach Sehnenrissen vorsichtig und nach ärztlicher Rücksprache dosieren.
Neuromuskuläres System	• Störung und Verlust der intra-/intermuskulären Koordination.	• Komplexübungen zur Verbesserung von Koordination und Zusammenspiel der beteiligten Muskelgruppen.
Knochen	• Inaktivitätsosteoporose	• Kraft- und Ausdauertraining: Gehen, Walken, Laufen. • Spezifische medikamentöse Osteoporosetherapie.

Besonders **Muskelgewebe** reagiert relativ schnell mit Atrophie. Gerade für Leistungssportler stellen verletzungsbedingte Immobilisationen starke Rückschläge bez. des Trainingszustands dar. Trainierte Athleten leiden stärker unter der Atrophie als Untrainierte. Der Kraftverlust kann bis zum achten Tag etwa 5 % pro Tag betragen. Aber nicht alle Muskelgruppen atrophieren im gleichen Ausmaß. Der Oberschenkel verliert beispielsweise nach 5–6 Wochen ca. 40 % seines Umfangs, dies entspricht ca. 30–40 % seiner isometrischen Kraft (Berg et al. 1997, Häggmark et al. 1986).

Es wird davon ausgegangen, dass die Slow-twitch-Fasern zuerst atrophieren, da die notwendigen Reize im Alltag fehlen, z. B. Belastung durch das Körpergewicht beim Gehen oder Treppe steigen. Die Folge ist ein Rückgang der Kraftentfaltung. Bewegungen können noch schnell ausgeführt werden, jedoch liegt eine Störung der Feinmotorik vor. Mit zunehmender Zeit der Immobilisation kommt es zu einer verstärkten und fast selektiven Atrophie der Fast-twitch-Fasern.

Ein durch Immobilisation hervorgerufenes Muskeldefizit betrifft nahezu selektiv die Gelenkextensoren, z. B. nehmen die Flexoren der Oberarmmuskulatur nach 5-wöchiger Immobilisation lediglich um 5 % ab, während der Faserquerschnitt des M. triceps brachii um 30 % reduziert ist. Pathophysiologische und entwicklungsgeschichtliche Untersuchungen beschäftigen sich mit der Fragestellung des selektiven Verteilungsmusters und sehen z. B. die Muskellänge bei Ruhigstellung und die Faserzusammensetzung als bekannte Einflussgrößen an.

Bedeutung für die Praxis: Der Spannungs- und Dehnungszustand eines Muskels hat Einfluss auf das Ausmaß des Immobilisationsschadens. Durch Immobilisation eines verkürzten Muskels wird die Atrophie verstärkt. Im Gegensatz dazu führt die Immobilisation des M. gastrocnemius, der reich an Slow-twitch-Fasern (Typ-2-Fasern) ist, in Verlängerung zur Hypertrophie des Muskels. Offenbar stellt der normale Längen- und Spannungszustand eines Muskels einen Schwellenwert dar. Immobilisation jenseits dieser Schwelle, d. h. in größerer Dehnung, verlangsamt die Entwicklung des Immobilisationsschadens. Immobilisation in Verkürzung führt zum Abbau serieller Sarkomere und zu einer substantiellen Verkürzung bei gleichzeitig vermehrtem bindegewebigen Durchbau des Muskels.

Stretching (➤ 3.5.7.4.2) scheint eine ausreichende Prophylaxe gegenüber der Verkürzung und dem bindegewebigen Umbau darzustellen. Der Immobilisationsschaden des Muskels ist im Unterschied zur Immobilisationsosteoporose reversibel. Als Erholungsfaktor ist Faktor 2–4 der Immobilisationsphase zu veranschlagen.

Immobilisationszeiten sind daher so kurz wie möglich zu halten und eine frühfunktionelle Behandlung so schnell wie möglich einzuleiten.

■ **Prinzipien der Rehabilitation**

- Beginn bereits zum Zeitpunkt der Versorgung einer Verletzung durch Training der gesunden Körperabschnitte,
- Einbeziehen des verletzten Körperabschnitts so schnell wie möglich durch primär statisch ausgerichtete Trainingsprogramme,
- Übergang zu dynamischem Training, wenn die statische Belastung schmerzfrei möglich ist,
- medizinisches Aufbautraining mit Geräten, wenn statische und dynamische Belastungen schmerzfrei und kontrolliert stattfinden,
- isokinetisches Krafttraining (➤ 2.4.1), wenn die Belastung beschwerdefrei toleriert wird,
- Ausdauertraining (➤ 3.6.8) zur Vorbereitung auf die früheren sportlichen/beruflichen Aktivitäten,
- Koordinationstraining (➤ 3.6.10) zur Integration und Stabilisierung des Trainingserfolgs (Mattenprogramm; Gangschule ➤ 3.1.8),
- sportartspezifisches Training: Heranführen an das Leistungsniveau, das vor der Verletzung erreicht wurde.

18.3.2 Sportfähigkeit nach Operationen

Der Trainingsinhalt und -aufbau sowie die Belastungsgestaltung und -dosierung zum Erreichen der Sportfähigkeit nach OP erfolgen orientiert an den Wundheilungsphasen (s. u.).

Phasen des Belastungsaufbaus nach operativ versorgten Verletzungen:

- **Therapie:**
  - Postoperative Nachsorge,
  - ggf. Ruhigstellung,
  - ergänzende medikamentöse und physikalische Therapie.
- **Rehabilitation:**
  - Möglichst frühzeitig sportliche Beanspruchung der gesunden Bereiche der Gliedmaßen und der in Heilung befindlichen Abschnitte,
  - Ziel: Erhaltung der Koordination und Kondition,
  - geeignete Aktivitäten: z. B. Fahrradergometer, Schulterergometer, Stepper, Rudergerät, Laufband, Schwimmen.
- **Sportartspezifisches Training:**
  - Koordinations- und Konditionstraining (➤ 3.6),
  - Belastungssteigerung nur bei ausreichender Bewegungskontrolle, d. h. Belastung ohne Ausweichbewegungen,
  - Steigerung in den Ermüdungsbereich nur bei vollständiger Bewegungskontrolle.
- **Wettkampftraining/Wettkampf:**
  - Beginn, wenn extreme sportliche Belastung schmerzfrei und ohne nachfolgende Reizzustände der betroffenen Extremität möglich ist.
  - Es darf keine Angst mehr vor der Belastung/Bewegung, die der Verletzung vorausgegangen ist, bestehen.

In ➤ Tab. 18.3.2 sind typische Sportverletzungen, deren operative Versorgung sowie die Dauer der einzelnen Phasen des Belastungsaufbaus zusammengefasst dargestellt.

■ **Phasen der Wundheilung**

Ziel der Wundheilung ist die Wiederherstellung des Gewebes nach einer Verletzung. Die Wundheilungsreaktion teilt man orientierend in vier Phasen ein (nach Seidenspinner 2005):

- Entzündungsphase: 1.–5. Tag (➤ 3.6.7.1.1),
- Proliferationsphase: 6.–21. Tag (➤ 3.6.7.1.2),
- Konsolidierungsphase: 22.–60. Tag (➤ 3.6.7.1.3),
- Remodellierungsphase: ab dem 61. Tag, Dauer 3–12 Monate (➤ 3.6.7.1.4).

Die Zeitdauer der einzelnen Phasen ist primär abhängig von der Schwere, Größe und Lokalisation der Verletzung sowie von den initial durchgeführten therapeutischen Maßnahmen.

Tab. 18.3.2 Übersicht über typische Sportverletzungen, deren operative Versorgung sowie die Dauer der einzelnen Phasen des Belastungsaufbaus.

Verletzung	Operative Versorgung	Therapie (Wochen)	Rehabilitation (Wochen)	Sportartspezifisches Training (Wochen)	Wettkampf (Wochen)
Oberarmfraktur	OS	12–14	15–16	17–18	16–24
ACG-Sprengung	OS, Bandnaht	7–8	9–10	11–12	12–16
Komplexe Ellenbogenfraktur	OS	8–10	9–12	13–14	16–20
Unterarmfraktur	OS	6–7	7–8	9–12	12–16
Spondylolisthesis	Spondylodese	bis 52	52–56	56–60	72–96
Femurfraktur	OS	12–16	13–14	14–16	24–32
Patellafraktur	OS	10–12	11–12	13–14	16–24
Kreuzbandruptur	Naht, Plastik	10–12	12–14	14–18	24–48
Knieseitenbandruptur	funktionell-konservativ	8	9–10	11–12	16–24
Meniskusläsion, keine Naht	arthroskopische OP	3–4	4–6	5–8	4–12
Unterschenkelschaftfraktur	OS	12–14	13–14	15–16	16–24
OSG-Fraktur	OS	10–14	15–16	17–18	16–24
OSG-Außenbandruptur	funktionell-konservativ	3–4	3–4	3–4	16–24
OSG-Außenbandruptur	Naht	4–6	7–8	9–10	8–12
Achillessehnenruptur	Naht	12	12	16	20–24
Fußwurzelfraktur	Versorgung je nach Lokalisation und Befund	12	16	16–26	48–60
Metatarsalfraktur	OS	8	11–12	11–16	16–24

Beachte: Die Rehabilitationszeiten richten sich nach der jeweiligen Wundheilung, dem jeweiligen Operationsverfahren sowie hausinternen Rehabilitationsprogrammen.
OS: Osteosynthese (➤ 5.1.2.3.3).

18

18.3.3 Sport mit Endoprothesen

Ziele der sportlichen Aktivität bei Patienten nach prothetischem Gelenkersatz (➤ 4) sind die Verbesserung der Leistungsfähigkeit und der Lebensqualität. Mit einer Totalendoprothese (TEP) versorgte Patienten, die dosiert Sport treiben, haben i. d. R. weniger Beschwerden und Schmerzen (Zimmerman 2008).

Individuelle Beurteilung der Sportfähigkeit:
- Allgemeinerkrankungen,
- Zustand des Halte- und Bewegungsapparats,
- Mobilität v. a. des TEP-versorgten Gelenks,
- Lokalisation der TEP bez. sportlicher Betätigung,
- Ausgangssituation des versorgten Gelenks,
- Prothesenmodell und -technik (zementiert, unzementiert).

■ Sportartempfehlungen bei Prothesen des Hüft- und Kniegelenks

Geeignete Sportarten:
- Schwimmen:
  - Temperiertes Wasser,
  - beim Brustschwimmen statt Schwunggrätsche dosierte Stoßgrätsche einsetzen,
  - Wechselbeinschlag in BL oder RL, ggf. mit Schwimmflossen,
  - am besten: Kraulschwimmen, Rückenschwimmen.
- Radfahren:
  - Gut geeignet für Hüft-TEP (➤ 4.5.5), weniger gut für Knie-TEP (➤ 4.6.6).
  - Empfehlung: Heimtrainer, da sonst hohe Sturzgefahr besteht.
  - Optimale Einstellung von Sattel- und Lenkerhöhe beachten,
  - keine Rennhaken oder Körbchen zur Fixierung der Füße verwenden (zusätzliche Unfallgefahr bei Sturz).
- Gymnastik:
  - Geeignet, zur Erhaltung und Verbesserung der muskulären Leistungsfähigkeit,
  - nicht geeignet zur Beweglichkeitsverbesserung.
  - **Cave:** Keine extremen Bewegungen des operierten Kniegelenks zulassen.
- Rudern:
  - Für Hüft- und Knie-TEP geeignet.
  - Beachte: Vermeidung von übermäßiger Flexion in Knie- und Hüftgelenk,
  - Sturzgefahr bei Segelmanövern.

Bedingt geeignete Sportarten:
- Skilanglauf:
  - Prinzipiell günstig für Hüft- und Knie-TEP bei ausschließlicher Diagonaltechnik.
  - Empfehlung: Benutzung von breiten Wanderski.
- Dauerlauf:
  - Nur bei guter Lauftechnik geeignet,
  - auf weichem Boden,
  - mit stoßabsorbierenden Laufschuhen (➤ 18.2.4),
  - unter zeitlicher Begrenzung,
  - ohne Muskelermüdung.
- Golf:
  - Problemlos bei guter Spieltechnik, d. h. kontrollierter Torsionsbelastung im LWS- und Hüftbereich,
  - unterstützt durch Schuhe ohne Spikes.

Nicht geeignete Sportarten:
- Sportarten mit Belastungen im Schnelligkeits-Ausdauer-Bereich,
- Sportarten mit abrupten, schnellen Richtungswechseln,

- Kampfsportarten,
- Sprungdisziplinen,
- Ballspiele (Ausnahme Prellball, Schlagball),
- Rückschlagspiele (z. B. Tennis nur sinnvoll bei kontrolliertem Spiel von der Grundlinie),
- Ski alpin.

18.3.4 Sport nach Gliedmaßenamputation

■ **Armamputierte** (➤ 4.8.1)

- Laufen:
  - Belastung eher im Ausdauerbereich (➤ 3.6.8),
  - Sprinten wegen Sturzgefahr weniger geeignet.
- Sprungdisziplinen:
  - Weitsprung,
  - Hochsprung (Flop-Technik).
- Rückschlagspiele (bei einseitiger Amputation): Faustball, Prellball, Fußball, Tennis, Tischtennis.
- Schwimmen:
  - Einseitige Amputation: Brustschwimmen,
  - beidseitige Amputation: Rückenschwimmen.

■ **Beinamputierte** (➤ 4.8.2)

Prinzipiell sollte die sportliche Betätigung durch rumpfstabilisierende Gymnastik ergänzt werden. Die sportliche Aktivität sollte mit und ohne Prothese (➤ 4.9.3) erfolgen.

- Ohne Prothese:
  - Schwimmen, bei beidseitiger Amputation mit Schwimmflosse,
  - Ballspiele im Sitzen oder Rollstuhl (z. B. Volleyball, Basketball, Prellball).
- Mit Prothese:
  - Geschicklichkeitsgehen (z. B. verschiedene Hindernisse), Schulung im Umgang mit der Prothese,
  - bei sicherer Beherrschung der Prothese z. B. Wurfdisziplinen und Ballspiele im Stand.
- Mit Spezialausrüstung:
  - Angeln,
  - Ski alpin mit Krücken- oder Monoski.

18

Weitere Informationen bietet z. B. der Deutsche Behindertensportverband auf seiner Internetseite (www.dbs-npc.de).

18.4 Krankheitsbilder

18.4.1 Patellaspitzensyndrom

Das Patellaspitzensyndrom (engl. jumper's knee) bezeichnet eine Insertionstendopathie am oberen und/oder unteren Patellapol sowie an der Tuberositas tibiae. Betroffen ist der M. quadriceps femoris. Zu 25 % treten die Insertionstendopathien im Bereich der Quadrizepssehne, zu 65 % im oberen und zu 10 % im unteren Bereich der Patellarsehne auf. Das Patellaspitzensyndrom entwickelt sich v. a. durch hohe und sich schnell wiederholende Zugwirkungen, auf die das Sehnengewebe mit Entzündungen und Verschleißerscheinungen reagiert.

■ **Physiotherapie**

- Im akuten Stadium:
  - Schonung,

- partielle Ruhigstellung,
- Beginn mit dynamischen Übungen im beschwerdefreien Bewegungsbereich so schnell wie möglich.
- Im chronischen Stadium:
  - Quer-/Friktionen (➤ 3.14.1.7.6),
  - Ultraschalltherapie (➤ 3.16.2) zur Durchblutungsförderung und Optimierung der Wundheilung.
  - Patellamobilisation (auch unter Kompression):
    - ASTE: Patient in RL, Kniegelenk in leichter Flexion (Unterlagerung mit weicher Rolle),
    - Patella mit Kompression (die komprimierende Hand des Th. greift von oben auf die Patella) nach kaudal gleiten lassen,
    - auf dem „Rückweg" nach kranial keine Kompression ausüben,
    - Schmerzprovokation vermeiden,
    - Dosierung: 15–20 Wiederholungen, 2–3 Serien, einmal täglich,
    - im Anschluss: 20–30 Minuten Radfahren (Fahrradergometer, leichte bis mittlere Intensität: 40–60 Watt).
    - Ziele: Stoffwechselverbesserung, Anreiz zur Matrixneubildung.
  - Dehnung des M. quadriceps femoris in BL (z. B. PIR ➤ 3.9.5.7.2),
  - evtl. Trainingsumstellung.

18.4.2 Beschwerden im Bereich Lendenwirbelsäule und Iliosakralgelenk

■ **Physiotherapie**

- Testen der Adduktoren (v. a. bei Läufern):
  - Häufig verkürzt und hyperton,
  - durch Ansatz der Muskeln am Becken (im Bereich des Tuber ischiadicus) indirekte Spannung auf das ISG möglich.
  - Folge: Schmerzhafte Blockierungen in diesem Abschnitt.
  - Maßnahme: Bei Verkürzung dehnen (z. B. mit PIR ➤ 3.9.5.7.2).
- Testen des M. iliopsoas:
  - Tendiert zur Verkürzung.
  - Verlauf: Von den Querfortsätzen der unteren LWS zum Trochanter minor.
  - Folge der Verkürzung: Beschwerden in der Leiste oder im LWS-Bereich.
  - Maßnahme: Bei Verkürzung dehnen (z. B. mit PIR).

18

18.4.3 Leistenprobleme bei Fußballern

■ **Physiotherapie**

Testen der Beckenmuskeln:

- Häufig Verkürzung/Hypertonus des M. iliopsoas bzw. des M. iliacus.
- Bsp.:
  - ASTE: RL, ein Bein in Hüft- und Kniegelenk passiv beugen,
  - das zu dehnende Bein im Überhang auf einer Liege,
  - Th. bringt Hüftgelenk passiv in max. Extension,
  - Pat. spannt vorsichtig in Flexion dagegen, um M. iliopsoas zu aktivieren,
  - in verschiedenen Positionen, auch mit Hüftrotation und -abduktion durchführen.

18.4.4 Adduktorentendinose

Typischerweise treten bei der Adduktorentendinose Schmerzen im Bereich der Symphyse oder des Ramus inferior ossis pubis auf, die in die Leiste ausstrahlen können. Häufig lassen die Beschwerden bei Belastung nach und nehmen am Ende des Trainings an Intensität zu. Bei vielen Betroffenen ist Fahrradfahren noch möglich, wohingegen Laufbewegungen schmerzhaft eingeschränkt sind.

■ **Klinischer Befund**

- Provokation der Schmerzen durch Adduktion gegen Widerstand,
- häufig radiologische Diagnostik bei Sportlern mit Leistenbeschwerden: Darstellung eventueller knöcherner Ausrisse oder Ermüdungsbrüche des Oberschenkelhalses.

■ **Therapie**

- **Konservativ:**
  - Bei Auftreten von Leistenschmerzen:
    - Sofortige Trainingspause,
    - häufig spontanes Nachlassen der Beschwerden.
  - Bei akuter Verletzung:
    - Sofortige Eisanwendung (➤ 3.15.4),
    - Linderung des Entzündungsprozesses durch NSAR (➤ 1.6.8.1),
    - Kortisoninjektionen bei stark ausgeprägter Schmerzsymptomatik im Bereich des Muskel- oder Sehnenansatzes,
    - Muskelaufbautraining unter PT-Anleitung unterhalb der Schmerzgrenze,
    - Training in vollem Umfang erst bei Schmerzfreiheit (i. d. R. nach 1–2 Wochen).
    - **Cave:** Gefahr der Chronifizierung (➤ 3.18.1) bei zu zeitigem Beginn.
- **Operativ:** Indikation bei kompletten Rupturen.

18.4.5 Achillessehnentendinitis

Zu den **Risikofaktoren** der Achillessehnentendinitis zählen:

- Eingeschränkte Beweglichkeit in die Dorsalextension,
- verminderte Kraft der Plantarflexoren,
- vermehrte Pronation im unteren Sprunggelenk,
- eingeschränkte Beweglichkeit im subtalaren Gelenk,
- abnormale Sehnenstruktur,
- Adipositas,
- Diabetes mellitus.

Häufig tragen auch Trainings- und Technikfehler, Umweltfaktoren sowie falsches Equipment zur Entstehung bei.
Die höchste **Prävalenz** findet sich im Leistungssportbereich bei Läufern während der Vorbereitung auf Wettkämpfe. Die Altersspanne der Verletzten liegt zwischen 30 und 50 Jahren. Die Wahrscheinlichkeit des Auftretens einer Schmerzsymptomatik ist bei Männern häufiger als bei Frauen.

■ **Klinischer Befund**

- **Diagnostik:**
  - Bisher kein akzeptiertes und valides Instrument zur Diagnosestellung und Klassifizierung,
  - häufiger Einsatz von MRT (➤ 2.4.16) und Ultraschall (➤ 2.4.15) (gleichwertig),
  - Diagnose erfolgt durch positiven Achillessehnenpalpationstest (schmerzhafter Zangengriff),
  - Überwärmung, Ödeme,
  - verminderte Kraft und Ausdauer der Plantarflexoren auf der betroffenen Seite,
  - Einschränkungen in der sportlichen Aktivität und Partizipation.
  - **Assessmentinstrument** vor und nach einer Intervention: VISA-A Fragebogen (Victorian Institute of Sport Assessment):
    - Steifheit, Schmerz und Funktion bei unterschiedlichen Aktivitäten (z. B. Treppe steigen, Zehenstand beidseitig und Einbeinsprünge),
    - Bewegungsausmaß der Dorsalextension sowie im Subtalargelenk,
    - Unterschiede in Kraft/-ausdauer der Plantarflexoren,
    - Schmerz bei Palpation.

- **Differenzialdiagnosen:**
  - Akute Achillessehnenruptur (vollständig oder teilweise ➤ 5.1.5.20.4),
  - Bursitis subachillea (retrocalcaneare Bursitis),
  - posteriores Impingement-Syndrom,
  - Irritation des N. suralis,
  - Os-trigonum-Syndrom,
  - Ossifikation der Achillessehne,
  - Grunderkrankungen aus dem rheumatischen Formenkreis (➤ 7),
  - Insertionstendopathie der Achillessehne.

■ **Physiotherapie**

- Exzentrische Kraftübernahme nach dem Fersenheben (engl. heel raise):
  - Empfehlung: Dreimal 15 Wiederholungen, zweimal täglich über 12 Wochen.
  - Ziele: Schmerzlinderung, Funktionsverbesserung.
- In der akuten Phase:
  - Iontophorese (➤ 3.16.1.2.3).
  - Ziele: Schmerzlinderung beim Gehen oder Training auf der Treppe.
- Dehnübungen zur Schmerzlinderung und Funktionsverbesserung bei eingeschränkter Dorsalextension,
- MT (➤ 3.5) zur Mobilisation des Gewebes, Funktionsverbesserung, Schmerzlinderung,
- Fersenerhöhung (12–15 mm), um den Zug auf die Achillessehne zu mindern,
- exzentrisches Training,
- Einsatz von Orthesen (➤ 4.9.2) und Schienen nur in Ausnahmefällen, z. B. bei Wundheilungsstörungen oder im Spätstadium einer Tendinopathie (Immobilisation),
- Ultraschalltherapie (➤ 3.16.2),
- Taping (➤ 3.13.2) als Assessment-Tool (s. o.) mit dem Ziel der Beschwerdeminderung bzw. -freiheit und zur kurzzeitigen Funktionsverbesserung.

Evidenz-/Bewertungslage zu den einzelnen PT-Maßnahmen bei einer Achillessehnentendinitis: ➤ Link am Kapitelende.

18.4.6 Akutes Supinationstrauma

■ **Risikofaktoren**

- Akutes Supinationstrauma in der Vergangenheit,
- keine Nutzung von externer Unterstützung (z. B. Schienen),
- kein adäquates Aufwärmen vor der Aktivität,
- fehlendes normales Bewegungsausmaß in die Dorsalextension,
- Mangel an Gleichgewichts-/Propriozeptionstraining zur Prävention nach einem Supinationstrauma in der Vergangenheit.

■ **Klinischer Befund**

- **Symptome:**
  - Ligamentäre Laxität,
  - Einblutung,
  - Druckschmerzhaftigkeit,
  - Schwellung,
  - eingeschränktes Bewegungsausmaß.
- **Assessments/Tests:**
  - Tests zur Beurteilung körperlicher Einschränkungen:
    - Messungen des Bewegungsausmaßes (➤ 2.1.5.1),
    - Umfangsmessung bei Schwellung,
    - talare Translation und Inversion,
    - Gleichgewicht über Einbeinstand.
  - Tests für Funktionalität und Partizipation:

  - In der subakuten Phase: Laterale Bewegungen, diagonale Bewegungen und Bewegungen mit Richtungswechsel.
  - Lateral hop test auf Distanz,
  - Zeit beim Gehen und Rennen (40 m),
  - Achterlaufen, Einbeinsprung nach vorne,
  - Kreuzsprünge,
  - Treppensprünge.

Bei 75 % der Patienten, die in den Sprungtests (z. B. auf Distanz) weniger als 80 % der Leistung des Referenzbeins erreichen, liegt eine verringerte Sprunggelenksfunktion vor.

- Vordere Schublade am oberen Sprunggelenk (Anterior Drawer Test, ADT):
  - Testung der Stabilität des Ligamentum talofibulare anterius,
  - bei einer Ruptur Vergrößerung des Vorschubs des Talus im Verhältnis zur Tibia im Seitenvergleich.
  - Normal ist eine Translation von wenigen Millimetern (Casillas 2003).
- Laterale Aufklappbarkeit des oberen Sprunggelenks (Talar Tilt Test, TTT):
  - Prüfung der Stabilität des Sprunggelenks,
  - Durchführung in Plantarflexion und Neutralstellung im Seitenvergleich.
  - In Neutralstellung wird vermehrt das Ligamentum calcaneofibulare getestet, in Plantarflexion das Ligamentum talofibulare anterius.

- **Differenzialdiagnose:**
  - Verletzungen der Syndesmose,
  - subtalare Verletzungen,
  - Achillessehnenruptur.
- **Bildgebende Verfahren:**
  - Bildgebung, spätestens bei Beschwerden länger als vier bis sechs Wochen,
  - umgehend bei Instabilität, Krepitation, Blockierung:
  - Röntgen (➤ 2.4.14) bzw. Stress-Röntgen: Messung der Distanz von der Spitze der Fibula zum Talus bei anteriorem Stress auf das OSG,
  - MRT (➤ 2.4.16), v. a. für die Differenzialdiagnose zu osteochondralen Läsionen,
  - CT (➤ 2.4.17),
  - Ultraschall (➤ 2.4.15).

18

■ Therapie

- Progressive Gewichtsbelastung so früh wie möglich,
- Unterstützung durch Schienen, sinnvoll in Kombination mit Belastung,
- Anpassung an Schwere der Verletzung, Wundheilungsphase und Schmerzstärke,
- bei sehr schweren Fällen: Immobilisation mit semirigider Schiene oder Unterschenkelgips.

■ Physiotherapie

- MLD (➤ 3.11.5.1),
- MT (➤ 3.5):
  - Aktive und passive Weichteil- und Gelenkmobilisation,
  - anterior-posteriore Mobilisation des Talus im schmerzfreien Bereich,
  - Ziele: Schwellungsreduktion, Verbesserung der schmerzfreien Beweglichkeit, Normalisierung des Gangmusters (➤ 2.3).
- Subakute Phase: Abgestufte Gelenkmobilisationen, z. B. Distraktion talocrural nach longitudinal kaudal.
- Sportassoziiertes Aktivitätstraining,
- Kryotherapie (➤ 3.15.4),
- ggf. Elektrotherapie (➤ 3.16.1).

Evidenz-/Bewertungslage zu den einzelnen PT-Maßnahmen bei einem akuten Supinationstrauma: ➤ Link am Kapitelende.

Bsp.: Inversionstrauma OSG
Aufbau eines physiotherapeutischen Rehabilitationstrainings, orientiert an den Phasen der Wundheilung, am Bsp. eines konservativ versorgten Inversionstraumas des OSG (Bandruptur) (➤ 5.1.5.20):

Entzündungsphase 1.–5. Tag (➤ 3.6.7.1.1):
- 48 Stunden Übungspause:
  - Durchlauf der physiologischen Stadien Entzündung, Ödembildung und -resorption.
  - Therapie: Hochlagerung mit leichter Kompressionsbandage (➤ 3.11.5.2).
- Förderung des Lymphabflusses:
  - Aktives Bewegen im schmerzfreien Bereich,
  - wenn nicht möglich: passive Bewegungen zum Erhalt von Beweglichkeit und Durchblutungsförderung.
- Medikamente:
  - Meist nicht notwendig,
  - hohe Vitamin C-Zufuhr kann Heilungsdauer verkürzen durch Förderung der Kollagensynthese.
- Bei starkem Ödem > 48 Stunden:
  - Hinweis auf zu frühe/zu starke Belastung oder auf Gelenkbeteiligung.
  - Medikamente:
    - Orale Antiphlogistika (z. B. Diclofenac, **Cave** bei Magenbeschwerden) (➤ 1.6.8.1),
    - fibrinolytische Enzyme zum Einnehmen.
- Nach 48 Stunden:
  - Gehübungen (➤ 3.1.8),
  - bei Schmerzen mit Unterarmgehstützen in Teilbelastung (Dreipunktgang ➤ 3.1.8.2.1).
- Normalisierung der Beweglichkeit mit aktiven und passiven Bewegungsübungen, um Ausrichtung der Muskelfasern in funktioneller Richtung zu fördern.
- Anlage eines therapeutischen Tape-Verbands (➤ 3.13.2) nach zwei bis vier Tagen:
  - Nach Abklingen der Schwellung,
  - OSG passiv in Nullstellung halten,
  - Anlage: erst Klebebandage, dann Tape,
  - keine Einschränkung des normalen Gangs und aktiver Plantarflexion,
  - leichte Einschränkung des Zehenstands,
  - Erneuern des Tapes nach zehn Tagen,
  - mind. zwei Stunden Pause zwischen den Wechseln zur Regeneration der Haut.
  - **Cave:** Bei Beschwerden (z. B. Schmerzen, Stauung, Kribbeln), die bei Hochlagerung der Extremität nicht zurückgehen, Tape umgehend entfernen.

Proliferationsphase 6.–21. Tag (➤ 3.6.7.1.2):
- Aerobes Training:
  - Förderung der Durchblutung,
  - Anregung des Herz-Kreislaufsystems, damit ausreichend sauerstoffreiches Blut in den Verletzungsbereich gelangt.
- Ausdauer- und Koordinationstraining:
  - Funktionell in komplexen Bewegungsmustern,
  - z. B. Fußtraining, Laufschulung (➤ 18.2.4 Box), evtl. leichte Dauerläufe, wenn Belastung beschwerdefrei toleriert wird.

- Progressive neuromuskuläre Neuorientierung mit Übungsgeräten (z. B. „labiles Holzbrett"):
  - Herstellung: Längs halbierten Rundstab auf ein ca. 20 × 30 cm großes Holzbrettchen nageln.
  - Ausführung: Patient steht mit dem betroffenen Fuß auf dem Brettchen und versucht, das Brett in der Waagerechten zu halten, während der Th. vor dem Patienten steht und ihn im Schulterbereich stabilisiert.
  - Trainingsfrequenz: Fünfmal jeweils eine Minute, mind. dreimal pro Tag; Patient übt selbstständig.
  - Die Integration in den Alltag ist z. B. beim Zähne putzen möglich.
  - Vorbereitend kann diese Übung auch auf der Weichmatte durchgeführt werden.
- ggf. Diathermie: Pulsierende Kurzwellen-Diathermie zur Reduktion des Ödems und damit verbundenen Gangabweichungen.
- Kryokinetics:
  - Nach Abklingen des Ödems (etwa ab dem zweiten Tag),
  - 30–45 s den verletzten Bereich mit Eis abreiben → reaktive Hyperämie mit gleichzeitiger Anregung des Lymphsystems (➤ 18.1.9),
  - danach drei bis fünf Minuten aktive Bewegung im schmerzfreien Bereich (z. B. Fahrradfahren),
  - fünf- bis siebenmal hintereinander, zweimal täglich durchführen.
- PNF (➤ 3.7.3): Bilaterale und reziproke Pattern.
- Kon- und exzentrisches Krafttraining:
  - Vorsichtig beginnen.
  - **Bsp.:** Kraftmaschine (Beinpresse, leg press)
    - ASTE: Sitz,
    - physiologische Bewegung,
    - Aktivierung ganzer Muskelketten im Bein durch Fußkontakt (geschlossene Kette),
    - „Wegdrücken" der Fußplatte entspricht der konzentrischen Kraftentwicklung,
    - „Herankommenlassen" der Fußplatte entspricht der exzentrischen Kraftentwicklung des M. quadriceps femoris,
    - Beginn mit leichten Gewichten und hohen Wiederholungszahlen, langsame Steigerung der Gewichte.

18

Konsolidierungs- und Remodellierungsphase ab dem 22. Tag (➤ 3.6.7.1.3, ➤ 3.6.7.1.4): In der dritten und vierten Wundheilungsphase wird die MTT (gerätegestützte Krankengymnastik) eingesetzt (➤ 3.6).

18.4.7 Plantarfasziitis

Die Plantarfasziitis ist die häufigste Erkrankung des Fußes, das Erkrankungsrisiko ist für Athleten und Nichtathleten identisch. Die höchste Prävalenz liegt zwischen 20–34 Jahren, die Inzidenz ist für Frauen höher. Es besteht ein Zusammenhang zwischen der Verdickung der Plantarfaszie und der Zunahme der Schmerzen und weiterer Symptome.

Ätiologie:

- Funktionell-anatomisch bedingt: Hohlfuß (➤ 4.7.5.3), Rückfußvarus, eingeschränkte Dorsalextension,
- Laufstil (z. B. ausgeprägter Vorfußlaufstil ➤ 18.2.4),
- Laufschuhe (z. B. Schuhe ohne ausreichende Dämpfung, mit breitem Absatz → größere Hebelkräfte und ungünstige Auswirkungen ➤ 18.2.4),
- fester Untergrund,
- Spike-Schuhe,

- Geschlecht (Frauen häufiger betroffen als Männer),
- hoher BMI.

Klinischer Befund

- **Symptome:**
  - Stechender Schmerz in Plantarfaszie und medialer Fersenregion nach längerer Ruhe (Aufstehen am Morgen, längerem Sitzen),
  - stechender Schmerz in Plantarfaszie und Ferse nach längerem Stehen,
  - zunehmende Gewichtsbelastung verstärkt die Schmerzsymptomatik.
- **Klinischer Verlauf:**
  - Chronisch,
  - Symptomdauer vor Behandlung: meist ca. ein Jahr.
- **Tests:**
  - Palpation der proximalen Insertion der Plantarfaszie,
  - aktive und passive Dorsalextension.
  - Tarsaltunneltest:
    - Th. führt max. Dorsalextension, Eversion des Fußes und Extension aller Zehen über einen Zeitraum von ca. 5–10 s durch,
    - Klopfen über dem Tarsaltunnel (direkt hinter dem Malleolus).
    - Positiver Test: Druckempfindlichkeit und/oder unangenehmes, elektrisierendes Gefühl (positives Tinel's Zeichen) (diagnostische Güte ist noch unbekannt).
  - Windlass Test (auch Winschentest):
    - Verkürzt die Plantarfaszie zwischen dem Kalkaneus, dem metatarsophalangealen Gelenk,
    - ASTE: Sitz oder unter Belastung durch das Körpergewicht,
    - passive Extension des 1. metatarsophalangealen Gelenkes verursacht Schmerzen.
    - Positiver Test: Reproduzierbarkeit des Schmerzes (Bolgla u. Malone 2004).

Physiotherapie

- MT (➤ 3.5):
  - Gelenkmobilisation, Gewebetechniken,
  - Ziele: Minderung von Bewegungseinschränkungen, Schmerzen und eingeschränkten Funktionen.
- Dehntechniken (➤ 3.5.7):
  - Plantarfaszienspezifische Techniken und M. gastrocnemius/M. soleus-Dehnungen,
  - Ziel: Schmerzreduktion.
- Taping (➤ 3.13.2):
  - Antipronations-Tape zur mittelfristigen Schmerzreduktion (drei Wochen) und Verbesserung der Funktion,
  - Tapes am M. gastrocnemius und der Plantarfaszie zur kurzzeitigen (ca. eine Woche) Schmerzreduktion.
- Einlagen:
  - Zur Unterstützung des Längsgewölbes,
  - Nachtschiene bei Patienten mit den stärksten Schmerzen am Morgen für die Dauer von ca. ein bis drei Monaten.

18.5 Evidenz-/Bewertungslage

Um größtmögliche Aktualität in der Print- und Online-Version zu gewährleisten, stehen Informationen zu aktuell vorliegenden Studien im Online-Zusatzmaterial (➤ Link am Kapitelende) zur Verfügung.

Evidenzangaben

Literatur

Anhang

Herausgeber- und Autorenschaft

Herausgeberinnen und Herausgeber

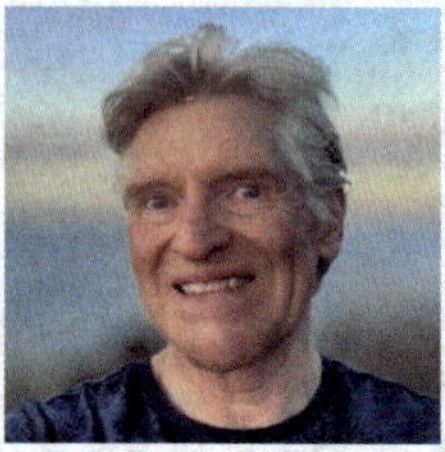

Kolster, Bernard C. (PT, Dr. med.)
info@kvm-verlag.de

Beiträge:
1.6 Häufig eingesetzte Medikamente und ihre Bedeutung in der Physiotherapie, 3.13.4 Flossing, 18 Sportmedizin und Sportphysiotherapie

Qualifikationen:
- Ausbildung zum Physiotherapeuten
- Studium Humanbiologie und Humanmedizin in Marburg
- Physiotherapeut, Arzt
- Schwerpunkte: Physikalische Medizin Ernährungsmedizin, klassische Massage, Reflextherapie

Tätigkeit:
- Klinische Tätigkeit in den Bereichen Gynäkologie und Geburtshilfe sowie Physikalische Medizin
- Schwerpunkte seiner praktischen Tätigkeit sind die physikalische Medizin, Reflextherapie und Ernährungsmedizin
- Als Autor und Herausgeber zahlreicher Fachbücher gehören die Vermittlung von Wissen und die Umsetzung in alltagstaugliche Strategien zu seinen Hauptanliegen

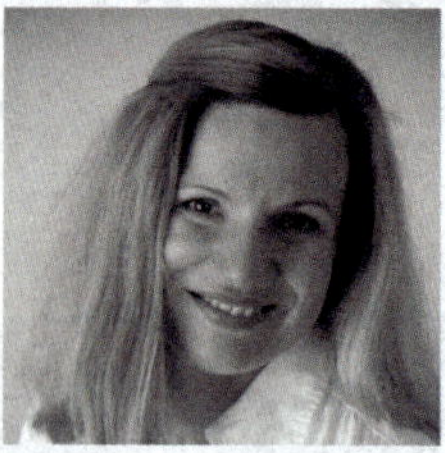

Gesing, Verena (PT, M.Sc. Phys.)
Verena.gesing@gmx.de

Beiträge:
2.4.11 Rasterstereografie, 4.8 Amputationen, 5.1 Traumatologie, 8 Neurologie, 11 Gynäkologie, 12.5 Bewegungskonzepte und -gruppen für Kinder

Qualifikationen:
- 2005 Abschluss der Ausbildung zur Physiotherapeutin
- 2009 Abschluss Bachelor of Science Physiotherapie an der HS Fulda
- 2011 Abschluss Master of Science Physiotherapie an der Universität Marburg
- Spezifische Qualifikationen: Manualtherapeutin, Sportphysiotherapeutin, Krankengymnastik am Gerät

Tätigkeit:
- Gegenwärtig Lehrkraft für Physiotherapie an einer Physiotherapieschule in Dortmund für die Fächer PT/SKL Gynäkologie, PT Neurologie, Befund und Grundlagen, Arbeitsmedizin
- Freiberufliche Physiotherapeutin in eigener Privatpraxis
- Mitautorin des Buches Triggerpunkte – Therapie und Praxis der Triggerpunktetherapie (KVM-Verlag)
- Mitarbeit an verschiedenen Buchprojekten
- Schwerpunkt der Tätigkeiten: Muskuloskelettale Physiotherapie, Physiotherapy for Womens Health und Wissenschaftliches Arbeiten

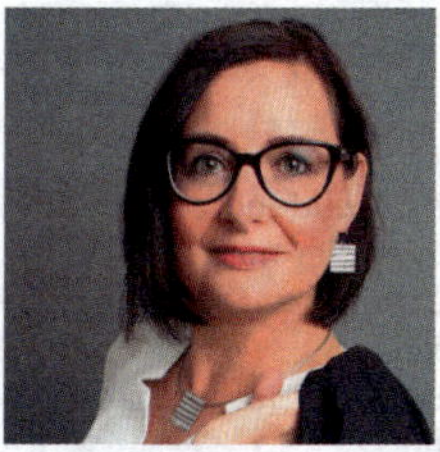

Winkelmann, Claudia (PT, Prof. Dr. rer. med.)
winkelmann@ash-berlin.eu

Beiträge:
1.1.1 Arbeiten im Akutkrankenhaus, 1.10 Betriebliches Gesundheitsmanagement, 2.1.4.2 Test und Training der aktiven Tastsinnesleistung, 3.3.1 Entspannungstherapie – Grundlagen, 3.3.2 Systematische Entspannungsverfahren, 3.17 Schmerztherapie, 6 Physiotherapie in der Intensivmedizin

Qualifikationen:
- 1995 Staatliche Prüfung zur Physiotherapeutin an der Medizinischen Fachschule Saalfeld
- 2000–2005 Betriebswirtschaftsstudium zur Diplom-Kauffrau (FH) an der HFH-Hamburger Fern-Hochschule mit den Vertiefungen Unternehmensführung, Marketing, Zusatzstudium Gesundheitsmanagement
- 2005–2007 Promotion (Gesundheitsökonomin) an der Medizinischen Fakultät der Universität Greifswald

Tätigkeit:
- Bis 2013 Oberphysiotherapeutin, Abteilungsleiterin der Experimentellen Physiotherapie sowie Physikalischen Medizin und Rehabilitation, Stabsstellenleiterin in verschiedenen Maximalversorgern, darunter auch Universitätsklinika
- Bis 2018 Studiendekanin des Studienzentrums Gesundheit und Studiengangsleiterin Interprofessionelle Gesundheitsversorgung an der staatlichen Dualen Hochschule Baden-Württemberg Heidenheim sowie Professorin für Gesundheitswissenschaften
- Seit 2018 Professorin für Betriebswirtschaft und Management im Gesundheits- und Sozialwesen an der Alice-Salomon-Hochschule Berlin
- Seit 2021 Schwerpunktprofessorin für Qualitätsgesicherte Strukturentwicklung in Studium und Lehre mit Wissenschaftlicher Gesamtleitung des Bereichs Weiterbildung an der Alice-Salomon-Hochschule Berlin

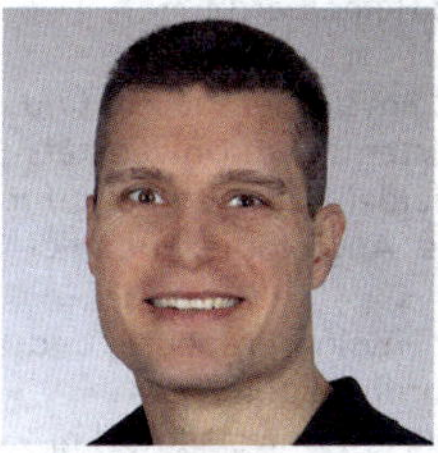

Alt, Andreas (PT, M.Sc.)
info@andreas-alt.com

Qualifikationen:
- 2009 Abschluss der Ausbildung zum Physiotherapeuten
- 2012 Abschluss Bachelor of Science Physiotherapie an der Hogeschool Thim van der Laan (Niederlande)
- 2015 Abschluss Master of Science Sportphysiotherapie an der Deutschen Sporthochschule Köln
- Seit 2021 Promotionsstudent für Humanwissenschaften an der Universität zu Lübeck mit dem Schwerpunkt Physiotherapie

Tätigkeit:
- Seit 2009 Physiotherapeut mit Schwerpunkt auf muskuloskelettale Physiotherapie und Sportphysiotherapie in verschiedenen Einrichtungen
- Seit 2016 Autor und Herausgeber von Lehr- und Sachbüchern für Physiotherapeuten und Patienten
- 2018–2020 Abteilungsleitung der Physiotherapie der Fit 4 Life AG (Schweiz)
- Seit 2020 Beauftragter für Qualitätsmanagement in der Sportclinic Zürich (Schweiz)

Autorinnen und Autoren

Altschuck, Natalie (Dr.)
natalie.altschuck@tum.de

Beiträge:
1.3 Klassifikationssysteme in der Medizin, 2.3 Ganganalyse, 2.4.8 Fußdruckmessung, 3.1.8 Gangrehabilitation und Gangschule
Qualifikationen:
- Ausbildung Physiotherapie an der Schule für Physiotherapie in Gießen; Abschluss: Examen
- Bachelor- und Masterstudium Physiotherapie an der Universität Marburg und der Hochschule Fulda; Abschlüsse: B.Sc. phys., M.Sc. phys.
- Promotion an der Technischen Universität München

Tätigkeit:
- Wissenschaftliche Mitarbeiterin am Lehrstuhl Sozialpädiatrie der Technischen Universität München
- Mitarbeiterin am Kinderzentrum München
- Schwerpunkt der Tätigkeit: Bewegungsanalyse

Apelt, Sandra (Dr. rer. medic.)
Sandra.Apelt@uk-gm.de

Beiträge:
10 Onkologische Erkrankungen,
13.2 Urologie des Mannes,
13.3 Nierenerkrankungen
Qualifikationen:
- 1999 Staatsexamen Physiotherapie, Leipzig
- 2006 B.Sc. Phys. Hochschule Fulda
- 2007 M.Sc. Phys. Philipps Universität Marburg
- 2011 Promotion zum Dr. rer. medic. Universität Duisburg-Essen

Tätigkeit:
- Schulleiterin der Schule für Physiotherapie am Universitätsklinikum Gießen und Marburg GmbH, Standort Marburg

Bauerfeind, Maika
maika.bauerfeind@gmx.de

Beiträge:
1.3 Klassifikationssysteme in der Medizin
Qualifikationen:
- 2009–2012 Ausbildung zur Physiotherapeutin an der medizinischen Berufsfachschule der Universitätsklinik Leipzig
- Abschluss B.Sc. Physiotherapie an der FH Fulda
- Seit 2014 lizensierte Rückenschullehrerin nach KddR

Tätigkeit:
- Physiotherapeutin in der Praxis für Physiotherapie und Osteopathie – Frank Achenbach in Marburg

Benjamin (geb. Ehlken), Nicola (M.Sc.)
nicola.benjamin@med.uni-heidelberg.de

Beiträge:
9.1.8 Pulmonale Hypertonie
Qualifikationen:
- 2004 Staatsexamen Physiotherapie an der Orthopädischen Universitätsklinik Heidelberg
- 2009 Bachelor of Science Physiotherapie an der Hochschule Fulda und der Universität Marburg
- 2015 Master of Science Medizinische Biometrie und Statistik an der Universität Heidelberg

Tätigkeit:
- 2004–2007 Physiotherapeutin und Studienassistentin am Universitätsklinikum Heidelberg, Abteilung für Kardiologie, Angiologie, Pneumologie
- 2007–2015 Physiotherapeutin und Studienkoordinatorin in der Thoraxklinik am Universitätsklinikum Heidelberg, Zentrum für pulmonale Hypertonie
- Seit 2015 Leitung Studienkoordination und wissenschaftliches Projektmanagement an der Thoraxklinik am Universitätsklinikum Heidelberg, Zentrum für pulmonale Hypertonie
- Schwerpunkt der Tätigkeit: Training bei schwerer pulmonaler Hypertonie

Beyerlein, Claus (Dr.)
info@physiotherapie-beyerlein.de

Beiträge:
3.5.6 Mulligan-Konzept©
Qualifikationen:
- 2001 Master Degree in „Manipulative Therapy" an der Curtin University of Technology in Perth (Australien)
- 2003 Abschluss Diplom-Sportwissenschaften an der Universität Tübingen
- 2010 Promotion zum Doktor in der Humanbiologie (Dr. biol. hum.) an der Medizinischen Fakultät der Universität Ulm zum Thema „Erstkontakt in der Physiotherapie in Deutschland"

Tätigkeit:
- Seit 1994 Physiotherapeut in eigener Praxis in Ulm
- Seit 2002 akkreditierter Lehrer der Mulligan Concept Teachers Association (MCTA)
- Mitherausgeber und Schriftleiter der Zeitschrift *manuelletherapie*
- Lehraufträge an mehreren Hochschulen in Deutschland und der Schweiz
- Schwerpunkt der Tätigkeit: Lehrtätigkeit im Mulligan Concept („Mobilisation with Movement") sowie in eigener Privatpraxis (Kiefergelenk, Wirbelsäule und Behandlung chronischer Schmerzpatienten)

Black, Kerin
alexandertechnik@yahoo.de

Beiträge:
3.12.5 F.M. Alexander-Technik
Qualifikationen:
- Ausbildung am Hampstead Alexander Centre in London (England)
- Lehrerin der F.M. Alexander-Technik mit Anerkennung der Society of Teachers of the Alexander Technique (STAT)

Tätigkeit:
- Ausbildungsleiterin des Süddeutschen Alexander-Technik-Zentrums in München
- Schwerpunkt der Tätigkeit: Alexander-Technik-Lehrerausbildung, allgemeiner Unterricht in Alexander-Technik und spezialisierte Kurse für Musiker und Reiter

Blickensdorff, Charlotte Barbara
info@blickensdorff.com

Beiträge:
3.12.5 F.M. Alexander-Technik
Qualifikationen:
- Lehrerin der F.M. Alexander-Technik (ATVD)
- Diplom Ökonomin
- Diplom Kunsthistorikerin

Tätigkeit:
- 2008 Gründung des Zentrums für Alexander-Technik, Berlin-Mitte
- 2015–2017 Vorstandsmitglied des ATVD
- Dozentin Bildungswerkstatt Pflege und Landesakademie Brandenburg (LAKÖV)
- Schwerpunkt der Tätigkeit: Einzelstunden, Kurse, Arbeit mit Reiter*innen

Blohm, Dietmar (M.Sc.)
dietmar.blohm@gmx.de

Beiträge:
9.5 Kohlenhydratstoffwechselstörung – Diabetes mellitus
Qualifikationen:
- 2004–2007 Ausbildung zum staatl. anerkannten Physiotherapeuten in Rostock
- 2007–2008 International Internship bei der Crotched Mountain Foundation in Greenfield (New Hampshire, USA): Tätigkeitsschwerpunkt: Arbeit mit Kindern und Jugendlichen mit körperlichen und geistigen Behinderungen
- 2008–2011 Studium zum Bachelor of Science in Physiotherapy (B.Sc.) an der Hochschule Fulda und Philipps-Universität Marburg
- 2011–2014 Studium zum Master of Science in Physiotherapy (M.Sc.) an der Philipps-Universität Marburg und Hochschule Fulda
- Spezifische Qualifikationen: Manuelle Lympdrainage, Bobath, einzelne Kurse aus der Manuellen Therapie

Tätigkeit:
- Seit 2011 als Physiotherapeut im Therapiezentrum Reha Fit in Marburg
- Schwerpunkt der Tätigkeit: orthopädische, traumatologische und

neurologische Physiotherapie sowie ambulante Rehabilitation

Bökel, Andrea (Dr. rer. bio. hum.)
boekel.andrea@mh-hannover.de

Beiträge:
9.2 Kardiologische Erkrankungen
Qualifikationen:
- 2005 Staatsexamen Physiotherapie am Annastift Hannover
- 2007 Bachelor of Science Physiotherapie an der HAWK Hildesheim
- 2010 Master of Science Physiotherapie an der HAWK Hildesheim
- 2021 Promotion Dr. rer. biol. hum. an der Medizinischen Hochschule Hannover

Tätigkeit:
- 2006–2010 Physiotherapeutin im Therapie- und Rehazentrum Laatzen
- 2010–2011 Wissenschaftliche Mitarbeiterin (MHH)
- 2011–2016 Lehre und Koordination Masterstudiengang Ergo- und Physiotherapie (MHH)
- 2013–2017 Stellvertretende Therapiegesamtleitung (MHH)
- Seit 2016 Wissenschaftliche Mitarbeiterin (MHH)
- Seit 2018 Wissenschaftliche Referentin der Klinik für Rehabilitationsmedizin (MHH)
- Seit 2020 Lehre im Studiengang Humanmedizin (MHH)
- Schwerpunkte der Tätigkeit: Forschung zu Rehabilitationsbedarfen und Gesundheitsversorgung, Assessmententwicklung, klinische Forschung

Bracht, Petra (Dr. med.)
info@liebscher-bracht.com

Beiträge:
3.19.10 Schmerztherapie nach Liebscher und Bracht
Qualifikationen:
- Studium der Medizin
- Spezifische Qualifikationen: Akupunktur, Homöopathie und weitere, gängige Naturheilverfahren

Tätigkeit:
- Tätig in eigener Praxis in Frankfurt am Main
- 1992–2000 Lehrauftrag zum Thema Ernährung und Gesundheit an der Johann-Wolfgang-Goethe Universität in Frankfurt am Main
- Schwerpunkt der Tätigkeit: Weitere Ausarbeitung der ganzheitlichen Schmerztherapie nach Liebscher und Bracht mittels einer Verschmelzung der schmerzrelevanten Inhalte der LNB Gesundheitslehre und der LNB Bewegungstherapie, wie sie heute als Weiterbildung für Therapeuten angeboten wird

Brakutt, Andrea (B.Sc.)
a.brakutt@googlemail.com

Beiträge:
3.16 Elektro-, Ultraschall- und Phototherapie
Qualifikationen:
- 1973–1976 Ausbildung zur Physiotherapeutin
- Seit 2013 Bachelor of Science in Komplementärtherapien
- Spezifische Qualifikationen: Sektorale Heilpraktikerin auf dem Gebiet der Physiotherapie, Medizinische Trainingstherapie, Bobath, Manuelle Therapie, Brüggertherapie Mukoviszidose, Manuelle Lymphdrainage

Tätigkeit:
- 1976–1986 Physiotherapeutin
- 1986–1992 leitende Physiotherapeutin
- 1990–2021 Vorsitzende der Landesgruppe Thüringen des VPT
- Seit 1992 selbstständige Physiotherapeutin in eigener Praxis
- Seit 2021 stellvertretende Sprecherin der Landesgruppe Mitte VPT

Bucher-Dollenz, Gertrude (MAS)
gerti.bucherdollenz@bluewin.ch

Beiträge:
3.5.4 Neurodynamik
Qualifikationen:
- 1983 Physiotherapieabschluss
- 1993 MAS in Physiotherapie (IFOMT Standard) in Adelaide (Australien)
- Seit 1994 IMTA Teacher, seit 2009 IMTA Senior Teacher (www.imta.ch)

- Seit 1996 NOI Teacher (www.noigroup.com)
- 2008 MAS in Educational Design in Zürich

Tätigkeit:

- Postgraduierte Lehre in der Physiotherapie (IMTA, NOI) in verschiedenen europäischen Ländern
- Seit 1999 selbständig in eigener Physiotherapie Privatpraxis
- Seit 2016 Dozentin im Masterstudiengang Advanced Physiotherapy & Management an der FH Burgenland (Österreich)

Daube, Marco
marco.daube@gmx.de

Beiträge:
3.13.1 Applied Kinesiology
Qualifikationen:

- 1996–1999 Ausbildung Physiotherapie an der Rudolf Klapp Schule in Marburg
- 2000–2005 OMT Ausbildung
- 2006–2010 Ausbildung und Physiotherapie-Diplom in Applied Kinesology bei ICAK-D (International College of Applied Kinesiology-Deutschland)
- 2011–2015 Ausbildung und Abschluss in funktioneller Osteopathie bei CURA (Craniosacral-Unwinding + Resonance-Academy)

Tätigkeit:

- Seit 2003 Physiotherapeut in eigener Praxis in Stadtallendorf

De Coninck, Steven (MSc PT)
info@cyriax.eu

Beiträge:
3.5.1 Orthopädische Medizin Cyriax
Qualifikationen:

- 1989 Abschluss in Motorische Revalidation und Kinesitherapie an der Freien Universität Brüssel (Belgien)
- Physiotherapeut
- Spezifische Qualifikationen: Cyriax-Konzept (siehe: www.cyriax.eu)

Tätigkeit:

- Physiotherapeut in eigener Privatpraxis in De Haan (Belgien)
- Leiter der European Teaching Group of Orthopaedic Medicine (ETGOM)
- Schwerpunkt der Tätigkeit: Untersuchung, Diagnose und Behandlung von Weichteilläsionen des Bewegungsapparats

Diestmann, Jochen (Dipl. med. Päd.)
verwaltung@oedemzentrum.de

Beiträge:
3.11 Physikalische Ödemtherapie
Qualifikationen:

- Masseur und medizinischer Bademeister
- Physiotherapeut

Tätigkeit:

- Fachleitung des Ödemzentrums Feldberg/St. Blasien
- Fachlehrer für Lymphdrainage und Ödemtherapie

Dietrich, Sarah (M.Sc.)
sarah.feist@gmx.de

Beiträge:
3.3.1 Entspannungstherapie – Grundlagen, 3.3.2 Systematische Entspannungsverfahren, 3.14.3 Kolonmassage, 13.1 Urologie der Frau
Qualifikationen:

- 2008–2011 Ausbildung zur Physiotherapeutin, Medizinische Berufsfachschule am Universitätsklinikum Leipzig AöR
- 2009–2013 Studium zum Bachelor of Science Gesundheits- und Pflegewissenschaften, Martin-Luther-Universität Halle-Wittenberg, Medizinische Fakultät
- 2013–2016 Studium zum Master of Science Gesundheitswissenschaften, Westsächsische Hochschule Zwickau

Tätigkeit:

- Einrichtungsleiterin AWO Senioren- und Sozialzentrum gGmbH Sachsen-West

Döring, Bastienne
yogaheilenschmerztherapie@gmail.com

Beiträge:
3.17 Schmerztherapie
Qualifikationen:

- Physiotherapeutin
- Krankenschwester

- Schmerzphysiotherapeutin der Deutschen Schmerzgesellschaft
- Lymphtherapeutin
- Lizenz für Rückenschule, Qi Gong, Nordic Walking, Wassergymnastik, Yogalehrerin (ZPP-zertifiziert)

Tätigkeit:

- Übungsleiterin für Behindertensport und Bogenschießen
- 2006–2021 Mitarbeiterin in der Multimodalen Schmerztherapie im Schmerzzentrum der Zentralklinik Bad Berka
- Seit 2021 als selbstständige Physiotherapeutin tätig

Elzer, Matthias (Prof. Dr. med.)
m.elzer@t-online.de

Beiträge:
1.2 Kommunikation, 15 Seelische Störungen
Qualifikationen:

- Studium der Erziehungswissenschaften und Humanmedizin in Berlin und Frankfurt am Main
- Facharzt für Psychiatrie, Facharzt für Psychosomatische Medizin, Psychotherapie, Psychoanalytiker, Gruppenanalytiker, Balint-Gruppenleiter, Supervisor

Tätigkeit:

- 1994–2017 Professor für Sozialpsychiatrie, Psychotherapie Beratung an der Hochschule Fulda
- 2001–2014 in der Lehre im Bachelor- und Master-Studiengang Physiotherapie der Hochschule Fulda und des FB Medizin der Philipps-Universität Marburg und seit 2014 im primärqualifizierenden Bachelor-Studiengang Physiotherapie der Hochschule Fulda
- Niedergelassen in eigener Praxis für Psychotherapie und Psychoanalyse in Hofheim/Ts.

Fischer, Thorsten
info@osteopathie-fischer.de

Beiträge:
3.9.2 Fasziendistorsionsmodell
Qualifikationen:

- 2007–2010 FDM Ausbildung und offizieller Assistent bei Dr. Georg Harrer (Wien)
- 2011 Ausbildung zum FDM Instruktor (EFDMA) bei Dr. Georg Harrer (Wien)
- Spezifische Qualifikationen: Fünfjährige Osteopathie-Fortbildung an der Osteopathie Schule Deutschland (OSD) in Hamburg

Tätigkeit:

- Heilpraktiker und FDM-Instruktor (EFDMA)
- Gründung und Leitung des interdisziplinären Behandlungszentrums agora Hannover
- Gründungspräsident und stellvertretender Vorsitzender des Osteopathieforum Hannover e. V.

Friedrich, Ingo (Dr.)
Friedrichingo@gmx.de

Beiträge:
3.19.11 Dorn-Therapie
Qualifikationen:

- Studium der Sportwissenschaften und Pädagogik; Abschluss: Master of Arts
- Promotion zu sportmedizinischen Fragestellungen; Abschluss: Dr. phil.
- Sporttherapeut
- Heilpraktiker

Tätigkeit:

- Sportwissenschaftler
- Wissenschaftlicher Mitarbeiter an der Sportwissenschaftlichen Fakultät der Universität Leipzig
- Leiter des Bundesstützpunktes Judo in Leipzig

Fröschen-Ludwig, Brigitte (B.A.)
b.froeschen-ludwig@gmx.de

Beiträge:
17 Palliativversorgung
Qualifikationen:

- 1980 Krankenpflegeexamen
- Fachwirtin für Organisation und Führung im Sozialwesen
- Bachelor of Arts (B.A.) Pflegepädagogik
- Weiterbildung Palliativpflege

Tätigkeit:

- Krankenschwester in der Inneren Medizin, Kardiologie, Knochenmarktransplantation
- 2010–2014 Palliativstation Universitätsklinik Freiburg im Breisgau
- Seit 2015 multiprofessioneller palliativmedizinischer Dienst

Gamper, Urs Niklaus
ungamper@bluewin.ch

Beiträge:
3.4.2 Bad Ragazer Ringmethode
Qualifikationen:
- 1967–1970 Lehre Biologie Laborant B2 Ciba AG in Basel
- 1973–1976 Physiotherapie Schule Kantonsspital in Basel

Tätigkeit:
- 1970–1973 Laborant an der Ciba Geigy AG in Basel
- 1977–1983 Physiotherapeut am Rheuma- und Rehabilitationszentrum der Klinik Valens
- 1983/1990 Chefphysiotherapeut am Rheuma- und Rehabilitationszentrum der Klinik Valens
- 1990–2016 Cheftherapeut am Rheuma- und Rehabilitationszentrum der Klinik Valens
- 1991–1998 Präsident Schweizerischer Physiotherapie Verband Sektion Ostschweiz
- 1991–2012 Vorstand Rheumaliga Schweiz
- 1998–2010 Präsident des Physiotherapie Verbands St. Gallen-Appenzell
- 2004–2012 Präsident Health Professionals in Rheumatology, Switzerland
- 2011 Gründungsmitglied des Vereins International Aquatic Therapy Faculty
- Seit 2011 Präsident des Vereins International Aquatic Therapy Faculty

Geidl, Wolfgang (Dr.)
wolfgang.geidl@fau.de

Beiträge:
3.10 Rückenschule
Qualifikationen:
- Bis 2004 Studium der Sportwissenschaft mit Schwerpunkt Prävention und Rehabilitation in Heidelberg
- 2015 Promotion zum Thema „Aufbau eines körperlich aktiven Lebensstils in der Rehabilitation chronischer Erkrankungen"

Tätigkeit:
- 2004–2007 freiberuflicher Sporttherapeut
- Seit 2007 wissenschaftlicher Mitarbeiter am Lehrstuhl für Sportwissenschaft mit Schwerpunkt Bewegung und Gesundheit des Instituts für Sportwissenschaft und Sport der Friedrich-Alexander Universität Erlangen-Nürnberg
- Tätigkeitsschwerpunkte: Bewegungstherapie in der Rehabilitation chronischer Erkrankungen, Qualitätsentwicklung, verhaltensbezogene Bewegungstherapie und Determinanten des Bewegungsverhaltens, ICF-Bezug sowie interdisziplinäre Rehabilitationskonzepte

Görgner, Anke (Dr. med.)
praxis@anke-goergner.de

Beiträge:
9.4.7 Naturheilkunde bei Obstipationszuständen und anorektalem Prolaps
Qualifikationen:
- Fachärztin Anästhesiologie
- Fachkundenachweis „Leitender Notarzt", Zusatzbezeichnung „Notfallmedizin", „Naturheilverfahren"
- Spezifische Qualifikationen: Expertin für Konstitutionsmedizin, Ausleitende Verfahren und Blutegeltherapie sowie für Traditionelle Europäische Medizin

Tätigkeit:
- Seit 2003 eigene privatärztliche Praxis für Naturmedizin in Leipzig
- Seit 2011 Erste Leitende Oberärztin der Abteilung Naturheilkunde im Akutkrankenhaus am SANA Klinikum Leipziger Land
- Schwerpunkt der Tätigkeit: Vereinigung von Schulmedizin und Naturheilkunde zu einem einheitlichen Therapiekonzept sowie Integration in die Akutmedizin

Greiff, Christine (M.M.)
info@christinegreiff.de

Beiträge:
16 Geriatrie
Qualifikationen:
- 1988–90 Ausbildung Physiotherapie in Viernheim
- 2010 Bachelor of Science Phys. an der HS Fulda
- 2012 Supervision und Coaching am UK Tübingen

- 2020 Master Mediation an der Fernuniversität Hagen
- Spezifische Qualifikationen: Brügger Therapie, Bobath Therapie, Manuelle Therapie (IAOM), CMD-Behandlung, MLD

Tätigkeit:

- Inhaberin einer Praxis für Physiotherapie
- Selbstständige Supervisorin/Coach DGSv und Mediatorin BM
- Ehem. Lehrtätigkeit an Berufsfachschulen in Geriatrie, Neurologie, Atemtherapie, Entspannung
- Jahrelange Tätigkeit als Leitung einer Abteilung für Physikalische Therapie in Akutkrankenhaus und geriatrischer Rehabilitation

Grunwald, Martin (Prof. Dr. Dipl. Psych.)
mgrun@medizin.uni-leipzig.de

Beiträge:
2.1.4.2 Test und Training der aktiven Tastsinnesleistung
Qualifikationen:

- 1986–1993 Studium der Psychologie an der Universität Jena
- 1989 Promotion an der Universität Jena
- 2004 Habilitation an der Universität Jena

Tätigkeit:

- 1993–1996 Wissenschaftlicher Mitarbeiter am Neurophysiologischen Institut der Universität Jena
- 1996–2008 Wissenschaftlicher Assistent an der Universität Leipzig
- 1996 Gründung und Leitung des Haptik-Forschungslabors an der Universität Leipzig
- Schwerpunkt der Tätigkeit: Lehre und Forschung im Bereich der Psychophysiologie des menschlichen Tastsinnessystems

Günther, Petra (MSc)
p.guenther@klinikum-weimar.de

Beiträge:
3.16 Elektro-, Ultraschall- und Phototherapie
Qualifikationen:

- 1983–1986 Fachschulausbildung als Physiotherapeutin
- 2011–2013 Master of Science in Gesundheitspädagogik/Health Education
- Spezifische Qualifikationen: Manuelle Therapie, Fachtherapeutin für Osteopathie, Sportphysiotherapie, Medizinische Trainingstherapie (MTT), Rehabilitationssport, Propriozeptive Neuromuskuläre Fazilitation (PNF) u. a.

Tätigkeit:

- 1986–1991 Physiotherapeutin am Sophien- und Hufeland-Klinikum Weimar, Zentrum für Physikalische und Rehabilitative Medizin
- 1991–1994 stellvertretende leitende Physiotherapeutin am Sophien- und Hufeland-Klinikum Weimar, Zentrum für Physikalische und Rehabilitative Medizin
- Seit 1994 leitende Physiotherapeutin am Sophien- und Hufeland-Klinikum Weimar, Zentrum für Physikalische und Rehabilitative Medizin
- Kursleiterin für Manuelle Medizin, Manuelle Therapie und Osteopathie im Ärzteseminar Berlin (ÄMM)

Haevernick, Kerstin (B.A. PT)
haeverni@uke.de

Beiträge:
3.7.6 Constraint-Induced Movement Therapy/Forced-Use-Therapie
Qualifikationen:

- 1996–1999 Ausbildung als Physiotherapeutin an der Berufsfachschule für Physiotherapie im Universitätsklinikum Hamburg-Eppendorf
- 2006–2009 berufsbegleitendes Bachelor-Studium an der Hogeschool Thim van der Laan in Utrecht (Niederlande); Abschluss: Bachelor of Arts in Physiotherapie
- Spezifische Qualifikationen: Vojta-Therapeutin, Bobath-Therapeutin, Cranio-Sacrale Therapie, Reflektorische Atemtherapie nach Schmitt/Brüne, Forced-Use-Therapie

Tätigkeit:

- Seit 2000 Physiotherapeutin in der Neurologischen Klinik des Universitätsklinikums Hamburg-Eppendorf

Hahn, Sarah (M.Sc.)
info@gesundheitsheldin.de

Beiträge:
1.3 Klassifikationssysteme in der Medizin
Qualifikationen:
- 2005–2008 Ausbildung zur staatlich geprüften Physiotherapeutin an der Uniklinik in Mainz
- 2012–2015 B.Sc. Physiotherapie an der Hochschule Fulda
- 2015–2017 M.Sc. Human Technologies in Sports and Medicine an der Deutschen Sporthochschule Köln
- Spezifische Qualifikationen: Manuelle Therapie, Krankengymnastik am Gerät, Manuelle Lymphdrainage, Didaktik-Schulungen

Tätigkeit:
- 2008–2012 Physiotherapeutin im orthopädischen und sporttraumatologischen Bereich
- 2011–2012 Betreuung der Bundesliga-Volleyball Mannschaft des VC Wiesbaden
- Dozentin bei der Stiftung Begabtenförderung berufliche Bildung (SBB) in Bonn
- 2016–2022 Wissenschaftliche Mitarbeiterin im IFD Cologne
- Seit 2020 selbstständig tätig im Bereich Online-Gesundheitscoachings
- Schwerpunkt der Tätigkeit: funktionelle Bewegungsanalyse, ganzheitliche Betreuung von Menschen mit muskuloskelettalen Beschwerden, evidenzbasierte Aufklärung über Gesundheitsthemen in Social Media

Halanke-Büchner, Carolin (M.A.)
caro.halanke@gmail.com

Beiträge:
1.3 Klassifikationssysteme in der Medizin
Qualifikationen:
- 2009–2012 Ausbildung zur Physiotherapeutin an der SBBS 6 „Marie-Elise-Kayser" in Erfurt/Thüringen
- 2012–2015 Bachelorstudium im Studiengang Physiotherapie an der Hochschule Fulda/Universität Marburg
- 2015–2018 Masterstudium im Studiengang Gesundheits- und Sozialmanagement an der Hochschule Gera

Tätigkeit:
- 2015–2016 Dozentin am Rehabilitations- und Universitätsklinikum Ulm im Bereich der beruflichen Bildung
- 2016–2019 Assistenz der Institutsleitung am Institut für Medizinische Systembiologie, Universität Ulm
- 2019–2021 Projektkoordinatorin „feelback" am Institut für Medizinische Systembiologie, Universität Ulm
- Seit 2019 Personalreferentin in der BGU | Blutgerinnung Ulm

Heber, Jens (B.Sc.)
heber.jens@gmx.de

Beiträge:
3.19.7 N.A.P.® – Therapiekonzept in der Neuroorthopädie
Qualifikationen:
- 2002 Physiotherapieexamen in Münster
- 2004–2005 Studium Bachelor of Science der Physiotherapie in Hildesheim

Tätigkeit:
- 2002–2009 Anstellung an verschiedenen Rehabilitationskliniken in Österreich und Deutschland
- Seit 2009 Instruktorentätigkeit in N.A.P.® in Deutschland und dem europäischen Ausland
- 2009–2011 Tätigkeit in einer Praxis in München
- Seit 2011 Instruktorentätigkeit im Rahmen der Manuellen Schlucktherapie
- 2010–2012 Dozententätigkeiten im Rahmen der Bachelorstudiengänge in Freiburg und Heidelberg
- Seit 2012 eigene Privatpraxis in München

Heldmann, Patrick (M.Sc.)
pheldmann@web.de

Beiträge:
2.2 Health Related Patient Reported Outcomes – Fragebogen, Skalen und Testverfahren
Qualifikationen:
- 1999–2002 Berufsausbildung zum Physiotherapeuten an der Bernd-

Blindow-Schule in Bad Sooden Allendorf
- 2005–2009 Bachelor of Arts in Physiotherapie an der THIM Hogeschool voor Fysiotherapie in Nieuwegein (Niederlande)
- 2009–2012 Master of Science in Physiotherapie an der HAWK Fachhochschule in Hildesheim

Tätigkeit:
- Wissenschaftlicher Mitarbeiter am Bundesverband selbstständiger Physiotherapeuten – IFK e.V.
- Schwerpunkt der Tätigkeit: Vertreter des Verbands bei Entwicklung med. Leitlinien; Referent und Dozent für die Themen: Assessments in der Physiotherapie, Prävention und Gesundheitsförderung, Autonomie in der Physiotherapie

Hennes, Axel
a.hennes@sanomed.de

Beiträge:
3.19.2 Dreidimensionale Skoliosetherapie nach Schroth, 3.19.3 Kyphosetherapie nach Schroth
Qualifikationen:
- Physiotherapeut
- Internationaler Schroth Instruktor

Tätigkeit:
- Physiotherapeut
- Teammitglied Spine Concept MVZ-Bad Sobernheim im Rahmen eines Kompetenzzentrums für Skoliose und Kyphose

Hoß (geb. Heller), Anna (B.Sc.)
anna.heller18@googlemail.com

Beiträge:
3.13.2 Elastisches Taping,
11 Gynäkologie
Qualifikationen:
- 2008–2009 Ausbildung zur Brüggertherapeutin
- 2010–2014 Studium Physiotherapie B.Sc. in Marburg und Fulda
- 2014–2016 Ausbildung zur Manualtherapeutin
- 2017–2019 Ausbildung zur Bobath-Therapeutin
- Spezifische Qualifikationen: Beckenbodentherapeutin, klassisches Tapen im Sport und Sportosteopathie

Tätigkeit:
- 2008–2016 Physiotherapeutin bei den Sportfreunden Blau-Gelb Marburg
- Seit 2009 freie Mitarbeiterin in der Physiotherapie Praxis Heck in Großseelheim
- Seit 2010 Herausgeberin und Autorin der Heller-Skripte
- Seit 2011 Physiotherapeutin der deutschen Goalball Nationalmannschaft
- Seit 2011 Dozentin für kinesiologisches Taping bei der Firma sensotape®.
- 2014–2016 Bereichsleitung für Prävention und Gesundheitsförderung im Gesundheitszentrum Marburg
- 2014–2018 Lehrerin für Gynäkologie, Elektro-, Licht- und Strahlentherapie an der Rudolf-Klapp-Schule der UKGM Marburg
- Seit 2016 Physiotherapeutin im Reha Fit am Gesundheitszentrum in Marburg
- Mitherausgeberin und Autorin des Physiojournals

Hulselmans, Marcel (B.Sc.)
HUMAaquatic.com@t-online.de

Beiträge:
3.4.1 Wasserspezifische Therapie (Water Specific Therapy, WST),
3.4.3 Clinical Ai Chi
Qualifikationen:
- 1978–1982 Ausbildung zum Physiotherapeuten (Bsc) in Enschede (Niederlande)

Tätigkeit:
- Lehrtätigkeit als Senior Lecturer der International Aquatic Therapy Faculty
- Physiotherapeut im Schwerpunktklinikum Wirbelsäule „Werner Wicker" in Bad Wildungen Reinhardshausen
- Schwerpunkt der Tätigkeit: Querschnitt- sowie Hirntrauma Rehabilitation

Hummel, Alexandra C. (M.Sc.)
alexandra-hummel@outlook.de

Beiträge:
17 Palliativversorgung

Qualifikationen:
- Ausbildung zur Physiotherapeutin am Uniklinikum Aachen
- Bachelor of Science (Studiengang: Ergotherapie, Logopädie, Physiotherapie) an der Hochschule Osnabrück
- Master of Science in Physiotherapie an der Berner Fachhochschule (Schweiz)
- Spezifische Qualifikationen: Manuelle Therapie, Manuelle Lymphdrainage, Sportphysiotherapie, Dry Needling

Tätigkeit:
- Physiotherapeutin in einer Privatpraxis in Bern (Schweiz)
- Schwerpunkt der Tätigkeit: Orthopädie, Chirurgie, Geriatrie, MTT, Sportphysiotherapie
- Physiotherapeutin des Schweizerischen Frauen-Fußballnationalteams U-17
- Vorstandsmitglied von Physiobern (Berufsverband)
- Lehrtätigkeit an der Berner und Züricher Fachhochschule im Bereich Ethik, Kommunikation und Lebensqualität

Kassner, Hans Peter
h.kassner@gmx.de

Beiträge:
3.5.5 McKenzie-Methode – Mechanische Diagnose und Therapie

Qualifikationen:
- 2001 Staatsexamen Physiotherapeut
- 2010–2012 Diplom in mechanischer Diagnose und Therapie (MDT); Abschluss: Dip. MDT
- Spezifische Qualifikationen: Manuelle Therapie, lokale Stabilität der Gelenke nach Hamilton, Med. Freihanteltraining; Med. Koordinationstraining; Fachtrainer für Arthroseprävention; Med. Seilzugtraining (Dt. Trainerakademie Köln), Spiraldynamik Basic, Kinesiotaping K-Active Grundkurs, Fortbildung KGG, Z-Health (neurobasiertes Trainingskonzept), Fernstudium in Mechanical Diagnosis and Therapy MDT nach McKenzie an der University of Otago (Neuseeland)

Tätigkeit:
- Physiotherapeut in einer orthopädisch-neurologischen Praxis

Kautz, Axel
kautz@ruhrsportreha.de

Beiträge:
3.19.5 Sling TrainingsTherapie

Qualifikationen:
- 1994 Ausbildung zum Masseur und medizinischen Bademeister
- 1999 Fachlehrer Sportphysiotherapie
- 2000 Lehrstabsmitglied beim DOSB-Sportphysiotherapie
- 2001 Ausbildung zum Physiotherapeuten
- 2007 OMT Examen
- 2014–2016 M.Sc. in Sportphysiotherapie
- Spezifische Qualifikationen: MTT/KGG Fachlehrer; MLD, PNF, Sport-Physiotherapie, Cyriax, Mulligan

Tätigkeit:
- Bis 1997 Krankenhaus für Sportverletzte in Hellersen
- 1997–2004 Sport-Reha-Westfalencenter Dortmund
- Seit 1998 Betreuung des Olympiastützpunkt Westfalen
- 1999–2006 Betreuung der Leichtathletik Nationalmannschaft
- 2004 RuhrSportReha Bochum
- Schwerpunkte der Tätigkeit: postoperative und konservative Rehabilitation im Sport- bzw. orthopädischen Bereich sowie der präventiven und rehabilitativen Physiotherapie und Sportphysiotherapie

Keifel, Friederike (B.Sc.)
friederike.keifel@le.ortenau-klinikum.de

Beiträge:
3.2 Atmungstherapie, 3.17 Schmerztherapie, 4.3 Orthopädie – Ellenbogengelenk, 4.4 Orthopädie – Hand, 4.7 Orthopädie – Sprunggelenk und Fuß, 5.1 Traumatologie, 6 Physiotherapie in der Intensivmedizin, 9.1 Atemwegserkrankungen

Qualifikationen:
- 1986 Masseurin und med. Bademeisterin an der Massageschule Prögler in Freiburg

- 1996 Physiotherapeutin an der Physiotherapieschule in Ortenau Eckartsweier
- 2009 B.Sc. Physiotherapie an der Hochschule Fulda und Marburg; Abschluss: Bachelor of Science Physiotherapy
- 2011 Kontaktstudium Gesundheitsmanagement an der Albert-Ludwigs-Universität Freiburg; Abschluss: Health Care Manager
- Spezifische Qualifikationen: Health Care Manager, Manuelle Lymphdrainage, Manuelle Therapie der Extremitäten und der Wirbelsäule, Klinische orthopädische Medizin – Diagnostikkurse, Krankengymnastik am Gerät, Bobath, Cranio-sacrale Therapie, Vestibular-Training, Sportphysiotherapie, Sturzprävention nach dem Ulmer Modell, Fußreflexzonenmassage, Kinästhetik in der Pflege

Tätigkeit:

- Dozentin für das Fach Massage und wissenschaftliches Arbeiten an der DAA Physiotherapeutenschule in Lahr
- Abteilungsleitung Physiotherapie am Ortenau Klinikum Lahr-Ettenheim
- Schwerpunkt der Tätigkeit: Mentorin für Auszubildende der Physiotherapie, Interne Auditorin, Mitarbeit im Qualitätsmanagement
- Physiotherapeutin im Orthenau Klinikum Lahr-Ettenheim im stationären und ambulanten Bereich zur postoperativen Nachbehandlung und Behandlung bei internistischen, vestibulären und chronischen Schmerzerkrankungen

Klaar, Ines
iklaar@wannseeschule.de

Beiträge:
2.4.22 Elektrokardiografie,
2.4.23 Elektroenzephalografie
Qualifikationen:

- Examinierte Krankenschwester (Examen 2003; Charité, Berlin)
- Diplom-Medizinpädagogin (Abschluss 2009; Humboldt-Universität zu Berlin/Charité Universitätsmedizin)

Tätigkeit:

- Seit 2010 Lehrerin an der Wannsee-Schule e. V. Berlin, Bereich Gesundheits- und Krankenpflege

Klotz, Susanne (Prof. Dr.)
susanneklotz@gmx.de

Beiträge:
2.4.14 Röntgendiagnostik, 2.4.15 Ultraschalldiagnostik (Sonografie), 2.4.16 Magnetresonanztomografie, 2.4.17 Computertomografie, 2.4.18 Positronenemissionstomografie, 2.4.19 Knochendichtemessung, 2.4.20 Knochenszintigrafie, 2.4.21 Single-Photon-Emissionscomputertomografie, 3.7.5 E.-Technik® – Hanke-Konzept, 7 Rheumatologie, 9.3 Gefäßerkrankungen, 9.4 Erkrankungen des Gastrointestinaltraktes
Qualifikationen:

- 2004–2007 Ausbildung zur Physiotherapeutin
- 2010–2013 B.Sc. Physiotherapie
- 2013–2015 M.Sc. Health Sciences
- 2019 Promotion an der Medizinischen Fakultät der Universität Hamburg
- Spezifische Qualifikationen: Manuelle Therapie, Manuelle Lymphdrainage

Tätigkeit:

- Seit 2020 Professorin im Studiengang Physiotherapie an der Hochschule 21 Bochum
- Seit 2020 Wissenschaftliche Mitarbeiterin am Universitätsklinikum Hamburg Eppendorf
- Seit 2019 Mitglied der Ethikkommission des Deutschen Verbands für Physiotherapie (Ehrenamt)
- 2017–2020 Lehrbeauftragte der Universität zu Lübeck im Studiengang Physiotherapie
- 2015–2019 Wissenschaftliche Mitarbeiterin und Physiotherapeutin am Universitätsklinikum Hamburg-Eppendorf
- 2013–2017 Sprecherin des Bundes-StudierendenRates des Deutschen Verbandes für Physiotherapie (ZVK) e. V.
- 2007–2010 Physiotherapeutin Ambulante Physiotherapie Wieczorek

Kramer, Michael
kramer@kramer-consult.com

Beiträge:
4.10.2 Training mit Prothesen der unteren Extremität
Qualifikationen:
- 1989–1991 Maurerlehre an der HWK Iserlohn mit Abschluss als Spezialhochbaufacharbeiter („Maurer")
- 1991–1998 Studium der Architektur an der TU Dortmund mit Abschluss als Dipl.-Ing. arch.
- 2003–2004 Studium an der Managementakademie in Essen mit Abschluss als Technischer Betriebswirt (IHK)
- Spezifische Qualifikationen: Honorarkraft für die Orthopädische Industrie sowie Produkt- und Projektmanagement Orthopädische Industrie

Tätigkeit:
- 2005 Gründung der Firma Kramer Consult
- Führung der Einzelunternehmung Fa. Kramer Consult in Dortmund
- Bundesweite Beratung für Beinamputierte und ambulantes Prothesengebrauchstraining
- Beratung und Fortbildung für Kostenträger, Sanitätshäuser und Therapeuten
- Peer-Counseling

Krause, Ingrid Uta
Ingrid.Krause@apm-penzel.de

Beiträge:
3.13.3 Penzel-Therapie
Qualifikationen:
- Medizinische Ausbildungen in Krankenpflege, med. Labor, zur Masseurin und med. Bademeisterin sowie Heilpraktikerin
- 1983 Ausbildung in Akupunkt-Massage nach Penzel
- Spezifische Qualifikationen: spezifische Massagetechniken, Lymphdrainage und Fußreflexzonenmassage

Tätigkeit:
- Seit 1986 Lehrassistentin am Lehrinstitut für Akupunkt-Massage nach Penzel
- Seit 1993 Heilpraktikerin
- 1989–2015 2. Vorsitzende des Internationalen Therapeutenverbandes APM nach Penzel und energetische Medizin e. V.
- Dozentin an der Europäischen Penzel-Akademie in Deutschland, Österreich und der Schweiz
- Referentin und Lehrbeauftragte zum Themenkreis Penzel-Therapie in den Sparten Human- und Veterinärmedizin bei zahlreichen med. Veranstaltungen und Kongressen

Kreutzer, Roland
info@fdm-therapeut.de

Beiträge:
3.1.7 Arbeitsplatzberatung – Ergonomie, 3.8.1 Brügger-Therapie
Qualifikationen:
- Manualtherapeut
- Instruktor für die Brügger-Therapie (Züricher-Konzept)
- Kursleiter Senso-Tape und Flossing
- Physiotherapeut

Tätigkeit:
- Seit 1991 Physiotherapeut
- 2005–2014 Dozent im Master- und Bachelor-Studiengang Physiotherapie am Universitätsklinikum der Philipps-Universität Marburg
- Seit 2014 Physiotherapeut in eigener Praxis
- Schwerpunkt der Tätigkeit: Schmerzen und Funktionsstörungen des Bewegungsapparats und Nervensystems

Krüger, Heike (PT, M.Sc.)
hkrueger@uke.de

Beiträge:
3.7.6 Constraint-Induced Movement Therapy/Forced-Use-Therapie
Qualifikationen:
- 1989–1991 Ausbildung zur staatlich anerkannten Physiotherapeutin an der BG-Unfallklinik in Ludwigshafen
- 2006–2009 nebenberufliches Studium Master of Science in Neurorehabilitation an der Donau-universität Krems

Tätigkeit:
- 1996–2000 freie Physiotherapeutin in Hamburg

- 1992–1996 Physiotherapeutin an der Orthopädischen Universitätsklinik in Heidelberg
- Seit 2000 Physiotherapeutin an der Neurologischen Klinik des Universitätsklinikums in Hamburg-Eppendorf
- Schwerpunkt der Tätigkeit: Sportphysiotherapie, Brügger, PNF, Bobath, Reflektorische Atemtherapie, Forced-Use-Therapie

Kux, Julie (Dr.)
julietutsi@gmail.com

Beiträge:
4.9 Technische Orthopädie – Versorgung mit Orthesen, Prothesen und Hilfsmitteln
Qualifikationen:
- 2008–2011 Diplom in Physiotherapie an der Universität von Las Palmas, Gran Canaria (Spanien)
- 2011–2012 Bachelor of Science Physiotherapie an der Universität von Las Palmas, Gran Canaria (Spanien)
- 2013–2015 Master of Science Sportphysiotherapie an der Deutschen Sporthochschule Köln
- 2015–2018 Ph.D. Exercise Science an der Deutschen Sporthochschule Köln

Tätigkeit:
- 2011–2014 Physiotherapeutin in verschiedenen Einrichtungen
- 2014–2015 Selbstständige Tätigkeit als Physiotherapeutin
- 2015–2017 Honorardozentin an der Fakultät für Physiotherapie und Sportwissenschaften der Universität von Las Palmas, Gran Canaria (Spanien)
- 2015–2018 Stellvertretende Praxisleitung im Therapie- und Trainingszentrum Jan Knoblauch (im Bereich Physiotherapie und Fitness)
- 2015–2018 Leitung Coaching im Betrieblichen Gesundheitsmanagement bei Jan Knoblauch Consulting
- 2016–2018 Lehrbeauftragte an der Ludwig Fresenius Schule
- 2017–2018 Lehrbeauftragte an der Akademie für Sport und Gesundheit
- 2018–2019 Studiengangkoordinatorin des B.Sc. Therapiewissenschaften/Physiotherapie am Gesundheitscampus der HAWK Göttingen
- 2019–2021 Projektmanagement an der privaten Hochschule in Göttingen (PFH)
- 2021–2022 Projektmanagerin bei Pierenkemper GmbH
- Seit 2022 Produktmanagerin und Clinical Specialist im Projekt „3Digity" der Universitätsmedizin Göttingen
- Seit 2022 Geschäftsführung der KNOP Academy
- Seit 2022 Leitung Product & Knowledge bei ANAMETRICS

Lach, Ulrike
u.lach@web.de

Beiträge:
8 Neurologie
Qualifikationen:
- 1990 Staatliches Examen zur Physiotherapeutin
- z. Z. Weiterbildung zur Manualtherapeutin
- Spezifische Qualifikationen: Vojta- und Bobath-Therapeutin für Erwachsene/Jugendliche, PNF-Therapeutin

Tätigkeit:
- 1992–1998 Physiotherapeutin und stellvertretende Leiterin der physiotherapeutischen Abteilung in der Sauerlandklinik Hachen, Neurologische Spezialklinik, insbesondere für Multiple Sklerose
- 1998–2014 Lehrkraft an der Westfalen-Akademie in Dortmund für die Module Neurologie, Innere Medizin/Geriatrie, Pädiatrie, Gynäkologie und Behandlungstechniken (Vojta, Bobath, PNF)
- Seit 2014: Physiotherapeutin in der Klinik für Manuelle Therapie in Hamm, Kompetenzzentrum für Schmerzmedizin
- Schwerpunkt der Tätigkeit: Behandlung von Kindern und Erwachsenen mit chronischem Schmerzsyndrom sowie von Kindern mit spastischen Cerebralparesen und anderen Störungen des Bewegungssystems

Lambeck, Johan (PT, BHS)
lambeck@freeler.nl

Beiträge:
3.4.1 Wasserspezifische Therapie (Water Specific Therapy, WST),
3.4.3 Clinical Ai Chi
Qualifikationen:
- Physiotherapeut
- Bachelor of Health Science Fysiotherapie (Niederlande)
- Cert Hydro UK

Tätigkeit:
- 2006–2016 Freier wissenschaftlicher Mitarbeiter an der Fakultät für Kinesiologie und Rehabilitationswissenschaften der KU Leuven (Belgien)
- Seit 1997 Verwaltungsleiter von Aquatic Rehabilitation Consultants in Genf (Schweiz)
- Seit 2008 Senior Lecturer der Association International Aquatic Therapy Faculty (IATF) in Vilters (Schweiz)

Larsen, Christian (Dr. med.)
christian.larsen@spiraldynamik.com

Beiträge:
3.19.8 Spiraldynamik® – Intelligent Movement
Qualifikationen:
- 1976–1984 Studium der Humanmedizin mit Staatsexamen an der Universität Basel
- Facharzt für Allgemeine Medizin
- Spezifische Qualifikationen: Spezialisiert in nicht operativer Orthopädie, Mitbegründer der Spiraldynamik®

Tätigkeit:
- Leitender Arzt Spiraldynamik Med Center Zürich
- Internationale Dozententätigkeit zum Thema funktionelle Anatomie
- Publikation mehrerer Fachbücher und Patientenratgeber

Lepsy, Janina (B.A.)
mail@osteopathie-seidel.de

Beiträge:
3.1.1–3.1.6 Behandlungsgrundlagen in der Physiotherapie, 3.15 Thermotherapie
Qualifikationen:
- 2006–2009 Ausbildung zur staatlich anerkannten Physiotherapeutin an der GPS Bergkamen
- 2009–2012 B.A. Studium Angewandte Sportwissenschaft an der Universität Paderborn
- 2013–2014 Ausbildung zur Heilpraktikerin an der Hufeland-Schule in Senden
- 2014–2016 Ausbildung zur Osteopathin an der IFAOP in Neuss

Tätigkeit:
- 2012–2013 Dozentin an der maxQ Schule Dortmund
- 2014 Selbstständigkeit und Gründung der Osteopathie-Praxis Seidel in Bielefeld und Werther
- Osteopathin
- Heilpraktikerin
- Physiotherapeutin

Liebscher-Bracht, Roland
info@liebscher-bracht.com

Beiträge:
3.19.10 Schmerztherapie nach Liebscher und Bracht
Qualifikationen:
- Studium Wirtschaftsingenieurwesen, Fachrichtung Maschinenbau, zusätzlich einige Semester Jura und Betriebswirtschaftslehre
- Vollzeitstudium der Kampfkunst WingTsun an der EWTO (Europäische WingTsun Organisation); Privatschüler von WingTsun Großmeister Kernspecht

Tätigkeit:
- 1985–2007 Aufbau und Betrieb von ca. 30 WingTsun-Schulen in Deutschland
- Ab ca. 1990 Entwicklung des WingTsun-ChiKung (Heilende Bewegungen aus dem WingTsun) und Aufbau des Gesundheitszweiges der EWTO
- Seit 1995 Leiter der Weiterbildungen des Gesundheitszweiges für Lehrer des WingTsun-Verbandes und Entwicklung einer neuen manuellen Schmerztherapie
- Seit 1995 stetige Weiterentwicklung seines Systems der Schmerztherapie und Bewegungstherapie nach Liebscher und Bracht

- Seit 2007 besteht seine Haupttätigkeit in der Ausbildung von Ärzten, Physiotherapeuten und Heilpraktikern in der Schmerztherapie und Bewegungstherapie nach Liebscher und Bracht zusammen mit seiner Frau Dr. med. Petra Bracht, die ihr eigenes System der Gesundheitstherapie lehrt
- Seit 1990 gemeinsame Gesundheitsaufklärung der Bevölkerung durch Vorträge, Bücher, Fachartikel, Radio und Fernsehen

Liem, Torsten (BSc Ost, MSc Ost)
tliem@osteopathie-schule.de

Beiträge:
3.9.1 Osteopathie
Qualifikationen:
- Osteopath

Tätigkeit:
- Praktizierender Osteopath und Dozent für Osteopathie
- Geschäftsführer der Osteopathie Schule Deutschland GmbH in Hamburg
- Gründungsmitglied und Dozent an der Polska Akademia Medycyny Osteopatycznej (PAMO)
- Angeschlossenes Mitglied der American Academy of Osteopathy (AAO)
- Gründungsmitglied des Osteopathic Research Institute Germany
- Vorstandsmitglied der Europäischen Gesellschaft für Kinderosteopathie (EGKO)
- Leiter eines osteopathischen Lehrambulatoriums
- Gründungsmitglied des Osteopathic European Academic Network (OSEAN)
- Schwerpunkt der Tätigkeit: Osteopathie, Akupunktur

Lindel, Kathrin
k.lindel@t-online.de

Beiträge:
3.5.7 Muskeldehnung
Qualifikationen:
- 1988–1991 Physiotherapie-Studium an der Medizinischen Fachschule Nordhausen in Thüringen
- 1994–1995 Manualtherapeutische Ausbildung (Abschluss: Zertifikat Manuelle Therapie)
- 1996–1997 Examen in Orthopädischer Manipulativer Therapie nach IFOMT-Standard (OMT II)
- 2000–2001 Weiterbildung in angewandter Entwicklungskinesiologie nach Vojta (Abschluss mit Zertifikat)
- 2007–2009 berufsbegleitende Ausbildung mit Prüfung zur Erlangung der Heilpraktikerzulassung
- 2008 Weiterbildung in Manueller Lymphdrainage (Abschluss: Zertifikat)
- 2009 Prüfung zum Instruktor (Fachlehrer) Manuelle Therapie
- Weitere Qualifikationen: Osteopathie, Therapie craniomandibulärer Dysfunktionen, Bindegewebs- und Ernährungsphysiologie, klinische Psycho-Neuro-Immunologie (kPNI), Orthomolekulare Medizin, Neuromuscular Functional Assessment (Applied Kinesiology), Neurodynamik, Muscle Energy, Medizinische Trainingstherapie, Ganganalytik, Funktionelle Elektrotherapie, Kinesiologisches EMG, Neuroprothetik, Tuina, Injektionstechniken und Akupunktur

Tätigkeit:
- 1991–1994 Physiotherapeutin in verschiedenen Kliniken und Praxen in Niedersachsen
- 1994–2006 Physiotherapeutin im Schwerpunktklinikum Werner-Wicker-Klinik in Hessen
- Seit 1998 Lehrtätigkeit in verschiedenen Bereichen der Manuellen Therapie, derzeit Zertifikatsausbildung bei Therafor in Stendal und dem ZVK in Magdeburg
- 2003–2008 Lehrauftrag im Master-Studiengang Physiotherapie an der Philipps-Universität Marburg, Fachbereich Human-Medizin
- Seit 2004 Lehrtätigkeit im Klinischen Patientenmanagement (KPM) bei der AIM in Hannover und dem FBZ in Klagenfurt
- Seit 2005 Lehrtätigkeit im Craniococept (CMD) bei der AIM in Hannover
- 2007–2008 Physiotherapeutin in ganzheitlicher Privatpraxis für Physiotherapie in Hamburg
- Seit 2008 selbstständige Tätigkeit als Physiotherapeutin, Heilprakti-

kerin und Personal Trainer in Hamburg und Schleswig-Holstein
- Seit 2010 Lehrtätigkeit in Viszeraler Osteopathie und Funktioneller Medizin bei der AIM in Hannover
- Schwerpunkt der Tätigkeit: Physiotherapeutin, Heilpraktikerin und Referentin

Loidl, Verena
loidl_veren@web.de

Beiträge:
2.1 Befunderhebung
Qualifikationen:
- 2005–2008 staatliche Ausbildung an der Schule für Physiotherapie an der Universitätsklinikum Marburg und Gießen GmbH, Standort Gießen
- 2008 Abschluss zur examinierten Physiotherapeutin
- 2009–2013 Bachelor of Science Physiotherapie (B.Sc.) an der Philipps Universität in Marburg und der Hochschule Fulda
- 2013–2015 Master of Public Health (MPH) an der Ludwig-Maximilians Universität München
- Spezifische Qualifikationen: Weiterbildung zur Lymphdrainage- und Ödemtherapeutin, Fortbildungen u. a. Senso-Taping und Functional Neuro Dynamic

Tätigkeit:
- Seit 2008 Physiotherapeutin in verschiedenen Schwerpunktpraxen
- 2014–2016 Wissenschaftliche Hilfskraft am Institut für Medizinische Informationsverarbeitung Biometrie und Epidemiologie (IBE) der Ludwig-Maximilians Universität in München
- Seit 2014 Wissenschaftliche Mitarbeiterin am IBE der Ludwig-Maximilians Universität in München
- 2015–2016 Programm-Management im Public Health Bereich für eine Nichtregierungsorganisation (NGO) in Haiti
- 2017–2019 Lehrauftrag im Bachelorstudiengang Physiotherapie an der Technischen Hochschule Rosenheim

Loudovici-Krug, Dana
dana.loudovici@med.uni-jena.de

Beiträge:
3.7.4 Vojta-Therapie, 12 Pädiatrie
Qualifikationen:
- 2007 Staatsexamen Physiotherapie an der Johann Hermann Lubinus Schule in Kiel
- 2009 Bachelor of Arts in Physiotherapie an der FH Kiel
- 2012 Master of Science in Physiotherapie an der Uni Marburg
- Spezifische Qualifikationen: Manuelle Therapie, Fußreflexzonentherapie (nach Marquardt), Kinesiotaping; 2009 Auslandsaufenthalt bei „Muskan Viklang Trust" in Bihar (Indien) – PT v. a. für Kinder mit Poliomyelitis und infantiler Zerebralparese

Tätigkeit:
- Wissenschaftliche Mitarbeiterin und Physiotherapeutin am Institut für Physiotherapie am Universitätsklinikum Jena

Lüderitz, Cornelia (Dipl.-Med.-Päd.)
cornelia.luederitz@gmx.de

Beiträge:
3.19.4 Schlingentischtherapie
Qualifikationen:
- 1997–2000 Physiotherapieausbildung Medizinische Berufsfachschule am Universitätsklinikum Leipzig
- 2004–2010 Studium der Medizinpädagogik an der Charité Berlin
- Spezifische Qualifikationen: Manuelle Therapie; Manuelle Lymphdrainage; Propriozeptive neuromuskuläre Fazilitation (PNF); Halliwick nach McMillan; Neurologisches Gipsen

Tätigkeit:
- Teamleiterin Bildungszentrum in der Akademie für berufliche Qualifizierung am Universitätsklinikum Leipzig

Lühmann, Jörn (M.A.)
Joern.Luehmann@medizin.uni-leipzig.de

Beiträge:
3.19.9 Ganzkörpervibrationstraining, 5.2 Gefäßchirurgie, 5.3 Herzchirurgie, 5.4 Thoraxchirurgie

Qualifikationen:
- 2000–2003 Ausbildung zum Physiotherapeuten
- 2007–2010 Diplomstudiengang Physiotherapie mit Schwerpunkt Lehre; Abschluss: Diplomphysiotherapeut
- 2013–2016 berufsbegleitendes Fernstudium Erwachsenenbildung an der TU Kaiserslautern; Abschluss: Master
- Spezifische Qualifikationen: Manuelle Therapie, Manuelle Lymphdrainage, N.A.P. – Neuroorthopädische Aktivitätsabhängige Plastizität, Kinesio-Tape, Flossing

Tätigkeit:
- Diplomphysiotherapeut
- Fachlehrer für Physiotherapie an der Medizinischen Berufsfachschule des Universitätsklinikums Leipzig AöR
- Schwerpunkt der Tätigkeit: Manuelle Therapie, Methodische Anwendung in der Chirurgie, Bewegungserziehung, Ganganalyse/Gangschule, Medizinische Trainingstherapie, Bewegungslehre, Trainingslehre, Methodische Anwendungen in der Sportmedizin, Projektkoordination Interprofessional Education (IPE)
- Seit 2015 beratender Physiotherapeut am Olympiastützpunkt Leipzig im Nachwuchsbereich des Wasserspringens

Marquardt, Hanne

Hanne.Marquardt@fussreflex.de
info@verlaghannemarquardt.de

Beiträge:
3.13.5 Reflexzonentherapie am Fuß – Hanne-Marquardt-Fussreflex®

Qualifikationen:
- Krankenschwester (SRN England)
- Staatlich geprüfte Masseurin, Atemtherapeutin und Heilpraktikerin
- Spezifische Qualifikationen: Reflexzonentherapie am Fuß

Tätigkeit:
- 1958–2000 Eigene Heilpraxis mit Schwerpunkt Reflexzonentherapie am Fuß
- Seit 1967 Aus- und Weiterbildungskurse in Fußreflex für med.-therapeutische Fachpersonen im zentralen Ausbildungszentrum Königsfeld-Burgberg
- 1970–2016 Schulung von Lehrtherapeuten, verbunden mit der Errichtung von 18 eigenständigen therapeutischen Ausbildungsstätten im In- und Ausland
- 1998 Übergabe der Fachausbildungsleitung für Fußreflex an einen Nachfolger
- Schriftstellerische Tätigkeit mit Schwerpunkt Reflexzonentherapie am Fuß und Publikation der Autobiografie „Unterm Dach der Füße"

Mauritz, Tina

ergo-tm@online.de

Beiträge:
4.10.1 Training mit myoelektrischen Arm-/Handprothesen

Qualifikationen:
- Staatlich anerkannte Ergotherapeutin
- Spezifische Qualifikationen: Behandlung von BGSW-Patienten (Berufsgenossenschaftliche-Stationäre-Weiterbehandlung); Behandlung rückenmarkverletzter und tetraplegischer Patienten; TMR-Versorgung, Michelangelo-Hand, Myoelektrische Armprothese, Axon Bus und MyoBoy Nutzung

Tätigkeit:
- 2003–2015 Ergotherapeutin an der Berufsgenossenschaftlichen Unfallklinik Frankfurt am Main
- Seit 2015 als Ergotherapeutin in Praxis tätig

Merz, Oliver (M.Sc.)

omerz@physiotherapie-merz.de

Beiträge:
1.9 Clinical Reasoning,
3.5.3 Maitland® Konzept,
4.2 Orthopädie – Schulter und Schultergürtel, 4.5 Orthopädie – Hüftgelenk, 4.6 Orthopädie – Kniegelenk

Qualifikationen:
- 1987–1990 Ausbildung zum Masseur und med. Bademeister (Mainz Lerchenberg)
- 1994–1996 Ausbildung zum Physiotherapeuten (Neustadt/Weinstr.)

- 2007–2010 Berufsbegleitendes Studium zum „Bachelor of Science in Physiotherapy" (Fachbereich Pflege und Gesundheit der Hochschule Fulda)
- 2010–2012 Berufsbegleitendes Studium zum „Master of Science in Physiotherapy" (Fachbereich Medizin der Philipps-Universität Marburg)
- Spezifische Qualifikationen: 1997–2005 Ausbildung Manuelle Therapie nach dem Maitland® Konzept mit dem Abschluss OMT-DVMT®, 2001 Proprioceptive Neuromuskuläer Facilitation PNF – M. Knott Konzept, 2007 Gerätegestützte Krankengymnastik (KGG)

Tätigkeit:
- Seit 1998 eigene Praxis für Physiotherapie in Neustadt an der Weinstraße
- 2012–2014 Lehrtätigkeit Studiengang Physiotherapie Fachbereich Medizin der Philipps-Universität Marburg

Neuenhaus, Oliver
oli-neu@live.de

Beiträge:
1.3 Klassifikationssysteme in der Medizin
Qualifikationen:
- 2007–2010 Ausbildung zum Physiotherapeuten
- 2012–2014 Bachelor Physiotherapie in Fulda

Tätigkeit:
- 2010–2012 Tätigkeit in einer Praxis für Physiotherapie in Köln

Obermeier, Eva
eva.obermeier@t-online.de

Beiträge:
3.3.3 Yoga
Qualifikationen:
- 1986 Staatsexamen zur Physiotherapeutin
- 1994 Ausbildung zur zertifizierten Yogalehrerin (Mitglied im BDY/EY)
- Spezifische Qualifikationen: Manuelle Therapie, Rückenschule und Osteopathie

Tätigkeit:
- 1998 Gründung einer der ersten Yogaschulen in Berlin
- Seit 2009 Ausbilderin für Yogalehrer/innen
- Schwerpunkt der Tätigkeit: Hatha-Yoga, therapeutisches Yoga und Faszien Yoga
- Gründerin der Yoga-Stilrichtung OrthoYoga
- Autorin von Fach- und Praxisbüchern im Bereich Orthopädisches Yoga

Preck, Sönke
autorenkontakt@rolfing-marburg.de

Beiträge:
3.19.12 Rolfing® Strukturelle Integration
Qualifikationen:
- 1996–2001 Ausbildung zum Certified Rolfer® bei der European Rolfing® Association (ERA) in München und bei der Associação Brasileira de Rolfing® (ABR) in Brasilien

Tätigkeit:
- Seit 1996 körpertherapeutische Tätigkeit. Heilpraktiker. Craniosacral-Therapeut. Rolfer®
- Seit 2001 ausschließlich als Certified Rolfer® und Rolf Movement® Practitioner in eigener Praxis in Marburg tätig

Pullwitt, Verena
pullwitt@gmail.com

Beiträge:
7 Rheumatologie
Qualifikationen:
- Ausbildung zur Ergotherapeutin am Medizinischen Bildungszentrum in Bad Kösen
- Bachelor of Health in Occupational Therapy an der Hogeschool Zuyd in Heerlen (Niederlande)
- Fortbildungen im Bereich Handtherapie, Manuelle Therapie für Ergotherapeuten, Schienenbau

Tätigkeit:
- Leitende Ergotherapeutin am Rheumazentrum Mittelhessen in Bad Endbach
- Vorsitzende im Fachausschuss Orthopädie des Deutschen Verbandes der Ergotherapeuten (DVE) e.V.

Radner, Nina (Ass.jur.)
ninaradner@me.com

Beiträge:
1.4 Rechtliche Grundlagen
Qualifikationen:
- 2002–2004 Studium der Anglistik und Germanistik an der Westfälischen Wilhelms-Universität Münster
- 2004–2009 Studium der Rechtswissenschaften an der Westfälischen Wilhelms-Universität Münster
- 2011 Ablegung des zweiten juristischen Staatsexamens

Tätigkeit:
- Seit 2012 Justiziarin und Datenschutzbeauftragte der Hochschule für Gesundheit in Bochum
- Seit 2013 freie Autorin

Rappaport, Caroline
carorappaport@aol.com

Beiträge:
3.12.3 Feldenkrais-Methode
Qualifikationen:
- Spezifische Qualifikationen: Movement Studies bei Prof. Amos Hetz

Tätigkeit:
- Seit 1987 Physiotherapeutin
- 1988–1997 freies Bewegungstheater
- Seit 1989 Atemtherapeutin (nach Dr. Schmitt/Brüne)
- Seit 1999 Feldenkraislehrerin
- Zirkuspädagogin an der Freien Waldorfschule München Südwest

Reinecke, Sarah (M.Sc.)
sarah.reinecke@web.de

Beiträge:
1.11 Erste Hilfe
Qualifikationen:
- 2009–2012 Staatsexamen Physiotherapie an der Timmermeister Schule Münster
- 2011–2014 Bachelor of Physiotherapy an der THIM Hogeschool voor Fysiotherapie (Niederlande)
- 2014–2016 Master of Science Sportphysiotherapie an der Deutschen Sporthochschule Köln
- 2016 Ausbilderin der Ersten Hilfe und der Lebensrettenden Sofortmaßnahmen

Tätigkeit:
- 2012–2015 Physiotherapeutin in einer Praxis für Physiotherapie
- 2015–2019 Schulleiterin einer Physiotherapieschule
- Seit 2019 Referatsleiterin Fortbildung und Wissenschaft beim Bundesverband selbstständiger Physiotherapeuten – IFK e. V.

Robert, Michael (M.Sc. Phys.)
gruro@web.de

Beiträge:
4.1 Orthopädie – Wirbelsäule, 4.2 Orthopädie – Schulter und Schultergürtel (4.2.6 Schulterendoprothetik), 4.5 Orthopädie – Hüftgelenk (4.5.5 Hüftgelenksendoprothetik), 4.6 Orthopädie – Kniegelenk (4.6.6 Kniegelenksendoprothetik)
Qualifikationen:
- Masseur u. med. Bademeister an der Kneipp-Gesundheitsfachschule in Boppard
- Physiotherapeut an Physiotherapieschule in Wittlich
- Bachelor of Physiotherapie an der Hogeschool Zuyd in Heerlen (Niederlande)
- Master of Science Physiotherapie an der Universität Marburg
- Spezifische Qualifikationen: Manuelle Therapie; Bobath-Konzept; Manuelle Lymphdrainage

Tätigkeit:
- Physiotherapeut, Leitung Motorik, am Marienhaus Klinikum im Kreis Ahrweiler
- Schwerpunkt der Tätigkeit: Leitung, Untersuchung und Behandlung von mechanischen Störungen der Wirbelsäule, Neurorehabilitation, Dozententätigkeit

Roevenich, Udo
u.roevenich@asklepios.com

Beiträge:
3.19.3 Kyphosetherapie nach Schroth
Qualifikationen:
- 1983–1989 Studium der Sportwissenschaften am Sportwissenschaftlichen Institut der Universität Saarbrücken
- Diplomsportlehrer

- Spezifische Qualifikationen: Schroth Therapeut, Schroth-Instruktor

Tätigkeit:

- Therapieleitung an der Asklepios Katharina-Schroth-Klinik in Bad Sobernheim
- Schwerpunkt der Tätigkeit: Dreidimensionale Skoliosetherapie nach Katharina-Schroth und Ausbildung von Schroth Therapeuten

Rogalski, Christina (Prof. Dr. med.)
christina_rogalski@hotmail.com

Beiträge:
2.4.2 Ergometrie, 2.4.3 Laktatmessung, 2.4.4 Pulsoxymetrie, 2.4.6 Spirometrie, 2.4.7 Gleichgewichtsmessung, 2.4.9 Ausdauertest auf dem Laufband – Laktatstufentest

Qualifikationen:

- Studium der Humanmedizin
- Fachärztin für Haut- und Geschlechtskrankheiten, Zusatzbezeichnungen Allergologie und Ärztliches Qualitätsmanagement
- Spezifische Qualifikationen: Qualitätsmanagerin, Auditorin DIN EN ISO, EFQM-Assessorin

Schwerpunkt der Tätigkeit:

- Prozessoptimierung, Qualitäts- und Risikomanagement, ärztliche Direktion und Krankenhausmanagement.

Schmidt, Traute
info@trauteschmidt-ahoi.ch

Beiträge:
3.7.2 Bobath-Konzept für Erwachsene

Qualifikationen:

- Physiotherapeutin für Mensch und Hund
- Bobath Instruktorin IBITA

Tätigkeit:

- 1990–2003 Physiotherapeutin in Neurologischen Kliniken in Deutschland und der Schweiz
- Seit 2000 als Bobath-Instruktorin tätig
- Seit 2005 Gründung des Unternehmens Müller&Schmidt mit den Bereichen Physiotherapie Mensch, Physiotherapie Hund und Fortbildungen
- 2018–2020 Dozentin an der ZAHW (Schweiz)

Scholz, Sabine
sas@bewusstseinbewegt.de

Beiträge:
3.12.5 F.M. Alexander-Technik

Qualifikationen:

- Lehrerin der F.M. Alexander-Technik (ATVD)
- Yogalehrerin
- Fachausbildung in personenzentrierter Gesprächsführung (Focusing)
- Fachausbildung Spiraldynamik®

Tätigkeit:

- Seit 1998 in eigener Praxis in München tätig

Schuirmann, Anna Carola
anna.schuirmann@gmx.net

Beiträge:
4.9 Technische Orthopädie – Versorgung mit Orthesen, Prothesen und Hilfsmitteln

Qualifikationen:

- Lehramt an Berufkollegs, Bachelor of Arts
- 2009 Staatsexamen Physiotherapie

Tätigkeit:

- Physiotherapeutin in Teilzeit am Zentrum für Sportmedizin in Münster
- Studentin (Med. Lehramt für das Berufskolleg) an der Westfälischen Wilhelms-Universität und Fachhochschule Münster
- Schwerpunkt der Tätigkeit: Chirurgisch-orthopädischer Schwerpunkt

Schwappacher, Christina (B.Sc. Phys.)
Christinaschwappacher@gmx.de

Beiträge:
3.7.7 Laufbandtherapie

Qualifikationen:

- 2005–2008 Ausbildung zur Physiotherapeutin in Neuwied am Rhein
- 2009 Bachelor of Sciene Physiotherapie an der Hogeschool Zuyd in Heerlen (Niederlande)
- Spezifische Qualifikationen: Bobath, Ataxie und Neuroorthopädische Aktivitätsabhängige Plastizität (N.A.P.®)

Tätigkeit:
- 2008–2009 Physiotherapeutin in einer Praxis in Hückelhoven inklusive Arbeit in einer Werkstatt für behinderte Menschen
- Seit 2009 Physiotherapeutin in der Westerwaldklinik Waldbreitbach (Rehabilitationsklinik für Neurologie und neurologische Psychosomatik)

Seidenspinner, Dietmar (M.Sc. Phys.)
seidenspinner@rehab.de

Beiträge:
18 Sportmedizin und Sportphysiotherapie
Qualifikationen:
- 2001–2006 Studium der Physiotherapie an der Universität Marburg und der FH Fulda
- Bachelor und Master of Science in Physiotherapie (B.Sc., M.Sc. Phys.)
- Spezifische Qualifikationen: Medizinische Trainingstherapie (MTT/MAT/KGG); Isokinetik, Elektromyographie, Instrumentelle Bewegungsanalyse, Manuelle Therapie, Sportphysiotherapie, Qualitätsmanagement

Tätigkeit:
- Seit 1981 als Physiotherapeut tätig
- 2005–2015 Lehrbeauftragter und wissenschaftlicher Mitarbeiter im Studiengang Physiotherapie der FH Fulda und der Universität Marburg/ Fachbereich Medizin
- 2017–2021 Dozent und Integrated Expert (GIZ/CIM) an der University of Malawi, College of Medicine
- Leitung und Dozententätigkeit an der rehab Akademie in Metzingen

Semrau, Jana (Dr. phil.)
jana.semrau@fau.de

Beiträge:
2.2.4 Testverfahren zur Evaluation von Rückenschulen, 3.10 Rückenschule
Qualifikationen:
- 1998–2005 Magisterstudium an der Otto-von-Guericke Universität Magdeburg in den Fächern Sportwissenschaft, Psychologie, Berufs- und Betriebspädagogik
- 2003–2005 Studienbegleitendes Praktikum als Sporttherapeutin in der Klinik Porta Westfalica, AHB- und REHA-Klinik in Bad Oeynhausen
- 2015 Promotion

Tätigkeit:
- Seit 2006 wissenschaftliche Mitarbeiterin am Institut für Sport und Sportwissenschaft, Arbeitsbereich Bewegung und Gesundheit, Friedrich-Alexander Universität Erlangen-Nürnberg
- Seit 2007 Lehrtätigkeiten für den DVGS und in der Weiterbildung von BLSV-Übungsleitern
- Zentrale Forschungsschwerpunkte: Entwicklung, Implementierung und Evaluation bewegungsbezogener Konzepte in Prävention und Rehabilitation von Rückenschmerzen sowie bewegungsbezogener Verhaltensänderung in der Rehabilitation chronischer Erkrankungen

Siebert, Hendrik
hendrik.siebert@pg.hs-fulda.de

Beiträge:
1.7 Grundlagen des wissenschaftlichen Arbeitens, 1.8 Evidenzbasierung in der Physiotherapie
Qualifikationen:
- B.Sc. Health Care Management (Hochschule Fulda), M.Sc. Public Health (Hochschule Fulda)
- Examinierter Physio- und Manualtherapeut

Tätigkeit:
- Mehrjährige Tätigkeit in verschiedenen Physiotherapiepraxen
- Wissenschaftliche Mitarbeit in der Hämato-onkologischen Reviewgruppe der Cochrane Collaboration (CHMG, Köln)
- Wissenschaftliche Mitarbeit am Institut für angewandte Qualitätsförderung und Forschung im Gesundheitswesen (AQUA-Institut, Göttingen)
- Seit 2012 Wissenschaftlicher Mitarbeiter und Lehrkraft für epidemiologische und quantitative Methoden sowie Evidenzbasierung an der Hochschule in Fulda (University of Applied Sciences)

Signoroni, Julia
Julia-Signoroni@t-online.de

Beiträge:
3.12.1 Basale Stimulation,
3.12.2 Sensorische Integration,
3.12.4 Psychomotorik
Qualifikationen:
- Ergotherapeutin Bachelor of Health in Occupational Therapy (NL)

Tätigkeit:
- Schwerpunkte der Tätigkeiten: seit 2017 in einer Klinik für Psychiatrie und Psychotherapie in Friedberg (Hessen) tätig

Simon-Rosin, Ulrike (Dr. rer. nat.)
simon-rosin@web.de

Beiträge:
1.5 Hygiene und Gesundheit
Qualifikationen:
- 1998 Diplom Biologie
- 2001 Dissertation

Tätigkeit:
- Biologin, Wissenschaftlerin, Dozentin und Autorin

Sommer, Michael
physio-sommer@gmx.de

Beiträge:
3.7.8 Neurophysiotherapie
Qualifikationen:
- 2003–2006 Ausbildung Physiotherapie (Westfalenakademie Dortmund)
- 2017 Heilpraktiker für Physiotherapie
- Spezifische Qualifikationen: Sportphysiotherapie (DOSB anerkannt), Manuelle Lymphdrainage, CFT, MDT nach McKenzie, Rehasport, Gerätegestützte Krankengymnastik

Tätigkeit:
- Seit 2006 Physiotherapeut
- Seit 2017 als Heilpraktiker für Physiotherapie tätig
- Seit 2021 Autor von physiotherapeutischer Fachliteratur

Söller, Anne
annelebensbaum@gmx.de

Beiträge:
3.7.1 Bobath-Konzept für Säuglinge, Kinder und Jugendliche
Qualifikationen:
- Ausbildung zur Bobath-Lehrtherapeutin bei Berta und Karel Bobath in London

Tätigkeit:
- Mehrere Jahre Vorstandsarbeit in der Vereinigung der Bobath-Therapeuten Deutschlands
- Sprecherin der Gemeinsamen Konferenz der Deutschen Bobath-Kurse e. V.
- Leitung von Bobath-Kursen in Berlin, Bremen, Wolfsburg und Königstein-Oberursel
- Seit 2014 als Autorin tätig

Spirgi-Gantert, Irene (B.Sc.)
fbl-functionalkinetics@bluewin.ch

Beiträge:
3.8.2 FBL Functional Kinetics
Qualifikationen:
- Bachelor of Science Physiotherapie
- Certified Instructor Functional Kinetics, CAS Functional Kinetic Science

Tätigkeit:
- Seit 1993 Physiotherapeutin in eigener Praxis
- 1996 Gründung (zusammen mit Fr. Susanne Klein-Vogelbach) des Forschungsprojekts für Musikerkrankheiten FBL Klein-Vogelbach
- Seit 1996 Herausgeberin und Co-Autorin der Buchreihe FBL Klein-Vogelbach Functional Kinetics
- 2012–2020 Vorsitzende der Internationalen Arbeitsgemeinschaft Functional Kinetics FBL Klein-Vogelbach
- 1996–2001 Dozentin für Funktionelle Bewegungslehre an der Physiotherapieschule Basel
- Seit 2001 Dozentin für Musik- und Bewegungsphysiologie an der Hochschule der Künste Bern und Zürich
- Seit 2016 Gastdozentin an der Universität Basel

Stechmann, Klaas
info@fdm-therapeut.de

Beiträge:
3.5.8 Triggerpunkttherapie,
3.9.3 Kraniosakrale Therapie bei Erwachsenen, 3.9.5 Muskel-Energie-

Techniken, 3.13.4 Flossing, 14 Zahn-Mund-Kieferheilkunde
Qualifikationen:
- Heilpraktiker
- Osteopath
- Physiotherapeut B.Sc.

Tätigkeit:
- In eigener Praxis in Hamburg und Stade tätig (www.fdm-therapeut.de)
- Schwerpunkt der Tätigkeit: Faszien Distorsions Modell, Osteopathische Techniken und evidenzbasierte Physiotherapie

Steuerwald, Kerstin (B.Sc.)
kerstin.steuerwald@gmx.de

Beiträge:
3.19.6 Hippotherapie
Qualifikationen:
- 2001–2004 Ausbildung zur „Staatlich examinierte Physiotherapeutin" am Bildungszentrum Thüringen-Nordhessen – Höhere Berufsfachschule für Physiotherapie, Mühlhausen
- 2006–2009 Studium „Bachelor of Science in Physiotherapy" an der Fulda University of Applied Sciences und der Philipps-Universität Marburg
- 2011–2017 Studium der Humanmedizin an der Goethe-Universität Frankfurt
- Spezifische Qualifikationen: Manuelle Lymphdrainage-Komplexe Physikalische Entstauungstherapie nach Dr. Földi; Kinesio-Tape nach Dr. Kenzo Kase; Biokybernetische Manuelle Therapie

Tätigkeit:
- 2005–2009 Mitarbeiterin Physiotherapie in der Akutversorgung, Orthopädie, Neurochirurgie und Intensivmedizin am Universitätsklinikum Marburg
- 2010–2011 Mitarbeiterin in einer Praxis für Integrative Medizin-Physiotherapiepraxis in Berlin
- 2018–2019 Assistenzärztin in der Median Klinik in Hoppegarten
- 2019–2022 Assistenzärztin in der Medical Park Humboldtmühle in Berlin

Suppes, Klaus-Dieter E. (Dipl.-Ing. Arch.) †

Beiträge:
1.1.1 Arbeiten im Akutkrankenhaus
Qualifikationen:
- War ein deutscher Architekt

Letzte Tätigkeit:
- Niederlassungsleiter der Abteilung Bau und Projektsteuerung eines international agierenden privaten Betreibers von Kliniken der Maximalversorgung, Pflege- und Reha-Einrichtungen

Thiel, Christian (Prof. Dr. phil. habil.)
christian.thiel@hs-gesundheit.de

Beiträge:
2.4.1 Isokinetik, 2.4.10 Elektromyografie, 2.4.12 Biofeedback, 3.6 Medizinische Trainingstherapie
Qualifikationen:
- 2004 Sportwissenschaftler M.A.
- 2006 Promotion zum Thema „Energiebilanz und Beanspruchungsprofil spezifischer Bewegungsangebote der pädiatrischen Adipositastherapie" an der Goethe-Universität Frankfurt/Main
- 2013 Habilitation zum Thema „Steuerung sportlicher Ausdauerbelastungen in Training, Wettkampf und Therapie" an der Goethe-Universität Frankfurt/Main

Tätigkeit:
- Professor für Physiotherapie mit dem Schwerpunkt Training und Therapie/Prävention an der Hochschule für Gesundheit in Bochum
- Forschungsschwerpunkte: Leistungsregulation, Assessment und Beeinflussung körperlicher Leistungsfähigkeit sowie Aktivität, bewegungsbezogene Versorgungsforschung

Thieme, Kati (Prof. Dr.)
Kati.Thieme@uni-marburg.de

Beiträge:
3.18 Psychologische Schmerztherapie
Qualifikationen:
- Studium in Klinischer Psychologie
- 1989 Diplom in Klinischer Psychologie

- 1999 Approbation als Psychologische Psychotherapeutin
- 1999 Subspezialisierung in Psychologischer Schmerztherapie
- 1999 Promotion als Dr. rer. soc. an der Universität Tübingen bei Prof. Dr. Niels Birbaumer
- 2003–2005 Post-Doc an der University of Washington in Seattle (USA) bei Prof. Dr. Dennis C. Turk (Schmerzklinik mit Schwerpunkt Fibromyalgie)
- 2006 Habilitation an der Universität Heidelberg bei Prof. Dr. Hera Flor
- 2009–2011 Gastprofessur an der University of North Carolina in Chapel Hill (USA) bei Prof. Dr. William Maixner und Prof. Dr. Richard H Gracely
- 2010 Ruf an die Philipps-Universität Marburg
- 2011 Rufannahme als Universitätsprofessorin für Medizinische Psychologie an der Philipps-Universität Marburg
- Spezifische Qualifikationen: Schmerzforschung und -therapie, kognitive und operante Verhaltenstherapie, systolisches Extinktionstraining, autogenes Training sowie Hypnose nach M. Erickson

Tätigkeit:

- Direktorin und Universitätsprofessorin am Institut für medizinische Psychologie an der Philipps-Universität Marburg
- Schwerpunkt der Tätigkeit: Schmerztherapie mit Patienten, die an Fibromyalgie, chronischem Rückenschmerz, Migräne, Gesichtsschmerz oder rheumatoider Arthritis leiden. Die Forschungstätigkeit bezieht sich auf die Erforschung zentraler Mechanismen der Schmerzhemmung, psychophysiologischer Stress-Reaktivität bei chronischem Schmerz und Prädiktoren einer neuen verhaltensmedizinischen Methode, die den Namen Systolisches Extinktionstraining (SET) trägt.

Todt, Corinna (B.Sc.)
ctodt@web.de

Beiträge:
3.7.3 Propriozeptive Neuromuskuläre Fazilitation, 3.14.2 Bindegewebsmassage
Qualifikationen:

- 1995 Abschluss zur Physiotherapeutin
- 2009 Bachelor of Physiotherapy (Niederlande)
- Spezifische Qualifikationen: Manuelle Therapie, PNF und Lymphdrainage, Pilates und Yoga

Tätigkeit:

- Lehrkraft an der Physiotherapieschule des Katholischen Klinikums Koblenz/Montabaur
- Praxisanleiterin im Bereich Gynäkologie
- Yoga-Lehrerin
- Schwerpunkt der Tätigkeit: Physiotherapie in der Gynäkologie und Urologie sowie Bewegungserziehung und Bewegungslehre

Uebele, Michael (Dr.)
MUebele@t-online.de

Beiträge:
3.19.1 Akrodynamische Therapie
Qualifikationen:

- Gymnasiallehrer für die Fächer Sport und Politik
- Notargehilfe
- Diplomsportlehrer, Trainer in verschiedenen Sportbereichen
- 2006–2010 Promotion zum Thema Prävalenz der Spastik
- Staatlich geprüfter Physiotherapeut
- Spezifische Qualifikationen: zahlreiche Fortbildungen in biomechanischen, neurophysiologischen und energetischen Therapiekonzepten

Tätigkeit:

- Leiter der AG Brunkow im ZVK
- Lehrtherapeut der AG Brunkow im ZVK
- Dozent an der Katholischen Hochschule Mainz

Vogt, Ralf (M.Sc. DO)
ralf@vogt-info.com

Beiträge:
3.9.1 Osteopathie
Qualifikationen:
- Staatlich anerkannter Physiotherapeut
- Studium der osteopathischen Medizin
- Spezifische Qualifikationen: Traditionelle indische Medizin/Ayurveda, Dunkelfeld-Diagnostik, Manuelle Therapie, Cranio-Sacral-Therapie nach Upledger, Biodynamische Cranio-Sacral-Therapie, Fascial Fitness Trainer, EMDR-Therapeut

Tätigkeit:
- Eigene Praxis für Osteopathie und Naturheilkunde in Illertissen
- Fachbereichsleiter für Viscerale Osteopathie an der Osteopathieschule Deutschland OSD in Hamburg

von Boetticher, Katja (M.Sc. Phys)
katja@boetticher-online.de
k.boetticher@kurpark-klinik.com

Beiträge:
1.1.3 Qualitätssicherung in der Rehabilitation, 9.5 Kohlenhydratstoffwechselstörung – Diabetes mellitus
Qualifikationen:
- Staatl. geprüfte Physiotherapeutin an der Marie-Elise-Keyser-Schule in Erfurt
- B.Sc./M.Sc. Phys an der Philipps-Universität Marburg und der HS Fulda
- Spezifische Qualifikationen: GMP-Zertifikat und Referentin für Qualitäts- und Projektmanagement (WBS-Training AG); klinische Risikomanagerin; Compliance Officer (DGQ); Case Managerin im Sozial- und Gesundheitswesen DGCC; Betriebliche Gesundheitsmanagerin (IHK); Triggerpunkttherapeutin; Fitnesstrainerin (B-Lizenz); Lymphtherapeutin; Zusatzzertifikat BWL im Gesundheitswesen (HS Wismar)

Tätigkeit:
- Gesamtleitung des Qualitätsmanagements der Karl Wessel GmbH in den Bereichen Rehabilitation in Orthopädie/Urologie/Innere Medizin/Suchterkrankungen, Prävention in Psychosomatik/Orthopädie/Innere Medizin, Pflege- und Betreuung psychische Erkrankungen (Standort: Kurpark-Klinik Bad Nauheim),
- Mitglied der Organisationen GQMG und DGQ
- Seit 2022 Delegierte der DGQ PLZone 6

von Gilardi, Claudia
gilardi@cor-osteopathie.de

Beiträge:
1.1.2 Qualitätsmanagement in der Physiotherapiepraxis, 3.9.4 Kraniosakrale Therapie bei Säuglingen und (Klein-)Kindern bis zum 6. Lebensjahr
Qualifikationen:
- 1990–1996 Studium Lehramt Sport und Deutsch Sekundarstufe II
- 1998 Staatsexamen Masseurin/med. Bademeisterin
- 2004 Staatsexamen Physiotherapie

Tätigkeit:
- Sportphysiotherapeutin
- Schwerpunkt der Tätigkeit: ambulante Reha, Betreuung des Beachvolleyballnationalteams und Sportlerbetreuung der 1. Bundesliga Volleyball
- 2009 leitende Physiotherapeutin in einem interdisziplinären überregionalen Praxisnetz, Dozentin für Physiotherapie und Mitglied im Prüfungsausschuss Staatsexamina Physiotherapie
- Seit 2015 Osteopathin und Heilpraktikerin in eigener Praxis, Dozentin für Osteopathie

Willnow, Oliver
owillnow@gmail.com

Beiträge:
3.14.1 Klassische Massage
Qualifikationen:
- 1998–2001 Ausbildung zum Physiotherapeuten an den Westfalen-Schulen in Dortmund
- staatlich geprüfter Physiotherapeut
- Spezifische Qualifikationen: orthopädische manuelle Therapie nach Kaltenborn-Evjenth I

Tätigkeit:
- Physiotherapeut bei Vårdcentralen Skurup (Südschweden)
- Schwerpunkt der Tätigkeit: Rehabilitation im Bereich Orthopädie und Chirurgie

Wirth, Mascha
m.wirth@medischulen.de

Beiträge:
3.3.1 Entspannungstherapie – Grundlagen, 3.3.2 Systematische Entspannungsverfahren, 3.14.3 Kolonmassage
Qualifikationen:
- 1991–1993 und 1994–1995 Ausbildung als Gymnastiklehrerin an der Gymnastikschule Weberschule in Dortmund
- 1999–2001 Ausbildung zur Physiotherapeutin an der Westfalenschule in Dortmund
- 2011 Abschluss Heilpraktikerin Physiotherapie
- Spezifische Qualifikationen: Yogatrainer, Reiki, Klangschalenmassage, Craniosacrale Osteopathie, Entspannungspädagogik, Propriozeptive Neuromuskuläre Fazilitation, Wirbelsäulentherapie nach Dorn und Breuss, Motopädagogik und Psychomotorik

Tätigkeit:
- Seit 2021 Schulleiterin der Medischulen für Physiotherapie

Wolf, Silke (M.Sc.)
si.wolf@uke.de

Beiträge:
3.18 Psychologische Schmerztherapie
Qualifikationen:
- 2006–2009 Ausbildung zur staatlich geprüften Physiotherapeutin (SBBS Jena)
- 2009–2014 B.Sc. Physiotherapie (HS Fulda und Universität Marburg)
- 2014–2017 M.Sc. Health Sciences (HAW Hamburg)
- Seit 2018 PhD Programm am UKE Hamburg

Tätigkeit:
- Wissenschaftliche Mitarbeiterin an der Klinik und Poliklinik für Neurologie UKE Hamburg, in der AG Experimental Electrophysiology and Neuroimaging (xENi)
- Schwerpunkt der Tätigkeit: funktionelle Erholung nach Schlaganfall, nicht invasive Hirnstimulation, kinematische Bewegungsanalyse

Wolf, Udo (Prof. Dr.)
udowolf@t-online.de

Beiträge:
2.4.5 Schmerzmessung, 2.4.13 Labormedizin, 3.5.2 Orthopädische Manuelle Therapie, 3.14.4 Manuelle Segmenttherapie nach Quilitzsch
Qualifikationen:
- 2001–2004 Bachelor of Science in Physiotherapy (Fachbereich Pflege und Gesundheit der Hochschule Fulda)
- 2004–2006 Master of Science in Physiotherapy (Fachbereich Medizin der Philipps-Universität Marburg)
- 2009–2013 Promotion am Fachbereich Medizin der Martin-Luther-Universität Halle

Tätigkeit:
- 2011–2013 Professor für Physiotherapie an der Hochschule für Gesundheit in Bochum
- Seit 2013 Professor für Physiotherapie an der Hochschule Fulda
- Mitbegründer der Zeitschriften Manuelle Therapie und Physioscience als Herausgeber
- Herausgeber der Fachbuchreihe Physiotherapie Basics
- Schwerpunkt seiner Lehr- und Forschungstätigkeit: Funktionsstörungen des Bewegungsapparates und Grundlagen der Physiotherapie

Zarrinkar, Cyrus Michael
info@praxis-finkensiep.de

Beiträge:
3.14.1 Klassische Massage
Qualifikationen:
- Physiotherapeut
- Masseur/med. Bademeister
- Heilpraktiker-Physiotherapie
- Spezifische Qualifikationen: Manuelle Therapie Maitland® Level 3 Konzept, Palliative Care, Neuromusculoskeletale Anatomie, Balneophysikalische Therapie, Bindegewebsmassage und Proprio-

zeptive neuromuskuläre Fazilitation (PNF)

Tätigkeit:

- Inhaber einer Physiotherapie-Praxis in Witten (Ruhrgebiet)
- Dozent für neuromusculoskeletale Anatomie, Manuelle Therapie und PNF in Dortmund
- Schwerpunkt der Tätigkeit: Funktionelle Integration von Orthopädischen und Neurologischen Patienten in den Alltag, Schmerzmechanismen und -management sowie Lehrtätigkeit

Zietz, Dörte (Prof. Dr.)
doerte.zietz@hs-gesundheit.de

Beiträge:
3.1.9 Motorisches Lernen

Qualifikationen:

- 1997 staatliche Anerkennung als Physiotherapeutin
- 2003 BSc-Abschluss, FH Hildesheim, Holzminden, Göttingen
- 2006 MRes-Abschluss, University of Birmingham
- 2011 PhD, University of Birmingham

Tätigkeit:

- Professorin für Physiotherapie mit dem Schwerpunkt Neurorehabilitation und Neurowissenschaften, Hochschule für Gesundheit, Bochum
- Schwerpunkt der klinischen Tätigkeit: physiotherapeutische Diagnostik und Therapie von neurologischen Patienten in verschiedenen Settings

Adressen

Bundesverbände Physiotherapie

Bundesverband selbstständiger Physiotherapeuten – IFK e. V.
Gesundheitscampus-Süd 33,
44801 Bochum
Telefon: 0234 / 977450
Fax: 0234 / 9774545
E-Mail: ifk@ifk.de
Website: www.ifk.de

Deutscher Physio HP-Verband e. V.
Dierdorfer Straße 62, 56564 Neuwied
Telefon: 02631 / 9787744
Fax: 02631 / 9787745
E-Mail: info@physio-hp-verband.de
Website: www.physio-hp-verband.de

Deutscher Verband für Physiotherapie e. V. (ZVK)
Deutzer Freiheit 72–74, 50679 Köln
Postfach 21 02 80, 50528 Köln
Telefon: 0221 / 9810270
Fax: 0221 / 98102725
E-Mail: info@physio-deutschland.de
Website: www.physio-deutschland.de

Arbeitsgemeinschaften des ZVK:

- Atemtherapie
- Bobath
- Brunkow
- Elektrotherapie
- Geriatrie
- Gynäkologie, Geburtshilfe, Urologie und Proktologie (GGUP)
- Herz-Kreislauf
- Lehrer der Physiotherapie
- Manuelle Lymphdrainage und Entstauungstherapie
- Manuelle Therapie
- PNF
- Prävention
- Sportphysiotherapie
- Vojta

VDB-Physiotherapieverband e. V. Berufs- und Wirtschaftsverband der Selbstständigen in der Physiotherapie
Ehrlichstr. 18, 10318 Berlin
Telefon: 030 / 36700000
Fax: 030 / 36700002
E-Mail: bv@vdb-physio.de
Website: www.vdb-physio.de

Verband Leitender Lehrkräfte an Schulen für Physiotherapie Deutschland e. V. (VLL)
Wagnerstraße 3, 53340 Meckenheim
Telefon: 02225 / 7041647
Fax: 02225 / 7041649
E-Mail: info@physiotherapievll.de
Website: www.physiotherapievll.de

Verband Physikalische Therapie – Vereinigung für die physiotherapeutischen Berufe e. V. (VPT)
Bundesgeschäftsstelle
Hofweg 15, 22085 Hamburg
Telefon: 040 / 22723222
Fax: 040 / 22723229
E-Mail: info@vpt.de
Website: www.vpt.de

Arbeitsgemeinschaft des VPT:

- AG Akademisierung und Wissenschaft in der Physiotherapie

Vereinte Therapeuten e. V.
Bahnhofstraße 30, 58095 Hagen
Telefon: 02331 / 3863931
E-Mail: hallo@vereinte-therapeuten.de
Website: www.vereinte-therapeuten.de

Bundesverbände Physiotherapie in Österreich und der Schweiz

Physio Austria, Bundesverband der Physiotherapeut*innen Österreichs
Lange Gasse 30/1, 1080 Wien
Telefon: +43 1587 / 9951
Fax: +43 1587 / 995130
E-Mail: office@physioaustria.at
Website: www.physioaustria.at

Netzwerke (ehemals Fachgruppen und Arbeitsgemeinschaften) des Physio Austria:

- Arbeit, Gesundheit und Prävention
- Geriatrie
- Gynäkologie, Geburtshilfe, Urologie und Proktologie
- Hippotherapie
- Hochschulbildung
- Innere Medizin
- Intensivmedizin
- Mental Health

- Neurologie
- OEGOMT (Österreichische Gesellschaft für Orthopädische Manuelle Therapie)
- OEVOMT (Österreichischer Verein für Orthopädische Manuelle Therapie)
- Pädiatrie
- Palliative Care und Onkologie
- Primärversorgung
- Schmerz
- Sportphysiotherapie
- Telerehabilitation und assisitierende Technologien

Physioswiss
Dammweg 3, 3013 Bern
Telefon: +41 582 / 553600
E-Mail: info@physioswiss.ch
Website: www.physioswiss.ch

Fachliche Interessensgruppen (Auswahl):
- Schweizerische Arbeitsgruppe für Manuelle Therapie (SAMT)
- Internationale Arbeitsgemeinschaft Functional Kinetics FBL Klein Vogelbach
- Schweizerischer Verband für Orthopädische Manipulative Physiotherapie (SVOMP)
- IBITA Swiss
- Propriozeptive Neuromuskuläre Fazilitation IPNFA-CH (Intern. PNF Association/CH)
- Physiotherapia Paediatrica (PP)
- Interessengemeinschaft für Myofasziale Triggerpunkt-Therapie (IMTT)
- Schweizer Gruppe für Hippotherapie-K
- Gerontologie CH: Bereich Physiotherapie
- Interessengemeinschaft Physiotherapie Rehabilitation (IGPTR)
- Schweizerischer Verband für Tierphysiotherapie (SVTPT)
- Fachgruppe Physiotherapie bei Multipler Sklerose (FPMS)
- Fachgruppe Physiotherapie Skoliose (FPS)
- Schweizerische Arbeitsgruppe für Rehabilitationstraining (SART)
- Schweizerische Fachgruppe für analytische Biomechanik und Behandlungskonzept nach Raymond Sohier (SFABS)
- David G. Simons Academy (DGSA)
- Schweizerische Arbeitsgruppe für Physiotherapie bei Cystischer Fibrose (cf physio.ch)
- Schweizerische Gesellschaft für Handrehabilitation (SGHR)
- Association Suisse des Physiothérapeutes spécialises en rééducation Urologie, Gynécologie, coloproctologie et sexologie (ASPUG)
- Association Suisse des Physiothérapeutes pratiquant des techniques issues de la méthode Mézières (ASPTM)
- Schweizerische Gesellschaft für Beckenbodenphysiotherapie (pelvisuisse)
- Vereinigung der Schweizer Kinderphysiotherapeutinnen und -Therapeuten (physiopaed)
- Schweizerische Arbeitsgruppe für Physiotherapie in der Psychosomatik und Psychiatrie (SAGPPP)
- Schweizerische Arbeitsgemeinschaft für Vojta-Therapie (SAVT)

Gesellschaften und weitere Organisationen (Auswahl)

Alexander-Technik-Verband Deutschland e. V. (ATVD)
Postfach 5312, 79020 Freiburg i. Br
Telefon: 0761 / 383357
Fax: 0761 / 2927085
E-Mail: kontakt@alexander-technik.org
Website: www.alexander-technik.org

Arbeitsgemeinschaft der Wissenschaftlichen Medizinischen Fachgesellschaften e. V. (AWMF)
AWMF-Geschäftsstelle Berlin
Birkenstraße 67, 10559 Berlin
Telefon: 030 / 20097777
E-Mail: office@awmf.org
Website: www.awmf.org

Bundesverband Betriebliches Gesundheitsmanagement e. V. (BBGM)
Aulweg 41c, 35392 Gießen
Telefon: 0800 / 0009220
E-Mail: info@bbgm.de
Website: www.bbgm.de

Bundesverband deutscher Rückenschulen e. V. (BdR)
Bleekstraße 22 / LBZB – Haus L,
30559 Hannover
Telefon: 0511 / 3502730
Fax: 0511 / 3505866
E-Mail: info@bdr-ev.de
Website: www.bdr-ev.de

Deutsche Atemwegsliga e. V. in der Deutschen Gesellschaft für Pneumologie (DGP)
Raiffeisenstraße 38,
33175 Bad Lippspringe
Telefon: 05252 / 933615
Fax: 05252 / 933616
E-Mail: kontakt@atemwegsliga.de
Website: www.atemwegsliga.de

Deutsche Diabetes Gesellschaft (DDG)
Albrechtstraße 9, 10117 Berlin
Telefon: 030 / 31169370
Fax: 030 / 311693720
E-Mail: info@ddg.info
Website: www.ddg.info

Deutsche Gesellschaft für Allgemein- und Viszeralchirurgie e. V. (DGAV)
Haus der Bundespressekonferenz
Schiffbauerdamm 40, 10117 Berlin
Telefon: 030 / 2345-8656-20
Fax: 030 / 2345-8656-25
E-Mail: info@dgav.de
Website: www.dgav.de

Deutsche Gesellschaft für Anästhesiologie und Intensivmedizin e. V. (DGAI)
Neuwieder Straße 9,
90411 Nürnberg
Telefon: 0911 / 933780
E-Mail: dgai@dgai-ev.de
Website: www.dgai.de

Deutsche Gesellschaft für Angewandte Kinesiologie e. V. (DGAK)
Am Fischerrain 1,
79199 Kirchzarten
Telefon: 07661 / 980756
Fax: 07661 / 9831827
E-Mail: info@dgak.de
Website: www.dgak.de

Deutsche Gesellschaft für Angiologie / Gesellschaft für Gefäßmedizin e. V. (DGA)
Haus der Bundespressekonferenz
Schiffbauerdamm 40, 10117 Berlin
Telefon: 030 / 208888-31
Fax: 030 / 208888-33
E-Mail: info@dga-gefaessmedizin.de
Website: www.dga-gefaessmedizin.de

Deutsche Gesellschaft für Chirotherapie und Osteopathie e. V. (DGCO)
Pienzenauer Straße14,
81679 München
Telefon: 089 / 550522250
Fax: 089 / 550522259
E-Mail: info@dgco.de
Website: www.dgco.de

Deutsche Gesellschaft für Chirurgie e. V. (DGCH)
Luisenstraße 58/59, 10117 Berlin
Telefon: 030 / 288-76290
Fax: 030 / 288-76299
E-Mail: info@dgch.de
Website: www.dgch.de

Deutsche Gesellschaft für die Dorn Bewegung e. V.
Illerstr. 13, 87763 Lautrach
Telefon: 0800 / 9371937
E-Mail: info@dorn-bewegung.com
Website: www.dorn-bewegung.com

Deutsche Gesellschaft für Elektrostimulation und Elektrotherapie e. V. (GESET)
Bundesgeschäftsstelle
c/o St. Hedwig-Krankenhaus
Große Hamburger Straße 5–11,
10115 Berlin
Telefon: 030 / 32679151
Fax: 030 / 32679152
E-Mail: vorstand@geset.de
Website: www.geset.de

Deutsche Gesellschaft für Entspannungsverfahren (DG-E e. V.)
Geschäftsstelle
Große Schulgasse 2B,
39116 Magdeburg
Telefon: 0391 / 24462581
E-Mail: geschaeftsstelle@dg-e.de
Website: www.dg-e.de

Deutsche Gesellschaft für Funktionsdiagnostik und -therapie in der Zahn-, Mund und Kieferheilkunde (DGFDT)
Liesegangstraße 17 a,
40211 Düsseldorf
Telefon: 0211 / 6101980
Fax: 0211 / 61019811
E-Mail: dgzmk@dgzmk.de
Website: www.dgfdt.de

Deutsche Gesellschaft für Geriatrie e. V. (DGG)
Kunibertskloster 11–13, 50668 Köln
Telefon: 0221 / 16292350
Fax: 0221 / 16292351
E-Mail: geschaeftsstelle@dggeriatrie.de
Website: www.dggeriatrie.de

Deutsche Gesellschaft für Gynäkologie und Geburtshilfe e. V. (DGGG)
Jägerstr. 58–60, 10117 Berlin
Telefon: 030 / 514883340
Fax: 030 / 51488344
E-Mail: info@dggg.de
Website: www.dggg.de

Deutsche Gesellschaft für Hämatologie und Medizinische Onkologie e. V. (DGHO)
Berolinahaus
Alexanderplatz 1,
10178 Berlin (Mitte)
Telefon: 030 / 27876089-0
Fax: 030 / 27876089-18
E-Mail: info@dgho.de
Website: www.dgho.de

Deutsche Gesellschaft für Innere Medizin e. V. (DGIM)
Irenenstraße 1, 65189 Wiesbaden
Telefon: 0611 / 2058040-0
Fax: 0611 / 2058040-46
E-Mail: info@dgim.de
Website: www.dgim.de

Deutsche Gesellschaft für Internistische Intensivmedizin und Notfallmedizin (DGIIN)
An der Wuhlheide 232 A,
12459 Berlin
Telefon: 030 / 521372-66
Fax: 030 / 521372-67
E-Mail: gs@dgiin.de
Website: www.dgiin.de

Deutsche Gesellschaft für Kinder- und Jugendmedizin e. V. (DGKJ)
Chausseestraße 128/129, 10115 Berlin
Telefon: 030 / 3087779-0
Fax: 030 / 3087779-99
E-Mail: info@dgkj.de
Website: www.dgkj.de

Deutsche Gesellschaft für Kinder-Osteopathie e. V.
Rabenberg 11, 22391 Hamburg
E-Mail: info@kinderosteopathen.de
Website: www.kinderosteopathen.de

Deutsche Gesellschaft für Lymphologie e. V. (DGL)
c/o KelCon GmbH Tauentzienstr. 1,
10789 Berlin
Telefon: 030 / 679668858
Fax: 030 / 679668855
E-Mail: post@dglymph.de
Website: www.dglymph.de

Deutsche Gesellschaft für Manuelle Medizin e. V. (DGMM)
Geschäftsstelle
Lindauer Straße 16/1, 88069 Tettnang
Telefon: 07542 / 93390
Fax: 07542 / 933920
E-Mail: post@dgmm.de
Website: www.dgmm.de

Deutsche Gesellschaft für Medizinische Rehabilitation e. V. (degemed)
Fasanenstraße 5, 10623 Berlin
Telefon: 030 / 284496-6
Fax: 030 / 284496-70
E-Mail: degemed@degemed.de
Website: www.degemed.de

Deutsche Gesellschaft für Muskuloskeletale Medizin e. V. (DGMSM)
Obere Rheingasse 3, 56154 Boppard
Telefon: 06742 / 8001-0
Fax: 06742 / 8001-27
E-Mail: kontakt@dgmsm.de
Website: www.dgmsm-ev.de

Deutsche Gesellschaft für Nephrologie e. V. (DGfN)
Großbeerenstraße 89, 10963 Berlin
Telefon: 030 / 25800940
Fax: 030 / 25800950
E-Mail: gs@dgfn.eu
Website: www.dgfn.eu

Deutsche Gesellschaft für Neurologie e. V. (DGN)
Reinhardtstraße 27 C, 10117 Berlin
Telefon: 030 / 531437930
Fax: 030 / 531437939
E-Mail: info@dgn.org
Website: www.dgn.org

Deutsche Gesellschaft für Neurorehabilitation e. V. (DGNR)
c/o Angelica Totzauer
Hollerithstr. 14, 53359 Rheinbach
Telefon: 022 / 26809659
E-Mail: info@dgnr.de
Website: www.dgnr.de

Deutsche Gesellschaft für Orthopädie und Orthopädische Chirurgie (DGOOC)
Straße des 17. Juni 106–108,
10623 Berlin
Telefon: 030 / 340603630
Fax: 030 / 340603631
E-Mail: info@dgooc.de
Website: www.dgooc.de

Deutsche Gesellschaft für Orthopädie und Unfallchirurgie (DGOU)
Straße des 17. Juni 106–108,
10623 Berlin
Telefon: 030 / 3406036-00
Fax: 030 / 3406036-01
E-Mail: office@dgou.de
Website: www.dgou.de

Deutsche Gesellschaft für Orthopädische Manuelle Therapie (Kaltenborn-Evjenth® Konzept) e. V. (DGOMT)
Postfach 1228, 83632 Bad Tölz
E-Mail: info@dgomt.de
Website: www.dgomt.de

Deutsche Fachgruppe für Orthopädisch Manuelle/Manipulative Therapie (DFOMT)
Geschäftsstelle
c/o Praxis für Physiotherapie & Manuelle Therapie/OMT
Hittfelder Schulstraße 10,
21218 Seevetal
E-Mail: sabine.klingenspor@dfomt.de
Website: www.dfomt.org

Deutsche Gesellschaft für Orthopädische Rheumatologie e. V. (DGORh)
Straße des 17. Juni 106–108,
10623 Berlin
Telefon: 030 / 340603695
Fax: 030 / 340603 696
E-Mail: info@dgorh.de
Website: www.dgorh.de

Deutsche Gesellschaft für Osteopathische Medizin e. V. (DGOM)
Goethestraße 18,
68161 Mannheim
Telefon: 0621 / 436302-68
Fax: 0621 / 436302-69
E-Mail: kontakt@dgom.info
Website: www.dgom.info

Deutsche Gesellschaft für Palliativmedizin e. V. (DGP)
Aachener Straße 5, 10713 Berlin
Telefon: 030 / 30101000
Fax: 030 / 301010016
E-Mail: dgp@dgpalliativmedizin.de
Website: www.dgpalliativmedizin.de

Deutsche Gesellschaft für Physikalische und Rehabilitative Medizin e. V. (DGPRM)
Tzschimmerstraße 30,
01309 Dresden
Telefon: 0351 / 8975932
E-Mail: info@dgprm.de
Website: www.dgprm.de

Deutsche Gesellschaft für Physiotherapiewissenschaft e. V. (DGPTW)
c/o Prof. Dr. Bernhard Elsner
Carl-Zeiß-Promenade 2, 07745 Jena
E-Mail: vorstand@dgptw.org
Website: www.dgptw.org

Deutsche Gesellschaft für Psychiatrie und Psychotherapie, Psychosomatik und Nervenheilkunde e. V. (DGPPN)
Reinhardtstraße 29, 10117 Berlin
Telefon: 030 / 24047720
Fax: 030 / 240477229
E-Mail: sekretariat@dgppn.de
Website: www.dgppn.de

Deutsche Gesellschaft für Psychomotorik e.V. (DGfPM)
Wittmannstraße 3, 59071 Hamm
Telefon: 02381 / 8935060
E-Mail: info@dgfpm.de
Website: www.dgfpm.org

Deutsche Gesellschaft Rehabilitationssport für chronisch Nierenkranke e. V. (ReNi)
Kamenzer Straße 51,
01877 Bischofswerda
E-Mail: info@reni-online.de
Website: www.reni-online.de

Deutsche Gesellschaft für Rheumatologie e. V. (DGRh)
Wilhelmine-Gemberg-Weg 6,
Aufgang C, 10179 Berlin
Telefon: 030 / 24048470
Fax: 030 / 24048479
E-Mail: info@dgrh.de
Website: www.dgrh.de

Deutsche Gesellschaft für Schmerzmedizin e. V. (DGS)
Lennéstraße 9, 10785 Berlin
Telefon: 030 / 85621880
Fax: 030 / 22185342
E-Mail: info@dgschmerzmedizin.de
Website: www.dgschmerzmedizin.de

Deutsche Gesellschaft für seelische Gesundheit bei Menschen mit geistiger Behinderung e. V. (DGSGB)
c/o Liebenau Kliniken
Siggenweilerstr. 11,
88074 Meckenbeuren-Liebenau
Telefon: 07541 / 7304919
Fax: 07541 / 7304918
E-Mail: geschaeftsstelle@dgsgb.de
Website: www.dgsgb.de

Deutsche Gesellschaft für Sportmedizin und Prävention e. V. (DGSP)
Klinik Rotes Kreuz
Königswarterstraße 16,
60316 Frankfurt am Main
Telefon: 069 / 4071412
Fax: 069 / 4071859
E-Mail: dgsp@dgsp.de
Website: www.dgsp.de

Deutsche Gesellschaft für Urologie e. V. (DGU)
Uerdinger Straße 64,
40474 Düsseldorf
Telefon: 0211 / 516096-0
Fax: 0211 / 516096-60
E-Mail: info@urologenportal.de
Website: www.urologenportal.de

Deutsche Gesellschaft für Verhaltenstherapie e. V. (DGVT)
Bundesgeschäftsstelle
Corrensstraße 44–46, 72076 Tübingen
Telefon: 07071 / 94340
Fax: 07071 / 943435
E-Mail: dgvt@dgvt.de
Website: www.dgvt.de

Deutsche Gesellschaft für Zahn-, Mund- und Kieferheilkunde (DGZMK)
Liesegangstraße 17 a,
40211 Düsseldorf
Telefon: 0211 / 610198-0
Fax: 0211 / 610198-11
E-Mail: dgzmk@dgzmk.de
Website: www.dgzmk.de

Deutsche Gruppe für Hippotherapie e. V.
c/o HSH Lamprecht GbR
Otto-Ficker-Str. 2,
73230 Kirchheim/Teck
E-Mail: info@dgh-ev.com
Website: www.dgh-ev.com

Deutscher Hospiz- und PalliativVerband e. V. (DHPV)
Aachener Straße 5, 10713 Berlin
Telefon: 030 / 8200758-0
Fax: 030 / 8200758-13
E-Mail: info@dhpv.de
Website: www.dhpv.de

Deutsche Interdisziplinäre Vereinigung für Intensiv- und Notfallmedizin e. V. (DIVI)
Schumannstraße 2, 10117 Berlin
Telefon: 030 / 4000 5607
Fax: 030 / 4000 5637
E-Mail: info@divi.de
Website: www.divi.de

Deutsche Krebsgesellschaft e. V.
Kuno-Fischer-Straße 8, 14057 Berlin
Telefon: 030 / 322932-90

Fax: 030 / 3229329-66
E-Mail: service@krebsgesellschaft.de
Website: www.krebsgesellschaft.de

Deutsches Netzwerk Evidenzbasierte Medizin e. V. (DNEbM)
Schumannstraße 9, 14057 Berlin
Telefon: 030 / 30833660
Fax: 030 / 30833662
E-Mail: kontakt@ebm-netzwerk.de
Website: www.ebm-netzwerk.de

Deutsche Rheuma-Liga Bundesverband e. V.
Welschnonnenstr. 7, 53111 Bonn
Telefon: 0228 / 766060
Fax: 0228 / 7660620
E-Mail: bv@rheuma-liga.de
Website: www.rheuma-liga.de

Deutsche Schmerzgesellschaft e. V. (DGSS)
Bundesgeschäftsstelle
Alt-Moabit 101 b, 10559 Berlin
Telefon: 030 / 39409689-0
Fax: 030 / 39409689-9
E-Mail: info@schmerzgesellschaft.de
Website: www.schmerzgesellschaft.de

Deutscher Verband für Manuelle Therapie (Maitland® Konzept) e. V. (DVMT)
Sekretariat des DVMT
c/o Collenbuschstraße 16,
01324 Dresden
Telefon: 0351 / 20878414
E-Mail: kontakt@dvmt.org
Website: www.dvmt.org

Europäische Penzel-Akademie
Willy-Penzel-Platz 1–8,
37619 Heyen bei Bodenwerder
Telefon: 05533 / 97370
E-Mail: info@apm-penzel.de
Website: www.apm-penzel.de

Feldenkrais Verband Deutschland e. V. (FVD)
Jägerwirtstraße 3,
81373 München
Telefon: 089 / 120 21 25-0
Fax: 089 / 120 21 25-22
E-Mail: info@feldenkrais.de
Website: www.feldenkrais.de

Gesellschaft für Haltungs- und Bewegungsforschung e. V. (GHBF)
Hesseloherstraße 3, 80802 München
Telefon: 089 /33037053
Fax: 089 /33037131
E-Mail: kontakt@ghbf.de
Website: www.ghbf.de

Gesellschaft für Orthopädisch-Traumatologische Sportmedizin (GOTS)
Bachstraße 18, Gebäude 14, 07743 Jena
Telefon: 03641 / 4724158
Fax: 03641 / 4721921
E-Mail: office@gots.org
Website:www.gots.org

Gesellschaft für Sensorische Integration – Jean Ayres, Deutschland und International e. V. (GSID)
Im Kinderzentrum München
Heiglhofstr. 65, 81377 München
Telefon: 08856 / 9368560
Fax: 08856 / 9365452
E-Mail: gsid@gsid.de
Website: www.gsid.de

Internationale Arbeitsgemeinschaft Functional Kinetics FBL Klein-Vogelbach
E-Mail: sekretariat@fbl-klein-vogelbach.org
Website: www.fbl-klein-vogelbach.org

International College of Applied Kinesiology Deutschland e. V. (ICAK-D)
Leopoldstraße 33, 80802 München
Telefon: 0800 / 4250581
E-Mail: ak@icak-d.de
Website: www.icak-d.de

Internationaler Förderverein Basale Stimulation e. V.
Sekretariat
Kiefernweg 11, 67691 Hochspeyer
Telefon: 06305 / 2067032
Fax: 06305 / 2067031
E-Mail: info@basale-stimulation.de
Website: www.basale-stimulation.de

Internationale Vojta Gesellschaft e. V.
Wellersbergstraße 60, 57072 Siegen
Telefon: 0271 / 303839-99

Fax: 0271 / 303839-98
E-Mail: info@vojta.com
Website: www.vojta.com

Rolfing® Verband Deutschland e. V.
c/o Asmus Wanke Vorstandsmitglied
Friedrich List Straße 6,
40882 Ratingen
Telefon: 0251 / 2039244
E-Mail: info@rolfingverband.de
Website: www.rolfingverband.de

Vereinigung der Bobath-Therapeuten Deutschlands e. V.
c/o StEBS GmbH Seerain 32,
74933 Neidenstein
Telefon: 07263 / 6099963
Fax: 07263 / 6099981
E-Mail: sekretariat@bobath-vereinigung.de
Website: www.bobath-vereinigung.de

Aus-, Fort- und Weiterbildung

Bundesverband selbstständiger Physiotherapeuten – IFK e. V.
IFK-Geschäftsstelle Referat Fortbildung und Veranstaltungen
Gesundheitscampus-Süd 33,
44801 Bochum
Telefon: 0234 / 97745999
Fax: 0234 / 9774545
E-Mail: fortbildung@ifk.de

Physio-Akademie gGmbH (ZVK)
Wremer Specken 4,
27639 Wurster Nordseeküste
Telefon: 04705 / 95 18-0
Fax: 04705 / 95 18-10
E-Mail: info@physio-akademie.de
Website: www.physio-akademie.de

VPT Akademie
Stauferstraße 13,
70736 Fellbach-Schmiden
Telefon: 0711 / 489090-70
Fax: 0711 / 519012
E-Mail: info@vpt-bw.de

Weitere Anbieter anerkannter Aus-, Fort- und Weiterbildungen sind auf den Internetseiten der Verbände und der jeweiligen Organisation zu finden.

Studium

Der Deutsche Verband für Physiotherapie e. V. (ZVK) bietet Informationen und weiterführende Links über Studiengänge im Bereich der Physiotherapie auf der Internetseite *www.physio-deutschland.de* in der Rubrik Beruf und Bildung – Studium an. Für die Auswahl von Studiengängen im Bereich des Gesundheitswesens kann die Internetseite *www.gesundheit-studieren.de* genutzt werden.
Das European Network of Physiotherapy in Higher Education hat das Ziel, die Zusammenarbeit zwischen europäischen Instituten und den Physiotherapie-Ausbildungsstätten zu verbessern. Es sollen u. a. gemeinsame Forschungsprojekte unterstützt werden und Standards für eine qualitativ hochwertige Ausbildung entwickelt werden, die im Einklang mit den Empfehlungen des Weltverbands der Physiotherapie (World Confederation for Physical Therapy) stehen. Website: *www.enphe.org*

Abkürzungen

1RM one repetition maximum, Einwiederholungsmaximum
10 PP 10-Punkte-Programm nach McMillan, Halliwick Schwimmschule
5-ASA 5-Aminosalicylsäure
6MGT 6-Minuten-Gehtest
20CT 20-Cent-Test, Testverfahren zur Beurteilung der Feinmotorik
Ω Ohm

A

A Ampere
A. Arteria
Aa. Arteriae
AA Ausatmung
AACOM American Association of Colleges of Osteopathic Medicine
AAOS American Academy of Orthopaedic Surgeons
AAPV allgemeine ambulante Palliativversorgung
Abb. Abbildung
Abd. Abduktion
AC Antagonist Contract-Relax-Methode
ACA-Infarkt Anteriorinfarkt, Infarkt der Arteria cerebri anterior
ACE engl. angiotensin converting enzyme, Angiotensin-konvertierendes Enzym
ACG Akromioklavikulargelenk
ACM-Infarkt Mediainfarkt, Infarkt der Arteria cerebri media
AC-Methode Antagonist Contract-Methode
ACP-Infarkt Posteriorinfarkt, Infarkt der Arteria cerebri posterior
ACR American College of Rheumatology
ACTH adrenocorticotropes Hormon, Kortikotropin
ADA American Diabetes Association
ADD Addition
Add. Adduktion
ADEM akut demyelinisierende Encephalomyelitis, Marburg-Typ der Multiplen Sklerose
ADH antidiuretisches Hormon
ADHS Aufmerksamkeitsdefizit-Hyperaktivitätsstörung
ADLs Aktivitäten des täglichen Lebens
ADR Adduktorenreflex
ADT Akrodynamische Therapie
ADT engl. Anterior Drawer Test, vorderer Schubladentest
AED Anspannungs-Entspannungs-Dehnen
AEK agistisch exzentrische Kontraktionsmaßnahme
AEM Endurance-Avoidance-Modell
AF Anulus fibrosus
AGAST Arbeitsgruppe geriatrisches Assessment
AGMT Arbeitsgemeinschaft für Manuelle Therapie (im Zentralverband der Physiotherapeuten)
AH aufrechte Haltung
AHA American Heart Association
AHB Anschlussheilbehandlung
AHG Akromiohumeralgelenk
AIGS abnormal impulsgenerierende Stellen
AIMS engl. Arthritis Impact Measurement Scales
AIS adoleszente idiopathische Skoliose
AIS Amnioninfektionssyndrom
AJCC American Joint Committee on Cancer
AK engl. Applied Kinesiology, Angewandte Kinesiologie
AK Antikörper
allg. allgemein
ALRI antero-laterale Rotationsinstabilität
ALS amyotrophe Lateralsklerose
ALSFRS engl. Amyotrophic Lateral Sclerosis Functional Rating Scale, Test bei amyotropher Lateralsklerose
ALL akute lymphatische Leukämie
AMBRI atraumatisch, multidirekt, bilateral, Rehabilitation (konservative Behandlung bzw. PT), inferior shift (Kapselstraffung, wenn PT versagt hat)
AML akute myeloische Leukämie
AMRI antero-mediale Rotationsinstabilität
AMT engl. Abbreviated Mental Test, kurzer mentaler Test zur Erfassung eines Delirs
AMV Atemminutenvolumen
A.N. Anorexia nervosa
ANA Anti-DNA-Antikörper
AO Arbeitsgemeinschaft für Osteosynthesefragen
AOB Allgemeine Osteopathische Behandlung
AOU engl. amount of use, Häufigkeit der Bewegung
AOXPE antioxidativ-quervernetztes Polyethylen (Legierung)
AÖZ Anodenöffnungszuckung

a.p. anterior – posterior, von der Körpervorderseite nach hinten
AP Aufhängepunkte
APACHE engl. Acute Physiology and Chronic Health Evaluation
APGAR-Werte Atemanstrengung, Herzfrequenz/Puls, Muskeltonus/Grundtonus, Aussehen, Reflexe
APM Akupunkt-Massage (nach Penzel)
AQLQ-M engl. Asthma Quality of Life Questionnaire (nach Marks), Fragebogen zu den Auswirkungen des Asthmas auf die Lebensqualität
AR Außenrotation
ARAS aufsteigendes retikuläres Aktivierungssystem
ArbGG Arbeitsgerichtsgesetz
ARCO Association Research Circulation Osseus
ARDS engl. acute respiratory distress syndrome, akutes Lungenschädigungssyndrom
AROM engl. active range of motion, aktives Bewegungsausmaß
Art. Articulatio, Gelenk
ASB engl. assisted spontaneous breathing, assistierte Spontanbeatmung
ASCA Anti-Saccharomyces-cerevisiae-Antikörper
ASCM American College of Sports Medicine
ASD Atriumseptumdefekt
ASIA American Spinal Injury Association
ASLR engl. active straight leg raise (test), gestrecktes Beinheben in Rückenlage
ASR Achillessehnenreflex
ASS Acetylsalicylsäure
ASTE Ausgangsstellung
AT Autogenes Training
ATMR arthro-tendo-myotische Reaktion
ATNR asymmetrischer tonischer Nackenreflex
ATP Adenosintriphosphat
auto-HSCT engl. autologous hematopoietic stem cell transplantation, autologe Stammzelltransplantation
allo-HSCT engl. allogeneic hematopoietic stem cell transplantation, allogene Stammzelltransplantation
AVK arterielle Verschlusskrankheit
AVP engl. ambulatory venous pressure, ambulante Venendruckmessung
AWMF Arbeitsgemeinschaft der Wissenschaftlichen Medizinischen Fachgesellschaften e. V.
AZV Atemzugvolumen

B

BAR Bundesarbeitsgemeinschaft für Rehabilitation (gemeinsame Repräsentanz der Verbände der Rehabilitationsträger, der Bundesagentur für Arbeit, der Bundesländer, der Spitzenverbände der Sozialpartner sowie der Kassenärztlichen Bundesvereinigung zur Förderung und Koordinierung der Rehabilitation und Teilhabe behinderter Menschen)
BÄK Bundesärztekammer
BBB Befundbogen nach Bobath
BBS Berg-Balance-Skala
BCRL engl. breast cancer related lymphedema, Lymphödem im Zusammenhang mit Brustkrebs
BDC Berufsverband der Deutschen Chirurgen e. V.
BdR Bundesverband deutscher Rückenschulen e. V.
bds. beidseitig
BDSG Bundesdatenschutzgesetz
BEM Betriebliches Eingliederungsmanagement
BEPOH Bewegungs-, Ernährungs-, Phyto-, Ordnungs- und Hydrotherapie (fünf Grundsäulen der Naturheilkunde)
BERA engl. brainstem evoked response audiometry, Hirnstammaudiometrie
BESD Instrument zur Beurteilung von Schmerzen bei Demenz
BET brusterhaltende Therapie
bez. bezüglich
BF Ballfertigkeit (im MABC-2)
BfArM Bundesinstitut für Arzneimittel und Medizinprodukte
BGA Blutgasanalyse
BGB Bürgerliches Gesetzbuch
BGF Betriebliche Gesundheitsförderung
BGM Betriebliches Gesundheitsmanagement
BGÜ Brügger-Grundübungen
BH Belastungshaltung
BI Barthel-Index
BIPAP engl. biphasic (bi-level) positive airway pressure, biphasischer positive Atemwegsdruck
BISAD Beobachtungsinstrument für das Schmerzassessment bei alten Menschen mit Demenz
BISFR Bewegungen im schmerzfreien Raum
BISS bilaterale Integrations- und Sequenzierungsstörung

BiVAD engl. biventricular assist device, ventrikuläres Unterstützungssystem der linken und rechten Herzkammer
BL Balance (im MABC-2)
BL Bauchlage
BLT engl. Balanced Ligamentous Tension (angewandte Methodik in der Osteopathie)
BMAS Bundesministerium für Arbeit und Soziales
BMI Body-Mass-Index
BOLD-Effekt engl. blood oxygenation level dependent effect, in der funktionellen Magnetresonanztomografie benutzter Effekt zur Darstellung der neuronalen Aktivität im Gehirn
bpb Bundeszentrale für politische Bildung
BPI engl. Brief Pain Inventory, Fragebogen Schmerz
BPS Borderline-Persönlichkeitsstörung
BPS engl. Back-Performance Scale, funktioneller Leistungstest für den Rücken
BRRMN Bad Ragaz Ringmethod Network
BSG Blutsenkungsgeschwindigkeit
Bsp. Beispiel
BSR Bizepssehnenreflex
BVO Berufsverband der Ärzte für Orthopädie
BWK Brustwirbelkörper
BWS Brustwirbelsäule
bzw. beziehungsweise

C

C cervical
ca. circa
Ca Karzinom
CAP engl. community acquired pneumonia, ambulant erworbene Pneumonie
CAV engl. cardiac allograft vasculopathy, kardiale Allograft-Vaskulopathie
CBT engl. Cognitive Behavioral Therapy, Kognitive Verhaltenstherapie
CBW-Orthese Chêneau-Boston-Wiesbaden-Orthese
CC engl. Clock Completion Test, Uhren-Mal-Test zur Erkennung der präklinischen Phase einer Demenzerkrankung
CCD engl. chin to chest distance, Test zur Messung der HWS-Beweglichkeit
CCD-Winkel Centrum-Collum-Diaphysen-Winkel oder Kollodiaphysenwinkel
CCFT engl. Craniocervical Flexion Test, kraniozervikaler Flexionstest
CCP zyklische citrullinierte Peptide
CD engl. continuum distorsion, Kontinuum Distorsion
CDAI engl. Crohn's Disease Activity Index, klinischer Aktivitätsindex bei Enteritis regionalis Crohn
CDSR engl. Cochrane Database of Systematic Reviews, systematische Übersichtsarbeiten der Cochrane Library
CGRP engl. calcitonin gene related peptide (Neuropeptid)
CH engl. Challenge (Provokation, Herausforderung)
CHI chronische Hyperinflation, chronischer Überblähungszustand (der Lunge)
CHRS engl. Contract-Hold-Relax-Stretching, Anspannungs-Entspannungs-Dehnen (AED) (Synonym: postisometrisches Relaxations-Dehnen, PIR)
CI engl. cardiac function index, Herzindex
CIMT engl. Constraint-Induced Movement Therapy
CIN zervikale intraepitheliale Neoplasie
CIP Critical-Illness-Polyneuropathie
CIT engl. Constraint-Induced Therapy
CLL chronische lymphatische Leukämie
COLD engl. chronic obstructive lung disease, chronisch-obstruktive Lungenerkrankung
CMD engl. craniomandibular dysfunction, kraniomandibuläre Dysfunktion
CME engl. Continuing Medical Education, kontinuierliche berufsbegleitende Fortbildung
CML chronische myeloische Leukämie
CMOP-E Canadian Model of Occupational Performance and Engagement
CMV Zytomegalie-Virus
CO-OP engl. Cognitive Orientation to Daily Occupational Performance, kognitive Orientierung bei der Betätigungsausführung
COPD engl. chronic obstructive pulmonary disease, chronisch-obstruktive Lungenerkrankung
COPM [a kids] engl. Canadian Occupational Performance Measure a kids
COSA engl. Child Occupational Self Assessment
CP franz. modulé en courtes périodes, courte période
CPAP engl. continuous positive airway pressure, Beatmungsverfahren, welches den spontan atmenden Patienten durch positive Druckausübung in der Inspirationsphase unterstützt

CPG engl. central pattern generator, zentraler Rhythmusgenerator

CPM engl. continuous passive motion, motorbetriebene Bewegungsschiene

CR engl. clinical reasoning

CrCoMo Kobalt-Chrom-Molybdän (Metalllegierung)

CRF Corticotropin-Releasing-Faktor

CRIES engl. Revised Child Impact of Event Scale

CRP C-reaktives Protein

CRPS engl. complexe regional pain syndrome, komplexes regionales Schmerzsyndrom; Synonyme: Sympathische Reflexdystrophie, Sudeck-Syndrom, „Morbus Sudeck"

CRQ engl. Chronic Respiratory Questionnaire

CSQ engl. Coping Strategies Questionnaire

CST engl. craniosacraltherapy, kraniosakrale Therapie

CT Computertomografie

CTG Kardiotokografie

CTÜ Zerviko-Thorakaler-Übergang

CURB Test nach **C:** Confusion → Verwirrtheit **U:** Urea → Serumharnstoff **R:** Respiratory → Atemfrequenz **B:** Blood pressure → Blutdruck

CVI zerebrovaskulärer Insult

CVI chronisch venöse Insuffizienz

CW Cobb-Winkel

CyD engl. cylinder distorsion, Zylinderdistorsion

D

DAHO Deutscher Arbeitskreis für Handorthesen

DAS engl. Disease Activity Score, Index zur Beurteilung der Krankheitsaktivität

DAS 28 engl. modifizierter Disease Activity Score, modifizierter Index zur Beurteilung der Krankheitsaktivität bei rheumatoider Arthritis

DASH engl. Disabilities of Arm, Shoulder and Hand, Beeinträchtigungen von Arm, Schulter und Hand

DC engl. direct current, Gleichstrom

DCD engl. developmental coordination disorder, koordinative Entwicklungsstörung

DCIS duktales Carcinoma in situ

DCML engl. dorsal column medial lemniscus, Hinterstrangbahn des Lemniskalen Systems

DD diadynamische Ströme

DDG Deutsche Diabetes Gesellschaft

DEGAM Deutsche Gesellschaft für Allgemein- und Familienmedizin

DEMMI De Morton Mobility Index, Test zur Beurteilung der Mobilität geriatrischer Patienten

DGCO Deutsche Gesellschaft für Chirotherapie und Osteopathie e. V.

DE Dorsalextension

Degemed Deutsche Gesellschaft für Medizinische Rehabilitation e. V.

DemTect engl. Dementia Detection Test, Demenz-Screening-Verfahren

DESTATIS Statistisches Bundesamt

DF franz. diphasé fixe

DFAMT Deutsche Föderative Arbeitsgemeinschaft für Manuelle Therapie (Dachverband)

DFOMT Deutsche Fachgruppe für Orthopädisch Manuelle/Manipulative Therapie

DGA Deutsche Gesellschaft für Angiologie/Gesellschaft für Gefäßmedizin e. V.

DGAI Deutsche Gesellschaft für Anästhesiologie und Intensivmedizin

DGAK Deutsche Gesellschaft für Angewandte Kinesiologie e. V.

DGAV Deutsche Gesellschaft für Allgemein- und Viszeralchirurgie

DGCH Deutsche Gesellschaft für Chirurgie e. V.

DG-E e. V. Deutsche Gesellschaft für Entspannungsverfahren

DGFDT Deutsche Gesellschaft für Funktionsdiagnostik und -therapie

DGfN Deutsche Gesellschaft für Nephrologie e. V.

DGfPM Deutsche Gesellschaft für Psychomotorik e. V.

DGG Deutsche Gesellschaft für Gefäßchirurgie (vaskuläre und endovaskuläre Chirurgie)

DGG Deutsche Gesellschaft für Geriatrie e. V.

DGGG Deutsche Gesellschaft für Gynäkologie und Geburtshilfe e. V.

DGHO Deutsche Gesellschaft für Hämatologie und Medizinische Onkologie e. V.

DGI engl. Dynamic Gait Index, Beurteilungsinstrument in der Ganganalyse

DGIIN Deutsche Gesellschaft für Internistische Intensivmedizin und Notfallmedizin

DGIM Deutsche Gesellschaft für Innere Medizin e. V.

DGKJ Deutsche Gesellschaft für Kinder- und Jugendmedizin e. V.
DGL Deutsche Gesellschaft für Lymphologie e. V.
DGMM Deutsche Gesellschaft für Manuelle Medizin/Chirotherapie e. V.
DGMSM Deutsche Gesellschaft für Muskuloskeletale Medizin e. V.
DGN Deutsche Gesellschaft für Neurologie
DGNM Deutsche Gesellschaft für Neurogastroenterologie und Motilität
DGNR Deutsche Gesellschaft für Neurorehabilitation e. V.
DGOC Deutsche Gesellschaft für Orthopädie und Orthopädische Chirurgie
DGOM Deutsche Gesellschaft für Osteopathische Medizin e. V.
DGOMT Deutsche Gesellschaft für Orthopädische Manuelle Therapie (Kaltenborn-Evjenth® Konzept) e. V.
DGOOC Deutsche Gesellschaft für Orthopädie und Orthopädische Chirurgie
DGORh Deutsche Gesellschaft für Orthopädische Rheumatologie e. V.
DGOU Deutsche Gesellschaft für Orthopädie und Unfallchirurgie
DGP Deutsche Gesellschaft für Palliativmedizin e. V.
DGP Deutschen Gesellschaft für Pneumologie
DGPMR Deutsche Gesellschaft für Physikalische Medizin und Rehabilitation e. V.
DGPPN Deutsche Gesellschaft für Psychiatrie und Psychotherapie, Psychosomatik und Nervenheilkunde
DGPR Deutsche Gesellschaft für Prävention und Rehabilitation von Herz-Kreislauferkrankungen e. V.
DGRh Deutsche Gesellschaft für Rheumatologie e. V.
DGRW Deutschen Gesellschaft für Rehabilitationswissenschaften e. V.
DGS Deutsche Gesellschaft für Schmerzmedizin e. V.
DGSGB Deutsche Gesellschaft für seelische Gesundheit bei Menschen mit geistiger Behinderung e. V.
DGSP Deutschen Gesellschaft für Sportmedizin und Prävention e. V.
DGSS Deutsche Schmerzgesellschaft e. V., ehemals Deutsche Gesellschaft zum Studium des Schmerzes
DGT Deutsche Gesellschaft für Thoraxchirurgie
DGTHG Deutsche Gesellschaft für Thorax-, Herz- und Gefäßchirurgie
DGU Deutsche Gesellschaft für Unfallchirurgie e. V.
DGU Deutsche Gesellschaft für Urologie e. V.
DGVS Deutsche Gesellschaft für Verdauungs- und Stoffwechselkrankheiten
DGVT Deutsche Gesellschaft für Verhaltenstherapie e. V.
DGZMK Deutsche Gesellschaft für Zahn-, Mund- und Kieferheilkunde
d. h. das heißt
DHI engl. Dizziness Handicap Inventory, Fragebogen für Schwindelpatienten
DHPV Deutscher Hospiz- und Palliativ-Verband e. V.
DHS dynamische Hüftschraube
DIC Dreieckimpulscharakteristik
DIP Articulatio interphalangealis distalis
DIVI Deutsche Interdisziplinäre Vereinigung für Intensiv- und Notfallmedizin e. V.
DIVS Deutsche Interdisziplinäre Vereinigung für Schmerztherapie
DKG Deutsche Krebsgesellschaft
DMARD engl. disease-modifying antirheumatic drugs (Antirheumatika, sog. Basistherapeutika)
DMP engl. Disease-Management-Programm, Behandlungsprogramm für chronisch kranke Menschen
DMS-Kontrolle Kontrolle von Durchblutung, Motorik und Sensibilität
DNEbM Deutsches Netzwerk Evidenzbasierte Medizin e. V.
DNS Desoxyribonukleinsäure
DOMS engl. delayed onset of muscle soreness, Muskelkater
DOPA Dihydroxyphenylalanin
d.pl. dorso – plantar, vom Fußrücken zur Fußsohle
DRG engl. Diagnosis Related Groups, Diagnosebezogene Fallgruppen
DRG-Stimulation engl. dorsal root ganglion, Verfahren zur Elektrostimulation der Spinalganglien
DRST dynamischer Rotationsstabilitätstest
DRU digital-rektale Untersuchung
DSF-KJ Deutscher Schmerzfragebogen für Kinder, Jugendliche und deren Eltern
DSM engl. Diagnostic and Statistical Manual, diagnostischer und statistischer Leitfaden psychischer Störungen
d.v. dorso – volar, vom Handrücken zur Handinnenfläche
DVGS Deutscher Verband für Gesundheitssport und Sporttherapie e. V.

DVMT Deutscher Verband für Manuelle Therapie (Maitland® Konzept) e. V.
DVO Dachverband Osteologie
DVZ Dehnungs-Verkürzungs-Zyklus
DXA engl. Dual-X-Ray-Absorptiometrie, duale Röntgenabsorptiometrie

E

EA Einatmung
EAP erweiterte ambulante Physiotherapie
EAST engl. elevated arm stress test
ebd. ebenda (an der eben angeführten Stelle)
EbM Evidenzbasierte Medizin
EbP Evidenzbasierte Physiotherapie
ECLA engl. extracorporeal lung assist, extrakorporale Lungenunterstützung
ECMO engl. extracorporeal membrane oxygenation, Sonderform der maschinellen Beatmung
ECOG Eastern Cooperative Oncology Group
ECOP Educational Council on Osteopathic Principles
ED Encephalomyelitis disseminata, Multiple Sklerose
EDH Epiduralhämatom
EDIC franz. Exercice à Débit Inspiratoire Contrôlé, kontrollierte Übung für das Atemvolumen
EDSS engl. Expanded Disability Status Scale, Leistungsskala zur Erhebung des Schweregrads der Behinderung bei Multipler Sklerose
EDV elektronische Datenverarbeitung
EEG Elektroenzephalografie, Elektroenzephalogramm
EKIT evidenz- und konensbasierte Indikationskriterien für endoprothetischen Gelenksersatz
EKG Elektrokardiografie, Elektrokardiogramm
EL Esslöffel
ELTGOL franz. L'expiration Lente Totale Glotte Ouverte en Decubitus Lateral
EMG Elektromyografie
engl. englisch
ENV emotional neurovaskulärer Punkt (neurovaskuläre Reflexpunkte des Magens)
EPAH Einpunktaufhängung
ERPD Endoprothesenregister Deutschland
ERV exspiratorisches Reservevolumen
ESK Einsekundenausatmungskapazität
ESS engl. European Stroke Scale, Europäischer Test zur Erkennung eines Schlaganfalls
EST Elektrostimulation
ESWT Extrakorporale Stoßwellentherapie
ET Elektrotherapie
et al. et alii
etc. et cetera
ETGOM European Teaching Group of Orthopaedic Medicine
ETS Esslinger Transfer Skala, Test zur Beurteilung der Mobilität nicht gehfähiger Personen
e.V. eingetragener Verein
evtl. eventuell
Ext. Extension
EZ elastische Zone der physiologischen intervertebralen Bewegung

F

f. folgende [Seite]
ff. fortfolgende [Seiten]
FAAM engl. Foot and Ankle Ability Measure, Funktionsfragebogen zum Sprunggelenk und Fuß
FAB engl. fear-avoidance belief, Angst-Vermeidungsverhalten
FABQ engl. Fear Avoidance Belief Questionnaire, Fragebogen zum Angst-Vermeidungsverhalten nach Waddell
FAC engl. Functional Ambulation Categories, 6-stufige Einteilung zur Gehfähigkeit eines Patienten
FADI engl. Foot and Ankle Disability Index (Score)
FAI femoroazetabuläres Impingement-Syndrom
FAM engl. Functional Activity Measures, Maßstäbe zur funktionellen Aktivität
FAST-Test engl. Face-Arm-Speech-Test, Test zur Erkennung eines Schlaganfalls
FAT engl. Frenchay Arm Test, Test zur Funktionalität der oberen Extremitäten
FBA Finger-Boden-Abstand
FBL Funktionelle Bewegungslehre, jetzt: FBL Functional Kinetics
FD Faltdistorsion
FDG-PET F18-Desoxyglukose-Positronenemissionstomografie
FDM Fasziendistorsionsmodell
FEV_1 forciertes exspiratorisches Volumen, Einsekundenkapazität
FEV_1% Tiffeneau-Index, relative Einsekundenkapazität

FFb-H-OA Funktionsfragebogen Hannover Coxarthrose
FFb-H-P Funktionsfragebogen Hannover Polyarthritis
FFb-H-R Funktionsfragebogen Hannover Rückenschmerz
FGA engl. Functional Gait Assessment, Test zur Erfassung der Balancefähigkeiten
FIC engl. Family of International Classifications, von der Weltgesundheitsorganisation (WHO) entwickelte „Familie" der gesundheitsbezogenen Klassifikationen
FIFA franz. Fédération Internationale de Football Association
FIGO franz. Fédération Internationale de Gynécologie et d'Obstétrique, Internationale Vereinigung für Gynäkologie und Geburtshilfe
FIM engl. Functional Independence Measure, funktionaler Selbstständigkeitsindex
FIQ engl. Fibromyalgia Impact Questionnaire, Fragebogen zu den Auswirkungen bei Fibromyalgie
FLQAI Fragebogen zur Lebensqualität bei Analinkontinenz
Flex. Flexion
FOG engl. Freezing of Gait (Questionnaire), Fragebogen zum plötzlich eintretenden, unvorhersehbaren „Einfrieren" von Bewegungen
FR Formatio reticularis
franz. französisch
FRK Funktionelle Residualkapazität
FRT Flexions-Rotations-Test
FRT engl. Functional Reach Test, Funktionstest zur Erfassung des funktionsbezogenen Gleichgewichts
FSH follikelstimulierendes Hormon
FSME Frühsommermeningoenzephalitis
FSS engl. Fatigue Severity Scale
FT Funktionstest
FUT engl. Forced-Use-Therapie, Synonym: Constraint-Induced Movement Therapy
FVC forcierte Vitalkapazität (auch als FVK abgekürzt)
FVD Feldenkrais Verband Deutschland e. V.

G

GABA engl. gamma aminobutyric acid, Gamma-Aminobuttersäure
GAS engl. General Adaption Syndrome, Allgemeines Anpassungs-Syndrom
GAS engl. Goal Attainment Scaling, Zielerreichungsskalen
GAT-1 Grundlagenausdauertraining-1
G-BA Gemeinsamer Bundesausschuss (oberstes Beschlussgremium der gemeinsamen Selbstverwaltung der Ärzte, Zahnärzte, Psychotherapeuten, Krankenhäuser und Krankenkassen in Deutschland)
GbR Gesellschaft bürgerlichen Rechts
GBD engl. Global Burden of Disease, internationales Projekt zur Erfassung und Quantifizierung von Todesfällen, Krankheit, Behinderung und Risikofaktoren
GBS Guillain-Barré-Syndrom
GCPS engl. Graded Chronic Pain Scale, Von-Kroff-Index, Graduierung chronischer Schmerzen
GdB Grad der Behinderung
GDL Gesellschaft Deutschsprachiger Lymphologen
G-DRG engl. German-Diagnosis Related Group, deutsche diagnosebezogene Fallgruppen
GDS Geriatrische Depressionsskala
geb. geboren
gem. gemäß
GESET Deutsche Gesellschaft für Elektrostimulation und Elektrotherapie e. V.
GESOMED Gesellschaft für sozialwissenschaftliche Forschung in der Medizin
GFR glomeruläre Filtrationsrate
ggf. gegebenenfalls
GGT Gleichgewichtstest (nach Wydra)
GHBF Gesellschaft für Haltungs- und Bewegungsforschung e. V.
GHG Glenohumeralgelenk
GI günstigste Impulsdauer
GI gastrointestinal
GIRD engl. glenohumeral internal rotation deficit, Einschränkung der Rotation der Glenohumeralverbindung
GIT Gastrointestinaltrakt
GKL großer Kreislauf (Penzel-Therapie)
GKV gesetzliche Krankenversicherung
GmbH Gesellschaft mit beschränkter Haftung
GmbHG Gesetz betreffend die Gesellschaften mit beschränkter Haftung
GMFCS engl. Gross Motor Function Classification System, System zur Klassifizierung der motorischen Beeinträchtigung auf einer 5-Punkte Ordinalskala von Patienten mit Zerebralparese
GMFM engl. Gross Motor Function Measure, Messung und Klassifikation motorischer Funktionen

GnRH Gonadotropin-Releasing-Hormon
GOLD Global Initiative for Obstructive Lung Disease
GOT engl. General Osteopathic Treatment, Allgemeine Osteopathie
GOTS Gesellschaft für Orthopädisch-Traumatologische Sportmedizin
GPE engl. global perceived effect, subjektive Gesamtverbesserung
GRADE engl. Grading of Recommendations Assessment, Development and Evaluation, System zur Bewertung der Evidenz und Formulierung von Empfehlungen
griech. griechisch
GS Gesichtsseite
GSE Generelle Selbstwirksamkeitserwartung
GSID Gesellschaft für Sensorische Integration – Jean Ayres, Deutschland und International e. V.
GTS Galvano-Tetanus-Schwellenwert

H

H⁺ Wasserstoff
HAT Halliwick® Aquatic Therapy ➤ wasserspezifische Therapie, WST
HAP engl. hospital acquired pneumonia, im Krankenhaus erworbene Pneumonie
HAQ engl. Health Assessment Questionnaire, Fragebogen zur Erfassung der Behinderung bei ADLs
HAR Hand-auf-Rücken-Position
HbA1c glykosyliertes Hämoglobin
hCG humanes Choriongonadotropin
HDL engl. high density lipoprotein, Lipoprotein hoher Dichte
HEB Hydroelektrische Bäder
HeilprG Heilpraktikergesetz
HEP Hemiendoprothese
HF Herzfrequenz
HFO engl. high frequency oscillation, hochfrequente Schwingungen
HFOV engl. high frequency oscillation ventilation, Hochfrequenz-Oszillationsbeatmung
HFTs Haptik-Figuren-Trainings-Set
HG Handgeschicklichkeit (im MABC-2)
HHL Hypophysenhinterlappen
HIIT engl. high intensity intervall training, hochintensives Intervalltraining
HHS Hinterhauptsseite
HHVG Heil- und Hilfsmittelversorgungsgesetz
HI Harninkontinenz
HK Handkraft (Assessment)
HKB hinteres Kreuzband
HKF-R-10 Heidelberger Kurzfragebogen
HLA-System Humanes Leukozytenantigen-System
HNO Hals-Nasen-Ohrenheilkunde
HOPS hirnorganisches Psychosyndrom
HPV humane Papillomviren
HRG Humeroradialgelenk
HR-PRO engl. Health Related Patient Reported Outcomes, gesundheitsbezogene Patienteneinschätzungen
HRR engl. heart rate reserve, Herzfrequenzreserve
HRQoL engl. Health Related Quality of Life, gesundheitsbezogene Lebensqualität
HSCT engl. hematopoietic stem cell transplantation, hämatopoetische Stammzelltransplantation
HST Haptik-Schwellen-Test
HSS-Score Score nach Inglis und Pellicci, Assessment bei Ellenbogenendoprothese
HSV Herpes-simplex-Virus
HTP hernierter Triggerpunkt
HU engl. Hounsfield Unit, Hounsfield-Einheit eines CT-Werts
HUG Humeroulnargelenk
HVL Hypophysenvorderlappen
HVLA engl. high velocity-low amplitude, hohe Geschwindigkeit-kleine Amplitude
HWK Halswirbelkörper
HWS Halswirbelsäule
HWSt Handwurzelstütz
Hz Hertz
HZV Herzzeitvolumen

I

I Stromstärke
i. A. im Allgemeinen
IAFK Internationale Arbeitsgemeinschaft der Instruktoren FBL Klein-Vogelbach
IATF International Aquatic Therapy Faculty
IAS individuelle anaerobe Schwelle
IASLC International Association for the Study of Lung Cancer
IASP International Association for the Study of Pain
IBDQ engl. Inflammatory Bowel Disease Questionnaire, Fragebogen bei chronisch entzündlichen Darmerkrankungen
IBITA International Bobath Instructors Training Association

IBS engl. Irritable Bowel Syndrome, Reizdarmsyndrom oder irritables Darmsyndrom
IBS-QOL engl. Irritable Bowel Syndrome Quality of Life Instrument, Fragebogen zur Lebensqualität bei Reizdarmsyndrom
IC engl. Initial Contact, Erstkontakt
ICAK International College of Applied Kinesiology
ICD engl. International Statistical Classification of Diseases and Related Health Problems, Internationale statistische Klassifikation von Krankheiten und verwandter Gesundheitsprobleme
ICF engl. International Classification of Functioning, Disability and Health, Internationale Klassifikation der Funktionsfähigkeit, Behinderung und Gesundheit
ICIQ-SF engl. International Consultation on Incontinence Modular Questionnaire – Short Form, Fragebogen zur symptomspezifischen und allg. Lebensqualität bei Inkontinenz
ICP engl. intracranial pressure, intrakranieller Druck
ICS International Continence Society
ICU engl. intensive care unit, Intensivstation
i. d. R. in der Regel
IFG engl. impaired fasting glucose, abnorme Nüchternglukose
IFK Bundesverband selbstständiger Physiotherapeuten – IFK e. V.
IFOMT International Federation of Orthopaedic Manipulative Therapists
IGeL Individuelle Gesundheitsleistungen
IGT engl. impaired glucose tolerance, gestörte Glukosetoleranz
IHA International Halliwick Association
IHF International Halliwick Foundation
IHS International Headache Society
ILA engl. interventional lung assist, interventionelle Lungenunterstützung
ILAS Iowa Level of Assistance Scale, Skala zum funktionellen Status und Sturzrisiko nach Knie- und Hüftendoprothetik
IMT Inspirationsmuskeltraining
IMTA International Maitland Teachers Association
inkl. inklusive
InEK Institut für das Entgeltsystem im Krankenhaus
INT Intensivstation
INWIFO Institut für Wirbelsäulenforschung
IPS Intensivpflegestation
IPV engl. intrapulmonary percussive ventilation, Hochfrequente offene Überdruckbeatmung
IR Infrarot
IR Innenrotation
IRENA intensivierte Reha-Nachsorge
IRV inspiratorisches Reservevolumen
i. S. im Sinne
ISG Iliosakralgelenk, Synonyme: Sakroiliakalgelenk (SIG), Sacro-iliac-joint (SIJ)
ISG-Test Iliosakralgelenk-Test
ISST International Society of Slingtraining
Isw engl. Initial Swing, Initialschwung (Gangzyklus)
IT Intensivtherapie
IT engl. Intensity-Time(-Curve), Intensitäts-Zeit(-Kurve)
ITS Intensivtherapiestation
ITT engl. intention-to-treat, beabsichtigte Behandlung, Analyseverfahren für Studien und Statistiken
IUP Intrauterinpessar
IZP infantile Zerebralparese

J

jr. junior
JIA juvenile idiopathische Arthritis

K

KA Körperabschnitte (in FBL Functional Kinetics)
KAD Kadenz
KAFO engl. Knee-Ankle-Foot-Orthosis, Knie-Knöchel-Fuß-Orthese
KAR Koordinations-Anforderungs-Regler
KBT Konzentrative Bewegungstherapie
KBV Kassenärztliche Bundesvereinigung
KddR Konföderation der deutschen Rückenschulen
KEKS-Ebenen körperliche, emotionale, kognitive und sensorische Ebene (Bobath-Konzept für Kinder)
KG Krankengymnastik
KGG Gerätegestützte Krankengymnastik
KG-Gerät Gerätegestützte Krankengymnastik
KH Krankenhaus
KHK koronare Herzkrankheit
KHV Knie-Hacke-Versuch
KI künstliche Intelligenz
KiGGS Kinder- und Jugendgesundheitssurvey

KKL Kleiner Kreislauf (Penzel-Therapie)
KLRT kontinuierliche laterale Rotation
KNGF nl. Koninklijk Nederlands Genootschap voor Fysiotherapie (The Royal Dutch Society for Physical Therapy)
KOOS engl. Knee und Osteoarthrosis Outcome Score, Fragebogen zur Erfassung von Beschwerden und Problemen mit dem Kniegelenk
KPE komplexe physikalische Entstauungstherapie
KRS Koma-Remissions-Skala
KSchG Kündigungsschutzgesetz
KSZ Kathodenschließzuckung
KTS Karpaltunnelsyndrom
KUSS Kindliche Unbehagens- und Schmerz-Skala
KUTS Kubitaltunnelsyndrom
KVT kognitive Verhaltenstherapie
KZW kraniozervikaler Winkel

L

LADA engl. latent autoimmune diabetes in adults, verzögert auftretender, autoimmun bedingter Diabetes beim Erwachsenen
LASER engl. light amplification by stimulated emission of radiation, Licht-Verstärkung durch stimulierte Emission von Strahlung
LAVH laparoskopisch assistierte vaginale Hysterektomie
LBD engl. Lewy body disease, Lewy-Körperchen-Demenz
LBP engl. low back pain, unterer Rückenschmerz
LCIS lobuläres Carcinoma in situ
LDL engl. low density lipoprotein, Lipoprotein niederer Dichte
LEFS engl. Lower Extremity Functional Scale, Funktionsfragebogen zur unteren Extremität
LH luteinisierendes Hormon
LJ Lebensjahr(e)
LLLT engl. low level laser therapy, niedrig dosierte Lasertherapie
LNB Schmerztherapie nach Liebscher u. Bracht
LP franz. longue période, langer Zeitraum
LR engl. Loading Response, Gewichtsübernahme
LSS lumbale Spinalkanalstenose
LUFU Lungenfunktionsuntersuchung (Lungenfunktionstest)
LWK Lendenwirbelkörper
LWS Lendenwirbelsäule
Lx Lux

M

M. Musculus
MABC-2 engl. Movement Assessment Battery for Children – 2, Test zur Überprüfung der motorischen Leistungsfähigkeit bei Kindern
MAK Mamillen-Areola-Komplex
MAL engl. Motor Activity Log, Skalen zur Funktionalität bzw. Bewegungsqualität und -häufigkeit in der Verwendung des betroffenen Arms im Alltag
MAO Monoaminoxidase
MAP Myoarthropathie
max. maximal
MBSR engl. Mindfulness-based stress reduction, achtsamkeitsbasierte Stressreduktion
MBSR-MBCT engl. Mindfulness-based stress reduction – mindfulness-based cognitive therapy, achtsamkeitsbasierte Stressreduktion – achtsamkeitsbasierte kognitive Therapie
MCD minimale zerebrale Dysfunktion
MCP Articulatio metacarpophalangealis
MCTA Mulligan Concept Teachers Association
MDC engl. minimal detectable change, minimale klinische Veränderung
MDT Mechanische Diagnose und Therapie (McKenzie-Methode)
MEPS engl. Mayo Elbow Performance Score, Untersuchung zu Normwerten von Ellenbogenfunktionsscores
MER Muskeleigenreflex
MeSH Medical Subject Headings (Schlagwortkatalog, PubMed)
MET Muskel-Energie-Techniken
MF franz. monophasé fixe
MFHW Marburger Fragebogen zum habituellen Wohlbefinden
MFP Muskelfunktionsprüfung
MFT Muskelfunktionstest
MICT engl. moderate intensity continuous training, moderate Dauermethode
MII McKenzie Institute International
mind. mindestens
MIRPE Minimalinvasive Methode nach Nuss
MLD Manuelle Lymphdrainage
MLG motorische Leitgeschwindigkeit

MMST engl. Mini Mental Status Test, Screening-Verfahren zur Feststellung kognitiver Defizite
Mm. Musculi
MOHO engl. Model of Human Occupation (Kielhofner), Modell der menschlichen Betätigung
MoMo Mortalitäts- und Morbiditätskonferenz
MoMo Motorik Modul
MoSi Mobilität und Sicherheit im Alter
MP Messpunkt
MPAH Mehrpunktaufhängung
MPG Medizinproduktgesetz
MPhG Gesetz über die Berufe in der Physiotherapie (Masseur- und Physiotherapeutengesetz)
MPI-D engl. Multidimensional Pain Inventory – deutsch, West Haven-Yale multidimensionaler Schmerzfragebogen in deutscher Sprache
MPM engl. Mortality Probability Model, Wahrscheinlichkeitsmodell zur Sterblichkeit
MPSS engl. Mainz Pain Staging System (nach Gerbershagen et al.), Mainzer Stadiensystem der Schmerzchronifizierung
MPV Medizinproduktverordnung
MRC-Skala engl. Medical Research Council, Dyspnoe Skala der englischen Forschungsorganisation MRC
MRT Magnetresonanztomografie
MS Multiple Sklerose
MSA Multisystematrophie
MSIS engl. Multiple Sclerosis Impact Scale, Skala zu den Auswirkungen der Multiplen Sklerose auf die Lebensqualität
MSQPT® engl. Multiple Sclerosis Questionnaire for Physiotherapists, Fragebogen zur Multiplen Sklerose für Physiotherapeuten
Mst engl. Mid Stance, Mittelstellung (Gangzyklus)
MST Manuelle Segmenttherapie
Msw engl. Mid Swing, mittlerer Schwungteil (Gangzyklus)
MT Manuelle Therapie
MTA medizinisch-technischer Assistent/medizinisch-technische Assistentin
MTPS medizinische Thromboseprophylaxestrümpfe
MTT Medizinische Trainingstherapie
MVC engl. maximum voluntary contraction, maximale Aktivierungsfähigkeit (elektromyografischer Funktionsparameter)
MWM engl. Mobilisation with Movement, Mobilisation mit Bewegung

N

N. Nervus
N Newton
NAG engl. Natural Apophyseal Glide, natürliches Facettengelenkgleiten
N.A.P.® neuroorthopädische aktivitätsabhängige Plastizität, Therapiekonzept in der Neuroorthopädie
NAP Nervenaktionspotenzial
NAROT National Association of Rheumatology Occupational Therapy
NDI engl. Neck Disability Index, Fragebogen über die Einschränkungen bei Patienten mit Halswirbelproblemen
NHAP engl. nursing home acquired pneumonia, im Senioren- bzw. Pflegeheim erworbene Pneumonie
NHL Non-Hodgkin-Lymphom
NHPT engl. Nine Hole Peg Test, Test zur Messung der Handgeschicklichkeit
NIV engl. non-invasive ventilation, nicht invasive Beatmung
NL-Punkte neurolymphathische Reflexpunkte
Nn. Nervi
NNM Nebennierenmark
NNM Neutral-Null-Methode
NNR Nebennierenrinde
NRS numerische Rating-Skala
NS Nervensystem
NSAID engl. non-steroidal anti-inflammatory drug, nicht steroidales entzündungshemmendes Medikament
NSAR nicht steroidale Antirheumatika
NSB nozizeptiver somatomotorischer Blockierungseffekt
NSCLC engl. non small cell lung carcinoma, nicht kleinzelliges Lungenkarzinom
NSS engl. Nephron Sparing Surgery, Tumorresektion unter Erhalt der Niere
NTproBNP engl. N-terminal pro brain natriuretic peptide, N-terminales pro Gehirn natriuretisches Peptid
NVL Nationale Versorgungsleitlinie
NV-Punkte neurovaskuläre Reflexpunkte
NYHA New York Heart Association
NZ neutrale Zone der physiologischen intervertebralen Bewegung

O

o. ä. oder ähnlich
o. Ä. oder Ähnliche(s)
o. B. ohne Befund
ODI engl. Oswestry Disability Index, Fragebogen zur funktionellen Beeinträchtigung bei Rückenschmerz
OE obere Extremität
o. g. oben genannt(e)
OGE Obolenskaja-Goljanitzki-Effekt
O.G.I.G. Observational Gait Instructor Group
OGTT oraler Glukosetoleranztest
OMCyriax Orthopädische Medizin Cyriax
OMT Orthopädische Manuelle Therapie
OP Operation
OPS Operationen- und Prozedurenschlüssel
OS Oberschenkel
OS Osteosynthese
OSG oberes Sprunggelenk
OSH Oberschenkelhals
OWD engl. occiput to wall distance, Test zur Beurteilung der oberen HWS-Beweglichkeit und thorakalen Kyphose

P

P Leistung
p.a., PA posterior – anterior, von der Körperrückseite nach vorne
PAG periaquäduktales Grau
PAH pulmonale arterielle Hypertonie
PAK Pulmonaliskatheter, Pulmonalarterienkatheter
PAR-Q+ engl. Physical Activity Readiness Questionnaire Plus, Fragebogen der Leistungsbereitschaft zur körperlichen Aktivität
PartGG Partnerschaftsgesellschaftsgesetz
PatRG Gesetz zur Verbesserung der Rechte von Patientinnen und Patienten
PAVIMs engl. passive accessory intervertebral movements, passive zusätzliche intervertebrale Bewegungen
pAVK periphere arterielle Verschlusskrankheit
PB Primärbewegung
PBU engl. Pressure-Biofeedback-Unit
PC Personal Computer
PCA engl. patient controlled analgesia, patientenkontrollierte Analgesie
pCO_2 Kohlenstoffdioxidpartialdruck
PCP primär chronische Polyarthritis
PD Protonendichte
PDCA-Zyklus engl. Plan-Do-Check-Act-Zyklus
PDD engl. premenstrual dysphoric disorder, prämenstruelle dysphorische Störung
PDI engl. Pain Disability Index, Skala zur Behinderung durch Schmerz
PDQ-39 engl. Parkinson's Disease Questionnaire, Fragebogen zur Parkinson Erkrankung
PE Polyethylen
PEEP engl. positive end-expiratory pressure, positiver endexspiratorischer Druck
PEP engl. positive expiratory pressure, positiver exspiratorischer Druck
PERFECT-Schema engl. **p**ower, **e**ndurance, **r**epetitions, **f**ast contractions, **e**very **c**ontraction **t**imed, Beurteilung des Muskelstatus des Beckenbodens
PESI engl. Pulmonary Embolism Severity Index, Scoring-System zur Risikostratifizierung nicht massiver Lungenembolien
PET Positronenemissionstomografie
PET/CT Kombinationsverfahren aus Positronenemissionstomografie und Computertomografie
PF Plantarflexion
PFPS engl. patellofemoral pain syndrome, patellofemorales Schmerzsyndrom
PH pulmonale Hypertonie
PhysTh-AprV Ausbildungs- und Prüfungsverordnung für Physiotherapeuten
PiCCO engl. Puls contour continuous cardiac output, Pulskontur-Herzzeitvolumen
PILE engl. Progressive Isoinertial Lifting Evaluation, Funktionstest zur Erfassung der Lastenhandhabung
PIP Articulatio interphalangealis proximalis
PIR postisometrische Relaxation, postisometrisches Relaxations-Dehnen
PJMs engl. passive joint mobilizations, passive Gelenkmobilisation nach Maitland
PKB engl. Prone knee bend (neurodynamischer Basistest)
PLRI postero-laterale Rotationsinstabilität
p.m. post menstruationem
PM Polymyositis
PMMA Polymethylmethacrylat
PMR Progressive Muskelrelaxation (nach Jacobsen)
PMRI postero-mediale Rotationsinstabilität

PMS Prämenstruelles Syndrom
PNF Propriozeptive Neuromuskuläre Fazilitation
PNF Passive Nackenflexion (neurodynamischer Basistest)
PNP Polyneuropathie
PNS peripheres Nervensystem
pO_2 Sauerstoffpartialdruck
POCD postoperative kognitive Dysfunktion
POMA engl. Performance Oriented Mobility Assessment, Tinetti-Test, Mobilitätstest in Bezug zum Sturzrisiko
POP-Q engl. Pelvic Organ Prolapse Quantification
POSSUM-Score engl. Physiological and Operative Severity Score for the enUmeration of Mortality and Morbidity, chirurgisches Scoring-System für das Auftreten von Komplikationen
PPIVMs engl. passive physiological intervertebral movements, passive physiologische intervertebrale Bewegungen
PP-MS primär progrediente Multiple Sklerose
PPT engl. Pressure Pain Threshold, Druckschmerzschwelle
PRM primär respiratorischer Mechanismus
PRP engl. Pain Release Phenomenon, Schmerzbefreiungsphänomen
PRT periradikuläre Therapie
PSA prostataspezifische Antigen
PSFS Patientenspezifische Funktionsskala
PSP progressive supranukleäre Blickparese
PSR Patellarsehnenreflex
PSSE engl. physiotherapeutic scoliosis-specific exercises, physiotherapeutische skoliosespezifische Übungen
Psw engl. Pre Swing, Zweibeinstandphase (Gangzyklus)
PT Physiotherapie
PTA perkutane transluminale Angioplastie
PTBS posttraumatische Belastungsstörung
PTSD engl. posttraumatic stress disorder, posttraumatische Belastungsstörung
PUVA Bestrahlung mit UV-A-Licht nach Einnahme von photosensibilisierenden Substanzen

Q

QCT quantitative Computertomografie
QM Qualitätsmanagement
QMS Qualitätsmanagementsystem
QMT quantitativer Muskeltest
QOM engl. quality of movement, Qualität der Bewegung
QST quantitative sensorische Testung
QUEST engl. Quality of Upper Extremity Skills Test, Qualitätstest der Fähigkeiten der oberen Extremitäten
QUS quantitative Ultraschallmessung

R

RA rheumatoide Arthritis
RAAS Renin-Angiotensin-Aldosteron-System
RADAI engl. Rheumatoid Arthritis Disease Activity Index, Aktivitätstest bei rheumatoider Arthritis
RAF engl. reflex acustico-facialis, Schutzreflex des Augenschließens bei Geräuschen
RAL Reichs-Ausschuss für Lieferbedingungen (als historischer Namensgeber für die RAL-Kompressionsklassen des Deutschen Instituts für Gütesicherung und Kennzeichnung e. V.)
RCT engl. randomized controlled trial, randomisierte kontrollierte Studie
RDC/TMD engl. Research Diagnostic Criteria for Temporomandibular Disorders, Klassifikationssystem bei kraniomandibulärer Dysfunktion
ReNi Deutsche Gesellschaft Rehabilitationssport für chronisch Nierenkranke e. V.
rFD Faltdistorsion – Einfaltung
$rFEV_1$ relative Einsekundenkapazität (auch FEV_1% oder Tiffeneau-Index genannt)
RIC Rechteckimpulscharakteristik
RK Reflexkriechen
RKI Robert Koch-Institut
RL Rückenlage
RLANC Rancho Los Amigos National Rehabilitation Center
RM Rotatorenmanschette
RM Rückenmark
ROF engl. reflex optico-facialis, Lidschlussreflex
ROM engl. Range of Motion, Beweglichkeit, Bewegungsfreiheit/-radius
RPE-Skala engl. ratings of perceived exertion, Borg-Skala
RPR Radiusperiostreflex
RR Riva-Rocci (nicht invasive Blutdruckmessmethode)
RR-MS engl. relapsing-remitting MS, schubförmig remittierende Multiple Sklerose

RS Reizstrom
RTS-DRV Reha-Therapiestandards der Deutschen Rentenversicherung
RU Reflexumdrehen
RV Residualvolumen
RZF Reflexzonentherapie am Fuß
RV-Träger Rentenversicherungsträger

S

s Sekunde (Einheit)
s. siehe
S. Seite
s.a. siehe auch
SAB Subarachnoidalblutung
SAM engl. small amplitude movements, Bewegungen mit kleinem Umfang
SAM Spannungs-Ausgleich-Massage
SAM-D Spannungs-Ausgleich-Massage dorsal
SAM-V Spannungs-Ausgleich-Massage ventral
SAPS engl. Simplified Acute Physiology Score, Maßzahl für den physiologischen Zustand eines Patienten in klinischen Studien
SAPS engl. subacromial pain syndrome, subakrominales Schmerzsyndrom
SAPV spezialisierte ambulante Palliativversorgung
SAS Schlaf-Apnoe-Syndrom
SAT engl. Specific Adjustment Technique, Verfahren der spezifischen Anpassung
SBST engl. Start Back Screening Tool, Fragebogen zu Schmerzen, Auswirkungen auf den Lebensalltag und die Besorgnis des Patienten bei Rückenschmerz
SCG Sternoklavikulargelenk
SCHPT supraclaviculärer hernierter Triggerpunkt
SCIM engl. Spinal Cord Independence Measure, Fragebogen zu Funktionsdefiziten von Querschnittgelähmten im Alltag
SCLC engl. small cell lung carcinoma, kleinzelliges Lungenkarzinom
SCP klinische Skala für Contraversive Pusher-Symptomatik
SCR Geriatrisches Screening (nach Lachs et al.)
SCS engl. spinal cord stimulation, Rückenmarkstimulation
SD Standardabweichung
SDH Subduralhämatom
sen. senior
SET engl. Sling Exercise Therapy
SF Störfaktor
SG Schultergelenk
SGB Sozialgesetzbuch
SGRQ engl. St. George's Respiratory Questionnaire, Sankt Georg Fragebogen zur Lebensqualität bei Lungenerkrankungen
SHT Schädelhirntrauma
SI Sensorische Integration
SIAS Spina iliaca anterior superior
SIG Sakroiliakalgelenk, Iliosakralgelenk
SIJ engl. Sacro-iliac-joint, Iliosakralgelenk
SIMS engl. St. Mark's Incontinence Score, Bewertungsbogen nach St. Mark zur Stuhlinkontinenz
SIPS Spina iliaca posterior superior
SIPT engl. Sensory Integration and Praxis Test, Test zur sensorischen Integrationstherapie
SIS engl. Stroke Impact Scale, Skala in Bezug zur Lebensqualität von Patienten nach Schlaganfall
SL Schrittlänge
SL Seitenlage
SLÄK Sächsische Landesärztekammer
SLAP superior labrum anterior posterior, Verletzung (Läsion) des oberen Labrum-Bizepsanker-Komplexes
SLG sensorische Leitgeschwindigkeit
SLM systemischer Lupus erythematodes
SLR engl. Straight leg raise (neurodynamischer Basistest)
SMA spinale Muskelatrophie
SMI engl. sustained maximal inspiration, Flow- oder volumenorientierter Atemtrainer
SMMR Society for Meditation and Meditation Research
SMN1 engl. survival motor neuron gen, Gen, dessen Verlust zur spinalen Muskelatrophie führt
SMWAM engl. Spinal Mobilisation with Arm Movement, Wirbelmobilisation mit Armbewegung
SMWLM engl. Spinal Mobilisation with Leg Movement, Wirbelmobilisation mit Beinbewegung
SNAG engl. Sustained Natural Apophyseal Glide, gehaltenes natürliches Facettengelenkgleiten
s.o. siehe oben
sog. sogenannt
SoS Soziale Situation (Assessment)
SOSORT (International) Society on Scoliosis Orthopaedic Rehabilitation and Treatment
SP Schlüsselpunkte

SPADI engl. Shoulder Pain and Disability Index, Schmerzfragebogen Schulter
SPECT Single-Photon-Emissions-computertomografie
SPECT/CT Kombinationsverfahren aus Single-Photon-Emissionscomputertomografie und Computertomografie
SPPB engl. Short Physical Performance Battery, geriatrisches Testverfahren zur Beurteilung der Funktionsfähigkeit der unteren Extremität und Mobilität
SP-MS sekundär progrediente Multiple Sklerose
SpO_2 arterielle Sauerstoffsättigung
SQT Step-Quick-Turn-Test
SSF Strecksehnenfach
SSBH sternosymphysale Belastungshaltung
SSM Schwangerschaftsmonat
SSRI engl. selective serotonin-reuptake inhibitor, selektiver Serotonin-Wiederaufnahmehemmer
SSW Schwangerschaftswoche
STG skapulothorakales Gleitlager
StGB Strafgesetzbuch
STIKO ständige Impfkommission des Robert Koch-Instituts
STNR symmetrischer tonischer Nackenreflex
STT engl. Sling TrainingsTherapie
s. u. siehe unten
SvO_2 gemischtvenöse Sauerstoffsättigung

T

Tab. Tabelle
T-Arthrodese Triplearthrodese
TB Triggerband
TCM traditionelle chinesische Medizin
TEA Thrombendarteriektomie
TENS Transkutane elektrische Nervenstimulation
TEP Totalendoprothese
TF tektonische Fixation
TFDD Test zur Früherkennung der Demenz mit Depressionsabgrenzung
TGA Transposition der großen Gefäße (ein angeborener zyanotischer Herzfehler)
Th. Therapeut (Physiotherapeut)
THF Trainingsherzfrequenz
TIR engl. Targeted Inspiratory Resistive, gezielte inspiratorische Resistenz
TKA engl. total knee arthroplasty, Knie-TEP
TKI Tyrosinkinase-Inhibitoren
TL Therapielokalisation
TLC engl. total lung capacity, Totalkapazität
TMD engl. temporomandibular disorders, muskuloskelettale Beschwerden im Kausystem
TMJD engl. temporomandibular joint diseases and disorders, Kiefergelenkserkrankung und -störungen
TNF Tumornekrosefaktor
TNM-Klassifikation Stadieneinteilung maligner Tumoren der Union for International Cancer Control (UICC); **T:** Größe des (Primär)Tumors, **N:** Lymphknotenbefall (lat. Nodus lymphaticus), **M:** Vorhandensein von Metastasen
tNSAR traditionelle nichtsteroidale Antirheumatika/Antiphlogistika
TOF engl. tetralogy of Fallot, Fallot-Tetralogie
TOS engl. Thoracic-outlet-Syndrom, Engpasssyndrom der oberen Thoraxapertur
TRAM transversaler Rektus-abdominis-Muskel
TRP engl. Transient Receptor Potential, zelluläre Ionenkanäle
TSR Trizepssehnenreflex
Tst engl. Terminal Stance, abschließende Stellung (Gangzyklus)
Tsw engl. Terminal Swing, Ende der Schwungphase (Gangzyklus)
TTH engl. tension type headache, Spannungskopfschmerz
TTT engl. Talar Tilt Test, Überprüfung der medialen und lateralen OSG-Aufklappbarkeit
TUBS traumatisch, unidirekt, Bankart-Läsion, surgery (OP)
TUG engl. Timed up and go-Test, Test zur Beurteilung der Mobilität und des Sturzrisikos eines Patienten
TV Television (Fernsehen)
TVT engl. tension-free vaginal tape, Kunststoffband aus Polypropylen (Prolene) und ein damit verbundenes Operationsverfahren bei Harninkontinenz
TzBfG Teilzeit- und Befristungsgesetz

U

U Spannung
u. a. und andere(s)
u. ä. und ähnlich
u. Ä. und Ähnliche(s)
UAGS Unterarmgehstützen

u. a. m. und andere mehr
UAW unerwünschte Arzneimittelwirkungen
UE untere Extremität
UEMF umschriebene Entwicklungsstörungen der motorischen Funktionen
uFD Faltdistorsion – Entfaltung
UHMWPE engl. Ultra-High-Molecular-Weight-Polyethylene, Polyethylen mit ultrahoher molarer Masse
UICC Union for International Cancer Control
UKE Universitätsklinikum Hamburg-Eppendorf
ULNT engl. Upper Limb Neurodynamic Test, neurodynamischer Test der oberen Extremitäten
UPDRS engl. Unified Parkinson`s Disease Rating Scale, einheitliche Beurteilungsskala bei Parkinson Erkrankung
UR Ultrareizstrom (siehe auch URS)
URS Ultrareizstrom
US Ultraschall (-Wärmetherapie)
US Unterschenkel
US-PICT engl. percutaneous ultra sound guided irrigation of calcific deposits, Ultraschall gestützte Maßnahme zur Behandlung von Kalkdepots
USBJI United States Bone and Joint Initiative
USG unteres Sprunggelenk
u. U. unter Umständen
UV ultraviolett
u. v. m. und viele mehr
UWM Unterwasserdruckstrahlmassage

V

v Geschwindigkeit
V Volt
V. a. Verdacht auf
v. a. vor allem
VAD engl. ventricular assist device, ventrikuläres Unterstützungssystem
VAP engl. ventilator associated pneumonia, Lungenentzündung eines beatmeten Patienten
VAS Visuelle Analogskala
VB Vollbelastung
VBI vertebrobasiläre Insuffizienz
VC engl. vital capacity, Vitalkapazität
v. Chr. vor Christus
VDB-Physiotherapieverband Berufs- und Wirtschaftsverband der Selbstständigen in der Physiotherapie
vgl. vergleiche
v. H. von Hundert
VIS sichtbares Licht
VISA Victorian Institute of Sport Assessment
Vit. Vitamin
VK Vitalkapazität ➤ VC
VKB vorderes Kreuzband
VLL Verband Leitender Lehrkräfte an Schulen für Physiotherapie Deutschland e. V.
VMO M. vastus medialis obliquus
VO Verordnung
VO_{2max} maximale Sauerstoffaufnahme
VO_2R Sauerstoffaufnahmereserve
VPS vaskuläres Parkinson-Syndrom
VPT Verband Physikalische Therapie – Vereinigung für die physiotherapeutischen Berufe e. V.
VRS engl. Verbal Rating Scale, wörtliche Rating-Skala
vs. lat. versus, gegen
VSD Ventrikelseptumdefekt
VT Verhaltenstherapie
VTE venöse Thromboembolie

W

W Watt
WAD engl. Whiplash Associated Disorders, mit Schleudertrauma assoziierte Störungen
WCPT World Confederation for Physical Therapy
WH Wiederholung
WHO World Health Organisation (Weltgesundheitsorganisation)
WHODAS 2.0 engl. WHO Disability Assessment Schedule 2.0, WHO-Bewertungsplan der Behinderung bei Schizophrenie
WHR engl. Waist-to-Hip-Ratio, Taille-Hüft-Verhältnis
WISCI engl. Walking index for spinal cord injury, Bewegungsindex bei Rückenmarksverletzung
WK Wirbelkörper
WMFT engl. Wolf Motor Function Test, Erfassung der motorischen Fähigkeiten der oberen Extremitäten nach Schlaganfall oder Schädel-Hirn-Trauma
WN-FBG Fragebogen zur Wahrnehmungsentwicklung
WOTA 2 engl. Water Orientation Test Alyn 2
WS Wirbelsäule

WST wasserspezifische Therapie, engl. Water Specific Therapy

WSTN engl. Water Specific Therapy Network, Netzwerk für wasserspezifische Therapie

X

XPE quervernetztes Polyethylen (Legierung)

Z

z. B. zum Beispiel

ZHAW Zürcher Hochschule für Angewandte Wissenschaften

ZMK Zahn-Mund-Kieferheilkunde

Z. n. Zustand nach

ZNS Zentralnervensystem

z. T. zum Teil

ZVD zentralvenöser Druck

ZVK Deutscher Verband für Physiotherapie e. V. (Physio Deutschland), ehemals Zentraler Verband der Krankengymnasten

z. Z. zurzeit

Sachregister

B

C

D

E

F

G

H

I

J

K

L

M

N

O

P

Q

R

S

T

V

W

X

Y

Z

Normwertetabelle

Blut	Referenzbereich	Referenzbereich SI-Einheiten
Blutgasanalyse		
Basenüberschuss	–3 bis +3 mmol/l	
pH	7,35–7,45	
pCO_2 (art.)	32–45 mmHg	4,3–6,0 kPa
pO_2 (art.)	65–100 mmHg	18,7–13,4 kPa
Standard-Bicarbonat	22–26 mmol/l	
Blutbild – relevante Normwerte		
BSG	m: 1. h: 6–10, 2. h: 5–20 mm w: 1. h: 3–8, 2. h: 5–18 mm	
Erythrozyten	m: 3,5–5,0 × 10^6/pl w: 4,3–5,9 × 10^6/pl	× 10^{12}/l × 10^{12}/l
Fibrinogen	1,8–3,5 g/l	4,4–10,3 µmol/l
Hkt. (Hämatokrit)	m: 33–43 % w: 39–49 %	
Hb (Hämoglobin)	m: 12–15 g/dl w: 13,6–17,2 g/dl	7,45–13,34 mmol/l 8,44–10,67 mmol/l
Hba_1	4–6 %	Diabetiker
HBE (MCH)	27–34 pg	< 8 (–9) %
Leukozyten	4–10 × 10^3/µl	1,67–2,11 fmol
MCHC	32–36 g/dl	19,85–22,34 mmol/l
MCV	81–100 fl	81–100 µm^3
Prothrombinzeit (Quick)	70–120 %	Ther.: 15–40 %
PTT	28–40 s	Ther.: 1,5–2 fach verlängert
Retikulozyten	0,5–2 %	
Thrombozyten	50.000–400.000/µl	150–400 × 10^9/l
Thrombinzeit (TZ)	17–24 s	Ther.: 2–3 fach verlängert
Serum/Plasma	**bisher**	**SI-Einheiten**
Ammoniak	U < 70 µg/dl	< 41,1 µmol/l
α-Amylase	10–53 U/l	
Alkalische Phosphatase	40–190 U/l	
Bilirubin (gesamt)	< 1,1 mg/dl	
Bilirubin (direkt)	< 0,6 mg/dl	
Blutzucker (nüchtern)	55–100 mg/dl	3,1–5,6 mmol/l
CEA	< 5 µg/l > 20 µg/l (Tumorverdacht)	
CHE	m: 2,5–7,4 kU/l w: 3,5–8,5 kU/l	
Cholesterin (gesamt)	< 240 mg/dl (altersabhängig)	< 6,2 mmol/l
CK	< 80 U/l	
CK-MB	< 25 U/l < 6 % CK	

Serum/Plasma	bisher	SI-Einheiten
CRP	6–8 mg/l	
Digoxin-Spiegel	0,8–2,0 µg/l	0,9–2,6 nmol/l
Digitoxin-Spiegel	13–25 µg/l	17–29 µmol/l
Eisen	45–160 µg/dl	
Ferritin	m: 30–300 µg/l w: 10–150 µg/l	
GOT (ASAT)	m: < 19 U/l w: < 15 U/l	
GPT (ALAT)	m: < 23 U/l w: < 19 U/l	
γ–GT (gemessen bei 37°C)	m: < 66 U/l w: < 39 U/l	
Harnsäure	m: 3,5–7 mg/dl w: 2,5–6 mg/dl	214–417 µmol/l 137–363 µmol/l
Harnstoff	10–50 mg/dl	2–8 mmol/l
HBDH	68–135 U/l	
Kalium		3,6–5,2 mmol/l
Kalzium		2,1–2,6 mmol/l
Kreatinin (enzymatische Bestimmung)	m: < 1,4 mg/dl w: < 1,10 mg/dl	
Laktat		0,5–2,2 mmol/l
LDH	80–240 U/l	
Lipase	13–16 U/l	
Magnesium		0,7–1,0 mmol/l
Natrium		136–148 mmol/l
Osmolalität	275–300 mosm/kg	
Triglyceride	< 200 mg/dl	< 2,3 mmol/l
T_3, Gesamt-	0,5–2,0 µg/l	
T_4, Gesamt-	40–110 ng/ml	
fT_4	0,8–2,1 ng/dl	10–22 pmol/l
Transferrin	200–360 mg/dl	2,0–3,6 g/l
TSH basal	0,2–4,2 µU/ml	
Eiweiß-Elektrophorese		
Gesamteiweiß	6,5–8,5 g/dl	65–85 g/l
Albumin	59–72 rel. %	
1-Globulin	1,3–4,5 rel. %	
α2-Globulin	4,5–10,0 rel. %	
β-Globulin	6,5–13,0 rel. %	
γ-Globulin	10,5–18,0 rel. %	

Die angegebenen Referenzwerte liefern Anhaltspunkte. Da die tatsächlichen Werte von den eingesetzten Messmethoden abhängig sind, sind im Zweifelsfall immer die angegebenen Referenzbereiche des ausführenden Labors ausschlaggebend.

Notizen

Notizen

Dermatome – Vorderseite

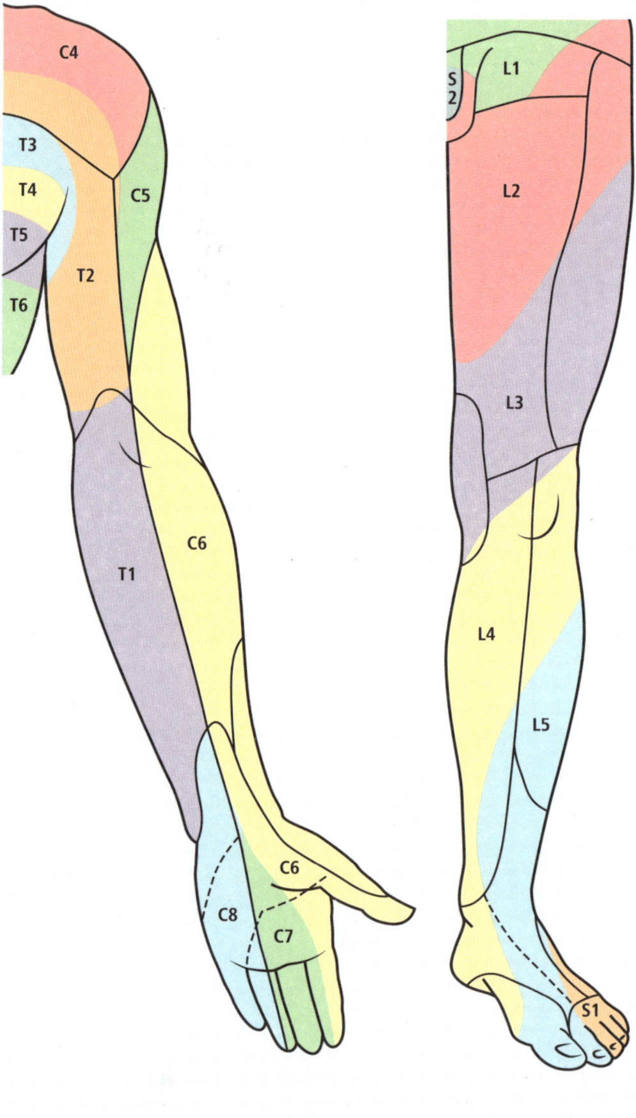